结直肠与肛门外科学

Surgery of the Anus，Rectum&Colon

（第3版）

注　意

医学在不断进步。虽然标准安全措施必须遵守，但是由于新的研究和临床实践在不断拓展我们的知识，在治疗和用药方面做出某种改变也许是必需或适宜的。建议读者核对本书所提供的每种药品的生产厂商的最新产品信息，确认推荐剂量、服用方法与时间及相关的禁忌证。确定诊断、决定患者的最佳服药剂量和最佳治疗方式以及采取适当的安全预防措施是经治医师的责任，这有赖于他（她）们的个人经验和对每一位患者的了解。在法律允许的范围内，出版商和编著者对于因本书所包含的资料而引起的任何人身损害或财产损失，均不承担任何责任。

出版者

下卷

结直肠与肛门外科学

Surgery of the Anus, Rectum & Colon

(第3版)

原　著
Michael R B Keighley
Norman S Williams

主　译
郑 伟　李 荣

副主译
姚宏伟　何 松
张艳君　吴 欣

北京大学医学出版社

JIEZHICHANG YU GANGMEN WAIKEXUE

图书在版编目（CIP）数据

结直肠与肛门外科学（第3版）/（英）基斯利（Keighley，M. R. B.），（英）威廉姆斯（Williams，N. S.）原著；郑伟译. —北京：北京大学医学出版社，2013. 1

书名原文：Surgery of the Anus，Rectum&Colon

ISBN 978-7-5659-0472-1

Ⅰ. ①结… Ⅱ. ①基… ②威… ③郑… Ⅲ. ①结肠疾病—外科手术 ②直肠疾病—外科手术 ③肛门疾病—外科手术 Ⅳ. ①R656. 9 ②R657. 1

中国版本图书馆CIP数据核字（2012）第247691号

北京市版权局著作权合同登记号：图字：01-2008-5453

Surgery of the Anus，Rectum& Colon，3th edition

Michael R B Keighley，Norman S Williams

ISBN-13：978-0-7020-2723-9

ISBN-10：0-7020-2723-5

Elsevier (Singapore) Pte Ltd.

3 Killiney Road，#08-01 Winsland House I，Singapore 239519

Tel：(65) 6349-0200，Fax：(65) 6733-1817

First Published 2013

2013年初版

结直肠与肛门外科学（第3版）

主　　译：郑 伟　李 荣
出版发行：北京大学医学出版社（电话：010-82802230）
地　　址：（100191）北京市海淀区学院路38号　北京大学医学部院内
网　　址：http://www.pumpress.com.cn
E - mail：booksale@bjmu.edu.cn
印　　刷：北京佳信达欣艺术印刷有限公司
经　　销：新华书店
责任编辑：曹　霞　高　瑾　王智敏　**责任校对**：金彤文　**责任印制**：苗　旺
开　　本：889mm×1194mm　1/16　**印张**：80.25　**字数**：2658千字
版　　次：2013年1月第1版　2013年1月第1次印刷
书　　号：ISBN 978-7-5659-0472-1
定　　价：898.00元（全套定价）

主译简介

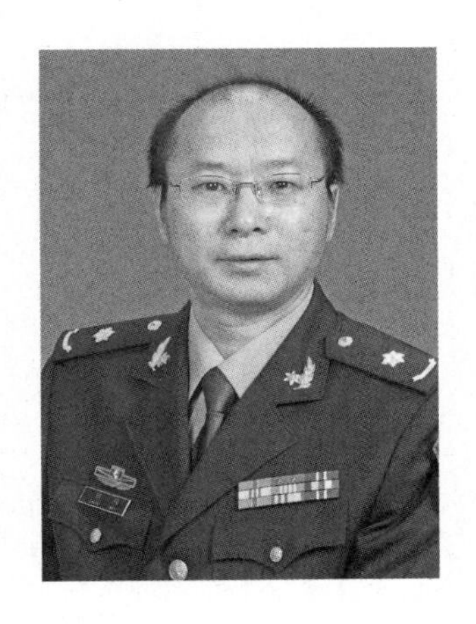

郑伟，男，医学博士，1989 年毕业于华西医科大学。现任中国人民解放军总医院肿瘤外科副主任、副教授、副主任医师；解放军医学院硕士研究生导师；全军普通外科专业委员会微创学组委员和全军结直肠病专业委员会内镜与微创学组委员；《中国医学工程》编委。从事普通外科专业二十余年，在腹腔镜结直肠癌手术、胃癌根治术以及腹膜后肿瘤术等外科治疗方面临床经验丰富。先后获得军队医疗成果二等奖 1 项，解放军总医院医疗成果一等奖 1 项。参与或主持多个国家自然基金课题、军队科研项目和医院创新基金课题；在国内外发表研究论文三十余篇，参编专著 3 部，参译医学专著 2 部。

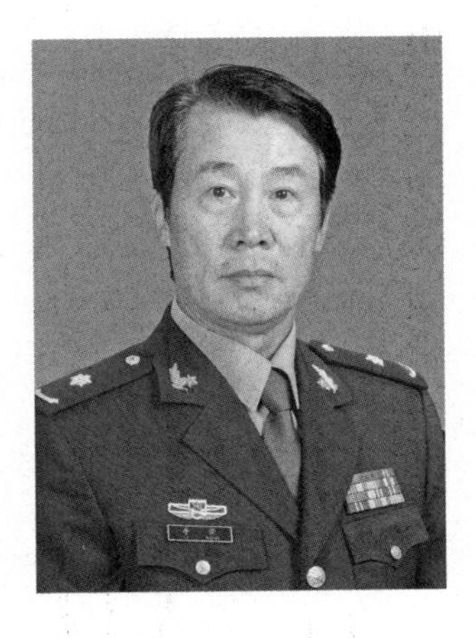

李荣，男，医学博士，现任中国人民解放军总医院外科临床部普通外科主任医师、教授、博士生导师，南开大学医学院外聘博士生导师，中国人民解放军第 307 医院客座教授；专业技术 3 级；享受政府特殊津贴；中华医学会外科学会常务委员兼内分泌外科学组副组长、全军普通外科专业委员会副主任委员、全军门脉高压及脾脏外科学组组长、全军普通外科中心主任；《中国实用外科杂志》常务编委，《中华外科杂志》、《中华实验外科杂志》、《中华普通外科杂志》、《中华胃肠外科杂志》等十余种核心期刊编委。中央保健委员会重要保健专家。从事普通外科专业 36 年，在腹腔镜直肠癌手术、胃癌根治术、腹膜后肿瘤术、乳腺癌手术等外科治疗方面，学术造诣深，临床经验丰富；特别是在腹膜后肿瘤的临床诊治和外科手术技术方面，其病人收治量、成功率、病人生存期及病情疑难程度均居国内领先、国际先进水平。先后获得军队医疗成果一等奖 1 项（2006-1），军队医疗成果二等奖 2 项（2004-1、2008-2），军队医疗成果三等奖 2 项（2007-3、2008-2），北京市科技进步奖 1 项（2007-5），解放军总医院科技成果一等奖（2008-2）。承担科研课题 9 项，国家“十一五”重大科研项目 1 项，国家自然科学基金 2 项，军队医药卫生科研项目 3 项，野战外科重点课题及院重点课题多项。以第一作者和通讯作者发表论文一百一十余篇，SCI 收录 3 篇，主编、参编专著 8 部，主译医学专著 3 部。

副主译简介

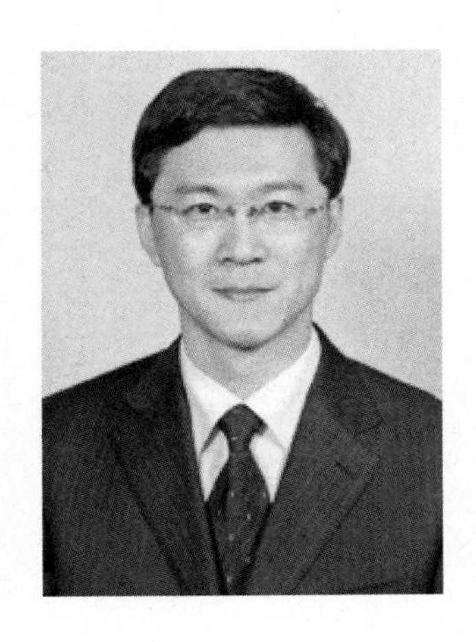

姚宏伟，北京大学第三医院普通外科主任医师，教授，硕士研究生导师，博士研究生副导师。2010年入选“北京市优秀人才培养项目”，2012年被评为“北京地区优秀中青年医师”。中华医学会外科学分会及肿瘤学分会青年委员，《中华胃肠外科杂志》及《中国实用外科杂志》特邀编委，《中华外科杂志》特邀审稿专家。《外科疾病决策流程》副主译，参与编译《直肠肛门部恶性肿瘤》、《腹腔镜技术的发展与争议》、《消化系统疾病药物治疗学》等著作。近年来以第一作者或通讯作者发表SCI收录及国内核心期刊论文三十余篇，其中与结直肠癌相关论文二十余篇。

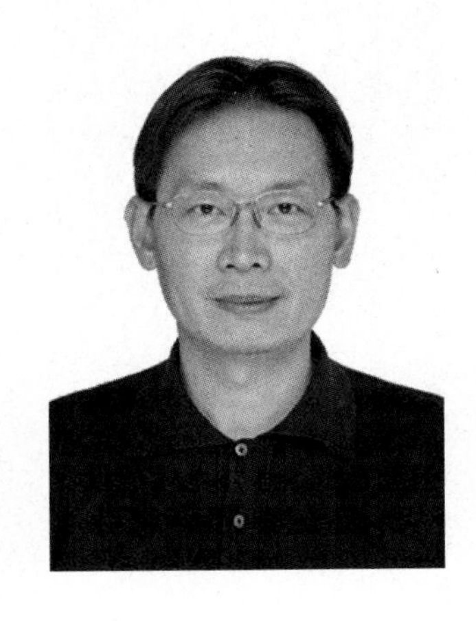

何松，重庆医科大学附属第二医院消化内科教授，主任医师，医学博士，教研室主任，硕士研究生导师，重庆医学会内科专委会委员，重庆市渝中区医学会医疗事故技术鉴定专家库成员，《世界华人消化杂志》和《重庆医学》编委，《中华肝脏病杂志》、《中华临床医师杂志》及《临床肝胆病杂志》审稿专家。1989年6月毕业于华西医科大学医学系；1998年6月获重庆医科大学消化专业博士学位。以第一主研人先后承担国家自然科学基金、重庆市科委、重庆市卫生局重点课题等批准和资助科研项目多项。先后发表SCI收录及CSCD核心期刊论著二十余篇，主编著作一本，参编著作两本。

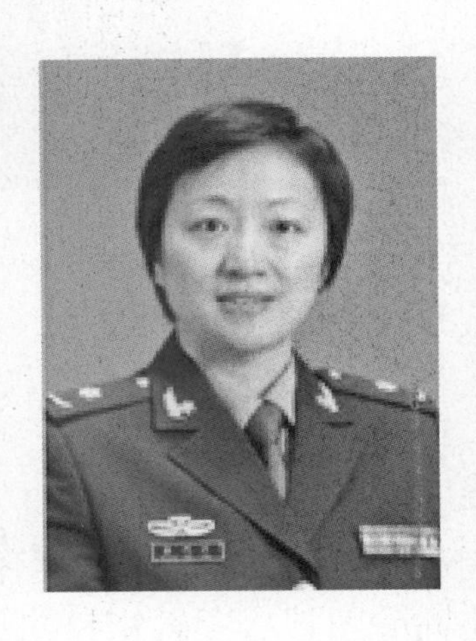

张艳君，中国人民解放军总医院副主任医师，副教授，全军内分泌乳腺外科学组委员，中国医师协会甲状腺外科分会委员兼副秘书长，中华医学会继续教育项目特邀讲师，“解放军总医院乳腺疾病诊疗协作组”成员。一直从事普外专业的日常诊疗工作和相关科研工作，擅长复杂胃肠道疾病的手术及围手术期治疗。近年来致力于乳腺、甲状腺肿瘤早期诊断、个体化治疗等方面的研究。在国内率先开展磁共振导航下的活检诊断技术及乳腺癌保乳手术联合术中放疗。在国内较早开展了腔镜辅助下乳腺、甲状腺肿瘤手术、乳腺癌术后乳房重建、乳腺微创手术、甲状腺手术神经监测等。先后在国内外发表论文三十余篇，SCI 收录 4 篇。获北京市发明专利一项。承担、参与“十一五”、“十二五”军队重大课题、国家卫生部科研课题、国家自然科学基金、解放军总医院科技创新基金等多项研究。

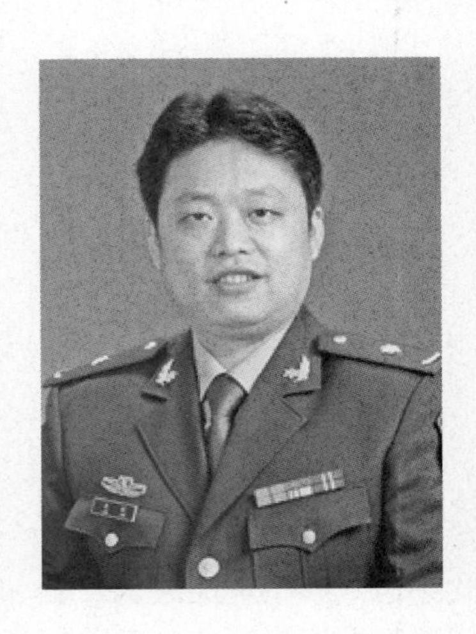

吴欣，男，医学博士。1995 年毕业于第三军医大学；现为中国人民解放军总医院普通外科副主任医师。全军普外转化医学学组委员，中华慈善总会和中华癌症基金会的特邀专家。专业特长为胃肠道肿瘤的诊断和治疗。特别致力于胃肠肿瘤规范化、微创化手术，以及术前、术后综合治疗的基础研究和临床应用；在手术化疗以及免疫治疗等联合应用中取得了良好的临床效果；同时在围手术期临床营养治疗方面有较深入的研究，使患者术后康复快，并发症少。特别擅长于胃肠道间质瘤的诊治，是国内较早开展间质瘤靶向治疗的专科医生，参与国际/国内多个相关研究，开展了间质瘤术前辅助治疗，取得了较好的临床效果。发表论文数十篇，参与数部专著的编写，参加了多个国家级和部级科研项目，获得军队科技进步奖 2 项，医疗成果奖 1 项。担任《山东医药》等杂志编委。

译者名单

主　译

郑　伟　　中国人民解放军总医院
李　荣　　中国人民解放军总医院

副主译

姚宏伟　　北京大学第三医院
何　松　　重庆医科大学附属第二医院
张艳君　　中国人民解放军总医院
吴　欣　　中国人民解放军总医院

编译委员会

顾倬云　蒋彦永　宋少柏　贾宝庆　刘　荣　陈　凛　胡晓东　晋援朝　董光龙　李席如
杜晓晖　夏绍友　李玉坤　刘洲禄

主译助理

何远翔　王　宇　宁　宁

译　者（按姓氏拼音排序）

白熠洲　　清华大学第一附属医院
陈　姝　　重庆医科大学附属第二医院
陈文政　　中国人民解放军总医院
程若川　　昆明医学院第一附属医院
杜　筠　　北京大学首钢医院
郭　旭　　中华人民解放军总医院
何　松　　重庆医科大学附属第二医院
何远翔　　中国人民解放军总医院
黄　文　　重庆医科大学附属第一医院
黄晓辉　　中国人民解放军总医院
焦华波　　解放军总医院第一附属医院（304医院）
李　冰　　中国人民解放军总医院
李　楠　　中国人民解放军总医院
李　鹏　　中国人民解放军总医院
李　荣　　中国人民解放军总医院
梁　峰　　中国人民解放军第307医院
刘伯涛　　中国人民解放军总医院
刘洪一　　中国人民解放军总医院
刘　伟　　河北医科大学
刘　斌　　中国人民解放军总医院
刘迎娣　　中国人民解放军总医院
罗　娜　　重庆医科大学附属第二医院
马　冰　　中国人民解放军总医院
宁　宁　　中国人民解放军总医院
潘思虎　　天津市环湖医院
彭　正　　中国人民解放军总医院
蒲朝煜　　武警总医院
乔　治　　中国人民解放军总医院
苏艳军　　昆明医学院第一附属医院
孙　刚　　中国人民解放军总医院
涂玉亮　　解放军总医院第一附属医院（304医院）
王建东　　中国人民解放军总医院
王　佳　　清华大学第一附属医院
王　宁　　中国人民解放军总医院

王　威　中国人民解放军总医院
王新友　中国人民解放军总医院
王　宇　中国人民解放军总医院
卫　勃　中国人民解放军总医院
吴　欣　中国人民解放军总医院
肖元宏　中国人民解放军总医院
薛林云　重庆医科大学附属第二医院
姚宏伟　北京大学第三医院
张建明　昆明医学院第一附属医院
张艳君　中国人民解放军总医院
赵允杉　中国人民解放军总医院
郑　伟　中国人民解放军总医院

著者名单

Stephen A Bustin BA (Mod) PhD
Professor of Molecular Science
Queen Mary's School of Medicine and Dentistry
University of London
London, UK

Linda Cardozo MD FRCOG
Private Practice
London, UK

Ashok Chacko MD
Professor and Head of Department
Department of Gastrointestinal Sciences
Christian Medical College
Vellore, India

James M Church BSc MB ChB MMedSci FRACS FACS
Staff Surgeon
The Cleveland Clinic Foundation
Cleveland, OH, USA

Sue Clark MD FRCS
Consultant Colorectal Surgeon
St Mark's Hospital
Harrow, UK

Colin Davis MBBS MD MRCOG
Consultant Gynaecologist and Obstetrician and Associate
Clinical Director for Gynaecology
The Royal London Hospital
Whitechapel
London, UK

Sina Dorudi BSc MBBS PhD FRCS FRCS (Gen)
Professor of Surgical Oncology
The Royal London Hospital
Centre for Academic Surgery
London, UK

Anders Ekbom MD
Professor of Medicine
Karolinska Hospital
Clinical Epidemiology Unit, Department of Medicine
Stockholm, Sweden

Victor W Fazio MD MBMS FRACS FACS
Chairman, Department of Colorectal Surgery
The Cleveland Clinic Foundation
Cleveland, OH, USA

Christopher G Fowler MS FRCP FRCS (Urol) FEBU
Director of Surgical Education
The Royal London Hospital
London, UK

Susan Galandiuk MD FACS
University of Louisville School of Medicine
Department of Surgery
Louisville, KY, USA

Lester Gottesman MD FACS FASCRS
Director, Division of Colon and Rectal Surgery
St Luke's-Roosevelt Hospital Center
New York, NY, USA

Peter J Guest MB ChB MA MRCP FRCR
Consultant Radiologist
Department of Radiology
Queen Elizabeth Hospital
University Hospital Birmingham NHS Trust
Birmingham, UK

Andrew G Hill MD FRACS
Professor of Surgery
University of Auckland
Auckland, New Zealand

Mary V Jesudason MD DCP
Professor and Head of Department
Department of Clinical Microbiology

Christian Medical College
Vellore, India

James O Lindsay MB ChB
Consultant Gatroenterologist and Honorory Senior Lecturer
Queen Mary University of London;
Barts and The London NHS Trust
The Royal London Hospital
London, UK

David Lubowski FRACS
Associate Professor
St George Private Medical Centre
Kogarah, NSW, Australia

John R T Monson MB ChB PAO MD FRCS FRCSI FACS FRCSP (Glas) FRCS (Ed)
Professor of Surgery & Head of Department
Castle Hill Hospital
Academic Surgical Unit
Cottingham, UK

Lars Pahlman MD PhD
Professor of Surgery
University Hospital
Uppsala, Sweden

David Rampton DPhil FRCP
Professor of Clinical Gastroenterology
Department of Gastroenterology
Royal London Hospital
London, UK

Risto J Rintala MD PhD
Professor of Paediatric Surgery
Children's Hospital University of Helsinki
Helsinki, Finland

Dudley Robinson MRCOG
Sub-specialty Trainee in Urogynaecology
King's College Hospital
Department of Obstetrics and Gynaecology
London, UK

Scott Sanders FRCPath
Director of Pathology
South Warwickshire General Hospitals
Warwick, UK

John H Scholefield MB ChB FRCS ChM
Professor of Surgery and Head of Department
Queen's Medical Centre
Nottingham, UK

Nigel A Scott MD FRCS
Consultant General and Colorectal Surgeon
Royal Preston Hospital
Preston, UK

John H Shepherd FRCS FRCOG
Professor of Gynaecological Oncology
St Bartholomew's Hospital
London, UK

C Paul Swain MD
Professor
Academic Department of Surgery
Imperial College
St Mary's Hospital
London, UK

Paris P Tekkis BMedSci BM BS MD FRCS (Gen Surg)
Senior Lecturer/Consultant Colorectal Surgeon
Imperial College London
St Mary's Hospital
Department of Surgical Oncology and Technology
London, UK

Larissa K F Temple MSc MD FRCS (C)
Assistant Attending
Colorectal Division
Memorial Sloan-Kettering Cancer Center
Department of Surgery
New York, NY, USA

Anthony Wilkey FRCA
Consultant Anaesthetist
Department of Anaesthesia and Intensive Care
Queen Elizabeth Hospital
Birmingham, UK

Takayuki Yamamoto MD PhD
Inflammatory Bowel Disease Centre & Department of Surgery
Yokkaichi Social Insurance Hospital
Yokkaichi, Japan

译者前言

结直肠与肛门外科学是一门极其重要的临床学科，历史悠久，是普通外科重要的组成部分，目前已逐渐向专科化发展。随着近年来基础医学和临床医学的突飞猛进，特别是基因检测、快速康复、腹腔镜技术的快速发展及机器人手术等外科微创理念的导入，这一学科也涌现了许多崭新的内容，甚至诊治观念也发生了根本性的变化，包括临床检查、诊断水平、手术技巧的提高，手术方式的改进与创新，高难度手术的开展，新器械和新材料的应用等。为了不断总结、交流、吸取国外的经验，我们组织翻译了《结直肠肛门外科学》这本权威性的著作，希望能为广大结直肠与肛门外科医师，特别是医学生和中青年医师在基础知识、基本概念、基本操作技能，以及新信息、新观念、新的诊断和手术方式等方面有所帮助，更好地为患者服务。

本书分为59章，对结直肠肛门外科领域的常见病、多发病及少见病，无论是在局部解剖、病理生理特征等基础方面，还是在诊断与外科治疗以及各种辅助治疗方面都做了详细而全面的描述；每种治疗的适应证、术前准备、手术步骤、术后处理、术后并发症以及预后等内容也进行了系统阐述。本书还涉及一些小儿外科、妇科和泌尿外科的内容，拓展了我们在临床工作中的视野。作者强调无论选择何种手术方式，都必须以安全性作为准绳，而不是以外观美容、费用或患者和术者的偏好为基础。作者通过复习大量以及最新的有价值的文献后，并结合自己在结直肠外科方面的广泛经验，向我们推荐了最好的诊治方法。本书图文并茂，便于读者理解和掌握，临床实用性极强。

在本书的翻译过程中，我们得到了中国人民解放军总医院普通外科和肿瘤外科各位同仁的大力支持和帮助；特别得到了北京大学医学出版社王凤廷社长和曹霞编辑的帮助和支持，在此表示衷心的感谢。

我们对每章都做了全面的校阅，但由于我们的知识和实践水平有限，书中不可避免地会出现翻译不当之处，甚至还可能有错误的地方，诚恳希望读者提出批评指正。不管如何，我们都期待本书的出版发行，能为我国结直肠肛门外科学的发展和专科化的发展提供一些帮助，这无疑会使各位译者感到无比欣慰。

郑伟　李荣

2012年11月

原著前言

受到本书第 2 版成功发行的鼓舞，又正值腹腔镜外科在许多结直肠手术和一些急诊处理中的广泛开展之际，我们感到必须对这一参考性的专业著作进行慎重而及时的修订了。自 1999 年以来，本书第 2 版的巨大销量，特别是在欧美的巨大销量一直鼓励着我们。第 2 版出版时，北美对腹腔镜外科达成的共识文件和英国 NICE 的批准，均允许结直肠腹腔镜外科医师在这一潜在需要的领域内实施微创外科手术。与其他腹腔镜外科不同，结直肠外科腹腔镜手术可能需要进行多个血管束的结扎、网膜粘连的分离以及体内消化道吻合重建。我们必须权衡利弊，如手术时间的延长、感染性或恶性病变扩散的可能性以及手术者失去触感知觉和未被发现的损伤等情况。这必然带来不利于实现快速恢复、快速康复到正常活动、减少住院时间和改善生活质量等微创外科的目标。无论如何，选择腹腔镜外科手术必须以安全性作为准绳，而不是以外观美容、费用或患者的偏好为基础。认识到常规开放手术，特别是在低位直肠外科和急症外科方面的重要性，并通过评估在什么部位适合微创外科技术的应用后，我们在本版保留了前两版大部分开放手术的内容。因此，腹腔镜外科已不再作为一个分开的章节在本版书中存在，而是分散在各个章节中，与各章节内容融为一体。

第 1 版最初的章节，仍然是此次新版的骨架结构。书中外科处理程序的描述大部分依然如故。我们通过复习所有最新的有价值的文献后，结合作者自己在结直肠外科方面的广泛经验，向我们的读者推荐最好的方法。前版的一些章节在本版已经合并。有关溃疡性结肠炎和克罗恩病的非外科处理问题已合并撰写。围术期的处理这一章包括了以前预防性抗生素的应用、肠道准备、麻醉和营养支持等章节。有一章单独讲述小儿结直肠外科。缩减章节减少了不必要的重复。结肠癌的筛查是新增的章节。本书用单独章节讲述了直肠阴道瘘的问题。其余有些章节均已全部重新设计，比如论述小肠瘘、低位肠梗阻、憩室病、息肉病综合征、肛门直肠脓肿和瘘管、小儿结直肠外科、溃疡性结肠炎和克罗恩病的内科治疗、进展期结肠癌的处理等章节。

我们对每章都进行了全面的校阅。这个工作不可避免地涉及许多来自大西洋两岸、亚洲、澳大利亚和新西兰的专家。也许此版是本书以书本形式发行的最后一版，期待在将来通过网上发行出版，这样就能够在结直肠外科迅速发展的领域及时修订。

我们中的一位编者（Michael R Keighley）在本版修订之际，从大学和临床公共服务部门退休了，出任印度最好的三所大学医院之一的 Vellore 基督教医学院的荣誉教授和医师。他仍然活跃在国内外的医学研究和临床领域，而且是大不列颠和爱尔兰结直肠研究基金会的主席。他仍然是鉴定专家和独立的主治医师。另一位作者（Norman S Williams）仍然是伦敦大学玛丽皇后学院外科系主任，主要在伦敦皇家医院工作。他是英国皇家外科医师学会的成员，IA（病人支持小组）和 ISG（国际外科小组）的主席。他还是 2004 年医学科学院的会员和学术及外科研究协会的新任主席，至今仍然活跃在临床医学和科学研究这两个领域。

我们相信本书仍然是结直肠外科医师的一本权威性的参考书。它的目的在于为这个酬劳丰厚但具有潜在巨大风险的外科实践领域，提供一个有关危险、利益和结果的全面均衡的观点。

致 谢

主要由我们中的两位执笔所撰写的本书的第2版，是第3版的基础，但我们仍作了相当大的修改，同时也得到了各位撰稿专家的巨大帮助。各位专家的贡献是多种多样的。一些人完全重新撰写了原书的大部分内容，而另一些仅做了少量的修订。要展示谁做了些什么工作和贡献是困难的，但是我们试图在后面的名单中这样做。我们由衷地希望我们没有对任何人的贡献有丝毫贬低，因为对每一位在我们完成这本专业性综合性参考书著作中给过我们帮助的人，我们都是非常感激的。他们是：David Lubowski（第1章），Andrew Hill（第2章），Nigel Scott（第3章，11章，33章，52章，53章），Tony Wilkey（第3章），John Scholefield（第2章，16章，23章，25章，28章，49章，50章）。Sina Dorudi和Stephen Bustin（第24章），James Church（第26章，46章），Lars Pahlman（第29章，30章，31章，51章），Sue Clarke（第32章），David Rampton（第35章），Anders Eckbom（第38章的部分），Paris Tekkis和Victor Fazio（第41章），John Monson（第4章的部分和有关腹腔镜外科方面的建议），James Lyndsay（第42章的部分），Taka Yama- moto（第42章的部分），Scott Sanders（第42章的部分），Peter Guest（第42章的部分），Paul Swain（第42章的部分），Susan Galandiuk（第48章），Lester Gottesman和Larissa Temple（第55章），Ashok Chacko和Mary Jesudason（第56章的部分），Chris Fowler（第57章），Linda Cardoza（第58章的部分），Dudley Robinson（第58章的部分），John Sheppard（第58章的部分），Colin Davis（第58章的部分），Risto Rintale（第59章）。

我们还要感谢来自伯明翰的组织病理学家Henry Thomson博士和放射学家John Lee博士对本书的巨大贡献。他们绘制的插图从最早的第1版开始就栩栩如生地存在本书中，而从来未在意他们在书中的署名。

Keighley教授非常感谢他在国内外的同事们的建议，特别是Dion Morton教授、Benjamin Perakath教授和Mark Randan Jesudason博士。他们都在结直肠外科的微创手术方面提出了特别的建议。Keighley教授还要感谢他的私人秘书Julia Reeves女士，她在第3版成书的整个过程中的事务性管理、安排上给予了巨大而慷慨的帮助。

目 录

下卷

31

第 31 章　结直肠癌术后复发的监测和治疗

监测

外科医生希望对所有结直肠癌术后的病人进行随访。但由于早期检测结直肠癌复发的手段不同，因此关于随访次数的讨论至今未达成一致。一部分医生质疑了随访的意义，他们认为大部分的复发都是在随访预约点之间发生的。另外，他们认为即使当复发很明显时，早期治疗也往往不能影响到疾病的自然发展史。为了回答上述这些问题，研究者们进行了很多相关的前瞻性研究。

结直肠癌根治术后，随访的目的包括以下几种：早期诊断术前结肠镜未发现的同时性癌灶；早期发现异时性转移；对原发灶局部受侵和播散性复发的判断；审核其是不是属于治疗性实验；对病人及家属的普通管理和医疗支持（Killingback，1986）。

随访方案可谓千变万化，可只进行每 3 个月或 6 个月的临床观察，也可定期进行全面的临床检查（包括肝和盆腔的超声及 CT 检查，血清癌胚抗原的监测，以及结肠镜检）。随访的程度取决于外科医生是否相信早期检查和复发治疗能改变预后的情况，以及外科医生是否参与了临床试验。还应根据当地的具体情况来改变随访方案，特别要考虑到影像设备是否齐全。对于患者而言，随访方案必须要根据花费、可行性、精神因素以及科学研究需要进行制定。除了术后 6 周的检查之外，在之后的 12 个月和 2 年的时间里，在手术切缘干净以及患者能够耐受并从转移性手术中获益的情况下，许多国家已利用 CT 或肝脏超声技术对分期为 Dukes B 期和 C 期的患者进行检查。在 Uppsala，一项由瑞典、丹麦、荷兰和英国的多个研究中心联合进行的随机试验（COLOFOL 试验）最近已经展开。在此试验中，研究对象为结直肠癌 T_{1-4}，N_{0-2}，M_0 期，已经接受过根治性切除（R0）年龄不超过 75 岁的患者。对该对象进行随机化分组，分为高随访群（每 6 个月随访一次，一共 3 年）和低随访群（仅随访两次，第 1 年和第 3 年）。每次随访都进行肝脏 CT 扫描，胸片检查以及 CEA 检测。

在随访过程中，临床疗效的评价无疑次于的影像学检查。Cochrane 等（1980）都证明了临床随访的缺点：15 年余，对 180 名患者做了门诊随访，一共 2 319 次访问。复发人群中，该试验只检测出 42%，而另外 58%则由于新发症状被其他医生所诊断。

一些对结直肠癌不进行特殊治疗的外科医生认为不需要为患者制定随访方案（Steele，1986）。但是，随着多学科小组的建立、生存率的提高（肝转移灶切除术的应用）以及新辅助化疗制度的不断改善，我们坚信不随访的方案是不会被接受的。如果有政策允许对结直肠患者不进行随访，那么患者需要知道哪些症状提示病情复发或异时性疾病。出现这些症状时，患者需要及时到当地医院进行诊治。如果患者出现类似复发的相关症状，适当的检查就可以描述出复发的自然发展史，以便进行恰当的治疗。医生们更愿意为患者有规律地进行 2～3 年的临床检查，虽然他们也承认这是一种很差的方法。造成这种情况的原因是，该政策有助于在患者的心理层面上建立信心，确保医生和病人保持联系，并且任何造瘘口的问题都是可以解决的。这也能够让外科医生准确记录患者的术后情况。

加强随访方案的评估

定期随访

Törnquist 等（1982）通过临床检查、内镜技术、血生化、胸片以及钡灌肠比较了两项随访研究。在第一项研究中，共研究了 634 例，花费 10 年来完成，患者术后 3 个月检查一次，然后每年一次。作者得出结论认为，这种形式的随访对于追踪可治愈的复发情况没有任何价值。而在第二项为期 5 年的研究中，以 599 名患者为研究对象，使用相同的检测方法进行更为密集的随访方案。患者在术后前 2 年里每 3 个月进行一次随访，后 2 年里每 6 个月一次，此后每年 1 次。结果证明，第一项随访次数较少的研究和第二项研究相比，潜在的可治愈手术的概率相近（14%：13%）。因此，如果复发检测是唯一的目标，那么每年随访一次可能就足够了。

更先进的成像技术

通过更为复杂的成像技术，如超声、CT 或 MRI 来检测复发情况，这些研究得到了相似的结果（Enker 和 Kramer，1982；Schiessel 等，1986；Bohm 等，1993；Safi 等，1993）。结果却再一次令人失望。可以接受第二次治愈性手术的患者数量极低（3%～6%），而接受第二次手术的患者 1 年生存率大约为 75%，2 年为 50%，5 年生存率低于 25%。因此，当患者出现复发的相关症状并且在几个月后收至入院，这些患者能否得到治愈令人产生疑问（Påhlman，1996）。

癌胚抗原

近些年许多研究利用多次血清 CEA 测定来作为一种检测早期复发的手段。Martin 等（1980）在俄亥俄州立大学最早发表了一篇研究报告，揭示了这种检测方法的好处：1972—1975 年，300 患者接受随访调查，其中 22 名（7.3%）由于 CEA 水平升高进行第二次手术。这些患者构成回顾性研究组，而在 1976—1979 年随访的患者被列为“前瞻组”。回顾性研究组每 3～6 个月检测一次 CEA 水平；前瞻性研究组则在术后第 1 年每 4～6 周检测 1 次，第 2 年每 6～8 周检测 1 次，之后每 3 个月检测 1 次，直至术后 5 年。如果 CEA 值偏离正常值范围，那么说明患者经历了长期的非手术期，所以建议要进行“第二次探查”手术。22 位回顾组的患者中，19 例被发现病灶复发，但只有 6 例（30%）是可被切除的。相比之下，38 个前瞻组的患者被检测出 CEA 水平升高，23 例可切除，14 例不可切除，1 例为腹腔镜探查阴性。尽管在报道的时候 22 名回顾组的患者中仅 2 人存活，但在前瞻性研究组中，38 名患者有 22 名还活着。所以作者得出结论，通过前瞻性的血清 CEA 测定法来判断是否进行“第二次探查”手术是有价值的，但对于远期生存率的影响仍需进一步研究（Martin 等，1985）。

在 Memorial Sloan Kettering 中心，研究人员采用 CEA 检测法得到了类似的结论（Attiyeh 和 Stearns，1981）。其他人也说明了该方案的好处（Karesen 等，1980；Pompecki 和 Winckler，1980；Sakamoto 等，1980；Stock 等，1980）。可是，梅奥诊所发表了一个不太乐观的观点（Junneman 和 Derra，1980；Beart 等，1981；Orefice 等，1981）。梅奥诊所的小组报告说，自从 1976 年就接受前瞻性随访的 149 位患者中，有 34 位（23%）Dukes B_2 期或 C 期的结直肠癌患者在 1～3 年内出现复发。患者至少每 15 个星期接受一次随访，综合性物理检查、实验室检查和侵入性试验定期进行。尽管多次随访和反复 CEA 测定，34 位患者中有 29 位（85%）在物理、生化或影像改变前就出现了复发症状。在复发发生的时候，34 位患者中有 25 位的 CEA 水平升高超过 5ng/ml。20 名患者同时出现 CEA 水平增高和复发症状，但 9 名患者在出现复发症状的时候 CEA 水平并没有升高。在另一项以 CEA 测定结合综合性临床随访的研究中，Wedell 等（1981）发现，86 例中只有 15 例（17.4%）在复发症状出现之前 CEA 水平的升高。其中 31 位患者进行了“第二次探查”手术，发现只有 15 名患者的癌灶是可切除的。此外，这 15 例中 12 例的 CEA 值仍在正常范围内。大多数患者（78%）CEA 水平仅在复发症状发生时出现升高的情况。再者，当这些患者的 CEA 水平仍处于正常范围内时，大多数可切除肿瘤已可通过影像学检查方法诊断。为了使 CEA 的测量更具特异性，并能够协助挑选可以实行“第二次探查”的患者，一些作者对 CEA 曲线变化进行了分析研究（Wood 等，1980；Boey 等，1984；Staab 等，1985）。这些研究者认为，CEA 水平缓慢升高的患者更有可能患有局部可切除病灶。

因此，CEA检测得到的数据是矛盾的，对于常规CEA的评估情况仍需进一步证实。尽管血清CEA测定不具备很强的敏感性或特异性，但是对检测复发性疾病而言，它可能还是个很好的标记物（Northover，1986）。目前仍有个问题尚待解决：CEA的评估是否能够检测出显著疗效后的早期复发情况。不幸的是，迄今没有研究报告可以令人信服地回答这个问题，因为无法建立前瞻性对照组来与以CEA为基础的常规传统方案相比较（Meeker，1978；Wood等，1980；Attiyeh和Stearns，1981）。在英国，一个多中心研究在国家卫生服务部和癌症研究中心协助下得以开展（Northover和Slack，1984）。结果表明，尽管血清CEA水平的升高可以准确地检测出疾病复发情况，但早期第二次腹腔镜探查术并没有提高患者生存率（JM Northover，personal communication，1996）。其他的肿瘤标志物，如组织多肽抗原（TPA）和单克隆抗体CA19和CA50，已被证明也可预测患者的复发情况（Ståhle等，1988；Lindmark等，1994）。然而至今，没有进行任何前瞻性随机试验来评估这些标记物的优点。

结肠相关成像

除了早期复发的检测，加强随访方案另一个目的是检测异时性病变。很少有文章对肠镜检查的价值进行评价。然而，直到1960年用于检测早期异时性恶性肿瘤的钡灌肠检查的价值才得以阐述（Hertz等，1960）。在当今时代，电子内镜不仅可以很容易地诊断异时性疾病，而且如果腺瘤-癌序列理论被接受，那么第二次原发性结直肠癌的发病率将会显著降低。

丹麦的Funen进行了一项研究，目的是研究术后结肠镜的价值以及术后患者的随访情况。术后3个月里，所有的患者都接受结肠镜检查以便于检查剩余的肠段。在这种“排查”程序进行之后，患者被随机分配到两组：第一组为进行定期肠镜检查和随访，第二组则不进行随访（Kronborg等，1988；Kjeldsen等，1997）。第一组中7名患者和第二组中2名患者检查出异时性癌，但由于人数太少，无法证明对生存率的影响。

随机试验

通过比较密集的随访方案和最小规律的随访方案，三个随机试验的结果是有价值的；所有三个试验在斯堪的纳维亚半岛进行。这三个试验共同存在一个缺点就是没有进行肝影像学检查。Ohlsson等（1995）将107位患者随机分为无随访组和加强随访组，后者进行随访的内容包括临床检查、肝功能试验、CEA测定、胸部X线、乙状结肠纤维镜和骨盆的CT扫描。两组的复发率较为相近（33%：32%）。在第二组中，一半的术后患者在没有症状阶段就检查出癌灶复发。然而，两组的治愈性切除术或5年生存率并没有很大差别（67%：75%）。

Mäkelä等（1995）将106位患者随机分在传统性和密集性随访方案两组中，后者的检查包括临床检查随机对106例常规或加强的后续行动方案，其中包括临床检查、肝功能试验、CEA测定、粪便潜血实验（FOB）、胸部X线检查、电子乙状结肠镜和结肠镜检查。每6个月进行一次超声检查，并且每年进行一次腹部CT扫描。在加强随访组，复发可在较早期被发现；对于两组而言，有症状和没有症状的复发比例几乎相同。两组中，需再行手术的患者数量基本相同，患者5年生存率也没有显著性差异（54%：59%）。

Kjeldsen等（1997）则把近600名患者随机分组至6个月一次的随访组或仅在第5年或10年进行一次随访。随访内容包括病史和临床检查、全血计数和肝酶检查、FOB、胸部X线和结肠镜检查。两组的复发率基本相同（约26%），但在密集组发现肿瘤的时间要比另一组早于9个月，这些肿瘤在发现的时候患者往往没有任何症状。随后，更多的患者为了治愈而接受手术（22%：7%）。可是，两组的5年生存率没有明显差异（68%：70%）。作者得出结论，这样一个密集的随访设计不能说明问题，因为手术治疗的患者比例较少，并且生存率没有由此得以提高。但定期利用结肠镜检查异时性肿瘤可能具有更大的优势。

两个试验比较高频率高强度随访和较少次数随访的区别，这两次试验分别来自澳大利亚（Schoemaker等，1998）和意大利（Pietra等，1998）。两组试验均表明，如果患者随访次数越多，那么肿瘤相关的死亡率会轻微降低。在澳大利亚所做的试验中，高强度组的患者需进行物理检查、全血计数、肝功能试验、血清CEA、粪便潜血试验、胸部X线、CT扫描以及结肠镜检查。而在低强度组，除了不进行CT和结肠镜检查之外，其他检查和随访次数与高强度组相同。两组的5年生存率分别为76%和70%（Schoemaker等，1998）。在意大利做的试验中，高强度组的患者每3～6个月接受一次随访，其中包括物理检查、CEA、胸部X线、CT以及结肠镜检。而那些低强度的患者则每6～12个月进行一次随访，包括物理检查、肝超声以及每年进行一次胸部X线和结肠镜检查。高强度组的5年生存率为73%，而低强度组则为58%（Pietra等，1998）。

不幸的是，上述五种随机试验均不具备说服力，不可能得到任何确定的结论。近些年来，研究者还进行了3组Meta分析（Rosen等，1998；Jeffrey等，2002；Renehan 2002）。从这些研究来看，患者的随访越密集，那么对患者的生存期才更有利。肝的影像学检查是必不可少的。可是，由于研究样本量较少，我们不能确定随访的次数和所需的检查到底有哪些。

结论和建议

对于结直肠癌术后随访的次数和随访时采取哪些检查手段，至今仍没有得到统一的结论。直到更多的前瞻性试验结果可以采纳之前，外科医生必须自己制定出一套合适的随访方案。我们建议，患者应术后1个月之后就接受随访。在这次之后，做过治愈性切除术的患者要在术后12个月和24个月预约并进行结肠镜检查、肝脏检查以及胸部X线检查，并且定期随访至少5年。在可应用的技术帮助下，应尽可能彻底地对复发疾病的每项症状和体征进行筛查。

虽然没有任何证据表明，结直肠镜随访未能改善生存状况，但它为可治疗性肿瘤提供了合理的证据（Juhl等，1990；Kjeldsen等，1997）。通常，对于息肉的诊断，利用原始的检查方法容易发生漏诊。因此我们建议结直肠镜检查至少每5年一次。这些建议得到皇家外科医学院、大不列颠爱尔兰肛肠科联合学会以及瑞典等国家的广泛认同。

然而，争论仍在继续。来自加拿大的研究报告认为（Richard和McLeod，1997），他们对30年来的所有随访方案进行研究，发现没有决定性的证据来支持检测结直肠癌复发的监测方法。此外，通过对36 000位患者进行需行治疗患者数（NNT）的分析，Kievit（2002）得出结论认为，患者想要得到一个较长的生存期，需在随访方案中进行360次积极的随访检测和11次腹腔镜探查术。

结直肠癌的复发

对于结直肠癌而言，术后复发可以是远处转移、局部癌灶或者同时发生。来自法国Cote-d'Or癌症档案室的流行病学数据显示12.8%的患者发生局部复发，而远端复发的患者比例为25.6%。这个比例直接关联到疾病的分期（Manfredi等，2006）。局部复发是指病灶发生在之前手术切除的部位或其周围；而在直肠癌中，它通常是指疾病发生在盆腔部位。由于盆腔复发往往会局限一段时间，并且它具备特殊的临床特点及相应的治疗方法，所以在之后的章节中将单独介绍。

当复发程度进展时，复发的诊断相对直接。但是早期的检查是较为困难的。所以，早期复发要依靠对CEA和其他标记物的水平进行检测。

远处转移复发

临床特点

转移的发展可能是隐匿的，病人的体力和精神逐渐恶化。这种症状可能会伴随着呼吸困难或心绞痛以及贫血症状。由于肝大以及囊肿的伸缩作用，病人可能会出现右上腹痛的症状；或者如果出现腹水的话，患者可能会注意到肝大以及腹胀的症状。如果转移遍及腹腔，可能会累及小肠引发肠梗阻。围绕门脉系统肿大的淋巴结可能会导致梗阻性黄疸。腹腔外播散可能会产生一系列症状和体征：侵及肺部可能会引发咳嗽、呼吸困难或者咯血；侵及皮肤可在任何部位出现结节。还可偶发骨转移，从而引发病理性骨折。

诊断

当病人出现特异的症状时，诊断通常会相对简单些。因此，如果患者主诉右季肋部疼痛并且查体示肝不规则肿大，可通过肝脏超声或者CT扫描确诊。同样，如果病人的症状提示肺转移，通常可以通过胸片、支气管镜和痰细胞学检查进行诊断。当患者出现难以描述的症状，并且缺少相关的临床体征的时候，诊断就会变得较为困难。直径小于1cm的肝转移很难用影像学设备发现。如果随访过程中定期进行血清CEA水平的测定，那么其水平的升高可能会对诊断有些帮助。

局部盆腔复发

临床特点

对于直肠癌而言，术后盆腔的临床表现主要取决于癌灶演变过程的类型。最常见的手术单发症状为持续的会阴或骶部疼痛。如果骶丛神经受累，病人常常会出现坐骨神经痛的症状，若侵及程度较深者可为双侧受累。骶神经受累时可能会导致膀胱功能障碍，当然也可以通过直接侵犯膀胱使其功能受到障碍，但后者比较少见。血尿也是其特点。淋巴结或静脉受累可导致双侧腿部水肿。直肠癌经腹会阴联合根治术后，复发可能出现会阴部硬化、肿块或者永久性窦道等情况。类似的情况可能会出现在阴道部。

在行低位直肠癌保肛术后，癌灶可侵及结直肠吻合口处，并可引起排便异常、便血以及肠梗阻等。相对于腹会阴联合根治术而言，由于行低位直肠癌保肛术后的盆腔更易接近，所以盆腔复发的检查更容易些。如果复发出现在吻合口部或者癌灶侵及到肠管，经常可以在麻醉下通过直肠指诊或阴道检查触及到病变部，也可通过乙状结肠镜进行观察及活检确诊。钡剂灌肠一般不常用（Cronquist，1957；Agnew 和 Cooley，1962）。对于钡剂灌肠显示的吻合口处异常组织的临床理解必须要谨慎处之，因为这个部位很容易发生“缝合口肉芽肿”（图 31.1）。在诊断吻合口复发的情况时，CT 或 MRI 更为准确，但需要病理确诊，而不需要阴性活检来排除局部复发的可能（Mercury study group，2006）。

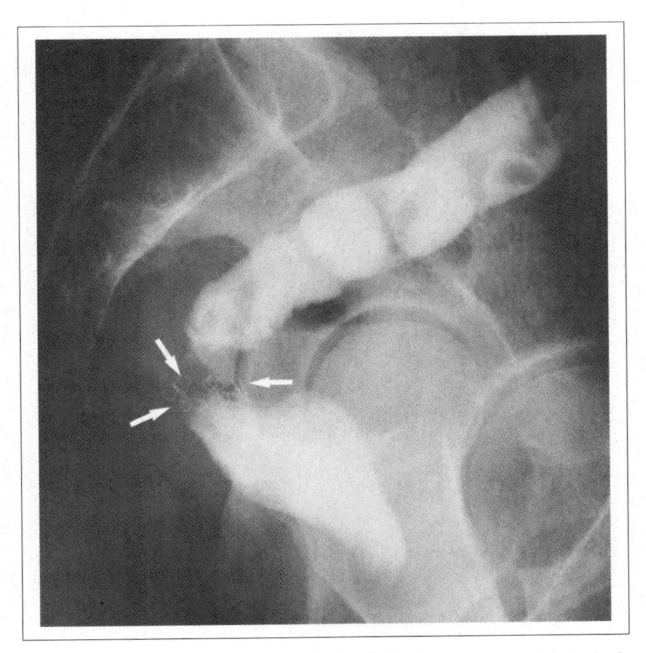

图 31.1 一例早期切除患者钡剂灌肠的图片。钉合吻合（箭头）处被破坏，提示吻合部位出现肿瘤复发。手术前吻合区活检非常重要。

一定要等待病理结果出来之后，再开始进行治疗，并通知患者及家属相关的诊断。可是，由于复发倾向于发生在肠管外而不是肠管内，所以病理活检往往也难以确诊；所以不得不在 X 线引导下进行穿刺活检（图 31.2）。经过局部切除，电灼或放射疗法，患者可能在治疗的部位出现局灶。这些症状往往与病人第一次的表现相似。

诊断

低位保肛切除术或者局部切除术后，局部复发的诊断常常能够通过肠管部位的活检得以确诊。腹会阴联合切除术后，组织学病理可能通过会阴或阴道部浸润区域活检获得。当患者主诉会阴部疼痛时，很难进行诊断，因为无法得到明显复发的外在表现。在这种情况下，盆腔和骶骨的影像学诊断会有帮助，尤其是当病人出现骶部或坐骨神经疼痛时，骶骨的破坏会较为明显。同样，血清 CEA 水平的升高也可能提供一些线索。CT 扫描对骨盆转移性疾病的检查是很有价值的（图 31.2）。不仅可以看到复发灶，还可引导活检针进行穿刺活检，以便组织学确诊（Husb 等，1980；Adalsteinsson 等，1981；Lee 等，1981；Moss 等，1981；Zaunbauer 等，1981）。

大部分研究为了评估 CT 扫描的价值，对其诊断出现症状的局灶复发情况进行调查。可是，当出现症状的时候，肿瘤往往较大，而且侵及周围结构组织。Husband 等（1980）发现 CT 显示的所有盆

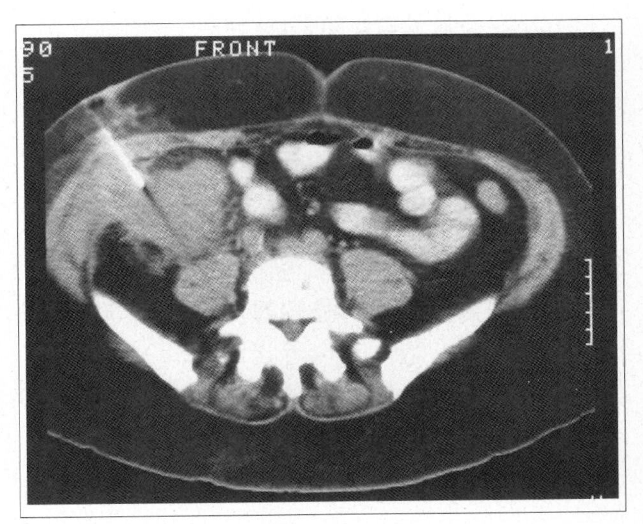

图 31.2 早期切除盆腔 CT 扫描，表现出复发，通过经皮穿刺进行活检。

腔复发灶直径至少为5cm，并且71%的患者邻近的肌肉受到侵及，25%的患者其他脏器出现转移。有研究强调了序列CT扫描在进行对无症状盆腔复发检查的应用价值（Kelvin等，1983；Reznek等，1983；Adalsteinsson等，1987）。盆腔正常术后的变化和复发情况很像，所以进行多次影像学检查是至关重要的。MRI是现在检测盆腔复发的手段之一，它可以很好地区分复发和纤维瘤或是炎症（Ebner等，1988；Rafto等，1988）。同时，MRI能更好地显示出骶前肿物以及引导皮下穿刺活检（Mercury study group，2006）。

较早期复发的发现是否会影响患者的预后仍有待讨论。这些资料是迫切需要的，以确定多次CT或MRI扫描所消耗的资源是不是有意义的。还可以利用一种更廉价的方法，即经肠道超声内镜检查。这种方法只适用于检测低位保肛术后局部复发的患者（Benyon，1988；Mascagni等，1989）。在85例手术切除后的随访中，22名患者发生了局部复发，他们都是通过经肠道超声内镜检查发现的（Beynon等，1989）。较小的直肠外复发癌灶可能早于肠内复发（Romano，1985；Hildebrandt等，1986）。我们将术后10～12周复查作为基线，因为一些器官如子宫和肠袢可能下降到肠道重建结构邻近的任何一个位置，可能被误认为是复发性肿瘤（Beynon等，1989）。详细的盆腔超声内镜还可以得到一些其他的信息，可利用其进行远期治疗的准备，特别是超声内镜引导下的经会阴穿刺活检。至于CT和MRI而言，其局限性是难以区分正常和异常淋巴结（Rifikin和Wechsler，1986）。由于难以区分病变是复发癌灶还是纤维化，最好依靠多种影像学检查，而不单单是一次检查（Thoeni，1997）。根据一项由在斯德哥尔Karolinska研究所的研究得出，与CT或者CEA闪烁扫描法相比，MRI是更好的检查手段（Blomqvist等，1998）。

与CT相比，正电子放射扫描术使用2-[F-18]氟-2脱氧-D葡萄糖（FDG）进行电子扫描，现已经用于检测局部复发和远处转移（Strauss等，1989；Beets等，1994；Scheipers等，1995；Ogunbiyi等，1997）。在Ogunbiyi等所进行的研究中，复发的或进展期的结直肠癌分别被诊断出40例和11例。FDG-PET检测局部复发（2-[^{18}F]氟-2-脱氧-D-葡萄糖正电子发射断层扫描）的敏感性和特异性分别为91%和100%，检测肝转移的敏感性和特异性分别为95%和100%。这些结果均明显优于CT，后者对于检测盆腔复发的敏感性和特异性分别为52%和82%，对于肝转移的敏感性和特异性分别为74%和85%。因此可见，PET/CT在确定和治疗复发性结直肠癌中显示更大的作用。最近的一项研究比较FDG-PET/CT与常规PET显像报告晚期结直肠癌的敏感性/特异性，两者分别为90%/97%与89%/84%。与常规PET相比，FDG-PET/CT显示更少的假阳性病灶（1个 *vs.* 5个）（Pakzad等，2005）。

在术前采用各种不同的单克隆抗体的免疫闪烁成像技术，和术中手持式伽马射线探测器，已被用来探测局部复发：放射免疫引导的手术（RIGS）（图31.3）。后者已被用作二次探查程序的一部分，它可以帮助避免不必要的切除，也可能扩大一些切除以取得潜在的疗效。

98例患者使用RIGG的一项多中心研究发现复发病例中63%为局部复发。然而，有1/3已切除病变的患者被发现应做更广泛切除（Cohen等，1991）。这项技术的准确性主要依赖于单克隆抗体的特异性，尽管有所提高但并没有达到100%的准确性。因此，使用铟Ⅲ Cyt-103免疫闪烁成像术对怀疑结直肠癌复发的19例病例进行扫描研究（Doerr等，1993）。6例患者进行了直肠癌治疗性手术切除。免疫闪烁扫描6例复发病灶，其中3例适合手术切除。免疫闪烁成像技术能很好地检测盆腔复发，检出率相比CT为74%∶57%（Collier等，1992）。正如预期出现的特异性单克隆抗体，免疫

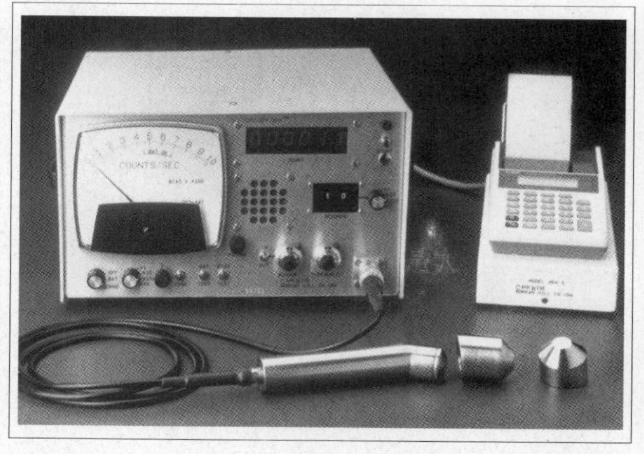

图31.3 Carewise C TRAK探针用于术中放射免疫检测结直肠癌细胞。Photograph courtesy Professor K Britton，St Bartholomew's Hospital and the Royal London School of Medicine and Dentistry。

闪烁成像技术能够检测正常大小的淋巴结，包括极小的淋巴结（Neal 和 Abdel-Nabi，1994）。结合放射免疫闪烁成像技术和 PET 扫描能够鉴别瘢痕组织和恶性复发病灶（Lunniss 等，1999）。

结肠癌切除术后局部复发

结肠切除后局部复发明显少于直肠。然而，盆腔的复发能够长期局限在盆腔内，但腹腔的复发检测时多已广泛播散。尽管如此，密集的随诊方案，广泛使用 CT、MRI 扫描和内镜检查能够更多地测出局限在原手术部位的复发病灶。还应当强调指出，结肠癌术后出现新的症状和体征，不一定是肿瘤已经复发。因此，Ellis（1978）认为近 1/3 患者因为良性病因引起的状或存在其他原发肿瘤。

局部复发的治疗

直肠癌复发的姑息放疗

姑息放疗可以用于控制直肠癌患者的疼痛，用于不能进行手术或盆腔局部复发的治疗（Horiot，1991；Gunderson 等，1992；Papillon 和 Berard，1992）。有些外科医生通过放疗使得不能手术病灶转变为可手术的状态。偶尔有长期生存的报道。

Wang 和 Schultz（1962）对 16 例患者仅进行放疗，其中 2 例存活 5 年。这些作者们认为 20～30Gy 可以缓解疼痛和控制出血，但肿瘤的消退需要 50Gy 的剂量。缓解耐受与使用剂量是成比例。Stearns 和 Leaming（1975）提出可以选择约 20Gy 的低剂量照射，如果需要的话可以重复。

Princess Margaret 医院的 Rider 报告了最大一组应用单纯放疗治疗不可手术切除的患者（Rider，1975；Cummings 等，1981）。从 1970 年至 1977 年，有 123 例患者使用 50Gy 进行体外放射治疗。在 67 例肿瘤固定的病例中，仅 6 例（9%）达到局部控制，他们的 5 年生存率为 8%。56 例肿瘤活动患者，因为一般状况差和存在远处转移而认为是不能进行手术，21 例（38%）患者得到局部控制，5 年生存率为 40%。

Bjerkeset 和 Dahl（1980）对 130 例中 30 例（23%）不能手术患者使用外部照射：其中 16 例（53%）完成放疗后其肿瘤可以进行手术切除；11 例（37%）肿瘤无法切除，但其中 6 例患者很好地缓解；但是，其中 2 例患者疼痛患者仅仅是短期的缓解。研究报道时 11 例患者中仅 1 例存活，其余患者在放疗后平均 12 月死亡。

总而言之，姑息放疗可能最好用于将不能手术的局部进展性病灶转变为可手术状态的患者。有时，下列情况可使用放射治疗：病人有并发症状，肿瘤病灶太大难以局部切除，激光烧灼和腔内放疗，或者患者太过于虚弱难以耐受大型手术，或者存在远处转移。

目前，对大多数盆腔复发患者（特别是经腹会阴切除病例）进行放疗，放疗能够有效地控制疼痛（Allum 等，1987；Griffith 等，1988）。使用剂量从 2～3 周 20Gy 到 3～6 周 60Gy。Goligher（1984）阐述了在 Leeds 的一般护养院中的 117 例病例，75% 的患者从开始发病到死亡疼痛都得到很好的缓解。Villalon 和 Green（1981）使用 45Gy 可以得到更好的效果。在 MD Anderson 医院，Boulware 等（1979）每隔 4 周使用 10Gy 的单一剂量到 30Gy 的最大剂量。对照组这些患者使用 18～25MV 的光子能进行治疗。总体客观反应率为 40%～50%，近一半的患者局部肿瘤灶完全消失。绝大多数患者的疼痛和出血均有效得到缓解。来自于伯明翰的 Allum 和其同事报道了同样的结果（Allum 等，1987）。

手术切除

难以从大量研究中判断结肠切除术后的复发手术不同于直肠切除，因为大多数研究报道中这两种患者均存在。给人印象深刻的为 Bacon 和 Berkeley（1959）报道的结果，进行 93 例局部复发患者的再次研究：60 例位于盆腔，25 例位于吻合口部位，8 例位于腹壁。38 例患者进行根治性切除，5 年或更长的存活患者为 15 例（40%）。

其他作者也有同样的结果。Berge 等（1973）研究发现 638 例患者中 216 例出现复发，其中 93 例进行再次剖腹手术。93 例患者中 30 例进行治疗性切除，但 4～5 年后只有 4 人（13%）还存活。Ellis（1978）报道 28 例手术后复发，只有 17 例再次手术，2 年以后其中 9 人还活着。Lewi 等（1981）发现，444 例中有 63 例（14%）再次手术治疗。其中，9 例良性病变，4 例为新生肿瘤，50 人为肿瘤局部复发。其中 15 例再次进行切除，希望获得治愈。2 例手术死亡，3 例（20%）存活 18 个月。Anderson 报告的数据说，在 134 例中 85 例获得根治性切除。预后不良的因素包括清除不完整和 CEA 明显升高。在某些情况下，可有 46%的 5 年无病生存期（Bedrosian，2006）。

这些数据，连同那些来自 CEA 的研究表明，一些局部复发的患者能够受益于剖腹手术。但是，很明显，只有少数经过精心挑选的患者能够进行手术。随着技术的改进，根治切除可以改善局部复发的病人。

手术治疗盆腔复发的原则

多年来，手术治疗盆腔复发的方法被认为是不可取的（Heriot 等，2006）。但是，局部复发，特别是在直肠癌切除术后，往往是局部复发，而没有远处转移。随着影像学技术、手术方法、术中放疗技术、短距离放射治疗以及麻醉技术的进步，对于局部复发采用更激进的径路也可能是可行的。然而，这种手术可能并不适合身体虚弱的病人，且要向病人需要仔细说明可能的风险和受益，这可能会让患者有两个造口（Wiig 等，2002；Sagar，2006）。

对不同形式的复发，需要不同的手术方案。手术范围越广泛，则越需要多学科人员的参与，治疗团队应当包括泌尿科医生、妇科医生、整形外科、神经外科，甚至矫形外科医生。仔细的术前工作是必不可少的（Boyle 等，2005）。

吻合口处或周围的复发手术

偶尔，可能要进行吻合处以及其周围邻近组织的切除术。然而，在我们的经验里，这是一种非常罕见的情况。Goligher（1984）认为，28 例中的 14 例术后复发，值得开腹手术切除。在 12 个有可能切除的病例，但只有两例完成。Guivarc'h 等（1993，1994）描述了类似的结果。大多数患者需要转换到开腹切除。如果肿瘤位于中央并涉及膀胱或前列腺，则行全盆腔脏器切除术，并需要建造一个回肠膀胱。复发的患者人往往需要整块切除直肠、部分膀胱及扩张的输尿管。在横断输尿管后，行输尿管-膀胱吻合（详见第 57 章）。骶骨或盆腔侧壁也可一并切除（Sagar 和 Pemberton，1996）。

经腹会阴切除术后局部会阴复发

孤立会阴转移病灶的局部切除已有报道，尽管可以得到缓解，但是几乎难以治愈（Cohen 和 Minsky，1990）。Polk 和 Spratt（1971，1979）推荐在骶部连接处横断进行再次切除。这样的治疗方式后中位生存期为 12 个月但是不能治愈。会阴病灶常常与盆腔深部的肿瘤有关，局部的切除将导致伤口难以愈合，同时伴随其他的副作用如尿道瘘或肠皮肤瘘。

盆腔中前部复发

前部复发局限在肠管和其前方的器官，如膀胱、前列腺、阴道和子宫，可以通过前方或整个盆腔清除，将肿瘤和累及的器官整体切除（Bannura 等，2006）。这样的手术对原发性的直肠癌有治疗作用，对于没有远处转移的局部复发患者仔细筛选后可以进行（Brophy 等，1994；Sagar 和 Pemberton，1996）。这种方法已经证实可以提高手术患者的生活质量（Brophy 等，1994）。另外，盆腔清除后中位生存率为 21%～30%（Estes 等，1993；Brophy 等，1994），5 年存活率提高 50%（Eckhauser 等，1979；Boey 等，1982；Estes 等，1993）。

盆腔前部复发进行盆腔清除术必须保证手术切缘干净。而进行复发手术时可能很难达到，因为切除面被扭曲了从而产生了技术上的困难。

盆腔中后部复发

对以累及骶骨的病例，术前影像学对于判断盆腔清除术时同时是否进行骶骨切除很重要（Ike 等，2003；Bakx 等，2004；Moore 等，2004）。患者的顺从非常重要，因为这样广泛的手术可能导致严重的并发症。Memorial Sloan Kettering 报道的书籍显示 29 例病例中 55%进行了 S2/S3 切除。最初经腹会阴切除术后多数的复发需要进行盆腔清除术。中位输血量为 5 个单位。62%达到完全局部 Ro 清除；尽管使用了术前放疗或术中放量，但 2 年和 5 年复发率分别为 47%和 85%（Melton 等，2006）。

盆腔清除术

患者的术中体位是一个重要的问题。我们倾向于修改的 Lloyd-Davies 位置。其他剖腹手术传统的仰卧位转换为扩大的截石位或俯卧的会阴相位。

仔细地确认没有广泛转移后，切除手术开始，仔细分辨双侧输尿管，切开腹膜进入盆腔，朝向十二指肠。然后暴露髂动脉，首先将一侧动脉上方的组织剥离，然后同样对另一侧血管上方组织进行剥离，直到腹主动脉分叉处（图 31.4a）。

抬高包含供养远端结肠和直肠血管的乙状结肠系膜，直到肠系膜下静脉根部或左侧结肠动脉下方（图 31.4b）。将乙状结肠分离到乙状结肠选择切除的断面处。乙状结肠近断端常用结肠造瘘，但有时存在高位病灶，近端结肠可以进行结直肠吻合。游

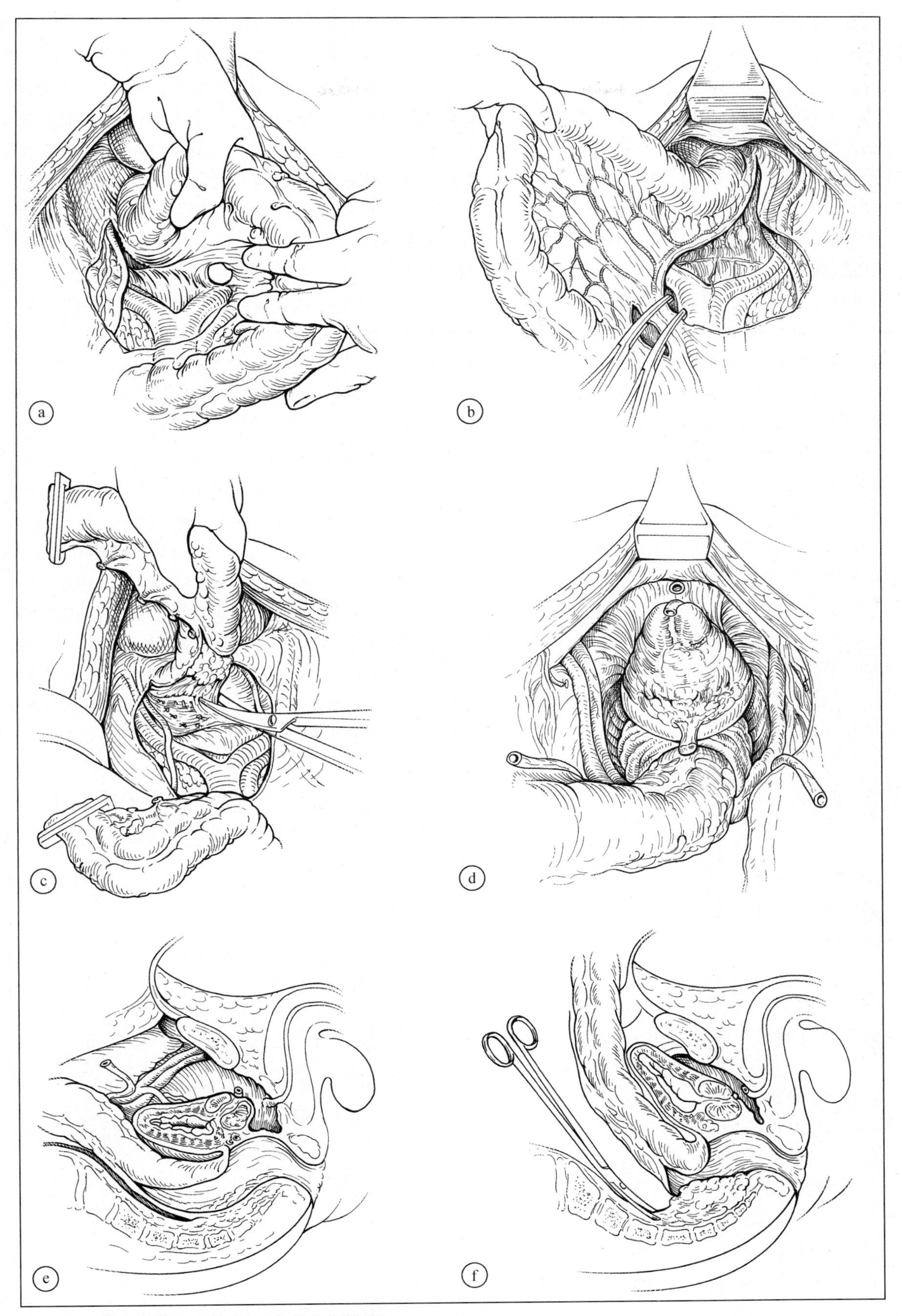

图 31.4 盆腔清除术（男性）（参见文字描述）。

离直肠需要切除主动脉分叉下方直到骶前间隙以及髂动静脉周围的组织。一旦骶前间隙明显暴露，联合应用钝性和锐性分离这一重要的无血管区，从而完全暴露直肠前方和侧面以及直肠系膜（图31.4c）。锐性分离用于很好地游离输尿管和下腹部血管直到盆腔。在此处结扎下腹部血管可以减少分离膀胱时的出血。

在此处移动膀胱，帮助接下来后方和侧面的分离。在前方壁层腹膜做切口，脐尿管位于耻骨支下方。切口与输尿管上方切口连接。膀胱及其周围脂肪移到耻骨后方。男性要辨认和分离血管，女性要辨认和分离漏斗骨盆韧带、卵巢血管和圆韧带。辨认和切除输尿管，同时进行远端结扎。然后移动膀胱到尿道膜部，通过放置导尿管确认。拔出导尿管后横断尿道（图31.4d，e）。

通过切除和分离Waldeyer间隙，有利于返回到直肠处。Waldeyer间隙投射出肛提肌上的直肠后方（图31.4f）。分离直肠侧面的附着组织，包括女性的输尿管骶骨韧带。退回到2根手指间韧带中部的组织，辨认这些结构，然后进行分离紧邻下腹部血管，这决定了侧面切除组织的范围。在分离前可以夹闭直肠中动脉，但是在完全分离后动脉常停止出血。然后，分离双侧组织直到仅与阴道、直肠和尿道（如果尿道先前没有切除的话）相连。尿道膜部分离，因为它是女性阴道壁的前部。如果肿瘤复发位于高位直肠，使用横断吻合器和直角夹可以在肿瘤下方5cm处切断直肠。女性在钳夹前应该分离阴道后方，并与直肠分离。

经常难以保留肛门和肛门括约肌。在这种案例中，在分离尿道和阴道前壁后可以通过会阴进行样本的切除。这种切除方式类似于30章中关于直肠经腹会阴切除。

如果可能，重建包括结肠吻合（有或没有结肠储袋）；如果不是进行的经腹会阴切除，进行结肠造瘘和回肠尿道吻合（后者可以参照57章）。盆腔清除术是一项“团队协作的过程”，应包括泌尿科医生参与，有时还包括整形科医生。

直肠癌复发累及骶骨的联合骶骨切除术

如果直肠癌复发累及骶骨或盆壁进行盆腔清除术并不能达到满意的效果。联合骶骨切除的盆腔清除术的可行性和安全性已经得到很好的确认（Benotti等，1987；Temple 和 Ketcham，1992；Wanebo 等，1992）。对于这项激进的手术目前有很多不同的方式。

术前常规排除远处转移是至关重要的，临床检查应该包括下肢神经肌肉评价和详细的骨盆、骶骨和（或）阴道检查。进行腰骶椎平片和骨扫描能有效地帮助除外上段骶骨累及，这决定肿瘤是否可以进行手术切除（Turk 和 Wanebo，1993）。盆腔和腹部CT介导穿刺活检是非常重要的，而MRI的矢状面扫描可以帮助判断骶骨累及的广度和深度（Sagar 和 Pemberton，1996）。PET/CT经常用于除外可能转移灶。

放化疗同样是治疗的重要组成部分。因此，如果患者第一次手术后没有进行辅助放疗，那么手术前给予外部放疗。推荐每20～25分数给予50Gy照射，同时联合持续性注射5-氟尿嘧啶，750mg/(m^2·d)（Wanebo 等，1994）。如果已经进行过盆骨照射，照射剂量为20Gy。

剖腹手术（包括盆腔外疾病）从骶骨前平面进入，深入到S_2下方。如果冰冻病理肿瘤累及S_2，患者不能进行手术切除（Temple 和 Ketcham，1992）。肿瘤上方2cm骶骨没有累及可以进行下一步的切除。没有必要将肿瘤从骶骨上移开。如果进入非常困难，耻骨的中间部分可能需要分开，用肋骨牵开器分开骨盆环（Patel 等，1982）。因膀胱被移开，闭孔淋巴结伴随着样本一起清扫和双侧进行整体切除。尿道和结肠造口，移动大网膜用于排开在原始骨盆上。

手术后半部分操作时患者摆放在俯卧折刀位。在这个体位下常由神经科或整形外科医师协同进行

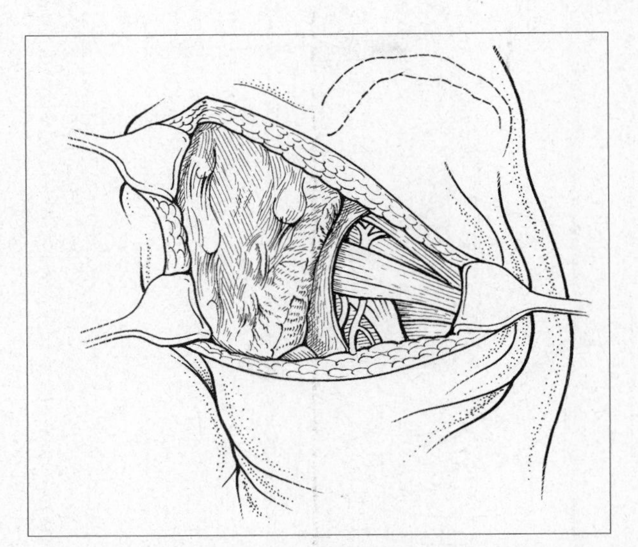

图 31.5 直肠癌复发联合腹骶骨切除。骶骨暴露，坐骨神经和梨状肌辨认。

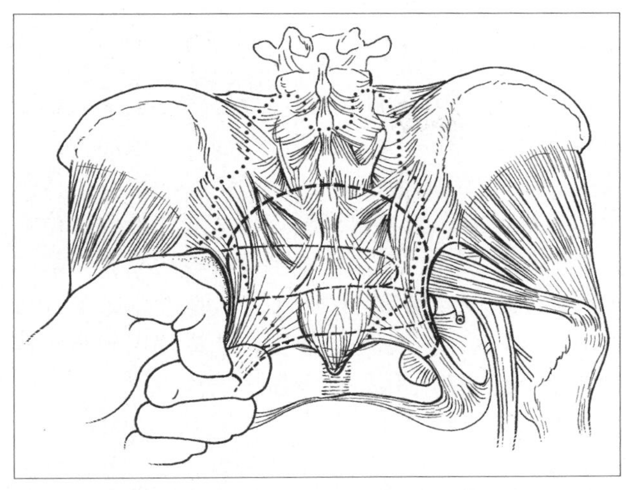

图 31.6　直肠癌复发联合腹骶骨切除。术者的手指插入到梨状肌下方，穿过盆内筋膜到达直肠前面。（---）表示为直肠、骶棘筋膜和喙锁韧带切除水平面。

骶骨切除（图 31.5 和图 31.6）。在整形外科团队的协作下，使用腹直肌或可能需要更大的臀部肌肉皮肤瓣进行大面积的会阴缺损闭合。可以在术中进行放疗但目前很少有中心具有这样的条件（Ferenschild 等，2006）。使用电子束进行术中放疗（IORT）可以准确定位肿瘤部位，5 年生存率为 50%，5 年局部控制率为 65%（Ferenschild 等，2006）。为降低成本，正在研究[103]钯永久植入（Moigooni 和 Nath，1989）。电脑远程遥控近距离技术已经用于骨盆放疗，相比 IORT 具有更强的可操作性（Kaufmann 等，1989）。但是多数 IORT 数据源于小样本历史对照研究，因此缺乏好的支持 IORT 价值的证据（Mannaerts 等，2001；Shoup 等，2001；Haddock 等，2001）。

盆腔复发手术的结果

直肠癌复发进行盆腔清除术的结果归纳在表 31.1。可以发现在筛选的手术能够安全进行的患者中，将近 1/3 的病例获得长期生存。患者术前 CEA 水平低于 10ng/ml 的生存率大约为 45%，而 CEA 高于 10ng/ml 的生存率大约为 15%。如果有骨髓受累、切缘受累或盆腔淋巴结有转移，则均提

表 31.1　肿瘤复发广泛手术切除的结果

作者	例数	治愈/缓解（%）	手术死亡率（%）	手术发病率（%）	存活率	局部复发率（%）
Takagi 等（1986）	7	7/0	0	28	7 例中 4 例存活（3～36 个月）	28
Benotti 等（1987）	29	15/14	3	25 35（尿失禁/潴留）	1 年存活率 80%	54
Touran 等（1990）	12	12/0	0	25（伤口裂开）	1 年存活率 63%	41
Maetani 等（1992）	35	35/0	5.7	33（伤口感染）	5 年存活率 23%	69
Temple 和 Ketcham（1992）	9	9/0	9	NS	5 年存活率 18%	55
Wanebo 等（1992）	47	41/6	8.5	NS	5 年存活率 24%	
Estes 等（1993）	16	16/0	6.2	25（伤口感染）	5 年存活率 49%	NS
Hoffmann 等（1993）	19	19/0	0	NS	5 年存活率 40%	42
Pearlman（1993）	41	25/16	5	44	缓解时间 17 月*	37
Tschmelitsch 等（1994）	20	9/11	0	10	治愈时间 35.5 月*	55
Wanebo 等（1994）	53	47/6	8.5	38（伤口感染或裂开）	4 年存活率 33%	18
Wiig 等（2002）	18	10/8	11	36	5 年存活率 18%	70
Nguyen 等（2005）	6	3/3	0	NS	直肠癌数据没有给出	

* 中位生存率，NS，未报道。

示预后较差（Wanebo 等，1994）。

正如上面提到的，很难确定在这个阶段进行IORT是否能够获益。尚无随机对照实验结果。梅奥诊所 Suzuki 等（1995）报道106例直肠癌局部复发患者1981—1988年间进行缓解性手术切除。42例患者进行术中电子束照射。42例中34例患者最大手术切除后仍然存在肿瘤残存灶，肿瘤残存患者中6例没有进行IORT。大多数患者接受15～20Gy的低剂量照射。42例患者中41例进行外部波束照射。3年累计远处转移在IORT患者中为60%，而没有进行的为54%。但是，在IORT组中3年局部复发率为40%，而对照组为93%（表31.2）。尽管得到这些结果，作者认为在治疗中远期获益是必要的。德国 Eble 等（1994）和费城的 Hoffman 等（1994）均得出了类似的结果。现在有些研究组治疗广泛的原发肿瘤进行联合手术切除和术中放疗。同样可用于肿瘤复发患者。不幸的是，这种治疗的毒副作用很大。

结论和作者的看法

不仅要考虑盆腔局部复发患者进行广泛手术切除后的生存率，还需要考虑患者的生活质量。伴随发病率和复发风险很难兼顾进行复发后进行手术患者的生活质量。手术需要很长时间，输血量也很大。患者常留出两个气孔呼吸。不过，筛选出的患者的生活质量和预期寿命通过手术都将获得很大提高（Temple 和 Ketcham，1992）。这样的报道很明显来自于专门进行这类型手术的中心，需要在此基础上进行评论。尽管放化疗偶然会取得很好的效果，但不能总是让肿瘤得到治愈。因此我们认为对身体状况好和没有播散的局部复发患者进行手术切除是合适的。患者必须有积极性，能够理解手术的必要性和可能带来的益处。如果患者同意后，将被送入专门进行这类手术、有合理多学科团队协作的中心进行手术治疗。

表 31.2 局部复发手术和术中放疗（IORT）治疗的结果

方案	3年远处转移	3年局部复发
IORT（n=42）	60%	40%
无 IORT（n=64）	40%	93%

来源自：Suzuki 等（1995）。

光敏疗法

可选择术中光敏疗法（PDT）进行手术切除后破坏残存复发肿瘤灶。这项治疗涉及光敏药物，术前48小时给予血卟啉衍生物（HpD）。患者进行手术切除尽可能多的肿瘤组织。光敏剂选择性定位在肿瘤组织中。肿瘤残存灶将接受染料激光放大器产生的635nm光照射。光敏剂中释放的纯态氧（自由基）具有杀灭癌细胞的作用。选择使用的药物仅对肿瘤具有破坏作用，而不损伤正常组织。

手术灯能够产生HpD，因为正常组织可能吸收部分HpD，理论上正常组织也可能受到损伤。通过小型猪使用HpD和光有效治疗剂量安全范围的研究，我们证实通过对周围组织保护这项治疗方法整体上是安全（Allardice 等，1992）。

在Ⅱ期研究中，我们对10例结直肠癌复发患者进行手术和使用HpD进行术中PDT治疗。为了保证病变区域均一性照射，设计了特异性术中光导系统（Allardice 等，1992）。这个过程是安全的，但是患者数量太少难以确定治疗的有效性（Ansell 等，1996）。从这项研究开始后，二代光敏剂、间位四氯羟化氢（MTHPC）比HpD对肿瘤组织具有更强的选择性。另外，它能够被二极管激光器激活，而且二极管激光器能够很容易的运输（Abulafi 等，1997）。相比而言，HpD需要大型的泵浦染料激光器来激活。结合MTHPC和治疗的适用性，复发患者能够更加容易接受术中PDT治疗。

化疗

局部复发的化疗可能需要全身性或通过动脉给药（Patt 等，1985）。全身性化疗在之后讨论。局部动脉内给药已经用于部分直肠癌复发患者的治疗。盆腔复发患者常需要同时进行双侧髂内动脉注射5-FU或5-氟脱氧尿苷（5-FUDR）或者联合使用丝裂霉素（Hickey 等，1982）。

灌注导管通过剖腹手术直接导入髂总动脉或者非剖腹手术患者通过 Seldinger 技术导入股动脉。Lawton（1965）单独使用5-FU联合使用盆腔放疗在部分患者中“疗效很好”。Hafström 等（1985）提供了更加客观的报道，使用逆行通路和注射5-FU；14例患者中2例因为灌注导管引发败血症。在治疗期间3例部分输尿管阻塞患者进展为完全阻塞。11患者诉疼痛明显缓解，5例肿物明显缩小。

Hickey等（1982）表明这种类型的治疗结果由于使用5-FUDR和丝裂霉素。但是这种治疗方案主要、明显的副作用为紫色的融合性皮疹，注射后在会阴区会立即出现。虽然皮疹可以通过持续性注射氢羟肾上腺皮质激素得到控制，但是它可以导致严重的感染和不适。尽管存在各种各样积极的报道，但没有一则报道让人相信能通过更简单的处理达到类似的效果。此外，现代药物方案对各种类型的复发有很好的治疗效果，而且毒副作用小（例如血栓栓塞或肝脏毒性），这也是为什么我们推荐传统姑息化疗的原因。

疼痛治疗

如果上述的治疗方法不能缓解局部复发导致的疼痛，可以采用其他的治疗方法。疼痛专科多学科方法能够有效评估患者的治疗。疼痛可能是肿瘤侵袭肠道、膀胱、子宫和前列腺导致的内脏痛，和（或）因为累及肌肉、筋膜、骨膜和腰骶神经丛的躯体痛。一般而言，在进行侵袭性和潜在破坏的高风险手术前，副作用小的简单的疼痛缓解方法为首选，可以尽可能长的使用。

药物治疗

Huber和Hill（1980）指出轻到中等程度的疼痛能通过非麻醉性止痛剂和非甾体抗炎药物控制，大剂量短期使用。如果非麻醉性止痛剂不能缓解疼痛（或难以再控制）时，必须使用结合中枢神经系统受体的类似吗啡药物。如果那些治疗仍然无效，可能是因为药物耐受或是疾病进展，必须考虑其他疼痛治疗的方法。

鞘内注射酒精，石碳酸或吗啡

鞘内注射最好由资深的麻醉师进行。使用酒精的原理是酒精比脑脊液比重轻。腰椎穿刺针穿过第一个腰椎间隙后，将患者置于俯卧位，头朝下以至于后方骶神经根位于穿刺针的上方，而且能浸泡在酒精中。石碳酸的止痛效果可能是由于酒精，因为它能选择性麻醉感觉神经纤维，以至于降低由于麻醉导致的运动神经损伤。

鸦片受体位于中枢神经系统的发现（Yaksh和Rudy，1977）引导了鞘内或心室内鸦片注射作为治疗盆腔癌症患者疼痛患者的方法（Cousins等，1979；Samii等，1979；Wang等，1979；Tung等，1980）。这项技术对于选择性患者十分有用，但是存在呼吸抑制的风险，幸运的话可用纳洛酮逆转。

神经外科技术

偶尔，盆腔慢性疼痛的控制需要更加精细的技术。这些技术的缺点在于可能导致神经系统永久性破坏，因此仅在简单方法难以控制疼痛时使用。

椎板切除术和双侧骶神经根切断术

这种方法可以有效地缓解直肠癌导致的会阴部、双侧臀部和下肢疼痛。因为神经根的切断，患者可能有或没有正常的膀胱功能。如果患者没有膀胱功能，双侧 S_1 神经根感觉支切断和 $S_{2\text{-}5}$ 神经根切断常可以缓解疼痛，保留下肢功能直到疾病进展累及腰丛。如果患者膀胱功能正常，神经根切断前保留单侧的 S_2 和 S_3 神经根，在神经根切断时，这些神经根应该被分离以保存膀胱功能。

脊髓索切开术

这是另一项神经外科技术，已经证实对少部分患者有效。通过切开背侧疼痛纤维，脊髓连接被切断。这项手术时间很漫长，需要在显微镜下进行仔细地分离。Sourek（1969）和Lipert等（1975）报道该手术对有些直肠癌患者有效，但是不是所有作者都认为这项复杂的手术有利（Cook和Kawakami，1977）。

肿瘤播散性复发的治疗

根据播散所累及的器官，有时能采取治愈性手术。所有出现转移的患者都需要考虑该手术，因为这可能是他们获得治愈的唯一机会。最常见的转移部位为肝，其次为肺和腹膜。少见转移部位包括脑和骨骼。手术治疗可能性见表31.3。

表31.3 因肿瘤复发或转移次观察手术后的生存率

	手术治疗的可能性	5年存活率
肝	5%	30%
肺	5%	20%
脑	5%	<10%
局部（直肠）	<5%	30%
异时灶	85%	60%

肝脏转移灶手术切除

肝脏外科的发展使得结直肠癌患者肝脏转移灶的切除变得容易、更常见、更有效。仔细挑选手术治疗患者对于手术效果的提高很重要。

肝脏外科手术的进展源于对肝脏分段的认识、更好的术前护理、麻醉水平和外科技术的提高，还包括完整的血管分离、出血抢救、“手指骨折”修补技术以及超声穿刺和激光的使用。

原发手术后肝转移的方式多样，但主要为以下三种：

1. 原发肿瘤剖腹手术中发现，即同时性转移。
2. 之后诊断，通过常规扫描或血清 CEA 水平升高发现。
3. 出现症状（Saenz 等，1989）。

同时性转移发生在 8%～25% 的患者中（Babineau 和 Steele，1996），其详细的手术治疗方法在第 29 章讨论。如果在手术中怀疑存在同时性转移，按惯例对肝脏病灶进行穿刺活检，然后术后进行仔细全面的评价。如果可能，进行系统性化疗和转移灶切除。这种方法存在争议是因为具有导致肿瘤种植的风险。新的数据显示如果影像学和（或）术中发现提示转移病灶，活检将没有价值（Jones 等，2005）。如果患者在原发病灶切除时仅有一个肝脏转移病灶，那么肝脏病灶切除将是一个小的附加过程（即“楔形”切除）。在切除前最好进行术中肝脏超声检查以除外其他可能的转移灶（Stone 等，1994）。

Babineau 和 Steele（1996）及瑞典 Sjövall 等（2004）对适合进行肝脏转移灶切除患者的数量进行了回顾。在美国南部，每年有 9 000 患者（少于原发肿瘤切除后转移的 20%）诊断出仅存在肝脏转移（GITSG，1985；Steele，1994a）。9 000 例患者中仅 1 000～15 000 例因为合并其他病变不能进行手术切除。另外，30%～50%患者在剖腹手术中因为以前未发现的肝外或多发肝内病灶而不能进行手术。因此，美国南部每年有 5 000 例患者可以进行肝脏切除手术。假如 5%手术发病率和 20%～25%的 5～10 年无病生存率，仅有 1 000 例患者有希望治愈。另外，尽管进行严格的筛选，这 1 000 例患者是否能够治愈仍然存在着疑问。至今仅有多机构肝脏切除实验后期随诊显示甚至在已经进行有效切除的患者中生存曲线可能都没有平稳状态（Steele，1995）。

尽管得出上述的观点，但筛选患者可以通过外科手术治愈肝脏转移灶仍存在争议。这一声明并不基于随机对照实验研究，手术切除的益处没有得到明确的证实。“相信”是基于对比肝脏切除后存活患者和没有进行切除存活患者的回归性数据分析（Foster 和 Berman，1977；Hughes 等，1986，1988；Adson，1987；Steele 和 Ravikumar，1989）。

最好的数据是由胃肠肿瘤研究组（GITSG 6584）进行的多中心回顾性研究，这组数据于 1984 发布。这项研究将存在肝外病灶或剖腹手术时肝脏内存在难以切除的病灶定义为对照组。进行手术切除的患者定义为另一组。治愈性切除定义为手术切除边缘干净（外科和病理学上）。非治愈性切除定义为病理学上手术边缘或邻近边缘（<1cm）存在肿瘤。随诊时间至少 7 年。总共 115 例患者死亡。治愈性切除 69 例患者中 44 例死亡（64%）。非治愈性切除患者 18 例中 14 例死亡（79%），63 例非手术切除患者中 57 例死亡（90%）。治愈性手术切除，非治愈性切除及未进行手术切除的中位生存时间分别为 35.7 个月，21.2 个月和 16.5 个月（图 31.7）。非治愈性切除组与非手术切除组生存分布没有明显差异。但治愈性切除组生存率明显高于非治愈切除组和非手术切除组（$P=0.01$）。25 例治愈性切除存活患者中，16 例为无病生存。6 例患者术后存活时间超过 5 年，6 例中 2 例为无病生存。尽管生存曲线表现为持续性下降的趋势，但进行治愈性手术切除患者的 5 年生存率约为 23%。在这项研究中，没有判断患者手术切除的术前因素。尽管这样，避免了无用的剖腹手术患者的生活质量普遍提高（Langenhoff 等，2006）。

肝脏转移的术前分期

小心排除那些从肝脏切除术中不能明显获益的患者是非常重要的。如果临床上可以进行手术切除目前存在多种样式，患者应该进行血管增强 CT 扫描（Karl 等，1993）或 MRI 扫描（Bartolozzi 等，1999）。已存在新的 MR 成像靶向对比剂（Sigal 等，2002）。通过非侵袭性实验确定可疑仅存在肝或肝为主的结直肠癌转移灶患者中，近 1/3 到 1/2 在手术中发现存在肝外病灶（Steele 等，1991；Vaughn 和 Haller，1993；Babineau 等，1994）。在筛选过程中，联合使用腹腔镜和术中超声检查是

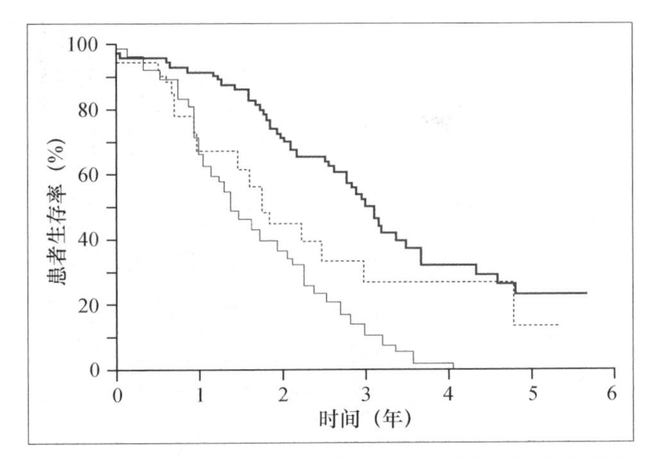

图 31.7　不同手术类型（来自 GITSG 研究）肝脏转移手术切除的生存曲线。粗线，治愈性切除组；虚线，非治愈性切除组；细线，非手术切除组。

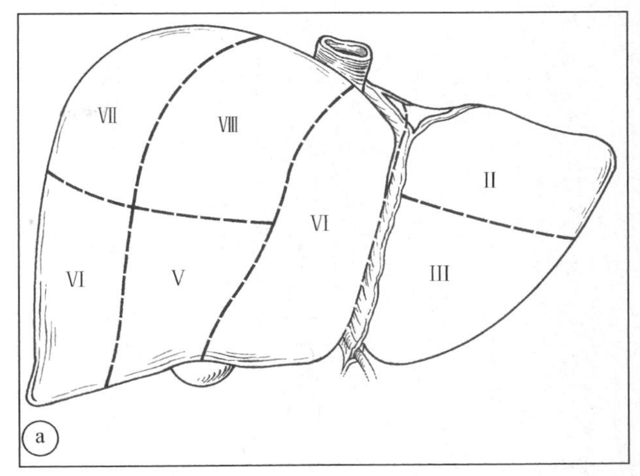

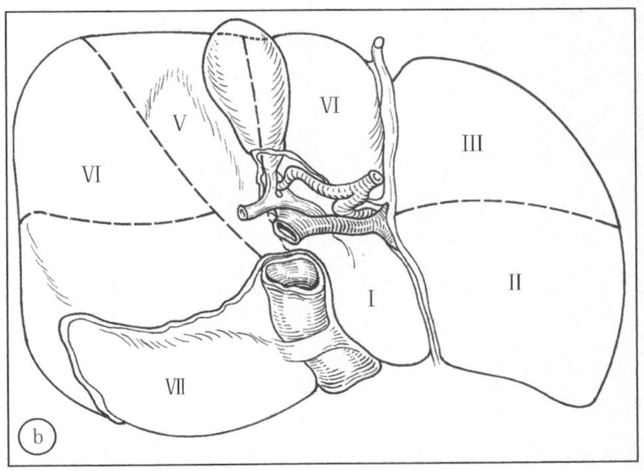

图 31.8　肝脏解剖学分段。来源自：Warren 等（1991）。

有帮助的。这种联合检查方式能够检查到小于 1～1.5cm 的卫星病灶或肝实质深部的病灶。腹腔镜能帮助确定术前没有发现的肝硬化患者、肝脏中的卫星病灶，并能证实事先怀疑的肝外转移灶（Babineau 等，1994；Babineau 和 Steele，1996）。在一项对比腹腔镜和 CT 扫描的研究中，腹腔镜仅识别出一半的不能手术切除患者，使得这项技术具有自身的局限性（Koea 等，2004）。有些肝脏外科医生建议剖腹探查决定是否进行手术（Babineau 和 Steele，1996）。因此，Babineau 等（1994）发现 48%预计进行剖腹手术的患者存在难以切除的肝脏病灶。尽管仍然存在一些假阳性的剖腹手术，但是伴随术前肝脏和肺影像学检查的进步，假阳性剖腹手术的比例明显下降。

关于肝脏切除的解剖学和技术的思考

肝脏切除手术应该由定期进行肝脏手术的外科医生进行。肝脏外科的迅速发展得益于对肝脏解剖的认识和技术的提高。1957 年，Collinaud 将肝脏分为基于主要血管供应的 8 个区段，由肝动脉、门静脉和胆管注射形成的模型证实。右叶包括 5～8 段，而左叶包括 1～4 段（图 31.8）。由于肝脏血管广泛的分支，这些解剖学分段变异性很大。肝脏切除主要涉及 4 个明显的区段：右叶，左叶，与右叶连接的左叶中间段（右侧三段切除），左叶横段（图 31.9）。按照其他平面分区的肝脏手术将增加出血的风险。

术前患者进行缜密的准备，尤其是凝血实验和营养不良的护理。年龄并不是肝脏手术的绝对禁忌证；通常患者的“生理学”年龄和性能是更好的手术可行性指标。肝硬化是一项相对禁忌证，因为手术切除后残存肝脏组织的再生功能下降。但是，幸运的是，结直肠癌罕见会转移到发生了肝硬化的肝脏内（Uetsuji 等，1992）。

肝脏切除技术

患者常为右臂上抬，稳定于横跨手术台的仰卧位。探查性的右侧肋下切口通过触诊肝脏和确认有无腹膜病灶或固定的肝门淋巴结来评价可切除性。切口从中线扩大到第十二肋顶端，超过胸骨剑突。对于肋缘窄的患者切口扩大到左侧中线。偶尔，累及肝右叶的肿瘤太大，切口需要扩大到右侧胸腔以掌控上腔静脉和肝静脉。接下来通过分离肝镰状韧带暴露上腔静脉，然后切开左右三角韧带。进行仔细的肝脏触诊和术中超声检查决定是否能够进行手术切除（Rees 等，1996）。

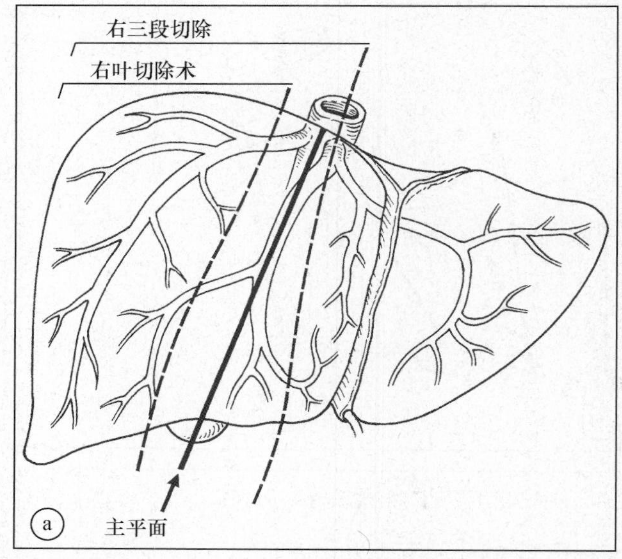

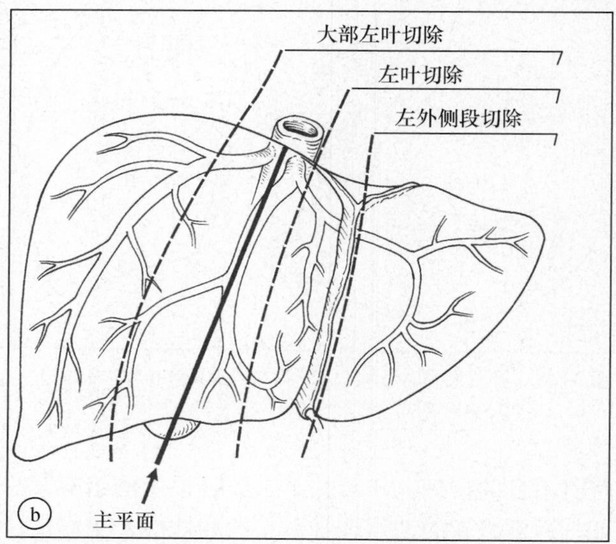

图 31.9 肝静脉解剖，（**a**）肝右叶切除，（**b**）肝左叶切除。来源自：Warren 等（1991）。

粘连到横膈顶的巨大肿瘤要与受累及的横膈一起切除。横膈的出血量不大，通过简单的缝合或聚丙烯进行缺口的修补。

合适的包含病灶手术切除类型是下一步的选择。无论进行何种类型的切除，关键的技术因素为1～2cm 无肿瘤边缘。肝门处分离肝动脉、门静脉和胆管（图 31.10～图 31.12）。肝脏门静脉分离后，首先掌握肝静脉解剖学（图 31.13）。

肝静脉分离后，有许多的方式可以进行肝脏的横切。一些外科医师仍然倾向“手指断裂”技术，用电疗法进行肝被膜切开，用手指进行肝实质的断裂，暴露结扎静脉，胆管和动脉（Babineau 和 Steele，1996）（图 31.14 和图 31.15）。有些人喜

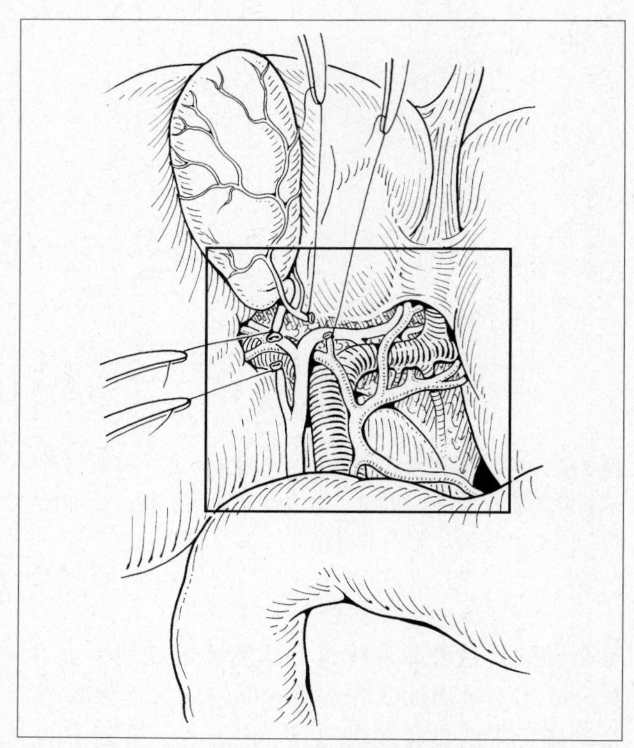

图 31.10 肝脏切除。肝门处分离肝动脉、门静脉和胆管。暴露胆囊管和胆囊动脉，结扎离断。

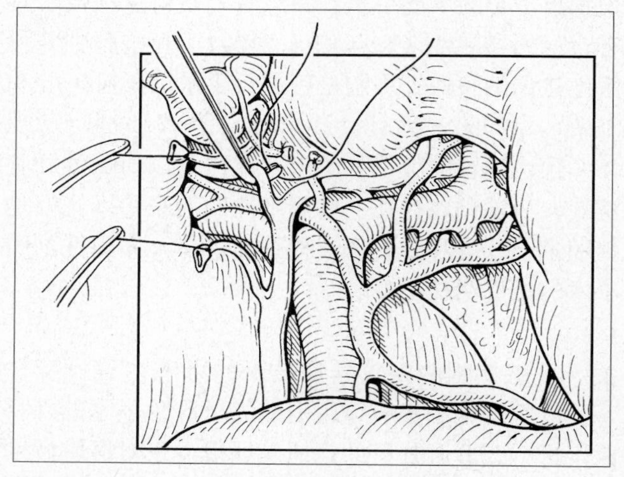

图 31.11 肝右叶切除。右侧肝管分离，结扎离断。

欢用超声抽吸泵将肝组织吸出（Hodgson 等，1993），仅存的血管和胆管可以进行结扎和分离。同样超声刀可以连同使用氩气刀（外科技术研究组），能够凝结小的血管。另一项肝脏切除器械为 Harmonic Scalpel© （Ethicon Endosurgery）。

如果术中出现严重的出血，使用血管钳钳夹肝门及压迫上腔静脉使得肝脏血流完全中断。肝脏耐

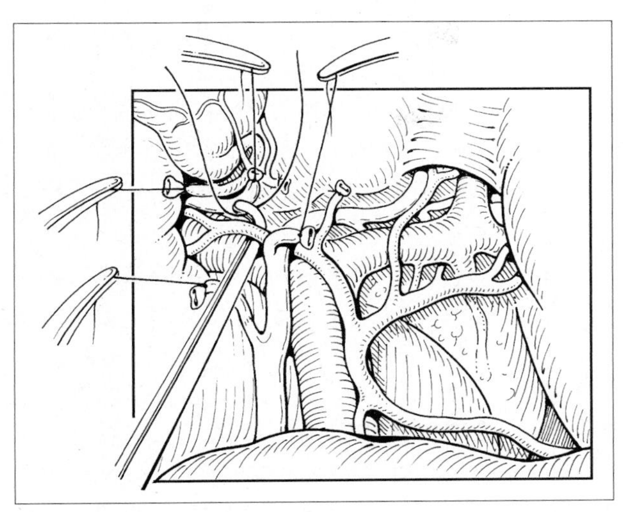

图 31.12 肝右叶切除。右侧肝动脉分离，结扎离断。

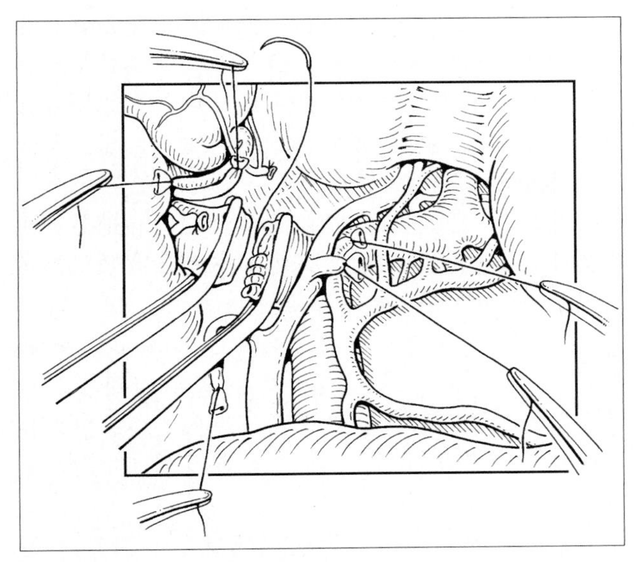

图 31.13 肝右叶切除。暴露肝门静脉。仔细分离门静脉右支，于血管钳之间离断。断端缝合。

受热缺血时间可达1小时。在这个时间段内，外科医师可以解决技术问题。观念上，如果手术切除中要求进行血管中断，在实质切除前应该明白并计划使用体外静脉转流。肿瘤位于尾状叶或邻近腔静脉必须通过这种方式进行切除。

标本切除后，对横断表面进行仔细观察。小的出血点可以通过出血下方结扎或氩气刀凝结。如果仍然难以止血，可以使用胶原敷料对表面进行覆盖（Johnson 和 Johnson Medical，Ascot，UK）或者在表面喷射凝胶（Tiseel Immuno，Sevenoaks，UK）。最后，伤口闭合，原地放置多根引流管；数

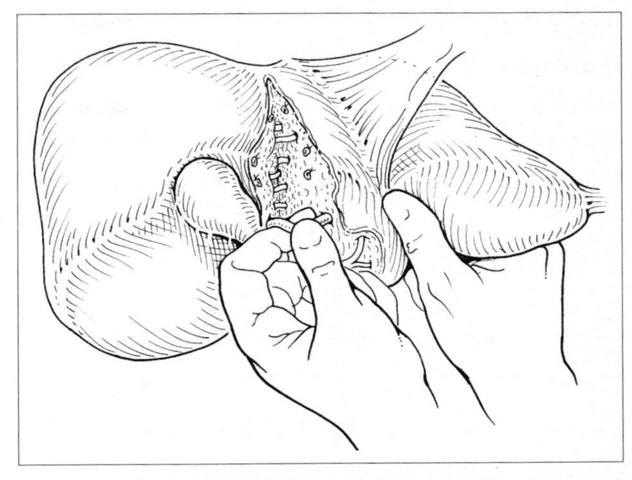

图 31.14 使用手指断裂技术进行肝右叶切除。结扎血管和胆管。

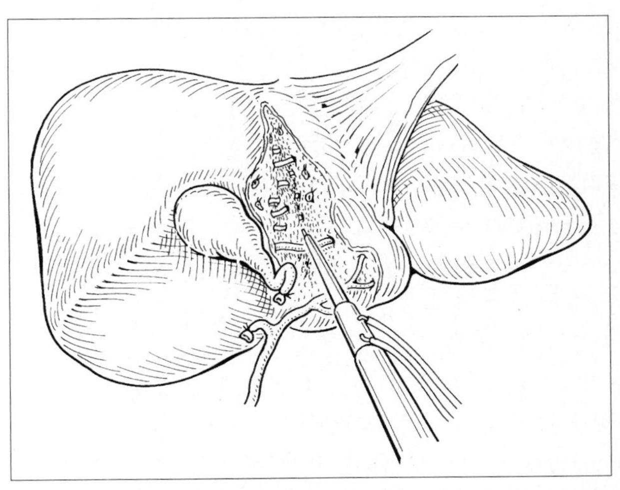

图 31.15 沿着边界线使用电疗法进行肝右叶切除。肝脏在手指和拇指之间断裂。

日后拔掉。

上述并不是肝脏切除的详细描述，读者需要查阅相应更加深入描述的文章（Lygidakis 等，1989；Warren 等，1991；Blumgart，1994）。

并发症

广泛的出血仍然是最常见的致死性术中并发症，许多措施用于对抗这一状况。术中出血抢救技术，包括如血细胞回收器的使用，同时进行术前自体血存储，则可以减少库存血的输入量。手术后，患者可能需要大量的“第三间隙”需求，如果进行大量的输液，则可能出现代谢性碱中毒。后者可以用浓度为0.1N的盐酸进行纠正。败血症是肝脏切

除术常见的并发症；同样，可以发生出血、胆漏及肝功能衰竭等。术后血清胆红素和其他肝功能指标常出现短暂的升高，但常在10天内恢复正常。肝酶的持续性升高提示感染或血管损伤，持续性血清胆红素升高提示胆道破坏存在或不存在胆漏。

手术的选择

转移病灶的切除应至少包括1～1.5cm的正常肝组织。如果肝段切除和或楔形切除可以将转移病灶完全切除的话则不需要进行肝叶切除的解剖学限制。有些权威人士认为包绕健康肝组织的转移灶切除和肝叶切除或肝段切除一样有效。孤立肝脏转移灶的大小对预后的意义小于转移灶数目的多少（Cady和McDermott，1985；Hughes等，1988）。有3个以上病灶的患者生存期较短，有些作者认为存在3个以上的病灶是手术切除的禁忌证。对于存在一个以上的病灶，尤其是分布在两叶上，需要联合进行冷冻切除和肝脏切除。但是，这种策略的益处并没有完全弄明白。对孤立病灶仅进行冷冻切除和肝脏切除是否一样有效仍然需要进一步的研究，但是这项技术创伤小，死亡率低（参见下文）。

对筛选组患者进行肝脏切除相对成功，目前流行考虑对复发转移的患者进行二次手术切除。筛选的患者中重复低位手术切除后5年生存率达到49%（Yan等，2006）。不能手术切除病灶化疗复发率非常高，对筛选患者应该进行再次手术（Capussotti等，2006）。在严格筛选的患者中，这种治疗方案是安全的，有些患者可达到5年生存（Huguet等，1990；Fowler等，1993；Nordlinger等，1994；Que和Nagorney，1994；Pinson等，1996）。另一种方法是可以进行肝脏移植。但是，这种方法已经不再使用，因为在所有患者中肿瘤的复发都与免疫抑制有关（Pichlmayr，1986）。

新技术的使用可增加适合进行肝脏切除患者的数目。至少必须保留30%的肝脏，70%的肝组织切除不会导致术后肝衰竭。在不能切除的病例中，术后选择门静脉栓塞会导致同侧萎缩而代偿性的对侧肥大（Kawasaki等，1994；Elias等，1999；Azoulay等，2000）。为了降低分期可以进行术前化疗。联合使用5FU-亚叶酸和新的化疗药物有效率达到60%（Doulliard等，2000）。有一项研究，含有奥沙利铂的系统性化疗，研究结果显示治疗后16%不能手术切除患者可以进行手术。累及5年生存率与肝脏转移切除类似（Bismuth等，1996）。

结果（表31.4）

目前，转移病灶肝脏切除手术死亡率低于5%。事实上，有些更低（Rees等，1996）。正如其他大型手术一样并发症发病率很高，近25%患者出现并发症。严重的并发症少于1/3（Nordlinger等，1996）。如果进行了详细的筛选，术后40%患者预期存活3年，25%存活5年（Penna和Nordlinger，2003）。另一项可选择进行的检查是对患者进行FDG-PET扫描。根据目前的报道，如果PET扫描阴性结直肠癌肝转移手术切除效果更好，有报道5年生存率为56%（Fernandez等，2004）。

肝脏转移冷冻切除术

有些病灶可能适合进行冷冻切除，它是通过低温进行原位肿瘤破坏。这一技术涉及转移灶的超声定位，将装有液氮的探针插入病灶内，将组织温度减低到－35℃并持续数分钟，然后缓慢回温。将这个过程重复2次或3次。

合理的冷冻边缘实时监测结果已经在部分研究中得出，这些研究报道了大样本患者在有效的冷冻肝脏肿瘤处理下死亡率低（Steele，1994a，b；Fong等，1996；Morris和Ross，1996；Adam等，1997；Korpan，1997；Yeh等，1997）。对于右叶或左叶深部相对较小病灶患者，避免进行大面积的肝脏切除减少发病率和死亡率，复发率或生存率都没有明显改变。

这项技术的禁忌证为病灶邻近主要的大血管。在这些情况下，散热片能够防止肿瘤周围组织的破坏。

假如能够保留转移灶周围1～2cm正常组织边缘，转移灶的冷冻破坏侵袭性低，能够像肝脏切除一样有效。但是，它是否是最佳的选择。报道并发症为4%～40%，但是更令人担忧的是冷冻治疗区复发率从3%到高达44%（Seifert和Morriss 1998；Ruers等，2001）。

肝脏转移癌的激光破坏

激光介导的温热疗法同样可以用于结直肠癌肝脏转移局部治疗（Bown，1983；Steger等，1992）。这项技术涉及将弯曲的裸线通过间隙插入到转移灶中，用掺钕-钇铝石榴石（Nd-YAG）激光器产生高温。使用裸线作为能量传导系统，在裸线尖端产

表 31.4　结直肠癌转移肝脏切除

作者/时间	病例数	手术死亡率（%）	5 年生存率（%）
Wilson 和 Adson（1976）	60	2	28
Foster 和 Berman（1977）	126	—	22
Morrow 等（1982）	38	10	27
Adson 等（1984）	141	2	25*
August 等（1985）	33	0	35
Cady 和 McDermott（1985）	23	0	30
Butler 等（1986）†	62	10	34
Elkberg 等（1986）	72	—	16
Iwatsuki 等（1986）	60	0	45
Nordlinger 等（1987）	80	5	25
Attiyeh 和 Wichern（1988）	20	24	35
Fortner（1988）§	77	5	49
Hughes 等（1988）‡	859	—	33
Federov 和 Shelygin（1989）	71	5	26
Scheele 等（1990b）	183	5	31
Doci 等（1995）	219	—	24
Jatzko 等（1995）	66	4.5	29.6
Babineau 和 Steele（1996）	69¶	—	23**
Isenberg 等（1996）	17	—	47
Rees 等（1996）	150	0.7	—
Nordlinger 等（1996）	1 568	2	28
Fong 等（1999）	1 001	3	37
Minagawa 等（2000）	235	—	38
Figueras 等（2001）	235	4	36
Liu 等（2002）	72	—	33
Kato 等（2003）	585	1.3	41
Nicoli 等（2004）	228	0.9	23
Fernandez 等（2004）	100	1	58

* 46%患者没有肝外病灶。
† 目前手术死亡率为 2%。
‡ 多中心的。
§ 严格筛选的。
¶ 仅行治疗性切除。
** 仅为可能性。

生直径为 16mm、界限清楚的球形坏死区（Matthewson 等，1987）。有些纤维可用于剖腹手术（Hashimoto 等，1985；Germer 等，1997）或经皮使用（Masters 等，1992）。光力学治疗可以按照类似的方法进行使用（Purkiss 等，1993，1994）。

激光治疗的问题包括能够导致的坏死区有限。目前，激光治疗仅用于相对较小的转移灶，冷冻手术或射频消融术都是很好的选择。

肝脏转移射频消融术

射频消融术是在腹腔镜引导下经皮或术中将电极插入转移灶中。通过电极发射能量，产生热能从而导致病灶凝结（McKay 等，2006）。直径小于3cm 的肿瘤可以使用这项技术；5cm 使用多探针技术。对 3 670 例射频消融治疗患者进行回顾习性分析，并发症的出现率为 7%～31%，决定于是否为通过经皮、腹腔镜进行治疗，开放性或联合进行手术切除（Mulier 等，2002）。这些病例中死亡率低于 0.5%。

目前没有长期随诊的数据。在一项非随机前瞻性研究中，123 例结直肠癌患者证实存在难以切除转移灶进行射频消融术。死亡率和发病率分别为 0 和 2%。15 个月的中位随诊后，3%的患者出现肝脏射频消融区的复发。30%患者出现新的复发灶（Curley 等，1999）。现在射频消融术使用非常广泛，但是没有对比手术切除其对长期生存是否有益的证据。来自于俄亥俄州克利夫兰诊所非随机对照实验数据表明射频消融术生存期类似于手术切除，发病率相对低（Hull T，personal communication，2006）。EORTC 一项正在进行的随机实验，对比研究结直肠肝脏转移不能进行手术患者进行射频消融加上化疗和仅进行化疗两组间的差别。

肝脏转移的动脉内化疗

下面将讨论已经使用过的不同形式。多数的报道没有区分直肠癌或结肠癌播散的区别。此外，很难从这些研究中明确转移是同时的或异时的。同样，因为很少有对照实验所以很难确定治疗的功效。

氟尿嘧啶是治疗进展期结直肠癌的标准化疗药物，单独使用或联合其他药物使用。Pitrelli 和 Mittelman（1984）回顾了单独使用 5-FU 不同剂量治疗的反应率。他们发现治疗的反应率为 12%～44%。在对这些研究结果进行评价时存在的一个主要问题是定义有反应时缺乏一致性的标准。Moertel（1978）按照他在胃肠道化疗中的大量经验列出了一些治疗标准的清单（参见下文）。

肝动脉结扎

肝脏转移病灶的生长主要依赖于充足的血供。Breedis 和 Young（1954）首先表明肝动脉是肝脏转移灶的主要血供来源。这一观点在活体动物实验（Lien 和 Ackerman，1970）和人体内都得到了证实（Gelin 等，1968；Taylor 等，1979）。因此，简单的肝动脉结扎可以延长生存期。但这一希望在实践中没有得到证实，因为尽管它可以缓解部分患者的疼痛（Larmi 等，1974；Pitrelli 等，1984），但无法改变患者的生存期（Almersjö 等，1972；Bengmark 等，1974）。

肝脏血液动脉性消失

从 1972 年开始，肝动脉供血完全外科分离已经间歇性地用于肝脏肿瘤的治疗。尽管有记录对肝脏原发肿瘤的治疗可以获益（Balasagaram，1972），但是对转移病灶没有报道存在更多的成功。这是一项技术上很困难的策略，我们并不认可。

肝动脉栓塞

肝动脉栓塞是一项相对简单、而且对肝脏转移姑息治疗可能有效的技术手段。血管造影时经皮注射灭菌的可吸收明胶海绵，或者在剖腹手术中如果在手术切除时进行同时的肝脏转移灶治疗。使用栓塞剂而非简单的结扎，形成血管分支的可能性下降，因此理论上可以获得更长的缓解效果。

有部分进行栓塞治疗异时性的肝脏转移灶。Hunt 等（1990）在 61 例肝转移患者的随机研究中评价了肝动脉栓塞的价值。系统治疗对比使用胶原和冻干硬膜进行栓塞治疗，与通过连接肝动脉的皮下通道每月注射使用含有 5-FU 淀粉微球的化学栓塞治疗的差别。两组的中位生存时间没有显著的差别（分别为 8.7 个月和 11 个月）。除了这项研究外，还有其他栓塞治疗与相应对照组的研究；因此，在决定将其用于治疗前，需要更加彻底的评价。更加详细的描述见下面“姑息性化疗”。

注射 5-氟尿嘧啶治疗

令人特别感兴趣的是动脉内注射 5-FU（Johnson 等 Rivkin，1985；Goldberg 等，1990；Schlag 等，1990）。这种治疗方式最开始是用于进展期的头颈部肿瘤，之后用于结直肠癌肝脏转移（Watkins 等，1970；Ansfield 等，1977；Sundquist 等，

1978；Taylor，1978；Grage 等，1979；Presant 等，1984；Oliver 等 Shorb，1985；Cohen 等，1986；Ramming 等 O'Toole，1986）。通过剖腹手术（通过胃十二指肠动脉）或经皮穿刺（通过肱动脉或股动脉）放置的导管将氟尿嘧啶或 5FUDR 注入肝动脉。多数的研究主要针对于有症状的异时性肿瘤，并没有对肝脏累及进行分期。Ansfield 等（1977）最大的体验（总共 419 例患者，318 例有结直肠癌原发肿瘤）：419 例患者中 161 例症状得到改善，但没有客观证据证实肿瘤的负荷下降。所有报道均表明副作用很严重，比静脉内给药更加严重。

植入式动脉泵的发展重新燃起了动脉内注射的热情，动脉泵可以持续性给药，不需要延长住院时间（Hardy 等，1984）（图 31.16）。

Neiderhuber 等（1984）阐述了 93 例肝脏转移患者肝动脉内注射 5FUDR 治疗的结果。通过植入动脉泵进行药物注射，患者接受 2 周 5FUDR 和 2 周生理盐水交替的周期性治疗。这项研究中对最初没有反应的患者除了给予 5FUDR 外还加用丝裂霉素。50 例局限于肝脏的转移患者中，83%肿瘤大小明显缩小，中位反应耐受期为 13 个月，中位生存期为 25 个月。肝外转移患者没有明显的反应。

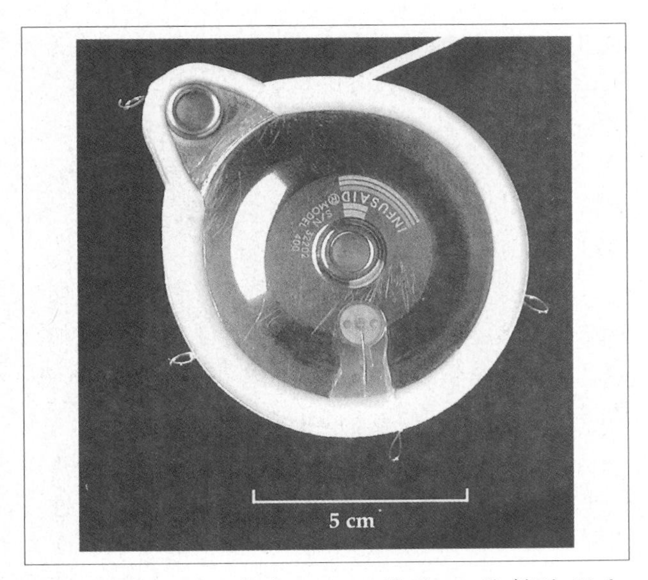

图 31.16　肝动脉内化疗 Infusaid 模型 400 注射泵（Infusaid Norwood，MA，USA）。将泵置入腹壁皮下，（上方）导管穿过腹壁通过胃十二指肠动脉进入到肝动脉。泵通过中间的隔膜填充，如果有需要外周的隔膜可以用来经导管进行注射冲洗。

这项研究和其他非随机研究的结果都令人鼓舞（Cohen 等，1983；Johnson 等，1983；Weiss 等，1983；Kemeny 等，1984；Schwartz 等，1985；Shepard 等，1985；Balch 等 Urist，1986；Curley 等，1993；Kemeny 等，1994a，b）。Ⅰ期临床研究的成功引发了各种随机对照实验；首先是 Chang 等（1987）对比了 62 例结直肠癌肝转移患者持续性动脉内注射 5FUDR 和静脉注射 5FUDR。动脉内给药组反应率有提高（63% *vs.* 17%），但是并未发现明显生存率的提高（2 年生存率为 22% *vs.* 15%）。没有肝门淋巴结转移的患者动脉内给药预后好于静脉内给药（2 年生存率为 47% *vs.* 13%）。但是动脉内注射 5FUDR 的毒性非常大，包括药物性肝炎（79%）、胆道硬化（21%）和胃溃疡（17%）。从这时开始，至少有 6 项使用植入动脉泵的随机实验（表 31.5）。在这些实验中 28 天持续 2 周进行肝动脉内 FUDR 注射。这些实验显示更高的反应率（超过 2 倍）。尽管显示中位生存时间延长约 3～4 个月，但仅有 2 项研究得出有统计学意义的数据（Rougier 等，1992；Allen-Mersh 等，1994）。Allen-Mersh 及其同事进行的研究是独一无二的，研究得出相比对照组进行动脉泵化疗的患者生活质量明显提高。不幸的是，由于实验设计的问题，不能做出确定性的结论。

在结直肠癌肝脏转移的治疗中同样适用门静脉内 5-FU 注射。Bevan（1973）对 4 例异时性肝转移患者进行脐静脉结扎，患者治疗反应好。Taylor（1978）描述了联合使用门静脉注射 5-FU 及肝动脉结扎技术。相对于对照组这些患者的生存率有提高。不过，在更大型的研究（Taylor，1981）使用严格的筛选标准，之间的差异很小。作者总结认为轻微的生存率提高并不能将其作为常规的治疗技术进行使用（Taylor，1982）。

联合化疗

为提高治疗的反应率，5-FU 与其他药物联合使用。最常用的方案为 5-FU，甲基化 CCNU 和长春新碱，即所谓的 MOP 方案。当 Moertel 等（1975）使用这种方案获得了 43%的有效率，这一组合得到很大的认可。不幸的是，越来越多病例的实验证实 MOP 和单独使用 5-FU 之间没有差别（Moertel，1978）。来自于伯明翰 Hine 和 Dykes（1984）也报道了类似的结果。

Engstrom 等（1984）报道一项对比含有 5-FU

表 31.5 不能手术切除结直肠癌肝脏转移肝动脉化疗的随机性研究

作者	病例数	药物 [mg/(kg·d)]		反应率			中位生存时间（月）		
		全身的	HAC	全身的	HAC	*P*	全身的	HAC	*P*
Grage 等（1979）	61	5-FU（12）	5-FU（20）	23	34	NS	13	10	NS
Kemeny 等（1987）	162	FUDR（0.125）	FUDR（0.3）	20	50	0.001	12	17	NS
Chang 等（1987）	64	FUDR（0.125）	FUDR（0.3）	17	62	0.003	15	22	NS§
Hohn 等（1989）	143	FUDR（0.075）	FUDR（0.3）	10	42	0.0001	16	17	NS
Martin 等（1990	69	5-FU（500）*	FUDR（0.3）	21	48	0.02	11	13	NS
Rougier 等（1992）	163	5-FU（500）*†	FUDR（0.3）	9	43	—	11	15	0.03
Allen-Mersh 等（1994）	100	‡	FUDR（0.2）	—	—	—	8	15	0.03

HAC，肝动脉化疗；5-FU，5-氟尿嘧啶，FUDR，氟尿苷。除非其他申明，剂量单位为 mg/(kg·d)。

* mg/m^2。† 仅一般的患者接受化疗。‡ 少于 25%的患者接受全身化疗。NS，没有显著差异。

§ $P<0.03$ 如果患者没有肝门淋巴结肿大。

来源自：Vauthey 等，1996。

的治疗方案的广泛性研究。分组包括：①单用 5-FU；②5-FU 联合羟基脲；③甲基化 CCNU 联合氮芥；④5-FU 和羟基脲交替使用甲基化 CCUN 和氮芥；⑤甲基化 CCUN 联合雷佐生；⑥丝裂霉素联合氮芥。没有任何方案比另一种方案生存率上存在明显的差异，但是每组病例量小。正如前面所讨论地，5-FU 联合亚叶酸是最有前途的组合。

同样进行了亚叶酸、地塞米松、丝裂霉素和西沙比利在肝动脉化疗中的研究。尽管亚叶酸联合 5-FU 像全身治疗中一样有效，但是在肝动脉化疗中为了避免严重的肝胆毒性需要减少使用剂量（Kaplan 等，1984；Kemeny 等，1990；Patt 等，1990；Kemeny 和 Sigurdson，1994）。5-FU 和亚叶酸中加入地塞米松可以减低副作用，并且疗效更好（Kemeny 等，1994a）。丝裂霉素、西沙比利和双氯乙环亚硝基脲用于 FUDR 联合化疗，可以克服单独使用 FUDR 导致的肿瘤耐药（Niederhuber 等，1984；Shepard 等，1985；Patt 等，1986），但是没有太多成功的案例。另外也有报道 FUDR 联合 γ-干扰素（Jones 等，1993），白介素-2（Mavligit 等，1990a）和肿瘤坏死因子（Mavligit 等，1990b）。在Ⅲ期临床实验前，这些方案需要更进一步的实验来验证。

上述技术现在主要用于全身姑息化疗。全身治疗导致的现代药物联合使用产生的更大影响越来越被接受，不需要进行手术情况下联合使用更加容易。

肺转移灶手术切除

肺是结直肠癌第二个最常见转移的部位。尸检研究显示 30%～50%结直肠癌死亡患者中存在肺部播散（Welch 等 Donaldson，1979）。活着的患者中近 10%存在肺部转移，这些转移病例中 10%为孤立病灶。因此，所有结直肠癌患者中 1%可以手术切除（McCormack 和 Attiyeh，1979；Welch 和 Donaldson，1979；Hughes 等，1982；Wilkins 等，1985；Smith 等，1992；Orkin，1993；Gough 等，1994）。结直肠癌患者存在孤立的肺部结节约 1/2 为转移灶，另外 1/2 为肺部原发肿瘤（Cahan 等，1974）。

胸部 CT 扫描是术前评价最准确的方法。如果原发病灶已经控制，如果肺部病灶是孤立的，如果患者的身体状况好，可以进行探查（Orkin，1993）。

尽管多数胸部手术要求胸骨中间切开，患者可以通过胸廓切开进行单一或单侧病灶探查。这种方式据说比胸廓切开耐受性高，可以进行双肺检查（McCormack 和 Attiyeh，1979）。双侧检查很重要，因为双侧可疑病灶的出现率很高。但是，如果使用单侧的方法，另一侧现在可以用电视胸腔镜进行检查（Dowling 等，1992；Landreneau 等，1993）。

手术死亡率低，严格筛选组患者 5 年生存率平均为 20%～30%（表 31.6）。长期生存与多种预后因素相关，但是不确定哪种因素最重要。

Scheele 等（1990a，b）证明结肠癌的长期生存优于直肠癌，但是他们强调这一发现不会影响决策。无病生存是最常考虑的主要预后因素（Wilkins，1978；Iwatsuki 等，1983；Brister 等，1988），但是很多作者都没能够得出这样的结果。切除转移灶的数目（单个 *vs.* 多个）常是最重要的预后因素（McCormack 等，1992），文献的大宗研究分析没有证实这个结果。病灶大小不一定提示预后，有研究认为直径小于 3cm 的病灶切除预后更好（Greenway，1988；Shirouzu 等，1995）。

我们的经验认为，仅有少数肺部转移患者适合手术切除。但多数患者存在肝脏转移和（或）双侧播散。结直肠外科医生需要考虑到这种可能，特别是其他部位没有小的孤立性病灶，并且患者身体状况好。

脑转移灶切除

脑部转移在结直肠癌中非常少见。患者出现脑部转移常伴有其他器官的转移。但是，如果转移区切除后副作用低，孤立的脑部转移灶有时可以行手术切除。因为脑部转移常常伴随肿瘤的播散，很少能够进行手术，只有偶尔孤立的脑部转移灶可以手术切除（Nishimura 等，1999；Cappuzzo 等，2000；Rades 等，2004）。有时，姑息切除可以用来缓解症状。

表 31.6 结直肠癌患者肺部转移灶切除术后的生存率

作者	病例	5 年生存率（%）
Cahan 等（1974）	31	30
Wilkins 等（1978）	34	27
McCormack & Attiyeh（1979）	35	22
Morrow 等（1981）	16	13
Mountain 等（1984）	28	28
Pihl 等（1987）	16	38
Brister 等（1988）	335	30
Goya 等（1989）	62	42
Scheele 等（1989）	45	44

腹膜转移灶切除

在结直肠癌原发肿瘤切除时常可发现腹膜转移，尤其是肿瘤累及浆膜时。如果转移灶与原发肿瘤定位在同一区域应该进行切除已达到治愈性切除的目的。但是，腹膜播散是结肠癌手术中常见的现象，腹膜复发时很少出现腹水。

从 20 年前开始，有些报道显示可以选择进行联合肿瘤减灭术，或多或少腹膜切除，腹膜内化疗的治疗方式（Yan 等，2006）。一项随机试验显示腹膜内化疗联合肿瘤减灭术患者预后生存优于肿瘤切除联合全身化疗（Sugerbaker-Dull，1985）。这种治疗方式也用于腹膜假黏液瘤（罕见的播散性肿瘤类型，原发于阑尾或卵巢）的治疗（Elias 等，2001）。外科手术的原则是切除所有肉眼可见的肿瘤组织，完成肿瘤切除后给予加热或不加热的腹膜内化疗（Zoetmulder 等，2002；Mahteme 等，2004）。支持这种治疗方法的依据仍然很少。多数报道源于研究机构进行的、没有任何对照的方法。很难明确选择标准，但是数据显示这项技术的 5 年生存率为 30%。一项荷兰研究实验显示，将术中可以存在腹膜转移的患者随机分组到肿瘤切除联合全身化疗组或侵袭性肿瘤减灭术联合腹膜内化疗组。侵袭性手术患者的 5 年生存率更高（Zoetmulder 等，2002）。在 Uppsala，我们从 20 世纪 90 年代中期开始使用这种治疗方式，将我们的病例配伍回顾性对照组。对照组进行化疗没有任何病例 5 年后仍生存。接受肿瘤减灭术联合腹膜化疗组，5 年生存率为 24%，这意味着选择这种治疗方式是有根据（Mahteme 等，2004）。瑞典正在进行的研究将对比现代化疗与肿瘤减灭术联合腹膜化疗之间的差别。过高热腹膜内化疗联合肿瘤减灭术有希望用于结直肠癌腹膜转移的治疗（Moran 等，2006）。

姑息化疗

播散性结直肠癌患者已经尝试过治疗方案。在过去的 20 年里患者的生存率已经证实有很大的提高。从 20 世纪 80 年代早期最好护理下，6 个月的中位生存期，我们看到使用多种药物联合化疗中位生存期大概为 24 个月（Glimelius 2003）。下面讨论各种各样的治疗模式。多数的报道并没有直肠和结肠肿瘤播散。很难确定这些研究转移灶是异时性的还是同时性的。另外，因为对照试验很少，所以很难确定治疗方案的有效性。

氟尿嘧啶是进展期结直肠癌标准化疗药物，单独使用或联合其他药物使用。Pitrelli 和 Mittelman（1984）回顾了各种不同剂量 5-FU 的治理反应率。他们发现反应率为 12%～44%。评价这些研究结果主要的问题在于定义反应不一致。Moertel（1978）根据其大量的在胃肠道化疗中的经验，罗列了以下标准：

- 可测量的已知恶性病灶最长的垂直直径减少至少 50%；
- 其他部位的恶性病灶大小没有增大；
- 没有出现新的恶性病灶；
- 手术后这些结果必须至少检测 2 个月。

Watkins 等（1970）列出了应该用于肝脏病灶评价的另外两项标准：

- 肝脏病灶明显减小，症状缓解，生物学指标恢复正常或接近正常。
- 正常活动的功能行为能力提高至少持续超过 3 个月。

现在许多包括了绩效指标，进展期肿瘤治疗生活质量评价。

Taylor（1982）进行了文献复习，严格适用上述标准，仍然难以证实结直肠癌播散性转移患者用单一药物化疗的明显好处。即使不像上述的标准那么严格，但是必须承认单独使用 5-FU 治疗反应不佳，进展期患者中位生存时间为 26～30 周。

Rochlin 等（1965）描述了使用 5-FU 的标准方案，他强调增加剂量直到出现毒副作用是关键。另外，他们强调如果治疗有反应应该继续治疗下去，维持给药剂量或重复进行达到药物毒性极限的过程。下面为治疗方案：

- 开始剂量每天每公斤体重 15mg，持续 5 天。
- 没有毒副作用时追加每隔一天静脉注射每公斤体重 7.5mg，直到出现毒副反应。
- 当白细胞计数低于 4 000/mm^3 为治疗终点。一旦出现，给予每周 2 次每公斤体重 15mg 静脉注射。

从那时开始，5-FU 通过多种给药过程和不同的给药剂量。希望提高反应率的同时减低药物毒性。多种研究得出以下结论：

- 全身治疗反应率高于口服（Hahn 等，1975）。
- 持续性静脉内注射优于间断给药（Seifert 等，1975）。使用非卧床泵，患者不需要主要住院治疗。
- 尽管每周静脉内注射效果差于持续注射，但其毒性小（Ansfield 等，1977）。

该信息和亚叶酸可以提高 5-FU 活性，重新燃起了播散性转移全身化疗可以获益的希望。使用 5-FU、亚叶酸和丝裂霉素的小范围研究显示，生存率较仅进行维持疗法的患者有提高（Scheithauer 等，1993）。类似 5-FU 联合亚叶酸治疗老年患者的研究得到相同的结论（Beretta 等，1994）。来自北欧各国的其他研究显示，没有症状的结直肠癌进展期患者随机进行全身的甲氨蝶呤，亚叶酸和 5-FU 治疗（诊断时或症状出现时）/早期治疗组患者的生存率和无症状期明显提高（Glimelius for the Nordic Gastrointestinal Tumour Adjuvant Therapy Group，1991）。

更新的化疗方案

目前有新的替代 5-FU 和亚叶酸或联合 5-FU 的药物出现。包括雷替曲塞（Tomudex®），奥沙利铂（Eloxatin®）和依立替康（Campto®）。雷替曲塞是喹唑啉叶酸拮抗剂，是直接和特异性的核苷酸合酶抑制剂。一旦它进入细胞，进行解离导致细胞内滞留时间延长，增加对酶的抑制。奥沙利铂是三代铂化合物，具有单独使用活性低的特点。但是，它能够有效结合 5-FU 和亚叶酸。依立替康（拓扑异构酶Ⅰ的抑制剂）对 5-FU/亚叶酸治疗失败的患者有很好的疗效。所有这三种药物有其他的副作用（参见下文）。

新的口服药物，替加氟、尿嘧啶（UFT）和卡培他滨（Xeloda®）在过去的 5 年里使用具有较好的效果。UFT 由 1∶4 混合的每摩尔替加氟（喃氟啶）和尿嘧啶组成，喃氟啶起着类似氟尿嘧啶前体和尿嘧啶的作用与 5-FU 竞争二氢嘧啶脱氢酶（DPD）底物。卡培他滨口服，优先在肿瘤组织中胸苷磷酸化酶能够将其转换为 5-FU。

目前一些大的国际中心报道患者生存率超过 18 个月，表明生存期至少是过去十年的 3 倍。多数患者状况很好，（进展期结直肠癌 Meta 分析计划，1992 和 1996；肿瘤 Meta 分析组，1994 和 1998；结直肠癌联合研究组，2000）。已经进行了许多小阶段工作，中位生存时间从大约 6 个月延长到大约 18 个月（表 31.7）。伴随更加频繁和新的治疗方法，讨论获益的同时是否有充足的依据证明经济花费和毒性是值得的。

5-氟尿嘧啶的生物化学调整

5-FU 被认为是最有活性的药物。为提高药物的反应率，5-FU 与其他药物联合使用。最常用的方案为 5-FU、甲基化 CCUN 和长春新碱，即所谓的 MOP 方案（参见上文）。

已经证实 5-FU 联合甲氨蝶呤和亚叶酸可以延长生存期。来自于 8 项随机试验 1 178 例患者的单独数据 Meta 分析显示就反应率而言，联合方案有优势（19% *vs*. 10%，*P*<0.000 1），生存期同样就有优势（中位生存时间 10.7 个月 *vs*. 9.1 个月，*P*=0.02）（进展性结直肠癌 Meta 分析计划，1994）。仅在别有的试验中发现 2.5 个月的生存获益（*P*<0.02）。

1992 到 1995 年间，16 项随机时间中 11 例进行了 5-FU 联合亚叶酸和单独使用亚叶酸，结果显示，就客观反应而言 5-FU 联合亚叶酸优于单独使用 5-FU（Ragnhammar 等，2001）。六项研究中，有报道联合方案生存期延长。把这些研究中 10 项纳入 1 381 例患者的 Meta 分析中。在这个分析中，客观反应明显提高（23% *vs*. 11%；*P*<0.001），但是联合化疗总生存期没有显著改变（11.5 个月 *vs*. 11 个月）。1998 年报道了一项对比 5-FU 联合亚叶酸和单独使用 5-FU 的大样本（310 例患者）随机试验（Borner 等，1998）。5-FU/亚叶酸不仅比单独使用 5-FU 反应率明显提高，而且无进展期（*P*=0.003）和总生存期（*P*=0.02，12.4 个月 *vs*. 10 个月）均明显延长。当联合 5-FU 和亚叶酸 24 小时注射，反应率明显提高，无病生存时间延长（Schmoll 等，2000）。

表 31.7 进展期结直肠化疗

中位生存期	采取的措施
4～5 个月	维持疗法
5～7 个月	维持疗法，试验患者
10～12 个月	5-FU/亚叶酸，试验患者
12～14 个月	5-FU/亚叶酸，试验患者身体状况好
14～15 个月	5-FU/亚叶酸＋新药物，试验患者身体状况好
15～17 个月	5-FU/亚叶酸＋新药物，二线治疗
18～20 个月	5-FU/亚叶酸＋新药物，连续治疗，局部方法

随诊工作工作非常重要。相比既往的材料，目前患者更早期转移病灶的诊断至少需要 2～3 个月。

在过去的 10 年里，结直肠癌转移中 5-FU/亚叶酸已经按照许多不同的方式进行使用，如低剂量的保护性静脉内注射（Caundry 等，1995）。“大剂量注射方案”可能优于“传统”大药丸方案，因为它使得更多的肿瘤消退，疾病进展时间延长，低毒性和（或）更长的总生存时间（de Gramont 等，1997；Aranda 等，1998；Weh 等，1998）。所有实验表明 5-FU 在不同的给药时间表现为“不同的药物”（Sobrero 等，1997）。

联合新药物

5-FU 联合其他药物的额外益处引导了对大量新药物/药物联合的研究（Habr-Gama，2006）。

近来，雷替曲塞和 5-FU 联合低剂量亚叶酸的研究显示两组效果类似，但是雷替曲塞生存期稍短（Cunningham 等，1996；Vincent 等，1997）。用雷替曲塞的毒性（黏膜炎和白细胞减少）比梅奥诊所治疗方案要低。同样，使用雷替曲塞的花费比梅奥诊所治疗方案或持续性非卧床 5-FU 注射要少，也比 de Gramont 方案（Ross 等，1996）花费明显少。Maughan 等（1999）对比雷替曲塞和两种注射性氟尿嘧啶为基础的方案得出类似的反应率和生存期，但是雷替曲塞组疾病进展时间和 QoL 要短。此外，其他目前已完成的实验中，雷替曲塞不仅比 de Gramont 的两种不同方案毒性大（Ducreux 等，2002），而且疾病复发时间短。基于目前更多的实验数据，单独使用雷替曲塞差于 5-FU 联合亚叶酸。但是，因为雷替曲塞给药方便，仍然是与其他药物联合使用的重要组成部分（Carnaghi 等，2002）。

在一项由 420 例患者组成的随机对照试验对验奥沙利铂（Eloxatin®）以及 5-FU 和亚叶酸一起进行了评价。亚叶酸联合 5-FU（de Gramont regimen）加上奥沙利铂的双月给药方式以研究其对无病生存期的影响。没有加和加了奥沙利铂的患者反应率分别为 22% 和 51%（*P*<0.001）。尽管统计学上并未得出明显差异，但是加入奥沙利铂的患者无病生存时间（6.2 个月 *vs*. 9.0 个月）和总生存时间（14.7 个月 *vs*. 16.2 个月）明显延长（de Gramont

等，2000）。另外 5-FU 联合亚叶酸时辰化疗中加入奥沙利铂反应率也升高（58% *vs.* 16%，$P<0.0001$），但是在一项 200 例患者随机试验（Giacchetti 等，2000）中总生存时间无明显延长（19.9 个月 *vs.* 19.4 个月）。尽管总生存时间没有延长，越来越多的人认为 5-FU 联合亚叶酸中加入奥沙利铂由于仅用 5-FU 和亚叶酸。这一方案不仅用于双月的 de Gramont 安排，也包括简化的类型（Maindrault-Goebel 等，2002），而且与其他方案联合使用，包括其他的注射方案（Martoni 等，2001），大药丸 5-FU 治疗（Ravaioli 等，2002），雷替曲塞（Scheithauer 等，2001），伊立替康（见下文）和口服二氢嘧啶脱氢酶（见下文）。奥沙利铂，5-FU 和亚叶酸联合使用的小型随机试验（92 例患者）进行的每 21 天 5 天标准给药或使用及时泵的时辰化疗。时辰化疗的反应率更高，总生存时间更长，队形更低（Levi 等，1997）。

伊立替康，CPT-11（Campto®）对 5-FU/亚叶酸治疗失败的患者有效。CPT-11 作为二线化疗药物，在两项随机试验中将其与最好的维持治疗进行对比。5-FU 难治性癌症患者，CPT-11 明显提高患者生存时间（中位时间 3 个月 *vs.* 最好维持治疗，$P<0.001$；中位时间 2 个月 *vs.* 最好预计化疗方案，$P=0.04$）（Cunningham 等，1998；Rougier 等；1998）。三项随机试验评价了注射性 5-FU 和亚叶酸中添加 CPT-11 作为一线治疗方案，均表明 5-FU/亚叶酸及 CPT-11 效果优于 5-FU/亚叶酸（约 40% *vs.* 20%，$P<0.001$），长于治疗失败时间和中位总生存时间为 2 个月（Maiello 等，1999；Doulliard 等，2000；Saltz 等，2000）。

联合使用奥沙利铂或伊立替康和 5-FU/亚叶酸较 5-FU/亚叶酸有更高的抗肿瘤活性，表现为客观反应、进展延迟及总生存期的轻度延长。这一效果不依赖于 5-FU/亚叶酸方案的类型。

评价这些联合化疗方案存在一个问题，即我们不知道 5-FU 和亚叶酸最好的联合方案。在很多实验中，梅奥诊所计划是参考方案，但是也是毒性最大的方案。尽管没有严格的认识，多数肿瘤学家认为不论是奥沙利铂还是伊立替康联合双月 de Gramont 方案（包括其他类型）是首选的参照方案。有趣的是，大药丸方案是美国标准的治疗方案，但欧洲主要为注射治疗。根据一项大的、3 方面的美国团体间研究组（N9741）进行的 795 例患者的研究对这些差异进行了重新的评价（Goldberg 等，2002）。3 个治疗方案分别为：①大药丸 5-FU 加上亚叶酸方案联合伊立替康（Saltz 方案或 IFL）作为对照组；②奥沙利铂/de Gramont（FOLFOX-4）方案；③联合伊立替康和奥沙利铂。FOLFOX-4 方案与 IFL 的有效率分别为 38% 和 29%（$P=0.03$）。此外，FOLFOX-4 方案的中位进展时间为 8.8 个月 *vs.* IFL6.9 个月（$P=0.0009$），总生存时间为 18.6 个月 *vs.* IFL 为 14.1 个月（$P=0.002$）。伊立替康包含大药丸 Saltz 方案发现有轻微的毒性，存在难以接受的中毒死亡数（Rothenberg 等，2001；Goldberg 等，2002）。

欧洲随机时间对比联合 de Gramont 方案和联合伊立替康 FOLFIRI 或奥沙利铂 FOLFOX。至今两组的结果类似（Tournigand 等，2001）。

伊立替康和奥沙利铂对于 5-FU 联合亚叶酸治疗不仅毒性还是价格上都有所增加。伊立替康最常见的毒性反应为腹泻和脱发；奥沙利铂为外周感觉异常。因为毒性反应差别很大，没有一则方案优于其他方案。由于使用任何联合方案总体生存期都有提高，每个方案必须依照患者进行讨论使用，必须是个体化的。

口服氟嘧啶

卡培他滨（Xeloda®）已经在随机多中心Ⅲ期研究进行了评估，其与静脉给注射 5-FU 联合亚叶酸得到类似的结果（Hoff 等，2000；van Cutsem 等，2001）。但是，在两项实验中使用卡培他滨客观反应率更高（19% *vs.* 15% 和 25% *vs.* 16%，$P=0.05$）。UFT（替加氟和青霉素 V 钾）也用于Ⅲ期实验，结果显示具有与静脉注射 5-FU 联合亚叶酸相似的有效性和安全性（梅奥诊所方案）（Carmichel 等，1999；Pazdur 等，1999）。在所有的研究中，口服药物与大药丸方案（梅奥诊所方案）相似，但是没有注射给药有效。尽管这样，对患者来说口服给药更好，而且更便宜。

一些Ⅰ～Ⅱ期试验展现出有希望的现象，如果口服药物联合更新的药物像奥沙利铂，可能新组合的新纪元将马上到来（Borner 等，2002；Diaz-Rubio 等，2002）。

单克隆抗体

进展期肿瘤治疗最新的发展是引入了单克隆抗体，这提供了靶向的治疗方法。许多不同的肿瘤研究组中都有研究，期待进一步的数据。从引入这一概念开始，已经产生一些不同的抗体或在生产中。

肿瘤能力的一个重要方面——产生新的血管血管内皮生长因子（VEGF）是血管生成过程中的重要调节因子。拮抗VEGF的单克隆抗体已经用于实验，发现它可以抑制人类肿瘤异种移植的生长（Kim等，1993）。贝伐单抗（Avastin®）已经用于一些不同类型肿瘤的治疗。同样在Ⅱ期试验中用于联合5-FU基础治疗方案进行结直肠癌的治疗，获得了很好的结果（Kabbinavar等，2003；Willett等，2004）。报道了一项设计很好的随机试验（813例未进行治疗的结直肠癌患者）。一组402例患者给予IFL方案加上贝伐单抗；另一组411例患者进行IFL方案加上安慰剂。贝伐单抗组较仅有IFL方案组中位生存期明显延长（20.3个月 *vs.* 15.6个月，$P<0.0001$）。反应率分别为44.8%和34.8%，中位反应耐受时间分别为10.4个月和7.1个月。高血压是贝伐单抗一项难以预测的副作用（Hurwitz等，2004）。

另一原理是使用单克隆抗体拮抗表皮生长因子（EGFR），它是ErgB家族受体成员。EGFR信号通路激活细胞内的酪氨酸激酶伴随细胞的级联反应（Klapper等，2000）。西妥昔单抗（Erbitux®）是结合EGFR的单克隆抗体。两线研究都得出了有希望的治疗效果（Saltz等，2001；Saltz等，2004）。Cunningham等（2004）目前发布了一项随机研究。将使用伊立替康治疗出现进展的患者，随机分组为西妥昔单抗作为单一治疗（218例患者）或西妥昔单抗联合伊立替康治疗（111例患者）。联合组的反应率明显高于单一治疗组（22.9% *vs.* 10.6%，$P<0.007$）。这项治疗中患者出现痤疮样皮肤毒性反应。

二线治疗

已知有些患者在不同的含有5-FU方案治疗失败后，使用修饰的5-FU为基础的方案治疗有效。即使初次的方案使用的大药丸5-FU、注射5-FU可能有效，尽管效果不明显（Sobrero等，1997）。但是，直到像奥沙利铂和伊立替康那样的新药，它们在二线治疗随机试验中一直被证实可以延长生存时间（Cunningham等，1998；Rougier P等，1998）。奥沙利铂联合5-FU加上亚叶酸和雷替曲塞常用于已经治疗过的患者（Comella等，2000；Maindrault-Goebel等，2001；Martoni等，2001；Scheithauer等，2001），但没有任何来自于随机试验的有力证据。2002年，Rothenberg等报道了一项大规模的随机试验，奥沙利铂联合5-FU加上亚叶酸（FOLFOX-4方案）在活动上优于单独使用或联合IFL方案。35%～40%的患者症状缓解，对照组缓解率为10%～15%。另一项3种不同方案的随机试Ⅱ期试验——伊立替康联合5-FU加上亚叶酸，奥沙利铂联合5-FU加上亚叶酸或伊立替康联合奥沙利铂——发现对5-FU为基础方案治疗失败的患者治疗效果相似，因此证明二线治疗能够获益（Rougier等，2002）。

总结认为，姑息化疗对治疗不能手术治愈的结直肠癌患者非常重要。此外，二线化疗能够帮助患者获得额外良好生活质量的生存期。作者的观点认为，所有结直肠癌转移患者如果难以进行转移灶治愈性切除应该由肿瘤学家进行姑息化疗的评估。现代化疗的支付能力亦是一个需要考虑的因素（McGory等，2006）。

进展期肿瘤的放疗

很少有研究对结直肠癌患者使用放疗。但是，进行这种治疗的少数研究（Prasad等，1977；Sherman等，1978；Lightdale等，1979）声称肝转移患者疼痛得到明显的缓解。腹膜转移进行放疗也能明显缓解疼痛（Whiteley等，1970），在肺、骨和脑转移中同样有效（Stearns和Leaming，1975）。另一种方法是在肝转移患者肝动脉树中注入具有放射活性的微球，很多作者声称效果很好（Ariel，1965；Grady，1979；Goldberg等，1988；Kerr等，1988）。但是，没有任何进行放疗的研究证实能够延长生存时间。

联合放化疗

Moertel等（1964）进行超高压放疗联合全身5-FU化疗进行进展期胃肠癌的治疗。44例患者进行这样的治疗，37%患者症状完全缓解，12%患者症状得到改善。Byfield等（1984）同样报道了28例结直肠癌患者为期4年的实验性研究，使用联合持续性动脉内5FUDR化疗和全肝放疗，化疗开始后3～7天进行放疗。作者得出治疗能够改善患者的预后，因为没有对照所以很难得出确定性的结论。

其他类型的免疫治疗

近年来，免疫治疗的迅速发展，各种工作者使用这种治疗治疗方式进行播散性结直肠癌患者的治疗。可能最有希望的是早期出现的白介素-2和淋巴因子激活的杀伤（LAK）细胞。免疫治疗可能越来越多地用于手术而非转移疾病的辅助治疗。

白介素-2（IL-2）是一种淋巴因子，现在通过重组技术生产。当IL-2与患者自身的淋巴细胞进行孵育，回输体内时这些淋巴细胞将转换为具有攻击患者肿瘤能力的杀伤细胞。Rosenberg等（1987）发起这项技术，对106例不同进展期癌症患者使用LAK加上IL-2进行治疗。8例患者完全有效，15例部分有效。恶性黑色素瘤和肾细胞癌治疗效果最好。2例结直肠癌患者部分有效。全身LAK治疗的一个问题是毒性反应发生率高。有4例治疗相关的死亡，近1/3的患者需要密切的治疗护理，尤其是通风。

Rosenberg等（1987）描述的技术中，通过白细胞清除术获得淋巴细胞，在体外与IL-2一起孵育。这项策略费时、昂贵，可能是某些毒性反应的原因。我们企图将腹腔作为LAK产生的器官来克服这些问题。18例进展期结直肠癌患者通过Tenchoff导管向腹腔内注射患者淋巴细胞和IL-2的混合物（Johnson等，1989）。证实在腹腔中LAK细胞可以再生，然后插入腹腔静脉分流器将LAK细胞从腹腔内转入体循环。我们证实了这项技术满意地将LAK细胞活性转移到体循环，在Rosenberg的案例中，不会诱导毒副反应。18例患者进行这样的治疗，没有人需要在重症监护室进行护理。但是，尽管毒性反应下降，但反应率并没有提高：18例患者中仅2例出现部分反应，1例存活，开始治疗后无症状期为12个月。现在我们放弃了这种治疗方法。

其他姑息策略

对于结直肠癌患者复发出现梗阻时一种最有效的姑息手术是旁路支架或预防性造口。在任何可能的时候，目标应该是构造肠道间吻合口（Forshaw等，2005）或支撑梗阻部位以至于避免造口。但是，有时造口是唯一能够缓解症状的手段，如果必须这样应该使用在详细告知的仔细筛选的患者。

不能进行手术直肠癌患者的治疗

直肠癌患者可能因为一些原因不能进行手术。患者可能年纪太大，生病或虚弱而不能耐受大型的手术。肿瘤可能因为局部广泛的播散难以进行切除。最后，肿瘤播散可能太广泛而不考虑进行大型的手术，因为容易出现死亡。如果所有这些能够被提出，这种状况是尤为中肯的，直肠癌患者进行腹膜切除可能增加结肠造口的负担。每个病例必须进行个体化的判断，因为存在着一些可以获得的选择。

因此，广泛播散但原发肿瘤没有导致严重症状的患者可能最好进行止痛和护理。如果原发病灶出血和分泌黏液，患者抱怨难以忍受的腹泻或里急后重，最好进行局部治疗，如电凝、冷冻疗法、Nd-YAG激光治疗、外部光线放疗或/和无功能性造口（Baigrie和Berry，1994）（见第30章）。对仔细筛选的病例，腹腔镜切除能够为进展期转移的患者带来更好的缓解（Moloo等，2006）。如果没有明显转移证据但外科医生考虑病灶局部累及太过于严重以至于难以进行手术切除，最好在治疗早期进行全过程的放疗以使病灶缩小达到可以进行手术切除的目的。如果肿瘤导致的疼痛难以控制，可以考虑鞘内注射酒精或石炭酸或某些类型的神经外科手术如脊索切开术。如果广泛转移的病灶导致梗阻，则通过电凝或激光治疗产生能够通过它的空腔，同样可以放置支架，从而避免结肠造口和剖腹手术。在这些情况下，放置支架可能能够有效缓解症状（Parker，2006）。

如果可能的话对于难以手术的直肠癌患者尽量避免结肠造口，因为当生存期只有很少的几个月时我们不认为它通常能给予很好的缓解。不过，有一部患者可以进行无功能手术。因此如果肿瘤侵袭括约肌，导致严重的大便失禁，尽管预后不好也建议使用结肠造口。同样，如果局部手术不能缓解肠梗阻或患者出现急性梗阻，可能需要进行无功能性造口。任何造口应该接近肿瘤；因此对直肠癌患者，多数外科医生推荐左侧髂窝环结肠造口。结肠造口应该避免直肠末端的闭合，因为远端的闭合可能导致渗漏，其下方存在梗阻的肿瘤灶。假如可行，最好的方法是Hartmann切除。

结论

进展期转移肿瘤的治疗很困难。手术是唯一治愈转移病灶的手段。即使有些器官（肝或肺）影响手术的进行，如果病灶可以切除且患者能过耐受大型手术，则手术切除是有价值的。肝脏转移灶的射频消融发病率低，可以与手术相比。如果不能进行切除，可以选择多种姑息化疗的新药，尽管很少有来自对照试验的证据证明哪种方案更好。近年来，这些姑息治疗方法有很大的提高，保证患者良好的生活质量的条件下延长生存期。很少患者获得令人惊叹的结果，很多患者需要获得更长的生存时间。需要时刻记住的是，化疗方案的毒性可能超过其带来的益处。我们的观点是，最终的决定应该在严密的商讨和在告知患者事实后每个患者咨询后在做出。

（吴欣　译　吴欣　校）

参考文献

Abulafi AM，de Jode ML，Allardice SJ et al（1997）Adjuvant intraoper-ative photodynamic therapy in experimental cancer using a new photosensitizer. *Br J Surg* 84：368-371.

Adalsteinsson B，Glimelius B，Graffman S et al（1981）Computed tomography of recurrent rectal cancer. *Acta Radiol (Diagn) (Stockh)* 22：669-672.

Adalsteinsson B，Påhlman A，Hemmingsson A et al（1987）Computed tomography in early diagnosis of local recurrence of rectal carci-noma. *Acta Radiol* 28：41-46.

Adam R，Akpinar E，Johann M et al（1997）Place of cryosurgery in the treatment of malignant liver tumors. *Ann Surg* 225：39-48；discussion 48-50.

Adson MA（1987）Resection of liver metastases：when is it worth-while? *World J Surg* 11：511-520.

Adson MA，Van Heerden JA，Adson MH et al（1984）Resection of hepatic metastases from colorectal cancer. *Arch Surg* 119：647-651.

Advanced Colorectal Cancer Meta-Analysis Project（1992）Modulation of fluorouracil by leucovorin in patients with advanced colorectal cancer：evidence in terms of response rate. *J Clin Oncol* 10：896-903.

Advanced Colorectal Cancer Meta-Analysis Project（1994）Meta-analysis of randomized trials testing the biochemical modulation of fluourouracil by methotrexate in metastatic colorectal cancer. *J Clin Oncol* 12：960-969.

Agnew CH and Cooley RN（1962）Barium enema study of postopera-tive recurrences of carcinoma of the colon. *JAMA* 179：331.

Allardice JT，Grahn MF，Rowland AC et al（1992）Safety studies for intraoperative photodynamic therapy. *Lasers Med Sci* 7：133-142.

Allen-Mersh TG，Earlam S，Fordy C et al（1994）Quality of life and survival with continuous hepatic-artery floxuridine infusion for colorectal liver metastases. *Lancet* 344：1255-1260.

Allison PJ（1978）Therapeutic embolisation. *Br J Hosp Med* 20：207-214.

Allum WH，Mack P，Priestman TJ and Fielding JWL（1987）Radiotherapy for pain relief in locally recurrent colorectal cancer. *Ann R Coll Surg Engl* 69：220-221.

Almersjo O，Bengmark S，Rudenstam CM et al（1972）Evaluation of hepatic de-arterialisation in primary and secondary cancer of the liver. *Am J Surg* 124：5-9.

Aranda E，Diaz-Rubio E，Cervantes A et al（1998）. Randomized trial comparing monthly low-dose leucovorin and fluorouracil bolus with weekly high-dose 48-hour continuous-infusion fluorouracil for advanced colorectal cancer：a Spanish Cooperative Group for Gastrointestinal Tumor Therapy（TTD）study. *Ann Oncol* 9：727-731.

Ansell J et al（1996）Abstract. *Br J Surg* 83：69.

Ansfield F，Klotz J，Nelaton T et al（1977）A phase Ⅲ study comparing the clinical utility of four regimes of 5 fluorouracil. *Cancer* 39：34.

Ariel IM（1965）Treatment of inoperable primary pancreatic and liver cancer by intra-arterial administration of radioactive isotopes（Y-99 radiating microspheres）. *Ann Surg* 162：267.

Attiyeh EF and Stearns MW（1981）Second-look laparotomy based on CEA elevations in colorectal cancer. *Cancer* 47：1229.

Attiyeh FF and Wichern WA Jr（1988）Hepatic resection for primary and metastatic tumors. *Am J Surg* 156：368-373.

August DA，Sugarbaker PH，Ottow RT et al（1985）Hepatic resection of colorectal metastases：influence on survival of clinical factors and adjuvant intraperitoneal 5FU via Tenckhoft catheter. *Ann Surg* 201：210-218.

Azoulay D，Castaing D，Smail A et al（2000）Resection of non-resectable liver metastases from colorectal cancer after percuta-neous portal vein embolisation. *Ann Surg* 231：480-486.

Babineau TJ and Steele G，Jr（1996）Treatment of colorectal liver metastases. In：NS Williams（ed），*Colorectal Cancer*. Edinburgh：Churchill Livingstone.

Babineau TJ，Lewis WD，Jenkins RL et al（1994）Role of staging laparoscopy in the treatment of hepatic malignancy. *Am J Surg*
167：151-155. Bacon HR and Berkeley JL（1959）The rationale of re-resection for recurrent cancer of the colon and rectum. *Dis Colon Rectum* 2：549. Baigrie RJ and Berry AR（1994）Management of advanced rectal cancer. *Br J Surg* 81：343-352.

Bakx R，van Tinteren H，van Lanschot JJB and Zoetmulder FAN（2004）Surgical treatment of locally recurrent rectal cancer. *Eur J Surg Oncol* 30：857-863.

Balasagaram M（1972）Complete hepatic de-arterialisation for pri-mary carcinomas of the liver：report of 24 patients. *Am J Surg* 124：340-345.

Balch CM and Urist MM（1986）Intraarterial chemotherapy for colorectal liver metastases and hepatomas using a totally implantable drug infusion pump. *Recent Results Cancer Res* 100：234-247.

Balch CM，Urist MM，Soong SJ and McGregor M（1983）A prospective phase Ⅱ clinical trial of continuous FUDR regional chemotherapy for colorectal metastases to the liver using a totally implantable drug infusion pump. *Ann Surg* 198：567-573.

Bannura GC，Barrera AE，Cumsille MAG et al（2006）Posterior pelvic exenteration for primary rectal cancer. *Colorectal Dis* 8：309-313.

Bartolozzi C，Lencioni R，Donati F and Cioni D（1999）Abdominal MR：liver and pancreas. *Eue Radiol* 9：1496-1512.

Beart RW，Metzler PP，O'Connell MJ and Schutt AJ（1981）Postoperative screening of patients with carcinoma of the colon. *Dis Colon Rectum* 24：585.

Bedrosian I，Giacco G，Pederson L et al（2006）Outcome after curative resection for locally recurrent rectal cancer. *Dis Colon Rectum* 49：175-182.

Beets G，Penninckx F，Scheipers C et al（1994）Clinical value of whole-body positron emission tomography with FDG in recurrent colorec-tal cancer. *Br J Surg* 81: 1666-1670.

Bengmark S, Fredlund P, Hafström LO & Vang J (1974) Present experi-ences with hepatic de-arterialisation in liver neoplasms. *Prog Surg* 13: 141-166.

Benotti PN, Bothe A Jr, Eyre RC et al (1987) Management of recurrent pelvic tumors. *Arch Surg* 122: 457-460.

Benyon J (1988) Endoluminal ultrasound in rectal cancer. MS Thesis, University of London.

Benyon J, Mortensen NJM, Foy DMA et al (1989) The detection and evaluation of locally recurrent cancer with rectal endosonography. *Dis Colon Rectum* 32: 509-517.

Beretta G, Bollina R, Martinnoni G et al (1994) Fluorouracil plus folates as standard treatment for advanced/metastatic gastrointesti-nal carcinomas. *Ann Oncol* 5 (Suppl 8): 48.

Berge T, Ekelund G, Meuner BP et al (1973) Carcinoma of the colon and rectum in a defined population: an epidemiological, clinical and post mortem investigation of colorectal carcinoma and coexisting benign polyps in Malmo. *Acta Chir Scand* 438 (Suppl): 1.

Bevan PG (1973) Cytotoxic perfusion of the liver via the umbilical vein for liver metastases in carcinoma of the colon. *Br J Surg* 60: 369-375.

Bismuth H, Adam R, Lévi F et al (1996) Resection of nonresectable liver metastases from colorectal cancer after neoadjuvant chemotherapy. *Ann Surg* 224: 509-520.

Bjerkeset T and Dahl O (1980) Irradiation and surgery for primary inoperable rectal adenocarcinoma. *Dis Colon Rectum* 23: 298-303.

Blomqvist L, Holm T, Göranson H et al (1996) MR imaging, CT and CEA scintigraphy in the diagnosis of local recurrences of rectal cancerinoma. *Acta Radiol* 37: 779-784.

Blumgart JH (1994) *Surgery of the Liver and Biliary Tract*, 2nd edn, pp 1557-1578. Edinburgh: Churchill Livingstone.

Boey J, Wong J and Ong GB (1982) Pelvic exenteration for locally advanced colorectal carcinoma. *Ann Surg* 195: 513-518.

Boey J, Cheung HC, Lai CK and Wong P (1984) A prospective evalua-tion of serum carcinoembryonic antigen (CRA) levels in the man-agement of colorectal carcinoma. *World J Surg* 8: 279-286.

Böhm B, Schwenk W, Hucke HP and Stock W (1993) Does methodic long-term follow-up affect survival after curative resection of colorectal cancer? *Dis Colon Rectum* 36: 280-286.

Borner MM, Castiglione M, Bacchi M et al (1998) The impact of adding low-dose leucovorin to monthly 5-fluorouracil in advanced colorec-tal carcinoma: Results of a phase Ⅲ trial. *Ann Oncol* 9: 535-541.

Borner MM, Dietrich D, Stupp R et al (2002) Phase Ⅱ study of capecitabine and oxaliplatin in first- and second-line treatment of advanced or metastatic colorectal cancer. *J Clin Oncol* 20: 1759-1766.

Boulware RJ, Laderao JB, Pelcos L et al (1979) Whole pelvis megavolt-age irradiation with single doses of 1000 rad to palliate advanced gynaecologic cancers. *Int J Radiat Oncol Biol Phys* 5: 333-338.

Bown SG (1983) Phototherapy in tumors. *World J Surg* 7: 700-709.

Boyle K, Sagar PM, Chalmers A et al (2005) Surgery for locally recur-rent rectal cancer. *Dis Colon Rectum* 48: 929-937.

Breedis C and Young G (1954) The blood supply of neoplasms in the liver. *Am J Path* 30: 969-977.

Brister SJ, deVarennes B, Gordon PH et al (1988) Contemporary oper-ative management of pulmonary metastases of colorectal origin. *Dis Colon Rectum* 31: 786-792.

Brophy PF, Hoffman JP and Eisenberg BL (1994) The role of palliative pelvic exenteration. *Am J Surg* 167: 386-390.

Butler J, Attiyeh FF and Daly JM (1986) Hepatic resection for metas-tases of the colon and rectum. *Surg Gynecol Obstet* 162: 109-113.

Byfield JE, Barone RM, Frankel SS and Sharp TR (1984) Treatment with combined intra-arterial 5-FUDR infusion and whole liver radi-ation for colon carcinoma metastatic to the liver: preliminary results. *Am J Clin Oncol* 7: 319-326.

Cady B and McDermott WV (1985) Major hepatic resection for metachronous metastases from colon cancer. *Ann Surg* 201: 204-209.

Cahan WG, Castro El B and Hadju SI (1974) The significance of a soli-tary lung shadow in patients with colon carcinoma. *Cancer* 33: 414-421.

Capussotti L, Muratore A, Mulas MM et al (2006) Neoadjuvant chemotherapy and resection for initially irresectable colorectal liver metastases. *Br J Surg* 93: 1001-1006.

Cappuzzo F, Mazzoni F, Maestri A et al (2000). Medical treatment for brain metastases from solid tumour *Forum* 10: 137-148.

Carmichel J, Popiela T, Radstone D et al (1999). Randomised compara-tive study of ORZEL (Oral Uracil/Tegafur) (UFT) plus leucovorin (LV) versus parenteral 5-fluorouracil (5-FU) plus LV in patient with metastatic colorectal cancer. *Proc Am Soc Clin Oncol* 18: Abstr 1015.

Carnaghi C, Rimassa L, Garassino I et al (2002). Irinotecan and raltitrexed: an active combination in advanced colorectal cancer. *Ann Oncol* 13: 1424-1429.

Caudry M, Bonnel C, Floquet A et al (1995). A randomized study of bolus fluorouracil plus folinic acid versus 21-day fluorouracil infu-sion alone or in association with cyclophosphamide and mitomycin C in advanced colorectal carcinoma. *Am J Clin Oncol* 18: 118-125.

Chang AE, Schneider PD, Sugarbaker PH et al (1987) A prospective randomized trial of regional versus systemic continuous 5-fluoro-deoxyuridine chemotherapy in the treatment of colorectal liver metastases. *Ann Surg* 206: 685-693.

Cochrane JPS, Williams JT, Faber RG and Slack WW (1980) Value of outpatient follow-up after curative surgery for carcinoma of the large bowel. *BMJ* 280: 593-595.

Cohen AM and Minsky BD (1990) Aggressive surgical management of locally advanced primary and recurrent rectal cancer: current status and future directions. *Dis Colon Rectum* 33: 432-438.

Cohen AM, Kaufman SD, Wood WC and Greenfield AJ (1983) Regional hepatic chemotherapy using an implantable drug infusion pump. *Am J Surg* 145: 529-533.

Cohen AM, Schaeffer N and Higgins J (1986) Treatment of metastatic colorectal cancer with hepatic artery combination chemotherapy. *Cancer* 57: 1115-1117.

Cohen AM, Martin EW Jr, Lavery I et al (1991) Radio-immunoguided surgery using iodine-125 B72. 3 in patients with colorectal cancer. *Arch Surg* 126: 349-352.

Collier BD, Abdel-Nabi H and Doerr RJ (1992) Immunoscintigraphy performed in In-111 labeled CYT-103 in the management of colorectal cancer: comparison with CT. *Radiology* 185: 179-186.

Colorectal Cancer Collaborative Group (2000) Palliative chemo-therapy for advanced colorectal cancer: systematic review and metaanalysis. *Lancet* 321: 531-535.

Comella P, De Vita F, De Lucia L et al (2000) Oxaliplatin and raltitrexed combined with leucovorin-modulated 5-fluorouracil i. v. bolus every two weeks: a dose finding study in advanced previously treated colorectal carcinoma. Southern Italy Cooperative Oncology Group. *Ann Oncol* 11：461-468.

Cook AW and Kawakami Y (1977) Commissural myeolotomy. *J Neurosurg* 47：1.

Cousins MJ, Mather LE, Glynn CJ et al (1979) Selective spinal analge-sia. *Lancet* i：1141.

Cronquist S (1957) Changes in the colon following resection and end to end anastomosis. *Acta Radiol* 48：425.

Cummings BJ, Rider WD, Harwood AR et al (1981) Curative external radiation for adenocarcinoma of the rectum (ASTR Proceedings). *Int J Radiat Oncol Biol Phys* 1：1206.

Cunningham D, Zalcberg JR, Rath U et al. (1996) Final results of a randomised trial comparing Tomudex? (raltitrexed) with 5-fluorouracil plus leucovorin in advanced colorectal cancer. *Ann Oncol* 7：961-965.

Cunningham D, Pyrhönen S, James RD et al (1998) Randomised trial of irinotecan plus supportive care versus supportive care alone after fluorouracil failure for patients with metastatic colorectal cancer. *Lancet* 352：1413-1418.

Cunningham D, Humblet Y, Siena S et al (2004) Cetuximab monotherapy and cetuximab plus irinotecan in irinotecan-refrac-tory metastatic colorectal cancer. *N Engl J Med* 351：337-345.

Curley SA, Chase JL, Roh MS and Hohn DC (1993) Technical considera-tions and complications associated with the placement of 180 implantable hepatic arterial infusion devices. *Surgery* 114：928-935.

Curley SA, Izzo F, Delrio P et al (1999) Radiofrequency ablation of unresectable primary and metastatic hepatic malignancies：results in 123 patients. *Ann Surg* 230：1-8.

Diaz-Rubio E, Evans TR, Tabemero J et al (2002) Capecitabine (Xeloda ®) in combination with oxaliplatin：a phase I, dose-escala-tion study in patients with advanced or metastatic solid tumors. *Ann Oncol* 13：558-565.

de Gramont A, Bosset JF, Milan C et al (1997) Randomized trial com-paring monthly low-dose leucovorin and fluorouracil bolus with bimonthly high-dose leucovorin and fluorouracil bolus plus contin-uous infusion for advanced colorectal cancer：a French intergroup study. *J Clin Oncol* 15：808-815.

Doci R, Bignami P, Montalto F and Gennari L (1995) Prognostic fac-tors for survival and disease-free survival in hepatic metastases from colorectal cancer treated by resection. *Tumori* 81 (Suppl)：143-146.

Doerr RJ, Herrera L and Abdel-Nabi H (1993) In-111 CYT-103 mono-clonal antibody imaging in patients with suspected recurrent colorectal cancer. *Cancer* 71 (Suppl 12)：4241-4247.

Doulliard JY, Cunningham D, Roth AD et al (2000) Irinotecan com-bined with fluorouracil compared with fluorouracil alone as first line treatment for metastatic colorectal cancer：a multicentre trial. *Lancet* 355：1041-1047.

Dowling RD, Keenan RJ, Ferson PF et al (1992) Video-assisted thora-coscopic resection of pulmonary metastases. *Ann Thorac Surg* 53：772-775.

Ducreux M, Bouche O, Pignon J-P et al (2002) Randomized trial com-paring three different schedules of infusional 5FU and raltitrexed alone in first line metastatic colorectal cancer. Final results of the Fédération Francophone de Cancérologie Digestive 9601 trial. *Proc Eur Soc Medical Oncol* Abstr 259.

Eble MJ, Kallinowski F, Wannenmacher MF and Herfarth C (1994) Intraoperative radiotherapy of locally advanced and recurrent rectal cancer [review, in German]. *Chirurg* 65：585-592.

Ebner F, Kressel HY, Mintz MC et al (1988) Tumor recurrence versus fibrosis in the female pelvis：differentiation with MR imaging at

1. 5 T. *Radiology* 166：333-340. Eckhauser FE, Lindenauer SM and Morley GW (1979) Pelvic exentera-tion for advanced rectal carcinoma. *Am J Surg* 138：412-414.

Elkberg H, Tranberg K-G, Andersson R et al (1986) Determinants of survival in liver resection for colorectal secondaries. *Br J Surg* 73：727-731.

Elias D, De Baere T, Roche A et al (1999) During liver regeneration following right portal embolization, the growth rate of liver metastases is more rapid than that of the liver parenchyma. *Br J Surg* 86：784-788.

Elias D, Blot F, El Osmany A et al (2001) Curative treatment of peri-toneal carcinomatosis arising from colorectal cancer by complete resection and intraperitoneal chemotherapy. *Cancer* 92：71-76.

Ellis H (1978) Advanced malignant disease. In Hadfield J and Hobsley M (eds) *Current Surgical Practice*, Vol 2. London：Edward Arnold. Engstrom PF, Maclntyre JM, Mittelman A and Klassen DJ (1984) Chemotherapy of advanced colorectal carcinoma：fluorouracil alone

vs two drug combinations using fluorouracil, hydroxyurea, semus-tine, dacarbazine, rozoxane and mitomycin. A phase Ⅲ trial by the Eastern Cooperative Oncology Group. *Am J Clin Oncol* 7：313-318.

Enker WE and Kramer RG (1982) The follow-up of patients after definitive resection for large bowel cancer. *World J Surg* 6：578-584.

Estes NC, Thomas JH, Jewell WR et al (1993) Pelvic exenteration：a treatment for failed rectal cancer surgery. *Am Surg* 59：420-422.

Federov V and Shelygin YA (1989) Treatment of patients with rectal cancer. *Dis Colon Rectum* 32：138-145.

Ferenschild FTJ, Vermaas M, Nuyttens JJME et al (2006) Value of intraoperative radiotherapy in locally advanced rectal cancer. *Dis Colon Rectum* 49：1257-1265.

Fernandez FG, Drebin JA, Linehan DC et al (2004) Five-year survival after resection of hepatic metastases from colorectal cancer in patients screened by positron emission tomography with F-18 fluo-rodeoxyglucose (FDG-PET). *Ann Surg* 240：438-450.

Fielding LP, Hittinger R and Fry J (1989) Intraportal adjuvant chemotherapy for colorectal cancer. In Proceedings of Tripartite Meeting, Birmingham, 19-21 June (abstract).

Figueras J, Valls C, Rafecas A et al (2001) Resection rate and effect of postoperative chemotherapy on survival after surgery for colorectal liver metastases. *Br J Surg* 88：980-985.

Fong Y, Kemeny N, Paty P et al (1996) Treatment of colorectal cancer：hepatic metastases (review). *Semin Surg Oncol* 12：219-252.

Fong Y, Fortner J, Sun RL et al (1999) Clinical score for predicting recurrence after hepatic resection for metastatic colorectal cancer：analysis of 1001 consecutive cases. *Ann Surg* 230：309-318.

Forshaw M J, Sankararajah D, Stewart M & Parker MC (2005) Self-expanding metallic stents in the treatment of benign colorectal disease：indications and outcomes. *Colorectal Dis* 8：102-111.

Fortner JG (1988) Recurrence of colorectal cancer after hepatic resec-tion. *Am J Surg* 155：378-382.

Foster JH and Berman MM (1977) Solid liver tumors. In *Major Problems in Clinical Surgery*, Vol 22, pp 1-342. Philadelphia：WB Saunders.

Fowler WC, Hoffman JP and Eisenberg BL (1993) Redo hepatic resec-tion for metastatic colorectal carcinoma. *World J Surg* 17：658-662.

Gagache G, Dessant JP and Triboulet JP (1980) Indications

for repeat operations for recurrence of colorectal cancer: contribution of serum carcino-embryonic antigen levels. *Chirurgie* 106: 322.

Gelin LE, Lewis DH and Nilsson L (1968) Liver blood flow in man dur-ing abdominal surgery. II: The effect of hepatic artery occlusion in the blood flow through metastatic tumour nodules. *Acta Hepatogastroenterol (Stuttgart)* 15: 21-24.

Germer C-J, Albrecht D, Roggan A et al (1997) Experimental study of laparoscopy induced thermotherapy for liver tumours. *Br J Surg* 84: 317-320.

Giacchetti S, Perpoint B, Zidani R et al (2000) Phase Ⅲ multicenter randomized trial of oxaliplatin added to chronomodulated fluorouracil-leucovorin as first-line treatment of metastatic colorectal cancer. *J Clin Oncol* 18: 136-147.

GITSG (Gastrointestinal Tumor Study Group) (1985) A controlled trial of adjuvant chemotherapy, radiation therapy or combined chemoradiation therapy following curative resection for rectal carcinoma. *N Engl J Med* 312: 1465-1472.

Glimelius B (2003) Palliative treatment of patients with colorectal cancer. *Scan J Surg* 92: 74-83.

Glimelius B, for the Nordic Gastrointestinal Tumour Adjuvant Therapy Group (1991) Expectant or primary chemotherapy in patients with advanced asymptomatic colorectal cancer: a random-ized trial. *Eur J Cancer* 27 (Suppl 2): S82.

Goldberg JA, Kerr DJ, Willmott N et al (1988) Increased uptake of radio-labelled microspheres with angiotensin Ⅱ in colorectal hepatic metastases. *Eur J Surg Oncol* 14: 715.

Goldberg JA, Kerr DJ, Wilmott N et al (1990) Regional chemotherapy for colorectal liver metastases: a phase Ⅱ evaluation of targeted hepatic arterial 5-fluorouracil for colorectal liver metastases. *Br J Surg* 77: 1238-1240.

Goldberg RM, Morton RF, Sargen DJ et al (2002) N9741: oxaliplatin (oxal) or CPT-11 + 5-fluorouracil (5FU) / leucovorin (LV) or oxal + CPT-11 in advanced colorectal cancer (CRC). Initial toxicity and response data from a GI Intergroup study. *Proc Am Soc Clin Oncol* 21: 511 abstr.

Goldenberg D (1993) Monoclonal antibodies in cancer detection and therapy. *Am J Med* 94: 297-312.

Goligher J (1984) *Surgery of the Anus, Rectum and Colon*. London: Baillière Tindall.

Gough DB, Donohue JH, Trastek VA and Nagorney DM (1994) Resection of hepatic and pulmonary metastases in patients with colorectal cancer. *Br J Surg* 81: 94-96.

Goya T, Miyazawa N, Kondo H et al (1989) Surgical resection of pul-monary metastases from colorectal cancer: 10-year follow-up. *Cancer* 64: 1418-1421.

Grady ED (1979) Internal radiation therapy of hepatic cancer. *Dis Colon Rectum* 22: 371.

Grage TB, Vassilopoulos PP, Shingleton WW et al (1979) Results of a prospective randomized study of hepatic artery infusion with 5-flu-orouracil versus intravenous 5-fluorouracil in patients with hepatic metastases from colorectal cancer: a Central Oncology Group study. *Surgery* 86: 550-555.

Greenway B (1988) Hepatic metastases from colorectal cancer: resec-tion or not? *Br J Surg* 75: 513-519. Griffith CDM, Ballantyne KC, Pollard S et al (1988) Radiotherapy for palliation of residual and recurrent rectal cancer. *J R Coll Surg Edinb* 33: 25-27.

Guivarc'h M, Sbai-Idrissi MS, Mosnier H and Roullet-Audy JC (1993/94) Re-operation for locoregional recurrence of cancer of the rectum (in French). *Chirurgie* 119 (1-2): 62-66.

Gunderson LL, O'Connell MJ and Dozois RR (1992) The role of intra-operative irradiation in locally advanced primary and recurrent rectal adenocarcinoma. *World J Surg* 16: 495-501.

Habr-Gama A (2006) Assessment and management of the complete clinical response of rectal cancer to chemoradiotherapy. *Colorectal Dis* 8: 21-24.

Haddock MG, Gunderson LL Nelson H et al (2001) Intraoperative irra-diation for locally recurrent colorectal cancer in previously irradi-ated patients. *Int J Radia, Oncol Biol Phys* 49: 1267-1274.

Hafström L, Johnson RE, Landberg T et al (1979) Intra-arterial infu-sion chemotherapy (5-fluorouracil) in patients with inextirpable or locally recurrent rectal cancer. *Am J Surg* 137: 757.

Hahn RG, Moertel CG, Schutt AJ et al (1975) A double-blind compari-son of intensive course of 5-fluorouracil by oral vs intravenous route in the treatment of colorectal carcinoma. *Cancer* 35: 1031.

Hardy TG, Aguilar PS, Plasencia G et al (1984) Adjuvant intrahepatic cytotoxic liver infusion for colon cancer: catheter placement tech-nique. *Dis Colon Rectum* 27: 495-497.

Hashimoto D, Takami M and Ideezuki Y (1985) In-depth radiation therapy by Nd-YAG laser for malignant tumours of the liver under ultrasound imaging. *Gastroenterology* 88: 1663 (abstract).

Heriot AG, Tekkis PP, Darzi A & Mackay J (2006) Surgery for local recurrence of rectal cancer. *Colorectal Dis* 8: 733-747.

Hertz RE, Deddish MR and Day E (1960) Value of periodic examina-tion in detecting cancer of the rectum and colon. *Postgrad Med* 27: 290.

Hickey RC, Romsdahl MM, Johnson DE et al (1982) Recurrent cancer and metastases. *World J Surg* 6: 585-595.

Hildebrandt U, Feifel G, Schwartz HP and Scherr O (1986) Endorectal ultrasound: instrumentation and clinical aspects. *Int J Colorect Dis* 1: 203-207.

Hine KR and Dykes PW (1984) Prospective randomised trial of early cytotoxic therapy for recurrent colorectal carcinoma detected by serum CEA. *Gut* 25: 682-688.

Hodgson WJ, Morgan J, Byrne D and Delguercio LR (1993) Hepatic resections for primary and metastatic tumours using the ultrasonic surgical dissector. *Am J Surg* 163: 246-250.

Hoff PM, Janjan N, Saad ED et al (2000) Phase I study of preoperative oral uracil and tegafur plus leucovorin and radiation therapy in rectal cancer. *J Clin Oncol* 18: 3529-3534.

Hoffman JP, Riley L, Carp NZ and Litwin S (1993) Isolated locally recurrent rectal cancer: a review of incidence, presentation and management. *Semin Oncol* 20: 506-519.

Hohn DC, Stagg RJ, Friedman MA et al (1989) A randomized trial of continuous intravenous versus hepatic intraarterial floxuridine in patients with colorectal cancer metastatic to the liver: the Northern California Oncology Group trial. *J Clin Oncol* 7: 1646-1654.

Horiot J-C (1991) Local curative treatment of rectal cancer by radio-therapy alone. *Int J Colorectal Dis* 6: 89-90.

Huber SL and Hill CS (1980) Pharmacology management of cancer pain. *Cancer Bull* 32: 183.

Hughes ES, McConchie IH, McDermott FT et al (1982) Resection of lung metastases in large bowel cancer. *Br J Surg* 69: 410-412.

Hughes KS, Simon R, Songhorabodi S et al (1986) Resection of the liver for colorectal carcinoma metastases: a multi-institutional study of patterns of recurrence. *Surgery* 100: 278-284.

Hughes KS, Simon R, Songhorabodi S et al (1988) Resection of the liver for colorectal carcinoma metastases: a multi-institutional study of long-term survivors. *Dis Colon Rectum* 31: 1-4.

Huguet C, Bona S, Nordlinger B et al (1990) Repeated hepatic resec-tion for primary and metastatic carcinoma of the liver. *Surg Gynecol Obstet* 171: 398-402.

Hunt TM, Flowerdew ADS, Birch SJ et al (1990) Prospective random-ized controlled trial of hepatic arterial embolization or infusion chemotherapy with 5-fluorouracil and degradable starch micro-spheres for colorectal liver metastases. *Br J Surg* 77: 779-782.

Hurwitz H, Fehrenbacher L, Novotny W et al (2004) Bevacizumab plus irinotecan, fluorouracil, and leucovorin for metastatic colo-rectal cancer. *N Engl J Med* 350: 2335-2342.

Husband JE, Hodson NJ and Parson CA (1980) The use of computed tomography in recurrent rectal tumours. *Radiology* 134: 677-682.

Hyams DM, Esteban JM, Lollo CP et al (1987) Therapy of peritoneal carcinomatosis of colon cancer xenografts and yttrium-90 labelled anti carcinoembryonic antigen antibody ZCE025. *Arch Surg* 122: 1333-1337.

Ike H, Shimada H, Yamaguchi S et al (2003) Outcome of pelvic exen-teration for primary rectal cancer. *Dis Colon Rectum* 46: 474-480.

Isenberg J, Fishbach R, Kruger I and Keller HW (1996) Treatment of liver metastases from colorectal cancer. *Anticancer Res* 16: 1291-1351.

Iwatsuki S, Shaw BW and Starzl T (1983) Experience with 150 liver resections. *Ann Surg* 197: 247-253.

Iwatsuki S, Esquivel CO, Gordon RD and Starzl TE (1986) Liver resec-tion for metastatic colorectal cancer. *Surgery* 100: 804-810.

Jatzko GR, Lisborg PH and Stettner HM (1995) Hepatic resection for metastases from colorectal carcinoma: a survival analysis. *Eur J Cancer* 31A (1): 41-46.

Jeffrey G, Hikey B, Hider P (2002) Follow-up strategies for patients treated for non-metastatic colorectal cancer (Cochrane Review). In: *The Cochrane Library* Issue 4.

Johnson LP and Rivkin SE (1985) The implanted pump in metastatic colorectal cancer of the liver: risk versus benefit. *Am J Surg* 149: 595-598.

Johnson LP, Wasserman PB and Rivkin SE (1983) FUDR hepatic arte-rial infusions via an implantable pump for treatment of hepatic tumors. *Proc Am Soc Clin Oncol* 2: 119.

Johnson DH, Williams NS, Newland AC et al (1989) Intraperitoneal production and systematic transfer of lymphokine activated killer (LAK) cells for treatment of disseminated gastrointestinal adenocar-cinoma. *Br J Surg* 76: 626.

Jones DV Jr, Patt YZ, Chase J et al (1993) A pilot study of 5-FU and recombinant human alpha interferon by hepatic arterial infusion for patients with colorectal cancer metastatic to the liver. *Proc Am Soc Clin Oncol* 12: 216.

Jones OM, Rees M, John TG et al (2005) Biopsy of respectable colorec-tal liver metastases causes tumour dissemination and adversely affects survival after liver resection. *Br J Surg* 92: 1165-1168.

Juhl G, Larson GM, Mullins R et al (1990) Six-year results of annual colonoscopy after resection of colorectal cancer. *World J Surg* 14: 255-261.

Junneman A and Derra E (1980) Effectiveness of oncologic follow-up care of patients with colorectal carcinoma: report from Surgical Clinic, Dusseldorf University. *Therapie-Woche* 30: 85-93.

Kabbinavar F, Hurwitz H, Ferenbacher L et al (2001) Phase Ⅱ, ran-domized trial comparing bevacizumab plus fluorouracil (FU) /leu-covorin (LV) with FU/LV alone in patients with metastatic colorectal cancer. *J Clin Oncol* 21: 60-65.

Kallinowski F, Eble MJ, Buhr HJ et al (1995) Intraoperative radiother-apy for primary and recurrent rectal cancer. *Eur J Surg Oncol* 21: 191-194.

Kaplan WD, Come SE, Takvorian RW et al (1984) Pulmonary uptake of technetium 99m macroaggregated albumin: a predictor of gas-trointestinal toxicity during hepatic artery perfusion. *J Clin Oncol* 2: 1266-1269.

Karesen R, Hertzberg J, Johannesen J et al (1980) Carcinoembryonic antigen in the diagnosis and follow up of colorectal carcinoma. *Am J Proctol Gastroenterol Colon Rectal Surg* 31: 18-22.

Karl RC, Morse SS, Halper RD and Clark RA (1993) Preoperative evaluation of patients for liver resection: appropriate CT imaging. *Ann Surg* 217: 226-232.

Kato T, Yasuri K, Hirai T et al (2003) Therapeutic results for hepatic metastases of colorectal cancer with special reference to effective-ness of hepatectomy: analysis of prognostic factors for 763 cases recorded at 18 institutions. *Dis Colon Rectum* 46 (suppl): S22-S31.

Kaufman N, Nori D, Shank B et al (1989) Remote afterloading intralu-minal brachytherapy in the treatment of rectal, rectosigmoid and anal cancer: a feasibility study. *Int J Radiat Oncol Biol Phys* 17: 663-668.

Kawasaki S, Maakushi M, Kasaku T et al (1994) Resection for multiple metastatic liver tumors after portal embolization. *Surgery* 115: 674-677.

Kelvin FM, Kurobkin M, Heaston DK et al (1983) The pelvis after sur-gery for rectal carcinoma: serial CT observations with emphasis on non-neoplastic features. *Am J Radiol* 141: 959-964.

Kemeny N and Sigurdson (1994) Intra-arterial chemotherapy for liver tumours. In Blumgart LH (ed) *Surgery of the Liver and Biliary Tract*, Vol 2, 2nd edn, pp 1473-1491. Edinburgh: Churchill Livingstone.

Kemeny N, Daly J, Oderman P et al (1984) Hepatic artery pump infusion: toxicity and results in patients with metastatic colorectal carcinoma. *J Clin Oncol* 2: 595-600.

Kemeny N, Daly J, Reichman B et al (1987) Intrahepatic or systemic infusion of fluorodeoxyuridine in patients with liver metastases from colorectal carcinoma: a randomized trial. *Ann Intern Med* 107: 459-465.

Kemeny N, Cohen A, Bertino JR et al (1990) Continuous intrahepatic infusion of floxuridine and leucovorin through an implantable pump for the treatment of hepatic metastases from colorectal carci-noma. *Cancer* 65: 2446-2450.

Kemeny N, Conti JA, Cohen A et al (1994a) Phase Ⅱ study of hepatic arterial floxuridine, leucovorin and dexamethasone for unre-sectable liver metastases from colorectal carcinoma. *J Clin Oncol* 12: 2288-2295.

Kemeny N, Seiter K, Conti JA et al (1994b) Hepatic arterial floxuridine and leucovorin for unresectable liver metastases from colorectal carcinoma: new dose schedules and survival update. *Cancer* 73: 1134-1142.

Kerr DJ, Willmott N, Lewi H and McArdle CS (1988) The pharmacoki-netics and distribution of adriamycin-loaded albumin microspheres following intra-arterial administration. *Cancer* 62: 878-882.

Kievit J (2002) Follow-up of patients with colorectal cancer: numbers needed to test and treat. *Eur J Cancer* 38: 986-999.

Killingback M (1986) Symposium: the management of recurrent colorectal cancer. *Int J Colorect Dis* 1: 133-151.

Kim KJ, Li B, Winer J et al (1993) Inhibition of vascular endothelial growth factor-induced angiogenesis suppresses tumour growth in vivo. *Nature* 362: 841-844.

Kjeldsen B, Kronberg O, Fenger C and Jorgensen (1997) A

prospective randomized study of follow-up after radical surgery for colorectal cancer. *Br J Surg* 84: 666-669.

Klapper LN, Kirschbaum MH, Sela M and Yarden Y (2000) Biochemical and clinical implications of the Erb/HER signaling net-work of growth factor receptors. *Adv Caner Res* 77: 25-79.

Koea J, Rodgres M, Thompson P et al (2004) Laparoscopy in the man-agement of colorectal cancer metastatic to the liver. *Aust NZ J Surg*
74: 1056-1059. Korpan NN (1997) Hepatic cryosurgery for liver metastases: long-term follow-up. *Ann Surg* 225: 193-201.

Kronborg O, Fenger C, Deichgraeber E and Hansen L (1988) Follow-up after radical surgery for colorectal cancer: design of a random-ized study. *Scand J Gastroenterol* 23: 159-162.

Langenhoff BS, Krabbe PFM, Peerenboo L et al (2006) Quality of life after surgical treatment of colorectal liver metastases. *Br J Surg* 93: 1007-1014.

Landreneau RJ, Hazelrigg SR, Ferson PF et al (1993) Thorascopic resection of 85 pulmonary lesions. *Ann Thorac Surg* 54: 415-419.

Larmi K, Karkola P, Klintrup HE et al (1974) Treatment of patients with hepatic tumours and jaundice by ligation of the hepatic artery. *Arch Surg* 108: 178-183.

Lawton RL (1965) Cancer chemotherapy of the gastrointestinal tract with reference to intra-arterial infusion and irradiation. *Am J Surg* 109: 47-53.

Lee JKT, Stanley RJ, Sagel SS et al (1981) CT appearances of the pelvis after abdominoperineal resection for rectal carcinoma. *Radiology* 141: 737-741.

Levi F, Zidani R and Misset JL (1997) Randomised multicentre trial of chronotherapy with oxaliplatin, fluorouracil, and folinic acid in metastatic colorectal cancer. International Organization for Cancer Chronotherapy. *Lancet* 350: 681-686.

Lewi HJE, McArdle CS, Ratcliffe JG et al (1981) CEA and further laparotomy in symptomatic patients following treatment for colorectal cancer. *Br J Surg* 68: 350.

Lien MW and Ackerman B (1970) The blood supply of experimental liver metastases. *Surgery* 68: 334-340.

Lightdale CJ, Wasser J and Coleman M (1979) Anticoagulation and high dose liver radiation: a preliminary report. *Cancer* 43: 174.

Lindmark G, Gerdin B, Påhlman L et al (1994) Prognostic predictors in colorectal cancer. *Dis Colon Rectum* 37: 1219-1227.

Lipert RG, Hosobuchi Y and Nielson SL (1975) Relief of pain by transcutaneous stimulation. *J Neurosurg* 42: 308.

Little JM (1984) Hepatic secondaries: minimal tumour and resectable tumour. *World J Surg* 8: 753-756.

Liu CL, Fan ST, Lo CM et al (2002) Hepatic resection for colorectal liver metastases: prospective study. *Hong Kong Med J* 8: 329-333.

Localio SA (1981) In discussion of Wanebo HH and Margrove RC (1981) Abdominal sacral resection of locally recurrent rectal cancer. *Ann Surg* 194: 458.

Lunniss PJ, Skinner S, Britton KE et al (1999) Effect of radio-immunoscintigraphy on the management of recurrent colorectal cancer. *Br J Surg* 86: 244-249.

Lygidakis NJ, Tytgut GNJ and Argner K (1989) *Hepatobiliary and Pancreatic Malignancies: Diagnosis, Medical and Surgical Management*. New York: Thieme Medical.

McGory ML, Zingmond DS, Sekeris E et al (2006) A patient's race/ethnicity does not explain the underuse of appropriate adju-vant therapy in colorectal cancer. *Dis Colon Rectum* 49: 319-329.

McKay A, Dixon E & Taylor M (2006) Current role of radiofre-quency ablation for the treatment of colorectal liver metastases. *Br J Surg* 93: 1192-1201.

Maetani S, Nishikawa T, Iijima Y et al (1992) Extensive *en bloc* resec-tion of regionally recurrent carcinoma of the rectum. *Cancer* 69: 2876-2883.

Mahteme H, Hansson J, Berglund Å et al (2004) Improved survival in patients with peritoneal metastases from colorectal cancer. *Br J Cancer* 90: 403-407.

Maiello E, Giuliani F, Gebbia V et al (1999) Bi-monthly folonic acid (FA) and 5-fluorouracil (FU) bolus and continuous infusion alone or irinotecan (CPT-11) for advanced colorectal cancer (ACC): prelimi-nary results of a phase Ⅱ randomised trial of the Southern Italy Oncology Group. *Proc Am Soc Clin Oncol* 18: Abstr 929.

Maindrault-Goebel F, de Gramont A, Louvet C et al (2001) High-dose intensity oxaliplatin added to the simplified bimonthly leucovorin and 5-fluorouracil regimen as second-line therapy for metastatic colorectal cancer (FOLFOX 7). *Eur J Cancer* 37: 1000-1005.

Mäkelä JT, Laitinen SO and Kairaluoma MI (1995) Five-year follow-up after radical surgery for colorectal cancer: results of a prospective randomized trial. *Arch Surg* 130: 1062-1067.

Manfredi S, Bouvier AM, Lepage C et al (2006) Incidence and patterns of recurrence after resection for cure of colonic cancer in a well defined population. *Br Surg* 93: 1115-1122.

Mannaerts GH, Rutten HJ, Martijn H et al (2001) Comparison of intraoperative radiation therapy containing multimodality treat-ment with historical treatment modalities for locally recurrent rec-tal cancer. *Dis Colon Rectum* 44: 1749-1758.

Mansour EG, Letkopoulou M, Johnson R et al (1991) A comparison of postoperative adjuvant chemotherapy, radiotherapy or combination therapy in potentially curable resectable rectal carcinoma. *Proc Am Soc Clin Oncol* 10: 154 (abstract).

Martin EW Jr, Cooperman M, Carey RC and Minton JD (1980) Sixty second look procedures indicated primarily by rise in serial carci-noembryonic antigen. *J Surg Res* 28: 389.

Martin EW, Minton JP and Carey LC (1985) CEA directed second-look surgery in the asymptomatic patient after primary resection of colorectal carcinoma. *Ann Surg* 202: 310-317.

Martin JK Jr, O'Connell MJ, Wieand HS et al (1990) Intra-arterial flox-uridine versus systemic fluorouracil for hepatic metastases from colorectal cancer: a randomized trial. *Arch Surg* 125: 1022-1027.

Martoni A, Mini E, Pinto C et al (2001) Oxaliplatin and protracted continuous 5-fluorouracil infusion in patients with pretreated advanced colorectal carcinoma. *Ann Oncol* 12: 519-524.

Mascagni D, Corellini L, Urciuolip DI and Matteo G (1989) Endoluminal ultrasound for early detection of local recurrence of rectal cancer. *Br J Surg* 76: 1176-1180.

Masters A, Steger AC, Lees WR et al (1992) Interstitial laser hyper-thermia: a new approach for treating liver metastases. *Br J Cancer* 66: 518-522.

Matthewson K, Coleridge-Smith P, O'Sullivan JP et al (1987) Biological effects of intrahepatic neodymium: yttrium aluminium garnet laser photocoagulation in rats. *Gastroenterology* 93: 550-557.

Maughan T, James R, Kerr D et al (1999) Preliminary results of a mul-ticentre randomised trial comparing 3 chemotherapy regimens (de Gramont, Lokich and Raltitrexed) in metastatic colorectal cancer. *Proc Am Soc Clin Oncol* 18: Abstr 1007.

Mavligit GM, Burgess MA, Seibert GB et al (1976) Prolongation of postoperative disease-free interval and survival in human col-orectal cancer by BCG and BCG plus 5-fluorouracil. *Lancet* i: 871-885.
Mavligit GM, Zukiwski AA and Wallace (1990b) Tumor regression after hepatic arterial infusion of recombinant tumor necrosis factor in patients with colon carcinoma metastatic to the liver. *Proc Am Soc Clin Oncol* 9: 118.
McCormack PM and Attiyeh FF (1979) Resected pulmonary metas-tases from colorectal cancer. *Dis Colon Rectum* 22: 553-556. McCormack PM, Burt ME, Bains MS et al (1992) Lung resection for colorectal metastases: 10-year results. *Arch Surg* 127: 1403-1406.
Meeker WR Jr (1978) The use and abuse of CEA test in clinical prac-tice. *Cancer* 41: 854-862.
Melton GB, Paty PB, Boland PJ et al (2006) Sacral resection for recur-rent rectal cancer: analysis of morbidity and treatment results. *Dis Colon Rectum* 49: 1099-1107.
Mercury Study Group (2006) Diagnostic accuracy of preoperative magnetic resonance imaging in predicting curative resection of rectal cancer: prospective observational study *BMJ* 333: 779-782.
Meta-analysis Group in Cancer (1996) Reappraisal of hepatic arterial infusion in the treatment of nonresectable liver metastases from colorectal cancer. *J Natl Cancer Inst* 88: 252-258.
Meta-analysis Group in Cancer (1998) Efficacy of intravenous contin-uous infusion of fluorouracil compared with bolus administration in advanced colorectal cancer. *J Clin Oncol* 16: 301-308.
Minagawa M, Makuuchi M, Torzilli G et al (2000) Extension of the frontiers of surgical indications in the treatment of liver metastases from colorectal cancer: long-term results. *Ann Surg* 231: 487-499.
Moertel CG (1978) Chemotherapy for colorectal cancer. In Grandmann E (ed) *Colon Cancer*, pp 207-216. New York: Fischer.
Moertel CG, Reitemeier RJ, Childs DS et al (1964) Combined 5-fluo-rouracil and supervoltage radiation therapy in the palliative man-agement of advanced gastrointestinal cancer: a pilot study. *Mayo Clin Proc* 39: 767.
Moigooni AS and Nath R (1989) Dosimetry of Pd-103 model 200 sources for intestinal brachytherapy. *Endocur Hypertherm Oncol* 5: 64.
Moloo H, Bédard ELR, Poulin E C et al (2006) Palliative laparoscopic resections for stage Ⅳ colorectal cancer. *Dis Colon Rectum* 49: 213-218.
Moran BJ, Meade B & Murphy E (2006) Hyperthermic intraperitoneal chemotherapy and cytoreductive surgery for peritoneal carcino-matosis of colorectal origin: a novel treatment strategy with prom-ising results in selected patients. *Colorectal Dis* 8: 544-550.
Mori M, Tomoda H, Ishida T et al (1991) Surgical resection of pul-monary metastases from colorectal adenocarcinoma: special refer-ence to repeated pulmonary resections. *Arch Surg* 126: 1297-1301.
Moore HG, Shoup M, Riedel NA et al (2004) Colorectal cancer pelvic recurrences: determinants of resectability. *Dis Colon Rectum* 47: 1599-1606.
Morris DL and Ross WB (1996) Australian experience of cryoablation of liver tumors: metastases (review). *Surg Oncol Clin N Am* 5: 391-397.
Morrow CE, Vassilopoulos PP and Grage TB (1981) Surgical resection for metastatic neoplasms of the lung: experience at the University of Minnesota hospitals. *Cancer* 45: 2981-2985.
Morrow CE, Grage CB, Sutherland DE and Najarian JS (1982) Hepatic resection for secondary neoplasms. *Surgery* 92: 610-614.
Morton DL (1981) In discussion of paper by Wanebo and Margrove (1981) Abdominal sacral resection of locally recurrent rectal cancer. *Ann Surg* 194: 458.
Moss AA, Thoeni RF, Schnyder P and Marguld AR (1981) Value of computed tomography in the detection and staging of recurrent rectal carcinomas. *J Comput Assist Tomogr* 5: 870-874.
Mountain CF, McMurtrey MJ and Hermes KE (1984) Surgery for pulmonary metastases: a 20-year experience. *Ann Thorac Surg* 38: 323-340.
Mulier S, Mulier P, Ni Y et al (2002) Complications of radiofrequency coagulation of the liver tumours. *Br J Surg* 89: 1206-1222.
Neal CE and Abdel-Nabi H (1994) Clinical immunoscintigraphy of recurrent colorectal carcinoma. *Appl Radiol* 23: 32-39.
Nicoli N, Casaril A, Mngiante G et al (2004) Surgical treatment for liver metastases from colorectal carcinoma: results of 228 patients. *Hepatogastroenterology* 60: 1810-1814.
Niederhuber JE, Ensminger W, Gyves J et al (1984) Regional chemotherapy of colorectal cancer metastatic to the liver. *Cancer* 53: 1336-1343.
Niederle N, Kurschel B and Schmidt CG (1984) Biologic effect of recombinant leucocyte alpha2 interferon in metastatic colorectal carcinoma. *Dtsch Med Wochenschr* 109: 779-782.
Nishimura G, Kitagawa H Fushida S et al (1999) Surgery for metasta-tic brain and spinal tumor from colorectal cancer. *Gan To Kagaku Ryoho* 12: 1825-1827.
Nordic Gastrointestinal Tumour Adjuvant Therapy Group (1989) Sequential methotrexate/5-fluorouracil/leucovorin (MFL) is supe-rior to 5-fluorouracil alone in advanced symptomatic colorectal carcinoma. A randomized trial. *J Clin Oncol* 7: 1437-1446.
Nordlinger B, Quilichini MA, Parc R et al (1987) Surgical resection of liver metastases from colorectal cancers. *Int Surg* 72: 70-72.
Nordlinger B, Vaillant JC, Guiguet A et al (1994) Repeated liver resec-tions for recurrent colorectal metastases. Prolonged survival. *J Clin Oncol* 12: 1491-1496.
Nordlinger B, Guiguet M, Vaillant JC et al (1996) Surgical resection of colorctal carcinoma metastases to the liver. A prognostic scoring system to improve case selection, based on 1568 patients. *Cancer* 77: 1254-1262.
Northover JMA (1986) Carcinoembryonic antigen and recurrent colorectal cancer. *Gut* 27: 117-122.
Northover JMA and Slack WW (1984) A randomised controlled trial of CEA prompted second-look surgery in recurrent colorectal cancer: a preliminary report. *Dis Colon Rectum* 27: 576.
Ogunbiyi OA, Flanagan FL, Dehdashti F et al (1997) Detection of recurrent and metastatic colorectal cancer: comparison of positron emission tomography and computed tomography. *Ann Surg Oncol* 4: 613-620.
Ohlsson B, Breland U, Ekberg H et al (1995) Follow-up after curative surgery for colorectal carcinoma: randomized comparison with no follow-up. *Dis Colon Rectum* 38: 619-626.
Oliver GC and Shorb PE (1985) The totally implantable infusion pump in treatment of metastatic colorectal cancer. *Dis Colon Rectum* 28: 18-23.
Orefice S, Gennari L, Mor L and Costa D (1981) The value of the CEA test in the diagnosis of metastases of adenocarcinoma of the gastroenteric tract. *Tumori* 67: 109.
Orkin BA (1993) Rectal carcinoma treatment. In Beck DE and Wexner SD (eds) *Fundamentals of Anorectal Surgery*,

pp 260-369. New York: McGraw-Hill.

Rades D, Raabe A, Bajrovic A and Alberti W (2004) Treatment of solitary brain metastasis *Strahlenther Onkol* 180: 144-147. Påhlman L (1996) Surveillance and recurrence. In Williams NS (ed) *Colorectal Cancer*. Edinburgh: Churchill Livingstone.

Pakzad F, Francis DL, Bomanji J et al (2005) Incremental value of dual modality FDG PET/CT over PET only imaging, in the management of advanced colorectal cancer. *Colorectal Dis* 7: 1-42.

Papillon J and Berard P (1992) Endocavitary irradiation in the conser-vative treatment of adenocarcinoma of the low rectum. *World J Surg* 16: 451-457.

Parker MC (2006) Colorectal stenting. *Br J Surg* 93: 907-908.

Patel UB, Ackerman NB and Waterhouse K (1982) The transpubic approach in the management of problems of the lower genitouri-nary and intestinal tracts. *Surg Gynecol Obstet* 155: 97-101.

Patt YZ, Peters RE, Chuang VP et al (1985) Palliation of pelvic recur-rence of colorectal cancer with intra-arterial 5-fluorouracil and mitomycin. *Cancer* 56: 2175-2180.

Patt YZ, Boddie AW Jr, Charnsangavej C et al (1986) Hepatic arterial infusion with floxuridine and cisplatin: overriding importance of antitumor effect versus degree of tumor burden as determinants of survival among patients with colorectal cancer. *J Clin Oncol* 4: 1356-1364.

Patt YZ, Roh M, Chase J et al (1990) A phase Ⅰ trial of hepatic arterial infusion of floxuridine and folinic acid for colorectal cancer metastatic to the liver. *Proc Am Soc Clin Oncol* 9: 118.

Pazdur R, Douillard J, Skillings J et al (1999) Multicenter phase Ⅲ study of 5-fluorouracil (5-FU) or UFT in combination with leuco-vorin (LV) in patients with metastatic colorectal cancer. *Proc Am Soc Clin Oncol* 18: Abstr 1009.

Pearlman NW (1993) Surgery for pelvic recurrences. In: Cohen AM, Winawer SJ, eds, *Cancer of the Colon, Rectum and Anus* pp 863-871. New Jersey: McGraw-Hill.

Penna C and Nordlinger B (2003) Surgery and local treatments of liver metastases from colorectal cancer: how to improve results. *Scan J Surg* 92: 90-96.

Pichlmayr R (1988) Is there a place for liver grafting for malignancy? *Transpl Proc* 20: 478-482.

Pietra N, Sarli L, Costi R et al (1998) Role of follow-up in management of local recurrences of colorectal cancer. *Dis Colon Rectum* 41: 1127-1133.

Pihl E, Hughes ES, McDermott FT et al (1987) Lung recurrence after curative surgery for colorectal cancer. *Dis Colon Rectum* 30: 417-419.

Pilipshen SJ, Heilweil M, Quan SHQ et al (1984) Patterns of pelvic recurrence following definitive resections of rectal cancer. *Cancer* 53: 1354-1362.

Pinson CW, Wright JK, Chapman WC et al (1996) Repeat hepatic sur-gery for colorectal cancer metastasis to the liver. *Ann Surg* 223: 765-773; discussion 773-776.

Pitrelli NJ and Mittelman A (1984) An analysis of chemotherapy for colorectal carcinoma. *J Surg Oncol* 28: 201-206.

Pitrelli NJ, Barcewicz PA, Evans JT et al (1984) Hepatic artery ligation for liver metastasis in colorectal carcinoma. *Cancer* 53: 1347-1353.

Polk HC Jr and Spratt JS Jr (1971) Recurrent colorectal carcinoma: detection, treatment, and other considerations. *Surgery* 69: 9-23.

Polk HC Jr and Spratt JS Jr (1979) The results of treatment of perineal recurrence of cancer of the rectum. *Cancer* 43: 952-956.

Pompecki R and Winckler R (1980) Clinical significance of routine serum CEA determination in the postoperative control of rectal cancer. *Med Welt* 31: 1780.

Prasad B, Lee MS and Henrickson FR (1977) Irradiation of hepatic metastases. *Int J Radiat Oncol Biol Phys* 2: 129.

Presant CA, Denes AF, Liu C and Bartolucci AA (1984) Prospective randomized reappraisal of 5-fluorouracil in metastatic colorectal carcinoma: a comparative trial with 6-thioguanine. *Cancer* 53: 2610-2614.

Purkiss SF, Dean R, Allardice JT et al (1993) An interstitial light delivery system for photodynamic therapy within the liver. *Lasers Med Sci* 8: 253-257.

Purkiss SF, Hutton M and Williams NS (1994) A comparison of photo-sensitizer administration routes for interstitial photodynamic ther-apy of the liver. *Lasers Med Sci* 9: 291-296.

Que FG and Nagorney DM (1994) Resection of 'recurrent' colorectal metastases to the liver. *Br J Surg* 81: 255-258.

Rafto SE, Amendola MA and Gefter WB (1988) MR imaging of recur-rent colorectal carcinoma versus fibrosis. *J Comput Assist Tomogr* 12: 521-523.

Ramming KP and O'Toole K (1986) The use of the implantable chemoinfusion pump in the treatment of hepatic metastases of colorectal cancer. *Arch Surg* 121: 1440-1444.

Ragnhammar P, Brorsson B, Nygren P et al (2001) A prospective study of the use of chemotherapy in Sweden and assessment of the use in relation to scientific evidence. *Acta Oncol* 40: 391-411.

Ravaioli A, Marangolo M, Pasquini E et al (2002) Bolus fluorouracil and leucovorin with oxaliplatin as first-line treatment in metastatic colorectal cancer. *J Clin Oncol* 20: 2545-2550.

RCS/ACGBI (Royal College of Surgeons and Association of Coloproctology of Great Britain and Ireland) (1996) *Guidelines for the Management of Colorectal Cancer*. London: RCS/ACGBI, June.

Rees M, Plant G, Wells J and Bygrave S (1996) One hundred and fifty hepatic resections: evaluation of technique towards bloodless surgery. *Br J Surg* 83: 1526-1529.

Renehan AG, Egger M, Saunders MP and O'Dwyer ST (2002) Impact on survival of intensive follow-up after curative resection for colorectal cancer: systematic review and meta-analysis on randomised trials. *Br Med J* 324: 813-819.

Reznek RH, White FE, Young JWR et al (1983) The appearances on computed tomography after abdominoperineal resection for carci-noma of the rectum: a comparison between the normal appear-ances and those of recurrence. *Br J Radiol* 56: 237-240.

Richard C and McLeod R (1997) Follow-up of patients after resection fot colorectal cancer: a position paper of the Canadian Society of Surgical Oncology and the Canadian Society of Colon and Rectal Surgeons. *Can J Surg* 40: 90-100.

Rider WD (1975) Is the Miles operation really necessary for the treat-ment of rectal cancer? *J Can Assoc Radiol* 36: 167.

Rifkin MD and Wechsler RJ (1986) A comparison of computed tomog-raphy and endorectal ultrasound in staging rectal cancer. *Int J Colorect Dis* 1: 219-223.

Rochlin DB, Smart CR and Silva A (1965) Chemotherapy of malig-nancies of the gastrointestinal tract. *Am J Surg* 109: 43-46.

Romano G, deRosa P, Vallone G et al (1985) Intrarectal ultrasound and computed tomography in the pre- and postoperative assess-ment of patients with rectal cancer. *Br J Surg* 72 (Suppl): S117-119.

Rosen M, Chan L, Beart RW et al (1998) Follow-up of colorectal cancer. A meta-analysis. *Dis Colon Rectum* 41: 1116-1126.

Ross P, Heron J and Cunningham D (1996) Cost of treating advanced colorectal cancer: a retrospective comparison of treatment regi-mens. *Eur J Cancer* 32A Suppl 5: S13-17.

Rothenberg ML, Meropol NJ, Poplin EA et al (2001) Mortality associ-ated with irinotecan plus bolus fluorouracil/leucovorin: summary findings of an independent panel. *J Clin Oncol* 19: 3801-3807.

Rothenberg ML, Oza AM, Burger BG et al (2002) Phase Ⅲ trial of bolus + infusional 5-FU/Leucovorin vs oxaliplatin vs the combina-tion in patients with recurrent metastatic colorectal cancer follow-ing irinotecan and bolus 5-FU/leucovorin: interim results. *Proc Eur Soc Med Oncol* 30 abstr.

Rougier P, Laplanche A, Huguier M et al (1992) Hepatic arterial infu-sion of floxuridine in patients with liver metastases from colorectal carcinoma: long-term results of a prospective randomized trial. *J Clin Oncol* 10: 1112-1118.

Rougier P, Van Cutsem E, Bajetta E et al (1998) Randomised trial of irinotecan versus fluorouracil by continuous infusion after fluo-rouracil failure in patients with metastatic colorectal cancer. *Lancet* 352: 1407-1412.

Rougier P, Lepille D, Bennouna J et al (2002) Antitumour activity of three second-line treatment combinations in patients with metastatic colorectal cancer after optimal 5-FU regimen failure: a randomised, multicentre phase Ⅱ study. *Ann Oncol* 13: 1558-1567.

Ruers T, Joosten J, Jager G and Wobbes T (2001) Long-term results of treating hepatic colorctal metastases with cryosurgery. *Br J Surg* 88: 844-849.

Ryan J, Heiden P, Crowley J and Bloch K (1988) Adjuvant portal vein infusion for colorectal cancer: a 3-arm randomised trial (abstract 361). *Proc ASCO* 7: 95.

Saenz NC, Cady B, McDermott WV and Steele GD Jr (1989) Experience with colorectal carcinoma metastatic to the liver. *Surg Clin N Am* 69: 361-370.

Safi F, Link KH and Beger HG (1993) Is follow-up of colorectal cancer patients worthwhile? *Dis Colon Rectum* 36: 636-644.

Sagar PM and Pemberton JH (1996) Surgical management of locally recurrent rectal cancer. *Br J Surg* 83: 293-304.

Sagar P M (2006) Extended surgery for local recurrence and advanced rectal cancer. *Colorectal Dis* 8: 43-46.

Sakamoto M, Hirose T, Shita H et al (1980) Correlation between degree of advancement surgery and recurrence and carcinoembry-onic antigen (CEA) values in cancer of the large intestine (follow up of 166 patients). *Nippan Shok Geka Gakk Z* 13: 636.

Salmon SE, Hamburger AW and Soehnlen B (1978) Quantitation of differential sensitivity of human-tumor stem cells to anticancer drugs. *N Engl J Med* 298: 1321-1327.

Saltz LB, Cox JV, Blanke C et al (2000) Irinotecan plus fluorouracil and leucovorin for metastatic colorectal cancer. Irinotecan Study Group. *N Engl J Med* 343: 905-914.

Saltz LB, Rubin MS, Hochster HS et al (2001) Cetuximab (IMC-C225 plus irinotecan (CPT-11) is active in CPT-11 refractory colorectal cancer that expresses epidrmal growth factor receptor. *Prog Proc Am Soc Clin Oncol* 20: 3a, abstr.

Saltz LB, Meropol NJ, Loehrer et al (2004) Phase Ⅱ trial of cetuximab in patients with refractory colorctal cancer that expresses the epi-dermal grwth factor receptor. *J Clin Oncol* 22: 1201-1208.

Samii K, Feret J, Harari A and Viars P (1979) Selective spinal analge-sia. *Lancet* i: 1142.

Scheele J, Altendorf-Hofman A, Strangle R et al (1989) Resection of lung metastases from colorectal cancer: indications and indication limits. *Zentralbl Chir* 114: 639-654.

Scheele J, Altendorf-Hofman A, Stangl R and Gall FP (1990a) Pulmonary resection for metastic colon and upper rectum cancer. Is it useful? *Dis Colon Rectum* 33: 745-752.

Scheele J, Stangl R and Altendorf-Hofman A (1990b) Hepatic metas-tases from colorectal carcinoma: impact of surgical resection on the natural history. *Br J Surg* 77: 1241-1246.

Scheipers C, Penninckx F, De Valler N et al (1995) Contribution of PET in the diagnosis of recurrent colorectal cancer: comparison with conventional imaging. *Eur J Surg Oncol* 21: 517-522.

Scheithauer W, Rosen H, Kornek GV et al (1993) Randomized com-parison of combination chemotherapy and supportive care alone in patients with metastatic colorectal cancer. *BMJ* 306: 752-755.

Scheithauer W, Kornek GV, Schuell B et al (2001) Second-line treat-ment with oxaliplatin + raltitrexed in patients with advanced colorectal cancer failing fluoropyrimidine/leucovorin-based chemotherapy. *Ann Oncol* 12: 709-714.

Schiessel R, Wunderlich M and Herbst F (1986) Local recurrence of colorectal cancer: effect of early detection and aggressive surgery. *Br J Surg* 73: 342-344.

Schlag P, Hohenberger P, Holting T et al (1990) Hepatic arterial infu-sion chemotherapy for liver metastases of colorectal cancer using 5-FU. *Eur J Surg Oncol* 16: 99-104.

Schmoll HJ, Köhne CH, Lorentz M et al (2000) Weekly 24h infusion of high-dose (HD) 5-fluorouracil (5-FU24h) with or without folinic acid (FA) vs bolus 5-FU/FA (NCCTG/Mayo) in advanced colorectal cancer (CRC): a randomized phase Ⅲ study of the EORTC GITCCG and the AIO. *Proc Am Soc Clin Oncol* 19: abstr 241.

Schoemaker D, Black R, Giles L and Toonli J (1998) Yearly colonoscopy, liver CT, and chest radiography do not influence 5-year survival of colorectal cancer patients. *Gastroenterology* 114: 7-14.

Schwartz AG (1962) High cervical cordotomy; techniques and results. *Clin Neurosurg* 8: 282.

Schwartz SI, Jones LS and McCune CS (1985) Assessment of treat-ment of intrahepatic malignancies using chemotherapy via an implantable pump. *Ann Surg* 201: 560-567.

Seifert JK and Morriss DL (1998) Prognostic factors after cryotherapy for hepatic metastases from colorectal cancer. *Ann Surg* 226: 201-208.

Seifert TP, Baker HL, Reed ML et al (1975) Comparison of continu-ously infused 5-fluorouracil with bolus injection in treatment of patients with colorectal carcinoma. *Cancer* 36: 123.

Seifert WF, Wobbes T, Hoogenhout J et al (1995) Intraoperative radia-tion delays anastomotic repair in rat colon. *Am J Surg* 170: 256-261.

Shepard KV, Levin B, Karl RC et al (1985) Therapy for metastatic col-orectal cancer with hepatic artery infusion chemotherapy using a subcutaneous implanted pump. *J Clin Oncol* 3: 161-169.

Sherman DM, Weichselbaum R and Order SE (1978) Palliation of hepatic metastases. *Cancer* 41: 2013.

Shirouzu K, Isomoto H, Hayashi A et al (1995) Surgical treatment for patients with pulmonary metastases after resection of primary colorectal carcinoma. *Cancer* 76: 393-398.

Shoup M, Guillem JG, Alektiar KM et al (2002) Predictors of survival in recurrent rctal cancer after resection and intraoperative radio-therapy. *Dis Colon Rectum* 45: 585-592.

Sigal R, Vogl T, Casselman J et al (2002) Lymph node metastases from head and neck squamous cell carcinoma: MR staging with ultra-small superparamagnetic iron oxide particles (Sinerem MR) - results of a phase-Ⅲ multicenter clinical trial. *Eur Radiol* 12: 1104-1113.
Sjävall A, Järv V, Blomqvist L et al (2004) The potential for improved outcome in patients with hepatic metastases from colon cancer: a population-based study. *Eur J Surg Oncol* 30: 834-841.
Smith JW, Fortner JG and Burt M (1992) Resection of hepatic and pulmonary metastases from colorectal cancer. *Surg Oncol* 1: 399-404.
Sourek K (1969) Commissural myelotomy. *J Neurosurg* 31: 524.
Sobrero AF, Aschele C, Bertino JR (1997) Fluorouracil in colorectal cancer-a tale of two drugs: implications for biochemical modula-tion. *J Clin Oncol* 15: 368-381.
Spratt JS (1981) In discussion of paper by Wanebo HH and Margrove RC (1981) Abdominal sacral resection of locally recurrent rectal cancer. *Ann Surg* 194: 458.
Staab HJ, Anderer FA, Strumpf F et al (1985) Eighty-four potential second-look operations based on sequential carcinoembryonic antigen determinations and clinical investigations in patients with recurrent gastrointestinal cancer. *Am J Surg* 149: 198-204.
Ståhle E, Glimelius B, Bergström R and Påhlman L (1988) Preoperative serum markers in carcinoma of the rectum and rectosigmoid. II: prediction of prognosis. *Eur J Surg Oncol* 14: 287-296.
Stearns MW Jr and Leaming RJ (1975) Irradiation in inoperable cancer. *JAMA* 231: 1388.
Stearns MW, Leaming RH, Blanchard RT et al (1965) Treatment of patients with advanced cancer using Y-90 microspheres. *Cancer* 18:
375. Steele GD Jr (1986) Symposium: the management of recurrent colorectal cancer. *Int J Colorect Dis* 1: 133-157.
Steele GD Jr (1994a) Colorectal cancer. In McKenna RJ Sr and Murphy GP (eds) *Cancer Surgery*, pp 125-184. Philadelphia: JP Lippincott.
Steele GD Jr (1994b) Cryoablation in hepatic surgery. *Sem Liver Dis* 14: 120-125.
Steele GD Jr (1995) The management of colorectal cancer metastatic to the liver. In Cameron JL (ed) *Current Surgical Therapy*, 5th edn. St Louis: Mosby Yearbook.
Steele GD Jr and Ravikumar TS (1989) Resection of hepatic metas-tases from colorectal cancer: biological perspectives. *Ann Surg* 210: 127-138.
Steele GD Jr, Bleday R, Mayer RJ et al (1991) A prospective evaluation of hepatic resection for colorectal carcinoma metastases to the liver: Gastrointestinal Tumor Study Group protocol 6584. *J Clin Oncol* 9: 1105-1112.
Steger AC, Lees WR, Shorvon P et al (1992) Multiple-fibre low-power interstitial laser hyperthermia: studies in the normal liver. *Br J Surg* 79: 139-145.
Stock W, Thielman-Jonen, Muller J and Wintzer G (1980) Follow-up of colorectal carcinoma. *Therapie Woche* 30: 8595-8599.
Stone MD, Kane R, Bothe A Jr et al (1994) Intraoperative ultrasound imaging of the liver at the time of colorectal cancer resection. *Arch Surg* 129: 431-435.
Strauss LG, Clorius JH, Schlag P et al (1989) Recurrence of colorectal tumours: FDG-PET evaluation. *Radiology* 170: 329-332.
Sugarbaker PH, Gianola FJ, Speyer JC et al (1985) Prospective, ran-domized trial of intravenous versus intraperitoneal 5-fluorouracil in patients with advanced primary colon or rectal cancer. *Surgery* 98: 414.
Sugarbaker PH, Gianola FJ, Barofsky I et al (1986) 5-Fluorouracil chemotherapy and pelvic radiation in the treatment of large bowel cancer: decreased toxicity in combined treatment with 5-fluorouracil administration through the intraperitoneal route. *Cancer* 38: 826-831.
Sundquist K, Hafström LO, Jönsson PE et al (1978) Treatment of liver carcinoma with regional intra-arterial 5FU infusions. *Am J Surg* 136: 328-333.
Suzuki K, Gunderson LL, Devine RM et al (1995) Intraoperative radia-tion after palliative surgery for locally recurrent rectal cancer. *Cancer* 75: 939-952.
Takagi H, Morimoto T, Hara S et al (1986) Seven cases of pelvic exen-teration combined with sacral resection for locally recurrent rectal cancer. *J Surg Oncol* 32: 184-188.
Taylor I (1978) Cytotoxic perfusion for colorectal liver metastases. *Br J Surg* 65: 109-114.
Taylor I (1981) Studies in the treatment and prevention of colorectal liver metastases. *Ann R Coll Surg Engl* 63: 270-276.
Taylor I (1982) A critical review of the treatment of colorectal liver metastases. *Clin Oncol* 8: 149-158.
Taylor I, Bennett R and Sherriff S (1979) The blood supply of colorec-tal liver metastases. *Br J Cancer* 39: 749-756.
Temple WJ and Ketcham AS (1992) Sacral resection for control of pelvic tumors. *Am J Surg* 163: 370-374.
Thoeni R (1997) Colorectal cancer. Radiologic staging. *Radiol Clin North Am* 35: 457-485.
Törnquist A, Ekelund G and Leandoer L (1982) The value of intensive follow-up after curative resection for colorectal carcinoma. *Br J Surg* 69: 725-728.
Touran T, Frost DB and O'Connell TX (1990) Sacral resection: opera-tive technique and outcome. *Arch Surg* 125: 911-913.
Tournigand C, Louvet C, Quinaux E et al (2001) FOLFIRI followed by FOLFOX vs FOLFOX followed by FOLFIRI in metastatic colorectal cancer (MCRC): Final results of a phase Ⅲ study. *Proc Am Soc Clin Oncol* 20: 494 abstr.
Tschmelitsch J, Kronberger P, Glaser K et al (1994) Survival after surgical treatment of recurrent carcinoma of the rectum. *J Am Coll Surg* 179: 54-58.
Tung A, Malianiak K, Tenkela R and Winter P (1980) Intrathecal morphine for intraoperative and postoperative analgesia. *JAMA* 244: 2637.
Turk PS and Wanebo HJ (1993) Results of surgical treatment of non-hepatic recurrence of colorectal carcinoma. *Cancer* 71 (Suppl 12): 4267-4277.
Uetsuji S, Yamamura M, Yamamichi K et al (1992) Absence of col-orectal cancer metastasis to the cirrhotic liver. *Am J Surg* 164: 176-177.
van Cutsem E, Twelves C, Cassidy J et al (2001) Oral capecitabine compared with intravenous fluorouracil plus leucovorin in patients with metastatic colorectal cancer: results of a large phase Ⅲ study. *J Clin Oncol* 19: 4097-4106.
Vaughn DJ and Haller DG (1993) Nonsurgical management of recur-rent colorectal cancer. *Cancer* 71 (Suppl 12): 4278-4292.
Vauthey J-N, Marsh de-W, Cendan JC et al (1996) Arterial therapy of hepatic colorectal metastases. *Br J Surg* 83: 447-455.
Villalon AH and Green D (1981) The use of radiotherapy for pelvic recurrence following APER for carcinoma of the rectum: a 10 year experience. *Aust NZ J Surg* 55: 149.
Vincent M (1997) Raltitrexed (Tomudex®) versus 5-fluorouracil and leucovorin in patients with advanced colorectal cancer: results of a randomized, multicenter, North American trial. *Proc Am Soc Clin Oncol* 16: Abstr 801.
Wanebo HH and Margrove RC (1981) Abdominal sacral re-

section of locally recurrent rectal cancer. *Ann Surg* 194: 458.

Wanebo HJ, Koness J, Turk PS and Cohen SI (1992) Composite resection of posterior pelvic malignancy. *Ann Surg* 215: 685-695.

Wanebo HJ, Koness RJ, Vezeridis MP et al (1994) Pelvic resection of recurrent rectal cancer. *Ann Surg* 220: 586-597.

Wang CC and Schultz MD (1962) The role of radiation therapy in the management of carcinoma of the sigmoid, rectosigmoid and rectum. *Radiology* 79: 105.

Wang JK, Nauss LA and Thomas JE (1979) Pain relief by intrathecally applied morphine in man. *Anaesthesiology* 50: 149.

Warren KW, Jenkins RL and Steele GD Jr (1991) *Atlas of Surgery of the Liver, Pancreas and Biliary Tract*, pp 236-290. Norwalk, CT: Appleton and Lange.

Watkins E, Khazei AM and Wahra KS (1970) Surgical basis for arte-rial infusion chemotherapy of disseminated carcinoma of the liver. *Surg Gynecol Obstet* 130: 581-605.

Wedell J, Meier zu Eissen P, Luu TH et al (1981) A retrospective study of serial CEA determinations in the early detection of recurrent colorectal cancer. *Dis Colon Rectum* 24: 618-621.

Weh HJ, Zschaber R, Braumann D et al (1998) A randomized phase Ⅲ study comparing weekly folinic acid (FA) and high-dose 5-fluorouracil (5-FU) with monthly 5-FU/FA (days 1-5) in untreated patients with metastatic colorectal carcinoma. *Onkologie* 21: 403-407.

Weiss GR, Garnick MB, Osteen RT et al (1983) Long-term hepatic arterial infusion of 5-fluorodeoxyuridine for liver metastases using an implantable infusion pump. *J Clin Oncol* 1: 337-344.

Welch JP and Donaldson GA (1979) The clinical correlation of an autopsy study of recurrent colorectal cancer. *Ann Surg* 189: 496-502.

Wereldsma JCT, Bruggink EDM, Melser WJ et al (1990) Adjuvant portal liver infusion in colorectal cancer with 5-fluorouracil/ heparin versus urokinase versus santrol. *Cancer* 65: 425-432.

Whiteley HW, Stearns MW, Leaming RH et al (1970) Palliative radia-tion therapy in patients with cancer of the colon and rectum. *Cancer* 25: 343.

Wiig JN, Poulsen JP, Larsen S et al (2002) Total pelvic exenteration with preoperative irradiation for advanced primary and recurrent rectalc cancer. *Eur J Surg* 168: 42-48.

Wilkins EW Jr (1978) The status of pulmonary resection of metas-tases: experience at MGH. In Weiss L and Gilbert HA (eds) *Pulmonary Metastases*, pp 232-242. Boston: GK Hall.

Wilkins EJ Jr, Head JM and Burke JF (1978) Pulmonary resection for metastatic neoplasms in the lung: experience at the Massachusetts General Hospital. *Am J Surg* 135: 480-483.

Wilkins N, Petrelli NJ, Herrera L et al (1985) Surgical resection of pulmonary metastases from colorectal adenocarcinoma. *Dis Colon Rectum* 28: 562-564.

Willett CG, Boucher Y, di Tomaso E et al (2004) Direct evidence that the VEGF-specific antibody bevacizumab has antivascular effects on human rectal cancer. *Nat Med* 10: 145-147.

Wilson SM and Adson MA (1976) Surgical treatment of hepatic metastases from colorectal cancers. *Arch Surg* 111: 330-334.

Wood CB, Radtcliffe JL, Burt RW et al (1980) The clinical signifi-cance of the pattern of elevated serum carcinoembryonic antigen (CEA) levels in recurrent colorectal cancer. *Br J Surg* 67: 46-48.

Yaksh IL and Rudy TA (1977) Studies on the direct spinal action of narcotics in the production of analgesia in the rat. *Pharmacol Exper Ther* 202: 411.

Yan TD, Links M, Xu ZY et al (2006a) Cytoreductive surgery and perioperative intraperitoneal chemotherapy for pseudomyxoma peritonei from appendiceal mucinous neoplasms. *Br J Surg* 93: 1270-1276.

Yan TD, Lian KQ, Chang D & Morris DL (2006b) Management of intrahepatic recurrence after curative treatment of colorectal liver metastases. *Br J Surg* 93: 854-859.

Yano T, Hara N, Ichinose Y et al (1993) Result of pulmonary resection of metastatic colorectal cancer and its application. *J Thorac Cardiovasc Surg* 106: 875-879.

Yeh KA, Fortunato L, Hoffman JP and Eisenberg BL (1997) Cryosurgical ablation of hepatic metastases from colorectal carcinomas. *Am Sur* 63: 63-68.

Zaunbauer W, Haertel M and Fuchs WA (1981) Computed tomography in carcinoma of the rectum. *Gastrointest Radiol* 6: 79-84.

Zoetmulder FAN, Verwaal V and Ruth S (2002) Hyperthermic intraperitoneal chemotherapy (HIPEC) with mitomycin C significantly improves survival in patients with peritoneal carcinomatosis of colorectal origin *Proc Am Soc Clin Oncol* 21: abstr 586.

32

第32章　结直肠罕见肿瘤

结直肠罕见原发肿瘤

有一些良性病变为息肉样病变，具体内容请参考结直肠息肉一章。

胃肠间质瘤

胃肠间质瘤（gastrointestinal stromal tumors，GISTs）是新近提出的最常见的起源于胃肠道间叶细胞的肿瘤（Miettinen 和 Lasota，2001）。它们一般起源于 Cajal 间质细胞，可以表现为良性病变，也可以呈现侵袭性表现。平滑肌瘤和平滑肌肉瘤，尽管病理学上完全不同于 GISTs，但是既往一些研究把它们归为 GISTs，因此参阅既往文献时应该注意。既往诊断为成平滑肌瘤的目前也归为 GISTs。

令人困惑的是，直肠内罕见的胃肠道自主神经肿瘤（GANT）（Butler 等，1997）也被认为是 GISTs 的一个子类，可能是由于两者都起源于可以分化为平滑肌细胞核神经元的多能干细胞。组织学上，GANT 呈现低分化肿物，电镜下呈现特异性超微结构（King 等，1996），免疫组化染色一般神经元特异性烯醇化酶（NSE）和 S-100 蛋白呈现阳性（Hurlimann 和 Gardiol，1991）。

GISTs 具有特异性组织病理学特点和分子遗传学改变，从而很容易与典型的平滑肌肿瘤区分。病理学可见细胞呈梭性或上皮样聚集，c-kit（CD117）和 CD34 免疫组化染色大部分细胞呈阳性。恶性程度评估主要根据有丝分裂计数（每个高倍视野大于 5 个）和肿瘤大小（大于 10cm），但是即使肿瘤比较小合并较低的有丝分裂计数同样可见远处转移。GISTs 多发于胃和小肠，而发生于结直肠的 GISTs 只占 5%（Miettinen 和 Lasota，2001）。印度南部报道的 93 例 GISTs，只有 11 例发生于结直肠，其中 3 例累及肛门。GISTs 有典型的手术和 CT 表现。

GISTs 多发于年龄大于 40 岁的男性，一般以肠道梗阻为首发症状（Miettinen 等，2001）。大小可以从黏膜内或黏膜下结节到引起疼痛、出血或梗阻的巨大盆腔肿物。GISTs 这种亚裔多发的肿瘤，起源于小肠、直肠和腹膜后，容易出现腹部肿胀。常见转移部位为肝、骨和肺。可以根据肿瘤大小和是否转移来判断预后。

治疗

GISTs 一般对放化疗不敏感，目前手术切除是唯一可选的治疗方法，术后有较高的局部复发概率（Bumming 等，2006），而对于发生转移的患者则没有有效的治疗方法。手术为主要治疗措施。术中根据肿瘤累及周围肠襻多少可行多个肿物切除术。一般在肠道肿物供应血管周围可见广泛转移结节，因此手术时要小心解剖，避免损伤肠道供应血管而出现广泛性缺血性肠道坏死。多数情况下，手术切除肿物仅仅是为了缓解肠梗阻，为姑息性手术。近年来，新型分子靶向抑制 c-kit 受体酪氨酸激酶的伊马替尼可以改善 GISTs 患者总生存期、降低局部复发率，并且对发生转移和不可手术患者有明显治疗效果（Blanke 和 Corless，2005）。临床上，GISTs、平滑肌瘤和平滑肌肉瘤的明确诊断需要靠术后病理，所以一般都先手术治疗，术后根据病理明确诊断。胸、腹和盆腔 CT 可用于术前评估。如果术后病理明确诊断为恶性 GISTs，则推荐使用伊马替尼治疗。

平滑肌瘤

起源于结肠平滑肌的肿瘤非常罕见。Stout（1955）在 50 年间诊断的 200 例大肠良性肿瘤中，只有 30 例平滑肌瘤。Ferguson 和 Houston（1972）则报道在 67 例良性病变中只有 2 例平滑肌瘤。Kadakia 等（1992）报道只有 3%的胃肠道平滑肌瘤发生于大肠。

平滑肌瘤多起源于大肠的肌层或黏膜肌层，肿物可以在黏膜内、突入肠管或突出腹腔。有时肿物向肠壁内外两个方向生长，形成哑铃状肿物。平滑肌瘤一般单发，较小的肌瘤成结实的胶冻样结节，而较大的肌瘤一般呈分叶状肿物。病理可见成束的梭形的平滑肌瘤细胞纵横交错，其间间杂着少量纤维结缔组织（图 32.1）。一般肌瘤周围可见包膜，但是良性和恶性的平滑肌瘤很难鉴别（Le Borgne 等，1993—1994）。多数病理学家认为肿瘤大小和有丝分裂计数是唯一用于鉴别恶性度的指标（Evans，1919；Stout 和 Hill，1958；Berg 和 McNeer，1960；Botting 等，1965）。其他一些提示恶性平滑肌瘤的病理特征包括：细胞核大小和形状不规则、染色体异常染色（Berg 和 McNeer，1960）、多数细胞形态奇异不能辨别平滑肌细胞的长轴（Evans，1919；Botting 等，1965）。但不管肿物的病理学是否出现上述恶性特点，最后决定恶性的还是肿瘤的转移能力。

根据 Stout 报道数据，平滑肌瘤累及结肠多于累及直肠（Stout，1959），而 Mayo 诊所报道恰恰相反。在结肠内，十二指肠和横结肠最常受累，一般不累及盲肠（Lookanoff 和 Tsapralis，1966；Meittinen 等，2001）。

临床表现和其他多数良性肿物类似，平滑肌瘤可以没有任何症状，仅仅是在结肠镜、手术或尸检时发现。结肠肿物患者可以出现腹痛和出血症状，或者患者以发现腹部肿物就诊，而穿孔和肠套叠尽管可见报道，但是极其罕见（Murphy，1973）。直肠平滑肌瘤一般和直肠肿物表现类似，或者表现为腹膜后肿物（Sayer 和 Amundsen，2003）。

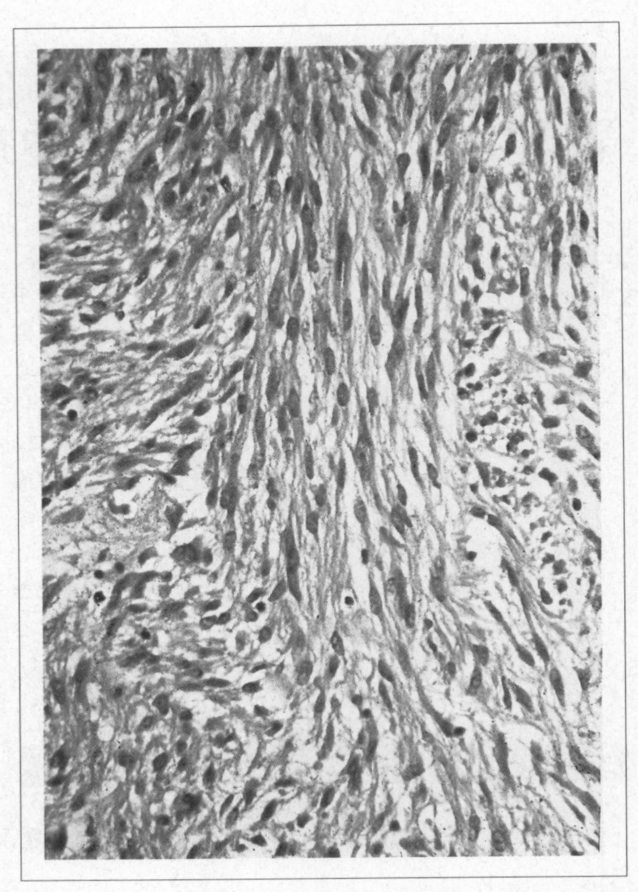

图 32.1 结肠平滑肌瘤，病理可见纺锤形的细胞交错，间杂纤维结缔组织。

Lee 等（2000）报道了 2 例结肠平滑肌瘤和 10 例直肠平滑肌瘤的影像学表现。平滑肌瘤平均直径为 3.5cm，平滑肌肉瘤平均直径为 8.8cm，3 例肿物边界光滑，9 例肿物成分叶状。其中 5 例病灶可见营养不良性钙化。Chun 等（1998）报道恶性肠道平滑肌瘤的 CT 表现：直径较大、呈分叶状、CT 密度异质性、脂肪浸润、溃疡、淋巴结病变和外生性生长。

治疗

手术切除为主要治疗方法。术前明确诊断不太容易，而且因为冰冻病理不好辨别，所以一般建议根治性切除。如果是发生于直肠的小的平滑肌瘤，可行局部肿物切除术，否则建议开腹行根治性切除术。有一组俄罗斯外科医生建议尽量行局部切除。Vorobyov 等（1992）报道了于 1972—1990 年行手术治疗的 36 例直肠平滑肌瘤患者。其中 12 例肿物直径小于1cm的，直接内镜下电切治疗。10例肿物直径2.5～5.0cm的患者行经肛门的肿物切除术。6例患者经直肠旁路行肿物切除，有7例患者肿物直径为8～20cm，则开腹行直肠切除术。其中行局部切除的患者有9例复发。7例于术后的9个月～9.5年发生恶性转化。局部切除术后，如果病理证实是良性肿物，则不推荐其他任何治疗措施，只需密切随访即可。

多数情况下，结肠镜套扎切除偶发的小的结直肠平滑肌瘤是可行的。Miettinen等（2001）安全套扎了87例微小结直肠平滑肌瘤，其中29例没有复发。他们建议：如果切除病理可见不典型增生或有丝分裂活跃，则完全切除肿物和密切随访时必需的。

平滑肌肉瘤

平滑肌肉瘤是一种发生于结肠或直肠的罕见平滑肌源性肿瘤。到1994年为止，文献大约报道了215例平滑肌肉瘤，其中2/3发生于直肠（Anderson等，1950；Baker和Good，1955；Swartzlander，1955；Morson，1960；Quan和Berg，1962；Smith，1963；Bacon，1964；Bhargava等，1964；Asuncion，1969；Roo和Vaas，1969；Yoshikawa，1969；Schumann，1972；Calem和Keller，1973；Astarjian等，1977；Eitan等，1978；Cho和Smith，1980；Rao等，1980；Stavorovsky等，1980；Stair等，1983；Asbun等，1992；Lacava等，1992；Letessier等，1992；Tjandra等，1993；Wolf等，1994；Fallahzadeh，1995；Witzigmann等，1995；Hatch等，2000），而其中大部分报道目前看来应该诊断为GISTs。

据估计平滑肌肉瘤占直肠肿瘤的0.1%～0.5%（Golden和Stout，1941；Anderson等，1950；Nemer等，1977；Caffarena等，1993；Wolf等，1994）。发生于直肠的平滑肌肿瘤大于半数的病例为恶性，而除了直肠外的其他肠道平滑肌肿瘤却多数是良性。肉瘤一般位于黏膜下层，病理可见成束的梭形的平滑肌肉瘤细胞纵横交错（图32.2），偶尔可见囊性坏死灶。细胞核呈水泡状，边缘钝，圆形核仁增大。病理镜下增高的有丝分裂指数往往提示恶性。一般可见黏膜溃疡、黏膜下扩张性或局限性浸润周围组织。远处转移多数通过血行转移，淋巴转移较少。单纯的大肠平滑肌肿物，病理很难明确其良恶性，唯一可行的是其生物学行为。所以推荐临床医生：在未明确其为良性之前，都按恶性肿物治疗。

临床特点

直肠平滑肌肉瘤临床表现一般与直肠腺癌类同，表现为便血和大便习惯的改变（Tjandra等，1993）。疾病早期，肉瘤表面被覆黏膜可以是完整而无溃疡的，因此直肠指诊，触及黏膜下光滑质硬肿物时，应该怀疑平滑肌肉瘤。而多数情况下，肿物被覆黏膜发生溃疡，直肠指诊时则不易与直肠腺癌相区分。尽管报道恶性肉瘤较良性疼痛更甚（Stair等，1983；Hatch等，2000），但是这不是很好的鉴别诊断指标。肿物浸润肠管深度可以通过肠管内B超明确（Wolf等，1994）。

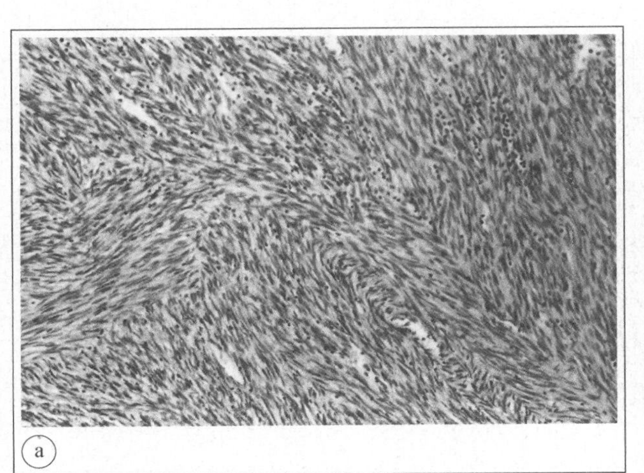

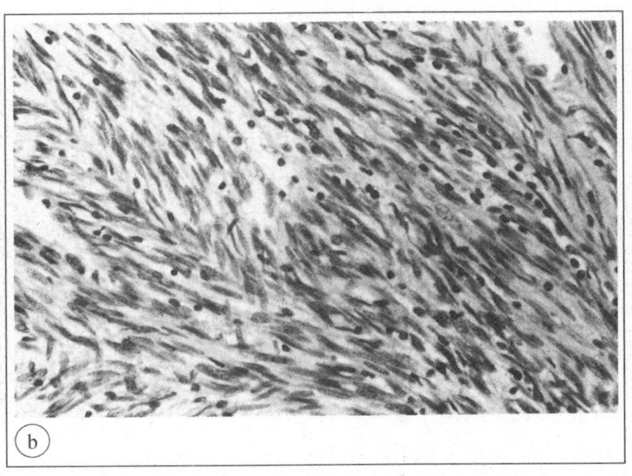

图32.2 平滑肌肉瘤。**(a)** 梭形细胞构成鲱骨状图形；少数淋巴细胞反映了表面的溃疡（H&E×100）。**(b)** 高倍镜下显示梭形平滑肌肉瘤细胞，细胞核边缘钝，中等多形性与有丝分裂（H&E×400）。

治疗和预后

手术切除是唯一治愈此病的方法。如果行局部切除的话，有80%～85%的复发概率（Golden和Stout，1941；Anderson等，1950；Nemer等，1977；Blatt等，1979；Hatch等，2000）。因为多数肿瘤为低位直肠平滑肌肉瘤，所以经腹会阴联合直肠切除术是常用的术式（Tjandra等，1993）。如果肿物位于直肠中上部，单纯直肠肿物切除术一般可以完成足够的局部切除。目前报道的根治术后5年存活率为20%～25%（Golden和Stout，1941；Anderson等，1950；Diamente和Bacon，1967；Nemer等，1977；Eitan等，1978；Blatt等，1979；Tjandra等，1993）。如此差的预后，一般建议术后辅助化疗。平滑肌肉瘤对放疗不敏感，因此放疗效果很差（Golden和Stout，1941；Anderson等，1950；Sanger和Leckie，1959；Sanders，1961；Blatt等，1979），但是最近局部切除术中行^{192}铱放射治疗成为一种新的选择（Minsky等，1991；Grann等，1999）。建议多药联合化疗，但是对于化疗疗效，文献没有太多报道（Gottlieb等，1975；Wolfson和Oh，1977）。有学者推荐术后通过CT复查可以检查出早期的复发，早期复发肿物行局部切除仍可受益。直肠平滑肌肉瘤罕见，但是与具有相同有丝分裂计数的直肠GISTs相比，预后明显好（Miettinen等，2001）。

结肠平滑肌肉瘤

结肠平滑肌肉瘤同样罕见（Miettinen等，2000）。结肠肉瘤的局部浸润较直肠更少，因此可以容易完全切除（Rao等，1980）。肉瘤分化级别较高时，病理可见平滑肌动蛋白、肌间线蛋白或者两者都可见。Miettinen等（2000）发现结肠平滑肌肉瘤中，CD34和CD117染色阴性，缺乏C-KIT突变。有学者将结肠平滑肌肉瘤进行临床分期，以便采取不同的治疗措施（Astarjian等，1977）。他们将其分为三期：

Ⅰ期：肿物局限于肠壁内，无浸润和溃疡

A：黏膜下肿物

B：浆膜下肿物

Ⅱ期：肿物超出结肠管壁

A：管腔内壁溃疡

B：浸润结肠周围组织

Ⅲ期：远处转移

根据上述分期，ⅠA、ⅠB和ⅡA患者预后较好，ⅡB患者预后稍差，Ⅲ患者预后极差，尽管此分期尚显合理，但是具体治疗方案的治疗效果有待进一步观察。

脂肪瘤

脂肪瘤尽管罕见，但是发病率在直肠非上皮来源的肿瘤中占第二位，尸检研究显示发病率为0.2%～0.3%（Weinberg和Feldman，1955；Haller和Roberts，1964）。有学者发现脂肪瘤更多的发生于盲肠和右半结肠（Pemberton和，McCormack，1937；Castro和Stearns，1972）。直肠并不是一个常见的发生部位，无论男性还是女性（Mayo等，1963）。脂肪瘤起源于肠管壁内的脂肪组织，大部分肿物位于黏膜下，偶有浆膜下肿物。患者年龄分布为50～70岁，与性别无显著相关。通常脂肪瘤于黏膜下生长，表面被覆黏膜或黏膜肌层。如果肿物增大突入管腔，则可见表面黏膜扩张、萎缩甚至坏死及溃疡（图32.3），从而引起出血。

当脂肪瘤在浆膜下生长时，则肿物容易突出管壁外，成外生性生长突入腹腔。肿瘤大小从几毫米到6cm不等，一般被认为是良性病变。多数情况下单发，但有研究报道约20%的为多发病变（Mayo等，1963）。

具体临床表现不一。多数脂肪瘤无临床症状，只是在行肠镜、尸检或手术时偶尔有发现。偶有报道因脂肪瘤肠套叠导致肠梗阻症状出现（Marra，

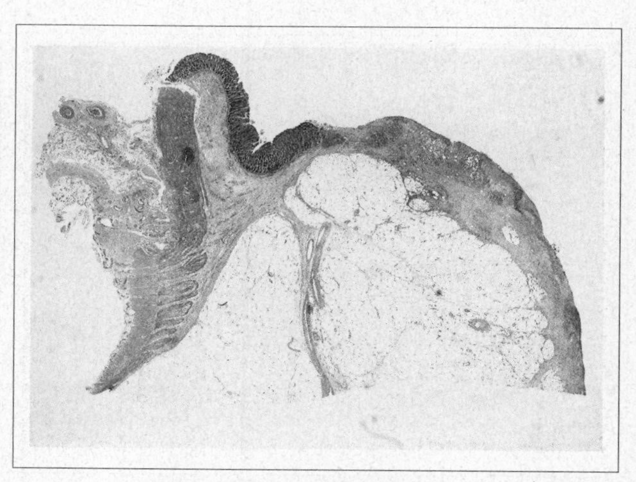

图32.3 小肠脂肪瘤。由于套叠表面发生溃疡，肿瘤位于小肠，但结肠的脂肪瘤也有类似的表现。

1993；Siddiqui 和 Garnham，1993；Wulff 和 Jesperson，1995；Hackam 等，1996）。同样其他罕见临床表现包括：大便习惯改变、腹部隐痛、便血和贫血，当然这些症状与肠道腺癌临床表现不易区分（Franc-Law 等，2001）。Franc-Law 等（2001）回顾了 275 例结肠脂肪瘤病例，只有 28 例出现了明显贫血和腹痛。这些息肉可因坏死或缺血出现急性症状，一般很少发生于右半结肠。

多发性脂肪沉积症需要与其他息肉病相鉴别。如果怀疑脂肪瘤，必要时可行水溶性灌肠造影检查。脂肪瘤是 Cowden 病的特征，可以累及肠系膜、网膜和结肠壁。利用可以探测脂肪和水吸收系数不同的低电压技术，富含脂肪组织的病变其射线透过性更好。CT 检测也可以用于诊断（Rogy 等，1991；Kakitsubata 等，1993）。最明确的诊断方式为肠镜取组织活检，肠镜下可见柔软、黄色的黏膜下肿胀。

乙状结肠镜或结肠镜下，脂肪瘤呈黄色黏膜下隆起，表面被覆肠黏膜。需要与类癌鉴别，类癌在镜下同样呈现黏膜下黄色隆起，不过类癌质硬而脂肪瘤质软，用钳子压迫脂肪瘤可见凹陷，压迫凹陷在接触压迫后弹性恢复称为“枕头征”（pillow sign），是脂肪瘤的典型表现（Church，1995）。有时回盲瓣较多脂肪浸润时容易误诊为脂肪瘤，试图套扎回盲瓣则是不明智的。广基无血管蒂直径大于 2cm 脂肪瘤最好不要套扎，否则容易穿孔（Kim 等，2002）。脂肪组织电刀不容易切割，切除基底部时需要加大电流才能烧灼和切断基底部。有蒂的或较小的脂肪瘤可以套扎。如果脂肪瘤组织学诊断明确，则不需要进行进一步处理（Zhang 等，2005）。

当开腹手术发现无症状脂肪瘤不能明确诊断时，此时需要行部分结肠切除术，以排除恶性肿瘤明确诊断。组织活检可以通过小切口术式（Nakagoe 等，2004）或腹腔镜辅助下结肠镜（Ladumer 等，2003）取组织活检。

偶尔可将直肠或肛周脂肪瘤，直肠指诊或直肠镜检查时可见柔软、光滑、有包膜的黄色肿物。具体临床表现依肿物大小、是否累及肛门括约肌和是否有黏膜溃疡。如果肿物有蒂，则可以通过肛门将肿物拖出行切除。无蒂是则需通过肛门切开表面黏膜，行脂肪瘤剜除术。

脂肪肉瘤

目前报道的起源于大肠的脂肪肉瘤不足 15 例，而且多数还来源于结肠系膜（Amato 等，1998）。

类癌

类癌来源于 Lieberkühn 隐窝的嗜铬细胞或称为 Kulchitsky 细胞（Masson，1928），目前被归为神经内分泌肿瘤（Saclarides 等，1994）。肿瘤细胞起源于外胚层，银染色明显强阳性，因此又称为嗜银细胞瘤（图 32.4）。不同部位的类癌，在组织化学、临床特点稍有差异（Williams 和 Sandler，1963；Black，1968；Orloff，1971）。可以根据类癌的解剖学部位和胞浆嗜银颗粒将其分类。肿瘤内细胞嗜银、嗜铬或者两者都有。嗜银染色阳性指的是胞浆颗粒可以将银离子还原为金属银（Taxy 等，1980）。嗜银细胞内颗粒一般较小，而亲银细胞颗粒则较大（Corman，1984）。中肠来源的类癌通常含有嗜银和亲银阳性细胞，为多灶起源，与类癌综合征有关。后肠来源类癌则不同：发病率低，而且

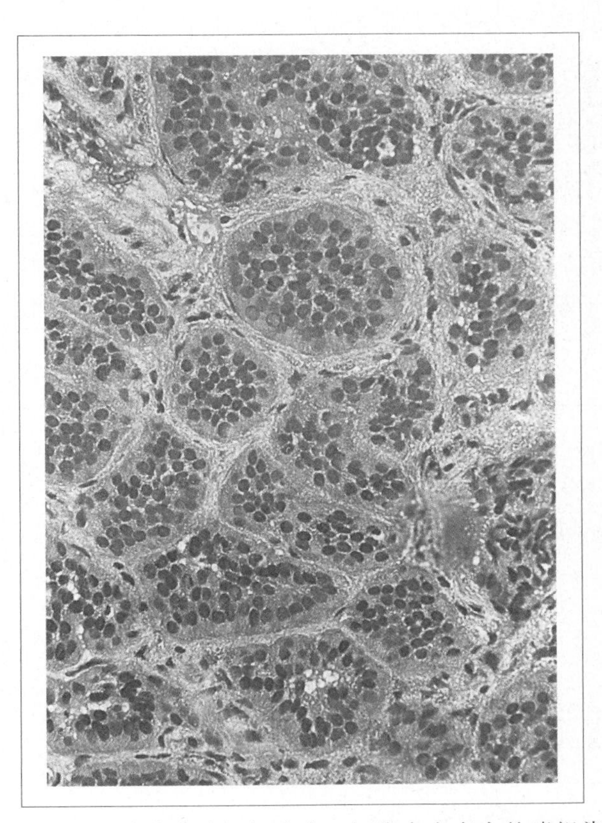

图 32.4　类癌或嗜银细胞瘤。细胞中含有大的嗜银染色颗粒。

多为单灶起源，免疫组化多为嗜银，亲银则少见（Saegesser 和 Gross，1969；Taxy 等，1980）。它们很少分泌 5-羟色胺，所以尿中一般检测不到 5HIAA（Black，1968）。

目前关于肠道上皮来源的激素分泌肿瘤命名仍比较混乱。类癌早期是指良性的或分化好的与癌类似的肿瘤，目前则指的是一类完全不同的肿瘤，包括各种分化程度、分泌与非分泌及功能与非功能性肿物。有些学者建议：只要上皮来源肿瘤可以合成、存储和分泌氨或神经多肽，就可以诊断为神经内分泌肿瘤，而不管其临床活动性如何（Saclarides 等，1994），而类癌仅仅是指良性、低级别、高分化神经内分泌肿瘤，比如阑尾类癌。而神经内分泌癌对应指那些高级别、低分化的神经内分泌肿瘤。这样的分类比较合理，而且在逐步应用于临床（Bernick 等，2004），虽然仍外广泛普及。我们将来有机会应用该分类系统。

结肠是类癌发生的第二大部位（30%），紧排在阑尾和小肠之后（45%），而且 17%的结肠类癌发生于阑尾（Cheek 和 Wilson，1970；McDermott 等，1994；Maggard 等，2004）。总体来说，20%的胃肠道类癌起源于直肠，10%的来源于结肠（Jetmore 等，1992；Maggard 等，2004）（图 32.5）。大肠类癌多为单发，而小肠类癌一般为多灶病变。最早表现为黏膜或黏膜下局灶结节性增厚，早期类癌和结肠腺瘤息肉类似，但是类癌颜色看起来苍白，有时略呈淡黄色。随着类癌的增大，可呈现为广基底的病变，如果继续进展，可出现黏膜溃疡。有时位于肠管壁深部可及活动性肿物。有的类癌可致肠管多灶性结构改变，导致外观上与克罗恩病难以区分，甚至需要活检才能明确诊断。

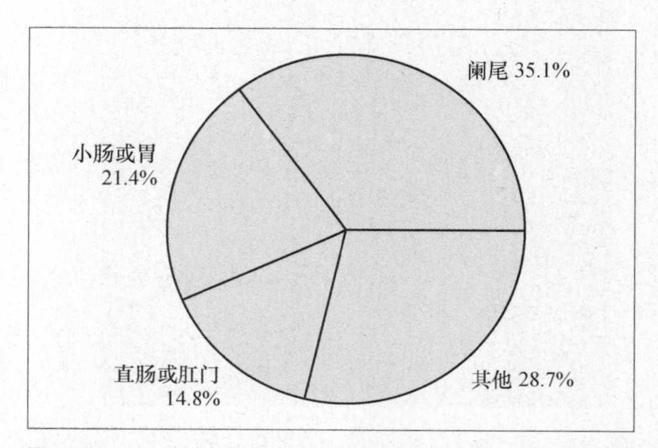

图 32.5 3 763 例患者中原发性胃肠道类癌的发生位置。（来源自：Mc Dermott 等，1994）。

临床特点与诊断

结肠类癌一般很长时间内并没有任何症状（Spread 等，1994），即使肿物长得很大，较腺癌也很少引起肠梗阻和出血。Orloff（1971）研究报道，大约 53%的结肠类癌知道诊断时仍然是没有明显症状的。但是如果出现症状，基本同结肠腺癌相同。

直肠类癌则因其他主诉行直肠检查时容易较早发现（Jetmore 等，1992），乙状结肠镜下可见小的黄色的黏膜下结节，直径一般小于 1cm。

通过活检可以明确诊断类癌，但是不易区分良恶性。类癌病理缺少有丝分裂活跃和固缩细胞核等判断恶性程度的指标（Corman，1984），因此需要依靠是否有局部浸润或远处转移来确定良恶性。依靠上述标准，恶性类癌的发病率为 8%～40%（Welch 和 Hedberg，1975）。类癌患者肠道腺癌发病率较正常人高，所以建议类癌患者行全肠道检查以排除恶性腺癌（Bates，1962；Caldarola 等，1964；Quan 等，1964；Gerstle 等，1995）。

中肠类癌分泌 5-羟色胺，前肠类癌分泌 5-羟色胺和组胺。后肠类癌不分泌 5-羟色胺，而血浆中嗜铬蛋白 A 升高，但是容易引起类癌综合征（皮肤潮红、水样腹泻、支气管痉挛以及由于心脏瓣膜病变引起的心肺症状）（Modlin 等，2005）。如果发生类癌综合征，容易引起肝脏病变，因为太多的毒性物质超过了肝脏的解毒功能。后肠类癌较前肠和中肠道类癌肿物小、临床症状少，预后好（Van Gompel 等，2004）。

治疗

结肠类癌最好手术切除治疗。术前评估必须确认是否有转移，其中肝脏转移最常见。超声和 CT 检查是必需的，放射性标记奥曲肽也可用来明确是否有转移（Modlin 等，2005）。明确没有播散，类癌需行同腺癌一样的根治性切除术。如果出现转移，可行局灶性切除，姑息性切除是缓解症状的最好方法。Spread 等（1994）于 1964—1988 年切除了 36 例结肠类癌。2 年和 5 年生存率为 34%和 26%。作者得出结论：结肠类癌较阑尾或直肠类癌预后明显差，结肠类癌预后都比结肠腺癌要差。有学者报道类癌生存率和结肠腺癌根治术后差不多

（Welch 和 Donaldson，1974；McDermott 等，1994）。Memorial Sloan Kettering Cancer Center 的 McDermott 等（1994），报道他们的资料显示结直肠类癌 5 年生存率 44%。他们报道女性患者较男性患者预后好，和生存相关危险因素包括：浸润深度、肿瘤大小、淋巴结转移、肝转移、诊断时间和治疗措施。盲肠类癌更容易发生远处转移，所以预后较结肠其他部位类癌更差（Sanders 和 Axtell，1964）。结肠类癌切除术后的平均生存期大约 2 年（Berardi，1972）。

没有转移的直肠类癌，治疗方式取决于肿瘤大小和局部浸润深度。1959 年 Peskin 和 Orloff 建议直径小于 2cm 的直肠类癌，只要病理明确没有局部浸润和突破黏膜层，行局部切除即可（Peskin 和 Orloff，1959）。所有其他类型则行根治性切除，只要可能则尽量保存肛门括约肌功能。数个研究已证明了上述建议的可行性（Morton 和 Johnstone，1965；Morgan 等，1973；Rothmund 和 Kisker，1994）。

Orloff（1971）治疗的 23 例直径小于 2cm 的类癌，生存期都超过 5 年。Jetmore 等（1992）通过局部治疗，包括经肛门切除和电烧灼，治疗了 85 例直径小于 2cm 的直肠类癌，术后随访 5 年没有复发。Fitzgerald 报道治疗了 109 例直肠类癌患者。100 例肿物直径小于 2cm 且 1 例出现肝转移。9 例直径大于 2cm 的患者，6 例就诊时出现肝转移，2 例后来发展为肝转移。3 例行根治性切除术患者，2 例出现术后复发。Koura 同样报道了类癌肿物大小与预后的关系，他们将肿物分成三个级别：直径小于 1cm 有 100% 5 年无转移生存率，直径 1～2cm 有 73%无转移生存率，直径大于 2cm 只有 25%无转移生存率。Higaki 用内镜切除治疗了 22 例直肠类癌患者。其中 21 例局限于黏膜下且无细胞异型性，最大的肿物直径只有 1cm，在 73.8 个月的随访期，没有出现复发和转移。只有 1 例有细胞异型性并扩展到固有肌层，最后死于远处转移。尽管所有这些资料提示：直径小于 1cm 的直肠类癌为良性，但 Heal 提出警告这个原则不能完全确保正确。

结直肠类癌肝转移治疗比较棘手。肝转移类癌因为出现类癌综合征，治疗棘手。目前治疗肝转移综合多种措施：化疗、栓塞、放射性消融和手术切除，甚至肝移植。对于没有引起类癌综合征的肝转移患者，是否利用这些措施还有争议。

化疗

各种包括链霉素、氟尿嘧啶、多柔比星和环磷酰胺的方案都有，但是有效率较低。Moertel 利用单药治疗，氟尿嘧啶的部分缓解（PR）比率为 26%，多柔比星为 21%，链霉素的 PR 比率为 16%。氟尿嘧啶联合链霉素化疗的应答率达到 32%，但是应答持续中位时间为 7 个月和中位生存期为 21.7 个月。Moertel（1982）确认了这个化疗有效率，并指出其他联合化疗方案同样无明显疗效。

其他可选方案

其他主要是减少转移瘤血供的方法也在尝试，包括转移瘤切除、肝动脉结扎和经皮血管栓塞。尽管这些措施可以缓解临床症状，但是并没有证据显示其可以延长生存期，病死率仍然很高。肝动脉结扎术的病死率约高达 25%。因为大肠类癌发生转移患者很少出现类癌综合征，所以没有必要药物治疗。出现类癌综合征，可用生长抑素类似物奥曲肽或干扰素治疗。需要注意仅仅只有 3 例转移类癌综合征患者通过生长抑素治疗后症状完全缓解。

神经内分泌癌

神经内分泌癌具有高度侵袭性，免疫组化染色可见神经内分泌标志物阳性。一般患者就诊时已处于Ⅳ期，所有预后极差。Memorial Sloan 癌症中心治疗了 38 例从 1975—1988 年的神经内分泌癌患者。他们删除类癌后，将其分为小细胞（22）和大细胞癌（16），多数肿瘤免疫组化染色，嗜铬蛋白、突触蛋白和神经烯醇化阳性。69.4%患者就诊时出现远处转移，生存期中位值约为 10.4 个月。1 年、2 年和 3 年生存率分别为 46%、26%和 13%。这些数据和其他中心报道数据基本一致。

恶性黑色素瘤

大部分直肠黑色素瘤起源于肛管鳞状上皮或移行上皮。很少来源于真正的直肠黏膜（Werdin 等，1988）。有两种主要的表现模式。第一种是非典型的痔疮表现，有色素沉着和硬结形成，让人怀疑肛周的肿胀不仅仅是因为肛瘘或痔疮切除术后的皮肤改变或检测到黑色素瘤。恶性黑色素瘤偶尔会被检测到，提示众多的医疗机构应常规将皮肤赘生物及痔疮送病理行组织检测。考虑到病理的发现率较低，因此许多病人，特别是在远东，如果肛周术后，常常是痔疮切除术后的色素沉着或肿物都要注意。第二种表现方式为活检被诊断为黑色素瘤，而无法同直肠癌区别。直肠黑色素瘤在女性病人更常见，而肛管黑色素瘤则男女发病率相同（Boliver 等，1982；Slingluff 等，1990；Weinstock，1993；Malik 等，2002）。

任何怀疑肛周或直肠的病变均应行活检诊断。黑色素瘤具有播散的高危险性。许多专家认为尽管影像学提示肿瘤位于局部，但是很多病人已经出现了无法检测到的转移病变。血行播散最为常见，特别是转移到肺、肝、脑、骨头和肠道的一些卫星病灶。腹股沟和肛周淋巴转移也很常见。考虑到本病的播散特性，根治性外科手术便变得很有争议。化疗的效果也很差。因此预后很差，大部分患者会死亡。也有一部分黑色素瘤表现为肠道转移（Elsayed 等，1996；Eloubeidi 等，2000；Tessier 等，2003）。

良性淋巴瘤

良性淋巴瘤是发生在大肠的最常见的良性肿瘤，表现为直肠的单一的粉红色或灰色的圆形息肉，直径从几毫米至 3～4cm。良性淋巴瘤无论从宏观还是微观检查均同恶性淋巴瘤相似。然而，良性肿瘤无恶性肿瘤的浸润和破坏性，而且不发生转移。良性淋巴瘤细胞呈滤泡状，有边界清楚的生发中心，而在恶性淋巴瘤，则没有固定的形式和生发中心（Price，1978）。鉴别良恶性淋巴瘤很困难。在 70 例良性淋巴瘤中接近 50％最初被误诊（Helwig 和 Hansen，1951）。

如果病理学家对诊断确定无疑，则简单的局部切除对这种疾病是安全的。而且，即便局部切除不完全，也无需进一步扩大切除或行根治性切除（Cornes 等，1961）。

恶性淋巴瘤

尽管恶性淋巴瘤是大肠第三最常见的恶性肿瘤，仅仅少于腺癌和类癌，仍旧少见。Goligher 在 1500 例大肠恶性肿瘤中仅仅看到 2 例（Goligher，1984）。其他学者描述了略高的发病率，结肠为 0.5％，直肠为 0.1％（Sherlock 等，1970）。然而，恶性淋巴瘤在 HIV 患者、移植病人和接受免疫抑制剂的炎性肠病的人群中很常见（Cappell 和 Botros，1994）。胃肠道是淋巴结外淋巴瘤的最常见部位，10％位于结肠或直肠。大肠也是发生于其他部位的淋巴瘤第二常见扩散区域，特别是表面和边缘区淋巴瘤（Romaguera 和 Hagemeister，2005）。

部位

直肠和盲肠（图 32.6）是恶性淋巴瘤最常见的部位（Stout，1955；Montini 等，1994），主要原因可能是由于这些区域有大量的淋巴组织聚集。肿瘤可在任何年龄发病，但患者的年龄常常大于 50 岁，男性发病率往往高于女性（Wychulis 等，1966；Moertel，1973；Hwang 等，1992；Habr-Gama等，1993；Wong & Eu，2006）。

病理

肿瘤可以是息肉状或者为表面溃烂的肿块，或者为沿结肠段分布的散发的病变。在结肠，肿瘤会形成多数的息肉状赘生物，外观形同多发性息肉病（Cornes，1961）。由于密集的肿瘤细胞浸润黏膜及黏膜下，肠壁变得很厚。相对于小肠淋巴瘤，结肠淋巴瘤更易发生表面溃疡及坏死。

同其他部位的淋巴瘤一样，结直肠淋巴瘤依据它们的细胞形态和表面的免疫标记物分类。肿瘤可能是典型的霍奇金淋巴瘤，更常见的则是 T 细胞或 B 细胞非霍奇金淋巴瘤（Issacson 和 Wright，1986）（图 32.7）。非霍奇金淋巴瘤倾向于高度恶性，很快穿透肠壁直接扩散至邻近组织，广泛的淋巴组织受侵。手术时有近 50％的患者淋巴结受累。除了组织学和免疫学分类，淋巴瘤也可以依据的扩散范围分类：

1 级：局限于肠壁。

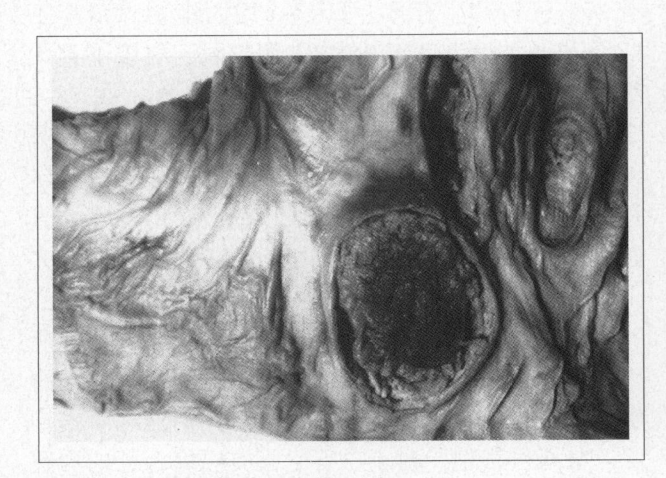

图 32.6 盲肠溃疡型恶性淋巴瘤。

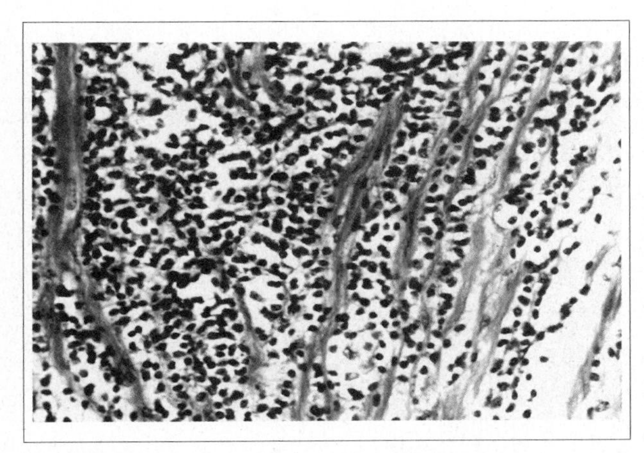

图 32.7　结肠恶性淋巴瘤。显微镜下肠壁肌肉内散在浸润的 B 型淋巴细胞（H&E，×400）。

2 级：主要病变肠壁淋巴引流区域淋巴结受累。

3 级：腹主动脉旁淋巴结受累和/或邻近器官受累。

结直肠的淋巴系统外的淋巴瘤预后同疾病分期的相关性更高，而不是它的细胞分型（Wychulis 等，1966；Saltzstein，1969；Lewin 等，1978）。

临床表现

主要的临床表现同腺癌并没有明显区别。当直肠指诊提示肿瘤表面大部分被覆完好的黏膜时，就应怀疑为直肠淋巴瘤。一旦发生溃疡，肿瘤则感觉就像直肠癌。尽管同腺癌的影像学相似，淋巴瘤也有其自身的一些特点（Halls，1980）。如果有较大的结肠外压，同心圆扩张，或者在回肠末端或回盲瓣有息肉样充盈缺损，则应该考虑淋巴瘤。结肠钡灌和 CT 扫描结合使用被推荐为诊断结直肠淋巴瘤的主要的有用的诊断方法（Wyatt 等，1993）。CT 在疾病的分期上也是有用的。由于淋巴瘤的弥漫的息肉类型，影像学的表现就同其他的息肉性病变类似。必须同具有假息肉的溃疡型结肠炎、克隆恩病、结节性淋巴增生病、血吸虫病相鉴别。活检和组织学检查具有诊断意义。但是单单使用光学检查要鉴别淋巴瘤和未分化癌则可能很困难。正确的细胞表面抗原染色可以明确诊断（Stansfield，1985）。

恶性淋巴瘤可能同其他疾病相关，特别是那些免疫状态发生改变的疾病或者同其他疾病的治疗相关（Swanson 和 Schwartz，1967；Doak 等，1968；Fahey，1971；Kim 和 Williams，1972；Levy 等，1976）。在结肠淋巴瘤同淋巴细胞性白血病可能有重叠性（Waldenstrom，1960）。在淋巴瘤同炎性肠病及腹腔疾病之间，关联性已经被观察到（Lewin 等，1978），亦可能发生在 AIDS 的患者（Friedman，1988）。

治疗

目前胃肠道淋巴瘤的治疗处在一种不稳定状态，通常的观点认为如果有结直肠腺癌的可能肿瘤应当外科切除。如果病变仍旧局限于肠壁，一些学者推荐使用辅助放疗（Corman，1984）。其他一些人则认为无需进一步治疗。如果淋巴结受侵，则一致认为应当使用一种化疗方案来治疗。而是否使用放疗则有争议。目前文献尚未报道有关大肠淋巴瘤治疗的对比临床试验，考虑到本病的罕见性这也并不奇怪。也有一些有关直肠淋巴瘤对放疗反应的案件报道（Mohideen 等，1995；Bilsel，2005），建议给予患有直肠肿瘤的患者行新辅助放疗。当然外科手术依旧是结肠肿瘤的首选方案。

患有淋巴瘤和 AIDS 的病人形成了一个特殊的群体。Place 等报道了 6 例 AIDS 的病人患有肛门直肠非霍奇金淋巴瘤的治疗结果。肿瘤都是高分化的 B 细胞淋巴瘤，CD4 的平均数值为 93（8～201）。有症状的 3 个病人的平均生存期为 6.7 个月，而没有症状的病人的平均生存期为 16 个月。没有症状的并且可以承受放化疗的患者效果很好。

由于没有一致的治疗方案，生存数据来自不同的治疗方案。在一篇文献综述中，Moertel（1973）报告总的 5 年生存率是 55%。Contreary 等（1980）报道对那些肿瘤局限于肠壁或者只有局部淋巴结受侵的患者的 5 年生存率为 50%，然而如果区域淋巴结受侵，则 5 年生存率仅为 12%。做手术同时行辅助放疗的病人和单独行手术治疗的病人的 5 年生存率不同，分别为 83% 和 16%。中国台湾地区王辉等对 14 例结直肠淋巴瘤患者行手术治疗并结合使用化疗。平均随访时间为 38 个月（从2～82 个月）：8 个病人生存而无转移迹象，而 6 个病人在诊断明确后 2～44 个月死亡。在严格的建议被提出之前，使用辅助化疗的进一步数据还需等待。除非在一开始出现快速广泛的反应，我们通常建议在早期外科手术切除术后，对直肠淋巴瘤行放化疗，而对结肠肿瘤仅行化疗。化疗可能出现穿孔，因此化疗后监测非常重要。

Kaposi 肉瘤

AIDS 表现之一的 Kaposi 肉瘤，既可能发生在直肠也可能发生在结肠（Mohammed 等，2005）。治疗免疫功能低下的患者的目的是对症处理。直肠疾病，放疗则是有效的（Kaufmann 等，1996）（参见第 55 章）。

来源自血管组织的肿瘤

血管瘤

毛细血管或海绵窦血管瘤可以发生在结肠或直肠。这些肿瘤需同血管发育不良相鉴别。具体细节详见结肠出血章（参见第 49 章）。

外周血管瘤

外周血管瘤是来自血管外周细胞的良性肿瘤（Ault 等，1951；Genter 等，1982），起源自间充质。诊断很困难，常常需要免疫组化染色。平均发病年龄大约为 50 岁，无性别差异。常发病于四肢肌肉、腹膜后、盆腔器官、头、颈和肺。有一定的恶性频谱，在那些术前诊断为稀有频谱的患者，局部切除就足够了。在常见频谱或分化较差的病例则推荐行扩大切除。50%的患者化疗有效（Wong 和 Yagoda，1978）。近来有相当多的报道肿瘤位于乙状结肠（Gazvani 等，2002；West 等，2004）和直肠系膜（Vennarecci 等，2004）。推荐行边缘清楚的广泛切除和近期随访（Fraser 等，2006）。

结缔组织肿瘤

纤维瘤

纤维瘤由众多的梭形细胞组成，可以发生在肠壁的任何一层（Aird，1957），有可能被误诊为子宫肌瘤，但是不同的组织染色技术常常可以区别这两种疾病（Rose，1972）。很少有结肠纤维瘤的报道（Rose，1972；Fayemi 和 Toker，1974；Orda 等，1976），但是如果一旦发现，则建议切除（Vorobyov 等，1995）。

一些学者则认为所谓的纤维性肛门息肉就是纤维瘤的一种类型（Corman，1984）。尽管这种病变并不表现为肿瘤，它的发生发展的最好解释就是纤维组织浸润形成大的痔疮脱垂，经历了多个阶段形成无塌陷的血栓。

纤维肉瘤

纤维肉瘤是最罕见的来源于胃肠道的肉瘤。最常发生在直肠（Stoller 和 Weinstein，1956）。文献中大约共有 30 例病例，只有 2 例发生在结肠（Bassler 和 Peter，1949；Hoehn 等，1980），1 例发生在肛管（Espinosaand Quan，1975）。这样的病变应当按腺癌治疗。没有文献报道是否放化疗有效。

神经源性肿瘤

神经纤维瘤

神经纤维瘤可以发生在大肠，或者作为神经纤维瘤病的一部分（Von Recklinghausen's 病）或者作为独立的病变（Poate 和 Inglis，1928；Levy 和 Khatib，1960；Manley 和 Skyring，1961；Kim 和 Kim，1998）。这些肿瘤在胃和小肠非常常见，在结肠和直肠也有报道，发生在黏膜下或者固有肌层（Girdwood 和 Philip，1971），常常穿透被覆的黏膜形成溃疡。任何患有 Von Recklinghausen's 病的病人如果出现直肠便血或出现肠套叠的症状，则应该高度怀疑患有胃肠道神经纤维瘤。多发的神经纤维瘤可能同结肠腺癌相关（Church，1994），或者发生自神经纤维瘤本身的恶性转移，必须保证行完整切除。

其他神经源性肿瘤

其他神经源性肿瘤包括神经节瘤（Bibro 等，1980），粒状细胞肿瘤（Abrikossoff，1926）。神经节瘤是神经纤维瘤病的一个分支，同结直肠腺瘤和腺癌相关（Shousha 和 Smith，1981；Tomita 等，2006）。粒状细胞肿瘤被认为发生自成肌细胞（Klinge，1928），而有的学者则认为它们是自然再生现象而不是肿瘤（Willis，1960）。由于组成细胞类似于施万细胞，大部分学者认为这类肿瘤应被划分为神经源性肿瘤。结肠的节细胞肿瘤常常在黏膜下形成直径小于 2cm 的黄白色结节，最好的治疗方法就是结肠镜下切除（Madiedo 等，1980；Endo 等，2003；Sohn 等，2004）。

其他在直肠发现的神经源性肿瘤来自胃肠道自主神经，是一种基质类型的肿瘤（Butler 等，1997）。在胃肠道发现的基质细胞肿瘤常常不同于平滑肌细胞等，会形成子宫肌瘤。然而，这类肿瘤有别于神经成分，被认为是GANT肿瘤，因为它们的性质特点同肌间自主神经丛的神经细胞相似。组织学上，它们均表现为低分化级别，电子显微镜下它们有不同的超微结构（King等，1996）。免疫组化染色分析对神经特异性酶和或S-100蛋白均为阳性（Hurlimann和Gardiol，1991）。

鳞状细胞癌

结直肠的鳞状细胞癌非常罕见，截至1992年有关的英文文献报道大约共有72例（Schneider等，1992）。1999年Juturi等在4561例结直肠上皮细胞癌中仅仅发现了一例结肠鳞状细胞癌。其发病原因众说纷纭，包括已经存在的腺瘤或腺癌的鳞状化生，静止的胚胎细胞的化生，有毒理化因素或放射物质对黏膜的长期持续刺激，粒状上皮基质细胞的不典型增生和化生等（Comer等，1971；Lyttle，1983；Vezeridis等，1983）。长期的溃疡性结肠炎、血吸虫病以及放射治疗均被认为是诱发因素（Comer等，1971；Vezeridis等，1983；Kulaylat等，1995）。

它们的临床特征基本同腺癌一样，而且外科处理也同腺癌一样。然而，如果直肠鳞癌进行腹腔切除术，术前对于肛管癌行放化疗治疗也是值得考虑的。这样的方案会使肿瘤缩小，而允许行保留括约肌的切除术（Gelas等，2001）。然而，很明显的它的预后要比腺癌差（Vraux等，1994），尽管有些患者在术后有很长的生存期。

其他肿瘤

浆细胞肿瘤

浆细胞肿瘤是一种由浆细胞组成的肿瘤，既可以是一种原发的肿瘤，也可以是多发性骨髓瘤的继发性病变（Hampton和Gandy，1957；Goldstein和Poker，1966；Sidani等，1983）。两种类型都可见于大肠，但是极不寻常。从1972年到1994年仅有8例病例（Wendum等，1994），而在1994年只有2例病例（Pais等，1994）。1997年，Holland等发现仅有18例病例的英文文献。

多发性骨髓瘤的患者往往需要全身治疗而不是局部治疗。在这样的病人，结肠的继发性病变如果有症状或者对系统的治疗无效，则仅仅需要局部切除即可，原发性病变则通常局部切除就可以。

淋巴管瘤

淋巴管瘤是另一种少见的结直肠良性肿瘤（Alvich和Lepow，1960；Arnett和Friedman，1956；Girdwoodand Philip，1971；Greene等，1962；Higgason，1958；Koenig等，1955；Ochsner等，1959）（图32.8）。这些松软的黄白色的黏膜下肿物通常可在内镜下治疗。Mimura等1997年描述了结肠淋巴管瘤内镜下去顶术，而1996年Yoshikane等在细针穿刺后行内镜下切除术。

其他

其他极少见的显示恶性倾向的肿瘤有内皮瘤（Morgan，1932；Norbury，1932）和横纹肌肉瘤（Stout，1959；Chetty和Bhathal，1993；Marcus等，1996）。

结直肠壁的假瘤

假瘤的形成主要是由于结直肠壁内对存在的异物反应后的肿物，钡剂和油是最常见的刺激物，结直肠重叠会在肠周形成类似的肿物。钡剂可能在行放射性检查或作为气钡对比检查时通过黏膜的破损进入黏膜下层。它会形成一种典型的由巨细胞组成的异物样肉芽肿。钡剂样肉芽肿通常发生在低位直肠，而这常常是肛管置入的位置。小心地置入肛管可能会避免这一疾病的发生。肉芽肿常常表现为黏膜下的黄或白色结节或者为扁平样病变，外观同腺癌相似。它很少会产生症状，常常需经肛门切除活

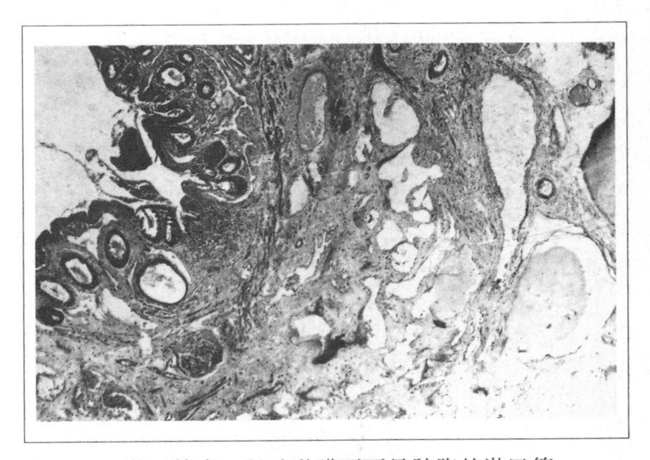

图32.8 淋巴管瘤。肠壁黏膜下可见肿胀的淋巴管。

检进行诊断。如果在进行硬质乙状结肠镜检并使用大的活检钳后很快就进行钡灌肠则同样的病变更易发生。正是因为这一原因，许多专家建议活检和钡灌肠检查最好间隔 2 周（Margulis 和 Burhenne，1967）。

矿物油可以进入直肠壁，或者是由于痔疮注射，或者是对便秘患者行油剂灌肠。有时在这种情况下，油剂会刺激机体形成异物，有单核细胞、上皮细胞、嗜酸性粒细胞和巨细胞浸润聚集（Mazier 等，1978）。在低倍显微镜下，外表看起来就像瑞士奶酪。油性肿瘤常常位于黏膜下，形成黏膜表面的炎性结节。如果诊断不确定，则需外科手术切除。

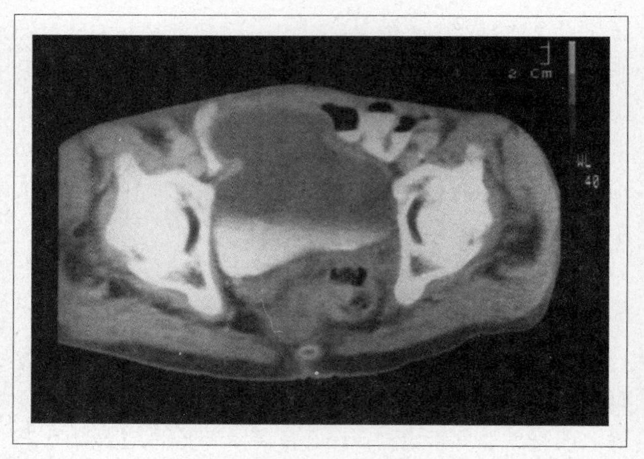

图 32.9 盆腔 CT 扫描显示巨大脊索瘤，侵犯低位骶骨，将直肠推挤向左侧。肿瘤一直延伸膀胱底部并使得右侧输尿管梗阻。

结直肠外的肿瘤

转移瘤

转移瘤是结肠最常见和最重要的结肠外周肿瘤。从邻近组织的原发肿瘤扩散而来远远多于血行扩散来的。任何腹腔内器官的肿瘤性病变均可以导致这样的病变。血行转移更多见于乳腺癌、肺癌、肾癌或恶性黑色素瘤。症状同结肠的原发性肿瘤相似，很可能是潜在原发瘤最初的临床表现。常见的临床表现是肠梗阻。钡灌肠常常提示结肠的外压性改变，而没有黏膜受侵的改变。断层扫描是最好的诊断方法和活检的最好导向。有时肿瘤会侵犯结肠黏膜，则鉴别原发和继发病变几乎是不可能的。

上述描述同样适用于直肠的转移性瘤。当病变直接侵犯直肠时，则可能是子宫肿瘤、卵巢肿瘤、宫颈癌、前列腺癌或少见的胆囊癌。有时不固定的乙状结肠癌可能会翻转掉入盆腔，同直肠前壁粘连，并形成瘘管。

由于外在肿瘤压迫导致的肠梗阻可通过放置腔内支架而缓解。Miyayama 等（2000）等在 2000 年登记注册 8 名患者。63%的患者获得足够的缓解。所有的病人都在支架置入后 39～111 天死亡。支架置入失败的患者则需造口缓解梗阻。

骶尾部脊索瘤

骶尾部脊索瘤来自胎儿脊索，位于直肠后骶部（图 32.9）。脊索瘤多种多样，且 50%位于骶尾部（Halls，1980）。它们是极少见的肿瘤，而且生长缓慢。它们可以在任何年龄发病，且无性别差异，但是更多见于 50 岁以上的男性。肿瘤直接扩散侵袭，而且尽管它们被认为具有局限性，也有一定的转移比例。确切的比例很难界定，文献报道在 10%～43%（Gentil 和 Coley，1948；Higinbotham 等，1967；Goligher，1984；Jenkins 和 Colquhoun，1995），显微镜下肿瘤为大量上皮细胞组成的复合体，并且肿胀，为膀胱型。囊性细胞组成大的滤泡状。疼痛常为初始症状，并逐渐转化为慢性。病人常常会主诉背痛，当坐骨神经根受侵时，坐骨神经痛便会发生，并伴有局部的神经体征。另外膀胱及肛门括约肌功能障碍也会发生。便秘很常见。肿瘤会并发感染，因此病人常常会主诉发热、寒战，反复发作的肛周脓肿。大的肿瘤常会导致分娩苦难（Böhm 等，1993）。

直肠指诊很容易触及柔软、光滑、圆形的分叶状肿物。偶然会出现皮肤受侵。1993 年 Su 等发现 207 例脊索瘤，其中 19 例皮肤受侵。肿瘤常常可以在骨盆正位片的侧位可见，表现为软组织肿块影并使得直肠向前移位。骶骨可见圆形或椭圆形的半透明的病变，伴有骨小梁及钙化。骨质破坏很明显，实际病变往往较影像学显示的更广泛。

CT 及 MRI 扫描是有用的诊断方法，脊索瘤为骶尾部圆形的肿块（图 32.9）（Rosenthal 等，1985；Suarez 等，1990；Anson 等，1994）。在有些中心，腔内超声检查也是敏感的检测方法（Böhm 等，1993）。骨扫描亦是有用的，特别在使用 ^{99}Tc HMDP 和镓时。骶尾部肿瘤摄取减少或冷结节病变和没有增加的镓聚集显像则可能为脊索瘤，而不是其他的恶性肿瘤（Suga 等，1992）。尽管细针穿刺活检为推荐的诊断方式（Hughes 等，1992；

Plate 和 Bittinger，1992；Caballero 和 Fontaniere，1993），大部分外科医生认为这种操作具有针道转移的风险。

治疗

手术切除提供了最好的治愈希望，但是也有争论认为这有点治疗过度。理想的手术是将肿瘤连同骶骨整块切除。然而，如果肿瘤有扩散，则会产生永久的神经的损害。1952 年 McCartey 等认为远端的 2 段或 3 段骶骨被切除不会产生严重的神经损害，认为至少第三骶神经的一侧被保留。另外，从第一骶段切除所有的骶骨尾骨，而没有明显的神经损害（Localio 等，1967，1980）。切除超过下三段骶段则有可能会导致骨盆破坏和不稳定，使得腰椎下降（Beaugie 等，1969；Pearlman 和 Friedman，1970）。切除的范围越广，则产生永久性神经损害的风险就越大。

Localio 等 1980 年报道了扩大根治术后的好的结果。5 个患者中有 4 人在开腹扩大切除术后平均生存期为 7.5 年，另外一个病人在术后 10 年死于心肌梗死。另一方面，来自 Mayo 临床中心的 Adson（1980）报道无论使用哪一种方法，他们 57 个患者中 60%的人都出现了复发。其他人发现了更高的复发率（Dahlin 和 McCartey，1952；Higinbotham 等，1967；Chambers 和 Schwinn，1979；Böhm 等，1993）。1999 年 York 等报道了 70%的复发率，平均生存期为 7.4 年。2003 年 Baratti 等报道的复发率为 60.7%，但超过 10 年的生存率为 48.9%，无病生存期为 24.2%。2000 年 Bergh 等报道一共 30 例患者，复发率为 44%，而且发现肿瘤体积巨大、超出原位的浸润生长、不完整的切缘、肿瘤坏死以及 Ki-67＞5%都是不利的预后因素。有人怀疑局部复发率同切除的范围相关。然而，尽管认为肿瘤对放疗不敏感，一些人依旧认为根治术联合放疗可以减少复发。于是在 1993 年 Samson 等报道腹膜后路手术的 21 个病人，16 个于术后行辅助放疗。4 位病人死亡，3 位出现转移，而 15 位患者，占 71.4%，术后平均生存 4.5 年，而无复发迹象。

复发的脊索瘤治疗起来很困难，但是最近的报道认为射频消融术是一种成功的缓解手段，给治疗带来希望（Anis 等，2004）。

我们自己认为在仔细评估转移瘤的大小和扩散情况后必须详细的告知病人。膀胱、肠道及性功能受损必须详细的告知病人。如果患者同意，则可行根治性切除。手术必须由神经外科医生进行，必要时也需要骨科医生。膀胱必须留置导尿，应当放置压力微传感器。目的是在手术中分辨重要的骶神经根，因为刺激控制膀胱的神经根，会导致膀胱内的压力上升。肿瘤应当经骶入路切除，患者需采取折刀位。如果脊索瘤可以手术切除，则马尾神经管则需被打开，在神经刺激仪器的帮助下众多的神经根应当尽可能同肿瘤分离。肿瘤连同低位的 2、3 段骶骨从直肠前方游离。后者经骶尾入路时总是位于肿瘤同直肠后壁之间。然而，如果这样有困难，则需开腹，甚至需游离直肠。一旦肿瘤和低位骶骨被充分游离，则它们就可以被切除。这常常需要牺牲一部分神经根。我们的目的总是至少要留下第三骶神经根的一侧，常常是更多的能够被保留。肿瘤侵犯臀部肌肉是导致边界不清的主要原因。术前 MRI 检查能够详细地显示这一范围（Sung 等，2005）。

尽管一些作者认为这些肿瘤对放疗敏感（Rosenquist 和 Saltzman，1959；Windeyer，1959）。我们和其他一些人则不这么认为（Goligher，1984）。如何缓解不能切除的肿瘤和术后复发的肿瘤是个重要的问题，因为剧烈的疼痛是不可避免的（Agular 等，1994）。这些病人常常需要神经根切除术或者类似的方法控制它们的症状。

骶尾部畸胎瘤

骶尾部畸胎瘤是实性或部分囊性的，既可以位于骶前也可以位于骶后。骶前的肿瘤常常会侵犯直肠。骶尾部畸胎瘤常常被膜完整，内由来自所有三个胚胎层发育的组织组成（Gatcombe 等，2004）。它常常生长缓慢，或者根本不生长。如果不治疗，近 12%的骶尾部畸胎瘤会发展（Killen 和 Jackson，1963；Onteiro 等，2002）。尽管骶尾部畸胎瘤最常见于婴儿（Schropp 等，1992），但是成人也可见。侧位骨盆 X 线片有助于诊断，特别是如果有骨组织或牙齿可见时。骨盆 CT 或 MRI 扫描（Bachmann 等，1995）也有助于诊断，显示肿瘤包膜完整，可以同脊索瘤鉴别。肿瘤有可能发生感染，这时同骨盆脓肿鉴别就很难。这也就是肿瘤有既可能破入直肠也可能破入腹腔的风险。

临床特征同脊索瘤，但是因为畸胎瘤包膜完整，发生骶神经受损就为少见。因此神经症状就不常见。

畸胎瘤可以手术切除，经骶尾入路，患者采取折刀位。如果诊断有疑问，或肿瘤巨大，则起初可选择经腹入路。有时则需联合使用两种入路。

骶尾部畸胎瘤需同其他侵犯直肠后壁的肿瘤相鉴别，如慢性骨盆脓肿、肠套叠，以及其他来自直肠肛管的软组织肿瘤，如脂肪瘤、纤维瘤、神经纤维瘤，及相关的恶性肿瘤。骶尾部畸胎瘤也需同骶尾骨的骨肿瘤相鉴别，有时也类似于脊膜膨出。

室管膜瘤

室管膜瘤可能起源自马尾区域，是最常见的来源于马尾区的胶质肿瘤。乳头状肿瘤细胞主要具有正常的细胞核，并没有明显的有丝分裂活动。Timmerman 和 Bubrick（1984）文献报道 17 例位于骶后，28 例位于骶前。骶前室管膜瘤表现类似于脊索瘤。推荐局部扩大切除术，而复发很常见。1993 年由 Böhm 等推荐使用后路切除术（图 32.10 和图 32.11）。2000 年 Aktug 等强调了尾骨切除术在微小复发病灶治疗中的重要性。室管膜瘤也可以表现为位于骶骨后方的皮下肿物（Inceoglu 等，1993），有可能被误诊为毛囊肿物。CT/MRI 扫描可能提示骶骨破坏，造影显示硬膜外肿物（Morantz 等，1979）。

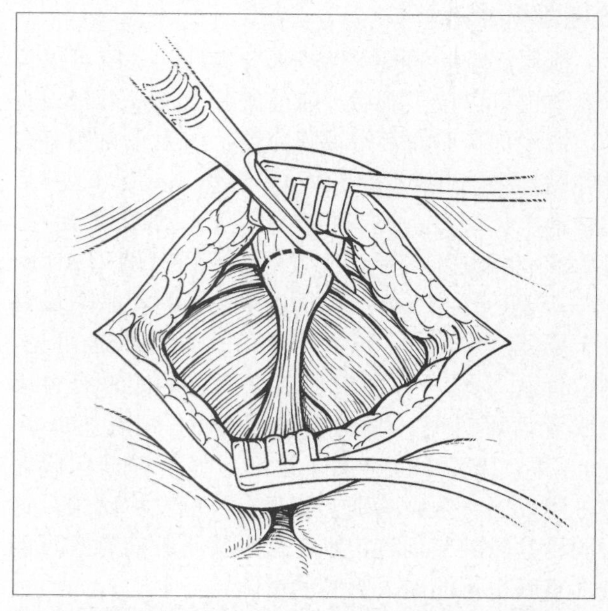

图 32.10 经后路切除骶前小的发展的囊肿。横行切口可以很好地暴露尾骨和肛尾韧带。切除尾骨。来源自：Böhm 等（1993）。

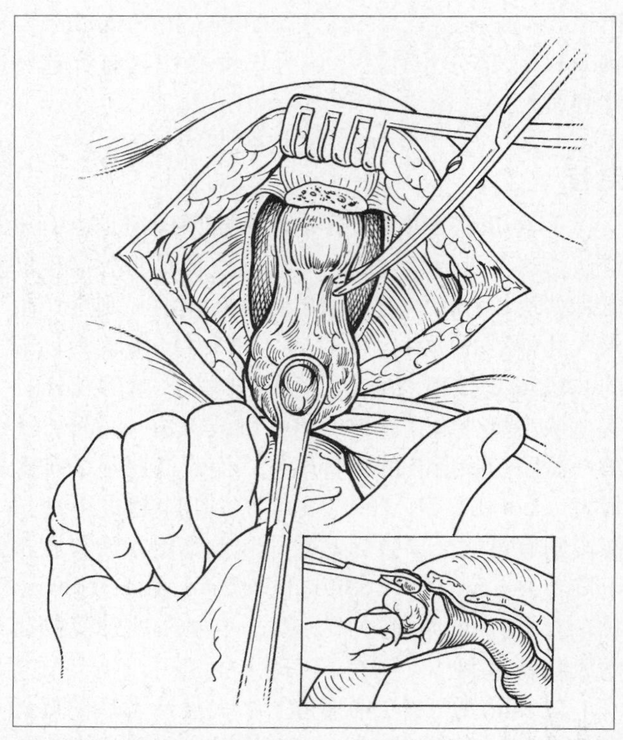

图 32.11 经后路切除骶前小的发展的囊肿。肛提肌被纵向横行切开暴露肿瘤。为了防止损伤直肠壁，外科医生在切除肿瘤时可以将手指伸入直肠。

骶前脊膜膨出

这是一种先天性的脑膜囊肿，可表现为骶前肿块。通常位于骶前，并且经由一狭窄的通路同硬脑膜囊相交通，骶前存在较大的光滑缺损（Kovalcik 和 Burke，1988）。骨盆造影可以证实特征性的“弯刀征”（参见第 13 章，图 13.3b），完整的检查包括脊髓造影术、CT 和 MRI（Krivokapic，2004）。MRI 提示为典型的包膜完整的单房囊肿，偶尔可见到同腱鞘囊相连接的附着点。50%的患者有畸形，最常见的为脊柱裂、脊柱闭合不全双角子宫以及肛门闭锁。常合并骶前脊膜膨出，骶骨发育不全以及肛门直肠狭窄，可能有遗传，即大家熟知的 Currarino 三联征（O'Riordain 等，1991）。

患者可以表现为头痛，有的还会有脑膜炎的病史。便秘及尿频、尿潴留也很常见。常规治疗为经骶后椎板切除后行局部扩大切除术，尽管也有一些其他的治疗方法被报道（Jeon 等，2003；Tani 等，2003）。

假性腹膜后肿瘤

即为大家熟知的腹膜下骨盆黏液腺瘤，为多发囊肿，周边为腺上皮，内为凝胶状物质（Baba 等，1995）。报道认为其发生同肛门闭锁，保留直肠残端以及结肠直肠吻合相关联。

直肠周围继发性囊肿

继发性囊肿是成年人最常见的直肠周围囊性病变，被认为起源于胚胎尾鳍残迹。女性发病率高于男性（3∶1），常常在中年发病（Jao 等，1985）它们依据起源及组织病理学分类，但均为薄壁的上皮细胞性囊肿。

临床表现

患者常常无任何症状，直到肿物长大到一定程度，由于肿块压迫导致便秘，下腹部疼痛或尿路症状。50%以上患者是在常规体检或偶尔行横断面影像学检查时发现（Hjermstad 和 Helwig，1988）。在肛门后方的中线区域会有皮肤皱褶存在，或者是肛门或肛门后方的皮肤同囊肿交通的瘘道。直肠指诊时可触及从后方突入直肠的光滑肿物。最常见的并发症是活检术或活检穿刺后的感染，可以导致骨盆脓肿、会阴部窦道或瘘管、出血及恶性变（仅仅限于肠道囊肿）。

影像学很难提示相关的骨骼异常，但可以显示扩大的直肠周围间隙，以及肿物同直肠或会阴的关系。CT 提示薄壁的单一或多囊的囊肿，伴有钙化，如有感染则存在炎性改变。

推荐的治疗方法为手术切除以防止并发症的发生（Alavanja 等，1995），手术常经后路进行（Abel 等，1985），如怀疑恶性，则直肠需整块切除。并不是所有的病变都需手术切除，特别是无症状的患者。我们已经随诊了许多无症状的患者 10～20 年，其临床征象依旧很稳定。

表皮样囊肿

表皮样囊肿内为多层鳞状上皮，其内充满清亮液体。

皮样囊肿

皮样囊肿内为多层鳞状上皮，但是其内含有皮肤样组织（毛囊、汗腺、甚至牙齿胚芽），以及黏稠的脂肪状物质，它们是多囊的，如果并发感染则需行直肠系膜切除。

肠道囊肿

肠道囊肿的特性是它们内部至少部分为肠黏膜覆盖。恶变率约为 7%（Abel 等，1985），最终引发腺癌或鳞状细胞癌（Marco 等，1982）。

尾肠囊肿

术语称为直肠囊样畸胎瘤。它们可能为多囊性，内覆各种各样的上皮，包括柱状、鳞状以及移行细胞，并且常常混合存在。

结直肠重复样囊肿

尽管不是肿瘤，结肠重复样囊肿可能被误认为是肿瘤，常常就在这一章节描述。结直肠重复并非常见的先天性异常，常出现在婴幼儿时期。婴儿时的病因及临床表现会在第 59 章讨论。偶尔它们也会发生在成年时期。梗阻和腹部包块是婴儿常见的临床表现；逐渐加重的腹痛，出血，及罕见的穿孔是较大儿童及成人的特征。

真性肠套叠需同尾肠囊肿及肠道囊肿鉴别。后者源自肠系膜及腹膜后区域，它们的组织学提示来源于肠道，但这种关联常常已丧失（图 32.12）。真性套叠密切的同消化道的某些部分相连接，它们外层具有平滑肌，内覆同胃、小肠及结肠类似的黏膜上皮，包括移位组织（Bass，1980；Alavanja 等，1995）。分为四种亚型：

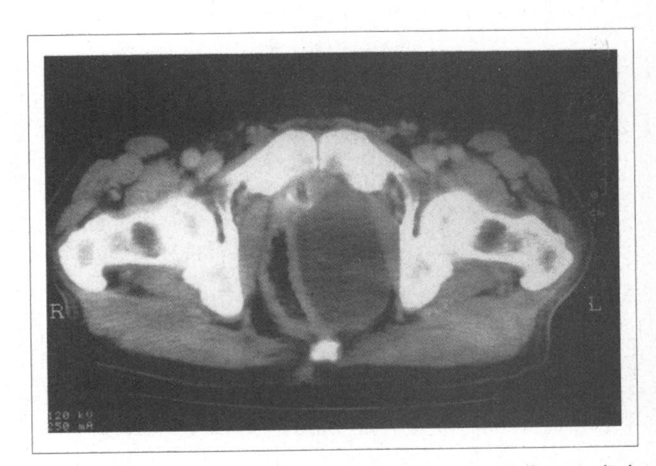

图 32.12　肠道囊肿。CT 示巨大囊性肿物压迫直肠。术中发现同直肠无直接联系，但囊肿并发感染行局部切除。

1. 管状套叠分支嵌入肠系膜；
2. 双桶状相通的结构；
3. 游离的囊样扩张并通过窄小的肠系膜分支同肠道相连；
4. 囊性套叠同过正常的肠壁同肠道相连接。

各种套叠的盲袋因炎症或粪便的滞留会产生溃疡，从而会出现疼痛，如破入直肠则会造成腹泻，或者出血造成贫血。囊袋扩张则会反射性地刺激肠蠕动加快，因此影响吸收。如果套叠内层被覆胃黏膜，则有可能发生消化性溃疡，导致疼痛、出血和穿孔等并发症。

腹部平片可以显示腹部软组织肿块，小肠或大肠梗阻，在站立位腹平片显示含有气液平面的充气样结（Bass，1980）。钡灌肠检查或今天的 CT 或 MRI 检查提示肠道位置异常，肿物压迫征象。如果同盲袋相通，则会出现不规则的双影。这些征象在其他先天性病变时也很常见，如肠旋转不良、Meckel 憩室、腰骶异常、泌尿生殖系统问题。治疗已经决定，因为肠道两部分的血供非常密切，而分离同一肠壁则是不现实的。在成人则需同时整块切除套叠和正常结肠。对于较广泛的病变，则需切开套叠，切除内层黏膜层，重叠缝合肌层，仅仅切除导致套叠的含有气孔的肠道部分。

直肠套叠时切开正常肠壁可能是最好的选择。在那些不易从直肠分离的囊性病变，这样做较大的直肠结构功能可以较好的保存，避免了困难的盆腔解剖，避免损伤更多的直肠及括约肌功能。

小的直肠套叠囊肿可能会感染，形成肛周脓肿（Flint 等，2004）。只有将囊肿完整切除，脓肿才能解决。

（李冰　译　李冰　校）

参考文献

Abel ME, Nelson R, Prasad ML, Pearl RK, Orsay CP & Abcarian H (1985) Parasacrococcygeal approach for the resection of retrorectal development cysts. *Dis Colon Rectum* 28: 855-858.

Abrikossoff AI (1926) Uber Myome, ausgehend von der quergestreften willkurlichen Muskalatur. *Virchows Arch (Path Anat)* 260: 215-233.

Adson M (1980) In discussion of paper by Localio et al (1980) *Ann Surg* 194: 555.

Agular JL, Espachs P, Roca G, Samper D, Cubells C & Vidal F (1994) Difficult management of pain following sacrococcygeal chordoma: 13 months of subarachnoid infusion. *Pain* 59: 317-320.

Aird I (1957) *A Companion in Surgical Studies*, 2nd edn, p 844. Edinburgh: E&S Livingstone.

Aktug T, Hakguder G, Sarioglu S, Akgur FM, Olguner M & Pabuccuoglu U (2000) Sacrococcygeal extraspinal ependymomas: the role of coccygectomy. *J Pediatr Surg* 35: 515-518.

Alavanja G, Kaderabek DJ & Habegger ED (1995) Rectal duplication In an adult. *Am Surg* 61: 997-1000.

Alvich JP & Lepow HI (1960) Cystic lymphangioma of hepatic flexure of colon: report of a case. *Ann Surg* 152: 880-884.

Amato G, Martella A, Ferraraccio F et al (1998) Well differentiated "lipoma-like" liposarcoma of the sigmoid mesocolon and multiple lipomatosis of the rectosigmoid colon. *Hepatogastroenterology* 45: 2151-2156.

Anderson PA, Dockerty MB & Buie LA (1950) Myomatous tumours of the rectum (leiomyomas and myosarcomas). *Surgery* 28: 642-650.

Anis N, Chawki N & Antoine K (2004) Use of radio-frequency ablation for the palliative treatment of sacral chordoma. *AJNR Am J Neuroradiol* 25: 1589-1591.

Anson KM, Byrne PO, Robertson ID, Gullan RW & Montgomery ACV (1994) Radical excision of sacrococcygeal tumours. *Br J Surg* 81: 460-461.

Arnett NL & Friedman PS (1956) Lymphangioma of the colon: roentgen aspects. A case report. *Radiology* 67: 881-885.

Asbun J, Asbun HJ, Padilla A, Lang A & Bloch J (1992) Leiomyosarcoma of the rectum. *Am Surg* 58: 311-314.

Astarjian NK, Tseng CH, Keating JA et al (1977) Leiomyosarcoma of the colon: report of a case. *Dis Colon Rectum* 20: 139-143.

Asuncion CM (1969) Leiomyosarcoma of the rectum: report of two cases. *Dis Colon Rectum* 12: 281-287.

Ault GW, Smith RS & Castro CF (1951) Hemangiopericytoma of the sigmoid colon: case report. *Surgery* 30: 523-527.

Azizkhan RG, Tegtmeyer CJ & Wanebo HJ (1985) Malignant rectal carcinoid: a sequential multi-disciplinary approach for successful treatment of hepatic metastases. *Am J Surg* 149: 210-214.

Baba Y, Nakajo M & Kajiya Y (1995) A case of retroperitoneal pseudomyxoma. *Radiat Med* 13: 247-49.

Bachmann G, Schuck R, Jovanovic V & Bauer T (1995) The MRI in pre- and postnatal diagnosis of congenital sacrococcygeal teratoma [in German]. *Radiologe* 35: 504-507.

Bacon HE (1964) *Cancer of the Colon, Rectum and Anal Canal*, p 956. Philadelphia: Lippincott.

Baker HL Jr & Good CA (1955) Smooth-muscle tumours of the alimentary tract: their roentgen manifestations. *AJR* 74: 246-255.

Baratti D, Gronchi A, Pennacchioli E et al (2003) Chordoma: natural history and results in 28 patients treated at a single institution. *Ann Surg Oncol* 10: 291-296.

Bass EM (1980) Duplication of the colon. In Greenbourn EI (ed) *Radiographic Atlas of Colon Disease*, pp 153-158. Chicago: Yearbook Medical.

Bassler A & Peter AG (1949) Fibrosarcoma, an unusual complication of ulcerative colitis, report of a case. *Arch Surg* 59: 227-231. Basson MD, Ahlman H, Wangberg B & Modlin IM (1993) Biology and management of the midgut carcinoid. *Am J Surg* 165: 288-297.

Bates HR Jr (1962) Carcinoid tumours of the rectum. *Dis Colon Rectum* 5: 270-280.

Beaugie JM, Mann CV & Butler EC (1969) Sacrococcygeal chordoma. *Br J Surg* 56: 586-588.

Bengmark S & Rosengren K (1970) Angiographic study of the collateral circulation to the liver after ligation of the hepatic artery in man. *Am J Surg* 119: 620-624.

Bengmark S, Ericsson M, Lunderguist A, Martensson H, Nobin A & Saho M (1982) Temporary liver de-arterialisation in patients with metastatic carcinoid disease. *World J Surg* 6: 46-53.

Berardi RS (1972) Carcinoid tumours of the colon (exclusive of the rectum): review of the literature. *Dis Colon Rectum* 15: 383-391.

Berg J & McNeer G (1960) Leiomyosarcoma of the stomach: a clinical and pathological study. *Cancer* 13: 25-33.

Bernick PE, Klimstra DS, Shia J et al (2004) Neuroendocrine carcinomas of the colon and rectum. *Dis Colon Rectum* 47: 163-169.

Bhargava KS, Lahiri B, Gupta RC et al (1964) Leiomyosarcoma of the rectum. *J Indian Med Assoc* 42: 228-230.

Bibro MC, Houlihan RK & Sheahan DG (1980) Colonic ganglioneuroma. *Arch Surg* 115: 75-77.

Bilsel Y, Balik E, Yamaner S & Bugra D (2005) Clinical and therapeutic considerations of rectal lymphoma: a case report and literature review. *World J Gastroenterol* 11: 460-461.

Black WC III (1968) Enterochromaffin cell types and corresponding carcinoid tumours. *Lab Invest* 19: 473-486.

Blanke CD & Corless CL (2005) State-of-the-art therapy for gastrointestinal stromal tumors. *Cancer Investigation* 23: 274-80.

Blatt JM, Kopolovic J, Gimmon Z & Rabinovici N (1979) Leiomyosarcoma of the rectum: diagnostic criteria and surgical approach. *Int Surg* 64: 67-71.

Böhm B, Milsom JW, Fazio VW, Lavery IC, Church JM & Oakley JR (1993) Our approach to the management of congenital presacral tumors in adults. *Int J Colorectal Dis* 8: 134-138.

Boliver JC, Harris JW, Branch W, Sherman R (1982) Melanoma of the anorectal region. *Surg Gynecol Obstet* 154: 337-341.

Botting AJ, Soule EH & Brown AL Jr (1965) Smooth muscle tumours in children. *Cancer* 18: 711-720.

Bümming P, Ahlman H, Andersson J et al (2006) Population-based study of the diagnosis and treatment of gastrointestinal stromal tumours. *Br J Surg* 93: 836-843.

Butler JD, Hershman MJ, Helliwell T, Garvey CJ & Myint S (1997) Stromal cell tumour of rectum treated by transanal endoscopic microsurgery. *J R Soc Med* 90: 338-339.

Caballero C & Fontaniere B (1993) Sacrococcygeal chordoma: fine needle aspiration cytological findings and differential diagnosis. *Cytopathology* 4: 311-313.

Caffarena PE, Martinelli M, Fratino G et al (1993) Leiomyosarcoma of the cecum in pediatric age: a case report and review of Italian reports. *Eur J Pediatr Surg* 3: 306-308.

Caldarola VT, Jackman RJ, Moertel CG & Dockerty MB (1964) Carcinoid tumour of the rectum. *Am J Surg* 107: 844-849.

Calem SH & Keller RJ (1973) Leiomyosarcoma of the sigmoid colon. *Mt Sinai J Med* 40: 818-824.

Cappell MS & Botros N (1994) Predominantly gastrointestinal symptoms and signs in 11 consecutive AIDS patients with gastrointestinal lymphoma: a multicenter, multiyear study including 763 HIV-seropositive patients. *Am J Gastroenterol* 89: 545-549.

Castro EB & Stearns MW (1972) Lipoma of the large intestine. A review of 45 cases. *Dis Colon Rectum* 15: 441-444.

Chambers PW & Schwinn CP (1979) Chordoma: a clinicopathologic study of metastasis. *Am J Clin Pathol* 72: 765-766.

Cheek RC & Wilson H (1970) Carcinoid tumours. *Curr Probl Surg* 4-31.

Chernicoff D, Bukowski RM, Groppel W & Hewlett JS (1979) Combination chemotherapy for islet cell carcinoma and metastatic carcinoid tumours with 5-fluorouracil and streptozotocin. *Cancer Treat Rep* 63: 795-796.

Chetty R & Bhathal PS (1993) Caecal adenocarcinoma with rhabdoid phenotype: an immunohistochemical and ultrastructual analysis. *Virchows Arch A* 422: 179-183.

Cho KC & Smith TR (1980) Multiple leiomyosarcoma of the transverse colon: report of a case and discussion. *Dis Colon Rectum* 23: 118-121.

Chun HJ, Byun JY, Chun KA et al (1998) Gastrointestinal leiomyoma and leiomyosarcoma: CT differentiation. *J Comput Assist Tomogr* 22: 69-74.

Comaru-Schally AM & Schally AV (2005) A clinical overview of carcinoid tumors: perspectives for improvement in treatment using peptide analogs (review). *Int J Oncol* 26: 301-309.

Comer TP, Beahrs OH & Dockerty MB (1971) Primary squamous cell carcinoma and adenoacanthoma of the colon. *Cancer* 28: 1111-1117.

Contreary K, Nance FC & Becker WF (1980) Primary lymphoma of the gastrointestinal tract. *Ann Surg* 191: 593-598.

Corman ML (1984) *Colon and Rectal Surgery*. Philadelphia: Lippincott.

Cornes JS (1961) Multiple lymphomatous polyposis of the gastrointestinal tract. *Cancer* 14: 249.

Cornes JS, Wallace MH & Morson BC (1961) Benign lymphomas of the rectum and anal canal. A study of 100 cases. *J Pathol Bacteriol* 82: 371-382.

Dahlin DC & McCartey CS (1952) Chordoma: a study of fifty-nine cases. *Cancer* 5: 1170-1178.

Diamente M & Bacon HE (1967) Leiomyosarcoma of the rectum: report of a case. *Dis Colon Rectum* 10: 347.

Doak PB, Montgomerie JZ, North JD et al (1968) Reticulum cell sarcoma after renal homotransplantation and azathioprine and prednisone therapy. *BMJ* 4: 746-748.

Eitan N, Auslander L & Cohen Y (1978) Leiomyosarcoma of the rectum: report of three cases. *Dis Colon Rectum* 21: 444-446.

Eloubeidi MA, Gaede JT, Davis WZ (2000) Isolated metastatic melanoma to the colon mimicking cancer. *Gastrointest Endosc* 52: 751-752.

Elsayed AM, Albahra M, Nzeako UC, Sobin LH (1996) Malignant melanomas in the small intestine: a study of 103 patients. *Am J Gastroenterol* 91: 1001-1006.

Endo S, Hirasaki S, Doi T et al (2003) Granular cell tumor occurring in the sigmoid colon treated by endoscopic mucosal resection using a transparent cap (EMR-C). *J Gastroenterol* 38: 385-389.

Espinosa MH & Quan SHQ (1975) Anal fibrosarcoma: report of a case and review of literature. *Dis Colon Rectum* 18: 522-527.

Evans N (1919) Malignant myomas and related tumours of the uterus (report of seventy-two cases occurring in a series of 4000 operations for uterine fibromyomas). *Coll Papers Mayo Clinic* 11: 349-375.

Fahey JL (1971) Cancer in the immunosuppressed patient. *Ann Intern Med* 75: 310-312.

Fallahzadeh H (1995) Leiomyosarcoma of colon: report of two cases. *Am Surg* 6: 294-296.

Fayemi AO & Toker C (1974) Gastrointestinal fibroma. A clinicopathological study. *Am J Gastroenterol* 62: 250-254.

Ferguson EF Jr & Houston CH (1972) Benign and malignant tumours of the colon and rectum. *South Med J* 65: 1213-1220.

Fitzgerald SD, Meagher AP, Moniz-Pereira P, Farrow GM, Witzig TE & Wolff BG (1996) Carcinoid tumor of the rectum. DNA ploidy is not a prognostic factor. *Dis Colon*

Rectum 39: 643-648.

Flint R, Strang J, Bissett I, Clark M, Neill M & Parry B (2004) Rectal duplication cyst presenting as perianal sepsis: report of two cases and review of the literature. *Dis Colon Rectum* 47: 2208-2210.

Franc-Law JM, Begin LR, Vasilevsky CA & Gordon PH (2001) The dramatic presentation of colonic lipomata: report of two cases and review of the literature. *Am Surg* 67: 491-494.

Fraser SA, Deschênes J, Bloom C, Gordon PH (2006) Ileocecal hobnail hemangioendothelioma: report of a case and review of the literature. *Dis Colon Rectum* 49: 276-279.

Friedman SL (1988) Gastrointestinal and hepatobiliary neoplasms in AIDS. *Gastrointest Clin North Am* 17: 465-486.

Gaffey MJ, Mills SE & Lack EE (1990) Neuroendocrine carcinoma of the colon and rectum. A clinicopathologic, ultrastructural, and immunohistochemical study of 24 cases. *Am J Surg Pathol* 14: 1010-1023.

Gatcombe HG, Assikis V, Kooby D & Johnstone PA (2004) Primary retroperitoneal teratomas: a review of the literature. *J Surg Oncol* 86: 107-113.

Gazvani R, King PM, Thompson WD, Noble DW & Hamilton M (2002) Haemangiopericytoma of the sigmoid mesocolon. An unexpected finding during laparoscopic tubal evaluation. *J Obstet Gynaecol* 22: 563-564.

Gelas T, Peyrat P, Francois Y et al (2001) Primary squamous cell carcinoma of the rectum. *Dis Colon Rectum* 45: 1535-1540.

Genter B, Mir R, Strauss R et al (1982) Hemangiopericytoma of the colon. Report of a case and review of literature. *Dis Colon Rectum* 25: 149-156.

Gentil F & Coley BL (1948) Sacrococcygeal chordoma. *Ann Surg* 127: 432-455.

Gerstle JT, Kauffman GL Jr & Koltun WA (1995) The incidence, management, and outcome of patients with gastrointestinal carcinoids and second primary malignancies. *J Am Coll Surg* 180: 427-432.

Girdwood TG & Philip LD (1971) Lymphatic cysts of the colon. *Gut* 12: 933-935.

Golden T & Stout AP (1941) Smooth muscle tumours of the gastrointestinal tract and retroperitoneal tissues. *Surg Gynecol Obstet* 73: 805-810.

Goldstein WB & Poker N (1966) Multiple myeloma involving the gastrointestinal tract. *Gastroenterology* 51: 87-93.

Goligher J (1984) *Surgery of the Anus, Rectum and Colon*, 5th edn. London: Baillière Tindall.

Gottlieb JA, Baker LH & O'Bryan RM (1975) Adriamycin used alone and in combination for soft tissue and bony sarcomas. *Cancer Chemother Rep* 6: 271.

Grann A, Paty PB, Guillem JG, Cohen AM & Minsky BD (1999) Sphincter preservation of leiomyosarcoma of the rectum and anus with local excision and brachytherapy. *Dis Colon Rectum* 42: 1296-1299.

Greene EI, Kirshen MM & Greene JM (1962) Lymphangioma of the transverse colon. *Am J Surg* 103: 723-726.

Habr-Gama A, Campos FG, Ribeiro Junior U, Gansl R, da Silva JH & Pinotti HW (1993) Primary lymphomas of the large intestine [in Portuguese]. *Rev Hosp Clin Fac Med Sao Paulo* 48: 272-277.

Hackam DJ, Saibil F, Wilson S & Litwin D (1996) Laparoscopic management of intussusception caused by colonic lipomata: a case report and review of the literature. *Surg Laparosc Endosc* 6: 155-159.

Haller D & Roberts TW (1964) Lipomas of the colon. A clinicopathologic study of 20 cases. *Surgery* 55: 773-781.

Halls JM (1980) Lymphomas of the large intestine. In Greenbaum EI (ed) *Radiographic Atlas of Colon Disease*, pp 303-309. Chicago: Yearbook Medical.

Hampton JM & Gandy JR (1957) Plasmacytoma of the gastrointestinal tract. *Ann Surg* 145: 415-422.

Hatch KF, Blanchard DK, Hatch GF et al (2000) Tumours of the rectum and anal canal. *World J Surg* 24: 437-443.

Heah SM, Eu KW, Ooi BS, Ho YH & Seow-Choen F (2001) Tumor size is irrelevant in predicting malignant potential of carcinoid tumors of the rectum. *Tech Coloproctol* 5: 73-77.

Helwig EB & Hansen MC (1951) Lymphoid polyps (benign lymphoma) and malignant lymphoma of the rectum and anus. *Surg Gynecol Obstet* 92: 23.

Higaki S, Nishiaki M, Mitani N, Yanai H, Tada M & Okita K (1997) Effectiveness of local endoscopic resection of rectal carcinoid tumors. *Endoscopy* 29: 171-175.

Higgason JM (1958) Lymphatic cyst of the transverse colon. Report of a case. *AJR* 79: 850-853.

Higinbotham NL, Phillips H, Farr W et al (1967) Chordoma: thirty-five year study at Memorial Hospital. *Cancer* 20: 1841-1850.

Hjermstad BM & Helwig EB (1988) Tailgut cysts: report of 53 cases. *Am J Clin Pathol* 89: 139-147.

Hoehn JL, Hamilton GH & Beltaos E (1980) Fibrosarcoma of the colon. *J Surg Oncol* 13: 223-225.

Holland AJA, Kubacz GJ & Warren JR (1997) Plasmacytoma of the sigmoid colon associated with a diverticular stricture: case report and review of the literature. *J R Coll Surg Edinb* 42: 47-49.

Hughes DE, Lamb J, Salter DM & al-Nafussi A (1992) Fine-needle aspiration cytology in a case of chordoma. *Cytopathology* 3: 129-133.

Hurlimann J & Gardiol D (1991) Gastrointestinal stromal tumours. An immunohistochemical study of 165 cases. *Histopathology* 19: 311-320.

Hwang WS, Yao JC, Cheng SS & Tseng HH (1992) Primary colorectal lymphoma in Taiwan. *Cancer* 70: 575-580.

Inceoglu R, Ozer F, Pamir N & Kullu S (1993) Extraspinal ependymoma presenting as a subcutaneous mass posterior to the sacrococcygeal region. Case report. *Paraplegia* 31: 800-802.

Issacson PG & Wright DH (1986) Immunocytochemistry of lymphoreticular tumours. In Poluk N & van Noorden S (eds) *Immunocytochemistry. Modern Methods and Applications*, 2nd edn. Bristol: Wright.

Jao SW, Beart RW, Spencer RJ, Reiman HM & Ilstrup DM (1985) Retro-rectal tumours: Mayo Clinic experience 1960-1979. *Dis Colon Rectum* 28: 644-652.

Jenkins CN & Colquhoun IR (1995) Case report: symptomatic metastasis from a sacrococcygeal chordoma. *Clin Radiol* 50: 416-417.

Jeon BC, Kim DH & Kwon KY (2003) Anterior endoscopic treatment of a huge anterior sacral meningocele: technical case report. *Neurosurgery* 52: 1231-1233; discussion 1233-1234.

Jetmore AB, Ray JE, Gathright JB Jr, McMullen KM, Hicks TC & Timmcke AE (1992) Rectal carcinoids: the most frequent carcinoid tumor. *Dis Colon Rectum* 35: 717-725.

Juturi JV, Francis B, Koontz PW & Wilkes JD (1999) Squamous-cell carcinoma of the colon responsive to combination chemotherapy: report of two cases and review of the literature. *Dis Colon Rectum* 42: 102-109.

Kadakia SC, Kadakia AS & Seargent K (1992) Endoscopic removal of colonic leiomyoma. *J Clin Gastroenterol* 15: 59-62.

Kakitsubata Y, Kakitsubata S, Nagatomo H, Mitsuo H, Yamada H & Watanabe K (1993) CT manifestations of lipomas of the small intestine and colon. *Clin Imaging* 17: 179-182.

Kaufmann T, Nisce LZ & Coleman M (1996) Case report:

Kaposi's sarcoma of the rectum—treatment with radiation therapy. *Br J Radiol* 69：573-574.

Killen DA & Jackson LM (1963) Sacrococcygeal teratoma in the adult. *Arch Surg (Chicago)* 88：425. Kim CY, Bandres D, Tio TL, Benjamin SB & Al-Kawas FH (2002) Endoscopic removal of large colonic lipomas. *Gastrointest Endosc* 55：929-931.

Kim HH & Williams NS (1972) Endometrioid carcinoma of the uterus and ovaries associated with immunosuppressive therapy and anticoagulation：report of a case. *Mayo Clin Proc* 47：39-41.

Kim HR & Kim YJ (1998) Neurofibromatosis of the colon and rectum combined with other manifestations of von Recklinghausen's disease：report of a case. *Dis Colon Rectum* 41：1187-1192.

King R, Quinonez GE & Gough JC (1996) Fine needle aspiration biopsy diagnosis of a gastrointestinal stromal tumour utilizing transmission electron microscopy. *Acta Cytol* 40：581-584.

Klinge F (1928) Ueber die sogenannten ureifen, nicht guergestreften Myoblastenmyome. *Verh Dtsch Ges Pathol* 23：376-382.

Koenig RR, Claudon DB & Byrne RW (1955) Lymphatic cyst of the transverse colon. Report of a case radiographically simulating neoplastic polyp. *Arch Pathol* 60：431-434.

Koura AN, Giacco GG, Curley SA, Skibber JM, Feig BW & Ellis LM (1997) Carcinoid tumors of the rectum：effect of size, histopathology, and surgical treatment on metastasis free survival. *Cancer* 79：1294-1298.

Kovalcik PJ & Burke JB (1988) Anterior sacral meningococele and the Scimitar sign：Report of case. *Dis Colon Rectum* 31：806-807.

Krivokapic Z, Grubor N, Micev M & Colovic R (2004) Anterior sacral meningocele with presacral cysts：report of a case. *Dis Colon Rectum* 47：1965-1969.

Kulaylat MN, Doerr R, Butler B, Stachidanand SK & Skingh A (1995) Squamous cell carcinoma complicating idiopathic inflammatory bowel disease. *J Surg Oncol* 59：48-55.

Kvols LK, Moertel CG, O'Connell MJ, Schutt AJ, Rubin J & Hahn RG (1986) Treatment of the malignant carcinoid syndrome. Evaluation of a long-acting somatostatin analogue. *N Engl J Med* 315：663-666.

Lacava N, Talarico F, Armaroli R et al (1992) Leiomyosarcoma of the rectum [in Italian]. *G Chir* 13：353-356.

Le Borgne J, Guiberteau-Canfrere V, Lehur PA et al (1993-94) Leiomyoma of the rectum [in French]. *Chirurgie* 119：212-215.

Lee SH, Ha HK, Byun JY et al (2000) Radiological features of leiomyomatous tumors of the colon and rectum. *J Comput Assist Tomogr* 24：407-412.

Legha SS, Valdiviescom M, Nelson RS, Benjamin RS & Bodey GP (1977) Chemotherapy for metastatic carcinoid tumours; experiences with 32 patients and a review of the literature. *Cancer Treat Rep* 61：703.

Letessier E, Hamy A, Bailly J, Paineau J & Visset J (1992) Leiomyosarcomas of the rectum. Amputation of the rectum or local resection? [in French] *Ann Chir* 46：442-444.

Levy D & Khatib R (1960) Intestinal neurofibromatosis with malignant degeneration. Report of a case. *Dis Colon Rectum* 3：140-144.

Levy M, Stone AM & Platt N (1976) Reticulum cell sarcoma of the cecum and macroglobulinemia. A case report. *J Surg Oncol* 8：149 - 153.

Lewin KJ, Ranchod M & Dorfman RF (1978) Lymphomas of the gastrointestinal tract. A study of 117 cases presenting with gastrointestinal disease. *Cancer* 42：693-707.

Localio SA, Frances KC & Rossano PG (1967) Abdomino-sacral resection of sacrococcygeal chordoma. *Ann Surg* 166：394. Localio SA, Eng K & Ransom JHC (1980) Abdomino-sacral approach for retrorectal tumours. *Ann Surg* 194：555.

Lookanoff VA & Tsapralis PC (1966) Smooth-muscle tumours of the colon. Report of a case involving the cecum and ascending colon. *JAMA* 198：206-207.

Lyttle JA (1983) Primary squamous carcinoma of the proximal large bowel. Report of a case and review of the literature. *Dis Colon Rectum* 26：279-282.

McCartey CS, Waugh JM, Mayo CW & Coventry MB (1952) Surgical treatment of presacral tumours：a combined problem. *Proc Staff Meet Mayo Clin* 27：23.

McDermott EWM, Guduric B & Brennan MF (1994) Prognostic variables in patients with gastrointestinal carcinoid tumours. *Br J Surg* 81：1007-1009.

Mackenzie D, McDonald JR & Waugh JM (1954) Leiomyoma and leiomyosarcoma of the colon. *Ann Surg* 139：67.

Madiedo G, Komorowski RA & Dhar GH (1980) Granular cell tumour (myoblastoma) of the large intestine removed by colonoscopy. *Gastrointest Endosc* 26：108-109.

Maggard MA, O'Connell JB & Ko CY (2004) Updated population-based review of carcinoid tumours. *Ann Surg* 240：117-122.

Malik A, Hull TL, Milsom J (2002) Long-term survivor of anorectal melanoma：report of a case. *Dis Colon Rectum* 45：1412-1417.

Manley KA & Skyring AP (1961) Some heritable causes of gastrointestinal disease：special reference to hemorrhage. *Arch Intern Med* 107：182-203.

Marco V, Autonell J, Fame S, Fernadez-Layos M & Doncel F (1982) Retrorectal cyst-hamartomas：report of two cases with adenocarcinoma deveopling in one. *Am J Surg Pathol* 6：707-714.

Marcus VA, Viloria J, Owen D & Tsao M-S (1996) Malignant rhabdoid tumor of the colon. Report of a case with molecular analysis. *Dis Colon Rectum* 39：1322-1326.

Margulis AR & Burhenne HJ (eds) (1967) *Alimentary Tract Roentgenology, Vol.* 2, p 730. St Louis：CV Mosby.

Marra B (1993) Intestinal occlusion due to a colonic lipoma. Apropos 2 cases [in Italian]. *Minerva Chir* 48：1035-1039.

Masson P (1928) Carcinoids and nerve hyperplasia of appendicular mucosa. *Am J Pathol* 4：131.

Mayo CW, Pagtalunan RJG & Brown DJ (1963) Lipoma of the alimentary tract. *Surgery (St Louis)* 53：598.

Mazier WP, Sun KM & Robertson WG (1978) Oil-induced granuloma (oleoma) of the rectum：report of four cases. *Dis Colon Rectum* 21：292-294.

Miettinen M & Lasota J (2001) Gastrointestinal stromal tumors-definition, clinical, histological, immunohistochemical and molecular genetic features and differential diagnosis. *Virchows Arch* 438：1-12.

Miettinen M, Sarlomo-Rikala M, Sobin LH & Lasota J (2000) Gastrointestinal stromal tumours and leiomyomas in the colon：a clinicopathological, immunohistochemical and molecular genetic study of 44 cases. *Am J Surg Pathol* 24：1339-1352.

Miettinen M, Furlong M, Sarlomo-Rikala M, Burke A, Sobin LH & Lasota J (2001) Gastrointestinal stromal tumours, intramural leiomylomas and leiomyosarcomas in the rectum and anus：a clinicopathologic, immunohistochemical and molecular genetic study of 144 cases. *Am J Surg Pathol* 25：1121-1133.

Mimura T, Kuramoto S, Hashimoto M et al (1997) Unroofing for lymphangioma of the large intestine：a new approach to endoscopic treatment. *Gastrointest Endosc* 46：259-263.

Minsky BD, Cohen AM & Hajdu SI (1991) Conservative man-

agement of anal leiomyosarcoma. *Cancer* 68: 1640-1643.
Miyayama S, Matsui O, Kifune K et al (2000) Malignant colonic obstruction due to extrinsic tumor: palliative treatment with a self-expanding nitinol stent. *AJR Am J Roentgenol* 175: 1631-1637.
Modlin IM, Kidd M, Latich I, Zikusoka MN & Shapiro MD (2005) Current status of gastrointestinal carcinoids. *Gastroenterology* 128: 1717-1751.
Moertel CG (1973) Large bowel. In Holland JF & Frei E III (eds) *Cancer Medicine*, pp 1597-1627. Philadelphia: Lea & Febiger.
Moertel CG & Hanley JA (1979) Combination chemotherapy trials in metastatic carcinoid tumour and the malignant carcinoid syndrome. *Cancer Clin Trials* 2: 327-334.
Moertel CG, Martin J, O'Connell MJ et al (1982) Phase II trials in the treatment of malignant carcinoid and the carcinoid syndrome (abstr). *Proc Am Soc Clin Oncol* 23: C547.
Mohammed AZ, Nwana EJ & Manasseh AN (2005) Changing patterns of Kaposi's sarcoma in Nigerians. *Trop Doct* 35: 168-169.
Mohideen MN, LeVay J & Gaffney CC (1995) Primary rectal non-Hodgkin's lymphoma treated with radical radiotherapy. *Clin Oncol (R Coll Radiol)* 7: 407-408.
Montini F, Di Mascio DE, Fossaceca R, Frino F, Angelucci D & Errichi BM (1994) Primary non-Hodgkin's lymphomas of the colon: apropos of a case with double localization [in Italian]. *Chir Ital* 46: 59-65.
Morantz RA, Kepes JJ, Batnitzky S & Masterson BJ (1979) Extraspinal ependymomas. Report of three cases. *J Neurosurg* 51: 383-391. Morgan CN (1932) Endothelioma of the rectum. *Proc R Soc Med* 25: 1020.
Morgan JG, Marks C & Hearn D (1973) Carcinoid tumours of the gastrointestinal tract. *Ann Surg* 180: 720.
Morson BC (1960) In Dukes DE (ed) *Cancer of the Rectum*, *Vol*. 3, p 92. Edinburgh: E&S Livingstone.
Morton WA & Johnstone FRC (1965) Rectal carcinoids. *Br J Surg* 52:
391. Murphy B (1973) Leiomyoma of intestine. *J Ir Med Assoc* 66: 153-154.
Nemer FD, Stoekinger JM & Evans OT (1977) Smooth-muscle rectal tumours: a therapeutic dilemma. *Dis Colon Rectum* 20: 405-413.
Norbury LEC (1932) Specimen of endothelium of rectum. *Proc R Soc Med* 25: 1021.
Ochsner SF, Ray JE & Clark WH Jr (1959) Lymphangioma of the colon: a case report. *Radiology* 72: 423-425.
Orda R, Bawnik JB, Wiznitzer T et al (1976) Fibroma of the cecum: report of a case. *Dis Colon Rectum* 19: 626-628.
O'Riordain DS, O'Connell PR & Kirwan WO (1991) Hereditary sacral agenesis with presacral mass and anorectal stenosis: the Currarino triad. *Br J Surg* 78: 536-538.
Orloff MJ (1971) Carcinoid tumours of the rectum. *Cancer* 28: 175-180.
Pais JR, Garcia-Segovia J, Rodriguez-Garcia JL, Alvarez-Baleriola I & Garcia-Gonzalez M (1994) Solitary plasmacytoma of the rectum: report of a case treated by endoscopic polypectomy and radiotherapy. *Eur J Surg Oncol* 20: 592-594.
Pearlman AW & Friedman M (1970) Radial radiation therapy of chordoma. *AJR* 108: 332-341.
Pemberton J & McCormack CJ (1937) Submucous lipomas of colon and rectum. *Am J Surg* 37: 205-218.
Peskin GW & Orloff MJ (1959) A clinical study of 25 patients with carcinoid tumours of the rectum. *Surg Gynecol Obstet* 109: 673.
Place RJ, Huber PJ & Simmang CL (2000) Anorectal lymphoma and AIDS: an outcome analysis. *J Surg Oncol* 73: 1-4; discussion 4-5.
Plate KH & Bittinger A (1992) Value of immunocytochemistry in aspiration cytology of sacrococcygeal chordoma. A report of two cases. *Acta Cytol* 36: 87-90.
Poate H & Inglis K (1928) Ganglioneuromatosis of the alimentary tract. *Br J Surg* 16: 221-225.
Price AB (1978) Benign lymphoid polyps and inflammatory polyps. In Morson BC (ed) *The Pathogenesis of Colorectal Cancer*, pp 33-42. Philadelphia: WB Saunders.
Quan SH & Berg JW (1962) Leiomyoma and leiomyosarcoma of the rectum. *Dis Colon Rectum* 5: 415-425.
Quan SH, Bader G & Berg JW (1964) Carcinoid tumours of the rectum. *Dis Colon Rectum* 7: 197-206.
Rao BK, Kapur MM & Roy S (1980) Leiomyosarcoma of the colon. A case report and review of literature. *Dis Colon Rectum* 23: 184-190.
Rogy MA, Miza D, Berlakovich G, Winkelbauer F & Rauhs R (1991) Submucous large-bowel lipomas—presentation and management. An 18-year study. *Eur J Surg* 157: 51-55.
Romaguera j & Hagemeister FB (2005) Lymphoma of the colon. *Curr Opin Gastroenterol* 21: 80-84.
Roo T de & Vaas F (1969) Leiomyosarcoma of the transverse and descending colon. Two case reports and review. *Am J Gastroent* 52: 150-156.
Rose TF (1972) True fibroma of the caecum. *Med J Austr* 1: 532-533.
Rosenquist H & Saltzman GF (1959) Sacrococcygeal and vertebral chordomas and their treatment. *Acta Radiol* 52: 177.
Rosenthal DI, Scott JA, Mankin HJ, Wismer GL & Brady TJ (1985) Sacrococcygeal chordoma: magnetic resonance imaging and computer tomography. *AJR Am J Roentgenol* 145: 143-147.
Rothmund M & Kisker O (1994) Surgical treatment of carcinoid tumors of the small bowel, appendix, colon and rectum. *Digestion* 55 (Suppl 3): 86-91.
Saclarides TJ, Szeluga D & Staren ED (1994) Neuroendocrine cancers of the colon and rectum: results of a ten-year experience. *Dis Colon Rectum* 37: 635-642.
Saegesser F & Gross M (1969) Carcinoid syndrome and carcinoid tumours of the rectum. *Am J Proctol* 20: 27-32.
Saltzstein SL (1969) Extranodal malignant lymphomas and pseudolymphomas. *Pathol Ann* 4: 159-184.
Samson IR, Springfield DS, Suit HD & Makin HJ (1993) Operative treatment of sacrococcygeal chordoma. A review of twenty-one cases. *J Bone Joint Surg Am* 75: 1476-1484.
Sanders RJ (1961) Leiomyosarcoma of the rectum: report of six cases. *Ann Surg* 154 (Suppl): 150-154.
Sanders RJ & Axtell HK (1964) Carcinoids of the gastrointestinal tract. *Surg Gynecol Obstet* 119: 369-380.
Sanger BJ & Leckie BD (1959) Plain muscle tumours of the rectum. *Br J Surg* 47: 196-198.
Sayer RA & Amundsen CL (2003) Giant pelvic retoperitoneal leiomyoma arising from th erectal wall. *Obstet Gynecol* 101: 1132-1134.
Schneider TA, Birkett DH & Vernava AM (1992) Primary adenosquamous and squamous cell carcinoma of the colon and rectum. *Int J Colorectal Dis* 7: 144-147.
Schropp KP, Lobe TE, Rao B et al (1992) Sacrococcygeal teratoma: the experience of four decades. *J Pediatr Surg* 27: 1075-1078.
Schumann F (1972) Leiomyosarcoma of the colon: report of a case and review of treatment and prognosis. *Dis Colon Rectum* 15: 211-216.
Sherlock P, Winawer SJ, Goldstein MJ et al (1970) Malignant lymphoma of the gastrointestinal tract. In Glass GB (ed) *Progress in Gastroenterology*, *Vol*. 2, pp 367-391. New York: Grune & Stratton.

Shousha S & Smith PA (1981) Colonic ganglioneuroma. Report of a case in a patient with neurofibromatosis, multiple colonic adenomas and adenocarcinoma. *Virchows Arch A Pathol Anat Histol* 392: 105-109.

Sidani MS, Campos MM & Joseph JI (1983) Primary plasmacytomas of the colon. *Dis Colon Rectum* 26: 182-187.

Siddiqui MN & Garnham JR (1993) Submucosal lipoma of the colon with intussusception. *Postgrad Med J* 69: 497.

Skopelitou AS, Mylonakis EP, Charchanti AV & Kappas AM (1998) Cellular neurilemoma (schwannoma) of the descending colon mimicking carcinoma. *Dis Colon Rectum* 41: 1193-1196.

Slingluff CL Jr, Vollmer RT, Seigler HF (1990) Anorectal melanoma: clinical characteristics and results of surgical management in 24 patients. *Surgery* 107: 1-9.

Smith G (1963) Leiomyosarcoma of the rectum. *Br J Surg* 50: 633-635.

Sohn DK, Choi HS, Chang YS et al (2004) Granular cell tumor of colon: report of a case and review of literature. *World J Gastroenterol* 10: 2452-2454.

Spread C, Berkel H, Jewell L, Jenkins H & Yakimets W (1994) Colon carcinoid tumors: a population-based study. *Dis Colon Rectum* 37: 482-491.

Stair MJ, Stevenson DR, Schaffer RF & Lang NP (1983) Leiomyosarcoma of the rectum: report of three cases. *J Surg Oncol* 24: 180-183.

Stansfield AG (1985) *Lymph Node Biopsy Interpretation*. Edinburgh: Churchill Livingstone.

Staren ED, Gould VE, Warren WH et al (1988) Neuroendocrine carcinomas of the colon and rectum: a clinicopathologic evaluation. *Surgery* 104: 1080-1089.

Stavorovsky M, Jaffa AJ, Papo J & Baratz M (1980) Leiomyosarcoma of the colon and rectum. *Dis Colon Rectum* 23: 249-254.

Stinner B, Kisker O, Zielke A & Rothmund M (1996) Surgical management for carcinoid tumors of small bowel, appendix, colon and rectum. *World J Surg* 20: 183-188.

Stoller R & Weinstein JJ (1956) Fibrosarcoma of the rectum. A review of the literature and the presentation of 2 additional cases. *Surgery* 39: 565-573.

Stout AP (1955) Tumours of the colon and rectum (excluding carcinoma and adenoma). *Surg Clin North Am* 35: 1283-1288.

Stout AP (1959) Tumours of the colon and rectum (excluding carcinoma and adenoma). In Turell R (ed) *Diseases of the Colon and Ano-rectum*, p 295. Philadelphia: WB Saunders.

Stout AP & Hill WT (1958) Leiomyosarcoma of the superficial soft tissues. *Cancer* 11: 844-854.

Su WP, Louback JB, Gagne EJ & Scheithauer BW (1993) Chordoma cutis: a report of nineteen patients with cutaneous involvement of chordoma. *J Am Acad Dermatol* 29: 63-66.

Suarez R, Morrison D & Suarez V (1990) A pain in the rear. *Br J Radiol* 63: 77-78.

Suga K, Tanaka N, Nakanishi T, Utsumi H & Yamada N (1992) Bone and gallium scintigraphy in sacral chordoma. Report of fours cases. *Clin Nucl Med* 17: 206-212.

Sung MS, Lee GK, Kang HS et al (2005) Sacrococcygeal chordoma: MR imaging in 30 patients. *Skeletal Radiol* 34: 87-94.

Swanson MA & Schwartz RS (1967) Immunosuppressive therapy. The relation between clinical response and immunologic competence. *N Engl J Med* 277: 163-170.

Swartzlander FC (1955) *A Clinico-pathological Review of Submucosal Rectal Nodules*. Minnesota: University of Minnesota Press.

Tani S, Okuda Y & Abe T (2003) Surgical strategy for anterior sacral meningocele. *Neurol Med Chir (Tokyo)* 43: 204-209.

Taxy JB, Mendelsohn G & Gupta PK (1980) Carcinoid tumours of the rectum. Silver reactions, fluorescence and serotonin content of the cytoplasmic granules. *Am J Clin Pathol* 74: 791-795.

Tessier DJ, McConnell EJ, Young-Fadok T, Wolff BG (2003) Melanoma metastatic to the colon: case series and review of the literature with outcome analysis. *Dis Colon Rectum* 441-447.

Timmerman W & Bubrick MP (1984) Pre-sacral and post-sacral extraspinal ependymoma: a report of a case and review of the literature. *Dis Colon Rectum* 27: 114-119.

Tjandra JJ, Antoniuk PM, Webb B, Petras RE & Fazio VW (1993) Leiomyosarcoma of the rectum and anal canal. *Aust N Z J Surg* 63: 703-709.

Tomita H, Miya K, Tanaka H & Shimokawa K (2006) Ganglioneuroma and adenocarcinoma associated with neurofibromatosis type 1 in the colorectal region. *Int J Colorectal Dis* 21: 89-91.

Van Gompel JJ, Sippel RS, Warner TF & Chen H (2004) Gastrointestinal carcinoid tumors: factors that predict outcome. *World J Surg* 28: 387-392.

Vennarecci G, Boschetto A, Esposito A et al (2004) Malignant haemangiopericytoma of the mesorectum. *Chir Ital* 56: 865-868.

Vezeridis MP, Herrera LO, Lopez GE et al (1983) Squamous-cell carcinoma of the colon and rectum. *Dis Colon Rectum* 26: 188-191.

Vorobyov GI, Odaryuk TS, Kapuller LL, Shelygin YA & Kornyak BS (1992) Surgical treatment of benign, myomatous rectal tumors. *Dis Colon Rectum* 35: 328-331.

Vorobyov GI, Odariuk TS, Shelygin IuA et al (1995) Differential diagnosis of non-epithelial rectal neoplasms [in Russian]. *Khirugiia (Mosk)* 1: 45-50.

Vraux H, Kartheuser A, Haot J et al (1994) Primary squamous-cell carcinoma of the colon: a case report. *Acta Chir Belg* 94: 318-320.

Waldenstrom JG (1960) Studies on conditions associated with disturbed gamma globulin formation (gammopathies). *Harvey Lect* 1960-1961 56: 211-231.

Weinberg T & Feldman M (1955) Lipomas of the gastrointestinal tract. *Am J Clin Pathol* 25: 272-281.

Welch CE & Hedberg SE (1975) *Polypoid Lesions of the Gastrointestinal Tract*, 2nd edn, pp 121-143. Philadelphia: WB Saunders.

Welch JP & Donaldson GA (1974) Recent experience in the management of cancer of the colon and rectum. *Am J Surg* 127: 258-266.

Weinstock MA (1993) Epidemiology and prognosis of anorectal melanoma. Gastroenterology 104: 174-178.

Wendum D, Vissuzaine C, Bellanger J, Le Goff JY, Behamou G & Potet F (1994) A case of polypoid solitary colonic plasmocytoma [in French]. *Ann Pathol* 14: 248-250.

Werdin C, Limas C & Knodell RG (1988) Primary malignant melanoma of the rectum: evidence for origination from the rectal mucosal melanocytes. *Cancer* 61: 1364-1370.

West NJ, Daniels IR & Allum WH (2004) Haemangiopericytoma of the sigmoid mesentery. *Tech Coloproctol* 8: 179-181.

Williams ED & Sandler M (1963) The classification of carcinoid tumours. *Lancet* i: 238-239.

Willis RA (1960) *The Borderland of Embryology and Pathology*, pp 348-350. London: Butterworth.

Windeyer BW (1959) Chordoma. *Proc R Soc Med* 52: 1088.

Witzigmann H, Sagasser J, Leipprandt E & Witte J (1995) Leiomyosarcoma of the rectum [in German]. *Zentralbl Chir* 120: 69-72.

Wolf O, Glaser F, Kuntz C & Lehnert T (1994) Endorectal ultrasound and leiomyosarcoma of the rectum. *Clin Invest* 72: 381-384.

Wolfson P & Oh C (1977) Leiomyosarcoma of the anus: report of a case. *Dis Colon Rectum* 20: 600-602.

Wong MTC & Eu KW (2006) Primary colorectal lymphomas. *Colorectal Disease*. 8: 586-591.

Wong PP & Yagoda A (1978) Chemotherapy of malignant haemangiopericytoma. *Cancer* 41: 1256-1260.

Wulff C & Jespersen N (1995) Colo-colonic intussusception caused by lipoma. Case reports. *Acta Radiol* 36: 478-480.

Wyatt SH, Fishman EK & Jones B (1993) Primary lymphoma of the colon and rectum: CT and barium enema correlation. *Abdom Imaging* 18: 376-380.

Wychulis AR, Beahrs OH & Woolner LB (1966) Malignant lymphoma of the colon. A study of 69 cases. *Arch Surg* 93: 215-225.

York JE, Kaczaraj A, Abi-Said D et al (1999) Sacral chordoma: 40-year experience at a major cancer center. Neurosurgery 44: 74-79; discussion 79-80.

Yoshikane H, Hamajima E, Yokoi T et al (1996) Lymphangioma of the colon treated by endoscopic resection following find-needle puncture aspiration. *Endoscopy* 28: 407-408.

Yoshikawa O (1969) A case of leiomyosarcoma of the rectum. *Arch Jap Chir* 38: 342-345.

Zhang H, Cong JC, Chen CS, Qiao L & Liu EQ (2005) Submucous colon lipoma: a case report and review of the literature. World J Gastroenterol 11: 3167-3169.

33

第 33 章　结肠憩室病

左半结肠憩室病

发病率和病因

大多数憩室病为获得性，因为结肠肌壁的先天性缺陷还未经证实。20 世纪憩室病发病率的上升是获得性异常的有力证据，但 45 岁以下患此病者并不多见（Manousos 等，1967；Eastwood 和 Passmore，1983；Eastwood 和 Smith，1983）。少数患者显示有家族病史（Killingback，1983）。

发病率的变化趋势

憩室病首次被认定为一种临床疾病是在 20 世纪初（Schoetz，1999）。英国的 Telling 和 Gunner（1917）首次对该病及其并发症进行了准确的描述。结肠憩室病发现得更早，但当时仅视为一种新奇现象（Gross，1845；Cruviellier，1849；Rokitansky，1849；Klebs，1869）。然而，一些研究者发现憩室病可同时伴有感染、瘘管、腹膜炎和乙状结肠周围炎。这些早期研究者也认为憩室病是继发于功能性肠梗阻造成的肠腔压力增高（Bristowe，1854；Lane，1885）。但在 1920 年以前，医学教科书均未对此异常现象做过任何描述（Telling，1920）。

从 20 世纪 20 年代开始，憩室病的发病率稳步上升。澳大利亚的 Ryan（1983）报道了 1956—1963 年发病的 160 例住院病例，而相同时间跨度的 1971—1978 年发患者数则为 242 人。身处苏格兰东北部地区的 Kyle 和 Davidson（1975）报道了 206 例 1958—1961 年间发病的住院病例，而

1968—1971 年发患者数增至 366 人。日本的 Nakada等（1995）通过钡剂灌肠检查研究发现左右结肠憩室病的发病率均从 1985 年的 10.7%增高到 1992 年的 17.8%。登记总局记录的 1923—1966 年的憩室病粗死亡率（图 33.1）同样提示憩室病是 20 世纪的高发病，并且多见于女性（Kyle，1968；Cleave 等，1969）。

尽管该病在老年人中更为常见，但 Kyle 和 Davidson（1975）报道显示：30～40 岁的男性和女性入院率均有增高（表 33.1）。英国的医院事件统计（HES）数据显示，在 1989—1990 年和 1999—2000 年两个期间，患憩室病的男性（从 20.1/100 000 增至 23.2/100 000）和女性（从 28.6/100 000 增至 31.9/100 000）的年龄标化入院率均有增高（Kang 等，2003）。而且，入院比率的增高也导致男性患者（24.1%）和女性患者（22.3%）的手术率增加，但死亡率并没有改变。

放射学与解剖学证据

有人可能认为对比放射学的出现使得憩室病经报道的发生率增高。而钡餐检查确实证实了该病的高发率，甚至在无症状患者中也同样存在（Manousos 等，1967）。毫无疑问，这些检查手段夸大了真正的发病率，且通常针对高风险人群。通过钡餐检查发现的憩室病的报道发生率在 1920—1940 年间由 4.2% 上升到至 10.8%（Sprigs 和 Marxer，1925；Mayo，1930；Edwards，1934；Landing，1935；Oschner 和 Burgen，1935；Willard 和 Bockus，1936）。相比之下，1941—1995 年间的报道发生率由 16%上升至 44%（Eggers，1941；Allen，1953；Edwards，1953；Smith 和 Christensen，1959；Manousos 等，1967，Nakada 等，1995）（表 33.2）。

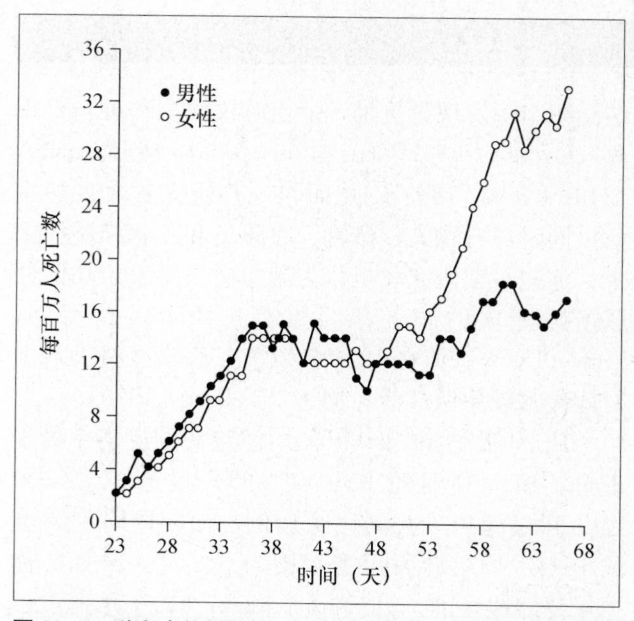

图 33.1 憩室病的男性（●）与女性患（○）者的粗死亡率。

死于憩室病的病例解剖学检查同样提供了发病率增高的明显证据。1917 年，Drummond 报道了在 500 例尸检结果中憩室病发病率为 4.4%，而到 1968 年，Parks 报道的 300 例尸检结果中憩室病发病率为 37%。由此可见，尸检报告时间越近，患病死者的年龄越大。尽管如此，在近几十年内的憩室病发病率亦然呈上升态势（Parks，1968）。澳大利亚的一项解剖学研究从 200 例死者中检出 45% 的发病率（Hughes，1969）。

年龄

憩室病发病率与年龄相比，呈对数增长趋势（表 33.3）（Hughes，1969）。Slack（1962）的解剖学研究也报道了相似的年龄增长趋势（图 33.2）。大部分临床病例的年龄分布显示 60 岁或 70 岁年龄段是发病高峰。Parks 报道了 60～69 岁的患者发病率为 32%。对无症状病例的放射学研究也显示憩室病的流行与年龄相关（Eastwood 等，1977a）。据报道，总体发病趋势为：40 岁至 59 岁间发病率为 18.5%；60 岁至 79 岁间为 29.2%；80 岁以后达 62.1%（Manousos 等，1967）。

尽管如此，应该注意到的是青年人中发生伴有穿孔和脓毒血症的严重侵袭性憩室炎正逐渐成为一个普遍问题，而且并不局限于特定的种族和社会经济群体（Acosta 等，1992；Schauer 等，1992；Konvolinka，1994；Schweitzer 等，2002；West 等，2003）。大部分病例是 40 多岁的男性。肥胖可能是

表 33.1 苏格兰东北部憩室病入院率（1/100 000 人）

	1958—1961 年		1968—1971 年	
年龄（岁）	男性	女性	男性	女性
30～49	2.1	1.4	6.8	6.9
50～69	28.8	17.1	36.5	43.1
70～89	54.4	106.7	134.8	158.7

来源自：Kyle 和 Davidson（1975）。

表 33.2 钡餐检查诊断的憩室病发病率变化趋势

	国家	%	n	备注
Sprigs 和 Marxer (1925)	英国	10	1000	所有成年人
Mayo (1930)	美国	5.7	31838	
Edwards (1934)	英国	10.8	507	所有年龄＞40 岁成年人
Landing (1935)	瑞典	4.2	2090	
Oschner 和 Burgen (1935)	美国	7	2747	
Willard 和 Bockus (1936)	美国	8.2	463	
Eggers (1941)	美国	44.5	428	
Allen (1953)	美国	30	2000	
Edwards (1953)	英国	16	1623	所有年龄＞35 岁成年人
Smith 和 Christensen (1959)	美国	22	1016	
Manousos 等 (1967)	英国	34.9	109	年龄＞60 岁成年人
Nakada 等 (1995)	日本	15.7	6849	

表 33.3 尸检研究左半结肠憩室病的发病率（%）

	患者数量	男性	女性	总体
总数	200	45	40	43
年龄（岁）				
10～30	4	0	0	0
31～50	23	12	6	9
51～70	72	33	41	36
＞71	101	60	54	56

除外单纯盲肠憩室。
来源自：Hughes (1969)。

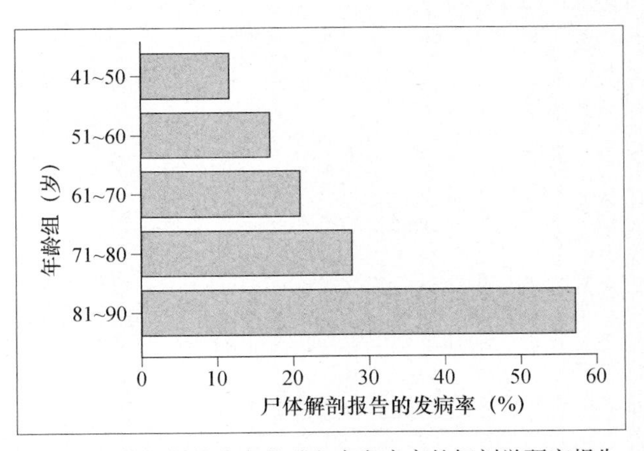

图 33.2 依据年龄分布的憩室病发病率的解剖学研究报告。

主要的合并危险因素，并且并发症的发生率和随之而来的急诊手术率也高居不下（Anderson 等，1997；Cunningham 等，1997）。

性别

20 世纪憩室病的发病率在性别上似乎也有变化（Manousos 等，1967）。20 世纪 50 年代以前男性发病率明显较高，但现在女性发病成为主流（Parks，1969；Eastwood 等，1977a）（表 33.4）。由于憩室病的并发症而需要接受切除术的女性患者平均要比男性患者晚 5 年。年轻男性多并发瘘管，老年男性多并发憩室出血，而年轻女性多并发穿孔，老年女性多并发慢性憩室炎和肠管狭窄（McConnell等，2003）。

社会因素

低收入人群可能更容易发生憩室病。根据爱丁堡市对该病发病率的记录，尽管发病率与社会阶层之间没有明显关联（Eastwood 等，1977a），但是在有自有住房者较多的区域，憩室病发病率明显低于该市其他区域（图 33.3）。

纤维与憩室病

Burkitt（1970）指出西方国家憩室病的出现与 19 世纪 80 年代引进滚筒碾粉机用于面粉生产有

表 33.4 憩室病与憩室炎的性别比率变化

作者	男性：女性
Telling 和 Gunner (1917)[a]	2：1.0
Sprigs 和 Marxer (1925)[b]	2.7：1.0
Mayo (1930)[a]	1.7：1.0
Oschner 和 Burgen (1935)[b]	1.25：1.0
Boles 和 Jordan (1958)[b]	1.0：1.2
Brown 和 Toomey (1960)[b]	1.0：1.5
Brown 和 Toomey (1960)[a]	1.0：1.3
Manousos 等 (1967)[b]	1.0：1.8
Manousos 等 (1967)[a]	1.0：1.4
Botsford 等 (1971)[a]	1.0：1.3

显示女性在近些年发病成为主流。

[a] 憩室炎和它的并发症。

[b] 憩室病。

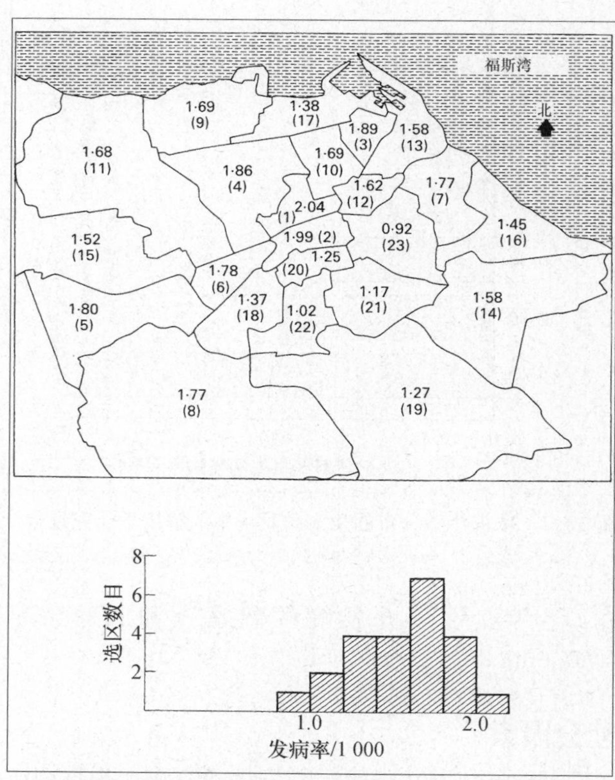

图 33.3 爱丁堡选区憩室病发病率的地图（每千成人的年发病率）。括弧内为各选区发病率排名，由高到低共 23 个。下方的直方图显示了有相同发病率的选区数目。

关。这种工艺去除了面粉中 2/3 的纤维成分。在此之前，人们一直在磨石作坊内研磨小麦，并且常常掺入黑麦与燕麦。Cleave 等（1969）推测憩室病发病率与精制碳水化合物，特别是糖的摄入增多密切相关（图 33.4）。食物运输业的繁荣、冷藏技术的应用及不断改进使得未加工谷物以外的产品更加便宜且更容易获得。

Eastwood 等（1977b）对麦麸的憩室病病原学意义（Heaton，1985）提出了质疑，因为在发展中国家，膳食中的高纤维成分主要来自水果与蔬菜，而非小麦制品。尽管憩室病发病原因可能涉及其他因素，但是增加纤维摄入量具有不可忽视的治疗潜力（Eastwood 和 Passmore，1983）。Brodribb 和 Humphries（1976）评估了 40 个带有憩室病症状的患者的饮食摄入状况（图 33.5）。憩室病患者的粗纤维平均摄入量为 2.6g/d，而对照组为每天 6.2g（$P<0.00003$）。

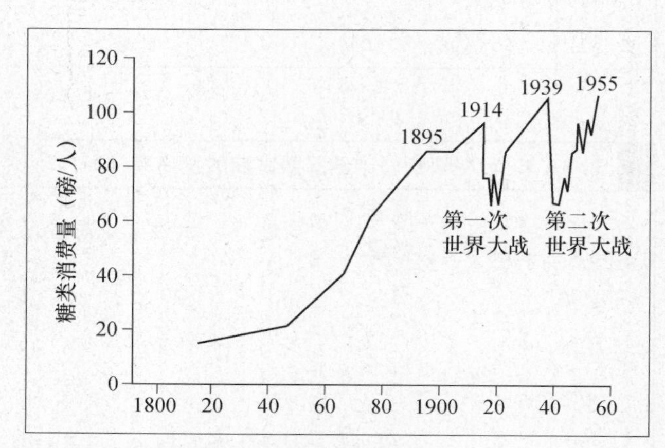

图 33.4 英国糖类消费的增长情况。

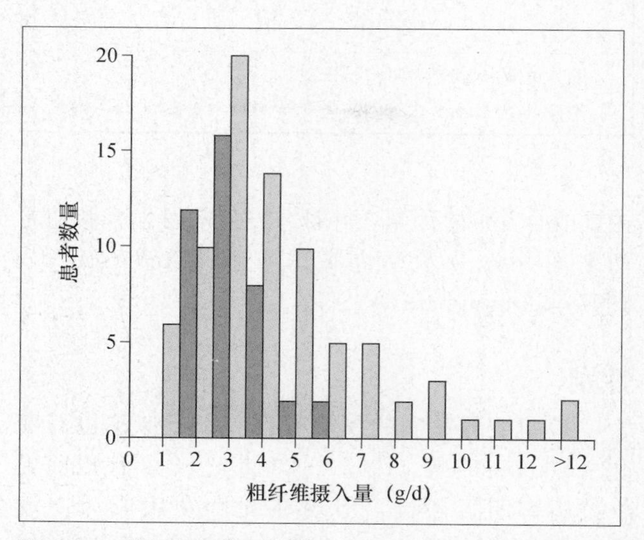

图 33.5 憩室病患者（阴影）与对照组（白色）的粗纤维摄入量比较，显示前者摄入量低于正常对照组。（Brodribb and Humphries，1976. Reproduced with permission from the BMJ Publishing Group）

Gear等(1979)分别调查了素食者与非素食者中无症状的憩室病患者的发病率。素食者平均每天摄入4.5g纤维,其中出现憩室病症状者占12%。非素食者平均每天摄入2.4g纤维,其中出现憩室病症状者占33%。这种差异在老年病例中甚至更加显著。此外,Nair和Mayberry(1994)也发现素食者的憩室病发病率明显较低。

谷类可能是最重要的纤维来源;它不受结肠细菌的影响,能增加大便重量并缩短结肠传输过程。Manousos等(1985)报道称憩室病患者摄入较多的肉类和奶,而摄入的蔬菜、土豆、水果和粗全麦面包却减少了。此外,他们摄入的不吸收淀粉也有所减少,后者正常情况下能对抵抗结肠损伤起到保护功能(Thornton等,1986)。

表33.5 黑人和白人住院病例的憩室病个年龄分组的发病率状况

年龄(岁)	黑人	白人
16~20	0	0
21~30	0.17	0
31~40	0.84	1.10
41~50	1.00	2.15
51~60	1.46	7.21
61~70	0.77	11.64
71~75	1.80	20.80

来源自:Segal等(1977)。

地理分布与纤维

憩室病发病主要局限在经济发达的西方国家。确实很少有疾病的发病率在世界范围内差异如此之大。在一些地区和大洲,憩室病仍然属于罕见疾病,甚至从未出现过。但在其他一些地方,特别是北美、北欧、澳大利亚和新西兰,超过60岁的人群发病率高达30%。憩室病发病率和当地经济发展状况与饮食习惯有密切的联系。

在饮食上正经历改变的群体,其憩室病发病率也会发生相应改变。这就为饮食因素可能参与了憩室病的发病提供了有趣的流行病学证据(Parks,1974)。但这种变化要反映到该病发病率上可能会有30~40年的滞后期。关于这一点,约翰内斯堡一家收治非洲黑人的医院发现了憩室病发病率的重大改变。1954年至1956年,没有发现任何憩室病临床病例(Keeley,1958);Solomon(1969)报道在600例钡剂灌肠检查病例中没有发现一例憩室病;唯一的一例是从2 367例尸检中发现报道的(Higginson 等,1958)。因此,Bremner 和Ackerman(1970)推断憩室病在南非极为罕见(表33.5)。20年后,正是同一个机构报道了94例并发性憩室病,其中94%局限在乙状结肠(Segal和Leibowitz,1989)。

西非也发现了类似趋势。20世纪50年代,尼日利亚和加纳两国对憩室病还知之甚少。而这些国家近年来的报道却显示,现在憩室病已经成为公认的一种临床疾病(Bohrer和Lewis,1974;Archampong等,1978;Ihekwaba,1992;Madiba和Mokoena,1994)。

由低发区向高发区迁移的人群调查结果提示这种疾病与膳食中精制碳水化合物含量高而纤维含量少密切相关。憩室病在日本曾极其罕见,但Stemmerman(1969)报道生活在夏威夷的日本人群的憩室病发病率如今已接近北美的白种人。但对这些数据必须审慎解读,因为夏威夷人种先天易患右半结肠憩室病(Chang,1965;Stemmerman和Yatani,1973)。虽然如此,现在日本和印度左半结肠和右半结肠的憩室病例均在逐渐增加(Sato等,1970;Munakata等,1993;Goenka等,1994;Nakada等,1995;Miura等,1996),这可能和过去十多年对西式饮食消费增多而导致饮食习惯改变有关。但不论这些报道如何,实验研究中的发病率依然很低。

Cleave等(1969)强调美国的黑种人发病率变化情况,他们曾经大量使用玉米,但现在这些群体的发病率却和白种人接近。这与Kocour在1937报道的美国黑人憩室病发病率结果形成了鲜明对比,后者称与同年龄同性别的白人相比,黑人远不易患憩室病。更近的数据(表33.6)显示现在黑种人与白种人的憩室病发病率是相同的(Burkitt等,1985)。世界上左半结肠憩室病发病率仍旧很低的地方包括非洲边远地区(Painter和Burkitt,1971),马来西亚、斐济、印度、新几内亚、韩国(Kim,1964)、香港(Coode等,1985)、伊朗(Dabertani等,1981)和约旦(Fatayer等,1983),但这些国家当中右半结肠憩室病却很常见(Chia等,1991)。现在新加坡(Lee,1986),特立尼达(Naraynsingh等,1987)和以色列(Vajrabukka等,1980;Levy等,1985)的发病率也在逐渐增加。

表 33.6 美国黑人与白人的憩室病发病率比较

	平均年龄（岁）	阳性率（%）
白人男性	50.2	55
白人女性	48.9	55
黑人男性	58.4	60
黑人女性	51.1	52

来源自：Burkitt 等（1985）。

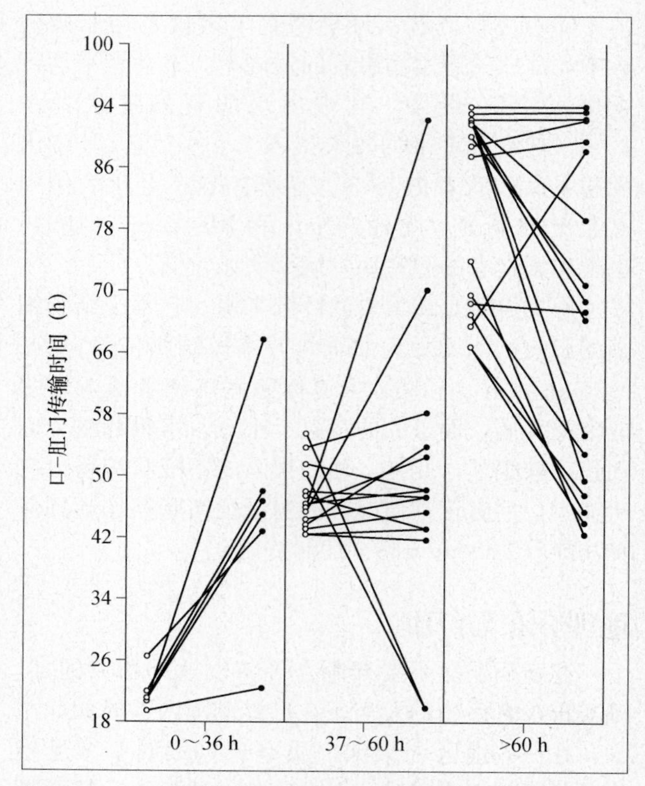

图 33.6 给予麦麸前后口至肛门的传输时间比较。（Brodribb and Humphries，1976. Reproduced with permission from the BMJ Publishing Group）

动物研究与纤维

Carlson 和 Hoelzel（1949）通过饲喂低渣食物制作了憩室病大鼠模型。Hodgson（1972b）在低纤维饮食的兔子上发现了相似的改变。Morgan 和 Ellis（1969）通过饮食控制未能复制憩室病大鼠模型。Havia（1971）曾试图通过给狗饲喂低渣食物进行相似研究，但未能发现任何解剖学和生理学改变：肠腔内压没有改变，也没有发现平滑肌肥大。然而，可能狗不是适合的模型动物，它的大肠环绕了一层完整的内纵肌。事实上，可能没有合适的动物模型能用于憩室病的研究（Morson，1963a，b；Whiteway，1984）。

肠道传输功能与纤维

据记载，西方人的肠道传输功能比正常饮食的非洲农村人慢许多（Burkitt 等，1972）。英国六年级的男生肠道平均传输时间为 76 小时，而同年龄的乌干达乡村小孩只有 36 小时。也有研究显示憩室病患者的肠道传输时间快于对照组（Manousos 等，1967）。摄取未经加工的麦麸可以减少正常人和憩室病患者的肠道传输时间（Findlay 等，1972；Parks，1974）（表 33.7）

Brodribb 和 Humphries（1976）报道称 24g 麦麸可以使传输过程正常化（图 33.6），将每日大便湿重从 66g 增加到 89g（$P<0.0002$）并改善排便习惯。大便重量的增加独立于肠道传输改变以外。McCance 和 Widdowson（1956）证实，与食用灰面包相比，食用白面包的患者的肠道传输时间长了 24 小时，传输时间又与大便重量成反比，且与膳食纤维的摄入量直接相关（图 33.7）。

已有提示具有大容积粪便特点的受试者摄入的高纤维食物能阻止大便分割。Painter 和 Burkitt（1971）指出膳食纤维摄入减少会减缓肠道传输，使更多水分吸收，导致形成的小球状粪便不能刺激正常的便意。

表 33.7 憩室病患者的肠道传输时间与大便重量与正常对照的比较（Findlay 等，1972）

	正常对照组		憩室病患者组	
	传输时间（h）	大便重量（g/d）	传输时间（h）	大便重量（g/d）
食用麦麸前	66.3±18.1	120.0±17.9	93.4±13.8	83.8±13.6
食用麦麸后	50.0±11.5	182.8±22.0	57.9±8.0	101.3±19.1
改变	16.3±10.5	62.8±10.0	35.5±10.6	17.5±8.4

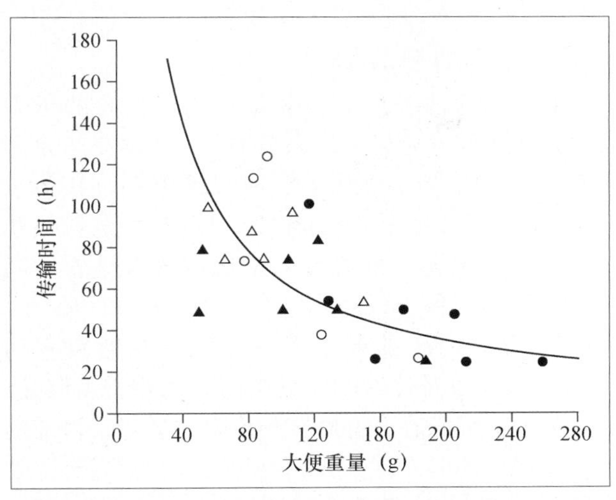

图 33.7 传输时间与大便质量的相关性。正常对照组给予麦麸治疗前（○）后（●）和憩室病患者给予麦麸治疗前（△）后（▲）。（McCance and Widdowson，1956）

生理机制

大多数权威人士认为憩室病是西方人膳食纤维缺乏导致的获得性缺陷性紊乱（Painter 和 Burkitt，1971）。其依据基于以下几点：①地理分布；②自20世纪50年代起才被认定为一种医学问题；③不同饮食的流动人口发病率变化情况；④随年龄增长而增加的发病率；⑤病例对照饮食的纤维素摄入评估。

憩室病发生在结肠壁薄弱处（Buie，1939），该处血管在乙状结肠肠系膜与结肠袋间穿过（图33.8）。这些并不是牵引性憩室，而是由于结肠分节运动过度引起肠腔压力增高所致（Painter，1975）。由环状肌活性增强导致的分节运动使乙状结肠某些区域形成了闭合腔室，并产生较高的管腔压力（Arfwidsson 等，1964；Painter 和 Truelove，1965；Painter，1965；Brodribb 和 Humphries，1976）。环状肌内的胶原的十字分布促使产生这一现象。这在乙状结肠的分布特别明显，导致产生狭窄、短厚的肠段（Thomson 等，1987；Watters 与 Smith，1990）。平滑肌纤维的分布同样能促进分节运动，Hughes（1970）用聚硅氧烷泡沫测试证实了这一点。平滑肌异常并不局限于乙状结肠，它可能涉及其他区域，特别是上段直肠，并且很可能在乙状结肠切除术后发现（Watters 等，1985）。通过在乙状结肠切除术前与术后，测定整段降结肠与直肠对气囊膨胀的压力反应，提供了的证据显示结肠肌异常的发生范围可能更加广泛（Parks，1970a）。因此可以推测在憩室病形成前，原发性肌张力异常就可能出现了（Findlay 等，1972；Watters 等，1985；Whiteway 和 Morson，1985；Gill 等，1986）。

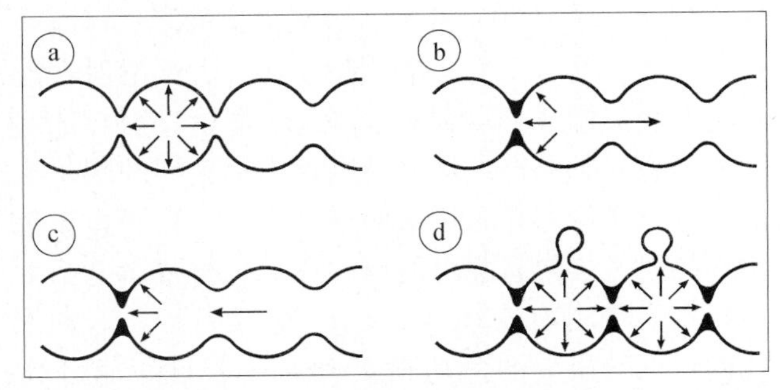

图 33.8 结肠的分节运动。环状肌肥大促进结肠闭合环的形成，其内形成高压区，最终导致憩室形成。

分节运动

正常情况下，肠腔内容物通过结肠集团运动来传送。分节运动可促进水分吸收，分节运动减缓结肠运输，延长排泄物与结肠黏膜的接触时间。正常情况下，分节运动与变化的肠腔内压并不相关（Painter，1965，1975）。乙状结肠周壁上的薄弱点位于肠系膜与对系膜侧的结肠带之间，结肠带所在部位的肠脂垂源自短管的分布状态。在分节运动过程中，增高的管腔压力导致血管穿过纵行肌的部位成为了潜在的薄弱位置（图33.9）。装置了测压导管的结肠内镜已经证实憩室病的肠段的动力发生了

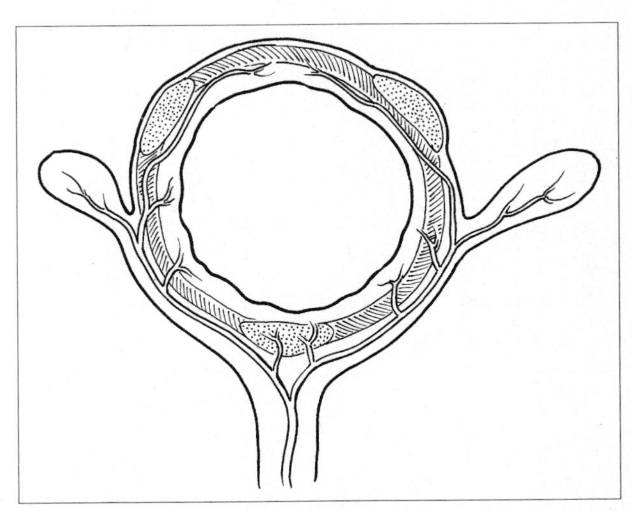

图 33.9 供应结肠壁与黏膜的终末动脉分布，和肠脂垂的维管连接。

异常（Bassotti 等，2001）。与 16 位对照者比较，10 位憩室病患者明显显示出有力的推进活动，其中 20%是逆行性传输。

肠道顺应性

与对照相比，憩室病患者对气囊膨胀的压力反应是明显异常的（Parks 和 Connell，1969；Parks，1970b；Eastwood 和 Smith，1983）。在正常受试者，内置气囊的压力和体积呈现线性关系（图 33.10），但在憩室病患者，压力随气囊体积的增加会迅速上升到一个高值。这种反应不仅与左髂窝疼痛有关，同时也提示憩室病患者的阈值较对照组低许多。无顺应性结肠壁是源自憩室病引起的肌肉肥厚和胶原纤维的固有紊乱（Thomson 等，1987）。

结构改变发生在憩室病中受累的胶原组织（Wess 等，1995）。憩室病受累处的胶原似乎比未受累结肠组织出现更多的交联。这些改变与衰老过程中发生的部分变化相似，但又比仅仅伴随衰老发生的变化更加明显。因此推测，憩室病是由于一种过度早衰过程导致的。顺应性紊乱也与结肠带的肌细胞间弹性蛋白增加有关（Whiteway 和 Morson，1985）。有研究发现金属蛋白酶-1 和金属蛋白酶-2 的组织抑制剂在憩室病时，与对照组比较有显著增加，这为憩室病引起的基础胶原沉积提供了进一步的证据（Mimura 等，2004）。

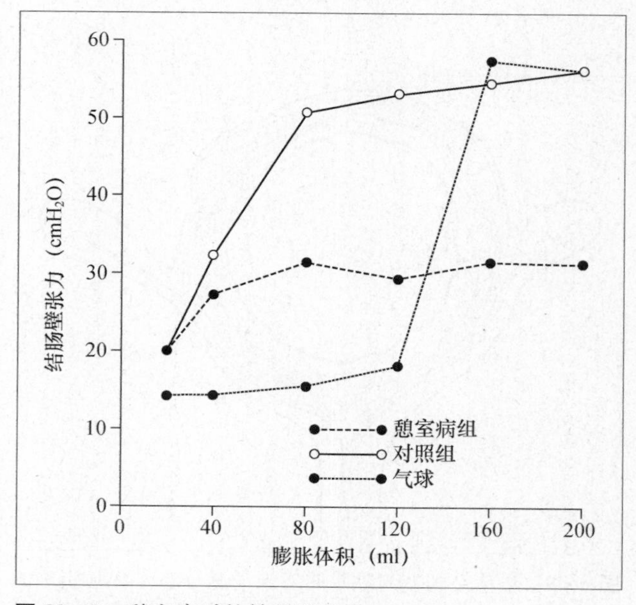

图 33.10 憩室病时的结肠壁张力（cmH_2O）。

管腔内压与肌电活动

在利用灌注开口的导管记录乙状结肠的压力时，出现了相互矛盾的研究结果。一些结果显示患者较之对照组的基础压力没有显著增高（Painter 和 Truelove，1965；Findlay 等，1972），而另一些结果则显示出憩室病患者的基础压力有显著增高（Arfwidsson 和 Kock，1964；Attisha 和 Smith，1969）。肠腔内压的异常增高可能与左髂窝疼痛（图 33.11）以及传输时间延缓的表现相符。但是，早期研究只局限在合并部分肠梗阻的患者。目前的观点是憩室病时发现的肠腔内高压只会在患有并发肠易激综合征的患者身上找到（Goy 等，1976；Eastwood 等，1978b；Painter，1975）（参见第 22 章）。尽管如此，在进食、使用新斯的明或者吗啡之后，憩室病患者的运动指数较对照有明显提高（Painter 等，1965），这一点已达成完全共识。

Painter 与 Truelove（1965）发现吗啡会增加乙状结肠压力，而哌替啶却不会。普鲁本辛（丙胺太林盐酸化物）和麦麸可使肠腔压力下降。但 Eastwood 等（1978b）指出使用麦麸后静压可上升，并且不能抑制由卵叶车前子引起的食物刺激性压力。麦麸能够持续降低异常的静息压和餐后及新斯的明刺激产生的压力（Findlay 等，1972；Taylor 等，1974；Brodribb 和 Humphries，1976；Smith 等，1981）（表 33.8）。通过对比来自憩室病的结肠组织样本和正常对照样本可发现，兴奋性胆碱能神经在憩室病中占优势，而一氧化氮介导的、非肾上腺素能、非胆碱能抑制性神经的作用较小（Tomita 等，2000）。

乙状结肠切除术对异常的静息压和刺激性压力都没有影响（Parks，1970b；Smith 等，1974）。因此推测结肠功能的异常状况可能更加广泛（表 33.9）。在对施行切除术前后的环形肌动力进行评估（Hughes，1970）的类似观测报道推测：可能是这些患者接受了不完全的切除手术或者平滑肌功能紊乱并不局限于乙状结肠。Smith 等（1974）证实除非给患者补充高纤维，否则食物和新斯的明刺激的乙状结肠压力在术后依旧在高水平，这同样提示潜在的肌肉异常状况可能更加广泛。异常肌电活动在憩室病中也有发现（Taylor 等，1974）。这种紊乱的特点是肌电图活动频率为 12～18Hz，而正常人是 6～10Hz（图 33.12）。这些异常状况均能被麦麸遏制（Taylor 和 Duthie，1976）。

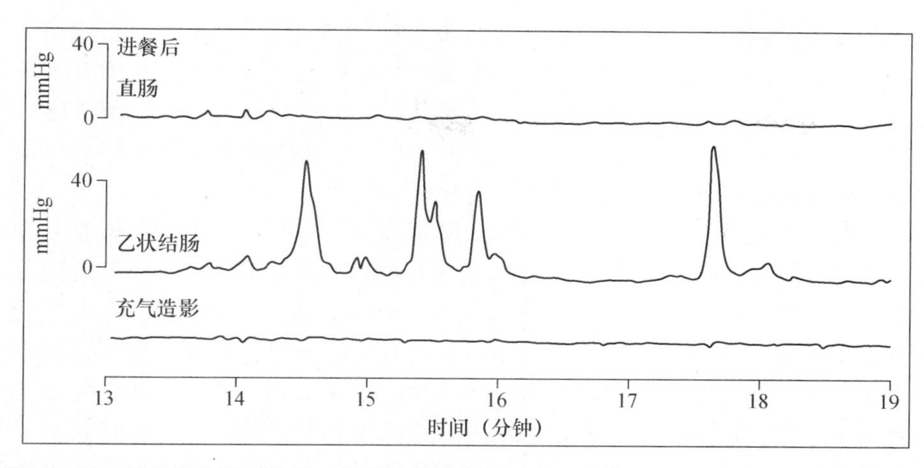

图 33.11 憩室病的测压结果：发现乙状结肠餐后高压发作。

表 33.8 使用麦麸（20g）前后的憩室病患者的运动指数

	患者数目	使用麦麸前	使用麦麸后
基础值	7	637～122	570～420
餐后	7	922～221	567～350
给予新斯的明后	5	2 512～530	1 410～611

来源自：Findlay 等（1972）。

表 33.9 行切除术与非切除术的憩室病患者的运动指数

	非切除术	切除术
基础值	470	521
进餐后	819	1 020
给予新斯的明后	2 001	1 621

来源自：Parks（1970b）。

相关因素

生活方式

和流行观点相反，肥胖和憩室病之间可能并没有联系（Slack，1962）。在去除伴有恶性疾病的患者之后，Hughes（1969）指出皮下脂肪的厚度与憩室病的发病率无关。但也确实有显示缺乏体育锻炼是症状性憩室病发生的一个危险因素（Aldoori

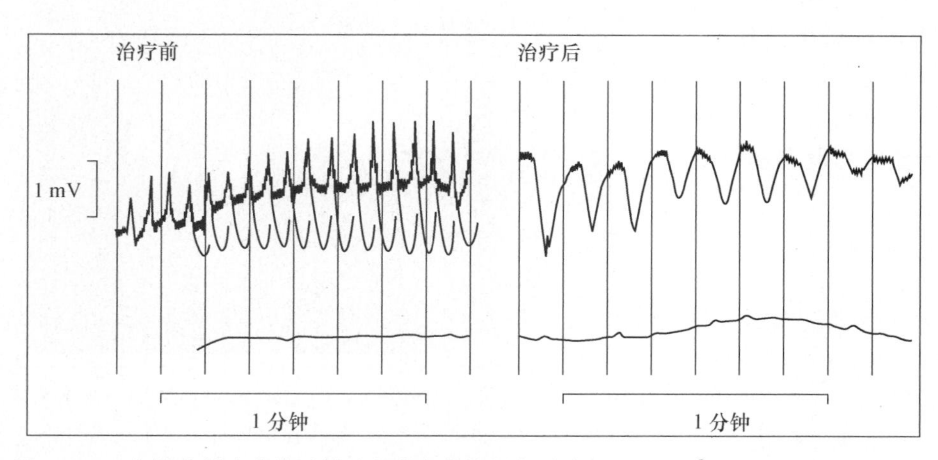

图 33.12 麦麸片剂治疗前后的憩室病患者的肌电活动。（Taylor & Duthie，1976）

等，1995）。吸烟可能也是诱发憩室病并发症的一个独立因素（Papagrigoriadis 等，1999）。

心血管病

Foster 等（1978）指出曾有心肌梗死病史的男性患者的憩室病发病率为 57%，而相同社会背景和相仿年龄的正常男性的发病率仅为 25%。Eide 与 Stalsberg（1979）的一项对挪威人的尸检研究报道患有脑血管病患者的憩室病发病率比同组其他人显著增高，特别是超过 65 岁的男性。同样，Hughes（1969）指出随着动脉粥样硬化的发展，憩室病的发病率也会增加，并推测肠系膜下动脉区域的相对缺血可能可以解释这一点。但在高血压与憩室病之间，还未发现有明显联系。

情绪因素与肠易激综合征

不像肠易激综合征，目前还没有在憩室病患者身上鉴定出已知的精神病和情绪因素。另一方面，肠易激综合征与非并发性憩室病又有明确的相似之处（Havia 和 Mauner，1971）。其他一些相似的特点有粪便重量、粪便胆酸和粪便电解质组分（Goy 等，1976）。两类患者通常均能发现快波肌电活动（Painter，1972）。两种疾病都对食物和新斯的明有过度的压力反应。此外，高纤维饮食能调节两种紊乱中异常的传输时间、粪便重量和结肠内压。尽管如此，通常只有肠易激综合征患者表现出基础压力的异常状况。

肛门括约肌异常活跃

有人提出抑制正常的便意可能诱发结肠内高压，由此促使内压性憩室的产生。如果这种观点正确，那么让人好奇的是肛门括约肌活动亢进的年轻男性受试者的憩室病发生并没有表现得更为普遍。事实上，憩室病发病率随年龄增长而增高，特别是在肛门括约肌功能变弱的时候，这就与上面的假说相左。据我们的经验，在患有慢传输型便秘和巨结肠的患者中，憩室病并不常见。

炎性肠病

憩室病与炎性肠病之间的关系很复杂（Van Rosendaal 和 Anderson，1996）。Jalan 等（1970）报道了 61 例患有排便停滞的患者中有 23 例合并结肠炎，他们均具有憩室病的影像学证据。同时憩室病和溃疡性结肠炎患者的结肠内压很高。有人称有一种类型的结肠炎能与憩室病同时发生。它的临床和内镜表现据说和克罗恩病与溃疡性结肠炎有差别（Makapugay 和 Dean，1996）。但这种差别很难被证实，我们仍旧相信这种憩室病相关的结肠炎应该是一种独立的疾病。

Berridge 和 Dick（1976）进行了一项检查克罗恩病和结肠憩室关系的影像学研究。他们发现随着克罗恩病的发展，憩室会逐渐“消失”，因为炎症阻塞了憩室口，使其不能显影。相反，憩室在克罗恩病缓解时又会重现。Meyers 等（1978）报道了憩室病与克罗恩结肠炎普遍合并发生，特别是在老年人身上。这种合并与并发症的高发生率有关，特别是并发憩室内的炎性肿块、脓肿、透壁性裂隙造成的瘘管及肉芽肿时。除了裂隙，脓肿和狭窄，影像学上的主要区别特征是憩室病呈现出黏膜完整性，而克罗恩病有黏膜溃疡、水肿或者呈鹅卵石外观（图 33.13）。

在伯明翰，左半克罗恩病与憩室病合并发生很常见，且 22 位患者中有 13 位被确认，他们的症状开始于 65 岁之后（Fabricius 等，1985）。老年组里，并发症发生率更高，特别是脓肿（10%）、瘘管（19%）和术后吻合口漏。Tudor（1988）报道了一份高死亡率结果（29%），这些患者中许多因为甾体激素治疗、血管病和关节炎使免疫系统遭受了进一步打击。大多数病例的憩室病史较短，且对柳氮磺吡啶或甾体类药物的反应性差。对憩室病和结肠克罗恩病的进一步详述见第 43 章。

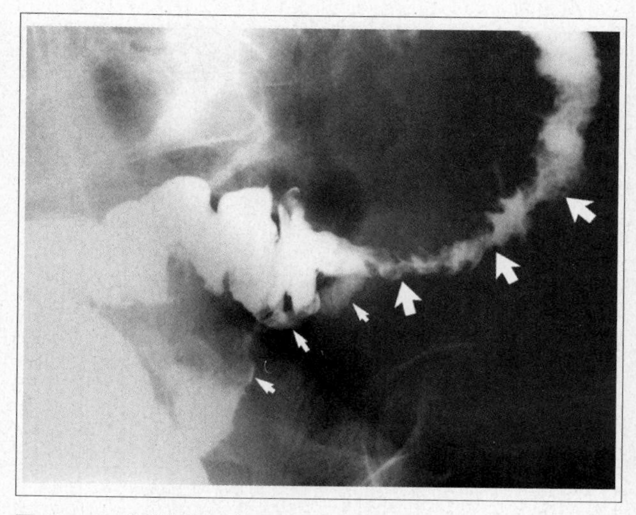

图 33.13 钡剂灌肠检查显示了急性憩室病区域（大箭头）有穿孔孔道（小箭头），并与膀胱相交通。切除样本的组织学检查发现克罗恩病证据。

肛周表现，特别是皮赘、溃疡和低水平静止性瘘管在2/3的合并憩室病和克罗恩病的患者身上都较明显。Meyers等（1978）推测克罗恩病患者发生憩室炎的可能性会是一般人的5倍。主要的临场表现是疼痛，不完全性肠梗阻、腹部包块、直肠出血、发热和白细胞增多。伴发克罗恩病的影像学特征是乙状结肠的肠系膜缘出现管腔外的纵行窦道（Marshack等，1976）。

Saint三联征与其他疾病

从特征上讲，憩室病与胆道疾病和食管裂孔疝有关联（Muller，1948；Homer，1958）。这种三联征最初由Cape Town大学的CFM Saint教授提出（Burkitt和Walker，1976），从此被命名为Saint三联征。这种相关性似乎已被各方面的统计学研究所证实（Asteria等，1985；Scaggion等，1987）。然而，各个病症可能并不都会同时产生相应症状（Besznyak等，1996）。Painter与Burkitt（1971）推测憩室病和十二指肠溃疡、阑尾炎与糖尿病间也有相关性（Schowengerdt等，1969）。

表33.10列出了Parks（1969）描述的521例憩室病患者的其他病症：阑尾炎、胆道疾病和十二指肠溃疡最常见。Brodribb（1977）也对40例憩室病患者和80例性别年龄配对的对照受试者的关联疾病发病率进行了比较（表33.11）。憩室病患者的痔疮、静脉曲张、腹壁疝、胆石症和食管裂孔疝的发病率较对照组显著增高。相比之下，Brodribb和Humphries（1976）没有发现十二指肠溃疡或动脉疾病的发病率增加，但其本身的样本数也较小。

表33.10 521例憩室病患者的其他病症的发病率

病症	%
小肠憩室	33.0
阑尾炎	14.0
胆道疾病	13.8
十二指肠溃疡	10.9
食管裂孔疝	7.3
胃溃疡	3.7
结肠癌	3.1

来源自：Parks（1969）。

表33.11 40例憩室病患者与80例年龄及性别配对的对照者的其他病症发病率

	患者组（%）	对照组（%）	*P*
痔	57.5	24	<0.01
静脉曲张	50	22.5	<0.01
阑尾切除术	40	26	NS
尿路感染	37	24	NS
腹外疝	25	5	<0.01
食管裂孔疝	22.5	5	<0.01
胆石症	20	4	<0.02
高血压	20	21	NS
十二指肠溃疡	12.5	2.5	NS
动脉疾病	12.5	12.5	NS
尿路结石	10	2.5	NS
胃溃疡	7.5	2.5	NS
直肠息肉	7.5	1	NS
糖尿病	5	9	NS
裂隙	5	1	NS

NS，两组类别无显著意义。
来源自：Brodribb（1977）。

结直肠恶性肿瘤

憩室病是否会合并结直肠息肉或肿瘤仍存争议。Edwards（1939）发现在憩室病患者中结肠恶性病和良性腺瘤的发病率比一般人低。Eide与Stalsburg（1979）的研究也显示憩室病患者的息肉或结直肠肿瘤的发病率并无增高。Stefansson等（1995）跟踪调查了1965—1983年在瑞士中心医院初诊为憩室病的7 159位出院患者，对这一群体的肿瘤发病情况跟踪调查2年，一共有372例癌症被确诊。第一年面临有特殊危险的部位包括结肠、直肠、胰腺、前列腺、胃、肝和胆管，其中危险度最高的是左半结肠。因此，他们得出结论：对于憩室病患者，在临床诊断的恶性病中，结直肠癌尤为常见。

药物治疗与并发性憩室病

结肠憩室病发生穿孔的主要原因目前仍不十分

清楚。要探究药物与食物接触之间是否存在因果关系，则需要进行病因学研究。表 33.12（Morris 等，2002）列出了潜在的暴露危险因素和它们各自的生物学作用机制。

一项前期的病例对照研究结果显示服用非甾体抗炎药（NSAIDs）与憩室病的严重并发症的发生发展间有明显的关联（Campbell 和 Steele，1991）。最近，Morris 等（2003a）比较了分别服用阿片类镇痛药、NSAIDs 与皮质类固醇的 120 例患有结肠憩室病伴穿孔的患者和年龄、性别与病患数配对的两个对照组（眼科与皮肤科）的患者（表 33.13）。阿片类镇痛药、NSAIDs 与皮质类固醇均与憩室病伴发穿孔有肯定的联系。眼科对照组的统计学分析显示服用阿片类镇痛药的比值比为 1.8［95%置信区间（CI）为 1.1～3.0］，皮肤科对照组为 3.1（95%CI 为 1.8～5.5）。服用 NSAIDs 的比值比分别为 4.0（95%CI 为 2.1～7.6）和 3.7（95%CI 为 2.0～6.8），服用皮质类固醇的比值比分别为 5.7（95%CI 为 2.2～4.4）和 7.8（95%CI 为 2.6～23.3）。人群归因危险度分别为阿片类镇痛药 16%，NSAIDs 20%，皮质类固醇 12%（Morris 等，2003a）。研究中同样值得注意的是没有发现服用阿司匹林与结肠憩室病伴穿孔的病患数有联系。

表 33.12　结肠憩室病伴穿孔的生物学作用机制与潜在危险因素

作用机制	通路	危险因素
结肠内压力升高	自主活动改变	运动减少
		新斯的明
	阿片受体	阿片类药物
	结肠的机械伸展减少	纤维素缺乏
黏膜屏障破坏	微生物群落改变	抗生素
		纤维素缺乏
	黏液分泌改变	非甾体类抗炎药
		纤维素缺乏
	上皮细胞破坏	非甾体类抗炎药
		瘦肉
	免疫反应减少	皮质类固醇
		免疫抑制
		年龄增长

来源自：Morris 等（2002）。

表 33.13　憩室病伴穿孔患者和性别、年龄配对的对照组服用阿片类镇痛药、NSAIDs 与皮质类固醇的比较

	人群归因危险度（%）	调整后的比值比	
		眼科对照组	皮肤科对照组
阿片类镇痛药—任何用途	16	1.5（0.9～2.6）	3.1（1.6～5.9）
皮质类固醇	12	5.9（2.2～15.6）	10.0（2.8～34.8）
非甾体抗炎药	20	4.1（2.1～8.1）	4.4（2.2～8.8）

来源自：Morris 等（2003a）。

相反，同一个研究团队（Morris 等，2003b）发现钙通道阻滞剂如硝苯地平、氨氯地平、维拉帕米与地尔硫䓬对憩室病并发穿孔有保护作用（表33.14）。患有憩室病伴穿孔的患者服用钙通道阻滞剂者为 6.7%（$n=8$），比眼科组患者的 14.2%（$n=34$，$P=0.03$）和皮肤科组患者的 15.8%（$n=38$，$P=0.01$）明显要少。各病例组患者服用的特定药物为硝苯地平（$n=3$）、氨氯地平（$n=2$）、维拉帕米（$n=2$）和地尔硫䓬（$n=1$）。眼科对照组最常使用硝苯地平（$n=13$）和地尔硫䓬（$n=14$），而皮肤科对照组最常使用硝苯地平（$n=18$）和氨氯地平（$n=12$）。对钙通道阻滞剂的使用结果分析显示两个对照组均表现出其具有强力预防憩室病穿孔发生的作用。所有这些联系似乎可以归因于改良控释制剂的使用。

钙通道阻滞剂的保护效应与其所谓的生物学机制提示它们之间的联系确实存在。可能促进这种保护效应（Morris 等，2003b）的机制包括以下几个方面：

- 研究显示钙通道阻滞剂能够抑制正常情况下与进食和副交感神经兴奋相联系的结肠压力波，特别是对伴有结肠收缩力过度的患者。改良控释制剂可能对动力产生更加平缓和持久的效应，这就可以解释为什么短效钙通道阻滞剂和抗毒蕈碱药之间不存在任何联系。
- L 型钙通道阻滞剂，包括了大部分临床上应用的药物，能够有选择性地降低由结肠起搏细胞产生的慢波动作电位的波幅和持续时间，而对其频率没有影响。这可能对结肠收缩的强度和持续时间产生了有益的减少作用，使结肠内高压发作降至最低，同时保证了基础活动和结肠传输。
- 或者，钙通道阻滞剂可能通过其他机制发挥效应，比如增加胃肠黏膜的血流，帮助促进细胞保护活动和憩室黏膜的修复。

在所有相同规模的三个组患者身上没有发现证据显示抗毒蕈碱药能够发挥保护效应——病例组患者 11.7%（$n=14$），对比眼科组 9.2%（$n=22$），皮肤科组 10.0%（$n=24$）（Morris 等，2003b）。

病理

结肠病变部位

憩室病可以累及结肠任何部位，但直肠几乎总能幸免。在手术中如果发现直肠疑似受累，仔细剥离后总会发现是一段乙状结肠在骨盆处发生了粘连。尽管在西方国家，乙状结肠是主要的发病部位，但是向近端发展累及降结肠很常见。Parks（1969）报道了排除独立的右半结肠憩室的憩室病分布范围，参见表 33.15。Hughes（1969）检验的尸检样本中有 16%鉴定出憩室遍布结肠，而 Parks 的临床病例只有 7%（Parks，1969）。据报道乙状结肠和降结肠联合的憩室病在 Parks 的病例为 19%，Hughes 的病例为 30%（图 33.14）。在亚洲，右半结肠与左半结肠同时发病的情况，即对称型憩室病已越来越常见（Miura 等，1996）。

尽管憩室可能遍布整个结肠，但肌肉增厚与管腔狭窄几乎总是局限在乙状结肠。

与结肠带相关的分布

研究发现憩室特有地分布在系膜侧结肠带与对系膜侧两条结肠带之间（图 33.15）的结肠壁薄弱

表 33.14 穿孔性憩室病患者与性别年龄配对的对照组患者服用钙通道阻滞剂的比较

	穿孔性憩室病患者（$n=120$）（%）	眼科对照组（$n=240$）（%）	眼科对照组 OR（95% CI）[a]	皮肤科对照组（$n=240$）（%）	皮肤科对照组 OR（95% CI）[a]
所有钙通道阻滞剂	6.7	14.2	0.4（0.2～0.9）	15.8	0.4（0.2～0.8）
改良控释制剂	2.5	8.3	0.3（0.1～0.9）	11.7	0.2（0.1～0.6）
短效钙通道阻滞剂	4.2	5.9	0.7（0.2～2.0）	4.6	0.9（0.3～2.7）

[a] 比值比（OR）（服用药物发生憩室病穿孔与未服用药物发生憩室病穿孔相比的 95%置信区间）。
来源自：Morris 等（2003b）。

表 33.15 461 例患者的结肠憩室的分布

部位	病例数
乙状结肠	302
降结肠	14
横结肠	4
乙状结肠和降结肠	83
乙状结肠和横结肠	5
乙状结肠和升结肠	3
乙状结肠、降结肠和升结肠	19
全结肠	31

盲肠憩室除外。
来源自：Parks（1969）。

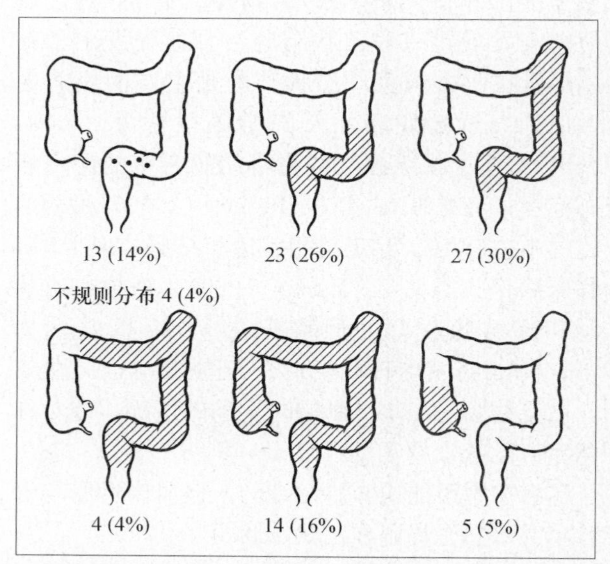

图 33.14 对憩室病分布的尸检研究证实该病并不只局限于乙状结肠。（Hughes，1969）

处。Griffiths（1969）指出乙状结肠的血管穿过肠系膜附着处向肠壁供血，它们在浆膜下平面上绕过一个拱形部位，之后穿过纵行肌到达对系膜侧结肠带。血管穿过点就形成了薄弱区，和憩室产生的最初位置相符。Slack（1962）用硫酸钡明胶悬浮液生动地显现了这些血管拱廊。

大约 50%的憩室病患者能够发现三排微小憩室。它们分布在两条对系膜侧结肠带之间（Watt 和 Marcus，1964），且与进展期疾病有关。

憩室

内压性憩室包含黏膜和黏膜肌，能伸入肠壁的

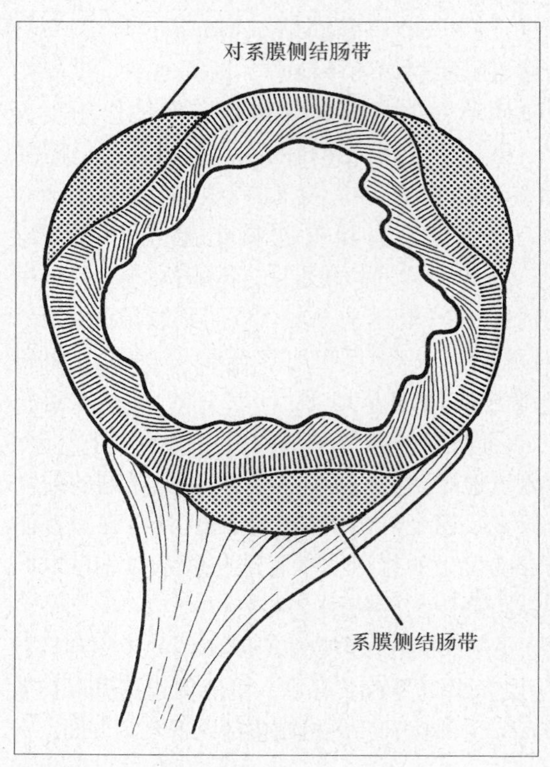

图 33.15 结肠带的分布。

环形肌和纵行肌，被结肠周脂肪和肠脂垂包裹。憩室保留了一层纵行肌但肌层很薄（图 33.16）。当没有并发症时，淋巴滤泡增多是唯一的异常表现，这似乎和憩室内粪便淤滞与粪便干结有关。

尽管憩室病的病变特征是存在憩室，但这也不是其必不可少的特异病征，因为一些伴有并发症的患者的乙状结肠切除样本中有时并没有发现憩室，而只是广泛的平滑肌增厚（Morson，1963a；Williams，1967）（图 33.16b）

肌肉异常

肌肉异常表现最为持久，因此也是憩室病最具诊断价值的特征。结肠带增厚并几乎呈软骨状。环形肌比正常者更厚且呈六角形态。在严重病变中，皱褶间的黏膜出现小梁，提示有长期局限性梗阻（Hughes，1970）。这些表现常局限于乙状结肠（Hughes，1969）。

肌肉增厚的程度与疾病的大体标本表现有良好的相关性（表 33.16）。Hughes（1969）指出当病变局限于盲肠时，只有 40%的病例的肌肉增厚超过 1.8mm，而广泛乙状结肠病变者则达 72%（图 33.16c）。当整个结肠受累时，过度增厚的病例比例甚至更大（表 33.17）。组织学检查也显示出增

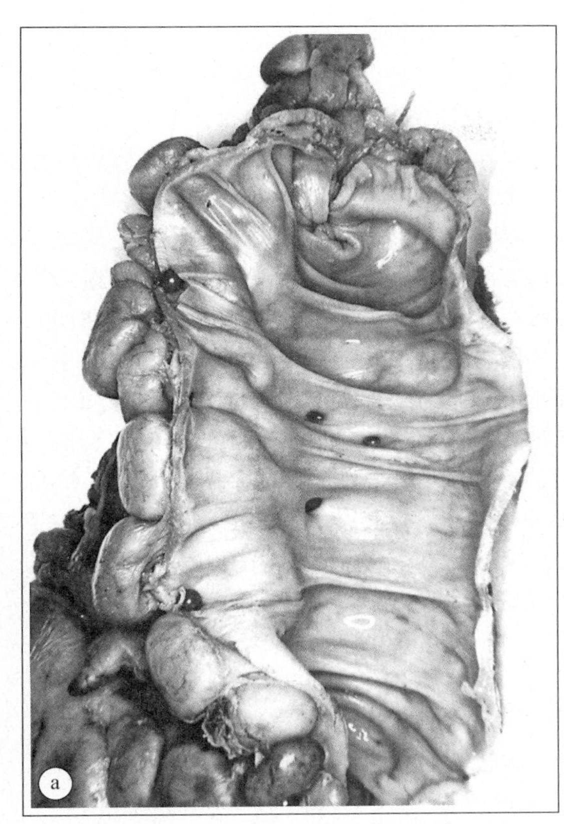

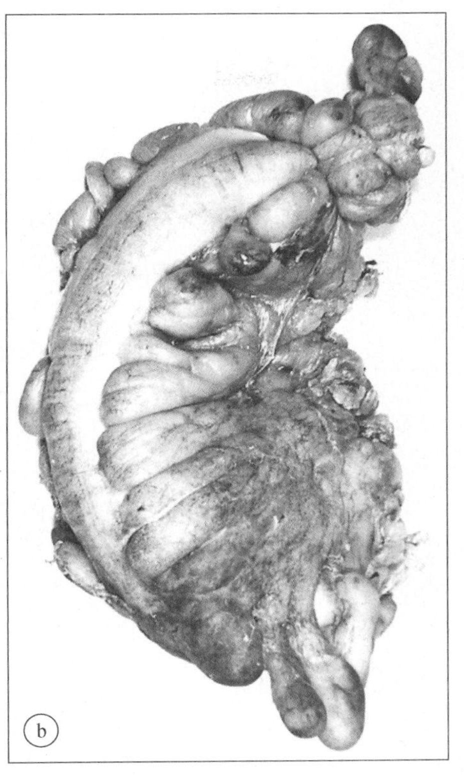

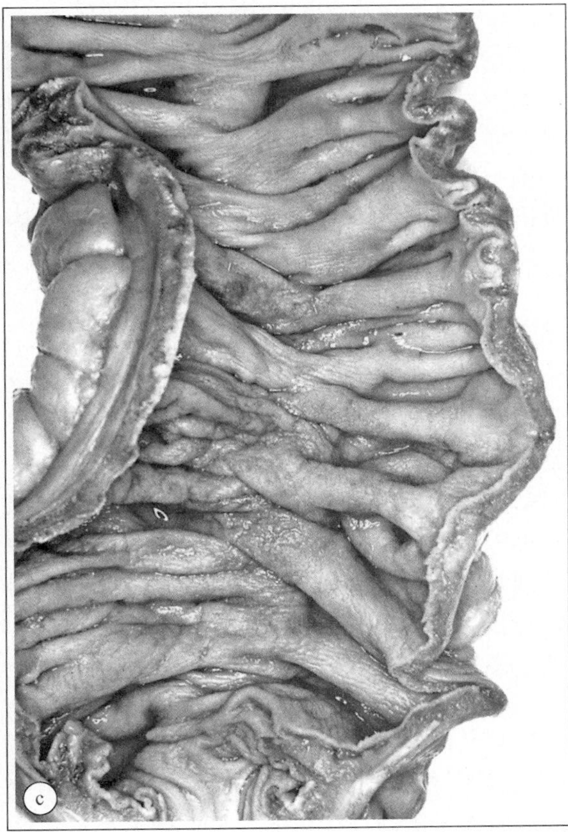

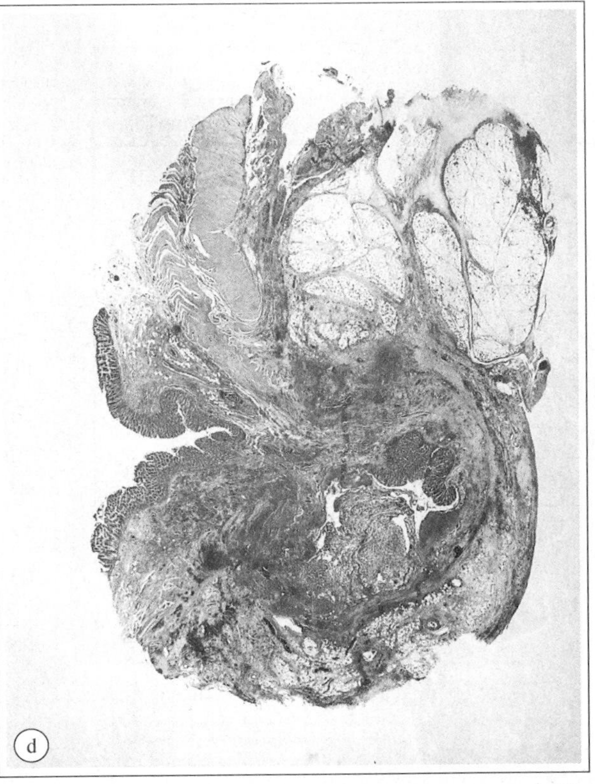

图 33.16 憩室病的病理标本。(**a**) 乙状结肠憩室的大体标本；(**b**) 严重的憩室肿块伴增厚的乙状结肠肠系膜与明显增厚的结肠壁；(**c**) 憩室病切除标本的横截面，显示乙状结肠壁深度增厚；(**d**) 憩室病的组织学观察。排除肌细胞的生长不良或肥大的结肠壁严重增厚。环形肌被细小结缔组织分隔破坏成囊状。肌细胞间存在过量的弹性蛋白（续）。

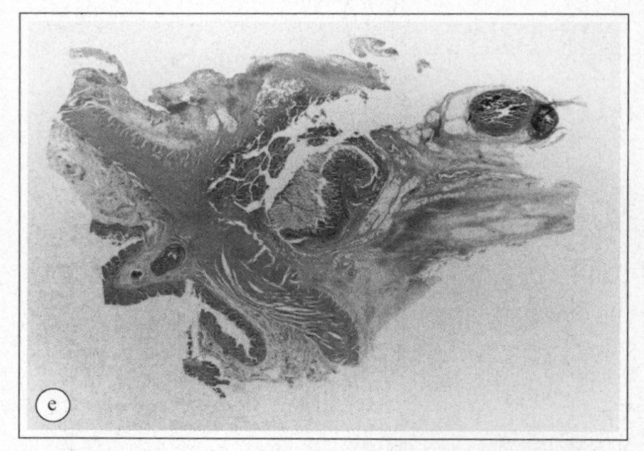

图 33.16（续）（e）憩室病时增厚肌肉的组织学表现。环状肌严重增厚，而没有增生或肥大。

表 33.16 乙状结肠环形肌厚度

	厚度（mm）
正常结肠	0.9±0.33
不伴乙状结肠增厚的憩室病	1.2±0.28
伴乙状结肠增厚的憩室病	2.7±0.31

来源自：Hughes（1969）。

表 33.17 乙状结肠肌肥厚的发生率（>1.8mm）

	患者数量	肥厚发生率（%）
正常结肠	110	8
盲肠憩室	5	40
单纯乙状结肠憩室（>5）	23	64
乙状结肠合并左半结肠憩室	35	72
全结肠憩室	4	86

来源自：Hughes（1969）。

厚的证据（图 33.16d）但没有发现肌细胞的增生或肥大（Slack，1966）。憩室病标本的环状肌被细小结缔组织分隔破坏成为纤维束（Arfwidsson 和 Lehmann，1964）（图 33.16e）。生理情况下，结肠壁厚度和它的弹性结缔组织是随年龄的增长而增加的（Pace，1966），憩室病时结肠带的肌细胞间的弹性蛋白会过度表达。而正常情况下，弹性蛋白局限于环形肌（Whiteway 和 Morson，1985）。憩室病时抗张强度也有受损，特别是在乙状结肠，并且会随年龄的增长而恶化（Watters 等，1985）。胶原纤维更加致密，特别是老年患者（Thomson 等，1987）。而另一些以糖尿病患者为代表的病患则呈现出糖基化缺陷（Rosenberg 和 Modrak，1979）。

将 25 例单纯性憩室病患者的乙状结肠切除术样本与正常结肠相比较，以验证其固有肌层组织学表现。形态学测定分析证实憩室病时结肠带的粗、细两种弹性蛋白纤维增加，但环形肌没有。电子显微镜研究证实肌细胞长度与细胞内细胞器在憩室病患者与对照组都是相同的。现在有充分的证据证明弹性蛋白在憩室病的发病机制中起重要作用（Parks 和 Connell，1969）。实际上，许多患者被切除的结肠组织受检后也证实肌肉缺陷和弹性蛋白的异常分布是唯一的异常情况（Tagart，1969；Pescatori 和 Castiglioni，1978）。

黏膜改变

憩室病患者的黏膜组织病理学变化近来受到了关注。Goldstein 与 Ahmad（1997）随后检验了 100 例憩室病患者切除的乙状结肠样本。大约 90% 的样本显示出隆凸的黏膜襞，15%样本的隆凸黏膜襞基底的淋巴浆细胞炎症加重，11%的样本的隆凸黏膜襞表面发现下垂样黏膜异常，25%的样本的憩室口周围有轻度的淋巴浆细胞炎。所有的憩室病样本的周围黏膜都发现有嗜中性粒细胞和淋巴浆细胞炎症。

并发症

由于淤滞的粪便会损伤黏膜，导致低水平的慢性炎症，所以憩室可能会并发炎症。憩室顶端会发生淋巴样组织增生与炎症反应；同样一般也包括结肠周与肠系膜的脂肪。炎症随后会累及大多数的憩室和邻近的结肠壁。局限性腹膜炎是早期的常见并发症，因为在这个阶段除非前期有炎症发作，否则憩室壁还较薄。

如果憩室穿孔，会发生弥散性或局限性腹膜炎（Schauer 等，1992），局部感染会引起脓肿。乙状结肠与周围结构发生粘连会导致肠梗阻，或者可能产生与周围器官相通的瘘管，如小肠、膀胱、阴道或皮肤。有时，脓液产生可能很少，但是炎症反应却很剧烈，导致乙状结肠、大网膜、小肠、输卵管、卵巢、子宫，甚至膀胱和腹膜壁层一起形成一个炎症团块（图 33.17）。表 33.18 列出了一系列并发症（Parks，1969）的发病率。

腹部包块

包块形成是炎症过程未能局限而向周围结构侵袭的结果。如果炎症由系膜小肠游离部憩室开始，且前期有炎症发作导致网膜已与肠管发生粘连，包块则更容易产生。尽管炎症通常会消退，但是乙状结肠不会再恢复到正常状态（Slack，1962；Killingback，1983）。

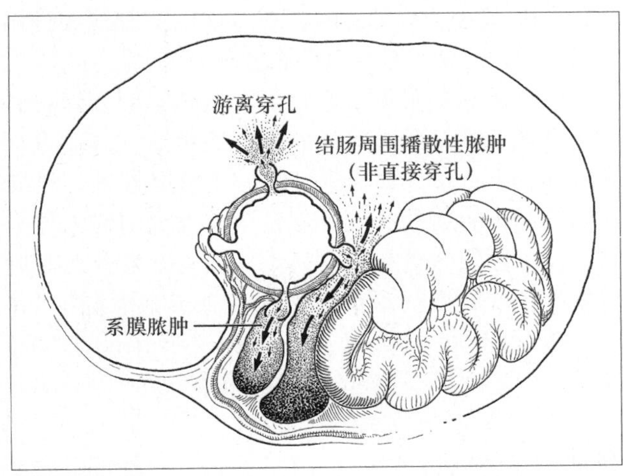

图 33.17 憩室病的并发症。图上显示了游离与局限的穿孔。

表 33.18 640 例病例的自发性并发症（排除 119 例出血病例）

并发症	例数
脓肿	54
脓肿穿孔	24
粪性腹膜炎	14
结肠膀胱瘘	2
结肠小肠瘘	2
结肠阴道瘘	1
梗阻	29
梗阻并穿孔	8
梗阻并脓肿	4
感染性血栓性静脉炎	1

来源自：Parks（1969）。

脓肿

如果前期没有发生憩室周围炎，则脓肿更易产生。局限性脓肿使10%～57%患者的憩室病复杂化，并进展为①在对系膜侧结肠带上形成的结肠周围脓肿；②来源于肠系膜憩室的系膜脓肿；③化脓性淋巴结的肠系膜脓肿（Killingback，1970；Berman和Kirsner，1972；Smith，1975，Wedell等，1997）。Veidenheimer（1983）描述了发生在“结肠周围炎发展缓慢”的肠段脓肿的病理学特征，受累肠段被邻近的肠脂垂、网膜、腹壁、小肠、膀胱和子宫所包裹。脓肿通常始于结肠系膜，并延伸至腹膜后和直肠后部位，有时到达臀部。脓肿与肠腔的联系可能还不明确（Killingback，1970）。

化脓性腹膜炎

化脓性腹膜炎可能呈扩散性或局限性特征（Tagart，1969；Bolt，1973）。弥散性腹膜炎的特点是腹膜渗出液浑浊；增厚水肿的肠管浆膜表面红肿，腹膜水肿。结肠穿孔部位时常不能识别。如果穿孔呈局限性，含有穿孔的乙状结肠会被网膜、小肠、膀胱、直肠、子宫、卵巢和盆腔腹膜所覆盖隔离。化脓性腹膜炎的发生可能源自坏疽性乙状结肠炎，这是一种死亡率很高的罕见的缺血过程（Morgenstern等，1979）。

粪便性腹膜炎

源自穿孔性憩室的粪便性腹膜炎没有化脓性腹膜炎常见，但其死亡率可能高达75%，特别是老年患者（Bolt和Hughes，1966；Watters等，1996；Oehler等，1997）。可导致弥散性腹膜炎、严重循环紊乱、内毒素血症和革兰阴性菌感染性休克（Altemeier等，1976）。腹膜内有粪液，且与乙状结肠肠腔的自由交换很明显。粪便性腹膜炎的发生可能是由于憩室病并发梗死、粪便性溃疡或以乙状结肠内NSAIDs为代表的药物诱导形成的溃疡引起（Campbell和Steele，1991）。

梗阻

憩室病并发梗阻并不常见，很少是完全性梗阻，且因为其炎症性肿块而经常累及小肠（Wedell等，1997；Elliott等，1997；McConnell等，2003）（表33.19）。患者多有明显的便秘加重、黏液便、假性腹泻发作、气胀和大便变细。据报道憩室病伴

表 33.19 复杂性憩室病的梗阻发生率

作者	患者数量	梗阻发生数
Elliott 等（1997）	403	28（7）
Wedell 等（1997）	224	8（3.6）
McConnell 等（2003）	934	61（6.5）

括号中为百分比。

肠腔狭窄的患者发生完全性肠梗阻的不到 10%（Mayo 和 Delaney，1956；Wedell 等，1997）。实际上，完全性大肠梗阻更易在结肠癌而非憩室病中见到。钡剂灌肠检查可用于诊断，但可曲式内镜检查也应该尝试，即使它不能越过乙状结肠袢（Hackford 与 Veidenheimer，1985）。

大肠梗阻可能会随急性炎症的消退而解除。乙状结肠的梗阻是由于憩室病还是由未明确诊断的肿瘤所致，这点时常容易混淆。当持久的纤维性狭窄导致憩室病复杂化时，几乎都要考虑手术切除。只要近端肠管在术前或在切除术中通过台上结肠灌洗充分清洗掉粪便残渣，即可考虑无覆盖造口的一期切除吻合术（Alexander 等，1983；Rodkey 和 Welch，1984）。即使术前未予充分的肠道准备，仍需考虑近端造口，以保护吻合口，当然这种情况今天已很少见或者考虑采用 Hartmann 术式。

瘘管

结肠周围脓肿或局限性腹膜炎可能因瘘管而合并累及腹壁，形成结肠皮肤瘘（Fazio 等，1987），或者更常累及其他脏器，特别是膀胱、阴道、子宫、输尿管、结肠、小肠或阑尾（Hillo 等，1984；Chaikof 等，1985；Woods 等，1988；Driver 等，1997）。瘘管也常同时累及皮肤和其他脏器。

最常见的瘘管是从乙状结肠通向膀胱。患者常诉尿频、排尿困难、发热和气尿；有时可见腹部包块和带脓细胞的镜下血尿（Amin 等，1984；Driver 等，1997）。泌尿系统常被感染，有时输尿管也会被累及（Cirocco 等，1994）。此外，憩室病是结肠膀胱瘘的最常见原因（Kovalcik 等，1976；Driver 等，1997）。这样的瘘管很少自行闭合，因为结肠压力比膀胱内压高，且瘘管通道会上皮化。结肠膀胱瘘更多见于男性，原因可能是女性的子宫对膀胱有保护作用。总之，高达 20%需要手术的憩室病患者可能发生瘘管（Smith，1975；Amin 等，1984）。

小肠小肠瘘常与炎性包块相关，且较复杂，可累及小肠与大肠、膀胱与皮肤。曾行切除术的憩室病患者也可能发生小肠-小肠瘘。自发的肠外瘘在憩室病中格外少见，且通常是术后并发症或与并存的克罗恩病相关（Fazio 等，1987）。憩室病瘘管的详细讲述及其处置可参考第 52 章。

结肠皮肤瘘在临床上十分容易发现。患者常有发热、腹痛，提示脓肿形成（Lavery，1996）。症状在气体和肠内容物经皮肤（通常为陈旧性伤口）排出后出现缓解。自发性结肠皮肤瘘罕见，大多数发生在术后或脓肿引流后形成（Fazio 等，1987）。瘘管造影摄片可证实瘘管的存在。这类瘘管很少排出大量粪便，通常只是少量的脓液和气体。

结肠阴道瘘常见于曾行子宫切除术的女性，且有瘘管从乙状结肠直接通向阴道后穹窿（Hackford 和 Veidenheimer，1985）。病人有阴道排气、排脓液和排肠内容物的病史，但是很少大到引起大便失禁。直肠阴道瘘可在憩室病术后或者并发盆腔脓肿时发生。麻醉后行乙状结肠镜检查或钡灌肠（Tudor 和 Keighley，1987；Tancer 和 Veridiano，1996）和 CT（Davis 等，1996）可以诊断。

其他

巨大结肠憩室是罕见的憩室病并发症。1997 年，英国文献仅报道了 81 例（Carias de Oliveira 和 Welch，1997）。这种憩室看似气囊肿，可能与肠腔相通，但也可能不相通。单个囊肿通常与乙状结肠对系膜缘发生粘连。囊壁包含有血管连接的结缔组织和纤维组织，厚度可达 1cm，并衬有发炎状黏膜。肌肉与黏膜的存在提示病变更可能是真性而非假性囊肿（Camprodon 等，1977）。

因为乙状结肠异常增厚并与周围结构发生粘连，憩室病并发肠扭转极其罕见。

影像学研究

对比研究

影像学检查对憩室病有特殊的诊断价值。平片 X 线检查可以发现脓肿；肠管扩张积液提示小肠梗阻或肠梗阻。此外，平片也可以发现大肠梗阻（图 33.18a）。

钡剂灌肠可以提供病变范围、狭窄程度和潜在的炎性肠病信息（图 33.18c）。钡剂灌肠同样能证实脓肿的存在（图 33.19a）或者累及皮肤、小肠、

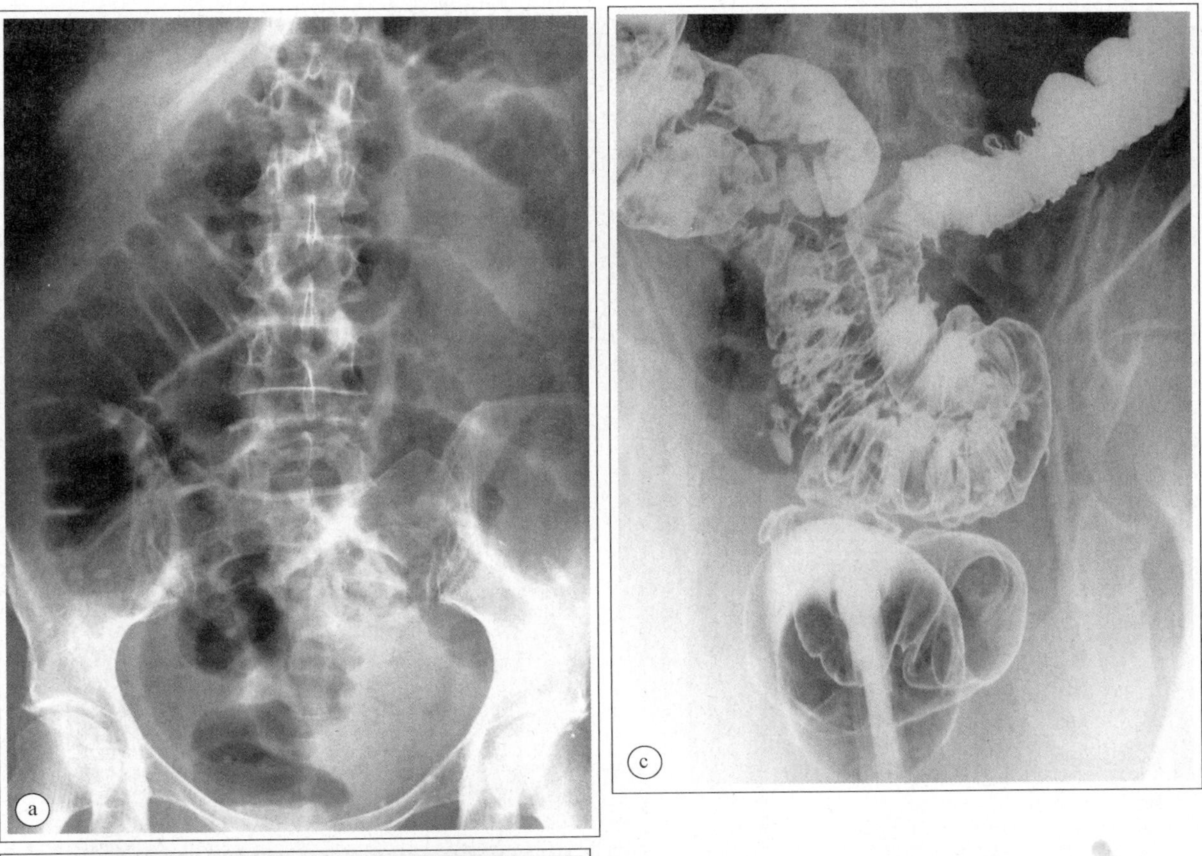

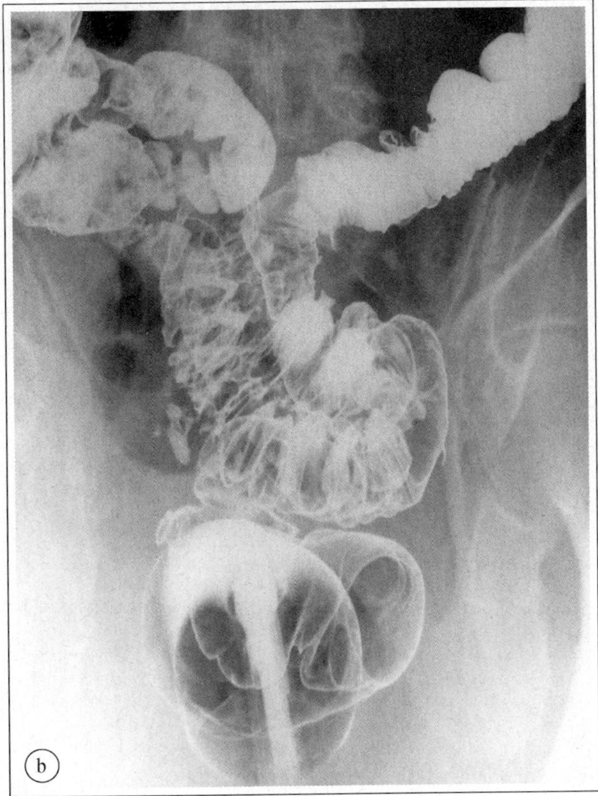

图 33.18 憩室病的部分放射学特征。(**a**)这张腹部平片显示了扩张的大肠和小肠。直肠内含气，而左半骨盆不含气。这些特征提示急性的乙状结肠憩室病。(**b**)钡剂灌肠检查显示降结肠和乙状结肠下段的单纯非复杂性憩室病。这是憩室病发生的最常见部位。(**c**)钡剂灌肠检查显示乙状结肠患有中度憩室病，伴环状肌的明显肥大。

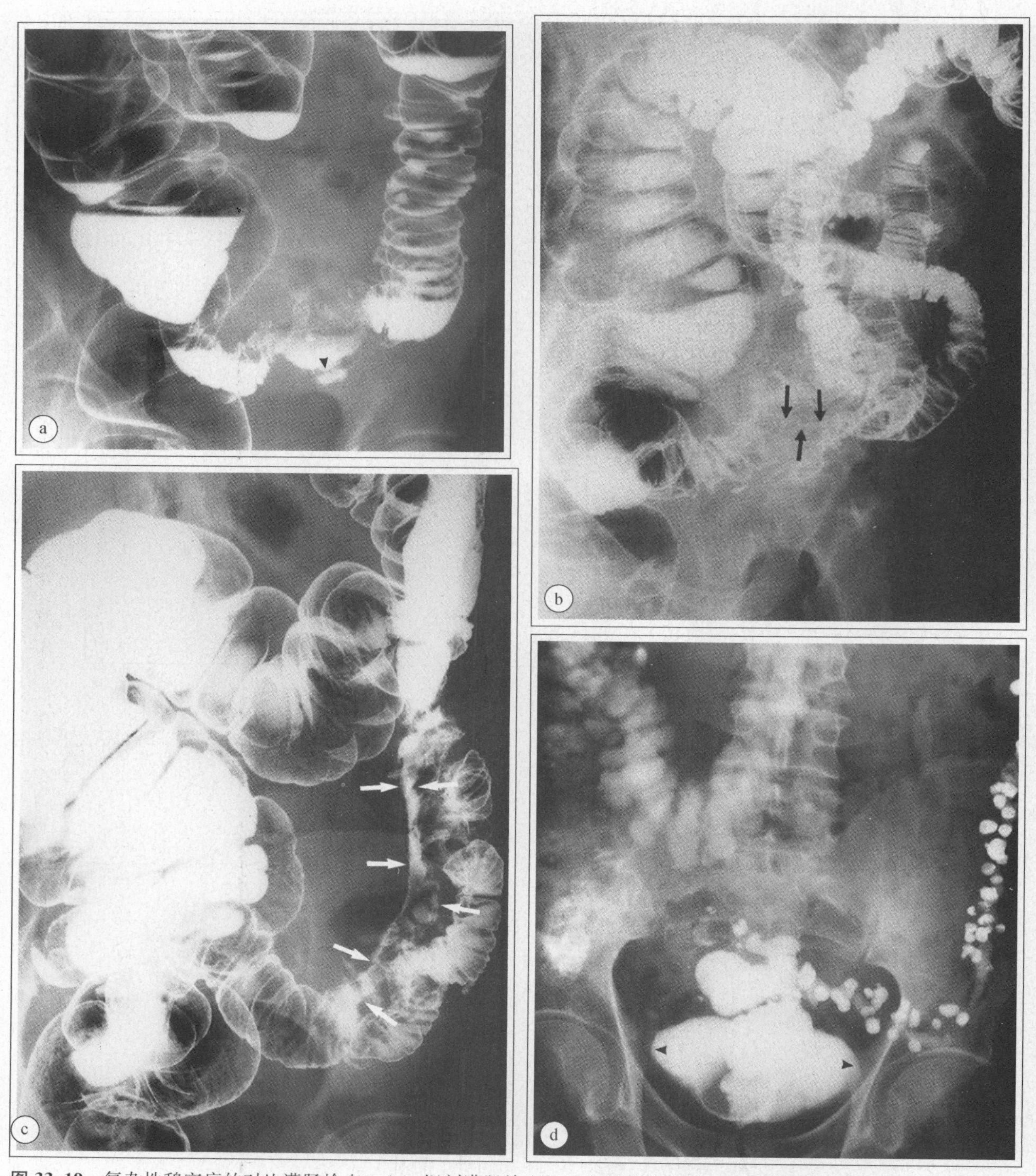

图 33.19 复杂性憩室病的对比灌肠检查。(**a**) 钡剂灌肠检查显示急性憩室病的一段肠管的局限性穿孔（箭头)。(**b**) 一位急性憩室病患者的钡剂灌肠检查，显示直接与小肠贯通的穿孔通道（箭头)。(**c**) 钡剂灌肠检查显示的一段由憩室病穿孔导致的结肠旁长而陈旧的通道（箭头)。(**d**) 钡灌肠结束后 24 小时的腹部平片，显示广泛的憩室病和由结肠膀胱瘘引起的膀胱显影（箭头)。

结肠、阴道或膀胱的瘘管（图 33.19b～f)。采用对比灌肠对小肠-小肠瘘进行显影，通常要比钡餐造影或灌肠更好（Woods 等，1988)。钡剂灌肠的缺点是可能漏诊黏膜病、息肉和并存的肿瘤，特别是在因狭窄或结肠叠压出过多袢形使乙状结肠的解剖结构发生扭转时（Boulos 等，1984)。在传统的双重对比检查完成后使用羧甲纤维素灌肠剂可提高钡剂灌肠检查的敏感性（Olsson 等，1997)。管腔直径

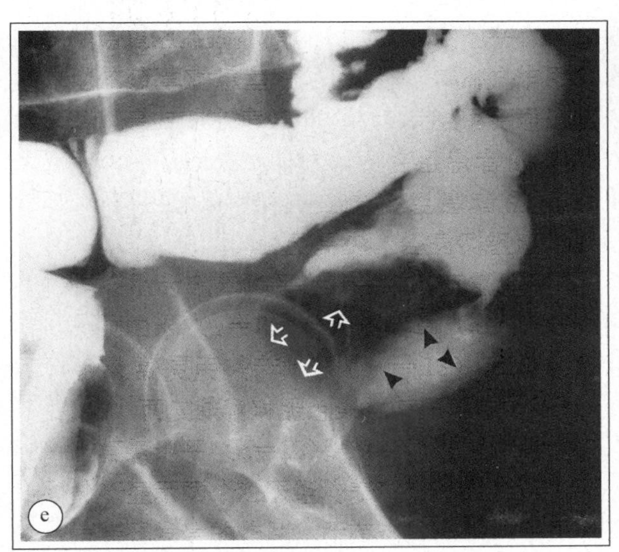

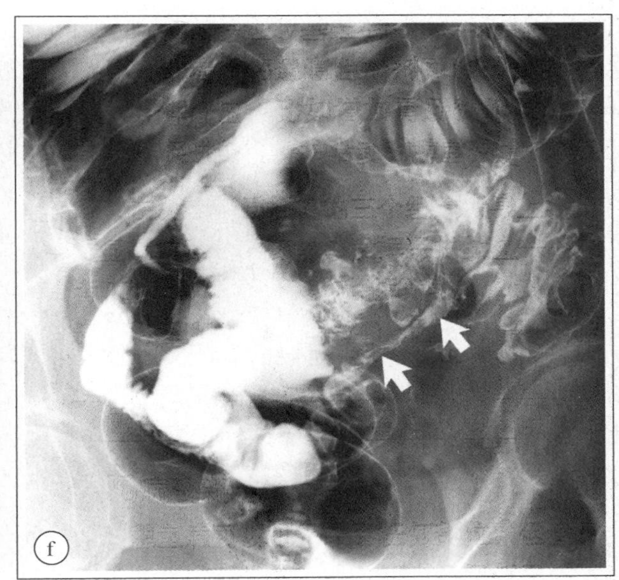

图 33.19（续）（e）一位因急性憩室病引起结肠膀胱瘘患者的钡剂灌肠检查。气体（开口箭头）与钡剂（箭头）勾勒出膀胱形态。（f）钡剂灌肠检查显示由憩室病穿孔造成的结肠-结肠瘘（箭头）。

的增加和憩室内残余钡剂的良好清除可以提高对乙状结肠袢的显示效果。

关于急性病行钡剂灌肠的时机是有争议的问题。Veidenheimer（1983）认为钡剂灌肠应该在憩室病完全消退至少1周后才能进行。然而，更长时间的延后检查会对病变范围的准确评估和共存疾病及并发症的确认造成影响（Detry 等，1992）。有人提议紧急水溶性灌肠剂可用于有急性左髂窝疼痛的患者，因为使用传统的对比剂进行早期检查会增加脓肿、瘘管和穿孔的风险（Hiltunen 等，1991）。

憩室周围炎的典型外观为乙状结肠变短，呈锯齿状，许多憩室不能显影。憩室病时肠管缩短的程度比肿瘤所致的情况严重，其黏膜是完整的，呈典型的苹果核状缺失。当发现钡剂呈细纹样从肠壁侧面通过到达脓腔处时，可证实穿孔部位。

膀胱X线片可用于结肠膀胱瘘的诊断，特别是当钡剂灌肠检查不能发现瘘道时。实际上，结肠膀胱瘘的最佳诊断手段是膀胱X线片或者膀胱镜检查，可以发现受累膀胱壁出现大疱性水肿区域。静脉尿路造影不能发现乙状结肠与膀胱顶之间的瘘道。相反，CT扫描对结肠膀胱瘘的诊断非常有价值（Labs 等，1988）。腔窦X线片能够帮助发现结肠皮肤瘘的起点。

腹部超声扫描

超声检查能够帮助鉴别由脓肿形成的实体炎性包块（Wilson 和 Toi，1990），但是当有炎性肿块存在时，小肠通常会发生扩张，且脓腔也可能很小；因此憩室病的超声检查诊断率仍然很低（Schwerk 等，1992）。但也有研究者认为只要是经由通过正规培训的操作人员来进行超声扫描，这项技术对急性结肠憩室炎的诊断还是很有效的。Zielke 等（1997）声称其准确率高达88%（图33.20）。在对208例患急性左半结肠憩室炎的患者进行超声扫描作用的进一步研究中，研究者得出结论称这项技术能够预测急诊手术的风险（Ripolles

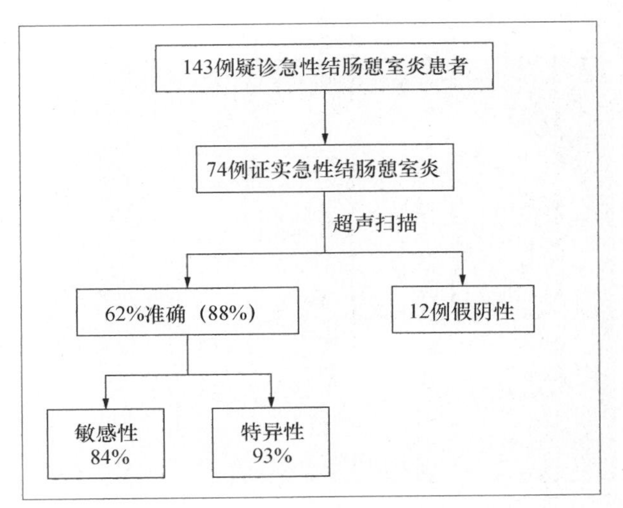

图 33.20 急性结肠憩室炎（ACD）的超声检查数据。数据来源自：Zielke 等（1997）。

等，2003）。尽管如此，值得引起注意的是，在因憩室炎而需接受急诊手术的34位患者中，有10位的腹部超声扫描诊断为假阴性。

如果对脓肿的诊断不明确，可以考虑行镓或白细胞扫描（McKee等，1993），这比平片或超声检查更为准确，但目前CT扫描主要用于复杂性憩室病的实验研究（Smith等，1990；Ambrosetti等，1992a，1994，1997；Hachigian等，1992；Jacobs与Birnbaum，1995）。镓或白细胞扫描能证实急性乙状结肠蜂窝织炎、肠壁外液体积聚、憩室周围炎脓肿、瘘管和远处脓毒血症，Pillari等，1984）（图33.21）。

腹部CT扫描

Morris等（1986）报道了24例复杂性憩室病患者的CT扫描结果。CT扫描诊断率为64%，检查发现了增厚的环形乙状结肠、脓肿或扩散的结肠外脓毒血症。研究者发现钡剂灌肠检查仅对60%的患者的诊断有帮助，而平片的作用非常有限。CT扫描前对左半结肠应用对比剂能够加强检查诊断的准确性。在有42位患者的受试组中，CT扫描准确诊断出全部10位脓肿患者，12位结肠膀胱瘘患者中的11位（Labs等，1988）。

Ambrosetti等（1997）对423例在1986—1995年经放射学或组织学检查证实为憩室炎的患者进行了前瞻性研究。如果CT显示结肠壁局限性增厚（≥5mm）和结肠周围脂肪炎症，则考虑为中度憩室炎。如果发现脓肿和/或肠腔外气体和/或肠腔外对比剂，则考虑为重度憩室炎。据研究CT诊断的敏感性达97%。上述的研究团队对420例患有急性左半结肠憩室炎的患者进行了进一步研究，以比较计算机断层扫描和水溶性对比灌肠的效果（Ambrosetti等，2000）。对憩室炎的诊断、炎症严重程度的评估和伴随脓肿的诊断，计算机断层扫描与对比灌肠比较更为敏感。

最近，一项对312例可疑憩室炎的患者进行的结肠对比剂薄层螺旋CT造影检查研究证明，其综合敏感性为99%，特异性为99%，阳性预测值为99%，阴性预测值为99%（Kircher等，2002）。对120例可疑左半结肠憩室炎患者进行的多层螺旋CT（采用静脉和直肠对比剂）检查研究，进一步证实其为用于诊断的“金标准”，诊断准确度为98%（敏感性97%，特异性98%），对伴发穿孔的诊断准确度为96%，对脓肿形成的诊断准确度为98%（Werner等，2003）。通过这项检查手段来定位脓肿，大大有助于术前经皮穿刺引流（Stabile等，1990；Hachigian等，1992；Harisinghani等，2003）。目前，CT分期系统也有助于诊断（Neff等，1993）（表33.20）。

对可疑左半结肠憩室病患者进行的入院腹部CT检查，目前被视为诊断的金标准。这种显像模式可以提高诊断准确度，提早发现并发症，避免住院患者等待诊断结果时间延长，从而减少住院花费（Brengman和Otchy，1998）。使用这种手段的设想是将憩室炎的腹部CT评估转移至急诊室的诊断决策中（Shen等，2002）。相比之下，评估憩室病的

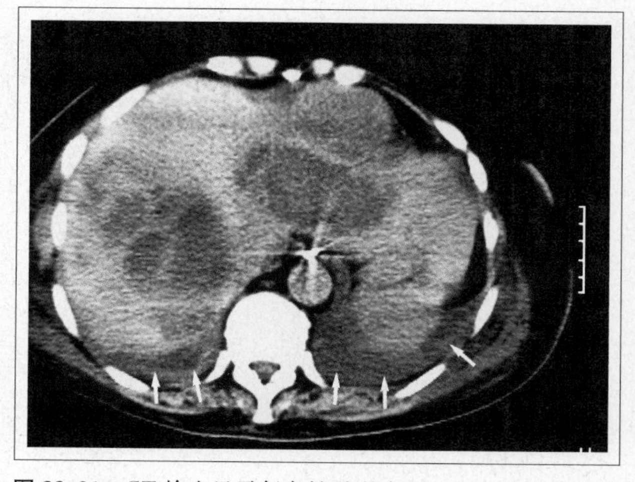

图33.21 CT检查显示复杂性憩室病引起的左右叶肝内的多个脓腔。箭头所指为双侧胸膜渗出液。

表33.20 乙状结肠憩室炎的CT分期

分级	定义
0	局限于结肠壁的炎症
Ⅰ	小脓肿或局限于系膜的3cm蜂窝织炎性脓肿
Ⅱ	脓肿扩散至肠系膜外，但局限于盆腔
	5～15cm的“盆腔脓肿”
Ⅲ	脓肿蔓延出盆腔
Ⅳ	广泛腹膜炎
	断层扫描显示同Ⅲ期，但临床上有伴随威胁生命的脓毒血症表现的急性腹膜炎

来源自：Neff等（1993）。

MRI 结肠成像技术作用尚处于评估应用的早期阶段（Heverhagen 等，2001）。虽然在早期效果上，应用 MRI 结肠成像技术进行憩室炎症评估形式上同于 CT，但它没有离子辐射（Schreyer 等，2004）。

结肠镜检查

硬式乙状结肠镜检查用于憩室病诊断的价值有限，因为它不仅会导致直肠乙状结肠连接部的痉挛和不适，还会导致肠管狭窄。但该项检查也不应被忽视，因为应用它能迅速发现初诊的门诊患者直肠乙状结肠连接部的肿瘤病变。如果门诊患者的检查设备有条件进行可屈式乙状结肠镜检查，那么更应选择后者。实际上，有研究显示可屈式乙状结肠镜检查与双重对比钡剂灌肠结合应用对憩室病的诊断特别有帮助（Mendelson 等，1995）。

已有文献指出放射学检查的假阴性率较高，且内镜检查对明确息肉与肿瘤有明显优势（Hunt 和 Waye，1981）。一项对 9 223 份英国结肠镜检查结果的分析显示：憩室病是仅次于结肠息肉的第二类常见诊断病症，占所有患者的 14.9%（Bowles 等，2004）。对憩室病患者进行结肠镜检查比较困难，但在探查一段固定成角的病变肠管时应用儿科结肠镜还是值得一试的（Marshall，1996）。尽管结肠镜检查对憩室病患者的评估很重要，它还是有导致结肠穿孔的危险：116 000 例结肠镜检查中发生过 37 例内镜导致的穿孔（0.03%），其中 18 例都与存在憩室病有关（Korman 等，2003）。尽管如此，结肠镜检查在对憩室病患者的评估中还是有很多重要的作用：

- 能除外造成左边结肠狭窄的肿瘤性疾病
- 诊断的同时处置憩室出血
- 诊断憩室的“结肠炎”

左半结肠狭窄与肿瘤性疾病

乙状结肠憩室病中的肿瘤性疾病可能会被漏诊，因为通过两种疾病的病史并不易于鉴别（Colcock，1975；Boulos 等，1985）。大约有 20%的憩室病患者同时存在息肉或肿瘤（Coode 等，1985）。Glerum 等（1977）报道钡剂灌肠误诊憩室病合并肿瘤的假阳性率为 55%。在 Forde（1977）的研究中，12 例可疑肿瘤患者中有 11 例经内镜检查为阴性；然而，放射学检查的质量较低，对病例选择程度较高。据报道钡剂灌肠诊断憩室病中意外恶性肿瘤的假阴性率为 10%～20%，诊断意外息肉的假阴性率为 22%～35%（Swarbrick 等，1978；Teague 等，1978；Stefansson 等，1995）。由于放射学检查对憩室病的诊断不准确，内镜检查便成为明确疑似左半结肠病变较佳选择。在一项针对 105 例患有症状性憩室病患者的研究中，结肠镜检查发现了 7 例 Duke A 期恶性肿瘤，29 例肠腺瘤。而钡剂灌肠对 43%的患者的诊断都不准确（Boulos 等，1985）。表 33.21 总结了意外恶性肿瘤的发生率并列出了憩室病内镜检查的难点所在。虽然有上述数据结论，但是因为内镜检查不能完全除外并发的恶性肿瘤，所以对肠管狭窄疾病依旧要考虑切除术。

Killingback（1965）明确总结过临床医师的困绕：“恶性肿瘤时常被认为是憩室病患者的备择诊断。临床特征可能相似，乙状结肠镜诊断不明确，钡剂灌肠检查亦难解释。即使是外科医生行剖腹探查也不一定能肯定直肠乙状结肠连接部出现巨大炎性包块的原因。”即使引入了纤维内镜，这种困扰仍会存在，因为乙状结肠狭窄可能导致无法行内镜检查而需要采取急诊手术。只要在结肠内镜检查时仔细甄别并做适当重复检查，憩室病与恶性肿瘤的

表 33.21　憩室病的结肠内镜检查

	意外肿瘤发现率（%）	检查失败率（%）
Dean 和 Newell（1973）	11	47
Glerum 等（1977）	7	10
Max 和 Knutson（1978）	8	27
Hunt（1979）	13	13
Boulos 等（1985）	7	2

鉴别诊断困难基本能克服，甚至能鉴别出乙状结肠狭窄的患者。Boulos 等（1984）就检查出 23%的患者伴有息肉，8%的患者有恶性肿瘤。钡剂灌肠检查的假阳性率高，这基本上可解释 20 世纪 80 年代有大量疑似恶性肿瘤患者接受切除术的原因。更加让人担忧的是钡剂灌肠检查漏诊了 3 例恶性肿瘤与 8 例息肉病例（表 33.22）。临床医师应该拒绝不满意的钡剂灌肠检查或者模棱两可的检查报告；如果对临床诊断或影像学特征存有任何疑虑，应对结肠黏膜进行全面的内镜检查（Hunt 和 Waye，1981）。

左半结肠狭窄的其他原因考虑有：

- 放射性狭窄：乙状结肠的放射性狭窄的影像学外观可能与憩室病混淆，但患者通常有妇科恶性肿瘤的放疗史。
- 子宫内膜异位：如果患者未绝经，且症状只在经期出现，应该提醒临床医生子宫内膜异位的可能。
- 缺血性结肠炎：脾曲上下的结肠经常受累。发病突然，时常伴有出血。有典型的拇指纹放射学表现可诊断。

憩室出血

在憩室病的诊断和治疗憩室出血中，结肠镜检查的作用日趋重要（Jensen 等，2000）。在这项研究统计中，121 例患者因重度直肠出血入院，给予了支持治疗和肠道准备，并接受了结肠镜检查。出血性憩室病常伴有可见活动性出血，可见未出血的血管和/或黏附有血凝块。10 位憩室出血患者接受了内镜治疗（肾上腺素注射和/或双极电凝）；没有患者再发出血或需要手术治疗（Jensen 等，2000）。憩室出血诊断时，结肠镜检查干预的最佳时机尚不明确，因为 78 位患者中，12 位发现有出血和/或红斑症状与内镜检查时间无相关性。此外，内镜治疗对防止今后出血的效果尚有疑问。13 位急性憩室出血的患者接受肾上腺素注射和/或双极电凝治疗后，其中 5 位早期再出血（4 位需要手术治疗），3 位晚期出血（Bloomfeld 等，2001）。相反，4 位活动性结肠憩室出血患者在接受内镜套扎治疗后，随访 12 个月内未发生再出血（Farrell 等，2003）。

憩室“结肠炎”与炎性肠病

近来发现一种与憩室炎有关的慢性乙状结肠局部黏膜炎。这种疾病有直肠出血的表现，且很难通过内镜检查与其他肠段的结肠炎相鉴别，包括溃疡性结肠炎和克罗恩病（Rampton，2001）。组织学上，这种疾病的表现可以从中度炎症改变到典型的黏膜脱垂改变，再到最后的红肿活动的慢性炎症，与炎性肠病特别是溃疡性结肠炎非常相似，（Ludeman 和 Shepherd，2002）。这些改变可能归为“二期结肠炎”，因为慢性炎症改变的根本原因是肠壁内或浆膜下层存在的肿块所致（Gupta 和 Shepherd，2003）。4 位患有结肠炎和活动性憩室炎的患者接受了药物治疗和外科切除术（Evans 等，2002）。所有患者都接受了柳氮磺吡啶的治疗；此外，其中有两位还使用了类固醇激素。两位没有得到缓解的患者，在药物治疗后期和/或手术治疗后并没有发现结肠炎的进一步扩散，予以实施了肠管切除术。

溃疡性结肠炎和克罗恩病都很难与憩室病区分开来。溃疡性结肠炎常可通过乙状结肠镜检查的外观改变与憩室病相区分。但如果直肠未受累，鉴别

表 33.22 并存肿瘤性疾病的诊断

	钡剂灌肠阳性（n=19）		钡剂灌肠阴性（n=45）	
	息肉	恶性肿瘤	息肉	恶性肿瘤
钡剂灌肠	17	2	0	0
结肠镜	7	2	8	3
假阳性	10	1	0	0
假阴性	0	1	8	3

来源自：Boulos 等（1984）。

困难就加大，但溃疡性结肠炎的钡剂灌肠检查表现和憩室病的差异较大。鉴别老年人的克罗恩病与憩室病可能才是真正的问题。肛周病变可能提示克罗恩病。如果影像学检查发现众多透壁裂隙和纵向黏膜内瘘管，则高度提示克罗恩病。小肠受累亦支持克罗恩病，但并不是一成不变的。这些疾病之间的鉴别主要局限在60多岁的患者（Fabricius等，1985）。

临床问题

憩室病的自然史

急性入院（欧洲）

有关复杂性憩室病的自然史的长期研究资料很少。一个原因是许多发病的患者为老年人，并且在他们初次发病后5年内1/3的患者就死于其他不相关的疾病；所以随访常常不完全（Kyle，1968）（表33.23）。临床上主要有四组复杂性憩室病患者：①发生严重并发症者，如脓肿、穿孔或需要手术的梗阻；许多这种患者此前没有肠道症状；②少数患者有重度憩室周围炎，无需急诊手术，但由于疾病呈进行性发展，初次住院治疗时对药物治疗反应性差，故需后续手术治疗；③患者对初次药物治疗有效，但随后有炎症复发；④患者患有单纯急性憩室周围炎，但完全无症状表现（Eastwood和Smith，1983）。

Parks（1969）报道了一份高比例的急诊入院记录，超过半数的患者都没有前期症状（表33.24）。只有7%（38位）的患者因急性发作而入院（33位发作过1次，2位发作过2次，1位发作过3次，2位发作过5次）。267例入院前出现症状未超过1月的患者（51%），经保守治疗后，症状仍持续的患者少于1/4。相比之下，128例症状持续超过1年的患者（25%），治疗后症状仍持续的至少达一半。憩室病最严重的并发症多发生在没有前驱症状的患者，其中半数患者死亡；因而，对这样的严重病例还没有有效的治疗手段。Malta的一项调查也表明60%的患者在急诊入院前没有出现症状（Podesta和Pace，1975）。瑞士也报道过相似的发现（Secrelan和Demole，1966）。

表33.23 206例复杂性憩室病患者的随访结果

结果	数量
无症状	91（44）
症状反复发作	21（10）
死于其他不相关疾病	69（33）
死于复杂性憩室病	25（12）

括号内为百分数。
来源自：Kyle（1968）。

表33.24 517例入院诊断前患者的症状持续时间

时间	病例数
<1个月	267
1～3个月	46
4～6个月	44
7～12个月	32
1～2年	34
3～4年	38
5～9年	31
10～19年	15
20～29年	6
>30年	4

来源自：Parks（1969）。

Larson等（1976）描述了对132例急性憩室病患者的自然发病史，他们的平均随访时间为9年。研究发现，无论是接受药物治疗还是手术治疗后，80%的患者未继续治疗，且无症状表现。Kyle（1968）也报道44%的患者在初发后完全没有症状表现，只有10%之后有轻微症状，没有患者严重到需要手术治疗。

Tagart（1969）报道了98例不需急诊手术的患者，其中2/3的患者完全没有症状；但令其惊讶的是，有18%的患者随后因并发症而需要手术治疗。Parks与Connell（1970）报道称，43%经药物治疗后的患者有持续症状，主要是肠道易激的症状，但仅有5.2%的患者症状严重；令人惊讶的是，32%的患者术后症状仍持续。一项对317例接受药物治疗的患者的更为详细的分析显示，24%的患者在随访期必须再入院治疗至少一次，但仅有6%的患者需要入院治疗2次以上。

Sarin和Boulos（1994）也针对86例接受保守治疗的复杂性憩室病患者进行了类似的报道。医学随访48个月之后，85%的患者没有症状表现，其死亡率为1.3%，每人年再发率为2%。全部37例伴出血的患者，对药物治疗有反应，没有死亡病例，每人年再出血率为5%。因此，从这些研究似乎可以看出保守治疗憩室病的急性并发症成功后，患者再发入院的风险降低，没有择期手术指征。

但是，在评估结果时需要注意随访问题。Bolt和Hughes（1966）对100例需要急诊手术的憩室病患者进行了5～15年的随访。在排除医院死亡率，那些失访者和接受了手术治疗的患者后，仅有32例患者接受了长期评估。在这些患者中，20人（61%）没有进一步症状，5人（15%）再次入院一次之后也无症状，5人（15%）病发后进行了择期手术治疗，2人（6%）并发瘘管。与所有其他的报道相似，52位患者中仅有10人（19%）表现出前驱症状，需要紧急入院治疗。对于一小部分有前期症状的患者，其死亡率与反复发病率高于隐匿型急性病患者。

急性入院（北美）

一些北美研究机构报道的憩室病自然发病史与英国的报道有所不同，大部分的患者有持续症状和并发症。Colcock（1968）报道超过半数复杂性憩室病患者表现出持续症状。Zollinger（1968）报道374例患者中有35%虽然在初次发作后接受了药物治疗，但症状没有明显缓解。Havia与Mauner（1971）报道了他们的患者有40%初次入院后发生了并发症。Veidenheimer（1983）明确表示“几乎50%的急性憩室炎患者恢复后又再发急性病。在憩室炎初次发作时，主要并发症并不常见，但随后的每次发作都会使并发症发生的危险增加”。Veidenheimer的研究显示瘘管发生率高（33%），穿孔发生率低，这提示转诊至大型北美诊所的治疗策略带有选择性。这也可能是美国和欧洲的统计数据有差异的一个原因。此外，随访质量可能导致对疾病的不同观点和影响未经治疗患者的择期手术策略。

对英国的自然发病史的前瞻性统计

按官方统计要求，我们分析了300名复杂性憩室病的患者的发病率和死亡率（表33.25）（Tudor等，1994）。其中1/3的患者有憩室病病史，34位患者死亡（10%），死亡率最高的是粪便性腹膜炎患者（50%），而我们认为29%的死亡病例是可以阻止的。另外，此分析结果显示并发症的发生率很高（表33.26）。

对120名曾入院治疗并登记的患者进行了5年多的随访：其中67例症状消失，14例症状仍然存在，39例发生了严重并发症并且有10例死亡（表33.27）。几乎所有并发症和死亡都发生在初次入院没有行乙状结肠切除的患者（表33.28）。这些数据有力地支持了为防止潜在的致命复发而对合适的复杂性憩室病入院患者行间隔乙状结肠切除术的主张（Farmakis等，1994）。这项统计结果，可能是有史以来第一次，为防止发生有致命危险的严重并

表33.25 憩室病的官方数据统计（$n=300$）

	急性蜂窝织炎（$n=103$）	出血（$n=41$）	化脓性腹膜炎（$n=40$）	结肠周围脓肿（$n=34$）	梗阻（$n=31$）	粪性腹膜炎（$n=28$）	瘘（$n=23$）
保守治疗	80（3）	39（2）	5（3）	4（1）	4	—	—
单纯引流	—	—	3（1）	20（2）	—	1（1）	1（1）
单纯剖腹手术	1	—	—	—	1	—	—
单纯结肠造瘘术	—	—	1（1）	—	2	—	1（1）
Hartmann切除术	6	1	26（4）	4	10	4	19（7）
切除和吻合术	16（1）	2	5（1）	1	10（2）	18	1（1）
切除、吻合和覆盖切口	—	—	—	5（1）	4	5	1（1）
死亡	（4）	（2）	（10）	（4）	（2）	（1）	（11）

括号中显示死亡病例数（Tudor等，1994）。

表 33.26 憩室病官方数据统计（n=300）（Tudor 等，1994）

所有并发症	%
创面脓毒血症	29
相关气孔	18
吻合口渗漏	12
脓肿	10
败血症	10
创面裂开	4
深静脉血栓	3
肺栓塞	2

表 33.27 憩室病的国家数据统计，5 年随访（n=120）（Farmakis 等，1994）

	数量
死于憩室病复发	10
死于其他疾病	29
仍旧存活	81
现在无症状或死亡（7 例行结肠造口术）	67
现在无症状或死亡	14
严重并发症	39
有症状	36
无症状	3

表 33.28 5 年随访：与前期乙状结肠切除术有关的并发症和死亡（n=120）（Farmakis 等，1994）

	切除术（n=77）	未切除（n=43）
反复发作并发症	2	37
死于并发症	1	9

发症而行间隔切除术提供了明确的指导方针。

根据临床实践中出现的问题，憩室病患者可出现以下三种临床治疗情况：

1. 非复杂性憩室病的治疗；
2. 导致急腹症（“憩室炎”、脓肿、穿孔、狭窄、出血）的复杂性憩室病治疗；
3. 对导致慢性疼痛与慢性疾病的憩室病所施行的择期外科切除术。

非复杂性憩室病

偶然发现

许多憩室病患者没有临床症状，这可能表示80%的人存在解剖学上的憩室，这样大的群体通常不需要治疗或者随访（Stollman 和 Raskin，2004）。但有研究显示膳食纤维的摄入可以减少随后的症状性憩室病的发生。“健康专业人士随访研究”（HPFS）是 1986 年的一项前瞻性研究，针对居住在 50 个州，40～75 岁的 51 529 名美国男性健康专业人士的心脏病和癌症。研究人群包括 29 683 名牙医，3745 名验光师，2218 名骨科医师，4185 名药剂师，1 600 名足医师和 10 098 名兽医。研究显示膳食纤维摄入与后来报道的症状性憩室病的发病呈负相关（Aldoori 等，1998）（表 33.29）。这些结果均支持增加水果与蔬菜等膳食纤维的摄入量可以使无症状的憩室病患者受益的建议（Stollman 和 Raskin，2004）。

反复发作下腹痛

憩室病患者第二大群体为伴有不能解释的再发性腹痛且常有肠道习惯改变的人，占据了数以千计的家庭医疗和门诊咨询（Simpson 等，2003b）。排便习惯改变通常包括稀薄粪便或干结粪便排出后可得到缓解的便秘。排便习惯改变的特点不可预测，且通常与腹痛相关联（Parks，1969）（表 33.30）。其他症状包括腹胀、右髂窝痛、黏膜渗出，如果腹泻为主要症状，则还有里急后重感。体重减轻、食欲减退和贫血则少见。如果出现排便习惯的进展性改变、血便排出、下腹绞痛并伴有腹泻、食欲减退、体重减轻和贫血症状，则高度提示结肠直肠癌，但仅凭病史通常很难鉴别憩室病与恶性肿瘤（Staniland 等，1976）；因此，这些患者通常需要行可屈式内镜检查和对比放射学检查。

体格检查通常无异常，没有贫血或体重减轻的体征。降结肠有时可引起不适，在乙状结肠，甚至横结肠能触及粪便。直肠检查无异常，而乙状结肠内镜检查通常令人疼痛。硬式乙状结肠内镜很难通过直肠-乙状结肠连接部，但非复杂性憩室病的乙状结肠通常可以使用可曲式内镜检查。

反复发作的腹痛与憩室炎之间存在公认的联

表 33.29 可溶性与不溶性纤维成分五分线处的症状性憩室病的相对危险度：HPFS，1988—1992（Aldoori 等，1998）

	五分位数					p 值
	1	2	3	4	5	
可溶性纤维，中位数（g/d）	4.10	5.10	5.90	6.90	8.60	
病例数（n）	72	78	78	69	65	
相对危险度（95% CI）	1.00	1.03（0.75～1.43）	1.00（0.72～1.38）	0.83（0.59～1.17）	0.82（0.59～1.16）	0.05
多变量相对危险度（95% CI）	1.00	1.05（0.76～1.45）	1.04（0.75～1.44）	0.91（0.65～1.29）	0.90（0.62～1.29）	0.40
不溶性纤维，中位数（g/d）	10.10	13.0	15.20	17.90	22.70	
病例数（n）	83	78	70	77	54	
相对危险度（95% CI）	1.00	0.89（0.65～1.22）	0.78（0.57～1.07）	0.80（0.59～1.10）	0.55（0.39～0.78）	0.001
多变量相对危险度（95% CI）	1.00	0.91（0.66～1.24）	0.80（0.58～1.10）	0.87（0.63～1.20）	0.63（0.44～0.91）	0.02

[a] 根据年龄和总能量校正。

[b] 根据年龄、体育活动和能量相适应的总脂肪校对。

HPFS，健康专业人士随访研究；CI：置信区间。

表 33.30 521 例憩室病患者的排便习惯

排便习惯	例数
正常	198（38）
持续性腹泻	5（1）
间歇性腹泻	92（18）
便秘、腹泻交替出现	45（9）
间歇性便秘	89（17）
持续性便秘	92（18）

括号内为百分位数。

来源自：Parks（1969）。

表 33.31 51 例患者伴发疼痛超过 1 天的症状

症状	病例数（%）
稀便	35（68.6）
硬结便	24（47.1）
大便形状改变	26（51.0）
排便急迫	31（60.8）
大便失禁	21（41.2）
排便不净感	36（70.6）
黏液便	19（37.3）
直肠出血	17（33.3）
发热	14（27.5）
卧床	15（29.4）
看医生	33（64.7）
接受抗生素治疗	17（33.3）

来源自：Simpson 等（2003a）。

系，但大多数病例都没有明显的憩室炎表现（Simpson 等，2003a）。实际上，组织学发现与疼痛之间联系甚小。部分因疼痛而接受了憩室切除术的患者就没有炎症的组织学证据（Morson，1963b；Killingback 等，2004）。在接受了钡剂灌肠检查的 261 位憩室病患者中，有 94 位（36%）通过邮件的方式回馈了调查结果，结果显示每月平均有 5 天复发疼痛，每次持续时间平均为 3 小时（Simpson 等，2003a）。另外 51 位患者（19%）诉疼痛发作持续了 1 天或更长（表 33.31），发作的平均持续时间为 3 天（范围为 1～60 天）。

在这 51 位患者中，有 33 人（64.7%）在疼痛发作期间总共 50 次寻求了紧急药物治疗。10 人呼叫了他们的 GP（发作 15 次），21 人造访了外科诊所（发作 33 次），2 人被送入了急诊科。50 例会诊中，有 25 例都被开据了抗生素处方来治疗疼痛。另外 4 次发作导致入院接受急性憩室炎的药物治疗。住院时间的中位长度为 5 天（范围 4～6 天）。入院治疗或抗生素处方被认为是对急性憩室炎的假设性诊断。依据这种标准，29 例患者中有 17 位都被考虑患有急性憩室炎（Simpson 等，2003a）。

以下或可解释在这些情况下憩室病的症状（Simpson 等，2003b）：

1. 肠腔扩张和肌肉痉挛导致的疼痛刺激（Eastwood 等，1982）；
2. 炎症、肠道神经元、上皮功能障碍、内脏感觉和皮质活动之间复杂的交互作用，使得炎症发作成为无症状变为有症状的诱因（Simpson 等，2003b）。

对非复杂性憩室病建议使用保守治疗；目前在英国手术治疗并不是主流选择。甚至北美的对择期手术持积极支持态度者也只会建议有选择地进行手术。

高纤维膳食治疗

Painter 等（1972）的一项非随机研究报道 70 例患者中有 62 人在补充食用麦麸后憩室病的症状得到控制。摄入麦麸和少量糖可以使排便习惯恢复正常，腹痛完全缓解（图 33.22）。只有 7 人不能停用轻泻药，8 人不能耐受麦麸治疗。

Plumley 与 Francis（1973）提出麦麸能减轻非复杂性憩室病的症状。在一项非随机研究中，Brodribb 与 Humphries（1976）让 40 位患者每天服用 24g 麦麸，持续服用至少 6 个月，33 人（82%）有良好的临床反应，60%的患者症状消失。治疗使传输时间恢复正常，粪便重量增加，结肠内压力减低，特别是在进食时和进食后。

Taylo 与 Duthie（1976）对 20 名患者进行了随机交叉临床实验，患者分为 3 组，分别接受 1 个月 3 种不同的治疗方案：①食用多量粗糙食物；②合用乐玛可纤维制剂与解痉药；③服用麦麸片剂。研究结果证明所有患者的病情都有好转：20%膳食治疗者症状消失，40%服用乐玛可纤维制剂者症状消失，60%服用麦麸片剂者症状消失。服用麦麸片剂对大便重量、传输时间和肠道动力的作用要优于另外两种治疗方法（表 33.32）。Brodribb（1977）随后也进行了一次随机实验，但仅有 18 名患者；分两组，一组通过给予患者麦麸饼干来补充纤维摄入，另一组服用安慰剂。该实验没有进行交叉设计，但是报道称接受麦麸补充的患者的症状缓解明显。但是，Devroede 等（1971）与 Hodgson（1977）之后进行的研究却显示，对非复杂性憩室病的患者，比起安慰剂，高纤维膳食并没有优势。

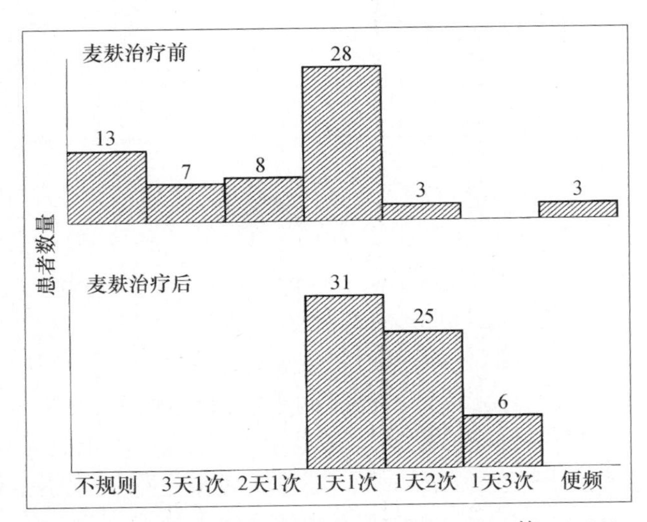

图 33.22 麦麸治疗前后的排便习惯。（Painter 等，1972）

高纤维膳食作用的不确定性不断增加，它是否只是一种安慰剂，Ornstein 等（1981）就此进行了一次实验，将麦麸饼干和卵叶车前子与它们各自的等效安慰剂进行了比较。研究对象为 58 名患者。交叉实验中，医生与患者均不知晓 16 周的具体治疗方案及交叉日期。每天总的膳食纤维的摄入为 6.9g 麦麸，9.0g 卵叶车前子和 2.3g 安慰剂。麦麸和卵叶车前子均能增加大便重量、排便频率和粪便稠度，但对结肠传输没有影响。一份详细的症状评估显示，除了两种活性药物对排便费力感有所缓解，卵叶车前子可增加肠道排气外，所有治疗方法对症状改善没有发挥作用。特别是对腹痛或排便评分没有任何影响（表 33.33）（也见表 33.29）。然而，以上实验只是适度补充纤维，其量是否足够仍不确定，并且卵叶车前子的益处比麦麸更大。先前 Eastwood 等（1978a）也报道了类似的结果。

对非复杂性憩室病的所有治疗方法的安慰剂效应都较明显，但高纤维膳食可以改善排便习惯、大便稠度和传输时间，这至少可达到安慰剂的效果。目前认为摄入高纤维能够防止并发症的发生：Leahy等（1985）发现摄入高纤维食物的患者今后接受手术治疗的概率降低至原来的 1/4，而症状发生率则减半（表 33.34）。

Hyland 与 Taylor（1980）对 75 位有近期症状的患者在给予每天 40g 纤维摄入后的结果进行评审：91%的患者症状消失，没有人发生严重并发症，但其中 28 人在随访期内因心血管疾病死亡。

表 33.32　交叉实验结果

	对照组	高粗糙饮食组	乐玛可联用解痉药组	18g 麦麸片剂组
目前症状（%）	100	80	60	40
大便重量（g/d）	79±7.3	102±15.9	105±13.1	121±7.1
传输时间（h）	96±7.1	76±7.2	72±10.9	56±4.1
肠道动力（%）	14±3.1	10±2.2	14±3.3	6.5±0.8
快电活动（%）	80	50	60	40

来源自：Taylor 和 Duthie（1976）。

表 33.33　麦麸和车前子对非复杂性憩室病的预期双盲交叉对照实验结果

		6.9g 麦麸	9.0g 车前子	2.3g 安慰剂
客观改变				
大便重量（g/d）		136±49	16.1[a]±59	118±48
每周大便频率		10.3±3	11.1[a]±3	9.5±3
大便硬度评分		3.7[a]±8	4.1[a]±0.7	3.5±0.9
传输时间（h）		45±22	47±23	49±24
主观症状评分	**初始值**			
疼痛评分	22±27	15±17	19±18	17±15
大肠评分	47±39	39±27	41±27	45±28
大便变形	9.7±8.2	8.8[a]±6.7	6.9[a]±6.2	10.6±8.5
大便硬度	2.5±4.1	1.5±1.6	1.2[a]±1.4	1.9±2.3
肠胀气（排便不净，服用泻剂—无差别）	3.0±3.5	2.4±2.7	2.7[a]±2.6	1.9± 2.1
全身症状评分（嗳气，恶心，呕吐，消化不良，胃胀—无差别）	9.7±9.1	6.7±5.9	8.1±6.7	7.6±7.3

[a] 与安慰剂相比差异有统计学意义。
括号中表示的为无明显改变的症状。
来源自：Ornstein 等（1981）。

此外，25 人没有继续坚持服用纤维补充的处方药，5 人（20%）因并发症而再度入院或再次接受手术。Hyland 与 Taylor（1980）指出：90%患有复杂性憩室病的患者，如果在初次入院后继续坚持高纤维膳食，则会保持无症状 5～7 年。同样，Sarin 与 Boulos（1994）证明了 86 名患者中 85%的患者的药物治疗是有效的，死亡率为 1.3%，随访期内每个患者年复发率仅为 2%。这些结果与没有进行纤维补充的憩室病患者的症状复发率（36%～62%）形成了鲜明对比（Kyle，1968；Zollinger，1968；Parks 与 Connell，1970；Bolt，1973）。这就提示高纤维膳食可以预防憩室病并发症，应该鼓励所有接受保守治疗的憩室病患者改变他们的饮食，以预防并发症的发生。20 世纪 80 年代，不论是对非复杂性憩室病的治疗，还是作为预防并发症的一种手段，高纤维膳食都得到越来越多的应用；实际

表 33.34　对曾急诊入院经保守治疗的患者的长期随访

	坚持高纤维饮食	未按照建议饮食
数量	31	25
因并发症手术	2	8
死于其他不相关疾病	7	2
仍有症状	6	11

来源自：Leahy 等（1985）。

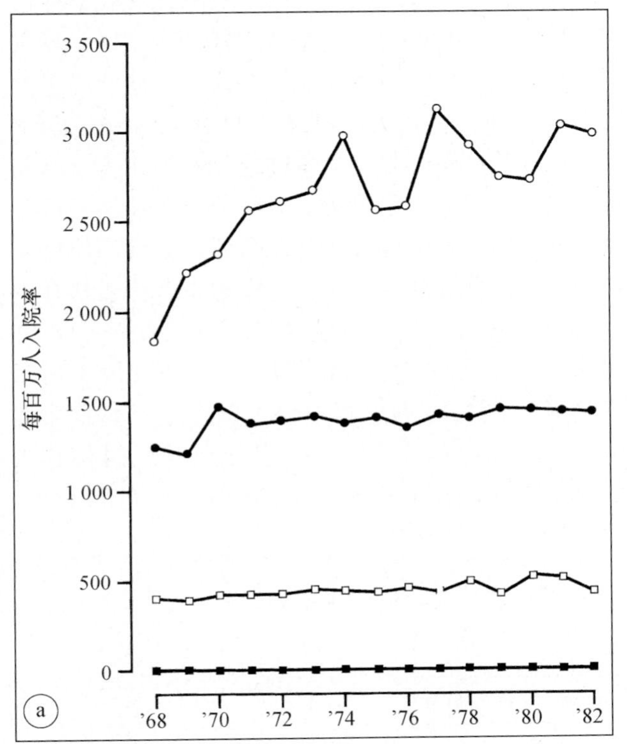

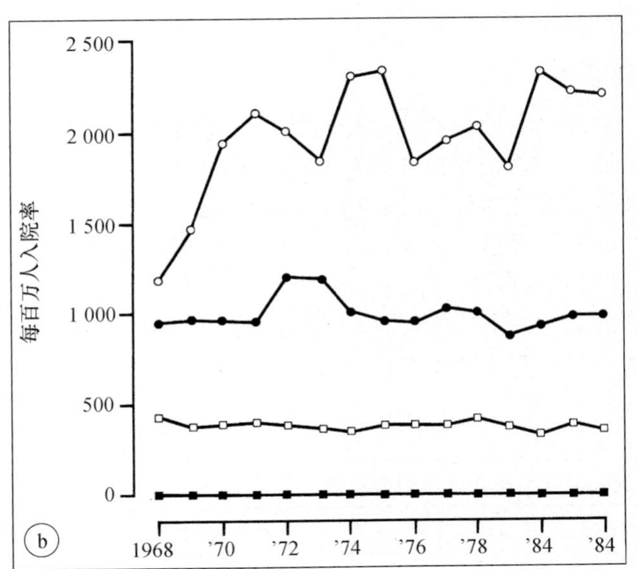

图 33.23　爱丁堡憩室病患者入院率。数据分为四个年龄段进行分析：0～44 岁（■）；45～64 岁（□）；65～74 岁（●）；75 岁以上（○）。(**a**) 女性患者。(**b**) 男性患者（Au 等，1988）。

上，目前的一些数据提示由于饮食习惯的改变，憩室病急诊入院病例的数量趋于平稳（Au 等，1988）（图 33.23）。

其他治疗

其他药物对控制症状性憩室病也有一定作用，特别是当与肠易激综合征有关时，包括解痉药和止泻药。解痉药，如丙胺太林和双环维林，对末端结肠的自主神经支配有不良副作用，如口干、尿潴留和视调节力受损，对平滑肌起直接作用的美贝维林的副作用较少。薄荷油能降低平滑肌动力，但其临床效力并不确定。如果患者有不明原因的里急后重发作，可以给予患者止泻药，洛哌丁胺比可待因有效，后者可导致严重绞痛。甲基纤维素对排便习惯改变的憩室病患者同样有益（J Hodgson，1972）。

长期应用吸收较差的抗生素治疗可能有效。因此，Papi 等（1995）将 168 名出现症状的非复杂性憩室病患者随机分为 2 组：一组分别给予纤维补充和利福昔明（一种吸收较差的广谱抗生素）400mg，每天两次，每月连续服用 7 天（84 名患者）；另一组给予纤维补充和安慰剂（84 名患者）。12 个月后，接受利福昔明治疗的患者有 68.9%症状消失或症状几乎缓解，而对照组仅 39.5%（图 33.24）。

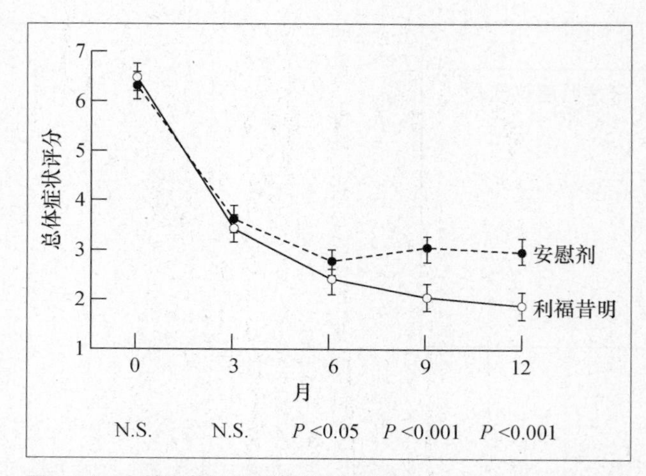

图 33.24 利福昔明和安慰剂比较的综合症状评分（平均数±标准差）。来源自：Papi 等（1995）。

外科手术

对非复杂性憩室病行预防性乙状结肠切除术并不可取。但相关外科文献对此的解释仍存在一个固有问题，即许多外科综述均是回顾性的，且常对手术经验进行报道，而非将数据分析局限在对确定的外科问题的特定操作上。一些研究团队建议，为控制非复杂性憩室病的症状，或为预防憩室病并发症发生，除了药物与饮食治疗外，可行选择性肌切开术或切除术。Horgan 等（2001）从 1621 例憩室病切除术中确认了 47 例“阴燃性”憩室病患者（慢性左下腹痛，但无发热和白细胞计数升高的病史；术前无狭窄、脓肿、穿孔和梗阻证据）。76％的切除样本中发现了急性或慢性炎症改变的证据。76.5％的患者症状完全缓解，88％的患者疼痛消失（Horgan 等，2001）。

肌切开术在外科治疗中的作用

目前很少人认为肌切开术对治疗憩室病有作用。Reilly 在 1966 年甚至认为这种手术对 50 岁以下的患者或者主要由肠易激综合征引起症状的患者属禁忌之列。他认为这种手术只有复发严重憩室炎，以及因严重并发症如脓肿或炎性肿块曾行结肠造口术的患者才予以考虑。Hodgson（1974）认为肌切开术适于有炎性肿块和对高纤维膳食治疗反应不佳、伴慢性症状的患者。憩室病患者行肌切开术后的死亡率与并发症发生率很高（表 33.35），许多死于不明原因的肠漏和后期穿孔。在接受了横断带肌切开术的 18 名患者中仅 1 例发生了非致命性肠漏（Hodgson，1974），23 名接受吻合肌切开术的患者中有 2 名发生非致命性肠漏（Veidenheimer 和 Lawrence，1976）。

表 33.35 肌切开术的并发症

作者	患者数量	死亡	手术死亡率	脓肿或肠漏
纵行切开				
Reilly (1966)	28	3	1（憩室破裂）	?
Dick (1971)	38	2	1（漏）	?
Smith 等（1971）	20	2	1（漏）	3
Ranson 等（1972）	16	0	0	1
McGinn (1976)	37	2	1（漏）	2
横行切开				
Hodgson (1974)	18	1	0	1
Pescatori 和 Castaglioni (1978)	6	0	0	0
Landi 等（1979）	11	0	0	0
联合切开				
Kettlewell 和 Maloney (1977)	6	0	0	0
Correnti 等（1983）	10	0	0	0
吻合口肌切开				
Veidenheimer 和 Lawrence (1976)	23	0	0	2

目前尚缺少长期、完整的随访记录，反映接受肌切开术的患者情况（表33.36）。McGinn的论著（1976）中报道仅60%的患者症状缓解，这是对纵行肌切开术进行长期研究后发表的唯一一篇持不乐观态度的文章。两个意大利的小型研究报道称，所有患者在接受横断带肌切开术后症状完全消失。有关联合肌切开术的报道，包含病例数少，随访期短，但称16名患者中有仅11位症状消失。同样，另有报道称139名患者中，仅61位在纵行肌切开术后症状消失。目前，我们认为任何类型的肌切开术对治疗憩室病均显得不合时宜。

择期切除术治疗憩室病

支持病例

如果不切除病变造成不利后果的风险（入院、发病、造口及死亡）超过了择期结肠手术所带来的风险（入院、发病、造口及死亡），那么乙状结肠憩室病可考虑行择期切除术。因为乙状结肠憩室炎入院，且此前因相同情况住院治疗过的患者比例在英国、欧洲和美国的差别较大（Makela等，1998；Somasekar等，2002；Chautems等，2002；Bahadursingh等，2003）。然而，在两项独立的随访调查中，再度入院的累积危险度或乙状结肠憩室炎的不良后果均达到了30%（Elliott等，1997；Chautems等，2002）。国家审计局对憩室病的预期性随访调查（表33.25）同样也证明，如果有患者急性憩室炎发作并接受保守治疗后，没有再行择期切除术的话，部分患者会因憩室病并发症而死亡。

服用免疫抑制剂的肾移植患者是一类对憩室炎急性发作有特殊风险的人群（Lederman等，1998）。

表33.36 纵行肌切开术的临床统计结果

作者	患者数量	无症状	轻微症状	无改善
纵行切开				
Reilly（1966）	25	23	0	2
Dick（1971）	37	31	4	2
Prasad和Daniel（1971）	35	31	2	2
Smith等（1971）	16	13	3	0
Ranson等（1972）	16	12	2	2
McGinn（1976）	32	19	0	13
总计	161	129	11	21
横行切开				
Hodgson（1974）	17	13	4	0
Pescatori和Castaglioni（1978）	8	8	0	0
Landi等（1979）	11	11	0	0
总计	36	32	4	0
联合切开				
Kettlewell和Maloney（1977）	6	5	0	1
Correnti等（1983）	10	6	4	0
总计	16	11	4	1
吻合口肌切开				
Veidenheimer和Lawrence（1976）	23	17	4	2

据一项调查统计，1137名接受了1211例肾移植的患者中，因联用泼尼松龙、硫唑嘌呤和环孢素而使免疫功能受到抑制，1.1%发生了复杂性憩室炎，每13名患者中就有12名需要紧急造口。憩室炎复发的高风险也存在年轻患者人群中。Makela等（1998）指出初发之后，50岁以下的患者复发的概率（18/74，24%）是50岁以上的患者（38/292，13%）的2倍。除了这种复发趋势与年龄相关，Chautems等（2002）通过CT扫描研究，还补充了憩室病性脓毒血症这种严重征象。憩室炎导致远期不良后果的风险在50岁以下有严重CT扫描征象（9/14，54%）的患者中最高，且大大超过50岁以上仅有轻微CT表现的患者（16/74，19%）。

反对病例——择期切除术的不良后果

一些人认为择期切除术是安全的手术，死亡率低且并发症发生率低（Waugh和Walt，1957；Schlieke和Logan，1959；Moreaux和Vons，1990）。Rugtiv（1975）报道接受一期切除吻合术的68名患者均未发生死亡，但有12%发生了切口感染性脓毒血症。Colcock（1968）报道108名接受预约一期切除术的患者中，有2名死亡。但两篇文章都强调对憩室病行择期切除术并非良好的治疗手段。Bokey等（1981）提出憩室病患者切除术后的复发率要比结肠癌患者切除术后的复发率高（表33.37）。尽管这些都是择期手术，但是一项调查认为，47名憩室病患者中有17名都可考虑行近端结肠造口术，而106名恶性肿瘤患者中仅有6人有必要行此手术。Charnock等（1977）确认了22名行择期手术的患者中12人的主要并发症：2例脓肿，4例吻合口漏。与并发症产生有关的外科因素包括：①脾曲分离失败，伴有缝线张力高的风险；②未能切除上1/3的直肠，使缝合线下残留病变的管腔内压增高，导致吻合处狭窄（Hughes，1970；Mennigen和Rixen，1992）；③结肠血流量受损。

许多英国外科医生反对在症状还未得到控制前，并发症发生率还较高的背景下，行择期切除术（Penfold，1973）。而且，急性憩室病甚至可能在乙状结肠切除术后多次复发（Kyle，1968；Tagart，1969；Bolt，1973）。对非复杂性憩室病行切除术的长期调查结论尚不统一：一些人报道术后症状完全控制（Penfold，1973），也有人报道近半数患者的肠道症状仍然存在（Charnock等，1977）。

择期腹腔镜切除术的作用

早期进行的腹腔镜辅助的憩室切除术复发率很高（Zucker等，1994）。然而，随着择期腹腔镜切除术对憩室病的广泛应用，复发状况得到改善，这种手术比开腹切除术所需住院时间更短，且发生后期粘连性肠梗阻并发症的可能性更低（Schippers等，1998）。

表33.37 憩室病与肿瘤的择期手术结果比较

	憩室病（n=47）	肿瘤（n=106）
乙状结肠切除术		
无保护性造口	30	100
造口	17	6
术后并发症		
粪瘘	0	3
创面脓毒血症	6	5
创面裂开	0	2
深静脉血栓	4	2
死亡	2[a]	0

[a] 均源于肠吻合口裂。

来源自：Bokey等（1981）。

Eijsbouts等（1997）让41名憩室病患者分别接受了择期腹腔镜辅助（laparoscopic-assisted，LA）切除术和开腹切除术（dissection-facilitated resection，DFR）。手术难度级别基于剥离乙状结肠时腹腔镜的可操作性和左侧输尿管的辨认效果。患者被分成4个等级：Ⅰ级，呈现较短的炎症肠管并与腹壁和骨盆轻度粘连；Ⅱ级，炎症波及广泛，输尿管难于剥离；Ⅲ级，出现"木质状"憩室炎，炎症过程伴有严重纤维化；Ⅳ级，出现瘘管。松解脾曲对腹腔镜操作的选择并没有影响。Ⅰ级或Ⅱ级患者行LA，Ⅲ级或Ⅳ级患者行DFR，包括直肠-乙状结肠区的剥离和通过Pfannenstiel切口辨认左侧输尿管。在DFR组，吻合术在体外进行，人工操作或者使用双吻合器，LA组患者则都使用双吻合器技术。Ⅰ级的所有患者都行LA，不行开腹术。Ⅱ级患者中，11名行LA，1名行DFR，另外3名改行开腹术（20%）。Ⅲ级患者中，2名行DFR，1名改变了术式（33%）。最后，Ⅳ级患者中，4名行DFR，另外1位改变了术式（20%）。由于2名患者直肠吻合处穿孔，2名患者的左侧输尿管未能辨认，1名患者横结肠在游离脾曲时发生穿孔，1名患者的乙状结肠癌发生了通向膀胱的瘘管，更换术式的总发生率为15%。更换术式的患者需要输平均3单位的血，但Ⅰ级患者中只有1名接受了输血。平均住院时间为6.5天，7名患者恢复不良（17.5%）：2名发生伤口脓肿，1名发生腘静脉血栓，1名因联用腹腔镜胆囊切除术而发生胆漏，1名套管针部位出血。2名患者接受了再次手术，其中1名因为经腹腔镜行粘连松解术而发生小肠穿孔，导致腹膜炎，另一位出院3天后发生吻合口漏，而再次行Hartmann手术。

Coogan等（1997）对18名行腹腔镜手术的患者和18名行开腹手术的患者进行了比较。分组按照平均体重（75kg *vs.* 78kg）、平均ASA分级（2.3 *vs.* 2.1）、穿孔发生率（7人 *vs.* 5人）和脓肿形成（每组18人）严格配对。腹腔镜组平均手术时间几乎是开腹术组的2倍（分别为190分钟和108分钟；$P<0.01$）；平均失血量相近，分别为340ml和308ml；口服平均耐受时间分别是0.8天和5.1天；住院时间腹腔镜组显著缩短，两组分别3.8天和9.3天（$P<0.001$）；但腹腔镜组的手术费用稍高，两组分别为15 200美元和7 200美元。但是，由于开腹手术组的出院速度不快，所以总的费用并没有差别，两组分别为17 000美元和15 800美元。另有调查统计也证明腹腔镜憩室切除术在总费用上比开腹切除术更有优势（Smadja等，1999；Kockerling等，1999；Bouillot等，2002；Tuech等，2001；Dwivedi等，2002；Senagore等，2002；Trebuchet等，2002）。

Burgel等（1997）报道了72个月期间因憩室炎接受开腹手术的56例患者与接受腹腔镜辅助乙状结肠切除术38例患者的比较情况。同样，组别间在性别、ASA情况、平均体重、术前"状况"和复发频率上严格配对。特别是，82人有复发性疾病，7人有肠腔狭窄，5人有瘘管，两组的适应证没有差别。6人（16%）需要更改术式，因为其中5人有技术性困难，1人有可疑恶性肿瘤。腹腔镜手术组的患者平均年龄在58岁，开腹手术组患者为65岁，前者较年轻（$P=0.005$）。此外，由于技术局限性，对92%的腹腔镜辅助手术组患者应用了双吻合器技术，而仅52%的开腹手术组患者应用了该技术；开腹手术组有1例死亡病例，腹腔镜手术组没有。腹腔镜手术组的手术时间为300分钟，比开腹手术组的189分钟明显更长（$P<0.001$）。但腹腔镜手术组的复发率明显更低（13% *vs.* 32% $P=0.03$）。尤其是，开腹手术组有7人发生了吻合口漏，腹腔镜手术组仅有3人发生。在鼻胃管引流耐受情况、肠道传输的恢复情况、恢复进食的时间、胃肠外营养的应用以及住院时间和吗啡用量上，腹腔镜手术组的效果明显更好。

最近，有更多关于择期腹腔镜切除术经验的报道（表33.38A，B）（Stevenson等，1998；Faynsod等，2000；Vargas等，2000；Dwivedi等，2002；Senagore等，2002；Trebuchet等，2002；Le Moine等，2003；Gonzalez等，2004），称其不良事件率更低。择期切除术的术后死亡率为0～4%，吻合口漏和/或气孔形成率为0～3%，住院时间长度为3～12天。目前需要改变为开腹手术的患者数量仍不明确，这取决于憩室炎症的严重程度。对于相对简单的病例，术式转换率不到10%。但若憩室病理涉及恶液质脓毒血症及瘘管，则会出现较高的转换率。尽管如此，腹腔镜技术现已广泛应用于瘘管治疗。虽然在早些时候开展腹腔镜手术时，手术时间要比开腹手术更长，但如果在完成了腹腔镜肠道切除术必经学习过程的医疗单位，就不会出现这样的情况。此外，腹腔镜切除术的住院时间和总的复发率更少，目前很多单位很少更改为开腹手术

(Lauter 和 Froines，2001；Tuech 等，2001；Bouillot 等，2002；Dwivedi 等，2002；Senagore 等，2002，2003；LeMoine 等，2003)。

切除术后的复发性疾病与症状

梅奥诊所（Mayo Clinic）的数据显示 65 名接受切除术的憩室病患者中，有 11%在 5 年内复发（Waugh 和 Walt，1957）。Leigh 等（1962）调查显示 16%接受了切除术的患者在 5 年随访期内复发。术后症状复发而被迫行再次手术的患者比例，Veidenheimer（1983）报道为 25%，Rodkey 与 Welch（1959）报道为 5%，Pemberton 等（1947）报道为 22%。事实上，Bolt 与 Hughes（1966）注意到择期手术后的症状复发要比急诊手术更为常见。在最初只接受了开腹手术或结肠造口术的患者中，有 1/3 反复发作急性病，而行切除术的患者中这一比例仅为 14%。Parks 与 Connell（1970）报道了类似的发现：仅行开腹手术或结肠造口术的患者中有 1/3 的憩室病复发，但行切除术的患者则无一例复发。

在一项包括 96 例行开腹切除术患者和 140 腹腔镜切除术患者的混合型调查研究中，平均 78 个月的随访期内，5%的患者有憩室病症状复发的证据（Thaler 等，2003）。这项调查中，结肠-乙状结肠吻合术是择期憩室切除术术后复发的单项预测因子。吻合口狭窄也是腹腔镜手术后憩室复发的特征之一。Bergamaschi 与 Arnaud（1997）报道 3%因良性结直肠病行腹腔镜切除术的患者发生了术中并

表 33.38（A） 憩室病行腹腔镜切除术的预后

作者	数量（改变术式）	死亡	吻合口漏（孔）	住院时间（天）	备注
Stevenson 等（1998）					随访未报道憩室炎复发
LCR	100（8）	0	1（4）	4	
Faynsod 等（2000）					
OCR	20	0	0	4.8	
LCR	20（6）	0	0	7.8	
Vargas 等（2000）					
LCR	69（18）	0	0	4.2	
Le Moine 等（2003）					
LCR	（24）	0	0	8	9 例吻合口狭窄
Senagore 等（2002）					
OCR	71	0	0（1）	6.8	$4 321
LCR	61（4）	1	0（2）	3.1	$3 458
Trebuchet 等（2002）					10 例变性狭窄，7 例开放修正
LCR	170（7）	0	0（5）	8.5	revisions
Dwivedi 等（2002）					
OCR	88	0	？0	8.8	$14 863
LCR	66（14）	0	？0	4.8	$13 953
Gonzalez 等（2004）					憩室炎和憩室病
OCR	80	3	NA	12	
LCR	95	1	NA	7	

OCR，开放性结直肠切除术。LCR，腹腔镜结直肠切除术。

表 33.38 (B)　憩室病行腹腔镜乙状结肠切除术的预后

作者	患者数量	术式	改换术式（%）	住院天数（天）	复发率（%）
Zucker 等（1994）	10	腹腔镜辅助乙状结肠切除术	0	4.4	10
Hewett 和 Stitz（1995）	7	腹腔镜辅助结肠切除术	28.5	4.7	0
Eijsbouts 等（1997）	41	腹腔镜辅助乙状结肠切除术	15	6.5	17.5
Sher 等（1997）	18	腹腔镜乙状结肠切除术——I Hinchey	0	5[a]	9
		开腹术	7[a]	0	
		腹腔镜乙状结肠直肠切除术——Hinchey Ⅱ，Ⅲ	50	5[a]	33[a]
		开腹术	10[a]	0	
Liberman 等（1996）	14	腹腔镜乙状结肠切除术	6.3[a]	14	
	14	开腹术	9.2[a]	14	
Bruce 等（1996）	25	腹腔镜乙状结肠切除术	12	4.2	2
	17	开腹术	6.8	1	
Coogan 等（1997）	18	腹腔镜乙状结肠切除术	0	3.8	0
Burgel 等（1997）	38	腹腔镜乙状结肠切除术	16	—	13
	56	开腹术	—	—	32
Franklin 等（1997）	54	腹腔镜乙状结肠切除术	27.7	10.7	25
Stevenson 等（1998）	100	腹腔镜乙状结肠切除术	8	4	
Faynsod 等（2000）	20	腹腔镜乙状结肠切除术	30	4.8	
Vargas 等（2000）	69	腹腔镜乙状结肠切除术	26	4.2	
Le Moine 等（2003）	168	腹腔镜乙状结肠切除术	14	8	
Senagore 等（2002）	61	腹腔镜乙状结肠切除术	7	3.1	
Trebuchet 等（2002）	170	腹腔镜乙状结肠切除术	4	8.5	
Dwivedi 等（2002）	66	腹腔镜乙状结肠切除术	21	4.8	
Gonzalez 等（2004）	95	腹腔镜乙状结肠切除术	0	7	

[a] 相关手术。

发症。患乙状结肠狭窄性憩室病的患者接受了28mm 环形吻合器辅助施行的结直肠端侧吻合术。因使用吻合器吻合直肠前壁，直肠-乙状结肠区的横断部位易发后遗症。术后 6 个月钡剂灌肠检查显示发生吻合口狭窄。保留末段乙状结肠或血供不良可能是导致并发症的原因。我们更推荐乙状结肠完全切除的结肠直肠端端吻合术。

在其他调查中，吻合口狭窄可能单由内镜扩张术所造成（Le Moine 等，2003），必要时，可能需要开腹手术切除（Trebuchet 等，2002）。

总而言之，不论是否对憩室病患者行择期切除术，都会有不良后果（死亡、孔道形成）。结肠直肠外科医师美国学会的标准工作小组（Wong 等，2000）目前做了以下介绍：

- 复杂性憩室炎（脓肿、狭窄、瘘管、游离穿孔）发作一次后的择期切除术；

- 复杂性憩室炎发作两次后的择期切除术。

尽管如此，对所有病例的非切除术和切除术的风险都需进行仔细说明，对可能的死亡和再发风险需进行个体评估。

憩室病的择期开腹结直肠切除术

术前给予清洁灌肠、抗生素保护和预防性肝素。最好在左右髂窝处标记造口部位，以防术中遇到技术困难或意外发现脓肿时可行造口。

患者需要全身麻醉，肌肉呈松弛状态，并插管。我们建议应用 Lloyd Davies 体位，以便更好地暴露骨盆。外科医师可根据情况选择环状吻合器并行直肠灌洗操作。

手术切口选择正中切口，长度应足够游离脾曲和上段直肠。开腹排查任何共存的病变后，收纳小肠。如果小肠与炎性包块粘连，则需要广泛剥离和松解乙状结肠（图 33.25a，b）。乙状结肠常常增厚，缩短，与骨盆壁、膀胱、子宫或小肠粘连在一起。

将乙状结肠表面松弛的腹膜粘连部分与侧面腹膜分开（图 33.25b），将左半结肠与生殖管道、左侧输尿管分离。整个左半结肠应该与脾曲尽量分离开。脾曲必须游离下来，以便为降结肠和直肠的吻合创造一种无张力状态。手术过程中必须避免损伤脾脏，并保护好在结肠中部和左下部经过的结肠缘动脉。

分离盆腔腹膜，以便将直肠乙状结肠连接部与骨盆分离开。直肠后部的部分疏松结缔组织也需分离并松解上段直肠。不需要分离前部腹膜返折，否则有可能发生骨盆性脓毒血症的危险。分离周围血管可能比高位结扎更安全，保留上段痔血管。在紧挨计划切除点上方和下方，应注意为结肠供血的边缘血管的搏动状况。

如果计划行环钉吻合术，最好进一步游离直肠（图 33.25c），因为在长而曲折的直肠内放置环形吻合器比较困难，且有可能损伤直肠残端。因此，在这些病例中，前部腹膜返折被分离，直肠背面也从骶骨凹到尾骨尖完全游离（图 33.25d），外侧韧带也分离。然后，拉直直肠，对降结肠与中上 1/3 直肠壶腹部位行吻合术（图 33.25e）。

一旦肠管被充分游离，需对计划切除部位以下的直肠安放非挤压钳，并进行直肠灌洗。然后在计划切除部位的肠管上安放挤压钳（图 33.25f）。分离肠管前，需在切口周围铺好消毒溶液清洗浸泡的保护巾，在这个部位下面分离结肠。接着就可分离降结肠和上段直肠，切除乙状结肠。

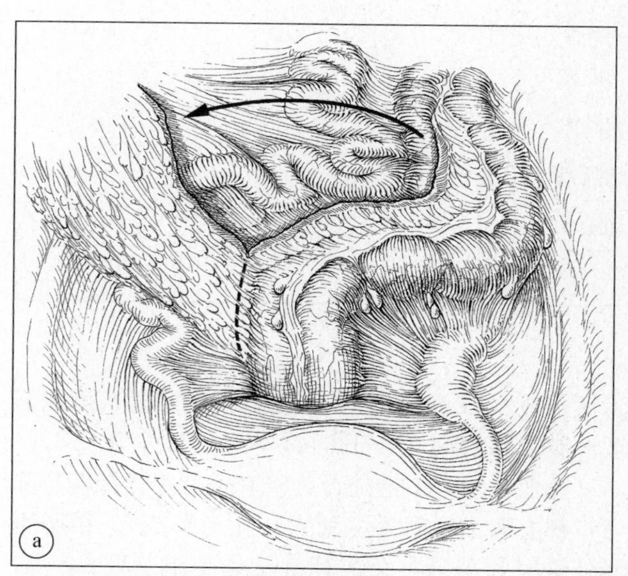

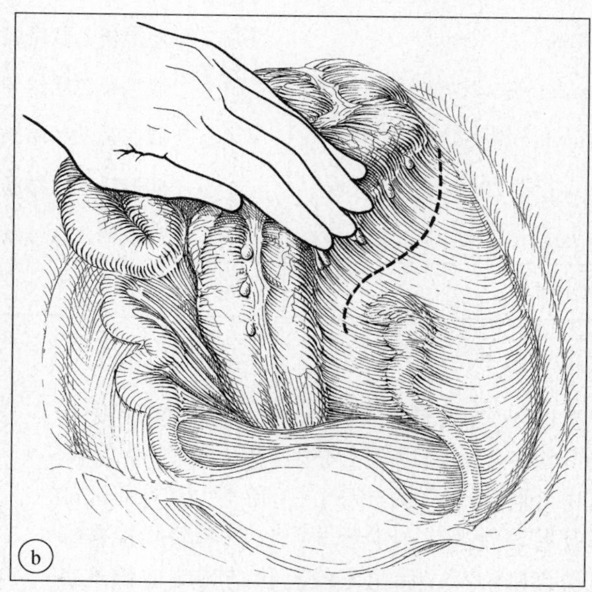

图 33.25 憩室病乙状结肠切除术。（**a**）乙状结肠周围存在炎性团块，包裹了网膜与小肠。先将网膜从乙状结肠上切开，然后将小肠从炎性团块上游离出来。通常需要将女性患者的乙状结肠与左侧卵巢分开。（**b**）分离乙状结肠侧面的腹膜，以便乙状结肠能够与睾丸或卵巢静脉、输尿管和左侧卵巢分离。

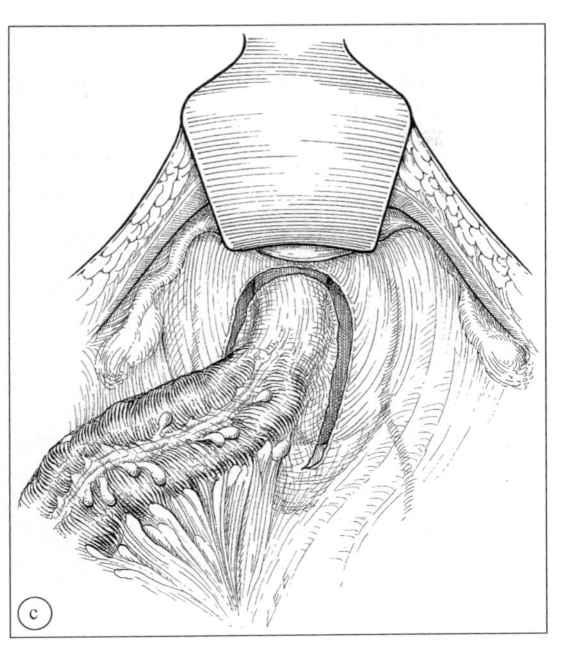
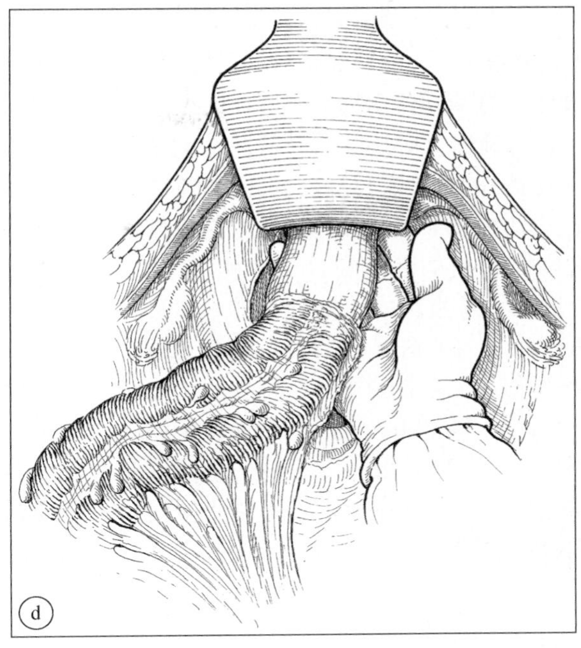
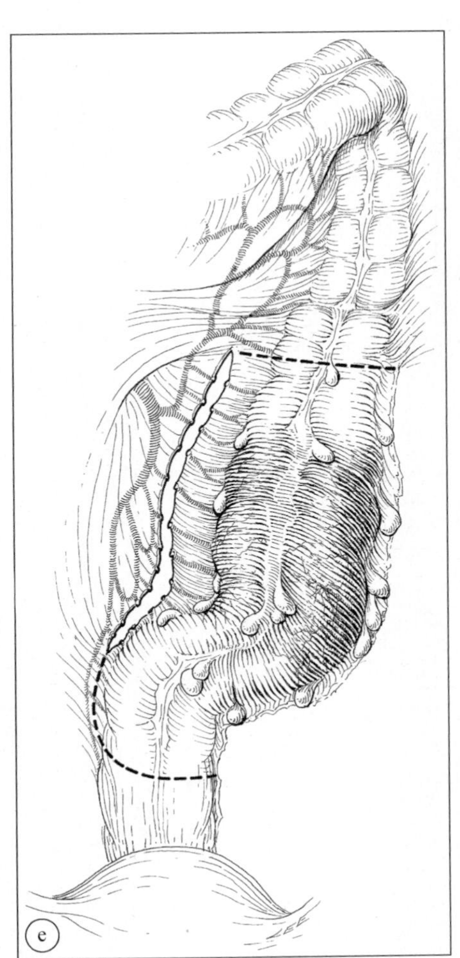
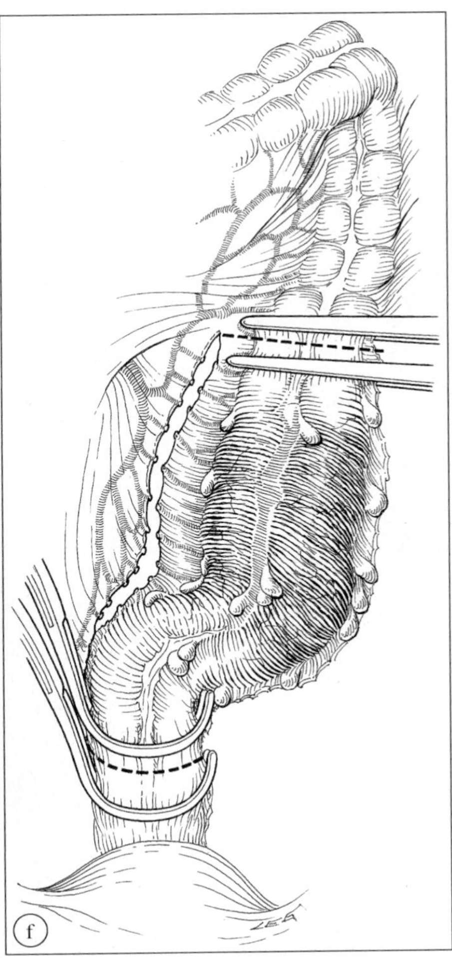

图 33.25（续）（**c**）分离直肠侧面和前面的腹膜，保证乙状结肠的充分游离。（**d**）有必要将直肠上 1/3 从骶骨凹后面游离出来（这个步骤实际上与腹腔镜手术方法相同）。（**e**）分离乙状结肠系膜，同时保留左侧上下结肠动脉。如果行吻合术，还需要游离脾曲。如果行 Hartmann 手术则不需要。（**f**）降结肠与乙状结肠汇合处用止血钳夹闭分开。直肠与乙状结肠连接部也需要分离。

常规缝合与端端吻合术

如果行单层间断缝合，则应使用可吸收线如Vicryl或PDS。每针缝合应该穿过开放肠端的全层（图33.26a）；止血钳夹住缝合线，待所有缝线都到位后再打结。如果挤压钳损伤了肠端，这段失活的肠段必须在吻合术前切除。吻合从外侧缘开始。重建后层时，缝合针从直肠内穿到直肠外，然后再从直肠外穿入降结肠内，这样打结时，线结就留在黏膜上。直肠和结肠都是全层缝合，完成后层大约需要10～14针（图33.26b）。为了保证缝合顺序正确，建议用几把夹子将每段一定长度的缝线固定在一把长直钳上。一旦后列完成，将降结肠缓慢推升至直肠并通过缝线部位，这样肠管断端就密闭吻合。每针缝合都能束紧并结扎（图33.26c）。两侧缝线打结后留出稍长的断端。前列行Connell缝合，从结肠外向黏膜缝合，如此反复。然后，对直肠前壁应用同样的技法，但缝线不交叉。在直肠和降结肠黏膜上保留一圈缝线，这样当拉紧缝线时，肠管断端可以内翻（图33.26d）。前层所有缝线都正确到位后收紧打结（图33.26e）。在骨盆的吻合口后放置两根闭合负压引流管（图33.26f）。

环钉吻合

成功的环钉吻合需要同缝合吻合一样的谨慎和小心。这项技术中，直肠灌洗特别重要，因为经直肠到骨盆的器械通道污染会增加。切除乙状结肠后，用重复法，使用0号Prolene线对降结肠的切

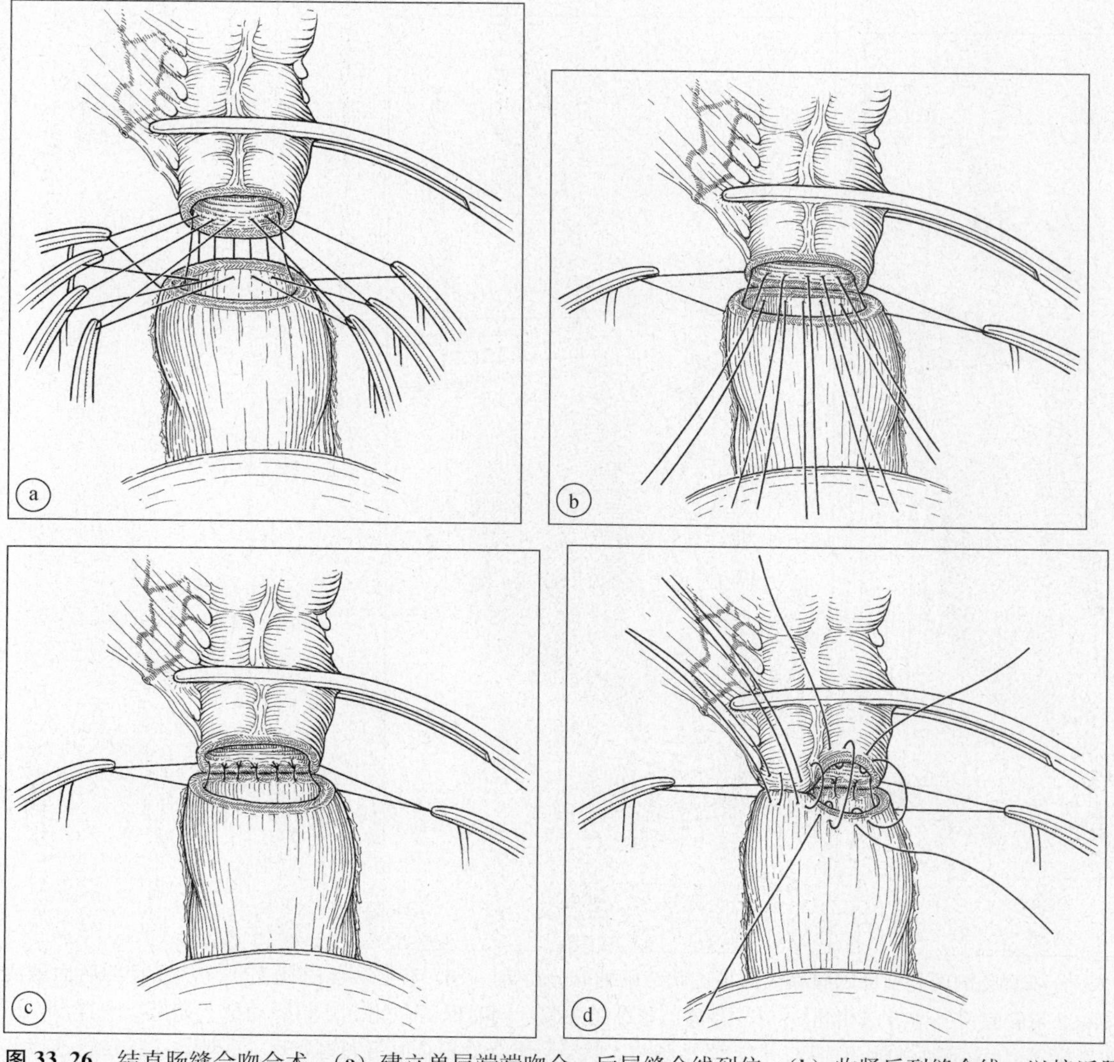

图33.26 结直肠缝合吻合术。(**a**) 建立单层端端吻合。后层缝合线到位。(**b**) 收紧后列缝合线，以接近肠管断端。(**c**) 后列缝合打结。(**d**) 内翻缝合前层。

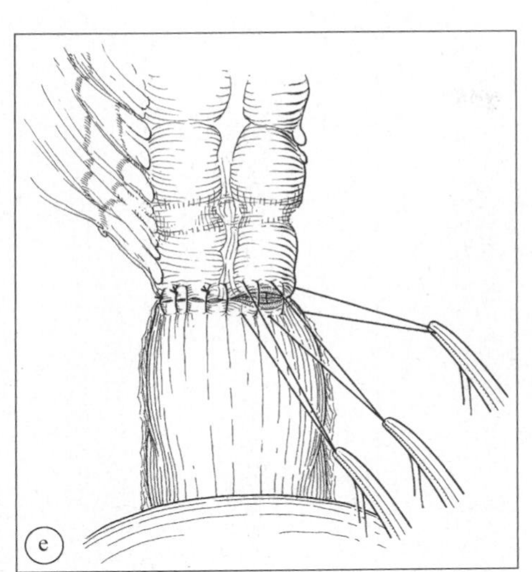

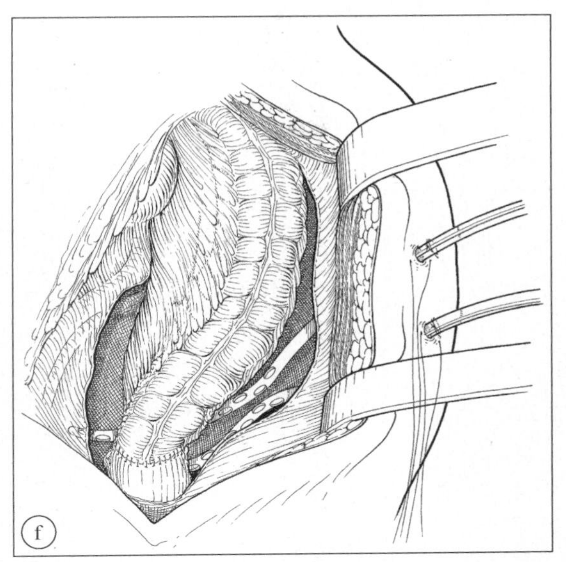

图 33.26（续）（e）前层吻合完成。（f）在结直肠吻合处后面放置两根闭合负压引流管，用于术后早期可能积聚的血肿引流。

除断端行荷包缝合。荷包缝合线到位后，牵拉缝线以保证其能顺利穿过肠壁。直肠切除断端也应采用同样的荷包缝合术（图 33.27a～c）。每针都应穿过肠壁全层，且间距为 4mm。第一针由外向里，最后一针方向相反。通过扩张降结肠使吻合器能够进入肠道的方法已经讲述。事实上，如果仅对降结肠而非乙状结肠行吻合术，这个操作并不需要。一旦荷包缝合达到外科医师的要求，肛管扩张即可轻松进行。选择合适的环形吻合器并检查。应用这项技术时，它最大的一端总是能够适应肠道的。

轻柔地推进环钉（U形钉）通过直肠曲，引导其下达至荷包线中心部位。然后逆时针方向旋转翼型螺母或者近端螺丝，打开头部与砧座间的缺口。松开荷包，使砧座能通过直肠断端进入盆腔。这里，须用吸管清理干净直肠残端的污染物。然后拉紧直肠荷包，进一步抬高砧头，促使直肠荷包系紧，与吻合器的中心轴吻合良好。确认直肠残端充分拉伸到砧头很重要，这样能防止小部分黏膜截留在U形钉内。然后握紧降结肠的荷包，用一根手指或一把无齿肠钳（非挤压钳）轻柔地扩张肠管末端。用3把长柄组织钳夹住肠管末端，两把在后侧面，一把在前面。用吻合器的砧座轻轻地撑开近端肠管，围绕中心轴将荷包束紧。封闭吻合器（图 33.27）。一旦砧头和砧座接近中轴上的标定部位，即释放安全制动片，并弹射出U形钉。刀片在U形钉内切割组织时，应迅速分离荷包。接着打开翼型螺母或近端螺丝，将砧头从砧座上解开，旋转360°，以保证器械不与肠管发生黏附。然后轻轻移出U形钉枪，同时腹部操作人员托住降结肠，避免环钉吻合时过度拉伸（图 33.27e）。结扎荷包后，将两个荷包内的圈环从器械上取出并检查是否处于完整状态。

还有一项替代技术，它使用新式可拆卸环状吻合器，即双吻合器技术。用旋转头闭合器 TA 55（U. S. Surgical Corporation，Norwalk，Connecticut，USA）或 TL 50（Ethicon Ltd，Edinburgh，UK）截断上段直肠（图 33.27f，g）。将可拆卸环形吻合器的柱状部分置于直肠残端。然后将中心插针抬升穿过横断直肠U形钉线路的中央部位。可拆卸砧座穿过荷包线置于近端结肠内。在砧轴与器械中轴啮合前束紧荷包（图 33.27h）。接着如前所述，封闭U形钉枪并发射U形钉。

吻合术完成后，我们向盆腔灌注盐水，并在吻合处之上放置软性非挤压钳，以此来检查吻合口的完整性。然后，手术助手通过肛门或利用乙状结肠镜向膀胱冲洗器注入 50ml 空气。如果有任何渗漏，都会因为气泡的出现而被立即发现；因此我们可以称这种检查为“喷流式气泡浴”阳性检验。如果没有气泡，且从近端向吻合处挤压结肠造成气体从肛门通过，那么缝合处或吻合线路可能就是完整的。如果证实渗漏存在，需缝合封闭缺口，并在水下注入更多空气行再次核查。如果有可疑吻合口裂开，则应该行近端造口。如果认为吻合术满意完成，则应该在盆腔放置负压引流管，将盆腔血肿的风险降

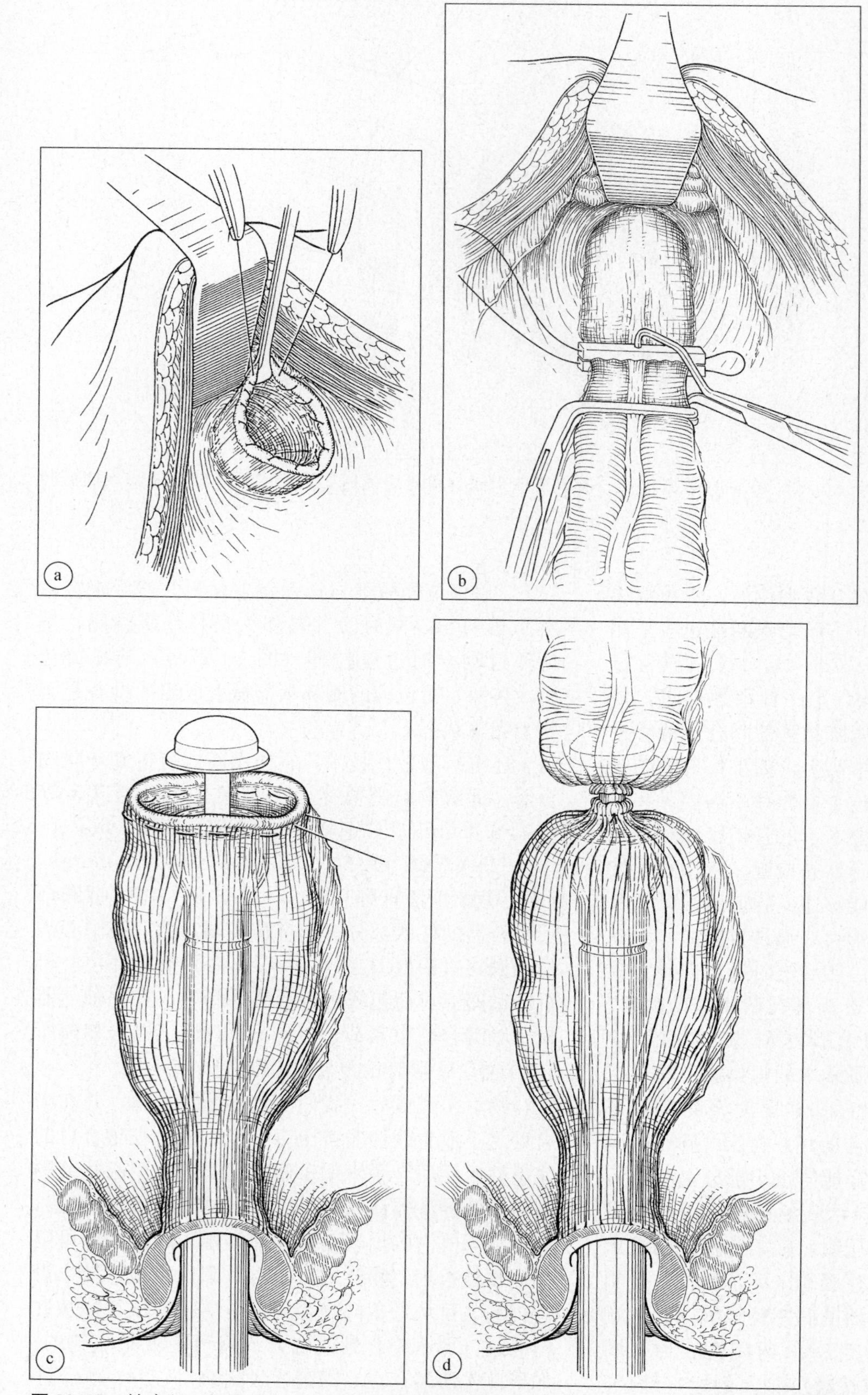

图 33.27 结直肠环钉吻合术。(**a**) 围绕直肠横断端行荷包搭缝。(**b**) 行低位荷包缝合时可使用 Furness 钳。(**c**) 将环形吻合器经肛管伸至直肠残端，在枪头部，围绕中心轴，束紧荷包。(**d**) 环形吻合器的砧座撑开近端结肠，收紧荷包缝合。使用可拆卸式砧座可大幅简化这部分操作（参见第 30 章）。

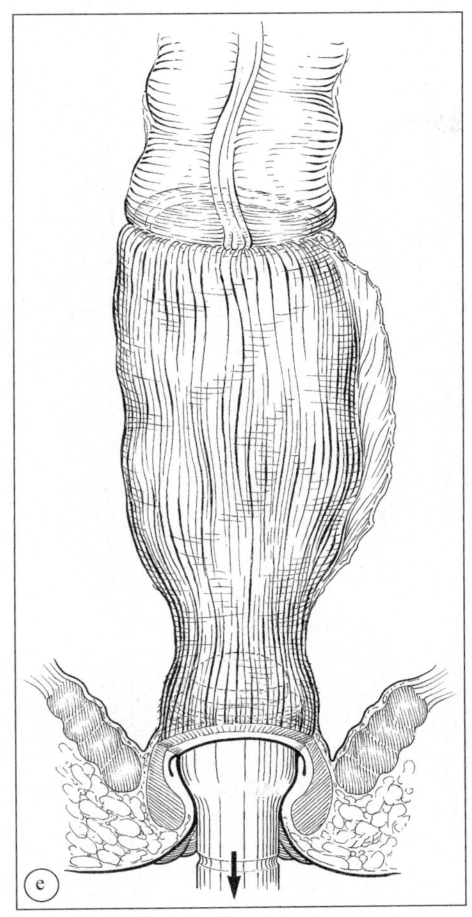
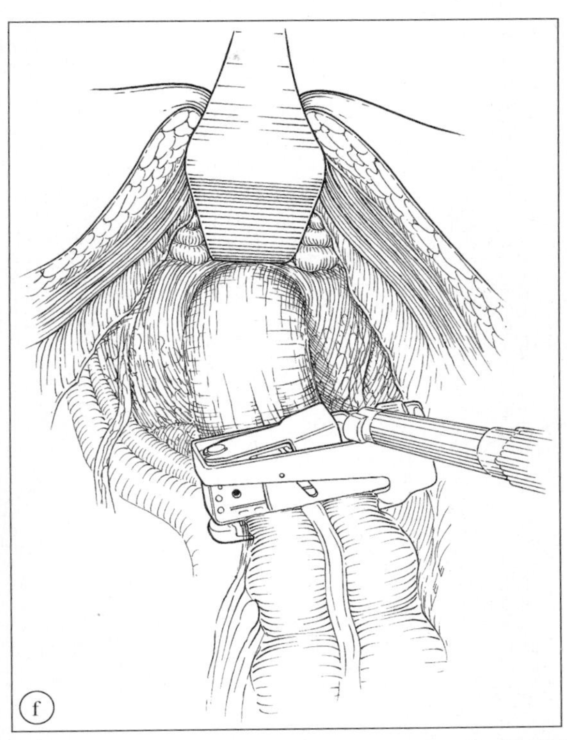

图 33.27（续）（e）封闭环形吻合器。吻合器发射，吻合完成，将其从肛管抽出。（f）有时可使用双重 U 形钉固定法来进行结直肠环钉吻合。使用旋转头闭合器 TA50 或 TL50 来安放两列 U 形钉。

至最小，最后关腹。

术后处理

肠鸣音出现前，术后当天，患者通常每小时只能进液 50～100ml。患者肛门排气后 24～48 小时内停止静脉输液；之后开始进食。血液停止引流后，宜即时拔除引流管。患者完全恢复活动后，停止皮下应用肝素。通常术后 10～12 天拆除皮肤缝线或 U 形钉。在此期间，一些外科医师会使用水溶性造影剂灌肠的方法对吻合完整性做常规复查。

憩室病的乙状结肠切除吻合术的特殊并发症包括腹腔脓肿、吻合破裂、脓毒血症、慢性肠梗阻和小肠机械性肠梗阻。出血在非复杂性憩室病少见，除非由于炎性团块与小肠、盆腔或膀胱粘连，致使术中盆腔分离过度。盆腔或腹腔脓肿常常继发于缝合处渗漏或者术中分离时意外损伤的小肠。慢性肠梗阻可能加重脓肿或盆腔腹膜炎。在术后早期，要鉴别麻痹性肠梗阻和机械性肠梗阻很困难。机械性肠梗阻可能出于小肠与吻合部位的粘连，并可导致吻合开裂。发生小肠肠梗阻时，通常应该首先行保守治疗，但治疗失败后可能需要开腹手术。

应该嘱患者术后进食高纤维膳食，避免服用缓泻剂。术后症状不缓解的患者比例较高，建议注意随访。

憩室病的择期腹腔镜切除术

这些患者的术前准备应该与开腹手术要求一样（参见第 4 章）。强烈建议安置双侧输尿管导管，因为骨盆平面的解剖与分离可能会有难度。依照外科医师的选择，孔道数目会有所不同。对大部分的病例来说，3 个套管针足够完成乙状结肠切除术：一个在脐周，用于摄像，另两个用于位于右侧腹直肌外缘的仪器右侧孔道。附加的第四个孔道可设置脐旁左侧或耻骨弓上区，用于样本采集和放置砧座，或者在右上 1/4 象限，辅助脾曲游离。第四个孔位特别适用于肥胖患者。

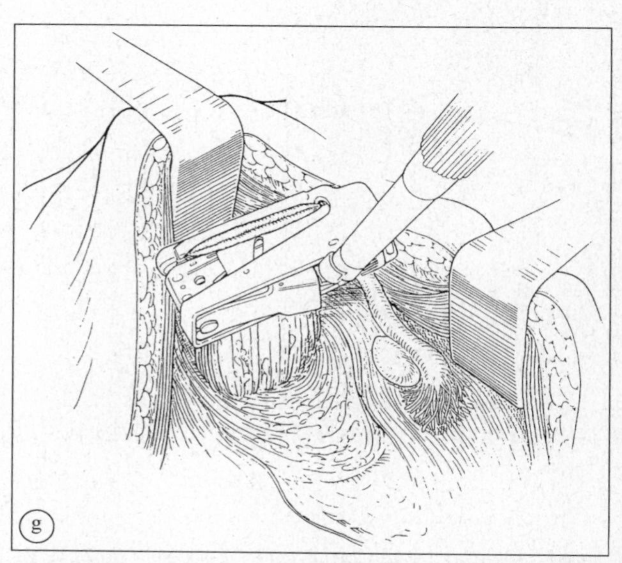

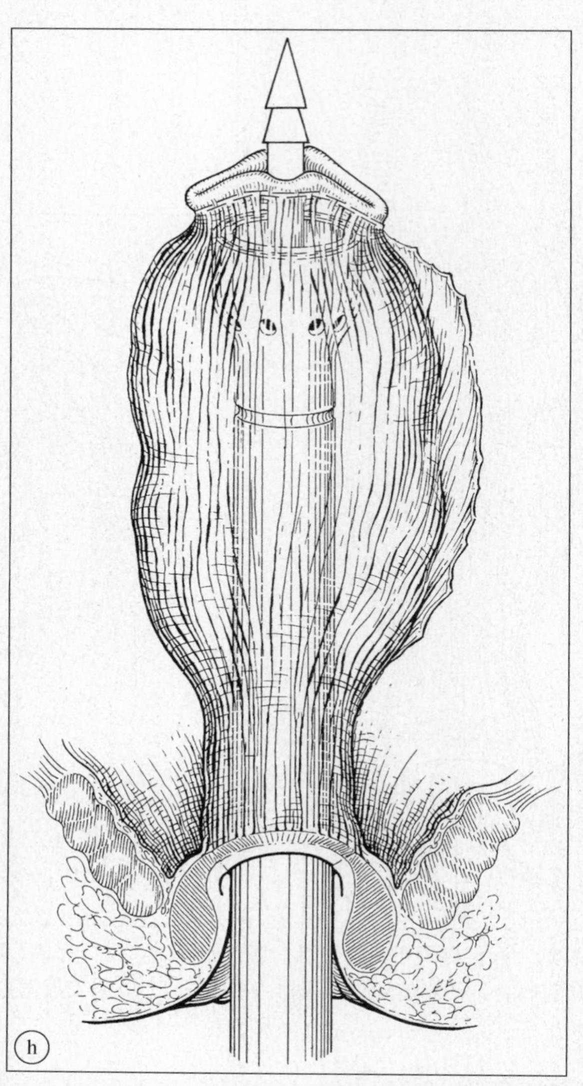

图 33.27（续）（**g**）在 U 形钉线上方分离直肠乙状结肠联合部。（**h**）使用高级自动缝合环形吻合器进行结直肠环钉吻合。通过直肠横断线路中央插入中心轴，然后抽出针栓。将砧座通过荷包置于降结肠末端。封闭吻合器，完成降结肠与上段直肠间的环形吻合。

沿 Toldt 筋膜完全游离左半结肠后，分离血管并辨认左侧输尿管。主要血管的结扎使用线性血管吻合器，其他小分支则用止血夹或超声刀。超声刀可减少失血，但需要时间抽吸烟雾，并在反复更换内镜钛夹钳与电凝刀时需要消耗一定时间和费用。使用线性吻合器经右髂窝套管针在骶骨岬水平位置分离直肠乙状结肠部分。使用吻合器以前要行乙状结肠内镜检查，确认整段乙状结肠已经切除，以便完成结肠直肠吻合术，而非结肠乙状结肠吻合术。样本提取出体外后，在切除近边位置安放一只金属夹，帮助确认无张力吻合术的水平位置。

将环形吻合器的砧座放置于近端结肠，并重新插入腹腔（图 33.28）。向腹腔内再次充气后，直视下将环形吻合器置入直肠残端（图 33.28）。吻合完成前，外科医师必须保证结肠没有发生扭转。通过直肠向盆腔注入盐水和空气，同时钳夹住临近吻合处的结肠，检测吻合的完整性。可使用直肠镜进行注气，便于同时直接显现吻合部位。

瘘管切除（参见第 12 章，52 章和 57 章）

现在对许多并发瘘管的憩室病患者，可行一期切除吻合术予以治疗。瘘管较复杂，可能联系多个内脏器官并通向皮肤，或者局限在单一器官内，如膀胱、小肠或阴道。

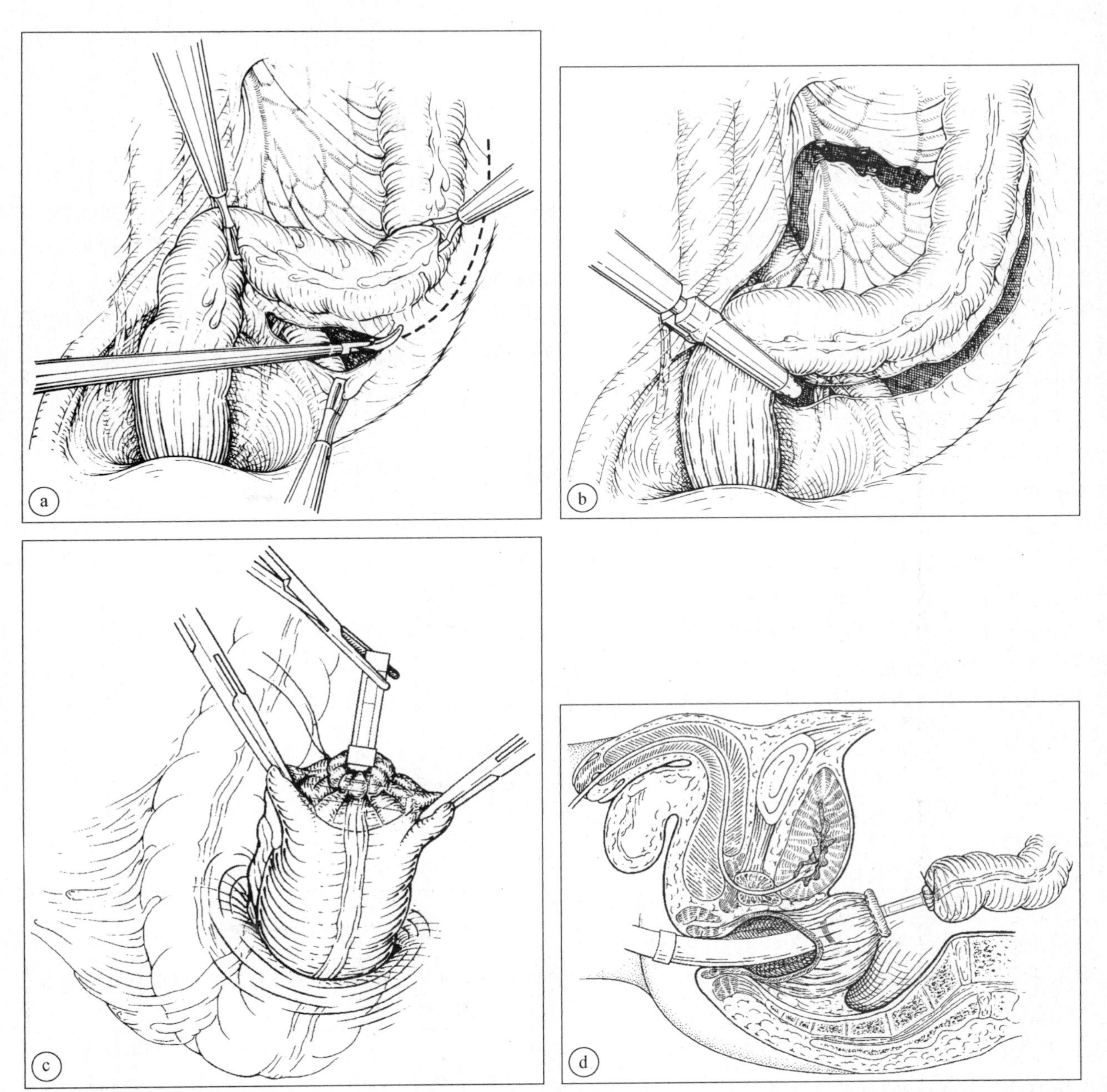

图 33.28 非复杂性憩室病的腹腔镜切除术。(**a**) 用抓取钳将乙状结肠提至上右方，同时分离其腹膜附件。(**b**) 游离和体内分离血管蒂之后，用 60mm 线性吻合器分离近端直肠。(**c**) 通过左髂窝的小切口外置乙状结肠并切除。将环形吻合器的砧座置于近端结肠内，然后再重新插入腹腔。(**d**) 直视下将环形吻合器置入直肠残端，完成吻合。

如果憩室病急诊手术中发现瘘管，那么手术方案很大程度上取决于急诊剖腹术的检查发现。因此，如果患者有粪便性腹膜炎或同时有广泛性化脓性腹膜炎，则无需违背初定的手术方案。对这类患者较好的治疗选择可能是行一期切除术，而不进行吻合。不要封闭阴道的缺口，因为它可用于盆腔引流的出口。另一方面，膀胱缺口却应该修补闭合，因为只要通过导尿管给膀胱减压，伤口后期破裂的风险即可减小。若炎性肿块的瘘管通向小肠，则需行切除术，但通常小肠对系膜侧的缺口可行平式缝合。如果患者正在接受急诊手术，且发现合并小肠-小肠瘘的脓肿，我们通常会选择切除乙状结肠和受累小肠，否则超过半数的患者之后会因慢性病而接受切除术（Woods 等，1988）。尽管如此，我们也相信一些通道，如结肠膀胱瘘，通过保守治疗也能使症状消失（Amin 等，1984）。急性乙状结肠的结肠皮肤瘘少见，但有可能合并开放性或脓肿经皮肤引流、邻近粪便转移、因并发症切除或结肠造口闭合等（Fazio 等，1987）。如果远端有梗阻，瘘管则难以愈合。

如果乙状结肠还未切除时，发生了结肠皮肤瘘，目前倾向于切除病变并对瘘道行一期吻合的手术方案。另一方面，如果肠皮肤瘘管发生在切除吻合术后早期，大部分的外科医师最初都会选择保守治疗，只有当瘘管仍不愈合时才会采用手术治疗。值得注意的是，一些肠-皮肤瘘不仅发生在憩室病切除术后，在小肠受损的情况下也会出现，且许多这类瘘管采用保守治疗即可闭合。

对合并慢性瘘管的憩室病行择期手术会相对简单。手术治疗的原则是切除导致瘘管的原发病变并且封闭所有与邻近内脏相通的瘘道。因此，皮肤瘘道仅需阻断，小肠粘连可予缝合，而膀胱或阴道缺口采取修复方式。目前只要可行，对这类瘘管宜优先采用一期切除缝合术，而非 Hartmann 手术（Weston Underwood 和 Marks，1984；Fazio 等，1987；Woods 等，1988）。现在很少建议外科医师对憩室病合并慢性瘘管行 Hartmann 手术和三期切除术（Colcock，1958；Alexander 等，1983；Rodkey 和 Welch，1984）。

Hewett 与 Stitz（1995）报道了初步研究结果，他们采用腹腔镜辅助的结肠切除术治疗乙状结肠憩室炎引起的内瘘。5 位患者有结肠膀胱瘘，另 2 位有结肠阴道瘘。虽然手术耗时较长（平均 220 分钟），但所有的患者在术后第二天就有肛门排气排便，住院时间的平均长度为 4.7 天。有 2 位患者没有体现出术后恢复时间更短的优点，他们术中采用的是 Pfannenstiel 切口，使得术后恢复时间变长（分别为 5 天和 9 天）。这项调查中没有出现术中并发症。所有接受手术的结肠膀胱瘘患者都留置了导尿管，并且在术后第 10 天门诊处理时拔除。

复杂性憩室病

急性憩室炎的后果

一个或多个憩室的急性炎症可导致憩室周围炎和蜂窝织炎，并刺激内脏和壁层腹膜。症状的严重度取决于炎症反应程度和邻近结构（网膜、腹壁、肠、膀胱、输卵管和卵巢）与炎性结肠的粘连程度。可能伴有持续性疼痛或绞痛，局限于左髂窝。与非复杂性憩室病相比，这种疼痛更为强烈，且可能出现全身系统紊乱。腹泻常见，但若小肠与炎性肿块粘连而发生梗阻，则可能出现绝对便秘。进食后腹痛可能加重，排便排气后缓解（表 33.39）。尿频提示炎症波及膀胱或者出现结肠膀胱瘘。患者症状持续数月后，病情出现急剧恶化者并不少见（Munson 等，1996）（表 33.40）。

腹部左下象限常有肌卫，故炎性肿块可能不易触及。耻骨弓上可能出现触痛，直肠检查可发现左边盆腔触痛，特别是炎症波及卵巢或输卵管时，可出现低热、白细胞轻度增高和 C 反应蛋白水平上升。局部感染可造成肠梗阻、腹胀、全腹压痛、肠鸣音消失和呕吐，并出现菌血症或脓毒血症的征象。

表 33.39 憩室病的临床表现

临床表现	并发症	
	无	有
疼痛（%）	71	73
腹部压痛（%）	48	50
发热（%）	34	52
腹部肿块（%）	33	31
便血（%）	28	15
症状持续时间（年）	5.3	3.7
发作次数	4.7	6.9

来源自：Wychulis 等（1967）。

表 33.40 65 名病情急剧恶化患者的人数统计与憩室炎前期发作统计

	所有患者（$n=65$）
平均年龄（岁）	55
男性	33
女性	32
种族	
白种人	57
黑种人	4
其他	4
前期信号	1.26
前期入院	0.62
症状持续时间（月）	14.86
随访（年）	1.9

来源自：Munson 等（1996）。

403例确认有急性并发症的憩室病患者中，113例接受了手术治疗，死亡率为17.7%（Elliott等，1997）。死亡与入院时中位年龄为80岁，ASA评分≥3分，出现休克等因素有关。抗生素治疗24～48小时后，症状无缓解的所有患者都接受了未行台上肠道准备的一期切除CEEA环钉吻合（Hoemke等，1999）。接受手术的113名患者均未发生吻合口漏，2名死亡，其中1人死于心内膜炎。

一些与死亡率、复发率增高有关的不良预后特征已被确认，包括年龄、无既往史、症状早期复发、腹部包块、泌尿系统症状（Parks，1970a）和粪便性腹膜炎（Bolt和Hughes，1966）。40岁以下出现并发症的患者，由于其疾病具侵袭性，并发症发生率高（Freischlag等，1986）。其他提示高死亡率的因素有：持续性脓毒血症、术前低血压和服用类固醇（Perkins等，1984；Nagorney等，1985；Corder，1987）。预后与疾病程度无关。Corder（1987）的研究显示类固醇和非甾体抗炎药与瘘管、脓肿、化脓性腹膜炎与粪便性腹膜炎的发生率增高有关。类似的发现在其他文献中也有报道（Wilson等，1990；Campbell和Steele，1991）。已知类固醇会增加结肠穿孔和出血的危险（Carter和Shorb，1971；Langman等，1985；Hollingworth和Alexander-Williams，1991）。免疫功能低下的患者中，许多在使用类固醇，他们需要手术介入的频率与术后发生脓毒血症的概率都增高。若同时存在克罗恩病，则预后不佳（Fabricius等，1985）。

1966年，因穿孔性憩室炎导致的粪便性腹膜炎死亡率为70%（Bolt和Hughes，1966），而今天则仍然高达50%（Tudor，1988；Kronborg，1993）。化脓性腹膜炎的死亡率要低得多（Kyle，1968；Shepherd和Keighley，1986），在Tagart的调查（1969）中为13%。评估化脓性腹膜炎的预后时，最重要的一点是鉴别结肠穿孔的患者与不伴穿孔的腹膜炎患者。Haglund等（1979）报道确认有穿孔的患者死亡率为33%，而不伴穿孔的腹膜炎患者仅为3%。局部感染患者的死亡率也比弥散性化脓性腹膜炎的患者低得多（Miller和Wichern，1971；Greif等，1980）。患者年龄和并存的内科疾病对死亡率也有很大影响（Dawson等，1965；Bolt和Hughes，1966；Tolins，1975；Auguste和Wise，1981；Corder和Williams，1990；Tudor等，1994；Khan等，1995；Watters等，1996；Elliott等，1997）。

死亡率也与潜在腹膜感染的范围和手术术式有关。死亡并不总是由憩室病本身导致。Kyle（1968）报道仅有12%的患者经保守治疗后死于憩室病；33%死于不相关的疾病，如肺炎、心血管疾病、肾衰竭、脑出血和广泛转移的恶性病（Lambert等，1986）。但是有研究调查显示，过去20年间，尽管复苏方法改良，麻醉效果更佳，广谱抗生素效果更好，但死亡率并没有下降（Kyle和Davidson，1975；Ryan，1983；Tudor和Keighley，1987；Berry等，1989；Sarin和Boulos，1991），最近一些调查研究数据则令人振奋。Khan等（1995）的调查研究显示1980—1986年，因脓毒血症行Hartmann手术的患者死亡率为24%，而1986—1992年，死亡率则降至7.5%。

死亡率的下降，特别是对有脓肿形成的患者，也可归功于经皮穿刺引流的广泛应用（Stabile等，1990；Hachigian等，1992）。Parks（1969）发现接受药物治疗和手术治疗的患者的死亡率有所差异，分别为2%和11%。但是，这仅仅反映了手术组本身存在的高风险因素，且已经由大量不相关死亡病例所证明（Parks，1969）（表33.41）。所有接受切除术的患者的死亡率可以高达10%（Parks和Connell，1969），接受急诊手术的患者更高达30%（Sarin和Boulos，1991），而接受择期手术的患者死亡为0～7%（Colcock，1963；Finlay和Carter，1987；Moreaux和Vons，1990）。

诊断与治疗

如果临床表现明确，仅凭临床依据即可作出诊断（Wong等，2000）。如果憩室炎诊断可疑，则需要行直肠对比和静脉对比的薄层螺旋CT检查（Kircher等，2002）。结肠镜检查通常对诊断帮助不大，且对急性憩室炎的治疗有潜在危险。鉴别诊断包括盆腔炎性疾病（患者通常比较年轻，性生活活跃，通常有外阴阴道炎、宫颈炎，阴道检查时左侧输卵管和卵巢周围有触痛）和急性阑尾炎（阑尾炎与憩室病容易鉴别，但带有长形结肠系膜的发炎乙状结肠可能位于右腹，可能与阑尾炎发生混淆）。螺旋CT可以帮助诊断（Smith等，1996）。

门诊患者的治疗

美国结肠与直肠外科学会（ASCRS）的研究

表 33.41　455 例憩室病患者的入院治疗预后

预后	药物治疗（n=297）	手术治疗（n=158）	总数（n=455）
恢复良好	121 (41)	72 (45)	193 (42)
存活，有轻微症状	77 (26)	32 (20)	109 (24)
存活，有严重症状	11 (4)	3 (2)	14 (3)
死于憩室病	5 (2)	17 (11)	22 (5)
死于其他疾病	81 (27)	34 (21)	115 (25)
未知	2	0	2

括号中为百分比。
来源自：Parks (1969)。

人员进行了一项问卷调查，66%的回复均表示会调查一组有憩室炎证据的患者，并确保其接受了腹部CT扫描检测（Schechter等，1999）。单纯静脉输注头孢类抗生素治疗后，接着口服抗生素7～10天，超过半数的这类患者可在门诊治愈。能够耐受食物的患者和没有明显系统性紊乱与腹膜刺激征的患者均可在门诊治疗，流质饮食与口服适当的抗厌氧菌抗生素，如脆弱类杆菌。一般来说，使用类固醇或接受免疫抑制的患者不应采取门诊治疗（Wong等，2000）。如果门诊治疗后病情没有好转、腹痛加剧和/或不能耐受液体，则应该考虑入院治疗。

住院患者的治疗

更多的有明显系统紊乱和腹膜刺激征的患者必须入院接受静脉输注抗生素治疗。敏感的抗生素包括氨苄西林、庆大霉素、甲硝唑、哌拉西林和他唑巴坦（Polk等，1993）。症状得到满意缓解后，患者可出院回家。通常情况下，患者还需接受对比灌肠或结肠镜检查对左半结肠进行再评估。对不同的出院患者的饮食建议有很大的不同，分别有低渣饮食（68%）、正常饮食（21%）和多渣饮食（10%）（Schechter等，1999）。但是，依旧推荐长期摄入高纤维膳食，因为它可以预防后继的复发（Wong等，2000）。

结肠周围/盆腔脓肿形成（Hinchey 分级：Ⅰ/Ⅱ）

憩室病并发脓肿常常引起局限性腹痛或会阴部疼痛（Ambrosetti等，1992b）。患者常伴有典型的寒战、出汗、体重下降和食欲减退的病史（Saini等，1986）。如果出现盆腔脓肿，常常会有泌尿系统症状，且常引起里急后重、会阴疼痛；若同时发生脓肿，则直肠或阴道会排出脓液。通过直肠或阴道检查往往能确认盆腔脓肿，但如果脓肿位于真假骨盆界限以上，则可能漏诊。如果脓肿位于乙状结肠之前，腹部检查常常会发现有波动性触痛肿块和腹壁水肿。有时，腹壁会出现明显的炎症体征（Rothenbuehler等，1993）。在极罕见情况下，可出现脓毒血症侵入大腿或臀部（Rothenbuehler等，1993；Messieh等，1993）。

肠梗阻或机械性肠梗阻是常见的并发症。据记载，1955—1957年间在梅奥诊所就诊的152例憩室病患者中，31%并发脓肿（Wychulis等，1967）。

治疗

对基线CT扫描确认的小脓肿，初治包括静脉输注抗生素（Wong等，2000）。较大的脓肿或者静脉用抗生素短期内不能治愈的，应该行CT引导下的穿刺引流（Harisinghani等，2003）。一部分有憩室周围脓肿的患者可行经皮穿刺引流，此后如有指征，再行择期手术。Saini等（1986）成功地在影像技术引导下对11名有CT证据的脓肿患者中的8名实施了引流术，其中7人随后接受了无需造口的阶段切除吻合术。Stabile等（1990）在CT引导下对19名患者实施了经皮穿刺引流术；14人随后接受了阶段切除术，但3人在行经皮穿刺引流术后发生了顽固性粪瘘。尽管如此，只要瘘管部位局限良好，通过随后的一期切除吻合术就能成功治愈。

一些人认为正确的治疗方法是，仅通过开放性手术或经皮穿刺引流消除脓肿，就可治愈憩室病（Bolt，1973；Stabile 等，1990；Hachigian 等，1992）。而另一些赞同手术治疗的人则认为，不论是否造口，一期切除吻合术才是最佳治疗方案（Madden 和 Tan，1961；Letwin，1982；Weston Underwood 和 Marks，1984）。过去，当出现局限性脓毒血症时，大部分外科医师都不愿意考虑实施一期切除吻合术；因而许多人仍更倾向于 Hartmann 手术，特别是当脓肿并发弥散性腹膜炎时。然而，许多人也承认这种手术有潜在的复发和肠道连续性不能恢复的风险（Taylor 和 Moore，1976；Leibert 和 De Weese，1981；Bakker 等，1982；Veidenheimer，1983；Belmonte 等，1996；Tucci 等，1996）。出现脓液时，行一期切除吻合术的安全性与憩室周围脓肿的处理明显相关。Gregg（1987）报道了出现脓毒血症时，进行结肠造口或不造口的一期切除吻合术的统计结果。没有死亡病例，但实施了保护造口后，吻合口开裂的发生率下降了一半。在伯明翰，我们认为需要行急诊手术治疗的憩室周围脓肿的合适手术方案为一期切除吻合术，而是否作邻近造口，必须考虑患者年龄、结肠粪便残留程度和脓毒血症的严重程度。如果感染为局限性，台上灌洗成功，我们及其他人会逐渐对此类并发症采取不行覆盖造口的方式（Auguste 等，1985；Hackford 等，1985；Belmonte 等，1996；Lee 等，1997）。但在伦敦皇家医院，如果不得不在急性期进行手术，我们则更倾向于选择 Hartmann 手术。

在行急诊剖腹术时，可能发现有不伴穿孔或脓肿的急性炎性包块，且乙状结肠与周围结构粘连的情况。对这类患者，可不采取手术治疗，但更可能是行一期切除吻合术。这种情况下，结直肠病学所面临的一个最大困难是明确患者所患疾病为憩室病、克罗恩病还是恶性肿瘤。外科医师可以正确鉴别大约 70% 的病例，但对我们大多数人来说，我们判断在切除病变时，是采用台上灌洗后行一期吻合术，或是出于安全考虑而行 Hartmann 手术并没有绝对把握。另一方面，如果患者出现急性炎症发作，并可触及肿块，保守治疗无效，内镜检查和影像学检查亦不能明确新生物性质，那么大多数外科医师会选择一期切除吻合术治疗（Veidenheimer，1983；Auguste 等，1985；Hackford 等，1985；Finlay 与 Carter，1987；Alanis 等，1989，Maddern 等，1995；Siewert 等，1995；Wedell 等，1997）。

我们认为，对结肠周围或盆腔脓肿患者的适宜治疗是经皮穿刺引流术和阶段切除术。如果引流后出现瘘管，或者对比检查发现乙状结肠穿孔，建议行切除术（Bolt，1973；Killingback，1983；Saini 等，1986；Stabile 等，1990）。

CT 引导下的穿刺引流

CT 引导下的穿刺引流通过将吸液针插入脓腔来完成。抽取脓液做培养（图 33.29a），然后向脓腔注入对比剂，整个过程需要在抗生素保护下进行。接着，通过吸液针置入导丝（图 33.29b），再用猪尾导管经由导丝进行引流（图 33.29c）。扩张穿刺通道后，可以用更大口径的导管进行引流。

开放引流

开放引流几乎完全被 CT 引导技术所取代，目前已很少应用。患者需在麻醉下确认是否存在其他感染脓毒血症的部位。如果发现盆腔脓肿，则可通过直肠或阴道进行引流。如果盆腔脓肿不能触及，且估计脓腔位于真假骨盆界限以上，则可用两种方法中的一种。可经腹部正中切口或侧切口，通过腹膜后路径行引流。如果诊断不明确或者对炎症发展严重程度不清楚，正中切口是首选。此外，如果需要，还可以行切除术。如果存在局限的脓液，且基本诊断明确，则侧切口更合适，因为它可以避免炎症的扩散。

急性憩室炎的腹腔镜探查

对急性乙状结肠憩室炎的紧急手术来说，采用腹腔镜探查越来越普遍（Fine，2001）。基于修正版憩室炎 Hinchey 分级系统，Sher 等（1997）对腹腔镜检查和开腹切除术的结果进行了比较（表 33.42）。在 18 名患者中，约 40% 准备接受腹腔镜检查的患者转变为开腹术，这与炎症发展的程度直接相关。Hinchey IIA 级或 IIB 级患者的复发率为 33.3%，术式转换率为 50%，而 Hinchey Ⅰ级的患者没有术后复发，也没有转换术式。转换组的住院时间比完成腹腔镜检查组的更长（分别是 8 天和 5 天，$P<0.01$）。转换组的总复发率为 57.1%。相反，11 名接受腹腔镜检查的患者中，仅有 1 人术后患上肺炎。与年龄、性别和 Hinchey 分级均配对的开腹术组患者相比，腹腔镜治疗组的 Hinchey Ⅰ级患者的住院时间明显更短（分别为 5 天和 7 天，

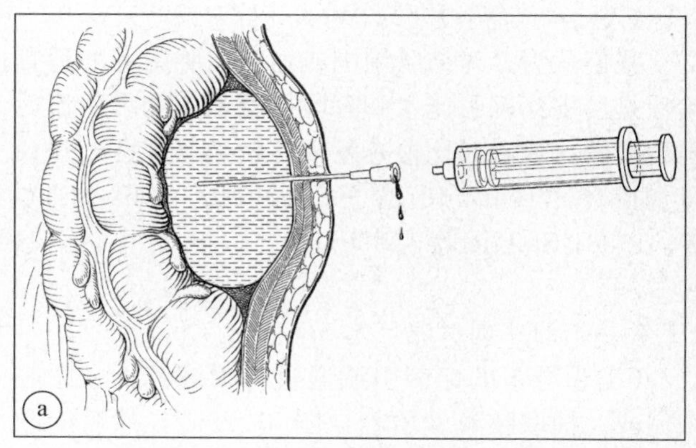

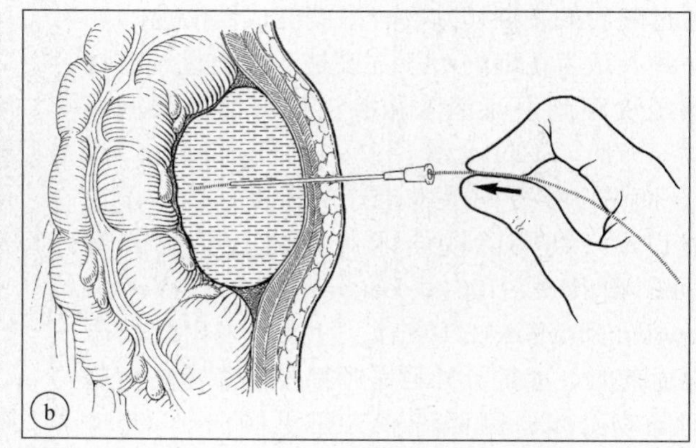

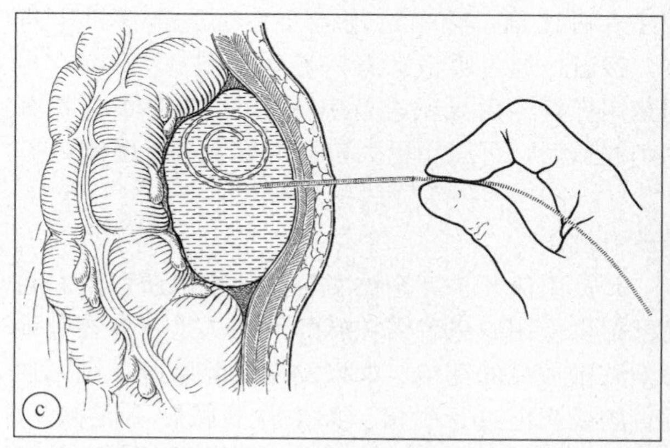

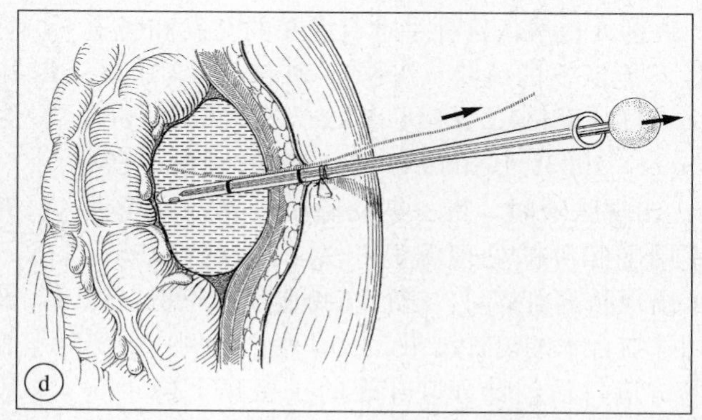

图 33.29 未切除时经皮穿刺引流结肠旁沟脓肿。(**a**) 在X线引导下将吸液针穿入脓腔。(**b**) 通过吸液针将导丝送入脓腔。(**c**) 经由导丝插入猪尾导管。(**d**) 如果脓肿内容物出现凝结或者封闭了猪尾导管，可换用大的胸导管进行引流。

表 33.42 修正后的 Hinchey 分级系统

Ⅰ	结肠周围或结肠内脓肿
ⅡA	远处脓肿，可经皮引流
ⅡB	伴有瘘管的复杂性脓肿
Ⅲ	弥漫性化脓性腹膜炎
Ⅳ	粪性腹膜炎

$P<0.05$)，Hinchey Ⅱ级患者比较更为明显（分别为5天和10天，$P<0.05$)。Franklin 等（1997）报道了一项调查研究，针对的憩室病患者多达164名，包括来自不同医院和就医环境的两种不同手术方式组的数据。44名急性憩室炎患者在药物治疗失败后，经由腹腔镜手术治疗而治愈。15人(27.7%）因各种各样的原因转而行开腹术，包括严重粘连、重度脓毒血症、视野暴露差且无法游离憩室穿孔部位、无法辨认输尿管、组织易碎出血和其他技术性问题。

Liberman 等（1996）对14名接受腹腔镜检查的憩室炎患者和14名接受开腹术的患者进行了比较。前组的手术时间为192分钟，与后者的182分钟没有明显差别。但是腹腔镜组的失血量为171ml，比开腹术组的321ml明显减少（$P<0.04$)。开腹术组的术后住院时间为9.2天，腹腔镜组显著缩短为6.3天（$P<0.001$)；开腹术组允许早期进饮流质的时间为6.1天，而腹腔镜组为2.9天（$P<0.01$)。尽管，开腹术组的手术室费用为8 207美元，腹腔镜组为10 589美元（$P<0.05$)，但住院期间总花费没有差别，腹腔镜组为11 500美元，而开腹术组为13 400美元。两组的复发率均为14%，且均没有死亡病例。

Bruce 等（1996）进行了一项回顾性调查，对25名接受腹腔镜乙状结肠切除术的憩室炎患者和17名同样的接受开腹术的患者进行了比较。每组均有24%的患者脾曲游离，腹腔镜组有1人行常规左半结肠切除术，开腹术组中则有3人行此手术。腹腔镜组中有12%的患者需要转变术式。支持开腹术的最明显的发现是腹腔镜手术耗时397分钟，而开腹术仅耗时115分钟。尽管全麻下腹腔镜手术费时过长，但其患者术后开始进食普通饮食的时间为 3.2 天，但开腹术组需要 5.7 天。可能由于术后开始进食的时间有差异，腹腔镜组的平均住院时间为 4.2 天，而开腹术组则延长至 6.8 天。腹腔镜组的总花费为 10 230 美元，比开腹术组的 7 068 美元明显提高。但是，开腹术组患者出院后的复发率为 17%，而腹腔镜组的患者则减少到了 8%，这可能与腹腔镜手术造成较小免疫抑制和/或发生粘连的情况较少有一定关系。Lawrence 等（2003）对 56 名接受了腹腔镜手术的乙状结肠憩室炎患者和 215 名接受了开腹术的患者进行了类似的比较研究。腹腔镜手术的平均手术时间更长，为 170 分钟，而开腹术为 140 分钟。但是，腹腔镜手术组具有明显的优势，包括强化治疗情况减少、住院时间缩短及并发症发生率减低。

Kockerling 等（1999）报道了 1 118 名乙状结肠憩室炎患者接受了腹腔镜切除术的结果，18.1% 的患者处于 Hinchey Ⅰ～Ⅳ级。腹腔镜手术治疗的病例更加复杂，这使其开放手术转换率（18.2% *vs.* 4.8%）和并发症发生率（28.9% *vs.* 14.8%）均达最高水平。研究者得出结论，腹腔镜手术治疗 Hinchey Ⅰ～Ⅳ级脓毒血症可带来高并发症发生率，提示这类患者的治疗只应由经验丰富的腹腔镜手术外科医师来操作。

O'Sullivan 等（1996）报道了对 8 名继发于憩室病穿孔的弥漫性腹膜炎患者应用腹腔镜进行腹腔灌洗，并经静脉补液和输注抗生素治疗。所有患者均为化脓性腹膜炎，但没有粪便污染。5～8 天内均完全恢复，并能重新进食正常饮食。12～48 个月的随访期内，没有患者寻求其他手术干预。Faranda 等（2000）报道了 18 名继发于憩室穿孔的弥漫性腹膜炎患者，依次给予他们灌洗治疗，生物黏合剂修补乙状结肠缺损，乙状结肠破损处置引流管。所有患者均不再需要行结肠切除术，平均住院时间为 8 天；18 人中有 14 人随后接受了择期腹腔镜乙状结肠切除术。这一有趣实践可谓一种真正将手术创伤降至最低限度的方案，完全值得深入比照研究。

弥漫性腹膜炎（Hinchey Ⅲ/Ⅳ级）

部分复杂性憩室病的患者会发生弥漫性腹膜炎。典型表现为肌卫和反跳痛，肠鸣音消失；全身反应包括心动过速、气促、血压下降和尿少。实验室检查可能发现白细胞增多、代谢性酸中毒及立位胸片发现膈下大量气体。一般行剖腹术或腹腔镜手术时才能鉴别出化脓性腹膜炎与粪便性腹膜炎，但严重的周围循环衰竭一般不是化脓性腹膜炎的特征（Auguste 等，1985；Nagorney 等，1985）。这种情况下需要进行急诊开腹术，以下是主要的临床问题：

- 改善术前生理状态；
- 与患者及其家属进行沟通并取得同意；
- 开腹术程序选择。

另一方面，如果有全腹肌紧张、反跳痛和肠梗阻或持续的腹部体征，不论是否经保守治疗，我们都要行腹部探查术。如果发现游离脓液，但乙状结肠没有明显穿孔（间接穿孔），我们不建议行切除术，而应行抗生素保护下的单纯引流术。如果腹膜炎被大网膜和周围内脏完全局限，则不应破坏这种局限状态。此时，可在邻近乙状结肠处置放软性 Penrose 式引流，并通过单独切口拔出（图 33.30a）。另一方面，如果存在弥漫性腹膜炎，乙状结肠有明显缺损（直接穿孔），腹膜炎性脓毒血症广播，例如，肝上下部位、小网膜囊或盆腔内脓液积聚，我们就会行 Hartmann 手术，并用多根 Penrose 式引流管导出脓液（图 33.30b）。另外，也可采用一定形式的抗生素腹腔灌洗作腹腔清创处理（McKenna 等，1970；O'Brien，1982）。

对局限性穿孔仅行引流术的做法已经受到质疑。尽管 Killingback（1970）报道只行引流术的死亡率仅为 4%，但 Sakai 等（1981）报道 11 例仅行引流术的患者中有 7 人死亡，其中有 6 人发生了持久性术后瘘。Wilson（1970）报道了类似的 6 位患者中有 3 人死亡，Byrne 与 Garrick（1971）报道了单纯引流术后 19 名患者中 5 人死亡。尽管如此，高死亡率主要集中在有直接穿孔的患者中。我们认为单纯引流术仅适用于局限性穿孔。如果对乙状结肠穿孔的判断有任何疑虑，我们宁愿选择行切除术而不是在原位留下潜在的感染源。

在一项包含 105 名继发于乙状结肠憩室病的弥漫性腹膜炎患者的研究中，随机选择一期切除术和二期切除术后行近端造口引流术的患者进行了比较（Zeitoun 等，2000）。两组患者死亡率没有差异（一期切除术组 24%；二期切除术组 19%），但一期切除术方案的术后腹膜炎更少，再次手术的概率更小，中位住院时间更短。

有人对 28 名行 Hartmann 手术治疗和 32 名行一期切除并预防性造口术的患者作了回顾性比较

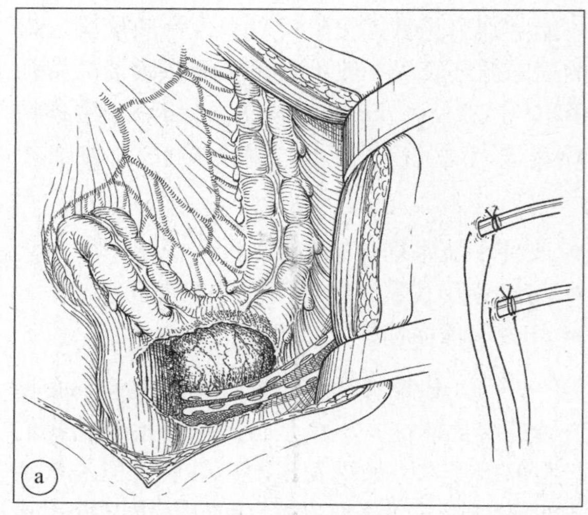

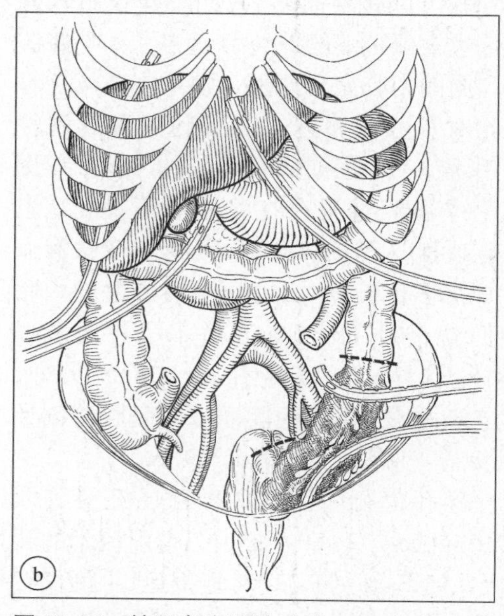

图 33.30 结肠旁沟脓肿引流。(**a**) 运用大口径闭合负压引流结肠旁沟脓肿，不行切除术。(**b**) 乙状结肠切除术后，对弥漫性腹膜炎的被囊脓液进行多孔引流。引流管置于右前和左前膈下隙、肝下隙、左侧结肠旁和盆腔。

(Gooszen 等，2001a)。两组在腹膜炎严重程度、粪便污染、死亡率和再次手术需求方面呈现相似特征。但是，更多行 Hartmann 手术的患者发生了造口问题和/或留下了永久性造口。对乙状结肠一期切除吻合术（$n=13$）和 Hartmann 手术后行吻合术恢复（$n=42$）的费用进行了比较（Schilling 等，2001)。后一组 42 名患者中仅 32 名患者持续性恢复，总费用在一期手术患者的 74%～229%。

急性憩室炎的手术方式选择——讨论

所有急性憩室炎的住院患者中有大约有 1/4 需要行紧急乙状结肠切除术。手术干预的目的是使患者的死亡危险降至最低，同时减少永久性造口的发生率。关于每种手术方法对于治疗复杂性憩室病的相对优劣性，相关外科文献并没有明确结论（Pain 和 Cahill，1991)。原因是大部分数据是基于回顾性研究，这些研究针对不同病状对选择的不同手术方式进行了比较。不幸的是，很多根本的病理结果常常没有得以确定（Detry 等，1992)，或者手术结果并没有用病理学标准来分析（Ambrosetti 等，1992b)。造成这种情况的原因是对复杂性憩室病进行的手术仍属少见之例。很少有相关报道包含的病例超过了 100 例，在这种情况下，重要的亚类如粪便性腹膜炎、坏疽性乙状结肠炎、弥漫性或局限性化脓性腹膜炎和结肠旁沟脓肿，报道的病例通常不超过 10 例（Sarin 和 Boulos，1991)。几乎不可能通过随机调查或回顾性调查来比较分析 6 种或 7 种针对每个小亚类的手术方式。

化脓性腹膜炎

化脓性腹膜炎并不是憩室病的一种单一的并发症，它的严重程度可分为不同等级。前面已讨论过局限性腹膜炎伴脓肿的病症（Eng 等，1977；Rodkey 和 Welch，1984；Lambert 等，1986；Alanis 等，1989)。急性腹膜炎常常源于破裂的脓肿或乙状结肠的游离穿孔。过去，仅对其行引流治疗（Hughes 等，1963；Barabas，1971)。但是，如果发生弥漫性化脓性腹膜炎伴明显穿孔，大部分外科医师会建议行外置术或者非吻合的一期切除术（Roxburgh 等，1968；Laimon，1974；Theile，1980；Leibert 等，De Weese，1981)。

曼彻斯特的 Lambert 等（1986）就提供了对化脓性腹膜炎伴游离穿孔行一期切除术优于引流术或造口术的证据。他们倾向于选择 Hartmann 手术或保护性吻合术，而非一期切除吻合术。令人惊讶的是，Nagorney 等（1985）报道结肠造口引流术后的死亡率为 26%，而切除术或外置术后死亡率为 70%。目前所有憩室性脓毒血症患者行急诊手术后的死亡率大约为 10%（表 33.43)。

尽管如此，在患者复发率方面，一些人认为一期切除吻合覆盖性造口术比 Hartmann 后重建术表现得更可取，特别是比较这两种手术后的死亡率时（Botsford 等，1971；Howe 等，1979；Letwin，1982；Belmonte 等，1996)。仅 20%～50%的病例转换了 Hartmann 手术术式，并且在技术上比较困难。复发率高，吻合口漏发生率为 4%～16%，死

表 33.43　复杂性憩室病的术后死亡率

	患者数目	全部死亡数	死于脓毒血症
一期切除+吻合术	40	9	4
单纯引流	24	13	12
横结肠造口+引流	40	8	6
盲肠穿孔置管	1	1	1

来源自：Lambert 等（1986）。

亡率为 0～4%（Hinchey 等，1978；Berry 等，1989；Hiltunen 等，1991；Buttensch? n 等，1995；Siewert 等，1995；Wigmore 等，1995）。事实上，Gregg（1987）报道切除吻合术并结肠覆盖性造口术的术后死亡率比 Hartmann 手术术后死亡率低，且 Hartmann 术后肠道连续性恢复的前景也没有前者乐观（表 33.44）。

Auguste 等（1985）发现一期切除吻合术的住院时间（36 天）比阶段切除术（52 天）明显更短，死亡率也更低：分别为 12% 和 20%。Alanis 等（1989）同样支持采用一期切除吻合术治疗化脓性腹膜炎，主要由于 20 名接受 Hartmann 手术患者中仅 14 名恢复了肠道连续性。一篇针对 57 篇出版文献的综述也支持以上的报道观点，认为对憩室病伴化脓性腹膜炎的治疗采用切除吻合术的死亡率最低，即便接受这种手术的患者本身就面临较少的危险因素（表 33.45）。此外，另有一篇针对 20 世纪 60 年代与 70 年代间发表的相关论著所作的综述也赞同切除术，而非结肠造口引流术，并提出切除吻合术同单纯切除术一样安全（表 33.46）。现在，台上灌洗的应用使这项手术变得更加可行（Ravo 等，1987）。

尽管上述数据和评论都是基于回顾性数据结果，相关文献中还有一项前瞻性对照研究，它本质上是赞同采用直接缝合穿孔和横结肠造口术来治疗化脓性腹膜炎的（Kronborg，1993）。Kronborg 将 62 名弥漫性腹膜炎患者随机分为两组，A 组进行紧急横结肠造口术，并缝合加网膜覆盖穿孔术，B 组行紧急非吻合一期切除术（表 33.47）。从化脓性腹膜炎患者的术后死亡率统计来看，紧急切除术（6/25）比结肠造口术（0/21）明显更高。尽管紧急切除术后的住院时间明显更短（平均 27 天 *vs.* 44 天）（表 33.48），但是研究者得出结论，化脓性腹膜炎患者首选的手术为一期缝合并横结肠造口术。这个建议同我们及其他很多人的观点相反。但是，Kronborg 的研究包含的病例数很少，故不可能对一些组别进行分析研究。研究者自己也意识到需要进行包含更大病例数的多中心研究。只有这样，我们的治疗决策才能按上述讨论结果继续得到施行。

粪便性腹膜炎

对穿孔性憩室病并发粪便性腹膜炎的治疗方法选择似乎逐渐达成一致，认为非吻合的切除术是最佳治疗方法。粪便性腹膜炎是最严重的并发症，死亡率为 40%～70%（McLaren，1957；Bolt 和 Hughes，1966；Parks，1969；Hollander 等，1977；

表 33.44　Hartmann 手术与切除吻合术及结肠覆盖性造口术的比较

	Hartmann 术（n=25）	切除，吻合造口术（n=23）
死亡	2	0
肠道连续性恢复	14	23
住院时间（天）	27	29

来源自：Gregg（1987）。

表 33.45 1 282 例憩室病并发弥漫性化脓性腹膜炎或粪便性腹膜炎患者的手术治疗回顾

	引流＋缝合术	结肠造口＋缝合＋引流	外置术	切除：非吻合	切除＋吻合＋结肠造口术	切除＋吻合
患者数目	156	657	84	262	100	33
死亡	34 (22)	189 (29)	11 (13)	32 (12)	9 (9)	2 (6)

括号中代表百分率。
[a] 57 篇文献综述（1957—1984）。
来源自：Krukowski 和 Matheson（1984）。

表 33.46 180 名患者手术治疗游离穿孔和腹膜炎后的死亡率回顾

	结肠造口＋引流	切除：非吻合	切除＋吻合
数量	86	44	50
死亡数	28 (33)	4 (9)	5 (10)

括号中代表百分率。
[a] 13 篇文献综述。
来源自：Howe 等（1979）。

表 33.47 穿孔性乙状结肠憩室炎患者的前瞻性随机调查研究资料

	缝合＋结肠造口术	急性切除术
性别比（男：女）	17：14	10：21（6：13）[a]
年龄（岁）		
中位年龄（范围）	71 (37～88)	73 (37～89)
四分间距	57～75	58～81
腹膜炎[b]		
粪性	10 (6)	6 (2)
化脓性	21 (0)	25 (6)
可见结肠的穿孔	24	26

[a] 括号中为行 Hartmann 术式病例数。
[b] 括号中为术后死亡数。
来源自：Kronborg（1993）。

表 33.48 憩室炎患者急诊手术后第一年内的住院时间，除外术后死亡病例

	缝合＋结肠造口术	急性切除术
患者数量	24	22
住院中位时间（范围）（天）	44 (15～105)	27 (12～54)[a]

[a] $P<0.0001$（Mann-Whitney U 检验）。
来源自：Kronborg（1993）。

Krukowski 和 Matheson，1984；Hackford 等，1985；Krukowski 等，1985；Shepherd 和 Keighley，1986；Alanis 等，1989；Kronborg，1993；Tudor 等，1994；Khan 等，1995）。

对这类患者而言，应该尽可能迅速切除穿孔的结肠。近端造口术无效，即使进行腹腔引流，因为结肠造口术不能防止粪便的继续污染且超过半数的这类患者发生更多的并发症（Byrne，1966；Bolt 和 Hughes，1966；Parks 和 Connell，1970）。此外，近端造口术不仅无效，一旦建立造口，可能导致其成为患者的永久性造口，或者会增加三期手术的潜在死亡率（Dawson 等，1965；Byrne 和 Garrick，1971；Watkins 和 Oliver，1971；Localio 和 Stahl，1974；Finlay 和 Carter，1987）。我们确信应该选择 Hartmann 手术方式切除。

急性憩室炎的手术方式选择——现状概述

高达 10%的憩室病患者可发生游离穿孔（表 33.49）。Krukowski 和 Matheson（1984）对憩室病伴腹膜炎的手术治疗做了综述。他们及其他研究人员报道仅有 10%～20%的急性憩室病患者需要接受紧急手术。其中，只有 20%～60%的患者发现患有腹膜炎（Parks 和 Connell，1970；Kyle 和 Davidson，1975；Eng 等，1977；Haglund 等，1979）。除粪便性腹膜炎外，一期切除吻合术已引发越来越多的争议。对于多数憩室病并发症而言，可不会行覆盖造口，但肯定会采用 Hartmann 手术方式（Hackford 和 Veidenheimer，1985；Lambert 等，1986）。

Krukowski 和 Matheson（1984）报道称一期切除吻合术并结肠造口术的死亡率为 6%，单纯一期切除吻合术的死亡率为 9%，而 Hartmann 手术死亡率为 12%。基于以上结果，他们推荐对这类患者采用一期切除术。但是，根据这些回顾性死亡率统计数据来推选治疗方案仍然有许多危险。例如，治疗粪便性腹膜炎常采用 Hartmann 手术，而粪便性腹膜炎的死亡率是化脓性腹膜炎的 5～10 倍（McLaren，1957；Muir，1957；Killingback，1963；Bolt 和 Hughes，1966；Roxburgh 等，1968；Hollander 等，1977；Ryan，1983；Krukowski 等，1985）。另外还有病例选择的影响因素。几乎所有的回顾性研究都显示结肠造口引流术的死亡率相当高（Nagorney 等，1985），但我们意识到过去真正不太适合行切除术的患者都接受过这种手术方法。对比之下，过去曾仅接受一期切除吻合术的患者是年轻、身体状况较好的且有轻微粪便感染者（Madden 和 Tan，1961；Letwin，1982；Alexander 等，1983）。第三个偏差根源是大多数回顾性调查研究针对的时期是 20 世纪 60 年代～80 年代，而这个时期，麻醉、抗生素和外科方法都得到了许多发展（Colcock，1975；Eisenstat 等，1983；Ouriel 和 Schwartz，1983）。最后一点，仅从患者的病历记录确认最初的根本性病理变化通常都很困难，并且有夸大炎症反应程度的倾向。因此，一期切除吻合术适于治疗重度化脓性腹膜炎和乙状结肠直接穿孔，且在此情况下，只要脓毒血症感染局限，乙状结肠可一同切除（Bolt，1973）。

对 1997—2003 年期间的 15 篇关于急性憩室炎手术治疗的论著进行总体分析后，发现有1 528名接受紧急手术的患者采用了切除术。这些患者的主要手术方式是一期吻合术（带或不带造口）（44%）和 Hartmann 手术（50%）（表 33.50）。表面上看，从这些发表的文献可得出这样的观点，两种手术方式在对复杂性憩室炎的紧急手术治疗中的效果是相同的。如前所述，这种结论没有考虑对手术方式的选择制定起支配作用的死亡率三轴，尽管这种紧急手术有望提高个别患者的存活率，并可避免永久性造口。需要考虑的三轴包括患者年龄、按 ASA 分级评估的复发率和憩室性脓毒血症的严重程度。

表 33.49　需要手术治疗的憩室病患者并发症的发生率

	男性（%）	女性（%）	总数	*P* 值
出血	34（3.6）	15（1.6）	49	0.0015
慢性/反复发作的憩室炎	148（15.8）	181（19.3）	329	NS
梗阻	25（2.7）	36（3.9）	61	NS
瘘管	75（8）	73（7.8）	148	NS
穿孔	82（8.7）	88（9.4）	170	NS
脓肿	37（4）	42（4.5）	79	NS
狭窄	21（2.2）	38（4）	59	NS
急性憩室炎	21（2.2）	18（1.9）	39	NS
总数	443	491	934	

NS，不显著。
来源自：McConnell 等（2003）。

表 33.50 复杂性憩室病的术后死亡率

	一期吻合（造口）	Hartmann's 术	其他	死亡率
Elliott 等（1997）	14（?）	51	18	20/113（17%）
Wedell 等（1997）	183（35）	31	10	13/224（6%）
Hoemke 等（1999）	113（0）	0	0	2/113（2%）
Umbach 和 Dorazio（1999）	28（0）	0	5	0
Blair 和 Germann（2000）	33（5）	64	0	16/96（16%）
Schilling 等（2001）	13（0）	42	0	5/55（9%）
Gooszen 等（2001a）	32（32）	28	0	12/60（20%）
Maggard 等（2001）	33（0）	32	9	0
Biondo 等（2000）	55（0）	60	8	4/124（3%）
Makela 等（2002）	46（?）	75	22	4/101（4%）
Somasekar 等（2002）	4（?）	98	2	34/102（33%）
Gooszen 等（2001b）	45（0）	0	0	3/45（6%）
Landen 和 Nafteux（2002）	20（20）	0	0	3/20（15%）
Regenet 等（2003）	27（0）	33	0	7/60（12%）
Zorcolo 等（2003）	～70（?）	～92	～6	22/168（13%）

Makela 等（1998）分析了各年龄组乙状结肠憩室病并发脓毒血症的患者接受一期手术方式。对低于 50 岁的患憩室炎、穿孔和/或瘘管患者，一期吻合术（PA）与 Hartmann 手术（HP）的比率为 3：1，50～70 岁患者 PA：HP 为 1.7：1，超过 70 岁的患者 PA：HP 为 0.5：1。如果考虑 ASA 分级因素，那么对 ASA 分级＞Ⅲ的患者所采用的主要手术方式为 Hartmann 手术（Biondo 等，2000；Blair 等，2002）。由此得出结论，与一期吻合术相比，Hartmann 手术与术后死亡显著相关（图 33.31）。

憩室炎急性发作的疾病第三轴是按 Hinchey 分级系统（Hinchey 等，1978）或 Hughes 分级系统（Hughes 等，1963）所分类的腹部感染程度。最近，有 5 项以此方式对感染进行分级的研究（表 33.51）。结果再次发现：一期吻合术和 Hartmann 手术有显著差异。在这 5 项调查研究中，针对局限性急性憩室炎（Hinchey Ⅰ/Ⅱ，Hughes Ⅰ/Ⅱ）采用的是一期吻合术：PA：HP＝3.9：1。相比之下，考虑为弥散性憩室性脓毒血症（Hinchey Ⅲ/Ⅳ，Hughes Ⅲ）时，采用的主要术式是 Hartmann 手术：PA：HP＝0.24：1。

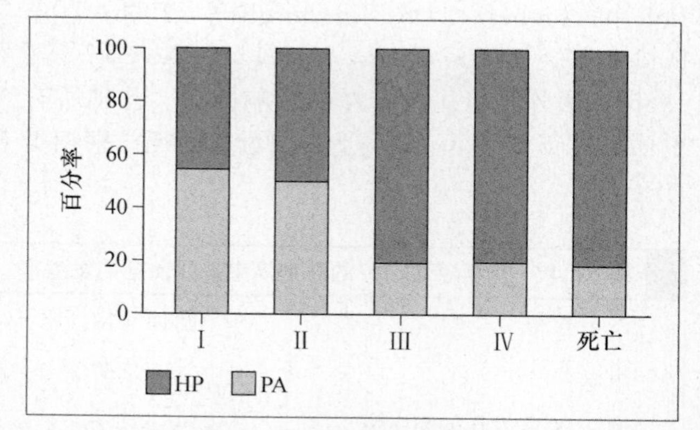

图 33.31 随着复发率的增加（ASA 分级Ⅰ～Ⅳ），急性憩室炎患者更常采用 Hartmann 手术（HP）治疗，而非一期吻合术（PA）（Blair 和 Germann）。

根据美国结肠与直肠外科学会（ASCRS）当前实施的数据（Wong 等，2000），我们提出以下建议：

- Hinchey Ⅰ/Ⅱ级：如果可以进行充分的肠道准备，且不存在严重污染，则可行一期

表 33.51 复杂性憩室病的病理发现和手术治疗

	Hinchey Ⅰ	Hinchey Ⅱ	Hinchey Ⅲ	Hinchey Ⅳ
Wedell 等（1997）[a]				
PA	149（1）		14（1）	
HP	17（3）		15（4）	
Blair 和 Germann（2000）				
PA	12	12	7	2
HP	6	25	25	7
Gooszen 等（2001b）a				
PA	28		9	
HP	0		0	
Somasekar 等（2002）				
PA	0	0	0	0
HP	3	6	59	27

PA，一期吻合术；HP，Hartmann 手术。

[a] Adaptation from the Hughes classification.

吻合术，是否造口均可。Hartmann 切除术可以作为最佳的替代术式。

- Hinchey Ⅲ/Ⅳ级：这种情况选择的术式为即行结肠分段切除造口术。

我们的观点是，Hartmann 是对弥漫性化脓性腹膜炎最安全的手术方式。尽管以往有相反的证据，但是我们倾向采用 Hartmann 手术治疗有较高手术风险的化脓性腹膜炎患者。我们接受关于手术可行性和肠道连续性恢复不良的质疑观点，也认可在某些状况下，一期切除吻合术（无论是否带覆盖性造口）是一种合理的替代术式，特别是对低风险患者。

手术对憩室性脓毒血症的实用性

如前所述，憩室性脓毒血症急性发作的大多数病例均选用切除术治疗。尽管如此，脓毒性憩室的急诊手术方式选择范围限于以下几种：

- 非切除术
  - 穿孔的缝合
  - 乙状结肠外置术
  - 近端预防性结肠造口术±阶段切除术
- 切除术
  - 乙状结肠切除一期吻合术±造口术
  - 乙状结肠切除外置术
    - 黏液瘘和结肠造口术
    - 双管结肠造口术
    - Hartmann 手术±术式转换

非切除术

穿孔的缝合

目前，缝合穿孔已成为历史。由于病变组织水肿、粪便污染腹膜和脓腔形成，对发生憩室病变的乙状结肠穿孔施行缝合术的任何尝试均可能失败。对乙状结肠穿孔仅行对缝术的死亡率为高时可达46%，低时仅5%（Brown 和 Toomey，1960；Taylor 和 Moore，1976；Killingback，1983；Krukowski 和 Matheson，1984）。这种术式的术后瘘发生率也很高：澳大利亚统计为 19%（Killingback，1970），Colcock（1958）的调查研究结果为 100%。

乙状结肠外置术

对合并化脓性腹膜炎的乙状结肠穿孔行外置术在理论上是可行的。但是，对憩室病施行这种手术会有技术上的难度。由于乙状结肠及其肠系膜增厚是必然的；因此在将乙状结肠通过左侧腹直肌环锯术后开口送达皮肤层面时会有一定困难，特别是当穿孔未在乙状结肠在中段时。据澳大利亚统计，248例复杂性憩室病手术中，仅12例是外置术（Killingback，1970）。同样，阿伯丁的Khan等（1995）对77名（2.5%）实施手术的患者中仅2人接受了外置术。

一些研究团体认为，对某些高危患者，如身体虚弱、低风险者伴严重腹膜污染的穿孔，可以施行外置术，因为其死亡率低。Killingback（1970）仅报道了2例（10%）死亡，Greif等（1980）（12%）和Krukowski与Matheson（1984）（13%）均报道了相似的死亡率。Sakai等（1981）施行了14例外置术，没有死亡病例发生。一些手术中，仅把穿孔处外置于腹壁，类似于袢式结肠造口术，但其他人的手术中仍将整段乙状结肠袢置于腹壁表面。

很少有报道详述了外置术之后的手术治疗，特别是随后是否在腹部表面行切除术，或者是否仅仅封闭乙状结肠缺损并将病变肠管还纳入腹腔。

我们已经提及，要将急性炎症的乙状结肠充分游离，以便将穿孔部位或者整段乙状结肠移出体表，是有难度的。我们认为这种手术的可行性很低，并且造口的定位和成形通常不能满意完成。更严重的危害是，还纳肠管可能造成腹腔再次污染，特别是当穿孔发生在乙状结肠远端时（Killingback，1983）。事实上，外置术极少被采用。

手术操作

尽管我们极少推荐施行外置术，但是我们承认在某些情况下，也需要采用这种术式，因此在这里简要描述其操作步骤。通过正中切口开腹，用缝线标记穿孔部位。游离降结肠，分离侧面腹膜返折，这样就可以在无张力状态下将乙状结肠通过腹部切口取出。将宽大环锯置入左侧腹直肌。为了适应增厚的乙状结肠，有必要构造一个可容纳3指的开口。切除一块椭圆形皮肤，通过十字切口打开腹直肌鞘；在腹壁下血管结扎后，用电刀分开腹直肌。在腹膜上打开一个宽大的开口。将一段胶带置于乙状结肠下穿孔部位的对面，再通过经腹直肌切口拉出。将一根小棒放置在结肠下靠近胶带的部位，用弯动脉钳通过肠系膜缺损调整胶带。关腹，不置引流管。一旦关腹，穿孔会进一步张开，类似袢式结肠造口术。如果水肿不严重，皮肤黏膜的缝线可能从皮肤边缘深入结肠黏膜。但是这并不常见，如果发生，可在肠管周围放置结肠造瘘袋。

单纯近端结肠造口术（盲肠穿孔术）

尽管我们承认近端结肠造口术并引流或不并引流术的高死亡率，在很大程度上，与接受该手术的患者一般情况较差相关，且除手术本身造成的打击外，腹内感染严重，然而大多数研究结果表明使用造口术的效果相当糟糕（Smiley，1966；Byrne和Garrick，1971；Howe等，1979；Greif等，1980；Sakai等，1981；Wara等，1981）。Krukowski与Matheson（1984）回顾统计的总体死亡率为26%。Killingback（1983）报道的死亡率为12%，Howe等（1979）记录的死亡率为32%。

Smiley（1966）报道了16例接受近端结肠造口引流术的患者死亡率为62%，但其中许多患者有粪便性腹膜炎。Brown与Toomey（1960）报道了26名患者中10名死亡（38%），而过去10年的文献报道的死亡率亦不乐观：32%（Wara等，1981），63%（Sakai等，1981）和24%（Finlay和Carter，1987）。在Kronborg的前瞻性研究中，10名粪便性腹膜炎患者中有6人死亡，死亡率达到60%。而接受结肠造口术的化脓性腹膜炎患者死亡率稍低（Dawson等，1965；Dandekar和McCann，1969；Rodkey和Welch，1974；Byrne和Garrick，1971；Endrey-Walder和Judd，1973；Haglund等，1979；Drumm和Clain，1984；Kronborg，1993）。然而，大部分的报道都不可能明确地将粪便性腹膜炎患者与化脓性腹膜炎患者分开（Beard和Gazet，1961；Mitty等，1969；Localio和Stahl，1974；Rodkey和Welch，1974；Nilsson，1976；Taylor和Moore，1976；Hinchey等，1978；Howe等，1979；Theile，1980；Auguste和Wise，1981；Edelmann，1981）。

近端结肠造口术或盲肠穿孔术的问题在于远端肠道内仍然存在粪便等污染物质。并且，即使近端造口，它们仍然能够通过穿孔部位继续污染腹腔。因而，许多患者接受结肠造口术或单纯引流术而导致死亡或不良预后，均与腹腔持续感染有关。Alexander等（1983）报道的21名接受了横结肠造口术患者中，5名发生严重腹腔感染，5人发生术后瘘，4人发生脓毒血症。Wara等（1981）也有相似经验，他们治疗的患者中有14人发生持续感染，3人取消了结肠造口术。在控制乙状结肠导致的感染上面，盲肠穿孔术比结肠造口术的效果更差。因为即使施行盲肠穿孔术，整个大肠内的容物也能够同腹腔自由连通。此外，盲肠的造口通常不会自然闭合，而是否闭合与复发率相关（Balslev 等，1970；Steinback 等，1973；Gierson 和 Storm，1975；Hopkins，1979；Wolff 等，1980）。

近端结肠造口术的更严重问题是，如果不行切除术，造口几乎不可能恰当地闭合。因此，对许多患者来说，如果接受造口术，其结果不是变为永久性造口，就是还需接受三期手术切除病变并恢复肠道连续性的第一部分操作（Sakai 等，1981）。因此，难怪在老年患者中，一部分人会在手术中途因其他意外疾病或者随后手术的并发症而死亡。三期手术的死亡率为4%～43%，仅46%的患者最终完成了结肠造口闭合（Madden 和 Tan，1961；Watkins 和 Oliver，1971；Localio 和 Stahl，1974；Himal 等，1977；Howe 等，1979）。

法国外科研究协会的一项前瞻性随机实验证明，与非吻合切除术（Hartman 手术）相比，近端预防性结肠造口术治疗穿孔性憩室病（Hinchey Ⅲ/Ⅳ期），更会导致术后腹腔感染及更长的住院时间（表 33.52）。因此，我们认为结肠造口术不适于治疗穿孔性憩室病。在一项针对 215 名美国胃肠外科医师的调查中发现，仅 7%的医师会采用单纯近端结肠造口术来治疗穿孔性乙状结肠憩室病的高危患者（Goyal 和 Schein，2001）。

表 33.52　近端结肠造口术与非吻合切除术的比较

	一期切除	近端结肠造口术	*P*
吻合术	3	0	
Hartmann 术	52	0	
结肠侧端造口术	0	48	
早期再手术	2	9	<0.02
死亡	13	9	NS
术后腹膜炎	1	10	<0.01
住院时间(天)	15	24	<0.05

NS，不显著。
来源自：Zeitoun 等（2000）。

近端结肠造口术和阶段切除术

目前为止，三期手术仍视为治疗复杂性憩室病的常规方法（图 33.32）。其先后顺序如下：

- 当患者初发并发症后，首次行横结肠袢造口术（图 33.32a）
- 之后行乙状结肠一期切除吻合术（图 33.32b）
- 最后行近端结肠造口封闭术（图 33.32c）

Parks 与 Connell（1970）记录了 16 名患者接受结肠造口封闭术，未行切除术的结果。2 人术后死亡：其中 1 人死于腹膜炎，另 1 人死于肠梗阻。有 1 人发生了术后瘘。3 人死于该病不相关的病因。2 人在结肠造口封闭术后发生了憩室病并发症。仅 8 人（50%）无症状表现。Thompson（1966），Sarin 和 Boulos（1991）记录了相似的结果。单纯结肠造口封闭术后症状复发率为 65%～75%。尽管 Classen 等（1976）报道了 12 名接受单纯结肠造口封闭术的患者术后没有发生并发症，而 Drumm 与 Clain's（1984）也声称如果患者坚持高纤维膳食，不行切除术的造口封闭术是安全的。但权威的手术主张对此是强烈反对的，认为这种手术方式不仅危险，而且疾病复发也很常见（McLaren，1957；Bacon 和 Magsaroc，1964；Bolt 和 Hughes，1966；Botsford 等，1971）。

三期手术的一个问题是，许多患者均是急诊入院时行横结肠造口术，从未对他们是否适合接受后期切除术进行过评估（Tagart，1969）。Parks 与 Connell（1970）报道了 63 例接受急诊结肠造口术的患者，其中 12 人（19%）因为衰老、虚弱或者拒绝接受再次手术而不可能对他们施行进一步的手术干预治疗。Drumm 与 Clain（1984）记录了 43 例接受造口术的患者中，仅 10 人（23%）完成了造口封闭。不但部分患者不适合经受后期切除术，而且一些患者在一期手术后已死亡（Hackford 和 Veidenheimer，1985）。Rodkey 与 Welch（1984）报道 59 名接受近端结肠造口术的患者中，至少 9 人在二期手术前已死亡。

即使在原位保留近端造口，以防止吻合口裂开的并发症，但切除术本身就可能导致患者死亡。大多数死亡与心肺疾病有关（Himal 等，1977）。即使接受了切除术，仍旧有一些患者的肠道连续性再也不能得到恢复。Himal 等（1977）报道，由于死

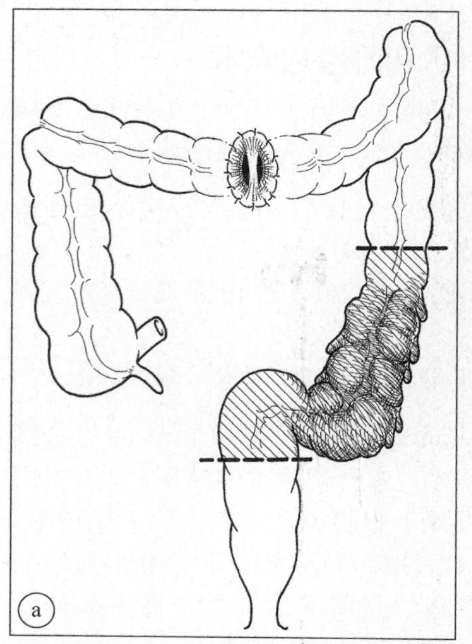

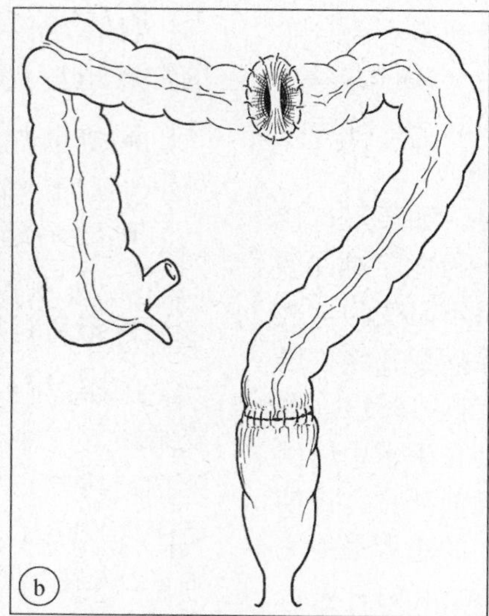

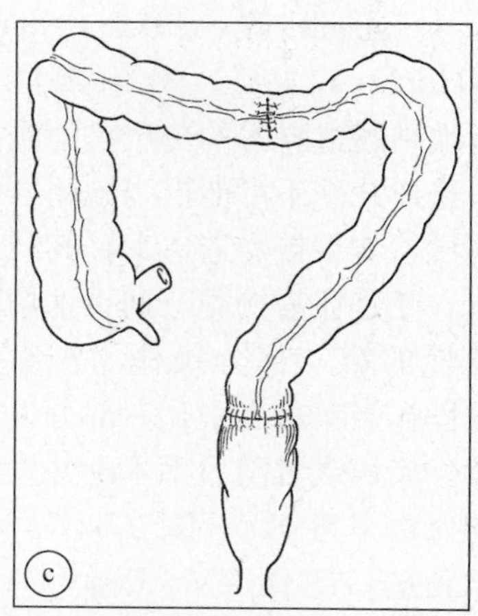

图 33.32 三期切除吻合术。(**a**)横结肠造口术已完成。第二阶段施行乙状结肠切除术。(**b**)切除乙状结肠，吻合结肠直肠，在原位行横结肠造口术。注意将脾曲下移以保证吻合术的安全。(**c**)封闭横结肠造口。

亡、年龄、外科并发症、并存疾病和患者拒绝进一步手术治疗等原因，41 名患者中，仅 20 人(48%)完成了三期手术。同样，Howe 等(1979)报道 23 名患者中仅 13 人(56%)完成了三期手术治疗。存活患者脓毒血症发生率至少为 20%，所有死亡病例中大约 1/4 死于感染(Irvin 等，1984)。以下报道的所有三期手术死亡率均超过 25%：Madden 与 Tan(1961)，Dawson 等(1965)，Watkins 与 Oliver(1971)和 Localio 与 Stahl(1974)(表 33.53)。目前在大多数结肠直肠外科医师看来，三期手术方法已经过时。Khan 等(1995)发现，在 1980—1992 年的 72 例复杂性憩室病患者中，仅实施了 2 例三期手术。Tudor 等(1994)也发现了类似结果。

表 33.53 复杂性憩室病的三期手术结果

作者	死亡率(%)	胃肠道连续性恢复率(%)
Madden 和 Tann(1961)	25	?
Dawson 等(1965)	31	?
Parks 和 Connell(1970)	13	19
Watkins 和 Oliver(1971)	30	?
Localio 和 Stahl(1974)	43	?
Howe 等(1979)	4	56
Wara 等(1981)	13	46
Drumm 和 Clain(1984)	14	23

为了降低死亡率和永久性造口发生率，外科医师尝试将手术次数从 3 次减少为 2 次。即在初次行结肠造口术后，再次行切除吻合术并切除造口。Tagart(1969)报道二期手术死亡率较三期手术低。相比之下，Wara 等(1981)报道，在 26 名接受二期手术的患者中仅 3 人死亡，而 22 名接受三期手术的患者中也有 3 人死亡。相关文献提出了 3 点问题。第一，预防性横结肠造口术不适于治疗粪便性腹膜炎，因为它并不能阻止从结肠远端到结肠造口处的粪便污染。只有外置术与切除术才能达到这个目的(Gallagher 和 Russell，1978)。第二，接受横结肠造口术的患者还需要行后续的切除术，而阶段手术中的每一个步骤都可能增加患者死亡率。最后，实际上，只有相当少一部分患者在初次结肠造口术后，恢复了肠道连续性。几乎所有的文章都报道了结肠造口封闭术后或早或晚都有复发情况出现(Dolan 等，1978；Mirelman 等，1978；Smith 和 Wall，1978)。

结肠近端肠袢造口术后的两阶段手术包括切除结肠造口和乙状结肠。如果结肠造口位于横结肠的左侧，那么整个左边的大肠都必须予以切除(图

33.33b)，并将横结肠右侧段与直肠相吻合。如果造口位于横结肠右侧，则有三种手术方式。第一种是扩大结肠切除术，将造口与乙状结肠切除，吻合升结肠与直肠。第二种方法更为彻底，即行结肠次全切除术和回肠-直肠或盲肠-直肠吻合术（图33.33c）。

最后一种是切除乙状结肠，吻合降结肠与直肠，同时常规方法封闭结肠造口。每种手术方式都必须根据其自身特点来加以选择；回肠-直肠或盲肠-直肠吻合术的效果一般较差，易导致排便急迫的高发，或者使老年患者发生不能控制的夜间腹泻。

在作者看来，横结肠袢造口很难管理：其内容物呈液态，难于控制，有恶臭，常引起皮肤搔抓（Wara 等，1981）。基于这些原因，我们强烈建议初治憩室病不要采用结肠造口术。在此，我们有意省略其手术操作说明，因为使用这种手术方式常常引发更多问题。

切除术

一期切除吻合术

对于切除吻合术，无论其是否合并近端造口，较为合理的观点是：

1. 治疗一些复杂性憩室病病例时，与 Hartmann 手术一样安全
2. 更易恢复肠道连续性

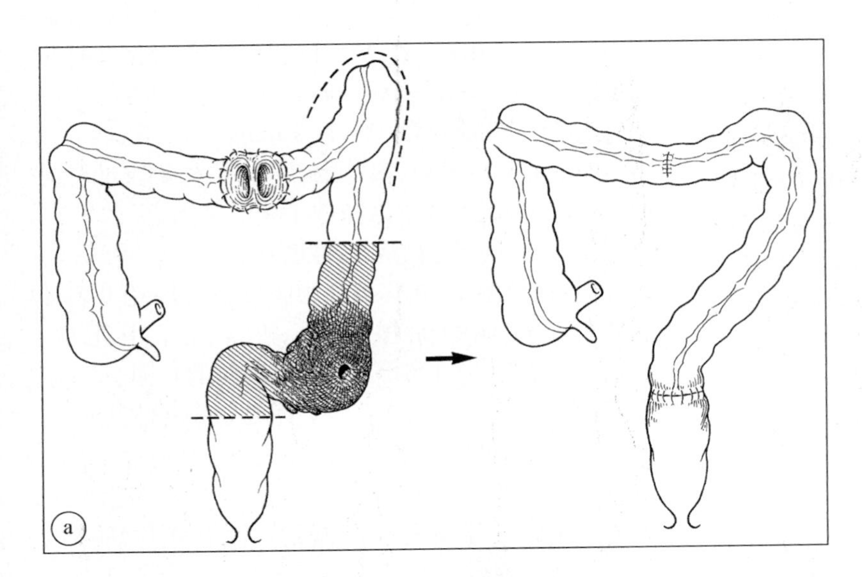

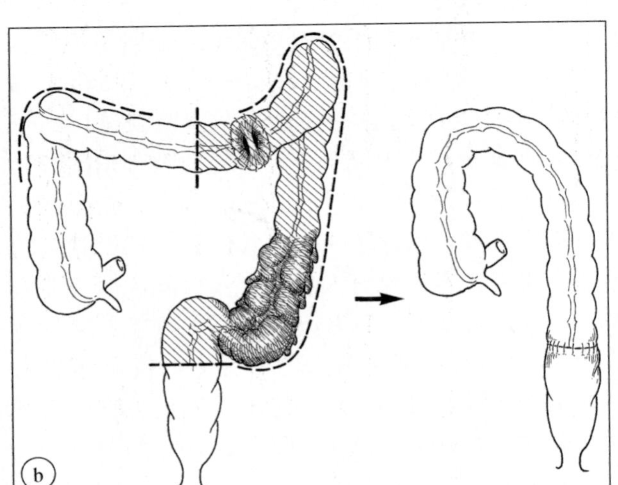

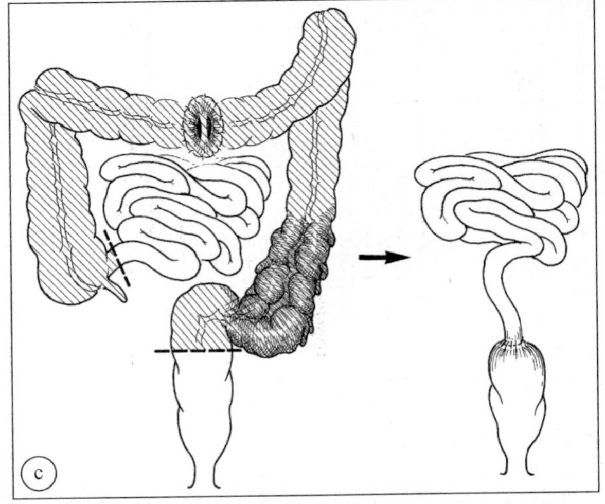

图 33.33 二期切除吻合术。(**a**) 切除乙状结肠，行端端吻合术，并行近端预防性左侧横结肠造口术。之后再封闭左侧横结肠造口。(**b**) 另一种方法是，首先行横结肠造口术，然后切除乙状结肠，同时行左侧横结肠造口术，再对横结肠与直肠行一期吻合术。(**c**) 第三种方法为首先行横结肠造口术；再切除整段结肠，最后行回肠直肠吻合术。

3. 缩短住院时间（Hackford 等，1985；Chappius 和 Cohn，1988；Alanis 等，1989；Wedell 等，1997）（图 33.34）。

如能够消除乙状结肠病变，且不需任何形式的阶段手术的手术方法是最好的，特别是对并存心肺疾病的高危老年患者，这样可以避免永久性造口和反复外科手术导致的死亡率增加。但这种手术本身必须是安全的。一般不推荐采用一期切除吻合术来治疗粪便性腹膜炎，即使有造口保证。但是，采用这种方法有选择地治疗化脓性腹膜炎伴乙状结肠明显缺损的患者明显受到推崇。目前，大多数外科医师采用一期切除吻合术来择期治疗患有慢性肠梗阻、肠肠瘘、肠膀胱瘘或肠外瘘、出血，以及急性蜂窝织炎和憩室周围脓肿的患者（Wychulis 等，1967；Penfold，1973；Veidenheimer，1983；Tudor 等，1994）。

即使是有关游离穿孔患者的综述文献，也已有越来越多的证据显示行一期切除吻合术对择期病例有一定的效果（Howe 等，1979；Krukowski 和 Matheson，1984；Alanis 等，1989；Maddern 等，1995）。Alexander 等（1983）报道采用一期切除吻合术治疗脓肿、出血、肠梗阻和瘘管后，没有患者发生死亡，术后并发症也少见。Wedell 等（1997）收集了 22 年间多达 224 名复杂性憩室病患者的相关研究数据，其中 183 人接受过一期切除吻合术，死亡病例仅 2 人（1%）。近几年，他们多次对发生穿孔的患者实施相同的手术，尽管在 1987—1995 年间针对这些患者制定的再发切除术和剖腹造口术治疗方案中，他们纳入了阶段性腹腔

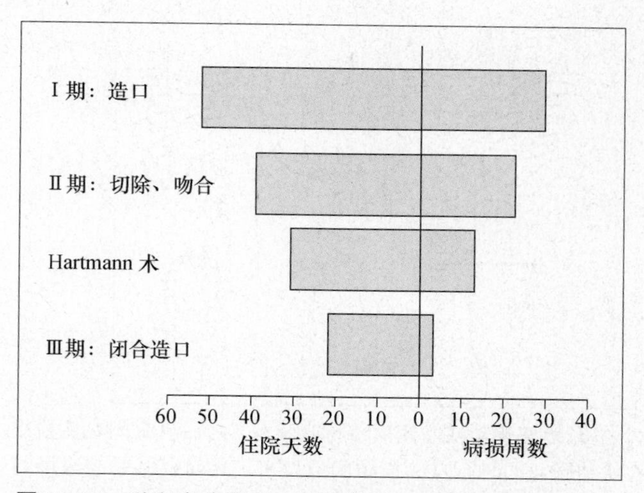

图 33.34 憩室病分期手术的住院时间和病损持续时间。

灌洗程序。18 名患者中有 11 人接受了该手术。多年来，一期切除吻合术成为了他们的首选手术方法（表 33.54）。尽管一期吻合术也被用于一些弥散性憩室性脓毒血症的患者，但是针对这种并发症最常采用的手术方法仍是 Hartmann 手术（见表 33.51）。

无覆盖性造口的一期切除吻合术

过去，这种手术通常限于治疗出血、急性蜂窝织炎、慢性肠梗阻和症状复发的患者。在前面提到的澳大利亚的统计资料中，37 名复杂性憩室病患者接受了一期切除吻合术。尽管只有 3 人死亡（8%），但吻合口漏发生率为 29%（Killingback，1970）。Krukowski 与 Matheson（1984）在他们的文献综述中记录了 100 名憩室病伴弥漫性或局限性腹膜炎的患者，在接受无覆盖性造口一期切除吻合术后，仅 9 人死亡。但是，他们也指出吻合口漏的发生率为 15%～30%（Madden，1965；Parks 和 Connell，1970；Whelan 等，1971；Killingback，1983）。

Colcock（1958）报道的 69 例手术没有死亡病例，但是其中大部分为择期手术。Wilson（1970）报道了没有术后死亡病例的并发症手术。Wara 等（1981）报道的 12 名弥漫性腹膜炎患者接受了无覆盖性造口一期切除吻合术，仅 1 人术中死亡。Madden 与 Tan（1961）报道了相似的结果，并强烈支持采用一期切除吻合术，因为这种手术无死亡病例，而二期或三期手术后的死亡率为 21%。Letwin（1982）报道了 19 名患者行一期切除吻合术治疗脓肿、肠梗阻或出血后，没有死亡病例出现，仅 2 人发生了术后脓肿。

患者，特别是老年患者，似乎对一期切除吻合术的耐受性很好（Mitty 等，1969）。Wedell 等（1997）报道 148 名患者接受了无覆盖性造口的一期切除吻合术，其中仅 1 人死于轻微吻合口漏和肾衰。Hoemke 等（1999）报道使用 CEEA 吻合器实施一期吻合术，治疗了 113 名急性复杂性乙状结肠憩室炎患者。术后没有人发生吻合口漏，但有 2 人死于早期脓毒血症。一项包含了 33 名左半结肠穿孔患者，28 名憩室病患者的研究中，仅 1 名患者接受无覆盖性造口的一期切除术后发生了吻合口开裂（化脓性腹膜炎，ASA 4E）（Umbach 和 Dorazio，1999）。

当优先采用一期吻合术而非 Hartmann 手术时，治疗费用上其也具有明显优势。Schilling 等（2001）对一期吻合术（$n=13$）和 Hartmann 手术

表 33.54 复杂性乙状结肠憩室炎的病理发现与手术治疗

	Ⅲ期			Ⅱ期			Ⅰ期		
	1973—1979 (*n*=6)	1980—1986 (*n*=8)	1987—1995 (*n*=19)	1973—1979 (*n*=34)	1980—1986 (*n*=34)	1987—1995 (*n*=31)	1973—1979 (*n*=12)	1980—1986 (*n*=13)	1987—1995 (*n*=67)
一期切除吻合术	0	2	8	12	27	23	6	10（1）	60
有保护性结肠造口的一期切除吻合术	2（1）	1	1	14	4	4	4	2	3
一期切除术和Hartmann术	1（1）	4（2）	10（1）	4（1）	2（1）	4	1	1	4（1）
作为第三阶段步骤的延期切除	3（2）	1（1）	0	4	1（1）	0	1	0	0

括号中为死亡病例数。Ⅰ期：伴有蜂窝织性腹膜憩室炎，狭窄或瘘管的复杂性乙状结肠憩室炎（*n*=92）；Ⅱ期：伴有局限性盆腔腹膜炎和/或结肠周围脓肿的穿孔性乙状结肠憩室炎（*n*=99）；Ⅲ期：伴有化脓性或粪性腹膜炎的穿孔性乙状结肠憩室炎（*n*=33）。
来源自：Wedell 等（1997）。

并后期重建肠道连续性（*n*=42）的效果进行了比较，分别使用两种手术方式治疗穿孔性乙状结肠憩室炎患者（Hinchey Ⅲ/Ⅳ期）。初次入院患者的脓毒血症与原发病严重程度、手术时间、死亡率、患病率和住院时间都无差别。但是，后续入院接受Hartmann 术式转换的患者在总花费方面是单独行一期切除吻合术患者的 2 倍。

无造口的一期吻合术只针对仔细筛选后的患者。Maggard 等（2001）报道，33 名接受切除吻合术的憩室炎患者中，仅 2 人（6%）发生了严重腹腔感染并发症，而接受 Hartmann 手术的患者这一比例达到 28%。尽管如此，33 名接受一期吻合术的患者中仅 5 人需要紧急手术，而 32 名接受Hartmann 手术的患者中有 26 人是需要紧急手术的。荷兰的一项前瞻性研究发现，术中诊断为急性复杂性憩室病的患者中有 45 人需要接受一期切除吻合术（Gooszen 等，2001b），其中 40 人采用手工缝合吻合（25 人单层，15 人双层），5 人采用吻合器缝合，3 人（7%）因术后吻合口漏致腹腔感染而死亡。

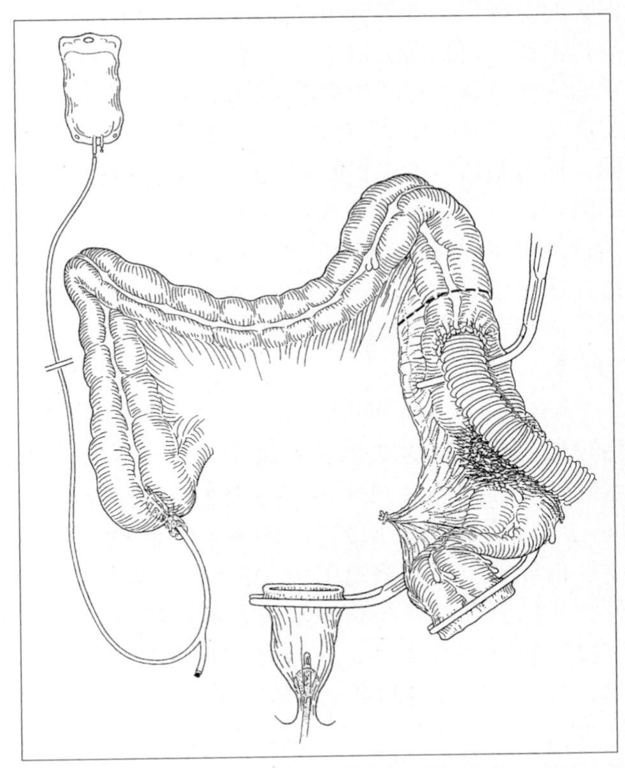
图 33.35 术中结肠灌洗术。在一期结肠-直肠吻合术之前进行。

台上结肠灌洗（图 33.35）可以使这种手术方式比以往更加可行和安全（参见第 47 章）。台上结肠灌洗（PAIL）后的一期吻合术可以消除结肠所载粪便对吻合术的危险，从而提供了一种更加安全的手术方式。Biondo 等（2000）报道，对 48 名左半结肠憩室病并发腹膜炎的患者实施切除术、台上结肠灌洗和一期吻合术，总死亡率为 2.7%。这项研究对能够接受一期吻合术治疗的患者进行了大量的筛选，排除了粪便性腹膜炎、ASA Ⅳ级状态和术前器官衰竭的患者。一项针对 PAIL（*n*=27）和Hartmann 手术（*n*=33）治疗 Hinchey Ⅲ 级与 Ⅳ级憩室炎的比较研究显示：PAIL 的平均时间比

Hartmann手术长53min（PAIL为225min，HP为172min）。尽管两组的死亡率相近（PAIL为11%，HP为12%），Hartmann手术组的伤口感染率（PAIL为2/27，HP为9/33）和平均住院时间（PAIL为18.4d，HP为38.2d）两项指标明显落后。Hartmann手术后存活的29名患者中，20人（69%）在术后平均151天接受了术式转换。Hartmann术式转换需要平均240分钟，且在两次术式转换后发生了吻合支漏，但没有发生术后死亡。

有覆盖性造口的一期切除吻合术

如果对吻合术的完整性存在疑虑，那当然建议行覆盖性结肠造口。如果患者在手术期间正在服用类固醇，或者术中出血或生命体征不稳定，也推荐采用近端减压术（Morgenstern等，1979）。对憩室病行切除术后，应该常规施行近端横结肠造口术来保护吻合部位。如果肠道准备不足，则利用回肠袢造口术或管道盲肠造口术治疗较有优势。如果有严重的粪便残留，而术中灌洗不能清除时，我们认为不应采用受保护的一期吻合术。因为一旦发生渗漏，横结肠造口术也不能防止严重的粪便污染。如果能够进行台上灌洗，粪便残留可降至最低程度，则依然建议采用近端造口术。我们认为袢式回肠造口术优于袢式结肠造口术，因为前者并发症更少，而后者需行结肠造口封闭术（Edwards等，2001）。

Krukowski与Matheson（1984）报道的所有治疗穿孔性憩室病的手术方法中，一期切除吻合术和覆盖性结肠造口术的术后死亡率最低，仅为6%。Maddern等（1995），是一期切除吻合术的主要倡导者，他们报道了40名接受急诊手术的急性左半结肠和乙状结肠憩室病患者。其中32人除了接受切除吻合术外，还施行了预防性结肠造口术，6人在住院期间死亡，但没有人出现吻合口开裂。Wedell等（1997）的研究报道了35名复杂性憩室病患者，他们接受了带有覆盖性结肠造口的一期切除吻合术，1人因持续性脓毒血症而死亡。

Gooszen等（2001a）对两种治疗复杂性憩室病的手术方式做了回顾性比较，28名患者接受了Hartmann手术治疗，32名患者接受了有覆盖性造口的一期切除术治疗。两种手术方式的效果都可取，但是有覆盖性造口的一期切除吻合术的复发率比Hartmann手术更低。同样有报道描述了20名接受了一期吻合术和改道结肠造口术的憩室病伴弥漫性腹膜炎患者（平均年龄72岁）；ASA Ⅱ级（2人），ASA Ⅲ级（12人），ASA Ⅳ级（3人）及ASA Ⅴ级（3人）（Landen和Nafteux，2002）。死亡率为15%，住院时间为20天。初次手术平均45天后，所有17名存活患者又接受了结肠造口封闭术。

切除外置术

乙状结肠切除术、黏液瘘和端式造口术

有人建议造黏液瘘，而不是缝合直肠断端，这样可使肠道连续性更容易恢复，因而避免吻合口漏或者膀胱损伤等并发症的发生。另一方面，有的患者也抱怨，除了端式造口术带来的困扰，黏液瘘也给他们增加了麻烦。由于乙状结肠肠系膜较短，在治疗憩室病时遇到的问题更多是构造乙状结肠到体表的黏液瘘所带来的技术困难。当仅需要对穿孔部位行小型切除术时，造黏液瘘是可行的，但是若要进行全乙状结肠切除术，则不适于采用。Killingback（1983）认为，如果患者有黏液瘘，施行再吻合术会更容易，而全乙状结肠切除术必须在第二阶段手术时进行；因而，在切除肠端和重建吻合前必须完全游离直肠和脾曲（Killingback，1983；Bell和Panton，1984）。

构造黏液瘘与封闭直肠断端和恢复肠道连续性是相反的技术，但操作上差别不大，因此不需要对其手术操作作单独叙述。初次手术不需要切除大部分乙状结肠，而应仅对穿孔部位行紧急局部切除（图33.36a）。分离乙状结肠和肠系膜，切除穿孔的肠段。将乙状结肠远端自腹部正中切口的下端取出，造黏液瘘。通过左侧腹直肌内的环锯分离近端结肠，做端式结肠造口术（图33.36b）。切除术和黏液瘘术之后，需要恢复肠道连续性，包括将结肠造口端和黏液瘘从腹壁游离开。为保护结肠缘动脉，应该将整个左半结肠和脾曲游离下来。应该游离远端乙状结肠和上段直肠，这样，即使切除残余乙状结肠后，降结肠与上段直肠间的吻合处也不存在张力。对一些患者来说，这就意味着需要分离腹膜返折，游离直肠到尾骨尖，分离外侧韧带。如果采用端端吻合器缝合术，则应该完全游离直肠，以便在通过吻合器枪时摊直肠管，使对直肠壁的损伤减少到最小程度。

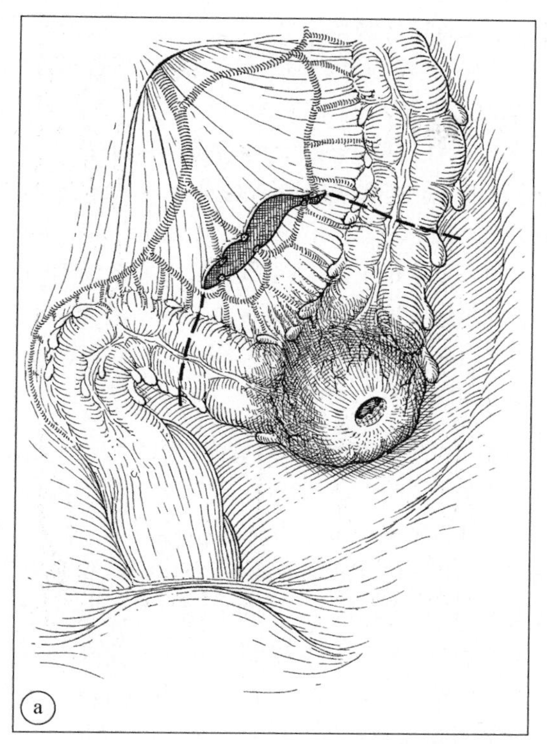

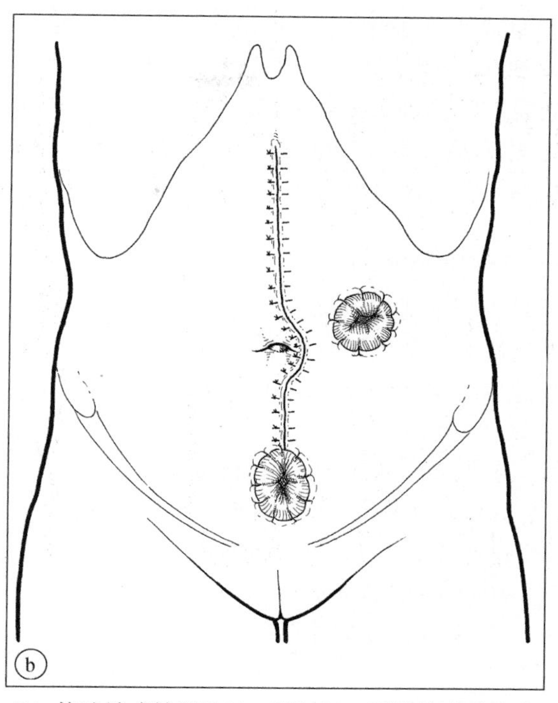

图 33.36 黏液瘘。(**a**) 切除乙状结肠穿孔的肠段。(**b**) 构造端式结肠造口，通过切口下端构造黏液瘘。

双管结肠造口术

切除病变乙状结肠后，可选择经由左侧腹直肌内的同一个环锯口将乙状结肠的近端与远端取出(图 33.37a)。造口的两个开放端用 Vicryl 或 PDS 间断缝合在一起，使余下的乙状结肠近端与远端缝合到皮肤上(图 33.37b)。理论上，只要将粗糙的地方磨平，就可以达到闭合。实际上，在 3～4 个

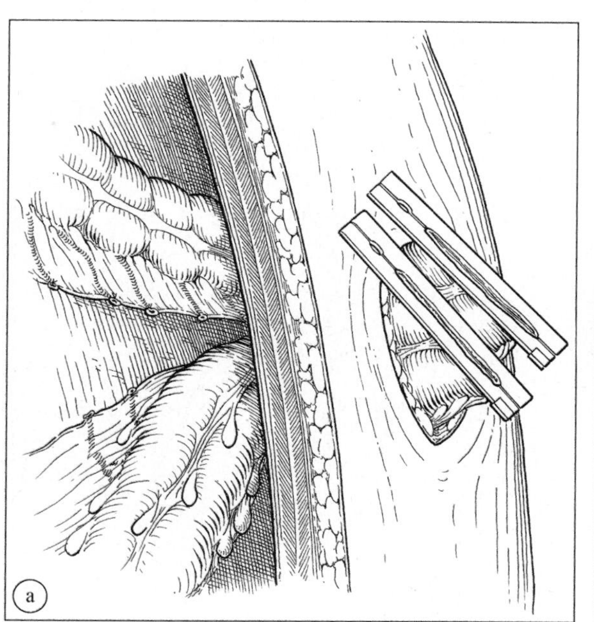

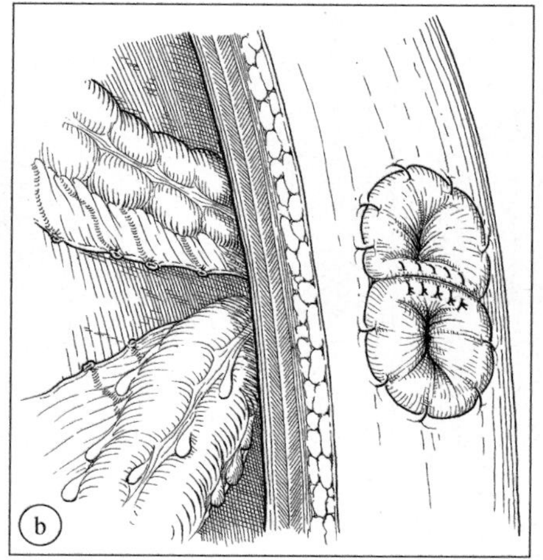

图 33.37 双管结肠造口术。(**a**) 切除乙状结肠。通过宽大的环锯口将肠管的两个断端提至腹壁。(**b**) 将结肠的相邻面缝合在一起。将余下的肠管断端缝合到皮肤，完成皮肤黏膜的闭合。

月之后，更常应用 GIA 50 或 TLC 50 行侧侧环钉吻合术，并在完全游离后，采用 TA 55 闭合双管造口（图 33.38）。或者，钉合后方粗糙部位，游离造口的前方用缝线横向闭合。如果保守闭合有困难，则应该在完全游离后，立即切除整个双管造口，并采用单层端端吻合术恢复肠道连续性。

无吻合切除术——Hartmann 手术

我们认为，如果乙状结肠有明确的穿孔，造成持续性弥漫性化脓性腹膜炎和粪便性腹膜炎，可以选择施行无吻合切除术或者 Hartmann 手术（Tottrup 和 Forst，2005）。

Hartmann 手术包括切除乙状结肠、关闭远端直肠断端和端式结肠造口术。过去，这种手术方式主要用于治疗结肠癌（Tudor，1988），但我们认为它已经成为治疗穿孔性憩室病所致粪便性腹膜炎的一种手术方式。然而，这种手术有许多潜在的并发症：

- 端式结肠吻合脱落；
- 由于压力或血供受损而失效，导致腹膜污染；
- 闭合的直肠残端破裂，导致盆腔感染；
- 肠道连续性恢复困难（Ling 和 Adberg，1984；Foster 等，1985；Caracciolo 等，1986；Sweeney 和 Hoffmann，1987；Schein 和 Decker，1988；Geoghegan 和 Rosenberg，1991；Roe 等；1991；Pearce 和 Scott，1992；Tucci 等，1996）。

Hartmann 手术治疗复杂性憩室病的死亡率相对较低，据报道为 6%～12%（Howe 等，1979；Krukowski 和 Matheson，1984；Keck 等，1994；Wigmore 等，1995）。Roxburgh 等（1968）报道的 17 例患者中有 2 例死亡；Nahrwold 和 Demuth（1977）报道的 10 名患者中死亡 1 例。有许多研究病例超过 10 例，但没有出现死亡病例的报道：

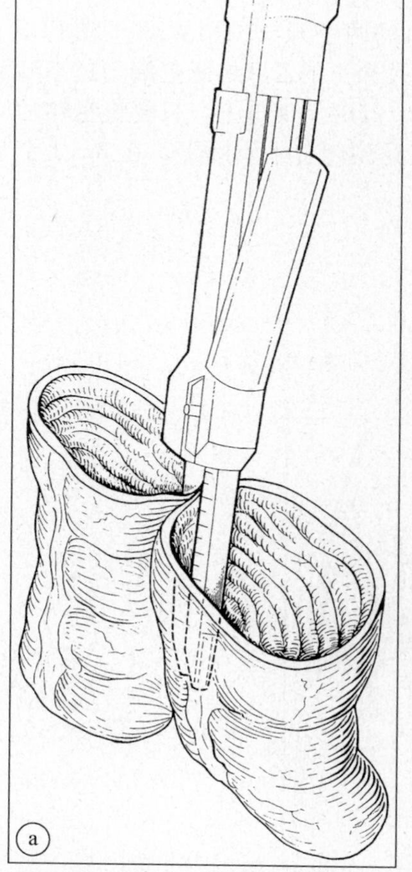

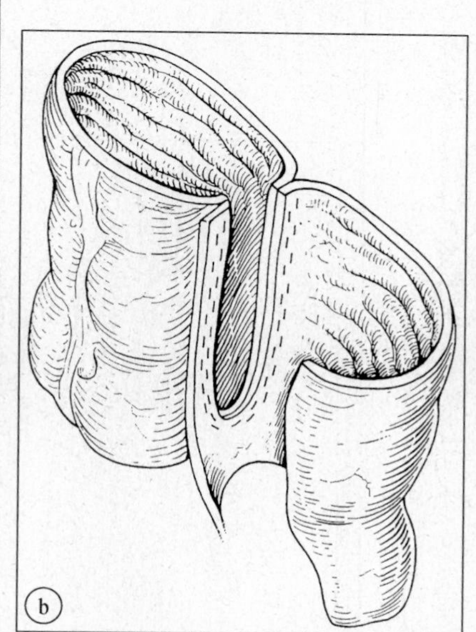

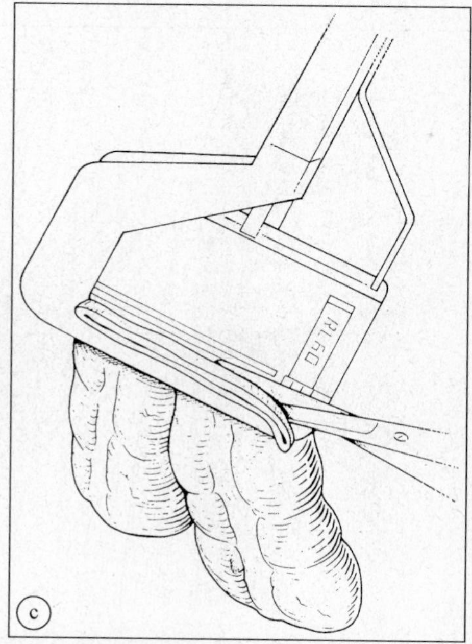

图 33.38 双管结肠造口的闭合术。（a）经腹壁游离结肠的两端。应用线性短纤维切断机施行侧侧结肠-结肠吻合术。（b）完成侧侧吻合术。（c）用 TA 55 或 TL 60 封闭结肠的两个断端。

Moore（1969），Botsford 等（1971），Leibert 和 De Weese（1981）和 Tagart（1974）。Eisenstat 等（1983）报道 44 名接受 Hartmann 手术的患者，仅 2 人死亡，但术后并发症发生率很高，特别是当肠道连续性恢复之后，包括切口感染（8 人）、脓肿（4 人）、脓毒血症（4 人）和肠皮肤瘘管（2 人）。然而，Hinchey 等（1978）报道三期手术的死亡率为 30%，Hartmann 式切除术的死亡率为 9%，最近几项关于 Hartmann 手术治疗左半结肠腹膜炎的调查研究报道其死亡率为 20%～42%（Biondo 等，2000；Blair 和 Germann，2002；Somasekar 等，2002）。

Howe 等（1979）报道 17 名患者中有 2 人的后期脓毒血症与直肠残端有关；但是，只有 2 人需要超过 2 次的手术治疗来恢复肠道连续性。Chua（1996）报道了 105 例 Hartmann 手术的直肠残端并发症：72 人中有 3 人发生腹膜内残端破裂，33 人有 1 人发生腹膜外残留断端。Bell 与 Panton（1984）记录有 37%的患者发生术中出血；1 人输尿管受损，另 1 人小肠受损。24%的患者发生术后切口感染，5%发生腹腔脓肿，1%发生造口坏死。7 人（9%）因为并发症而需要第二次手术（Bell，1980）。Lubbers 与 de Boer（1982）记录了相似的切口感染和脓肿的发生率；67 名患者中有 9 人发生切口疝，13 人发生直肠残端渗漏。但是，这项调查研究的临床资料并不局限于憩室病，其中还包括大量溃疡性结肠炎、克罗恩病、放射性结肠炎和恶性肿瘤。这些额外病例的纳入当然就能解释缝合直肠壶腹后的并发症发生率如此高的原因。让人感兴趣的是，这项研究中显示造口缺血和腹壁蜂窝织炎为其两大特点。

手术操作

如果憩室病患者发生有潜在致命危险的并发症，病情危重，需要行紧急手术时，进行术前准备就不可能也不可取。因为这些患者发病后，均会立即给予抗生素并进行后续治疗。为预防血栓栓塞，建议皮下应用肝素或者使用加压弹力袜。要与危重患者治疗科医师和麻醉医师进行协调，使患者状况有所保证（Boyd 等，1993），讨论造口术的可行性，并得到患者及其家属的知情同意。如果条件允许，所有患者都应该由造瘘护理护士或者接受过造瘘治疗培训的病室护士长来看护，以便在皮肤上标识出合适的吻合口部位。

应对患者进行插管，并使其保持 Lloyd Davies 体位。乙状结肠镜检查之后，经腹部正中长切口开腹，切除术前的开腹操作宜小心进行，可能会发现弥漫性粪便性或化脓性腹膜炎。如果这是源于憩室病，那腹膜污染源应该能很快找到。因为乙状结肠会发现炎性包块，并常伴明显的穿孔或穿孔的结肠周围脓肿，小肠袢、膀胱、子宫、盆腔侧壁和网膜可能与乙状结肠粘连。

第一步为游离乙状结肠，乙状结肠通常会极端增厚，并与周围结构粘连。一般建议用钝器剥离，但如果周围结构粘连紧密，必要时可用更安全的手术刀片剥离，这样才能避免撕裂浆膜后暴露出无保护的黏膜。在骨盆边缘辨认输尿管可能出现困难，但若情况需要时，应该在盆腔从上到下进行搜寻。

紧急切除术时不一定行全乙状结肠切除术并从盆腔游离左半结肠和直肠。实际上，急诊手术治疗穿孔性疾病时，只应切除穿孔肠段，特别是不施行吻合术时。要使近端肠管达到足够的长度以便进行端式结肠造口术已经不是问题，而切除术不打开未受感染的组织层面，则可能诱发膈下或盆腔脓肿。这种手术应该被称作“穿孔切除术”（Perforectomy），而不是乙状结肠切除术（Sigmoid colectomy）。这样，施行肠道连续性恢复术的外科医师才能意识到第二次手术必须包括完全游离直肠的远端乙状结肠切除术，同时取下脾曲，切除造口。利用这种方式，降结肠才能在无张力状态下，利用降结肠的大口径管腔，与直肠进行吻合。最终，狭窄和憩室病复发的危险都可以避免（Wolff 等，1984；Benn 等，1986；Fowler 等，1986）。

施行紧急切除术时，没有必要切除整个乙状结肠，而仅需要切除穿孔的肠段。如果根本病变可能是恶性肿瘤而非憩室病，也极少采用扩大根除术，因为大多数针对大肠癌穿孔的手术是姑息性手术。结扎靠近切除的肠道部位的血管（图 33.39a），分离乙状结肠近端和远端部位的边缘血管。用线性切割器、TLC 50 或巾钳分离结肠。

直肠残端使用横向吻合器（TLC 50、GIA 50、TA 55 或 TL 50）分离、闭合或缝合。标记直肠残端使用不易吸收的 Prolene 缝线，有助于今后辨认。最好能清洗直肠残端，这样即使残端破裂后也不会有粪便残余流入盆腔。一些研究者倾向于不闭合直肠残端，而是将其置于体表，通过独立环锯或者在腹部切口下端造为黏液瘘（Kumar 等，1996）。

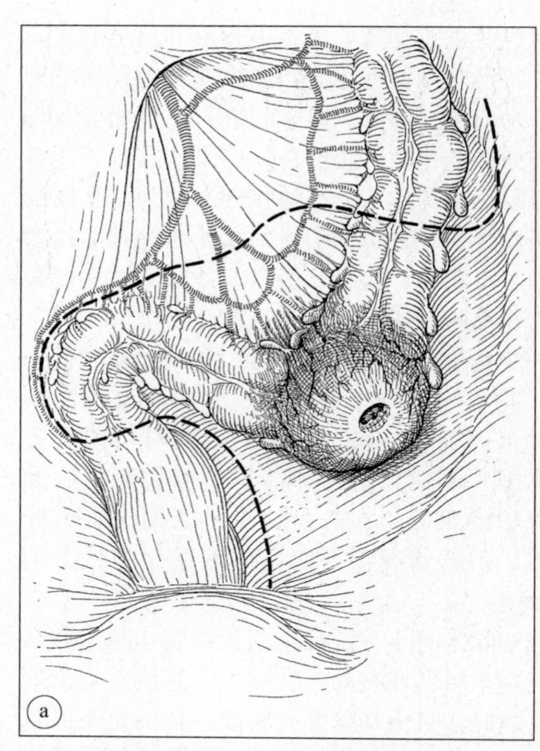
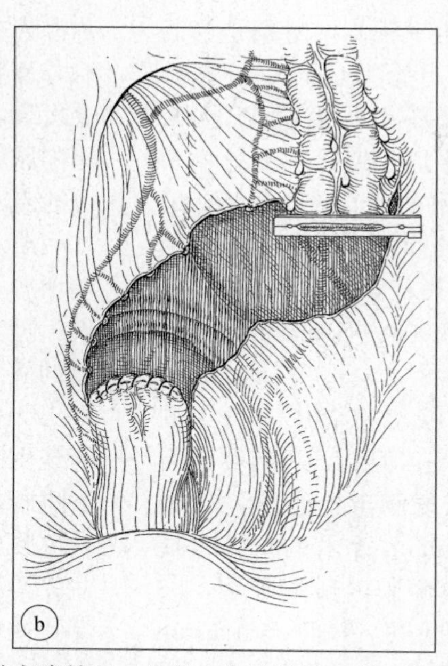

图 33.39 Hartmann式切除术治疗憩室病。(**a**)游离降结肠。分离乙状结肠肠系膜，游离上段直肠。(**b**)切除乙状结肠。缝合直肠残端，用Pott钳夹持降结肠末端，提至腹壁。

他们声称，这样会导致更高的术式转换率。实际上，我们发现这种操作方法对复杂性憩室病并不可行，它常常会导致切口感染和令人讨厌的会持续排液的"第二造口"。

一旦闭合直肠断端，注意不要将其留得过短(Tottrupt和Frost，2005)。检查一下乙状结肠近端是否能在无张力状态下到达腹壁。如果这样进行有难度，则必须通过分离侧面腹膜来游离左半结肠。如果仍然对张力程度有顾虑，则应该将脾曲也游离。

然后，使用环锯在左侧腹直肌上造口。在皮肤上切开一道椭圆形切口，并切除皮下脂肪，在腹直肌鞘上作十字切口。用Langebeck拉钩将皮肤边缘撑开，横向分离腹直肌，注意避免损伤腹壁下血管，然后分离腹膜。从腹壁环锯切口内侧面用0号Vicryl缝线连续缝合以封闭结肠旁沟；将侧面腹膜与Potts钳前面的结肠内侧面及近侧结肠通过结肠环锯造口送达到腹壁(图 33.39d，e)。我们很少关闭结肠旁沟，而是保持其开放状态。

如果止血不充分，我们会使用封闭式负压引流管。已经不再采用开放式引流脓液，因为这会增加术后盆腔脓肿的风险。如果有粪便污染，关腹但皮肤保持开放。取出止血钳或吻合器线，用Prolene缝线直接缝合皮肤黏膜(图 33.39d)，以便行端式结肠造口后上造口袋(图 33.39e)，结束手术。

术后必须继续静脉输液直到术后肠梗阻期结束，这是标准结肠造口术的治疗步骤。导尿管在这个时期要拔除。鼓励患者进行早期离床活动，皮下肝素应用要持续到患者完全恢复活动为止。心肺疾病和血栓性疾病常见，还有一些手术后遗症：切口感染、创口裂开、腹内或盆腔脓肿、脓毒血症等。应该仔细观察造口情况，以防发生缺血和回缩而导致二次粪便性腹膜炎。其他并发症包括腹腔内出血、输尿管损伤和肠外瘘。

应该教会患者护理造口。术后10～12天拆除腹部和造口处缝线。首次手术完成后出院3～4个月后，应该安排患者复诊。如果没有局部并发症发生，且患者能够耐受进一步手术，则应入院接受乙状结肠检查和左半结肠与直肠残端的再次吻合术。

恢复肠道连续性

Eisenstat等(1983)报道全部44名患者中，仅2人在Hartmann手术之后成功完成了第二阶段手术，这和其他一些文献记录形成了鲜明对比

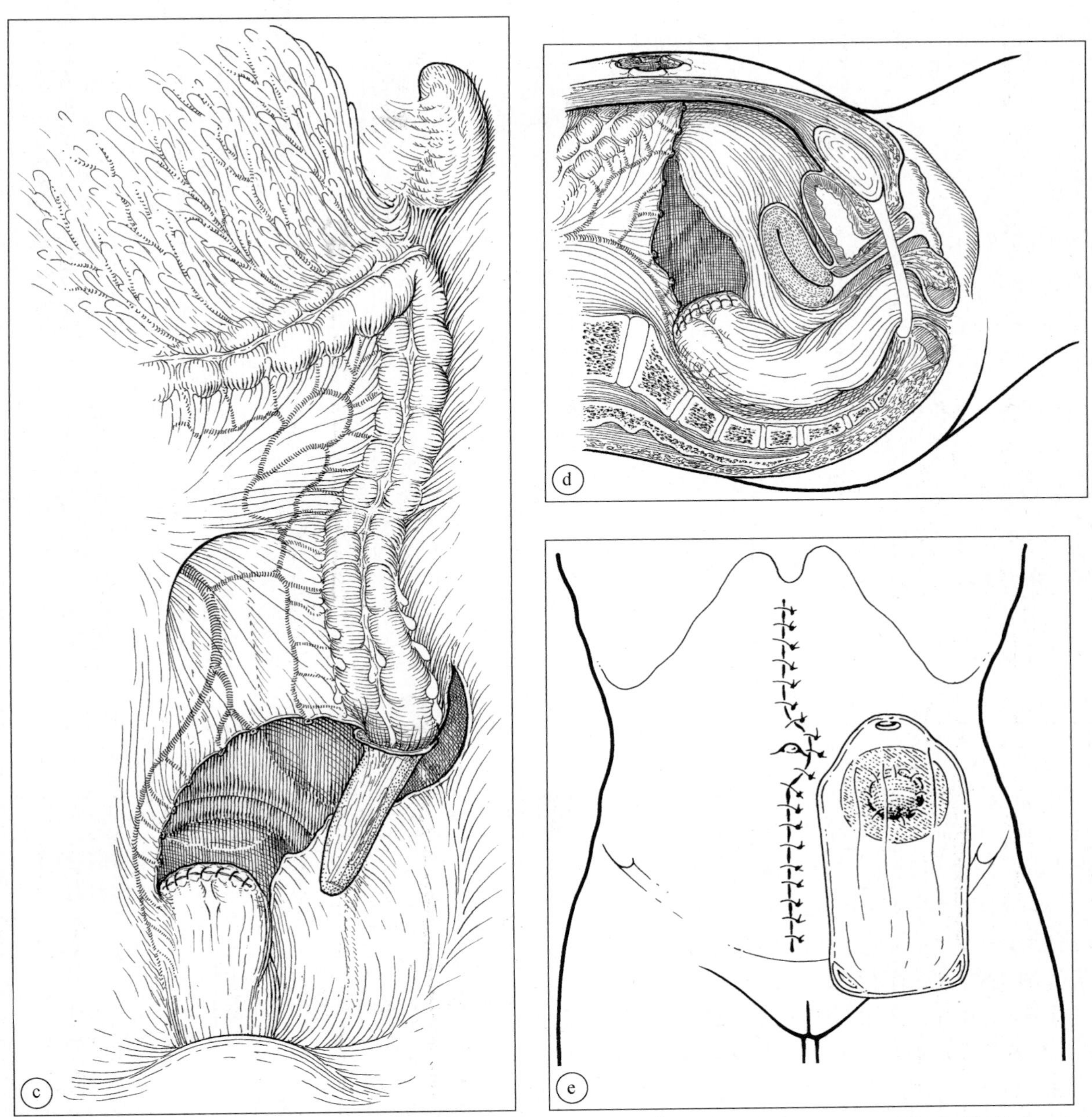

图 33.39（续） （**c**）用手术手套的指套包裹 Potts 钳末端。封闭的直肠断端在原位显现。（**d**）使用环锯制造一个经由左侧腹直肌通往腹壁的开口。将结肠末端提至腹壁，缝合皮肤和黏膜，完成结肠造口术。（**e**）在腹壁封闭处和结肠造口的皮肤黏膜缝合处安置造口袋。

（Shepherd 和 Keighley，1986）。恢复肠道连续性的成功率差异很大，有的 23 人中仅 2 人恢复（Hollander 等，1978），有的 18 人中有 17 人恢复（Leibert 和 De Weese，1981）。令人欣慰的是，在这些患者记录中，再吻合术后仅 2 人死亡（表 33.55）。虽然死亡病例数少，但是 Hartmann 术式转换后吻合口开裂和术后脓肿的发生率很高（Nunes 等，1979；Bell，1980；Alexander 等，1983；Weston Underwood 和 Marks，1984；Salem 等，2005）。Gregg（1987）报道称在 Hartmann 手术之后进行肠道连续性恢复术的前景没有在治疗复杂性憩室病的其他手术乐观。Bell 与 Panton（1984）发现，虽然 Hartmann 手术相关的死亡率低，但最终真正恢复肠道连续性的患者仅占 69%。

1987—1992 年，洛锡安外科审计中心（LSA）的外科医师对 178 名先前接受了 Hartmann 手术的患者实施了术式转换。其中 102 人（57%）诊断为憩室病，53 人（30%）诊断为恶性肿瘤（Wigmore 等，

表 33.55 Hartmann 术后行肠道连续性恢复术的结果

	患者数量	再吻合术患者数量	死亡患者数量
Hollander 等（1978）	23	2	0
Nunes 等（1979）	23	20	0
Leibert 和 De Wesse（1981）	18	17	1
Sakai 等（1981）	16	7	0
Lubbers 和 de Boer（1982）	16	9	0
Bell 和 Panton（1984）	78	54	0
Weston Underwood 和 Marks（1984）	15	10	0
Caracciolo 等（1986）	30	13	0
Alanis 等（1989）	29	14	0
Keck 等（1994）	48	40	1
Wigmore 等（1995）	124	102	0
Schilling 等（2001）	42	32	1
Makela 等（2002）	75	35	0
Regenet 等（2003）	33	20	0

1995）。Hartmann 手术与封闭术之间的平均间隔时间为 92 天。死亡率为 0.6%，吻合口漏发生率为 3.9%，但 6.7%的患者发生了吻合口狭窄。Keck 等（1994）对 48 名接受 Hartmann 手术治疗的复杂性憩室病患者中 40 人实施了术式转换。研究人员将 10 名曾因恶性肿瘤而行 Hartmann 手术的患者也纳入了研究对象中。在这个 50 人的研究对象组中，仅 1 人在术式转换后死亡，2 人发生吻合口漏，最常见的并发症为切口感染（20%）。他们也发现，不论是在初次手术后 15 周内还是 15 周之后行封闭术，其并发症发生率没有差别。目前提倡早期行术式转换，因为这样患病率不会增加，肠道连续性恢复的前景更好（Geoghegan 和 Rosenberg，1991；Roe 等，1991）。最近的几项调查显示 Hartmann 术式转换开展率为 31%～100%（表 33.56）。Hartmann 手术的另一个问题是，患者可能不能完全理解造口能够被封闭，且可能不再被随访。此外，一些患者在行 Hartmann 切除术后会发生无功能性直肠炎，这很难与炎性肠病鉴别。能够诊断该病的唯一方法是在肠道连续性恢复术后采集炎性黏液进行分析；另一方面，如果直肠病变严重，会迫使许多临床医生采用这种治疗方案（Haas 和 Fox，1990）。

表 33.56（A） Hartmann 手术的术式转换

	Hartmann 术	术后转换率（%）
Elliott 等（1997）	51	86
Wedell 等（1997）	31	31
Blair 和 Germann（2000）	64	n/a
Schilling 等（2001）	42	76
Gooszen 等（2001a）	28	57
Maggard 等（2001）	32	100
Biondo 等（2000）	60	n/a
Makela 等（2002）	75	45
Somasekar 等（2002）	98	n/a
Regenet 等（2003）	33	69
Zorcolo 等（2003）	～92	39

Hartmann 开放性术式转换

Hartmann 手术后的肠道连续性恢复术可能是一项对技术要求较高的手术，且手术时间有时会比原先计划的更长（Pearce 等，1992）。应该告知患者这项手术的潜在术后并发症发生率较高，同时应该告知患者，为了防止吻合口开裂，可能需要暂时造口，且术前需要标记所选造口的位置。连续性恢复术一般在首次手术后3～6个月进行。术前要进行乙状结肠镜检查以保证直肠情况正常；如果存在直肠炎的证据，则可能很难鉴别无功能性直肠炎和潜在的炎性肠病。对老年患者而言，最好能对他们的肛门括约肌功能加以评估，因为老年患者在行Hartmann手术封闭后常常会发生肛门括约肌功能减弱。无论行腹腔镜手术还是剖腹术，术前对远端和近端肠管进行评估是很重要的，可能还需行内镜检查加活检。如果患者有改道性结肠炎，并且改道持续时间很长，那么直肠顺应性检查或灌肠剂保留测试可能有用。在近端肠段与无顺应性或严重病变的直肠断端之间重建连续性，可能导致类似会阴结肠造口术后的状况，从而出现大便频发、里急后重和大便失禁。对这类患者，最好保留其造口。

应该预先进行彻底的肠道准备，建议行直肠灌洗，清除直肠残端的浓缩黏液。手术前一天晚上行结肠造口灌洗，完成肠道准备。应该给予患者手术期间抗生素预防，以免发生血栓栓塞。

患者全身麻醉，插管，取Lloyd Davies体位，以便能够对直肠壶腹进行检查和插管，并能通过吻合器枪或者能够进行术中直肠灌洗。可采用传统开腹术或者腹腔镜手术施行腹部操作部分。首先讨论传统操作方法。

通过前正中切口进行腹部探查，切口必须延长至耻骨联合。分离所有粘连，以便伤口保护器和留置拉钩能够插入。采用环造口切口将端式造口从腹壁游离下来，并将腹直肌和腹直肌鞘从结肠上分离下来。结肠末端一经游离，立即用Potts钳或线性吻合器钳夹封闭肠管，然后再将结肠送入腹腔。此时，分离覆盖降结肠的侧面腹膜，使脾曲能完全游离，注意不要损伤生殖道、输尿管或结肠缘动脉。从横结肠左边切开大网膜，完全游离结肠系膜和结肠脾曲。

辨认和游离直肠残端可能比较困难。一些外科医师将乙状结肠镜置入直肠壶腹（Gervin与Fischer，1987）或者运用环形吻合器辨认直肠残端并行结肠直肠吻合术。这些技术可能有用，但是也有损伤直肠壶腹的风险，因为直肠残端不是一个短直的管道，而是位于盆腔边缘的扭转卷曲的纤维性结构，通常与增厚的乙状结肠远端相邻。在直肠完全游离和切除多余乙状结肠之前，我们不建议经直肠插入吻合器，特别是当大多数前期接受的切除术是在紧急情况下进行的，且与穿孔切除术无明显区别。如果整个乙状结肠被切除，骨盆底仅留有一段很短的直肠断端，那么只能行一期端端环钉吻合。

第一步，剥离盆腔，辨认直肠。但直肠可能会与骨盆边缘发生粘连。如果辨认有困难，可使用乙状结肠镜或者直肠软管从下方伸入直肠断端。如果直肠断端不能定位，这种手法可以避免损伤膀胱。一旦辨认直肠，需对断端行两次加强缝合，这可以起到有效的拉钩作用。用盆腔深拉钩从前面拉住膀胱和输尿管。将增厚的直肠乙状结肠从盆腔游离的唯一方法通常是用锐利的剪刀剥离，特别是存在盆腔感染时，且应该贴近肠管进行剥离，直到尾骨尖。

在切除直肠断端顶部的致密纤维组织时，伤及两侧输尿管的情况并不少见。输尿管架可用来辨认两侧输尿管，但是无论什么情况，在分离直肠断端两侧骨盆内筋膜和外侧韧带前，都应该辨认出输尿管，并加以保护。最后，分离前腹膜。在女性患者，将直肠和子宫与阴道分离开来；在男性患者，将直肠和储精囊与膀胱分离开来。

盆腔止血一经完成，立即切除整个残余乙状结肠和上段直肠，这样就可以施行对宽大直肠壶腹的吻合术。经结肠造口后，近侧结肠的远段肠管也要切除，这样才能对口径更大的降结肠行吻合术（图33.40a）。

如前所述，缝合吻合运用3/0 Vicryl或PDS进行单层倒置间断吻合（图33.40b）。换用环钉吻合技术也不存在技术问题，特别是当直肠已经完全游离时（图33.41）。对上段直肠切缘行低位荷包缝合，或者用横向吻合器闭合直肠断端。同样，降结肠切口端采用荷包缝合，可用端端吻合器实施环状端端吻合术。但是，如同介绍乙状结肠切除术时所述，双重环钉吻合更加常用。

如果直肠断端很短，且首次手术时已将整个低位乙状结肠切除，在完全不侵扰骨盆的情况下也可以完成吻合。这样主要可以避免盆腔剥离，从而避免损伤输尿管、出血和损伤直肠的风险。运用Autosuture Premium加CEEA（U. S. Surgical Corporation，Norwalk，CT，USA），或者Ethicon ILS（Ethicon Inc，Ohio），分开砧座，将中心轴部分送达至直肠断端顶部（图33，41c），将砧座推入降结肠，收紧荷包缝合，然后将砧座安装在中心轴上，关闭吻合器，发射，抽出。

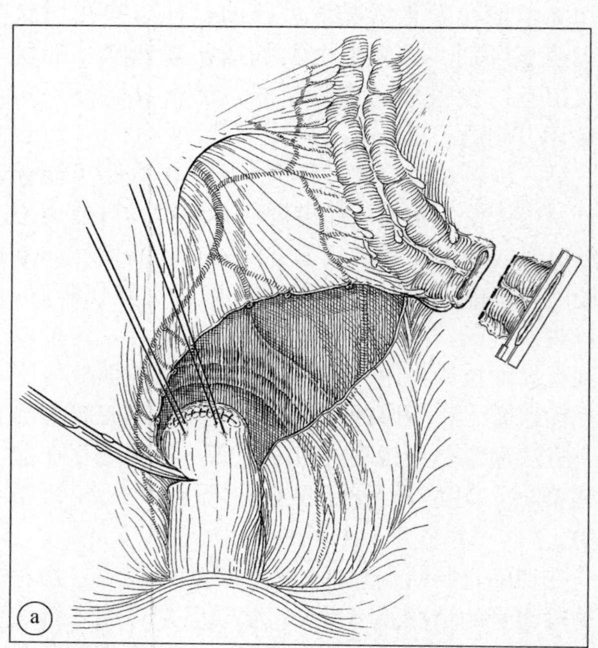

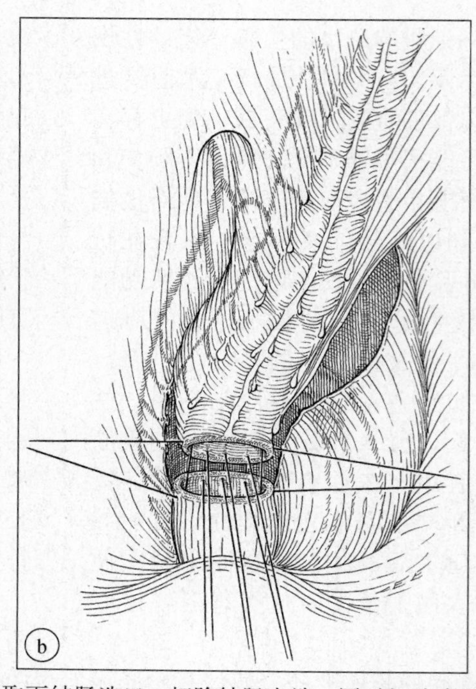

图 33.40 采用缝合技术完成 Hartmann 手术闭合。(**a**) 取下结肠造口。切除结肠末端。同时切除直肠断端的末端。(**b**) 缝合结肠-直肠吻合术。

手术完成后，通过水下注入空气对吻合口进行检测。如发现任何渗漏，即行缝合。如果对吻合口完整性存在疑虑，可以行近端造口、袢式回肠造口术（图 33.42a）或盲肠造口术更好（图 33.42b）。然后关腹，在盆腔留置吸引引流管。

根据肠梗阻的持续时间和手术结果，一般维持静脉输注 5～7 天。Hartmann 肠道连续性恢复术后的常见并发症有出血、感染、吻合口漏、持续性肠梗阻和近侧肠管至吻合线的缺血。高危老年患者的常见非特异并发症有尿潴留、脑血管意外、心肌梗死、血栓栓塞、呼吸衰竭和支气管肺炎。只要患者控制饮食，没有共存的肠道其他疾病，乙状结肠全部切除，则不需在出院后接受长期随访。

Hartmann 腹腔镜术式转换

无论与保留直肠吻合的近段肠道是小肠（回肠直肠吻合术）还是降结肠（结肠直肠吻合术），Hartmann 腹腔镜术式转换的步骤是一样的。首先，这种手术方法的优势很明显。不需要巨大的剖腹术切口来进行肠粘连松解术和吻合术，整个手术可以通过现成的造口部位和各种另外的孔道来开展。

腹腔镜造口术式转换的指征同已述的剖腹手术几乎完全一样，尽管只存在某些相对禁忌证。尤其是在治疗曾因穿孔伴广泛腹腔感染而接受过 Hartmann 手术的患者时，外科医师可能会遇到更多的困难。在这种情况下，不应该让经验不足的医生来实行腹腔镜术式转换。对曾经接受初次手术治疗高度局限性憩室病患者来说，依照我们经验，接受腹腔镜手术不会有额外的困难（表 33.56B）。

无论是腹腔镜手术还是开腹术，注意事项是一致的。具体而言，很可能遇到盆腔粘连，从而增加了手术难度，而且损伤其他结构如小肠和输尿管的可能性也增加。因此，无论 Hartmann 术式转换经由开腹还是腹腔镜来操作，都应该考虑加用输尿管夹。同往常一样，应该告知患者，腹腔镜手术不一定可行，可能需采用开腹术才能顺利完成手术操作。此外，如果是初次接受剖腹术，可以将 Seprafilm 膜（美国健赞公司剑桥研发中心及麻省理工学院）置于切口下、造口下侧的周围和 Hartmann 断端的表面，这样可以减少粘连发生的机会（Becker 等，1996；Gilliland 等，1997a，b）。

虽然腹腔镜造口术式转换有许多种操作方法，但如果能游离造口，并通过造口部位直视下尽可能分离粘连，才是最易施行的方法。准确地说，完全游离造口及其周围进入腹腔的部分（图 33.42a），用 Kocher 钳钳夹住筋膜边缘，直视下，尽可能锐性分离中下腹和盆腔的粘连。在完全游离近端结肠

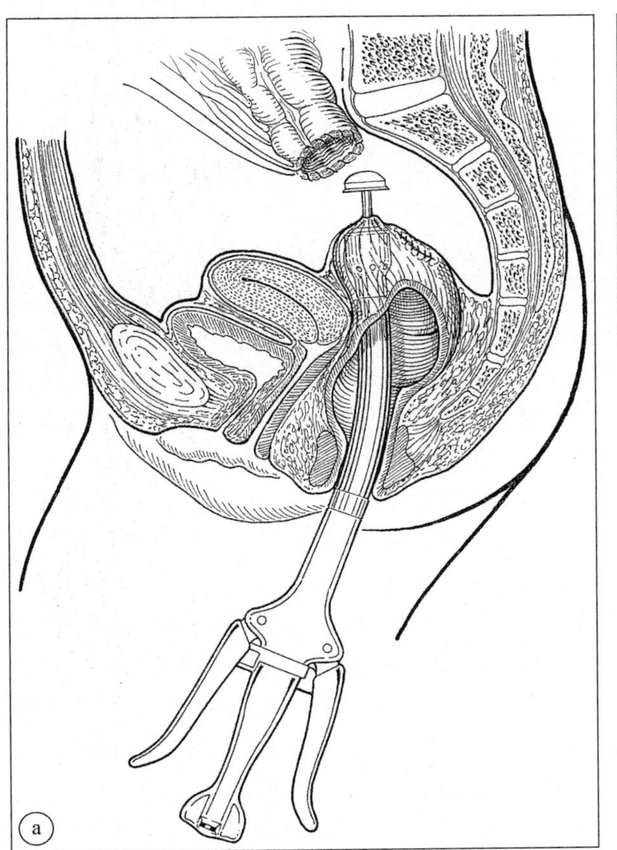

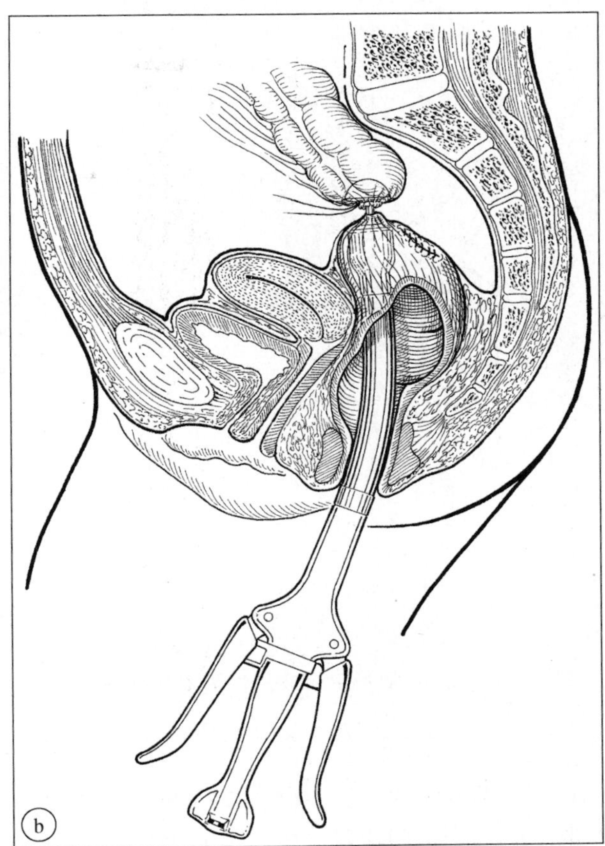

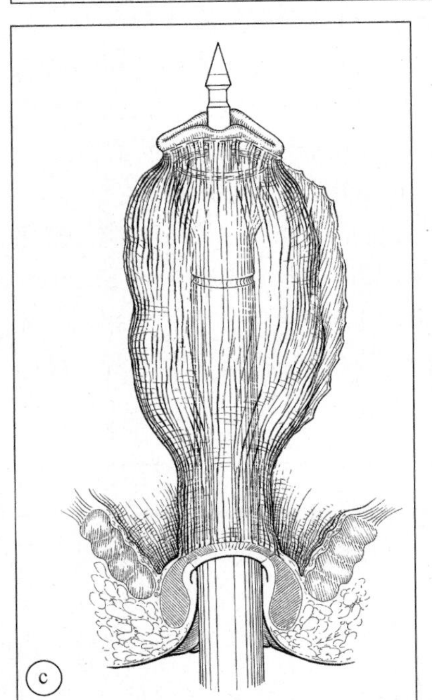

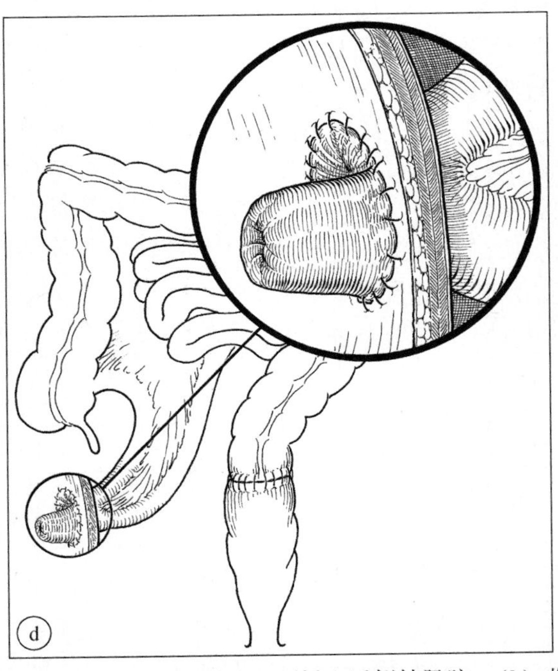

图 33.41 （**a**）经由开放的直肠断端插入吻合枪头，分离砧座，再插入近侧结肠腔。（**b**）收紧直肠断端和近侧结肠的荷包缝合，关闭吻合枪，接着发射。（**c**）目前一般更常采用双钉结肠直肠吻合技术。最后加覆盖性造口。（**d**）结肠-直肠吻合术后的覆盖性回肠袢造口术。

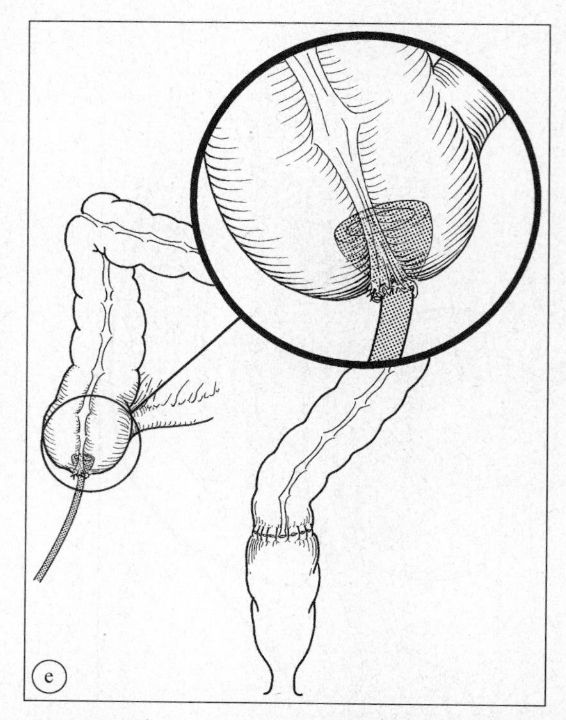

图 33.41（续）（e）结肠-直肠吻合术后的覆盖性盲肠造口术（目前极少应用）。

后，切除远端大部分肠管。应用标准方法夹持、分离、结扎肠系膜。不论用什么方法，都应该对外置的结肠末端行荷包缝合。将环形吻合器的砧座置入肠腔，再将近端肠管末端退回至腹腔（图 33.42b，c）。将此处的筋膜缝合，然后通过预先在中上腹留置的 10mm 孔道向腹部注入 CO_2，产生压力为 15mmHg 的气腹。注气完成后，将手术台摆为陡峭的头低脚高和右侧向下倾斜体位。

经右髂窝和脐周区域的横切口，在腹上血管的侧面，刺戳出 1cm 的伤口，形成 2 个直径 10mm 的额外孔道。联用超声刀和 10mm 直径的 Babcock 紧握钳，将其他的肠袢从盆腔游离。特别注意检查肠壁表面，保证没有切割到肠壁。如有必要，可以进一步游离直肠或直肠-乙状结肠断端。分离所有粘连之后，同样在直视下，经正中切口上部的 1cm 纵切口刺戳一个 10mm 的孔道。封闭结肠造口处的筋膜，向腹内注气；根据需要留置其他孔道。

如果肥大的憩室病乙状结肠或者远端降结肠位于合适的位置，则应准确切割这段肠管。同样，在骨盆手术阶段，有必要施行全乙状结肠切除术。在此之前最好能够辨认出上部直肠和/或下部肠系膜血管。辨认出两侧输尿管的后外侧反折之后，选择一种合适的方法分离血管。血管操作器具包括闭锁 PDS 夹（Ethicon GmbH，Hamburg，Germany）（这是商品化内镜线性血管吻合器中的一种）以及预先打结的内镜缝线环或肽夹。然后用超声刀分离余留的肠系膜。然后，用 Seldinger 技术刺戳一个 18mm 孔道代替右髂窝回肠造口术孔道，使用 ELC 60（Ethicon Endosurgery，Inc，Cincinnati，OH，USA）吻合器通过该孔道分离直肠-乙状结肠连接部。这种情况下，需要再次打开结肠造口封闭的部位，经其收集样本后再关闭筋膜。

游离脾曲时，需要反转 Trendelenburg 卧位和右侧倾斜位，这有助于游离至横结肠中部高度。如果存在广泛右半结肠憩室病，有必要吻合横结肠与直肠，或少数情况下吻合回肠与直肠。在完全游离左半结肠与直肠后，冲洗整个腹部（包括盆腔），仔细止血，检查所有肠袢排除意外损伤。

吻合术的施行受到砧座辨认方式的影响，砧座抓握使用特别设计的 Allis 抓握钳（Ethicon Endosurgery，Inc，Cincinnati，OH，USA）（图 33.42d）。环形吻合器经肛门置入。对于腹腔镜手术患者，最好

表 33.56（B） 腹腔镜 Hartmann 术式转换

作者	患者数量	术式	转换	住院时间（天）	发病率
Sosa 等（1994）	18	腹腔镜-Hartmann 术式转换	4（22）	6.3	（14.5）
	65	腹腔镜-Hartmann 术式转换		9.5	
Navarra 等（1985）	4	腹腔镜-Hartmann 术式转换	0	6	0
Regadas 等（1996）	17	腹腔镜-Hartmann 术式转换	2（11.7）	4	（41）
Kim 等（1997）	12	腹腔镜-Hartmann 术式转换	1（8.3）	5	1（8.3）

括号中为百分率。

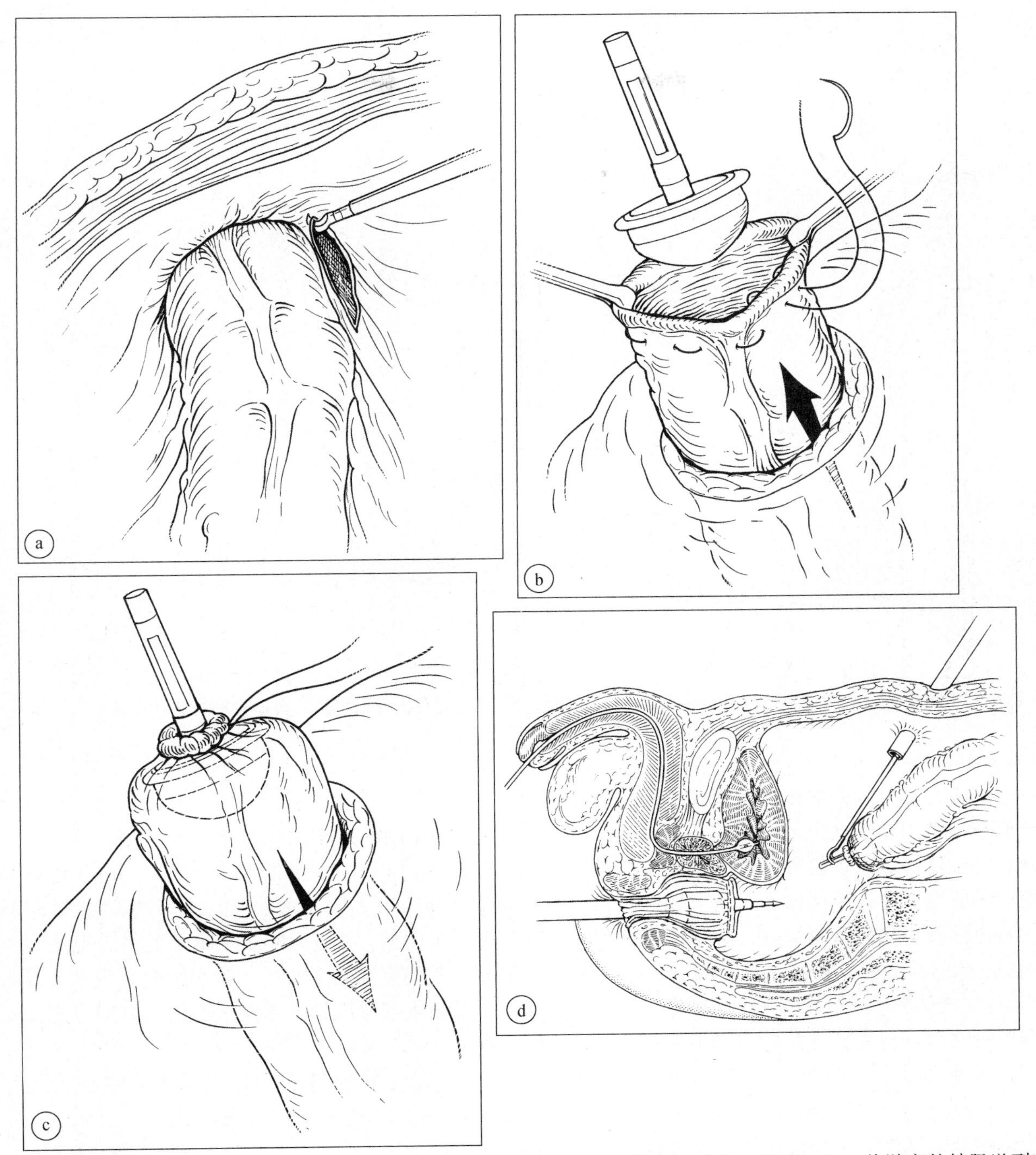

图 33.42 （a）游离结肠造口。超声刀分离腹膜和结肠末端与结肠环锯造口之间的粘连。（b）将游离的结肠送到吻合口部位，荷包缝合结肠末端，插入砧座。（运用相同的技术行回肠造口术，在先前结肠切除术的基础上通过回肠-直肠吻合恢复肠道连续性。）（c）收紧荷包缝合，将近端结肠内的砧座退回腹腔。（d）将环形吻合器插入直肠断端。这可能需要进行适当的剥离。在将砧座推入吻合器中心轴之前，将中心轴经直肠断端中心推进。

选择 Ethicon CDH 29-mm 或者 CDH 33-mm 吻合器而不是 USSC 公司生产的 28mm 或者 31mm 吻合器（U. S. Surgical Corporation，Norwalk，CT，USA）。原因很简单，前者不需要取出可拆卸塑料套管针。前一种器具的组成包括一个不可拆卸的金属套管针，其上安装了插孔砧座。这种设计使腹腔镜手术更加方便，省去了麻烦耗时的步骤。

无论如何，不管选择何种吻合器，应尽可能使用最大直径。将砧座置入近端肠管后，经肛门插入环形吻合器，直到中心轴与交叉吻合线平齐。然后

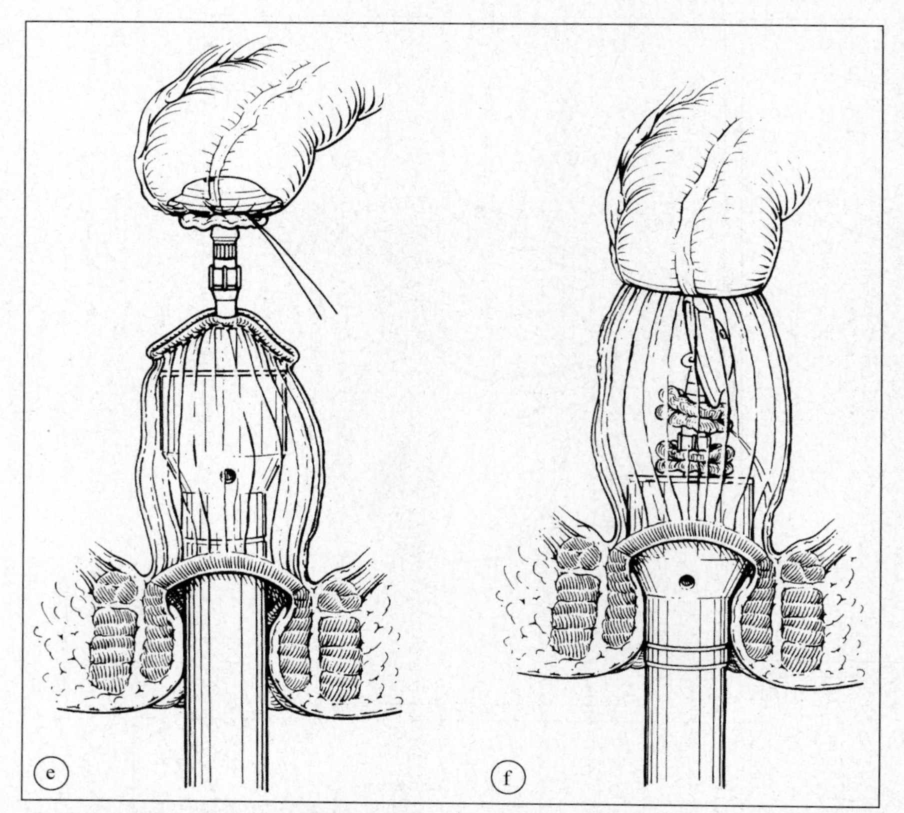

图 33.42（续） 用环形吻合器完成结肠-直肠吻合。（e）关闭吻合器。（f）吻合枪发射，然后将器具从直肠断端抽出。

从交叉吻合线中心部分的中部或者前面或者后面伸出套管针部位。采用专用夹钳，将砧座还原至接插式金属套管针位置。此时，检查肠管及其肠系膜处于它们恰当的解剖位置，确保没有扭转现象。将摄像头伸入右髂窝查看砧座关闭情况，确认没有任何其他结构进入吻合口中。随后，关闭吻合器（图 33.42e），再次确认肠道及其肠系膜的定位。

吻合器发射后，将其打开并轻柔取出，检查圆形组织环的完整性（图 33.42f）。用无齿肠钳（非挤压钳）夹持靠近吻合口的肠管。灌洗盆腔，经直肠注气确认吻合完整性。可用灯形灌注器，或者硬式或可曲式内镜进行注气检测。后两种方法具有直视吻合口的优势，能够检测肠腔开放性和止血效果，并能帮助外科医生在手术记录中准确记录吻合口高度。

手术最后步骤包括确认吻合口处无张力，并再次检查止血效果。常规引流。腹内气体消除后，用可吸收缝线间断缝合孔道。灌洗皮下层；运用皮下缝线、皮夹或其他方法闭合皮肤。一般不封闭造口，而是用聚维酮碘纱布疏松填充，干敷料覆盖。

腹腔镜 Hartmann 关闭术的结果

Sosa 等（1994）回顾评估了 Hartmann 手术后腹腔镜结肠造口关闭术的影响。65 名患者接受了开腹造口关闭术，而 18 名患者接受了腹腔镜造口关闭术，其中有 4 人（22%）转换腹腔镜手术为开腹术。开腹术与腹腔镜手术的平均住院时间分别是 9.5d 和 6.3d，两组的复发率相当。该项技术在 Hartmann 术式转换的变化包括采用腹壁提升器（Bossotti 等，2001）或手工辅助技术（Lucarini 等，2000）。

Navarra 等（1995）也报道一个包含 4 名患者的小型调研活动。均采用一期 Hartmann 手术，其中 2 名患者治疗穿孔性憩室炎，另外 2 名治疗梗阻性乙状结肠癌。憩室炎和癌症患者的造口闭合时间分别是 6 个月和 14 个月。对这组患者采用无气视频辅助技术，手术平均时间为 150min。术后平均 36～48h 后肠道功能恢复，3d 或 4d 后开始排便。该项研究无死亡病例和患病病例报道，所有患者在第 6 天出院。患者恢复活动很早，几乎无术后疼痛。

Regadas 等（1996）和 Holland 等（2002）报道了相似的数据结果。在他们的研究中，20 名患者中有 35.3%的人术后无需任何止痛治疗。而且，其余 64.7%诉痛患者只接受了一剂止痛药物治疗，平均住院时间为 4 天。41%的患者发生术后并发症，2 人发生伤口感染，1 人伤口出血，1 人急性肾衰竭，1 人盆腔小脓肿，并通过直肠自然引流，1 人切口疝，1 人腹膜炎，为再发切除术术后第一天自发，2 人发生术中并发症，包括吻合器致直肠残端穿孔，被迫转换为开腹术，1 人环钉吻合不完整，随后采用腹腔镜连续缝合修复，并行结肠注气确认完整性。

Kim 等（1997）报道了 12 名平均年龄为 54 岁（23～86 岁）的患者，接受了腹腔镜-Hartmann 术式转换。10 人手术指征为憩室炎，另外 2 人为其他疾病。造口闭合平均需要 4 个月（3～6 个月），手术时间平均 140 分钟（110～250 分钟）。没有手术患病病例，1 人转换为开腹术，仅 1 人发生术后尿潴留。患者平均住院时间为 5 天（3～14 天）。

无论采用腹腔镜手术还是开腹术，这项手术对操作技术要求均属最高之列。如选定腹腔镜手术，需为开腹术转换做好相应准备。需要安放双侧输尿导管。Hartmann 腹腔镜术式转换的外科统计结果参见表 33.57。不要在远离吻合口的乙状结肠留有憩室病病变。Benn 等（1986）的研究结果明确说明：在此情况下，如果采用结肠-乙状结肠吻合术，而不是结肠-直肠吻合术，则憩室炎再发几率会从约 7%上升 至约 12%。若此，手术方案应纳入切除任何残留远端乙状结肠的计划。

作者观点

如果憩室病患者出现并发性脓毒血症，且经保守治疗成功，医学情况适于接受手术，则可接受择期切除术。但是，需要针对每个患者，宜权衡不行手术治疗的潜在危险（再次入院、造口、憩室炎并脓毒血症致死）与择期憩室切除术的不良后果（死亡、形成渗漏口及复发）。

虽然采用腹腔镜手术会使治疗憩室病的切除术手术时间延长，但 Bruce 等（1996）证实延长期内添加应用的麻醉剂对患者无害。因此，腹腔镜手术治疗憩室病具有许多优点，包括复发率减少、住院时间缩短、患者耐受度增加，以及因肠梗阻而再度入院的概率减小。获得这些改善的原因还不明确，但推断原因有肠道处理更少、免疫抑制更小及粘连形成更少（Reissman 等，1996；Alabaz 等，2000）。有趣的是，Sher 等（1997）强调炎症反应越明显，患者获得的对比治疗效果越好。

手术预后三轴：年龄、患病率（ASA Ⅰ-Ⅴ）和腹膜内感染，涉及各种变化因素，这决定了因憩

表 33.57 腹腔镜-Hartmann 术式转换

作者	患者数量	术式	转换	住院天数	患病率（%）
Sosa 等（1994）	18	腹腔镜-Hartmann 术式转换	4（22）	6.3	14.5
Navarra 等（1995）	4	腹腔镜-Hartmann 术式转换	0	6	0
Regadas 等（1996）	17	腹腔镜-Hartmann 术式转换	2（11.7）	4	41
Kim 等（1997）	12	腹腔镜-Hartmann 术式转换	1（8.3）	5	1（8.3）
Kohler 等（1999）	19	腹腔镜-Hartmann 术式转换	2	7.5	6
Bossotti 等（2001）	10	“无气”腹腔镜-Hartmann 术式转换	2	9.5	30

括号中为百分率。

室感染的急诊入院并非同质事件。三种可用的"外科"干预方式（CT 引导下的引流、一期切除吻合术和切除外置术）是相互重叠的治疗方案，不是界限清楚的零和干预。CT 引导下对局限性脓肿行经皮穿刺治疗，可以给早期择期切除术提供治疗机会，而不必行急诊手术。需要急诊开腹术的局限性脓肿或肠梗阻可以采用一期切除吻合术治疗，若此，一般建议行近端回肠袢造口术。我们和 ASCRC 均认为，在治疗粪便性腹膜炎与严重化脓性腹膜炎方面，Hartmann 手术是最为安全的手术方式。

右半结肠憩室病

发病率与病因

尽管在 1912 年 Potier 首次描述了这种疾病，但爱尔兰皇家外科医学院（Royal College of Surgeons，RCS）的 John Hunter 收集了孤立性盲肠憩室的病例资料（Editorial，1968）。真性憩室很少见，并且通常累及结肠全层（Oldguist 和 Peter，1931；Lauridson 和 Ross，1952）：除了黏膜层与固有肌层外，还有特殊肌层；这种憩室可能是先天存在。假性憩室更加常见，且不累及肌层；它们通常是后天形成的（Williams，1960；Hughes，1969）。大部分真性（全层）憩室是孤立的，并且很难与孤立性盲肠溃疡相鉴别，特别是当它们发生急性炎症时。这些憩室可能来源于发育异常的肠壁裂隙（Evans，1929）。其内全层肠壁的研究发现支持了它们的胚胎起源（Vaughn 和 Narsete，1952；Unger，1953；Mears 等，1954；Bahaborzorgui 等，1968）。Waugh（1941）称这种憩室来源于盲肠的过度生长，之后通常又在胎儿期第 7～10 周发生萎缩。Magness 等（1975）报道了他们的 18 名患者中，有 17 人的憩室中发现了全层结肠壁结构。

大多数右半结肠的假性（黏膜层）憩室不是孤立的，且组织切片发现它们仅由黏膜层与黏膜下层组成。日本发现的大部分憩室病例（Sugihara 等，1984）和 Hughes（1969）在他的尸检研究中报道的所有病例，均是后天获得的。Schuler 与 Bayley（1983）检查的 8 例憩室中有 7 例是后天获得。有人认为这与结肠内压增高有关，并且源自回肠结肠动脉末支穿过盲肠壁处而形成盲肠壁缺陷（Greensfelder 和 Hillier，1929）。一些获得性缺陷是来自盲肠周淋巴结的牵引型憩室。很大比例（84%）的急性盲肠憩室炎患者曾经接受过阑尾切除术，而两种疾病可能都是由于粪便堵塞肠腔所致（Anderson，1947）。

地理分布

在西方国家，右半结肠憩室病比左半结肠憩室病少见得多，其比例在所有病例中不足 10%（Killingback，1983）。相比之下，在日本、中国、马来西亚和韩国，右半结肠憩室病至少是左半结肠憩室病的 2 倍（Sugihara 等，1984；Nakada 等，1995；So 等，1999；Jang 等，2000；Law 等，2001；Chiu 等，2001；Shyung 等，2003；Fang 等，2003）。在日本，右半结肠憩室病发病率是结肠其他部位憩室病的 2～3 倍。Sugihara 等（1984）报道的 1 839 例钡剂灌肠检查诊断的右半结肠憩室病发病率为 13%（图 33.43）。同样，Nakada 等（1995）发现，1985—1992 年，在日本地方综合性医院接受钡剂灌肠检查的 6 849 名患者中，右半结肠憩室病的发病率为 15.7%。有趣的是，发病率从 1985 年的 10.7%增长到了 1992 年的 17.8%。病变位于右半结肠的患者比例为 69.2%，两侧均存在的患者比例为 17.5%，左半结肠的患者比例为 13.3%。Miura 等（2000）从接受钡剂灌肠检查的 13 947 例日本患者检查结果中得出结论，1987—1992 年，

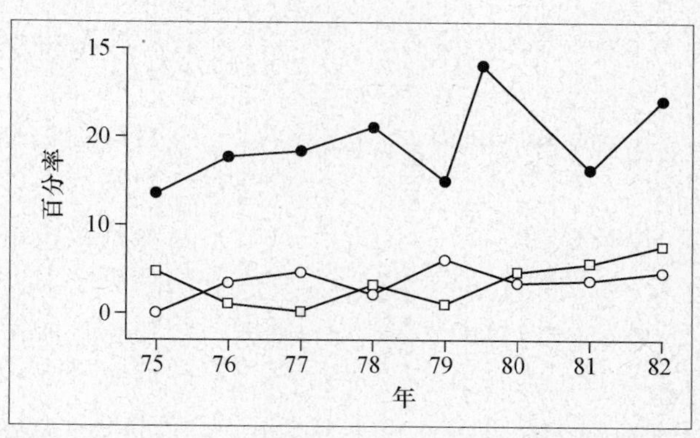

图 33.43 日本（1975—1982 年）右半结肠（●）、左半结肠（○）、双侧结肠（□）憩室病发病率。来源自：Sugihara 等（1984）。

右半结肠和双侧结肠憩室病发病率有所增长，但左侧结肠憩室病发病率没有明显变化。

在夏威夷，右半结肠憩室病特别常见（Burgess，1940；Waite，1954；Rigler 和 Cherry，1960；Peck 等，1968；Arrington 和 Judd，1981；Harada 和 Whelan，1993）。Stemmermann 和 Yatani（1973）报道，在夏威夷，52％的日本社区出现憩室病，大部分在右半结肠。Chang（1965）报道了 100 例病例：62 人是日本人，22 人是中国人或者波利尼西亚人，仅 16 人是白人。左半结肠憩室病发病率与右半结肠憩室病相反，白人为 80％，日本人为 10％，中国人或者波利尼西亚人为 10％。

西方国家的流行状况

在北美和欧洲，右半结肠憩室病并不常见。Mariani 等（1987）报道的入院率为 1∶4 300。Ochsner 与 Bargen（1935）发现仅 1％～2％的患者的大肠憩室病累及右半结肠。Case 与 Shea（1953）发现结肠憩室病患者中，仅 4％的病变位于降结肠，仅 2％的患者存在盲肠病变。Hughes（1969）发现 12％的患者患有右半结肠憩室病，仅 2.5％有盲肠憩室。Beth-Israel 医院的一项 15 年的回顾性统计显示，在 760 名（1.5％）结肠憩室病患者中仅 12 人累及右半结肠。急性憩室炎往往表现为阑尾炎：在这 15 年间，有 1445 名患者因阑尾炎入院；不足 1％的可疑阑尾炎患者确诊为盲肠憩室炎（Fischer 和 Farkas，1984）。真正的患病率数据只能从钡剂灌肠检查中获得：Daniels 与 Wood（1960）记录，5000 例检查中，仅 50 例诊断为右半结肠憩室病（发病率为 1％）。

年龄与性别

诊断发病的高峰年龄为 30～40 岁，比症状性左半结肠憩室炎年轻许多（Lauridson 和 Ross，1952；Schapira 等，1958；Wagner 和 Zollinger，1961；Arrington 和 Judd，1981；Gouge 等，1983；Fischer 和 Farkas，1984；Keidar 等，2000）（图 33.44）。中国香港报道的 30 例病例的中位年龄为 34 岁（Chiu 等，2001）。Sugihara 等（1984）研究报道的日本右半结肠憩室病患者平均年龄为 52 岁，而左半结肠憩室病患者则为 65 岁。以色列的一项调查研究报道中也出现了极其相似的发病年龄（Reisman 等，1999）（右半结肠憩室炎，$n=11$，平均年龄 55 岁；左半结肠憩室炎，$n=108$，平均年龄 65 岁）。在中国香港，右半结肠憩室病患者年龄（平均年龄 41.9 岁）显著低于接受手术治疗左半结肠憩室病的患者年龄（平均年龄 74.2 岁）（Law 等，2001）。然而，Nakada 等（1995）的研究中，男性患者平均年龄为 50 岁，女性患者平均年龄为 70 岁，这就提示男性比女性更易发生憩室病（表 33.58）。这种状况在日本得到证实。但在中国，和大多数针对北美人和欧洲人的调查一样，性别差异并不明显（Chang，1965）（Wagner 和 Zollinger，1961；Magness 等，1975）。在中国香港，男女患者比率为 1∶1.5（Chiu 等，2001）。

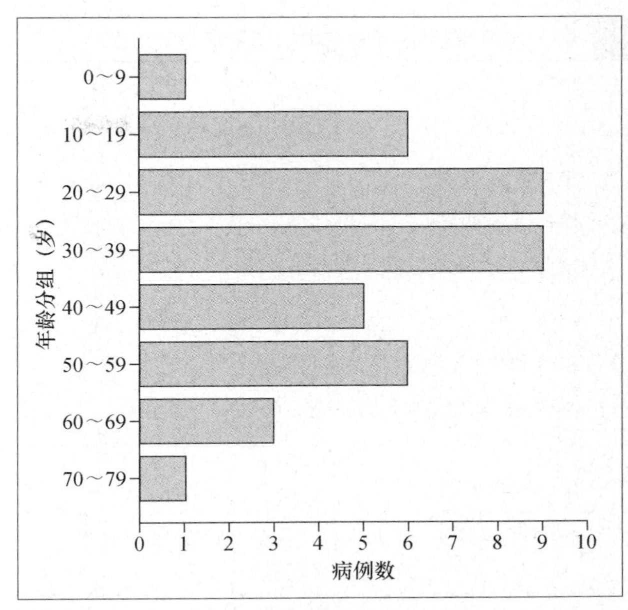

图 33.44　盲肠与降结肠憩室的年龄分布情况。平均年龄为 36 岁。

病理

右半结肠憩室通常位于盲肠部位（图 33.45）。Lauridson 与 Ross（1952）发现 79％的憩室出现在回盲瓣以上 5cm 与以下 2cm 之间（图 33.46）。根据研究报道，病变出现在肠管周围的不同部位。早期报道中，许多病例的病变位于肠管前方（Schnug，1943；Lauridson 和 Ross，1952；Vaughn 和 Narsete，1952；Greany 和 Snyder，1957；Degenshein，1958；Wagner 和 Zollinger，1961；Nicholas 等，1962；Beranbaum 等，1972；Magness 等，1975）。相比之下，Gouge 等（1983）称他们全部 14 名患者的病变位于盲肠中部（图 33.47）。

表 33.58 右半结肠和左半结肠憩室病的比较

	钡剂灌肠		急性症状	
	右（n=429）	左（n=98）	右（n=11）[a]	左（n=108）[a]
平均年龄（岁）	52	65	55	65
男性：女性	2.1	1.2	1.75	1.63
单纯憩室（%）	31	13	—	—
症状（%）	55	59	0	0
疼痛和排便习惯改变（%）	30	26	—	—
并发症（蜂窝织炎，腹膜炎，瘘）（%）	12	12	81	22
出血（%）	1	1	0	9

来源自：Sugihara 等（1984），通过钡剂灌肠诊断的病例。

[a] Reisman 等（1999），急性症状性发作。

Chang（1965）报道 18 例位于前内侧，15 例位于前外侧，7 例位于后侧。Mariani 等（1987）描述憩室分为突出型和隐匿型，后者位于肠管后侧。隐匿型憩室的诊断较为困难，因为剖腹术时很难将克罗恩病的炎性包块、恶性肿瘤、异物反应或结核病灶与之相鉴别（图 33.48）（Greany 和 Snyder，1957）。

Magness 等（1975）报道他们发现 35 名患者中就有 27 人的右半结肠憩室是多发性的；Gouge 等（1983）报道了 114 例患者中的 11 例多发；Sugihara 等（1984）报道了 429 名日本患者中有 69%为多发。大约 1/3～1/2 的患者中，右半结肠憩室病与左半结肠憩室病有关（Hughes，1969；Magness 等，1975；Gouge 等，1983；Coode 等，1985）。组织学检查证实盲肠中存在炎性憩室。邻近结肠壁亦发现多核白细胞与淋巴细胞的广泛浸润。

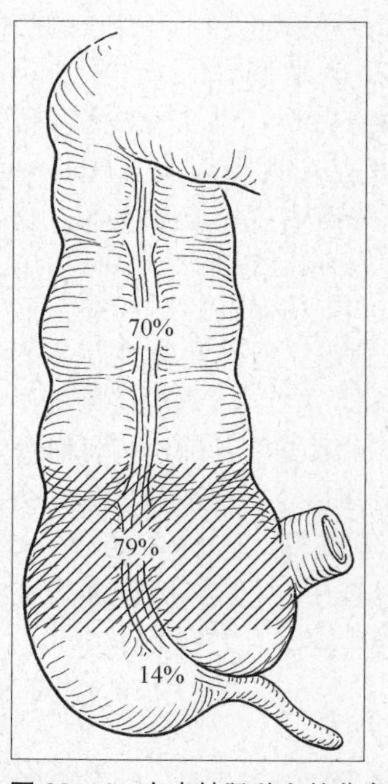

图 33.46 右半结肠憩室的分布（Lauridson 和 Ross，1952）。

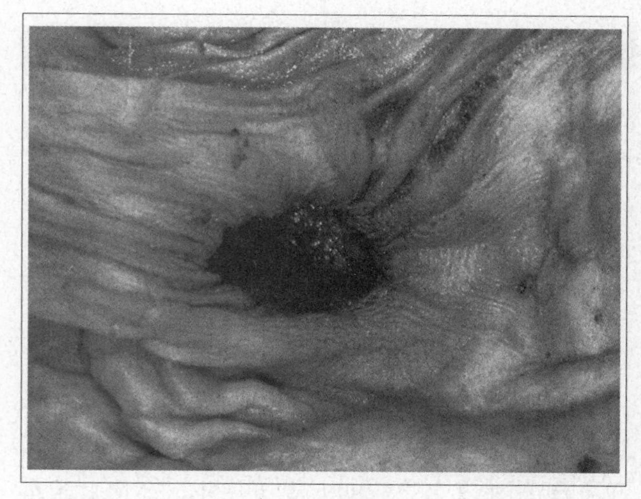

图 33.45 肉眼观察盲肠憩室。这是从一位出现盲肠周围脓肿的局限性盲肠憩室患者体内切除的样本。

并发症发生通常是由于粪便或未消化的食物残渣堵塞憩室囊颈引起。检查所有切除的样本，发现超过半数都存在浓缩粪便堵塞憩室口（Jonas，1940；Baker 和 Carlile，1943；Lauridson 和 Ross，1952；Schapira 等，1958；Nicholas 等，1962）。憩

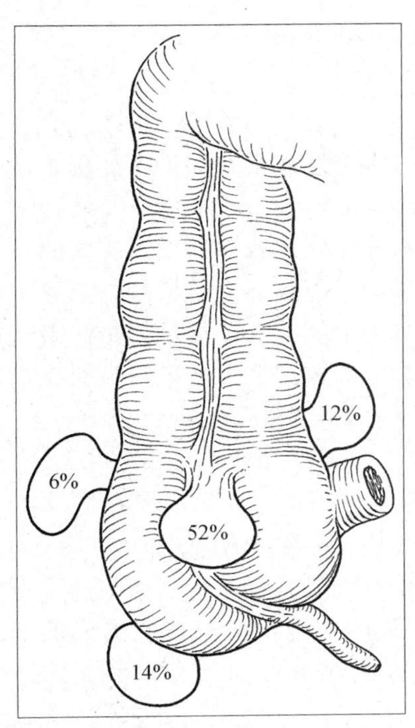

图 33.47 累及右半结肠的憩室分布部位：径向分布（Gouge 等，1983）。

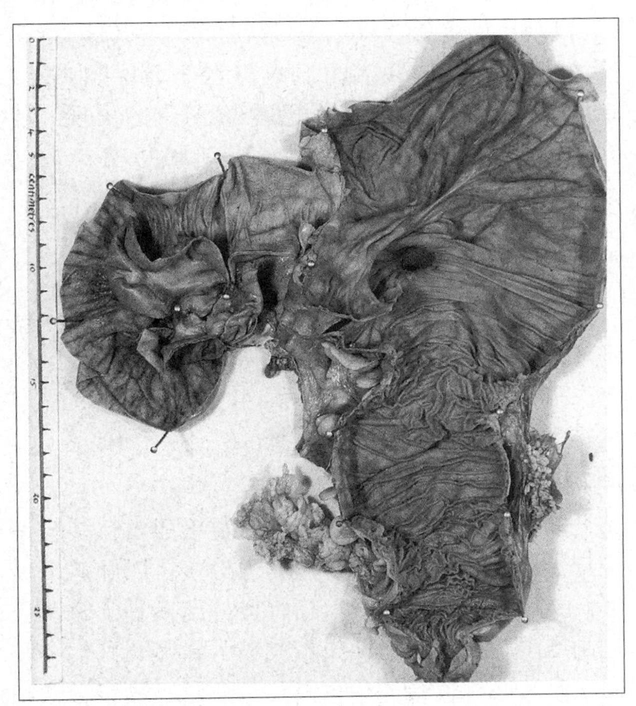

图 33.48 肉眼观察右半结肠憩室炎。这是从一位出现包块的憩室病患者体内切除的样本。

室堵塞后，发生炎症，继而感染，血供消失，导致坏疽和局限性腹膜炎，通常病变局限，形成脓肿（Williams，1960）。弥漫性腹膜炎罕见（Pemberton 等，1947；Case 和 Shea，1953；Miangolarra，1961；Sugihara 等，1984；Harada 和 Whelan，1993）。有时，在憩室与膀胱或小肠间会形成瘘管，但常常是切除术后形成的医源性瘘管。通常，发炎的憩室会形成炎性团块，一般通过保守治疗可治愈。

临床特征

大约 1/3 的右半结肠憩室病患者仅存在孤立性憩室，其中 80% 无症状。最常见的临床表现是急性炎症发作，大多数不能与阑尾炎相鉴别（Keidar 等，2000；Junge 等，2003）。粪便性或化脓性腹膜炎伴游离穿孔极少发生，大多数患者会出现炎性包块、腹膜后盲肠周脓肿或者出血。治疗方法有单纯抗生素治疗、引流、外置术、局部切除术及结肠部分切除术。其他不易鉴别的疾病有盲肠癌、孤立性盲肠溃疡、克罗恩病、右半结肠结核、异物及良性肿瘤。诊断不明确时，常常采用结肠部分切除术，因为急性盲肠憩室炎可能与炎性肠病或者肿瘤相混淆。

临床表现

无症状

我们根据放射学研究推断右半结肠憩室病可能无症状。日本的一项研究（表 33.58）指出放射学检查确认的右半结肠憩室病患者中 55% 没有症状（Sugihara 等，1984）。另一项日本的研究显示，743 名右半结肠憩室病患者中，仅 2 人（0.3%）接受了外科手术治疗。相比之下，143 名左半结肠憩室病患者中有 9 人（6.3%）需要手术治疗（Nakada等，1995）。Magness 等（1975）报道他们的 35 名患者中有 17 人无症状。

“急性阑尾炎”

因为憩室病患者可出现右髂窝疼痛，所以鉴别盲肠憩室炎和阑尾炎的特征之一就是疼痛通常始于右髂窝，而不是脐周或上腹部；因而也没有放射痛。而且，症状通常会维持 3～4 天，比阑尾炎患者的典型症状出现时间要长。Gouge 等（1983）报道入院前症状平均持续时间为 3.3 天。症状通常模糊，且有反复发作史。呕吐少见（表 33.59），但恶心和腹泻常见，大约 1/4 的患者会有所表现

表 33.59 症状和体征表现（%）

表现	Schapira 等（1958）	Gouge 等（1983）	Reisman 等（1999）
右髂窝疼痛	94	100	91
厌食	27	86	—
恶心	11	50	64
发热	?	50	55
呕吐	16	7	27
右髂窝压痛	94	100	100
可触及包块	67	14	—

（Fischer 和 Farkas，1984；Lo 和 Chu，1996；Reisman 等，1999）。对有右髂窝疼痛伴包块，且有阑尾切除史的患者，应该警惕憩室病。除了右髂窝压痛伴肌紧张、发热等表现外，临床体征较少。高达 2/3 的患者可触及包块。波状热、肌紧张、肠梗阻和食欲减退提示脓肿可能，弥漫性腹膜炎极其少见，白细胞中度增加：半数需要紧急治疗的患者白细胞数超过 10×10^9/L。

急性胃肠意外出血

急性胃肠意外出血有复发趋势。但是，Wagner 与 Zollinger（1961）报道 18 名患者中仅 1 人复发。Magness 等（1975）报道了 35 名患者中的 4 位出现胃肠出血。Gouge 等（1983）报道了几乎相同的比例，14 人中有 2 人出现急性出血。夏威夷的 Harada 与 Whelan（1993）报道了 94 名患者中，4 人出现出血。日本的出血发生率为 1%（Sugihara 等，1984）。然而，在新加坡，Wong 等（1997）发现出血是右半结肠憩室病最常见的并发症。76 名患者中有 42 人（55%）出现出血，其中 36 人因大出血需要外科干预。So 等（1999）报道，57 名经结肠镜检查诊断的憩室出血患者中，有 25 人（44%）的病变在右半结肠。

影像学检查

腹部平片

腹部平片可以显示出右髂窝小肠袢由局限性肠梗阻处开始扩张膨胀。能够发现粪便积聚，特别是当粪便发生钙化时；结肠旁沟脓肿显影为右侧盆腔边缘的软组织肿胀（Beranbaum 等，1972）。

钡剂灌肠

钡剂灌肠能够发现盲肠憩室，但是不能用于诊断（Rigler 和 Cherry，1960）。其影像学特征为出现壁内不连续的偏心充盈缺损或者僵硬未扩张的长段肠壁外充盈缺损。憩室显影不良，特别是当憩室颈发生炎症时，所以唯一明显的证据可能是憩室口出现针样对比剂显影。后侧或多发性憩室被对比剂充盈的可能性更小（Greany 和 Snyder，1957）。

超声

934 名出现急性右下腹痛的患者中，23 人（2.5%）通过超声检查确认为急性右半结肠憩室炎（Chou 等，2001）。最典型的特征包括椭圆形低回声区或者从节段增厚的结肠壁向外突出的无回声结构。

CT

在 40 名患右半结肠憩室炎的患者中，5 人经 CT 发现从而确诊（Shyung 等，2003）。比较 19 名确诊为憩室炎和 21 名盲肠癌患者的薄层螺旋 CT 结果（Jang 等，2000），发现炎性憩室的出现和受累结肠壁增强显影对鉴别右半结肠憩室炎最为有用。

MRI

5 名右半结肠憩室炎的患者检查中可见右侧结肠外翻，伴结肠壁周围增厚并炎性改变（Cobben 等，2003）。

内镜检查

如果存在局限性腹膜炎，通常不建议行结肠镜检查。对于出血的患者，结肠镜检查可以确认出血部位。术中盲肠镜检查，指将奥林巴斯支气管镜通过阑尾残端插入，这项技术能够明确鉴别右半结肠憩室炎与恶性肿瘤（Chiu 等，2002）。对 5 名已切除阑尾的患者，采用保守治疗结肠非穿孔憩室炎，并行诊断性盲肠镜检查，从而避免了结肠切除术。然而，运用盲肠镜检查这种方法的时候也需警惕，如果存在结肠癌，就会有肿瘤细胞发生漏溢和种植的危险（Abou-Zeid 和 Ahmed，2003）。

治疗

保守治疗

如前所述，大部分出现急性症状的右半结肠憩室病患者都会接受剖腹术，因为不可能通过其他方法来排除阑尾炎的诊断。如果患者曾经已行阑尾切除术或者CT成像提示憩室病，那么就应该考虑诊断憩室病（Funicello等，2002），此时建议采取保守治疗。单纯抗生素治疗通常能够使没有长期复发证据的急性病变完全消失（Leightling，1955；Levine；1959；Daniels和Wood，1960；Nicholas等，1962；Bahadoran，1977）。Asch与Markowitz（1969）报道了5例钡剂灌肠检查，为盲肠憩室病提供了支持证据：所有患者经单纯抗生素治疗，随访期均未出现复发。另一方面，Chang（1965）报道9名经保守治疗的患者中有2人复发，随后接受了手术治疗。

从1984年到2002年，Komuta等（2004）报道他们采用保守治疗方法成功治疗了81名初发急性右半结肠憩室炎患者中的80人，尽管另外有2人随后继续接受了择期结肠切除术。在平均35个月的随访期内，78人中有16人随后又因第二次发作而入院；全部16人接受药物成功治疗，但另外3人接受了择期切除术。13位患者中有2人第三次发作，且都再一次接受了药物治疗（Komuta等，2004）。

手术治疗

单纯阑尾切除术

右半结肠憩室炎（82%）比左半结肠憩室炎（25%）更可能需要外科干预治疗（Reisman等，1999）。如果要行紧急手术治疗，那么即使憩室本身未能切除，也应该将阑尾切除。通过腹斜肌切口探查腹部后还保留阑尾的话，会导致在患者今后出现右髂窝痛时，难于鉴别诊断。对于发炎的憩室并不一定需要进行切除，因为单纯抗生素治疗就可能达到完全缓解（Anderson，1947；Vaughn和Narsete，1952，Chiu等，2002）。但是，36名患者接受保守治疗的结果显示，其中9人由于慢性或复发症状而最终需要手术治疗（Sugihara等，1984）。如果存在脓肿或急性盲肠憩室炎伴局限性腹膜炎，推荐采用单纯引流加阑尾切除术（Burgess，1940；Unger，1953；Woo和Cheng，1975）。Sugihara等（1984）报道引流加单纯阑尾切除术使22名患者中21人病情完全恢复。不幸的是，还有1名患者发生了结肠皮肤瘘，而不得不接受切除术治疗。47名盲肠憩室炎的患者，被错误认为是阑尾炎，而接受了手术治疗，其中24人行阑尾切除术，9人行憩室切除术，14人行右侧结肠部分切除术（Fang等，2003）。在24名接受单纯阑尾切除术的患者中，7人复发，其中3人还是接受了右侧结肠部分切除术。

憩室切除术/套入术

套入术是一种治疗非复杂性盲肠憩室的好方法，但是它很少用于急性憩室周围炎。严重水肿和炎症使憩室内翻，通过荷包缝合关闭憩室颈通常只是理论上可行，实际很少应用。

切除憩室或者局部切除周围肠壁存在技术困难和潜在风险。这种方法可能损伤回盲瓣或者盲肠血供。然而，这种方法在过去被广泛应用，且复发率并不高（Henry，1949；Williams，1960；Conrad，1968；Bell，1974；Fang等，2003）。因此，新加坡的Ngoi等（1992）对25名右半结肠孤立性憩室病的患者施行了憩室切除术和阑尾切除术，平均住院时间为7.9天，没有死亡病例。Chiu等（2001）对单纯阑尾切除术（A组，$n=16$）和阑尾切除术联合憩室切除术（B组，$n=14$）的术后结果进行了比较。两组在手术相关的复发率或死亡率上没有差别，A组在平均34个月（11～78个月）的随访间期内没有症状复发病例。

如果由于水肿或纤维化导致关闭缺口有困难，在将盲肠与腹膜壁层缝合在一起后，插入盲肠造口术更好。尽管如此，我们认为分段切除术更加安全。如果盲肠非常脆弱，且存在脓肿，可选择外置盲肠的方法，而不是尝试行盲肠造口术（Mariani等，1987）。

分段切除术

在行急诊开腹术的患者中，通常会见到邻近盲肠的炎性组织团块，合并粘连的网膜、小肠或右侧卵巢和输卵管。或者，炎性憩室可能与腰肌或侧腹膜相粘连。可发现明显的相关性脓肿，如果破裂，会导致局限性腹膜炎（Wagner和Zollinger，1961；Schuler和Bayley，1983；Harada和Whelan，1993；Lo和Chu，1996）。他们从1961年起使用的

表 33.60　治疗：始于 1961 年的外科手术

手术	数量
结肠切除	299
憩室切除/反转	71
剖腹±阑尾切除术	59
单纯引流	5
闭合和盲肠穿孔术	6
闭合穿孔	4
非手术	119

所有患者均为右侧部分结肠切除术，仅有 3 例死亡。

外科手术方法及其使用频率列举在表 33.60。最流行的方法是右侧结肠部分切除术。这大概是因为外科医师可能从未见过这种疾病，并且不能肯定病变是肿瘤还是炎性肠病（Keidar 等，2000）。常见的诊断是急性阑尾炎。外科医师发现了盲肠包块，本来选择折中的小切口，但发现几乎无法鉴别其为恶性肿瘤还是克罗恩病；所以扩大切口，施行紧急右侧结肠部分切除术。

接受剖腹术治疗盲肠憩室炎的 67 名患者中，34 人（50%）接受了右侧结肠部分切除术（Fang 等，2003），14 人接受了阑尾切除术，20 人接受计划切除术。Law 等（2001）报道 37 名 Hinchey Ⅰ级（35%～95%）或者 Hinchey Ⅱ级（2%～5%）右半结肠憩室炎患者发现有脓毒血症；该项研究中的 37 名患者中有 35 人接受了回肠盲肠切除术或者右侧结肠部分切除术。另有报道，分段切除术治疗右半结肠憩室炎的应用高比例为 65%～85%（Violi等，2000；Keidar 等，2000）。So 等（1999）采用结肠切除术治疗了 25 名右半结肠憩室出血患者中的 9 人。

右半结肠和左半结肠憩室病伴并发症的患者可能需要接受全结肠切除术和回肠-直肠吻合术。因而，新加坡的 Wong 等（1997）运用这种方法治疗了 78 名患者（24.4%存在多发性憩室病）中的 19 人。

我们认为，如果对诊断存有疑虑，则可以选择分段切除术。手术操作一般较容易：游离盲肠，切除下端 2cm 的回肠，通过端端回肠盲肠吻合术，或者如果肠管口径相差很大，则关闭回肠末端，行端侧吻合术，恢复肠道连续性（Gouge 等，1983）。大多数权威人士均认为在紧急手术中，没有必要因为盲肠炎性团块而游离整个右半结肠和肝曲（Greany 和 Snyder，1957；Wagner 和 Zollinger，1961；Asch 和 Markowitz，1969）。

（罗娜　陈姝　译　何松　校）

参考文献

Abou-Zeid & Ahmed A (2003) Cecoscopy can be dangerous in patients with carcinoma of the cecum. *Dis Colon Rectum* 46: 418.

Acosta JA, Grebenc ML, Doberneck RC, McCarthy JD & Fry DE (1992) Colonic diverticular disease in patients 40 years old or younger. *American Surgeon* 58: 605-607.

Alabaz O, Iroatulam AJN, Nessim A, Weiss EG, Nogueras JJ & Wexner SD (2000) Comparison of laparoscopically assisted and conventional ileocolic resection of Crohn's disease. *Eur J Surg* 166: 213-217.

Alanis A, Papanicolaou GK, Tadros RR & Fielding LP (1989) Primary resection and anastomosis for treatment of acute diverticulitis. *Dis Colon Rectum* 32: 933-939.

Aldoori WH, Giovannucci EL, Rimm EB et al (1995) Prospective study of physical activity and the risk of symptomatic diverticular disease in men. *Gut* 36: 276-282.

Alexander J, Karl RC & Skinner DB (1983) Results of changing trends in the surgical management of complications of diverticular dis-ease. *Surgery* 94: 683-690.

Allen AW (1953) Surgery of diverticulitis of the colon. *Am J Surg* 86: 545-548.

Altemeier WA, Todd JL & Inge WW (1976) Gram negative septi-caemia: a growing threat. *Ann Surg* 166: 630-642.

Ambrosetti P, Robert J, Witzig JA et al (1992a) Prognostic factors from computed tomography in acute left colonic diverticulitis. *Br J Surg* 79: 117-119.

Ambrosetti P, Robert J, Witzig JA et al (1992b) Incidence, outcome, and proposed management of isolated abscesses complicating acute left-sided colonic diverticulitis. *Dis Colon Rectum* 35: 1072-1076.

Ambrosetti P, Robert JH, Witzig JA et al (1994) Acute left colonic diverticulitis: a prospective analysis of 226 consecutive cases. *Surgery* 115: 546-550.

Ambrosetti P, Grossholz M, Becker C, Terrier F & Morel P (1997) Computed tomography in acute left colonic diverticulitis. *Br J Surg* 84: 532-534.

Ambrosetti P, Jenny A, Becker C, Terrier TF & Morel P (2000) Acute left colonic diverticulitis—compared performance of computed tomography and water soluble contrast enema: prospective evalua-tion of 420 patients. *Dis Colon Rectum* 43: 1363-1367.

Amin M, Nallinger R & Polk HC Jr (1984) Conservative treatment of selected patients with colovesical fistula due to diverticulitis. *Surg Gynecol Obstet* 159: 442-444.

Anderson DN, Driver CP, Davidson AI & Keenan RA (1997) Diverticular disease in patients under 50 years of age. *J R Coll Surg Edinb* 42: 102-104.

Anderson L (1947) Acute diverticulitis of the caecum. *Sur-*

gery 22：479-488.

Archampong EQ, Christina F & Badoe EA (1978) Diverticular disease in an indigenous African community. *Ann R Coll Surg Engl* 60：452-470.

Arfwidsson S & Kock NG (1964) Intraluminal pressure in the sigmoid colon of normal subjects and patients with diverticular disease of the colon. *Acta Chir Scand Suppl* 342：411-421.

Arfwidsson S & Lehmann L (1964) Histopathology of the sigmoid musculature in diverticular disease. *Acta Chir Scand Suppl* 342：47-55.

Arfwidsson S, Koch NG & Lehmann L (1964) Pathogenesis of multiple diverticula of the sigmoid colon in diverticular disease. *Acta Chir Scand Suppl* 342：1-132.

Arrington P & Judd CS (1981) Caecal diverticulitis. *Am J Surg* 142：56-59.

Asch M & Markowitz A (1969) Cecal diverticulitis：report of 16 cases and a review of the literature. *Surgery* 65：906-910.

Asteria CR, Bonera A, Di Giovanni M & Scheda RG (1985) Cholelithiasis associated with upper gastrointestinal pathology. Critical evaluation of the emerging incidence and diagnostic and therapeutic indications [in Italian]. *Minerva Med* 76：717-723.

Attisha RP & Smith AN (1969) Pressure activity of the colon and rectum in diverticular disease before and after sigmoid myotomy. *Br J Surg* 56：891-894.

Au J, Smith AN & Eastwood MA (1988) Diverticular disease of the colon in Scotland over 15 years：any benefit from fibre advocacy so far? *J R Coll Physicians Edinb* 18：271-276.

Auguste LJ & Wise L (1981) Surgical management of perforated diverticulitis. *Am J Surg* 141：122-127.

Auguste L, Borrero E & Wise L (1985) Surgical management of perforated colonic diverticulitis. *Arch Surg* 120：450-452.

Bacon HE & Magsaroc CM (1964) A plea for prophylactic resection as definitive therapy for diverticulitis of the colon. *Am J Surg* 108：830-833.

Bahaborzorgui S, Demuth W & Blakemore W (1968) Diverticulitis of the ascending colon. *Am J Surg* 11：295-300.

Bahadoran H (1977) Diverticulite du caecum. *Chirurgie* 103：293-300.

Bahadursingh AM, Virgo KS, Kaminski DL & Longo WE (2003) Spectrum of disease and outcome of complicated diverticular disease. *Am J Surg* 186：696-701.

Baker J & Carlile T (1943) Solitary diverticulitis of the cecum. *JAMA* 122：354-356.

Bakker FC, Hoitsma HFW & Den Otter G (1982) The Hartmann proce-dure. *Br J Surg* 69：580-582.

Balslev I, Jensen HE & Niclsen J (1970) The place of caocostomy in the relief of obstructive carcinoma of the colon. *Dis Colon Rectum* 13：207-210.

Barabas AP (1971) Peritonitis due to diverticular disease of the colon：review of 44 cases. *Proc R Soc Med* 64：253-254.

Bartus. M, Lipof T, Sarwar CM et al (2005) Colovesical fistula：not a contraindication to elective laparoscopic colectomy. *Dis Colon Rectum* 48：233-236.

Bassotti G, Battaglia E, Spinozzi F, Pelli MA & Tonini M (2001) Twenty four hour recordings of colonic motility in patients with diverticu-lar disease：evidence for abnormal motility and propulsive activity. *Dis Colon Rectum* 44：1814-1820.

Bauer JJ, Harris MT, Grumbach NM & Gorfine SR (1995) Laparoscopic assisted intestinal resection for Crohn's disease. *Dis Colon Rectum* 38：712-715.

Beard RG & Gazet JC (1961) Perforated diverticulitis (of the colon) with generalised peritonitis. *Guy's Hosp Rep* 110：263-272.

Becker JM, Dayton MT, Fazio VW et al (1996) Prevention of post-operative abdominal adhesions by a sodium hyaluronate-based bioresorbable membrane：a prospective, randomized, double-blinded multicenter study. *J Am Coll Surg* 183：297-306.

Bell GA (1974) Acute diverticulitis of the caecum. *Am Surg* 40：370-372.

Bell GA (1980) Closure of colostomy following sigmoid colon resec-tion for perforated diverticulitis. *Surg Gynecol Obstel* 150：85-90.

Bell GA & Panton NM (1984) Hartmann resection for perforated sigmoid diverticulitis. *Dis Colon Rectum* 27：253-256.

Belmonte C, Klas JV, Perez JJ et al (1996) The Hartmann procedure. First choice or last resort in diverticular disease? *Arch Surg* 131：612-615.

Benn PL, Wolff BG & Ilstrup DM (1986) Level of anastomosis and recurrent colonic diverticulitis. *Am J Surg* 151：269-271.

Beranbaum S, Zausner J & Lane B (1972) Diverticular disease of the right colon. *AJR* 115：334-348.

Bergamaschi R & Arnaud J-P (1997) Immediately recognizable bene-fits and drawbacks after laparoscopic colon resection for benign disease. *Surg Endosc* 11：802-804.

Berman P & Kirsner JB (1972) Current knowledge of diverticular disease of the colon. *Am J Dig Dis* 72：741-759.

Berridge FR & Dick AP (1976) Effects of Crohn's disease on colonic diverticula. *Br J Radiol* 21：926-929.

Berry AR, Turner WH, Mortensen NJ & Kettlewell MG (1989) Emergency surgery for complicated diverticular disease. A five-year experience. *Dis Colon Rectum* 32：849-854.

Besznyak G, Bak G & Kovacs L (1996) The Saint syndrome [in Hungarian]. *Orv Hetil* 137：1983-1985.

Biondo S, Ramos E, Deiros M et al (2000) Prognostic factors for mortality in left colonic peritonitis：A new scoring system. *J Am Coll Surg* 191：635-642.

Blair NP & Germann E (2000) Surgical management of acute sigmoid diverticulitis. *Am J Surg* 183：525-528.

Bloomfeld RS, Rockey DC & Shetzline MA (2001) Endoscopic therapy of acute diverticular hemorrhage. *Am J Gastroenterol* 96：2367-2372.

Bohrer SP & Lewis EA (1974) Epidemiology of diverticular disease. *Trop Geogr Med* 36：9-14.

Bokey EL, Chapuis PH & Pheils MT (1981) Elective resection for diverticular disease and carcinoma：comparison of postoperative morbidity and mortality. *Dis Colon Rectum* 24：181-182.

Boles RS & Jordan SM (1958) The clinical significance of diverticulo-sis. *Gastroenterology* 35：579-582.

Bolt DE (1973) Diverticular disease of the large intestine. *Ann R Coll Surg Engl* 53：237-245.

Bolt DE & Hughes LE (1966) Diverticulitis：a follow up of 100 cases. *BMJ* 1：1205-1209.

Bossotti M, Bona A, Borroni R et al (2001) Gasless laparoscopic-assisted ileostomy or colostomy closure using an abdominal wall-lifting device. *Surg Endosc* 15：597-599.

Botsford TW, Zollinger RN & Hicks R (1971) Mortality of the surgical treatment of diverticulitis. *Am J Surg* 121：702-705.

Bouillot JL, Berthou JC, Champault G et al (2002) Elective laparo-scopic colonic resection for diverticular disease：results of a multi-center study in 179 patients. *Surg Endosc* 16：1320-1323.

Boulos PB, Karamanolis DG, Salmon PR & Clark CG (1984) Is colonoscopy necessary in diverticular disease?

Lancet i: 95-96.
Boulos PB, Cowin AP, Karamanolis DG & Clark CG (1985) Diverticula, neoplasia or both? Early detection of carcinoma in sigmoid divertic-ular disease. *Ann Surg* 202: 607-609.
Bowles CJ, Leicester R, Romaya C, Swarbrick E, Williams CB & Epstein O (2004) A prospective study of colonoscopy practice in the UK today: are we adequately prepared for national colorectal cancer screening tomorrow? *Gut* 53: 277-278.
Boyd O, Grounds RM & Bennett ED (1993) A randomized clinical trial of the effect of deliberate perioperative increase of oxygen delivery on mortality in high-risk surgical patients. *JAMA* 270: 2699-2707.
Bremner CG & Ackerman LV (1970) Polyps and carcinoma of the large bowel in the South African Bantu. *Cancer* 26: 991-999.
Brengman ML & Otchy DP (1998) Timing of computed tomography in acute diverticulitis. *Dis Colon Rectum* 41: 1023-1028.
Bristowe JS (1854) Colonic perforations. *Trans Pathol Soc Lond* 6: 191-199.
Brodribb AJM (1977) Treatment of symptomatic diverticular disease with a high fibre diet. *Lancet* i: 664-666.
Brodribb AJM & Humphries DM (1976) Diverticular disease; 3 studies. Part I. Relation to other disorders and fibre intake. *BMJ* i: 424-430.
Brown DB & Toomey WF (1960) Diverticular disease of the colon: a review of 258 cases. *Br J Surg* 47: 485-493.
Bruce CS, Coller JA, Murray JJ, Schoetz DS Jr, Roberts PL & Rusin LC (1996) Laparoscopic resection for diverticular disease. *Dis Colon Rectum* 39: 51-56.
Buie LLA (1939) Diverticula of the colon. *N Engl J Med* 221: 593-598.
Burgel JS, Navarro F, Duchene D, Le Moine MC, Fabre JM & Domergue J (1997) Advantages of laparoscopic assisted segmental colectomy over open surgery in diverticular disease. *Br J Surg* 84: 55 (Abstract).
Burgess CM (1940) Diverticulitis of the cecum. *Am J Surg* 1: 108-111.
Burkitt DP (1970) Relationship as a clue to causation. *Lancet* ii: 1237-1240.
Burkitt DP & Walker AR (1976) Saint's triad: confirmation and explanation. *S Afr Med J* 50: 2136-2138.
Burkitt DP, Walker AR & Painter NS (1972) The effect of dietary fibre on stools and transit times and its role in the causation of disease. *Lancet* ii: 1408-1412.
Burkitt DP, Clements JL Jr & Boyd Eaton S (1985) Prevalence of diverticular disease, hiatus hernia, and pelvic phleboliths in black and white Americans. *Lancet* ii: 880-881.
Buttenschön K, Büchler M, Vasilescu C & Beger HG (1995) Chirurgischer Strategiewandel bei akuter und komplizierter Colondivertikelerkrankung. *Chirurg* 66: 487-492.
Byrne JJ & Garrick EI (1971) Surgical treatment of diverticulitis. *Am J Surg* 121: 379-384.
Byrne RV (1966) Primary resection of the colon for perforated diverti-culitis. *Am J Surg* 112: 273-278.
Campbell K & Steele RJC (1991) Non-steroidal anti-inflammatory drugs and complicated diverticular disease: a case-control study. *Br J Surg* 78: 190 - 191.
Camprodon R, Guerrero JA, Mendoza CG & Crespo C (1977) Giant diverticula of the colon. *Br J Surg* 64: 628-629.
Caracciolo F, Pescatori M, Castrucci G & Bonatti PG (1986) Colostomy closure after Hartmann's operation. *Coloproctology* 2: 99-104.
Carias de Oliveira N & Welch JP (1997) Giant diverticula of the colon: a clinical assessment. *Am J Gastroenterol* 92: 1092-1096.
Carlson AJ & Hoelzel F (1949) Relation of diet to diverticulosis of the colon in rats. *Gastroenterology* 12: 108-115.
Carter JW & Shorb PE (1971) Acute perforations of colonic diverticula associated with prolonged adrenocorticosteroid therapy. *Am J Surg* 121: 46-51.
Case TC & Shea CE (1953) Acute diverticulitis of the cecum. *Am J Surg* 85: 134-141.
Chaikof EL, Cambria RP & Warshaw AL (1985) Colouterine fistula secondary to diverticulitis. *Dis Colon Rectum* 28: 358-360.
Chang WY (1965) Colonic diverticulosis in Hawaii: a study of 414 cases. *Hawaii Med J* 24: 442-445.
Chappius CW & Cohn I (1988) Acute colonic diverticulitis. *Surg Clin North Am* 68: 301-313.
Charnock FML, Rennie JR, Wellwood JM & Todd IP (1977) Results of colectomy for diverticular disease of the colon. *Br J Surg* 64: 417 - 419.
Chautems RC, Ambrosetti P, Ludwig A, Mermillod B, Morel P & Soravia C (2002) Long-term follow-up after first acute episode of sigmoid diverticultis: is surgery mandatory?: a prospective study of 118 patients. *Dis Colon Rectum* 45: 962-966.
Chia JG, Wilde CC, Ngoi SS, Goh PM & Ong CL (1991) Trends of diver-ticular disease of the large bowel in a newly developed country. *Dis Colon Rectum* 34: 498-501.
Chiu PW, Lam CY, Chow TL & Kwok SP (2001) Conservative approach is feasible in the management of acute diverticulitis of the right colon. *Aust NZ J Surg* 71: 634-636.
Chiu PW, Lam CY, Lam SH, Wu AH & Kwok SP (2002) On-table cecoscopy : a novel diagnostic method in acute diverticulitis of the right colon. *Dis Colon Rectum* 45: 611-614.
Chou YH, Chiou HJ, Tiu CM et al (2001) Sonography of acute right side colonic diverticulitis. *Am J Surg* 181: 122-127.
Chua CL (1996) Surgical considerations in the Hartmann's proce-dure. *Aust NZ J Surg* 66: 676-679.
Cirocco WC, Priolo SR & Golub RW (1994) Spontaneous ureterocolic fistula: a rare complication of colonic diverticular disease (Review). *Am Surg* 60: 832-835.
Classen JN, Bonardi R, O'Mara CS, Finney DCW & Sterioff PF (1976) Surgical treatment of acute diverticulitis by staged procedures. *Ann Surg* 84: 582-586.
Cleave TL, Campbell GD & Painter NS (1969) *Diabetes, Coronary Thrombosis and the Sacharine Disease* 2nd edn. Bristol: Wright.
Cobben LP, Groot I, Blickman JG & Puylaert JB (2003) Right colonic diverticulitis: MR appearance. *Abdom Imaging* 28: 794-798.
Colcock BP (1958) Surgical management of complicated diverticuli-tis. *N Engl J Med* 259: 570-573.
Colcock BP (1963) Surgery of diverticular disease. *Postgrad Med J* 33: 207 - 214.
Colcock BP (1968) Surgical treatment of diverticulitis: twenty years' experience. *Am J Surg* 115: 264-270.
Colcock BP (1975) Diverticular disease; proven surgical management. *Clin Gastroenterol* 4: 99-119.
Conrad P (1968) The diagnosis and conservative management of acute caecal diverticulitis and acute caecal ulcer. *Aust N Z J Surg* 37: 351 - 353.
Coode PE, Chan KW & Chan YT (1985) Polyps and diverticula of the large intestine: a necropsy survey in Hong Kong. *Gut* 26: 1045-1048.
Coogan S, Klabbatz L, Eisenstat M & Chung R (1997) Lap-

aroscopic versus open sigmoid colectomy for diverticular disease: a case controlled study. *Surg Endosc* 2: 195 (Abstract).

Corder A (1987) Steroids, non-steroidal anti-inflammatory drugs and serious septic complications of diverticular disease. *BMJ* 295: 1238.

Corder AP & Williams SD (1990) Optimal treatment in acute septic complications of diverticular disease. *Dis Colon Rectum* 72: 82 - 86.

Correnti FS, Pappalardo G, Mobarhan S & Parenzi GF (1983) Follow up of a new colomyotomy in the treatment of diverticulosis. *Surg Gynecol Obstet* 156: 181-186.

Cruviellier J (1849) *Troute d'Anutomie Pathologique Generale, Vol.* 1, p 59. Paris: Baillière.

Cunningham MA, Davis JW & Kaups KL (1997) Medical versus surgi-cal management of diverticulitis in patients under age 40. *Am J Surg* 174: 733-736.

Dabertani A, Alibadi P, Shah-Rookh FD & Borhanmanerh A (1981) Prevalence of colonic diverticula in Southern Iran. *Dis Colon Rectum* 24: 385-387.

Dandekar NV & McCann WJ (1969) Primary resection and anastomo-sis in the management of perforation of diverticulitis of the sigmoid flexure and diffuse peritonitis. *Dis Colon Rectum* 12: 172-175.

Daniels V & Wood E (1960) Diverticulitis of cecum and ascending colon. *JAMA* 172: 519-524.

Davis AG, Posniak HV & Cooper RA (1996) Colouterine fistula: com-puted tomography and vaginography findings. *Can Assoc Radiol J* 47: 186-188.

Dawson JL, Hanon I & Roxburgh RA (1965) Diverticulitis coli compli-cated by diffuse peritonitis. *Br J Surg* 52: 354-357.

Dean ACB & Newell JP (1973) Colonoscopy in the differential diagno-sis of carcinoma from diverticulitis of the sigmoid colon. *Br J Surg* 60: 633-635.

Degenshein G (1958) Diverticulitis of the right colon. *Arch Surg* 76: 564-568.

Detry R, Jamez J, Kartheuser A et al (1992) Acute localized diverticuli-tis: optimum management requires accurate staging. *Int J Colorectal Dis* 7: 38-42.

Devroede G, Vobecky JS, Vobecky JM et al (1971) Medical management of diverticular disease: a random trial. *Gastroenterology* 72: A123.

Dick ET (1971) Sigmoidmyotomy in diverticular disease of the colon. *Dis Colon Rectum* 14: 341-346.

Dolan PA, Caldwell FT, Thomson CA & Westbrook KC (1978) Problems of colostomy closure. *Am J Surg* 136: 188-194.

Driver CP, Anderson DN, Findlay K, Keenan RA & Davidson AI (1997) Vesico-colic fistulae in the Grampian region: presentation, assess-ment, management and outcome. *J R Coll Surg Edinb* 42: 182-185.

Drumm J & Clain A (1984) The management of acute colonic diverticulitis with suppurative peritonitis. *Ann R Coll Surg Engl* 66: 90-91.

Drummond H (1917) Sacculis of the large intestine with special reference to their relations to the blood vessels of the bowel wall. *Br J Surg* 4: 407-413.

Dwivedi A, Chahin F, Agrwal S et al (2002) Lparoscopic colectomy verus open colectomy for sigmoid diverticular disease. *Dis Colon Rectum* 45: 1309-1314.

Eastwood MA & Passmore R (1983) Dietary fibre. *Lancet* i: 202-205.

Eastwood MA & Smith AN (1983) Natural history, clinical features and medical treatment of uncomplicated diverticular disease. In Allan RN, Keighley MRB, Alexander-Williams J & Hawkins CF (eds) *Inflammatory Bowel Diseases*, 1st edn, pp 512-517. Edinburgh: Churchill Livingstone.

Eastwood MA, Sanderson J, Pocock SJ & Mitchell WD (1977a) Variation in the incidence of diverticular disease within the city of Edinburgh. *Gut* 18: 571-574.

Eastwood MA, Kirkpatrick JR, Mitchell WD, Bone A & Hamilton T (1977b) Effects of dietary supplements of wheat bran and cellulose on faeces and bowel function. *BMJ* 4: 393-414.

Eastwood MA, Smith AN, Brydon WG & Pritchard J (1978a) Comparison of bran, ispaghula and lactulose on colon function in diverticular disease. *Gut* 19: 1144-1147.

Eastwood MA, Smith AN, Brydon WG & Pritchard J (1978b) Colonic function in patients with diverticular disease. *Lancet* i: 1181-1182.

Eastwood MA, Watters DA & Smith AN (1982) Diverticular disease is it a motility disorder? *Clin Gastroenterol* 11: 545-561.

Edelmann G (1981) Surgical treatment of colonic diverticulitis: a report of 205 cases. *Int Surg* 66: 119-124.

Editorial (1968) Solitary diverticulum of the caecum. *BMJ* 4: 659-660.

Edwards DP, Leppington-Clarke A, Sexton R, Heald RJ & Moran BJ (2001) Stoma-related complications are more frequent after trans-verse colostomy than loop ileostomy: a prospective randomized clinical trial. *Br J Surg* 88: 360-363.

Edwards HC (1934) Diverticula of the colon and vermiform appendix. *Lancet* i: 221-227.

Edwards HC (1939) *Diverticula and Diverticulitis of the Intestine*. Bristol: Wright.

Edwards HC (1953) Diverticulosis and diverticulitis of the intestine. *Postgrad Med J* 9: 20-27.

Eggers C (1941) Acute diverticulitis and sigmoiditis. *Ann Surg* 113: 15-29.

Eide TJ & Stalsberg H (1979) Diverticular disease of the large intestine in Northern Norway. *Gut* 20: 609-615.

Eijsbouts QAJ, Cuesta MA, de Brauw LM & Sietses C (1997) Elective laparoscopic assisted sigmoid resection for diverticular disease. *Surg Endosc* 11: 750 - 753.

Eisenstat TE, Rubin RJ & Salvati EP (1983) Surgical management of diverticulitis: The role of the Hartmann procedure. *Dis Colon Rectum* 26: 429-432.

Ellerbroek CJ & Lu CC (1984) Unusual manifestations of giant colonic diverticulum. *Dis Colon Rectum* 27: 545-547.

Elliott TB, Yego S & Irvin TT (1997) Five-year audit of the acute com-plications of diverticular disease. *Br J Surg* 84: 535-539.

Endrey-Walder P & Judd ES (1973) Acute perforating diverticulitis emergency surgical treatment. *Minn Med* 56: 27-30.

Eng K, Ranson JHC & Localio SA (1977) Resection of the perforated segment: a significant advance in the treatment of diverticulitis with free perforation or abscess. *Am J Surg* 133: 67-72.

Evans A (1929) Developmental enterogenous cysts and diverticula. *Br J Surg* 17: 34-83.

Evans JP, Cooper J & Roediger WE (2002) Diverticular colitis—thera-peutic and aetiological considerations. *Colorectal Dis* 4: 208-212.

Fabricius P, Allan RN, Alexander-Williams J & Keighley MRB (1985) Crohn's disease in the elderly. *Gut* 26: 461-465.

Fang JF, Chen RJ, Lin BC, Hsu YB, Kao JL & Chen MF (2003) Aggressive resection is indicated for cecal diverticulitis. *Am J Surg* 185: 135-140.

Faranda C, Barrat C, Catheline JM & Champault GG (2000) Two stage laparoscopic management of generalised peritonitis due to perfo-rated sigmoid diverticula: eighteen ca-

ses. *Surg Laparosc Endosc Percutan Tech* 10: 135-138.
Farmakis N, Tudor RG & Keighley MRB (1994) The 5-year natural his-tory of complicated diverticular disease. *Br J Surg* 81: 733-735.
Farrell JJ, Graeme-Cook F & Kelsey PB (2003) Treatment of bleeding colonic diverticula by endoscopic band ligation: an in vivo and ex vivo pilot study. *Endoscopy* 35: 823-829.
Fatayer WT, A-Khalaf MM, Shalan KA et al (1983) Diverticular disease of the colon in Jordan. *Dis Colon Rectum* 26: 247-249.
Faynsod M, Stamos MJ, Arnell T, Borden C, Udani S & Vargas H (2000) A case-control study of laparoscopic versus open sigmoid colectomy for diverticulitis. *Am Surg* 66: 841-843.
Fazio VW, Church JM, Jagelman DG et al (1987) Colocutaneous fistulas complicating diverticulitis. *Dis Colon Rectum* 30: 89-94.
Findlay JN, Smith AN, Mitchell WD, Anderson AJB & Eastwood MA (1972) Effects of unprocessed bran on colon function in normal subjects and in diverticular disease. *Lancet* i: 146-149.
Fine AP (2001) Laparoscopic surgery for the inflammatory complica-tions of acute sigmoid diverticulitis. *JSLS* 5: 233-235.
Finlay IG & Carter DC (1987) A comparison of emergency resection and staged management in perforated diverticular disease. *Dis Colon Rectum* 30: 929-933.
Fischer MG & Farkas AM (1984) Diverticulitis of the cecum and ascending colon. *Dis Colon Rectum* 27: 454-458.
Forde KA (1977) Colonoscopy in complicated diverticular disease. *Gastrointest Endosc* 23: 192-193.
Foster KJ, Holdstock G, Whorwell PJ, Guyer P & Wright R (1978) Prevalence of diverticular disease of the colon in patients with ischaemic heart disease. *Gut* 19: 1054-1056.
Foster ME, Leaper DJ & Williamson RCN (1985) Changing patterns in colostomy closure: the Bristol experience 1975-1982. *Br J Surg* 72: 142-145.
Fowler C, Aaland M, Johnson L & Sternquist J (1986) Perforated diverticulitis in a Hartmann rectal pouch. *Dis Colon Rectum* 29: 662-664.
Franklin ME Jr, Dorman JP, Jacobs M & Plasencia G (1997) Is laparo-scopic surgery applicable to complicated colonic diverticular disease? *Surg Endosc* 11: 1021-1025.
Freischlag J, Bennion RS & Thompson JE Jr (1986) Complications of diverticular disease of the colon in young people. *Dis Colon Rectum* 29: 639-643.
Funicello A, Fares LG 2nd, Oza K, Valaulikar G & Ernits M (2002) Right6sided diverticulitis—surgical and nonsurgical treatment: two case reports and review of the literature. *Am Surg* 68: 740-742.
Gallagher DM & Russell TR (1978) Surgical management of diverticu-lar disease. *Surg Clin North Am* 58: 363-372.
Gear JSS, Ware AA, Fursdon P et al (1979) Symptomless diverticular disease and intake of dietary fibre. *Lancet* i: 511-514.
Geoghegan JG & Rosenberg IL (1991) Experience with early anasto-mosis after the Hartmann procedure. *Ann R Coll Surg Engl* 73: 80-82.
Gervin AS & Fischer RP (1987) Identification of the rectal pouch of Hartmann. *Surg Gynecol Obstet* 164: 176-177.
Gierson ED & Storm FK (1975) Blowhole cecostomy for cecal decom-pression. *Arch Surg* 110: 444-445.
Gill RC, Cote KR, Bowes KL & Kingma YJ (1986) Human colonic smooth muscle: electrical and contractile activity in vitro. *Gut* 27: 293-299.
Gilliland R, Wexner SD & Billotti VL (1997a) Treatment and preven-tion of recurrent adhesions after small bowel obstruction. *Int J Colorectal Dis* 12: 182 (Abstract).
Gilliland R, Wexner SD, Reissman P, Beck DE, Smith LE & Billotti VL (1997b) A new method of treatment of recurrent small bowel obstruction. *Int J Colorectal Dis* 12: 182 (Abstract).
Glerum J, Agenanat D & Tytgat LGN (1977) Value of colonoscopy in the detection of sigmoid malignancy in patients with diverticular disease. *Endoscopy* 9: 228-230.
Goenka MK, Nagi B, Kochhar R, Bhasin DK, Singh A & Mehta SK (1994) Colonic diverticulosis in India: the changing scene. *Indian J Gastroenterol* 13: 86-88.
Goldstein NS & Ahmad E (1997) Histology of the mucosa in sigmoid colon specimens with diverticular disease: observations for the interpretation of sigmoid colonoscopic biopsy specimens. *Am J Clin Pathol* 107: 438-444.
Gonzalez R, Smith CD, Mattar SG et al (2004) Laparoscopic vs open resection for the treatment of diverticular disease. *Surg Endosc* 18: 276-280.
Gooszen AW, Gooszen HG, Veerman W et al (2001a) Operative treat-ment of acute complications of divericular disease: primary or sec-ondary anastomosis after sigmoid resection. *Eur J Surg* 167: 35-39.
Gooszen AW, Tollenaar RA, Geelkerken RH et al (2001b) Prospective study of primary anastomosis following sigmoid resection for suspected acute complicated diverticular disease. *Br J Surg* 88: 693-697.
Gouge TH, Coppa GF, Eng K, Ranson JH & Localio SA (1983) Management of diverticulitis of the ascending colon. *Am J Surg* 45: 387-391.
Goy JAE, Eastwood MA, Mitchell WD et al (1976) Faecal characteris-tics contrasted in the irritable bowel syndrome and diverticular disease. *Am J Clin Nutr* 29: 1480-1484.
Goyal A & Schein M (2001) Current practices in left-sided colonic emergencies: a survey of US gastrointestinal surgeons. *Dig Surg* 18: 399-402.
Greany E & Snyder W (1957) Acute diverticulitis of the cecum encountered at emergency surgery. *Am J Surg* 94: 270-281.
Greensfelder LA & Hillier RI (1929) Caecal diverticulosis with special reference to traumatic diverticula. *Surg Gynecol Obstet* 48: 786-795.
Gregg RO (1987) An ideal operation for diverticulitis of the colon. *Am J Surg* 153: 285-290.
Greif JM, Fried G & McSherry CK (1980) Surgical treatment of perfo-rated diverticulitis of the sigmoid colon. *Dis Colon Rectum* 23: 483-487.
Griffiths JD (1969) Blood supply of the colon in health and disease. *BMJ* 3: 323-329.
Gross B (1845) *Elements of Pathological Anatomy*. Philadelphia: Blanchard & Lea.
Gupta J & Shepherd NA (2003) Colorectal mass lesions masquerading as chronic inflammatory bowel disease on mucosal biopsy. *Histopathology* 42: 476-481.
Haas PA & Fox TA Jr (1990) The fate of the forgotton rectal pouch after Hartmann's procedure without reconstruction. *Am J Surg* 159: 106-111.
Hachigian MP, Honickman S, Eisenstat TE, Rubin RJ & Salvati EP (1992) Computed tomography in the initial management of acute left sided diverticulitis. *Dis Colon Rectum* 35: 1123-1129.
Hackford AW & Veidenheimer MC (1985) Diverticular disease of the colon. Current concepts and management. *Surg Clin N Am* 65: 347-363.
Hackford AW, Schoctz DJ Jr, Coller JA & Veidenheimer MC (1985) Surgical management of complicated diverticulitis: the Lahey Clinic experience 1967—1982. *Dis Colon Rectum* 28: 317-321.

Haglund V, Hellberg R, Johns ENC & Hult RNL (1979) Complicated diverticular disease of the sigmoid colon. An analysis of short and long term outcome in 392 patients. *Ann Chir Gynaecol* 68: 41-46.

Harada RN & Whelan TJ (1993) Surgical management of cecal diver-ticulitis. *Am J Surg* 166: 666-669.

Harisinghani MG, Gervais DA, Maher MM et al (2003) Transgluteal approach for percutaneous drainage of deep pelvic abscesses. *Radiology* 228: 701-705.

Havia T (1971) Diverticulosis of the colon. A clinical and histological study. *Acta Chir Scand Suppl* 413: 1-29.

Havia T & Mauner R (1971) The irritable colon syndrome. A follow up study with special reference to the development of diverticula. *Acta Chir Scand* 137: 569-572.

Heaton KW (1985) Diet and diverticulosis: new leads. *Gut* 26: 541-543.

Henry FC (1949) Acute diverticulitis of the cecum. *Ann Surg* 120: 109-118.

Heverhagen JT, Zielke A, Ishaque N, Bohrere T, El-Sheik M & Klose KJ (2001) Acute colonic diverticulitis: visualization in magnetic resonance imaging. *Magn Reson Imaging* 19: 1275-1277.

Hewett PJ & Stitz R (1995) The treatment of internal fistulae that complicate diverticular disease of the sigmoid colon by laparoscopic assisted colectomy. *Surg Endosc* 9: 411-413.

Higginson J, Simson J & Schweiz Z (1958) *Acta Pathol Bakteriol* 21: 577-581.

Hillo van M, Fazio VW & Lavery IC (1984) Sigmoidappendiceal fistula—an unusual complication of diverticulitis: report of a case. *Dis Colon Rectum* 27: 618-620.

Hiltunen KM & Matikainen M (1991) The Hartmann procedure in the treatment of complicated sigmoid diverticulitis. *Res Surg* 3: 222-225.

Hiltunen KM, Kolehmainen H, Vuorinen T & Matikainen M (1991) Early water-soluble contrast enema in the diagnosis of acute colonic diverticulitis. *Int J Colorectal Dis* 6: 190-192.

Himal HS, Ashby DB, Duignan JP, Richardson DM, Miller JL & McLean LD (1977) Management of perforating diverticulitis of the colon. *Surg Gynecol Obstet* 144: 225-226.

Hinchey EH, Schal PG & Richards CK (1978) Treatment of perforated diverticular disease of the colon. *Adv Surg* 12: 85-109.

Hodgson J (1972) Effect of methylcellulose on rectal and colonic pressures in treatment of diverticular disease. *BMJ* 2: 729-731.

Hodgson J (1973) Transverse taeniomyotomy for diverticular disease. *Dis Colon Rectum* 16: 283 - 289.

Hodgson J (1974) Transverse taeniomyotomy: a new surgical approach for diverticular disease. *Ann R Coll Surg Engl* 55: 80-89.

Hodgson WJB (1972a) An interim report on the production of colonic diverticula in the rabbit. *Gut* 13: 802-804.

Hodgson WJB (1972b) An animal model to study diverticular disease. *BMJ* 3: 729-734.

Hodgson WJB (1977) The placebo effect, is it important in diverticular disease? *Am J Gastroenterol* 67: 157-162.

HoemkeM, Trackmann J, Schmitz R & Shah S (1999) Complicated diverticulitis of the sigmoid: a prospective study concerning primary resection with secure primary anstomosis. *Dig Surg* 16: 420-424.

Holland J, Winter D & Richardson D (2002) Laparoscopically assisted reversal of Hartmann's procedure revisited. *Surg Laparosc Endosc Percutan Tech* 12: 291-294.

Hollander LF, Meyer C, Calderoll H & Zavaletta D (1977) Generalised faecal peritonitis. Etiopathologic and therapeutic considerations in 30 cases. *J Chir (Paris)* 113: 327-336.

Hollander LF, Meyer C, Calderoli H et al (1978) Le traitement chirurgi-cal des sigmoidites diverticulaires compliqués. *J Chir (Paris)* 115: 205-212.

Hollingworth J & Alexander-Williams J (1991) Non-steroidal anti-inflammatory drugs and stercoral perforation of the colon. *Am R Coll Surg Engl* 73: 337-340.

Homer JL (1958) The natural history of diverticulosis of the colon. *Am J Dig Dis* 3: 343-350.

Hopkins JE (1979) Acute colon obstruction: cecostomy or colostomy? *Am J Proctol Gastroenterol* 30: 24-28.

Horgan AF, McConnell EJ, Wolff BG, The S & Paterson C (2001) Atypical diverticular disease: surgical results. *Dis Colon Rectum* 44: 1315-1318.

Horner JL (1958) Natural history of diverticulosis of the colon. *Am J Dig Dis* 3: 343-350.

Howe HJ, Casali RE, Westbrook KC, Thompson BW & Read RC (1979) Acute perforations of the sigmoid colon secondary to diverticulitis. *Am J Surg* 137: 184-187.

Hughes ESR, Cuthbertson AM & Garden ABG (1963) The surgical management of acute diverticulitis, *Med J Aust* 1: 780-782.

Hughes LE (1970) A study of abnormal muscular patterns in divertic-ular disease of the colon using the polysiloxane foam enema. *Gut* 11: 111-117.

Hughes LR (1969) Postmortem survey of diverticular disease of the colon. *Gut* 10: 336 - 351.

Hunt RH (1979) The role of colonoscopy in complicated diverticular disease. *Acta Chir Belg* 6: 349-353.

Hunt RH & Waye JD (1981) *Colonoscopy*. London: Chapman & Hall. Hyland JMP & Taylor I (1980) Does a high-fibre diet prevent the com-plications of diverticular disease? *Br J Surg* 67: 77-79.

Ihekwaba FN (1992) Diverticular disease of the colon in black Africa. *J R Coll Surg Edinb* 37: 107-109.

Irvin GL, Horsley JS & Caruna JA (1984) The morbidity and mortality of emergency operations for colorectal disease. *Ann Surg* 199: 598-603.

Jacobs JE & Birnbaum BA (1995) CT of inflammatory disease of the colon. *Semin Ultrasound CT MR* 16: 91-101.

Jang HJ, Lim HK, Lee SJ, Lee WJ, Kim EY & Kim SH (2000) Acute diver-ticulitis of the cecum and ascending colon: the value of thin-section helical CT findings in excluding colonic carcinoma. *AJR Am J Roentgenol* 174: 1397-1402.

Jalan KN, Waker RJ, Prescott RJ et al (1970) Faecal stasis and divertic-ular disease in ulcerative colitis. *Gut* 11: 688-696.

Jensen DM, Machicado GA, Jutabha R & Kovacs TO (2000) Urgent colonoscopy for the diagnosis and treatment of severe diverticular hemorrhage. *N Engl J Med* 343: 78-82.

Johnson AG (1972) The effect of transverse section of the tenial coli (taeniamyotomy) on intracolonic pressures in the rabbit. *Scand J Gastroenterol* 71: 321-327.

Jonas A (1940) Solitary cecal diverticulitis. *JAMA* 115: 194-197.

Junge K, Marx A, Peiper Ch, Klosterhalfen B, Schumpelick V (2003) Caecal-diverticulitis: a rare differential diagnosis for right-sided lower abdominal pain. *Colorectal Dis* 5: 241-245.

Kang JY, Hoare J, Tinto A et al (2003) Diverticular disease of the colon—on the rise: a study of hospital admissions in England between 1989/1990 and 1999/2000. *Aliment Pharmacol Ther* 17: 1189-1195.

Keck JO, Collopy BT, Ryan PJ, Fink R, Mackay JR & Woods RJ (1994) Reversal of Hartmann's procedure:

effect of timing and technique on ease and safety. *Dis Colon Rectum* 37：243-248.

Keeley KJ (1958) Alimentary disease in the Bantu：a review. *Med Proc* 4：281 - 286.

Keidar S，Pappo I，Shperber Y & Orda R (2000) Cecal diverticulitis：a diagnostic challenge. *Dig Surg* 17：508-512.

Kettlewell MGW & Maloney GE (1977) Combined horizontal and longitudinal colomyotomy for diverticular disease：preliminary report. *Dis Colon Rectum* 20：24-28.

Khan AL，Ah-See AK，Crofts TJ，Heys SD & Eremin O (1995) Surgical management of the septic complications of diverticular disease. *Ann R Coll Surg Engl* 77：16-20.

Killingback M (1963) Management of perforated diverticulitis. *Surg Clin North Am* 63：9-15.

Killingback M (1965) Current aspects of the diagnosis and treatment of diverticulosis and diverticulitis of the sigmoid colon. *Postgrad Bull Sydney* 20：349-357.

Killingback M (1970) Acute diverticulitis：progress report. Australasian survey 1967—1969. *Dis Colon Rectum* 13：444-447.

Killingback M (1983) Diverticular disease：incidence，aetiology and pathophysiology. In Allan RN，Keighley MRB，Alexander-Williams J & Hawkins CF (eds) *Inflammatory Bowel Diseases*，1st edn，pp 504 - 511. Edinburgh：Churchill Livingstone.

Killingback M，Barron PE & Dent OF (2004) Elective surgery for diver-ticular disease：an audit of surgical pathology and treatment. *Aust NZ J Surg* 74：530-536.

Kim EH (1964) Hiatus hernia and diverticulum of the colon. *N Engl J Med* 271：764-768.

Kim S，Milsom J，Shore G，Okuda J & Fazio VW (1997) Laparoscopic reversal of Hartmann's procedure. *Dis Colon Rectum* 6：A41 (Abstract).

Kircher MF，Rhea JT，Kihiczak D & Novelline RA (2002) Frequency，sensitivity and specificity of individual signs of diverticulitis on thin section helical CT with colonic contrast material：experience with 312 cases. *AJR* 178：1313-1318.

Klebs E (1869) *Handbuch der Pathologischen Anatomie*，p 271. Berlin：Hirschwald.

Kocour EJ (1937) Diverticulitis of the colon. *Am J Surg* 37：433-436.

KockerlingF，Schneider C，Reymond MA et al (1999) Laparoscopic resection of sigmoid diverticulitis. Results of a multicentre study. Laparoscopic Colorectal Surgery Study Group. *Surg Endosc* 13：567-571.

Kohler L，Lempa M & Troidl H (1999) Laparoscopically guided reversal of Hartmann's procedure. *Chirurg* 70：1139-1143

Komuta K，Yamanaka S，Okada K et al (2004) Toward therapeutic guidelines for patients with acute right colonic diverticulitis. *Am J Surg* 187：233-237.

Konvolinka CW (1994) Acute diverticulitis under age forty. *Am J Surg* 167：562-565.

Korman LY，Overholt BF，Box T & Winker CK (2003) Perforation during colonoscopy in endoscopic ambulatory surgical centers. *Gastrointest Endosc* 58：554-557.

Kovalcik PJ，Veidenheimer MC，McCorman ML et al (1976) Colovesical fistula. *Dis Colon Rectum* 19：425-427.

Kronborg O (1993) Treatment of perforated sigmoid diverticulitis：a prospective randomized trial. *Br J Surg* 80：505-507.

Krukowski ZH & Matheson NA (1984) Emergency surgery for divertic-ular disease complicated by generalized and faecal peritonitis：a review. *Br J Surg* 71：921-927.

Krukowski ZH，Koruth NM & Matheson NA (1985) Evolving practice in acute diverticulitis. *Br J Surg* 72：684-686.

Kumar P，Sangwan YP，Horton A & Ross AHMcl (1996) Distal mucus fistula following resection for perforated sigmoid diverticular disease. *J R Coll Surg Edinb* 41：316-318.

Kyle J (1968) Prognosis in diverticulitis. *J R Coll Surg Edinb* 13：136-141.

Kyle J & Davidson A (1975) The changing pattern of hospital admis-sions for diverticular disease of the colon. *Br J Surg* 62：537-541.

Kyle J，Adesola AO，Tinckler LF & De Beaux J (1967) Incidence of diverticulitis. *Scand J Gastroenterol* 2：977-980.

Labs JD，Sarr MG，Fishman EK，Siegelman SS & Cameron JL (1988) Complications of acute diverticulitis of the colon；improved early diagnosis with computerized tomography. *Am J Surg* 155：331-336.

Laimon H (1974) Hartmann resection for acute diverticulitis. *Rev Surg* 31：1-6.

Laimon H & Cohn P (1962) Diverticulitis of the cecum. *Am J Surg* 103：146-149.

Lambert ME，Knox RA，Schofield PF & Hancock BD (1986) Management of the septic complications of diverticular disease. *Br J Surg* 73：576-579.

Landen S & Nafteux P (2002) Primary anastomosis and diverting colostomy in diffuse diverticular peritonitis. *Acta Chir Belg* 102：24-29.

Landi E，Flanchini A，Landa L & Maniscalco L (1979) Multiple trans-verse taeniamyotomy for diverticular disease. *Surg Gynecol Obstet* 148：221-226.

Landing K (1935) The symptomatology of diverticulum formations of the colon. *Acta Med Scand Suppl* 72：1-286.

Lane A (1885) *Guy's Hosp Rep* 43：48-57.

Langman MJS，Morgan L & Worral A (1985) Use of anti-inflamma tory drugs by patients admitted with small or large bowel perfora-tion and haemorrhage. *BMJ* 290：347-349.

Larson DM，Masters SS & Spiro HM (1976) Medical and surgical ther-apy in diverticular disease：a comparative study. *Gastroenterology* 71：734-737.

Laurent，SR，Detroz B，Detry O et al (2005) Laparoscopic sigmoidec-tomy for fistulized diverticulitis. *Dis Colon Rectum* 48：148-152.

Lauridson J & Ross F (1952) Acute diverticulitis of the cecum. *Arch Surg* 64：320-331.

Lauter DM & Froines EJ (2001) Initial experience with 150 cases of laparoscopic assisted colectomy. *Am J Surg* 181：398-403.

Lavery IC (1996) Colonic fistulas (Review). *Surg Clin North Am* 76：1183-1190.

Law WL，Lo CY & Chu KW (2001) Emergency surgery for colonic diverticulitis：differences between right-sided and left-sided lesions. *Int J Colorectal Dis* 16：280-284.

Lawrence DM，Pasquale MD & Wasser TE (2003) Laparoscopic ver-sus open sigmoid colectomy for diverticulitis. *Am Surg* 69：499-503.

Leahy AL，Ellis RM，Quill DS & Peel ALG (1985) High fibre diet in symptomatic diverticular disease of the colon. *Ann R Coll Surg Engl* 67：173-174.

Lederman ED，Conti DJ，Lempert N，Singh TP & Lee ED (1998) Complicated diverticulitis following renal transplantation. *Dis Colon Rectum* 41：613-618.

Lee EC，Murray JJ，Coller JA，Roberts PL & Schoetz DJ Jr (1997) Intraoperative colonic lavage in nonelective surgery for diverticular disease. *Dis Colon Rectum* 40：669 - 674.

Lee YS (1986) Diverticular disease of the large bowel in Singapore：an autopsy survey. *Dis Colon Rectum* 29：330-335.

Leibert CW & De Weese BM (1981) Primary resection without anasto-mosis for perforated acute diverticulitis. *Surg*

Gynecol Obstet 152：30-32.
Leigh J，Judd ES & Waugh JM (1962) Diverticulitis of the colon：recur-rence after apparently adequate segmental resection. *Am J Surg* 103：51-54.
Leightling J (1955) Acute cecal diverticulitis. *Gastroenterology* 29：453-460.
Le Moine MC，Fabre JM，Vacher C，Navarro F，Picot MC & Domergue J (2003) Factors and consequences of conversion in laparoscopic sigmoidectomy for diverticular disease. *Br J Surg* 90：232-236.
Letwin RR (1982) Diverticulitis of the colon：clinical review of acute presentations and management. *Am J Surg* 143：579-581.
Levine J (1959) Acute diverticulitis of the cecum. *N Y State J Med* 59：2033-2034.
Levy N，Stermer E & Simon J (1985) The changing epidemiology of diverticular disease in Israel. *Dis Colon Rectum* 28：416-418.
Liberman MA，Phillips EH，Carroll BJ，Fallas M & Rosenthal R (1996) Laparoscopic colectomy vs. traditional colectomy for diverticulitis. *Surg Endosc* 10：15-18.
Ling L & Adberg S (1984) Hartmann's procedure. *Acta Chir Scand* 150：413-417.
Lo CY & Chu KW (1996) Acute diverticulitis of the right colon. *Am J Surg* 171：244-246.
Localio SA & Stahl WM (1974) Diverticular disease of the alimentary tract. Part I. The colon. In *Current Problems in Surgery*. Chicago：Year Book Medical.
Lubbers E-JC & de Boer HHM (1982) Inherent complications of Hartmann's operation. *Surg Gynecol Obstet* 155：717-721.
Lucarini L，Galleano R，Lombezzi R，Ippoliti M & Ajraldi G (2000) Laparoscopic-assisted Hartmann's reversal with the Dexterity Pneumo Sleeve. *Dis Colon Rectum* 43：1164-1167.
Ludeman L. & Shepherd NA (2002) What is diverticular colitis? *Pathology* 34：568-572.
McCance RA & Widdowson EM (1956) *Breads White and Brown*. London：Pitman Medical.
McGinn FP (1976) Distal colomyotomy：follow-up of 37 cases. *Br J Surg* 63：309-312.
McKee RF，Deignan RW & Krukowski ZH (1993) Radiological investi-gation in acute diverticulitis. *Br J Surg* 80：560-565.
McKenna JP，Currier DJ，MacDonald JA et al (1970) The use of contin-uous postoperative peritoneal lavage in the management of diffuse peritonitis. *Surg Gynecol Obstel* 130：254-257.
McLaren IF (1957) Perforated diverticulitis：a review of 75 cases. *J R Coll Surg Edinb* 3：129-143.
Madden JL (1965) Primary resection and anastomosis in the treat-ment of perforated lesions of the colon. *Am J Surg* 31：781-786.
Madden JL & Tan PY (1961) Primary resection and anastomosis in the treatment of perforated lesions of the colon, with abscess or diffusing peritonitis. *Surg Gynecol Obstet* 132：646-650.
Maddern GJ，Nejjari A，Dennison A，Siriser F，Bardoxaglou E & Launois B (1995) Primary anastomosis with transverse colostomy as an alternative to Hartmann's operation. *Br J Surg* 82：170-171.
Madiba TE & Mokoena T (1994) Pattern of diverticular disease among Africans. *East Afr Med J* 71：644-646.
Maggard MA，Chandler CF，Schmit PJ et al (2001) Surgical diverticuli-tis：treatment options. *Am Surg* 67：1185-1189.
Magness L，Van Herden J & Judd E (1975) Diverticular disease of the right colon. *Surg Gynecol Obstet* 140：30-32.
Makapugay LM & Dean PJ (1996) Diverticular disease-associated chronic colitis. *Am J Surg Pathol* 20：94-102.
Makela J，Vuolio S，Kiviniemi H & Laitinene S (1998) Natural history of diverticular disease. When to operate. *Dis Colon Rectum* 41：1523-1528.
Makela J，Kiviniemi H & Laitinene S (2002) Prevalence of perforated sigmoid diverticulitis is increasing. *Dis Colon Rectum* 45：955-961.
Manousos ON，Truelove SC & Lumsden K (1967) Prevalence of colonic diverticulosis in general population of Oxford area. *BMJ* 3：762-763.
Manousos O，Day NE，Tzonou A et al (1985) Diet and other factors in the aetiology of diverticulosis：an epidemiological study in Greece. *Gut* 26：544-549.
Mariani G，Tedoli M，Dina R & Giacomini I (1987) Solitary diverticu-lum of the cecum and right colon：report of six cases. *Dis Colon Rectum* 30：626-629.
Marshak RH，Lindner AE，Pochazevsky R et al (1976) Longitudinal sinus tracts in granulomatous colitis and diverticulitis. *Semin Roentgenol* 11：101-110.
Marshall JB (1996) Use of a pediatric colonoscope improves the suc-cess of total colonoscopy in selected adult patients. *Gastrointestinal Endoscopy* 44：675-678.
Max MH & Knutson CO (1978) Colonoscopy in patients with inflam-matory colonic strictures. *Surgery* 84：551-556.
Mayo CN & Delaney LT (1956) Colonic diverticulitis associated with carcinoma. A review of 50 cases. *Arch Surg* 72：957-961.
Mayo WJ (1930) Diverticula of the sigmoid. *Ann Surg* 92：739-743.
McConnell EJ，Tessier DJ & Wolff BG (2003) Population-based inci-dence of complicated diverticular disease of the sigmoid colon based on gender and age. *Dis Colon Rectum* 46：1110-1114.
Mears T，Judd E & Martin J (1954) Diverticulitis of the right side of the colon with report of a case of diverticulitis of the hepatic flexure. *Mayo Clin Proc* 29：410-415.
Mendelson RM，Kelsey PJ & Chakera T (1995) A combined flexible sigmoidoscopy and double-contrast barium enema service：initial experience. *Abdom Imaging* 20：238-241.
Mennigen R & Rixen D (1992) Colonic diverticulitis：natural causes and complications. *Colo-proctology* 6：324-328.
Messieh M，Turner R，Bunch F & Camer S (1993) Hip sepsis from retroperitoneal rupture of diverticular disease. *Orthop Rev* 22：597-599.
Meyers MA，Alonso DR，Morson BC & Bertram C (1978) Pathogenesis of diverticulitis complicating granulomatous colitis. *Gastroenterology* 74：24-31.
Miangolarra C (1961) Diverticulitis of the right colon. *Ann Surg* 153：861-869.
Miller DW & Wichern WA (1971) Perforated sigmoid diverticulitis appraisal of primary versus delayed resection. *Am J Surg* 121：536-540.
Mimura T，Bateman AC，Lee RL et al (2004) Up-regulation of collagen and tissue inhibitors of matrix metalloproteinase in colonic diver-ticular disease. *Dis Colon Rectum* 47：371-378.
Mirelman D，Corman ML，Veidenheimer MC & Coller JA (1978) Colostomies：indications and contra-indications. *Dis Colon Rectum* 21：172-176.
Mitty WF，Befeler D，Grossi C & Rousselot LM (1969) Surgical treat-ment of complications of diverticulitis in patients over seventy years of age. *Am J Surg* 117：270-276.
Miura S，Kodaira S，Aoki H & Hosoda Y (1996) Bilateral type divertic-ular disease of the colon. *Int J Colorectal Dis* 11：71-75.

Miura S, Kodaira S, Shatari T, Nishioka M, Hosoda Y & Hisa TK (2000) Recent trends in diverticulosis of the right colon in Japan: retro-spective review in a regional hospital. *Dis Colon Rectum* 43: 1383-1389.

Moore HD (1969) Emergency treatment of diverticulitis of the sigmoid flexure. *Dis Colon Rectum* 12: 22-25.

Moreaux J & Vons C (1990) Elective resection for diverticular disease of the sigmoid colon. *Br J Surg* 77: 1036-1038.

Morgan MN & Ellis H (1969) Diverticulosis of the colon and diet. *BMJ* 2: 53-54.

Morgenstern L, Weiner R & Michel SL (1979) Malignant diverticulitis. *Arch Surg* 114: 1112-1116.

Morris CR, Harvey IM, Stebbings WS, Speakman CT, Kennedy HJ & Hart AR (2002) Epidemiology of perforated colonic diverticular disease. *Postgrad Med J* 78: 654-658.

Morris CR, Harvey IM, Stebbings WS, Speakman CT, Kennedy HJ & Hart AR (2003a) Anti-inflammatory drugs, analgesics and the risk of perforated colonic diverticular disease. *Br J Surg* 90: 1267-1272.

Morris CR, Harvey IM, Stebbings WS, Speakman CT, Kennedy HJ & Hart AR (2003b) Do calcium channel blockers and antimuscarinics protect against perforated colonic diverticular disease? A case control study. *Gut* 52: 1734-1737.

Morris J, Stellato TA, Haaga JR & Lieberman J (1986) The utility of computed tomography in colonic diverticulitis. *Ann Surg* 204: 128-132.

Morson BC (1963a) The muscle abnormality in diverticular disease of the sigmoid colon. *Br J Radiol* 36: 385-392.

Morson BC (1963b) The muscle abnormality in diverticular disease of the colon. *Proc R Soc Med* 56: 798-800.

Muir EG (1957) Diverticulitis: a follow up of 75 cases. *J R Coll Surg Edinb* 3: 129-143.

Muller RT (1948) Diverticular disease. *S Afr Med J* 22: 376-391.

Munakata A, Nakaji S, Takami H, Nakajima H, Iwane S & Tuchida S (1993) Epidemiological evaluation of colonic diverticulosis and dietary fiber in Japan. *Tohoku J Exp Med* 171: 145-151.

Munson KD, Hensien MA, Jacob LN, Robinson AM & Liston WA (1996) Diverticulitis: a comprehensive follow-up. *Dis Colon Rectum* 39: 318-322.

Nagorney DM, Adson MA & Pemberton JH (1985) Sigmoid diverticuli-tis with perforation and generalised peritonitis. *Dis Colon Rectum* 28: 71-75.

Nahrwold DL & Demuth WE (1977) Diverticulitis with perforation into the peritoneal cavity. *Ann Surg* 185: 80-84.

Nair P & Mayberry JF (1994) Vegetarianism, dietary fibre and gastro-intestinal disease. *Dig Dis* 12: 177-185.

Nakada I, Ubukata H, Goto Y et al (1995) Diverticular disease of the colon at a regional general hospital in Japan. *Dis Colon Rectum* 38: 755-759.

Naraynsingh V, Sieunarine K & Raju GC (1987) Diverticular disease in the West Indies: a Trinidad study. *J R Coll Surg Edinb* 32: 137-138.

Navarra G, Occhionorelli S, Marcello D, Bresadola V, Santini M & Rubbini M. (1995) Gasless video-assisted reversal of Hartmann's procedure. *Surg Endosc* 9: 687-689.

Neff G, van Sonnenberg E, Casola G et al (1993) Diverticular abscesses. Percutaneous drainage. *Radiology* 163: 15-18.

Ngoi SS, Chia J, Goh MY, Sim E & Rauff A (1992) Surgical manage-ment of right colon diverticulitis. *Dis Colon Rectum* 35: 799-802.

Nicholas E, Frymark W & Raffensperger S (1962) Acute cecal divertic-ulitis. *JAMA* 182: 157-160.

Nilsson LO (1976) Surgical treatment of perforations of the sigmoid colon. *Acta Chir Scand* 142: 467-469.

Nunes GC, Robnett AH, Kremer RM & Ahlquist RE (1979) The Hartmann procedure for complications of diverticulitis. *Arch Surg* 114: 425-428.

O'Brien PE (1982) Continuous lavage of the contaminated peri-toneum. In Watts JMcK, McDonald PJ, O'Brien PE et al (eds) *Infection in Surgery*. Edinburgh: Churchill Livingstone.

O'sullivan GC, Murphy D, O'Brien MG & Ireland A (1996) Laparoscopic management of generalized peritonitis due to perforated colonic diverticula. *Am J Surg* 171: 432-434.

Ochsner HC & Bargen JA (1935) Diverticulosis of the large intestine: an evaluation of historical and personal observations. *Ann Intern Med* 9: 282-296.

Oehler U, Bulatko A, Jenss H & Helpap B (1997) Lethal complications in a case of sigmoid diverticulitis. A case report. *Gen Diagn Pathol* 142: 231-234.

Oldguist B & Peter JJ (1931) Divertikelbidung das linddarms. *Arch Pathol Anat* 280: 581.

Olsson R, Adnerhill I, Bjorkdahl P, Ekberg O & Fork FT (1997) Addition of methyl cellulose enema to double-contrast barium imaging of sigmoid diverticulosis. *Acta Radiol* 38: 73-75.

Ornstein MH, Littlewood ER, McLean Baird I, Fowler J, North WRS & Cox AG (1981) Are fibre supplements really necessary in diverticu-lar disease of the colon? A controlled clinical trial. *BMJ* 282: 1353-1356.

Oschner HC & Burgen JA (1935) Diverticulosis of the large intestine: an evaluation of historical and personal observations. *Ann Intern Med* 9: 282-296.

Ouriel K & Schwartz SI (1983) Diverticular disease in the young patient. *Surg Gynecol Obstet* 156: 1-5.

Pace JL (1966) A detailed study of the musculature of the human large intestine. PhD thesis, University of London.

Pain J & Cahill J (1991) Surgical options for left-sided large bowel emergencies. *Ann R Coll Surg Engl* 73: 394-397.

Painter NS (1965) The cause of diverticular disease of the colon, its symptoms and its complications. *J R Coll Surg Edinb* 30: 118-122.

Painter NS (1972) Irritable or irritated bowel. *BMJ* 2: 46-49.

Painter NS (1975) *Diverticular Disease of the Colon*, London: Heinemann.

Painter NS & Burkitt DP (1971) Diverticular disease of the colon: a deficiency disease of Western civilisation. *BMJ* ii: 450-454.

Painter NS & Truelove SC (1965) The intraluminal pressure patterns in diverticulosis of the colon. *Gut* 5: 201 - 213.

Painter NS, Truelove SC, Andram GM & Tuckey M (1965) Segmentation and the localisation of intraluminal pressures in the human colon with special reference to the pathogenesis of the colonic diverticula. *Gastroenterology* 49: 169-177.

Painter NS, Almeida AZ & Colebourne KW (1972) Unprocessed bran treatment of diverticular disease of the colon. *BMJ* 2: 137-140.

Papagrigoriadis S, Macey L, Bourantas N & Rennie JA (1999) Smoking may be associated with complications in diverticular disease. *Br J Surg* 86: 923-926.

Papi C, Ciaco A, Koch M & Capurso L (1995) Efficacy of rifaximin in the treatment of symptomatic diverticular disease of the colon. A multicentre double-blind placebo-controlled trial. *Aliment Pharmacol Ther* 9: 33-39.

Parks TG (1968) Post-mortem studies on the colon with particular reference to diverticular disease. *Proc R Soc Med* 61: 932-934.

Parks TG (1969) Natural history of diverticular disease of

the colon. A review of 521 cases. *BMJ* 4: 639-642.
Parks TG (1970a) Prognosis in diverticular disease of the colon. *Proc R Soc Med* 63: 1262-1263.
Parks TG (1970b) Rectal and colonic studies after resection of the sigmoid for diverticular disease. *Gut* 11: 121-125.
Parks TG (1974) Diet and diverticular disease. *Proc R Soc Med* 67: 1037-1040.
Parks TG & Connell AM (1969) Motility studies in diverticular disease of the colon. *Gut* 10: 534-542.
Parks TG & Connell AM (1970) The outcome in 455 patients admitted for treatment of diverticular disease of the colon. *Br J Surg* 57: 775-778.
Pearce NW & Scott SD (1992) Timing and method of reversal of Hartmann's procedure. *Br J Surg* 79: 839-841.
Pearce NW, Scott SD & Karran SJ (1992) Timing and method of reversal of Hartmann's procedure. *Br J Surg* 79: 839-841.
Peck DA, Labat R & Waite VC (1968) Diverticular disease of the right colon. *Dis Colon Rectum* 11: 149-154.
Pemberton JdeJ & Maino CR (1947) Progress in the surgical manage-ment of diverticulitis of the sigmoid colon. *Surg Gynecol Obstet* 85: 523-534.
Pemberton JdeJ, Black BM & Maino CR (1947) Acute diverticulitis. *Surg Gynecol Obstet* 85: 523-536.
Penfold JC (1973) Management of uncomplicated diverticular disease by colonic resection in patients at St Mark's Hospital 1964-9. *Br J Surg* 60: 695-698.
Perkins JD, Shield CF, Chang FC & Farha GJ (1984) Acute diverticuli-tis: comparison of treatment in immunocompromised and non-immunocompromised patients. *Am J Surg* 148: 745-748.
Pescatori M & Castiglioni GC (1978) Sigmoid motility and clinical results after transverse taeniamyotomy for diverticular disease. *Br J Surg* 65: 666-668.
Pillari G, Greenspan B, Vernace FM & Rosenblum G (1984) Computed tomography of diverticulitis. *Gastrointest Radiol* 9: 263-268.
Plumley PF & Francis B (1973) Dietary management of diverticular disease. *JAMA* 63: 527-530.
Podesta MT & Pace JL (1975) The natural history of diverticular disease of the colon. A review of 238 cases. *Chir Gastroenterol* 9: 371-374.
Polk HC Jr, Fink MP, Laverdiere M et al (1993) Prospective randomized study of piperacillin/tazobactam therapy of surgically treated intra-abdominal infection. The Piperacillin/Tazobactam Intra-Abdominal Infection Study Group. *Am Surg* 59: 598-605.
Potier F (1912) Diverticulite et appendicite. *Bull Mem Soc Anat Paris* 137: 29-31.
Prasad JK & Daniel O (1971) Recurrence of high intracolonic pressure following sigmoid myotomy. *Br J Surg* 58: 304.
Ranson TH, Lawrence LR & Localio SA (1972) Colomyotomy: a new approach to surgery for colonic diverticular disease. *Am J Surg* 123: 185-191.
Rampton DS (2001) Diverticular colitis: diagnosis and management. *Colorectal Dis* 3: 149-153.
Ravo B, Mishrick A, Addei K et al (1987) The treatment of perforated diverticulitis by one-stage intracolonic bypass procedure. *Surgery* 102: 771-776.
Regadas FS, Siebra JA, Rodrigues LV, Nicodermo AM & Reis Neto JA (1996) Laparoscopically assisted colorectal anastomoses post-Hartmann's procedure. *Surg Laparosc Endosc* 6: 1-4.
Regenet N, Pessaux P, Hennekinne S et al (2003) Primary anastomo-sis after intraoperative colonic lavage vs Hartmanns procedure in gneralised peritonitis complicating diverticular disease of the colon. *Int J Coloretcal Dis* 18: 503-507.
Reilly M (1966) Sigmoid myotomy. *Br J Surg* 53: 859-863.
Reilly MCT (1970) Colonic diverticula: surgical management. *BMJ* 3: 570-573.
Reisman Y, Ziv Y, Kravrovitc D, Negri M, Wolloch Y & Halevy A (1999) Diverticulitis: the effect of age and location on the course of disease. *Int J Colorectal Dis* 14: 250-254.
Reissman P, Teoh TA, Skinner K, Burne JW & Wexner SD (1996) Adhesion formation after laparoscopic anterior resection in a porcine model: a pilot study. *Surg Laparosc Endosc* 6: 136-139.
Rigler RG & Cherry JW (1960) Diverticulitis of the cecum: preopera-tive diagnosis. *Am Surg* 26: 405-408.
Ripolles T, Agramunt M, Martinez MJ, Costa S, Gomez-Abril SA & Richart J (2003) The role of ultrasound in the diagnosis, manage-ment and evolutive prognosis of acute left-sided colonic diverticuli-tis: a review of 208 patients. *Eur Radiol* 13: 2587-2595.
Rodkey GV & Welch CE (1959) Diverticulitis. In Turcle P (ed.) *Diseases of the Colon and Anorectum*, p 633. Philadelphia: WB Saunders.
Rodkey GV & Welch CE (1974) Colonic diverticular disease with surgical management. A study of 338 cases. *Surg Clin N Am* 54: 655-674.
Rodkey GV & Welch CE (1984) Changing patterns in the surgical treatment of diverticular disease. *Ann Surg* 200: 466-478.
Roe AM, Prabhu S, Ali A, Brown C & Brodribb AJM (1991) Reversal of Hartmann's procedure: timing and operative technique. *Br J Surg* 78: 1167-1170.
Rokitansky C (1849) *A Manual of Pathological Anatomy*, Vol. 2, p 48. London: The Sydenham Society.
Rosenberg HM & Modrak JB (1979) The glycosylated collagen. *Biochem Biophys Res Commun* 91: 498-501.
Rothenbuehler JM, Oertli D & Harder F (1993) Extraperitoneal mani-festation of perforated diverticulitis. *Dig Dis Sci* 38: 1985-1988.
Roxburgh RA, Dawson JL & Yeo R (1968) Emergency resection in treatment of diverticular disease of the colon complicated by peri-tonitis. *BMJ* 3: 465-466.
Rugtiv GM (1975) Diverticulitis: selective surgical management. *Am J Surg* 130: 219-225.
Ryan P (1983) Changing concepts in diverticular disease. *Dis Colon Rectum* 26: 12-18.
Saini S, Mueller PR, Wittenberg J, Butch RJ, Rodkey GV & Welch CE (1986) Percutaneous drainage of diverticular abscess. *Arch Surg* 121: 475-478.
Sakai L, Daake J & Kaminski DL (1981) Acute perforation of sigmoid diverticula. *Am J Surg* 142: 712-716.
Salem L, Anaya DA, Roberts KE, & Flum DR (2005) Hartmann's colectomy and reversal in diverticulitis: a population-level assessment. *Dis Colon Rectum* 48: 988-995.
Sarin S & Boulos PB (1991) Evaluation of current surgical manage-ment of acute inflammatory diverticular disease. *Ann R Coll Surg Engl* 73: 278-282.
Sarin S & Boulos PB (1994) Long-term outcome of patients presenting with acute complications of diverticular disease. *Ann R Coll Surg Engl* 76: 117-120.
Sato T, Matsuzakis S, Fujiwara Y, Takahashi J & Suguro T (1970) Case of multiple colonic diverticulosis. *Nuika* 25: 563-566.
Scaggion G, Poletti G & Riggio S (1987) Saint's triad. Statistico-epidemiologic research and case contribution [in Italian]. *Minerva Med* 78: 1183-1187.
Schapira A, Leightling J, Wolf B, Marshak R & Janowitz H (1958) Diverticulitis of the cecum and right colon: clinical and radiographic features. *Am J Dig Dis* 3: 351-383.

Schauer PR, Ramps R, Ghiatas AA & Sirinek KR (1992) Virulent diverticular disease in young obese men. *Am J Surg* 164: 443-446.

Schechter S, Mulvey J & Eisenstar TE (1999) Management of uncom-plicated diverticulitis: results of a survey. *Dis Colon Rectum* 42: 470-475.

Schein M & Decker GA (1988) The Hartmann procedure: extended indications in severe intra-abdominal infection. *Dis Colon Rectum* 31: 126-129.

Schilling MK, Maurere CA, Kollmar O & Buchler MW (2001) Primary versus secondary anastomosis after sigmoid resection for perforated diverticulitis (Hinchey stage III and IV): a prospective outcome and cost analysis. *Dis Colon Rectum* 44: 703-705.

Schippers E, Tittel A, Ottinger A, Schumpelick V (1998) Laparoscopy versus laparotomy: comparison of adhesion-formation after bowel resection in a canine model. *Dig Surg* 15: 145-147.

Schlieke CP & Logan AH (1959) Surgical treatment of diverticulitis of the colon. *JAMA* 169: 1019-1022.

Schnug E (1943) Acute diverticulitis of the cecum. *Surgery* 13: 282-289.

Schoetz DJ (1999) Diverticular disease: a century old problem. *Dis Colon Rectum* 42: 703-709.

Schowengerdt CG, Hedges GR, Yaw RB & Altemeier WA (1969) Diverticulosis, diverticulitis and diabetes. *Arch Surg* 98: 500-504.

Schreyer AG, Furst A, Agha A et al (2004) Magnetic resonance imag-ing based colonography for diagnosis and assessment of diverticulo-sis and diverticulitis. *Int J Colorectal Dis* 19: 474-480; Apr 15 Epub.

Schuler JG & Bayley J (1983) Diverticulitis of the cecum. *Surg Gynecol Obstet* 156: 743-748.

Schweitzer J, Caillas RA & Collins JC (2002) Acute diverticulitis in the young adult is not 'virulent'. *Am Surg* 68: 1044-1047.

Schwerk WB, Schwarz S & Rothmund M (1992) Sonography in acute colonic diverticulitis. *Dis Colon Rectum* 35: 1077-1084.

Secrelan P & Demole M (1966) *Rev Med Suisse Romande* 86: 420.

Segal J & Leibowitz B (1989) The distributional pattern of diverticular disease. *Dis Colon Rectum* 32: 227-229.

Segal I, Solomon A & Hunt JA (1977) Emergence of diverticular disease in the urban South African black. *Gastroenterology* 72: 215-219.

Senagore AJ, Luchtefeld MA, MacKeigan JM & Mazier WP (1993) Open colectomy versus laparoscopic colectomy: are there differ-ences? *Am Surg* 59: 549-553.

Senagore AJ, Duepree HJ, Dalaney CP, Dissanaike S, Brady KM & Fazio VW (2002) Cost structure of laparoscopic and open sigmoid colec-tomy for diverticular disease: similarities and differences. *Dis Colon Rectum* 45: 485-490.

Senagore. AJ, Duepree. HJ, Delaney CP et al (2003) Results of a standardized technique and postoperative care plan for laparoscopic sigmoid colectomy: a 30-month experience. *Dis Colon Rectum* 46: 503-509.

Shen SH, Chen JD, Tiu CM et al (2002) Colonic diverticulitis diagnosed by computed tomography in the ED. *Am J Emerg Med* 20: 551-557.

Shepherd AA & Keighley MRB (1986) Audit on complicated diverticu-lar disease. *Ann R Coll Surg Engl* 68: 8 - 10.

Sher ME, Agachan F, Bortul M, Nogueras JJ, Weiss EG & Wexner SD (1997) Laparoscopic surgery for diverticulitis. *Surg Endosc* 11: 264-267.

Shyung LR, Lin SC, Shih SC, Kao CR & Chou SY (2003) Decision mak-ing in right-sided diverticulitis. *World J Gastroenterol* 9: 606-608.

Siewert JR, Huber FT & Brune IB (1995) Frühelektive Chirurgie der akuten Divertikulitis des Colons. *Chirurg* 66: 1182-1189.

Simpson J, Neal KR, Scholefield JH & Spiller RC (2003a) Patterns of pain in diverticular disease and the influence of acute diverticulitis. *Eur J Gastroenterol Hepatol* 15: 1005-1010.

Simpson J, Scholefield JH & Spiller RC (2003b) Origin of symptoms in diverticular disease. *Br J Surg* 90: 899-908.

Slack WW (1962) The anatomy, pathology and some clinical features of diverticulitis of the colon. *Br J Surg* 50: 185-190.

Slack WW (1966) Bowel muscle in diverticular disease. *Gut* 7: 668-670.

Smadja C, Sbai IM, Tahrat M et al (1999) Elective laparoscopic sigmoid colectomy for diverticulitis. Results of a prospective study. *Surg Endosc* 13: 645-648.

Smiley DF (1966) Perforated sigmoid diverticulitis with spreading peritonitis. *Am J Surg* 111: 431-434.

Smith AN (1975) Diverticular disease. *Clin Gastroenterol* 4: 1-223.

Smith AN, Ahtisha RP & Balfour T (1969) Clinical and manometric results one year after sigmoid myotomy for diverticular disease. *Br J Surg* 56: 895-898.

Smith AN, Grannakes V & Clarke S (1971) Late results of colo-myotomy. *J R Coll Surg Edinb* 16: 276-286.

Smith AN, Kirwan WO & Shariff S (1974) Motility effects of opera-tions performed in diverticular disease. *Proc R Soc Med* 67: 1041-1043.

Smith AN, Shepherd J & Eastwood MA (1981) Pressure changes after balloon distension of the colon wall in diverticular disease. *Gut* 22: 841-844.

Smith CC & Christensen WR (1959) The incidence of colonic divertic-ulosis. *Am J Roentgenol* 82: 996-999.

Smith R & Wall AJ (1978) The morbidity and cost of the temporary colostomy. *Dis Colon Rectum* 21: 558-561.

Smith RC, Verga M, McCarthy S & Rosenfield AT (1996) Diagnosis of acute flank pain: value of unenhanced helical CT. *AJR Am J Roentgenol* 166: 97-101.

Smith TR, Cho KC, Morchouse HT & Kratka PS (1990) Comparison of computed tomography and contrast enema evaluation of divertic-ulitis. *Dis Colon Rectum* 33: 1-6.

Smoot RL, Gostout CJ, Rajan E et al (2003) Is early endoscopy after admission for acute diverticular bleeding needed. *Am J Gastroenterol* 98: 1996-1999.

So JB, Kok K & Ngoi SS (1999) Right-sided colonic diverticular disease as a source of lower gastrointestinal bleeding. *Am Surg* 65: 299-302.

Solomon A (1969) Cited by Painter and Burkitt (1971) *BMJ* 2: 450.

Somasekar K, Foster ME & Haray PN (2002) The natural history of diverticular disease: is there a role for elective colectomy. *JR Coll Surg Edinb* 47: 481-484.

Sosa JL, Sleeman D, Puente I, McKenney MG & Hartmann R (1994) Laparoscopic assisted colostomy closure after Hartmann's proce-dure. *Dis Colon Rectum* 37: 149-152.

Sprigs CC & Marxer OA (1925) Intestinal diverticula. *Q J Med* 19: 1-34.

Stabile BE, Puccio E, van Sonnenberg E & Neff CC (1990) Preoperative percutaneous drainage of diverticular abscesses. *Am J Surg* 159: 99-105.

Staniland JA, Ditchburn J & de Dombal FT (1976) Clinical presenta-tion of diseases of the large bowel. A detailed study of 642 patients. *Gastroenterology* 70: 22-28.

Stefansson T, Ekbom A, Sparen P & Pahlman L (1995) Cancers among patients diagnosed as having diverticular disease of the colon. *Eur J Surg* 161: 755-760.

Steinback WC, Christiansen KG & Salva JV (1973) Complementary tube cecostomy. *Surg Clin N Am* 53: 593-601.

Stemmerman GM (1969) Patterns of disease among Japanese living in Hawaii. *Arch Environ Health* 20: 266 - 273.

Stemmermann GN & Yatani R (1973) Diverticulosis and polyps of the large intestine: a necropsy study of Hawaiian Japanese. *Cancer* 31: 1260-1270.

Stevenson AR, Stitz RW, Lumley JW & Fielding GA (1998) Laparoscopically assissted anterior resection fro diverticular disease: follow up of 100 consecutive pateinst. *Ann Surg* 227: 335-342.

Stollman N & Raskin JB (2004) Diverticular disease of the colon. *Lancet* 363: 631-639.

Sugihara K, Muto T, Morioka Y, Asano A & Yamamoto T (1984) Diverticular disease of the colon in Japan: a review of 615 cases. *Dis Colon Rectum* 27: 531-537.

Swarbrick ET, Fevre DI, Hunt RH et al (1978) Colonoscopy for unexplained rectal bleeding. *BMJ* 2: 1685-1687.

Sweeney JL & Hoffmann DC (1987) Restoration of continuity after Hartmann's procedure for the complications of diverticular disease. *Aust NZ J Surg* 57: 823-825.

Tagart REB (1969) Diverticular disease of the colon: clinical aspects. *Br J Surg* 5: 417-423.

Tagart REB (1974) General peritonitis and haemorrhage complicating colonic diverticular disease. *Ann R Coll Surg Engl* 55: 175-183.

Tancer ML & Veridiano NP (1996) Genital fistulas caused by diverticular disease of the sigmoid colon. *Am J Obstet Gynecol* 174: 1547-1550.

Taylor J & Duthie HL (1976) Bran tablets and diverticular disease. *BMJ* 1: 988-990.

Taylor JD & Moore KA (1976) Generalised peritonitis complicating diverticulitis of the sigmoid colon. *J R Coll Surg Edinb* 21: 348-352.

Taylor J, Duthie HL, Smallwood R et al (1974) The effect of stimula-tion on the myoelectrical activity of the rectosigmoid in man. *Gut* 15: 559-607.

Teague RH, Thornton JR, Manning AP et al (1978) Colonoscopy for investigation of unexplained rectal bleeding. *Lancet* 1: 1350-1351.

Telling WHM & Gunner OC (1917) Acquired diverticula, diverticulitis and peridiverticulitis of the large intestine. *Br J Surg* 4: 468-523.

Telling WHM (1920) Discussion on diverticulitis. *Proc R Soc Med* 13: 55-64.

Thaler K, Baig MK, Berbo M et al (2003) Determinants of recurrence after sigmoid resection for uncomplicated diverticultis. *Dis Colon Rectum* 46: 385-388.

Theile D (1980) The management of perforated diverticulitis with diffuse peritonitis. *Aust N Z J Surg* 50: 47-49.

Thompson HR (1966) Surgical treatment of diverticulitis. In Maingot R (ed.) *Abdominal Operations*, pp 1125-1134. New York: Appleton-Century-Crofts.

Thomson HJ, Busuttil A, Eastwood MA, Smith AN & Elton RA (1987) Submucosal collagen changes in the normal colon and in diverticu-lar disease. *Int J Colorectal Dis* 2: 208-213.

Thornton JR, Dryden A, Kellcher J & Losowsky MS (1986) Does super efficient starch absorption promote diverticular disease? *BMJ* 292: 1708-1710.

Tolins SH (1975) Surgical treatment of diverticulitis: experience at a large municipal hospital. *JAMA* 232: 830-832.

Tomita R, Fujisaki S, Tanjoh K & Fukuzawa M (2000) Role of nitirc oxide in the left-sided colon of patienst with diverticualr disease. *Hepatogastroenterology* 47: 692-696.

Tottrup A & Frost L (2005) Pelvic sepsis after extended Hartmann's procedure. *Dis Colon Rectum* 48: 251-255.

Trebuchet G, Lechaux D & Lecalve H (2002) Laparoscopic left colon resection for diverticular disease. *Surg Endosc* 16: 18-21.

Tucci G, Torquati A, Grande M, Stroppa I, Sianesi M & Farinon AM (1996) Major acute inflammatory complications of diverticular disease of the colon: planning of surgical management. *HepatoGastroenterology* 43: 839-845.

Tudor R (1988) Complicated diverticular disease. MD thesis, University of Birmingham.

Tudor RG & Keighley MRB (1987) The options in surgical treatment of diverticular disease. In Nyhus L (ed) *Surgery Manual*, pp 139-155. Chicago: Appleton.

Tudor RG, Farmakis N & Keighley MRB (1994) National audit of com-plicated diverticular disease: analysis of index cases. *Br J Surg* 81: 730-732.

Tuech JJ, Regenet N, Hennekinne S, Pessaux P, Bergamaschi R & Arnaud JP (2001) Laparoscopic colectomy for sigmoid diverticulitis in obese and nonobese patients: a prospective comparative study. *Surg Endosc* 15: 1427-1430.

Umbach TW & Dorazio RA (1999) Primary resection and anastomoisi fro perforated left colon lesions. *Am Surg* 65: 931-933.

Unger H (1953) Solitary diverticulitis of the cecum. *Am J Surg* 85: 780-785.

Vajrabukka T, Saksornchai K & Jimakorn P (1980) Diverticular dis-ease of the colon in a far-eastern community. *Dis Colon Rectum* 23: 151-154.

Van Rosendaal GM & Andersen MA (1996) Segmental colitis compli-cating diverticular disease. *Con J Gastroenterol* 10: 361-364.

Vargas HD, Ramirez RT, Hoffman GC et al (2000) Defining the role of laparoscopic-assisted sigmoid colectomy for diverticulitis. *Dis Colon Rectum* 43: 1726-1731.

Vaughn A & Narsete E (1952) Diverticulitis of the cecum. *Arch Surg* 65: 763-769.

Veidenheimer MC (1983) Clinical presentation and surgical treatment of complicated diverticular disease. In Allan RN, Keighley MRB, Alexander-Williams J & Hawkins CF (eds) *Inflammatory Bowel Diseases*, 1st edn, pp 519-528. Edinburgh: Churchill Livingstone.

Veidenheimer MC & Lawrence DC (1976) Anastomotic myotomy: an adjunct to resection for diverticular disease. *Dis Colon Rectum* 19: 310-313.

Violi V, Roncoroni L, Boselli AS, Trivelli M & Peracchia A (2000) Diverticulitis of the caecum and ascending colon: an unavoidable diagnostic pitfall? *Int Surg* 85: 39-47.

Wagner D & Zollinger R (1961) Diverticulitis of the cecum and ascending colon. *Arch Surg* 83: 436-443.

Waite VC (1954) Diverticulitis of the cecum. *Am J Surg* 88: 718-725.

Wara P, Berg SV & Amdrup E (1981) The outcome of staged manage ment of complicated diverticular disease of the sigmoid colon. *Acta Chir Scand* 147: 209-214.

Watkins GL & Oliver GA (1971) Surgical treatment of acute perfora-tive sigmoid diverticulitis. *Surgery* 69: 215-219.

Watt J & Marcus R (1964) The pathology of diverticulosis of the inter-taenial area of the pelvic colon. *J Pathol Bacteriol* 88: 97-104.

Watters DAK & Smith AN (1990) Strength of the colon wall in diver-ticular disease. *Br J Surg* 77: 257-259.

Watters DAK, Smith AN, Eastwood MA, Anderson KC, Elton RA & Mugerwa JW (1985) Mechanical properties of the colon: compari-son of the features of the African and European colon in vitro. *Gut* 26: 384-392.

Watters JM, Blakslee JM, March RJ & Redmond ML (1996) The influ-ence of age on the severity of peritonitis. *Can J Surg* 39: 142-146.

Waugh J & Walt AG (1957) An appraisal of one stage ante-

rior resec-tion in diverticulitis of the sigmoid colon. *Surg Gynecol Obstet* 104：690-697.
Waugh JM & Walt AJ (1962) Surgery of diverticular disease. *Surg Clin North Am* 42：1267-1274.
Waugh TR (1941) Appendix veriformis duplex. *Arch Surg* 42：311-320.
Wedell J, Banzhaf G, Chaoui R, Fischer R & Reichmann J (1997) Surgical management of complicated colonic diverticulitis. *Br J Surg* 84：380-383.
Werner A, Diehl SJ, Farag-Soliman M & Duber C (2003) Multi-slice spiral CT in routine diagnosis of suspected left sided colonic divertic-ulitis：a prospective study of 120 patients. *Eur Radiol* 13：2596-2603.
Wess L, Eastwood MA, Wess TJ, Busuttil A & Miller A (1995) Cross linking of collagen is increased in colonic diverticulosis. *Gut* 37：91-94.
West SD, Robinson EK, Delu AN, Ligon RE, Kao LS & Mercer DW (2003) Diverticulitis in the younger patient. *Am J Surg* 186：743-746.
Weston Underwood J & Marks CG (1984) The septic complications of sigmoid diverticular disease. *Br J Surg* 71：209-211.
Whelan CS, Furcinitti JF & Lavarredn C (1971) Surgical management of perforated lesions of the colon with diffusing peritonitis. *Am J Surg* 121：374-378.
Whiteway J (1984) The pathogenesis of diverticular disease. Paper read at the Royal Society of Medicine.
Whiteway J & Morson BC (1985) Elastosis in diverticular disease of the sigmoid colon. *Gut* 26：258-266.
Wigmore SJ, Duthie GS, Young IE, Spalding EM & Rainey JB (1995) Restoration of intestinal continuity following Hartmann's proce-dure：the Lothian experience 1987－1992. *Br J Surg* 82：27-30.
Willard JH & Bockus HI (1936) Clinical and therapeutic status of colonic diverticulosis seen in office practice. *Am J Dig Dis* 3：580-585.
Williams I (1967) Diverticular disease of the colon without divertic-ula. *Radiology* 89：401-412.
Williams KL (1960) Acute solitary ulcers and acute diverticulitis of the cecum and ascending colon. *Br J Surg* 47：351-358.
Wilson E (1970) Bowel resection for diverticular disease of the colon. *Med J Aust* 204-207.
Wilson RG, Smith AN & Macintyre IMC (1990) Complications of diverticular disease and non-steroidal anti-inflammatory drugs：a prospective study. *Br J Surg* 77：1103-1104.
Wilson SR & Toi A (1990) The value of sonography in the diagnosis of acute diverticulitis of the colon. *Am J Radiol* 154：1199-1202.
Wolff BG, Ready RL, MacCarty RL, Dozois RR & Bearl RW Jr (1984) Influence of sigmoid resection on progression of diverticular disease of the colon. *Dis Colon Rectum* 27：645-647.
Wolff LH, Wolff WA & Wolff LH Jr (1980) A new revaluation of cecos-tomy tube. *Surg Gynecol Obstet* 151：257-259.
Wong WD, Wexner SD, Lowry A et al (2000) Practice parameters for the treatment of sigmoid diverticulitis—supporting documentation. The Standards Task Force. The American Society of Colon and Rectal Surgeons. *Dis Colon Rectum* 43：290-297.
Wong S-K, Ho Y-H, Leong APK & Seow-Choen F (1997) Clinical behavior of complicated right-sided and left-sided diverticulosis. *Dis Colon Rectum* 40：344-348.
Woo WH & Cheng FCY (1975) Acute diverticulitis of the caecum. *Aust NZ J Surg* 45：274-276.
Woods RJ, Lavery IC, Fazio VW, Jagelman DG & Weakley FL (1988) Internal fistulas in diverticular disease. *Dis Colon Rectum* 31：591-596.
Wychulis AR, Beahrs OH & Judd ES (1967) Surgical management of diverticulitis of the colon. *Surg Clin North Am* 47：961-969.
Zeitoun G, Laurent A, Rouffet F et al (2000) Multicentre, randomised clinical trial of primary versus secondary sigmoid resection in gen-eralised perionitis complicating sigmoid diverticulitis. *Br J Surg* 87：1366-1374.
Zielke A, Hasse C, Nies C et al (1997) Prospective evaluation of ultra-sonography in acute colonic diverticulitis. *Br J Surg* 84：385-388.
Zollinger RW (1968) The prognosis in diverticulitis of the colon. *Arch Surg* 97：418-422.
Zorcolo L, Covotta L, Carlomagno N & Bartolo DC (2003) Safety of primary anastomosis in emergency colo-rectal surgery. *Colorectal Dis* 5：262-269.
Zucker KA, Pitcher DE, Martin DT & Ford RS (1994) Laparoscopic assisted colon resection. *Surg Endosc* 8：12-18.

34

第34章　其他炎症性疾病

非特异性结肠溃疡

非特异性溃疡是一种特殊的临床表现形式，其病症罕见，病因不明确。大部分溃疡发生在盲肠或右半结肠。最常见的表现是炎性包块、穿孔或胃肠出血。

病因

非特异性结肠溃疡的病因不是很清楚，但可能与局部缺血、异物、粪便、盲肠憩室病的并发症、一般感染、精神压力以及药物损伤有关。这种情况与孤立性直肠溃疡似乎没有相关性。

血管因素

局部缺血被认为是一个致病因素，特别是在老年病人当中。Margaretten 和 McKay 于 1971 年证实在 89 例患者当中有 70%的患者在黏膜的微循环中发现有纤维素沉积。纤维蛋白血栓被认为是在心源性或感染性休克发生弥散性血管内凝血时期产生的。54%的病例当中被证实存在有凝血功能障碍（Hardie 和 Nicholl，1973）。他们也报道了 3 例与微循环血栓相关的盲肠溃疡。

缺血区域含有丰富的肾上腺素能受体。尽管黏膜下层单发血栓很少会导致局部梗死，但是结肠黏膜的血流灌注不足以及肾上腺素、去甲肾上腺素或 5-羟色胺的大量聚集被认为是造成肠内局部缺血的一个原因（Tansy 等，1972）。在动物身上，肾上腺素刺激血管内血凝固可以导致黏膜下层毛细血管的附壁血栓形成。这一现象可以用肾上腺素的拮抗剂进行预防（Margaretten 等，1964）。纤维蛋白血栓症的沉积作用可能是盲肠溃疡病因最可能的理论。

异物伤

身体异物比如水果的种子刺入肠黏膜，刺入黏膜下层纤维组织或是刚好穿透肠子都被认为有可能（Mark 和 Ballinger，1964），但是在手术过程或是尸体解剖当中没有找到相关的证据。组织学的检查中从来没有报道过异物巨细胞反应。

粪便

粪便损害引起的溃疡来自于粪便嵌塞，但未能解释为什么大部分溃疡被发现在盲肠（46%）和升结肠（20%），这些地方的肠内容物通常是柔软的，且右半结肠发生嵌塞很少见（Mahoney 等，1978）。

憩室病

有关盲肠溃疡是否是孤立性憩室病的一个并发症仍然存有争议（参见第 33 章）。盲肠的憩室炎被认为与黏膜的溃疡形成有关，但是复杂的憩室疾病在乙状结肠部位见到的频率最高，而这个部位孤立性溃疡很少发生。在孤立性盲肠溃疡标本中没有找到憩室。不同于憩室疾病的是，孤立性溃疡几乎总是位于肠系膜游离部的边缘。多数专家认为憩室疾病与孤立性溃疡是两个并不相关的疾病（Parker 和 Serjeant，1957；Williams，1960；McCarthy 和 Beveridge，1984）。

一般感染

除外肺结核、耶尔森鼠疫杆菌、阿米巴以及其他特殊的病原体感染很重要。来自于这些溃疡基底部的培养菌证实只不过是些正常的粪便菌丛。Miller 和 Juhl 于 1967 提出一种病毒病因，他们报告了一例疱疹样溃疡联合出现在口腔以及生殖器部位。然而病毒引起的溃疡很少单独存在。排除肠道感染的性传播疾病特别是在易感人群当中也很重要。这将在 55 章进行全面的论述。

精神压力

通过联合观察消化性溃疡和非特异性结肠溃疡发现精神压力是一个共性因子（Grace 等，1951），但是这看上去不太可能（Grace 等，1951）。尽管 Sutherland 等于 1979 报道精神压力被认为是患者的一个重要的致病因素，但是所有人都接受对复杂克罗恩病用免疫抑制疗法。

药物作用

孤立性盲肠溃疡被报道在肾移植的患者中有发生。药物治疗的其他疾病也可能被牵涉，尤其是使用类固醇、口服避孕药（Bernardino 和 Lawson，1976；Tedesco 等，1982）、阿司匹林、普萘洛尔和氯噻酮治疗时。特别是非甾体抗炎药与大小肠溃疡的形成有关（Bjarnason 等，1993；Wallace，1997）。早在 1966 年，盲肠溃疡被发现与吲哚美辛和羟布宗有关（Debenham，1966）。隔膜样狭窄或许也可能出现在大肠之中，这个在小肠当中已经被得到证实（Lang 等，1988；Fellows 等，1992；Pucius 等，1993）。非甾体抗炎药通过抑制环氧合酶导致局部肠内损伤（Bjarnason 和 Peters，1989），从而导致局部前列腺素（特别是前列腺素 E）水平低下。其他有关非甾体抗炎药引起黏膜损伤的机制包括有线粒体氧化磷酸化的分解、黏膜通透性增加导致苯巴比妥的进入以及肠系膜微血管内皮附着嗜中性粒细胞的增加（Bjarnason 等，1993；Wallace，1997）。

发病率

年龄

已报道的患者中，孤立性结肠溃疡发病年龄从 8～84岁都有，但第一次被诊断多见于 40～50 岁。

性别

目前认为女性发病率要高于男性，但是早期的报道认为该病在男性当中更常见。

相关疾病

有几个已知的相关疾病，除慢性便秘（Benninger 等，1971）、肾衰竭（Last 和 Lavery，1983）以及糖尿病（Glass，1969）之外，盲肠溃疡与右半结肠憩室的可能相关性先前已有过报道（Williams，1960；McKelvie，1961；Anscombe 等，1967）。其他相关疾病包括高血压、类风湿性关节炎、骨性关节炎、白塞病（Empay，1972）、亚急性细菌性心内膜炎（Tsuchiya 等，1976）以及同性恋者肠综合征（55 章）

大体表现

典型的表现是单个的鸟眼状溃疡，通常出现在盲肠或是右半结肠，周围组织有水肿和硬结（图 34.1）。如果溃疡位于前部，通常会侵蚀到结肠以外的腹膜后组织中或是自由穿孔进入腹膜腔，偶尔一个溃疡会伴随有局部狭窄出现。尽管 80%以上的溃

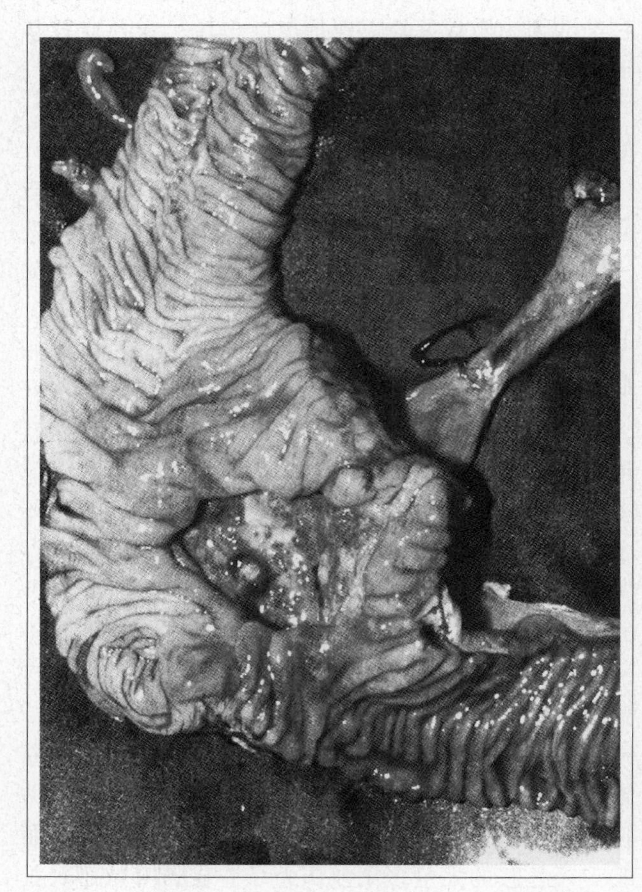

图 34.1 右结肠单发溃疡表现（因出血行右半结肠切除）。

疡是单发的，但是在结肠里会有一个以上的溃疡出现。如果出现多个溃疡，它们被发现不会挨得紧密，在肠道里间隔 10～20cm（Mark 和 Ballinger，1964）。肠系膜游离部的边缘比肠周围其他地方出现溃疡的概率更高，溃疡的直径为 5～8cm。如果有长期的渗透和硬结，包块会累及小肠、网膜和卵巢，形成一个与阑尾脓肿无法区别的炎性包块。局限性的穿孔会形成腹膜内或腹膜后的脓肿。

按照频率划分，非特异性结肠溃疡出现的主要部位是：盲肠（46%）、升结肠（20%）、乙状结肠（16%）、横结肠（5%）、结肠脾曲（5%）、降结肠（3%）、直肠（3%）和结肠肝曲（1%）。

表 34.1　年龄、性别、临床表现和结肠溃疡的位置

	Baron (1928) 至 1928	Mahoney 等 (1978) 1928—1964	Ona 等 (1982) 1964—1980
n	49	52	127
平均年龄（年）	41	42	55
年龄范围（年）	18～80	16～55	8～24
男性（%）	72	58	45
表现（多种形式）（%）			
出血	6	12	33
阑尾炎	27	37	50
穿孔	82	37	19
包块	24	?	16
非特异症状	61	46	34
部位（%）			
盲肠和右半结肠	57	69	67
横结肠和结肠屈曲	16	14	18
降结肠和乙状结肠	27	17	15

组织学表现

在显微镜下，溃疡表面覆盖有纤维化的肉芽组织。在某些方面这些特征类似于慢性消化性溃疡的表现。溃疡的界限清楚并有由淋巴细胞和成纤维细胞引起的炎性反应。黏膜下层包括浆膜和结肠周组织通常会有广泛的纤维变性。那里没有有助于区分该病与克罗恩病或肺结核的巨细胞肉芽肿。Hardie 和 Nichol 于 1973 报道了在黏膜下层有形成血栓的血管，这些也许是继发的血管炎和纤维血栓。

临床特征

三大文献资料中报道的主要临床特征表现列于表 34.1。孤立性结肠溃疡有时能够通过结肠镜检查发现（Nagasako 等，1972），这与其他一些可以通过影像学或是内镜检查发现的无症状案例不一样（Bravo 和 Lowman，1968）。临床表现通常是源自于溃疡本身的并发症，比如：穿孔、脓肿、炎性肿块或出血，偶尔也会出现类似于阑尾炎的表现。大多数的患者有模糊腹痛、肠道不适以及恶心的先行病史，最终会因急诊入院，通常会被误诊为阑尾炎而行剖腹探查治疗。在 20 世纪里，溃疡的临床表现有很大的变化，穿孔从 82%下降到 19%，但出血的表现更加频繁。

左侧结肠的损害会出现类似于急性憩室炎的症状，有疼痛、胀气、发热或是脓肿。不同于孤立性直肠溃疡综合征的是，直肠出血、里急后重感和黏液便很少出现。

检查

少数患者被确诊是因为在诊断之前由于并发症而行破腹手术。有一些溃疡则是在行结肠镜、钡剂灌肠，或是血管造影时而被确诊。在一群已被确诊为孤立性溃疡的患者当中，有 69%的患者钡剂灌肠出现异常改变，但是这些变化与恶性肿瘤、肠炎、肠息肉的变化相比并没有特异性。通过血管造影检查发现急性胃肠道出血的病例显示异常的情况有 89%，但是这种改变很少有诊断价值。大多数的影像学检查不能起到确诊该病的作用。

术前确诊孤立性溃疡有一定的困难，看上去唯一能够确诊的方法是通过结肠镜，这特别适用于那些有出血以及有罕见胃肠道症状的患者。文献报道的 11 例已经做过结肠镜的患者中，所有的溃疡都是通过结肠镜检查被发现。此外，大部分这些病人避免了手术。

鉴别诊断

诊断非特异性结肠溃疡通常要除外表 34.2 所列的这些疾病。鉴别右半结肠的孤立性憩室与孤立性溃疡似乎不太可能，尤其是并发有穿孔，因为两者可能共存，并且原发的病理改变可能被脓毒症、硬结及渗透到邻近结构而遮盖。相反，在一些不复杂的疾病中，内镜检查或影像学检查能够容易地将这些疾病区分开。该病与局限性的克罗恩病溃疡同样难以相鉴别，因为孤立性溃疡同样可在克罗恩病

表 34.2 外科入院科室非特异性结肠溃疡的鉴别诊断
阿米巴性溃疡
右半结肠血管发育异常
阑尾炎
菌痢
白塞综合征
盲肠癌
克罗恩病
播散性红斑狼疮，血管炎，多动脉炎
淋巴瘤
孤立性盲肠憩室
右半结肠结核
溃疡性结肠炎

中被发现，并且它们也会有出血表现。有时候，只有通过随访才能诊断克罗恩病。鉴别孤立性溃疡引起的出血与血管畸形引起的出血非常困难。

如果对一个右半结肠的出血性溃疡行手术切除，血管被游离并且切除后应立即注入硅橡胶。区分胶原（代谢）障碍肠病与非特异性溃疡或许有困难。

自然病史

非特异性溃疡会自然愈合，也可能会发展导致穿孔、渗出或者出血。一些溃疡在自发性缓解与复发之间反复循环。很多的溃疡是通过尸检才被第一次发现。Mark 和 Ballinger 于 1964 指出溃疡的致死率是 35%。Baron 在 1928 年报道溃疡所致的穿孔概率高，但是大部分病例是通过尸检才被发现的。很少有通过保守治疗的患者能够发现溃疡，因为大多数病人呈现出的都是其并发症的表现。尽管溃疡能够自愈，但是自愈后可能再发并且引起并发症的出现。

治疗

简单的结肠溃疡可以在内镜下密切监视，但是必须要向患者及家属交代有穿孔和出血的风险。如果患者可以接受外科手术治疗，可以考虑预防性地切除部分肠段。

非特异性溃疡并发有限局性的穿孔通常需要急诊剖腹手术，这样不仅是为了进行治疗而且也是为了明确诊断。倘若在没有出现弥漫性腹膜炎的情况下，我们建议行部分肠切除加断端吻合术。如果在近端结肠内有大量的粪便排泄物，建议在台上进行冲洗。如果患者的一般情况差或是有严重的脓毒血症，只切除而不行断端吻合被推荐为首选手术治疗方式，随后再行吻合术。

孤立性溃疡出血可以通过全身性或是选择性地连续注入后叶加压素治疗（Sutherland 等，1979）；另外，可选采用栓塞形成来治疗溃疡，然而有引起结肠缺血的风险。内镜硬化疗法和剪切也被尝试过。根据我们的经验，尽管采用保守治疗，但大多数右半结肠的一个或多个溃疡损害处会持续出血。如果通过内镜检查发现确实有出血存在，我们推荐行右半结肠切除术（Dykes 和 Keighley，1982）。

肠气囊肿病

肠气囊肿病会被误诊为息肉病或是结肠炎。因此即使没有一个真正的炎症状况，按照本章的方法进行处理也是合理的。这种罕见的病症表现形式多样，有部分为胃肠道壁内的充气囊肿，也有被描述为腹膜的积气症、肠气囊肿、肠壁囊样积气症或是囊肿性淋巴积气症。

18 世纪的 Du Vernoi 和 John Hunter 首先描述了该病症（Koss，1952），尽管肠气囊肿病的名称随后才被采用。

该病可累及大小肠，且累及结肠的报道越来越多（Reyna 等，1973；Galandiuk 和 Fazio，1986）。St Peter 等在 2003 年 以及 Pear 在 1998 年做了更多的观察。

发病机制

该病的发病机制还不是很清楚，但是各种理论已经被提出。机械学说假设气体被迫进入肠内是其中几个假设机制之一（Koss，1952；Galandiuk等，1985；Galandiuk 和 Fazio，1986）。肠黏膜裂口的出现可能是由消化性溃疡引起，或是由内镜操作，肠内置管或腹部闭合性损伤引起的直接损伤所致（Keyting 等，1962；Gharhemani 等，1974）。或许是通过邻近肠道内梗阻产生的高压，气体被迫进入到吻合口处的黏膜下层（Smith 和 Welter，1967；Nelson，1972）。此外，患有慢性阻塞性气道疾病或囊性纤维化病的患者，肺动脉压日益增高，最终导致肺泡破裂，肺泡内的气体进入通过纵隔沿着大血管到达腹膜后腔，再沿着肠系膜血管周围的腔隙进入到肠壁（Elliott 和 Elliott，1963；Wood 等，1975；Hernanz-Schulman 等，1986）。

细菌学说指出气体是由进入肠壁内的有机体产生的。该学说立足于囊肿内有高浓度的含氢物质，而氢是细菌代谢的产物，而非哺乳动物的细胞所产生。即使不同的研究者已经通过向肠腔内注入梭状芽胞杆菌的纯培养物在试验中诱导出该病症出现（Yale，1975；Yale 和 Balish，1976），但是囊肿周围缺乏炎症反应以及腹膜炎很少与气腹并发的观点不支持细菌致病（Goodall，1978；Masterson 等，1978）。此外，有一种微生物学说是指患有结肠积氧症的患者，他们大肠内缺乏消耗氢的细菌，这样就导致了氢在肠壁内的积累（Christl 等，1993）。该学说的立足点在于在发现积气症患者与健康人相比，当给予多糖饮食以及乳果糖后，积气症患者在呼吸过程中会分泌大量的含氢物质。

机械学说和细菌学说两者都有可能。Gagliardi 等于 1996 年提出囊肿开始是由机械因素产生的，但是接着由细菌产生的气体所维持。其他的一些学说包括生物化学和饮食机制。这些理论推测乳酸水平升高是由于糖类代谢被阻碍，这导致了囊肿结构吸收二氧化碳和氧的减少（Koss，1952；Galandiuk 和 Fazio，1986）。婴儿缺乏二糖酶也会引起此种情况的出现，因为缺乏二糖酶会导致糖类的不完全代谢，在细菌性发酵的共同作用下产生大量的气体，诱发了肠气囊肿病的产生（Reyna 等，1973）。

除了早期认识到含有大量的氢外，囊肿内含有与空气中含量相类似的氮，小容量的氧化亚氮、二氧化碳以及烷类、异丁烷、丙烷、甲烷、乙烷和氩（Hughes 等，1966；Forgacs 等，1973；Holt 等，1979）。

病理学

大体表现是一个复杂的无柄或有蒂的含气囊肿，长在部分肠浆膜和黏膜表面，之间的排列间距由几毫米到几厘米不等（图 34.2）。黏膜下层的囊肿表现为海绵状的结构，有连续捻发音。浆膜的囊肿好发于肠系膜的边缘。

在显微镜下（图 34.3），囊肿被发现位于浆膜、

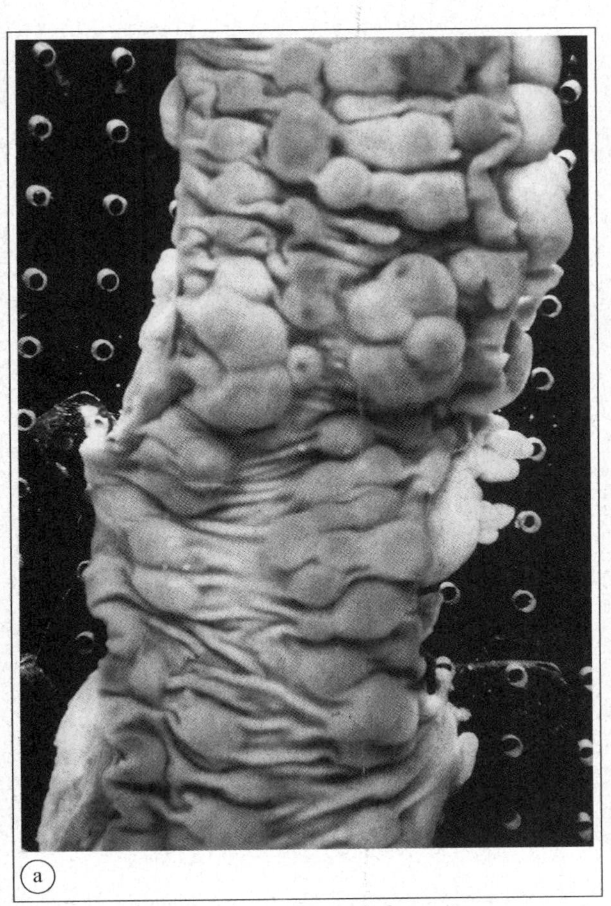

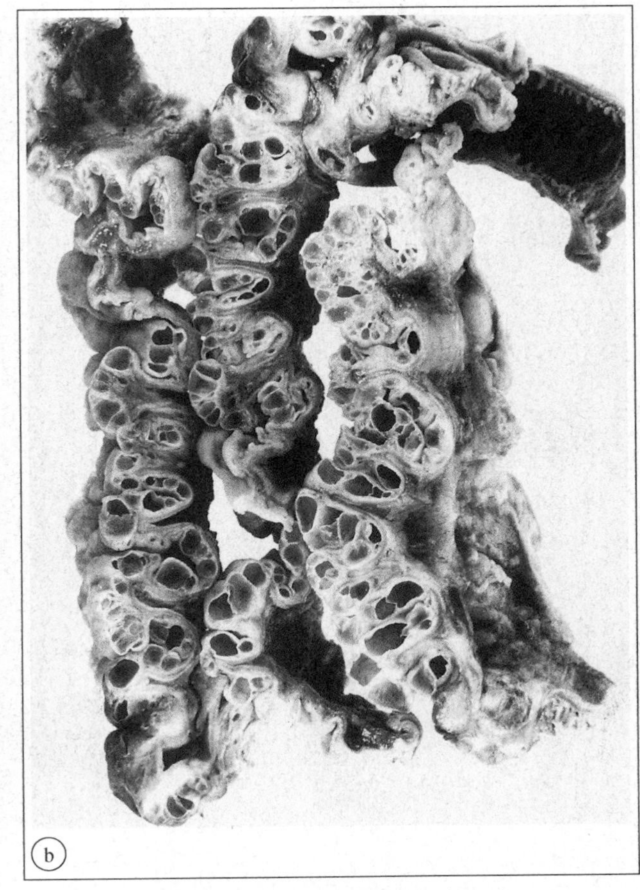

图 34.2　（a）结肠气囊肿病的大体表现，图示黏膜表现。（b）结肠切面显示结肠气囊肿病的气囊空腔。

浆膜下层、黏膜和黏膜下层，而肌肉层最少受到累及（Masterson 等，1978）。囊肿附近被大量的多核内皮细胞、异物巨细胞以及巨噬细胞所包绕。囊肿之间被浸润有单核细胞（主要是淋巴细胞）的稀疏结缔组织所分隔。积气囊肿表面的黏膜通常是异常的，常常表现为轻度黏膜萎缩或是慢性炎性细胞浸润黏膜固有层引起的小囊变性（Gagliardi 等，1996）。

分类及发病率

肠气囊肿病可以出现在成人或是婴儿。婴儿期的形式是以急性坏死性肠炎的爆发过程，预后不良。一种较好的分类方式是将病症分为良性和暴发型形式，因为暴发型也会伴随假膜性结肠炎和克罗恩病的形式出现在成年人中（Reyna 等，1973；Galandink 等，1985；John 等，1992）。

该病还可以分为原发型（自发型）和继发型。继发型的发生伴随有大量的胃肠道和非胃肠的症状出现（表 34.3），特别是在免疫力低下的患者以及患有 AIDS 的病人中。在囊肿积气病当中继发型占到 85％。当患病部位是在左半结肠通常情况下是原发性的，而继发型通常影响的是小肠和升结肠（Underwood 等，1978；Galandiuk 和 Fazio，1986）。

临床特征

该病的重要性是会被误诊，假若诊断正确，其意义可能会被误解。正如以前所讨论，发现大约有 85％的患者伴随有其他疾病的出现；因此，它的临床表现可能主要是潜在问题（St. Peter 等，2003）。如果没有潜在疾病表现，那么除外该病很重要。

良性型囊样积气症的最常见症状是大便频繁、直肠急迫、大量排气、粪便微带血、疝性腹痛以及黏液便（Shallal 等，1974；Broecker 和 Moore，1977；Goodall，1978；Gagliardi 等，1996）。我们还不确定这些症状是否是由肠积气所引起的。

在暴发型中，会出现严重的腹痛，这是由于急性坏死性肠炎导致腹膜炎的结果。如果囊肿位于小肠，患者的主要表现为恶心、食欲差、呕吐、体重下降以及饭后腹胀。

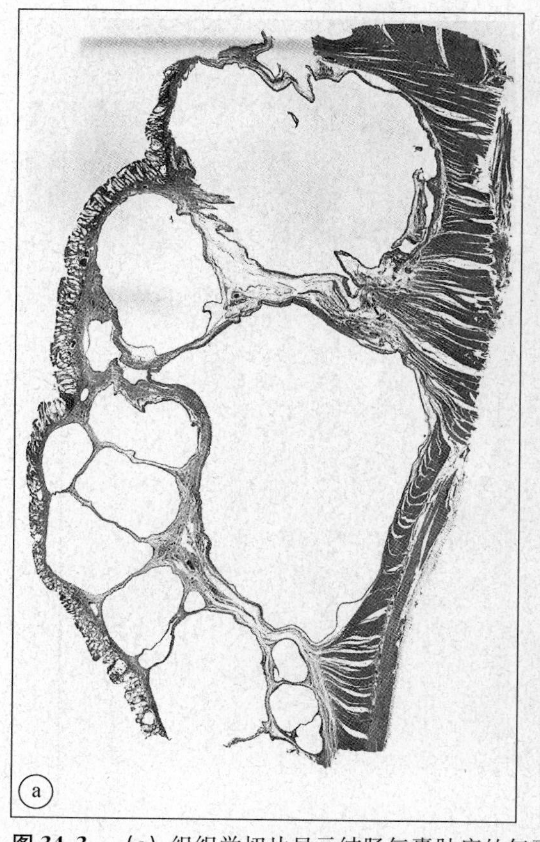

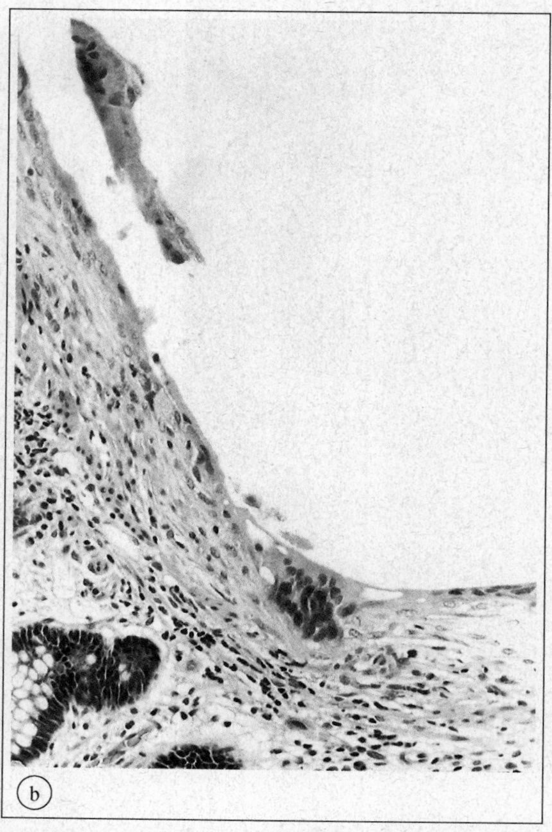

图 34.3 （a）组织学切片显示结肠气囊肿病的气囊空腔；（b）结肠气囊肿病中由组织细胞和巨细胞排列形成的气囊空腔。

表 34.3　肠气囊肿病的继发症状

胃肠的
坏死性肠炎
假膜性结肠炎
溃疡性结肠炎
克罗恩病
憩室炎
阑尾炎
胆石症
肠梗阻
憩室病
肠绞窄
肠淋巴瘤
结核性肠炎
结肠癌/直肠癌
顽固性腹泻
黏膜损伤—内镜检查，肠内置管
结核性肠炎
神经性肠功能紊乱
食管狭窄
消化性溃疡病
幽门狭窄
肠扭转
非胃肠道症状
慢性阻塞性肺部疾病—肺气肿，哮喘
囊性纤维病
全身性硬皮病
皮肌炎
接触三氯乙烯
甾类激素治疗
移植物抗宿主病
乳果糖治疗
肝移植
癌症化疗
普拉洛尔治疗
巨细胞病毒感染
氧化亚氮麻醉
氧化亚氮
白血病
HIV

在一些患者当中可触及到扩大的肠袢或是无痛性捻发音的聚块。在患有大的囊肿破裂的病人当中，气腹是主要的表现，但是这并不是可以诊断腹膜炎的临床依据（Broecker 和 Moore，1977；Underwood等，1978）。

多数患者没有明显的不适症状。

检查

X线腹部平片检查通常用于诊断，有诊断意义的表现是沿着肠壁边缘有簇状半透明影（图 34.4）。

钡剂灌肠检查通常表现为充盈缺损，这些表现会与息肉病或溃疡性结肠炎相混淆。短期部分囊肿会引起肠道的不规则狭窄，而这也是肠癌的特征性表现。然而，囊样积气症与硬的息肉或癌相比充盈缺损处射线通透性更好，这通常可以用于鉴别诊断。

结肠镜检查会有帮助诊断，囊状损害会凸入肠腔内像大的无柄息肉。囊肿表面黏膜的表现可从苍白的和透明的到血性的（Thomson，1977）。通过内镜对损害处行穿刺有助于明确诊断以及对囊肿进行治疗（Hoer，1998）。

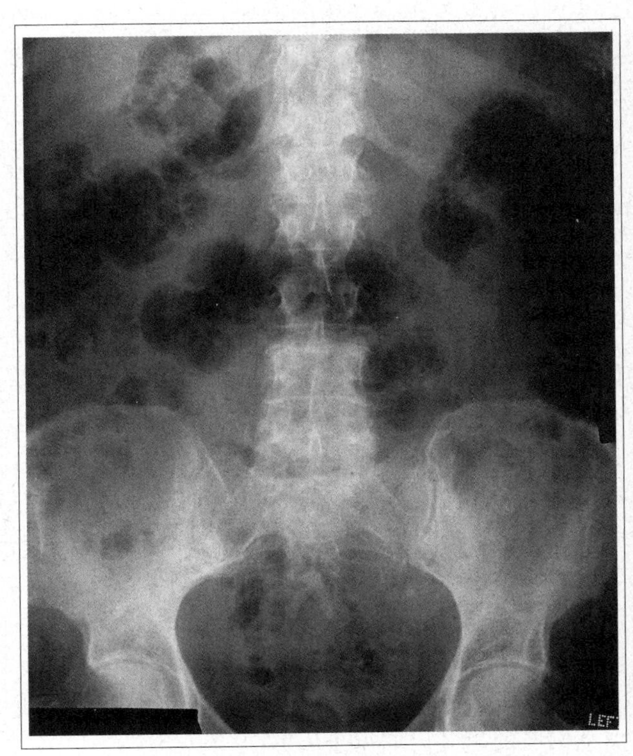

图 34.4　肠气囊肿病人的腹部平片表现。注意沿肠壁走行的空腔簇。

超声常用于该病的诊断，据报道超声检查在检测壁内气体方面与 X 线平片检查相比更具敏感性（Vernacchia 等，1985）。CT 也会提供一些特异性的表现（Candill 和 Rose，1987；Pear，1998）。

鉴别诊断

积气症必须与肠壁内的肿物、炎性肠病的假息肉、腺瘤状息肉病、癌瘤、深层囊性结肠炎、淋巴瘤以及脂肪瘤相鉴别。

治疗

氧疗是基本治疗方式。在 1973 年，Forgacs 和他的同事指出，囊肿内持久性地充满气体表明气体产生的速度等于或大于机体吸收的速度（Forgacs 等，1973）。他们推测并证实了如果患者吸氧，囊肿可以保持排空状态。这项治疗是基于以下的推理：肠内气体到囊肿，再从囊肿到微血管的扩散速度是由气体的部分压力、可溶性以及组织表面的弥散面所决定。因此，我们的目标是改变进出囊肿之间的平衡，使之更有利于机体吸收，这样囊肿就可以很顺利地消失。氧疗的原理是降低静脉血内的气体压力，因而增加了压力差，所以使吸收更容易。囊样积气症囊腔内的气体成分不含有氧气。氧疗导致囊肿内非氧气体分压力的增加，这好比是“褪色的”静脉血，因此增加了囊肿内毛细血管的扩散梯度，加快了囊肿内气体的吸收。

关于最佳的氧疗方式还没有达成一致的意见，有人建议用 70%～75%的氧气持续吸氧，通过调整头部装置维持高的肺泡氧分压（210～380mmHg），而其他人也有用低浓度的氧气（Forgacs 等，1973；Holt 等，1979；Klausen 等，1982）。

2.5 倍 ATP 高压氧已经成功的用于临床，它的优点是非侵袭性的，需要治疗持续的时间短以及没有对肺毒性的危险。然而，不管是哪种形式的氧疗方式，很少能够获得持久的疗效（Wyatt，1975；Holt 等，1979）。基于这个原因，其他形式的治疗方式也被尝试。长时期应用甲硝唑以及其他广谱抗生素声称能够取得成功，但是考虑到这种症状很罕见，没有人工试验证明它们的价值（Shallal 等，1974；Holt 等，1979；Tak 等，1992；Gagliardi 等，1996）。

另外有人已经尝试让患者行 2 周的素食试图减少细菌产的氢气，取得了一些成功。

外科医生预防对于良性型囊肿行不必要的手术切除，而对于暴发型保留手术切除，这对于外科医生很重要。如果良性积气囊肿出现有气腹而没有腹膜炎的征象，通常可以保守治疗处理（Nelson，1972；Forgacs 等，1973）。

白塞病

白塞病常常累及胃肠道，在患者当中好发于大肠（表 34.4）。本病的特点是口腔和生殖器部位形成溃疡，以及眼睛发炎。Hippocrates 于公元前 5 年第一次描述了这些特点（Feigenbaum，1956）。尽管希腊眼科医生 Adamantiades 于 1931 年描述了本病的特征，但是该病的名称是以土耳其皮肤科医生 Halushi Behçet 在 1937 年观察的结果为依据的（Behçet，1937；Bradbury 等，1994）。

白塞综合征通过在微循环的大小动静脉中泛发的血管炎症，现在被认为是一个以慢性、复发、炎症性、多系统功能障碍为特征的疾病（Koc 等，1992；Lie，1992；Allen，1993；Harris 等，1993；Olivieri 等，1993）。白塞病临床诊断的国际分类是参照于 O'Neill 等（1994）和 O'Duffy（1990，1994）的制定分类标准。

该病发生于全世界各地，但是似乎特别流行于地中海和日本地区，这些地方的发病率占到人口的 0.1%，在其流行的区域，发病对象为年轻男性并且情况趋于恶性过程。相反，在英国、欧洲大陆和北美洲，患病情况远比普通情况好得多，患病对象主要是女性并且发病趋向良性过程。该病可以自行缓解也可以再发。一小部分的患者发展成为广泛坏死性血管炎，发病 1～2 年内并发有多脏器衰竭（主要是心力衰竭）最终死于肠坏死（Zouboulis 等，1991）。更多的患者死于由黏膜溃疡或破裂性动脉瘤或其他该病的外科并发症，如肠缺血并发穿孔引起的急性出血。

病因

该病的发病原因不清楚，但是大部分学者认为该病有遗传倾向并由一些因素触发，比如链球菌感染引起人体免疫功能的改变（Mizushima，1991；Yokota 等，1992；Ishii 等，1993）。

白塞病被报道与其他的自身免疫性疾病有相关性，如全身性硬皮病（Choy 等，1993）、急性热性嗜中性粒细胞皮肤病（Sweet's syndrome）（Oguz 等，1992）以及干燥综合征（Kanazawa 等，1993）。它与 HLAB51 以及许多最近证实的其他免疫功能异常表现有关（Zierhut 等，2003）。

表 34.4 白塞病特征表现

表皮的复发性溃疡（90%～100%）	阴囊、阴茎，女性外阴及阴道的复发溃疡 生殖器外的溃疡 皮肤的高反应性（过敏反应性） 结节性红斑 坏疽性脓皮症 皮肤划痕症
眼前房积脓（80%～85%）	结膜炎 巩膜外层炎 角膜炎 虹膜睫状体炎 视神经炎 卡他林 视网膜血管炎 视神经乳头水肿 视网膜静脉血栓形成
肌肉骨骼（50%）	关节痛 关节炎 多软骨炎
胃肠（30%）	腹泻 腹痛 结肠炎 胰腺炎 出血 溃疡（口腔-肛门）
肝胆管（15%）	原发性胆汁性肝硬变 Budd-chiari 综合征 食管静脉曲张
泌尿外科（20%）	附睾炎 无菌性尿道炎 源于淀粉样变性病和肾小球肾炎的肾衰竭 肾静脉血栓形成
神经系统（5%）	头痛 精神症状，痴呆 闭塞和栓塞性脑卒中 脑脊髓炎 脑神经麻痹
静脉系统（20%）	浅静脉系统迁移性血栓 （肾脏的，上下腔静脉的，肝脏的，肝门的，大脑的和肺静脉的）静脉血栓形成
心脏（10%）	心内膜炎 主动脉病变和二尖瓣病变 心内血栓 冠心病 心肌缺血和梗死 心律失常和传导缺陷
动脉系统（10%）	动脉瘤和动脉闭塞

有一种假说认为组织损伤是由嗜中性粒细胞释放的溶酶体酶类和氧衍生自由基引起的（Pronai 等，1990）。自身抗体作用于内皮细胞（Pivetti-Pezzi等，1992）、黏膜上皮细胞、嗜中性粒细胞（Yang 等，1993）以及视网膜也被证实。血管炎组织结构上的损害表现为淋巴细胞性浸润，有时为肉芽肿形成，纤维变性以及严重的组织破裂，特别是在血管中层和外膜（Chun 等，1989；Lee 等，1989）。

胃肠表现

15%～65% 的病例有胃肠道受累的变现（Roge，1988；Grana 等，1992；Tada，1993；Chong 和 Pathmanathan，1993），且愈后较差。5%～10% 的该类患者需要手术治疗，并且有高的患病率和死亡率。胃肠道的任何部位都可以发病，但是回盲部最常见。由于大量的血管病或黏膜病导致血管受累，所以患者可能表现为肠系膜缺血和梗死（Mansfield，1992；Chubachi 等，1993）。患者通常表现为急性腹痛、呕吐、便秘、急性或慢性腹泻（Chong 等，1988）或大量的上消化道或下消化道出血（Arora 等，1989；Sayek 等，1991）。也许会表现为一个包块，如果回肠区域受累，包块将在右髂窝内被触及且类似于盲肠的肿瘤，尤其是有低色性贫血表现时。有类似于肠炎或肠炎的共同表现，并且这些疾病之间也许有联系或只是少有重叠（Suzuki 等，1991；Armas 等，1992；Gedikoglu 等，1992）。Choi 等于 2000 年对该病的胃肠道症状以及自然发病历史做了综述。

患者也会表现为消化溃疡和食管溃疡（Anti 等，1986；Foster，1988；Lorenzetti 等，1990；Martinez Salmeron 等，1992），这通常需要类固醇治疗而反对通常所用的 H_2 受体阻滞剂以及质子泵抑制剂。发生于肠内的白塞病也会伴随有肠、胃、十二指肠、肾及胆囊的纤维样变性（Chiba 等，1987；Hamza 等，1988）。

白塞病也会伴随有肝胆管的疾病。原发胆汁性肝硬化、胰腺炎、门静脉血栓形成导致门静脉高血压和恰里综合征已经全部被描述过了（Bayraktar 等，1989；Yanagi 等，1990；Janowski 等，1992；Saatci 等，1993）。

除有胃肠道的表现外，白塞病和肠炎同样出现一些肠道以外的表现，比如眼葡萄膜炎、坏疽性脓皮症、血清（反应）阴性关节炎以及胆道并发症。

白塞病回肠炎和结肠炎必须考虑鉴别诊断为不同的炎性肠病，因为白塞病其他的病症往往是在出现肠道症状之后才表现出来（Jung 等，1991）。像克罗恩病一样，白塞病也会合并有肛门直肠溃疡、肠内和直肠阴道的瘘道（Teh 等，1989；Kyle 等，1991）。白塞病术后出现吻合口瘘以及通过手术切口行皮肤造瘘术不再罕见。

对比大小肠典型的 X 线平片变现显示深部溃疡合乎白塞病的表现，但是出现有典型的口腔溃疡更合乎溃疡性结肠炎的特征（Iida 等，1993）。结肠镜检查能够显示匐行性溃疡、假息肉和嵌入黏膜炎（Tolia 等，1989）。如果患者有增厚的肠壁、溃疡性动脉炎和瘘口通过 CT 检查可以证实。

其他表现

白塞病的其他表现除了口腔-生殖器溃疡外还包括周围血管疾病，占到病例的 10%～80%（Wechsler 等，1987，1989，1992a），主要是动脉瘤或血管闭塞症。静脉系统也会受到影响，导致血栓栓塞性疾病的发生，下腔静脉最为常见（Ichikawa 等，1991；Ousehal 等，1992；Thomas 等，1992；Wechsler 和 Piette，1992；Wechsler 等，1992b）。5%～10%的患者中会有心脏和大血管受累的表现（Bletry 等，1988）。主动脉瓣回流特别的常见，但是心肌炎、心包积液、心包积液、冠状动脉炎以及动脉瘤样扩张症也会出现。白塞病也会并发有泌尿系统的一些疾病，比如：肾小球肾炎、肾静脉血栓症、IgA 肾病以及淀粉样变性（Donnelly 等，1989；Lee 等，1989；Kirkali 等，1991）。由大脑动脉炎引起的神经病变会导致脑卒中甚至死亡。白塞病在神经病变上还有一种“假瘤样”型，表现为快速扩张的大脑内炎性占位性病变（Geny 等，1993；Neudorfer 等，1993）。

如果需要更多与白塞病相关的信息，读者可以参考 Bradbury 等于 1994 写的关于白塞病的一篇优秀综述。

肠内白塞病的药物和外科治疗

在最近几年内白塞病的药物治疗发生了很大的变化，包括：秋水仙碱、5-氨基水杨酸以及免疫抑制剂，如硫唑嘌呤，特别是英夫利昔单抗（Kaklamani 和 Kaklamanis，2001；Hassard 等，2001）。

暴发性的肠内白塞病应考虑早期选择手术治疗，因为常常有并发症出现甚至致死（Bradbury 等，1994）。我们建议行广泛的边缘切除包括所有肉眼可及的病变部位，当回盲部受到侵及时，则必须行右半结肠切除术（Suh 等，1987；Abdullah 和 Keczkes，1989）。如果在结肠内病变部位广泛，则需要行全结肠切除＋直肠切除＋回肠造口术。我们必须毫不犹豫地行经皮造瘘，而不是初级的吻合，因为发生吻合口瘘、再穿孔以及瘘道都很常见（Matsumoto 等，1991）。吻合口的复发性溃疡是一个容易识别的并发症，通常可用类固醇进行治疗。

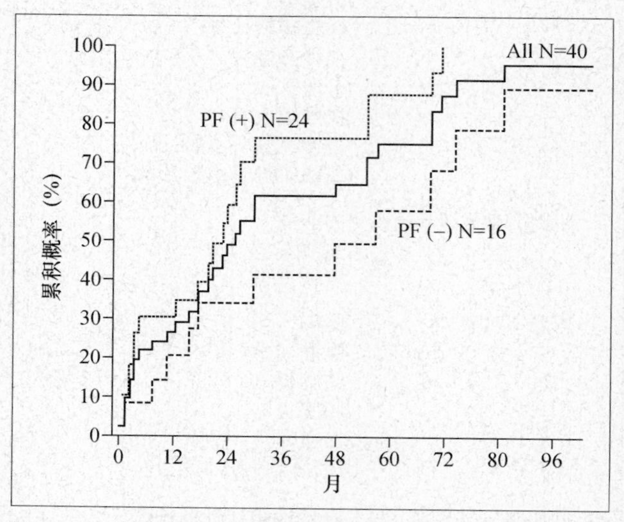

图 34.5 外科病例中小肠穿孔和瘘道形成复发概率。PF 阳性和 PF 阴性组存在显著差异（$P=0.0020$）。PF＝穿孔或瘘道（来源自：Choi 等，2000，Springer Science 和 Business Media）。

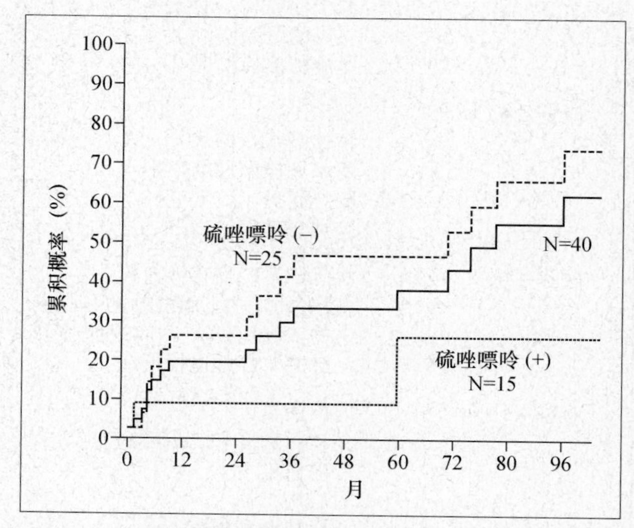

图 34.6 使用硫唑嘌呤治疗组中再手术的概率。使用硫唑嘌呤组和非使用硫唑嘌呤组存在显著差异（$P=0.035$）。（来源自：Choi 等，2000，Springer Science 和 Business Media）。

因为诊断不明确或是出现有肠道疾病的并发症，所以涉及肠道的白塞病通常需要手术治疗。白塞病产生的炎性包块与癌瘤或炎性疾病之间难以区分。一些肠内溃疡患者表现为肠穿孔或出血。广泛的外科手术切除被推荐使用，有证据显示采用广泛的外科手术切除后，术后复发率较低。复发的肠内溃疡需要更大范围的手术切除。有两个因素大概可以影响溃疡手术切除术后复发的风险。它们是初发的穿孔或瘘（图 34.5），用硫唑嘌呤可以阻止术后溃疡的复发（图 34.6）（Choi 等，2000）。

胶原性结肠炎、淋巴细胞性结肠炎和嗜酸性结肠炎

我们将在第 35 章溃疡性结肠炎鉴别诊断部分讨论这些疾病。

（李鹏　译　李鹏　校）

参考文献

Abdullah AN & Keczkes K (1989) Behçet's syndrome with gastro-intestinal tract involvement mimicking carcinoma of the caecum—a case report. *Clin Exp Dermatol* 14: 459-461.

Allen NB (1993) Miscellaneous vasculitis syndromes including Behçet's disease and central nervous system vasculitis. *Curr Opin Rheumatol* 5: 51-56.

Anscombe AR, Keddie NC & Schofield PE (1967) Solitary ulcers and diverticulitis of the caecum. *Br J Surg* 54: 553-557.

Anti M, Marra G, Rapaccini GL et al (1986) Esophageal involvement in Behçet's syndrome. *J Clin Gastroenterol* 8: 514-519.

Armas JB, Davies J, Davis M, Lovell C & McHugh N (1992) Atypical Behçet's disease with peripheral erosive arthropathy and pyoderma gangrenosum. *Clin Exp Rheumatol* 10: 177-180.

Arora A, Tanson RK, Jain P et al (1989) Massive lower gastrointestinal bleeding as a preventing feature of Behçet's disease. *Trop Gastroenterol* 10: 56-61.

Baron ME (1928) Simple non specific ulcer of the colon. *Arch Surg* 17: 355-380.

Bayraktar Y, Blakanci F, Kanso E, Dundar S & Telatar H (1989) Portal hypertension in Behçet's syndrome. *AJR Am J Roentgenol* 152: 1342.

Behçet H (1937) Uber rezidivierende apthöse, durch ein Virus verersachte Geschwure am Mund, am Auge und an den Genitalien. *Dermatol Wochenchir* 105: 1152-1157.

Benninger GW, Honig LJ & Fern HD (1971) Non specific ulceration of the caecum. *Am J Gastroenterol* 55: 594-601.

Bernardino ME & Lawson TL (1976) Discreet colonic ulcers associated with oral contraceptives. *Am J Dig Dis* 127: 503-506.

Bjarnason I & Peters TJ (1989) Intestinal permeability, non-steroidal anti-inflammatory drug enteropathy and inflammatory bowel disease: an overview. *Gut* 30: 22-28.

Bjarnason I, Hayllar J, MacPherson AJ et al (1993) Side effects of non-steroidal anti-inflammatory drugs on the small and large intestine in humans. *Gastroenterology* 104: 1832-47.

Bletry O, Mohattane A, Wechsler B et al (1988) Cardiac involvement in Behçet's disease. 12 cases. *Presse Med* 17: 2388-2391.

Bradbury AW, Milne AA & Murie JA (1994) Surgical aspects of Behçet's disease. *Br J Surg* 81: 1712-1721.

Bravo AJ & Lowman RM (1968) Benign ulcer of the sigmoid colon. *Radiology* 90: 113-115.

Broecker BH & Moore EE (1977) Pneumoperitoneum due to pneu-matosis cystoides intestinalis in idiopathic magacolon. *JAMA* 237: 1963-1964.

Candill JL & Rose BS (1987) The role of computed tomography in the evaluation of pneumatosis intestinalis. *J Clin Gastroenterol* 9: 223-226.

Chiba M, Inoue Y, Arakawa H, Masamune O & Ohkubo M (1987) Behçet's disease associated with amyloidosis. *Gastroenterol Jpn* 22: 487-495.

Choi IJ, Kim JS, Cha SD et al (2000) Long-term clinical course and prognostic factors in intestinal Behcet's disease. *Dis Colon Rectum* 43: 692-700.

Chong SK, Wright VM, Nishigame T et al (1988) Infantile colitis: a manifestation of intestinal Behçet's syndrome. *J Pediatr Gastroenterol Nutr* 7: 622-627.

Chong VF & Pathmanathan R (1993) Familial Behçet's syndrome with intestinal involvement-case reports and a review of the liter-ature. *Ann Acad Med Singapore* 22: 807-810.

Choy E, Kingsley G & Panayi G (1993) Systemic sclerosis occurring in a patient with Anadantiades-Behçet's disease. *Br J Rheumatol* 32: 160-161.

Christl SU, Gibson GR, Murgatroyd PR, Scheppach W & Cummings JH (1993) Impaired hydrogen metabolism in pneumatosis cystoides intestinalis. *Gastroenterology* 103: 392-397.

Chubachi A, Saitoh K, Imai H et al (1993) Case report: intestinal infarction after an aneurysmal occlusion of superior mesenteric artery in a patient with Behçet's disease. *Am J Med Sci* 306: 376-378.

Chun SI, Su WP, Lee S & Rogers RS III (1989) Erythema nodosum-like lesions in Behçet's syndrome: a histopathologic study of 30 cases. *J Cutan Pathol* 16: 259-265.

Debenham MB (1966) Ulcer of the caecum during oxyphenylbuta-zone (Tanderil) therapy. *Can Med Assoc J* 9: 1182-1184.

Donnelly S, Jothy S & Barre P (1989) Crescentic glomerulonephritis in Behçet's syndrome—results of therapy and review of the literature. *Clin Nephrol* 31: 213-218.

Dykes PW & Keighley MRB (eds) (1982) Haemorrhage from the small and large intestine. In *Gastrointestinal Haemorrhage*, pp 319-330. Bristol: Wright.

Edelstein C, D'Cruz D, Hughes GR & Graham EM (1992) Anti-endothelial cell antibodies in retinal vasculitis. *Curr Eye Res* 11 (Suppl): 203-208.

Elliott GB & Elliott KA (1963) The roentgenologic pathology of so called pneumatosis cystoides intestinalis. *Am J Roentgenol Radium Ther Nucl Med* 98: 720-729.

Empay DW (1972) Rectal and colonic ulceration in Behçet's disease. *Br J Surg* 59: 173-175.

Feigenbaum A (1956) Description of Behçet's syndrome in the hippo-cratic third book of endemic diseases. *Br J Ophthalmol* 40: 355-357.

Fellows IW, Clarke JMF & Roberts PF (1992) Non-steroidal anti-inflammatory drug-induced jejunal and colonic diaphragm disease: a report of two cases. *Gut* 33: 1424-1426.

Forgacs P, Wright PH & Wyatt AP (1973) Treatment of intestinal gas cysts by oxygen breathing. *Lancet* i: 579-582.

Foster GR (1988) Behçet's colitis with oesophageal ulceration treated with sulphasalazine and cyclosporin. *J R Soc Med* 81: 545-546.

Gagliardi G, Thompson IW, Hershman MJ, Forbes A, Hawley PR & Talbot IC (1996) Pneumatosis coli: a proposed pathogenesis based on study of 25 cases and review of the literature. *Int J Colorectal Dis* 11: 111-118.

Galandiuk S & Fazio VW (1986) Pneumatosis cystoides intestinalis. A review of the literature. *Dis Colon Rectum* 29: 358-363.

Galandiuk S, Fazio VW & Petras RE (1985) Pneumatosis cystoides intestinalis in Crohn's disease. Report of two cases. *Dis Colon Rectum* 28: 951-956.

Gedikoglu G, Demiriz M, Gunhan O, Somuncu I & Finci R (1992) Enterocolitis in Behçet's syndrome. *Eur J Surg* 158: 515-517.

Geny C, Cesaro P, Heran F, Nguyen JP, Poirier J & Degos JD (1993) Pseudotumoral neuro-Behçet's disease. *Surg Neurol* 39: 374-376.

Gharhemani GG, Port RB & Beachley MC (1974) Pneumatosis coli in Crohn's disease. *Am J Dig Dis* 19: 315-323.

Glass RL (1969) Perforated idiopathic caecal ulcer in a 12 year old diabetic in patient. *Mo Med* 66: 801-803.

Goodall RJR (1978) Pneumatosis coli: report of two cases. *Dis Colon Rectum* 21: 61-65.

Grace WJ, Wolf S & Wolff HG (1951) *The Human Colon: An Experimental Study Based on Direct Observation of Four Fistulous Subjects*, pp 239-242. New York: PB Hoeber.

Grana GJ, Sanchez Burson J, Gomez Rodriguez N et al (1992) Vascular manifestations in 30 cases of Behçet's disease. *Rev Clin Exp* 191: 375-379.

Ha HK, Lee HJ, Yang SK et al (1998) Intestinal Behçet syndrome: CT features of patients with and patients without complications. *Radiology* 209: 449-454.

Hamza M, Wechsler B, Godeau P, Hamza H & Ayed K (1988) Intestinal amyloidosis: an unusual complication of Behçet's disease. *Am J Gastroenterol* 83: 793-794.

Hardie IR & Nicholl P (1973) Localised ulceration of the caecum due to microcirculatory thrombosis: a new concept of non specific ulceration in the caecum. *Aust NZ J Surg* 43: 149-157.

Harris EJ Jr, Nehler MR & Porter JM (1993) Arteritis. *Semin Vasc Surg* 6: 2-13.

Hassard PV, Binder SW & Nelson V (2001) Anti-tumour necrosis factor monoclonal antibody therapy for gastrointestinal Behçet's disease: a case report. *Gastroenterology* 120: 995-999.

Hernanz-Schulman M, Kirkpatrick J Jr, Shwachmann H, Hermann T, Schulmann G & Vawter GF (1986) Rneumatosis intestinalis in cystic fibrosis. *Radiology* 160: 497-499.

Hoer J, Truong S, Virnich N, Fuzesi L & Schumpelick V (1998) Pneumatosis cystoides intestinalis: confirmation of diagnosis by endoscopic puncture a review of pathogenesis, associated disease and therapy and a new theory of cyst formation. *Endoscopy* 30: 793-799.

Holt S, Gilmour HM, Buist TAS, Marwick K & Heading RC (1979) High flow oxygen therapy for pneumatosis coli. *Gut* 20: 493-498.

Hughes DT, Gordon KC, Swann JC & Bolt GL (1966) Pneumatosis cystoides intestinalis. *Gut* 7: 553-557.

Ichikawa M, Kobayashi H, Mukai M & Saitoh Y (1991) Superior vena cava syndrome as initial symptom of vasculo-Behçet's disease—case report. *Nippon Kyobu Shikkan Gakkai Zasshi* 29: 1344-1348.

Iida M, Kobayashi H, Matsumoto T et al (1993) Intestinal Behçet's disease: serial changes at radiography. *Radiology* 188: 65-69.

Ishii N, Isogai E, Yamakawa Y et al (1993) Demonstration of antigen-specific immune response against *Streptococcus sanguis*. *J Dermatol Sci* 5: 182-189.

Janowksi J, Crombie I & Janowski R (1992) Behçet's syndrome in Scotland. *Postgrad Med J* 68: 566-570.

John A, Dicket K, Fenwick J, Sussman B & Beeken W (1992) Pneumatosis intestinalis in Crohn's disease. *Dig Dis Sci* 37: 813-817.

Jung HC, Rhee PL, Song IG, Choi KW & Kim CY (1991) Temporal changes in the clinical type of diagnosis of Behçet's colitis in patients with aphthoid or punched out colonic ulcerations. *J Korean Med Sci* 6: 313-318.

Kaklamani VG & Kaklamanis PG (2001) Treatment of Behçet's disease—an update. *Semin Arthritis Rheum* 30: 299-312.

Kanazawa H, Ijichi S, Eiraku N et al (1993) Behçet's disease and Sjögren syndrome in a patient with HTLV-I-associated myelopathy. *J Neurol Sci* 119: 121-122 (Letter).

Keyting WS, McCarver RR, Kovarik JL & Daywitt AL (1962) Pneumatosis intestinalis: a new concept. *Radiology* 76: 733-741.

Kirkali Z, Yigitbasi O & Sasmaz R (1991) Urological aspects of Behçet's disease. *Br J Urol* 67: 638-639.

Klausen NO, Agner E, Tougaard L & Sorensen B (1982) Pneumatosis coli in chronic respiratory failure. *BMJ* 284: 1834-1835.

Koc Y, Gullu I, Akpek G et al (1992) Vascular involvement in Behçet's disease. *J Rheumatol* 19: 402-410.

Koss LG (1952) Abdominal gas cysts (pneumatosis cystoides intestino-rum hominis). *Arch Pathol* 53: 523-549.

Kyle SM, Yeong ML, Isbister WH & Clark SP (1991) Behçet's colitis: a differential diagnosis in inflammations of the large intestine. *Aust NZ J Surg* 61: 547-550.

Lang J, Price AB, Levi AJ, Burke M, Gumpel JM & Bjarnason I (1988) Diaphragm disease: pathology of disease of the small intestine induced by non-steroidal anti-inflammatory drugs. *J Clin Pathol* 41: 516-526.

Last MD & Lavery IC (1983) Major haemorrhage and perforation due to a solitary single ulcer in a patient with end stage renal failure. *Dis Colon Rectum* 26: 495-498.

Lee SH, Chung KY & Lee S (1989) Behçet's syndrome associated with bullous necrotizing vasculitis. *J Am Acad Dermatol* 21: 327-330.

Lie JT (1992) Vascular involvement in Behçet's disease: arterial and venous and vessels of all sizes. *J Rheumatol* 19: 341-343.

Lorenzetti ME, Forbes IJ & Roberts-Thomson IC (1990) Oesophageal and ileal ulceration in Behçet's disease. *J Gastroenterol Hepatol* 5: 714-717.

McCarthy JH & Beveridge BR (1984) Solitary caecal ulcer as a cause of gastrointestinal bleeding. *Med J Aust* 141: 530-531.

McKelvie GB (1961) Simple caecal ulceration and diverticulitis. *Scott Med J* 6: 567-574.

Mahoney TJ, Bubrick MP & Hitchcock CR (1978) Non specific ulcers of the colon. *Dis Colon Rectum* 21: 623-626.

Mansfield AO (1992) Mesenteric ischaemia. In Bell PRF, Jamieson CW & Ruckley CN (eds) *Surgical Management of Vascular Disease*, pp 767 - 780. London: WB Saunders.

Margaretten W & McKay DG (1971) Thrombotic ulceration of the gastrointestinal tract. *Arch Intern Med* 127: 250-267.

Margaretten W, Zunca HO & McKay DG (1964) Production of the generalized Schwartzman reaction in pregnant rats by intravenous infusion of thrombin. *Lab Invest* 13: 552-557.

Mark HI & Ballinger WF (1964) Non specific ulcer of the colon: report of a case and review of 51 cases from the literature. *Am J Gastroenterol* 41: 266-291.

Martinez Salmeron JF, Gutierrez-Rave Pecero V, Uariachi M, Ogea Garcia JL, Franco Cebrian J & Castillo Higuera P (1992) Esophageal involvement in Behçet's disease. *Rev Esp Enferm Dig* 82: 187-188.

Masterson JST, Fratkin BL, Osler TR & Trapp WG (1978) Treatment of pneumatosis cystoides intestinalis with hyperbaric oxygen. *Ann Surg* 107: 245-247.

Matsumoto T, Uekusa T & Fukuda Y (1991) Vasculo-Behçet's disease: a pathologic study of eight cases. *Hum Pathol* 22: 45-51.

Miller SM & Juhl JG (1967) Nonspecific ulcers of the colon. *Minn Med* 50: 1327-1332.

Mizushima Y (1991) Behçet's disease. *Curr Opin Rheumatol* 3: 32-35.

Nagasako K, Ikezawa H, Gyo S et al (1972) Pre-operative diagnosis of a non specific ulcer of the caecum by colon fibroscopy: a report of the case. *Dis Colon Rectum* 15: 413-415.

Nelson SW (1972) Extraluminal gas collections due to diseases of the gastrointestinal tract. *AJR* 155: 225-248.

Neudorfer M, Feiler-Ofri V, Geyer O & Reider I (1993) Behçet's disease presenting as a cerebral tumour. *Neuroradiology* 35: 145.

O'Duffy JD (1990) Behçet's syndrome. *New Engl J Med* 322: 326-8.

O'Duffy JD (1994) Behçet's disease. *Curr Op in Rheumatol* 6: 39-43.

Oguz O, Serdaoglu S, Tuzun Y, Erdogan N, Yasici H & Savaskan H (1992) Acute febrile neutrophilic dermatosis (Sweet's syndrome) associated with Behçet's disease. *Int J Rheumatol* 31: 645-646.

Olivieri I, Cantini F, Napoli V, Braccini G, Padula A & Pasero G (1993) Seronegative spondylarthropathy without spine involvement in Behçet's syndrome. *Clin Rheumatol* 12: 396-400.

Ona FV, Allende HD, Vivenzio R, Zaky DA & Nadaraja N (1982) Diagnosis and management of nonspecific colon ulcer. *Arch Surg* 117: 888-894.

O'Neill TW, Rigby AS, Silman AJ et al (1994) Validation of the inter-national study group criteria for Behçet's disease. *Br J Rheum* 33: 115-117.

Ousehal A, Abdelouafi A, Throbati A & Kadiri R (1992) Thrombosis of the superior vena cava in Behçet's disease. A propos of 13 cases. *J Radiol* 73: 383-388.

Parker RA & Serjeant JC (1957) Acute solitaire ulcus and diverticulitis of the caecum. *Br J Surg* 45: 1928.

Pear BL (1998) Pneumatosis intestinalis: a review. *Radiology* 207: 1319.

Pivetti-Pezzi P, Priori R, Catarinelli G et al (1992) Markers of vascular injury in Behçet's disease associated with retinal vasculitis. *Ann Ophthalmol* 24: 411-414.

Pronai L, Ichikawa Y, Nakazawa H & Arimori S (1990) Superoxide scavenging activity of leukocytes in rheumatoid arthritis and Behçet's diseases. *Tokai J Exp Clin Med* 15: 93-97.

Pucius RJ, Charles AK, Adair HM, Rowe RCG & Hacking JC (1993) Diaphragm-like strictures of the colon induced by non-steroidal anti-inflammatory drugs. *Br J Surg* 80: 395-396.

Reyna R, Soper RT & Condon RE (1973) Pneumatosis intestinalis: report of twelve cases. *Am J Surg* 115: 225-248.

Roge J (1988) Behçet's syndrome and the digestive tract. *J Mal Vasc* 13: 235-239.

Saatci I, Ozmen M, Balkanci F, Akhan O & Senaati S (1993) Behçet's disease in the etiology of Budd-Chiari disease. *Angiology* 44: 392-398.

Sayek I, Aran O, Uzunalimoglu B & Hersek E (1991) Intestinal Behçet's disease: surgical experience in seven cases. *Hepato-gastroenterology* 38: 81-83.

Shallal JA, Van Heerden JA, Bartholomew LG & Cain JC (1974) Pneumatosis cystoides intestinalis. *Mayo Clinic Proc* 49: 180-184.

Shallman RW, Kuehner M, Williams GH, Sajjad S & Sautter R (1985) Benign cecal ulcers: spectrum of disease and selective management. *Dis Colon Rectum* 28: 732-737.

Smith BH & Welter LH (1967) Pneumatosis intestinalis. *Am J Clin Pathol* 48: 455-465.

St Peter SD, Abbas MA & Kelly KA (2003) The spectrum of pneumatosis intestinalis. *Arch Surg* 138: 68-75.

Suh YL, Sung RH, Chi JG & Park KW (1987) Intestinal Behçet's disease in a child—a case report. *J Korean Med Sci* 2: 129-132.

Sutherland DE, Chan FY, Foucar E, Simmons RL, Howard RJ & Najarian JS (1979) The bleeding cecal ulcer in transplant patients. *Surgery* 86: 386-398.

Suzuki J, Akashi K, Shimada M, Abe S & Kawakami Y (1991) A case of Behçet's disease with a rapidly enlarging aneurysm in the common carotid artery. *Jpn J Med* 30: 251-254.

Tada M (1993) Etiology and treatment of inflammatory bowel diseases. 4. Intestinal Behçet's disease. *Nippon Naika Gakkai Zasshi* 82: 675-678.

Tak PP, Van Duinen CM, Bun P et al (1992) Pneumatosis cystoides intestinalis with intestinal pseudoobstruction: resolution after metronidazole. *Dig Dis Sci* 37: 949-954.

Tansy MF, Kendall FM & Murphy JJ (1972) A pharmacologic analysis of gastroileal and gastrocolic reflexes in the dog. *Surg Gynecol Obstet* 135: 763-771.

Tedesco FJ, Volpicelli NA & Moore FS (1982) Estrogen- and progesterone-associated colitis: a disorder with clinical and endoscopic features mimicking Crohn's colitis. *Gastrointest Endosc* 28: 247-249.

Teh LS, Green KA, O'sullivan MM, Morris JS & Williams BD (1989) Behçet's syndrome: severe proctitis with rectovaginal fistula forma-tion. *Ann Rheum Dis* 48: 779-780.

Thomas I, Helmold ME & Nychay S (1992) Behçet's disease presenting as superior vena cava syndrome. *J Am Acad Dermatol* 26: 863-865.

Thomson JPS (1977) Treatment of sessile villous or tubulovillous adenomas of the rectum. *Dis Colon Rectum* 20: 467-472.

Tolia V, Abdullah A, Thirumoorthi MC & Chang CH (1989) A case of Behçet's disease with intestinal involvement due to Crohn's disease. *Am J Gastroenterol* 84: 322-325.

Tsuchiya M, Okazaki I, Asakura H et al (1976) Radiographic and endoscopic features of colonic ulcers in systemic lupus erythemato-sus. *Am J Gastroenterol* 64: 277-285.

Underwood JW, Finnis D & Scott W (1978) Pneumatosis

coli: a famil-ial association. *Br J Surg* 65: 64-65.

Vernacchia FS, Jeffrey RB, Laing FC & Wing VW (1985) Sonographic recognition of pneumatosis intestinalis. *AJR* 145: 51-52.

Wallace JL (1997) Nonsteroidal anti-inflammatory drugs and gastroenteropathy: the second hundred years. *Gastroenterology* 112: 1000-1016.

Wechsler B & Piette JC (1992) Behçet's disease. *BMJ* 304: 1199-1200 (Editorial).

Wechsler B, Piette JC, Conard J, Huong Du LT, Bletry O & Godeau P (1987) Deep venous thrombosis in Behçet's disease. 106 localizations in a series of 177 patients. *Presse Med* 16: 661-664.

Wechsler B, Le Thi Huong Du LT, de Gennes C et al (1989) Arterial manifestations of Behçet's disease. 12 cases. *Rev Med Interne* 10: 303-311.

Wechsler B, Du LT & Godeau P (1992a) Behçet's disease: an unrecog-nized cause of inflammatory arteriopathy. *Presse Med* 21: 1457-1458 (Editorial).

Wechsler B, Vidailhet M, Piette JC et al (1992b) Cerebral venous thrombosis in Behçet's disease: clinical study and long-term follow-up of 25 cases. *Neurology* 42: 614-618.

Williams KL (1960) Acute solitary ulcers and acute diverticulitis of the caecum and ascending colon. *Br J Surg* 47: 351-358.

Wood RE, Herman CJ, Johnson KW & di Sant'Agnese PA (1975) Pneumatosis coli in cystic fibrosis: clinical radiological and patho-logical features. *Am J Dis Child* 129: 246-248.

Wyatt AP (1975) Prolonged symptomatic and radiological remission of colonic gas cysts after oxygen therapy. *Br J Surg* 62: 837-839.

Yale CE (1975) Aetiology of pneumatosis cystoides intestinalis. *Surg Clin North Am* 55: 1297-1302.

Yale CE & Balish E (1976) Pneumatosis cystoides intestinalis. *Dis Colon Rectum* 19: 107-111.

Yamamoto JH, Minami M, Inaba G, Masuda K & Mochizuki M (1993) Cellular autoimmunity to retinal specific antigens in patients with Behçet's disease. *Br J Ophthalmol* 77: 584-589.

Yanagi M, Takahashi Y, Urosaki M et al (1990) A case of vasculo-Behçet syndrome with portal vein occlusion. *Nippon Shokakibyo Gakkai Zasshi* 87: 1460-1464.

Yang CW, Park IS, Kim SY et al (1993) Antineutrophil cytoplasmic autoantiobdy associated vasculitis and renal failure in Behçet's disease. *Nephrol Dial Transplant* 8: 871-873.

Yokota K, Hayashi S, Fujii N et al (1992) Antibody response to oral streptococci in Behçet's disease. *Microbiol Immunol* 36: 815-822.

Zierhut M, Mizuki N, Ohno S et al (2003) Immunology and functional genomics of Behçet's disease. *Cell Mol Life Sci* 60: 1903-1922.

Zouboulis CC, Kurz K, Bratzke B & Orfanos CE (1991) Adamantiades-Behçet disease: necrotizing systemic vasculitis with a fatal outcome. *Hautarzt* 42: 451-454.

35

第 35 章　溃疡性结肠炎的病因、病理及诊治

前言

炎性肠病（IBD）是一种病因尚不十分清楚的慢性肠道炎症性疾病，包括溃疡性结肠炎（UC）和克罗恩病（Crohn's disease）。两者均是终生性疾病，临床主要表现为反复发作的腹泻、血便伴腹痛、全身不适及体重下降。与克罗恩病不同的是，UC 的炎症仅累及结肠和直肠，这一点将在 42 章进行专门论述。本章节对 UC 的流行病学、病因病理机制、病理特点、临床表现、并发症、研究现状、鉴别诊断、内科治疗及预后进行简要介绍。有关本病的外科治疗方面则在 40 章和 41 章论述。

流行病学

欧洲和北美 UC 的发病率每年约为 10/100 000。Shivananda 等 1996 年报道的发病率在 2/100 000～15/100 000，其中发病率高得多将直肠炎包含在内。报道的患病率变化也比较大，平均是 150/100 000。报道患病率最高的是 Rubin 等于 2000 年基于英国社区基础的调查，患病率高达 240/100 000，而其中仅少数接受了正规治疗。

UC 多发于欧洲北部而非南部（Shivananda 等，1996），但是不同于克罗恩病，西欧 UC 的发病率在近几十年来维持不变（Calkins 等，1984）。在非洲、亚洲及南美部分地区，UC 比较少见（McConnell 和 Vadheim，1992），但伴随着都市化程度的提高、卫生学和诊断技术的发展发病率正逐年升高（Gent 等，1994）。定居于美国、加拿大、英国的犹太人、中国人及亚洲人的炎性肠病的发病率较居于以色列、香港和亚洲本土的人群更高，提示环境因素与该疾病有关（Feehally 等，1993）。确实，居于英国的印度人和孟加拉国人的 UC 发病

率相似，现在甚至超过白种人（Probert 等，1996；Tsironi 等，2004）。

UC 患者女性稍多于男性，发病高峰年龄在 20～40 岁，另一个较小的高峰年龄是 60～80 岁（Stowe 等，1990），但自儿童时起各年龄段均有发病。

病因

遗传因素

UC 和克罗恩病可能是相关异构的多基因疾病，均非单一的孟德尔遗传模式（McGovern 等，2001；Bonen 和 Cho，2003）（表 35.1）。UC 患者的一级亲属患 IBD 的危险性是普通人的 10 倍（Satsangi等，1996a）。单卵双生子共患 IBD 的可能性很高，尽管这在克罗恩病中尤其明显（Tysk 等，1988），提示环境因素则在 UC 中更为突出。

对于复杂的遗传性疾病，诸如 UC 和克罗恩病，筛查易感基因的主要方法包括以下几种：

- 利用染色体微卫星标志和单核苷酸多态性对阳性家族进行定位克隆。
- 通过对疾病的病理生理认识来识别候选基因。
- 基因表达研究，例如利用微数列比较患者和对照组的组织（McGovern 等，2001）。

一些遗传学研究的结果取决于不同的调查种群。例如，日本的 UC 患者出现人类白细胞抗原的频度增加（Asakura 等，1982），而英国和欧洲患者却不增加。然而，对一些种群的研究显示 UC 的易感基因位于染色体 2 和 6，而克罗恩病的易感基因则位于染色体 5 和 16，而在染色体 1、3、4 和 7 上两者都有易感基因（McGovern 等，2001；Bonen

表 35.1 遗传因素在炎性肠病病因学中的作用

因素	溃疡性结肠炎	克罗恩病
流行病学		
一级亲属的患病率	5%	10%
单卵双生子的共患率	10%	40%
流行的人种差别	是	是
疾病相关（如强直性脊柱炎、Turner 综合征）	是	是
遗传异常		
HLA DR2	增加（日本）	—
易感基因		
染色体 16q12［*IBD1*，*NOD2*（*CARD15*）］	—	是
染色体 5q31（*IBD5*）	—	是
染色体 14q11（*IBD4*）	—	是
染色体 6p13（*IBD3*）	—	是
染色体 2	是	—
染色体 12q（*IBD2*）	是	—
染色体 1，3，4，7	是	是
基因产物和标志		
增加肠道通透性	—	是
结肠黏液缺乏	是	—
免疫调节异常	是	是
广泛病变 DR3/DQ2	是	—
pANCA	是	—
ASCA	—	是

ASCA，抗酵母菌属啤酒酵母细胞抗体；pANCA，核周型抗中性粒细胞胞浆抗体。

和Cho，2003）。这些研究提示UC和克罗恩病分属两种不同的疾病，但同时共有一些易感基因。

据估计有10～20个基因与IBD的发病机制有关。IBD表现出的一些病理生理异常，如肠道通透性增加、结肠黏液缺损和免疫调节异常（见下面及表35.1）很可能是遗传上决定的。IBD的临床差异性也很可能归咎于遗传异质性。例如*DR3*/*DQ2*与溃疡性结肠炎的发生面广有关（Satsangi等，1996b）。

利用染色体微卫星标志进行全基因组扫描的技术已经被应用于标记包括染色体12（*IBD2*）和染色体16（*IBD1*，*NOD2*）等在内的疾病相关染色体区域（Hugot等，2001）。由于具有更多的位点异质性，*IBD2*与UC的易感性具有显著的相关性，但对克罗恩病却只有很小的影响（Parkes等，2000）。

50%～80%的UC患者血清中存在核周围型抗中性粒细胞胞浆抗体，而仅有5%～20%的克罗恩病患者和小于5%的健康人群中存在该抗体，这可能也是遗传因素所致（Shanahan，2001）。

IBD的遗传因素是当前研究的热点：UC和克罗恩病遗传学方面的阐释有助于我们对其病因和病理机制的了解，提高对其病程进展的预判能力，并改进治疗方案。

环境因素

多种环境因素都与UC的发病有关（表35.2）。

表35.2 溃疡性结肠炎可能的环境致病因素

因素
不吸烟
饮食*
微生物因素：
肠道菌群
药物：
NSAIDs
抗生素
口服避孕药
阑尾切除术
压力*

* 有争议的证据。
NSAIDSs，非甾体类抗炎药。

吸烟

大量研究表明仅约10%的UC患者有吸烟史，而健康人群中30%有吸烟史，克罗恩病患者中也有40%有吸烟史（Harries等，1982；Cope和Heatley，1992；Timmer等，1998）。在具有相似的IBD遗传易感性的同胞中，吸烟者较易患克罗恩病，而不吸烟者则较易患UC（Bridger等，2002），特别是吸烟者戒烟后短期内发生UC的危险性高，而给予尼古丁贴剂治疗有一定的疗效（Pullan等，1994；Sandborn 1999）。对照研究显示，吸烟可促进克罗恩病的发生和发展（Sutherland等，1990；Cosnes等，2001）。尼古丁和烟草的一些组分对胃肠黏膜功能及炎症反应有不同程度的效应。至于为何对UC有保护作用而对克罗恩病却为有害因素，目前尚不清楚（Rachmilewitz 1999；Sandborn 1999）。

饮食

高达5%的UC患者在停止进食牛奶后病情好转，近来的研究也显示红色肉类（可能是其中的硫和/或硫酸盐成分的作用）和酒精会增加UC的复发危险（Jowett等，2004），其他食物的影响暂时还不清楚。特别是，现在还没有证据支持所谓的偶然性或误导性建议，要求UC患者必须避免食用“粗糙食物”。

特异性感染

尽管UC类似于感染性腹泻，也偶尔会跟随其后发作，但还没有证据表明UC系单个细菌或单个病毒感染所致（Campieri和Gionchetti，2001）。

肠道菌群

肠道正常微生物可能是促进IBD发生的重要原因（Elson，2002；Shanahan，2002；Sartor，2004）。肠道正常微生物不仅影响肠道黏膜免疫系统的功能，而且还影响肠道上皮细胞的更新、黏液分泌、黏膜血流及肠蠕动（Shanahan，2002；Mahida和Rolfe，2004）。临床和实验证据显示粪便在IBD黏膜炎症的发生中起重要作用。

首先，IBD的炎性病变主要发生在肠道菌群浓度较高的区域（Janowitz等，1998；Shanahan，2002）。特别是克罗恩病患者粪便转流术使炎症减轻，在肠道连续性恢复后又加重（Rutgeerts等，1991；D'Haens等，1998；Janowitz等，1998）。

IBD患者对肠道菌群的正常免疫耐受力会降低（Duchmann等，1995；MacDonald 1995），同时黏膜对肠道菌群产生抗体（Macpherson等，1996）。多项研究显示，IBD患者存在粪便异常及肠道菌群失调（Campieri和Gionchetti，2001），特别是活动性IBD患者肠道内潜在的致病性大肠埃希菌和杆菌属增加而双歧杆菌等益生菌减少（Burke和Axon 1988；Giaffer等，1991；Favier等，1997；Mylonaki等，2005）。此外，近来的研究证明IBD患者的黏膜固有层内有大肠埃希菌存在（Darfeuille-Michaud等，2004；Martin等，2004；Mylonaki等，2005）。

在各种诱导型遗传动物实验模型中，肠道菌群的存在是小肠结肠炎充分表达的一个前提（Shanahan，2002）。

益生菌对UC有一定的治疗作用（Kruis等，1997，2004；Rembacken等，1999），对隐窝炎也有效（Gionchetti等，2000，2003；参见下文）。此外，经初步试验，给UC患者喂食猪鞭虫（猪肉绦虫）卵可使患者症状好转（Summers等，2003，2004）。

此外抗生素对克罗恩病也有一定的疗效，然而对UC却没有效果（见下述）。

以上证据表明肠道微生物的重要性不仅仅是作为UC的一种致病因素，同时也是新型治疗方法的一个研究目标。

IBD的复发与非甾体类抗炎药（NSAIDs）的应用有关，可能与NSAIDs抑制前列腺素的合成、削弱黏膜的保护机制有关（Bjarnason等，1993；Wallace，2001；Bonner，2002）。部分IBD的复发与抗生素的使用有关，可能继发于肠道菌群失调（Demling，1994）。后者已经被相关的儿童病例对照研究所证实，研究显示IBD的发病与发病前抗生素的使用情况相关（Wurzelmann等，1994）。

从流行病学上讲，口服避孕药与IBD具有相关性，但多见于克罗恩病，而与UC关联较少（Godet等，1995）。IBD的发生与雌二醇的总剂量不一定相关，但与服药持续时间相关（Boyko等，1994）。

阑尾切除术

Rutgeerts等于1994年首先报道在UC病人中极少有阑尾切除史，这个观点被进一步研究所证实（Koutroubakis等，2002；Hallas等，2004a）。约有1/3患有远端UC的患者在阑尾及盲肠有跳跃性炎症病变（Davison和Dixon，1990；Scott等，1998），诱发性动物模型中显示阑尾切除可以预防结肠炎的进一步发展（Mizoguchi等，1996），但阑尾切除术在人类UC自然史中的作用尚不清楚（Cosnes等，2002；Hallas等，2004b）。而在遗传易感个体中，发炎阑尾产生的淋巴T细胞可触发UC患者末端结肠的炎症。目前还没有对照数据可以证明阑尾切除术对顽固性UC具有治疗作用。

压力

多年来，IBD一直被认为是一种身心疾病（Murray，1984），但现在这种观点受到质疑。越来越多的新近研究显示多数患者的心理是正常的。一份研究显示克罗恩病患者的性格较UC患者乐观（Barrett等，1996），但总体来说，患有精神疾病的IBD患者明显少于肠易激综合征患者（North和Alpers，1994）。

尽管许多患者和医生都认为压力可以导致IBD复发。但到目前为止，这个观点还没有达成共识（von Wietersheim等，1992；North和Alpers，1994）。一些研究结果可能是由于对压力的定义不同，混淆了IBD和肠易激综合征的诊断、生活中应激事件发生的频率、对照组使用不足、复发本身的应激影响，以及应激的躯体表现和活动性IBD症状的相似之处，所得出的错误结论具有明显差异（Porcelli等，1994）。

即使如此，新近研究显示：处于缓解期的UC患者，如果情绪受到压抑（Mittermaier等，2004）或者正式心理测验显示有慢性心理应激现象（Levenstein等，2000），则该患者在18～24个月内复发的危险性显著升高，同时慢性心理应激也是无症状UC患者黏膜异常的先兆（Levenstein等，1994）。此外，Bitton等（2003）发现UC患者一年内复发的危险性与此前患者生活中应激事件的次数相关。

如果压力是IBD的病因或者复发刺激因素，那缓解或去除压力在治疗上应该是有益的，可惜的是没有足够的试验来检验这个假设。对于精神因素在IBD的重要性，其间接证据是在患者临床对照试验中所表现出来的安慰疗效，比例高达45%（Feagan等，1996；Anton，1999）。此外，动物实验也显示压力可以使IBD病情恶化：二硝基苯酸性硫酸基酸诱导的小鼠结肠炎，在给予压力的情况下，病情会恶化（Bertone等，1998；Qiu等，1999）。在压力诱导的疾病复发呈T细胞依赖性，并且在一定情况下可以转化。

总之，由于心情影响、病程长和不易治疗，心理应激现象在 IBD 患者中是很常见的。部分病例，如动物模型所示，仅通过心理学应激即可导致 IBD 复发，例如，通过肠壁神经末梢激活淋巴细胞（图 35.1）（Shanahan，2002）。

发病机制

虽然确切的原因尚不清楚，但 UC 和克罗恩病都是以丧失免疫耐受性为主要特征。因此，树突状细胞和巨噬细胞之类的抗原呈递细胞不会减轻对腔内抗原的炎症反应。相反，它们会分泌各种细胞因子，使炎症扩散、失控，而这个过程又反过来被肠道脉管系统产生的白细胞放大和延续。克罗恩病以 Th1 型诱导细胞介导的反应为主，而在 UC 中，一次非 Th1 型细胞因子反应即可生成大量免疫体液（表 35.3）（见下述）。核转录因子 NF-κB 表达的升高为后续释放更多的局部细胞因子、生长因子、活性氧代谢产物及其他可溶性介质奠定了基础（见图 35.1）。

下面将介绍 UC 发病机制中的主要细胞类型及其产物的潜在作用。

黏膜细胞类型及其作用

上皮细胞

肠道上皮细胞在 UC 发病机制中的作用主要有以下几点：

首先，肠上皮细胞在调节肠内容物中起到重要作用，特别是微生物进入到黏膜层（Fiocchi，1998）。相关的上皮细胞的作用包括控制黏膜通透性，以及水和电解质的转运，同时可分泌富含 IgA 和抗微生物肽等糖蛋白的黏液。在 UC 患者结肠内，上皮杯状细胞分泌的黏液定量、定性呈异常状态，并伴有硫酸黏蛋白/唾液蛋白比值下降（Tytgat 等，1996），因此更易被细菌糖苷酶降解

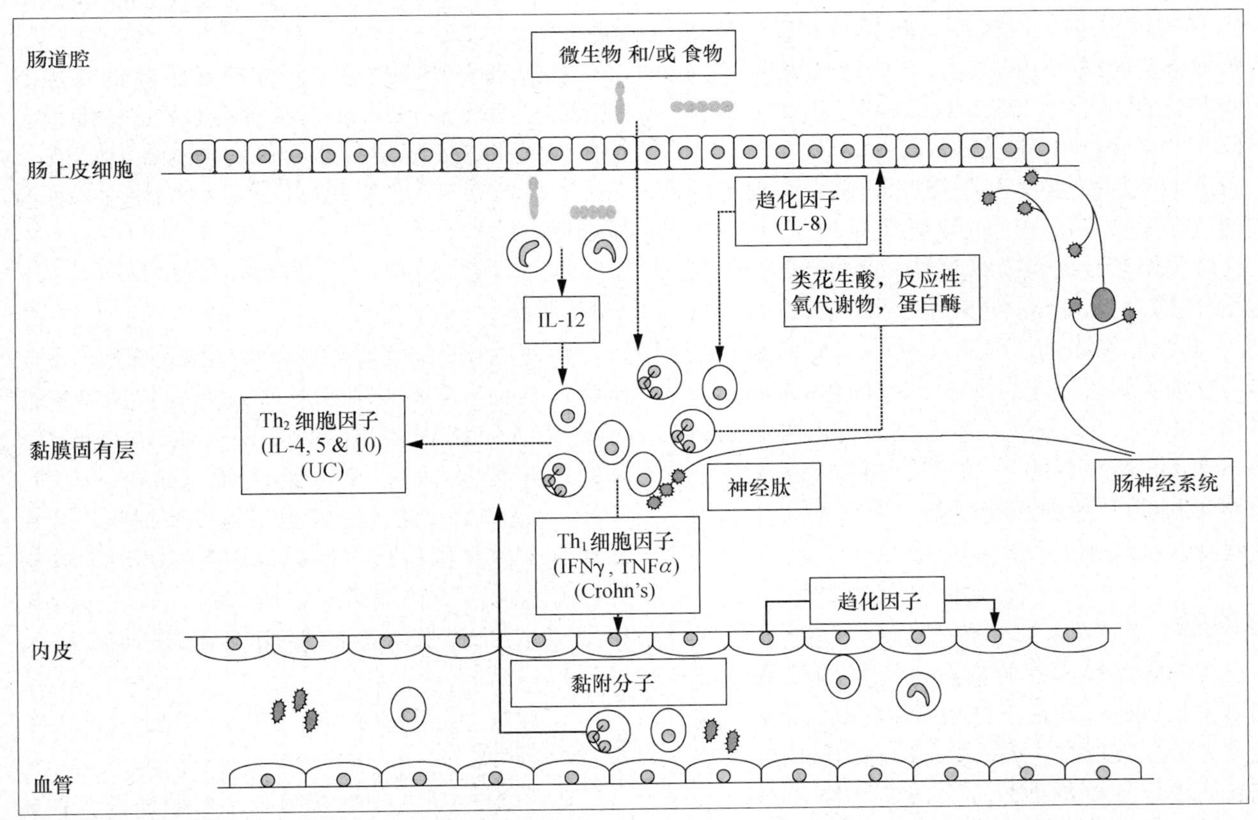

图 35.1　炎性肠病的病因、病理机制。虽然始动因素还不清楚，可能包括肠黏膜耐受性的破坏，T 细胞和巨噬细胞活化所产生的细胞因子作用于多个水平。这些包括局部微脉管系统，产生趋化因子，引起白细胞游出，导致组织被金属蛋白酶和其他活性物质损伤，扩大炎症反应，上皮屏障破坏，进而使更多的肠道细菌及其产物进入脉管系统。
IFNγ，干扰素-γ；IL，白介素；TNFα，肿瘤坏死因子-α，UC，溃疡性结肠炎。

表 35.3 炎性肠病的免疫和炎症反应

	溃疡性结肠炎	克罗恩病
体液免疫		
与自身免疫性疾病的相关性（桥本甲状腺炎、SLE 等）	强	弱
自身抗体产生（抗结肠自身抗体，pANCA 等）	常见	罕见
细胞免疫		
黏膜浸润	非肉芽肿，中性粒细胞显著	肉芽肿，T 淋巴细胞显著
T 细胞反应性	正常	增加
细胞因子类型		
Th 反应	非 Th1 样反应（IL-10，IL-4，IL-5，IL-13）	Th1 样反应（IL-2，IFN-γ，IL-12，IL-18，TNF-α）

IFN，干扰素；IL，白介素；pANCA，核周型抗中性粒细胞胞浆抗体；SLE，系统性红斑狼疮；Th，T-辅助淋巴细胞；TNF，肿瘤坏死因子。

（Rhodes，1997）。

上皮的完整性依赖于短链脂肪酸（SCFA）代谢所产生的能量，而短链脂肪酸则主要来源于细菌对非吸收性碳水化合物的代谢过程（Roediger，1980）。有研究认为，改道性结肠炎的发病机制是由于对短链脂肪酸利用的缺陷，但丁酸盐灌肠剂治疗实验却无明显疗效（Scheppach 等，1992；Vernia 等，1995；Breuer 等，1997）。

肠道细菌的刺激使上皮细胞释放促炎细胞因子，如白介素-8（IL-8）和肿瘤坏死因子（TNF-α）。反应失调导致黏膜固有层内中性粒细胞、淋巴细胞和吞噬细胞的过度聚集和活化（Fiocchi，1998）。肠上皮细胞能表达Ⅱ型抗原，而树突状细胞和巨噬细胞则可以充当抗原呈递细胞（Mayer 和 Shlien，1987）（见下述），还可以表达白细胞黏附分子（Huang 等，1996）。在 IBD 患者，肠上皮细胞诱导抑制性 T 细胞功能缺陷，因此丧失了黏膜免疫耐受性（Mayer 和 Eisenhardt，1990）。

淋巴细胞

正常的肠黏膜固有层内含有大量的 T 淋巴细胞和 B 淋巴细胞，即使不存在明显的临床症状或在内镜下无炎症表现时，IBD 患者的黏膜层内 T 淋巴细胞和 B 淋巴细胞的数量亦会明显增加（Fiocchi，1998）。

在细菌抗原刺激下，IBD 患者的黏膜 T 细胞活化及增殖效应得到加强（Schreiber 等，1991）并对细胞凋亡表现出一定的抵抗力（Boirivant 等，1999）。通过对黏膜固有层其他类型细胞功能的调节，黏膜 T 细胞成为 UC 和克罗恩病发病机制的中心细胞（见下述）。此外，免疫调节治疗药物，如皮质类固醇和硫基嘌呤，主要通过 T 细胞起作用（见下述）。

在活动性 IBD 患者，从体循环集聚的黏膜 B 细胞群显著增加。UC 和克罗恩病中的这些细胞会分泌不同的 IgG 亚型抗体（特别是 IgG_1 和 IgG_2）（Kett 等，1987），但黏膜抗体产生的病原性特征尚不明确。

巨噬细胞

活动性 IBD 患者在黏膜巨噬细胞表现型方面与健康人不同，主要表现在对 T 细胞的抗原呈递能力增强、分泌促炎细胞因子（McAlindon 等，1998）并释放活性氧代谢产物（Rugtveit 等，1995）。这些活化的巨噬细胞多为单核细胞，从血循环进入黏膜固有层（Rugtveit 等，1995），并被 T 细胞细胞因子和细菌产物所激活，前者主要包括 IFN-γ 和 IL-2，后者为脂多糖等（Mahida，1997）。

多形核细胞

在活动性 UC，中性粒细胞从血循环进入到黏膜固有层，并穿过上皮层进入肠腔，这个过程可通过扫描经过放射性标记的白细胞直观地显示（见下述）。尽管与 IBD 患者的循环中性白细胞的氧化功能相关的资料是矛盾的（Verspaget 等，1988），但中性粒细胞通过释放蛋白水解酶和活性氧代谢产物损伤局部黏膜，这一点是肯定的（Simmonds 和 Rampton，1993）（参见下文）。

其他类型细胞

上皮下的树突细胞主要充当抗原呈递细胞，对黏膜固有层和肠腔进行采样显示，后者通过拉伸上皮细胞间的树状突起传递信号（Shanahan，2002）。成纤维细胞、成肌纤维细胞和肌细胞都对 IBD 的致病过程产生影响。成肌纤维细胞的产物环氧合酶和细胞外基质蛋白与上皮细胞的叠加功能和结构有关（Mahida，1997）。肠内的成纤维细胞表达表面激活标志并影响免疫细胞功能（Fiocchi，1998）。这些细胞和其他的肠间质细胞可能比先前所猜测的拥有更多的病理生理功能。

血管内皮细胞

肠腔表面配体可与特定循环细胞类型的黏附分子相结合，内皮细胞通过其选择性表达来控制循环免疫细胞和炎症细胞从血管到黏膜的迁移（见上述）（图 35.1）。在 IBD，促炎细胞因子和脂多糖可使多种内皮细胞配体表达增加。这些配体包括 MadCAM-1、E-选择素及 P-选择素；前者结合循环淋巴细胞上的黏附分子 α_4-β_7（Salmi 和 Jalkanen，1998），后两者与循环中性粒细胞、淋巴细胞及单核细胞相结合。这些黏附分子表达的上调使更多的细胞从全身免疫系统聚集到黏膜层（Binion 等，1997）。特别是 α_4 整联蛋白目前已成为用 nataluzimab 和 MLN-02 进行单克隆抗体治疗的靶点（见下述）。

血小板

血小板计数升高是监测 IBD 疾病活动的一个良好指标（Harries 等，1983）。现在已经明确血小板还有促炎症反应和趋化血栓形成的性质（Collins 等，1994）。IBD 患者会出现循环中血小板聚集和活化增加（Collins 等，1994），这将导致血小板释放更多的血栓素、血清素及反应性氧代谢物，并聚集、趋化、调节其他炎症细胞的活性。IBD 患者血小板-白细胞聚集物形成增多会促使黏膜炎症的发生。尽管如此，由于抗血小板拮抗剂利多格雷（ridogrel）没有明显改善活动期患者的临床症状，这使得血小板在 UC 中的致病作用受到质疑（Tytgat 等，2002）。

肠神经元

如上所述，压力可通过肠神经末梢激活淋巴细胞从而导致 UC 复发（Shanahan，2002）。一直以来学者都认为 IBD 患者的肠壁神经纤维性质异常（Strobach 等，1990）。此外，神经肽类 P 物质、血管活性肠肽（VIP）及生长抑素的浓度及感受器密度改变已获得证实，这一结果在克罗恩病和 UC 中有所区别（Bernstein 等，1993；Mantyh 等，1995）。

细胞因子和生长因子

细胞因子是多种细胞分泌的一种调节肽，特别是淋巴细胞和巨噬细胞。通过与特异性细胞表面受体相互作用，它们可作用于分泌细胞本身，也可作用于邻近细胞。CD4 淋巴细胞分泌的细胞因子主要分为两大类：

1. 促炎细胞因子，如：IL-1，IL-6，IL-8，IL-12，IL-18and TNF-α 等。
2. 抗炎细胞因子：IL-4，IL-10 和肿瘤生长因子 β（TGF-β）等。

一般来说，在克罗恩病发病机制中起主要作用的细胞因子主要来源于 Th1 细胞，如 IL-2、IFN-γ、IL-12 和 IL-18，其次是 TNF-α 和 IL-1（表 35.3）。这些细胞因子启动细胞介导诱变免疫反应（表 35.1）。而 UC 则主要是非 Th1 型反应占优势，主要是 IL-4、IL-5、IL-6、IL-10 和 IL-13 等介导的体液免疫反应（表 35.3）（Papadakis 和 Targan，2000；Shanahan，2002）。

活动性 IBD 患者循环中抗炎细胞因子 IL-10 水平升高（Kucharzik 等，1995），结肠黏膜产生的 TGF-β 作为一种肠道上皮防御和修护的介质其水平也升高，这些变化可以下调炎症反应，促进愈合。然而新的细胞因子正不断被发现，面对细胞因子网络的复杂性，寻找单个靶点的治疗努力仍然困难重重。

后面将提到，作为 IBD 治疗的潜在靶点，细胞因子目前已成为研究热点。TNF-α 的单克隆抗体英夫利昔单抗目前已广泛应用于治疗顽固性克罗恩病。

可溶性介质

可溶性介质在炎症反应过程中产生并促进炎症反应，主要包括类花生酸类、反应性氧代谢物、一氧化氮和蛋白酶等（表 35.4）。

表 35.4 溃疡性结肠炎发病机制中主要的可溶性介质

类花生酸类
前列腺素类
血栓素
白三烯
活性代谢物
过氧化物次氯酸盐
碱性阴离子
一氧化氮
过氧亚硝酸盐
基质金属蛋白酶
基质溶酶-1

类花生酸类

类花生酸类来源于花生四烯酸衍生的膜磷脂酶类。环氧合酶的基本型（COX1）和促炎细胞因子诱导型（COX2）可使花生四烯酸转化成前列腺素和血栓素。活动性 IBD 患者的结直肠黏膜内类花生酸类产生增多，可能是由于 COX2 表达增加（Singer 等，1998）。白三烯 B4 是一种强力的嗜中性粒细胞趋化物，在活动性 IBD 患者黏膜中也增多（Sharon 和 Stenson，1984）。然而，如下面将提到的，迄今为止，通过调节类花生酸类代谢来治疗 IBD 的尝试还没有获得成功。研究显示，给予选择性 COX2 抑制剂或非选择性 NSAIDs 均可诱导 IBD 复发，这说明前列腺素可对 IBD 产生保护性作用（Rampton 和 Hawkey，1984；Wallace，2001；Bonner，2002）。

反应性氧代谢物和一氧化氮

直接和间接观察结果显示：IBD 患者炎症组织中反应性氧代谢物（ROMs）产量增加，它们主要来源于中性粒细胞和巨噬细胞（Simmonds 和 Rampton，1993；Kruidenier 和 Verspaget，2002）。ROMs 含有多种促炎作用，包括聚集炎症细胞、启动花生四烯酸级联反应，特别是对脂类、DNA、蛋白质及碳水化合物具破坏性。尽管 UC 的主要治疗药物氨基水杨酸盐（其他药物也是）有抗氧化的作用（见下述），但迄今还没有对照研究能证实 ROMs 是治疗 UC 的有效治疗靶点。

一氧化氮主要来自于一氧化氮合酶的组成亚型和可诱导亚型。在 UC 患者的肠黏膜中一氧化氮合成增加（Boughton-Smith 等，1993）。通过与活性氧、过氧化物结合，一氧化氮可形成大量的毒性基团、过氧亚硝酸盐（Rachmilewitz 等，1993），但这是起毒性效应还是保护效应目前尚不清楚（Miller 等，1993；Moncada 和 Higgs，1993）。一项针对克罗恩病临床试验采用一氧化氮供体治疗既没有显示出疗效，也无不良反应（Hawkes 等，2001），对 UC 暂无相关临床试验。

基质金属蛋白酶

黏膜细胞外基质的异常降解和重塑在 IBD 的发病机制中起重要作用。这个过程由基质金属蛋白酶家族及其内源性抑制剂——组织金属蛋白酶抑制剂（TIMPs）介导，这个基质金属蛋白酶家族至少含有 17 个不同的基质金属蛋白酶（MMPs）。MMPs 由一系列被炎症刺激激活的细胞分泌，例如细胞因子类，当其被释放到细胞外间隙后，经过溶蛋白性裂解后被激活（Schuppan 和 Hahn，2000）。

近来一些研究显示 IBD 患者 MMPs 和 TIMPs 间表达失衡（Baugh 等，1999；Heuschkel 等，2000；vonLampe 等，2000）。MMP 的过度产生在 UC 黏膜基质降解中可能发挥重要作用，可能是作为炎症级联反应的终末阶段最终导致组织损伤。MMP/TIMP 系统的复杂性意味着要想把合成的 MMP 抑制剂应用于该疾病的治疗还需要进行大量的研究工作。

细胞内信号通路

核转录因子

核转录因子 NF-κB 表达的上调（Nikolaus 等，2000b）可能是后继的局部细胞因子、生长因子、反应性氧代谢物、一氧化氮及类花生酸类等过度释放的基本原因。反义寡核苷酸类及其他 NF-κB 抑制剂用于治疗小鼠实验性结肠炎已被证实有效，但对于人 IBD 是否安全有效还需要通过临床试验进一步证实（Neurath 等，1996；Jobin 等，1999；Elson，2002；van Deventer 等，2004）。

其他细胞内信号通路

随着我们对细胞内信号通路的认识增多，有关 IBD 发病机制的研究成果和新的治疗靶点正不断地展现在我们面前（van Deventer，2002）。

过氧化物酶体增生物激活受体-γ（PPAR-γ）参与免疫、炎症的重要调节，并在结肠黏膜中有高表达。PPAR-γ在巨噬细胞内激活后，除了可抑制NF-κB和信号转导蛋白的活化外，还可以抑制转录激活子（STAT）及AP-1信号通路的激活，继而减少促炎介质IL-2、IL-6、IL-8、TNF-α和金属蛋白酶的释放（van Deventer，2002）。IBD中属于丝裂原活化蛋白激酶（MAPK）家族的激酶被激活（Waetzig和Schreiber，2003），这些酶在炎症的调节中起着复杂却又重要的作用，像PPAR-γ一样，都代表着潜在的新的治疗靶点（Arulampalam和Pettersson，2002）。

病理

为了更好地描述UC的病理变化，读者还需要参考一些经典文献，例如Morson和Dawson所编撰的文献资料（Day等，2003）。出于应用目的，不论是外科医生还是内科医生，都应与胃肠道和组织病理学方面的专家密切接触，根据患者对自身所患症状所描述的临床问题来共同研究组织学标本。这对任何一个临床医生都是至关重要的。这个做法对初次诊断尤其有价值，它可帮助判断症状复发是属于UC的复发还是间发性感染。此外，它对检测和定义异型增生也有重要意义（参见38章）。

简单地说，UC主要侵犯直肠，随着病程进展可局限于直肠或者向邻近发展（图35.2）（Ayres等，1996；Meucci等，2000）。结肠黏膜表面表现为弥散性炎症、充血，有颗粒感，表面富有脓血，重症患者有广泛溃疡形成（图35.3）。愈合后肉芽组织增生形成许多假息肉。显微镜下，固有膜内及隐窝有急性和慢性炎性细胞浸润，形成隐窝脓肿（Jenkins等，1997）。隐窝结构异常，杯状细胞黏蛋白消失（图35.4），黏膜水肿，溃疡形成。病变累及结肠远端时可见大量淋巴滤泡。长期的全结肠炎患者活体组织学检查示组织异型增生，上皮细胞细胞核增大、聚集，失去极性（图35.5），可并发结肠癌（见下述和38章）。

大体病理特征

不同于克罗恩病，UC病变连续，主要累及直肠并向近端发展（图35.6），不存在真正的跳跃性病变。一块病变区域，即使肉眼观察正常的区域，

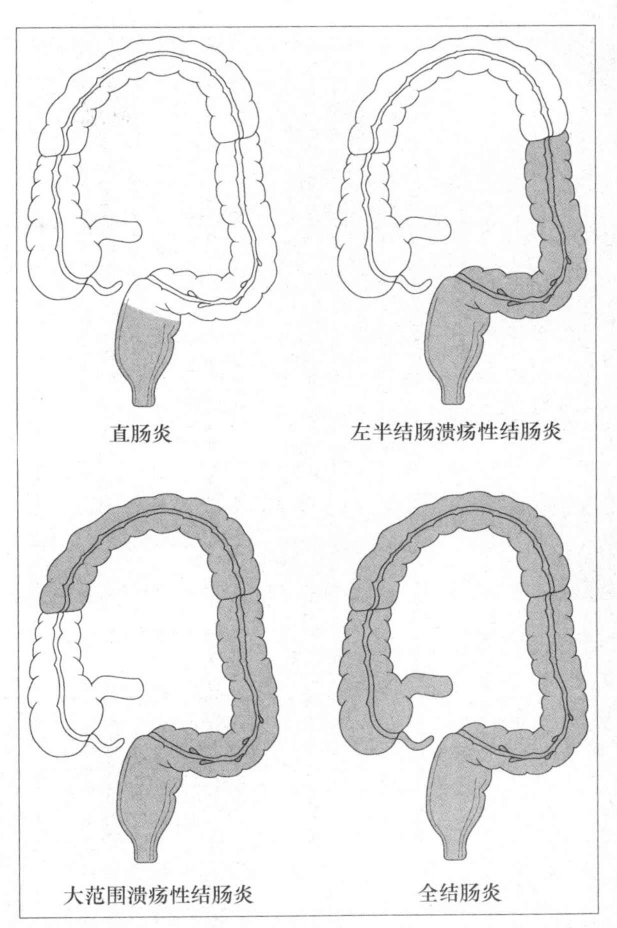

图35.2 溃疡性结肠炎的分布。Reproduced with permission of Health Press Ltd from Rampton and Shanahan (2004).

在显微镜下检查也几乎都有异常改变。10%～20%的全直肠结肠炎患者的回肠黏膜发生溃疡（倒灌性回肠炎），这从结肠病理学上难以鉴别，但仅累及回肠末端约5～15cm区域。

显微镜下表现

UC病变主要发生在黏膜层，仅暴发型结肠炎病变累及肌层，主要表现为上皮层溃疡形成及愈合时上皮细胞再生。典型的活动性病变时，隐窝内出现多形核白细胞浸润，形成隐窝脓肿（图35.7）。此外黏膜内还有慢性炎性细胞，特别是淋巴细胞、浆细胞、嗜酸性粒细胞和肥大细胞。杯状细胞黏蛋白消失是特征性变化（图35.8），远端病变甚至可见大量淋巴滤泡。纤维化比较少见，肠腔狭窄主要是由于黏膜肌层的过度增生。增生的肉芽组织通常称为“假息肉”，可见于急性和慢性病变（图35.9）。

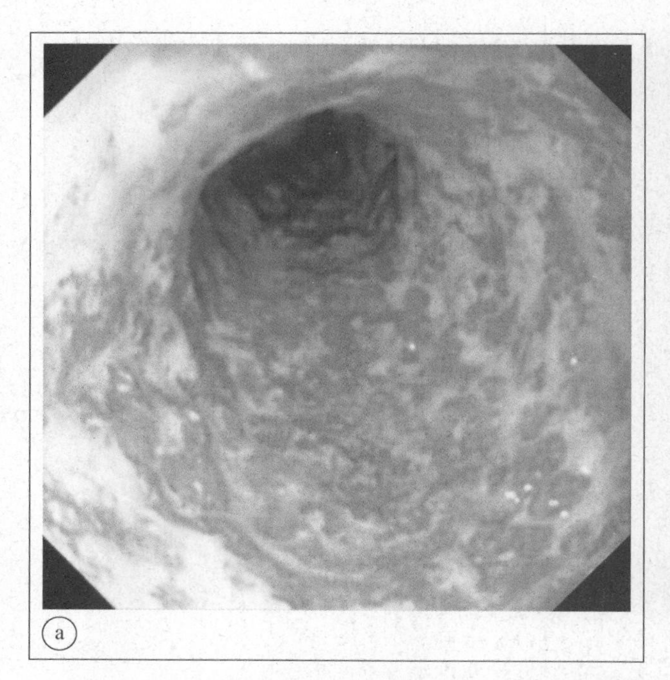

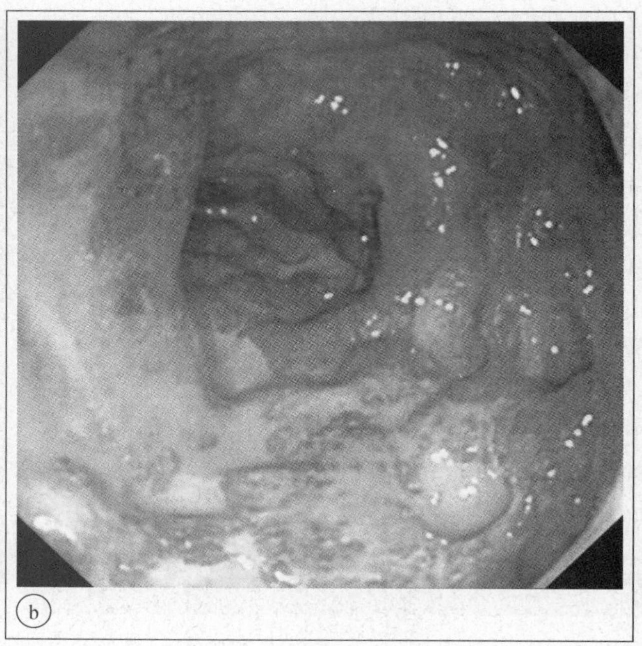

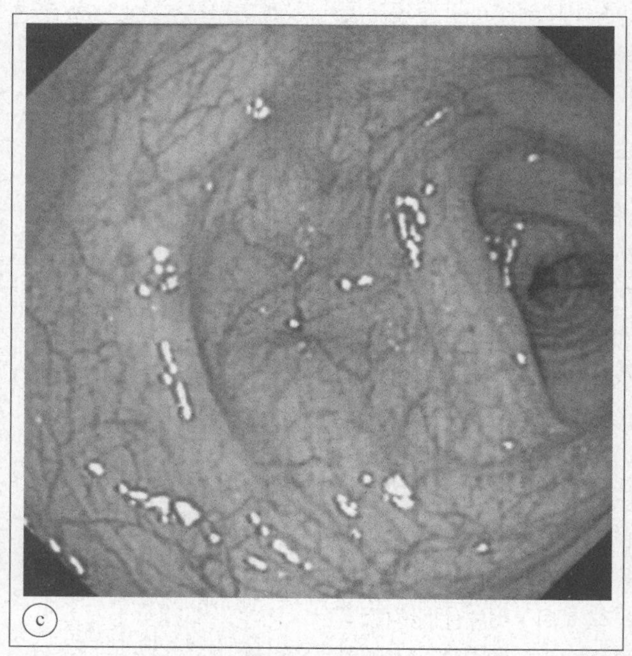

图 35.3 （**a**）活动性溃疡性结肠炎（UC）的结肠镜下表现为黏液脓性渗出物、红斑、细颗粒状改变和表浅性溃疡。（**b**）急重型 UC 表现为深溃疡伴邻近的上皮剥脱形成红斑、黏膜水肿，和（**c**）正常对照黏膜。Reproduced with permission of Health Press Ltd from Rampton and Shanahan (2004).

特异性

临床医生必须意识到 UC 和克罗恩病及其他类型大肠炎之间的鉴别是很困难的。特定的诊断效果有赖于组织病理学检查标本的数量和质量、炎症性过程以及所使用的局部治疗方法。即使将切除的结肠全部做组织学检查，有时也可能难以明确诊断。事实上，有近 10%的患者在结肠切除术后行病理检查时，无法明确是 UC 还是克罗恩病，因此出现了“不定型结肠炎”（indeterminate colitis）的分类。特别是对行紧急结肠切除的标本进行区别尤其困难。在这种情况下，临床表现及放射学检查，结合既往的活组织检查有助于诊断。虽然如此，最终确诊还是要依靠对疾病自然史的长期随访。

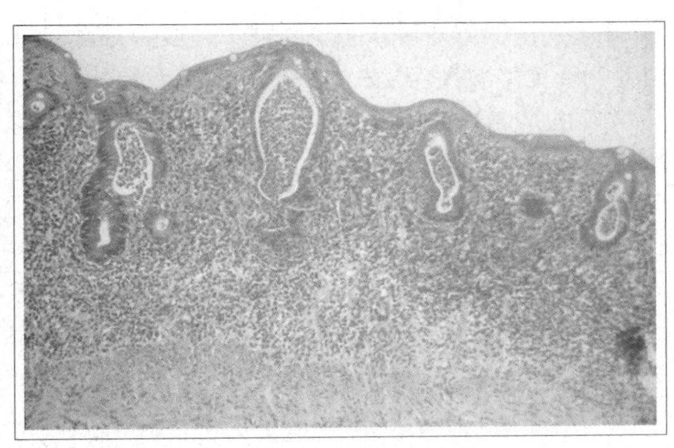

图 35.4 活动性溃疡性结肠炎显微镜下表现为黏膜固有层内大量的炎症细胞浸润、杯状细胞减少和隐窝脓肿。[(Courtesy of Dr RM Feakins, Barts and the London NHS Trust, London UK). Reproduced with permission of Health Press Ltd from Rampton and Shanahan (2004).]

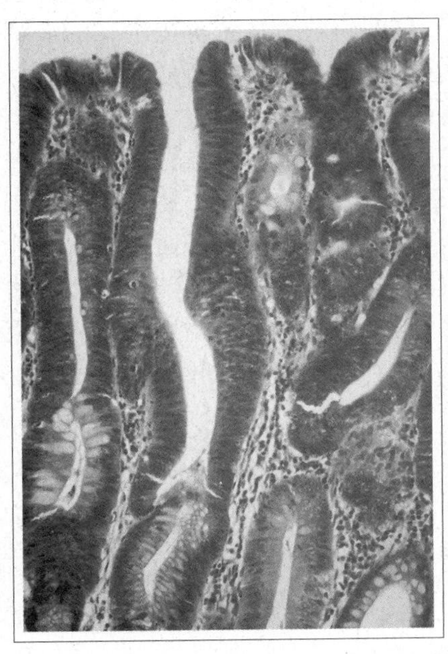

图 35.5 溃疡性结肠炎重度上皮发育不良。腺体扭曲，上皮细胞出现分层现象，核增多，多形核，染色质增多。注意图片下端的正常隐窝。[(Courtesy of Dr RM Feakins, Barts and the London NHS Trust, London UK)。Reproduced with permission of Health Press Ltd from Rampton and Shanahan (2004).]

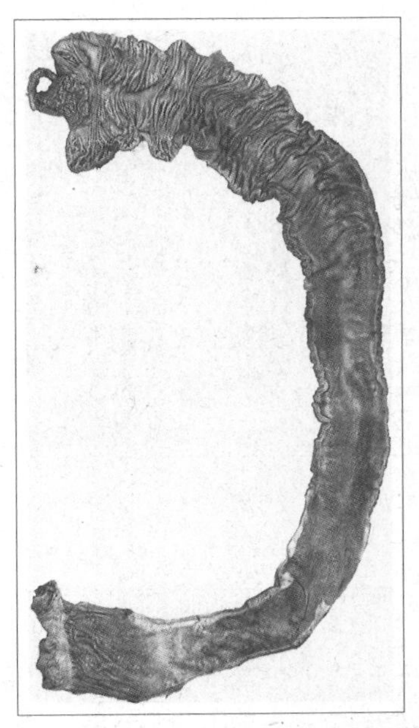

图 35.6 一个全结肠溃疡性结肠炎患者的切除标本。注意直肠和结肠末端病变最严重。病变对称，即使结肠短缩，但肠壁并不增厚。

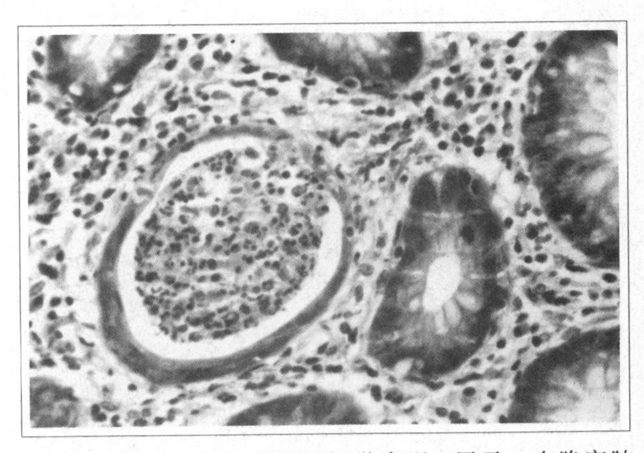

图 35.7 溃疡性结肠炎的组织学表现，展示一个隐窝脓肿。该结肠隐窝充满多形核白细胞。

炎症变化类型

Morson 和 Dawson 认为 UC 组织病理学改变是和疾病的临床进展相一致的。复发在病理学上被认为是“活动性的结肠炎”。缓解期表现为“静止性的结肠炎”，因为结肠结构很少（即使有）能完全恢复正常。少数患者的活动性结肠炎不能缓解，形成慢性形式的活动性结肠炎。有时活动性 UC 可进展成“暴发型结肠炎”，有肠穿孔或中毒性肠扩张的危险。静止性结肠炎的并发症主要是异型增生、恶性肿瘤、炎性息肉和良性狭窄（图 35.10）。

活动性结肠炎

活动性结肠炎常累及全部结肠或远端大肠。很少患者要求行结肠切除术，因为组织学检查可通过直肠或结肠镜行活检。宏观特征有肠黏膜充血、颗粒感，黏膜发红、质脆及易出血（图 35.11）。活

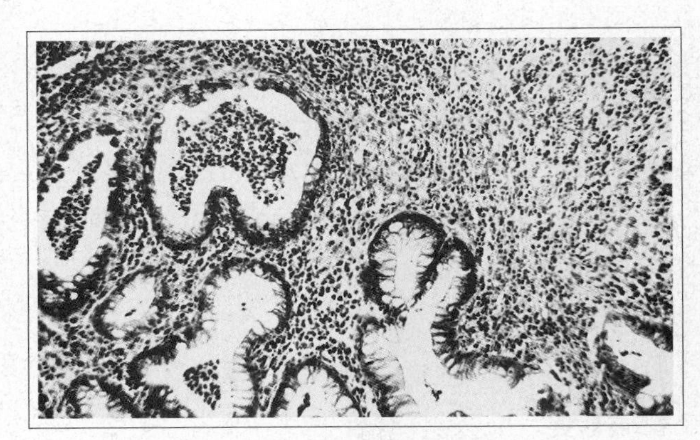

图 35.8 结肠黏膜隐窝脓肿和杯状细胞减少。

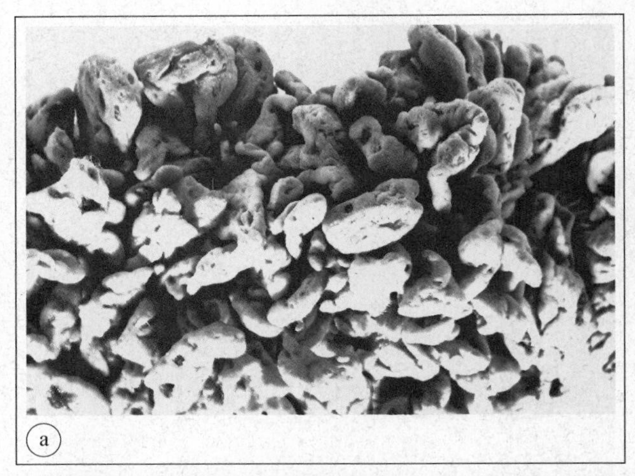

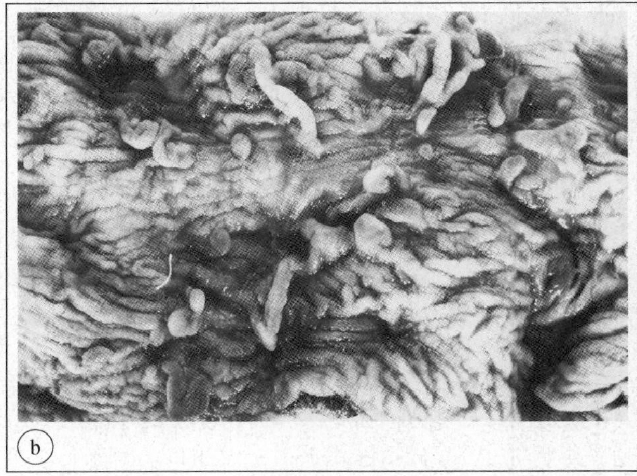

图 35.9 溃疡性结肠炎的假息肉。(a) 切除标本上可见大量水肿的假息肉。(b) 长的假息肉可连接形成黏膜桥。指状突起是溃疡性结肠炎的典型表现。

检有严重的黏膜炎症、隐窝脓肿、杯状细胞黏蛋白消失以及溃疡形成。不伴暴发型结肠炎时，溃疡比较表浅，局限于黏膜层及黏膜下层。黏膜严重充血、水肿及局灶性出血。当结肠炎多局限于结肠的左侧时，正常组织直接过渡至病变肠段，黏膜从苍白变为充血、质脆状态。即使在外观正常的区域，其黏膜也是异常的（Goodman 等，1977）。因此，活检的位置必须明确定位并记录。

黏膜的炎性浸润包括多形核白细胞、淋巴细胞、浆细胞及嗜酸性粒细胞。多形核白细胞侵及隐窝上皮，形成隐窝脓肿，这是 UC 区别于感染性结肠炎及克罗恩病的一个特点。多形核白细胞的大量聚集可能是黏膜内层脓肿侵及黏膜固有层的主要原因。

活动性结肠炎时可出现大量的淋巴样滤泡，但随着病情缓解逐渐消退。杯状细胞黏蛋白消失呈特征性改变，其范围与炎症应答的严重性相关。

缓解期结肠炎

临床缓解先于组织学缓解。黏膜炎症减轻、脆性降低（图 35.11b）。此外自发出血或接触性出血消失，溃疡变浅。活组织检查显示上皮细胞的连续性逐渐恢复。首先，覆盖溃疡区域的细胞层变薄，后逐渐变成圆柱状。在再生期，细胞核的变化已经有明显的异型增生特征。因此，取样做组织学检查时，不仅要描述黏膜的位置和状态，还要叙述临床表现。细胞核变淡，核仁明显分离，而后核的极性逐渐变明显。再生时不能显示核的细节，核仁无法明确界定，边界出现模糊和重叠。相比之下，异型增生的核仁是复层的，但比较容易区分，边界和周

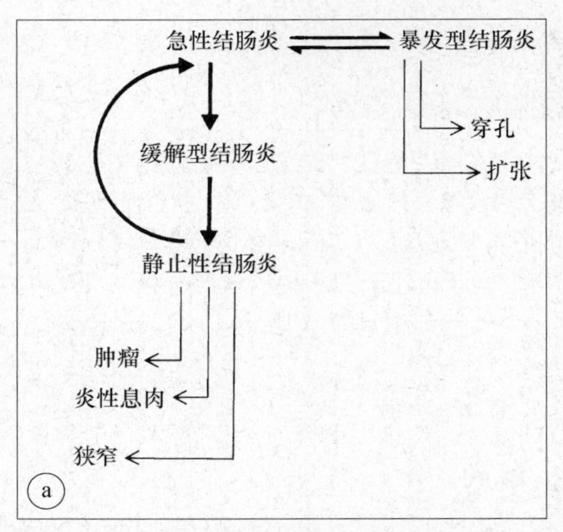

图 35.10 溃疡性结肠炎的自然史。(a) 急性溃疡性结肠炎可发展成暴发型结肠炎，并发肠穿孔和肠扩张。急性结肠炎也可以缓解，但是静止性结肠炎可能和发育不良、肿瘤、炎性息肉和狭窄相关。

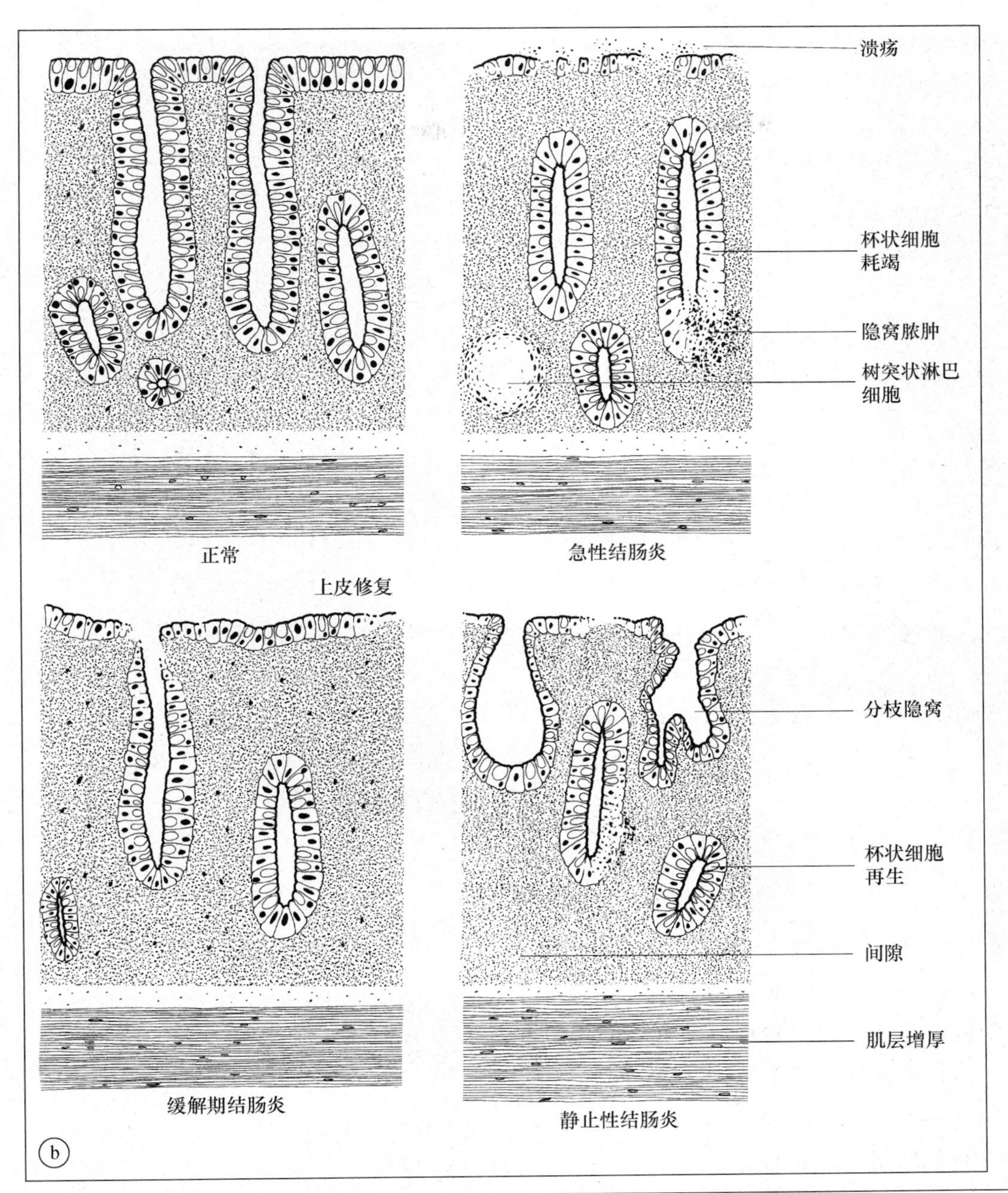

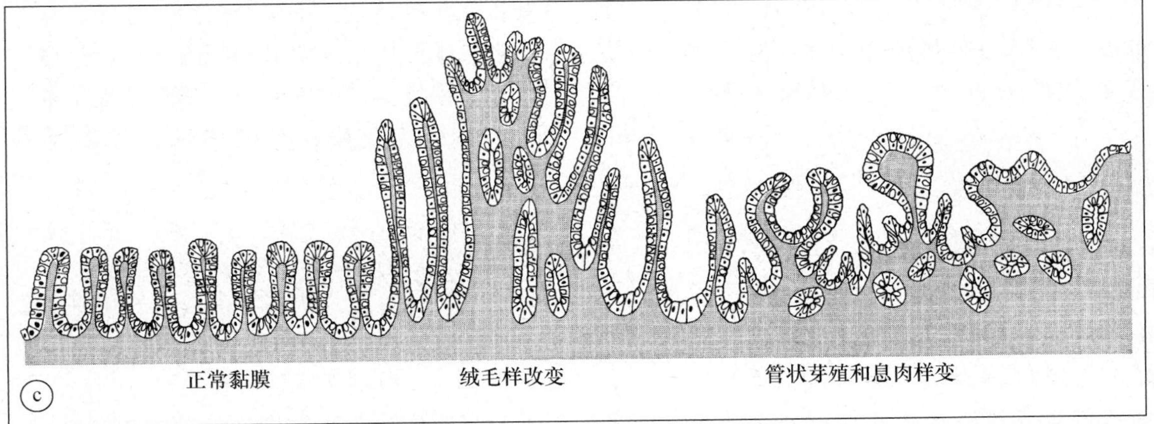

图 35.10（续）　（**b**）急性结肠炎典型的组织病理学表现，消退的急性结肠炎和静止性结肠炎。（**c**）发育不良的黏膜结构改变。

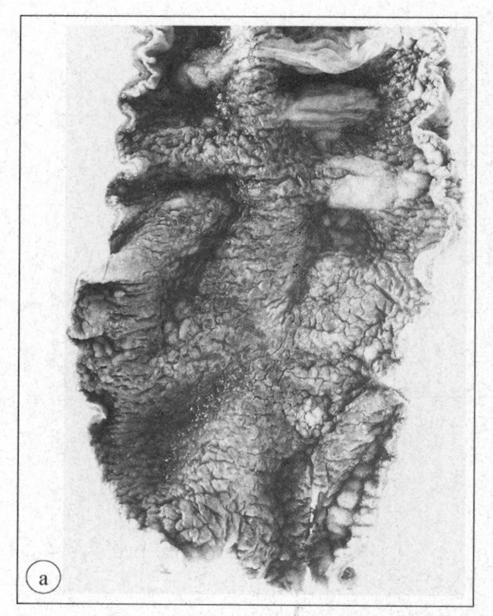

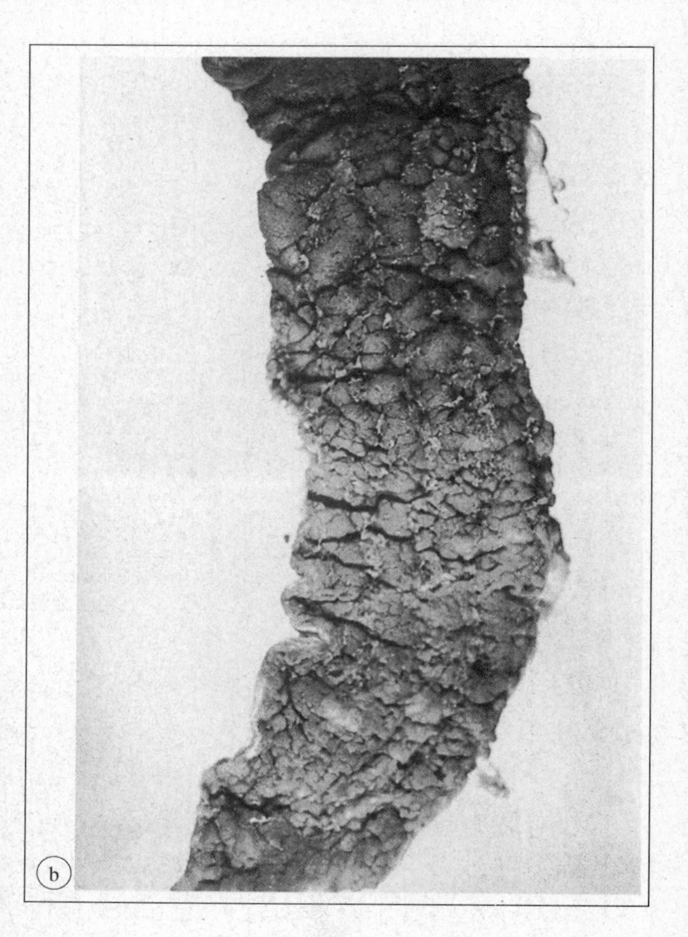

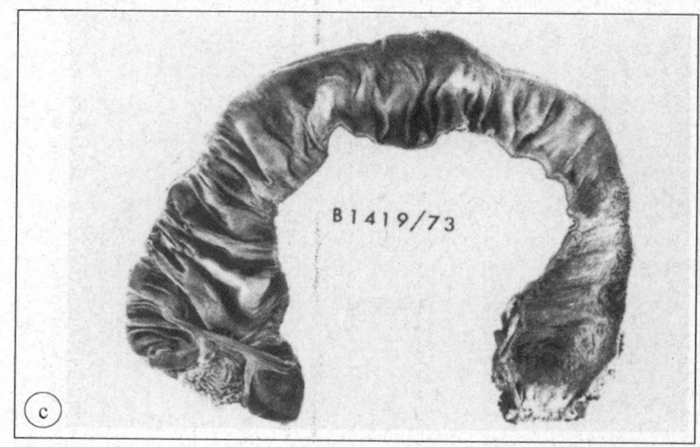

图 35.11 （**a**）急性结肠炎的肉眼表现。弥漫对称的黏膜异常。（**b**）急性结肠炎缓解后的肉眼表现。急性黏膜充血改变已经被黏膜层和黏膜下层的增厚所取代，伴有早期假息肉形成。（**c**）慢性溃疡性结肠炎伴有狭窄和囊形成。

围有染色质沉积。上皮细胞可通过同源细胞鉴别。因此，隐窝旁再生的上皮细胞是区别异型增生的有力证据。

在修复期间，多形核白细胞消失，杯状细胞数量恢复，慢性炎性细胞浸润减少。但如果这些变化是不规则的，将难与克罗恩病鉴别开来。在结肠镜检查正常后还需要几个月的时间才能达到组织学上完全缓解。

静止性结肠炎

显微镜下黏膜完全正常或萎缩，无接触性出血。黏膜表面可见斑块状隆起、结节或绒毛状息肉，其中任何一种表现都需警惕结肠癌或异型增生，需要多处活检并密切随访。结肠和直肠缩短、变窄。肠管短缩，有时伴有平滑无梗阻性狭窄（图35.11c），狭窄程度取决于黏膜肌层的肥大和增厚。

显微镜下，隐窝并联排列的结构紊乱，数量减少，分散排列并呈枝状。由于隐窝缩小变短，使隐窝基底部和黏膜肌层出现明显的间隙。杯状细胞数量恢复正常，慢性炎性细胞消失。隐窝底部出现潘氏（Paneth）细胞化生，并可见嗜银细胞数量增加。

暴发型结肠炎

不论是外科医生还是病理学家都很好识别暴发型结肠炎的表现，这是结肠切除术的常见指征。疾病分布是不定的，而且并不是所有的暴发型结肠炎的案例都和整个疾病相关。即使在暴发型结肠炎，结肠的浆膜面也可能是正常的。因此，手术时肠管的表现可能正常，这可能误导没有经验的外科医生对诊断产生质疑。然而多数由于浆膜下血管炎症扩张表现为肠管充血，肠管柔软、水肿、质脆。如果穿孔被封闭，则网膜可能和病变肠段形成粘连。相对于缺少变化的浆膜，黏膜面出现广泛的特征性变化。黏膜呈紫红色、出血、质脆伴有弥散性溃疡形成（图 35.12）。

肠腔表面附着有血、黏液、脓性分泌物及坏死的上皮细胞碎屑。部分区域出现溃疡融合，侵及黏膜下层甚至肌层。然而，不论黏膜损伤的范围有多广泛，病变很少超过黏膜层，除非出现局部穿孔或中毒性肠扩张（Buckell 等，1980）。融合的溃疡愈合形成孤立的岛状息肉性黏膜，产生纵向沟槽。这些“黏膜岛”是暴发型结肠炎的特征（参见 39 章）。

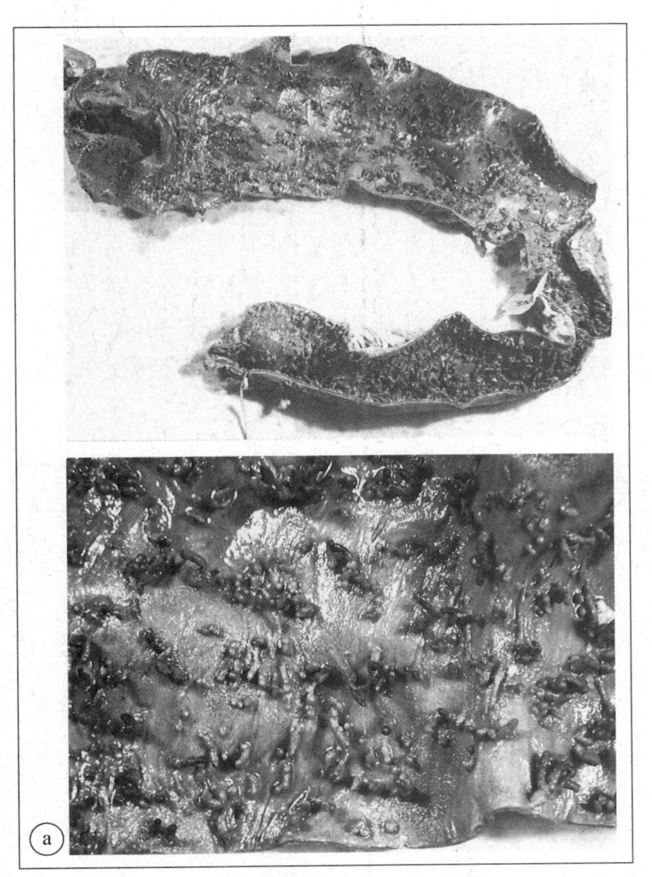

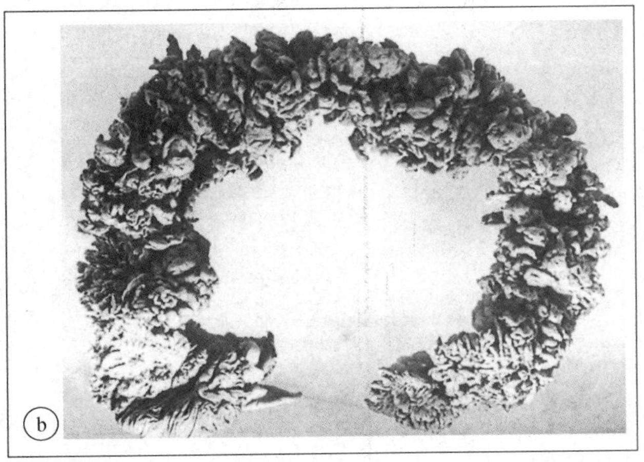

图 35.12　(**a**) 急性暴发性的溃疡性结肠炎伴有黏膜岛形成，暴露出黏膜肌层。(**b**) 慢性溃疡性结肠炎肠管短缩，伴有广泛的假息肉形成。

炎性细胞浸润被限制在溃疡附近，包括聚集在黏膜层及黏膜下层的多形核白细胞和淋巴细胞。黏膜下层的其他变化包括血管扩张、黏膜水肿或纤维化。部分还存在异物肉芽肿。不同于克罗恩病，UC 溃疡间的黏膜是异常的。

在严重病例，裂隙状溃疡可扩展到黏膜肌层，伴随血管扩张和肌细胞裂解。这些表现在结肠扩张时比较常见，也是肠穿孔的发病机制。这些裂缝与克罗恩病的不同，后者很少伴有肌细胞溶解，或者仅限于弥散性溃疡形成的区域。即使如此，在没有并发结肠炎病例中，很难对 UC 和克罗恩病作出鉴别。

并发症

肠穿孔

肠穿孔与溃疡的大小及对固有肌层浸润的深度相关。溃疡壁周围大量肌细胞溶解。肠穿孔的炎性细胞浸润较中毒性肠扩张严重但血管扩张较轻。急性结肠炎并发穿孔时可出现局部缺血和粪性溃疡。

如果穿孔是由于中毒性肠扩张未及时处理所致，那肌细胞溶解的程度也相当重。大量横纹肌断裂与血管充血有关，但炎性浸润较非扩张性结肠穿孔轻。

中毒性肠扩张

最明显的结肠扩张部位在横结肠，但也可发生于乙状结肠甚至全结肠。不同于其他类型的 UC，中毒性肠扩张时结肠全层受累，包括肌层及浆膜层。浆膜面暗淡无光泽，可覆有纤维蛋白性渗出物，并有显著的扩张。肠壁水肿、薄如纸层。穿孔也可在行微创手术时发生。溃疡面广，深达肌层。肌层水肿，纤维断裂，血管充血明显。肌层损害和黏膜溃疡发生于明显扩张的肠段。

假息肉

假息肉是活动性结肠炎的良性并发症，发生于黏膜损害处，主要有溃疡周围充血水肿的黏膜组成。另一种假说认为，假息肉是由溃疡基底部增生的肉芽组织形成。组织学表现取决于它是黏膜岛还是上皮肉芽组织。部分息肉含有不规则的上皮细胞增生和显著的囊性扩张。

炎性息肉在急性结肠炎缓解及黏膜面完全上皮化后仍持续存在（图 35.12b）。广泛的黏膜损害后可发生多发性息肉。在一些病例，炎性息肉在黏膜岛间形成黏膜桥（见图 35.9）。这些炎性息肉大小不等、形状也不规则，长度很少超过 1.5cm。少数静止性结肠炎可见腺瘤型真性息肉。

狭窄

良性狭窄被认为是由于黏膜肌层的肥大增生所致。在部分病例，由于严重的溃疡形成并穿透黏膜层，溃疡愈合后黏膜下层及肌层发生纤维化。狭窄肠段多是通畅的，部位不止一处，但极少发生梗阻（图 35.11c）。病变多是不可逆，常见于病程长的患者，且与异型增生有关。所有的狭窄病变都需行活组织检查，以排除瘤性病变（参见 38 章）。

临床表现及并发症

临床表现

UC 起病缓，病程长，复发和缓解反复交替，多持续几年。活动性疾病的临床表现取决于疾病的严重程度及活动程度：

- 急性重度 UC：多发生于全结肠病变或广泛结肠病变患者，原因很多，包括频繁腹泻（>6 次/日）、解黏液血便、腹痛、发热、全身不适、食欲下降和体重减轻。患者出现消瘦、贫血、脱水、发热及心动过速。并发中毒性巨结肠和/或肠穿孔的患者，病情会急剧恶化，出现腹痛、腹胀、发热及心悸，甚至出现败血症及休克（参见 39 章）。
- 中度活动性 UC：多见于左半结肠病变患者，腹泻，解黏液血便（<6 次/日），有便急感，有时伴有腹痛。
- 活动性直肠炎：出现便血及解黏液便，常伴有里急后重和肛门瘙痒。多数患者出现大便次数增多，但部分患者可表现为便秘。一般情况尚可（参见 36 章）。

肠外表现及并发症

和克罗恩病相似，UC 的肠外表现和并发症主要累及肝脏胆道系统、关节、皮肤和眼等（表 35.5）（参见 37 章）。有些病变主要见于活动性肠病患者，部分病例表现为 IBD 代谢异常（如泌尿道结石）。此外 IBD 还有一些相关的遗传和/或免疫系统病变，如强直性脊柱炎、眼葡萄膜炎、关节病等。下面将介绍一些主要病变。

硬化性胆管炎

硬化性胆管炎是由于肝内和/或肝外胆道系统的炎性狭窄所导致的慢性胆汁淤积性疾病（Chapman 等，1980）。可见于 5%的 UC 患者，虽然病因尚不清楚，但其发生可先于结肠炎发病前数年。以胆道系统的慢性、进行性、闭塞性和纤维化为特征，高达 14%的患者可并发胆管上皮癌（Torok 和 Gores，2001）。UC 合并硬化性胆管炎患者并发结直肠癌的危险性明显高于单独的 UC 患者，因此，建议此类患者需每年随访结肠镜并行活检（Eaden

表 35.5 UC 的肠外病变和并发症

器官	并发症
关节/骨	肠病性关节病*
	骶髂关节炎
	强直性脊柱炎
	骨质疏松症
眼	表层巩膜炎*
	葡萄膜炎*
	皮肤红斑结节*
	坏疽性脓皮病
肝	脂肪性改变
	慢性活动性肝炎
胆道	硬化性胆管炎
	胆管上皮癌
肾	尿酸结石
肺	纤维化肺泡炎
血液	贫血*
	动静脉血栓形成
体质	体重减轻*
	生长迟滞（儿童）*

* 表示溃疡性结肠炎活动时病情恶化。

和 Mayberry，2002）（见下述和 38 章）。

患者常表现为黄疸、胆管炎或常规肝功能检查异常。约 80%的患者存在 pANCA（Seibold 等，1996）。诊断方式可采用超声、CT、磁共振成像和/或肝活检等检查。内镜逆行胰胆管造影（ERCP）不仅有助于明确诊断（图 35.13），对于梗阻性黄疸或胆管炎患者，还可以行内镜下细胞刷检及支架置入。

熊去氧胆酸广泛用于缓解瘙痒和黄疸（Lindor，1997；Mitchell 等，2001），对结直肠癌的发生也有一定的预防作用（Tung 等，2001；Pardi 等，2003），但还没有证据显示熊去氧胆酸能使硬化性胆管炎的生存期延长。因此，肝移植是唯一有效的治疗选择。然而，UC 合并硬化性胆管炎患者肝移植后患结直肠癌的危险性增加，这就要求对选择手术的患者在肝移植前行包括结肠切除术在内的侵入性治疗。事实上，移植前行结肠切除术还可以减少移植后器官复发硬化性胆管炎的危险（Vera 等，2002）。UC 合并硬化性胆管炎未行肝移植的中位生存时间约 15 年。

关节病变

高达 10%的 UC 患者发生 IBD 相关性关节病，其类型主要由 HLA 基因型决定（Orchard 等，2000）。

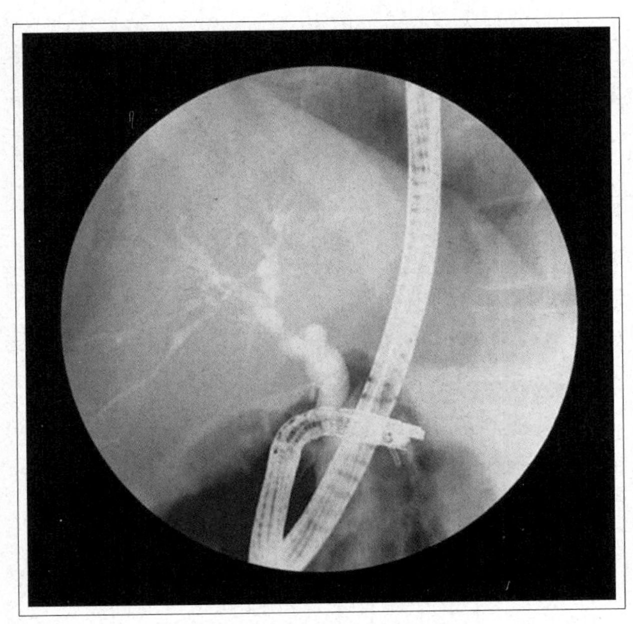

图 35.13　内镜逆行胰胆管照影术（ERCP）下硬化性胆管炎的表现。注意胆管呈串珠样改变。Reproduced with permission of Health Press Ltd from Rampton and Shanahan（2004）.

- 少数关节病：受累关节少于 5 个（Orchard 等，1998）。典型病例常累及一个大关节，如膝关节，多见于女性患者。疾病常在结肠炎复发时发作，可能是由于肠源性免疫复合物在受累关节沉积所致。病变既不进一步发展也没有出现关节畸形。大部分患者经过有效的治疗活动性 UC 后关节症状好转。柳氮磺胺吡啶对关节病变的疗效优于其他氨基水杨酸盐（Mielants 和 Veys，1985）。NSAIDs 可使 UC 病情恶化（见上述；Bjarnason 等，1993），因此要尽可能避免。关节抽吸及类固醇注射治疗也有一定疗效。
- 多关节的 IBD 相关性关节病：受累关节在 5 个以上，特别是手上的小关节（Orchard 等，1998）。多见于女性患者，起病缓慢，和 UC 的活动度无明显的相关性。治疗方面和少数关节病相似，但关节病对 UC 本身病变的治疗反应甚微。
- 强直性脊柱炎：以脊柱炎症导致脊椎骨间韧带骨赘的形成，继而发生棘间韧带钙化和骨化为主要特征。约有 5%的 UC 患者受累，常伴有骶髂关节的炎症、侵蚀和硬化，即骶髂关节炎。而约有 95%不伴有 IBD 的强直性脊柱炎患者的 HLA B27 呈阳性，但对于同时患有这两种疾病的患者，仅有 70% 的 HLA B27 呈阳性（Veloso 等，1996）。主要表现为背痛和脊柱僵硬，确诊主要通过 X 线检查。该病的病程与 UC 的活动度无关，可以先于结肠炎几年前发病。治疗包括充分的理疗、柳氮磺胺吡啶以及在可耐受范围内给予 NSAIDs（见上述）。如果这些药物治疗无效，给予英夫利昔单抗疗效极好（Braun 等，2002）。
- 骨质疏松症：该病症在 UC 患者中明显少于克罗恩病，是慢性肠道炎症及使用糖皮质激素治疗的并发症（Compston，1995）。该病可多年无症状，最终以椎体塌陷或长骨骨折为首发表现。诊断首选骨密度测定。预防骨质疏松可以摄入足够的乳制品，必要时给予钙剂及维生素 D。患者必须控制体重、戒烟并进行适当的锻炼。绝经后妇女可以给予激素替代疗法，但必须衡量得失，警惕该疗法可能的副作用，尤其是血栓栓塞性疾病和乳腺癌（Chen 等，2002）。对已有骨质疏松症的患者可给予环状双磷酸盐治疗。

皮肤病变

- 结节性红斑：见于约 8%的 UC 患者，特别是活动性 UC（Bernstein 等，2001b）。多在小腿或前臂的伸肌表面出现热、红结节，有触痛（图 35.14）。这些结节在几天后逐渐消退，皮肤上遗留褐色的色素沉着。治疗对象主要是活动性 UC 患者。
- 坏疽性脓皮病：见于约 2%的 UC 患者。初为散在的孤立的带有环状红斑的小脓疱，逐渐发展为无痛的、扩大的溃疡。多见于腿部（图 35.15），有时位于既往的创伤部位。活组织检查显示为淋巴细胞性脉管炎，伴有中性粒细胞浸润。脓皮病较顽固，不易治疗，可选择的药物有：内服的、局部和全身性糖皮质激素、氨苯砜、肝素（Dwarakanath 等，1995）、环孢素（Carp 等，1997）及其他免疫抑制剂如英夫利昔单抗（Tan 等，2001）。结肠切除术对皮肤损害治疗效果欠佳。

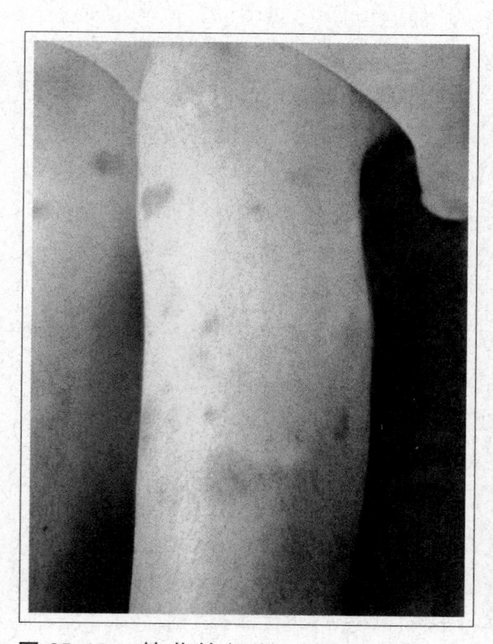

图 35.14 结节性红斑。Reproduced with permission of Health Press Ltd from Rampton and Shanahan（2004）.

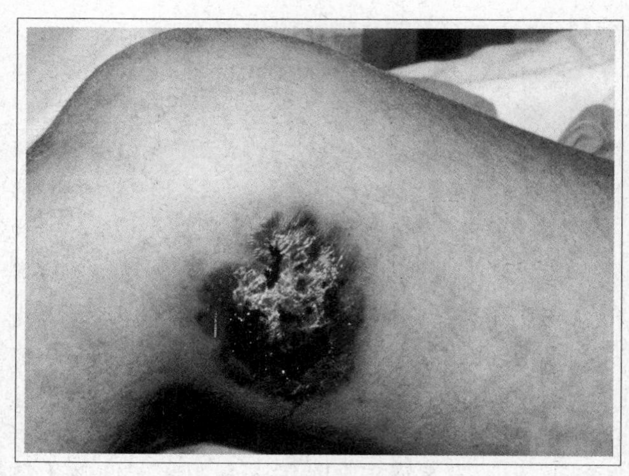

图 35.15 坏疽性脓皮病。Reproduced with permission of Health Press Ltd from Rampton and Shanahan（2004）.

眼部病变

约有 3%的 UC 患者出现眼部病变，特别是肠道病变活动时（Soukiasian 等，1994）。和关节病一样，IBD 患者出现眼部病变和 HLA 显著相关（Orchard 等，2002）。

- 表层巩膜炎：引起炎症部位的烧灼感和瘙痒，伴有血管扩张。
- 葡萄膜炎：比较严重，并且容易复发，引起头痛、红眼和视物模糊，裂隙灯检查前房有脓性分泌物。

这两种疾病的治疗包括局部用激素、睫状肌麻痹剂和治疗活动性 UC。UC 患者出现眼部症状时需马上请眼科医生会诊。

血栓栓塞

IBD 患者血液高凝状态的存在使静脉和动脉血栓栓塞的发病率升高。该病在生前诊断的比较少，但尸检显示发病率高达 41%（Bernstein 等，2001a；Miehsler 等，2004；Irving 等，2005）。

IBD 患者血液的高凝状态累及凝血系统的各个部分，包括纤维蛋白原、凝血因子 V 和凝血因子Ⅷ的合成增加，以及抗凝血酶Ⅲ减少；如上所述，血小板活化也会增加（Aadland 等，1992；Webberley 等，1993；Novacek 等，1999）。特别是活动性病变患者，发生血栓栓塞的危险性更高。因此，对住院患者需给予预防性肝素和其他常规治疗措施（Thromboembolism GCTFR，1992）。

溃疡性结肠炎对生育能力、妊娠及哺乳的影响

生育能力

女性患者

静止性UC患者的生育能力是正常的，但在活动性病变或重建性直肠结肠切除术后，患者生育能力会出现降低（Oresland等，1994；Castiglione等，1996；Ording Olsen等，2002）。活动性UC患者生育能力降低的原因可能包括性交疼痛、排卵受损、激素改变、UC的治疗（见下述）和/或医生出于好意但有时造成误导的避孕忠告。在近来的一份研究中显示25%的女性患者因医生建议而避免生育（Alstead和Nelson-Piercy，2003）。这就可以解释为什么IBD患者诊断后的妊娠少于诊断前妊娠（Baird等，1990）。对需要手术治疗的育龄女性UC患者，回肠直肠吻合术对生育能力的影响小于造瘘手术，后者被认为会影响输卵管的正常排卵（Oresland等，1994；Ording Olsen等，2002）。

男性患者

关于男性生育能力和IBD间相关性的资料目前还很少。对男性患者生育能力危害最大的是给予柳氮磺胺吡啶治疗，它可引起约60%的患者精子数量和功能的可逆性异常（Narendranathan等，1989）。其中主要是磺胺类成分起作用，它可在停止使用柳氮磺胺吡啶时或转而使用其他氨基水杨酸盐时逆转病情。硫基嘌呤对UC患者的精液质量没有影响（Dejaco等，2001）

妊娠

溃疡性结肠炎对妊娠过程的影响

如怀孕期间UC处于活动期，则该疾病的活动状态将会持续并可能恶化，并需要给予侵入性治疗（见下述）（Miller，1986；Alstead和Nelson-Piercy，2003）。尽管如此，对于受孕期间患静止性UC的女性患者，在妊娠期和产褥期疾病活动度突然加剧的可能性并不比其他任何时候大（Willoughby和Truelove，1980；Nielsen等，1983）。

溃疡性结肠炎对妊娠结果的影响

尽管UC患者对这方面表示关注，但是只要病变不活动，并没有证据显示UC会增加自然流产、死产或先天畸形的危险（Willoughby和Truelove，1980；Hanan和Kirsner，1985；Miller，1986；Porter和Stirrat，1986）。一组研究显示IBD患者会增加早产和娩出低体重儿的危险性（Kornfeld等，1997），但UC和克罗恩病与这些结果有关的风险尚不清楚。

对妊娠期间IBD的研究

妊娠期间的血液检查很难解释，因为血红蛋白和白蛋白降低、血小板计数降低和红细胞沉降率（ESR）升高、（胎源性）碱性磷酸酶升高等在妊娠时都属于生理性变化（Subhani和Hamiliton，1998）。上消化道内镜检查和下消化道内镜检查都是安全的（Cappell等，1996），而放射学检查要尽可能避免。当怀疑肠穿孔、肠梗阻或者中毒性巨结肠时，腹部平片是必需的检查，但由于会造成胎儿损伤，放射性检查和CT扫描属禁忌操作。

IBD药物治疗对妊娠的影响

柳氮磺胺吡啶和新近的氨基水杨酸盐可用于妊娠期间，对母体和胎儿都是安全的（Habal等，1993；Diav-Citrin等，1998）。糖皮质激素没有致畸作用，其他副作用如前列腺素抑制也是比较少见的（Mogadam等，1981）。相对于使用糖皮质激素可能产生的任何理论上的危险，对活动性UC治疗不够将对母体和胎儿带来更大危险。

回顾性研究显示，IBD患者在妊娠期间给予硫基嘌呤治疗并没有增加不良后果（Alstead等，1990；Francella等，2003）。建议与患者及其陪伴沟通一下可能出现的危险情况（Dubinsky，2004）。

如果UC患者需要硫基嘌呤才能维持缓解状态，那当前的证据显示继续治疗是很有必要的。因为，相对于病变活动的危险，硫基嘌呤所产生的副作用或可接受。然而，由于硫基嘌呤治疗初始时可能产生的副作用（见下述），这类药物在妊娠患者并不作为首选用药（Korelitz，1998）。至于男性患者在受精时服用硫基嘌呤是否会稍增加自然流产和先天畸形的危险性，这一观点（Rajapakse和Korelitz，2001）在新近的研究中并没有得到证实（Francella等，2003）。

环孢素在急重症UC的妊娠患者中的使用一直是相当安全的，但在此类病例中它却很少使用（见下述）（Armenti等，1996；Radomski等，1995）。甲氨蝶呤有促流产、致突变和致畸的作用，因此对

孕妇是禁忌（Connell 和 Miller，1999）。它极少用于 UC，但在克罗恩病中有一定的使用（见下述）。不论男性患者还是女性患者，在服用甲氨蝶呤期间和停药 6 个月内都要避免受孕（Connell 和 Miller，1999；Rampton，2001）。和甲氨蝶呤一样，霉酚酸酯也极少用于 UC（见下述），它也有致畸作用，对孕妇也是禁忌。

UC 手术治疗对妊娠的影响

妊娠期间行手术治疗仅限于紧急手术指征，如：肠穿孔、大量出血或者中毒性巨结肠（Alstead和 Nelson-Piercy，2003）。即使全结肠切除术有 60% 发生自然流产的危险（Korelitz，1998），紧急外科手术，从本质来说，可以改善母亲和胎儿的分娩结果（Korelitz，1998）。行结肠切除术和回肠造瘘术的 UC 患者仍然可以正常生产。对于造口术后是否需要行剖腹生产的观点目前存在分歧，但大部分患者经阴道分娩成功且没有影响回肠储袋的功能（Ravid 等，2002；Hahnloser 等，2004）。

哺乳

尽管有担心柳氮磺胺吡啶的磺胺类成分经母乳喂养传递给新生儿可能引起黄疸，但是磺胺类与白蛋白的结合位点与胆红素不同，而且新生儿黄疸也不是特别棘手的问题（Jarnerot 等，1981）。5-氨基水杨酸（5ASA）很少从肠道吸收，而且几乎不出现于乳汁中。人乳喂养婴儿至今还没有不良反应报道（Esbjorner 等，1987）。

母亲摄入的泼尼松龙也很少集聚于乳汁中，因而也是安全的（Burakoff 和 Opper，1995）。

对有肾移植和全身性系统性红斑狼疮病史的母亲，在母乳喂养期间给予硫唑嘌呤和 6-硫基嘌呤治疗还是安全的（Rayburn，1998），但产科并不推荐这样使用。与妊娠期使用硫基嘌呤一样，建议与患者及其陪伴进行知情沟通。目前还没有证据显示，患有 UC 的母亲在母乳喂养期间使用其他免疫抑制剂是安全的。

辅助检查

辅助检查有助于 UC 的确诊、判断病变范围和活动度、发现并发症和检查疗效（Carter 等，2004）。

血液检查

患者出现腹痛和/或腹泻、贫血、血小板计数升高和 ESR 增速可能提示活动性 UC（见下述），但不能作为诊断标准。

已诊断 UC 的患者出现 C-反应蛋白升高和血清白蛋白降低提示疾病活动；如果诊断还没有确立，这些指标只能起提示作用不能作为诊断标准。

有肝胆管并发症的患者会显示肝功能检查异常（表 35.5）。同时，给予免疫抑制治疗的患者需常规监测肝功能（参见下文）。

大部分 UC 患者存在 pANCA（见上述），但这种检测要具备诊断价值还缺乏足够的敏感性或针对性。依靠免疫抑制药物维持治疗的患者必须随访血常规检查，监测是否有骨髓抑制和肝炎（参见下文）。此外，使用柳氮磺胺吡啶治疗的患者可能发生溶血性贫血和叶酸缺乏。

粪便微生物检查

不论是 IBD 还是感染性结肠炎，活动性结肠炎病变粪便显微镜检查均可见红细胞和白细胞。近期有旅游的患者必须留取新鲜标本以寻找阿米巴滋养体。即使对已确诊 UC 的患者，在症状复发时，行粪便微生物学检查也是基本的，它可能显示伴发的感染。新近资料显示：约有 10%结肠炎症状明显加剧的患者存在合并感染，特别是难辨梭菌感染（Meyer 等，2004；Mylonaki 等，2004）。

内镜检查和组织活检

对于腹泻患者伴或不伴直肠出血，行硬式或纤维乙状结肠镜伴活组织检查可以即刻确诊结肠炎及其活动度（图 35.3 和图 35.4）（Baron 等，1964；Jenkins 等，1997）。活组织检查最好在距离肛门边缘 5～10cm 以上的直肠壁上钳取标本，尽可能降低发生穿孔的危险。重症结肠炎患者行肠道准备有发生并发症的危险，而静止性病变肠道准备时可引起黏膜充血干扰诊断。乙状结肠镜检查可能提示诊断结果或使诊断复杂化，如伪膜性结肠炎（Johal 等，2004）和巨细胞病毒性（CMV）结肠炎。如上面所述的，这两者均可发生于已确诊为 UC 的患者（Kambham 等，2004）（Hommes 等，2004）。

在非严重病例患者，结肠镜检查是诊断 UC 和评估病变范围及活动度的最佳检查手段。急重症 UC（见下述）全结肠镜检查可引起穿孔，通常没必要，应尽量避免。内镜下非活动性UC伴有黏膜水肿、红斑，呈细颗粒状，而活动性UC则会出现黏膜接触性出血或自发出血、黏液脓性变和溃疡形成（见图35.3）。慢性UC可见假息肉，结肠袋型消失，肠管短缩，黏膜可能萎缩。相比起来，克罗恩病病变多呈阶段性而非连续性，呈鹅卵石样改变，多形性溃疡常较深，肛门部病变比较常见。

慢性弥散性UC结肠镜检查结肠癌的作用将在下面和第38章给予讨论。

放射学检查

有关放射学检查对于UC及克罗恩病的诊断和评估作用，可参见Scotiniotis等的综述性文献（1999）。

对活动性UC患者，腹部平片检查对评估病变范围价值不大，与通常的教学内容相反，X线上粪便残余物的存在并不表明未发炎的结肠黏膜部位（Langmead和Rampton，2002）。但对于急性重症UC患者，腹部平片是除外结肠扩张（直径超过5.5cm）（图35.16）或穿孔的基本检查：在这种情况下，严重病变可见黏膜的深溃疡和粗结节，或黏膜岛，甚至在肠壁间出现线性气道（Bartram，1977）。当怀疑肠穿孔时，即使患者情况很差也必须行立位胸片检查，侧卧位平片有助于诊断。当然，如可能，最好即行CT扫描检查。

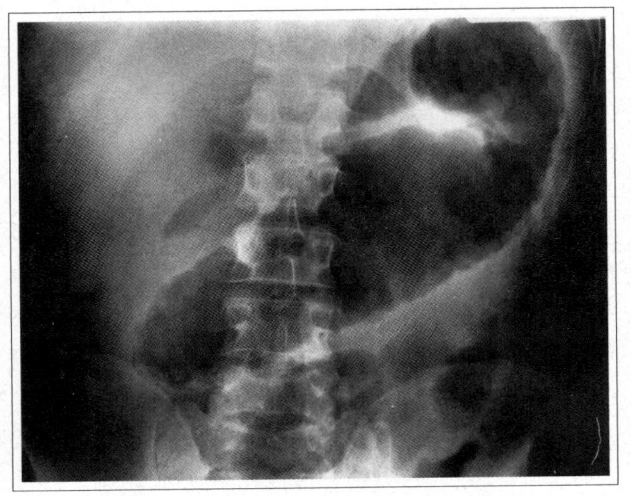

图35.16　急重型溃疡性结肠炎并发结肠扩张的腹部X线平片。注意横结肠明显胀气，增厚的黏膜结节表现为黏膜岛。

双重对比钡剂灌肠法

双重对比钡剂灌肠法（图35.17）很大程度上已经被结肠镜检查所取代，但在下面仍做简单介绍。在一些医疗中心，对活动性结肠炎患者施行“气体灌肠法”，即将气体导入未做肠道准备的直肠，来判断的病变范围（Bartram等，1983）。

安全性和技术操作

在急性UC要尽量避免行对比放射学检查。在暴发性结肠炎，对比灌肠检查可能导致败血症、穿孔或巨结肠。非活动性结肠炎的存在并不影响肠道准备操作或双对比钡剂灌肠检查。

放射学检查特征

黏膜改变

UC初期X线摄影改变为黏膜呈细颗粒状。黏膜纹理紊乱、增粗并变模糊。病变呈弥散性、连续性变化，主要累及结肠末端，越接近正常部位黏膜纹越细。虽然病变多累及直肠，但有20%患者的直肠未观察到类似病变，特别是在给予局部类固醇灌肠治疗后。

随着病情进展，黏膜面逐渐出现浅表溃疡或糜烂。钡剂沉积于这些损伤区域，在颗粒性变化的基础上出现条纹状变化（图35.17）。UC的溃疡较表浅，限于黏膜层内；若溃疡较深，呈裂隙状，则可能提示克罗恩病。溃疡的存在范围与疾病的活动度明显相关。最后，损伤的黏膜被肉芽组织取代，形成黏膜岛。

假息肉是严重全结肠炎黏膜损伤后所形成，属于炎症性病变，目前没有恶变的报道（图35.18）。在静止性病变可见大量的炎症性息肉。这些息肉通常呈无蒂状，表面不规则，有些息肉可以很大。一些炎症后息肉表现为长的、蠕虫样突出物，称为“丝状息肉病”，息肉的末端可以相连形成黏膜桥。

结肠镜下活组织检查可以鉴别炎性息肉和肿瘤性息肉（Hinrichs和Goldman，1968；Hunt和Waye，1981；Pera等，1987）。

“倒灌性回肠炎”是指细微的、回肠黏膜溃疡扩展至回肠末端，但不超过15cm，可见于2%～40%UC患者，主要是全结肠炎患者，其发生和回盲瓣功能不全有关（图35.19）。

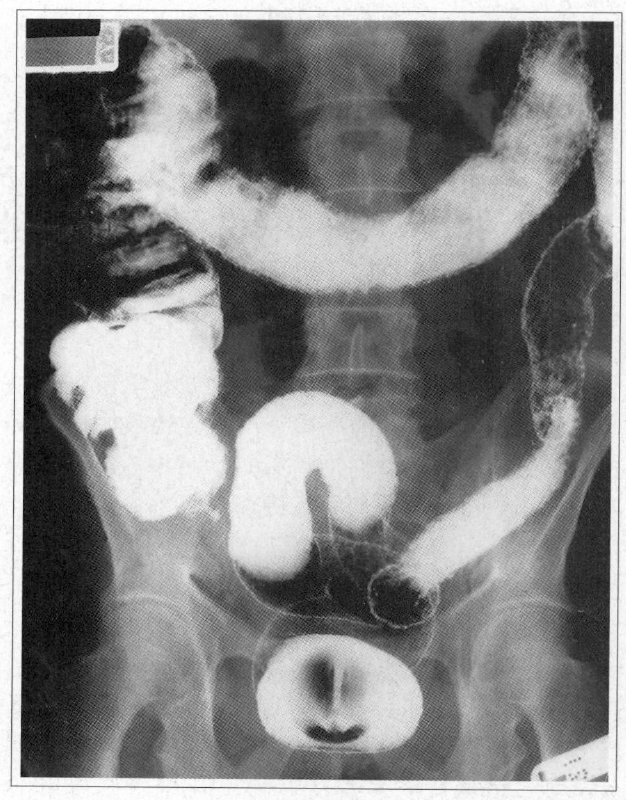

图 35.17 活动性全结肠溃疡性结肠炎钡剂灌肠显示表浅性溃疡病变。

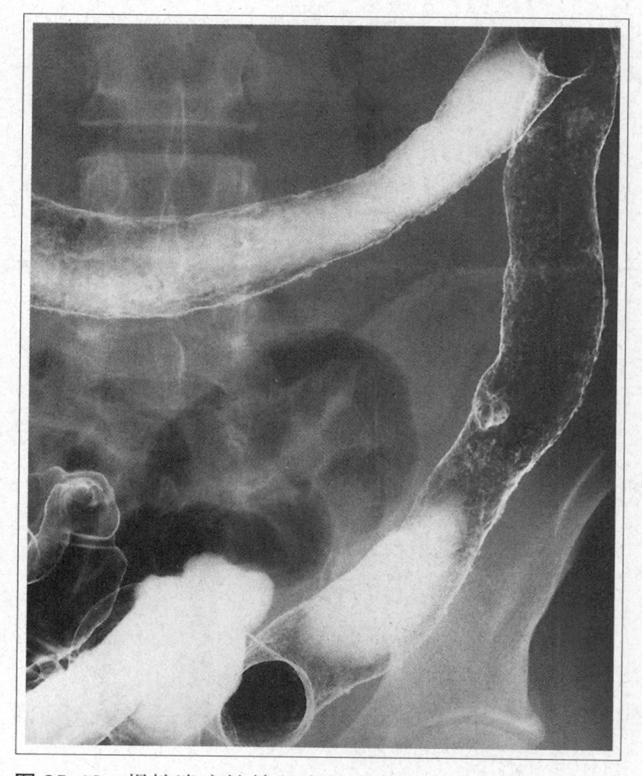

图 35.18 慢性溃疡性结肠炎的炎性息肉和假息肉。横结肠可见慢性假息肉，在降结肠可见到一个巨大的炎性息肉。

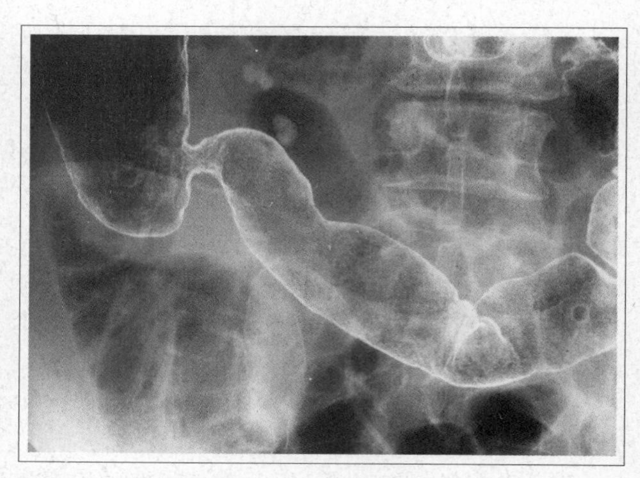

图 35.19 倒灌性回肠炎。钡剂灌肠显示回肠末端轻度黏膜炎症改变。黏膜结构没有改变，无鹅卵石样改变。

并发症的诊断

良性狭窄可见于病程较长的结肠炎患者，可通过钡剂检查发现。狭窄肠段多较光滑、对称，边缘逐渐变窄（图 35.20）。狭窄肠段的黏膜层与邻近病变结肠的黏膜层不易区分。即使大部分狭窄是良性病变，但 UC 的癌症病变也可能表现为溃疡性狭窄，因此必须行活组织检查。

UC 的肿瘤性病变可以是多灶性的。多数肿瘤表现为环状，但部分也可以呈扁平、斑状病变（图 35.21），其他一些光滑的硬性癌变很难与良性狭窄区分。肿瘤也可以呈息肉状，但在 UC 中比较少见。一些肿瘤和上皮异型增生相关，偶尔在双重钡剂灌肠检查中表现为隆起的斑状区域。

次要变化

急性左侧肠道病变有时可发生右侧粪便淤滞。直肠后壁和骶骨前之间的直肠后间隙在正常情况下为 1cm 或更小，主要取决于直肠的扩张情况。病程长的患者近 50%可出现直肠后间隙增宽，主要有两个原因，一是因为直肠壶腹的直径缩小，扩张度较正常小；其次是由于黏膜下层水肿（图 35.22）。这不是 UC 的特异性表现，也可见于放射性直肠炎、骨盆手术后以及库欣综合征。

典型慢性结肠炎会出现结肠袋型消失，即使检查时给予平滑肌迟缓剂也可以出现类似表现。结肠袋先是变平，然后逐渐变得不规则直至消失。肠管变短变窄，屈曲部分变平，这些是由于平滑肌肥大增生所致。

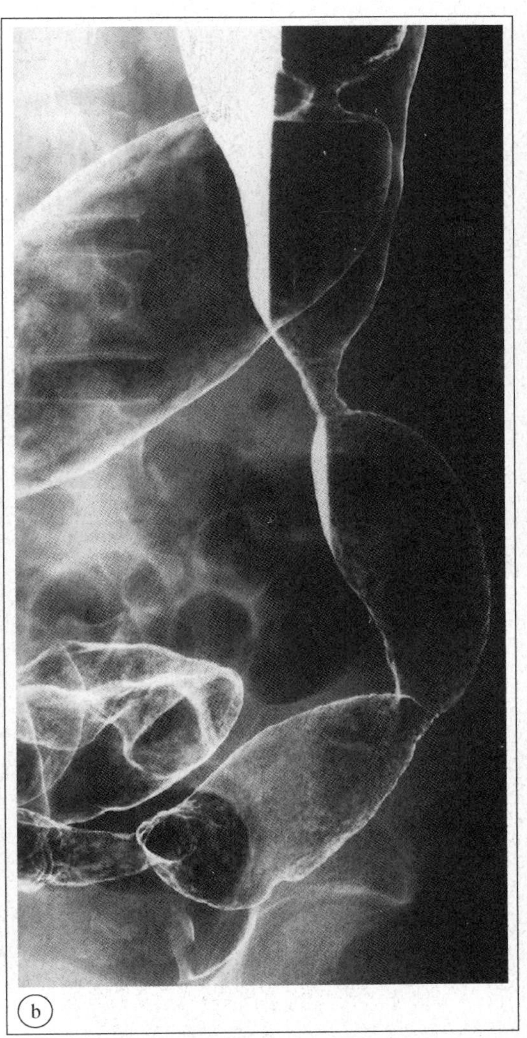

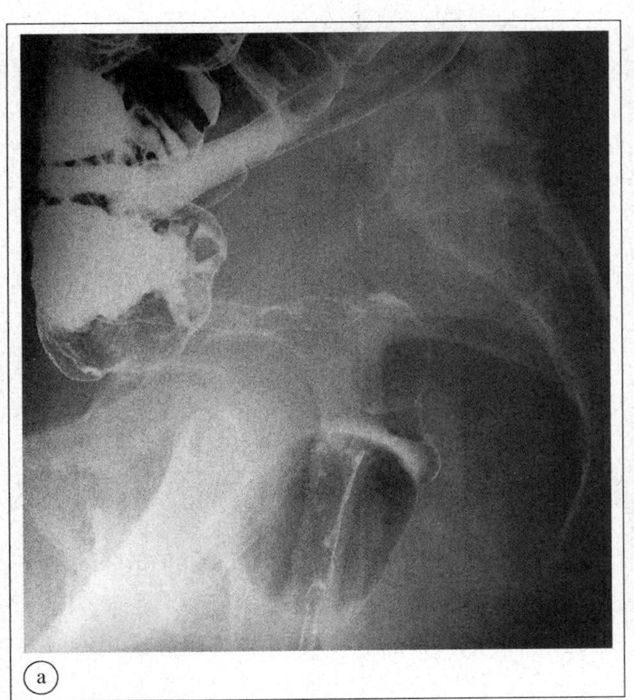

图 35. 20　溃疡性结肠炎的狭窄病变。(**a**) 直肠上 1/3 部分有一个狭窄病变。(**b**) 钡剂灌肠检查显示左半结肠有多发性狭窄。狭窄处没有黏膜结构改变的证据，近端囊袋形成明显。

白细胞放射性标记扫描

在注射^{99}Tc-六甲基丙二基胺肟（HMPAO）标记的自体白细胞 1 小时后，对结肠摄取同位素的强度和范围进行放射扫描能显示病变的活动度和范围。这是一种非侵入性检查方法（图 35. 23）（Giaffer，1996）。与^{111}铟标记相比，采用 HMPAO 效果更好，因为其显像更清晰、辐射剂量小、扫描间期短且价格更低。同位素的活动度增加并不是 UC 的特异性表现，还可见于其他的炎症性肠道疾病，特别是克罗恩病。此外，也经常出现假阳性和假阴性结果（Gibson 等，1991）。

不同于克罗恩病，超声、CT 和磁共振扫描在诊断 UC 中价值不大，除外合并有肝胆系统并发症者（见上述）。

UC 疾病活动度的评估

UC 和克罗恩病都有一系列临床的活动指数（Kjeldsen 和 Schaffalitzky de Muckadell，1993；Carty 和 Rampton，2003）。这些检测依据的主要价值是评估临床试验中新疗法的疗效。此外，它们在日常临床实践中也有一定价值，特别是对活动性病变患者。大部分指数是结合主观和客观测量结果得出一个定量的活动性评分，包括患者每日的临床症状记录到血液检查结果及乙状结肠镜检查的黏膜表现（Baron 等，1964）。相对于克罗恩病而言，这些评分更适于对 UC 的应用和解释（Carty 和 Rampton，2003）。最经常用到的指数是标准的 Truelove 和 Witts 评分（Truelove 和 Witts，1955）、Powell-

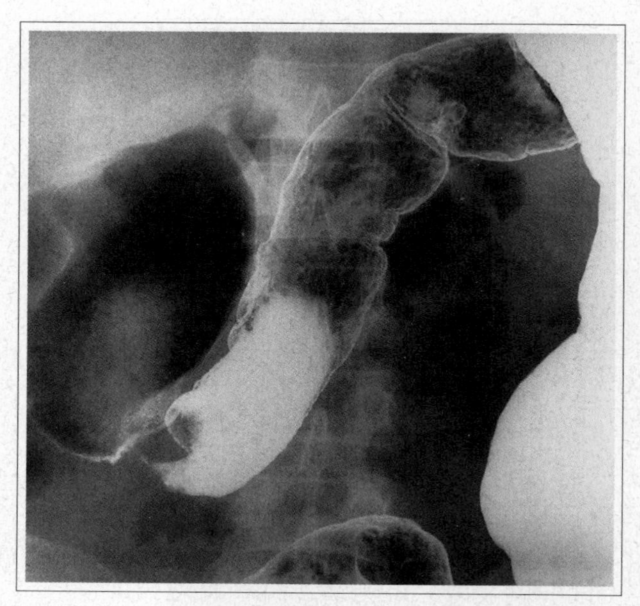

图 35.21 钡剂灌肠检查显示慢性溃疡性结肠炎并发结肠癌。

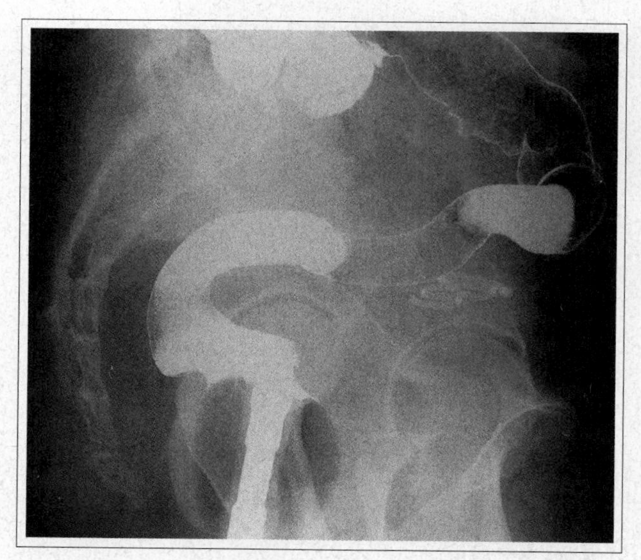

图 35.22 溃疡性结肠炎由于直肠系膜水肿导致直肠后间隙增宽。该钡剂灌肠检查的侧位片显示严重的末端直肠乙状结肠炎，伴有直肠后间隙增宽。

Tuck 指数（Powell-Tuck 等，1982），还有就是简单结肠炎临床活动指数（Simple Clinical Colitis Activity Index，SCCAI）（Walmsley 等，1998），该评估指数的计算既不需要乙状结肠镜检查也不需要血液测验。

鉴别诊断

对于年龄小于 50 岁的患者的鉴别诊断主要包括感染性肠炎和肠易激综合征，而老年患者还包括肿瘤及憩室病和缺血症状（表 35.6 和表 35.7）。在每个案例详细的病史询问和体格检查有助于选择恰当的辅助检查（图 35.24 和图 35.25）。

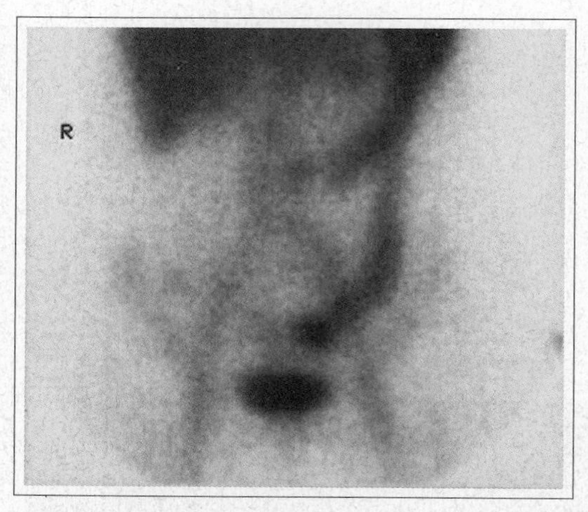

图 35.23 放射性标记（^{99}Tc-HMPAO）白细胞扫描活动性溃疡性结肠炎显示炎症累及结肠直至横结肠中段。

UC 的治疗药物

这部分主要讲述用于治疗 UC 的抗炎药的药理、作用机制、指征和副作用，至于用法及用药时机则在后面专门讲述。一些新的治疗方案也在这里进行介绍。这些方面在近来发表的几篇文章上都有详细叙述（Carter 等，2004；Hanauer，2004；Kornbluth 和 Sachar，2004）。

糖皮质激素（表 35.8）

药理

皮质类固醇可以采取静脉注射、口服或局部用药（如栓剂及灌肠剂）方式，用药途径的选择取决于疾病的严重程度和病变部位（Kornbluth 和 Sachar，2004）。

常见的口服药是泼尼松龙。静脉用制剂主要是氢化可的松和甲泼尼龙：前者对急重型 UC 的疗效更大但是有很强的盐皮质激素作用。促肾上腺皮质激素的针剂对未服用过皮质类固醇制剂的急重型 UC 患者也有效，但实际疗效不如常规的皮质类固醇制剂，临床上已不再使用（Kornbluth 和Sachar，2004）。

虽然临床上需要长期类固醇维持治疗的 UC 患者少于克罗恩病患者，但目前仍在积极寻找治疗

表 35.6　腹泻血便的原因

炎症性	溃疡性结肠炎
	克罗恩病
	Behçet 病
感染性结肠炎	弯曲杆菌属
	志贺菌属
	沙门菌属
	难辨梭菌
	耶尔森菌属
	结核
	肠出血性大肠埃希杆菌
	阿米巴病
	血吸虫病
	巨细胞病毒*
	单纯疱疹病毒*
新生物性	结肠直肠癌
血管性	缺血
医源性	NSAIDs
	抗生素
	辐射

*尤其是免疫受损的患者。

NSAIDs，非甾体类抗炎药。

表 35.7　直肠出血的原因

炎症性	溃疡性结肠炎
	克罗恩病
肛门部病变	痔疮
	肛裂
性传播性疾病	淋病双球菌
	巨细胞病毒
	单纯疱疹病毒
	非典型分枝杆菌
	衣原体属
	卡波西肉瘤
新生物性	结直肠息肉
	结肠癌
	直肠癌
血管性	缺血
	血管发育不良
医源性	NSAIDs（口服或栓剂）
	辐射
其他	良性孤立性直肠溃疡
	憩室病（只有急性出血）
	严重的上消化道出血

NSAIDs，非甾体类抗炎药。

UC 的更安全的类固醇制剂。用于局部治疗 UC 结肠末端病变的含有皮质类固醇的灌肠剂主要有两种：布地奈德和泼尼松龙间磺苯酸钠，这两种药物吸收少和/或肝首过代谢快，因此产生副作用少，对肾上腺皮质抑制也比其他的类固醇灌肠剂少。

目前的口服制剂已经发展到只在结肠释放皮质类固醇，因此减少了全身吸收和副作用（Löfberg 等，1996）。有一种新型技术，可将地塞米松作为一种代谢前体，巧妙地掺入到自体红细胞中来传递（Annese 等，2004）。但还没有充分证据显示包有肠溶衣的制剂可以减轻消化不良症状。

作用机制

通过与细胞内的糖皮质激素受体相结合，皮质类固醇在炎症过程中起多重保护作用（Barnes，1999）（表 35.8），但其中一种或多种作用是否对 IBD 具有明显效果还不清楚（Hanauer，2004）。临床上患者对皮质类固醇治疗的反应表现出个体差异性：无反应可能与糖皮质激素受体表达增加有关，也可能是由于存在多药耐药基因所决定的多药耐药性 P-糖蛋白 170 药泵（Nikolaus 等，2000a；Sandborn 和 Faubion，2000；Hanauer，2004）。

用药指征

皮质类固醇主要用于治疗活动性 UC 患者，但对维持缓解作用不大。

泼尼松龙用于活动性 UC 起始剂量在 40～60mg/d。再增加剂量不仅对治疗无益而且副作用大。一旦症状缓解（一般 7～21 天见效），皮质激素要逐渐减量，约每 7～10 天减 5mg，减量太快会引起早期复发。氢化可的松（300～400mg/d 分次给药）和甲泼尼龙（40～60mg/d 分次给药）为针对急重 UC 患者的两种最常见的静脉用药（见下述）。

副作用

皮质激素的主要副作用，除了缺血性坏死外，都与用药剂量和用药时间相关，参见表 35.8。

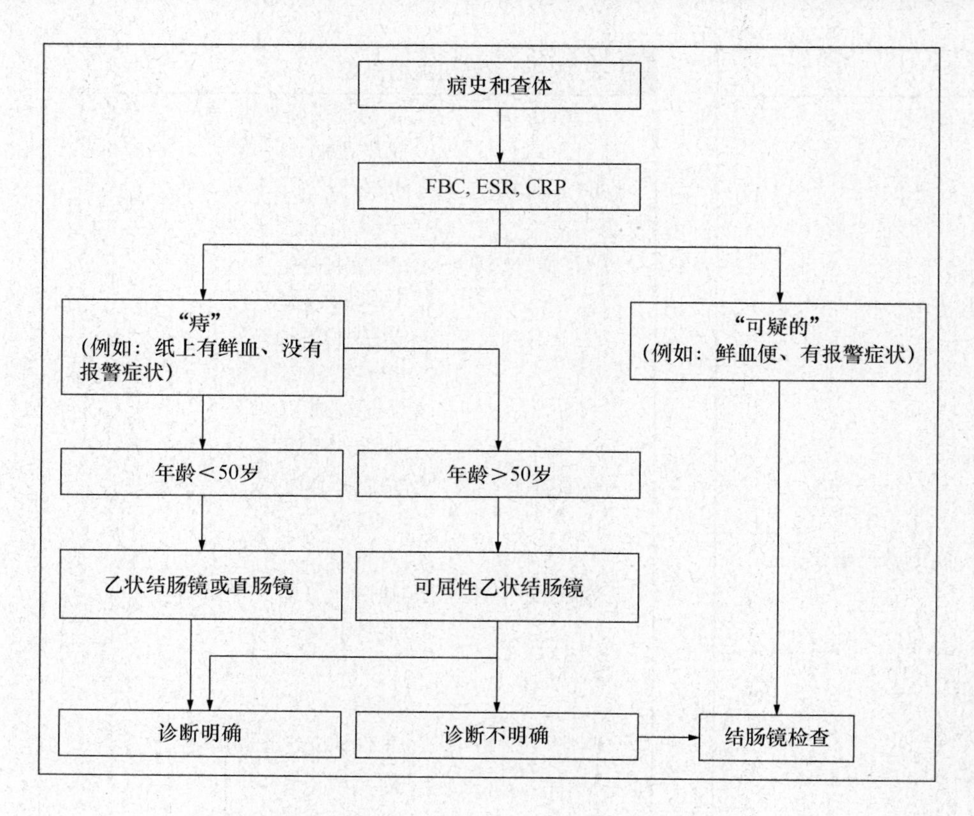

图 35.24 直肠出血的辅助检查。CRP，C-反应蛋白；ESR，红细胞沉降率；FBC，全血细胞计数。

治疗监测

少数IBD患者必须长期口服皮质类固醇制剂来抑制疾病活动，这类患者必须定期随访血压、血糖和血钾浓度。如果泼尼松龙的累积剂量超过10g，患者必须行骨密度检查，以评估骨质疏松的程度并进行相应治疗。有学者建议，IBD患者泼尼松龙15mg/d以上治疗超过3个月者，必须同时服用环状双磷酸盐（如依替膦酸）和钙剂预防骨质疏松，但还没有临床证据支持该观点。

禁忌证

对于糖尿病或高血压控制不良的患者，以及已经确诊骨质疏松和消化性溃疡的患者，要尽可能选用其他治疗药物。

氨基水杨酸盐

药理

5-氨基水杨酸盐（5ASA）有口服制剂（表35.9）和灌肠剂及栓剂（表35.10）。柳氮磺胺吡啶是最早的合成制剂，它由含有偶氮的5ASA与磺胺吡啶结合而成（表35.9，图35.26）。磺胺吡啶部分传递活性成分——5ASA的载体（Azad Khan等，1977），在结肠经细菌作用分解后释放5ASA。约20%的患者由于磺胺吡啶的副作用不能耐受柳氮磺胺吡啶（表35.10）。

患者对新型5ASA口服制剂（表35.9）的耐受性较柳氮磺胺吡啶好（见下述）。pH依赖性缓释剂（安萨科，马沙拉嗪）尤其是美沙拉嗪缓释剂（Pentasa）可以在肠道近端释放5ASA（表35.9），因此可以用于治疗小肠克罗恩病以及UC和克罗恩型结肠炎。相反，奥沙拉秦和巴柳氮与柳氮磺胺吡啶一样，在结肠通过细菌分解偶氮释放5ASA，只用于治疗结肠炎。由于这些新药具有更好的可耐受性和安全性，在面对首发IBD患者的诱导通常会使用其中一种。然而，如果患者柳氮磺胺吡啶治疗效果良好且没有出现副作用的话，也就没必要更换剂型。

作用机制

与皮质类固醇相似，氨基水杨酸盐也有各种各样的抗炎效应（表35.10），即使在IBD中这些效应发挥的机制尚不清楚（Nikolaus等，2000a；Sandborn和Faubion，2000）。

用药指征和剂型选择

5ASA合成物对轻中度活动性UC（非急重型）

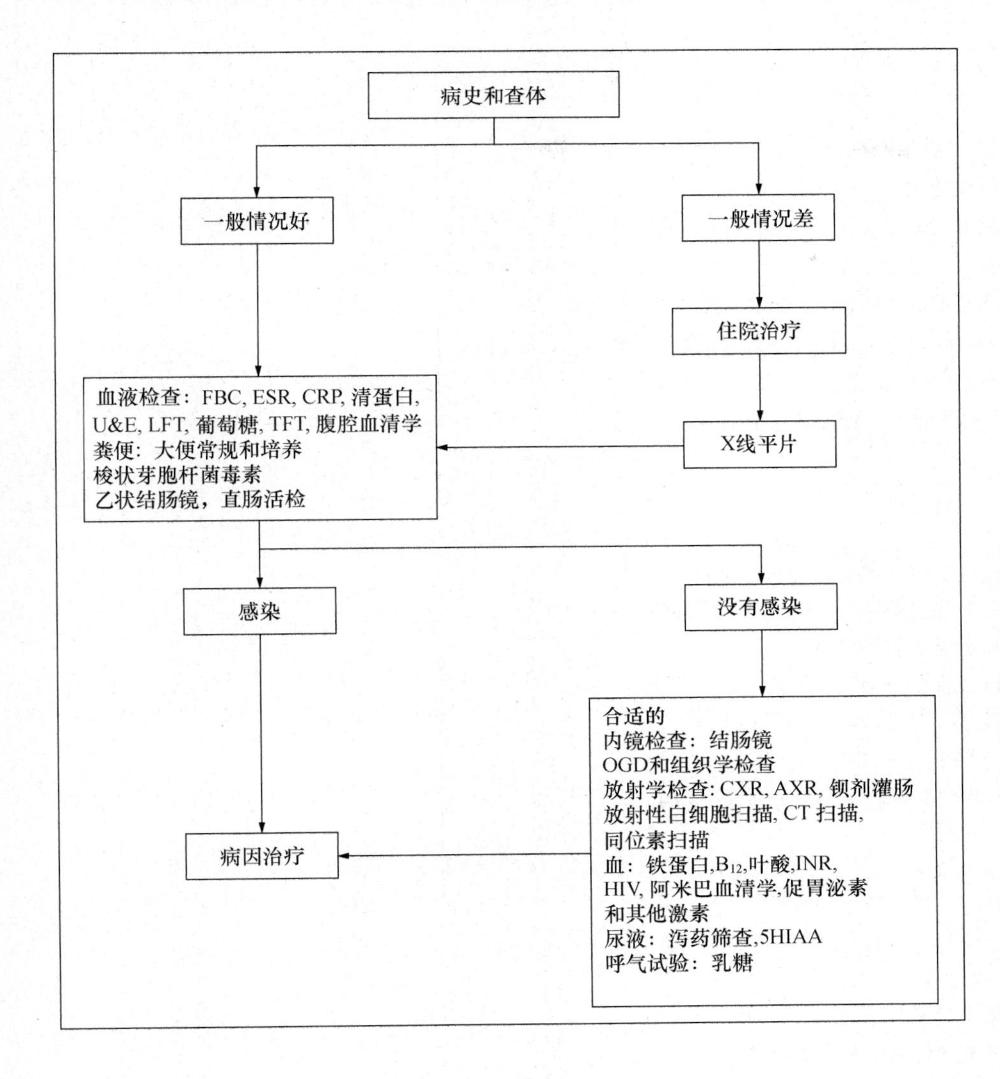

图 35.25 伴或不伴出血的腹泻的检查。5HIAA，5-羟基吲哚乙酸；AXR，腹部 X 线平片；CRP，C-反应蛋白；CXR，胸部 X 线；ESR，红细胞沉降率；FBC，全血细胞计数；HIV，人类免疫缺陷病毒；INR，国际标准比率；LFT，肝功能检查；OGD，食管、胃十二指肠镜检查；SeHCAT，^{75}Se-同型牛磺胆酸试验；TFT，甲状腺功能检查；U&E，尿素和电解质；WBC，白细胞。

有治疗作用，特别是用于预防非活动性疾病的复发（Sutherland 等，2000，2002；Hanauer，2004；Kornbluth 和 Sachar，2004）。长期服用 5ASA 可使 UC 的年复发率减少到 20%～40%，而安慰剂治疗的复发率为 70%～80%，这个预防效应并没有明显的剂量相关性。左半结肠 UC 患者给予主要在结肠释放 5ASA 口服制剂（奥沙拉嗪，巴柳氮）的疗效优于那些主要在肠道近端释放 5ASA 的制剂（安萨科，马沙拉嗪，颇得斯安）（Courtney 等，1992；Green 等，1998）。长期服用柳氮磺胺吡啶的患者必须同时给予叶酸预防叶酸缺乏。对于慢性弥散性 UC，给予叶酸还可以降低发生结肠癌的危险（Lashner 等，1997）（见下述和 38 章）。

副作用

即使耐受性比柳氮磺胺吡啶好，新型 5ASA 制剂（表 35.9）也会引起高达 5%的患者出现皮疹、头痛、恶心、腹泻、UC 恶化、胰腺炎和/或恶血质（表 35.10）。实际上，由于可能出现骨髓抑制的副作用，英国药品安全委员会（CSM）建议使用任何氨基水杨酸盐的患者一旦出现不明原因的出血、瘀斑、咽喉痛、发热和全身乏力需立即就诊（Anonymous，1995）。极少数服用马沙拉嗪患者出现间质性肾炎（约 1/500 患者）（World 等，1996；Muller 等，2004）。约 5%的患者（特别是弥散性结肠炎患者）在服用奥沙拉秦后由于小肠分泌旺盛出现水样泻，但在进食时服用该药常可以避免发生。

治疗监测

服用柳氮磺胺吡啶的患者需定期随访血细胞计数、红细胞叶酸和肝功能检查，服用任何 5ASA 制剂的患者每年至少检查一次血细胞计数及血清尿素和肌酐浓度。

表 35.8 皮质类固醇激素

制剂	
静脉用	氢化可的松（300～400mg/d） 甲泼尼龙（40～60mg/d）
口服	泼尼松龙，e.c，泼尼松（<60mg/d）
灌肠剂	液状：泼尼松龙间磺苯酸钠（Predenema），泼尼松龙磷酸钠（Predsol），布地奈德（Entocort）。 泡沫状：泼尼松龙间磺苯酸钠（Predfoam），氢化可的松（Colifoam）
栓剂	氢化可的松，泼尼松龙磷酸钠（Predsol）
适应证	
	活动性溃疡性结肠炎
副作用	
一般	库欣综合征样面容，体重增长，焦虑
代谢	肾上腺皮质抑制，高血糖，低血钾
心血管	高血压，液体潴留
感染	机会致病菌感染，结核活动，严重的水痘
皮肤	粉刺，淤青，条纹，多毛症
眼	白内障，青光眼
肌肉骨骼	骨质疏松症，缺血性骨坏死，肌病
儿童	生长迟缓
作用机制	
白细胞	减少迁移、活化、存活 减少 NFκB 的活化 抑制磷脂酶 A2 减少 COX2、iNOS 的诱生 减少细胞因子和脂质介质的产生
内皮细胞	减少黏附分子的表达 减少毛细血管通透性

COX，环氧合酶；iNOS，诱生型一氧化氮合酶；NFκB；核转录因子-κB。

表 35.9 氨基水杨酸盐的口服成分（5ASA）

药物	成分（维持-常规最大量）	剂量范围
药物前体（5ASA 偶氮联合载体）		
柳氮磺胺吡啶	5ASA-磺胺吡啶	1g bd 到 2g tds
奥沙拉秦	5ASA-5ASA	500mg bd 到 1g tds
巴柳氮	5ASA-氨基苯丙酸	1.5g bd 到 2.25g tds
美沙拉嗪（5ASA 单独）		
延迟释放		
安萨科	丙烯酸树脂 S 包衣在 pH>7 时溶解	400mg tds 到 800mg tds
莎尔福	丙烯酸树脂 L 包衣在 pH>6 时溶解	500mg tds 到 1g tds
缓释剂		
颇得斯安	乙基纤维素微球体	500mg tds 到 2g bd

bd，一天 2 次；tds，一天 3 次。

表35.10　氨基水杨酸盐（5ASA）

制剂	
口服	见表35.9
灌肠剂	液状：颇得斯安，莎尔福，柳氮磺胺吡啶
	泡沫状：安萨科泡沫
栓剂	安萨科，颇得斯安，莎尔福，柳氮磺胺吡啶
适应证	
	活动性和非活动性溃疡性结肠炎
副作用	
一般	头痛*，发热*
肠道	恶心*，呕吐*，腹泻，加重溃疡性结肠炎
血液	溶血*，叶酸缺乏*，粒细胞缺乏症*，血小板减少症*，再生障碍性贫血*，正铁血红蛋白血症*
肾	尿黄*，间质性肾炎*
皮肤	皮疹*，中毒性表皮松解症*，斯-琼综合征*，脱发
其他	少精液症*，胰腺炎，肝炎，狼疮综合征，肺纤维化
作用机制	
白细胞	减少迁移，细胞毒性
	增加T细胞凋亡（柳氮磺胺吡啶）
	减少NFκB活化
	减少白介素-1和脂质介质合成
	抗氧化
	拮抗TNF
	减少FMLP受体结合
上皮细胞	减少MHC Ⅱ型表达
	诱导热休克蛋白
	减少细胞凋亡

*副作用通常取决于柳氮磺胺吡啶的磺胺类成分。

FMLP，f-甲酰甲硫氨酰-亮氨酰-苯丙氨酸；MHC，主要组织相容性复合物；NFκB，核转录因子-κB；TNF，肿瘤坏死因子。

禁忌证

有水杨酸盐过敏史的患者，包括阿司匹林过敏史以及严重肾损害的患者，均需禁用任何氨基水杨酸盐制剂。有磺胺类药物过敏史、卟啉症和6-磷酸葡萄糖脱氢酶缺乏症的患者禁用柳氮磺胺吡啶。

免疫调节剂

当前用于治疗UC的免疫调节剂包括硫唑嘌呤及其活性代谢产物——6-硫基嘌呤（Dubinsky，2004），其次是环孢素。此外，还有甲氨蝶呤（Hanauer，2004；Kornbluth和Sachar，2004）。

硫唑嘌呤和6-硫基嘌呤

药理

硫唑嘌呤是前体药物。服用后，它可在肝迅速被谷胱甘肽转移酶转化为6-硫基嘌呤（6MP）（图35.27）。6MP在肝脏和肠道被酶代谢为6-硫代鸟嘌呤（6TGN），6TGN被认为是治疗的主要活性成分，可引起白细胞减少和/或全血细胞减少（见下述）。

6-硫代嘌呤甲基转移酶（6TPMT）是硫唑嘌呤和6MP安全代谢障碍的主要原因。它缺乏纯合子和杂合子的情况可见于患者总数的0.2%～

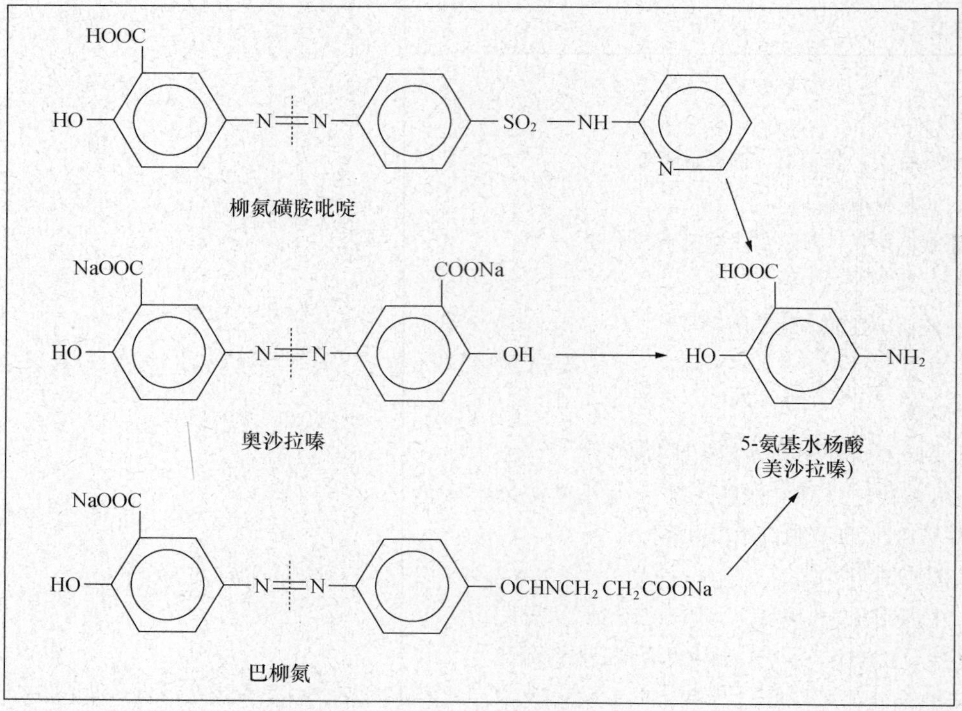

柳氮磺胺吡啶

奥沙拉嗪

5-氨基水杨酸
(美沙拉嗪)

巴柳氮

图 35.26 5-氨基水杨酸盐制剂的化学结构。Reproduced with permission of Health Press Ltd from Rampton and Shanahan (2004).

10%，同时也是硫唑嘌呤和 6MP 偶然发生严重副作用的主要原因（见下述）（Colombel 等，2000；Nielsen 等，2001；Lennard，2002）。相反，低水平的 TPMT 可引起淋巴细胞内 6TGN 增加，从而改善硫唑嘌呤的疗效。有关 TPMT 基因型分析或活动性测定，以及红细胞 6TGN 水平测定还没有见到广泛的文献报道，而这些变量的测定是否有助于剂量选择也并不清楚（Lennard，2002）。目前唯一确定的是：如果可以测量 TPMT 并发现纯合子缺乏，则必须慎用硫基嘌呤。值得注意的是，硫基嘌呤的严重毒性包括骨髓抑制在内，也可见于 TPMT 水平正常的患者（Nielsen 等，2001）。

表 35.11 硫唑嘌呤和 6-硫基嘌呤

制剂	
口服	硫唑嘌呤［(2～2.5mg/(kg·d)］
	6-硫基嘌呤［(1～1.5mg/(kg·d)］
适应证	
	皮质类固醇依赖或皮质类固醇耐受的溃疡性结肠炎
副作用	
一般	恶心，呕吐，腹痛，头痛，关节痛，发热，皮疹
血液	粒细胞缺乏症，血小板减少症，巨红细胞血症
感染	机会性致病菌感染，包括巨细胞病毒，带状疱疹病毒
肝胆	胆汁郁积性肝炎，急性胰腺炎
恶性肿瘤	淋巴瘤可能，皮肤癌
作用机制	
	抑制 B 细胞和 T 细胞 DNA 和 RNA 合成
	增加 T 细胞凋亡

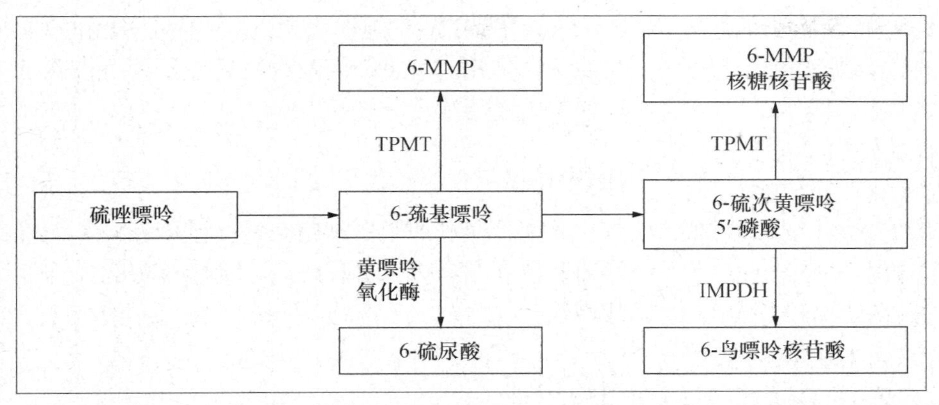

图 35.27 概述硫唑嘌呤的代谢。6-MMP，6-甲基硫基嘌呤；HPRT，次黄嘌呤磷酸核糖转移酶；IMPDH，肌苷一磷酸脱氢酶；TPMT，硫基嘌呤甲基转移酶。

硫唑嘌呤和 6MP 在 UC 的治疗剂量分别是 2～2.5mg/（kg·d）和 1～1.5mg/（kg·d）。这些咪唑嘌呤类似物只有口服制剂，而且必须服用 4 个月以上才能发挥临床疗效。目前，已研制出硫唑嘌呤的结肠释放制剂（Zins 等，1997b），但它对 UC 患者的疗效和/或安全性是否优于现有制剂尚有待观察。

作用机制

虽然硫唑嘌呤和 6MP 的明确作用机制尚不清楚，但可能的情况是，6TGN 的代谢产物通过抑制 DNA 和 RNA 的合成来调节免疫应答反应，从而抑制 T 淋巴细胞和 B 淋巴细胞的增殖（Nielsen 等，2001）。此外，硫基嘌呤还可以诱导 $CD4^{+}$ T 淋巴细胞凋亡（Tiede 等，2003）。

用药指征

硫唑嘌呤和 6MP 主要用作限制使用激素、维持缓解，或至少可视为诱导缓解的作用剂，适用于皮质类固醇依赖性 UC 患者或顽固性 UC 患者（Hawthorne 等，1992b）。由于这两种药起效缓慢，因此不适用于急重症 UC 患者（见下述）。

副作用

有 20%的患者不能耐受硫唑嘌呤，可出现恶心、皮疹、发热、关节痛、上腹痛和头痛等症状，少部分患者改用 6MP 后症状消退（Boulton-Jones 等，2000；Bowen 和 Selby，2000）。

更严重的是，这两种药都可能引起急性胰腺炎，尤其是在治疗的第 1 周，见于约 3%的患者。这两种药其他可能发生的严重副作用是剂量依赖性骨髓抑制，特别是在治疗早期，见于 2%的患者，还有就是胆汁淤积性肝炎。这些副作用都要求必须进行下述的血液监测（Connell 等，1993）。如前所述，骨髓抑制经常发生，但并不一定发生，它和 TPMT 缺乏有关（Lennard，2002），其他辅因包括 Epstein-Barr 病毒感染和 5′核苷酸酶缺乏。有报道称，服用硫唑嘌呤或 6MP 的患者可能出现机会性病毒感染，如巨细胞病毒、带状疱疹病毒以及严重的 Epstein-Barr 病毒感染（Castiglione 等，2000）。

硫基嘌呤并不增加药物治疗失败患者的外科并发症（Mahadevan 等，2002）。

虽然现有关于 IBD 的数据还有待确认（Connell 等，1994；Bebb 和 Logan，2001），但是像移植后患者一样，长期应用硫基嘌呤并不一定会增加恶性肿瘤的发生率，如淋巴瘤。实际上，为避免发生皮肤癌的危险（Austin 和 Spiller，2001），常建议服用硫唑嘌呤或 6MP 的白塞病患者不要过多地受到阳光暴晒。

治疗监测

患者开始服用硫唑嘌呤或 6MP 后的前两个月里，必须每两周随访一次血细胞计数，尽早发现骨髓抑制现象。此后，需每两个月监测一次白细胞计数、血小板计数，并行肝功能检查（Connell 等，1993）。

禁忌证

已知 TPMT 纯合子缺乏的患者必须避免服用所有的硫基嘌呤制剂（见上述）。TPMT 杂合子缺乏的患者，在严密监测血细胞计数的情况下，可以小剂量使用（如硫唑嘌呤 1mg/kg）。

别嘌呤醇通过抑制黄嘌呤氧化酶从而减少硫唑嘌呤的代谢，因此服用此药物的患者需避免给予任何一种硫基嘌呤。

虽然意外怀孕的结局显示是良好的（见下述），但可能怀孕的患者仍需慎用硫唑嘌呤和6MP（见上述）。对于服用硫基嘌呤的男性患者，在其配偶受孕后是否会增加胎儿自然流产和先天异常的发生率这一观点目前存在争议（Rajapakse 和 Korelitz，2001；Francella 等，2003），但该药对男性的生育能力没有影响（Alstead 等，1990；Dejaco 等，2001）。

环孢素（表 35.12）

药理

环孢素是真菌产生的一种环状十一肽（Sandborn，1995）。最初由于小肠对口服制剂吸收的差异性因而需要进行静脉注射治疗（见下述），但新体睦（Neoral）出现后，即使是急重型 UC 也可以考虑口服给药（Actis 等，1998；Campbell 等，2004）。密切监测血药浓度中环孢素的剂量、目标浓度（取决于检验方法）和环孢素的给药途径。静脉给药时，单克隆放射性免疫测定的有效药物浓度范围是250～400ng/ml，而口服给药的波谷水平有效药物浓度范围是150～300ng/ml。由于细胞色素P450酶系统引起环孢素代谢，因此柚子汁和抑制其的药物是相对禁忌，而那些诱导性药物可以降低环孢素的血药浓度（表 35.12）。

作用机制

环孢素通过抑制白细胞介素-2基因转录从而降低辅助性T细胞和细胞毒性T细胞的功能并抑制其增殖。

用药指征

对于环孢素在IBD中的药效，当前唯一的证据性指征是用于皮质类固醇耐药的急重型UC的辅助治疗（Lichtiger 等，1994；Sandborn，1995；Kornbluth 等，1997；Hanauer，2004）。原来以为4mg/（kg・d）的静脉给药剂量是必需的，但现在这种观点已经被否定，新近更多资料显示2mg/（kg・d）的静脉给药剂量更合理（Van Assche 等，2003b），甚至4mg（kg・d）的口服剂量（Actis 等，1998）已经是有效而安全的剂量（Arts 等，2004；Campbell 等，2004）。然而，急重型UC单独给予环孢素静脉治疗的疗效与皮质类固醇激素相似，如果把该药的副作用（表 35.12）和价格考虑进去的话，则该药在UC治疗中的价值将大大降低（D'Haens 等，2001）。

表 35.12 环孢素

制剂	
口服	4～8mg/（kg・d）
静脉用	2～4mg/（kg・d）
适应证	
	皮质类固醇耐受的急重型溃疡性结肠炎（静脉用药后再口服）
副作用	
一般	恶心，呕吐，头痛
肾	间质性肾炎
感染	机会性致病菌感染，包括卡氏肺囊虫肺炎
神经	癫痫性发作，感觉异常，肌病
高血压	
皮肤	多毛症，牙龈肥大
代谢	高钾血症，低镁血症，高尿酸血症
肝	胆汁郁积性肝炎
恶性肿瘤	淋巴瘤
作用机制	
	抑制T细胞功能及其增殖

早期关于环孢素灌肠剂对治疗活动性结肠末端UC有效的报道与安慰剂对照试验的结果相矛盾（Sandborn等，1994）。

副作用、监测和禁忌证

环孢素的严重副作用有以下几点：

- 机会性感染（20%的患者），例如卡氏肺囊虫肺炎，建议同时预防性服用甲氧苄啶/磺胺甲噁唑。
- 肾损害，包括大部分患者肾小球滤过率减少20%。
- 间质性肾炎（25%的患者），并不是所以患者在停用环孢素后都可以逆转。
- 高血压（30%的患者）。
- 肝毒性（高达20%）。
- 癫痫性发作（3%的患者），取决于克列莫佛增溶剂对血脑屏障渗透作用，并仅限于血胆固醇和/或血镁浓度低并静脉给药的患者。

有限的资料显示：对于因内科治疗无效而需行结肠切除术患者，环孢素并不增加术后并发症的发生率（Hyde等，2001）。虽然在UC中还没有明显的指征，但长期口服环孢素可能诱发淋巴瘤和缺血性心脏病。环孢素的副作用使其在UC不能广泛应用。一个专门的IBD研究中心新近的一份80个病例的研究报导显示：环孢素的副作用导致了其中3名患者死亡（Arts等，2004）。

其他免疫调节药物

甲氨蝶呤

甲氨蝶呤每周一次25mg肌内注射被证实对治疗克罗恩病有效（Feagan等，1995，2000）。即使一些权威按每周一次，每次20mg口服给药用于治疗顽固性UC疗效确切并安全（Cummings等，2004），但有限的对照数据均显示甲氨蝶呤治疗UC没有疗效（Oren等，1996）。然而，甲氨蝶呤的副作用（骨髓抑制、肝纤维化、肺炎、机会性感染）使其只能限于很小一部分的顽固性UC患者使用，即那些对任何其他内科治疗方法无效而又不愿意手术，或由于年龄或其他严重内科疾病不能耐受手术的患者。所有给予甲氨蝶呤治疗的患者都需要像硫唑嘌呤和6-硫基嘌呤一样进行密切的血液监测。肺功能检查、胸部X线和/或肝活检（除外肺炎和肝纤维化）检查的必要性在IBD患者小于风湿性关节炎和银屑病患者（Rampton，2001）。

霉酚酸酯

这种新型的、安全性高的免疫调节药物已证明对克罗恩病疗效确切（Neurath等，1999），但还没有对照资料支持其在UC的应用。

他罗利姆

近来的一个对照试验显示这种类环孢素药物口服给药可能对治疗UC有效（Hibi等，2004），对伴有瘘管形成的克罗恩病也有效（Sandborn等，2003）。但肾毒性和神经毒性比环孢素常见，还可能诱发心肌病和糖耐量减低，因此该药难以在IBD中广泛应用。

抗生素类

一组对照研究显示，在给予皮质类固醇激素和柳氮磺胺吡啶治疗的同时给予妥布霉素口服治疗可以改善活动性UC的缓解率（Burke等，1990）。此外，一个长达6个月的预防性用药研究显示，加用环丙沙星可以改善氨基水杨酸盐和泼尼松龙的治疗结果（Turunen等，1998）。而大部分的肠胃科医生只在急性重症UC患者出现菌血症和内毒素性休克时才使用抗生素。

治疗研究进展

近来，随着我们对免疫应答、炎症性过程和细胞生物学认识（见上述）的发展，我们已能针对大量用于特异性病理生理靶点的新型制剂进行评估（表35.13，图35.28）（Hanauer，2004）。接下来介绍已经用于UC临床试验的药物。

微生物制剂

越来越多的证据显示正常肠道菌群是启动IBD患者肠道黏膜免疫和炎症反应的中枢环节（见上述）。给予含有非致病性大肠埃希菌的胶囊治疗可以减少UC的复发率（Kruis等，1997；Rembacken等，1999；Kruis等，2004）。此外，具有抑制胃酸分泌的含有八种微生物的混合物（VSL＃3），包括双歧杆菌的各种菌株和乳酸杆菌，对隐窝炎有一定疗效（Gionchetti等，2000，2003）。关于其他有益菌种在UC中的作用的临床试验正在进行中，结果令人期待。有益菌种作用机制可能包括产生抗菌因

表 35.13 治疗溃疡性结肠炎、作用于特异性病理生理靶点的研发中的新疗法（图 35.28）

靶点	因子
结肠菌群	有益菌种：乳酸菌属，非致病性大肠埃希菌
	益生元
	猪鞭虫卵
上皮细胞	短链脂肪酸灌肠剂，表皮生长因子，三叶肽
白细胞	
减少细胞数	白细胞提取术，抗 CD4 和抗 CD3（visiluzimab）抗体
减少迁移	α_4 整联蛋白抗体（那他珠单抗，MLN-02），反义寡核苷酸类
细胞因子	
减少促炎细胞因子	NFκB 反义寡核苷酸
拮抗炎症性细胞因子	抗-TNF 抗体，RDP58，抗-IL12 抗体，IL-1 和 IL-2 受体拮抗剂（巴利昔单抗，达珠单抗）
增加抗炎细胞因子	EGF，IFN-α，IL-10，IL-11，IL-4 基因治疗
介质	细胞保护性前列腺素类介质
	白三烯、血栓素合成抑制剂及受体拮抗剂
	抗氧化
	诱生型一氧化氮合成酶抑制剂
	鱼油（二十五碳烯酸）
	金属蛋白酶抑制剂
脉管系统	肝素
肠神经	局麻药（利多卡因、罗哌卡因灌肠剂）
未知靶点	尼古丁
	真芦荟

EGF，表皮生长因子；IFN，干扰素；IL，白介素；NF，核转录因子；NOS，一氧化氮合酶。

子、病原体的相互竞争作用、调节上皮的通透性和黏膜免疫反应的信号通路（Shanahan，2002）。

为确定有益菌种没有未知的副作用，还要进行长期毒性研究，例如，在黏膜移位时发生全身性败血症、抗生素抗药性的迁移和结直肠的致癌作用。在这种背景下，曾有一例报道在使用了乳酸菌类益生菌后发生肝脓肿（Rautio 等，1999）。

关于“益菌素类”食物组分在 UC 中的潜在疗效，例如给予菊粉（Welters 等，2002）以诱导肠道菌群的具体变化，目前还没有相关研究报道。

最后，当前研究热点是给 IBD 患者喂食猪肉绦虫卵所产生的潜在疗效（Summers 等，2003，2004）：其效应可能是由寄生虫诱导的免疫应答改变所介导。

改善肠道上皮功能

短链脂肪酸

UC 患者结肠黏膜细胞对细菌衍生的短链脂肪酸（SCFAs）利用障碍（Roediger，1980）（见上述）及其在改道性结肠炎中的作用，带动了利用 SCFA，特别是丁酸盐灌肠剂治疗远端结肠 UC 的临床试验。但所报道的治疗结果差异较大（Scheppach 等，1992；Vernia 等，1995；Breuer 等，1997）。该类灌肠剂发出的恶心气味进一步限制了它的临床应用。

表皮生长因子

近来一组对照研究显示含有表皮生长因子（EGF）的灌肠剂对远端结肠 UC 有一定疗效（Sinha 等，2003）。但该结果需进一步证实，且长期应用该药需警惕其潜在的致瘤作用。

降低白细胞总数

白细胞提取术

大量报道显示通过白细胞提取术减少循环中白细胞总数对 UC 有治疗效果（Irving 和 Rampton，2004）。白细胞提取术主要是在体外去除白细胞，可经一个吸附系统转流静脉血或采取离心分离方

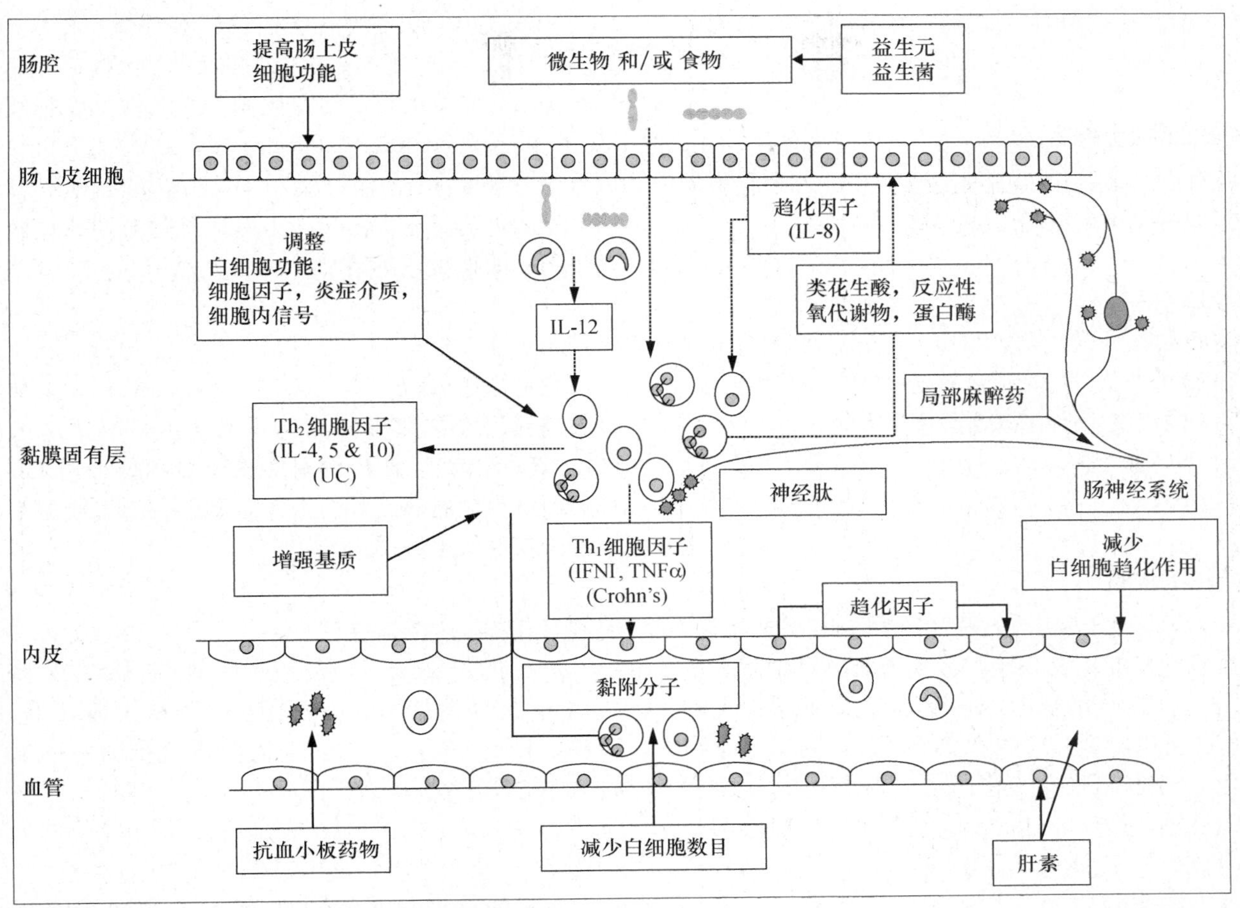

图 35.28 作用于特定的病理生理靶点的研发中的新药的作用点。IFNγ，干扰素-γ；IL，白介素；TNFα，肿瘤坏死因子-α；UC，溃疡性结肠炎。

式。常用的吸附系统有两种：一种含有醋酸纤维素颗粒，另一种是聚酯纤维过滤器。

白细胞提取术的操作过程很简单。白细胞提取的血管通路要求在双臂行次级血管静脉穿刺。静脉血以 30～50ml/h 的速度从一侧血管引流出来，通过吸附系统分离出白细胞后再回输到对侧血管。这个过程持续约 1 小时后，约有 2～3L 血液通过吸附机器分离回输。每周一次，5～10 次为一疗程。相反，离心法只需要一个抽血管针位，间歇抽出血液，离心后再回输入循环系统。1 小时可以处理 2L 血液。

目前已经有数个用白细胞提取术治疗 UC 的开放试验，单个疗程后缓解率即明显增加，缓解率在 21%～93%（Irving 和 Rampton，2004）。虽然各个研究报道，以及单个报道内分别提及的白细胞提取术的指征并不相同，但大部分都是耐皮质类固醇和皮质类固醇依赖的患者。

白细胞提取术治疗是安全的。可能出现的不良反应包括恶心、呕吐、发热、畏寒和鼻塞甚至是呼吸性窘迫、心悸和胸闷，但比较少见。在实践中还没有证实会增加感染的危险性。

一旦早期结果经设计合理的随机对照试验证实具有发展前景，成本效益分析将成为重要一环。目前用一个醋酸纤维素柱进行一疗程的白细胞提取术治疗的费用大约是 800 美元（1200）。如果要把白细胞提取术作为 UC 的主要治疗手段或维持治疗，则必须降低成本。很明显，白细胞提取术治疗 IBD 的疗效和安全性及其明确的适应证还需要进一步研究。虽然如此，如果随机对照试验证实现初步研究的预期效果，白细胞提取术无疑是一项令人激动的治疗创新。

抗 CD3 抗体

Visilizumab 是一种 CD3 单抗，它与 CD3 感受器结合后，可诱导活化的 T 细胞凋亡。虽然初步资料显示其有益于治疗活动性 UC（Dignass 等，

2004)，但在投入临床应用前，还需进一步研究其安全性和疗效。

减少白细胞迁移

几种减少血管中的白细胞游出并进入肠黏膜的药物已通过了IBD临床试验（表35.13)。

胞间黏附分子

胞间黏附分子（IVAM-1）在淋巴细胞黏附并穿过血管内皮的过程中起核心作用。资料显示，ICAM-1的反义引物寡核苷酸灌肠治疗对活动性结肠远端UC患者有一定疗效（van Deventer等，2004)。

结合素类抗体

和ICAM-1一样，α_4结合素类是白细胞迁移、穿过血管内皮的重要介质，特别是对淋巴细胞和单核细胞。初步研究显示，静脉输注那他珠单抗和MLN-02可以降低UC的病变活动度，前者是重组人源化α_4整联蛋白单克隆抗体，后者是$\alpha_4\beta_7$整联蛋白的抗体，但还需进一步收集关于二者疗效和安全性的数据。

调节白细胞功能

实验室用于调节UC患者白细胞功能的方法主要包括使用促炎细胞因子的抗体、抗炎细胞因子本身、抑制可溶性炎症介质合成或拮抗可溶性炎症介质受体的作用剂，以及调节细胞内信号通路的药物。

细胞因子活性的调节

IBD患者细胞因子表达改变（见上述）和英夫利昔单抗在克罗恩病治疗中的疗效已获得公认（Rutgeerts等，2004)，从而引发了包括英夫利昔单抗本身（抗TNF-α抗体）在内的治疗UC的药物试验。在较长的一段时期后，基因转移技术有可能用于诱导局部肠道黏膜产生抗炎细胞因子如IL-4（Hogaboam等，1997)。

降低促炎细胞因子的影响

英夫利昔单抗

TNF-α嵌合单克隆抗体的出现使顽固性克罗恩病的治疗发生了革命性变化（Rutgeerts等，2004)，可参见第42章。早期的非对照研究报告显示TNF-α抗体对治疗活动性UC有疗效（Evans等，1997)。英夫利昔单抗的对照试验结果（ACT 1和ACT 2）显示其对治疗顽固性活动性UC有效（Rutgeerts等，2005；Sandborn等，2005)。TNF-α抗体治疗方式在治疗顽固性UC（不同于克罗恩病，后者可通过手术治疗，虽然代价是长期和短期副作用）的地位还不清楚。

RDP58

微量蛋白RDP58可以减少TNF-α的产生，其口服制剂已经在对UC和克罗恩病进行临床试验（Iyer等，2002)。初步的对照试验显示该药对UC有益而对克罗恩病无效，但还需要进一步的数据来阐释该新型口服制剂的疗效。

巴利昔单抗和达珠单抗

初步的开放试验显示这两种对IL-2受体（CD25）抗体治疗UC可能有效（Van Assche等，2003a；Creed等，2004)，但需要进一步的对照试验来评估其疗效和安全性。

干扰素

新近的对照试验没有发现聚乙二醇干扰素（IFN）-β-1α对活动性UC患者有任何治疗作用（Tilg等，2003)。其他关于IFN-α-2a的正在开展的初步研究，还需要进一步予以确认。

抗炎细胞因子

黏膜免疫反应受抗炎细胞因子和促炎细胞因子调节（见上述）（Fiocchi，1998)。两种不同的调节因子IL-10和IL-11的试验没有发现其对克罗恩病令人信服的益处（Lindsay和Hodgson，2001；Sandborn和Targan，2002)，因而不可能用于UC治疗。

拮抗炎症介质

脂类介质

如前所述，采用非选择性NSAIDs减少炎性前列腺素的合成对IBD有害而不是有保护作用，这可能会随之形成对细胞保护类前列腺素的抑制效应（Bjarnason等，1993；Wallace，2001)。选择性COX2抑制剂对多数IBD患者有害（Matuk等，2004)，不大可能成为UC的治疗药物。

通过强效白细胞趋化物白三烯B4合成的抑制

剂在UC的试验也令人失望（Hawkey等，1997；Roberts等，1997）。同样的，抑制血栓素A2合成和拮抗血栓素A2受体的药物利多格雷在UC的对照试验也没有显示任何疗效（Tytgat等，2002）。

活性氧物种

尽管已经确认IBD患者的肠道黏膜会产生更多的活性氧物种（Simmonds和Rampton，1993），但还没有任何有关UC抗氧化剂治疗的试验报道。

鱼油

鱼油胶囊的活性成分二十五碳烯酸（EPA）可以减少类花生酸类、血小板活化因子和IL-1的合成。一项试验显示EPA对治疗UC仅有很小的作用（Hawthorne等，1992a）。

调节细胞内信号通路

对细胞内信号通路控制机制的新认识为开发出更多抑制IBD黏膜炎症的制剂提供了可能（vanDeventer，2002）。

这些因子中，首先用于临床试验的是NFκB P65亚单位的反义寡核苷酸（见上述）。迄今为止，该药仅初步用于结肠远端UC的局部治疗（Neurath等，1996）。

其他可能有效作用于细胞内信号通路靶点的作用剂包括PPARγ激动剂（Berger和Moller，2002）和有丝分裂原激活蛋白（MAP）激酶抑制剂（Hommes等，2003）。

肠内神经元靶向作用剂

IBD患者肠神经系统异常已获得证实（见上述）（图35.28）。局部使用的麻药，如利多卡因和罗哌卡因，在非对照研究中显示对治疗直肠炎有效（Bjorck等，2002），但需要对照试验进一步证实。

促凝血状态的调节

IBD患者促凝血状态存在的证据是凝血因子异常、血小板增多和血小板活化增加（见上述）（Irving等，2005）。然而，如上所述，抑制血小板聚集的药物利多格雷对治疗UC无效（Tytgat等，2002）。

肝素

肝素具有广泛的抗炎和抗凝作用（Day与Forbes，1999；Papa等，2000）。虽然几次小型研究显示静脉内肝素注射对UC有治疗价值，但是新近更多的对照试验却显示负面的效果（Panes等，2000；Bloom等，2004）。即使如此，对活动性IBD住院患者给予肝素预防血栓栓塞仍是基本的治疗措施（Thromboembolism GCTFR，1992）（见下述）。

吸烟：尼古丁和戒除

UC患者很少吸烟（见上述）。对照研究证实，尼古丁贴剂可以诱导活动性UC缓解（Pullan等，1994；Sandborn，1999），尽管缓解效果难以长久维持（Thomas等，1995）。尼古丁的其他剂型，如灌肠剂（Ingram等，2004）和口服pH释放胶囊（Zins等，1997a）的治疗价值还没有被证实，但这两种剂型通过肝脏的首过代谢可以防止尼古丁皮肤贴片所致的全身性副作用。尼古丁产生疗效的机制尚不清楚，但令人困惑的是，它的部分药理学作用是促炎症反应，其可能机制有以下几种：增加结肠黏膜黏液分泌、改变细胞介导的免疫性，以及减少肠道黏膜通透性、前列腺素产生和直肠黏膜血流量（Rachmilewitz，1999；Sandborn，1999）。

辅助疗法和另类治疗

医学中所谓的“辅助”疗法和“替代”疗法意味着偏离传统医学的理论和实践，前者是标准医疗的附属物，而后者则是用于替代标准的医疗方式。此类组合术语蕴涵着完全不同的诊断和治疗程序，包括传统的医疗方式，如针灸、中药、顺势疗法和草药医学，以及现代辅助疗法，如芳香疗法和按摩疗法等。

辅助疗法最近开始用于IBD的治疗且在西方世界迅速推广，特在此介绍。新近调查显示西方高达50%的人正在接受辅助疗法，最常见的是草药治疗剂（Zollman和Vickers，1999）。辅助疗法在IBD应用的普及与该病慢性而顽固的病史相关（Hilsden等，1998），并涉及心理社会功能所致的较差生活质量（Langmead等，2002）。

有限的资料显示芦荟凝胶（Langmead等，2004）、乳香锯缘青蟹树脂（Gupta等，1997）和一些中药对UC有治疗价值（Langmead和Rampton，2001）。尽管对辅助医学作出评价存在困难（Mason 等，2002），但至少要采取措施对目前流行的治疗方法的有效性和安全性进行科学的评估。

虽然按摩之类等治疗方法不大可能出现直接的不良反应，但草药治疗则不一定，草药的毒性包括致死性肝衰竭和不可逆肾衰竭（Langmead 和 Rampton，2001）。草药治疗和常规药物间的相互作用还需进一步研究。尽管如此，圣约翰麦芽汁可通过增强细胞色素 P450 酶的活性减低血中环孢素浓度（见上述）。也许，更重要的是，辅助疗法可能并发间接不良反应。例如，初次求医替代疗法的患者时可能被误诊，而其他的人，则在最终确认非传统治疗无效后，延迟或放弃了恰当的正规治疗。

因此，迫切需要的是对辅助疗法的有效作用和危险性进行进一步的科学评估。特别是草药制剂，需要独立的官方机构予以认证，以改善其质量和安全性，并保证所声称的疗效经过对照试验验证。普通民众、药剂师和医生都必须知道辅助疗法的直接和间接危险。

内科治疗

治疗 UC 的目标是诱导并维持缓解（Carter 等，2004；Hanauer，2004；Kornbluth 及 Sachar，2004）。UC 的治疗包括一般治疗、支持治疗和特殊药物治疗以及外科治疗（表 35.14）。这部分主要描述内科治疗，外科治疗将在第 40～41 章讨论。

一般治疗

病情说明和社会心理学支持

对于刚确诊的 UC 患者，医生必须向患者充分解释他们的病情。为加强解释效果，医生可援引患者支持团体向患者分发的书面信息。这些机构包括英国结肠炎和克罗恩病协会和美国克罗恩病和结肠炎基金会。它们提供的服务不仅有教育性的论著和网站，还举行相关会议，使患者及其家人可以相互探讨他们的问题，并对疾病相关疑难进行个别辅导。这些组织还可以向患者推荐适当的就业和保险咨询机构。此外，支持团体还可以运用政治影响力，确保卫生服务的可及性和质量达到最优水平，同时，还可筹集到研究基金。

医疗保健

UC 患者，不论门诊病人还是住院期间，要获得最佳治疗效果，需要 UC 专家、胃肠内科、外科、护理和饮食专职人员的协同服务，并取得造瘘治疗师及咨询医生支持。专业的 IBD 诊所是内/外科联合咨询的最好方式，也为患者病情复发时的早期就诊提供了方便（表 35.14）。

多数家庭医生的 IBD 患者不超过 5 个，他们对该病的有限经验意味着不能期望他们承担长期的治疗责任。

饮食建议和营养支持

UC 患者多数不需要特殊的饮食建议，但少部分患者（少于 5%）在避免饮用牛奶后病情好转（Wright 和 Truelove，1965），一些直肠炎和近端便秘的患者可获益于纤维素补充给药法。新近资料显示红色肉类和酒精可能对 UC 的病程进展有不良影响（Jowett 等，2004）。

UC 患者出现特异性营养缺乏者少于克罗恩病患者，但仍需进行适当的补充纠正（表 35.14）。营养不良的住院患者可能需要肠内营养，必要时甚至需要全胃肠外营养，但没有证据显示胃肠外营养本身是活动性 UC 的有效的基本治疗。

药物（表 35.14）

伴有贫血的患者需补充铁和叶酸，初期的或已经确诊的骨质疏松患者需给予适当的药物治疗（见上述）。

禁忌药物

NSAIDs（Bjarnason 等，1993），以及偶尔情况下使用的抗生素，均可引起 UC 的复发（见上述）。因此，除非必要，应尽可能避免使用。止泻药（洛哌丁胺、磷酸可待因、地芬诺酯）、阿片类止痛药、解痉药和抗胆碱能药在急性活动性 UC 时要避免使用，因为这些药物可能引起急性结肠扩张（McInerney 等，1962）。

活动性溃疡性结肠炎的治疗

活动性 UC 的治疗由病变范围和发作时的严重程度所决定（Truelove 和 Witts，1955）。病变范围的认识对于有效局部治疗的可行性尤其重要，而发

表 35.14 溃疡性结肠炎的处理原则

一般措施	
解释，社会心理支持	患者支持小组
专科医院治疗	监测疾病活动度，营养，治疗
	检查肠外合并症
	结肠镜监督肿瘤
支持治疗	
饮食和营养建议	
药物	止泻药（不用于活动性 UC）
	正铁血红素
	维生素，电解质
	预防和治疗骨质疏松症
	皮下肝素注射（用于活动性 UC 患者）
避免使用的药物	止泻药（在活动性 UC）
	NSAIDs，抗生素
特殊治疗（根据临床表现）	
药物	皮质类固醇激素
	氨基水杨酸盐
	免疫调节药物（硫唑嘌呤/6-硫基嘌呤，环孢素）
外科手术	

NSAIDs，非甾体类抗炎药；UC，溃疡性结肠炎。

作时的严重程度不仅决定最佳治疗药物和给药途径，还决定患者是否可以在门诊安全治疗，还是需紧急入院。

哪些患者需要入院治疗？

UC 的急性严重发作患者是否需要即刻入院治疗主要取决于临床特征。这些临床特征包括每日腹泻血便大于 6 次、发热和心悸（>90 次/分）(Truelove 和 Witts，1955)。这些患者通常伴有全身症状，可能有贫血和体重减轻；病情严重的患者可能出现腹部压痛和/或腹胀。是否通常不是由病变严重性的血液检测或其他检测结果所决定，即使这些检测结果常显示出异常特征（见下述）。

病情稍轻的患者，在门诊口服泼尼松龙治疗 2 周无反应后，也应当住院治疗（见下述）。此外，UC 初次发病的危险性高于复发者。对首次出现腹泻血便的患者，住院治疗的门槛宜适当降低。

急重型溃疡性结肠炎的院内治疗

一般措施

这些患者需即刻在胃肠病监护病房进行密切的内科、外科和护理联合监测。对可能需要外科治疗的患者，营养小组和造瘘治疗师的早期加入是很重要的。对所有的 UC 急性发作患者都要完全告知其治疗措施及可能结局：他们必须从一开始就意识到，在住院期间有 1/4 的可能要行紧急结肠切除术。

确定诊断结果、病变范围和疾病严重性

详细询问病史及适当的检查有助于首发患者的确诊（图 35.24 和图 35.25）。对那些已经确诊为 UC 的患者，有助于排除感染并评估病变范围（如果未确定）和严重性。

临床评估

已经确诊 UC 的患者，直接问题是排便的频率、软硬度、急迫性和便血的明显程度，以及腹

痛、全身不适、发热和体重下降等，均有助于评估发作的严重性。肠外检查除了检查贫血、脱水、体重减轻、腹部压痛和腹胀外还应该包括一般健康的评估、脉率和体温。

首次出现腹泻血便的患者还需要进行鉴别诊断（表35.6）。突然发生腹泻伴有发热、呕吐、流行性或接触史和/或近期国外旅游史的可能提示感染，这同样适用于有UC病史的患者。

血液试验（表35.15）

相对于疾病诊断或判断病变范围，血液试验对判定UC活动性更为有效。血小板计数增加在UC患者比感染性结肠炎患者更为常见。近期到相关疫区旅行者，血清学和粪便标本检查对阿米巴病、类圆线虫病及血吸虫病诊断很有价值（见下述）。没有任何一个实验室数据与有关病变活动性的临床、内镜或活组织检查结果完全相关（Kjeldsen和Schaffalitzky deMuckadell，1993），但最有用的是血红蛋白、血小板计数、ESR、C-反应蛋白（Travis等，1996）和血清白蛋白。

乙状结肠镜检查和直肠活检

对未作肠道准备和未过度肠道注气的患者，通过硬式或可屈性乙状结肠镜进行仔细检查可以即刻确诊活动性结肠炎（图35.3）。据称，结肠镜检查可能引起急重型UC患者结肠穿孔和肠扩张，尽管一些权威认为该检查是安全的且有助于决策（Alemayehu和Jarnerot，1991），但大部分患者不行该检查也能很好地处理。

对已确诊UC的患者作常规直肠活检不是很有必要。对于首次出现血便的患者，感染性结肠炎排除慢性UC的鉴别可通过活组织检查显示剧烈的、局灶而表浅的炎性浸润伴有最小限度的杯状细胞消失，隐窝结构完整（Surawicz等，1994）。艰难梭菌、CMV、阿米巴所引起的结肠炎和克罗恩病常有独特的肉眼表现，同时组织学检查有助于确诊。

腹部平片

腹部平片常用于评估疾病严重性，特别是用于病情严重患者时，可除外结肠扩张（直径＞5.5cm）（图35.16）。值得注意的是，腹部平片上的气体式样容易引起误解，乙状结肠镜检查或结肠镜检查时如果有过多的气体充注，必须提前尽早检查。怀疑结肠扩张的患者诊断可通过直立位胸部X线片或侧卧位腹部平片确定。

放射标记的白细胞扫描

注射^{99}Tc-HMPAO标记的自体白细胞1小时后放射扫描显示的结肠摄取同位素的强度和范围能显示病变的活动度和范围（图35.23），特别是UC患者怀疑存在病变的部位。

监测病情进展（表35.15）

病情进展通过每天两次的临床评估进行监测。这包括以下内容：①腹部检查，特别是叩诊，可以检查气胀、肝浊音界消失（提示腹腔内存在游离气体）和腹膜刺激征；②记录排便频数、软硬度、便血的明显程度和排便急迫感；③每4小时测量一次体温和心率。测量腹围以寻找可能出现的结肠扩张在可重复性方面没有足够的意义。病情严重的患者需每日监测血细胞计数、ESR、C-反应蛋白、生化常规和腹部X线平片。这些变量中最有助于预测急性发作转归的是3天内的大便次数和C-反应蛋白监测：特别是排便次数多于8次/天或C-反应蛋白大于45mg/L的患者其在住院期间需行外科手术的可能性为85%（Travis等，1996）。

住院患者在静脉注射皮质类固醇激素3～5天后，若病情没有好转，则需再次行乙状结肠镜检查和活组织检查排除特异性的CMV二重感染。高达10%的患者可发生CMV二重感染，但在给予更昔洛韦治疗后病情迅速好转（Hommes等，2004）。

支持治疗（表35.15）

静脉补液和输血

多数患者需要静脉补充水和电解质，特别是补充腹泻而丢失的钾。血清钾浓度必须维持在≥4mmol/L，低钾血症容易发生结肠扩张（Caprilli等，1980）。血红蛋白浓度少于10g/dl时，则需输血治疗。

营养支持

患者多能正常进食，必要时可补充液体蛋白和热量。病情严重的患者可能需要全胃肠外营养，其中一部分患者可能需要手术治疗。

抗凝

由于活动性UC患者有全身性静脉血栓栓塞高危险性（Irving等，2005），因此患者必须给予预防

表35.15　急重型溃疡性结肠炎住院患者的治疗原则

一般措施	
解释，社会心理支持	患者支持小组（NACC）
多学科专科医生诊治	内科医生、外科医生、营养小组、护士、造瘘治疗师、咨询医生
确定诊断、病变范围及病变部位	临床评估
	FBC、ESR、C-反应蛋白、白蛋白、LETs、阿米巴血清学
	粪便显微镜检查、文化程度、艰难梭菌毒素
	乙状结肠镜检查
	腹部X线平片
	考虑结肠镜检查，气体或即时对比灌肠，白细胞检测
监测病情进展	每日进行临床评估
	粪便记录
	每4小时测体温、脉搏
	每日监测FBC、ESR、C-反应蛋白、尿素和电解质、白蛋白
	每日行腹部X线平片检查
支持治疗	静脉补充液体、电解质（Na、K）、输血
	营养补充疗法
	肝素 s.c
	正铁血红素（叶酸）
	禁用止泻药（可待因、洛哌丁胺、地芬诺酯）、阿片类制剂、NSAIDs
	卷曲体位（结肠扩张时）
特殊治疗	
内科治疗	皮质类固醇激素i.v（氢化可的松或甲泼尼松龙）后再p.o（泼尼松龙）
	已服用5ASA患者继续口服该药，未服用者待病情好转后开始服药高热患者或怀疑感染时给予抗生素治疗
	皮质类固醇治疗4～7天后无反应者考虑环孢i.v后再p.o预防
外科手术（内科治疗5～7天无反应者、中毒性巨结肠、肠穿孔、大出血）	全直肠结肠切除术伴回肠储袋或永久性回肠造结肠次全切除术伴回肠直肠吻合（少用）

5ASA，5-氨基水杨酸盐；ESR，红细胞沉降率；FBC，全血计数；i.v，静脉注射；LETs，肝功能试验；NACC，国立直肠病协会；NSAIDs，非甾体类抗炎药；p.o，口服；s.c，皮下。

性的皮下肝素注射（如低分子量肝素3 000～5 000U/d）（Thromboembolism GCTFR，1992）。

禁忌类药物

如上所述，活动性UC患者要慎用止泻药、阿片类止痛剂、抗胆碱能药，因为这些药物可能引起急性结肠扩张（McInerney等，1962）。患者也要避免使用NSAIDs（Bjarnason等，1993）（见上述）。如果需要缓解轻度疼痛，口服对乙酰氨基酚是安全的；严重疼痛常提示结肠扩张或肠穿孔，需要紧急评估，多需要外科手术治疗。

屈曲体位

病情严重的患者，特别是有临床和/或放射学证据显示的早期结肠扩张患者，每2小时身体前屈或膝胸卧位（图35.29）15分钟有利于肠道气体排出，特别是横结肠内的气体（当患者仰卧时横结肠位于腹部的上部）（Present等，1988）。

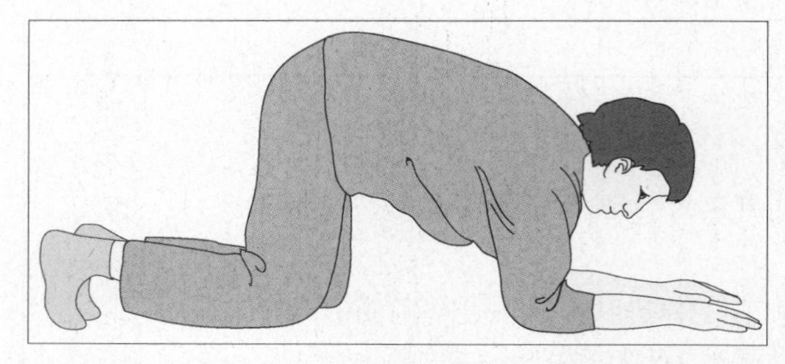

图 35.29 结肠扩张初期患者行屈曲体位中的膝胸卧位。Reproduced with permission of Health Press Ltd from Rampton and Shanahan (2004).

特殊内科治疗（表 35.15）

急重型 UC 特异性内科治疗的基本治疗药物还是皮质类固醇激素（Truelove 和 Witts，1955）。氨基水杨酸盐和抗生素的治疗作用较小。耐皮质类固醇患者急性发作时，可以选择环孢素治疗，口服硫唑嘌呤和 6-硫基嘌呤起效太慢故很少应用。

皮质类固醇（表 35.8）

氢化可的松（300～400mg/d）或甲泼尼龙（40～60mg/d）采取静脉给药。虽然连续输注的疗效优于每天 1～2 次静脉推注（Marion 和 Present，1997），但再增加剂量并不会提高疗效。在静脉给予皮质类固醇的同时，有时还给予皮质类固醇滴注灌肠（如患者左侧卧位，泼尼松龙 20mg 或氢化可的松 100mg 溶于 100～200ml 水中，通过软管和静脉滴注装置一天两次直肠滴注），但治疗价值还没有被证实。

约 70%的患者经皮质类固醇静脉治疗 5～7 天后症状明显好转。此后即改为口服泼尼松龙（40～60mg/d）治疗，逐渐减量至 2～3 个月后停药。既往静脉皮质类固醇治疗 7 天无反应者一般需要行紧急结肠切除，但采用环孢素治疗现在也是一种选择（见下述）。

氨基水杨酸盐（表 35.9、表 35.10）

给予足量氨基水杨酸盐不仅适于在入院时已服用该药的患者，也适用于病情明显好转时的口服给药，但对急重型 UC 初始时没有疗效。为了防止患者首次给予氨基水杨酸盐治疗时出现过敏或不耐受，最好等患者经静脉应用皮质类固醇病情明显好转改为口服治疗后再给予该药。

抗生素

最初的针对急重型 UC 的 Oxford 治疗规范包括静脉应用四环素和皮质类固醇（Truelove 和 Witts，1955）。如之前所述，抗生素的使用常限于严重发热患者或严重怀疑感染性结肠炎患者。在这种情况下，常联合使用抗生素，如同时给予环丙沙星或头孢菌素＋甲硝唑。

环孢素（表 35.12）

对单纯类固醇静脉治疗反应不好的患者，加用环孢素 2～4mg/（kg・d）静脉滴注，5 天后改为口服本品 4～8mg/（kg・d），有 70%的患者有效，可以避免急性期的结肠切除术（见上述）。即使该治疗的初始反应好，但由于两年内复发并必需行结肠切除术治疗的发生率高，以及该药的严重副反应，限制了该药的临床使用（Arts 等，2004；Campbell 等，2004）（Table 35.12）；但需对使用该药的患者给予频繁的血环孢素浓度和血清生化监测。

还需要进行更多的研究来确定环孢素在 UC 的最佳用法。例如：明确何时给患者使用该药？低剂量［(2mg/(kg・d)］静脉给药或口服剂量的疗效是否与传统的 2mg/(kg・d) 静脉用药的疗效一致？是否要同时给予甲氧苄啶/柳氮磺胺吡啶预防卡氏肺孢子虫感染？何时开始口服硫唑嘌呤进行维持治疗（Dubinsky，2004)？无论如何，很明显环孢素在激素耐受性急重型 UC 患者治疗中的作用是巨大的，至少为术前改善营养和/或心理准备争取了时间。

手术

急重型 UC 患者住院期间的管理是由胃肠内科医生和结肠直肠的外科医生共同负责，因为他们在治疗 IBD 方面各有所长。外科手术在 UC 治疗中的作用将在 39 章论述。

中毒性巨结肠

如果已经确诊结肠扩张，特别是伴有全身毒血症状的患者，且经过 24 小时的按表 35.15 所述的强化治疗，以及屈曲体位、静脉用抗生素和鼻胃管引流肠道气体和液体等治疗后症状无好转时，则需要即刻行外科手术治疗（Present 等，1988）。

结肠穿孔和大出血

对于急重型UC的这些罕见并发症，经过适当的复苏术治疗后，包括静脉用抗生素和输血，必须行急诊外科手术治疗。结肠穿孔有时也可发生于没有结肠扩张的患者，即使及时给予外科手术治疗，其死亡率也很高（文献报道为50%）（Marion和Present，1997）。

急重型溃疡性结肠炎发作的转归

如上所述，约有80%需要行结肠切除术的急重型UC患者在给予皮质类固醇和环孢素联合静脉用药治疗后可以避免急性期的手术治疗。这些患者中，50%以上活动性病变反复发作者5年内需要行结肠切除术。急重型UC的死亡率现在应该少于3%（Jones等，1987），目前死亡的主要原因是肺栓塞。

活动性左侧溃疡性结肠炎或弥散性溃疡性结肠炎：轻-中度发作（患者腹泻次数<6次/天）

UC轻-中度发作的评估和处理原则与上面所述的相似（表35.15）。这些患者常可以在门诊处理。粪便必须送检除外感染。轻度发作，口服5ASA如颇得斯安（2～4g/d）或者安萨科（2.4～3.6g/d）就足够了（见表35.9）。在这类病例，口服巴柳氮的疗效和耐受性均优于安萨科（Green等，1998）。新近资料显示：不仅结肠末端结肠炎患者同时给予5ASA灌肠治疗可以改善口服5ASA的疗效（Safdi等，1997），对弥散性结肠炎患者也同样有效（Marteau和Probert，2005）。尽管如此，根据发作的严重性，还经常需要口服泼尼松龙20～40mg/d治疗2～3周。然后，逐渐减小剂量，每5～10天减5mg。有时需要口服补充铁剂和叶酸。

10%～40%的患者经过2周治疗后症状未见改善，甚至恶化，常需要入院行更强效的治疗，包括静脉用类固醇激素（见上述）（表35.15）。病情不重无需入院治疗的激素耐受性患者还可以选择口服硫唑嘌呤（2～2.5mg/(kg·d)或6-硫基嘌呤（1～1.5mg/(kg·d)治疗，但该疗法要四个月后才起疗效，还要有适当的实验室监测（见表35.11）。

活动性直肠炎

直肠炎的处理原则和上述的弥散性UC相似。末端病变的特殊治疗介绍参见下表35.16和第42章的讨论。

确立诊断

直肠炎的诊断包括病变范围和严重性，可通过硬式的或可屈性乙状结肠镜检查和活检快速确诊。需要注意的是，不要把直肠型克罗恩病、肿瘤、良性单发溃疡、痔疮以及感染如CMV和单纯疱疹（见表35.7）误诊为特发性直肠炎。对于疗效差及根据临床图片诊断的患者还必须考虑其他诊断，如肠易激综合征（可以和直肠炎并存）、腹腔疾病、胶原性结肠炎、NSAIDs诱导性结肠炎和5ASA不耐受。

表35.16　活动性直肠炎的治疗原则

支持治疗	用纤维、聚乙二醇胶囊、氢氧化镁治疗近端便秘
	避免牛奶或其他特异性食物，极少见
特殊治疗	局部用5ASA或皮质类固醇激素（栓剂、液状或泡沫状灌肠剂）
	口服5ASA（奥沙拉嗪、巴柳氮效果可能更好）
顽固性直肠炎	口服或i.v皮质类固醇激素
	口服硫唑嘌呤或6-硫基嘌呤
	乙酰肿胺栓剂
	其他可能用药：环孢素灌肠剂、利多卡因灌肠剂、短链脂肪酸灌肠剂、尼古丁贴剂
	外科手术：全直肠结肠切除术

5ASA，5-氨基水杨酸盐；i.v，静脉注射；Mg，镁。

支持治疗

极少数患者，在避免食用牛奶或其他他们自己发现会引起疾病发作的食物成分后，会出现病情好转。对近端便秘患者，高纤维饮食、聚乙二醇胶囊和/或非刺激性泻药如氢氧化镁可能有效。值得一提的是，增加传递到直肠的5ASA口服剂量可至少在一定程度上缓解便秘，从而改善直肠炎的症状。

特异性内科治疗

取决于病变范围，5ASA（见表35.9）或皮质类固醇（见表35.16）的栓剂或灌肠剂每天1～2次直肠给药直到出血停止后2周。栓剂可以到达距离肛门约10cm的部位，泡沫灌肠剂可以到达距离肛门约20cm的部位，而液体灌肠剂定位最好，可到达脾曲。局部5ASA制剂治疗，特别是高剂量，疗效优于局部皮质类固醇治疗（Marshall和Irvine，1997）。然而，局部5ASA和类固醇联合治疗可提供附加疗效（Marshall和Irvine，2000）。

即使泼尼松龙间磺苯酸钠和布地奈德灌肠剂对肾上腺功能的抑制作用小于其他局部类固醇制剂，但常规用药时，局部类固醇制剂的选用取决于患者的要求，需考虑插入型痛苦小还是留置型痛苦小，而泡沫型灌肠剂在这两种情况下更有优势。

反复发作的患者可以加服氨基水杨酸盐（见表35.9），部分患者相比起长期直肠治疗更愿意长期口服药物来维持缓解。对于直肠炎患者，只在结肠释放5ASA的巴柳氮和奥沙拉嗪的疗效理论上优于缓释剂（颇得斯安）或pH依赖性延迟释放制剂（安萨科、莎尔福）。

顽固性直肠炎

大部分患者在上述治疗2～4周内起效。对治疗无效的患者要再次确定诊断（见上述）。顽固性直肠炎有时非常难以治疗，其可选治疗方案包括口服甚至静脉用足量皮质类固醇（见上述）和口服硫唑嘌呤或6-硫基嘌呤。含有砒霜的栓剂，即乙酰胂胺（Forbes等，1989），可以诱导远端病变缓解，但是由于有全身中毒的危险，因此最多只能用4周。更多的实验药物包括环孢素（Sandborn等，1994）、短链脂肪酸（Scheppach等，1992；Vernia等，1995；Breuer等，1997）、利多卡因（Bjorck等，2002）、尼古丁贴剂和灌肠剂（Sandborn，1999）（见表35.16）。虽然上述的灌肠剂没有任何一种可供商业用途，但医院药房会备药以应付特殊情况下的需求。

许多患者对该疾病，及医生无法缓解他们的症状颇有不满：一些甚至需要接受心理治疗。不同的是，当所有的内科治疗失败时，部分患者认可行全直肠结肠切除术或造瘘手术（见41章）：事实上，UC患者左半结肠切除术后，残余结肠的复发率很高。

溃疡性结肠炎缓解期的维持

氨基水杨酸盐

病变局限和每年复发少于一次的患者可以减少维持治疗，但大部分患者需要终生口服氨基水杨酸盐，并每6～12个月行一次血液检查（表35.10）（Hanauer，2004；Kornbluth和Sachar，2004）。奥沙拉秦用于维持治疗的疗效可能优于安萨科，特别是对左半结肠病变患者（Courtney等，1992）。

无论选用哪一种氨基水杨酸盐，处方医师都必须意识到许多患者在缓解期不能坚持服药（Rubin等，2002）。用药依从性差常会大幅增加复发的危险（Kane等，2003）。使患者意识到长期应用氨基水杨酸盐可以减少发生结直肠癌的危险后可以提高患者用药的依从性（Eaden，2003）（见38章）。少数使用柳氮磺胺吡啶维持治疗的患者要考虑补充叶酸（见表35.10）；实际上，一些证据显示叶酸可以减少发生结直肠癌的危险（Lashner等，1997）。

为了将口服制剂可能的全身副作用减到最小，一些远端病变反复发作的患者更倾向于预防性的局部5ASA治疗，即每周1～2次甚至每周3次的灌肠剂或栓剂治疗（Kornbluth和Sachar，2004）。

硫唑嘌呤和6-硫基嘌呤

对足量5ASA治疗仍反复复发者，和/或急性发作经类固醇治疗缓解后的维持治疗，则口服硫唑嘌呤［2～2.5mg/(kg·d)］或6-硫基嘌呤［1～1.5mg/(kg·d)］，密切监测（见表35.11）并至少服药两年，疗效已经被证明。和安慰剂治疗患者的60%相比，该治疗减少12个月复发率至35%（Hawthorne等，1992b；Dubinsky，2004）。UC患者服用硫唑嘌呤或6-硫基嘌呤维持缓解的疗程是多久还不清楚。参照克罗恩病（Bouhnik等，1996），该治疗持续4～5年后没有复发可以考虑停药。

溃疡性结肠炎患者的随访

末端UC患者经5ASA治疗后，如果控制良好，可以由家庭医生定期随访，8～10年后开始行结肠镜检查随访，以再评估病变范围及监督癌症的发生(见38章)。必须告知患者：如果复发后治疗没有效果，则需及时咨询胃肠专科医生。所有的其他患者都需要在专门的为复发提供快速通道的医院门诊部进行定期审查（如果在缓解期则每6～12个月)。

溃疡性结肠炎结直肠癌的预防

慢性弥散性UC患者发生结直肠癌的危险性增加（诊断30年后约20%的患者发生)，目前主要有两种尝试预防的方法，一种是药物预防（Croog等2003)，另一种是内镜检查（Bernstein，2004；Connell，2004；Shanahan及Quera，2004)，两者的作用都还没有被证实。

化学预防

越来越多的证据，以及可能发生的各种机制显示：长期使用5ASA可减少UC发生结直肠癌的危险（Allgayer，2003；Bernstein等，2003；Eaden，2003)。新近资料显示伴有硬化性胆管炎的UC患者长期服用熊去氧胆酸可能有同样的效果（Tung等，2001；Pardi等，2003)。多年来，口服叶酸补充疗法对癌症的预防效应一直受到质疑，特别是对于口服柳氮磺胺吡啶治疗的患者（见上述)（Lashner等，1997)。还需要进行更多的实验来评估这些药物在单独给药和联合给药条件下对癌症的预防作用。

结肠镜监督

结肠镜监督包括在结肠各处多量活检和对隆起性病变进行活检，从诊断8～10年后开始，每3年一次。这期间在诊断20年后变为每2年一次，30年后则1年一次（见38章)。高危患者，如合并有硬化性胆管炎或有结直肠癌家族史者（Eaden和Mayberry，2002；Carter等，2004)，结肠镜检查必须1年一次（Carter等，2004)。

如果活组织检查显示为严重上皮异型增生的恶化前改变（见上述和图35.5)，则需要行结肠切除术（参见第38章)。如果是低度的异型增生，也可以行结肠切除术，如果患者不愿意手术，则需要进行频繁的随访。不幸的是，这样的随访并没有显示能减少UC患者结肠癌的死亡率，这可能是因为有25%的肿瘤发生于没有异型增生的患者（Connell等，1994)。

可以提高异型增生和早期癌症发现率的新近发展包括配合使用靛胭脂（Rutter等，2004a，b）或亚甲蓝（Kiesslich等，2003）的色素内镜检查。分子生物技术，早期例子为DNA非整倍性、P53杂合现象等，有可能取代黏膜异型增生监测成为UC癌症预防的主要手段。

这部分在38章有更详细的叙述。

预后

自然史

约有10%的UC患者在初次发作后维持了长时期的缓解状态。自从氨基水杨酸盐和硫基嘌呤现世后，仅有极少部分患者症状持续存在（Langholz等，1994)。长期服用氨基水杨酸盐的患者复发的可能是每年20%～30%（Hanauer，2004；Kornbluth和Sachar，2004)。

最初为远端病变的患者经过10年的随访后有10%～30%的病例病变向结肠近端扩展（Ayres等，1996；Meucci等，2000)。

全结肠炎患者在诊断后的头5年内结肠切除率约40%，而远端病变患者仅7%（Langholz等，1994；Moum等，1997)。诊断5年后，不论开始时结肠病变范围如何，结肠切除率均为每年1%左右(Langholz等，1992；Leijonmarck等，1992)。

死亡率

早期的研究显示UC患者的死亡率有小幅增加，大部分发生在诊断后第一年内，和急性严重性发作有关（Gyde等，1982；Sinclair等，1983)；在这类病例中，急性发作的死亡率高达50%（Gallagher等，1962)。在许多案例，患者死亡主要是因为内科治疗无效后未及时手术所致：这个认识促使临床医师对UC的顽固性严重发作尽可能早的进行外科手术干预（见上述)。

内外科治疗及支持治疗的发展意味着现在重型UC的死亡率应该少于3%（Jarnerot等，1985；Jones等，1987)：大部分死亡原因是肺栓塞。此外，现在UC患者的所有死亡率和正态群体的死亡率相似，而该病造成的死亡率上升趋势将被降低的吸烟死亡人数所抵销（Card 等，2003；Winther 等，2003；Masala 等，2004）。

前景

目前，正加紧对 IBD 遗传学的研究，这将对该病的治疗产生重大影响。它对克罗恩病的影响作用可能大于 UC，其中遗传因素对其病因病理机制的作用可能不太明显。识别相关的基因及其所编码的蛋白为 IBD 发病机制的研究指引了新的方向，继而可能发现新的治疗措施。此类信息可帮助我们识别源头病人的相关性特征，筛查出可能发展为 UC 的潜在患者，辅助诊断，并预测该病的表型和自然史，以及测定个体对特殊治疗的可能反应。分子生物学的进展还会使我们能详细了解何种 UC 患者更有可能发展为结直肠癌。到那时，常规的结肠镜筛查必将过时并为之所取代。

（薛林云　陈姝　译　何松　校）

参考文献

Aadland E，Odegaard OR，Roseth A，Try K (1992) Free protein S defi-ciency in patients with chronic inflammatory bowel disease. *Scand J Gastroenterol* 27：957-960.

Actis GC，Aimo G，Priolo G et al (1998) Efficacy and efficiency of oral microemulsion cyclosporin versus intravenous and soft gelatin cap-sule cyclosporin in the treatment of severe steroid-refractory ulcer-ative colitis：an open-label retrospective trial. *Inflamm Bowel Dis* 4：276-279.

Alemayehu G & Jarnerot G (1991) Colonoscopy during an attack of severe ulcerative colitis is a safe procedure and of great value in clinical decision making. *Am J Gastroenterol* 86：187-190.

Allgayer H (2003) Review article：mechanisms of action of mesalazine in preventing colorectal carcinoma in inflammatory bowel disease. *Aliment Pharmacol Ther* 2：10-14.

Alstead EM，Nelson-Piercy C (2003) Inflammatory bowel disease in pregnancy. *Gut* 52：159-161.

Alstead EM，Ritchie JK，Lennard-Jones JE et al (1990) Safety of azathioprine in pregnancy in inflammatory bowel disease. *Gastroenterology* 99：443-446.

Annese V，Latiano A，Rossi L et al (2004) Erythrocyte-mediated delivery of dexamethasone. *Gut* 53：A55.

Anonymous (1995) Blood dyscrasias and mesalazine. *Curr Prob Pharmacovigilance* 21：5.

Anton PA (1999) Stress and mind-body impact on the course of inflammatory bowel diseases. *Semin Gastrointest Dis* 10：14-19.

Armenti VT，Jarrell BE，Radomski JS et al (1996) National Transplantation Pregnancy Registry (NTPR) ciclosporin dosing and pregnancy outcome in female renal transplant recipients. *Transplant Proc* 28：2111-2112.

Arts J，D'Haens G，Zeegers M et al (2004) Long-term outcome of treat-ment with intravenous cyclosporin in patients with severe ulcera-tive colitis. *Inflamm Bowel Dis* 10：73-78.

Arulampalam V，Pettersson S (2002) Uncoupling the p38 MAPK kinase in IBD：a double edged sword? *Gut* 50：446-447.

Asakura H，Tsuchiya M，Aiso S et al (1982) Association of the human lymphocyte-DR2 antigen with Japanese ulcerative colitis. *Gastroenterology* 82：413-418.

Austin AS，Spiller RC (2001) Inflammatory bowel disease，azathio-prine and skin cancer：case report and literature review. *Eur J Gastroenterol Hepatol* 13：193-194.

Ayres RC，Gillen CD，Walmsley RS，Allan RN (1996) Progression of ulcerative proctosigmoiditis：incidence and factors influencing progression. *Eur J Gastroenterol Hepatol* 8：555-558.

Azad Khan AK，Piris J，Truelove SC (1977) An experiment to deter-mine the active therapeutic moiety of sulphasalazine. *Lancet* 2：892-895.

Babyatsky MW，Rossiter G，Podolsky DK (1996) Expression of trans-forming growth factors alpha and beta in colonic mucosa in inflam-matory bowel disease. *Gastroenterology* 110：975-984.

Baird DD，Narendranathan M，Sandler RS (1990) Increased risk of preterm birth for women with inflammatory bowel disease. *Gastroenterology* 99：987-994.

Barnes PJ (1999) Therapeutic strategies for allergic diseases. *Nature* 402：B 31-38.

Baron J，Connell A，Lennard-Jones A (1964) Variation between observers in describing mucosal appearances in proctocolitis. *Br Med J*：189-192.

Barrett SM，Standen PJ，Lee AS et al (1996) Personality，smoking and inflammatory bowel disease. *Eur J Gastroenterol Hepatol* 8：651-655.

Bartram CI (1977) Radiology in the current assessment of ulcerative colitis. *Gastrointest Radiol* 1：383-392.

Bartram CI，Preston DM，Lennard-Jones JE (1983) The 'air enema' in acute colitis. *Gastrointest Radiol* 8：61-65.

Baugh MD，Perry MJ，Hollander AP et al (1999) Matrix metallopro-teinase levels are elevated in inflammatory bowel disease. *Gastroenterology* 117：814-822.

Bebb JR，Logan RP (2001) Review article：does the use of immunosup-pressive therapy in inflammatory bowel disease increase the risk of developing lymphoma? *Aliment Pharmacol Ther* 15：1843-1849.

Berger J，Moller DE (2002) The mechanisms of action of PPARs. *Annu Rev Med* 53：409-435.

Bernstein CN (2004) A balancing view：dysplasia surveillance in ulcerative colitis- sorting the pro from the con. *Am J Gastroenterol* 99：1636-1637.

Bernstein CN，Robert ME，Eysselein VE (1993) Rectal substance P concentrations are increased in ulcerative colitis but not in Crohn's disease. *Am J Gastroenterol* 88：908-913.

Bernstein CN，Blanchard JF，Houston DS，Wajda A (2001a) The inci-dence of deep venous thrombosis and pulmonary embolism among patients with inflammatory bowel disease：a population-based cohort study. *Thromb Haemost* 85：430-434.

Bernstein CN，Blanchard JF，Rawsthorne P，Yu N (2001b) The preva-lence of extraintestinal diseases in inflammatory bowel disease：a population-based study. *Am J Gastroenterol* 96：1116-1122.

Bernstein CN，Blanchard JF，Metge C，Yogendran M (2003) Does the use of 5-aminosalicylates in inflammatory bowel disease prevent the development of colorectal cancer? *Am J Gastroenterol* 98：2784-2788.

Bertone ER，Giovannucci EL，King NW，Jr et al（1998）Family history as a risk factor for ulcerative colitis-associated colon cancer in cotton-top tamarin. *Gastroenterology* 114：669-674.

Binion DG，West GA，Ina K et al（1997）Enhanced leucocyte binding by intestinal microvascular endothelial cells in inflammatory bowel disease. *Gastroenterology* 112：1895-1907.

Bitton A，Sewitch MJ，Peppercorn MA et al（2003）Psychosocial determinants of relapse in ulcerative colitis：a longitudinal study. *Am J Gastroenterol* 98：2203-2208.

Bjarnason I，Hayllar J，MacPherson AJ，Russell AS（1993）Side effects of nonsteroidal anti-inflammatory drugs on the small and large intestine in humans. *Gastroenterology* 104：1832-1847.

Bjorck S，Dahlstrom A，Ahlman H（2002）Treatment of distal colitis with local anaesthetic agents. *Pharmacol Toxicol* 90：173-180.

Bloom S，Kiilerich S，Lassen MR et al（2004）Low molecular weight heparin（tinzaparin）vs. placebo in the treatment of mild to moderately active ulcerative colitis. *Aliment Pharmacol Ther* 19：871-878.

Boirivant M，Marini M，Di Felice G et al（1999）Lamina propria T cells in Crohn's disease and other gastrointestinal inflammation show defec-tive CD2 pathway-induced apoptosis. *Gastroenterology* 116：557-565.

Bonen DK，Cho JH（2003）The genetics of inflammatory bowel disease. *Gastroenterology* 124：521-536.

Bonner GF（2002）Using COX-2 inhibitors in IBD：anti-inflammatories inflame a controversy. *Am J Gastroenterol* 97：783-785.

Boughton-Smith NK，Evans SM，Hawkey CJ et al（1993）Nitric oxide synthase activity in ulcerative colitis and Crohn's disease. *Lancet* 342：338-340.

Bouhnik Y，Lemann M，Mary JY et al（1996）Long-term follow-up of patients with Crohn's disease treated with azathioprine or 6-mercaptopurine. *Lancet* 347：215-219.

Boulton-Jones JR，Pritchard K，Mahmoud AA（2000）The use of 6-mercaptopurine in patients with inflammatory bowel disease after failure of azathioprine therapy. *Aliment Pharmacol Ther* 14：1561-1565.

Bowen DG，Selby WS（2000）Use of 6-mercaptopurine in patients with inflammatory bowel disease previously intolerant of azathio-prine. *Dig Dis Sci* 45：1810-1813.

Boyko EJ，Theis MK，Vaughan TL，Nicol-Blades B（1994）Increased risk of inflammatory bowel disease associated with oral contraceptive use. *Am J Epidemiol* 140：268-278.

Braun J，Brandt J，Listing J et al（2002）Treatment of active ankylosing spondylitis with infliximab：a randomised controlled multicentre trial. *Lancet* 359：1187-1193.

Breuer RI，Soergel KH，Lashner BA et al（1997）Short chain fatty acid rectal irrigation for left-sided ulcerative colitis：a randomised，placebo controlled trial. *Gut* 40：485-491.

Bridger S，Lee JC，Bjarnason I et al（2002）In siblings with similar genetic susceptibility for inflammatory bowel disease，smokers tend to develop Crohn's disease and non-smokers develop ulcerative colitis. *Gut* 51：21-25.

Buckell NA，Williams GT，Bartram CI & Lennard-Jones JE（1980）Depth of ulceration in acute colitis. *Gastroenterology* 79：19-25.

Burakoff R，Opper F（1995）Pregnancy and nursing. *Gastroenterol Clin North Am* 24：689-698.

Burke D，Axon A（1988）Adhesive *E. coli* in inflammatory bowel disease and infective diarrhoea. *Br Med J* 297：102-104.

Burke D，Axon A，Clayden S et al（1990）The efficacy of tobramycin in the treatment of ulcerative colitis. *Aliment Pharmacol Ther* 4：123-129.

Calkins BM，Lilienfeld AM，Garland CF，Mendeloff AI（1984）Trends in incidence rates of ulcerative colitis and Crohn's disease. *Dig Dis Sci* 29：913-920.

Campbell S，Travis S，Jewell D（2004）Ciclosporine use in ulcerative colitis-seven-year Oxford experience. *Gut* 53：A56.

Campieri M，Gionchetti P（2001）Bacteria as the cause of ulcerative colitis. *Gut* 48：132-135.

Cappell MS，Colon VJ，Sidhom OA（1996）A study at 10 medical centers of the safety and efficacy of 48 flexible sigmoidoscopies and 8 colonoscopies during pregnancy with follow-up of fetal outcome and with comparison to control groups. *Dig Dis Sci* 41：2353-2361.

Caprilli R，Vernia P，Colaneri O，Frieri G（1980）Risk factors in toxic megacolon. *Dig Dis Sci* 25：817-822.

Card T，Hubbard R，Logan RF（2003）Mortality in inflammatory bowel disease：a population-based cohort study. *Gastroenterology* 125：1583-1590.

Carp JM，Onuma E，Das K，Gottlieb AB（1997）Intravenous cyclosporine therapy in the treatment of pyoderma gangrenosum secondary to Crohn's disease. *Cutis* 60：135-138.

Carter MJ，Lobo AJ，Travis SP（2004）Guidelines for the management of inflammatory bowel disease in adults. *Gut* 1：1-16.

Carty E，Rampton DS（2003）Evaluation of new therapies for inflam-matory bowel disease. *Br J Clin Pharmacol* 56：351-361.

Castiglione F，Del Vecchio Blanco G，Rispo A et al（2000）Hepatitis related to cytomegalovirus infection in two patients with Crohn's disease treated with azathioprine. *Dig Liver Dis* 32：626-629.

Castiglione F，Pignata S，Morace F et al（1996）Effect of pregnancy on the clinical course of a cohort of women with inflammatory bowel disease. *Ital J Gastroenterol* 28：199-204.

Chapman RW，Arborgh BA，Rhodes JM et al（1980）Primary scleros-ing cholangitis：a review of its clinical features，cholangiography，and hepatic histology. *Gut* 21：870-877.

Chen CL，Weiss NS，Newcomb P et al（2002）Hormone replacement therapy in relation to breast cancer. *Jama* 287：734 - 741.

Collins CE，Cahill MR，Newland AC，Rampton DS（1994）Platelets circulate in an activated state in inflammatory bowel disease. *Gastroenterology* 106：840-845.

Colombel JF，Ferrari N，Debuysere H et al（2000）Genotypic analysis of thiopurine S-methyltransferase in patients with Crohn's disease and severe myelosuppression during azathioprine therapy. *Gastroenterology* 118：1025-1030.

Compston JE（1995）Review article：osteoporosis，corticosteroids and inflammatory bowel disease. *Aliment Pharmacol Ther* 9：237-250.

Connell W（2004）PRO：Endoscopic surveillance minimizes the risk of cancer. *Am J Gastroenterol* 99：1631-1633.

Connell W，Miller A（1999）Treating inflammatory bowel disease dur-ing pregnancy：risks and safety of drug therapy. *Drug Saf* 21：311-323.

Connell W，Kamm M，Dickson M et al（1994）Long-term neoplasia risk after azathioprine treatment in inflammatory bowel disease. *Lancet* 343：1249-1252.

Connell W，Kamm M，Ritchie JK，Lennard-Jones JE（1993）Bone mar-row toxicity caused by azathioprine in inflammatory bowel disease：27 years of experience. *Gut* 34：1081-1085.

Cope GF, Heatley RV (1992) Cigarette smoking and intestinal defences. *Gut* 33: 721-723.

Cosnes J, Beaugerie L, Carbonnel F, Gendre JP (2001) Smoking cessa-tion and the course of Crohn's disease: an intervention study. *Gastroenterology* 120: 1093-1099.

Cosnes J, Carbonnel F, Beaugerie L et al (2002) Effects of appendicec-tomy on the course of ulcerative colitis. *Gut* 51: 803-807.

Courtney MG, Nunes DP, Bergin CF et al (1992) Randomised compari-son of olsalazine and mesalazine in prevention of relapses in ulcera-tive colitis. *Lancet* 339: 1279 - 1281.

Creed T, Probert C, Dayan C, Hearing S (2004) Basiliximab (anti-CD25) for the treatment of steroid resistant ulcerative colitis. *Gastroenterology* 126: A75.

Croog VJ, Ullman TA, Itzkowitz SH (2003) Chemoprevention of col-orectal cancer in ulcerative colitis. *Int J Colorectal Dis* 18: 392-400.

Cummings F, Gorard D, McIntyre A et al (2004) Oral methotrexate in ulcerative colitis. *Gut* 53: A220.

Darfeuille-Michaud A, Boudeau J, Bulois P et al (2004) High preva-lence of adherent-invasive *Escherichia coli* associated with ileal mucosa in Crohn's disease. *Gastroenterology* 127: 412-421.

Davison AM, Dixon MF (1990) The appendix as a 'skip lesion' in ulcer-ative colitis. *Histopathology* 16: 93-95.

Day R, Forbes A (1999) Heparin, cell adhesion, and pathogenesis of inflammatory bowel disease. *Lancet* 354: 62-65.

Day D, Jass J, Price A et al (2003) *Gastrointestinal Pathology*, 4th ed. Oxford: Blackwells Scientific Publications, pp 472-539.

Dejaco C, Mittermaier C, Reinisch W et al (2001) Azathioprine treat-ment and male fertility in inflammatory bowel disease. *Gastroenterology* 121: 1048-1053.

Demling L (1994) Is Crohn's disease caused by antibiotics? *Hepatogastroenterology* 41: 549-551.

D'Haens G, Geboes K, Peeters M et al (1998) Early lesions of recurrent Crohn's disease caused by infusion of intestinal contents in excluded ileum. *Gastroenterology* 114: 262-267.

D'Haens G, Lemmens L, Geboes K et al (2001) Intravenous cyclosporine versus intravenous corticosteroids as single therapy for severe attacks of ulcerative colitis. *Gastroenterology* 120: 1323-1329.

Diav-Citrin O, Park YH, Veerasuntharam G et al (1998) The safety of mesalamine in human pregnancy: a prospective controlled cohort study. *Gastroenterology* 114: 23-28.

Dignass A, Targan S, Salzberg B et al (2004) Visilizumab, a humanised anti-CD3 monoclonal antibody is active in the treatment of severe steroid-refractory ulcerative colitis: preliminary results of phase Ⅰ-Ⅱ study. *Gut* 53: A55.

Dubinsky MC (2004) Azathioprine, 6-mercaptopurine in inflamma-tory bowel disease: pharmacology, efficacy, and safety. *Clin Gastroenterol Hepatol* 2: 731-743.

Duchmann R, Kaiser I, Hermann E et al (1995) Tolerance exists towards resident intestinal flora but is broken in active inflamma-tory bowel disease (IBD). *Clin Exp Immunol* 102: 448-455.

Dwarakanath AD, Yu LG, Brookes C et al (1995) 'Sticky' neutrophils, pathergic arthritis, and response to heparin in pyoderma gangreno-sum complicating ulcerative colitis. *Gut* 37: 585-588.

Eaden J (2003) Review article: the data supporting a role for aminos-alicylates in the chemoprevention of colorectal cancer in patients with inflammatory bowel disease. *Aliment Pharmacol Ther* 2: 15-21.

Eaden JA, Mayberry JF (2002) Guidelines for screening and surveil-lance of asymptomatic colorectal cancer in patients with inflamma-tory bowel disease. *Gut* 10: 10-12.

Elson CO (2002) Genes, microbes, and T cells- new therapeutic targets in Crohn's disease. *N Engl J Med* 346: 614-616.

Esbjorner E, Jarnerot G, Wranne L (1987) Sulphasalazine and sul-phapyridine serum levels in children to mothers treated with sul-phasalazine during pregnancy and lactation. *Acta Paediatr Scand* 76: 137-142.

Evans RC, Clarke L, Heath P et al (1997) Treatment of ulcerative coli-tis with an engineered human anti-TNFalpha antibody CDP571. *Aliment Pharmacol Ther* 11: 1031-1035.

Favier C, Neut C, Mizon C et al (1997) Fecal beta-D-galactosidase pro-duction and bifidobacteria are decreased in Crohn's disease. *Dig Dis Sci* 42: 817-822.

Feagan BG, Greenberg G (2003) A randomized controlled trial of a humanized alpha4 beta7 antibody in ulcerative colitis. *Am J Gastroenterol* 98: S248-249.

Feagan BG, Rochon J, Fedorak RN et al (1995) Methotrexate for the treatment of Crohn's disease. The North American Crohn's Study Group Investigators. *N Engl J Med* 332: 292-297.

Feagan BG, McDonald JW, Koval JJ (1996) Therapeutics and inflam-matory bowel disease: a guide to the interpretation of randomized controlled trials. *Gastroenterology* 110: 275-283.

Feagan BG, Fedorak RN, Irvine EJ et al (2000) A comparison of methotrexate with placebo for the maintenance of remission in Crohn's disease. North American Crohn's Study Group Investigators. *N Engl J Med* 342: 1627-1632.

Feehally J, Burden AC, Mayberry JF et al (1993) Disease variations in Asians in Leicester. *Q J Med* 86: 263-269.

Fiocchi C (1998) Inflammatory bowel disease: etiology and patho-genesis. *Gastroenterology* 115: 182-205.

Forbes A, Britton T, House I, Gazzard B (1989) Safety and efficacy of Acetarsol suppositories in unresponsive proctitis. *Alimentary Pharmacology and Therapeutics*. 3: 553-556.

Francella A, Dyan A, Bodian C et al (2003) The safety of 6-mercapto-purine for childbearing patients with inflammatory bowel disease: a retrospective cohort study. *Gastroenterology* 124: 9-17.

Gallagher ND, Goulston SJ, Wyndham N, Morrow W (1962) The management of fulminant ulcerative colitis. *Gut* 3: 306-311.

Gent AE, Hellier MD, Grace RH et al (1994) Inflammatory bowel disease and domestic hygiene in infancy. *Lancet* 343: 766-767.

Giaffer MH (1996) Labelled leucocyte scintigraphy in inflammatory bowel disease: clinical applications. *Gut* 38: 1-5.

Giaffer MH, Holdsworth CD, Duerden BI (1991) The assessment of faecal flora in patients with inflammatory bowel disease by a simpli-fied bacteriological technique. *J Med Microbiol* 35: 238-243.

Gibson P, Lichtenstein M, Salehi N et al (1991) Value of positive tech-netium-99m leucocyte scans in predicting intestinal inflammation. *Gut* 32: 1502-1507.

Gionchetti P, Rizzello F, Helwig U et al (2003) Prophylaxis of pouchitis onset with probiotic therapy: a double-blind, placebo-controlled trial. *Gastroenterology* 124: 1202-1209.

Gionchetti P, Rizzello F, Venturi A et al (2000) Oral bacteriotherapy as maintenance treatment in patients with chronic pouchitis: a dou-ble-blind, placebo-controlled trial. *Gastroenterology* 119: 305-309.

Godet PG, May GR, Sutherland LR (1995) Meta-analysis of the role of oral contraceptive agents in inflammatory bowel disease. *Gut* 37: 668-673.

Goodman MJ, Kirsner JB, Riddell RH (1977) Usefulness of rectal biopsy in inflammatory bowel disease. *Gastroenterology* 72: 952-956.

Gordon FH, Hamilton MI, Donoghue S et al (2002) A pilot study of treatment of active ulcerative colitis with natalizumab, a human-ized monoclonal antibody to alpha-4 integrin. *Aliment Pharmacol Ther* 16: 699-705.

Green JR, Lobo AJ, Holdsworth CD et al (1998) Balsalazide is more effective and better tolerated than mesalamine in the treatment of acute ulcerative colitis. The Abacus Investigator Group. *Gastroenterology* 114: 15-22.

Gupta I, Parihar A, Malhotra P et al (1997) Effects of Boswellia ser-rata gum resin in patients with ulcerative colitis. *Eur J Med Res* 2: 37-43.

Gyde S, Prior P, Dew MJ et al (1982) Mortality in ulcerative colitis. *Gastroenterology* 83: 36-43.

Habal FM, Hui G, Greenberg GR (1993) Oral 5-aminosalicylic acid for inflammatory bowel disease in pregnancy: safety and clinical course. *Gastroenterology* 105: 1057-1060.

Hahnloser D, Pemberton JH, Wolff BG et al (2004) Pregnancy and delivery before and after ileal pouch-anal anastomosis for inflam-matory bowel disease: immediate and long-term consequences and outcomes. *Dis Colon Rectum* 47: 1127-1135.

Hallas J, Gaist D, Sorensen HT (2004a) Does appendectomy reduce the risk of ulcerative colitis? *Epidemiology* 15: 173-178.

Hallas J, Gaist D, Vach W, Sorensen HT (2004b) Appendicectomy has no beneficial effect on admission rates in patients with ulcerative colitis. *Gut* 53: 351-354.

Hanan IM, Kirsner JB (1985) Inflammatory bowel disease in the pregnant woman. *Clin Perinatol* 12: 669-682.

Hanauer SB (2004) Medical therapy for ulcerative colitis 2004. *Gastroenterology* 126: 1582-1592.

Harries AD, Baird A, Rhodes J (1982) Non-smoking: a feature of ulcerative colitis. *Br Med J* 284: 706.

Harries AD, Fitzsimons E, Fifield R et al (1983) Platelet count: a simple measure of activity in Crohn's disease. *Br Med J* 286.

Hawkes ND, Richardson C, Ch'Ng CL et al (2001) Enteric-release glyc-eryl trinitrate in active Crohn's disease: a randomized, double-blind, placebo-controlled trial. *Aliment Pharmacol Ther* 15: 1867-1873.

Hawkey CJ, Dube LM, Rountree LV et al (1997) A trial of zileuton versus mesalazine or placebo in the maintenance of remission of ulcerative colitis. The European Zileuton Study Group for Ulcerative Colitis. *Gastroenterology* 112: 718-724.

Hawthorne AB, Daneshmend TK, Hawkey CJ et al (1992a) Treatment of ulcerative colitis with fish oil supplementation: a prospective 12 month randomised controlled trial. *Gut* 33: 922-928.

Hawthorne AB, Logan RF, Hawkey CJ et al (1992b) Randomised con-trolled trial of azathioprine withdrawal in ulcerative colitis. *Br Med J* 305: 20-22.

Heuschkel RB, MacDonald TT, Monteleone G et al (2000) Imbalance of stromelysin-1 and TIMP-1 in the mucosal lesions of children with inflammatory bowel disease. *Gut* 47: 57-62.

Hibi T, Ogata H, Matsui T, et al (2004) The effectiveness of oral tacrolimus therapy against refractory ulcerative colitis: a placebo-controlled, double-blind, randomised study. *Gut* 53: A55.

Hilsden RJ, Scott CM, Verhoef MJ (1998) Complementary medicine use by patients with inflammatory bowel disease. *Am J Gastroenterol* 93: 697-701.

Hinrichs RH & Goldman H (1968) Localised giant pseudopolyposis of the colon. *JAMA* 205: 1081-1090.

Hogaboam CM, Vallance BA, Kumar A et al (1997) Therapeutic effects of interleukin-4 gene transfer in experimental inflammatory bowel disease. *J Clin Invest* 100: 2766-2776.

Hommes DW, Peppelenbosch MP, van Deventer SJ (2003) Mitogen activated protein (MAP) kinase signal transduction pathways and novel anti-inflammatory targets. *Gut* 52: 144-151.

Hommes DW, Sterringa G, van Deventer SJ et al (2004) The patho-genicity of cytomegalovirus in inflammatory bowel disease: a sys-tematic review and evidence-based recommendations for future research. *Inflamm Bowel Dis* 10: 245-250.

Huang GT, Eckmann L, Savidge TC, Kagnoff MF (1996) Infection of human intestinal epithelial cells with invasive bacteria upregulates apical intercellular adhesion molecule-1 (ICAM-1) expression and neutrophil adhesion. *J Clin Invest* 98: 572-583.

Hugot JP, Chamaillard M, Zouali H et al (2001) Association of NOD2 leucine-rich repeat variants with susceptibility to Crohn's disease. *Nature* 411: 599-603.

Hunt RH & Waye JE (eds) (1981) *Colonoscopy: Techniques, Clinical Practice and Colour Atlas.* London: Chapman & Hall.

Hyde GM, Jewell DP, Kettlewell MG, Mortensen NJ (2001) Cyclosporin for severe ulcerative colitis does not increase the rate of periopera-tive complications. *Dis Colon Rectum* 44: 1436-1440.

Irving P, Rampton D (2004) Leucocytopheresis for ulcerative colitis. *Dig Liver Dis* 36: 799-802.

Irving P, Macey M, Shah U et al (2004) Formation of platelet-leuco-cyte aggregates in inflammatory bowel disease. *Inflamm Bowel Dis* 10: 361-372.

Irving P, Pasi K, Rampton DS (2005) Thrombosis and inflammatory bowel disease. *Clin Gastroenterol Hepatol* 3: 617-628.

Iyer S, Lahana R, Buelow R (2002) Rational design and development of RDP58. *Curr Pharm Des* 8: 2217-2229.

Janowitz HD, Croen EC, Sachar DB (1998) The role of the fecal stream in Crohn's disease: an historical and analytic review. *Inflamm Bowel Dis* 4: 29-39.

Jarnerot G, Into-Malmberg MB, Esbjorner E (1981) Placental transfer of sulphasalazine and sulphapyridine and some of its metabolites. *Scand J Gastroenterol* 16: 693-697.

Jarnerot G, Rolny P, Sandberg-Gertzen H (1985) Intensive intra-venous treatment of ulcerative colitis. *Gastroenterology* 89: 1005-1013.

Jenkins D, Balsitis M, Gallivan S et al (1997) Guidelines for the initial biopsy diagnosis of suspected chronic idiopathic inflammatory bowel disease. The British Society of Gastroenterology Initiative. *J Clin Pathol* 50: 93-105.

Jobin C, Bradham CA, Russo MP et al (1999) Curcumin blocks cytokine-mediated NF-kappa B activation and proinflammatory gene expression by inhibiting inhibitory factor I-kappa B kinase activity. *J Immunol* 163: 3474-3483.

Johal SS, Hammond J, Solomon K et al (2004) *Clostridium difficile* associated diarrhoea in hospitalised patients: onset in the community and hospital and role of flexible sigmoidoscopy. *Gut* 53: 673-677.

Jones HW, Grogono J, Hoare AM (1987) Acute colitis in a district general hospital. *Br Med J* 294: 683-684.

Jowett SL, Seal CJ, Pearce MS et al (2004) Influence of dietary factors on the clinical course of ulcerative colitis: a prospective cohort study. *Gut* 53: 1479-1484.

Kambham N, Vij R, Cartwright CA, Longacre T (2004) Cytomegalovirus infection in steroid-refractory ulcerative colitis: a case-control study. *Am J Surg Pathol* 28: 365-373.

Kane S, Huo D, Aikens J, Hanauer S (2003) Medication nonadherence and the outcomes of patients with quiescent ulcerative colitis. *Am J Med* 114: 39-43.

Kett K, Rognum TO, Brandtzaeg P (1987) Mucosal subclass distribu-tion of immunoglobulin G-producing cells is different in ulcerative colitis and Crohn's disease of the colon. *Gastroenterology* 93: 919-924.

Kiesslich R, Fritsch J, Holtmann M, et al (2003) Methylene blue-aided chromoendoscopy for the detection of intraepithelial neoplasia and colon cancer in ulcerative colitis. *Gastroenterology* 124: 880-888.

Kjeldsen J, Schaffalitzky de Muckadell OB (1993) Assessment of dis-ease severity and activity in inflammatory bowel disease. *Scand J Gastroenterol* 28: 1-9.

Korelitz BI (1998) Inflammatory bowel disease and pregnancy. *Gastroenterol Clin North Am* 27: 213-224.

Kornbluth A, Sachar DB (2004) Ulcerative colitis practice guidelines in adults (update) American College of Gastroenterology, Practice Parameters Committee. *Am J Gastroenterol* 99: 1371-1385.

Kornbluth A, Present DH, Lichtiger S, Hanauer S (1997) Cyclosporin for severe ulcerative colitis: a user's guide. *Am J Gastroenterol* 92: 1424-1428.

Kornfeld D, Cnattingius S, Ekbom A (1997) Pregnancy outcomes in women with inflammatory bowel disease-a population-based cohort study. *Am J Obstet Gynecol* 177: 942-946.

Koutroubakis IE, Vlachonikolis IG, Kouroumalis EA (2002) Role of appendicitis and appendectomy in the pathogenesis of ulcerative colitis: a critical review. *Inflamm Bowel Dis* 8: 277-286.

Kruidenier L, Verspaget HW (2002) Review article: oxidative stress as a pathogenic factor in inflammatory bowel disease-radicals or ridiculous? *Aliment Pharmacol Ther* 16: 1997-2015.

Kruis W, Schutz E, Fric P et al (1997) Double-blind comparison of an oral *Escherichia coli* preparation and mesalazine in maintaining remission of ulcerative colitis. *Aliment Pharmacol Ther* 11: 853 - 858.

Kruis W, Fric P, Pokrotnieks J et al (2004) Maintaining remission of ulcerative colitis with the probiotic *Escherichia coli* Nissle 1917 is as effective as with standard mesalazine. *Gut* 53: 1617-1623.

Kucharzik T, Stoll R, Lugering N, Domschke W (1995) Circulating antiinflammatory cytokine IL-10 in patients with inflammatory bowel disease (IBD). *Clin Exp Immunol* 100: 452-456.

Langholz E, Munkholm P, Davidsen M, Binder V (1992) Colorectal cancer risk and mortality in patients with ulcerative colitis. *Gastroenterology* 103: 1444-1451.

Langholz E, Munkholm P, Davidsen M, Binder V (1994) Course of ulcerative colitis: analysis of changes in disease activity over years. *Gastroenterology* 107: 3-11.

Langmead L, Rampton DS (2001) Review article: herbal treatment in gastrointestinal and liver disease-benefits and dangers. *Aliment Pharmacol Ther* 15: 1239-1252.

Langmead L, Rampton DS (2002) Plain abdominal radiographic fea-tures are not reliable markers of disease extent in active ulcerative colitis. *Am J Gastroenterol* 97: 354-359.

Langmead L, Chitnis M, Rampton DS (2002) Use of complementary therapies by patients with IBD may indicate psychosocial distress. *Inflamm Bowel Dis* 8: 174-179.

Langmead L, Feakins RM, Goldthorpe S et al (2004) Randomized, double-blind, placebo-controlled trial of oral aloe vera gel for active ulcerative colitis. *Aliment Pharmacol Ther* 19: 739-747.

Lashner BA, Provencher KS, Seidner DL et al (1997) The effect of folic acid supplementation on the risk for cancer or dysplasia in ulcera-tive colitis. *Gastroenterology* 112: 29-32.

Leijonmarck CE, Liljeqvist L, Poppen B, Hellers G (1992) Surgery after colectomy for ulcerative colitis. *Dis Colon Rectum* 35: 495-502.

Lennard L (2002) TPMT in the treatment of Crohn's disease with azathioprine. *Gut* 51: 143-146.

Levenstein S, Prantera C, Varvo V et al (1994) Psychological stress and disease activity in ulcerative colitis: a multidimensional cross-sectional study. *Am J Gastroenterol* 89: 1219-1225.

Levenstein S, Prantera C, Varvo V et al (2000) Stress and exacerbation in ulcerative colitis: a prospective study of patients enrolled in remission. *Am J Gastroenterol* 95: 1213-1220.

Lichtiger S, Present DH, Kornbluth A et al (1994) Cyclosporine in severe ulcerative colitis refractory to steroid therapy. *N Engl J Med* 330: 1841-1845.

Lindor KD (1997) Ursodiol for primary sclerosing cholangitis. Mayo Primary Sclerosing Cholangitis-Ursodeoxycholic Acid Study Group. *N Engl J Med* 336: 691-695.

Lindsay JO, Hodgson HJ (2001) Review article: the immunoregulatory cytokine interleukin-10-a therapy for Crohn's disease? *Aliment Pharmacol Ther* 15: 1709-1716.

Löfberg R, Danielsson A, Suhr O et al (1996) Oral budesonide versus prednisolone in patients with active extensive and left-sided ulcera-tive colitis. *Gastroenterology* 110: 1713-1718.

MacDonald TT (1995) Breakdown of tolerance to the intestinal bacte-rial flora in inflammatory bowel disease (IBD). *Clin Exp Immunol* 102: 445-447.

Macpherson A, Khoo UY, Forgacs I et al (1996) Mucosal antibodies in inflammatory bowel disease are directed against intestinal bacteria. *Gut* 38: 365-375.

Madsen SM, Schlichting P, Davidsen B et al (2001) An open-labeled, randomized study comparing systemic interferon-alpha-2A and prednisolone enemas in the treatment of left-sided ulcerative colitis. *Am J Gastroenterol* 96: 1807-1815.

Mahadevan U, Loftus EV Jr, Tremaine WJ et al (2002) Azathioprine or 6-mercaptopurine before colectomy for ulcerative colitis is not asso-ciated with increased postoperative complications. *Inflamm Bowel Dis* 8: 311-316.

Mahida YR (1997) Mechanisms of host protection and inflammation in the gastrointestinal tract. *J R Coll Physicians Lond* 31: 493-497.

Mahida YR, Rolfe VE (2004) Host-bacterial interactions in inflamma-tory bowel disease. *Clin Sci* 107: 331-341.

Mantyh CR, Vigna SR, Bollinger RR et al (1995) Differential expres-sion of substance P receptors in patients with Crohn's disease and ulcerative colitis. *Gastroenterology* 109: 850-860.

Marion JF, Present DH (1997) The modern medical management of acute, severe ulcerative colitis. *Eur J Gastroenterol Hepatol* 9: 831-835.

Marshall JK, Irvine EJ (1997) Rectal corticosteroids versus alternative treatments in ulcerative colitis: a meta-analysis. *Gut* 40: 775-781.

Marshall JK, Irvine EJ (2000) Putting rectal 5-aminosalicylic acid in its place: the role in distal ulcerative colitis. *Am J Gastroenterol* 95: 1628-1636.

Marteau P, Probert C (2005) PINCE study.

Martin HM, Campbell BJ, Hart CA et al (2004) Enhanced *Escherichia coli* adherence and invasion in Crohn's disease and colon cancer. *Gastroenterology* 127: 80-93.

Masala G, Bagnoli S, Ceroti M et al (2004) Divergent patterns of total and cancer mortality in ulcerative colitis and Crohn's disease patients: the Florence IBD study 1978—

2001. *Gut* 53: 1309-1313.

Mason S, Tovey P, Long AF (2002) Evaluating complementary medi-cine: methodological challenges of randomised controlled trials. *Br Med J* 325: 832-834.

Matuk R, Crawford J, Abreu MT et al (2004) The spectrum of gastrointestinal toxicity and effect on disease activity of selective cyclooxygenase-2 inhibitors in patients with inflammatory bowel disease. *Inflamm Bowel Dis* 10: 352-356.

Mayer L, Eisenhardt D (1990) Lack of induction of suppressor T cells by intestinal epithelial cells from patients with inflammatory bowel disease. *J Clin Invest* 86: 1255-1260.

Mayer L, Shlien R (1987) Evidence for function of Ia molecules on gut epithelial cells in man. *J Exp Med* 166: 1471-1483.

McAlindon ME, Hawkey CJ, Mahida YR (1998) Expression of inter-leukin 1 beta and interleukin 1 beta converting enzyme by intes-tinal macrophages in health and inflammatory bowel disease. *Gut* 42: 214-219.

McConnell R, Vadheim C (1992) Inflammatory bowel disease. In King R, Rotter J, Motulsky K (eds), *The Genetic Basis of Common Diseases*. Oxford: Oxford University Press, pp 326-348.

McGovern DP, van Heel DA, Ahmad T, Jewell DP (2001) *NOD2* (*CARD15*), the first susceptibility gene for Crohn's disease. *Gut* 49: 752-754.

McInerney G, Sauer W, Baggenstossa H, Hodgson J (1962) Fulminating ulcerative colitis with marked colonic dilatation: a clinicopathologic study. *Gastroenterology* 42: 244-257.

Meucci G, Vecchi M, Astegiano M et al (2000) The natural history of ulcerative proctitis: a multicenter, retrospective study. Gruppo di Studio per le Malattie Inflammatorie Intestinali (GSMII). *Am J Gastroenterol* 95: 469-473.

Meyer AM, Ramzan NN, Loftus EV Jr et al (2004) The diagnostic yield of stool pathogen studies during relapses of inflammatory bowel disease. *J Clin Gastroenterol* 38: 772-775.

Mielants H, Veys EM (1985) HLA-B27 related arthritis and bowel inflammation. Part 1. Sulfasalazine (salazopyrin) in HLA-B27 related reactive arthritis. *J Rheumatol* 12: 287-293.

Miehsler W, Reinisch W, Valic E et al (2004) Is inflammatory bowel disease an independent and disease specific risk factor for thromboembolism? *Gut* 53: 542-548.

Miller JP (1986) Inflammatory bowel disease in pregnancy: a review. *J R Soc Med* 79: 221 - 225.

Miller MJ, Sadowska-Krowicka H, Chotinaruemol S et al (1993) Amelioration of chronic ileitis by nitric oxide synthase inhibition. *J Pharmacol Exp Ther* 264: 11-16.

Mitchell SA, Bansi DS, Hunt N et al (2001) A preliminary trial of high-dose ursodeoxycholic acid in primary sclerosing cholangitis. *Gastroenterology* 121: 900-907.

Mittermaier C, Dejaco C, Waldhoer T et al (2004) Impact of depressive mood on relapse in patients with inflammatory bowel disease: a prospective 18-month follow-up study. *Psychosom Med* 66: 79-84.

Mizoguchi A, Mizoguchi E, Chiba C, Bhan AK (1996) Role of appendix in the development of inflammatory bowel disease in TCR-alpha mutant mice. *J Exp Med* 184: 707-715.

Mogadam M, Korelitz BI, Ahmed SW et al (1981) The course of inflammatory bowel disease during pregnancy and postpartum. *Am J Gastroenterol* 75: 265-269.

Moncada S, Higgs A (1993) The L-arginine-nitric-oxide pathway. *N Engl J Med* 329: 2002-2012.

Morson BC & Dawson IMP (1979) *Gastrointestinal Pathology*. London: Blackwell.

Moum B, Ekbom A, Vatn MH et al (1997) Clinical course during the 1st year after diagnosis in ulcerative colitis and Crohn's disease. Results of a large, prospective population-based study in south-eastern Norway, 1990—93. *Scand J Gastroenterol* 32: 1005-1012.

Muller A, Stevens P, MacIntyre A et al (2004) Prospective two year study of 5-aminosalicylate nephrotoxicity in the UK. *Gut* 53: A2.

Murray JB (1984) Psychological factors in ulcerative colitis. *J Gen Psychol* 110: 201-221.

Mylonaki M, Langmead L, Pantes A et al (2004) Enteric infection in relapse of inflammatory bowel disease: importance of microbiolog-ical examination of stool. *Eur J Gastroenterol Hepatol* 16: 775-778.

Mylonaki M, Rayment N, Hudspith B et al (2005) Molecular charac-terisation of rectal mucosa-associated bacterial flora in inflamma-tory bowel disease. *Inflamm Bowel Dis* 11: 481-487.

Narendranathan M, Sandler RS, Suchindran CM, Savitz DA (1989) Male infertility in inflammatory bowel disease. *J Clin Gastroenterol* 11: 403-406.

Neurath MF, Pettersson S, Meyer zum Buschenfelde KH, Strober W (1996) Local administration of antisense phosphorothioate oligonucleotides to the p65 subunit of NF-kappa B abrogates estab-lished experimental colitis in mice. *Nat Med* 2: 998-1004.

Neurath MF, Wanitschke R, Peters M et al (1999) Randomised trial of mycophenolate mofetil versus azathioprine for treatment of chronic active Crohn's disease. *Gut* 44: 625-628.

Nielsen OH, Andreasson B, Bondesen S, Jarnum S (1983) Pregnancy in ulcerative colitis. *Scand J Gastroenterol* 18: 735-742.

Nielsen OH, Vainer B, Rask-Madsen J (2001) Review article: the treat-ment of inflammatory bowel disease with 6-mercaptopurine or azathioprine. *Aliment Pharmacol Ther* 15: 1699-1708.

Nikolaus S, Folscn U, Schreiber S (2000a) Immunopharmacology of 5-aminosalicylic acid and of glucocorticoids in the therapy of inflammatory bowel disease. *Hepatogastroenterology* 47: 71-82.

Nikolaus S, Raedler A, Kuhbacker T et al (2000b) Mechanisms in failure of infliximab for Crohn's disease. *Lancet* 356: 1475-1479.

North CS, Alpers DH (1994) A review of studies of psychiatric factors in Crohn's disease: etiologic implications. *Ann Clin Psychiatry* 6: 117-124.

Novacek G, Miehsler W, Kapiotis S et al (1999) Thromboembolism and resistance to activated protein C in patients with inflammatory bowel disease. *Am J Gastroenterol* 94: 685-690.

Orchard T, Wordsworth B, Jewell D (1998) Peripheral arthropathies in inflammatory bowel disease: their articular distribution and natural history. *Gut* 42: 387-391.

Orchard T, Thiyagaraja S, Welsh K et al (2000) Clinical phenotype is related to HLA genotype in the peripheral arthropathies of inflam-matory bowel disease. *Gastroenterology* 118: 274-278.

Orchard TR, Chua CN, Ahmad T et al (2002) Uveitis and erythema nodosum in inflammatory bowel disease: clinical features and the role of HLA genes. *Gastroenterology* 123: 714-718.

Ording Olsen K, Juul S, Berndtsson I et al (2002) Ulcerative colitis: female fecundity before diagnosis, during disease, and after sur-gery compared with a population sample. *Gastroenterology* 122: 15-19.

Oresland T, Palmblad S, Ellstrom M et al (1994) Gynaecological and sexual function related to anatomical changes in the female pelvis after restorative proctocolectomy. *Int J Colorectal Dis* 9: 77-81.

Panes J, Esteve M, Cabre E et al (2000) Comparison of heparin and steroids in the treatment of moderate and severe ulcerative colitis. *Gastroenterology* 119: 903-908.

Papa A, Danese S, Gasbarrini A, Gasbarrini G (2000) Review article: potential therapeutic applications and mechanisms of action of heparin in inflammatory bowel disease. *Aliment Pharmacol Ther* 14: 1403-1409.

Papadakis KA, Targan SR (2000) Role of cytokines in the pathogene-sis of inflammatory bowel disease. *Annu Rev Med* 51: 289-298.

Pardi DS, Loftus EV Jr, Kremers WK et al (2003) Ursodeoxycholic acid as a chemopreventive agent in patients with ulcerative colitis and primary sclerosing cholangitis. *Gastroenterology* 124: 889-893.

Parkes M, Barmada MM, Satsangi J et al (2000) The IBD2 locus shows linkage heterogeneity between ulcerative colitis and Crohn disease. *Am J Hum Genet* 67: 1605-1610.

Pera A, Bellando P, Caldera D et al (1987) Colonoscopy in inflamma-tory bowel disease. Diagnostic accuracy and proposal of an endoscopic score. *Gastroenterology* 92: 181-185.

Porcelli P, Zaka S, Centonze S, Sisto G (1994) Psychological distress and levels of disease activity in inflammatory bowel disease. *Ital J Gastroenterol* 26: 111-115.

Porter RJ, Stirrat GM (1986) The effects of inflammatory bowel disease on pregnancy: a case-controlled retrospective analysis. *Br J Obstet Gynaecol* 93: 1124-1131.

Powell-Tuck J, Day DW, Buckell NA et al (1982) Correlations between defined sigmoidoscopic appearances and other measures of disease activity in ulcerative colitis. *Dig Dis Sci* 27: 533-537.

Present DH, Wolfson D, Gelernt IM et al (1988) Medical decompres-sion of toxic megacolon by 'rolling.' A new technique of decompres-sion with favorable long-term follow-up. *J Clin Gastroenterol* 10: 485-490.

Probert CS, Jayanthi V, Rampton DS, Mayberry JF (1996) Epidemiology of inflammatory bowel disease in different ethnic and religious groups: limitations and aetiological clues. *Int J Colorectal Dis* 11: 25-28.

Pullan RD, Rhodes J, Ganesh S et al (1994) Transdermal nicotine for active ulcerative colitis. *N Engl J Med* 330: 811-815.

Qiu BS, Vallance BA, Blennerhassett PA, Collins SM (1999) The role of CD4+ lymphocytes in the susceptibility of mice to stress-induced reactivation of experimental colitis. *Nat Med* 5: 1178-1182.

Rachmilewitz D (1999) On smoking, rats, and inflammatory bowel disease. *Gastroenterology* 117: 1008-1011.

Rachmilewitz D, Stamler JS, Karmeli F et al (1993) Peroxynitrite-induced rat colitis-a new model of colonic inflammation. *Gastroenterology* 105: 1681-1688.

Radomski JS, Moritz MJ, Munoz SJ et al (1995) National Transplantation Pregnancy Registry: analysis of pregnancy outcomes in female liver transplant recipients. *Liver Transpl Surg* 1: 281-284.

Rajapakse R, Korelitz BI (2001) Inflammatory bowel disease during pregnancy. *Curr Treat Options Gastroenterol* 4: 245-251.

Rampton DS (2001) Methotrexate in Crohn's disease. *Gut* 48: 790-791.

Rampton DS, Hawkey CJ (1984) Prostaglandins and ulcerative colitis. *Gut* 25: 1399-1413.

Rautio M, Jousimies-Somer H, Kauma H et al (1999) Liver abscess due to a *Lactobacillus rhamnosus* strain indistinguishable from *L. rhamno-sus* strain GG. *Clin Infect Dis* 28: 1159-1160.

Ravid A, Richard CS, Spencer LM et al (2002) Pregnancy, delivery, and pouch function after ileal pouch-anal anastomosis for ulcerative colitis. *Dis Colon Rectum* 45: 1283-1288.

Rayburn W (1998) Connective tissue disorders and pregnancy. Recommendations for prescribing. *J Reprod Med* 43: 341-349.

Rembacken BJ, Snelling AM, Hawkey PM et al (1999) Non-pathogenic *Escherichia coli* versus mesalazine for the treatment of ulcerative colitis: a randomised trial. *Lancet* 354: 635-639.

Rhodes JM (1997) Colonic mucus and ulcerative colitis. *Gut* 40: 807-808.

Roberts WG, Simon TJ, Berlin RG et al (1997) Leukotrienes in ulcera-tive colitis: results of a multicenter trial of a leukotriene biosynthe-sis inhibitor, MK-591. *Gastroenterology* 112: 725-732.

Roediger WE (1980) The colonic epithelium in ulcerative colitis: an energy-deficiency disease? *Lancet* 2: 712-715.

Rubin GP, Hungin AP, Kelly PJ, Ling J (2000) Inflammatory bowel dis-ease: epidemiology and management in an English general practice population. *Aliment Pharmacol Ther* 14: 1553-1559.

Rubin G, Hungin AP, Chinn D et al (2002) Long-term aminosalicylate therapy is under-used in patients with ulcerative colitis: a cross-sectional survey. *Aliment Pharmacol Ther* 16: 1889-1893.

Rugtveit J, Haraldsen G, Hogasen AK et al (1995) Respiratory burst of intestinal macrophages in inflammatory bowel disease is mainly caused by CD14+ L1+ monocyte derived cells. *Gut* 37: 367-373.

Rutgeerts P, Goboes K, Peeters M et al (1991) Effect of faecal stream diversion on recurrence of Crohn's disease in the neoterminal ileum. *Lancet* 338: 771-774.

Rutgeerts P, D'Haens G, Hiele M et al (1994) Appendectomy protects against ulcerative colitis. *Gastroenterology* 106: 1251-1253.

Rutgeerts P, Van Assche G, Vermeire S (2004) Optimizing anti-TNF treatment in inflammatory bowel disease. *Gastroenterology* 126: 1593-1610.

Rutgeerts P, Feagan BG, Olson A et al (2005) A randomized placebo-controlled trial of infliximab therapy for active ulcerative colitis: Act 1 trial. *Gastroenterology* DDW May 2005, Abstract 689.

Rutter MD, Saunders BP, Schofield G et al (2004a) Pancolonic indigo carmine dye spraying for the detection of dysplasia in ulcerative colitis. *Gut* 53: 256-260.

Rutter MD, Saunders BP, Wilkinson KH et al (2004b) Most dysplasia in ulcerative colitis is visible at colonoscopy. *Gastrointest Endosc* 60: 334-339.

Safdi M, DeMicco M, Sninsky C et al (1997) A double-blind compari-son of oral versus rectal mesalamine versus combination therapy in the treatment of distal ulcerative colitis. *Am J Gastroenterol* 92: 1867-1871.

Salmi M, Jalkanen S (1998) Endothelial ligands and homing of mucosal leucocytes in extraintestinal manifestations of IBD. *Inflamm Bowel Dis* 4: 149-156.

Sandborn WJ (1995) Cyclosporine therapy for inflammatory bowel disease: definitive answers and remaining questions. *Gastroenterology* 109: 1001-1003.

Sandborn WJ (1999) Nicotine therapy for ulcerative colitis: a review of rationale, mechanisms, pharmacology, and clinical results. *Am J Gastroenterol* 94: 1161-1171.

Sandborn WJ, Faubion WA (2000) Clinical pharmacology of inflam-matory bowel disease therapies. *Curr Gastroenterol Rep* 2: 440-445.

Sandborn WJ, Targan SR (2002) Biologic therapy of inflammatory bowel disease. *Gastroenterology* 122: 1592-1608.

Sandborn WJ, Tremaine WJ, Schroeder KW et al (1994) A

placebo-controlled trial of cyclosporine enemas for mildly to moderately active left-sided ulcerative colitis. *Gastroenterology* 106：1429-1435.

Sandborn WJ, Present DH, Isaacs KL et al (2003) Tacrolimus for the treatment of fistulas in patients with Crohn's disease: a random-ized, placebo-controlled trial. *Gastroenterology* 125：380-388.

Sandborn WJ, Rachmilewitz D, Hanauer SB et al (2005) Infliximab induction and maintenance therapy for ulcerative colitis: the Act 2 trial. *Gastroenterology* DDW May 2005, Abstract 688.

Sartor RB (2004) Therapeutic manipulation of the enteric microflora in inflammatory bowel diseases: antibiotics, probiotics, and prebiotics. *Gastroenterology* 126：1620-1633.

Satsangi J, Grootscholten C, Holt H, Jewell DP (1996a) Clinical pat-terns of familial inflammatory bowel disease. *Gut* 38：738-741.

Satsangi J, Welsh KI, Bunce M et al (1996b) Contribution of genes of the major histocompatibility complex to susceptibility and disease phenotype in inflammatory bowel disease. *Lancet* 347：1212-1217.

Scheppach W, Sommer H, Kirchner T et al (1992) Effect of butyrate enemas on the colonic mucosa in distal ulcerative colitis. *Gastroenterology* 103：51-56.

Schreiber S, MacDermott RP, Raedler A et al (1991) Increased activa-tion of isolated intestinal lamina propria mononuclear cells in inflammatory bowel disease. *Gastroenterology* 101：1020-1030.

Schuermann GM, Aber-Bishop AE, Facer P et al (1993) Altered expression of cell adhesion molecules in uninvolved *gut* in inflam-matory bowel disease. *Clin Exp Immunol* 94：341-347.

Schuppan D, Hahn EG (2000) MMPs in the gut: inflammation hits the matrix. *Gut* 47：12-14.

Scott IS, Sheaff M, Coumbe A et al (1998) Appendiceal inflammation in ulcerative colitis. *Histopathology* 33：168-173.

Seibold F, Weber P, Schoning A et al (1996) Neutrophil antibodies (pANCA) in chronic liver disease and inflammatory bowel disease: do they react with different antigens? *Eur J Gastroenterol Hepatol* 8：1095-1100.

Shanahan F (2002) Probiotics and inflammatory bowel disease: from fads and fantasy to facts and future. *Br J Nutr* 88：S5-9.

Shanahan F, Quera R (2004) CON: surveillance for ulcerative colitis-associated cancer: time to change the endoscopy and the microscopy. *Am J Gastroenterol* 99：1633-1636.

Sharon P, Stenson WF (1984) Enhanced synthesis of leukotriene B4 by colonic mucosa in inflammatory bowel disease. *Gastroenterology* 86：453-460.

Shivananda S, Lennard-Jones J, Logan R et al (1996) Incidence of inflammatory bowel disease across Europe: is there a difference between north and south? Results of the European Collaborative Study on Inflammatory Bowel Disease (EC-IBD). *Gut* 39：690-697.

Simmonds NJ, Rampton DS (1993) Inflammatory bowel disease- a radical view. *Gut* 34：865-868.

Sinclair TS, Brunt PW, Mowat NA (1983) Nonspecific proctocolitis in northeastern Scotland: a community study. *Gastroenterology* 85：1-11.

Singer I, Kawka DW, Schloemann S et al (1998) Cyclooxygenase 2 is induced in colonic epithelial cells in inflammatory bowel disease. *Gastroenterology* 115：297-306.

Sinha A, Nightingale J, West KP et al (2003) Epidermal growth factor enemas with oral mesalamine for mild-to-moderate left-sided ulcer-ative colitis or proctitis. *N Engl J Med* 349：350-357.

Soukiasian SH, Foster CS, Raizman MB (1994) Treatment strategies for scleritis and uveitis associated with inflammatory bowel disease. *Am J Ophthalmol* 118：601-611.

Stowe SP, Redmond SR, Stormont JM et al (1990) An epidemiologic study of inflammatory bowel disease in Rochester, New York. Hospital incidence. *Gastroenterology* 98：104-110.

Strobach RS, Ross AH, Markin RS et al (1990) Neural patterns in inflammatory bowel disease: an immunohistochemical survey. *Mod Pathol* 3：488-493.

Subhani JM, Hamilton MI (1998) Review article: The management of inflammatory bowel disease during pregnancy. *Aliment Pharmacol Ther* 12：1039-1053.

Summers R, Elliott D, Thompson R et al (2004) Double-blind, placebo-controlled trial of helminth ova therapy in active ulcerative colitis. *Gastroenterology* 126：A83.

Summers RW, Elliott DE, Qadir K et al (2003) *Trichuris suis* seems to be safe and possibly effective in the treatment of inflammatory bowel disease. *Am J Gastroenterol* 98：2034-2041.

Surawicz CM, Haggitt RC, Husseman M, McFarland LV (1994) Mucosal biopsy diagnosis of colitis: acute self-limited colitis and idiopathic inflammatory bowel disease. *Gastroenterology* 107：755-763.

Sutherland LR, Ramcharan S, Bryant H, Fick G (1990) Effect of ciga-rette smoking on recurrence of Crohn's disease. *Gastroenterology* 98：1123-1128.

Sutherland L, Roth D, Beck P et al (2000) Oral 5-aminosalicylic acid for maintaining remission in ulcerative colitis. Cochrane Database System, rev 2.

Sutherland L, Roth D, Beck P et al (2002) Oral 5-aminosalicylic acid for maintenance of remission in ulcerative colitis. Cochrane Database System, rev 4.

Tan MH, Gordon M, Lebwohl O et al (2001) Improvement of Pyoderma gangrenosum and psoriasis associated with Crohn dis-ease with anti-tumor necrosis factor alpha monoclonal antibody. *Arch Dermatol* 137：930-933.

Thomas GA, Rhodes J, Mani V et al (1995) Transdermal nicotine as maintenance therapy for ulcerative colitis. *N Engl J Med* 332：988-992.

Thromboembolism GCTFR (1992) Risk of and prophylaxis for venous thromboembolism in hospital patients. *Br Med J* 305：567-574.

Tiede I, Fritz G, Strand S et al (2003) CD28-dependent Rac1 activation is the molecular target of azathioprine in primary human CD4+ T lymphocytes. *J Clin Invest* 111：1133-1145.

Tilg H, Vogelsang H, Ludwicek O (2003) A randomized placebo-con-trolled trial of pegylated interferon alpha in active ulcerative colitis. *Gastroenterology* 124：A62.

Timmer A, Sutherland LR, Martin F (1998) Oral contraceptive use and smoking are risk factors for relapse in Crohn's disease. The Canadian Mesalamine for Remission of Crohn's Disease Study Group. *Gastroenterology* 114：1143-1150.

Torok N, Gores GJ (2001) Cholangiocarcinoma. *Semin Gastrointest Dis* 12：125-132.

Travis S, Farrant J, Ricketts C et al (1996) Predicting outcome in severe ulcerative colitis. *Gut* 38：905-910.

Travis S, Yap L, Hawkey C et al (2003) RDP58-novel and effective oral therapy for ulcerative colitis: results of parallel prospective, multi-centre, placebo-controlled trials. *Gut*：A5.

Truelove SC, Witts LJ (1955) Cortisone in ulcerative colitis; final report on a therapeutic trial. *Br Med J* 29：1041-1048.

Tsironi E, Feakins RM, Roberts CS et al (2004) Incidence of inflamma-tory bowel disease is rising and abdominal tuberculosis is falling in Bangladeshis in East London, United Kingdom. *Am J Gastroenterol* 99：1749-1755.

Tung BY, Emond MJ, Haggitt RC et al (2001) Ursodiol use is associated with lower prevalence of colonic neoplasia in patients with ulcera-tive colitis and primary sclerosing cholangitis. *Ann Intern Med* 134: 89-95.

Turunen UM, Farkkila MA, Hakala K et al (1998) Long-term treat-ment of ulcerative colitis with ciprofloxacin: a prospective, double-blind, placebo-controlled study. *Gastroenterology* 115: 1072-1078.

Tysk C, Lindberg E, Jarnerot G, Floderus-Myrhed B (1988) Ulcerative colitis and Crohn's disease in an unselected population of monozy-gotic and dizygotic twins. A study of heritability and the influence of smoking. *Gut* 29: 990-996.

Tytgat KM, van der Wal JW, Einerhand AW et al (1996) Quantitative analysis of MUC2 synthesis in ulcerative colitis. *Biochem Biophys Res Commun* 224: 397-405.

Tytgat GN, Van Nueten L, Van De Velde I et al (2002) Efficacy and safety of oral ridogrel in the treatment of ulcerative colitis: two multicentre, randomized, double-blind studies. *Aliment Pharmacol Ther* 16: 87-99.

Van Assche G, Dalle I, Noman M et al (2003a) A pilot study on the use of the humanized anti-interleukin-2 receptor antibody daclizumab in active ulcerative colitis. *Am J Gastroenterol* 98: 369-376.

Van Assche G, D'Haens G, Noman M et al (2003b) Randomized, double-blind comparison of 4 mg/kg versus 2 mg/kg intravenous ciclosporin in severe ulcerative colitis. *Gastroenterology* 125: 1025-1031.

van Deventer SJ (2002) Small therapeutic molecules for the treatment of inflammatory bowel disease. *Gut* 50: III 47-53.

van Deventer SJ, Tami JA, Wedel MK (2004) A randomised, controlled, double blind, escalating dose study of alicaforsen enema in active ulcerative colitis. *Gut* 53: 1646-1651.

Veloso FT, Carvalho J, Magro F (1996) Immune-related systemic manifestations of inflammatory bowel disease. A prospective study of 792 patients. *J Clin Gastroenterol* 23: 29-34.

Vera A, Moledina S, Gunson B, al, et (2002) Risk factors for recur-rence of primary sclerosing cholangitis of liver allograft. *Lancet* 360: 1943-1944.

Vera A, Gunson BK, Ussatoff V et al (2003) Colorectal cancer in patients with inflammatory bowel disease after liver transplanta-tion for primary sclerosing cholangitis. *Transplantation* 75: 1983-1988.

Vernia P, Marcheggiano A, Caprilli R et al (1995) Short-chain fatty acid topical treatment in distal ulcerative colitis. *Aliment Pharmacol Ther* 9: 309-313.

Verspaget HW, Pena AS, Weterman IT, Lamers CB (1988) Diminished neutrophil function in Crohn's disease and ulcerative colitis identi-fied by decreased oxidative metabolism and low superoxide dismu-tase content. *Gut* 29: 223-228.

von Lampe B, Barthel B, Coupland SE et al (2000) Differential expres-sion of matrix metalloproteinases and their tissue inhibitors in colon mucosa of patients with inflammatory bowel disease. *Gut* 47: 63-73.

von Wietersheim J, Kohler T, Feiereis H (1992) Relapse-precipitating life events and feelings in patients with inflammatory bowel disease. *Psychother Psychosom* 58: 103-112.

Waetzig GH, Schreiber S (2003) Review article: mitogen-activated protein kinases in chronic intestinal inflammation-targeting ancient pathways to treat modern diseases. *Aliment Pharmacol Ther* 18: 17-32.

Wallace JL (2001) Prostaglandin biology in inflammatory bowel disease. *Gastroenterol Clin North Am* 30: 971-980.

Walmsley R, Ayres R, Pounder R, Allen R (1998) A simple clinical colitis activity index. *Gut* 43: 29-32.

Webberley MJ, Hart MT, Melikian V (1993) Thromboembolism in inflammatory bowel disease: role of platelets. *Gut* 34: 247-251.

Welters CF, Heineman E, Thunnissen FB et al (2002) Effect of dietary inulin supplementation on inflammation of pouch mucosa in patients with an ileal pouch-anal anastomosis. *Dis Colon Rectum* 45: 621-627.

Willoughby CP, Truelove SC (1980) Ulcerative colitis and pregnancy. *Gut* 21: 469-474.

Winther KV, Jess T, Langholz E et al (2003) Survival and cause-specific mortality in ulcerative colitis: follow-up of a popula-tion-based cohort in Copenhagen County. *Gastroenterology* 125: 1576-1582.

World MJ, Stevens PE, Ashton MA, Rainford DJ (1996) Mesalazine-associated interstitial nephritis. *Nephrol Dial Transplant* 11: 614-621.

Wright R, Truelove SC (1965) A controlled therapeutic trial of various diets in ulcerative colitis. *Br Med* J2: 138-141.

Wurzelmann JI, Lyles CM, Sandler RS (1994) Childhood infections and the risk of inflammatory bowel disease. *Dig Dis Sci* 39: 555-560.

Zins BJ, Sandborn WJ, Mays DC et al (1997a) Pharmacokinetics of nicotine tartrate after single-dose liquid enema, oral, and intra-venous administration. *J Clin Pharmacol* 37: 426-436.

Zins BJ, Sandborn WJ, McKinney JA et al (1997b) A dose-ranging study of azathioprine pharmacokinetics after single-dose adminis-tration of a delayed-release oral formulation. *J Clin Pharmacol* 37: 38-46.

Zollman C, Vickers A (1999) ABC of complementary medicine. Users and practitioners of complementary medicine. *Br Med J* 319: 836-838.

36

第 36 章　溃疡性直肠炎

溃疡性直肠炎通常与溃疡性结肠炎有很大的区别。因此，在这里作为单独一章进行讨论（Juby 等，1990；Griffen 和 Minor，1996）。它很少在直肠和乙状结肠上蔓延，因此不会发生全身性症状、癌症或是肠外表现（Sparberg 等，1966）（表 36.1）。

溃疡性直肠炎是良性的，随访 20 年不到 6%的病人需要手术治疗，近端延伸至乙状结肠的危险率低于 30%，罕见累及到肝曲（Powell-Tuck 等，1977；Farmer 等，1993）。自发性直肠炎需与引起直肠疼痛、出血、腹泻和黏膜炎症的其他疾病相区别，鉴别诊断包括：直肠脱垂、不完全性肠套叠、单纯性溃疡、克罗恩病、放射性直肠炎、功能丧失性直肠炎、缺血性直肠炎、传染性疾病和直肠炎性传播疾病。

大多数反复或持续性溃疡性直肠炎病人短期局部使用类固醇激素或 5-氨基水杨酸效果良好，但易复发，病程长，患者各个系统功能良好，只是症状持久且顽固。很少使用手术疗法，但对于少数出血严重的危重病例，可以考虑手术治疗。

表 36.1　直肠炎与直肠乙状结肠炎的比较：1

	直肠（*n*=45）	直肠和乙状结肠 *n*=175）
并发症		
贫血	2（4%）	35（20%）
关节炎	0	15（9%）
癌	0	1（1%）
结节性红斑	0	1（1%）
坏疽性脓皮病	1（2%）	2（1%）
眼色素层炎	0	1（1%）
病程		
轻度	41（91%）	146（83%）
中度	2（5%）	21（12%）
重度	2（5%）	8（5%）
手术治疗	1（2%）	7（4%）

来源自：Sparberg 等（1966）。

病因学

溃疡性直肠炎与溃疡性结肠炎一样，其病因未知。排泄物中的成分不可能是病因，因为直肠近端造口致其功能丧失也可引起同样的炎症状态（Glotzer 等，1981；Winter 等，1983）。一些权威专家坚信远端型溃疡性结肠炎和直肠炎的病理生理相异于全结肠炎，全结肠炎患者检查结果显示肥大细胞功能已被歧化酶过氧化物修饰，短链脂肪酸和一氧化氮在炎症过程中起着重要的作用（Roediger，1980；King 等，1991；Dileepan 等，1989，1993）。

发病率

Edwards 和 truelove（1963）报道，在 214 位溃疡性结肠炎患者中有 55 位（26%）局限于直肠和乙状结肠。Watts 等（1966）报告 188 位患者中有72位（38%）局限于直肠。Lahey诊所的Nugent等（1970）报道直肠炎患者所占比例不超过10%。Cleveland诊所的Farmer和Brown（1966）指出1 258位结肠炎病人中只有52位（4%）局限于直肠。Sloan等（1950）指出2 000个病人有155位直肠炎患者（8%），有467位（23%）患有直肠乙状结肠炎。Sparberg等（1966）报告比率更低。在他们1 181名结肠炎患者中直肠炎或直肠乙状结肠炎的病人所占比例分别是4%和15%。有些证据表明直肠炎的发病率可能在增加（Farmer等，1993）。直肠炎病人比例统计存在差异的一个可能原因是一些中心把累及乙状结肠下端的患者也包括在内了。

大多数的报告提示直肠炎的患者比全溃疡性结肠炎的病人年龄要大（Watts等，1966；Folley，1970）。Farmer和Brown（1972）的报告显示患病平均年龄是40岁，St Mark系列中提出的平均年龄是42岁（Powell-Tuck等，1977）。

男性患病率略高，男女比率为1.7∶1（Farmer和Brown，1972；Powell-Tuck等，1977）。此病在戒烟不久的人群中发病率较高，尼古丁在抗结肠炎方面可能有临床意义。（Motley等，1987；Rudra等，1989；de Castella 1982；Pullan等，1994）

自然病史

与全结肠炎相比，直肠乙状结肠炎虽然属于良性，但单一直肠炎患者存在休眠期（表36.2）。仅有Powell Tuck等（1997）报告了随访超过20年的溃疡性直肠炎的患者情况。用精算的方法得出累及到乙状结肠的危险率，有10年病史的占19%±4%，20年病史的占29%±6%（表36.3）。10年和20年病史的患者中累及到肝曲的概率更低，分别只有6%和7%，且需进行结肠切除术的分别有5%和6%的比率（图36.1）。Nugent等（1970）报告近端型发病率占12%，手术率占4%。因此，有一些争论认为，溃疡性直肠炎非常特殊，不能代表全溃疡性结肠炎的初期（Brooke，1953；Griffen和Miner，1966）。此病预后较好，一些患者治疗后能够完全康复（Lennad Jones等1962a；Freyberger和Muller Wieland，1968；Farmer等，1993）。据报道43%的患者能够完全康复（Farmer和Brown，1972），仅有9%的患者会复发（表36.4）。

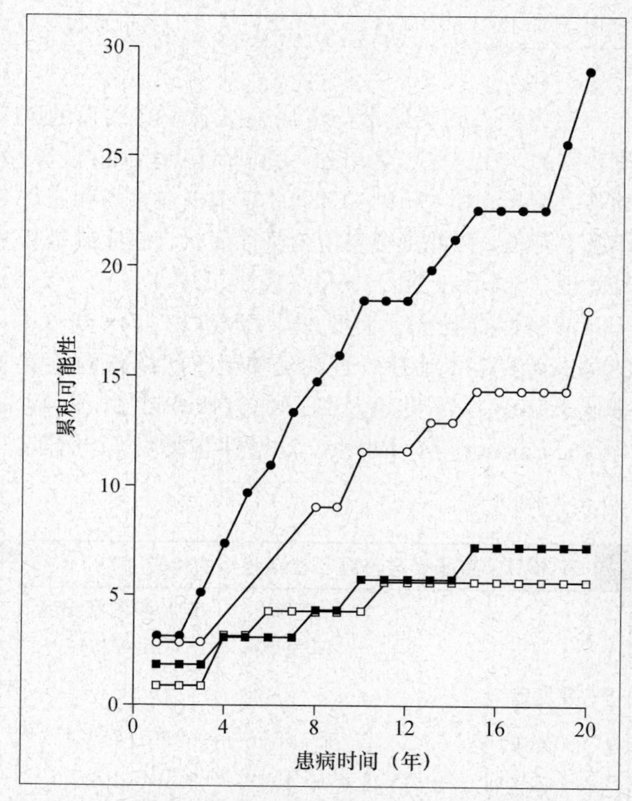

图36.1 远端型溃疡性结肠炎患者手术可能性递增率。手术风险低于5%。20年病程累及肝曲的比较结果。●，乙状结肠；○，髂嵴上沿；■，肝曲，□，手术（Powell Tuck 1997）。

表36.2 直肠炎和直肠乙状结肠炎的比较：2

	n	疾病的进展			
		远端结肠	全结肠	手术	死亡
直肠炎	127	2	3	0	0
直肠乙状结肠炎	149	6	17	14	2

来源自：Farmer和Brown，1972。

表 36.3 疾病蔓延或手术递增的可能性（%）

	5 年	10 年	15 年	20 年
累及				
乙状结肠	10	19	23	29
降结肠	5	12	14	18
肝曲	4	6	7	7
根治手术	3	5	6	6

来源自：Powell-Tuck 等（1977）。

表 36.4 直肠炎和溃疡性全结肠炎的比较

			年龄（岁）		
	n	严重发作	<20	20～59	>60
仅直肠	72	9（12%）	10（34%）	48（31%）	14（50%）
器质性损害	75	28（37%）	10（34%）	56（43%）	9（31%）
全结肠炎	41	24（58%）	9（31%）	27（21%）	5（15%）

来源自：Watts 等（1966）。

大体表现

轻度或中度急性直肠结肠炎的表现是很难分辨的。唯一能鉴别出直肠炎的特征是出血性直肠炎的出血段和正常黏膜之间清晰的界限。有时炎症部位与正常黏膜融合超过 3～8cm，不易被察觉。炎性黏膜沿齿状线开始，近端累及深度达 5cm 到 15cm 不等。

乙状结肠镜检可见黏膜水肿伴接触性出血。甚至肠道注气或活检前黏膜可有严重出血现象。直肠腔内可见大量黏液性脓液并可能伴血，黏膜下层呈颗粒状，也许会因假性息肉阻塞肠道（Nugent 等，1970）。轻度患者无溃疡，仅表现光滑的充血性黏膜。

组织病理学

组织学观察无法与溃疡性结肠炎相区分，因为二者均存在溃疡、小囊脓肿、黏膜和黏膜下急性或慢性炎性细胞渗出伴淋巴滤泡增生（Morson 和 Dawson，1979）。无肉芽肿、裂隙或肠穿孔的炎症过程。溃疡性直肠炎患者无纤维化或囊性改变，以此和深层囊性结肠炎相鉴别。黏膜固有层和黏膜下正常血管的存在排除了放射或其他引起局部缺血的原因。

临床表现

临床症状包括排便急，量少，多次出血，有黏性分泌物和里急后重。如果出血呈鲜红色，病人应提起警觉，但是出血量不多，贫血更是少见的。与大范围的结肠炎不同，血块和暗红色的直肠出血不常见。与痔疮引起的出血也不同，痔疮通常便后出血，便中带血。直肠炎最典型的特征是病人各个系统良好，有频繁出血史，无重度结肠炎患者全身特征。

出血是最常见的特征（Farmer 和 Brown，1966），95%的病人有出血记录（Nugent 等，1970）。贫血的患者通常少于 5%（Sloan 等，1950；Sparberg 等，1966；Nugent 等，1970）少数病例情况危急，甚至威胁生命。

排便频繁是一个突出的特征，40%～60%的病人有此表现，但必须区别于腹泻，而且粪便的黏稠度可以是正常的也可以是较松软的。虽然排便频率较高，但是排出量较少。大约有 1/3 的病人有便秘史。大便失禁少见，但排便急迫和里急后重是常见的。排便急迫是令人苦恼的。病人常常感到很尴尬，因为他们需要马上入厕，因此出门旅行和社会交往受到了限制。如果没有厕所可用，他们会发生大便失禁。但是不像被动性大便失禁，他们会很快意识到排便。被动性大便失禁和排便习惯的改变提示其他病理学改变如癌症（Pitluk 和 Poticha，1983；Behbehani 等，1985）或自发性大便失禁、直肠脱垂和单纯溃疡（Keighley 和 Fielding，1983）

体重减轻和腹痛罕见。

患者可能有直肠出血、里急后重、排便急迫和黏性分泌物的病史。疾病可有自愈和复发的自然史（Farmer 和 Brown，1966）。患者若有痔疮切除手术病史，则提示结肠炎可能是误诊。

溃疡性直肠炎伴有肛周疾病非常少见。据 Nugent 等（1970）报道直肠炎患者中仅有 7%的发病率。在 234 名患者中有肛周损伤的包括 7 人肛瘘，7 人肛裂，1 人肛周脓肿，1 人直肠阴道瘘。

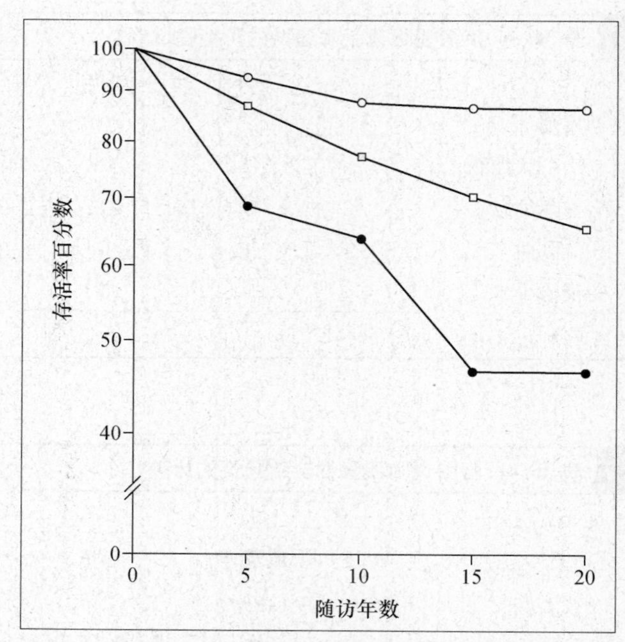

图 36.2 存活率百分数，根据结肠炎第一次临床表现的程度。远端型的患者与正常人群相比较的预期寿命。○，远端型（$n=55$）；□，累及实质（$n=109$）；●，累及全结肠（$n=51$）（Edwards & Truelove，1963）。

死亡率

Powell-Tuck 等（1977）报告了 189 例病人中的 9 例死亡病例，其中只有 1 例死亡与重度结肠炎相关。与年龄和性别相匹配的对照组相比，患直肠炎的病人死亡率不高（预计的比观察到的高 1.4 倍）。1 例发展为恶性肿瘤（Nugent 等，1970）。Farmer 和 Brown（1972）记录了 2 例死亡相关病例：1 例死于癌症，而另 1 例于暴发性结肠炎行结肠切除术后死亡。然而，远端型结肠炎的病人，总体预期寿命并没有缩短（Edwards 和 Truelove，1963）（图 36.2）。

辅助检查

由于病变的上部界限易见，直肠炎通常能通过严格的乙状结肠镜检查得到确诊。应做大便培养和活组织检查以排除感染性和性传播性直肠炎、缺血性结肠炎和克罗恩病。

钡灌肠检查和结肠镜检查通常显示正常（据 Lahey 诊所报道，约占 81%的患者：Nugent 等，1970）或仅仅显示累及乙状结肠远端。

鉴别诊断

肛管出血性损伤如痔疮，必须排除。需要排除引起失血和大便急迫的直肠损害，尤其是顽固性疾病，包括缺血性直肠炎、单纯性溃疡、直肠脱垂、不完全性肠套叠、放射性直肠炎、克罗恩病、息肉和恶性肿瘤（Martin 等，1981；Ford 等，1983；Keighley 和 Shouler，1984；Keighley，1985；Niv 和 Bat，1986；Browning 等，1987；Faber 和 Korelitz，1990；Langevin 等，1992；Singleton 等，1993；Tjandra 等，1993）。

直肠炎特异的传染性病因，例如阿米巴病、弯曲菌、志贺菌、血吸虫病和组织浆细胞病，应被排除。性传播性直肠炎、淋病双球菌直肠炎、性病性淋巴肉芽肿和梅毒，或者其他性传播感染，例如单纯性疱疹、隐孢子虫和衣原体，必须经血清学和黏膜拭子检查后被排除。危险人群应该被告知其感染 HIV 状况（Gazzard，1987）（参见第 55 章）。直肠炎在男同性恋者的直肠黏膜或有肛交的女同性恋者中不常见，除非有明确继发性感染。性传播感染可与炎性直肠乙状结肠炎共存。我们发现，结肠专科的 36%的病人有性传播疾病的体征（Andrews等，1988）。

在克罗恩病中，严重的直肠炎并不常见，除非有肛周损害（Farmer 等，1968）。在鉴别诊断中应留意其他疾病如子宫内膜异位症、创伤性或自身造成的直肠炎、白血病、功能丧失性直肠炎、医源性溃疡或者药物尤其是含有麦角的栓剂引起的直肠炎（Sparberg，1968；Rutter 和 Riddell，1975；Abcarian 和 Lowe，1978；Thompson 和 Hill，1980；Glotzer 等，1981；Winter 等，1983；Bosshardt 和 Abel，1984；Wormann 等，1985；Eckhardt 等，1986）。

内科治疗

由于自愈率为 40%，很难评价治疗与不治疗的疗效差异。在过去，治疗主要包括：①柳氮磺吡啶或者复方 5-氨基水杨酸口服或灌肠；②类固醇激素口服或灌肠。在 75%～94%的病例中所有这些治疗方法的短期效果好，然而治疗停止后的复发率在 92%～100%（表 36.5）。一种可供选择的方法是提供要素能量基质比如短链脂肪酸（Breuer 等，1991）。

局部用类固醇类药物

类固醇类药物局部使用，如泼尼松龙 21-磷酸钠经直肠给药，有被身体吸收的缺点。但这种不利影响可通过使用间磺基苯酸泼尼松龙而被弱化（Matts，1961；Powell-Tuck 等，1976；Lee 等，1980）。McIntyre 等（1985）在远端直肠炎中比较了这两种制剂的疗效。两种制剂都产生了类似的效果，约 70%的患者病症得到缓解，但是在使用间磺基苯酸泼尼松龙制剂时，血清检查泼尼松龙水平更低。

Hamilton 等（1984）发现在远端型直肠炎患者中用泼尼松龙间磺苯甲酸灌肠比口服低剂量泼尼松效果要好。局部用倍氯米松与倍他米松相比较：两者均使 2/3 的病人得到短期的缓解，但是大多数病人使用倍他米松后出现肾上腺抑制，通过使用倍氯米松后得到缓解（Bansky 等，1987）。因此选择局部使用类固醇时需慎重考虑。

一种可供选择的类固醇给药方法是使用泡沫制剂。泡沫制剂可以发挥疗效至降结肠。吸收可能会发生但对其的管理比泼尼松常规灌肠要容易（Powell-Tuck 等，1976）。另一种方法就是应用泼尼松栓剂，给药容易，可减少身体对药物的吸收且对远端型直肠疾病有效。泼尼松栓剂的有效率达 60%～70%。但治疗中断，复发常见（Lennard-Jones 等，1962b；Lennard-Jones，1983）。其他的局部用类固醇制剂，特别是布地奈德，对直肠炎治疗有效，且它们不会抑制肾上腺分泌（Danielsson 等，1993；Tarpila 等，1994）。然而，布地奈德的疗效明显不如 5-氨基水杨酸灌肠的疗效（Lemann 等，1995）。

局部用柳氮磺吡啶和 5-氨基水杨酸

水柳氮磺吡啶和活性剂 5-氨基水杨酸已经应用于远端型结肠炎患者中（Azad-Khan 等，1977；Van Hess 等，1980）。柳氮磺吡啶灌肠对远端型结肠炎有效（Palmer 等，1981）但也可局部使用大剂量 5-氨基水杨酸，且理论上似乎更好（Campieri 等，1981）。在随机的对照组试验中，与安慰剂治疗组 29%的有效率相比，4g 的 5-氨基水杨酸灌肠可达到 63%的效率，但 8%的病人退出 5-氨基水杨酸治疗组，因为症状没有得到改善（Sutherland

表 36.5 溃疡性直肠炎的内科治疗

治疗	初期效果			复发		
	n	好	差	轻微	中等	严重
水杨酸偶氮磺胺吡啶						
灌肠法	28	24（83%）	4	13（45%）	13	2
口服	25	24（89%）	1	15	6	4
两种兼用	20	15（75%）	5	10	5	5
类固醇类栓剂或灌肠	18	17（94%）	1	15	3	0

来源自：Farmer 和 Brown（1966）。

等，1987）。

5-氨基水杨酸栓剂与可溶性更强的代谢产物乙酰 5-氨基水杨酸相比：5-氨基水杨酸有效率为 56%，而乙酰 5-氨基水杨酸仅为 13%。治疗远端型直肠疾病，氨基水杨酸灌肠制剂证明比其他治疗形式效果更好（Van Hogezand 等，1988）。另一试验表明对患有远端型直肠疾病的病人局部应用美沙拉秦泡沫灌肠剂比泼尼松龙泡沫制剂更有效（Lee 等，1996）。一项荟萃分析也支持对远端型直肠炎施行直肠氨基水杨酸治疗的方法（Marshall 和 Irvine，1995）。有些证据显示柳氮磺吡啶口服或灌肠可造成疾病复发；遗憾的是很难证明是由于 5-氨基水杨酸导致的复发（Adler，1982；Schwartz 等，1982；Ruppin 和 Domschke，1984；Chakraborty 等，1987；Sturgeon 等，1995）。治疗溃疡性直肠炎，美沙拉秦栓剂比口服效果更好（Gionchetti 等，1997，1998）。

色甘酸钠

一种完全不同的方法是尝试用色甘酸钠控制肥大细胞。色甘酸钠在治疗Ⅰ型超敏反应相关疾病如哮喘中有效，但在治疗溃疡性直肠炎和结肠炎的疗效价值仍有争议（Heatley 等，1975；Mani 等，1976；Bucknell 等，1978；Binder 等，1981）。一项随机试验报告色甘酸盐的疗效与那些用泼尼松灌肠的疗效相当（Grace 等，1987）。

黏膜保护剂

黏膜保护剂，即细胞保护屏障剂，治疗消化性溃疡病，比类固醇灌肠治疗溃疡性直肠炎效果要差（Kochar 等，1990；Ardizzone 等，1996）。

短链脂肪酸

通过使用短链脂肪酸治疗炎性疾病来评价 N-丁酸酯对维持结肠细胞完整的重要性，从而探究出右侧结肠和左侧结肠在氧化代谢方面的区别。Breuer 等（1991）和 Vernia 等（1995）报道了症状和内镜检查结果都有明显改善。同样 N-丁酸酯灌肠也显示是有效的（Sheppack 等，1992；Steinhart 等，1996），但是一项随机试验未能得出短链脂肪酸具有任何稳定疗效的作用（Breuer 等，1997）。

其他化合物

局部麻醉药物改善症状作用较小（Arlander 等，1996）。

在免疫球蛋白 G（IgG）灌肠法也在被探索，据报道实验小组中治疗效果差别很大（Knoflach 等，1990；Jarlov 等，1993）。

当前的方案

在几乎半数患有溃疡性直肠炎的病人中，症状会自动缓解且部分患者将不会复发；因此我们通常不建议立刻治疗而是几周后复查。如果症状持续且特异的感染原因已经被排除，我们通常建议使用泼尼松或者 5-氨基水杨酸栓剂。若疾病蔓延至乙状结肠则行泡沫灌肠。若局部治疗无效，则有时需要口服类固醇类药物。

外科治疗

极为少数的病人需要外科治疗。即使当疾病蔓延至乙状结肠，症状通常用药物治疗控制，且由于常常没有全身性病症表现，鲜有考虑创伤性手术治疗。仅有 5%～15%的病人发展为全结肠炎，需考虑手术切除（图 36.3）。

少数病人在接受长期药物治疗后，里急后重、大便急迫和出血等局部症状仍可持续。在过去，对这些病人尝试行直肠切除术和结肠造口术，但是结肠炎近端很快累及降结肠和横结肠，使得大多数外

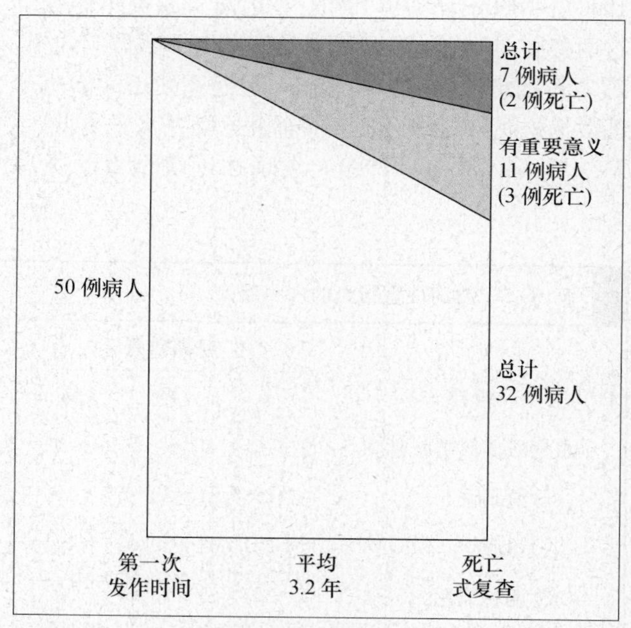

图 36.3 根据疾病程度得出溃疡性结肠炎的自然史。疾病只限于直肠的病人没有死亡的病例。来源自：Edwards 和 Truelove（1963）。

科医师放弃这条途径。Stahlgren 和 Ferguson（1959）通过直肠切除和结肠造口治疗了19位病人，而其中7位直肠近端很快蔓延，术后5年内不得不行结肠切除术和回肠造口术。Clark 和 Ward（1980）经腹会阴联合切除治疗了4位直肠病患者；3名患者在1年内复发且4位患者最终都接受了完全结肠切除术和回肠造口术。Nakano 等（1984）报道了4例直肠乙状结肠炎的患者经腹会阴联合切除的结果，其中两例发展为结肠造口近端早期复发性疾病。

在病变局限于左侧结肠的病人中，我们中的一员（NSW）试图保全盲肠（Johnston 等，1981）。像盲肠肛门吻合术一样，在行结肠切除术和直肠黏膜的直肠切除术后，将盲肠端吻合至齿状线（Roediger 等，1982）。虽然这种方法保留了回盲瓣和所有回肠末端，在当时看来是一种很有吸引力的想法，但是在实际操作中是失败的，因为病情迅速蔓延至残余的盲肠黏膜。同样，Varma 等（1987）对4位患有直肠炎的病人行近端直肠切除和远端黏膜的直肠切除术及结肠肛门吻合术。在术后3～11个月内，这四位患者新直肠部位均发展为反复发作的结肠炎，引起严重的腹泻、大便急迫、大便失禁且有一例狭窄。其中3例病人现在已行直肠结肠切除术和回肠造口术。

因此，如果病人症状严重，不得不慎重考虑手术方案时，那么恢复性或常规直肠结肠切除术完全有可能消除疾病（Fazio 等，1999）。我们已经回顾了恢复性直肠结肠切除术对远端型直肠炎治疗的效果（Tan 等，1997），发现并发症比那些患全结肠炎的病人少，功能恢复非常好，尤其是大便急迫症状已经通过恢复性的直肠结肠切除术被完全消除了。相似的结果现也已见他人报道（Samarasekera 等，1996；Bauer 等，1997；Delaney 等，2002）。因此治疗患有严重远端型疾病患者，所有药物治疗对大便急迫均无效，我们会毫不犹豫地行恢复性直肠结肠切除术。

（王宇　译　王宇　校）

参考文献

Abcarian H & Lowe R (1978) Colon and rectal trauma. *Surg Clin North Am* 58: 519-537.

Adler RATE (1982) Sulfasalazine-induced exacerbation of ulcerative colitis. *N Engl J Med* 307: 315.

Andrews H, Wyke J, Lane M, Clay J, Keighley MRB & Allan RN (1988) Prevalence of sexually transmitted disease among male patients presenting with proctitis. *Gut* 29: 332-335.

Ardizzone S, Petrillo M, Antonacci CM & Bianchi Porro G (1996) Sucralfate and hydrocortisone enemas in the treatment of active ulcerative colitis—a randomised single-blind comparative study. *Aliment Pharmacol Ther* 10: 957-960.

Arlander E, Ost A, Stahlbers D & Lofbergs R (1996) Ropivacaine gel inactive distal ulcerative colitis and proctitis—a pharmacokinetic and exploratory clinical study. *Aliment Pharmacol Ther* 1996; 10: 73-81.

Azad-Khan AK, Piris J & Truelove SC (1977) An experiment to deter-mine the active therapeutic moiety of sulphasalazine. *Lancet* ii: 892-895.

Bansky G, Buhler H, Stamm B, Hacki WH, Buchmann P & Muller J (1987) Treatment of distal ulcerative colitis with beclomethasone enemas: high therapeutic efficacy without endocrine side effects. A prospective randomised double blind trial. *Dis Colon Rectum* 30: 288-292.

Bargen JA (1969) *Chronic Ulcerative Colitis. A Lifelong Study*. Springfield, IL: CC Thomas.

Bauer JJ, Gorfine SR, Gelernt IM et al (1997) Restorative proctocolec-tomy in patients older than fifty years. *Dis Colon Rectum* 40: 562-565.

Behbehani A, Sakwa M, Ehrilchman R et al (1985) Colorectal carci-noma in patients under age 40. *Ann Surg* 202: 610-614.

Binder V, Elsborg L & Greibe J (1981) Disodium cromoglycate in the treatment of ulcerative colitis and Crohn's disease. *Gut* 22: 55-60.

Bosshardt RT & Abel ME (1984) Proctitis following fecal diversion. *Dis Colon Rectum* 27: 605-607.

Breuer RI, Buto SK, Christ ML et al (1991) Rectal irrigation with short-chain fatty acids for distal ulcerative colitis. *Dig Dis Sci* 36: 185-187.

Breuer RI, Soergel KH, Lasher BA et al (1997) Short chain fatty acid rectal irrigation for left-sided ulcerative colitis: a randomised, placebo controlled trial. *Gut* 40: 485-491.

Brooke BN (1953) What is ulcerative colitis? *Lancet* i: 1220-1225.

Browning GGP, Varma JS, Smith AN, Small WP & Duncan W (1987) Late results of mucosal proctectomy and colo-anal sleeve anasto-mosis for chronic irradiation rectal injury. *Br J Surg* 74: 31-34.

Bucknell NA, Gilled SR, Day DW, Lennard-Jones JE & Edwards AM (1978) Controlled trial of disodium cromoglycate in chronic persist-ent ulcerative colitis. *Gut* 19: 1140-1143.

Campieri M, Lanfranchi GA, Brignola C, Barzzocchi G, Minguzzi FC & Calari M (1981) Treatment of ulcerative colitis with high dose 5 aminosalicylic acid enemas. *Lancet* ii: 270-271.

Clark CG & Ward MWN (1980) The place of isolated rectal excision in the treatment of ulcerative colitis. *Br J Surg* 67: 653.

Chakraborty TK, Bhatia D, Heading RC & Ford MJ (1987) Salicylate induced exacerbation of ulcerative colitis. *Gut* 28: 613-615.

Danielsson A, Edsbacker S, Lofberg R et al (1993) Pharmacokinetics of budesonide enema in patients with distal ulcerative colitis or proctitis. *Aliment Pharmacol Ther* 7: 401-407.

de Castella H (1982) Non-smoking: a feature of ulcerative colitis. *BMJ* 284: 1706.

Delaney CP, Dadvand B, Remzi FH et al (2002) Functional outcome, quality of life, and complications after ileal pouch-anal anastomosis in selected septuagenarians. *Dis Colon Rectum* 45: 890-894.

Dileepan KN, Simpson KM & Stechschulte DJ (1989) Modulation of macrophage superoxide-induced cytochrome c reduction by mast cells. *J Lab Clin Med* 113: 577-585.

Dileepan KN, Lorsbach RB & Stechschulte DJ (1993) Mast cell gran-ules inhibit macrophage-mediated lysis of mastocytoma cells (p815) and nitric oxide production. *J Leukocyte Biol* 53: 446-453.

Eckhardt VF, Kanzler G & Remmele W (1986) Anorectal ergotism: another cause of solitary rectal ulcers. *Gastroenterology* 91: 1123-1127.

Edwards FC & Truelove SC (1963) The course and prognosis of ulcera-tive colitis, Part II. *Gut* 4: 309-315.

Faber SM & Korelitz BI (1990) Crohn's proctitis: a previously undescribed entity. *Gastroenterology* 90: A168.

Farmer RG & Brown CH (1966) Ulcerative proctitis: course and prog-nosis. *Gastroenterology* 51: 219-223.

Farmer RG & Brown CH (1972) Emerging concepts of proctosigmoidi-tis. *Dis Colon Rectum* 15: 142-146.

Farmer RG, Hawk WA & Turnbull RB Jr (1968) Regional enteritis of the colon: a clinical and pathological comparison with ulcerative colitis. *Am J Dig Dis* 13: 501-506.

Farmer RG, Easley KA & Rankin GB (1993) Clinical patterns, natural history and progression of ulcerative colitis: a long term follow-up of 1116 patients. *Dig Dis Sci* 38: 1137-1146.

Fazio VW, O'Riordain MG, Lavery IC et al (1999) Long term function and quality of life after stapled restorative proctocolectomy. *Ann Surg* 230: 575-584.

Folley JH (1970) Current concepts: ulcerative proctitis. *N Engl J Med* 282: 1362-1364.

Ford MJ, Anderson JR, Gilmour HM, Holt S, Sircus W & Heading RC (1983) Clinical spectrum of 'solitary ulcer' of the rectum. *Gastroenterology* 84: 1533-1540.

Freyberger H & Muller-Wieland K (1968) Proctosigmoiditis—a special form of chronic ulcerative colitis. *Am J Proctol* 19: 270-276.

Gazzard B (1987) AIDS—the gastroenterological problems. *Gastroenterol Pract* 3: 32-38.

Gionchetti P, Rizzello F, Venturi A et al (1997) Comparison of mesalazine suppositories in proctitis and distal proctosigmoiditis. *Aliment Pharmacol Ther* 11: 1053-1057.

Gionchetti P, Rizzello F, Venturi A et al (1998) Comparison of oral with rectal mesalazine in the treatment of ulcerative proctitis. *Dis Colon Rectum* 41: 93-97.

Glotzer DJ, Glick ME & Goldman H (1981) Proctitis and colitis follow-ing diversion of the fecal stream. *Gastroenterology* 80: 438-441.

Grace RH, Gent AE & Hellier MD (1987) Comparative trial of sodium cromoglycate enemas with prednisolone enemas in the treatment of ulcerative colitis. *Gut* 28: 88-92.

Griffin MG & Miner PB (1996) Review article: refractory distal colitis—explanations and options. *Aliment Pharmacol Ther* 10: 39-48.

Hamilton I, Pinder IF, Dickinson RJ, Ruddell WSJ, Dixon MF & Axon ATR (1984) A comparison of prednisolone enemas with low dose oral prednisolone in the treatment of acute distal ulcerative colitis. *Dis Colon Rectum* 27: 701-702.

Heatley RV, Calcraft BJ, Rhodes EO & Evans BK (1975) Disodium cro-moglycate in the treatment of chronic proctitis. *Gut* 16: 559-563.

Jarlov AE, Munkholm P, Nordblad Schmidt P, Langholz E, Faber Vestergaard B & Molskov Bech R (1993) Treatment of active distal ulcerative colitis with immunoglobulin G enemas. *Aliment Pharmacol Ther* 7: 561-565.

Johnston D, Williams NS, Neal DE & Axon ATR (1981) The value of preserving the anal sphincters in operations for ulcerative colitis and polyposis: a review of 22 mucosal proctectomies. *Br J Surg* 68: 874-878.

Juby LD, Long DE, Dixon MF & Axon ATR (1990) Prognostic indicators and clinical course in proctosigmoiditis. *Int J Colorectal Dis* 5: 177-180.

Keighlyey MRB (1985) Rectal prolapse and its management. In Taylor I (ed) *Progress in Surgery, Vol I*, pp 114-132. Edinburgh: Churchill Livingstone.

Keighley MRB & Fielding JWL (1983) Management of faecal inconti-nence and results of surgical treatment. *Br J Surg* 70: 463-468.

Keighley MRB & Shouler P (1984) Clinical and manometric features of the solitary rectal ulcer syndrome. *Dis Colon Rectum* 27: 507-512.

Keighley MRB, Fielding JWL & Alexander-Williams J (1983) Results of Marlex mesh abdominal rectopexy for rectal prolapse in 100 con-secutive patients. *Br J Surg* 70: 229-232.

King TM, Biddle WL & Miner PB (1991) Distribution of colonic mucosal mast cells in patients with ulcerative colitis in remission. *Gastroenterology* 100: A221.

Knoflach P, Müller C & Eibl MM (1990) Crohn disease and intravenous immunoglobulin G. *Ann Intern Med* 112: 385-386.

Kochar R, Mehta SK, Aggarwal R, Dhar A & Patel F (1990) Sucralfate enema in ulcerative rectosigmoid lesions. *Dis Colon Rectum* 33: 49-51.

Langevin S, Menard DB, Haddard H, Beaudry R, Poisson J & Devrodede G (1992) Idiopathic ulcerative proctitis may be the initial manifesta-tion of Crohn's disease. *J Clin Gastroenterol* 15: 199-204.

Lee DAH, Taylor M, James VHT & Walker G (1980) Rectal adminis-tered prednisolone—evidence for a predominately local action. *Gut* 21: 215-218.

Lee FI, Jewell DP, Mani V et al (1996) A randomised trial comparing mesalazine and prednisolone foam enemas in patients with acute distal ulcerative colitis. *Gut* 38: 229-233.

Lemann M, Galian A, Rutgeerts P et al (1995) Comparison of budes-onide and 5-aminosalicylic acid enemas in active distal colitis. *Aliment Pharacol Ther* 9: 557-562.

Lennard-Jones JE (1983) Toward optimal use of corticosteroids in ulcerative colitis and Crohn's disease. *Gut* 24: 177-181.

Lennard-Jones JE, Cooper GW, Newell AC, Wilson CWE & Avery-Jones F (1962a) Observations on idiopathic proctitis. *Gut* 3: 201-206.

Lennard-Jones JE, Baron JH, Connell AM & Avery-Jones F (1962b) A double blind controlled trial of prednisolone-21-phosphate supposi-tories in the treatment of idiopathic proctitis. *Gut* 3: 207-210.

McIntyre PB, Macrae FA, Berghouse L, English J & Lennard-Jones JE (1985) Therapeutic benefits from a poorly absorbed prednisolone enema in distal colitis. *Gut* 26: 822-824.

Mani V, Lloyd G, Green FHY, Fox H & Turnberg LA (1976) Treatment of ulcerative colitis with oral disodium cromoglycate. *Lancet* i: 439-441.

Marshall JK & Irvine EJ (1995) Rectal aminosalicylate therapy for distal ulcerative colitis: a meta-analysis. *Aliment Pharmacol Ther* 9: 293-300.

Martin CJ, Parks TG & Biggart JD (1981) Solitary rectal ulcer syn-drome in Northern Ireland 1971-1980. *Br J*

Surg 68: 744-747.
Matts SGF (1961) Intra-rectal treatment of 100 cases of ulcerative colitis with prednisolone 21 phosphate enema. *BMJ* 1: 165-168.
Morson BC & Dawson IMP (1979) *Gastrointestinal Pathology*, 2nd edn. Oxford: Blackwell Scientific.
Motley RJ, Rhodes J, Ford GA et al (1987) Time relationships between cessation of smoking and onset of ulcerative colitis. *Digestion* 37: 125-127.
Nakano G, Ritchie JK & Thompson JPS (1984) Ulcerative colitis treated by excision of the large bowel alone. *Postgrad Med J* 60: 278-279.
Niv Y & Bat L (1986) Solitary rectal ulcer syndrome—clinical, endo-scopic and histological spectrum. *Am J Gastroenterol* 81: 486-491.
Nugent FW, Veidenheimer MC, Zuberi S, Garabedian MM & Parikh NK (1970) Clinical course of ulcerative proctosigmoiditis. *Dig Dis* 15: 321-326.
Palmer KR, Goepel JR & Holdsworth CD (1981) Sulphasalazine ene-mas in ulcerative colitis: a double blind trial. *BMJ* 2: 1571-1573.
Pitluk H & Poticha SM (1983) Carcinoma of the colon and rectum in patients less than 40 years of age. *Surg Gynecol Obstet* 157: 335-337.
Powell-Tuck J, Lennard-Jones JE, May CS, Wilson CG & Paterson JW (1976) Plasma prednisolone levels after administration of pred-nisolone 21 phosphate as a retention enema in colitis. *BMJ* 1: 193-195.
Powell-Tuck J, Ritchie JK & Lennard-Jones JE (1977) The prognosis of idiopathic proctitis. *Scand J Gastroenterol* 12: 727-732.
Pullan RD, Rhodes J, Ganesh S et al (1994) Transdermal nicotine for active ulcerative colitis. *N Engl J Med* 330: 811-815.
Roediger WEW (1980) Role of anaerobic bacteria in the metabolic welfare of the colonic mucosa in man. *Gut* 21: 793-798.
Roediger WEW, Pihl E & Hughes E (1982) Preserving the ascending colon as an alternative surgical option in ulcerative colitis. *Surg Gynecol Obstet* 154: 348-350.
Rudra T, Motley R & Rhodes J (1989) Does smoking improve colitis? *Scand J Gastroenterol* 24 (Suppl 170): 61-63.
Ruppin H & Domeschke S (1984) Acute ulcerative colitis: a rare com-plication of sulfasalazine therapy. *Hepatogastroenterol* 31: 192-193.
Rutter KRP & Riddell RH (1975) The solitary ulcer syndrome of the rectum. *Clin Gastroenterol* 4: 505-530.
Samarasekera DN, Stebbing JF, Kettlewell MGW, Jewell DP & Mortensen NJMcC (1996) Outcome of restorative proctocolectomy with ileal reservoir for ulcerative colitis: comparison of distal colitis with more proximal disease. *Gut* 38: 574-577.
Schwartz AG, Targan SR, Saxon A & Weinstein WM (1982) Sulfasalazine-induced exacerbation of ulcertive colitis. *N Engl J Med* 306: 409-412.
Shafik A (1993) Electrorectography in chronic proctitis. *World J Surg* 17: 675-679.
Sheppack W, Sommer H, Kirchner T et al (1992) Effect of butyrate enemas on the colonic mucosa in distal ulcerative colitis. *Gastroenterology* 103: 51-56.
Singleton JW, Hanauer SB, Glitnick GL et al (1993) Mesalazine capsules for the treatment of active Crohn's disease: results of a 16-week trial. *Gastroenterology* 104: 1293-1301.
Sloan WP Jr, Bargen JA & Gage RP (1950) Life histories of patients with chronic ulcerative colitis: a review of 2000 cases. *Gastroenterology* 16: 25-38.
Sparberg M (1968) Ulcerative proctitis. *Tex Med* 64: 52-61.
Sparberg M, Fennessy P & Kirsner JB (1966) Ulcerative proctitis and mild ulcerative colitis: a study of 220 patients. *Medicine* 45: 391-412.
Stahlgren LRH & Ferguson KL (1959) Is ileostomy always necessary in the surgical treatment of segmental ulcerative colitis. *Surgery* 46: 847 - 852.
Steinhart AH, Hiruki T, Brzezinski A & Baker JP (1996) Treatment of left-sided ulcerative colitis with butyrate enemas: a controlled trial. *Aliment Pharacol Ther* 10: 729-736.
Sturgeon JB, Bhatia PS, Hermens DJ & Miner PB (1995) Exacerbation of chronic ulcerative colitis with mesalazine. *Gastroenterology* 108: 1889-1893.
Sutherland LR, Martin F, Green Scott SM et al (1987) 5-Aminosalicyclic acid enema in the treatment of distal ulcerative colitis, proctosigmoiditis and proctitis. *Gastroenterology* 92: 1894-1898.
Tann HT, Connolly AB, Morton D et al (1997) Results of restorative proctocolectomy in the elderly. *Int J Colorect Dis* 12: 319-322.
Tarpila S, Turunen U, Seppala K et al (1994) Budesonide enema in active haemorrhagic proctitis—a controlled trial against hydrocor-tisone foam enema. *Aliment Pharmacol Ther* 8: 591-595.
Thompson H & Hill D (1980) Solitary rectal ulcer: always a self-induced condition? *Br J Surg* 67: 784 - 785.
Tjandra JJ, Fazio VW & Patras RE (1993) Clinical and pathologic factors associated with delayed diagnosis in solitary rectal ulcer syndrome. *Dis Colon Rectum* 36: 146-153.
Truelove SC (1959) Suppository treatment of haemorrhagic proctitis. *BMJ* 1: 955-958.
Van Hess PAM, Bakker JH & Van Tongeren JHM (1980) Effect of sul-phapyridine 5 aminosalicyclic acid, and placebo in patients with idiopathic proctitis: a study to determine the active therapeutic moeity of sulphasalazine. *Gut* 21: 632-635.
Van Hogezand RW, Van Hees PAM, Van Gorp JPWM et al (1988) Double blind comparison of 5 aminosalicylic acid and acetyl 5 aminosalicylic acid suppositories in patients with idiopathic proctitis. *Aliment Pharmacol Ther* 2: 33-40.
Varma JS, Browning GGP, Smith AN, Small WP & Sircus W (1987) Mucosal proctectomy and colo-anal anastomosis for distal ulcera-tive proctocolitis. *Br J Surg* 74: 381-383.
Vernia A, Marcheggiano R, Caprilli R et al (1995) Short chain fatty acid topical treatment in distal ulcerative colitis. *Aliment Pharmacol Ther* 9: 309-313.
Watts JMcK, De Dombal FT, Watkinson G & Goligher JC (1966) Early course of ulcerative colitis. *Gut* 7: 16-31.
Winter VJ, Greiner L & Schubert GE (1983) Kolitis in funtionslosen Rektosigmoid nach anlegen eines endstandigen Anus practernatu-ralis. (Colitis in the defunctioned bowel following end sigmoid colectomy). *Z Gastroenterol* 21: 27-33.
Wormann B, Hochter W, Seib H-J & Ottenjann R (1985) Ergotamine-induced colitis. *Endoscopy* 17: 165-166.

37

第37章　溃疡性结肠炎相关性疾病及治疗

肝胆管疾病

溃疡性结肠炎及其治疗过程中产生的肝胆管并发症包括脂肪肝、胆结石（既往有结肠切除或回肠广泛切除病史）(Harvey 等，1991)、原发性硬化性胆管炎、原发性胆汁性肝硬化、胆管狭窄、胆管肿瘤、慢性活动性肝炎、慢性自身免疫性肝炎、间歇性胆汁淤积、感染乙型和丙型肝炎病毒以及原因不明的肝硬化等 (Shepherd 等，1983；Broome 等，1994)。

疾病谱

脂肪改变

脂肪改变可能是局灶性的，通常开始于小叶的边缘，逐渐向中央蔓延。脂肪改变常见于重症结肠炎患者，它可能是由于蛋白质营养不良所致 (Lupinetti等，1980)。

肝炎

溃疡性结肠炎患者患慢性活动性肝炎和自身免疫性肝炎的概率明显增高 (Dordal 等，1967；Shepherd 等，1983)。

胆石症

由于胆固醇在胆汁中呈过饱和状态，因此溃疡性结肠炎患者在结肠切除术后患胆石症的概率明显增高 (Kurchin 等，1984；Harvey 等，1991)。此外，因为肝肠循环障碍，进行过回肠广泛切除的患者，由于手术或造口术的并发症，胆汁处于过饱和状态，胆石症的发生率也明显增加 (Marks 等，1977；Kay 等，1979)。

胆管周围炎

胆管周围炎通常发生在结肠广泛受累的患者 (Stauffer 等，1965)。Dew 等 (1979) 认为这一并发症发生于急性结肠炎的早期。组织活检提示此病的特点是肝门区非特异性炎症反应，同时伴有导管周围炎和纤维化。此病很少进展为肝硬化，一般于结肠切除术后症状有所改善 (Mistilis，1965)。

淀粉样变疾病

继发性淀粉样变疾病可能会使溃疡性结肠炎变得更为复杂，累及肝、肾、脾和血管。结肠切除术一般不会影响它的自然病程 (Eade，1970；Allan 等，1977)。

肝硬化

肝硬化对外科医生来说很重要，因为如果患者并发门脉高压，则很可能建立起侧支循环。此外，由乙型或丙型肝炎所致的肝硬化也给手术团队带来感染风险 (Broome 等，1994)。溃疡性结肠炎患者的肝硬化的发病率为 1%～5% (Edwards 和 Truelove，1964；Dordal 等，1967；Perret 等，1971a；Bush 等，1987)。Toghill 等 (1974) 认为年轻的溃疡性结肠炎患者更容易患肝硬化。肝硬化通常与广泛的结肠炎相关（Perret 等，1971a，b），并且可能并发胆管癌和肝癌（Smith，1974）。如果患者进行回肠造口术或结肠造口术，肝硬化和门静脉高压症可能导致吻合口静脉曲张出血（Lewis 等，1990）（图 37.1）。病理诊断为结直肠癌共存的肝硬化患者，如果进行结肠切除术，将会有较高的死亡率（24%）和发病率（48%）（Post 等，1994）。门静脉侧支出血经常会增加结肠切除术的手术难度，并且有时会有术后出血的可能。如果患者出现脑病、腹水、贫血和未被纠正的低白蛋白血症，手术应延期进行（Metcalf 等，1987）。

通常认为溃疡性结肠炎极少并发原发性胆汁性肝硬化。

原发性硬化性胆管炎

原发性硬化性胆管炎（primary sclerosing cholangitis，PSC）的患者可能是无症状的（Broome 等，1994），或者出现低热、腹痛和间歇黄疸，并发寒战和败血症（Cameron 等，1984）。尽管炎症学及全段结肠，但隐匿性溃疡性结肠炎仍有可能被漏诊，因为在整个病程中症状较为轻微或没有症状并伴有长期缓解（Chapman 和 Sherlock，1981；Broome 等，1994；Lundqvist 和 Broome，1997）。事实上，结肠炎通常和肝病的严重程度无关。然而，同时患 PSC 的溃疡性结肠炎患者往往预后较差，生存率下降，可能是由于肝病的加速进展、移植的并发症、移植肝 PSC 的复发、结肠炎可能存在的侵袭性过程，也可能是由于肝移植后免疫抑制加速导致的结直肠癌的不断进展（Bleday 等，1993；Gurbuz 等，1995；Miki 等，1995；Papatheodoridis 等，1998；Vera 等，2003；Loftus 等，1998）。基于这些原因，在下面的章节我们将对 PSC 及其对结肠炎的影响进行更详细的描述。

溃疡性结肠炎患者肝病的发生率

1955—1979 年期间斯德哥尔摩乡间的流行病学调查，筛选了 1 274 名溃疡性结肠炎病人（Broome 等，1994）。肝功检测 142（11%）例有肝病。随访后，60 名转为正常，74 名有肝胆管疾病。大多数生化异常的都与急性结肠炎有关联。其中 21 位有乙肝或丙肝，并且 29 例（2.3%）发展成了 PSC。

29 个 PSC 病人中，在研究过程中有 12 个死亡，4 个死于肝胆管癌，8 个死于肝衰竭。比较单纯的溃疡性结肠炎和伴有 PSC 的溃疡性结肠炎病人，发现伴有 PSC 组病人生存率明显下降（图 37.2）。研究过程中，溃疡性结肠炎伴有 PSC 的病人数量没有变化。溃疡性结肠炎病人中的肝功异常虽然常有，但通常能自行恢复到正常水平。这次研究显示虽然溃结伴有 PSC 的病人生存期较差，但是比以前的报道要长（Wlesner 等，1979；Farrant 等，1991）。

原发性硬化性胆管炎

PSC 是一种罕见的病因未明的疾病，在慢性炎症过程中侵及全部胆管系统。超过一半的硬化性胆管炎的病人有隐匿性溃疡性结肠炎。但是对比伴有及不伴有结肠炎的病人，患者的临床症状、生化改变、和病变部位没有不同（Chapman 等，1986）（表 37.1）。

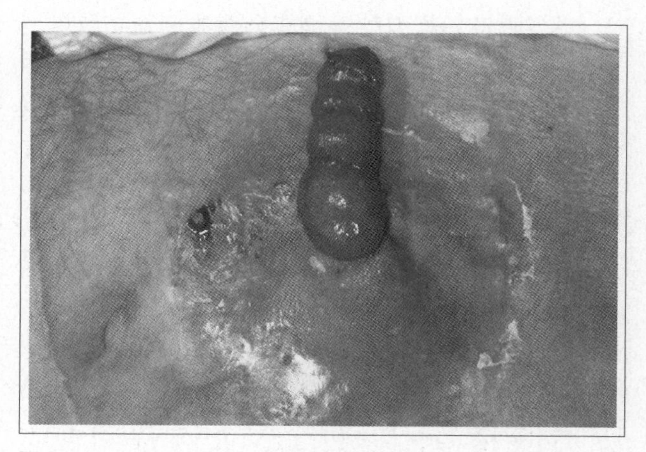

图 37.1 回肠造口术后患者的脐周曲张静脉。回肠造口术后吻合口皮肤黏膜交界处的皮肤周围可见扩张的血管。

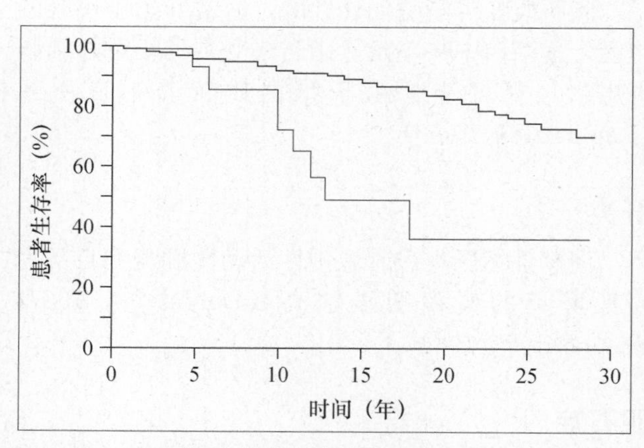

图 37.2 1 204 位只有溃疡性结肠炎的患者（上线）和 15 位溃疡性结肠炎伴 PSC 病人（下线）确切生存率比较（$P<0.0001$）。来源自：Broome 等（1994）。

表 37.1　伴有炎性肠病（IBD）与不伴 IBD 的 PSC 患者的对比

	PSC（n=19）	PSC 伴 IBD（n=17）
性别	12M，7F	12M，5F
种族	16W，3B	14W，3B
年龄（岁）*	42	43
发病年龄（岁）*	37	39
病程（年）*	5.3	3.9
有黄疸症状	16/19	14/17
肝功检查		
胆红素（mg/dl）*	5.9	8.6
SGOT（U/L）*	109	101
SGPT（U/L）*	113	103
碱性磷酸酶*	485	586
胆管造影累及范围		
分支部	14/19	10/17
胆管手术	14/19	8/17

M，男性；F，女性；W，白人；B，黑人；SGOT，血清谷草转氨酶；SGPT，血清谷丙转氨酶。

*数字为均值。

来源自：Chapman 等（1986）。

病因

PSC最初被认为是少量的细菌感染（Eade 和 Brooke，1969）所致，但是现在看来不太可能，因为菌血症少见且肝是无菌的（Palmer 等，1980）。有人认为，胆汁被细菌降解成石胆酸后对肝有毒性，但是结肠炎患者中的硫酸酯石胆酸是正常的（Dew 等，1979）。PSC 可能和抗结肠抗体和抗中性粒细胞抗体在肝门的交叉反应有关（Lo 等，1992）。Chapman 等（1986）发现这些抗体在结肠炎合并 PSC 的患者中比没有胆管疾病的患者中明显增加。

男性较女性多发，22～45 岁的病人并发症高。在 Johns Hopkins 医院报道的 35 个病例的症状和 Chapman 等报道的一系列症状相同。

黄疸、瘙痒、体重减轻、疼痛、发热是主要症状。一些无症状的患者有碱性磷酸酶的升高（Chapman 和 Sherlock，1981；Broome 等，1994）。一些病人发展成了肝硬化（Post 等，1994）和胃食管静脉出血。胆总管结石往往使 PSC 复杂化（Pokorny 等，1992）。结肠炎的病变范围、持续时间和严重性和 PSC 的自然病程联系不大（Schrumpf 等，1980）。虽然目前较新的数据显示 PSC 患者原位转移后可表现为进行性发展过程，（Papatheodoridis 等，1998），但是结肠炎的病变范围、持续时间和严重性和 PSC 的自然病程联系不大（Papatheodoridis 等，1980）。

表 37.2　硬化性胆管炎的临床表现

表现	Chapman 等（1980）（n=29）	Cameron 等（1983）（n=35）
黄疸	21	30
发热	?	12
体重减轻	23	5
腹痛	21	7
静脉曲张出血	4	1
无症状	2	3

诊断

PSC 的诊断通常需要进行 ERCP（经内镜逆行胰胆管造影）（Elias 等，1974），或者 MRCP（磁共振胰胆管造影）（Chapman 等，1980）。胆道造影术会引起不规则的出血从而影响其他肝内外的管道的成像（Cello 等，1977；Rohrmmann 等，1978）。

表 37.3　36 例硬化性胆管炎患者胆管造影结果

表现	患者数
累及区域	
肝外胆管	33
肝管分叉处	33
肝内胆管	35
累及较重的区域	
肝外胆管	0
胆管分叉处	24
胆内胆管	3
分叉及肝外	3
分叉及肝内	2
分叉、肝外和肝内	3
肝外和肝内	1

肝门部有淋巴细胞、多核细胞、巨噬细胞浸润，使得导管周围有严重的炎症反应，导致肝门部纤维化。这会使胆管癌和 PSC 鉴别困难，且这两种疾病可能共存（Terblanche 等，1972；Wood 和 Cushieri，1980；Parker 和 Winkler，1984）。通过显影可以了解肝受累的范围，PSC 的胆管不会扩张得很明显（Dooley 等，1979）。细胞学检查可以帮助区分狭窄的良恶性质，术前进行血管造影术可评估门脉系统，CT 对于评估手术可行性也很重要。

药物治疗

类固醇类副作用大，通常不作为治疗药物。含有中链三酰甘油的高脂肪蛋白质饮食可以保护机体不发生营养失衡，要补充可溶性维生素 A、D、K。消胆胺可以缓解瘙痒，如果肝铜水平升高可应用青霉素。当胆管炎急性发作时，用抗生素用来治疗大肠埃希菌、链球菌、克雷伯杆菌感染，但不能长期应用。

对于一些有严重症状的结肠炎伴有 PSC 的患者应进行结肠切除术，但是大部分伴结肠炎的病人症状相对较轻（Sandborn 等，1993；Post 等，1994；Lundqvist 和 Broome，1997）。没有证据表明结肠切除术会影响 PSC 的自然病程。原位肝移植的病人可以实施结肠切除术，由于患者使用免疫抑制剂和遗传易感性因素结肠炎可以进行性发展（Bleday 等，1993；Knetchtle 等，1995；Zins 等，1995；Riley 等，1997；Vera 等，2003）。

胆管癌

胆管癌是溃疡性结肠炎罕见的并发症（Converse 等，1971；Ritchie 等，1974；Akwari 等，1975；Curzio 等，1985），通常发生在病程长、病变范围广的病人。结直肠切除术不能预防该并发症，手术几年后仍可发生。而且，在没有肝疾病的情况下也可以发生。在伯明翰研究的 676 例结肠炎患者中，有 7 例发生肝胆管肿瘤（1 例肝癌，6 例胆管癌）。溃疡性结肠炎患者肝胆管癌的发病率是一般人群的 22 倍。胆管癌患者结直肠切除术后晚期也可以死亡（Rowley 等，1995）。

病理

胆管癌在肝内或肝外胆道系统都可以发生（图 37.3），常为黏液性腺癌，沿胆管扩散和胆管周围组织侵入门静脉、肝动脉、肝实质。主要侵犯肝和

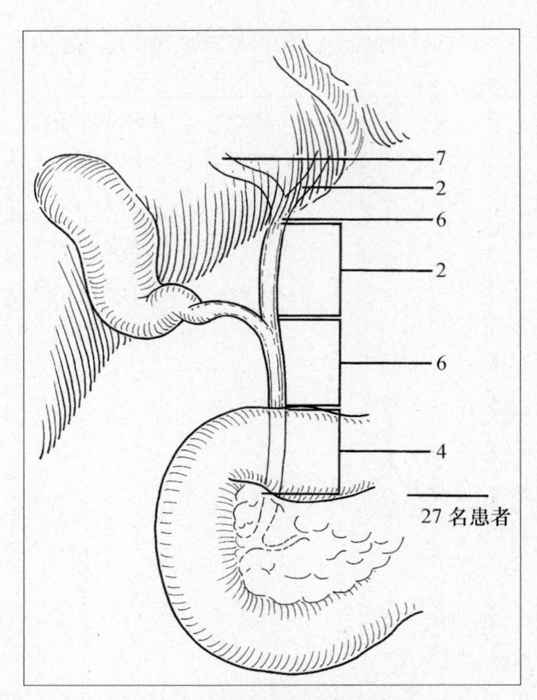

图 37.3 溃疡性结肠炎患者并发胆管癌的部位。

胆管分叉处。肿瘤组织生长缓慢，广泛浸润，使得手术入路和切除都很困难，因此术前放射影像学评估以及与肝胆外科医生进行密切交流非常重要。

结肠炎和原发性硬化性胆管炎的治疗

PSC 患者的结肠炎通常表现出良性进程（Broome 等，1995）。伯明翰对 632 病人进行移植手术，其中 57 位病人为末期 PSC 伴肝衰竭。57 个 PSC 肝移植受者中，29 个有溃疡性结肠炎，2 个有克罗恩病。19 个病人炎性肠病（IBD）诊断早于 PSC，2 个病人 PSC 诊断早于炎性肠病，10 个病人是同时诊断的。患者诊断出炎性肠病时的平均年龄是 30 岁。IBD 早发现于 PSC 的平均时间为 12.9 年。IBD 病程一般较缓和。只有 2 个病人在移植前进行了结肠切除术和空肠造口术。随后，两个病人都做了体外造瘘，而后又有两个病人做了结肠切除术和体外造瘘（Miki 等，1995）。

PSC 合并肝硬化、败血症和出血的病人较多实行结肠切除术（Fonkalsrud，1993；Post 等，1994）。同样，我们和其他人都发现在有移植史的 PSC 病人实行结肠切除和造瘘的概率较高。尽管在所有病人中，体外囊袋的功能能令人满意，但是我们发现隐窝炎的发生率高。（Kartheuser 等，1993；Zins 等，1995）。而且，移植后复发 PSC 的病人可以出现致命性的肝衰竭。

PSC 中的移植

移植是治疗终末期肝病合并 PSC 的一个选择，指征是进展性实质性肝衰竭和肝硬化合并的出血。PSC 患者进行肝移植比其他受者更容易发生排斥反应。同样，PSC 患者进行原位肝移植的并发这也会增加，导致复发性胆管炎和迟发的肝衰竭。暂不管移植术后进行免疫治疗诱发结肠癌的问题，PSC 的结肠炎患者移植的预后就比没有炎性肠病的患者差（Adams 和 Neuberger，1990；Ismail 等，1991；Shaked 等，1992）。根据我们的经验，并发 IBD 对 PSC 患者肝移植的结局没有不良影响。

PSC 和溃疡性结肠炎中的结直肠癌

溃疡性结肠炎和克罗恩病患者患结直肠癌的风险增高，对那些有 10 年以上慢性病史的人尤甚。合并 PSC 也会增加结直肠癌的风险，因为肝功能紊乱者胆盐池遭到破坏。Gurbuzet 等报道了 Johns Hopkins 医院并发 PSC 的溃疡性结肠炎患者，13 例发展成了结直肠癌（37%）。对 27 名病人进行结直肠镜监测，28 年的结肠癌的累计发病率是 18.5%，略低于不伴有 PSC 的儿童初发性溃疡性结肠炎患者。因此，合并 PSC 的溃疡性结肠炎是结肠癌的高危因素，应该进行密切随访。

有 PSC 和溃疡性结肠炎病人肝移植后，免疫抑制使患结肠癌癌的风险增加。我们就见到了有 PSC 和 IBD 的病人移植后发生了结肠癌。Pittsburgh 的团队描述了伴潜在性 IBD 的 PSC 病人肝移植后，结肠肿瘤快速进展的现象。Bleday 等报道了 27 名有溃疡性结肠炎和 PSC 的肝移植病人的案例，3 名患者移植后 9 个月、12 个月、13 个月后分别发展成了早期结肠肿瘤（2 个癌症，1 个绒毛状腺瘤），而术前内镜显示他们没有肿瘤。所有病人接受了泼尼松龙、环孢素、硫唑嘌呤等药物的免疫抑制。因此这组病人更需要密切随访。

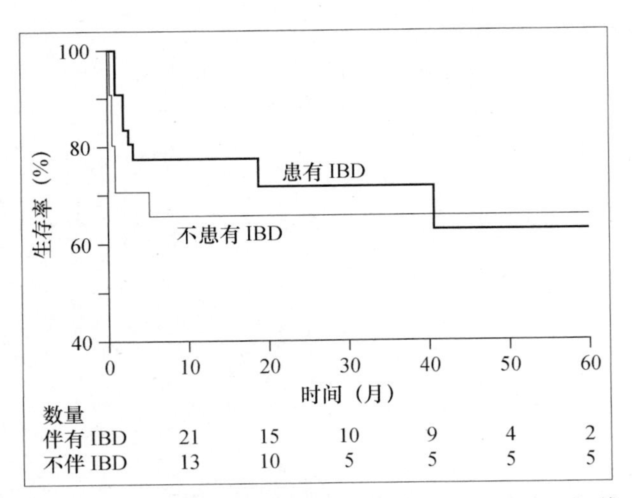

图 37.4 患炎性肠病（粗线）和不患有炎性肠病（细线）肝移植后生存曲线（P 无显著差异）。来源自：Miki 等（1995）。

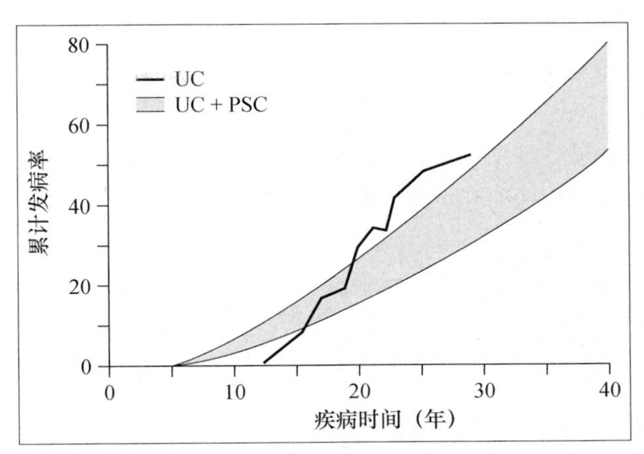

图 37.5 四个独立研究中，伴 PSC 的溃疡性结肠炎患者（实心线）和单独溃疡性结肠炎患者结直肠肿瘤岁随时间延长的累计发病率比较。

肝胆疾病和各种并发性结肠硬化的外科治疗

食管静脉曲张在进行过结直肠切除术和造口术的硬化患者中罕见。过去，大多数结肠硬化症患者需要进行结直肠切除术和回肠造口术（Lupinetti 等，1980）。回肠造口术预防了胃-食管静脉曲张的发生，但是在一定程度上促进了吻合口静脉曲张（Fucini 等，1991）。造口周围的腹壁静脉和肠系膜静脉间的门脉系统增生，形成典型的水母头（图 37.6）。这是有门脉高压症的回肠造口术患者典型的表现（Lewis 等，1990）。

我们报道了 6 例严重硬化症的病人，造口处间歇性出血。出血比较剧烈，但是有时可以控制，通过游离皮肤黏膜交界及缝合回肠边缘。出血常复发，但是可以做吻合口周门脉系统断流术。另一种方法就是局部硬化法（Morgan 等，1986）。造口处的门体静脉分流术可能要重复进行。

我们认为，回肠造口术保护了溃疡性结肠炎伴肝硬化和门脉高压患者不发生胃食管静脉曲张。相比之下，Mayo 诊所发现回肠造口术后仍有食管静脉出血。而且，造口处静脉反复出血。因此 Mayo

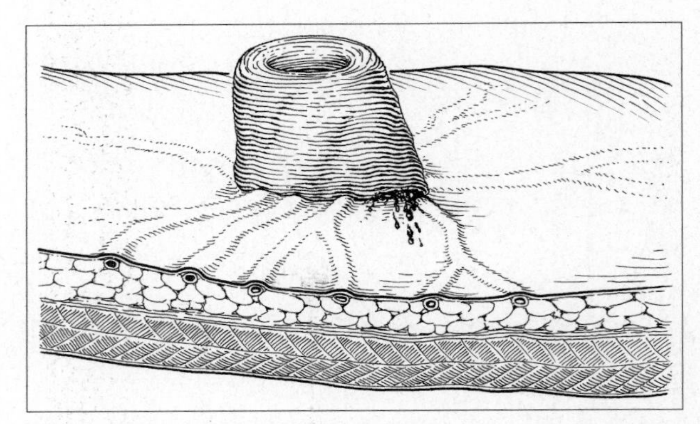

图 37.6 吻合口静脉曲张。吻合口周围可见扩张的静脉。扩张的门静脉系统分支血管是溃疡性结肠炎合并慢性肝疾病的特征。如果吻合口周围静脉受损，将会大量出血。

小组认为结肠切除术的患者适合进行肠吻合术，而不是造口术（Fucini 等，1991）。但是我们不赞成这种观点，因为结肠切除术后没有造瘘的禁忌证，实际上可以预防肝的胆管周围炎。

如果肝衰竭或者门脉高压进一步发展且保守的方法不能控制，我们建议进行移植。我们还有一些结肠切除术后进行肝移植的病例，但是其他一些是2～5 年肝移植后再结直肠切除。

吻合口静脉曲张的缝合结扎

术前必须纠正凝血不良。病人取仰卧位。无需肠道准备，禁用抗凝血药，应用抗生素。应用局麻或全麻，取决于病人的状态。如果吻合口较满意，黏膜皮肤交界处吻合口周的浸润麻醉即可达满意效果而且不需要进一步切开。

发生在新近创伤处的出血部位可进行局部加压包扎。在黏膜边缘开一离出血点 2～3cm 小口，夹子夹住腹壁静脉，稍后结扎（图 37.7a）。黏膜边缘进行一圈 PDS 缝合控制出血。皮肤黏膜的整个边缘被敞开，结扎所有的体静脉（图 37.7b）。然后用 PDS 或聚丙烯类造口处再次缝合。（图 37.7c）。如果需要，这个手术可重复。这个手术没有特殊的术后注意事项，病人可第二天出院，无需任何输血治疗。应告诉病人避免剧烈活动，如果造瘘口受创容易出血。

结肠炎的其他肠外表现

皮肤疾病

皮肤表现大约 5%～10%的溃疡性结肠炎病人在病程中有皮肤异常（Greenstein 等，1976；Basler，1980）。常见的是结节性红斑，坏疽性脓皮病，剥脱性皮炎和脉管炎。

坏疽性脓皮病

这是溃疡性结肠炎的最严重的皮肤并发症之一，是结肠切除术的指征。发病率是 1%～5%（Bowen 和 Kirsner，1965）。大约一半的脓皮病的病人有溃疡性结肠炎（Shatin，1971；Thorton 等，1980）。脓皮病和溃疡性结肠炎的严重程度无关，但是会在结肠切除后缓解（Brooke，1983）。大而

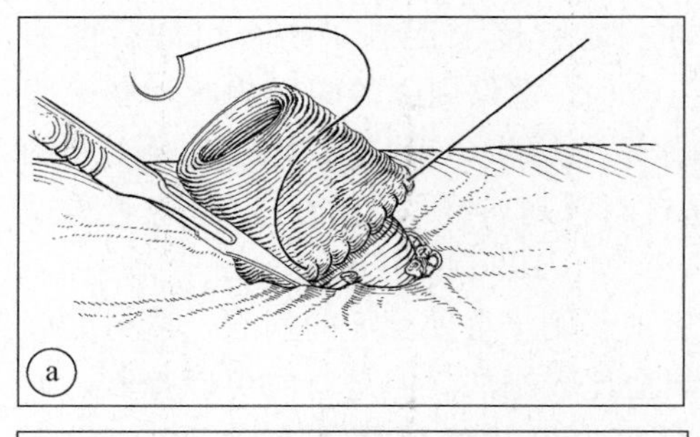

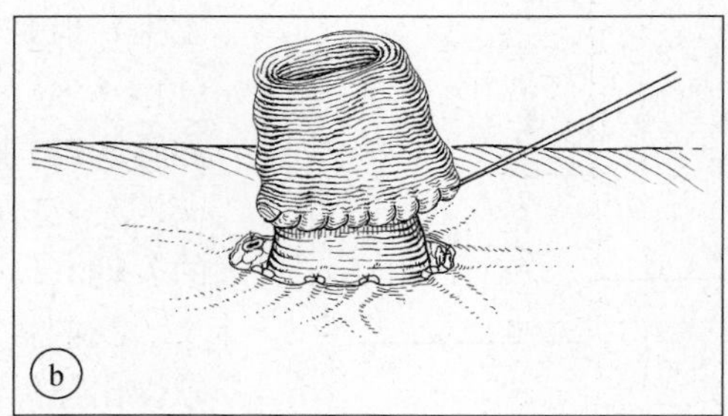

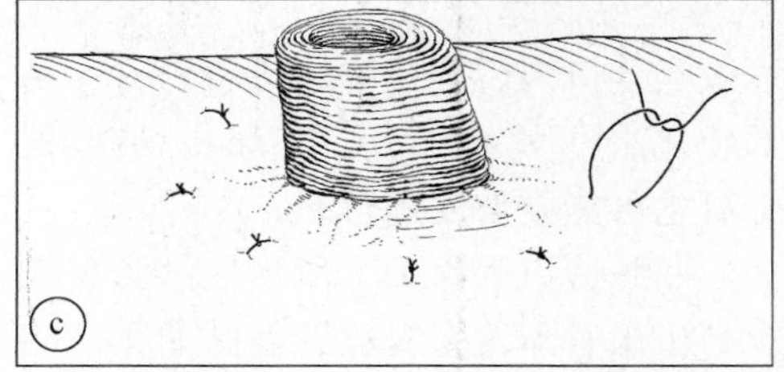

图 37.7 吻合口处缝合结扎。(**a**) 回肠造口处皮肤黏膜部分分离，结扎腹壁静脉，造口处边缘断流以达到止血目的；(**b**) 回肠造口全部从腹壁游离，达到门脉分流阻断；(**c**) 一旦出血得到控制，采取普通方法把吻合口边缘缝合到皮肤上。

深的溃疡多发生在下肢，基底腐烂，边缘卷起。患处可迅速增大，引起组织坏死，化脓和瘢痕是最基本的特点。有此并发症的患者很痛苦，结肠切除术后能迅速缓解。保留直肠残端可能会预防皮肤病变。现在认为脓皮病是术后放置结肠造口袋的并发症，尤其是诊断为克罗恩病而不处理结肠造口袋或不注射英夫利昔单抗。

结节性红斑

结节性红斑在女性中较在男性中多发，结肠炎患者中发病率为 2%～4%。在结直肠切除术恢复后第一时间出现，常和隐窝炎相关。病变一般在胫部表面，红色结节，很大程度上合结肠炎的严重程度有关。结节性红斑一般在结肠切除术后通常会缓解，但这并不是绝对的。

剥脱性皮炎

剥脱性皮炎使柳氮磺嘧啶的治疗复杂化，但也可发生在严重结肠炎患者身上（Wackers 等，1974；Ball 和 Goldman，1976），通常在结直肠切除术后发生。

脉管炎

皮肤血管炎也可能使溃疡性结肠炎复杂化，可能和冷球蛋白和冷纤维蛋白有关。激素治疗可快速缓解。

非特异性表皮丢失

我们偶然发现，结直肠切除术后，尤其是克罗恩病患者会出现广泛的表皮脱落和溃疡，进展成表皮脱落。没有过敏和肉芽肿的证据。这些损伤看上去不像人为性溃疡，而是肠炎所特有的。

眼睛损害

溃结病人眼睛损害的发病率是 1%～12%（Wright 等，1965）。常见的是葡萄膜炎和巩膜炎。球后神经炎较罕见，通常是全身类固醇反应。其他的病变，包括角膜炎、角膜溃疡、结膜炎和眼肌麻痹（Edwards 和 Truelove，1964；Lukash 和 Johnson，1975）。

葡萄膜炎

发病急，有眼睛疼痛、视觉模糊、头疼等症状。是否和溃结的严重程度有关系目前还不明确（Wright 等，1965；Billson 等，1967）。葡萄膜炎通常和关节炎，口腔炎和红斑结节有关。病因是一个棘手的眼科问题。用激素和阿托品来扩瞳孔。对严重葡萄膜炎是否需要结肠切除术是有疑问的（Mayer 和 Janowitz，1990），葡萄膜炎可自然缓解。

巩膜炎

巩膜炎通常有眼周灼热感、发痒，巩膜和结膜的感染和充血。这种并发症和结肠炎复发有关，因此治疗需直接控制结肠炎。局部应用激素进行对症治疗。

关节炎

关节炎是溃结常见的肠外表现（Orchard 等，1998；de Vos 等，1998）。与炎性肠病相关的关节病被认为于肠道菌群有关（Wright 等，1965）。两种主要的结肠炎关节炎类型为：一种是不对称的次要关节的关节炎和下肢的大关节炎；第二种是强制性脊柱炎或骶髂关节炎。来自 Leeds 炎性肠病诊所的 269 名病人损害的频率和非特异运动障碍，参见表 37.4。

结肠炎关节炎（周围关节炎）

关节病变以不对称性、游走性为特征（Ansell，1976）。容易受累的关节依次为膝、腕、肘（Palumbo 等，1973）。急性或隐匿性起病，少关节受累。这种关节炎常在发病后 6～12 周自限，

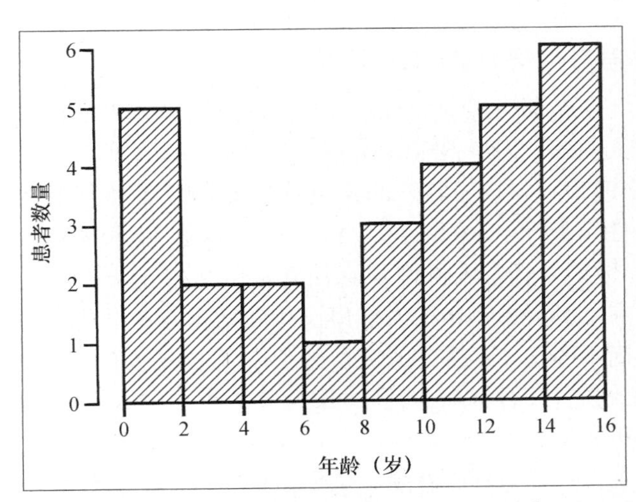

图 37.8 溃疡性结肠炎儿童的年龄分布。(Chong & Walker-Smith 1984).

表 37.4　269 例溃疡性结肠炎患者运动系统障碍发生率

运动障碍	患者例数
特有	
结肠炎性关节炎	31
强直性脊柱炎或骶髂关节炎	19
非特殊	
骨关节炎	33
腰部病变	16
类风湿关节炎	4
银屑病关节炎	4

来源自：Wright 和 Watkinson (1965a)。

很少造成关节变形，但 10%的患者可以发展为慢性，并造成关节损伤（Mielants 等，1990）。影像学检查通常没有异常，HLA B27 抗原不升高，血清尿酸、抗核抗体阴性，血沉增快，滑膜液中无菌但存在大量晶体（Bowen 和 Kirsner，1965）。滑膜病理与类风湿性关节炎几乎相同。通常伴有结节性红斑、葡萄膜炎（Goldgraber 和 Kirsner，1969）。肠病周围关节病表现为特定的关节受累，具有自然病程，可以进一步分为少关节大关节受累的关节病和两侧对称的多关节病（Orchard 等，1998）。

治疗通常使用镇痛药保守对症治疗，直到自发性缓解。很多持续性周围关节病的患者可以通过结肠切除术根治。患者行结直肠切除术恢复后，若发生造瘘口炎可造成关节并发症复发。偶有患者在结直肠切除术恢复后才出现周围关节病。

强直性脊柱炎（轴受累）

结肠炎患者强直性脊柱炎的发病率几乎是正常人的 20～30 倍（Brewerton 等，1974；Russell，1977），10%～20%的强直性脊柱炎患者伴有溃疡性结肠炎（Acheson，1960；Lukash 和 Johnson，1975）。正常人群中强直性脊柱炎多发于男性，但在结肠炎患者中的发病率没有性别差异。发病机制尚不明确，病因学研究认为肠内微生物感染可以导致强直性脊柱炎恶化。HLA B27 在 50%～70%的患者发病率非常高（de Vos 等，1998）。

症状包括腰背痛、晨僵，长期严重的脊柱后凸影响到颈、背部的椎骨和椎间盘。韧带骨化可引起脊柱强直和腰椎前凸。患者通常较瘦，伴有贫血、血沉增快，可继发呼吸系统并发症，增加主动脉关闭不全、心肌传导阻滞的发病率。

强直性脊柱炎会进展，其严重程度与肠道疾病没有关系。骶髂关节炎可能先于结肠炎出现数年。影像学表现为受累关节附近骨质疏松，伴随硬化，关节完全强直，椎间韧带钙化，脊柱特征性竹节样改变；耻骨联合、胸骨柄关节也可以受累。

治疗包括水杨酸、非甾体类抗炎药。一项双盲试验结果表明 60 例没有胃肠症状的强直性脊柱炎患者使用水杨酸治疗的安全有效的，这个结果支持了这类关节炎与肠内细菌抗原相关的理论（Evringer 等，1979；Amor 等，1984；Mielants 和 Veys，1984；Dougados 等，1986）。尽管这个理论认为结直肠切除术对自然病程和预后没有影响。

杵状变

肥大性骨关节病包括杵状变、骨膜炎、滑膜炎、功能障碍（Farman 等，1976）。单纯的杵状变多见于克罗恩病，也可见于溃疡性结肠炎（Fielding 和 Cooke，1971）。

口腔炎

牛津曾报道有 10%溃疡性结肠炎患者伴有口腔炎（Edwards 和 Truelove，1964）。口角炎的发生也与颊黏膜、软腭、舌部溃疡有关，这些部位的慢性病变可随结肠炎的好转而改善。

其他表现

其他肠外表现包括心包炎（Goodman 等，1976）、纤维化肺泡炎（Davies 和 MacFarlane，1974）、血栓栓塞（Fraef 等，1966）、溶血性贫血（Shashaty 等，1977）等。

儿童结肠炎

溃疡性结肠炎仅限于儿童的特征包括：影响生长期（Ghosh 等，1998）、性成熟期和学龄期（Vaquero-Solans 和 Lifshitz，1992；Moitl 等，1993）。此外患频繁去厕所、激素治疗的副作用、腹壁造瘘对患儿会有很大心理影响。儿童结肠炎通常比成人更严重，需要手术治疗的比例更高（Coran，1985）。有家族史的患儿可以早期诊断（Lee 等，1999）。

表现和自然病程

接近 14%的溃疡性结肠炎的患者在 16 岁之前出现症状（Binder 等，1973）。St Bartholomew 医院报道（Chong 和 Walker-Smith，1984）28 名溃疡性结肠炎患儿中，6 名在 2 岁以前发病。14 个（50%）为高加索人，10 个（35.7%）为亚洲人，4 个（14.3%）为犹太人。32%的患儿有结肠炎家族史。病情通常严重，71%的患儿表现为全结肠受累（Patterson 等，1971）。近 10%的患儿急性起病，表现为肠扩张、穿孔、大出血，1/3 的患儿接受药物治疗后出现反应性急性腹泻，其余起病隐匿的患儿表现为慢性症状。早期研究认为溃疡性结肠炎的风险与饮食有关，但近期研究证据并不支持这一观点（Koletzko 等，1991）。

临床表现与成人相同，如便血、里急后重、尿急、腹痛、恶心、厌食、呕吐、慢性贫血（图 37.9）。Chong 和 Walker-Smith 报道的诊断时的体格检查见表 37.5。内镜表现与成人相似，但全结肠受累更常见，报告 28 例患儿中 17 例为全结肠受累（61%）。

儿童的复发比成人多见，且慢性症状比例更高，可伴有生长阻滞、性成熟障碍（Burbige 等，1975；Farmer 和 Michener，1979；CAstile 等，1980；Kanof 等，1988）。婴儿结肠炎病情常进行性发展且预后不好，青年期多有并发症（Elin 等，1971；Karjoo 和 McCarthy，1976）。除了有显著的癌症风险之外（首次症状出现后 10 年内有 3%的发病率）（参见 38 章）（Shanan，2001），肠外损害发病率高。

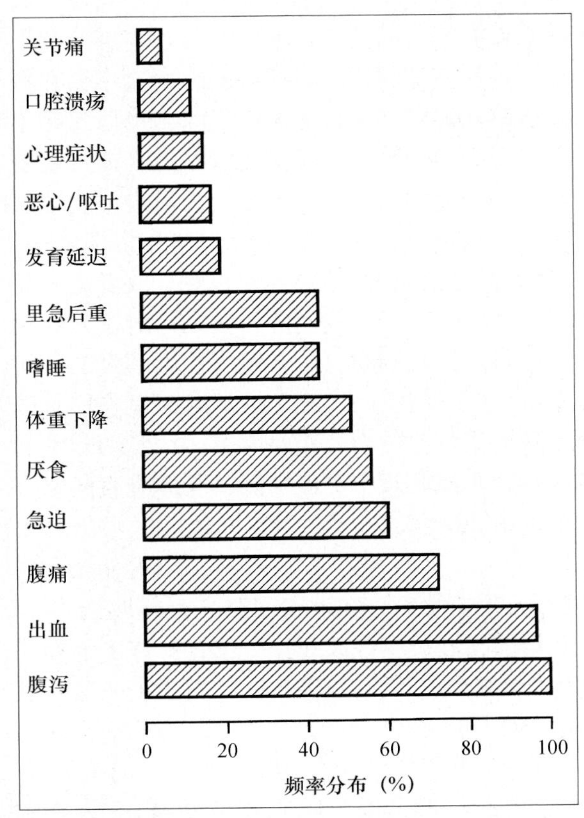

图 37.9　溃疡性结肠炎患儿的临床表现 。

生长发育迟缓

生长发育迟缓、性晚熟是儿童炎性肠病的特征表现，与溃疡性结肠炎相比，更多见于克罗恩病（Doyle 和 McKay，1979；Ghosh 等，1998）。体重下降平均理想体重的 14%，这是由于摄入不足和丢失过多导致的慢性蛋白热量营养不良，而不是因为内分泌缺陷（Kirschner 等，1978）。与普遍的观点相反，皮质醇治疗与生长发育迟缓并没有关系（Motil 等，1993），因为开始激素治疗后又有一个生长小高峰。如果需要长期激素治疗，隔日疗法可以减小副作用，避免其所致的生长发育迟缓（Sadeghi-Nejad 和 Senior，1969）。

切除术后由于去除了持续蛋白丢失的因素而形成生长高峰（Vaquero-Solans 和 Liftshitz，1992）。慢性病程、对激素反应不好、生长发育迟缓的患者

表 37.5　28 例溃疡性结肠炎儿童诊断时体格检查发现

异常发现	频率
无明显异常	54
体重减轻	46
苍白	46
腹肌紧张	32
生长迟缓	14
腹膨隆	14
口腔溃疡	11
会阴异常	7
黄疸	4
中毒性结肠扩张	4
直肠脱垂	4
杵状指	0
结节性红斑	0
葡萄膜炎	0

来源自：Chong 和 Walker-Smith（1984）。

适合手术治疗（Frey 和 Weaver，1972；Berger 等，1975）。

评估和医学管理

成人和儿童的治疗没有原则差别（Sedgwick 等，1991）。

急性暴发性疾病的评估包括脉搏、体温、腹胀、大便次数和体积、血清白蛋白和血红蛋白。

慢性疾病的评估包括大便次数、血红蛋白、乙状结肠镜和结肠镜检查。儿童检查结肠镜优于放射线，可用来评估严重程度、范围、疾病性质，可让儿童免受更多的放射线。

急性期静脉应用泼尼松龙，2～3mg/kg，但是如果可以，口服仍是首选的。1 周后激素减为隔日给药，持续稳定超过 8 周可以停药。一些作者认为急性期优先给 ACTH 1～2U/kg（Chong 等，1982）。泼尼松保留灌肠用于远端疾病，25ml 含 5mg 泼尼松，晚上给予 10%醋酸氢化可灌肠。另一种方案是 5mg 泼尼松龙加入 30ml 水中灌肠。

柳氮磺胺吡啶应在间断应用激素时开始服用，剂量依赖于磺胺嘧啶的代谢。常用量是 50～100mg/kg（Goldstein 等，1979），如果肠道症状改善需要减量。在儿童中 5-氨基水杨酸能有效地消除柳氮磺胺嘧啶的副作用。当激素开始减量前提前服用 5-氨基水杨酸或者氨基水杨酸和奥沙拉秦复合物。氨基水杨酸复合物既能预防又能治疗该病。特别是泡沫灌肠制剂。止泻药应慎用，洛哌丁胺可能会有所帮助，但由于存在有毒物质扩散的风险，抗胆碱能药物应避免使用，如芬诺酯和阿托品。

外科治疗

适应证

儿童的结肠切除术指征是：

- 急性暴发性结肠炎在大量用药后仍未被控制，或药物治疗期间恶化。
- 毒性扩张或穿孔（但是应在这些发生前手术）。
- 长期慢性腹泻出现持续出血或反复恶化。
- 只能通过激素治疗达到症状缓解。
- 生长迟缓，对短暂的激素没反应。

手术方案

结直肠切除术

过去，结直肠切除术是儿童结肠炎最广泛的术式（Orkin 等，1990）。这个年龄很少有并发症，并且恢复得也快，相对可以连续在学校学习，平均请假时间不超过一个学期。大多数儿童能很好地处理空肠造瘘口，直到青春期，他们会因为造瘘口而有社交、性、心理等方面的问题（Sedgwick 等，1991）。

回直肠吻合术

尽管 Berger 等（1975）声称儿童的生长突增较结直肠切除术后少，但仍大力支持全结肠切除术和回直肠吻合术。与成人相比，回直肠吻合术在儿童中达到满意的功能效果有更高的比例（Mignon 等，1974；Watts 和 Hughes，1977；Jones 和 Orr，1983）。Aylett（1976）曾经报道过 28 名患儿中有 23 名全部恢复了健康。Ehrenpreis（1966）也曾报道过在 19 名回直肠吻合术患者中有 17 人取得极好的效果。与此相似，Nixon 研究小组（1974）也报道了 10 名患儿中有 9 名取得了令人满意的效果。在 Aberdeen 实验中（Jones 和 Orr，1983），9 名全结肠切除术和回直肠吻合术后的患儿有 7 名预后良好，这些结果远远优于成人实验。

对于儿童而言，回直肠吻合术的优势在于，当迫切需要手术时，父母更愿意他们的孩子只进行结肠切除术而并不行回肠造口术。此外，当患儿到了青春期，进入高等教育时，他们的腹壁上不会存在造口。膀胱功能障碍和性无能的风险是可以忽略不计的。我们必须和患儿父母交代清楚在未来可能复发直肠炎和癌症的风险，当患儿长大后也要让他们了解清楚。当务之急是，患儿应当注意定期随访，我们可以假设回肠袋直肠吻合的转变，或者将来需要进行结直肠切除术。我们的看法是，对于儿童和青少年而言，回直肠吻合术在溃疡性结肠炎的外科治疗中有一定发展空间。在之后的时间里将回直肠吻合术转变为骨盆袋吻合相对简单。结肠切除术和回直肠吻合术在儿童中更可预测，与储袋直肠吻合相比可以更快康复。

有助恢复的结直肠切除术和回肠袋直肠吻合

儿童的代肛袋应该放在什么位置？许多早期儿童先天性巨结肠、代结肠手术，已积累了一些直肠内拖出操作的经验（Soave，1964）。儿童的直接吻合，不用结肠袋，效果比成人要好。Martin 等（1977 年）曾经报告说，17 名患儿中有 15 人在术后 6 个月的时间里达到全部可控和可接受的大便次数。这些发现促使成人中手术观念的探索。不久，一些回肠储存器出现在成人中。Telander 和 Perrault（1981）报道了一系列 25 个儿童直接吻合，回肠肛管吻合术。24 个可控制在白天，但是 2 个夜间失禁，最后改为空肠造瘘。因为每天大便 6～8 次，没有盆腔炎。逐步球囊扩张回肠以增加容量。Coran 等（1983）报道了 26 个儿童的空肠肛管直接吻合病例，但是 1 年内术后每天排便次数平均是 7 次。

今天，成人大多都是用空肠袋，并且根据我们的经验，这对儿童也是有益的。增加该手术的经验，我们认为它将成为儿童溃疡性结肠炎的首选（Orkin 等，1990）。

结肠炎与妊娠

一些关于结肠炎患者怀孕的问题被提出来。包括结肠炎患者受孕的能力，结肠炎的治疗效果及对胎儿和母亲的影响，结肠炎以及结肠切除术、空肠造口术的病人对妊娠的影响。Subhani 和 Hamilton（1998）对之又进行了更新，基于他们在牛津的经验，Willoughby 和 Truelove（1980）写了一篇很好的综述。

遗传风险

父母是结肠炎的儿童的患病率是 11%。犹太人中的患病率会稍低。

受孕能力

女性生育

De Dombal（1965）等对溃疡性结肠炎女患者受孕能力的数字表示怀疑，31%的低受孕率可能是由于随访时间过短。Willoughby 和 Truelove（1980）报道了 147 名患有结肠炎的育龄妇女，119 人受孕（81%）。其余的要么进行避孕（18 例），要么已经没有了生育能力。患溃疡性结肠炎的妇女中，这样的受孕率是正常的（Banks 等，1957；Harrison，1977）。仅有 7%的结肠炎病人不能生育。文献报道中不孕率通常过高（Miller，1986）。

在患溃疡性结肠炎的妇女中可以看到生育能力受损，但也有许多女性自愿推迟受孕时间，直到身体状况有所改善。女性的生育能力受损，可能是因为手术问题，尤其是术后的盆腔炎。

男性生育

虽然结肠疾病不影响生育，但是柳氮磺嘧啶会减少精子数量并增加异常精子比例。男性不育如果除去内分泌干扰是可逆的（Levi 等，1979）。服用此药精液分析异常率高达 70%（Toth，1979b；Traub 等，1979；Birnie 等，1980；Freeman 等，1980；Toovey 等，1980）。不孕症没有被氨基水杨酸列为并发症（Cann 和 Holdsworth，1984；Shaffer 等，1984）。男性生育不会受激素治疗影响，但严重的结肠炎患者可能会性欲减低，并且出现蛋白丢失和营养不良，手术损伤自主神经也会导致不孕（详见 41 章）。

结肠炎对妊娠的影响

一般来说，溃疡性结肠炎对妊娠没有明显的影响。但是，严重的活动性疾病会增加流产和死胎的风险，但是克罗恩病比溃疡性结肠炎出现胎儿问题更常见（Baiocco 和 Korelitz，1984）。如果不考虑结肠炎患者的严重程度，流产、死胎、先天畸形的发病率低于正常人群（表 37.6）（McEwan，1972；Webb 和 Sedlack，1974；Mogadam 等，1981）；但是增加了早产儿，低体重儿和先天异常的风险（Subhani 和 Hamilton，1998）。

在牛津的研究中，84%的妇女生产了足月胎儿，77%的是顺产，剖宫产和产钳助产率没有增加。结肠炎持续缓解期的妇女，胎儿的预后是较好的，但是如果有严重的恶化或者在第一次发作时怀孕，那么会增加流产率（表 37.7）。

妊娠对结肠炎的影响

慢性病的缓解

妊娠期结肠炎的总体恶化率是 33%（10%～54%，表 37.8）。牛津系列研究显示，恶化多发生在前 3 个月（表 37.9）。恶化率没有高于未怀孕组（Nielson 等，1983）。如果可能的话，妊娠期复发可能减少，因为在过去部分医生在妊娠期不情愿给予柳氮磺嘧啶。一般认为产褥期会增加恶化率，但这个结论貌似是错误的（Crohn 等，1956；Willoughby 和 Truelove，1980）。

表 37.6 溃疡性结肠炎对妊娠预后的影响

作者	妊娠例数	正常活产	自发流产	治疗性流产	先天性异常	死产
Abramson 等（1951）	46	36	3	6	0	1
Kleckner 等（1951）	19	17	2	0	0	0
Crohn 等（1956）	150	125	12	8	0	5
MacDougall（1956）	100	80	13	4	0	3
Banks 等（1957）	78	63	3	9	1	2
De Dombal 等（1965）	107	90	7	5	3	2
McEwan（1972）	50	44	4	1	0	1
Webb 和 Sedlack（1974）	79	60	13	3	2	1
Willoughby 和 Truelove（1980）	209	170	23	9	5	2
Mogadam 等（1981）	309	302	2	0	2	3
Baiocco 和 Korelitz（1984）	88	75	9	2	2	0
总计	12 350	1 062（86%）	91（7%）	47（4%）	15（1%）	20（2%）
正常人群*	（77%）	（12%）	（8%）	（2%）	（1%）	

* 数据来自 1977 年的人口普查办公室报告。自发流产比例假设为 12%。

表 37.7 受精时溃疡性结肠炎状态对妊娠预后的影响

	正常活产	先天异常	自发流产	治疗性流产	死产	调查结束时仍在怀孕	总计
溃疡性结肠炎缓解期	108	3*	14	4	0	6	135
临床活动期	39	2†	7	5	2	1	56
孕期首次发作	14	0	2	0	0	0	16
分娩后首次发作	9	0	0	0	0	0	9
总计	170	5	23	9	2	7	216

* 1 例脑瘫；1 例尿道下裂；1 例先天性髋关节脱位。

† 1 例脑瘫；1 例尿道下裂。

表 37.8 怀孕开始时溃疡性结肠炎处于缓解期

作者	妊娠例数	缓解持续	孕期或分娩后复发
Abramson 等（1951）	20	13（65%）	7（35%）
Crohn 等（1956）	74	34（46%）	40（54%）
MacDougall（1956）	21	19（80%）	2（10%）
Banks 等（1957）	46	33（72%）	13（28%）
De Dombal 等（1965）	80	53（66%）	27（34%）
McEwan（1972）	25	21（84%）	4（16%）
Willoughby 和 Truelove（1980）	129	90（70%）	39（30%）
总计	395	263（67%）	132（33%）

表 37.9 129 例受精时溃疡性结肠炎处于缓解期患者的自然病程

	患者例数
缓解保持	90
复发	
前 3 个月内	18
次 3 个月内	7
7～9 个月内	8
分娩	6

来源自：Willoughby 和 Truelove（1980）。

受孕期间活动性疾病

略少于一半的病人在妊娠期症状加重，尤其在前 3 个月（表 37.10）。仅 1/3 的病人无变化，但是严重恶化和需要手术的并发症较少。没有缓解的病人将一直治疗到第 33 周，即有希望行剖宫产取胎儿时（Flatmark 等，1971；Bohe 等，1983）。剖宫产后的结肠切除术不是必需的，每个病人都要进行评估。分娩后可能有一个较长的缓解期。如果结肠炎对药物反应轻，那么就应该考虑产褥期进行结肠切除术。如果结肠炎是进展期，那么要在剖宫产后行结肠切除术。在结肠炎将要好转的基础上没有理由进行流产，这是因为终止妊娠后的任何缓解通常都是短暂的（De Dombal 等，1965；Zetzel，1980）。

妊娠期间首次发作

据我们的经验，这是病人最担心的，但是幸运的是首次急性发作很少发生在妊娠期。Banks 等（1957）报道了 5 个严重结肠炎的，有 2 个死亡的。这组病人积极处理可能会更好，至少 3 个在妊娠期需要手术，但要确保母亲和胎儿的安全（Bohe 等，1983；Cooksey 等，1985）。4 个严重的结肠炎需要紧急的结肠切除术；3 个有中毒征象，但仅 1 个病人在怀孕前有结肠炎证据。虽然没有孕妇死亡，但是 4 个胎儿中有 2 个死亡（Anderson 等，1987）。类似的经历在 Mayo 诊所也有报道。但是文献报道 49%的胎儿死亡率和 22%的孕妇死亡率（Dozois 等，2006）。

产褥期首次发作

Fielding（1976）报道了结肠炎妇女妊娠期的产妇死亡率为 14%。但是，Willoughby 和 Truelove（1980）报道了 209 例中只有 9 例（4.3%），这些病人是在妊娠期首次发作，并且病情较轻。我们还遇到妊娠期严重的病人，暴发性溃疡性结肠炎，需要紧急手术。他们出现了免疫低下、病毒感染及细菌感染等症状。

再次妊娠

如果患者有严重的结肠炎或者在妊娠过程中恶化，再次妊娠时恶化的风险不一定高。

结肠切除术后的怀孕

结肠切除术及回肠造瘘术后的妇女怀孕分娩通畅不困难。我们认为直肠切除并不是阴道分娩的禁忌证，但并不是所有学者都赞同这种观点（Hull 和 Magee，1955）。一则对因溃疡性结肠炎而行结肠切除术及回肠造瘘术后的妇女怀孕结局的回顾分

表 37.10 受精时溃疡性结肠炎处于活动期的患者的病程

作者	怀孕例数	症状改善	症状不变	症状加重（在孕期或分娩期）
Abramson 等（1951）	17	0	0	17（100%）
Crohn 等（1956）	38			29（76%）
MacDougall（1956）	53	25	15	13（25%）
Banks 等（1957）	23	3	13	7（30%）
De Dombal 等（1965）	3	2	1	0
McEwan（1972）	22	8	4	10（45%）
Willoughby 和 Truelove（1980）	55	22	15	18（33%）
总计	211	60	48	94（45%）

析提示，剖宫产率大体上高于正常群体（Scudamore 等，1957；Bacon，1958；Priest 等，1959；Roy 等，1970；Willoughby，1980）。结直肠切除术后妊娠妇女的最主要的问题是造瘘口并发症，特别是回肠造瘘口流液，装置移动，肠梗阻及脓毒症复发及会阴切开处的崩裂。重建性结直肠切除术的妇女怀孕结局一般没有特殊问题，但一般会在妊娠末期大便频率增加，比一般结直肠切除术后的剖宫产率高，这是因为临床医生认为阴道分娩会降低产后性生活质量。这种外科手术后的妇女妊娠结局在第41章内将详细讲述。10%的带造瘘袋的怀孕者会发生肠梗阻，但一般保守治疗可以解决。

妊娠期溃疡性结肠炎的治疗

药物治疗

皮质醇激素

激素被认为会引起先天性畸形，特别是腭裂（Davis 和 Plotz，1956）。但是因服用激素导致胎儿损害的证据不足，虽然有可能会导致胎儿窘迫、死产的发生率增加（Warrell 和 Taylor，1968；Reinisch 等，1978）。牛津系列研究中显示，局部或全身用激素的妊娠患者正常活产数比其他组低，但这些人均患有最为严重的溃疡性结肠炎。

Baiocco 和 Korelitz 分析了他们自己获得的死产与疾病严重程度的数据：72 例静止期溃疡性结肠炎患者没有胎儿围生期死亡，而 60 例活动期溃

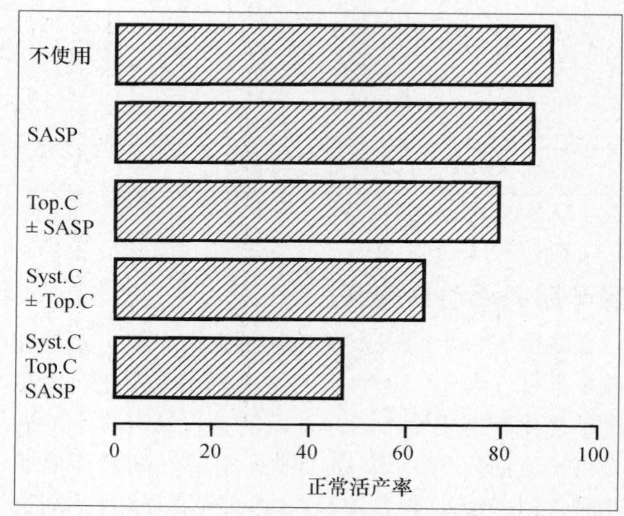

图 37.10 孕期药物治疗的溃疡性结肠炎患者活产率。SASP：柳氮磺吡啶，Syst C：全身用皮质醇激素，Top C：局部应用激素（Willoughby & Truelove 1980）。

表 37.11 溃疡性结肠炎患者行结肠切除术或回肠造口术后怀孕

作者	妊娠例数	活产	自发流产	治疗性流产	阴道分娩	剖宫产	腹部异常
Banks 等（1957）	9	6	2	1	6	0	1（未特指）
Scudamore 等（1957）	7	6	1	0	6	0	1 回肠脱垂 2 肠梗阻
Bacon（1958）	7	7	0	0	7	0	0
Priest 等（1959）	13	10	3	0	9	1	2 肠梗阻 1 回肠套叠 （+产后肠扭转）
De Dombal 等（1965）	6	6	0	0	5	1	0
Roy 等（1970）	35	30	5	0	29	4	1 肠梗阻
Ritchie（1971）	23	17	4	2	12	5	2 回肠脱垂 2 肠梗阻
McEwan（1972）	12	12	0	0	9	3	2 造瘘口拉伸 2 肠梗阻 （1 例母亲死亡）
Willoughby 和 Truelove（1980）	7	5	2	0	2	3	2 装置周围轻度漏液
总计	119	99（83）	17（14）	3（3）	82	17	18（15）

括号中为百分比。

疡性结肠炎患者却有 3 例。Mogadam 等（1981）没有发现有证据说明服用妊娠期服用激素的妇女先天性畸形的或死产增加。皮质激素可以通过胎盘，但很快转化为低活性的可的松和泼尼松龙。胎儿循环中药物水平仅为 10%～20%，因此很少发生胎儿下丘脑-垂体-肾上腺轴的抑制。泼尼松龙在母乳中的浓度也很低，因此妊娠及哺乳期的用药是安全的。

柳氮磺胺吡啶

柳氮磺胺吡啶及 5-氨基水杨酸可以穿过胎盘屏障（Azad Khan 和 Truelove，1979；Jarnerot 等，1981），并分泌入母乳，因此母乳喂养的婴儿可以通过其吸收（Jarnerot 和 Into-Malmberg，1979）。因为吸收差，所以母乳及血清中的 5-氨基水杨酸的水平特别低。柳氮磺胺吡啶中的一半磺胺吡啶可以与血清白蛋白结合而置换出非结合胆红素，导致胆红素脑病（Hensleigh 和 Kauffman，1977）。用 5-氨基水杨酸复合物没有这种并发症发生。但这仅仅是理论上的推测，没有文献报道有胆红素脑病发生（Baiocco 和 Korelitz，1984）。

柳氮磺胺吡啶在动物中可能有致畸作用，但在人类中没有其导致先天性畸形的报道。介于接受维持治疗的母亲其婴儿的先天性畸形发生危险没有增高（Mogadam 等，1981），且考虑到柳氮磺胺吡啶明确可以预防疾病复发（Misiewicz 等，1965；Dissanayake 和 Truelove，1973），怀孕后的患者应继续维持治疗，因为疾病复发对胎儿的危险远远大于药物的副作用。服用 5-氨基水杨酸未知有致畸的副作用（Marteau 等，1998）。

环孢素

不同与一般免疫抑制剂，其不会影响细胞增殖，故对生长的胎儿更安全些。移植受体因使用了巯唑嘌呤而影响了从他们身上得出的关于环孢素的数据（Armenti 等，1994）。当不用其他免疫抑制剂而单独使用环孢素时，很少出现新生儿并发症，且没有以先天性畸形为表现的并发症出现，但流产及早产率增高了（Hangen 等，1984）。没有证据表明其有胎儿肾毒性（Shaheen 等，1993）。环孢素大概和巯唑嘌呤一样安全，且在延迟二期妊娠手术中起着重要作用（Bertschinger 等，1995）。

外科治疗

幸运的是，妊娠期很少需要外科治疗。唯一的外科手术治疗指征是严重的暴发性结肠炎。因为活动性结肠炎复发通常可以通过静脉使用皮质醇激素、口服柳氮磺胺吡啶或 5-氨基水杨酸复合剂，以及偶尔使用环孢素控制。

Becker（1972）回顾报道了 11 例妊娠期中毒性肠扩张的手术治疗，其中 4 例孕妇死亡，没有胎儿存活。Ritchie（1971）报道了 3 例，其中 1 例孕妇死亡，且仅有 1 例妊娠持续到足月。McEwan（1972）报道，9 例中有 5 例孕妇活产，有 3 例孕产妇死亡。但最近的文献报道了一个稍好的结局：2 例患者在孕期 3 次严重发作结肠炎，经过同步结肠切除术及剖宫产而得到控制，没有孕产妇及胎儿围生期死亡（Bohe 等，1983；Cooksey 等，1985）。孕期需要做结肠切除术的最大问题可能是怀孕的子宫。可能发生通过腹膜外尿生殖膈下筋膜直到阔韧带及卵巢血管的黏液性瘘管。此外，进行回肠造口术的概率远远高于正常。在此种情况下不应考虑直肠切除，扩张的盆部血管是手术变得很困难，暴发性结肠炎也不建议行直肠切除术。发生黏液性瘘管后，如果直肠黏膜持续出血且炎症不退，通常在直肠残端局部使用皮质醇激素。即使早期需要行结肠切除术，外科医生也不会扰乱盆腔，以防干扰怀孕的过程。

老年人中的溃疡性结肠炎

一般溃疡性结肠炎的老年患者不宜行手术，因为手术的死亡率及并发症发生率都很高。老年人通常特别难接受造瘘口，宁可忍受一些一般无法忍受的症状也不愿意做回肠造瘘术。另外重建性结直肠切除术在一些 70 岁以上的老年妇女通常是禁忌的（参见 41 章）。在括约肌老化的老年中，严重的结肠炎一般与不能忍受的内急相关，大便失禁是最突出的特点，甚至只是远端疾病。癌症的发生率在有持久疾病的老年人中也是比较高的，这影响到了切除术的需要（Delco 和 Sonnenberg，2000；Gorfine 等，2000；Shanan，2001）。

疾病分布

老年溃疡性结肠炎患者有不同的两组人：全结肠炎及远端结肠炎。全结肠炎通常是不活动的，因此一般少有症状，除了慢性贫血、体重减轻及黏液便。复发通常很严重，一般表现为出血、严重腹泻、里急后重，常有完全大便失禁。恶化很快，伴随着严重不断发展的低白蛋白血症。60 岁以上首

表 37.12　老年溃疡性结肠炎病患者的临床特点

	n	出血	腹泻	便秘	疼痛	贫血	低蛋白血症
直肠炎	10	10	8	4	2	1	0
左半结肠炎	4	4	4	0	0	2	3
全结肠炎	10	9	10	0	8	3	7
总计	24	23	22	4	10	6	10

来源自：Carr 和 Schofield (1982)。

次发作急性结肠炎不常见，但死亡率很高，因为有时会出现隐性肠扩张肠穿孔的并发症，而没有急腹症的表现（Law 等，1961；Diethelm 等，1968）。全结肠炎的老年人通常有肠外症状，特别是红斑结节、坏疽性脓皮病。

尽管远端结肠炎对生命没有威胁，但通常伴随无法忍受的症状：如出血、里急后重、大便失禁。近端便秘在远端结肠炎患者中比较常见，这阻碍了使用柳氮磺胺吡啶及 5-氨基水杨酸的治疗作用。

鉴别诊断

老年人的急性结肠炎中很难将溃疡性结肠炎与缺血性结肠炎及克罗恩病鉴别开。

缺血性结肠炎在高血压患者表现为急性腹痛伴血便，或因肠坏疽而伴随急腹症表现迫使行剖腹手术（Marston 等，1966）。中毒性肠扩张是缺血性结肠炎易识别的并发症：扩张发生在近端一节缺血的肠段或是透壁性梗死的并发症，预后较差（Margolis 等，1979）。

老年人的克罗恩病往往有着严重的乙状结肠及肛周病变。迟发型克罗恩病可以影响到任何一段结肠，但远端病变在老年人中更常见。溃疡性结肠炎与克罗恩病的鉴别可能比较复杂，但可以通过对比灌肠检查、结肠镜及直肠活检区分鉴别。

治疗

药物治疗

老年人的药物治疗与一般成人没有差别。却结肠炎可以和年轻病人用同样的治疗方法，用皮质醇激素作为急性结肠炎的治疗，用 5-氨基水杨酸作为维持治疗。不幸的是，当建议老年患者在没有症状的情形下进行巩固治疗时他们也许没那么顺从。只要能持续保留灌肠液，有时局部使用皮质醇及 5-氨基水杨酸制剂对远端病变的病人有效。不仅是因为老年人药物依从性差，而且那些患有老年痴呆的患者如果独立生活的话常忘记服药。此外有些药物有麻烦的或难以忍受的副作用。因此，液体潴留是使用皮质醇激素的一个副作用，且老年病人还容易一起骨质丢失（Silvennoinen 等，1995），激素替代治疗用于使用皮质醇激素的绝经期妇女也是此原因（Clements 等，1993）。

外科治疗

用于治疗大便失禁的造瘘口

许多外科手术对老年人的使用都比较保守。临时性的近端肠造瘘用于治疗一些有无法忍受的症状大便失禁的远端肠道病变患者。一旦老年人接受了造瘘口的优点，且如果家里还其他健康的人接受培训后可以帮助他们处理造瘘口，他们往往适应得特别好。视力差、关节炎、脑萎缩可能会使老年人不能处理造瘘口，但如果患者是盲人，或有运动系统基本或老年痴呆，他们一般都会和家人住一起。不幸的是有些机构不能接受患者带有造瘘口，这似乎是不合理的，因为很多患者都有大便失禁。

我们倾向性做回肠袢造口术而不做近端结肠造瘘术，因为回肠造瘘术后产气比较少。另外尽管近端结肠相对远端病变是正常健康的，但病变常会延伸侵袭到近端肠段，流出物为液性的，且潮红的造瘘口边缘常有皮肤抓痕。

急性结肠炎的结肠切除术

急性结肠炎通常持续时间短，且并发严重的低白蛋白血症、贫血。60 岁以上的患者一般死亡率达 20%。绝大多数死亡病例是有余结肠炎的并发症，特别是毒性肠扩张及肠穿孔（Watts，1966）。其他的一些死亡病例是不太相关的，多由于脑血管病、心肌和肾缺血，或因为呼吸系统疾病及血栓性疾病。老年人急性结肠炎更容易出现并发症（Ear-

表 37.13　老年溃疡性结肠炎患者的治疗

	n	药物治疗		手术治疗	
		患者	死亡	患者	死亡
直肠炎	10	10	0	0	0
左半结肠炎	4	4	0	0	0
全结肠炎	10	5	2	5	2
总计	24	19	2	5	2

来源自：Carr 和 Schofield (1982).

le 和 Rowe，1972；Toghill 和 Benton，1973）。其中一个原因就是因为临床医生通常不愿给伴有其他合并症的高龄、高风险的患者手术。尽管如此，还是有观点认为老年人严重的结肠炎还是要早期手术，不能拖到晚期（Carr 和 Schofield，1982；Earle 和 Rowe，1972）。

老年患者实行结肠切除术的时机

老年患者似乎更能接受择期手术，不然急诊手术的并发症如脓毒症、心肺肾衰竭等更易发生。正因为此，老年患者应该鼓励行择期手术。内科药物治疗无效的老年患者拖延不手术是危险的。有报道这种情况下发生中毒性肠扩张引起死亡的病例（Carr 和 Schofield，1982）。尽管一般老年病人不愿意择期手术且带有造瘘口，还是有很多强有力的证据表明早期外科手术干预可以降低死亡率。在年轻患者中，确诊或怀疑急性结肠炎通常建议早期手术。在一些老年患者中，重建性结直肠切除术获得了满意的疗效（参见 41 章）。但是在括约肌功能缺陷有不能忍受的大便失禁的老年患者还是优先选择常规结直肠切除术（参见 40 章）。

（潘思虎　白熠洲　王建东　译　王建东　校）

参考文献

Aadland E, Schrumpf E, Fausa O et al (1987) Primary sclerosing cholangitis: a long term follow up study. *Scand J Gastroenterol* 22: 655-664.

Acheson ED (1960) An association between UC, regional enteritis and ankylosing spondylitis. *Q J Med* 29: 489-499.

Adams DH & Neuberger JM (1990) Patterns of graft rejection follow-ing liver transplantation. *J Hepatol* 10: 113-119.

Akwari O, Van Heerden J, Foulk W & Baggenstoss A (1975) Cancer of the bile ducts associated with UC. *Ann Surg* 181: 303-309.

Allan RN, Steinberg DM, Alexander-Williams J & Cokke WAT (1977) Crohn's disease of the colon: an audit of clinical management. *Gastroenterology* 73: 723-732.

Amor B, Kahan A, Dougados M & Delrieu F (1984) Sulphasalazine: a 'new' antirheumatic drug. *Br J Rheumatol* 23: 26-28.

Anderson JB, Turner GM & Williamson RCN (1987) Fulminant ulcer-ative colitis in late pregnancy and the puerperium. *J R Soc Med* 80: 492-494.

Ansell BM (1976) Arthritis and colitis. In Dumonde DC (ed.) *Infection and Immunology of the Rheumatic Diseases*, pp 129-132. Oxford: Blackwell.

Armenti VT, Ahlswede KM, Ahlswede BA et al (1994) National trans-plantation pregnancy registry-outcomes of 154 pregnancies in cyclosporine-treated female kidney transplant recipients. *Transplantation* 57: 502-506.

Aylett SO (1976) Treatment of UC by ileorectal anastomosis. In Clarke TK (ed.) *A Surgical Diversion*, pp 16-26. London: Squibb.

Azad Khan AK & Truelove SC (1979) Placental and mammary trans-fer of sulphasalazine. *Br Med J* 2: 1553.

Bacon HE (1958) *Ulcerative Colitis*, p 248. Philadelphia: Lippincott.

Baiocco PJ & Korelitz BI (1984) The influence of IBD and its treatment on pregnancy and fetal outcome. *J Clin Gastroenterol* 6: 211-216.

Ball GV & Goldman LN (1976) Chronic UC, skin necrosis and cryofib-rinogenemia. *Ann Int Med* 85: 464-466.

Banks BM, Korelitz DI & Zetzel L (1957) The course of nonspecific UC: review of 20 years' experience and late results. *Gastroenterology* 32: 983-1011.

Basler RSW (1980) UC and the skin. *Med Clin North Am* 64: 941-954.

Becker IM (1972) Pregnancy and toxic dilatation of the colon. *Am J Dig Dis* 17: 79-84.

Beitins IZ, Bayard F, Ances IG et al (1972) The transplacental passage of prednisone and prednisolone in pregnancy near term. *J Pediatr* 81: 936 - 945.

Berger M, Gribetz D & Korelitz B (1975) Growth retardation in chil-dren with UC. The effect of medical and surgical therapy. *Pediatrics* 55: 459-467.

Bertschinger P, Himmelmann A, Risti B et al (1995) Cyclosporine treatment of severe ulcerative colitis during pregnancy. *Am J Gastroenterol* 90 (2): 330.

Billson FA, De Dombal TF, Watkinson G & Goligher JC (1967) Ocular complications of UC. *Gut* 8: 102-106.

Binder V, Bonnevie O, Gertz TCL et al (1973) UC in children. Treatment, course and prognosis. *Scand J Gastro-*

enterol 8: 161-167.
Birnie GG, McLeod T & Watkinson G (1980) Oligospermia associated with sulphasalazine therapy. *Gut* 21: 912 (Abstract).
Bleday R, Lee E, Jessurun J et al (1993) Increased risk of early colorec-tal neoplasms after hepatic transplant in patients with inflamma-tory bowel disease. *Dis Colon Rectum* 36: 908-912.
Bohe MG, Ekelund GR, Gonell SH et al (1983) Surgery for fulminating colitis during pregnancy. *Dis Colon Rectum* 26: 119-122.
Bongiovanni AM & McPadden AJ (1960) Steroids during pregnancy and possible fetal consequences. *Fertil Steril* 11: 181-186.
Bowen GE & Kirsner JB (1965) The arthritis of UC and regional enteri-tis ('intestinal arthritis'). *Med Clin North Am* 49: 17-32.
Brewerton DA, Caffrey M, Nicholls A et al (1974) HL-A27 and arthropathies associated with UC and psoriasis. *Lancet* i: 956-957.
Brooke BN (1983) Indications for emergency and effective surgery. In Allan RN, Keighley MRB, Alexander-Williams J & Hawkins C (eds) *Inflammatory Bowel Diseases*, pp 240-246. Edinburgh: Churchill Livingstone.
Broome U, Lindberg G & Löfberg R (1992) Primary sclerosing cholan-gitis in ulcerative colitis: a risk factor for the development of dyspla-sia and DNA aneuploidy. *Gastroenterology* 102: 1877-1880.
Broome U, Glaumann H, Hellers G et al (1994) Liver disease in ulcera-tive colitis: an epidemiological and follow up study in the county of Stockholm. *Gut* 35: 84 - 89.
Broome U, Löfberg R, Lundqvist K & Veress B (1995) Subclinical time span of inflammatory bowel disease in patients with primary sclerosing cholangitis. *Dis Colon Rectum* 38: 1301-1305.
Burbige EJ, Huang S-S & Bayless TM (1975) Clinical manifestations of Crohn's disease in children and adolescents. *Pediatrics* 55: 866-871.
Bush A, Mitchison H, Walt R et al (1987) Primary biliary cirrhosis and ulcerative colitis. *Gastroenterology* 92: 2009-2013.
Cameron JL, Gayler BW, Herlong F & Maddrey WC (1983) Sclerosing cholangitis: biliary reconstruction with silastic transhepatic stents. *Surgery* 94: 324-329.
Cameron JL, Gayler BW, Sanfey H et al (1984) Sclerosing cholangitis: anatomical distribution of obstructive lesions. *Ann Surg* 200: 54 - 60.
Cann PA & Holdsworth CD (1984) Reversal of male infertility on changing treatment from sulphasalazine to 5-aminosalicylic acid. *Lancet* i: 1119.
Carr N & Schofield PF (1982) Inflammatory bowel disease in the older patient. *Br J Surg* 69: 223-225.
Castile RG, Telander RL, Cooney DR et al (1980) Crohn's disease in children: assessment of the progression of disease, growth and prognosis. *J Pediatr Surg* 15: 462-469.
Cello JP (1977) Cholestasis in UC. *Gastroenterology* 73: 357-374.
Chapman RWG & Sherlock S (1981) Longstanding asymptomatic pri-mary sclerosing cholangitis. *Dig Dis Sci* 26: 778-782.
Chapman RW, Arborgh BA, Rhodes JM & Sherlock S (1980) Primary sclerosing cholangitis: a review of its clinical features, cholangiog-raphy and hepatic histology. *Gut* 21: 870-877.
Chapman RW, Cottone M, Selby WS et al (1986) Serum autoantibodies, ulcerative colitis and primary sclerosing cholangitis. *Gut* 27: 86-91.
Chong SKF & Walker-Smith JA (1984) Ulcerative colitis in childhood. *J R Soc Med* 77: 21-25.
Chong SKF, Bartram C, Campbell CA et al (1982) Inflammatory bowel disease in children. *Br Med J* 284: 101-104.
Clements D, Compston JE, Evans WD & Rhodes J (1993) Hormone replacement therapy prevents bone loss in patients with inflamma-tory bowel disease. *Gut* 34: 1543-1546.
Converse C, Reagan J & Decosse J (1971) UC and carcinoma of the bile ducts. *Am J Surg* 121: 39-45.
Cook TJ & Lorincz AL (1962) Pyoderma gangrenosum appearing ten years after colectomy and apparent cure of chronic ulcerative coli-tis. *Arch Dermatol* 85: 105-106.
Cooksey G, Gunn A & Wotherspoon WC (1985) Surgery for acute UC and toxic megacolon during pregnancy. *Br J Surg* 72: 547.
Coran AG (1985) New surgical approaches to UC in children and adults. *World J Surg* 9: 203 - 213.
Coran AG, Sarahan TM, Dent TL, et al (1983) The endorectal pull-through for the management of UC in children and adults. *Ann Surg* 197: 99-105.
Crohn BB, Yarnis H, Crohn EB, et al (1956) Ulcerative colitis and preg-nancy. *Gastroenterology* 30: 391-403.
Curzio M, Bernasconi R, Gullotta PD et al (1985) Association of UC, sclerosing cholangitis and cholangiocarcinoma in a patient with IgA deficiency. *Endoscopy* 17: 123-125.
Daum F, Gould HB, Gold D et al (1979) Asymptomatic transient uveitis in children with inflammatory bowel disease. *Am J Dis Child* 133: 170-171.
Davies D & MacFarlane A (1974) Fibrosing alveolitis and therapy with sulphasalazine. *Gut* 15: 185-188.
Davis MD & Plotz EJ (1956) Hormonal interrelationships between maternal, placental and fetal adrenal functions. *Obstet Gynecol Surv* 2: 1-43.
De Dombal FT, Watts JM, Watkinson G & Goligher JC (1965) Ulcerative colitis and pregnancy. *Lancet* ii: 599-602.
Delco F & Sonnenberg A (2000) A decision analysis of surveillance for colorectal cancer in ulcerative colitis. *Gut* 46: 500-506.
de Vos M, de Keyser F, Mielants H et al (1998) Review article: bone and joint diseases in inflammatory bowel disease. *Aliment Pharmacol Ther* 12: 397-404.
Devroede G (1980) Colorectal cancer. In Winawer S, Schottenfeld D & Sherlock P (eds) *Prevention, Epidemiology, and Screening*. New York: Raven Press.
Devroede GJ, Taylor WF, Sauer WG et al (1971) Cancer risk and life expectancy of children with UC. *N Engl J Med* 285: 17-21.
Dew MJ, Thompson H & Allan RN (1979) The spectrum of hepatic dysfunction in IBD. *Q J Med* 48: 113-135.
Diethelm AG, Nickel WF & Wantz GE (1968) UC in the elderly patient. *Surg Gynecol Obstet* 126: 1223-1229.
Dissanayake AS & Truelove SC (1973) A controlled therapeutic trial of longterm maintenance treatment of UC with sulphasalazine (Salazopyrin). *Gut* 14: 923-926.
Dooley JS, Dick R, Olney J & Sherlock S (1979) Non-surgical treatment of biliary obstruction. *Lancet* ii: 1040-1044.
Dordal E, Glasov S & Kirsner JB (1967) Hepatic lesions in chronic inflammatory disease. *Gastroenterology* 52: 239-253.
Dougados M, Boumier P & Amor B (1986) Sulphasalazine in ankylos-ing spondylitis: a double blind controlled study in 60 patients. *Br Med J* 296: 911-914.
Doyle PJ & McKay AJ (1979) Failure to thrive in adolescence due to IBD. *Practitioner* 222: 253-259.
Dozois EJ, Wolff BG, Tremaine WJ et al (2006) Maternal and fetal out-come after colectomy for fulminant ulcerative

colitis during preg-nancy: case series and literature review. *Dis Colon Rectum* 49: 64-73.
Eade MN (1970) Liver disease in UC: analysis of liver biopsy in 138 con-secutive patients having colectomy. *Ann Intern Med* 72: 457-487.
Eade MN & Brooke BN (1969) Proctal bacteraemia in cases of UC sub-mitted to colectomy. *Lancet* i: 1008-1009.
Eaden JA, Abrams KR, Mayberry JF (2001) The risk of colorectal can-cer in ulcerative colitis: a meta-analysis. *Gut* 48: 526-535.
Earle E & Rowe RJ (1972) UC of the large intestine in patients more than 50 years old. *Dis Colon Rectum* 15: 33-40.
Ebringer RW, Cawdell DR, Cowling P & Ebringer A (1979) Sequential studies in ankylosing spondylitis. *Ann Intern Med* 101: 878.
Edwards FC & Truelove SC (1964) The course and prognosis of UC: III. Complications; IV. Carcinoma of the colon. *Gut* 5: 1-22.
Ehrenpreis T (1966) Surgical treatment of UC in childhood. *Arch Dis Child* 41: 137-142.
Ein SH, Lynch MJ & Stephens CA (1971) UC in children under 1 year: a 20 year review. *J Pediatr Surg* 6: 264-271.
Elias E, Summerfield JAS, Dick R & Sherlock S (1974) Endoscopic retrograde cholangiography (ERCP) in the diagnosis of jaundice associated with UC. *Gastroenterology* 67: 907-911.
Farman J, Twersky J & Fierst S (1976) Ulcerative colitis associated with hypertrophic pulmonary osteoarthropathy. *Am J Dig Dis* 21: 130-135.
Farmer RG & Michener WM (1979) Prognosis of Crohn's disease with onset in childhood or adolescence. *Dig Dis Sci* 24: 752-757.
Farrant JM, Hayllar KM, Wilkinsson ML et al (1991) Natural history and prognostic variables in primary sclerosing cholangitis. *Gastroenterology* 100: 1710-1717.
Fielding JF (1976) IBD and pregnancy. *Br J Hosp Med* 15: 345-352.
Fielding JF & Cooke WT (1971) Finger clubbing and regional enteritis. *Gut* 12: 442-444.
Flatmark AL, Nordoy A & Gjone E (1971) Radical surgery for UC dur-ing pregnancy. *Scand J Gastroenterol* 6: 45-47.
Freeman JG, Reece VAC & Venables CW (1980) Sulphasalazine and male infertility. *Gut* 21: A911-A912.
Fonkalsrud EW (1993) Ileal pouch-anal anastomosis for ulcerative colitis associated with primary sclerosing cholangitis. *Ann Surg* 217: 311-313.
Frey CF & Weaver DK (1972) Colectomy in children with UC and granulomatous colitis. *Arch Surg* 104: 416-423.
Fucini C, Wolff BG & Dozois RR (1991) Bleeding from peristomal varices: perspectives on prevention and treatment. *Dis Colon Rectum* 34: 1073-1078.
Ghosh S, Drumond HE & Ferguson A (1998) Neglect of growth and development in the clinical monitoring of children and teenagers with inflammatory bowel disease: a review of case records. *Br Med J* 317: 120-121.
Goldgraber MB & Kirsner JB (1969) Gangrenous skin lesions associ-ated with chronic UC. A case study. *Gastroenterology* 39: 94-103.
Goldstein PD, Alphers DH & Keating JP (1979) Sulfapyridin metabo-lites in children with IBD receiving sulfasalazine. *J Pediatr* 95: 638-640.
Goodman MJ, Moir DJ, Holt JM & Truelove SC (1976) Pericarditis asso-ciated with UC and Crohn's disease. *Dig Dis Sci* 21: 98-102.
Gorfine SR, Bauer JJ, Harris MT et al (2000) Dysplasia complicating chronic ulcerative colitis. *Dis Colon Rectum* 43: 1575-1581.
Graef V, Baggenstoss AH, Sauer WG & Spittell JA (1966) Venous thrombosis occurring in nonspecific UC. *Arch Intern Med* 117: 377-386.
Greenstein AJ, Janowitz HD & Sachar DB (1976) The extraintestinal complication of Crohn's disease and UC. A study of 700 patients. *Medicine* 55: 401-412.
Greenstein AJ, Sachar DB, Smith H et al (1977) Cancer in universal and left-sided ulcerative colitis: factors determining risk. *Gastroenterology* 77: 290-294.
Gurbuz AK, Giardiello FM & Bayless TM (1995) Colorectal neoplasia in patients with ulcerative colitis and primary sclerosing cholangi-tis. *Dis Colon Rectum* 38: 37-41.
Hangen G, Fauchald P & Sodal G (1994) Pregnancy outcome in renal allograft recipients in Norway: the importance of immunosuppres-sive drug regimen and health status before pregnancy. *Acta Obstet Gynaecol Scand* 73: 541-546.
Harrison RF (1977) Infertility in women. In Chamberlain GVP (ed.) *Contemporary Obstetrics and Gynaecology*, pp 471-479. London: Northwood.
Harvey PRC, McLeod RS, Cohen Z & Strasberg SM (1991) Effect of colectomy on bile composition, cholesterol crystal formation and gallstones in patients with ulcerative colitis. *Ann Surg* 214: 396-401.
Hensleigh PA & Kauffman RE (1977) Maternal absorption and placen-tal transfer of sulfasalazine. *Am J Obstet Gynecol* 127: 443-444.
Higashi H, Yanaga K, Marsh JW et al (1990) Development of colon cancer after liver transplantation for primary sclerosing cholangitis associated with ulcerative colitis. *Hepatology* 11: 477-480.
Hull LE & Magee RB (1955) Pregnancy after total colectomy for chronic UC: case report. *Pa Med J* 58: 586.
Ismail T, Angrisani L, Powell JE et al (1991) Primary sclerosing cholangitis; surgical options, prognosis variables and outcome. *Br J Surg* 78: 564-567.
Jarnerot G & Into-Malmberg MB (1979) Sulphasalazine treatment during breast feeding. *Scand J Gastroenterol* 14: 869-871.
Jarnerot G, Into-Malmberg MB & Esbjorner E (1981) Placental trans-fer of sulphasalazine and sulphapyridine and some of its metabo-lites. *Scand J Gastroenterol* 16: 693-697.
Jones PF & Orr FGG (1983) Colectomy and ileorectal anastomosis. In Allan RN, Keighley MRB, Alexander-Williams J & Hawkins C (1983) *Inflammatory Bowel Diseases*, pp 268-273. Edinburgh: Churchill Livingstone.
Kanof ME, Lake AM & Bayless TM (1988) Decreased height velocity in children and adolescents before the diagnosis of Crohn's disease. *Gastroenterology* 95: 1523-1527.
Karjoo M & McCarthy B (1976) Toxic megacolon of UC in infancy. Pediatrics 57: 962-966.
Kartheuser AH, Dozois RR, Wiesner RH et al (1993) Complications and risk factors after ileal pouch-anal anastomosis for ulcerative colitis associated with primary sclerosing cholangitis. *Ann Surg* 217: 314-320.
Kay RM, Cohen Z, Siu KP et al (1979) Ileal excretion and bacterial modification of bile acids and cholesterol in patients with continent ileostomy. *Gut* 21: 128-132.
Kewenter J, Ahlman H & Hulten L (1978) Cancer risk in extensive ulcerative colitis. *Ann Surg* 188 (6): 824-828.
Kirschner BS, Voinchet O & Rosenberg IH (1978) Growth retardation in IBD. *Gastroenterology* 75: 504-511.
Knechtle SJ, D'Allesandro AM, Harms BA et al (1995) Relationships between sclerosing cholangitis, inflammaory bowel disease and cancer in patients undergoing liver transplantation. *Surgery* 118: 615-620.

Koletzko S, Griffiths A, Corey M et al (1991) Infant feeding practices and ulcerative colitis in childhood. *Br Med J* 302: 1580-1581.

Kurchin A, Ray JE, Bluth EI et al (1984) Cholelithiasis in ileostomy patients. *Dis Colon Rectum* 27: 585-588.

Law DH, Steinburg H & Sleisenger MH (1961) UC with onset after the age of fifty. *Gastroenterology* 41: 457-464.

Lee JCW, Bridger S, McGregor C et al (1999) Why children with inflammatory bowel disease are diagnosed at a younger age than their affected parent. *Gut* 44: 808-811.

Levi AJ, Fisher AM, Hughes L & Hendry WF (1979) Male infertility due to sulphasalazine. *Lancet* ii: 276 - 278.

Lewis P, Warren BF & Bartolo DCC (1990) Massive gastrointestinal haemorrhage due to ileal varices. *Br J Surg* 77: 1277-1278.

Lindberg BU, Broome U & Persson B (2001) Proximal colorectal dys-plasia or cancer in ulcerative colitis. The impact of primary scleros-ing cholangitis and sulfasalazine. *Dis Colon Rectum* 44: 77-85.

Lo SK, Fleming KA & Chapman RW (1992) Prevalence of anti-neu-trophil antibody in primary sclerosing cholangitis and ulcerative coli-tis using an alkaline phosphatase technique. *Gut* 33: 1370-1375.

Loftus EV Jr, Aguilar HI, Sandborn WJ, et al (1998) Risk of colorectal neoplasia in patients with primary sclerosing cholangitis and ulcer-ative colitis following orthotopic liver transplantation. *Hepatology* 27: 685-690.

Lukash WM & Johnson RB (eds) (1975) *The Systemic Manifestations of IBD*. Springfield, IL: CC Thomas.

Lundqvist K & Broome U (1997) Differences in colonic disease activity in patients with ulcerative colitis with and without primary scleros-ing cholangitis. *Dis Colon Rectum* 40: 451-456.

Lupinetti M, Mehigan D & Cameron JL (1980) Hepatobiliary complica-tions of UC. *Am J Surg* 139: 113-118.

McEwan HP (1972) UC in pregnancy. *Proc R Soc Med* 65: 279-281.

McKenzie SA, Selley JA & Agnew JE (1975) Secretion of prednisolone into breast milk. *Arch Dis Child* 50: 894-896.

Margolis IB, Favor S, Early MH et al (1979) Megacolon in the elderly -ischaemic or inflammatory. *Ann Surg* 190: 40 - 44.

Marks JW et al (1977) Gallstone prevalence and biliary lipid composi-tion in inflammatory bowel disease. *Am J Dig Dis* 22: 1097-1100.

Marston A, Pheils MT, Thomas ML et al (1966) Ischaemic colitis. *Gut* 7: 1-10.

Marteau P, Tennenbaum R, Elefant E et al (1998) Foetal outcome in women with inflammatory bowel disease treated during pregnancy with oral mesalazine microgranules. *Aliment Pharmacol Ther* 12: 1301-1308.

Martin LW, LeContre C & Schubert LK (1977) Total colectomy and mucosal proctectomy with preservation of continence in UC. *Ann Surg* 186: 477-480.

Mayer L & Janowitz HD (1990) Extra-intestinal manifestation of UC including reference to Crohn's disease. In Allan RA, Keighley MRB, Alexander-Williams J & Hawkins C (eds) *Inflammatory Bowel Diseases*, pp 501-511. Edinburgh: Churchill Livingstone.

Mayer R, Wong WD, Rothenberger DA et al (1999) Colorectal cancer in inflammatory bowel disease. A continuing problem. *Dis Colon Rectum* 42: 343-347.

Metcalf AMT, Dozois RR, Wolff BG & Beart RW Jr (1987) The surgical risk of colectomy in patients with cirrhosis. *Dis Colon Rectum* 30: 529-531.

Mielants R & Veys EM (1984) Inflammation of the ileum in patients with B27 positive reactive arthritis. *Lancet* iv: 288.

Mielants R, Veys EM, Goethals K et al (1990) Destructive lesions of small joints in seronegative spondyloarthropathies: relation to gut inflammation. *Clin Exp Rheumatol* 8: 23-27.

Mignon M, Bonnefond A & Vilotte J (1974) Les indications de la con-servation du rectum dans les colectomies pour rectocolite hemor-rhagique. *Arch Fr Mal Appar Dig* 63: 541-553.

Miki C, Harrison JD, Gunson BK et al (1995) Inflammatory bowel disease in primary sclerosing cholangitis: an analysis of patients undergoing liver transplantation. *Br J Surg* 82: 1114-1117.

Miller JP (1986) Inflammatory bowel disease in pregnancy: a review. *J R Soc Med* 79: 221-225.

Misiewicz JJ, Lennard-Jones JE, Connell AM et al (1965) Controlled trial of sulphasalazine in maintenance therapy for UC. *Lancet* i: 185-188.

Mistilis SP (1965) Pericholangitis and UC. I. Pathology, aetiology and pathogenesis. *Ann Intern Med* 63: 1-16.

Mogadam M, Dobbins WO III, Korelitz BI & Ahmed SW (1981) Pregnancy in IBD: effect of sulfasalazine and corticosteroids in fatal outcome. *Gastroenterology* 80: 72-76.

Morgan TR, Feldshon SD & Tripp MR (1986) Recurrent stomal variceal bleeding: successful treatment using injection sclero-therapy. *Dis Colon Rectum* 29: 269-270.

Motil KJ, Grand RJ, Davis-Kraft L et al (1993) Growth failure in children with inflammatory bowel disease: a prospective study. *Gastroenterology* 105: 681-691.

Murphy BEP, Clark SJ, Donald IR et al (1974) Conversion of maternal cortisol to cortisone during placental transfer to the human fetus. *Am J Obstet Gynecol* 118: 538-641.

Nielson OH, Andreasson B, Bondesen S & Jarnum S (1983) Pregnancy in ulcerative colitis. *Scand J Gastroenterol* 18: 735-742.

Nixon HH (1974) Ileorectal anastomosis for IBD in children. *Arch Fr Mal Appar Dig* 63: 590-591.

Olsson R, Danielsson A, Jarnerot G et al (1991) Prevalence of primary sclerosing cholangitis in patients with ulcerative colitis. *Gastroenterology* 100: 1319-1323.

Orchard TR, Wordsworth BP & Jewell DP (1998) Peripheral arthropathies in inflammatory bowel disease: their articular distri-bution and natural history. *Gut* 42: 387-391.

Orkin BA, Telander RL, Wolff BG et al (1990) The surgical manage-ment of children with ulcerative colitis: the old vs. the new. *Dis Colon Rectum* 33: 947-955.

Palmer KR, Duerden BI & Holdsworth CD (1980) Bacteriological and endotoxin studies in cases of UC submitted to surgery. *Gut* 21: 851-854.

Palumbo PJ, Ward LE, Sauer WG & Scudamore HH (1973) Musculoskeletal manifestations of IBD: ulcerative and granulo-matous colitis and ulcerative proctitis. *Mayo Clin Proc* 48: 411-416.

Papatheodoridis GV, Hamilton M, Mistry PK et al (1998) Ulcerative colitis has an aggressive course after orthotopic liver transplanta-tion for primary sclerosing cholangitis. *Gut* 43: 639-644.

Parker EM & Winkler M (1984) Permanent-access hepaticojejunos-tomy. *Br J Surg* 71: 188-191.

Patterson M, Castigilione L & Sampson L (1971) Chronic UC begin-ning in children and teenagers. A review of 43 patients. *Am J Dig Dis* 16: 289-297.

Perret AD, Higgins G, Johnston HH et al (1971a) The liver in UC. *Q J Med* 40: 211-238.

Perret AD, Higgins G, Johnston HH et al (1971b) The liver in Crohn's disease. *Q J Med* 40: 187-209.

Pokorny CS, McCaughan GW, Gallagher ND & Selby WS (1992) Sclerosing cholangitis and biliary tract calculi- pri-

mary or second-ary? *Gut* 33：1376-1380.
Post AB, Bozdech JM, Lavery I & Barnes DS (1994) Colectomy in patients with inflammatory bowel disease and primary sclerosing cholangitis. *Dis Colon Rectum* 37：175-178.
Priest FO, Gilchrist RK & Long JS (1959) Pregnancy in the patient with ileostomy and colectomy. *JAMA* 169：213-215.
Prior P, Gyde SN, Macartney JC et al (1982) Cancer morbidity in UC. *Gut* 23：490-497.
Reinisch JM, Simon NG, Karrow WG & Gandelman R (1978) Prenatal exposure to prednisone in humans and animals retards intrauterine growth. *Science* 202：436-438.
Riley TR, Schoen RE, Lee RG et al (1997) A case series of transplant recipients who despite immunosuppression developed inflamma-tory bowel disease. *Am J Gastroenterol* 92：279-282.
Ritchie JK (1971) Ileostomy and excisional surgery for chronic inflam-matory disease of the colon：a survey of one hospital region. *Gut* 12：528-540.
Ritchie J, Allan RN, Macartney J & Lennard-Jones J (1974) Biliary tract carcinoma associated with UC. *Q J Med* 170：263-279.
Rohrmann CA Jr, Crile PT & Bodeman EN (1978) Cholangiographic abnormalities in patients with IBD. *Radiology* 127：635-641.
Rowley S, Candinas D, Mayer AD et al (1995) Restorative proctocolec-tomy and pouch anal anastomosis for ulcerative colitis following orthotopic liver transplantation. *Gut* 37：845-847.
Roy PH, Sauer WG, Bearhs OH & Farrow GM (1970) Experience with ileostomies. Evaluation of longterm rehabilitation in 497 patients. *Am J Surg* 119：88-95.
Russell AS (1977) Arthritis, IBD and histocompatability antigens. *Ann Intern Med* 86：820-821.
Sadeghi-Nejed A & Senior B (1969) The treatment of UC in children with alternate day corticosteroids. *Pediatrics* 43：840-845.
Samitz MH (1973) Skin complications of UC and Crohn's disease. *Cutis* 16：533-537.
Sandborn WJ, Wiesner RH, Tremaine WJ & Larusso NF (1993) Ulcerative colitis disease activity following treatment of associated primary sclerosing cholangitis with cyclosporin. *Gut* 34：242-246.
Schrumpf E, Elgio K, Fausa O et al (1980) Sclerosing cholangitis in ulcerative colitis. *Scand J Gastroenterol* 15：689-697.
Scudamore HH, Rogers AG, Bargen JA & Banner EA (1957) Pregnancy after ileostomy for chronic ulcerative colitis. *Gastroenterology* 32：295-303.
Sedgwick DM, Barton JR, Hamer-Hodges DW et al (1991) Population-based study of surgery in juvenile onset ulcerative colitis. *Br J Surg* 78：176-178.
Shaffer JL, Kershaw A & Berrisford M (1984) Sulphasalazine induced infertility reversed on transfer to 5-aminosalicylic acid. *Lancet* i：1240.
Shaheen FAM, Al-Sulaiman MJ, Al-Khader AA (1993) Longterm nephrotoxicity after exposure to cyclosporine in utero. *Transplantation* 56：234-235.
Shaked A, Colonna JO, Goldstein L & Busultil RW (1992) The inter-relation between sclerosing cholangitis and ulcerative colitis in patients undergoing liver transplantation. *Ann Surg* 215：596-603.
Shanan F (2001) Relation between colitis and colon cancer (Commentary) *The Lancet* 357：246.
Shashaty GG, Rath CE & Britt EJ (1977) Autoimmune hemolytic anemia associated with UC. *Am J Hematol* 3：199-208.
Shatin H (1971) How I treat pyoderma gangrenosum. *Postgrad Med J* 49：251-253.
Shepherd HA, Selby WS, Chapman RWG et al (1983) UC and persist-ent liver dysfunction. *Q J Med* 52：503-513.
Silvennoinen JA, Karttunen TJ, Niemela SE et al (1995) A controlled study of bone mineral density in patients with inflammatory bowel disease. *Gut* 37：71-76.
Smith PM (1974) Hepatoma associated with UC：report of a case. *Dis Colon Rectum* 17：554-556.
Soave F (1964) A new surgical technique for the treatment of Hirschsprung's disease. *Surgery* 56：1007-1014.
Stahlberg D, Veres B, Tribukait B & Broome U (2003) Atrophy and neoplastic transformation of the ileal pouch mucosa in patients with ulcerative colitis and primary sclerosing cholangitis. *Dis Colon Rectum* 46：770-78.
Stauffer MH, Sauer WG, Dearing WH & Baggenstoss AH (1965) The spectrum of cholestatic hepatic disease. *JAMA* 191：829-837.
Subhani JM and Hamilton MI (1998) Review article：the management of inflammatory bowel disease during pregnancy. *Aliment Pharmacol Ther* 12：1039-1053.
Telander RL & Perrault J (1981) Colectomy with rectal mucosectomy and ileoanal anastomosis in young patients：its use for UC and familial polyposis. *Arch Surg* 116：623-629.
Terblanche J, Saunders SJ & Louw JF (1972) Prolonged palliation in carcinoma of the main hepatic duct junction. *Surgery* 71：720-731.
Thorpe MEC, Scheuer PJ & Sherlock S (1967) Primary sclerosing cholangitis, the biliary tract and UC. *Gut* 48：435-448.
Thorton JR, Teague RH, Low-Beer TS & Read AE (1980) Pyoderma gangrenosum and UC. *Gut* 21：247-248.
Toghill P & Benton P (1973) UC in elderly patients. *Gerontol Clin* 15：65-73.
Toghill P, Beaton KPE & Smith PG (1974) Chronic liver disease associ-ated with childhood UC. *Postgrad Med J* 50：9-15.
Toovey S, Levi AJ & Hendry WF (1980) Sulphasalazine and male infer-tility. *Gut* 21：A911.
Toth A (1979a) Reversible toxic effect of salicyclazosulfapyridine on semen quality. *Fertil Steril* 31：538-540.
Toth A (1979b) Male infertility due to sulphasalazine. *Lancet* ii：904.
Traub AI, Thompson W & Carville J (1979) Male infertility due to sul-phasalazine. *Lancet* ii：639 - 640.
Vaquero-Solans C & Lifshitz F (1992) Body weight progression and nutritional status of patients with familial short stature with and without constitutional delay in growth. *Am J Dis Child* 146：296-302.
Vera A, Gunson BK, Ussatoff V, et al. (2003) Colorectal cancer in patients with inflammatory bowel disease following liver transplan-tation for primary sclerosing cholangitis. *Transplantation* 75：1983-1988.
Wackers FJT, Tygat GN & Vreeken J (1974) Necrotizing vasculitis and UC. *Br Med J* 4：83-84.
Walker M & Radley S (2006) Adenocarcinoma in an ileoanal pouch formed for ulcerative colitis in a patient with primary sclerosing cholangitis and a liver transplant：report of a case and review of the literature. *Dis Colon Rectum* 49：909-912.
Warrell DW & Taylor R (1968) Outcome for the foetus of mothers receiving prednisolone during pregnancy. *Lancet* i：117-118.
Watts JMcK & Hughes ESR (1977) UC and Crohn's disease：results after colectomy and ileorectal anastomosis. *Br J Surg* 64：77-83.
Watts JMcK, De Dombal FT, Watkinson G et al (1966) Early course of UC. *Gut* 7：16-31.
Webb MJ & Sedlack RE (1974) UC in pregnancy. *Med Clin*

North Am 58：823-827.

Wee A & Ludwig J (1985) Pericholangitis in chronic ulcerative colitis：primary sclerosing cholangitis of the small bile ducts? *Ann Intern Med* 102：581-587.

Wiesner RH，Grambsch PM，Dickson R et al (1979) Primary scleros-ing cholangitis：natural history，prognostic factors and survival analysis. *Gastroenterology* 4：430-436.

Willoughby CO (1980) Developments in the medical treatment of UC. DM thesis，Oxford University.

Willoughby CP & Truelove SC (1980) UC and pregnancy. *Gut* 21：469-474.

Wood RAB & Cushieri A (1980) Is sclerosing cholangitis complicating UC a reversible condition. *Lancet* ii：716-718.

Wright R，Lumsden K，Luatz MH et al (1965) Abnormalities of the sacroiliac joints and uveitis in UC. *Q J Med* 34：229-236.

Wright V & Watkinson G (1965a) The arthritis of UC. *Br Med J* ii：670-675.

Wright V & Watkinson G (1965b) Sacro-ileitis and UC. *Br Med J* ii：675-680.

Zetzel L (1980) Fertility，pregnancy and idiopathic inflammatory bowel disease. In Kirsner JB & Shorter RC (eds) *Inflammatory Bowel Disease*，2nd edn，pp 220-236. Philadelphia：Lea & Febiger.

Zins BJ，Sandborn WJ，Penna CR et al (1995) Pouchitis disease after orthotopic liver transplantation in patients with primary sclerosing cholangitis and an ileal pouch-anal anastomosis. *Am J Gastroenterol* 90：2177-2181.

第 38 章　溃疡性结肠炎中的结肠癌

溃疡性结肠炎病人患结肠癌的风险增加。这也与病变范围、患病年龄、是否有硬化性胆管炎、第一次发作的严重程度和持续时间等因素有关（Greenstein 等，1979；Öhman，1982；Gyde 等，1988；Ekbom 等，1990；Sugita 等，1991；Langholz 等，1992；Lynch 等，1993；Stewenius 等，1995；Kornfeld 等，1997；Eaden 等，2001）。另一个危险因素为是否有结肠癌家族史（Askling 等，2001）。有些报道显示该群体其他肿瘤的概率也稍有增加，如淋巴瘤（图 38.1a，b），但是心、肺疾病明显降低，特别是与吸烟相关的肺癌死亡风险下降（Palli 等，1998）。

患结直肠癌的风险有所不同，它取决于对研究观察对象的分析方法、治疗方案的选择以及结肠炎的病变范围等因素（Dennis 和 Karlson，1961；Bonnevie 等，1974；Hendriksen 等，1985）。大肠肿瘤初诊时的位置、范围及预后和散发性癌没有区别，但有文献报道其分期和预后有所不同（Hughes 等，1978；Van Heerden 和 Beart，1980；Ritchie 等，1981；Johnson 等，1983；Sugita 等，1991，1993；Connell 等，1994a）。患有结肠炎的肿瘤病人和无结肠炎的肿瘤病人主要不同点是，由于结肠存在大量的“高危”黏膜，导致结肠炎患者同时多发病灶的频率增高（Gibson 等，1995），这些炎症细胞可能产生致癌物质和 DNA 突变（Roediger，1988；Levine 等，1991）。

在结肠切除术及回直肠吻合术后的直肠残端和保留直肠的结肠次全切除加回肠造瘘术的肿瘤发病率和没有处理的全结肠炎的病人是相似的。对那些没有症状的病人来说，结肠镜筛查结肠癌的花费太高，并且会造成病人痛苦，而且病人认为患肿瘤是很遥远的事（Gyde，1990；Lashner 等，1990；Löfberg 等，1990；Leidenius 等，1991；Jonsson 等，1994）。随访了 401 个病人，包括每 2 年一次的临床检查、乙状结肠镜和结肠镜检查，超过了 10 年的随访显示，进展成癌症的可能性 15 年是 3%，20 年是 5%，25 年是 9%。此外，19 例肿瘤患者中 8 例是 Dukes' A 期病变（Lennard-Jones 等，1990）。有人认为，复查可能降低结肠炎患者的结肠癌的 10 年以上的死亡率，但是这项花费是不太合算的（Gyde，1990；Löfberg 等，1990；Leidenius 等，1991；Lynch 等，1993；Jonsson 等，1994；Axon，1994；Solomon 和 Schnitzler，1998）。

溃疡性结肠炎病人的癌症风险因素和最佳复查方式还没有被完全发现。直到最近，超过 30 年的流行病学资料十分坚定确定风险因素的存在（Dixon 等，1988；Melville 等，1988a，b）。预防性的结肠切除术应是谨慎的，尚不确定这么大的代价是否合理（Rutegård 等，1988a，b；Lennard-Jones 等，1990）。将来筛查的项目应考虑依从性、花费和已知的癌症风险（Lennard-Jones，1986；Lashner 等，1990；Sugita 等，1991；Axon，1994；Jonsson 等，1994）。

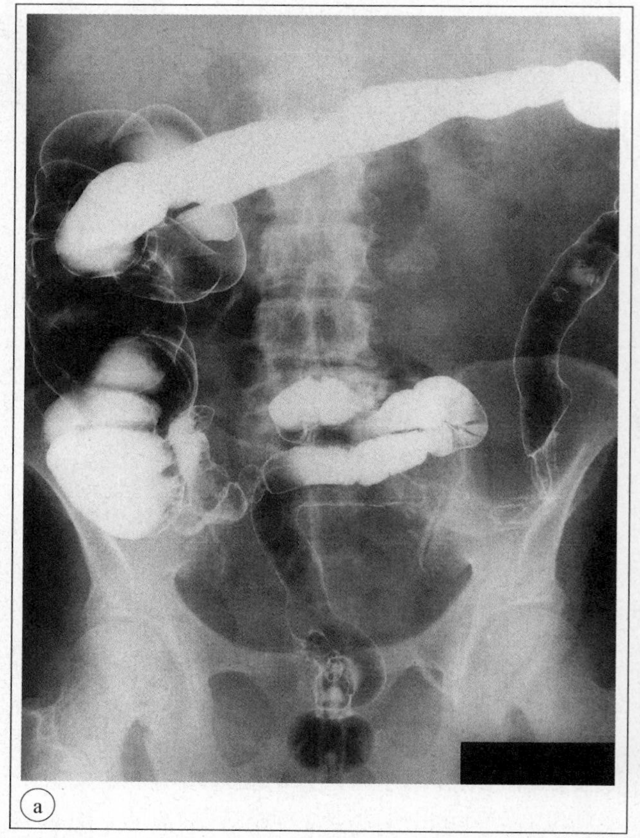

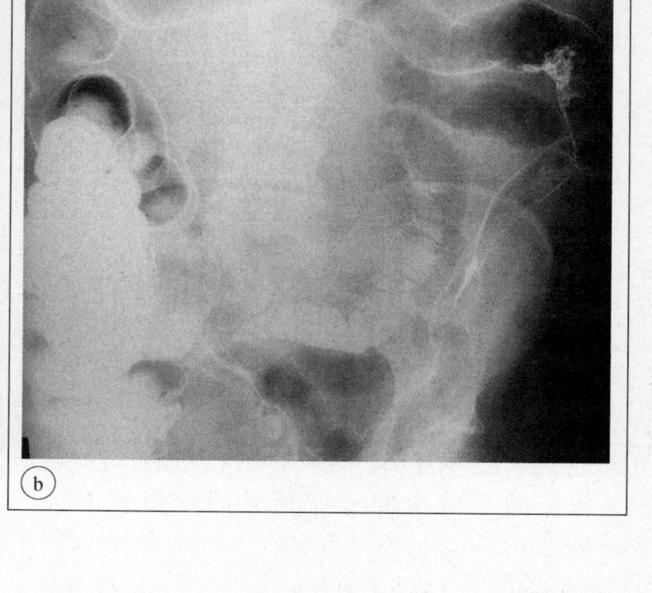

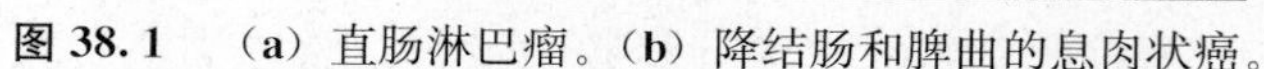

图 38.1 （**a**）直肠淋巴瘤。（**b**）降结肠和脾曲的息肉状癌。

在这些争论和困境中，我们将尝试客观地评价筛查风险、自然病程和监督策略。活检部位、结肠镜检查和不典型增生被认为与筛查和癌症高危有关。

结直肠癌的风险因素

整个结肠

早期溃疡性结肠炎病人患结肠癌的发病率是根据入选病人得出的粗略数值（Slaney 和 Brooke，1959）。如果评价长期风险因素，则必须对这些小数据进行统计学方法的更正（Lennard-Jones 等，1977；Whelan，1980）。结肠炎患者患结肠癌的风险应和普通人群对比。虽然癌症风险因素的模式和等级有很大的不同，但是其导致发病率增加是被公认的（Goldgraber 等）。

Göteborg 的 Kewenter 等（1978）报告了 234 例广泛结肠炎病人 25 年的累计发病率是 34%。另有一个 45%的累计发病率被报道。MountSinai 报道了 16%的发病率，随访了 30 年，但是广泛结肠炎病人的数量较少。墨尔本的 Sir Edward Hughes 报道了其统计 34 年的发病率是 19%（Johnson 等，1983）。但是这一系列显著的特点是，结肠炎患癌症的高危人群的远处疾病发病和总的结肠炎患者没有明显差异（图 38.2），和患癌症风险低的结肠炎患者是有差异的（MacDougall，1964；Ekbom 等，1990）。

大部分作者认为结肠炎患者的癌症风险是可被评估的（DeDombal 等，1966；Devroede 等，1971；Broström，1983）。有 3 个报道认为，风险其实比现在报道得要小。Maratka 等（1985）发现了 959 个病人中 6 个发生癌症，20 年的累计发病率是 5%。Hendriksen 等（1985）在丹麦的普查中，报道了结肠炎诊断后 18 年的累计结肠癌的患病率仅为 1.4%。Stewenius 等（1995）的研究发现结肠癌发病率仅比预计的高 2.1 倍。

在我们的系列研究中，我们阐述了病人的挑选如何影响结肠癌风险的评估（Prior 等，1982）。病人被分类为：①“确认的”，即患者确认为癌症而结肠炎被偶然发现；②“没有症状”，即癌症在结肠切除术中偶然被发现；③“间隔性的”，即如果癌症是在结肠炎患者随访过程中发现的。另一个引

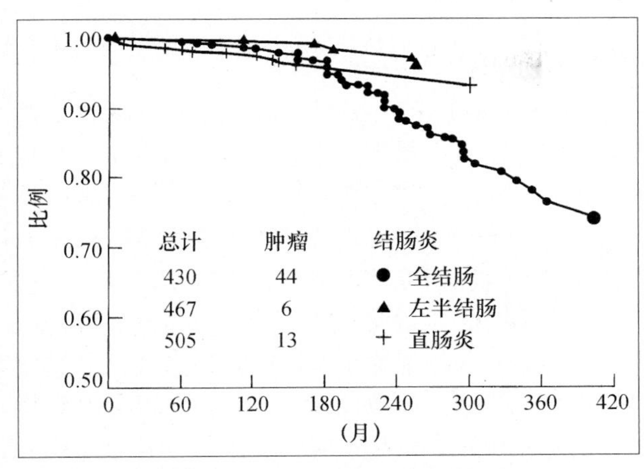

图 38.2　全结肠、左半结肠和直肠溃疡性结肠炎患者结肠癌的风险概率。

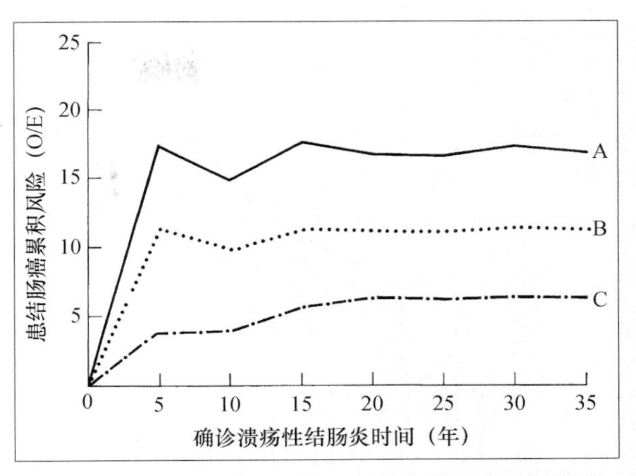

图 38.3　结肠癌的累积风险。**A.** 观察数＝所有结肠癌，预期将要手术（所有年龄段）；**B.** 观察数＝无症状和随访期间的癌症（n=23），预期手术（所有年龄段）；**C.** 观察数＝随访期间发现的肿瘤（n=13），预期手术。（来源自：Prior 等（1982）with permission from the BMJ Publishing Group.）

起偏差的是各中心的手术方式不一样（表 38.1）。我们发现，如果考虑所有的病例，患者结直肠癌的风险是常人的 17 倍，而在排除了“确认”病例之后，这一风险为 11 倍。被建议参加随访计划的病人 15 年后的风险只有 6 倍（图 38.3）。事实上，整个 25 年累计发病率只有 8%（图 38.4）。真正的患癌风险主要是小于 30 岁的病人（表 38.2）。其他不同系列的溃疡性结肠炎病人，包括 500 个病人通过相同的分析技术，显示患癌风险是正常的 7～12 倍。

研究癌症风险的最好方法是由 Gyde 等提出的，其研究了英国中部和牛津地区的 823 个溃疡性结肠炎病人，所有病人最少被随访了 17 年。整个患癌的风险是普通人的 8 倍，广泛结肠炎患者是 19 倍。生存表分析得出累积危险度 20 年是 7.2%，30 年是 16.5%（表 38.4 与表 38.5）。没有明显的年龄关系。作者认为，广泛结肠炎的病人有结肠癌的基因易感并且有长时间的炎症，可能在启动和促进结肠癌中起重要作用。

Gillen（1994）的数据比较了广泛溃疡性结肠炎和克罗恩病的患癌风险（图 38.7）。溃疡性结肠炎发生结肠癌相对风险是 24.4，直肠癌相对风险是 11.5。克罗恩病的是 37.5 和 7.1。相对风险在 25 岁以下的病人更高（见表 38.6 与表 38.7）。

直肠残端

有两个常见的情况，即手术后继续治疗结肠炎后的患癌风险（Mossand 和 Keddie，1965）。最有争议的是关于全结肠和直肠切除术后的患癌风险。然而，保留直肠的患癌风险是固定的。我们认为，无功能的直肠患癌风险更高，因其在视野之外，易被忽视。许多患者被施行紧急结肠切除术后，近端直肠被外置形成瘘管，更多时候会被缝合。临床医生应意识到直肠残端癌的风险，应给病人一些随访的建议，并告知直肠的检查是不舒服的并且可能是有疼痛的。

表 38.1　在不同医院接受根治性溃疡性结肠炎手术的比例

研究	患者数	接受根治术
牛津：Edwards 和 Truelove（1964）	624	87（14）
Leeds：Watts 等（1966）	204	56（27）
Copenhagen：Bonnevie 等（1974）	332	56（17）
Birmingham：现有系列	676	438（65）

括号内为百分比。

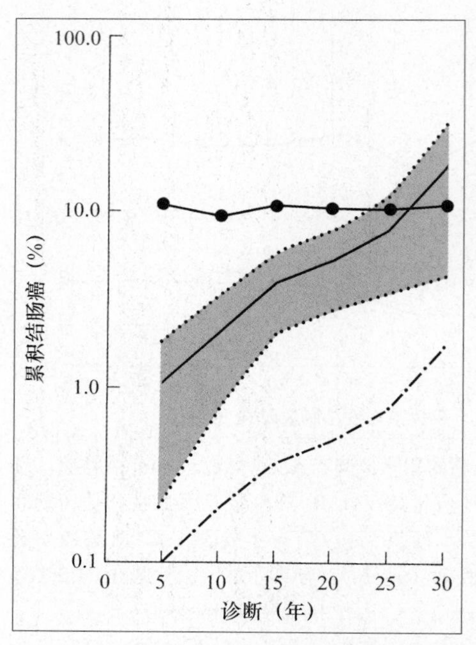

图 38.4 回顾期间患结肠癌的风险。结肠癌观察累积风险（%），无症状肿瘤（——），95%置信区间（……），期望的累积风险（%）（-·-·-），累积相对风险（•—•），观察数量=无症状肿瘤和间隔期肿瘤。（来源自：Prior 等（1982）with permission from the BMJ Publishing Group.）

回肠直肠吻合

Stanley Aylett（1971）在英国从回肠直肠吻合术来治疗病人中得到了重要的数据。Aylett 每次都能漂亮地完成结直肠吻合术（Jagelman 等，1969；Newton 和 Baker，1975）（参见第 40 章），它替代了结直肠切除术、重建性直肠结肠切除术或回肠肛管吻合术，但最大的问题是术后患癌风险。然而，全结直肠的根治术也不能保证过渡区和造瘘口的癌变风险变小。如果是合并有结肠癌的结肠炎，或者是合并有硬化性胆管炎进行肝移植服用免疫抑制剂的患者，这类患者造瘘口的癌变风险更高（Iwama 等，2000；Vieth 等，1998；Laureti 等，2002；Baratsis，2002；Bell 等，2003；Stahlberg 等，2003；Walker 和 Rodley，2006）。

1971 年，Aylett 报道了进行全结肠切除加回直肠吻合术的病人中有 7 个病人（2%）患直肠残端癌。许多发展为癌症的病人有直肠狭窄，这种情况大多数人认为是直肠保存的禁忌证。虽然保留直肠残端会造成出血，黏液分泌等症状，但这与患癌风险相比，是不足一提的。

表 38.2 结肠癌与确诊年龄的关系

确诊年龄	无症状肿瘤				肿瘤		
	E	O	O/E	*P*	O	O/E	*P*
0～29	0.29	11	37.9	<0.001	8	27.6	<0.001
30～44	0.81	10	12.3	<0.001	3	3.7	<0.05
≥45	0.98	2	2.0	NS	2	2.0	NS
全部	2.08	23	11.1	<0.001	13	6.3	<0.001

E，期望的；O，观察到的；NS，无显著差异。
来源自：Prior 等（1982）。

表 38.3 溃疡性结肠炎发生结肠癌的相对风险

研究	患者数量	肿瘤位置	肿瘤		
			E	O	O/E
Oxford：Edwards 和 Truelove（1964）	624	结直肠	3.0	22	7.3
London：MacDougall（1964）	724	结直肠	1.21	15	12.4
Tel Aviv：Gilat 等（1974）	504	结肠	0.9	3	3.3
Birmingham：Prior 等（1982）	676	结肠	1.18	13	11.0
		直肠	0.09	10	111.1

E，期望的；O，观察到的。

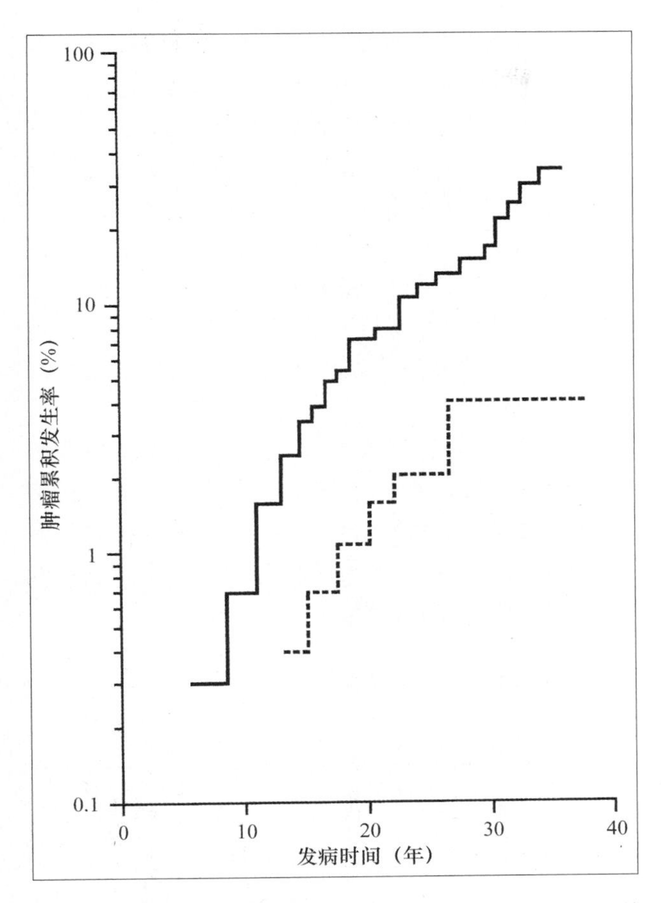

图 38.5　广泛结肠炎患者结肠癌累积发生率（——），其他结肠炎患者结肠癌累积发生率（……）。来源自：Gyde 等（1988）。

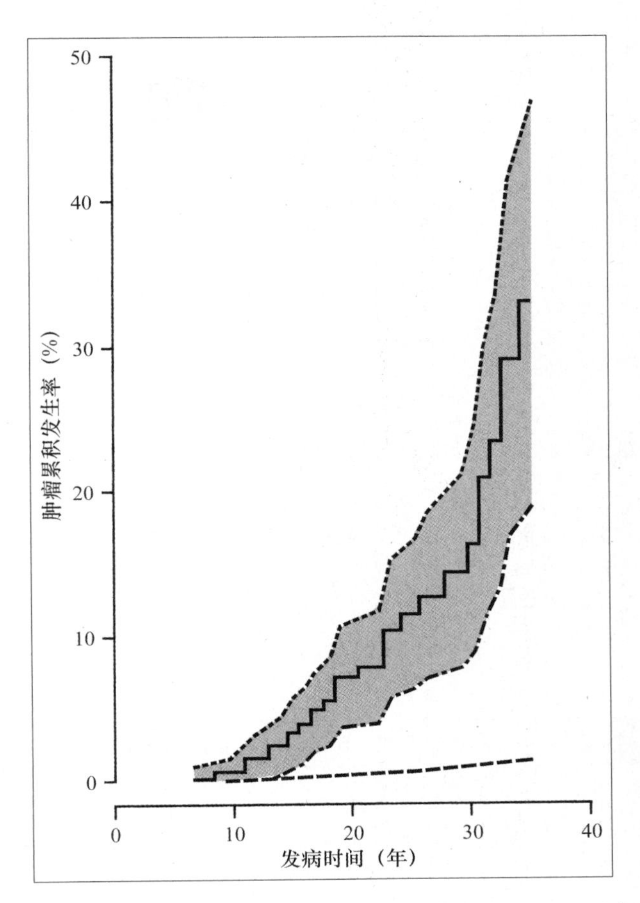

图 38.6　广泛结肠炎患者结肠癌累积发生率（——）；95%置信区间（十，------；—·-·-·-）；正常人群结肠癌风险(----)。来源自：Gyde 等（1988）。

表 38.4　结肠癌：三中心研究

	肿瘤			*P*
	E	O	O/E	
广泛结肠炎	1.51	29	19.2	<0.001
结肠	0.90	22	24.4	<0.001
直肠	0.61	7	11.5	<0.001
左半结肠炎				
结肠	1.68	6	3.6	<0.01
直肠	1.07	0		<0.001
全部连续	4.28	35	8.2	<0.001

E，期望的；O，观察到的。
来源自：Gyde 等（1988）。

表 38.5　溃疡性结肠炎的结肠癌发病年龄（三中心研究）

发生时间（年）	肿瘤			*P*
	E	O	O/E	
0—				
5—	0.294	2	6.8	<0.05
10—	0.324	6	18.5	<0.001
15—	0.328	7	21.3	<0.001
20—	0.257	5	19.5	<0.001
25—	0.179	3	16.8	<0.001
30—	0.107	6	56.1	<0.001
35+	0.023	0	0.0	

E，期望的；O，观察到的。
来源自：Gyde 等（1998）。

这个报道 7 年以后，Baker 等再次报道 374 个病人中有 22 个（6%）患癌，有 5 个是结肠切除术时偶然发现的。从结肠切除术到患癌的时间是3～19 年（平均 13 年）。没有病史小于 10 年的病人出现癌症，10～20 年病史的病人中患癌的有 13 例病人，20～30 年病史的病人的中患癌风险是 1/117

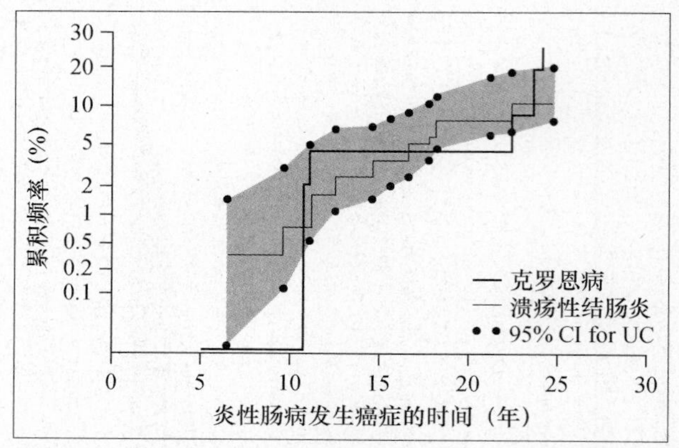

图 38.7 广泛溃疡性结肠炎患者发生结肠癌累积频率（——），广泛克罗恩患者发生结肠癌累积频率（——），··溃疡性结肠炎的 95%置信区间。来源自：Gillen 等（1994）。

（表 38.8）。恶性肿瘤的累积风险 20 年是 6%，30 年是 15%。40 岁以下患病的风险更高，但是更年轻的患癌率更高，虽然病人数量较少（表 38.9）。

Slaney 和 Brooke（1959）报道了 11 个没有保留直肠的患癌病人和 3 个回直肠吻合术的患癌病人。Johnson 等（1983）报道了保留直肠的患癌风险，他们检查了 273 个病例（46 个没有直肠），10 个病人发展成了直肠癌，累计患病率是 5%。作者进行了 10 年的随访，发现患癌数量是增加的，27 年的患病率是 17%。

文献报道回直肠吻合术的结直肠癌发病率是 4%。随着年龄的增加，发病率也增加。结肠切除术和回直肠吻合术不太可能是易患癌症的危险因素。表 38.11 显示了回直肠吻合术的病人患癌症的风险，和完整结肠的相似。

表 38.6 广泛结肠炎：5 年后结直肠癌的发病率

	位置	观察到肿瘤	肿瘤期望值	相对风险	95%置信区间
溃疡性结肠炎（$n=486$）	结肠	22	0.90	24.4***	15.3～7.0
	直肠	7	0.61	11.5***	4.6～23.6
	全部	29	1.51	19.2***	12.9～27.5
克罗恩病（$n=125$）	结肠	6	0.16	37.5***	13.7～81.6
	直肠	2	0.28	7.1*	0.8～25.8
	全部	8	0.44	18.2***	7.8～35.8

* $P<0.05$，*** $P<0.01$。
来源自：Gillen 等（1994）。

表 38.7 广泛结肠炎：溃疡性结肠炎与克罗恩病患者 5 年后大肠癌的发生率

	年龄组	观察到肿瘤	肿瘤期望值	相对风险	95%置信区间
溃疡性结肠炎	<25	12	0.11	109.1***	56.3～190.6
	25～39	14	0.50	28.0***	15.3～47.0
	40+	3	0.90	3.33	0.7～9.7
全部		29	1.51	19.2***	12.9～27.6
克罗恩病	<25	4	0.07	57.1***	15.4～146.3
	25～39	2	0.22	9.1**	1.0～32.8
	40+	2	0.15	13.3	1.5～48.1
全部		8	0.44	18.2***	7.8～35.8

来源自：Gillen 等（1994）。

表 38.8 374 名结肠切除、回直肠吻合术后患者随访时间与直肠癌发病率的关系

随访时间（年）	患者数量	患者·年	直肠发病	每患者·年患癌风险
<10	374	3 534	0	0
10～19	312	2 400	13	1/185
≥20	184	1 055	9	1/117

来源自：Baker 等（1978）。

表 38.9 374 名结肠切除、回直肠吻合术后患者的直肠癌发病率与结肠炎发病年龄的关系

发病年龄	患者数量	合并直肠癌人数
<10	9	1（11.1）
10～19	87	4（4.6）
20～29	110	8（7.3）
30～39	86	7（8.1）
40～49	52	1（1.9）
50～59	24	1（4.2）
60～69	6	0

括号内为百分比。
来源自：Baker 等（1978）。

一个重要的发现是，20 世纪 70～80 年代的病人没有什么复查，没有直肠切除加回肠肛管吻合及造瘘术后的预防治疗。现在溃疡性结肠炎的手术，所有病人有同样的复查形式，以及回肠肛管吻合术后的直肠治疗。这个改变被广泛应用，可能会影响直肠的患癌风险，同样需要严格的筛查计划。

旷置的直肠残端

关于直肠残端的癌变数据是较少的。有些病人失访，并且很多没有对照。Hinton（1966）报道了 2 个直肠切除后的发展成癌的患者，都是多发癌。Slaney 和 Brooke（1959）也报道了直肠切除后发展成癌的病例，但是一些是在手术时发现的。最好

表 38.10 回直肠吻合术：直肠残端癌

作者	患者数量		
	回直肠吻合术	合并肿瘤	死于肿瘤
Dennis 和 Karlson（1952）	41	2	1
Griffin 等（1963）	46	2	2
Sprechler 和 Baden（1971）	48	1	1
Adson 等（1972）	35	2	1
Yudin（1973）	55	1	1
Gruner 等（1975）	57	3	2
Baker 等（1978）	374	22	13
Johnson 等（1986）	157	11	7
Backer 等（1988）	59	3	2
其他*	379	0	0

* Veidenheimer 等（1970），Ribet 等（1973），Vink 和 Beerstecker（1973），Mignon 等（1974），Smith 等（1974），Khubchandani 等（1978），Farnell 等（1980），Jones 和 Orr（1983）和 Leijonmarck 等（1990）。

表 38.11 完整结肠与回直肠吻合术后随访时间与患癌风险（患者·年）的关系

时间（年）	完整结肠		回直肠吻合术后
	De Dombal 等（1966）	Lennard-Jones 等（1977）	Baker 等（1978）
<10	1/282	NS	NS
10～19	1/50	1/196	1/185
20^+	1/17	1/60	1/117

NS，无数据。

的数据是 Melbourne 的。Johnson 等（1986）报道了 24 年的风险是 20%。Lavery 和 Jagelman（1982）报道了 5 个切除术后患癌的病例，2 个是克罗恩病，另外 3 个溃疡性结肠炎病人结肠切除术到患癌的时间是 8～14 年，并且在切除术前都有长时间的结肠炎史。不幸的是，所有病人发现得较晚，且发现时有肿瘤出血。

影响肿瘤风险的因素

结肠炎程度

Melbourne 数据显示（Johnson 等，1983），系列研究称扩展到右侧横结肠的病人比局限在乙状结肠的病人患癌的风险增加（MacDougall，1964；Lee 和 Truelove，1980；Gyde 等，1988；Ekbom 等，1990；Gillen 等，1994）。全结肠的直肠癌患病率是 13%，而左侧结肠病变的患病率是 5%（Greenstein 等，1979）。

此外，左侧病变的病人发展成癌的时间至少比全结肠病变的晚 10 年（全结肠是患病后 20 年，左侧结肠是 32 年）。我们发现没有进行必要的手术治疗的病人，且随访不到 10 年的病人相对危险的系数，全结肠疾病是 19%，仅有左侧结肠疾病是 4%（Gyde 等，1988）。

随访时间

事实上，没有发现癌症的结肠炎患者随访时间不到 10 年（Bonnevie 等，1974；Prior 等，1982；Lennard-Jones 等，1983；Hendriksen 等，1985；Gyde 等，1988）。必须认识到患直肠残端癌的风险差异，第一次发病进行紧急手术的患者和有长时间结肠炎病史后再切除的病人相比，结肠炎紧急手术患者 10 年的患癌风险是很小的，而有 20～30 年病史的患者在回肠直肠吻合术后的癌变风险是增加的。

病变超过 20 年的患者患癌风险要比 10～20 年的患者的患癌风险要大，Butt 等评估了 673 例广泛结肠炎病人的患癌风险与发病后 10 年的症状有关。在这个大样本病例研究中显示前 10 年的风险是后 20 年的 2/3。实际上，临床随访广泛结肠炎患者头 10 年不太可能发现结直肠癌变。第二个 10 年是 7 个病人中有 1 个（14%），第三个 10 年 4 个病人中

表 38.12 患癌风险与随访时间的关系

症状持续时间（年）	患者数量	观察的患者·年	患肿瘤人数	每患者·年的患癌风险
<10	217	914	0	
10～20	161	737	8*	1/92
>20	77	430	5*	1/86

每组有一名患者在停止随访后 4 年发现肿瘤。
来源自：Lennard-Jones 等（1990）。

表 38.13　673 名广泛结肠炎患者在发病后几十年内的肿瘤风险

发病后时间	患者・年	肿瘤数	每患者・年的风险
<10 年	2 258	4	1/564
10～19 年	922	13	1/71
>20 年	323	9	1/36

来源自：De Dombal 等（1966），Lennard-Jones 等（1977），Kewenter 等（1978）。

有 1 个（25%）发展成了结直肠癌。这些数字其实比实际的在结肠炎的筛查癌变要高（20 年是 5%，25 年是 9%）。

患病年龄

处于患癌风险下的年轻人存活时间要比年龄大的人时间长，年龄大的可能会因其他疾病死亡。初患病时间是一个独立的风险因素，30 岁以前发病的患者风险因素是最高的，患病年龄的增大则相对危险度也下降（Devroede 等，1971；Ekbom 等，1990）。

另一种方式显示，患溃疡性结肠炎和癌症的病人比那些没有结肠炎的而患癌症的病人相对年轻（45%在 30 岁以下）（图 38.9）。

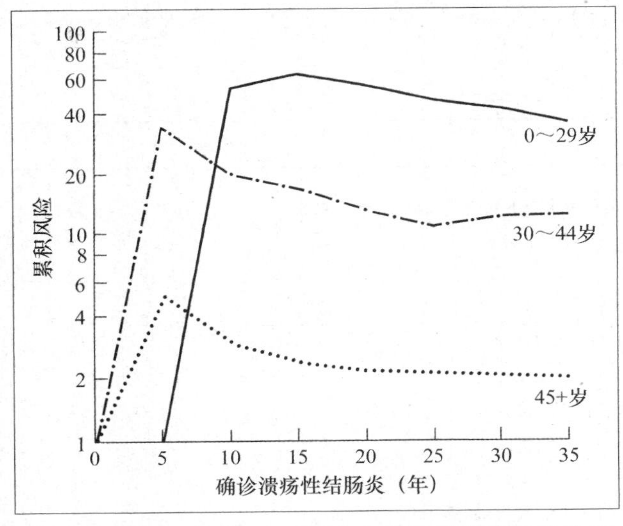

图 38.8　年龄与确诊后 35 年内患结肠癌累积风险关系。来源自：Prior et al（1982）with permission from the BMJ Publishing Group.

其他疾病相关因素

其他被认为增加结肠炎患癌风险的因素包括，首次病变的严重程度和症状的持续时间。但是大多数症状持续的病人都需要早期手术，如果直肠患病严重，通常需要结直肠切除术。但是这个还没有被证实。

息肉

病初结肠炎严重可以诱发假息肉或狭窄。但是，一般认为溃疡性结肠炎的炎性息肉恶化的可能性很小，并且非活动期结肠炎的腺瘤性息肉发病率也低。

狭窄

一般认为非活动期、非梗阻性狭窄恶变的风险是小的。但是，如果狭窄和广泛的溃疡有关，恶变的可能会增大。有报道，51 个有溃疡性结肠炎的癌症患者中 8 个有狭窄。这可能就需要狭窄区的早

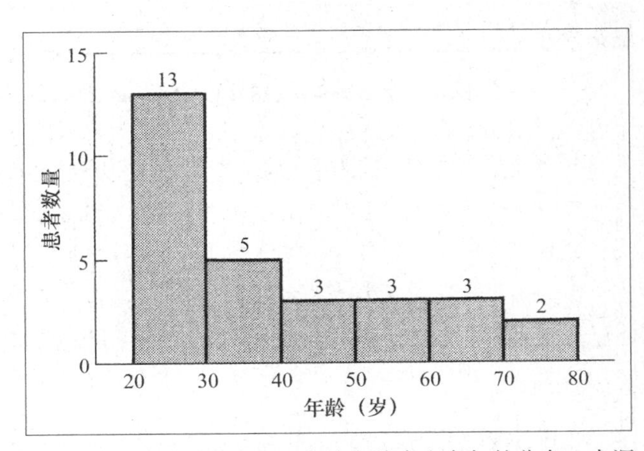

图 38.9　29 名溃疡性结肠炎并发肿瘤患者年龄分布。来源自：Ohman（1982）。

期细胞学检查。如果是脾曲长期狭窄或梗阻的，那么狭窄就容易恶变。

治疗策略

因为急性或慢性症状，有近 20%的病人在头 10 年进行了常规或重建性结直肠切除术。这些病人往往在短时间内有广泛的疾病，而且患结肠癌的风险较小。

还有一些担忧的是，基于理论的原因，结肠炎的治疗可增加患癌风险。激素和水杨酸类没有增加肿瘤的副作用，但是硫唑嘌呤有增加淋巴瘤风险，并且也有可能有结直肠肿瘤的风险。但是有明显证据证明抗炎药治疗使结直肠癌的风险下降。此外，有可能的是结直肠肿瘤在隐匿中发生，尤其是和硬化性胆管炎治疗有关。接受光谱免疫抑制的硬化性胆管炎，环孢素可能会增加结直肠癌的风险，但是还没有证据证明环孢素会增加肠癌的风险。

虽然结肠镜现在被用于复查，病人诊断成像需要大量的钡剂，理论上是照射的一个因素。但是，对于每年正常照射 2.5mSv 来说，7.7sMv 的钡餐灌肠可能结肠炎疾病过程中只能照射 3 次，这个风险是可忽略的。

种群研究

许多大的研究都来自于大的中介中心，那里广泛病变的患者要比只有当地病人的医院里的病人多。中介中心报道的患癌风险要比医院里的高，因为没有高风险的选择偏倚，并且许多病人都只有远端疾病。Denmark 和 Scotland 研究所，认为结肠炎的患癌风险只比普通人稍高。

癌症分布

结肠

溃疡性结肠炎的癌症可能和单发癌症没有不同，来自 Mount Sinai 医院的 Slater 认为溃疡性结肠炎病人右侧肿瘤的发生率要比没有结肠炎得高，但是新近的评估未能证实。然而，Riddell 和 Morson 对比了结肠炎的癌症和散发癌症患者，没有发现有差异。

保肛

Johnson 等记录了直肠癌的位置和回直肠吻合术或直肠切除术后的关系。3 例手术不清楚，上 1/3 有一个，中段和下 1/3 各 3 个。结肠炎中直肠癌的位置对于需要行直肠与结肠切除术，切除整个直肠仅留肛管的病人变得很重要。我们总结了伯明翰 676 个病例，仅有 3 个直肠癌保肛，并且所有都在肛外缘 7cm 以上。在 3 个中心的报道中有类似的结果。

多灶肿瘤

溃疡性结肠炎病人中的多发肿瘤的概率要高于散发病例（表 38.15），虽然比例变化较大，为 11%～42%（Gyde 等，1984），但是没有结肠炎的比率是 1%～4%（Slaney，1971；Ritchie 等，1981；Öhman，1982；Goligher，1984）。

表 38.14 溃疡性结肠炎中结肠癌的位置分布

	Riddell 和 Morson（1979）	Öhman（1982）	Gyde 等（1984）	Slater 等（1985）	Connell 等（1994b）
盲肠	6	2	2	10	6
升结肠	3	1	3	11	23
肝曲	5	1	0	2	3
横结肠	19	6	5	7	18
脾曲	10	1	1	2	10
降结肠	12	0	2	7	9
乙状结肠	10	5	4	12	18
直肠	46	8	13	20	70

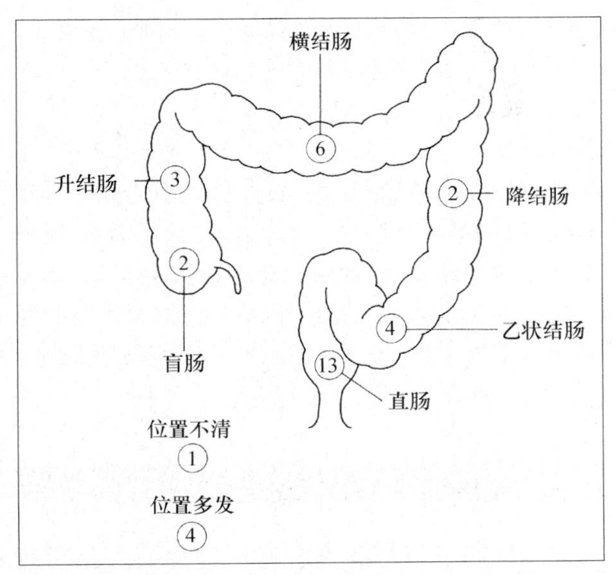

图 38.10　溃疡性结肠炎结肠癌分布。(Birmingham series; Gyde et al, 1984, reproduced with permission from the BMJ Publishing Group.)

表 38.15　溃疡性结肠炎中同一时间多发结肠癌的发病率

作者	n	多发肿瘤（%）
Goldgraber 等（1958）	33	42
Hinton（1966）	32	22
Hughes 等（1978）	29	14
Kewenter 等（1978）	15	13
Nugent 等（1979）	23	26
Van Heerden 和 Beart（1980）	70	23
Ritchie 等（1981）	67	22
Öhman（1982）	29	17
Johnson 等（1983）	63	11
Gyde 等（1984）	35	11

病理

大多数散发肿瘤源于息肉，但是结肠炎的息肉肿瘤较少，因为和不典型增生有关，为扁平隆起性损害或是狭窄。Butt 和 Morson 记录了 49 个结肠癌患者中（1981），14 个有息肉，11 个有低隆起的不典型增生，8 个有狭窄，剩下的 16 个有单发的结直肠癌（表 38.16）。研究表明结肠炎的结肠癌频发 *K-ras* 基因突变，导致结肠炎的肿瘤和基因缺陷有关（Burmer 等，1990；Melzer 等，1990；Bell 等，1991）。但是，伦敦皇家医院研究发现，和结肠癌有关的 P_{53} 基因，在散发肿瘤和结肠炎的肿瘤没有明显不同。因此也发现一些疑问，Ilyas 和 Talbot 认为 P_{53} 过度表达通常是结肠炎的结直肠肿瘤后期的事情，而基因突变在这一人群中早有出现。这些结肠炎中结肠癌的基因突变和散发肿瘤类似，包括基因变异、微卫星不稳定性、*K-ras*、P_{53}、*APC* 基因变异（Kern 等，1994）。

整个结肠

溃疡性结肠炎合并的肿瘤是不同分化和分期的腺癌。不幸的是，比较散发和结肠炎患癌的分期和分级是困难的。Ritchie 报道的 St Mark's 研究故意排除了不能手术病例。结肠炎发生晚期癌的比例比没有结肠炎的比率稍高（表 38.17）。有远处转移

表 38.16　慢性溃疡性结肠炎肿瘤大体标本（34 位患者 49 例肿瘤）与无溃疡性结肠炎结肠癌大体标本（77 位患者 78 例肿瘤）大小及形状区别

大体标本	息肉样改变		低隆起病变		狭窄-溃疡样变		
	绒毛	无绒毛	结节状	斑块状	狭窄	溃疡巨块	溃疡
溃疡性结肠炎中的肿瘤数量	9	5	8	3	8	9	7
大小（cm）	7.3（0.8）	4.8（0.4）	5.2（0.8）	2.6（0.8）	5.5（0.6）	6.3（0.8）	5.1（0.7）
肿瘤无溃疡性结肠炎数量	13	12	—	3	—	37	13
大小（cm）	4（0.4）	3.1（0.3）		1.1（0.1）		5.9（0.4）	4.7（0.5）

平均值（SEM）。
来源自：Butt 和 Morson（1981）。

的病例是 20%～30%（表 38.18）。但是，Prior（1982）指出，许多有类似结肠炎的晚期肿瘤患者，预后往往是差的。排除远处转移的病例，溃疡性结肠炎病人的肿瘤分期和分级情况和没有结肠炎的相似（表 38.19）。

表 38.18 标出了 St Marks 医院 303 病人大肠镜检查出的 16 个病人的分期。仅有一例不能手术，14 个局限在了黏膜层，可能通过手术根治。

表 38.17 结肠癌是否合并结肠炎的手术特点（%）

	手术		
	无法手术	姑息	根治
合并结肠炎	15*	13	72
未合并结肠炎	7	19	74

无法手术：原发肿瘤无法切除。
姑息：原发肿瘤切除，怀疑或已知残留。
根治：已知全部切除。
* $P<0.05$。
来源自：Ritchie 等（1981）。

保留直肠

肿瘤发生在结肠切除后的直肠残端的概率小于没有受到的结肠炎患者。虽然远处转移仅被报道 22 例回直肠吻合术后直肠癌中有 4 个，18 个是低分化癌。但是 Johnson 报道了大多数肿瘤诊断的时候都是在进展期。10 个病人中 5 个直肠残端癌，当被诊断出来时已经有了肝转移。

预后

许多早期报道结肠炎合并的肿瘤病人预后较差。Bargen（1928）报道的 Mayo 诊所的 20 例没有一例生存期到 5 年的，并且 12 个在术后早期就死亡了。2 个来自同一个中心的报道，5 年生存率只有 3%（Sloan 等，1950；Shands 等，1952）。1959 年，Slaney 和 Brooke 通过分析病例计算出的

表 38.18 溃疡性结肠炎并发肿瘤的分期及分级

作者	Dukes 分期						分级			
	n	A	B	C	远处转移	未知或排除	低	中	高	未分级
完整结肠										
Ritchie 等（1981）	57	11	14	17	15	0	11	17	14	15
Gyde 等（1984）	35	4	5	3	7	16	4	9	14	8
Van Heerden 和 Beart（1980）	70	6	22	25	17	0	9	46	15	0
Johnson 等（1983）	63	9	14	12	19	9	3	25	12	23
治疗										
Lennard-Jones 等（1983）	13	11	3	1	1	（3 倍）	9	4	3	（3 倍）
Retained rectum										
Baker 等（1978）	22	2	4	12	4	0	2	2	18	0
Johnson 等（1983）	10	0	1	2	6	1	0	2	5	3

表 38.19 单一可切除结肠癌（*n*=42）和无结肠炎结肠癌（*n*=4 472）的病理学特征（%）

	Dukes 分期			组织学分期		
	A	B	C	低	中	高
合并结肠炎	26	33	41	26	41	33*
无结肠炎	15	39	46	26	58	17

* $P<0.01$。
来源自：Ritchie 等（1981）。

5 年生存率为 18.6%。

现在认为溃疡性结肠炎合并的结直肠癌 5 年生存率为 40%，和散发结直肠癌生存率没有区别。Ritchie 等报道了如果排除远端转移的病人，其实预后是比较好的。另外影响预后的因素，例如，英国不同地域的结直肠癌的生存分析发现，北部要比南部的进展期癌症发病率高，并且 5 年生存率低。不同的专科中心也是影响生存期的因素，参见表 38.20。另一个影响预后的因素是：Duke 分级，肿瘤分化，DNA 倍数，疾病的持续时间（Heimann 等，1992）。

在英国中西部报道的溃疡性结肠炎患癌症的 5 年生存率是 33.5%，散发的肿瘤是 32.6%（图 38.12）。预后要比总结肠炎中筛查出来的患者预后较好，这组病人大多数是 Duke A 级或者是因不典型增生进行手术切除的病人。St Mark 报道了结肠炎患癌的 120 例病例的 10 年生存期，Duke 分级对生存期有影响。Sugita 报道了他们的溃疡性结肠炎病人的结直肠癌的数据。认为 Duke 分级对预后有影响。他们表明，黏液分泌肿瘤，以及溃疡和浸润病变预后都变得较差。

直肠残端癌的预后会更差，大多数被查到时已经是晚期（表 38.21）。对于这些病人应该进行严格的复查或者是直肠切除术，尤其是那些不能规律复查的病人（Langholz 等，1992）。

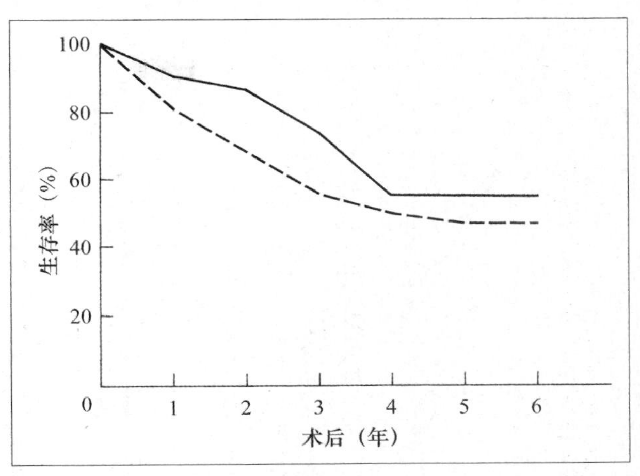

图 38.11　结肠癌合并结肠炎生存率（——）；无肠炎证据的结肠癌（-----）。

症状和诊断

希望没有症状的溃疡性结肠炎并发癌症的患者能通过常规检查得到一个高的检出率。乙状结肠镜检查是看到直肠黏膜任何可以的区域都用活检，如果是癌变前期的不典型增生的病人，那么应对直肠活检不同的地方，并且要复查。如果结肠镜用于复查，那么结肠炎病人应每 2 年进行一次全结肠检查，至少进行 10 年以上。任何扁平的、隆起的黏膜，特别是弥漫性或卫星结节都应进行活检。狭窄也同样需要活检，特别是有溃疡时。

不幸的是，当病人有症状是，肿瘤往往已经是晚期了。病人已经习惯了结肠炎的出血、贫血、腹泻和腹痛，以至于他们忽略了这些症状，或者是加大药物的剂量。

任何病人的反复出血、贫血、体重下降、里急后重感、肠绞痛、大便习惯改变、腹部或盆腔的肿物都应立即检查。

表 38.20　溃疡性结肠炎并发结肠癌患者 5 年生存率：摘自研究报告

作者	患溃疡性结肠炎的结肠癌患者数	从溃疡性结肠炎出现症状到诊断肿瘤平均时间（年）	5 年生存率（%）	远处转移患者数	多发肿瘤患者数	术中发现肿瘤患者数
Hughes 等（1978）	29	19.6	55.1	NS	4（14）	NS
Van Heerden 和 Beart（1980）	70	17.1	41.7	17（24）	16（23）	14（20）
Ritchie 等（1981）	67	10.0	65.1	19（29）	15（26）	NS
Lavery 等（1982）	79	17.0	41.0	28（35）	3（4）	19（24）
Birmingham series	35	19.7	33.5	8（28）*	4（11.4）	10（29）

括号中值为百分比。
NS，无数据。
* 35 例肿瘤病例中有 6 例未得到数据。

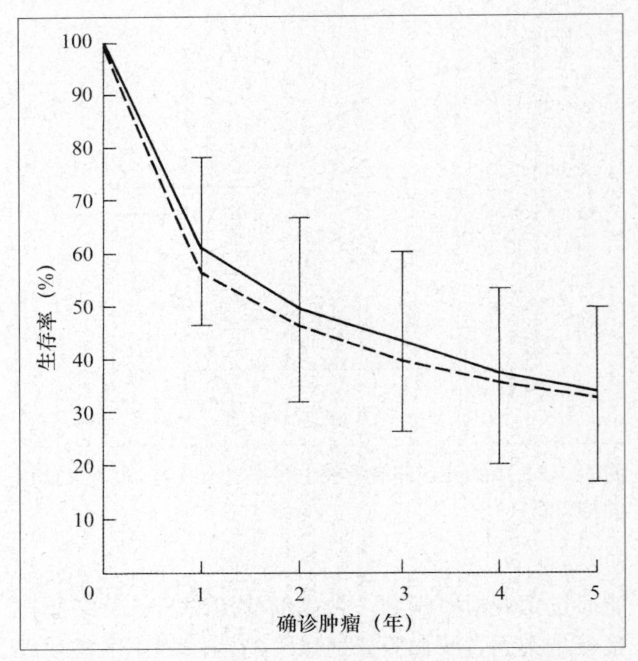

图 38.12 West Midland（UK）肿瘤登记数据，溃疡性结肠炎患者结肠癌生存率（——），散发结肠癌（-----）。

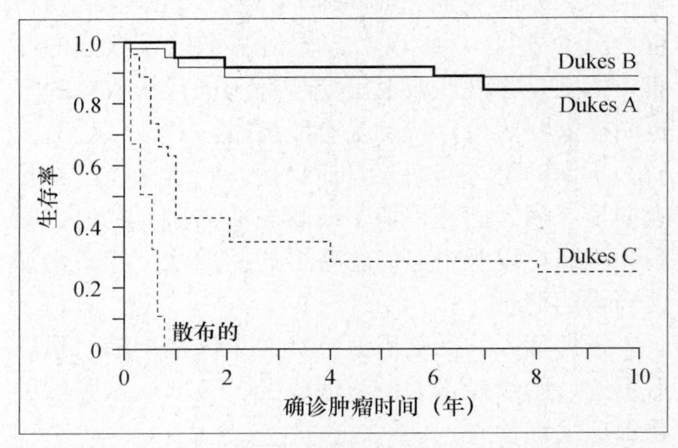

图 38.13 120 名溃疡性结肠炎患者患肿瘤的 10 年生存率，Dukes 分期，A ——；B ——；C -----；散布的……。来源自：Connell 等（1994）。

尽管结肠镜用于检查的次数增加，可是有可能是没意义的，因为肠道准备不充分，病人的不适，狭窄或全结肠检查失败。Lynch（1993）等报道了一个研究，仅有 88% 的检查到了右侧结肠（图 38.16）。基于这事件，结肠镜检查必须重复或者增加钡灌肠造影。溃疡性结肠炎的肿瘤是不同的，可能被漏查，除非内镜师意识到肿瘤可能是相当的扁平，多发或者弥散甚至很广泛。溃疡相对较少，一些病人内镜检查可能是多发息肉，弥漫性的绒毛变圆钝（图 38.17）。任何可以的扁平区域和息肉都应被活检（图 38.18）。

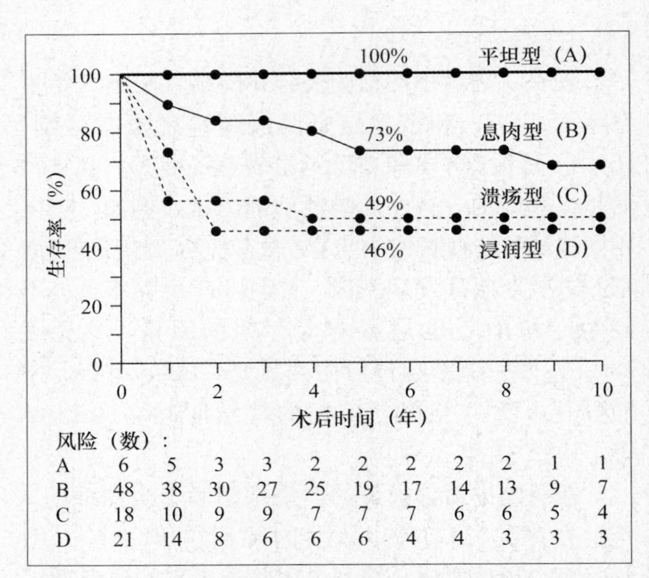

图 38.14 93 名患溃疡性结肠炎相关结肠癌患者，根据不同肿瘤分型的术后生存率，四组间有显著统计学差异（$P < 0.01$）。来源自：Sugita 等（1993）。

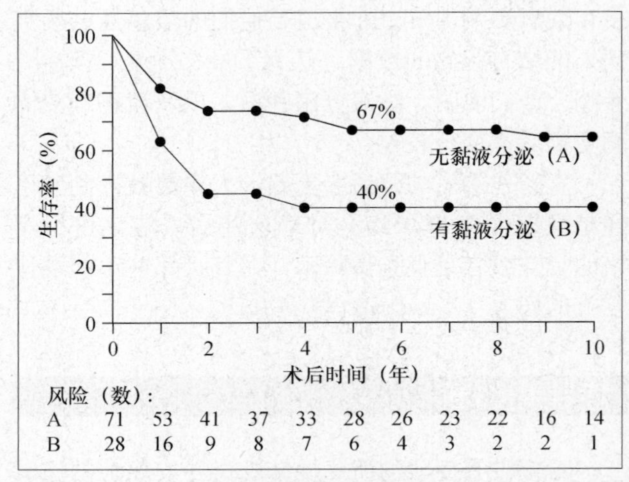

图 38.15 99 名患溃疡性结肠炎相关结肠癌患者，根据黏液分泌情况的术后实际生存率，两组间有统计学差异（$P < 0.03$）。来源自：Sugita 等（1993）。

表 38.21 结肠切除、回直肠吻合术后，直肠癌分期

分期		数量
Dukes	A	0
	B	3
	C	13
进展	D	17

来源自：Baker 等（1978）和 Johnson 等（1986）。

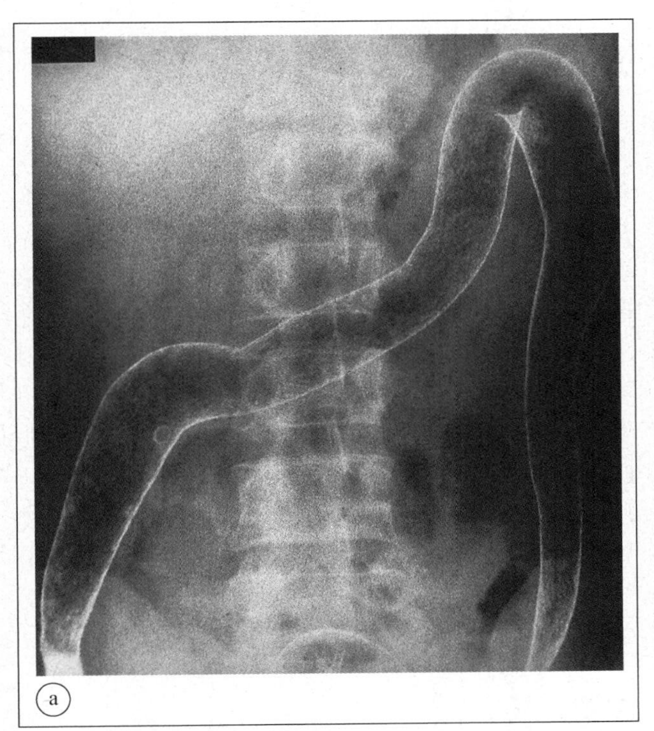

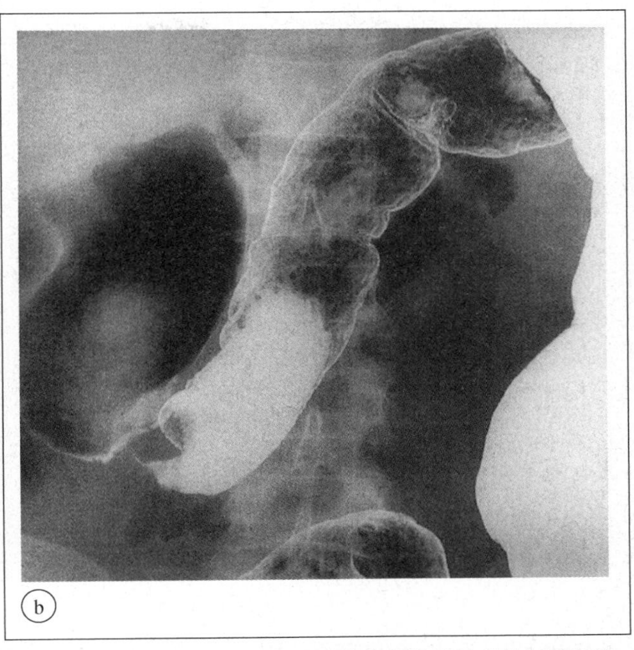

图 38.16 复杂的溃疡性结肠炎肿瘤。(**a**) 溃疡性结肠炎患者钡灌肠示多发结肠癌。(**b**) 复杂慢性溃疡性结肠炎的环形肿瘤。

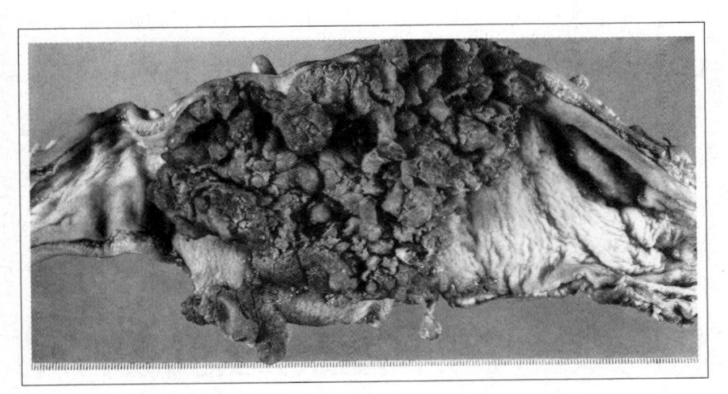

图 38.17 复杂长期慢性溃疡性结肠炎患者术后标本:结肠癌。

确诊的肿瘤治疗

整个结肠

结肠炎的肿瘤的预后是需要生物学、自然病程和肿物分级而决定的。因此,外科手术也受肿瘤的位置、形状和肿瘤分级、肛门和括约肌的功能、是

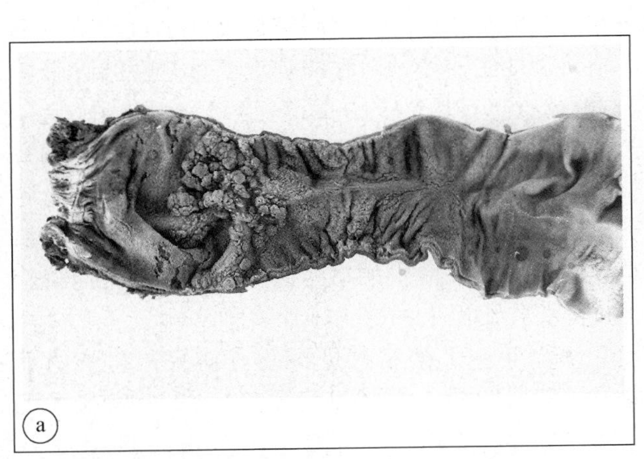

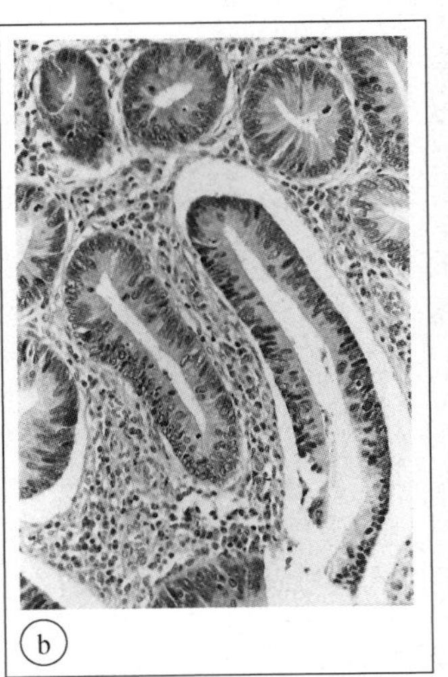

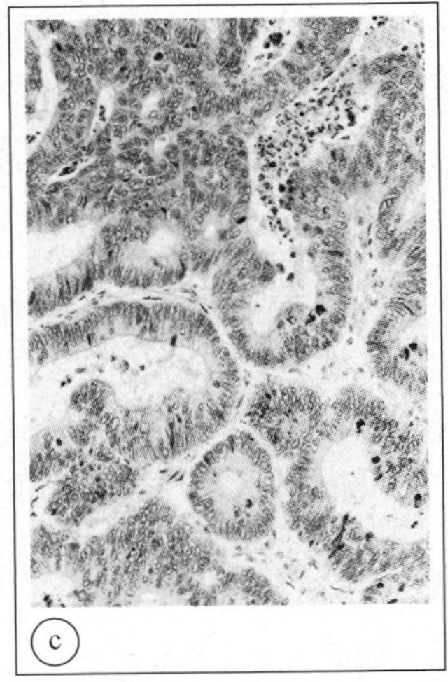

图 38.18 复杂溃疡性结肠炎的高度不典型增生癌前病变。(**a**) 宏观显示复杂慢性溃疡性结肠炎的结节状不典型增生和早期浅表癌变;(**b**) 显微镜显示复杂慢性溃疡性结肠炎的高度不典型增生;(**c**) 高倍视野下的复杂溃疡性结肠炎的高度不典型增生。

否多中心病灶以及病人的年龄影响。一方面让所有溃疡性结肠炎的癌症病人进行手术是不合理的；另一方面，这种激进的做法可能是完全恰当的，例如50岁的病人发现了低位肿瘤或者是有结肠炎伴随多发病灶超过了20年。

晚期疾病

对晚期疾病的姑息治疗是合理的，如果可能尽量不要造瘘。没有梗阻的盆腔上肝后静止期疾病，应该进行局部切除和端端吻合，或者是行结肠切除术加回直肠或回乙状结肠吻合。如果是进展期肿瘤并有梗阻，建议进行结肠切除术加回直肠吻合并空肠造瘘术，如果肿瘤首次发现并有穿孔和脓肿也应这样治疗。对于有症状的晚期直肠并远处转移的病人，给予激光切除、支架、腔内放疗或光动力学疗法。如果病灶不定，在直肠中段或上段，进行姑息性重建性结直肠切除术。对于晚期的直肠癌合并有肝转移的病人则不考虑常规的结直肠切除术。

多中心病变

如果不止一个肿瘤，并且病变较好，那么要进行结直肠切除术。如果病人不到50岁，我们建议行重建性直肠结肠切除术，切除整个直肠和黏膜到齿状线，并进行回肠造瘘。但是，这组的功能是令人失望的。老年病人中，肿瘤距肛缘5cm并有炎性狭窄，适合进行常规的结直肠切除术。

如果有多发病灶，或一个肿瘤比较大，可能有淋巴结受累，应该考虑晚期肿瘤的预后而不是保肛的风险。对于静止期的结肠炎，直肠正常的局部晚期病灶，我们建议结肠切除术加回直肠吻合，而不是结直肠切除。

单发病灶

结肠炎有一些争议，如果结肠炎处于静止期，大多数外科医生建议进行结肠全切加回直肠吻合术或是重建性结直肠切除术。急性结肠炎的病人，常规的或是重建性结直肠切除术是合理的，因为这有一个好的预后并且结肠炎消除了。

梗阻性结肠癌

梗阻性结肠癌并有远处转移，局部切除或激光切除是可行的。可以尝试肠内切除、腔内放疗或光动力治疗。目的是减轻下坠及出血。

直肠癌

对于年轻的病人，我们建议进行重建性结直肠切除术，整个直肠切除。对于老年病人，尤其是低位的直肠肿瘤，我们建议进行常规的结直肠切除术加回肠造瘘。我们对结肠炎的肿瘤分段切除没有经验，但是我们不建议这样，因为残留结肠有复发结肠炎的风险。关于溃疡性结肠炎的病人患直肠癌是一个难题。结肠炎的大肠黏液作为一个不稳定因素，并且多发病灶的风险，我们建议进行结直肠切除术。我们不认为直肠切除加结肠肛管吻合术对溃疡性结肠炎病人的直肠癌有何作用，因为有剩余结肠复发结肠炎的风险。对于散发的直肠癌，应用放疗和保肛手术是正确的。如果损害是较大的，固定少于离肛缘5cm的男性，或者包括侵犯阴道的女性，我们建议常规的结直肠切除术。

保留直肠

如果是结肠次全切的直肠残端癌，需要扩大直肠切除术，经腹会阴直肠切除术。这不仅是腹部直肠切除的情况。整个直肠、肛管、提肌都要切除，高危结扎肠系膜下血管，并回肠造瘘。如果肿瘤不可切除，并没有肝转移，我们建议先术前放疗联合适当的化疗，4 000～5 000Gy 5周，依照表30的方法。放疗6～8周后再评估骨盆情况，大多数病人能进行肿瘤的切除。

早期肿瘤的检测

理想情况是没有资源限制，病人依从性好，结肠炎头10年的每年一次的结肠镜检查，此后进行每年一次的直肠活检和结肠镜检查并多点活检。重度不典型增生需要预防性的常规或重建性结直肠切除术。Lennard-Jones 的报道，303个病人中有13个发展成了肿瘤，但是许多是Dukes分级A级的，整个肿瘤的风险、医疗服务的花费，病人遭受的痛苦成了复查的问题，因为这个阶段证明改善生存率是差的。不典型增生的敏感性和重复性受到质疑，并且需要作出巨大的努力来保持顺从性。

1990年401个病人进行复查研究，14%的不愿意，63%的病人勉强进行复查。22个病人发生了结直肠癌，累积发病率是15年3%，20年5%，25年9%。患癌患者70%是Dukes A期或B期损害。24个病人有重度不典型增生，20个被建议手术：6个是肿瘤，12个是不典型增生，2个没有肿瘤也没有不典型增生。

Dennis 和 Karlson 建议对结肠炎发病4年后影像学有隆起的损害进行预防性结直肠切除，但是我们不这样认为。一方面，我们认真考虑到 MacDougall 的建议，结肠炎超过10年，特别是发病小于30岁的病人应考虑全结肠切除。此外，现在提倡保留括约肌手术，因此，许多病人宁愿选择重建性结直肠切除术，也不愿意行每年一次结肠镜检查和每两年一次结肠镜检查，可能还会永久的回肠造瘘。

不典型增生

重度不典型增生是可能发展成肿瘤的一个病理学标志。Morson 和 Pang 认为直肠活检的重度不典型增生可能是发现溃疡性结肠炎病人发展成癌的一个有用的手段。他们报道了134个病例中12个有癌前病变。9个病人是重度不典型增生，进行了预防性的结直肠切除术，其中5个是肿瘤。不幸的是，轻度不典型增生和重度不典型增生的自然病程是不知道的，可能会复原；与结直肠癌的关系不清楚，并且关于重度不典型增生的解释和分级，病理学家之间存在争议。实际上，有经验的病理学家认为不典型增生的严重程度只有42%～65%。不典型增生是个斑块，癌症可以在没有它的地方发生，或者在它的远处发生。重度不典型增生是个有用的但是是不完善的标记，可以帮助决策是否进行预防性的切除术。

不典型增生的特点

下面的特点是不典型增生的特征：

- 大小和形状改变的上皮细胞核，核仁突出，深染，有扭曲的染色质（图38.19）。
- 细胞质深染。
- 黏蛋白多出现在细胞底部，细胞核位于黏蛋白之上。
- 上1/3隐窝或黏膜表面发现异常的有丝分裂。
- 可能有隐窝萌芽（腺瘤改变）或伸长（绒毛改变）。
- 细胞核失去极性，可能出现重叠和伪分层。

可能和反应性肥大和增生很难区别。Riddell 和 Lennard-Jones 都独自报道了这些不典型增生的特点都和恶变有关联。包括：核的异型，扭曲的杯状细胞，上1/3隐窝的有丝分裂，绒毛形态，分支隐窝和潘氏细胞。糖蛋白表达可能和不典型增生有关联，因此可以作为肿瘤复查的一个指标。病理活检证实，再生的细胞核边界是模糊不清的。

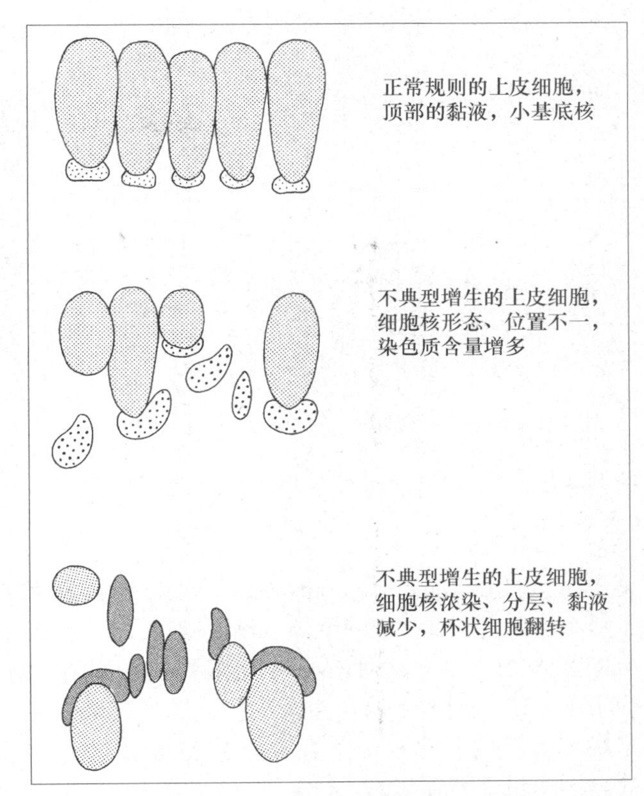

图38.19 慢性溃疡性结肠炎的不典型增生上皮示意图。

不典型增生有3个宏观特征：息肉、低的隆起型斑块、狭窄性溃疡。低的隆起型斑块损害在内镜和影像学下比较难辨认。它们可能出现在不规则微型灶的区域。染色技术可以帮助斑块损害的鉴别。

不典型增生作为癌症的一个标志

如果进行充足的直肠活检，那么许多癌症能通过重度不典型增生的存在而被发现。但是，27%结肠炎的结肠癌病人，直肠黏膜的不典型增生不到50%，并且15例中有2例是没有直肠的不典型增生。因此，不典型增生往往是不完整的。

有84%的不典型增生在结肠炎合并结肠癌患者切除的结肠中发现。大多数不典型增生的区域离肿瘤较远。

直肠活检的不典型增生、临床发现肿瘤或手术中发现肿瘤的发病率见表38.22。24个肿瘤在27个不典型增生中发现。但是11个肿瘤不是在不典

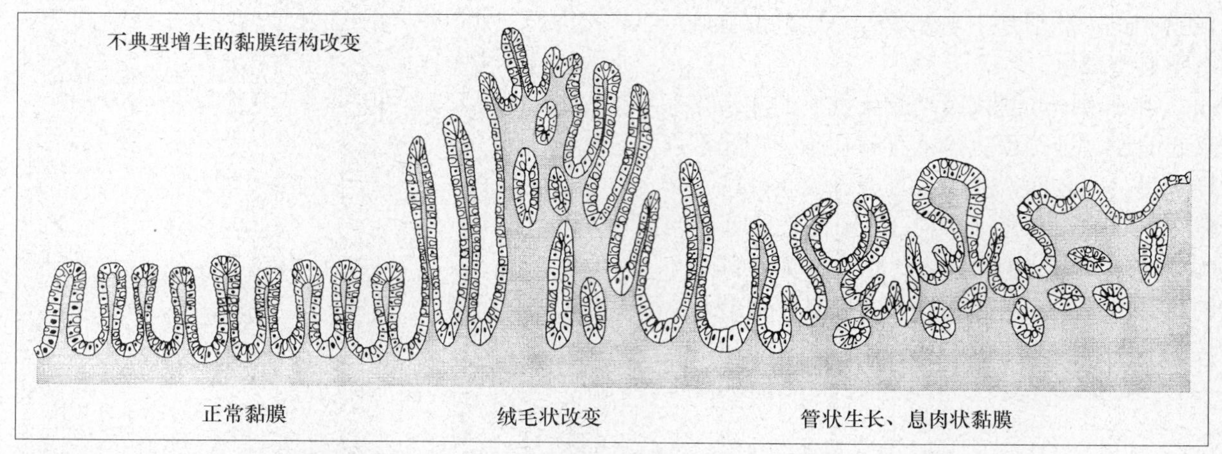

图 38.20 不典型增生的黏膜结构改变。左侧为正常黏膜，从左至右为渐进改变，病情逐渐加重。

型增生区域出现的。Lennard-Jones 认为只有重度不典型增生才是手术的指征。如果多处发现，或者有宏观病灶改变。这种观点 15 年后也没有改变。为了观察不典型增生的自然斑块和进展过程，应该多次重复活检。此外，急性炎症发作应该进行治疗，因为可能掩盖病理。

单独的直肠活检不能被确定肿瘤，因为患者可以通过结肠镜看是否有肿瘤，即使直肠活检正常。但是一些病人结肠活检有不典型增生。由此可见，直肠活检和结肠镜检查是互补的。与癌症相关的大体变化要比不典型增生先进。有一些证据显示，脱落细胞学检查在癌症检测方面要优于结肠炎的多点活检。但是在一些结肠炎可疑病人方面，二者是互补的。

溃疡性结肠炎中的不典型增生是一个复杂的理想的观念。首先，关于不典型增生的诊断就不是统一的，病理学家之间存有争论。第二，不典型增生的临床重要性是不明确的，肿瘤在没有它的情况下也经常发生，并且许多病人即使有不典型增生也不发生肿瘤。轻度不典型增生的意义也是不确定的。相比之下，重度不典型增生需要警惕肿瘤的发生，但是实际上它不是始终不变的。

其他诊断早期肿瘤的方法

癌胚抗原

虽然 CEA 不能特异诊断结肠癌，但是术后它的升高可作为复发的一个指示。不幸的是，CEA 在没有明确肿瘤的溃疡性结肠炎病人中也是增高的。Dilawari 等研究 CEA 是否是诊断早期恶性病变的一个有用指标，但是发现有肿瘤或不典型增生的病人的 CEA 水平和没有肿瘤和不典型增生的溃疡性结肠炎病人没有差别。因此 CEA 不推荐作为诊断标准。

表 38.22 在慢性溃疡性结肠炎中，直肠活检示不典型增生和术中发现肿瘤的发病率

作者	*n*	直肠高度不典型增生；术中发现肿瘤	标本示肿瘤	发现肿瘤；无高度不典型增生
Myrvold 等（1974）	47	7	5	0
Yardley 和 Keren（1974）*	204	3	5	2
Lennard-Jones 等（1977）	229	12	5	2
Nugent 等（1979）	24	5	2	0
Blackstone 等（1981）†	112	0	7	7

* 回顾研究。

† 单纯依靠结肠镜活检的直肠黏膜。

DNA 检测

腺癌常有染色体异常，因此，80%～90%的结直肠癌 DNA 含量和没有恶变组织的有区别。Hammarberg 分析了 51 个长期溃疡性结肠炎静止期病人的 DNA 染色体情况，通过细胞计数的方法。正常活检的非整倍性是 2%，炎性是 10%，不典型增生是 25%，腺癌是 85%。非整倍性常出现在长期疾病静止的病人中。DNA 的非整倍性在结肠炎合并肿瘤的患者中是少的，但是在结肠癌或不典型增生的结肠黏液中是常见的。非整倍性在溃疡性结肠炎病人中先于腺癌的发生。但是目前还不是肿瘤的一个有用的标志物。

肿瘤相关黏蛋白

绑定到 T 淋巴细胞抗原的花生凝集素（PNA）被认为是和不典型增生、疾病的活动、直肠癌的发展有关。通过扁豆凝集素（DBA）染色的正常结肠黏蛋白和不典型增生呈负相关。DBA 染色和疾病的持续时间、肿瘤的发展有关。不幸的是，Pihl 等发现假阳性（22%）和假阴性（33%）的高表达。因此，PNA 不太可能成为溃疡性结肠炎病人癌变的一个指标。

电镜扫描

Shields 用电镜扫描来检测并定量慢性溃疡性结肠炎病人的不典型增生。有正常范围的细胞计数和绒毛数量在不典型增生中都有明显的减少。扫描电镜可以量化结构变化和减少观察者偏差。

分子技术

目前，还没有溃疡性结肠炎合并肿瘤的特殊基因标记。*p53* 突变是早期改变并且是警惕临床癌变的高风险指标。

筛查

大于 60 岁的病人，大约每 100 个人中就有 2 个人因结直肠癌死亡。基于便潜血实验研究的研究数据，筛查无症状的结肠癌正在慢慢被包括英国在内的欧洲国家从 2006 年开始应用。如果筛查能查出癌症高危，并且又不需要巨额花费，是可以被患者接受的。风险评估包括癌症的发病率和发病年龄。筛查只是早期发现肿瘤，提高生存率。

预期寿命在老年患者中可能没有延长，因为可能因不相关疾病去世。筛查和术后的生活质量是要被考虑的。与反复内镜、身体的压力和不确定性相比，一些病人更喜欢手术后的生活。当对溃疡性结肠炎病人进行筛选时，所有这些因素都要被考虑。尽管有缺陷，但我们认为，一些筛查方法，结肠炎病人至少要进行 10～15 年（Collins 等，1987）。

方法

病人选择

由于筛查会增加焦虑、不安和花费，如果能很好地预防早期癌症并减少恶性肿瘤的死亡，那么应适当地选择病人。Lennard-Jones 选择了只有广泛结肠炎 10 年以上的病人进行观察。包括 10 年以上的结肠炎进行保直肠切除手术的病人（Baker 等，1978）。

最佳的筛查频率还不知道，但是建议每年一次检查，因为往往失去的病人是超过 1 年的。

乙状结肠镜检查

乙状结肠镜检查是一个简单、能被大多数病人接受的检查，并能给直肠活检提供机会。此外直肠和乙状结肠是 50%结肠炎病人癌变的首发位置。静止期的结肠炎硬性乙状结肠镜可能不需要肠道准备，如果不满意可以灌肠后重复。乙状结肠镜检查对于回直肠吻合术后、直肠残端是比较困难的，要进行灌肠以清除粪便和直肠壶腹黏液。如果检查不满意，检查需要选择另一时间重复，必要是进行麻醉。

可曲性乙状结肠镜能更好地进行检查。但是，它需要的时间久，并且活检较小。没有灌肠准备将不能进行。一些病人觉得比硬性乙状结肠镜的不舒服减轻。

大的直肠活检应该进行，并且活检部位应详细记录，如果有不典型增生证据，活检应重复，并且要取直肠壶腹不同的位置。

结肠镜检查

当直肠活检不足以证明结肠炎中的肿瘤时，就要进行结肠镜检查。该检查要每 2 年进行一次，因为它是唯一能进行全结肠活检的方法。但是，如果不能很好地进行或没有发现不典型增生区域，结肠镜活检也有可能漏诊肿瘤。有些证据显示，脱落细胞学能提高肿瘤的诊出率。结肠镜在发现肉眼损伤方面是有意义的，特别是弥漫的扁平病变和溃疡性狭窄，这些可能被影像检查遗漏。没有蒂的息肉可能是恶性变的区域，应该进行重复活检。但是，结肠镜有它的危险，并且花费高，时间长，并且依从性比乙状结肠镜差。

双重对比钡剂灌肠检查

我们认为，对比照射不再是溃疡性结肠炎的首要筛查方式，但是，有可疑的区域，反复的结肠镜不能看清楚，那么双重对比钡剂灌肠检查可能有用。

筛查措施

整个结肠

筛查结果

1966—1980 年，360 个溃疡性结肠炎病人累及到了肝曲，Lennard-Jones 等进行了筛查，一些检查出结肠癌。64 个需要手术（21 个因为急性结肠炎，28 个是慢性症状，10 个是因为不典型增生，5 个因为肿瘤），24 个死亡（3 个没有溃疡性结肠炎的恶性并发症），53 个失访。283 个完成随访的病人中，3 个在随访中发现肿瘤，3 个是在随访结束后 4～6 年发现肿瘤。此外，12 个病人因为不典型增生进行了手术，术后标本没有明确肿瘤。因此，肿瘤的高发是在 Duke A 级损害的病人（表 38.17 和表 38.18）。17 个重度不典型增生的病人中，发现了 5 个肿瘤；27 个中度不典型增生中发现 4 个肿瘤，22 个轻度不典型增生中只发现 1 个（表 38.22）。因此，结肠炎患病 10 年后的癌症风险是 10%病人年。20～39 岁的是预期的 370 倍（表 38.23）。

表 38.23　分三组年龄段对比结肠炎患病 10 年患者与总人口发生肿瘤的相对风险

年龄（岁）	患者·年	肿瘤数	
		观察到	预期的
20～39	298	3	0.008
40～59	648	7	0.227
60～75	225	3	0.329

来源自：Lennard-Jones 等（1983）。

Lennard-Jones（1990）更新了他们的数据结肠，结直肠癌的比率增加。15 年，20 年，25 年的累积发病率是 3%，5%，9%。同样间隔发展成不典型增生和肿瘤的是 4%，7%，13%。401 个进入随访的病人，5 个因肿瘤死亡（2 个定期复查，3 个不定期）。20 个重度不典型增生的病人进行了切除术，但是仅有 6 个是肿瘤。随访的肿瘤风险见表 38.24 和图 38.21。

病人到医院就诊不便或内镜造成不舒服，筛查的依从性是差的，并且花费也是个问题。尽管筛查，病人还有因为能查出肿瘤而死亡的。目前，还没有证据证明筛查是有优势的。

筛查建议

仅限于直肠和乙状结肠的病变没有必要进行筛查。但是，结肠炎加重后病变可能增大，病变范围每次新发作后要重新评估。

广泛结肠炎的病人头 10 年癌症发病率很低。但是，一些检查应该进行，我们安排每年一次咨询和结肠镜检查。此后，要根据初发病年龄和疾病持续时间定计划。

初发病年龄小于 40 岁的病人，癌症发病率高，因为病人生存时间长。但是，年轻病人因为流动，造成一些复查管理问题。他们不愿意随访，并且对外科手术有强烈的要求。我们认为，应该

表 38.24　随访患者的肿瘤风险

症状持续时间（年）	患者数	持续的患者·年	肿瘤	高度不典型增生	每个患者·年的风险	
					肿瘤	高度不典型增生
<10	269	1406	0	1	0	1∶1406
10～20	252	1512	11	6	1∶137	1∶89
>20	187	1130	11	5	1∶103	1∶71

来源自：Lennard-Jones 等（1990）。

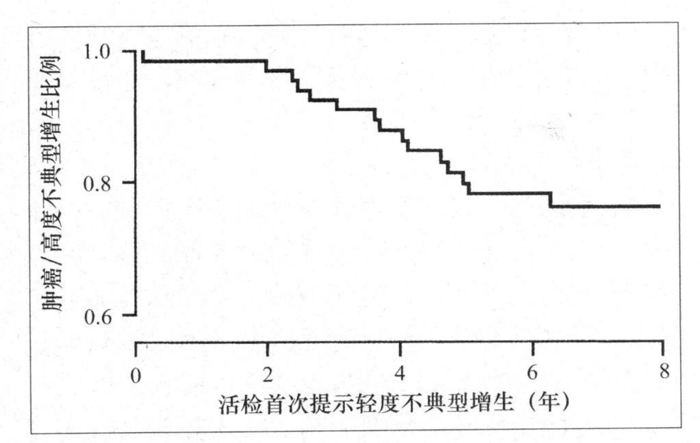

图 38.21　活检首次发现不典型增生时间与肿瘤高度不典型增生比例的比较。来源自：Lennard-Jones 等（1990）。

向病人解释清楚癌症的风险，包括筛查的潜在的局限性和预期。我们对这组病人稍微偏向外科手术，当疾病有超过 20 年时，因为这组年轻病人可以很好地完成手术，且手术死亡率低，同时重建性直肠结肠切除术是可行的。如果病人不进行手术，那么终生需要每年评估一次，并每 2 年进行一次直肠镜检查。

如果结肠炎发生在 40～60 岁。患癌的风险是小的，而且 75%的 60 岁的病人可以存活 10 年以上，这时患癌风险将增加。这个年龄组，要由病人选择每年乙状结肠镜检查加每 2 年结肠镜检查还是手术治疗。但是，这组病人外科手术常选择结直肠切除术而不是重建性直肠结肠切除术。并且大多数病人如果没有症状不愿意进行手术。

60 岁还没有发生结肠炎的话，那么患癌的风险是低的。病人不会进入一个高风险组直至他们至少 70 岁。他们可能因为其他疾病死亡，70 岁为 1∶50。75 岁组是 1∶20。此外，患癌风险只是普通病人的 2 倍。其他医学问题比结肠炎更重要，并且手术的风险也增大。因为这个原因，预防性的手术治疗对于晚发的这组病人似乎是不必要的。

另一重要的一组病人就是有结肠癌家族史的病人，筛查工作必须更严格（Askling 等，2001）。

表 38.25　建议定期监测或手术的广泛结肠炎患者的考虑因素

发病年龄（岁）	相对风险	预期寿命	流动性	手术死亡率	二次手术
40	高	+++	高	低	可能的
41～60	中	++	中	低	怀疑的
>60	低	+	低	增加	不可能的

表 38.26　溃疡性结肠炎的肿瘤监测：一次重新评估

结肠镜：全/广泛病变；8/10 年病史（n=1 916）	
癌症（3 807 结肠镜）	92
早期 Dukes 分期 A/B	52（57%）
手术发现	11
钡剂灌肠/乙状结肠镜发现	17
发现于结肠手术，病理为低度不典型增生	2
结肠镜检时发现	22
发生于非高风险患者	3
发现于第一次结肠镜检	8
发现于定期监测的结肠镜检	11

数据来自于 12 个关于溃疡性结肠炎肿瘤监测研究：Lynch 等（1993），Jones 等（1988），Lashner 等（1989），Lennard-Jones 等（1990），Blackstone 等（1981），Löberg 等（1990），Woolrich 等（1992），Leidenius 等（1991），Rutegård 等（1988a），Rosenstock 等（1985），Fuson 等（1980），Nugent 等（1991）。
来源自：Axon（1994）。

总体评估结肠镜筛查

Axon 报道了 12 项全结肠或广泛结肠炎，超过 10 年的随访关于结肠镜在筛查肿瘤的结果，在检测早期癌症方面（表 38.26）。总共有 1 916 个病人列入研究，3 807 次结肠镜检查中发现了 92 个肿瘤。但是，只有 52 个（57%）是早期病变，其余的很快就有症状。52 个病例中只有 22 个是结肠镜发现的，仅有 8 个再第一次结肠镜检查中被列为高危人群。Axon 的结论是，花那么多的时间和费用得到这么小的回报是令人不满意的。这样，不仅结肠镜筛查对大多数结肠炎患者无效，但是还有坏处，因为筛查需要肠道准备并且给病人带来疼痛。筛查是提醒那些没有症状的进展期的疾病。因此，直到新的，有意义的筛查技术出现，我们只能建议持续 10 年以上的病人进行结肠镜检查，定期临床随访和反复的结肠镜检查知道新症状出现。

预防性手术

结直肠切除加回肠造瘘或者重建性结直肠切除术是唯一能消除结肠炎恶变风险的方式。全结肠切除加回直肠吻合是令人不满意的，因为发生在直肠残端的癌变和没有进行手术的一样。而且半数的结肠炎癌症发生在直肠。但是，结直肠吻合术后的筛查很简单。因此当病人因各种原因不能进行重建性结直肠切除术时，这个手术也是有效的。

保留直肠

我们认为，只有溃疡性结肠炎病人能进行每年一次的乙状结肠镜检查，才能把全结肠切除，回直肠吻合术作为一个外科治疗手段。尤其是儿童或年轻人进行这个手术。有些认为这个手术只能对超过 50 岁的没有结肠炎病史的患者实施，或者是超过 60 岁有长期静止期的结肠炎的病人。这样直肠残端癌的发生危险是小的。上述观点可能有 2 个例外，第一个是严重的暴发性的结肠炎在学校或大学期间发病率是低的，单纯的回直肠吻合是吸引人的。第二个是如果有不确定的 Crohn 病。但是，如果病人愿意进行保留 10 年直肠切除加回肠造瘘或是袋肛管吻合，我们会对溃疡性结肠炎的病人进行这个手术。

如果暴发性结肠炎进行了全结肠切除和回肠造瘘，并保留了直肠，那么要么在 1 年内通过回直肠吻合恢复肠道的连续性，要么切除直肠。没有进行复查的直肠残端的恶变风险已提到，我们认为，60 岁以下的病人不应保留直肠超过 1 年，因为直肠黏液，病人和癌症的风险会很快被遗忘。

（潘思虎　王佳　王建东　译　王建东　校）

参考文献

Adson MA, Cooperman AM & Farrow GH (1972) Ileostomy for ulcera-tive disease of the colon. *Arch Surg* 104: 424-428.

Askling J, Dickman PW, Karlén P et al (2001) Family history as a risk factor for cancer in inflammatory bowel disease. *Gastoenetrology* 120: 1356-1362.

Aylett S (1971) Cancer and ulcerative colitis. *Br Med J* 1: 203-205.

Axon ATR (1994) Cancer surveillance in ulcerative colitis-a time for reappraisal. *Gut* 35: 587-589.

Backer O, Hjortrup A & Kjaergaard J (1988) Evaluation of ileorectal anastomosis for the treatment of ulcerative proctocolitis. *J R Soc Med* 81: 210-211.

Baker WHW, Glass RE, Ritchie JK & Aylett SC (1978) Cancer of the rectum following colectomy and ileorectal anastomosis for ulcera-tive colitis. *Br J Surg* 65: 862-868.

Baratsis S, Hadjidimitrou F, Christodoulou M & Lariou K (2002) Adenocarcinoma in the anal canal after ileal pouchanal anastomo-sis for ulcerative colitis using a double stapling technique. *Dis Cólon Rectum* 45: 687-692.

Bargen JA (1928) Chronic UC associated with malignant disease. *Arch Surg* 17: 561-576.

Bell SM, Kelly SA, Hoyle SA et al (1991) CKi-ras mutations in dyspla-sia and carcinoma complicating ulcerative colitis. *Br J Cancer* 64: 174-178.

Bell SW, Parry B & Neill M (2003) Adenocarcinoma in the anal transi-tional zone after ileal pouch for ulcerative colitis. *Dis Colon Rectum* 46: 1134-1137.

Blackstone MI, Riddell RH & Rogers BHG (1981) Dysplasia associated lesion or mass (DALM) detected by colonoscopy in longstanding UC: an indication for colectomy. *Gastroenterology* 80: 336-374.

Bleday R, Lee E, Jessurun J, Heine J & Wong WD (1993) Increased risk of early colorectal neoplasms after hepatic transplant in patients with inflammatory bowel disease. *Dis Colon Rectum* 36: 908-912.

Bonnevie O, Binder V, Anthonisen P & Riis P (1974) The prognosis of ulcerative colitis. *Scand J Gastroenterol* 9: 81-91.

Brentnall TA, Crispin DA, Rabinovitch PS et al (1994) Mutations in the *p53* gene: an early marker of neoplastic progression in ulcera-tive colitis. *Gastroenterology* 107: 369-378.

Broström O (1983) The role of cancer surveillance in long term progno-sis of ulcerative colitis. *Scand J Gastroenterol* 18 (Suppl 80): 40-42.

Broström O, Löfberg R, Öst A & Reichard H (1986) Cancer surveil-lance of patients with longstanding ulcerative colitis: a clinical, endoscopical and histological study. *Gut* 27: 1408-1413.

Burmer GC, Levine DS, Kulander BG et al (1990) CKi-ras mutations in chronic ulcerative colitis and sporadic colon carcinoma. *Gastroenterology* 99: 416-420.

Butt JH & Morson BC (1981) Dysplasia and cancer in inflammatory bowel disease (editorial). *Gastroenterology* 80: 865-868.

Butt JH, Lennard-Jones JE & Ritchie JK (1980) A practical approach to the risk of cancer in inflammatory bowel disease. *Med Clin North Am* 64: 1203-1220.

Butt JH, Price A & Williams CB (1983) Dysplasia and cancer in UC. In Allan RN, Keighley MRB, Alexander-Williams J & Hawkins C (eds) *Inflammatory Bowel Diseases*, pp 140-153. Edinburgh: Churchill Livingstone.

Clements D, Suarez V, Thompson H, Alexander-Williams J & Allan RN (1988) Early onset high grade dysplasia in ulcerative colitis. *Postgrad Med J* 64: 77-78.

Collins RH, Feldman M & Fordtran JS (1987) Colon cancer, dysplasia and surveillance in patients with ulcerative colitis: a critical review. *N Engl J Med* 316: 1654-1658.

Connell WR, Talbot IC, Harpaz N et al (1994a) Clinicopathological characteristics of colorectal carcinoma complicating ulcerative colitis. *Gut* 35: 1419-1423.

Connell WR, Kamm MA, Dickson M et al (1994b) Long-term neopla-sia risk after azathioprine treatment in inflammatory bowel disease. *Lancet* 343: 1249-1252.

Cook MC & Goligher JC (1975) Carcinoma and epithelial dysplasia complicating UC. *Gastroenterology* 68: 1127-1136.

Crowson TD, Ferrante WF & Gathright JB (1976) Colonoscopy: ineffi-ciency for early carcinoma detection in patients with UC. *JAMA* 236: 2651-2652.

Daly DW (1968) The outcome of surgery for ulcerative colitis. *Ann R Coll Surg Engl* 42: 38-57.

De Dombal FT, Watts, J McK, Watkinson G et al (1966) Local compli-cations of ulcerative colitis: stricture, pseudopolyposis and carci-noma of the colon and rectum. *Br Med J* 1: 1442-1447.

Dennis C & Karlson KE (1952) Surgical measures as supplements to the management of idiopathic ulcerative colitis: cancer, cir-rhosis and arthritis as frequent complications. *Surgery* 32: 892-912.

Dennis C & Karlson KE (1961) Cancer risk in UC: formidability per patient year of late disease. *Surgery* 50: 568-571.

Devroede GJ, Taylor WF, Sauer WG et al (1971) Cancer risk and life expectancy of children with ulcerative colitis. *N Engl J Med* 285: 17-21.

Dilawari JB, Lennard-Jones JE, Mackay AM, Ritchie JK & Sturzaker HG (1975) Estimation of carcinoembryonic antigen in UC with special reference to malignant change. *Gut* 16: 255-260.

Dixon MF, Brown LJR, Gilmour HM et al (1988) Observer variation in the assessment of dysplasia in ulcerative colitis. *Histopathology* 13: 385-397.

Dundas SAC, Kay R, Beck S et al (1987) Can histopathologists reliably assess dysplasia in chronic inflammatory bowel disease? *J Clin Pathol* 40: 1282-1286.

Eaden J, Abrams K, Ekbom A et al (2000) Colorectal cancer preven-tion in ulcerative colitis: a case-control study. *Aliment Pharmacol Ther* 14: 145-153.

Eaden JA, Abrams K, Mayberry JF (2001) The risk of colorectal cancer in ulcerative colitis: a meta analysis. *Gut* 48: 526-535.

Edling NPG & Eklöf O (1961) Distribution of malignancy in UC. *Gastroenterology* 41: 465 - 466.

Edwards FC & Truelove SC (1964) Course and prognosis of ulcerative colitis: part IV. Cancer of the colon. *Gut* 5: 15-22.

Ekbom A (1998) Risk factors and distinguishing features of cancer in IBD. *IBD* 4: 235-243.

Ekbom A, Helmick C, Zak M & Adami HO (1990) Ulcerative colitis and colorectal cancer: a population-based study. *N Engl J Med* 323: 1228-1233.

Evans DJ & Pollock DJ (1972) In situ and invasive carcinoma of the colon in patients with UC. *Gut* 13: 566-570.

Farnell MB, Van Heerden JA, Beart RW & Weiland LH (1980) Rectal preservation in non specific inflammatory bowel disease of the colon. *Ann Surg* 192: 249-253.

Farrands PA, O' Regan D & Taylor I (1985) An assessment of occult blood testing to determine which patients with large bowel symp-toms require urgent investigation. *Br J Surg* 72: 835-837.

Fazio VW, Ziv Y, Church JM et al (1995) Ileal pouch-anal anasto-moses: complications and function in 1005 patients. *Ann Surg* 222: 120-127.

Fenoglio C & Pascal RR (1973) Adenomatous epithelium, intra-epithe-lial anaplasia and invasive carcinoma in UC. *Am J Dig Dis* 18: 556-562.

Fochois SE, Sommers SC & Korelitz BI (1986) Dysplasia through the sigmoidoscope-tunnel vision? *J Clin Gastroenterol* 8: 249-254.

Forbes A & Reading NG (1995) Review article: the risks of malig-nancy from either immunosuppression or diagnostic radiation in inflammatory bowel disease. *Aliment Pharmacol Ther* 9: 465-470.

Fozard JBJ, Quirke P, Dixon MF et al (1986) DNA aneuploidy in ulcera-tive colitis. *Gut* 27: 1414-1418.

Frank PH, Riddell RH & Feczko PJ (1978) Radiological detection of colonic dysplasia in chronic UC. *Gastrointest Radiol* 3: 209-219.

Fuson JA, Farmer RG, Hawk WA & Sullivan BH (1980) Endoscopic surveillance for cancer in chronic ulcerative colitis. *Am J Gastroenterol* 73: 120-126.

Gewertz BL, Dent TL & Happleman HD (1976) Implications of precan-cerous rectal biopsy in patients with inflammatory bowel disease. *Arch Surg* 111: 326-329.

Gibson P, Rosella O, Nov R & Young G (1995) Colonic epithelium is diffusely abnormal in ulcerative colitis and colorectal cancer. *Gut* 36: 857-863.

Gilat T, Zemishlang Z, Ribak J et al (1974) Ulcerative colitis in the Jewish population of Tel-Aviv Yafo. *Gastroenterology* 67: 933-938.

Gillen CD, Walmsley RS, Prior P et al (1994) Ulcerative colitis and Crohn' s disease: a comparison of the colorectal cancer risk in exten-sive colitis. *Gut* 35: 1590-1592.

Goldgraber MB, Humphreys EM, Kirsner JB et al (1958) Carcinoma and ulcerative colitis, a clinical aetiological study. *Gastroenterology* 34: 849-946.

Goligher J (1984) *Surgery of the Anus, Rectum and Colon*, 5th edn. London: Baillière Tindall.

Granqvist S, Gabrielsson M, Sudelin P & Thorgeirsson T (1980a) Precancerous lesions in the mucosa in ulcerative colitis. A radi-ographic endoscopic and histopathological study. *Scand J Gastroenterol* 15: 289-296.

Granqvist S, Granberg-Öhman I & Sundelin P (1980b) Colonoscopic biopsies and cytological examination in chronic ulcerative colitis. *Scand J Gastroenterol* 15: 283-288.

Greenstein AJ, Sachar DB, Smith H et al (1979) Cancer in universal and left sided ulcerative colitis: factors determining risk. *Gastroenterology* 77: 290-294.

Griffin WO, Lillehie RC & Langensteen OH (1963) Ileoproctostomy in UC: longterm follow-up, extending in early cases to more than 20 years. *Surgery* 53: 705-710.

Gruner OPN, Flatmark A, Maas R et al (1975) Ileorectal anastomosis in UC. *Scand J Gastroenterol* 10: 641-646.

Gumaste V, Sachar DB & Greenstein AJ (1992) Benign and malignant colorectal strictures in ulcerative colitis. *Gut* 33: 938-941.

Gyde S (1990) Screening for colorectal cancer in ulcerative coli-

tis: dubious benefits and high costs. *Gut* 31: 1089-1092.
Gyde SN, Prior P, Thompson H et al (1984) Survival of patients with colorectal cancer complicating UC. *Gut* 25: 228-231.
Gyde SN, Prior P, Allan RN et al (1988) Colorectal cancer in ulcerative colitis: a cohort study of primary referrals from three centres. *Gut* 29: 206-217.
Hammarberg C, Slezak AC, Premsyl TE & Tribukait B (1984) Early detection of malignancy in UC. *Cancer* 53: 291-295.
Hardcastle JD, Armitage NC, Chamberlain J et al (1985) A controlled trial of faecal occult blood screening for colorectal cancer: 2 year results. *Br J Surg* 72 (Suppl): S69-S71.
Heimann TM, Greenstein AJ, Bolnick K et al (1985) Colorectal cancer in familial polyposis coli and ulcerative colitis. *Dis Colon Rectum* 28: 658 - 661.
Heimann TM, Oh SC, Martinelli G et al (1992) Colorectal carcinoma associated with ulcerative colitis; a study of prognostic indicators. *Am J Surg* 164: 13-17.
Hendriksen C, Kreiner S & Binder V (1985) Longterm prognosis in ulcerative colitis-based on results from a regional patient group from the county of Copenhagen. *Gut* 26: 158-163.
Hinton JM (1966) Risk of malignant change in UC. *Gut* 7: 427-432.
Hughes RG, Hall TJ, Block GE et al (1978) The prognosis of carcinoma of the colon and rectum complicating ulcerative colitis. *Surg Gynecol Obstet* 146: 46-48.
Hughes ESR, McDermott FT & Masterton JP (1979) Ileorectal anasto-mosis for inflammatory bowel disease: 15 year follow-up. *Dis Colon Rectum* 22: 399-400.
Hulten L, Kewenter J & Ahren C (1972) Precancer and carcinoma in chronic ulcerative colitis. A histopathological and clinical investiga-tion. *Scand J Gastroenterol* 7: 663-669.
Ilyas M & Talbot IC (1995) p53 expression in ulcerative colitis: a longi-tudinal study. *Gut* 37: 802-804.
Iwama T, Kamikawa J, Higuchi T et al (2000) Development of invasive adenocarcinoma in a long standing ileal J-pouch for ulcerative coli-tis: report of a case. *Dis Colon Rectum* 43: 101-104.
Jagelman DG, Lewis CB & Rowe-Jones DC (1969) Ileorectal anastomo-sis: appreciation by patients. *Br Med J* 1: 756-757.
Johnson WR, McDermott FT, Hughes ESR et al (1983) The risk of rectal carcinoma following colectomy in ulcerative colitis. Diseases of the colon and rectum in inflammatory disease of the intestine. *Surg Gynecol Obstet* 156: 193-197.
Johnson WR, Hughes ESR, McDermott FT & Katrivessis H (1986) The outcome of patients with ulcerative colitis managed by subtotal colectomy. *Surg Gynecol Obstet* 162: 421-425.
Jones PF & Orr G (1983) Colectomy and ileorectal anastomosis. In Allan RN, Keighley MRB, Alexander-Williams J & Hawkins C (eds) *Inflammatory Bowel Diseases*, pp 268-273. Edinburgh: Churchill Livingstone.
Jones HW, Grogono J & Hoare AM (1988) Surveillance in ulcerative colitis; burdens and benefit. *Gut* 29: 325-331.
Jonsson B, Ahsgren L, Andersson LO et al (1994) Colorectal cancer surveillance in patients with ulcerative colitis. *Br J Surg* 81: 689-691.
Katzka I, Brody RS, Morris E & Katz S (1983) Assessment of colorectal cancer risk in patients with ulcerative colitis: experience from a private practice. *Gastroenterology* 85: 22-29.
Kern SE, Redston M, Seymour AB et al (1994) Molecular genetic profiles of colitis-associated neoplasms. *Gastroenterology* 107: 420-428.
Kewenter J, Ahlman H & Hulten L (1978) Cancer risk in extensive ulcerative colitis. *Ann Surg* 188: 824-828.
Khoo SK & Mackay IR (1973) Studies of carcinoembryonic antigen activity of whole and extracted serum in UC. *Gut* 14: 545-548.
Khubchandani IT, Turinjei HD, Sheets JA et al (1978) Ileorectal anas-tomosis for ulcerative and Crohn' s colitis. *Am J Surg* 135: 751-756.
Kinlen LJ (1985) Incidence of cancer in rheumatoid arthritis and other disorders after immunosuppressive treatment. *Am J Med* 78 (Suppl A): 44-49.
Kornfeld D, Ekbom A & Ihre T (1997) Is there an excess risk for colo-rectal cancer in patients with ulcerative colitis and concomitant primary sclerosing cholangitis? A population-based study. *Gut* 41: 522-525.
Langholz E, Munkholm P, Davidsen M & Binder V (1992) Colorectal cancer risk and mortality in patients with ulcerative colitis. *Gastroenterology* 103: 1444-1451.
Lashner BA, Silverstein MD & Hanauer SB (1989) Hazard rates for dysplasia and cancer in ulcerative colitis. *Dig Dis Sci* 34: 1536-1541.
Lashner BA, Kane SV & Hanauer SB (1990) Colon cancer surveillance in chronic ulcerative colitis. *Am J Gastroenterol* 85: 1083-1087.
Laurence DJR, Stevens U, Bettelheim R et al (1972) Role of plasma carcinoembryonic antigen in diagnosis of gastrointestinal mam-mary and bronchial carcinoma. *Br Med J* 3: 605-609.
Laureti S, Ugolini F, D' Errico A, Rago S & Poggioli G (2002) Adenocarcinoma below ileoanal anastamosis for ulcerative colitis. *Dis Colon Rectum* 45: 418-421.
Lavery IC & Jagelman MA (1982) Cancer in the excluded rectum following surgery for inflammatory bowel disease. *Dis Colon Rectum* 25: 522-524.
Lavery IC, Chiulli RA, Jagelman DG et al (1982) Survival with carcinoma arising in mucosal ulcerative colitis. *Ann Surg* 195: 508-512.
Lee ECG & Truelove SC (1980) Proctocolectomy for ulcerative colitis. *World J Surg* 4: 195-201.
Leidenius M, Kellokumpu I, Husa A et al (1991) Dysplasia and carci-noma in longstanding ulcerative colitis: an endoscopic and histo-logical surveillance programme. *Gut* 32: 1521-1525.
Leijonmarck C-E, Löfberg R & Hellers G (1990) Long term results of ileorectal anastomosis in ulcerative colitis in Stockholm County. *Dis Colon Rectum* 33: 195-200.
Lennard-Jones JE (1986) Compliance, cost and common sense limit cancer control in colitis. *Gut* 27: 1403-1407.
Lennard-Jones JE, Morson BC, Ritchie JK et al (1977) Cancer in colitis: assessment of the individual risk by clinical and histological criteria. *Gastroenterology* 73: 1280-1289.
Lennard-Jones JE, Morson BC, Ritchie JK & Williams CB (1983) Cancer surveillance in ulcerative colitis. *Lancet* ii: 149-152.
Lennard-Jones JE, Melville DM, Morson BC et al (1990) Precancer and cancer in extensive ulcerative colitis: findings among 401 patients over 22 years. *Gut* 31: 800-806.
Levine DS, Rabinovitch PS, Haggitt RC et al (1991) Distribution of aneuploid cell populations in ulcerative colitis with dysplasia or cancer. *Gastroenterology* 101: 1198-1210.
Löfberg R, Tribukait B, Öst A et al (1987) Flow cytometric DNA analysis in longstanding ulcerative colitis: a method of prediction of dysplasia and carcinoma development? *Gut* 28: 1100-1106.
Löfberg R, Broström O, Karlen P et al (1990) Colonscopic

surveillance in long-standing total ulcerative colitis: 15-year follow-up study. *Gastroenterology* 99: 1021-1031.

Lo Gerfo P, Krupey J & Hansen HJ (1971) Demonstration of an antigen common to several varieties of neoplasia. *N Engl J Med* 285: 138-141.

Lynch DAF, Lobo AJ, Sobala GM et al (1993) Failure of colonoscopic surveillance in ulcerative colitis. *Gut* 34: 1075-1080.

MacDougall IP (1964) The cancer risk in ulcerative colitis. *Lancet* ii: 655-658.

Manning AP, Bulgim OR, Dixon MF & Axon ATR (1987) Screening by colonoscopy for colonic epithelial dysplasia in inflammatory bowel disease. *Gut* 28: 1489-1494.

Maratka Z, Nedbal J, Kocianova J et al (1985) Incidence of colorectal cancer in proctocolitis: a retrospective study of 959 cases over 40 years. *Gut* 26: 43-49.

Melville DM, Jass JR, Shepherd NA et al (1988a) Dysplasia and deoxyribonucleic acid-aneuploidy in the assessment of precancer-ous changes in chronic ulcerative colitis: observer variation and correlations. *Gastroenterology* 95: 668-675.

Melville DM, Richman PI, Shepherd NA et al (1988b) Brush cytology of the colon and rectum in ulcerative colitis: an aid to cancer diag-nosis. *J Clin Pathol* 41: 1180-1186.

Melville DM, Jass JR, Morson BC et al (1990) Observer study on the grading of dysplasia in ulcerative colitis: comparison with clinical outcome. *Hum Pathol* 21: 137-139.

Melzer SJ, Mane SM, Wood PK et al (1990) Activation of C-Ki-ras in human gastrointestinal dysplasias determined by direct sequencing of polymerase chain reaction products. *Cancer Res* 50: 3627-3630.

Mignon M, Bonneford A & Vilotte J (1974) Les indications de la conservation du rectum dans les colectomies pour rectocolite hemorrhagique. *Arch Fr Mal Appar Dig* 63: 541-553.

Miyaoka T, Nakajima M, Misaki F et al (1974) Comparative study of clinical and endoscopical observation of ulcerative colitis. *Endoscopy* 6: 169-175.

Morson BC & Dawson IMP (1979) *Gastrointestinal Pathology*, 2nd edn. Oxford: Blackwell Scientific.

Morson BC & Pang LSC (1967) Rectal biopsy as an aid to cancer control. *Gut* 8: 423-434.

Mortensen NJMcC, Eltringham WK, Mountford RA & Lever JV (1984) Direct vision brush cytology with colonoscopy: an aid to the accurate diagnosis of colonic strictures. *Br J Surg* 71: 930-932.

Moss GS & Keddie N (1965) Fate of rectal stump in ulcerative colitis. *Arch Surg* 91: 967-970.

Mottlet NK (1971) Histopathological spectrum of regional enteritis and ulcerative colitis. In *Major Problems in Pathology*, *Vol. I*, no. 2, pp 217-235. Philadelphia: WB Saunders.

Myrvold HE, Kock NG & Ahren C (1974) Rectal biopsy and precancer in ulcerative colitis. *Gut* 15: 301-304.

Newton CR & Baker WNW (1975) Comparison of bowel function after ileorectal anastomosis for ulcerative colitis and colonic polyposis. *Gut* 16: 785-791.

Nugent FW & Haggitt RC (1984) Results of a long term surveillance program for dysplasia in ulcerative colitis. *Gastroenterology* 86: 1197.

Nugent FW, Haggitt RC & Colcher M (1979) Malignant potential of chronic ulcerative colitis. *Gastroenterology* 76: 1-5.

Nugent FW, Haggitt RC & Gilpin PA (1991) Cancer surveillance in ulcerative colitis. *Gastroenterology* 100: 1241-1248.

Öhman U (1982) Colorectal Ca in patients with ulcerative colitis. *Am J Surg* 144: 344-349.

Palli D, Trallori G, Saieva C et al (1998) General and cancer specific mortality of a population based cohort of patients with inflamma-tory bowel disease: the Florence study. *Gut* 42: 175-179.

Pihl E, Peura A, Johnson WR et al (1985) T-antigen expression by peanut agglutinin staining related to mucosal dysplasia in ulcera-tive colitis. *Dis Colon Rectum* 28: 11-17.

Pinczowski D, Ekbom A, Baron J et al (1994) Risk factors for colorec-tal cancer in patients with ulcerative colitis: a case-control study. *Gastroenterology* 107: 117-120.

Prior P, Gyde SN, Macartney JC et al (1982) Cancer morbidity in ulcer-ative colitis. *Gut* 23: 490-497.

Ransohoff DF, Riddell RH & Levin B (1985) Ulcerative colitis and colonic cancer. *Dis Colon Rectum* 28: 383-388.

Ribet M, Paris J, Wartz A et al (1973) La conservation du rectum dans la rectocolite haemorrhagique. *Chirurgie* 99: 474-488.

Riddell RH & Morson BC (1979) Value of sigmoidoscopy and biopsy in detection of carcinoma and premalignant change in ulcerative colitis. *Gut* 20: 575-580.

Riddell RH, Shove DC, Ritchie JK et al (1978) Precancer in ulcerative colitis. In Morson BC (ed.) *The Pathogenesis of Colorectal Cancer*, *Vol.* 10, *Major Problems in Pathology*. Philadelphia: WB Saunders.

Riddell RH, Goldman H, Ransohoff DF et al (1983) Dysplasia in inflammatory bowel disease: standardized classification with provisional clinical applications. *Hum Pathol* 14: 931-968.

Ritchie JK (1971) Ileostomy and excisional surgery for chronic inflam-matory disease of the colon: a survey of one hospital region. Part II. The health of ileostomies. *Gut* 12: 536-540.

Ritchie JK (1972a) The causes of late mortality in ileostomies. *Proc R Soc Med* 65: 73.

Ritchie JK (1972b) Ulcerative colis treated by ileostomy and excisional surgery. Fifteen years' experience at St Marks Hospital. *Br J Surg* 59: 345-351.

Ritchie JK, Powell-Tuck J & Lennard-Jones JE (1978) Clinical outcome of the first ten years of ulcerative colitis and proctitis. *Lancet* i: 1140-1143.

Ritchie JK, Hawley PR & Lennard-Jones JE (1981) Prognosis of carcinoma in ulcerative colitis. *Gut* 22: 752-755.

Roediger WEW (1988) Bacterial short-chain fatty acids and mucosal diseases of the colon. *Br J Surg* 75: 346-348.

Rosenquist H, Ohrling H, Lagercrantz R & Edline N (1959) Ulcerative colitis and carcinoma coli. *Lancet* i: 906-908.

Rosenstock E, Farmer RG, Petras R et al (1985) Surveillance for colonic carcinoma in ulcerative colitis. *Gastroenterology* 89: 1342-1346.

Rutegård JN, Ahsgren LR & Janunger KG (1988a) Colorectal cancer risk in an unselected population. *Ann Surg* 208: 721-724.

Rutegård J, Ahsgren L, Stenling R & Janunger KG (1988b) Ulcerative colitis: cancer surveillance in an unselected population. *Scand J Gastroenterol* 23: 139-145.

Saclarides TJ, Jakate SM, Coon JS et al (1992) Variable expression of P-glycoprotein in normal, inflamed, and dysplastic areas in ulcera-tive colitis. *Dis Colon Rectum* 35: 747-752.

Sandberg AA (1980) *The Chromosomes of Human Cancer and Leukaemia*. Amsterdam: Elsevier.

Shands WC, Dockerty MB & Bargen JA (1952) Adenocarcinoma of the large intestine associated with chronic ulcerative colitis. Clinical and pathological features of 73 cases. *Surg Gynecol Obstet* 94: 302-310.

Shields HM, Bates ML, Goldman H et al (1985) Scanning

electron microscopic appearance of chronic colitis with and without dyspla-sia. *Gastroenterology* 89: 62-72.
Sinclair TS, Brunt PW & Mowat NAG (1983) Nonspecific protocolitis in North Eastern Scotland: a community study. *Gastroenterology* 85: 1-11.
Slaney G (1971) Results of treatment of carcinoma of the colon and rectum. In Irvine WT (ed.) *Modern Trends in Surgery*, *Vol.* 3, pp 108-120. London: Butterworth.
Slaney G & Brooke BN (1959) Cancer in ulcerative colitis. *Lancet* ii: 694-698.
Slater G, Greenstein AJ, Gelernt I et al (1985) Distribution of colorec-tal cancer in patients with or without ulcerative colitis. *Am J Surg* 149: 780-782.
Sloan WP Jr, Bargen JA & Gage RP (1950) Life histories of patients with chronic ulcerative colitis: a review of 2000 cases. *Gastroenterology* 16: 25-38.
Smith DL, Goldman HS & Foote RT (1974) Colectomy with ileoproc-toscomy for ulcerative colitis. *Dis Colon Rectum* 17: 681-684.
Solomon MJ & Schnitzler M (1998) Cancer and inflammatory bowel disease: bias, epidemiology, surveillance, and treatment. *World J Surg* 22: 352-358.
Sprechler M & Baden H (1971) Ileorectal anastomosis for ulcerative colitis. *Br Med J* 2: 527.
Stahlberg D, Veres B, Tribukait B & Broome U (2003) Atrophy and neoplastic transformation of the ileal pouch mucosa in patients with ulcerative colitis and primary sclerosing cholangitis. *Dis Colon Rectum* 46: 770-778.
Stewenius J, Adnerhill I, Anderson H et al (1995) Incidence of colorectal cancer and all cause mortality in non-selected patients with ulcerative colitis and indeterminate colitis in Malmo, Sweden. *Int J Colorectal Dis* 10: 117-122.
Sugita A, Sachar DB, Bodian C et al (1991) Colorectal cancer in ulcer-ative colitis. Influence of anatomical extent and age at onset on colitis-cancer interval. *Gut* 32: 167-169.
Sugita A, Greenstein AJ, Ribeiro MB et al (1993) Survival with colorectal cancer in ulcerative colitis. A study of 102 cases. *Ann Surg* 218: 189-195.
Taylor BA, Pemberton JH, Carpenter HA et al (1992) Dysplasia in chronic ulcerative colitis: implications of colonscopic surveillance. *Dis Colon Rectum* 35: 950-956.
Taylor HW, Boyle M, Smith SC et al (1993) Expression of *p53* in colorectal cancer and dysplasia complicating ulcerative colitis. *Br J Surg* 80: 442-444.
Teague RH & Read AE (1975) Polyposis in ulcerative colitis. *Gut* 16: 792-795.
Tribukait B, Hammarberg C & Rubio C (1983) Ploidy and proliferation patterns in colorectal adenocarcinomas related to Dukes' classifica-tion and to histopathology: a flow-cytometric DNA study. *Acta Pathol Microbiol Scand A* 91: 89-95.
Van Heerden JA & Beart RW Jr (1980) Carcinoma of the colon and rectum complicating chronic ulcerative colitis. *Dis Colon Rectum* 23: 155-159.
Veidenheimer MC, Dailey TH & Meissner WA (1970) Ileorectal anasto-mosis for inflammatory disease of the large bowel. *Am J Surg* 119: 375-378.
Vieth M, Grunewald M, Niemeyer C & Stolte M (1998) Adenocarcinoma in an ileal pouch after prior proctocolectomy for carcinoma in a patient with ulcerative pancolitis. *Virchows Arch* 433: 281-284.
Vink M & Beerstecker HJP (1973) A critical evaluation and analysis of total colectomy and ileorectal anastomosis for patients with UC. *Arch Chir Ned* 25: 107-117.
Walker M & Radley S (2006) Adenocarcinoma in an ileoanal pouch formed for ulcerative colitis in a patient with primary sclerosing cholangitis and a liver transplant: report of a case and review of the literature. *Dis Colon Rectum* 49: 909-912.
Watts JMcK, deDombal FT & Goligher JC (1966) Longterm complica-tions and prognosis following major surgery for ulcerative colitis. *Br J Surg* 53: 1014-1023.
Whelan G (1980) Cancer in ulcerative colitis: why are results in the literature so varied? *Clin Gastroenterol* 9: 469-476.
Wright DGD & Gazet JC (1972) Carcino-embryonic antigen levels in inflammatory disease of the large bowel. *Proc R Soc Med* 65: 967-968.
Woolrich AJ, DaSilva MD & Korelitz BI (1992) Surveillance in the rou-tine management of ulcerative colitis: the predictive value of low grade dysplasia. *Gastroenterology* 103: 431-438.
Yardley JH & Keren DF (1974) 'Precancer' lesions in ulcerative colitis: a retrospective study of rectal biopsy and colectomy specimens. *Cancer* 34: 835-844.
Yudin IY (1973) Some problems of surgical treatment of nonspecific ulcerative colitis. *Am J Proctol* 24: 403-405.

39

第 39 章　急性暴发性结肠炎和急诊结肠切除术

本章主要阐述了关于急性暴发性结肠炎患者的药物和手术治疗。我们应当认真考虑早期手术干预理论、毒性扩张的危险和最适宜的外科手术治疗，不考虑给予没必要的患者做肠吻合术。

外科治疗的作用

急诊结肠切除术

让没有治疗过暴发性结肠炎、没有受过胃肠病学训练且不与外科医生联合工作的内科医生治疗暴发性结肠炎的后果是可想而知的。1974 年报道，在伦敦 34 所非教学医院中，手术治疗暴发性结肠炎患者的死亡率达 61%。1984 年该区的暴发性结肠炎总死亡率仍然超过 20%（Ritchie，1984）。如此高的死亡率通常是由于诊断较晚、钡剂灌肠、未使用强化药物治疗和外科治疗不及时。所有急性腹泻的患者应由内、外科医生共同处理。用粪便培养快速鉴别肠病原体是必需的。立即进行乙状结肠镜检，结合空气对比腹部立位平片以显示黏膜损伤的范围，可以帮助建立早期诊断和评估结肠病变的范围。许多延误病例是由于当患者第一次被认为是暴发性腹泻时，内科医生通常不能识别急性结肠炎。

另一个高死亡率的原因是内科医生坚持使用长期的药物治疗以期望急性结肠炎能消退，这样可以避免患者行肠造口术。虽然这是个值得称赞的动机，但是有明确的证据表明对强化药物治疗不能快速反应的患者很少可以缓解，无论如何外科治疗都很可能是必需的。在这个阶段延误病情只会导致不能识别的穿孔、加重营养不良及结肠扩张的风险。对类固醇不能缓解的患者换用环孢素治疗，可能导致延误病情及穿孔的风险（Hyde 和 Jewell，1997）。

毒性扩张是绝对不应该让其发生的，因为这提示了结肠破裂的发生。等到出现毒性扩张体征才建议手术需要的时间太长。甚至在 50 年前，如果在开始大剂量激素治疗后的 72 小时之内行结肠切除术，死亡率也仅为 3%（Brooke 和 Sampson，1964）。

临床表现和评估

急性暴发性结肠炎发生时通常没有既往肠道病变史。的确，复发性结肠炎很少像新发结肠炎那样样严重或伴随有相同概率的中毒性扩张或穿孔（Goligher 等，1968；Grant 和 Dozois，1984；Dalton 和 Jewell，1991；Hyde 和 Jewell，1997）。急性结肠炎的特征是突然发生的血性腹泻、里急后重、尿急、腹部绞痛和明显的食欲减退。患者迅速出现无力、脱水和休克，并常合并有低钠血症、低钾血症和低蛋白血症。通常会出现发热、心动过速、腹部压痛或结肠炎的肠外征象，如特异性虹膜炎、脓皮病、结节性红斑和关节炎。腹痛提示即将发生穿孔，而腹胀则提示结肠可能开始膨胀。腹立位平片提示三圈小肠扩张或出现黏膜岛预示着即将发生毒性结肠扩张（Caprilli 等，1987；Chew 等，1991；Travis 等，1996）。患者出现焦虑且可能会有败血症的体征，如皮肤苍白、少尿、思维紊乱及组织灌注不足和低血压，但是由于大剂量的甾体类激素治疗，腹部体征可能会完全缺如（Buckell 和 Lennard-Jones，1979）。若患者排便次数大于 8 次/天或在开始强化治疗 3 天后 CRP＞45mg/L 且每日排便 3～8 次，则预示着有 85%需行急诊结肠切除术。即使经药物治疗或环孢素治疗后有部分缓解的患者，仍有 40%的患者需要在 9 个月后行结肠切除术（Travis 等，1996）（表 39.1）。

诊断

任何表现为第一次出现血性腹泻的患者在证实为其他疾病以前都必须考虑有急性结肠炎的可能。必须进行紧急的大便培养（Stuart 等，1986）以排除感染性结肠炎（尤其是沙门菌、弯曲杆菌、志贺杆菌、致病性大肠埃希菌和艰难梭状芽胞杆菌）。对于免疫妥协的患者还应检查排除由巨细胞病毒、疱疹病毒、衣原体和隐孢子虫引起的结肠炎和严重腹泻。如果患者曾到过疫区还应检查排除阿米巴虫性结肠炎。立即进行乙状结肠镜检查可以建立诊断，空气灌肠前后进行腹平片通常可以提示即将发生的毒素扩散以及结肠病变的范围（Bartram 等，1983；Chew 等，1991；Almer 等，1996）。假如乙状结肠镜检符合急性结肠炎表现就应该立即开始积极治疗。等到粪便培养和活组织检查得出结果才进行治疗是不明智的。结肠钡灌和结肠镜不应该作为确立急性暴发性结肠炎诊断的方法。如果需要，应该对 7～10 天强化药物治疗后有部分反应的患者行软性乙状结肠镜检（Hyde 和 Jewell，1997）。两份结肠镜检查的研究报告认为，肠镜检查对急性暴发性结肠炎患者是安全的，可以建立诊断并评估溃疡穿透深度，为结肠切除术提供重要的的信息（Alemayehu 和 Janerot，1991；Carbonnel 等，1994）。其他研究者则认为，快速的乙状结肠镜检仅能提供诊断，而单纯的腹部放射学检查能预测溃疡深度，所以结肠镜不是必需的而且还有潜在的危险。

必须注意的是，急性暴发性结肠炎及其并发症可能是由于溃疡性结肠炎或克罗恩病引起，并且急性暴发性结肠炎在溃疡性结肠炎中更常见（Karch 等，1995；McKee 等，1995；Reinisch 等，1998；Fazio 等，1999；Pelli 等，1999；Rudolph 等，2002；和 ersson 等，2003；Berndtsson 和 Oresland，2003）。再者，用血清学、剖腹探查和切除的结肠样本来区分这几种病几乎是不可能的（Morrell 等，1986）（参见第 41 章）。为此我们推荐急性暴发性结肠炎患者仅行结肠次全切除术，留下一段直肠。如此可以为有指征的患者随后进行的保留括约肌的手术创造条件（Seidel 等，2000；Weinryb 等，2003）。

监测

必须监测急性结肠炎患者的情况变化，包括定时临床评估和测量各种指标，如脉搏、血压、体温、排便量和次数、尿量、腹围、腹部平片、血红蛋白、白细胞计数、红细胞沉降率（ESR）、C 反应蛋白（CRP）、血清电解质、尿素氮、肌酐、白蛋白和血液毒剂。排便次数、脉率、发热、血清白蛋白和腹平片征象如黏膜岛和毒性扩张可能提示急性炎症（表 39.2）（Lennard-Jones 等，1975）。

单一的临床特征是不足够的，需结合多个临床

表 39.1　结肠切除术治疗急性暴发性结肠炎的风险（n=51）

	强化治疗	9 个月后行结肠切除术
完全缓解	21	1（5）
部分缓解	15	6（40）
治疗期间行结肠切除术	15	—

括号中的值用百分比表示。

来源自：Travis 等，1996。

表 39.2　药物治疗急性暴发性结肠炎失败的相关因素

	药物治疗失败发生率（%）
大便次数	
＞9 次/24h	33
＞12 次/24h	55
脉率＞100 次/分	36
最高体温＞38℃（最初 24h）	56
血清蛋白＜30g/L（4 天后）	42
黏膜岛	75
毒性扩张	75

来源自：Lennard-Jones 等，1975。

特征及系列的腹部平片来监测毒性扩张的发生。（Buckell等，1980；Greenstein等，1986）。尽管如此，简单的参数如脉搏、体温、排便次数、血红蛋白、CRP、ESR等对监测患者病情是否有临床上的好转或恶化都很有用（Truelove和Witts，1955；Jones等，1977；Travis等，1996；Hyde和Jewell，1997）。对急性结肠炎患者的临床分级的观察有一定差异；然而，体温、排便次数、CRP和ESR对并发症的预测最有意义（Jalan等，1971）。1996年Travis等指出，在3天的强化药物治疗后每天排便>8次和CRP>45同时每日排便3～8次的患者有85%的概率需行急诊结肠切除术。

1997年Caprilli等观察到，急性结肠炎患者发展为毒性扩张者会出现碱中毒，应监测动脉血pH值并作为疗效判断指标（Caprilli等，1976）。1979年Vernia等也发现动脉血pH值与结肠内气体容积相关。结肠炎恶化会伴随有碱中毒加重（表39.3），而发展为巨结肠时pH值达7.5以上。

强化药物治疗

暴发性结肠炎是一个有潜在生命危险的疾病，但是在过去的30～40年间其死亡率急剧下降，到现在经治疗后的患者死亡率不到2%，包括那些需要行结肠切除术的患者（Binder等，1975；Albrechtsen等，1981；Fleshner等，1995；Hyde和Jewell，1997）。只有伴随有严重合并症的患者才会出现死亡。早期认识结肠炎的严重性、仔细监测、强化的药物治疗、内外科医生良好的配合沟通和必要的及时手术干预都可以促进病情的好转。

暴发性结肠炎的定义

在比较暴发性结肠炎患者治疗结果的文献中，有一个问题就是缺乏对暴发性结肠炎的定义。最好的标准可能是Truelove和Witts在1955年所用的。他们对重症结肠炎的描述是：每天6次以上的血便、体温高于37.5℃、心率大于90次/分、血红蛋白低于10.5g/dl和ESR大于30mm/h。

1970年Jalan等提出的其他定义采用了多变量分析方法，同时也提出症状的评分和实验室指标，但是没有得到广泛应用（Seo等，1992）。其他用于监测暴发性结肠炎的指标有低蛋白血症和碱中毒等。

不幸的是，暴发性结肠炎可能包括结肠炎破裂和毒性扩张，也就是重症结肠炎的最后转归之一。

表39.3　动脉血pH与结肠炎严重程度

	pH
轻度结肠炎	7.42±0.007
中度结肠炎	7.44±0.009
重度结肠炎	7.47±0.009
毒性扩张性结肠炎	7.51±0.012

来源自：Vernia等，1979。

一般措施

必须强制性住院以建立诊断、监测病情发展，在内外科共同治疗下监测综合治疗的反应。最初的处理是按标准进程建立基础的临床实验和放射学的参数，给予患者静脉补液，禁食，或仅给予少量饮水，必要时给予输血。一旦乙状结肠镜检诊断明确就给予类固醇激素经静脉内及直肠内给药。过去常推荐使用全肠外营养，但是缺乏其有效性的证据。只有患者有所好转才可以进食。也没有证据证实抗生素可以影响重症结肠炎的自然进程（Dickinson等，1985；Chapman等，1986；Mantzaris等，1994）。

类固醇激素

大多数临床医师使用的是100mg氢化可的松qd或16mg甲泼尼龙qd联合类固醇激素灌肠治疗（Truelove和Jewell，1974；Vickers等，1981；Janerot等，1985）。1983年Meyer等提出，有证据显示，对于还没有接受口服类固醇药物治疗的患者给予ACTH优于氢化可的松，而在临床实践中氢化可的松应用更为广泛。虽然临床常优先使用静脉输注类固醇激素，但是几乎没有证据可以证明静脉给药的缓解率比口服给药好。如果出现呕吐就给予静脉给药。有些患者尽管已行口服药物治疗但是仍然还有很严重的血性腹泻，所以也就不奇怪要改为静脉途径给药。

静脉使用类固醇激素治疗的时间主要取决于临床治疗的反应，而不是随机研究的证据。各种主张之间有很大的差异。因为存在穿孔、感染和营养状况日益下降的风险，对不能避免手术的患者延长类固醇激素的给药时间是不可取的。我们还是偏好为期5天的类固醇激素疗法，并建议这5天之内没有疗效的患者行结肠切除术。如果出现并发症，如毒性扩张或即将发生的穿孔等就必须尽快手术干预。因为结肠穿孔的征象常被掩盖，故超过5天类固醇激素治疗的患者仍然有血性腹泻提示没有临床疗效且可能有穿孔的危险（Janerot等，1985）。尽管如此，许多临床医师都不愿意考虑手术，除非在给予7～10天以上的类固醇激素治疗或者联合环孢素治疗疗效不理想时（Lichtiger等，1994）。

没有证据表明单用5-氨基水杨酸或局部灌肠治疗急性暴发性结肠炎有任何作用。

疗效

给予高剂量类固醇激素、补液、卧床和肠道闲置等治疗，对于排便次数<8次/24h、体温消退、脉率<80次/分、停止便血的70%的患者可以获得较好的疗效。在这种情况下，应该将类固醇激素治疗从静脉给药途径改为口服给药并逐渐开始经口进食。超过一半的急性结肠炎患者可进入完全缓解，1年之内很少有复发及需行结肠切除术。约40%的患者大便带血可有可无，可有食欲减退和低蛋白血症。有些患者也可以给予环孢素治疗，但有40%的患者在12个月内需要行结肠切除术。

强化药物治疗无效的患者如有以下情况可以考虑静脉给予环孢素治疗：

1. 情况未恶化者；
2. 没有出现即将发生破裂或毒性扩张的征象者；
3. 没有严重出血的并发症者。若出现严重出血者则需行急诊结肠切除术。

我们必须强调，穿孔即表示治疗的错误，结肠切除术应在发生肠穿孔前进行（参见35章）。

环孢素

对于强化药物治疗反应缓慢但又没有必要立即行手术的患者，可以给予4mg/kg的环孢素经静脉持续输注。环孢素是一种从土壤真菌中提取的、由11个氨基酸组成的蛋白质，是一种免疫抑制剂。环孢素作用于细胞免疫，在降低细胞毒性T细胞活性的同时增加抑制性T细胞活性（Hess等，1988）。它还可以通过抑制白细胞介素-2（IL-2）基因转录从而选择性抑制淋巴细胞及其活性（Bunjes等，1981；Elliot等，1984），造成辅助性T细胞功能丧失（Kupiec-Welglinski等，1984）；同时也干扰B细胞功能（Reed等，1991）。

环孢素可以通过静脉、口服及灌肠给药，但是对重症溃疡性结肠炎患者首选静脉给药。静脉给药时结肠组织内药物浓度比口服给药大10倍（Sandborn等，1991，1992）。此外，在结肠活组织检查可见黏膜内IL-2及可溶性IL-2受体增加（Brynskov等，1992）。

北美一个多中心双盲法随机对照试验表明重症溃疡性结肠炎及对类固醇激素治疗抵抗的患者静脉内给予环孢素可获益，与经7～10天类固醇激素治疗无效后给予安慰剂治疗的患者进行比较。环孢素治疗的11名患者中9人有疗效，占82%，相比之下安慰剂治疗的9名患者没有一个有效（$P<0.001$）。由于环孢素组疗效非常显著，此试验早就被一个独立的考查小组终止。再者，给予安慰剂的9名患者在给予环孢素后，5例得到缓解（Lichtiger等，1994）。此后，有个别散在报道提及用环孢素治疗顽固性结肠炎，但没有报道较好的长期效力（Sandborn和Tremaine，1992；Prokupek等，1994）。大多数近年的研究报道了56%的短期缓解率和40%长期缓解率（Hyde等，1998；Cohen等，1999）。

牛津大学报道了29名重症难治性结肠炎患者经5年多的环孢素治疗后，59%的患者得到初期缓解而避免了结肠切除，但是到8个月时有44%的患者复发，25%的患者被迫行结肠切除术（Hyde和Jewell，1997）。如果急诊结肠切除术的指征持续存在（强化药物治疗期间病情恶化、黏膜岛、毒性扩张及复发性腹痛者），对环孢素治疗无效的患者手术后死亡率可能并不比没有接受环孢素而行急诊手术的患者更高（Fleshner等，1995）。总的死亡率达到57%，14名患者中有2名并发了血栓形成，这可能要归因于环孢素治疗。近来有更多的统计发现，当使用环孢素和标准的手术治疗时不会增加围术期的并发症发生率（Hyde等，2001）。主要的外科并发症在19名行环孢素和类固醇激素治疗的患者中（24%）。相比之下，25名仅行类固醇激素治疗患者的发生率为16%。16人发生少见的并发症，约占5%；另外，8名患者发生药物方面的并发症，约占10%。没有患者发生死亡，所有人都行了结肠次全切除术和回肠造口术。

由于环孢素可能会有严重的副作用，所以治疗时需要密切监测。最常见的是恶心、呕吐，感觉异常和惊厥在低胆固醇血症和低镁血症患者中较常见。其他副作用包括血压升高、中毒性肾损害，增加了感染和术后血栓栓塞的发生率（Dummer等，

1983；Vanrenterghem 等，1985；Adams 等，1990）。因此应该常规监测环孢素水平。

如果患者对每天 4mg/kg 的环孢素静脉给药有反应，可以改为每天 5mg/kg 的口服治疗。如果症状持续，大多数临床医生在 3～4 个月的环孢素治疗后停用或改为硫唑嘌呤或 6-巯嘌呤治疗。一般不建议环孢素长期给药治疗。

预后

暴发性结肠炎

急性结肠炎发作的预后取决于发作的严重性和病变的范围（Edwards 和 Truelove，1963；Watts 等，1966）。肠壁的病变深度也与预后密切相关。1980 年 Buckell 等测量了 40 名需行结肠切除术的患者的溃疡深度：16 人的溃疡局限于黏膜下层，18 人的侵及肌层，6 名患者全层受累；16 人发生毒性扩张；除了两名溃疡患者外所有人均有肌层受累（表 39.4）。

1972 年 Ritchie 报道了急诊结肠切除术的死亡率为 43%。令人惊讶的是，他也发现结直肠切除术或结肠次全切和回肠造瘘术后的死亡率几乎相等，因此可以说手术方式并不是影响预后的因素。这是现在的医生的一个挑战（Block 等，1977；Albrechtsen等，1981；Heppell 等，1986）。

1980 年 Morgan 等发现其他预后不良的因素包括患者住院期间进行钡灌肠或结肠镜、腹立位平片见游离气体或颈部的皮下气肿。近期服用阿片类或抗胆碱能药也会导致预后不良，因为两者都可能引起巨结肠和穿孔。再者，1997 年 Evans 等发现，服用非甾体类抗炎药也与暴发性结肠炎风险增加有关。另外，对急性暴发性结肠炎禁忌使用平滑肌弛缓剂如东莨菪碱。

手术过程中意外的结肠穿孔通常伴随着大量的粪便污染，导致术后发生败血症。尽管如此，1976 年 Fry 和 Atkinson 认为手术中的污染并不是他们系列研究中患者死亡率与致残率的主要因素（表 39.5）。他们认为更主要的还是外科治疗时机延误。死亡的患者结肠扩张平均持续时间为 9.5 天，顺利好转的患者则为 5.0 天。在各种外科学的文献中都反复指出延误诊断对死亡率的影响（Ritchie，1984；Hyde 和 Jewell，1997）。1986 年 Heppell 指出，在他们的系列研究中所有的死亡病人都是以为已经好转的住院病人，这些患者曾接受过类固醇激素治疗并且发生未能发现的结肠穿孔。及时行手术治疗的急性暴发性结肠炎患者均未发生死亡。最危险的情况是患者出现好转征象，排便次数减少，但是出现腹胀与腹痛。这是结肠毒性扩张很典型但是经常被忽略的表现。排便次数减少提示临床医生可能即将发生穿孔而非好转，特别是患者还伴有感觉不适。

表 39.4 溃疡深度与手术指征之间的联系

	n	溃疡深度		
		黏膜下层	侵及肌层	穿透肌层
溃疡穿孔	4	0	2	2
毒性扩张	16	2	11	3
未能改善	20	14	5	1

来源自：Buckell 等，1980。

表 39.5 溃疡穿孔对结肠切除术治疗毒性扩张性结肠炎致残率和死亡率的影响

类型	*n*	毒性扩张持续时间（天）	自发穿孔	医源性穿孔
死亡率	6	9.5	6	0
致残率	40	10.3	4	3
顺利好转	7	5.0	0	1

来源自：Fry 和 Atkinson，1976。

还有另一个潜在的不易发现的危险情况可以导致结肠穿孔。左侧结肠炎患者有近端结肠内有粪便积存，不能正常地归类为急性全结肠炎，因此普遍不能认识到穿孔的风险。许多临床医生认为左侧结肠炎合并粪便积存是一种相对较好的情况，这要建立在积存的粪便能完全被清除的基础上，但是结肠炎通常是做不到这一点的。常常可见病变局限于左半结肠或不再发展到横结肠的急性结肠炎患者伴有大量的粪便积存。如果患者有全身性的疾病，发生穿孔的风险很高，因为需要用强效的泻药清除残存在右半结肠内的粪便，这样猛烈的肠道准备可能会导致穿孔。另外，左半结肠的炎症会形成生理性的梗阻；自然就会有越来越多的粪便残存在右半结肠内。这些患者实际上发展为右侧结肠粪便梗阻。如果粪便强行通过炎症病变肠段，就会有发生粪性溃疡和穿孔的危险。这种特殊情况的危险通常不能被正确认识。坚硬的残留粪便进入病变肠段会比稀便大大增加穿孔的危险。最危险的方面可能是临床医生不能意识到潜在的严重性。由于临床医生没有认识到结肠穿孔的危险而延误手术，就会发生穿孔并引起粪性腹膜炎。因此，我们认为左侧重症结肠炎应该积极治疗，尤其是当有大量粪便梗阻于右侧结肠内者。必须认真护理并试图清除结肠内残留的坚硬粪便。因为穿孔的风险很高，所以必须严密的监测。

毒性扩张

毒性扩张的定义是指横结肠直径超过 5.5cm，发病率变异大且可能发生于克罗恩病或溃疡性结肠炎中，但是穿孔与毒性扩张在溃疡性结肠炎中比克罗恩病中更为常见（Edwards 和 Truelove，1963；Jalan 等，1969；Farmer 等，1975；Greenstein 等，1975；Spencer 和 Willoughby-Wilson，1983；Morrell 等，1986）。毒性扩张通常发生于第一次结肠炎发作期间（Adams，1973；Heppell 等，1986）。

溃疡的深度可以通过几种方法估计。在腹部平片上通常可以辨认溃疡的深度，表现为黏膜岛征和75%的结肠切除率（Lennard-Jones 等，1975），Almer 等（1996）报道了 60 例有严重溃疡性结肠炎患者的腹部平片和气钡双重造影的经验，他们发现影像学改变的严重性与切除肠标本的溃疡的病理学深度存在较高的相关性，最严重的改变发生在左侧结肠。这些发现与 St Mark's 医院的 10 例病人的研究是相一致的。

如果认为结肠镜确实不会导致结肠炎破裂，则可用结肠镜来评估溃疡。传统上认为结肠镜检查是暴发性结肠炎的禁忌。尽管如此，Carbonnel 等（1994）认为结肠镜检查是安全的，尽管有 1/85 的病人发生急性结肠扩张。他们的报道中 46 例有深在的溃疡，其中 43 例接受了急诊的结肠切除术。深的溃疡暗示着对药物治疗的不敏感和穿孔的即将发生。必须声明的是，结肠钡灌检查在这种情况下是绝对禁忌的，因为在急性结肠炎时可能出现结肠穿孔导致硫酸钡性腹膜炎的危险。我们认为毒性扩张为结肠镜检查的禁忌证也是正确的。

结肠扩张仍然暗示着预后不良，有高达 33%的死亡率（Heppell 等，1986）。结肠扩张并不仅局限于横结肠。其他部位，包括盲肠、降结肠或乙状结肠同样可以发生。结肠穿孔的危险性和随之而来的死亡率与结肠扩张的程度密切相关（表 39.6）。结肠的扩张程度与溃疡的深度密切相关（表 39.7）这也证实了 Brooke 和 Sampson（1964）早期的临床研究，是毒性扩张穿透肠壁的深度决定了穿孔率。的确，是穿孔率最终决定预后（Greenstein 和 Aufses，1985）。表 39.8 列出了 Mount Sinai 医院的溃疡性结肠炎和克罗恩病的死亡率。没有穿孔的毒性扩张的死亡率为 3%（1/39），而 11 例发生毒性扩张的克罗恩病的病人无 1 例死亡。相比之下，毒性扩张合并穿孔 22 例结肠炎有 9 例死亡，死亡率为 41%，尽管克罗恩病穿孔并不常见，但死亡率却高达 67%。自然穿孔可发生于没有结肠扩张者。

考虑到溃疡性结肠炎发生毒性扩张时的高死亡风险，因此在可能的情况下应该对毒性扩张进行预测和防范（Flatmark 等，1975；Muscroft 等，1981）。临床医师不应该等待毒性扩张的发生，如果这样的话那将要等待较长的时间。毒性扩张合并黏膜岛的出现预示着穿孔即将发生，并且可导致35%～75%的死亡率（McInerney 等，1962；Goligher 等，1970；Ritchie，1974；Binder 等，1975；Buckell 等，1980；Heppell 等，1986；Panos 等，1993；Hyde 和 Jewell，1997）。

尽管有 30%的毒性扩张的患者对保守治疗有效，尤其是采用膝胸卧位（Panos 等，1993），由此避免了行急诊结肠切除术（McInerney 等，1962；Norland 和 Kirsner，1969；Travis 等，1996），但最终能保留结肠的不到 50%。大多数患者日后可能在发生毒性扩张的复发（Marshak 等，1960），或

表 39.6　扩张部位和范围

	n	最大直径（cm）			穿孔
盲肠	3	7	8	15*	1
横结肠	11	5.5*	5.3*	6	2†
		8	8	10	
		11	11	13	
		13	13		
降结肠	3	6.5*	9	9	1†
乙状结肠	1	17			

*（穿孔）。

† 死亡。

来源自：Buckell 等，1980。

表 39.7　溃疡的深度与影像学扩张程度的相互关系

	n	黏膜下层	侵及肌层	侵及全层
无扩张	11	7	3	1
扩张	20	2	13	5

来源自：Buckell 等，1980。

表 39.8　穿孔对毒性扩张结肠炎死亡率的影响

	n	有穿孔		无穿孔	
		数量	死亡	数量	死亡
毒性扩张					
溃疡性结肠炎	61	22	9（41）	39	1（3）
克罗恩病	14	3	2（67）	11	0
非毒性扩张					
溃疡性结肠炎	552	7	4（57）	545	0
克罗恩病	609	11	0	598	0

括号内值用百分数表示。

来源自：Greenstein 和 Aufese，1985。

者会遭受结肠无功能的慢性症状而在后来必须行结肠切除术（McElivain 等，1965；Sirinek 等，1977；Albrechtsen 等，1981；Grant 和 Dozois，1984）。表 39.9 列出了毒性扩张的患者行保守治疗的最终结果（Grant 和 Dozois，1984）。

死亡率

由于缺乏统一的暴发性结肠炎的定义，因此很难判定死亡率。由于判定是“急诊”（emergency）还是“紧急”（urgent）过于主观，结肠切除的死亡率的数据在一组研究和另一组的研究中是无法

表 39.9 毒性扩张性结肠炎患者行保守治疗的最终结果

	数量
急诊结肠切除术	90
药物治疗过程中死亡	3
可评价的患者	38
扩张后死亡	4* （结肠癌，前列腺癌，心血管意外和心肌梗死）
扩张中流产行结肠切除术	2
急性细菌性心内膜炎	1
紧急结肠切除术治疗复发性结肠炎	11
选择性结肠切除术对症治疗或者预防癌症可能	7
相对健康无手术指征	13

来源自：Grant 和 Dozois，1984。

比较的。在伦敦东北 34 家非教学医院中，行“紧急”和“急诊”结肠切除术的死亡率分别为 37.6%和 60.9%。这些数字提示，如果病人被不懂得早期结肠切除术重要性的专科医师处理，并且当对积极的内科处理无反应时，死亡率很高（Ritchie，1974）。

Strauss 等（1976）报道了毒性扩张的死亡率为 21%。Van Heerden（1978）对 Mayo 诊所的综述中也得出相似的数字。此外，在 1961—1965 年和 1971—1975 年间行急诊结肠切除术的死亡率并无明显的下降（表 39.10）。这些结果在 Leeds 数据中具有差异性。Golighe 等（1970）报道的 105 例急性结肠炎病人中，40 例于 1955—1963 年间行急诊结肠切除术，6 例死于由于内科治疗而延迟了的手术治疗，8 例死于手术后（总的死亡率为 13%）。1964—1969 年间由于激进政策的影响，手术率由 38%提升到 53%，只有 1 个病人死于内科治疗期间，术后仅死亡 5 例（总的死亡率为 45%，表 39.11）。Golighe 等（1970）报道的 7%的手术死亡率与波士顿的 Binder 等（1975）、奥斯陆的 Albrechtsen 等（1981）和 St Mark 医院的 Lennard-Jones 等（1975）报道的旗鼓相当。相反，毒性扩张的死亡率为 13%，而穿孔的为 50%（Albrechtsen等，1981）。

我们回顾了关于急性晚发性暴发性结肠炎的经验（Morrell 等，1986）。1971—1984 年期间 53 例病人诊断为急性结肠炎，28 例为溃疡性结肠炎，25 例为克罗恩病。26 例接受了急诊结肠切除术，

表 39.10 急诊结肠切除术的死亡率

	1961—1965	1971—1975
需要手术治疗人数	123	226
急诊结肠切除术	30	17
死亡率	8（27）	4（24）
中毒性巨结肠	18	15
死亡率	3（17）	3（20）
选择性结肠切除术	75	194
死亡率	3（4）	3（15）

括号内值为百分比。
来源自：Van Heerden 等，1978。

表 39.11 重症结肠炎的治疗结果

	1945—1963	1964—1969
急性结肠炎人数	105	133
缓解	65	62
需要手术	40	71
死亡	14（13）	6（4.5）
药物治疗过程中死亡	6	1
术后死亡	8	5

括号内值为百分比。

来源自：Goligher 等，1970。

表 39.12 181 例急性结肠炎治疗结果

	人数
药物治疗有效	136
后续选择性手术治疗	8
药物治疗无效	45
治疗过程中死亡	1
紧急手术：生存者	33
术后死亡	3

来源自：Lennard-Jones 等，1975。

其中 16 例为溃疡性结肠炎，10 例为克罗恩病。在随访期间，只有 3 例接受结肠切除术（1 例为溃疡性结肠炎，2 例为克罗恩病）。16 例溃疡性结肠炎接受手术的病人中，10 例行全结肠切除术加回肠造口术，2 例行直肠结肠切除术，4 例行结肠切除术加回肠直肠吻合术。没有死亡发生。我们的发现表明，很难将克罗恩病从溃疡性结肠炎中区分出来。所有毒性扩张的病人都行了结肠切除术，并且如果没有加行直肠切除术，死亡率会更低些。

外科治疗

手术时机

令人瞩目的证据表明，早期结肠切除术是处理急性暴发性结肠炎以维持低死亡率的最重要的措施。首先，要保留已经发生了毒性扩张了的结肠的可能性非常小（Grant 和 Dozois，1984；Heppell 等，1986；Morrell 等，1986）。第二，在确诊后 2 天内手术的手术死亡率也是低的（Mungas 等，1968；Binder 等，1975；Patel 和 Stone，1977；Soyer和 Aldrete，1980；Morrell 等，1986）（表 39.13）。面临结肠的扩张，由于考虑病人太垂危而拖延手术，则有可能导致法律诉讼。扩张和腔内压力的增加使得结肠肌壁和肌丛变得薄弱，因此有较高的穿孔的危险，穿孔则可直接导致高达 37%～75%的死亡率（Bockus 等，1958；McInerney 等，1962；Goligher 等，1970；Ripstein 和 Weiner，1973；Ritchie，1974；Binder 等，1975；Buckell 等，1980；Grant 和 Dozois，1984；Greenstein 等，1985；Heppell 等，1986）。

我们的观点是，经过 5 天的内科强化处理（必要的静脉输液、输血，类固醇激素和卧床休息及绝对的消化道休息）无明显改善的病人都应接受急诊结肠切除术。在我们看来，比起等待放射学上肠扩张征象出现，这是比较安全的处理措施。在强化治疗过程中提示病情恶化的任何证据的出现都是绝对的结肠切除术的指征。

补充过去的病史可能是重要的，体重减轻、腹泻或机会性感染，诸如巨细胞病毒、疱疹、沙门菌、隐孢子虫病、肺结核、贾第虫属、内阿米巴属、鸟胞内分枝杆菌等增加 AIDS 相关性结肠炎的可能性，而 AIDS 相关性结肠炎恰需要行急诊手术治疗（参见第 55 章）。

最佳手术操作

我们相信，自从急性暴发性结肠炎的诊断不能预先明确以来，结肠次全切除术和回肠造口术是急性暴发性结肠炎的手术选择（Price，1978）。然

表 39.13 早期外科手术治疗中毒性巨结肠的死亡率

	n	死亡率
Mungas 等（1968）	25	0
Binder 等（1975）	17	1
Patel 和 Stone（1977）	40	2
Soyer 和 Aldrete（1980）	12	1
Grant 和 Dozois（1984）	90	3
Morrel 等（1986）	10	0
合计	194	7（3.6%）

从确诊到手术平均持续时间＝1.9 天。

而，我们意识到并不是所有的外科医师都持有这样的观点（表 39.14）。

“排气孔”操作

Turnbull 及其同事提出的回肠袢造口术加多重结肠造口术的“排气孔”操作（Turnbull 等，1971）是一种历史的遗留物，现在已经不用了。这种手术是为长期扩张并发包裹性穿孔的病人而设计的，同时引起了争论。因为结肠减压可能要比尝试结肠切除术安全，结肠切除术因操作不当将不可避免地导致包裹性穿孔的排泄物溢出（Fry 和 Atkinson，1976）。当今，术前进行结肠减压或开腹后肠切除前立即进行减压，谨慎地通过直肠置入一根 30F 导尿管进行减压。结肠切除术中的污染可以通过切除部分粘连至结肠的网膜或腹膜来避免。有进一步的反对“排气孔”操作的理由，因为行肠切开减压的所有病人最终都接受了结肠切除术，且有较高的脓毒症发生率。

急诊结肠切除加回肠直肠吻合术

结肠切除加回肠直肠吻合术是治疗暴发性结肠炎的选择，比起溃疡性结肠炎，更常用于克罗恩病所致的暴发性结肠炎（Morrell 等，1986）。我们反对将这种手术应用于结肠炎合并严重疾病的患者，比如有低血清蛋白血症、脓毒症和接受大剂量类固醇激素治疗的病人。通常结肠的确切病理学不明确，这就很难评估直肠残端疾病的活动程度，在重症的病人就可能发生吻合口的裂开。Aylett（1966，1970）通常采用急诊回肠直肠吻合术，并报告了非常低的死亡率，而这种手术操作是其他外科医师所不能完成的。现在很少有外科医师倡导将这种手术方式应用于急性溃疡性结肠炎的病人。

结肠次全切除术

对重症急性暴发性结肠炎的治疗选择通常是结肠次全切除术和回肠造口术，保留直肠。当病人康复后所有治疗选择都有可能进行（Karch 等，1995；McKee 等，1995；Wojdemann 等，1995）。如果直肠的疾病很严重，或持续存在局部或系统性疾病，如果病人愿意避免吻合口，恢复健康的直肠结肠切除术就可成为一种考虑（Farouk 等，2000；Mowschenson 等，2000）。其他选择有直肠切除（Camilleri-Brennan 和 Steele，2001）或第二次的回肠直肠吻合术，前提必须有足够的直肠或证实是克罗恩病（Tillinger 等，1999；Casellas 等，2000）。结肠次全切除术后 70%～80%的病人都通常需要行直肠切除术（Mayo 等，1956；Binder 等，1976），由于直肠切除术也会导致一定的死亡率（4%）（Albrechtsen 等，1981；Moskovitz 等，2000），因此直肠切除术的决策、操作及时机的选择必须慎重考虑。

如果对一个老年人实施结肠次全切除术，理想的回肠储袋直肠吻合不应该认为是最佳的选择（Delaney 等，2002；Lepisto 等，2002）。直肠回肠吻合术是被禁忌的，直肠黏膜切除可在后期进行，

表 39.14 结直肠切除术与紧急或急诊结肠次全切除术治疗结肠炎的比较

	结直肠切除术（$n=37$）	结肠次全切除术（$n=43$）
适应证		
穿孔	4	10
毒性巨结肠	9	7
出血	4	1
药物治疗无效	20	25
结果		
死亡	3	3
住院时间（天）	27.6	33.3
无脓毒素血症并发症	10	18
有脓毒素血症并发症	10	14

来源自：Binder 等，1975。

作为一种肛门周围的操作，可以避免会阴区的切口。如果在急诊结肠切除术时直肠在肛提肌平面被撕裂，直肠残端仍然产生症状，直肠的切除可以单纯地通过会阴区操作完成（Dean 和 Celestin，1983；Frizelle 和 Pemberton，1997）。

对大多数病人，接下来的恢复健康的结肠直肠切除术或回肠直肠吻合术的选择，分离直肠最好在骨盆边缘或之上。或者紧贴腹壁关闭直肠或者造成黏液瘘。最重要的是不要在骨盆里杂散操作，尤其是骶骨岬前面，因为有神经损伤的风险。也要在结肠切除术时和接下来的直肠切除术时注意避免。

关于直肠残端关闭及残端长度的问题已经在最近出版的文章中讨论过。来自 Mount Sinai（New York）的 Karch 及其同事（1995）报道了 114 例结肠次全切除术及直肠残端关闭术，其中 3 例发生了直肠残端瘘。自从使用了经肛门的减压管后，41 例病人均未发生残端瘘。他们推荐直肠残端关闭及直肠减压。McKee 等（1995）在 Aberdeen 报道了 53 例长残端的病人仅 1 例发生了残端瘘，而短直肠残端的 9 例就有 3 例发生了瘘。直肠残端的瘘导致骨盆的脓毒症，并使得接下来的直肠切除术更加危险。他们得出的结论是最好保留较长的直肠残端。Wojdemann 等（1995）在哥本哈根（丹麦首都）报道了 147 例急性结肠炎结肠切除术后行了直肠残端关闭术，其中 3 例发生了残端瘘。尽管所有的病人都形成了盆腔脓肿，但都成功地经过经皮穿刺引流术而治愈。我们认为直肠残端的关闭是安全的，但残端必须足够长并固定在切口的下端，如果发生了残端的崩解也仅仅只是形成一个迟发的黏液瘘。

根据可得到的证据和基于将所有的外科手术都对病人开放，我们强烈地推荐开放的结肠次全切除术和回肠造口术。在骨盆边缘以上分离直肠以至于不用打开解剖层面，以避免随之而来的脓毒症和性功能障碍。如果直肠太脆而不能缝合或闭合器关闭，远端的乙状结肠应让其靠近腹壁的表面，不是形成黏液瘘，而是把它放在一定的位置，一旦发生崩解则形成黏液瘘（图 39.1）。

Motson 和 Manche（1985）描述了这样一种手术。直肠乙状结肠被放入腹壁，缝合至切口下端的腹直肌鞘和和肌肉上，残端通过重叠缝合或闭合器来关闭。这种操作可以避免黏液瘘的排出障碍，同时再次开腹手术时可以很容易辨认直肠。另一方面，如果残端发生裂开，可以从腹壁上排出黏液瘘而避免盆腔感染的危险。Ng 等（1992）报道了 32 例这样处理的病人，尽管有 7 例形成局部感染（22%），但是没有发生较高的死亡率（图 39.1）。

并不建议腹腔镜下行暴发性结肠炎的急诊结肠次全切除术和回肠造口术，因为暴发性结肠炎时肠管比较脆弱，腹腔镜下结肠切除术时有较高的医源性结肠穿孔发生危险，从而导致严重的粪便污染，而这种风险在开腹手术时是可以避免的。此外，腹腔镜下很难从技术上切除与结肠粘连的成块的网膜。然而，我们接受腹腔镜结肠切除术在非暴发性的急性疾病的处理中扮演着越来越重要的角色（Marcello 等，2001）。腹腔镜结肠切除手术时间长，但住院时间却是缩短的（Wexner 等，1992；Liu 等，1995；Reissman 等，1996；Merijerink 等，1999）。

急诊结直肠切除术

经常有学者倡导急诊结直肠切除术（Lee 和 Truelove，1980；Jones 等，1987），但是今天应用得却非常少，因为有了急诊结肠切除术后重建性结直肠切除术的选择（Fazio 等，1999）。支持急诊结直肠切除术的学者认为，结直肠切除术的致残率和死亡率并不高于结肠次全切除术和回肠造口术者。

Block 等（1977）指出急诊结肠次全切除加回

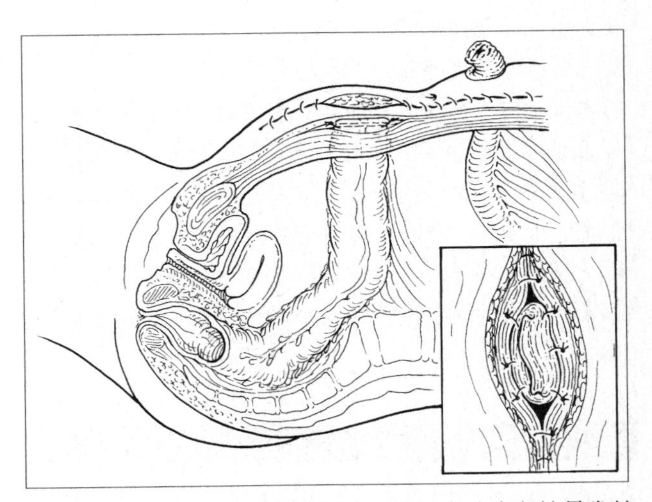

图 39.1　结肠切除术后行直肠残端关闭术治疗急性暴发性结肠炎。闭合器关闭乙状结肠中段从而能够无张力地把肠管固定在切口下。肠管的浆膜层间断缝合至低位腹部切口下端的腹直肌以及腹直肌鞘边缘（或非常接近低位切口的地方），并用一根直肠导管直接插入残端减压。

肠造口术的死亡率仅为6%，而相比之下急诊结直肠切除的死亡率为14%。Hosking等（1985）报道了急诊全结直肠切除术的死亡率为15%。

Lee和Truelove（1980）认为结直肠切除术的并发症比结肠次全切除术加回肠造口术的少。尽管如此，大多数的这些手术并没有在暴发性结肠炎患者上开展。病情严重的病人更倾向于行结肠次全切除术。毫无疑问，经验丰富的医师行急诊结直肠切除术可以获得低的死亡率（Scott等，1970；Jones等，1977），但是这些倡导者主张在重建性结直肠切除术成为可能或结果知晓之前行急诊结直肠切除术。

今天已经达成了一致的意见认为，对急性暴发性结肠炎患者来说，急诊结肠次全切除术加回肠造口术优于急诊结直肠切除术，尤其适用于那些病情非常严重的病人（Ritchie，1972；Block等，1977；Sirinek等，1977；Fazio，1980；Oakley等，1985；Heppell等，1986；Morrell等，1986）。

表 39.15 结直肠切除术＋覆盖式回肠造口术并发症的发生率

并发症	病人人数
创面脓毒症	2（10）
败血症	1（5）
伤口裂开	1（5）
肾上腺功能不全	3（15）
胰腺炎	2（10）
血栓性栓塞病	2（10）
吻合口断裂	1（5）
肛门狭窄	3（15）
小肠梗阻	3（15）
上消化道出血	1（5）
延长性肠梗阻	5（25）

括号内为百分比。

来源自：Harms等，1994。

急诊重建性结直肠切除术

有学者认为，对以前从来没有发病和经过5天药物治疗无改善的病人，实施急诊重建性结直肠切除术是安全的。这种观点的支持者是一些经验丰富的结直肠外科医师，他们在所有的病例中都采用覆盖式的回肠造口术（Harms等，1994；Ziv等，1995）。他们报道了20例采用这种方法处理的病人，都没有发生脓毒症和储袋失败，他们的死亡率与结肠次全切除术的旗鼓相当（表39.15）。他们的病人都是重症病人（血白蛋白2.1g±0.2g/dl），并且接受大剂量的类固醇激素治疗（58.0mg±4.4mg泼尼松龙），仅有1例发生了瘘。我们钦佩他们的勇气，但是我们也质疑这种决策是否正确。尤其是很难将克罗恩病从暴发性结肠炎中鉴别开来。现在这种观点已经被延伸到使用腹腔镜来对重症结肠炎患者行重建性结直肠切除术中（Ky等，2002）。

急诊结肠切除术

忠告

如果一个病人进行3天的临床强化治疗没有改善，那么在早期就应该提出包括造口在内的手术的可能性。必须小心地做出权衡，即病人要接受手术所受的惊吓和突然使病人面临要立即接受包括肠造口在内的急诊手术的事实，而这些病人在此次住院前都可能是很配合的。我们清楚地告知收治到我们科的每一个急性结肠炎患者，在他们的急性结肠炎消退之前，他们可以由内科医师处理，也可以由外科医师处理。外科手术治疗组的成员每天两次的巡视他们，并认为手术治疗是一种可能的选择。如果患者有伴侣，也应该对其告知手术的内在含义。

我们通常让造瘘治疗师去看那些通过3天的临床强化治疗无反应的病人。尽管在可供选择的情况下，让已经接受回肠造口术的病人去探望这些新病人似乎可以收到更满意的效果，但我们也发现，在急诊情况下这是不切实际的做法。病人可能太虚弱，也可能由于对手术和造口迷惑不解而无法与造口护理师进行有效的交流。我们要强调的是，永久的造口可能不是必需的，有的时候可以让急诊结肠切除术后拥有成功的骨盆储袋的患者去探访这些患者。

手术前应该对造口部位进行标记，同样要牢记的是也有可能发展成黏液瘘（图39.2）。尽管病人可能急于行急诊结肠切除术，但不能把这当作借口说没有足够的时间来标记造口位置。许多病人的手术可能在正常的择期手术时间外或周末进行，但通常也能找到一个对造口护理训练有素的护理人员，

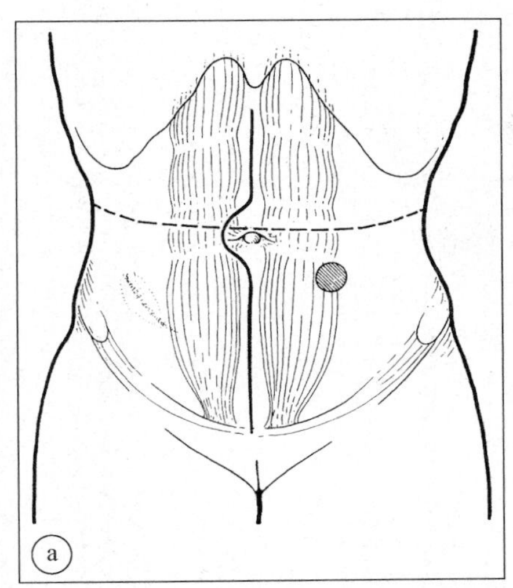

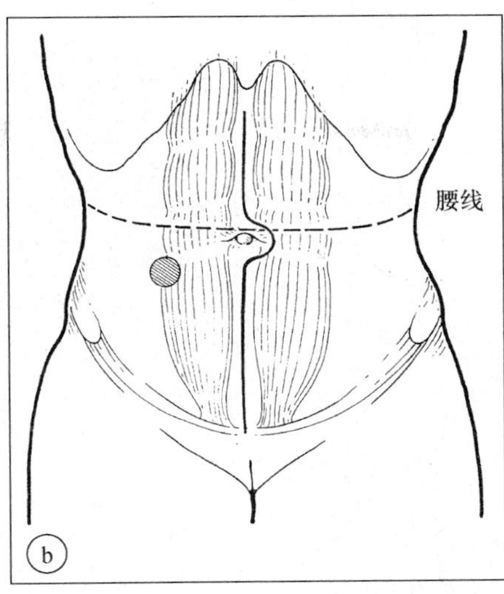

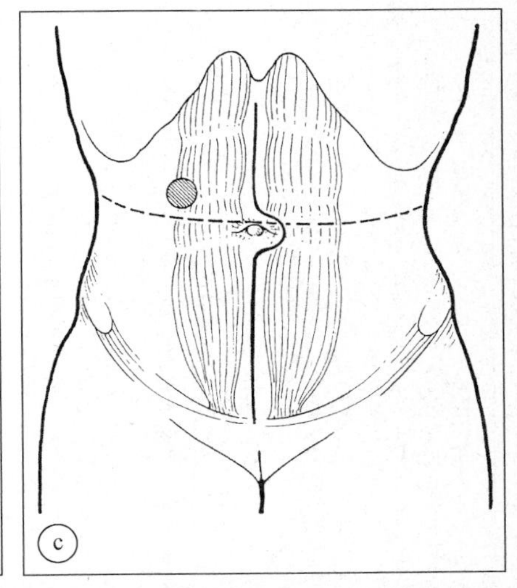

图 39.2　术前标记回肠造口术造口位置。(**a**) 如果一个病人已经有一个阑尾切除术的瘢痕，就尽可能地选择经左侧腹直肌的回肠造口术；(**b**) 常规情况下回肠造口术造口位置选在腰线以下经右侧腹直肌并尽可能地远离髂前上棘、肚脐和腹股沟韧带；(**c**) 如果病人习惯穿齐臀的衣服，造瘘口可以尽量选择高些。

可让其标记最佳的造口位置。我们有职责对结直肠科的护师进行造口护理培训，他们每个人都必须参加一个造口治疗学习班。只有这样，我们才不依赖于我们的造口护理的专科护士，这些专科护士可能在重病人需要行急诊结肠切除术时不在。

病人必须被告知他们可能带着一个或许可能是两个造口返回病房，这些造口不一定是永久的。病人同样必须被告知会带着导尿管、直肠导管和一些腹腔引流管返回病房。要告诉病人他们术后在医院可能还要住 2 周左右，并且术后的恢复期可能有不同的经过。在恢复保留的消化道的连续性之前，我们经常让病人返回到他们的工作岗位上，重操他们的职业。

术前准备

预防性抗血栓治疗

因为许多病人在手术前都长期卧床，尽管有术后出血的危险（Ear Knot 等，1983；Morris 等，1984），皮下注射肝素经常被建议用在急诊结肠切除的患者。既往有血栓栓塞病史或长期制动都是预防性使用肝素的绝对适应证。抗血栓袜必须在术前就使用，在结肠切除手术时应该使用充气护腿袋。

抗生素治疗

许多暴发性结肠炎的患者通常已经接受抗生素治疗。我们的做法是在手术期间继续之前的抗菌治疗，只有在手术过程中发生了粪便污染的病人我们才延长治疗时间（Keighley，1982）。

肠道准备

术前使用任何的机械性肠道清洁制剂都是危险的。

改善基础情况

需要行急诊结肠切除术的病人通常都存在脱水和由此导致的组织灌注不足，还可能有贫血和电解质的失衡。最重要的是要有满意的尿量，在麻醉前要纠正任何形式的水电解质缺乏。

手术

切开前

麻醉后，手术开始前给一次剂量的抗生素。一个较好的做法是重复带低负压吸引的乙状结肠镜检查，这样可以评估直肠的炎症程度，并对将来的手术治疗做出计划。必须记录肛门周围病变的证据。我们在直肠壶腹内放置一根 30F 的 Foley 导管，对气囊充 10ml 空气，导管外接引流袋，这样就可以对术中遇到的大肠内的大量气体或液体进行减压处理。病人摆放成 Lloyd Davies 体位（图 39.3），这样就可以接近直肠。

皮肤消毒铺单后，腹部的布巾用透明的粘贴膜固定。

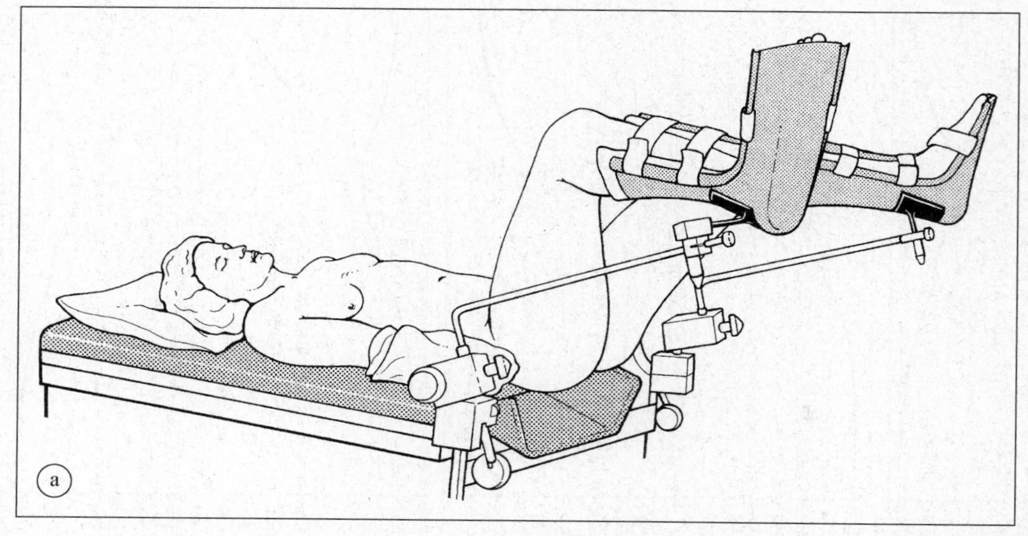

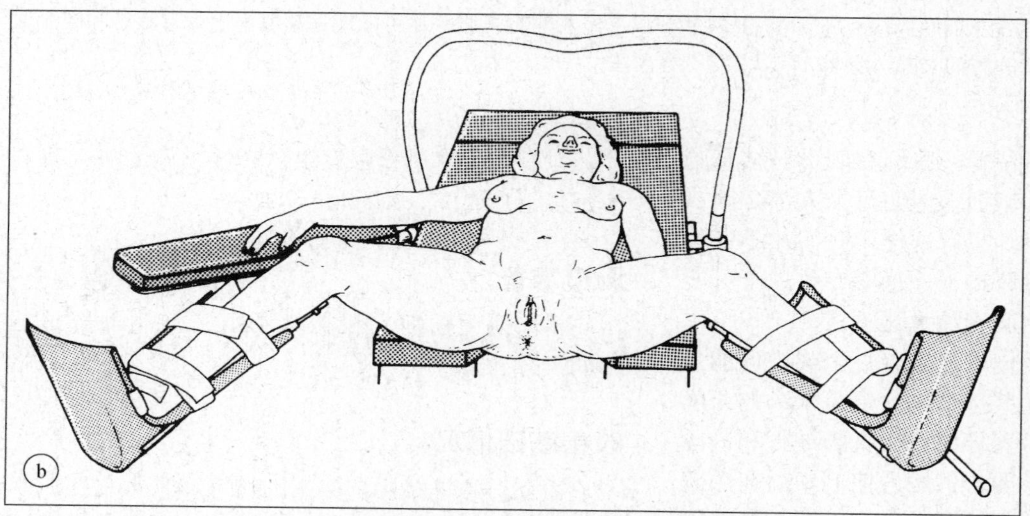

图 39.3 增加运用 Allen 脚蹬的 Lloyd－Davies 改良体位。

结肠切除术

就剖腹术前是否确定回肠造口的位置仍有争议：一般认为皮肤和腹膜之间的变形较小，而剖腹术后，如果在切开的腹壁上使用收缩的锯环造口，则这种变形较大。然而，我们并不持这种观点，因为在开腹后，如果仔细地修剪回肠锯环造口，则可以得到相当满意的造口。此外，有的时候造口并不是必需的。

通过腹部正中垂直大切口打开腹腔。在处理大肠时必须非常小心。首要的任务是判断有没有已经发生的局限的结肠穿孔、腹腔内脓肿或肠扩张。如果结肠是扩张的，空气不能很容易地像挤牛奶一样通过直肠引流管排出，必须拔出并重新置入更粗的引流管，并轻柔地放入左侧结肠。此时可使用低负压吸引来解除扩张结肠的张力。

必须注意肝脏的外观形态，如果不正常则要做针吸活组织检查。必须将从回肠末端到十二指肠空肠曲的全部小肠都移出腹腔外，并仔细检查有没有小肠克罗恩病的存在。如果胃胀气明显，通过鼻胃管减压是明智的做法。腹腔探查还应注意有没有网膜试图包裹的潜在的穿孔部位的存在。这种穿孔和包裹可能见于结肠的任何部位，但我们的经验发现，更多见于结肠脾曲、横结肠或降结肠。大网膜会黏附到肠壁比较脆弱的大肠壁上，这种部位的肠管手术时不应该受到骚扰。最明智的做法是从网膜血管根部结扎网膜血管，一并切除粘连的网膜和结肠（图 39.4）。应该尽一切努力避免在肠壁上做荷包缝合，插入吸引管来达到减压的目的，因为荷包缝合常常会撕破脆弱的肠壁，还可能出现吸引管堵塞，以及粪便污染腹腔通常是不可避免的。

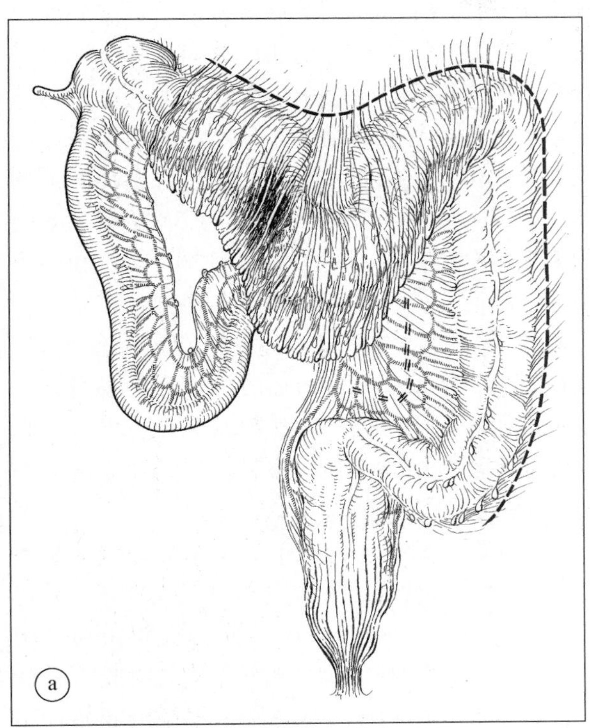

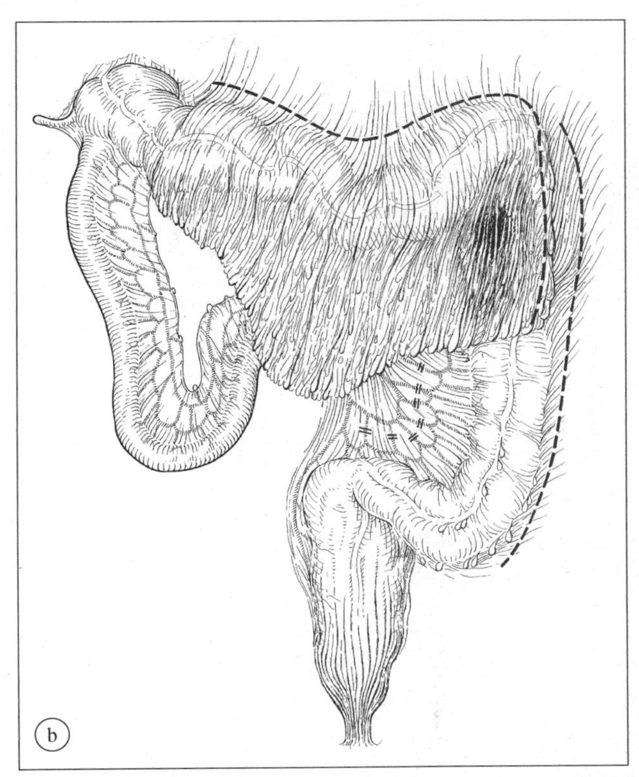

图 39.4　大网膜包裹穿孔时把粘连的网膜与结肠一并切除。(**a**) 网膜包裹穿孔发生在横结肠；(**b**) 网膜包裹的穿孔发生在降结肠。两种情况都不应尝试分离粘连在肠管上的网膜，应把结肠连同网膜一起切除。

结肠的切除从右侧结肠的游离和回肠末端下方的腹膜游离开始。助手将小肠置于左侧腹腔，表面放置一块湿巾。有的外科医师在手术时更习惯将小肠置于一塑料袋内，通过带子结扎塑料袋来保护小肠。分离盲肠和升结肠侧面的腹膜（图 39.5），通过手指轻柔地将结肠及血管从腹膜后位置游离出来。分离结肠肝曲处的网膜来游离肝曲，但此处常有较多的静脉并有出血的可能，因此必须结扎这些血管或电凝处理。在游离肝曲的时候必须注意不要损伤十二指肠（图 39.6）。

如果横结肠处没有包裹的穿孔，则大网膜就可以按常规处理，将其从横结肠上游离下来并给予保留。横结肠的游离从结肠中动脉的左支处开始，因为从这里可以更容易辨认分离层面。利用手指将大网膜从横结肠系膜上游离下来。在游离结肠中动脉右侧时常常有一根血管，如果游离过程中有出血多的血管出现，则提示已经进入错误的游离层面。保留最右侧的大网膜通常是不明智的，应该避免。如果网膜包裹了结肠的穿孔，则必须将网膜连同结肠一并切除，从胃网膜血管弓处结扎网膜血管来切除网膜（见图 39.4a）。

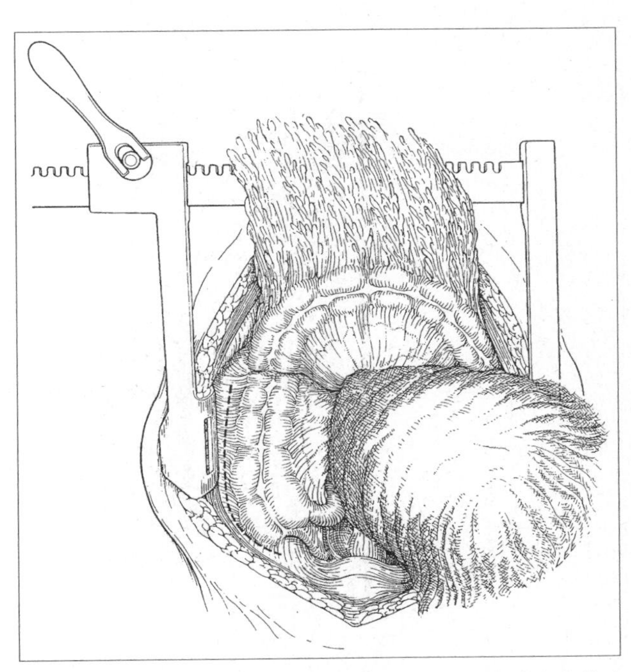

图 39.5　小肠包裹在湿润的存储组织包内，移到病人的左侧。这就暴露了右半结肠和末段回肠。分离右半结肠侧面的腹膜以便游离右半结肠和肝曲。

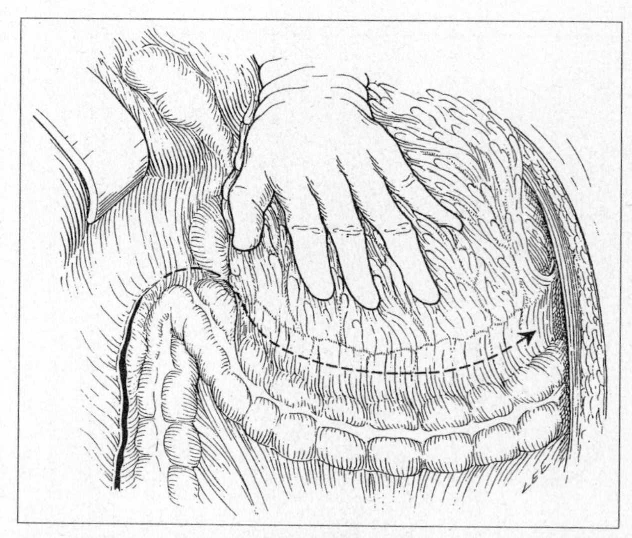

图 39.6 通常情况下，将横结肠向下牵拉，将大网膜向上牵拉，在网膜和横结肠系膜之间的平面分离并保留网膜。

至此，将小肠转移入右侧腹腔以方便游离降结肠。手术者左手小心地牵拉住乙状结肠，分离降结肠侧面的腹膜，但必须注意不要损伤精索血管和左侧的输尿管（图 39.7）。分离乙状结肠与骨盆边缘的生理性粘连。需要一直将腹膜分离至髂总血管处才能游离出乙状结肠系膜和上段直肠系膜。现在整个降结肠侧面的腹膜都游离完了，可以将降结肠从腹膜后位置提起。接下来助手必须使用牵开器提起腹壁切口的左缘以便充分地暴露结肠脾曲。一旦横结肠左侧游离结束和脾结肠韧带分离后，结肠脾曲就很容易的从十二指肠空肠曲的表面从脾脏上分开（图 39.8）。在降结肠左侧的旁沟内放一块大的干纱布，由助手提起乙状结肠，分离乙状结肠系膜右侧的腹膜，但是一定要注意不要进入到主动脉前的层面。如果大网膜与降结肠粘连，或者左侧结肠周围的腹膜与结肠粘连，则大网膜和周围的直肠系膜必须连同结肠一并切除。如果不这样做，在游离过程中结肠很容易发生破裂，导致广泛的粪便污染。在这种情况下，就要如前所述的游离大网膜及其血管，将大网膜连同结肠一起切除。现在可以游离超出预设切除乙状结肠部分的腹膜，在结扎完进入结肠的血管后就可以横断直肠了。

乙状结肠血管的游离范围决定于直肠残端是通过切割闭合器关闭还是重叠缝合（图 39.9），是将其移至腹壁内（图 39.1）还是拖出腹壁做黏液瘘（图 39.10）。如果是通过切割闭合器关闭或重叠缝合，则可于乙状结肠血管从直肠上动脉的起始处结扎。我们更习惯在乙状结肠直肠连接部切断肠管，这样一方面不用打开盆腔，游离的肠管又可以达到腹壁（图 39.1）。因此，我们常在近直肠乙状结肠处约 5cm 处切割关闭肠管。如果要造黏液瘘，则

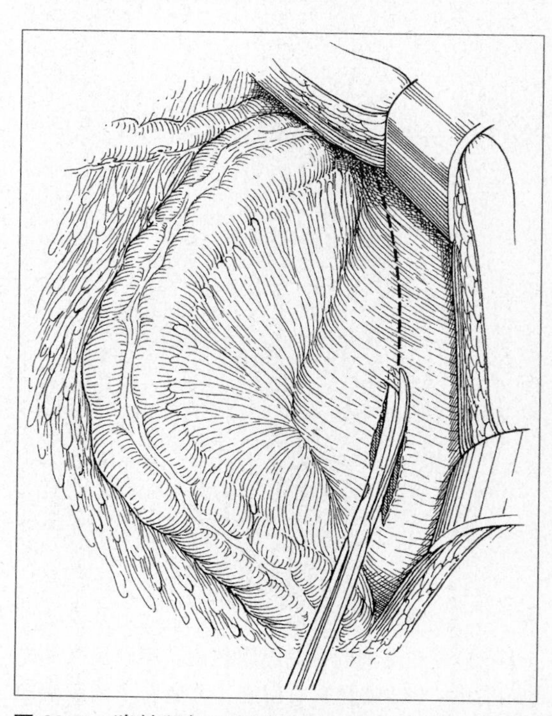

图 39.7 降结肠侧面的腹膜连同乙状结肠一起被游离。

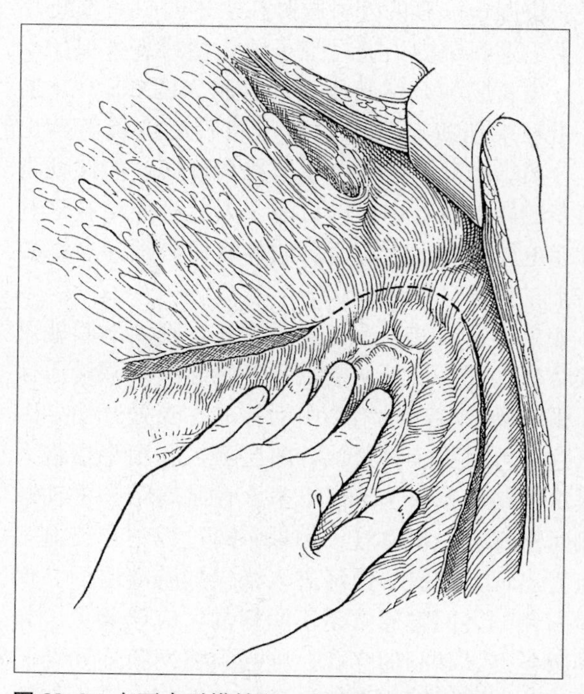

图 39.8 向下牵引横结肠，向中间牵拉降结肠，从而将脾曲与左肾和胰尾游离。

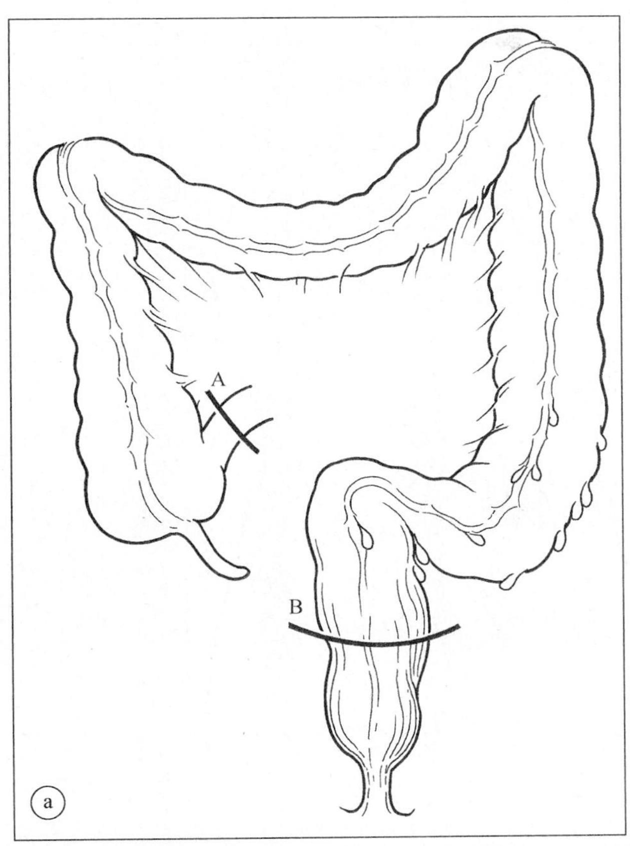

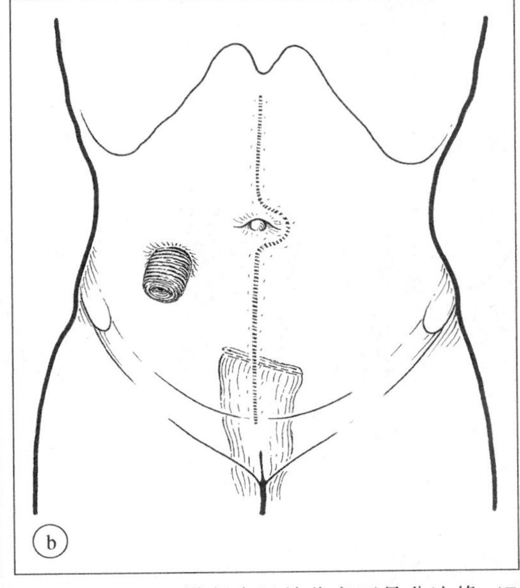

图 39.9　重叠缝合直肠残端。(**a**) 在两把 Potts 钳之间横断回肠末端 (**A**)。横断直肠并分离至骨盆边缘 (**B**)。(**b**) 手术在右髂窝内做一个外翻的回肠造口并把直肠残段缝合或闭合器固定在骨盆边缘。

需要留更长的乙状结肠以减小结肠通过皮肤处的张力。不要损伤到直肠上动脉，因为结扎直肠上动脉时就可能损伤主动脉前面的交感神经纤维。左结肠动脉的上行支和下行支要分别结扎。如果考虑到将来要做盆腔储袋，就应该在结肠中动脉和静脉从肠系膜上动脉起始处分别结扎，如果将来要行盆腔储袋手术，更重要的是要保留回结肠动脉。回结肠动脉的终末弓紧邻回结肠交界处，并且深埋于肥厚的肠系膜内，回结肠动脉的保留会显得非常麻烦。然而该动脉的保留，对将来回肠直肠储袋吻合的成功与否至关重要，尤其是对矮胖有狭窄骨盆的患者来说更是如此。

一旦回肠和结肠与切除处两端的血管都结扎后，就可以在两把肠钳或夹闭器之间切断肠管，移出标本。我们出于长远的考虑，如果以后行储袋手术，则事实上就不应该切除任何一部分的末端回肠。最小范围的回肠切除完全有可能，只要完全地游离阑尾，结扎阑尾动脉，切断 Treves 折叠就可以完成最小范围的回肠切除。直肠的残端可以通过挤压钳钳夹后行双重折叠缝合，也可以用双排的切割缝合器关闭。如果要进行黏液造口，直肠残端可以用线性切割器切断，残端也可以用 Pott 或 Martel 夹夹住，这样可以方便肠道从腹壁拉出。

对于黏膜造瘘的第二项技术，是建议在左侧的腹直肌上造瘘，而不像回肠造瘘那样通过切口的下端拉出结肠。如果直肠没有被夹子夹闭，则可以用 Potts 夹和手套指套来保护残端，顺利地通过腹壁拉出。困难的是决定什么时候开放瘘口。因为病人觉得有第二个排气孔是件很烦恼的事，因此只要有可能我们都更习惯于将直肠残端重叠缝合或闭合器关闭。瘘口会有黏液流出，因此这使得要在回肠造口周围的凸缘安置满意的造口装置变得更为困难。尽管如此，如果远端的结肠病变相当严重以至于缝合的残端撕裂，在这种情况下，一个黏液造口总比直肠残端破裂导致的盆腔脓肿要好。对于严重直肠出血的病人，最好是做一个黏膜造瘘，这样就可以通过肛门和造口上下两个口进行局部的类固醇激素治疗。

对我们的大多数病人，我们采取较折中的做法，我们用锁环关闭固定于切口下端的直肠。这样

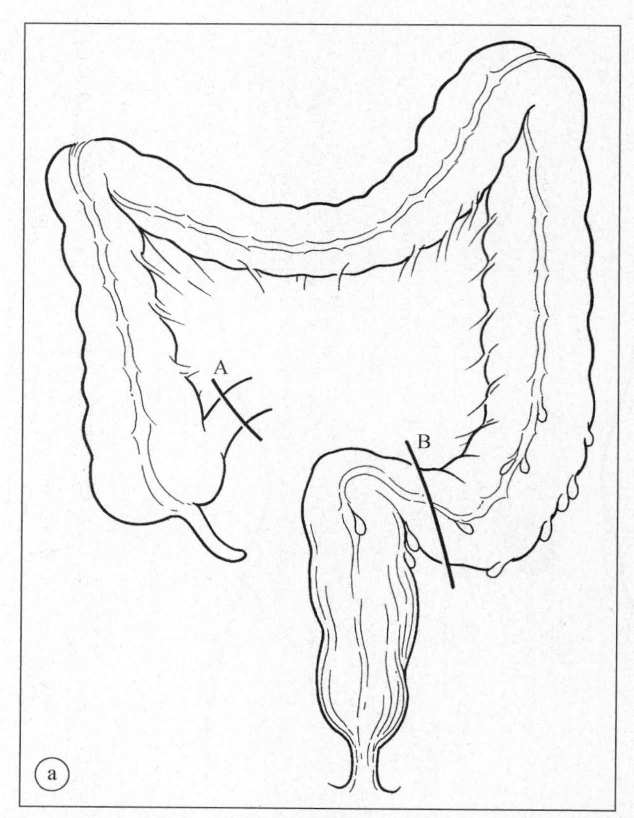

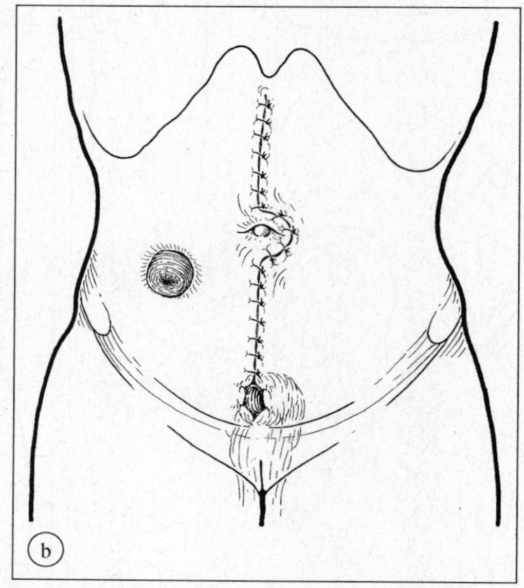

图 39.10 结肠切除术、回肠造口术与黏液瘘。(**a**) 考虑到直接横断病变严重的直肠是不安全的应行黏膜造瘘，针对这种情况可能会选择横断乙状结肠的下 1/3 处 (**B**)，并联合切断末端回肠 (**A**)。(**b**) 回肠外翻缝合至皮肤构成回肠造口术。乙状结肠的下 1/3 残端通过连接伤口下端而接近皮肤（或者经由一个单独的环钻固定在右髂窝）。

处理后，如果确实发生了瘘，瘘出来的东西可由第二个排气孔袋处理。用一个回肠造口环钻通过之前标记好的最佳造口位置。用 Littlewood 组织镊提起造口处的皮肤，用刀切除一块盘状的皮肤（图 39.11）。皮下组织用 Littlewood 组织镊提起，使之与腹直肌鞘分离，然后用电凝切法切除腹直肌鞘前方的柱状脂肪组织。十字形切开腹直肌鞘。沿着肌纤维方向分开腹直肌，但要避免不要损伤腹壁下血管。一旦止血确切，就可将一根棉签放入环钻内。

我们不关闭腹膜侧隙，也不通过腹膜外隧道行回肠造口。有的读者可能不赞同这种处理方法。我们关于这一点的陈述很直接，如果要关闭回肠与腹膜侧隙就要做到完全的关闭，只有这样才不至于出现小肠疝后的肠梗阻。如果关闭了回肠与腹壁的侧隙，则会给接下来的回肠造口造成困难，同时回肠末端的血供可能受影响。相反，如果没有试图去关闭回肠与腹壁侧隙，即使小肠上升到腹壁的高度，小肠也有足够大的空间活动而不至于发生梗阻。因此，我们在实践中通过回肠造口环钻拉出回肠进行造口，而不关闭侧腹膜间隙。由于回结肠动脉终末分支血管的张力过大，不能行回肠造口端外翻缝合，我们则切割闭合或重叠缝合关闭回肠末端，改行回肠的袢式造口（参见第 5 章）

确切止血并放置腹腔引流管。如果有残留的直肠出血或直肠残端已经重叠缝合，我们则在直肠内原位放置一根乳胶直肠导管，保留 5～7 天。

确认没有腹腔的粪便污染，用大块缝合的技术关闭腹腔。皮肤用 prolene 线缝合。回肠造口端外翻，用 3-0 prolene 线缝合，缝合处在皮肤黏膜交界处保持一小段距离（图 39.12）。缝线缝于皮肤的皮下组织与回肠的游离缘之间。这些缝线结不要打太紧（参见第 5 章）。另一个成熟的缝合技术就是如图 39.12c 所示的皮下组织与黏膜外组织的缝合法。黏膜造瘘的皮肤与黏膜直接缝合，完成手术。

术后处理

通常需要给 72 小时的术后镇痛，持续静脉给药。导尿管通常要放到患者可以活动，通常是 4～

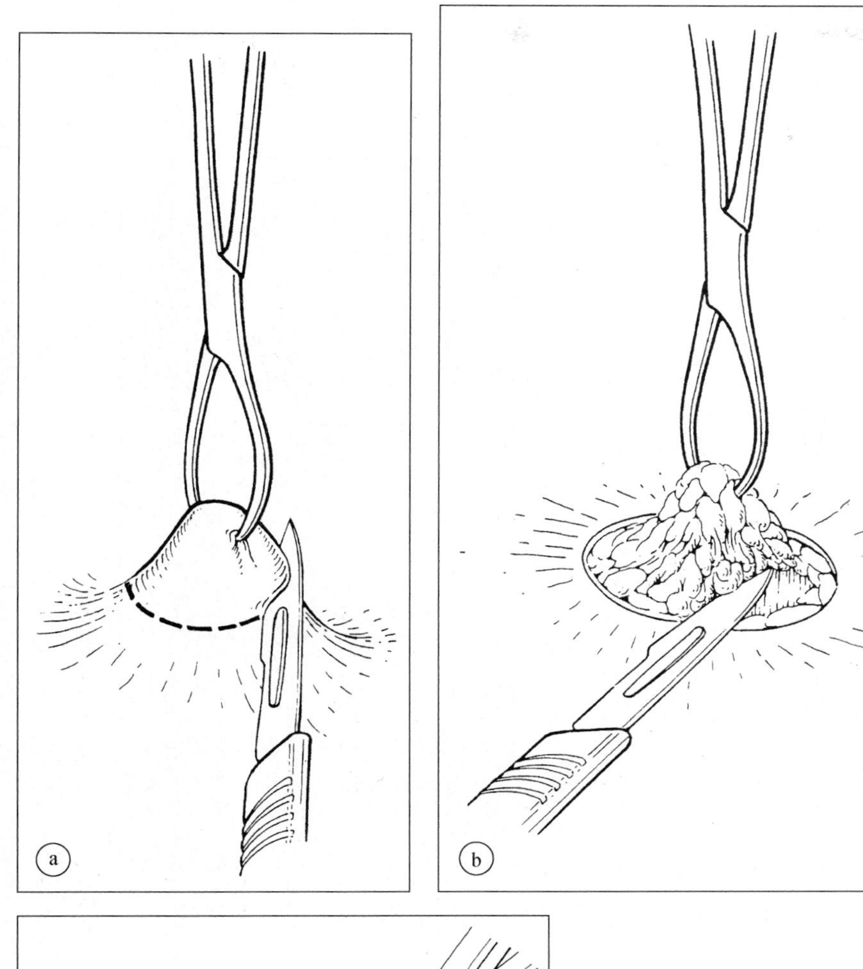

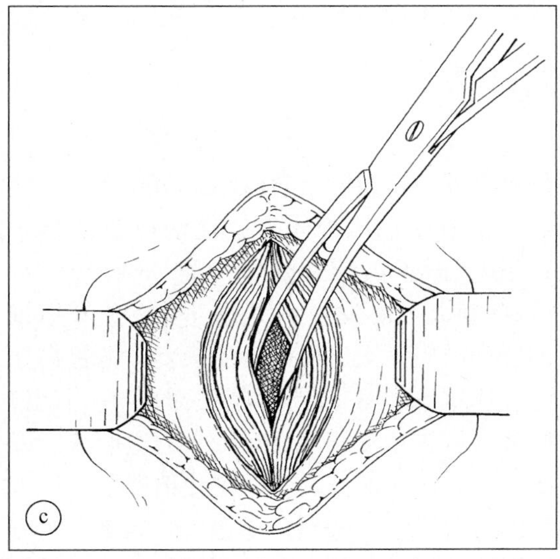

图 39.11　末端回肠造口术造口的构建。(**a**) 切开一个盘状的皮肤切口。(**b**) 切开皮下脂肪成盘状抵达腹直肌鞘。(**c**) 用剪刀纵向分离肌层。

5 天，直肠内引流管通常放置 7 天。类固醇激素递减疗法应该在结肠切除术时就开始。我们用静脉滴注氢化可的松，100mg，2 次/日，一旦患者能饮水则改为泼尼松龙，10mg，3 次/日。并逐渐减量，用药 10 天后停药。通常会有 4～5 天的肠梗阻。鉴于此，直到造瘘回肠口恢复功能以前要限制水的摄入。要鼓励早期活动预防血栓的形成。如果切口是敞开的，则应该用敷料来刺激健康肉芽组织

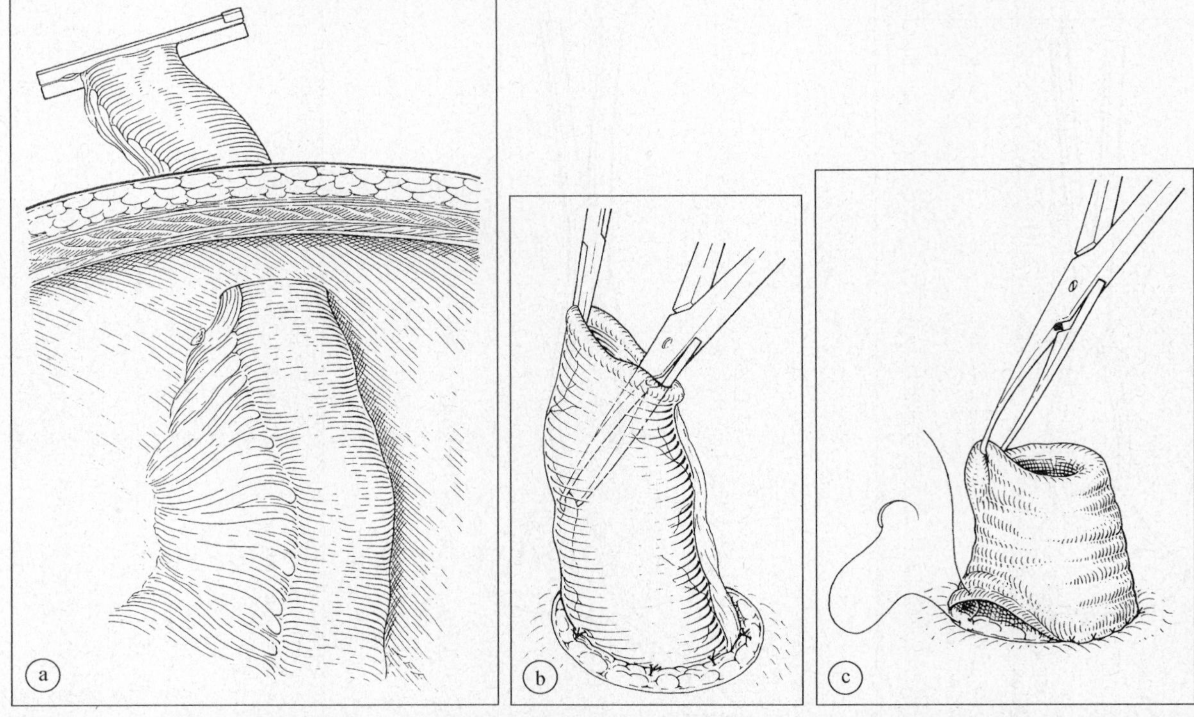

图 39.12 回肠造口术的构建。(**a**) 将回肠末端经盘状切口拉出腹部表面。(**b**) 回肠造口术中用一对组织钳由腹壁口伸入管腔夹住回肠系膜游离部的中段以便外翻肠管。(**c**) 缝针先经皮下组织然后经回肠浆膜层将回肠浆膜和皮下黏膜皮肤组织缝合。

的生长。如果缝线是不可吸收的，则造口的缝线于术后1周拆除，切口的缝线需要在术后10～12天拆除。

造口护理

必须尽可能早地鼓励患者来面对他们的造口。因此，一旦他们能活动的时候，应该教他们如何排空造口袋。应该教会他们如何安置一个造口装置，如果病人自己能做的话，这并不是什么痛苦的事情。接下来，要教会病人如何剪切造口装置的边缘，并把它安置在造口上。一部分病人在这阶段缺乏自信心，教他亲属如何安置造瘘装置和处理造口袋也是不错的方法。对年轻患者应该提供性知识方面的咨询服务。病人必须清楚的是，如果他们遇到问题，他们可以打电话给造口专科护理护士，也可以参加下一期的开放式造口临床讲座。

在患者出院前也要提供一些饮食方面的建议。比较恰当的做法是让病人与他们国家的造口组织建立联系。当然最重要的是告诉初级护理医师病人做了什么处理。如果通过造口有大量的水分的丢失，就应该给病人开止泻药。

术后特有并发症

感染

感染是营养不良患者行急诊结肠切除术最严重的并发症。感染的危险因素有：血清白蛋白低于20mg/dl，甾类激素治疗和粪便污染（Oakley 等，1985）。这些病人可能发生严重的没有发热和白细胞升高的感染。当病人出现持续的厌食，低蛋白血症和持续的体重下降时，应怀疑感染的存在。切口上产生脓液常常提示皮肤下面有较大的空腔或者发生了封闭的直肠残端的破裂。在这种情况下，应该拆除切口的所有缝线，敞开整个切口。如果提示有盆腔脓肿，应该通过直肠、阴道或经皮的引流进行处理。如果经直肠引流，就要在直肠内放置引流管，因为肛门括约肌妨碍引流，而且引流应该是持续的。如果手术时损伤肠道则可能发生粪瘘。切口可能因为感染而裂开。

电解质失衡

如果有脓毒症或电解质紊乱的存在则可能发生

继发性肠梗阻或胃扩张。因此必须监测水和电解质的丢失，在这种情况下可能从造口处丢失大量的水和电解质，因此必须监测水和电解质的丢失。必须早期识别和监测是否存在钾、钠、钙、镁的缺乏。除非有大量持续的造口液流出，通常没有必要测定造口液的电解质丢失。作为一贯的处理规则，过多造口液的丢失、呕吐和鼻胃管的引流都必须以等量的生理盐水补充，同时补钾。

出血

直肠残株的大出血非常罕见。通常情况下可以通过气囊压迫控制，但有的时候也需要实施直肠切除术（Ganchrow 和 Facelle，1992）。

精神障碍

急诊结肠切除术后，病人可能会有严重的精神障碍和一过性的情绪不稳定。有的可能与激素的减量有关。这些病人可能需要专门的精神病专家的治疗，同样也需要经常得到临床医师的情绪支持。

血栓栓塞

幸运的是，暴发性溃疡性结肠炎患者急诊结肠切除术的病人发生血栓栓塞非常罕见（Bargen 和 Barker，1936；Dennis 和 Karlson，1952；Edwards 和 Truelove，1963）。

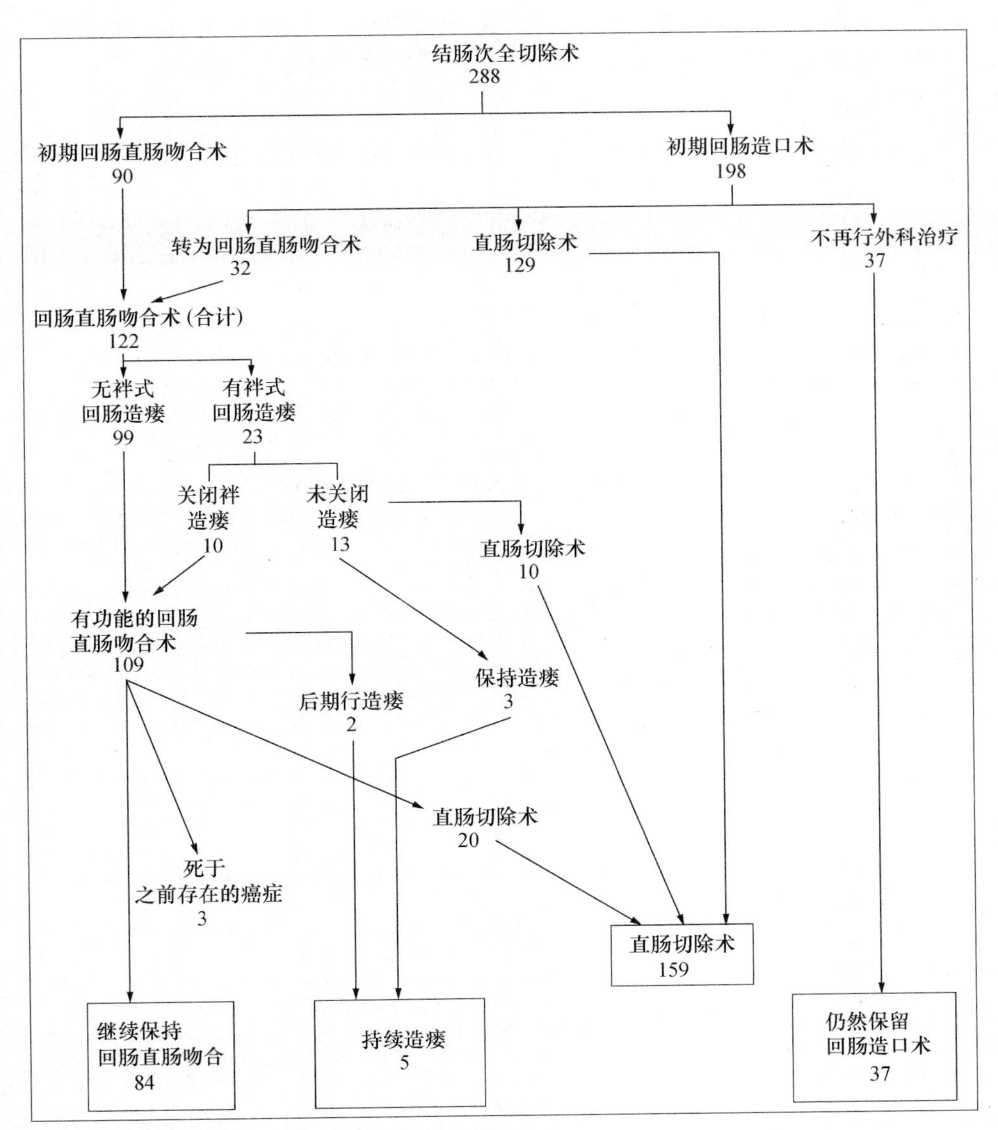

图 39.13　288 名病人行结肠次全切除术后结果。

肠梗阻

肠梗阻是所有接受结肠切除术患者的潜在的危险，大约有1/3的病人术后都有一定的小肠梗阻的表现（Morowitz 和 Kirsner，1981）。值得庆幸的是，因肠梗阻再手术的情况非常少见，由 Ritchie（1972）报道的为13%。大多数的再手术都发生在结肠切除术后1年内，肠梗阻的长期致残情况非常罕见。常见的肠梗阻原因有粘连、造口旁疝、侧沟梗阻和肠套叠。Njmegan 研究小组报道了总的小肠梗阻的发生率为24%，结肠切除术后第1年内的粘连发生率为11%，10年时则升高到30%（Nieuwenhuijzen 等，1998）。

随访

急诊结肠切除术后的病人必须密切随访。如果直肠没有切除，应该进行可屈性乙状结肠镜检查。大多数病人的直肠常持续的分泌令人不愉快的液体和血染的物质。直肠出血可能持续存在，有的时候需要输血治疗。后期的手术选择有回肠直肠吻合术、直肠切除术、回肠储袋造口术或回肠储袋直肠吻合术。这些选择将在后面的章节详细讨论（参见40、41章）。因此，对病人的耐心地辅导，给予病人建议将来最适合的外科治疗方法是必需的。

病人通常于出院后1个月复查，并安排1年内的复查手续。随访期间要监测临床恢复情况，同样要监测血红蛋白、血清白蛋白和体重。

储袋技术时代之前，Cleveland Clinic 的急性结肠炎病人行结肠次全切除术加回肠造口术患者的最终命运由 Oakley（1985）等进行了综述。37个病人没有接受进一步的手术处理，主要是由于没有症状、健康情况太糟糕、短的直肠残端或拒绝进一步的手术（图39.13）。159个患者接受了直肠切除术，84例接受了回肠直肠吻合术。3例病人死于之前存在的癌症，9例病人直肠残端新发生了恶性肿瘤。这些数据说明了留有直肠残端的病人进行密切随访的必要性。

（张建明　苏艳军　译　程若川　校）

参考文献

Ad ams DH, Wang LF, Neuberger JM & Elias E (1990) Inhibition of leukocyte chemotaxis by immunosuppressive agents. *Transplantation* 50: 845-850.

Adams J (1973) Toxic dilatation of the colon: a surgical disease. *Arch Surg* 106: 678-682.

Albrechtsen D, Bergan A, Mygaard K, Gjore E & Flatmark A (1981) Urgent surgery for ulcerative colitis: early colectomy in 132 patients. *World J Surg* 5: 607-615.

Alemayehu G & Janerot G (1991) Colonoscopy during an attack of severe UC is a safe procedure and of great value in clinical decision making. *Am J Gastroenterol* 86: 187-190.

Almer S, Bodemar G, Franzen et al (1996) Use of air enema radiogra-phy to assess depth of ulceration during acute attacks of ulcerative colitis. *Lancet* 347: 1731-1735.

Andersson P, Olaison G, Bendtsen P, Myrelid P & Sjodahl R (2003) Health related quality of life in Crohn's proctocolitis does not differ from a general population when in remission. *Colorectal Dis* 5: 56-62.

Aylett SO (1966) Three hundred cases of diffuse ulcerative colitis treated by total colectomy and ileorectal anastomosis. *BMJ* 1: 1001-1005.

Aylett SO (1970) Delayed ileorectal anastomosis in the surgery of ulcerative colitis. *Br J Surg* 57: 812-813.

Bargen JA & Barker AW (1936) Extensive arterial and venous throm-bosis complicating chronic colitis. *Arch Intern Med* 58: 17-31.

Bartram G, Preston D & Lennard-Jones J (1983) The air enema in acute colitis. *Gastroenterol Radiol* 8: 61-65.

Berndtsson I & Oresland T (2003) Quality of life before and after proc-tocolectomy and IPAA in patients with ulcerative proctocolitis—a prospective study. *Colorectal Dis* 5: 173-179.

Binder SC, Miller HH & Deterling RA Jr (1975) Emergency and urgent operations for ulcerative colitis. *Arch Surg* 110: 284-289.

Binder SC, Miller HH & Deterling RA (1976) Fate of the retained rec-tum after subtotal colectomy for inflammatory disease of the colon. *Am J Surg* 131: 201-203.

Block GE, Moossa AR, Simonowitz D & Hassan SZ (1977) Emergency colectomy for inflammatory bowel disease. *Surgery* 82: 531-536.

Bockus HL, Roth JLA, Bachman E et al (1958) Ulcerative colitis: 1. Classification of types: clinical behaviour, life history, prognosis. In Jones FA (ed.) *Modern Trends in Gastroenterology*, pp 296-314. New York: Hoeber.

Brooke BN & Sampson PA (1964) An indication for surgery in acute ulcerative colitis. *Lancet* ii: 1272.

Brynskov J, Tvede N, Anderson CB & Vilien M (1992) Increased con-centrations of interleukin-1B, interleukin-2, and soluble inter-leukin-2 receptors in endoscopical mucosal biopsy specimens with active inflammatory bowel disease. *Gut* 33: 55-58.

Buckell NA & Lennard-Jones JE (1979) How district hospitals see ulcerative colitis. *Lancet* ii: 1226-1229.

Buckell NA, Williams GT, Bartram CP & Lennard-Jones JE (1980) Depth of ulceration in colitis. Correlation with outcome and clinical and radiological features. *Gastroenterology* 79: 19-25.

Bunjes D, Hardt C, Rollinghoff & Wagner H (1981) Ciclosporin A mediates immunosuppression of primary cytotoxic T cell responses by impairing the release of interleukin-1 and interleukin-2. *Eur J Immunol* 11: 657-661.

Camilleri-Brennan J & Steele RJC (2001) Objective assessment of qual-ity of life following panproctocolectomy and ileostomy for ulcerative colitis. *Ann R Coll Surg Engl* 83: 321-324.

Caprilli R, Vernia P, Colareri O et al (1976) Blood pH: a test for assess-ment of severity in proctitis. *Gut* 17: 763-

769.

Caprilli R, Vernia P & Torsoli A (1977) Fluid and acid-base imbalance in severe ulcerative colitis. In Barany F & Torsoli A (eds) *Gastrointestinal Emergencies*, pp 107. Oxford: Pergamon.

Caprilli R, Vernia P, Latella G & Torsoli A (1987) Early recognition of toxic megacolon. *J Clin Gastroenterol* 9: 160-164.

Carbonnel F, Lavergne A, Lemann M et al (1994) Colonoscopy of acute colitis: a safe reliable tool for assessment of severity. *Dig Dis Sci* 39: 1550-1557.

Casellas F, Lopez-Vivancos J, Badia X, Vilaseca J & Malagelada JR (2000) Impact of surgery for Crohn's disease on health-related quality of life. *Am J Gastroenterol* 95: 177-182.

Chapman RW, Selby WS & Jewell DP (1986) Controlled trial of intra-venous metronidazole as an adjunct to corticosteroids in severe ulcerative colitis. *Gut* 27: 1210-1212.

Chew CN, Nolan DN & Jewell DP (1991) Small bowel gas in severe ulcerative colitis. *Gut* 32: 1535-1537.

Cohen RD, Stein R & Hanauer SB (1999) Intravenous ciclosporin in ulcerative colitis: a five year experience. *Am J Gastroenterol* 94: 1587-1592.

Dalton HR & Jewell DP (1991) The management of acute severe ulcer-ative colitis. *Ann Med* 23: 389-391.

Dean AM & Celestin RL (1983) Rectocolectomy with anal conservation in inflammatory colitis. *Ann R Coll Surg Engl* 65: 32-34.

Delaney CP, Dadvand B, Remzi FH, Church JM & Fazio VW (2002) Functional outcome, quality of life, and complications after ileal pouch-anal anastomosis in selected septuagenarians. *Dis Colon Rectum* 45: 890-894; discussion 894.

Dennis C & Karlson KE (1952) Surgical measures as supplement to management of idiopathic ulcerative colitis: cancer cirrhosis and arthritis as frequent complications. *Surgery* 32: 892-912.

Dickinson RJ, O'Connor MJ, Pinder I et al (1985) Double-blind trial of oral vancomycin as adjunctive treatment inacute exacerbations of ulcerative colitis. *Gut* 26: 1390-1394.

Dummer JS, Hardy A, Poorsattar A & Ho M (1983) Early infections in kidney, heart, and liver transplant recipients on ciclosporine. *Transplantation* 36: 29-67.

Ear Knot JW, Ten Cate O, Leeksma CH, Tytgat GN & Vreeken J (1983) No evidence for a prethrombotic state in stable chronic inflamma-tory bowel disease. *J Clin Pathol* 36: 1387-1390.

Edwards FC & Truelove SC (1963) The course and prognosis of ulcera-tive colitis. Part I. *Gut* 4: 299-308.

Elliot JF, Lin Y, Mizel SB et al (1984) Induction of interleukin 2 mes-senger RNA inhibited by ciclosporin A. *Science* 226: 1439-1441.

Evans JMM, McMahon AD, Murray FE, McDevitt DG & MacDonald TM (1997) Non-steroidal anti-inflammatory drugs are associated with emergency admission to hospital for colitis due to inflammatory bowel disease. *Gut* 40: 619-622.

Farmer ARG, Hawk WA & Turnbull RB (1975) Clinical patterns in Crohn's disease: a statistical study of 615 cases. *Gastroenterology* 68: 627-635.

Farouk R, Pemberton JH, Wolff BG et al (2000) Functional outcomes after ileal pouch-anal anastomosis for chronic ulcerative colitis. *Ann Surg* 231: 919-926.

Fazio VW (1980) Toxic megacolon in ulcerative colitis and Crohn's disease. *Clin Gastroenterol* 9: 389-407.

Fazio VW, O'Riordain MG, Lavery IC et al (1999) Long-term func-tional outcome and quality of life after stapled restorative procto-colectomy. *Ann Surg* 230: 575-584.

Flatmark A, Fetheim B & Gjone E (1975) Early colectomy in severe ulcerative colitis. *Scand J Gastroenterol* 10: 427-431.

Fleshner PR, Michelassi F, Rubin M, Hanauer SB, Plevey SE & Targan SR (1995) Morbidity of subtotal colectomy in patients with severe ulcerative colitis unresponsive to ciclosporin. *Dis Colon Rectum* 38: 1241-1245.

Frizelle FA & Pemberton JH (1997) Removal of the anus during proc-tectomy. *Br J Surg* 84: 68.

Fry PD & Atkinson KG (1976) Current surgical approach to toxic megacolon. *Surg Gynecol Obstet* 143: 26-30.

Ganchrow MI & Facelle TL (1992) Control of hemorrhage from a mucous fistula with foley catheter tamponade. *Dis Colon Rectum* 35: 1001-1002.

Goligher JC, DeDombal FT, Watts JM et al (1968) *Ulcerative Colitis*. Baltimore: Williams & Wilkins.

Goligher JC, Hoffman DC & DeDombal FT (1970) Surgical treatment of severe attacks of ulcerative colitis with special reference to the advantage of early operation. *BMJ* 4: 703-706.

Grant CS & Dozois RR (1984) Toxic megacolon: ultimate fate of patients after successful medical treatment. *Am J Surg* 147: 106-110.

Greenstein AJ & Aufses AH (1985) Differences in pathogenesis, inci-dence and outcome of perforation in inflammatory bowel disease. *Surg Gynecol Obstet* 160: 63-69.

Greenstein AJ, Kark AE & Dreiling DA (1975) Crohn's disease of the colon. III. Toxic dilatation of the colon: Crohn's colitis. *Am J Gastroenterol* 63: 117-128.

Greenstein AJ, Sachar DB, Gibas A et al (1985) Outcome of toxic dilatation in ulcerative and Crohn's colitis. *J Clin Gastroenterol* 7: 137-141.

Greenstein AJ, Bawrth JA, Sachar DB & Aufses AH (1986) Free colonic perforation without dilatation in ulcerative colitis. *Am J Surg* 152: 272-275.

Harms BA, Myers GA, Rosenfield DJ & Starling JR (1994) Management of fulminant ulcerative colitis by primary restorative proctocolec-tomy. *Dis Colon Rectum* 37: 971-978.

Heppell J, Farkouh C, Dube S, Peloquin A, Morgan S & Bernard D (1986) Toxic megacolon: an analysis of 70 cases. *Dis Colon Rectum* 28: 789-792.

Hess AD, Esa AH & Colombani PM (1988) Mechanism of action of ciclosporin: effects on cells in immune system and on subcelluar events in T cell activation. *Transplant Proc* 20 (Suppl. 2): 29-40.

Hosking SW, Kane SP & Cour-Palais IJ (1985) Reducing the surgical mortality of acute colitis. A district hospital experience. *J R Coll Surg Edinb* 30: 255-257.

Hyde GM & Jewell DP (1997) The management of severe ulcerative colitis. *Aliment Pharmacol Ther* 11: 419-424.

Hyde GM, Jewell DP, Kettlewell MGW & Mortensen NJ (2001) Ciclosporin for severe ulcerative colitis does not increase the rate of perioperative complications. *Dis Colon Rectum* 44: 1436-1440.

Hyde GM, Thillainayagam AV & Jewell DP (1998) Intravenous ciclosporin as rescue therapy for acute severe ulcerative colitis: time for a reappraisal? *Eur J Gastroenterol Hepatol* 10: 411-413.

Jalan KN, Prescott RJ, Sircus W et al (1970) An experience of ulcera-tive colitis. Part II. Short term outcome. *Gastroenterology* 59: 589-597.

Jalan KN, Prescott RJ, Sircus W et al (1971) Ulcerative colitis. A clini-cal study of 399 patients. *J R Coll Surg Edinb* 16: 338-355.

Jalan KN, Sircus W, Card WI et al (1969) An experience of ulcerative colitis: I. Toxic dilatation in 55 cases. *Gastroenterology* 57: 68-82.

Janerot G, Rolny P & Sandberg Gertzen N (1985) Intensive

intra-venous treatment of UC. *Gastroenterology* 89: 1005-1013.

Jones HW, Grogono J & Hoare AM (1987) Acute colitis in a district general hospital. *BMJ* 294: 683-685.

Jones PF, Munroe A & Ewen SWB (1977) Colectomy and ileorectal anastomosis for colitis: report on a personal series with critical review. *Br J Surg* 64: 615-619.

Karch LA, Bauer JJ, Gorfine SR & Gelernt M (1995) Subtotal colec-tomy with Hartmann's pouch for inflammatory bowel disease. *Dis Colon Rectum* 38: 635-639.

Keighley MRB (1982) Prevention and treatment of infection in colorectal surgery. *World J Surg* 6: 312-320.

Kupiec-Welglinski JW, Filho MA, Strom MA, Strom TB & Tilney NL (1984) Sparing of suppressor cells: a critital action of ciclosporine. *Transplantation* 38: 97-101.

Ky AJ, Sonoda T & Milsom JW (2002) One-stage laparoscopic restora-tive proctocolectomy. *Dis Colon Rectum* 45: 207-211.

Lee ECG & Truelove SC (1980) Proctocolectomy for ulcerative colitis. *World J Surg* 4: 195-201.

Lepisto A, Luukkonen P & Jarvinen HJ (2002) Cumulative failure rate of ileal pouch-anal anastomosis and quality of life after failure. *Dis Colon Rectum* 45: 1289-1294.

Lennard-Jones JE (1996) Defining ulcer depth in colitis. *Lancet* 347: 1708.

Lennard-Jones JE, Ritchie JK, Hilder W & Spicer CC (1975) Assessment of severity in colitis: a preliminary study. *Gut* 16: 579-584.

Lichtiger S, Present DH, Kornbluth A & Gelernt I (1994) Ciclosporin in severe ulcerative colitis refractory to steroid therapy. *N Engl J Med* 330: 1841-1845.

Liu CD, Rolandelli R, Ashley SW, Evans B, Shin M & McFadden DW (1995) Laparoscopic surgery for inflammatory bowel disease. *Am Surg* 61: 1054-1056.

McElivain JW, Alexander RM & MacLean MD (1965) Toxic dilatation of the colon in acute ulcerative colitis. *Arch Surg* 90: 133-138.

McInerney GT, Saver WO, Baggentoss AH & Hodgson JR (1962) Fulminating ulcerative colitis with marked colonic dilatation: a clinico-pathological study. *Gastroenterology* 42: 244-257.

McKee RF, Keenan RA & Munro A (1995) Colectomy for acute colitis: is it safe to close the rectal stump? *Int J Colorect Dis* 10: 222-224.

Mantzaris GJ, Hatzis A, Kontogiannis P & Triadaphyllou G (1994) Intravenous tobramycin and metronidazole as an adjunct to corti-costeroids in acute, severe ulcerative colitis. *Am J Gastroenterol* 89: 43-46.

Marcello PW, Milsom JW, Wong SK, Brady K, Goormastic M & Fazio VW (2001) Laparoscopic total colectomy for acute colitis. *Dis Colon Rectum* 44: 1441-1445.

Marshak RH, Korelitz BL, Klein SH, Wolf BS & Janowitz DH (1960) Toxic dilatation of the colon in the course of ulcerative colitis. *Gastroenterology* 38: 165-180.

Mayo CW, Fry OA & Connelly ME (1956) Fate of the remaining rectal segment after subtotal colectomy for ulcerative colitis. *Ann Surg* 144: 753-757.

Meijerink WJ, Eijsbouts QA, Cuesta MA et al (1999) Laparoscopically assisted bowel surgery for inflammatory bowel disease. *Surg Endosc* 33: 882-886.

Meyer S, Sachar DB, Goldberg JD & Janowitz HD (1983) Corticotrophin versus hydrocortisone in the intravenous treatment of ulcerative colitis. *Gastroenterology* 85: 31-37.

Morgan GR, Sachar DB, Bauer J, Salky B & Janowitz HD (1980) Toxic megacolon in ulcerative colitis complicated by pneumomedi-astinum: report of two cases. *Gastroenterology* 79: 559-562.

Morowitz DA & Kirsner JB (1981) Ileostomy in ulcerative colitis: a questionnaire study in 1803 patients. *Am J Surg* 141: 370-375.

Morrell P, Hawker PC, Allan RN, Dykes PW & Alexander-Williams J (1986) Management of acute colitis in inflammatory bowel disease. *World J Surg* 10: 814-819.

Morris DL, Fabricius PJ, Ambrose NS, Scammell B, Burdon DW & Keighley MRB (1984) A high incidence of bleeding is observed in a trial to determine whether addition of metronidazole is needed with latamoxef for prophylaxis in colorectal surgery. *J Hosp Infect* 5: 398-408.

Moskovitz DN, Maunder RG, Cohen Z, McLeod RS & MacRae H (2000) Coping behaviour and social support contribute independently to quality of life after surgery for inflammatory bowel disease. *Dis Colon Rectum* 43: 517-521.

Motson RW & Manche AR (1985) Modified Hartmann procedure for acute ulcerative colitis. *Surg Gynecol Obstet* 160: 463.

Mowschenson P, Critchlow JF & Peppercorn MA (2000) Ileo-anal pouch operation. Long-term outcome with or without divertin gileostomy. *Arch Surg* 135: 463-466.

Mungas JE, Moosa AR & Parker J (1968) Diagnosis and management of the megacolon of ulcerative colitis. *Gastroenterology* 55: 251-259.

Muscroft TJ, Warren PM, Asquith PA, Montgomery RD & Sokhi GS (1981) Toxic megacolon in ulcerative colitis: a continuing chal-lenge. *Postgrad Med J* 57: 223-227.

Ng RLH, Davies AH, Grace RH & Mortensen NJMcC (1992) Subcutaneous rectal stump closure after emergency subtotal colec-tomy. *Br J Surg* 79: 701-703.

Nieuwenhuijzen M, Reijnen MMPJ, Kuijpers JHC & van Goor H (1998) Small bowel obstruction after total or subtotal colectomy: a 10 year retrospective review. *Br J Surg* 85: 1242-1245.

Norland CC & Kirsner JB (1969) Toxic dilatation of the colon: aetiol-ogy, treatment and prognosis in 42 patients. *Medicine* 48: 229-250.

Oakley JR, Lavery IC, Fazio VW et al (1985) The fate of the rectal stump after subtotal colectomy for ulcerative colitis. *Dis Colon Rectum* 28: 394-396.

Panos MZ, Wood MJ & Asquith P (1993) Toxic megacolon: the knee-elbow position relieves bowel distension. *Gut* 34: 1726-1727.

Patel SC & Stone RM (1977) Toxic megacolon: results of emergency colectomy. *Can J Surg* 20: 36-38.

Pelli MA, Trovarelli G, Capodicasa E, De Medio GE & Bassotti G (1999) Breath alkanes determination in ulcerative colitis and Crohn's disease. *Dis Colon Rectum* 42: 71-76.

Price AB (1978) Overlap in the spectrum of non-specific inflamma-tory bowel disease: colitis indeterminate. *J Clin Pathol* 31: 567.

Prokupek DA, Kashyap PK, Targan SR, Plevy SE & Choi PM (1994) Ciclosporin in the treatment of refractory UC: determinants of a suc-cessful outcome at 6 months. *Gastroenterology* 106: 756 (Abstract).

Reed JC, Prystosky MB & Nowell PC (1991) Regulation of gene expres-sion in lectin-stimulated or lymphokine-stimulated T lymphocytes. *Transplantation* 4 (Suppl): 85S-89S.

Reinisch W, Heider K-H, Oberhuber G et al (1998) Poor diagnostic value of colonic CD44v6 expression and serum concentrations of its soluble form in the differentiation of ulcerative colitis from Crohn's disease. *Gut* 43: 375-382.

Reissman P, Salky BA, Pfeifer J, Edye M, Jagelman DG & Wexner SD (1996) Laparoscopic surgery in the management of inflammatory bowel disease. *Am J Surg* 171: 47-51.

Ripstein CG & Weiner EA (1973) Toxic megacolon. *Dis Colon Rectum* 16: 402-408.
Ritchie JK (1972) Ulcerative colitis treated by ileostomy and excisional surgery. *Br J Surg* 59: 345 - 351.
Ritchie JK (1974) Results of surgery for inflammatory bowel disease: a further survey of one hospital region. *BMJ* i: 264-268.
Ritchie JK (1984) Management of severe acute colitis in district hospi-tals. *J R Soc Med* 77: 465-471.
Rudolph WG, Uthoff SMS, McAuliffe TL et al (2002) Indeterminate colitis. The real story. *Dis Colon Rectum* 45: 1528-1534.
Sandborn WJ & Tremaine WJ (1992) Ciclosporin treatment of inflam-matory bowel disease. *Mayo Clin Proc* 67: 981-990.
Sandborn WJ, Goldman DH, Lawson GM & Parrart J (1992) Measurement of colonic tissue concentration in children with severe UC. *J Pediatr Gastroenterol Nutr* 15: 125-129.
Sandborn WJ, Strong RM, Forland SC, Chase RE & Cutter RE (1991) The pharmacokinetics and colonic tissue concentrations after IV oral and enema administration. *Clin Pharmacol* 31: 76-80.
Scott HW, Wimberly JE, Shull HJ & Law DH (1970) Single stage proc-tocolectomy for severe ulcerative colitis. *Am J Surg* 119: 87-94.
Seidel SA, Newman M & Sharp KW (2000) Ileoanal pouch versus ileostomy: is there a difference in quality of life? *Am J Surg* 66: 540-546.
Seo M, Okada M, Yao T et al (1992) An index of disease activity in patients with ulcerative colitis. *Am J Gastroenterol* 87: 971-976.
Sirinek KR, Tetirick CE, Lowford MR & Pace WG (1977) Total procto-colectomy and ileostomy: procedure of choice for acute toxic mega-colon. *Arch Surg* 112: 518-522.
Soyer MT & Aldrete JS (1980) Surgical treatment of toxic megacolon and proposal for a program of therapy. *Am J Surg* 140: 421-425.
Spencer RAJ & Willoughby-Wilson (1983) Surgically treated inflam-matory bowel disease. *J R Coll Surg Edinb* 23: 379-387.
Strauss RJ, Flint GW, Platt N et al (1976) The surgical management of toxic dilatation of the colon: a report of 28 cases and review of the literature. *Ann Surg* 184: 682-688.
Stuart RC, Leahy AL, Cafferkey MT & Stephens RB (1986) *Yersinia enterocolitica* infection and toxic megacolon. *Br J Surg* 73: 590.
Tillinger W, Mittermaier C, Lochs H & Moser G (1999) Health-related quality of life in patients with Crohn's disease: influence of surgical operation—a prospective trial. *Dig Dis Sci* 44: 932-938.
Travis SPL, Farrant JM, Ricketts C et al (1996) Predicting oucome in severe ulcerative colitis. *Gut* 38: 905-910.
Truelove SC & Jewell DP (1974) Intensive intravenous regimen for severe attacks of ulcerative colitis. *Lancet* i: 1067-1070.
Truelove SC & Witts LJ (1955) Cortisone in ulcerative colitis: final report on a therapeutic trial. *BMJ* ii: 1041-1048.
Turnbull RB Jr, Hawk WA & Weakley FL (1971) Surgical treatment of toxic megacolon: ileostomy and colostomy to prepare patient for colectomy. *Am J Surg* 122: 325-331.
Van Heerden JA, Melrath DC & Adson MA (1978) The surgical aspects of chronic mucosal inflammatory bowel disease (chronic UC). *Ann Surg* 187: 536-540.
Vanrenterghem Y, Lerut T, Roels L et al (1985) Thromboembolic complications and haemostatic changes in ciclosporin-treated cadaveric kidney allograft recipients. *Lancet* 1: 999-1002.
Vernia P, Colaneri O, Tomei E & Caprilli R (1979) Intestinal gas in ulcerative colitis. *Dis Colon Rectum* 22: 346-349.
Vickers CR, Gallagher N, Glenn DC, Morgan BP & Goulstan SJ (1981) A re-appraisal of management of severe ulcerative colitis in the fulminant phase. *J Gastroenterol* 10: 107-121.
Watts JMcK, DeDombal FT, Watkinson E & Goligher JC (1966) Early course of ulcerative colitis. *Gut* 7: 16-31.
Weinryb RM, Liljeqvist L, Poppen B et al (2003) A longitudinal study of long-term quality of life after ileal pouch-anal anastomosis. *Am J Surg* 185: 333-338.
Wexner SD, Johansen OB, Nogueras JJ & Jagelman DG (1992) Laparoscopic total abdominal colectomy: a prospective trial. *Dis Colon Rectum* 35: 651-655.
Wojdemann M, Wettergren A, Hartvigsen A, Myrhoj T, Svendsen LB & Bulow S (1995) Closure of rectal stump after colectomy for acute colitis. *Int J Colorectal Dis* 10: 197 - 199.
Ziv Y, Fazio VW, Church JM, Milsom JW & Schroeder TK (1995) Safety of urgent restorative proctocolectomy with ileal pouch-anal anasto-mosis for fulminant colitis. *Dis Colon Rectum* 38: 345-349.

40

第40章　治疗溃疡性结肠炎的常规手术：结直肠切除术、回肠直肠吻合术和Kock储袋术

第一部分：溃疡性结肠炎联合回肠造口术的结直肠切除术和单纯直肠切除术

一期常规结直肠切除术和回肠造口术

原理

在过去的四十年中结直肠切除术在溃疡性结肠炎的治疗中起了非常重要的作用（Brooke，1956；Edwards和Truelove，1964；Waugh等，1964；Ritchie，1967；Turnbull和Fazio，1975；Lee和Truelove，1980；Welch等，1980；Goligher，1984b）。手术成功的特点就是一期就可切除所有病变组织，故而癌变的风险可以完全消除（Prior等，1982；Johnson等，1983a，b），许多患者术后6～10周即

可恢复工作与日常活动，而且对于经验丰富的外科医生来说手术死亡率与发病率很低（Kettlewell，1990）。另外，有些作者也报道了术后几乎正常生活质量的报道（Camilleri-Brennan 和 Steele，2001）。

但是，常规结直肠切除术有四个重要的缺点。首先，对于患者及其配偶来说，最令人厌恶的就是回肠造口术（Carter 等，1991）。即使现代的造瘘口服务可以帮助患者适应造瘘口，而且现代工艺使得造瘘袋比过去要隐蔽得多，回肠造口术仍然是非生理性的，可能有噪声和不能预知的排气（Jones 等，1977，1978）。此外，造瘘袋的费用也是比较高的。虽然在 1 903 名行回肠造瘘术的患者中有 1 333 人认为在结直肠切除术后有很大改善，但只有 298 名患者认为造瘘装置使用方便（Morowitz 和 Kirsner，1981）（详见第 5 章）。

第二个缺点是会阴区的伤口。溃疡性结肠炎患者结直肠切除术后 1 年仍有 17%～85%伤口不能愈合（Frizelle 和 Pemberton，1997）（表 40.1）。众所周知，这也是克罗恩病患者的一个大问题。没有愈合的会阴区伤口是回肠造瘘患者生活不好的开始，而且有一些患者的会阴区伤口会长久不愈（Baudot 等，1980；Baek 等，1981；Manjoney 等，1983；Irving 和 Lyall，1984；Kasper，1984；Scammell 和 Keighley，1986；Kettlewell，1990；Cripps，等 1999；Yamamoto 等，1999）（详见第 6 章）。

第三个缺点是结直肠术后与性功能有关的并发症（May，1966；Fazio，1980；Nilsson 等，1981）（表 40.2）。众所周知，使用肌肉周围或括约肌间技术后很少发生性无能（Lee 和 Dowling，1972；Lyttle 和 Parks，1977），但是可能会发生膀胱功能障碍（Tank 等，1972；Yudin，1973；Kontturo 等，1974；Neal 等，1982a，b），并会引起痛苦烦恼的症状（Asztely 等，1991）。性功能一般会得到保留（Berry 等，1986），但是女性通常会抱怨因为会阴区的瘢痕所致的性交困难（Asztely 等，1991）。Burnham 等 1977 年发现 30%的女性抱怨结直肠切除术后阴道不适和分泌物（Wickland 等，1990）。同时，造瘘的存在降低了性生活和谐的程度（尤其是在男性患者中）（Stahlgren 和 Ferguson，1959；Donovan 和 O'Hara，1960；Gruner 等，1977）（详见第 7 章）。

最后，结直肠切除术的结局虽然对于 50 岁以上的患者可以接受，但对年轻人来说会有明显的心理障碍（Becker，1984；Fonkalsrud，1984；Nicholls 等，1984；Taylor 等，1984；Beck 等，1985；

表 40.1　结直肠切除术治疗溃疡性结肠炎后会阴区伤口的愈合情况

作者	*n*	一期愈合（%）	6 个月未愈合（%）	1 年未愈合（%）
Hughes（1965）	71	—	18	—
Watts 等（1966）	93	—	25	—
Strachan 等（1967）	45	20	58	27
Jalan 等（1969）	106	—	55	37
Bertrand 等（1970）	7	—	—	57
Hulten 等（1971）	29	72	—	—
Ritchie（1971）	157	—	49	23
Lee 和 Dowling（1972）	24	—	79	—
Broader 等（1974）	41	59	—	17
Irvin 和 Goligher（1975）	33	32	20	—
Lyttle 和 Parks（1977）	—	—	59	85
Allsop 和 Lee（1978）	58	27	28	17
Corman 等（1978）	90	—	55	—
Marks 等（1978）	76	43	—	18
Lubbers（1982）	23	21	17	—
Spence 和 Wilson（1983）	112	—	—	32
Berry 等（1986）	115	—	—	25

表 40.2 结直肠切除术治疗结肠炎对男性性功能的影响

作者	*n*	功能障碍	
		部分（%）	全部（%）
标准结直肠切除术			
Stahlgren 和 Ferguson（1959）	25	20	—
Bacon 等（1960）	39	—	3
Donovan 和 O'Hara（1960）	21	5	5
Watts 等（1966）	41	10	17
Daly（1968）	45	3	8
肌肉周围切除			
Lyttle 和 Parks（1977）	15	7	0
Lee 和 Truelove（1980）	134	1	0
Berry 等（1986）	115	0	0

Pearl 等，1985）。

适应证

相对适应证

如果已经讨论过所有的替代治疗都不理想，我们还是建议对能接受回肠造瘘术病程较长的老年患者行一期结直肠切除术，特别是建议产后神经性括约肌损伤的女性行结直肠切除术（Beart 等，1985）。要认真考虑切除至肛提肌水平的直肠段而形成的会阴区伤口，再从此肠段连续地切除肛管残留的病变黏膜组织，避免会阴伤口；或者可以经肛门切除肛提肌以下的直肠肛管黏膜（Deane 和 Celestin，1983；Fasth 等，1985）。另一组患者在适当的咨询后不想做手术，不希望暴露在高频的储袋炎、腹泻、夜晚排便或复发性储袋炎和较小的癌变风险中，对此组患者仍然建议行结直肠切除术（Beart 等，1982；Ballantyne 等，1985；Bruewer 等，2000；Berndtsson 和 Oresland，2003）。有些患者由于情绪太不稳定而不能行重建性结直肠切除术，或对未知的结果不能接受（Weinryb 等，1997，2003）。其他患者可能不参加其他手术后都必须随访（Burbrick 等，1985）。如果有共存疾病，特别是直肠癌，很可能的克罗恩病、肛周疾病或 PSC，结直肠切除术比重建性结直肠切除术更是明智的选择（Lepisto 等，2002）。

急诊指征

只有很少一部分出现持续出血的患者才需要行急诊结直肠切除术，尤其是当结肠镜检证明失血主要来自于直肠时（Hosking 等，1985）。如果在直肠分离处下有穿孔，也适合行急诊结直肠切除术。也有一些争论认为最好的应对方法可能是游离直肠到肛提肌水平并横断肛管直肠连接部，再进行缝合，最好能用 TA30 或 TL30 的闭合器切割（Frizelle 和 Pemberton，1997）。只有这样，才有可能使用骨盆储袋。单纯的会阴区直肠切除术适用于需要行此手术且能接受永久性回肠造瘘术的患者。另一种替代治疗的方法是保守的结直肠切除术和远端的黏膜切除术。但是我们必须强调，因为几乎所有的患者都需要行急诊手术，我们更倾向于保留直肠而行结肠次全切除术和回肠造瘘术。从我们的经验来看，尽管出血是急诊结肠切除术的主要指征，残留的直肠段很少出现持续性出血。此外，急诊的直肠切除术也增加了骨盆神经损伤的风险。

忠告

对择期手术需行永久性回肠造瘘术的患者，术前必须要进行彻底的指导让其了解手术的含义，这是非常重要的。我们的方法是让患者及其家属从结直肠科室的造瘘护理专业护士那里认识到造瘘后的生活质量，同时护士要求能冷静地讨论能选择的方案。解释这些手术解剖的一系列文献与画图也有用。

应该客观地评价回肠造瘘术后患者和选择性括约肌保留术患者的生活现实。这些信息包括排便次数、性生活质量、饮食限制、并发症、休息时间和常规医学回顾等。这些信息大多可从造瘘护理护士处获取，这些护士通常要护理以下四种可选择术式中的一种：回肠储袋肛管吻合、回直肠吻合、储袋式回肠造口术、结直肠切除术。大多数外科医生喜欢采取储袋术，过去那些过分追求让并不适合手术的患者同意手术的外科医生受到了谴责。我们并不赞成去进行患者并不适合的术式（McLeod 和 Fazio，1984）。

如果患者的既定首选方案是结直肠切除术，那么安排其与一个有着相似年龄、同性别和社会背景的造瘘患者交流是非常明智的。

造口定位

一旦决定行回肠造口术，就应该选择和标记好最合适的造口位置。造口位置应该在腹直肌以上并远离骨突、脐和以前的瘢痕（见图 40.2）。如果在右髂窝内有巨大的瘢痕，回肠造口定位就要远离其正常位置，即在脐与髂前上棘之间画一条线，造口位置位于右侧腹直肌上方。在这种情况下左侧要更合适。当患者在手术室里仰卧时回肠造口的位置看起来很适合，但是当患者站立或坐着的时候却完全不令人满意（图 40.1 和图 40.2）。造口不应该位于患者坐位时变得明显的皮肤皱褶处。同样要避免因肥胖引起的凹陷部位。造口护理护士要考虑患者想穿什么，造口能不能跨过髂嵴或靠近腰线（图 40.3）的问题。基于所有这些原因，适宜的造口位置应在患者坐位的时候来评定（图 40.4）。随后就在所选的造口位置装上造瘘袋再进行观察。看患者走路、坐位及穿日常衣服时是否满意。

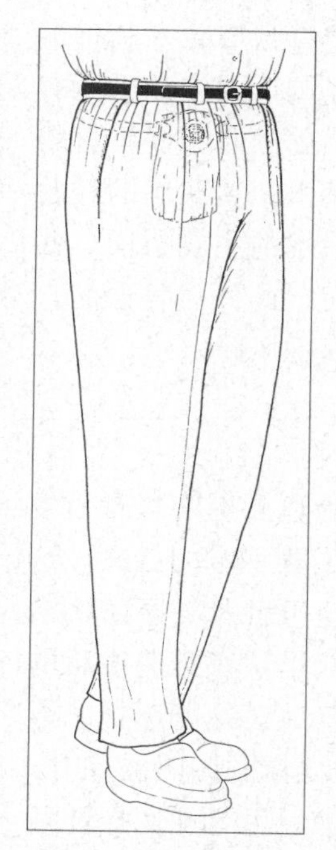

图 40.1 造口位置的选择。针对齐腰穿衣习惯回肠造口术应选择低位造口。

术前准备

纠正所有缺陷

即使患者行择期手术，迁延性腹泻、慢性营

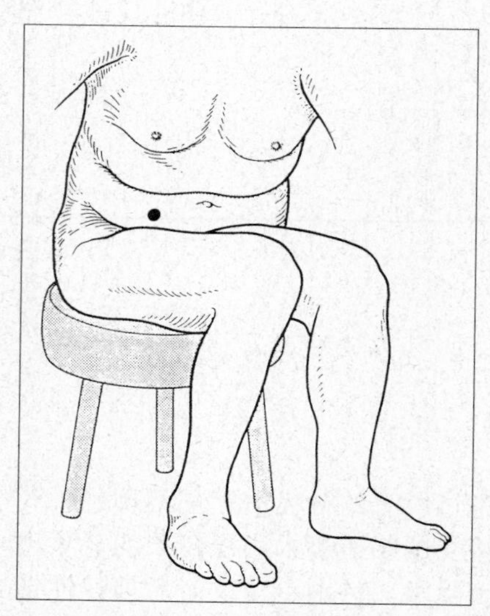

图 40.2 避免皮肤褶皱很重要，尤其是在坐位的时候。

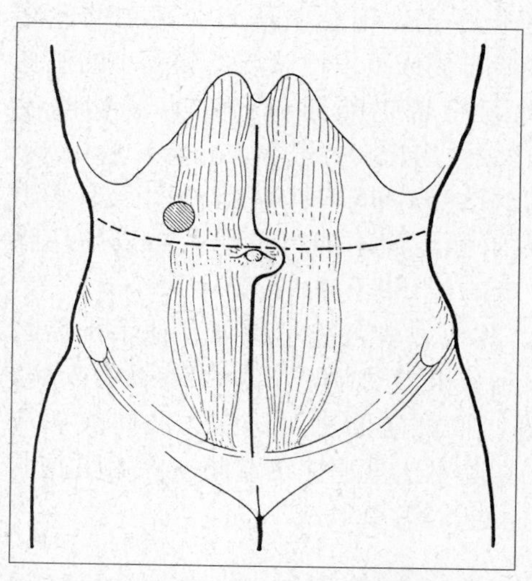

图 40.3 穿着跨过髂嵴和腰围的衣服时，造瘘口位置的选择。

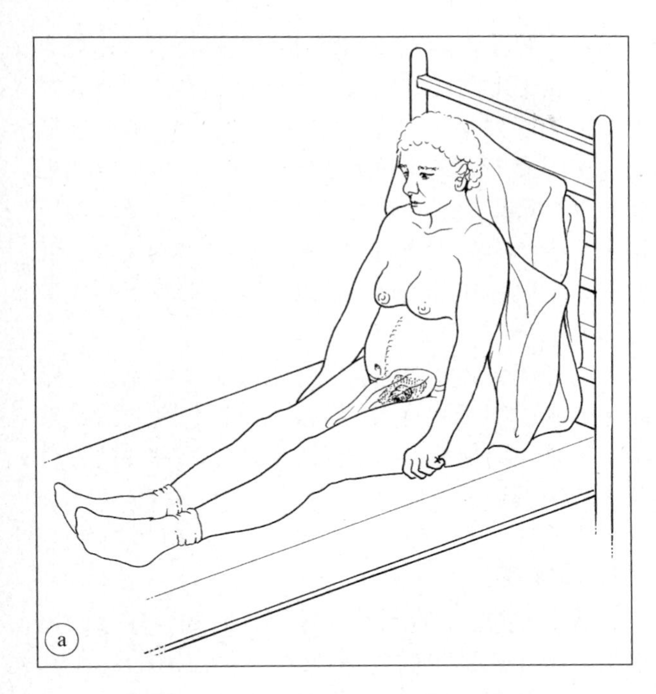

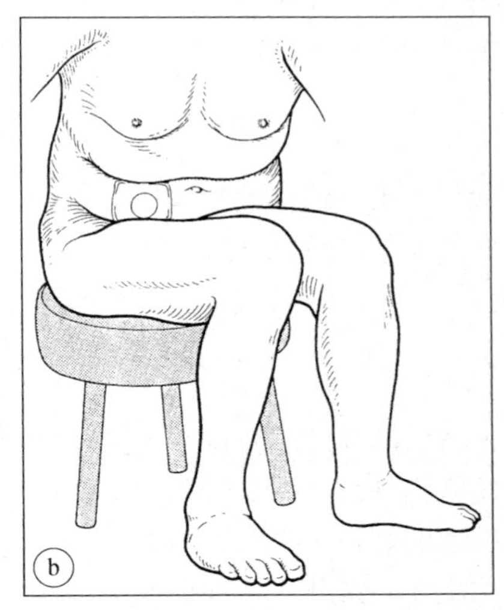

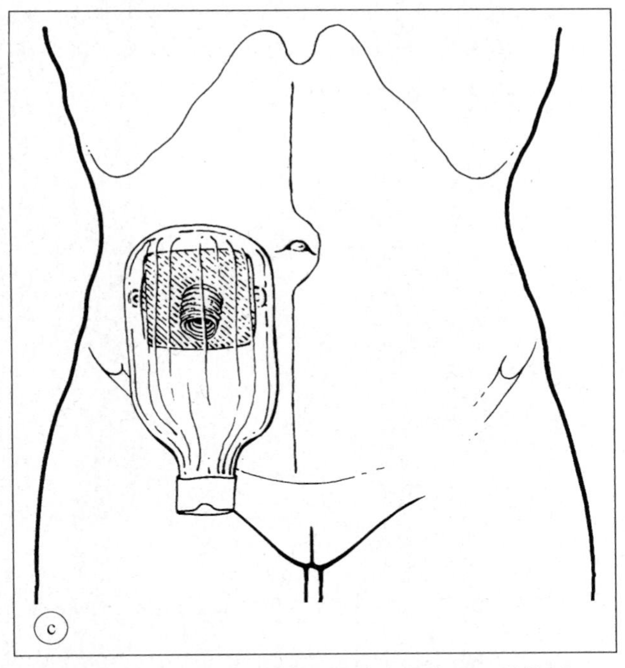

图 40.4　在坐位的时候安置造口袋来评定造口的位置。

养不良和反复失血可导致患者电解质紊乱、血清蛋白缺乏及贫血。特别要注意补充全身的钠和钾平衡。同时也要补充微量元素。患者如果有严重的营养不良，行结直肠切除术入院前应在家给予 2～3 周的细胃管鼻饲。建议对贫血严重者进行输血治疗。

类固醇激素的使用

虽然一些患者在结直肠切除术时没有进行皮质类固醇激素治疗，但过去也有很多患者进行过类固醇治疗。我们的方法是给术前 3 年内进行过类固醇治疗的患者进行 10 天以上的短期类固醇激素治疗。

肠道准备

如果在手术过程中没有肠道损伤并且肛门周围的荷包缝合良好，肠道准备就不是必须的。在择期手术过程中也有极小的肠损伤风险。

抗生素的使用

如果没有严重的粪便污染可以给予短期术前抗生素治疗，如果术中有粪便污染抗生素应该常规使用3天。

预防性抗凝

炎性肠病合并慢性营养不良的患者由于维生素K储存减少，血小板功能损伤以及偶见的纤维蛋白原水平降低，对择期手术的卧床患者来说出血的风险比血栓栓塞的风险大得多。另外，详细的血液学检查并不能证实诱发血栓栓塞的因素，如血小板增多、自发的血小板聚集或高水平的纤维蛋白溶酶原。在炎性肠病患者体内也有凝血酶或纤溶酶增高的证据（Talstad 等，1970；Lam 等，1975；Lake 等，1978；Mori Kazuo 等，1980；Knot 等，1983）。因此，特别是结直肠切除术后，由于血栓栓塞的发生率低而且术后出血的风险高，一些临床医师不再给予皮下注射肝素。可用长筒袜和大腿空气压力袋作为另一种预防血栓的方法。但在我们的实践中，如果凝血功能正常，还是要给予皮下肝素注射。

手术技巧

患者的体位

改良的头低脚高截石位有利于进行同期联合直肠切除。病人需导尿，臀部下方放置沙袋或楔状垫，会阴区下方放置托盘并与手术桌相连。将塑料布垫入臀部与沙袋之间以便于手术巾很容易就滑到会阴区的托盘之上和臀部下面，而不需手术室人员抬起病人，铺巾过程中外科医生也不会被污染。要在支撑架已控制肩膀之后才将患者置于头低脚高位，以防其向头侧滑落。最适宜的姿势取决于臀部的大小、髋关节病变或脊柱后侧凸以及个体结构。为了不影响腹部手术入路，使髋关节弯曲约60°～80°，髋部收缩40°，膝关节弯曲约100°。外科医生应监督腿的姿势并相应地调整 Allen 镫形卡。将腿部空气压力袋裹于小腿上，进行术前腹壁和会阴区备皮。

第一块小单应该铺在臀部下方和会阴区的托盘之上，两边的附腿气袋放在下肢上，男性要盖住阴茎和阴囊。然后将气袋和会阴区的小单缝在皮肤上。侧方和上方的小单放在腹部周围，再用透明贴将布缝在腹壁上。在铺好的小单和 Mayo 桌上面再铺一张有两个分别为腹部和会阴区开口的大单，两侧的单子要黏在 Mayo 桌上以便将麻醉医生与无菌区隔开。

为了腹会阴联合同步进行结直肠切除术，行结肠切除术时只要一个助手和一个洗手护士就足够了，但是在同步的直肠切除术中还需要另外的外科医生和洗手护士。

结肠切除术

从剑突到耻骨联合作正中切口开腹，注意避免损伤膀胱。这是我们的经验之一（MRBK），尤其是男性患者，可以从膀胱顶的一侧方分开腹膜。进行腹腔检查要特别注意是否有小肠的疾病、肝脏的外观以及有无可触及的胆结石。

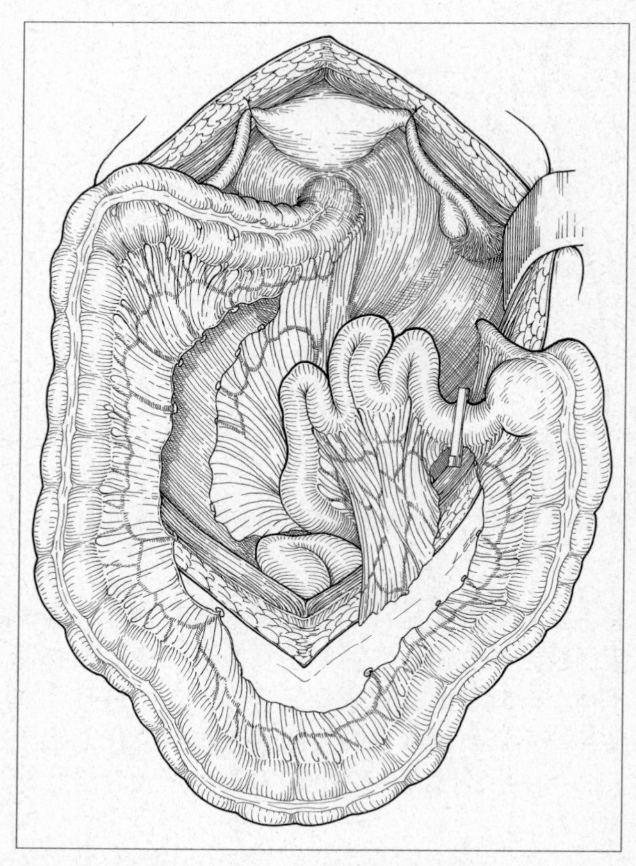

图 40.5 被游离的结肠，分离其供血血管在39章已有详细描述。

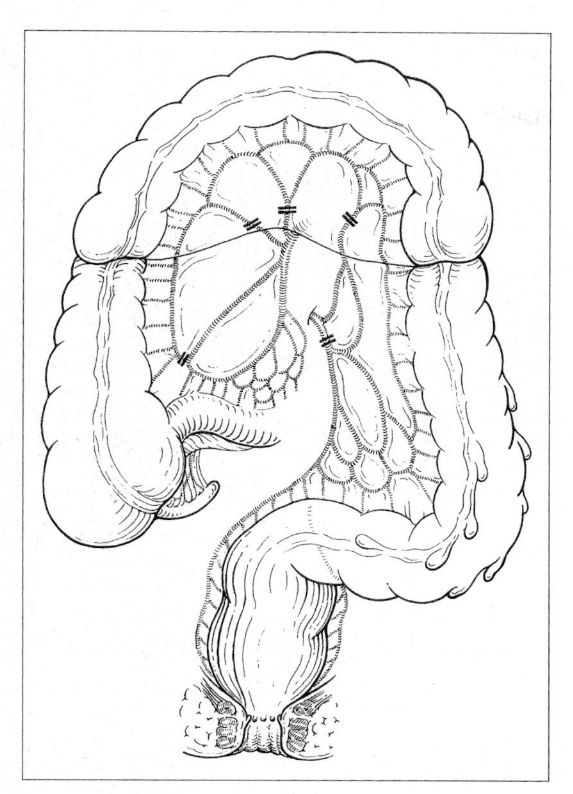

图 40.6　分离血管。

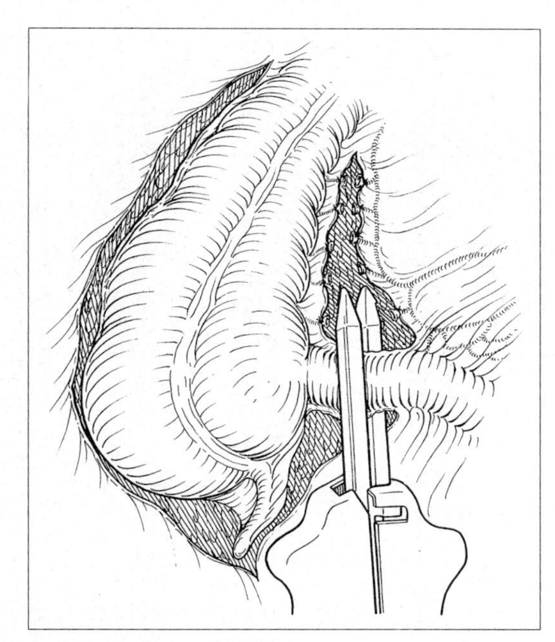

图 40.7　用闭合器切断回肠。

在第 39 章中已经描述了急性结肠炎时结肠切除术的做法（图 39.5～图 39.8），首先游离右半结肠，再将大网膜与横结肠系膜分离开。从降结肠中间解剖至上段乙状结肠，避开输尿管，再解剖下脾曲（图 40.5 和图 40.6），不一定要保留回结肠动脉，或结扎汇入肠系膜上血管的结肠中血管。除了切除肿瘤，分离肠后血管时不需切除主动脉前的组织，左半结肠和乙状结肠的周围血管也要结扎。必须注意避免切除大于 4cm 的末段回肠，因为如果切除了过多的小肠，会造成脂肪、水和电解质的吸收障碍（Neal 等，1984）。用 Potts 钳或闭合器夹闭末段回肠而不切断（图 40.7）。然后腹部组外科医生首先分开盆腹膜作为游离直肠的第一步。直肠的大部分切除是从上面进行的（图 40.8）。

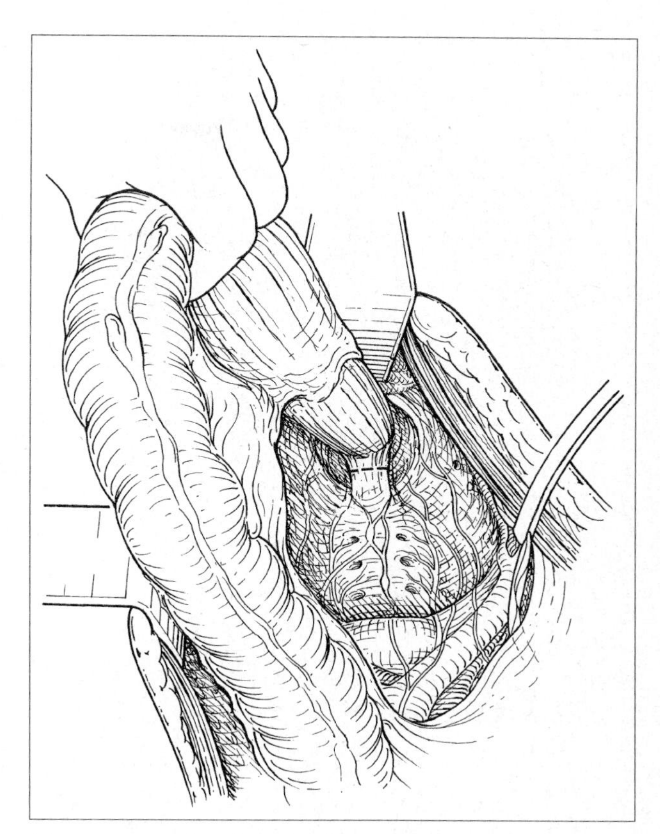

图 40.8　大部分的直肠游离从上面进行。

直肠切除术

骨盆的解剖

将所有上段直肠内的内容物都挤到乙状结肠内，用弯曲的无创钳夹在直肠与乙状结肠连接部以防游离直肠之前结肠内容物进入直肠内。术者用左手握住乙状结肠，分离直肠前面和两侧的腹膜（图 40.9）。处理直肠上血管之后立即开始分离直肠。游离至骨盆边缘时注意不要损伤穿过髂总血管的腰神经，然后切除后面的直肠系膜至尾骨尖（图 40.8）。前面的游离层面是从直肠与男性所附着的

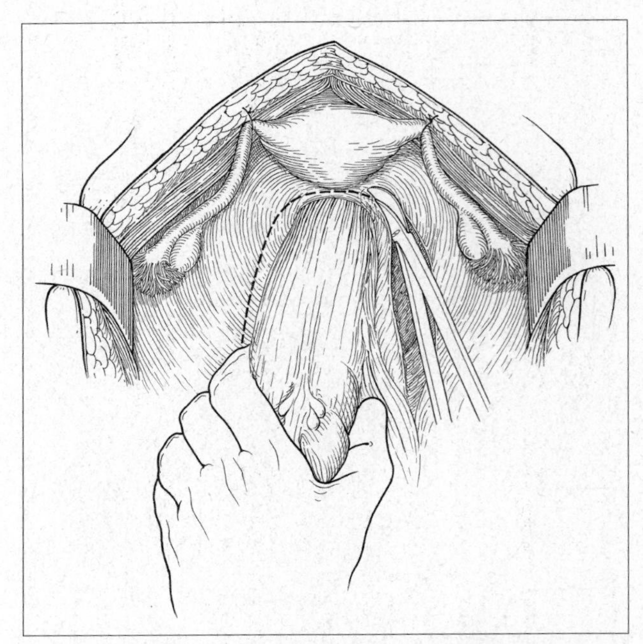

图 40.9 直肠游离从外科分离腹膜开始。用剪刀分离从侧面和上面包绕直肠的腹膜。

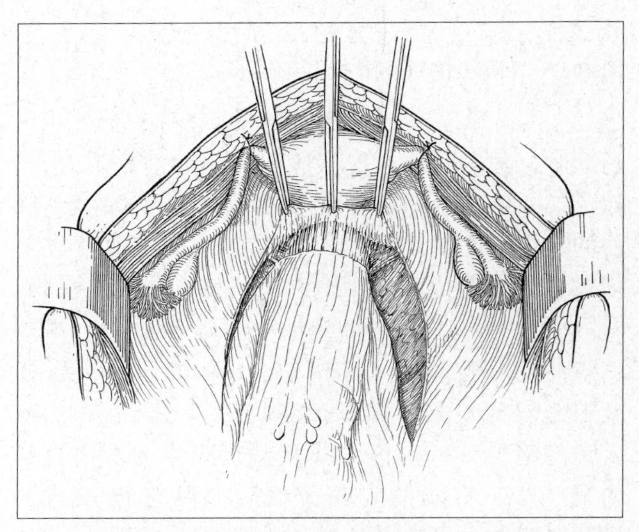

图 40.10 用组织钳夹住分离的腹膜边缘并将其重叠在直肠子宫陷凹上方，以创造一个与直肠前壁相毗邻的解剖平面。

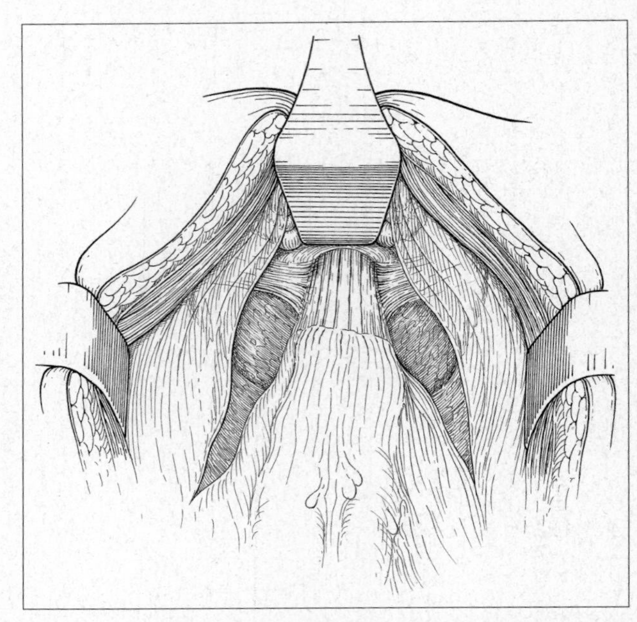

图 40.11 在前腹膜安置下 Lloyd Davies 牵引器，以致能更深入地进行前部分直肠的游离。

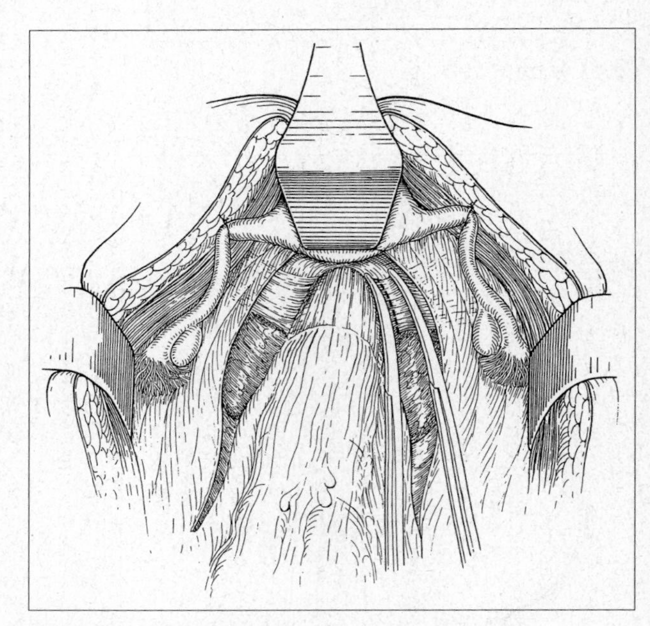

图 40.12 分离侧副韧带。

前列腺和精囊腺之间，女性则在直肠与阴道之间（图 40.10）。将带有唇叶的 Lloyd Davies 牵引器伸入前列腺后方暴露直肠前壁（图 40.11）。

紧贴直肠插入第二个 Lloyd Davies 牵引器，侧韧带及其内的直肠中血管尽可能紧贴直肠用长柄的 Roberts 钳夹闭切断（图 40.12），侧韧带或直肠旁组织可以用长透热附属器进行透热后切断。两侧韧带都被切断之后，直肠上血管后方的直肠就可以完全游离（图 40.13），直肠及其系膜亦可以完全游离（图 40.14）。如果进行腹会阴同步手术，分离肛管直肠连接部的疏松组织和耻骨直肠肌内的纤维组织（图 40.15），并在此处为会阴区手术的分界点（图 40.16）。

会阴区手术

此时第二组手术医生和洗手护士就可以开始会

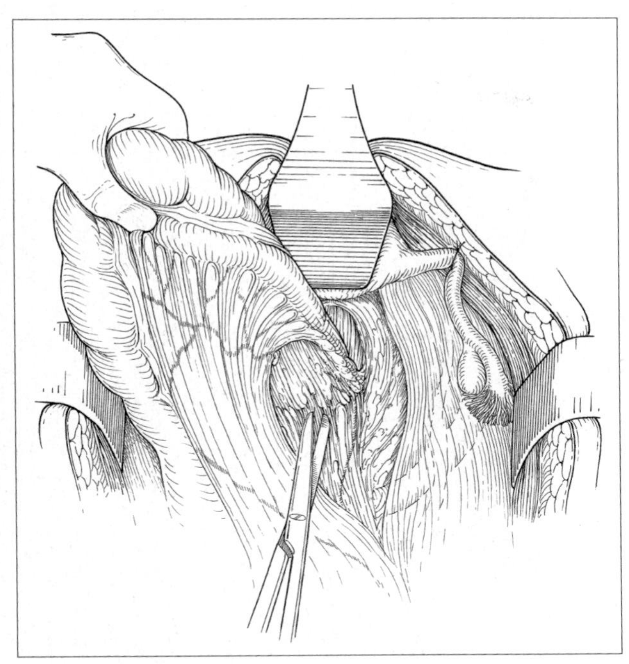

图 40.13 后直肠的游离从骨盆边缘以上开始，在直肠上血管以及整个直肠系膜之后。

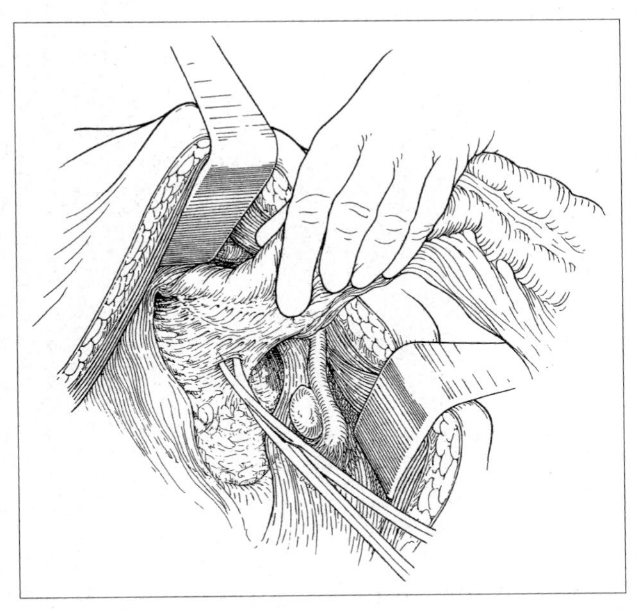

图 40.14 如果整个直肠血管后的系膜被切除，就会形成一个相对无血区域。

阴区手术，会阴骨盆区的手术医生应使用头戴式手术灯，以便于手术进行（图 40.17）。

一旦腹部手术组开始分离盆腔腹膜，在从肛门内置入吻合器之前先注入 50ml 聚维酮碘于直肠壶腹内（图 40.18）。我们认为许多会阴区发生的污染不一定是游离时损伤所致，而是不适当的肛管荷

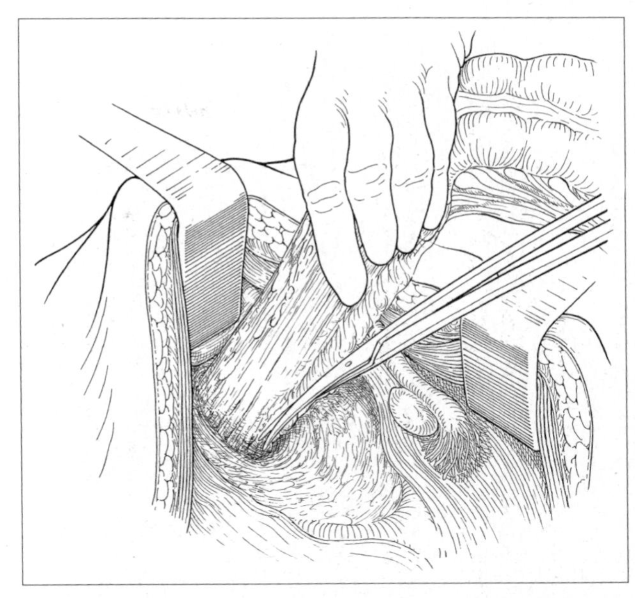

图 40.15 直肠后壁的游离跨过尾骨顶端与耻骨直肠肌。

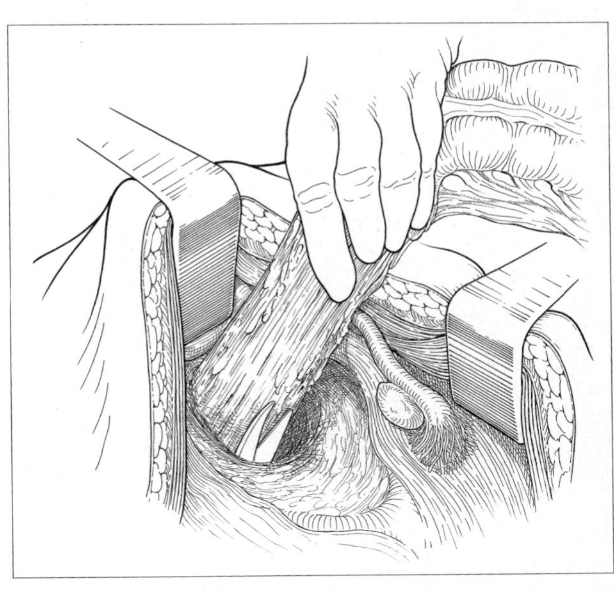

图 40.16 腹部与会阴组医师在后正中线汇合。重要的是直肠大部分的游离都是从腹部进行的。

包缝合处渗漏所致。先用 0 号 Dexon 或 Prolene 线缝合会阴部组织并打结（图 40.19），分离外括约肌表面的皮肤，在内外括约肌间水平围绕整圈肛管游离（图 40.20）。然后把第二层荷包缝合于肛管切缘下并扎紧（图 40.21）。用 Allis 钳或 Duval 钳夹住封闭的肛门，在括约肌间水平开始行肛管切除（图 40.22）。这时的操作并不困难，因为这是一个相对的无血管区。用弯曲的 Kocher 牵开器插到直肠与括约肌后面使得直肠向前，此间隙还可用于肛

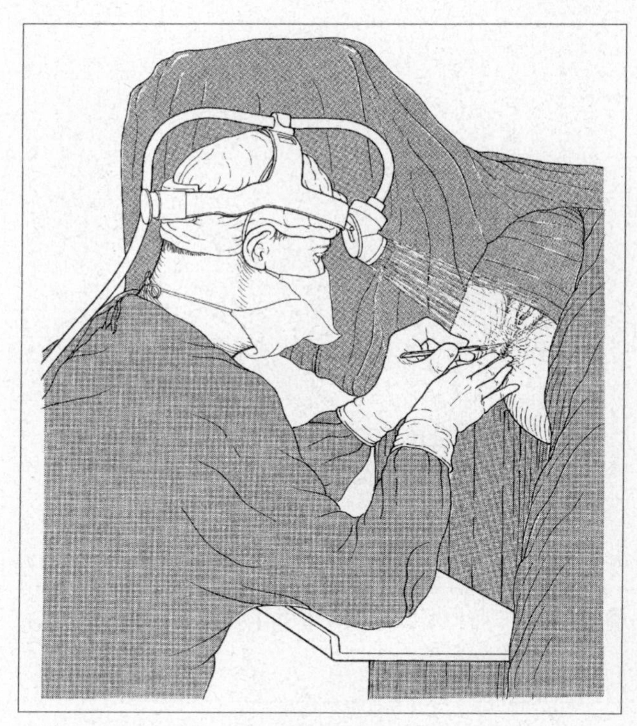

图 40.17 结直肠切除术开始。用一根荷包缝合线沿肛门缝一圈，会阴区手术时用头灯照明并在病人臀部下方置一个托盘，用来安放手术器械。

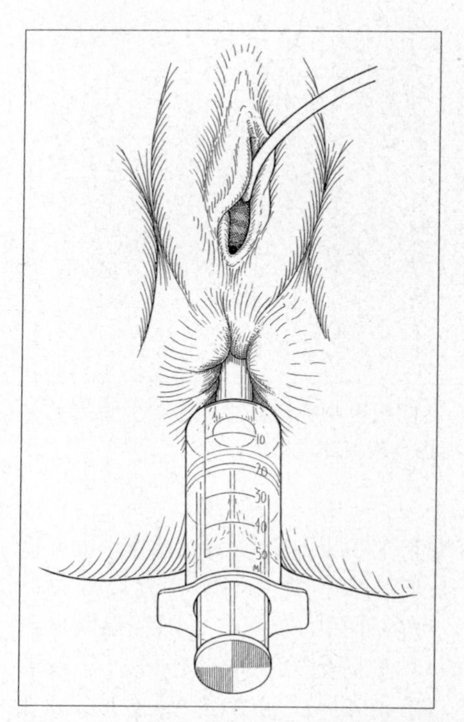

图 40.18 在开始会阴部手术之前先在直肠注入抗菌剂。

管后修补（图 40.23）。现在只有必要时才分离 Waldeyer 筋膜，这是为了在与腹部手术组会合之

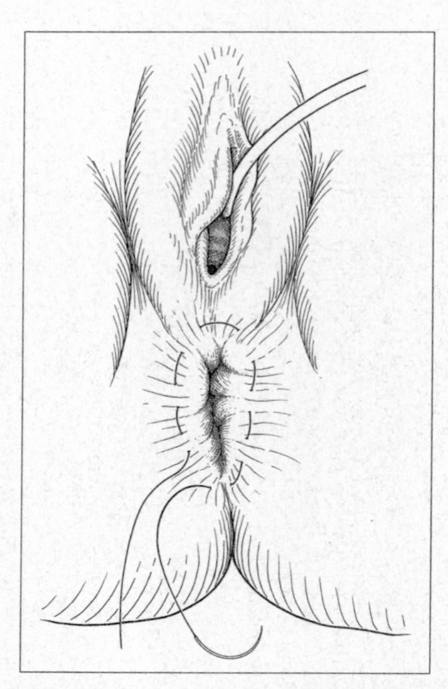

图 40.19 用一根结实的荷包缝线（通常用 0 号 Prolene 线）在肛周作荷包缝合。

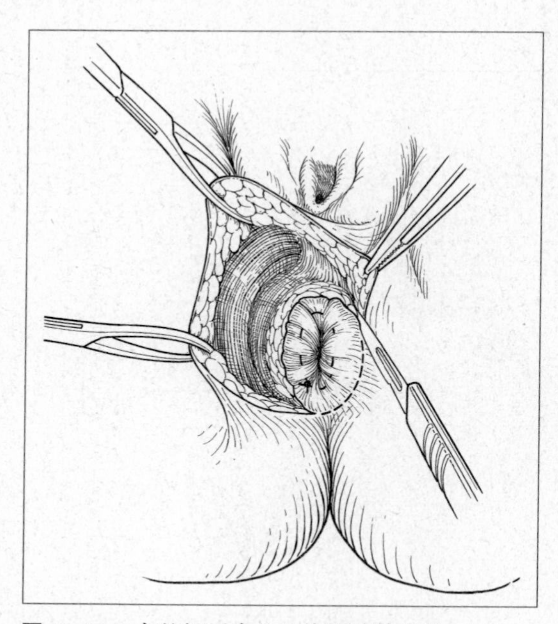

图 40.20 完整切开直肠肛缘周围的皮肤。

前将耻骨直肠肌内纤维组织与直肠游离开。

现在要注意前面的游离层面。女性患者的手术操作更困难一些，因为阴道与直肠紧密相连，这样在结直肠切除术中，更容易发生损伤。将会阴向上拉以便从肛管上行前括约肌切除。弯曲的 Kocher 牵开器能有效地辅助分离直肠前壁和阴道后壁（图 40.24）。解剖学和外科学教科书中没有经常提及的是将伸入直肠前叶侧的耻骨直肠肌内侧纤维切除

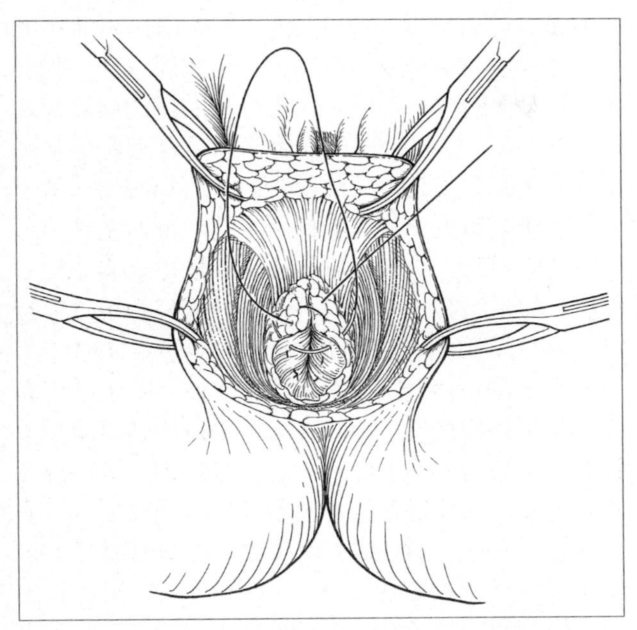

图 40.21 为了防止粪便污染应分离肛周呈盘状的皮肤，再用0号Prolene线进行第二层的重叠缝合。

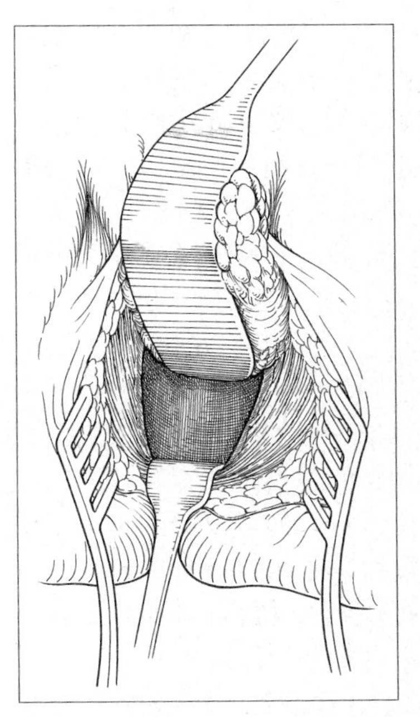

图 40.23 分离Waldeyer筋膜后，腹部和会阴手术在后正中线处汇合。

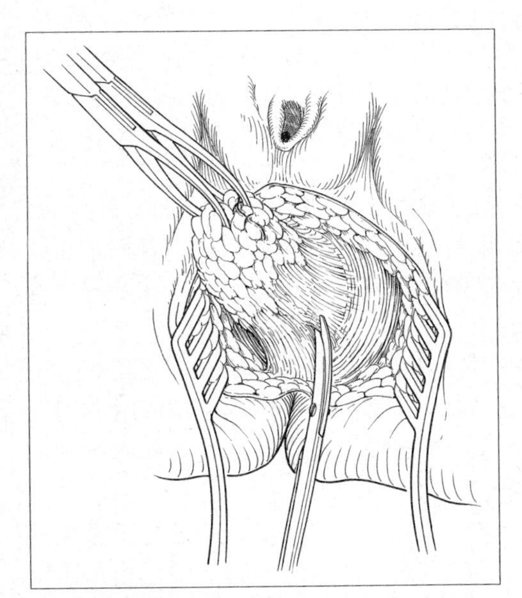

图 40.22 直肠后面的游离应该先从括约肌间隙开始，然后到直肠耻骨肌吊索。

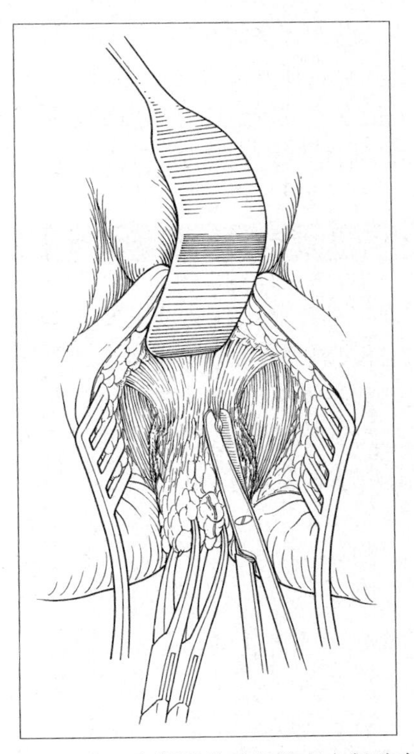

图 40.24 会阴处前壁的游离应紧贴直肠壁进行。

(图 40.25)。这些附着的肌纤维内通常有阴部内血管的终末分支，分离直肠前外侧时最好使用电刀(图 40.26)。在阴道顶端处游离的层面会更明显，在游离直肠前壁与阴道之间的间隙的整个过程中，进行阴道检查以确认是否有阴道损伤是必要的。在与腹部组会合前（图 40.28），要切除直肠侧方附着的少量耻骨直肠肌纤维（图 40.27），这样就可完全游离直肠（图 40.29）。为了避免进入错误的间隙而损伤膀胱和性器官的自主血供，通常由腹部手术组医师组游离直肠后方，前间隙的大部分则由会阴组游离（Lee和Berry，1986）。

由于男性骨盆较小使得分离受限；但在会阴手术时损伤直肠前壁的风险大大下降。直肠与前列腺之间的 Denonvilliers 筋膜比较清楚，可以防止损伤前列腺和尿道。切除直肠前侧方较多的耻骨肛管肌纤维，但是最好是用 Roberts 钳夹住小纱布推开直肠前正中间隙以便在不损伤直肠的前提下分离耻骨直肠肌（图 40.28）。我们必须再次强调，不能因为怕从骶骨表面剥离 Waldeyer 筋膜而让会阴组的医生游离直肠后方，这样容易引起性无能和骨盆血肿。

最常见的医源性直肠损伤引起污染的原因是两组医生争夺手术主导权或外科手术医生试图腹会阴同步切除直肠。我们现在的观点是：直肠的切除应该尽量由腹部手术医生进行。如果由会阴组医生切除肛管直肠，则最好由腹部手术组医生进行肠造口术。北美的手术经验是使病人处俯卧位切除肛管直肠以消除潜在的外科医师之争。

当肛管直肠游离之后，用两把 Potts 钳或线型切割闭合器切断回肠末端（图 40.7），手术标本可以按个人喜好从腹部或会阴区伤口取出。如果骨盆内有任何污染，我们更喜欢从会阴取出，反之则从腹部取出会更快捷容易（图 40.30）。骨盆内必须完全止血，如果有任何不能控制的失血，最好能在骨盆内堵塞一块大的敷料，并继续其他手术内容。通常出血可以被止住，如能发现局限的出血来源则可以缝扎。

腹腔镜下结直肠切除术

许多中心医院都广泛开展了腹腔镜下结直肠切除术。腹腔镜手术也极具挑战性。腹腔镜下的结肠切除术时间为传统开腹手术的 2 倍。关于用腹腔镜行会阴手术和回肠造口在第 5 章已有描述。采用腹腔镜技术，并发症发生率和住院时间明显减少（Reissman 等，1996；Meijerink 等，1999；Marcello 等，2001；Ky 等，2002；Tilney 等，2006；Kehlet 和 Kennedy，2006）。

克罗恩结直肠炎的治疗中已经提到腹腔镜手术，此处不再描述（参见第 45 章）。结肠切除术由三个步骤组成：右半结肠切除术时患者头低位，右侧抬高，手术医生和助手站左侧（图 40.31）。首先游离切断血管，在右结肠的腹膜反折处继续游离（图 40.32）。游离肝曲（图 40.33）并横断回肠（图 40.34）。然后，更换患者体位为左侧抬高，术者和助手站右侧（图 40.35）。远离主动脉，用咬合夹切断肠系膜下动静脉开始切除左半结肠。在左侧腹膜反折处下方游离左半结肠（图 40.36）并松解脾曲（图 40.37）。最困难的步骤是在切断结肠中动脉之前从横结肠上游离保护大网膜，这些操作的体位是头高位。此时，才可分离右侧的腹膜反折（图 40.38），左侧的也要分离。如果有克罗恩病的特点或直肠同步切除比较危险时，可以在骶骨岬平面以上用内镜夹子将直肠横断，然后于回肠造口的位置切除结肠；经腹直肌行造口处取出标本。另一方面，如果结肠十分巨大，则最好从另一个远离造口位置的单独切口内取出（图 40.39）。此时采用 Trendelenburg 卧位切除骨盆内直肠。用超声刀切开骨盆两侧的腹膜，切开直肠后方与侧方以游离直肠而不干扰骨盆内的自主神经（图 40.40）。向下游离到肛提肌并尽可能接近尾骨尖。分离前方的直肠膀胱凹或直肠子宫凹表面腹膜。分离直肠后方的前列腺或子宫，暴露直肠前方的纤维并在 Denonvillier 筋膜后方向下游离（图 40.41）。

此时会阴组术者进入肛提肌到达腹腔镜手术游离的平面。用造瘘环在既定的造口位置上行回肠造口术。会阴组术者应该取出结直肠切除术的标本，确定满意的止血，在骨盆内放置引流，关闭切口。腹腔镜回肠造口术的详细描述读者可以参考第 5 章。

回肠造口术

为了确认正确的回肠造瘘环在腹壁上的位置，用两把鼠齿钳夹住切口处的腹膜和肌肉并向腹正中线拉紧使腹壁紧张。有的外科医生喜欢在开腹之前先做好造瘘环。

在造瘘环处切除一小圆形皮肤和皮下组织（见图 39.11）。将腹直肌前鞘十字形切开，用电刀分开肌肉，注意保护腹壁下血管；或者在肌纤维中间将肌肉分开。

回肠造口有三种方法：①最常用的是不关闭侧沟；②缝合关闭侧沟；③通过腹膜后的隧道拖出回肠造口。由于许多外科医生更喜欢消除侧沟，我们将描述这三种方法。三种方法的相对优劣性已在第 5 章中讨论。

避免关闭侧沟

我们的经验是将 5～6cm 的末段回肠拉出腹壁外，将小肠系膜面向中线（图 40.42）。在回肠浆膜和腹直肌鞘之间用羊肠线、可吸收线或 PDS 缝线固定（图 40.43）。当关闭腹腔和皮肤后，翻转造瘘口肠管并用 Prolene 线缝合，具体已在第 39 章描述（图 40.44）。这种方法应用于腹腔镜切除术。

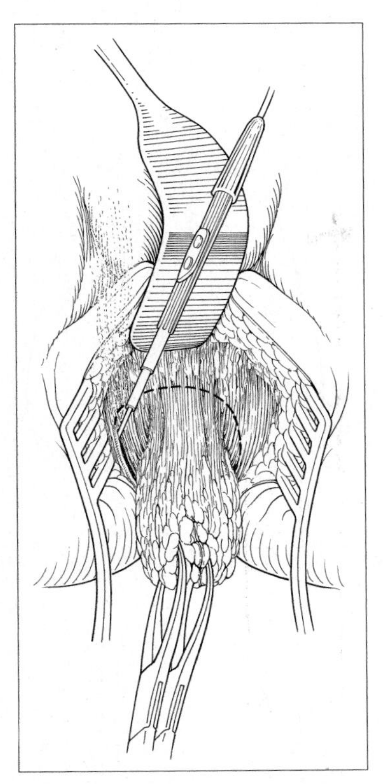

图 40.25　伸入直肠前叶侧的耻骨直肠肌内侧纤维用电刀切除。

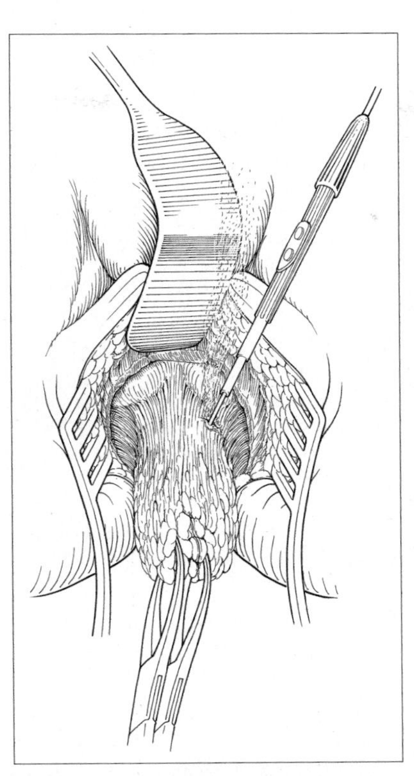

图 40.26　用电刀进一步游离直肠前壁，暴露女性的整个直肠阴道隔及男性的前列腺背侧面。

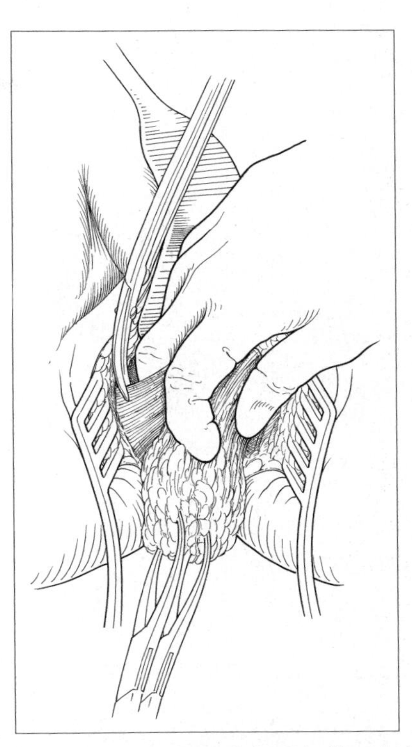

图 40.27　从下方分离侧副韧带下部的纤维。

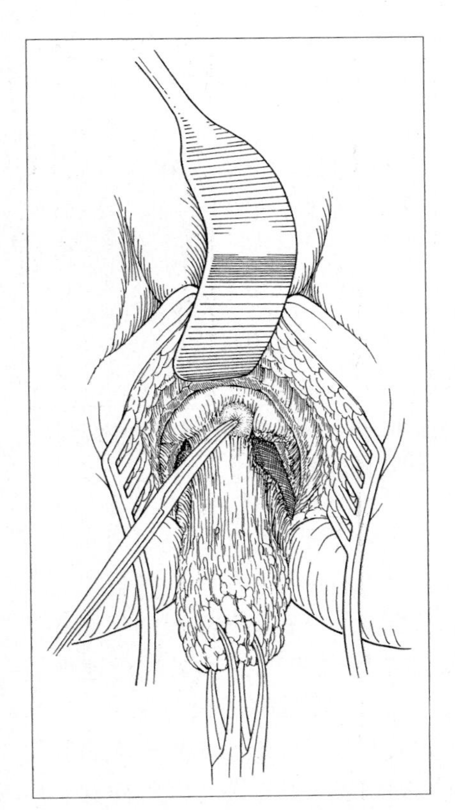

图 40.28　会阴区手术与腹部手术形成的平面汇合。

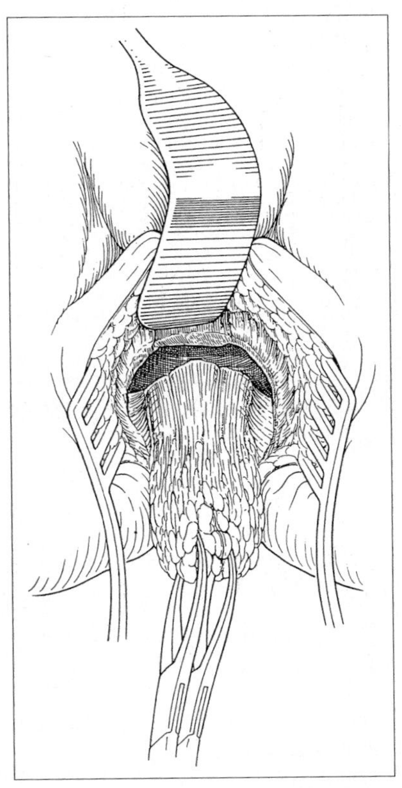

图 40.29　完成前面的解剖，直肠系膜上仅留少许待游离的侧方纤维组织。

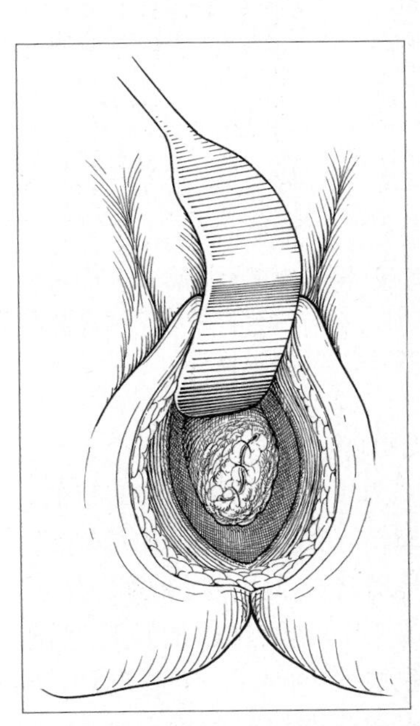

图 40.30　用向上的牵引力把直肠肛门送入骨盆，可暴露骨盆底。

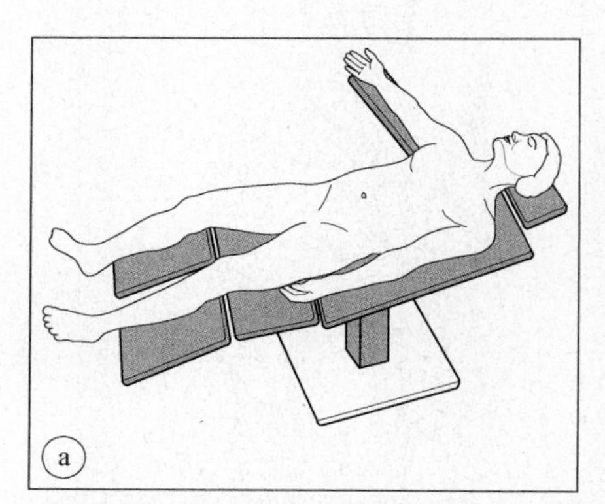

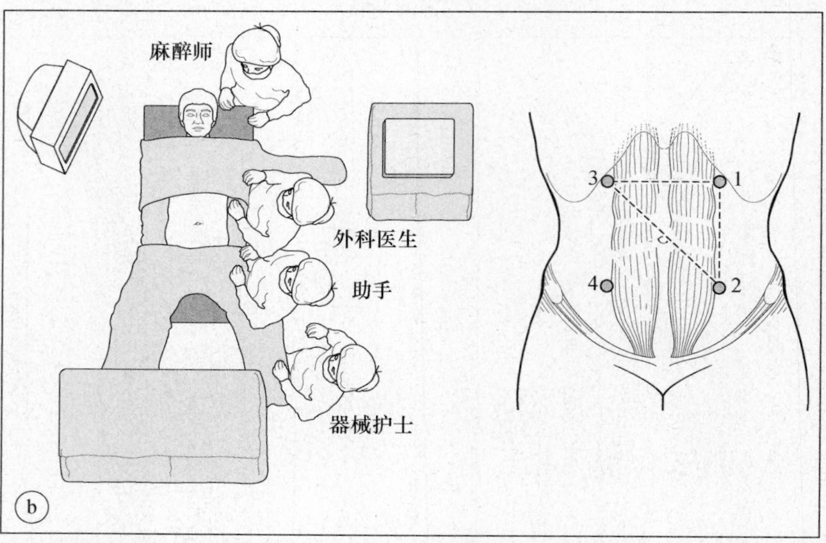

图 40.31 结肠直肠切除术，(**a**) 手术从游离右侧结肠开始。病人固定在改良的 Allen 脚蹬上面。(**b**) 外科手术小组成员的位置以及穿刺点的展示。

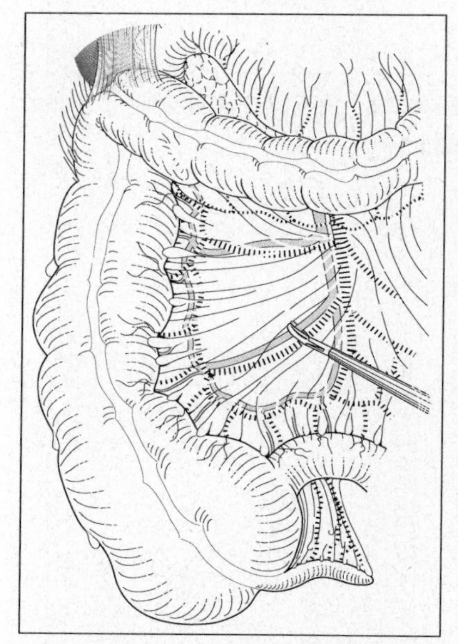

图 40.32 结直肠切除术。首先结扎血管，然后沿腹膜褶从中间向两侧解剖，保留外侧腹膜。

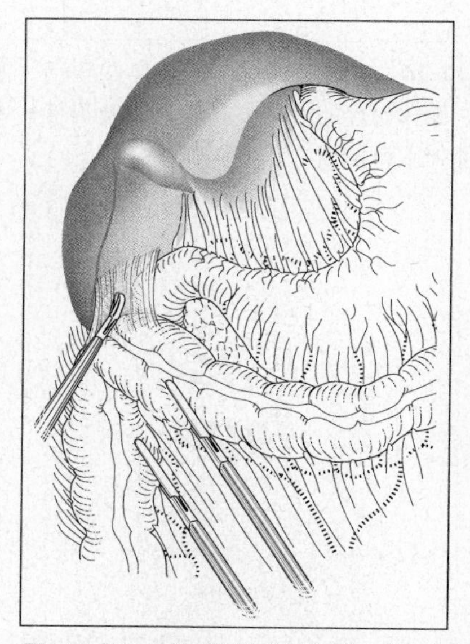

图 40.33 结直肠切除术。游离肝曲。

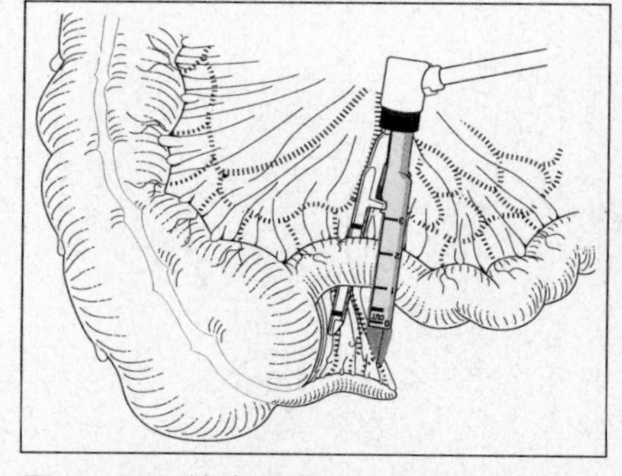

图 40.34 结直肠切除术。用闭合器横断回肠末端。

关闭侧沟

为了达到关闭侧沟的目的，要将小肠逆时针方向旋转，使小肠系膜的游离缘面对侧腹膜游离处。在造瘘环位置内穿过皮肤置入两把 Nelson 剪，可以成为一个很有用的拉钩（图 40.45）。用 0 号可吸收线或 Prolene 从造瘘环内缘插入行荷包缝合，远离切缘夹住壁腹膜（注意不要夹住输尿管），并夹住距回肠切缘 6～7cm 的小肠系膜。最后咬紧荷包钳，移出剪刀，从造瘘环内取出回肠。只有此时才可以将荷包打紧；当然，当小肠从腹壁取出之前也不可能实现这一步操作。在小肠系膜的切缘和切开的壁腹膜之间用羊肠线或可吸收线进行连续缝合，从荷包缝至十二指肠的第一段（图 40.46）。关闭到造瘘环下方大概只有一个小三角形无腹膜覆盖的腹壁，在壁腹膜切缘与肠系膜之间行两到三层间断缝合（图 40.47）。如前所述地固定、翻转、缝合造瘘口。

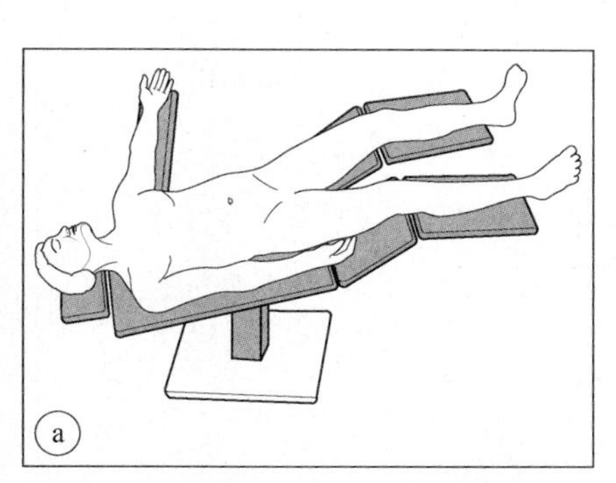

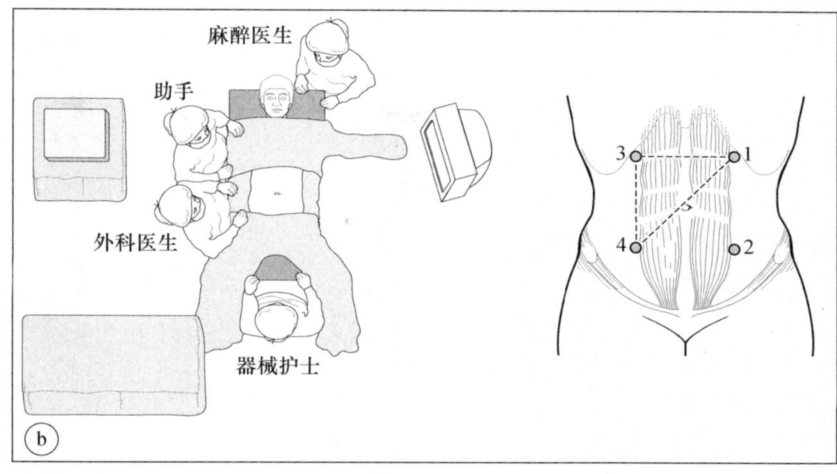

图 40.35　结肠直肠切除术。病人体位变更为左侧，外科手术小组位于病人右侧。

腹膜后隧道法

这是关闭侧沟的最容易的方法。在切口的壁腹膜和回肠造瘘环之间用剪刀与手指分离出隧道（图40.48，图40.49）。将回肠以肠系膜向侧方的方式从造瘘环穿出至少超过皮肤5cm（图40.50）。肠系膜的边缘缝合到壁腹膜游离缘上，固定造口，如前所述翻转和缝合造口。在造好的回肠造口处贴上造瘘袋（图40.51）。

关闭腹部和会阴区的切口

关于关闭会阴伤口的方法还存在一些争论。在我们的经验中，粪便污染和事先就已存在的直肠周围败血症与伤口的延迟愈合相关，让污染伤口敞开比缝合起来更容易发生永久性的会阴窦道（Scammell和Keighley，1986）。1978年Eftaiha和Abcarian得出结论认为被污染的会阴区伤口应该敞开，但是他们的大多数病人是因为恶性疾病而行直肠切除。1975年Irvin和Goligher在一个随机的对照试验的基础上得出，缝合会阴区的伤口是明智的，除非伤口有严重的粪便污染。另一方面，近来有更多的研究指出，即使是污染伤口，使用冲洗引流管可以很大程度上使伤口获得一期愈合。但是这些研究不仅仅限于炎性肠病的病例（Alpsan等，1980；Aubrey等，1984；Lieberman和Feldman，1984）。1984年Aubrey等提出的Fuller-Elliott引流也已被废用，这是因为我们发现进气阀常被浸湿而进气仓常被堵塞。另外，由于前5天不能活动，我们的许多病人很苦恼。还有，我们也不能再现1985年Elliott和Todd报道的成果。

如果病人没有严重的伤口污染或者糖尿病，目前我们的经验是关闭会阴伤口，在肛提肌水平放置两根吸引引流管于引流管上方缝合腹膜，引流管从腹部穿出（图40.52a）。再于骨盆内的更远处放置1～2根引流管（也从腹部引出）。关闭腹部伤口时所有的引流管者要保持持续吸引，并维持2～3天。

在耻骨直肠肌间用可吸收线行间断缝合以关闭会阴伤口，并在其间放置两根吸引引流管（图40.52b）。将外括约肌缝合至中线处，用Prolene缝合皮肤（图40.53）。

我们并不常规关闭盆底腹膜，除非是会阴伤口敞开。因为这只会制造一个聚集血凝块再发生感染的空腔。如果发生感染，大网膜的左侧胃网膜弓会进入盆腔以防止小肠与盆底及会阴粘连。有很多方法关闭腹腔，通常使用的是PDS，在翻转缝合造瘘口之前缝合皮肤。

如果术中有大量的会阴污染，就关闭盆腹膜，敞开会阴伤口并在其内填充抗生素纱布。一旦健康肉芽组织生长就可以用硅橡胶泡沫塑料敷料处理敞开的会阴伤口。

术后处理

术后常规给予镇痛药如持续静脉输注吗啡，或采用硬膜外镇痛（参见第3章）。一旦肠麻痹解除就可以让病人喝水，造口也能正常工作。由于术中实际的失水量常被低估，故静脉输液需保持48～72小时，必要时在补液停止之前可以输血。骨盆和会阴区的引流要保持吸引状态，直到引流液呈浆液样。

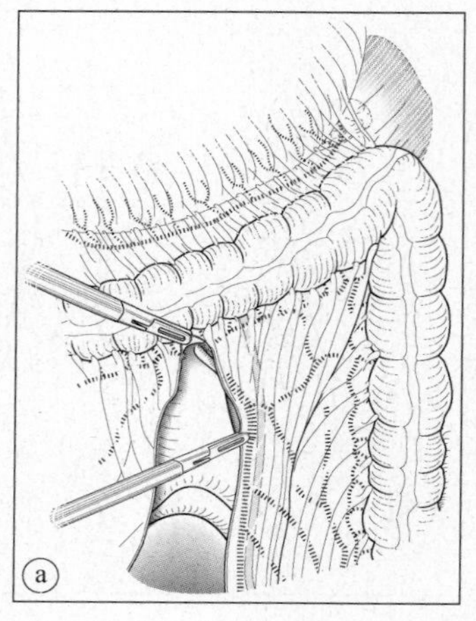

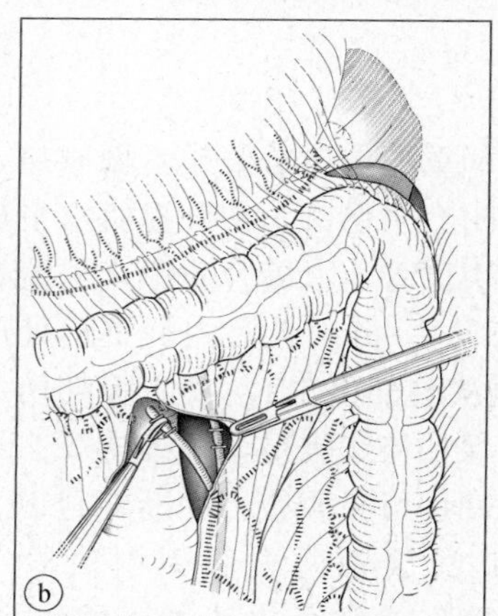

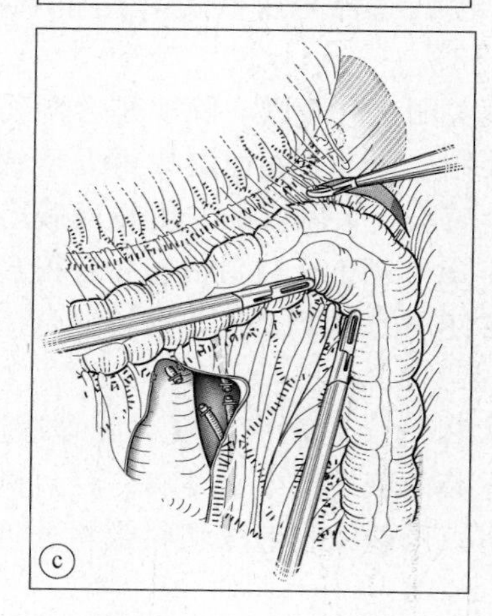

图 40.36 结直肠切除术。(**a**) 左半结肠切除术首先分离肠系膜下动脉（未画出）；从中间向两侧游离结肠。(**b**) 整个左侧结肠游离后，用内镜夹夹闭肠系膜下静脉和结肠中动脉的左分支，然后游离脾曲。(**c**) 分离血管，游离下脾曲。

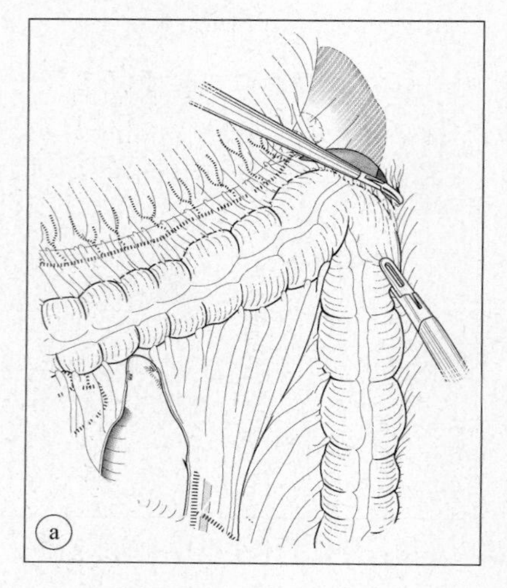

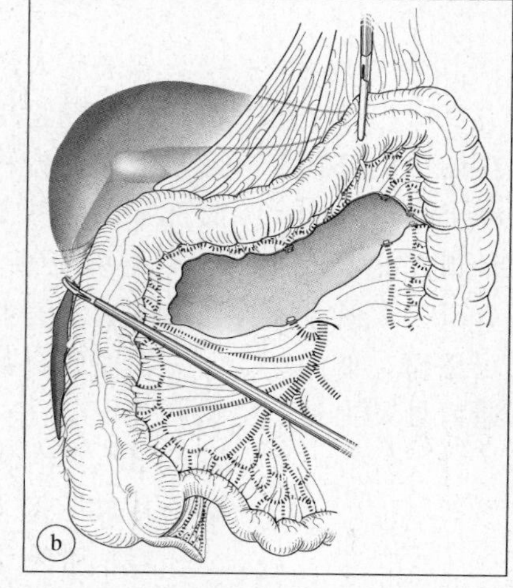

图 40.37 结直肠切除术。(**a**) 此时只分离脾曲和侧面腹膜褶上方的部分。(**b**) 在结肠中血管结扎前，从横结肠上游离并保护网膜（结肠中血管左侧分支应更早结扎）。

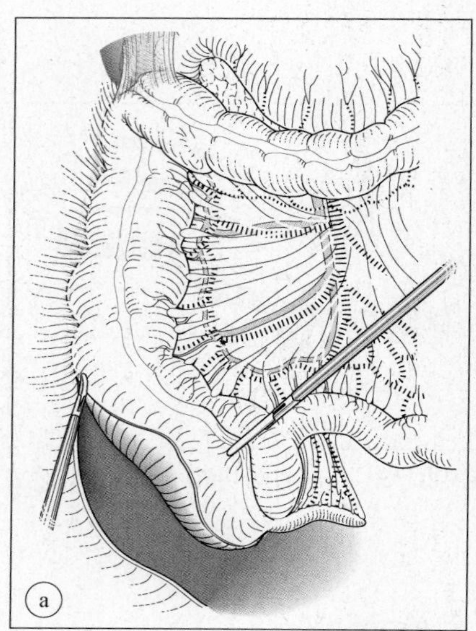

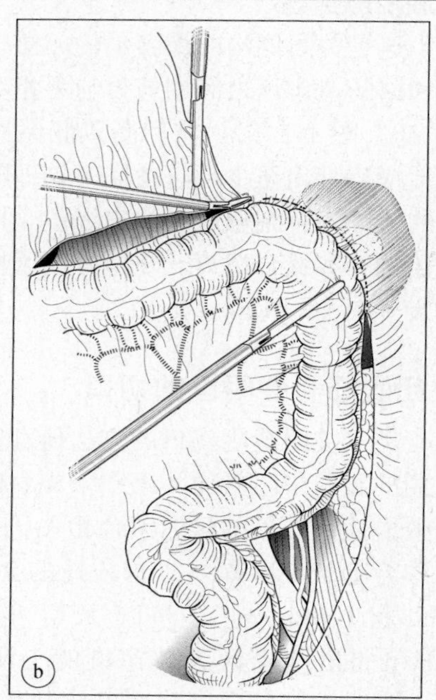

图 40.38 结直肠切除术。(**a**) 在网膜从横结肠上保护分离后和结肠中血管分离后才开始分离右腹膜褶襞；(**b**) 完成脾曲操作。在移出结肠前才最后游离，分离左侧腹膜褶襞至盆腔（单纯结肠次全切除术时）或者开始直肠的分离（结肠直肠切除术时）。

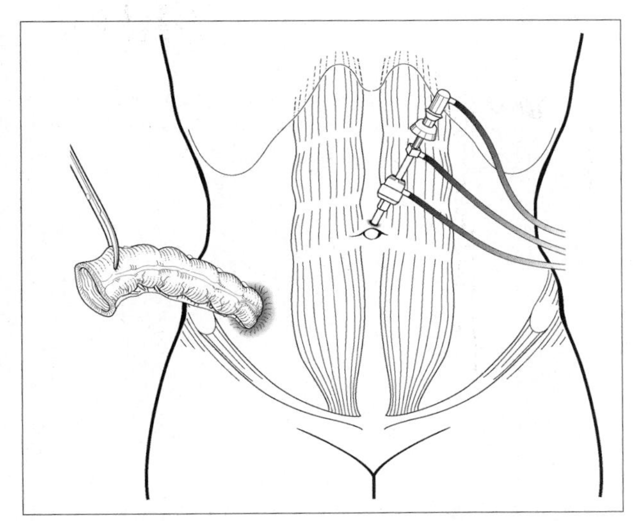

图 40.39　单纯结肠次全切除术。如果发现类似克罗恩病的特征，同期直肠游离是危险的。直肠可以在骶骨平面以上用闭合器处理并游离。然后扩大穿刺口取出结肠（穿刺孔将用于回肠造口，通过腹直肌，而不是如上图所描述的通过腹直肌外侧）。

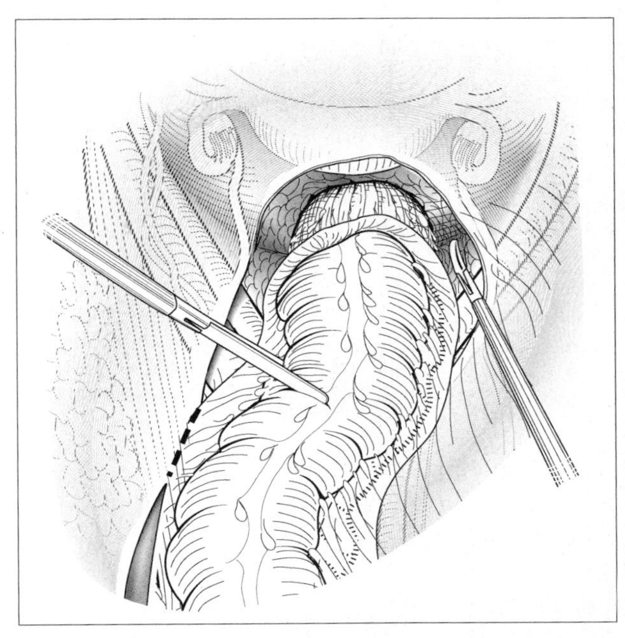

图 40.41　结直肠切除术。腹膜反折以下直肠前壁的游离应在 Denonvillier 筋膜后方紧贴直肠壁，这样可以避免自主神经的损伤。

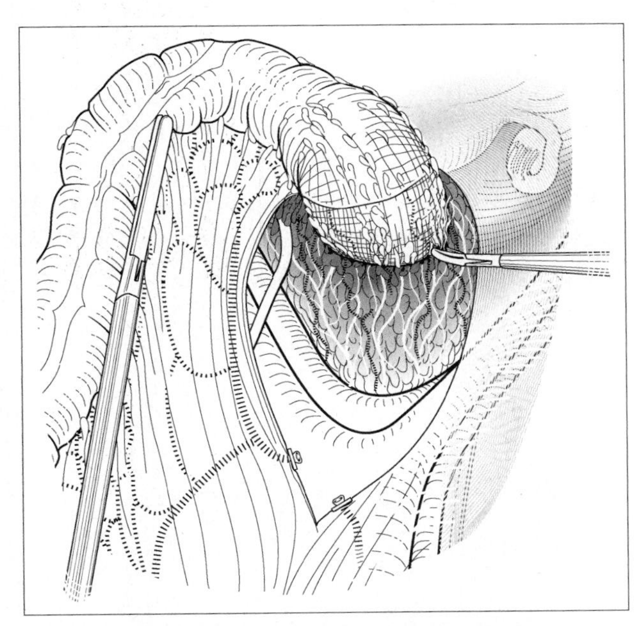

图 40.40　结直肠切除术。直肠后方及侧面的游离在直肠系膜后方的无血管平面向下达尾骨的顶端，要注意观察和保护骨盆的自主神经。

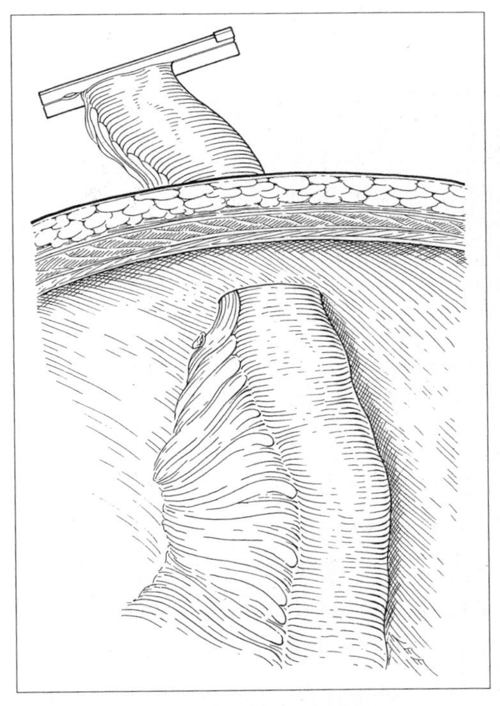

图 40.42　将回肠末端经腹壁的造瘘口拖出。

鼓励患者早期下床活动并使用弹力袜直到患者能完全自主活动。会阴和瘘口的缝线可以在术后6～8天拆除。

一旦患者进食，应当鼓励患者自己护理造瘘口。患者首先必须学习清空造瘘袋，再学会更换，最后还要学会修剪造瘘袋边缘。需要对患者及其配偶进行教育指导。造口护理护士的积极态度对患者的恢复有巨大作用。

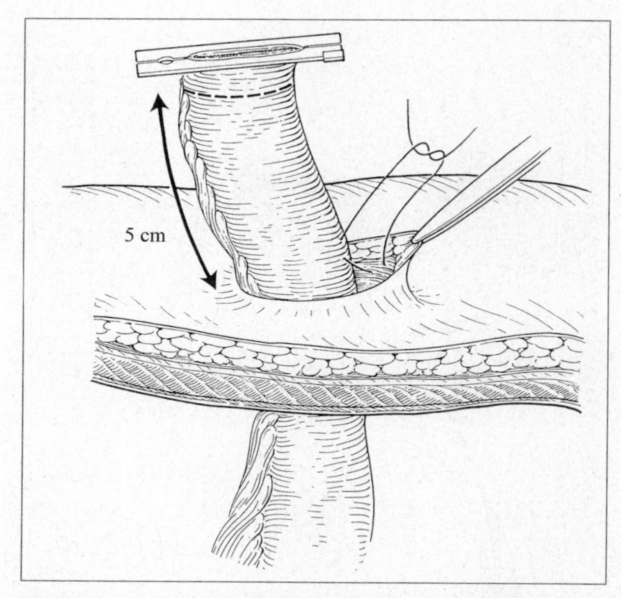

图 40.43 将回肠浆膜固定在腹直肌鞘上以免回肠回缩。

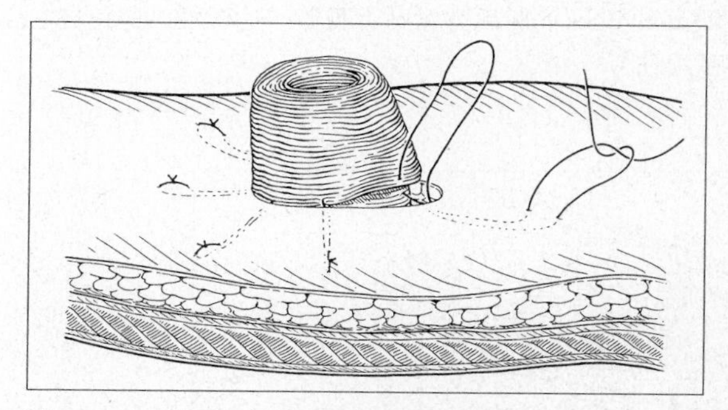

图 40.44 回肠造口术将回肠外翻缝合在皮肤上（图 39.11C 展示了一个备选方案）

死亡率

结直肠切除术的死亡率与手术时机有关（表 40.3）。择期结直肠切除术的手术死亡率为 2%～3%，但是紧急手术的死亡率为 11%，急诊结直肠切除术时可升至 23%。1980 年 Lee 和 Truelove 报道，46 名急诊手术患者只有一人发生死亡，但这可能包括了紧急手术。尽管如此，这些结果都是独一无二的，而且在其他研究中心还没有类似结果。1983 年 Goligher 列出了死亡的原因（表 40.4），尽管预防性使用抗生素和肝素，脓毒症和血栓栓塞仍是最常见的死亡原因（Beauchamp 等，1981）。

特殊的术后并发症

早期并发症

回肠造口溢液

如果合并有脓毒症常见有造口溢液，大量的体

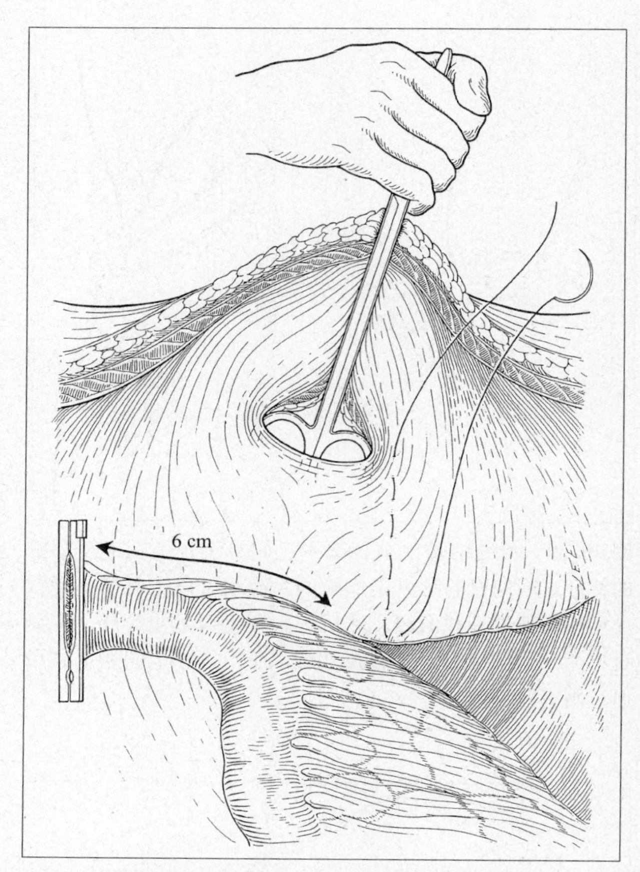

图 40.45 首先关闭侧沟，再将回肠末端通过造口环递送出来。用两把长柄的剪刀将腹膜内面回纳。用 Prolene 线从腹膜游离缘至造口环腹膜边缘做荷包缝合，再将缝线缝至长约 6cm 的末段回肠系膜缘。

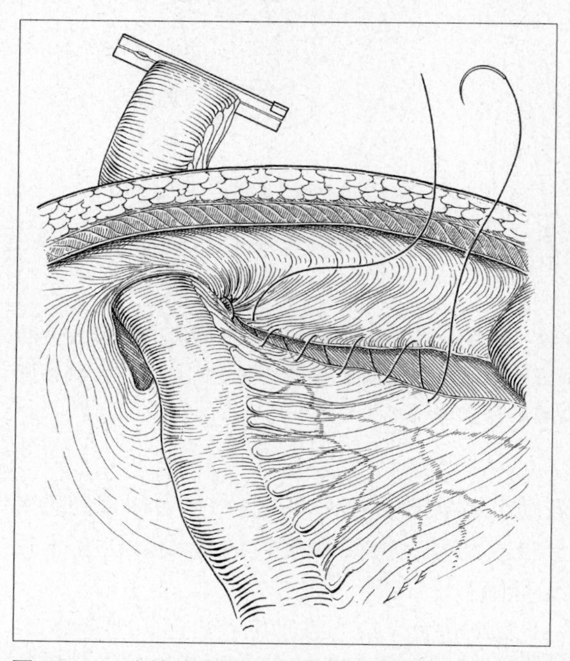

图 40.46 连续缝合腹膜的切缘与小肠系膜的游离缘，进一步关闭侧沟间隙。

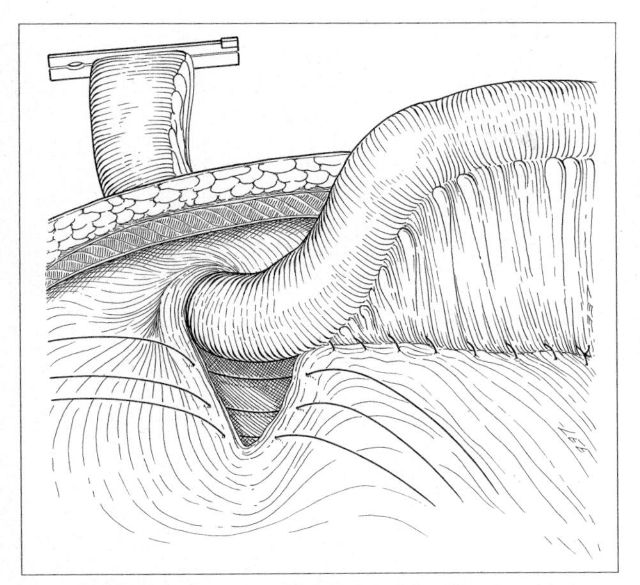

图 40.47　通常可见造瘘环侧方的缺损，需 2～3 针的间断缝合关闭。

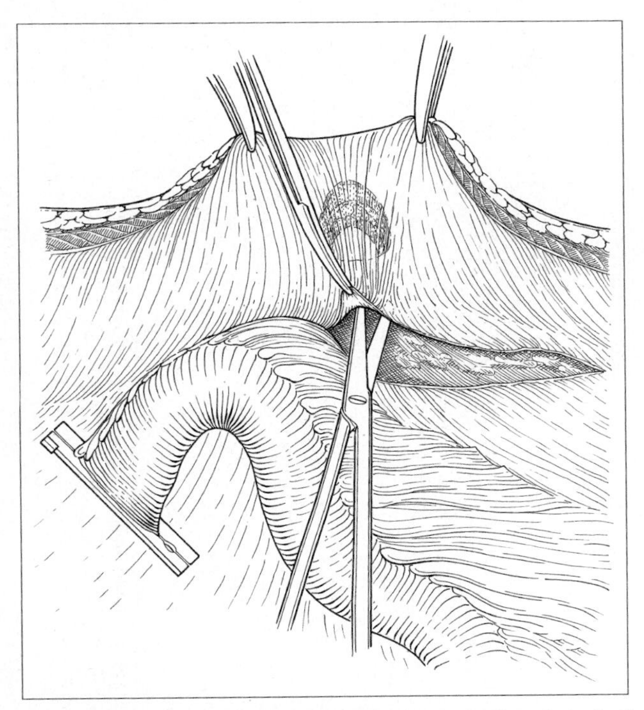

图 40.48　一种回肠造口术是利用腹膜后通道。从腹膜到腹壁造瘘口环之间的腹膜下方创建一个通道。

液和电解质从造口丢失。如果造瘘口排出量超过 1L，就应当监测电解质和容量的丢失情况，并给予静脉输液以补充液体的丢失。

脓毒症

在造瘘口周围、腹部或会阴区伤口、骨盆或

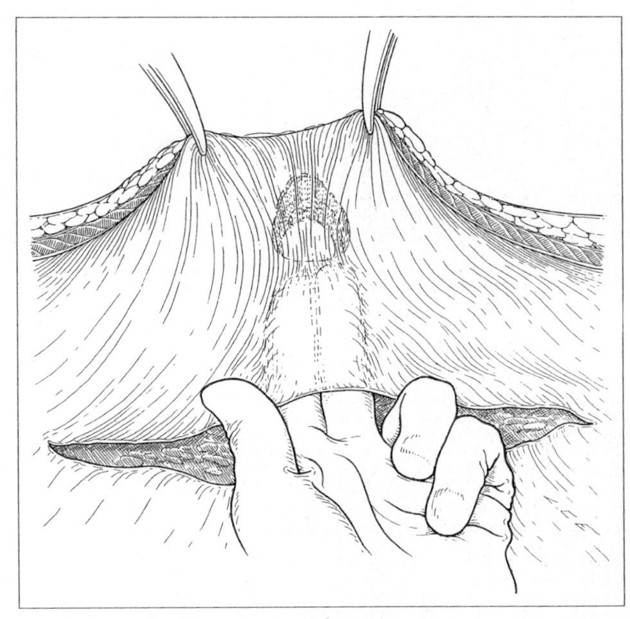

图 40.49　进一步钝性分离腹膜下通道。

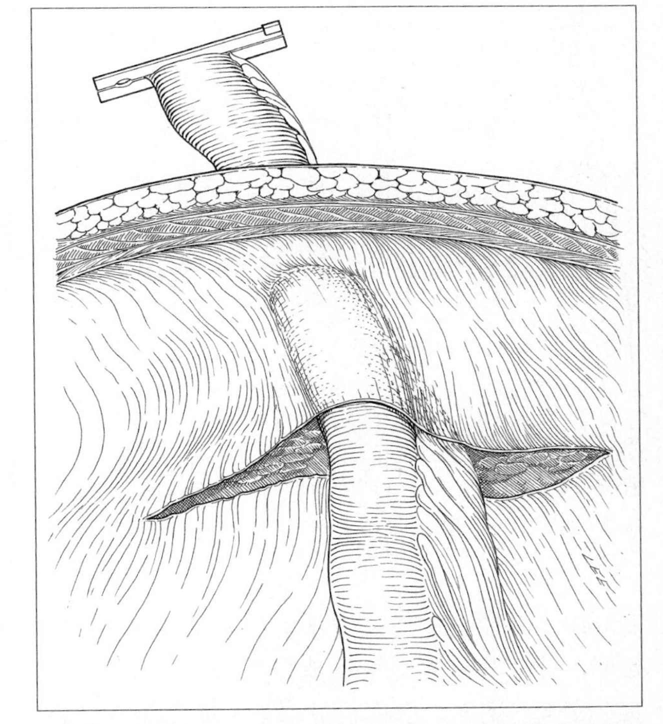

图 40.50　完整的腹膜后隧道。把回肠经此隧道递到腹壁造瘘口环外。

腹腔内均可能发生脓毒症（Sirinek 等，1977）。如果三处切口中任何一个伤口有脓毒症发生，应该拆除缝线进行自然引流。如果发生蜂窝组织炎扩散并伴有捻发音就需要考虑气性坏疽，应当行清创术及广泛引流，并联合包括甲硝唑的广谱抗菌

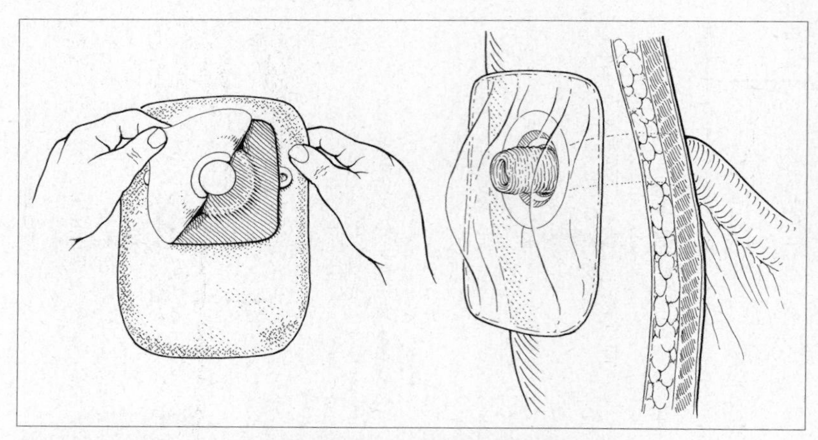

图 40.51 将回肠造口装置粘贴在造口周围的皮肤上。

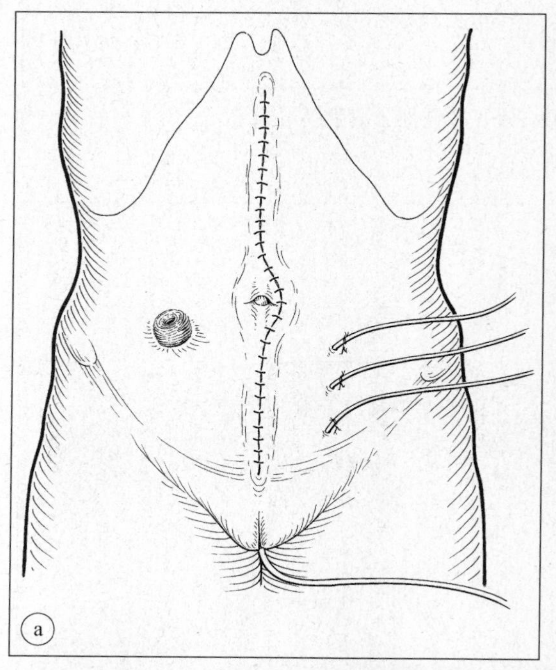

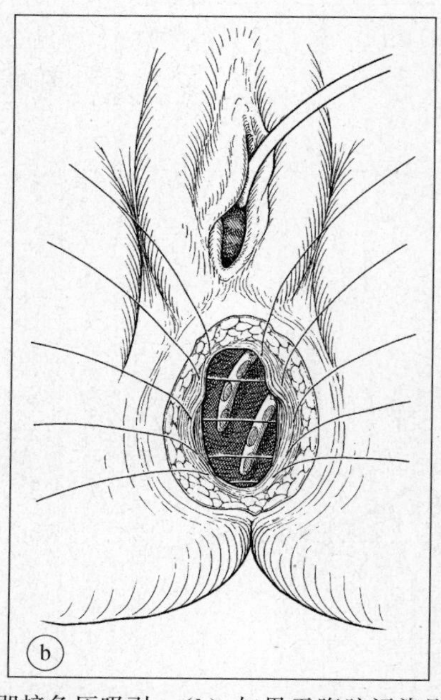

图 40.52 （**a**）引流管在回肠造口对侧穿出腹壁，随即接负压吸引，（**b**）如果无腹腔污染则可关闭盆底腹膜缺损，然后将耻骨直肠肌内部间断缝合，其中 2 条引流管放至会阴区。

素治疗。发生在造瘘口周围的脓毒症通常较容易处理，可在造口周围安置造口袋处理。这些感染通常会很快消除。腹部切口感染可能合并有空腔，而且如果在病房不能有效引流则应该在手术室将切口彻底敞开。

会阴伤口的脓毒症同样要求充分引流，而且必要时还需在麻醉下检查伤口情况。如果会阴伤口爬满健康的肉芽组织通常可以用合成橡胶泡沫敷料处理。脓毒症的风险与术中的粪便污染程度、患者年龄和体力虚弱有很密切的关系（Allsop 和 Lee，1978；Heinmann 等，1983；Bauer 等，1986；Phillips 等，1989）。

心理障碍

短暂的抑郁症是快速减少甾类药物剂量患者的常见并发症，应当告知患者这个可能（Druss 等，1968；Dlin 等，1969）。

出血

结直肠术后可能会发生广泛出血，多位于骨盆和会阴（Quiyao 等，1985）。会阴会变色及肿胀，可能会有会阴青肿。一旦诊断确立，最好将患者重

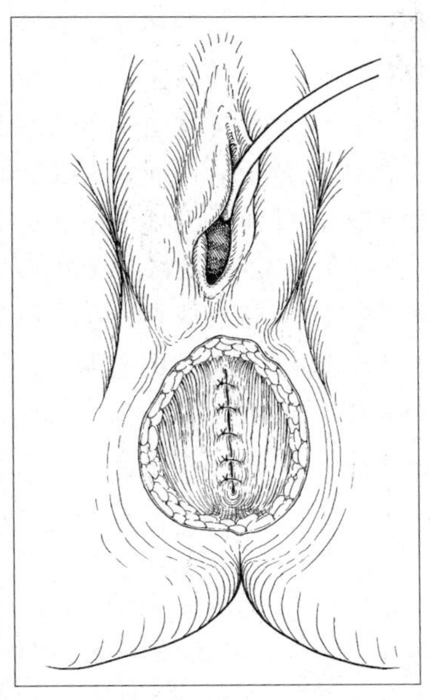

图 40.53　完成骨盆底的关闭。先关闭括约肌，然后关闭皮肤。

返手术室，重新打开伤口清除血肿。不一定能找到出血的部位，此时应该冲洗伤口，在会阴内填充大量敷料，敞开伤口。会阴伤口很少再缝合，如果缝合通常会发生感染而裂开。

迟发性肠梗阻

迟发性肠梗阻通常继发于一些原因如脓毒症、电解质紊乱或缺血。大多数病例可以保守治疗，但必须注意随时纠正肠梗阻的原因。如果肠梗阻持续则需要给予肠外营养。

血栓栓塞

血栓栓塞是结直肠切除术后不常见的并发症（Watts 等，1966），但是应该通过多普勒超声扫描仪检查，使用抗凝药治疗。

表 40.3　结直肠切除术后死亡率

	择期手术（*n*）	死亡率（%）	紧急手术	死亡率（%）	急诊手术（n）	死亡率（%）
Ritchie（1972）	128	2	75	11	43	23
Lee 和 Truelove（1980）	NS	NS			46	2
Goligher（1983）	320	3	141	11	43	23
Spence 和 Wilson（1983）	NS	NS			41	22

NS，未报道。

表 40.4　住院期间结直肠切除术治疗溃疡性结肠炎的死亡原因

腹内脓毒症	9
血栓性栓塞症	6
败血症	5
支气管肺炎	4
出血	2
脑出血	2
坏死性肠炎	1
肺脓肿	1
小肠梗阻	1
肾上腺皮质功能减退	1
电解质紊乱	1
糖尿病	1

来源自：Goligher（1983）。

粪瘘

这种并发症少见，但是可发生于术中、关腹或关闭会阴时小肠损伤的患者。肠外瘘可通过腹部或会阴的伤口表现出来。

腹腔镜下结直肠切除术方面

上述所有并发症都可发生于腹腔镜手术。使用硬膜外麻醉可以提高患者的恢复进程。避免使用吗啡，进行早期营养支持，早期去除静脉留置针、导尿和引流，早期活动可大大提高腹腔镜和开放手术患者的恢复速度。在现代的实践中，结直肠外科护士回顾分析显示，如无意外患者可以在术后第 5 天出院。

晚期并发症

尿路结石

溃疡性结肠炎患者结直肠切除及回肠造瘘术后

尿路结石的发病率逐渐升高（Maratka 和 Nedbal，1964；Bennett 和 Hughes，1972）。发生率为 8%～12%。但是我们的研究中的尿路结石发生率仅为 27%（Dew 等，1981）。1971 年 Ritchie 引用 St Mark 医院的发生率为 43%。随访时间延长尿石症发生率增加，Leeds 的最新研究报道的为 89%，广泛肠切除患者的发生率更高（Bambach 等，1981）。回肠造瘘术患者尿路结石的发病机制参见第 5 章。

肠梗阻

对所有结肠切除术患者来说肠梗阻是一个很麻烦的并发症（Nieuwenhuijzen 等，1998），而且在结直肠切除术同样可以行回直肠吻合术、盆腔储袋术和可控性回肠造口术。肠梗阻可以是早期或晚期并发症（Watts 等，1966；Daly 和 Brooke，1967；Ritchie，1971）。肠梗阻的原因包括粘连、网膜带粘连、肠管与腹壁或会阴切口关闭时的粘连、造瘘口旁沟梗阻和粪块阻塞。保留网膜可能是结肠切除术后肠梗阻发生率高的一个原因。453 名炎性肠病患者行结肠切除术后发生肠梗阻的原因见表 40.5（Ritchie，1971）。结直肠切除术后肠梗阻的发生率为 6.2%（Hughes，1965）～13%（Barker，1961）。有时肠梗阻可能会导致死亡。腹腔镜结直肠切除术可以减少粘连性肠梗阻发生的风险（Greene 等，2000）。

在我们的经验中，很大一部分肠梗阻患者可以保守治疗，但长时间的保守治疗需要极度警惕梗死的发生。由于切除超过 50cm 的小肠会引起长期的代谢后遗症，因此因肠梗阻发生缺血而切除小肠对所有回肠造瘘的患者都是悲剧。肠梗阻患者表现为剧烈的腹痛、呕吐和造口完全停止排气排便。诊断可以通过腹部平片证实，表现为腹部立位平片上的肠圈充气和液平。如果腹软且有肠鸣音应该尽早开始保守治疗，但是静脉输液、胃肠减压和镇痛治疗后每 12 小时后必须复查。另一方面，如果有明显的白细胞增多、腹膜炎体征或肠鸣音消失则提示可能有小肠的坏死，应尽早剖腹探查。使用透明质酸为主的生物可吸收膜来预防梗阻的研究认为，其可以减少粘连但不能明显减少肠梗阻的发生率。

表 40.5 453 例结肠切除术后肠梗阻的原因

42 例外科梗阻病（9.3%）	
早期	15（4 死亡）
晚期	29（1 死亡）
粘连	27
肠扭转	5
直肠残端粘连	2
造瘘口旁梗阻	6
其他原因	3
药物治疗 22 例梗阻病人	

来源自：Ritchie（1971）。

会阴疝

会阴疝是少见的并发症（Frizelle 和 Pemberton，1997）。小肠穿过裂开的盆底而发生间歇性梗阻。

多数报道会阴疝发生于恶性肿瘤的结直肠切除术后，普遍认为可能是广泛切除肛提肌而引起（Kelly，1960；Cawkwell，1962；Sarr 等，1982；Brotschi 等，1985）。修复盆底腹膜或植入网片可以治疗会阴疝。最好从腹部探查，因为如果从会阴入路可能会损伤小肠。

持续的会阴窦道形成

参见第 6 章。

造口相关并发症

参见第 5 章。

性功能的影响

参见第 7 章。

恶性肿瘤

曾有报道溃疡性结肠炎患者造口的回肠段合并腺癌，但是非常罕见（Vasilevsky 和 Gordon，1986）。

慢性回肠造口腹泻

间歇性脱水和电解质丢失是一个已知的结直肠切除术后并发症。如果诊断为克罗恩病切除了大于 10cm 的小肠，之前曾行胆囊切除术或合并慢性小肠梗阻的患者更容易发生。通常治疗主要是补充液体和电解质。理论上可以在空肠内插入阻隔物，但很少建议使用（Hotokezaka 等，1996）。

恢复与随访

与急诊行结肠次全切除术的患者相比，患者的恢复很快。的确，很多患者很惊讶他们能如此快速恢复工作。但是患者的恢复很大程度上依赖于患者的活动。为了减轻慢性疾病的负担，大多数患者表示他们希望早期手术。许多患者很快就适应回肠造口，而且其中有很大一部分还成为造口协会的支持者。

溃疡性结肠炎行结直肠切除术的患者应当每间隔 1～2 个月就复查一次，直到会阴伤口完全愈合且早期造口的问题已经解决。应当让患者了解开放式造口诊所的位置和开放时间。建议口服适量流质饮食，并避免进食可能会导致肠梗阻的食物。应当告知患者肠梗阻的危险性，如果出现造瘘口停止排气排便同时合并肠绞痛时要立即返回医院。我们一般在术后第一个 12 个月之后每 2 年随访患者一次。

替代性手术

结直肠切除术和肛管黏膜切除术

此手术可能替代传统的结直肠切除术，需考虑两点：第一，此术式消除了会阴伤口，因为即使患者处于最佳状况下会阴伤口的一期愈合率仅达 80%，而对是否切除肛管存在很大的争论；第二，限制手术切除肛管黏膜（Deane 和 Celestin，1983；Fasth 等，1985），选择回肠储袋与肛管吻合对不能接受回肠造口的患者仍然是保留术式（Ogunbiyi 等，1997）。

当腹部手术完全剥离直肠后，圆周形切除肛管直肠连接部以上的环肌和纵肌纤维，连续性切除从肛管到直肠的肛管黏膜；或者可以在肛提肌水平分离直肠，剥除此水平以下的肛管黏膜，就类似其他重建性结直肠切除术的传统技术。

结肠切除术和近端结直肠切除术

我们不赞成结直肠切除术是急诊结肠切除术时的选择，但我们认为在两种情况下结肠次全切除术和回肠造口术不适合。这些情况包括因严重的直肠疾病大量出血的患者和在腹膜反折处及其以下发生穿孔的患者。在这种情况下应当像结直肠切除术一样游离直肠，在盆底分离内脏。这种方法可以给患者做骨盆内肠袋或后期行经会阴直肠切除术的选择（Martin 等，1977；Goligher，1984a；Poppen 等，1996；O'Riordain 和 O'Connell，1997）。我们要强调的是，当患者保留的直肠残端较传统黏膜瘘的残端短，或在骶岬处分离直肠时，从技术上使得回肠储袋肛管吻合变得极为困难。在此情况下，回肠储袋造口术可能是更有价值的选择（Dozois 等，1980；Cohen，1982），或者做骨盆内肠袋可能在后期更合适（Devine 和 Webb，1951；Coran 等，1983；Cohen 等，1985；Dozois，1985）。如果在分离较短直肠残株时没有技术性的困难，重建性结直肠切除术可以获得很好的功能，因此可以保留肛管感觉和骨盆的运动功能（Duthie 和 Bennett，1960；Duthie 和 Gains，1960；Duthie 和 Watts，1965）（见 Chapter 44）。

二次直肠切除术

原理

如果在结肠次全切除术及回肠造口术后，由于括约肌功能减弱或克罗恩病的可能，保留括约肌的手术是禁忌的，应当认真考虑切除直肠（Binder 等，1975；Poppen 等，1996）。直肠残株通常较长且患者在急诊手术中会有黏液瘘（图 40.54）；直肠残株在腹膜反折处被重叠缝合（图 40.40）。相同的情况可适用于回直肠吻合术的患者，但是由于突然的功能丧失、腹泻和复发性直肠炎，如果患者

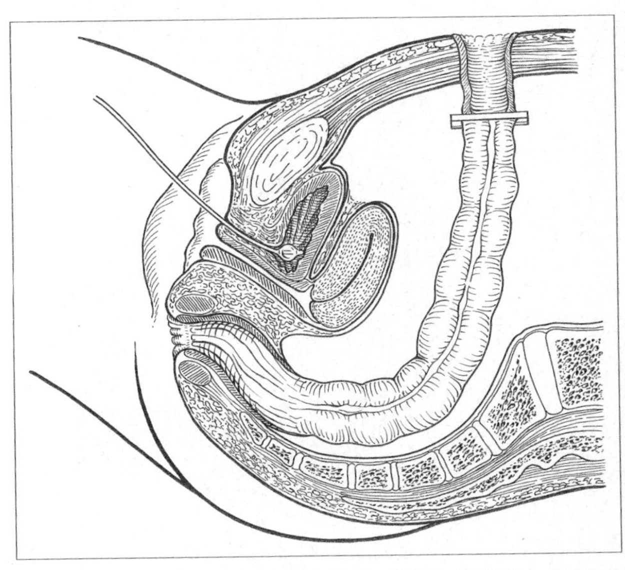

图 40.54 如果病人行直肠切除术后并发黏液瘘，从腹壁上游离黏液瘘；为了防止污染腹部，开腹后游离直肠前在肠管上固定 Potts 钳，然后常规切除直肠。

决定接受永久性回肠造瘘就可以切除肛管直肠（O'Riordain 和 O'Connell，1997）。直肠残株较长，通常应该行同步的腹会阴联合手术。或者也可以行腹腔镜下直肠切除术。但是 1996 年 Poppen 及其他人在 29 例手术中有 28 例从会阴入路切除长约 12cm 的直肠。急诊手术时游离直肠可能要低位横断直肠（图 40.55）。在这种情况下，几乎都可以行经会阴的直肠切除术。

结肠切除术后直肠残株的结局

1976 年 Binder 等分析了 49 名行急诊结肠次全切除术患者的结局（表 40.6）。其中 5 人行二期回直肠吻合术，这其中 2 人后来又应行直肠切除术。其他患者中有 37 人在后来回顾分析时已行直肠切除，剩余的 5 人仍原位保留直肠，2 人因恶性肿瘤而死亡。直肠切除术后没有患者死亡。

大多数作者认为直肠疾病甚至在直肠废用时仍可能进展（Warren 等，1993）。此外，当原位保留直肠后（除了脓毒症和出血），一些肠外表现可能没有改善，特别是皮肤和关节的并发症。或许更坏的担忧就是直肠残株癌变的风险，由于不易发现故预后不良（Slaney 和 Brooke，1959；Hudson，1961；Griffen 等，1963）（见第 38 章）。鉴于这个原因，大多数结肠次全切除术患者于术后 1～2 年

表 40.6 结肠次全切除术的结果

49 结肠次全切除术		
5 二次回肠直肠吻合术	2 死于恶性肿瘤	5 直肠保持原位
3 保持回肠直肠吻合术	2 直肠切除术	37 直肠切除术
		39 直肠切除术

来源自：Binder 等（1976）。

行直肠切除术。1965 年 Moss 和 Keddie 报道了急诊结肠切除术后行直肠切除术的概率是 72%，1956 年 Mayo 等的系列报道中的发生率为 56%。

Cleveland 诊所对 288 名患者的直肠残株的结局进行了分析（Oakley 等，1985）。直肠残株更改为回直肠吻合的患者只有 29% 有功能吻合；55% 行直肠切除并且只有 13% 原位保留直肠。9 名（3.1%）患者在随访期间发生了直肠癌：4 例发生于一直保留直肠残端的患者和 5 人在回肠直肠吻合术后直肠残株发生恶变。

现在有很明显的证据说明，即使结肠次全切除术后保留直肠没有症状的患者，也应该督促其行任何形式的直肠切除，制作储袋或切除括约肌，这是因为有癌变风险且即使是规律复查的患者也不易发现（Baker 等，1978；Grundfest 等，1981；Lavery 和 Jagelman，1982）。如果是儿童行急诊结肠切除术，即使其中约有 1/4 做了回直肠吻合，但大多数仍需行直肠切除（Trudel 等，1987）。现在建议大多数的儿童病人行盆腔内储袋。

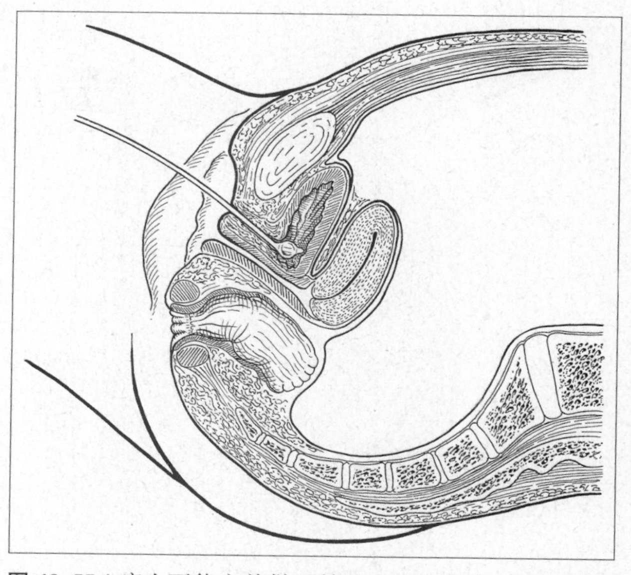

图 40.55 病人可能之前做过结肠次全切除术，直肠残株可能重叠缝合在骨盆边缘。这种情况下直肠残株必须从上面鉴别清楚。有时候在直肠内插入乙状结肠镜，操作会容易些，然后如上所述切除直肠。

咨询与术前准备

除了行回直肠吻合术后再切除直肠的患者外，没有必要让其咨询已行功能性回肠造瘘的患者。

与全直肠结肠切除术前准备是相似的。对先行功能性回直肠吻合术现又拟行直肠切除术的患者当然必须先标记造口位置。如果患者还有直肠残株，最好术前能在直肠残株内插入一个 20 F 或 25F 的 Foley 导管并用消毒剂冲洗。

除非术前已行直肠镜检，否则不可能知道患者是否适合行会阴直肠切除术。少数还有直肠的患者很难耐受可屈性乙状结肠镜检查，可能需在全麻下才能做此检查。如果直肠残株有 8cm 或更短，会阴

直肠切除就不会有什么困难。有时甚至可以切除更长的直肠残株（Poppen 等，1996）。但是，如果直肠残留大于 8cm，最好还是行腹会阴联合直肠切除术。

手术技巧

腹会阴联合直肠切除术

麻醉和体位与结直肠切除术相同，同时要导尿。如果患者已经有一个位置良好的造口，则在其表面盖上透明贴将其封闭。从原切口开腹并松解粘连。

如果有黏液瘘，将乙状结肠与腹膜粘连游离开，用 Potts 钳或一排钛夹夹住肠管之后从腹壁上切除结肠（见图 40.54）。手术的其他部分同结直肠切除术（见图 40.8～图 40.30）。

如果患者已行回直肠吻合术且造口位置良好，没必要更改造口，因为造口远端肠管可以闭合并用直线切割器（TLC50 或 GIA50）切断（图 40.56）。然后如前所述切除直肠。如果没有回肠造口，开腹后在术前已标记的造口位置处做一个造瘘环。游离回直肠吻合口，切除直肠，最后再同样地进行回肠造瘘。

最困难的是直肠在腹膜反折处或以下被切断（Keighley 等，1996）。除非是初次手术时为了易于日后容易辨认而将直肠固定好，否则既难于寻找又易损伤膀胱，男性还可能损伤性功能。首先辨认直肠后间隙更为容易，但是这样做又可能损伤骶丛神经。因此我们多用一根长软的橡胶管从下面穿入直肠；或者会阴组医生用较硬的乙状结肠镜插到直肠残株的顶端（图 40.57）。这样腹部组的医生就可以辨认出圆形的直肠残株，并在两边加强缝合。然后游离直肠后间隙。一般游离出一段合适的长度可以用钳子夹住以便牵引，使直肠切除更容易。手术其他部分如前所述，如果要避免会阴切口，括约肌间的直肠肛管切除术或上方的肛管切除和肛管黏膜切除术均同前（Frizelle 和 Pemberton，1997）（图 40.58）。

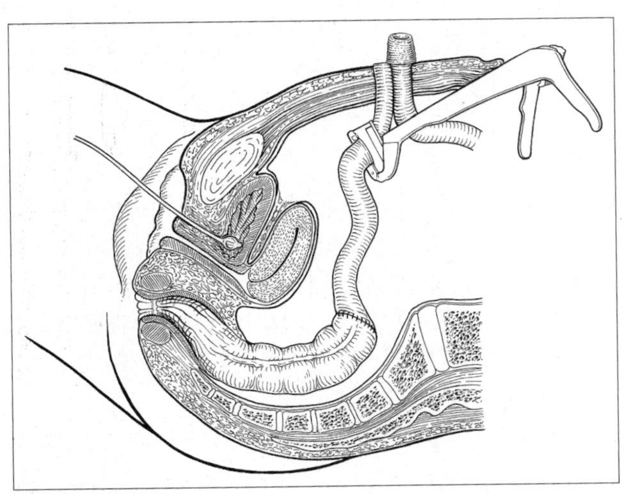

图 40.56　以前做过结肠次全切除术、回肠直肠吻合术联合回肠袢式造口术。回肠袢造口术的效果良好；因此末端用线型 U 型钉器械横断和分开。然后按常规方法切除直肠残株。

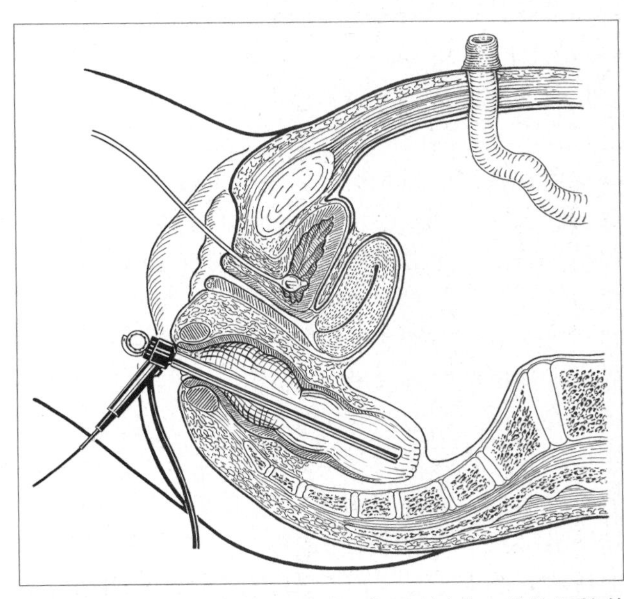

图 40.57　如果直肠残株难以鉴别，用硬质乙状结肠镜伸入残株，分离包绕其尖端的组织即可鉴别。

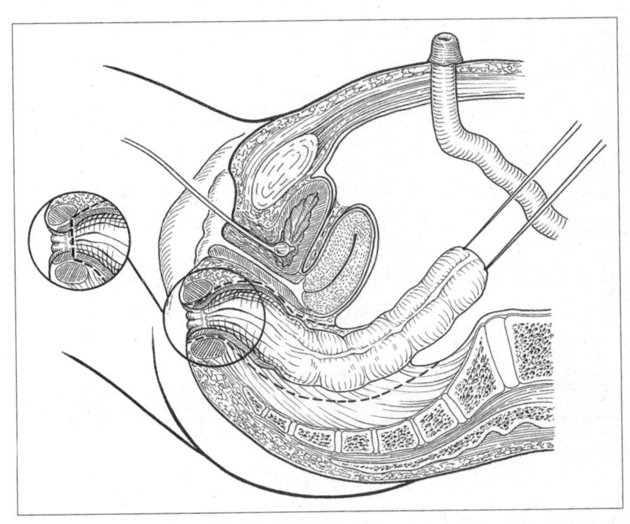

图 40.58　将直肠残株进行两次加强缝合并按常规方法切除直肠。选择一种保守的直肠结肠切除术是可行的。这种方法在齿状线以上横断直肠肛门连接部，保留了肛门括约肌。

会阴直肠切除术

这是一种让人满意的手术，对患者的影响很小。患者术后3～5天就可出院。由于术中出血量较大难以控制，术前应交叉配血。如果常规麻醉下加用脊尾麻醉成功，可以减少术后疼痛和镇痛剂的需求。

为了以防万一要经腹手术，以上的术前准备对腹部和会阴区的准备也是需要的。铺巾与结直肠切除术一样，但体位不同。如果髋关节允许，最好能外展60°并折叠90°，必须用头戴式手术灯，有额外的洗手护士以备腹会阴同步手术。

插入吻合器前用聚维酮碘填充直肠残株。术中应保留外括约肌和盆底。从括约肌间隙内切除直肠(Poppen等，1996)。这样出血量比外括约肌被切除要少得多。通常在切除肛管时没有足够的空间放置自固定拉钩，但是当后方切断Waldeyer筋膜及在直肠前方切断耻骨直肠肌时，插入叶片拉钩或自固定拉钩也可以起作用。必须用Roberts钳或长电刀尽量紧贴直肠切断外侧韧带（图40.59)。可以用手指分离直肠壶腹与骶骨之间的所有连接组织。从此点向前，前间隙游离（图40.60～图40.62)。如果确定直肠残株顶端有困难——重要的是避免留下任何直肠黏膜组织——可以先取出会阴的吻合器，插入橡皮管或Hegar扩张器以便术者能朝骶骨岬方向分开直肠顶端。或者将直肠切开一个小口后用两把钳子夹住直肠顶端。在切口上方结扎直肠上血管；由此再分离直肠与钳子之间最后的连接（图40.62)。

术中应随时注意是否有小肠的损伤；如果有适合的光线，合适的牵引（我们推荐所有三种型号的Kocher拉钩)，术者紧贴直肠分离，术中通常损伤非常小。

堵塞空洞并确切止血，用可吸收线或Dexon关闭盆底，盆底放两根吸引引流管从会阴处穿出。

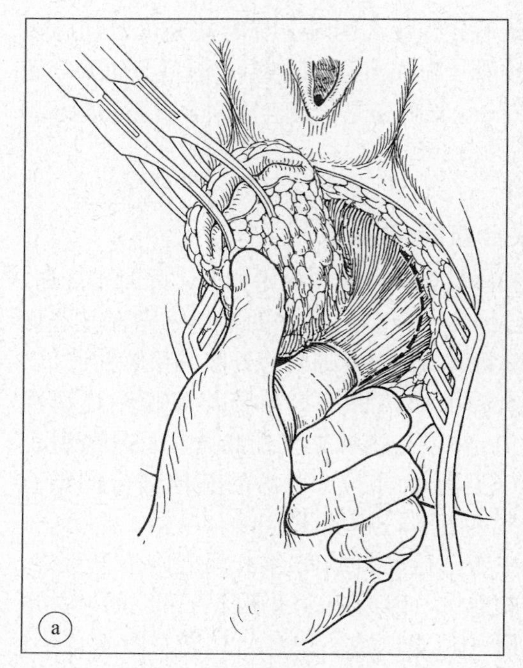

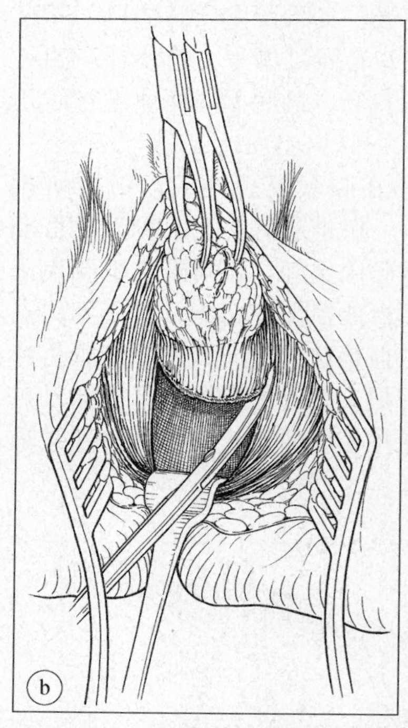

图40.59 经会阴直肠切除术。**(a)** 直肠肛门的游离方法见图40.17～图40.30。这个病人不适合从括约肌间切开。直肠肛门连同肛门外括约肌一起切除，并从侧方分离肛提肌。**(b)** 完全显示出直肠后平面并逐渐将直肠从骶骨前筋膜上游离下来，整个过程中要注意不要损伤骶前静脉。

腹腔镜下直肠切除术

如果盆底没有过严重的脓毒症、多次手术或明显的粘连，就可以行腹腔镜下直肠切除术。如果直肠情况好（图40.54、图40.56或图40.57)，也可以试行腹腔镜手术。如果情况像图40.55，可能需行会阴直肠切除术。一般提议用经腹手术或腹会阴联合手术（参见第30章)。辨认直肠并分离盆底腹膜。直肠后方游离时要紧贴直肠系膜而远离骶前筋膜。用超声刀从侧方间隙游离致直肠系膜就不易损伤骨盆侧壁并使自主神经丛得以保留。前方的游离要紧贴在Denonvilliers筋膜后方。此时会阴组在肛提肌内操作应当到达腹腔镜组的范围。在此之

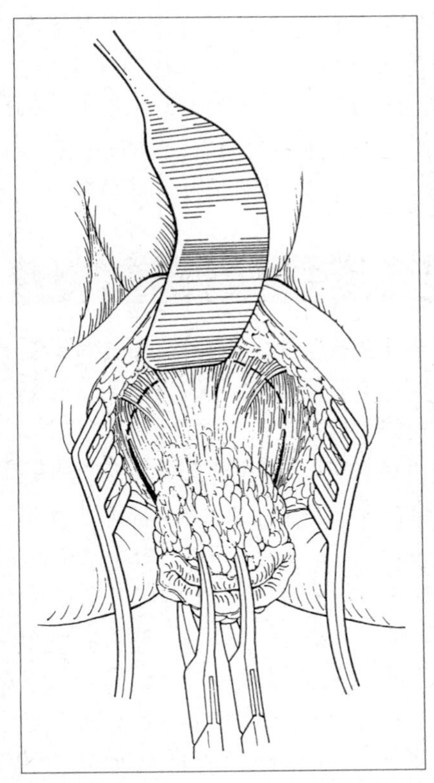

图 40.60　前外侧解剖包括耻骨直肠肌内部纤维的分离。

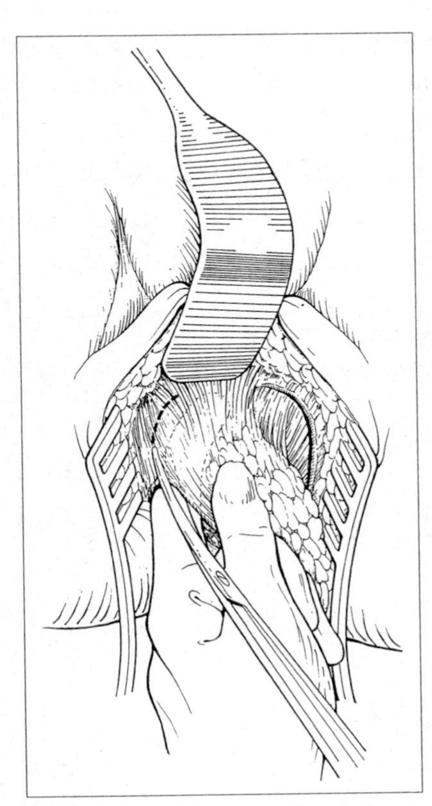

图 40.61　直肠阴道隔完全暴露出来后分离肛提肌的前面部分纤维。

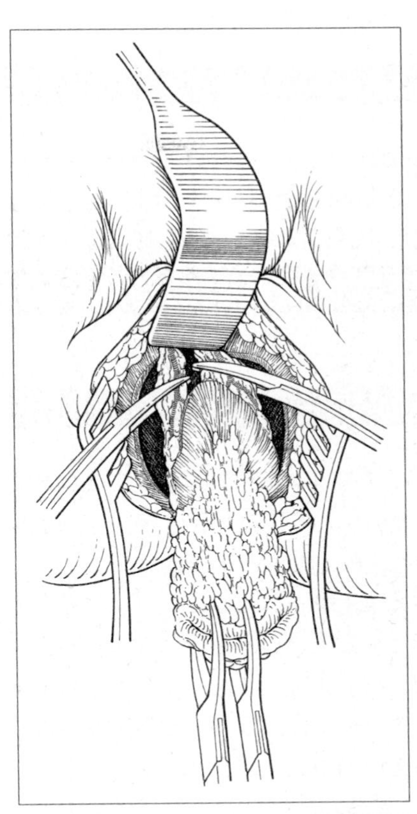

图 40.62　在切除直肠残株之前必须钳夹切断直肠上血管。

前，在从会阴入路切断直肠上血管后将直肠残株拉出（具体操作详见腹腔镜结直肠切除术）。

术后处理

通常术后只有一个很短暂的时期会发生肠麻痹。造口在第一个 24 小时内就会工作，所以患者一般随后就可以进食。如果引流量减少，术后第 2～3 天就可以拔除吸引引流管。术后第 6～7 天会阴伤口可以拆线，通常此时患者已经出院了。

术后并发症与随访

除了结直肠切除术中所提到的并发症，还需考虑的就是拔除导尿管之后出现的尿潴留、会阴脓毒症，如果术中有肠损伤还要注意肠会阴瘘的形成。

恢复和随访也同前所述。文献指出如果用括约肌间切除术式可以促进会阴伤口愈合及基本消除了男性性无能的可能（Lyttle 和 Parks，1977；Berry 等，1986；Lee 和 Berry，1986；O'Riordain 和 O'Connell，1997）。

单纯直肠切除术

单纯直肠切除术在过去主要用于直肠炎的治疗（参见第36章）。但是溃疡性结肠炎行腹会阴联合切除后残留的结肠有很高的疾病复发率（Clark 和 Ward，1980），我们不推荐直肠炎患者仅行直肠切除术。如果此组患者需要外科治疗，我们现在都直接推荐重建性结直肠切除术，特别是患者小于60岁并有严重的大便急和偶然的大便失禁（Samaresekera 等，1996；Tann 等，1997；Delaney 等，2002）。

第二部分：溃疡性结肠炎的结肠次全切除术和回肠直肠吻合术

原理、背景与比较

Devine（1943）和 Corbett（1952）是结肠炎全结肠切除术和回肠乙状结肠或回肠直肠吻合术的先驱者（Lilienthal，1901）。Wangensteen 是第一个实施同期手术的人（Wangensteen，1943；Wangensteen 和 Toon，1948）；从此以后在文献资料中出现了许多大型系列研究（Best，1948；Muir，1959；Hughes 和 Russell，1967；Katz，1969；Veidenheimer 等，1970；Yudin，1973；Mignon 等，1974）。

尽管结直肠切除术对溃疡性结肠炎来说是一个非常成功的手术，但在一些患者眼中这个手术有一个不能克服的缺点，即永久性回肠造瘘。在储袋之前的时期有一些患者强烈反对，在儿童病例中，患儿的父母常迟迟不能决定行结直肠切除术。虽然儿童最初看起来可以完全适应回肠造瘘，但是当进入青春期后就会更难接受造口的存在（Nixon，1974）。因此，这就有了保留括约肌的手术，前提是安全并且没有长期并发症。

如果医院死亡率较低，就可以考虑回直肠吻合手术作为一个安全的术式选择，特别是择期手术时（Watts 和 Hughes，1977；Baker 等，1978；Khubchandani 等，1978；Lavery 等，1983；Hawley，1985；Oakley 等，1985；Bunt，1985）。吻合口瘘和严重脓毒症的发生率也很低（表40.7）。另外很多患者手术后许多年回直肠吻合口的功能一直都正常。显然有些患者——Aberdeen 的系列研究中约30%（Jones 等，1977）——需要常规服用止泻剂，约1/3的患者需要局部使用激素或柳氮磺吡啶维持治疗（Khubchandani 等，1978；Gallone 等，1980）。平均排便频率在每天4～5次，虽然大半的患者夜间需要起床上厕所，但真正的大便失禁较罕见（Goligher，1983b）。

临床医生主要考虑的是保留直肠后的长期并发

表 40.7　回肠直肠吻合术的结果

作者	人数	手术死亡	严重脓毒症	吻合口漏	仍有功能	随访期发生肿瘤	排便频率复查	Szp/类固醇	止泻剂
Jones 等（1977）*	36	2	4	1	32	0	3.6	9	11
Watts 和 Hughes（1977）*	81	NS	NS	NS	69	0†	4.7	1	37
Baker 等（1978）	384	10	NS	5	373	22（12†）	NS	NS	NS
Khubchandani 等（1978）*	56	0	1	1	53	0	3.4	NS	NS
Lavery 等（1983）*	466	0	NS	NS	37	1（1†）	4.5	NS	NS
Hawley（1985）	125	0	6	NS	92	4（1†）	4.2	14	64
Oakley 等（1985）	145	0	5	3	112	5（2†）	4.3	37	21
Leijonmarck 等（1990）	51	2	5	2	22	0	4.0	9	4

NS，未报道；Szp，柳氮磺吡啶；FU，随访。

* 这个系列包含部分克罗恩病人。

† 随后很多著作报道了这种情况。

症，如癌变风险和直肠炎的发生。随访期短的报道可使粗心的读者曲解为很安全。例如，1960 年 Aylett 在早期交流中忽略了大量问题；反之 1978 年 Baker 等报道了同样系列的研究，对 61%的患者持续了超过 10 年的随访，发现有 22 例癌变——发生率是同年龄性别对照组的 2 倍。相似的，1977 年 Watts 和 Hughes 最初报道 Melbourne 试验中 81 例患者没有人发现癌变；反之，5 年之后 Johnson（1983a）等报道同样的临床资料，273 名患者中有 10 人证实为恶性肿瘤。重症直肠炎的发生率没有充分记录，但是可能为 10%～60%（Aylett，1966；Adson 等，1972；Mignon 等，1974；Gruner 等，1975；Watts 和 Hughes，1977）。

现在的结肠切除术和回直肠吻合术必须与重建性结直肠切除术相比，谁具有根治疾病的优点，谁又可以保持肠腔的连续性（Pemberton 等，1982，1988；Lindquist 等，1984；Fazio 等，1999；Weinryb 等，2003）。但是在两个保留括约肌的手术间比较很困难，除了 Aylett（1974）和 Ribet（1973）等外，此后大多数外科医生选择回直肠吻合术（表 40.8）。相反，回肠直肠储袋吻合是几乎所有 50 岁以下溃疡性结肠炎患者可行的术式选择（Nicholls 等，1984）。但对老年病人来说回直肠吻合术可能是更好的选择（Beckwith 等，1992）。大多数回直肠吻合术是在 1960—1980 年间完成的，这也使得进一步的比较更困难。从那以后外科医生多选择制作骨盆内储袋，而选择性回直肠吻合术已经过时了（Mann，1988）。

1985 年 Hawley 在回直肠吻合组与复原性结直肠切除术之间进行比较，骨盆内储袋组随访时间比回直肠吻合术组短得多，大多数储袋组患者完成 St Mark 学习曲线（表 40.9）。回直肠吻合术后大多数并发症只发生于其中 6%的患者；平均住院时间为 21 天，即使发生主要并发症也只需 63 天。相反，行回肠储袋肛管吻合术后 31%患者有主要并发症；平均住院时间是 31 天，如果发生并发症住院时间会超过 100 天。但是，现在的骨盆内储袋术的并发症比以上要小得多。我们 1990～1 的数据提示，只有 10%的患者发生并发症且所有的住院时间仅为 15 天。复原性结直肠切除术后的排便频率比回直肠吻合术要高得多，但是储袋炎的风险可能是直肠炎的一半。问题是只有 20%～30%的患者适合回直肠吻合术，相比之下超过 90%的患者可以做储袋术。Stockholm 小组对这些术式进行了更深入的比较（Leijonmarck 等，1990；表 40.10），他们认为回直肠吻合组的功能会更好，但是可以接受小于一半的回直肠吻合术患者 10 年之后仍然保留直肠。

适应证

过去回直肠吻合术的指征明显受到外科医生的判断的影响（Jones 等，1978）。1971 年 Aylett 对几乎所有患者都行了回直肠吻合术。现在溃疡性结

表 40.8 适合做回肠直肠吻合术患者的比例

作者	城市/医院	结肠全切术	回肠直肠吻合术
Muir（1959）	London	60	19
Ehrenpreis（1966）	Stockholm（19 years）	45	19
Hughes 和 Russell（1967）	Melbourne	234	63
Veidenheimer 等（1970）	Lahey Clinic	387	36
Sprechler 和 Baden（1971）	Copenhagen	127	48
Adson 等（1972）	Mayo Clinic	350	35
Ribet 等（1973）	Lille	76	76
Vink 和 Beerstecker（1973）	Leyden	73	42
Yudin（1973）	Moscow	167	55
Aylett（1974）	Gordon Hospital	461	436
Mignon 等（1974）	Paris	250	28
Jones 和 Orr（1983）	Aberdeen	121	45
Leijonmarck 等（1990）	Stockholm	486	60

表 40.9 St Marks 医院回肠直肠吻合术与回肠肛门吻合术的比较

吻合术式	人数	手术死亡	并发症（%）			小肠梗阻病例（%）
			无	较少	较多	
回肠直肠	125	0	55（17）	39（28）	6（63）	9.6
回肠肛门	83	1	31（25）	37（36）	31（>100）	12.4

括号内值表示平均住院天数。
来源自：Hawley，1985。

表 40.10 回肠直肠吻合术与回肠储袋肛门吻合术的对比

作者	病例	随访时间（年）	大便次数		节制比例
			频率/24 小时	夜间排便（%）	白天/晚上（%）
回肠直肠吻合术					
Oakley 等（1985）	92	8	4.3	5	100/100
Leijonmarck 等（1990）	22	13	4.0	0	100/100
重建性结直肠切除术					
Liljevist 等（1988）	66	2	5.0	36	77/80
Pemberton 等（1988）	390	2.3	6.0	37	94/NS
Wexner 等（1989）	114	5	6.9	NS	91/76

NS，未报道。

肠炎患者很少行回直肠吻合术，但是有些外科医生仍然对括约肌正常且直肠病变轻微的年轻患者推荐这种手术（Mann，1988；Leijonmarck 等，1990），有直肠扩张更好（Farthing 和 Lennard-Jones，1978）。但是，我们认为这些患者是骨盆储袋手术的理想对象。少数外科医生仍然坚持使用回直肠吻合术，特别是对儿童患者，而且即使有中度的直肠炎也准备给患者行回肠与直肠吻合，除非是合并首次手术后直肠狭窄、肛周病变和持续的直肠出血才不予以考虑（Ehrenpreis，1966；Sprechler 和 Baden，1971；Vink 和 Beerstecker，1973；Fazio，1980）。

回直肠吻合术对儿童来说可能是一个很有吸引力的手术方式，可以避免造瘘，并发症少且大多数孩子可以快速返回学校。但是家长必须警惕这不太可能是最后的手术，同时必须告知家长有癌变的风险；还必须告知他们每年进行乙状结肠镜复查的重要性。随着回肠储袋肛管吻合技术的提高和死亡率逐渐下降，此术式在儿童患者中越来越常用了。

回肠直肠吻合术在治疗青少年慢性持续性结肠炎中也有少许作用，这些患者不希望在他们的职业生涯或训练中花费大于 4～6 个月来恢复二期骨盆储袋术，且有导致性功能损伤的风险。合并适当的肛门括约肌紧张和轻度直肠疾病的老年患者特别适合回直肠吻合术。术后的功能可能比回肠袋肛管吻合术更好，而且如果术前病史很短，那么癌变的风险也很小（Watts 等，1966）。回直肠吻合术也可以作为静止期溃疡性结肠炎合并结肠癌患者的姑息手术治疗。对有肝转移且结肠炎静止的患者，如果肿瘤不位于盆腔内就不可避免地要行结直肠切除术（Flint 等，1977；Armstrong 等，2001）。甚至对 Dukes C 期肿瘤患者的预后也有争议，影响预后的是原发肿瘤而不是保留的直肠发生的肿瘤，因此如果直肠炎症不严重可行回直肠吻合术。因为原发性硬化性胆管炎患者术后有很高的并发症发生率和储袋炎发生率，有人认为对这些患者来说回直肠吻合术比储袋术更好。另外，对肝脏的风险可能也更小（参见第 41 章）。

对结肠次全切及回肠造瘘术后发生严重的回肠造瘘口腹泻的患者可建议行回直肠吻合术（Aylett，1970），如此可通过恢复残留大肠内循环而减少体液丢失（Hill 等，1974）。或许最令人信服的适合回直肠吻合术的患者是直肠残留较少而直肠炎不确定者，或有特征提示但还未诊断的克罗恩病患者（Pastore等，1997）。但是要评估结肠次全切除术后残端直肠比较困难，这是由于直肠已退出肠道循环。直肠炎会发生转化，由于直肠被废用且直肠病变使得直肠功能被低估，故直肠功能的评估多不可靠。如此临床医生主要依靠术前评估疾病分布，但不一定都能做到。不确定的结肠炎患者行复原性结直肠切除术的结果是可变的，储袋手术在此组患者中的作用也有很大的争议性（Pannis等，1996；Connolly等，1997）。我们认为回直肠吻合术在此组患者中意义重大，可以让其他术式在将来可以实现。

如果有肛周疾病、直肠狭窄、严重的直肠炎症，或如果直肠容纳空气最大量小于150ml的患者我们不建议行回直肠吻合术（Weaver和Keighley，1986）。

急诊结肠次全切除术和回直肠吻合术曾用于急性暴发结肠炎（Spence和Wilson，1983）。一般有较高的并发率，我们不建议急诊情况下行未准备的一期吻合。尽管如此，有的研究主张行回直肠吻合术，但有人推测此法应当用作紧急手术而不是急诊手术。1985年Oakley等报道288名行急诊手术的病人有90名行一期回直肠吻合术。1975年Binder等也报道为急性结肠炎患者成功地实施了回直肠吻合术。我们对此也有一些经验（Morrell等，1986）；有些结果是极为可观的，但是综合来看，我们认为对急性结肠炎患者最安全的选择是急诊结肠切除术及回肠造瘘术并保留部分直肠。在后来，如果不怀疑有潜在的克罗恩病，则建议行Ⅱ期的回直肠吻合术（Pastore等，1997）。但是由于要区分功能减退的直肠炎和直肠克罗恩病几乎不太可能，故急诊结肠次全切除术后直肠残株的评估可能较为困难（Warren等，1993）。

忠告

即使患者已有计划好的选择性结肠切除术和回直肠造瘘术，也常规要告知患者如果有任何技术上的困难可能可能会行短暂的回肠造瘘。因此，建议对所有患者术前都安排造瘘口护理护士标记一个合适的造瘘位置。必须告知所有患者有复发性直肠炎和直肠癌的风险。

术前准备

如果患者近期在行类固醇激素治疗则术前应该使用激素。术前准备应当给予患者流质饮食，两粒Picolax或磷酸钠胶囊。围术期应用单剂量抗生素被膜。建议用静脉曲张用长筒袜以及大腿用空气袋用来预防血栓栓塞，但不要使用肝素。术前再用乙状结肠镜评估直肠表现。但是如果直肠已被废用，就很难用乙状结肠镜或活组织检查来区分结肠炎复发和功能减退性直肠炎（Dixon和Riddell，1990）。

手术技巧

体位

Lloyd Davies体位是30°头低位及膀胱内导尿。手术需要一个助手和一个洗手护士。

结肠切除术的实施

游离右半结肠、末段回肠和结肠肝曲。从横结肠系膜处解剖大网膜，然后打开侧腹膜游离左半结肠，松解脾曲，详见第39章。结扎外周血管，保留远端乙状结肠血管。打开乙状结肠与腹膜的连接处，游离乙状结肠系膜至骶骨岬直肠乙状结肠连接部。用无创夹夹住直肠壶腹，切断末段回肠系膜但要保留回结肠动脉，以防日后要行复原性结直肠切除术。尽量少切除末段回肠，而且必要时切断Treves折叠以便能从回盲部横断回肠。在两把挤压钳或闭合器之间切断肠管（图40.63）。

回直肠吻合术

回直肠吻合术的操作与克罗恩病时所述的方式相同（参见第45章）。如果肠管末端已用闭合器封闭，可用无创钳抓持并用电刀切除末端。用普鲁黄拭子擦去肠管残端的肠内容物及局部止血（图40.64）。吻合口可间断缝合（如图所示），或用2/0或3/0的可吸收线经石蜡油润滑后行单层连续缝合，也可用PDS进行缝合。回直肠吻合口两边都行连续全层内翻缝合将两个侧角都包埋好。

通常回肠与直肠的直径有很大的差异。尽管如此，我们应当避免切开末端回肠的前壁，最好是在放置切割器时使两个肠管断端口径一致。

肠吻合是从肠管后排的两个角连线中点开始（将结打在黏膜面）（图40.65）。随后在每两针的

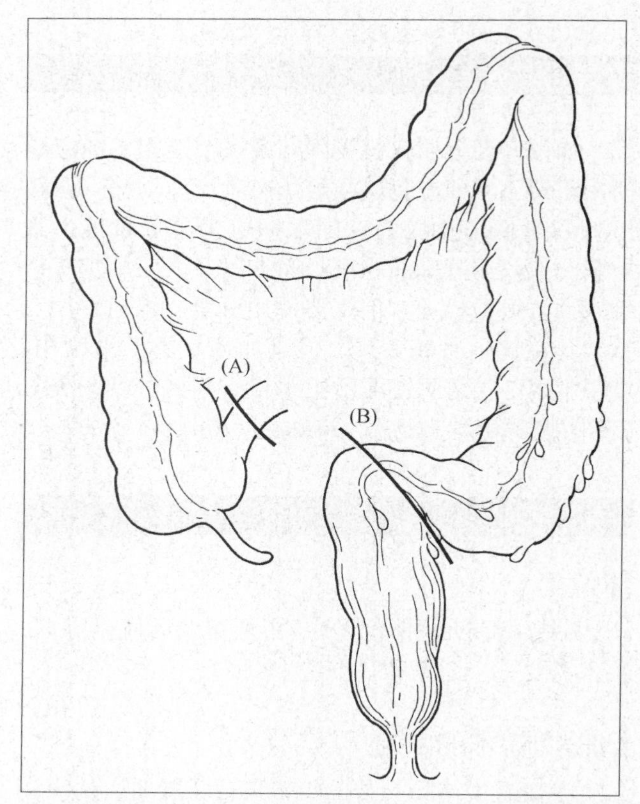

图 40.63 结肠次全切除术在 39 章有完整的描述。紧贴盲肠横断回肠末端（A），直肠乙状结肠连接部在骨盆边缘断开（B）。

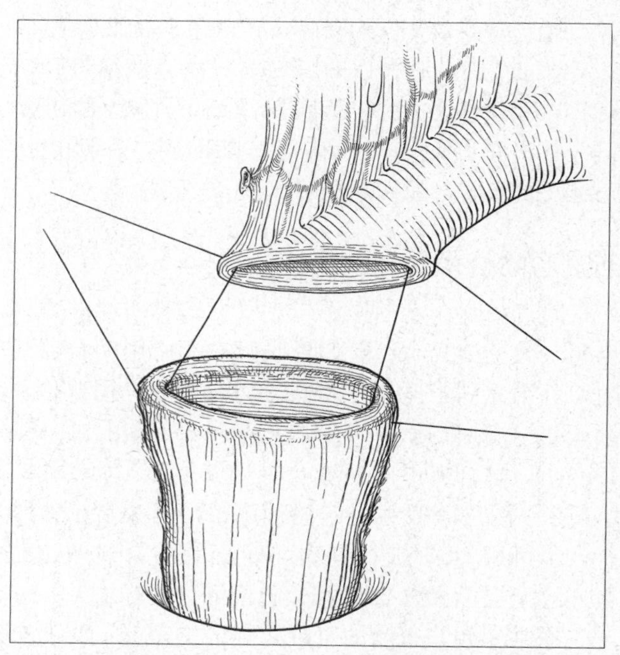

图 40.64 回肠直肠端端吻合。在回肠直肠吻合口两侧做两个牵引缝合。

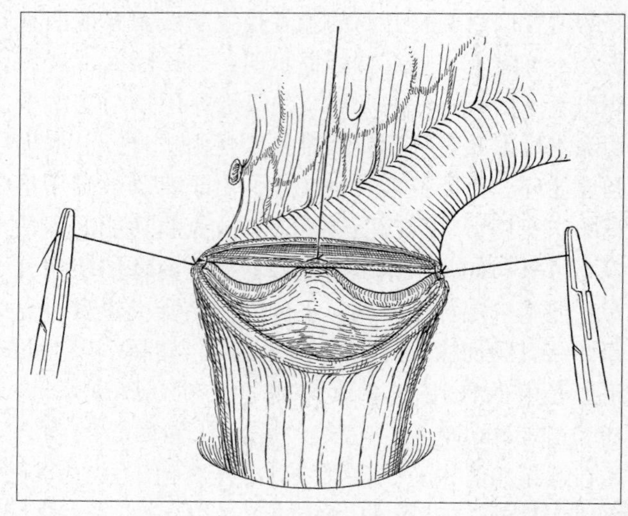

图 40.65 回直肠吻合口的后壁采用间断全层缝合法，从后壁中点开始缝合。

正中缝合（图 40.66），大约缝九针（图 40.67）。这些缝线直到最后缝完才打结。同样的方式将吻合口的前壁用一连串全层内翻缝合，全部缝好后再打结。如此吻合口前壁就会完全内翻。我们更喜欢端端吻合而不是端侧吻合。现在我们一般喜欢连续的黏膜外缝合技术。如果我们不缝合吻合口，还可以使用直线切割闭合器行常规回直肠吻合或回肠乙状结肠吻合术，即成为现在流行的功能性端端吻合术（图 40.68）（参见第 4 章）。

行回直肠吻合术时我们不常规放引流，除非术中有明显的出血。吻合口是否完整可以通过充气测试，即在盆腔内灌满生理盐水，用无创钳夹闭吻合口近端的回肠，用 50ml 注射器向直肠壶腹内充气

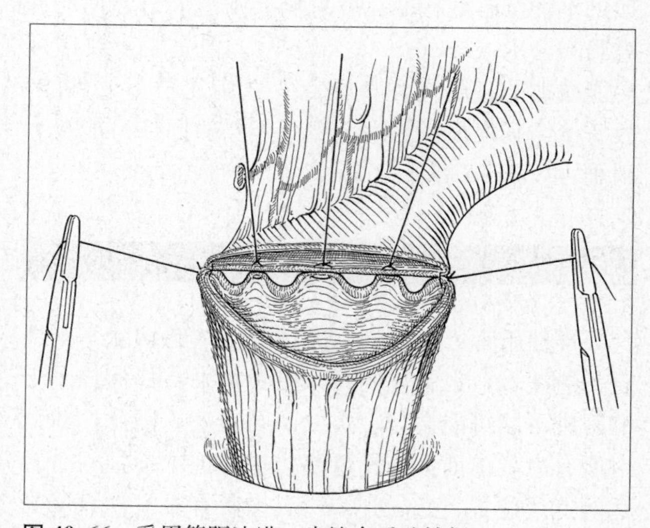

图 40.66 采用等距法进一步缝合后壁缺损。

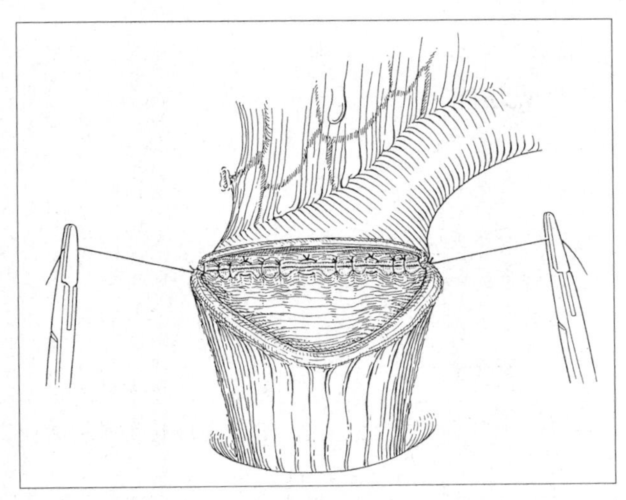

图 40.67　用全层内翻缝合技术完成后壁缝合。

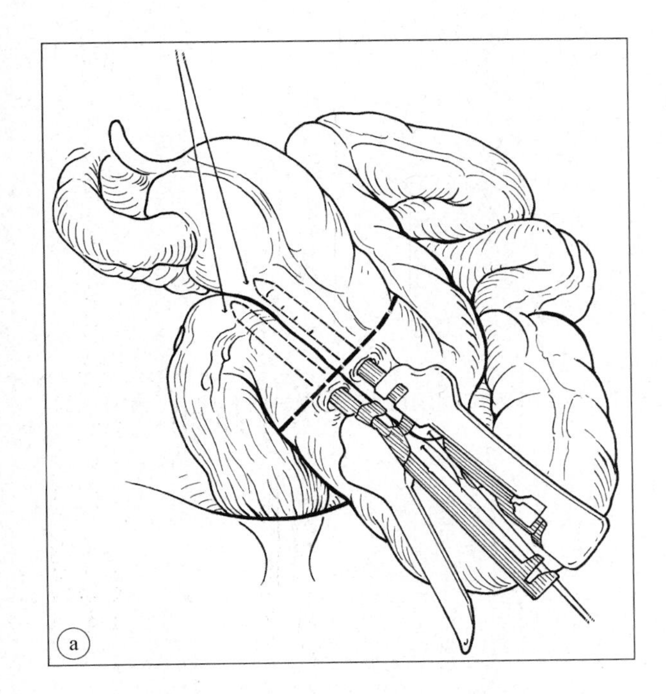

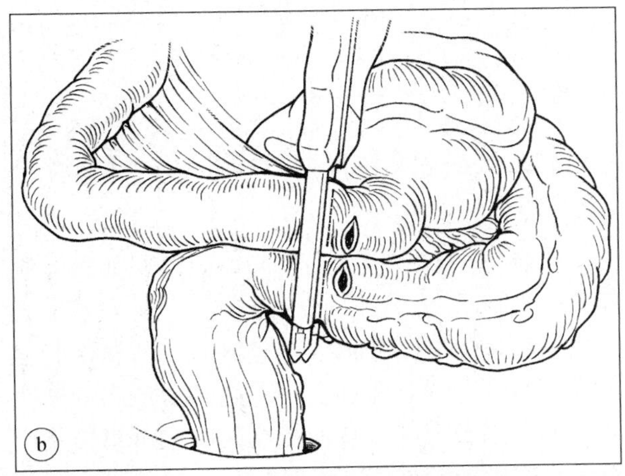

图 40.68　使用直线切割缝合器完成回肠直肠或回肠乙状结肠吻合术。

（图 40.69）。如果有泄漏，则于漏气处加强缝补后再测试。在这种情况下建议即使重复充气试验证实漏口已成功修补，还是应该增加近端回肠袢式造瘘术。

回肠袢式造口术

如果吻合时有任何技术上的困难、合并未知的脓毒症、急诊结肠切除及回直肠吻合术、患者营养不良或正在使用高剂量类固醇激素，就建议行回肠袢造瘘术。如果对回直肠吻合术的安全性有任何疑问，也应该行回肠袢式造瘘术。

回肠袢造瘘术要求造瘘环能让两个手指穿过腹直肌（图 40.70）。在肠管末端用缝线标记，将 6cm 回肠袢从腹壁造瘘环处拉出至腹部表面，在关腹之前在回肠系膜缘下方放置一条带子牵引（图 40.71）。关腹后在标志线处用电刀在对系膜缘的远端肠管上切开 2cm 长的横切口（图 40.72）。为保持外翻瘘口的位置，肠壁切口不能太大。用 Allis 组织钳握住回肠内侧的对系膜缘（图 40.73），翻转造瘘口（图 40.74）。用 Prolene 直接行皮肤与肠管缝合，缝合肠管和皮肤及回肠切缘（图 40.75）。然后贴上造瘘袋。

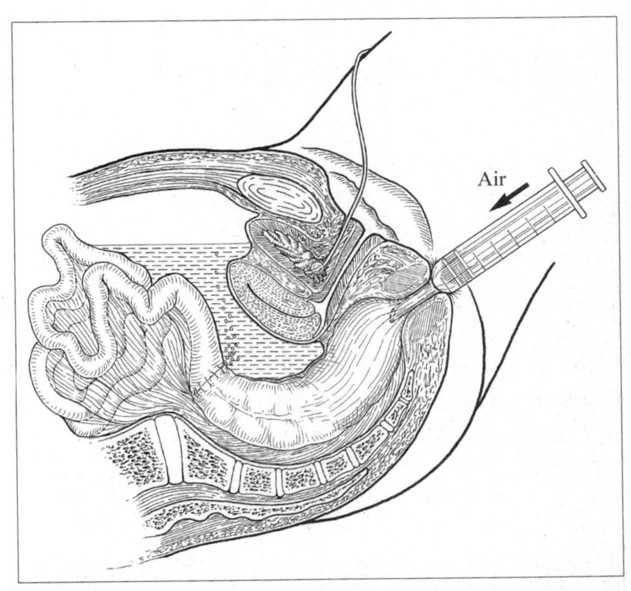

图 40.69　回肠直肠吻合口的前壁已缝合。将生理盐水填注入骨盆，在吻合口上方夹闭回肠。用 50ml 膀胱冲洗器将空气强制注入直肠残端，检测吻合口漏的发生，如果吻合口有空气漏出则可被腹部手术组医生发现。

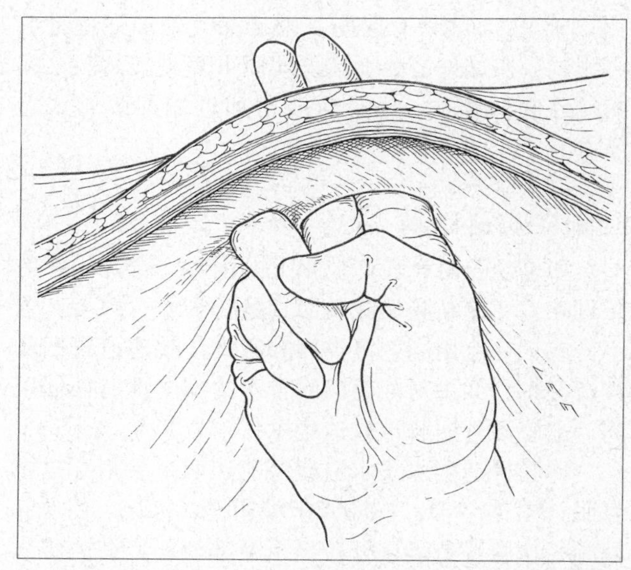

图 40.70　如果为了保护回肠直肠吻合口而行回肠袢式造口术，那么腹壁的造口环必须能容纳两指。

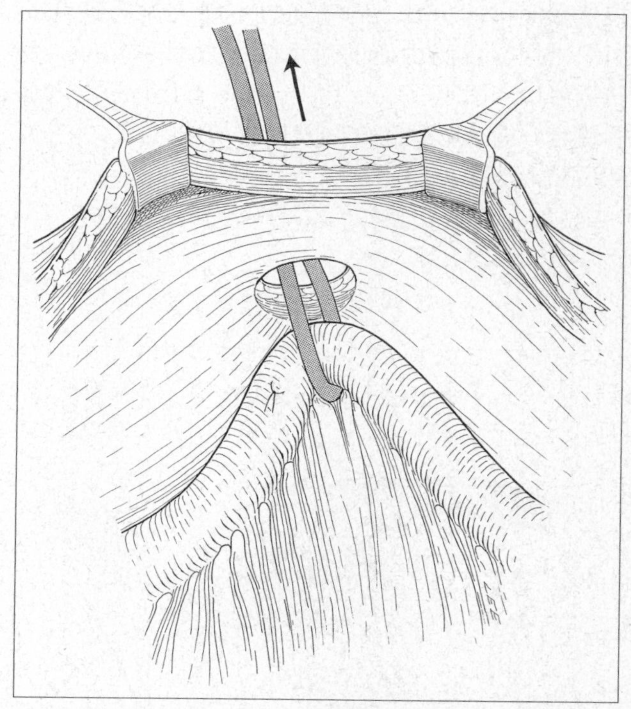

图 40.71　在回肠袢造口的远端缝一针作标记，在肠袢的系膜缘穿一软带作牵引。

腹腔镜结肠切除术和回直肠吻合术

结肠炎患者很少使用结肠切除术和回直肠吻合术，所以几乎没有必要描述腹腔镜下的手术方法，无论如何已在克罗恩病、参考文献和第 45 章的不

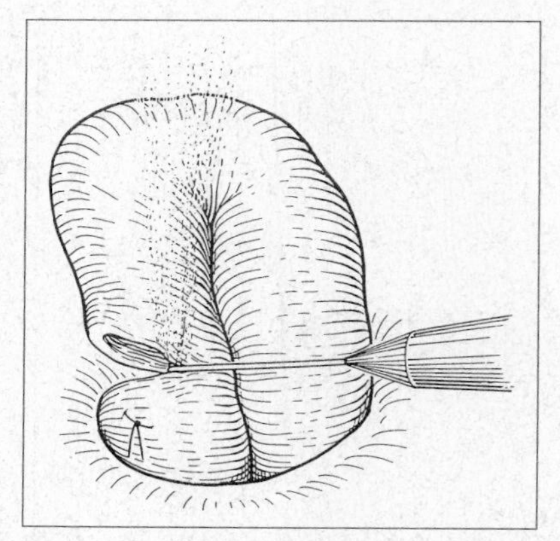

图 40.72　将肠段穿出腹壁，在标志线附近作一小的回肠切口。

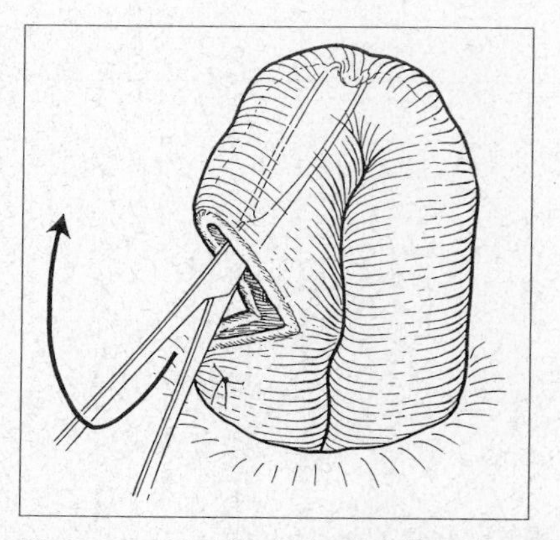

图 40.73　用 Allis 组织钳夹住近端回肠黏膜层。

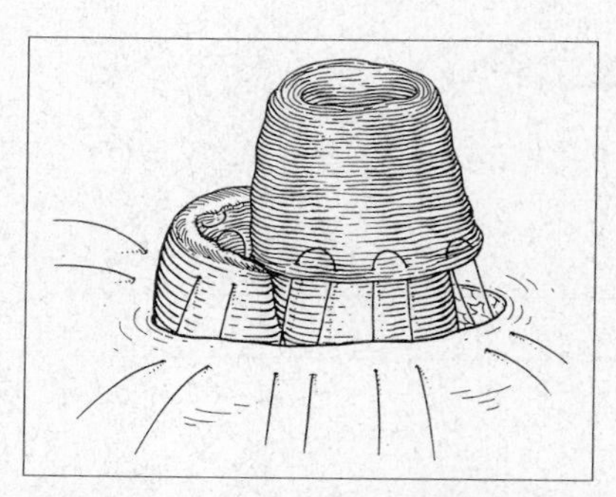

图 40.74　将回肠造口近端外翻。将皮肤与黏膜缝合，不但将回肠造口处黏膜与皮肤缝合，也要将回肠切开处缝合。

确定性结肠炎中有所描述。结肠切除术正如结直肠切除术时所述，从中间向侧方切除右半及左半结肠。当结肠还附着于任何一侧腹壁时，从横结肠上游离大网膜会非常乏味和沮丧，此时可使患者取头高位，利于网膜游离，从而打开网膜束游离结肠中血管。只有至此才能将左右半结肠游离下来。游离乙状结肠，横断直肠乙状结肠前结扎切断结肠缘动

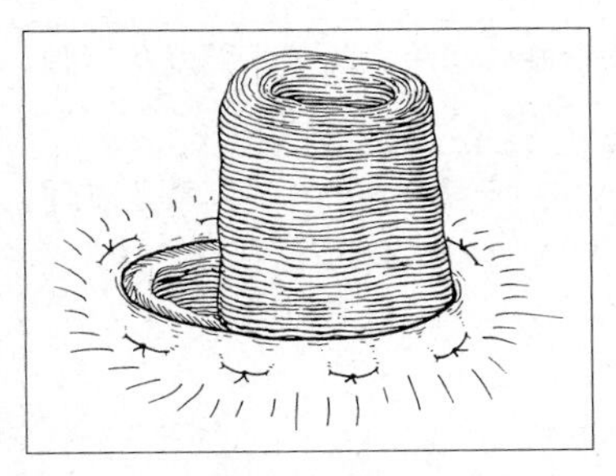

图 40.75 完成回肠袢造瘘术。

脉。同样用内镜切割闭合器切断回肠。一般我们更喜欢通过小的 Pfannenstiel 切口进行体外吻合，这是由于环状吻合器可能会损伤直肠残株。用标准缝合或吻合器行回直肠吻合，置入引流，必要时提起肠圈行回肠造瘘术，关闭切口，细节详见前述。

术后处理

根据麻醉方法和患者需要给予镇痛治疗。禁饮禁食直到粪便从直肠通过。维持静脉输液直到患者每天能口服至少 2L 的流质饮食。必须鼓励早期下床活动。尽量避免留置鼻胃管。一旦患者下床活动就可以拔除导尿管。术后第 10 天拆除缝线。

特殊的术后并发症

死亡率

手术致死率很低，为 2%～6%（表 40.11）。但是这些数据几乎全部来自于择期手术患者，而且当暴发性结肠炎患者行结肠次全切和回直肠吻合术可能会有更高的死亡率（Griffen 等，1963；Ritchie，1974a，b）。有报道 16 个急诊结肠切除术患者的死亡率为 37%，而相比之下，择期回直肠吻合术则为 6%（Scott 等，1986）。

因此，大多数外科医生更喜欢给急性结肠炎患者行阶段性手术（Watts 和 Hughes，1977；Oakley 等，1985）。当患者发病时先行结肠次全切除和回肠造瘘，后期再行回直肠吻合。所以鉴别直肠残株的功能是否改善非常重要。事实上，炎症可能会加重（Thompson，1983；Johnson 等，1986）。尽管如此，对有些急性结肠炎患者当然建议采取阶段性回直肠吻合术。基于此方针，1986 年 Johnson 等经 Melbourne 系列研究报道，得出急诊一期手术和择期二次回直肠吻合术的死亡率分别为 7% 和 1.5%。

回直肠吻合术后溃疡性结肠炎患者的长期生存情况见图 40.76。

早期并发症

回直肠吻合术患者的早期死亡率很低（表 40.12），吻合口破裂的发生率少于 10%，还有一些研究报道未发生吻合口破裂。术后出血是少见的并发症；其他并发症包括腹腔内感染，通常合并有瘘的发生，吻合口瘘和血栓栓塞（Farnell 等，1980；Oakley 等，1985）。总体并发症的发生率比重建性结直肠切除术少得不多（Leijonmarck 等，1990）。我们发现一期回直肠吻合术的并发症比分

表 40.11 回肠直肠吻合术的住院死亡率

作者	总人数	回肠直肠吻合术死亡数	死亡率（%）
Griffen 等（1963）	53	2	4
Hughes 和 Russell（1967）	63	2	3
Veidenheimer 等（1970）	36	2	6
Sprechler 和 Baden（1971）	48	1	2
Aylett（1974）	406	11	3
Ritchie（1974a）	100	3	3
Ritchie（1974b）	31	2	6
Jones 等（1977）	35	1	3
Johnson 等（1986）	157	8	5

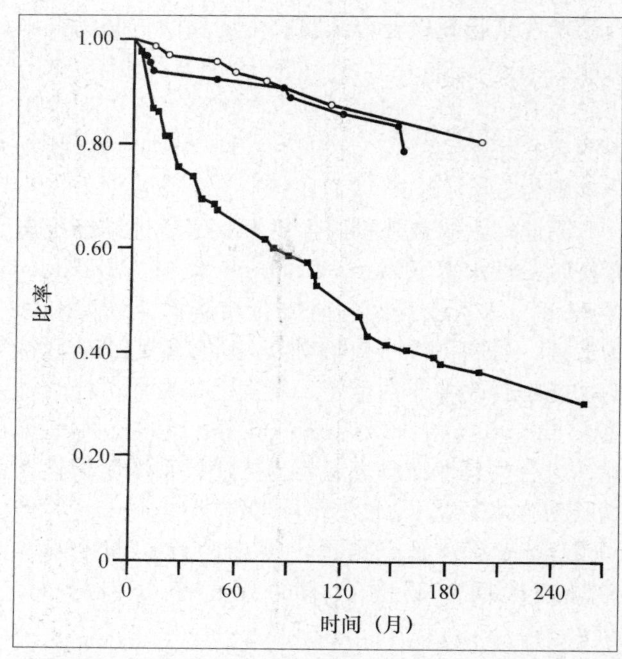

图 40.76 回肠直肠吻合术结果：首次吻合（●）与再次回肠直肠吻合（○）二者结果相似。（■），结肠次全切除术黏液瘘。

表 40.13 是否预先行结肠切除术的手术并发症（伯明翰系列）

	一期手术 ($n=13$)	二期手术 ($n=16$)
骨盆内脓毒症	6	3
吻合口狭窄	2	2
小肠梗阻	3	1
切除直肠	4	0
并发症合计	9	0

如果吻合时有任何技术性的困难也提示应该给患者行回肠袢式造瘘术。

术后出血

在我们的经验中手术部位出血并不是死亡的重要原因。幸运的是，直肠残株的持续性出血不算太麻烦的问题，而需要保证局部的类固醇激素或5-氨基水杨酸治疗、输血或直肠切除。

表 40.12 回直肠吻合术的早期死亡率

	病例	吻合口漏	术后出血
溃疡性结肠炎			
Ehrenpreis（1966）	19	0	0
Hughes 和 Russell（1967）	62	3	0
Baker（1970）	41	6	0
Veidenheimer 等（1970）	36	2	0
Sprechler 和 Baden（1971）	48	0	2
Gruner 等（1975）	57	6	2
Jones 等（1977）	32	1	0
Backer 等（1988）	59	0	2
Leijonmarck 等（1990）	60	2	0

期手术要常见得多（表 40.13）。

吻合口瘘

吻合口瘘是最令人担心的并发症，特别是用类固醇治疗患者，可能会有慢性营养不良或形成盆腔脓肿。幸运的是，尽管患者行类固醇治疗，但决定性手术后瘘的发生率不高，但是不建议对严重营养不良合并明确脓毒症的患者行不确定的一期吻合。

血栓栓塞

血栓栓塞很少见，多发生于长期住院后才决定手术的老年患者。

肠梗阻

术后肠梗阻很常见，如果迁延不愈则提示可能有某些因素存在如继发性低钠血症、低钾血症、尿毒症、Addison 病危象、术后血肿及腹盆腔感染。必须进行病因治疗，而且大多数肠梗阻发作可以经过静脉输液后缓解。

脓毒症

脓毒症可能发生在盆腔、腹膜后隙、膈下间隙和肠间，也可见于切口。可能是由于术中切断结肠时粪便污染、肠管的医源性损伤、术前造瘘、术后吻合口瘘或血肿感染所致。

粪瘘

吻合口裂开、术中损伤肠管和局部缺血都可能引起粪瘘。如果没有远端梗阻，大多数术后瘘的发生可以经全肠外营养、肠道休息和感染充分引流而缓解。

功能性结果和晚期并发症

功能性结果

排便次数各有不同且无法预测（Gaston，1948）。1978 年 Ottinger 认为不能将排便次数与肛管吻合水平、年龄或回肠切除范围相联系起来。大约有一半的患者每天排 2～4 次稀便，但是其他患者的粪便可以成形（Newton 和 Baker，1975）。在 Melbourne 系列研究中的 69 名患者有 21 人（30%）每天排便超过 7 次，反之 1969 年 Jagelman 等报道的 Aylett's 试验的结果提示，只有 10%的患者每天排便超过 7 次。在 Cleveland 诊所，只有 16%的患者 24 小时排便超过 7 次（Oakley 等，1985）。夜间排便很常见，为 0～40%，但真正的失禁很少见。粪便污染衣物可能是一个问题，特别是对老年病人和水样便的患者（Goligher 和 Hughes，1951；Jones 等，1978；Jones 和 Orr，1983）。排便次数比起行回肠储袋直肠吻合术的患者要少。大多数权威专家认为回直肠吻合术后患者比重建性结直肠切除术排便频繁是可以预测的。相反，对于回直肠吻合术后行骨盆内储袋手术患者，夜间排便、脏污和排便失禁要少见得多（Oakley 等，1985；Leijonmarck 等，1990）。用翻转部分回肠及制作回肠黏膜瓣对减少回直肠吻合术后腹泻可能并不起很重要的作用（Williams 和 King，1985）。

服用止泻药的患者排便次数也不确定，St Mark 医院所报道为 51%（Hawley，1985）。Aberdeen 系列研究中有 34%的患者给予止泻药（Jones 等，1977），只有其中 19%的患者到 Cleveland 诊所就诊（Oakley 等，1985）。没有证据证明结肠次全切除术和回直肠吻合术后患者出现严重的代谢和营养障碍。

使用抗炎剂控制直肠炎症结果也不恒定，Melbourne 系列研究报道只有 10%患者有必要给抗炎药（Watts 和 Hughes，1977），在 St Mark 医院为 9%，相比之下 Cleveland 诊所的患者则为 33%。1978 年 Khubchandani 等认为局部类固醇激素直肠内缓慢滴注也是一种治疗方式，只是对于溃疡性结肠炎行回直肠吻合术的患者来说尚未充分应用。1980 年，Gallone 等认为，局部用柳氮磺吡啶对控制直肠炎很有帮助，而且局部用地塞米松或甲泼尼龙可能也有重要的治疗作用。

如今的证据表明，结肠炎的严重程度不由回直肠吻合术而明显改变（表 40.14）。45 名直肠残株严重炎症反应的患者术后只有 7 人缓解。另外，多少令人惊讶的是排便次数与直肠炎症的严重性并无关联。但是，便急可能与直肠炎症范围有关，特别是对于合并有直肠狭窄及直肠容易减少的患者（Farthing 和 Lennard-Jones，1978）。

直肠炎

残留的直肠可能是严重的直肠炎症复发或持续存在的位置。这个并发症通常发生在 20%～45%的患者（图 40.77）。直肠炎的临床症状是严重的腹泻、里急后重、出血和便急。局部的类固醇激素或柳氮磺吡啶治疗通常可以改善症状，5-氨基水杨酸盐可以用于对柳氮磺吡啶过敏者（Price，1968）。如果对局部类固醇治疗无效可能就需要全身性应用类固醇，而且如果仍没有改善，就有必要考虑切除直肠。

直肠炎的直肠切除术率

正如表 40.15 所示，结肠切除术及回直肠吻合

表 40.14 回肠直肠吻合术对直肠炎严重性的影响

	术前	术后
正常	5	17
中度炎症	13	8
重度炎症	45	38

来源自：Watts 和 Hughes（1977）。

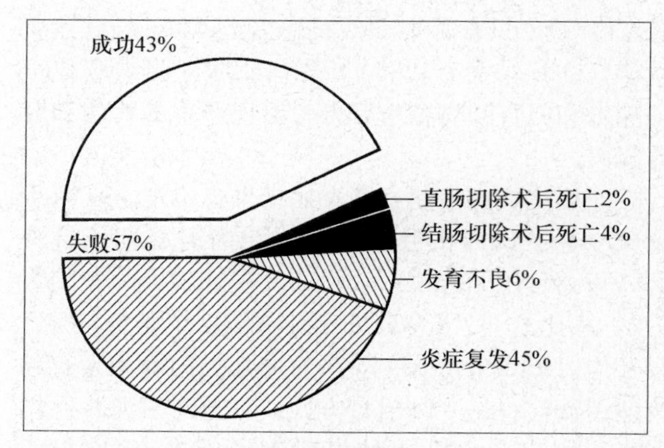

图 40.77 回肠直肠吻合术的结果。

术后因严重的直肠炎症而需要行直肠切除术的患者比例也是有差异的（Johnson 等，1986；Leijonmarck 等，1990），为 6%～40%（图 40.78）。

过去认为儿童因严重直肠炎而行直肠切除术的比例比成年人高（Adson 等，1972；Farnell 等，1980），但是这种认识在文献中未经证实。4 项回顾性分析的结果显示 66 名因溃疡性结肠炎行回直肠吻合术的患儿，其中只有 6 人需要行直肠切除

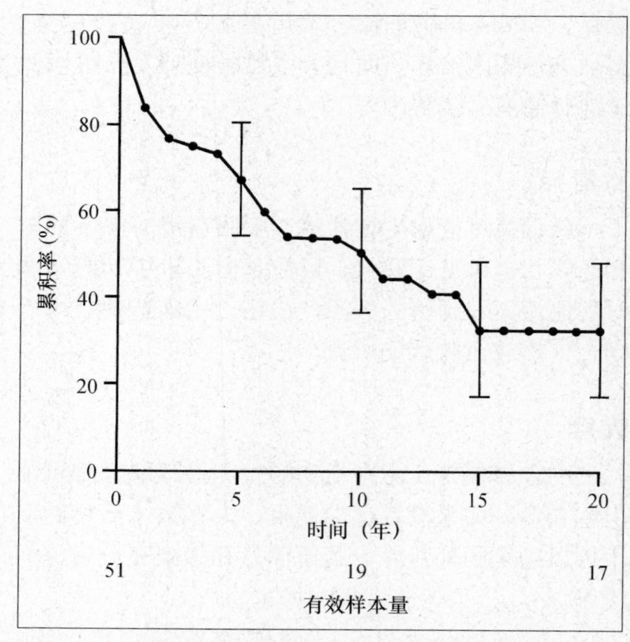

图 40.78 回肠直肠吻合术后 10 年仍具有功能的大概占 50%，20 年占 35%。

（Ehrenpreis，1966；Nixon，1974；Aylett，1976；Jones 和 Orr，1983）。直肠狭窄与肛周瘘的患者预

表 40.15 回肠直肠吻合术晚期结果（仅涉及溃疡性结肠炎）

作者	人数	直肠切除术	结果良好
所有年龄患者			
Griffen 等（1963）	47	3（7）	25（53）
Sprechler 和 Baden（1971）	48	4（8）	27（56）
Adson 等（1972）	35	7（20）	11（31）
Vink 和 Beerstecker（1973）	50	3（6）	27（54）
Mignon 等（1974）	48	17（35）	22（45）
Gruner 等（1975）	57	23（40）	15（26）
Watts 和 Hughes（1977）	66	12（18）	34（52）
Baker 等（1978）	384	41（11）	319（83）
Jones 和 Orr（1983）	25	3（12）	14（56）
Johnson 等（1986）	147	22（14）	NS
一期	82	13（15）	
二期	65	9（14）	
儿童			
Ehrenpreis（1966）	19	2（10）	17（89）
Nixon（1974）	10	1（10）	9（90）
Aylett（1976）	28	3（10）	23（82）
Jones 和 Orr（1983）	9	0	7（78）

括号内表示百分比。
NS，未陈述。

后不良，通常需要切除直肠（Goligher，1983b）。1985 年 Oakley 等指出，术前类固醇激素治疗、严重的直肠炎症和术前体重减轻，还有术前腹泻都是预后不良的因素且需行直肠切除术的概率较高。1990 年 Leijonmarck 等发现只有术前直肠炎症程度才是预示结果的指标，直肠炎症程度越轻提示长期效果越好。相反，年龄、病程长短、类固醇激素治疗和手术时间并不影响预后。

大多数患者成功行回直肠吻合术后一般健康情况都很好。大多数患者生活不受限制。术后的一般健康状况通常会有改善。大约有 30% 的患者（10%～60%）随时间出现复发，而需要加强药物治疗（Adson 等，1972；Mignon 等，1974；Gruner 等，1975；Watts 和 Hughes，1977）。1988 年 Backer 等报道 59 名患者中有 12 人（20%）发生严重的直肠炎而切除直肠；5 例术后很早期就发生，7 例发生时超出了随访期。

术后并发症、直肠残株发育异常、严重的直肠炎对随后直肠切除的影响列于图 40.79（Leijonmarck 等，1990）。

性功能

文献报道结肠切除术及回直肠吻合术后男性功能障碍主要发生在术前就存在性功能损害的老年患者（Jones 和 Orr，1983）。1975 年 Gruner 等曾报道过一部分女性出现不育和性生活困难。1983 年

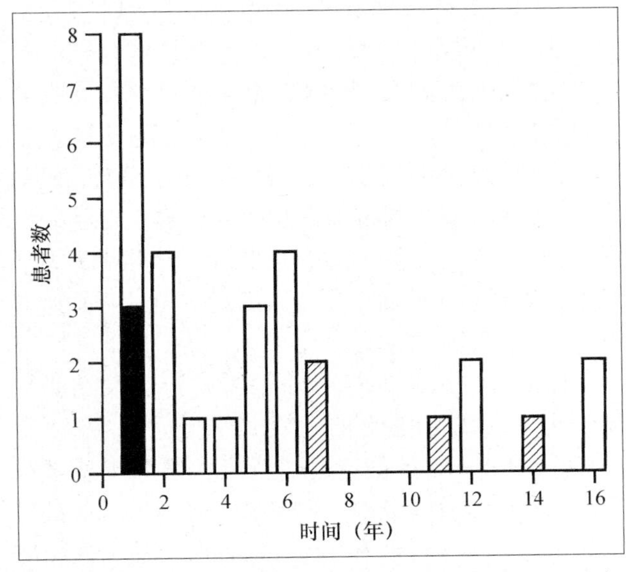

图 40.79 回肠直肠吻合术与直肠次全切除术后的影响。■，术后并发症；▨，发育不良；□，炎症复发。

Jones 和 Orr 报道只有 2 名女性患者发生性生活困难，6 个已婚妇女患者中有 5 人没有离婚而且术后还怀孕。大多数临床医师的普遍认为，如果没有直肠炎，性生活困难比其他任何术后直肠炎更少见。

癌变风险

所有外科医生必须接受如果建议患者行结肠切除和回直肠吻合术后就会有潜在的癌变风险的责任（表 40.16）。回直肠吻合术后发生直肠癌变风险大约为 4%，但是这主要取决于随访期的长短（Johnson 等，1983b）。回直肠吻合术后直肠癌变很少有症状，而且早期病变在结肠镜下也不易发现；因此表现得较晚且通常预后不良（Baker 等，1978；Johnson 等，1986；Backer 等，1988）。回直肠吻合术后直肠残株癌变的最大数据来自 1978 年 Baker 等的 Aylett 系列研究报道，其报道了 22 个病例。回直肠吻合术后 10 年内没有 1 人发生癌变，大多数癌变病例发生于术后 15～20 年（图 40.80）。

从 Aylett 系列研究中判定真正的癌变风险可能不客观，因为该研究中行回直肠吻合术的患者超过 90%都是溃疡性结肠炎。这些患者中有很多从有严重的直肠病变及狭窄。1967 年 Hughes 和 Russell 等选择性应用这一手术，此系列研究直到 1979 年，37 名患者中只发现了 1 例癌变患者（Hughes 等，1979）。1986 年 Johnson 等进行了一项为期 10 年的 Melbourne 系列研究的回顾性分析，他们发现癌变病例增加到 11 例，第一次吻合术后 27 年癌变风险为 17%，而阶段性重建手术后 24 年的癌变风险为 20%。Jones 和 Orr（1983）还有 Leijonmarck 等（1990）报道的系列研究中仔细选择的病人中都没有有任何癌变病例。

患者术后几乎每年必须行乙状结肠镜检以及时发现发育异常、直肠息肉、病变复发和侵袭性肿瘤。必须清楚的是，如果患者改变居住地，每年的乙状结肠镜检必须实施或者患者必须到原手术医院进行随访。这一点对于年轻的或儿童手术患者尤为重要，因为这些患者发生癌变的风险最高，而且比其他任何年龄组患者更可能在毕业或结婚后发生居住地变动。我们也认为应该是外科医生担负起每年乙状结肠镜检的责任，而不是内科医生，原因如下：

- 可能需要在麻醉下行此检查。
- 外科医生更擅长回直肠吻合术后及有癌变

表 40.16　回肠直肠吻合术后直肠残株癌变

作者	行回肠直肠吻合术患者	直肠癌变人数	现在死亡人数
Dennis 和 Karlson（1952）	41	2	1
Griffen 等（1963）	46	2	2
Sprechler 和 Baden（1971）	48	1	1
Adson 等（1972）	35	2	1
Yudin（1973）	55	1	1
Gruner 等（1975）	57	3	2
Baker 等（1978）	374	22	13
Hughes 等（1979）	37	1	1
Johnson 等（1986）	157	11	7
Backer 等（1988）	59	3	2
Leijonmarck 等（1990）	60	0	—
其他报道*	319	0	—
合计	1 288	48（3.7%）	

* Veidenheimer 等（1970），Ribet 等（1973），Vink 和 Beerstecker（1973），Mignon 等（1974），Smith 等（1974），Khubchandani 等（1978），Farnell 等（1980）和 Jones 以及 Orr（1983）报道了 319 例回肠直肠吻合术病人，检查并未发现直肠癌变。

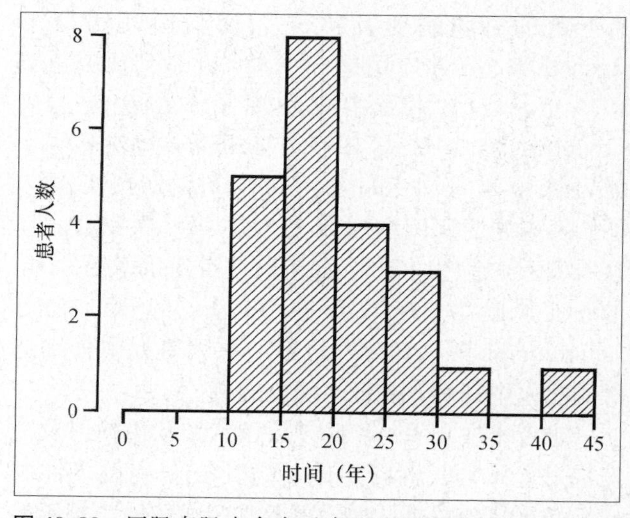

图 40.80　回肠直肠吻合术后直肠残株癌变的发生；图表展示回肠直肠吻合术随时间推移的癌变情况。

风险患者的乙状结肠镜检查。

- 结直肠方面的外科医生通常比内科医生在对回直肠吻合术后出现水样泻的患者观察直肠病变时更有经验，特别是参与用回直肠镜对家族性多发性息肉病进行随访和治疗的外科医生。

常规回直肠吻合术的替代疗法

有学者建议盲肠直肠吻合或盲肠肛管吻合术代替回直肠吻合术，尤其是如果上段直肠病变严重或直肠容量明显下降的患者。

手术可以像慢传输性便秘患者手术时所述的方法进行。保留盲肠和 5cm 长的升结肠，逆时针方向旋转肠管 180°，用单层缝合技术行盲肠直肠吻合。

一种代替疗法是切除直肠的近端和远端直肠黏膜。保留 20cm 的升结肠远端及回盲瓣，行结肠肛管吻合。1982 年 Roediger 等报道，行此手术的 6 名患者中有 5 人短期效果令人满意，但是几乎所有患者均需服用止泻药。

保留右半结肠的患者通常需要行远端结肠切除，这并未被可接受的远期结果认可。1972 年 Hughes 和 Bennett 报道远端溃疡性结肠炎患者行拖出式盲肠肛管吻合术，但少于 1/3 的患者有满意疗效。1980 年 Clark 和 Ward 发现所有溃疡性结肠炎行远端结肠切除术的患者炎症都已扩散到近端结肠。我们的一项研究指出（NSW；Johnston 和

Williams，1983），6 名行盲肠肛管吻合术患者残留的盲肠均发生了严重的结肠炎，后期均被迫切除盲肠。因此，我们不应该推荐盲肠直肠或盲肠肛管吻合作为溃疡性结肠炎保留括约肌的替代手术。另一种方法是保留直肠的结直肠切除及直肠黏膜切除术——即通过直肠肌肉隧道拖出带血管蒂的末段回肠黏膜并在齿状线行回肠肛管吻合。实际上就是用回肠黏膜代替直肠黏膜。早期结果证明此术式安全且可以避免神经损伤，但是第一年会出现排便非常频繁，随后逐渐改善。没有出现失禁。现在推荐作为结直肠切除术的改良术式还为时过早（van Laarhoven 等，1999）。

作者的评论

我们的观点是结肠次全切除和回直肠吻合术对溃疡性结肠炎的作用非常有限，因此复原性结直肠切除术对动员得较好且没有并发症的患者来说效果是非常好的，而且连续的乙状结肠镜检可能也不是必须的。我们认为回直肠吻合术对两组患者是真正有用的。

第一组是很少见的结肠炎亚组，即甚至是没有局部使用类固醇激素的情况下保留直肠。如果确实害怕此组患者行储袋手术后并发症的发生或预后不良，就应该考虑回直肠吻合。

在我们的观点中，第二组的人数在不断增加，即那些过去被称为“不确定结肠炎”的，因为病理学家也不能确定诊断应该是溃疡性结肠炎还是克罗恩病。如果这组内有一些患者保留直肠且患者自愿使用局部类固醇，结肠次全切除及回直肠吻合术就有重要的作用。

第三部分：储袋式回肠造口术在溃疡性结肠炎中的应用

今天，储袋式回肠造口术已经很少作为溃疡性结肠炎、家族性腺瘤性息肉病、肛门失禁或低位直肠癌的首选治疗。其他的外科治疗手段已经成为可能，储袋式回肠造口术有潜在的一系列可怕的手术和代谢的并发症。尽管如此，已经接受储袋式回肠造口术的病人非常不情愿地再行传统的回肠造口术。事实上，一部分病人下定决心避免传统的造瘘手术，以至于他们更情愿接受多次手术的风险而不愿意回到他们从前的生活（King，1975；McLeod 和 Fazio，1984；Litle 等，1999）。

可控性回肠造口术的唯一弱点是乳头瓣的不稳定性。吻合器技术在很大程度上解决了这个问题。可控性回肠造口术的其他缺点还包括：缺血、梗阻、败血症、穿孔、瘘、出血、狭窄、黏液漏和储袋炎等（Fazio 和 Church，1988；Mullen 等，1995）。

这些糟糕的情况通常发生在男性、肥胖、年龄在 40 岁以上的学者，急诊手术行的节制性回肠造口术，直肠结肠切除术后而在建立造口时使用类固醇激素以及有肠功能疾病的病人（Keh 等，2003）。同样的，可控性回肠造口术同样有一定的学习曲线（Cohen，1982）。

尽管如此，虽然有外一部分病人需再次手术外，但储袋的长期存活率是非常好的：10 年为 87%，20 年为 77%。储袋失败主要与克罗恩病、体重指数、女性和并发瘘等有关（Nessar 等，2006）。

储袋式回肠造口术可应用于溃疡性结肠炎行结肠直肠切除术后的患者，同样可以用于经腹直肠癌手术后对结肠造口不满意和终末期大便失禁的患者。对那些非常不幸的患者，有较差的回肠直肠储袋功能，他们可能适合于转行储袋式回肠造口术（Hulten，1985；Ecker 等，1996b）。

除了著名的 Goteborg 团体、Mayo 诊所、Toronto 和 Mount Sinai 等，许多中心在储袋式回肠造口术方面的经验有限（Gelernt 等，1977；Dozois 等，1980；Kock 等，1980a；Cohen，1982；Keller 等，1984）。

历史和发展

对大多数病人来说，传统的回肠造口术后的生活是相当的令人不满意的。多达 25%的病人可能发生瘘，至少有 20%的病人会留有明显的社交的、心理上的和性方面的后遗症（Roy 等，1970；Kock 等，1974）。一些传统的回肠造口术后的病人已经经历了该手术与爱好方面的冲突、工作上的限制和扭曲的身形意象的痛苦（Burnham 等，1977）。尽管如此，仍有超过 80%的病人可以享有良好的健康并且接受了造口袋处理的日常工作（Brooke，

1952；Roy 等，1970；Bone 和 Sorensen，1974；Hill，1976；Morowitz 和 Kirsner，1981）。然而，并发症仍可能发生于正确位置的传统的回肠造口，且有 15%～20%的病人需要手术来修正（Jacob 等，1969；Gruner 等，1976；Goldblatt 等，1977；Phillips 等，1985）。

大多数病人都承认，佩戴造口装置会造成的心理上、性方面和身体上不满意，以及存在排便、排气的无节制（Biermann 等，1966；Halevy 等，1977）。由此 Goteborg 的 Kock 首先开始着手于储袋式回肠造口术的设计。当他（1969，1971）首次介绍储袋式回肠造口术的概念的时候，他相信制造一个双袢的储袋，同时利用一段短的回肠通过腹壁的腹直肌可以达到功能性控制大便的目的。但这并没有成功。然后他设计了一个逆蠕动出口通道，但这同样也失败了。他尝试着在回肠出口端周围建立一个活瓣结构来达到节制的目的，通过纵向切开腹直肌，将切开的两部分腹直肌重叠于造口出口端，但这并没有发挥控制大便的作用。就像回肠外翻造口术一样，向内套叠一段回肠形成了今天的可控性储袋式回肠造口术的基础。肠套活瓣是在内套叠位置下，通过 Hegar 扩张器扩张的套叠的两回肠用 4 排的全层缝合来实现的。这种设计上的改良使得这种技术的应用发生了革命性的变化，因为它完全可以达到控制液体和气体的作用。此外，由于出口通道的功能性梗阻，2～3 个月后，储袋的容积由 150～250ml 进行性地增加到 750～900ml（Keller 等，1984）。其他研究储袋式回肠造口术的人也有同样的经验。Beahrs（1975）发现 13 个没有乳头瓣的病人中 6 个需要佩戴造口袋，而 24 个有乳头瓣的病人均无一人需要佩戴造口袋。没有佩戴造口装置的这些病人通常不能控制排气，需要反复的进行插管排气来维持近似控制大便的作用。其他人也报道了类似的经验（Halvorsen 等，1978），没有乳头瓣的大部分病人都要经过修正手术，通过内套肠袢或储袋旋转来建立乳头活瓣。Kock 等（1980b）报道了建立活瓣术后的 228 例病人进行术后早期减压，221 例病人可以达到完全节制的作用。来自 Bergen、Stavanger 和 Oslo 的 Halvorsen 等挪威人也报道了类似的经验，早期没有活瓣的储袋手术有较高的难以接受的造口失禁率。在 20 世纪 70 年代后期，更多的外科医生已经接受了乳头活瓣的必要性，尽管在那时，仍然有相当多的不满意的地方，但由于早期乳头瓣的脱位或套叠滑脱而导致向储袋插管困难，接下来出现造口失禁（Goligher 和 Lintott，1975；Kock，1976；Palmu 和 Sivula，1978）。

最初，储袋由两段长约 15cm 近回肠末端约 8～15cm 的回肠重叠制成（图 40.81a）。储袋通过如下的操作建立：连续浆肌层缝合建立储袋的两个肠袢（图 40.81b），用电切法切开回肠，展开切开的回肠达邻近的小肠约 2～3cm。后壁的第二层用全层缝合法，并可达到止血的目的。电凝法处理对系膜缘的肠表面的血管（图 40.81c）。用几把组织钳子向远端回肠牵引约 4～5cm 的回肠使其内套叠来建立乳头瓣（图 40.81d，e）。将建立乳头瓣的两层回肠缝合在一起以避免乳头瓣滑脱（图 40.81f），留下约 4～8cm 长的末段回肠作为流出通道。今天，吻合器技术广泛地用于固定乳头瓣的稳定性，可以用没有切开刀的直线型切割缝合器或胃肠道吻合器，在乳头瓣肠管的周围 3～4 处进行固定，但是要避开该处回肠肠系膜（图 40.87c）。流出通道道肠管的长度取决于病人的体型及腹壁的厚度。

为了获得一个宽大的储袋，将切开的回肠的顶部缝合至切开处邻近的回肠，采用两层缝合法（图 40.81g）。有的缝线要通过乳头瓣和流出通道来缝合使其稳定（图 40.81h）。然后将一根 Medina 管或一根宽的 Foley 导管通过流出通道放入储袋，注入 150～300ml 的生理盐水或空气，在邻近的近段回肠夹一个无损伤夹，检测储袋对液体和气体的控制作用。

不像传统的回肠造口术，储袋式回肠造口术的造口环在耻骨弓上缘穿过腹直肌。将近乳头瓣的储袋后壁的浆肌层缝 3～4 针固定于腹直肌鞘上，然后将流出道的回肠通过造口环引出（图 40.81i）。同样将储袋的前壁缝合固定于腹直肌鞘上，这样就将储袋固定在腹壁上了（图 40.81j）。切除多余的远端回肠，最后进行回肠黏膜与皮肤的缝完成操作（图 40.81k）。然后将 Medina 导管通过流出道放入储袋内的恰当位置进行术后储袋减压。

Kock（1973）首先报道了 90 例这种双肠袢式储袋和乳头瓣的储袋式回肠造口术的结果。此外，其他着手于设计同样的储袋的外科医生也相继报道了他们的经验（Cameron，1973；Beahrs 等，1974；Beahrs，1975；Madigan，1976；Barker，1978；Goldman 和 Rombeau，1978；Palmu 和 Sivula，1978）。

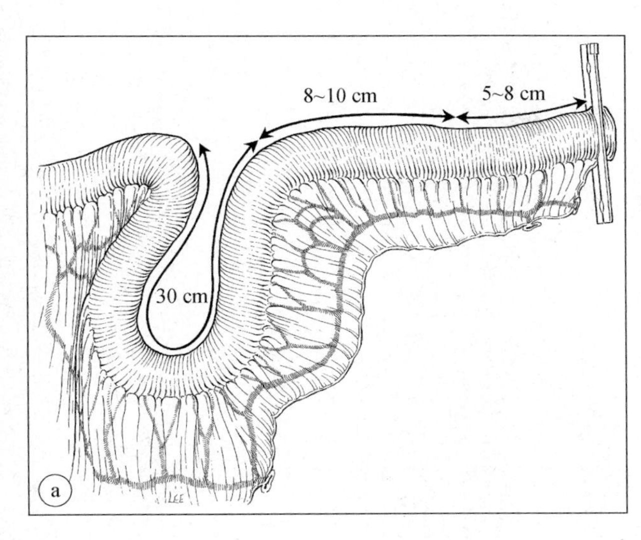

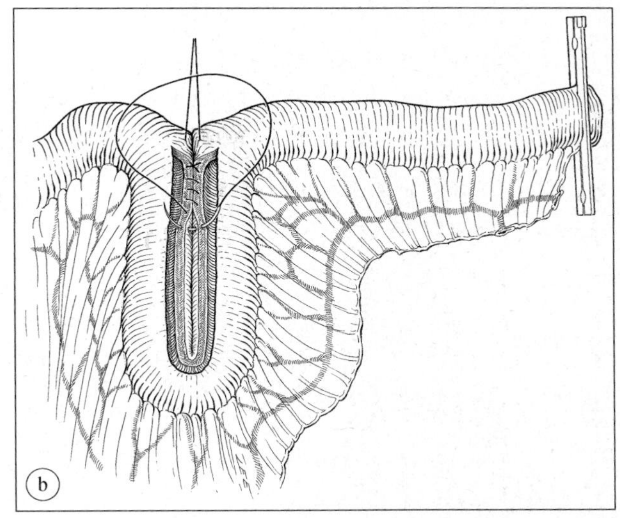

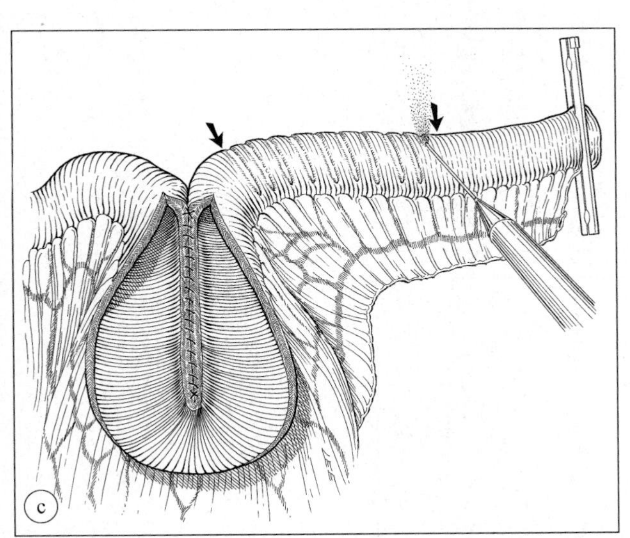

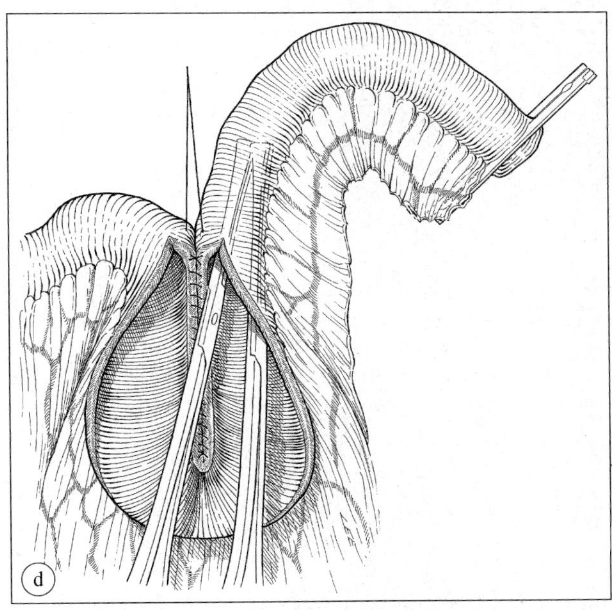

图 40.81　储袋式回肠造口术的肠段构造。(**a**) 需要两段 15cm 长的回肠作为储袋基本构造。乳头瓣至少需要 8～10cm。流出道需要 3～5cm 回肠。(**b**) 储袋的缝合。储袋后壁使用连续浆肌层缝合完成。(**c**) 用作乳头瓣的回肠在其浆膜层表面进行瘢痕化处理防止乳头滑脱。(**d**) 乳头瓣的套叠形成。用一对 Allis 组织钳夹住储袋远端回肠约 5cm 处。向内拖动回肠壁反折形成乳头瓣。记住在回肠末端肠系膜上做一小切口（续）。

储袋式回肠造口术的目标

在描述近来关于储袋建立的种种改良和并发症之前，考虑一下储袋式回肠造口术的目标是非常中肯的，因为一旦储袋式回肠造口失败则要失去40～60cm 的回肠。一旦发生，病人要面对的不仅仅是要配戴常规造口装置、再手术和潜在的造口并发症，同样可能发生水电解质的丢失，要进行电解质的补充和止泻治疗。

储袋式回肠造口术的目标是建立这样一种储袋，可以容纳 800～1 000ml，起到完全的控制排便和排气的功能，并且每天只需要不多于 2～3 次的插管引流就能排空，夜间不需要病人起来排空储袋。穿衣服或穿泳装后应该看不到流出道。应该有最少的黏液分泌，在造口处使用可丢弃的造口装置后要达到完全控制排气排便的作用。储袋的插管灌洗时间不应该超过 10～15 分钟。此外，不应该有饮食的限制。不应该有体育活动、工作机会、性生活、旅游及社会功能方面的限制（King，1975；Kock 等，1977；Schjonsby 等，1977；Phillips，1978；Valkamo，1981；McLeod 和 Fazio，1984；Stein 等，1999）

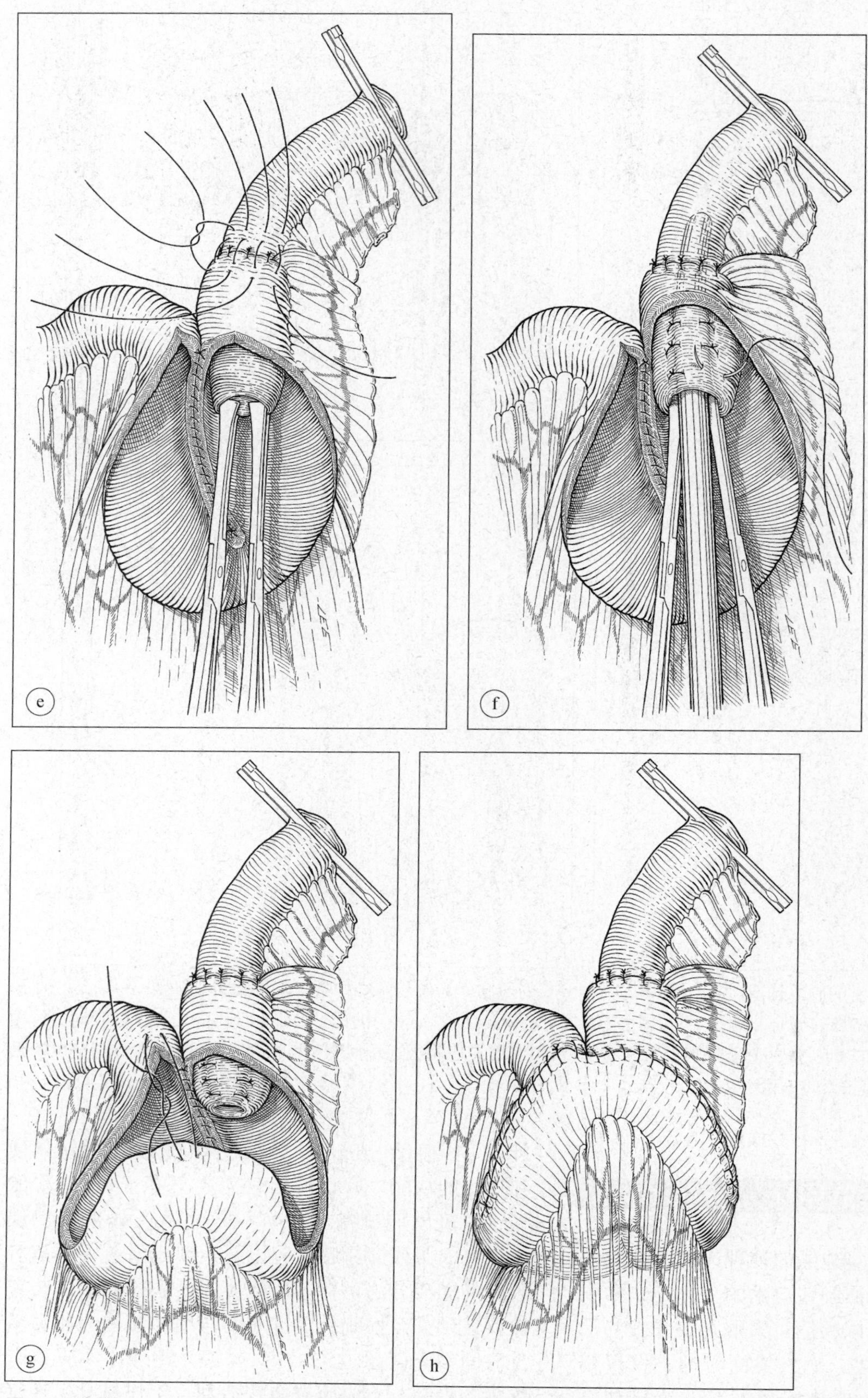

图 40.81（续） （**e**）乳头瓣被 Allis 组织钳牵拉套入储袋中。（**f**）乳头瓣内插入 Media 导管，间断缝合形成乳头瓣的两个肠袢使其稳定，套叠处也进行间断浆膜层缝合。（**g**）一旦乳头瓣被固定，就可横行缝合储袋，如图所示。（**h**）完成储袋造口术。浆肌层连续缝合储袋前壁（续）。

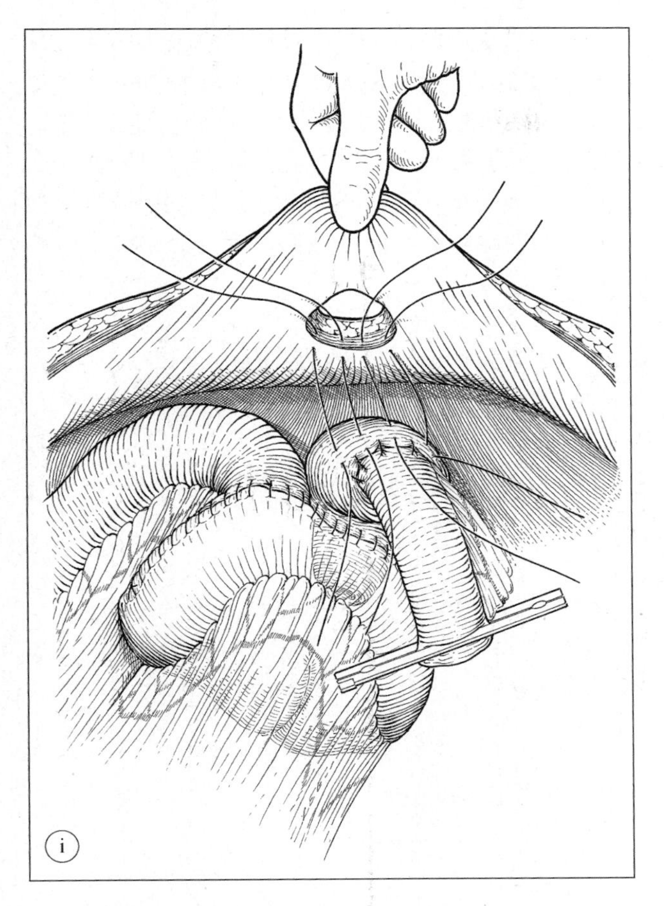

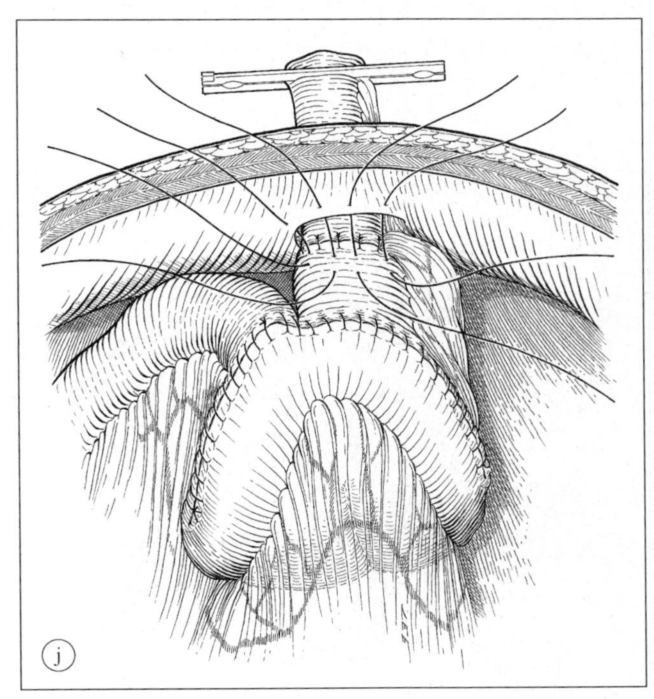

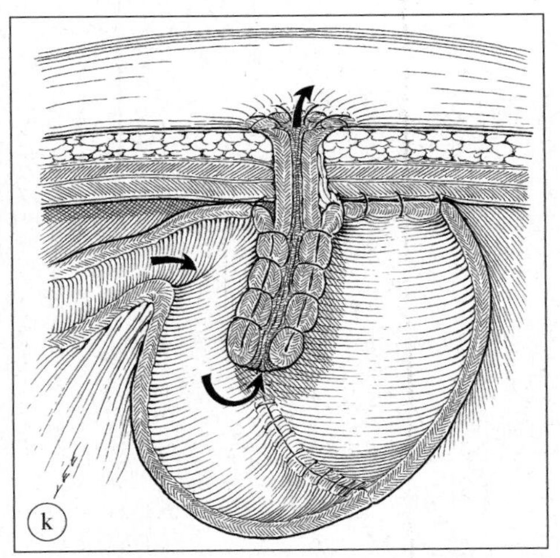

图 40.81（续）　（**i**）流出道必须与腹壁固定，将套叠处的肠壁与造口环的后壁进行间断缝合。（**j**）流出道肠袢通过造口环，造口环的内侧也要与乳头瓣套叠处缝合固定。（**k**）完成储袋造瘘术。

乳头瓣功能障碍

发生率

储袋式回肠造口术的最为棘手的并发症是乳头瓣功能障碍，由此导致储袋的插管排空困难和大便的外漏。乳头瓣功能障碍的发生率各家报道的不一，Palmu 和 Sivula（1978）报道了 51 例，15 例发生乳头瓣功能障碍，发生率为 29%。乳头瓣功能障碍有两种类型：真性乳头瓣滑脱和脱位。

当整个的乳头瓣从正常位置滑出后就形成真性移位，导致输出端变长而扭曲（图 40.82a）。这种并发症很容易从影像学上诊断，表现为长的扭曲的输出端而没有乳头瓣的表现；Sivula（1978）报道了15例病人，有6例发生了这种情况。脱位导致的不完整的乳头瓣结构是由于肠系膜侧的乳头瓣滑脱（图40.82b，c）。这种情况也可以很容易地从X线片上做出诊断，表现为一侧的流出通道变长（图40.82d）。此外，在X线摄影检查时，当向储袋内注入造影对比剂时滑脱的乳头瓣又回到正常位置。

真性滑脱或脱位的发生可能伴发乳头瓣基底部的瘘，而导致不能节制大便，Palmu和Sivula报道的15例中3例发生了这种情况（图40.82a）。也有发生储袋瘘的报道。这可能是缺血所致（图40.83）。Weinstein和其他学者也注意到了两种类型的乳头瓣功能障碍，但是他们发现与完全性滑脱相

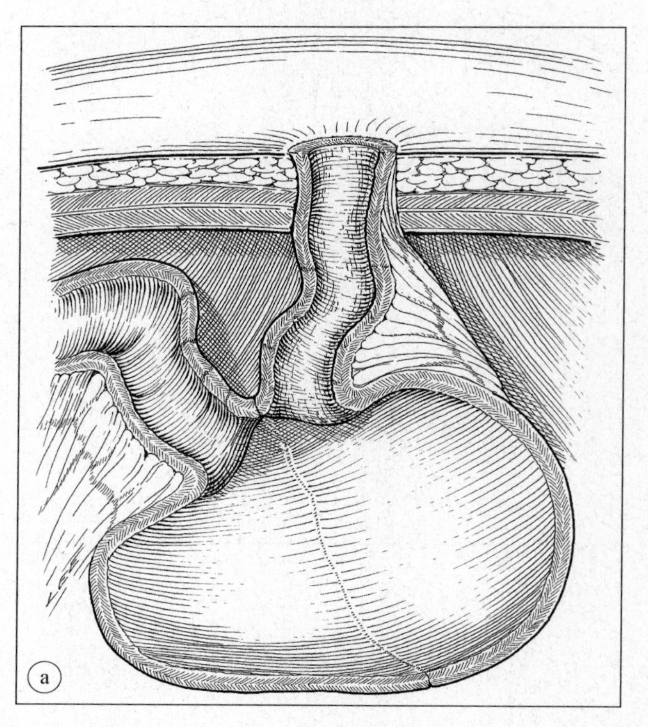

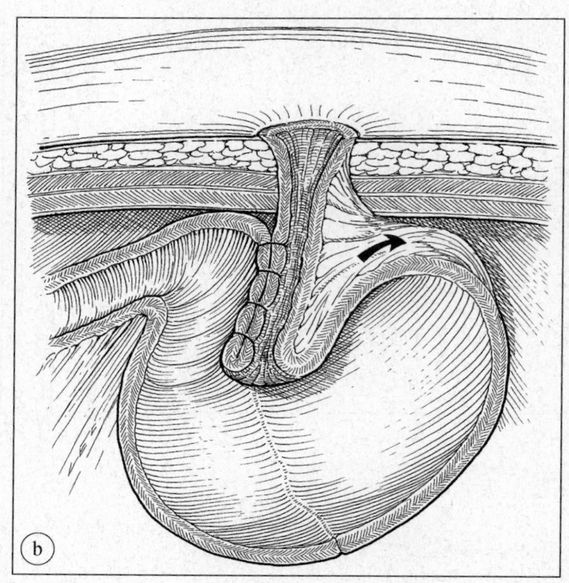

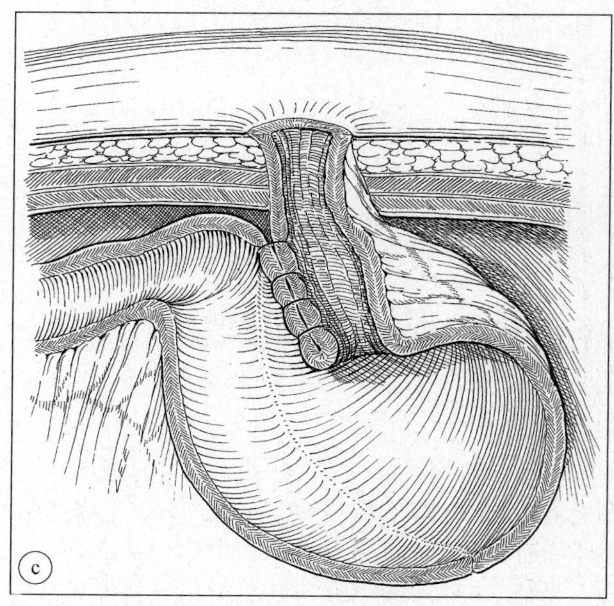

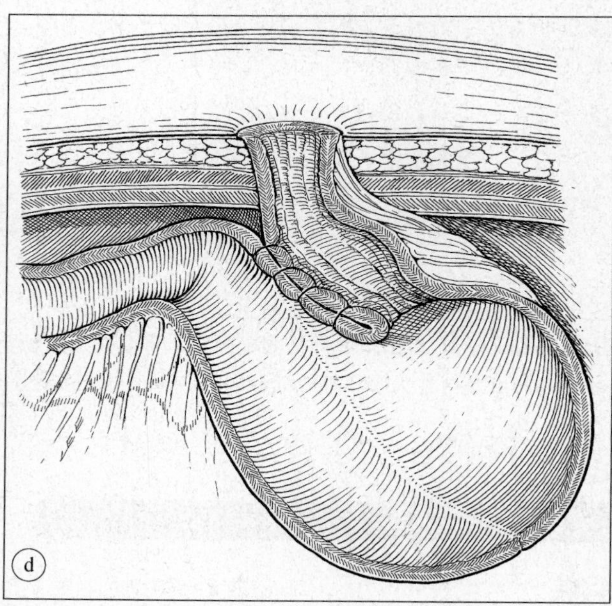

图40.82 乳头瓣完全滑脱。（a）回肠储袋在下腹变松弛，流出道变长，使导管插入困难。（b）部分乳头瓣滑脱。仅有乳头瓣肠系膜侧滑脱，这使导管插入困难，也可能引起失禁。（c）进一步加重的部分乳头瓣滑脱。储袋在腹腔内随意活动。（d）部分乳头瓣滑脱导致输出袢延长。

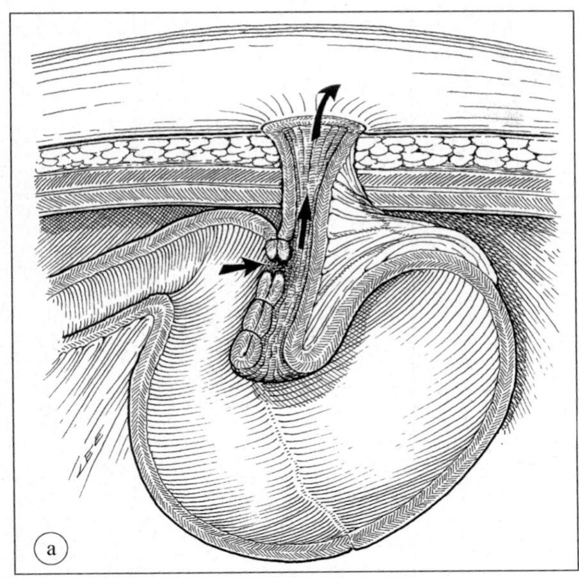

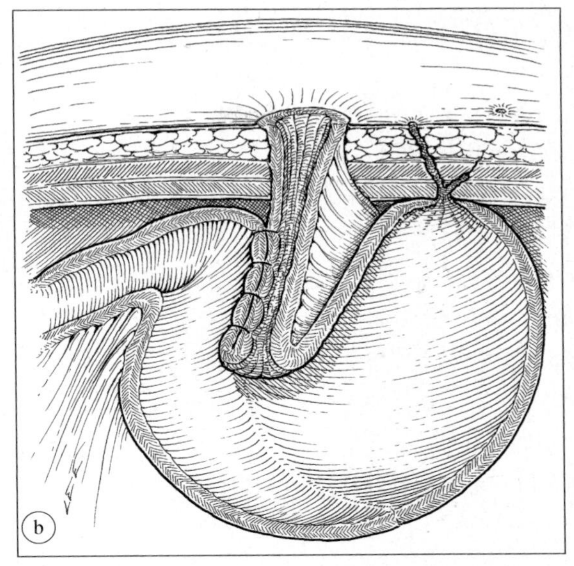

图 40.83　（a）乳头瓣基底部瘘引起失禁。（b）回肠储袋与腹壁之间出现瘘，此类瘘不会导致失禁。

表 40.17　对 479 例储袋式回肠造口术后的并发症的综述

	人数
死亡	10（2）
再次手术：	
一次或更多	174（36）
大于一次	99（21）
可控性回肠造口术	422（88）
并发症	150（31）
乳头瓣滑脱	79（17）
粪瘘	79（17）
肠梗阻	29（6）
黏液漏	12（3）
脓肿	9（2）
出血	6（1）
坏死	2
肠扭转	1
移位	1
导管导致穿孔	1

括号内值表示百分比。
来源自：Goldman 和 Rombeau（1978）。

比，脱位并不常见（Goldman 和 Rombeau，1978）。

Goldman 和 Rombeau（1978）1978 年综述了文献上报道的 479 例病例，发现乳头瓣功能障碍是最常见的并发症，有 17%的病人发生了乳头瓣功能障碍。Schrock（1979）报道了 13 例病例，33%的病例发生了乳头瓣功能障碍，这些病例通常发生在首次手术后的 3 个月内，全部发生于 1 年内。不同年代报道的发生乳头功能障碍的发生率见表 40.18。乳头瓣完全滑脱的发生率与随访时间的长短有关，从 9%～42%不等（Beahrs，1975；Goligher 和 Lintott，1975；Halvorsen 和 Heimann，1975；Kock，1976；Madigan，1976；Gelernt 等，1977；Halvorsen 等，1978；Palmu 和 Sivula，1978；Flake 等，1979；Schrock，1979；Failes，1984；Jarvinen 等，1986；Fasth 等，1987）。

诊断

Standertskjold-Nordenstam（1979）等描述了一种评估乳头瓣功能障碍的影像学技术。采用双重对比技术：通过 Medina 引流管先后注入硫酸钡和空气，在原位保留 Medina 引流管和拔出该管后两个时再分别摄片，同时在两个时相的静息状态和用力时再分别摄片（Keller 等，1984）。采用这种方法，他们成功地从 15 例病人中检出 14 例乳头解剖学上存在的缺陷，但是也漏诊了 3 例瘘的病人。

内镜检查同样可以用来诊断乳头瓣功能不全，可以用小儿的硬质乙状结肠镜或可曲式内镜检查。我们有一些可曲式乙状结肠镜检查的经验，发现结肠镜的尖端可以充分地屈曲以获得较满意的乳头瓣的图像。不幸的是，要通过发生乳头瓣滑脱的乳头上插入一根窄的可曲式内镜是非常困难的。可曲式

表 40.18 乳头瓣滑脱

作者	人数	功能障碍（%）
Beahrs（1975）	22	30
Goligher 和 Lintott（1975）	26	40
Halvorsen 和 Heimann（1975）	9	33
Kock（1976）	113	33
Madigan（1976）	17	29
Halvorsen 等（1978）	36	33
Palmu 和 Sivula（1978）	51	29
Flake 等（1979）	16	19
Schrock（1979）	39	33
Standertskjold-Nordenstram 等（1979）	51	29
Dozois 等（1980）	125	41
Kock 等（1980a）	220	42
Failes（1984）	49	9
Jarvinen 等（1986）	76	39
Fasth 等（1987）	45	26
Fazio 和 Church（1988）	168	17

内镜用来评估一些储袋的并发症也是非常有价值的，譬如储袋炎、瘘、缺血或导管的损坏等。

改变储袋的结构和减少储袋乳头瓣功能障碍的处理

透热疗法或肌切开术

由于乳头瓣有较高的脱位和滑脱的发生率，已经做了很多改进乳头瓣结构的研究。

现在已经普遍的达成了共识，即认为潜在的乳头瓣滑脱的部位是在肠系膜侧，是由于相互套叠的两个肠管的固定失败所致。鉴于此，很多学者建议必须牺牲掉相互套叠的两段肠管的浆膜面，通过一连串的环周的或沿着长轴的电热疗法处理（Barker，1978；Cranley 和 McKelvey，1981a，b）（见图 40.81c）。一些有权威的作者则倡导纵向和横向切开相互套叠的两段肠管的浆肌层，以使其发生粘连（Madigan，1976）。还有其他建议就是向储袋内套入一段更长的回肠肠管。尽管如此，单独应用这些技术来处理后仍然有较高的乳头瓣功能障碍发生率。

旋转或压实回肠系膜

考虑到回肠系膜侧有较高的乳头瓣滑脱率，注意力就应该放在尽可能减少套入肠系膜。第一个处理措施就是旋转套叠的两个肠管，这样两个肠管的肠系膜缘部分就发生了错位（Kock，1973）。然而，这种处理办法从根本上并不能减少乳头瓣的滑脱率。接下来的方法就是研究减少肠系膜的套入量（Gelernt 等，1977）。去除相互套叠的肠管周围血管上的脂肪组织，肠系膜血管发生了骨骼化和旋转（Beahrs，1975；Goldman 和 Rombeau，1978；Schrock，1979）（图 40.84）。有的研究组则建议广泛的分离肠系膜，只保留边缘血管的完整性（Dozois 等，1981；Cohen，1982；Gerber 等，1983）。Cranley 和 McKelvey（1981a，b）尝试了完全去除肠系膜的实验，但由于存在乳头坏死的潜在危险，因此这种技术并没有应用到临床上（Cranley，1983）。Kock 等（1981）分析了减少肠系膜套入量和肠系膜旋转对乳头瓣滑脱率的影像。他们发现，乳头瓣滑脱的发生率由 44%降到了 17%，再手术修正率也从 53%降到了 33%（表 40.19）。Cohen（1982）也报道了类似的经验。然而，尽管采用了这些技术，瑞士和北美的乳头瓣滑脱率仍非常的高（Schrock，1979；Dozois 等，1980）。

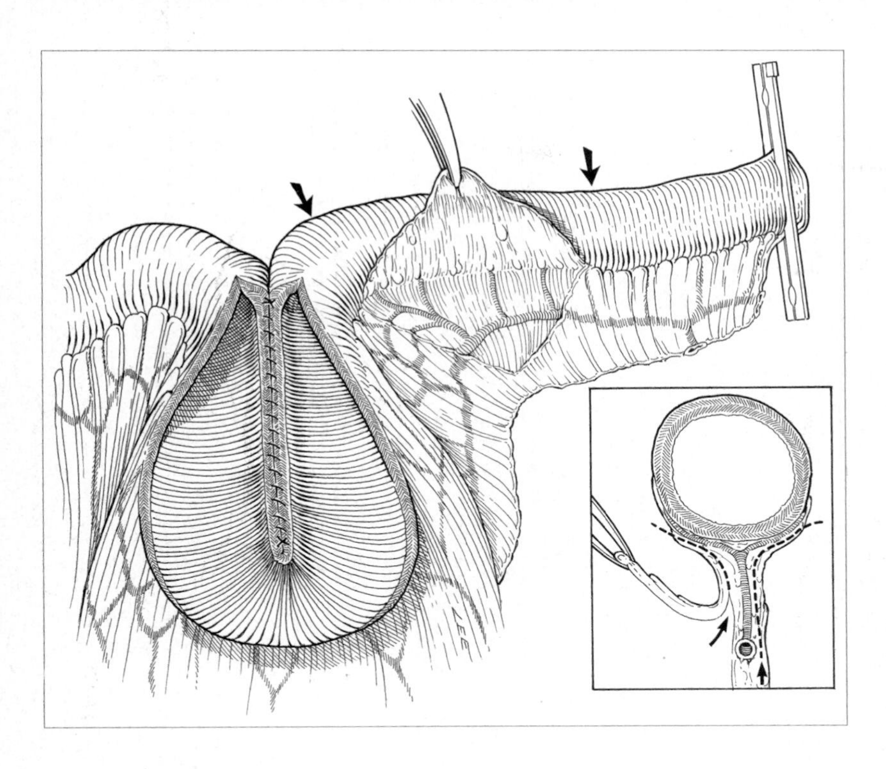

图 40.84　切除肠系膜脂肪，使血管骨骼化，可防止乳头瓣滑脱。充分切除预计用于建立乳头瓣的 5～8cm 长的回肠系膜两侧的脂肪。（如图所示）

表 40.19　储袋式回肠造口术后期的并发症：乳头瓣构建

	缝合技术（$n=93$）	旋转套叠肠管与去除周围脂肪（$n=121$）	吻合器技术和筋膜悬吊（$n=32$）
乳头瓣滑脱	41（44）	21（17）	0
乳头瓣脱垂	0	6（5）	1（3）
内部瘘管	9（10）	13（11）	0
修正手术	49（53）	40（33）	2（6）

括号内值表示百分比。
来源自：Kock 等（1981）。

回肠周围“衣领术”

不断的乳头瓣滑脱导致了“衣领术”的出现，这是一种固定输出的两个回肠袢的手段，而使得将乳头瓣和储袋固定在腹壁上变得更容易（图 40.85）。有多种材料用来制作“衣领”。Flake 等（1979）使用聚四氟乙烯材料。Bayer 等（1981）使用 Mersilene 网片后乳头瓣的滑脱率由 54%下降到了 32%。然而，更多的学者倾向使用 Marlex 网片（图 40.85g），因为置入体内后保持原来的形态，并且相对来说是惰性的（Kock，1981；Gerber 等，1983；Taha 和 Shah，1986）。尽管“衣领术”的使用大大减少了乳头瓣的滑脱，但这种材料已经被废弃使用了，这是因为有较高的感染后乳头瓣瘘的发生率（Thompson 和 Williams，1984；Fazio 和 Church，1988）。使用 Marlex 网片后乳头瓣瘘的发生可能与其他因素有关，比如缝合、腐蚀或缺血。尽管如此，聚丙烯网片可能是导致瘘发生的主要原因（Flake 等，1979；Kock，1981；Gerber 等，1983）。

不幸的是，与部分的肠缺血或凝烧之后出现的瘘相比，使用 Marlex 网片导致的瘘常常需要各种形式的外科处理来纠正，需要去除置入的网片材料或切除整个乳头瓣。出于这些原因，就如 Failes（1984）建议的那样，我们和其他医师利用腹直肌前鞘来固定相互套叠的肠管，同时将储袋固定在腹

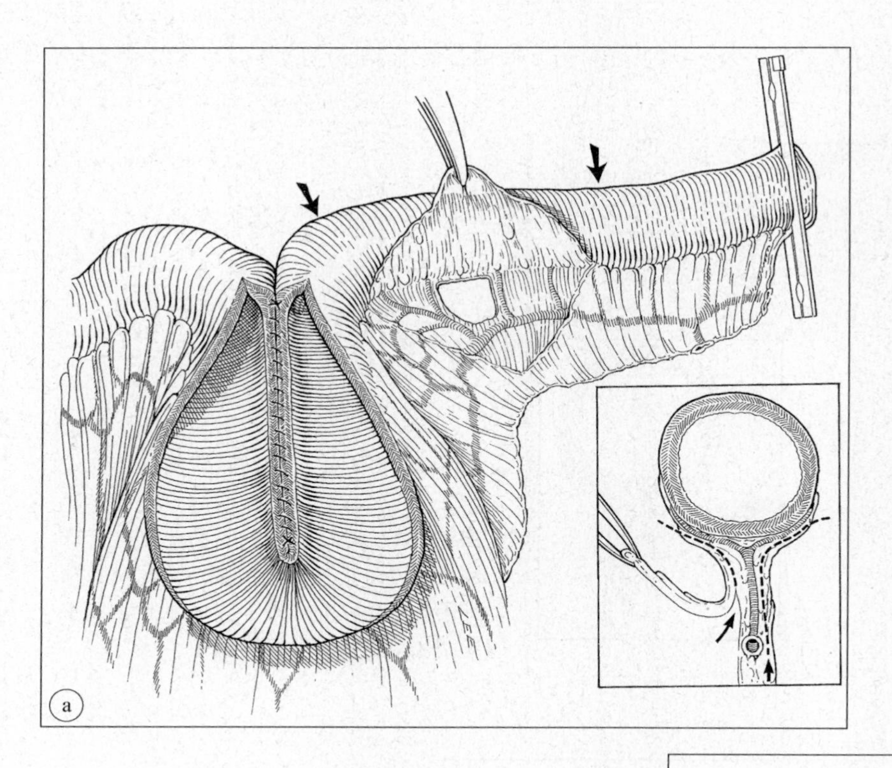

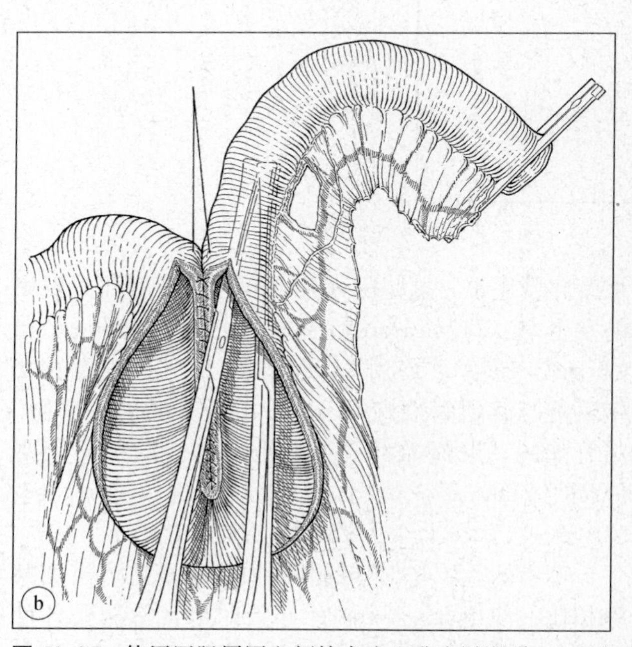

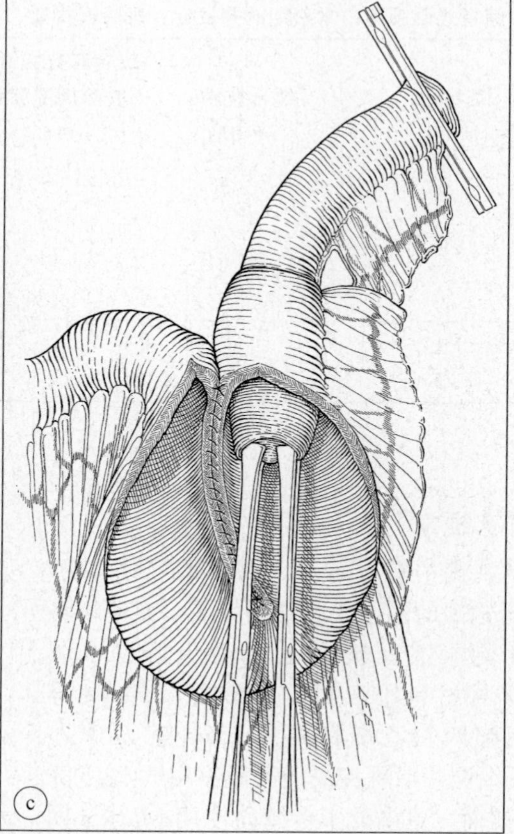

图 40.85 使用回肠周围衣领技术防止乳头瓣滑脱。(**a**) 充分骨骼化回肠系膜血管，在系膜上开一个窗口。(**b，c**) 使系膜开孔处回肠向内套叠，建立乳头瓣，但确保闭合乳头瓣后，系膜窗口仍然可见。

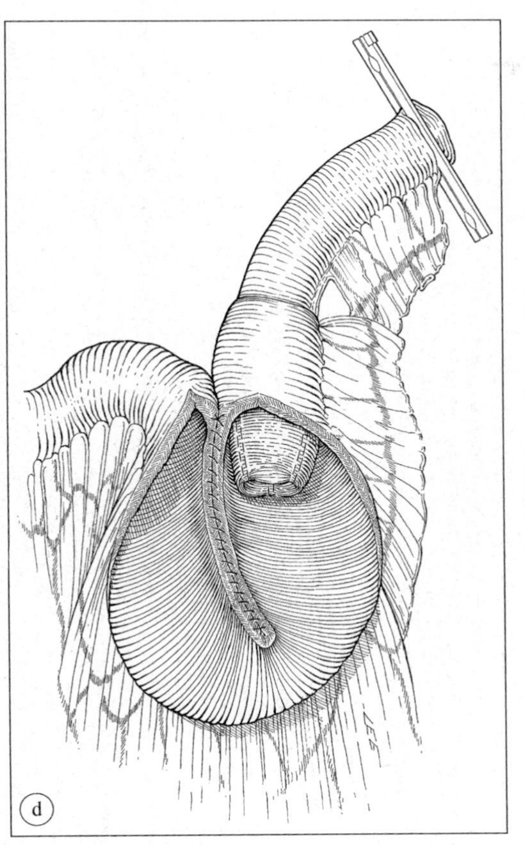

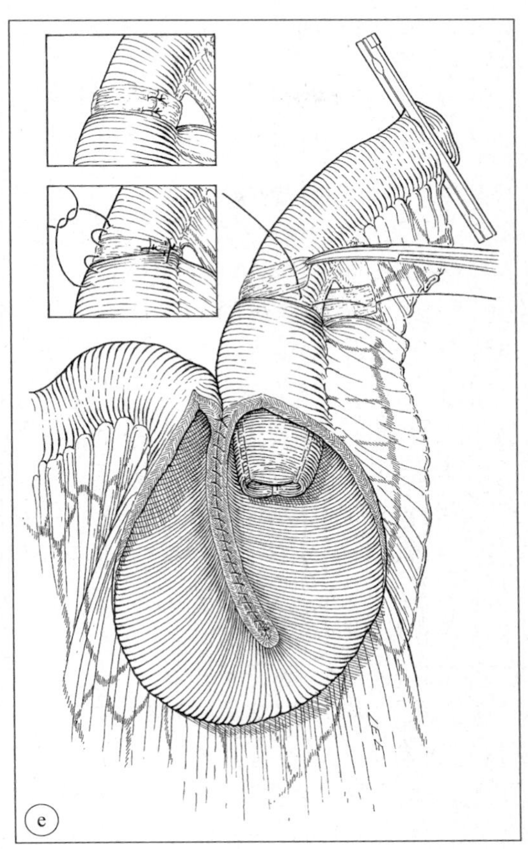

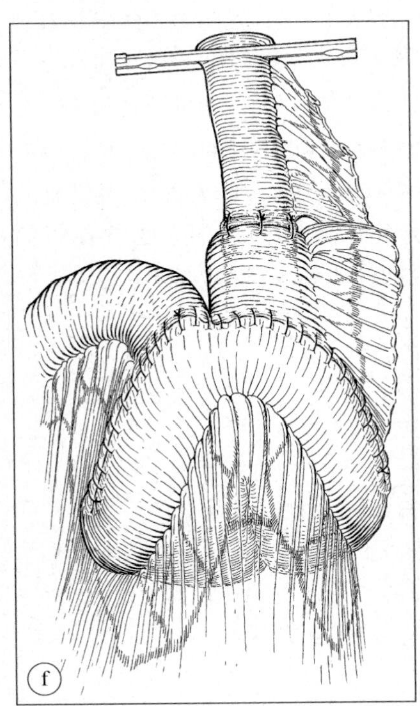

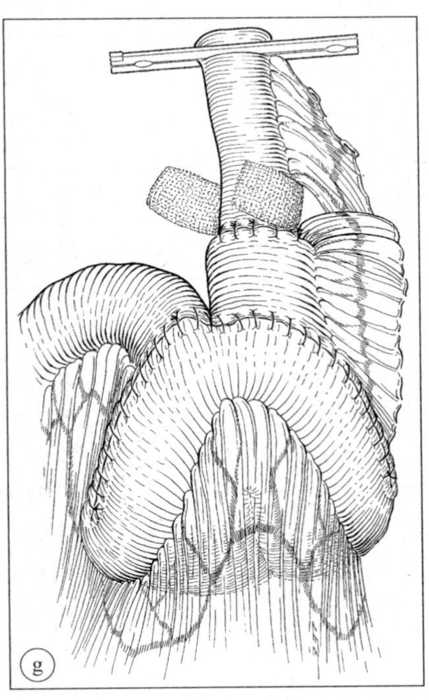

图 40.85（续）　（**d，e**）用一条腹直肌鞘在系膜开口处环绕回肠形成衣领，然后将筋膜两端缝合并固定在回肠反折处，如图所示。（**f**）用筋膜衣领技术完成储袋造瘘口。（**g**）用一条聚乙烯网固定 Kock 储袋的乳头瓣，此处另有图解（因为有发生瘘的风险，所以我们尽量避免使用聚乙烯）

壁上（Ecker 等，1996a）。普理灵网片可能比聚丙烯网片安全，如果需要置入异体材料的话，应该首选普理灵网片。

吻合器技术

尽管有了如此多的调整，但直到将线形吻合器用来固定套叠的回肠之前，乳头瓣的滑脱一直是一个棘手的临床问题（Cohen，1982）。Hulten 和 Svaninger（1984）综述了文献上关于储袋的并发症后，吻合器技术优于缝合技术的优势就变得明显起来（表 40.20）。他们报道了使用吻合器技术后，乳头瓣的滑脱发生率从 20%降到了 3%（Steichen，1977；Kock 等，1980b；Cohen，1982）。Jarvinen 等（1986）报道了使用吻合器技术后乳头瓣滑脱的发生率由 52%降到了 20%。Dozois 等（1980）也报道了类似的经验。

可以采用两种技术来使用缝合器建立乳头瓣。可以采用 TA55 或 TL5O（Fazio 和 Tjandra，1992），而 Gerber 和其他学者（1983）则建议将吻合器钉舱远端的 2～3 颗 U 型钉取出以避免远段肠道的缺血。更好的选择是，为了保证两排 U 型钉都被利用，可以使用没有刀片（TCT 4.55）的线形吻合器（GIA or TCT）（图 40.86a，b）。使用吻合器的早期通常使用 3 排缝合钉，但随着经验的积累，假如小心使用吻合器和避免损伤肠系膜血供的前提下，使用 4 排缝合钉缝合似乎并不增加并发症发生率（图 40.86c）。Fasth 等（1987）发现使用吻合器缝合技术后乳头瓣滑脱和脱垂的发生率有了显著的下降。此外，再手术率下降了一半（表 40.21）。在 Hulten 和 Svaninger（1984）的文献综述中，在使用缝合器来建立乳头的一组发生的瘘大多都与 Marlex 网片有关，而不是表面上的缺血的结果。同样可以使用不带刀片的 GIA 吻合器将储袋的外壁缝至套叠的乳头瓣上（Myrvold，1987）。

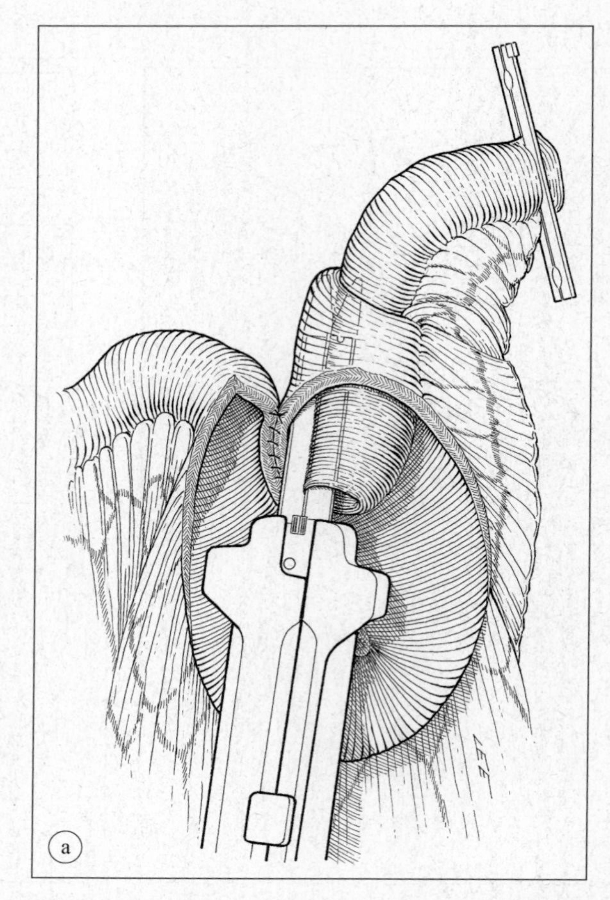

图 40.86 缝合器固定乳头瓣。(**a**) 乳头瓣被叠入储袋中，直线无刀片缝合器用于固定乳头瓣的两部分肠管。

表 40.20 储袋式回肠造口术乳头瓣结构后期的并发症

	单纯缝合 (*n*=223)	旋转套叠肠管和去除脂肪 (*n*=225)	吻合器缝合与筋膜吊带 (*n*=149)
乳头瓣滑脱	76（34）	45（20）	5（3）
乳头瓣脱垂	NS	13（6）	6（4）
瘘管	16（7）	22（10）	7（5）
其他缺陷	94（42）	86（38）	18（12）

括号内值表示百分比。
NS，未报道。
来源自：Hulten 和 Svaninger（1984）。

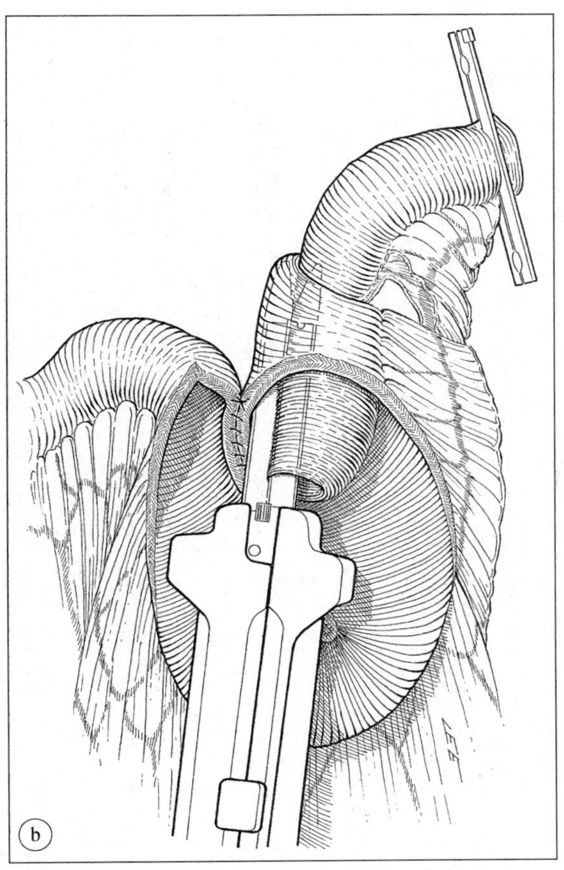

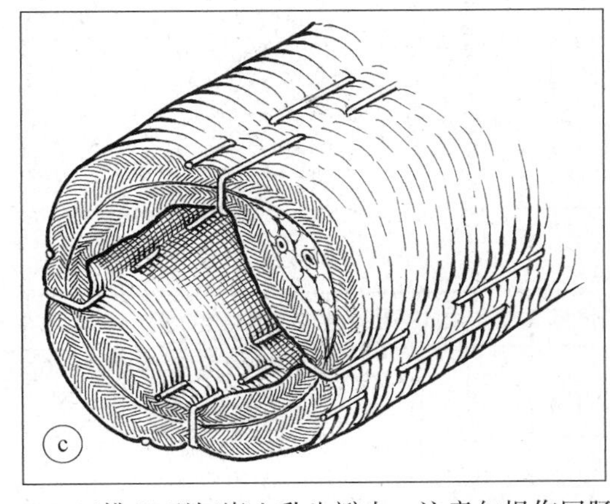

图 40.86（续）　（b）适合于筋膜衣领技术的储袋构建。（c）四排 U 型钉嵌入乳头瓣中，注意勿损伤回肠系膜血供。

表 40.21　吻合器缝合技术对回肠储袋造口术的影响

	单纯缝合 (*n*=24)	吻合器缝合 (*n*=21)
早期		
伤口脓毒症	0	3
输出口坏死	2	1
乳头瓣瘘管	0	1
需要再次手术	2	2
晚期		
乳头瓣滑脱	4	2
乳头瓣脱垂	3	1
造瘘口扭转	0	1
乳头瓣狭窄	1	4
需要再次手术	8	4

来源自：Fasth 等（1987）。

经验

最近报道，使用吻合器可使得一些病例的储袋式造瘘得以成功。而要把这些成功都归因于吻合器的做法是不明智的，因为手术经验是减少并发症的一个重要因素（Fazio 和 Church，1988）。Gerber 等（1983）对最初的 50 例和最近的 50 例的结果进行了比较，乳头瓣的滑脱率从 18%下降到了 4%（表 40.22）。相似的，Dozois 等（1980）的研究显示，再手术的发生率由最初的 43%（149 例）下降到了最近的 18%（150 例）（表 40.23）。

储袋的设计

除了乳头瓣的设计外，还有其他手术方面的技巧影响着乳头瓣的滑脱的发生率。Gerber（1983）和 Failes（1984）在 Kock（1969）设计的横向关闭双腔储袋的基础上，他们更偏好于构建三腔或“S”型储袋（图 40.87a-c）。这种偏好不仅仅在于建立了一个更大的储袋，更重要的是蠕动时储袋的输入袢与流出道取得了平衡，所以肠蠕动不至于促发乳头瓣滑脱的发生。

Barnett 可控性小肠储袋是进一步改进的设计，这种改进的目的是为了减少乳头瓣滑脱的发生（Mullen 等，1995）。通过血管根部取末段长约

表 40.22 经验积累和外科技术改进对储袋式回肠造口术的影响

	早期 50 个病人	新近 50 个病人*
乳头瓣滑脱	9（18）	2（4）
乳头瓣外翻	4	0
因瘘再次手术	8†	3‡
首次手术后可控制	35	47
二次手术后可控制	12	2
改行 Brooke 结肠造口术	2	0
保守性手术关闭瘘	7	3
保守处理瘘管	1	0
戴矫正器	0	0

括号内值为百分比。

*吻合器，Marlex 网片，避免丝线缝合，S-形储袋，较长时间的术后减压。

†3 线缝合，4 名克罗恩病患者，1 张 Marlex 网片。

‡1 名克罗恩病人，2 张 Marlex 网片。

来源自：Gerber 等（1983）。

表 40.23 手术经验和乳头瓣设计的改变对结果的影响

	早期手术（n=149）	新近手术（n=150）
与储袋无关的再手术		
肠梗阻	11	9
脓肿引流	5	3
其他	6	1
切除储袋		
机能障碍	6	1
克罗恩病	5	0
感染	3	2
不良结果	1	2
1 年内修正手术		
乳头瓣矫正	53 } 43%	28 } 22%
新建乳头瓣	11	5
矫正造瘘口	10	28
矫正储袋	5	4
其他	4	4
可控性（%）		
排气		
可以控制	59	75
偶尔不能控制	34	22
一直不能控制	7	4
排便		
可以控制	62	75
有时不能控制	33	24
很少可以控制	5	2
配戴造口装置		
从不	93	95
有时	3	2
一直	4	3

来源自：Dozois 等（1980）。

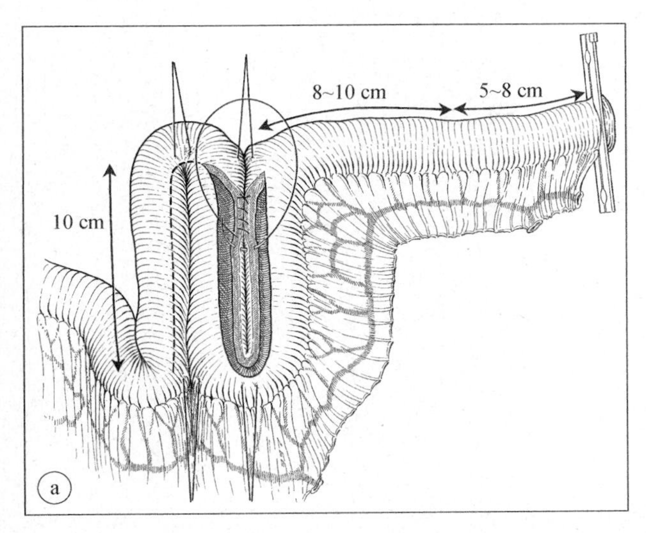

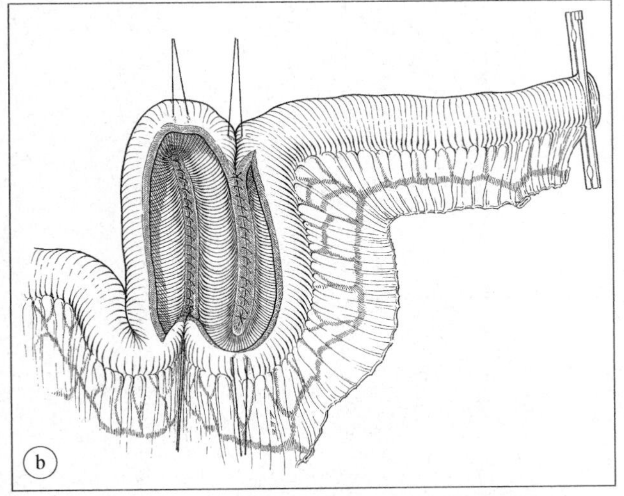

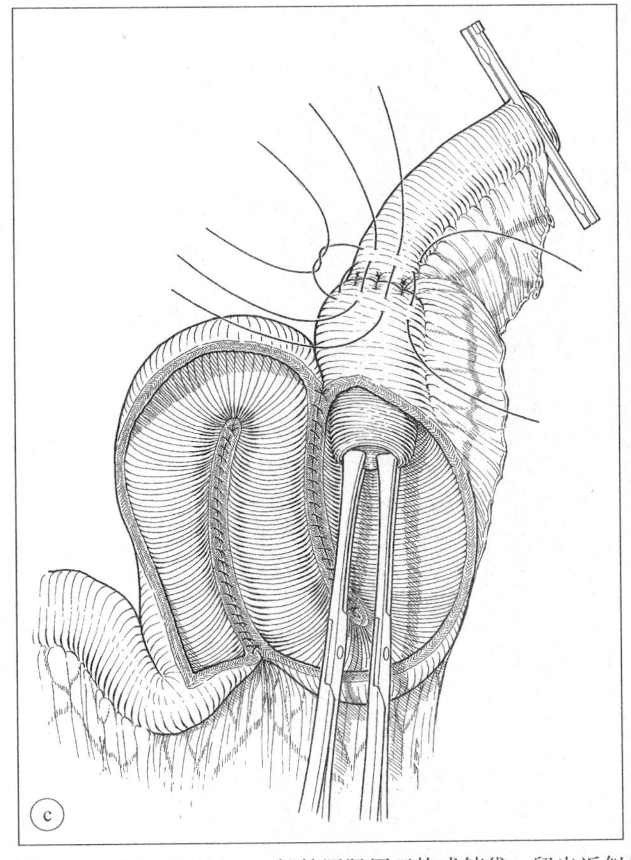

图 40.87 三重或 S 型回肠造口术。(**a**) 用于三重储袋造瘘口术肠道的结构。三段 10cm 长的回肠用于构成储袋，留出近似长度的肠段作乳头瓣及流出道。(**b**) 缝合三重储袋后壁。(**c**) 乳头瓣被套叠入储袋中并固定，如前所述，闭合储袋前壁以完成手术。

65cm 的末段回肠来建立逆蠕动储袋，因此，乳头瓣从这段肠管的近端建立（图 40.87d）。这种储袋是侧侧缝合形成的"J"型储袋，而不像 Kock 的圆形储袋（图 40.87e）。乳头瓣建立后将其位置倒转，从肠系膜孔转移一段小肠用来制作"衣领"来稳定乳头瓣的肠浆膜面（图 40.87f）。这种技术并不是用端-端吻合的方式来重建肠道的连续性，而是封闭切断的近端回肠断端，用该段回肠与储袋进行侧-侧吻合完成重建，这就如同在缝合的储袋前壁上加了一层补丁（图 40.87h）。一个多中心的 510 例的研究发现，92% 的储袋仍有功能，只有 6.2% 切除了储袋，12.8% 需要再手术修正，其中 6.3% 为乳头瓣滑脱，4.5% 为乳头瓣瘘，6.3% 为储袋瘘。这种改良的储袋有令人印象深刻的 5 年存活曲线（图 40.88）。

利用分离的回肠段建立乳头瓣

洛杉矶的 Beart 和他的同事巧妙地设计了一种储袋，避免了使用肠内套的方法建立乳头瓣，也避免了储袋内压力过高而导致的乳头瓣滑脱。将一段带血管的回肠置于 J 型储袋的顶部，切开储袋的对系膜缘，翻转缝合覆盖裸露的肠管（图 40.89）。这种处理避免了可能发生滑脱的内套技术。到目前为止，这种新的设计方法已经在 6 个病人身上实施了，他们的随访时间尚短，但这是一种很有发展空间的有趣的概念。

腹壁上的固定

如果流出通道稳定的话就很少发生乳头瓣的滑脱，这是早就被建议过的，尤其是乳头瓣的套

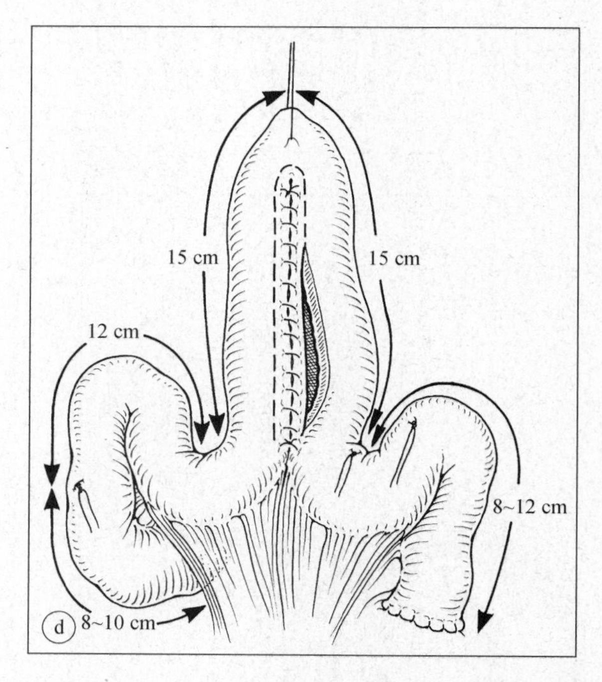

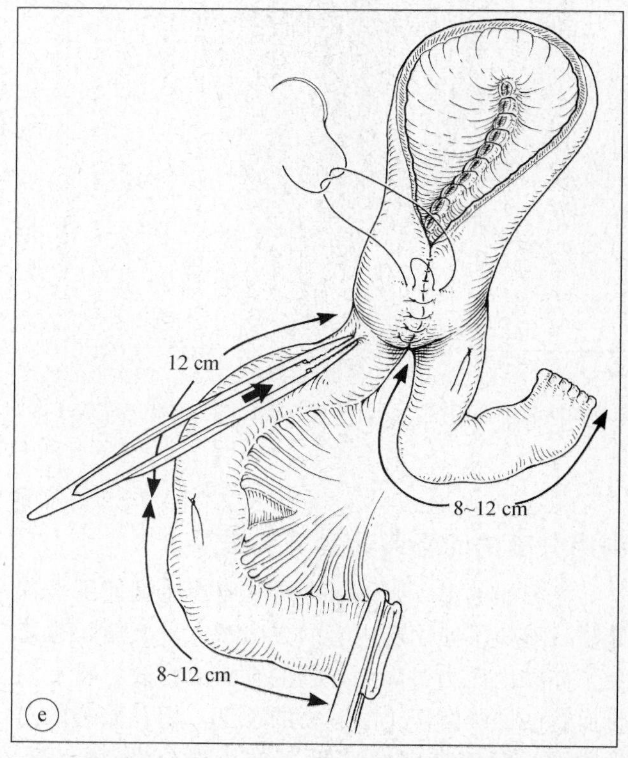

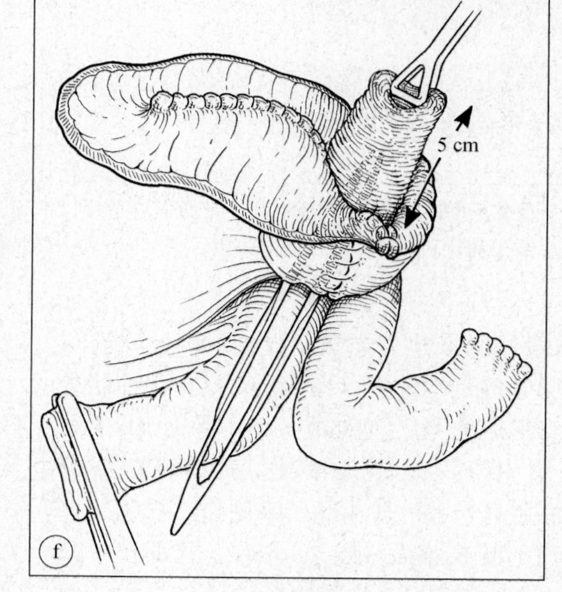

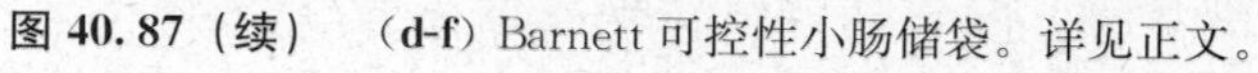
图 40.87（续） （**d-f**）Barnett 可控性小肠储袋。详见正文。

入部分受到其与腹壁的牢固附着的支持。因此，Failes（1984）很重视筋膜层与乳头瓣的两肠袢的缝合固定，乳头瓣最终需要固定在腹壁上。只有在将流出道从腹壁引出前，才能正确地缝合后排缝线（图 40.90）。腹壁上的造口环不能太大。事实上，很多外科医生持这样的观点，他们认为腹直肌应该被分开，而不是盘状切除或横断（Keller 等，1984）。

储袋减压

最后，是否行近端的回肠造口术也是个难题。术后的减压可以减少乳头瓣滑脱的危险。更多的外

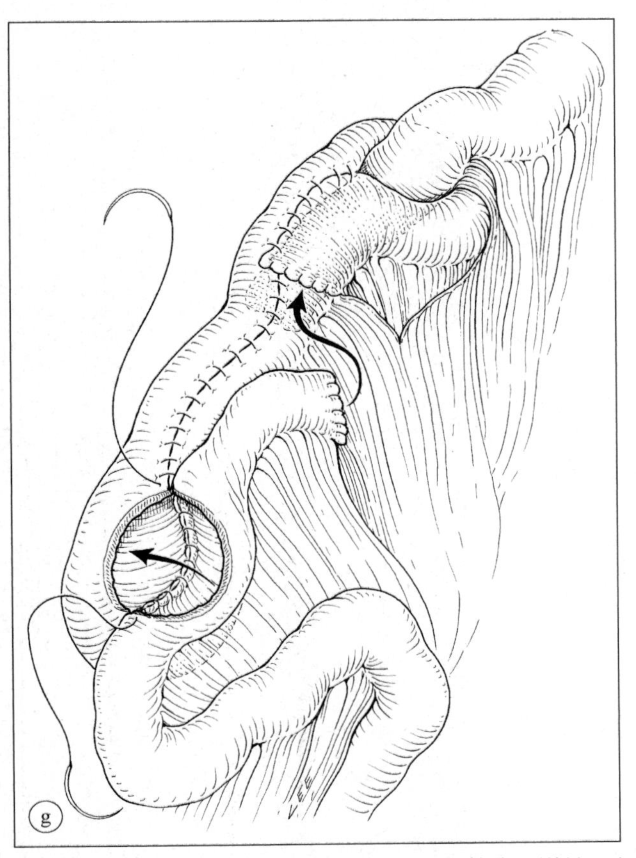

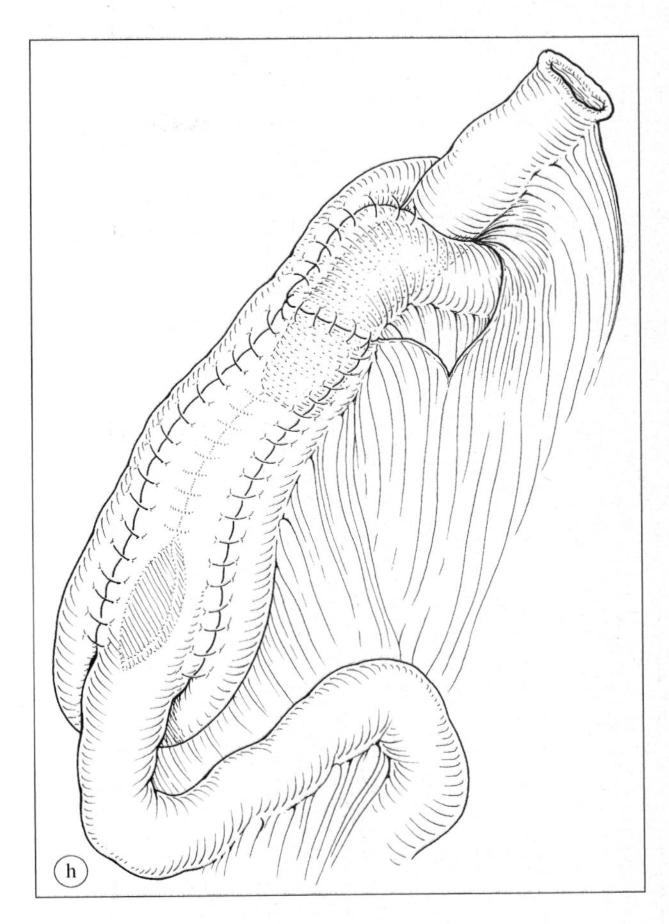

图 40.87（续） （**g-h**）Barnett 可控性小肠储袋。详见正文。

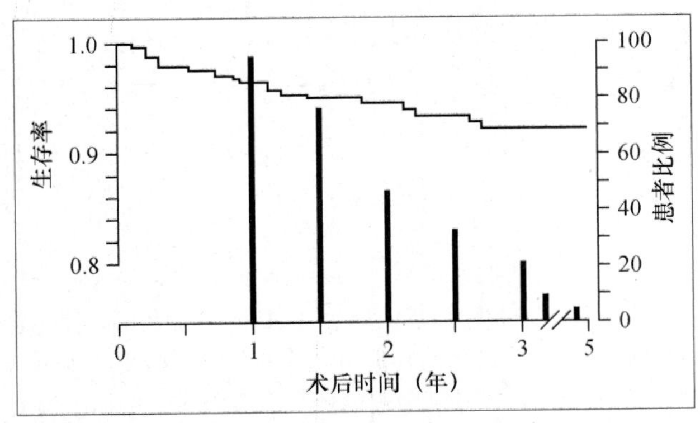

图 40.88 Kaplan-Meier 曲线展示了 Barnett 可控性回肠造口术后 0～5 年的仍具功能病人所占的比例，竖线显示随访初期的 510 例病人在各自特定的时期的比例（Mullen 等，1995）。

科医师建议在储袋建成之后原位放置一根 Medina 导管，保留至少 3 周，只有这样，在乳头瓣稳定之前才不会有梗阻的因素存在。Berglund 等（1984，1986）发现向储袋内注入 400～500ml 液体时，储袋内的压力可达到 $50cmH_2O$。尽管有向末段回肠内的自由反流，但仍然达到这样的压力。除非储袋由导管进行减压，肠蠕动时可导致更高的储袋内压（Berglund 等，1984）。在乳头瓣稳定的早期阶段，如果储袋内过高的腔内压力，将可能增加乳头瓣滑脱的危险（Failes，1984；Fasth 等，1987）。因此，必须原位放置一根引流管，必须经常性地进行灌洗以防止食物残渣阻塞。

Hulten 和 Fasth（1981）更进一步地讨论了近端回肠造口的问题，因为除了担心引流管可能发生滑脱或堵塞或导致储袋的腐蚀性穿孔外，长时间保留一根 Medina 引流管是不舒服的，活动受到限制，还要花大量的护理时间。因此，他建议行储袋式回肠造口的病人都行近端回肠的保护性造口。如果有乳头瓣坏死、瘘或缝线裂开，则有必要进行近端回肠造瘘。在校正或重建乳头瓣时，或将一个骨盆储袋改为 Kock 的储袋式回肠造口时，就可以采用近端回肠的保护性造口（Ecker 等，1996b）。对首次接受吻合器建立乳头瓣的病人来说，是否都必须进行保护性近端回肠造口术是一个直到争论的问题。我们认为，近端的造口减压仅适用于有发生瘘或坏

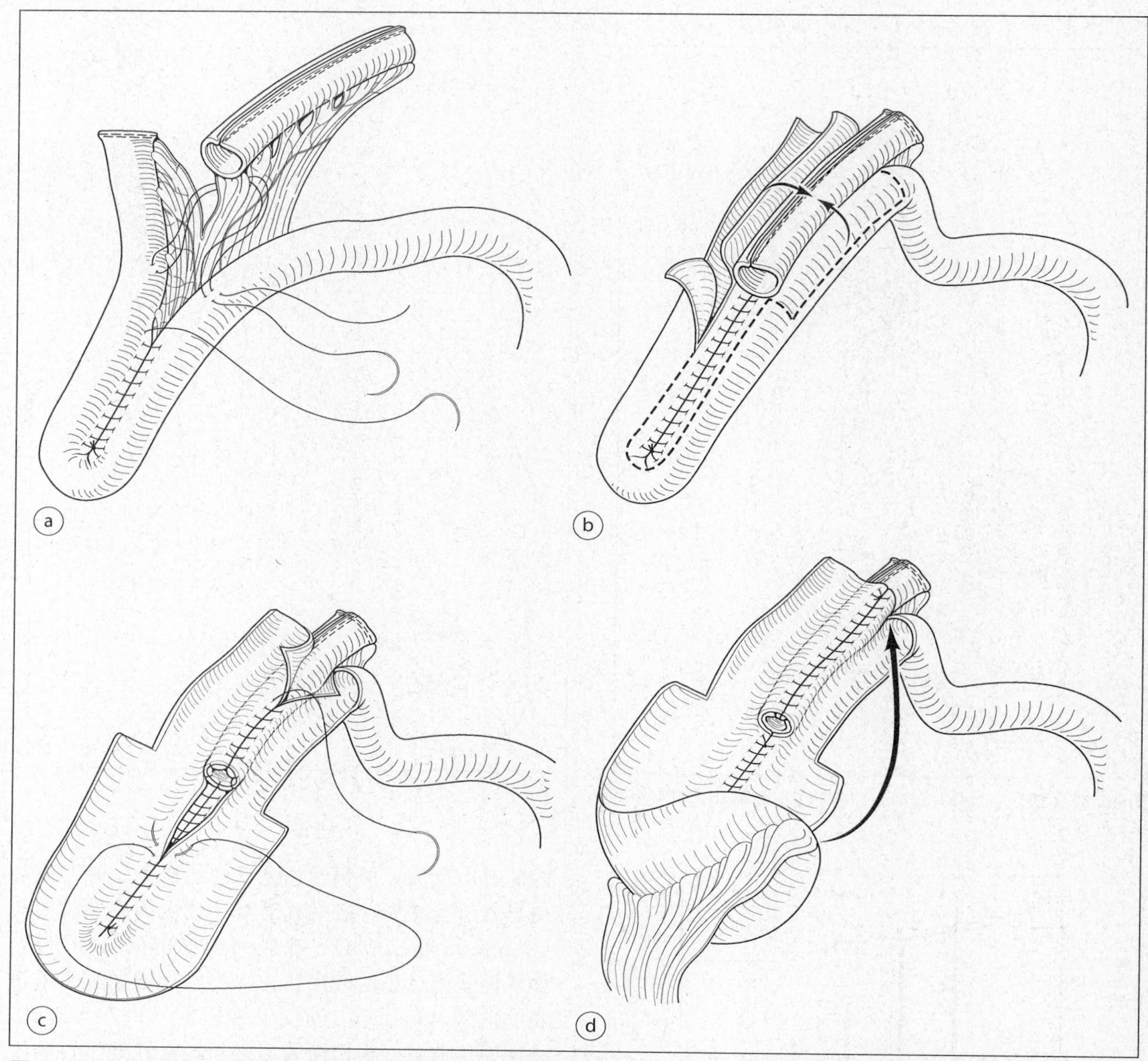

图 40.89 （**a**）乳头瓣后壁的建立。保留制作乳头瓣的回肠段的血管弓，小心打开血管弓之间的系膜窗，用有多排吻合钉的胃肠吻合器沿肠管长轴进行闭合（未标示），通过系膜血管弓的系膜窗将用于制作储袋的两个 U 型肠袢做间断浆肌层缝合。U 型肠袢的残端用闭合器闭合。（**b**）乳头瓣肠段的准备。沿用于制作储袋的 U 型肠袢的两个臂的浆肌层缝线外侧切开至乳头瓣内口，然后转至侧方的对系膜缘切开，这样可提供宽大的游离肠瓣。（**c**）U 型肠袢的两个肠瓣向内包绕插入的乳头瓣肠管，形成抗反流机制。乳头瓣内口处采用间断缝合，然后连续缝合两个包绕乳头瓣的肠瓣，完成黏膜连续性的重建。（**d**）储袋的形成。将起开的 U 型肠袢对折，使储袋基底与顶端缝合，让后采用连续缝合关闭储袋的两个侧壁。

死危险的病人，而不是一种阻止乳头瓣滑脱的方法。不幸的是，由于 Hulten 和 Fasth（1981）报道的近端回肠造口的病例太少，不能确定是否能减少长期乳头瓣功能障碍的危险，也不能肯定是否需要行乳头瓣的再手术校正（图 40.91）。那些认为首次储袋术后长时间放置引流管减压是适合的，可以采用 Gutierrez 和 Stahlgren（1983）所描述的装置在腹壁上固定引流管，可能是一个有效的固定方法。

作者的策略

我们的策略是，去除肠系膜上的脂肪，用吻合器建立一个内套约 4cm 的乳头瓣。如前所述的横

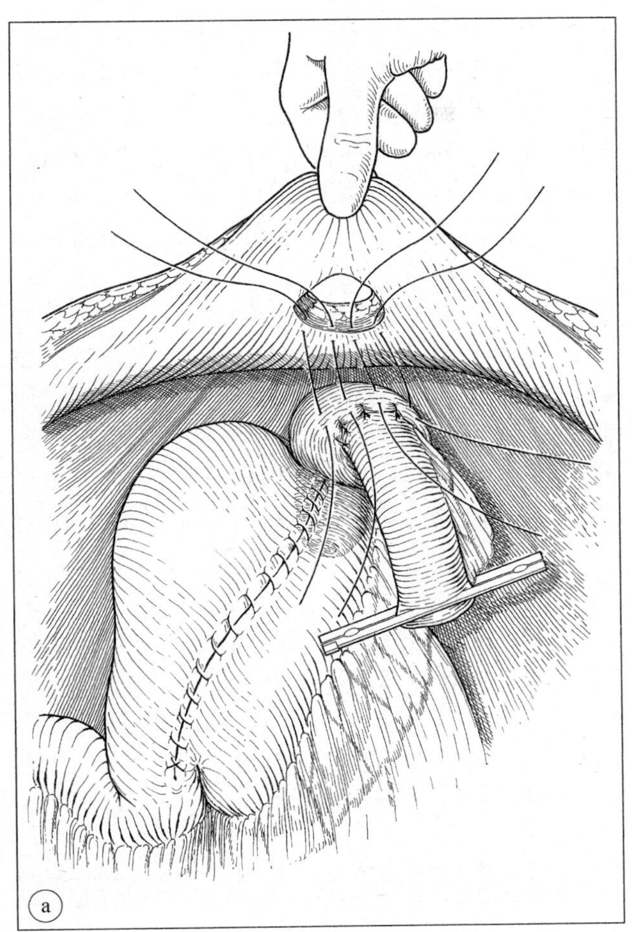

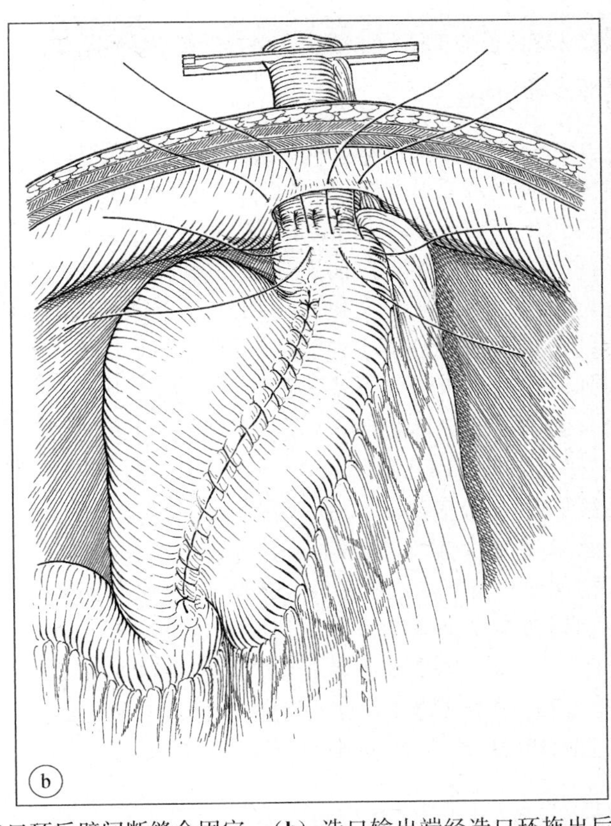

图 40.90　储袋与腹壁的固定。(**a**) 将乳头瓣套叠部后壁与造口环后壁间断缝合固定。(**b**) 造口输出端经造口环拖出后，缝合造口环内侧与乳头瓣套叠处前壁。

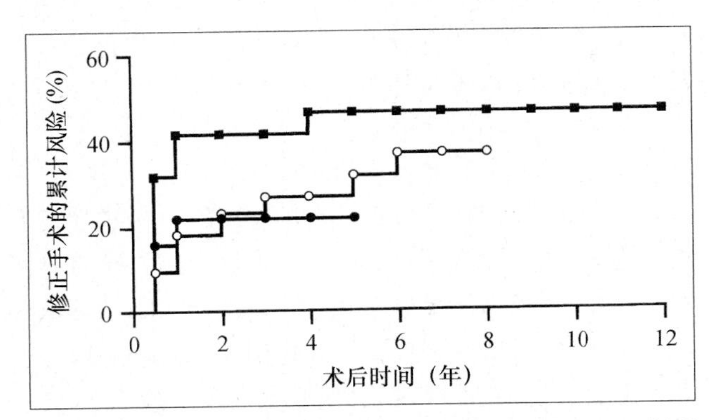

图 40.91　外科操作手术校正累计风险的比例。■，肠系膜剥离；○，肠系膜剥离＋回肠袢式造口术；●，肠系膜剥离＋回肠袢式造口术＋吻合器缝合术。

向缝合法，建立一个“J 型”储袋。为了将储袋更有效地固定在腹壁上，在流出道的基底部缝一个“筋膜衣领”。术后储袋减压 7～10 天。

当代 Kock 储袋构建术

标记一段长约 8cm 的末段回肠作为流出通道(瘦的患者可短一些)，8cm 用来构建乳头瓣，两段 15cm 长的肠管用来建立储袋（图 40.81a)。储袋的输入支的切开要长一些（图 40.80b)。纵向切开的储袋的内层采用超越黏膜的 PDS 线连续缝合。去除建立乳头瓣的肠管上的脂肪，并骨骼化它的血管(图 40.84)。在乳头的流出口和流出道的连接部的肠管的系膜肠管交汇处的系膜上开窗（图 40.85a)。乳头瓣内套入储袋，用吻合器建立乳头瓣（图 40.86)。筋膜衣领在流出道的基底部缝于储袋上，但是肠系膜进入的位置不要缝衣领（图 40.85f)。横向越过黏膜的 PDS 线连续缝合关闭储袋，下顶部的侧侧缝合线必须靠近肠输入支肠管的切口部位（图 40.81h)。检测储袋是否发生漏和乳头瓣的功能。将流出通道从腹壁造口环引出，利用筋膜衣领将乳头瓣的基底部固定在腹壁上（图

40.90)。再次检测储袋的功能，留置一根引流管进行减压处理。

术后处理

术后早期处理

手术的时候选用一根 Medina 引流管，通过引流管向储袋内灌注生理盐水来检测乳头瓣的功能，确保在拔出引流管后不发生乳头瓣的漏为宜。然后重新插入 Medina 引流管抽出盐水，在引流管上缝线标记需要放入的长度。助手将引流管固定在满意的位置，再次注水验证引流管的减压效果。只有主刀医师再次确认引流管在恰当的位置上后，将引流管缝合固定在腹壁的皮肤上。在病人返回病房前将引流管外接体位引流袋。

我们常常吩咐护士术后每隔 8 小时用 50ml 生理盐水来冲洗引流管，以确保引流管没有被堵塞。一般情况下，术后 3～4 天引流管开始有粪便排出。如果没有粪便排出，则可能是出现了术后的肠梗阻、引流管堵塞或引流管的滑脱。轻柔的推进引流管和灌注生理盐水可以鉴别这些情况。调整或灌洗后涌出回肠内容物则证明是堵塞和导管的移位。

在术后的第 1～2 周，储袋的引流物常常是液态的。一旦储袋的排出规律后，就可以饮水并停止静脉输液。开始进食后，储袋的排出物开始变黏稠，随之而来可能出现引流管的堵塞，导致新建的乳头瓣的过度牵拉。在这一阶段灌洗和反复的插管就显得非常重要，同时需要必要的饮食调整。

在第 1 周内可以保持引流管的持续引流。在这一阶段，白天我们不定时地夹闭引流管。早期的引流管夹闭并不与吻合器建立的乳头瓣相冲突。夹管的时间逐渐延长到 3～4 小时，一旦能够耐受这样的夹管时间就可以拔出引流管，建立频繁到间歇性插管的习惯。然后逐渐延长插管的间歇期，直到晚上可以不插管。最终，病人发现他们自己可以判断什么时候需要引流储袋，不再需要严格的插管制度。但是，必须告知病人的是，如果不规律引流储袋则可能出现代谢方面的危险以及增加乳头瓣滑脱的危险。

已建立的储袋式回肠造口的管理

很多病人很快就学会并掌握了插管引流他们储袋的各自的特点。一些将要储袋式回肠造口的病人问医生一些关于插管方面的问题。对这些 Kock 储袋的病人，让他们去接触同性别、年龄和学历的同类病人是可行的，他们可以讨论插管灌洗等问题。许多病人制作自己的造口储袋，包括一根 Medina 引流管、润滑油、一个 50ml 灌洗用的注射器和一些带罐或储液器的皮肤关闭器。

许多病人更习惯在家里坐着或站着排空他们的储袋，将排泄物导入罐子、盆或厕所。引流管只需要插入 7～10cm 就行，也取决于病人的体型，使用一定的润滑剂插管会方便些。当引流管被食物残渣堵塞后，有的病人需要冲洗它，而有的病人更喜欢将管取出冲洗。McLeod 和 Fazio（1984）综述的病人中一半以上的病人都需要限制饮食，尤其是富含纤维的食物。

如果储袋式回肠造口的控便性能很好，造口处仅需覆盖 1 块干纱布。许多患者发现 24 小时内通常需要清空储袋 3～4 次，每次引流和灌洗大约要花费 3～5min，清空储袋时通常需来回抽动引流管，同时另一只手挤压耻骨上区。

储袋式回肠造口术的并发症

死亡率

死于储袋式回肠造口术的情况非常罕见，首先报道的是 Kock 等（1981），1967—1974 年在他们科治疗的 162 例病人中 4.3%死亡。这些早期的死亡或者与脓毒症或结肠直肠切除术的并发症有关。

相比之下，在接下来的 4 年 152 例病人并无一例死亡（表 40.24）。Gelernt 等（1977）报道了 54 例，也无一例死亡。Dozois（1980），Failes（1984）和 Gerber（1983）等也报道了类似的结果。Palmu 和 Sivula（1978）报道了 2 例晚期死亡的病例，是由于患者自己在插管时导致储袋穿孔所致。Madigan（1976）报道的 1 例死于一段回肠缺血，而 Halvorsen 等（1978）报道死亡的 3 例均与脓毒症有关。Jarvinen 等（1986）报道了 3 例死亡，1 例死于乳头瓣瘘，其余 2 例死于早期的和迟发的储袋穿孔。插管引流时自发性的穿孔可能是晚期最重要的原因。Myrvold（1987）报道了 1 142 例，其手术死亡率为 0.2%。

表 40.24 外科手术经验对储袋式回肠造口术后并发症和死亡率的影响

	1967—1974 年（n=162）	1975—1979 年（n=152）
死亡率	7（4.3）	0
总并发症	37（22.8）	11（7.2）
漏	12	1
脓肿	12	5
伤口裂开	6	0
瘘	3	0
乳头瓣梗死	2	3
导管损伤	2	1
腹腔出血	0	1

括号内的值为百分比。

来源自：Kock 等（1981）。

表 40.25 储袋式回肠造口术的结果

	1972—1985 年（n=76）
早期并发症	27（36%）
储袋穿孔	2（1 death）
乳头瓣坏死	3
粪瘘	4
肠梗阻	11
晚期并发症	54（71%）
储袋穿孔	2（1 death）
肠梗阻	7
乳头瓣瘘	7
乳头瓣滑脱	30（1 death）
储袋异物	7
储袋炎	22
皮肤黏膜交界处狭窄	12
储袋切除	5
配戴造口装置	3
可控制排便	59

来源自：Rvinen 等（1986）。

早期并发症

主要的剖腹手术相关的并发症是初次住院病人早期的主要并发症。如果在行结直肠切除术时也行储袋式回肠造口术，则主要并发症为延迟的会阴切口愈合、盆腔脓肿等。相反，如果病人已经做过造口术，则并发症主要与分离盆腔粘连的小肠有关。因为在开腹手术时，医源性小肠损伤并不容易发现，有的学者就建议向整个小肠充注二氧化碳气体，来确保没有不可辨认的瘘的存在。

除了乳头瓣滑脱外，还有许多的特殊的早期并发症。包括有缝线处的瘘、粪瘘或乳头瓣瘘、储袋流出道的缺血或者乳头瓣的缺血。肠梗阻是常见的早期特有的并发症（表 40.25）。

流出道的并发症

流出道的缺血可能是由于腹壁造口环的过于狭窄压迫肠系膜血管，乳头瓣肠系膜骨骼化时导致远端回肠血管弓的血栓形成或者是在建立乳头瓣时损伤了血供。精细的外科操作可以避免缺血的发生。很多时候，储袋的输入支不至于发生坏疽，黏膜的缺血性损害则可能导致迟发性的狭窄。如果流出道过短同样可以发生狭窄，尤其是肥胖的病人，主要是由于皮肤黏膜连接部的回缩所致。Kock 等（1981）建议，如果有必要 宁可使流出道长一些，让其轻度外翻，因为在后期可以对其进行修剪。如果发生了流出道的血管栓塞，包括或不包括乳头瓣在内的坏死肠断必须切除，同时需要一些校正手术，可以在流出道重新插入一段回肠或者将储袋进行旋转。

乳头瓣的并发症

更为严重但非常少见的并发症是乳头瓣的缺血。这种并发症并不能归因于吻合器技术，因为在出现吻合器之前乳头瓣缺血就已经被很好地认识到（Kock 等，1977；Flake 等，1979；Schrock，1979）。乳头瓣的坏死并不会导致粪便性腹膜炎或粪瘘的发生，因为坏死的乳头瓣脱落后肠道的连续性是完整的。如果发生了粪便性腹膜炎的乳头瓣的缺血需要早期的手术处理。必须切除缺血的部分，同时进行近端的造瘘。如果没有切除过多的回肠，各种形式的重建手术需要在感染完全控制后的一段时间进行。

局限性的缺血可能导致乳头瓣瘘，但是在缝线或异体材料如 Marlex 网片的侵蚀下，这种并发症就更常见。在引流管拔出后这种瘘可能就变得明显，因此会发现储袋失去其控便作用。如果瘘是由于诸如 Marlex 网片的异质材料所致，则需要手术取出并行瘘修补术（Flake 等，1979）。

储袋的并发症

储袋缝合处缝线裂开、导管损伤或乳头瓣与储袋关闭线之间的缺血（图 40.92）等，由此而导致的肠内容物外漏是最严重的储袋并发症。这些任何一种并发症都有可能导致粪便性腹膜炎或粪瘘，通常与脓肿有关。紧急的手术处理是引流脓液和近端的粪便转流（造瘘）。并不一定需要切除储袋。

储袋瘘或腹腔脓肿的发生率各家的报道均不一致。Goldman 和 Rombeau（1978）的报道中，21 例形成了脓肿或缝合线处的瘘（4%），另外的 42 例发生粪瘘（9%）。尽管许多粪瘘的病人需要近端减压和引流脓液（Halvorsen 等，1978），但是 Gelernt 等（1977）利用双管负压吸引的办法进行局部处理，让瘘自行生长愈合，他采用这种方法处理了 4 例，均获成功。Palmu 和 Sivula（1978）发现在他们系列研究中的 4 例瘘均自行愈合。相似的，Halvorsen 和 Heimann（1975）报道了 3 例粪瘘的病人，经保守治疗完全治愈。

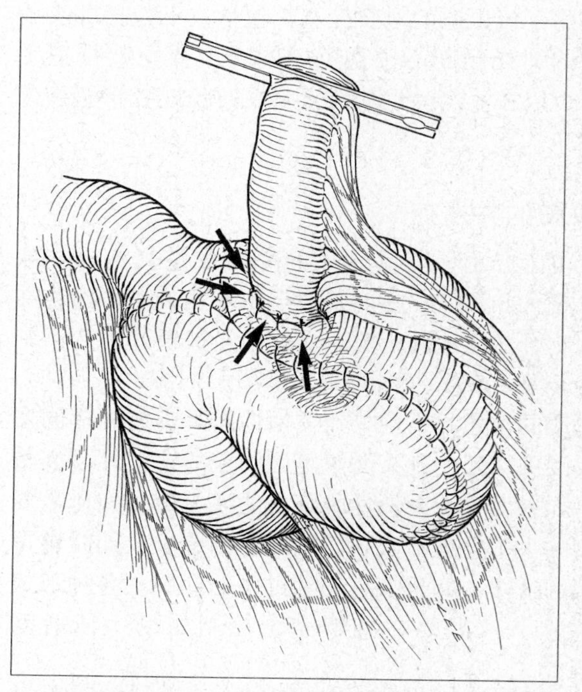

图 40.92 储袋构建后可能缺血的区域。储袋关闭线之前与乳头瓣套叠处是发生缺血的危险区。如箭头所示。

其他并发症

尽管肠梗阻几乎不被认为是储袋式回肠造口术的特有并发症，但这种手术后肠梗阻非常常见，并且与死亡率相关。肠梗阻的发生率从 6%到 18%不等（Halvorsen 和 Heimann，1975；Gelernt 等，1977；Goldman 和 Rombeau，1978；Palmu 和 Sivula，1978；Schrock，1979；Dozois 等，1980；Cranley，1983；Jarvinen 等，1986）。不论病人是行结肠切除加回肠直肠吻合术或直肠结肠切除术，肠梗阻的发生率并无差别（Ritchie，1972；Hill，1976）。就肠梗阻发生的危险因素来看，King（1977）认为多处的粘连是 Kock 回肠造口术的禁忌证。大概约近一半的肠梗阻病人可以通过保守治疗处理（Palmu 和 Sivula，1978）（表 40.26）。

晚期并发症

乳头瓣滑脱

乳头瓣滑脱曾经一度是最常见的并发症，文献报道的高达 44%。随着吻合器技术的到来，肠系膜减体积技术和筋膜或 Marlex 网片衣领技术的应用，晚期乳头瓣滑脱的发生率明显的下降了（Myrvold，1987）。

迟发性的乳头瓣基底部瘘

这种乳头瓣瘘是一种非常少见的晚期并发症，除非病人有克罗恩病，或者异质材料腐蚀了肠道。发生瘘的临床表现是突然出现的大便失禁，而这些病人在发生瘘之前储袋的管理非常满意，并且插管并无困难（Thompson 和 Williams，1984）。

扭转

扭转是一个罕见的并发症，扭转后可以导致整个储袋和乳头瓣的缺血性坏死。更常见的是，扭转后导致肠梗阻症状的出现，表现为病人引流储袋出现困难。Goldman 和 Rombeau（1978）在他们综述的 479 例病人中，仅有 1 例发生了扭转。Cranley（1983）在他的文献综述中报道了 4 例。储袋扭转可能是由于腹壁上的不恰当固定所致（Agrez 等，1981；Cranley 和 McKelvey，1981a，b）。

插管导致的储袋穿孔

插管导致的储袋穿孔是储袋式回肠造口术的罕

表 40.26 并发症与节制性的相关处理

并发症	n	治疗	结果
早期			
肠梗阻	8	4 手术	4 康复
		4 保守	4 康复
储袋穿孔	2	2 近端造瘘和剖腹探查	1 死亡
			1 康复
粪瘘	4	4 保守	4 康复
末段回肠坏死	1	1 切除	1 康复
晚期			
肠梗阻	1	1 手术	1 康复
插管所致穿孔	2	2 近端造瘘和剖腹探查	1 死亡
			1 康复
脓肿和瘘	1	1 切除	1 康复
出血和储袋炎	3	3 保守	3 康复

来源自：Palmu 和 Sivula（1978）。

见并发症，一旦发生有潜在的致命的危险。穿孔常常发生在家里，因此常常延误了寻求外科医师的意见。很可惜的是，有的病人入院时已经出现了进展期的粪便性腹膜炎、病情非常严重和代谢的不稳定（Akovbiantz 等，1976；Loygue 等，1978）。我们曾经遇过 2 例这样的并发症，对 2 例病人我们都对穿孔部位作了修补和近端回肠的造瘘，二期关闭造瘘。出现进展期腹膜炎的病人则需要牺牲储袋将其切除。

出血

严重的出血是储袋式回肠造口术偶见的并发症。出血常与储袋炎有关，需要插管引流和甲硝唑治疗。有的时候出血是由于仪器操作所致的创伤性出血。

晚期狭窄

如果流出道过短，且在皮肤黏膜连接部愈合牢固之前回缩或输出袢缺血导致的回缩，则可能在皮肤黏膜连接部发生迟发性的狭窄。扩张术仅能解决小的狭窄，对一些持续存在的困难插管的病人则需要手术修正，包括切除皮肤处的狭窄、游离流出道、像首次手术一样缝合造口。

异物

偶然的，食物残渣或折断的引流管的尖端可能引起流出道的梗阻。我们从 1 例病人的储袋取出了梅子核和蘑菇，而这个病人则不承认是他从流出道塞入的。病人常常有腹痛，不能插入引流管。这些引起梗阻的东西几乎上可以在内镜下通过活检钳或冲洗取出。

黏液漏

储袋式回肠造口术恼人的并发症之一就是流出道分泌黏液。这就需要反复的敷料覆盖，并导致皮肤的表皮剥脱。过多的黏液分泌可能是由于储袋炎、没有发现的克罗恩病或过长的输出袢。

乳头瓣扩张

有时，随着时间的推移，用吻合器制作的乳头瓣发生扩张，导致不能控制大便。可以再用吻合器重新建立，使乳头瓣中心能通过一根 TL30 的 Medina 导管，切除多余的肠道。

回肠储袋发生肿瘤

Cox 等（1997）报道了首例储袋式回肠造口术后发生储袋腺癌的病例，这是 1 例 39 岁的男性，患有慢性溃疡性结肠炎，19 年前行的 Kock 储袋式回肠造口术。这是一例侵袭性的乳头瓣腺癌。不能确定首次结直肠切除术切除的标本中是否存在腺癌或重度不典型增生（Stern 等，1990；Puthu 等，1992；Rodriquez-Sanjuan 等，1995）。切除的储袋表现有绒毛的萎缩和增生。我们相信，有慢性绒毛萎缩和化生的盆腔或回肠储袋具有癌变的潜力，因此这些病人必须进行随访和监测。目前公认的是，有常规结直肠切除术后发生小肠的腺癌的情况早有报道（Smart 等，1983；Berman 和 Ullah，1989），但是，在过去的 50 年常规结直肠切除术已经在全世界广泛开展，而 Kock 储袋式回肠造口术开展的病例还较少。

并发症的外科处理和结果

很多的储袋并发症可以通过一定的补救措施处理，如剖腹引流术或经皮引流术，或通过近端回肠造口术等。在一定的情况下，必须牺牲掉储袋，比如发生储袋缺血的时候。如果处理策略不对病人的生命构成威胁，则更多的外科医师尝试着保留储袋。在很多情况下，或者通过恢复肠道的连续性或通过重建手段来处理危险后，储袋仍可以发挥它的功能。如果出现乳头瓣的滑脱或错位、乳头瓣坏死、流出道滑脱或流出道狭窄经局部切除后不愈合等情况，则需要局部乳头瓣的重建、储袋重建或重新进行储袋式回肠造口术。Schrock（1979）报道，4 例病人的这些并发症通过局部处理治愈，7 例病人进行了储袋旋转重建，只有 1 例病人进行回肠段的插入重建乳头瓣。

局部的乳头瓣重建

许多时候可能需要通过局部来重新恢复滑脱的乳头瓣。开腹后分离储袋周围的回肠粘连，在 Medina 导管的引导下辨认流出道和储袋的解剖位置并不困难。输出袢可能是延长的，储袋可能是游离的（图 40.93a）。朝向输出袢纵向切口储袋，将储袋打开（图 40.93b）。要重新将输出袢套叠入储袋建立乳头瓣，就必须要游离输出袢。可以用几把 Allis 组织钳在引流管的表面牵拉流出道，从而使得输出袢内陷形成套叠。用不带刀片的吻合器在乳头瓣的3～4 个位置进行缝固定乳头瓣（图 40.93c）。

有时候乳头瓣并未滑脱却出现了无功能的表现，这是由于乳头瓣的扩大。这种情况常见于神经疾病的病人，他们可能患有脊柱裂、脱髓鞘病或巨结肠（Keh 等，2003）。我们通过吻合器切除的方法来修正扩张。在乳头瓣上缝一系列的牵引线。置入 Medina 导管，多余的对系膜缘的乳头部分沿长轴用切割缝合器切除。我们用这种技术处理了 4 例病人，均获得满意的长期疗效（图 40.94）。通常情况下局部的处理并不需要把流出道从腹壁上游离下来，如果进行游离，则可能导致流出道肠管的血供受损，使得局部的修正不满意。如果必须将流出道从腹壁上游离下，那必须慎之又慎。

储袋重建

有的时候需要重建一个新的乳头瓣。当乳头瓣或储袋输出支发生了梗死，或流出道过短而不能进行满意的局部重建的时候就需要进行储袋重建。对局部重建失败的病人可以采取多种形式的储袋重建术。基本上有两种重建方法：旋转重建法或回肠段的置入术。

旋转重建术

图 40.95a 展示了手术操作步骤。主要包括 3 个步骤。首先切除整个乳头瓣和流出道。利用长 13～18cm 的储袋输入袢回肠重建乳头瓣和流出通道。旋转储袋，使得原来的乳头瓣部位可以与近端回肠相缝合，新的乳头瓣和流出道通过原来的腹壁造口环引出，利用常规的方法固定在腹壁上。最后，流出道缝合在皮肤上。新的乳头瓣的制作需遵循前面描述的步骤，即去除肠系膜脂肪、环绕乳头瓣基底部的筋膜衣领、在乳头瓣的 4 个部位缝合固定。输入支回肠与已经切除的原来的乳头瓣处吻合。如果这样无法完成，可以在储袋上另做切口。为了理想的吻合和重建，需进行广泛分离，并且近端回肠的袢式造瘘是明智的选择。

旋转重建术也是将一个盆腔储袋改建成一个 Kock 储袋的最好的办法。有的时候需要牺牲骨盆储袋的远端，并且端-侧的回肠吻合更容易完成（图 40.95b）。我们用这种方法处理的 4 例病人均或成功。

肠段插入术

如果不能进行旋转重建术，另一个选择就是在切除无功能的乳头瓣和流出道后，从近端回肠的血管根部离取长 13～18cm 的回肠（图 40.96）。游离段回肠的远端与原乳头瓣汇入储袋处缝合，将它的近端内套，利用吻合器或缝合的方法建立乳头瓣。

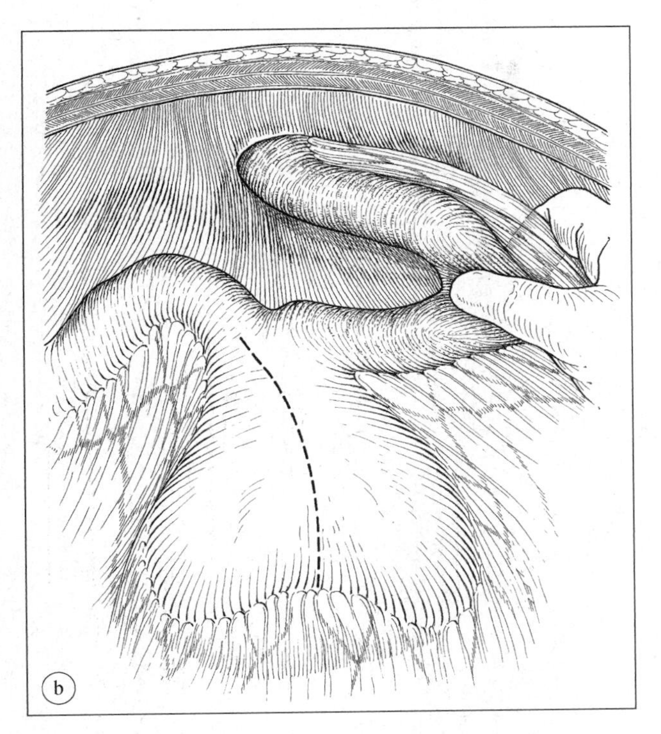

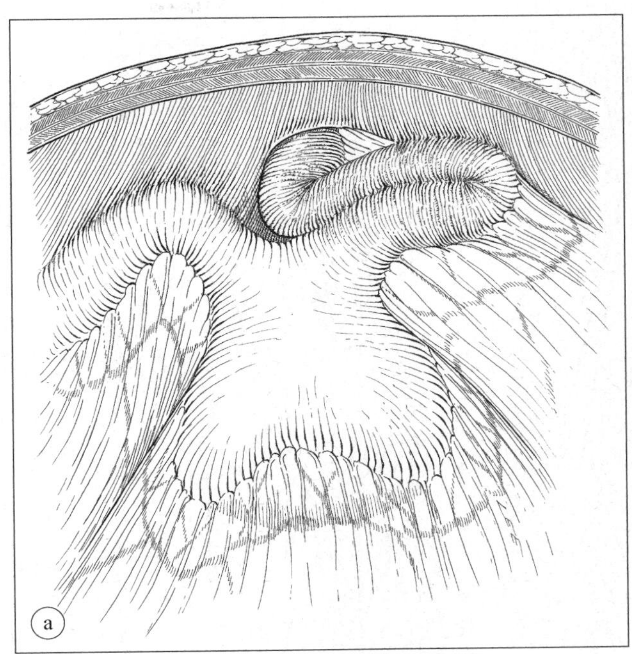

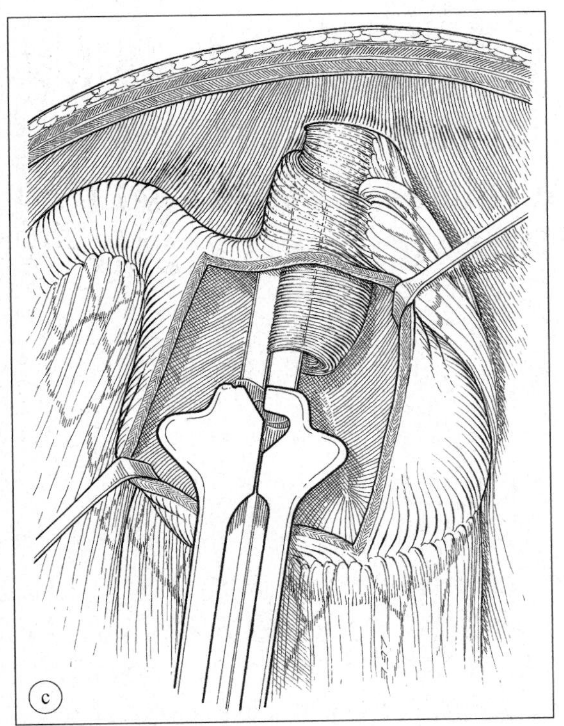

图 40.93　局部重建滑脱的乳头瓣。(**a**) 可见因乳头瓣滑脱而至输出袢延长。(**b**) 在回肠储物袋上沿长轴切开。(**c**) 用 Allic 组织钳夹住输出袢，使回肠倒置内套入储袋中，以一次性无刀片吻合器固定乳头瓣。

然后将乳头瓣和流出道缝至腹壁和皮肤上。近端的回肠与储袋的输入袢相吻合。

从我们的观点看来，孤立的肠段内套制作乳头瓣发生缺血坏死的可能性极大，因此这种复杂的手术必须行保护性的近端回肠袢式造瘘。由于这个原因，在这种情况下最好不要使用吻合器，而是使用传统的缝合技术。这种新的采用孤立肠段建立乳头的方法采用传统缝合可能更安全（Kaiser 等，2002）（图 40.89）。

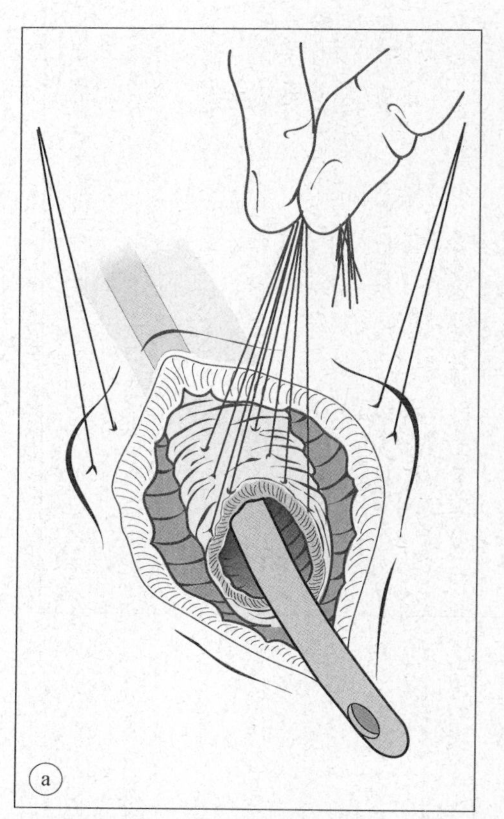

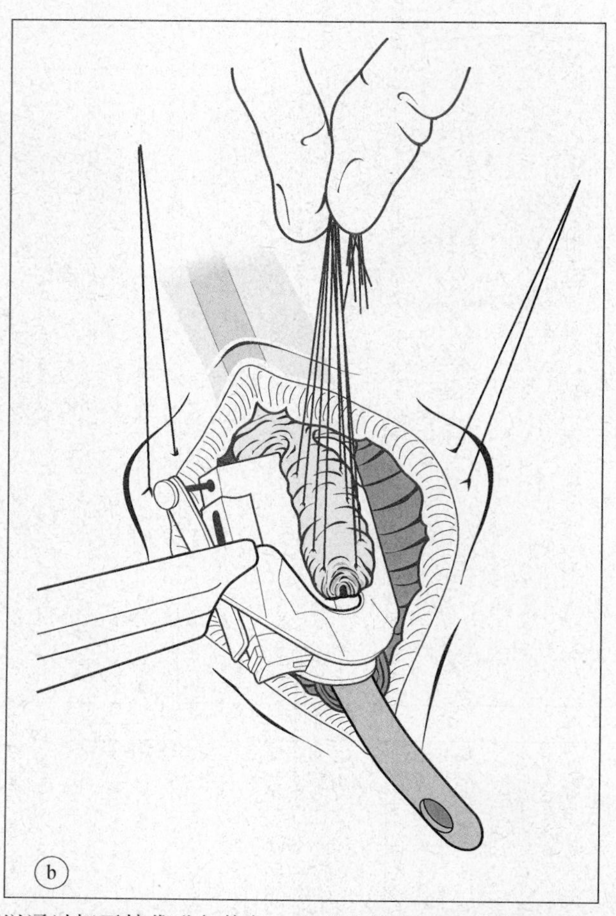

图 40.94 （**a**）松弛扩张及功能不全的乳头瓣可以通过切开储袋进行修复。在乳头瓣的对系膜缘（通常是前壁）缝上一系列固定线，乳头瓣就可以与置入的 Medina 导管分离。（**b**）用一个 U 形闭器闭合乳头瓣，以确保乳头瓣与导管紧贴。然后可以切除多余的肠壁。

储袋切除和建立新的储袋和乳头瓣

如果病人坚决不愿意行传统的回肠造口术或进行任何形式的改建性手术，就可以考虑行该手术。切除储袋并重新建立一个储袋和乳头瓣的顾虑是需要牺牲长约 40cm 的回肠。相应的，通过造口的每日丢失量会比正常病人多。尽管如此，我们对少部分人做了这样的手术，结果也是令人鼓舞的。

储袋校正术

手术处理的频率

随着经验的积累，手术校正并发症的频率在降低。Dozois 等（1980）研究发现，再手术率从 42%下降到了 22%，并且大多数的校正术都是在储袋建立 1 年内。所有近年来有大宗病例研究的单位，也发现类似的储袋校正率的下降。Failes（1984）发现，根据他个人的经验，再手术率从 48%下降到了 21%，同时 Kock 等（1981）报道再手术率从 52%下降到了 6%。

重建手术的临床结果

从文献报道和我们的经验来看，重建手术似乎是值得去花时间的（Jarvinen 等，1986）。Failes（1984）研究发现，他对 17 例病人实施了储袋重建术，仅有 4 例再行了常规的回肠造口术，且有 86%的病人达到了完全节制大便的目的。Halvorsen 等（1978）对他们的 36 例病人中 19 例进行了再次重建手术，并且获得了 70%的控制率。如果病人原来的储袋节制功能是成功的而发生了晚期并发症，他们将不可避免地要求尝试恢复他们的储袋的节制功能。Schrock（1979）的研究发现，15 例储袋校正手术的病人中，只有 1 例最终实施了 Brooke 回肠造口术。3 例接受了再手术，第二次和第三次手术后的控便能力与首次手术后的相比，并无差别。Flake 等

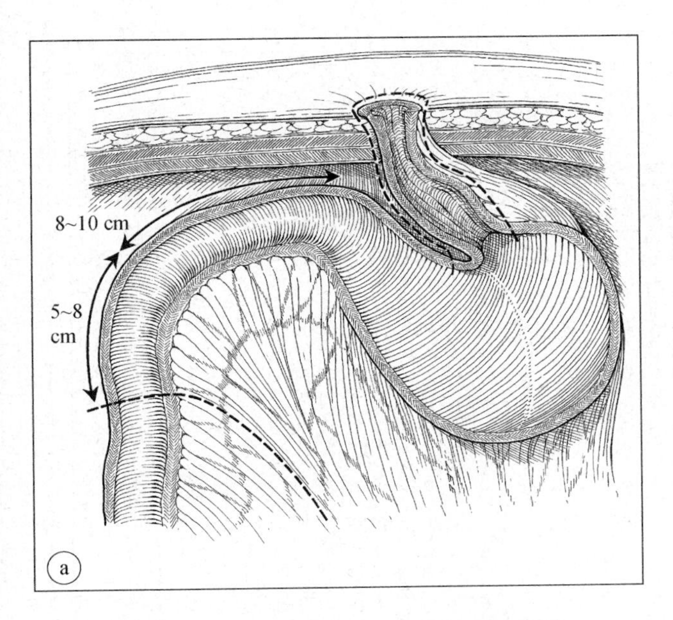

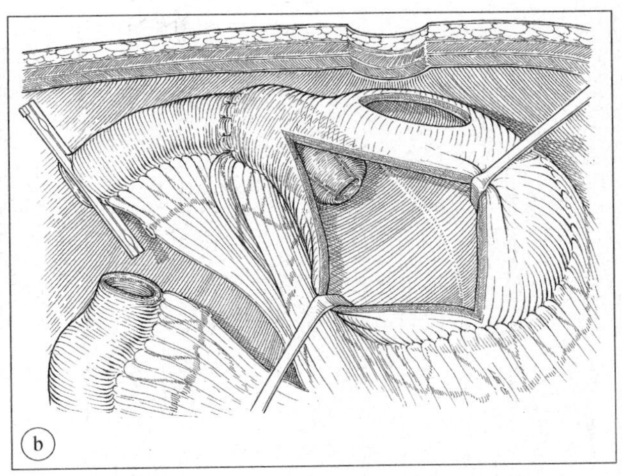

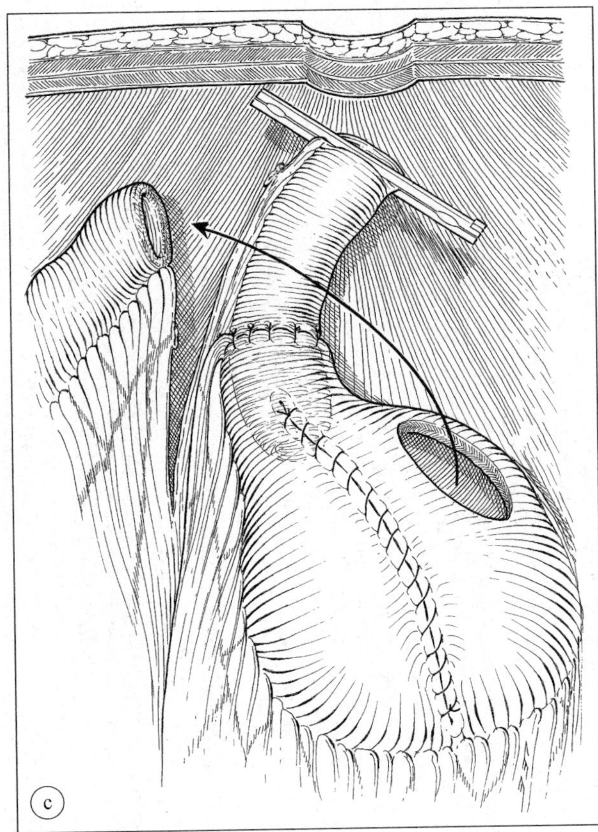

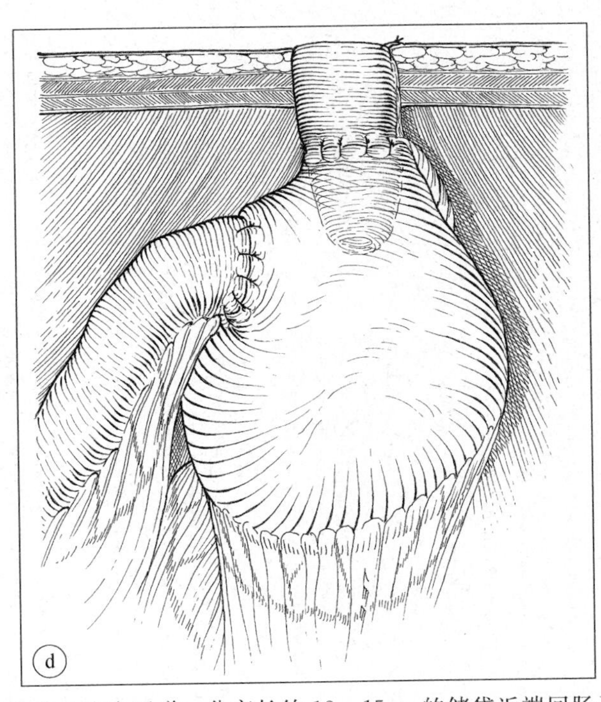

图 40.95　滑脱的无功能的乳头瓣旋转重建术。(**a**) 切除输出袢及流出通道，分离长约 12～15cm 的储袋近端回肠及系膜。(**b**) 打开造瘘储袋，使近端肠段反套入储袋中，缝合固定乳头瓣结构。(**c**) 近端肠段与原来的输出袢处缝合。(**d**) 最后新输出道与皮肤缝合，完成旋转重建术。

(1979) 对他们的再手术结果并不感到欣慰，他们实施了 8 例校正手术，仅有 2 例最终获得了满意的功能。更多的学者认为，因为有节制功能恢复的结果高达 70%以上，因此不应该拒绝对病人实施校正手术 (Gerber 等，1983；Keh 等，2003)。

影响储袋式回肠造口术再手术的因素

针对并发症的大多数再手术发生在储袋建立后

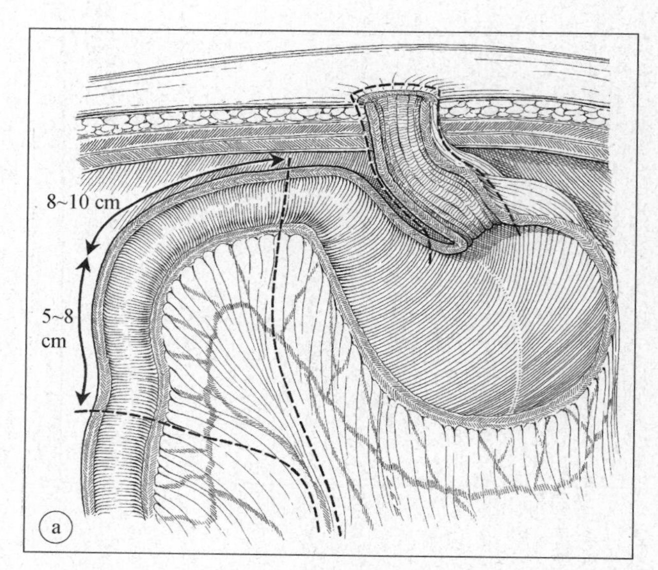

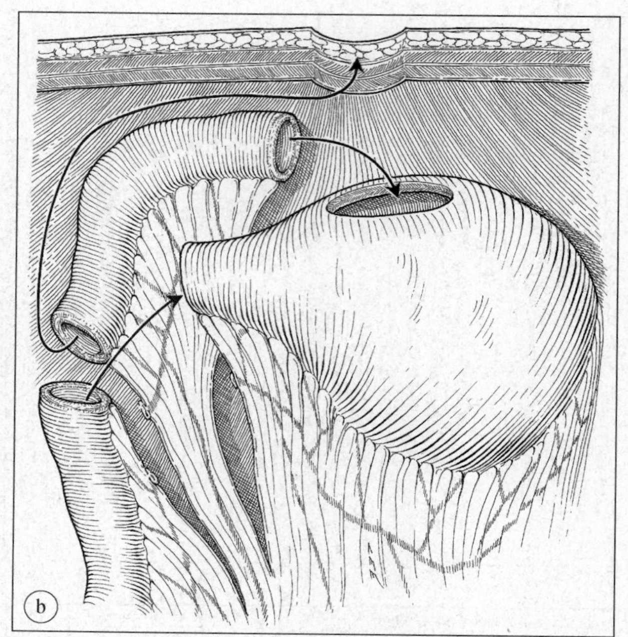

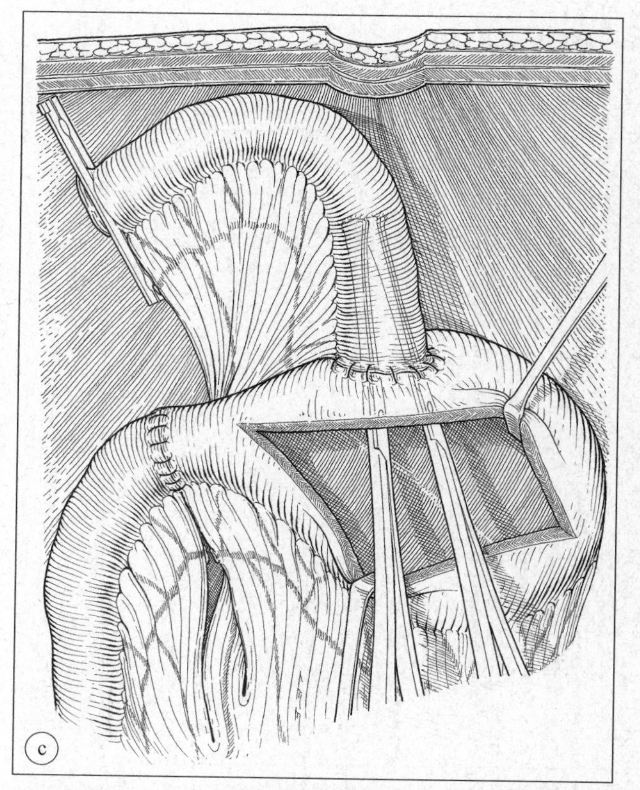

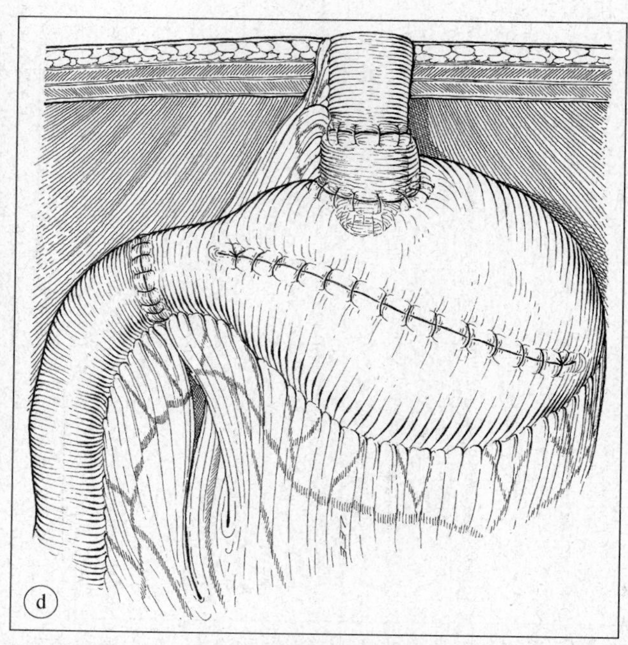

图 40.96 肠段插入术重建滑脱的乳头瓣。(**a**) 切除流出道和输出袢，分离 12～15cm 的储袋近端回肠及系膜。(**b**) 反转游离的近端回肠，使其近端通过腹壁造口环引出，远端与之前的输出袢处缝合，未游离的近端回肠与储袋近端回肠吻合。(**c**) 在回肠储袋做一切口，重建及固定新的乳头瓣。(**d**) 将新的输出袢与皮肤缝合以完成手术。

的数月内（图 40.97）（Dozois 等，1980）。现在已经肯定了一些增加储袋特有并发症再手术率可能性的危险因素。与首次手术建立储袋相比，这些危险因素包括有男性、年龄大于 40 岁、肥胖和结直肠切除术后行储袋式回肠造口（表 40.27）。随着年龄的增加，再手术率也随之急速增加（图 40.98）。术后第二个 10 年到第五个 10 年的再手术率分别为：12%，25%，30% 和 35%。男性的再手术率

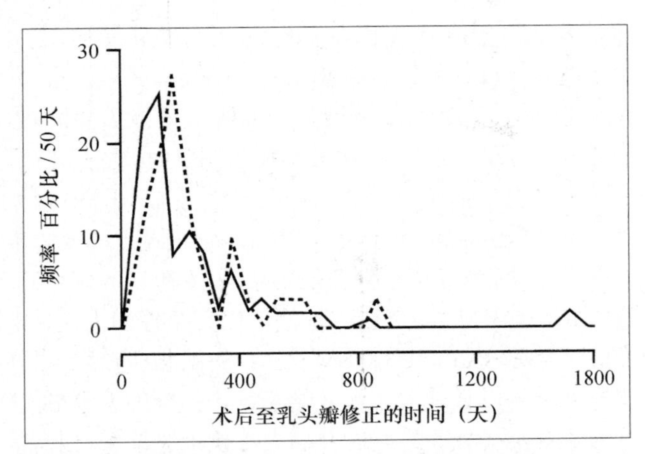

图 40.97　可控性回肠造口术与第一次修正手术的时间间隔。——，早期（n= 84）；……，晚期（n= 33）。

表 40.27　影响乳头瓣再手术的因素（%）

因素	所有 299 例	最近的 153 例
性别：		
男	40	28
女	25	17
年龄		
<40 岁	28	20
>40 岁	40	35
原来的储袋	24	16
转为其他术式	42	30
新乳头瓣	57	0
乳头瓣再手术	43	0

来源自：Dozois 等（1981）。

显著高于女性（图 40.99），男性为 40%，女性为 25%。认为女性有较低的再手术率是受激素阶段的，因为孕酮可以明显减少病人的活动、肠的传输和收缩（Bruce 和 Behsudi，1979；Wald 等，1980）。结直肠切除术同时行储袋建立术后的再手术率，明显低于 Brooke 回肠造口术或回肠直肠吻合术后改行的储袋式回肠造口术的再手术率（图 40.100）。首次手术后总的再手术率为 24%，而改行术式后的再手术率为 42%。Schrock（1979）同样也发现年龄和改行手术方式同样增加再手术率。他也发现，肥胖会增加再手术的危险（表 40.28）。其他的高危因素包括外科医生的经验、急性结肠炎的手术和克罗恩病的手术（Gelernt 等，1977；Flake 等，1979；Hulten，1985）。

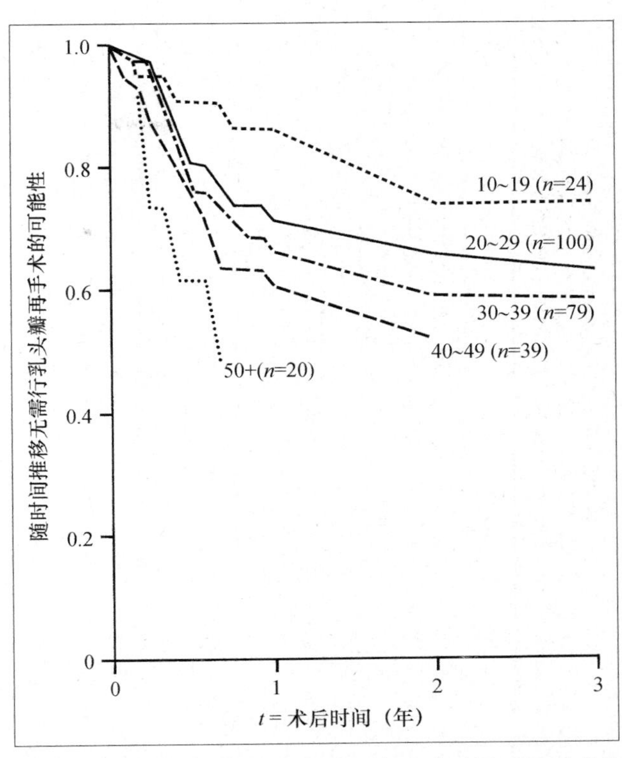

图 40.98　年龄及储袋式回肠造口术术后时间对再手术比例的影响。

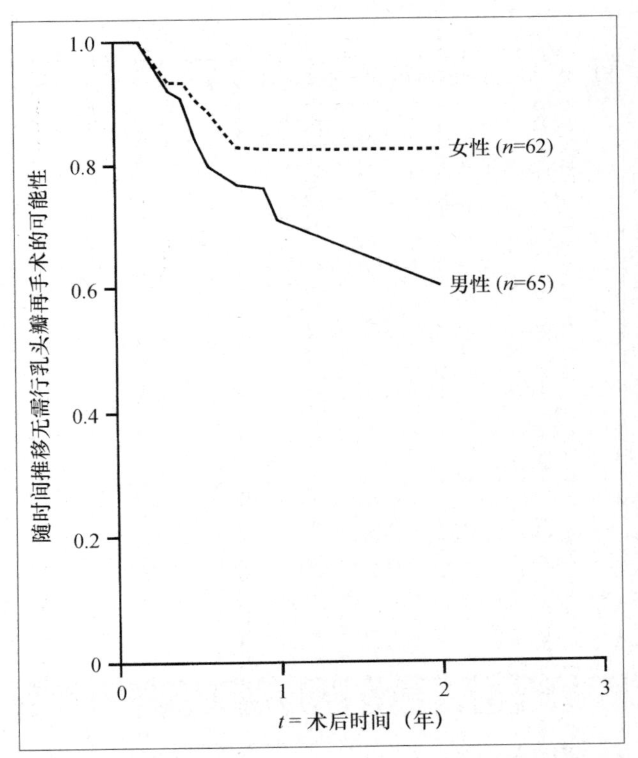

图 40.99　性别及储袋式回肠造口术术后时间对再手术比例的影响。

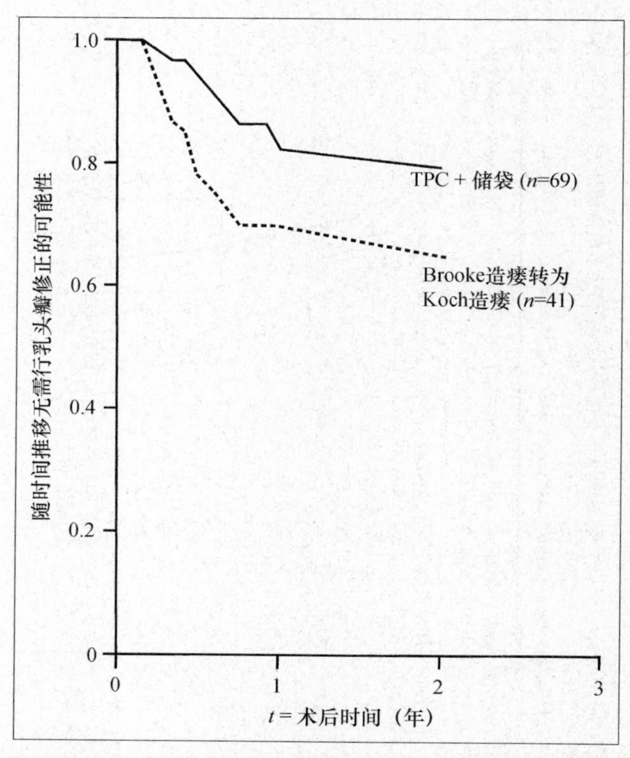

图 40.100 Koch 回肠造口术和由 Brooke 回肠造口术改行 Koch 造口术后乳头瓣再手术概率。

这也是为什么病人和医师面对那么多的并发症，仍然愿意实施该手术（表 40.29）。Gelernt 等（1977）研究发现，54 例病人中只有 1 例病人最终需要配戴回肠造口袋，只有 2 例病人不能控制肠气，2 例发生了粪瘘。Palmu 和 Sivula（1978）报道了 51 例这种手术的早期经验，1 例改行 Brooke 回肠造口术，3 例发生了偶然的瘘，但没有必要配戴造口装置，15 例实施了修正手术，现在 12 例可以完全控制大便，2 例偶尔会发生漏，1 例实施了单腔的回肠造口术。尽管今天已成功地建立了盆腔储袋术，但这种手术仍然不能被摒弃，因为它给有些病人提供永久性造口装置的又一选择（Hulten，1985；Svaninger 等，1993）。

储袋炎

表现和诊断

“储袋炎”这一术语描述了一种非常容易被辨认的综合征，似乎是回肠储袋特有的并发症。主要的表现是腹痛，通常是像急性感冒样的身体的不舒服和大量的造口液体丢失，有时候有恶臭的血性液体排出，导致水和电解质的丢失。储袋炎也可能没有症状，有的病人可能因细菌过度繁殖后而出现代谢方面的后遗症，维生素 B_{12} 吸收不良之后出现的巨幼细胞性贫血，脂肪吸收不良后出现脂肪泻。储袋炎的诊断可以通过内镜下的典型表现来证实，可以看到储袋内弥漫的或斑片状的炎症，这种炎症可能是出血性的，并且对甲硝唑和（或）插管引流治疗较敏感。内镜下活检的组织学改变并无特异性

表 40.28　影响储袋式回肠造口术死亡率、乳头瓣再手术和功能的因素

因素	并发症（%）	乳头瓣再手术（%）	结果良好（%）
用类固醇激素	13	19	NS
没用类固醇激素	17	44	NS
首次手术	13	13	73
改行手术方式	17	46	38
年龄：＜40 年	6	NS	56
年龄：＞40 年	57	NS	29
肥胖	NS	75	0
不肥胖	NS	23	65

NS，未报道。
来源自：Schrock（1979）。

储袋式回肠造口术后的功能

控制排便

毫无疑问，储袋式回肠造口术存在的或潜在的并发症发生率会使很多读者毛骨悚然。然而，该手术在完全控制大便和肠气方面有着较高的成功率，

表 40.29　再次乳头瓣回肠储袋造口术后最终大便和肠气的可控制性

作者	*n*	可控制（%）
Gelernet 等（1977）	54	91
Halvorsen 等（1978）	36	72
Palmu 和 Sivula（1978）	51	61
Schrock（1979）	39	79
Dozois 等（1980）	299	93
Kock 等（1981）	260	96
Failes（1984）	49	86
Jarvinen 等（1986）	62	95

（King，1977；Kelly 等，1983；Keller 等，1984），但是储袋炎时普遍存在绒毛的萎缩和细菌的过度繁殖（Kelly 等，1983）。要鉴别储袋炎和克罗恩病，有时候会非常困难。

发生率

储袋炎的发生率为 4%～43%（King，1977；Halvorsen 等，1978；Dozois 等，1980；Kock 等，1981；Fazio 和 Church，1988；Öjerskog 等，1990；Svaninger 等，1993）。家族性腺瘤性息肉病病人的储袋炎不常听说，克罗恩病比溃疡性结肠炎常见（Kock 等，1980a）。在有的病人上，很难鉴别储袋炎和节段性回肠炎（Handelsman 等，1993）。Schrock（1979）报道在他对 39 例病人中，仅 2 例发生储袋炎，而 Jarvinen（1986）报道的 76 例就有 22 例发生储袋炎。这种差异可能是由于随访时间长短的不同所致（Hulten 和 Fasth，1981；Bonello 等，1981）。Svaninger 等（1993）报道了随访平均 8.5 年的 84 例 Kock 储袋的病人，他们的储袋回肠炎发生率为 34%；同时他们也对平均随访 5 年的 96 例盆腔储袋的病人进行观察，他们的储袋炎发生率为 51%（图 40.101）。大多数的储袋炎都是单次的发作或短时间的发作，其中 Kock 储袋的发生率为 64%，而骨盆储袋没的发生率为 76%。慢性储袋炎在 Kock 储袋的发生率为 18%，而骨盆储袋的发生率为 6%。4 例有慢性储袋炎的病人最终出现了克罗恩病的特征。

病因

有大量的证据表明，储袋炎似乎是由于储袋内厌氧菌的过度繁殖所致（Jagenburg 等，1971；

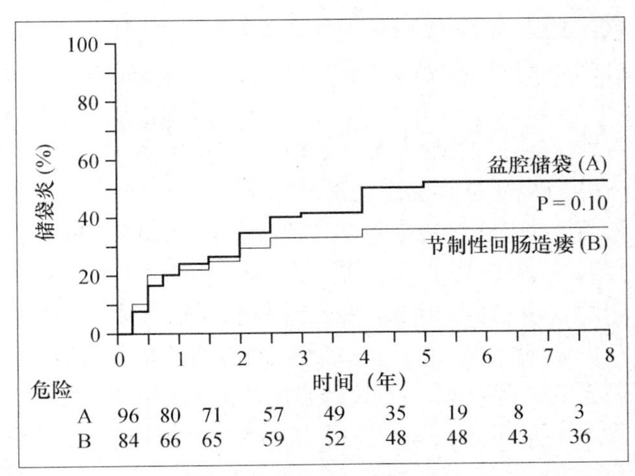

图 40.101　首次发生储袋炎的累计风险（Svaninger 等，1993）。

Brandberg 等，1972；Schjonsby 等，1977；Loeschke 等，1980；Kelly 等，1983）。细菌的过度繁殖可能是由于储袋排出梗阻，因此可以通过持续的插管引流来缓解。不像复原性结直肠切除术，储袋式回肠造口术的储袋炎中脆弱类杆菌似乎更容易繁殖（图 40.102）。对此结论的解释是双重的。Kock 储

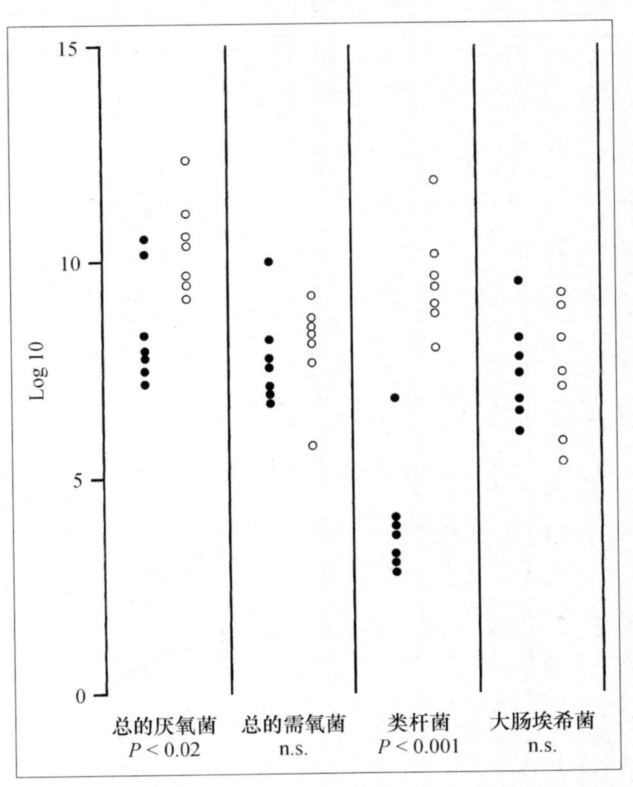

图 40.102　传统的回肠造口术（○）与回肠储袋造口术（●）菌群的对比。n.s.，无意义。

袋的病人常常因为维生素 B_{12} 吸收障碍而出现巨幼红细胞性贫血，典型的特征就是肠袢淤滞综合征（Tabaqchali，1970；Schjonsby 等，1977；Loeschke 等，1980）。现在认为，出现维生素 B_{12} 吸收不良的盲袢综合征是继发于淤滞导致的脆弱类杆菌的过度繁殖（Brandberg 等，1972；Varel 和 Bryant，1974）。解释脆弱类杆菌与储袋炎有关的第二个原因是，由于因为症状而口服林可霉素（图 40.103）或甲硝唑（图 40.104）后导致肠道内的细菌数量急剧的下降有关。很明显的是，储袋炎患者脂肪吸收不良同样与这些专性厌氧菌的过度繁殖有关，因为给 Kock 储袋炎的病人口服甲硝唑后粪便中脂肪的排出明显减少（Schjonsby 等，1977；Kelly 等，1980a，1983）。

Kock 储袋病人的细菌过度繁殖导致的脂肪和维生素 B_{12} 的吸收障碍可能是无症状的（Valkamo，1981；Kelly 等，1983）。有鉴于此，对这些拥有储袋式回肠造口术的病人在随访期间每年进行血细胞计数和血维生素 B_{12} 检测是明智的做法。

细菌的过度繁殖同样与储袋黏膜的形态学改变有关。Kelly 等（1983）发现 11 例细菌过度繁殖的病人中，7 例有绒毛的萎缩。11 例在储袋活检时没有特殊炎症改变的 9 例也出现了绒毛的萎缩。这些患者空肠内细菌的含量也比常规的回肠造口术病人高。然而，储袋炎病人细菌的克隆与无症状的储袋

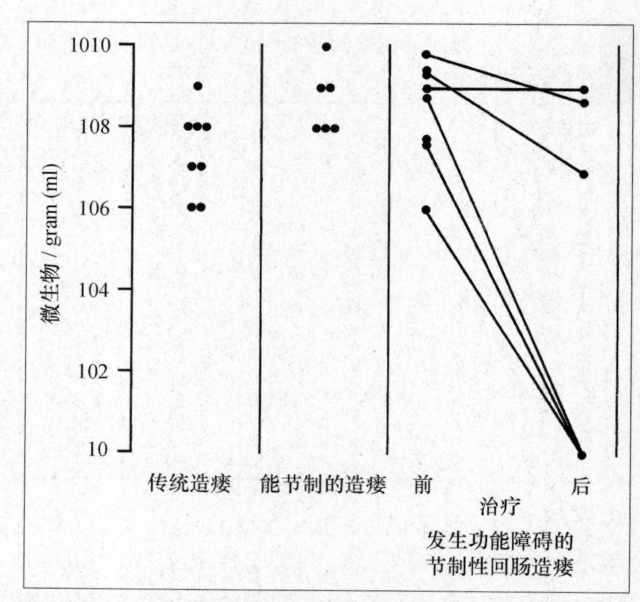

图 40.104 储袋术回肠造口术的病人使用甲硝唑前后与不伴储袋炎的储袋式回肠造口术病人和传统回肠造口术病人细菌聚集情况的比较。

式回肠造口的病人并无差异，因此认为细菌过度繁殖是所有储袋式回肠造口病人共同的表现。因此，所有的病人有可能出现脂肪和维生素 B_{12} 的吸收障碍。储袋炎病人空肠细菌含量的增加可能是由于定植在回肠的细菌由储袋反流到近端的小肠所致，也可能与乳糖不耐受导致的肠传输减慢有关（Gian-

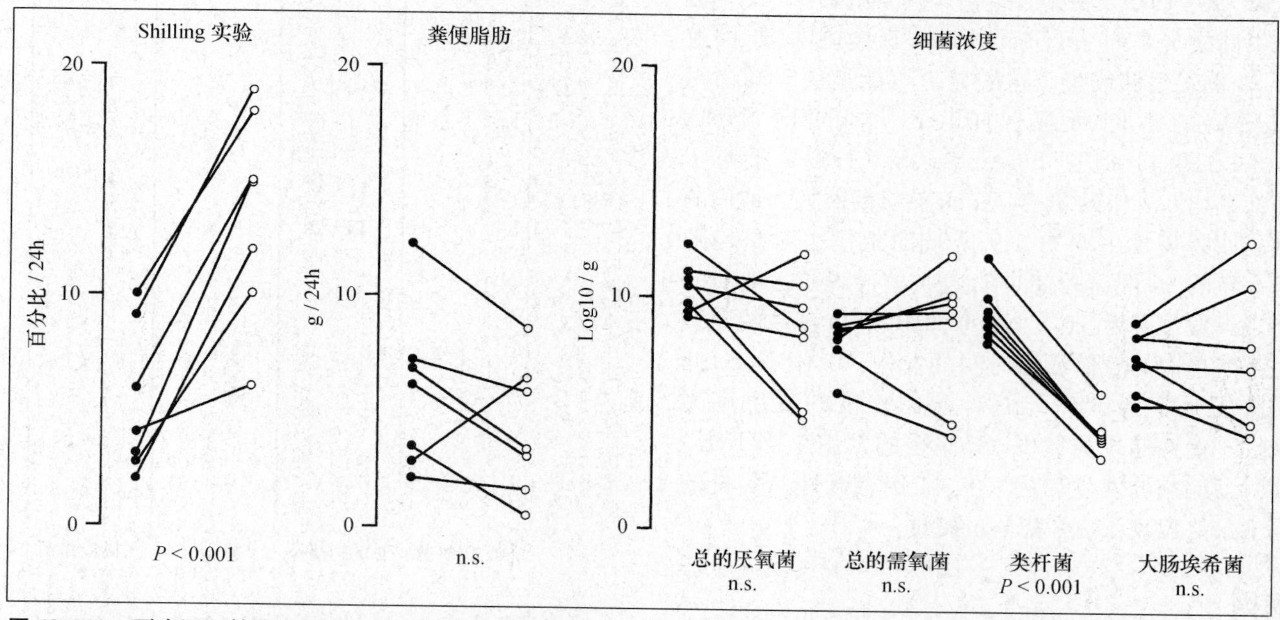

图 40.103 再次回肠储袋造瘘术中林可霉素使用前（●）后（○）细菌浓聚、粪便中排出脂肪和希林实验的情况. n. s.，无意义。

nella 等，1974；Bloch 等，1975；Kelly 等，1980a；Berglund 等，1986）。

回肠储袋的这种微生态学的改变也可能与储袋内谷氨酰胺和丁酸盐的代谢障碍有关（Duffy 等，1998）。

储袋式回肠造口术后的代谢和形态学后遗症

很多研究试图来判断储袋式回肠造口对代谢后遗症的影响程度，比如研究胆囊结石和肾结石（Stern 等，1980；Öjerskog 等，1990）。一些早期的研究没有发现异常（Jagenburg 等，1975；Philipson 等，1975）。最近发表的文章表明，所有手术后的病人都有或多或少的细菌过度繁殖、慢性水盐代谢障碍、胆汁酸吸收障碍、回肠绒毛形态学的改变（Gadacz 等，1977；Schjonsby 等，1977；Nilsson 等，1979；Kay 等，1980；Kelly 等，1980b；Philipson 等，1983；Öjerskog 等，1990）。

Kelly 等（1980b）研究了 41 例 Kock 储袋和 19 例传统回肠造口病人的回肠电解质丢失情况和肾功能。他们根据回肠造口排出量是否大于 1L 将储袋式造口组分为 2 个亚组。与低排出量组和传统造瘘组相比，高排量组丢失了大量的钠、氯、钾和氮（表 40.30）。粪便脂肪的排出同样增加（图 40.105），给予口服维生素 B_{12} 和内因子后，其在高排量组的尿中排出量也显著降低。并不令人惊讶的是，高流量组病人的尿量、尿钠、钾排出是低的。这些数据表明，造口高排出量的储袋式回肠造口的病人有慢性的水和电解质的丢失、脂肪和维生素 B_{12} 的吸收障碍（Branon 等，1978；Halvorsen 等，1978）。尽管有这些改变，造口流出物和尿液中电解质、血钠、钾、肌酐、叶酸盐、维生素 B_{12}、血红蛋白和尿酸都是正常的。另一方面，低排出量的病人似乎也应该是正常的（Jagenburg 等，1975；Gadacz 等，1977；Nilsson 等，1979）。Jagenburg 等（1975）发现，造口排出量正常的病人木糖、苯丙氨酸和脂肪的吸收是正常的。这些病人的水和电解质转运似乎也是正常的（Gadacz 等，1977）。造口排出量正常的病人与传统回肠造口的病人相比，没有任何证据表明他们的细菌脱羟基作用和胆汁酸的解离作用是增强的。因此，似乎储袋式造口的病人主动重吸收更多的钠、氯和胆盐，而在其他的小肠碳酸氢盐的分泌是正常的（Gustke 等，1967；Phillips 和 Surnmerskill，1967；Fordtran 等，1968；Turnberg 等，1970；Krag 和 Phillips，1974）。造口

表 40.30　回肠储袋造口术的生化改变与常规回肠造口术的比较

	传统回肠造口术	Kock 储袋	
	（$n=19$）	排量>1 000g（$n=13$）	排量<1 000g（$n=29$）
排便总量（g/24h）	650	615	1 405
粪便脂肪含量（% /摄取量）	3.41	4.61	9.62
大便			
Na^+（mmol/24h）	80.9	78.2	138.9
K^+（mmol/24h）	6.0	10.5	19.7
Cl^-（mmol/24h）	33.5	38.9	85.3
N_2（mmol/24h）	2.12	2.26	4.18
摄入维生素 B_{12} 和内因子后尿中维生素 B_{12} 含量（%）	24	2.1	17
尿量（ml）	1 305	1 302	1 122
尿			
Na^+（mmol/24h）	65.5	62.1	30.4
K^+（mmol/24h）	73.6	57.4	59.7
Cl^-（mmol/24h）	105.3	94.6	70.0
pH	5.44	5.63	5.42

来源自：Kelly 等（1980b）。

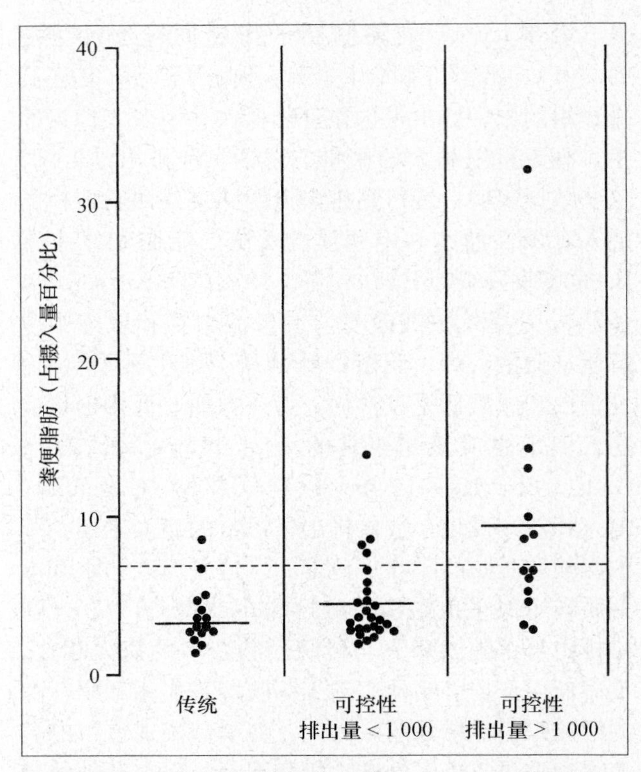

图 40.105 可控性回肠储袋的病人（24 小时排便量＜1 000g 与 24 小时排便量＞1 000g 两组）的粪便中排出脂肪占病人饮食摄入脂肪的百分比并与传统回肠造瘘患者比较。水平线表示均值，虚线以上区域的点表示异常表达结果。

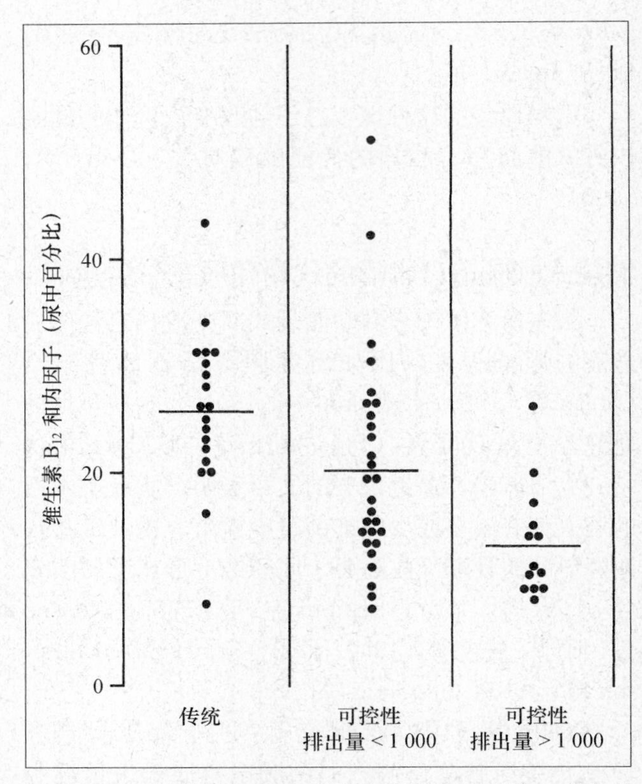

图 40.106 传统回肠造口术以及可控性回肠造口术病人（24 小时排便量＜1 000g 与 24 小时排便量＞1 000g 两组）希林实验结果，水平线代表组均值。数据是维生素 B_{12} 和内因子。

排出量正常的 Kock 储袋病人并没有维生素 B_{12} 的吸收障碍的证据（Citrin 等，1957；Jagenburg 等，1975）。回肠造口排出量和肠气产量在储袋建立前后并无差别（Brevinge 等，1992）。

尽管 Schjonsby 等（1977）的研究例数较少，但是他们发现，尽管造口排出量正常的 Kock 储袋病人的 Schilling 实验是不正常的，粪便脂肪排出是增加的，类杆菌属的计数是增加的，且二氧化碳的生成是升高的（表 40.31）。

Kay 等（1980）研究发现，只有当病人之前做过回肠切除术的病人行储袋式回肠造口的病人才会出现过多的胆汁酸丢失，并且并没有任何储袋内次级胆汁酸增加的证据。Nilsson 等（1979）发现，尽管病人之前没有做过小肠的切除术，仍然可以证明有较高的粪便胆汁酸水平。

储袋式回肠造口病人的回肠的形态学改变，不应该限定于只发生在储袋炎的病人或者是因为细菌的过度繁殖和胆汁酸的转变所致（Kay 等，1980）。然而，绒毛萎缩的发生率是可变的。研究已经表明，形态学的改变发生在储袋建立的早期，但在随

表 40.31 储袋式回肠造口术的代谢改变

	传统回肠造口术 ($n=7$)	储袋式回肠造口术 ($n=7$)
希林实验 ＜8% 摄取	2	5
粪便脂肪 ＞6.09/24h	1	3
^{14}C 呼吸实验 系数＞1.0	1	0
呼气末 $^{14}CO_2$＞2.0	0	3
类杆菌属计数 (中位数 log 值)	10^4	10^9
类大肠菌计数 (中位数 log 值)	10^7	10^7

来源自：Schjonsby 等（1977）。

访期间，这些不正常的形态学改变是可以恢复的（Philipson 等，1975，1983；Nilsson 等，1980）。发

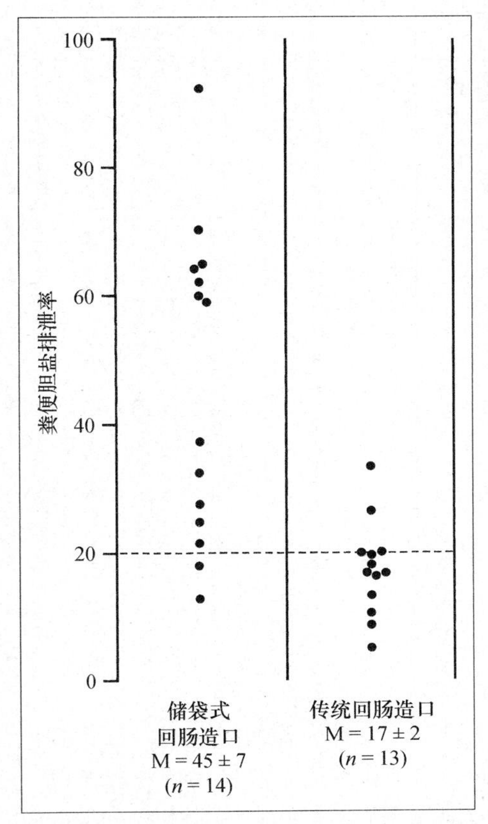

图 40.107　回肠储袋造口术与传统回肠造口术病人粪便排泄［14C］标记的胆汁酸的对比。

M：粪便排除[14]C 标记的胆汁酸比例的均数

生储袋炎的病人的绒毛萎缩和炎症的改变的发生率与功能正常的储袋的病人的比较，以及与传统回肠造口术病人的发生率的比较见表 40.32.

由于传统回肠造口术病人发生尿石症的危险是增加的，尤其是尿酸性的结石，因此 Stern 等（1980）比较了他们的 Kock 储袋回肠造口的病人和传统回肠造口病人的 24 小时尿的外观和尿酸的排出量。没有发现显著的差异，因此他们得出结论，与传统的 Brooke 回肠造口术相比，储袋式回肠造口术并不增加尿酸盐结石的危险。

储袋式回肠造口患者的生活质量

少数人可能会否认拥有满意功能的储袋式回肠造口的病人的生活质量明显优越于传统造口术的病人（King，1975；Öjerskog 等，1990）。相反，储袋式回肠造口并发脓毒症或反复的储袋炎，或者是乳头瓣的无功能等并发症导致的死亡率远远高于拥有满意的 Brooke 造口的病人。McLeod 和 Fazio（1984）比较了因传统回肠造口和储袋式回肠造口术而导致的社会活动的限制（表 40.33）。然而不幸的是，调查是在从 Brooke 造口改为储袋式回肠造口的病人中间进行的（因为他们都是选择过的病人，他们都对传统的造口不满意）。此外，比较是在回忆的基础上，很多病人在这种情况下往往会夸大事实或者遗忘真实的东西。尽管有这些评论，但 Kock 储袋式造口的病人受到体育活动、爱好、工作机会、服装及旅游的限制相对较小。令人厌恶的气味及排气的声音在储袋式造口的病人身上也少见。

许多储袋式回肠造口的患者发现，他们每天需要对储袋进行 3～4 次插管引流，但是插管的频率有着较大的差异（图 40.108）。只有 1/3 的患者夜间需要起床进行插管引流（Beahrs，1975）。一些患者需要花费 10～15 分钟对储袋进行反复插管和灌洗才能排空储袋内容物。储袋内容物会时常伴有颗粒物质，且排出物非常难闻。一些患者非常讨厌灌洗这个过程。根据我们的经验，并不是有储袋炎或储袋不能控制大便的患者不能很好地处理这一过程，而是有慢传输性便秘的患者，他们在其他处理措施都失败后选择了 Kock 储袋而不是选择永久性回肠造口。

表 40.32　储袋式回肠造口病人的回肠的形态学

	储袋炎			
	使用抗生素前（n=11）	使用抗生素后（n=8）	储袋式回肠造口术（n=5）	传统回肠造口术 only（n=7）
绒毛萎缩	7	5	2	2
炎性改变	9	6	1	2
正常组织	2	2	2	5

来源自：Schjonsby 等（1983）。

表 40.33 生活质量

	传统回肠造口术 ($n=40$)	储袋式回肠造口术 ($n=71$)
难闻气味（%）	88	40
噪声（%）	88	34
浓稠的流出物（%）	—	39
病人基本花费（美元/年）	475	200
生活方式的限制（%）		
食物	54	54
运动	82	16
业余爱好	49	4
工作	49	13
衣着	93	13
旅游	49	7

来源自：McLeod 和 Fazio（1984）。

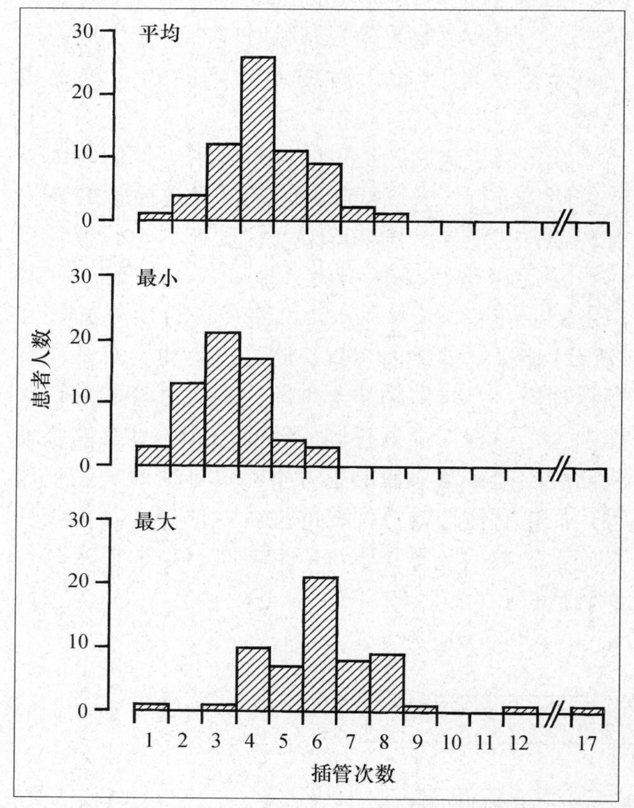

图 40.108 储袋式回肠造口术病人 24 小时插管清空储袋的次数。

闭塞装置

Dozois 等（1980）为没有乳头瓣或已经发生储袋失禁的患者发明了一种内置的闭塞管，以达到控制大便的目的。一开始使用了改良的带橡胶充气气囊的气管内插管作为闭塞管。之后发明了一种硅胶管，这种管有一个低容量、高压力的气囊，向腹壁方向牵引即可达到控制储袋失禁的作用。随后又在闭塞管的腹壁皮肤平面安装了一个圆盘以使气囊能保持在起到闭塞作用的位置。引流管的游离端用塑料夹子或栓子关闭，当需要排空储袋的时候将其取下即可。这种装置的问题在于有导致储袋坏死的危险，同时要从腹壁上穿出一根引流管又带来了美容方面的缺点。Pemberton 等（1983）也描述了一种闭塞装置，用在乳头瓣功能丧失且经反复手术修正失败的患者身上。我们认为，用气囊来闭塞回肠储袋的效果不可能像功能正常的乳头瓣那么满意，我们也怀疑这种装置将来在临床上是否会发挥重要的作用。

患者的选择

储袋式回肠造口术的适应证和禁忌证

今天要实施储袋式回肠造口术的理由与 1969 年 Kock 及其他学者所提出的理由有一定程度的不同。在当时，Kock 储袋是严重直肠疾病患者唯一可以替代传统回肠造瘘术的手术选择。现在就可以考虑对盆腔储袋功能差的患者或行传统结直肠切除术及传统回肠造口术的患者实施 Kock 储袋术。尽管有较高的再手术率，但对不愿意佩戴造口袋而又有强烈实施该手术愿望的患者有着重要的意义。今天 Kock 储袋的适应证要比以前广泛得多，因为它已成为许多手术的替代手术，如先天性直肠肛管畸形或脊柱裂的传统回肠造口术、大便失禁以及曾实施过成功的结直肠癌手术而结肠储袋造口失败的患者。

出于性方面、社会以及宗教方面的原因不愿意佩戴造口袋是许多患者实施这一手术的理由。尽管如此，这就需要仔细辨认那些追求别人注意的人或精神异常的患者，因为他们会抓住一切机会来缓冲回肠造口术的事实。不能轻率地对精神不稳定的患者实施该手术，因为这些患者会操纵外科医生、造口护理护士和储袋本身（Golden，1976）。这些患者在储袋插管时会导致储袋穿孔。

其他的手术禁忌证包括智力缺乏，或不能在家灌洗储袋而又要保持一定的家庭卫生水平相矛盾时。随意进食粗渣饮食、暴饮暴食及嗜酒等都是不可信任患者的证据，这些患者往往精神不稳定。过度肥胖的患者同样是手术禁忌（King，1975；Gelernt 等，1977；Schrock，1979；Failes，1984）。厌食而又极度消瘦的患者也不适合，他们似乎不可能自己处理储袋，并且乳头瓣扩张也较常见。

对有多次腹部手术史或有严重腹腔内粘连的患者实施储袋式回肠造口术也是不明智的。有胃切除术史、中等长度小肠切除术史及胰腺功能不全的患者都是手术的禁忌证，因为有严重的代谢后遗症及电解质缺乏的风险。对结肠炎行急诊手术或长期使用类固醇激素治疗的患者实施储袋式回肠造口术也是不明智的。老年患者及有胶原蛋白疾病的患者也不适合该手术。最后，对克罗恩病患者实施该手术也是争论不休的问题，将在下面讨论。

我们关于 Kock 储袋构建的经验是骨盆储袋时代之后后的典型。我们这些病人中，14 例是溃疡性结肠炎；7 例有在回肠肛管吻合术广泛问世以前行结直肠切除术史；7 例因回肠肛管吻合失败；5 例有 Kock 储袋但因排空障碍或神经系统疾病导致的储袋失禁；5 例因慢传输性便秘行储袋式回肠造口术，这 5 例患者先后经过失败的结肠切除术和结直肠切除术及回肠肛管储袋术；5 例在首次手术切除后出现巨结肠及巨直肠，并且发生储袋失败；3 例有克罗恩病；1 例有单发的直肠溃疡，3 例有恶性肿瘤的切除术史。这些患者的结果已列于表 40.34。除 1 例慢传输性便秘患者失败外，所有患者均获得成功。扩大的乳头瓣需要手术修正主要见于巨结肠及神经系统疾病。再手术率很高，但失败率仅为 28%，且失败主要发生在功能性疾病。克罗恩并的 3 例中仅有 1 例的 Kock 储袋失败（Keh 等，2003）。

克罗恩病患者的储袋式回肠造口术

许多学术权威认为潜在的克罗恩病是实施 Kock 储袋的绝对禁忌证（Handelsman 等，1993）。

表 40.34　使用 KOCK 袋后行校正术的数目

诊断	病人数	一次修正			二次修正			三次修正			四次修正			储袋切除
		乳头瓣或储袋	出口导管	n	乳头瓣或储袋	出口导管	n	乳头瓣或储袋	出口导管	n	乳头瓣或储袋	出口导管	n	
溃疡性结肠炎	14	6	3	9	1	2	3	1	1	2	0	0	0	3
克罗恩病	3	0	0	0	0	0	0	0	0	0	0	0	0	1
肛门直肠肿瘤	3	2	0	2	0	1	1	0	1	1	0	0	0	0
直肠单个溃疡	1	0	0	0	0	0	0	0	0	0	0	0	0	0
缓慢发生便秘	5	3	0	3	1	1	2	0	1	1	1	0	1	4
巨直肠	5	3	1	4	0	0	0	0	0	0	0	0	0	2
大便失禁	5	1	0	1	1	0	1	1	0	1	1	0	1	0
合计	36	15	4	19	3	4	7	2	3	5	2	0	2	10

n=操作例数。（Keh 等，2003）。

许多实施储袋式回肠造口术的患者是由于在手术前没有做出克罗恩病的诊断，自信地认为是溃疡性结肠炎而实施了储袋手术，但术后的标本经病理学检查证实是克罗恩病或因克罗恩病作为并发症而再次手术切除储袋。由于并发症的风险及令人惊骇的远期效果，使得许多外科医师反对对克罗恩病的患者实施可控性回肠造口术（Gelernt 等，1977；Goldman 和 Rombeau，1978；Failes，1984）。Schrock（1979）仅记录了 4 例实施 Kock 储袋的克罗恩病，其中 2 例早期就出现疾病复发而行储袋切除，以致失去了 50～70cm 的小肠。

1973 年 Kock 为克罗恩病患者计划了一个更理想的建立储袋方案，此后的 16 例病人中只有 1 例因疾病复发而需切除储袋（Kock，1973）。尽管如此，至 1980 年，Kock 和他的同事已经收集了 49 例行储袋式回肠造口术的克罗恩病例，17 例有疾病的复发，仅 8 例需行储袋切除（4 例因疾病复发，2 例因瘘，2 例因慢性感染）。复发的 17 例中 6 例局限于储袋近端的回肠，其余的 11 例位于储袋内或同时累及储袋近端的回肠（Kock 等，1980a，b）。克罗恩病患者行储袋式回肠造口术后 10 年的累积复发率是 48%，而行结肠切除术＋Brooke 回肠储袋术患者的复发率也高达 44%（Myrvold，1987）。Handelsman 等（1993）报道 8 例克罗恩病患者中有 4 例需要行储袋切除，而在结肠炎的 87 例中，仅 2 例因疾病复发需切除储袋。他们认为 Kock 储袋不应该用于克罗恩病患者。

尽管有这么多的报道，也许可以对选择性的克罗恩病患者实施 Kock 储袋术。Myrvold 和 Kock（1981）报道了 52 例克罗恩病患者行储袋式回肠造口术的并发症仅为 27%，并且与溃疡性结肠炎及家族性腺瘤性息肉病的并发症无差异，并且只有 2 例需要行储袋切除，这 2 例患者均死于疾病的并发症。Bloom 等（1986）辩驳说尽管经验较少，但仍然认为应有少部分克罗恩病患者适合行储袋式回肠造口术。这些作者发现他们选择的这些克罗恩病患者的再手术率（28%）不高于其他患者。克罗恩病患者的储袋炎较常见，但比起乳头瓣功能障碍来说，储袋炎仅是小麻烦而已。这些作者认为储袋式回肠造口术可适用于中度结肠炎的患者，或克罗恩病仅局限于结肠而在随访至少 5 年以上没有任何小肠受累的表现的患者。有文献综述认为，这一部分选择的患者应该是平均随访 7 年而未发现疾病复发证据的患者（Gerber 等，1983）。

像其他学者一样，我们也遇见过这样的患者，起初被认为是溃疡性结肠炎而行 Kock 储袋手术，而最终被诊断为克罗恩病。也有一些病例，切除的结肠标本经病理学检查毫无疑问地被诊断为溃疡性结肠炎，同时剖腹探查时这些患者并无小肠疾病的任何表现。尽管如此，储袋的并发症最终被诊断为克罗恩病。这种情况临床上有两种表现形式的患者。第一组患者：术后出现轻度的慢性感染，有时因瘘而使感染加重或因可怕的功能性结果而最终需要行储袋切除。第二组患者：在术后有正常的恢复期且储袋功能良好，而在数年后出现储袋炎、出血和梗阻而行再次手术。可通过储袋造影、小肠造影或内镜活检来诊断克罗恩病。有的时候通常认为是储袋炎，而到最后才被诊断为克罗恩病。这第二组患者的药物处理、外科处理及情感上的处理都比较困难。传统的药物治疗对复发性疾病很难起效，储袋内插管也变得困难甚至有的时候完全无法插管，瘘及慢性感染随之而来，许多患者因并发症或梗阻而需要切除储袋。幸运的是，这些患者难以接受传统的回肠造口术，他们更习惯于不配戴造口袋的自由生活。尽管如此，我们的观点是，应该强烈反对利用剩余的小肠做新的储袋的任何尝试，对这些个体最好建议行传统的回肠造口术。

（张建明　苏艳军　译　程若川　校）

参考文献

Adson MA, Cooperman AM & Farrow GM (1972) Ileorectostomy for ulcerative disease of the colon. *Arch Surg* 104: 424-428.

Agrez MV, Dozois RR & Beahrs OH (1981) Volvulus of the Kock pouch with obstruction and perforation: a case report. *Aust NZ J Surg* 51: 311-313.

Akovbiantz A, Lindenberg K & Robert N (1976) Erfahrungen mit der kontinenten Ileostomie. *Chwurg* 47: 22-27.

Allsop JR & Lee ECG (1978) Factors which influenced postoperative complications in patients with ulcerative colitis or Crohn's disease of the colon on corticosteroids. *Gut* 19: 729-734.

Alpsan K, Singh A & Ahmad A (1980) Clinical comparison of perineal wound management. *Dis Colon Rectum* 23: 564-566.

Armstrong AM, Khosraviani K, Irwin ST et al (2001) Co-

lonic malig-nancy arising in colitis—a single unit experience. *Colorectal Dis* 4：101-106.
Asztely M，Palmblad S，Wikland M & Hulten L（1991）Radiological study of changes in the pelvis in women following proctocolectomy. *Int J Colorect Dis* 6：103-107.
Aubrey DA，Morgan WP，Jenkins N，Harvey J & Phil M（1984）Treatment of perineal wound after proctectomy by intermittent irrigation. *Arch Surg* 119：1141 - 1144.
Aylett SO（1960）Diffuse ulcerative colitis and its treatment by ileo-rectal anastomosis. *Ann R Coll Surg Engl* 27：160-165.
Aylett SO（1966）Three hundred cases of diffuse ulcerative colitis treated by total colectomy and ileorectal anastomosis. *Br Med J* 1：1001-1005.
Aylett SO（1970）Delayed ileorectal anastomosis in the surgery of ulcerative colitis. *Br J Surg* 57：812-813.
Aylett SO（1971）Ileorectal anastomosis—review 1952—1968. *Proc R Soc Med* 64：967-970.
Aylett SO（1974）Rectal conversation in surgical treatment of ulcera-tive colitis. *Arch Fr Mal Appar Dig* 63：585-587.
Aylett SO（1976）Treatment of ulcerative colitis by ileorectal anasto-mosis. In Clarke TK，editor，*A Surgical Diversion*，pp 16-26. London：Squibb.
Backer O，Hjortrup A & Kjaergaard J（1988）Evaluation of ileorectal anastomosis for the treatment of ulcerative proctocolitis. *J R Soc Med* 81：210-211.
Bacon HE，Barlow SP & Berkley JL（1960）Rehabilitation and long-term survival after colectomy for ulcerative colitis. *JAMA* 172：324-328.
Baek S-M，Greenstein A，McElhinney AJ & Anfes AH Jr（1981）The gracilis myocutaneous flap for persistent perineal sinus after procto-colectomy. *Surg Gynecol Obstet* 183：713-716.
Baker WNW（1970）Results of ileorectal anastomosis at St Mark's Hospital. *Gut* 11：235-239.
Baker WNW，Glass RE，Ritchie JK & Aylett SO（1978）Cancer of the rectum following colectomy and ileorectal anastomosis for ulcera-tive colitis. *Br J Surg* 65：862-868.
Ballantyne GH，Pemberton JH，Beart RW Jr，Wolff BG & Dozois RR（1985）Ileal J pouch-anal anastomosis. *Dis Colon Rectum* 28：197-202.
Bambach CP，Robertson LG，Peacock M et al（1981）Effect of intestinal surgery on the risks of urinary stone formation. *Gut* 221：257-261.
Barker WF（1961）Surgical treatment of ulcerative colitis. *Am J Surg* 102：176-181.
Barker WF（1978）A modification in the technique of making the Kock ileostomy pouch. *Surg Gynecol Obstet* 147：761 - 764.
Baudot P，Keighley MRB & Alexander-Williams J（1980）Perineal wound healing after proctectomy for carcinoma and inflammatory disease. *Br J Surg* 67：275-276.
Bauer JJ，Gelernt IM，Salk BA & Kreel I（1986）Proctectomy for inflam-matory bowel disease. *Am J Surg* 151：157-162.
Bayer I，Feller N & Chaimoff CH（1981）A new approach to the nipple in Kock's reservoir ileostomy using Mersilene mesh. *Dis Colon Rectum* 24：428-431.
Beahrs OH（1975）Use of ileal reservoir following proctocolectomy. *Surg Gynecol Obstet* 141：363-366.
Beahrs OH，Kelly KA，Adson MA & Chong GC（1974）Ileostomy with ileal reservoir rather than ileostomy alone. *Ann Surg* 179：634-638.
Beart RW，Dozois RR & Kelly KA（1982）Ileo-anal anastomosis in the adult. *Surg Gynecol Obstet* 154：826-828.
Beart RW，Dozois RR，Wolff BG & Pemberton JH（1985）Mechanism of rectal continence. *Am J Surg* 149：31-34.
Beauchamp G，Belliveau D & Archambault A（1981）Death and com-plications after total colectomy for inflammatory bowel disease. *Can J Surg* 24：463-466.
Becker JM（1984）Anal sphincter function after colectomy，mucosal proctectomy and endorectal ileoanal pullthrough. *Arch Surg* 119：526-531.
Becker JM，Hillard AE，Mann FA et al（1985）Functional assessment after colectomy，mucosal proctectomy and endorectal ileoanal pullthrough. *World J Surg* 9：598-605.
Beckwith PS，Wolff BG & Frazee RC（1992）Ileorectostomy in the older patients. *Dis Colon Rectum* 35：301-304.
Bennett RC & Hughes ESR（1972）Urinary calculi and ulcerative coli-tis. *BMJ* 2：494-497.
Berglund B，Kock NC & Myrvold HE（1984）Volume capacity and pres-sure characteristics of the continent ileostomy reservoir. *Scand J Gastroenterol* 19：683-690.
Berglund B，Asztely M，Kock NC & Myrvold HE（1986）Reflex from the continent ileostomy reservoir：a radiological evaluation combined with pressure recording. *Dis Colon Rectum* 28：502-505.
Berman JJ & Ullah A（1989）Colonic metaplasia of ileostomies：biolog-ical significance for ulcerative colitis patients following total colec-tomy. *Am J Surg Pathol* 13：955-960.
Berndtsson I & Oresland T（2003）Quality of life before and after proc-tocolectomy and IPAA in patients with ulcerative proctocolitis—a prospective study. *Colorectal Dis* 5：173-179.
Berry AR，De Campos R & Lee ECG（1986）Perineal and pelvic morbid-ity following perimuscular excision of the rectum for inflammatory bowel disease. *Br J Surg* 73：675-677.
Bertrand P，Girard M，Lombard-Platet R et al（1970）Le devenir des rectocolites ulcers hémorragiques operées à propos de 43 observa-tions. *J Med Lyon* 51：741-770.
Best RR（1948）Anastomosis of the ileum to the lower part of the rectum and anus：a report on experiences with ileorectostomy and ileoproctostomy with special reference to polyposis. *Arch Surg* 57：276-285.
Biermann HI，Tocker AM & Tocker LR（1966）Statistical survey of problems in patients with colostomy or ileostomy. *Am J Surg* 112：647-650.
Binder SC，Miller HH & Deterling RA（1975）Emergency and urgent operations for ulcerative colitis：the procedure of choice. *Arch Surg* 110：284-289.
Binder SC，Miller HH & Deterling RA（1976）Fate of the retained rec-tum after subtotal colectomy for inflammatory disease of the colon. *Am J Surg* 131：201-203.
Bloch R，Menge H，Lorenz-Meyer H，Stocker HG & Riecken EO（1975）Functional，biochemical and morphological alterations in the intes-tines of rats with experimental blind-loop syndrome. *Res Exp Med* 166：67-78.
Bloom RJ，Larsen CP，Watt R & Oberhelman HA（1986）A reappraisal of the Kock continent ileostomy in patients with Crohn's disease. *Surg Gynecol Obstet* 162：105-108.
Bone J & Sorensen FH（1974）Life with a conventional ileostomy. *Dis Colon Rectum* 17：194-199.
Bonello JC，Thow CB & Manson RR（1981）Mucosal enteritis：a com-plication of the continent ileostomy. *Dis Colon Rectum* 24：37-41.
Brandberg A，Kock NC & Philipson B（1972）Bacterial flora in intra-abdominal ileostomy reservoir：a study of 23 patients provided with 'continent ileostomy'. *Gastroenterology* 63：413-416.
Branon ME，Phillips SF，Smith LH & Kelly KA（1978）Excessive stomal outputs from continent ileostomies. *Gastroenterology* 74：1151（abstract）.
Brevinge H，Berglund B & Kock NG（1992）Ileostomy output of gas and feces before and after conversion from conventional to reservoir ileostomy. *Dis Colon Rectum* 35：662-669.
Broader JH，Masselink BA，Oates GD & Alexander-Wil-

liams J (1974) Management of the pelvic space after proctectomy. *Br J Surg* 61: 94-97.
Brooke BN (1952) The management of ileostomy including its compli-cations. *Lancet* ii: 102-104.
Brooke BN (1956) The outcome of surgery for ulcerative colitis. *Lancet* ii: 532-536.
Brotschi E, Noe JM & Silen W (1985) Perineal hernias after proctec-tomy. *Am J Surg* 149: 301-305.
Bruce LA & Behsudi FM (1979) Progesterone effects on three regional gastrointestinal tissues. *Life Sci* 25: 729-734.
Bruewer M, Stern J, Herrmann S et al (2000) Changes in intestinal transit time after proctocolectomy assessed by the lactulose breath test. *World J Surg* 24: 119-124.
Bunt TJ (1985) End to end ileoproctostomy. *Surg Gynecol Obstet* 160: 567-568.
Burbrick MP, Jacobs DM & Levy M (1985) Experience with the endorectal pullthrough and S pouch for ulcerative colitis and familial polyposis in adults. *Surgery* 98: 689-699.
Burnham WR, Lennard-Jones JE & Brooke BN (1977) Sexual problems among married ileostomates: survey conducted by the Ileostomy Association of Great Britain and Ireland. *Gut* 18: 673-677.
Cameron A (1973) The continent ileostomy. *Br J Surg* 60: 785-790.
Camilleri-Brennan J & Steele RJC (2001) Objective assessment of qual-ity of life following panproctocolectomy and ileostomy for ulcerative colitis. *Ann R Coll Surg Engl* 83: 321-324.
Carter FM, McLeod RS & Cohen Z (1991) Subtotal colectomy for ulcer-ative colitis: complications related to the rectal remnant. *Dis Colon Rectum* 34: 1005-1009.
Cawkwell I (1962) Perineal hernia complicating abdominoperineal resection of the rectum. *Br J Surg* 50: 431-433.
Citrin Y, DeRosa C & Halsted JA (1957) Sites of absorption of vitamin B12. *J Lab Clin Med* 50: 667-672.
Clark CG & Ward MWN (1980) The place of isolated rectal excision in the treatment of ulcerative colitis. *Br J Surg* 67: 653-654.
Cohen Z (1982) Evolution of the Kock continent reservoir ileostomy. *Can J Surg* 25: 509-514.
Cohen Z, McLeod RS, Stern H, Grant D & Nordgren S (1985) The pelvic pouch and ileoanal anastomosis procedure. *Am J Surg* 150: 601-607.
Connolly AB, Tan HT, Hanson I, Sanders DS & Keighley MRB (1997) Restorative proctocolectomy and large bowel Crohn's disease. *Int J Colorect Dis* 12: 175.
Coran AG, Sarahen TM, Dent TL et al (1983) The endorectal pullthrough for the management of ulcerative colitis in children and adults. *Ann Surg* 197: 99-105.
Corbett RS (1952) Recent advances in the surgical treatment of chronic ulcerative colitis. *Ann R Coll Surg Engl* 10: 21-32.
Corman ML, Veidenheimer MC, Coller JA & Ross VH (1978) Perineal wound healing after proctectomy for inflammatory bowel disease. *Dis Colon Rectum* 21: 155-159.
Cox CL, Butts DR, Roberts MP, Wessels RA & Bailey HR (1997) Development of invasive adenocarcinoma in a long-standing Kock contment ileostomy: report of a case. *Dis Colon Rectum* 40: 500-503.
Cranley B (1983) The Kock reservoir ileostomy: a review of its devel-opment, problems and role in modern surgical practice. *Br J Surg* 70: 94-99.
Cranley B & McKelvey STD (1981a) The Kock ileostomy reservoir: an experimental study of methods of improving valve stability and competence. *Br J Surg* 68: 545-550.
Cranley B & McKelvey STD (1981b) The Kock ileostomy reservoir: an experimental study of the value of reservoir fixation in improving valve stability and facilitating catheterisation. *J Surg Res* 31: 490-495.
Cripps NPJ, Senapati A & Thompson MR (1999) Improved perineal healing after internal sphincter-preserving proctectomy in ulcera-tive colitis. *Br J Surg* 86: 1344-1345.
Daly DW (1968) Outcome of surgery for ulcerative colitis. *Ann R Coll Surg Engl* 42: 38-57.
Daly DW & Brooke BN (1967) Ileostomy and excision of the large intestine for ulcerative colitis. *Lancet* 2 (7506): 62-64.
Deane AM & Celestin LR (1983) Rectocolectomy with anal conserva-tion in inflammatory colitis. *Ann R Coll Surg Engl* 65: 31-34.
Delaney CP, Dadvand B, Remzi FH et al (2002) Functional outcome, quality of life, and complications after ileal pouch-anal anastomosis in selected septuagenarians. *Dis Colon Rectum* 45: 890-894.
Dennis C & Karlson KE (1952) Surgical measures as supplements to the management of idiopathic ulcerative colitis: cancer, cirrhosis and arthritis as frequent complications. *Surgery* 32: 892-912.
Devine H (1943) A method of colectomy for desperate cases of ulcera-tive colitis. *Surg Gynecol Obstet* 76: 136-138.
Devine J & Webb R (1951) Resection of the rectal mucosa, colectomy and anal ileostomy with normal continence. *Surg Gynecol Obstet* 92: 437-442.
Dew MJ, Gyde S & Allan RN (1981) Long-term results of colectomy for ulcerative colitis. *Gut* 22: 113-118.
Dixon JB & Riddell RH (1990) Histopathology of ulcerative colitis. In Allan RN, Keighley MRB, Alexander-Williams J & Hawkins C, editors, *Inflammatory Bowel Diseases*, 2nd edn, pp 247-262. Edinburgh: Churchill Livingstone.
Dlin BM, Perlam A & Ringold E (1969) Psychosexual response to ileostomy and colostomy. *Am J Psych* 126: 374-381.
Donovan MJ & O'Hara ET (1960) Sexual function following surgery for ulcerative colitis. *N Engl J Med* 262: 719-720.
Dozois RR (1985) Ileal 'J' pouch anal anastomosis. *Br J Surg* 72 (Suppl): S80. Dozois RR, Kelly KA, Beart RW & Beahrs OH (1980) Improved results with continent ileostomy. *Ann Surg* 192: 319-324.
Dozois RR, Keith AK, Ustrup D, Beart RW Jr & Beahrs OH (1981) Factors affecting revision rate after continent ileostomy. *Arch Surg* 116: 610-613.
Druss RG, O'Connor JF, Prudden JS & Stern LO (1968) Psychological response to colectomy. *Arch Gen Psych* 18: 53-59.
Duffy MM, Regan MC, Harrington MG et al (1998) Metabolic sub-strate utilization differs in ileal faecal and urinary reservoirs. *Br J Surg* 85: 804 - 808.
Duthie HL & Bennett RC (1960) The relation of sensation in the anal canal to the functional anal sphincter: a possible factor in anal continence. *Gut* 4: 179-182.
Duthie HL & Gains FW (1960) Sensory nerve endings and sensation in anal region in man. *Br J Surg* 47: 585-595.
Duthie HL & Watts JM (1965) Contribution of the external anal sphincter to the pressure zone in the anal canal. *Gut* 6: 64-68.
Ecker KW, Hildebrandt U, Haberer M & Feifel C (1996a) Biomechanical stabilization of the nipple valve in continent ileostomy. *Br J Surg* 83: 1582-1585.
Ecker KW, Haberer M & Feifel C (1996b) Conversion of the failing ileoanal pouch to reservoir-ileostomy rather than to ileostomy alone. *Dis Colon Rectum* 39: 977-980.
Edwards FC & Truelove SC (1964) The course of prognosis of ulcera-tive colitis. Part III: Complications. *Gut* 5: 1-15.
Eftaiha M & Abcarian H (1978) Management of perianal wounds after proctocolectomy: a retrospective study of 50 cases in which treatment by the open technique was used. *Dis Colon Rectum* 21: 287-288.
Ehrenpreis T (1966) Surgical treatment of ulcerative colitis

in child-hood. *Arch Dis Child* 41：137-142.
Elliot MS & Todd IP (1985) Primary suture of the perineal wound using constant suction and irrigation, following rectal excision for inflammatory bowel disease. *Ann R Coll Surg Engl* 67：6-7.
Failes DC (1984) The continent ileostomy: an 11-year experience. *Aust NZ J Surg* 54：345-352.
Farnell MB, van Heerden JA, Beart RW & Weiland LH (1980) Rectal preservation in non-specific inflammatory disease of the colon. *Ann Surg* 192：249-253.
Farthing MJG & Lennard-Jones JE (1978) Sensibility of the rectum to distension and the anorectal distension reflex in ulcerative colitis. *Gut* 19：64-69.
Fasth S, Oresland T, Ahren C & Hulten L (1985) Mucosal proctectomy and ileostomy as an alternative to conventional proctectomy. *Dis Colon Rectum* 28：31-34.
Fasth S, Hulten L & Svaninger G (1987) The Kock continent ileostomy: influence of a defunctioning ileostomy and nipple valve stapling on early and late morbidity. *Int J Colorectal Dis* 2：82-86.
Fazio RW (1980) Prospective study of the effect of resection of the rectum on male sexual function. *World J Surg* 4：149-152.
Fazio VW & Church JM (1988) Complications and function of the continent ileostomy at the Cleveland Clinic. *World J Surg* 12：148-154.
Fazio VW & Tjandra JJ (1992) Technique for nipple valve fixation to prevent valve slippage in continent ileostomy. *Dis Colon Rectum* 35：1177-1179.
Fazio VW, O'Riordain MG, Lavery IC et al (1999) Long term function and quality of life after stapled restorative proctocolectomy. *Ann Surg* 230：575-584.
Flake WK, Altman MS, Cartwill AM & Gilsdorf RB (1979) Problems encountered with the Kock ileostomy. *Am J Surg* 138：851-855.
Flint GW, Strauss RJ, Platt N &Wise L (1977) Ileorectal anastomosis for inflammatory disease of the colon. *Dis Colon Rectum* 20：118-125.
Fonkalsrud EW (1984) Endorectal ileoanal anastomosis with isoperi-staltic ileal reservoir after colectomy and mucosal proctectomy. *Ann Surg* 119：151-157.
Fordtran JS, Rector FC & Carter NW (1968) The mechanism of sodium absorption in the human small intestine. *J Clin Invest* 47：884-900.
Frizelle A & Pemberton JH (1997) Removal of the anus during proctectomy. *Br J Surg* 84：68.
Gadacz TR, Kelly KA & Phillips SF (1977) The continent ileal pouch: absorptive and motor features. *Gastroenterology* 72：1287-1291.
Gallone L, Olmi L & Marchetti V (1980) Use of topical rectal therapy to preserve the rectum in surgery of ulcerative colitis. *World J Surg* 4：609-614.
Gaston EA (1948) Fecal continence following resections of various portions of the rectum with preservation of the anal sphincters. *Surg Gynecol Obstet* 87：669-678.
Gelernt IM, Bauer JJ & Kreel I (1977) The reservoir ileostomy: early experience with 54 patients. *Ann Surg* 185：179-184.
Gerber A, Apt MK & Craig PH (1983) The Kock continent ileostomy. *Surg Gynecol Obstet* 156：345-350.
Giannella RA, Rout WR & Toskes PP (1974) Jejunal brush border injury and impaired sugar and amino acid uptake in blind loop syndrome. *Gastroenterology* 67：965-974.
Goldblatt MS, Corman ML, Haggitt RC, Coller JA & Veidenheimer MC (1977) Ileostomy complications requiring revision: Lahey Clinic experience 1964-1973. *Dis Colon Rectum* 20：209-214.
Golden HK (1976) Psychiatric casualties following revision to the 'continent' Kock ileostomy. *Am J Dig Dis* 21：969-972.
Goldman SL & Rombeau JL (1978) The continent ileostomy: a collec-tive review. *Dis Colon Rectum* 21：594-599.
Goligher JC (1983a) Proctocolectomy and ileostomy for ulcerative colitis. In Allan RN, Keighley MRB, Alexander-Williams J & Hawkins C, editors, *Inflammatory Bowel Diseases*, p 247. Edinburgh: Churchill Livingstone.
Goligher JC (1983b) Procedure conserving continence in the surgical management of ulcerative colitis. *Surg Clin North Am* 63：49-60.
Goligher JC (1984a) Eversion technique for distal mucosal proctec-tomy in ulcerative colitis: a preliminary report. *Br J Surg* 71：26 - 28.
Goligher JC (1984b) *Surgery of the Anus, Rectum and Colon*, 5th edn. London: Baillière Tindall.
Goligher JC & Hughes ESR (1951) Sensibility of the rectum and colon: its role in the mechanism of anal continence. *Lancet* i：543-548.
Goligher JC & Lintott D (1975) Experience with 26 reservoir ileostomies. *Br J Surg* 62：893-900.
Greene AK, Michetti P, Peppercorn MA et al (2000) Laparoscopically assisted ileocolectomy for Crohn's disease through a Pfannenstiel incision. *Am J Surg* 180：238.
Griffen WO, Lillehei RC & Wangensteen OH (1963) Ileoproctostomy in ulcerative colitis: long-term follow-up extending to 20 years. *Surgery* 53：705-710.
Grundfest SF, Fazio V & Weiss R (1981) The cancer risk following colectomy and ileorectal anastomosis for extensive mucosal ulcera-tive colitis. *Ann Surg* 193：9-14.
Gruner OPN, Flatmark A, Maas R et al (1975) Ileo-rectal anastomosis in ulcerative colitis. *Scand J Gastroenterol* 10：641-646.
Gruner O-P, Naas R, Flatmark A, Fretheim B & Gjone E (1976) Ileostomy in ulcerative colitis: results in 149 patients. *Scand J Gastroenterol* 11：777-784.
Gruner OPN, Mass R, Frethin B & Gjone E (1977) Marital status and sexual adjustment after colectomy: results in 178 patients operated on for ulcerative colitis. *Scand J Gastroenterol* 12：193-197.
Gustke RF, Whalen GE, Geenen JE et al (1967) Mucosal potential difference in the intact human small intestine. *Gastroenterology* 52：1134 (abstract).
Gutierrez P & Stahlgren LH (1983) A technique for catheter fixation for continent ileostomy. *Surg Gynecol Obstet* 156：808.
Halevy A, Adam Y & Eschar J (1977) Ileostomates in Israel. *Dis Colon Rectum* 20：482-486.
Halvorsen JF & Heimann P (1975) The continent ileostomy of Kock (ileal intra-abdominal reservoir): experience with 9 cases operated on for ulcerative colitis. *Br J Surg* 62：52-56.
Halvorsen JF, Heimanri, P, Hod R & Nygaard K (1978) The continent reservoir ileostomy: review of a collective series of 36 patients from three surgical departments. *Surgery* 83：252-258.
Handelsman JC, Gottlieb LM & Hamilton SR (1993) Crohn's disease as a contraindication to Kock pouch (continent ileostomy). *Dis Colon Rectum* 36：840-843.
Hawley PR (1985) Ileorectal anastomosis. *Br J Surg* (suppl Sept) 72：S75-82.
Heinmann T, Gelernt I, Schanzer H et al (1983) Surgical treatment, skin test reactivity, and lymphocytes in inflammatory bowel disease. *Am J Surg* 145：199-201.
Hill GL (1976) *Ileostomy Surgery, Physiology and Management*. New York: Grune & Stratton.
Hill GL, Watts JMcK, Iseli A, Clarke AM & Hughes ESR (1974) Total body water and total exchangeable sodium in pa-

tients after ileorectal anastomosis. *Br J Surg* 61：189-192.
Hosking SW, Kane SP & Cour-Palais IJ (1985) Reducing the surgical mortality of acute colitis. *J R Coll Surg Edinb* 39：255-257.
Hotokezaka M, Nakahara S, Iwamoto T, Chijiiwa K & Mibu R (1996) Effect of terminal ileal transposition on intestinal absorption following proctocolectomy. *Br J Surg* 82：486-492.
Hudson CH (1961) Carcinoma of the rectum following ileoproc-tostomy and colectomy for ulcerative colitis. *Proc R Soc Med* 54：514-516.
Hughes ESR (1965) Treatment of ulcerative colitis. *Ann R Coll Surg Engl* 37：191-199.
Hughes ESR & Bennett RC (1972) Caecal pull-through aspirations for distal ulcerative colitis：a preliminary report. *Aust N Z J Surg* 42：26-30.
Hughes ESR & Russell IS (1967) Ileorectal anastomosis for ulcerative colitis. *Dis Colon Rectum* 10：35-39.
Hughes ESR, McDermott FT & Masterton JP (1979) Ileorectal anasto-mosis for inflammatory bowel disease：15 year follow-up. *Dis Colon Rectum* 22：399-400.
Hulten L (1985) The continent ileostomy (Kocks pouch) versus restorative proctocolectomy (pelvic pouch). *World J Surg* 9：952 - 959.
Hulten L & Fasth S (1981) Loop ileostomy for protection of the newly constructed ileostomy reservoir. *Br J Surg* 68：11-13.
Hulten L & Svaninger G (1984) Facts about the Kock continent ileostomy. *Dis Colon Rectum* 27：553-557.
Hulten L, Kewenter J, Knutsson U et al (1971) Primary closure of perineal wound after proctocolectomy or rectal excision. *Acta Chir Scand* 137：467-469.
Irvin TT & Goligher JC (1975) A controlled clinical trial of three methods of perineal wound management following excision of the rectum. *Br J Surg* 62：287-291.
Irving AD & Lyall MH (1984) Perineal healing after panproctocolectomy for inflammatory bowel disease. *J R Coll Surg Edinb* 29：313-315.
Jacob RA, Pace WG & Thomford NR (1969) The hazards of a perma-nent ileostomy. *Arch Surg* 99：549 - 552.
Jagelman DG, Lewis CB & Rowe-Jones DC (1969) Ileorectal anastomo-sis：appreciation by patients. *Br Med J* 1：756-757.
Jagenburg R, Dotevall G, Kewenter J et al (1971) Absorption studies in patients with 'intra-abdominal reservoirs' and in patients with con-ventional ileostomies. *Gut* 12：437-441.
Jagenburg R, Kock NG & Philipson B (1975) Vitamin B12 absorption in patients with continent ileostomy. *Scand J Gastroenterol* 10：141-144.
Jalan KN, Smith AN, Ruckley CV et al (1969) Perineal wound healing in ulcerative colitis. *Br J Surg* 56：749-753.
Jarvinen HJ, Makitie A & Sivala A (1986) Long-term results of conti-nent ileostomy. *Int Colorectal Dis* 1：40-43.
Johnson WR, McDermott FT, Hughes ESR et al (1983a) The risk of rectal carcinoma following colectomy in ulcerative colitis. *Dis Colon Rectum* 26：44-46.
Johnson WR, McDermott FT, Hughes ESR et al (1983b) Carcinoma of the colon and rectum in inflammatory disease of the intestine. *Surg Gynecol Obstet* 156：193-197.
Johnson WR, Hughes ESR, McDermott FT & Katrivessis H (1986) The outcome of patients with ulcerative colitis managed by subtotal colectomy. *Surg Gynecol Obstet* 162：421-425.
Johnston D & Williams NS (1983) Other sphincter saving operations：ileoanal anastomosis. In Allan RN, Keighley MRB, Alexander-Williams J & Hawkins CJ, editors, *Inflammatory Bowel Diseases*, pp 286 - 287. Edinburgh：Churchill Livingstone.
Jones PF & Orr G (1983) Colectomy and ileo-rectal anastomosis. In Allan RN, Keighley MRB, Alexander-Williams & Hawkins C, editors, *Inflammatory Bowel Diseases*, pp 268-273. Edinburgh：Churchill Livingstone.
Jones PF, Munro A & Even SWB (1977) Colectomy and ileorectal anas-tomosis for colitis：report on a personal series, with a critical review. *Br J Surg* 64：615-623.
Jones PF, Gilroy Bevan P & Hawley PR (1978) Ileostomy or ileorectal anastomosis for ulcerative colitis? *BMJ* i：1459-1463.
Kaiser AM, Stein JP & Beart RW Jr (2002) T-pouch：a new valve design for a continent ileostomy. *Dis Colon Rectum* 45：411-415.
Kasper R (1984) Persistent perineal sinus. *Surg Clin North Am* 64：761-768.
Katz J (1969) An operation for multiple polyposis with preservation of rectal function. *Int Surg* 51：202-209.
Kay RM, Cohen Z, Siu KP, Petrunka CN & Strasberg SM (1980) Ileal excretion and bacterial modification of bile acids and cholesterol in patients with continent ileostomy. *Gut* 21：128-132.
Keh C, Wong LS, Menon A et al (2003) Continent ileostomy in the post-ileal pouch era. *Colorectal Dis* 5 (suppl). Keighley MRB, Pemberton JH, Fazio VW & Parc R (1996) *Atlas of Colorectal Surgery*. Edinburgh：Churchill Livingstone. Keller RJ, Khilnani MT, Bauer JJ & Gèlernt IM (1984) Continent ileostomy. *Mt Sinai J Med* 51：473-478.
Kelly AR (1960) Surgical repair of postoperative perineal hernia. *Aust NZ J Surg* 29：243-245.
Kelly DG, Phillips SF, Kelly KA, Weinstein WM & Gilchrist MJR (1980a) Bacterial overgrowth in the jejunum of patients with ileal pouches. *Gastroenterology* 78：1193 (abstract).
Kelly DG, Branon ME, Phillips SF & Kelly KA (1980b) Diarrhoea after continent ileostomy. *Gut* 21：711-716.
Kelly DG, Phillips SF, Kelly KA, Weinstein WM & Gilchrist MJR (1983) Dysfunction of the continent ileostomy：clinical features and bacte-riology. *Gut* 24：193-201.
Kettlewell MGW (1990) Proctocolectomy for ulcerative colitis. In Allan RN, Keighley MRB, Alexander-Williams J & Hawkins C, edi-tors, *Inflammatory Bowel Disease*, 2nd edn, pp 439-445. Edinburgh：Churchill Livingstone.
Kehlet H & Kennedy RH (2006) Laparoscopic colonic surgery—mission accomplished or work in progress? *Colorectal Disease* 8：514-517.
Khubchandani IT, Turinjei HD, Sheets JA, Stasik JJ & Kleckner FS (1978) Ileorectal anastomosis for ulcerative and Crohn's colitis. *Am J Surg* 135：751-756.
King SA (1975) The continent ileostomy. *Ann Surg* 182：29-32.
King SA (1977) Enteritis and the continent ileostomy. *Conn Med* 41：477-479.
Knot E, Ten Cate JW, Chleeksma O, Tytgat GN & Vreeken J (1983) No evidence for a prethrombotic state in stable chronic inflammatory bowel disease. *J Clin Pathol* 36：1387-1390.
Kock NG (1969) Intra-abdominal 'reservoir' in patients with perma-nent ileostomy. *Arch Surg* 99：223 - 231.
Kock NG (1971) Ileostomy without external appliances：a survey of 25 patients provided with intra-abdominal intestinal reservoir. *Am Surg* 173：545-550.
Kock NG (1973) Continent ileostomy. *Prog Surg* 12：180-201.
Kock NG (1976) Present state of the continent ileostomy：surgical revi-sion of the malfunctioning ileostomy. *Dis Colon Rectum* 19：200-212.
Kock NG (1981) Evolution of ileostomy surgery. *Can J Surg* 24：270-276.
Kock NG, Darle N, Dewenter J, Myrvold H & Philipson B (1974) The quality of life after proctocolectomy and ileos-

tomy：a study of
patients with conventional ileostomies converted to continen-tileostomies. *Dis Colon Rectum* 17：287-292.
Kock NG，Darle N，Hulten L，Kewenter J，Myrvold H & Philipson B (1977) Ileostomy. *Curr Prob Surg* 14：1-52.
Kock NG，Myrvold HE & Nilsson LO (1980a) Progress report on the continent ileostomy. *World J Surg* 4：143-148.
Kock NG，Myrvold HE，Nilsson LO et al (1980b) Construction of a stable valve for the continent ileostomy. *Ann Chir Gynaecol* 69：132-143.
Kock NG，Myrvold HE，Nilsson LO & Philipson M (1981) Continent ileostomy：an account of 314 patients. *Acta Chir Scand* 147：67-72.
Kontturo M，Larmi TKI & Tuononen S (1974) Bladder dysfunction and its manifestations following abdomino-perineal extirpation of the rectum. *Ann Surg* 179：179-182.
Krag E & Phillips SF (1974) Active and passive bile acid absorption in man：perfusion studies of the ileum and jejunum. *J Clin Invest* 53：1686-1694.
Ky AJ，Sonoda T & Milsom JW (2002) One-stage laparoscopic restora-tive proctocolectomy. *Dis Colon Rectum* 45：207-211.
Lake AM，Stauffer JQ & Stuart MJ (1978) Hemostatic alterations in inflammatory bowel disease. *Dig Dis* 23：897-902.
Lam A，Borda LT，Inwood MJ & Thompson S (1975) Coagulation stud-ies in ulcerative colitis and Crohn's disease. *Br J Surg* 64：596-599.
Lavery IC & Jagelman DG (1982) Cancer in the excluded rectum fol-lowing surgery for inflammatory bowel disease. *Dis Colon Rectum* 25：522-524.
Lavery IC，Michener WM & Jagelman DG (1983) Ileorectal anastomo-sis for inflammatory bowel disease in children and adolescents. *Surg Gynecol Obstet* 157：553-556.
Lee ECG & Berry AR (1986) Perimuscular dissection of the rectum. *Int J Colorect Dis* 1：193 - 195.
Lee ECG & Dowling BL (1972) Perimuscular excision of the rectum for Crohn's disease and ulcerative colitis：a conservative technique. *Br J Surg* 59：29-32.
Lee ECG & Truelove SC (1980) Proctocolectomy for ulcerative colitis. *World J Surg* 4：195-201.
Leijonmarck C-E，Lofberg R & Hellers G (1990) Long-term results of ileorectal anastomosis in ulcerative colitis in Stockholm County. *Dis Colon Rectum* 33：195-200.
Lepisto A，Luukkonen P & Jarvinen HJ (2002) Cumulative failure rate of ileal pouch-anal anastomosis and quality of life after failure. *Dis Colon Rectum* 45：1289-1294.
Lieberman RC & Feldman (1984) Primary closure of the perineal wound with closed continuous transabdominal pelvic irrigation after rectal incision. *Dis Colon Rectum* 27：526-528.
Lilienthal H (1901) Hyperplastic colitis：extirpation of the entire colon. *Am Med* 1：164-165.
Liljevist L，Lindquist K & Ljungdahl I (1988) Alterations in ileoanal pouch technique 1980 to 1987：complications and functional out-come. *Dis Colon Rectum* 31：929-938.
Lindquist K，Liljeqvist L & Selberg B (1984) The topography of ileoanal reservoirs in relation to evacuation patterns and clinical functions. *Acta Chir Scand* 150：573-579.
Litle VR，Barbour S，Schrock TR et al (1999) The continent ileostomy：long-term durability and patient satisfaction. *J Gastrointest Surg* 3：625-632.
Loeschke K，Balkert T，Kiefhaber P et al (1980) Bacterial overgrowth in ileal reservoirs (Kock pouch)：extended functional studies. *Hepatogastroenterology* 27：310-316.
Loygue J，Salmon R，St Arnand PH et al (1978) L'ileostomie conti-nente：experience de 17 cas. *Chirurgie* 104：512-517.
Lubbers EJC (1982) Healing of the perineal wound after proctectomy for non-malignant conditions. *Dis Colon Rectum* 25：351-357.
Lyttle JA & Parks AG (1977) Intersphérincteric excision of the rectum. *Br J Surg* 64：413-416.
McLeod RS & Fazio VW (1984) Quality of life with the continent ileostomy. *World J Surg* 8：90-95.
Madigan MR (1976) The continent ileostomy and the isolated ileal bladder. *Ann R Coil Surg Engl* 58：62-68.
Manjoney DL，Kopeliwitz MJ & Abrams JS (1983) Factors influencing perineal wound healing after proctectomy. *Am J Surg* 145：183-189.
Mann CV (1988) Total colectomy and ileorectal anastomosis for ulcer-ative colitis. *World J Surg* 12：155-159.
Maratka Z & Nedbal J (1964) Urolithiasis as a complication of surgical treatment for ulcerative colitis. *Gut* 5：214-217.
Marcello PW，Milsom JW & Wong SK (2001) Laparoscopic total colec-tomy for acute colitis. *Dis Colon Rectum* 44：1441-1445.
Marks CG，Ritchie JK，Todd IP & Wadsworth J (1978) Primary suture of the perineal wound following rectal incision for inflammatory bowel disease. *Br J Surg* 65：560-564.
Martin LW，LeCoutre C & Schubert WK (1977) Total colectomy and mucosal proctectomy with preservation of continence in ulcerative colitis. *Ann Surg* 186：477-480.
May RE (1966) Sexual dysfunction following excision for ulcerative colitis. *Br J Surg* 53：29-30.
Mayo CW，Fly OA & Connelly ME (1956) Fate of the remaining rectal segment after subtotal colectomy for ulcerative colitis. *Ann Surg* 144：753-757.
Meijerink WJ，Eijsbouts QA，Cuesta MA et al (1999) Laparoscopically assisted bowel surgery for inflammatory bowel disease. *Surg Endosc* 33：882-886.
Mignon M，Bonneford A & Vilotte J (1974) Les indications de la con-servation du rectum dans les colectomies pour rectocolite hémor-ragique. *Arch Fr Mal Appar Dig* 63：541-553.
Mori Kazuo K，Watanga H，Hikaru NP et al (1980) Studies on blood coagulation in ulcerative colitis and Crohn's disease. *Tohoku J Exp Med* 132：93-101.
Morowitz DA & Kirsner JB (1981) Ileostomy in ulcerative colitis：a questionnaire study of 1803 patients. *Am J Surg* 141：370-375.
Morrell P，Hawker PC，Allan RN，Dyles PW & Alexander-Williams J (1986) Management of acute colitis in inflammatory bowel disease. *World J Surg* 10：814-819.
Moss GS & Keddie N (1965) Fate of rectal stump in ulcerative colitis. *Arch Surg* 91：967-970.
Muir EG (1959) Results of ileorectal anastomosis. *Proc R Soc Med* 52 (suppl)：25-57.
Mullen P，Behrens D，Chalmers T et al (1995) Barnett continent intes-tinal reservoir：multicentre experience with an alternative to the Brooke ileostomy. *Dis Colon Rectum* 36：573-582.
Myrvold HE (1987) The continent ileostomy. *World J Surg* 11：720-726.
Myrvold HR & Kock NC (1981) Continent ileostomy in patients with Crohn's disease. *Gastroenteroiogy* 80：1237.
Neal DE，Parker AJ，Williams NS & Johnston D (1982a) The long-term effect of proctectomy on bladder function in patients with inflam-matory bowel disease. *Br J Surg* 69：349-352.
Neal DE，Williams NS & Johnston D (1982b) Rectal，bladder and sex-ual function after mucosal proctectomy with and without a pelvic ileal reservoir for colitis and polyposis. *Br J Surg* 69：599-604.
Neal DE，Williams NS，Barker MCJ & King RFGL (1984) The effects of resection of the distal ileum on gastric emptying，small bowel tran-sit and absorption after proctoco-

lectomy. *Br J Surg* 71: 666-670.

Nessar G, Fazio V, Tekkis, P et al (2006) Long-term outcome and quality of life after continent ileostomy. *Dis Colon Rectum* 49: 336-334.

Newton CR & Baker WNW (1975) Comparison of bowel function after ileorectal anastomosis for ulcerative colitis and colonic polyposis. *Gut* 16: 785-791.

Nicholls J, Pescatori M, Motson RW & Pezim ME (1984) Restorative proctocolectomy with a three-loop ileal reservoir for ulcerative coli-tis and familial adenomatous polyposis. *Ann Surg* 199: 383-388.

Nieuwenhuijzen M, Reijnen MMPJ & Kuijpers JHC (1998) Small bowel obstruction after total or subtotal colectomy: a 10 year retrospective review. *Br J Surg* 85: 1242-1245.

Nilsson LO, Anderson H, Hulten L et al (1979) Absorption studies in patients 6 to 10 years after construction of ileostomy reservoirs. *Gut* 20: 499-503.

Nilsson LO, Kock NG, Lindgren I et al (1980) Morphological and histo-chemical changes in the mucosa of the continent ileostomy reser-voir 6 to 10 years after its construction. *Scand J Gastroenterol* 15: 737-747.

Nilsson LO, Kock NG, Kylberg F, Myrvold HE & Palselius I (1981) Sexual adjustment in ileostomy patients before and after conversion to continent ileostomy. *Dis Colon Rectum* 24: 287-290.

Nixon HH (1974) Ileorectal anastomosis for inflammatory bowel disease in children. *Arch Fr Mal Appar Dig* 63: 590-591.

Oakley JR, Lavery IC, Fazio VW et al (1985a) The fate of the rectal stump after subtotal colectomy for ulcerative colitis. *Dis Colon Rectum* 28: 394-396.

Oakley JR, Jagelman DG, Fazio VW et al (1985b) Complications and quality of life after ileorectal anastomosis for ulcerative colitis. *Am J Surg* 149: 23-30.

Ogunbiyi OA, Korsgen S & Keighley MRB (1997) Pouch salvage: long-term outcome. *Dis Colon Rectum* 40: 548-552.

Öjerskog B, Kock NG, Nilsson LO, Philipson BM & Ahrdn C (1990) Long-term follow-up of patients with continent ileostomies. *Dis Colon Rectum* 33: 184-189.

O'Riordain DS & O'Connell PR (1997) Completion proctectomy in ulcerative colitis. *Br J Surg* 84: 436-437.

Ottinger LW (1978) Frequency of bowel movements after colectomy with ileorectal anastomosis. *Arch Surg* 113: 1048-1949.

Palmu A & Sivula A (1978) Kock's continent ileostomy: results of 51 operations and expenses with correction of nipple valve insuffi-ciency. *Br J Surg* 65: 645-648.

Pannis Y, Poupard B, Nerrieth J et al (1996) Ileal pouch/anal anasto-mosis for Crohn's disease. *Lancet* 347: 854-857.

Pastore RLO, Wolff BG & Hodge D (1997) Total abdominal colectomy and ileorectal anastomosis for inflammatory bowel disease. *Dis Colon Rectum* 40: 1455-1464.

Pearl RK, Nelson RL, Prasad ML et al (1985) Ileoanal anastomosis 24 years after total proctocolectomy for ulcerative colitis. *Dis Colon Rectum* 28: 180-182.

Pemberton JH, Heppell J, Beart RW, Dozois RR & Telander RL (1982) Endorectal ileoanal anastomosis. *Surg Gynecol Obstet* 155: 417-424.

Pemberton JH, Kelly KA & Beart RW Jr (1983) Achieving ileostomy continence with a prestomal ileal pouch and a stomal occlusive device. *Surgery* 94: 72-77.

Pemberton JH, Kelly KA, Beart Jr RW, Dozois RR, Wolff BG & Ilstrump DM (1988) Ileal pouch anal anastomosis for chronic ulcerative colitis. *Ann Surg* 206: 504-513.

Philipson B, Brandberg A, Jagenburg R, Kock NG, Lager I & Ahrén C (1975) Mucosal morphology, bacteriology and absorption in intra abdominal ileostomy reservoir. *Scand J Gastroenterol* 10: 145-153.

Philipson BM, Kock NG, Jagenburg R et al (1983) Functional and structural studies of ileal reservoirs used for continent urostomy and ileostomy. *Gut* 24: 392-398.

Phillips R, Pringle W, Evans C & Keighley MRB (1985) Analysis of a hos-pital based stoma therapy service. *Ann R Coil Surg Engl* 67: 37-40.

Phillips RKS, Ritchie JK & Hawley PR (1989) Proctocolectomy and ileostomy for ulcerative colitis: the longer term story. *J R Soc Med* 82: 386-387.

Phillips SF (1978) Life with an ileostomy. In Sleisinger MH & Fordtran JS, editors, *Gastrointestinal Diseases: Pathophysiology, Diagnosis, Management*, vol 2, pp 1184-1188. Philadelphia: WB Saunders.

Phillips SF & Summerskill WHJ (1967) Water and electrolyte trans-port during maintenance of isotonicity in human jejunam and ileum. *J Lab Clin Med* 70: 686-698.

Poppen B, Svenberg T & Bark T (1996) Perineal excision of the rectum. *Br J Surg* 83: 366 - 367.

Price LA (1968) The effect of systemic steroids on ileorectal anasto-mosis in ulcerative colitis. *Br J Surg* 55: 839-844.

Prior P, Gyde SN, Macartney J et al (1982) Cancer morbidity in ulcera-tive colitis. *Gut* 23: 490-497.

Puthu D, Rajan N, Rao R, Ran L & Venugopal L (1992) Carcinoma of the rectal pouch following restorative proctocolectomy: report of a case. *Dis Colon Rectum* 35: 257-260.

Quiyao W, Weijin S, Youren Z, Wenging Z & Zhengrui H (1985) New concepts in severe presacral haemorrhage during proctectomy. *Arch Surg* 120: 1013-1020.

Reissman P, Salky BA & Pfeifer J (1996) Laparoscopic surgery in the management of inflammatory bowel disease. *Am J Surg* 171: 47-51.

Ribet M, Paris J, Wartz A et al (1973) La conservation du rectum dans la rectocolite hémorragique. *Chirurgie* 99: 474-488.

Ritchie JK (1967) Ileostomy for sequelae of 216 operations. *Proc R Soc Med* 60: 807-808.

Ritchie JK (1971) Ileostomy and excisional surgery for chronic inflam-matory disease of the colon: a survey of one hospital region. *BMJ* i: 264-268.

Ritchie JK (1972) Ulcerative colitis treated by ileostomy and excisional surgery. *Br J Surg* 59: 345-351.

Ritchie JK (1974a) Colectomy and anastomosis for inflammatory bowel disease. *Arch Fr Mal Appar Dig* 63: 588.

Ritchie JK (1974b) Results of surgery for inflammatory bowel disease: a further study of one hospital region. *Br Med J* 1: 264-268.

Rodriquez-Sanjuan JC, Polavieja MG, Naranjo A & Castillo J (1995) Adenocarcinoma in an ileal pouch for ulcerative colitis (letter). *Dis Colon Rectum* 38: 779-780.

Roediger WEW, Phil E & Hughes E (1982) Preserving the ascending colon as an alternative surgical option in ulcerative colitis. *Surg Gynecol Obstet* 154: 348-350.

Roy PH, Sauer WG, Beahrs OH & Farrow GM (1970) Experience with ileostomies: evaluation of long-term rehabilitation in 497 patients. *Am J Surg* 119: 77-86.

Samarasekera DN, Stebbing JF, Kettlewell MGW, Jewell DP & McMortensen (1996) Outcome of restorative proctocolectomy with ileal reservoir for ulcerative colitis: comparison of distal colitis with more proximal disease. *Gut* 38: 574-577.

Sarr MG, Stewart JR & Cameron JC (1982) Combined abdominoper-ineal approach to repair of postoperative hernia. *Dis Colon Rectum* 25: 597-599.

Scammell B & Keighley MRB (1986) Delayed perineal wound healing after proctectomy for Crohn's colitis. *Br J Surg* 73: 150-152.

Schjonsby H, Halvorsen JF, Hofstad T & Hovdenak N

(1977) Stagnant loop syndrome in patients with continent ileostomy (intra-abdomi-nal ileal reservoir). *Gut* 18: 795-799.

Schrock TR (1979) Complications of continent ileostomy. *Am J Surg* 138: 162-169.

Scott HW, Weaver FE, Fletcher JR, Sawyers JL & Adkins RB (1986) The role of ileoproctostomy in ulcerative colitis. *Ann Surg* 203: 583-589.

Sirinek KR, Tetirick CE, Thomford NR & Pace WG (1977) Total procto-colectomy and ileostomy. *Arch Surg* 112: 518-522.

Slaney G & Brooke B (1959) Cancer in ulcerative colitis. *Lancet* ii: 694-698.

Smart PJ, Sastry S & Wells S (1983) Primary mucinous adenocarci-noma developing in an ileostomy stoma. *Gut* 29: 1607-1612.

Smith DL, Goldman HS & Foote RF (1974) Colectomy with ileoproc-tostomy for ulcerative colitis. *Dis Colon Rectum* 17: 681-684.

Spence RAJ & Wilson W (1983) Surgically treated inflammatory bowel disease. *J R Coll Surg Edinb* 28: 379-387.

Sprechler N & Baden H (1971) Ileorectal anastomosis for ulcerative colitis. *Br Med J* 2: 527.

Stahlgren LH & Ferguson LK (1959) Effects of abdominoperineal resection on sexual function in 60 patients with ulcerative colitis. *Arch Surg* 78: 604-610.

Standertskjold-Nordenstam C-G, Palmu A & Sivula A (1979) Radiological assessment of nipple valve insufficiency in Kock's continent reservoir ileostomy. *Br J Surg* 66: 269-272.

Steichen FM (1977) The creation of autologous substitute organs with stapling instruments. *Am J Surg* 134: 659 - 673.

Stein JP, Buscarini M, D Filippo RE et al (1999) Application of the T-pouch as an ileo-anal reservoir. *J Urol* 162: 2052-2053.

Stern H, Cohen Z, Wilson DR & Mickle DAG (1980) Urolithiasis risk factors in continent reservoir ileostomy patients. *Dis Colon Rectum* 23: 556-558.

Stern H, Walfisch S, Mullen B, McLeod R & Cohen Z (1990) Cancer in an ileoanal reservoir: a new late complication? *Gut* 31: 473-475.

Strachan J, Wilson W & McMechan EW (1967) A review of surgically treated ulcerative colitis. *Irish J Med Sci* 6: 83-88.

Svaninger C, Nordgren S, Oresland T & Hulten L (1993) Incidence and characteristics of pouchitis in the Kock continent ileostomy and the pelvic pouch. *Scan J Gastroenterol* 28: 695-700.

Tabaqchali S (1970) The pathophysiological role of small intestinal bacterial flora. *Scand J Gastroenterol* 5 (Suppl 6): 139-163.

Taha AM & Shah RS (1986) A modified technique for Kock ileostomy. *Surg Gynecol Obstet* 163: 376 - 377.

Talstad I, Rootwelt K & Gjone E (1970) Thromocytosis in chronic inflammatory bowel disease. *Scand J Gastroenterol* 8: 135-138.

Tank ES, Ernst CB, Woolson ST et al (1972) Urinary tract complica-tions of anorectal surgery. *Am J Surg* 123: 118-122.

Tann HT, Connolly AB, Morton D et al (1997) Results of restorative proctocolectomy in the elderly. *Int J Colorect Dis* 12: 319-322.

Taylor BM, Beart RW, Dozois RR et al (1984) The endorectal ileal pouch-anal anastomosis: current clinical results. *Dis Colon Rectum* 27: 347-350.

Thompson H (1983) Histopathology of Crohn's disease. In Allan RN, Keighley MRB, Alexander-Williams J & Hawkins C, editors, *Inflammatory Bowel Diseases*, pp 392-411. Edinburgh: Churchill Livingstone.

Thompson IS & Williams SM (1984) Fistula following continent ileostomy. *Dis Colon Rectum* 27: 193-195.

Tilney HS, Lovegrove RE, Purkayastha S, Herriot AG, Darzi AW, & Tekkis PP (2006) Laparoscopic *vs* open subtotal colectomy for benign and malignant disease. *Colorectal Disease* 8: 441-450.

Trudel JL, Lavery IC, Fazio VW et al (1987) Surgery for ulcerative coli-tis in the pediatric population: indications, treatment and follow-up. *Dis Colon Rectum* 30: 747-750.

Tumberg LA, Bieberdorf FA, Morawski SG et al (F970) Interrelationships of chloride, bicarbonate, sodium and hydrogen transport in the human ileum. *J Clin Invest* 49: 557-567.

Turnbull RB & Fazio V (1975) Advances in the surgical techniques of ulcerative colitis surgery: endoanal proctectomy and two-direc-tional myotomy ileostomy. In Nyhns LM, editor, *Surgery Annual*, pp 315-329.

Valkamo F (1981) Ileostomy in ulcerative colitis: a long-term study of the results of conventional (Brooke's) and continent (Kock's) ileostomy in 161 patients. *Ann Chir Gynoecol* 70 (Suppl 195): 136-139.

Van Laarhoven CJHM, Andriesse GI, Schipper ME et al (1999) Ileoneorectal anastomosis. Early clinical rsults of a restorative procedure for ulcerative colitis and familial adenomatous polypo-sis without formation of an ileoanal pouch. *Ann Surg* 230: 750-758.

Varel VH & Bryant MP (1974) Nutritional features of *Bacteroides fragilis* subsp. *fragilis*. *Appl Microbial* 28: 251-257.

Vasilevsky C-A & Gordon PH (1986) Adenocarcinoma arising at the ileocutaneous junction occurring after proctocolectomy for ulcera-tive colitis. *Br J Surg* 73: 378.

Veidenheimer MC, Dailey TH & Meissner WA (1970) Ileorectal anasto-mosis for inflammatory disease of the large bowel. *Am J Surg* 119: 375-378.

Vink M & Beerstecker HJP (1973) A critical evaluation and analysis of total colectomy and ileorectal anastomosis for patients with ulcera-tive colitis. *Arch Chir Neth* 25: 107-117.

Wald A, Hoechstetter L, Gavaler JS et al (1980) Does progesterone affect gastrointestinal transit time? *Clin Res* 28: 727 (abstract).

Wangensteen OH (1943) Primary resection (closed anastomosis) of the colon and rectosigmoid: including description of abdomino-anal methods for restoration of the continuity accompanying exci-sion of carcinoma of the rectal ampulla. *Surgery* 14: 403-432.

Wangensteen OH & Toon RW (1948) Primary resection of the colon and rectum with particular reference to cancer and ulcerative colitis. *Am J Surg* 75: 384-399.

Warren BF, Shepherd NA, Bartolo DCC & Bradfield JWB (1993) Pathology of the defunctioned rectum in ulcerative colitis. *Gut* 35: 514-516.

Watts JMcK & Hughes ESR (1977) Ulcerative colitis and Crohn's dis-ease: results after colectomy and ileorectal anastomosis. *Br J Surg* 64: 77-83.

Watts JMcK, deDombal FT & Goligher JC (1966) Long term complica-tions and prognosis following major surgery for ulcerative colitis. *Br J Surg* 53: 1014-1023.

Waugh JM, Peck DA, Beahrs OH & Sauer WG (1964) Surgical man-agement of chronic ulcerative colitis. *Arch Surg* 88: 556-567.

Weaver RM & Keighley MRB (1986) Measurement of rectal capacity in the assessment of patients for colectomy and ileorectal anasto-mosis in Crohn's colitis. *Dis Colon Rectum* 29: 443-445.

Weinryb RM, Gustavsson JP, Liljeqvist L, Poppen B & Rossel RJ (1997) A prospective study of personality as a predictor of quality of life after pelvic pouch surgery. *Am*

J Surg 173：83-87.
Weinryb RM，Liljeqvist L，Poppen B et al (2003) A longitudinal study of long-term quality of life after ileal pouch-anal anastomosis. *Am J Surg* 185：333-338.
Welch CE，Ottinger LW & Welch P (1980) *Manual of Lower Gastrointestinal Surgery*. New York：Springer.
Wexner SD，Jensen L，Rothenberger DA，Wong WD & Goldberg SM (1989) Long-term functional analysis of the ileoanal reservoir. *Dis Colon Rectum* 32：275-281.
Wickland M，Jansson I，Asztély M et al (1990) Gynaecological prob-lems related to anatomical changes after conventional proctocolec-tomy and ileostomy. *Int J Colorect Dis* 5：49-52.
Williams NS & King RFGJ (1985) The effect of a reversed ileal segment and artificial valve on intestinal transit and absorption following colectomy and low ileo-rectal anastomosis in the dog. *Br J Surg* 72：169-174.
Yamamoto T，Bain IM，Allan RN et al (1999) Persistent perineal sinus after proctocolectomy for Crohn's disease. *Dis Colon Rectum* 42：96-101.
Yudin IY (1973) Some problems of surgical treatment of non-specific ulcerative colitis. *Am J Proct* 24：403-420.

41

第 41 章　重建性结直肠切除术与回肠储袋肛管吻合术

在过去的 30 年，全结直肠切除术从一复杂和高并发症率的手术发展为一个经全面评估的溃疡性结肠炎的治疗方式（Kelly，1992；Fazio 等，1995，2003；Hultén，1998；Lovegrove 等，2005）。包括我们在内的很多医生认为该手术是大多数溃疡性结肠炎患者外科治疗的首选手术（Williams，1989）。根除疾病而无永久回肠造口的手术设想比结直肠切除回肠造口术有明显的社会心理优势。很多新技术的涌现，在熟练手术者的应用下，降低了手术并发症率且保留了控便功能（Phillips，1991；Pescatori，1992；Mikkola 等，1995；Fazio 等，2003；Hueting 等，2005）。主要技术进展包括直肠全切术、避免黏膜切除术（除非有恶变危险患者）、大容量储袋、避免有输出袢和使用吻合器回肠储袋肛门吻合术（Lohmuller 等，1990；Madden 等，1990；Cohen 等，1992；Tjandra 等，1993a；Setti-Carraro 等，1994a）。不采用上述新技术可增加 20%～35%风险形成储袋炎（Fozard 和 Pemberton，1992），20%～40%的风险可导致严重并发症，5%～15%的风险漏诊克罗恩病和 10 年内有 5%～10%患者储袋失败（Köhler 和 Troidal，1995；Jimmo 和 Hyman，1998；Hartley 等，2004；Lovegrove 等，2007；Singh 等，2007；Tekkis 等，2007）。

重建性结直肠切除术变得众所周知（O'Connell 和 Williams，1991）。绝大多数患者了解该手术选择，而且很多胃肠外科医生都接受过该手术的训练（Dozois 等，1986）。在欧洲和北美，这类手术不再局限于专科治疗中心（McKee 等，1997）。由于广泛的临床开展，需要有临床指南限定外科医生是否经过足够训练，后续的手术能力及资质审查也非常重要。任何曾做过 50 例此类手术的医生都不会低估这类手术可能并发症的严重性。笔者评估了 1965 例回肠储袋手术的学习曲线。用储袋失败作为初级终止点，以病例组合指数校正，吻合器使用受训人员在经最初 23 例训练后其储袋失败率得到改善，手工吻合的学习曲线表明高年资医生在经过 31 例手术训练后才能达到合格（Tekkis 等，2005a）。重建性结直肠切除术不允许由无法保证该手术成功的医师实施。而且患者也需认识到为满足其自控排便要求，可能付出更高的潜在并发症的代价。尽管吻合器技术的出现（Heald 和 Allen，1986；Kmiot 和 Keighley，1989a；Williams 等，1989；Remzi 等，2001；Rossi 等，2002；Kayaalp 等，2003）比以前更快地推动该手术向前发展，但是在某些情况下，低位肛管吻合仍需要手工缝合，因此外科医生仍需有足够的缝合技术训练。而且从事该手术的外科医生需要有能力实施储袋挽救手术，如反复盆腔解剖、清除感染病灶和二期储袋肛门吻合（Liljeqvist 等，1988；Chaussade 等，1989b；Pezim 等，1989；Wexner 等，1989a；Harms 等，1990；Nicholls 和 Gilbert，1990；Herbst 等，1996；Hull 等，1996；Keighley 等，1997；Ogunbiyi 等，1997；Baixauli 等，2004）。重建性结直肠切除术在家族性腺瘤性息肉病（FAP）（Tjandra 等，1993a；Setti-Carraro 和 Nicholls，1996；参见 25 章）、巨结肠和巨直肠（Stewart 等，1994；参见 19 章）和顽固性便秘等疾病中的作用在其他章节中讨论。

基本原理

重建性结直肠切除术治疗溃疡性结肠炎的基本理念是根除疾病且保留肛门功能（Hultén，1998）。

不是所有患者的治疗都能达到根治目的，黏膜切除术通常不能完全切除病变黏膜（Hepell 等，1983），且很多患者直肠下段黏膜被特意被保留以获得较好肛门功能（Holdsworth 等，1994；Gemlo 等，1995），尤其是在老年患者的肛门括约肌功能减弱（Pricolo 等，1996；Delaney 等，2003）。但是明确的观点是异常增生和恶变的高危患者不能保留肛管移行带（Bauer 等，1997）。

重建性结直肠切除术甚至外加黏膜切除术均不能完全根治复发性炎性病变、息肉病和恶变。残留的直肠黏膜，尤其在家族性腺瘤性息肉病以及结肠炎，常可能发生异常增殖导致癌变（Curran 等，1990；Stern 等，1990），而且，黏膜切除也不能彻底根除癌变危险（Bassuini 和 Billings，1996）。在储袋可能再发息肉（Seine 等，1989；Church 等，1996；Ziv 等，1996b）。储袋黏膜的细胞转变率增高，因此重建性结直肠切除术发生腺癌的报道就不足为奇（Stern 等，1990，Puthu 等，1992；Rodriquez-Sanjuan 等，1995）。

如果切除直肠足够细致，盆底自主神经没有被涉及，膀胱麻痹和阳痿的发生率不会高于结肠切除回肛吻合术（Tjandra 等，1993a），而直肠病变复发的危险却得以根除（Melville 等，1994）。当然这是种理想的状态。目前的证据显示 30%～40% 的患者在术后 5 年内发生储袋炎（Fonkalsrud，1987；Everett，1989；Keighley 1996；Stahlberg 等，1996）。这种手术虽然没有常规回结肠切除术的永久性回肠造口和会阴部窦道的危险，但是 10%～40%的患者肛门功能欠佳，约 20%的患者肠道重建手术后 2 年发生夜间泄漏和瘙痒。

重建性结直肠切除术对结肠炎外科治疗的影响

重建性结直肠切除术式对溃疡性结肠炎的外科治疗产生很大影响：首先，外科治疗方式彻底改变，现在很少实施永久性回肠造口，接受造口术的患者从 1976—1980 年期间的 50%下降到 1986—1990 年的 20%（Melville 等，1994）。其次，接受择期外科切除手术的溃疡性结肠炎患者显著增加，某种程度上讲是认识到药物治疗的复发率比保肛手术高，而且接受储袋手术的生活质量比长期保守治疗要好（Sagar 等，1993；Maunder 等，1995；Weinryb 等，1997）。但是，尽管储袋手术在择期及急诊手术中占据了重要地位（Carty 等，1993），结直肠全切术并没有退出外科舞台。事实上某些群体，尤其老年患者和希望一次低风险手术哪怕是造口术的患者，常规结直肠全切术是合适的选择（表 41.1）。

表 41.1 病人活动：Brook 回肠造口术与重建性全结肠切除术的比较

活动限制（%）	Brooke 回肠造口术（$n=675$）	重建性全结肠切除术（$n=50$）
社会活动	21	12
体育活动	43	8
性交	29	8
娱乐	26	10
工作	29	8

来源自：Taylor 和 Dozois（1987）。

历史和发展

早期经验

结直肠切除术或再次手术行回肛吻合术时切除肛直肠黏膜的术式不是新理念。Quenu（1933）综述了该术式早期的探索，结果非常不好，并发症率高，当时无人认为这种术式是合适的选择。Nissen（1933）报道试图将双腔回肠造口缝合在肛门括约肌上，但手术失败，3/7 的患者因感染或严重会阴溃烂需要再次造口（Wangensteen，1943；Best，1948；Wangensteen 和 Toon，1948）。

Ravitch 和 Sabiston（1947）高度赞誉这些手术先锋，他们认为尽管早期失败，但是去除病变黏膜后，保留盆底和括约肌应该可以保留控便功能。有报道对狗的手术取得成功，Ravitch（1948）从而应用其手术技巧在 2 例患者取得成功。被这些结果鼓励，Ravitch 和 Handlesman（1951）对另外 7 人实施手术，其中 2 例发展为严重盆腔感染而需腹壁造口，其他患者保留了部分控便功能，但复发率非常高，因而作者觉得有责任反对该手术。随后的报道强调了并发症发生的频率和严重程度，如皮肤溃烂、盆腔感染、瘘、外周神经损伤、狭窄、大便频繁和小肠梗阻等。在 1960 年前实施该手术的 41 患者中，仅 22 例（54%）患者肛门有控便能力，15 例（37%）患者最后需要永久回肠造口（Best，1948；Gaston，1948；Babcock，1949；Hay，1949；Payne，1949；Devine 和 Webb，1951；Goligher，1951；Casanova-Diaz 等，1955）。

早期手术的大便失禁似乎是因使用肛门内拉钩和外翻技术切除直肠黏膜，从而损伤肛门内外括约肌，而不是由于切除肛管皮肤所致，肛管皮肤曾被认为与控便功能密切相关（Goligher 和 Hughes，1951）。

Drobn（1967）实施了 35 例经骶重建性结直肠切除术。切除直肠，保留 3cm 括约肌，而残留的肛直肠黏膜被切除。有 5 例院内死亡和一系列并发症报道，包括回肠缺血、阴道瘘、后方窦道及狭窄，但是 20 例患者肛门控便功能正常，排便次数每天2～6次（Drobni，1964）。其他早期探索者也有成功案例报道（Pomerantz 和 Sabiston，1968；Safaie-Shirazi 和 Soper，1973）。在 1960—1976 年间接受手术的 45 例患者，35 例（77%）患者保留肛门控便功能，仅有 3 例需要永久回肠造口。

经肛管直肠黏膜切除和回肛管直接端端吻合

Martin 等（1977）根据用 Soave 手术治疗 Hirschsprung 症和高位肛门闭锁的手术经验，再次唤起医生对回肛管吻合的兴趣（图 41.1）。在 1977 年，他们报告对 17 例 11～20 岁儿童实施直接行回肛吻合术，报道没有死亡病例但是并发症率高：3 例直肠套脓肿导致吻合口狭窄，3 例盆腔脓肿，1 例出血，3 例肠梗阻。2 例患者归类为手术失败需要永久性造口，13 例患者获得好的效果，平均日排便次数 7.8 次（2～12 次）。

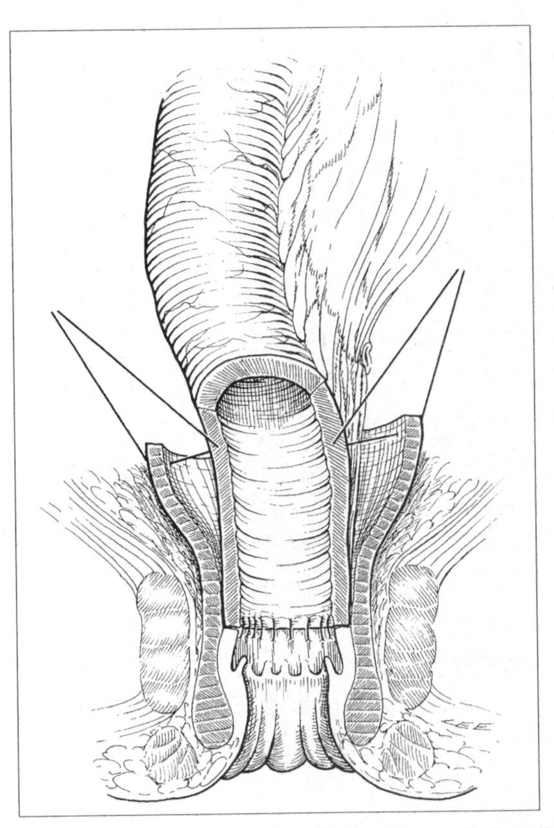

图 41.1 直肠套内的回肛直接手工吻合。吻合口位于齿状线上 1cm，直肠套和回肠浆膜缝合数针。

梅奥诊所的 Telander 和 Perrault（1981）报道了 25 例儿童经直肠拖出式手术的经验。他们确信排便次数增加是由于回肛管直接吻合回肠容量较小所致，而试图在回肠造口关闭前后用球囊渐进扩张。手术效果分为极好 11 例、较好 7 例、一般 3 例和差 3 例。尽管肛门括约肌功能良好，肛门泄漏尤其在夜间仍是一个问题。由于缺乏储袋的原因，现在绝大多数外科医生（Taylor 等，1983a）放弃了该术式转而选用储袋式回肛管吻合。

在储袋式回肛管吻合被广泛接受以前，曾探索了其他改善肛门功能的方法。动物实验显示用回肠黏膜瓣内衬去黏膜的直肠在技术上可行（Glotzer 和 Sharma，1964；Peck 和 Hallenbeck，1964；Glotzer 和 Pihl，1969；Williams 等，1983）。该技术理论上的优势是黏膜瓣更近似直肠外感受器，因而可以改善本体感觉和控便功能。Peck（1980）实际上采用了该技术将一段回肠构建成带蒂黏膜瓣，内衬去黏膜的直肠残端，但最后因坏死和继发狭窄而放弃该技术。另一新技术是双括约肌技术，即保留回盲瓣防止反流。回盲瓣和末端回肠吻合在肛管吻合口上的回肠袢上。Johnston（1989）报道了该技术和 12 例早期结果，但该术式被储袋肛管吻合所替代（Holdsworth 和 Johnston，1988）。

为了让与肛管吻合的回肠扩张，一些作者（Schmidt 等，1984；Turnage 等，1990；Tonelli 等，1997）包括 Peck 本人（1980）建议行纵行肌层切开或环行肌部分切除（Landi 等，1994）。多数外科医生现在均放弃直接回结肠吻合（Johnston 等，1981；Beart 等，1982）。但是读者如彻底放弃该术式还需注意远期报道。Soave（1985）在他逝世前报道了 17 例儿童时期接受手术的患者（8 例家族性腺瘤性息肉病，9 例溃疡性结肠炎），所有患者在报道时控便功能正常，排便次数 3～5 次/天，患者均无身体活动限制。Mt Sinai 医院 Heimann 等（1983）报道 19 例患者的远期随访（13 例家族性腺瘤性息肉病）：患者接受手术年纪低于 15 岁，现患者每天平均大便次数为 5.5 次，老年患者解便次数为 7.6 次。Coran（1983）等报道了 26 例直接回肛吻合病例，但其中位排便次数为 7 次/天。Morgan 等也报道了同样不乐观的结果（1987）。

储便功能

一个重要的进步是认识到某种形式的储存袋是结直肠吻合术后排便频率让人满意的必要条件。回肠储袋不是新的概念，是自控性回肠造口术的理论基础（Kock，1969；Kock 等，1980）。事实上现代重建性结直肠切除的理念来源于 Valiente 和 Bacon 的工作（1955），早在 1955 年就认识到储存袋可有效减少回结肠直接吻合所致的腹泻。Karlan 等（1959）在动物实验中也观察到同样结果。但由于并发症率和死亡率在当时很高，这个理念未被人们推崇。

Alan Park 随后发现如构建一小肠储存袋，类似无活瓣的 Kock 储存袋，仅用肛门括约肌控制排便，通过全切或经肛门黏膜切除除去病灶，但回肛吻合的功能则大大改善。因此，他探索用三重 Valinte 和 Bacon 回肠储袋（1995），Park 和 Nicholls 在 1978 年报道了该术式和 8 例患者应用结果，2 年后 Park 等报道了 21 例患者结果（17 例为溃疡性结肠炎）；尽管 1/3 患者发生了术后早期并发症，但所有患者日间大便功能正常且无小便和性功能影响。但有 11 例患者用导管排空储袋。现在理解到三叠 S 形储袋自主性排空障碍的原因与输出口的长度有关。

几乎同时，日本的 Utsunomiya 等也探索了重

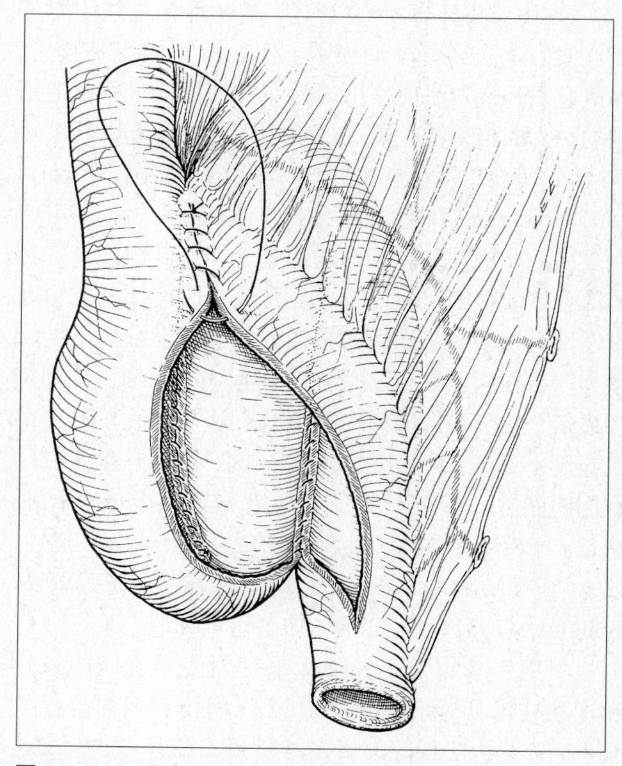

图 41.2 三叠或 S 形储袋。注意输出袢长度为 2～5cm。

建性结直肠切除和储袋肛管吻合治疗家族性腺瘤性息肉病。他们尝试了3种不同的重建：无储袋回肛端-端吻合；侧-侧缝合的储袋在直肠套内行回直肠端端吻合；侧-侧缝合袢式储袋与肛管端-侧吻合（J形储袋）（图41.3）。最后一个术式取得最好结果，在日本和北美得到广泛应用。而且后来很快认识到J形储袋构建可以用线性切割吻合器快速完成（TLG和GIA）（图41.4）。

早期报道的J形储袋构建包括仔细切除直肠下2/3的全部黏膜。后来直肠保留长度逐渐变短，而现在直肠连同结肠一并切除（Taylor 和 Dozois，1987；Oresland 等，1989）。梅奥诊所大力推广J形储袋术式（Beart 等，1982），现在他们几乎全选择该术式。

J形储袋偶尔因系膜过短不能与肛管吻合，S形储袋可作为替代选择（Burnstein 等，1987；Cherqui 等，1987），尽管如此，J形储袋构建速度快，患者无需导管排空储袋，且80%储袋内容物可在排便时自行排空（O'Connell 等，1987a）。但是构建体积为12cm×12cm或更大的15cm×15cm，储袋容量没有S形储袋大，因而小J形储袋的排便次数比S形储袋多（Nicholls 等，1985；Nasmyth 等，1986b）。

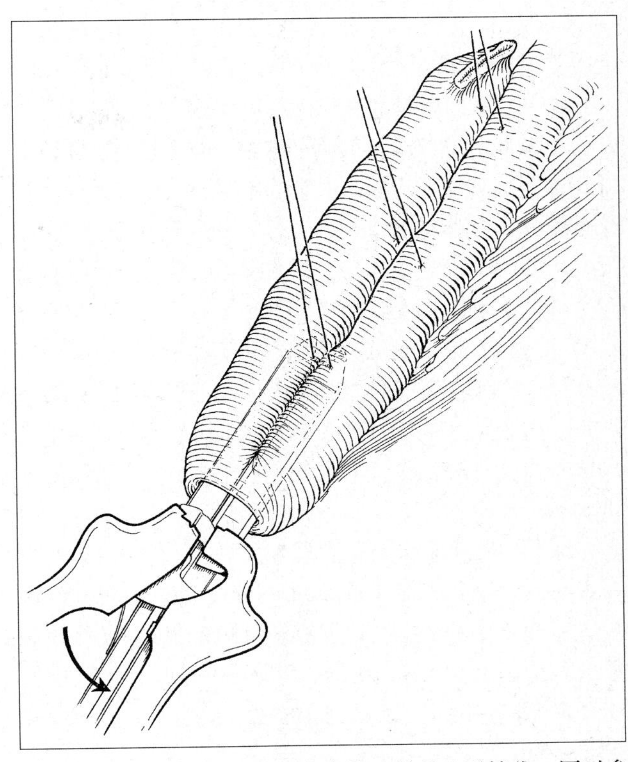

图41.4 一侧侧回肠-回肠吻合构建长的J形储袋。同时参见图41.50。

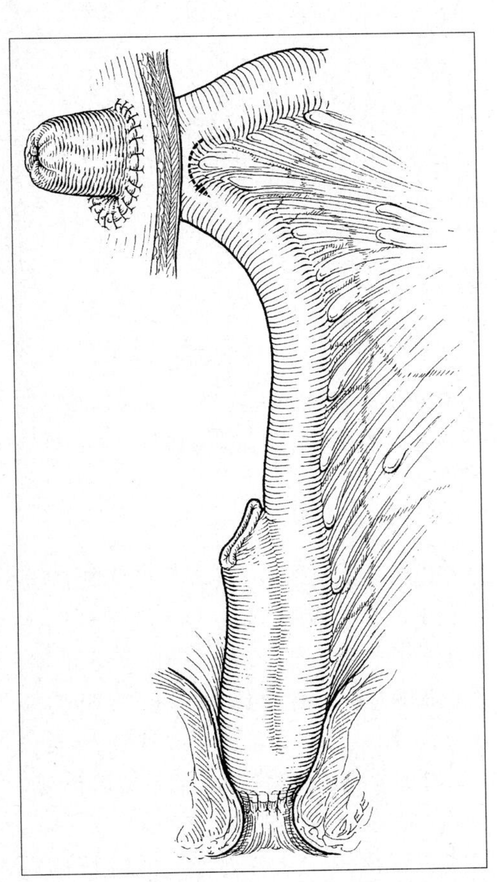

图41.3 双叠或J形储袋。回肠末端封闭，端侧回肛吻合，近端预防性回肠造口。

Leeds 的 Johnston（1981）很早就认识到储便功能的临床需要。不幸的是，他们在某些患者手术时选择保留盲肠，造成灾难性后果是5/6患者在残留的大肠段发生严重的结肠炎。因此，他们将三叠的S形储袋与三种不同类型的二叠储袋比较（侧侧蠕动或侧侧逆蠕动和常规袢式侧侧吻合）而发现三叠储袋的功能较二叠良好（Williams 和 Johnston，1985b；Nasmyth 等，1986b）。

Leeds 的 Johnston 和其他研究者报道了一前瞻性对照实验，证实30cm储袋和40cm储袋的排便次数没有区别，且J形储袋比较W形储袋的排便次数没有区别（Johnston 等，1996）。

Fonkalsurd（1980）在洛杉矶推广顺蠕动侧侧吻合（Fonkalsrud，1981）。他首次报道犬S形储存袋回肠肛管吻合，随后应用于人体，但是有较高的并发症率（Ferrari 和 Fonkalsrud，1978；

Fonkalsrud，1980），随后他报道一个完全不同的储袋手术，该手术最初为两步手术（Fonkalsrud，1981）。一段游离的近端封闭的回肠段吻合于肛管，然后在该肠段侧方行顺蠕动侧侧回肠吻合，回肠近端盲袢置入导管引流防止吻合口漏（图 41.5）。29 例顺蠕动侧侧吻合储袋（H）的结果令人鼓舞（Fonkalsrud，1982），Nicholls 报道了类球形四叠（W）储袋端侧回肛吻合（图 41.6）。早期结果显示 W 形储袋较 S 形或 J 形储袋有更好的顺应性和大容量，因此其排便次数显著少于 J 形或 S 形储袋（Nicholls 等，1985；Nicholls，1987；Nicholls 和 Lubowski，1987）。该结果也被其他人所证实（Harms 等，1987b；Everett 和 Forty，1989）。尽管类球形 W 形储袋的横径宽，有数字上的优势（Thomson 等，1987；Hatakeyama 等，1989），但更多生理学数据显示排便次数与构建储袋的小肠长度有关（Phillips，1987；Oresland 等，1990b）。另外，储袋设计为改良的无活瓣 Kock 储袋（Hawley，1990）。

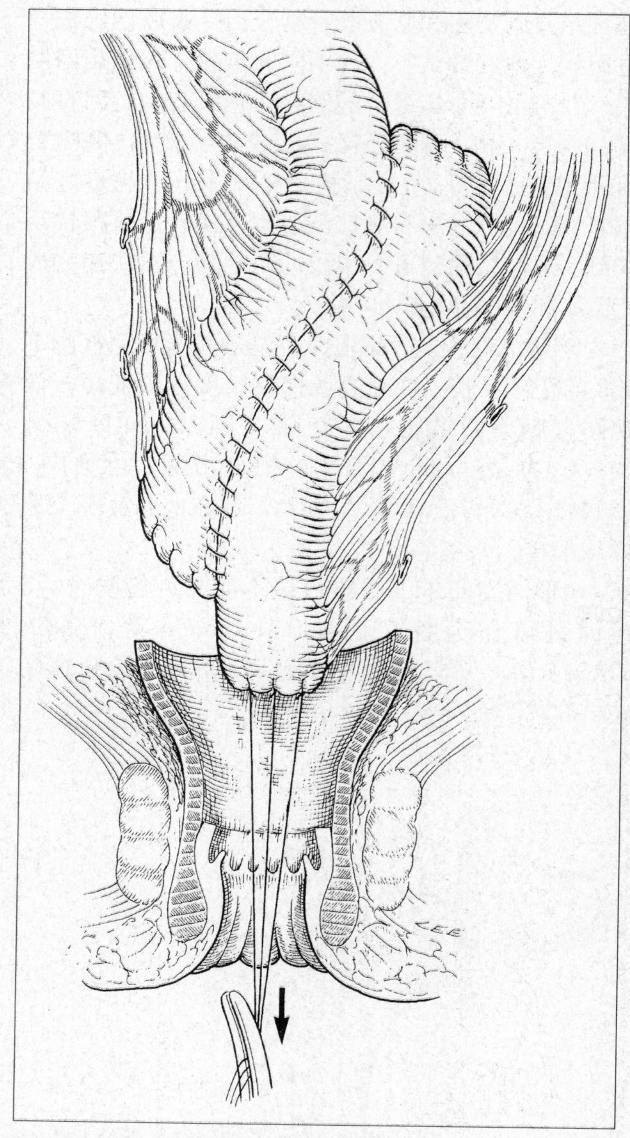

图 41.5 顺蠕动侧侧吻合储袋（H），15～20cm 回肠段侧侧缝合于末端回肠。以端端回肛吻合结束储袋手术，该示例吻合于直肠套内。

吻合器技术的应用

吻合器技术在储袋构建和储袋肛管吻合中的应用，大大加速了重建性结直肠切除术的速度，却不损害控便能力（Beart 等，1985；Grant 等，1986；McHugh 等，1987；Liljeqvist 等，1988；Wexner 等，1991）。最初，吻合器技术应用于构建双袢 J 形储袋，构建速度明显快于手工缝合（Cohen 等，1985；Metcalf 等，1985b；McHugh 等，1987；Taylor 和 Dozois，1987）。用侧侧吻合器通过储袋顶端置入，应用肠袢折叠法或长线性吻合器避免了为植入吻合器而在储袋打孔（Ramos 和 Bode，1988；Kmiot 和 Keighley，1989a）和产生回肠末端盲袋（Pezim 等，1987）。

吻合器的最大作用在于其可建立安全的回肠肛门吻合，因此预防性回肠造口不是必需的（Kmiot 和 Keighley，1989a；Williams 等，1989；图 41.7）。吻合口需要在回肠及肛管间作双层荷包缝合（Heald 和 Allen，1986），但现在多使用双吻合器技术，用 TA30、TL30 或 3M 等切割闭合器横断上端肛管，用可拆分环形吻合器如 Proximate 或 EEA 完成回肠肛管吻合（Williams，1989；Kmiot 和 Keighley，1989a）。吻合器吻合后无需黏膜切除，除非合并直肠癌、重度不典型增生、家族性腺瘤性息肉病合并低位直肠息肉，在该类患者黏膜切除和回肠肛管手工吻合仍是首选。

吻合口应该于齿状线上 1.5cm 以保护肛管感觉、分辨能力、肛直肠抑制反射和保留内括约肌功能（Martin 等，1986；Keighley 等，1987a；Holdsworth 和 Johnston，1988；Miller 等，1988；King 等，1989；Lavery 等，1989；Sagar 等，1990，1992b）。和吻合于齿状线位置比较，这种吻合口的肛管移行带的残留炎变风险仍较低但功能更好。事实上，低位横断齿状线吻合即使根除了残留炎症和恶变部位，但已经损害内括约肌功能（Sharp 等，1987；

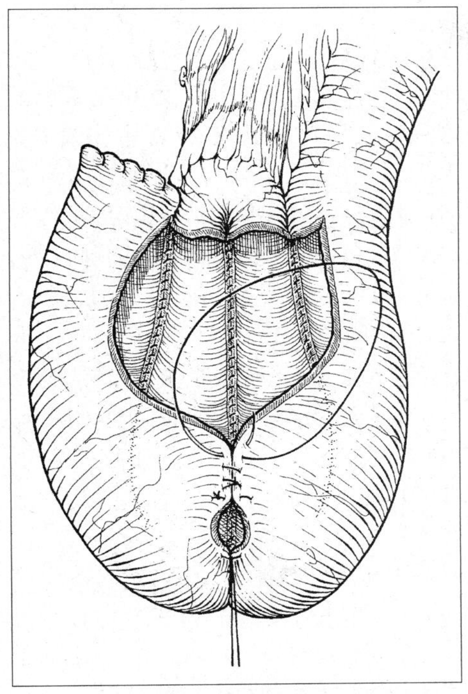

图 41.6　四袢或 W 形储袋。四个 10cm 回肠段用于构建四叠储袋，以端侧回肛吻合完成手术。

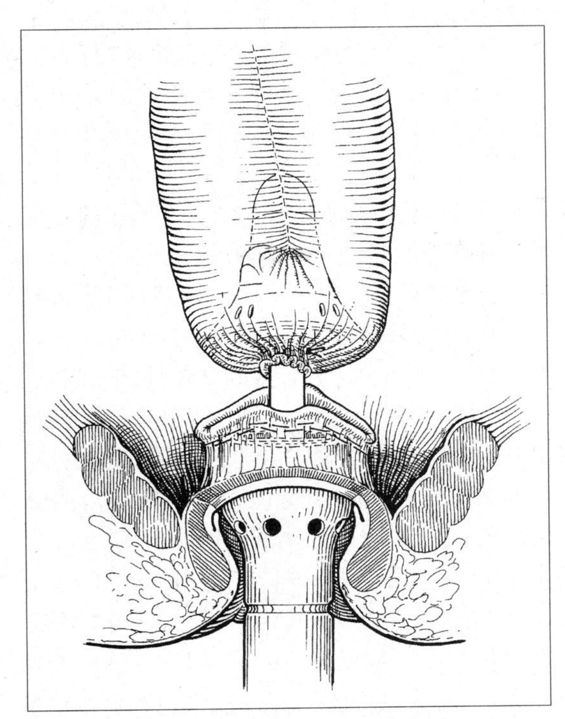

图 41.7　吻合器回肛吻合。该技术在图 41.58 说明。

Smith 和 Sircus，1987；Keighley 等，1988a；Williams 等，1989；Lindquist，1990；Wexner 等，1991；Kelly，1992；Deen 等，1994，1995）。而且，由于吻合口在肛管位置过低，吻合器切除的环形组织中存在鳞状上皮细胞和横纹肌组织的可能性很大（Deen 等，1994）。

与其他外科治疗方式的比较

结直肠切除术

重建性结直肠切除术发生严重感染（15%～20%）和并发症的风险仍较常规结直肠切除术要高很多（Jimmo 和 Hyman，1998），即使在暴发性结肠炎进行急诊手术时没有构建回肠储袋，因为在该状况下构建回肠储袋并发症率更高（Binder 等，1975；Beauchamp 等，1981；Heyvaert 等，1994）。除无永久性回肠造口外的优点外，回肠储袋肛管吻合术较常规结直肠切除术的另外一个优点是消除了会阴部伤口（Watts 等，1966；Ritchie，1967，1971；Irvin 和 Goligher，1975）。

性功能受扰，尤其男性阳痿、勃起障碍和逆行射精以及女性性交疼痛，仍是常规结直肠切除术常见并发症，尤其是在老年患者中常见。肌层外和括约肌间直肠切除术不能完全消除该并发症（May，1966；Daly 和 Brooke，1967；Lee 和 Dowling，1972；Gruner 等，1977；Lyttle 和 Parks，1977；Fazio，1980；Neal 等，1982b；Keighley 等，1987b）。阳痿是由于造口心理障碍所致的说法遭到质疑，因保留肛门回肠造口男性患者的性功能正常（Burnham 等，1977）。目前证据显示，除了偶发的逆向射精外，男性性功能障碍少见。重建性结直肠切除术后阳痿则罕见（Cohen 等，1985；Dozois）；但显示超过 30%女性患者存在性交痛、阴道干燥和害怕性交过程中大便溢出（Metcalf 等，1985b；Oresland 等，1989；Skarsgard 等，1989；Wexner 等，1989b，Counihan 等，1994；Oresl 等，1994；Bambrick 等，1996）。

超过 35%的患者在常规性结直肠切除术后存在持续尿路症状，16%的患者膀胱内排泄和充盈测压显示自主神经障碍（Neal 等，1982a）。其他作者报道 16%患者因膀胱后倾或盆底损伤所致的神经损伤而引起术后尿潴留（Buckwalter 等，1955；Kontturo 等，1974；Kettlewell，1990）。在 Leeds 地区，重建性结直肠切除术后膀胱直肠功能配对研究显示储袋构建术后排尿正常（Neal 等，1982a）。而且临床证据显示术后膀胱功能紊乱罕见（Fonkalsrud，1984；Nicholls 等，1984；Kelly，1992）。

过去，有心理学评估常规结直肠切除回肠造口术的患者，该手术在当时是严重结直肠炎患者的唯一外科选择，评估发现手术对患者心理基本无伤害。情绪、重返工作的能力、社会追求和娱乐活动均为正常（Brooke，1956；Daly，1968）。但是更多细致询问显示超过45%的患者有严重抑郁，社会压抑和孤独。而回肠造口则是造成上述问题的肯定原因（Dlin 等，1960；Druss 等，1968）。一个在回肠造口封闭前后心理学和性活动的评估显示回肠造口是造成性抑制的罪魁祸首（Nilsson 等，1981）。在Minneapolis，Wexner 等报道95%的患者因造口的负性心理影响愿意接受重建性结直肠切除，而不愿意接受常规回肠造口手术。温哥华的 Skarsgard 等（1989）报道超过75%的患者接受重建性结直肠切除而不愿意接受常规手术，因为前者可提高自信、有更多的社会生活、更多衣服和体育活动选择。梅奥诊所的 Taylor 和 Dozois（1987）比较重建性结直肠切除和常规结直肠切除 Brooke 回肠造口术患者的社会、体育、性活动、休闲和工作状况，发现新手术对患者生活的限制要少得多。我们相信生活质量的评估更大程度受患者的动机和期望而不是被手术方式所影响（Weinryb 等 1997）。总的来看，重建性结肠切除患者术后如果并发症少且肛门功能良好，则较常规结直肠切除患者的生活质量好。但是另一方面，聪明的患者不希望承担储袋构建的潜在并发症风险，而选择常规结直肠切除术，也能获得与储袋构建患者差不多的生活质量（Jimmo 和 Hyman，1998）。

储袋式回肠造口

构建 Kock 储袋1年内总的并发症风险较回肠储袋肛管吻合术高（Kock，1976）（参见40章）。尽管活瓣构建的方式进行了改良，但因活瓣失败、套叠、肠瘘和梗阻的再手术率为10%～40%（Kock，1973）。而且，超过10%的储袋式回肠造口患者需要配戴肛袋（Kock，1973；Kock 等，1977；Palmu 和 Sivula，1978；Dozois 等，1980；Cohen，1982；Nessar 等，2005）。目前的证据也显示储袋式回肠造口术的代谢后遗症较储袋肛管吻合术更常见（Brandberg 等，1972；Jagenburg 等，1975；Philipson 等，1975；Schjonsby 等，1977；Nicholls 等，1981；Giebel 等，1993；M'Koma，1994；Ecker 等，1996b）。但是，失败的盆腔储袋有时可转换为储袋式回肠造口（Ecker 等，1996a）。

回肠直肠吻合

对回直肠吻合术无可辩驳的反对意见是直肠残端的后续癌变危险，这些危险已在40章中详细讨论（Madden 等，1991）。肛直肠吻合口漏的危险和回肠肛管吻合相同（Goligher，1951；Price，1968；Veidenheimer 等，1970；Gruner 等，1975；Schoetz 等，1985；Heald 和 Allen，1986；Everett，1989；Kmiot 和 Keighley，1989a；Kelly，1992）。

常见的错误观点是结肠炎患者接受全结肠切除回直肠吻合，其术后的排便次数较回肠储袋肛管吻合术要少（Madden 等，1991）。溃疡性结肠炎患者接受结肠切除回直肠吻合术后的排便次数变化极大，介于每天2次～12次（Jagelman 等，1969；Newton 和 Baker，1975），尽管结直肠吻合术后大便失禁极少，但超过1/3的患者发生便急和里急后重（Jones 等，1977；Watts 和 Hughes，1977），尤其是患者发展为复发性直肠炎时。Nicholls 等（1984）比较溃疡性结肠炎患者接受W形储袋肛管吻合以及结肠切除回直肠吻合的排便次数，前者为均数3.7次/天，后者为均数4.5次/天。回肠储袋肛管吻合术后20%患者服用药物，而回直肠吻合术后51%患者服用药物；但是患者服用药物比例高主要是控制直肠炎而不是减少排便次数。

溃疡性结肠炎患者接受重建性结直肠切除术后肠梗阻的发生率为7%～43%。目前证据提示回直肠吻合术后梗阻发生率低（15%～20%：Aylett，1960；Lockhart-Mummery，1967；Jones 等，1977；Kelly，1992），常规结直肠切除术梗阻发生率也较低（8%～13%：Watts 等，1966；Daly 和 Brooke，1967）。储袋肛管吻合术后梗阻高发的原因之一是应用临时袢式回肠造口。小肠梗阻是回肠造口封闭后的并发症，而无回肠造口的重建性结直肠切除术则很少发生（Keighley 等，1989；Everett 和 Pollard，1990；Lewis 和 Bartolo，1990；Matikainen 等，1990；Galandiuk 等，1991a；Hosie 等，1992c）。但是，小肠梗阻似乎取决于造口封闭的方法，吻合器封闭要比手工吻合术后梗阻更少见（Hull 等，1996；Hasegawa 等，1999）。

一些作者现在承认以前的回肠肛管吻合实际上是回肠远端直肠吻合，很多使用吻合器的作者不情愿地承认有部分直肠残留。事实上，术后病例切片也证实了所谓的回肛吻合实际上是低位直肠吻合

(Shepherd，1990；Kelly 1992)。因此这些患者存在小的癌变危险（Wiltz等，1991)。

外科技术的变化

无储袋

除非是儿童手术（Morgan等，1987)，现很少实施无储袋直接回肠肛管吻合术，因为存在高发的腹泻的并发症（Taylor等，1983a，b)（表41.2)。

其他也报道无储袋直接回肠肛管吻合排便次数明显增高（Telander和Perrault，1981；Coran等，1983；Heimann等，1983)。多个医疗小组比较直接回肛吻合与储袋肛管吻合，均发现储袋手术的排便次数明显减少（Martin和Fischer，1982；Taylor等，1983a，b；Neal等，1984)。

顺应性研究（Sagar和Taylor，1994）也显示，回肛储袋手术的顺应性较回肛直接吻合好（图41.8)。

表41.2 直接回肠肛管吻合术和回肠储袋肛管吻合

	直接吻合（n=50)	储袋（n=74)
盆腔感染	8 (16)	8 (11)
狭窄	2 (4)	4 (5)
造口封闭后腹膜炎	3 (6)	3 (4)
肠梗阻需手术探查	10 (20)	4 (5)
逆向射精	1 (2)	2 (3)
手术失败		
腹泻	9	0
感染	6	1
克罗恩病	1	0
排便次数/24h		
1个月内	20±2	9±1
18个月内	1±1	7±1
顺应性：AV/AP（容量变化/压力变化）(ml/cmH$_2$O)	4.9±0.9	9.5±1.6

括弧内值为百分比。
来源自：Taylor等（1983a)。

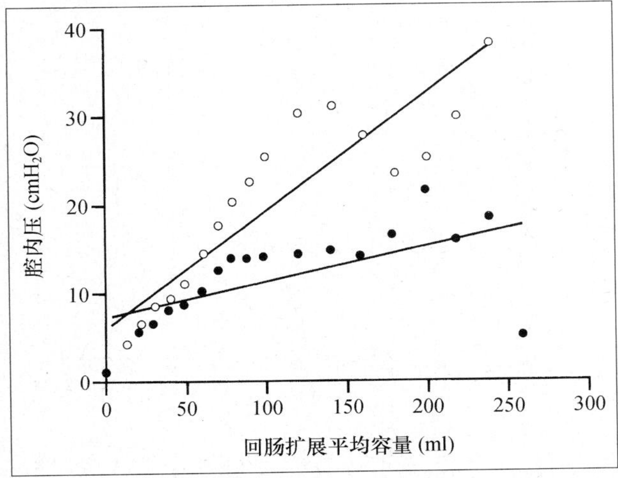

图41.8 两组病人的顺应性测量：直接回肛吻合患者（●）和回肠储袋患者（○)。

我们和其他研究小组在过去用直接回肛吻合治疗息肉病（Johnston等，1981)。尽管反复行球囊回肠扩张和肛门封堵，但我们仍发现因直接吻合肛门功能太差而有理由改行储袋手术（Fonkalsrud，1984；Dozois等，1986)。Fonkalsurd等（1988）等报道7例患者将直接回肛吻合改为侧侧顺蠕动储袋，患者术后排便次数减少和便急症状缓解而无手术并发症。

避免回肠储袋吻合的观点也不应被完全抛弃。有人认为回肠储袋违反生理特征（Stoller等，1987)，导致潴留综合征伴细菌过度生长、蠕动方式紊乱、远期吸收障碍（Stryker等，1985a；O'Connell等，1986；Fiorentini等，1987；Lerch等，1989)。因此，有实验尝试直接回肛吻合加回肠肌层切开术，但尚未应用于人体（Sagar 等，1990，1992a；Turnage 等，1990；Landi 等，1994）。但是我们不认为该术式可替代常规储袋式手术。另一个替代术式为在保留回盲瓣回肛直接吻合（Johnston 等，1989），但是因该手术导致灾难性后果而弃用。因此目前的意见倾向于回肠储袋术式，尽管大便潴留、代谢后遗症和储袋炎的风险增高（Madden 等，1990）。

作者对 1980—2005 年间报道的 5 组儿童全结直肠切除术后回肠储袋肛管吻合（IPAA）和直接回肛吻合（SIAA）回顾性比较研究采用 Meta 分析（Fonkalsrud，1987；Odigwe 等，1987；Perrault 等，1988；Rintala 和 Lindahl，1996；Durno 等，1998）。共比较 306 例患者，86 例（28.1%）实施直接回肛吻合，其余病例实施回肠储袋肛管吻合（表 41.3）。Meta 分析结果分析的近期和远期不良结果和功能状况列于表 41.4。SIAA 组手术失败率是 15.1%（13/86），较 IPAA 组的 7.7%（17/220）有显著升高（图 41.9）。两组间短期负性事件相似，除了肛周感染例外在 SIAA 组较高，也刚达到有统计学意义。排便次数在 IPAA 患者较低，尽管统计的文献较少报道肛门功能状况。

表 41.3 儿童及年轻人全结直肠切除直接回肛吻合（SIAA）术和回肠储袋肛管吻合术（IPAA）的比较研究

作者	直接 IAA（*n*=）	IPAA（*n*=）	比较标准	女性病人 *n*（%）	随访年限（SD）
Durno 等（1998）	19	54	2,3,4	47（59.5）	SIAA=5.8±3.3 IPAA=5.5±3.4
Perrault 等（1988）	44	22	2,3,4,5	29（43.9）	SIAA=3（—） IPAA=1（—）
Fonkalsrud（1987）	12	133	2,6	76（52.4）	不能获得
Rintala 和 Lindahl（1996）	11	11	1,2,3,5,6	14（63.6）	SIAA=4（3～6.5）[a] IPAA=2.3（1.5～3）[a]
Odigwe 等（1987）	8	10	1,3	13（72.2）	SIAA=4.1±1.0 IPAA=1.3±0.8

IAA 组和 IPAA 组比较标准：1=年龄，2=性别，3=诊断，4=随访，5=疾病程度，6=术前激素。[a] 括号内值为范围。

表 41.4 儿童及年轻人全结直肠切除直接回肛吻合术和回肠储袋肛管吻合术比较研究结果的 Meta 分析

相关结果	研究组数	病人例数	OR/WMD[a]	95%CI	*P*
近期负性结果					
肛周感染	3	284	2.36	1.01，5.53	0.05
肠道阴道瘘	4	306	2.52	0.75，8.52	0.14
吻合口漏	3	240	1.22	0.37，4.08	0.75
小肠梗阻	4	306	1.01	0.51，2.38	0.80
远期负性结果					
储袋失败	4	306	3.21	1.24，8.34	0.02
经腹储袋挽救	3	284	9.50	3.14，28.77	<0.001
吻合口狭窄	4	233	0.38	0.07，1.90	0.24
新直肠/储袋炎症	4	306	0.52	0.08，3.36	0.49
功能状况					
排便次数/24h	2	35	2.63	1.34，3.92	<0.001

比值比（OR）>1 倾向于 IPAA 组且比值比的估计值在 $P<0.05$ 时有统计学意义，95%CI 不包括 1。

[a]WMD，加权平均差，正值倾向于 IPAA 组。

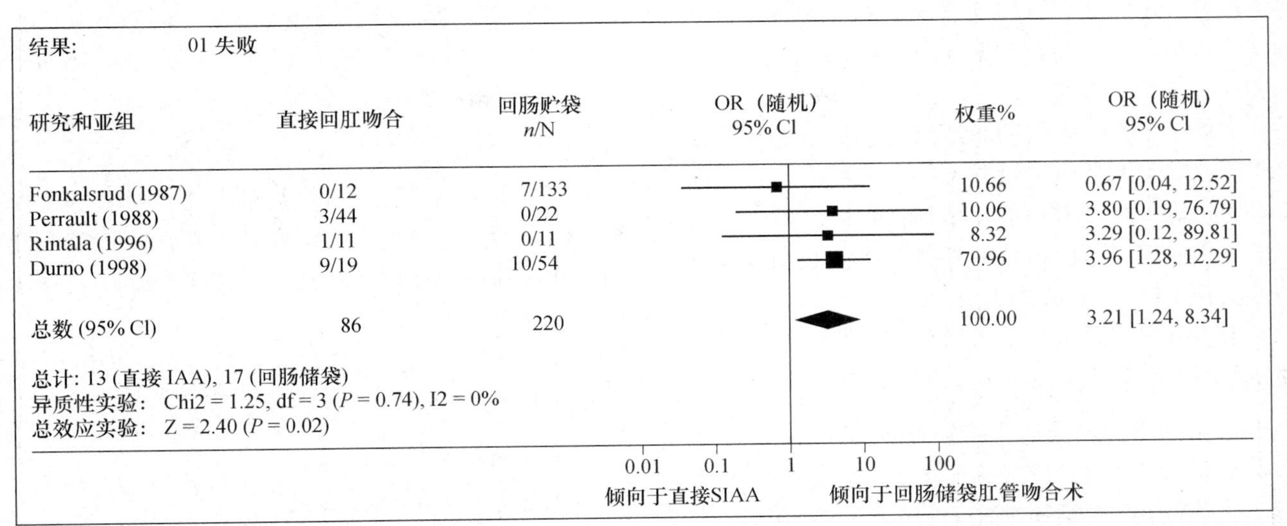

图 41.9　Meta 分析的森林图示直接回肛吻合（SIAA）与回肠储袋肛管吻合术（IPAA）远期失败率比较。正方形代表治疗效果的估计值（比值比），95%可信区间用水平线段表示。钻石形代表综合研究的总比值比，95%CI，估计值在 $P<0.05$ 水平时有统计学意义，95%可信空间不包括垂直线（比值比=1），比值比>1 倾向于回肠储袋肛管吻合组。

SIAA 和 IPAA 间的选择仍是争论的话题。一方面，储袋手术的吻合口狭窄、大便潴留、新直肠/储袋反复炎症的危险升高，在围术期有高的发生率（Coran，1990）。另一方面，储袋术式的功能又好于回肛直接吻合（Rintala，1996；Lindahl，1996；Durno 等，1998）。由于研究是小样本比较手术并发症和排便功能，病例数目少且为非随机对照实验，判断两种术式优劣很困难。大多数发表论文为回顾性研究，且大量的重复报道是一些大医疗中心对患者随访资料的更新，而不是新的手术患者资料。

分期手术

无造口

重建性结直肠切除术一期完成在技术上可行（Metcalf 等，1986c）。在过去，手术采用长袢侧侧顺蠕动或 J 形储袋是一安全方式，因为储袋的封闭端可以缝合到腹壁，然后用 Malecot 或 de Pezzer 导管减压（图 41.10）。

现在很多外科医生提倡行一期完成重建性结直肠切除及回肠储袋肛管吻合术，且无任何保护性回肠造口，因为术者相信手术并发症风险已经降低（Thow，1985；Wong 等，1985；Metcalf 等，1986c；Emblem 等，1988a；Everett 和 Pollard，1990；Matikainen 等，1990；Galandiuk 等，1991b；Järvinen 和 Luukkonen，1991；Launer 和 Sackier，1991；Sugerman 等，1991；Sagar 等，1992a；Tjandra 等，1993b；Sugerman 和 Newsome，1994；Gorfine 等，1995；Williamson 等，1997）（表 41.5）。有观念认为如果在储

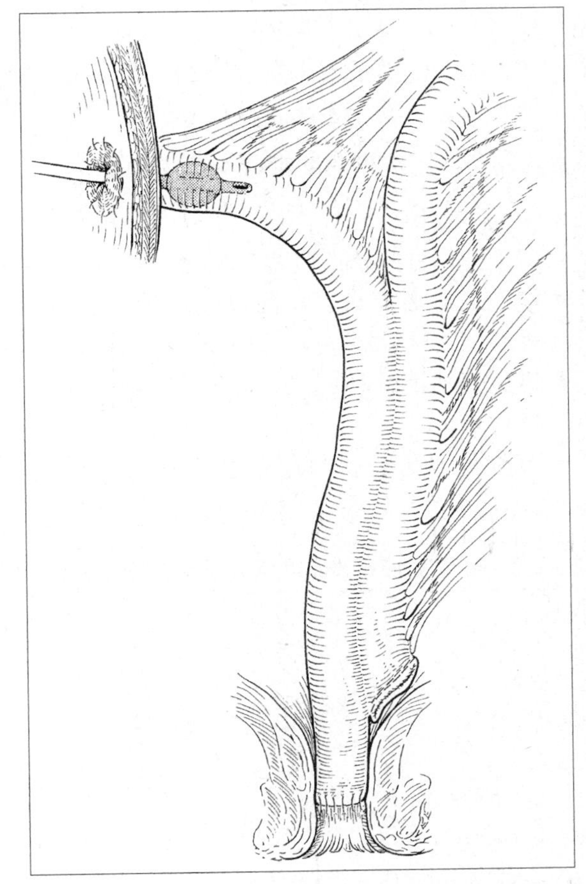

图 41.10　经腹壁打孔导管置入侧侧顺蠕动储袋的闭合端，以达到储袋减压，这是分期储袋手术的早期手术方式。

袋内放置 30F 导管 7～10 天，患者接受静脉补液至肠功能恢复，回肛吻合口漏的风险不比使用预防性袢式回肠造口患者高。

回肛手工吻合袢式回肠造口和无造口的非随机对照研究显示无粪便转流并不导致发症升高，同时反衬回肠造口封闭术也潜在增加并发症（表 41.6）。广泛应用吻合器回肛吻合使外科医生更倾向放弃预防性回肠造口（Kmiot 和 Keighley 1989a）。

但仍有很多同时有手工缝合或吻合器技术经验的外科医生认为预防性回肠造口更安全，其原因是：

- 封闭袢式回肠造口的并发症率很低；
- 储袋和吻合口缝线裂开导致的危害已经降低，因此盆腔感染和无顺应性储袋的概率降低；
- 容许肛门括约肌功能和回肠黏膜在造口封闭前有时间恢复功能；
- 患者带造口生活一段时间的心理学好处是患者充分认识重建性结直肠切除术的优势（Rothenberger 等，1985b；Williams 等，1989；Hyman 等，1992；Tjandra 等，1993b；Cohen 等，1992；Sagar 等，1992b；Williamson 等，1997）。

主张避免回肠造口的反对意见是：

- 仅需一次性住院。
- 立即使用肛门括约肌避免废用性萎缩。
- 储袋缺血概率减少，因为近端袢式造口或许结扎边缘动脉。
- 避免去功能性回肠炎，以免其影响回肠转运功能。
- 可避免回肠造口封闭的并发症（肠梗阻、感染、吻合口漏和腹壁疝）（Sugerman 等，1991；Winslet 等，1991；Sugerman 和 Newsome，1994；Gorfine 等，1995）。

Grobler 等（1992）的一个随机实验发现：并发症发生概率比如吻合口裂开和严重盆腔感染在两组相同，预防造口组小肠梗阻更常见，总住院时间因再次入院封闭造口而延长，因此避免造口手术的经济价值更显著（表 41.7）。

故作者得出结论无造口手术是安全、经济和功能满意的手术，如果：

- 术者经验丰富；
- 患者没有服用激素；
- 回肛吻合操作顺利，水中充气实验无泄漏；
- 吻合器切下的两个组织圈完整；
- 患者没有接受输血（Keighley 等，1991b；Grobler 等，1992）；

表 41.6 预防性回肠造口术与无造口术非随机对照比较

	无袢式回肠造口（*n*=50）	袢式回肠造口（*n*=50）
IPAA 漏或脓肿	7（14%）	2（4%）
感染需要剖腹探查	3（6%）	0
肠梗阻迁延	5（10%）	2（4%）
12 个月生活质量指数	5	8

符合危险因素的患者：所有患者为回肠储袋吻合器吻合（IPAA）。所有术后无并发症过程。

来源自：Tjandra 等（1993a）。

表 41.5 无预防性回肠造口的重建性结直肠切除术失败率

作者	病例数	死亡率	失败率
Thow（1985）	21/?	0	1
Wong 等（1985）	6/104	0	2
Metcalf 等（1986c）	9/307	0	1
Emblem 等（1988）	19/?	0	2
Everett 和 Pollard（1990）	29/64	0	2
Matikainen 等（1990）	25/46	0	1
Galandiuk 等（1991b）	37/1027	0	0
Järvinen 和 Luukkonen（1991）	16/31	0	0
Sugerman 和 Newsome（1994）	68/75	0	0
Gorfine 等（1995）	74/143	0	4
Mowschenson 和 Critchlow（1995）	68/74	0	2

表 41.7　重建性结直肠切除术袢式回肠造口随机实验结果

	袢式造口（*n*=23）	无造口（*n*=22）
术后并发症	1	1
回肛吻合口漏	0	1
出血	0	1
储袋缺血	2	1
伤口感染	5（2 cons）[a]	2（2 cons）
肠梗阻	5	1
吻合口狭窄	13	6
再手术	220（130～380）	158（110～620）
手术时间（分）（幅度）	23（13～75）	12（7～19）
住院时间	23（13～75）	12（7～19）
造口相关并发症		
并发症患者总数	12（52%）	—
造口腹泻	5	—
造口收缩	3	—
肠梗阻	3（2 封闭后）	—
肠道皮肤瘘	1	—
造口疝	2	—
功能		
排便频率	5/1	5/1
夜间泄露	5	4
失禁	2	0
储袋炎	2	5

[a]Cons=保守处理。

来源自：Grobler 等（1992）。

尽管有实验结果，但是伯明翰和伦敦地区的绝大多数患者仍接受预防性造口，仅为预防后期感染危险，因感染可能对储袋功能造成毁灭性影响。

关于储袋构建后避免常规袢式回肠造口的安全性争论一直存在（Hainsworth，1998）。纽约的 Gorfine 等（1995）强烈倡议避免回肠造口。在其非随机对照实验中，小肠梗阻的剖腹探查率从 10%降至 1%，但吻合口漏和感染率相当。但是其他观察者没有得到相同结果（Cohen 等，1992；Sagar 等，1992b；Sugerman 和 Newsome，1994；Williamson 等，1997）。他们均报告非转流组有更高再手术探查率，但是住院时间则因无预防性造口而明显缩短（Mowscherson 和 Critchlow 1995）。

Cleveland 临床中心（Ohio）Tjandra 等（1993）的研究有力地支持了他们储袋减压的治疗策略（表 41.6）。基于回顾性资料，他们报道储袋肛管漏和盆腔感染在转流组为 4%，而非转流组为 14%，远期生活质量也是减压组为佳。而且 Senapati 等回顾 St Mark 医院的储袋闭合术并发症发生率，发现仅 6%患者出现造口问题，但 22%患者在造口封闭后发生并发症（主要为小肠梗阻）。Leeds 地区一非随机对照研究显示，Williamson 等报道在非转流患者发生危及生命的并发症更常见，在非转流组 50 例患者中，11 例（22%）发生盆腔感染而均需手术；而转流组为 50 例患者，仅 7 例（14%）发展为盆腔感染且无需手术。非转流组急诊再手术总共为 11 例而转流组为 1 例。

虽然储袋旷置后肛管压下降，造口还纳后肛门失禁率不比非造口组高（Staniunas 等，1995）。

如果患者造口封闭或初次未做造口术而需再次袢式回肠造口减压，则治疗效果差伴高失败率（Kartheuser 等，1993；Keighley 等，1997；Körsgen 和 Keighley，1997）。

尽管有经济角度的争论，以及慢性盆腔感染导致功能低下的风险也在减小，我们总的观念认为大多数患者仍需应用预防性袢式造口。但我们也确实接受这种观点：若患者情况较好，允许安全地不采用袢式造口，或一些肥胖患者造口操作困难且效果欠佳；因此在某些情况下可避免造口手术。

同期结肠切除：克罗恩病的并发症和风险

关于在结肠切除时是否同时作重建性直肠切除的问题争论很少（Galandiuk，1991a）。非常明确的是如果手术为急诊实施，冒感染危险实施急诊回肠储袋肛管吻合是不明智的，即使是最有经验的医生也不应作急诊回肠储袋肛管吻合（Williams 和 Johnston，1985a；Dozois 等，1986；Heyvaert 等，1994）。关于择期手术，我们的同事（NSW）发现结肠切除同时行直肠切除、回肠储袋肛管吻合并发症率更高（Williams 和 Johnston，1985a）。但在伯明翰地区，同期结肠切除的肠梗阻、狭窄、感染肠外瘘和最终储袋切除等并发症发生率稍低于分期手术（例如先期结肠切除）（表 41.8），但是多因素分析显示前期结肠切除对储袋构建失败、并发症和功能结果无影响。因此，如果患者一般情况差、服用激素或基础诊断不清，我们强烈倾向于先期结肠切除。

巴黎的医疗团队（Penna 等，1993a）强烈倡议在储袋构建前行结肠次全切，不仅可建立诊断，也是减少造口封闭术后感染及并发症的手段，且可轻度减少大便次数（表 41.9）。但在其他特点都相似的条件下，他们承认因存在感染、小肠梗阻和回肠造口并发症，结肠切除有其自身的 20%的并发症率和 11%的再手术率。如果储袋构建手术在前期结肠切除后实施，明智的选择是两次手术间隔时间应足够长，否则二次的术并发症率会明显升高。

如果行前期结肠切除，保留长的直肠残端非常有利于二期储袋重建，而且如果直肠残端过短，盆腔神经和性功能损伤概率更高。尽管如此，Cleveland 临床中心 Ozuner 比较研究长段直肠残端和短段的区别，发现术后并发症率和功能相似。

外科医生长期讨论结肠切除时是否切除网膜，因为切除后小肠梗阻概率增加。Ambroz 等（1991a）发现网膜有重要保护作用，可降低术后腹腔感染，但是观察 406 例切除网膜和 239 例保留网膜的患者，发现二者术后肠梗阻率相同（30%）。我们认为网膜应被保留，其可防止小肠粘连于切口，且如果发生储袋切除，网膜可用于填充盆腔，减少顽固性会阴窦道形成的风险。

一个重要的问题是前期结肠切除能否可靠排除克罗恩病（Lucarotti 等，1995），因为克罗恩病不能通过术前直肠黏膜活检和结肠镜活检确切排除（Dixon 和 Riddell，1990；Thompson，1990）。尽管有溃疡性结肠炎典型的放射学、内镜和已知的组织

表 41.8 并发症：同期结肠切除术和分期手术的比较

	前期结肠切除	同期结肠切除
伯明翰病例		
n	61	58
死亡	0	0
失败		
储袋切除	8	4
回肠造口	2 （18）	2 （10）
置管	1	0
诊断错误（后诊为克罗恩病）	7（11）	7（12）
并发症		
出血	1	2
伤口感染	12（20）	6（10）
盆腔脓肿	11（18）	7（12）
肛管吻合口狭窄	14（23）	10（17）
肠道皮肤瘘	9（15）	3（5）
储袋阴道瘘	4（7）	4（7）
肠梗阻	12（20）	7（12）
储袋炎	12（20）	11（19）
St Mark 医院病例		
n	91	57
死亡	1	0
失败		
储袋切除	9（9）	1（2）
肠梗阻	15（16）	5（9）
盆腔感染	18（20）	10（18）

[a] 括号内为百分比。
来源自：Nicholls 等（1989）。

表 41.9 前期结肠次全切（STC）对回肠储袋肛管吻合（IPAA）功能影响

	STC 术后 PAA （*n*=55）	无 STC PAA （*n*=78）
IPAA 术后并发症	9（1 再手术）（16%）	30（9 再手术）（38%）
袢式造口闭合术后并发症	0（0）	6（4 再手术）（8%）
排便次数/24h	5.02±1.5	5.90±1.9

来源自：Penna 等（1993）。

病理特点，但 Brimingham 65 例实施前期结肠切除患者中，6 例患者证实为克罗恩病。相反意见是即使实施前期结肠切除手术以排除克罗恩病，前期结肠切除也不一定绝对可靠，因在 121 例患者中，12 例有前期结肠切除史，而最后发现为克罗恩病。Poppen 等（1992）报道 60 例中 3 例患者为克罗恩病，5 例为非确定型结肠炎，尽管多数患者曾行前期结肠切除。

梅奥诊所的结肠切除后的常规程序是标本术中冰冻。尽管如此，仍有 3 例患者遗漏（Dozois，1985）。一些重建性结直肠切除经验丰富的医疗中心也逐渐报道少数患者最终确诊为克罗恩病（Nicholls 等，1984；Rothenberger 等，1984；Pemberton 等，1987；Setti-Carraro 等，1994a；Fazio 等，1995；Foley 等，1995；Panis 等，1996；Sagar 等，1996a）。虽然一些克罗恩病患者发生严重并发症，如肠道皮肤瘘或肠道阴道瘘、盆腔感染和储袋狭窄，但所有患者的预后不一定都是灾难性的。

Koltun 等（1991）报道 235 例结肠炎患者中有非确定型结肠炎（Indeterminate colitis）18 例和克罗恩病 6 例，24 例具有克罗恩病表现的患者术后并发症率为 50%，而其他患者为 3%。约 24%的疑似克罗恩病患者因出现肛管或阴道瘘，最终接受回肠造口。Deutsch（1991）报道几乎一致的结果：272 例患者中，9 例为克罗恩病患者，其中 2 例因早期并发症行储袋切除，4 例后期发生会阴瘘且迄今 2 例已行储袋切除。St Mark 医院的 Setti-Carraro 等（1994）报道 110 例患者中 6 例克罗恩病患者全部发生并发症，且需要储袋切除。而 Fazio 等（1995）报道 1 005 例患者中 67 例克罗恩病患者多数产生并发症，25%患者需要储袋切除。Lathy 临床中心的 Foley 等也报道 460 例患者中发现克罗恩病 19 例，其中 7 例治疗失败，9 例去功能。

显而易见，通常不应建议克罗恩病患者实施重建性结直肠切除。但是另一方面，如果没有肉眼观的小肠和肛周病变，或者肉眼及镜下具有溃疡性结肠炎的病理特征，克罗恩病患者实施重建性结肠切除的治疗结果和确诊溃疡性结肠炎患者没有区别（Panis 等，1996）。但是 Hyman（1991）报道所有（8/9）术前有克罗恩病临床和组织学特征的患者在储袋构建手术后均发生严重并发症，而导致储袋切除，患者在接受储袋手术时仅具有克罗恩病组织学特征者，其临床疗效较好，迄今仅 1/16 患者需行储袋切除。

一组包括 20 例伯明翰病例于 1991 年的治疗结果（10 例为克罗恩病、10 例为非确定型结肠炎但考虑为克罗恩病）在表 41.10 中列出。6 例患者切除储袋，其中 3 例感染、1 例储袋阴道瘘，2 例因功能不良要求切除手术。2 例患者有慢性储袋腹壁瘘和肛门狭窄，实施储袋分离、窦道切除和储袋肛管吻合整形，该 2 例患者回肠造口已封闭 3 年且功能满意。5 例有低位储袋阴道瘘使用挂线引流治愈，其瘘管均源于回肛吻合口，且患者无大便失禁。1 例患者长期服用甲硝唑但功能良好。其余 7 例（35%）患者肛门功能与溃疡性结肠炎患者无区别（Grobler 等，1991a）。5/20 例有非确定型结肠炎或克罗恩病患者发生储袋炎。

Pezim（1989）及随后的 McIntyre（1995）对梅奥诊所非确定型结肠炎储袋构建术疗效进行了总结，非确定型结肠炎定义为具有溃疡性结肠炎典型临床、组织学和放射学特征，某些肉眼观或镜下观的特点和克罗恩病相似，例如：回肠炎、线性溃疡、适壁性炎症、肛裂、脂肪包裹和神经增生，但是无肉芽肿。非确定型结肠炎患者和确诊溃疡性结肠炎患者储袋功能没有区别，但是非确定型结肠炎储袋失败率为 19%，而溃疡性结肠炎为 8%（表 41.11）。

我们认为不应推荐重建性结直肠切除术治疗克罗恩病，如果有征象怀疑该病，则建议先行结肠切除术。但是患者应被告知结肠切除术病检也不能排除克罗恩病（Marcello 等，1997）。前期结肠切除有并发症风险和影响储袋功能的说法也不是改变实施分期手术的理由。

表 41.10 克罗恩病重建性储袋切除术后结果

	病例数	结果
储袋切除	6	感染（3）腹泻（1）阴道瘘（1）功能不良（1）
储袋皮肤瘘切除	2	疗效满意
挂线引流低位储袋外阴瘘	5	疗效满意
无术后并发症	7	功能满意

表 41.11 非确定型结肠炎和溃疡性结肠炎重建性结直肠切除的疗效比较

	非确定型结肠炎（$n=71$）	溃疡性结肠炎（$n=1\,232$）
大便次数/24h	7	7
储袋炎	33%	33%
小肠梗阻	14%	15%
储袋切除或永久性旷置	19%	8%

来源自：McIntyre 等（1995）。

最后一个争论焦点是正确理解前期结肠次全切术后直肠残端的病理学特征。Warren 等（1993）总结了 15 例旷置直肠的特点，发现透壁性炎变 9 例、肉芽肿 4 例和肛裂 8 例，高度提示克罗恩病；而复检结肠切除标本却确诊的溃疡性结肠炎。因此他们认为在旷置直肠残端除外克罗恩病几乎不可能。

直肠切除

切除范围

一个广为接受的进展是储袋构建时去除残留的直肠（Liljeqvist 等，1988），这是挑战关于排便的整个生物学概念（Beart 等，1985；Ozuner 等，1995）。过去认为直肠壁自主神经丛控制直肠感觉，尤其是排便意愿。过去常保留 10cm 直肠肌肉环而除去黏膜（Martin 等，1977；Utsunomiya 等，1980；Shoji 等，1992）。除耗时长外，该手术失血较多，且肠套脓肿导致盆腔感染的可能性增高（McHugh 等，1987；Williams，1989）。部分黏膜可能出现后期恶变危险（Pemberton 等，1982；Williams 和 Johnston，1985b）。一个来自多伦多的报道显示长段肠套感染率更高（Grant 等，1986）（表 41.12），而且储袋功能没有因长的直肠残桩而改善（McHugh 等，1987）。

保留直肠套和回肛袖套吻合现在很少应用，很大程度是因吻合器技术的使用，但是 Hyogo 团队（Shoji 等，1992）比较保留长直肠套与短直肠套，前者有更好的控便功能且保留了直肠肛管抑制反射。事实上，Becker 等（1997）报道过度切除直肠平滑肌导致肛管静息压下降，大便次数增加和夜间大便泄漏。

现在证实切除全部直肠至肛直肠环，将回肠直

表 41.12 直肠套保留长度与并发症的关系

	长直肠套	短直肠套
伯明翰资料		
n	14	18
直肠套脓肿	5	0
盆腔脓肿	4	2
出血	1	0
肛门狭窄	3	2
肠道皮肤瘘		
源于回肛吻合	2	0
源于储袋	0	1
源于回肠造口封闭处	1	1
Grant 等（Toronto）资料		
n	41	41
泄漏源于储袋	4	1
泄漏源于回肛吻合口	5	2
肠道梗阻	6	7

接吻合于肛管能够保留肛门控便功能和感觉（Lane 和 Parks，1977；Keighley 和 Matheson，1981；Grant 等，1986；Stryker 等，1986；Williams 等，1986；O'Connell 等，1987a；Keighley 等，1988a）。本体感觉可以由耻骨直肠肌及储袋壁内牵张感受器控制。因而，现在多数外科医生分离至肛管至盆底平面以下少许，如必须行肛管黏膜切除术，仅 2～4cm 肛直肠黏膜被切除（图 41.11）。该改进使手术更简单且出血、感染率更低。而且储袋手术成功实施是在括约肌间低位直肠切除术多年以后出现，更进一步证明保留直肠不是肛门控便能力所必须（Hawley，1984；Pearl 等，1985；Fasth 等，1986；Chaussade 等，1989b）。

作者相信长段黏膜切除术被抛弃的原因是操作困难、肠套脓肿导致感染高发和继发功能障碍。但一些作者认为直肠壁有重要的感受功能，尽管直肠充盈感受器或许位于直肠外，但有良好证据显示一些感受器或优势感受器位于直肠壁内。他们通过一个独特的手术，即将直肠肛管从盆腔转移到腹壁，证实了直肠壁在维持大便感觉中的重要性。该手术在 2 例短肠综合征严重腹泻患者实施，以保留直肠吸收水分的功能，从而减少胃肠外补液量，同时减轻腹泻和肛门失禁，肛直肠从盆腔切除而转移到腹壁，肛管充当造口（Williams 等，1996），肠系膜下血管自然而然得以保留。2 例患者的直肠感觉正常，

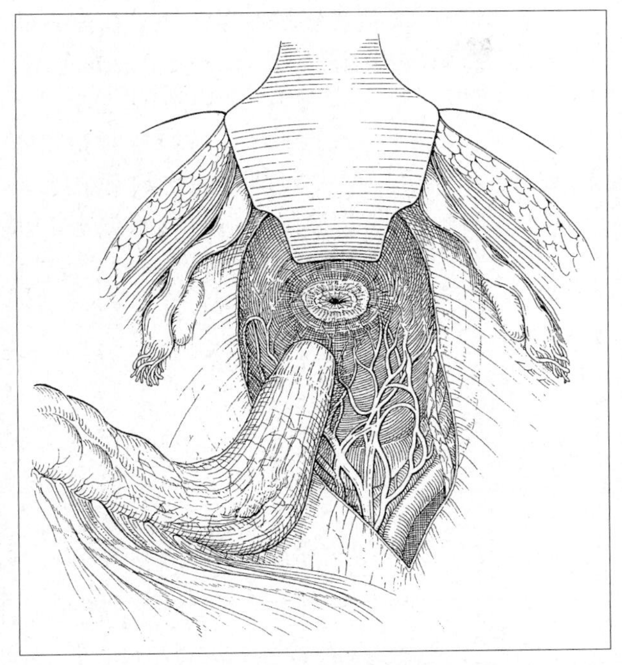

图 41.11 盆底肛管移行带。完全游离直肠且分离肛管到盆底水平，直接吻合回肠和肛管而不采用直肠袖套。

1例患者生理测试证实功能正常（表 41.13），在肛直肠转移后所有内脏神经被破坏，阴部神经破坏也引起部分副交感神经障碍，但是一些交感和副交感神经纤维通过胃下丛和肠系膜下血管带到达直肠，因此球囊扩展引起直肠排便感觉。直肠排便感觉的保留证实一定有特殊的直肠感觉神经纤维通过肠系膜下血管蒂和肠壁到达中枢神经系统。

关于直肠壁的特殊充盈感受器的位置有争论。直肠黏膜、肌肉壁和盆底都有可能有感受器存在（Goligher 和 Hughes，1951；Duthie 和 Gairns，1960；Lane 和 Parks，1977）。结肠肛管吻合、重建性结直肠切除术和全肛直肠重建的研究证实盆底与直肠膨胀感觉无关（Karanjia 等，1992；Abercrombie 等，1994；Broens 等，1994；Sun 等，1994）。这 2 例肛直肠转移的患者清楚证实直肠感觉源于直肠壁本身，这些病例证实直肠壁确实包含主管特殊感觉的自主神经。

根据上述资料，我们可推理如下：

- 重建性结直肠切除术后需要改善新直肠功能。
- 如果新直肠的充盈感觉被保存，则肛门功能会得到改善。
- 为了保存感觉功能，直肠肌肉结构必须被保留。
- 保留直肠肌肉结构需要行黏膜切除，而用常规技巧实施该手术非常困难。
- 黏膜切除术可以在直视下容易实施，在肛直肠交界处切断后，将直肠移除盆腔进行该手术。

如果肠系膜下血管和直肠上血管没有被切断，直肠活性会被保留，如果直肠沿对系膜缘切开，全段直肠黏膜切除可在直视下进行，当黏膜切除完成后，构建储袋，然后用直肠肌肉套包裹储袋，包裹肌肉套的储袋通过吻合器常规吻合于肛管（图 41.12）。

表 41.13 患者直肠肛管转移术前 2 周及术后 8 周生理数据比较

	术前	术后
肛管长度（cm）	2	3
最大肛管静息压（cmH_2O）	55	115
最大肛管排便压（cmH_2O）	105	115
距肛缘不同距离的黏膜电感知力（mA）		
10cm	16.7	13.5
5cm	13.3	>25
3cm	10.0	>25
1cm	7.5	>25
直肠感觉		
最低感觉容量（ml）[a]	95	120
排便感容量（ml）[b]	160	190
最大忍受容量（ml）[c]	240	220

[a] 腹腔压力感。

[b] 盆腔胀满感。

[c] 腹痛（停止充盈）。

该技术和以前的技术相比有如下理论上的优势：可行长段的黏膜切除，而出血和继发感染机会很小，而且最可靠地达到完全黏膜切除。仅切除黏膜而整个直肠壁得以保留，由于肠系膜下血管没有离断，支配直肠壁的自主神经得以保留。该两个因素可保留正常感觉和改善肛直肠功能。

初步研究在 12 例溃疡性结肠炎患者实施，其中 1 例因无法满意实施黏膜切除术而未完成手术。平均年龄 44 岁（35～60 岁），平均随访时间 17.4 个月（4～24 个月）。患者手术前后接受问卷和体格检查。手术前后控便力和排便频率没有显著差别，更重要的是 9/11 例患者术后直肠感觉正常和

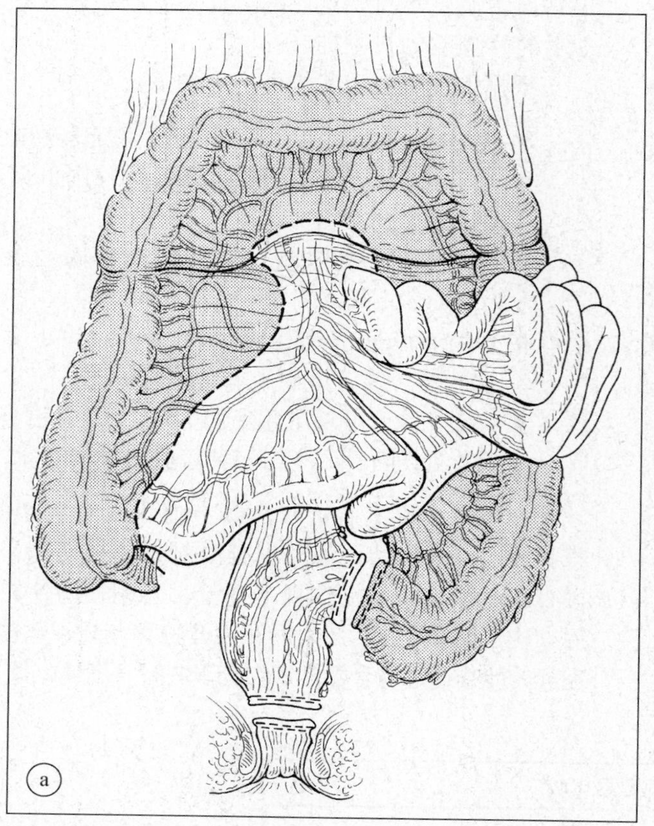

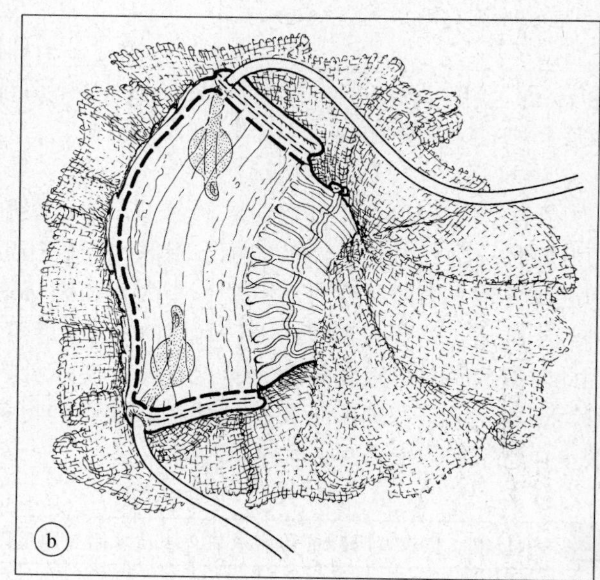

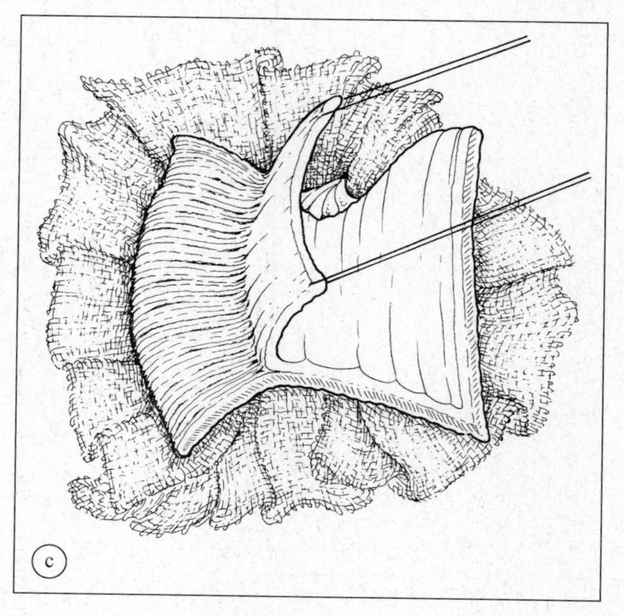

图 41.12 直接黏膜切除保留直肠肌肉结构（PREM）。（**a**）游离直肠直至盆底，肠系膜下血管和直肠上血管保留，直肠远近端分别用 GIA 和 TA 横断。（**b**）封闭的游离直肠被置于腹壁表面，导管从远近端开口插入，灌洗清洁肠段。（**c**）游离肠段对系膜缘切开，切除黏膜。

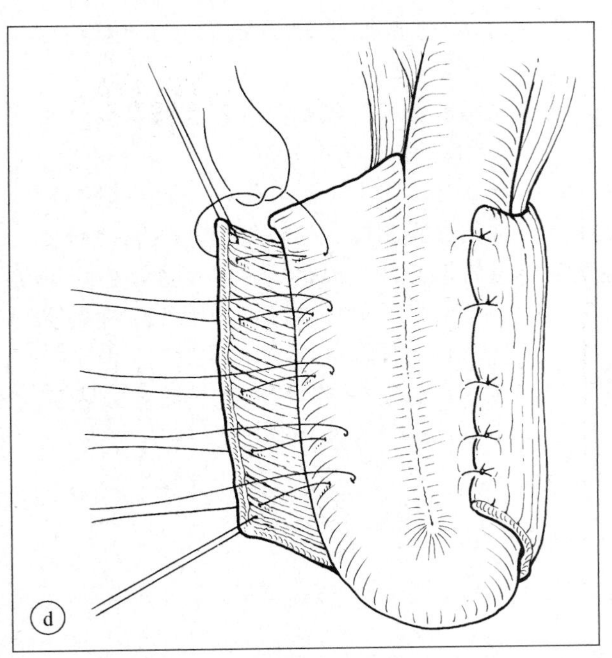

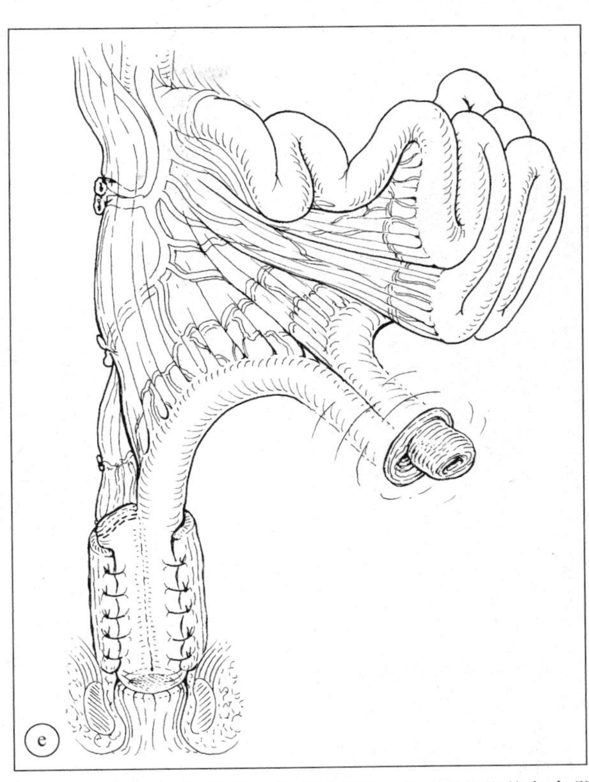

图 41.12（续）（**d**）用末端回肠建立 J 形储袋，用去黏膜的直肠肌肉套包裹缝合 2/3 的储袋。（**e**）用环形吻合器吻合储袋顶部于肛管。近端保护性回肠造口。

排便感觉被保留，所有患者均能主动延迟排便至少 30 分钟。

这些患者同 10 例常规的重建性结肠切除术吻合器吻合患者比较，平均随访 22.3 个月（8～42 个月），9/11 例重建性结肠切除（RP）保留直肠肌肉套患者的直肠感觉功能保留，而仅 4/10 例常规重建性结直肠切除术患者的直肠感觉功能保留。因而 RP 和保留直肠肌肉套手术可保留直肠感觉。但是评价该项改良是否有更好效果还需假以时日。

保留或不保留直肠系膜的方法

最初，外科医生紧贴直肠切除而保留直肠系膜，切断痔上动脉到直肠的分支，保留了肠系膜下动脉的主干（图 41.13）。该术式的原理是保留性功能，但是切除困难且出血多，尤其是肥胖患者。另一手术方式是全系膜切除，仅保留痔上动脉（图 41.14）。盆腔自主神经跨越骨盆边缘处容易显露和从系膜分离。如果 Denonvillier 筋膜被破坏，在前列腺和精囊腺后方分离直肠是自主神经易损害的另一个地方。伯明翰从 1986 年开始全系膜切除和直肠紧贴切除，仅 3/98 男性患者有性功能障碍。

黏膜切除术的范围和方法

黏膜切除至齿状线或以上

理论上讲，如果要避免潜在的结肠炎和增生，黏膜切除应该除去所有柱状上皮（Fasth 等，1985）。但是 Dixon 和 Riddell（1990）报道严重结肠炎很少累及齿状线以上 2～3cm 肛管移行带，而且柱状上皮的具体分布区域变化很大（Thompson-Fawcett 和 Mortensen，1996）。即使在一些早期实施该手术的（Parks 和 Nicholls，1978；Telander 和 Perrault，1981；Burbrick 等，1985）作者也承认不是肛管上缘所有柱状上皮均被移除。所以吻合口应位于齿状线上约 2cm 左右（图 41.15），该手术原理基于的理论是肛管内受体应该负责区别气体、液体和固体（Duthie 和 Bennett，1960；Duthie 和 Gairns，1960；Miller 等，1988）。另一方面，经肛管齿状线肛管吻合比在肛管顶部吻合要容易得多，因此绝大多数早期回肛吻合没有保留鳞柱交界

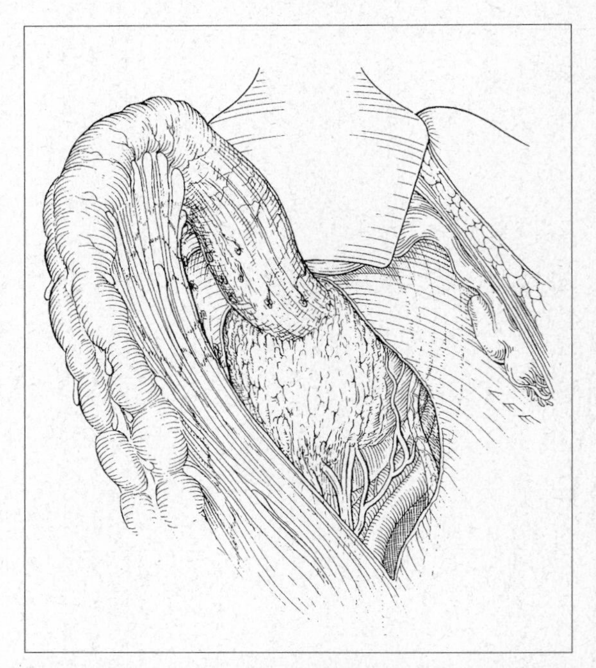

图 41.13 切除直肠保留系膜内痔上血管。保守性直肠切除希望对盆腔自主神经损伤最小。手术包括贴近直肠切除和结扎痔上动脉所有分支。直肠系膜保留且骶前平面没有进入。

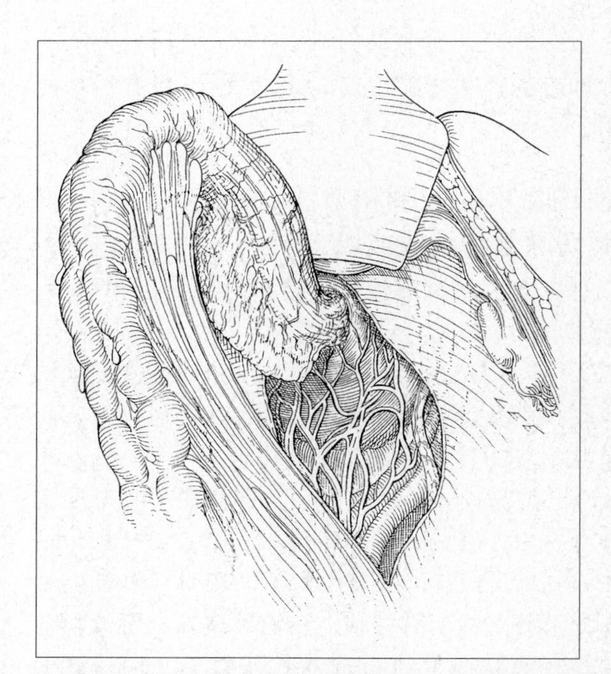

图 41.14 直肠包括系膜完整切除。目前证据显示直肠及系膜完整切除很少伴自主神经损伤。完整系膜在无血管平面游离直到骶骨尖。

处的黏膜（Nicholls 等，1984）（图 41.16）。随着吻合器技术的出现，吻合位置发生改变；切除和吻合完全可以通过腹部完成而无需黏膜切除，在肛柱作吻合的术后功能似乎比齿状线手工吻合要好（Deen 等，1995；Lewis）。

研究显示肛管移行带的高度变化非常大，而且移行细胞岛可以在柱状带发现（Thompson-Fawcett 和 Mortenson，1996）。因此，一般假想认为齿状线上对称的黏膜圈构成移行带是错误的，而且其生理功能也值得考虑。但是关于癌变和增生，保留肛管黏膜似乎不是严重危险因素，因为持续黏膜增生很少见且随时间缓解（Ziv 等，1994）。但是剩余黏膜易炎变（Ambroze 等，1993a）而导致囊套炎（Thompsen-Fawcett 等，1997）。

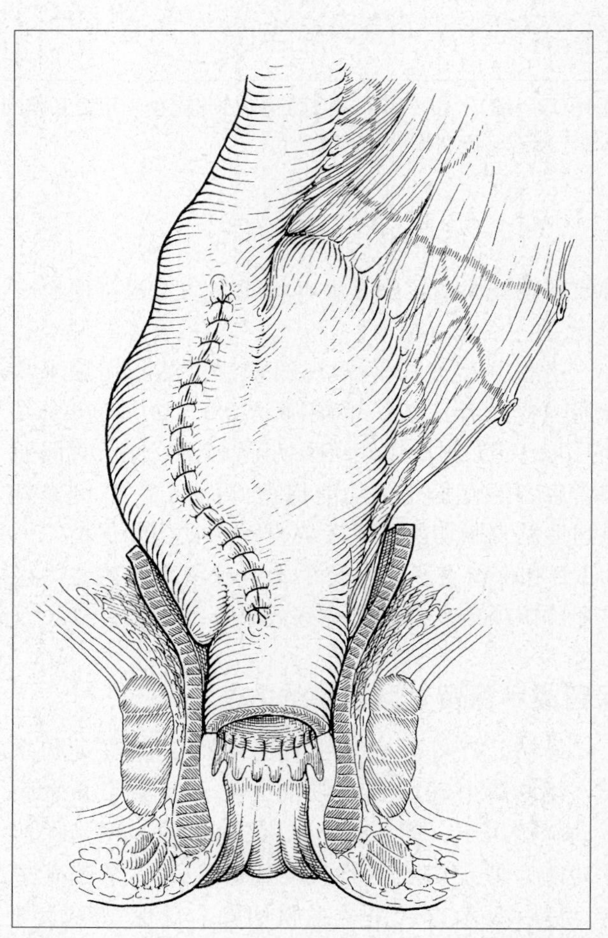

图 41.15 回肛吻合于齿状线上 2cm 处。图示三叠储袋端端回肛吻合伴直肠套，吻合置于齿状线上。

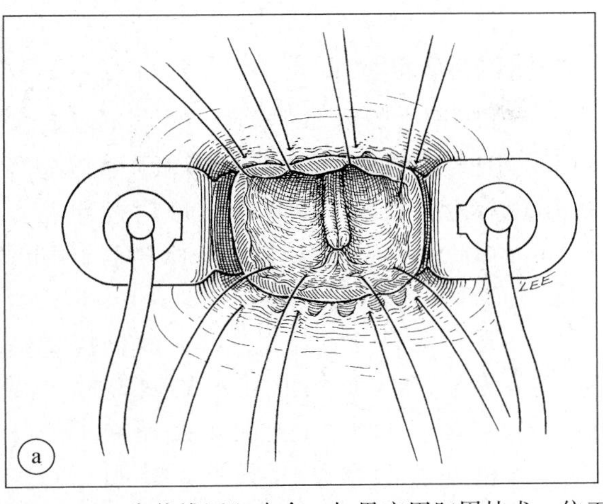

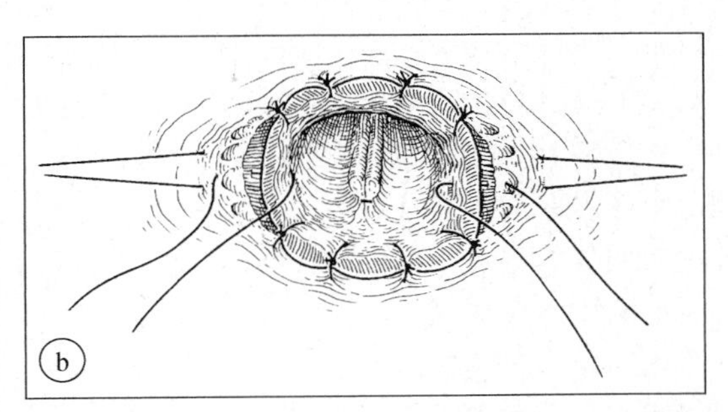

图 41.16 齿状线回肛吻合。如果应用肛周技术，位于齿状线的回肛吻合非常容易完成。(**a**) 在一 J 形储袋患构建患者实施间断缝合完成端侧回肛吻合。肛管牵开器撑开肛管侧方，因而肛管前后方缝线能够在结扎前准确定位。(**b**) 肛周边缘缝合牵引线牵引肛管，肛管和回肠侧方缝合能准确定位。

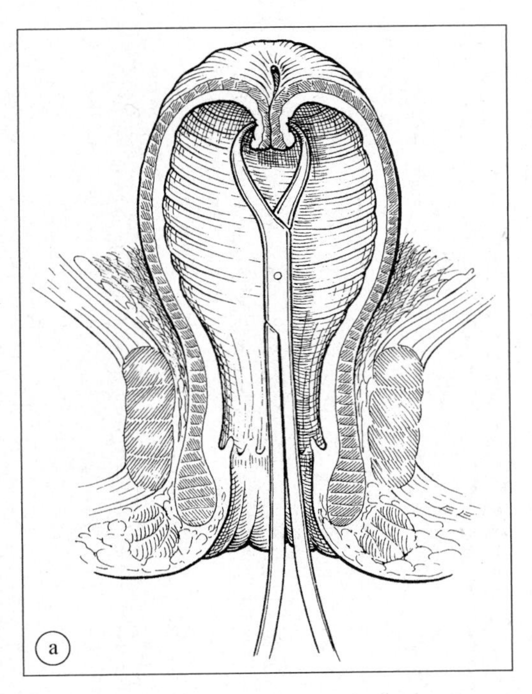

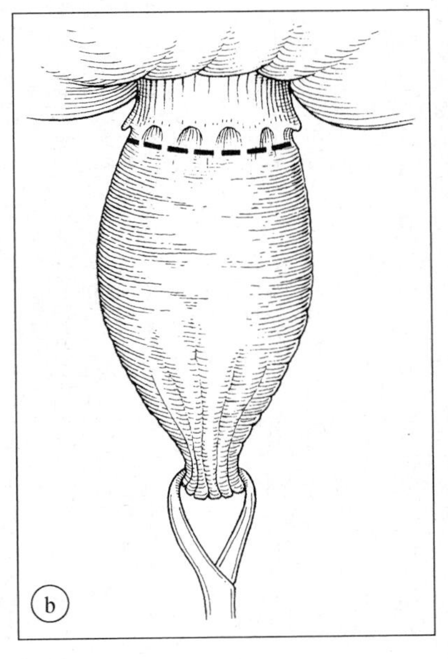

图 41.17 直肠翻转黏膜切除。(**a**) 经肛管使用组织钳直肠上断端以翻转直肠。(**b**) 直肠被翻转，黏膜位于表面（我们不赞同该方法）。

多数外科医生倾向经骶做齿状线的短段黏膜切除，这种术式对括约肌环损伤较小（Deen 等，1995）。使用吻合器吻合，其黏膜通常没有去除，而吻合口位于肛管中段，肛管移行区仍保留。赞成保留肛管移行带者认为肛管的分辨力得以保留，且括约肌损害较少（King 等，1989）。而反对者认为肛管移行带黏膜切除后减少恶变危险和结肠炎复发（Nicholls 等，1984；Tsunoda 等，1990）。但是，因切除肛管移行带可导致肛管麻痹和括约肌功能损害（Keighley 等，1987a），因而普遍认为黏膜切除术较双吻合器技术（Kmiot 和 Keighley，1989a）引起大便泄漏和括约肌功能损害的概率更高（Gemlo 等，1995）。

外翻技术

导致重建性结直肠切除术后储袋早期失败的原

因之一是应用外翻技术（Devine 和 Webb，1951）。在某些医疗中心重新使用该技术（DeFriend 等，1997）做黏膜切除和完成吻合器吻合（Goligher，1984；Castrini 等，1985；Dozois，1985；Soave，1985；Ravo 和 Ger，1987；Lewis 等，1993b，图 41.17，图 41.18，图 41.19）。Beart 等（1985）和 Goligher（1984）比较腔内黏膜切除和外翻黏膜切除的功能结果无区别。现在 Leeds 的 Miller（1996）报道肛管外翻损害了肛门静息张力、肛管感觉和分辨力，而导致术后功能差（表 41.14），因此我们认为外翻技术应该被抛弃。

经腹或经肛黏膜切除术

当手术需保留直肠封套，黏膜切除耗时长且需长时间牵引肛管，因此肛管黏膜切除和肛管内吻合可导致肛管括约肌张力下降，影响肛门控便能力（图 41.20）（Becker，1984；Nasmyth 等，1986a；Sharp 等，1987；Pescatori 等，1988；Lindquist，1990）。为了避免潜在并发症发生率，我们探索经腹腔肛管黏膜切除从而保证肛管的完整性（图 41.21）（Keighley，1987），这种方法消除了经肛管黏膜切除所导致的静息压下降（图 41.22a），

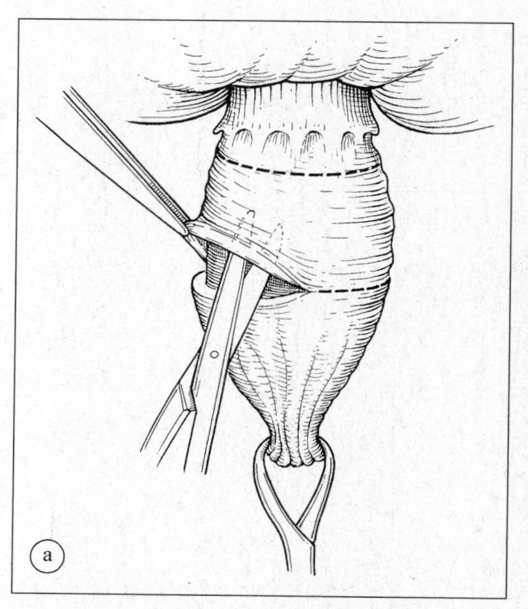

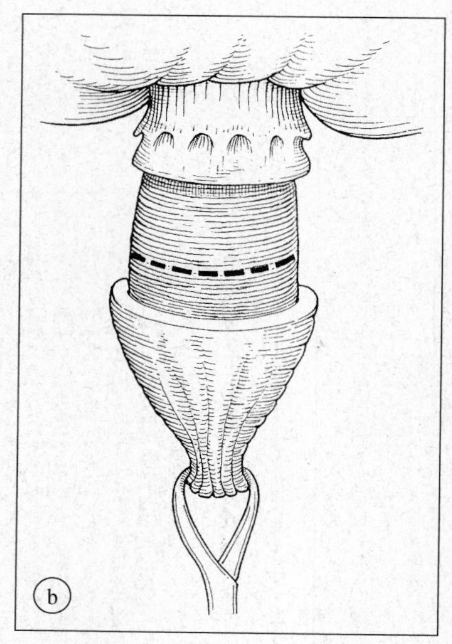

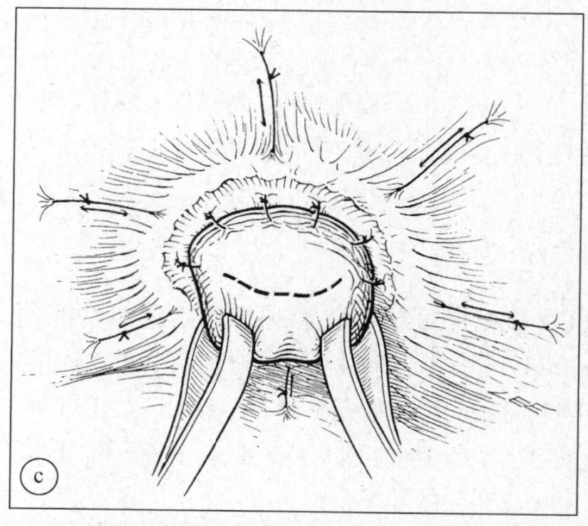

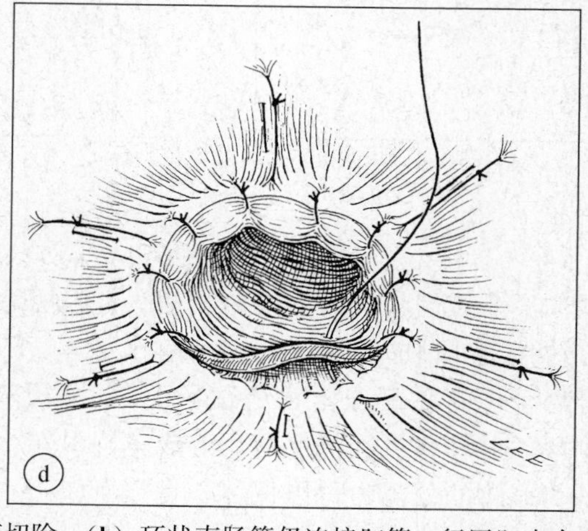

图 41.18 黏膜翻转和回肛吻合。(a) 直肠残桩黏膜切除。(b) 环状直肠管仍连接肛管。行回肛吻合时需离断。(c) 一组牵引线置于肛管周围。回肠经肛管拖出，在打开回肠腔前间断缝合肠管前后壁。(d) 开放肠管，完成回肛吻合。

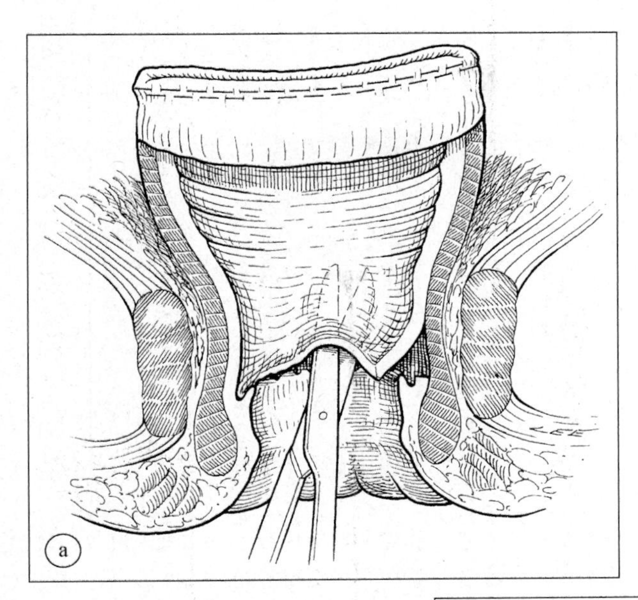

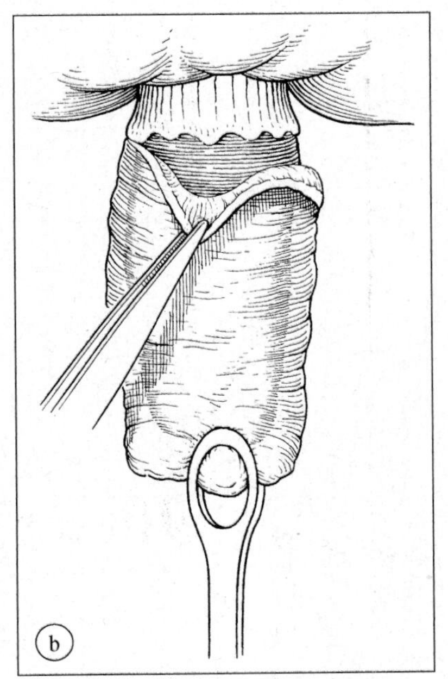

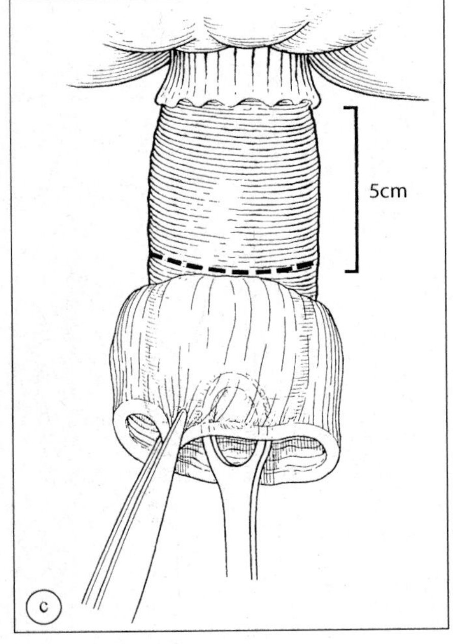

图 41.19　吻合器低位横断直肠的黏膜翻转切除术。（**a**）直肠被双吻合器横断，用肛管拉钩牵拉（未显示），经下方剥离直肠肛管黏膜。（**b**）闭合的直肠端用组织钳牵拉，翻转直肠，继续完成黏膜切除。（**c**）在横断直肠肌肉管前完成肛直肠黏膜切除。

表 41.14　重建性结直肠切除术时直肠翻转的功能结果

	翻转	无翻转
最大肛管静息压（cmH_2O）	69（51～88）	80（64～90）（$P<0.04$）
肛管感觉阈值（mA）		
上段	9.1	6.9
中段	7.4	4.9（$P<0.01$）
下段	6.8	3.8
RAI 反射存在	54/64	50/53
黏液泄露	11/64	9/54
排便延迟	56/64	43/53
完整分辨力	22/64	38/54（$P<0.01$）

RAI 反射，直肠肛管抑制反射。

来源自：Miller 等（1996）。

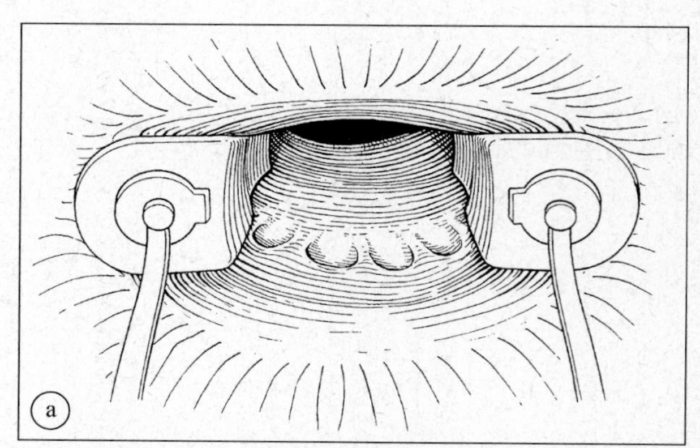

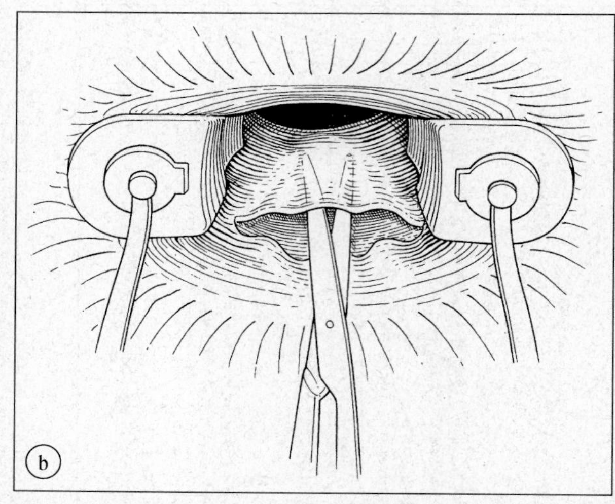

图 41.20 肛管内黏膜切除。(**a**) 肛直肠交界处横断肛管上段。Park 肛管拉钩置入肛管暴露齿状线。(**b**) 剥除肛管残桩黏膜。通常分四条剥离，拉钩位于如图示时剥离前后黏膜，然后拉钩调整为前后位，完成剩余肛管黏膜剥离。

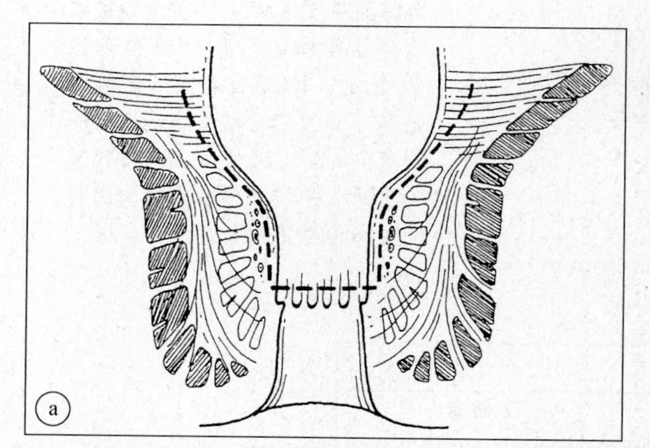

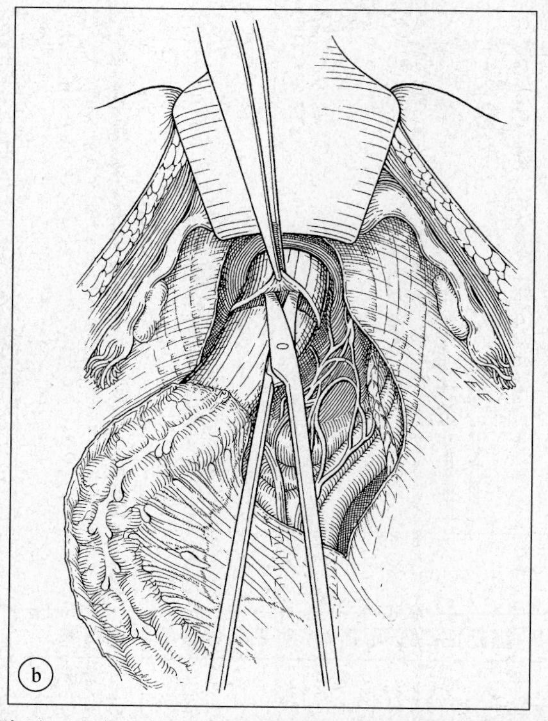

图 41.21 经腹部黏膜切除。(**a**) 连同直肠的经腹部黏膜切除平面。直肠完全游离到尾骨尖，环形切开肛直肠肌肉，因而肛管黏膜可以容易分离且横断在齿状线。(**b**) 外科步骤。直肠游离到尾骨尖。环形切口切开，在直肠肛管环状肌内切除黏膜（续）。

从而减少肛门泄漏和失禁的发生率。但是我们现在几乎抛弃了经腹肛管黏膜切除，即使需要切除肛管黏膜，经肛门短段黏膜切除，肛门牵拉幅度也较小。

不做黏膜切除

吻合器技术行回肠肛管吻合而无需黏膜切除 (Landi 等，1990)。虽然吻合可作在齿状线，但损伤内括约肌甚至外括约肌的危险很大。两家医疗中

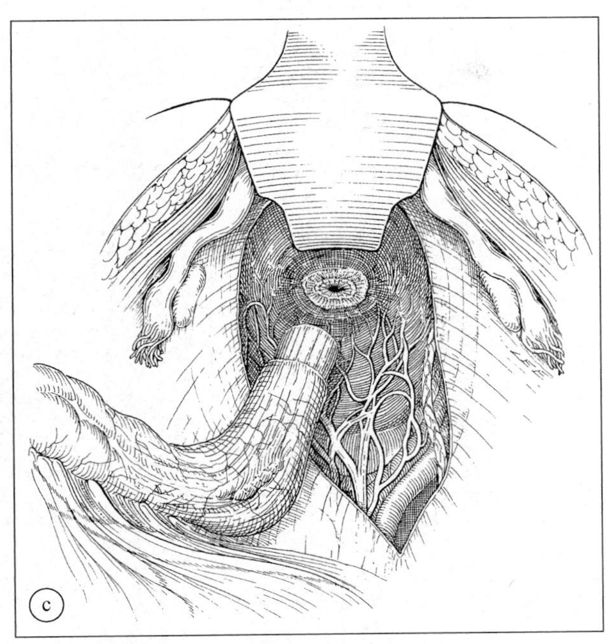

图41.21（续） （c）连同直肠经腹黏膜切除。全部肛管内括约肌被保留。

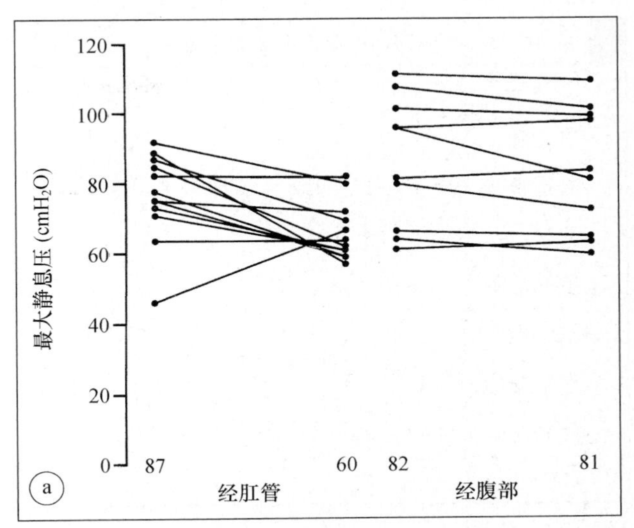

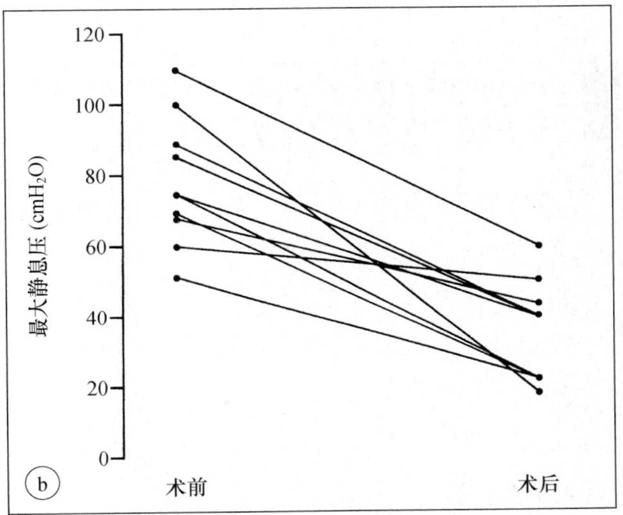

图41.22 经肛和经腹黏膜切除后的肛管测压。（a）经肛和经腹黏膜切除后的最大基础压。注意在肛管黏膜切除术后肛管静息压有进行性下降，而经腹部黏膜切除则无降低。（b）储袋构建低位吻合器回肛吻合术前后肛管压比较。肛管静息压降低很大程度因肛管内括约肌损害或构建回肛吻合时过度牵拉肛管。

心低位吻合器吻合均导致患者肛管静息压下降（图41.22b；表41.15）。现在我们及其他同行要求行肛管高位吻合（Landi等，1990）。

Deen等（1995）在一关于吻合口位置高低的随机对照研究中，明确证实齿状线上2～3cm的高位吻合较齿状线吻合效果良好，其他非随机研究也获得同样结果（Holdsworth和Johnston 1988；Annibali等，1994；Braun等，1995；Ziv等，1996）（表41.16）。高位吻合保留了上皮感觉和直肠肛管抑制放射（Lavery等，1989；Sagar等，1991b；Lewis等，1995a，b）。

反对不做黏膜切除术的主要原因是残留黏膜可能出现炎症（Ambroze等，1991c；Lavery等，1995），且理论上可以恶变（Schmitt等，1992a，b；Slors等，1995）。我们没有发现残留黏膜炎症出现临床症状，且残留黏膜炎症反应更少见。我们目前在所有患者中应用双吻合器技术，保留肛管移行带，除非患者合并直肠肿瘤、重度增生及肛管家族性腺瘤性息肉病。

回肠新直肠吻合术（INRA）

近期研究（van Laarhoven等，1999；Strijbos等，2005）报道了一种称为回肠新直肠吻合（INRA）的新技术。这是家族性息肉病患者做重建性结直肠术的替代手术。手术切口为正中切口，切除全部结肠至腹膜反折处，不做腹膜外分离，下一步手术操作在直肠内进行，直肠腔内缝合6～8针牵引线以利于暴露肠腔，随后经腹腔行黏膜切除（图41.23）。最远端的2～5cm黏膜经会阴切除，通过肛管缝合4～6针牵引线使肛管展平，黏膜下注射1∶100000肾上腺素以分离黏膜。黏膜切除标本应该进行仔细的组织学检查，确定黏膜切除的完整性；下一步是末端回肠做一有血供的黏膜蒂，为完成该术式，将适当大小的支撑物插入末端回肠腔，将末端回肠20cm浆膜和肌层剥离，系膜缘一小段

表 41.15 吻合器回肛吻合随机试验研究

	位于齿状线（$n=21$）	1.5cm 高于齿状线（$n=20$）
并发症	8	7
功能评分（0=好，12=差）	5.5（1～12）	2.0（1～9）
失禁	7	2
夜间泄漏	7	3
肛管出血	0	1
肛管静息压下降	23%	13%
随访距肛缘的实际高度（cm）	3.3（2.0～4.3）	5.5（4.0～6.4）

来源自：Deen 等（1995）。

表 41.16 比较研究齿状线回肛手工吻合（经肛管吻合）和保留肛管移行带（ATZ）的肛管顶端吻合器回肛吻合（端端吻合）

	端端吻合：ATZ 保留（$n=14$）	经肛管吻合：ATZ 切除（$n=13$）
分辨能力	100%	77%
安全肛门排气	81%	31%
直肠肛管移植反射	75%	23%
黏膜电敏感性（mAmp）		
上段肛管	79	7.3
中段肛管	45	4.2
下段肛管	57	4.0

来源自：Holdsworth 和 Johnston（1995）。

浆膜肌层保留，以保留黏膜蒂血供。为了容纳黏膜的血管系膜，直肠肌肉环右侧做一 5cm 切口，修剪为网孔样的回肠黏膜蒂插入剥脱黏膜的直肠，拖出回肠黏膜蒂的操作可以通过肛门放入圆形腹腔镜袋顺利完成。远端黏膜蒂用 3-0 单股可吸收缝线缝合 8～10 针，固定于齿状线未角质化的鳞状上皮，完成黏膜肛管吻合，然后采用 3-0 单股可吸收缝线连续缝合，将近端紧邻黏膜蒂的完整的回肠吻合于近端直肠，手术最后需要做临时回肠造口转流。

该手术在一些溃疡性结肠炎和 FAP 患者中实施，2 年随访中位排便次数是 5.5 次/24 小时（范围 4～7 次/24 小时），包括 1 次/夜间（0～2 次）。6 例 FAP 患者内镜检查显示黏膜正常，没有息肉形成（Strijbos 等，2005），该术式因病例有限且无长期随访资料，故疗效需进一步评估。

储袋种类

三袢 S 形储袋

该储袋在英国被首次应用，虽然容量较大但早期设计输出袢为长臂（图 41.24），导致很多患者需要经肛管插管储袋引流（Parks 等，1980）。

早期很多患者的输出袢至少大于 5cm，且输出袢随时间而变长，导致储袋在盆腔较游离（Pescatori 等，1983a，b）。也有患者的储袋肛管吻合口存在狭窄。这些情况影响储袋排空和导致形成游离于盆底的大而无张力的储袋（Silvis 等，1997）。

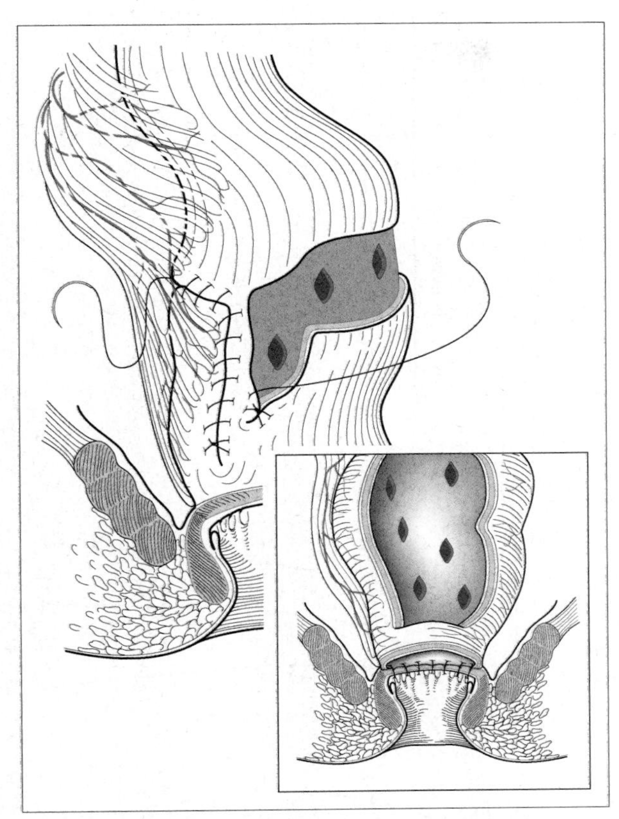

图 41.23　回肠新直肠吻合：回肠和近端直肠肌肉套吻合，将回肠黏膜瓣置入去黏膜的直肠并缝合于齿状线。中央血管蒂、黏膜开窗引流和扩展的肠腔如图示。(Illustration by W. Renooij.)

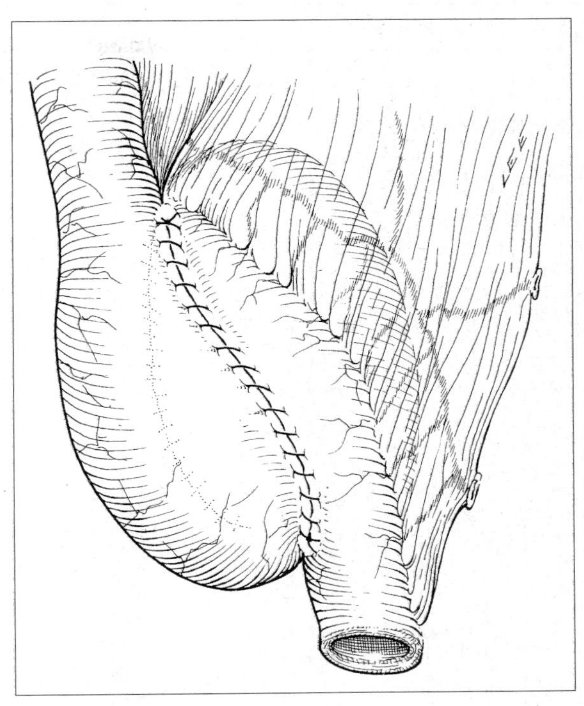

图 41.24　完成的三叠储袋。

Parks 报道 21 例患者中 11 例患者不得不进行插管排便。即使储袋输出袢为 2cm，经常插管排便的患者仍达 35%～50%，还有 9%的患者需要间断性插管排便（Pescatori 等，1983a，b；Lindquist 等，1984；Rothenberger 等，1984；Burbrick 等，1985；Nicholls 和 Pezim，1985）。

由于上述观察结果，三叠储袋的倡导者现在均不做输出袢（Poppen 等，1992）。结果没有患者需插管排便，且将 S 形储袋和其他储袋设计比较，其排空能力接近正常直肠（Nasmyth 等，1986b；Heppell 等，1987；McHugh 等，1987；Wexner 等，1989b）。Tuckson 和 Fazio（1991）报道 S 形储袋较 J 形储袋有更大的容量，且三叠储袋夜间泄漏和排便频率较二叠储袋明显少，S 形储袋随时间延长其容量扩展明显，从术中平均 177ml 到术后 416ml（Nicholls 和 Pezim，1985）（表 41.17）。但是一些患者因长输出袢和出口梗阻导致储袋巨大（800ml）需要插管排便，类似情况在储袋式回肠造口可见（Templeton 和 McKelvey，1985）。该并发症如此麻烦以至 Liljeqvist 和 Lindquist（1985）建议再次重建手术切除输出袢，再次行储袋肛管吻合。该手术在 6/7 患者中取得好的效果。

双袢 J 形储袋

J 形储袋和 S 形储袋几乎同时被报道（Utsunomiya 等，1980），且成为最常见的储袋类型，因为其可以通过吻合器快速重建（Taylor 和 Dozois，1987）。

Mayo 和 Cleveland 临床中心报道最大宗病例研究，迄今已行 2 500 例储袋重建术，不同作者审慎总结该结果，报道并发症发生率低、24 小时排便 4～7 次、无排空障碍（Taylor 等，1984；Cohen 等，1985；Fazio 等，1995）。排便次数在回肠造口封闭后 12 个月内明显降低（图 41.25）。而 J 形储袋容量随时间增加，在 2 年后达到最大（Oresland 等，1990a，b；Chaussade 等，1991）（图 41.26）。储袋容量直接与储袋构建的回肠长度有关（图 41.27）。而且，功能评分尤其是排便次数和储袋最大容量呈反相关（图 41.28）。排便次数少和储袋容量大及顺应性有关。手术时或造口封闭时的储袋容量和最终容量相关，从而影响储袋功能（Scott 等，1989）。J 形储袋容量构建时至少应

表 41.17 储袋容量

	三叠（$n=8$）	双叠（$n=8$）	四叠（$n=22$）
术中容量（ml）			
均数	177±64	172±58	325±37
术后容量（ml）			
均数	416±176	198±69	322±33
范围	（180～800）	（100～300）	（290～370）

来源自：Nicholls 和 Pezim（1985）。

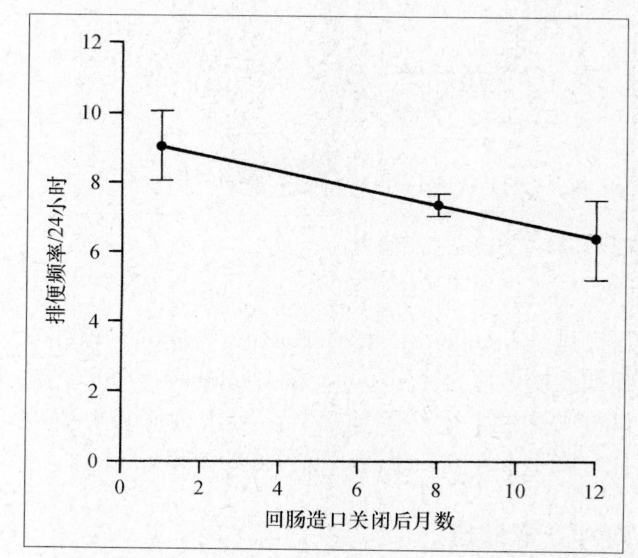

图 41.25 回肠造口封闭术后 12 个月的排便次数，数值为平均数（SEM）。

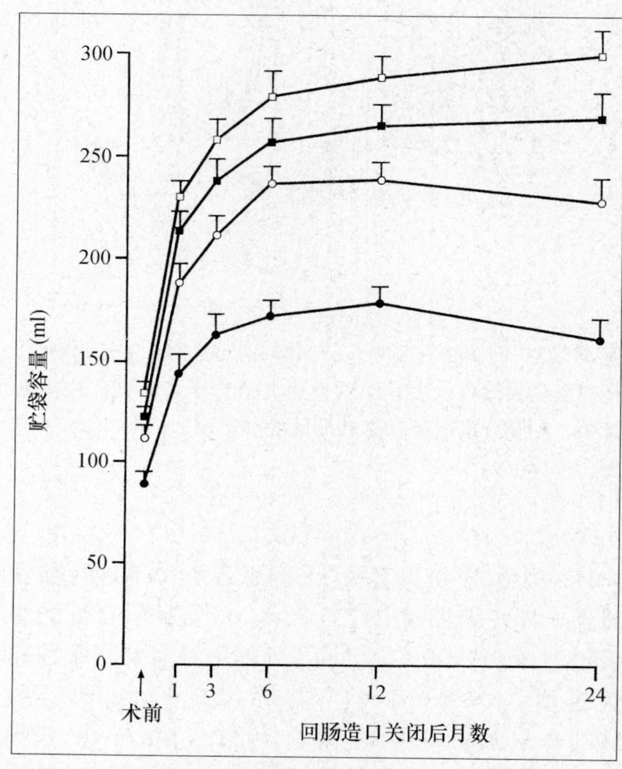

图 41.26 袢式回肠造口封闭术后 24 个月、压力为 20～80cmH_2O 时的储袋容量。

有 300ml，因而我们用 20cm×20cm 的肠袢构建 J 形储袋，术中储袋容量可大于 300ml 和术后平均容量大于 380ml。

虽然容量不是唯一的预后指标，小肠运动力、细菌是否过度生长、肛管功能、储袋排空和绒毛萎缩指数也是决定预后的重要因素（Stryker 等，1986；O'Connell 等，1987c；Phillips，1987），但多数资料表明，如果肛门括约肌功能正常，大容量及顺应性好的储袋是低排便频率的最重要影响因素（Nasmyth 等，1986a，b；Keighley 等，1988a；Lindquist，1990；Oresland 等，1990a，b）。影响远期功能的因素列举在表 41.18。

J 形储袋的形状较之 S 形和 W 形储袋和正常直肠更相似（Schraut 等，1983），且顶端位于于齿状线上，大部分储袋被盆底包绕。没有大宗研究报道 J 形储袋需要插管治疗（Dozois，1985；Cohen，1986）。15cm×15cm J 形储袋尤其是 10cm×10cm J 形储袋较 S 形储袋排便次数增多（Nicholls 和 Pezim，1985；Williams 和 Johnston，1985b），但是每天排便次数变化很大，尤其与摄入饮食有关（图 41.29）。而且，我们及其他观察者（Kirkegaard 等，1990）发现储袋构建后回肠有较长时间适应期，排便次数随时间下降（表 41.19），不仅排便

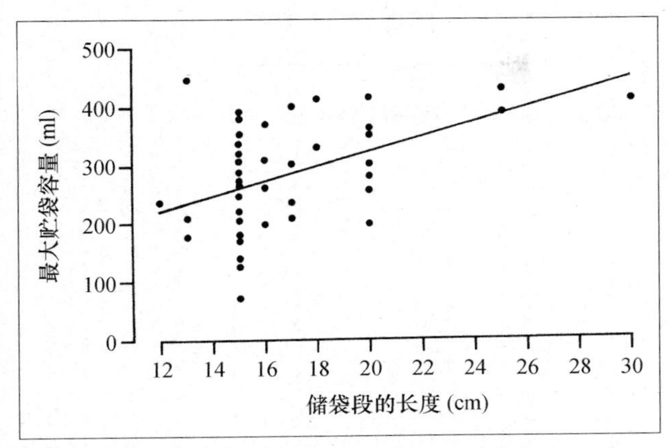

图 41.27 储袋构建时袢的长度与袢式造口封闭术后12个月的储袋容量比较。

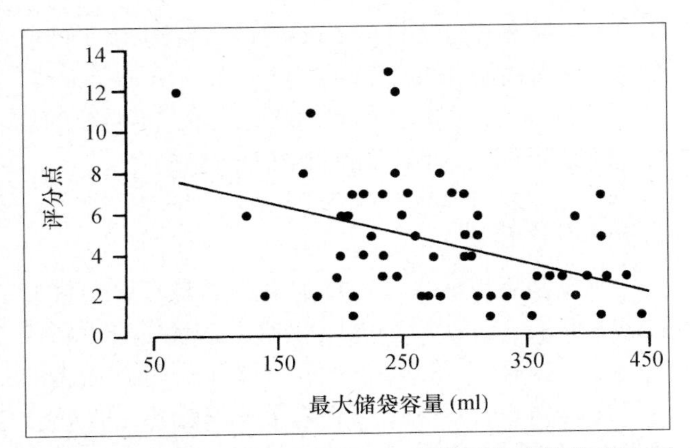

图 41.28 回肠造口封闭术后1年症状评分和储袋最大容量比较。

有意义影响因素	无意义影响因素
克罗恩病	年龄
手工回肛吻合	储袋设计
术后盆腔感染	袢式回肠造口
储袋炎	回肛吻合
阴道瘘	小肠瘘
	其他瘘

表 41.18 导致功能障碍的多因素分析：伯明翰资料（212个储袋）

次数随时间下降，而且泄漏、夜间排便、肛门分辨力和排便延迟能力均得以改善（Curran 和 Hill，1990）。因而 Oresland 等（1989）报道术后功能的

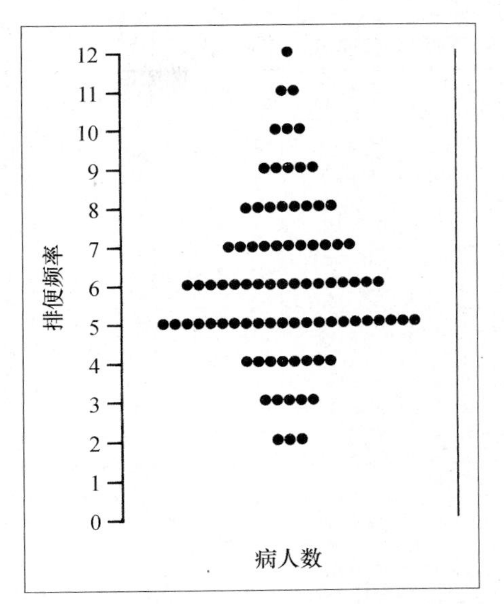

图 41.29 重建性结直肠切除术后排便频率。源于回肠造口封闭术后12～24个月患者资料总结，排便次数变化极大。提示术前无法预测排便次数。

一个渐进性恢复需至少2年（图 41.30）。鉴于J形储袋设计简单，便于吻合器操作，功能与梭形的W形储袋相似（Keighley 等，1988b；Johnston 等，1996），大多数外科医生目前采用J形储袋设计（Metcalf 等，1986a；Schoetz 等，1986；Taylor，1986；McGowan 等，1987；McHugh 等，1987）。

同侧顺蠕动或H形储袋

由于认识到回肛直接吻合的排便次数不可接受，侧侧顺蠕动储袋得以发明，传统及发展的储袋蠕动形式为顺蠕动，但也有构建逆蠕动的术式（Nasmyth 等，1986b）。

最初，该术式是为二阶段手术，第一步为回肠肛管直接端端吻合，在骨盆边缘封闭回肠，近端回肠造口。二阶段手术包括还纳造口，实施回肠与回肠肛管吻合端作侧侧吻合（Fonkalsrud，1982）。该手术导致有的患者输出袢太长。现在侧方顺蠕动储袋很少采用，如果使用也是一期手术，将3cm输出袢吻合于齿状线（图 41.5）（Fonkalsrud，1982）。常规插管很少使用，患者大约每天7次排便。但是该设计储袋炎的发生率很高（Fonkalsrud，1987）。有报道该类储袋和其他设计一样，储袋容量随时间增加（表 41.20）。我们不推荐常规使用该设计。

表 41.19 随时间变化的功能结果（伯明翰病例）

储袋构建术后月份	排便次数/24h		便急（%）	夜间泄漏（%）
	中位数	幅度		
3	9	5～14	20	36
6	7	5～13	12	27
12	7	4～10	8	24
24	6	2～10	6	20
36	5	2～8	4	18
48	5	2～9	4	16

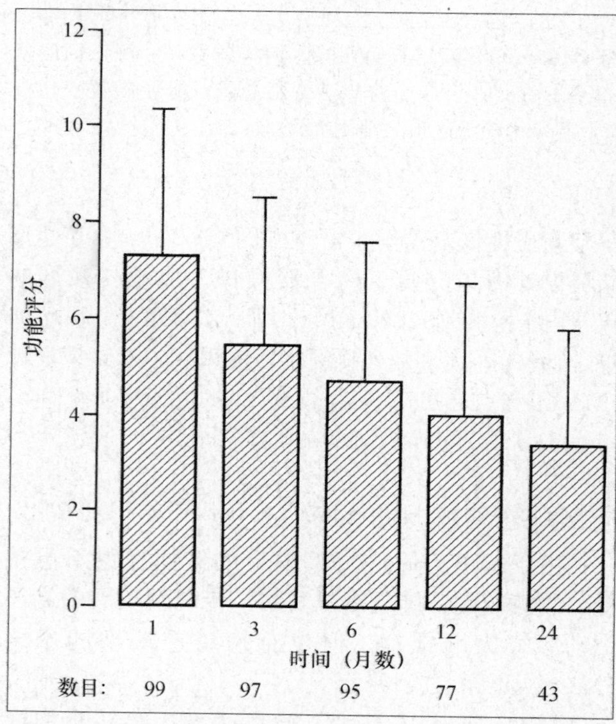

图 41.30 回肠造口封闭后 1～24 个月功能评分，显示功能随时间改善。

Kock 储袋

无活瓣和短输出袢的 Kock 双叠储袋也用于回肛吻合。该术式报道的肠蠕动为 4～6 次/24h（Kock 等，1989；Hawley，1990）。但我们认为该术式不必要的复杂设计似乎不比设计简单的储袋效果更好。

四叠 W 形储袋

四叠储袋被认为是一增加容量而没有输出袢并发症的储袋，且使用端侧回肛吻合。储袋应用四段 10cm 回肠构建（Nicholls 等，1985）。如果远端的两袢保留稍长一点，则储袋末端逐渐变尖，使吻合口上的储袋更容易贴合盆腔（Harms 等，1987b）。

早期临床结果显示 W 形储袋的排便次数少于 J 形储袋而与 S 形储袋相似，无患者需插管排便（Nicholls 等，1985），有报道四叠 W 形储袋的顺应性较三腔和双腔储袋更好（图 41.31），排空力也较 S 形储袋更好（表 41.21）。由于 J 形储袋随时间容量增加而排便次数降低（Harms 等，1987c）（表 41.22）。排便次数与顺应性呈反相关，储袋收

表 41.20 回肠侧侧吻合储袋的功能评估

	生理盐水容量超过 20cm（ml/cm）	腔内压力为 10mmHg（ml）的容量	慢波活跃频率（每小时）
正常回肠	29	69	15.7
侧侧吻合储袋			
4 周	74	318	10.2
8 周	106	458	13.5

来源自：Kawarasaki 等（1985）。

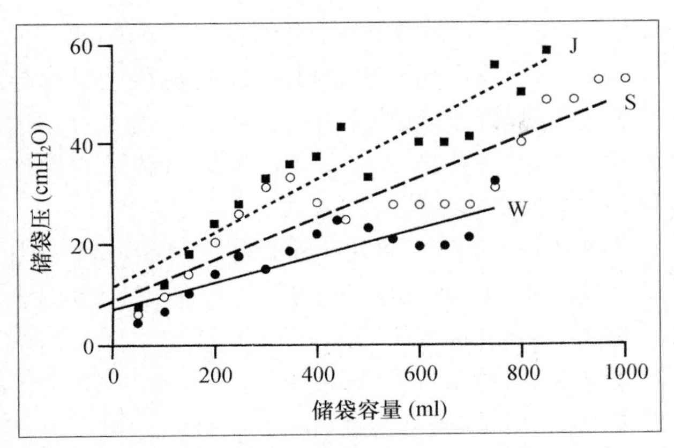

图 41.31　三种不同储袋的顺应性比较：J 形储袋或双袢储袋（$n=11$），$\Delta V=18.9$ml/cmH_2O，ΔP ■—■；S 形储袋或三袢储袋（$n=9$），$\Delta V=25.6$ml/cmH_2O，ΔP ○—○；W 形储袋或四叠储袋（$n=12$），$\Delta V=38.5$ml/cmH_2O，ΔP ●—●。

缩阈值与储袋扩张的容量有直接关系（图 41.32）。

W 形储袋顺应性和容量的升高与几何形状有关（图 41.33）。在一定长度的小肠，四袢储袋容量较二袢储袋大 3 倍，尤其是不使用吻合器内翻侧侧吻合（Thomson 等，1987）。Hatakeyama 等（1989）报道如果水平直径较大则容量较大。结构和数学上的考虑使不同医生团队采用单层连续内翻缝合技术构建 W 形储袋。

超过 2 年的患者随访发现排便 3～4 次/24h（Harms 等，1987c；Nicholls 和 Lubowski，1987；Everett，1989）。W 形储袋不仅排便次数下降，而且仅 14%患者发生夜间排便，20%患者服用抗腹泻药物，仅 8%患者述有大便泄漏（Nicholls 和 Lubowski，1987），并发症发生率也较低。在一非随机 W 形储袋和 S 形储袋比较研究中，Sagar 等（1990，1991b）报道 W 形储袋较 S 形储袋的空间更大、排空更有效、厌氧菌含量更少和回肠黏膜炎症更轻，而且 W 形储袋排便次数更少。

表 41.22　W 形储袋随时间变化的功能状况

	3 个月	12 个月
最大容量（ml）	190	470
排便次数/24 小时	6.0	4.8
夜间排便	1.1	0.25
大便泄漏	6	3

来源自：Harms 等（1987c）。

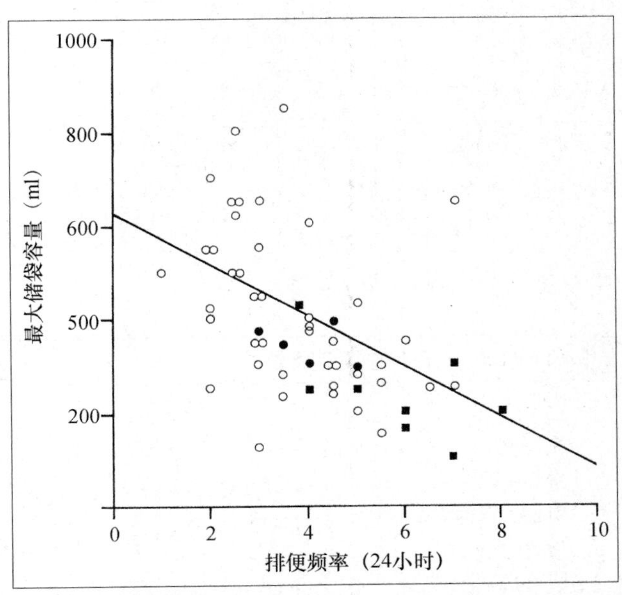

图 41.32　排便次数和储袋容量的关系。贮存容量和排便次数呈负相关，与储袋类型成无关，■，双袢；○，三袢；●，四袢。

虽然，报道 W 形储袋较 J 形储袋和 S 形储袋并发症率低和功能更好（Nicholls，1987；表 41.23），但 W 形储袋与 J 形储袋的随机对照试验远期结果显示 W 形储袋没有优势（Keighley 等，1988b；表 41.24）。Leeds 的 W 形储袋与 J 形储袋

表 41.21　三种储袋设计的比较

	三叠（$n=11$）	双叠（$n=9$）	四叠（$n=12$）
炎症：等级>4			
急性	0	2	0
慢性	6	7	1
储袋排空（%）	14.1	18.1	7.8
顺应性（ml/cmH_2O）	25.6	18.9	38.5

来源自：Nicholls 等（1985）。

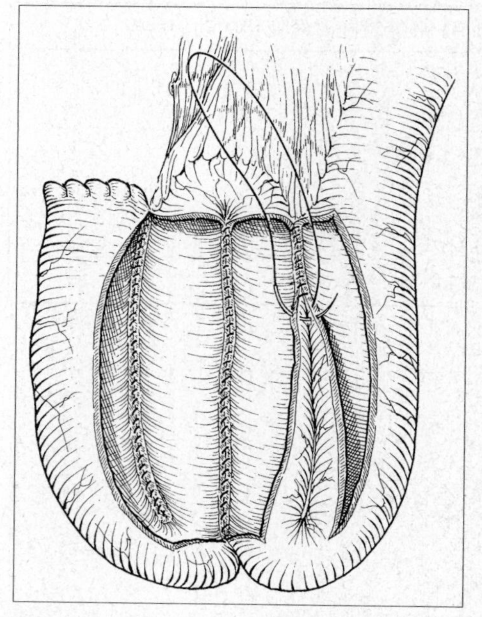

图 41.33 四袢储袋，后壁缝合已完成。

随机对照试验证实相同的结果（Johnston 等，1996）。尽管这些比较实验显示 W 形储袋设计是导致排便频率降低的独立影响因素（Körsgen 等，1998），但是其优势非常微弱，而 J 形储袋的操作因非常简便仍为最流行的术式。

作者对 1988—2000 年间发表的 W 形储袋与 J 形储袋比较研究做 Meta 分析：4 组前瞻性随机对照研究（Keighley 等，1988b；DeSilva 等，1991c；Johnston 等，1996；Selvaggi 等，2000），1 组前瞻性非随机对照试验（Nicholls 等，1985）和 3 组回顾性比较研究（Hewett 等，1995；Romanos 等，1997；Neilly 等，1999）。总共 995 例病例被纳入分析，比较 689 例 J 形储袋和 306 例 W 形储袋。8 组研究的特点总结于表 41.25。组间术后负性事件比较无显著差异，结果列于表 41.26。6 组共 194 例患者 J 形贮袋与 W 形储袋比较研究分析，J 形储

表 41.23 三种储袋设计比较

	S 形储袋（n=71）	J 形储袋（n=17）	W 形储袋（n=64）
死亡数	2	0	2
无并发症（%）	44	47	63
吻合口破裂（%）	25	18	6
肠梗阻（%）	15	0	12
住院日期	38	31	24
储袋切除（%）	11	6	1
排便次数/24 小时	3.6	5.5	3.3
夜间排便>1 次/周（%）	21	57	14
服用药物（%）	10	50	20
正常排便（%）	76	79	92
黏液泄漏（%）	3	0	0
导管排空	54	0	0

来源自：Nicholls（1987）。

表 41.24 20cm×20cm 吻合器构建储袋及 10cm×4 手工缝合储袋随机对照长期随访结果（回肠造口封闭术后 2 年随访）（伯明翰资料）

	J 形储袋（n=17）	W 形储袋（n=15）
手术时间（分）（范围）	200（165～290）	255（220～330）
大便次数/24 小时（范围）	5.7（3～12）	5.4（3～10）
夜间排便次数	0.7	0.6
排便功能正常	15	14
日间泄漏	1	1
夜间泄漏	3	2
排便延迟>1h	17	15
具有分辨力	17	15
服用止泻药	8	6

来源自：Keighley 等（1988b）。

袋患者排便次数大于1次/24h，$P=0.01$，J形储袋患者服用抗腹泻药物的可能性增加3.55倍（$P<0.001$）。作者认为尽管W形储袋较J形储袋容量更大和排便频率更让人满意（图41.34），但是排便功能微弱的差异或许仅仅是吻合技术的差别而不是储袋设计的差别。

表41.25　J形和W形储袋比较研究的特点

作者	研究类型[a]	J	W	比较标准[b]	纳入标准	随访月数
De Silva 等（1991c）	RCT	23	23	1,3,4,5,8	1，2	J18，W19
Hewett 等（1995）	Retro	52	35	1,2,5,7,8	2	J72.7，W29.8
Johnston 等（1996）	RCT	31	39	1,2,4,5,7,8	2,3	—
Keighley 等（1988b）	RCT	18	15	1,2,4,7,8	1,2,4	—
Neilly 等（1999）	Retro	122	65	3,4	1,2,3	总计73.2
Nicholls 等（1985）	PNR	13	23	4,7,8	1,2	—
Romanos 等（1997）	Retro	142	45	—	1,2,3	—
Selvaggi 等（2000）	RCT	11	13	1,2,4,5,7,8	2	—

[a]RCT=随机对照试验，Retro=回顾性试验，PNR=前瞻性非随机试验。

[b]比较原则：1=年龄，2=性别，3=储袋长度，4=近端分流，5=预先结肠切除，6=随访，7=吻合类型（手工吻合：吻合器吻合），8=术前诊断（若无则术后诊断）。

[c]纳入标准：1=家族性腺瘤性息肉病，2=溃疡性结肠炎，3=非确定型结肠炎，4=克罗恩病。

表41.26　多组J形储袋与W形储袋肛管吻合远-近期疗效结果综合统计分析

结果	病例数	研究组数	OR/WMD[a]	95% CI	*P*
负性事件					
吻合口漏	106	3	1.04		
吻合口狭窄	199	6	0.71	0.24，2.06	0.52
伤口感染	199	6	0.81	0.29，2.27	0.68
盆腔感染	175	5	1.85	0.71，4.80	0.21
小肠梗阻	199	6	1.23	0.48，3.12	0.67
储袋炎	190	5	1.75	0.39，7.85	0.47
储袋构建失败	129	4	4.97	0.80，30.90	0.09
功能性结果					
排便次数					
24h	194	6	0.97*	0.20，1.74	0.01
夜间	133	4	0.21*	−0.14，0.56	0.25
渗漏					
白天	129	3	2.42	0.70，8.36	0.16
夜间	83	2	1.56	0.46，5.30	0.47
护垫使用					
白天	204	5	3.72	1.24，11.17	0.02
夜间	30	1	3.21	0.12，85.20	0.49
大便失禁	387	7	2.31	0.34，15.72	0.39
会阴皮肤剥脱	129	3	0.76	0.19，3.06	0.70
止泻药使用	354	6	3.55	2.04，6.20	<0.001
便急	358	7	1.35	0.47，3.92	0.58
肛直肠生理					
静息压	81	3	0.15*	−5.75，6.04	0.96
排便压	24	1	0.70*	−36.48，37.88	0.97

[a]OR=比值比，比值小于1倾向J形储袋构建，比值大于1倾向W构建。

WMD=加权均数差，阳性值倾向W形储袋构建，阴性值倾向J构建。

*无统计意义。

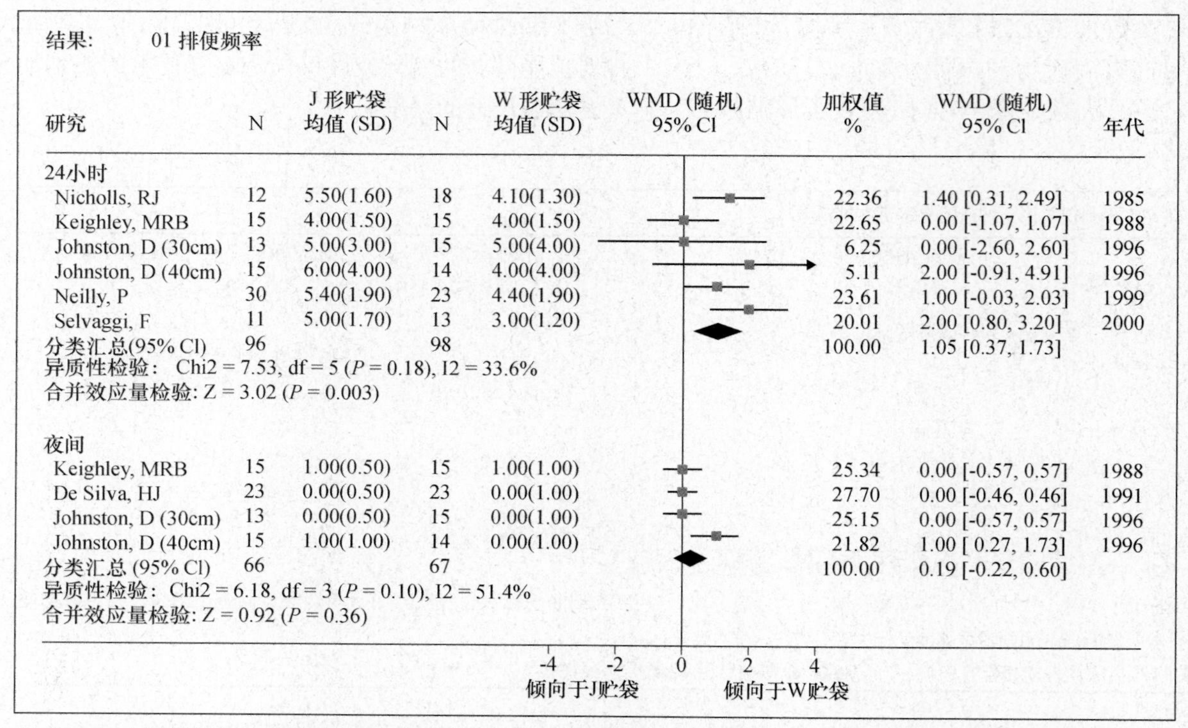

结果: 01 排便频率

研究	N	J 形贮袋 均值 (SD)	N	W 形贮袋 均值 (SD)	加权值 %	WMD (随机) 95% CI	年代
24小时							
Nicholls, RJ	12	5.50(1.60)	18	4.10(1.30)	22.36	1.40 [0.31, 2.49]	1985
Keighley, MRB	15	4.00(1.50)	15	4.00(1.50)	22.65	0.00 [-1.07, 1.07]	1988
Johnston, D (30cm)	13	5.00(3.00)	15	5.00(4.00)	6.25	0.00 [-2.60, 2.60]	1996
Johnston, D (40cm)	15	6.00(4.00)	14	4.00(4.00)	5.11	2.00 [-0.91, 4.91]	1996
Neilly, P	30	5.40(1.90)	23	4.40(1.90)	23.61	1.00 [-0.03, 2.03]	1999
Selvaggi, F	11	5.00(1.70)	13	3.00(1.20)	20.01	2.00 [0.80, 3.20]	2000
分类汇总(95% CI)	96		98		100.00	1.05 [0.37, 1.73]	
异质性检验：Chi2 = 7.53, df = 5 (*P* = 0.18), I2 = 33.6%							
合并效应量检验: Z = 3.02 (*P* = 0.003)							
夜间							
Keighley, MRB	15	1.00(0.50)	15	1.00(1.00)	25.34	0.00 [-0.57, 0.57]	1988
De Silva, HJ	23	0.00(0.50)	23	0.00(1.00)	27.70	0.00 [-0.46, 0.46]	1991
Johnston, D (30cm)	13	0.00(0.50)	15	0.00(1.00)	25.15	0.00 [-0.57, 0.57]	1996
Johnston, D (40cm)	15	1.00(1.00)	14	0.00(1.00)	21.82	1.00 [0.27, 1.73]	1996
分类汇总 (95% CI)	66		67		100.00	0.19 [-0.22, 0.60]	
异质性检验：Chi2 = 6.18, df = 3 (*P* = 0.10), I2 = 51.4%							
合并效应量检验: Z = 0.92 (*P* = 0.36)							

图 41.34 J 形储袋和 W 储袋排便比较频率森林图。方块代表治疗效果点估计值（加权平均差，WMD），水平线代表 95% 可信区间。菱形代表入选研究组的综合估计值，95%的可信区间。点估计值有意义，如 $P<0.05$ 水平且 95%的可信区间不包括垂直线（WMD=0）。AWMD>1 倾向于 W 储袋。

回肛吻合方法

手工缝合

多数回肛手工吻合于齿状线，除非采用翻转法。经肛门将回肠吻合与肛管上段非常困难，且我们不建议使用该方法。非常重要的是实施重建性结直肠切除术的外科医生需要进行肛管内吻合训练，因为有时吻合器技术无法完成或失败。头灯或自动肛管拉钩很重要。鱼钩样针可以使吻合更顺利，但是我们喜欢使用 25mm 半弧型圆针带 00 VicryL 缝合，涂以液体石蜡润滑（Glass 和 Mann，1988）。避免使用 Gelpi 或 Lone Star 拉钩或许可减少括约肌功能损害（Roberts 等，1990）（图 41.35 和图 41.36）。弧形深部持针器有利于完成缝合。

吻合器吻合

包括 Cleveland 临床中心在内的很多外科医生实用双吻合技术（图 41.37）或肛管内荷包缝合，实施端端或端侧储袋肛管吻合。如果是应用连续缝合构建 J 形和 W 形储袋，而在缝合线末端行储袋肛管端侧吻合，提倡在靠近开口的储袋缝合线上间断缝合几针，也可应用如皇家伦敦医院报道的手工缝合 S 形储袋和回肛吻合器吻合方法（Williams 等，1989）（图 41.38）。

使用吻合器技术通常保留肛管套及其残存黏膜。该操作不仅残留潜在增生的黏膜，且短段炎性肠段可引起持续出血的可能。Cleveland 临床中心的 Lavery 等（1995）报道 15%患者有残留炎症，而出血较少见。一研究报道 28 例吻合器吻合在肛柱顶端的患者，仅 1 例有出血并发症（Deen 等，1994）。Amsterdam 的 Slors 等（1995）发现即使一些直肠黏膜残留，也不会导致出血及其他有害结果。吻合器回肛吻合的功能结果较手工吻合好，因为肛管移行带被保留，且无术中肛管扩张，因而术后肛管压下降不明显（Annibali 等，1994；Holdworth 等，1994；Braun 等，1995；Deen 等，1995；Gemlo 等，1995；Goes 和 Beart 1995；Lewis 等，1995a，b）。然而，梅奥诊所回顾性研究显示手工吻合与吻合器吻合的大便泄漏和排便次数没有区别（McIntyre 等，1994a）。

St Mark 医院的 Seow-Choen 等（1991）前瞻性随机研究报道手工及吻合器回肛吻合的术后并发症和功能后果无明显差异。该研究团队报道的 FAP 患者吻合器和手工储袋肛管吻合也为同样结果（Seow-Choen 等，1994）。相反，Cleveland 临

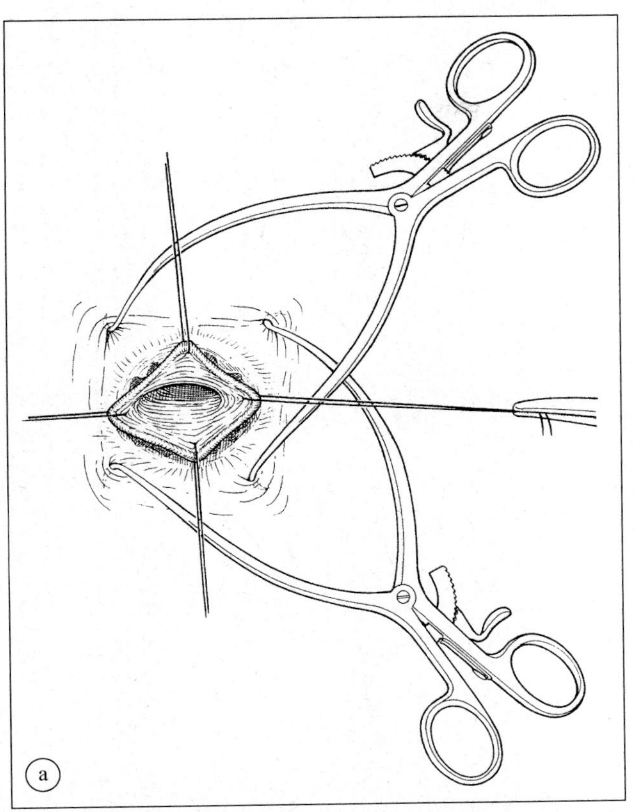

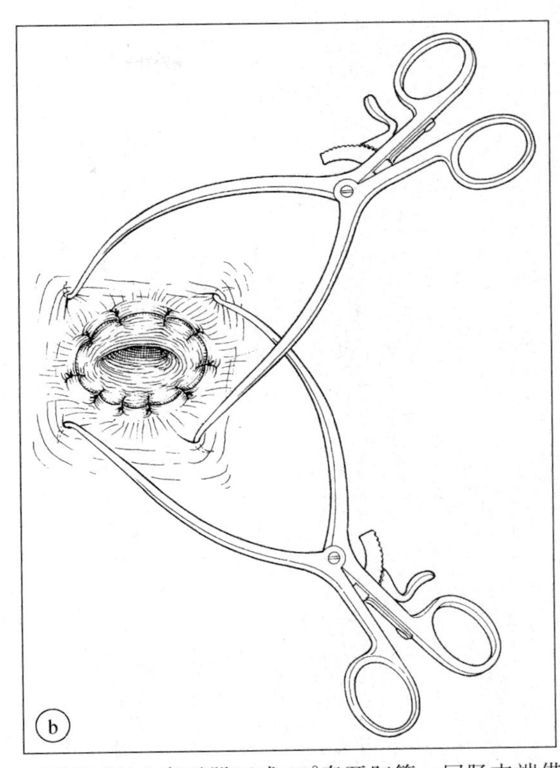

图 41.35　Gelpi 牵引器辅助肛管黏膜切除术和回肛吻合术。(**a**) 两把 Gelpi 牵引器互成 90°牵开肛管。回肠末端借牵引线引导通过肛管。(**b**) 完成的单层端端回肛吻合。

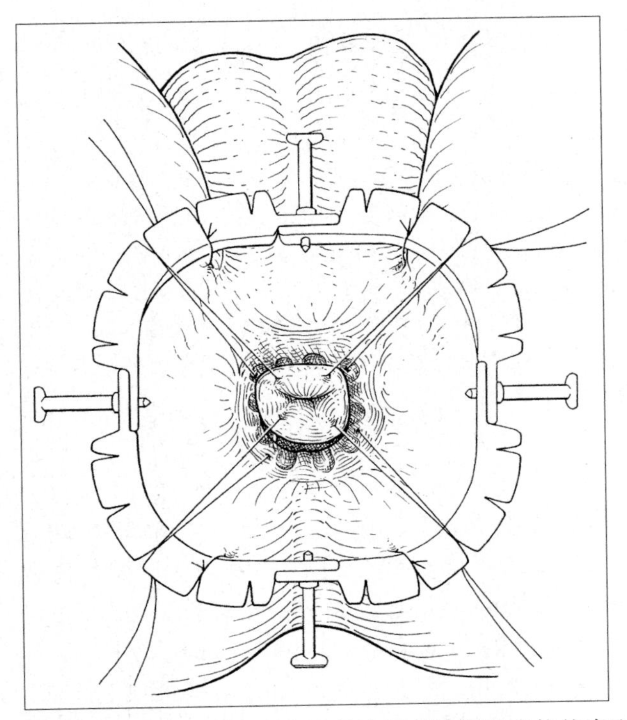

图 41.36　牵引肛管另一方法是应用环形框架多拉钩牵引器，其被称为 Lone Star 牵引器。

床中心的 Ziv 等（1996c）报道手工吻合患者术后效果明显较差。和吻合器吻合比较，手工吻合组有较高的感染率（15% *vs.* 5%），较高的吻合口漏率（4% *vs.* 1.5%），较高的再手术率（10% *vs.* 3%），且储袋切除率分别为 3%和 0.5%。在另一随机研究中，比较肛管上端吻合和齿状线附近吻合，结果显示保留肛管移行带的治疗效果更好（Deen 等，1995）（见表 41.15）。

另一影响吻合器回肛吻合治疗效果的因素是围手术期服用激素。Ziv 等（1996a）报道围手术期服用泼尼松患者较未服用药物患者的泄漏率和储袋周围炎高（表 41.27）。梅奥诊所的随机对照试验比较黏膜切除手工回肛吻合（15 例）和双吻合器回肛吻合（17 例），所有患者均有回肠预防性袢式造口（Reilly 等，1997），其并发症发生率相似。夜间大便失禁在吻合器组较少且静息压较高。因此保留肛管移行带和吻合器吻合有功能性优势，尤其可避免夜间泄漏。

手工及吻合器回肠储袋肛管吻合比较

关于黏膜切除手工缝合储袋肛管吻合和吻合器吻合哪种方法功能和远期效果更好的争论一直未获

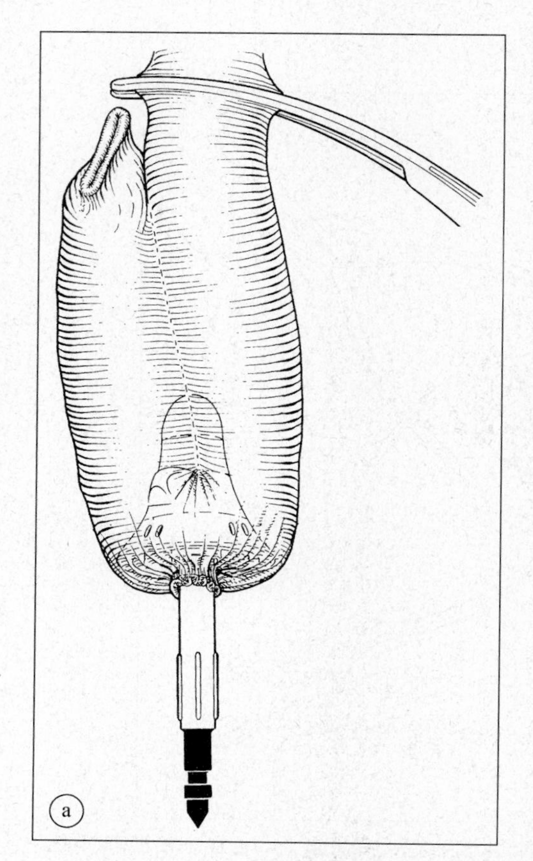

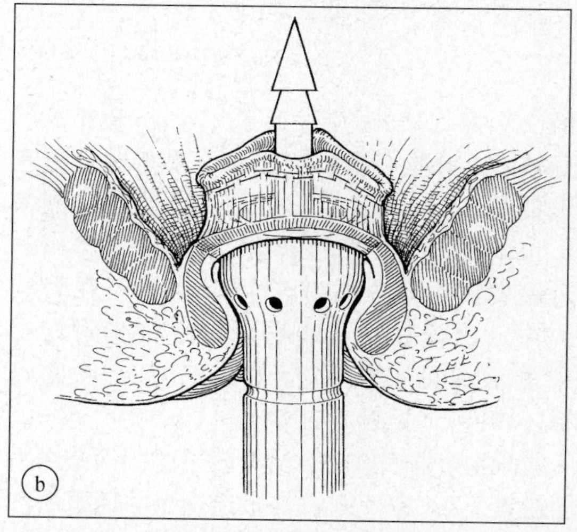

图 41.37 J形储袋回肛双吻合器技术。(**a**) J形储袋尖端切开行吻合器侧侧吻合构建储袋，切开处荷包缝合，环形吻合器蘑菇头钉架植入储袋。(**b**) 肛管在齿状线上 2cm 横断。吻合器头植入肛管，中央杆从切割线中央穿出。

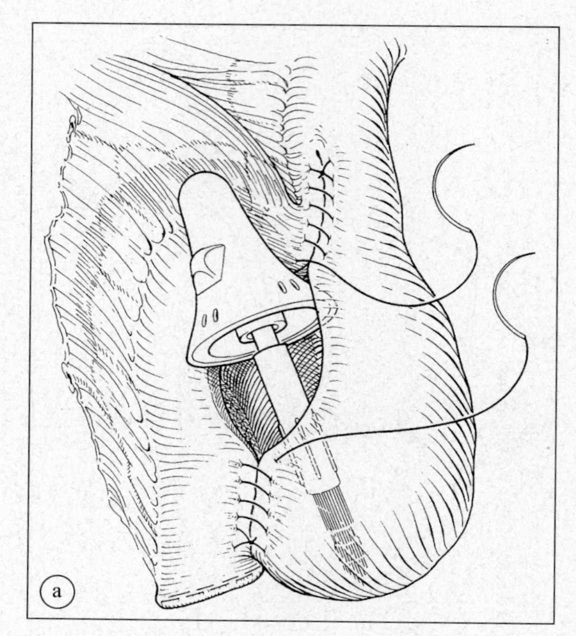

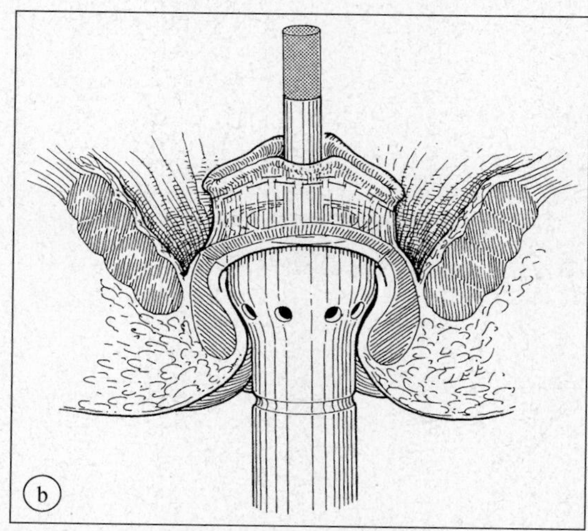

图 41.38 双吻合器技术在S形储袋回肛吻合的应用。(**a**) 用缝合技术构建三叠储袋，回肠末端用线性吻合器闭合，以避免端端回肛吻合。构建储袋肛管端侧吻合，将蘑菇头在储袋最可靠地部位穿出，然后储袋前壁手工缝合闭合。(**b**) 肛管被吻合器横断，环形吻合器头植入肛管，中央杆穿过切割线中点，连接蘑菇头钉架闭合吻合器，完成吻合。

共识。作者 Meta 分析了 21 组 1988—2003 年间的比较性研究，比较回肠储袋手工缝合和吻合器吻合。6 组为前瞻性随机研究（Keighley 等，1988b；Seow-Choen 等，1991；Cohen 等，1992；Luukkonen 和 Jarvinen，1993；Hallgren 等，1995；Reilly 等，1997），5 组为前瞻性非随机研究（McIntyre 等，1994a；Pricolo 等，1996；Araki 等，1998；Rossi 等，2002；Kayaalp 等，2003），10 组为回顾性比较研究（Wettergren 等，1993；Gozzetti 等，1994；Sugerman 和 Newsome，1994；Gemlo 等，1995；Ziv 等，1996c；Scotte 等，1998；Fukushima 等，2000；Gecim 等，2000；Saigusa 等，2000；Remzi 等，2001）。终止点为术后并发症、造口关闭或无近端转流患者的功能及生理学指标的 3 个月随访

表 41.27　重建性直肠切除的并发症：溃疡性结肠炎患者服用激素对储袋肛管吻合的影响

	无激素（n=310）	激素<20μg（n=169）	激素>20μg（n=192）
吻合口漏（%）	1.3	4.1	2.6
肠道皮肤瘘（%）	0.3	0.6	0.5
储袋周围脓肿（%）	4.8	6.5	3.1
储袋阴道瘘（%）	—	—	0.5
总并发症（%）	5.8	8.3	6.3
总再手术率（%）	3.4	2.8	2.7
储袋切除（%）	1.3	0.6	1.0

来源自：Ziv 等（1996a）。

结果、术后生活质量以及肛管移行带恶变。共 4 045 例接受回肛储袋手术患者纳入分析，2 635（65.2%）患者为黏膜切除手工储袋肛管吻合，而 1 409（34.8%）患者为无黏膜切除吻合器储袋肛管吻合。21 组的患者随访时间为 3～155 个月。总共 3 073（80.1%）患者于储袋手术时接受近端转流术：2 199例在手工吻合组，874 例在吻合器吻合组。21 组病例特点综述于表 41.28。

表 43.28　手工与吻合器吻合比较研究的特点

作者（年代）	研究类型	例数		比较标准	排除标准	随访（月份）
		H	S			
Araki 等（1998）	PNR	29	8	1	1,2	—
Cohen 等（1992）	RCT	325	158	1,2,8,11	1,2,3,4,5	H58.8,S15.4
Fukushima 等（2000）	Retro	64	146	1,2,3,4,11	1,2	—
Gecim 等（2000）	Retro	1358	99	2,3,6	1,2	H12,S12
Gemlo 等（1995）	Retro	193	104	2	1,2	15～55（range）
Gozzetti 等（1994）	Retro	40	48	6,11	2	37
Hallgren 等（1995）	RCT	37	43	1,2,3,4,6	2	>12
Kayaalp 等（2003）	Retro	22	22	1,2,3,6,7,8	2	42
Keighley 等（1988b）	RCT	15	18	1,2,3,4,5,6,10,11	1,2,3,4	H>4,S>4
Luukkonen 和 Jarvinen（1993）	PNR	19	21	1,2,3,4,5,6,9,11	1,2	H6,S6
McIntyre 等（1994a）	PNR	27	27	1,2,3,5,9,10,11	2	H6,S6
Pricolo 等（1996）	RCT	13	15	1,3,4,11	1,2	H13,S13
Reilly 等（1997）	Retro	15	17	1,2,3,6,8,11	2	H6,S6
Remzi 等（2001）	PNR	42	77	1,2,7,8	1	H70,S43
Rossi 等（2002）	Retro	41	34	3,6,9	1,2,4	>12
Saigusa 等（2000）	Retro	12	20	1,2,3,4,6	1,2	28
Scotte 等（1998）	RCT	35	33	1,2,3,10,11	2	H33,S19
Seow-Choen 等（1991）	Retro	15	15	1,2,3,4,9,10,11	1,2,4	H11,S12
Sugerman 和 Newsome（1994）	Retro	63	75	2,11	1,2	—
Wettergren 等（1993）	Retro	96	48	1,2,8	1,2	H 1,S19
Ziv 等（1996c）		238	454	1,2,3,8,11	2,3	H47,S21

[a]PNR=前瞻性非随机研究，Retro=回顾性研究，RCT=随机对照试验，H=手工吻合，S=吻合器吻合。

[b]纳入标准：1=FAP/肿瘤，2=UC，3=非确定型倾向于 UC，4=非确定型倾向于克罗恩病，5=完全非确定型。

[c]比较标准：1=年龄，2=性别，3=储袋类型，4=袢长度，5=吻合口高度，6=近端造口，7=BSA/BMI，8=直肠前切除术，9=随访，10=吻合类型，11=术前诊断。

表 41.29 手工和吻合器回肠储袋肛管吻合的远近期疗效比较研究的统计分析

结果	病例数	研究例数	OR[a]/WMD[b]	95%CI	*P*
负性结果					
吻合口瘘	1774	10	1.18	0.79，1.78	0.96
盆腔感染	1941	12	1.50	0.80，2.82	0.21
吻合口狭窄	637	10	1.47	0.81，2.66	0.20
储袋相关瘘	2842	11	1.35	0.75，2.42	0.31
小肠梗阻					
保守治疗	318	5	1.12	0.56，2.23	0.75
手术治疗	362	4	0.73	0.31，1.74	0.85
切口感染	256	5	1.96	0.87，4.41	0.10
储袋炎	525	9	1.08	0.60，1.94	0.81
回肠储袋失败	1737	9	1.73	0.99，3.04	0.06
总死亡率	207	3	1.24	0.21，7.39	0.81
功能性结果					
大便次数					
每 24h	909	11	0.08*	−0.12，0.28	0.44
夜间	344	6	−0.07*	−0.34，0.21	0.62
渗漏					
日间	288	4	1.94*	0.84，4.49	0.12
夜间	465	9	2.78*	1.70，4.56	<0.001
护垫使用					
日间	298	6	1.33*	0.47，3.81	0.59
夜间	225	3	4.12*	1.48，11.44	0.007
大便失禁	285	5	2.32	1.24，4.34	0.009
抗泻药物	215	6	1.27	0.71，2.26	0.42
肛管生理					
静息压	341	7	−13.36*	−19.03，−7.69	<0.001
排便压	309	6	−14.43*	−26.86，−2.01	0.02
ATZ 病理					
异常增生	202	2	0.42	0.16，1.10	0.08
炎症	183	2	0.38	0.10，1.48	0.16

OR=比值比；WMD=加权均数差（用于连续变量）；CI=可信区间；ATZ=肛管移行带。

[a]OR<1.00 倾向于手工吻合。

[b]A WMD 正值为手工吻合组权重高，负值为手工吻合组权重小。

* 无统计学意义。

手工吻合和吻合器吻合 IPAA 手术组的术后负性事件发生率没有显著差别，结果显示在表 41.29。储袋相关瘘为 134/2842 例（4.7%），死亡为 5/207 例（2.4%）。手工储袋肛管吻合组 63/878 例患者（7.2%）为盆腔感染，而吻合器储袋肛管组感染 50/1063 例（4.7%），二者间无统计学意义（$P=0.21$）。储袋失败为 66/1737 例（3.8%）（手工缝合 45/842，5.3%，吻合器吻合 21/895，2.3%；$P=0.06$），需要永久转流患者（$n=11$）或回肠储袋切除（$n=47$）。另 2 例患者再次储袋手术，均位于吻合器组。

IPAA 患者手工组和吻合器组的 24 小时大便次数、夜间排便和抗腹泻药物使用等特点没有显著差别。报道稀便失禁为 77/285 例（27.0%），且手工吻合组更常见（手工 29.4% *vs.* 吻合器 22.1%，OR 2.32，$P=0.009$）。日间泄漏发生为 54/288 例（18.8%），夜间泄漏为 106/465 例（22.8%），二组之间的日间泄漏率没有统计学区别（手工 25.6% *vs.*

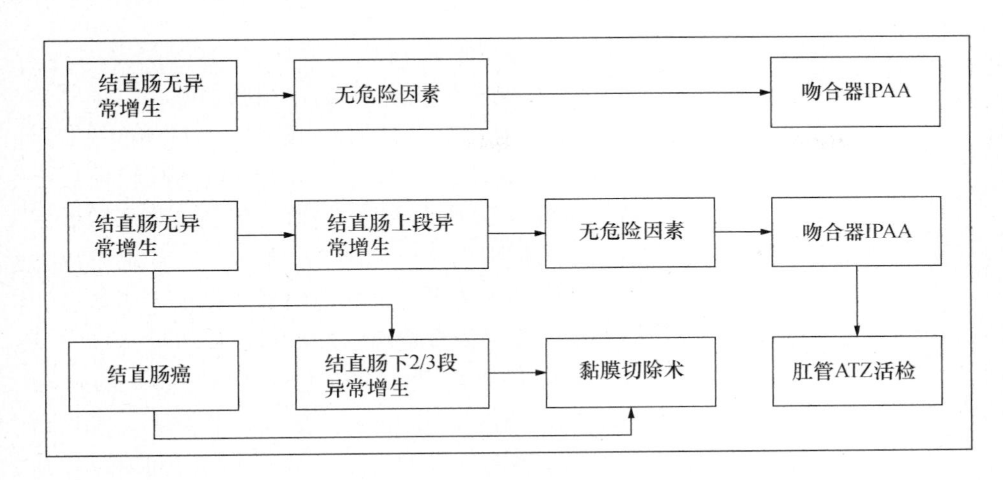

图 41.39 回肠储袋肛管吻合采用手工吻合和吻合器吻合的推荐流程，以及重建性结直肠切除患者的随访。危险因素包括肛管移行带增生、持续性炎变，包括原发性硬化性胆管炎、遗传性肿瘤和肛管移行带和低位直肠的严重炎症。

吻合 13.8%，OR 1.94，P=0.12)。但是手工吻合组的夜间泄漏更常发生，其差别有统计学意义（手工 29.8% *vs.* 吻合器 16.8%，OR 2.78，P<0.001)。41/298 例患者（13.8%）日间使用护垫，而 45/225 例夜间使用护垫，手工吻合组和吻合器组之间的日间护垫使用率没有统计学区别（15.5% *vs.* 12.4%，OR 1.33，P=0.59)；但是手工吻合组使用护垫更常见（26.7% *vs.* 8.1%，OR 4.12，P=0.007)，因为该组夜间泄漏更高。肛直肠生理学检查证实手工吻合 IPAA 组的静息压和排便压分别为 13.4mmHg 和 14.4mmHg，其压力显著降低（P<0.018)。

肛管移行带（ATZ）炎症发生率在手工吻合组为 3.3%（3/92)，吻合器组为 9.9%（9/91)，二者差别无统计学意义（P=0.16)。手工吻合组的 ATZ 增生率为 7.2%（6/83)，而吻合器组为 18.5%（22/119)。尽管倾向行推荐吻合器吻合，但是二者区别没有统计学差异（P=0.08)。

因此，吻合技术的选择是损害肠道功能风险和远期异常增生之间的平衡，尤其是家族性结肠多发性息肉病患者以及溃疡结肠炎直肠残桩持续炎症的患者。患者直肠远端严重炎变，即使接受积极的药物治疗，仍不是 IPAA 吻合器吻合的合适人选。图 41.39 显示储袋肛管吻合技术选择的推荐流程。

回肠血管分离

某些患者尤其是具有肥厚肠系膜和狭窄骨盆的男性患者，游离回肠而达到无张力的回肛吻合较困难（Araki 等，2006)。尤其是将回肛吻合于齿状线上，系膜长度的问题更值得考虑（Keighley，1987)。和 S 形储袋比较，系膜长度在 J 形储袋更是一个问题（Cherqui 等，1987)。游离肠系膜上动脉根部、十二指肠和十二指肠空肠曲可获得 1～2cm 长度（Martel 等，1998)（图 41.40)，切断回结肠动脉弓很安全且可获得 5cm 额外长度。肠系膜上动脉远端结扎只能在边缘动脉弓有足够管径才可行，而且较结扎动脉弓有更大危险，且仅应用于 J 形储袋。多数权威观点建议结肠切除时保留回结肠动脉（图 41.41)，因此血管结扎仅限于一级弓和二级弓之间的短支（Burnstein 等，1987；Goes 和 Beart，1997)。但是，笔者发现如吻合器回肛吻合建立在肛管上缘，实际上并不需要分离血管（Kmiot 和 Keighley，1989a)。但是公认的观点是系膜延长技术是必需的。巴黎的研究团队发现该技术不增加术后并发症发生率（Araki 等，2006)。

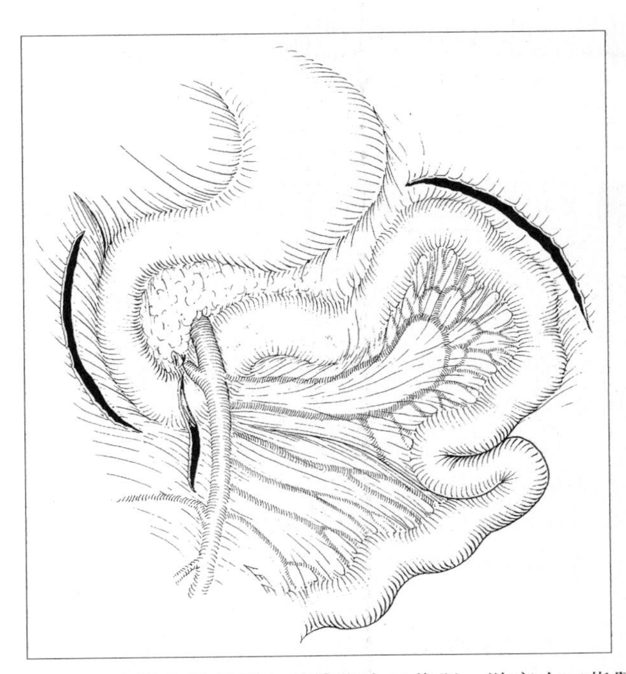

图 41.40 游离肠系膜上动脉和十二指肠。游离十二指肠侧壁和完全游离十二指肠空肠曲以获得足够的长度的小肠系膜。中结肠动脉需结扎需紧贴肠系膜上动脉根部。

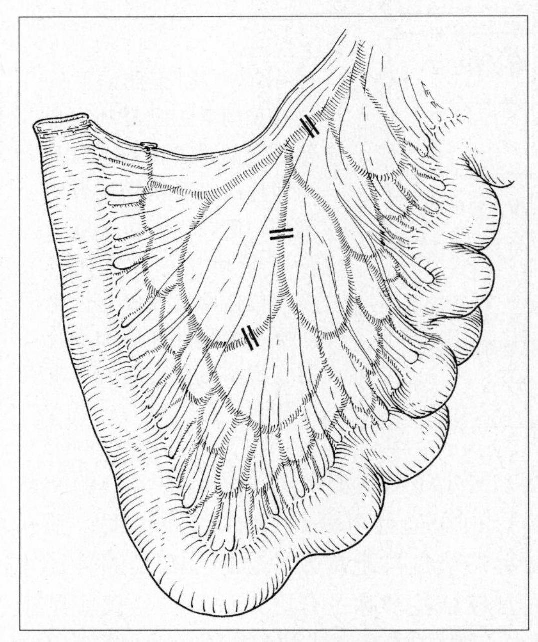

图 41.41 动脉结扎可增加 J 形储袋尖端的长度，如果外周动脉弓管径足够维系末端回肠血供。

在肥胖且系膜短厚患者，术者明智的做法是不要匆忙离断直肠，直到确认储袋尖端或任何拟吻合的底端可牵到吻合口水平；最好是保留一些低位直肠，而不是构建一个可能漏的低位高张力回肛吻合，甚至无法在横断处完成回肛吻合。

腔镜下回肠储袋肛管吻合

腔镜回肠储袋肛管吻合特别具有技术性挑战（Hasegawa 等，2002）。在迄今仅一组报道随机对照试验，外科医生需成功完成 20 例结肠次（全）切（或 20 例左半或 20 例右半结肠切除）以证明自己的能力后方可参加该研究（Maartense 等，2004）。腔镜储袋手术的潜在优势包括减轻术后疼痛、缩短住院时间、减少出血、增加美观和减低术后粘连及梗阻发生（Pace 等，2002）。有观点认为这些潜在的优势可以被其他因素所抵消，诸如患者需要时间学会管理造口（Kohler，1999）。

澳大利亚的 Tan 和 Tjandra（2006）的一项 Meta 分析显示：和开腹结肠切除术相比，腔镜结肠切除手术时间轻度延长，但是住院时间缩短且并发症率下降，其他 5 组腔镜储袋构建术和开放储袋构建术的比较研究结果也是如此。而且，也有报道腔镜储袋构建显著减少出血量，但是略增加并发症率（Schmidt 等，1994；Marcello 等，2000；Brown 等，2001；Dunker 等，2001；Hashimoto 等，2001）。作者完成的一项 Meta 分析，共 9 组比较研究（Wexner 等，1992；Schmitt 等，1994；Marcello 等，2000；Araki 等，2001；Brown 等，2001；Dunker 等，2001；Hashimoto 等，2001；Young-Fadok 等，2001；Maartense 等，2004）满足入选条件。研究包括 227 例患者的结果，142（51.3%）例患者接受腔镜回肠储袋肛管吻合术，其中开腹中转率为 0.7%（幅度 0～11.8%）。9 组研究的特点分析于表 41.30。和开放手术组比较，腔镜组手术时间多 93.1 分钟，手术时间显著延长（$P<0.001$），但是该研究结果有显著不均一性。腔镜组手术出血较少，为 84.1ml。如图 41.31 所示，腔镜组和开

表 41.30 腔镜手术（L）和开放手术（O）回肠储袋肛管吻合比较研究的特点

作者	研究设计[a]	L	O	比较标准[b]	诊断[c]	远端结扎，n（%）	
Araki 等（2001）	Retro	21	11	1,2,3,5	A	无报道	
Brown 等（2001）	Retro	12	13	1,2,4,5,6	a,b,d	L=12（100）	O=13（100）
Dunker 等（2001）	Retro	15	17	3,4,5,7,8	a,b	L=15（100）	O=17（100）
Hashimoto 等（2001）	Retro	11	13	1,2,3	a,b	L=11（100）	O=13（100）
Maartense 等（2004）	RCT	30	30	2,3,4,5	a,b	L=8（26.7）	O=7（23.3）
Marcello 等（2000）	Retro	20	20	1,2,3,5	a,b	L=12（60.0）	O=13（65.0）
Schmitt 等（1994）	PNR	22	20	1,2,3,4	a,b,c,d	L=22（100）	O=20（100）
Wexner 等（1992）	PNR	4	4	1,2,3	a,b	无报道	
Young-Fadok 等（2001）	PNR	7	7	1,2,3,10	A	无报道	

[a]Retro=回顾性研究，PNR=前瞻性研究，RCT=随机对照试验。

[b]比较标准：1=年龄，2=性别，3=诊断，4=远端结扎，5=身体质量指数，6=吻合高度，7=随访，8=分期手术例数，9=术前激素使用例数，10=手术医生。

[c]诊断：a=溃疡性结肠炎，b=家族型腺瘤性息肉病，c=其他息肉病，d=癌症。

表 41.31　Meta 分析重建性结直肠切除术腹腔镜和开放手术的 Meta 分析的结果

相关结果	研究数	病人例数	OR[a]/WMD[b]	95% CI	*P*
手术参数					
手术时间	9	277	86.43*	59.20，113.66	<0.001
手术失血量	5	170	−84.0*	−132.52，−35.65	<0.001
术后负性事件					
切口感染	5	183	1.32	0.49，3.59	0.59
盆腔感染	2	65	0.63	0.07，5.39	0.67
吻合口漏	3	116	1.34	0.38，4.81	0.65
肠梗阻延长	4	166	0.96	0.35，2.67	0.94
小肠梗阻	2	64	3.73	0.40，34.76	0.25
再探查	5	183	1.33	0.43，4.08	0.62
术后参数					
肠梗阻持续时间	5	147	−0.06*	−0.75，0.63	0.86
恢复正常饮食时间	6	197	−1.30*	−2.43，−0.16	0.03
住院时间	9	277	−1.66*	−3.63，−0.30	0.10

OR=优势比；WMD=加权均数差（用于连续变量）；CI=可信区间。

[a]OR=>1.00 倾向于开放手术。

[b]A WMD 正值为腹腔镜组总分高，负值为腹腔镜组总分低。

* 无统计学意。

放手术组比较，术后负性事件没有显著区别。术后生活质量、肠功能和远期结果目前没有足够数据，因此腔镜手术潜在优势还需进一步证实。但该技术应用频率增加，但手术并发症率（Kelly 等，2007；Piramanayagam 等，2007）和粘连性肠梗阻发生率（Dowson 等，2007）没有增加。

咨询和患者选择

我们认为劝说患者接受重建性结直肠切除术是十分错误的，除非充分解释了各项选择，说明手术风险以及术后完全恢复所需时间。无该手术经验的医生需注意 St Mark 医院学习该手术时期的经验，其中约 1/3 的患者住院时间超过 100 天，而现在多数北美医疗机构的储袋手术患者通常在术后 5 天出院。

我们努力保证所有可能的储袋手术患者有机会和一些年纪、性别和社会背景相同且已经接受手术的患者谈话，有时让患者接触一些曾接受常规结直肠切除的患者也是适当的，一个真正想了解病情的患者应该和接受过两种手术以及术后效果好或差的患者们交谈。造口护士访视患者、提供咨询和标记合适造口位置也非常重要。儿童患者是很好的手术人选。他们适应能力强，而且当他们进入青春期时避免永久性造口非常重要。

如果有任何临床、放射和组织学特征提示患者为克罗恩病，选择重建性结直肠切除是不明智的，尽管巴黎的医疗团队一篇乐观的研究文章反对这种观点（Panis 等，1996）。仔细的内镜检查、活检和内镜超声被认为可鉴别克罗恩病和溃疡性结肠炎。尽管如此，前期结肠切除的病理检查是唯一可靠的评估标准，即使如此也可出现误诊尤其是暴发性结肠炎（Alemayehu 和 Jarnerot，1991；Grobler 等，1991a；Schumacher，1991；Hildebrandt 等，1992）。

我们认为非穿孔性暴发性结肠炎急诊直肠切除时行回肠储袋肛管吻合术是不明智的选择（Lepisto 等，2002）。这些患者通常服用大剂量激素、低蛋白和营养不良，Nicholls 等（1989）认为这些因素都是一期手术的禁忌证，更重要的是基本诊断不确定。一些患者在急诊情况下基本诊断不清而行储袋构建术，但现明确为克罗恩病。病理学医生常发现急诊结肠切除的标本很难区分克罗恩和溃疡性结肠炎，尤其是穿孔性结肠炎（Stewenius 等，1996；Riegler 等，1997）。

尽管存在这些争论，有反对者认为：如果一期手术容易完成，患者服用激素时间较短以及该联合手术远期并发症发生率低，则在暴发性结肠炎急诊结直肠切除时可行储袋构建。威斯康星州 Madison 的 Harms 等（1994）报道 20 例接受急诊重建性结直肠手术的急性结肠炎患者，尽管平均住院时间为

12.1天，且每日口服泼尼松龙为58mg，其并发症发生率仍低：胰腺炎2例、吻合口漏1例、肾上腺功能低下和小肠梗阻3例，无患者发生盆腔感染和储袋切除。但是我们认为这种实践不明智，因为不是所有患者愿接受储袋手术，患者诊断不明确，且感染危险高。这观点也被巴黎的研究（Penna等，1993a，b）以及比利时一小宗报道（Heyvaert等，1994）所支持，暴发性结肠炎储袋构建患者与择期手术患者的并发症率和渗漏率比较分别为：66% *vs.* 27%和41% *vs.* 11%。

肿瘤合并溃疡性结肠炎不是储袋构建肛管吻合术的禁忌证，除非肿瘤位于直肠（Wiltz等，1991）。尽管有放射和化学治疗，肿瘤合并患者术后并发症发生率并不高于普通患者（Radice等，1998）。应用常规的肿瘤清扫原则切除肿瘤，若病灶位于肛门括约肌上且可游离，行盆腔储袋构建是合适的治疗（Fozard等，1992a；Strong等，1992）。但是，这些储袋构建术后患者的功能较非肿瘤患者要差（Penna等，1994）。而且在Mayo临床中心治疗后存活的肿瘤患者较普通患者的储袋失败率高（16%）（Radice等，1998）。

有小肠切除史的患者是该手术的禁忌证，如末端回肠切除超过30～40cm，则难治性腹泻不可避免。

老年患者肛门括约肌弱且适应能力较年轻人差。有报道老年患者的术后功能显著较差（Taylor等，1984），但是我们自己和其他资料均显示在仔细选择的老年患者的术后功能很好（Perry等，1992；Lewis等，1993a；Jorge等，1994a；Bauer等，1997；Tan等，1998；Delaney等，2003）。采用测压法和超声检查评估老年患者肛管功能及结构非常重要，因为给患者推荐的最佳外科治疗方案一定是个体化的。肛管手术史、产伤、肛管创伤和神经性障碍可导致肛门功能差和治疗结果不满意。肛管感染史和肛瘘是储袋感染和瘘的危险因素（Tekkis等，2005）。但是报道有选择性地对有肛管和小肠手术史的患者实施手术取得好的治疗效果（Parker和Nicholls，1992）。

年龄本不是盆腔储袋手术的禁忌证，尤其是男性（Lewis等，1992；Perry等，1992）。28例50岁以上患者和188例50岁以下比较，其并发症率相似（表41.32），除了年龄超过70岁的患者（表41.33），其他组患者的功能相差不多（Tan等，1997）。

表41.32 年龄对并发症发生率的影响

	老年患者(≥50)（n=28）	年轻患者(<50)（n=188）
渗漏	2（7）	20（11）
狭窄	10（36）	46（24）
小肠缺血	1（4）	3（2）
储袋缺血	1（4）	2（1）
储袋阴道瘘	3（11）	26（14）
储袋膀胱瘘	0	6（6）
储袋皮肤或会阴瘘	0	2（1）
小肠梗阻	1（4）	21（11）
继发回肠造口	4（14）	29（15）
主要并发症	4（14）	42（22）
储袋切除	3（11）	23（12）
储袋炎		
总体	8（29）	55（29）
1次发作	3（38）	8（15）
2～3次发作	1（12）	6（11）
慢性	4（50）	41（74）

括弧内为百分比。

来源自：Tan等（1997）。

所有药物治疗或许对远端结肠炎无效。患者有严重急性直肠出血或肛门失禁，但他们很少有全身性不适。在过去，局限于直肠和乙状结肠的炎性疾病不考虑外科干预，随着括约肌保留手术的出现，现在也考虑采用储袋构建术治疗远端病变。牛津的资料显示该类患者的疗效很好（Samaresekera等，1996）。我们取得类似结果，和总的结肠炎比较，该组患者显示低的并发症率和相似的功能状况（表41.34和表41.35）。

暴发性结肠炎的患者接受急诊结肠切除，需在恢复正常体重及停用激素4个月后进行回肛储袋构建（Fazio等，1995）。

劝说一个心里不稳定的患者接受手术是不明智的，经验显示患者需要具有相当程度的毅力克服术后早期腹泻、肛周糜烂和手术潜在高并发症风险。不要对心理脆弱的患者实施手术，充足的决心是取得手术成功所必须，但另一方面，有精神病史和较差社会环境的患者也不容易接受结肠造口。激励对患者恢复和取得满意功能有较大影响。多数外科医生都遇见过1周后返家且数周后恢复工作的患者。另一方面，有的患者无其他明确生理异常，不愿意接受储袋手术，或许也不愿接受回肠造口手术。一项前瞻性研究显示性格是储袋术后生活质量的预测指标（Weinryb等，1997）。研究显示“抗压力”强的患者生活质量较好，而焦虑和交际能力差的患者生活质量较差。

表 41.33　年龄对功能评分的影响

	老年患者				
	(50～60 岁)(n=12)	(60～70 岁)(n=7)	(＞70 岁)(n=5)	(总计＞50 岁)(n=24)	年轻组(＜50 岁)(n=109)
日间排便次数(＞5×)	6	3	4	13	49
日间排便次数(7×)	3	1	0	4	25
夜间排便次数(1×)	4	3	3	10	33
泄漏(日间)	2	0	2	4	9
泄漏(夜间)	2	3	2	7	22
使用护垫(日间)	2	1	1	4	3
使用护垫(夜间)	2	1	1	4	9
肛门失禁	0	0	1	1	6
粪气分辨力障碍	1	2	1	4	19
饮食限制	2	2	2	6	17
服用止泻药	4	4	2	10	36
便急	1	0	1	2	7
平均评分(±SD)	2.5±2.5	2.8±2.3	4.0±3.7	2.9±2.7	2.2±2.2

来源自：Tan 等(1997)。

表 41.34　病灶位置对重建性结直肠切除术后并发症和功能的影响

	远端结肠炎(n=34)	全结肠炎(n=139)
泄露	1(3%)	18(13%)
狭窄	11(32%)	35(25%)
小肠缺血	1(3%)	2(1%)
储袋缺血	1(3%)	2(1%)
盆腔感染	3(9%)	23(17%)
储袋阴道瘘	1(7%)(n=15)	5(8%)(n=60)
储袋内脏瘘	0(0%)	2(1%)
储袋皮肤或会阴瘘	3(9%)	17(12%)
小肠梗阻	3(9%)	18(13%)
再次回肠造口	4(12%)	36(26%)
储袋炎	15(44%)	42(30%)
储袋切除	1(3%)	23(17%)
功能		
平均评分(±SD)[a]	2.30±2.11	2.43±2.37
便急缓解	26(96%)	77(93%)

[a] 无统计学差异。

来源自：Connolly 等(1999)。

手术治疗

术前准备

激素使用

如果患者停用激素超过 2～3 月，在机体对 ACTH 有内源性反应的条件下，没有必要使用激素。否则麻醉时需要给氢化可的松 100mg，且 7～10 天缓慢减量。

肠道准备

如果无前期结肠切除，需进行标准肠道准备。

表 41.35 溃疡性结肠炎重建性结直肠切除回肛吻合术后结果

	远端结肠炎[a]（n=20）	左半结肠（n=22）	广泛结肠炎（n=29）	全结肠炎（n=106）
术后并发症发生率				
手术相关	4（20%）	4（18%）	8（27%）	25（24%）
一般并发症	3（15%）	2（9%）	2（7%）	17（16%）
储袋炎	2	4	4	21
失禁				
轻度	4（20%）	6（29%）	6（22%）	16（16%）
重度	0	0	0	2（2%）

[a] 更多的非典型增生和恶变。

来源自：Samarasekera 等（1996）。

如果患者已接受结肠切除手术和直肠残端缝合或黏液造瘘，术前冲洗直肠是明智的决定。

抗生素

术前单次使用抗生素。如果手术时间超过 3 小时，应使用第二剂抗生素，尤其是半衰期短的抗生素（Becker 和 Alexander，1991）。对于免疫抑制患者如服用环孢素时，磺胺嘧啶预防卡氏肺囊虫病仍有作用。

预防性抗栓治疗

应用肝素、下肢气压泵和防血栓弹力袜预防血栓。

手术技巧

麻醉

血液（通常 2 单位）交叉配型以备用。如需全胃肠外营养，术后中心静脉插管。因手术切口长可能存在术后疼痛，硬膜外镇痛常有好处。

体位和术者人数

对患者实施麻醉，大腿置于 Allan 支架成截石位，臀部放置引流袋（见图 39.3a，b）。必须充分显露会阴部，尾骨尖位于手术台边缘，以获得足够会阴暴露且避免大腿过度突出，大腿屈曲到 110°且从中线外展 40°，大腿一定幅度旋转且膝关节屈曲 60°，会阴盘放置于臀部。

如果实施吻合器回肛吻合，实施手术仅需要主刀和一助手及洗手护士。如实施手工回肛吻合，则需要两组手术者，每组需要一位主刀、低年资助手和洗手护士。实施回肛吻合时，上方的医生检查储袋的位置、松解肠系膜上动脉的张力及牵引回肠造口肠袢，而下方术者坐于会阴部构建回肛吻合。

手术时间估计为 3～4 小时。如果患者有回肠造口，则需约 1 小时松解粘连，与结肠切除时间相差不多。现在很少需要第二组手术者，即使是手工回肛吻合。

结肠切除术和松解粘连

结肠切除

取正中长切口，探查全腹，尤其注意肝胆疾病的存在。需要注意小肠克罗恩病的表现。严重小肠系膜淋巴结炎症提示克罗恩病，也许是避免一期重建性结直肠切除的指征。如果对诊断有任何怀疑，我们建议先期作结肠次全切，回肠末端造口，缝合直肠残端或黏液造瘘。这些术式的选择很大程度取决于直肠病史的严重程度。我们发现采用冰冻切片检查淋巴结、阑尾和部分结肠不能完全排除克罗恩病，也不能确切支持我们依据小肠外观做出是否手术的判断。

结肠切除从游离右半结肠开始，将网膜从横结肠游离，如果可能要尽量保留，游离降结肠和脾曲。分离乙状结肠侧方腹膜和直肠上段侧方和前方腹膜，游离乙状结肠和直肠（结肠切除的图示见于 39 章：图 39.5～图 45.8）。

结肠切除的血管分离需要小心，注意避免损伤

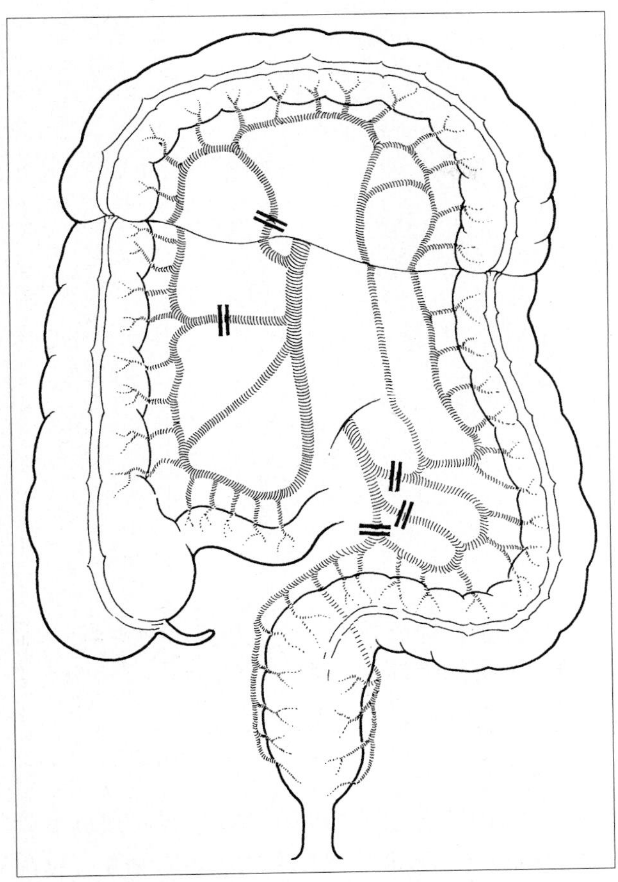

图 41.42 重建性全结肠切除的血管分离。注意保留回结肠动脉而中结肠动脉靠近肠系膜上动脉发出部结扎。支配乙状结肠血管的结扎需要靠近外周，尤其是男性。

肠系膜下动脉根部，以避免盆腔交感神经损伤，因此需分别结扎左结肠上下动脉（图 41.42）。痔上动脉需远离根部结扎，直肠后方分离紧贴直肠上动脉。结肠中动脉于肠系膜上动脉胰腺突起始部结扎，同样方式结扎结肠中静脉。确认回结肠动脉的走行并分离，末梢血管位于肠系膜的末端脂肪组织中，需仔细分离终末血管，以确认保留回结肠动脉和第一回肠动脉之间的血管弓，结扎回结肠动脉和中结肠动脉之间的动脉弓。完全游离阑尾和结扎阑尾动脉很有必要，因为阑尾常和必须保留的血管弓粘连。游离回肠末端 Treves 皱折，然后分离末端回肠系膜，Potts 钳钳夹末端回肠，吻合器闭合分离回肠（图 41.43）。

松解粘连：游离回肠造口和直肠

如果前期行急诊结肠切除和回肠造口，常有小肠致密粘连，需要仔细操作，因为只有小肠完全游

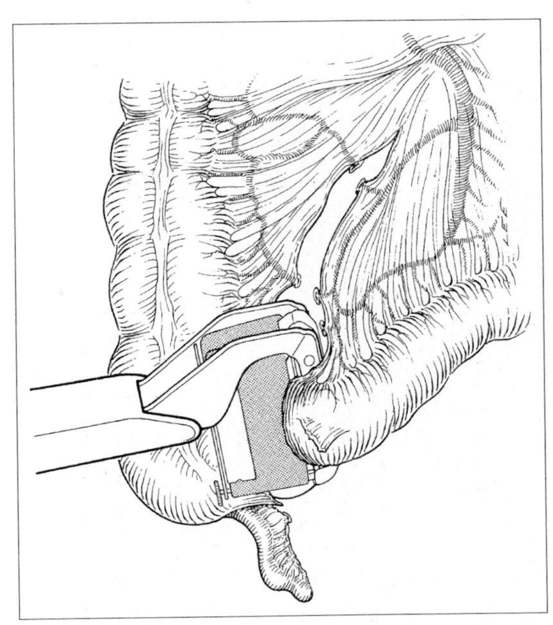

图 41.43 横断末端回肠。注意回结肠动脉已经保留，回结肠动脉和中结肠动脉间的交通被切断。末端回肠被线性闭合器切断。

离且肠系膜上动脉松解后，才能获得足够长度的小肠（图 41.40）。从腹壁松解回肠造口需特别小心（图 41.44a），封闭的造口需用 Potts 钳或闭合器闭合末端回肠（图 41.44b）。如果直肠残端保留很长则容易辨认，但如果有任何辨认困难，明智的做法是让助手从直肠残端送入细的乙状结肠镜（见图 40.46）。有黏液造瘘的直肠辨认没有困难，造口从腹壁游离，闭合器闭合肠腔。如果直肠在盆底缝合，则残端很短，故直肠辨认不易，直肠切除十分困难。如果从上方游离直肠长度不够，可采用下述二法之一：采用肛管内拉钩牵引，经下方切除全部黏膜（见图 41.20），或直肠残端翻出（见图 41.17～图 41.19）。

直肠切除和黏膜切除

直肠切除

患者为过度 Trendelenburg 体位；游离的直肠向上牵引，耻骨联合拉钩牵引膀胱。在女性患者则缝合阔韧带，牵引子宫卵巢显露手术野。手术分离平面如全结肠切除。我们喜欢从后方开始分离，紧贴痔上动脉后方（图 41.45a），直肠系膜随直肠完整切除（见图 41.14）。术中可见盆腔自主神经根跨越盆腔边缘向侧方分开。在盆腔边缘需要仔细保护神经，但是解剖盆缘以远直至骶骨尖和耻骨直肠

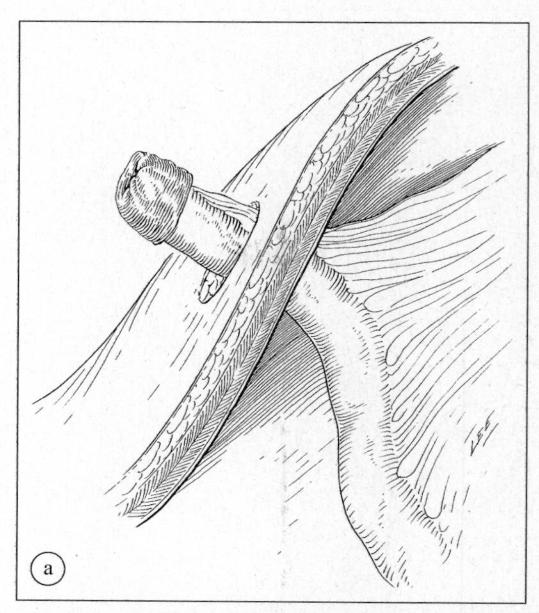
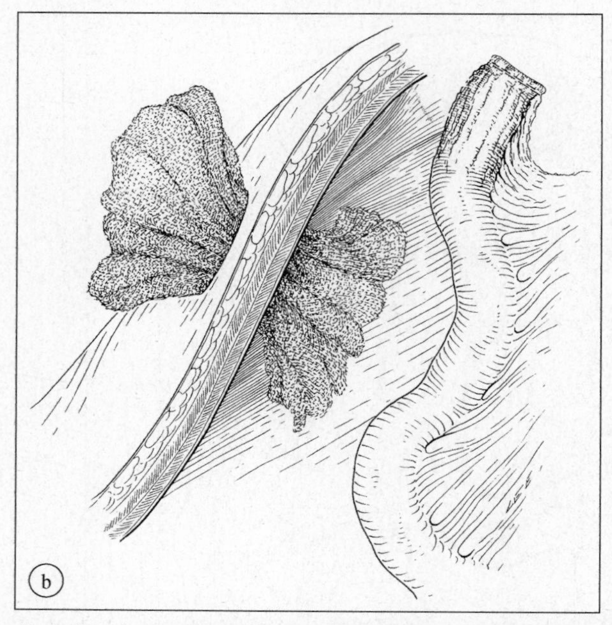

图 41.44 从腹壁游离回肠造口。(**a**) 采用环形切口从皮肤、皮下组织和腹直肌前鞘游离回肠，在腹直肌中需要仔细分离回肠和系膜，以免损伤末端回肠。(**b**) 回肠造口端完全从腹壁游离，一干纱布置入腹壁开口。翻转回肠造口端，用线性闭合器和缝合关闭末端。

肌则无神经损伤危险。外侧切除则需完整切除直肠系膜同时保护两侧勃起神经。

通常直肠中动脉不需要单独分离结扎。分离前方腹膜且分离需要尽可能贴近直肠（图 41.45b）。Denonvilliers 筋膜不应撕裂，因此精囊腺和前列腺很少显露。分离游离直肠到肛管上段穿过肛提肌处（图 41.45c）。在该处直肠大角度转向前方成为肛管。直肠分离需要超过该平面，分离后方的 Waldeyer 筋膜将肛管从耻骨直肠肌环分离（图 41.45d）。

黏膜切除术

经肛管黏膜切除术

如果需要切除黏膜，通常切除段很短，经肛管途径可安全切除黏膜而不会减弱肛门收缩功能（见图 41.20）。如低位分离到肛直肠环，仅残留 2～3cm 黏膜需要切除，从下端容易完成。另一方法外翻法影响肛管的支持结构，我们从生理角度认为该术式不合理。

两个 Gelpi 拉钩置于合适的角度可提供很好肛门牵拉而不会损伤肛管括约肌（Rothenberger 等，1983）（见图 41.35）。Lone Star 拉钩是牵拉肛管完成黏膜切除和吻合而不会损伤括约肌的另一工具（图 41.36）。

1∶300 000 肾上腺溶液环形注射齿状线到肛管上端的黏膜下。在齿状线水平环形切除黏膜，移除内括约肌。如果没有切除更多远端的黏膜，出血非常少，因为齿状线处及以远黏膜和肛管内括约肌粘连紧密（图 41.20）。

如果黏膜切除的长度超过预期，我们使用小的弯 Kocher 拉钩。如果直肠在肛直肠环切断，则需要经盆腔切除部分黏膜。尽管从理论上讲切除的黏膜为完整环状，但实际操作中，尤其是短段黏膜切除，分四部分切除黏膜更容易。

经腹部黏膜切除

如果有恶变风险的上皮需要全部切除，且尽量减少肛门括约肌功能受损，则经腹直肠黏膜切除。肛直肠在肛提肌内离断，环形切口切断直肠纵行纤维以保护内括约肌。当内括约肌纤维分离后，过度牵拉状态下肛管黏膜随直肠完整切除。黏膜在齿状线被环形切除（见图 41.21）。我们在家族性多发性息肉病患者手术中仍采用该技术。

直肠翻转术

如前讨论，我们不提倡该技术，因为该技术严重损害括约肌功能（Miller 等，1996）。但如果直肠残桩很短，则需要该技术。如果必须使用翻

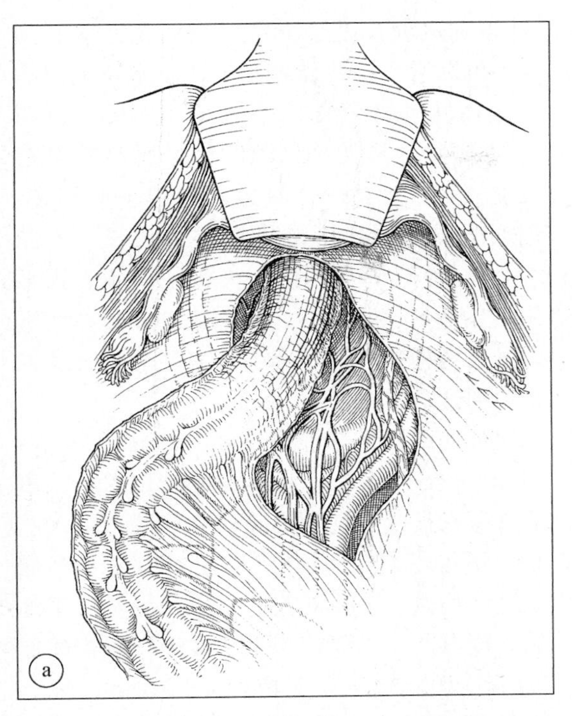

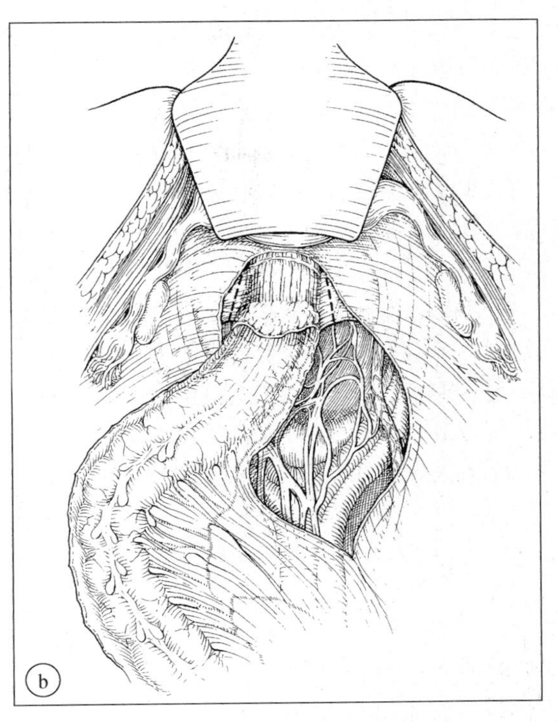

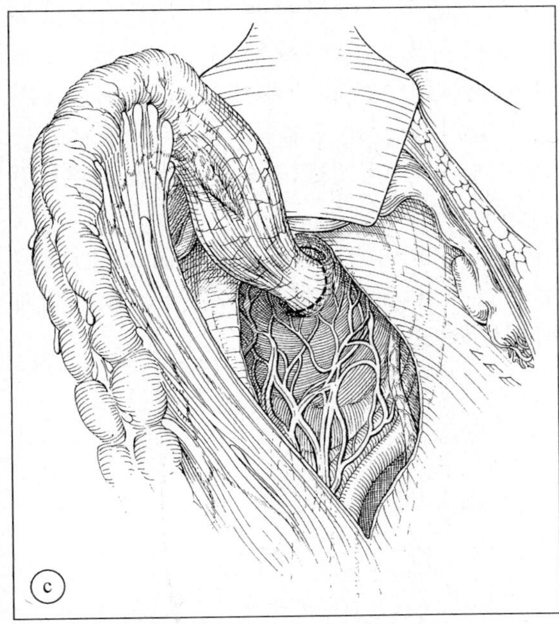

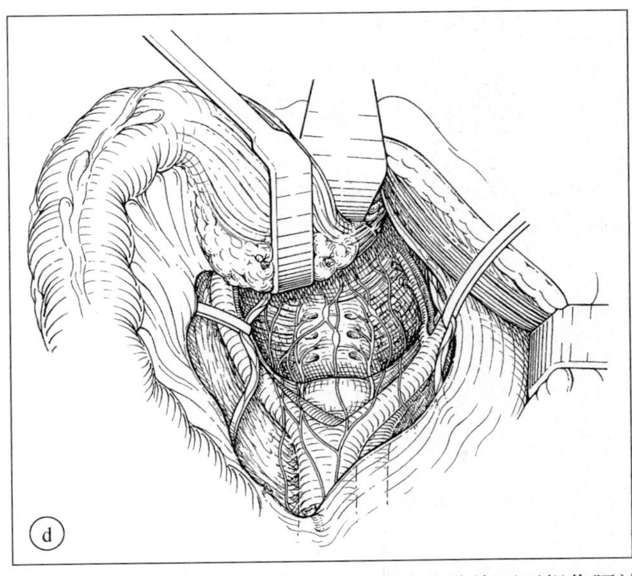

图 41.45　直肠切除（图示常用的方法）。**(a)** 侧腹膜和前方直肠阴道陷窝的腹膜被分离，小心在盆缘不要损伤腰神经。**(b)** 分离肛直肠侧方的疏松网状组织，注意侧韧带很少遇见，因为全部的直肠系膜随直肠完整切除。**(c)** 完全游离肛直肠直到肛管周围盆底肌肉内。肛管用闭合器或剪刀切断。**(d)** 分离 Waldeyer 筋膜，完全游离直肠。

转术，则用组织钳钳夹直肠尖端，经肛管拖出至会阴。黏膜下注射低浓度肾上腺素，环状切除从齿状线到组织钳处约 3～5cm 黏膜（见图 41.18）。冗余直肠用电刀切除，肛直肠环送回正常解剖位置。

构建储袋

一旦结直肠被切除，一种止血的好办法是在肛管置入一小纱布且盆腔填塞大块纱布。如果直肠是闭合器切断，闭合线处覆盖一纱布吸收残余出血。小肠要完全游离且肠系膜上动脉根部需尽可能松解

(图 41.46)。通过切开十二指肠第二段侧腹膜和 Treitz 韧带，可完全松解十二指肠和十二指肠空肠曲，但需要小心不要损害 Treitz 韧带处进入上段回肠的细小血管。将胰腺钩突从肠系膜上血管根部游离。如有必要，前期结肠切除患者的结肠中动脉需在其肠系膜上动脉发出部结扎。

放弃储袋构建的原因取决于经验和病理。Chun 等（1995）报道在华盛顿的病例放弃储袋构建的原因，它们包括：储袋缺血、不能将小肠牵到肛管、骶前出血、肠系膜硬化以及合并结直肠癌。如果在测量小肠长度以后切断肛直肠，以及保留做 S 形储袋的选择，现在很少有不能完成储袋构建的情况发生。

J 形储袋

血管游离

储袋的顶部位置取决于血管弓和储袋体积。在正常情况下，顶部约在距末端回肠封闭口 20cm 处（图 41.41）。预定顶部的对系膜缘处需用牵引线标记。如果需要分离血管以提供足够长度让储袋无张力到达会阴，透视观察系膜血管非常重要（图 41.47）。但是使用吻合器回肛吻合则很少需要如此操作。

Utsunomiya 等（1980）强调保留回结肠动脉而切断回肠动脉末支从而在系膜上开窗。Smith 等（1984）认识到血管长度是决定储袋能否经盆腔到达会阴的关键因素。这些作者发现从肠系膜上动脉根部开始到回肠动脉末支长度最长（30cm）（图 41.48a）。如构建 S 形储袋，离断回结肠动脉可获得最大长度（图 41.48b），但是若构建 J 形储袋，离断末端回肠支可给 J 形储袋提供最大长度（图 41.48c）。为测量储袋是否达到齿状线，储袋顶部应能够无张力地到达耻骨联合顶部下 6cm。在实际操作中，最好的检验办法是牵引预定回肛吻合的回肠段无张力通过盆腔。

因此保留回结肠动脉非常重要（Burnstein 等，1987；Cherqui 等，1987；Hosie 等，1992a）。事实上，如果患者接受过前期结肠切除，回结肠动脉已被离断，不可能构建一个完全无张力的 J 形储袋。如是这种病例，S 形储袋更合适。在没有正确测量储袋长度以前，不要试图手工或吻合器构建储袋。Thirlby（1995）建议保留回结肠动脉，但是强调每个病例需要个体化评价，因为系膜血供多变。如果末端回肠的血管弓被保留，肠系膜上动脉主支或可被结扎（Goes 和 Beart，1997）（图 41.49）。有时小肠系膜可多处开窗以达到足够长度。一研究显示回肠血供障碍导致的吻合口裂开更常见（Winslet 等，1990）。

实际上，在我们的经验中采用双吻合器技术将回肠储袋吻合于肛管的顶端，从不需要离断回肠血管，即使是男性也是如此。

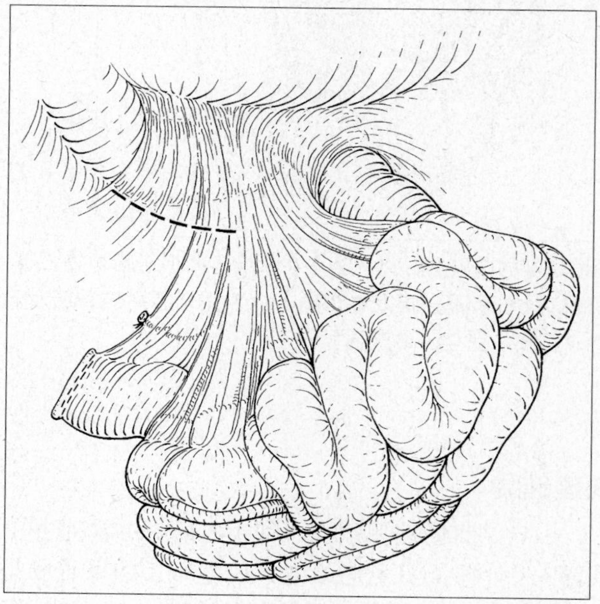

图 41.46 分离末端回肠系膜的腹膜到达十二指肠水平，因而可提供完全回肠游离。

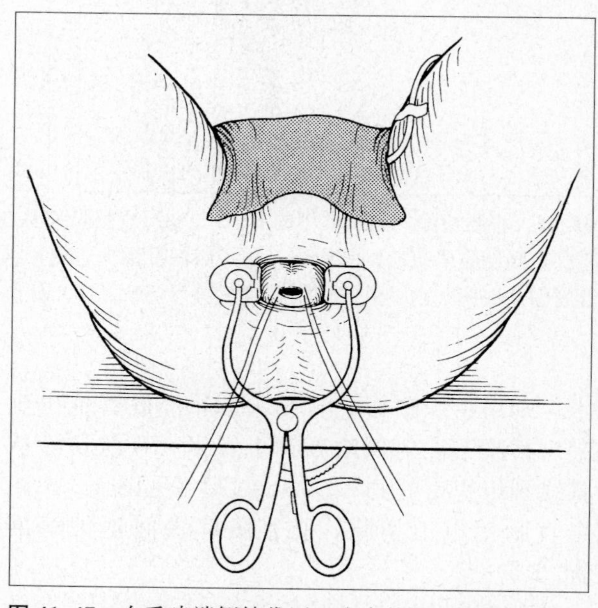

图 41.47 在重建端侧储袋回肛吻合前测量回肠长度。

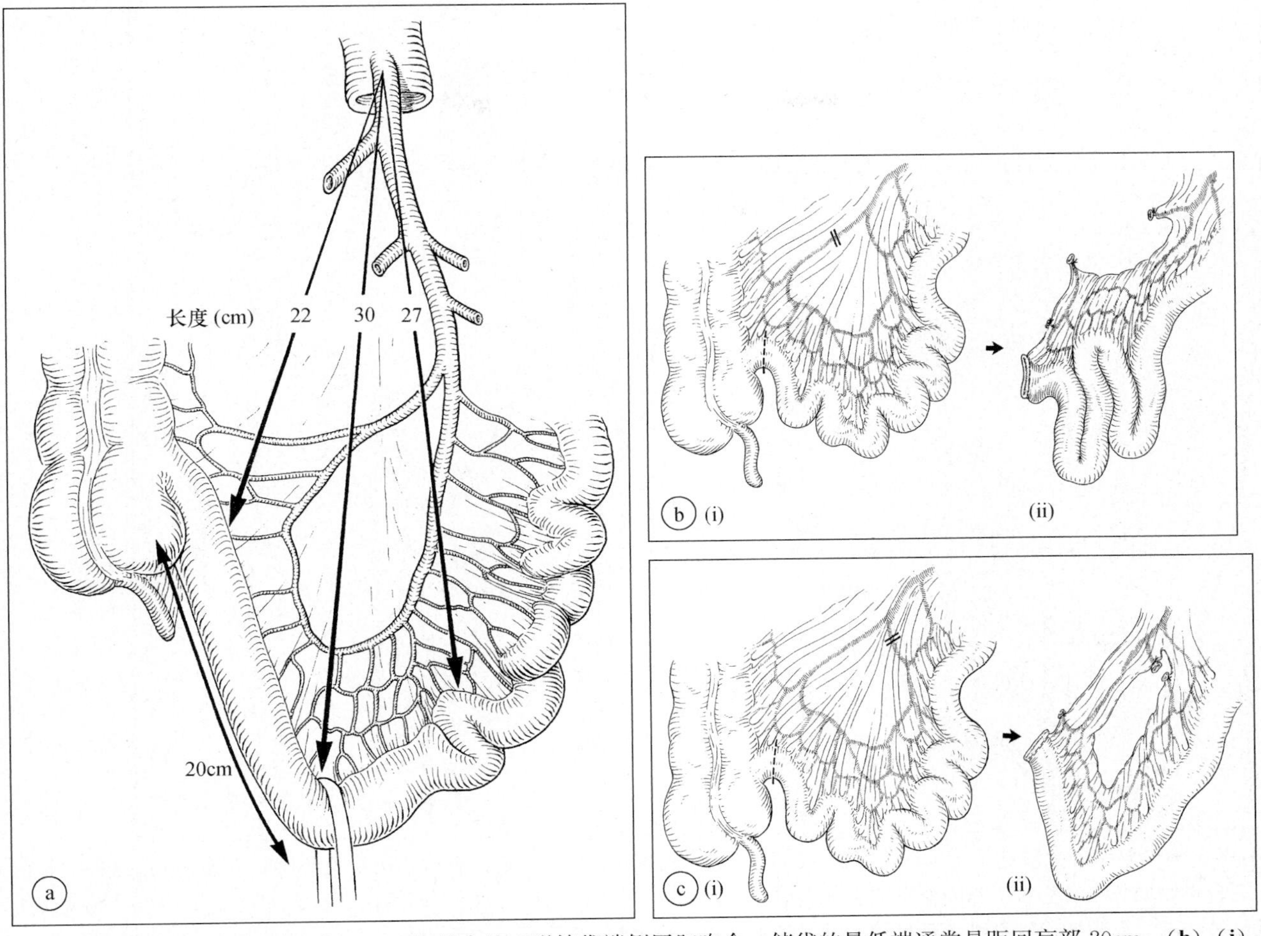

图 41.48 回肠长度和血管离断。(**a**) 如果实施J形储袋端侧回肛吻合，储袋的最低端通常是距回盲部20cm。(**b**) (**i**) S形储袋回肛端端吻合的血管离断。(**b**) (**ii**) 必须更进一步离断血管，以获得足够长度让回肠末端到达肛管。(**c**) (**i**) J形储袋构建及端侧回肛吻合的血管离断。回肠末端离断，回结肠动脉保留，而来自回结肠动脉第一回肠动脉主支离断。(**c**) (**ii**) 小肠系膜开窗，如果有足够的外周动脉弓，可行更进一步的血管切断。

吻合器构建J形储袋

若肠管长度足够，储袋构建可采用手工缝合或吻合器吻合。现在多数外科医生使用吻合器构建J形储袋。回肠对系膜缘置三根牵引线以确保吻合线是真正在对系膜缘上；这些牵引线稍靠近系膜缘而不是完全在对系膜缘上，旋转回肠两袢互相靠近（图 41.4）。储袋两袢需 20cm 长，在储袋顶部作一小于 3cm 长的横行开口，将吻合器通过回肠造口，将两回肠袢皱叠套入吻合器两臂完成吻合（Brough 和 Schofield，1989）（图 41.50a）。吻合器采用 TLC75 或 GIA90。吻合器两个臂分别插入回肠两袢，吻合器闭合前尽可能插入最远处，然后吻合器切割刀顺吻合器的两肢推进。钉砧留在肠腔，新的钉仓再插在吻合器的另一支，重新置入和击发吻合器。回肠壁在切割器表面皱叠，使吻合器吻合储袋更远端的部分。使用 GIA90 吻合器可重复两次此过程，用 GIA50 或 TLC50 重复四次，TLC75 重复三次。储袋的前端可能有一个潜在缺血区，在前端开口进行荷包缝合前最好将其切除（图 41.50b）。

Ballantyne 等（1985）建议储袋从系膜翻出，暴露其后面的闭合线，以寻找闭合线上的缺陷并确保彻底止血。储袋的完整性和容量通过如下方法测试：储袋输入袢钳夹一个非损伤钳，储袋尖端切口处置入尿管，荷包缝线收紧开口，通过尿管储袋内注射生理盐水（图 41.50c）。通过这种方式，吻合后积存的血凝块均可被冲洗到储袋外。

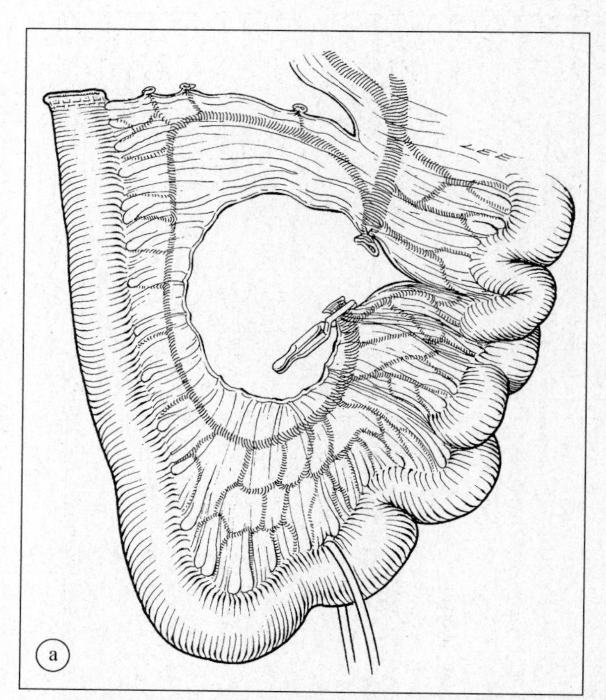

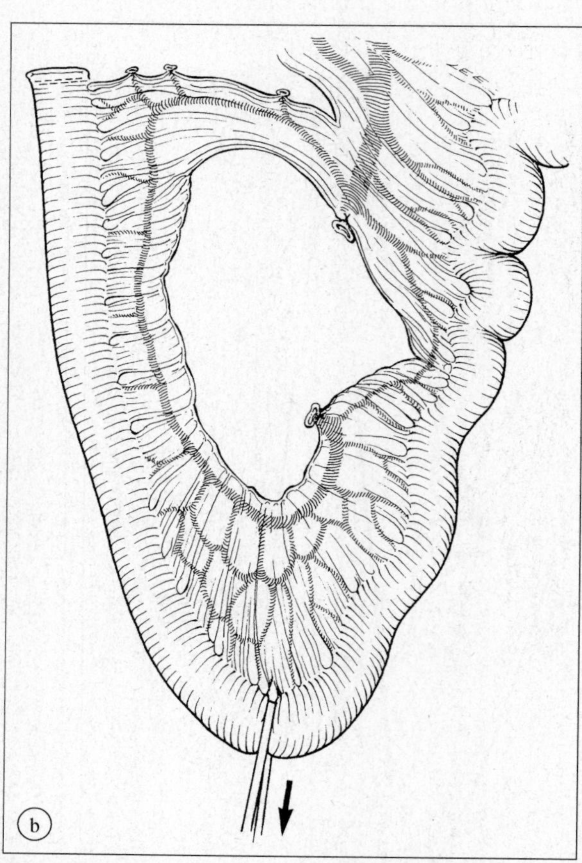

图 41.49 离断肠系膜上动脉主干以获得足够长度进行端侧回肠肛管吻合。(**a**) 有时须切断肠系膜上动脉主支以获得充足的长度进行端侧回肠肛管吻合。离断血管前必须用无损伤血管夹试钳夹血管，以确认周围血管弓有充足血供。(**b**) 肠系膜上动脉已被切断。周围的血管弓维持了足够血供，肠袢长度明显增加。

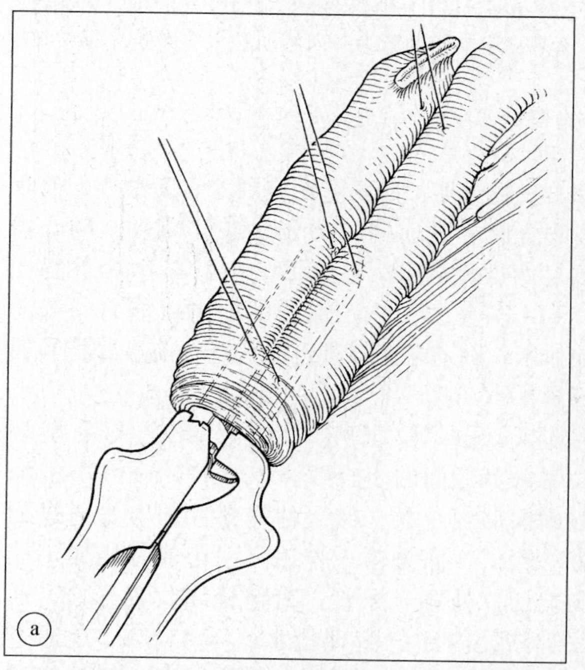

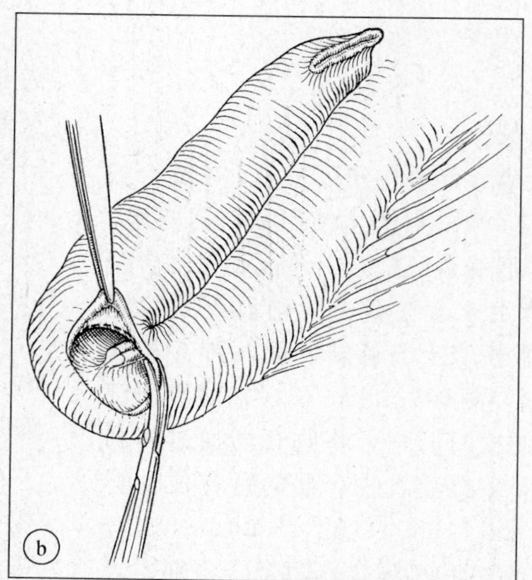

图 41.50 用吻合器建立 J 形储袋。(**a**) 侧-侧回肠吻合建立一长 J 形储袋。牵引缝线拉拢两段 20cm 长的回肠袢。在 J 形肠袢顶点切开一小口。线形吻合器在肠管的两袢中推进完成侧侧吻合。通过皱叠法将线形闭合器伸到吻合口远端，2～3 次闭合可完成一个长段侧侧吻合。(**b**) 吻合器完成侧侧吻合。回肠袢前唇有一个有血供较差部分，应该切出。

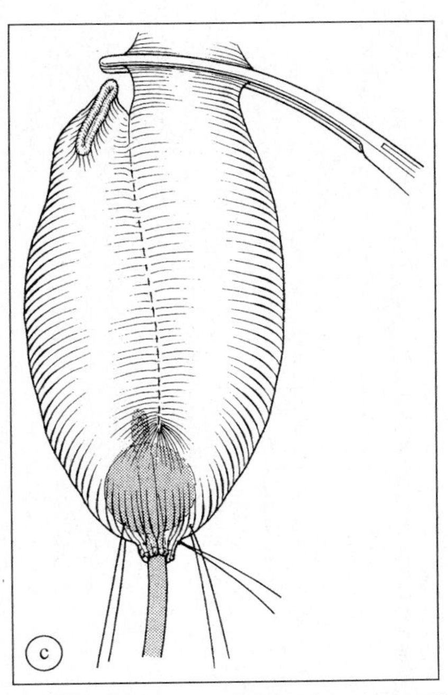

图 41.50（续）（c）回肠袢远端开口处荷包缝合。荷包内插入 30F 的导尿管，气囊充气，收紧荷包，用非损伤血管钳夹紧储袋输入袢，通过注水测试侧侧吻合处和回肠闭合末端有无渗漏。

手工缝合构建 J 形储袋

如果采用手工缝合，我们更愿选择 3-0 PDS 线单层连续黏膜外缝合。电刀在两肠袢预缝合线切开肠管（图 41.51a）。首先缝合关闭后方的吻合线，接着关闭前面的吻合线（图 41.51b）。一些外科医生仍用双层缝合技术构建储袋。

手工缝合构建 S 形储袋

闭合器技术建立三重储袋是不明智的，因为必须要破坏过多小肠黏膜。大多数作者用手工缝合。系膜血管弓必须保存，但如果构建这种储袋，回结肠动脉可能需切断，并且多数术者选择切断，因此血供完全靠回肠远端血管弓维持［见图 41.48b (i)］。

用四根牵引线把三段肠袢拉拢形成一个 1～2cm 输出袢和 15cm × 15cm × 15cm 的储袋（图 41.52a）。用 30 PDS 线连续做两排浆膜层缝合来拉近肠管的邻近两袢（图 41.52b）。在回肠浆膜层缝合的两侧电刀切开（图 41.52c）。沿吻合线连续全层缝合关闭后壁（图 41.52d）。完成止血后，分两层连续 Vicryl 线或 PDS 线纵向关闭前壁（图 41.52e）。

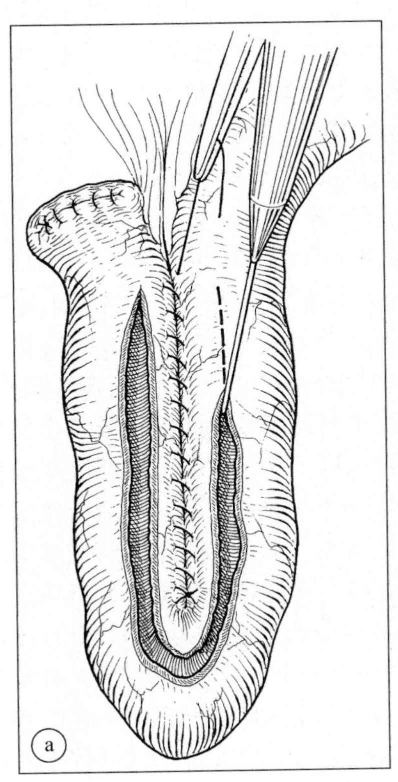

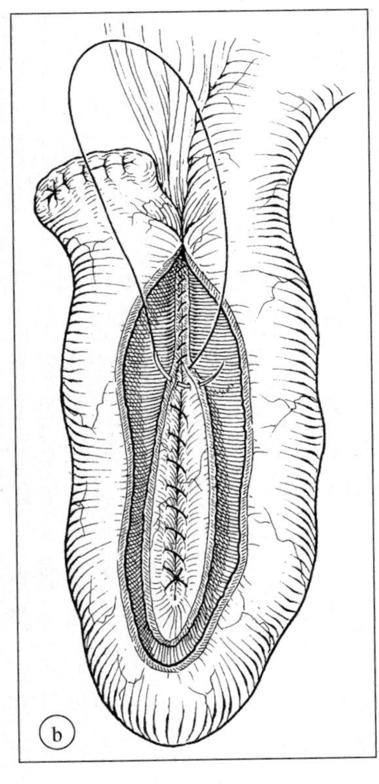

图 41.51　缝合 J 形储袋。（**a**）回肠末端已经被闭合，两回肠袢已被拉拢，回肠作一长切口。可见后侧外层缝合线。（**b**）在关闭储袋前方之前，缝合完成后方二层缝合线。

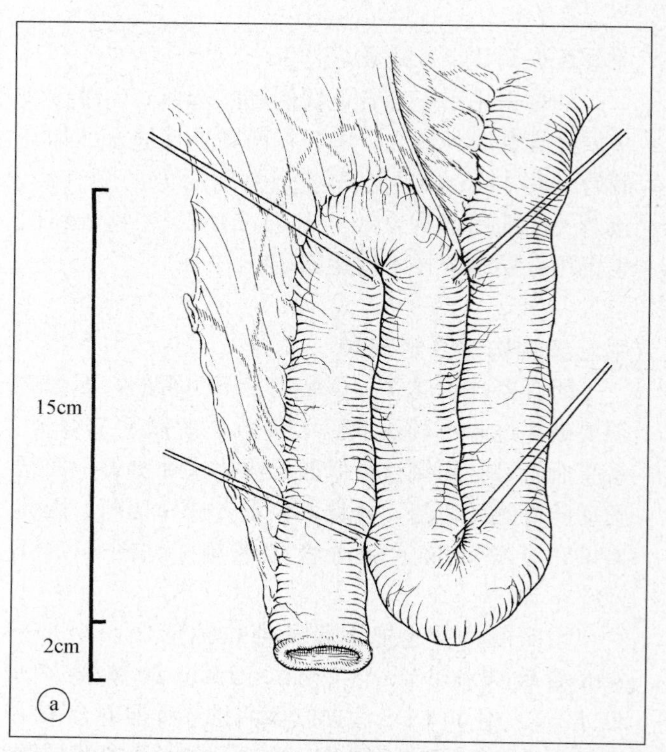

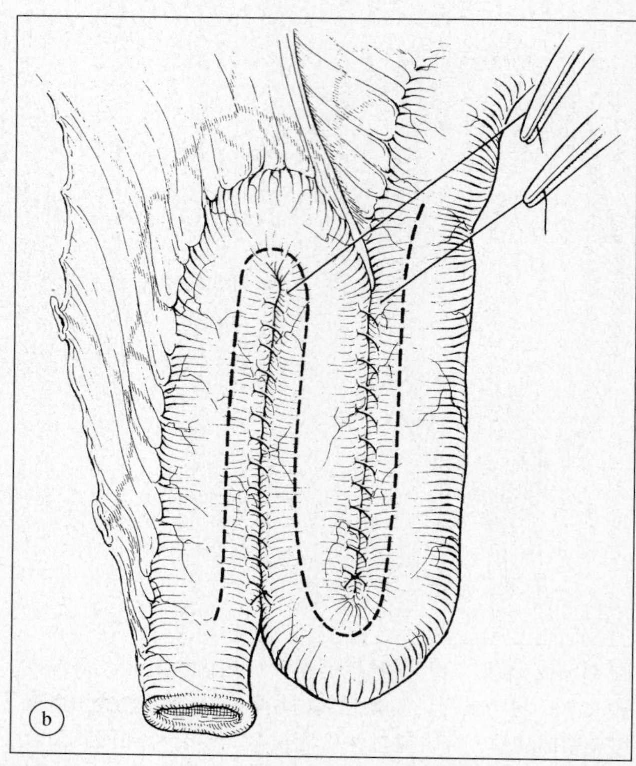

图 41.52 手工缝合构建 S 形储袋。(**a**) 用 3 段 15cm 的末端回肠建立一个三重储袋，稍远端的 2cm 末端回肠形成回肠肛管吻合的输出袢。(**b**) 后壁浆膜缝合完成后，沿回肠做一个长段切开。

整个储袋可以用连续黏膜外缝合技术建立（图 41.53）。储袋的完整性通过水充盈法检测后，牵引输出袢到齿状线。为了避免肠内容物溢出和输出袢太长，在牵引储袋前用闭合器闭和输出袢。一旦输出袢放在正确位置，闭合缘可以被切除，建立吻合。

手工缝合构建 W 形储袋

Harms 等（1987b）建议构建 W 形储袋最好保留稍长的远侧袢，使储袋更容易进入盆腔行回肛吻合，而不是用四个等长回肠袢。这些作者建议的肠袢长度为 11cm，13cm，10cm 和 10cm（图 41.54）。远端肠袢开口作为做回肠肛管吻合的顶点。储袋可以用连续黏膜外技术行两层或单层缝合吻合（图 41.55a～d）。用水扩展法检测储袋的完整性和容量（图 41.55e）。

回肠肛管吻合术

手工回肠肛管吻合术

在行回肛吻合前用拉钩牵开肛门，检查是否完全止血。腹部和会阴的手术医生均须确保盆腔和会阴部无出血。两根牵引线缝合于 J 或 W 形储袋开孔两侧或 S 形储袋输出袢远端，使储袋容易从盆腔牵引到会阴（图 41.56a）；或者将气囊导尿管留置在荷包缝线上方，牵引储袋进入肛管（图 41.56b）。如果 J 形储袋无足够长度，可以顺时针旋转储袋 180 度，使储袋对系膜缘位于前方，从而使肠系膜缘位于骶窝。

采用双叶肛管牵开器、Gelpi 牵开器（见图 41.35a，b）或者 Lone Star 牵开器（Roberts 等，1990；图 41.36）帮助完成前后壁吻合（图 41.57a，b）。前后要吻缝 10 针。这些缝合线保留足够长度以在吻合时做牵引。移除肛管牵开器前，最好在靠近双瓣牵开器边缘缝几针以便牵引储袋侧壁。通过这种方式可以在移除牵开器前完成前后吻合。剩下的侧方缝合在重置牵开器到前后位时完成（图 41.57c）。或可用 Gelpi 牵开器或两根牵引线牵引会阴部侧方皮肤，吻合口侧壁缝合可以在直视下进行，而不用再次插入肛门牵开器（图 41.57d）。如果用 Lone Star 牵开器，这些手法都无必要。这个方法现在成为我们行回肠肛管吻合术喜爱的方法，尤其加用三硝酸甘油酯乳膏涂抹肛管来放松内

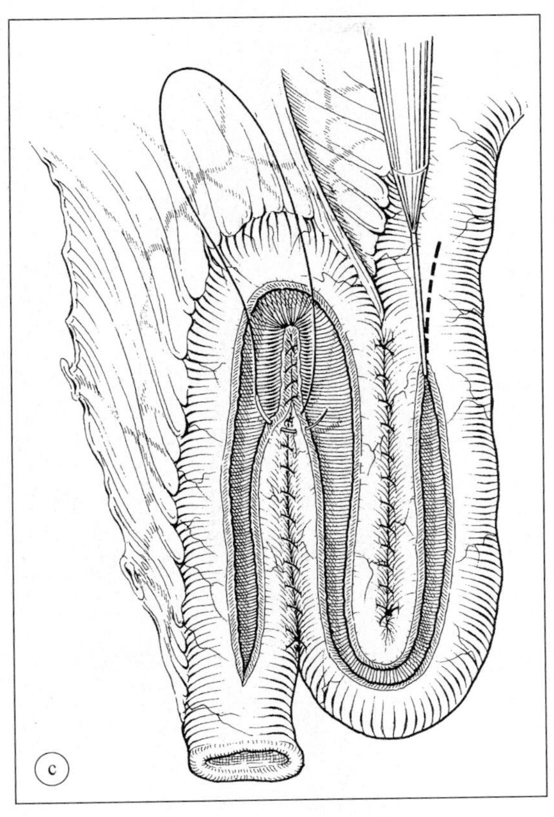

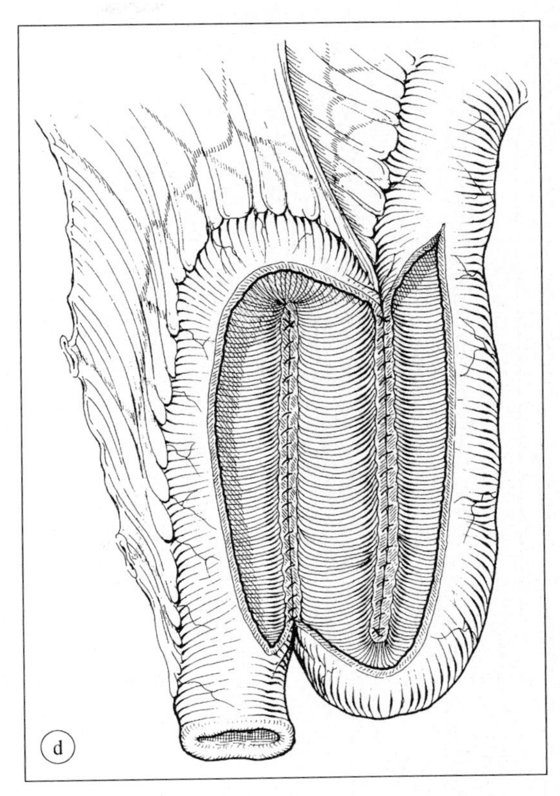

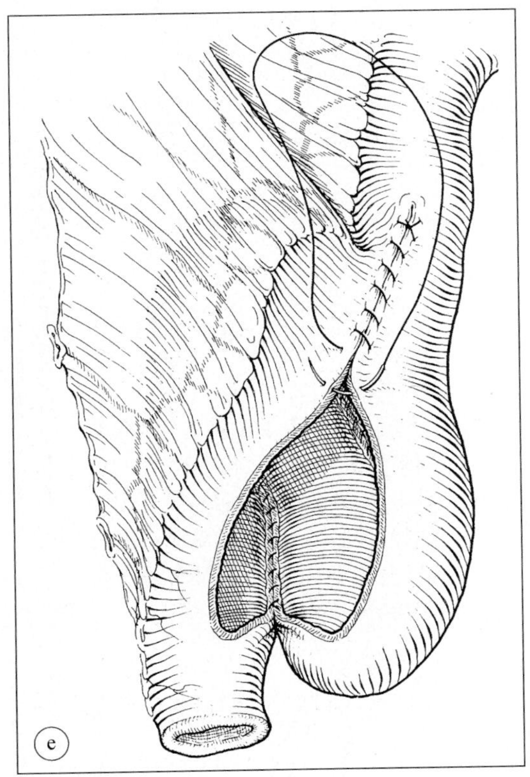

图 41.52（续）（**c**）完成后壁第二层缝合。（**d**）后壁两层缝合完成。（**e**）用连续黏膜外缝合法关闭储袋前壁。或可用双层法关闭前壁。

括约肌（见图 41.36）。所有的缝线对齐后一起打结。缝线打结完成后，30F Foley 气囊导尿管充分润滑后插入储袋，气囊不充气，并固定于肛周皮肤（图 41.57e）。清洗储袋以去除去所有血凝块，尿

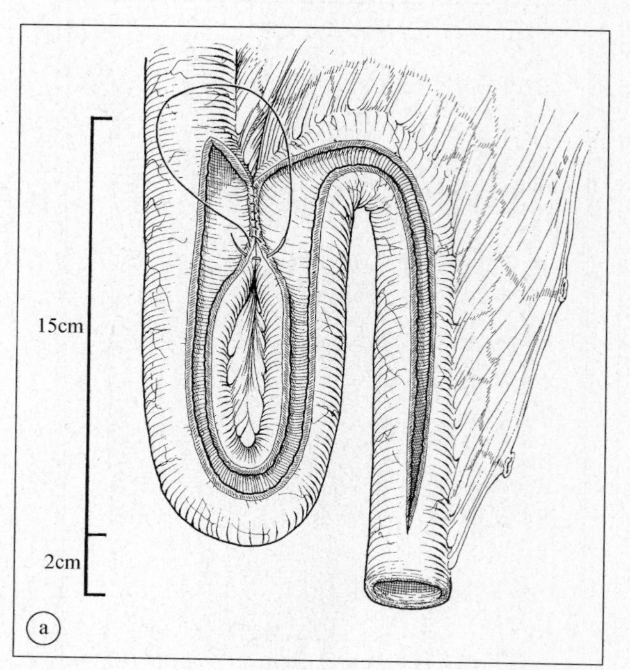

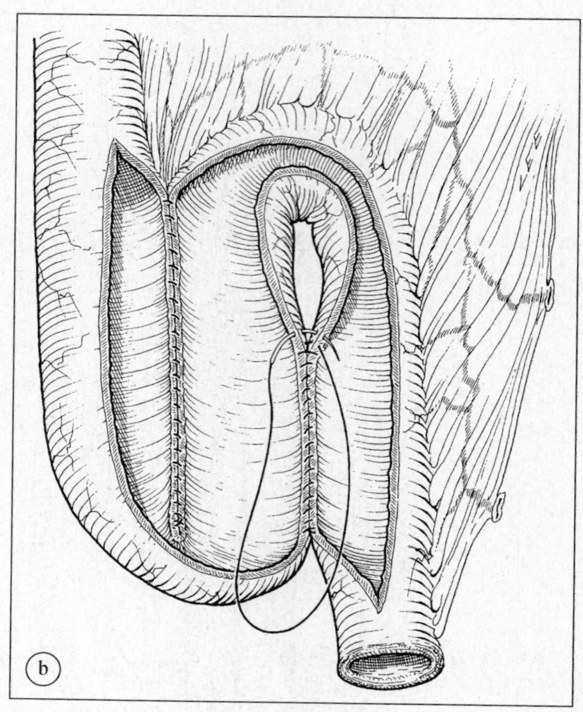

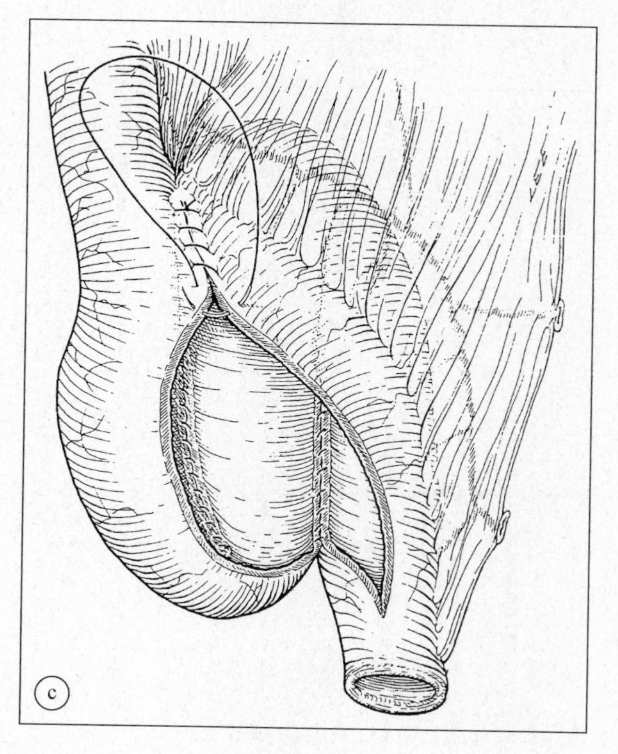

图 41.53 单层缝合构建 S 形储袋。(a) 如前所述构建 S 形储袋。在三段回肠袢上做长切口；单层黏膜外连续缝合储袋后壁。(b) 连续黏膜外缝合即将被完成。(c) 连续黏膜外缝合关闭储袋前壁。

管保留通畅引流。

全吻合器重建性结直肠切除术

吻合器回肠肛管吻合位于齿状线上 1～2cm 的肛管中段，很少需要游离十二指肠空肠曲或肠系膜上动脉起始处以获得足够安全吻合长度。直肠和肛管上部必须完全游离（见图 41.45）。这只能靠分离直肠和耻骨直肠肌环之间的 Waldeyer's 筋膜才

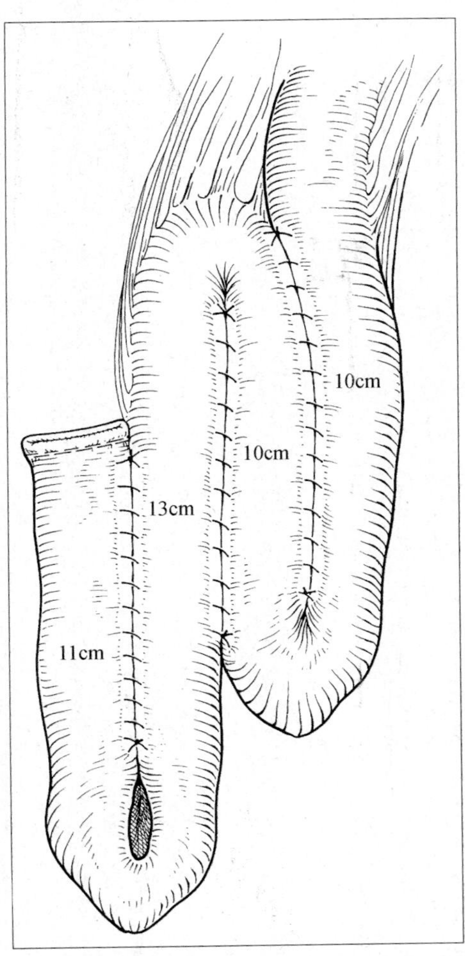

图 41.54　改良的四叠储袋。作为四袢 10cm 等长的四叠储袋的替代，改良四重储袋的远端部分由更长的回肠袢组成，以获得一个更延长的储袋。

可能实现。在进行该步骤时，需在肛管上段预定吻合处横行钳夹一个弧形动脉钳，并纵行检查肛管长度，确保在齿状线上肛管至少保留 1～2cm。

应用 TA30 或更好的 TL30 闭合器距齿状线合适距离闭合肠管（图 41.58a）。闭合器击发前腹部组外科医生左手食指插入肛管检查。在闭合器上方横断肛管，移开直肠（图 41.58b）。储袋的构建如前图描述（图 41.50）。储袋顶点肠开孔处用 0 号 Prolene 线缝合荷包。

回肛吻合可用 28mm 钉砧的弯头 Premium EEA 吻合器（图 41.58c）或 29mm 钉砧可拆卸 Proximate ILS 吻合器（图 41.58d）。卸下环形吻合器的钉砧，如是 EEA 吻合器用尖形中央针替代，如是 ILS 吻合器则仅把钉砧从内针上拆除。中心针收缩回吻合器内。吻合器钉砧插入储袋 Prolene 线

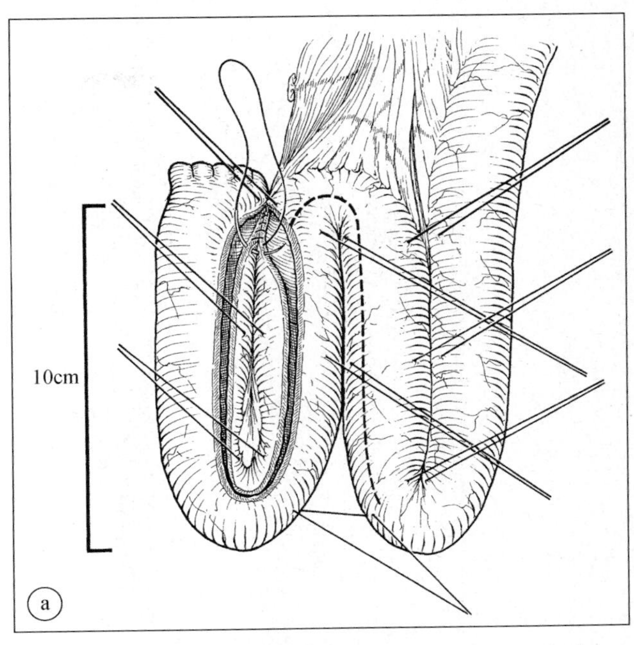

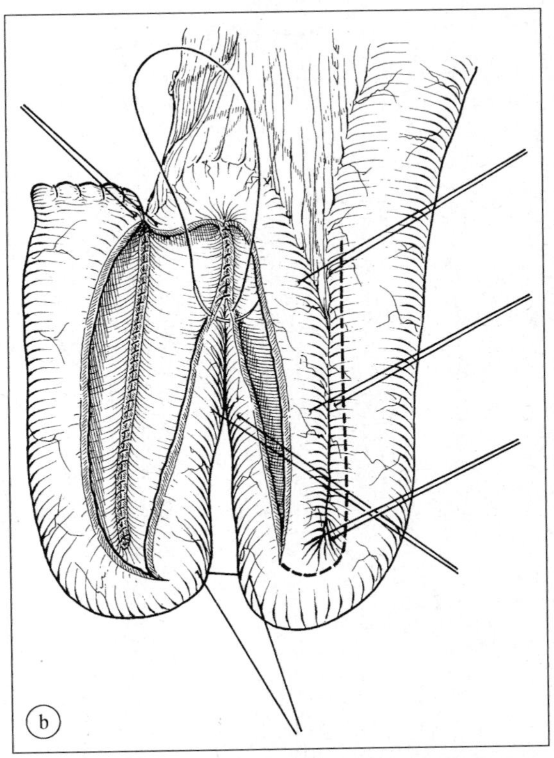

图 41.55　缝合法构建四袢 10cm 等长回肠储袋。(**a**) 数针牵引线缝合于肠袢，牵引拉拢，回肠纵行切开，后壁开始缝合。(**b**) 继续后壁黏膜外连续缝合（续）。

荷包缝合的开口（图 41.58e）。然后绕钉砧柄的凹槽收紧荷包线（图 41.58f）。吻合器头轻柔插入肛门直达横断处。吻合器头插入肛管前 5 分钟在肛管及其边缘涂抹三硝酸甘油酯乳膏是一好办法，因为这可放松括约肌和防止损伤肛管。主刀医生协助会

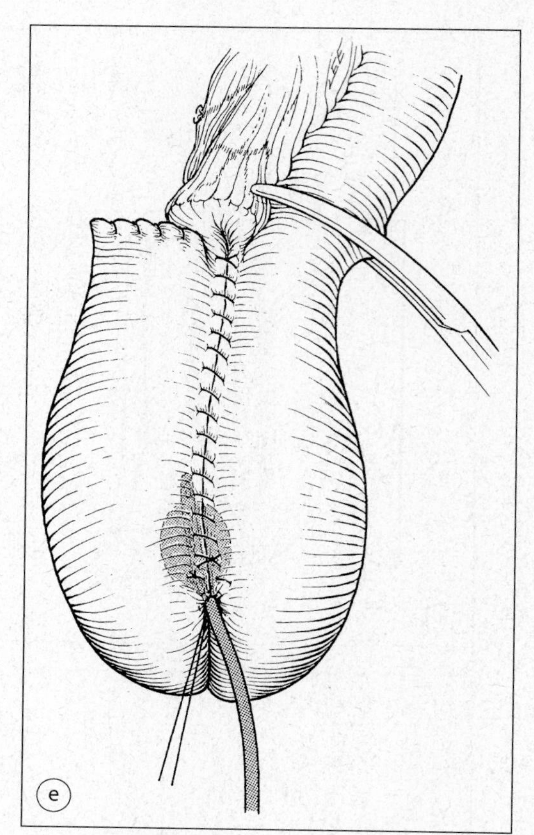

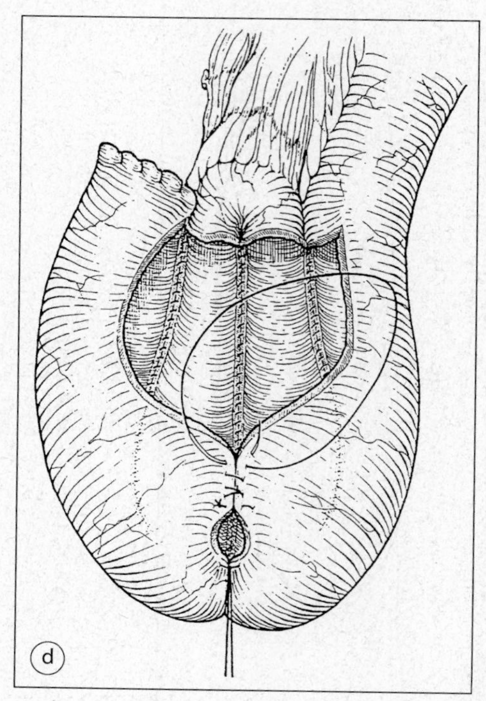

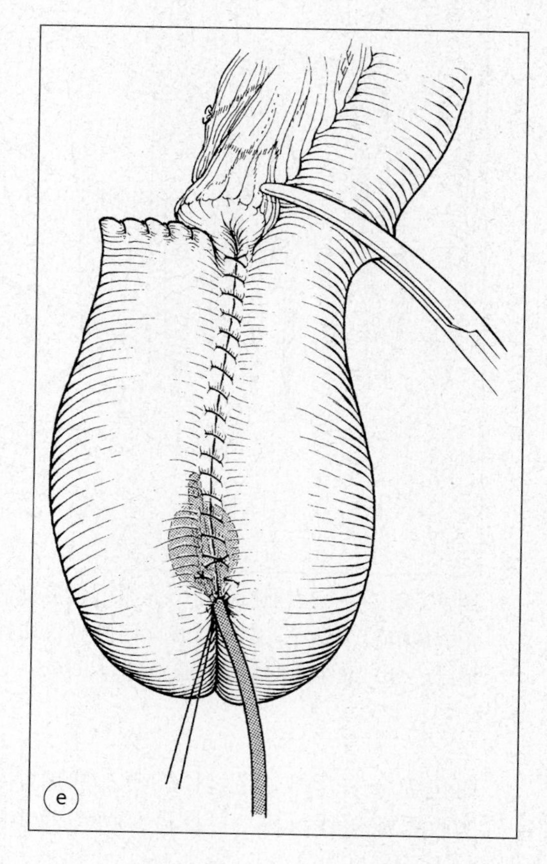

图 41.55（续）（**c**）完成后壁缝合。（**d**）关闭储袋前方。保持前壁缝合线的远端开放以行回肠肛管吻合术。（**e**）围绕前壁缝合线的开放部分作荷包缝合。近端小肠放置一柔软的非损伤钳。通过肠切开处插入一根气囊导尿管，其气囊充气，以便在回肠肛管吻合前可以检测吻合线。

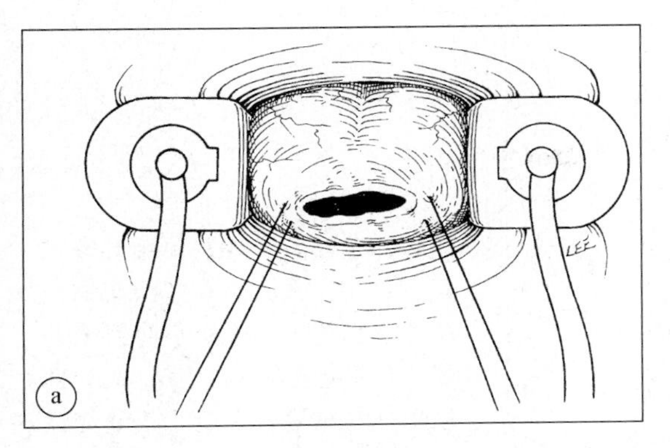

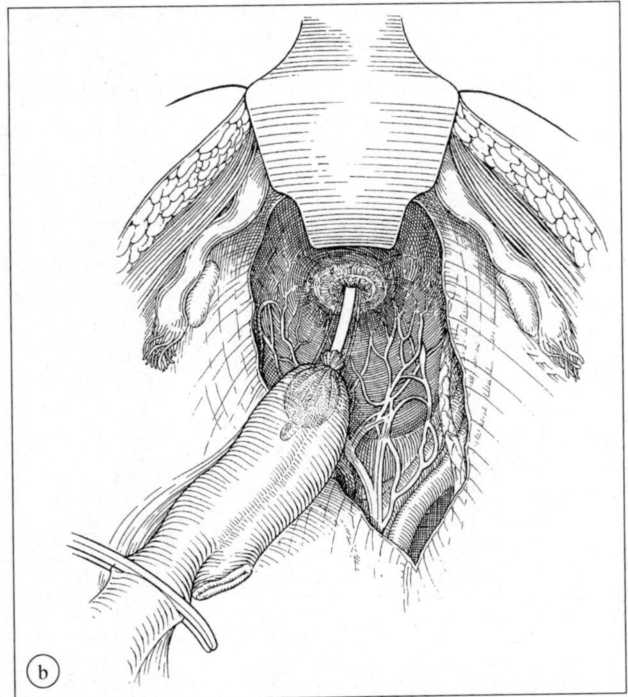

图 41.56　牵引储袋到肛管。(**a**) 插入肛管撑开器。在回肠储袋开口两侧各穿一根长牵引线。在回肠肛管吻合前，将回肠末端轻柔地牵引到直肠肛管。(**b**) 牵引线牵引的替代方法是将置入回肠荷包内导尿管牵引回肠末端通过直肠肛管。

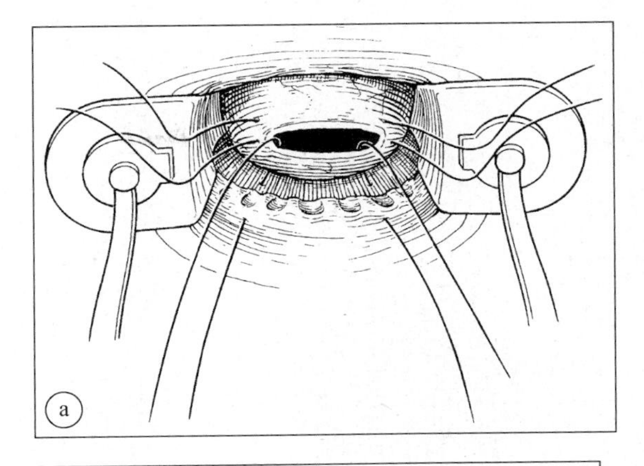

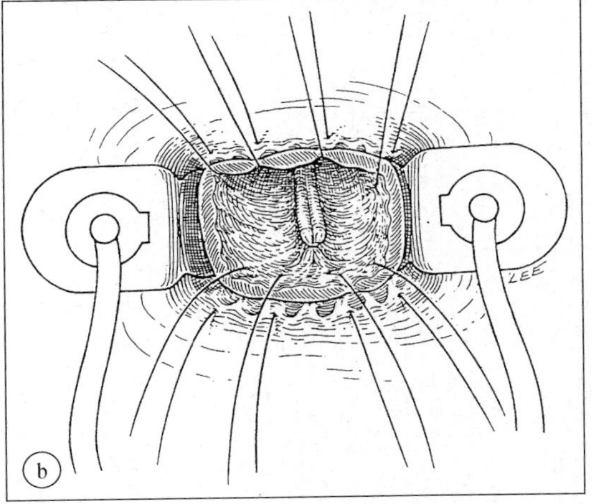

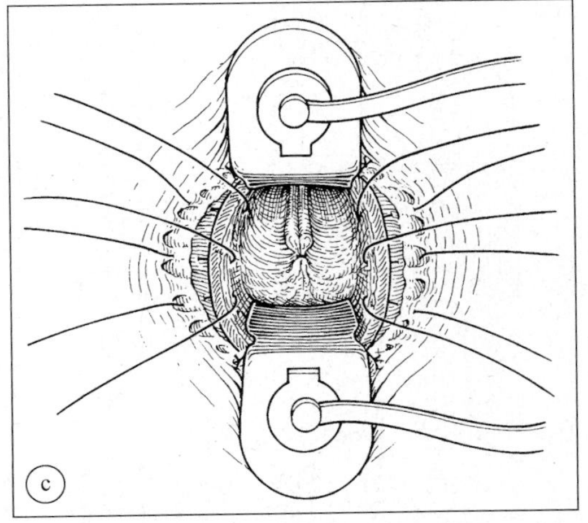

图 41.57　手工回肠肛管吻合。(**a**) Parks 肛管牵开器插入肛管，牵开器两个叶片放在肛管两侧。回肠末端已经被牵引通过肛管，回肠后壁和肛管的后壁在齿状线附近有数针吻合。(**b**) 前后壁的缝合已缝完成，然后打结。(**c**) 移出肛管内牵开器，然后把牵开器的两个叶片前后位放置，暴露回肠肛管的侧面，以完成侧方缝合（续）。

阴部操作者确定吻合器头在肛管内正确地对位，并且避免吻合器头对肛管横断处的施加过大压力。

推送吻合器中心针，腹部主刀医生通过触觉或直视下检查中心针穿过直肠横断线的中点。会阴部操作者推送中心针通过切断线，腹部术者从上方施加反向作用力（图 41.58g）。当吻合器杆完全到位后，若使用 EEA 吻合器时，中心针从吻合器头移除，钉砧插入吻合器头的凹槽上；使用 ILS 吻合器时，针砧需滑过中心针直到听到咔嗒声。然后关闭吻合器（图 41.58h）直到显示器的定位针达到击发位置，释放安全制动片，击发吻合器。两个同轴的环形针及刀片被击发，内圈刀切出一个孔洞，内圈的组织为一圆柱状肛管和储袋顶部组织（图 41.58i）。

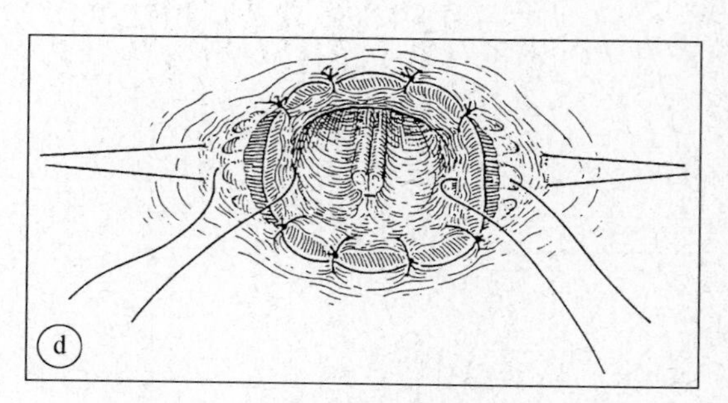

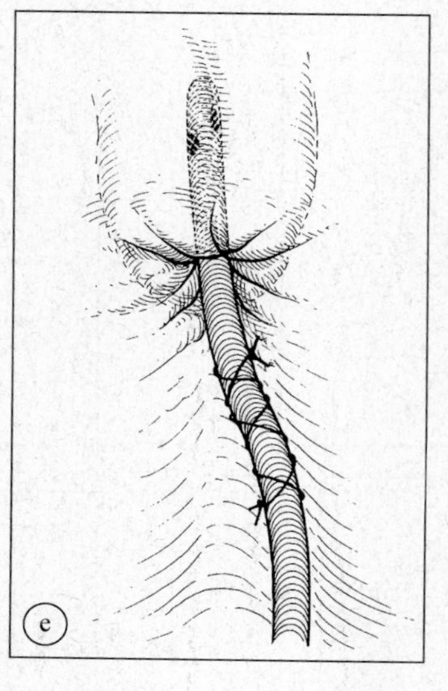

图 41.57（续）（**d**）使用肛管牵开器的替代方法是在肛缘两侧用两针缝线牵拉。这似一简便牵开器，并能直视下吻合侧壁。（**e**）回肛吻合完成后，一 30F 气囊导尿管经吻合口插入储袋。为避免导尿管气囊充气导致储袋张力性坏死，将导尿管缝合肛周皮肤以固定尿管。

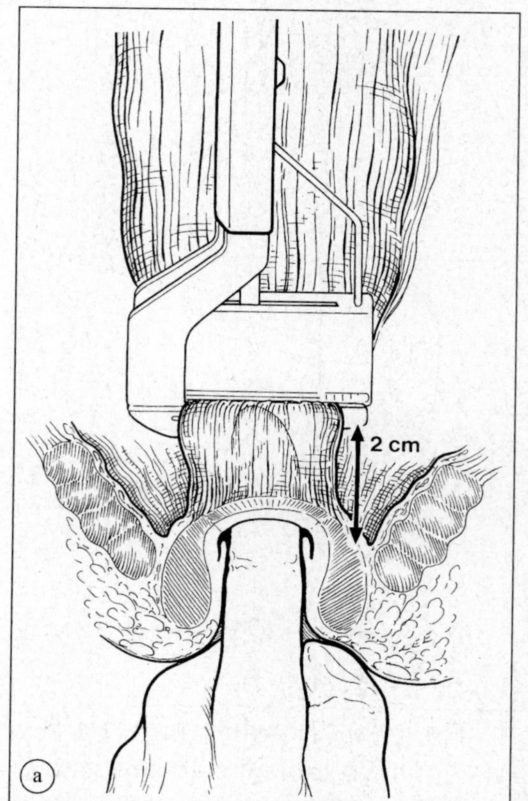

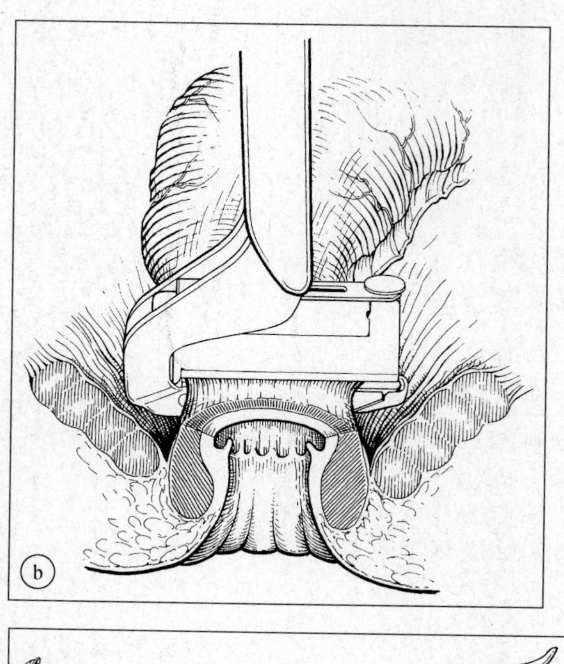

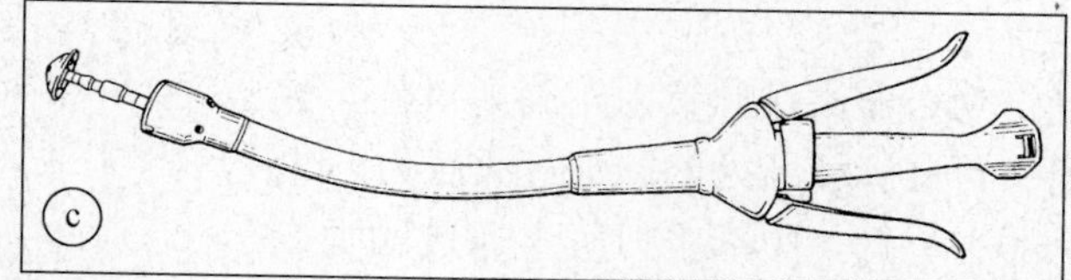

图 41.58 全吻合器重建性结直切除术和 J 形储袋回肛吻合术。（**a**）用 TL30 闭合器在齿状线以上 2cm 横断肛管。注意只有肛管从盆底肌充分游离，才能于肛管使用 TL30 闭合器。（**b**）有时可用 TA30 闭合肛管，但是该闭合器更大，且有时在男性骨盆不能使用。（**c**）弯头 Premium 环形吻合器（续）。

吻合器钉砧和钉仓在手柄逆时针方向旋转两圈半后分开。旋转吻合器确保刀片完全切断肠管两端，然后吻合器被轻柔退出肛管。腹部的医生需轻柔牵引储袋使之与吻合器分离。新型弯头 EEA 吻合器很容易退出。

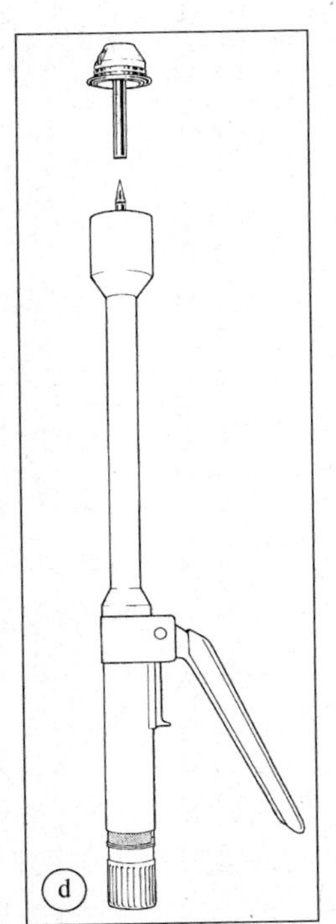

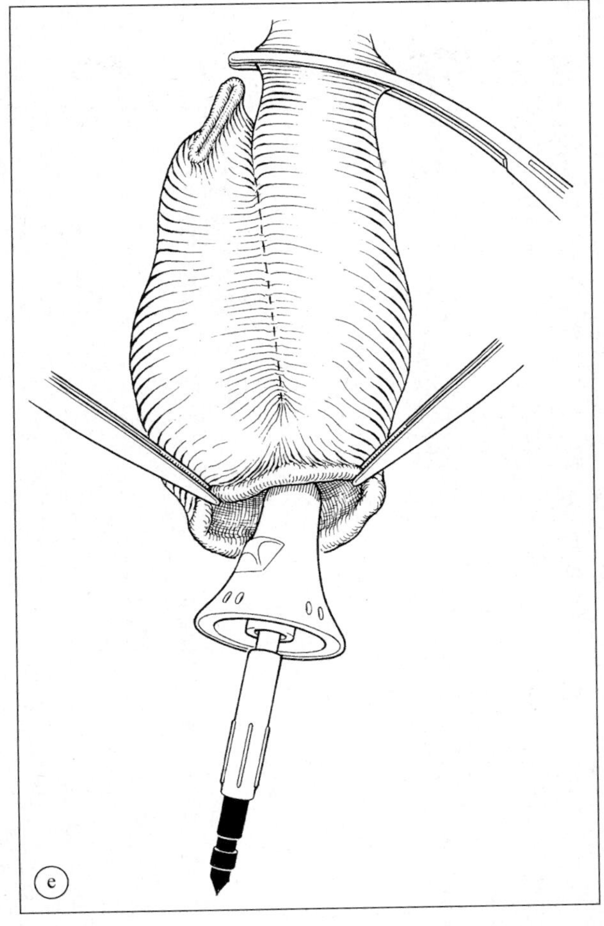

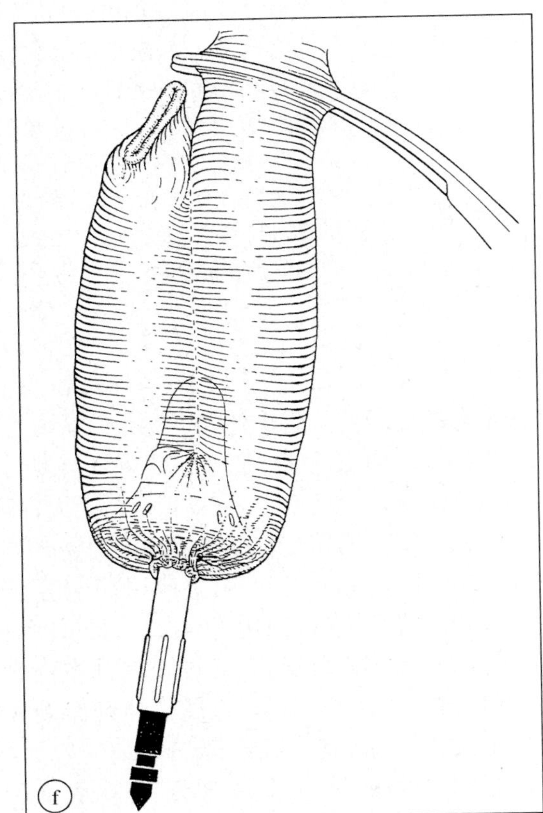

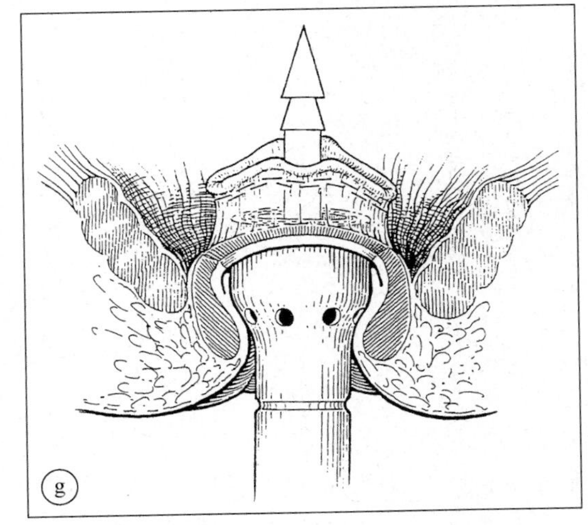

图41.58（续）（**d**）可拆卸砧子应用于Proximate环形吻合器。（**e**）吻合器构建侧侧吻合J形储袋，闭合器横断回肠末端。荷包缝合回肠远端开孔处，可拆卸钉砧插入储袋。（**f**）荷包缝合线结扎于钉砧子上。（**g**）环形吻合器头插入肛管，其中心针穿过肛管横断线中点推进。

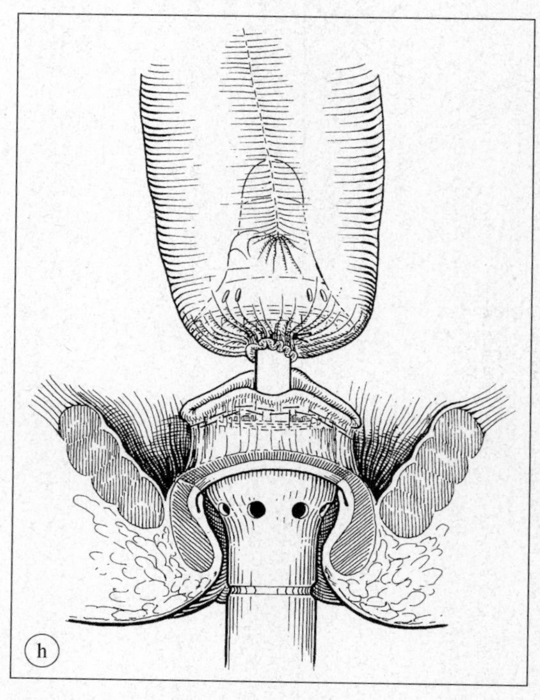

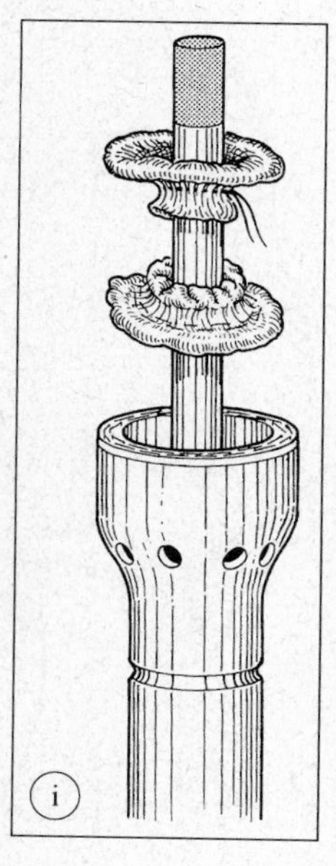

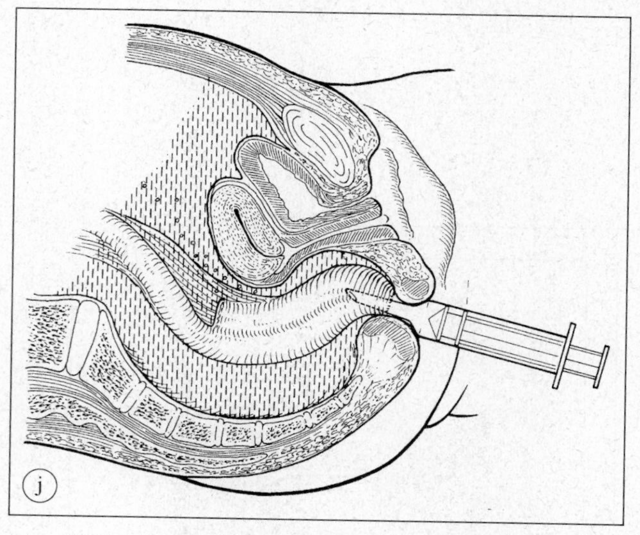

图 41.58（续）（**h**）中心针被移开，钉砧连接到环形吻合器的头。环形吻合器开始闭合。（**i**）环形吻合器被击发并从肛管内退出。检查吻合器内切下的组织，以确认两块环形组织的完整性。（**j**）检查回肠肛管吻合处，先通过触摸，然后在回肠近端放置无损伤阻断钳，储袋内充气来检查。储袋内的压力导致肛门排气，但是吻合口漏气须在水检测。

检查两个“面包圈”的完整性，通过肛管触摸吻合处确保其完整性。盆腔内注满盐水，非损伤钳钳夹储袋，用一 50ml 空针经肛管向储袋内充气，以证明无空气泄漏（图 41.58j）。假如两个环完整，无空气泄漏，触摸吻合线完整，则无需覆盖回肠吻合处。

如果无过多引流，盆腔闭式负压引流保留48～72 小时。如无近端回肠造口，则需经肛管吻合口于储袋内留置一 30F 尿管，并缝合固定于肛周皮肤（见图 41.57e）。该尿管用于去除储袋内血凝块。术后 3～4 天内，每隔 4 小时通过尿管用 50ml 生理盐水冲洗血凝块。当小肠内容物开始从尿管流出时停止冲洗。如无近端回肠造口，尿管可视为经会阴部回肠造口，并且通常于术后 5～7 天内移除。

如果是 S 形储袋，则可用改良的吻合器法吻合（图 41.59a），这种方法无需使用荷包缝合。采用该法需保留 S 形储袋的前壁开放（图 41.59b），且将 Premium EEA 的钉砧通过未完全缝合的前壁插入储袋腔（图 41.59c）。钉砧引导到储袋底部，钉砧中央柄在远离缝合线处穿破储袋。然后完成前壁的缝合，余下手术步骤如前述完成（图 41.59 d～g）（Williams 等，1989）。

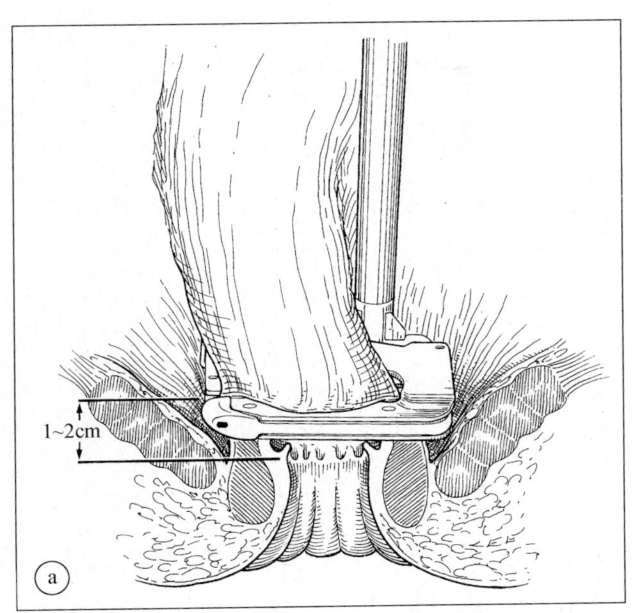

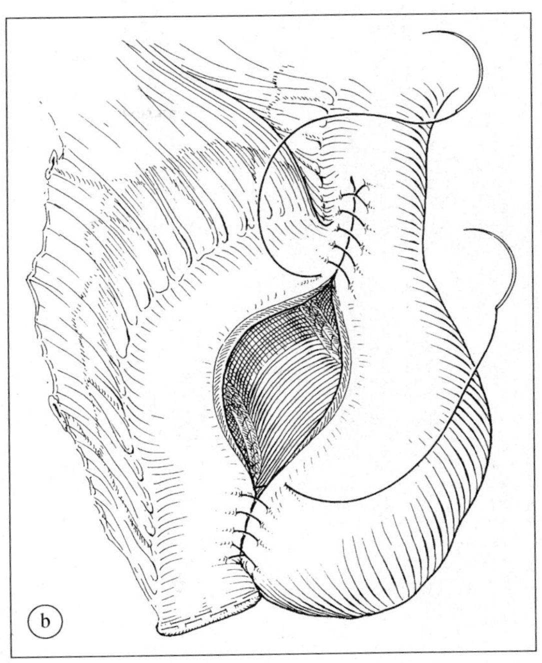

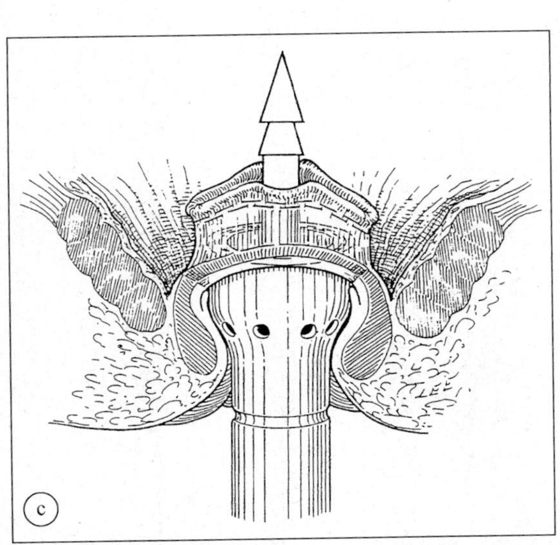

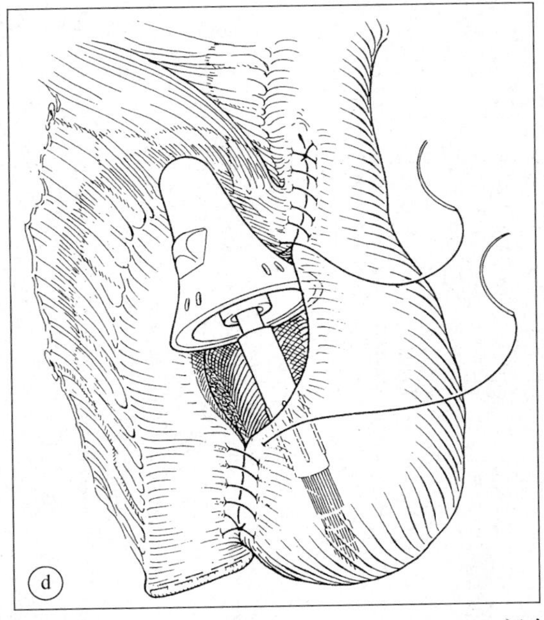

图 41.59 手工缝合 S 形储袋和吻合器回肛吻合术。(**a**) 在齿状线上方 1～2cm 把肛管用 Roticulator 闭合器横断。(**b**) S 形储袋已缝合完成，储袋前壁开放以便插入环形吻合器钉砧。(**c**) 吻合器头插入肛管内，其中心针经肛管横断线的中点穿出。(**d**) 环形吻合器的钉砧插入储袋，针砧的杆插入储袋最下部。然后缝合关闭储袋前方。

预防性回肠造口、关腹、引流

如果采用预防性回肠造口术，储袋近端的回肠袢连接于腹壁，不能在储袋上产生任何张力（见图 41.3）。以常规方法在腹壁标记处打孔，打孔宽度至少允许两个手指通过，从而使肠袢不压迫肠系膜血管，保证储袋血供。用缝线标志造口回肠袢远端，然后回肠袢被牵拉到达腹壁。

关腹采用大针缝合技术，皮内 Prolene 线缝合或皮肤夹关闭皮肤。盆腔及其他止血欠佳部位放置 2～3 个引流管。回肠袢对系膜缘用鼠齿钳钳住，回肠袢的远侧端上做一小的横行切开，开口外翻用 Prolene 线缝合。回肠袢式造口下不需放置支撑杆，除非肠系膜很短造口有退缩的风险（该方法说明的图示在第 40 章：图 40.8～图 40.13）。

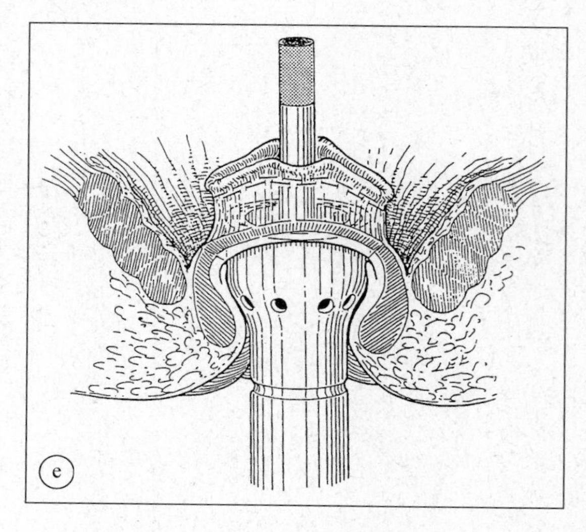

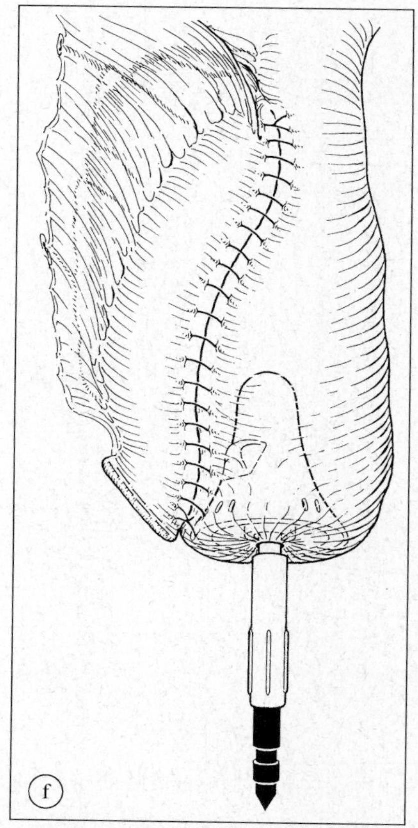

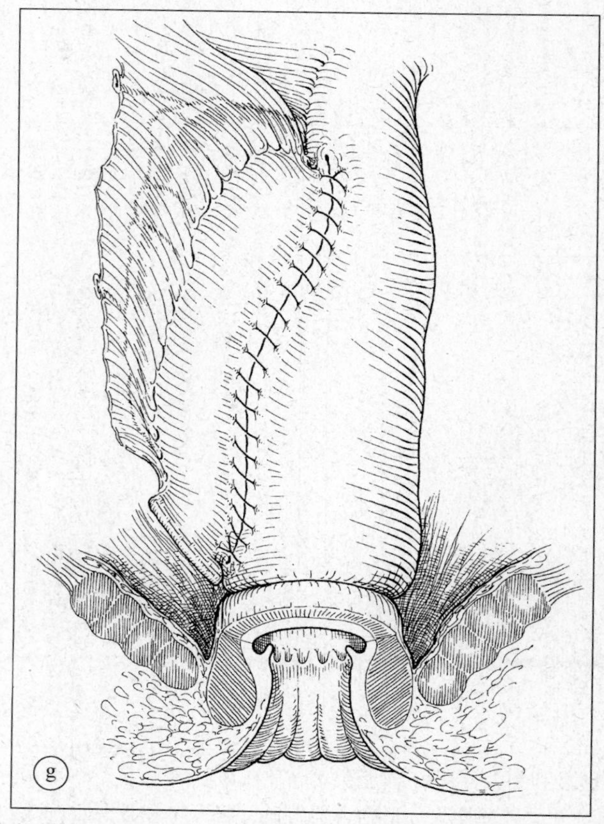

图 41.59（续）（e）中心针从吻合器头的中心轴移出。（f）钉砧被连接到环形吻合器头部的中心轴上，闭合吻合器。（g）手工缝合的S形储袋及回肠储袋肛管吻合器端侧吻合已经完成。

腹腔镜下储袋构建

患者选择全麻，改良截石位，双腿放在 Allen 下肢支架上以方便手术操作和设备摆放。完成准备工作和铺巾，腹部暴露耻骨到剑突、双侧髂前上棘范围（图 41.60）。在脐周切开或 Veress 针充气后插入第一个套管针（图 41.61）。其余套管针在直视下放置，在腹直肌外侧需特别小心避免损伤腹部血管其中一个套管针安放在预定回肠袢造口处（图 41.62）。套管针的数目依据外科医生的喜好和手术的困难程度而定。我们使用 4～5 个套管针：脐周的10/12mm开孔用于放置镜头，两个腹直肌旁10/12mm套管针开孔用来置入器械。患者取头低脚高位且斜向左侧，确认回肠末端后，检查全段小肠以发现任何克罗恩病的证据。该操作最好用双手持Babcock钳来完成。然后注意探查回结肠部分。用左手向内侧轻柔牵拉右半结肠，显露腹膜反折线。通过电剪或超声谐波刀游离右半结肠；在结扎任何血管前必须分辨右侧输尿管（图41.63）。

右半结肠切除现在采用由内向外侧显露途径。体内血管结扎与分离需注意保护回结肠的动脉（图41.64）。

手术下一步是游离左半结肠，也可用超声谐波刀以传统方式分离左半结肠的侧腹膜，但需先确认左输尿管。在左结肠上血管或左结肠下血管以远切断肠系膜下动脉，然后游离结肠脾曲（图41.65）。另一分离方法是中央到外侧游离，其方法如已述的恶性肿瘤左半结肠切除术的方法（见第29章）。

从网膜上分离横结肠是手术中最具挑战性的部分。无论何时网膜应该尽可能保留，其方法是用

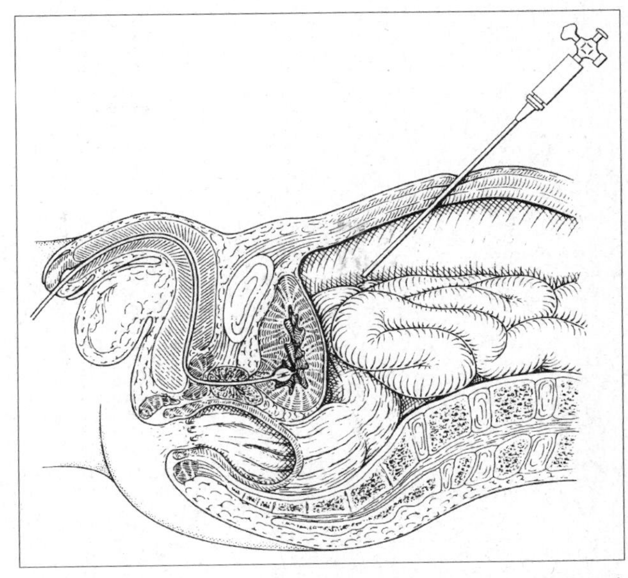

图41.61 用Veress针及现在更常用的Hassan切开技术建立气腹。

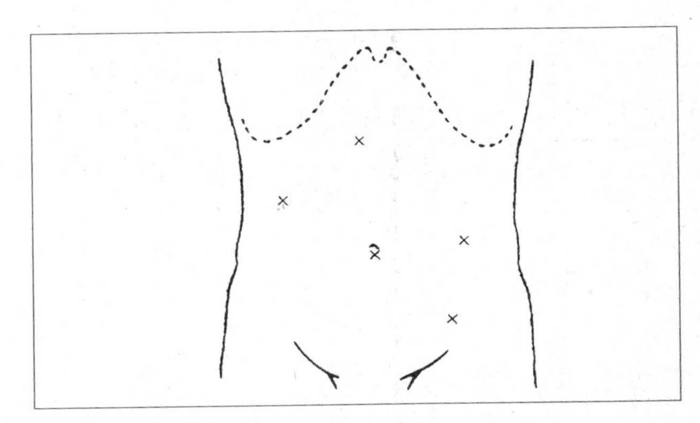

图41.62 开孔位置。

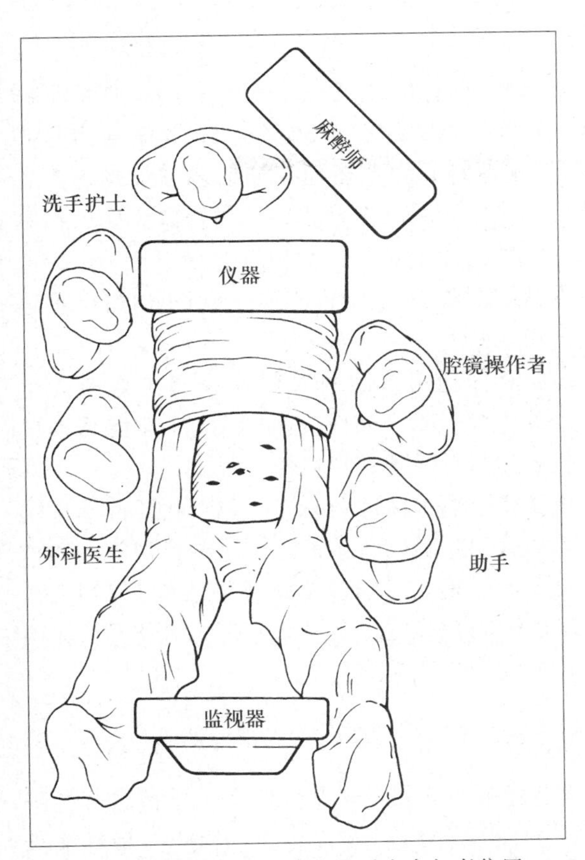

图41.60 腹腔镜储袋构建术的手术参与者位置。

Babcock钳夹持临近结肠的网膜向上牵引，同时反向牵拉横结肠。谐波手术刀极大地方便了从横结肠系膜切除网膜。横结肠的血供应该用止血夹在靠近肠管处结扎，这样可以减少对系膜的过分游离（图41.66）。然后分离结肠与腹膜的连接而游离两个结肠曲（图41.67）。

完成结肠切除后，改变患者及手术团队的位置。使患者头侧向过度倾斜，从而保持盆腔无游离的结肠和小肠。牵引直肠乙状结肠，开始分离直肠肛管后壁。向上牵拉直肠上部，尽量避免损伤穿过盆缘的自主神经。该无血管平面相对容易分离直达骶骨尖水平，在这里可以清楚看到肛提肌（图41.68）。分离侧方腹膜和侧方直肠系膜即完成了直肠游离的大部分过程。紧贴直肠在Denonvilliers筋

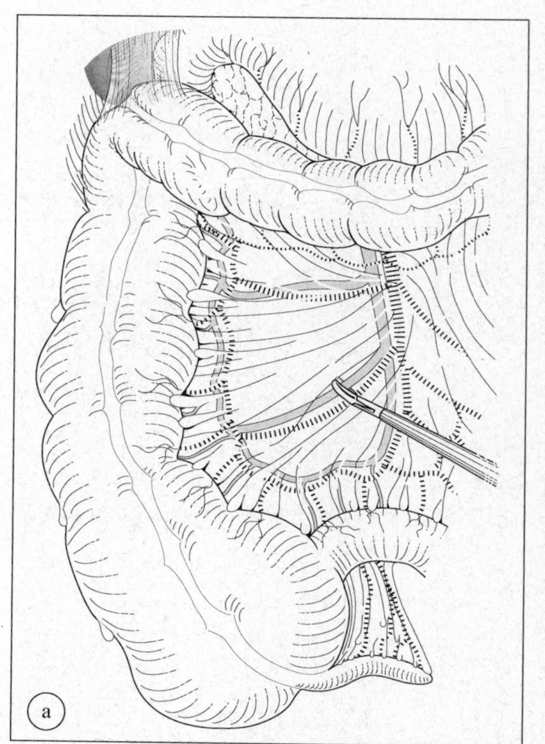

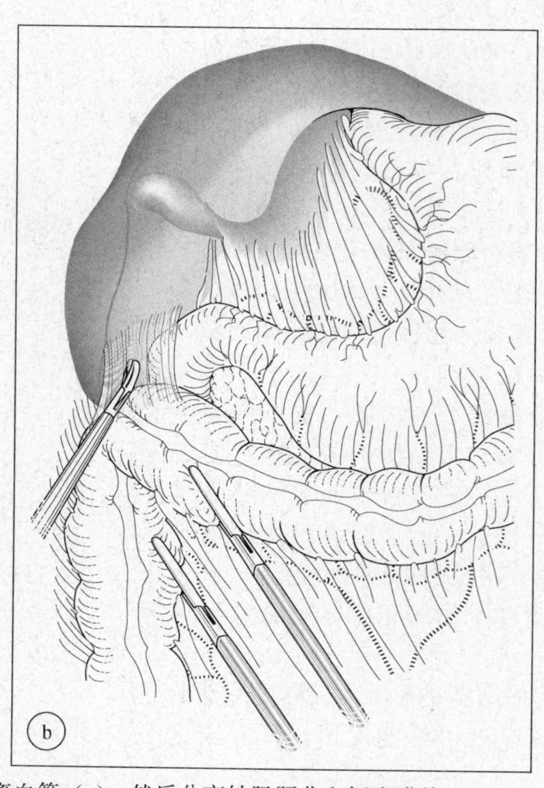

图 41.63 采用由内到外途径游离右半结肠，先分离血管（**a**），然后分离结肠肝曲和侧腹膜前（**b**）。

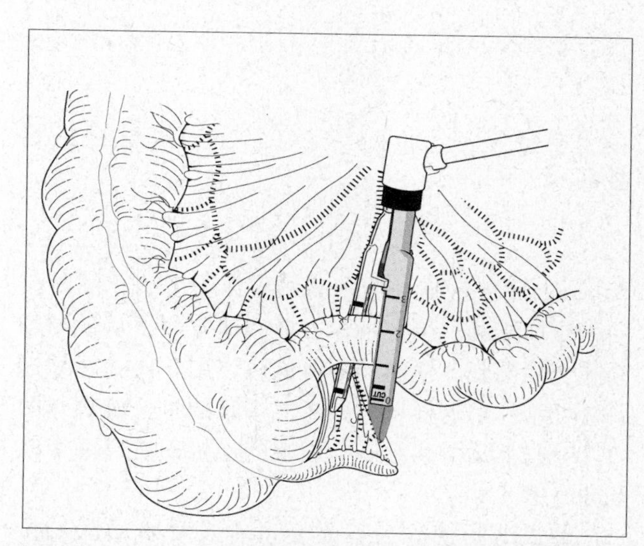

图 41.64 游离右半结肠和结扎血管后，回肠末端被内镜闭合器横断。

膜后分离直肠子宫陷凹或直肠膀胱陷凹间隙，最终完成直肠游离。在齿状线上方 1～2cm 横断肛管，完成整个切除步骤。

气腹减压后做一个 Pfannenstiel 切口（下腹横切口）。如还没有切断回肠，线形闭合器切断回肠末端，移除已切除的直肠与结肠。轻柔牵出回肠末端 40cm 的肠袢到腹壁表面，如前述方式构建 J 形储袋，并将用于回肛吻合的环形吻合器头插入 J 形储袋，置于储袋顶点开口荷包缝合处（图 41.69）。储袋重新放回腹腔，关闭 Pfannenstiel 切口，重建气腹。

在此时仔细检查腹膜腔确保没有出血至关重要。一旦止血完成，如前文及图示，J 形储袋推送到盆腔，然后行回肠肛管吻合（图 41.70）。

在储袋近端选择适当肠袢，要求此肠袢达预定造口的套管针穿刺处而无张力。在右腹直肌上的打孔见第 5 章所述，回肠袢置于腹壁表面一期开放，作为保护性回肠造口转流。盆腔内、结肠旁放置引流管，关闭套管针穿刺处。

术后处理

充分镇痛是必要的，我们倾向于用持续静脉吗啡输注 48～72 小时，或者硬膜外镇痛。静脉输液需维持到回肠造口功能良好且患者能摄入维持足够

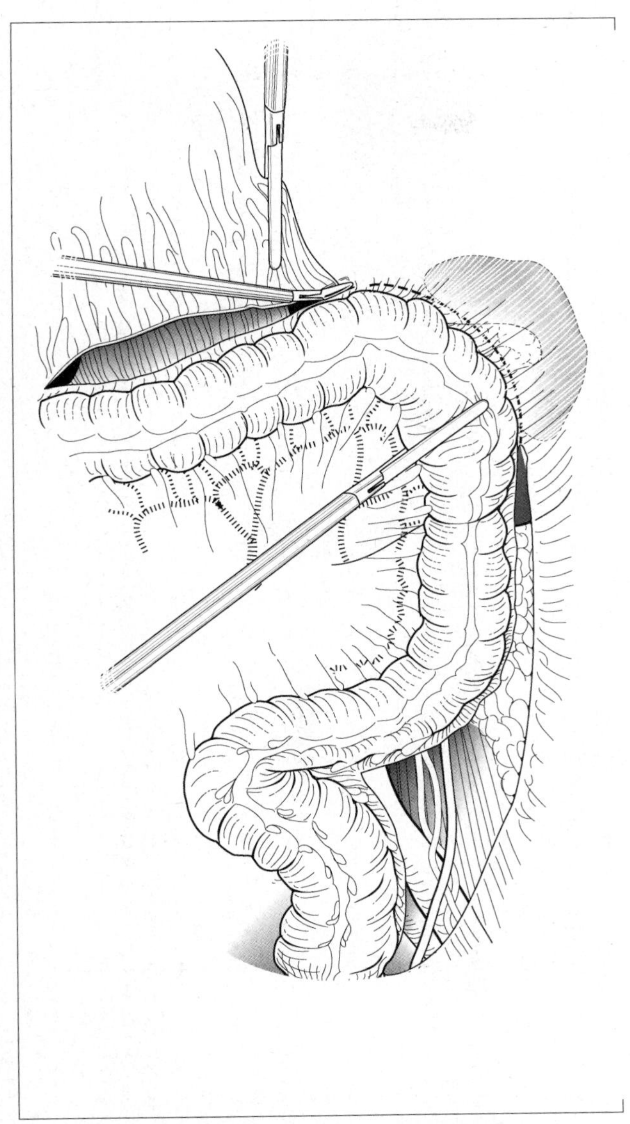

图 41.65　确认输尿管，在左结肠动脉的一支以远结扎肠系膜下血管蒂，然后游离左半结肠。

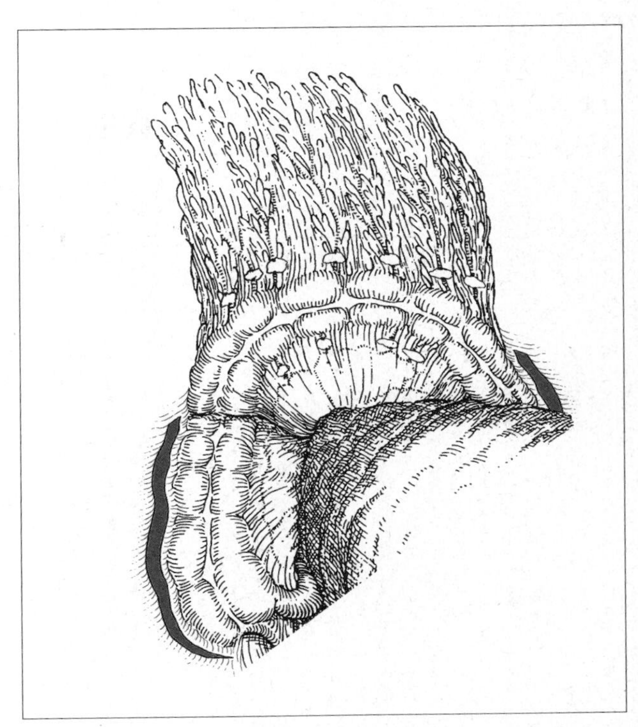

图 41.66　左右半结肠已被游离，网膜被保留，横结肠的血供从靠近肠管下方切断。小肠需要用扇形内镜拉钩牵开。

液体量为止。一旦患者可以耐受口服流质饮食后即开始缓慢进食。

希望患者早期活动，但如患者仍有储袋引流管、导尿管和腹腔负压引流管，早期活动将较困难。尿管术后3～4天拔出，一旦无血性引流，盆腔引流管停止负压，然后拔出（通常在48小时）。只有无回肠袢式造口时在储袋内留置导管，且通常原位保留7～10天。用100ml生理盐水冲洗，术后头72小时每6小时一次，在冲洗间隙保持自然引流。

鼓励患者早期护理造口，术后1周内教患者护理排泄器具、排空袋子和更换排泄袋基座。

除了手术者外，其他人不可做直肠检查。如果

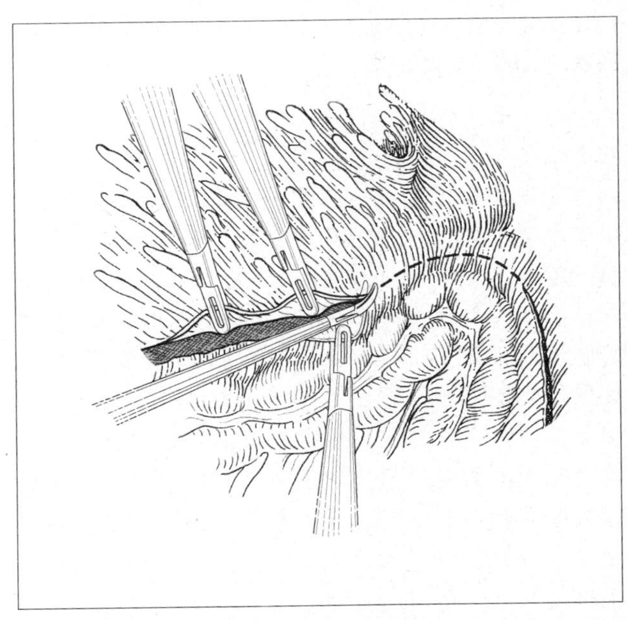

图 41.67　采用超声谐波刀分离结肠与腹膜的连接以游离结肠脾曲。

有吻合口裂开或盆腔感染的任何征象，在麻醉下检查将可获得更多信息。如果拔除储袋内导尿管后有脓性分泌物从肛管内流出，应鼓励患者尽量每2～3小时上厕所1次。

括约肌练习对恢复有益，盆底练习可促进早期

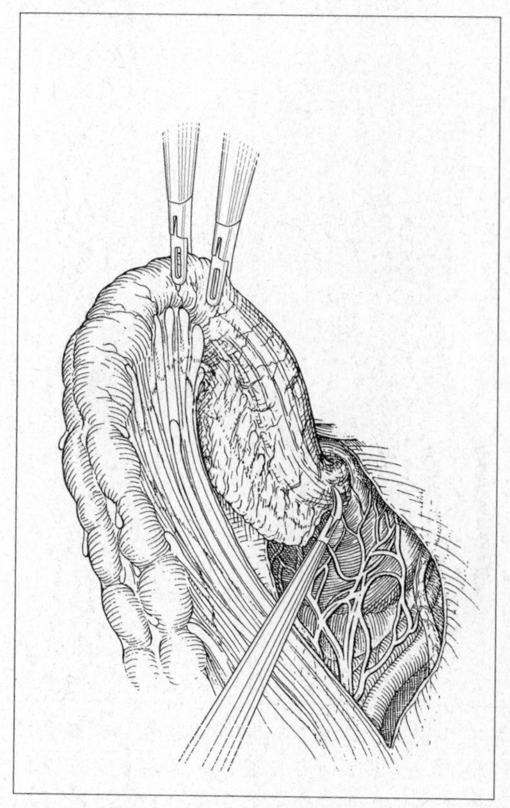

图 41.68 从直肠后方游离同时保护盆腔自主神经。一旦后方分离完成，前方腹膜被分离，在 Denonvillier's 筋膜后间歇紧贴直肠分离前方。

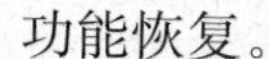

功能恢复。

如果预见可能有特殊问题发生，比如粘连松解术中小肠损伤或者患者严重营养不良，术毕即行锁骨下静脉置管，从而患者可术后早期全胃肠外营养。如果没有用预防性造口，术后处理将更保守。静脉输注需维持 5～6 天，只允许口服少量液体。如果使用储袋引流管，可保持于原位作为经会阴的引流，冲洗 7～10 天，但须在此时间后拔出。患者常感觉引流管处疼痛，引流管严重限制活动并可以导致肛周糜烂。一旦引流管移除，鼓励患者定时排便。令人惊讶的是即使无预防性造口，患者很快自主排便。

如果在腹腔镜下行储袋形成术，则通常 48 小时后即可拔除引流和导尿管。回肠造口在术后 48 小时即发挥功能，由于很多患者事先都有造口，他们在术后第 5 天通常就可以出院。如果构建储袋的同时行了结肠切除术，那么出院则应再延缓 24 小时以确保患者掌握造口的护理（Pace 等，2002；Ky 等，2002；Kienle 等，2005；Tan & Tjandra，2006）。

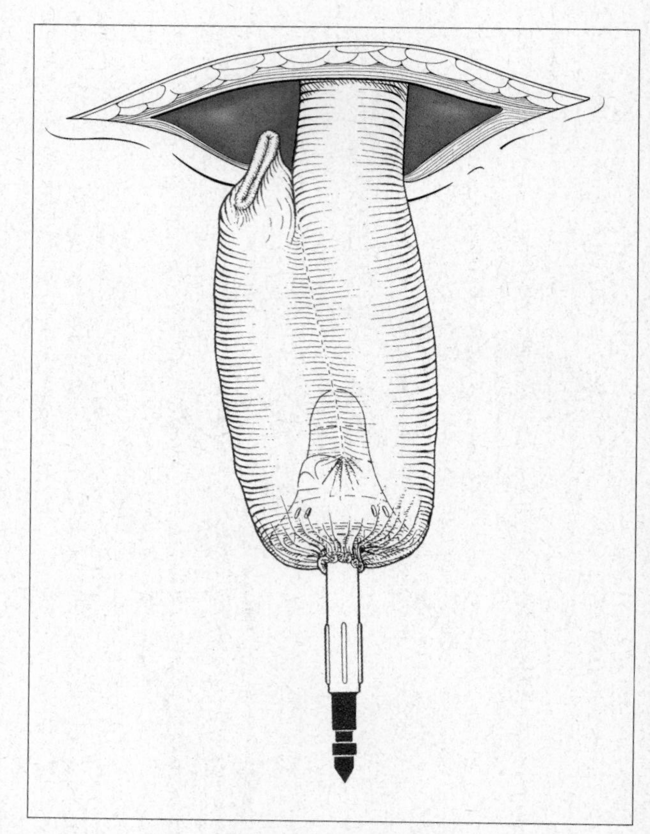

图 41.69 经 Pfannenstiel 切口体外建立 J 形储袋。

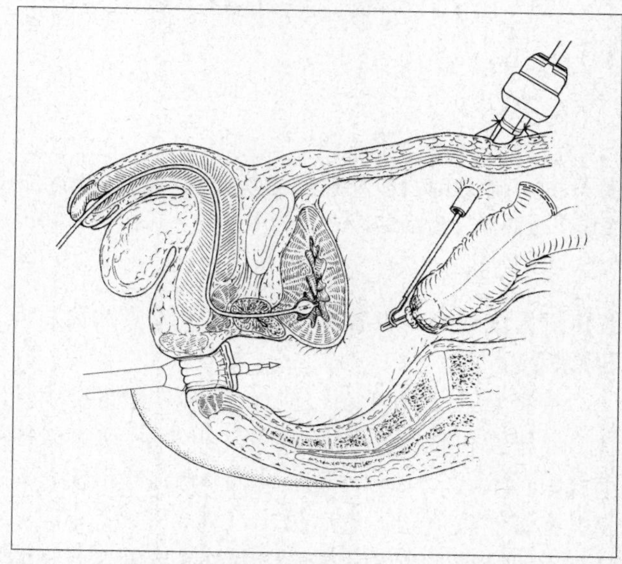

图 41.70 环形吻合器插入肛管残端，中心针通过肛管残端中点穿出。将吻合器顶端的中心针连接 J 形储袋内的钉砧。

术后早期特殊并发症的处理

出血

除非存在凝血功能障碍，储袋内出血一般很少见。如果没有出血性疾病，出血一般来自长的吻合缘的某处，通常能自行停止。储袋内应放置引流管，有规律地灌洗和引流。如果患者使用了抗凝治疗，则可不做。如果出血不止，那么建议在麻醉下进行检查，以便于肛指检查吻合口或乙状结肠镜检查储袋。因吻合口裂开或感染，出血可来源于吻合线处。除非出血源自吻合线，否则缝合止血用处不大，即使出血处很容易到达。抗生素使用，储袋内气囊轻轻向下牵拉压迫止血，这个方法也许可以解决出血的问题，但如果继续出血，挽救储袋的机会就很低了。大的血肿可以导致吻合口裂开，在这种情况下，如果患者无回肠造口，建议行回肠造口，且经吻合口于盆腔应放置引流，以避免手术失败。如果吻合口必须切除，储袋不一定要切除，储袋末端可以在腹壁造口引流黏液，数月后当感染好转时可以行二期吻合。

袖套脓肿

袖套脓肿是指储袋和直肠袖套之间的积脓。这种并发症在全直肠切除术中现在已不常见（Dayton和Larsen，1997）。通常伴有低热，肛门脓性分泌物溢出和尿路症状。麻醉下检查通常会发现回肛吻合处有一小段裂开。在吻合口裂口处放置Foley导管或者引流管，挤压通常可以放出积脓。

处理包括脓肿内置入细引流管，储袋置入导管和抗生素使用（图41.71a，b）。如果感染没有控制，或许可从回肠造口远侧端进行灌洗（图41.71c）。通常保守治疗可以解决袖套脓肿，但可能导致肛门狭窄或者吻合口漏等并发症（Whitlow等，1997），从而在回肠造口关闭后出现早期功能障碍。

早期盆腔脓肿

重建性结直切除术后盆腔脓肿通常由巨大袖套脓肿、感染性血肿或者因储袋缝合缘或储袋肛管吻合口漏所致。患者的临床表现通常有高热、会阴痛、外阴及肛门流脓。麻醉下指检提示储袋肛管吻合处裂开或是储袋缝合缘裂开。如果有回肛吻合口处裂开，通过会阴或者阴道引流容易造成瘘道，所以应该通过缝合线处引流（图41.72）。若处理大脓腔，有时候从上方引流更安全，而不用冒形成括约肌外瘘的风险。储袋肛门瘘所致盆腔脓肿的治疗失败可能引起骶骨骨髓炎或化脓性髋关节炎（Taylor等，2006）。

除非早期保守治疗和引流有效，一些人主张尽早剖腹手术，切掉回肠肛门吻合，把储袋末端直接连到腹壁引流黏液等待日后二期吻合。

早期肠梗阻

肠梗阻是常见并发症，其在重建性结直肠切除术后发生率为8%～40%（Nyam等，1997a），其原因是粘连、感染、内疝、回肠造口梗阻或者肠扭转。小肠袢嵌入盆腔的游离储袋肠系膜缘后方所导致的梗阻是可以预防的。

因肠梗阻而再手术的概率在22%～100%。通常有1/3的患者需要外科干预，或者是因为保守治疗无效或者是因为反复梗阻。如果保守治疗无效，早期术后肠梗阻是很严重的并发症。储袋构建10～14天后再手术需要很大的耐心、细致和经验。通常没有分离平面，而且多处肠管分破的风险非常大。而且，如果延长保守治疗，也有小肠坏死的担忧。尽管如此，我们还是日益倾向于保守疗法，通常在相当长的时间内应用完全肠外营养，期望可以避免剖腹手术。

早期回肛吻合口狭窄

盆腔储袋术后回肛吻合口狭窄发生率在8%～22%。储袋指诊很容易辨别狭窄，因此回肠造口术关闭之前都应先行指诊。通常用手指或者Hegar扩张器扩张狭窄。短段狭窄扩张后很少复发，除非吻合口位置低或者患者有克罗恩病、既往有盆腔手术史及慢性盆腔感染。

幸运的是永久肛门狭窄并不多见，多由袖套脓肿、盆腔感染、回肠缺血、肛管重建和克罗恩病引起。有的狭窄在反复扩张后都无好转，患者要么学会插管或者自己扩肛，要么最终要行回肠造口术。肛管成形、转移皮瓣或者重新吻合的治疗结果差异很大。

瘘

储袋皮肤瘘、储袋阴道瘘或储袋肛周瘘通常在回肠造口术关闭之后才被发现，但在关闭回肠造瘘

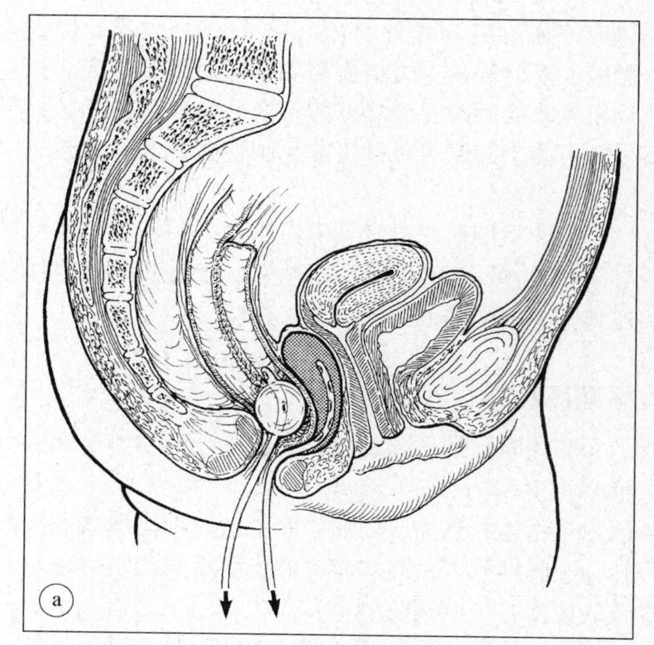

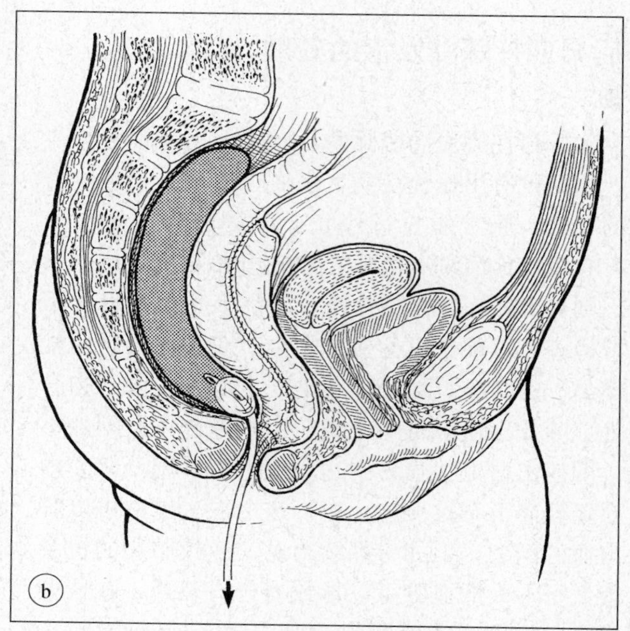

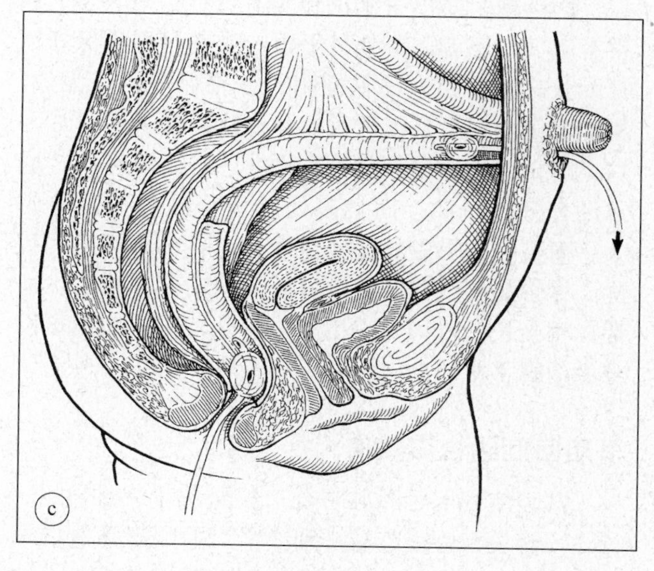

图 41.71 袖套脓肿的处理。(**a**) 吻合口前壁泄露，直肠阴道陷凹脓肿形成。一软 Foley 导管置入储袋引流，另一导管经前壁缺损引流管置入脓肿。(**b**) 后方骶前脓肿合并回肛吻合口后方裂开。一软 Foley 导管经吻合口缺损处置入引流。(**c**) 如果存在袖套脓肿，尤其是储袋导管引流不能控制感染时，则需旷置储袋。如图显示如果储袋和脓肿相通，可用该方式冲洗储袋。

口之前应尽量发现（图 41.73）。据我们的经验，多数与储袋有关的瘘都在储袋创建术后 6～24 个月出现（Keighley 等，1993；Tekkis 等，2005b）。

阴道瘘

从阴道排出黏液和气体提示缝合线和阴道之间瘘管可能存在（见后文）。出现这些症状之前通常有发热、剧烈的会阴痛和急性时相蛋白升高。如果女性患者出现上述表现之一，应用阴道避孕环十分必要。早期引流减压有时可以阻止瘘的形成。阴道瘘有时很难发觉，即使在麻醉下直视检查也是如此，但显然在关闭回肠造瘘口之前就发现瘘并加以处理要明智得多。如果储袋构建没有行回肠造瘘，在切除瘘管之前几乎都要进行剖腹探查和转流手术。储袋阴道瘘处理的细节将在本章后面详述。

肛瘘

括约肌外的储袋会阴瘘很少自行发生，通常是因经会阴脓肿引流。这些患者中很多都曾有过肛直肠隐窝腺感染历史。这些括约肌外肛瘘有时可以用皮下挂线或更适宜的储袋转移瓣。幸运的是，大多数肛瘘都是低位，而且可以通过分期挂线瘘管切开术或者储袋转移来解决。

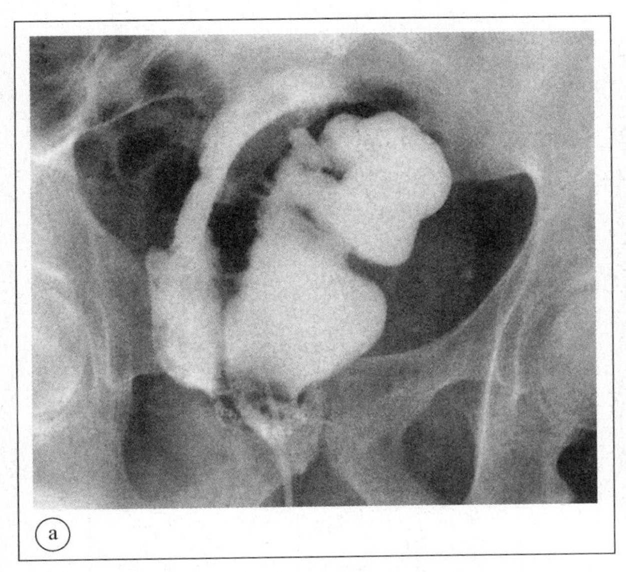

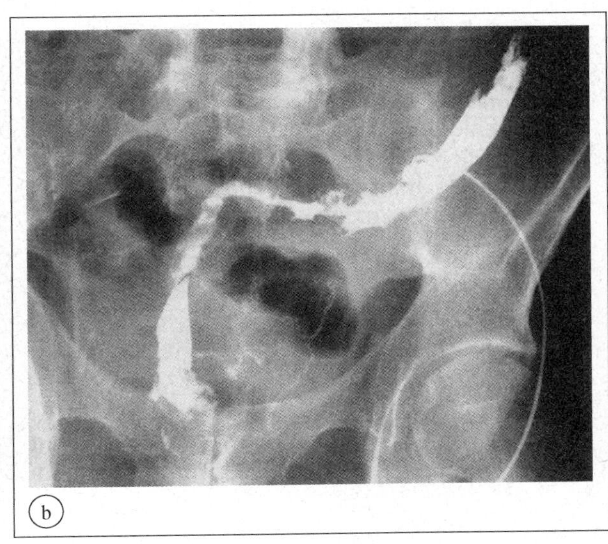

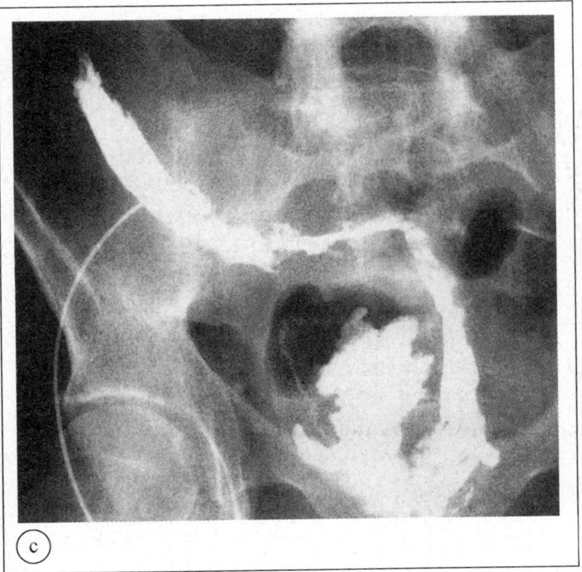

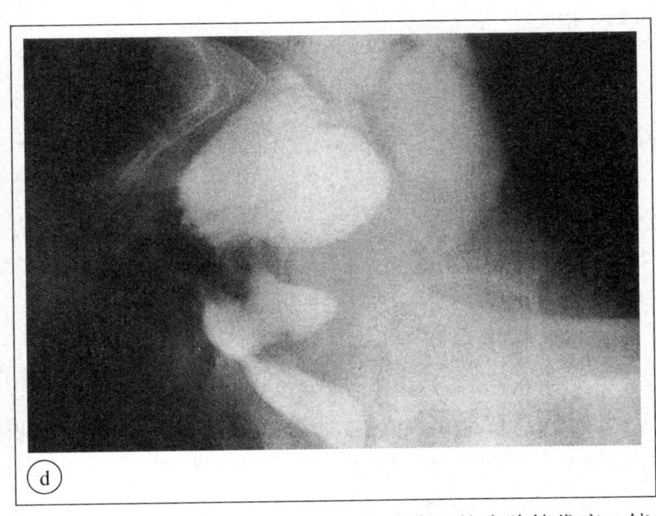

图 41.72　储袋皮肤瘘。(**a**) 经 Foley 导管储袋内注入造影剂，显示回肛吻合口后方泄露。(**b**) 确证的皮肤储袋瘘。储袋构建术后，经皮肤瘘口造影，证实经皮肤到储袋前壁的一长段窦道。(**c**) 储袋肛管吻合口裂开，伴腹壁窦道形成。(**d**) 该储袋造影证实储袋阴道瘘。

肠外瘘

一些肠外瘘因医源性小肠损伤而发生，尤其是再次剖腹术后早期，还可因为关闭回肠造口后而发生肠漏。大多数这种早期的储袋皮肤瘘可以通过肠外营养、脓液引流等保守治疗，无论患者是否有预防性回肠造口（Paye 等，1996）。来自储袋的或储袋盲袋的皮肤瘘（见图 41.72）常常可通过一段时间的粪便转流、瘘管切除、关闭储袋缺损或切除储袋盲袋而治愈。采用放射学检查的一个问题就是插入储袋的 Foley 导管通常会堵塞瘘口。因此，放射学检查时最重要的是去掉导管或是从上面回肠造口远端注入对比剂。

术后腹泻

早期的术后腹泻可能导致电解质丢失和明显脱水。术后过早出院患者应格外小心，除非患者再入院补液相当方便（Tang 等，1995）。腹泻致大量失水通常意味着有潜在感染。

回肠造口的关闭

术前评估

通常储袋构建肛管吻合术后至少 2 个月才可以关闭回肠造口。患者总体健康情况要好，停止类固

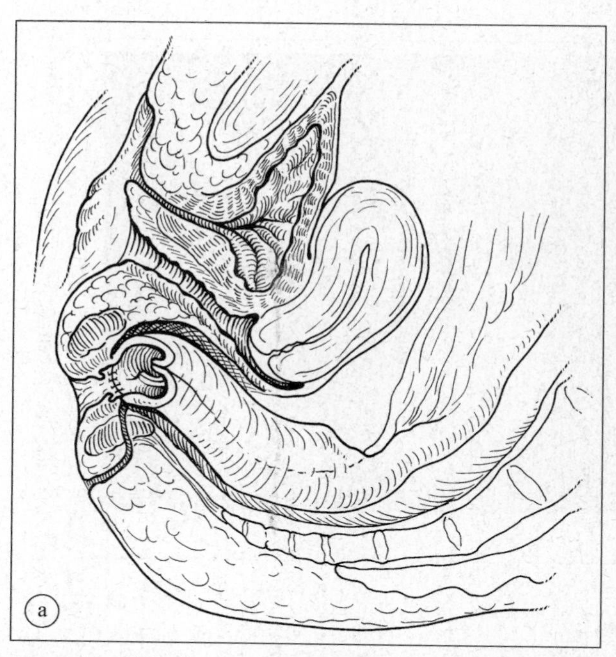

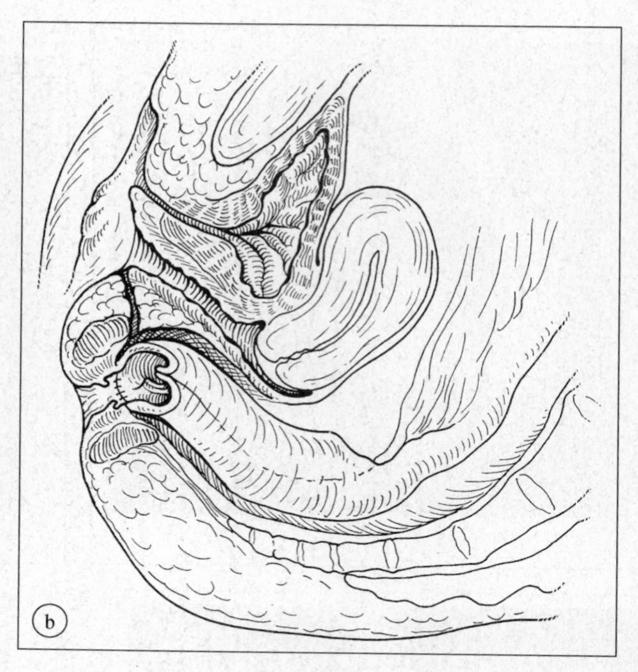

图 41.73 储袋瘘。(a) 储袋会阴瘘。(b) 储袋阴道瘘。

醇治疗，且恢复正常体重。我们通常喜欢更长时间的储袋减压，特别是有术后并发症时。有些人在关闭回肠造口之前都已返回工作 2～3 个月。关闭回肠造口之前，通过储袋上方或下方做放射学检查(图 41.72 和图 41.80)，对确保是否有储袋或吻合口漏有帮助。如果没出现并发症或者术前内镜检查正常，那么放射学检查不是必须。我们常规将一个乙状结肠镜伸入储袋，以确保注入的气体充满回肠储袋。如果完成此举后，内镜检查无异常发现，括约肌功能满意，就可关闭造口（Scott 等，1989)。

关闭回肠造口

回肠造口关闭术已经在第 5 章叙述。回肠造口关闭必须相当谨慎，因为重建性结直肠切除术患者造口关闭后出现并发症概率比其他结肠直肠切除术要高。一些研究者（Hull 等，1996）比较了手工缝合和吻合器关闭回肠造口（图 41.74)，在一随机研究中，不考虑设备费用，用吻合器关闭造口的费用最低，因为手术时间短，并发症率低。总的来说，使用吻合器发生并发症的概率仅为 9%，相对来说手工缝合的并发症概率有 31%。最重要的是，用吻合器关闭回肠造口发生小肠梗阻的概率(1.5%）比用手工缝合闭合的概率（14%）小得多(Hasegawa 等，1999) （表 41.36)。一项 Cleveland 临床中心的研究表明，1983 年 8 月至 2002 年 3 月期间有 1 504 位患者接受了重建性结直肠切除术后的回肠造口关闭术。总的并发症率有 11.4%，包括小肠梗阻（6.4%)、切口感染（1.5%)、腹部感染并发症（1%）和肠外瘘（0.6%)。手工闭合造口的患者有 1 278 例（85%)，吻合器闭合为 226 例（15%)。手工和吻合器闭合在并发症率和住院时间上没有显著差别（Wong 等，2005)。

回肠造口关闭后的特殊并发症

回肠造口处泄漏

临床表现突发腹痛、假性腹膜炎、高热和肠梗阻，意味着回肠造口关闭处泄漏。腹部平片或 CT 可见肠外气体。造口关闭处泄漏在积极的保守治疗下常可治愈，如予以静脉补液，系统使用抗生素和肠外营养等。建议常规的扫描检查来发现是否有脓肿，通常可以经皮穿刺引流脓肿。在一些情况下，脓肿可能破溃导致瘘，但即使这样，很多瘘都可以在保守治疗下自愈。

腹腔脓肿

脓肿要么因回肠造口闭合处泄漏，或者肛门吻合处储袋有遗漏的缺损，或者广泛小肠粘连松解术而致。如果脓肿在腹腔，通常是因回肠造口关闭处或者储袋的泄漏引起。处理方法是经皮穿刺引流、肠外营养或可能的第二次回肠造口。有些脓肿最终发展成为瘘管。

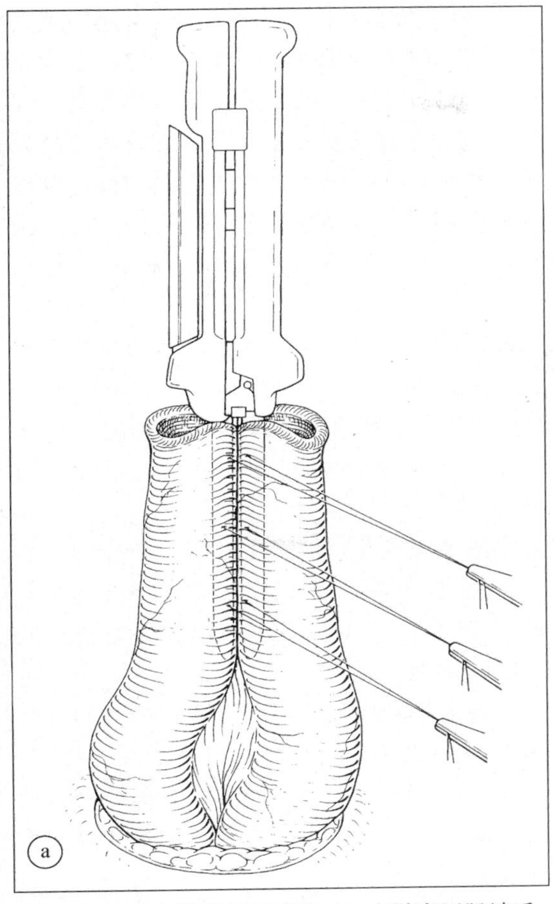

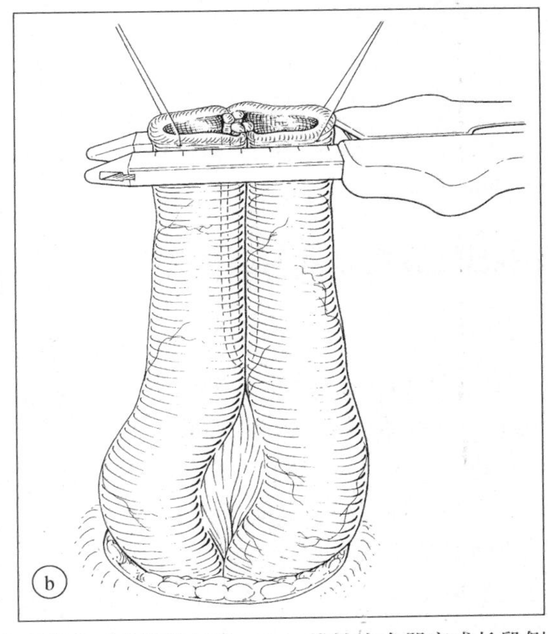

图 41.74 吻合器关闭袢式造口。在游离回肠袢后，牵引线将对系膜缘靠拢。(**a**) 线性吻合器完成长段侧侧吻合。(**b**) 然后再次使用直线型吻合切割器横向关闭肠末端。

表 41.36 袢式造口关闭实验

	手工缝合（n=70）	吻合器吻合（n=71）
手术时间（分钟）	42（20～80）	38（15～90）
住院时间（天）	7（3～73）	7（2～18）
总并发症	21（33%）	9（14%）
小肠梗阻	10（2 手术）	2（无手术）（P<0.03）
平均费用（£ NHS）	773±181	718±192

来源自：Hasegawa 等（1999）。

盆腔脓肿

回肠袢造口关闭术后盆腔脓肿通常提示肛管吻合处或储袋缝合处有未探测到的裂开。应立即在麻醉下内镜检查储袋和储袋肛管吻合、储袋内置管造影和引流脓液。必要时应从上方引流脓液、第二次回肠袢造口或者甚至将储袋从盆腔离断，留待二期回肠肛管吻合术。会阴或腹部的引流存在可能日后发生瘘的风险（MacRae 等，1997）。

瘘

回肠造口关闭后瘘可发生在肛管吻合处、储袋、远端回肠和回肠造口关闭处。这些瘘管可以和会阴、阴道、膀胱或者腹壁相通。大多数回肠造口关闭后的瘘管都是从闭合处到皮肤，如果没有持续感染或远端梗阻，通常保守治疗可以治愈。有时瘘管可以始于储袋或储袋肛管吻合处，只有在回肠造口关闭后才能发现。

当肠瘘刚发生时，多选择完全肠外营养下保守治疗。但是大多数肠瘘都很顽固，拖延太久并非明智之举。我们倾向早期剖腹探查，近端再次造口。如果瘘管与腹壁相通，则容易将其切除，但倘若无最佳的方案，瘘的外科治疗可以延期进行。如无克罗恩病，腹壁、肛管和阴道瘘的治疗通常可通过切除瘘道、引流局限脓腔和行回肠造口术来治愈（见后述）。

肠梗阻

回肠造口术后的急性肠梗阻较常见，应尽可能保守治疗。慢性肠梗阻较少见（见后述）。

除外克罗恩病和恶性肿瘤以外的储袋构建后晚期并发症

小肠梗阻

肠梗阻也许是最使人担忧的并发症（Wexner等，1990），同期结直肠切除重建术及不行回肠造口术场不避免上述并发症。而且 Galandiuk 等（1991a）和 Penna 等（1993）发现前期行结肠切除术肠梗阻发生率低。预防性的回肠造口术也不增加肠梗阻的发生率。肠梗阻的发生率在6%～43%（表41.37），但至少一半病例都可以保守治疗。少数重建性结直肠切除术后患者粘连性肠梗阻处理不及时，发展成为小肠坏死。这样不多见的结局是真正的悲剧，因为小肠切除可以导致大便失禁，因为难控制的高频率排便的。相反，早期的不必要的外科干预，也可能因手术操作困难导致小肠的医源性损伤，造成肠外瘘（Parc，1986；Stone 等，1986；Francois 等，1989）。

小肠梗阻的一个可预防的诱因是回肠袢造口扭转，不能达到储袋减压的目的。Marcello 等（1993）报道扭转的回肠袢造口的小肠梗阻发生率为30%，相比之下无扭转回肠袢造口的小肠梗阻发生率只有16%。

预防小肠梗阻因此是储袋手术时一个极为重要的考虑。尽量避免网膜和肠的缺血（Armstrong等，1995）。注意手术细节，应该仔细保留整个网膜和尽量减少感染。

另一个晚期小肠梗阻的原因由肠袢尖端和盆底粘连而致输入肠袢和储袋成角。Read 等（1997）报告在 Lahey 医院的 567 名患者中 6 例发生该情况。解决梗阻而又避免储袋后方分离困难的办法是旁路侧侧吻合。

表 41.37　重建性结直肠切除术后肠梗阻

作者	例数	储袋	梗阻率	手术率
Burbrick 等（1985）	23	S	43.5	30.5
Cohen 等（1985）	70	J	NS	5.5
	12	S		
Nicholls 等（1985）	68	S	NS	12
	13	J		
	37	W		
Becker 和 Raymond（1986）	100	J	15.0	7.0
Parc（1986）	108	J	NS	5.5
Schoetz 等（1986）	69	J	27.8	12.2
	22	S		
Williams 等（1986）	91	S	30.5	20.0
Francois 等（1989）	600	J	7.2	7.2
	22	S	9.0	
Oresland 等（1989）	100	J	6.0	6.0
McIntyre 等（1995）	13 031	J	14.0	NS
Read 等（1997）	567	J	21.5	8.5
Tan 等（1998a）	216	J	14.3	7.4

NS=未叙述。

研究发现储袋构建时使用由阴离子多聚糖、透明质酸钠和羧甲基纤维素组成的生物可吸收性黏膜，关闭回肠造口时发现肠粘连部位显著减少，但是迄今没有肠梗阻发生率降低的报道（Becker 等，1996）。但最新资料表明 Seprafilm 膜的应用可以有效减少迟发肠梗阻的发生（Cohen 等，2005）。小肠梗阻似乎是肠道手术中不可避免的风险。所以我们应当告知病人，加强交流以便于及时治疗，必要时手术。避免回肠造口术或者使用吻合器关闭造口可以减少并发症的发生（参见第五章）。

盆腔感染

盆腔感染的发生率在 3%～33%（Lindquist 等，1987）。一些报道包括肛管缝合线间小袖套感染所致的少量溢脓，而其他报道只包括那些需要外科引流的积脓。从伯明翰、利兹、伦敦、Mayo 临床中心和 Cleveland 临床中心获得的可靠数据表明：随着经验的增加，尤其是标准技术的运用，盆腔感染的发生率在下降（Kmiot 和 Keighley，1989a；Holdsworth 等，1992；Luukkonen 和 Järvinen，1992；Tekkis 等，2005d）。

盆腔感染通常因为血肿感染或者储袋缝合线裂开、小肠瘘或者回肛吻合口裂开造成；有时候也可发生于无明显泄漏的免疫抑制患者（Galandiuk 等，1991a）。回肛吻合口漏是最常见的储袋失败原因（MacRae 等，1997）而且可以导致储袋会阴或储袋阴道瘘（见图 41.73）。

腔内超声对储袋周围炎症的评估有价值（Solomon 等，1995）。多伦多团队报告 16 位患者中有 11 位扫描异常；其中 6 例为蜂窝织炎，4 例脓肿，1 例瘘和 9 例渗漏。他们认为腔内超声在评估储袋相关感染时比 CT 更可靠。

另一个储袋肛管吻合口漏后的后期表现是吻合口窦道。只需简单的切除肠壁和窦道之间的隔就可解决（Whitlow 等，1997）。但窦道通常是迟发感染和狭窄的不良预兆。

回肛吻合口狭窄和储袋入口狭窄

两个最易发生狭窄的地方是回肛吻合口（储袋出口）和储袋入口即新的回肠末端和储袋的接合部。其他狭窄的地方在储袋中部、储袋低位直肠吻合口和远端小肠。引起狭窄的因素包括克罗恩病、袖套炎症、局部缺血、脓肿还有非甾体类抗炎药的使用。回肛狭窄已确认是脓肿或者回肛吻合口局部泄漏尤其是瘘的并发症。他们可以导致小肠梗阻。如果回肠末端有任何的血供障碍，S 形储袋也可以发生狭窄（Hosiery 等，1992a）。如果有长期盆腔感染或者肛门手术史，且不留心把吻合口建立在低于齿状线的位置，则吻合口容易狭窄。狭窄的发生率变化较大，界于 4%～38%（Dozois 等，1986a）。

在多数患者，回肛吻合口狭窄并无大碍，只需简单在回肠造口关闭前轻轻扩张即可。长期狭窄可能是由于肛周糜烂、储袋排空障碍和肠梗阻造成。多数长期狭窄患者需要反复扩张但是有时也无效。有些患者可以学习自行扩张，也有其他患者需要常规插管。如果这些方法不能改善症状，而患者又不愿行永久性的回肠造口术，那么则需要考虑是否可行补救性手术。

Senapati 等（1996）研究 St Mark 医院 266 名患者中发现了 50 例回肛狭窄（19%）。他们认为，吻合器吻合的狭窄发生率（40%）高于缝线缝合（14%），且和盆腔感染及吻合器的尺寸无关。如果行 W 形储袋，则狭窄发生率较小。所有病例都需要反复扩张，包括 2 例门诊扩张和 26 例在全麻扩张的患者。74%患者的狭窄很顽固。Leeds 的 Lewis 等（1994）报告了 102 例有功能的储袋中有 39 例狭窄（39%）。吻合器尤其是 25mm 的环形吻合器再次被认为是多元逻辑线性回归中的最显著因素。其他因素包括了 W 形储袋、去功能造口、吻合口裂开和盆腔感染。16/39 例（41%）患者即使进行了扩张，其狭窄仍然存在。

严重狭窄有时需要一段时间肠道功能休息（Foley 等，1995），但是据我们的经验，除非能够彻底切除和再吻合，否则这并不能解决狭窄问题。经肛门的狭窄切除术和再次回肛吻合术可以是改善症状的长期解决方案（Herbst 等，1996）。我们给 5 例回肛狭窄患者行肛门内狭窄切除和再吻合，我们认为，狭窄的切除和储袋推移或许很困难，特别是在骶骨前平面，尤其通常还伴有纤维化（图 41.75）。到目前为止，小部分患者效果良好；大多数需要继续储袋肛门扩张。

储袋狭窄特别是储袋入口狭窄的处理具有相当难度。在 Cleveland 临床中心的 19 例储袋狭窄的患者，其中合并储袋克罗恩病（$n=11$）、袖套炎（$n=5$）和储袋炎的（$n=3$），经过无透视引导和无镇静的门诊内镜扩张，使用 8.6mm 的上消化道内镜和经内镜球囊扩张（大小：11～18mm）。平均随访 6.10±5.83 个月，患者没有出现术后并发症，1

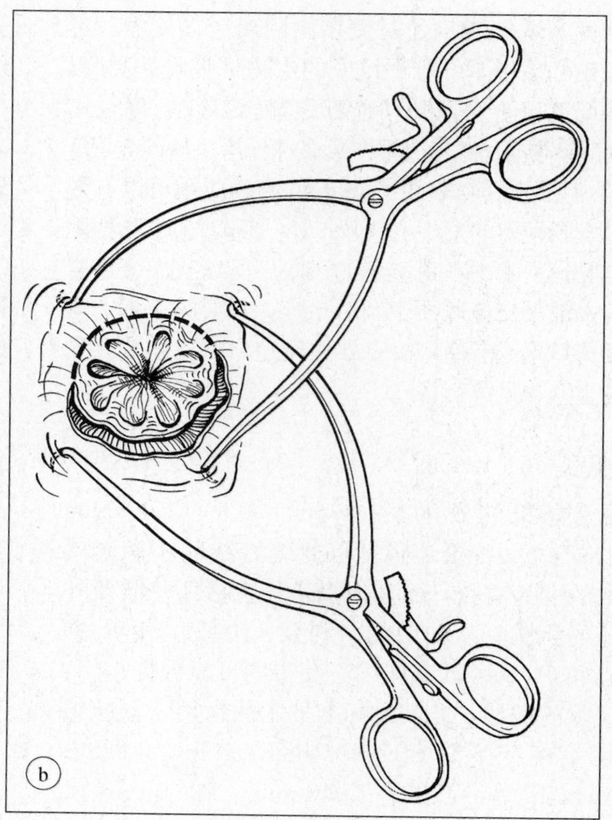

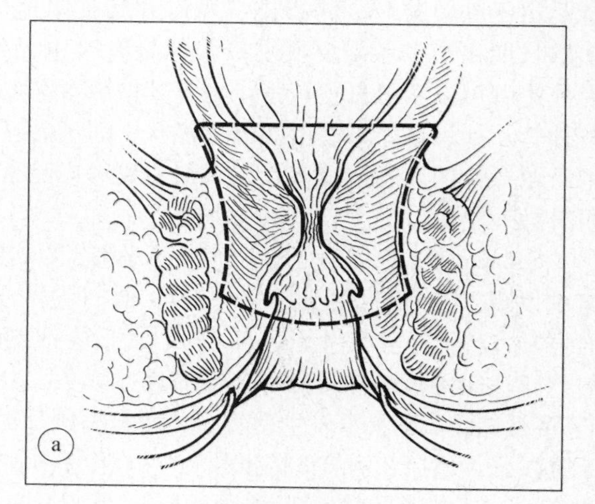

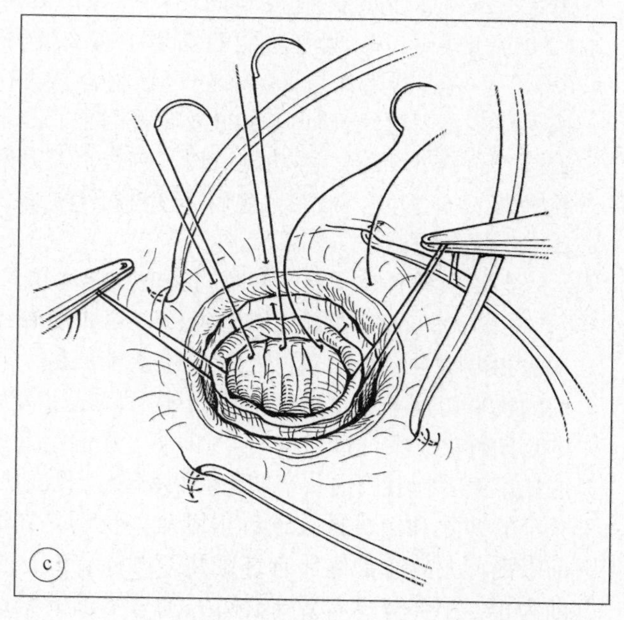

图 41.75 （**a**）储袋狭窄导致的小肠梗阻。（**b**）经肛管途径切除吻合口处的纤维带，游离远端储袋。（**c**）切除狭窄部位，牵引线缝合于储袋远端边缘作为牵开器，游离储袋然后构建新的回肛吻合。

例 Crohn 病患者除外，该患者因内镜和药物治疗失败而行了储袋切除（Shen 等，1004）。

瘘

重建性结直肠切除术后迟发瘘的发生率变化很大，很大程度上取决于后续治疗的时间和质量（Schoeta 等，1986；Fonkalsrud，1987；Oresland 等，1989；Keighley 等，1991a；Groom 等，1993；O'Kelly 等，1994；1994；Foley 等，1995；Paye 等，1996；Ziv 等，1996；Ozuner 等，1997）（表 41.38）。据报告有 2%～10%的患者可以在回肠造口术关闭 6～24 个月后发生瘘（Hultén 和 Fasth，1981；Metcalf 等，1986a；Keighley 等，1993）。

一旦储袋手术发生了瘘，必须彻底排除克罗恩

表 41.38　重建性结直肠切除术后瘘随访

	病例	克罗恩病	储袋切除	修补
皮肤肠道瘘	14			
回肠造口关闭后	4	0	1	3
来自回肛吻合	5	1	1	4
来自储袋吻合线	3	2	1（克罗恩病）	2
来自长储袋盲袋	2	0	0	2
储袋阴道瘘	10			
高位：盆腔感染或电灼缺血，吻合器或残留直肠疾病	4	1	1（克罗恩病）	3
低位：从回肠肛管吻合口到阴道	6	5	1（克罗恩病）	5

病（Harms 等，1987a；Wexner 等，1989a；Ozuner 等，1997）。在 Cleveland 临床中心 1 040 例患者数据库中，59 例肠瘘患者中 14 例为克罗恩病。该组病例瘘发生部位列于表 41.39；储袋会阴瘘是第二常见的发生部位，8 例为储袋骶骨前瘘。储袋失败率为 32%。伦敦 St Antoine 的经验则更让人沮丧。在他们的 373 例中，有 21 例储袋相关瘘，其中只有 11 例成功治愈，其余 3 例患者需储袋切除，7 例瘘迁延不愈。并不是所有瘘都发生于回肛吻合口，2 例来自储袋本身，还有 5 例发生于输出袢。储袋瘘预后不良的因素包括储袋皮肤瘘或者储袋阴道瘘、克罗恩病和迟发瘘（Paye 等，1996）。10 例直接关闭瘘的患者中 4 例成功，5 例再次回肛吻合患者有 4 例解决了瘘的问题；相比之下，单独减压或者单独脓肿引流很少能够治愈瘘。

表 41.39　在 Cleveland 临床中心发生的储袋相关瘘

位置	
阴道	24
皮肤	11
会阴	16
骶前	8
基础疾病	
溃疡性结肠炎	40
克罗恩病	14
非确定型肠炎	4
家族性腺瘤性息肉病	1
结果	
储袋切除	19
瘘愈合且储袋有功能	34
瘘闭合但持续回肠造口	5

来源自：Ozuner 等（1997）。

最近 Cleveland 临床中心报道 1983—2001 年间 1 965 例重建性结直肠切除术患者 15 年随访研究，44 例女性发生储袋阴道瘘（5.2%），储袋会阴瘘和储袋腹壁瘘的发生率分别是 3.6%（$n=70$）和 1.5%（$n=30$）（Tekkis 等，2005b）。多因素分析认为下列因素是储袋相关瘘的独立预测因子：非确定型结肠炎或者克罗恩病相对于溃疡性结肠炎［危害比(HR) =1.3，1.7］、肛管病变史（会阴脓肿、瘘位于肛管相对于无先前肛门病变 HR=3.4，4.0）、异常肛门压力（HR=4.3）、男性相对于女性（HR=0.7）、盆腔感染（HR=3.8）。图 41.76 的 Kaplan-Meier 曲线表述了所有前期结直肠切除术患者不同类型肛门病变术后随访无回肠瘘的情况。时序检验=15.74，自由度为 3，$P<0.001$。

迟发储袋皮肤瘘

一些肠道皮肤瘘源于医源性的小肠损伤，特别是发生在再剖腹术后早期（Grobler 等，1991b）。其他为储袋或 J 形储袋输出袢泄漏，但多数是在储袋肛管吻合口发生，而且通常在回肠造口封闭后才被发现。迟发的储袋皮肤瘘或储袋盲袋皮肤瘘（图 41.72）通常可以经过一段时间的粪便转流、瘘管切除、储袋缺损修补或储袋盲袋切除来治疗（图 41.77a，b）。如果缺损累及回肛吻合口，则储袋或许需要从盆腔移出，然后作黏液造瘘或回肠造口，

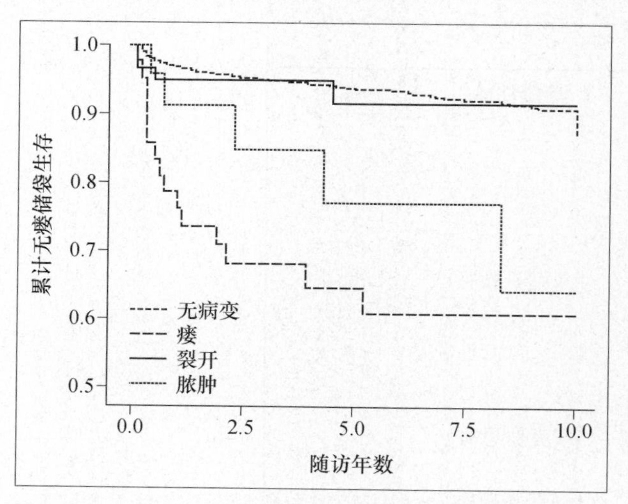

图 41.76 Kaplan-Meier 曲线表述所有前期结直肠切除术患者不同类型肛门病变术后随访幸免于储袋瘘的情况（n=1965）。

以便行储袋肛管吻合前解决盆腔感染问题（图 41.77c-e）。幸运的是，多数储袋皮肤瘘可以通瘘过道切除和一段时间储袋减压而成功解决，但是克罗恩病和经久不愈的盆腔脓肿例外。

在伯明翰，我们有 14 名重建性结直肠切除术后储袋皮肤瘘患者（表 41.38）（Keighley 和 Grobler，1993）。其中 4 例发生在回肠造口关闭术后，5 例瘘道源于回肛吻合口，其中 1 例患克罗恩病，3 例瘘道源于储袋缝合线（2 例为克罗恩病）；2 例来源于长的储袋盲袋（Pezim 等，1987）。这些患者中有 3 例需储袋切除，其中 2 例有克罗恩病，所有患者均处于病变早期，而且一些患者通过储袋修复治愈。其余患者都通过切除和临时减压而得以解决。在伯明翰和伦敦，似乎不再发生储袋皮肤瘘。的确，过去 10 年我们在伯明翰的系列病例中没有遇到任何储袋皮肤瘘，除 1 例被诊断为克罗恩病的患者。

储袋手术并发肠外瘘处理将在 52 章中进一步讨论。

迟发储袋阴道瘘

储袋阴道瘘可以在回肠造口关闭数月乃至数年后才被首次发现。多数低位储袋外阴瘘来源于回肛吻合，而且仅单独穿过肛内括约肌或者肛门括约肌的下部肌束；因此它们常常可以通过挂线治疗或者回肠或阴道转移瓣来解决（图 41.78），虽然一些

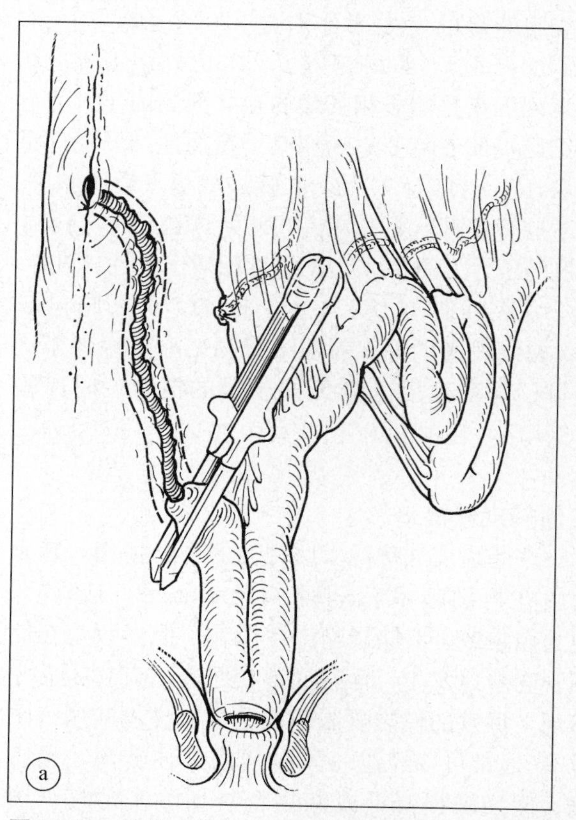

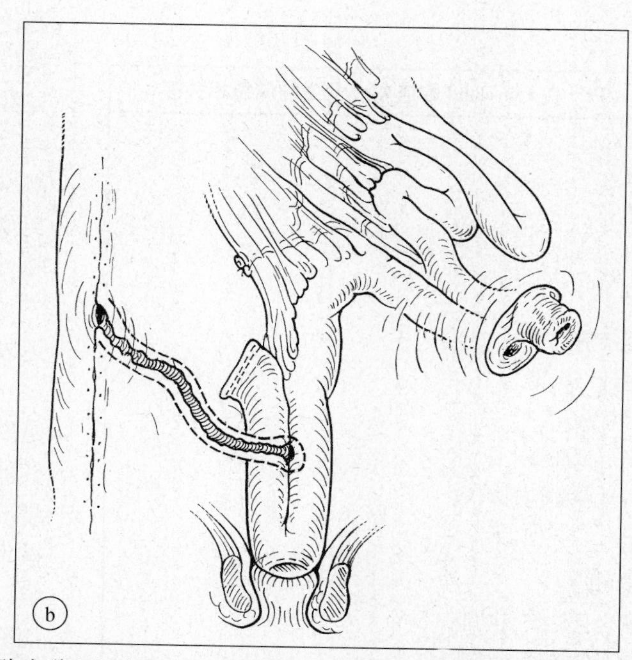

图 41.77 储袋皮肤瘘。（a）储袋盲袋皮肤瘘，通过切除瘘道和闭合器储袋盲袋切除得以治疗。（b）储袋皮肤瘘，通过切除瘘道、关闭储袋缺损和回肠造口得以治疗。

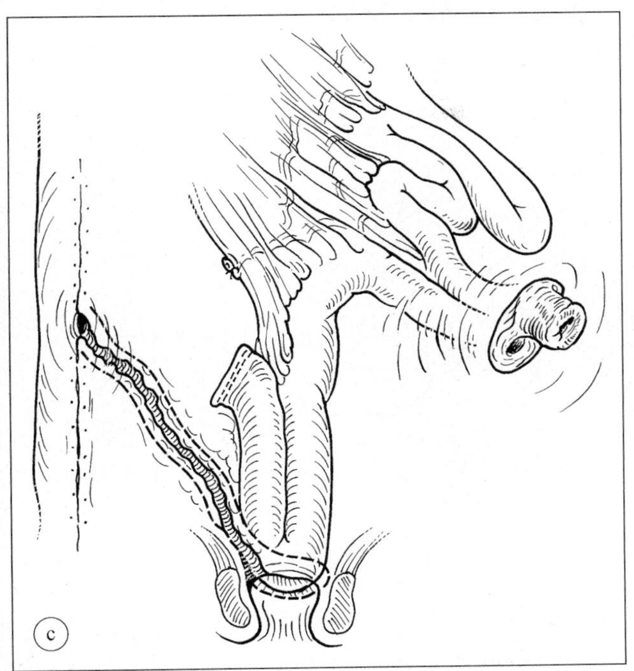

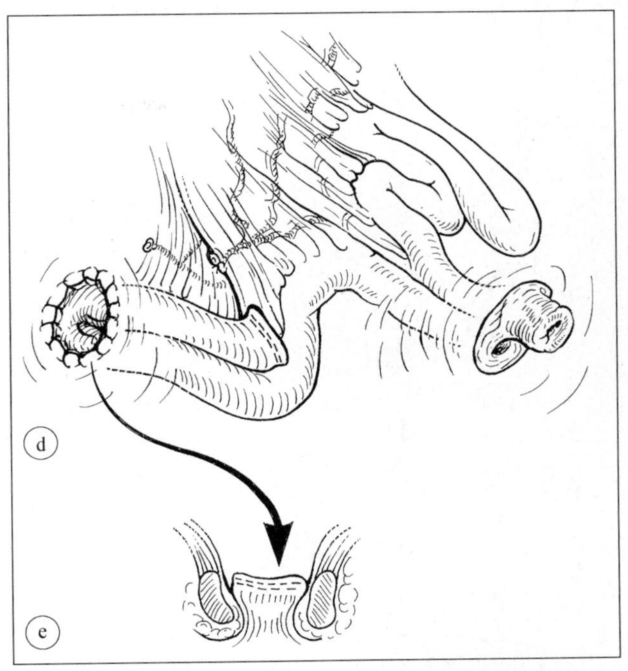

图 41.77（续）（c）储袋肛管皮肤瘘。瘘道被切除。储袋肛管吻合被切除，实施立即储袋肛管吻合及保护性回肠造口（见图 41.3）或将远端储袋置于皮肤。（d）作为回肠袢式造口下的黏膜造瘘。（e）以便储袋肛管二期再吻合。

低位瘘常证实为克罗恩病。极低位瘘可能表示慢性肛腺感染的复发。

有些储袋阴道瘘高位穿过括约肌或者经括约肌外；这些也可通过分阶段瘘管挂线来控制感染，随后进行储袋会阴转移瓣或者括约肌修补和括约肌成形术。通常我们建议行保护性回肠袢造口术，特别是在要行窦道切除术、括约肌修补和括约肌成形术时（图 41.79）。

高位储袋阴道瘘或者再发的储袋阴道瘘可能因克罗恩病造成。其他原因可能为盆腔感染、直肠残留病变、局部缺血、电热灼伤或者阴道壁被吻合器钳夹（Keighley 和 Grobler，1993）。这些高位的瘘可以通过回肛吻合口切除、修补缺损或者去除残留病变和在齿状线处行储袋再吻合治疗。在许多病例中，储袋转移瓣可以用于修补储袋阴道瘘（Fazio 和 Tjandra，1992）。有时候我们需要把股薄肌移位到储袋和阴道之间的缺损部位（Payer 等，1996）。

在牛津外科治疗的 50 名女性储袋患者中（O'Kelly 等，1994），7 例（14%）发展成为储袋阴道瘘，其中 6 例发生于储袋肛门吻合处。5 例早期非克罗恩病瘘患者采用转移瓣成功修复，其中 2 例行括约肌修复。2 例迟发瘘都被证实患有克罗恩病，结果都修复失败。Cleveland 诊所的资料（Ozuner 等，1997）表明如果初次转移瓣不成功，应该再次手术，成功率分别是 45%和 42%。

在 St Mark 医院，167 例结肠炎接受储袋手术的女性患者中，17 例（11%）发展为储袋阴道瘘，其中 15 例发生在储袋肛门吻合口。吻合器回肛吻合术后发生瘘的概率是 17%，相比手工缝合术后瘘的发生率只有 8%，所有患者均非克罗恩病患者。6 例成功修复，但是 8 例需要储袋切除（Groom 等，1993）。

在伦敦皇家医院的 3 例储袋阴道瘘被认为是因部分阴道壁被吻合器钳夹所致，这可以在回肛吻合关闭吻合器时由助手牵开阴道而避免。

在伯明翰，14 名患者出现储袋阴道瘘。4 例瘘在阴道穹窿顶部且伴盆腔感染，1 例患者有克罗恩病，另 1 例患者直肠残端病变严重，其余包括 1 例吻合器钳夹阴道壁，1 例阴道后壁局部缺血，除了克罗恩病患者，所有高位瘘都通过瘘切除术和储袋肛门再吻合而治愈。余下 10 例储袋阴道瘘发生于回肛吻合口到外阴，且都是低位穿括约肌瘘。其中 6 例现已知是克罗恩病而致，而余下 4 例因回肛吻合术后肛腺感染复发所致。6 例克罗恩病患者中有 1 例已通过转移瓣成功治疗，其余 3 例尽管都尝试

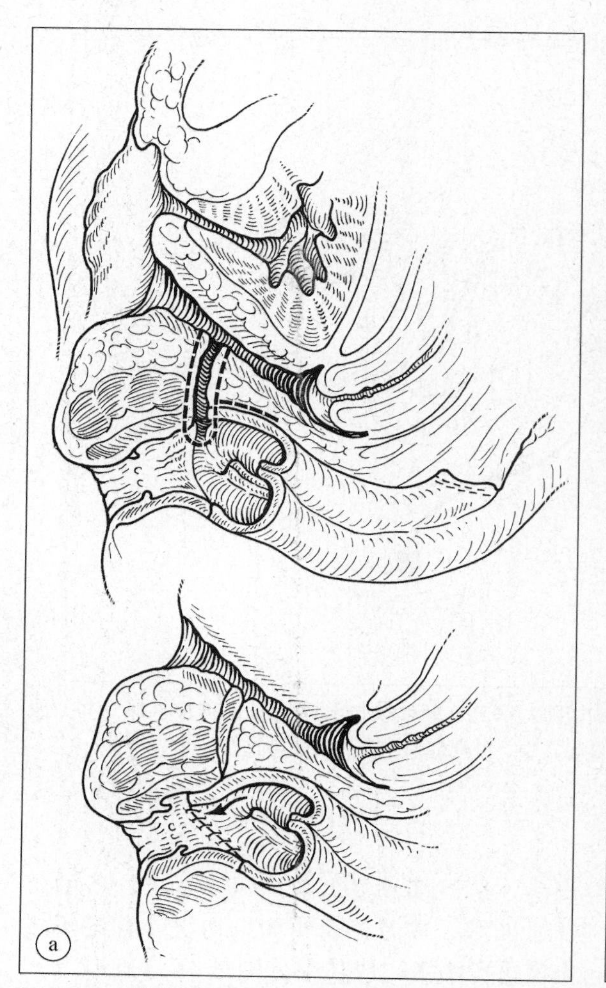

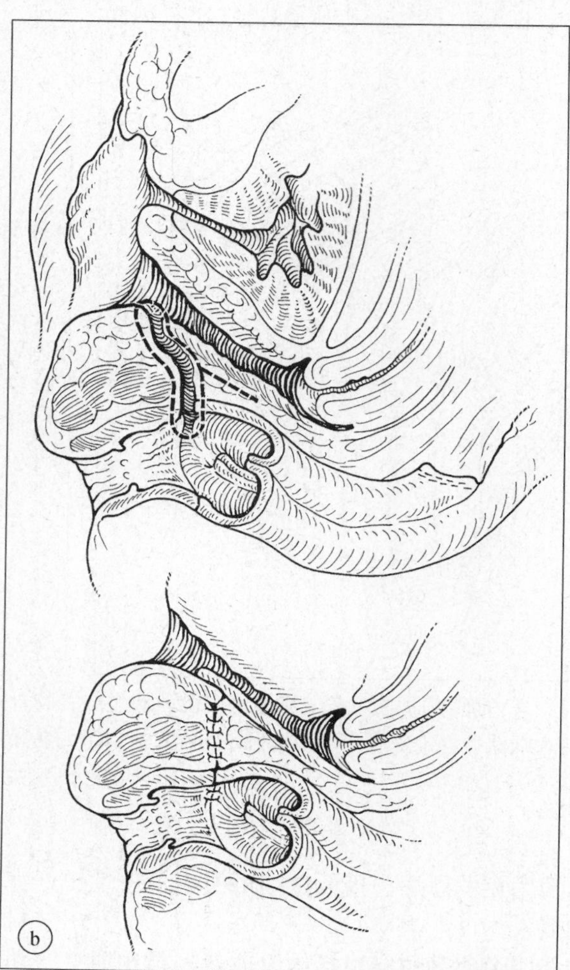

图 41.78 储袋阴道瘘。(**a**) 窦道被切除且储袋转移瓣关闭肛管缺损。(**b**) 低位储袋会阴瘘被切除且用阴道转移瓣覆盖缺损。

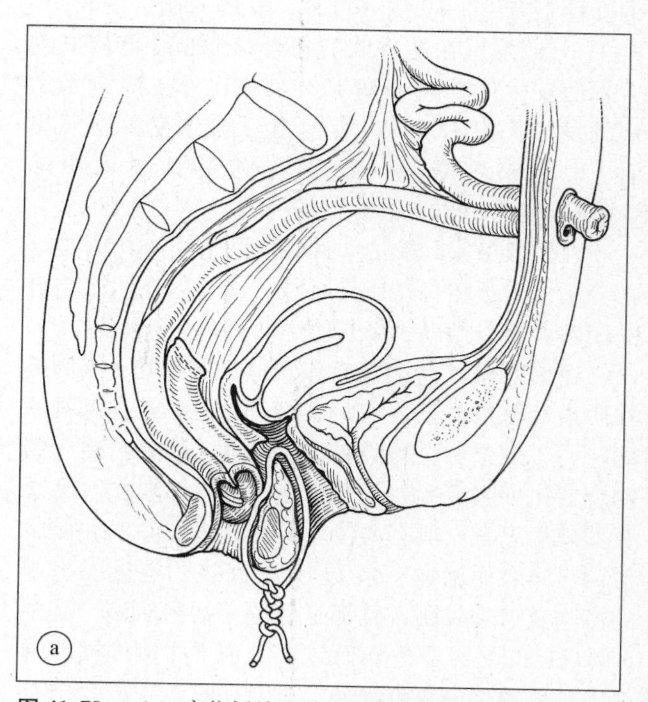

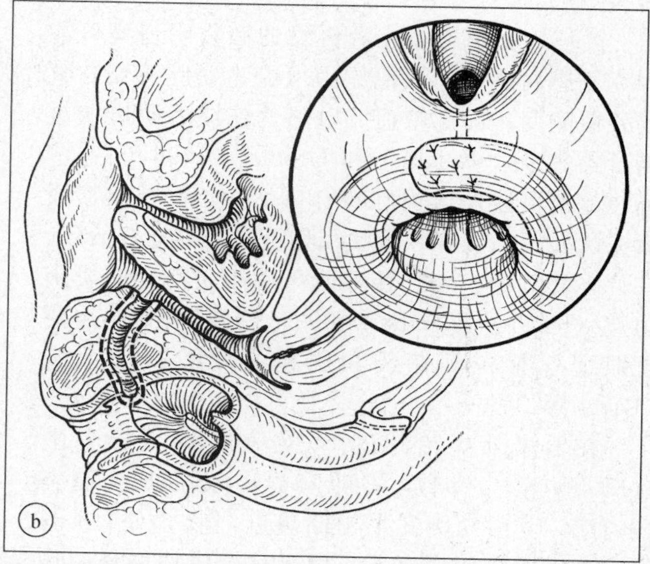

图 41.79 (a) 高位括约肌上储袋阴道瘘伴脓肿，通过松弛挂线控制感染及后期转移瓣治疗。(b) 经肛管切除瘘和括约肌修补。

修复但均失败。4 例考虑为肛隐窝腺感染所致的患者，3 例都通过瘘管挂线，然后采用转移瓣处理。

Cleveland 诊所的数据显示 19/526 例储袋手术女性患者发展成为了阴道瘘（Lee 等，1997）。发现 12/23 例女性患者最终都发现有克罗恩病。克罗恩病患者在储袋手术后平均 16 个月后才发生瘘，相比之下非克罗恩病患者在术后 2 星期就发现瘘。克罗恩病患者的瘘修复率只有 1/3，相比之下非克罗恩病瘘的修复率有 85%（表 41.40）。

表 41.40　Cleveland 诊所报道的储袋阴道瘘

	非克罗恩病 ($n=13$)	克罗恩病 ($n=12$)
回肠储袋肛管吻合术后瘘出现时间（月）	0.5 (<1～67)	16.5 (<1～72)
治疗		
经肛管修补	12	9
经腹部修补	1	—
储袋切除	—	2
无特殊治疗	—	1
结果		
愈合	11	3
复发	1	3
储袋切除	1	6

来源自：Lee 等（1997）。

在 Mount Sinai 医院的一项报道 619 例曾接受储袋肛管吻合术的女性患者，14 例（3.9%）发展成储袋阴道瘘（Johnson 等，2005）。22/29 例患者行局部和/或腹会阴联合修补。腹会阴联合修补的成功率比局部修补成功率高（修补术后 10 年成功率分别是 52.9% *vs.* 7.9%，$P=0.035$）。总的来说，50%（11/22）接受储袋阴道瘘手术修复的患者都获得满意效果，恢复了肠道功能且无复发，有 21%（6/29）的患者需行储袋切除（表 41.41）。

在 St Mark 医院最近一项研究显示在 1978—2003 年间 68 名结直肠切除术后患者经 5.5 年随访（0.2—25.5 年）发展成储袋阴道瘘（Heriot 等，2005）。储袋阴道瘘的起源包括：52 例（76.5%）在直肠肛门吻合口、9 例（13.2%）在储袋体/端、7 例（10.3%）在肛隐窝腺及其他部位。59 例患者（87%）接受手术，其中有 14 例（20.6%）接受了储袋切除术/转流或挂线引流。45 例患者（66%）接受了初期治疗。27/45 例（60%）患者在平均 1.6 年的间隔（95% CI，0.6～2.4）后初次复发。40 例（51.9%）复发患者经过一次或多次手术后治愈。其中有 8 例诊断为克罗恩病（12%），所有 8 例克罗恩病患者储袋阴道瘘迁延不愈或者 5 年内复发。对于那些克罗恩病人无储袋阴道瘘的时间中位数为 1.4 年，而溃疡性结肠炎或家族性腺瘤性息肉病的病人为 8.1 年。因为反复局部或腹腔联合修补，溃疡性结肠炎患者无储袋阴道瘘的时间得以增加。储袋阴道瘘患者总体储袋失败概率是 35%

表 41.41　重建性结直肠切除术储袋阴道瘘修补随访结果总结

作者	挂线治疗	瘘切除	内置瓣	经阴道	经肛管	经腹
Gorenstein 等（1988）			2/2			
Wexner 等（1989a）	0/2	1/16	3/5	3/11	8/16	2/2
Groom 等（1993）		1/5		1/1	1/10	
Keighley & Grobler（1993）	4/4	1/1		1/1	2/2	1/1
O'Kelly 等（1994）				5/7		
Tran 等（1999）			4/4			
MacLean 等（2002）						16/21
Shah 等（2003）	0/5			0/2	21/52	10/16
Johnson 等（2005）			0/1	0/1	1/5	9/17
Heriot 等（2005）	0/6			22/54		8/11
Total	4/18(22%)	3/22(14%)	9/12(75%)	32/77(42%)	33/85(39%)	46/68(68%)

数值为成功例数与手术例数的比。

（储袋存活时间中位数为 4.2 年）。

在最近一综述中（Lolhea 等，2005），作者推荐一个处理储袋阴道瘘的流程（图 41.80）。十分重要的步骤是检查先前结直肠切除标本和目前小肠和储袋活检标本，以除外克罗恩病。初期处理包括感染控制，为控制症状和感染也许需要肠道转流。修复方式的选择取决于瘘的高度、是否存在盆腔感染和/或纤维化、肛管括约肌和储袋功能、症状严重程度和先前的治疗方式等。高位瘘通常需要腹部入路。但局部手术因可重复而更适合低位或者吻合口附近的瘘。当局部手术失败，建议转移瓣或腹部手术。在 12 章中我们也简要讨论了储袋手术后阴道瘘的处理。

迟发储袋会阴瘘

储袋会阴瘘被认为是影响并发症发生率的重要因素（Bree 等，1998）。Cleveland 诊所 Ozuner 等（1997）报告 59 例储袋相关瘘有 16 例是储袋会阴瘘，其中 14 例最终诊断为克罗恩病，但术前只有部分记录有直肠肛门感染。

多伦多 Richard 等（1997）调查术前肛门疾病对储袋手术结果的影响，他们发现有肛门手术病史患者的储袋失败率（15%）比无肛门手术史的高（8%），先前有肛周疾病患者出现泄漏的概率高（21% *vs.* 11%），而且有更高的术后肛周感染概率（11.5% *vs.* 2%），特别是易发生储袋阴道瘘。但是没有发生储袋会阴瘘的报道。

我们认为前期有肛周脓肿手术或者肛瘘手术的患者应当避免储袋手术，且术前所有肛周感染或者瘘的患者肯定是禁忌证。这些所谓偏见似乎却被多伦多和 Lahey 临床中心证实为正确，因为肛周感染被认为是导致盆腔脓肿的四个危险因素之一（MacRae 等，1997；Breen 等，1998）。

Cleveland 团队同样认识和详尽描述了储袋骶骨窦道，它表现为储袋肛门吻合处局部泄漏到骶骨前间隙但没有到达骨盆或会阴（Ozuner 等，1997）。这些窦道与功能不良有关，补救手术甚至切除回肛吻合口二期吻合也不一定有好的效果。但有些病例可以通过中间隔切开术处理（Whitlow 等，1997）。

储袋会阴瘘有时可通过阶段性瘘管挂线处理。在伯明翰我们遇到 5 例储袋会阴瘘，3 例患者有肛门直肠瘘病史，均无克罗恩病证据，仅 2 例通过常

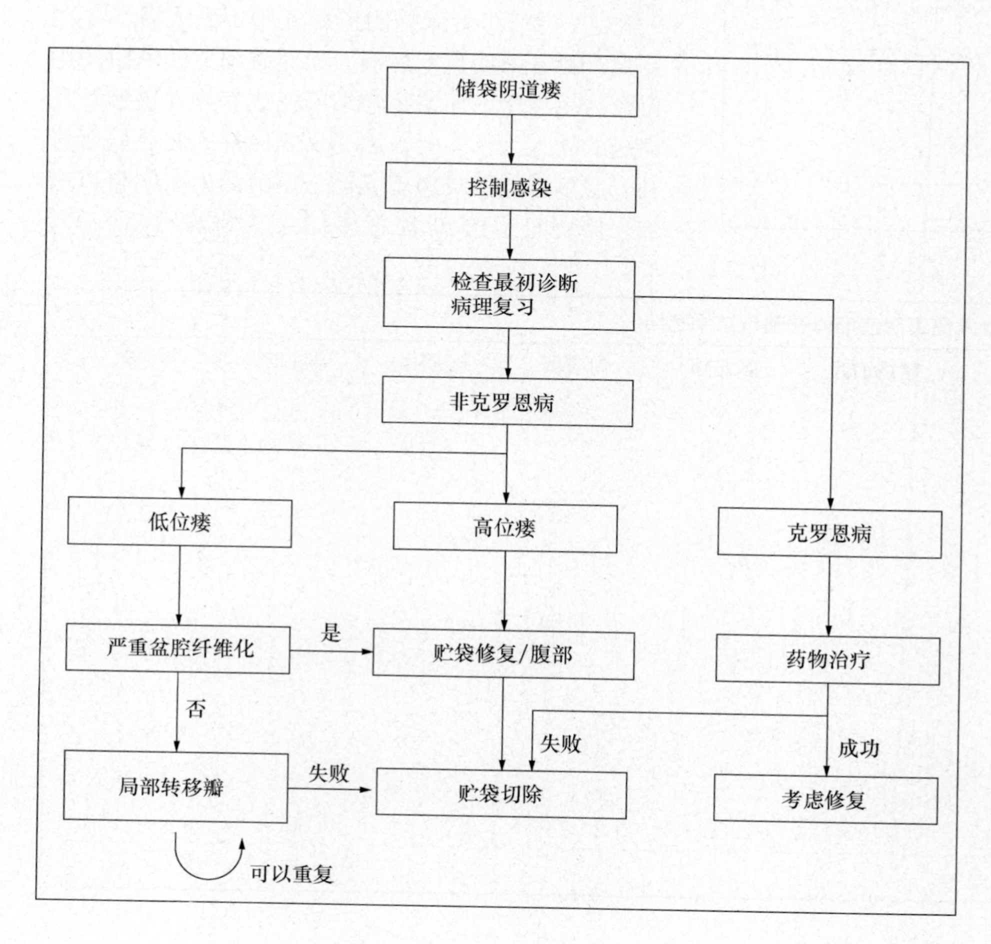

图 41.80 处理储袋阴道瘘的流程。在脓肿形成或瘘导致的感染或首次修补失败后，应考虑转流。

规肛瘘手术成功解决，3例最终都因持续感染、功能不良而行储袋切除。

其他瘘及预防

伯明翰有3例患者为储袋膀胱瘘，其中2例合并储袋皮肤瘘，另外1例单独为储袋皮肤瘘，这些病例中有2例瘘有长储袋盲袋。

如果储袋旷置时未能发现瘘是十分危险的，一些专家建议所有患者都应在术后早期常规行水溶性造影剂储袋造影（图41.81）。采用单独或者双重对比技术，在回肛吻合关闭前检查吻合线的完整。但是，我们不建议常规行此检查，因为不是所有瘘都可通过储袋造影发现。如果建议此法为常规检查，那么患者会接受不必要的辐射。

周围神经损伤和筋膜室综合征

周围神经损伤通常是腓神经损伤，有少量病例报道，尤其是经过长时间手术而无足够衬垫或者姿势不对的患者（Oresland等，1989）。此并发症也与大量失血、硬膜外麻醉和长时间脚高头低位造成术中出现一过性低血压有关。Allan脚架的使用可以完全消除这一并发症（见图39.3）。在伯明翰超过12年的264例患者中，有3例发生。其他神经损伤包括坐骨神经和股神经损伤（Dillavou等，1997）。股神经损伤是小切口暴露的牵拉并发症。

重建性结直肠切除术后筋膜室综合征大多累及下肢前方间隔，除非早期筋膜切开减压，否则引起缺血性坏死和足下垂。此并发症尤其容易发生在手术耗时超过6小时、肥胖病人和术中出现低血压事件的患者。硬膜外麻醉是一个危险因素。足高头低位可减少血管肌肉灌注，也是另一个重要因素。Berjgqvist等（1990）报告一组病例，通过检测前筋膜室压力，发现4/11例患者前筋膜室短时肿胀。这些改变主要发生在手术耗时6～7小时的患者。Peters等（1994）研究长时间盆腔手术的筋膜室综合征的风险，他们发现过度足高头低加Lloyd Davies体位大幅度降低踝部血压，且踝部支撑增加筋膜室内压力，因此他们建议长时间盆腔手术中需改变头低位，以预防肌肉损伤。

其他并发症

有报道脱毛症是储袋手术的并发症（Thompson，1989），而不是因甾体激素治疗或者营养不良造成。9/24例患者报告了某种程度的脱发；因此

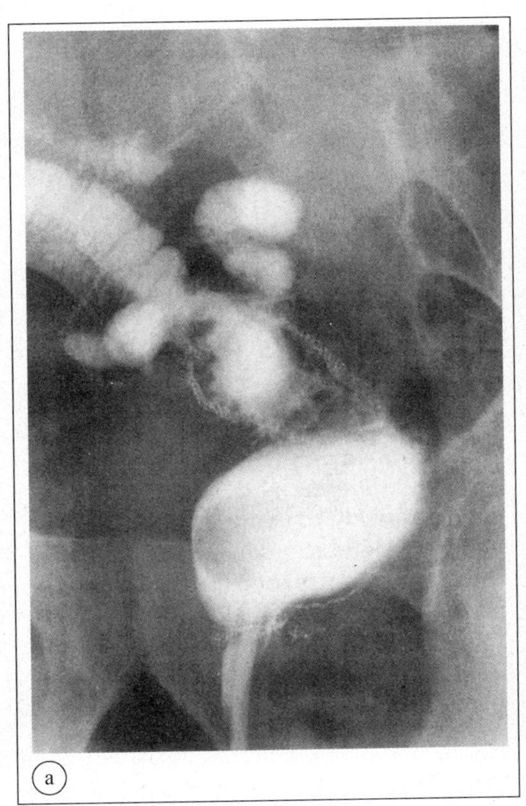

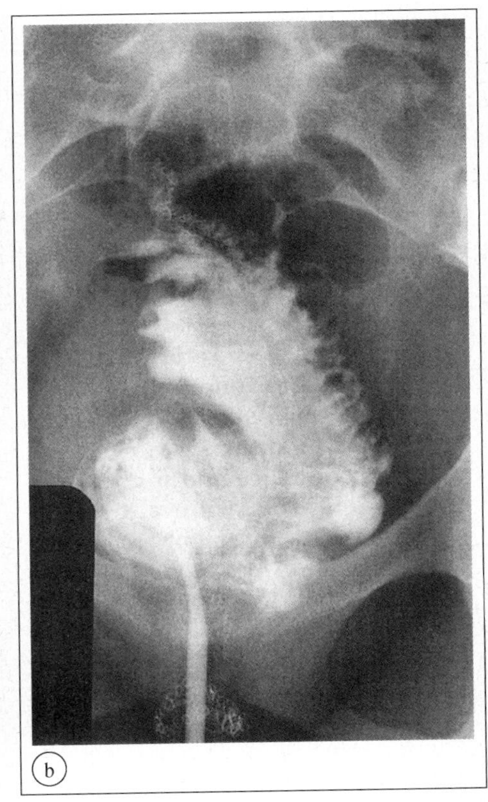

图41.81 储袋放射影像。(**a**) 正常储袋影像：侧位。(**b**) 正常储袋影像：前后位。

患者应当警惕这种可能出现的短暂现象。

储袋排空障碍可因J形储袋内刺激因素持续存在偶尔发生，通过经肛门引流可以缓解（Sakanoue等，1993），我们在2例患者遇见该现象。

有报道顽固的肠系膜上动脉综合征和迁延性肠梗阻症状相似且需要手术干预（Christie等，1988）。储袋手术后多种原因可以引起腹泻，如艰难梭状芽胞杆菌回肠炎（Keighley等，1989），有一例报道盆腔储袋构建术后发生类伤寒感染（Lontoft，1986）。有报道27/70例患者可见一过性高血氨症（Sakanoue等，1992）。

储袋脱垂

重建性结直肠切除术后储袋全层脱垂是少见并发症，但随患者年龄增加其发病率增加。一个关于回肠储袋脱垂调查问卷访问美国结直肠外科医生协会所有会员（Ehsan等，2004），35份回答问卷显示他们参与了83例回肠储袋脱垂患者的治疗。脱垂症状包括组织脱出、排便梗阻感、大便泄漏和疼痛，储袋脱垂在储袋手术后2年内更常见。52位患者需要手术，包括经肛门修补、经腹储袋固定术、经腹修复或牵引。除1例外所有回肛储袋得以挽救。

常规手术似乎不能矫正脱垂，且永久性回肠造口的可能性明显增大（Williams等，2004）。皇家伦敦医院一个叫“直通”技术的小侵袭性手术成功地解决了该问题（参见20章），在耻骨支上方作两个短横行切口，向深分离直到耻骨后间歇。一特别设计的管道开通器通过会阴切口经阴道侧方向上，经耻骨后方膀胱前方到达耻骨上切口。开通器尖端用一橄榄头替换，橄榄头连接一T形Permacol材料（Tissue Science Laboratories plc，Aldershot，UK）。将Permacol带拖到会阴伤口固定，将条带的横行部分贴于距肛门括约肌上界10cm的储袋前壁。选择该位置固定横带，是因为该处是术前储袋造影发现的脱垂起始部。条带垂直部用血管钳经耻骨上切口牵引出，以防止其缩回伤口（图41.82a），在两侧完成该操作后，两侧的横形条带用2-0PDS圆针间断缝合（图41.82b）。当两条带缝合到位，经耻骨上切口牵引条带，将条带以适当张力用1-0 Ethibond线缝合于耻骨支的骨膜，所有伤口用Dexon线皮下缝合（图41.82c）。该手术在一例病人应用，术后规则随访12个月，储袋造影和临床表现均无复发。

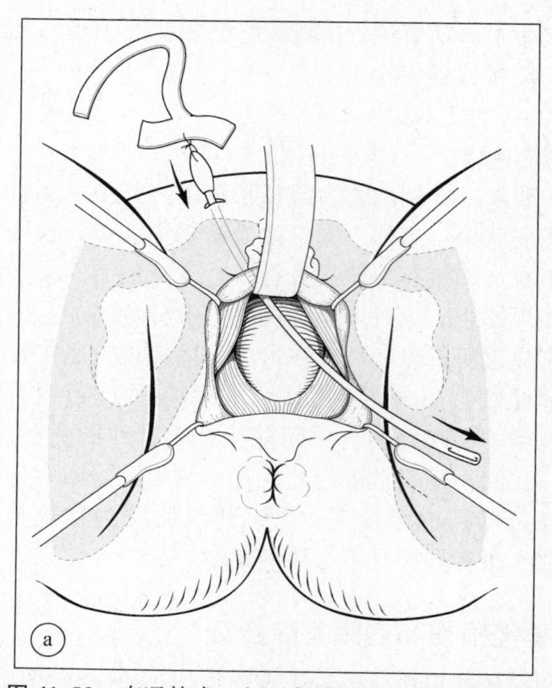

图41.82 直通技术：相对侵袭较小，使用耐久胶原纤维条带经会阴途径提拉悬吊脱垂的储袋前壁盆腔外侧壁。**(a)** 一特意设计的管道开通器通过会阴伤口经阴道侧方向上，经耻骨后方到达耻骨上切口。开通器尖端用一橄榄头替换，橄榄头连接一T形Permacol材料。

储袋挽救

储袋挽救手术须术者格外认真地考虑，不仅是因为需对某些特殊并发症采取适当的手术，而且也需要评估如此大的干扰是否合适（Körsgen和Keighley，1997；Cohen等，1998）。这些手术需要手术团队对病人高度的责任心（Fazio等，1998；Tekkis等，2006）。

该手术有两个途径。较小的途径是经肛门途径解决出口问题。该方法用于切除肛管黏膜增生（Fazio和Tjandra，1994），转移黏膜或储袋壁覆盖会阴阴道瘘（Groom等，1993；O'Kelly等，1994；见图41.78a），切除狭窄（见图41.75）和切除长输出袢（图41.83a）。

另一个途径包括盆腔分离以彻底游离储袋，切开吻合口，将储袋远端牵至腹壁（见图41.77d，e），然后再次探查时重做回肛吻合（图41.83b）。如此大的手术适合于治疗复杂储袋皮肤瘘或储袋内脏瘘、慢性盆腔感染、储袋骶前瘘、长段回肛狭窄以及伴出口障碍的巨大储袋。小储袋或许可以扩大（Klas等，1998），但是反复的盆腔手术可增加出

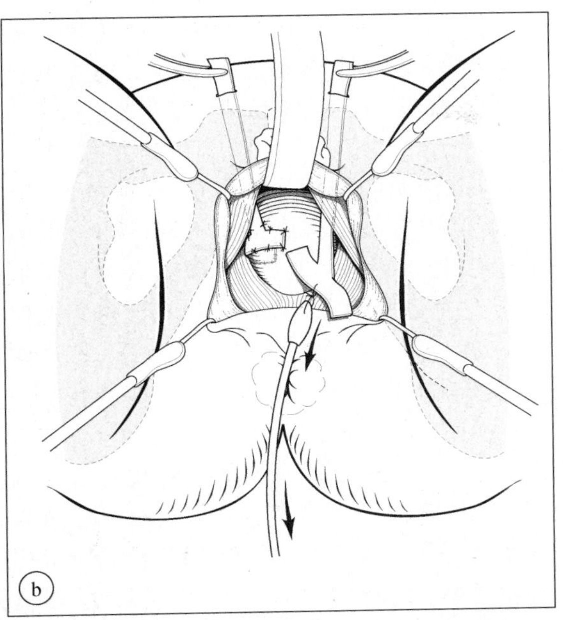

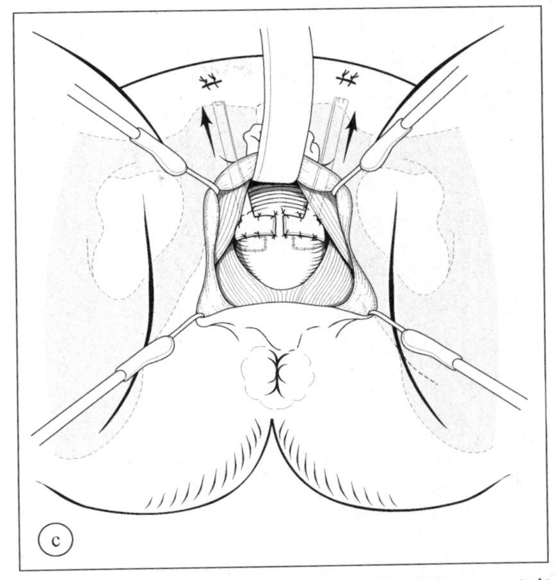

图 41.82（续）（**b**）两侧完成该操作后，两侧的条带的横臂固定于储袋前壁。（**c**）当向上拉紧 Permacol 条带后，条带缝合耻骨骨膜上，关闭切口。

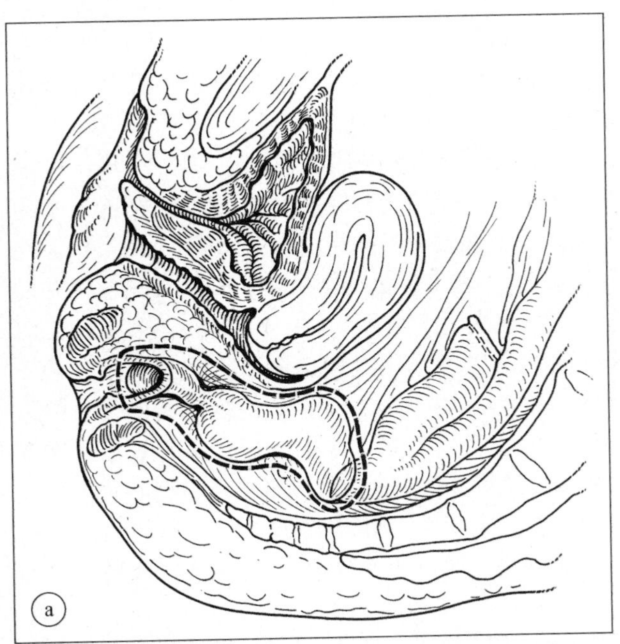

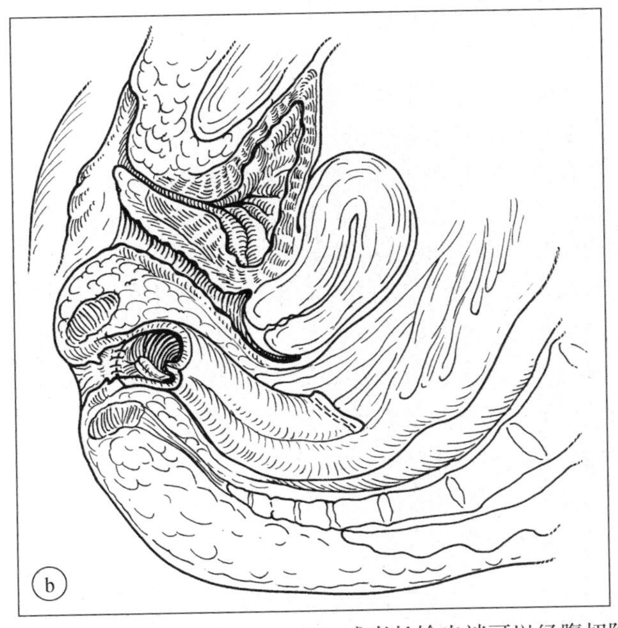

图 41.83　（**a**）长的输出袢可通过肛门周切除以及储袋肛周重新吻合（见图 41.66c）。（**b**）或者长输出袢可以经腹切除，其吻合口还可通过近端袢式造口保护（见图 41.3）。

血、神经损伤以及膀胱、输尿管、阴道、精囊腺和前列腺损伤。

Herbst 等（1976）报道 St Mark 医院 16 例储袋挽救手术的情况：16 例患者中 11 例因各种原因需要置管，其中 9 例为长输出袢且合并 4 例有狭窄，5 例单纯狭窄，2 例长段直肠残桩。11 例患者经腹重新回肛吻合，其余 5 例为经肛途径吻合，除 1 例外全部预防性回肠造口。有两种严重并发症：漏和小肠梗阻。1 例患者仍无功能但其余 15 例功能恢复，其中 12 例明显改善，但 2 例出现重新狭窄。5 例患者仍需要插管，5 例可自主排便。因此作者认为如果无感染，值得实施储袋挽救手术。

少数溃疡性结肠炎患者在前期经括约肌结直肠切除后接受储袋重建手术。我们有 3 例这类患者，所有患者有很好的功能且消除回肠造口，但 2 例患者有麻烦的肛门泄漏。芝加哥 Cook County 医院的 Fengler（1995）报道了他们 9 例患者的治疗经验，无患者需要护垫，2 例有排便困难而需要灌肠，他们认为这类的储袋挽救手术是值得的，如果能够把该手术归类为储袋挽救手术的话。

另一类储袋挽救手术是欲重建一个新的储袋，因为前次手术因缺血、感染和慢性瘘而失败。这种挽救方式的结果变化很大（Poggioli 等，1993）。我们给 3 例因缺血失去储袋的患者构建新储袋（其中 2 例无功能，1 例切除），所有 3 例都因回肛吻合口狭窄而不能正常排空，导致储袋潴留性吸收障碍和维生素 B_{12} 缺乏。

治疗大便失禁的储袋挽救手术或许有价值。我们有 4 例此种经验，2 例盆底修复失败，但是其余患者在接受非刺激性股薄肌成形和括约肌修补术后恢复肛门控制能力（Ogunbiyi 等，1997）。Nebraska 的 Thompson 和 Quigley（1995）报道 2 例产伤妇女在储袋手术后大便失禁，通过修复括约肌恢复功能。

伯明翰的研究结果显示储袋挽救有价值，无盆腔感染的复杂储袋相关瘘的手术疗效令人满意，而手术途径是根据瘘管位置而决定经腹或经肛（Ogunbiyi 等，1997）。挽救手术治疗对结构缺陷导致的输出口障碍也有价值，比如长输出袢（图 41.83）以及耻骨直肠肌反常收缩所致的储袋肛管狭窄（Hull 等，1996）。

如果经肛周途径可以完成手术以及术中牵引不会影响肛门远期功能，则推荐选择肛周途径。伯明翰资料列于表 41.42。13 例储袋相关瘘中 8 例储袋挽救手术成功，9 例输出口障碍中 7 例成功，但 4 例吻合口裂开中仅 1 例成功，2 例储袋缺血患者手术失败，4 例大便失禁中 2 例成功。Fazio 等（1998）报道 30/35 例手术成功（86%）；而克罗恩病的疗效不如溃疡性结肠炎（分别为 60% 与 95%）。

Cleveland 诊所的最新文章报道（Baixauli 等，2004）：101 例患者接受剖腹探查、回肛吻合离断和回肠储袋肛管再吻合，其中 80 例患者来自其他医疗机构，包括慢性吻合口瘘（$n=27$）、会阴或储袋阴道瘘（$n=47$）、吻合口狭窄（$n=22$）、S 形储袋无功能或长输出袢（$n=36$）和前期储袋肛管吻合口切除（$n=6$）。64 例有"感染"征象。4 例患者术前和超过 15 例患者再次储袋肛管吻合术后病理显示为克罗恩病，4 例患者有克罗恩病的临床表现。5 年储袋保留率为 74%，其中溃疡性结肠炎患者储袋保留率较高（79%），而克罗恩病较低（53%；$P=0.06$）。有感染征象和无感染征象的患者再次储袋肛管吻合术后无区别，无论储袋是新建或修补。病人排便次数为 6.3±2.8 次/每日和 2±1.9 次/每夜。35% 患者无便急而 50% 患者诉大便日间泄漏以及 69% 患者诉夜间泄漏。97% 患者在问卷调查愿意再次接受储袋回肛吻合，99% 患者愿意将该手术介绍给其他患者。

巴黎圣 Antoine 医院（Dehni 等，2005）报道 1992—2002 年间储袋肛管吻合术后接受矫正手术的 64 例患者，挽救手术的指征为：感染 47 例，机械性功能障碍 10 例，肠套残留腺性上皮导致的各种并发症 3 例，前次手术困难 3 例。19 例患者采用经肛门途径而其余患者采用经腹会阴联合途径，后者有 6 例接受储袋增大手术，其余 25 例构建新储袋。中位随访时间（SD）为 30（25）个月，3 例患者因克罗恩病需要手术切除储袋。2 例患者经腹会阴手术后控便功能差。至少 64 例随访患者中 60 例（94%）为有功能储袋。约一半患者有一定程度的日间或夜间

表 41.42 储袋挽救：伯明翰病例的治疗结果

	例数	成功例数	储袋切除	功能差	无功能
瘘	13	8	5	0	0
输出口障碍	9	7	1	0	1
吻合口裂开	4	1	2	0	1
缺血	2	0	2	0	0
失禁	4	0	2	2	0
总计	32	16	12	2	0

来源自：Ogunbiyi 等（1997）。

大便失禁，但仅15%患者诉经常性失禁。对58例患者分析，27/40例经腹会阴手术患者以及13/18例经肛门手术患者评价手术满意度为好和极好。

在圣Mark医院（Tekkis等，2004）112例患者接受117次储袋挽救手术，其中包括溃疡性结肠炎（$n=86$）、非确定型结肠炎或克罗恩病（$n=11$）、家族性腺瘤性息肉病和其他（$n=15$）。储袋挽救手术最常见的指征是腹腔感染（$n=45$；38.5%）、吻合口狭窄（$n=13$；11.1%）和直肠残桩保留（$n=13$；11.1%）。中位随访数为46个月（1～147个月）。24例患者（21%）储袋挽救手术失败。所有克罗恩病患者挽救手术失败。非感染挽救手术5年成功率（85%）较感染手术有显著区别（61%）（图41.84）。储袋挽救手术后排便次数和便急得以改善（$P<0.05$），且非感染患者的功能较好（Tekkis等，2006）。

对大多数IPAA手术失败患者的外科干预是可行的，2/3的患者取得可接受的肠功能恢复。经腹储袋挽救手术的手术指征影响手术结果，排空障碍（Herbst等，1996；Sagar等，1996b；Ogunbiyi等，1997）和功能差（Fonkalsrud和BustorffSilva，1999）的治疗效果好。而盆腔感染的手术结果很矛盾，一些人认为不合适实施挽救手术（Sagar等，1996b）而其他报道有满意结果（Fazio等，1998；MacLean等，2002）。关于储袋挽救术后功能随访的信息很少，仅有时间对术后失败的影响。

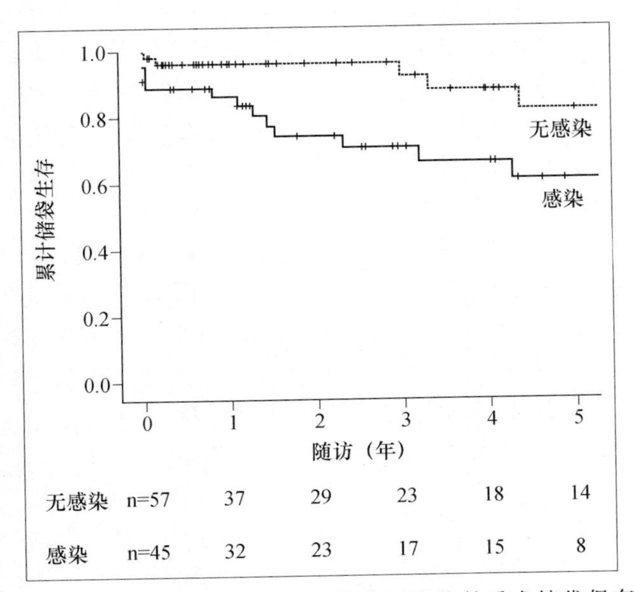

图41.84 感染或非感染患者储袋经腹挽救手术储袋保存率累计曲线。Kaplan - Meier生存曲线分析。Log rank检验=5.78，1df，$P=0.016$。

尽管重建性结直肠切除初次失败的危险因素已经很明确（Baixauli等，2004），但是关于储袋挽救手术效果影响因素的信息同样重要，可以指导治疗以及为患者提供咨询是否接受该手术。

后期管理和随访

盆腔储袋的所有患者应该密切随访（Shepherd，1990）。一些患者可表现为克罗恩病（Setti-Carraro等，1994a），超过40%的患者可能在5年内发展为储袋炎（Warren和Shepherd，1992；Mikkola等，1995）。一些患者可发展为吸收不良综合征而需要替代治疗（Giebel等，1993）。而且很多患者有腹泻和感染而需要医疗咨询（Luukkonen等，1994）。一些病人志愿者为拟做重建性结直肠术的潜在病人提供咨询也很有帮助。由于对术后患者临床和病理的仔细观察，很多关于正常排便、回肠适应和肠道运动机理的细节得以进一步了解（Ferrara等，1994；Goes和Beart，1995；Lewis等，1995b）。随访的原因是观察生理功能康复，评估临床和代谢特点。储袋构建的恶变危险尚不得而知，但如果因为结肠化生和绒毛萎缩，储袋成为了免疫性攻击目标，则患者的恶变危险和回直肠吻合术患者相似（Rodriguez-Sanjuan等，1995）。

多数患者自己管理抗泻药，但某些患者需要饮食咨询和改变药物。饮食咨询是一个体化问题：某些病人进食最不推荐的食物和过度饮酒而身体健康，而其他患者若过度饮食则导致不良后果。一些患者限量水果、辛辣食物和咖啡因摄入，而其他患者喜欢任何食物（Hosie等，1991a）。

一些病人发现如果他们晚上七点以后限制摄入固体或液体，夜间排便次数可减少。有些病人在晚餐时避免液体食物也有帮助。

鉴于不确定的远期疗效和储袋炎危险，我们的观点是所有患者应该在综合性医院至少每年随访一次，以便回肛储袋功能异常可被正确评估和治疗（Thompson-Fawcett等，1997）。

治疗效果

术后并发症和死亡率的概述

并发症率和个体手术经验的关系或许是最有说服力的资料。我们观察到随着手术经验的增加，并发症率进行性下降。必须承认外科技术的进步，比如直肠全切、避免黏膜切除和血管分离技术，以及使用吻合器完成手术，是导致手术并发症率降低的原因。另一方面，多因素分析明确证实经验缺乏是与疗效相关的最重要独立变量。现在的信息非常明确，只有术者接受过该类手术的训练，而且其所在单位具有处理手术导致的心理和生理并发症的经验，才能对患者实施该手术。医生必须具有造口护理、咨询以及处理术后潜在并发症的能力（Dozois，1985）。

正在服用激素或近期激素治疗的患者以及营养不良患者接受如此复杂手术的死亡率相当低（Cohen，1986；Schoetz 等，1986；Fonkalsrud，1987；Pemberton 等，1987；Nicholls 等，1989；Oresland 等，1989；Skarsgard 等，1989；Wexner 等，1989b；Kelly，1992）。重建性结直肠切除术的死亡率或许低于常规结直肠切除术，回直肠吻合术和 Kock 储袋造口术（Dozois 等，1986）。Setti-Carraro 等（1994a）报道 St Mark 医院 110 例患者中 1 例早期死亡和 1 例晚期死亡。Fazio 等（1995）报道 Cleveland 临床中心 1 005 例患者中 4 例早期死亡和 6 例晚期死亡。

很多北美欧洲大型医疗机构总结了重建性结直肠切除总体疗效，Fazio 等（1995）详细分析了 1 005 例患者，其中最后诊断为溃疡性结肠炎 812 例，非确定型结肠炎 54 例，克罗恩病 67 例，FAP 为 62 例，10 例其他。10 例死亡（1%死亡率），其中 4 例为早期死亡，6 例为后期死亡。总体感染率为 7%。储袋切除率在报道时为 3.4%，但 24%患者需要再次手术。93%患者的生活质量被认为良好。总体功能结果显示溃疡性结肠炎与 FAP 没有实质上的区别，它们的并发症率分别为 28%和 21%，储袋相关感染分别为 13%和 8%，储袋炎发生率分别为 33%和 10%。两者的排便和控便能力没有区别，平均排便次数为 5 次/日间以及 1 次/夜间。日间有控便能力者为 85%而夜间为 49%（Tjandra 等，1993a）。

Mayo 临床中心的病例被不同作者报道（Meagher 等，1998）。Kollmorgen 等（1996）分析了该组病例，此时病例数为 1 603 例：溃疡性结肠炎 1 407例，FAP 187 例，其他为 9 例。多数死亡与恶性肿瘤相关，但是 5 例死于感染（表 41.43）。无并发症结肠炎患者 10 年总的储袋炎发生率为 45%（Penna 等，1996）。

Lahey 临床中心的 460 例储袋构建有相似的经验（Foley 等，1995）：溃疡性结肠炎 366 例，非确定型结肠炎 31 例，克罗恩病 19 例，FAP 为 44 例。总的失败率为 3.5%，但是在确诊克罗恩病组的失败率为 37%。在他们的经验，再次转流手术预后不好，21 例中仅 5 例成功解决，且均为非克罗恩病患者，其余转流的患者存在功能障碍、克罗恩病或复杂瘘。

表 41.43　梅奥诊所重建性结直肠切除术后死亡病例[a]

肿瘤（$n=18$）	
结直肠	10
血液系统	4
胆道肿瘤	3
生殖细胞	1
感染（$n=5$）	
伴小肠梗阻	1
单独感染	4
死于后期择期整形手术	2
其他（$n=7$）	
心肌梗死	2
自杀	2
蛛网膜下腔出血	1
肝硬化	1
肺栓塞	1

[a]1 063 储袋病人（1 407 例溃疡性结肠炎，181 例家族性腺瘤性息肉病，9 例其他）。
来源自：Kollmorgen 等（1996）。

St Mark 医院报道于发表时随访 9 年的患者，仅包括 110 患者（超过 300 例患者在报道时已接受储袋手术）（Setti-Carraro 等，1994a）。其中 2 例死亡，1 例早期，1 例后期。5 年储袋失败率为 12%。5 年重入院率为 68%。严重大便失禁 1 例，30 例轻度大便失禁。15 例失败包括肛周感染 7 例、克罗恩病 6 例和大便失禁 2 例。

Ramanos 等（1996）总结牛津的 200 病例，早期并发症率为 35%（全部为术后并发症）而远期并发症率为 26%，储袋切除率为 6.5%，储袋炎发生率为 24%，24 小时排便次数为 4.5 次。严重大便失禁发生率为 1%，轻度大便失禁率为 14%。

伯明翰的 212 患者包括溃疡性结肠炎 145 例、克罗恩病 18 例、29 例 FAP 和 20 例其他功能性疾病（巨结肠、巨直肠或便秘）。总的失败率（储袋切除、永久性无功能）为 18%，溃疡性结肠炎为 11%，克罗恩病为 53%，FAP 为 17%，而有功能性疾病为 40%。再手术率在溃疡性结肠炎为 30%，克罗恩病为 63%，FAP 为 16%。储袋功能总的来说令人满意，溃疡性结肠炎为 72%，克罗恩病为 66%，FAP 为 69%（Keighley 等，1997）。

Helsinki 报道平均随访 5.6 年 100 例患者（Mikkola 等，1995），早期并发症为 40%，晚期并发症为 33%，失败率为 5%，储袋炎为 36%。围手术期严重结肠炎患者发生吻合口漏、手术失败以及大便失禁的概率比结肠炎得到控制的患者高。

在伯明翰病例中无早期死亡，但在所有 212 例储袋患者有 5 例后期死亡病例，1 例患者发展为败血症合并梗阻以及慢性感染，另 1 死于结肠癌，有 1 患者后期死于心肌梗死，2 例 FAP 患者死亡，其中 1 例死于神经内分泌肿瘤而另 1 例死于交通事故。Kollmorgen 等（1996）报道他们 1 503 例患者 32 例后期死亡病例，多数（18 例）死于恶性肿瘤，5 例死于感染，9 例死于其他，2 例自杀（表 41.43）。

因而早期术后死亡少见，后期死亡源于不相关原因、感染或原发病的肿瘤并发症。

储袋手术失败和储袋生存期

我们定义切除储袋和储袋持续无功能为手术失败（Kelly，1992；Marcello 等，1993）。我们将回肠造口定义为可能手术失败，但是如果储袋无功能超过 12 个月则很少逆转（Gemlo 等，1995）。在我们的经验，二期回肠造口的失败率是 64%，如果二期造口术后再次造口的储袋失败率升至 86%。储袋失败率也与随访的时间和质量有关（Taylor 和 Dozois，1987；Wexner 等，1989b；Järvinen 和 Luukkonen，1991；Cohen 等，1992；Marcello 等，1993）。

总的手术失败率介于 0～32%（Kirkegaard 等，1990；Wexner 等，1990；Setti-Carraro 等，1994a；Fazio 等，1995）。失败原因是包括出血、感染、肿瘤复发和缺血等并发症（Galandiuk 等，1991a）。而且如果腹泻、导管置入、大便失禁、泄露和反复储袋炎而导致储袋功能降低的话，患者愿意选择回肠造口。持续感染和瘘是克罗恩病患者储袋失败的常见原因。伯明翰病例的失败原因列于表 41.44。

我们发现手术时多普勒监测观察到的血流障碍和术后储袋缺血、吻合失败、盆腔感染、吻合口狭窄与手术整体失败有显著相关。虽然没有常规监测，但一些作者提倡储袋血供的客观评价需在储袋构建时完成。尤其是没有应用预防性结肠造口（Launer 和 Sackier，1991；Hosie 等，1992a）。我们分析 1983—1993 年中至少随访 2 年的 180 例手术患者（图 41.85）。

表 41.44　伯明翰病例储袋失败（储袋切除或长时间去功能）的原因

原因	例数
溃疡性结肠炎（$n=135$）	
缺血	5
盆腔感染	8
功能差	3
回肛吻合狭窄	1
溃疡性结肠炎再次储袋构建（$n=3$）	
回肛吻合狭窄	3
克罗恩病（$n=10$）	
功能低下	1
储袋阴道瘘	1
储袋会阴瘘	1
回肠造口未闭	1
非确定型结肠炎（$n=6$）	
盆腔感染	1
回肛吻合狭窄	1
功能低下	2
家族性腺瘤性息肉病（$n=26$）	
缺血	1
盆腔感染	1

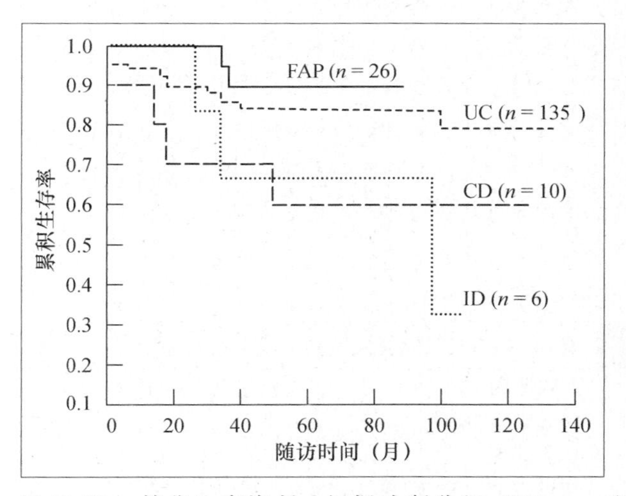

图 41.85　储袋生存资料。根据诊断分组（Körsgen 和 Keighley，1997）。CD，克罗恩病；FAP，家族性腺瘤性息肉病；ID，非确定型结肠炎；UC，溃疡性结肠炎。

在该期间 23 例患者储袋切除，8 例远期无功能，其失败率为 17%。135 例溃疡性结肠炎中 18 例手术失败（13%），相对应的是 10 例克罗恩病 4 例失败（40%），且 6 例非确定型结肠炎 4 例失败（67%）。26 例家族性腺瘤性息肉病 2 例失败（8%）另 3 例重做储袋。失败原因为缺血（6 例）、盆腔感染（10例）、回肛吻合狭窄（5例）、克罗恩病（4例）、功能不良（5例）和储袋相关瘘（1例）。生存曲线分析储袋5年存在率为81%（CI 74%～87%），溃疡性结肠炎为85%（CI 78%～92%），克罗恩病为60%（CI 30%～30%），非确定型结肠炎为67%（CI 29%～100%），FAP为90%（CI 76%～100%）。多变量分析盆腔感染和复发性储袋炎与高储袋失败率相关（Körsgen和Keighley，1997）。在一组154例因溃疡性结肠炎而接受重建性结直肠切除和回肠储袋吻合患者，28例需行后期去功能性回肠造口处理并发症。16/28（59%）例储袋最后被切除或永久去功能（Körsgen和Keighley，2000）。

Toronto的MacRae及其同事探讨551例患者中储袋失败的危险因素，引起失败的原因及其相关因素列于表41.45。现在明确的是储袋失败在15年或更久是以相似的速度发生，其原因包括盆腔感染（50%）、功能不良（30%）和储袋炎（10%）（Tulchinsky等，2003）。术后早期盆腔感染导致储袋失败的概率要高出3倍（Heuschen等，2002），30%的盆腔感染患者最后储袋永久失败。

在Cleveland临床中心1983—2001年间的1965例病例的研究，发现4种术前及4种术后因素和储袋失败相关（Fazio等，2003）。采用多元生存分析，给予每个危险因素分配适当的权重，建立储袋危险因素评分系统，评估每位患者，回肛储袋失败的1年、5年和10年随访结果显示于表41.46A和B。

表41.45 盆腔储袋失败的危险因素（$n=551$）[a]

失败原因	
回肛吻合口漏	21
功能低下	13
储袋炎	7
储袋漏	7
肛周疾病	7
失败相关因素	
手工吻合IAA	
IAA有张力	
去功能性回肠造口	
克罗恩病	
储袋或IAA漏	

[a] 失败：储袋切除，49；永久去功能，9。

来源自：MacRae等（1997）。

表41.46A Cleveland诊所回肛储袋失败模型

危险因素	分值
术前因素	
诊断	
FAP	0
UC或非确定型结肠炎	1
克罗恩病	1.5
伴发病	
无伴发病	0
1种伴发病	0.5
2种及以上伴发病	1.0
既往肛门病变	
无既往肛门病变	0
既往肛门病变	1
肛门括约肌测压	
正常压力	0
异常压力	1
术后因素	
吻合口分离	
无吻合口分离	0
吻合口分离	1
吻合口狭窄	
无狭窄或无症状狭窄	0
有症状狭窄	1
盆腔感染	
无感染	0
1次感染	1
2次及以上感染	2
瘘形成	
无瘘	0
储袋会阴瘘	1
储袋阴道瘘	2
总分	

表41.46B 重建性结直肠切除回肠储袋失败预测转换表

分值	随访（年）1	5	10
0	0.1	0.4	0.8
1	0.3	1.1	2.0
2	0.8	2.9	5.0
3	2.0	7.2	12.3
4	5.0	17.4	28.5
5	12.4	38.7	57.7
6	28.7	71.5	89.0

预测值为百分数。

来源自：Fazio等（2003）。

功能性结果

功能性结果因基础疾病不同而区别很大，且随访长短对其结果影响很大（de Silva 等，1991c）。梅奥诊所 McIntyre 等（1994b）报道储袋功能通常在随访 1 年后稳定。在 75 例 10 年随访的病例，储袋功能没有随时间改变。排便次数和渗漏失禁发生率在术后头 2 年逐渐改善（表 41.19）。FAP 患者较溃疡性结肠炎患者的排便次数改善更好（Everett 和 Forty，1989；Keighley 等，1993）。儿童较成人适应能力更强，青春期患者回肠造口术后 6 个月的排便次数较成人明显要少（Taylor 等，1983a，b；Cohen 等，1985；Nicholls 等，1985；Williams 和 Johnston，1985a）。评估功能很困难，因为缺少对控便力、便急和泄漏的统一定义（Levitt 和 Lewis，1991）。前述的 Goteburg 团队应用的评分系统对此进行了评价（表 41.47）（Oresland 等，1989）。肠道激惹症状出现也影响功能，这可以解释术后 2 年随访患者排便次数变化很大的原因（Reddy 等，1991）。

控便力

控便力定义为有能力随意控制排便和排气，能分辨固体、液体和气体，控便直至环境允许排便为止。储袋患者的控便力通常在夜间不满意。大便失禁需区别于大便沾染、肛周糜烂和大便泄漏。存在大便沾染的患者或许可正常排便但大便样物仍然可通过括约肌泄漏，因为某些患者肛管术后有沟槽样变形。患者因为渗漏而使用护垫以免经常更换内衣；且渗漏经常导致肛周糜烂，其原因是损伤内括约肌而缺乏肛门关闭能力（Goes 和 Beart，1995）。

报道完全控便能力的百分比率变化很大，一组病例的不失禁在另一组或为轻度泄漏和失禁。在多数经过仔细审查的储袋构建病例中，80%患者报道为完全控便。Wexner 等（1989b）报道仅 3%的患者日间大便失禁和 8%的患者夜间失禁，但是超过 34%的患者排气失禁（Pescatori 等，1988）。多数报道 15%～30%患者需使用护垫，且超过的 16%患者大便失禁（Lewis 等，1995a）。Wexner 等（1989b）报道在 Minneapolis 的患者中，45%的患者日间使用护垫而 68%患者夜间使用护垫（图 41.86）。Dayton 和 Morrell（1991）报道夜间大便失禁和储袋体积小有关，且更常见于女性；在他们的经验，失禁通常与肛门压和生产次数无关，而和储袋压高、肛管静息压低以及过度抽样反射有关（Ferrara，等，1994；Takesue 等，1997）。

表 41.47　总体功能评估评分系统

	分　值[a]		
	0	1	2
肠蠕动次数			
日间	<4 次	5 次	≥6 次
夜间	0	<1 次/周	≥2 次/夜
便急（不能延迟排便>30 分钟）	否	是	
排空困难（1 周内任何一次排便时间超过 15 分钟）	否	是	
沾染或泄漏			
日间	否	>1 次/周	
夜间	否	>1 次/周	
不能安全肛门排气	否	是	
会阴疼痛	否	偶尔	永久
护垫			
日间	否	>1 次/周	
夜间	否	>1 次/周	
饮食受限（避免某些一些储袋功能的食物）	否	是	
镇静药（持续或间断）	否	是	
社交障碍（无法全职工作或社交）	否	是	

[a]分值 0～16：总体功能好 0 分，总体功能差 16 分。

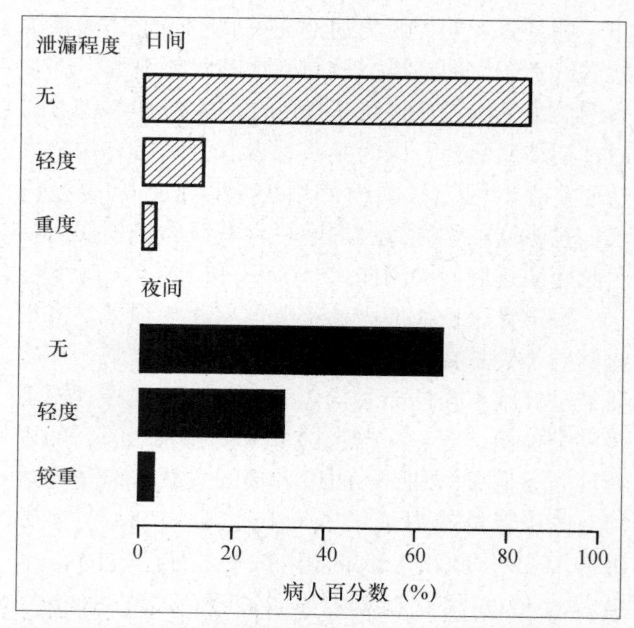

图 41.86 回肛吻合泄露发生率。图示日间及夜间泄漏。

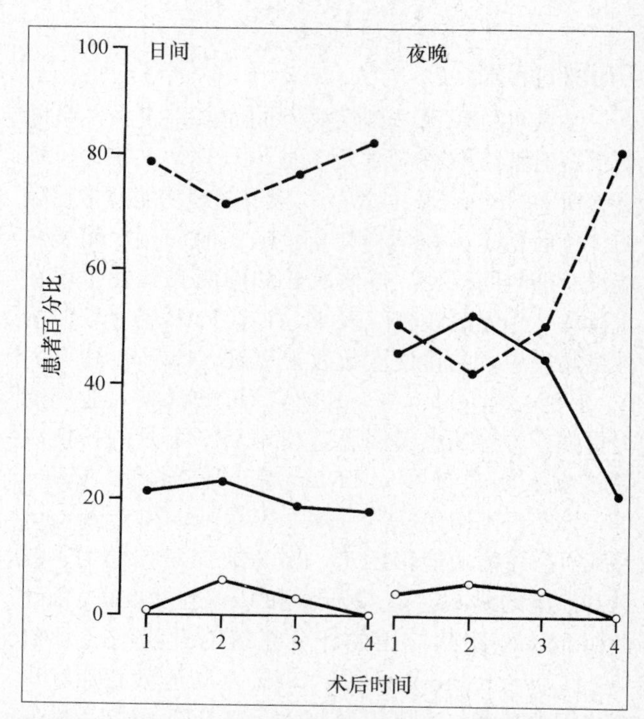

图 41.87 回肛储袋吻合术后日间和夜间排便率随时间的变化。完美＝无粪便泄漏●---●；沾染＝患者内衣沾有一些泄露物●—●；严重泄漏＝严重粪便泄漏一周 2 次○—○。

泄漏或渗漏

泄漏是常见的并发症（Moller 等，1987；Pescatori 和 Mattana，1990）。Taylor 等（1984）报道 20%发生日间泄漏而 54%患者发生夜间泄漏（图 41.87）。Oresland 等（1989）报道 30%患者术后 1 年及 20%患者术后 2 年有黏液渗漏，并导致会阴糜烂，有报道 1 年内 40%患者和 2 年内 16%患者受累，接受黏膜切除患者的泄漏更常见（Holdsworth 等，1994；Becker 等，1997）。

反复肛管静息压客观证实肛管内括约肌可从损伤恢复（图 41.22）（Reilly 等，1997）。同样泄漏也随时间而改善；Wexner 等（1989b）发现 63%患者 5 年后生活变得方便很多。

分辨力

关于术后具有分辨气体、液体和固体的能力的报道不常见，但是有报道 84%～91%患者分辨力保留（Lewis 等，1995b）。目前证据显示分辨力不是由肛管移行带控制，因为即使肛管吻合于齿状线分辨力仍保存（Keighley 等，1987a；Pricolo 等，1996）。

便急或排便推迟

便急是重建性结直肠切除术后普遍改善的症状，如果没有发展为储袋炎（Kmiot 等 1990c）。唯一无储袋炎而便急发生率高的患者（18%）是 S 形储袋自插导管的患者（Nicholls 等，1984；de Silva 等，1991c）。伯明翰和伦敦的所有病例均可主动推迟排便超过 1 小时；而且 84%的患者叙述可推迟排便超过 2 小时（Keighley 等，1997）。

排便频率

排便频率随随访时间改善（图 41.88），有报道术后 1 个月排便 8 次/24 小时，术后 6 个月后排便 6 次/24 小时，术后 9 个月排便 5 次/24 小时（Cohen 等，1985）。

频率变化很大（Nicholls 等，1984），即使随访超过 12 月的患者也一样（图 41.89）这很大程度决定于饮食因素。St Mark 医院的 Goldberg 等（1997）发现排便频率和胃排空、小肠转运和储袋充盈时间无关。相反，排便频率和储袋容量直接相关，且不会被肛管括约肌压和黏膜感觉所影响。

无储袋直接回肛吻合的患者排便频率很高（Telander 和 Perrault，1981）。有证据显示 S 或 W 形储袋排便频率较 J 形储袋少（Nasmyth 等，1986b；Nicholls，1987；Everett，1989），但是该结论没有被随机实验证实（Keighley 等，1988b），

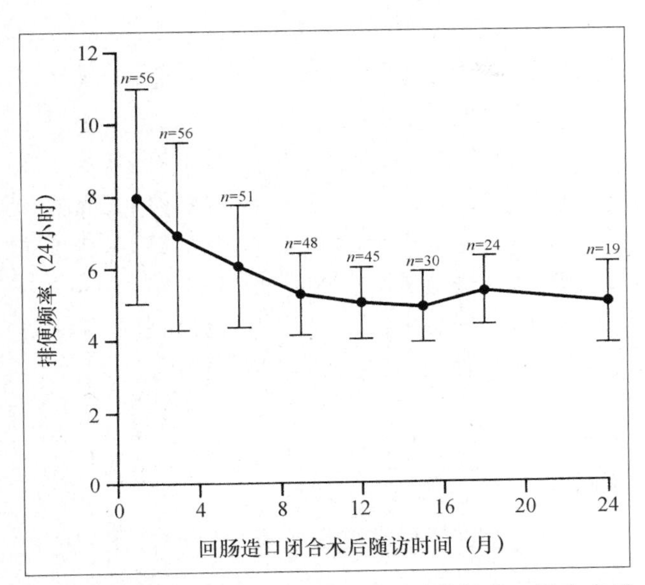

图 41.88　随访的排便频率分析。可见回肠造口闭合术后 12 个月排便次数逐步改善。

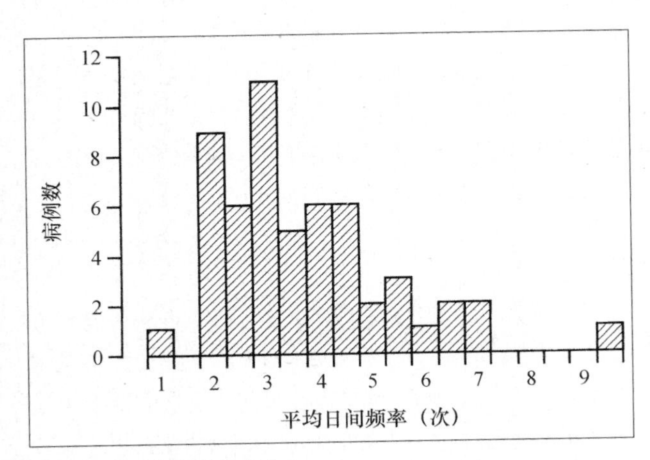

图 41.89　排便频率变化。

也没有被 Leeds 最近的 J 形和 W 储袋比较实验证实（Johnston 等，1996）。

储袋容量决定排便频率，而容量取决于采用的小肠长度（Campbell 等，1991；图 41.32）、储袋壁运动功能（图 41.90）、储袋排空有效性（图 41.92）、顺应性（图 41.91）和排便量（图 41.93）（Levitt 等，1992）。构建储袋的小肠长度是这些变量中最重要的因素（Oresland 等，1989），且可以预测储袋容量（Williams 等，1994）。因此排便次数与储袋扩张度、储袋容量和储袋感觉成反比（Takesue 等，1997）。

我们发现排便次数和隐窝细胞更新率显著相关（Barsoum 等，1992）。储袋构建后隐窝细胞增生率增高，且伴随结肠化生（Kmiot 等，1989a）。

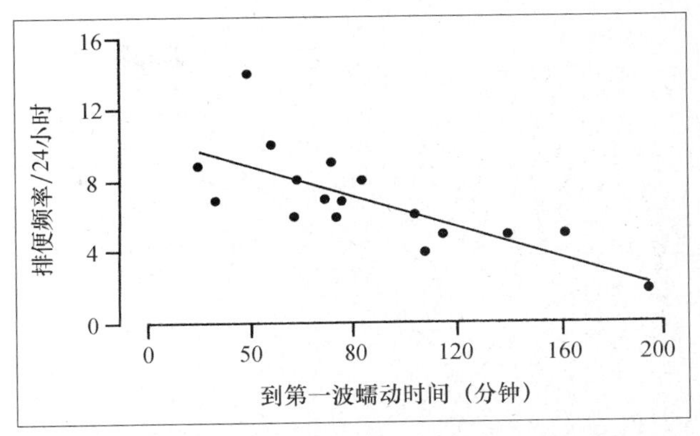

图 41.90　储袋压力第一波到储袋排空的时间和排便频率比较。

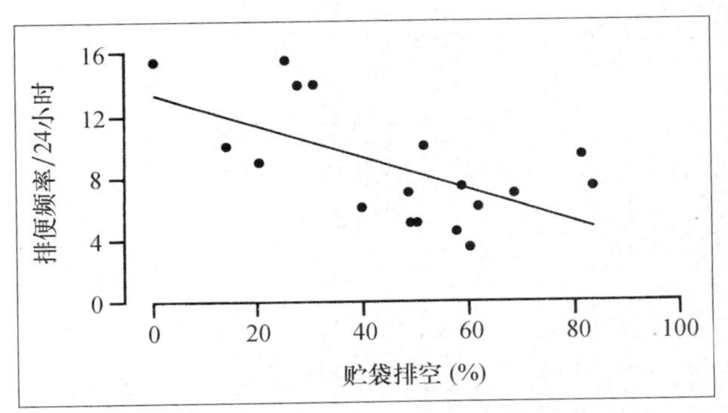

图 41.91　回肠储袋排空完全性和排便频率的关系。$n=18$；$r=0.62$；$P<0.01$。

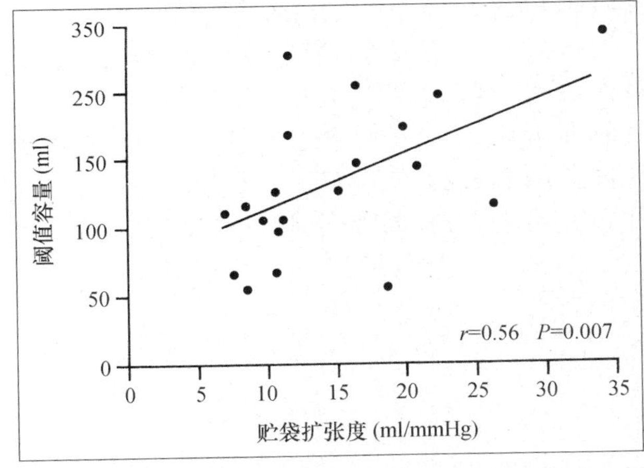

图 41.92　回肠储袋阈值容量和最大扩张度的关系（$r=0.56$；$P<0.007$）。

隐窝细胞增生率在储袋炎时更加明显（Kmiot 等，1990c；de Silva 等，1991b）。由于钙饮食添加剂可以减轻隐窝细胞增生率（胆酸和脂肪酸对结肠黏膜的典型作用），我们检测钙对储袋术后功能的影响。在一随机交叉试验，口服钙添加剂显著降低排便次数和回肠细胞黏膜增生（Barsoum 等，1992）。我们发现排便次数和 SeHCAT（胆盐）吸

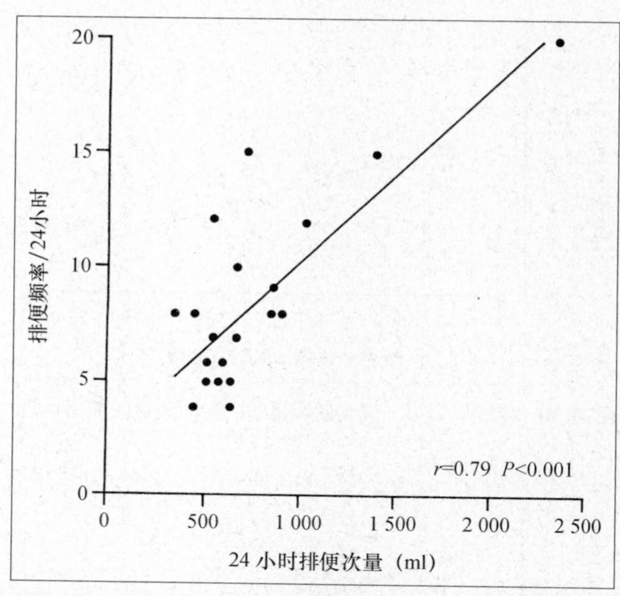

图 41.93 储袋回肛吻合 24 小时排便次数和 24 小时排便容量的关系（$r=0.79$；$P<0.001$）。

收试验密切相关（Bain 等，1995）（表 41.48），但是熊去氧胆酸治疗对排便次数没有改善（Tan 等，1999）。

严重腹泻或很难采用常规药物，如可待因、易蒙停、Isogel 和消胆胺酯（cholestyramine）控制。即使奥曲肽作用也很小（Sagar 等，1994）。

合并直肠癌的储袋手术患者的排便次数更多，或许是因为辅助放疗和放疗，或在恶性组有更彻底的直肠切除（Penna 等，1994）。恶性肿瘤组 80%患者有夜间排便，而其余患者为 50%。在恶性肿瘤组中具有日间和夜间控便力的患者分别为 66%和 33%，而非恶性肿瘤组的患者为 90%和 85%。

表 41.48 SeHCAT 在 30 分钟及 60 分钟的吸收率

	吸收率	
	30 分钟	**60 分钟**
回肠造口（$n=6$）	81（79～87）	—
回肛储袋（$n=16$）		
功能良好（9）	46（43～53）	65（57～72）
功能差（7）	24（18～38）	36（24～54）

来源自：Bain 等（1995）。

止泻

绝大多数报道显示超过 50%的盆腔储袋患者经常使用抗泻药，通常是一些收敛剂或膨胀剂。车前亲水凝胶（Metamucil）在北美最常用；而氯苯哌酰胺（Imodium）在英国最常用，其可以降低排便次数（Herbst 等，1998）。地芬诺酯（Lomotil）和卵叶车前子（Isogel）可作为一线用药，但多数患者发现他们同时需要使用硫酸可待因。

影响储袋的因素

诊断

FAP 患者较溃疡性结肠炎患者的排便频率更低（Everett 和 Forty，1989）。FAP 患者较溃疡性结肠炎的储袋炎也更低（Tytgat 和 Van Deventer，1988；Lohmuller 等，1990；Madden 等，1990；Kelly，1992）。

如果患者最终确诊为克罗恩病但无小肠明显肉眼观受累和术后并发症，其重建性结直肠切除术的短期疗效不差于溃疡性结肠炎（Grobler 等，1991a）。非确定型结肠炎也是如此（Pezim 等，1989）。

储袋设计

在早期 S 形储袋设计和同侧顺蠕动储袋常需要插管，因为其输出袢过长或储袋体积过大。储袋重建通常可以克服这些问题，如果患者有积极愿望可以考虑实施重建手术（Fonkalsrud 和 Phillips，1990）。

非随机研究显示 W 形储袋和 S 形储袋较 J 形储袋排便频率少（见表 41.23）。但是排便频率很大程度取决于储袋容量（见图 41.32），且储袋容量取决于所用小肠的长度（见图 41.27）。由于 J 形储袋较 W 形储袋或 S 形储袋所用的肠段短，J 形储袋的排便频率高就不足为怪。当小肠长度相当，在 J 形、S 形或 W 形储袋的排便频率相似（de Silva 等，1991c）。一个比较 J 形或 W 形储袋随机实验采用相同小肠长度，显示功能结果没有显著区别（Keighley 等，1988b）（见表 41.24）。另外一前瞻性随机实验也显示 J 形储袋较 W 储袋的排便频率没有区别，较小的 30cm 储袋和 40cm 储袋也没有区别。大 W 储袋的顺应性和容量较 J 形储袋要好，而且排便频率也较低（Johnston 等，1996）。伯明翰的远期结果显示 W 储袋排便频率低（Körsgen 和 Keighley，1997）。

远端结肠炎

储袋手术治疗远端结肠炎的一个两难问题是一方面患者没有全身症状，但另一方面有严重低容量腹泻、直肠出血和严重便急。牛津的 Samarasekera 等比较远端结肠炎和广泛结肠炎的手术效果，远端结肠炎术后并发症率低、储袋炎发生率低以及没有控便能力损害（表 41.35）。我们和巴黎的团队（Brunel 等，1996）发现相同结果，认为储袋手术可以明显改善远端结肠症状而手术并发症无升高，且几乎完全根除便急（Connolly 等，1999）（见表 41.34）。

肛管测压

由于回肠储袋内容包含液体或半固体，完整的肛管括约肌是良好功能的先决条件。Halverson 等（2002）研究 1986—2000 年 1 439 例重建性结直肠切除（RPC）患者术前后肛管静息压。低静息压（<40mmHg）与高泄漏率、护垫使用、失禁和生活质量、健康及精力的下降相关。Lindquist（1990）检测 55 例 RPC 患者肛管测压得到同样结果。在最初括约肌功能下降后，肛管平均最大排便压在 12 个月内恢复。直肠肛管抑制反射在术前均存在，但术后仅 4/30 例患者存在。患者术前肛管静息压高于 100cmH_2O 的患者，和静息压低于 100cmH_2O 的患者比较，其术后 12 个月的肛管静息压明显要高。静息压高的患者的 24 小时排便次数少，且能够延迟排便较长时间。没有发现静息压和控便状态有关系。但是和上述发现相反，Morgado 等（1994）在 73 例患者 RPC 术前后连续肛管测压，没有发现术前平均肛管静息压和术后大便失禁的关系。尽管有上述报道，但最大静息压和排便压随年龄下降，因此在对老年女性患者推荐该手术时应该小心。

老年患者

有报道老年患者肛门功能很差（Oresland 等，1989），但是这不是我们的经验（Connolly 等，1997b），也不是这些作者的结论（Dayton 和 Larsen，1996；Takao 等，1998）。接受储袋手术的患者超过 50 岁传统界定为老年患者（Lewis 等，1993；Jorge 等，1994a；Bauer 等，1997）。我们认为是不合适的年龄分段，因为很多老年患者工作充满活力而且肛门功能正常。

我们和作者总结老年储袋患者结果（见表 41.32）。资料显示年龄本身不是储袋手术的禁忌证，且总体结果和年龄无关。因此给有严重增生的老年患者提供预防性结直肠切除咨询时，可建议行保留括约肌的储袋手术，因为其功能及并发症率和年青人一样（Tan 等，1998）。

在 28 例年龄超过 50 岁的患者和 199 例年龄低于 50 岁的患者比较，其并发症率、储袋失败率和肛门功能结果相似（Tan 等，1997）。在另一个 18 例50～66岁接受重建性结直肠手术患者和 18 例低于 50 岁的配对患者比较研究（Lewis，1993a），超过 50 岁患者的临床结果（肛管静息压）轻度低于年轻患者，但是区别很小而无统计学意义。很多其他研究显示静息压和排便压在 60 岁以上女性下降尤其明显（Halverson 等，2002）。在最近一篇来自 Cleveland 临床中心的研究报道（Delaney 等，2003），病人以年龄分为：小于 45 岁（n=1 410），46～55 岁（n=289），56～65 岁（n=154）和超过 65 岁（n=42），病人随访 4.6±3.7 年。失禁和夜间泄漏在老年患者更常见。在不同年龄组间的生活质量、精力和快乐度有轻度区别，45 岁组有轻度优势。在一相似研究中，204 例超过 45 岁患者接受 RPC 手术后日间和夜间控便能力较差，其不同年龄组之间储袋失败率相似（Farouk 等，2000）。尽管老年患者 RPC 术后功能结果不尽满意，但是选择合适病例保留肛管功能，能在所有年龄组均可获得满意肛门功能和生活质量（Dayton 和 Larsen，1996）。例外是年龄超过 70 岁患者，其功能较其他组略差（Takao 等，1998）。

功能调查方法

我们比较非手术人员在患者家里进行调查及患者在办公室或随访中心向外科医生叙述症状，其结果差异很大。护士调查显示 28%的日间泄漏率和 49%的夜间泄漏率。仅 34%患者能区别气体和大便，27%患者发生大便失禁，54%患者需饮食限制，52%患者需服用抗腹泻药物，56%患者仍述一定程度便急（Keighley 等，1997）。

皇家护士协会和大英回肠造口协会联合皇家伦敦医院在英国进行了一项广泛的客观调查（Corry 等，1997）。问卷调查派发到 280 位患者，这些患者分别属于英国不同的储袋患者支持机构，219 份答卷返回，其中 198 份入选分析。在这些回应者中，71%患者认为其生活质量显著改善，53%患者储袋排空每日 4 次或以下，但仅 31%患者可以彻夜入睡而无需排空储袋。37%患者述储袋不完全排空，但仅4%患者需要每次在厕所花费20分钟以上。39%患者能安全肛门排气，37%患者偶尔大便泄漏，且20%患者需要经常佩戴护垫（13%患者偶尔）。80%患者有肛周糜烂。改善生活质量的正性预后因子是夜间无储袋排空、排便频率改善和无便急。

因此通过这些独立调查，我们可以得出结论：尽管多数患者对手术结果满意，但仍有改善空间。下一步努力需降低夜间排便频率和排便主动延迟能力，以更有效地提高患者满意度。

其他因素

手术经验的提高降低了失禁及泄漏发生率（Wexner 等，1989b；Leijonmarck 等，1992）。或许最重要的因素是随访时间，因为在随访前2年，各种症状发生率随时间进行性下降（图 41.94），从而导致总的功能评分下降。

伯明翰的多因素分析显示经肛管切除黏膜的患者和盆腔感染患者的功能显著较差（Keighley 等，1989）。年龄、性别、血管游离、手术经验和其他并发症对最后结果没有影响。一最新的212例多因素分析显示克罗恩病、手工缝合回肛吻合、术后盆腔感染、储袋炎及阴道瘘和术后功能低下有关，而

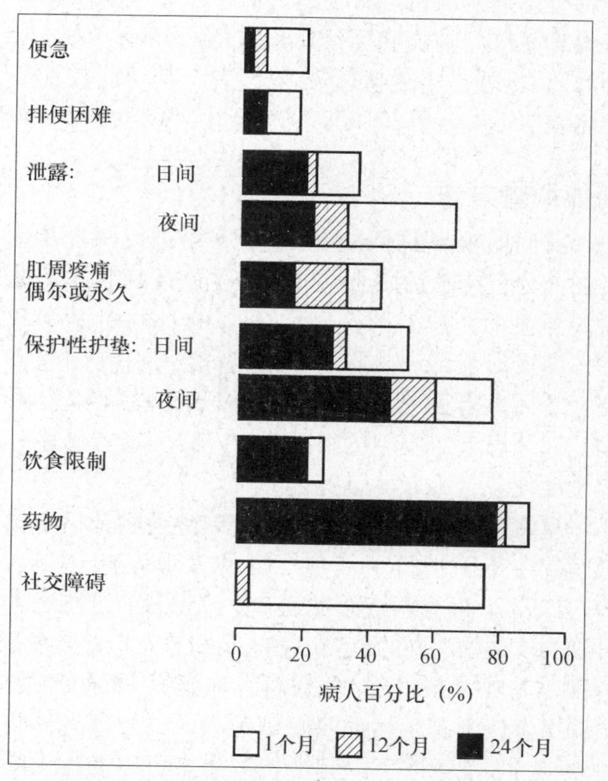

图 41.94 回肠袢式造口1个月、1年和2年的功能性因素。

储袋设计、袢式造口、狭窄、小肠梗阻和其他瘘对术后功能无影响（见表 41.18）。

膀胱和性功能

男性性功能

盆腔回肠储袋构建术后的膀胱功能和性功能障碍发生率相当低（Taylor 等，1984；Cohen 等，1985；Rothenberger 等，1985b）。Nicholls 等（1984）报道早期56例S形储袋仅1例有勃起障碍，但该患者有 Peyronie 病。在伯明翰，我们报道4/94例男性患者有性功能障碍：1例为轻度勃起障碍，其余为逆行射精（表 41.49）。在 Fonkalsrud 的综述中无性功能障碍（Fonkalsrud，1987）。男性功能障碍发生率很低，在最近报道低于5%（McHugh 等，1987；Oresland 等，1989；Skarsgard 等，1989；Wexner 等，1989b）。

相比上述结果，Cleveland 临床中心采用国际勃起功能评分系统，评估1995—2000年121例接受重建性结直肠切除术男性患者，评分系统检测5个部分：勃起功能、高潮功能、性愿望、性交满意度和整体满意度。患者手术平均年龄39.9±11.5岁，平均随访年龄为3.6±1.8岁。患者术后较术前评分得到改善，在性功能评分五点（勃起功能、性愿望、性交满意度和整体满意度）中，患者有四点显著改善，吻合技术和感染并发症对结果没有影响，但是老年对结果是负性影响。

女性性功能

女性患者有令人吃惊的25%～30%的性功能障碍发生率，主要是性交痛、阴道干燥或性交时大

表 41.49 伯明翰病例的重建性结直肠切除术后的性功能[a]

男性（n=94）	
勃起不足	(1)
逆行射精	(3)
妇女（n=118）	
性交痛	(16)
生产	(20)[b]
选择性剖宫产	(5)
阴道生产 16	(15)

[a]术前功能没有记录。

[b]无产后大便失禁。

便泄漏（Pezim，1984；Metcalf等，1986b）。在伯明翰病例，16/118女性患者述性交痛。瑞典一个对储袋构建前后性功能对比的综合评估分析，其结果总结在表41.50。（Oresland等，1989，1994）。现认识到很多女性患者储袋手术后发生输卵管堵塞和盆腔囊肿（Counihan等，1994；Oresland等，1994）。

Bambrick等（1996）报道Cleveland诊所女性患者的阴道干燥、性交痛、疼痛导致性满意度下降以及恐惧性交时粪便泄漏等明显增加。但是性意愿、性唤醒、敏感度、性交频率或满意地没有区别。Göteborg（Oresland等，1994）也有相似结果。除了性交痛，储袋手术后盆腔囊肿也很常见，但其妇科学意义还不肯定（Counihan等，1994）。

生育能力受储袋构建的影响，但储袋构建是否导致输卵管堵塞还不肯定：21例患者有2例双侧输卵管堵塞，9例单侧堵塞（Oresland等，1994），但没有报道术前的输卵管情况。

Cleveland诊所研究最近一组1983—2001年接受重建性结直肠切除术后300例生育年龄患者，问卷调查其手术前后的生育功能（Gorgun等，2004）。其余信息来自储袋手术数据库。300例患者中206例试图怀孕，术前127例中48例（38%）1年无避孕性交无怀孕，而在术后135例患者78例（56%）无怀孕（表41.51）。对于手术前后均试图怀孕的56例患者的亚组，手术后不孕率高于术前（69% *vs.* 46%；$P=0.005$）。月怀孕率是指定月份内怀孕的百分比。31例术前女性患者和41例术后患者列出了怀孕所需要的时间。术前平均月怀孕率是10%而术后是4%。

表41.50 重建性结直肠切除术前后性功能

	术前	术后
男性（*n*=50）		
阳痿	1	2
部分阳痿	0	2 } 10%（均超过50岁）
无射精	0	1 }
性交质量（好/差）	—	15/2
女性（*n*=46）		
性交痛	2	5
性交时泄露	1	2 } 33%
性交痛和泄露	2	8 }
性交质量（好/差）	—	12/10

表41.51 溃疡性结肠炎患者重建性结肠炎手术前后的不孕率

	不孕/全部（%）		
	术后	术前	***P***
所有年龄[a]	45/117（39）	70/120（58）	<0.001
年龄[a]			
15～19	0/1（0）	4/8（50）	—
20～24	1/10（10）	14/29（48）	0.28
25～29	12/26（46）	22/47（47）	0.90
30～34	25/57（44）	25/31（81）	<0.001
35～39	6/22（27）	5/5（100）	0.003
40～44	1/1（100）	—	—
手术前后均试图怀孕	24/52（46）	36/52（69）	0.005

[a]基于手术时的时间。

来源自：Gorgun等（2004）。

两宗北欧的研究也报道258例接受重建性结直肠切除术女性患者术后生产率下降（Olsen等，1999，2002）。他们第一个报道发现术后生育率较预期下降35%。同一作者再次报道IPAA术后生育率低于80%。

一项研究比较了153例接受盆腔储袋手术和60例非手术治疗的溃疡性结肠炎患者不育，病人被询问是否努力受孕、什么诊断、手术后何时受孕以及是否成功受孕。18～44岁的结婚或同居女性无保护性交12个月不怀孕定义为不孕。盆腔储袋手术患者较非手术患者的不孕率要高［分别为59/153（38.1%）*vs.* 8/60（13.3%），$P<0.001$］。诊断为溃疡性结肠炎前后的生育率没有区别（比值比，0.68；$P=0.23$）。比较而言，储袋手术后生育率较术前下降98%（比值比，0.021；$P<0.0001$）。作者得出结论溃疡性结肠炎女性患者非手术治疗的生育能力正常，提示溃疡性结肠炎和药物治疗不会降低女性生育力，溃疡性结肠炎储袋手术后显著降低女性生育力，因此应该与考虑作该手术的患者常规讨论此并发症（Johnson等，2004）。

膀胱功能

多数作者报道重建性结直肠切除术后膀胱功能不受影响（Nicholls等，1984；Taylor等，1984；Cohen等，1985）。仅一组报道12%患者术后多尿、排尿不全或尿潴留以及反复感染（Rothenberger等，1985a）。

妊娠或生产

储袋手术后的妊娠患者叙述夜间排便次数增加和控便功能部分受损，尤其是在妊娠最末的3个月（Janasz等，1995）（表41.52）。妊娠期大便泄漏率没有升高。一些症状尤其是排便频率改变延迟到产褥期（图49.95或图49.96）。

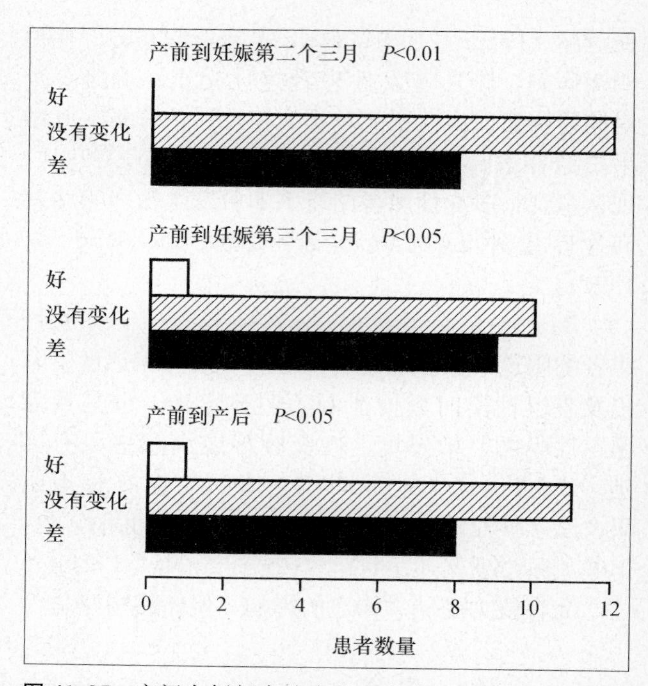

图41.95 夜间大便频率改变的患者数的比较。妊娠前和妊娠第二个三月（$P<0.01$）、妊娠第三个三月（$P<0.05$）和产后三月（$P<0.05$）。Signed-rank检验。

Scott等（1996）也报道妊娠和难治性腹泻相关，偶尔伴失禁，但是产后很快恢复为产前状态。妊娠期泄漏和护垫使用率也增高（Janasz等，1995）。

多数早期报道重建性结直肠切除术患者受孕后建议接受剖宫产（Pezim，1984；Rothenberger等，1985b）。但是，随着对妊娠和生产对储袋肛管功能影响的更深入了解，多数妇产科医生鼓励监控下阴道生产（Taylor等，1984；Metcalf等，1985a；Fozard等，1992b）。Nelson等（1989）报道在Mayo临床中心354例储袋手术女性患者的结果：20例怀孕，11例阴道生产，9例剖宫产。阴道生产的原因是患者意愿和避免反复手术的粘连。阴道生产有三个主要并发症：痔脱出、小撕裂和腹泻。没有明显证据显示阴道生产损害控便力。4例实施

表41.52 产后（产后早期）储袋肛管功能随访

	阴道生产（$n=24$）[a]		剖宫产（$n=19$）	
	术前	术后	术前	术后
排便频率（日间/夜间）	6/1	5/2	5/1	5/0.5
完全控便（日间/夜间）	78/52	82/55	63/63	63/63

[a]会阴切开术。

来源自：Janasz等（1995）。

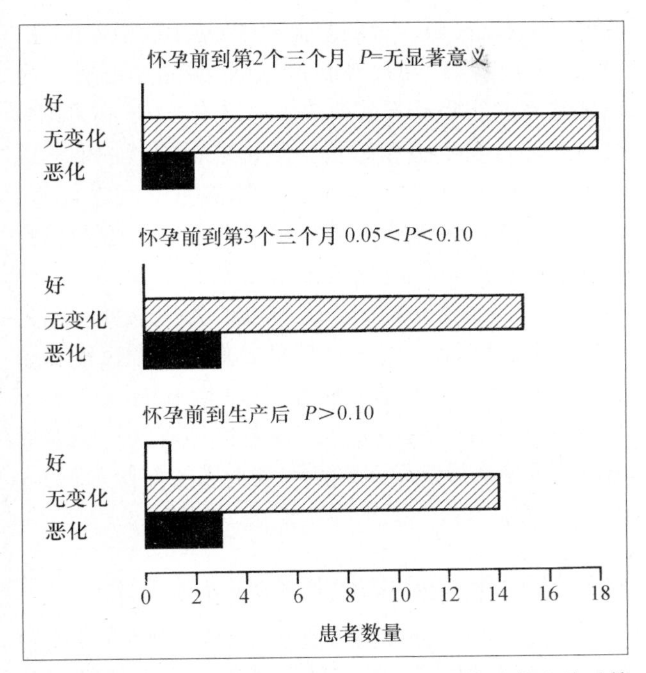

图 41.96　夜间大便失禁患者数的比较。比较孕前和孕后第 2 个 3 个月（P，无显著意义），怀孕后第 3 个 3 个月（$0.05<P<0.10$）和产后 3 个月（$P>0.10$）。Signed-rank 检验。

剖宫产是为保护储袋功能，另 5 例剖宫产是因为产科原因。剖宫产的并发症为痔脱出 2 例、出血 1 例。至于其他并发症，剖宫产较阴道生产的产褥期大便失禁更常见。Mayo 诊所最近一组 573 例储袋手术女性患者几乎为同样结果：阴道生产 24 例（病人意愿 15 例，外科医生决定 5 例，肥胖 4 例），而剖宫产为 14 例（产科原因 11 例，病人意愿 3 例）。在伯明翰，30 例患者在术后怀孕，17 例接受阴道生产而无失禁并发症，13 例接受择期剖宫产。尽管阴道生产总的来说效果较好，但是肛肠外科医生考虑阴道生产损伤括约肌功能，故建议择期剖宫产手术。

然而，多数妇女在储袋手术后怀孕，可预计没有阴道生产困难，尤其有阴道顺产史的患者。实施剖宫产的指征应该降低，尤其是产程延长。但如果患者无生产史，外科或妇科建议择期剖宫产的比率不可避免地升高（Scott 等，1996）。如果患者产程无进展或产时子宫位置异常，建议急诊剖宫产（Janasz 等，1995）。

控便力和肠功能在产后很少减弱，但是小肠梗阻在剖宫产后更常见（Scott 等，1996）。Janasz 等（1995）报道产后排便频率和控便能力无改变，且阴道产和剖宫产结果没有区别。

Mayo 临床中心（Hahnloser 等，2004）最近研究报道 450 例 40 岁及以下患者，因慢性溃疡性结肠炎接受回肛储袋吻合术后生产的状况。平均随访 13 年，共 141 例患者在诊断为溃疡性结肠炎后但在行回肠储袋肛管吻合前怀孕（236 次怀孕；平均 1.7 次），且 87%患者经阴道生产。135 例患者在吻合术后 5 年怀孕 232 次，平均 1.7 次。比较同一女性（$n=37$）储袋吻合术前后怀孕和生产情况，显示胎儿重量、生产时间、妊娠/生产并发症、阴道生产率（储袋肛管吻合术前后：59% *vs.* 54%）和急诊剖宫产（19% *vs.* 14%）没有差别。择期剖宫产仅发生在储袋吻合术后患者，而妇科因素导致的剖宫产仅为 1/8。产后首次随访的储袋功能同产前一致。回肠储袋肛管吻合术后，日间排便频率和产前一致，但后期随访排便频率增高（产后 68 个月；5.4 *vs.* 6.4；$P<0.001$）。偶尔大便失禁的概率也高（回肠储袋肛管吻合术后 20%及产前 21%，但产后晚期随访为 36%；$P=0.01$）。与回肛吻合手术后无生育的女性比较没有区别（$n=307$）。Hahnloser 等（2004）得出结论溃疡性结肠炎女性患者行储袋肛管吻合术前后能够常规怀孕和生产，生产方式应取决于妇科情况，妊娠对女性患者远期疗效和储袋功能没有影响。多伦多的 Mount Sinai 医院对 38 位结直肠全切患者的 67 次成功妊娠的随访得出同样结论（Ravid 等，2002）。

代谢后果

Nicholls 等（1981）研究 S 形储袋的代谢结果，认为 S 形储袋的细菌生长、绒毛萎缩和维生素 B_{12}吸收不良和储存袋式回肠造口一样。5/14 例患者为低铁，4/12 例患者的维生素 B_{12}吸收试验下降到正常下限，但 B_{12}血清水平正常，无患者发生巨细胞贫血。红细胞叶酸、钙、粪便脂肪颗粒和白蛋白正常。鉴于检测的这些储袋有出口障碍，也许就是 J 形或 W 形储袋代谢并发症较少的原因。

绒毛萎缩和结肠化生伴细菌过度增生潴留在重建性结直肠切除术后非常普遍，且有黏蛋白合成障碍（Corfield 等，1992）。70%～80%患者组织学检查均可见慢性炎性细胞浸润（Nasmyth 等，1986a）。绒毛萎缩的程度在储袋炎更明显（Kmiot 等，1990c），但即使健康储袋的形态学分析，也显示绒毛高度降低且隐窝深度增加（图 41.97）。这些变化在溃疡性结肠炎较 FAP 更明显，且适应是粪便淤滞导致的直接结果（Shepherd 等，1993）。尽管如此，迄今没有证据显示盆腔储袋构建有严重代谢后果。

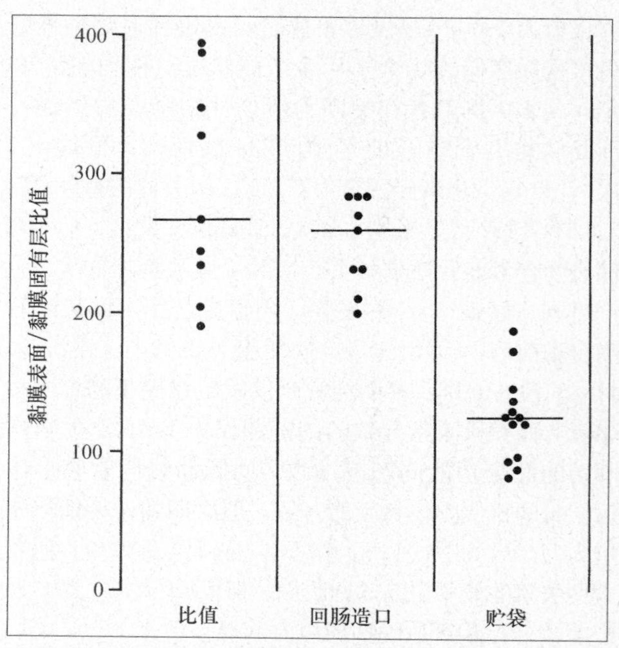

图 41.97 盆腔储袋回肠造口和对照组患者绒毛萎缩的差别，以黏膜表面积和黏膜固有层面积的比值作为指标。$P<0.01$。

然而，Chapman 等（1997）报道黏膜氧化谷氨酰胺能力下降。Fiorentini 等（1997）报告血红蛋白、白蛋白、转氨酶、铁、维生素 B_{12} 和叶酸水平正常。仅 1/8 例患者叶酸吸收试验（Schilling test）异常。但是，3/8 例患者脂质吸收异常，且粪便 α_1 抗胰蛋白酶清除率异常。也有报道储袋患者黏膜渗透能力下降，尤其在 FAP 患者（Koltun 等，1993）。但如果患者无储袋炎，回肠造口封闭后，其黏膜通透性降低（Merrett 等，1996）。Fiorentini 等（1987）用 SeHCAT 试验证实 7/8 例患者有胆酸吸收障碍、胆酸排泄增加和胆道胆酸分泌减少。且储袋患者的总蛋白、低密度脂蛋白和三酰甘油下降。

Lerch 等（1989）报道 18%患者乳果糖吸收障碍，27%的患者 D-木糖吸收不良，83%的患者胆酸吸收障碍，5/12 例患者血浆三酰甘油降低。他们的观点是结直肠全切术后的绒毛萎缩不是因为贫血而是因为胆酸吸收障碍造成，胆酸吸收障碍与小肠转运、排便频率和细菌过度生长无关（Kelly 等，1993）。Nasmyth 等（1989a，b）报道储袋患者的胆酸吸收障碍而正常人及回肠造口患者胆酸吸收正常。胆酸分析提示回肠造口患者脱氧胆酸吸收轻度障碍。这些发现和伯明翰的体外研究不一致，他们报道结直肠切除术后的回肠胆酸转运正常（Hosie 等，1990a，b）。然而，作者后来发现储袋功能低下患者的 Se HCAT 试验吸收障碍（Bain 等，1995）（见表 41.48）。同时术后胆酸晶体形成率高和非常高的胆囊结石发生率。在 4 年随访 49 例中，21%的患者发生胆囊结石。胆囊结石的高发生率也被 Makino 等（1994）报道。人体测量学和总体水、无脂肪体重和细胞外水检测显示结直肠切除术对身体构成没有严重影响（Fiorentini 等，1987；Christie 和 Hill，1990；Christie 等，1990）。尽管如此，因为储袋手术后尿量减少、pH 降低、低尿钠和过饱和尿酸及草酸钙，尿路结石形成的风险升高（Christie 等，1996；Arai 等，1997）。重建性结直肠切除术后患者的骨疾病风险较溃疡性结肠炎患者降低（Abitol 等，1997）。

原发性硬化性胆管炎患者的储袋手术

重建性结直肠切除术偶尔会用来治疗原发性硬化性胆管炎（PSC）并发的结肠炎。尽管结肠切除很少影响 PSC 的自然病程，但是结肠炎活跃时肝病还可以处于静息状态；或患者即使已经因 PSC 接受肝移植并使用移植后免疫移植药物，结肠炎仍可能活跃。因此，我们需要知道这些手术是否增加风险和并发症发生率。同时我们也需知道相较于常规结直肠切除术和回肠造口，对该类患者实施重建性结直肠切除术是否明智。

毋庸置疑的是如果患者合并 PSC，重建性结直肠切除术后并发症升高（Fonkalsrud，1993）。Mayo 临床中心 Kartheuser 等（1993）报道 40 例合并 PSC 的储袋患者，4 例有立即的严重肝脏问题，8 例储袋并发症及 4 例再手术。长期随访发现 50%的患者有储袋炎，晚期肝脏并发症发生率为 50%，10%的患者发展为储袋相关瘘。这也显示储袋重建或许让肝脏置于巨大的危险境地，尤其是发生慢性储袋炎，储袋就扮演了微生物池的角色。相对应的是，常规结直肠切除术和回肠造口可因肝脏疾病导致造口周血管曲张而合并大出血。

我们给 8 例肝移植患者构建储袋；所有手术全部成功，但 2 例因结直肠切除术后出血再次剖腹探查，1 例患者发展为门静脉血栓，2 例患者肝脏移植后胆管炎复发且 1 例最后死亡（Rowley 等，1995），其余患者功能结果良好。因此重建性结直肠切除术是该类患者的一种选择，但因潜在并发症，术后观察需要非常小心。

Stahlberg 等（2003）报道比较合并原发性硬化性胆管炎的溃疡性结肠炎储袋患者（$n=16$）和

无胆管炎溃疡性结肠炎患者（$n=16$），前者储袋更容易发生黏膜萎缩（50%）且储袋黏膜有更高的恶变风险。结直肠切除术治疗结肠炎遵循结肠切除的基本指征，而不是治疗肝脏疾病，因为结直肠切除术不影响肝脏疾病的自然进程（Cangemi 等，1989；Goudet 等，2001）。一个比较硬化性胆管炎患者（$n=54$）和无硬化性胆管炎（$n=1043$）患者重建性结直肠切除术后 5 年随访研究报告有相似的负性结果（Penna 等，1996）。储袋炎发生率分别为 63%和 32%，虽然储袋炎没有获得病理证实。

表 41.53 回肠储袋术后随访病理诊断的发展变化

诊断	U	IC	CD
术前	499	42	2
			2
		13	7
术后	479	53	11
			5
			8
目前	471	48	24

注：括号内的数值为标准差值或变化范围。

表 41.54 合并克罗恩病的重建性结直肠切除术术后结果

	克罗恩病（$n=21$）	溃疡性结肠炎（$n=165$）
细节		
前期结肠切除	13（62%）	108（65%）
中位随访（月）	108	80
并发症		
盆腔感染	5（24%）	19（11%）
吻合口漏	3（14%）	17（10%）
储袋瘘	6（29%）	27（16%）
瘘发生时间	24（1～60）	6.5（1～65）
回肛吻合狭窄	7（33%）	33（20%）
储袋炎	14（66%）	58（35%）
疗效		
中位功能评分	3（0～7）[a]	3（0～12）[b]
储袋切除或永久造口	10（48%）	19（11%）

[a]8 例患者。

[b]143 例患者。

来源自：Connolly 等（1997a）。

诊断为克罗恩病患者的治疗结果

关于诊断为克罗恩病患者的治疗结果曾在本章关于前期结肠切除的病情咨询时讨论过，但首先需明确否定的一个神话是初期结肠切除术后继发克罗恩病的风险降低。我们和其他研究显示克罗恩病的最后诊断和前期结肠切除没有关系（Sagar 等，1996a；Hartley 等，2004；Tekkis 等，2005c）。而且，也无法解释结肠切除术后的直肠改变，因为很多旷置的直肠炎变和克罗恩病很相似（Warren 等，1993）。

第二个信息是克罗恩病可能在似乎毫无疑问的溃疡性结肠炎诊断后数年得以确诊。Lahey 临床资料显示在表 41.53。术前诊断为溃疡性结肠炎（UC）为 499 例，非确定型结肠炎（IC）为 42 例，而克罗恩病（CD）仅为 2 例。在 1996 年的诊断却是 UC 为 471 例，IC 为 48 例，而 CD 为 24 例（Marcello 等，1997）。

第三个信息是如果结肠切除的标本仅被限定的医院的专家检查，克罗恩病经常被漏诊。一项伯明翰的病例显示：10 例以切除的结肠标本诊断为结肠炎的患者接受储袋构建手术，但是专家复检病理组织都发现克罗恩病。

最后的信息是如诊断为克罗恩病，通常不提倡储袋手术（表 41.54），50%的克罗恩病患者最后都需要储袋切除，而非克罗恩病组为储袋切除率为 12%（Connolly 等，1997a）。储袋切除的原因是感染（2 例）、狭窄（1 例）、瘘（1 例）、储袋克罗恩病（3 例）和储袋近端小肠疾病（2 例）。而且 8/9 例患者需要因克罗恩病并发症发展为持续会阴窦道而需储袋切除。

非确定型结肠炎患者的疗效变化很大。因为溃疡性结肠炎定义在不同研究组之间不同，使疗效评估变得很复杂。一些人认为非确定型结肠炎是不典型的溃疡性结肠炎的急性爆发期。其他人使用该名词是因为诊断为不能肯定为溃疡性结肠炎或克罗恩病（Stewenius 等，1996；Riegler 等，1997）。Mayo 临床的 McIntyre 等（1995）发现以下病变后使用该名词：病灶在结肠异常分布、浆膜脂肪浸润、透壁性炎症、神经元增生、黏液细胞淤积和深的线性溃疡。使用这些标准，他们报道在非确定型结肠炎的手术失败率为 19%，溃疡性结肠炎手术失败率是 8%。而且非确定型结肠炎的诊断经常改为克罗恩病，伴有更高的手术失败率（Marcello 等，1997）。

如果确诊为克罗恩病，将会有什么后果？是否盆腔感染、储袋相关瘘、功能低下和慢性储袋炎等并发症不可避免？来自 Lahey 医院的 Marcello 等（1997）发现克罗恩病与会阴并发症、储袋炎和储袋失败等风险增高有关（图 41.98）。他们得出结论“除非得到更准确的诊断，建议对非确定型结肠炎患者建立储袋要更谨慎”。我们发现如果克罗恩病组织病理诊断是基于结肠和肛管的切除标本，回肛储袋的结果更好。相反，如果克罗恩病的组织病理诊断是基于小肠组织，因储袋炎、储袋相关瘘或小肠狭窄等并发症而取得的小肠组织，那么结果非常不好。最终被证明有克罗恩病患者的全部结果在表 41.54 中列出。

这些发现与巴黎 Panis 等（1996）的报道明显不同。这个团队报道 31 例患者无小肠或肛周症状，但是切除标本组织病理显示为非确定型结肠炎或克罗恩病，其临床结果较好。有的患者刻意要求储袋手术以避免回肠造口，因为在其生活的某个时期，回肠造口将影响其新的性关系和生活方式。这些患者被详尽告知潜在并发症，让他们意识到手术远期效果是不确定的，而且能接受去功能造口或可能的储袋切除。这些患者的结果与 71 例确证为溃疡性结肠炎的患者对比，其术后早期并发症发生率相当（表 41.55）。Panis 及其同事后来分析随访超过 5 年的患者的功能结果（彼时克罗恩病组中 2 例及结肠炎组中 1 例最终做永久性回肠造口术），功能结果仍是相同的（表 41.56）。最后，他们比较时间相关的失败率（表 41.57）。5 年 29%患者发生储袋相关性并发症，10%患者行回肠造口术。因此他们得出结论：局限性的克罗恩病或非确定型结肠炎建立储袋也可能不是灾难性的。这些患者必须理解手术结果的不确定性，有相当大风险最终储袋切除，潜在并发症发生率可能很高。

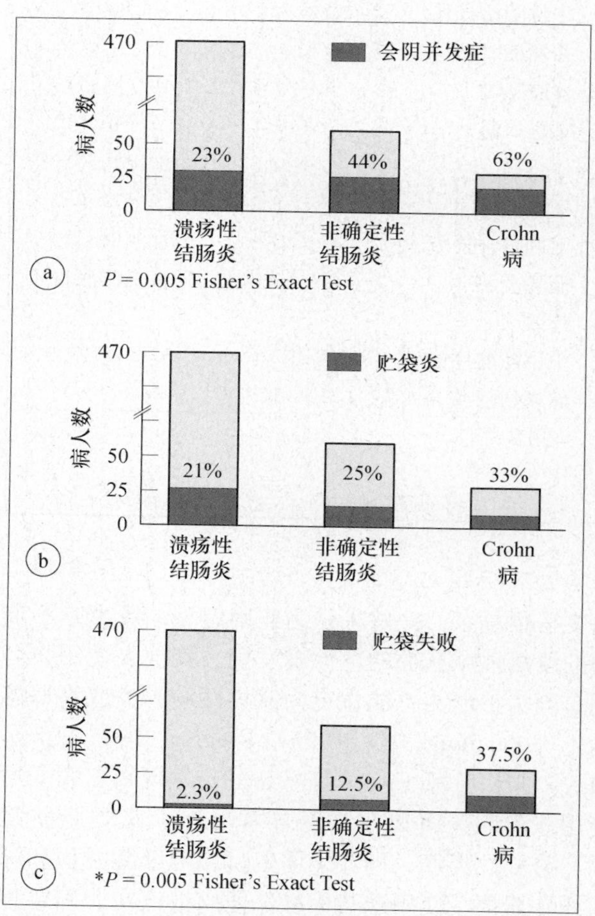

图 41.98 基于当时诊断的盆腔储袋手术的结果。（**a**）会阴并发症（n=146）。（**b**）储袋炎（n=118）。（**c**）储袋失败（n=26）。分别的诊断：溃疡性结肠炎，499 例；非确定型结肠炎，48 例；克罗恩病，24 例。* P=0.005，Fish 检验。来源自：Marcello 等（1997）。

Mayo 临床的 Sagar 等（1996a）报道接受重建性结直肠切除术的患者中，3%的最终确诊为克罗恩病患者的功能结果。总失败率是 45%（7 例去功能，10 例储袋切除）。剩余有功能的患者的平均大便次数是 7 次/24 小时（范围 3～10 次）。克罗恩病患者储袋相关性瘘发生率高，有 11 例患者发生。结肠切除时最初的诊断为：22 例溃疡性结肠炎和 9 例不确定的结肠炎；仅 6 例在最初切除时有克罗恩病特点。

一篇早期的文章的不同意见是在选择性克罗恩病患者储袋构建不一定是禁忌证。而且，Phillips（1998）指出 50%的克罗恩病患者手术成功可长达 10～15 年，其结果与回肠直肠吻合术的结果相似。

表 41.55 克罗恩病和非确定性结肠炎的回肠储袋肛管吻合（患者详情）

	克罗恩病和非确定型结肠炎（n=31）	**溃疡性结肠炎（n=171）**
平均年龄（岁）	36（16～72）	33（16～72）
发生率		
盆腔感染	0	3
伤口感染	1	3
小肠梗阻	1	5
吻合口漏	0	2
住院时间（天）	10（7～48）	12（7～112）

来源自：Panis 等（1996）。

表 41.56　克罗恩病和非确定性结肠炎的回肠储袋肛管吻合（结果）

	克罗恩病和非确定型结肠炎（*n*=31）	溃疡性结肠炎（*n*=171）
随访>5 年	21	45
永久性回肠造口	2	1
大便频率（次）		
24 小时	5.0（1～10）	4.7（3～9）
夜间	0.6（0～3）	0.7（0～3）
控便能力		
完美	14（74%）	37（84%）
分辨粪便	16（84%）	33（75%）
护垫使用	3（16%）	5（11%）
泄露	2（11%）	3（7%）
药物	10（32%）	23（52%）
便急	6	2
性功能		
阳痿	0	0
逆行射精	1	1
性交痛	2	3

来源自：Panis 等（1996）。

St Mark 医院的一项研究评估 52 例克罗恩病或者非确定型结肠炎的患者进行初次或补救性 PAA 的短期和长期结果（Tekkis 等，2005c）。克罗恩病患者（*n*=20）或非确定型结肠炎倾向克罗恩病患者（*n*=6）的储袋失败率是 57.5%，而在非确定型结肠炎或非确定型结肠炎倾向溃疡性结肠炎患者（*n*=26）失败率只有 11.5%。在 15 例患者中进行储袋抢救手术，其手术失败率为 13.3%。CD 组储袋相关瘘是非确定型结肠炎组的 2.6 倍（95% CI：0.96～7.17）。CD 组和 IC 组患者在盆腔感染（19.2% *vs.* 15.4%）、吻合口狭窄（23.1% *vs.* 21.7%）、小肠梗阻（26.9% *vs.* 26.9%）或储袋炎（34.6% *vs.* 26.9%）方面没有显著性差异（表 41.58）。CD 和 IndC 组之间的 24 小时大便次数（7.5 *vs.* 8）、便急、日间或夜间大便失禁没有显著差异。

表 41.57　克罗恩病和非确定性结肠炎的回肠储袋肛管吻合（并发症）

	1 年	3 年	5 年
克罗恩病相关并发症	1/31（3%）	3/30（10%）	6/21（29%）
储袋切除和回肠造口	1/31（3%）	1/30（3%）	2/21（10%）

来源自：Panis 等（1996）。

在伯明翰，222 例诊断为溃疡性结肠炎和 3 例诊断为克罗恩病的患者接受回肠储袋肛管吻合术，其治疗结果相似（Keighley，2000）。在随访过程中，23 例诊断改变为克罗恩病，克罗恩病随访中位数是 118.6 个月，溃疡性结肠炎随访中位数是 91.3 个月。23 例克罗恩病中有 10 例行一期结直肠切除并构建储袋，13 例行先期结肠切除。下述情况在克罗恩病比溃疡性结肠炎更为常见：回肠肛管

表 41.58　非确定型结肠炎和克罗恩病患者重建性结直肠切除术后并发症率随访

负性事件	第一组[a]（*n*=26）	第二组[b]（*n*=26）	危险比率第一组/第二组	*P*
回肠储袋失败	3（11.5）	15（57.7）	4.283	0.054
盆腔感染/漏	5（19.2）	4（15.4）	0.553	0.383
吻合口狭窄	6（23.1）	5（21.7）	0.738	0.206
储袋相关瘘	5（19.2）	16（61.5）	2.616	0.062
出血	1（3.8）	1（3.8）	0.914	0.950
储袋炎	3（11.5）	4（15.4）	1.298	0.750
小肠梗阻	7（26.9）	7（26.9）	0.679	0.475
伤口感染	2（7.6）	2（7.6）	0.710	0.736
其他	6（23.1）	8（30.8）	0.992	0.988

[a]第一组：非确定型结肠炎倾向于溃疡性结肠炎。
[b]第二组：克罗恩病或非确定型结肠炎倾向于克罗恩病。
括弧内数值为百分比。
来源自：Tekkis 等（2005c）。

感染（30% vs. 12%：P=0.028），储袋炎（65% vs. 32%：P=0.0016）。在克罗恩病患者储袋切除率为47.8%，而溃疡性结肠炎仅为10.9%。

与上述发现相反，Cleveland临床中心报道60例因初诊为黏膜性溃疡性结肠炎而行回肠储袋肛管吻合［32位女性，平均年龄33岁（范围15～74岁）］，但随后诊断却修改为克罗恩病的患者。所有患者的平均随访时间是46个月（范围4个月～158个月），此时21位患者（35%）表现为克罗恩病。克罗恩病组在确诊后平均随访63个月（0～132个月），此时6位患者进行储袋切除，而另1例病储袋永久去功能。所有患者的储袋切除率是12%，而表现为克罗恩病患者的储袋失败率为33%。在收集数据时为止，原位回肠储袋肛管吻合术患者平均日间大便次数是7次（3～20次），且50%的患者很少或从无便急，59%患者叙述完全或几乎完全的控便能力。作者的观点是储袋肛管吻合术后诊断为克罗恩病，但患者克罗恩病表现不明显，储袋失败率降低和良好的功能结果（Hartley等，2004）。这些结果只能是医疗技术的进步所致，如免疫疗法长期应用以抑制克罗恩病。

从文献可显而易见，回肠储袋肛管吻合术在克罗恩病中的作用有不同观点，即使无小肠和肛管病变。一个观点是的回肠储袋肛管吻合术绝对不能实施，另一个观点是回肠储袋肛管吻合术像回肠直肠吻合术一样，有时也可实施，因为该术式给年轻人一段无造瘘口的生活。但是，在大多数克罗恩患者禁忌构建储袋，因为超过半数患者将要切除储袋，发生持续性会阴窦道和损失60～80cm小肠的风险增高。然而，手术成功的克罗恩病患者的功能结果与溃疡性结肠炎患者相同（Mylonakis等，2001）。

此外，必须警告患者储袋建立10年后至少有10%患者的诊断将转变为克罗恩病，即使在储袋建立时是明确的溃疡性结肠炎。

恶性肿瘤

肛管移行区异常增生和癌变

很多研究集中于肛管移行区（ATZ）异常增生和癌变（Emblem等，1988b；Schmitt等，1992b；Gilchrist等，1995；Haray等，1996；Remzi等，2003）。这需要与储袋自身的肿瘤仔细鉴别。当储袋肛管吻合口外的残余直肠黏膜发生异常增生和癌变时，将会产生一个新的问题是该区域通常无法在结肠镜下看到。通过直肠镜经肛管首先可以看见的是ATZ，然后是回肠储袋肛管吻合口，在进入储袋前在近侧端可见典型的“猫头鹰眼”样外观。故这些区域很容易观察，并可以通过组织活检监测有无恶变。保留的移行区局灶性异常增生发生率在不同的研究报道分别为0～16%。（Emblem等，1988b；Schmitt等，1992b；Gilchrist等，1995；Haray等，1996）。在Cleveland医院10年的前瞻性研究中，178例双吻合器式重建性结直肠切除患者的异常增生发病率为4.5%。总共2例发生高度异常增生（HGD），6例低度异常增生（LDG）。2例HGD患者1例有慢性储袋炎病史，另1例术前发现结肠异常增生。对所有8例ATZ异常增生患者或者密切观察或者进行黏膜切除、会阴储袋前移、新回肠储袋肛管吻合术，无患者发生癌变，可能因为肛管边缘8cm范围内直肠癌患者已经被排除。对这些患者建议不行黏膜切除术和手工缝合IPAA。尽管术前异常增生或癌变与ATZ异常增生密切相关，术前和术后（切除的标本）远端和局部的异常增生对ATZ异常增生的发生率没有影响。总之，作者相信肛管移行区异常增生少见，但是长期随访这些患者还是有必要的（Remzi等，2003）。

在伯明翰最近一项仅针对FAP患者的研究显示，46例重建性结直肠切除切缘的腺瘤与储袋息肉之间没有相关性。30例患者中只有2例患者（7%）发现储袋腺瘤，其中手工缝合的6例患者中有1例，吻合器吻合24例患者中有1例（P＞0.1），且分别发生于术后9年和11年。但是，6例患者中有炎性息肉3例，纤维上皮性息肉2例，淋巴样息肉1例。8年后储袋腺瘤发生率为20%（P＜0.05）。11例切缘或切割组织圈内发现腺瘤的患者，有1例（9%）发现储袋腺瘤，而19例切缘无腺瘤患者，有1例发现腺瘤（5%；P＞0.1）（Polese和Keighley，2003）。

有很多关于ATZ癌变的报道，既见于储袋肛管吻合器吻合术后（Sequens，1997；Baratsis等，2002；Vrouenraets等，2004）也见于手工吻合术后（Laureti等，2002）。在重建性结直肠切除术，肛管或远端直肠残余黏膜恶变的风险似乎低于回肠直肠吻合术（Kelly，1992；Gillen等，1994），而且这些病变容易被监测，故不应该否认吻合器回肠储袋肛管吻合术的好处。手工缝合回肠储袋肛管吻合术有时给人错误的安全感，因为即使患者曾接受全黏膜切除，储袋切除时仍发现20%患者的ATZ区有残余的柱状上皮细胞（O'Connell等，1987b）。

回肠储袋异常增生和癌变

第1例盆腔储袋异常增生报道于1991年，是36岁的溃疡性结肠炎男性患者，该患者接受结肠切除、直肠黏膜切除并做S形储袋（Lofberg 等，1991），其结肠切除标本无组织学异常。该患者术后曾发生储袋炎，术后4年诊断为低度异常增生，术后9年诊断为高度异常增生（Gullberg 等，1997），1年后该患者在疑似亚临床原发性硬化性胆管炎基础上被诊断出原发性胆管上皮癌（Stahlberg 和 Lofberg，1999）。原发性硬化性胆管炎可增加多种胃肠道肿瘤的风险。Veress 等（1995）报道一组87例患者回肠储袋异常增生风险的前瞻性研究，他们把患者分为3个临床病理亚组：A型患者占总数的51%，活检显示很少或没有炎症或绒毛萎缩的。B型占总数的40%，为中度到重度绒毛萎缩。C型占总数的9%，在术后几个月内发展为严重的储袋炎，并且在随访期间发现有持续的完全或接近完全的绒毛萎缩（中到重度）。3例患者在平均随访6.3年里继续发展为LGD（低度异常增生），这3例患者都是C型且合并慢性储袋炎。总体上，3.4%的患者发生储袋异常增生，但是单独分析C组患者发现储袋异常增生的风险增加到37%。另一个相似的研究显示C型储袋炎的患者储袋异常增生发生率为71%（5/7例）（Gullberg 等，1997）。只有C型黏膜容易发生慢性储袋炎，这种组织分类可在回肠造口关闭后最早6个月就可进行（Setti-Carraro 等，1994b）。这些研究的明确含义是慢性储袋炎显著增加了储袋异常增生的长期风险，但是这些患者可能因早期归类于储袋炎而接受了密切监测。而且其他研究也没能证明慢性储袋炎和异常增生的相关性（Thompson Fawcett 等，2001），或因为这些原因，所有进行储袋监测的患者中都可能发生异常增生（Setti-Carraro 等，1994a；Giarnieri 等，1996；Giebel 和 Sabiers，1996；Sarigol 等，1999；Thompson-Fawcett 等，2001）。

有报道腺癌可发生在 Kock 控制性回肠造口（Cox 等，1997）和长期转流的J形储袋中。到目前为止，很多文献报道回肠肛管储袋发生腺癌的病例。遗憾的是，在 Ravitch（1948）的第一例报道仅有少量细节，在该病例中，肿瘤被证明是未发现的直肠癌，在回肠储袋肛管吻合术后表现出来，包绕储袋，最终侵犯储袋（Stern 等，1990）。另一病例是从一5cm的较大残留直肠黏膜向上侵犯到储袋内部（Rodriquez-Sanjuan 等，1995）。另两个病例起源于储袋黏膜本身（Puthu 等，1992；Heuschen 等，2001）。其中一例有全结肠炎和反流性回肠炎的基础病史，并继续发展为慢性储袋炎和多灶性异常增生（Heuschen 等，2001）。这些情况非常可能是因为恶性肿瘤远端侵犯，或如最近报道的Gelpi 拉钩处种植（Zinzindohoue 等，1997）。然而，异常增生和炎性改变确实在肛管黏膜存在（King 等，1989；Curran 等，1990；Ambroze 等，1991a），随访期间保持密切观察回肠黏膜和肛管也许是明智的，尤其是在 FAP 的患者（Bassuini 和 Billings，1996；Church 等，1996；Stoltenberg 等，1997）和溃疡性结肠炎并发异常增生或原发性硬化性胆管炎患者（O'Connell 等，1987c）。随着吻合器储袋肛管吻合术使用的增加，濒临危险的肛管上皮没有切除，因此这一组患者尤其需要仔细的随访（Lavery 等，1995）。时间将证实这些患者是否比那些直肠黏膜完全切除的患者有更大的恶变风险。

无并发癌变的 FAP 患者行黏膜切除储袋建立，术后发生癌变的报道提出一个严重的问题是在某些情况下的癌变原因是什么（Bassuini 和 Billings，1996）。来自 Cleveland 医疗中心的一例最近的综述，Church（2005）总结了8例回肠储袋肛管吻合处癌变患者的特点，随访时间中位数为 FAP 患者储袋建立后8年（范围3～20年），一半癌症为局部进展期（T_4），另一半不是（T_1 或 T_2）。一半进行吻合器吻合，另一半是黏膜切除术后吻合。FAP 患者行回肠造口术亦有8例癌变报道。回肠造口术后到造口癌变的中位时间是25年（9～40年）。

同样，因溃疡性结肠炎异常增生而行储袋构建，手术后并发储袋癌变，提示恶变可能是从储袋黏膜新生的而不是来自直肠残端黏膜。FAP 患者的回肠息肉可能在储袋内产生，但是它的恶变潜能很低。然而这些患者需仔细随访（Church 等，1996）。也有报道回肠储袋淋巴瘤（Nyam 等，1997b）以及在一例47岁的女性患者的鳞状细胞癌（Schaffzin 和 Smith，2005）。RPC 术后总的异常增生的风险似乎很低。有两个重要的危险因素：慢性储袋炎和术前结肠异常增生或新生物病史；我们现在也包括 PSC 和伴反流性回肠炎的全结肠炎。尽管没有通用的筛查项目，多数人推荐对溃疡性结肠炎已行重建性结直肠切除术的所有患者中监视异常增生，前15年每5年1次，以后每2～3年1次。有证据提示有潜在危险因素的患者应该每年行储袋镜检查并行各象限的活检（每个部位两个），尤其注意储袋的后方和下垂部分。如果发现储袋异常增生，则需更频繁的监测。

储袋炎

储袋的炎症现在被认为是重建性结直肠切除术的并发症（Moskowitz，1986；Stahlberg 等，1996）。病因不清；术后 5 年内发生该并发症的风险是 35%（Oresland 等，1989；Lohmuller 等，1990）。储袋炎的临床特征和结肠炎相似，并且可能与肠外症状相关（Klein 等，1983）。储袋炎通常是短期存在，对甲硝唑治疗的快速反应具有诊断意义。但是有些患者尤其是克罗恩病患者，会发展为复发或持续性储袋炎（Nicholls 和 Banerjee，1998）。

对储袋炎很难获得明确定义，因此比较全世界相关文献报道确实是一问题。过去储袋炎的诊断被当做解释各种问题的万用诊断，其中一些病变发源于储袋本身，而其他的起源于储袋前的小肠，或残余肛管组织的袖套部分。一些学者十分怀疑储袋炎的存在，他们认为在许多患者的回肠黏膜是免疫性病变叠加非特异性炎性改变（Lohmuller 等，1990；de Silva 等，1991a），导致回肠黏膜结肠化生，这提示储袋炎是结肠炎在回肠储袋的复发。其他学者则认为储袋炎仅仅是储袋排空不良（de Silva 等，1991b）或非顺应性储袋的低度的炎症（Rauh 等，1991）。在一些患者的储袋炎可能是漏诊的克罗恩病（Keighley 等，1997）。

作者的定义如同 Kock 最早在 1977 年描述：储袋炎是可控性回肠储存袋的急性炎症状态，类似的病理改变也发现于回肠肛管储袋（Nicholls 等，1998）。症状可包括大便频率增加、大便稀溏、直肠出血、便急、里急后重、腹部绞痛、大便失禁、厌食和少见的高热。内镜下的典型特点包括水肿、肉芽肿、组织易碎、红斑、黏膜表面扁平以及糜烂或表浅性溃疡。这些内镜下的表现本身不足以作出储袋炎诊断。组织学确诊急性炎症是诊断的绝对先决条件，而且尤其重要的是排除克罗恩病，不仅需要回顾切除的结肠标本，而且要观察确诊储袋炎时所取的活检组织。

急性组织学改变包括浅表溃疡伴多核白细胞浸润和隐窝脓肿。慢性改变时发生组织结构扭曲、隐窝增生和绒毛萎缩，黏膜固有层有淋巴细胞、嗜酸性粒细胞、浆细胞和组织细胞浸润。在急慢性储袋炎都可以有各种程度的绒毛萎缩（Stocchi 等，2001）。如果储袋炎缓解，急慢性组织学改变可完全可逆。肉芽肿不常见，但可以发生于破裂的隐窝内，因此不能认为是漏诊的克罗恩病。

发病率

储袋炎的发病率为 9%～34%（Pemberton，1993）（表 41.59），发病率不同是因所用的诊断标准和随访的时间不同所致。因此 Stahlberg 等（1996）报道了储袋炎随时间而发病率增加（图 41.99），大部分储袋炎发生于储袋建立后的前 6 个月（图 41.100）。1/3 的患者可能在重建性结直肠切除术后 5 年发生储袋炎。

储袋炎在最后诊断为克罗恩病的患者是常见，但是在 FAP 患者发病率很低（Wexner 等，1990）。储袋炎（尤其是反复发作的储袋炎）在原发性硬化性胆管炎更常见，其报道的发病率是 55%，而无

表 41.59 重建性结直肠切除术后储袋发生率

作者	*n*	储袋炎（%）
Nicholls 等（1985）	119	11
Schoetz 等（1986）	104	9
Fonkalsrud（1987）	145	34
Gustavsson 等（1987）	131	15
Fleshman 等（1988）	102	16
Liljeqvist 等（1988）	82	18
Pescatori 等（1988）	58	14
Oresland 等（1989）	100	30
Curran 和 Hill（1990）	50	20
Lohmuller 等（1990）	734	29
Wexner 等（1990）	180	27
de Silva 等（1991c）	88	15
Rauh 等（1991）	215	14
Stahlberg 等（1996）	149	44
Tan 等（1998）	173	33
Hurst 等（1998）	127	39
Meagher 等（1998）	1 310	43
Karlbom 等（2000）	168	21
Simchuk 和 Thirlby（2000）	114	59
Tianen 等（2000）	48	50
Johnson 等（2001）	64	19
Madiba 和 Bartolo（2001）	139	34

注：括号内的数值为标准差值或变化范围。

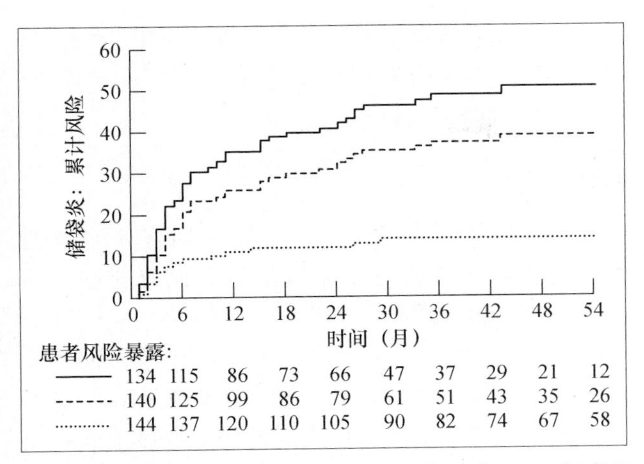

图 41.99　轻微和严重储袋炎绝对累积危险度：——轻度和重度一起；-----轻度；·········重度（Stahlberg 等，1997）。

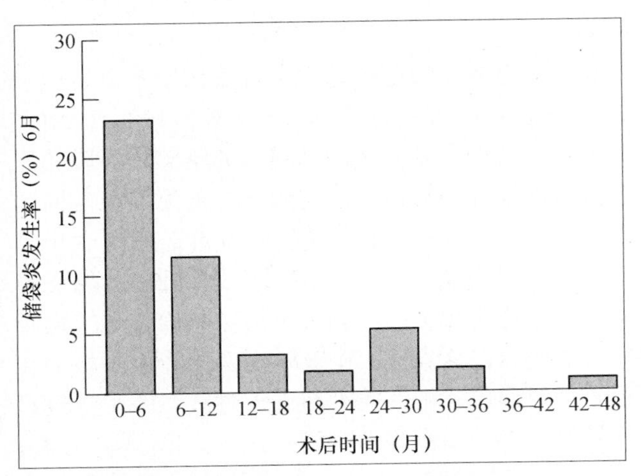

图 41.100　回肠袢造口关闭后 6 个月第一次储袋炎的发生率（Stahlberg 等，1996）。

并发症结肠炎患者的发病率是 13%（Penna 等，1996）（表 41.60）。在 FAP 患者储袋建立后储袋炎很少见，但是仍然有报道（Nugent 等，1993）。

有报道储袋炎在黏膜切除和手工缝合储袋肛管吻合时比吻合器构建储袋更常见（Gozzetti 等，1994），但是这当然不是一个普遍现象。我们认同末端结肠炎比全结肠炎在重建性结直肠切除术后储袋炎发生率较低的观点（Luukkonen 等，1994；Samarasekera 等，1996；Tan 等，1998）。很多学者认为患者有急性期表现，如腹泻、便急、出血等，并且储袋完整性良好，无症状的储袋内镜下已有改变，才能诊断储袋炎。如果储袋有机械性问题、盆腔感染、急性感染性腹泻或克罗恩病，那么就不应诊断为储袋炎。另外，应该对甲硝唑治疗有快速反应，慢性储袋炎的后果比急性炎症后果更差，但是据 Helsinki 的经验，储袋建立后慢性储袋炎只有 4%（Keranen 等，1997）。

病因学

细菌

储袋炎的病因未知。病原菌类似储存袋回肠炎（Philipson 等，1975；Kock 等，1977；Santavirta 等，1991b）。盆腔储袋的菌群与正常回肠或传统回肠造口近端小肠的菌群不同。因此，即使健康的储袋仍有需氧菌和厌氧菌的过度生长（Nicholls 等，1981；Fleshman 等，1988；Pescatori 等，1988）。至今仍无证据显示储袋炎患者的菌群与健康储袋患者菌群有何不同（O'Connell 等，1986；Nasmyth 等，1989a，b）。不像正常结肠的厌氧菌数目超过需氧菌数目（Kelly 等，1983），回肠储袋的常驻菌群几乎包括等量的需氧菌和厌氧菌（Gorbach 等，1967；Keighley，1996）。厌氧菌的数量也与回肠炎症程度密切相关（Santavirta 等，1991b）。甚至有证据显示储袋炎患者的需氧菌/厌氧菌比例逆转，因为厌氧菌被消耗产生短链脂肪酸。细菌数目的增加几乎肯定是因回肠淤滞引起（Fonkalsrud，1987；Nicholls，1987）。在一研究中，储袋炎的类杆菌属（*Bacteroides* spp）和双歧杆菌属（*Bifidobacterium* spp）的数量增加（Nasmyth 等，1989a，b），但是这个结果没有被伯明翰的研究证实（Kmiot 等，1990c）。尽管储袋炎患者腔内细菌计数很少发现厌氧菌过度生长，但其储袋活检显示

表 41.60　IPAA 术后储袋炎和原发性硬化性胆管炎的关系（PSC）

	一次或多次储袋炎	1 年	2 年	5 年	10 年
PSC（n=54）	63	22	43	61	79
No PSC（n=1097）	32	15	22	36	45

所有值为百分数。
来源自：Penna 等（1996）。

厌氧菌数量增高（McLeod 等，1994）。Ruseler-van Embden 等（1994）发现储袋炎微生物失衡的证据：双歧杆菌（bifidobacteria）和厌氧乳酸杆菌（anaerobic lactobacilli）数量降低，而梭菌属（*Clostridia*）的数量增加。

有观点认为，细菌过度生长在某种程度上与储袋炎有关，储袋炎对甲硝唑治疗的快速临床反应支持该观点（Becker 和 Raymond，1986；Järvinen 等，1986；Luukkonen 等，1988；Tytgat 和 van Deventer，1988）。甲硝唑治疗有效且类杆菌数量显著下降（Kmiot 等，1990c）。

现在无证据显示储袋炎像假膜性结肠炎一样有特殊的肠道病原体（Kmiot，1989）。储袋患者或存在黏附性大肠杆菌（*Escherichia coli*），但是这与储袋炎无关（Lobo 等，1993）。

短链脂肪酸

脆弱类杆菌（*Bacteroides fragilis*）可能与腔内短链脂肪酸增加相关。这些脂肪酸很早就被发现与去功能结肠炎（Harig 等，1989）和绒毛萎缩的发病有关，其在储袋建立后无变化，在急性储袋炎有非常明显的改变（Moskowitz 等，1986；Nasmyth 等，1986a）。溃疡性结肠炎可能因为结肠细胞不能代谢这些脂肪酸，尤其是作为能量来源的丁酸（Roediger，1980；Chapman 等，1995，1997）。

一个关于储袋炎病因学的理论是回肠储袋发生结肠化生。然后小肠细胞表现为结肠细胞的行为，不能利用丁酸作为呼吸作用的燃料。厌氧菌性发酵引起丁酸含量增加，导致脆弱类杆菌（B. fragilis）数目下降。

储袋炎似乎与低的腔内脂肪酸水平相关（Clausen 等，1992），但是用脂肪酸处理在 50%的患者有效，在一些患者则加重症状（de Silva 等，1989；Wischmeyer 等，1991）。有报道在急性储袋炎短链脂肪酸水平下降，并且用甲硝唑治疗可以增加大便脂肪酸排泄量（Sagar 等，1995）。

胆汁酸

另一个假设是盆腔回肠储袋的细菌过度生长导致胆汁酸脱羟基和分解，且次级胆酸损伤肠道细胞脂质膜（Gorbach 等，1967；Coleman，1987），导致盐和水的通透性增加（Breuer 等，1983）。现在的证据显示结合型胆汁酸的浓度，尤其是牛磺胆酸盐结合物在储袋炎时下降（Nasmyth 等，1989a）。胆汁酸吸收障碍或淤滞胆汁酸被细菌降解可能是导致储袋炎的另一因素（Kelly 等，1993；Giebel 等，1993；Mignon 等，1995）。

淤滞

尽管细菌的过度生长是淤滞所引起，但无影像学或同位素的证据显示储袋炎患者储袋排空受损（Nasmyth 等，1986b；O'Connell 等，1986；Heppell 等，1987；Hosie 等，1990c，e；Kmiot 等，1990a）。另外，储袋炎患者没有括约肌痉挛或狭窄的证据。储袋排空障碍患者的储袋黏膜常有慢性炎症细胞浸润，但是这些改变几乎肯定是继发而不是原因。

缺血

有研究关于细菌代谢产物可能作用于血管而引起黏膜缺血的可能性（Perbeck 等，1985）。用多普勒激光发现炎变储袋的黏膜与健康储袋黏膜相比血流显著下降。缺血也影响到储袋近端的末端回肠（Hosie 等，1989）。术中储袋血流量低的患者更易在后期发展为储袋炎（Hosie 等，1992a）。储袋炎也与结肠化生相关，此黏膜更易渗透内毒素。内毒素可能刺激白介素-1、肿瘤坏死因子和血小板活化因子，它们促进中性粒细胞进入黏膜，并可导致局部缺血（Wallace 等，1987；Cybulsky 等，1988；van Deventer 等，1988）。黏膜缺血可能导致氧自由基的产生，从而导致炎症。在 Mayo 医院用别嘌呤醇治疗储袋炎的初步研究使 50%患者的储袋炎获得改善（Levin 等，1990，1992）。

基础疾病

有两派观点，一个假说是储袋炎为一个特殊的疾病，因厌氧菌过度生长所致，可以用甲硝唑治疗（Madden 等，1990）。另一个假说是回肠发生结肠化生，回肠细胞类似结肠细胞，且暴露于导致结肠炎的炎症环境（Lerch 等，1989；Luukkonen 等，1994；Garcia-Armengol 等，1998；Schmidt 等，1998）。

与第二个假设矛盾的是储袋炎不局限于溃疡性结肠炎，也可以影响 FAP 患者（Kmiot 等，1990b；Lohmuller 等，1990；Madden 等，1990；Nugent 等，1993）。但是，储袋炎在溃疡性结肠炎患者比在 FAP 患者更常见（图 41.101）。另外，奥硝唑在治疗储袋炎方面非常有效，而治疗溃疡性结肠炎无效（Dozois，1985；Chapman 等，1986）。

储袋炎的发病风险与反流性回肠炎的发病率无关（Gustavsson 等，1987）。

储袋炎被看作是一个独特的疾病，与储存袋回肠炎或传统回肠造口回肠炎不同（Scott 和 Phillips，1989）。传统回肠造口术后回肠炎很少见（Weakley 和 Farmer，1964；Knill Jones 等，1970）。Kock 储袋的回肠炎与厌氧菌的过度生长有关，不像储袋炎，Kock 储袋通常有维生素 B_{12} 吸收障碍、脂肪泻、胆汁酸和代谢的改变（Schjonsby 等，1977；Flake 等，1979；Kay 等，1980；Nilsson 等，1980）。相反，重建性结直肠切除术后储袋炎通常不是因为厌氧菌过度生长，没有代谢后遗症，储袋炎似乎与储袋设计无关（Metcalf 等，1984；Rothenberger 等，1984）。

有一些证据显示储袋构建降低胃酸分泌；另外，复发储袋炎可伴随胃酸显著降低（Dube 和 Heyen，1990）。

免疫学因素

储袋炎伴随上皮细胞转换率增加（Kmiot 等，1993b；Apel 等，1994），但是溃疡性结肠炎患者与 FAP 患者对比，TNF 和干扰素 mRNA 的表达没有不同（Goldberg 等，1996）。另外，圣 Mark 医院医院也发现溃疡性结肠炎和 FAP 患者的 CD3，CD4，CD8，CD45 和 CD68 的表达完全相同。其他研究发现储袋炎伴随 CD4/CD8 比例增加（Stallmach 等，1998）。然而，溃疡性结肠炎的患者 IL-2 的 mRNA 表达增加。

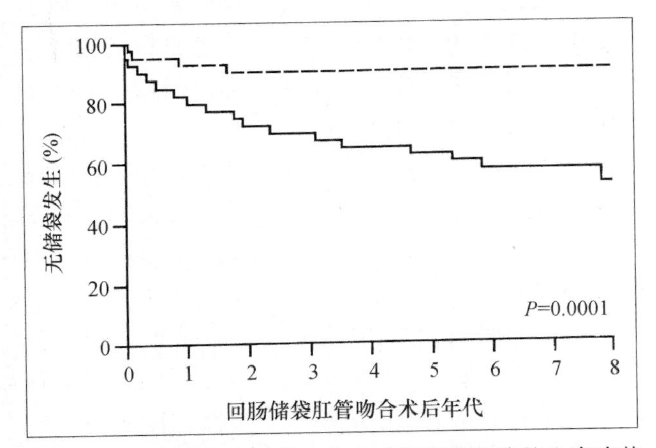

图 41.101 回肠储袋肛管吻合术后储袋炎风险的生存表格分析。溃疡性结肠炎（——）比较家族性腺瘤性息肉病（---）。CUC 手术后储袋炎的风险显著大于 FAP 手术后储袋炎的风险；$P=0.0001$。

储袋炎患者 IL-1，IL-6 和 TNF 黏膜表达水平增加（Patel 等，1995）。事实上这些因子表达水平升高和急性溃疡性结肠炎一样。因此我们推断，尽管重建性结直肠切除术后，溃疡性结肠炎的靶器官（大肠）被去除了，免疫学过程仍持续表现为肠外病变和回肠黏膜结肠化生。一些学者相信储袋炎仅仅是溃疡性结肠炎在易感的、萎缩的、结肠上皮化生的回肠储袋黏膜上的复发，并且经常伴随回肠储袋潘氏细胞增生（Abel 等，1994；Luukkonen 等，1994）。我们支持这个假说，研究发现炎性结肠切除后 P ANCA 抗体在 39 例患者中仍然在 29 例存在，提示免疫进程仍然存在（Patel 等，1994）。另外，ANCA 存在于所有储袋炎患者。尽管如此，其他学者推断持续存在的 ANCA 不是储袋炎的标记（Esteve 等，1996）。

诊断

临床表现

对储袋炎的临床诊断通常很容易（Kmiot，1989）。典型表现是一个储袋建立后有良好功能但是突然发生严重腹泻病和感觉不适。大多数患者有发热且伴严重的血性腹泻和失禁。许多患者储袋炎伴随肠外症状的再发和初次出现（Nicholls 等，1981；Dozois 等，1986；Fonkalsrud，1987；Lohmuller 等，1990）。储袋炎患者的临床表现列于表 41.61。

结肠切除后好转的肠外症状（关节炎、皮肤表现、眼部并发症）常随储袋炎复发。尽管储袋炎在曾经有肠外症状的患者更常见（图 41.102），肠外症状可能在储袋炎患者首发。肠外表现也可见于息

表 41.61 储袋炎的临床表现（$n=28$）（伯明翰病例）

复发	9
持续	2
暂时	13
排便频率≥9/24h（%）	100
便急（%）	86
泄露（%）	66
失禁（%）	60
出血（%）	20
关节痛（%）	13
体重下降（%）	40
不适（%）	67

肉病储袋炎患者（Flake 等，1979；Knobler 等，1986；Lerch 等，1989）。

储袋炎可能有两个不同的类型（Rauh 等，1991）。第一类是急性储袋炎，其对甲硝唑有快速的反应，少数复发但不常见。第二类包括：

（1）复发大于 2 次/年（慢性复发性储袋炎）。

（2）一旦抗生素治疗停止就复发（抗生素依赖性储袋炎）。

（3）对药物治疗无反应的（顽固性储袋炎）伴随持续性病变，储袋炎活动指数评分>7 分。

第二类储袋炎即使反复的甲硝唑治疗甚至激素治疗的情况下仍有持续症状（图 41.103）（Oresland 等，1989）。在第二类储袋炎可能很难区分储袋炎与克罗恩病。

Lohmuller 等（1990）报道 61%结肠炎患者有储袋炎复发，而在息肉病患者只有 17%。较长病史结肠炎患者的储袋炎更常见。Santavirta 等（1991b）发现，储袋炎在全结肠炎患者中更常见，而与其他人观察结果不同。

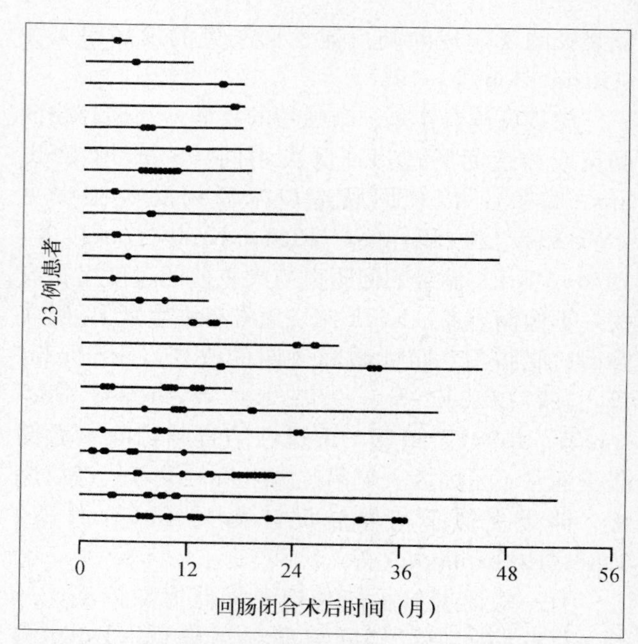

图 41.103 99 例回肠肛管储袋中有 23 例患者的储袋炎发作次数和发作时间长度。

内镜

典型的内镜表现是炎症出血水肿的黏膜。可能会有小溃疡和黏液增加。这些表现通常延伸到储袋前的回肠（Tytgat 和 van Deventer，1988）。有时内镜无法诊断，因为储袋里常有液态粪便，所以最好灌肠后使用纤结镜。

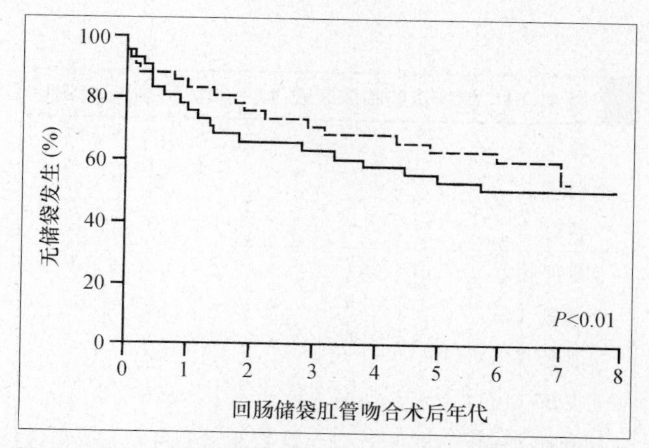

图 41.102 回肠储袋肛管吻合术后储袋炎风险的寿命表分析：炎性肠病有肠外症状（EIM）的患者（——）无肠外症状的患者（----）。有肠外症状的患者储袋炎的风险显著高于无肠外症状的患者；$P<0.01$。

活检

中性粒细胞浸润是急性储袋炎的标志。另外，可能有黏膜固有层的消失和隐窝增生。大多数健康盆腔回肠储袋有慢性炎症细胞浸润，被认为是正常现象，并伴有中度的绒毛萎缩和隐窝增生（Nicholls 等，1984；Moskowitz 等，1986）。

Moskowitz 等（1986）使用一炎性状态分级评估系统，发现 4～6 级的急性炎症细胞浸润与内镜下储袋炎的证据密切相关（表 41.62）。急性炎症细胞分级也与乙状结肠镜表现和排便频率密切相关（图 49.104 和图 49.105）。急性炎症细胞浸润的分度以及储袋炎的风险均与储袋设计、储袋排空效率患者年龄无关。

Sandborn 等（1994）设计一个总分 18 分的储袋病变活动指数（PDAI），已成为最常见的诊断工具。18 分 PDAI 由 3 个主要部分组成：症状（0～6 分），内镜（0～6 分），组织学（2～6 分）（表 41.63）。一研究比较 Moskowitz 标准与 Sandborn PDAI 的准确性。（Evgenikos 等，2001）。根据这两个标准，连续 56 例溃疡性结肠炎行储袋手术的患者中有 7 例符合储袋炎，5 例患者的 PDAI＝7，但是不符合 Moskowitz 标准。两者的不同之处在于 PDAI 更关注临床表现而较少关注组织病理表现。在我们看来储袋炎的两个标准在大多数的病例是一

表 41.62　用 St Mark 医院（MOSKOWITZ）标准进行的储袋炎分类

St Marks（Moskowitz）标准	评分
急性改变	
急性炎性细胞浸润	
无	0
轻度和上皮表面部分浸润	1
中度和隐窝脓肿	2
中度和隐窝脓肿	3
溃疡	
无	0
轻度浅表	1
中度	2
严重	3
最大总分	6
慢性改变	
慢性炎性细胞浸润	
无	0
轻度和部分浸润	1
中度	2
严重	3
绒毛萎缩	
无	0
绒毛结构轻度异常	1
部分绒毛结构	2
大部绒毛结构	3

致的。然而，它们是不能互换的，因此我们推荐研究同时使用这两个标准。

这些组织学标准的主要缺点是那些病理改变是不均匀的，最显著改变在储袋远端（Setti-Carraro 等，1998）。然而，活检非常重要，是作为排除克罗恩病和缺血性结肠炎的手段。Setti-Carraro 等(1994b) 发现储袋急性炎症的分度与慢性炎症浸润程度有关，但是与异常增生、先前恶性病变、肠化生以及储袋类型无关。另外，他们发现储袋建立后不久的组织学评分可以预测患者发展成慢性储袋炎的可能性。储袋炎患者急性炎症细胞浸润与绒毛萎缩程度密切相关。绒毛萎缩指数与隐窝增生程度、上皮细胞更新和排便频率显著相关（Kmiot 等，1990c）。

^{111}铟标记的白细胞扫描的准确性被用于诊断和

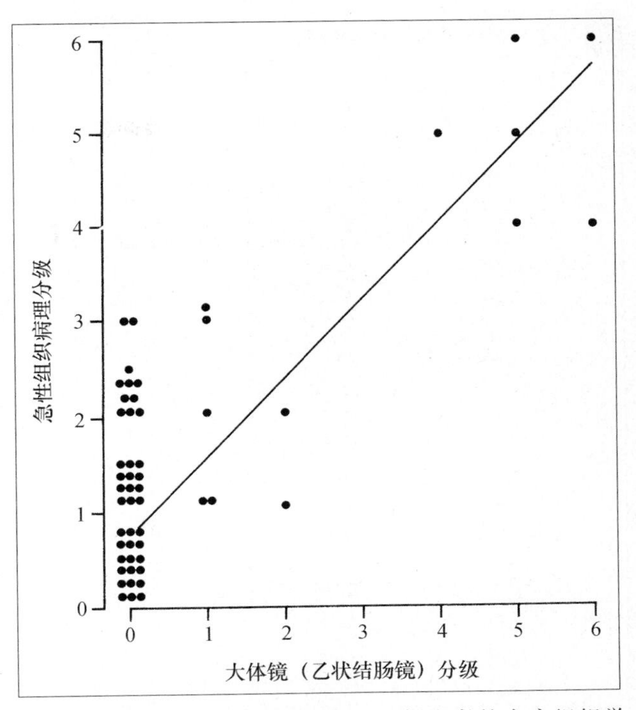

图 41.104　一个临床医师检查的 55 例患者的炎症组织学分级和乙状结肠镜检查内镜分级。

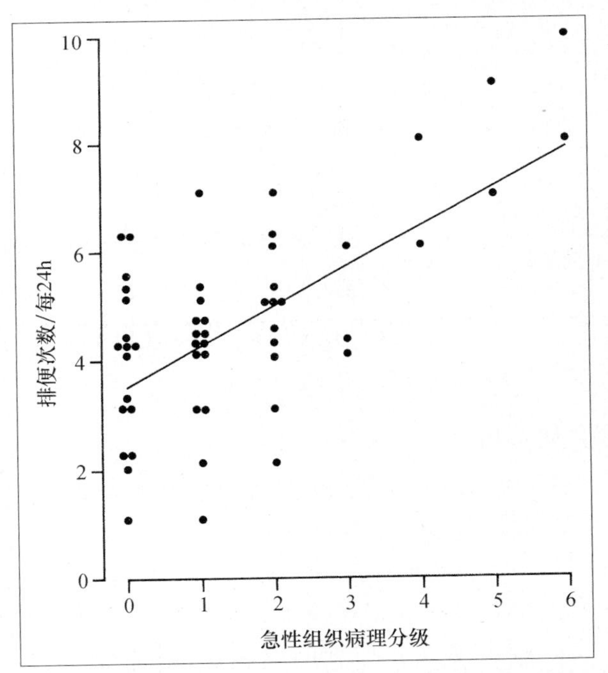

图 41.105　一个临床医师检查的 55 例患者的排便频率和炎症组织学分级。

监测甲硝唑治疗反应，扫描的敏感性为 70%，特异性为 82%。扫描指数和粪便排泄的^{111}铟标记的白细胞随甲硝唑的使用而快速下降（Kmiot 等，1993a）。

表 41.63 储袋炎活动指数

标准	
临床特点	
排便频率	
正常术后排便次数	0
1～2 次/天>术后正常	1
3 次或以上/天>术后正常	2
直肠出血	
无或很少	0
每天出现	1
便急或腹部绞痛	
无	0
偶尔	1
经常	2
发烧（温度 37.8℃）	
无	0
有	1
内窥镜下炎症	
水肿	1
肉芽增生	1
易碎	1
失去血管纹理	1
溃疡	1
急性组织炎症	
多核细胞浸润	
轻度	1
中度隐窝脓肿	2
重度隐窝脓肿	3
溃疡/每低倍视野（平均）	
<25%	1
25%～50%	2
>50%	3

储袋炎定义为 7 分或更多。

来源自：Sandborn 等（1994）。

实验室检查

在明确诊断前，必须通过大便培养排除急性肠病原菌如难辨梭菌（*Clostridium difficile*）、弯曲杆菌（*Campylobacter*）、甚至沙门菌（*Salmonella*）感染。储袋炎通常伴随血小板增多、白细胞增多、低白蛋白血症、增加的血清碱性磷酸酶水平（Santavirta 等，1991b）。

鉴别诊断

在确诊慢性储袋炎前，需排除以下情况：出口梗阻、肠道特殊病原菌腹泻、克罗恩病、慢性盆腔感染、肠激惹综合征（Pemberton，1993；Sandborn，1994；Mignon 等，1995；Keighley，1996）。不是所有的储袋炎都是隐匿性克罗恩病（Subramani 等，1993）。

储袋炎不能被当作“万能诊断”，因为那些症状可能由诸如盆腔感染、小肠运动受损、回肠肛管狭窄、储袋排空障碍、肛裂、输出袢过长、储袋相关瘘、细菌过度繁殖、括约肌功能损伤、克罗恩病或储袋脱垂引起（Thompson-Fawcett 等，1997）。

Cleveland 临床中心（Shen 等，2002）最近一篇文章报道大量的回肠储袋肛管吻合后有症状的患者没有达到储袋炎或袖套炎的诊断标准，并且没有任何感染，狭窄或任何腔内的异常。肠激惹综合征合并炎性肠病的概念否定了肠激惹综合征（IBS，inflammatory bowel disease）的通常定义；然而大多数临床医师会遇见一些焦虑的患者，他们在接受储袋手术后感觉有腹痛和不可预见的腹泻，常因为患者自己在储袋手术后行为欠佳。这些患者现在已经被学者归类于患有“储袋激惹综合征”。一些研究在评估阿米替林（amitriptyline）或其他药物治疗这类患者 IBS 的潜在可能。

治疗

甲硝唑

甲硝唑常被用作一线治疗，并且在 80%～90%的患者似乎有效。可小剂量使用比如 200mg tid 或 400mg qd。甲硝唑不仅有抗厌氧菌作用，它也抑制过氧化物的产生（Bjarnason 等，1992）。对甲硝唑的治疗反应可作为储袋炎的诊断依据（Becker 和 Raymond，1986；Fleshman 等，1988；Tytgat 和 van Deventer，1988）。在一甲硝唑对安慰剂双盲交叉实验治疗慢性持续性储袋炎，甲硝唑组 8/11 例患者和安慰剂组 1/11 例患者 24 小时内大便次数减少为 3 次。实验疗程为 7 天，每天服 1 200mg 甲硝唑（Madden 等，1994）。另一研究（Hurst 等，1996）也报道 79%（41/52 例）急性储袋炎患者在服甲硝唑 250mg tid 1 周后症状完全消退。如果单用甲硝唑，我们建议用这种低剂量，因为甲硝唑可以在约 55%的患者中引起许多副作用（Madden 等，1994）。这些副作用包括恶心、呕吐、腹部不适、头痛、皮疹、金属味和与酒精合用时的双硫仑样反应（disulfiram-like）。长期使用甲硝唑受到限制，因可导致周围神经病变和味觉障碍。甲硝唑局部制剂（40～160mg/d）已经开始在临床使用，其优点是无系统性副作用，并且血清中甲硝唑水平很低甚至检测不到（Nygaard 等，1994）。

环丙沙星

对甲硝唑没有反应的患者用环丙沙星 250mg bid 可获得较好效果。在一个研究中，对甲硝唑常规治疗无效的 11 例患者试用环丙沙星 500mg bid 1 周，其中 8 例（73%）产生效果（Hurst 等，1998）。一个随机对照试验直接对比甲硝唑和环丙沙星的疗效，未发现显著性差异。环丙沙星在减轻症状和内镜评分方面稍好一些，且储袋炎症活跃指数评分稍高。而且，服用甲硝唑有 1/3 的患者有副作用，但服用环丙沙星的患者均无副作用（Shen 等，2001）。

其他抗生素及联合治疗

如果急性储袋炎发作后使用单剂抗生素 7～10 天不能改进症状，我们要考虑延长该药物疗程或更改抗生素进行 2～4 周的治疗。其他原因导致的症状也需要考虑到。如果储袋炎反复发作或治疗困难就需考虑联合治疗。Gionchetti 及其同事（1999）发现利福平 1g bid 联合环丙沙星 500mg 治疗 15 天，89%（16/18 例）的患者对治疗有反应，完全缓解的有 33%（6/18 例）。Mimura 等（2002）发现联用环丙沙星 500mg 及甲硝唑 400mg 一天两次，复发或难治性储袋炎患者 28 天后完全缓解率为 82%。一些患者需要低剂量或低频次的抗生素维持治疗（如每 3 天一次）。因为可能产生耐药，一些患者需联合使用抗生素或 3 种或以上药物轮流服用维持治疗。当甲硝唑无效，储袋炎诊断要被质疑。然而有一些慢性储袋炎患者对阿莫西林加克拉维酸，四环素或红霉素有效，而甲硝唑无效（Scott 和 Phillips，1989）。

柳氮磺胺吡啶、5-对氨基水杨酸（5-ASA）

柳氮磺胺吡啶和 5-对氨基水杨酸（5-ASA）被用于预防和治疗储袋炎，也可采用 5-ASA 泡沫灌肠局部治疗。还没有 5-ASA 复合物的远期预防效果的数据，但在急性发作时可能是有效（Keighley，1996）。

局部或全身甾体类激素使用

如果甲硝唑或 5-ASA 局部使用失败，可使用局部激素泡沫剂灌肠（Rauh 等，1991）。全身激素使用通常用于系统性病变如发热和肠外表现且对其他所有治疗没有反应的患者。如果有严重的炎性肠病的肠外表现时有必要使用激素。

硫唑嘌呤

对于有严重慢性储袋炎和肠外表现而需要激素治疗的患者，可以辅助给予硫唑嘌呤以减少激素的剂量。

短链脂肪酸

短链脂肪酸可能对储袋炎治疗有效，因为它可以减少隐窝细胞生成率（Tonelli 等，1995）。然而，Ambroze 等（1993b）在重建性结直肠切除术患者中粪便中没有发现任何短链脂肪酸的改变，尽管高的大便频率伴随有短链脂肪酸分泌降低。另一方面 Sagar 等（1995）发现在储袋炎短链脂肪酸浓度比正常储袋降低。而在该基础上，口服或局部使用短链脂肪酸用于治疗，但治疗效果令人失望（Mignon 等，1995）。一个对慢性储袋炎的患者给予谷氨酰胺或丁酸盐栓剂（$n=19$）的随机实验发现，两组之间没有显著性差异，谷氨酰胺组或丁酸盐栓剂组储袋炎复发分别为 4/10 例和 6/9 例，虽然此实验样本量小且缺乏安慰剂组（Wischmeyer 等，1993）。

别嘌呤醇

别嘌呤醇应用于治疗储袋炎，是基于储袋炎的发病原因与氧自由基的过度产生有关。然而别嘌呤醇在治疗方面似乎处于一个很有限的地位（Levin 等，1992）。

益生菌治疗慢性储袋炎

5%～19%的 IPAA 患者将发展为难治性和快速复发性储袋炎，需要延长治疗（Shen，2003）。在这种条件下，益生菌应该是下一个可考虑的治疗选择。临床试验中最常用的制剂是 VSL＃3（VSL Pharmaceuticals，Inc.，Ft. Lauderdale，FL or Yovis，Sigma-Tau，Pomezia，Italy），其剂量为每天 6g 服 9 个月。配方包含 4 种乳酸杆菌菌株（L. casei，L. plantarum，L. acidophilus 和 L. delbrueckii）、3 种双歧杆菌（B. longum，B. breve 和 B. infantis）和一个链球菌亚种。

最近的研究提示 VSL＃3 通过增加白细胞介素-10（一种抗炎细胞因子）同时降低致炎细胞因子 IL-1、TNF-α 和 IFN-γ（Madsen 等，2001）而起作用。也降低可诱导一氧化氮合成酶浓度和基质金属蛋白酶活性，而恢复结肠屏障功能（Ulisse 等，2001）。服用 VSL＃3 的患者在粪便中发现 VSL＃3 的组分的浓度增加（Gionchetti 等，2000）；然而，局部内源性菌群在粪便中的浓度似乎没有任何改变。这提示益生菌的有益的作用与抑制内源性菌群无关。它的效应可能与抑制病原菌黏附到肠上皮细胞或产生抗菌物质如过氧化氢和抗菌肽有关（Gionchetti 等，2003）。

VSL＃3 在那些对 5-氨基水杨酸类过敏或不耐受的患者也有效。治疗轻微急性储袋炎时给予高剂量 VSL＃3（6g bd，36 000 亿菌/天）1 个月有效（PDAI 分数 7～12）。Gionchetti 及其同事发现益生菌可用于慢性储袋炎抗生素控制后疗效维持（Gionchetti 等，2000；Mimura 等；2004），并且是重建性结直肠切除术后预防储袋炎发作的有效措施（Gionchetti 等，2003）。40 例急慢性复发性储袋炎（依靠抗生素治疗维持 PDAI＝0）用抗生素治疗直到确信症状缓解（PDAI＝0），然后分别给予安慰剂和益生菌（VSL3＃ 6g/d，18 000 亿菌/天）来维持其状态。36 周后，益生菌组 15％（3/20 例）的储袋炎复发，PDAI 评分增加了 2 分，与之对应的是安慰剂组 100％（20/20 例）复发（Gionchetti 等，2000）。一个更新的研究随访 40 例 IPAA 术后溃疡性结肠炎患者。这些患者随机均分为两组。一半患者预防性使用 VSL＃3（3g/day）1 年，其余使用安慰剂。益生菌组只有 10％（2/20 例）发生急性储袋炎而安慰剂组 40％（8/20 例）。VSL＃3 可以预防储袋炎发生，同时以 IBDQ 评分（炎性肠病问卷）显示生活质量提高（Gionchetti 等，2003）。

最近的研究提示益生菌反应只是表面现象，在一个短的观察研究发现，储袋在内镜下有改变，而显微镜下无改变（Laake 等，2003）。然而，在预防急性储袋炎的发生上，使用 VSL＃3 有效，并且增加有回肠储袋患者的生活质量（Gionchetti 等，2003）。

其他因子

Kaopectate 是一种可结合内毒素的药物，被报道可以逆转储袋炎（Ditter 等，1983；Fonkalsrud，1984）。如果储袋排空能力较弱，间歇性导管插入可以缓解症状，缓解慢性储袋炎。据报道铋剂灌肠在储袋炎无效（Tremaine 等，1997）。

生理学特点

肛门功能

尽管需要手术溃疡性结肠炎的患者术前直肠功能减弱，但其术前肛门功能与同年龄同性别的正常个体对比没有不同（Suzuki 和 Fujioka，1982）。Becker 等（1985）及 Pescatori 和 Parks（1984a）发现回肠肛管储袋吻合术后肛管内静息压下降，然而排便压仍保持不变（表 41.64）。这些发现提示内括约肌可能因外翻技术或黏膜切除而过度牵拉肛管而导致损伤（Tuckson 等，1991；Wexner 等，1991）。另外，静息压降低可能持续至少 1 年（Nicholls 等，1981；Rabau 等，1982；Stryker 等，1985b）。我们发现静息压下降不仅限于黏膜切除和手工吻合的患者，也出现在双吻合器吻合患者中（Deen 等，1995）。静息压的下降伴可随泄漏和沾染（Braun 等，1991）（表 41.65）。Stryker 等（1985a）报道 27 例患者 9 例异常电位伴控便能力差，这些改变和内翻无关，但在老年患者更常见。

Göteborg 的 Hallgren 等（1993）在术中检测发现储袋手术后静息压下降，分离直肠上动脉导致压力下降 17％，直肠游离导致压力再下降 22％，并且肛管吻合后压力再下降 30％。令人吃惊的是，在该研究中他们没有发现手工缝合与吻合器吻合有

表 41.64　回肠肛管储袋吻合术前后肛管压的改变

	术前	术后
最大静息压（cmH_2O）	[a]87.1±3.2	68.1±3.1
	[b]88±31	65±18
最大排便压	[a]172.4±7.3	158.5±8.1
	[b]136±53	30±62
直肠抑制反射	[a]40/40 出现	37/40 出现
	[b]20/20	19/20

[a]来源自：Becker 等（1985）。
[b]来源自：Pescatori 和 Parks（1984a）。

表 41.65　回肠储袋肛管吻合术后根据失禁程度的肛门测压结果

	泄露	无泄漏
肛管静息压（cmH_2O）	36.7±9.9	78.6±18.6
最大排便压（cmH_2O）	106.7±75.4	107.3±32.9
静息储袋压（cmH_2O）	13.1±3.2	13.7±4.0
最大忍受容量（ml）	291±57	368±91
肛直肠抑制反射	5/7	4/7

来源自：Nicholls 等（1981）。

明显不同，而在大多数其他报道二者均有显著性差异。但自主神经系统和括约肌间的神经丛显然对肛管内静息压起主要作用，而且多数学者证明，即使肛管静息压有实质性恢复，也很少恢复到术前水平。(Cullen 和 Kelly，1990；Farouk 等，1994)。

动态测量肛管和储袋内压更符合生理学，并可得到更多动态信息。储袋压通常很低，很少超过肛管括约肌压力，但是大便沾染与储袋内高压波和直肠肛管过度抑制有关（Miller 等，1990；Holdsworth 等，1992）。Mayo 临床中心用 24 小时动态储袋肛管压力测量来检测失禁相关的生理参数（Ferrara 等，1994）。在此项研究中，他们对比 8 例失禁的和 8 例非失禁储袋术后患者的肛管储袋压（表 41.66）；失禁患者的储袋/肛管压力梯度更高，储袋压力更高，低肛管静息压和直肠肛管抑制反射延长（Grotz 等，1994）。St Mark 医院（Groom 等，1994）和爱丁堡有相似报道，高储袋压和低肛管静息压，尤其是在夜间，与夜间大便沾染和泄漏有关（Farouk 等，1994）。

肛门功能受损不仅因盆腔解剖操作导致肛门括约肌去神经，同时双吻合器技术也可以引起内括约肌缺陷，Hull 团队研究 39 例患者中发现 7 例有该现象（Farouk 等，1996）。

储袋容量影响大便频率，回肠肛管吻合口压力梯度维持控便能力（Goes 和 Beart，1995）。多数学者相信储袋术后，储袋容量和膨胀性是决定大便频率的最重要因素。（Takesue 等，1997；Goldberg 等，1997）。根据 Leeds 团队的定义，“完美”储袋功能是高肛管静息压，直肠肛管有适当的感觉阈值，良好的储袋顺应性和直肠-肛管抑制反射的保留（Lewis 等，1995a）。偶尔储袋收缩可能与排便冲动有关，与功能不良无关（Levitt 等，1994）。

在我们的研究中，手工吻合后齿状线的最大静息压和排便压显著低于那些年龄性别配对的对照组（Keighley 等，1988a）（图 41.106）。也观察到肛管对生理盐水的控制力严重下降，提示重建性结直肠切除术后内外括约肌功能欠佳（图 41.107）。纵向研究显示在 2 年期间受损括约肌压力有进行性的改进，和控便能力的恢复同步（图 41.108）。但如果吻合器吻合在肛柱顶端进行，将会有最轻微的静息压下降（图 41.109）（Tuckson 等，1991）。但在齿状线的吻合器吻合导致肛管压显著的下降（Williams 等，1989；Wexner 等，1991）。因此回肠肛管吻合的平面对肛管生理和排便功能有着极深的影响（Braun 等，1995；Deen 等，1995）。低的吻合口可导致静息压下降 31%、储袋容量更高和丧失更多的直肠肛门抑制反射。作为对比，高位吻合导致仅 13%的静息压下降，并且抽样反射通常保存下来（Annibali 等，1994）。在一个随机实验研究双吻合器技术高低肛管横断对排便的影响获得

表 41.66　IPAA 术后控便力的动力因素

	非失禁 ($n=8$)	失禁 ($n=8$)
肛管静息压（清醒）(cmH_2O)	66	45
肛管静息压（睡眠）(cmH_2O)	61	31
储袋肛管抑制反射		
松弛时间（min）	16	56
压力波谷（cmH_2O）	18	15
储袋压力超过肛管压发生次数	1	29
储袋收缩		
高压波（清醒）	12	12
高压波（睡眠）	5	5
峰值压	33	52

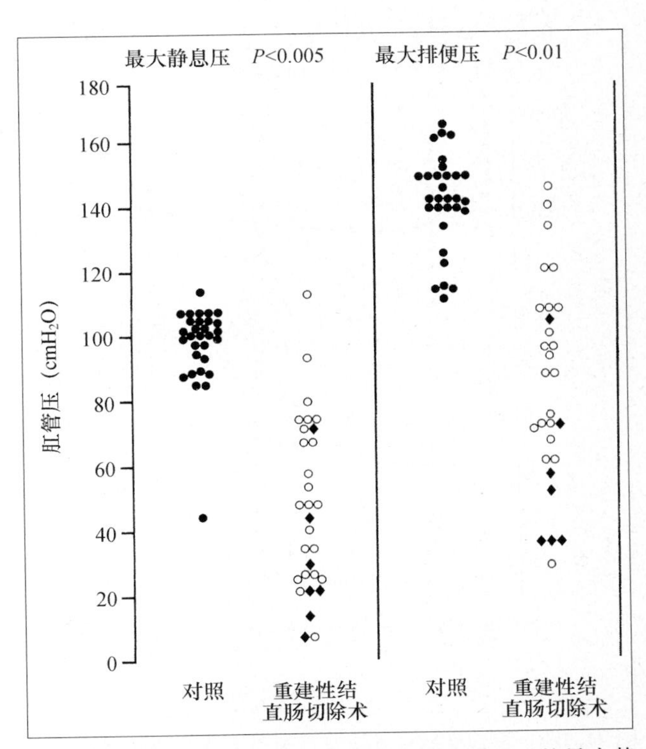

图 41.106　重建性结直肠切除术后年龄性别配对的最大静息压（$P<0.005$）和最大排便压（$P<0.01$）(cmH_2O) 的比较。○功能良好的患者；◆功能不好的患者；●对照组。

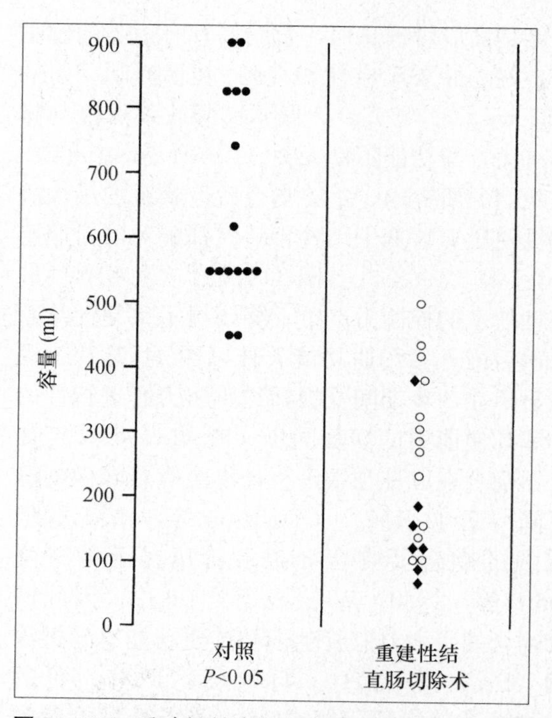

图 41.107 重建性结直肠切除术后盐水注入时第一次盐水泄露量，与年龄性别配对的对照组对比。○功能良好患者；◆功能不好患者；●对照组。

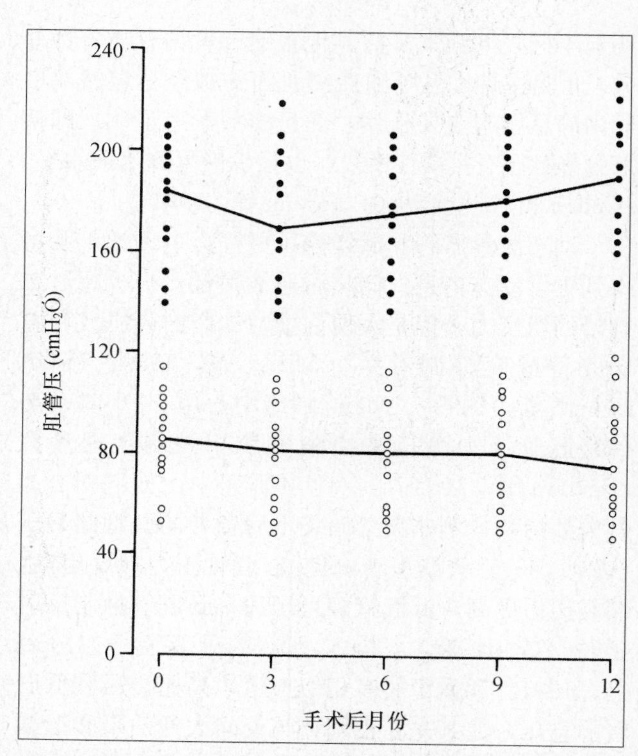

图 41.109 齿状线上 2cm 吻合器回肠肛管吻合术前后最大静息压（○）和肛管排便压（●）观察到当吻合口在肛柱上端时，没有静息压和排便压的下降。（注意图 41.22b 的数据证明当吻合在齿状线进行时肛管静息压下降）。

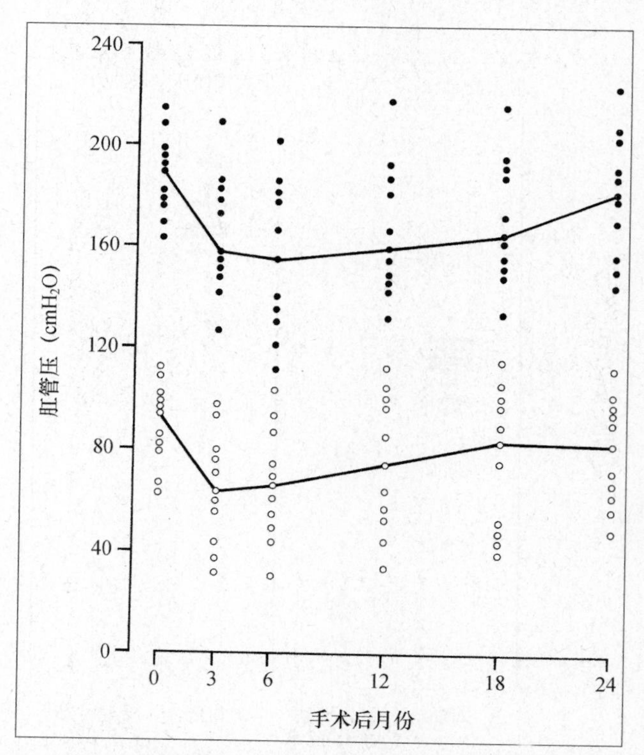

图 41.108 重建性结直肠切除术和手工缝合回肠肛管吻合术前后最大静息压（○）和肛管排便压（●）。观察到肛管压随时间逐步恢复。

相似的结果，高位横断保留静息压、肛管感觉和抽样反射，从而改善排便功能、大便沾染的发生率以及大便分辨能力（Deen 等，1995；见表 41.15）。因此，低位回肠肛管吻合后，远端的切割组织圈内发现的组织一点也不让人吃惊（Deen 等，1994）（表 41.67）。

Sagar 等（1991a）在肛管顶端使用吻合器技术也显示重建性结直肠切除术后肛管功能快速回复（表 41.68）。此外，因肛管移行区没有切除，肛管

表 41.67 远端切割组织圈的组织学特点

吻合口高度	高位（n=20）	低位（n=18）
随访时吻合口距肛门距离（cm）	5.2（3.2～6.0）	2.9（1.8～3.6）
柱状上皮	19	16
鳞状上皮	3	9
平滑肌	20	18
横纹肌	2	7

来源自：Deen 等（1994）。

感觉保留和直肠肛管抑制反射恢复。Oresland 等也报道了相同程度肛管恢复（1989）。确切证据显示避免黏膜切除可促进功能恢复（Holdsworth 等，1994），而黏膜切除导致更多的大便沾染和失禁（Gemlo 等，1995）。保留肛管移行区可以保留直肠肛管抑制反射，从而减低静息压的下降，也保留经回肠肛管吻合口的压力梯度（Goesand Beart，1995），保留了分辨力和减少夜间大便失禁（Lewis 等，1995b）。黏膜切除和手工吻合升高大便沾染的发生率，而且据报道储袋炎的发病率也高于吻合器吻合组（Gozzetti 等，1994）。

直肠肛管抑制反射仅在直肠肛管黏膜保持完整的情况下保留（Sharp 等，1987；Lavery 等，1989；Lindquist，1990；Braun 等，1991）。因此，拉出拖出技术或齿状线回肠肛管吻合与直肠-肛门抑制反射丧失和功能不良相关（Grant 等，1986）。

矢量测压法显示在重建性结直肠切除术后可能有括约肌的对称性丧失（Ferrara 等，1992b），其丧失可能是控便力损伤的一个原因。女性排便功能障碍可能因产科损伤或难产所致阴部神经病变而引起（Tomita 等，1996）。在一些患者可能是因骶神经根传导延迟引起（Tomita 等，1995）。

腔内超声研究显示储袋重建后肛门内括约肌厚度下降与静息肛管内压改变密切相关，并且推测这是因去神经化引起（Silvis 等，1995）。在一些低位吻合器式肛管储袋，肛门内超声显示整圈肛门内括约肌缺损。

顺应性，储袋容量和储存力

储袋容量与顺应性密切相关，并且这些因素可能是决定大便频率最重要的因素（Beart 等，1985；Nicholls 等，1985；Levitt 等，1992）。此外，储袋容量直接与用于储袋重建的回肠长度相关（Oresland 等，1990a，b；Lewis 等，1995a；见图 41.27）。假如储袋毗邻盆底肌，储袋膨胀导致排便需求。但是如果输出袢过长，储袋高于肛提肌平面，则导致腹痛（Pescatori 等，1983a，b）。

通常储袋内静息压很低。理论上讲理想的储袋有储存袋所有的特点，其在容量低于 300ml 以下不产生收缩（Pescatori，1985）。储袋对膨胀的诱发的运动不如远端小肠显著（Rabau 等，1982）。储袋运动增加通常导致外括约肌和耻骨直肠肌收缩增加，除非患者想排便（Groom 等，1994）。

一些数据显示用 W 形储袋比 S 形或 J 形储袋顺应性更好（Nicholls 等，1985；见图 41.31），因此 S 或 W 形储袋被认为在这方面被认为有优势。然而 Taylor 等（1983b）报道 J 形储袋平均容量为 278ml，相较于 Nicholls 等（1985）报道的储袋容量为 176ml，提示在 Mayo Clinic 医院的 J 形储袋远大于圣 Mark 医院建立的该类储袋。伯明翰资料显示采用 20cm×20cm J 形储袋的顺应性仅稍低于正常直肠（图 41.110）。另一方面，使用同样长度的回肠，W 形储袋的顺应性比 J 形储袋大。

从功能上看，发现盆腔感染的患者顺应性显著降低。事实上，盆腔感染似乎对括约肌和储袋功能有决定性影响（表 41.69）。瑞典的 Oresland 等（1990a，b）认为，储袋尺寸是其功能最重要的决定因素。储袋容量随访时间增加（见图 41.26），储袋容量与功能评分成负相关（见图 41.28）。其他学者也发现相同情况（Nasmyth 等，1986a；O'Connell 等，1987a；Scott 等，1989；Goldberg 等，1997；Takesue 等，1997）。储袋和直肠的主

表 41.68 保留肛管移行带吻合器重建性结直肠切除术的功能恢复

	术前	术后		
		3 个月	7 个月	12 个月
最大静息肛管压（cmH_2O）	79	68	76	84
直肠肛管抑制反射	20/20	3/20	11/20	19/20
抽样反射/24 小时	17/20	1/20	9/20	17/20
动态观察				
顺应性（ml/cmH_2O）		9.1	13.1	13.7
最大忍受容积（ml）		190	265	290
排便次数/24h		8.0	5.0	4.0

来源自：Sagar 等（1991a）。

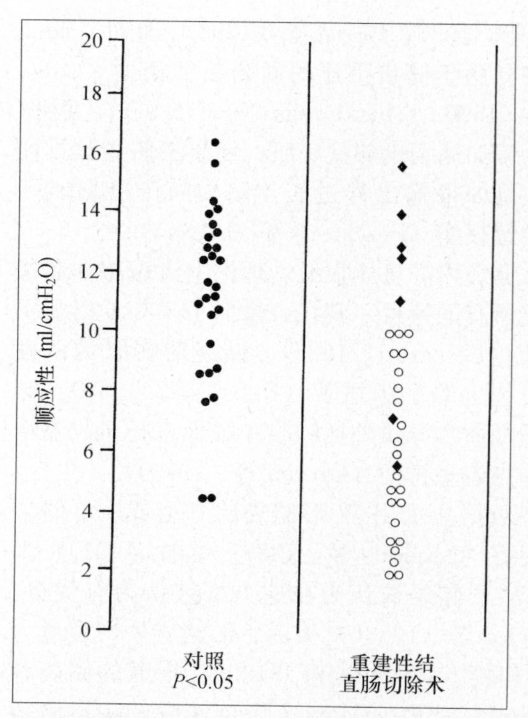

图 41.110 重建性结直肠切除术后与同年龄性别对照组的顺应性对比。○患者，有良好的功能◆患者，有较差的功能●对照组 $P=0.05$。

要不同点是回肠储袋引发收缩的阈值比直肠更低（Oresland 等，1990b）。

储袋造影是一种直观测量储袋顺应性的方式，储袋功能差的患者显示顺应性下降（Levitt 等，1992）。此技术可揭示异常的小肠平滑肌功能或者原发的小肠运动异常。

表 41.69 每个患者影响储袋功能的生理学因素的个数

有	无	
功能低下	4.8	1.6
感染	4.2	1.5
储袋设计：W/J	1.9	1.8

小肠运动

储袋扩张刺激储袋运动，排便前储袋运动的频率和振幅增加；事实上，强烈的运动与排便冲动和腹泻相关。饭后储袋运动增加。静息状态延长与肠管运动不频繁相关。功能不良与快速充盈和高振幅压力波密切相关，即使在小容量储袋也是如此（O'Connell 等，1987a）。

大便频率与第一相回肠压力波的时间相关（Stryker 等，1986；见图 41.90）。Stryker 等（1985a）对比重建性结直肠切除术后患者与对照组的小肠运动。二者回肠移行复合波相同，但是接受手术患者有更多的空肠运动，可能因为细菌的过多生长（Takamatsu 等，1985；O'Connell 等，1986；Chaussade 等，1989a）。小肠移行复合波降低与良好的功能相关（Groom 等，1994）。

排便与储袋和回肠末端的高振幅、持续的运动相关（Harms 等，1990）（图 41.111）。

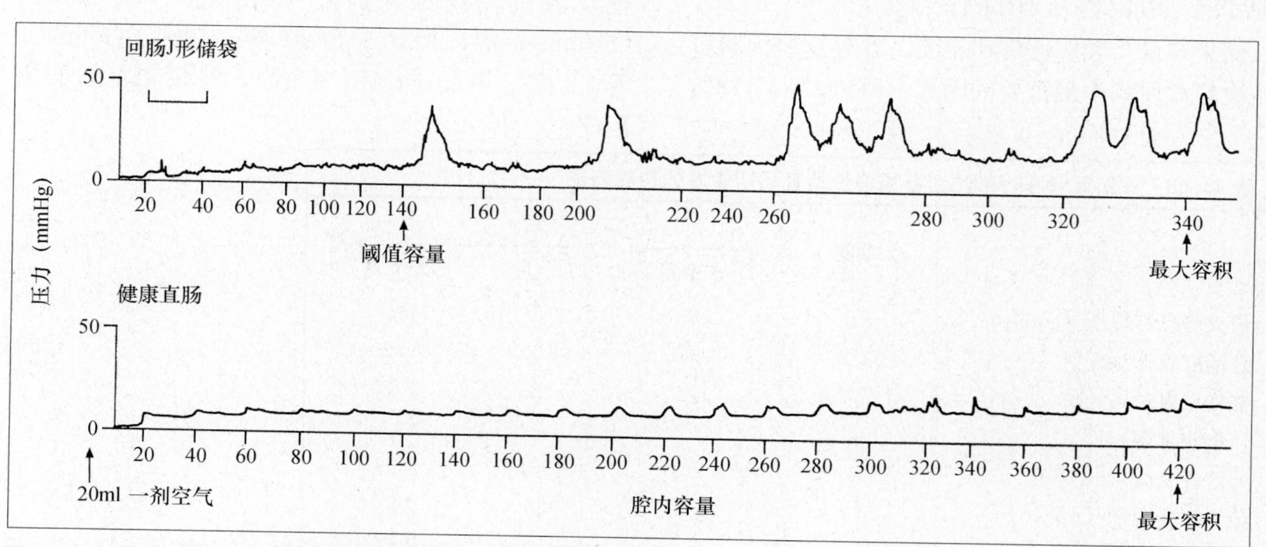

图 41.111 回肠储袋肛管吻合术后回肠肛管储袋对扩张的运动反应（上）与健康直肠对扩张的反应（下）的压力测量曲线的比较。

储袋排空

决定排便频率的另一个重要变量是储袋的排空效率（Pescatori 等，1983）。重建性结直肠切除术后储袋排空能力不是由粪便的黏稠度决定（Ambroze 等，1991b）。排空效率可以通过逐渐向储袋内灌注已知剂量的半固体材料并收集一定时间内排泄的量来估计（Hosie 等，1990c；Levitt 等，1991）或者通过同位素扫描来测量（Woolfson 等，1991）。调查均显示排便频率和储袋排空率呈负相关（Stryker 等，1986；O'Connell 等，1987c）（图 41.112）。

在伯明翰发现储袋排空与正常直肠没有显著性不同（Kmiot 等，1990a；Hosie 等，1990c）。J 形储袋内容物容留率最大，W 形储袋最小，S 形储袋排空介于两者之间（Nasmyth 等，1986a）。Heppell 等（1987）发现 S 形和 J 形储袋排空没有显著

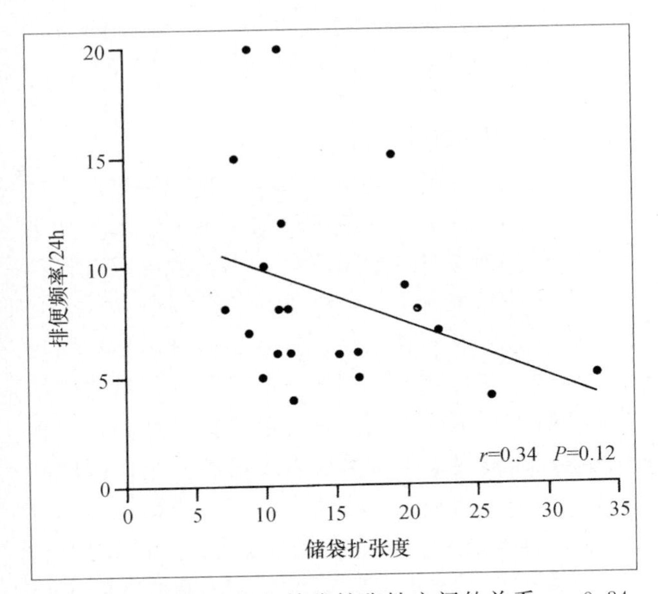

图 41.112 大便频率和储袋扩张性之间的关系 $r=0.34$；$P=0.12$。

性不同。储袋排空对储袋 PH 值有深远影响；在储袋炎或储袋功能不良患者没有观察到排便后储袋 pH 值的改变（Chattopadhyah 等，1991）。一些患者的储袋排空障碍是因为反常的耻骨直肠肌收缩所致，反常的耻骨直肠肌收缩可因生物反馈治疗而改善（Hull 等，1996）。大多数储袋排空障碍患者有吻合口缺陷，如狭窄或较长的输出袢甚至输入袢狭窄，这可通过排便照影来证实和评估（Silvis 等，1997）。

转运和胃肠激素水平

关于重建性结直肠切除术后的肠转运的数据很少（Neal 等，1984）。一个动物实验提示肠道转运没有因回肠储袋的建立而影响（Aly 等，1987）。J 形储袋建立后测量全胃肠道转运（表 41.70），发现胃排空和小肠停留时间与末端回肠造口术后一样（Hosie 等，1990e；Mostafa 等，1990；Hosie 等，1991b）。St Mark 医院证实了这些发现，并发现储袋术后小肠转运和储袋填充对排便频率没有影响（Goldberg 等，1997）。

Greenberg 等（1989）报道了胃肠道激素对盆腔储袋构建的反应。首先比较术前结肠炎与对照组胃肠激素曲线的不同，发现术后基础促胃动素和餐后肠抑胃肽水平有一个小的增长，似乎没有因缺少结肠而出现代偿，但是观察到肠高血糖素、YY 肽、神经降压肽在黏膜的水平很低，尤其是在储袋炎的患者。储袋内灌注脂肪酸延长胃排空和小肠转运，这提示回肠储袋建立后其闸门效应和激素控制功能仍保留（Soper 等，1990）。也有报道在狗和人储袋建立术后 YY 肽和肠高血糖素水平增加（Armstrong 等，1991；Ternent 等，1998）。

储袋建立后身体成分构成似乎正常，但是因严重结肠炎而实施结肠切除术，其完全蛋白储备恢复可能花数月时间（Christie 和 Hill，1990）。

表 41.70 重建性结直肠切除术后的肠道转运。

	回肠造口	储袋
胃排空（$t_{1/2}$分）	57（25～144）	52（29～100）
10%食物到达储袋（分）	187（120～360）	192（105～370）
全肠道留存时间（小时）	6.5（3.5～9.5）	10.7（3.9～17.0）

来源自：Hosie 等（1991a）。

小肠菌群

如同储蓄袋回肠造口术，盆腔储袋也存在细菌过度生长，这可能因为回肠潴留（Santavirta 等，1991b）。我们和其他学者均报道大多数的肠道菌数量都增加，尽管没有我们想象的达到正常结肠细菌数量一样高（Luukkonen 等，1988；Nasmyth 等，1989a；Kmiot 等，1990c）（图 41.113）。O'Connell 等（1986）也发现在一些患者细菌在空肠内过度生长并常伴随功能不良（表 41.71；图 41.114）。空肠菌过度生长与脂肪和氮吸收不良以及大便量增加相关。

胆汁酸吸收障碍

重建性结直肠切除术后回肠吸收胆汁酸的体外研究提示主动和被动转运机制都正常（Hosie 等，1990a，b，1992b）。而体内研究显示胆汁酸肠肝循环受损（Bain 等，1995）。Harvey 等（1991）报道结肠切除术后胆汁内胆固醇过饱和。Hylander 等（1991）报道近半数的 J 形储袋患者术后大便体积增加，中度胆汁酸结合和吸收不良。但是，这些发现不被日本的实验证实（Natori 等，1992）。

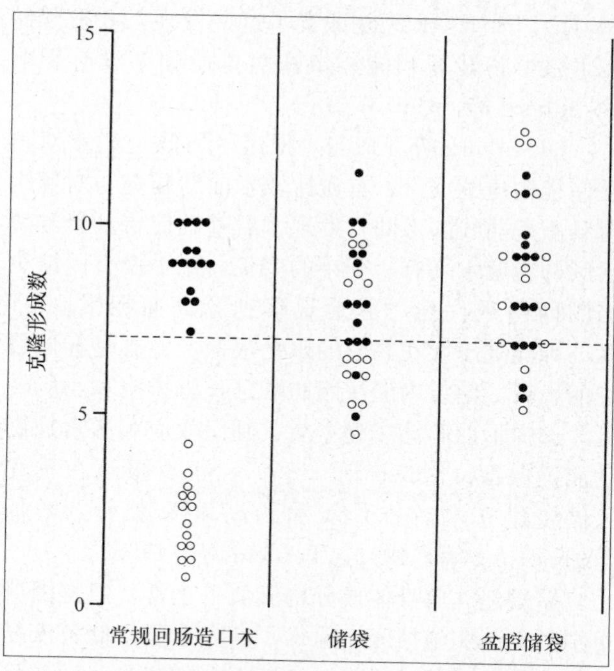

图 41.113 在传统回肠造口术、储蓄袋回肠造口术和重建性结直肠切除术后全细菌计数［需氧菌（○）；厌氧菌（●）］。

水电解质平衡和黏膜通透性

储袋建立后水电解质平衡的改变与回肠造口术后所观察的改变似乎没有不同（Santavirta 等，1991a）。

用 Cr EDTA 注入健康储袋，黏膜渗透性只有 1.4%，与结肠化生和绒毛萎缩负相关。相反，黏膜渗透性在储袋炎患者（5.9%）和无功能的储袋（94%）增加（Merrett 等，1996）。然而在粪便转流期间，无功能的回肠不能吸收电解质，除非灌注小肠内容物（Merrett 等，1996）。在粪便转流期间观察到的所有改变均在回肠造口关闭后很快恢复（Miedema 等，1990）。事实上，在回肠造口关闭前使用粪便或营养物的刺激可以降低术后的腹泻（Kuster 和 Andree，1993；Maeda 等，1995）。

储袋术后功能的预测

一项很重要的需要是寻找某种预测不良后果的方法，尤其是术前大便频率增加的患者。因为如果能发现哪些因素导致后果不良，则患者可以选择传统结直肠切除术。

患者如果有肛管压低，且有超声显示括约肌损伤的证据，先前有产科损伤或肛管手术，重建性结直肠切除术后可能不能完全控制排便。然而，单独术前测压不能可靠地预测患者术后的失禁，即使储袋建立后有不可避免的静息压下降（Morgado 等，1994）。有报道术前功能括约肌锻炼对结果没有影响（Jorge 等，1994b）。然而 10g 乳果糖呼吸氢反应阳性的患者比反应阴性者有更好的功能（Brunn 等，1995）。

可能影响预后的心理和生理参数也被研究。术前小肠转运功能和直肠肛门生理学检测都不能预测

表 41.71 重建性结直肠切除术后肠道细菌、吸收和排空

	病例	空肠需氧菌数目	空肠厌氧菌数目	大便量	大便脂肪	大便氮	新直肠排空率
结果良好	8	3.0±1.0	1.9±0.6	594±24	2.1±0.2	2.0±0.3	61±4
储袋炎	6	1.3±0.8	2.1±0.7	627±75	2.6±0.6	2.2±0.3	55±5
结果差	6	4.9±0.6	4.7±0.4	1,136±278	3.2±0.8	2.9±0.3	59±4

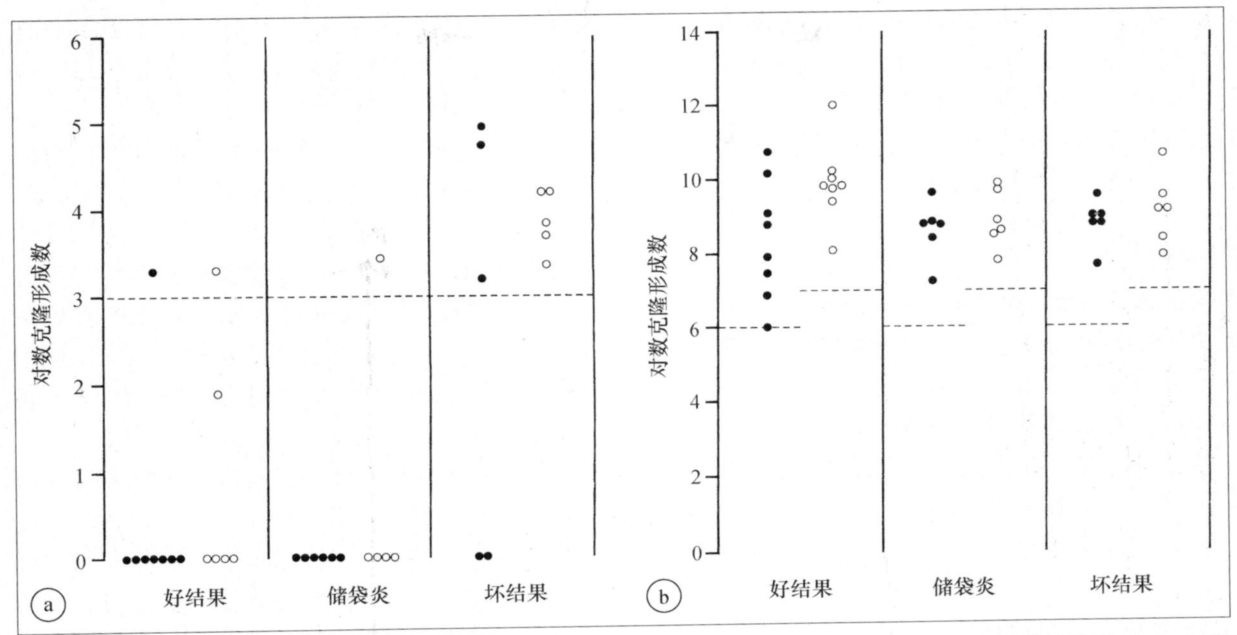

图 41.114 （a）重建性结直肠切除术后空肠需氧革兰阴性球菌的数量（●）和厌氧革兰阴性杆菌的数量（○）与临床后果的关系。（b）回肠需氧（●）和厌氧（○）菌的总数与临床后果的关系。

储袋患者术后大便次数是否升高（Keighley 等，1997）。最近的数据突出个性在预后评估的重要性。抗压力强的人格似乎预后好，然而，沮丧、过度焦虑、社交障碍的患者结果不好（Weinryb 等，1997）。

生活质量

生活质量评测，尤其是对储袋患者的评估，有很多方法学上的问题（Hauser 等，2005）。生活质量取决于情绪、期望和肠管功能，并且每天均不同。测量的工具通常依靠问卷调查，试图量化抽象性的问题（Berndtsson 等，2004）。影响生活质量的因素包括：身体形象尤其是瘢痕和造瘘口，这会导致孤立和社交损害，害怕手术和潜在的并发症，复发和恶变，全身疾病如贫血、营养不良、能量缺乏、肠功能紊乱和失禁，失禁尤其在腹泻时更糟。其他因素包括性功能、疼痛、精神健康和药物尤其是激素的并发症。造口和失禁是结肠炎术后患者可能最可怕的并发症。被动性大便失禁比便急更让人产生社会挫败感（Rothbarth 等，2001）。的确，失禁评分与生理、心理、社会和角色功能等生活质量参数密切相关（Keighley，2006）。

据报道结直肠切除术和永久性回肠造口术后的患者被良好激励后生活质量将会正常，尽管必须承认他们的生活做了大量的调整（Camilleri Brennan 和 Steele，2001）。因此，储袋手术必须确保不太满意的控便力、大便频率增加、性功能障碍这些缺点没有抵消无造口带来的社会形象完好和生活方便等优点（Richards 等，2001；Wheeler 等，2005）。因异常增生或恶性肿瘤的老年患者实施储袋手术，而且其结肠炎多为静息性，储袋手术效果须努力同药物治疗失败的慢性复发性结肠炎的治疗效果一样好。然而，储袋手术后较轻的失禁似乎对生活质量没有主要的影响（Holubar 和 Hyman，2003；Scarpa 等，2004；Swenson 等，2005；Wheeler 等，2005）。

来自北美的三个大样本调查数据提示所有工作的患者术后均返回原来的岗位（Cohen 等，1985；Dozois，1985；Rothenberger 等，1985b）。然而，随后 Wexner 等（1989b）报道 13%的患者必须改变他们的工作，这和温哥华的一研究结果类似（Skarsgard 等，1989）。在军队服役患者储袋手术后通常（73%）能够返回到军队（Bamberger 和 Otchy，1997）。

所有患者都能恢复正常的体育运动，儿童和青少年能够完成学业，其学业成绩不受影响（Fonkalsrud，1984）。

Pezim 和 Nicholls（1985）在储袋患者中进行一个问卷调查，问卷比较保护性肠造口和造口还纳后的生活质量，来评估患者对手术的选择。这不是一个完全客观的比较，因为肠袢造口通常比末端回肠造口更麻烦，并且患者还需进行一个大手术来还纳造口。然而，87%的储袋患者表示他们更自信，89%的患者感觉他们更干净，87%的患者表示他们比曾经有一个造口的性形象更好。同样，85%患者说他们的社会生活时更放松，87%的患者更能够完成正常的体育喜好。

在伯明翰功能结果和生活质量的调查如下：73%患者认为生活质量毫无疑问地改进，89%患者认为这个努力值得，无人后悔做储袋。但16%的患者不确定这是否是最好的手术；尽管如此，有73%的患者明确表示推荐这个手术给朋友。然而，当被采访时，38%患者有时和17%患者经常担心外出。同样，32%患者有时和19%患者经常担心度假，26%患者有时和7%患者经常发现储袋影响性行为（Keighley 等，1997）。

肠造口的影响仍然没有完全。除了费用和手术并发症外，社会形象，性生活，宗教的接受程度还没有被认识（McLeod 和 Baxter，1998）。一个关于亚洲移民和英国本土人群的研究突出显示两组都对拥有腹部造口表现出焦虑（Bhakta 等，1992）。如果患者选择适当，进行合适咨询，并且无外科并发症损害储袋功能，储袋肛管重建术造口发生率大大降低（Köhler 等，1991；McLeod 等，1991；Ferrara 等，1992a；Kelly，1992）。虽然，一般而言重建性结直肠切除术后远期随访的生活质量是和胆囊切除术相同（Köhler 等，1992），但如果患者排便频率24小时内超过7次，或者他们大便沾染一周超过4次，一些患者认为这个程度的挫折是不可接受的（Fujita 等，1992）。因此，患者的人格和生活方式在术前咨询中必须仔细评估，客观评估他们术后可能发生便频和污染的心理承受能力（Jimmo 和 Hyman，1998）。

Leeds 的 Sagar 等（1993）比较重建性结直肠切除术后患者静息性结肠炎的患者的生活质量，和静息期结肠炎患者大便频率降低，但72%患者严重便急，甚至发生在疾病的不活动期。而储袋患者只有12%有便急。结肠炎患者比储袋患者有更多的焦虑和压抑，但是两组间关于歧视、泄漏、使用护垫、肛周激惹或者如厕时间没有差异（表41.72）。

也许一些关于生活质量最有趣的数据来自纵向研究（Tiainen 和 Matikainen，1999）。Goteborg 的 Berndtsson 和 Oresland（2003）使用一个改良 Olbrisch 调整量表，发现先期的结肠次全切除和回肠造口术比药物治疗提供很少的改善。只有储袋建立后有一个显著的生活质量改进。性生活的满足感改进，无便急感的运动和旅行，有更大的自信和自尊心，患者享受正常的社会生活，工作表现改善。也许是令人感到奇怪的是51%患者报道会阴部疼痛，40%患者有夜间排便，58%患者服用止泻药。Cork 团队（Coffey 等，2002）报道经产妇和那些储袋术后反复储袋炎的患者生活质量受损。他们发现尽管有良好的生活质量，但仍有93%患者叙述一些形式的饮食限制，尤其是避免吃东西太晚。在 Cleveland 医院的老年患者比年轻储袋患者有更高的控便力障碍发生率，而对生活质量产生不利影响（Delaney 等，2002）。在 Cleveland 医院比较非确定型结肠炎和溃疡性结肠炎的生活质量参数，发现二者没有区别（Delaney 等，2003）。然而，克罗恩

表 41.72 生活质量：IPAA 患者与药物治疗的 UC 患者的对比

显著因素[a]	UC 患者（$n=95$）	IPAA 患者（$n=103$）
＋排便次数/24 小时	2（1～3）	5（4～7）
夜间排便次数	0（0）	1（0～2）
抗腹泻药物	3（3%）	53（51%）
一便急	69（72%）	12（12%）
激素	40（42%）	9（9%）
功能评分	8（5～11）	3（1～6）
HAD 焦虑指数	7（4～10）	5（3～7）
HAD 压抑指数	3（1～6）	1（1～3）

[a]在分辨力、泄露、护垫使用、肛周激惹和排便时间无显著区别。
来源自：Sagar 等（1993）。

病，尤其是并发感染性肛瘘和手术失败，其对术后生活质量有非常严重的影响（Hartley 等，2004；Brown 等，2005）。生育力损害也会使完美储袋的形象打折扣。阿姆斯特丹的团队报道腹腔镜储袋手术比较传统储袋手术有更好的总体生活质量（Dunker 等，2001）。我们相信这对无症状家族性腺瘤性息肉病行预防性储袋手术的患者是一个特别重要的问题（Ky 等，2002）。

Weinryb 及其同事（2003）在斯德哥尔摩对 40 例储袋患者 7 年随访，显示生活质量随时间改善，并且每天有非常小的单个变化。

如果患者不满意重建性结直肠切除术后的功能，或因为反复的储袋炎，则需要考虑储袋切除转换为传统回肠造口或储袋回肠造口（Ecker 等，1996a），患者必须被仔细告知，尽管有时可能从储袋挽救一些回肠，通常整个储袋必须被切除（40～50cm 回肠），产生一个排泄液体的回肠造口。然而，因可能的不良后果术前被明确告知患者，传统回肠造口并切除直肠肛门后，患者生活质量反而可能极大改善。但是有盆腔神经损伤导致男性阳痿和逆行射精的风险。一生活质量问卷调查溃疡性结肠炎行储袋切除的患者，比较相同时间段年龄性别配对的传统结直肠切除术的患者，其生活质量相同，与传统结直肠切除患者相比，储袋切除患者唯一的缺点是回肠造口导致丢失增加（Tan 等，1998）。尽管如此，赫尔辛基团队报道储袋失败导致生活质量下降伴随全身和情感的损害、精力减退、疼痛增加和性功能紊乱（Lepisto 等，2002）。

作者后记

重建性结直肠切除术是大多数溃疡性结肠炎患者需要手术治疗时的一个选择，尤其适合于暴发性结肠炎已行急诊切除，手术或切除标本没有证实为克罗恩病的患者。这也是慢性复发性结肠炎患者通常的手术选择，如果没有合并原发性硬化性胆管炎（PSC）。超过 70 岁的患者重建性结直肠切除术后可能有一个令人失望的功能结果，所以选择老年患者要慎重。

如果患者合并低位直肠癌需要切除括约肌，或者因创伤或疾病严重损害括约肌，重建性结直肠切除术是禁忌。

我们的经验是在大多数患者避免一期重建性结直肠切除术，因为 Crohn 病也许只有组织病理专家检验结肠切除标本来排除。分期手术可让患者在直肠切除储袋重建术前停用激素。尽管有 20%仔细选择的患者可安全的避免回肠袢造口，可以节省花费和降低小肠梗阻的风险，但是由于不良的功能伴随回肠肛管吻合处可能渗漏，我们现在几乎总是建议用肠袢造口来避免肠瘘并发症。我们建议储袋建立后 8～10 周短期入院关闭肠袢造口。

患者必须被告知重建性结直肠切除术的后果：尤其是隐匿性克罗恩病的风险，其发生率为 10%～15%；储袋炎 5 年内发生为 30%～40%；小肠梗阻发生率为 15%～25%；并发储袋相关性瘘为 8%～15%，男性性功能障碍发生率为 3%～8%，性交痛为 6%～12%。应该告诉患者 20%～25%的患者会有不可预料的不良后果。患者应被告知在术后前 10 年有 5%～10%的完全失败率。

这个手术的选择是一个对患者教育和建议的过程。大多数的患者将决定做储袋，但是少数焦虑的社交困难者可能被建议这不接受该手术。他们应该认真考虑一期传统结直肠切除术和回肠造口术。

（黄文　译　黄文　校）

参考文献

Abercrombie JF, Rogers J & Williams NS (1994) Complete anorectal sensory loss following total anorectal reconstruction. *Br J Surg* 81: 747.

Abitol V, Roux C, Guillemant S et al (1997) Bone assessment in patients with ileal pouch-anal anastomosis for inflammatory bowel disease. *Br J Surg* 84: 1551-1554.

Alemayehu G & Jarnerot G (1991) Colonoscopy during attack of severe ulcerative colitis is safe procedure and of great value in clini-cal decision making. *Am J Gastroenterol* 86: 187-190.

Aly A, Hawkins RA, Snape WJ & Fonkalsrud EW (1987) Comparison of transit times in the J shaped and the isoperistaltic lateral ileal reser-voir using isotope technique in rabbits. *Arch Surg* 122: 1124-1127.

Ambroze WL Jr, Wolff BG, Kelly KA et al (1991a) Let sleeping dogs lie: role of the omentum in the ileal pouch-anal anastomosis proce-dure. *Dis Colon Rectum* 34: 563-565.

Ambroze WL, Pemberton JH, Bell AM, Brown ML & Zinsmeister AR (1991b) The effect of stool consistency on rectal and neorectal emptying. *Dis Colon Rectum* 34: 1-7.

Ambroze WL, Pemberton JH, Dozois RR & Carpenter HA (1991c) Does retaining the anal transition zone fail to extirpate chronic ulcerative colitis after ileal pouch-anal anastomosis? *Dis Colon Rectum* 34: 20 (abstract).

Ambroze WL, Pemberton JH, Dozois RR et al (1993a) The histological pattern and pathological involvement of the anal transition zone in patients with ulcerative colitis. *Gastroenterology* 104: 514-518.

Ambroze WL, Pemberton JH, Phillips SF, Bell AM & Haddad BA (1993b) Fecal short-chain fatty acid concentrations and effect on ileal pouch function. *Dis Colon Rectum* 36: 235-239.

Annibali R, Oresland T & Hulten L (1994) Does the level of stapled ileoanal anastomosis influence physiologic and functional out-come? *Dis Colon Rectum* 37: 321-329.

Apel R, Cohen Z, Andrews CW et al (1994) Prospective evaluation of early morphological changes in pelvic ileal pouches. *Gastroenterology* 107: 435-443.

Arai K, Fukushima T, Sugita A & Shimada H (1997) Urinary changes in patients following restorative proctocolectomy. *Jpn J Surg* 27: 801-805.

Araki Y, Isomoto H, Tsuzi Y, et al (1998) Functional outcome of double-stapled and transanal ileal pouch-anal anastomosis after proctocolectomy. *Kurume Med J* 45: 209-213.

Araki Y, Ishibashi N, Ogata Y et al (2001) The usefulness of restorative laparoscopic-assisted total colectomy for ulcerative colitis. *Kurume Med J* 48: 99-103.

Araki T, Parc Y, Lefevre J et al (2006) The effect on morbidity of mesentery lengthening techniques and the use of a covering stoma after ileoanal pouch surgery. *Dis Colon Rectum* 49: 621-628.

Armstrong DN, Ballantyne GH, Adrian TE et al (1991) Adaptive increase in peptide YY and enteroglucagon after proctocolectomy and pelvic ileal reservoir construction. *Dis Colon Rectum* 34: 119-125.

Armstrong DN, Sillin LF & Chung R (1995) Reduction in tissue blood flow in J-shaped pelvic ileal reservoirs. *Dis Colon Rectum* 38: 526-529.

Aylett SO (1960) Diffuse ulcerative colitis and its treatment by ileorec-tal anastomosis. *Ann R Coll Surg Engl* 27: 160-165.

Babcock WW (1949) Treatment of severe colitis. In Bacon HE (ed) *Anus, Rectum, Sigmoid Colon: Diagnosis and Treatment*, 3rd edn, Vol I, p 301. Philadelphia: Lippincott.

Bain IM, Mostafa AB, Harding LK, Neoptolemos JP & Keighley MRB (1995) Bile acid absorption from ileoanal pouches using enema scintigraphy. *Br J Surg* 82: 614-617.

Ballantyne GH, Pemberton HJH, Beart RW Jr, Wolff BG & Dozois RR (1985) Ileal J pouch-anal anastomosis. *Dis Colon Rectum* 28: 197-202.

Bamberger PK & Otchy DP (1997) Ileoanal pouch in the active duty population. *Dis Colon Rectum* 40: 60-66.

Bambrick M, Fazio VW, Hull TL & Pucel G (1996) Sexual function fol-lowing restorative proctocolectomy in women. *Dis Colon Rectum* 39: 610-614.

Baratsis S, Hadjidimitriou F, Christodoulou M & Lariou K (2002) Adenocarcinoma in the anal canal after ileal pouch-anal anasto-mosis for ulcerative colitis using a double stapling technique: report of a case. *Dis Colon Rectum* 45: 687-691.

Barsoum GH, Winslet M, Youngs D, Neoptolemos JP & Keighley MRB (1992) Influence of dietary calcium supplements on ileoanal pouch function and cytokinetics: a prospective trial of optimal antibiotic management. *Br J Surg* 79: 129-132.

Bassuini MMA & Billings PJ (1996) Case report: carcinoma in an ileoanal pouch after restorative proctocolectomy for familial adeno-matous polyposis. *Br J Surg* 83: 506.

Bauer JJ, Gorfine SR, Gelernt IM, Harris MT & Kreel I (1997) Restorative proctocolectomy in patients older than fifty years. *Dis Colon Rectum* 40: 562-565.

Baixauli J, Delaney CP, Wu JS, Remzi FH, Lavery IC & Fazio VW (2004) Functional outcome and quality of life after repeat ileal pouch-anal anastomosis for complications of ileoanal surgery. *Dis Colon Rectum* 47: 2-11.

Beart RW, Dozois RR & Kelly KA (1982) Ileoanal anastomosis in the adult. *Surg Gynecol Obstet* 154: 826-828.

Beart RW, Dozois RR, Wolff BG & Pemberton JH (1985) Mechanism of rectal continence. *Am J Surg* 149: 31-34.

Beauchamp G, Belliveau D & Archambault A (1981) Death and com-plications after total colectomy for inflammatory bowel disease. *Can J Surg* 24: 463-466.

Becker JM (1984) Anal sphincter function after colectomy, mucosal proctectomy and endorectal ileoanal pull-through. *Arch Surg* 119: 526-531.

Becker JM & Alexander DP (1991) Colectomy, mucosal proctectomy, and ileal pouch-anal anastomosis. *Ann Surg* 213: 242-247.

Becker JM & Raymond JL (1986) Ileal pouch-anal anastomosis: a single surgeon's experience with 100 consecutive cases. *Ann Surg* 204: 375-383.

Becker JM, Hillard AE, Mann FA et al (1985) Functional assessment after colectomy, mucosal proctectomy and endorectal ileoanal pull-through. *World J Surg* 9: 598-605.

Becker JM, Dayton MT, Fazio VW et al (1996) Prevention of postoperative abdominal adhesions by a sodium hyaluronate-based bioresorbable membrane: a prospective, randomized, double-blind multicenter study. *J Am Coll Surg* 183: 297-306.

Becker JM, LaMorte W, St Marie G & Ferzoco S (1997) Extent of smooth muscle resection during mucosectomy and ileal pouch anal anastomosis affects anorectal physiology and functional outcome. *Dis Colon Rectum* 40: 653-660.

Berjgqvist D, Bohe M, Ekelund G et al (1990) Compartment syndrome after prolonged surgery with leg supports. *Int J Colorectal Dis* 5: 1-5.

Berndtsson I & Oresland T (2003) Quality of life before and after proc-tocolectomy and IPAA in patients with ulcerative proctocolitis-a prospective study. *Colorectal Disease* 5: 173-179.

Berndtsson IEK, Lindholm E, Oresland T & Hulten L (2004) Health-related quality of life and pouch function in continent ileostomy patients: a 30-year perspective. *Dis Colon Rectum* 47: 2131-2137.

Best RR (1948) Anastomosis of the ileum to the lower part of the rectum and anus; a report on experiences with ileorectostomy and ileoproctostomy, with special reference to polyposis. *Arch Surg* 57: 276-285.

Bhakta P, Probert CSJ, Jayanthi V & Mayberry JF (1992) Stoma anxi-eties: a comparison of the attitudes of Asian migrants and the indigenous population in the United Kingdom towards abdominal surgery and the role of intestinal stomas. *Int J Colorectal Dis* 7: 1-3.

Binder SC, Miller HH & Deterling RA (1975) Emergency and urgent operations for ulcerative colitis: the procedure of choice. *Arch Surg* 110: 284-289.

Bjarnason I, Hayllar J, Smethurst P, Price A & Gumpel MJ (1992) Metronidazole reduces intestinal inflammation and blood loss in non-steroidal anti-inflammatory drug induced enteropathy. *Gut* 33: 1204-1208.

Brandberg A, Kock NG & Philipson B (1972) Bacterial flora in intra-abdominal ileostomy reservoir. *Gastroenterology* 63: 413-416.

Braun J, Treutner K-H, Harder M et al (1991) Anal sphincter function after intersphincteric resection and stapled ileal pouch-anal anasto-mosis. *Dis Colon Rectum* 34: 8-16.

Braun J, Treutner KH & Schumpelick V (1995) Stapled ileal pouch-anal anastomosis with resection of the anal transition zone. *Int J Colorect Dis* 10: 142-147.

Breen EM, Schoetz DJ, Marcello PW et al (1998) Functional results after perineal complications of ileal pouch-anal anastomosis. *Dis Colon Rectum* 41: 691-695.

Breuer NF, Rampton DS, Tammar A, Murphy GM & Dowling RH (1983) Effect of colonic perfusion with sulfated and non-sulfated bile acids on mucosal structure and function in the rat. *Gastroenterology* 84: 969-977.

Broens PMA, Pennickx FM, Lestar B & Kerremans RP (1994) The trigger for rectal filling sensation. *Int J Colorect Dis* 9: 1-4.

Brooke BN (1956) The outcome of surgery for ulcerative colitis. *Lancet* ii: 532-536.

Brough WA & Schofield PF (1989) An improved technique of J pouch construction and ileoanal anastomosis. *Br J Surg* 76: 350-351.

Brown CJ, MacLean AR, Cohen Z & MacRae HM (2005) Crohn's disease and indeterminate colitis and the ileal pouch-anal anastomosis: out-comes and patterns of failure. *Dis Colon Rectum* 48: 1542-1549.

Brown SR, Eu KW & Seow-Choen F (2001) Consecutive series of laparoscopic-assisted vs. minilaparotomy restorative proctocolec-tomies. *Dis Colon Rectum* 44: 397-400.

Brunel M, Penna C, Tiret E & Parc R (1996) Ileal pouch-anal anasto-mosis for distal ulcerative colitis. *Int J Colorectal Dis* 11: 154. Brunn E, Meyer JN, Rumessen JJ & Gudmand-Hoyer (1995) Breath hydrogen analysis in patients with ileoanal pouch anastomosis. *Gut* 37: 256-259.

Buckwalter JA, Shropshire R & Joiner BA (1955) Morbidity of abdomino-perineal resection. *Surg Gynecol Obstet* 101: 483-484.

Burbrick MP, Jacobs DM & Levy M (1985) Experience with the endorectal pull-through and S pouch for ulcerative colitis and familial polyposis in adults. *Surgery* 98: 689-699.

Burnham WR, Lennard-Jones JE & Brooke BN (1977) Sexual problems among married ileostomists. *Gut* 18: 673-677.

Burnstein MJ, Schoetz DJ Jr, Coller JA & Veidenheimer MC (1987) Technique of mesenteric lengthening in ileal reservoir anal anasto-mosis. *Dis Colon Rectum* 30: 863-866.

Camilleri-Brennan J & Steele RJC (2001) Objective assessment of qual-ity of life following panproctocolectomy and ileostomy for ulcerative colitis. *Ann R Coll Surg Engl* 83: 321-324.

Campbell FC, Smith D, Waldron B et al (1991) Mucosal function after ileal mucosal fenestration and colonic autotransplantation. *Br J Surg* 78: 1309-1312.

Cangemi JR, Wiesner RH, Beaver SJ et al (1989) Effects of proctocolec-tomy for chronic ulcerative colitis on the natural history of primary sclerosing cholangitis. *Gastroenterology* 96: 790-794.

Carty NJ, Johnson CD & Corder A (1993) Surgical debate: Restorative proctocolectomy is a major advance in the management of ulcera-tive colitis. *Ann R Coll Surg Engl* 75: 275-280.

Casanova-Diaz AS, Valiente MA & Bacon HE (1955) Construction of pouch using 'pantaloon' technic for pull-through of ileum follow-ing total colectomy: report of experimental work and results. *Am J Surg* 90: 742-749.

Castrini G, Pappalardo G & Mobarhan S (1985) A new technique for ileoanal and coloanal anastomosis. *Surgery* 97: 111-116.

Chapman MAS, Grahn MF, Hutton M & Williams NS (1995) Butyrate metabolism in the terminal ileal mucosa of patients with ulcerative colitis. *Br J Surg* 82: 36-38.

Chapman MAS, Hutton M, Grahn MF & Williams NS (1997); Metabolic adaptation of terminal ileal mucosa after construction of an ileoanal pouch. *Br J Surg* 84: 71-73.

Chapman RC, Selby WS & Jewell DP (1986) Controlled trial of intra-venous metronidazole as an adjunct to corticosteroids in severe ulcerative colitis. *Gut* 27: 1210.

Chattopadhyah G, Oya M, Keighley MRB & Kumar D (1991) Prolonged and ambulant pH monitoring of the ileal pouch after restorative proctocolectomy. *Br J Surg* 78: 740.

Chaussade S, Merite F, Hautefeuille M et al (1989a) Motility of the jejunum after proctocolectomy and ileal pouch anastomosis. *Gut* 30: 371-375.

Chaussade S, Verduron A, Hautefeuille M et al (1989b) Proctocolectomy and ileoanal pouch anastomosis without conservation of a rectal muscular cuff. *Br J Surg* 76: 273-275.

Chaussade S, Michopoulos S, Hautefeuille M et al (1991) Clinical and physiological study of anal sphincter and ileal J pouch before preileostomy closure and 6 and 12 months after closure of loop ileostomy. *Dig Dis Sci* 36: 161-167.

Cherqui D, Valleur P, Perniceni T & Hautefeuille P (1987) Inferior reach of ileal reservoir in ileoanal anastomosis: experimental anatomic and angiographic study. *Dis Colon Rectum* 30: 365-371.

Christie PM & Hill GL (1990) Return to normal body composition after ileoanal J-pouch anastomosis for ulcerative colitis. *Dis Colon Rectum* 33: 584-586.

Christie PM, Schroeder D & Hill GL (1988) Persisting superior mesen-teric artery syndrome following ileoanal J pouch construction. *Br J Surg* 75: 1036.

Christie PM, Knight GS & Hill GL (1990) Metabolism of body water and electrolytes after surgery for ulcerative colitis: conventional ileostomy versus J pouch. *Br J Surg* 77: 149-151.

Christie PM, Knight GS & Hill GL (1996) Comparison of relative risks of urinary stone formation after surgery for ulcerative colitis: conventional ileostomy vs J-pouch. *Dis Colon Rectum* 39: 50-54.

Chun HK, Smith LE & Orkin BA (1995) Intraoperative reasons for abandoning ileal pouch-anal anastomosis procedures. *Dis Colon Rectum* 38: 273-275.

Church J (2005) Ileoanal pouch neoplasia in familial adenomatous polyposis: an underestimated threat. *Dis Colon Rectum* 48: 1708-1713.

Church JM, Oakley JR & Wu JS (1996) Pouch polyposis after ileal pouch-anal anastomosis for familial adenomatous polyposis. *Dis Colon Rectum* 39: 584-586.

Clausen MR, Tvede M & Mortensen PB (1992) Short-chain fatty acids in pouch contents from patients with and without pouchitis after ileal pouch-anal anastomosis. *Gastroenterology* 103: 1144-1153.

Coffey JC, Winter DC, Neary P et al (2002) Quality of life after ileal pouch-anal anastonosis: an evaluation of diet and other factors using the Cleveland global quality of life instrument. *Dis Colon Rectum* 45: 30-38.

Cohen Z (1982) Evolution of Kock continent reservoir ileostomy. *Can J Surg* 25: 509-514.

Cohen Z (1986) In: Symposium: Restorative proctocolectomy with ileal reservoir. *Int J Colorectal Dis* 1: 2-19.

Cohen Z, McLeod RS, Stern H, Grant D & Nordgren S (1985) The pelvic pouch and ileoanal anastomosis precedure: surgical technique and initial results. *Am J Surg* 150: 601-607.

Cohen Z, McLeod RS, Stephen W, Stern HS, O'Connor B & Reznick R (1992) Continuing evolution of the pelvic pouch procedure. *Ann Surg* 216: 506-512.

Cohen Z, Smith D & McLeod R (1998) Reconstructive surgery for pelvic pouches. *World J Surg* 22: 342-346.

Cohen Z, Senagore AJ, Dayton M et al (2005) Prevention of post opera-tive abdominal adhesions by a novel, glycerol/sodium hyaluronate/ carboxymethylcellusose-based biosorbable membrane: A prospective randomized, evaluator-blinded multicentre study. *Dis Colon Rectum* 48: 1130-1139.

Coleman R (1987) Bile salts and biliary lipids. *Biochem Soc Trans* 15: 68S-80S.

Connolly AB, Tan HT, Hanson I, Sanders DS & Keighley MRB (1997a) Restorative proctocolectomy and large bowel Crohn's disease. *Int J Colorec Dis* 12: 175 (abstract).

Connolly AB, Tan HT & Keighley MRB (1997b) Restorative procto-colectomy in older patients. *Int J Colorect Dis* 12: 175 (abstract).

Connolly AB, Tan HT, Morton DG & Keighley MRB (1999) Restorative proctocolectomy for distal colitis. *Colorectal Disease* 1: 151-154.

Coran AG (1990) A personal experience with 100 consecutive total colectomies and straight ileoanal endorectal pull-throughs for benign disease of the colon and rectum in children and adults. Ann Surg 212: 242-247.

Coran AG, Sarahen TM, Dent TL, Fiddian-Green R, Wesley JR & Jorden FT (1983) The endorectal pull-through for the management of ulcerative colitis in children and adults. *Ann Surg* 197: 99-105.

Corfield AP, Warren BF, Bartolo DCC, Wagner SA & Clamp JR (1992) Mucin changes in ileoanal pouches monitored by metabolic labelling and histochemistry. *Br J Surg* 79: 1209-1212.

Corry G, Bond C, Jones D, Notter J & Williams NS (1997) A nationwide survey of the functional results of restorative proctocolectomy. *Br J Surg* 84 (Suppl 1): 26 (abstract).

Counihan TC, Roberts PL, Schoetz DJ et al (1994) Fertility and sexual and gynecologic function after ileal pouch-anal anastomosis. *Dis Colon Rectum* 37: 1126-1129.

Cox CL, Butts DR, Roberts MP, Wessels RA & Bailey HR (1997) Development of invasive adenocarcinoma in a long-standing Kock continent ileostomy: report of a case. *Dis Colon Rectum* 40: 500-503.

Cullen JJ & Kelly KA (1990) Prospectively evaluating anal sphincter function after ileal pouch-anal canal anastomosis. *Am J Surg* 167: 558-561.

Curran FT & Hill GL (1990) Results of 50 ileoanal J pouch operations. *Aust NZ J Surg* 60: 579-583.

Curran FT, Sutton TD, Jass JR & Hill GL (1990) Ulcerative colitis in the anal canal of patients undergoing restorative proctocolectomy. *Br J Surg* 77: 1420 (abstract).

Cybulsky MI, Chan MKW & Movat HZ (1988) Biology of disease. Acute inflammation and microthrombosis induced by endotoxin, interleukin-1, and tumour necrosis factor and their implication in Gram-negative infection. *Lab Invest* 58: 365-378.

Daly DW (1968) Outcome of surgery for ulcerative colitis. *Ann R Coll Surg Engl* 42: 38-57.

Daly DW & Brooke BN (1967) Ileostomy and excision of the large intestine for ulcerative colitis. *Lancet* ii: 62-67.

Dayton MT & Larsen KR (1996) Should older patients undergo ileal pouch-anal anastomosis? *Am J Surg* 172: 444-447.

Dayton MT & Larsen KP (1997) Outcome of pouch related complica-tions after ileal pouch-anal anastomosis. *Am J Surg* 174: 728-730.

Dayton MT & Morrell DG (1991) Factors associated with nighttime incontinence following ileoanal pullthrough. *Am J Surg* 162: 599-602.

Deen KI, Hubscher S, Bain I, Patel R & Keighley MRB (1994) Histological assessment of the distal 'doughnut' in patients under-going stapled restorative proctocolectomy with high or low anal transection. *Br J Surg* 81: 900-903.

Deen KI, Williams JG, Chir M, Billingham GC & Keighley MRB (1995) Randomized trial to determine the optimum level of pouch-anal anastomosis in stapled restorative proctocolectomy. *Dis Colon Rectum* 38: 133-138.

DeFriend DJ, Mughal M, Grace RH & Schofield PF (1997) Effect of anorectal eversion on long-term clinical outcome of restorative proctocolectomy. *J R Soc Med* 90: 375-378.

Dehni N, Remacle G, Dozois RR, Banchini F, Tiret E & Parc R (2005) Salvage reoperation for complications after ileal pouch-anal anasto-mosis. *Br J Surg* 92: 748-753.

Delaney CP, Dadvand B, Remzi FH et al (2002) Functional outcome, quality of life, and complications after ileal pouch-anal anastomosis in selected septuagenarians. *Dis Colon Rectum* 45: 890-894.

Delaney CP, Fazio VW, Remzi FH et al (2003) Prospective, age-related analysis of surgical results, functional outcome, and quality of life after ileal pouch-anal anastomosis. *Ann Surg* 238: 221-228.

de Silva HJ, Ireland A, Kettlewell M, Mortensen N & Jewell DP (1989) Short-chain fatty acid irrigation in severe pouchitis. *N Engl J Med* 20: 1416-1417.

de Silva HJ, Millard PR, Kettlewell M et al (1991a) Mucosal character-istics of pelvic ileal pouches. *Gut* 32: 61-65.

de Silva HJ, Millard PR, Soper N et al (1991b) Effects of the faecal stream and stasis on the ileal pouch mucosa. *Gut* 32: 1166-1169.

de Silva HJ, de Angelis CP, Soper N et al (1991c) Clinical and functional outcome after restorative proctocolectomy. *Br J Surg* 78: 1039-1044.

Deutsch AA, McLeod RS, Cullen J & Cohen Z (1991) Results of the pelvic-pouch procedure in patients with Crohn's disease. *Dis Colon Rectum* 34: 475-477.

Devine J & Webb R (1951) Resection of the rectal mucosa, colectomy and anal ileostomy with normal continence. *Surg Gynecol Obstet* 92: 437-442.

Dillavou ED, Anderson LR, Bernert RA et al (1997) Lower extremity iatrogenic nerve injury due to compression during intra-abdominal surgery. *Am J Surg* 173: 504-508.

Dinnewitzer AJ, Wexner SD, Baig MK et al (2006) Timing of restora-tive proctectomy following subtotal colectomy in patients with inflammatory bowel disease. *Colorectal Disease* 8: 278-282.

Ditter B, Urbaschek R & Urbaschek B (1983) Ability of various absorbents to bind endotoxins *in vitro* and to prevent endotoxemia in mice. *Gastroenterology* 84: 1547-1552.

Dixon JB & Riddell RH (1990) Histopathology of ulcerative colitis. In Allan RN, Keighley MRB, Alexander-Williams J & Hawkins C (eds) *Inflammatory Bowel Diseases*, 2nd edn, pp 287-300. Edinburgh: Churchill Livingstone.

Dlin BM, Perlam A & O'Hara ET (1960) Sexual function following sur-gery for ulcerative colitis. *N Engl J Med* 262: 719-720.

Dowson H, Karanjia N & Rockall T (2007) Adhesion formation following laparoscopic and open colorectal surgery. *Colorectal Dis* 9 (Suppl 3): 13-60.

Dozois RR (1985) Ileal J pouch-anal anastomosis. *Br J Surg* 72 (Suppl): S80-S82.

Dozois RR, Kelly KA, Beart RW & Beahrs OH (1980) Improved results with the continent ileostomy. *Ann Surg* 192: 319-324.

Dozois RR, Goldberg SM, Rothenberger DA et al (1986) Restorative proctocolectomy with ileal reservoir. *Int J Colorectal Dis* 1: 2-19.

Drobni A (1964) One stage proctocolectomy and anal ileostomy. *Dis Colon Rectum* 7: 416-417.

Drobni S (1967) One stage proctocolectomy and anal ileostomy: report on 35 cases. *Dis Colon Rectum* 10: 443-448.

Druss RG, O'Connor JF, Prudden JS & Stern LO (1968) Psychological response to colectomy. *Arch Gen Psychiatr* 18: 53-59.

Dube S & Heyen F (1990) Pouchitis and gastric hyposecretion: cause or effect? *Int J Colorect Dis* 5: 142-143.

Dunker MS, Bemelman WA, Slors JF et al (2001) Functional outcome, quality of life, body image, and cosmesis in patients after laparo-scopic-assisted and conventional restorative proctocolectomy: a comparative study. *Dis Colon Rectum* 44: 1800-1807.

Durno C, Sherman P, Harris K et al (1998) Outcome after ileoanal anastomosis in pediatric patients with ulcerative colitis. *J Pediatr Gastroenterol Nutr* 27: 501-507.

Duthie HL & Bennett RC (1960) The relation of sensation in the anal canal to the functional anal sphincter: a possible factor in anal con-tinence. *Gut* 4: 179-182.

Duthie HL & Gairns FW (1960) Sensory nerve endings and sensation in anal region in man. *Br J Surg* 47: 585-595.

Ecker K-W, Haberer M & Feifel G (1996a) Conversion of the failing ileoanal pouch to reservoir-ileostomy rather than to ileostomy alone. *Dis Colon Rectum* 39: 977-980.

Ecker K-W, Hilderbrandt U, Haberer M & Feifel G (1996b) Biomechanical stabilization of the nipple valve in continent ileostomy. *Br J Surg* 83: 1582-1585.

Ehsan M, Isler JT, Kimmins MH & Billingham RP (2004) Prevalence and management of prolapse of the ileoanal pouch. *Dis Colon Rectum* 47: 885-888.

Emblem R, Larsen S, Torvet SH & Bergan A (1988a) Operative treat-ment of ulcerative colitis: conventional proctectomy with Brooke ileostomy versus mucosal proctectomy with ileoanal anastomosis. *Scand J Gastroenterol* 23: 493-500.

Emblem R, Bergan A & Larsen S (1988b) Straight ileoanal anastomo-sis with preserved anal mucosa for ulcerative colitis and familial polyposis. *Scand J Gastroenterol* 23: 913-919.

Esteve M, Mallolas J, Klaasen J et al (1996) Antineutrophil cytoplas-mic antibodies in sera from colectomised ulcerative colitis patients and its relation to the presence of pouchitis. *Gut* 38: 894-898.

Everett WG (1989) Experience of restorative proctocolectomy with ileal reservoir. *Br J Surg* 76: 77-81.

Everett WG & Forty J (1989) The functional result of pelvic ileal reser-voir in 10 patients with familial adenomatous polyposis. *Ann R Coll Surg Engl* 71: 288-300.

Everett WG & Pollard SG (1990) Restorative proctocolectomy without temporary ileostomy. *Br J Surg* 77: 621-622.

Evgenikos N, Bartolo DC, Hamer-Hodges DW & Ghosh S (2001) Comparison of the Moskowitz criteria and the pouchitis disease activity index (PDAI) for diagnosis of ileoanal pouch inflammation. *Colorectal Dis* 3: 161-164.

Farouk R, Duthie GS & Bartolo DCC (1994) Recovery of the internal anal sphincter and continence after restorative proctocolectomy. *Br J Surg* 81: 1065-1068.

Farouk R, Drew PJ, Duthie GS, Lee PWR & Monson JRT (1996) Disruption of the internal anal sphincter can occur after transanal stapling. *Br J Surg* 83: 1400.

Farouk R, Pemberton J, Wolff B, Dozois R, Browning S & Larson D (2000) Functional outcomes after ileal pouch-anal anastomosis for chronic ulcerative colitis. *Ann Surg* 231: 919-926.

Fasth S, Oresland T, Ahren C & Hulten L (1985) Mucosal proctocolec-tomy and ileostomy as an alternative to conventional proctectomy. *Dis Colon Rectum* 28: 31-34.

Fasth S, Scaglia M, Nordgren T, Oresland T & Hulten L (1986) Restoration of intestinal continuity (pelvic pouch) after previous proctocolectomy with distal mucosal proctectomy. *Int J Colorectal Dis* 1: 256-258.

Fazio RW (1980) Prospective study of the effect of resection of the rectum on male sexual function. *World J Surg* 4: 149-152.

Fazio VW & Tjandra JJ (1992) Pouch advancement and neoileonal anastomosis for anastomotic stricture and anovaginal fistula com-plicating restorative proctocolectomy. *Br J Surg* 79: 694-696.

Fazio VW & Tjandra JJ (1994) Transanal mucosectomy-ileal pouch advancement for anorectal dysplasia or inflammation after restora-tive proctocolectomy. *Dis Colon Rectum* 37: 1008-1011.

Fazio VW, Ziv Y, Church JM et al (1995) Ileal pouch-anal anasto-moses: complications and function in 1005 patients. *Ann Surg* 222: 120-127.

Fazio VW, Wu JS & Lavery IC (1998) Repeat ileal pouch-anal anasto-mosis to salvage septic complications of pelvic pouches: clinical out-come and quality of life assessment. *Ann Surg* 228: 588-597.

Fazio VW, Tekkis PP, Remzi F et al (2003) Quantification of risk for pouch failure following ileal pouch anal anastomosis surgery. *Ann Surg* 238: 605-617.

Fengler SA, Nelson RL, Pearl RK, Abcarian H & Orsay CP (1995) Pull-through procedures performed months to years after permanent proctocolectomy. *Dis Colon Rectum* 38: 294-296.

Ferrara A, Pemberton JH & Hanson RB (1992a) Preservation of conti-nence after ileoanal anastomosis by the coordination of ileal pouch and anal canal motor activity. *Am J Surg* 163: 83-89.

Ferrara A, Pemberton JH, Grotz RL, Perry RE & Hanson RB (1992b) Results of 3D vector manometry in incontinent patients after ileal pouch anal anastomosis (IPAA). *Dis Colon Rectum* 35: 104.

Ferrara A, Pemberton JH, Grotz RL & Hanson RB (1994) Motor deter-minants of incontinence after ileal pouch-anal anastomosis. *Br J Surg* 81: 285-288.

Ferrari BT & Fonkalsrud EW (1978) Endorectal ileal pull-through oper-ation with ileal resevoir after colectomy. *Am J Surg* 136: 113-120.

Fiorentini MT, Locateli L, Cecceopieri B et al (1987) Physiology of ileoanal anastomosis with ileal reservoir for ulcerative colitis and adenomatous coli. *Dis Colon Rectum* 30: 267-272.

Flake WK, Altman MS, Cartmill AM & Gilsdorf RB (1979) Problems encountered with the Kock ileostomy. *Am J Surg* 138: 851-855.

Fleshman JW, Cohen Z, McLeod RS et al (1988) The ileal reservoir and ileoanal anastomosis procedure: factors affecting technical and functional outcome. *Dis Colon Rectum* 31: 10-16.

Foley EF, Schoetz DJ, Roberts PL et al (1995) Rediversion after ileal pouch-anal anastomosis: causes of failures and predictors of subse-quent pouch salvage. *Dis Colon Rectum* 38: 793-798.

Fonkalsrud EW (1980) Total colectomy and endorectal ileal pull-through with internal ileal reservoir for ulcerative colitis. *Surg Gynecol Obstet* 150: 1-8.

Fonkalsrud EW (1981) Endorectal ileal pull-through with lateral ileal reservoir for benign colorectal disease. *Ann Surg* 194: 761-766.

Fonkalsrud EW (1982) Endorectal ileal pull-through with ileal reser-voir for ulcerative colitis and polyposis. *Am J Surg* 144: 81-87.

Fonkalsrud EW (1984) Endorectal ileoanal anastomosis with isoperi-staltic ileal reservoir after colectomy and mucosal proctectomy. *Ann Surg* 119: 151-157.

Fonkalsrud EW (1985a) Endorectal ileal pull-through with isoperi-staltic ileal reservoir for colitis and polyposis. *Ann Surg* 202: 145-152.

Fonkalsrud EW (1985b) Endorectal ileoanal anastomosis with isoperi-staltic ileal reservoir. In Dozois RR (ed) *Alternatives to Conventional Ileostomy*, pp 402-417. Chicago: YearBook Medical.

Fonkalsrud EW (1987) Update on clinical experience with different surgical techniques of the endorectal pull-through operation for colitis and polyposis. *Surg Gynecol Obstet* 165：309-316.

Fonkalsrud EW (1993) Ileal pouch-anal anastomosis for ulcerative colitis associated with primary sclerosing cholangitis. *Ann Surg* 217：311-313.

Fonkalsrud EW & Ament ME (1978) Endorectal mucosal resection without proctectomy as an adjunct to abdominoperineal resection for nonmalignant conditions：clinical experience with five patients. *Ann Surg* 188：245-248.

Fonkalsrud EW & Bustorff-Silva J (1999) Reconstruction for chronic dysfunction of ileoanal pouches. *Ann Surg* 229：197-204.

Fonkalsrud EW & Phillips JD (1990) Reconstruction of malfunction-ing ileoanal pouch procedures as an alternative to permanent ileostomy. *Am J Surg* 160：245-251.

Fonkalsrud EW, Stelzner M & McDonald N (1988) Construction of an ileal reservoir in patients with a previous straight endorectal ileal pull-through. *Ann Surg* 208：50-55.

Fozard BJ & Pemberton JH (1992) Results of pouch surgery after ileoanal anastomosis：the implications of pouchitis. *World J Surg* 16：880-884.

Fozard JBJ, Nelson H, Pemberton JH & Dozois RR (1992a) Primary ileal pouch-anal anastomosis and colorectal cancer：results and contraindications. *Dis Colon Rectum* 35：22.

Fozard JBJ, Nelson H & Dozois RR (1992b) Pregnancy, birth and the ileal pouch-anal anastomosis. *Dis Colon Rectum* 35：14.

Francois Y, Dozois RR, Kelly KA et al (1989) Small intestine obstruc-tion complicating ileal pouch-anal anastomosis. *Ann Surg* 209：46-50.

Fujita S, Kusinoki M, Shoji Y, Owada T & Utsunomiya J (1992) Quality of life after total proctocolectomy and ileal J-pouch-anal anastomo-sis. *Dis Colon Rectum* 35：1030-1039.

Fujiwara T, Kawarasaki H & Fonkalsrud EW (1984) Endorectal ileal pull-through procedure after chemical debridement of the rectal mucosa. *Surg Gynecol Obstet* 158：437-442.

Fukushima T, Sugita A, Koganei K & Shinozaki M (2000) The inci-dence and outcome of pelvic sepsis following handsewn and stapled ileal pouch anal anastomoses. *Surg Today* 30：223-227.

Galandiuk S, Pemberton JH, Tsao J, Ilstrup DM & Wolff BG (1991a) Delayed ileal pouch-anal anastomosis：complications and func-tional results. *Dis Colon Rectum* 34：755-758.

Galandiuk S, Wolff BG, Dozois RR & Beart RW Jr (1991b) Ileal pouch-anal anastomosis without ileostomy. *Dis Colon Rectum* 34：870-873.

Garcia-Armengol J, Hinojosa J, Lledo S et al (1998) Prospective study of morphologic and functional changes with time in the mucosa of the ileoanal pouch：functional appraisal using transmucosal poten-tial differences. *Dis Colon Rectum* 41：846-853.

Gaston EA (1948) The physiology of fecal continence. *Surg Gynecol Obstet* 87：280-290.

Gecim IE, Wolff BG, Pemberton JH et al (2000) Does technique of anastomosis play any role in developing late perianal abscess or fistula? *Dis Colon Rectum* 43：1241-1245.

Gemlo BT, Belmonte C, Wiltz & Madoff RD (1995) Functional assess-ment of ileal pouch-anal anastomotic techniques. Am J Surg 169：137-142.

Giarnieri E, Giovagnoli MR, Montesani C et al (1996) Image analysis in multisample biopsy after ileal pouch-anal anastomosis. *Anticancer Res* 16：3207-3211.

Giebel GD & Sabiers H (1996) Ileal pouch-anal anastomosis for ulcera-tive colitis and polyposis coli：is the risk of carcinoma formation conclusively averted? *Eur J Surg Oncol* 22：372-376.

Giebel GD, Mennigen R & Karanjia ND (1993) Histochemical and metabolic changes in functioning ileal pouches after proctocolec-tomy for familial adenomatous polyposis and ulcerative colitis. *J R Coll Surg Edinb* 39：228-231.

Gilchrist KW, Harms BA & Starling JR (1995) Abnormal rectal mucosa of the anal transitional zone in ulcerative colitis. *Arch Surg* 130：981-983.

Gillen CD, Walmsley RS, Prior P, Andrews HA & Allan RN (1994) Ulcerative colitis and Crohn's disease：a comparison of the colorec-tal cancer risk in extensive colitis. *Gut* 35：1590-1592.

Gionchetti P, Rizzello F, Venturi A et al (1999) Antibiotic combination therapy in patients with chronic, treatment-resistant pouchitis. *Aliment Pharmacol Ther* 13：713-718.

Gionchetti P, Rizzello F, Venturi A et al (2000) Oral bacteriotherapy as maintenance treatment in patients with chronic pouchitis：a double-blind, placebo-controlled trial. *Gastroenterology* 119：305-309.

Gionchetti P, Rizzello F, Helwig U et al (2003) Prophylaxis of pouchitis onset with probiotic therapy：a double-blind, placebo-controlled trial. *Gastroenterology* 124：1202-1209.

Glass RE & Mann CV (1988) Anal anastomosis using the fish hook needle. *Surg Gynecol Obstet* 166：73.

Glotzer DJ & Pihl BG (1969) Preservation of continence after mucosal graft in the rectum and its feasibility in man. *Am J Surg* 117：403-409.

Glotzer DJ & Sharma AN (1964) Experimental total abdominoperineal colectomy with preservation of the sphincters. *Surg Gynecol Obstet* 119：338-344.

Goes RN & Beart RW (1995) Physiology of ileal pouch-anal anasto-mosis. *Dis Colon Rectum* 38：996-1005.

Goes RN & Beart RW (1997) Evolution of mesentery lengthening dur-ing ileal pouch-anal anastomosis. *Tech Coloproctol* 5：25-29.

Goldberg PA, Herbst F, Beckett CG et al (1996) Leucocyte typing, cytokine expression, and epithelial turnover in the ileal pouch in patients with ulcerative colitis and familial adenomatous polyposis. *Gut* 38：549-553.

Goldberg PA, Kamm MA, Nicholls RJ, Morris G & Britton KE (1997) Contribution of gastrointestinal transit and pouch characteristics in determining pouch function. *Gut* 40：790-793.

Goligher JC (1951) The functional results after sphincter saving resec-tion of the rectum. *Ann R Coll Surg Engl* 8：421-439.

Goligher JC (1983) Procedures conserving continence in the surgical management of ulcerative colitis. *Surg Clin North Am* 63：49-60.

Goligher JC (1984) Eversion technique for distal mucosal proctectomy in ulcerative colitis：a preliminary report. *Br J Surg* 71：26-28.

Goligher JC & Hughes ESR (1951) Sensibility of the rectum and colon：its role in the mechanism of anal continence. *Lancet* i：543-548.

Gorbach SL, Nahas L & Weinstein L (1967) Studies of intestinal microflora. Ⅳ：The microflora of ileostomy effluent：a unique microbiological ecology. *Gastroenterology* 53：874-880.

Gorenstein L, Boyd JB & Ross TM (1988) Gracilis muscle repair of rectovaginal fistula after restorative proctocolectomy：report of two cases. *Dis Colon Rectum* 31：730-734.

Gorfine SR, Gelernt IM, Bauer JJ, Harris MT & Kreel I (1995) Restorative proctocolectomy without diverting ileostomy. *Dis Colon Rectum* 38：88-194.

Gorgun E, Remzi FH, Connor JT et al (2003) Male sexual function improves after ileal pouch anal anastomosis. ASCRS Annual Scientic Meeting；oral presentation.

Gorgun E, Remzi FH, Goldberg JM et al (2004) Fertility is reduced after restorative proctocolectomy with ileal pouch anal anastomosis: a study of 300 patients. *Surgery* 136: 795-803.

Goudet P, Dozois RR, Kelly KA, Ilstrup DM & Phillips SF (2001) Characteristics and evolution of extraintestinal manifestations associated with ulcerative colitis after proctocolectomy. *Digestive Surgery* 18: 51-55.

Gozzetti G, Poggioli G, Marchetti F et al (1994) Functional outcome in handsewn versus stapled ileal pouch-anal anastomosis. *Am J Surg* 168: 325-329.

Grant D, Cohen Z, McHugh S, McLeod R & Stern H (1986) Restorative proctocolectomy: clinical results and manometric findings with long and short rectal cuffs. *Dis Colon Rectum* 29: 27-32.

Greenberg GR, Buchan AMJ, McLeod RS, Preston P & Cohen Z (1989) Gut hormone responses after reconstructive surgery for ulcerative colitis. *Gut* 30: 1721-1730.

Grobler S, Affie E, Keighley MRB & Thompson H (1991a) Outcome in patients with restorative proctocolectomy and a suspected diagnosis of Crohn's disease. *Br J Surg* 78: 729.

Grobler S, Hosie K & Keighley MRB (1991b) Enterocutaneous fistula complicating restorative proctocolectomy. *Gut* 32: 580 (abstract).

Grobler SP, Hosie KB & Keighley MRB (1992) Randomized trial of loop ileostomy in restorative proctocolectomy. *Br J Surg* 79: 903-906.

Grobler SP, Hosie KB, Affie E, Thompson H & Keighley MRB (1993) Outcome of restorative proctocolectomy when the diagnosis is suggestive of Crohn's disease. *Gut* 34: 1384-1388.

Groom JS, Nicholls RJ, Hawley PR & Phillips RKS (1993) Pouch-vagi-nal fistula. *Br J Surg* 80: 936-940.

Groom JS, Kamm MA & Nicholls RJ (1994) Relationship of small bowel motility to ileoanal reservoir function. *Gut* 35: 523-529.

Grotz RL, Pemberton JH, Ferrara A & Hanson RB (1994) Ileal pouch pressures after defecation in continent and incontinent patients. *Dis Colon Rectum* 37: 1073-1077.

Gruner OPN, Flatmark A, Maas R et al (1975) Ileorectal anastomosis in ulcerative colitis. *Scand J Gastroenterol* 10: 641-646.

Gruner OPN, Maas R, Frethin B & Gjone E (1977) Marital status and sexual adjustment after colectomy: results in 178 patients operated on for ulcerative colitis. *Scand J Gastroenterol* 12: 193-197.

Gullberg K, Stahlberg D, Liljeqvist L et al (1997) Neoplastic transfor-mation of the pelvic pouch mucosa in patients with ulcerative coli-tis. *Gastroenterology* 112: 1487-1492.

Gustavsson S, Weiland LH & Kelly KA (1987) Relationship of back-wash ileitis to ileal pouchitis after ileal pouch anal anastomosis. *Dis Colon Rectum* 30: 25-28.

Hahnloser D, Pemberton JH, Wolff BG et al (2004) Pregnancy and delivery before and after ileal pouch-anal anastomosis for inflam-matory bowel disease: immediate and long-term consequences and outcomes. *Dis Colon Rectum* 47: 1127-1135.

Hainsworth PJ (1998) Selective omission of loop ileostomy in restora-tive proctocolectomy. *Int J Colorect Dis* 13: 119-123.

Hakala K, Vuoristo M, Luukkonen P, Jarvinen HJ & Miettinen TA (1997) Impaired absorption of cholesterol and bile acids in patients with an ileoanal anastomosis. *Gut* 41: 771-777.

Hallgren T, Fasth S, Delbro D et al (1993) Possible role of the auto-nomic nervous system in sphincter impairment after restorative proctocolectomy. *Br J Surg* 80: 631-635.

Hallgren TA, Fasth SB, Oresland TO & Hulten LA (1995) Ileal pouch anal function after endoanal mucosectomy and handsewn ileoanal anastomosis compared with stapled anastomosis without mucosec-tomy. *Eur J Surg* 161: 915-921.

Halverson AL, Hull TL, Remzi F, Hammel JP, Schroeder T & Fazio VW (2002) Perioperative resting pressure predicts long-term postopera-tive function after ileal pouch-anal anastomosis. *J Gastrointest Surg* 6: 316-320.

Hamilton I, Pinder IF, Dickinson RJ et al (1984) A comparison of prednisolone enemas with low-dose oral prednisolone in the treat-ment of acute distal ulcerative colitis. *Dis Colon Rectum* 27: 701-702.

Hancock BD (1976) Measurement of anal pressure and motility. *Gut* 17: 645-651.

Harig JM, Soergel KH, Komorowski RA & Wood CM (1989) Treatment of diversion colitis with short chain fatty acid irrigation. *N Engl J Med* 320: 23-28.

Harms BA, Hamilton JW & Starling JR (1987a) Management of chronic ulcerative colitis and rectovaginal fistula by simultaneous ileal pouch construction and fistula closure: report of a case. *Dis Colon Rectum* 30: 611-614.

Harms BA, Pellett JR & Starling JR (1987b) Modified quadruple loop (W) ileal reservoir for restorative proctocolectomy. *Surgery* 101: 234-237.

Harms BA, Hamilton JW, Yamamoto DT & Starling JR (1987c) Quadruple loop (W) ileal pouch reconstruction after proctocolec-tomy: analysis and functional results. *Surgery* 102: 561-567.

Harms BA, Pahl AC & Starling JR (1990) Comparison of clinical and compliance characteristics between S and W ileal reservoirs. *Am J Surg* 159: 34-40.

Harms BA, Myers GA, Rosenfeld DJ & Starling JR (1994) Management of fulminant ulcerative colitis by primary restorative proctocolec-tomy. *Dis Colon Rectum* 37: 971-978.

Haray PN, Amarnath B, Weiss EG, Nogueras JJ & Wexner SD (1996) Low malignant potential of the double-stapled ileal pouch-anal anastomosis. *Br J Surg* 83: 1406.

Hartley JE, Fazio VW, Remzi FH et al (2004) Analysis of the outcome of ileal pouch-anal anastomosis in patients with Crohn's disease. *Dis Colon Rectum* 47: 1808-1815.

Harvey PRC, McLeod RS, Cohen Z & Strasberg SM (1991) Effect of colectomy on bile composition, cholesterol crystal formation, and gallstones in patients with ulcerative colitis. *Ann Surg* 214: 396-402.

Hasegawa H, Radley S, Morton DG & Keighley MRB (2000) Randomized trial of stapled v sutured loop ileostomy closure. *Ann Surg* 231: 202-204.

Hasegawa H, Watanabe M, Baba H et al (2002) Laparoscopic restora-tive proctocolectomy for patients with ulcerative colitis. *J Laparoendosc Adv Surg Tech A* 12: 403-406.

Hashimoto A, Funayama Y, Naito H et al (2001) Laparascope-assisted versus conventional restorative proctocolectomy with rectal muco-sectomy. *Surg Today* 31: 210-214.

Hatakeyama K, Yamai K & Muto T (1989) Evaluation of ileal W pouch anal anastomosis for restorative proctocolectomy. *Int J Colorectal Dis* 4: 1-6.

Hauser W, Karl-Heinz J & Stallmach A (2005) Mental disorder and psychologic distress in patients with ulcerative colitis after ileal pouch-anal anastomosis. *Dis Colon Rectum* 48: 952-962.

Hawley PR (1984) Presidential address. Section of coloproctology. Royal Society of Medicine (October).

Hawley PR (1990) Restorative Proctocolectomy Symposium: World Congress of Gastroenterology, Sydney.

Hay P (1949) In Bacon HE (ed) *Anus, Rectum, Sigmoid Colon: Diagnosis and Treatment*, 3rd edn, Vol 1, p 301. Philadelphia: Lippincott.

Heald RJ & Allen DR (1986) Stapled ileoanal anstomosis: a technique to avoid mucosal proctectomy in the ileal pouch operation. *Br J Surg* 73: 571-572.

Heimann T, Gelernt I, Schanzer H, Sachar DB, Greenstein AJ & Anfses AH (1983) Surgical treatment, skin test reactivity and lymphocytes in inflammatory bowel disease. *Am J Surg* 145: 199-201.

Heimann TM, Kurtz RJ, Shen-Schwartz S & Anfses AH (1984) Mucosal proctectomy using ultrasonic fragmentation. *Coloproctology* 6: 316-319.

Heimann TM, Kirtz RJ, Shen-Schwartz S & Anfses AH (1985) Ultrasonic mucosal proctectomy without endorectal pull-through. *Dis Colon Rectum* 28: 336-340.

Heimann TM, Slater G, Kirtz RJ, Szporn A & Greenstein AJ (1989) Ultrasonic mucosal proctectomy in patients with ulcerative colitis. *Ann Surg* 210: 787-791.

Heppell J, Weiland LH, Perrault J, Pemberton JH, Telander RL & Beart RW Jr (1983) Fate of the rectal mucosa after rectal mucosectomy and ileoanal anastomosis. *Dis Colon Rectum* 26: 768-771.

Heppell J, Belliveau P, Taillefer R, Dube S & Derbekyan V (1987) Quantitative assessment of pelvic ileal reservoir emptying with a semisolid radionuclide enema: a correlation with clinical outcome. *Dis Colon Rectum* 30: 81-85.

Herbst F, Sielezneff I & Nicholls RJ (1996) Salvage surgery for ileal pouch outlet obstruction. *Br J Surg* 83: 368-371.

Herbst F, Kamm MA & Nicholls RJ (1998) Effects of loperamide on ileoanal pouch function. *Br J Surg* 85: 1428-1432.

Heriot AG, Tekkis PP, Smith JJ, Bona R, Cohen RG & Nicholls RJ (2005) Management and outcome of pouch-vaginal fistulas following restorative proctocolectomy. *Dis Colon Rectum* 48: 451-458.

Heuschen UA, Allemeyer EH, Hinz U et al (2002) Outcome after septic complications in J pouch procedures. *Br J Surg* 89: 194-200.

Heuschen UA, Heuschen G, Autschbach F, Allemeyer EH & Herfarth C (2001) Adenocarcinoma in the ileal pouch: late risk of cancer after restorative proctocolectomy. *Int J Colorectal Dis* 16: 126-130.

Hewett PJ, Stitz R, Hewett MK et al (1995) Comparison of the func-tional results of restorative proctocolectomy for ulcerative colitis between the J and W configuration ileal pouches with sutured ileoanal anastomosis. *Dis Colon Rectum* 38: 567-572.

Heyvaert G, Penninckx F, Filez L et al (1994) Restorative proctocolec-tomy in elective and emergency cases of ulcerative colitis. *Int J Colorect Dis* 9: 73-76.

Hildebrandt V, Ecker KW, Kraus J, Schmid T & Feifel G (1992) Endosonographic differentiation of mucosal and transmural non-specific inflammatory bowel disease. *Dis Colon Rectum* 35: 20.

Hodgson WJB, Finkelstein JL, Woodriff P & Anfses AH (1979) Continent anal ileostomy with mucosal proctectomy: a bloodless technique using surgical ultrasonic aspirator in dogs. *Br J Surg* 66: 857-860.

Holdsworth PJ & Johnston D (1988) Anal sensation after restorative proctocolectomy for ulcerative colitis. *Br J Surg* 75: 993-996.

Holdsworth PJ, Sagar PM, Lewis WG & Johnston D (1992) Anal sphincter activity after restorative proctocolectomy for ulcerative colitis: a study using continuous ambulatory manometry. *Dis Colon Rectum* 35: 22.

Holdsworth PJ, Sagar PM, Lewis WG, Williamson M & Johnston D (1994) Internal anal sphincter activity after restorative procto-colectomy for ulcerative colitis: a study using continuous ambula-tory manometry. *Dis Colon Rectum* 37: 32-36.

Holubar S & Hyman N (2003) Continence alterations after ileal pouch-anal anastomosis do not diminish quality of life. *Dis Colon and Rectum* 46: 1489-1491.

Hosie KB, Sakaguchi M, Tudor R, Kmiot W & Keighley MRB (1989) Mucosal blood flow following restorative proctocolectomy: pouchi-tis is associated with mucosal ischaemia. *Br J Surg* 76: 1331.

Hosie KB, Davie RJ, Panagamuwa B, Birch N & Keighley MRB (1990a) Bile acid absorption in human ileum. *Gut* 31: 612 (abstract).

Hosie KB, Davie RJ, Panagamuwa B, Birch N & Keighley MRB (1990b) Bile acid absorption following restorative proctocolectomy. *Br J Surg* 77: 804.

Hosie KB, Keighley MRB, Smith NB et al (1990c) Efficiency of evacua-tion after restorative proctocolectomy. *Gut* 31: 618 (abstract).

Hosie KB, Kmiot W & Keighley MRB (1990d) Constipation: another indication for restorative proctocolectomy. *Br J Surg* 77: 801-802.

Hosie KB, Mostafa AB, Tulley N et al (1990e) The radio-isotope faecogram. *Nucl Med Commun* 11: 205. Hosie KB, Busby J, Ferguson H, Kuo M & Keighley MRB (1991a) Diet after restorative proctocolectomy. *Gut* 32: 579 (abstract).

Hosie KB, Mostafa AB, Tulley NJ et al (1991b) Increased intestinal transit times potentially increase absorptive capacity after restora-tive proctocolectomy. *Gut* 32: 557 (abstract).

Hosie KB, Asperer J, Oya M et al (1992a) Complications following restorative proctocolectomy are associated with reduced ileal blood flow. Paper read at the Annual Scientific Meeting of the Association of Surgeons of Great Britain and Ireland, 1-3 April, St Helier.

Hosie KB, Davie RJ, Panagamuwa B et al (1992b) Ileal mucosal absorption of bile acid in man: validation of a miniature flux chamber technique. *Gut* 33: 490-496.

Hosie KB, Grobler SP & Keighley MRB (1992c) Temporary loop ileostomy following restorative proctocolectomy. *Br J Surg* 79: 33-34.

Hosie KB, Davie RJ, Grobler SP, Birch NJ & Keighley MRB (1993) Bile acid absorption after restorative proctocolectomy. *Br J Surg* 80: 1068-1069.

Hueting WE, Buskens E, van der Tweel I et al (2005) Results and com-plications after ileal pouch anal anastomosis: a meta-analysis of 43 observational studies comprising 9, 317 patients. *Dig Surg* 22: 69-79.

Hughes ESR & Russell IS (1967) Ileorectal anastomosis for ulcerative colitis. *Dis Colon Rectum* 10: 35-39.

Hull TL, Fazio VW & Schroeder T (1996) Paradoxical puborectalis contraction in patients after pelvic pouch construction. *Dis Colon Rectum* 38: 1144-1146.

Hultén L (1998) Proctocolectomy and ileostomy to pouch surgery for ulcerative colitis. *World J Surg* 22: 335-341.

Hultén L & Fasth S (1981) Loop ileostomy for protection of the newly constructed ileostomy reservoir. *Br J Surg* 68: 11-13.

Hurst RD, Molinari M, Chung TP, Rubin M & Michelassi F (1996) Prospective study of the incidence, timing and treatment of pouchi-tis in 104 consecutive patients after restorative proctocolectomy. *Arch Surg* 131: 497-500.

Hurst RD, Chung TP, Rubin M & Michelassi F (1998) The implications of acute pouchitis on the long-term functional results of restorative proctocolectomy. *Inflammatory Bowel Dis* 4: 280-284.

Hylander E, Rannem T, Hegnhj J, Kirkegaard P, Thale M & Jarnum S (1991) Absorption studies after ileal J-pouch anastomosis for ulcer-ative colitis: a prospective study. *Scand J Gastroenterol* 26: 65-72.

Hyman NH, Fazio VW, Tuckson WB & Lavery IC (1991)

Consequences of ileal pouch-anal anastomosis for Crohn's colitis. *Dis Colon Rectum* 34：653-657.

Hyman NH，Fazio VW，Tuckson WB & Lavery IC（1992）Consequences of delayed ileostomy closure after ileal pouch-anal anastomosis. *Dis Colon Rectum* 35：870-873.

Irvin TT & Goligher JC（1975）A controlled clinical trial of three differ-ent methods of perineal wound management following excision of the rectum. *Br J Surg* 62：287-291.

Jagelman DG，Lewis CB & Rowe-Jones DC（1969）Ileorectal anastomo-sis：appreciation by patients. *Br Med J* 1：756-757.

Jagenburg R，Kock NG & Philipson B（1975）Vitamin B_{12} absorption in patients with continent ileostomy. *Scand J Gastroenterol* 10：141-144.

Janasz ES，Fozard B，Dozois RR，Ilstrup DM & Nelson H（1995）Ileal pouch-anal anastomosis function following childbirth. *Dis Colon Rectum* 38：159-165.

Järvinen HJ & Luukkonen P（1991）Comparison of restorative procto-colectomy with and without covering ileostomy in ulcerative colitis. *Br J Surg* 78：199-201.

Järvinen HJ，Makitie A & Sevula A（1986）Long-term results of conti-nent ileostomy. *Int J Colorectal Dis* 1：40-43.

Jimmo B & Hyman NH（1998）Is ileal pouch-anal anastomosis really the procedure of choice for patients with ulcerative colitis? *Dis Colon Rectum* 41：41-45.

Johnson E，Carlsen E，Nazir M & Nygaard K（2001）Morbidity and functional outcome after restorative proctocolectomy for ulcerative colitis. *Eur J Surg* 167：40-45.

Johnson PM，Richard C，Ravid A et al（2004）Female infertility after ileal pouch-anal anastomosis for ulcerative colitis. *Dis Colon Rectum* 47：1119-1126.

Johnson PM，O'Connor BI，Cohen Z & McLeod RS（2005）Pouch-vaginal fistula after ileal pouch-anal anastomosis：treatment and outcomes. *Dis Colon Rectum* 48：1249-1253.

Johnston D，Williams NS，Neal DE & Axon AT（1981）The value of preserving anal sphincter in operations for ulcerative colitis and polyposis：a review of 22 mucosal proctectomies. *Br J Surg* 68：874-878.

Johnston D，Holdsworth PJ & Smith AH（1989）Preservation of ileocecal junction and entire anal canal in surgery for ulcerative colitis：a 'two-sphincter' operation. *Dis Colon Rectum* 32：555-561.

Johnston D，Williamson MER，Lewis WG et al（1996）Prospective con-trolled trial of dublicated（J）versus quadruplicated（W）pelvic ileal reservoirs in restorative proctocolectomy for ulcerative colitis. *Gut* 39：242-247.

Jones PF，Munro A & Even SWB（1977）Colectomy and ileorectal anas-tomosis for colitis：report on a personal series，with a critical review. *Br J Surg* 64：615-623.

Jorge JMN，Wexner SD，James K，Nogueras JJ & Jagelman DG（1994a）Recovery of anal sphincter function after the ileoanal reservoir procedure in patients over the age of fifty. *Dis Colon Rectum* 37：1002-1005.

Jorge JMN，Wexner SD，Morgado PJ et al（1994b）Optimization of sphincter function after the ileoanal reservoir procedure：a prospec-tive randomized trial. *Dis Colon Rectum* 37：419-423.

Karanjia ND，Schache DJ & Heald RJ（1992）Function of the distal rectum after low anterior resection for carcinoma. *Br J Surg* 79：114-116.

Karlan M，McPherson RC & Watman RN（1959）An experimental evo-lution of faecal continence—sphincter and reservoir—in the day. *Surg Gynecol Obstet* 108：469-475.

Karlbom U，Raab Y，Ejerblad S，Graf W，Thorn M & Pahlman L（2000）Factors influencing the functional outcome of restorative procto-colectomy in ulcerative colitis. *Br J Surg* 87：1401-1408.

Kartheuser AH，Dozois RR，Wiesner RH et al（1993）Complications and risk factors after ileal pouch-anal anastomosis for ulcerative colitis associated with primary sclerosing cholangitis. *Ann Surg* 217：314-320.

Kawarasaki H，Fujiwara T & Fonkalsrud EW（1985）Electric activity and motility in the side-to-side isoperistaltic ileal reservoir. *Arch Surg* 120：1045-1047.

Kay RM，Cohen Z，Siu KP，Petrunka CN & Strasburg SM（1980）Ileal excretion and bacterial modification of bile acids and cholesterol in patients with continent ileostomy. *Gut* 21：128-132.

Kayaalp C，Nessar G，Akoglu M & Atalay F（2003）Elimination of mucosectomy during restorative proctocolectomy in patients with ulcerative colitis may provide better results in low-volume centers. *Am J Surg* 185：268-272.

Keighley MRB（1987）Abdominal mucosectomy reduces the incidence of soiling and sphincter damage after restorative proctocolectomy and J pouch. *Dis Colon Rectum* 30：386-390.

Keighley MRB（1996）Review article：the management of pouchitis. *Aliment Pharmacol Ther* 10：449-457.

Keighley MRB（2000）The final diagnosis in pouch patients for presumed ulcerative colitis may change to Crohn's disease：patients should be warned of the consequences. *Acta Chir Iugosl* 47：27-31.

Keighley MRB（2006）Quality of life in patients undergoing colorectal surgery. In：Delaini：GG（ed.）*Inflammatory bowel disease and familial adenomatous polyposis*，pp：127-132. Milan. Springer.

Keighley MRB & Grobler S（1993）Fistulas complicating restorative proctocolectomy. *Gut* 34：740-743.

Keighley MRB & Matheson D（1981）Functional results of rectal exci-sion and endo-anal anastomosis. *Br J Surg* 67：757-761.

Keighley MRB，Winslet MC，Yoshioka K & Lightwood R（1987a）Discrimination is not impaired by excision of the anal transition zone after restorative proctocolectomy. *Br J Surg* 74：1118-1121.

Keighley MRB，Winslet MC，Pringle W & Allan RN（1987b）The pouch as an alternative to permanent ileostomy. *Br J Hosp Med* 35：286-294.

Keighley MRB，Yoshioka K，Kmiot W & Heyen F（1988a）Physiological parameters influencing function in restorative proctocolectomy and ileo pouch anal anastomosis. *Br J Surg* 75：997-1002.

Keighley MRB，Yoshioka K & Kmiot W（1988b）Prospective random-ized trial to compare the stapled double lumen pouch and the sutured quadruple pouch for restorative proctocolectomy. *Br J Surg* 75：1008-1011.

Keighley MRB，Winslet MC，Flinn R & Kmiot W（1989）Multivariate analysis of factors influencing the results of restorative procto-colectomy. *Br J Surg* 76：740-744.

Keighley MRB，Asperer J，Hosie K & Grobler S（1991a）Fistula compli-cating restorative proctocolectomy. *Gut* 32：557（abstract）.

Keighley MRB，Asperer J，Grobler S & Hosie K（1991b）Is a loop ileostomy desirable in restorative proctocolectomy? *Gut* 32：579（abstract）.

Keighley MRB，Grobler S & Bain I（1993）An audit of restorative proc-tocolectomy. *Gut* 34：680-684.

Keighley MRB，Ogunbiyi OA & Körsgen S（1997）Pitfalls and outcome in ileoanal pouch surgery for ulcerative colitis. *Nether J Med* 5：S23-S27.

Kelly DG，Phillips SF，Kelly KA，Weinstein WM & Gilchrist MJ（1983）Dysfunction of the continent ileostomy：clinical features and bacte-riology. *Gut* 24：193-201.

Kelly J，Condon E & Kirwan WO（2007）The benefits of the laparo-scopic approach in ileum puch anal anastomosis formation. *Colorectal Dis* 9（Suppl 3）：13-60.

Kelly KA（1992）Anal sphincter-saving operations for chronic ulcera-tive colitis. *Am J Surg* 163: 5-11.

Kelly RE, Avedin MZ, Fonkalsrud DW et al (1993) Early and long-term effects of colectomy and endorectal pull-through on bile acid profile. *Ann Surg* 217: 321-328.

Keranen U, Luukkonen P & Järvinen H (1997) Functional results after restorative proctocolectomy complicated by pouchitis. *Dis Colon Rectum* 40: 764-769.

Kettlewell MGW (1990) Proctocolectomy for ulcerative colitis. In Allan RN, Keighley MRB, Alexander-Williams J & Hawkins C (eds) *Inflammatory Bowel Diseases*, 2nd edn, pp 439-444. Edinburgh: Churchill Livingstone.

Kienle P, Z'graggen K, Schmidt J et al (2005) Laparoscopic restorative proctocolectomy. *Br J Surg* 92: 88-93.

King DW, Lubowski DZ & Cook TA (1989) Anal canal mucosa in restora-tive proctocolectomy for ulcerative colitis. *Br J Surg* 76: 970-972.

Kirkegaard P, Bulow S, Skov Olsen P & Gyrtrup H-J (1990) The first year with a J pouch: a prospective evaluation. *Int J Colorect Dis* 5: 148-150.

Klas J, Myers GA, Starling JR & Harms BA (1998) Physiologic evalua-tion and surgical management of failed ileoanal pouch. *Dis Colon Rectum* 41: 854-861.

Klein K, Stenzel P & Katon R (1983) Pouch ileitis: report of a case with severe systemic manifestations. *J Clinic Gastroenterol* 5: 149-153.

Kmiot WA (1989) Pouchitis: defining an objective method of diagnosis. *Int J Colorectal Dis* 4: 222-224.

Kmiot WA & Keighley MRB (1989a) Total stapled abdominal restora-tive proctocolectomy. *Br J Surg* 76: 961-964. Kmiot WA & Keighley MRB (1989b) Does anal sphincter function improve following restorative proctocolectomy? *Br J Surg* 76: 636.

Kmiot WA, Youngs DJ & Keighley MRB (1989a) Recovery from pouch-itis: the mechanism of adaptive ileal villus regrowth. *Br J Surg* 76: 1338.

Kmiot WA, Youngs D, Winslet M, Curran FT & Keighley MRB (1989b) Ileal adaptation following restorative proctocolectomy. *Br J Surg* 76: 625.

Kmiot WA, Yoshioka K & Keighley MRB (1990a) Video-proctographic assessment following restorative proctocolectomy. *Dis Colon Rectum* 33: 566-572.

Kmiot WA, Williams MR & Keighley MRB (1990b) Pouchitis following colectomy and ileal reservoir construction for familial adenomatous polyposis. *Br J Surg* 77: 1283.

Kmiot WA, Youngs DJ & Keighley MRB (1990c) Acute reservoir ileitis (pouchitis): are the mucosal morphological changes due to bacter-ial overgrowth? *Br J Surg* 77: 1417 (abstract).

Kmiot WA, Hesslewood SR, Smith N et al (1993a) Evaluation of the inflammatory infiltrate in pouchitis with ^{111}In-labeled granulo-cytes. *Gastroenterology* 104: 981-988.

Kmiot WA, Youngs D, Tudor R, Thompson H & Keighley MRB (1993b) Mucosal morphology, cell proliferation and faecal bacteriology in acute pouchitis. *Br J Surg* 80: 1445-1449.

Knill-Jones RP, Morson BC & Williams R (1970) Prestomal ileitis: clini-cal and pathological findings in 5 cases. *Quart J Med* 154: 287.

Knobler H, Ligumsky P, Okon E et al (1986) Pouch ileitis: recurrence of the inflammatory bowel disease in the ileal reservoir. *Am J Gastroenterol* 81: 199-201.

Kock NG (1969) Intra-abdominal 'reservoir' in patients with perma-nent ileostomy. *Arch Surg* 99: 223-231.

Kock NG (1973) Continent ileostomy. *Prog Surg* 12: 180-201.

Kock NG (1976) Present status of the continent ileostomy: surgical revision of the malfunctioning ileostomy. *Dis Colon Rectum* 19: 200. Kock NG, Darle N, Hulten L et al (1977) Ileostomy. *Curr Prob Surg* 14: 36-38.

Kock NG, Myrvold HE & Nilsson LO (1980) Progress report on the continent ileostomy. *World J Surg* 4: 143-148.

Kock NG, Myrvold HE, Nilsson LO & Philipson BM (1981) Continent ileostomy: an account of 314 patients. *Acta Chir Scand* 147: 67-72.

Kock NG, Hulten L & Myrvold HE (1989) Ileoanal anastomosis with interposition of the ileal 'Kock pouch': preliminary results. *Dis Colon Rectum* 32: 1050-1054.

Kohler L (1999) Endoscopic surgery: what has passed the test? *World J Surg* 23: 816-824.

Köhler L & Troidl H (1995) The ileoanal pouch: a risk-benefit analysis. *Br J Surg* 82: 443-447.

Köhler L, Pemberton JH, Zinsmeister AR & Kelly KA (1991) Quality of life after proctocolectomy: a comparison of Brooke ileostomy, Kock pouch, and ileal pouch-anal anastomosis. *Gastroenterology* 101: 679-684.

Köhler L, Pemberton JH, Hodge DO, Zinsmeister AR & Kelly KA (1992) Long-term functional results and quality of life after ileal pouch-anal anastomosis and cholecystectomy. *World J Surg* 16: 1126-1132.

Kojima Y & Fonkalsrud EW (1982) Evaluation of technique for chemi-cal debridement of colonic mucosa. *Surg Gynecol Obstet* 155: 849-854.

Kollmorgen CF, Nivatvongs S, Dean PA & Dozois RR (1996) Long-term causes of death following ileal pouch-anal anastomosis. *Dis Colon Rectum* 39: 525-528.

Koltun WA, Schoetz DJ Jr, Roberts PL et al (1991) Indeterminate coli-tis predisposes to perineal complications after ileal pouch-anal anastomosis. *Dis Colon Rectum* 34: 857-860.

Koltun WA, Smith RJ, Loehner D et al (1993) Alteration in intestinal permeability after ileal pouch-anal anastomosis. *Dis Colon Rectum* 36: 922-926.

Kontturo M, Larmi TKI & Tuononen S (1974) Bladder dysfunction and its manifestations following abdomino-perineal extirpation of the rectum. *Ann Surg* 179: 179-182.

Körsgen S & Keighley MRB (1997) Causes of failure and life expectancy of the ileoanal pouch. *Int J Colorect Dis* 12: 4-8.

Körsgen S & Keighley MRB (2000) Poor outcome of a defunctioning stoma after pouch construction for ulcerative colitis. *Dig Surg* 17: 147-149.

Kuster GGR & Andree G (1993) Attempts to aid the adaptation of pelvic pouch before temporary ileostomy closure. *Dis Colon Rectum* 36: 1022-1025.

Ky AJ, Sonoda T & Milsom JW (2002) One-stage laparoscopic restora-tive proctocolectomy. *Dis Colon Rectum* 45: 207-211.

Laake KO, Line PD, Aabakken L et al (2003) Assessment of mucosal inflammation and circulation in response to probiotics in patients operated with ileal pouch anal anastomosis for ulcerative colitis. *Scand J Gastroenterol* 38: 409-414.

Landi E, Fianchini A, Landa L et al (1990) Proctocolectomy and stapled ileoanal anastomosis without mucosal proctectomy. *Int J Colorectal Dis* 5: 151-154.

Landi E, Landa L, Fianchini A, Marmorale C & Piloni V (1994) Straight ileoanal anastomosis with myemectomy as an alternative to ileal pouch-anal anastomosis in restorative proctocolectomy. *Int J Colorect Dis* 9: 45-59.

Lane RHS & Parks AG (1977) Function of the anal sphincters follow-ing coloanal anastomosis. *Br J Surg* 64: 596-599.

Launer DP & Sackier JM (1991) Pouch-anal anastomosis without diverting ileostomy. *Dis Colon Rectum* 34: 993-998.

Laureti S, Ugolini F, D'Errico A, Rago S & Poggioli G (2002) Adenocarcinoma below ileoanal anastomosis for ulcerative colitis: report of a case and review of the literature. *Dis Colon Rectum* 45：418-421.

Lavery IC，Tuckson WB & Easley KA (1989) Internal anal sphincter function after total abdominal colectomy and stapled ileal pouch anal anastomosis without mucosal proctectomy. *Dis Colon Rectum* 32：950-953.

Lavery IC，Sirimarco MT，Ziv Y & Fazio VW (1995) Anal canal inflam-mation after ileal pouch-anal anastomosis：the need for treatment. *Dis Colon Rectum* 38：120-125.

Lee ECG & Dowling BL (1972) Perimuscular excision of the rectum for Crohn's disease and ulcerative colitis：a conservative technique. *Br J Surg* 59：29-32.

Lee PY，Fazio VW，Church JM et al (1997) Vaginal fistula following restorative proctocolectomy. *Dis Colon Rectum* 40：752-759.

Leijonmarck C-E，Liljeqvist L，Poppen B & Hellers G (1992) Surgery after colectomy for ulcerative colitis. *Dis Colon Rectum* 35：495-502.

Lepisto A，Luukkonen P & Jarvinen HK (2002) Cumulative failure rate of ileal pouch-anal anastomosis and quality of life after failure. *Dis Colon Rectum* 45：1289-1204.

Lerch MM，Braun J，Harder M et al (1989) Postoperative adaptation of the small intestine after total colectomy and J pouch anal-anasto-mosis. *Dis Colon Rectum* 32：600-608.

Levin KE，Pemberton JH，Phillips SF，Zinsmeister AR & Pezim ME (1990) Effect of a xanthine oxidase inhibitor (allopurinol) in patients with pouchitis after ileal pouch-anal anastomosis. *Gut* 31：1168 (abtract).

Levin KE，Pemberton JH，Phillips SF，Zinsmeister AR & Pezim ME (1992) Role of oxygen free radicals in the etiology of pouchitis. *Dis Colon Rectum* 35：452-456.

Levitt MD & Lewis AAM (1991) Determinants of ileoanal pouch func-tion. *Gut* 32：126-127.

Levitt MD，Kamm MA & Nicholls RJ (1991) Pouch dynamics：a simple test of ileoanal pouch evacuation. *Int J Colorect Dis* 6：158-160.

Levitt MD，Kamm MA，Groom J，Hawley PR & Nicholls RJ (1992) Ileoanal pouch compliance and motor function. *Br J Surg* 79：126-128.

Levitt MD，Kamm MA，van der Sijp JRM & Nicholls RJ (1994) Ambulatory pouch and anal motility in patients with ileo-anal reservoirs. *Int J Colorect Dis* 9：40-44.

Lewis P & Bartolo DCC (1990) Closure of loop ileostomy after restora-tive proctocolectomy. *Ann R Coll Surg Engl* 72：263-265.

Lewis WG，Holdsworth PJ，Sagar PM & Johnston D (1992) Restorative proctocolectomy with intact anal sphincter in patients over the age of fifty. *Dis Colon Rectum* 35：14.

Lewis WG，Holdsworth PJ，Axon ATR & Johnston D (1993a) Restorative proctocolectomy with end to end pouch-anal anastomo-sis in patients over the age of fifty. *Gut* 34：948-952.

Lewis WG，Holdsworth PJ，Sagar PM，Holmfield JHM & Johnston D (1993b) Effect of anorectal eversion during restorative proctocolec-tomy on anal sphincter function. *Br J Surg* 80：121-123.

Lewis WG，Kuzu A，Sagar PM，Holdsworth PJ & Johnston D (1994) Stricture at the pouch-anal anastomosis after restorative procto-colectomy. *Dis Colon Rectum* 37：120-125.

Lewis WG，Miller AS，Williamson MER et al (1995a) The perfect pelvic pouch：what made the difference? *Gut* 37：552-556.

Lewis WG，Williamson MER，Miller AS et al (1995b) Preservation of complete anal sphincteric proprioception in restorative proctocolec-tomy：the inhibitory reflex and fine control of continence need not be impaired. *Gut* 37：902-906.

Liljeqvist L & Lindquist K (1985) A reconstruction operation on malfunctioning S-shaped pelvic reservoirs. *Dis Colon Rectum* 28：506-511.

Liljeqvist L，Lindquist K & Ljungdahl I (1988) Alterations in ileoanal pouch technique，1980-87：complications and functional out-come. *Dis Colon Rectum* 31：929-938.

Lindquist K (1990) Anal manometry with microtransducer technique before and after restorative proctocolectomy：sphincter function and clinical correlations. *Dis Colon Rectum* 33：91-98.

Lindquist K，Liljeqvist L & Selberg B (1984) The topography of ileoanal reservoirs in relation to evacuation patterns and clinical functions. *Acta Chir Scand* 150：573-579.

Lindquist K，Nilsell K & Liljeqvist L (1987) Cuff abscess and ileoanal anastomotic separations in pelvic pouch surgery：an analysis of possible etiological factors. *Dis Colon Rectum* 30：355-359.

Lobo AJ，Sagar PM，Rothwell J et al (1993) Carriage of adhesive *Escherichia coli* after restorative proctocolectomy and pouch anal anastomosis：relation with functional outcome and inflammation. *Gut* 34：1379-1383.

Lockhart-Mummery HE (1967) Intestinal polyposis：the present posi-tion. *Proc R Soc Med* 60：381-386.

Lofberg R，Liljeqvist L，Lindquist K，Veress B，Reinholt FP & Tribukait B (1991) Dysplasia and DNA aneuploidy in a pelvic pouch. Report of a case. *Dis Colon Rectum* 34：280-283.

Lohmuller JL，Pemberton JH，Dozois RR，Ilstrup D & Van Heerden J (1990) Pouchitis and extraintestinal manifestations of inflamma-tory bowel disease after ileal pouch-anal anastomosis. *Ann Surg* 211：622-629.

Lolohea S，Lynch AC，Robertson GB & Frizelle FA (2005) Ileal pouch-anal anastomosis-vaginal fistula：a review. *Dis Colon Rectum* 48：1802-1810.

Lontoft E (1986) *Salmonella typhimurium* infection after colectomy with mucosal proctectomy，a pouch and ileoanal anastomosis. *Dis Colon Rectum* 29：671-672.

Lovegrove RE，Tekkis PP，Remzi FH et al (2007) Quantification of long-term ileal pouch function following restorative proctocolec-tomy：a multifactorial model of 4013 patients. *Colorectal Dis* 9 (Suppl 3)：1.

Lovegrove RE，Tilney HS，Heriot AG et al (2006) A comparison of adverse events and functional outcomes after restorative procto-colectomy for familial adenomatous polyposis and ulcerative colitis. *Dis Colon Rectum* 49：1293-1306.

Lucarotti ME，Freeman BJC，Warren BF & Durdey P (1995) Synchronous proctocolectomy and ileoanal pouch formation and the risk of Crohn's disease. *Br J Surg* 82：755-756.

Luukkonen P & Järvinen HJ (1992) Hand-sutured vs stapled ileoanal anastomosis. *Dis Colon Rectum* 35：22.

Luukkonen P & Järvinen H (1993) Stapled vs hand-sutured ileoanal anastomosis in restorative proctocolectomy. A prospective，random-ized study. *Arch Surg* 128：437-440.

Luukkonen P，Valtonen V，Sivonen A，Sipponen P & Järvinen H (1988) Faecal bacteriology and reservoir ileitis in patients operated on for ulcerative colitis. *Dis Colon Rectum* 31：864-867.

Luukkonen P，Järvinen H，Tanskanen M et al (1994) Pouchitis：recur-rence of the inflammatory bowel disease? *Gut* 35：243-246.

Lyttle JA & Parks AG (1977) Intersphincteric excision of the rectum. *Br J Surg* 64：413-416.

Maartense S，Dunker MS，Slors JF et al (2004) Hand-assisted laparo-scopic versus open restorative proctocolectomy with ileal pouch anal anastomosis：a randomized trial. *Ann Surg* 240：984-991.

McGowan PF，Postier RG & Williams GR (1987) Restorative procto-colectomy with the J ileal reservoir in the management of ulcerative colitis and polyposis coli. *J R Coll*

Surg Edinb 32：272-275.
McHugh SM，Diamant NE，McLeod R & Cohen Z (1987) S pouches vs J pouches：a comparison of functional outcomes. *Dis Colon Rectum* 30：671-677.
McIntyre PB，MacRae FA，Berghouse L，English J & Lennard-Jones JE (1985) Therapeutic benefits from a poorly absorbed prednisolone enema in distal colitis. *Gut* 26：822-824.
McIntyre PB，Pemberton JH，Beart RW，Devine RM & Nivatvongs S (1994a) Double-stapled vs handsewn ileal pouch-anal anastomosis in patients with chronic ulcerative colitis. *Dis Colon Rectum* 37：430-433.
McIntyre PB，Pemberton JH，Wolff BG，Beart RW & Dozois RR (1994b) Comparing functional results one year and ten years after ileal pouch-anal anastomosis for chronic ulcerative colitis. *Dis Colon Rectum* 37：303-307.
McIntyre PB，Pemberton JH，Wolff BG，Dozois RR & Beart RW (1995) Indeterminate colitis：long-term outcome in patients after ileal pouch-anal anastomosis. *Dis Colon Rectum* 38：51-54.
McKee RF，Keenan RA & Munro A (1997) The impact of the develop-ment of restorative proctocolectomy on the management of inflam-matory bowel disease in the North of Scotland. *J R Coll Surg Edinb* 42：10-14.
MacLean AR，O'Connor B，Parkes R，Cohen Z & McLeod RS (2002) Reconstructive surgery for failed ileal pouch-anal anastomosis：a viable surgical option with acceptable results. *Dis Colon Rectum* 45：880-886.
McLeod RS & Baxter NN (1998) Quality of life of patients with inflam-matory bowel disease after surgery. *World J Surg* 22：375-381.
McLeod RS & Fazio VW (1984) Quality of life with the continent ileostomy. *World J Surg* 8：90-95.
McLeod RS，Churchill DN，Lock M，Vanderburgh S & Cohen Z (1991) Quality of life of patients with ulcerative colitis preoperatively and postoperatively. *Gastroenterology* 101：1307-1313.
McLeod RS，Antonioli D，Cullen J et al (1994) Histologic and microbio-logic features of biopsy samples from patients with normal and inflamed pouches. *Dis Colon Rectum* 37：26-31.
MacRae HM，McLeod RS，Cohen Z，O'Connor BI & Ton ENC (1997) Risk factors for pelvic pouch failure. *Dis Colon Rectum* 40：257-262.
Madden MV，Farthing MJG & Nicholls RJ (1990) Inflammation in ileal reservoirs：'pouchitis'. *Gut* 31：247-249.
Madden MV，Neale KF，Nicholls RJ et al (1991) Comparison of morbid-ity and function after colectomy with ileorectal anastomosis or restorative proctocolectomy for familial adenomatous polyposis. *Br J Surg* 78：789-792.
Madden MV，McIntyre AS & Nicholls RJ (1994) Double-blind crossover trial of metronidazole versus placebo in chronic unremitting pouchitis. *Digestive Dis Sci* 39：1193-1196.
Madiba TE & Bartolo DCC (2001) Pouchitis following restorative proc-tocolectomy for ulcerative colitis：incidence and therapeutic out-come. *J Roy Coll Surg Edinb* 46：334-337.
Madsen K，Cornish A，Soper P et al (2001) Probiotic bacteria enhance murine and human intestinal epithelial barrier function. *Gastroenterology* 121：580-591.
Maeda K，Hashimoto M，Koh J et al (1995) The use of an ileostomy connector to diminish the frequency of defecation prior to ileostomy closure in patients with a pelvic pouch. *Surg Today* 25：657-661.
Makino K，Chikiiwa K，Higashijima H et al (1994) Rapid cholesterol nucleation time and cholesterol gall stone formation after subtotal or total colectomy in humans. *Gut* 35：1760-1764.
Marcello PW，Roberts PL，Schoetz DJ et al (1993) Obstruction after ileal pouch-anal anastomosis：a preventable complication? *Dis Colon Rectum* 36：1105-1111.
Marcello PW，Schoetz DJ，Roberts PL et al (1997) Evolutionary changes in pathological diagnosis after the ileoanal pouch proce-dure. *Dis Colon Rectum* 40：263-269.
Marcello PW，Milsom JW，Wong SK et al (2000) Laparoscopic restorative proctocolectomy：case-matched comparative study with open restorative proctocolectomy. *Dis Colon Rectum* 43：604-608.
Marsh PJ & Kiff ES (1996) Ileocaecostomy：an alternative surgical procedure for antegrade colonic enema. *Br J Surg* 83：507-508.
Martel P，Majery N，Savigny B et al (1998) Mesenteric lengthening in ileoanal pouch anastomosis for ulcerative colitis：is high division of the superior mesenteric pedicle a safe procedure? *Dis Colon Rectum* 41：862-867.
Martin LW & Fischer JE (1982) Preservation of anorectal continence following total colectomy. *Ann Surg* 196：700-704.
Martin LW，LeCoultre C & Schubert WK (1977) Total colectomy and mucosal proctectomy with preservation of continence in ulcerative colitis. *Ann Surg* 186：477-480.
Martin LW，Sayers HJ，Alexander F，Fischer JE & Torres MA (1986) Anal continence following Soave procedure：analysis of results in 100 patients. *Ann Surg* 203：525-530.
Matikainen M，Santavirta J & Hiltunen KM (1990) Ileoanal anasto-mosis without covering ileostomy. *Dis Colon Rectum* 33：384-388.
Maunder RG，Cohen Z，McLeod RS & Greenberg GR (1995) Effect of intervention in inflammatory bowel disease on health-related quality of life：a critical review. *Dis Colon Rectum* 38：1147-1161.
May RE (1966) Sexual dysfunction following rectal excision for ulcer-ative colitis. *Br J Surg* 53：29-30.
Meager AP，Farouk R，Dozois RR，Kelly KA & Pemberton JH (1998) J ileal pouch-anal anastomosis for chronic ulcerative colitis：compli-cations and long-term outcome in 1310 patients. *Br J Surg* 85：800-803.
Melville DM，Ritchie JK，Nicholls RJ & Hawley PR (1994) Surgery for ulcerative colitis in the era of the pouch：the St Mark's Hospital experience. *Gut* 35：1076-1080.
Merrett MN，Soper N，Mortensen N & Jewell DP (1996) Intestinal per-meability in the ileal pouch. *Gut* 39：226-230.
Metcalf A，Beart RW Jr，Dozois RR & Kelly KA (1984) Ileal pouch-anal anastomosis：procedure of choice? *Dis Colon Rectum* 27：565-569.
Metcalf A，Dozois RR，Beart RW & Wolf BG (1985a) Pregnancy following ileal pouch-anal anastomosis. *Dis Colon Rectum* 28：859-861.
Metcalf A，Dozois RR，Kelly KA，Beart RW & Wolff BG (1985b) Ileal J pouch anal anastomosis. *Ann Surg* 202：735-739.
Metcalf AM，Dozois RR，Beart TW，Kelly KA & Wolff BG (1986a) Temporary ileostomy for ileal pouch-anal anastomosis：function and complications. *Dis Colon Rectum* 29：300-303.
Metcalf AM，Dozois RR & Kelly KA (1986b) Sexual function in women after proctocolectomy. *Ann Surg* 204：624-627.
Metcalf AM，Dozois RR，Kelly KA & Wolff BG (1986c) Ileal pouch anal anastomosis without temporary，diverting ileostomy. *Dis Colon Rectum* 29：33-35.
Miedema BW，Karlstrom L，Hanson RB，Johnson GP & Kelly KA (1990) Absorption and motility of the bypassed human ileum. *Dis Colon Rectum* 33：829-835.
Mignon M，Stettler C & Phillips SF (1995) Pouchitis：a poorly under-stood entity. *Dis Colon Rectum* 38：100-103.
Mikkola K，Luukkonen P & Harvinen HJ (1995) Long-term results of restorative proctocolectomy for ulcerative colitis. *Int J Colorect Dis* 10：10-14.

Miller AS, Lewis WG, Williamson MER et al (1996) Does eversion of the anorectum during restorative proctocolectomy influence func-tional outcome? *Dis Colon Rectum* 39: 489-493.

Miller R, Lewis GT, Bartolo DCC, Cervero F & Mortensen NJMcC (1988) Sensory discrimination and dynamic activity in the anorec-tum: evidence using a new ambulatory technique. *Br J Surg* 75: 1003-1007.

Miller R, Orrom WJ, Duthie G, Bartolo DCC & Mortensen NJMcC (1990) Ambulatory anorectal physiology in patients following restorative proctocolectomy for ulcerative colitis: comparison with normal controls. *Br J Surg* 77: 895-897.

Mimura T, Rizzello F, Helwig U et al (2002) Four-week open-label trial of metronidazole and ciprofloxacin for the treatment of recurrent or refractory pouchitis. *Aliment Pharmacol Ther* 16: 909-917.

Mimura T, Rizzello F, Helwig U et al (2004) Once daily high dose probiotic therapy (VSL#3) for maintaining remission in recurrent or refractory pouchitis. *Gut* 53: 108-114.

M'Koma AE (1994) Follow-up results of hematology data before and after restorative proctocolectomy: clinical outcome. *Dis Colon Rectum* 37: 932-937.

Moller P, Lohmann M & Brynitz S (1987) Cholestyramine ointment in the treatment of perianal skin irritation following ileoanal anasto-mosis. *Dis Colon Rectum* 30: 106-107.

Morgado PJ, Wexner SD, James K, Nogueras JJ & Jagelman DG (1994) Ileal pouch-anal anastomosis: is preoperative anal manometry predictive of postoperative functional outcome? *Dis Colon Rectum* 37: 224-228.

Morgan RA, Manning PB & Coran AG (1987) Experience with the straight endorectal pullthrough for the management of ulcerative colitis and familial polyposis in children and adults. *Ann Surg* 206: 595-599.

Moskowitz RL (1986) Symposium. Restorative proctocolectomy with ileal reservoir. *Int J Colorect Dis* 1: 16-17.

Moskowitz RL, Shepherd NA & Nicholls RJ (1986) An assessment of inflammation in the reservoir after restorative proctocolectomy with ileoanal ileal resevoir. *Int J Colorect Dis* 1: 167-174.

Mostafa AB, Harding LK, Hosie KB et al (1990) Gastrointestinal tran-sit and pouch evacuation in patients with restorative proctocolec-tomy. *Eur J Nucl Med* 16: 271.

Mowschenson PM & Critchlow JF (1995) Outcome of early surgical complications following ileoanal pouch operation without diverting ileostomy. *Am J Surg* 169: 143-146.

Mylonakis E, Allan RN & Keighley MR (2001) How does pouch con-struction for a final diagnosis of Crohn's disease compare with ileo-proctostomy for established Crohn's proctocolitis? *Dis Colon Rectum* 44: 1137-1142.

Nasmyth DG, Johnston D, Godwin PGR et al (1986a) Factors influenc-ing bowel function after ileal pouch-anal anastomosis. *Br J Surg* 73: 469-473.

Nasmyth DG, Williams NS & Johnston D (1986b) Comparison of the function of triplicated and duplicated pelvic ileal reservoirs after mucosal proctectomy and ileoanal anastomosis for ulcerative colitis and adenomatous polyposis. *Br J Surg* 73: 361-366.

Nasmyth DG, Godwin PG, Dixon MF et al (1989a) Ileal ecology after pouch-anal anastomosis or ileostomy: a study of mucosal morphol-ogy, fecal bacteriology, fecal volatile fatty acids and their interrela-tionship. *Gastroenterology* 96: 817-824.

Nasmyth DG, Johnston D, Williams NS, King GJ, Burkinshaw L & Brooks K (1989b) Changes in the absorption in bile acids after total colectomy in patients with an ileostomy or pouch anal anastomosis. *Dis Colon Rectum* 32: 230-234.

Natori H, Utsunomiya J, Yamamura T, Benno Y & Uchida K (1992) Fecal and stomal bile acid composition after ileostomy or ileoanal anastomosis in patients with chronic ulcerative colitis and adeno-matosis coli. *Gastroenterology* 102: 1278-1288.

Neal DE, Parker AJ, Wiliams NS & Johnston D (1982a) The long-term effect of proctectomy on bladder function in patients with inflam-matory bowel disease. *Br J Surg* 69: 349-352.

Neal DE, Williams NS & Johnston D (1982b) Rectal, bladder and sex-ual function after mucosal proctectomy with and without a pelvic ileal reservoir for colitis and polyposis. *Br J Surg* 69: 599-604.

Neal DE, Williams NS, Backer MCJ & King RFGL (1984) The effects of resection of the distal ileum on gastric emptying, small bowel tran-sit and absorption after proctocolectomy. *Br J Surg* 71: 666-670.

Neilly P, Neill ME, Hill GL (1999) Restorative proctocolectomy with ileal pouch-anal anastomosis in 203 patients: the Auckland experi-ence. *Aust NZ J Surg* 69: 22-27.

Nelson H, Dozois RR, Kelly KA et al (1989) The effect of pregnancy and delivery on the ileal pouch-anal anastomosis functions. *Dis Colon Rectum* 32: 384-388.

Nessar G, Fazio VW, Tekkis P et al (2006) Long-term outcome and quality of life after continent ileostomy. *Dis Colon Rectum* 49: 336-344.

Newton CR & Baker WNW (1975) Comparison of bowel function after ileorectal anastomosis for ulcerative colitis and colonic polyposis. *Gut* 16: 785-791.

Nicholls RJ (1983) Restorative proctocolectomy with ileal reservoir. *Ann R Coll Surg Engl* 66: 42-45.

Nicholls RJ (1987) Restorative proctocolectomy with various types of reservoir. *World J Surg* 11: 751-762.

Nicholls RJ & Banerjee AK (1998) Pouchitis: risk factors, etiology, and treatment. *World J Surg* 22: 347-351.

Nicholls RJ & Gilbert JM (1990) Surgical correction of the efferent ileal limb for disorder defecation following restorative proctocolec-tomy with the S ileal reservoir. *Br J Surg* 77: 152-154.

Nicholls RJ & Lubowski DZ (1987) Restorative proctocolectomy: the four-loop W reservoir. *Br J Surg* 74: 564-566.

Nicholls RJ & Pezim ME (1985) Restorative proctocolectomy with ileal reservoir for ulcerative colitis and familial adenomatous polyposis: a comparison of three reservoir designs. *Br J Surg* 72: 470-474.

Nicholls RJ, Belliveau P, Neill M, Wilks M & Tabaqchali S (1981) Restorative proctocolectomy with ileal reservoir: a pathophysiologi-cal assessment. *Gut* 22: 462-468.

Nicholls RJ, Pescatori M, Motson RW & Pezim ME (1984) Restorative proctocolectomy with a three-loop ileal reservoir for ulcerative colitis and familial adenomatous polyposis. *Ann Surg* 199: 383-388.

Nicholls RJ, Moskowitz RL & Shepherd NA (1985) Restorative procto-colectomy with ileal reservoir. *Br J Surg* 72: S76-S79.

Nicholls RJ, Holt SDH & Lubowski DZ (1989) Restorative proctocolec-tomy with ileal reservoir: comparison of two-stage vs three-stage procedures and analysis of factors that might affect outcome. *Dis Colon Rectum* 32: 323-326.

Nilsson LO, Kock NG, Lingren I et al (1980) Morphological and histo-chemical changes in the mucosa of the continent ileostomy reser-voir 6 to 10 years after its construction. *Scand J Gastroenterol* 15: 737-747.

Nilsson LO, Kock NG, Kylberg F, Myrvold HE & Palselius I (1981) Sexual adjustment in ileostomy patients before and after conversion to continent ileostomy. *Dis Colon Rectum* 24: 287-290.

Nissen R (1933) Demonstrationen aus der operativen Chirurgie Zunachst einige Beobachtungen aus der plastischen Chirurgie. *Zentralbl Chir* 60: 883-888.

Nugent KP, Talbot IC & Phillips RKS (1993) Ulcerative colitis in famil-ial adenomatous polyposis. *Br J Surg* 80: 254.

Nyam DCNK, Brillant PT, Dozois RR et al (1997a) Ileal pouch-anal canal anastomosis for familial adenomatous polyposis: early and late results. *Ann Surg* 226: 514-521.

Nyam DCNK, Pemberton JH, Sandborn WJ & Savcenko M (1997b) Lymphoma of the pouch after ileal pouch-anal anastomosis. *Dis Colon Rectum* 40: 971-972.

Nygaard K, Bergan T, Bjorneklett A, Hoverstad T, Lassen J & Aase S (1994) Topical metronidazole treatment in pouchitis. *Scand J Gastroenterol* 29: 462-467.

O'Connell PR & Williams NS (1991) Mucosectomy in restorative proc-tocolectomy. *Br J Surg* 78: 129-130.

O'Connell PR, Rankin DR, Weiland LH & Kelly KA (1986) Enteric bac-teriology, absorption, morphology and emptying after ileal pouch-anal anastomosis. *Br J Surg* 73: 909-914.

O'Connell PR, Pemberton JH & Kelly KA (1987a) Motor function of the ileal J pouch and its relation to clinical outcome after ileal pouch anal anastomosis. *World J Surg* 11: 735-741.

O'Connell PR, Pemberton JH, Weiland LH et al (1987b) Does rectal mucosa regenerate after ileoanal anastomosis? *Dis Colon Rectum* 30: 1-5.

O'Connell PR, Pemberton JH, Brown ML & Kelly KA (1987c) Determinants of stool frequency after ileal pouch anal anastomosis. *Am J Surg* 153: 157-164.

Odigwe L, Sherman PM, Filler R, Shandling B & Wesson D (1987) Straight ileoanal anastomosis and ileal pouch-anal anastomosis in the surgical management of idiopathic ulcerative colitis and famil-ial polyposis coli in children: follow-up and comparative analysis. *J Pediatr Gastroenterol Nutr* 6: 426-429.

Ogunbiyi OA, Korsgen S & Keighley MRB (1997) Pouch salvage: long-term outcome. *Dis Colon Rectum* 40: 548-552.

O'Kelly TJ, Merrett M, Mortensen NJ, Dehn TCB & Kettlewell (1994) Pouch vaginal fistula after restorative proctocolectomy: aetiology and management. *Br J Surg* 81: 1374-1375.

Olsen KO, Joelsson M, Laurberg S, & Oresland T (1999) Fertility after ileal pouch-anal anastomosis in women with ulcerative colitis. *Br J Surg* 86: 493-495.

Olsen KO, Juul S, Berndtsson I, Oresland T & Laurberg S (2002) Ulcerative colitis: female fecundity before diagnosis, during disease, and after surgery compared with a population sample. *Gastroenterology* 122: 15-19.

Oresland T, Fasth S, Nordgren S & Hulten L (1989) The clinical and functional outcome after restorative proctocolectomy: a prospective study in 100 patients. *Int J Colorect Dis* 4: 50-56.

Oresland T, Fasth S, Akervall S, Nordgren S & Hulten L (1990a) Manovolumetric and sensory characteristics of the ileoanal J pouch compared with healthy rectum. *Br J Surg* 77: 803-806.

Oresland T, Fasth S, Nordgren S, Akervall S & Hulten L (1990b) Pouch size: the important functional determinant after restorative procto-colectomy. *Br J Surg* 77: 265-269.

Oresland T, Palmblad S, Ellstrom M et al (1994) Gynaecological and sexual function related to anatomical changes in the female pelvis after restorative proctocolectomy. *Int J Colorect Dis* 9: 77-81.

Ozuner G, Strong SA & Fazio (1995) Effect of rectosigmoid stump length on restorative proctocolectomy after subtotal colectomy. *Dis Rectum Colon* 38: 1039-1042.

Ozuner G, Hull T, Lee P & Fazio VW (1997) What happens to a pelvic pouch when a fistula develops? *Dis Colon Rectum* 40: 543-547.

Pace DE, Seshadri PA, Chiasson PM et al (2002) Early experience with laparoscopic ileal pouch-anal anastomosis for ulcerative colitis. *Surg Laparosc Endosc Percutan Tech* 12: 337-334.

Palmu A & Sivula A (1978) Kock's continent ileostomy: results of 51 operations and experiences with correction of nipple valve insufficiency. *Br J Surg* 65: 645-648.

Panis Y, Poupard B, Nemeth J et al (1996) Ileal pouch/anal anastomo-sis for Crohn's disease. *Lancet* 347: 854-857.

Parc R (1986) Small bowel obstruction following establishment of ileoanal reservoir: principles of colon and rectal surgery. University of Minnesota Postgraduate Course, Minneapolis, Minnesota, 8-11 October.

Parker MC & Nicholls RJ (1992) Restorative proctocolectomy in patients after previous intestinal or anal surgery. *Dis Colon Rectum* 35: 681-684.

Parks AG & Nicholls RJ (1978) Proctocolectomy without ileostomy for ulcerative colitis. *BMJ* ii: 85-88.

Parks AG, Nicholls RJ & Belliveau P (1980) Proctocolectomy with ileal reservoir and anal anastomosis. *Br J Surg* 67: 533-538.

Patel RT, Stokes R, Birch D, Ibbotson J & Keighley MRB (1994) Influence of total colectomy on serum antineutrophil cytoplas-mic antibodies in inflammatory bowel disease. *Br J Surg* 81: 724-726.

Patel RJ, Bain I, Youngs D, Phil D & Keighley MRB (1995) Cytokine production in pouchitis is similar to that in ulcerative colitis. *Dis Colon Rectum* 38: 831-837.

Paye F, Penna C, Chiche L et al (1996) Pouch-related fistula following restorative proctocolectomy. *Br J Surg* 83: 1574-1577.

Payne HE (1949) Colectomy for ulcerative colitis. In Bacon HE (ed) *Anus, Rectum, Sigmoid Colon: Diagnosis and Treatment*, 3rd edn, Vol II, pp 301-310. Philadelphia: JP Lippincott.

Pearl RK, Nelson RL, Prasad ML et al (1985) Ileoanal anastomosis 24 years after total proctocolectomy for ulcerative colitis. *Dis Colon Rectum* 28: 180-182.

Peck D (1980) Rectal mucosal replacement. *Ann Surg* 191: 294-303.

Peck DA & Hallenbeck GA (1964) Faecal incontinence in the dog after replacement of rectal mucosa with ileal mucosa. *Surg Gynecol Obstet* 9: 1312-1317.

Pemberton JH (1993) The problems with pouchitis. *Gastroenterology* 104: 1209-1211.

Pemberton JH, Heppell J, Beart RW, Dozois RR & Telander RL (1982) Endorectal ileoanal anastomosis. *Surg Gynecol Obstet* 155: 417-424.

Pemberton JH, Kelly KA, Beart RW Jr et al (1987) Ileal pouch-anal anastomosis for chronic ulcerative colitis: long-term results. *Ann Surg* 206: 504-513.

Penna C, Daude F, Parc R et al (1993a) Previous subtotal colectomy with ileostomy and sigmoidostomy improves the morbidity and early functional results after ileal pouch-anal anastomosis in ulcer-ative colitis. *Dis Colon Rectum* 36: 343-348.

Penna C, Tiret E, Kartheuser A et al (1993b) Function of ileal J pouch-anal anastomosis in patients with familial adenomatous polyposis. *Br J Surg* 80: 765-767.

Penna C, Tiret E, Daude F & Parc R (1994) Results of ileal J pouch anal anastomosis in familial adenomatous polyposis complicated by rec-tal carcinoma. *Dis Colon Rectum* 37: 157-160.

Penna C, Dozois, Tremaine W et al (1996) Pouchitis after ileal pouch-anal anastomosis for ulcerative colitis occurs with increased fre-quency in patients with associated primary sclerosing cholangitis. *Gut* 38: 234-239.

Perbeck L, Lindquist K & Liljeqvist L (1985) The mucosal blood flow in pelvic pouches in man: a methodological study of fluorescein flowmetry. *Dis Colon Rectum* 28: 931-936.

Perrault J, Telander RL, Zinsmeister AR & Kaufman B (1988) The endorectal pull-through procedure in children and young adults: a follow-up study. *J Pediatr Gastroenterol Nutr* 7: 89-94.

Perry TG, Strong SA, Fazio VW et al (1992) Ileal pouch-anal anasto-mosis: is it ever too late? *Dis Colon Rectum* 35: 14.

Pescatori M (1985) Myoelectric and motor activity of the terminal ileum after pelvic pouch for ulcerative colitis. *Dis Colon Rectum* 28: 246-253.

Pescatori M (1992) The results of pouch surgery after ileo-anal anasto-mosis for inflammatory bowel disease: the manometric assessment of pouch continence and its reservoir function. *World J Surg* 16: 872-879.

Pescatori M & Mattana C (1990) Factors affecting anal continence after restorative proctocolectomy. *Int J Colorectal Dis* 5: 213-218.

Pescatori M & Parks AG (1984) The sphincteric and sensory compo-nents of preserved continence after ileoanal reservoir. *Surg Gynecol Obstet* 158: 517-521.

Pescatori M, Bartram C, Manhire A & Ramcharan J (1983a) Restorative proctocolectomy: radiology and physiology. *Ann R Coll Surg Engl* 65: 45-47.

Pescatori M, Manhire A & Bartram CI (1983b) Evacuation poucho-graphy in the evaluation of ileoanal reservoir function. *Dis Colon Rectum* 26: 365-368.

Pescatori M, Mattana C & Castagneso M (1988) Clinical and functional results after restorative proctocolectomy. *Br J Surg* 75: 321-324.

Peters P, Baker SR, Leopold PW, Taub NA & Burnand KG (1994) Compartment syndrome following prolonged pelvic surgery. *Br J Surg* 81: 1128-1131.

Pezim ME (1984) Successful childbirth after restorative proctocolec-tomy with pelvic ileal reservoir. *Br J Surg* 71: 292.

Pezim ME & Nicholls RJ (1985) Quality of life after restorative procto-colectomy with pelvic ileal reservoir. *Br J Surg* 72: 31-33.

Pezim ME, Taylor BA, Davis CJ & Beart RW Jr (1987) Perforation of terminal ileal appendage of J pelvic ileal reservoir. *Dis Colon Rectum* 30: 161-163.

Pezim ME, Pemberton JH, Beart RW Jr et al (1989) Outcome of 'inde-terminate' colitis following ileal pouch anal anastomosis. *Dis Colon Rectum* 32: 653-658.

Philipson B, Brandberg A, Jagenburg R et al (1975) Mucosal morphol-ogy, bacteriology and absorption in intra-abdominal ileostomy reservoir. *Scand J Gastroenterol* 10: 145-153.

Phillips RKS (1991) Pelvic pouches. *Br J Surg* 78: 1025-1026.

Phillips RKS (1998) Ileal pouch-anal anastomosis for Crohn's disease. *Gut* 43: 303-308.

Phillips SF (1987) Biological effects of a reservoir at the end of the small bowel. *World J Surg* 11: 763-768.

Piramanayagam B, Keh C, Adedeji O et al (2007) Laparoscopic sur-gery for inflammatory bowel disease- the way ahead! *Colorectal Dis* 9 (Suppl 3): 13-60.

Polese L & Keighley MR (2003) Adenomas at resection margins do not influence the long-term development of pouch polyps after restora-tive proctocolectomy for familial adenomatous polyposis. *Am J Surg* 186: 32-34.

Poggioli G, Marchetti F, Selleri S, Laureti S, Stocchi L & Gozzetti G (1993) Redo pouches: salvaging of failed ileal pouch-anal anasto-moses. *Dis Colon Rectum* 36: 492-496.

Pomerantz M & Sabiston DC Jr (1968) Modified operation for the treat-ment of Hirschsprung's disease. *Am J Surg* 115: 198-202.

Poppen B, Svenberg T, Bark T et al (1992) Colectomy-proctomucosec-tomy with S-pouch: operative procedures, complications, and func-tional outcome in 69 consecutive patients. *Dis Colon Rectum* 35: 40-47.

Price LA (1968) The effect of systemic steroids on ileorectal anasto-mosis in ulcerative colitis. *Br J Surg* 55: 839-844.

Pricolo VE, Potenti FM & Luks FI (1996) Selective preservation of the anal transition zone in ileoanal pouch procedures. *Dis Colon Rectum* 39: 871-877.

Puthu D, Rajan N, Rao R, Rao L & Venugopal P (1992) Carcinoma of the rectal pouch following restorative proctocolectomy: report of a case. *Dis Colon Rectum* 35: 257-260.

Quenu J (1933) L'ileo-coloplastie. *J Chir* 42: 15-18.

Rabau MY, Percy JP & Parks AG (1982) Ileal pelvic reservoir: a corre-lation between motor patterns and clinical behaviour. *Br J Surg* 69: 391-395.

Radice E, Nelson H, Devine RM et al (1998) Ileal pouch-anal anasto-mosis in patients with colorectal cancer: long-term functional and oncologic outcomes. *Dis Colon Rectum* 41: 11-17.

Ramos R & Bode EW (1988) A simple technique for construction of a J pouch. *Dis Colon Rectum* 31: 87-89.

Rauh SM, Schoetz DJ Jr, Roberts PL et al (1991) Pouchitis: is it a wastebasket diagnosis? *Dis Colon Rectum* 34: 685-689.

Ravid A, Richard CS, Spencer LM et al (2002) Pregnancy, delivery, and pouch function after ileal pouch-anal anastomosis for ulcerative colitis. *Dis Colon Rectum* 45: 1283-1288.

Ravitch MM (1948) Anal ileostomy with sphincter preservation in patients requiring total colectomy for benign conditions. *Surgery* 24: 170-187.

Ravitch MM & Handlesman JC (1951) One-stage resection of entire colon and rectum for ulcerative colitis and polypoid adenomatosis. *Bull Johns Hopkins Hosp* 88: 59-82.

Ravitch MM & Sabiston DC (1947) Anal ileostomy with preservation of the sphincter. *Surg Gynecol Obstet* 84: 1095-1109.

Ravo B & Ger R (1987) A modified technique for perineal colorectal, coloanal or ileoanal anastomosis with the EEA stapler. *Surg Gynecol Obstet* 164: 83-84.

Read TE, Schoetz DJ, Marcello PW et al (1997) Afferent limb obstruc-tion complicating ileal pouch-anal anastomosis. *Dis Colon Rectum* 40: 566-569.

Reddy SN, Bazzocchi G, Chan S et al (1991) Colonic motility and transit in health and ulcerative colitis. *Gastroenterology* 101: 1289-1297.

Reilly WT, Pemberton JH, Wolff BG et al (1997) Randomized prospec-tive trial comparing ileal pouch-anal anastomosis performed by excising the anal mucosa to ileal pouch-anal anastomosis per-formed by preserving the anal mucosa. *Ann Surg* 225: 666-667.

Remzi FH, Church JM, Bast J et al (2001) Mucosectomy vs. stapled ileal pouch-anal anastomosis in patients with familial adenomatous polyposis: functional outcome and neoplasia control. *Dis Colon Rectum* 44: 1590-1596.

Remzi FH, Fazio VW, Delaney CP et al (2003) Dysplasia of the anal transitional zone after ileal pouch-anal anastomosis: results of prospective evaluation after a minimum of ten years. *Dis Colon Rectum* 46: 6-13.

Richard CS, Cohen Z, Stern HS & McLeod RS (1997) Outcome of the pelvic pouch procedure in patients with prior perianal disease. *Dis Colon Rectum* 40: 647-652.

Richards DM, Hughes SA, Irving MH & Scott NA (2001) Patient qual-ity of life after successful restorative procto-

colectomy is normal. *Colorectal Disease* 3: 223-226.
Riegler G, Arimoli A, Esposito P, Iorio R & Carratu R (1997) Clinical evolution in an outpatient series with indeterminate colitis. *Dis Colon Rectum* 40: 437-439.
Rintala RJ & Lindahl H (1996) Restorative proctocolectomy for ulcera-tive colitis in children—is the J-pouch better than straight pull-through? *J Pediatr Surg* 31: 530-533.
Ritchie JK (1967) Ileostomy for sequelae of 216 operations. *Proc R Soc Med* 60: 807-808.
Ritchie JK (1971) Ileostomy and excisional surgery for chronic inflam-matory disease of the colon: a survey of one hospital region. *BMJ* i: 264-268.
Roberts PL, Schoetz DJ Jr, Murray JJ, Coller JA & Veidenheimer MC (1990) Use of new retractor to facilitate mucosal proctectomy. *Dis Colon Rectum* 33: 1063-1064.
Rodriquez-Sanjuan JC, Polavieja MG, Narango A & Castillo J (1995) Adenocarcinoma in an ileal pouch for ulcerative colitis. *Dis Colon Rectum* 38: 779-780.
Roediger WEW (1980) The colonic epithelium in ulcerative colitis: an energy deficiency disease? *Lancet* ii: 712-715.
Romanos J, Samarasekera DN, Stebbing JF et al (1997) Outcome of 200 restorative proctocolectomy operations: the John Radcliffe Hospital experience. *Br J Surg* 84: 814-818.
Rossi HL, Brand MI & Saclarides TJ (2002) Anal complications after restorative proctocolectomy (J-pouch). *Am Surg* 68: 628-630.
Rothbarth J, Bemelman WA, Meijerink WJH et al (2001) What is the impact of fecal incontinence on quality of life? *Dis Colon Rectum* 44: 67-71.
Rothenberger DA, Vermeulen FD, Nivatvongs S et al (1983) Restorative proctocolectomy with ileal reservoir and ileoanal anas-tomosis. *Am J Surg* 145: 82-88.
Rothenberger DA, Long WD, Buls JG, Goldberg SM & Christenson CE (1984) Restorative proctocolectomy with ileal reservoir and ileoanal anastomosis for ulcerative colitis and familial polyposis. *Dig Surg* 1: 19-26.
Rothenberger DA, Buts JG, Nivatvongs S & Goldberg SM (1985a) The Parks S ileal pouch and anal anastomosis after colectomy and mucosal proctectomy. *Am J Surg* 149: 390-394.
Rothenberger DA, Wong WD, Buls JG & Goldberg SM (1985b) The ileal pouch-anal anastomosis. In Dozois RR (ed) *Alternatives to Conventional Ileostomy*, pp 362. Chicago: YearBook Medical.
Rowley S, Candinas D, Mayer AD et al (1995) Restorative proctocolec-tomy and pouch-anal anastomosis for ulcerative colitis following orthotopic liver transplantation. *Gut* 37: 845-847.
Ruseler-van Embden JGH, Schouten WR & van Lieshout LMC (1994) Pouchitis: result of microbial imbalance? *Gut* 35: 658-664.
Safaie-Shirazi S & Soper RT (1973) Endorectal pull-through proce-dures in the surgical treatment of familial polyposis coli. *J Pediat Surg* 8: 711.
Sagar PM & Taylor BA (1994) Pelvic ileal reservoirs: the options. *Br J Surg* 81: 325-332.
Sagar PM, Holdsworth PJ, King RFGJ, Salter G & Johnston D (1990) Single-lumen ileum with myectomy: a possible alternative to the pelvic reservoir in restorative proctocolectomy. *Br J Surg* 77: 1030-1035.
Sagar PM, Holdsworth PJ & Johnston D (1991a) Correlation between laboratory findings and clinical outcome after restorative procto-colectomy for ulcerative colitis: results of serial studies in 20 patients with pelvic reservoir and end-to-end ileoanal anastomosis. *Br J Surg* 78: 67-70.
Sagar PM, Salter GV, Holdsworth PJ, King RFGJ & Johnston D (1991b) Myectomy reduces ileal motility after ileoanal anastomosis. *Br J Surg* 78: 549-553.
Sagar PM, Godwin PGR, Holdsworth PJ & Johnston D (1992a) Influence of myectomy, ileal valve, and ileal reservoir on the ecology of the ileum. *Dis Colon Rectum* 35: 170-177.
Sagar PM, Holdsworth PJ, Godwin PGR et al (1992b) Comparison of triplicated (S) and quadruplicated (W) pelvic ileal reservoirs: studies on manovolumetry, fecal bacteriology, fecal volatile fatty acids, mucosal morphology and functional results. *Gastroenterology* 102: 520-528.
Sagar PM, Lewis W, Holdsworth et al (1993) Quality of life after restorative proctocolectomy with a pelvic ileal reservoir compares favourably with that of patients with medically treated colitis. *Dis Colon Rectum* 36: 584-592.
Sagar PM, Finigan P & Taylor BA (1994) Lack of response of pouch dysfunction to the somatostatin analogue octreotide. *Br J Surg* 81: 1064.
Sagar PM, Taylor BA, Godwin P et al (1995) Acute pouchitis and defi-ciencies of fuel. *Dis Colon Rectum* 38: 488-493.
Sagar PM, Dozois PR & Wolff BG (1996a) Long-term results of ileal pouch-anal anastomosis in patients with Crohn's disease. *Dis Colon Rectum* 39: 893-898.
Sagar PM, Dozois RR, Wolff BG & Kelly KA (1996b) Disconnection, pouch revision and reconnection of the ileal pouch-anal anastomo-sis. *Br J Surg* 83: 1401-1405.
Saigusa N, Kurahashi T, Nakamura T et al (2000) Functional outcome of stapled ileal pouch-anal canal anastomosis versus handsewn pouch-anal anastomosis. *Surg Today* 30: 575-581.
Sakanoue Y, Jusunoki M, Shoji Y et al (1992) Transitory elevation of serum amylase levels after restorative proctocolectomy. *Int J Colorect Dis* 7: 210-213.
Sakanoue Y, Shoji Y, Kusunoki M & Utsunomiya J (1993) Transanal division of an apical pouch bridge after restorative proctocolectomy with a J-shaped reservoir. *Br J Surg* 80: 248.
Samarasekera DN, Stebbing JF, Kettlewell MGW et al (1996) Outcome of restorative proctocolectomy with ileal reservoir for ulcerative colitis: comparison of distal colitis with more proximal disease. *Gut* 38: 574-577.
Sandborn WJ (1994) Pouchitis following ileal pouch-anal anastomo-sis: definition, pathogenesis and treatment. *Gastroenterology* 107: 1856-1860.
Sandborn WJ, Tremaine WJ, Batts KP, Pemberton JH & Phillips S (1994) Pouchitis after ileal pouch-anal anastomosis: a pouchitis disease activity index. *Mayo Clin Proc* 69: 409-415.
Santavirta J (1991) Lactulose hydrogen and [^{14}C] xylose breath tests in patients with ileoanal anastomosis. *Int J Colorectal Dis* 6: 208-211.
Santavirta J, Harmoinen A, Karvonen AL & Matikainen M (1991a) Water and electrolyte balance after ileoanal anastomosis. *Dis Colon Rectum* 34: 115-118.
Santavirta J, Mattila J, Kokki M & Matikainen M (1991b) Mucosal morphology and faecal bacteriology after ileoanal anastomosis. *Int J Colorectal Dis* 6: 38-41.
Sarigol S, Wyllie R, Gramlich T et al (1999) Incidence of dysplasia in pelvic pouches in pediatric patients after ileal pouch-anal anastomo-sis for ulcerative colitis. *J Pediatr Gastroenterol Nutr* 28: 429-434.
Scarpa M, Angriman I, Ruffulo C et al (2004) Health-related quality of life after restorative proctocolectomy for ulcerative colitis: long term results. *World J Surg* 28: 124-129.
Schaffzin DM & Smith LE (2005) Squamous-cell carcinoma develop-ing after an ileoanal pouch procedure: report of a case. *Dis Colon Rectum* 48: 1086-1089.
Schjonsby H, Halvorsen JF, Holstad T & Hovdenak N (1977) Stagnant loop syndrome in patients with continent ileostomy

(intra-abdominal ileal reservoir). *Gut* 18: 795-799.

Schmidt CM, Lazenby AJ, Hendrickson RJ & Sitzmann JV (1998) Preoperative terminal ileal and colonic resection histopathology predicts risk of pouchitis in patients after ileoanal pull-through procedure. *Ann Surg* 227: 654-665.

Schmidt E, Imhof M, Spuler A et al (1984) Ileoanal anastomosis: longitudinal myotomy to create an ileal reservoir. *Coloproctology* 6: 353-356.

Schmitt SL, Wexner SD, James K et al (1992a) The fate of retained mucosa after non-mucosectomy ileoanal reservoir. *Dis Colon Rectum* 35: 13.

Schmitt SL, Wexner SD, Lucas FV et al (1992b) Retained mucosa after double-stapled ileal reservoir and ileoanal anastomosis. *Dis Colon Rectum* 35: 1051-1056.

Schmitt SL, Cohen SM, Wexner SD et al (1994) Does laparoscopic-assisted ileal pouch anal anastomosis reduce the length of hospital-ization? *Int J Colorectal Dis* 9: 134-137.

Schoetz DJ, Coller JA & Veidenheimer MC (1985) Alternatives to con-ventional ileostomy in chronic ulcerative colitis. *Surg Clin North Am* 65: 21-33.

Schoetz DJ, Coller JA & Veidenheimer MC (1986) Ileoanal reservoir for ulcerative colitis and familial polyposis. *Arch Surg* 121: 404-409.

Schraut WH, Rosemurgy AS, Chen-Hwu Want & Block GE (1983) Determinants of optimal results after ileoanal anastomosis: anal proximity and motility patterns of the ileal reservoir. *World J Surg* 7: 400-408.

Schumacher G (1991) Clinical and histological features differen-tiat-ing non-relapsing colitis from first attacks of inflammatory bowel disease. *Scand J Gastroenterol* 26: 151-161.

Scott AD & Phillips RKS (1989) Ileitis and pouchitis after colectomy for ulcerative colitis. *Br J Surg* 76: 668-669.

Scott AM, Myers GA & Harms BA (1997) *Pneumocystis carinii* pneu-monia postrestorative proctocolectomy for ulcerative colitis: a role for perioperative prophylaxis in the cyclosporine era? Report of a case and review of the literature. *Dis Colon Rectum* 40: 973-976.

Scott HJ, McLeod, Blair J, O'Connor B & Cohen Z (1996) Ileal pouch-anal anastomosis: pregnancy, delivery and pouch function. *Int J Colorect Dis* 11: 84-87.

Scott NA, Pemberton JH, Barket DC & Wolff BG (1989) Anal and ileal pouch manometric measurements before ileostomy closure are related to functional outcome after ileal pouch anal anastomosis. *Br J Surg* 76: 613-616.

Scotte M, Del Gallo G, Steinmetz L et al (1998) Ileoanal anastomosis for ulcerative colitis: results of an evolutionary surgical procedure. *Hepatogastroenterology* 45: 2123-2126.

Seine A, Thomas PE, Guatam V et al (1989) Juvenile polyp in an ileoanal J pouch following restorative proctocolectomy for juvenile polyposis coli. *Br J Surg* 76: 801-802.

Selvaggi F, Giuliani A, Gallo C et al (2000) Randomized, controlled trial to compare the J-pouch and W-pouch configurations for ulcer-ative colitis in the maturation period. *Dis Colon Rectum* 43: 615-620.

Senapati A, Nicholls RJ, Ritchie JK, Tibbs CJ & Hawley PR (1993) Temporary loop ileostomy for restorative proctocolectomy. *Br J Surg* 80: 628-630.

Senapati A, Tibbs CJ, Ritchie JK, Nicholls RJ & Hawley PR (1996) Stenosis of the pouch anal anastomosis following restorative proctocolectomy. *Int J Colorect Dis* 11: 57-59.

Seow-Choen A, Tsunoda A & Nicholls RJ (1991) Prospective random-ized trial comparing anal function after handsewn ileoanal anasto-mosis with mucosectomy versus stapled ileoanal anastomosis without mucosectomy in restorative proctocolectomy. *Br J Surg* 78: 430-434.

Seow-Choen F, Ho YH & Goh HS (1994) The ileoanal reservoir: results from an evolving use of stapling devices. *J R Coll Surg Edinb* 39: 13-16.

Sequens R (1997) Cancer in the anal canal (transitional zone) after restorative proctocolectomy with stapled ileal pouch-anal anasto-mosis. *Int J Colorect Dis* 12: 254-255.

Setti-Carraro PG & Nicholls RJ (1996) Choice of prophylactic surgery for the large bowel component of familial adenomatous polyposis. *Br J Surg* 83: 885-892.

Setti-Carraro PG, Ritchie JK, Wilkinson KH, Nicholls RJ & Hawley PR (1994a) The first 10 years' experience of restorative proctocolec-tomy for ulcerative colitis. *Gut* 35: 1070-1075.

Setti-Carraro PG, Talbot IC & Nicholls RJ (1994b) Long-term appraisal of the histological appearances of the ileal reservoir mucosa after restorative proctocolectomy for ulcerative colitis. *Gut* 35: 1721-1727.

Setti-Carraro PG, Talbot IC & Nicholls (1998) Patterns of distribution of endoscopic and histological changes in the ileal reservoir after restorative proctocolectomy for ulcerative colitis: a long-term follow-up study. *Int J Colorect Dis* 13: 103-107.

Shah N, Remzi F, Massman A, Baixauli J & Fazio, VW (2003) Management and treatment outcome of pouch-vaginal fistula following restorative proctocolectomy. *Dis Colon Rectum* 46: 911-917.

Sharp FR, Bell GA, Seal AM & Atkinson KG (1987) Investigations of the anal sphincter before and after restorative proctocolectomy. *Am J Surg* 153: 469-472.

Shen B (2003) Diagnosis and treatment of patients with pouchitis. *Drugs* 63: 453-461.

Shen B, Achkar JP, Lashner BA et al (2001) A randomized clinical trial of ciprofloxacin and metronidazole to treat acute pouchitis. *Inflamm Bowel Dis* 7: 301-305.

Shen B, Achkar JP, Lashner BA et al (2002) Irritable pouch syndrome: a new category of diagnosis for symptomatic patients with ileal pouch-anal anastomosis. *Am J Gastroenterol* 97: 972-977.

Shen B, Fazio VW, Remzi FH et al (2004) Endoscopic balloon dilation of ileal pouch strictures. *Am J Gastroenterol* 99: 2340-2347.

Shepherd NA (1990) The pelvic ileal reservoir: apocalypse later? *BMJ* 301: 886-887.

Shepherd NA, Healey CJ, Warren BF et al (1993) Distribution of mucosal pathology and an assessment of colonic phenotypic change in the pelvic ileal reservoir. *Gut* 34: 101-105.

Shoji Y, Kusunoki M, Fujita S, Yamamura T & Utsunomiya J (1992) Functional role of the preserved rectal cuff in ileoanal anastomosis. *Surgery (St Louis)* 111: 266-273.

Silvis R, van Eekelen JW, Delemarre JBVM & Goosven HG (1995) Endosonography of the anal sphincter after ileal pouch-anal anas-tomosis: relation with anal manometry and fecal continence. *Dis Colon Rectum* 38: 383-388.

Silvis R, Delemarre JBVM & Gooszen HG (1997) Surgical treatment and role of dynamic defecography in impaired evacuation after ileal pouch-anal anastomosis. *Dis Colon Rectum* 40: 84-88.

Simchuk EJ & Thirlby RC (2000) Risk factors and true incidence of pouchitis in patients after ileal-pouch anal anastomoses. *World J Surg* 24: 851-856.

Singh BS, Lovegrove RE, George B et al (2007) Complications and functional outcome following restorative proctocolectomy. *Colorectal Dis* 9 (Suppl 3): 13-60.

Skarsgard ED, Atkinson KG, Bell GA et al (1989) Function and quality of life results after ileal pouch surgery for chronic ulcerative colitis and familial polyposis. *Am J Surg* 157: 467-471.

Slors JFM, Ponson AE, Taat CW & Bosma A (1995) Risk of residual rectal mucosa after proctocolectomy and ileal pouch-anal reconstruction with the double-stapling technique: postoperative endoscopic follow-up study. *Dis Colon Rectum* 38: 207-210.

Smith AN & Sircus W (1987) Ileal reservoir after colectomy and mucosal proctectomy for chronic ulcerative colitis and dysplasia. *J R Coll Surg* 32: 276-280.

Smith L, Friend WG & Medwell SJ (1984) The superior mesenteric artery: the critical factor in the pouch pull-through procedure. *Dis Colon Rectum* 27: 741-744.

Soave F (1985) Endorectal ileal pull-through for ulcerative colitis and polyposis in children. *Dis Colon Rectum* 28: 76-80.

Solomon MJ, McLeod RS, O'Connor BI & Cohen Z (1995) Assessment of peripouch inflammation after ileoanal anastomosis using endo-luminal ultrasonography. *Dis Colon Rectum* 38: 182-187.

Soper NJ, Chapman NJ, Kelly KA et al (1990) The 'ileal brake' after ileal pouch anal anastomosis. *Gastroenterology* 98: 111-116.

Stahlberg D & Lofberg R (1999) Underlying cholangiocarcinoma in a patient with high-grade dysplasia in the pelvic pouch. *Inflamm Bowel Dis* 5: 150-151.

Stahlberg D, Gullberg K, Liljeqvist L, Hellers G & Lofberg R (1996) Pouchitis following pelvic pouch operation for ulcerative colitis: incidence, cumulative risk, and risk factors. *Dis Colon Rectum* 39: 1012-1018.

Stahlberg D, Veress B, Tribukait B & Broome U (2003) Atrophy and neoplastic transformation of the ileal pouch mucosa in patients with ulcerative colitis and primary sclerosing cholangitis: a case control study. *Dis Colon Rectum* 46: 770-778.

Stallmach A, Schäfer F, Hoffman S et al (1998) Increased state of acti-vation of CD4-positive T-cells and elevated interferon gamma pro-duction in pouchitis. *Gut* 43: 499-505.

Staniunas RS, Keck JO, Counihan T et al (1995) State of the defunc-tionalized sphincter in patients undergoing ileoanal pouch anasto-mosis. *Dis Colon Rectum* 38: 458-461.

Stern H, Walfisch S, Mullen B, McLeod R & Cohen Z (1990) Cancer in an ileoanal reservoir: a new late complication? *Gut* 31: 473-475.

Stewart J, Kumar D & Keighley MRB (1994) Results of anal or low rec-tal anastomosis and pouch construction for megarectum and mega-colon. *Br J Surg* 81: 1051-1053.

Stewenius J, Adnerhill I, Ekelund GR et al (1996) Risk of relapse in new cases of ulcerative colitis and indeterminate colitis. *Dis Colon Rectum* 39: 1019-1025.

Stocchi L & Pemberton JH (2001) Pouch and pouchitis. *Gastroenterol Clin North Am* 30: 223-241.

Stoller DK, Coran AG, Drongowski RA, Bank ER & Abrams GD (1987) Physiologic assessment of the four commonly performed endorectal pull-throughs. *Ann Surg* 206: 586-594.

Stoltenberg RL, Madsen JA, Schlack SC, Harms BA & Jacoby RF (1997) Neoplasia in ileal pouch mucosa after total proctocolectomy for juvenile polyposis. *Dis Colon Rectum* 40: 726-730.

Stone NM, Lewin K & Fonkalsrud EW (1986) Late obstruction of the lateral ileal reservoir after colectomy and endorectal ileal pull-through procedures. *Surg Gynecol Obstet* 162: 411-417.

Strijbos SA, Hueting WE, Schipper ME et al (2005) The ileo neo rectal anastomosis (INRA) in patients with familial adenomatous polypo-sis: clinical results at two years. *Colorectal Dis* 7: 354-359.

Strong SA, Oakley JR, Fazio VW et al (1992) Ileal pouch-anal anasto-mosis: a safe option in advanced colon carcinoma. *Dis Colon Rectum* 35: 22

Stryker SJ, Borody TJ, Phillips SF et al (1985a) Motility of the small intestine after proctocolectomy and ileal pouch-anal anastomosis. *Ann Surg* 201: 351-356.

Stryker SJ, Daube JR, Kelly KA et al (1985b) Anal sphincter elec-tromyography after colectomy, mucosal resectomy, and ileoanal anastomosis. *Arch Surg* 120: 713-716.

Stryker SJ, Phillips SF, Dozois RR, Kelly KA & Beart RW Jr (1986) Anal and neorectal function after ileal pouch anal anastomosis. *Ann Surg* 203: 55-61.

Subramani K, Harpaz N, Bilotta J et al (1993) Refractory pouchitis: does it reflect underlying Crohn's disease? *Gut* 34: 1539-1542.

Sugerman HJ, Newsome HH, Decosta G & Zfass AM (1991) Stapled ileoanal anastomosis for ulcerative colitis and familial polyposis without a temporary diverting ileostomy. *Ann Surg* 213: 606-619.

Sugerman HJ & Newsome HH (1994) Stapled ileoanal anastomosis without a temporary ileostomy. *Am J Surg* 167: 58-66.

Sun WM, Read NW, Katsinelos P & Donnelly TC (1994) Anorectal function after restorative proctocolectomy and low anterior resec-tion with coloanal anastomosis. *Br J Surg* 81: 280-284.

Suzuki H & Fujioka M (1982) Rectal pressures and rectal compliance in ulcerative colitis. *Jpn J Surg* 12: 79-81.

Swenson BR, Hollenbeak CS, Poritz LS & Koltun WA (2005) Modified two-stage ileal pouch-anal anastomosis: equivalent outcomes with less resource utilization. *Dis Colon Rectum* 48: 256-261.

Takamatsu H, Albert A, Mulvihill SJ, Snape WJ & Fonkalsrud EW (1985) Electrical activity and motility in the isoperistaltic side to side ileal reservoir. *Surg Gynecol Obstet* 161: 425-430.

Takao Y, Gilliland R, Nogueras JJ, Weiss EG & Wexner SD (1998) Is age relevant to functional outcome after restorative proctocolectomy for ulcerative colitis? Prospective assessment of 122 cases. *Ann Surg* 227: 187-194.

Takesue Y, Yokoyama T, Kodama T et al (1997) Influence of ileal pouch capacity and anal sphincteric function on the clinical outcome after ileal pouch-anal anastomosis. *Jpn J Surg* 27: 392-397.

Tan HT, Connolly AB, Morton D & Keighley MRB (1997) Results of restorative proctocolectomy in the elderly. *Colorectal Disease* 12: 319-322.

Tan HT, Morton D, Connolly AB, Pringle W, White M & Keighley MR (1998) Quality of life after pouch excision. *Br J Surg* 85: 249-251.

Tan HT, Morton D, Bain IM & Keighley MRB (1999) Ursodeoxycholate has no influence on function after restorative proctocolectomy in ulcerative colitis. *Aliment Pharmacol Ther* 13: 1593-1596.

Tan JJY & Tjandra JJ (2006) Laparoscopic surgery for ulcerative coli-tis— a meta-analysis. *Colorectal Disease* 8: 626-636.

Tang CL, Yunos A, Leong APK, Seow-Choen F & Goh HS (1995) Ileostomy output in the early postoperative period. *Br J Surg*

82: 607. Taylor BA & Dozois RR (1987) The J ileal pouch-anal a nastomosis. *World J Surg* 11: 727-734.

Taylor BM, Beart RW, Dozois RR, Kelly KA & Phillips SF (1983a) Straight ileoanal anastomosis vs ileal pouch-anal anastomosis after colectomy and mucosal proctectomy. *Arch Surg* 118: 696-701.

Taylor BM, Cranley B, Kelly KA et al (1983b) A clinicophysiological comparison of ileal pouch-anal and straight ileoanal anastomoses. *Ann Surg* 198: 462-468.

Taylor BM, Beart RW, Dozois RR et al (1984) The endorectal ileal pouch-anal anastomosis: current clinical results. *Dis Colon Rectum* 27: 347-350.

Taylor TV (1986) Experience with mucosal proctectomy and a J-shaped ileal reservoir in ulcerative colitis. *Ann R Coll*

Surg Engl 68：12-15.

Taylor WE, Wolff BG, Pemberton JH & Yaszemski MJ (2006) Sacral osteomyelitis after ileal pouch-anal anastomosis: report of four cases. *Dis Colon Rectum* 49：913-918.

Tekkis PP & Nicholls RJ (2004) Long-term results of salvage surgery following restorative proctocolectomy. *Colorectal Disease* 6：39-40.

Tekkis PP, Fazio VW, Remzi FH et al (2005a) Evaluation of the learn-ing curve in ileal pouch-anal anastomosis surgery. *Ann Surg* 24：262-268.

Tekkis PP, Fazio VW, Remzi FH, Heriot AG, Manilich E & Strong SA (2005b) Risk factors associated with ileal pouch-related fistula following restorative proctocolectomy. *Br J Surg* 92：1270-1276.

Tekkis PP, Heriot AG, Smith O, Smith JJ, Windsor ACJ & Nicholls RJ (2005c) Long-term outcomes of restorative proctocolectomy for Crohn's disease and indeterminate colitis. *Colorectal Disease* 7：218-223.

Tekkis PP, Fazio VW, Remzi FH et al (2005d) Adverse outcomes relate to operative experience following ileal pouch anal anastomosis. *Colorectal Disease* 7：47 (abstract).

Tekkis PP, Heriot AG, Smith JJ et al (2006) Long-term results of abdominal salvage surgery following restorative proctocolectomy. *Br J Surg* 93：231-237.

Tekkis PP, Lovegrove LE, Tilney HS, et al (2007) Restorative procto-colectomy in the United Kingdom: a multicentre study of 2491 patients. *Colorectal Dis* 9 (Suppl 3)：2-7.

Telander RL & Perrault J (1981) Colectomy with rectal mucosectomy and ileoanal anastomosis in young patients. *Arch Surg* 116：623-629.

Templeton JL & McKelvey STD (1985) The pelvic ileal reservoir. *Dis Colon Rectum* 28：782-785.

Ternent CA, Staab P, Thorson AG et al (1998) Ileoanal pouch function and release of peptide YY. *Dis Colon Rectum* 41：868-874.

Thirlby RC (1995) Optimizing results and techniques of mesenteric lengthening in ileal pouch-anal anastomosis. *Am J Surgery* 169：499-502.

Thompson H (1990) Histopathology of Crohn's disease. In Allan RN, Keighley MRB, Alexander-Williams J & Hawkins C (eds) *Inflammatory Bowel Diseases*, 2nd edn, pp 263-285. Edinburgh: Churchill Livingstone.

Thompson JS (1989) Alopecia after ileal pouch anal anastomosis. *Dis Colon Rectum* 32：457-459.

Thompson JS & Quigley EMM (1995) Anal sphincteroplasty for incon-tinence after ileal pouch-anal anastomosis: report of two cases. *Dis Colon Rectum* 38：215-218.

Thompson-Fawcett MW & Mortensen MJMcC (1996) Anal transi-tional zone and columnar cuff in restorative proctocolectomy. *Br J Surg* 83：1047-1055.

Thompson-Fawcett MW, Jewell DP & Mortensen NJMcC (1997) Ileoanal reservoir dysfunction: a problem-solving approach. *Br J Surg* 84：1351-1359.

Thompson-Fawcett MW, Marcus V, Redston M, Cohen Z & McLeod RS (2001) Risk of dysplasia in long-term ileal pouches and pouches with chronic pouchitis. *Gastroenterology* 121：275-281.

Thomson WHF & O'Kelly TJ (1988) Ileal salvage from failed pouches. *Br J Surg* 75：1227.

Thomson WHF, Simpson AHRW & Wheeler JL (1987) Mathematical prediction of ileal pouch capacity. *Br J Surg* 74：567-568.

Thow GB (1985) Single-stage colectomy and mucosal proctectomy with stapled antiperistaltic ileoanal reservoir. In Dozois RR (ed) *Alternatives to Conventional Ileostomy*, pp 420-432. Chicago: YearBook Medical.

Tiainen J & Matikainen M (1999) Health related quality of life after ileal J-pouch-anal anastomosis for ulcerative colitis: long term results. *Scand J Gastroenterol* 34：601-605.

Tiainen J, Matikainen M, Aitola P, Hiltunen KM & Mattila J (2001) Histological and macroscopic changes in the pelvic pouch: long-term follow up after restorative proctocolectomy for ulcerative coli-tis (UC). *Colorectal Dis* 3：28-32.

Tjandra JJ, Fazio VW, Church JM et al (1993a) Similar functional results after restorative proctocolectomy in patients with family adenomatous polyposis and mucosal ulcerative colitis. *Am J Surg* 165：322-325.

Tjandra JJ, Fazio VW, Milsom JW et al (1993b) Omission of temporary diversion in restorative proctocolectomy: is it safe? *Dis Colon Rectum* 36：1007-1015.

Tomita R, Kurosu Y, Isozumi M, Munakata K & Tanjoh K (1995) Sacral nerve terminal motor latency after ileal J pouch-anal anasto-mosis for ulcerative colitis. *Surgery Today* 25：946-949.

Tomita R, Kurosu Y & Munakata K (1996) Electrophysiological assess-ments in pudendal and sacral motor nerves after ileal J-pouch-anal anastomosis for patients with ulcerative colitis and adenomatosis coli. *Dis Colon Rectum* 39：410-415.

Tonelli F, Dolara P, Batignani G et al (1995) Effects of short-chain fatty acids on mucosal proliferation and inflammation of ileal pouches in patients with ulcerative colitis and familial polyposis. *Dis Colon Rectum* 38：974-978.

Tonelli F, Batignani G, Ficari F et al (1997) Straight ileoanal anasto-mosis with multiple ileal myotomies as an alternative to pelvic pouch. *Int J Colorect Dis* 12：261-266.

Tran KT, Kuijpers HG, Nieuwenhoven EJ, Goor H & Spauwen PH (1999) Transposition of the rectus abdominus muscle for complicated pouch and rectal fistulas. *Dis Colon Rectum* 42：486-489.

Tremaine WJ, Sandborn WJ, Wolff BG et al (1997) Bismuth carbomer foam enemas for active chronic pouchitis: a randomized, double-blind, placebo-controlled trial. *Aliment Pharmacol Ther* 11：1041-1046.

Tsunoda A, Talbot IC & Nicholls RJ (1990) Incidence of dysplasia in the anorectal mucosa in patients having restorative proctocolec-tomy. *Br J Surg* 77：506-508.

Tuckson WB & Fazio VW (1991) Functional comparison between double and triple ileal loop pouches. *Dis Colon Rectum* 34：17-21.

Tuckson WB, Lavery I, Fazio V et al (1991) Manometric and func-tional comparison of ileal pouch-anal anastomosis with and with-out anal manipulation. *Am J Surg* 161：90-96.

Tulchinsky H, Hawley PR & Nicholls J (2003) Long-term failure after restorative proctocolectomy for ulcerative colitis. *Ann Surg* 238：229-234.

Turnage RH, Coran AG & Drongowski RA (1990) The value of intes-tinal morphology and myectomy in improving the reservoir capac-ity of the endorectal pullthrough. *Ann Surg* 21：463-469.

Tytgat GNJ & Van Deventer SJH (1988) Pouchitis. *Int J Colorectal Dis* 3：226-228.

Ulisse S, Gionchetti P, D'Alo S et al (2001) Expression of cytokines, inducible nitric oxide synthase, and matrix metal loproteinases in pouchitis: effects of probiotic treatment. *Am J Gastroenterol* 96：2691-2699.

Utsunomiya J, Iwama T, Imajo M et al (1980) Total colectomy, mucosal proctectomy, and ileoanal anastomosis. *Dis Colon Rectum* 23：459-466.

Valiente MA & Bacon HE (1955) Construction of pouch using pan-taloon technic for pull-through ileum following total colectomy. *Am J Surg* 90：742-750.

Van Deventer SJH, ten Cate JW & Tytgat GNJ (1988) Intestinal endo-toxemia: clinical significance. *Gastroenterol-*

ogy 94: 825-831.
van Laarhoven CJ, Andriesse GI, Schipper ME, Akkermans LM, van Vroonhoven TJ & Gooszen HG (1999) Ileoneorectal anastomosis: early clinical results of a restorative procedure for ulcerative colitis and familial adenomatous polyposis without formation of an ileoanal pouch. *Ann Surg* 230: 750-757.
Veidenheimer MC, Dailey TH & Meissner WA (1970) Ileorectal anasto-mosis for inflammatory disease of the large bowel. *Am J Surg* 119: 375-378.
Veress B, Reinholt FP, Lindquist K, Lofberg R & Liljeqvist L (1995) Long-term histomorphological surveillance of the pelvic ileal pouch: dysplasia develops in a subgroup of patients. *Gastroenterology* 109: 1090-1097.
Vrouenraets BC, Van Duijvendijk P, Bemelman WA, Offerhaus GJ & Slors JF (2004) Adenocarcinoma in the anal canal after ileal pouch-anal anastomosis for familial adenomatous polyposis using a double-stapled technique: report of two cases. *Dis Colon Rectum* 47: 530-534.
Wallace JL, Steel G & Whittle BJR (1987) Evidence for platelet-activat-ing factor as a mediator of endotoxin-induced gastrointestinal dam-age in the rat. *Gastroenterology* 93: 765-773.
Wangensteen OH (1943) Primary resection (closed anastomosis) of the colon and rectosigmoid: including description of abdomino-anal methods for restoration of the continuity accompanying exci-sion of carcinoma of the rectal ampulla. *Surgery* 14: 403-432.
Wangensteen OH & Toon RW (1948) Primary resection of the colon and rectum with particular reference to cancer and ulcerative coli-tis. *Am J Surg* 75: 384-399.
Warren BF & Shepherd NA (1992) The role of pathology in pelvic ileal reservoir surgery. *Int J Colorect Dis* 7: 68-75.
Warren BF, Shepherd NA, Bartolo DCC & Bradfield JWB (1993) Pathology of the defunctioned rectum in ulcerative colitis. *Gut* 34: 514-516.
Watts JMcK & Hughes ESR (1977) Ulcerative colitis and Crohn's disease: results after colectomy and ileorectal anastomosis. *Br J Surg* 64: 77-83.
Watts JMcK, deDombal FT & Goligher JC (1966) Long-term complica-tions and prognosis following major surgery for ulcerative colitis. *Br J Surg* 53: 1014-1023.
Weakley FL & Farmer RG (1964) Ileitis after colectomy and ileostomy for nonspecific ulcerative colitis: report of 35 cases. *Dis Colon Rectum* 7: 427-436.
Weinryb RM, Gustavsson JP, Liljeqvist L, Poppen B & Rossel RJ (1997) A prospective study of personality as a predictor of quality of life after pelvic pouch surgery. *Am J Surg* 173: 83-87.
Weinryb RM, Liljeqvist L, Poppen B & Gustavsson P (2004) A longitu-dinal study of long-term quality of life after ileal pouch-anal anas-tomosis. *Am J Surg* 185: 333-338.
Wettergren A, Gyrtrup HJ, Grosmann E et al (1993) Complications after J-pouch ileoanal anastomosis: stapled compared with hand-sewn anastomosis. *Eur J Surg* 159: 121-124.
Wexner SD, Rothenberger DA, Jensen L et al (1989a) Ileal pouch vagi-nal fistulas: incidence, etiology and management. *Dis Colon Rectum* 32: 460-465.
Wexner SD, Jensen L, Rothenberger DA, Wong WD & Goldberg SM (1989b) Long-term functional analysis of the ileoanal reservoir. *Dis Colon Rectum* 32: 275-281.
Wexner SD, Jagerman D, Lavery D & Fazio V (1990) Ileoanal reservoir. *Am J Surg* 159: 178-185.
Wexner SD, James K & Jagelman DG (1991) The double-stapled ileal reservoir and ileoanal anastomosis: a prospective review of sphincter function and clinical outcome. *Dis Colon Rectum* 34: 487-494.
Wexner SD, Johansen OB, Nogueras JJ & Jagelman DG (1992) Laparoscopic total abdominal colectomy. A prospective trial. *Dis Colon Rectum* 35: 651-655.
Wheeler JMD, Banerjee A, Ahuja N et al (2005) Long-term func-tion after restorative proctocolectomy. *Dis Colon Rectum* 48: 946-951.
Whitlow CB, Opelka FG, Gathright JB & Beck DE (1997) Treatment of colorectal and ileoanal anastomotic sinuses. *Dis Colon Rectum* 40: 760-763.
Williams JG, Heine JA, Stoller DL & Rothenberger DA (1994) A method for predicting the volume of an ileoanal pouch. *Int J Colorect Dis* 9: 100-104.
Williams NS (1989) Restorative proctocolectomy is the first choice elective surgical treatment for ulcerative colitis. *Br J Surg* 76: 1109-1110.
Williams NS & Johnston D (1985a) Mucosal proctectomy and ileoanal anastomosis. In Taylor I (ed) *Progress in Surgery*, pp 95-113. London: Churchill Livingstone.
Williams NS & Johnston D (1985b) The current status of mucosal proctectomy and ileoanal anastomosis in the surgical treatment of ulcerative colitis and adenomatous polyposis. *Br J Surg* 72: 159-168.
Williams NS, King RFGJ, Smith AH & Simpson M (1983) Replacement of colonic mucosa by free and pedicled grafts of ileal mucosa in the dog. *J Surg Res* 35: 290-401.
Williams NS, Dozois RR, Goldberg SM et al (1986) Restorative procto-colectomy with ileal reservoir. *Int J Colorectal Dis* 1: 2-16.
Williams NS, Marzouk DEMM, Hallan RI & Waldron DJ (1989) Function after ileal pouch and stapled pouch-anal anastomosis for ulcerative colitis. *Br J Surg* 76: 1168-1171.
Williams NS, Corry DG, Abercrombie JF & Powell-Tuck J (1996) Transposition of the anorectum to the abdominal wall. *Br J Surg* 83: 1739-1740.
Williams NS, Giordano P, Dvorkin LS, Huang A & Scott SM (2004) Full-thickness pouch prolapse after restorative proctocolectomy: a potential future problem treated by the new technique of external pelvic neorectal suspension (the Express procedure). *Dis Colon Rectum* 47: 1415-1419.
Williamson MER, Lewis WG, Sagar PM, Holdsworth PJ & Johnston D (1997) One-stage restorative proctocolectomy without temporary ileostomy for ulcerative colitis. *Dis Colon Rectum* 40: 1019-1022.
Wiltz O, Hashmi HF, Schoetz DJ Jr et al (1991) Carcinoma and the ileal pouch-anal anastomosis. *Dis Colon Rectum* 34: 805-809.
Winslet MC, Hosie KB, Barsoum G, Kmiot W & Keighley MRB (1990) Cellular morphometry proliferation, mucosal blood flow and ileoanal pouch formation. *Gut* 31: 794 (abstract).
Winslet MC, Barsoum G, Pringle W, Fox K & Keighley MRB (1991) Loop ileostomy after ileal pouch-anal anastomosis: is it necessary? *Dis Colon Rectum* 34: 267-270.
Wischmeyer PE, Tremaine WJ, Haddad AC et al (1991) Fecal short-chain fatty acids in patients with pouchitis after ileal pouch-anal anastomosis. *Gastroenterology* 100: 848 (abstract).
Wischmeyer P, Pemberton JH & Phillips SF (1993) Chronic pouchi-tis after ileal pouch-anal anastomosis: response to butyrate and glutamine suppositories in a pilot study. *Mayo Clin Proc* 68: 978-981.
Wong KS, Remzi FH, Gorgun E et al (2005) Loop ileostomy closure after restorative proctocolectomy: outcome in 1, 504 Patients. *Dis Colon Rectum* 48: 243-250.
Wong WD, Rothenberger DA & Goldberg SM (1985) Ileoanal pouch procedures. *Curr Prob Surg* 22: 1-78.
Woolfson K, McLeod RS, Walfisch S, Yip K & Cohen Z (1991) Pelvic pouch emptying scan: an evaluation of scin-

tigraphic assessment of the neorectum. *Int J Colorectal Dis* 6：29-32.

Young-Fadok TM，Dozois EJ，Sandborn WJ & Tremaine WJ（2001）A case-matched study of laparoscopic proctocolectomy and ileal pouch-anal anastomosis（PC-IPAA）versus open PC-IPAA for ulcer-ative colitis（UC）. *Gastroenterology* 120：A452.

Zinzindohoue F，Penna C & Parc R（1997）Adenocarcinoma arising on the site of a Gelpi retractor after coloanal anastomosis for rectal cancer. *Br J Surg* 84：362.

Ziv YU，Fazio VW，Sirimarco MT et al（1994）Incidence，risk factors and treatment of dysplasia in the anal transitional zone after ileal pouch-anal anastomosis. *Dis Colon Rectum* 37：1281-1285.

Ziv Y，Fazio YW，Church JM，Milsom JW & Schroeder TK（1995）Safety of urgent restorative proctocolectomy with ilial pouch-anal anasto-mosis for fulminant colitis. *Dis Colon Rectum* 38：345-349.

Ziv Y，Church JM，Fazio VW，King TM & Lavery IC（1996a）Effect of systemic steroids on ileal pouch-anal anastomosis in patients with ulcerative colitis. *Dis Colon Rectum* 39：504-508.

Ziv Y，Church JM，Oakley JR et al（1996b）Results after restorative proctocolectomy and ileal pouch-anal anastomosis in patients with familial adenomatous polyposis and coexisting colorectal cancer. *Br J Surg* 83：1578-1580.

Ziv Y，Fazio VW，Church JM et al（1996c）Stapled ileal pouch anal anastoses are safer then handsewn anastomoses in patients with ulcerative colitis. *Am J Surg* 171：320-323.

42

第 42 章　克罗恩病的病因、病理、诊断和治疗

第一部分 历史

理论基础、背景和比较

克罗恩病（Crohn's disease）和溃疡性结肠炎在病因和流行病学上存在很多相似之处，因此许多学者认为这两种疾病其实仅仅是同一种疾病的不同表现而已。但是在教科书中将这两种常常需要手术治疗的疾病独立区分开来也并不是错误的，因为它们各自的手术方法有很大区别。相比而言，克罗恩病的临床表现较溃疡性结肠炎更加多样化。它可以发生在消化道的任何部位，并且能引起肝、皮肤、眼睛和关节病变。克罗恩病的并发症包括狭窄、出血、瘘和恶变。因此，克罗恩病往往需要手术治疗，同时迫切需要探索多种手术方法。

历史

早期克罗恩病的可能病例

历史研究表明，克罗恩病至少在1769年就有了报道（Morgagni，1769）。Coombe和Saunders（1813）报道了一例可能病例，从低位回肠甚至到大肠约1m范围内都有病变。1828年，爱丁堡的内科医生John Abercrombie报道了144例小肠和大肠的炎性疾病（Abercrombie，1828），因为没有发现肺部的结核病灶，他排除了肠结核。Bristowe（1853）在一名有腹泻症状的32岁女性患者的尸体解剖中发现，回肠和下段空肠肠壁增厚，并有溃疡形成和连小指都不能通过的狭窄，低位回肠之间形成了一个瘘，大肠也有溃疡形成并在溃疡部位出现了穿孔。

1889年，Fenwick发表了一篇个案，报道了一例肠瘘合并狭窄的年轻女性患者。Lesniowski（1904）的一篇经常被引用但很少被阅读的由波兰语写成的文章描述了一例相似的患者（被Lindhagen等引用，1982）。

Sir William Hale-White（1888）写了一篇题目为“单纯溃疡性结肠炎和其他少见的肠道溃疡”，共有29例患者，对这些病例的研究显示其中有8例患者可能是克罗恩病。很明显，在1932年Crohn和他的同仁提出该疾病标准之前，文献中已经不时有克罗恩病的病例报道了。

Dalziel的描述

苏格兰外科医生T. Kennedy Dalziel报道了9例他在格拉斯哥手术的患者。标本固定后，受累的肠管像鳗鱼一样又稠又滑，腺体增大，而无干酪样改变（Dalziel，1913）。9例患者中有2例同时累及结肠和小肠，3例仅累及结肠，4例仅累及小肠。共有7例患者在手术切除病变肠段后痊愈。

在美国首先由Moschowitz和Wilensky（1923）报道了4例同时发生于结肠和小肠的非特异性肉芽肿的病例。

克罗恩病

1932年5月13日，来自纽约Mount Sinai医院的Burrill B Crohn医生参加新奥尔良市举行的美国医学会第83界年会时，在胃肠病学和直肠镜检查部分之前报告了一篇题目为“末端回肠炎（Terminal ileitis）”的文章。这篇文章总结了14例患者，其中有13例是由一位不愿在文章中提到其姓名的Berg医生进行手术的。

Crohn医生和他的同事们最初提出“末端回肠炎”只是一种局限性的回肠炎。但是，来自梅奥诊所的Bargen医生认为“terminal”有晚期的涵义，建议用“局限性回肠炎（regional ileitis）”更为合适。

就在1932年，不久以后，Crohn、Ginzburg和Oppenheimer医生发表了“局限性回肠炎”的经典文章，总结了52例非特异性小肠肉芽肿，其中13例病变局限于末端回肠。

由于找不到合适的能贴合这个疾病所有表现的解剖学形容词，在英国，该病就被称为“克罗恩病”，而美国常称之为“局限性肠炎”。

广泛的肠道病变

Hadfield（1939）在一篇文章中用肉眼和显微镜下拍摄的照片直观展示了20例局限性回肠炎的病例。接着需要进一步将克罗恩病的肠炎和溃疡性结肠炎相区分。1952年，Wells医生认为Hurs和Crohn医生在1935年提出的“节段性肠炎”是克罗恩病的特征性肠道表现形式。1959年，Brooke医生强调，在大部分克罗恩病患者中，炎症过程中肉芽肿形成可以帮助区别这两种弥漫性肠炎。1960

年，Lockhart-Mummery 和 Morson 医生发表了第二篇经典文章描述了克罗恩病的病理特征。

在 Crohn 医生和他同事们发表 1932 年的文章之前，Mount Sinai 医院的病理学家们就在 Paul Klempere 的带领下，提出了这种非干酪样、非结核性的肉芽肿病变可以累及肠道的多个部位。所以，与我们花了那么多年才认识到该病可以累及全消化道相比，当时的见解或许是令人惊讶的。利兹大学的 Moynihan（1907）和 Mayo-Robson（1908）医生首先提出这种一直被误诊为癌症或结核的疾病是一种结肠慢性肉芽肿性溃疡性疾病。虽然，Mount Sinai 医院的病理学家们在 20 世纪 20 年代就提出这种疾病可以累及结肠，但是直到 1934 年才由这家医院的一名外科医生 Colp 首次描述这种可以累及结肠的疾病。1933 年，Harris 和其他医生报道了这种疾病可以累及十二指肠（Harris 等，1933）。1936 年 Crohn 和 Rosenak 医生报道了 9 例表现为慢性肉芽肿性病变的局限性肠炎累及结肠。此后相继发现这种局限性肠炎可以累及胃（Bartstra 和 Kooreman，1939）、食管（Madden 等，1969）和十二指肠（Fielding 等，1970）。甚至可以发生于口腔和咽喉部（Croft 和 Wilkinson，1972；Basu 和 Asquith，1980；Scully 等，1982）。

理解这种疾病可以累及消化道的任何部位的病理特点相对容易，但是当出现肠外表现时就变得较为困难。在乳腺皮肤下（Mountain，1970）、脐周皮肤（Phillips 和 Glazer，1981），甚至在阴囊和包皮（Atherton 等，1978）都出现过这种疾病典型的组织学表现。这些在皮肤和皮下的病变后来被认为是转移的克罗恩病。

肠外病变的发生率大约为 35%（Present，1983），主要发生于关节、皮肤、眼部和口腔。

第二部分　病因学

引言

克罗恩病是一种炎性肠病。与溃疡性结肠炎不同的是，克罗恩病肠道的任何部位都可以发生穿透性溃疡，常并发狭窄和瘘管形成（图 42.1）。因为发病范围较广，患者可以出现腹痛、血便、体重减轻、肛周脓肿、吸收不良以及累及全身其他脏器疾病，如肝、皮肤或关节病变。有证据显示，克罗恩病局部和全身免疫系统都被激活（炎性指标升高、

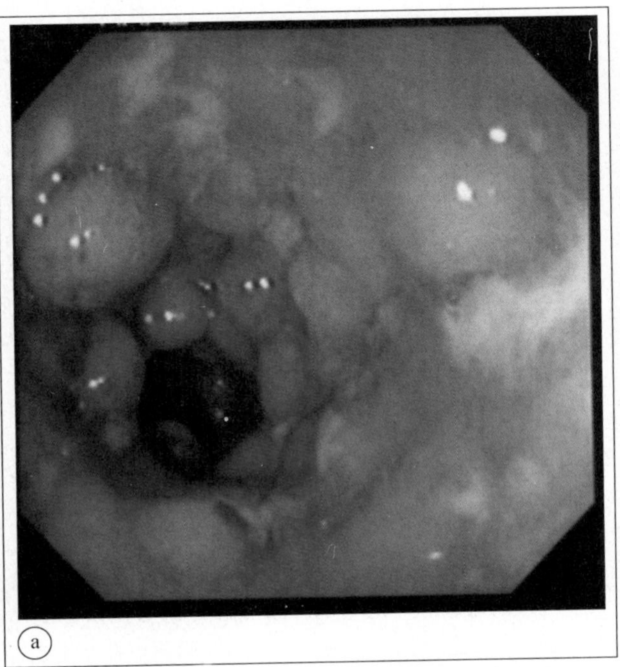

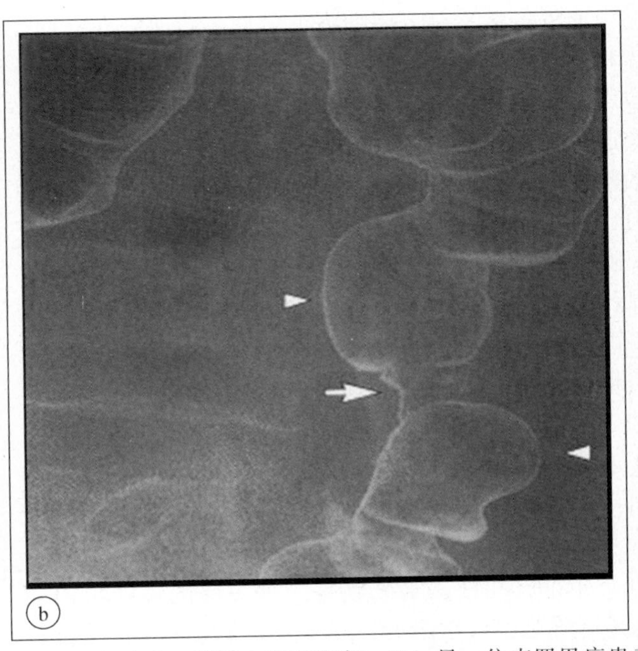

图 42.1　克罗恩病的特征。(**a**) 一位克罗恩病活动期患者内镜下表现如溃疡、黏膜水肿和狭窄；(**b**) 另一位克罗恩病患者活动期双重对比钡餐造影表现结肠假性囊袋形成（短箭头所指）和狭窄肠段（长箭头所指）。

发热和白细胞增多）。

至今没有发现可以用单一因素来解释为什么之前的一个健康人会在胃肠道出现慢性炎性病变。有可能是基因和环境因素共同作用，改变了黏膜免疫系统的平衡，使之丧失了对肠道抗原的耐受和对病原体引起的级联反应的保护作用，而导致了持续的溃疡和纤维化（Macdonald 等，2005）。为了正确地研究克罗恩病的病因，就必须了解肠黏膜免疫系统的复杂性。因此，在这章首先介绍正常黏膜免疫系统，然后逐一概述破坏免疫平衡导致肠道炎症的基因、环境和免疫因素。

黏膜免疫系统

胃肠道黏膜是在宿主和肠内容物之间的一道复杂的屏障，肠内容物是机体形成抗原的最大来源。黏膜屏障的作用就是形成对病原体的免疫反应和免疫耐受同时发挥营养吸收的功能。这一复杂的平衡系统由先天和后天获得的免疫系统构成，通过细胞因子的释放和细胞间的互相影响与上皮层互相作用（Nagler-Anderson，2001；Nagler-Anderson 等，2001）。肠道内共生微生物群也能通过传统的抗原呈递和与上皮和固有层的树突状细胞特异性受体结合影响肠道的免疫平衡（Stagg 等，2003）。

上皮防御系统

上皮虽然只有一层细胞，但是在传递潜在病原体和抗原及消化吸收饮食中的营养成分中起着重要作用。在抵御肠道内有毒物质和微生物引起炎症反应过程中，上皮层有三道屏障。第一道屏障是上皮细胞和固有层免疫细胞分泌的黏液屏障，由黏蛋白、糖蛋白和磷脂类组成。它在上皮层表面形成了一道持续的保护层，并且分泌碳酸氢盐维持正常的 pH 值（Sturm 和 Diagnass，2002）。上皮层表面黏蛋白之间的紧密结合使黏膜表面形成了由黏蛋白低聚糖和黏蛋白凝结蛋白质组成的特殊复合物（Slomiany 等，2001）。这种在黏膜表面形成的疏水层能抵御微生物的侵袭和使黏膜层免受化学和机械性损伤（Frey 等，1996）。

第二道屏障是上皮细胞间的紧密连接。Occludin、claudin 和钙黏素家族是三种主要的粘连蛋白。这道屏障是不可渗透的，经上皮的物质流动可能是通过细胞转移和旁细胞途径。紧密连接的通透性是由紧密连接处蛋白的表达和磷酸化来调节的（Cereijido 等，2000；Karczewski 等，2000）。第三道上皮屏障是多种特殊保护性物质的释放包括抗微生物肽如防御素（Ayabe 等，2000）、分泌型免疫球蛋白（sIgA）（Macpherson 等，2000）和三叶肽（Podolsky，1999）。

抗原和微生物经一种称为 M 细胞的特殊肠道细胞转运至肠黏膜相关淋巴系统的抗原呈递细胞（Kucharzik 等，2000），这种 M 细胞主要分布于上皮 Peyer 斑。而且有证据表明树突状细胞在上皮细胞紧密连接中也有抗原呈递作用（Rescigno 等，2001）（图 42.2）。

固有免疫应答

固有免疫是外来抗原第一次接触宿主时发生的“快速反应”防御机制（Nagler-Anderson 等，2001；Muller 等，2005）。固有免疫的启动需要病原体分子和各种识别受体的结合。识别结合可以发生在细胞表面，如膜受体家族，也可以在细胞质内，如 NOD/CARD15 受体（Abreu 等，2005；Cario，2005）。固有免疫应答包括吞噬细胞（如中性粒细胞、单核细胞和巨噬细胞）吞噬和破坏抗原，以及自然杀伤细胞溶解支撑外来抗原的细胞。许多抗微生物肽如防御素也在黏膜固有免疫中起重要作用。致炎细胞因子和通过膜受体的病原体信号传导可以引起抗微生物肽的释放（Wehkamp 等，2005）。

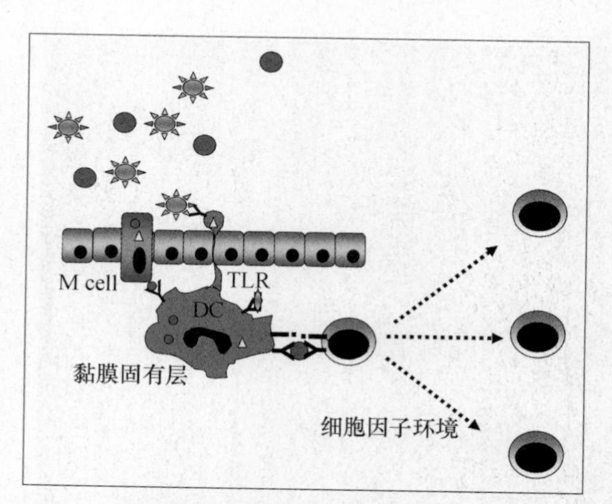

图 42.2 获得性免疫系统：抗原递呈。肠内抗原（●）经 M 细胞在 Peyer 淋巴集结传递至黏膜固有层树突状细胞（DC）或由 DC 伸出树突经过上皮间紧密连接获取。加工后的抗原在 MHCⅡ类分子或共刺激分子协同下被呈递给幼稚 T 淋巴细胞（—），不同的细胞因子和共刺激分子作用下诱导 T 细胞分化成熟为 Th1、Th2 或调节性 T 细胞。共生细菌（✸）通过与识别受体如 Toll 样受体家族（TLR）结合影响 T 细胞分化过程。

获得性免疫应答

如果抗原没有被清除，第二阶段的免疫反应被启动，这一阶段被称为“适应性或获得性免疫应答”，主要包括B淋巴细胞、T淋巴细胞和树突状细胞（Cheroutre，2004）。获得性免疫应答的第一步：在抗原呈递细胞表面的主要组织相容性复合物Ⅱ类抗原特异性结合和共刺激分子的相互作用下，由专门的抗原呈递细胞如树突状细胞将处理过的抗原呈递给初始淋巴细胞。在抗原作用下，淋巴细胞被激活，表达肠道源性细胞表面分子，并分化成熟为不同细胞，如产生抗体的浆细胞、辅助T细胞或调节T细胞（图42.2）。

获得性免疫应答的第二步包括抗原呈递后体液介导和细胞介导的免疫反应。体液免疫由激活的B淋巴细胞分泌IgA抗体介导，IgA抗体由肠上皮转运至肠内起到抵御外来抗原的作用。细胞免疫由激活的T淋巴细胞介导，激活的T淋巴细胞可以分为$CD4^+$辅助T淋巴细胞、$CD8^+$细胞毒性T淋巴细胞和调节T淋巴细胞。$CD4^+$辅助T淋巴细胞根据分泌细胞因子的不同又可以分为Th1细胞和Th2细胞。Th1细胞主要分泌干扰素-γ（IFNγ）、肿瘤坏死因子-α（TNF-α）、白介素（IL）-2和IL-12。而Th2细胞主要分泌IL-4、IL-5和IL-13调节B细胞的分化。调节T淋巴细胞使Th1和Th2细胞产生特异性细胞因子（IL-10和TGF-β）减少或通过细胞间相互作用介导免疫耐受（Powrie，2004）。

抗原呈递是否引起炎症反应或调节T细胞的应答取决于在抗原呈递中产生的细胞因子和共刺激分子。与CD28受体结合的信号能激活T细胞而通过CTLA-4途径则抑制T细胞活化（Perez等，1997）。CTLA-4优先与抗原呈递细胞（APCs）结合，使其表达较低水平的共刺激分子（Borriello等，1997），不能引发先天免疫的非炎性肽类物质通过CTLA-4信号引发调节应答；相反，炎性肽类物质上调APCs表面的CD80/CD86表达，引起树突状细胞的成熟和迁移至淋巴结，并将抗原呈递给$CD28^+$T细胞，激活克隆扩增和免疫应答。因此树突状细胞在控制诱导免疫耐受和免疫应答中起着重要作用（Nagler-Anderson等，2001）。

肠道共生微生物也能通过与固有膜树突状细胞表达的识别受体结合影响初始T细胞的功能分化（Kadowaki等，2001；Stagg等，2003）。树突状细胞（DC）接触细菌后分泌细胞因子，表达共刺激分子来决定Th1、Th2还是调节性T细胞占优势。DC与维持非抗原转变为自身抗原和口服耐受转变为外来抗原有关（Viney等，1998；Scheineker等，2002）。此外，DC还可能与限制黏膜免疫系统对共生微生物的免疫反应有关。

激活的淋巴细胞释放细胞因子和趋化因子，引起血管内皮细胞表达黏附分子的增加，导致粒细胞的大量趋化和炎症反应的放大（Carlos和Harlan，1994）。大部分的效应细胞通过程序性细胞死亡（凋亡）终止免疫应答，这种细胞凋亡防止了有害的持续的免疫应答（Beutler，2001）。该过程产生了一部分长效的记忆细胞并在以后的免疫系统中再次抵御相同的抗原。

克罗恩病的遗传因素

引言

已有明确的证据表明遗传因素在克罗恩病的发病和临床进程中具有重要影响。家族史研究显示克罗恩病患者的一级亲属发病率为20%，而配偶和被收养的家庭成员发病危险性没有增加（Roth等，1989）。克罗恩病患者家庭成员的发病年龄（68%）、病变范围（88%）和严重程度（67%）也有高度一致性（Satsangi等，1997）。此外，单卵双生双胞胎的同时发病率为44%，而双卵双生只有5%（Tysk等，1988）。

最初支持克罗恩病遗传因素的分子学证据来源于血清学和基因分型研究，这些研究表明克罗恩病与HLA-DR1-DQw5单倍体有关（Toyoda等，1993）。但是尚不明确是否代表了功能区或仅仅是另一个连锁不平衡基因的标记。位于6号染色体MHC Ⅲ类区域的TNF基因座可能是潜在基因。在24%的克罗恩病患者中发现单倍体TNF-α 2b1c2d4e1与HLA-DR1-DQw5有关，而溃疡性结肠炎和正常人群的比例分别为4.1%和6.7%（Plevy等，1996）。

分子遗传学领域在过去的十年里迅速发展，对克罗恩病的遗传学研究也得到了迅猛发展。已经有人提出克罗恩病是一种多基因疾病，多种易患基因导致发病率和临床表型的不同（Satsangi等，1997）。利用染色体微卫星标志和单核苷酸多态性的定位克隆技术对克罗恩病患者家族成员的研究（Hugot等，1996）表明克罗恩病的易感基因邻近

16 号染色体着丝粒附近（现在被称为 IBD1）。这些发现由其他研究组在其他不同人群中进行了复制（特定基因座的“金标准”），这些研究组大部分为国际 IBD 遗传学协会，他们指出这个基因座的优势对数评分为 5.8 分（Cavanaugh，2001）。进一步的研究显示其他易感基因可能在 5 号（IBD5）、6 号（IBD3）、12 号（IBD2）及 14 号染色体（IBD4）（Ahmad 等，2001）。

NOD2/CARD 15 基因

两个独立的研究小组发现在 IBD1 上的基因和基因多态性是克罗恩病的易感性的主要因素（Hugot 等，2001；Ogura 等，2001）。这些研究表明 NOD2/CARD 15 基因纯合子或杂合子的三种联合突变增加 38～44 倍的克罗恩病患病风险。NOD2/CARD 15 变异与溃疡性结肠炎的发病无关。NOD2/CARD 15 在不同种族人群克罗恩病发病机制中也不同。50%的欧洲和北美人群中可以发现与 NOD2/CARD 15 有关，而在韩国或日本人群中却是阴性结果（Inoue 等，2002；Lesage 等，2002；Croucher 等，2003）。此外，NOD2/CARD 15 变异与结肠回肠狭窄性病变存在密切的基因型和表型相关性（Ahmad 等，2002；Cuthbert 等，2002）。

NOD2/CARD 15 蛋白由肠道内的单核细胞、上皮细胞、帕内特细胞和树突状细胞表达（Gutierrez 等，2002；Lala 等，2003；Rosenstiel 等，2003），作为先天免疫系统关键性的识别受体通过细菌胞壁酰二肽（MDP）级联激活 NFκB（Girardin 等，2003；Hisamatsu 等，2003）。研究表明至少有一种变异可以导致对细菌多糖的免疫反应减弱导致细菌突破上皮屏障（Hisamatsu 等，2003）。而且有证据表明 NOD2/CARD 15 在细胞凋亡过程中可以被激活（Beutler，2001）。这些研究表明 NOD2/CARD 15 受体系统与功能异常有直接关系，NOD2/CARD 15 突变使先天免疫缺乏“快速应答”，并使激活的 T 淋巴细胞不能正常凋亡，导致细菌抗原对于获得性 Th1 免疫应答的持续刺激，最终导致克罗恩病的病理变化。NOD2/CARD 15 蛋白在回肠帕内特细胞分泌较多，这或许可以解释在某些人群中炎症好发于回肠末段的现象（Lala 等，2003）。

其他易感基因

NOD2 的三种基因多态性已经不能完全说明与染色体 16q12 的关联性，这表明 NOD2 其他多态性或甚至存在其他基因导致克罗恩病的易感性。而且，只有 40%的克罗恩病患者有 NOD2 基因突变（Hugot 等，2001），已经有大量研究证实其他的易感基因位点可能位于 5 号（IBD5）、6 号（IBD3）、12 号（IBD2）和 14 号染色体（IBD4）。和 NOD2/CARD 15 基因一样，其他可能的易感基因也有人群差异（Ahmad 等，2001）。克罗恩病的发病机制与多种基因有关。最近有报道提出 10 号染色体上的 *DLG5* 是克罗恩病的另一种易感基因，它可能与 NOD 2/CARD 15 基因相互作用（Stoll 等，2004），该基因编码结构蛋白，在维持上皮完整性中起重要作用。同样的，有报道编码一种离子通道的 *OCTN1* 基因可能是位于 IBD5 的候选基因（Peltekova 等，2004），但它在克罗恩病的发病机制中的作用尚不明确。这两种基因在 IBD 发病中的影响小于 NOD 2/CARD 15 基因，尚需要大规模的人群对照研究。相信在不久的将来还可能发现其他易感基因，帮助我们更进一步了解克罗恩病的病因。

环境因素

不是所有单卵双胞胎都同时发病、克罗恩病发病率增长的不一致，以及同一时期中发病人群的基因构成差异都说明在克罗恩病的发病机制中，基因多态性不是唯一的病因。许多研究已经表明环境因素在克罗恩病发病率地区差异中的作用。但是目前只有吸烟是较为肯定的因素。两项 Meta 分析显示，吸烟人群患克罗恩病的危险性是不吸烟人群的两倍（Calkins，1989；Logan 和 Kay，1989）。吸烟还影响该病的预后，并且是通过药物、手术达到缓解后出现临床、外科和内镜下复发的独立危险因素（Sutherland 等，1990）。尚不明确是烟草哪些成分影响了该病，但是有研究显示尼古丁在体外试验（Madretsma 等，1996；van Dijk 等，1998）和克罗恩病的动物模型（Eliakim 等，1998）中有免疫调节的作用。

口服避孕药可能是女性患者克罗恩病发病的一个危险因素（Leskey 等，1985；Vessey 等，1986），但也有研究认为口服避孕药与该病发病无明显相关性（Lashner 等，1991）。阑尾切除术在溃疡性结肠炎中能有保护作用（Anderson 等，2001）。有报道提出在阑尾切除术中同时行诊断性的回肠末段切除也能减少克罗恩病的发病（Radford-Smith 等，2002）。

精神因素

虽然缺乏对照研究，但很多年来，心理因素都被认为与IBD有关。2004年的一些对照研究已经证实生活不良事件、慢性压力和抑郁能增加IBD复发的危险性（Mardini等，2004；Mittermaier等，2004）。动物实验也证实the cotton top tamarind和沙鼠在应激状态下能发生肠道炎症（Stout和Snyder，1969；Wood等，2000）。而且TNBS模型中，急性应激更易发生结肠炎（Collins等，1996）。有趣的是，应激引起的肠炎易感性能通过辅助T细胞在动物间传播（Qiu等，1999）。心理神经免疫学的发展进一步阐明了神经系统对免疫功能的影响不仅包括全身系统而且包括肠道黏膜（Mawdsley和Rampton，2005）。例如，在动物结肠炎模型中，应激可以通过下丘脑-垂体-肾上腺轴引起肠道炎症性改变（Sternberg等，1989；Million等，1999）。但是Straub提出那些没有用甾体类激素治疗的IBD患者是否存在下丘脑-垂体-肾上腺轴的改变仍有争论（Straub等，1998，2002）。

还有一种解释是在动物模型中，精神应激能增加肠道黏膜通透性，增加了细菌和黏膜的相互作用（Soderholm等，2002；Green等，2003；Velin等，2004）。精神应激还能促进黏膜柱状细胞促肾上腺皮质素释放因子和炎症介质的释放（Castagliuolo等，1996；Santos等，1999，2000；Wilson等，1999）。虽然在这个领域的研究发展迅速，但至今仍未找到相应的减压治疗方法。

感染因素

克罗恩病是否由一种微生物引起的理论引起很大的关注。克罗恩病和Johne病存在相似性，后者是由副结核分枝杆菌（MTB）引起的牛的肠炎。然而尽管有些阳性报道，但即使用目前最敏感的PCR技术也没能在克罗恩病病变组织中找到致病微生物（Fidler和McFadden，1997）。在临床试验中抗结核治疗（Thomas等，1998）和治疗副结核分枝杆菌的特效药物对克罗恩病都是无效的（Shanahan和O'Mahony，2005）。Wakefield和他的同事们提出克罗恩病病变肠道存在由区域性的肉芽肿性血管炎引起的局部缺血（Anthony等，1997）。他们已经在克罗恩病组织中找到副黏液病毒样颗粒和麻疹病毒感染（Daszak等，1997；Montgomery等，1999）。流行病学数据也支持围生期麻疹病毒感染和儿童期麻疹疫苗的接种能增加克罗恩病发病的危险性。但是更多的流行病学数据和对麻疹病毒的分子学研究推翻了这一假设（Chadwick等，1998）。

肠内抗原

动物和人体研究均表明肠道微生物在克罗恩病发病中具有重要作用（Sartor，2001）。在炎性肠病的动物模型中，无菌状态下不能诱发炎症，引入特殊菌种则可以诱发炎症（Rath等，1996；Sellon等，1998）。在人类细菌密集的肠道部位往往是疾病最好发部位（Darfeuille-Michaud等，1998）。IBD患者的肠道黏膜表面细菌明显多于正常对照组（Swidsinski等，2002），并且粪便和黏膜菌群组成也有变化（Favier等，1997；Seksik等，2003；Tamboli等，2004）。对术后达到缓解的克罗恩病手术患者，回肠造瘘术在65%～70%的患者中能消除肠道炎症和防止溃疡复发（Harper等，1985；Rutgeerts等，1991）。此后的将回肠液引流入无功能结肠的方法却能导致症状和内镜下复发（Fasoli等，1990）。

在结肠炎的动物模型中发现特殊菌群不仅具有持续激活免疫应答的作用，而且具有免疫调节功能（Madsen等，1999）。有研究表明这些共生菌能通过与识别受体的相互作用（如固有膜树突状细胞的膜受体）增加上皮防御机制，减轻肠道炎症（Macpherson和Uhr，2004；Rakoff-Nahoum等，2004）。体外培养发现双歧杆菌能减少外周和肠道树突状细胞IL-10的表达（Hart等，2004a）。将双歧杆菌预处理的外周血树突状细胞与同种初始$CD4^+$ T细胞共同培养，能抑制干扰素γ诱导的向Th1 $CD4^+$细胞的分化。因此，肠内微生物能影响黏膜免疫系统，维持克罗恩病患者的免疫平衡。

克罗恩病的黏膜免疫

引言

克罗恩病的病理学机制与黏膜免疫的过度激活有密切关系。大量增加的单核细胞、巨噬细胞、淋巴细胞和中性粒细胞分泌脂质介质、反应性氧代谢物和基质金属蛋白酶（MMPs），最终导致组织的破坏。来自外周血的粒细胞在血管内皮细胞分泌增加的黏附分子和黏膜产生的细胞因子及趋化因子的作用下聚集在一起（Fiocchi，1997；Cobrin和Abreu，2005）。但是对于到底是最初的继发于基因缺陷的黏膜免疫缺陷导致克罗恩病的免疫过度激活还是只是对外来损伤一种适当反应仍不清楚。

白细胞

克罗恩病患者都有黏膜淋巴细胞的增加。并且能将浆细胞免疫球蛋白从占优势的 IgA 转变为 IgG2（Kett 等，1987；Furrie 等，2004）。克罗恩病患者较正常健康人或溃疡性结肠炎患者血清中更有可能查到疾病特异性抗体。这些抗体包括 anti-Saccharomyces cerevisiae antibody（ASCA）、细胞外膜孔道蛋白 C（Omp C）、I2 抗体（一种新的细菌转录因子家族的成员）和 C bir1 falgellin（Sandborn，2004；Targan 等，2005）。这些发现是否具有重要意义尚不明确，但是在以后的研究中可能成为诊断和判断预后的有用工具（Arnott 等 2004；Mow 等，2004；Zholudev 等，2004）。

固有膜 T 细胞中的 CD4/CD8 比例虽然是不变的，但活化因子如 CD71 和 IL-2r 表达增加（Pallone 等，1987；Matsuura，1993）。而且有研究表明 T 细胞对自身共生菌由免疫耐受变为免疫应答（Duchmann 等，1995，1996）。一些研究小组比较了克罗恩病患者 Th1、Th2 和调节性 T 淋巴细胞在黏膜免疫应答中的作用，结果显示肠道炎症是由 Th1 细胞的一种亚细胞导致，这种细胞具有较短的细胞分裂周期并且不会发生凋亡（Neurath 等，2002；Sturm 等，2004），同时记忆 T 细胞数量增加而调节性 T 细胞数量和功能均降低（Kraus 等，2004；Brimnes 等，2005；Kelsen 等，2005）。

肠道树突状细胞在从血液中转移至外周组织的过程中被激活（Bell 等，2001；Hart 等，2005）。克罗恩病患者固有膜树突状细胞 CD40 和 CD86 表达增加，TLR-2 和 TLR-4 表达上调，IL-6 和 IL-12 分泌增加（Vuckovic 等，2001；Hart 等，2005）。克罗恩病的免疫组织化学研究结果显示固有膜巨噬细胞数量增加，易被激活，主要分泌细胞标记如 CD69（提示近期恢复）、细胞内黏附分子-1（ICAM-1）和 HLA-DR（Morise 等，1994；Rugtveit 等，1994）。最后黏膜和上皮隐窝也有大量粒细胞浸润。作为反应性氧代谢物和蛋白水解酶的主要来源，粒细胞在克罗恩病水肿、隐窝脓肿、黏液缺失和黏膜溃疡中起着重要作用。

黏附分子

克罗恩病患者黏膜白细胞的流动特性通过研究锝[99]标记的自体白细胞的迁移得到了证实（Roddie 等，1988）。免疫组化研究也证实了黏附分子在克罗恩病中的作用如上皮细胞 E-选择蛋白表达增加（Schuermann 等，1993），受累黏膜脉管系统 ICAM-1 和 MAdCAM-1（Briskin 等，1997；Souza 等，1999）增加以及黏膜和黏膜下层的 integrins 增加（Bernstein 等，1998）。应用荧光细胞技术对离体固有膜单核细胞的研究证实正常肠组织和病变黏膜分泌表达不同的整联蛋白（Yacyshyn 等，1994）。血清 E-选择蛋白和 ICAM-1 水平升高并反映疾病的活动度（Nielsen 等，1994）。另外也有临床证据证明整联蛋白和黏附分子在肠道炎症白细胞聚集中的介导作用。锝[99]标记的自体白细胞研究显示活动性克罗恩病患者白细胞聚集处抗 E-选择蛋白抗体表达增加（Bhatti 等，1998）。抗整联蛋白治疗在小绢猴的肠炎模型和人类克罗恩病中有治疗效果（Podolsky 等，1993；Ghosh 等，2003）。

上皮细胞和间质细胞

克罗恩病患者肠道上皮黏膜层和上皮细胞的通透性的改变能增加肠内抗原与黏膜免疫系统的接触（Podolsky 等，1983；Wyatt 等，1993）。有意思的是，克罗恩病患者未受累的肠道黏膜和未得病的亲属的肠道黏膜也显示通透性增加，这说明通透性的改变可能是基因缺陷导致而非继发于黏膜炎症（Hollander，1993；Soderhol 等，1999）。克罗恩病患者上皮细胞有选择性的防卫素分泌缺乏也能增加细菌对固有膜的损害（Wehkamp 等，2003，2004）。免疫组化研究表明克罗恩病患者黏膜上皮细胞被黏附分子 ICAM-1 和诱生型一氧化氮合酶激活后 HLA Ⅱ类分子表达增加（Mayer 等，1991；Dippold 等，1993；Kolios 等，1998）。上皮细胞将抗原呈递给上皮内淋巴细胞，并优先与 $CD4^+$ 辅助 T 细胞相互作用（Mayer 和 Eisenhardt，1990；Toy 等，1997）。

克罗恩病患者肠道肌纤维母细胞产生有活性的 TGF-β 减少，易于形成肠道狭窄（McKaig 等，1999）。而且克罗恩病患者肠道肌纤维母细胞能产生活化的与细胞外基质降解和胶原沉积有关的 MMPs 和胰岛素生长因子-1（Pucilowska 等，1999）。

克罗恩病的细胞因子

许多研究证实了克罗恩病患者细胞因子的改变。他们通过免疫组织化学、活检组织培养、离体黏膜固有层单核细胞（LPMC）培养、血清含量测定以及外周血单核细胞（PBMC）培养等对黏膜表达产物进行研究发现，克罗恩病患者病变组织单核因子（IL-1，IL-6 和 TNF-α）和细胞因子（IL-8，IL-16，MCP-1 和 RANTES）表达增加（Fiocchi，1997）。除了致炎因子增加外，炎症抑制因子如 IL-1 受体抗体和可溶性 TNF-α 受体也增加（sTNF-R）（Noguchi 等，1998）。

克罗恩病患者 T 细胞分泌的细胞因子主要来源于 Th1 细胞。应用 rtPCR 方法研究显示黏膜 IL-2 和 IFN-γ 水平增加（Mullin 等，1992）。克罗恩病患者的 LPMC 对 IL-2 过度反应（Kusugami 等，1989）。克罗恩病患者 IL-12、IL-18、IL-21 和 IL-23 的表达增加与 T 淋巴细胞分化为 Th1 密切相关（Monteleone 等，1997，2005；Pizarro 等，1999；Kanai 等，2000；Schmidt 等，2005）。克罗恩病患者的 Th1 分化的细胞信号传导系统也被加强了（Neurath 等，2002）。

rtPCR 和免疫组化研究显示克罗恩病患者除了致炎因子发生了改变外，黏膜固有膜 IL-10 水平也增加（Autschbach 等，1998）。相反，克罗恩病的血清 IL-10 水平却是降低的（Kucharzik 等，1995；Schreiber 等，1995；Gasche 等，2000）。但是，外源性 IL-10 能抑制离体克罗恩病患者 LPMC 和 PBMC 致炎因子的释放，并能诱导产生 IL-1ra，增加 IL-1β/IL-1ra 的比例（Schreiber 等，1995）。抑制免疫应答的细胞信号传导通路也增强了（Monteleone 等，2001）。

总之，克罗恩病患者对肠内抗原的 Th1 淋巴细胞免疫应答增加，趋化因子和细胞因子释放，外周白细胞通过黏附分子的作用聚集，释放炎症介质和 MMPs，最终导致组织破坏。上皮通透性的增加是先天的还是继发于黏膜炎症尚不清楚。尽管有些调节机制增强，但细胞循环增加和不凋亡导致了持续性的炎症应答（图 42.3）。

总结

黏膜免疫系统必须在保护黏膜抵抗病原体，以及对大量食物抗原和肠道共生微生物维持耐受二者之间保持平衡。克罗恩病患者的这种平衡被破坏，并产生了肠道炎症。克罗恩病不是由一种独立因素导致的，而是基因、环境和黏膜免疫因素共同作用产生的广泛肠道病变和多样的临床表现。目前已经明确的是 Th1 淋巴细胞对肠内抗原的过度应答和

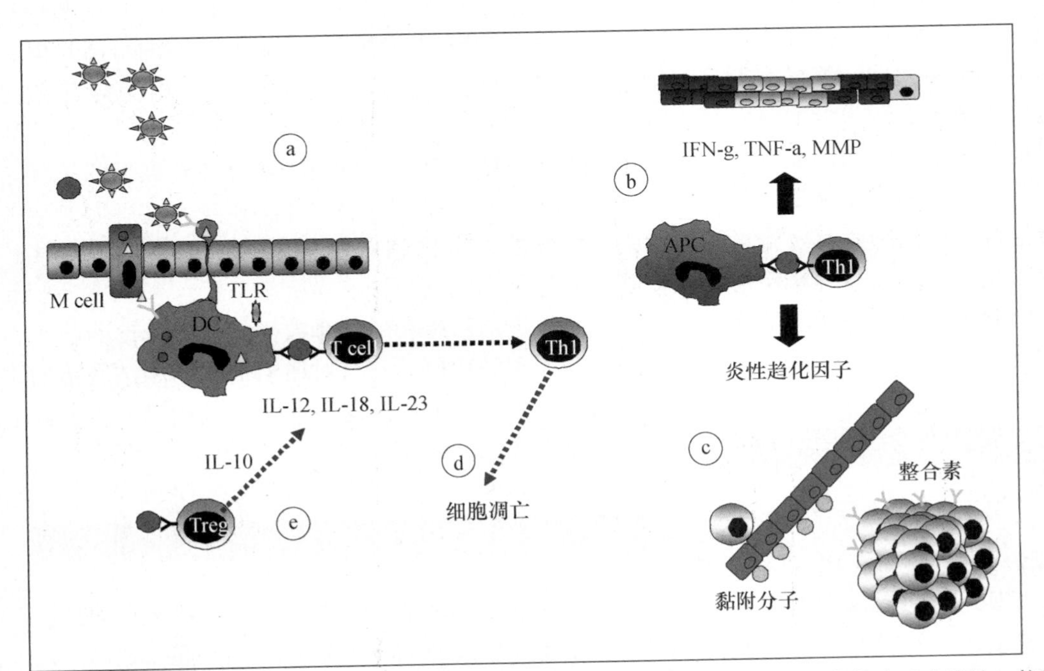

图 42.3　克罗恩病的病因学：(**a**) 肠腔内抗原突破上皮细胞屏障，没有被自身免疫反应清除，抗原呈递给幼稚 T 淋巴细胞，在 IL-12、IL-18 和 IL-23 的作用下分化为 Th1 淋巴细胞。(**b**) 随后的抗原呈递，Th1 淋巴细胞释放一系列炎症细胞因子和化学因子，导致组织破坏和血管内皮表达黏附分子。(**c**) 黏膜固有层白细胞浸润和炎症级联反应。(**d**) T 细胞不发生凋亡，导致持续性免疫应答。(**e**) 正常调节机制上调，但不足以控制炎症反应。

正常调节机制的失调导致了黏膜炎症。NOD2/CARD 15 易感基因的发现证实了遗传因素在免疫系统的重要性。先天的遗传缺陷可能导致肠内抗原对获得性免疫系统的激活，并促进了 Th1 分化。进一步寻找新的易感基因来阐明克罗恩病肠道微生物群在共生和炎症中的保护作用以及在调节通路中的缺陷，这些研究将提供新的治疗途径。希望血清学和遗传学检测能帮助我们判断疾病病程，制订合适的治疗方案。最后希望能及早发现家族中的高危人群并采取干预手段预防疾病的发生。

第三部分 发病率和流行病学

流行病学研究显示克罗恩病的发病率在不断变化，呈现家族和种族的聚集性，这些也为克罗恩病的病因学研究提供了证据（Mayberry 和 Rhodes，1986；Kyle，1992；Hermon-Taylor，1993；Lapidus 等，1997；Montgomery 等，1998；Russel 等，1998）。1977 年 Strickland 等发现 51%的克罗恩病患者及其 43%未患病的配偶有淋巴细胞毒抗体，这些未患病的配偶中发现的抗体提示共同的生活环境的影响。然而 Miller 等（1975）在诺丁汉的研究未发现克罗恩病发病的时间和空间聚集性。而 Allan 等（1986）报道了克罗恩病在一个叫做 Cotswold 的村庄具有高发病率。Reilly 和 Robinson（1986）报道了 4 例在少年时期亲密接触的女性同时在成年时发生克罗恩病，提示该病可能是由一种具有较长潜伏期的病原体引起的。克罗恩病发病的季节性特征也提示可能存在一种传染性病原体（Cave 和 Freedman，1975）。之前提到的种族和人群差异似乎在缩小。年龄、时期和地区差异表明环境因素对克罗恩病和溃疡性结肠炎发病的影响。环境因素中最重要的是吸烟和阑尾切除术。而其他的因素如饮食、口服避孕药、围产期或儿童期感染或不典型的分枝杆菌感染是否对炎性肠病有影响尚不明确。更多的流行病学研究将会进一步解释疾病的病因，探索环境因素的影响并发现更多新的危险因子（Loftus，2004）。

如何获得可靠的数据

疾病的鉴别

炎性肠病和功能性肠病常常具有相似的临床表现，尤其是感染型腹泻，因此鉴别常较为困难。克罗恩病和溃疡型结肠炎的鉴别也不容易，一些患者的临床表现往往不能明确是克罗恩病还是溃疡性结肠炎（Mekhjian 等，1979a）。许多病例的明确诊断是靠多种检查手段得到的。

克罗恩病常常被延误诊断，从发病到诊断明确常常需 2～4 年，因此该病的发生率常常被低估。在一些医疗保健不健全的国家，传染性腹泻较为流行，而对于克罗恩病这种特异性炎性肠病常常不能识别。

发病率或频率

死亡率

克罗恩病引起死亡较为少见，死亡率主要见于疾病的并发症和手术并发症。死亡率的变化与疾病发病率改变有关，但同样反映了治疗效果和并发症的发生率（Mayberry 等，1983）。最近有一篇综述提出克罗恩病的标准死亡比在 2.16 到 0.17 之间，在过去 40 年呈逐渐下降趋势。

住院率

大部分克罗恩病患者最终需要住院。一项调查显示后期住院率的下降可以反映发病率的下降，但也可能由于门诊患者诊断延误或药物治疗疗效改善。

多次住院也是一个突出问题。住院数据的统计很少能区分一个患者的多次住院还是不同患者的住院。虽然可以根据临床鉴别同一个患者的重复住院，但是仍不能反映该疾病全貌。

尚缺乏门诊患者的可靠数据，但随着诊断技术的提高如直肠活检、双重对比钡剂灌肠和结肠镜的应用，一些以前未被诊断出的病例被确诊，也提高了克罗恩病的诊断率。

地区发病率和流行病学

克罗恩病在欧洲的西北部和北美洲发病率较高（Warthin，1969；Sedlack 等，1972；Shivananda 等，1996）。在这些地区和其他地区的发病率详细见表 42.1。其他地区缺乏统计数据，可能是由于医疗水平欠发达或统计服务欠缺、感染性腹泻高发，或该病发病率的确较低未引起流行病学专家们的重视。

表 42.1　克罗恩病在某些白种人群中每年每十万人的发病率

国家	地区	参考文献	年份	发病率
美国	明尼苏达州	Sedlack 等（1980）	1965—1975	6.6
英国	Blackpool	Lee 和 Costello（1985）	1976—1980	6.1
瑞典	Uppsala	Bergman 和 Krause（1975）	1968—1973	5.0
威尔士	Cardiff	Mayberry 和 Rhodes（1986）	1971—1975	4.8
瑞典	斯德哥尔摩	Hellers（1979）	1970—1974	4.5
英国	诺丁汉	Miller 等（1975）	1970—1972	3.6
美国	Baltimore	Calkins 等（1984）	1977—1979	3.5
丹麦	哥本哈根	Binder 等（1982）	1970—1978	2.7
瑞士	巴塞尔	Fahrlander 和 Baerlocher（1971）	1967—1969	2.6
苏格兰	阿伯丁	Kyle 和 Stark（1980）	1973—1975	2.6
新西兰	奥克兰	Easom 等（1982）	1969—1978	1.8
Faroe Isles		Berner 和 Kiaer（1986）	1964—1983	1.7
以色列	Tel Aviv	Rozen 等（1979）	1976—1982	1.3
西班牙	加利西亚	Ruiz 和 Patel（1986）	1976—1982	0.8
意大利	Bologna	Lanfranchi 等（1976）	1972—1973	0.8
西班牙	Madrid	Paredes 和 Garcia（1981）	—	0.7

克罗恩病高发区

斯堪的纳维亚半岛和英国对于克罗恩病的数据报道较多，主要归因于克罗恩病在这些地区高发以及这些地区医疗卫生系统的完善。北美洲也有一些大规模的临床报道，但都是来自于治疗中心，不能反映一个特定人群的发病率（表 42.2）。然而，美国白种人较黑人好发克罗恩病，在西班牙人和亚洲人中发病率较低（Kurata 等，1992）。克罗恩病在澳大利亚、新西兰和南非的白种人中发病率也较高，但是缺乏可靠的流行病学依据。

克罗恩病低发区

克罗恩病在欧洲南部、大部分欧洲东部地区和日本发病率较低。但是，日本的发病率在逐年增加（Yao 等，2000）。克罗恩病在热带非洲、亚洲和南美洲是罕见疾病，医疗设施的匮乏和误诊为传染性肠道疾病都是这些地区克罗恩病少见的原因。

发病率的变化

在过去的几十年里克罗恩病的发病率不断增加（图 42.4）。来自英国和斯堪的纳维亚半岛的调查显示以第一次入院计算克罗恩病的发病率增加了 4 倍（Nunes 和 Ahlquist，1988）。这些数据也表明克罗恩病的发病率的确在增加，而不是由于诊断水平的提高，将原先诊断为溃疡性结肠炎的患者重新诊断为克罗恩病的结果（Mayberry 等，1979；Brown 等，1988）。远东地区尤其是中国克罗恩病的发病率也有明显增加（Sung 等，1994）。

尽管全球克罗恩病的发病率在增加，但也有一些地区发病较为少见（Kyle 和 Stark，1980）或在一些地区发病处于一个稳定状态（Hellers，1979）。在苏格兰，克罗恩病的发病率在 1967 到 1969 年间上升到 4.5/100 000，1973 年到 1975 年又下降至 2.6/100 000。这些数据统计根据是疾病发病的日期，而不是诊断日期，从发病到诊断常常需要 17 个月左右，所以 1978 年收集的病例数据局限在 1976 年以前，因此可能有在 1976 年之前发病但是在 1978 年仍未被诊断的病例。

Hellers（1979）指出：克罗恩病从发病到诊断的间隔时间已经缩短，这可能使每年的发病率曲线有一个急剧的变化，但这种变化不是真实的。Hellers 认为诊断时间的变化很有意义，在斯德哥尔摩该病的发病率已经由 1955 年的每年 1/100 000 上升至 1969 年的 4.5/100 000，但是此后发病率趋于稳定（Hellers，1979）。

表 42.2　克罗恩病的发病率（每年每 10^5 人口）和患病率（每 10^5 人口）研究结果

研究地区	作者	发病率	患病率
英国			
Oxford	Evans 和 Acheson（1965）	0.8	9
London	Wright（1970）	—	13
Gloucester	Tresadern 等（1973）	1.5	—
Nottingham	Miller 等（1974）	3.6	26.5
Northeast Scotland	Kyle 和 Stark（1980）	2.6	32.5
Clydesdale	Smith 等（1975）	1.5	—
Northern Ireland	Humphreys 和 Parks（1975）	1.3	—
Belfast		3.5	—
County Down		0.3	—
North Tees	Devlin 等（1980）	5.3	35
Cardiff	Mayberry 等（1979）	4.8	56
Blackpool	Lee & Costello（1985）	6.1	—
北美洲			
Baltimore	Monk 等（1967）		
白种男人		2.5	—
白种女人		1.2	—
斯坦福大学，Palo Alto，Calif	Gelbi（1979）	13	—
USA：15-town study	Garland 等（1981）	2.4	—
Olmsted County，Minn.	Sedlack 等（1980）	6.6	106
Sherbrooke，Quebec	Nootens 和 Devroede（1972）	0.7	6.3
Minnesota	Gollop 等（1988）	4.3	—
挪威			
Whole country	Myren 等（1971）	1.03	—
Bergen	Skarstein 等（1982）	3.5	—
瑞典			
Uppsala	Bergman & Krause（1975）	5.0	—
Uppsala and Vastmanland	Norlen 等（1970）	3.0	27
Gothenburg	Kewenter 等（1974）	6.3	—
Malmö	Brahme 等（1975）	6.4	75.2
Stockholm	Hellers（1979）	4.5	54.2
丹麦			
Copenhagen	Binder 等（1982）	2.7	32
芬兰			
Turku	Havia 和 Thomasson（1972）	0.27	—

表 42.2（续）　克罗恩病的发病率（每年每 10^5 人口）和患病率（每 10^5 人口）研究结果

研究地区	作者	发病率	患病率
瑞士			
Basel	Fahrlander 和 Baerlocher（1971）	2.6	—
意大利			
Bologna	Lanfranchi 等（1976）	0.8	—
西班牙			
Galicia	Ochoa（1977）	0.14	1.22
Madrid	Paredes 和 Garcia（1981）	0.7	—
捷克			
Northern	Bohemia Bitter 和 Zuvacova（1981）	1.6～2.0	12
南非			
Western Cape	Wright 等（1981）		
犹太人		7.2	—
白人		1.2	—
黑人		1.3	—
Pretoria	Mieny 等（1981）		
白人		1.1	—
黑人		0.2	—
新西兰			
Whole country	Couchman 和 Wigley（1971）	—	49
Auckland	Tasman-Jones 等（1982）		
Caucasians		1.8	—
Polynesians		0	—
以色列			
Tel Aviv	Rozen 等（1979）	1.3	12.3
Beersheba	Odes 等（1982）	1.8	12.3
希腊			
Northwest	Tsianos 等（1994）	0.3	—
荷兰			
Leiden	Shivananda 等（1987a，b）	3.7	—
法国			
Northwest	Gower-Rousseau（1994）	4.9	—
Faroe Islands	Berner 和 Kiaer（1986）	1.7	—

在过去的 30 年里，结肠的克罗恩病发病明显增加，因此以前被诊断为溃疡性结肠炎的病例被重新诊断为克罗恩病。这种误诊的影响很难评估，但这不是克罗恩病发病率增加的原因。结肠克罗恩病可以导致严重的并发症，因此常常需要住院治疗。在一段时期内克罗恩病的住院率增加而溃疡性结肠

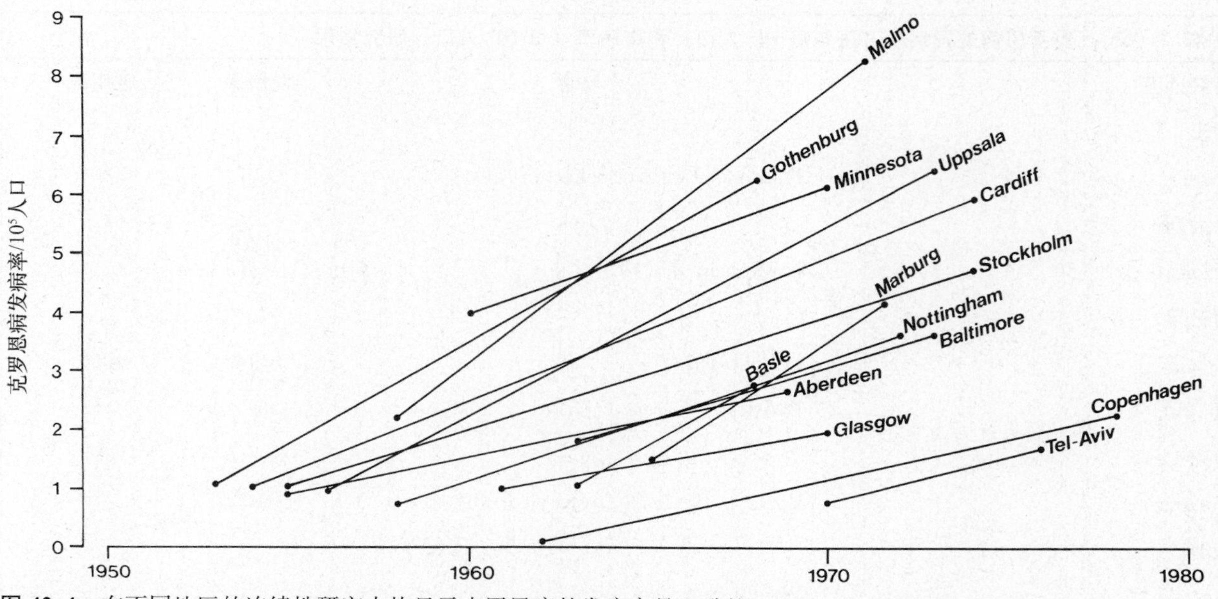

图 42.4 在不同地区的连续性研究中均显示克罗恩病的发病率是上升的（Nunes 和 Ahlquist，1988）。

炎的住院率较为稳定的现象支持了以上观点（Miller 等，1974）。图 42.5 描述了加地夫地区（Cardiff）克罗恩病的发病情况（Harries 等，1982），尤其是结肠克罗恩病发病率（Rose 等，1988）的变化。梅克尔憩室和克罗恩病之间的关系尚不明确（Andreyev 等，1994）。

日本的克罗恩病患者数量明显增加。1986 年日本克罗恩病的患病率和每年的发病率大约分别为 2.9/100 000 和 0.6/100 000，而 1998 年分别 13.5/100 000 和 1.2/100 000（Yao 等，2000）。中国克罗恩病的发病率也在增加。中国人克罗恩病和高加索人克罗恩病相比存在流行病学和表型的明显差异，包括无家族聚集性、男性好发、累及上消化道较多以及单纯回肠末段发病率低（Leong 等，2004）。

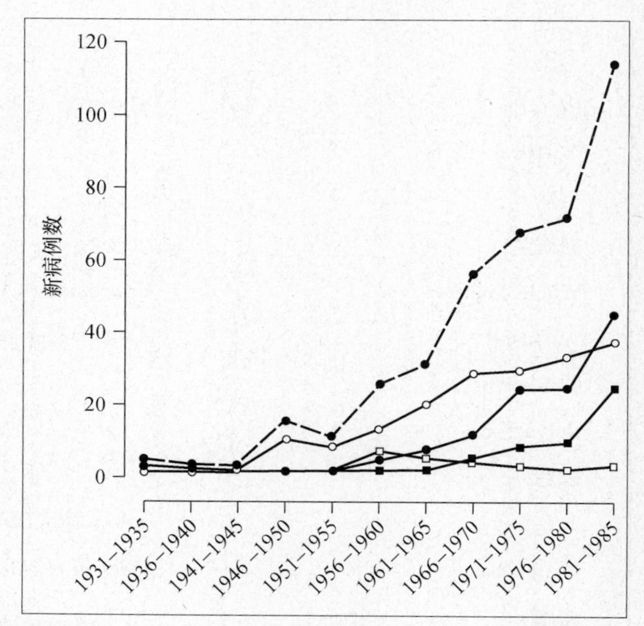

图 42.5 以 5 年为一个阶段各个时期内的克罗恩病的新发病例数及累及的不同部位：（●）虚线代表总数；（●）实线代表结直肠；（○）只累及回肠末端；（■）多部位；（□）小肠。1960 年以后新发病数量明显增加。（Rose 等，1988. Reproduced with permission from the BMJ Publishing Group。）

社会经济因素

克罗恩病在美国 Baltimore 市的教育程度高的人群中较为常见（Monk 等，1967，1969）。而在苏格兰的 Aberdeen 市没有这种差别（Kyle，1972），在英国的诺丁汉市的发病与教育程度关系也不明显（Keighley 等，1976）。

城乡差异

在某些农村克罗恩病的发病率较低（Mendeloff 等，1966；Kyle，1971）。而在其他报道中未发现城乡差别（Norlen 等，1970；Hellers，1979；Ruiz 和 Patel，1986）。在 Wales 某个镇的发病率与其他镇有差异，而城乡之间无差异（Mayberry 等，1979）。表 42.3 显示了这 7 个城市的克罗恩病分布情况。

表 42.3　克罗恩病的城乡分布

地区	参考文献	统计指标	城市	农村
Wales	Mayberry 等（1979）	期间患病率（/10^5）	47.6	34
Northern Ireland（Belfast/County Down）	Humphrey 和 Parks（1975）	发病率（/10^5 每年）	3.5	0.29
Aberdeen	Kyle（1971）	患病率（/10^5）	49	29
Olmsted	Sedlack 等（1980）	患病率（/10^5）	116.7	84.2
New Zealand	Tasman-Jones 等（1982）	每年平均发生率	119	59
Madrid Province	Paredes 和 Garcia（1981）	百分比	94.2	5.8
Bologna	Lanfranchi 等（1976）	百分比	77.8	22.2

表 42.4　克罗恩病发病的性别比例

国家	地区	参考文献	时间	男性	女性
英格兰	Nottingham	Miller 等（1974）	1962—1967	1.7[a]	2.2[a]
	North Tees	Devlin 等（1980）	1968—1972	2.6	3.7
	Oxford	Evans 和 Acheson（1965）	1951—1960	0.8	0.8
苏格兰	Aberdeen	Kyle（1971）	1962—1968	1.9	3.0
瑞典	Uppsala	Bergman 和 Krause（1975）	1968—1973	4.3	5.7
瑞士		Fahrlander 和 Baerlocher（1971）	1960—1969	1.8	1.4
美国	Baltimore	Calkins 等（1984）	1977—1979	2.3	3.8

[a] 每年每 100 000 人中的发病率。

年龄和性别因素

克罗恩病的女性发病率要高于男性（表 42.4）。最好发于青年人，其次是老年人（Brahme 等，1975）（图 42.6）。相反，在日本，男女发病比例大于 2，并且在 55 岁至 65 岁之间未出现第二发病高峰（Yao 等，2000）。

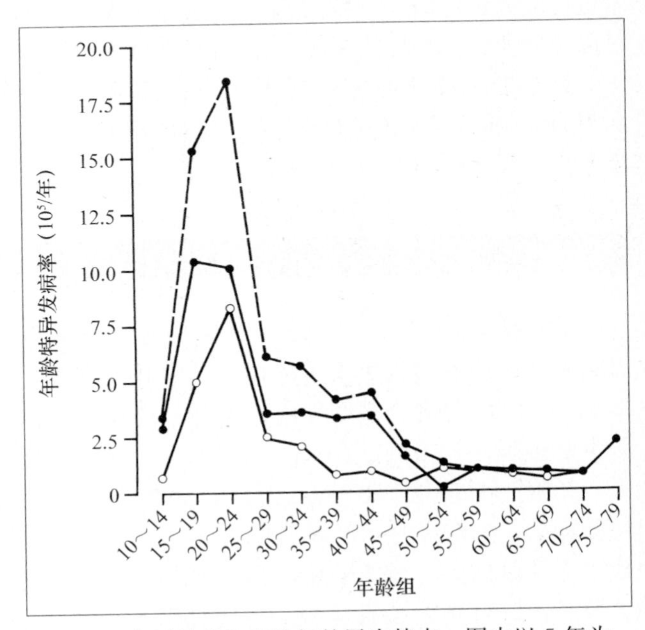

图 42.6　克罗恩病发病的年龄层次特点，图中以 5 年为一间隔，每年每 100 000 人中的发生率。可以看出高发年龄段位 15～35 岁。黑点虚线为总数，黑点实线为小肠发生率，白点为结肠发生率。

种族差异

在美国，克罗恩病在黑人的发病率要低于白人。Baltimore 市黑人的发病率是白人的 1/5（Mendeloff 和 Dunn，1971）。这种显著的差异可能真实地反映了发病率的不同而不是医疗水平的差异。

犹太人的克罗恩病发病率高于非犹太人（Acheson，1960；Monk 等，1969）。而在以色列地区克罗恩病的发生较美国和北欧少见。出生于欧洲或美国的北欧犹太教徒更易患克罗恩病而出生于以色列的犹太人或非北欧犹太教徒似乎没有这种易患性（Rozen 等，1979）。亚洲移民较亚洲本国居民克罗恩病的易患性增高（Probert 等，1992a，1993）。对英国西部和中东部的研究表明移民至英国的亚洲人的第一代后人的克罗恩病的发病率和英国原住民相同（Alien 等，1997）。

第四部分 自然病程、发病率和死亡率

自然病程

局限于回肠末端的小肠克罗恩病在手术后可能维持很多年不复发。相反，弥漫性小肠病变进展较快且常常容易复发。和溃疡性结肠炎不同的是结肠克罗恩病几乎不能获得完全缓解。一旦结肠病变出现症状，病情则会不断进展。任何部位的克罗恩病都会常常伴发梗阻、局限性脓毒病和瘘管的并发症。

克罗恩病的活动度对自然病程有较大的影响（Atwell 等，1965）。相对稳定的克罗恩病也可出现并发症，但相对不严重且脓毒症少见。而活动的克罗恩病常常是小肠弥漫性病变或伴发脓毒症和代谢异常的结肠病变（Cooke 等，1980；Saverymuttu 等，1983a）。

克罗恩病的并发症常常影响患者的生活质量。慢性疾病可以影响工作、社会和家庭生活。某些手术也可能导致发病。克罗恩病的一些并发症和手术可以导致死亡，并且脓毒症和癌变也使死亡率增加。

最近的一篇文献综述显示了克罗恩病在过去40年中疾病变化，包括死亡率、结肠癌变率以及手术后复发率等（Wolters 等，2004）。

概述

Truelove 和 Pena（1976）对牛津 303 例克罗恩病患者的疾病病程进行了描述。其中并发症较为多见，20%的患者出现肠梗阻、脓肿、穿孔或急性肠炎的表现。42 例出现腹腔内脓肿，22 例皮肤瘘道，15 例小肠间瘘，10 例肛瘘。10 例患者出现急性肠梗阻，3 例穿孔，1 例消化道大出血，1 例出现中毒性巨结肠。18%的患者出现肠外表现：6 例关节炎，3 例强直性脊柱炎，5 例结节性红斑，4 例原发性硬化性胆管炎。4 例患者出现癌变，均为大肠癌；14 例死亡患者中，2 例死于短肠综合征，1 例死于吸收不良，1 例肠梗阻，8 例手术后死亡，2 例死于癌症。

Farmer RG 等（1975）发表了一篇克利夫兰医院克罗恩病患者临床表现特征的文章，作者指出克罗恩病的发病部位对疾病的自然病程有较大影响。41%的患者为回结肠病变，常并发梗阻、肠内瘘和肛门直肠瘘。29%的患者为回肠病变，均表现为不同程度的肠梗阻。27%的患者为结肠病变，其中大部分表现为结肠炎，少部分表现为急性结肠炎甚至中毒性巨结肠。大肠病变患者常见肠外表现和肛门直肠脓肿。有 3%的患者病变局限于直肠肛门的狭窄、瘘和脓肿。结肠和肛门直肠的克罗恩病的手术率较高。

随后 Harper 等（1987）报道了随访 15 年以上的 139 例克罗恩病患者，1/3 患者接受了直肠与结肠切除术，几乎一半的患者有吻合口。三分之一的患者并发了瘘管，超过半数的患者有肛周病变，三分之一的患者有肠外表现。作者推断克罗恩病的疾病进展不良，并发症发生率较高，常常需要手术治疗，但是该病的死亡率相对较低。

丹麦哥本哈根的 Binder 等（1985）认为克罗恩病的生存率与普通人群无明显差异。大部分（75%）患者生活质量不受影响，具有正常的工作能力，除了确诊后的第一年。然而有 15%～20%的患者生理和社会能力明显下降，而普通人群这一比例只有 4%。内科保守治疗对克罗恩病的自然病程或进展影响很小（Farmer RG 等，1975）。对于手术的患者，尤其是接受了多次手术，如肠部分切除术、回肠造口术或直肠切除术，他们的生活质量可能相对较差。

Etienney 等（2004）对二十余年前诊断克罗恩病的 141 例患者进行了医学和健康相关的生活质量调查。24%的患者在过去的一年里疾病复发，48%的正接受治疗患者和 28%的未在接受治疗患者处于疾病相对缓解期，这一比例与克罗恩病诊断后 3 年时观察的比例无明显差异。16 例患者在诊断后 20 年内死亡，其中 11 例死于克罗恩病相关疾病。因此克罗恩病的活动度不会随着时间的延长而减弱，大约四分之一的患者在诊断后 20 年仍处于活动期。

小肠克罗恩病

小肠克罗恩病的病理学呈进行性进展，但常常能在手术切除后得到缓解，并能在不同时间内处于静止期。急性回肠炎是个例外，大剂量的激素治疗能使其得到缓解。另外，还有少数一些弥漫性病变患者能获得完全缓解，但通常病变肠段会发展为局限性狭窄（Cooke 和 Swan，1974；Andrews 和 Allan，1990）。弥漫性病变同样有较高的复发率（Michelassi 等，1991；Yamamoto 等，2001）。弥漫性空肠回肠克罗恩病的疗效最差。肠段切除可能导致短肠综合征。自 1980 年以来，空肠回肠狭窄常常采用狭窄松解术。手术治疗包括狭窄松解术能缓解大部分空肠回肠克罗恩病症状，并避免了短肠综合征。

回肠末段克罗恩病表现为近端跳跃性病变使肠壁增厚呈水管状（Alexander-Williams，1971）。急性肠梗阻较为少见，除非出现肠粘连。肠扭转或绞窄。透壁性病变常常导致三分之一的患者出现瘘管或脓肿（Hawker 等，1983）。小肠瘘通常能影响相邻回肠，有时甚至乙状结肠或十二指肠。盆腔内的小肠瘘常常导致肠膀胱瘘或肠阴道瘘。相邻与腹腔的透壁性病变导致肠外瘘。同样的瘘还能发生于吻合口复发或吻合口本身。瘘常常并发脓肿或脓肿能导致瘘（Ribeiro 等，1991）。约三分之一的患者并发脓肿，大部分脓肿是腹膜内的，少数发生于盲肠或降结肠的是腹膜后的（Schofield，1965；Keighley 等，1982）。

偶尔回肠克罗恩病由于发生穿孔需要急诊外科手术（Menguy，1972；Steinberg 等，1973；Abascal 等，1982；Yamamoto 等，1999a）。回肠克罗恩病形成溃疡导致大出血危及生命的情况更为少见（Sunkwa-Mills，1974）。

由于克罗恩病病程的进行性进展和并发症发生率高，常常需要手术切除狭窄肠段。诊断 5～10 年内的手术率通常为 80%～92%（Schofield，1965；Farmer RG 等，1975；Higgens 和 Allan，1980；Hultén，1988；Michelassi 等，1991）。手术后克罗恩病复发几乎是不可避免的。然而，术后能获得较长时间的缓解（Probert 等，1992b；Munkholm 等，1993；Persson 等，1996）。第一次手术后复发率大约 20%～30%，10 年后复发率为 30%～50%（Luke 等，1982；Andrews 和 Allan，1990；Williams 等，1991）。复发常常与初次发病相似，发生于同样的部位，或邻近于吻合口肠段或发生于吻合口。因此，我们的经验是穿透性病变三分之二的患者复发时同样为穿透性病变（Yamamoto 等，1999a）。手术患者主要为梗阻（45%），脓肿或瘘（35%），急性穿孔或出血（4%），以及内科药物治疗无效的患者。

大肠克罗恩病

大肠克罗恩病的疾病进程与回肠或回结肠克罗恩病不同。脓肿、瘘管和梗阻的并发症发生率要大大少于小肠克罗恩病（Javett 和 Brooke，1970）。

慢性结肠炎的常见临床表现为腹泻、里急后重、体重减轻、乏力和贫血，而消化道大出血少见（Koutney，1968；Stern 等，1984）。溃疡性结肠炎对 5-氨基水杨酸（5-ASA）和类固醇激素的反应较好，并能得到完全缓解，而大肠克罗恩病病变呈进行性进展。尽管已经给予药物治疗，患者营养不良仍逐渐加重，出现代谢性障碍疾病，出现严重的蛋白质和微量元素的缺乏（Higgens 等，1981；Mason 和 Rosenberg，1990）。严重营养不良常常继发于伴发脓毒症的结肠炎。

大约 15%的结肠克罗恩病表现为急性暴发性肠炎，与急性溃疡性结肠炎较难鉴别：4%～6%的患者可以发展为中毒性巨结肠（Greenstein 等，1981），约 3%出现穿孔（Bundred 等，1985）。急性克罗恩病结肠炎的死亡率仍然高于 20%，在结肠穿孔患者中占 74%（Grieco 等，1980）。然而最近有数据显示大肠和小肠克罗恩病的预期寿命相似，而各自的死亡率没有明显增加。保险公司因此应该重新制定他们的保单（Gollop 等，1988；Travis，1997）。

发生于老年人的结肠克罗恩病还可以表现为类似结肠憩室病。这些患者常常患有肛周病变，并且结肠破坏较为严重，常常导致较高的死亡率（Small 和 Smith，1975；Meyers 等，1978；Berman 等，1979）。

80%的大肠克罗恩病在诊断后 10 年内接受了手术切除。右半结肠和全结肠的克罗恩病比左半结肠未累及肛周的克罗恩病常常需要更早期手术（Andrews 等，1989）。

大肠克罗恩病的复发也是不可避免的，但与回肠克罗恩病略有不同，除非病变在右半结肠而出现回肠结肠吻合口复发。回肠直肠吻合术后，病变复发好发于直肠或回肠直肠吻合口回肠末段侧。在结肠部分切除术后，复发可发生于直肠或残余结肠。直肠与结肠切除术后复发可发生于邻近腹壁的回肠（Goligher，1985）。Cattan 等（2002）分析了全结肠切除的克罗恩病患者直肠复发和病变。118 例接受的是回肠直肠吻合术，而 26 例患者因为严重的肛门直肠病变不能进行回肠和直肠的吻合。在回肠直肠吻合术后 5 和 10 年的临床复发率分别为 58% 和 83%。结肠切除术后 5 年和 10 年直肠无病变率分别为 70%和 63%，而回肠直肠吻合术后直肠无病变率分别为 86%和 86%。有肠外表现的患者有较高的复发率和直肠累及率。累及回肠的大肠克罗恩病在直肠回肠吻合术后的回肠复发率也较高。Yamamoto 和 Keighley（2000a）也报道了同样的情况。

肛周克罗恩病

Buchmann 等（1980a）报道了我们称之为“良性”的肛周克罗恩病的自然病程特点。一组有肛裂、低位肛门直肠瘘、肛门溃疡或皮赘的肛周克罗恩病患者在 10 年后接受检查（表 42.5），21 例肛裂患者中只有 7 例持续有病变，5 例出现了新的病变。54 例低位肛门直肠瘘的患者，44 例 10 年后病变自愈。12 例肛门溃疡患者中只有 2 例溃疡持续不愈合，6 例愈合后又出现新的溃疡。部分患者在愈合过程中形成了大量硬结，但没有出现狭窄。

一般来说，肛门皮赘增大与肛周或肠道病变进展同时存在，并且在肠道或肛周病变切除或愈合后消退（Heuman 等，1981）。虽然有报道克罗恩病远端肠段切除后肛周病变如肛裂可以愈合，非相邻肠段的切除同样可能对肛周病变的自然病程没有影响（Hellers 等，1980）。

肛门直肠瘘有着不同的自然病程。低位的浅表或跨括约肌瘘或没有高位盲端的病变预后良好，常能治愈。而同时合并有持续的脓毒症，尤其是合并有高位瘘或肛提肌上病变，则预后欠佳，手术率较高。直肠克罗恩病伴或不伴有括约肌外瘘的患者预后最差，许多患者需要手术。

需要手术切开引流的脓肿愈合时间可能较长。硫唑嘌呤或英夫利昔对瘘管尤其是合并直肠炎的瘘管有一定疗效。难治性瘘需要手术治疗，甚至偶尔需要肠造瘘或直肠术。新的治疗药物那他珠单抗和 CDP571 仍在进一步研究中（Person 和 Wexner，2005）。

较深的肛门溃疡预后也较差，常常能造成更多组织的破坏形成瘘管或脓毒症，并发狭窄。

肛门直肠狭窄也呈进行性进展，具有短的隔膜的低位狭窄预后较好，而高位或病变范围较广的狭窄对药物治疗或扩张敏感性差，常常需要直肠切除（表 42.6）。

因此肛周克罗恩病的治疗仍然是一个难题。Galandiuk 等（2005）报道了几乎一半的肛周克罗恩病患者需要肠造瘘，同时合并有结肠克罗恩病或肛门狭窄的患者，这一手术率更高。

肠外表现

克罗恩病主要的肠外表现包括关节炎、结节性红斑、眼部病变、骶髂关节炎、肝病和坏疽性脓皮症（Harper 等，1987）（表 42.7）。脓皮病包括直

表 42.5 肛周克罗恩病的自然病程：一组 61 例患者病变随访 10 年

		1978	
	1968	持续存在	新发
肛瘘	21	7	5
肛裂	54	10	0
肛门溃疡	12	2	6
皮赘	56	32	4

来源自：Buchmann 等（1980a）。

表 42.6 48 例肛门直肠狭窄的治疗

	n
部位	
肛门处	15
肛门直肠连接处	11
直肠	22
伴有直肠炎	43
伴有肛周病变	41
最初的治疗	
直肠切除术	6
未治疗	5
扩张术	37
(digital 24，Hegar's 6，balloon 3)	
结果	
多次扩张	2
不需要再治疗	14
直肠切除术	24
回肠袢造口术	8

来源自：Linares 等（1988）。

表 42.7　克罗恩病的肠外表现（n=49）；139 例患者随访超过 15 年

关节炎	20
结节性红斑	10
眼部并发症	9
骶髂关节炎	6
肝病	6
坏疽性脓皮症	6

来源自：Harper 等（1987）。

肠和结肠切除术后患者的口缘皮肤（Tjandra 和 Hughes，1994）。肠外表现在克罗恩病局限在回盲部的患者（55%）中较病变在结肠（28%）或回肠（18%）的患者更为常见。病变持续的患者肠外表现发生率更高（Scammell 等，1987），但是随着肠道病变的活动度变化而有所变化（McGarity 和 Barnett，1977）。我们发现肠外表现在克罗恩病小肠弥漫性病变患者中（49%）更为常见。

有报道显示炎性肠病患者可出现肺功能异常。Dierkes-Globisch 和 Mohr（2002）对 44 例既往没有肺部症状或呼吸系统疾病的克罗恩病或溃疡性结肠炎患者进行肺功能和 X 线检查。21%的溃疡性结肠炎患者和 20%的克罗恩病患者有梗阻性或限制性换气障碍。炎性肠病患者的肺功能异常发生率要高于正常对照人群。肺功能异常和肠道疾病的部位、活动度或病程长短、正在服用的药物、吸烟或过敏史没有明显相关性。肺部疾病似乎是比想象中发生率高的炎性肠病的肠外表现。其中的原因尚不明确。

疾病活动度

来自 13 个医疗机构的胃肠病学专家对 187 例克罗恩病患者进行随访，并由 Best 等在 1976 年发表提出了一种评价和监测克罗恩病进展和预后的活动度指数。这一活动度指数包括患者至少 7 天的大便次数、腹痛和一般情况。伴或不伴有以下并发症：关节炎、虹膜炎、皮肤病、肛裂、肛瘘和发热。其他参数包括止泻药、腹部肿块、血细胞比容和体重。这一克罗恩病活动度指数（CDAI）与疾病的进展密切相关，CDAI 小于 150 患者疾病进展较为良好，而指数大于 450 则疾病较为严重。美国克罗恩病研究协会（Mekhjian 等，1979b）将这一活动度指数应用于 1058 例克罗恩病患者（Best 等，1979）。

CDAI 存在的一个不足之处在于它过分强调大便次数，一些肠切除术后患者，甚至疾病处于静止期的患者大便指标评分可能很高。一些存在肠道狭窄和存在心理障碍的患者 CDAI 评分也很高。这样很多情况下 CDAI 显得不一致或不可靠（Acciuffi 等，1996）。因此有些专家提出了评估该病活动度的其他不同标准（图 42.7）。

Van Hees 等（1980）选择了 18 个指标来评价疾病活动度。Harvey 和 Bradshaw（1980）应用了一种更为简单的疾病活动度相关的症状指数。世界胃肠病学组织（OMGE）和国际炎性肠病研究组织（IOIBD）评价了一项由 16 个不同国家的 35 个医疗中心的 156 位医生对 2 657 例患者进行研究的疾病活动度指数。Myren 等（1984）主要评估以下十个临床特征：

- 有腹痛
- 大便次数超过 6 次/日，或有血便或黏液
- 肛周病变
- 瘘
- 其他并发症
- 有肿块
- 消瘦
- 体温大于 38℃
- 腹肌紧张
- 血红蛋白低于 10g/dl

Myren 等（1984）指出 OMGE 指数和 CDAI 没有明显相关性。Gomes 等（1986）指出 CDAI 与

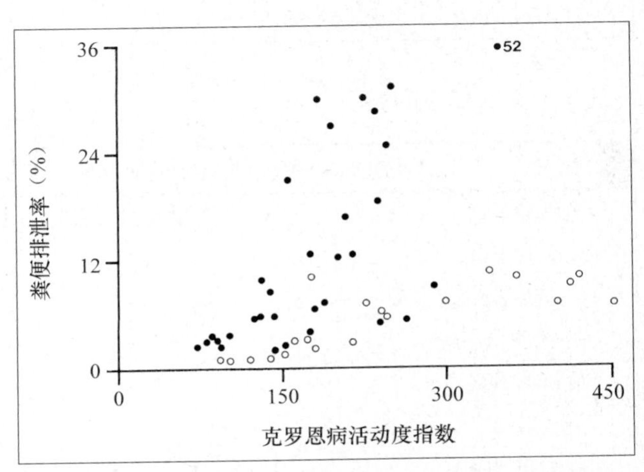

图 42.7　不同克罗恩病活动度指数铟标记白细胞的大便排泄率。白点代表白细胞总数，黑点代表粒细胞数。

肠镜或组织学表现一致性较差。这些活动度指数用途包括：①评估疾病在某一时期的临床活动度；②评价临床疗效；③作为一种预后指数判断可能发生的不良后果。然而至今没有一种活动度指数令人完全满意，尤其针对大肠克罗恩病。

许多临床医生认为最初的 CDAI 太过繁琐，不适于临床应用。修订后的 CDAI 在英国已经被广泛用于评价治疗效果（Harvey 和 Bradshaw，1980）（表 42.8）。有报道指出（Saverymuttu 等，1982，1983a，1986）铟-111 标记的白细胞与疾病的严重程度和活动度密切相关。最近有研究表明^{99}Tc-六甲基丙烯氧化胺标记的白细胞可以作为简单而更为可靠的疾病活动度指标（Giaffer 等，1993；Weldon 等，1996）。

最近有报道指出：血清白蛋白，急性期蛋白（C 反应蛋白）、红细胞沉降率、血红蛋白浓度和血小板计数也可以作为评价活动度的生化指标（Allan，1990）。但是这些指标没有一项具有特异性（表 42.9）。这些指标升高的患者可以合并脓毒症或回肠或结肠活动性病变。这些患者常常给予药物治疗（除了急性、顽固性结肠炎），相对稳定期出现了并发症的患者常常需要手术治疗。用放射性方法检测大便中 CrC^{13} 标记的血浆蛋白来检测肠道蛋白丢失的方法成为新的评价活动度的指标。收集大肠引流液来检测 IgG、白蛋白或 α_1-抗胰蛋白酶的含量与 CDAI 有很好的相关性。大肠引流液的 IgG 含量尤其适用于大肠活动性克罗恩病的评估（Nordgren 等，1990；Brydon 等，1993；Choudari 等，1993；Acciuffi 等，1996）（图 42.8）。

血清浓缩液中溶胶原肽含量也可以帮助评价疾病活动度和疗效（Kjeldsen 等，1995）。免疫学指标如 CD4/CD8 比例对评估活动度没有特殊意义（D'Haens 等，1994）。

表 42.8 评估克罗恩病治疗疗效的改良活动度指数

一般状况	0～3（0 很好，3 很差）
腹痛	0～4
每日腹泻次数	（不论前一天解稀便次数）
腹部包块	0～3（无，可疑，明确的，有触痛）
并发症	0～8（每个症状各 1 分：关节痛，眼葡萄膜炎，结节性红斑，口疮溃疡，坏疽性脓皮病，肛裂，新的肛瘘，脓肿）

来源自：Harvey 和 Bradshaw（1980）。

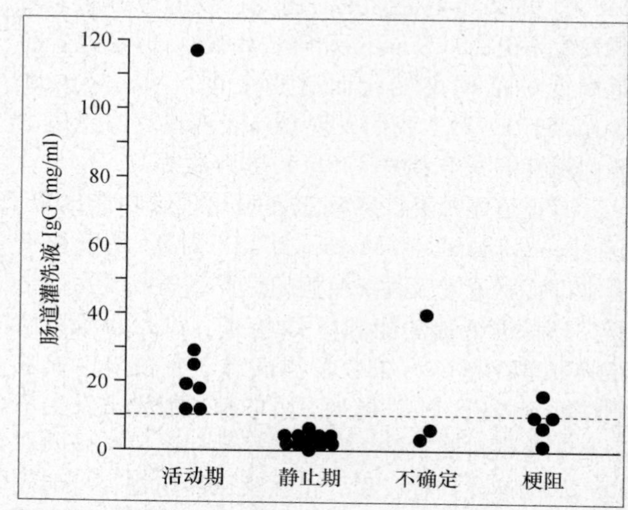

图 42.8 26 例克罗恩病回肠造口术患者肠道灌洗液中的 IgG 浓度，由一位学者依据炎性疾病的活动度或梗阻程度的症状进行分类。虚线代表参考范围的上限。（Acciuffi 等，1996）

表 42.9 5 个急性期蛋白在肠道炎症中的敏感性、特异性和预测值

急性期蛋白	敏感度（%）	特异性（%）	PPV（%）	NPP（%）
C 反应蛋白	61	83	66	79
α_1-抗胰凝乳蛋白酶	95	82	74	95
α_1-抗胰蛋白酶	76	78	64	85
血清类黏蛋白	87	66	58	89
触珠蛋白	62	89	75	80
红细胞沉降率	60	84	62	82

PPV，阳性预测值；NPP，阴性预测值。

细胞因子是大部分细胞在炎症、感染或抗原刺激下产生的低分子量调节蛋白。已经明确炎性肠病患者肠道组织释放炎症因子促进炎症反应，这些因子主要包括IL-1β、IL-6、IL-8和TNF-α。循环中IL-6和血清淀粉样蛋白A对监测克罗恩病和溃疡性结肠炎临床活动度有较大帮助（Niederau等，1997）。IL-6是克罗恩病患者肝诱导产生急性期蛋白的主要细胞因子。细胞因子能够反映炎性肠病患者在出现临床表现和内镜下表现之前的黏膜炎症级联反应（Yamamoto等，2004，2005）。

复发

克罗恩病的复发通常与初次发病相同。例如：最初以肠外瘘发病，而复发是再次表现为肠外瘘。

诊断后15年内的首次手术率为38%～96%。在随后的15年内复发率和再次手术率分别为50%～60%和28%～45%，没有明显的时间依赖性（Wolters等，2004）。

肠道克罗恩病的复发几乎是不可避免的（Williams等，1991）。复发与是否手术治疗或手术范围无关。也与是否辅助应用类固醇类药物（Smith等，1978）、柳氮磺胺吡啶和硫唑嘌呤（Summers等，1979）无关。然而北美多中心研究表明结肠克罗恩病辅助应用5-ASA复发率较回肠克罗恩病低（McLeod等，1995）。

有报道指出大肠克罗恩病的复发率最高而局限于回肠末段的克罗恩病复发率最低（Fielding等，1986），我们认为这过于简单化了。另有人认为穿孔性病变如有瘘、脓肿或穿孔的克罗恩病的复发率高于非穿孔性病变引起的出血和梗阻患者（Greenstein等，1988）。虽然我们也无法证实，但是80%的穿孔性克罗恩病患者再次复发穿孔性疾病（Yamamoto等，1999a）。年轻患者和进展性或弥漫性小肠病变患者的复发率似乎更高（Hellberg等，1980；Buchmann等，1981）。另有认为IgG水平高的患者复发率更高（Heimann等，1982）。严重的克罗恩病和接受多次手术的患者预示着有较高的复发率，而回肠造口术似乎能减少复发率（Heimann等，1993）（图42.9）。

接受过输血的患者似乎复发率较低（Tartter等，1988；Peters等，1989；Williams和Hughes，1989）。年龄、性别、手术次数和疾病时间似乎与复发率无关（Higgens和Allan，1980）。复发率与

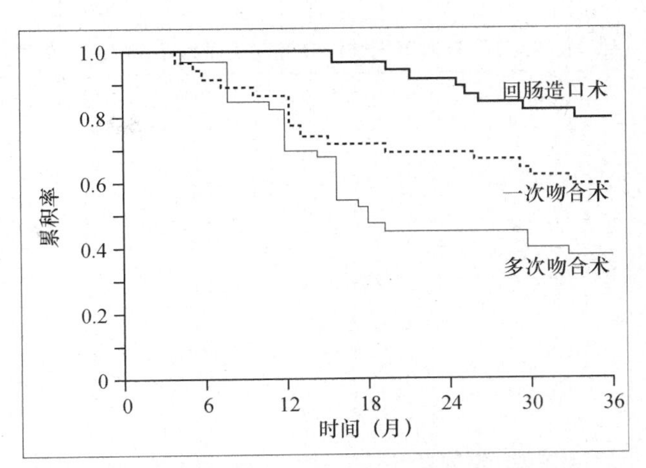

图42.9　症状复发率的比较，加粗实线代表切除术同时行回肠造口术患者，虚线代表一次吻合术，细实线代表多次吻合术。行回肠造口术患者的复发率显著低于多次吻合术患者（$P<0.01$）（Heimann等，1993）。

应用的缝合材料的类型无关而与吻合方法有关（Smedh等，1990；Olaison等，1991；Rutgeerts等，1991；Scott和Phillips，1993）。

Rutgeerts等（1984）对114例克罗恩病患者回盲部切除术后复发进行了内镜复查。72%的患者在术后1年内出现了内镜下口疮性溃疡的早期复发表现。术后1～3年内和3～10年的内镜下复发率分别为79%和77%。他们的结论是手术后的复发率较高且术后定期内镜检查能早期发现，并且内镜检查能评估辅助药物治疗的疗效和可能起到内镜扩张的作用。

吸烟者复发的风险较高，且持续吸烟能增加这种风险（Sutherland等，1990）。吸烟能增加炎性肠病患者患克罗恩病的可能性（Sommerville等，1984；Franceschi等，1987；Tobin等，1987；Lindberg等，1988；Silverstein等，1989；Persson等，1990；Sutherland等，1990）。Cottone等（1994）和其他一些研究者已经证实吸烟是克罗恩病复发的独立危险因子（Borley等，1997；Yamamoto等，1999b；Yamamoto和Keighley，2000b）。

我们应用Cox风险比例模型研究了回肠末段克罗恩病回肠结肠切除术后吻合口复发的所有可能的危险因子，结果发现只有两个显著因子：术前回肠克罗恩病病程较短（少于1年）（$P<0.0005$）和持续吸烟（$P<0.01$）。其他如手术切缘侵犯、肉芽肿、穿透性病变、广泛切除、年龄、性别、家族史、激素治疗史或术后并发症均不是独立危险因子（表42.10）。图42.10显示了吸烟对复发率的影响（Yamamoto和Keighley，1999a）。

表 42.10 针对不同临床参数时回肠结肠切除术后的累积复发率

	n	累积复发率		P 值（时序检验）
		5 年（%）	10 年（%）	
发病年龄				
<20cm 岁	54	28	47	
25～40 岁	72	25	44	
>40 岁	30	21	37	0.99
未知	1			
性别				
男性	57	25	43	
女性	100	27	45	0.47
克罗恩病家族史				
（－）	142	25	43	
（＋）	15	33	50	0.27
术前病史年限				
<1 年	52	32	61	
1～10 年	75	26	38	
>10 年	29	14	26	0.0004
未知	1			
吸烟史				
不吸烟	81	16	32	
吸烟	76	36	57	0.0002
手术期间激素治疗				
（－）	97	27	47	
（＋）	60	24	38	0.27
术后 5-ASA 治疗				
（－）	126	26	46	
（＋）	31	26	39	0.30
手术适应证				
没有穿孔	87	26	47	
有穿孔	70	26	41	0.51
小肠切除长度				
<20cm	64	29	43	
20～40cm	59	24	49	
>40cm	34	24	37	0.88
大肠切除长度				
<10cm	97	23	39	
10～20cm	27	34	58	
>20cm	33	27	47	0.16
切除标本可见肉芽肿				
（－）	78	26	44	
（＋）	79	25	44	0.66
切缘肉眼可见累及				
（－）	147	26	43	
（＋）	8	13	42	0.58
未知	2			
术后并发症				
（－）	136	25	44	
（＋）	21	33	45	0.13

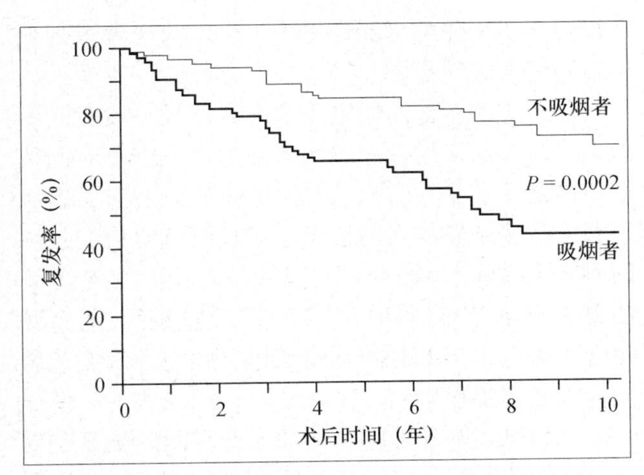

图42.10　不吸烟者（粗实线，$n=81$）和吸烟者（细实线，$n=76$）克罗恩病的复发率。

法国的GETAID组织对静止期克罗恩病复发的高危因子进行了分析，该研究没有局限于回肠结肠克罗恩病。Cox风险模型结果显示了四组高风险因子：年龄大于25岁，距第一次症状出现间隔时间大于5年、距前一次复发间隔时间小于6个月和累及结肠病变（$P<0.001$）（Sahmoud等，1995）。

我们对结肠直肠克罗恩病的研究显示回肠直肠吻合术和阶段性结肠切除术的复发率要高于直肠与结肠切除术和结肠切除术并回肠造口术（Scammell等，1985）。有严重结肠炎或肛周病变接受粪便改道术患者预后也较好（Winslet等，1989）。而且，回肠造口术似乎不能预防结肠克罗恩病的回肠早期复发（Heimann等，1993；Yamamoto和Keighley，1999b）。

在文献综述中（Yamamoto，2005），影响复发的最显著因子是吸烟。吸烟者复发的危险性大约是不吸烟者的两倍，并与吸烟量成正比。女性吸烟者的复发风险高于男性，吸烟史长也增加复发风险。手术前病史较短似乎复发率较高。5-氨基水杨酸可以一定程度降低复发率。免疫抑制药物的预防作用仍有待研究。切除术后更广泛的吻合术可能减少术后复发，但这需要进一步前瞻性的随机对照研究。

发病率

疾病发病率

克罗恩病并发症发生率高，导致高死亡率，尤其是脓毒病、梗阻、肛周病变、瘘和代谢紊乱更易发生于疾病进展期。因此，早期手术干预可以减少死亡率（Hultén，1988）。

大部分死亡原因为严重的破坏性的肛门直肠病变并发阴道瘘或肛门直肠狭窄。严重的直肠病变常伴发尿急、尿频甚至尿失禁。

小肠大部切除术后（Cummings等，1973；Mitchell等，1977；Thompson，1992；Shanbhogue和Molenaar，1994）或弥漫性病变（Fazio和Galandiuk，1985）常导致代谢紊乱。肠切除的部位和范围能预测腹泻的严重度或吸收不良（Cosnes等，1994）。这些并发症包括叶酸和维生素B_{12}缺乏（Andersson等，1978），锌、镁和硒缺乏，蛋白质缺乏，胆石症和尿路结石（Ernest等，1974），以及脂肪和胆汁酸吸收不良（Hellberg等，1980；Buhner等，1994；Davie等，1994；Hutchinson等，1994；Nyhlin等，1994）。在老年患者和妇女中尤其多见由于吸收不良导致骨丢失（Clements等，1993；Silvennoinen等，1995）。肾结石在广泛小肠切除术后，尤其是病变累及结肠患者的发病率增加（Nightingale等，1992）。

老年克罗恩病患者死亡率较高，尤其是有肛周病变或需要手术者（Marshak等，1970；Berman等，1979）。

手术后发病率

克罗恩病手术后常出现并发症。术后感染较为常见，尤其是术前有脓毒病或患者正在接受激素治疗（Allsop和Lee，1978）（见第3章）。Greenstein等（1981）报道术后有15%的患者出现了早期并发症：切口感染占7%，术后脓肿占3%，小肠梗阻占2%。并且术后有36%的患者出现了迟发性梗阻，41%的患者因为出现迟发性瘘而需要再次入院，19%为吻合口并发症。尽管如此，许多患者在手术后恢复了健康。

吻合口裂开是克罗恩病肠切除术后最为严重的并发症之一，常能导致脓肿、瘘管形成或腹膜炎，吻合口裂开好发于术前合并有脓毒症并且在服用类固醇类药物的患者（Post等，1991）。结肠直肠癌患者和克罗恩病的患者早期的一些经验显示用吻合钉进行回肠结肠吻合发生并发症尤其是吻合口瘘和腹腔内脓肿的发生率要明显低于缝合吻合（Kracht等，1993；Yamamoto等，1999c）。但是远期影响是否支持这一观点尚不确定，而且U形钉有其自身的风险，并不能完全避免吻合口裂开。

在广泛切除术后（尤其对于复发性疾病）营养不良的患者以及有吻合口的患者的术后并发症发生率较高（Heimann等，1982）。急诊行结肠切除术后的并发症较回肠切除术后（Krause，1978；Fasth 等，1980）以及有输血史（Tartter 等，1988）患者要更为常见。

伯明翰的一个研究小组（Yamamoto T 等，2000）回顾性分析了接受了566例次手术的343例克罗恩病患者的术后腹腔内脓毒症发生的危险因子。76例（13%）术后出现了腹腔内脓毒性并发症（吻合口瘘、腹腔脓肿或肠皮肤瘘）。这些并发症的发生与术前低白蛋白血症（<30g/L）、术前应用激素、手术时有脓肿或手术时有瘘有密切关系。

直肠与结肠切除术后另外一种值得重视的并发症是不良的顽固的阴道伤口不愈合，并能导致性交并发症和并发气孔（Scammell 和 Keighley，1986；Yamamoto 等，1999d）（见第5～7章）。

社会发病率和工作

克罗恩病是一个终身疾病，常常需要多次手术和长期药物治疗。尽管如此，大部分患者对他们的疾病持积极态度并且过着乐观、有意义的生活。大部分患者有工作或继续他们在患病前的正常的家庭角色（Smart 等，1986；Gazzard，1987）。部分克罗恩病患者在工作中遭受到了歧视和不被提升，因此许多人认为有必要隐瞒他们的病情（Mayberry 和 Mayberry，1993）。

Gazzard 等（1978）报道了57例女性克罗恩病患者有38例有工作，只有5例因为疾病被迫放弃工作，28例男性患者大部分都有工作，只有4例没有获得生活保障。Wyke 等（1988）对克罗恩病患者在诊断前和诊断后6年的职业情况进行了分析，失业率由1%上升至8%，但是有一些患者是在这段时间内有意退休，尤其是被建议在退休后5年内准备手术的患者。然而仍有70%的患者继续工作，57%的患者还是从事原来的职业。手术后有10%的患者更换了工作，22%的患者仍在原单位但调整了工作形式。一些患者遭到了雇主的歧视，尤其是对带有腹壁瘘口的患者。但是一般来说老板和同事对克罗恩病患者持支持态度。除了偶尔的身体不适需要短时间休假，平均工作强度和带有腹壁造瘘口对于全职工作的克罗恩病患者来说不成问题。

Feagan 等（2005）报道基本的全职和兼职工作率为48%和13%，39%的失业率和25%得到失业补偿。225例失业患者中只有14%的患者感觉有能力工作。年轻患者、女性患者、疾病病程短和肠段切除前患者更容易失业。年轻患者和女性患者同样得到全职工作的可能性更小。手术前患者得到救济补助的可能性更大。

最严重的工作问题是手术后有很长一段时间不能上班。一般来说，患者所得知的术后恢复时间往往不很适当（图42.11）。雇主缺乏要让克罗恩病患者干些任务轻的活的意识，并且没有给他们足够的时间去看病（Moody 等，1992）。我们发现35%的患者直肠与结肠切除术和17%的患者回肠直肠吻合术后有1年的时间不能工作。弥漫性病变患者同样面临着工作中断。

克罗恩病患者可能在参加人寿保险时被区别对待。许多患者感受到了这种不合理的态度。四个研究中只有一个研究显示克罗恩病患者的总体死亡率升高（Gollop 等，1988；Probert 等，1992a；Munkholm 等，1993；Persson 等，1996）。只有少数患者死亡率高，这些患者的保费可能必须调整。这些死亡高风险的患者包括十二指肠或弥漫性空肠克罗恩病，以及诊断后四年的患者。相反回肠克罗恩病预后相对较好，尤其是不吸烟的患者。而需要多次手术的患者风险增加（Travis，1997）。

生活质量

一些研究评估了克罗恩病患者的生活质量。通

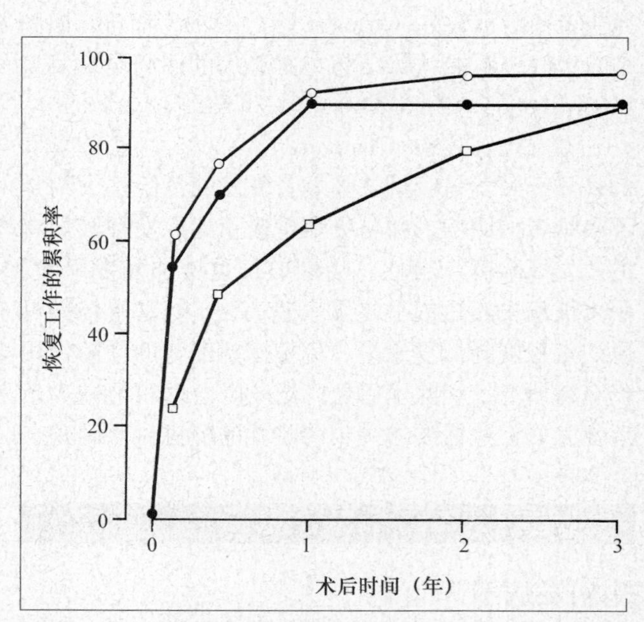

图42.11 不同术式后患者恢复工作的累积百分比：实心圆点代表直肠结肠切除术（$n=4$），空心圆点代表结肠切除术及回肠直肠吻合术（$n=20$），空心方框代表部分肠段切除（$n=26$）。

过一些简单问题的调查（Moody 和 Mayberry，1992），Myers 等（1980）指出大部分患者过着相对正常的生活，尤其是病变肠段切除术后，且不需要进行回肠造口术，没有疾病复发的患者。急性或弥漫性小肠克罗恩病患者生活常受到影响。即使是回肠造口术也已被接受，很少影响生活质量或引起心理问题（Awad 等，1993）。

在一项 Eysenck 人格评估中，Gazzard 等（1978）发现男性克罗恩病患者较女性患者更容易比正常人群出现神经过敏或性格变得内向。大部分患者接受了疾病的现实，并期望病情不加重。大部分患者与配偶的关系变得更加亲密，尽管他们的性生活次数要少于正常人群。这项研究表明患者适应疾病的能力与其自身的性格特征有关，而与疾病的活动度或严重程度关系不大。

Sorensen 等（1987）将 106 例患者和正常人群进行了对比。克罗恩病患者除了生育子女较少，其他方面与非克罗恩病人群无明显差异，尤其是性和家庭生活、婚姻、父母角色、社会和体力活动以及休假天数。实际上，克罗恩病患者保持原有工作的比例（77%）高于正常人群（64%）。然而，54%的患者表示疾病加重会使他们的工作和个人生活变得紧张，23%的患者承认他们的工作能力有所下降，21%的患者表示疾病影响了他们的业余生活。

荷兰的 Shivananda 等（1993）进行了一项疾病对照研究，他们发现克罗恩病患者的确较对照人群有更多的生活改变，包括大便习惯、饮食、工作、睡眠、对他人的依赖性、精神问题、和别人的交流以及性生活。令人惊讶的是这些患者的个人爱好和业余生活没有受到疾病的影响。手术和抗炎药可以改善患者的生活质量，相反多次手术则会降低生活质量。

健康相关的生活质量的评估是评价炎性肠病患者的一种新的手段。Saibeni 等（2005）提出意大利生活质量调查问卷表是对炎性肠病患者健康相关生活质量评估的较为可靠和简单的方法。活动期疾病的生活质量往往较差。女性主要是年轻女性克罗恩病患者的健康相关生活质量较男性差。

克罗恩病治疗中一个主要问题之一是缺乏对患者的正确指导和教育（Probert 和 Mayberry，1991）。许多人认为充分的教育可以缓和患者的焦虑，改善患者对药物治疗的顺应性（Rees 等，1983；Karbach 等，1984；Scholmerick 等，1987）。

死亡率

一些研究指出克罗恩病患者的死亡率要高于正常（Ekbom 等，1992；Probert 等，1992a）。Prior 等（1981）分析了 513 例患者的死亡率发现克罗恩病患者的死亡风险是普通人群配对组的两倍（结果 102：预期值 52，$P<0.001$）。男女死亡风险存在明显差异，诊断后几年内的年轻患者死亡率最高（图 42.12）。确诊时年龄越高，死亡相对危险度越低。消化道肿瘤的死亡率也高于对照组（结果 9：预期 4，$P<0.05$）。女性患者的自杀死亡率也较高（结果 3：预期 0.4，$P<0.01$）。死亡的主要原因有直接死于克罗恩病和手术治疗，或死于伴发的肠道并发症（结果 46：预期 1.41，$P<0.001$）。

在牛津（Truelove 和 Pena，1976）和莱顿（Weterman 等，1990），克罗恩病的死亡率也有所增加。但是在哥本哈根，Binder 等（1985）报道克罗恩病的存活率与年龄性别配对的正常人群相比无明

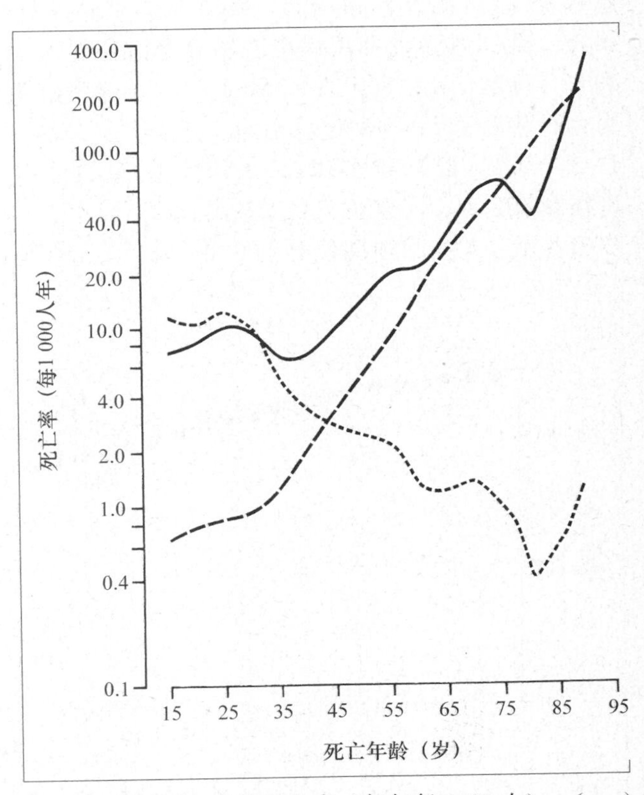

图 42.12 不同年龄段死亡率（每年每 1000 人）。（—）代表特定年龄段死亡率，（–––）代表预期死亡率，（-----）代表死亡率的相对危险度。相对危险度随着年龄直线下降。（Prior 等，1981）

显差异，Munkholm 等（1993）和 Gollop 等（1988）也证实了这点（图 42.13）。Sonnenberg（1986）比较了 1950 年至 1983 年英格兰和威尔士与美国的克罗恩病和溃疡性结肠炎的死亡率（图 42.14）。溃疡性结肠炎的死亡率在研究时期内呈稳步下降趋势，而克罗恩病死亡率在 20 世纪 70 年代早期之前是升高的。男女死亡率相比、两个国家的死亡率相比和美国白人和非白人死亡率相比均大致相同。

死亡并不完全是由于克罗恩病本身。在莱顿 670 例克罗恩病 64 例死亡的患者中只有 34 例死于克罗恩病本身。其他主要的死因包括恶性肿瘤、营养不良、淀粉样蛋白病和术后并发症（Weterman 等，1990）。随着克罗恩病治疗手段的进步，死亡率逐年下降，尤其是在 1973 年以后更为显著（表 42.11）。在我们的经验中，克罗恩病主要的死因已经转变为恶性肿瘤、类固醇药物副作用和脓毒病，尤其是手术后（Andrews 和 Allan，1990）。克罗恩病患者较高死亡率主要发生在病变较为弥漫患者和老年大肠克罗恩病患者（Andrews 和 Allan，1990）。一项在哥本哈根的人群研究调查了包括 374 例克罗恩病患者在内的人群死亡率和死因（Jess 等，2002）。结果显示克罗恩病患者和预期值分别为 84 和 67 [标准化死亡率比值（SMR）：1.3]，女性人群为克罗恩病患者和预期值分别为 45 和 31.8（SMR，1.4），男性人群为 39 和 35.2（SMR，1.1）。女性患者在诊断后 21～50 年内死亡率较高。诊断时小于 50 岁患者死亡人数和预期值分别为 25 和 7.3（SMR，3.42）。女性死亡患者中 14 例（31%）和男性死亡患者中 8 例（21%）死于或可能死于克罗恩病。非克罗恩病死亡原因包括胃肠道疾病的反应过度、感染和泌尿系统疾病。这些结果显示疾病的晚期死亡率增加，死亡率最高的是诊断时年龄小于 50 岁的妇女，以及死于严重的克罗恩病。

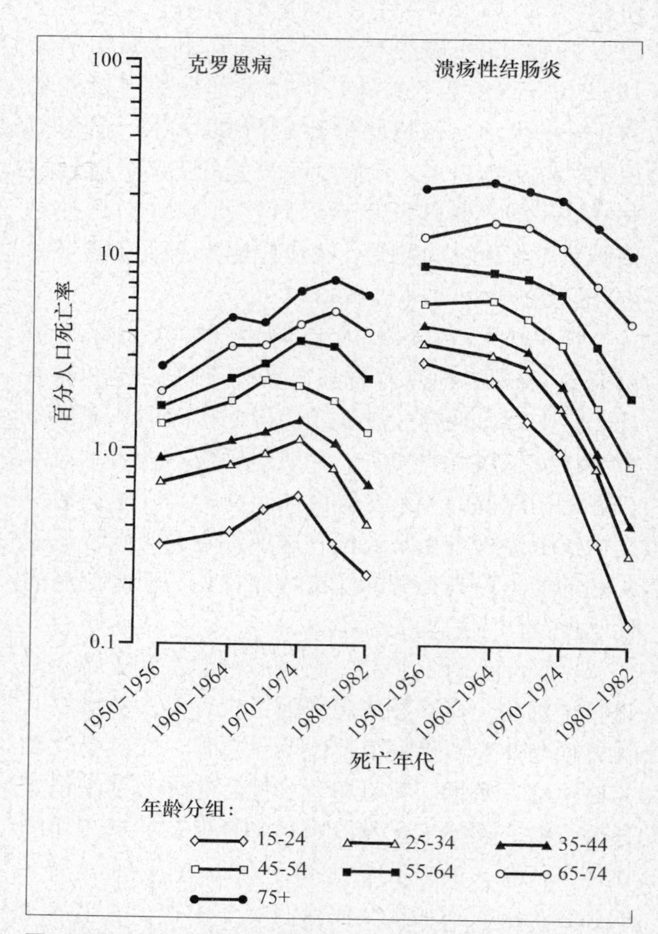

图 42.14 美国不同时期特定年龄段的克罗恩病和溃疡性结肠炎的死亡率。年龄分组：◇，15～24 岁；△，25～34 岁；▲，35～44 岁；□，45～54 岁；■，55～64 岁；○，65～74 岁；●，>75 岁。(Sonnenberg，1986)

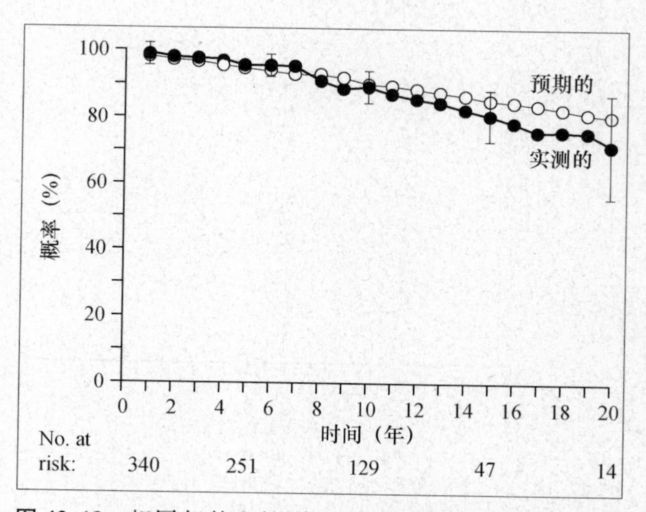

图 42.13 相同年龄和性别下克罗恩病患者累积存活率（实心黑点）与普通人群的预期存活率（空心圆点）相比。(Munkholm 等，1993)。

死于术后并发症报道各不相同，一些报道认为

表 42.11 克罗恩病的死亡数

	1974 年前	1974 年及以后
与疾病相关	19	25
可能与疾病相关	2	2
与疾病无关	3	22
原因不明	—	1（2）
总的死亡数	316	343

来源自：Weterman 等（1990）。

死亡率为 0（Heimann 等，1982；Fielding 等，1986），而大部分报道承认术后可以死于并发症，尽管死亡率已经有所下降（Higgens 和 Allan，1980；Valiulis 和 Currie，1987）。Krause（1978）报道了 306 例患者中有 13 例死于术后并发症（4%），主要死因包括短肠综合征（2 例）、吻合口瘘或脓肿（9 例）、出血（1 例）、血栓栓塞（7 例）和肠缺血（1 例）。

恶性肿瘤

克罗恩病患者曾被认为患恶性肿瘤的概率增高，主要依据来源于克罗恩病患者多次接受放射线检查和应用免疫抑制药物尤其是硫唑嘌呤。Forbes 和 Reading（1995）回顾分析了这两个因素并提出这两种因素都没有增加胃肠道恶性肿瘤的风险。

自从 Warren 和 Sommers（1948）报道了第一例克罗恩病合并大肠癌的病例，Ginzburg 等（1956）报道了一例克罗恩病合并小肠癌的病例，越来越多的证据表明克罗恩病能增加小肠和大肠恶性肿瘤的风险（Perrett 等，1968；Darke 等，1973；Munkholm 等，1993；Connell 等，1994；Persson 等，1994；Ribeiro 等，1996）。尽管有一些小肠和大肠恶性肿瘤的个案报道，但是至今没有找到克罗恩病易患肿瘤的遗传学依据（Klingel 等，1991；Michelassi 等，1993）。这些报道指出临床鉴别克罗恩病狭窄和癌性狭窄有一定困难，强调诊断进行肠道分流术的肠段癌症、发生于旷置的直肠癌和鉴别诊断肛周疾病和 Crohn 单纯性穿孔均有一定的困难（Fell 和 Snooks，1987；Greenstein 等，1987；Petras 等，1987；Wyatt 等，1987；Savoca 等，1990；Kyle，1991；Rubio 等，1991；Connell 等，1994；Ribeiro 等，1996）。但是这些报道没有能证明克罗恩病能增加恶性肿瘤的风险。

Gyde 等（1980）报道了 513 例克罗恩病患者中有 18 例发生了胃肠道恶性肿瘤（表 42.12）。Harper 等（1987）对 139 例克罗恩病患者随访超过 15 年，结果发现有 3 例发生结肠直肠癌，1 例小肠恶性肿瘤。我们和其他作者已经报道过克罗恩病患者发生胃癌的情况（Fishbach 等，1984）。另有一些报道克罗恩病并发类癌（Savoca 等，1990），但我们没有发现过。

在最近一篇文献综述中（van Hogezand 等，2002），溃疡性结肠炎和结肠直肠癌的关系已经得到了证实。而克罗恩病和癌症的关系尚不确切，可能与应用免疫抑制剂和炎性肠病淋巴结发育异常有关。克罗恩病和小肠恶性肿瘤的发生可能存在一定关系。一些回顾性研究发现 5-ASA 和柳氮磺胺吡啶能预防溃疡性结肠炎发展为结肠直肠癌。

小肠癌

克罗恩病好发于小肠，尤其是回肠末段。如果癌症的发生与炎症有关，那么小肠发生癌症可能性应该增加。而小肠癌甚少见，其发病率为每年 1/100 000（Ackerman 和 Del Regato，1962；Haffner 和 Semb，1969）。克罗恩病也是少见疾病，克罗恩病患者数量包括在医院接受治疗的不超过 1000 例。

Greenstein 等（1978，1980）以及 Greenstein 和 Sachar（1983）对纽约 Mt Sinai 医院 1960 年至 1976 年的 579 例诊断为克罗恩病患者的癌症风险进行了研究，预期这些患者在研究时间内小肠癌的风险为 0.047。事实上，有 4 例发生了小肠癌，较一般人群的相对危险度为 85.8。这一高相对危险度经常被用来支持克罗恩病需要监测癌症发生的观点，但是值得注意的是需要考虑癌症患者的绝对数，而这一数字往往很小。

表 42.13 显示的是 Hawker 等（1982）报道的 61 例患者的资料。大部分患者（67%）癌症发生于回肠，而普通人群小肠各个部位可发生癌症（Simpson 等，1981）。大部分小肠癌发生在可以肉眼看见的部位（Darke 等，1973；Frank 和 Shorey，1973；Valdes-Dapena 等，1976；Greenstein 等，1980；Ekbom 等，1992；Michelassi 等，1993）。从克罗恩病发病到癌症发生的潜伏期较长，大约 18.2 年，且小肠癌的发病年龄较普通人群年轻（诊断的平均年龄为 46.9 岁）。Munkholm 等（1993）也报道丹麦人群中克罗恩病小肠癌的发病率明显升高。小肠癌还常常伴发瘘管（Fleming 和 Pollock，1975；Burbige 等，1977；Greenstein 等，1980；Traube 等，1980）和穿孔（Greenstein 等，1987），而且好发于分流术后的小肠。Solem 等（2004）分析了克罗恩病小肠腺癌的临床特征、结局和危险因素，9 例患者（其中 4 例男性）发生了小肠腺癌，他们的临床表现有腹痛（89%）、梗阻（89%）和体重减轻（78%）。8 例（89%）患者发生于回肠，1 例发生于空肠（11%）。除了 1 例，其他所有患者都有淋巴结转移或远处转移。所有患者接受了手术治疗，其中 1 例同时接受了辅助性化

表 42.12 克罗恩病合并肿瘤患者临床情况分析

编号	性别	克罗恩病 起病年龄(岁)	克罗恩病 确诊年龄（岁）	起病到诊断肿瘤间隔（年）	克罗恩病的最大范围	肿瘤部位	组织学	死亡年龄（岁）	肿瘤相关死亡	诊断肿瘤到死亡间隔（年）
1	男	65	65	8	左半结肠	咽喉	上皮癌	存活	—	—
2	男	25	27	15	全结肠	腮腺	泌腺混合癌	存活	—	—
3	女	30	33	14	远端回肠＋右半结肠	食管[a]	癌	45	是	<1
4	男	53	61	13	右半结肠	胃[b]	腺癌	67	是	1
5	女	48	52	24	远端回肠＋右半结肠	胃	腺癌	75	是	2
6	女	27	54	44	远端回肠	胃	皮革胃	71	是	<1
7	女	51	52	11	远端回肠	胃	腺癌	65	是	2
8	男	24	24	32	广泛小肠	胰腺	腺癌	57	否	—
9	男	13	16	11	广泛小肠	小肠	腺癌	24	是	<1
10	女	44	44	8	全结肠	结肠＋子宫	腺癌	55	是	3
11	男	19	19	22	全结肠	结肠	腺癌	44	是	3
12	女	35	36	17	远端回肠＋右半结肠	结肠＋卵巢	腺癌	56[d]	是	4
13	男	53	55	13	回肠＋全结肠	结肠—多发	腺癌	67	是	1
14	男	33	33	9	全结肠	结肠	腺癌	43	是	<1
15	女	29	29	25	全结肠	结肠—多发	腺癌	存活	—	—
16	男	31	44	31	全结肠	结肠	腺癌	存活	—	—
17	女	30	34	36	远端回肠＋右半结肠	肛管	腺癌	68[d]	否	—
18	男	55	56	1	远端回肠＋右半结肠	盲肠[c]	网状细胞肉瘤	74	否	—

[a] 最初分类为胰腺癌。

[b] 最初分类为胃食管交界区癌。

[c] 最初考虑源于盲肠而不是远端回肠，重新分类后考虑源于大肠。由于没有明确的胰腺癌组织学证据，112 例患者没有被纳入本研究。

[d] 调查结束（1976.12.31）后死亡。

表 42.13　克罗恩病合并小肠腺癌发生率：1981 年的文献综述

部位	数量	%	
空肠	18	30	其中 18% 的肿瘤发生于分流术后肠袢
回肠	41	67	
其他部位	2	3	
总数	61	100	

来源自：Hawker 等（1982）。

疗。没有找到独立的危险因素。1 年和 2 年的死亡率分别为 42%和 61%。

大部分报道克罗恩病发生的小肠癌为腺癌，其他类型还包括类癌、网状细胞肉瘤和淋巴瘤。手术切除仍然是最有效的治疗方法，并能减缓癌症的进展。相反，分流术则使病变肠段长期保留在体内并能增加其他部位癌症的发生（Greenstein 等，1978）。狭窄松解术同样因为保留了狭窄部位病变肠段而使癌症可能进一步进展，我们已经有病例出现了小肠狭窄部位的 3 处癌症。已经有报道证实了狭窄松解术后发生了小肠癌（Marchetti 等，1996；Jaskowiak 和 Michelassi，2001；Partridge 和 Hodin，2004）。

大肠癌

克罗恩病累及结肠的患者常常复发，并可能在疾病早期就接受了结肠切除术。因此，结肠癌的真正发生率很难确定。既往认为克罗恩病结肠癌变率要低于溃疡性结肠炎。然而 Zinkin 和 Brandwein（1980）发表的一篇综述报道了 44 例克罗恩病患者发生了大肠癌。Hamilton（1985）比较了从 Johns Hopkins 医院 1949 年到 1983 年间病理科获得的 11 例克罗恩病合并结直肠癌的患者和 118 例同一时期内普通人群中结直肠癌患者的临床特征，结果发现克罗恩病患者发生结直肠癌年龄比普通人群结肠癌发病年龄较轻（平均年龄 55 岁 *vs.* 65 岁），并且黏液癌的发生率比普通人群要高（50% *vs.* 9%），其中 1 例克罗恩病患者患两种类型的癌症。

Ribeiro 等（1996）回顾了 Mt Sinai 医院 30 例克罗恩病患者的资料，3 例（10%）患者同时患有癌症，平均年龄为 53 岁，87%的患者病史超过 20 年，5 年生存率和散发病例相似为 44%，同时还发现克罗恩病患者结直肠癌发生在旁路手术后的预后更差（图 42.15）。

Rubio 和 Befrits（1997）也指出克罗恩病黏液腺癌的发生率升高。Connell 等（1994）报道了 15 例克罗恩病患者有 12 例发生直肠和肛周癌症，其中大部分合并有肛管直肠狭窄（4 例）、瘘管（4 例）、直肠炎（1 例）、肛门直肠脓毒症（2 例）或皮赘（1 例）。我们的研究也发现克罗恩病发生结直肠癌的风险是普通人群的 4 倍（表 42.14）。如果把克罗恩病的结肠切除率和累及结肠的情况都考虑进去，克罗恩病的结肠癌比率是 23.8，说明克罗恩病的结肠癌发生率升高。

表 42.15 显示的是克罗恩病患者的癌症发生情况。一个显著的特点是在较长的一段时期内这些大医院的患者癌症的发生相对较少。Harper 等（1987）回顾了 139 例患者随访时间超过 15 年，只有 3 例发生了结直肠癌，1 例小肠癌。Weedon 等（1973）也发现年轻人在 21 岁以前发病的患者结直肠癌的相对危险度为 26。Greenstein 等（1978，1980）研究结果显示克罗恩病结肠癌的危险度是 7，克罗恩病患者结肠癌的发生部位与普通人群无明显差异，11 例结肠癌有 7 例（64%）发生于乙状结肠和直肠，2 例发生于分流术后的直肠，10 例患者克罗恩病累及结肠。Sjodahl 等（2003）报道了瑞典 1987 年至 2000 年 335

表 42.14　克罗恩病并发大肠癌的死亡率与一般大肠癌的比较

患者	一年病例	E	O	O/E	P
全部（*n*=513）	所有	2.26	9	4.0	+
	有结肠切除术/PPC	2.07	9	4.3	+
全结肠累及（*n*=174）	所有	0.39	5	12.8	+
	有结肠切除术/PPC	0.21	5	23.8	+
其他	所有	1.87	4	2.1	

E，预期值；O，实际值；*P*，$P<0.05$；PPC，结肠直肠切除术。

来源自：Gyde 等（1980）。

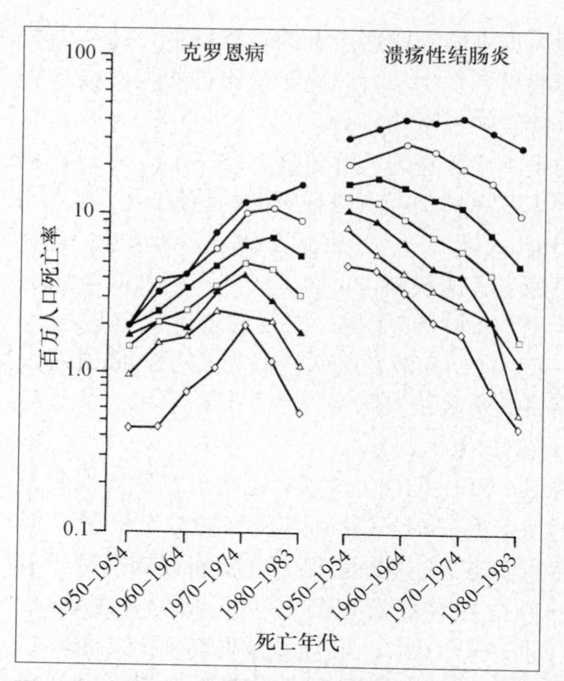

图 42.15 英格兰和威尔士克罗恩病和溃疡性结肠炎不同年龄段的死亡率。年龄段分组：◇，15～24 岁；△，25～34 岁；▲，35～44 岁；□，45～54 岁；■，55～64 岁；○，65～74 岁；●，>75 岁。

例克罗恩病患者（男性 153 例，女性 182 例）中发生直肠或肛周癌症的病例，在这段时期内大约每年有百万分之三的克罗恩病患者诊断为直肠或肛周癌症，占所有克罗恩病患者的 1%；有 36%的癌症患者诊断时年龄小于 50 岁，58%小于 60 岁。所有克罗恩病患者中肛周和直肠癌症的发生率分别为 5%和 18%。目前文献中的报道数据表明克罗恩病合并严重直肠炎和慢性肛周疾病患者发生直肠和肛周癌症的风险升高。残留直肠也必须列为危险因子。诊断时癌症处于进展期患者预后往往较差。

我们在 1988 年 10 月发表的一篇综述显示 800 例患者中有 16 例发生了结直肠癌，3 例发生在盲肠和升结肠，5 例发生在横结肠，4 例乙状结肠和 4 例直肠（Gyde，1990）。和小肠癌一样，大肠癌也发生于大肠和瘘管分流术后的肠段（Lightdale 等，1975；Buchmann 等，1980a，b；Greenstein 等，1980；Traube 等，1980；Simpson 等，1981）。也有报道发生多种癌症（Keighley 等，1975）。结肠癌好发于病变累及结肠患者的肉眼可见病变部位（Smiddy 和 Goligher，1957；Darke 等，1973；Weedon 等，1973；Greenstein 等，1980；Gyde 等，1980）。癌症也好发于克罗恩病累及结肠、病变长期处于静止期患者（Kyle 和 Ewen，1992）。

种群研究

种群研究理论上是指应用流行病学的研究方法研究在某一个特定区域指定人群中所有克罗恩病患者的癌症发生率（表 42.15 和 42.16）。

Brahme 等（1975）在瑞典 Malmö 的一项种群研究未发现癌症病例，Binder 等（1985）在哥本哈根的研究仅发现 1 例小肠癌。虽然 1 例小肠癌的发生率是普通人群预测值的好几倍，但这一例可能是一个巧合事件。

表 42.15 克罗恩病的癌症发生率：没有危险度分析的报告

作者	研究机构	回顾年限	病例总数	癌症发生总数	结直肠癌	小肠癌
Van Patter 等（1954）	Mayo Clinic	1912—1949	600	1	1	0
Atwell 等（1965）	Leeds	1934—1964	212	3	3	0
Farmer 等（1975）	Cleveland Clinic Ohio	1955—1971	466	3	1	2
Petras 等（1987）	Cleveland Clinic Ohio	1975—1984	3500	11	7	4
Darke 等（1973）	The London Hospital	1948—1973	167	3	2	1
Truelove 等（Perrett 等，1968；Truelove 和 Pena 1976）	Radcliffe Infirmary Oxford	1938—1970	303	4	4	0
Hamilton（1985）	Johns Hopkins Baltimore	1949—1983	NK	11	10	NS
Cooke 等（1980）	General Hospital Birmingham	1944—1976（随访 20 年以上）	176	4	3	1
Harper 等（1987）	Cleveland Clinic Ohio	1965 年前诊断（随访 15 年以上）	139	4	3	1

NK，未知；NS，未阐述。

表 42.16　克罗恩病的癌症发生率：有危险度分析的报告

作者	研究机构	诊断时间	病例总数	癌症发生总数	结直肠癌	小肠癌	相对危险度 (O/E)[a]
Weedon 等 (1973)	Mayo Clinic	1979—1965（发病年龄在 21 岁以前）	449	9	8	1	结肠 O/E=8/0.3=26.6
Gyde 等 (1980)	General Hospital Birmingham	1944—1976	513	18	9	1	结肠 O/E=9/2.26=4.0
Greenstein 等 (1980)	Mt Sinai Hospital New York	1960—1976	579	17	7	4	结肠 O/E=7/1.01=6.9 小肠 O/E=4/0.046=85.8

[a]相对危险度是暴露组死亡的危险是非暴露组的倍数。
相对危险度=实际值/预测值=O/E。

我们对居住于中西部地区的 281 例克罗恩病患者在发病后的 5 年期间进行了种群研究（Gillen 等，1994），比较了结肠癌危险度。结果共发现 6 例结肠癌和 2 例直肠癌，结直肠癌的相对危险度为 3.4（$P<0.001$），结肠癌的风险增加了 5 倍，而直肠癌的风险无明显差异。克罗恩病累及结肠患者发生结肠癌的危险性增加了 18 倍（表 42.17）。克罗恩病发病年龄越小，发生癌症的危险性越高（表 42.18）。

发育异常和密切随访

虽然已经有学者建议将克罗恩病的癌症随访列入常规（如：Hamilton，1985；Krok 和 Lichtenstein，2004；Itzkowitz 等，2005；Vagefi 和 Longo，2005），但是至今仍未有足够的理由推荐这一建议。主要原因在于克罗恩病的癌症发生率较低，没有必要这么做。而且，频繁的检查可以增加患者的痛苦和焦虑，大量增加了医生的工作，而早期诊断癌症的概率却很小（Butt 和 Morson，1981；Craft 等，1991）。

目前的情况是大部分克罗恩病累及结直肠的患者在诊断后 10 年因为发生了并发症而接受了结直肠切除手术。因此只有一小部分患者因为结肠病变长期处于静止期而有可能发生结直肠癌，其中有些患者还接受了近端回肠造口术。然而有一定数量的患者既往诊断为溃疡性结肠炎，但随着病情的进展或出现了并发症，而被重新诊断为克罗恩病而不是溃疡性结肠炎。斯德哥尔摩的 Rubio 和 Befrits（1997）对切除后的肠段病理进行仔细研究后认为

表 42.17　不同发病年龄的克罗恩病的大肠癌发生率（起病后≥5 年，手术校正）（Gillen 等，1994）

年龄分组	n	$n^{\dagger}$	实际值	预测值	RR	95%CI
所有患者						
<25	113	107	4	0.30	13.3**	3.6～34.1
25～39	99	93	2	0.77	2.6**	0.29～9.38
40+	69	58	2	1.28	1.6**	0.2～5.6
总数	281	258	8	2.35	3.4**	1.47～6.71
弥漫性结肠炎						
<25	61	37	4	0.07	57.2**	15.4～146.3
25～39	43	31	2	0.22	9.1*	1.0～32.8
40+	21	10	2	0.15	13.3**	1.5～48.1
总数	125	78	8	0.44	18.2**	7.8～35.8

RR，相对危险度；n，发病时例数；$n^{\dagger}$：发病后 5 年时例数；* $P<0.05$；** $P<0.001$。

表 42.18 弥漫性结肠炎患者发展成结直肠癌的比例

发病后时间(年)	癌症的累积百分比%	SEM
0～12	0.0	—
12.0	2.02	2.02
12.5	4.17	2.95
22.3	8.25	5.00
22.4	12.51	6.59
23.5	17.92	8.53
24.2	23.63	10.27
25.02	30.53	12.37

来源自：Gillen 等（1994）。

许多溃疡性结肠炎病例应该诊断为克罗恩病，因此他们建议克罗恩病患者应该和静止期溃疡性结肠炎患者一样接受密切随访。洛杉矶的 Choi 和 Zelig（1994）研究发现克罗恩病结肠癌的发生率几乎和溃疡性结肠炎的癌变率相同：早期发病年龄（分别为 53 岁和 43 岁），多病灶发生率（11% *vs.* 12%），病史超过 8 年（85% *vs.* 100%），黏液便（46% *vs.* 50%），5 年生存率（46% *vs.* 50%）（图 42.16）。因为他们推断克罗恩病和溃疡性结肠炎的随访原则应该相同，克罗恩病的随访计划应该重新评估（Axon，1994）。Sjodahl 等（2003）建议克罗恩病病史超过 15 年的 6 类高风险患者应该接受每年一次的检查，这 6 类患者包括病变累及结肠、慢性严重的肛周病变、直肠残留、狭窄、分流术后肠段和硬化性胆管炎。

应避免行永久分流术或粪便改道术来减少保留病变肠段和长期废用肠段发生癌变的风险。而且直肠改道术也不应该作为长久之计，因为直肠和肛管具有一定的癌变危险性。

第五部分 病理学

克罗恩病是一种贯穿肠道的炎性肠病，病变可以发生在口腔至肛门的任何部位。典型症状是溃疡和回肠末段狭窄或克罗恩病结肠炎，常常合并肛周病变包括肛裂和肛瘘。克罗恩病病变常常呈节段性分布，病变之间的肠黏膜正常，因此称为“跳跃性病变”。早期克罗恩病变被认为是肠黏膜淋巴上皮相互干扰的结果（Sanders，2005），最早期的克罗恩病表现是口疮样小而浅的溃疡伴周围红斑，逐渐发展为匐行溃疡和溃疡伴狭窄（Rutgeerts 等，1984）。最有特征性的表现是黏膜裂隙状溃疡、透壁性黏膜炎症、纤维肌性增生和纤维化。这些病变提示经过数月或数年的黏膜炎症、坏死、愈合和修复反复发生，疾病进入了终末期。病变处的脂肪包裹（肠系膜脂肪和肠壁周围脂肪）和肠系膜淋巴结增生也使克罗恩病的肉眼表现具有特征性。肠道脉管解剖特征和溃疡分布与肠道肠系膜边缘有密切关系，这也为克罗恩病由脉管炎引起的病因说提供了证据（Anthony 等，1997），但是这种假说尚未得到广泛认同。

克罗恩病的镜下炎症性表现累及肠道全层（透壁性）。主要的镜下特征是沿着神经血管蒂的透壁性淋巴结聚集和非干酪样肉芽肿（图 42.17）伴随上皮样细胞多核巨细胞聚集，微脓肿，深的裂隙样

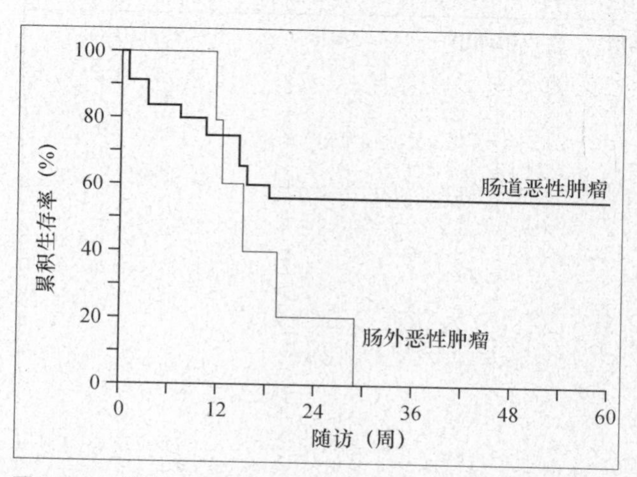

图 42.16 肠外恶性肿瘤（——）患者 5 名，肠道恶性肿瘤（——）25 名的生存曲线。样本量太小，差异不明显。（Reproduced with permission from Ribeiro 等，1996）

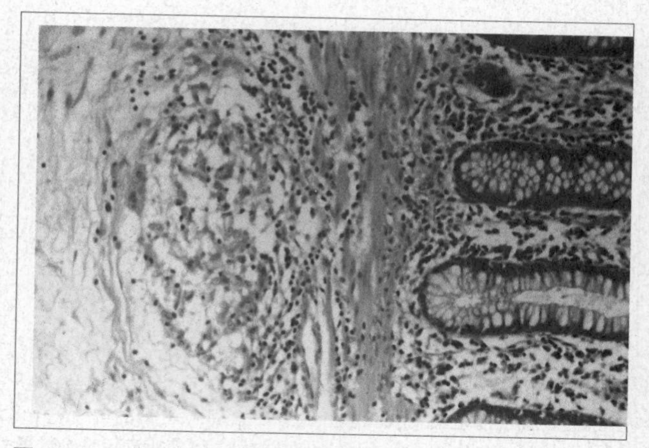

图 42.17 典型的黏膜下非干酪样肉芽肿的特征。

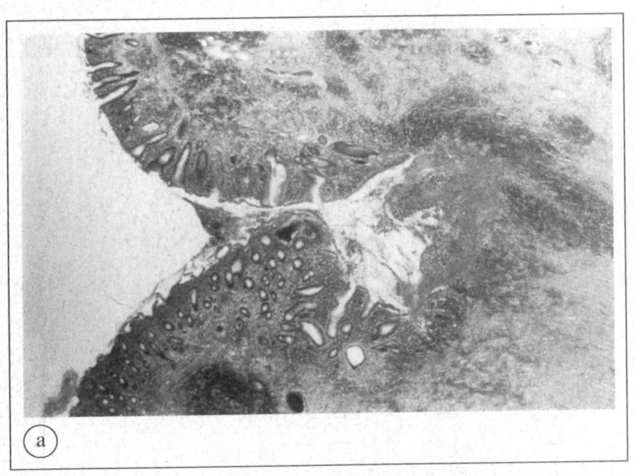
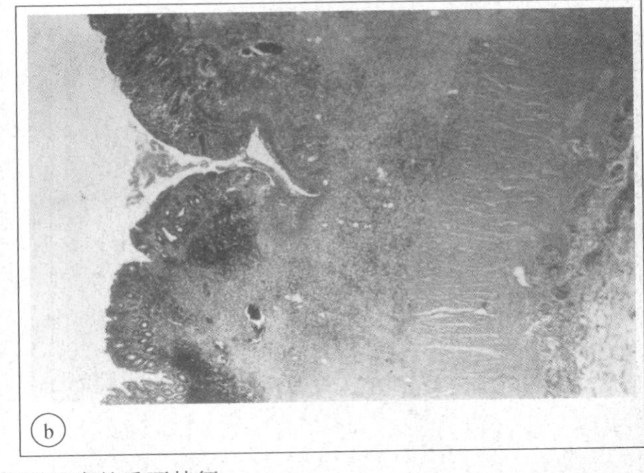

图 42.18 这两张图显示的是深的穿透性溃疡，同样是诊断克罗恩病的重要特征。

溃疡（图 42.18），水肿和纤维化。这些特征都不是完全特异性表现，诊断要依据临床、放射学、肉眼特征和镜下病例特征综合判断。

准确的病理诊断对于克罗恩病的正确治疗、预后和处理至关重要。往往需要由病理学家来依据正确的病理描述来鉴别克罗恩病。但克罗恩病的肉眼和镜下表现和溃疡性结肠炎（Sanders，1998）或其他类似炎性肠病有重叠（Shepherd，1991），对于克罗恩病的诊断又增加了困难。内镜表现不完全符合疾病特征时，鉴别克罗恩病和溃疡性结肠炎最可靠的是结肠切除术后病理。对于急性暴发性结肠炎患者诊断更为困难，因此只能依据结肠炎的特点做出疑似诊断（Price，1996）。

手术后的标本应在手术室或实验室立即打开，用大头针固定后放入甲醛液固定 24 小时以上。如果固定标本需要照相，我们建议用 Kaiserling 溶液进行重新染色。大体标本的数码照片是显示炎症病变的分布情况的最佳手段。在一些不确定病例或某些病理科，报告中的数码照片能显示临床和病理联系。

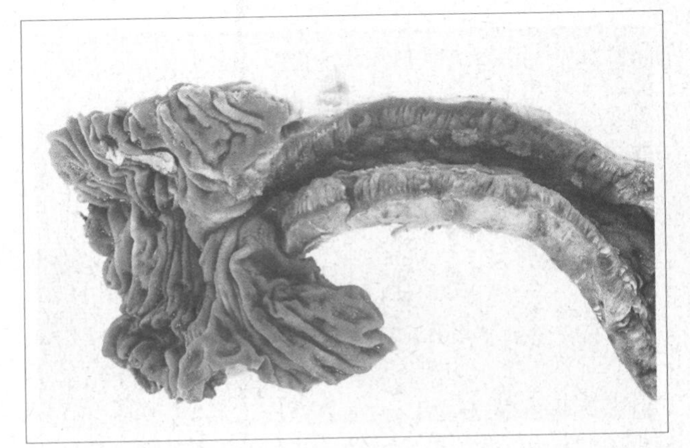

图 42.19 回肠克罗恩病的切除标本，可见水龙软管样增厚的末段回肠和相对正常的盲肠。

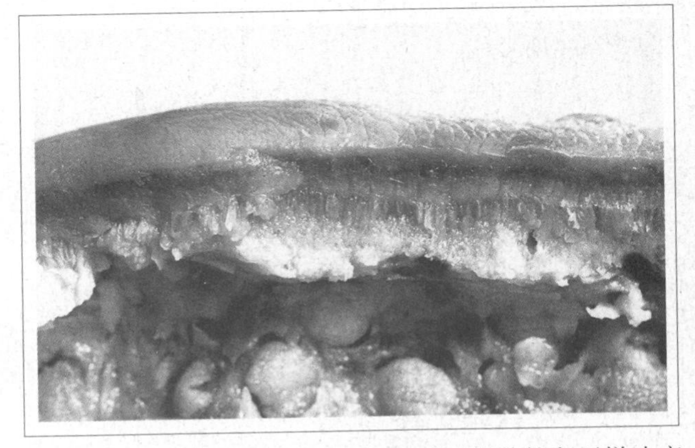

图 42.20 放大观察可见回肠壁增厚，黏膜鹅卵石样改变和浆膜增厚。

小肠

肉眼表现

大多数小肠克罗恩病由于肠壁水肿肿胀而导致肠壁增厚（图 42.19），类似水管（图 42.20 和 42.21），相邻的肠系膜脂肪组织也常常伴有水肿。在病变近端肠段可伴有更为严重的水肿、狭窄（图 42.22）、肠腔扩张（图 42.23）或跳跃性溃疡（图 2.24）。在水管样肠段可见有不同程度的狭窄。回肠脂肪包裹也是常见表现。在回盲部常可见窦道、瘘管和脓肿。

增厚肠段的溃疡可以是弥漫性、线性、斑片状

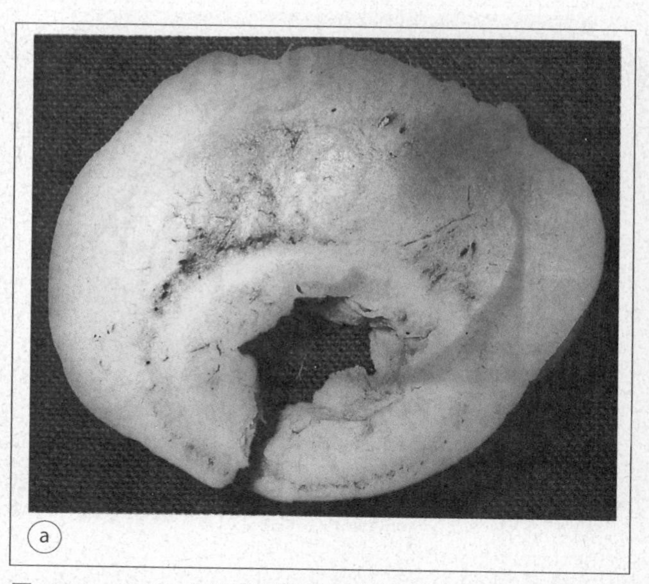

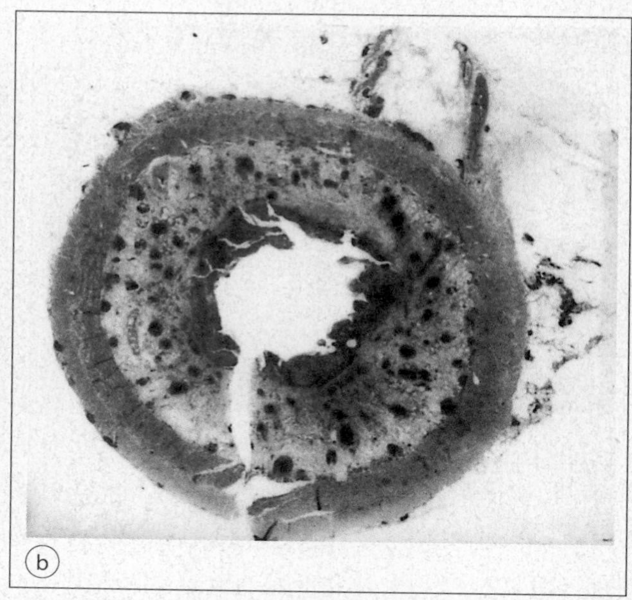

图 42.21 （a）末段回肠标本的横断面，肠壁明显增厚，伴有黏膜溃疡；（b）第二个横断面显示了深的裂孔和透壁性改变。

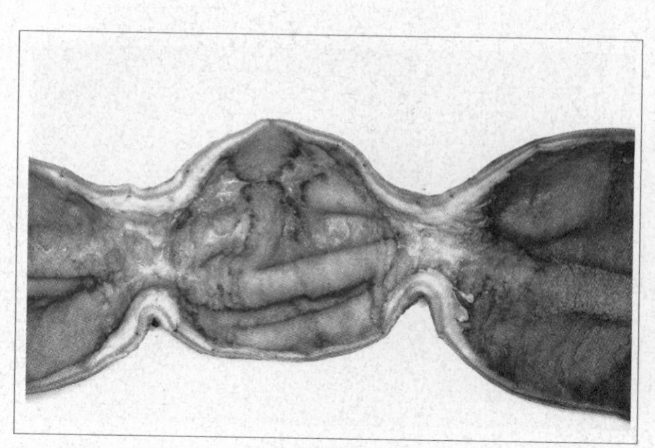

图 42.22 克罗恩病的多发狭窄，狭窄段之间肠管扩张以及狭窄段出现溃疡。

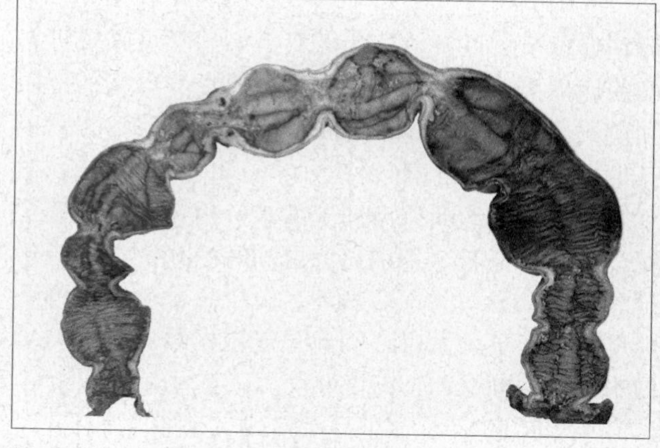

图 42.24 小肠和大肠跳跃性溃疡性病变。这段切除标本包括部分回肠和大肠病变。

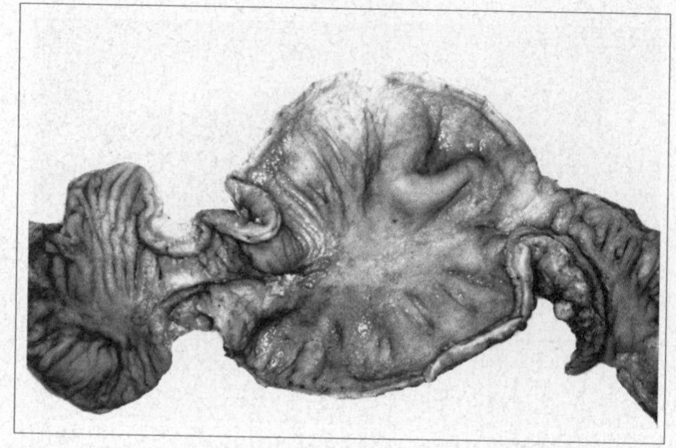

图 42.23 克罗恩病狭窄段之间肠管扩张，狭窄主要是由于黏膜溃疡和肠壁增厚引起。

或口疮样（图 42.25）。线样溃疡最常发生于肠系膜边缘（图 42.26）。病变和黏膜水肿常常使黏膜呈鹅卵石样改变（图 42.27）。在增厚的肠壁可能出现大小不一的假息肉（图 42.28）。

镜下特征

病变回肠的镜下表现是溃疡、裂隙状溃疡（图 42.29）、微脓肿、隐窝脓肿、窦道、瘘管、慢性炎细胞浸润、淋巴细胞增生、水肿和纤维化。固有肌层肥大引起肠壁增厚和黏膜肌层增生是主要特征。扩张的淋巴管可见淋巴细胞、肉芽肿性病变或巨细胞。非干酪样上皮细胞即朗汉斯巨细胞聚集（也被称为“肉芽肿”）对诊断有重要价值，但没有绝对

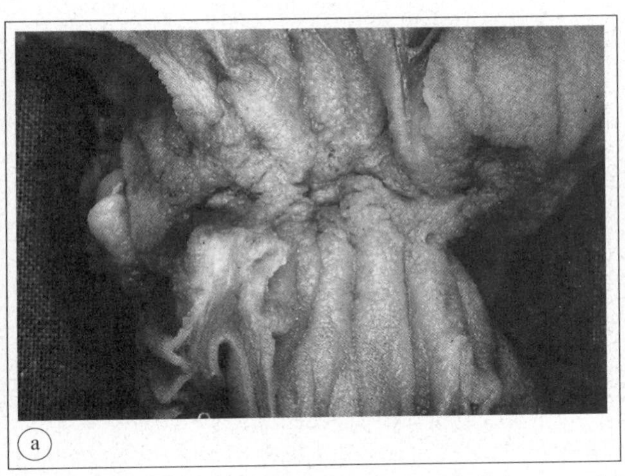

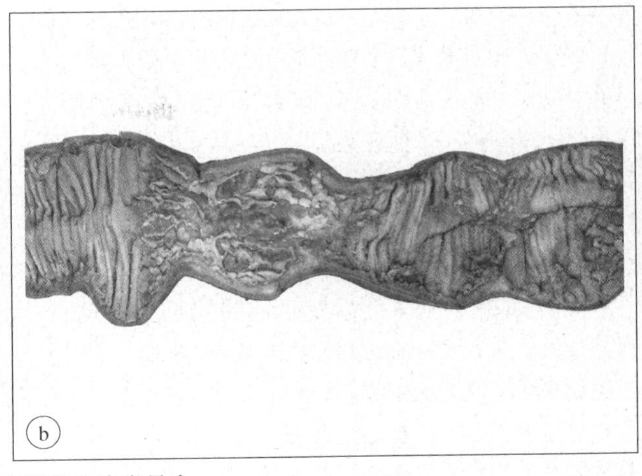

图 42. 25　克罗恩病的黏膜溃疡（a）和融合溃疡（b）。在狭窄部位的溃疡最大。

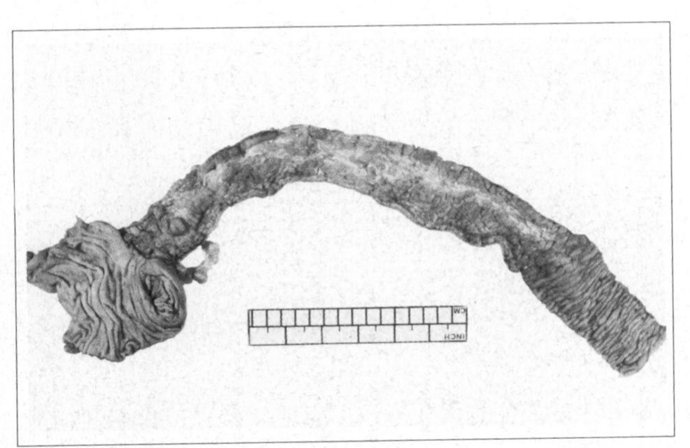

图 42. 26　克罗恩病的线性溃疡。这段回肠切除标本可见广泛的线性溃疡伴其余黏膜息肉样隆起。

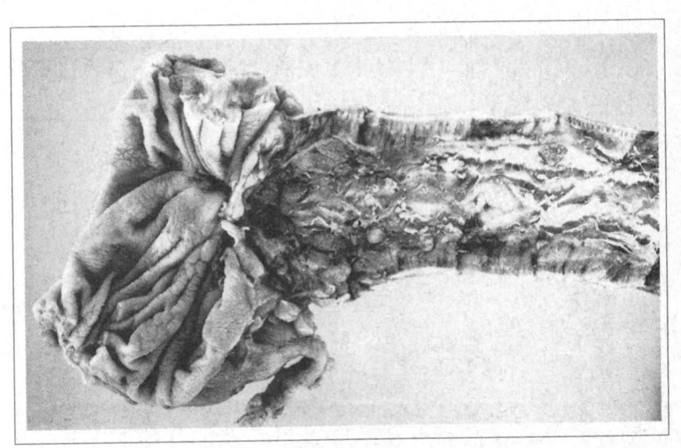

图 42. 28　克罗恩病回肠处假性息肉。回肠壁显著增厚，黏膜可见溃疡形成和假性息肉。

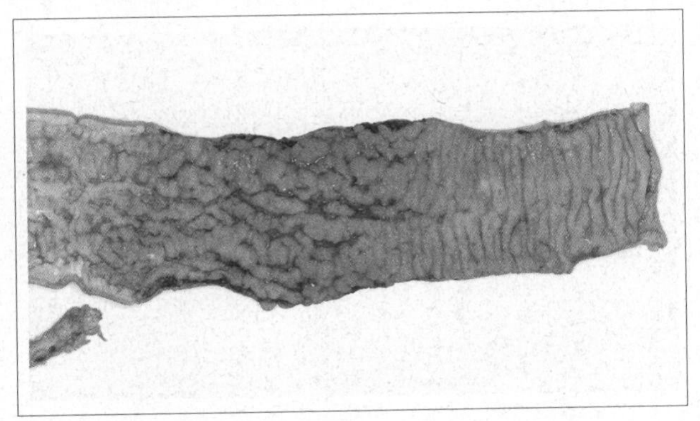

图 42. 27　克罗恩病肠道黏膜鹅卵石样改变。这段切除肠管可见溃疡近端黏膜出现中等大小的鹅卵石样病变。

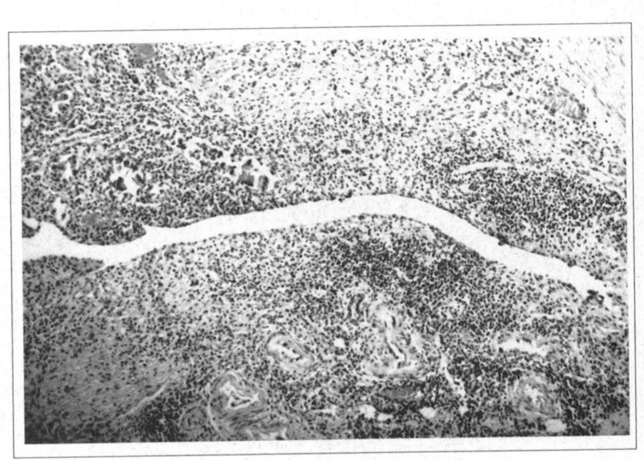

图 42. 29　克罗恩病透壁性溃疡的镜下表现，伴大量淋巴细胞浸润。

特异性（Roy 等，1997；Temmesfeld-Wollbrueck 等，1997）。在克罗恩病肉芽肿性病变中可见少量中心性坏死，偶可见中心粒细胞或嗜酸性粒细胞，动脉炎的肉芽肿常伴有坏死。上皮样肉芽肿一般无朗汉斯巨细胞，肉芽肿偶尔可见巨噬细胞。尤其微小的肉芽肿可能只含有巨噬细胞（图 42.30）。有时肠壁内可见异物巨细胞。

干酪样肉芽肿往往是诊断结核的依据。在这种病例需要用 Ziehl-Neelsen 技术染色后多切片行抗酸杆菌试验查找抗酸杆菌。

克罗恩病常常出现急性肠裂，但是这对诊断意义不是很大，因为溃疡性结肠炎和缺血性肠病急性加重时也会出现。但是裂隙状溃疡是克罗恩病较为特征性的病变。

某些克罗恩病患者出现显著的神经瘤增生和神经节细胞数量增加，或肽能神经纤维数量增加。在溃疡周围黏膜和修复、再生区域有一种化生，称为溃疡相关性细胞（UACL）（图 42.31），这种细胞类似胃幽门腺（Sanders，1998）。病史较长肉芽肿病变较为少见，而在疾病急性加重时较为多见。肉芽肿性动脉炎也是较为有特征的，但是多种动脉炎常常伴发累及血管的纤维素样坏死。在长期静止病例通常可见闭塞性动脉内膜炎，偶有血栓形成。静脉也可以出现肉芽肿性炎（图 42.32）。

大肠

肉眼表现

克罗恩病没有绝对特异性的肉眼特征，但是

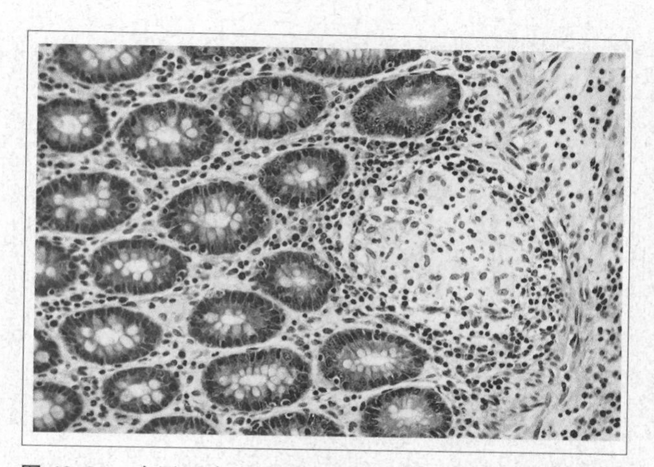

图 42.30 克罗恩病肉芽肿形成。镜下可见非干酪样肉芽肿伴巨细胞和淋巴细胞增生。

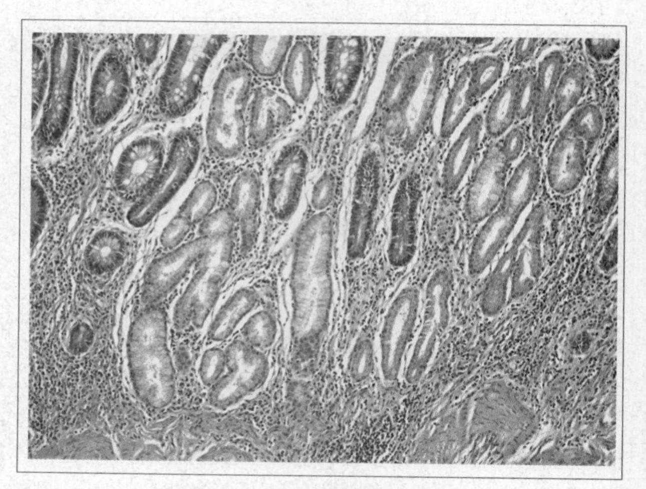

图 42.31 克罗恩病黏膜溃疡周围细胞化生。

有些表现是能支持诊断的，如瘘管或腹腔脓肿。如果出现肠管呈水管样增厚、狭窄、鹅卵石样黏膜（图 42.33）、线性溃疡（图 42.34）、跳跃性病变（图 42.35）、黏膜凹凸不平（图 42.36）和肛周病变则高度怀疑克罗恩病。克罗恩病和溃疡性结肠

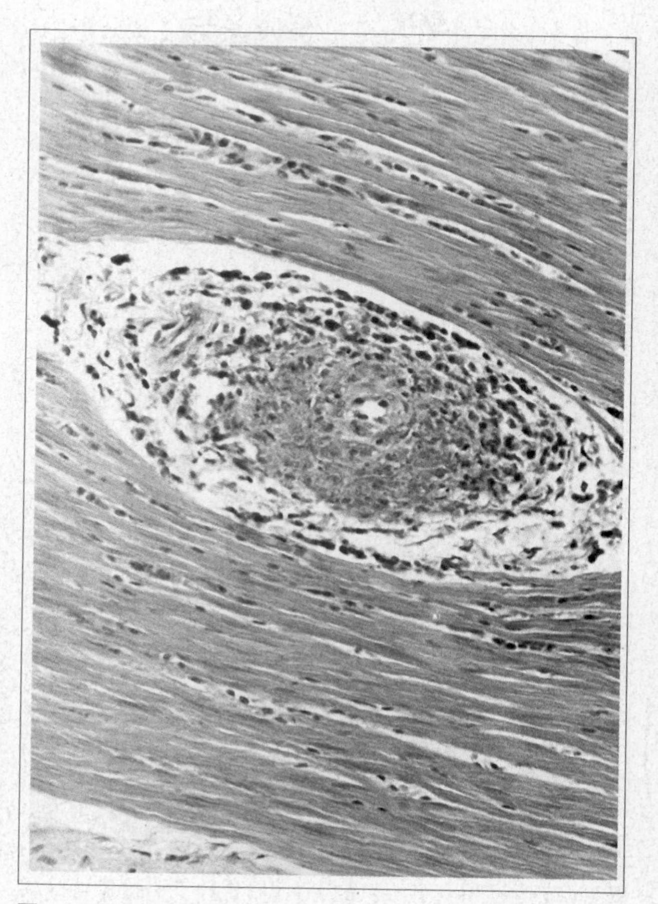

图 42.32 克罗恩病的动脉炎。肠壁小动脉周围大量炎性细胞浸润。

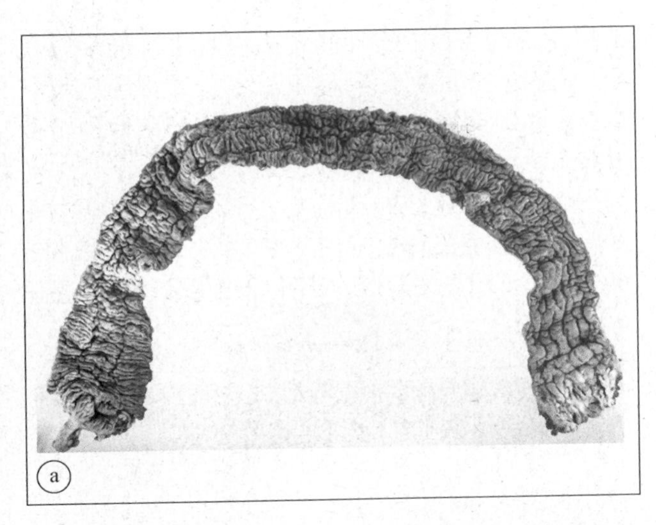

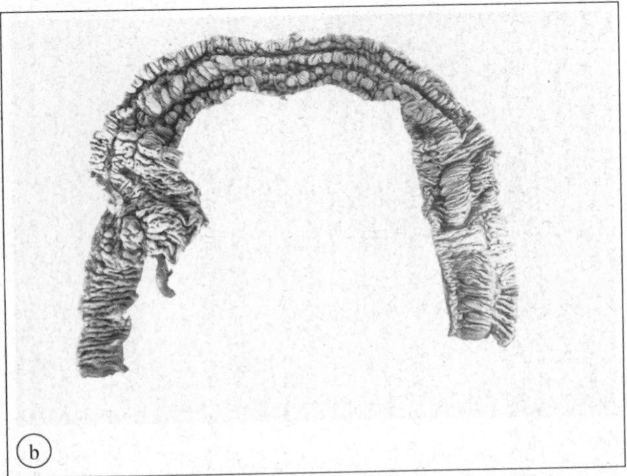

图 42.33　克罗恩病结肠切除标本，可见黏膜鹅卵石样病变、线性溃疡、肠道缩短和节段性病变。

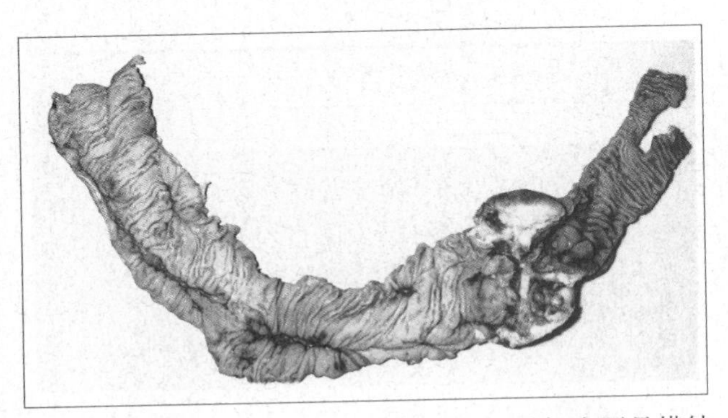

图 42.34　结肠克罗恩病的线性溃疡，切除标本可见横结肠深溃疡，伴有结肠出血。

炎都可以出现假息肉和黏膜桥形成。结肠克罗恩病不累及直肠是克罗恩病区别于溃疡性结肠炎的重要特征。

镜下特征

非干酪样上皮细胞滤泡对诊断克罗恩病有一定价值，但只有 70％的克罗恩病患者出现这一表现。在剩余的 30％的患者诊断需要靠透壁性淋巴细胞浸润、肛裂、广泛的纤维化和窦道，但是没有一种是完全特异性的。

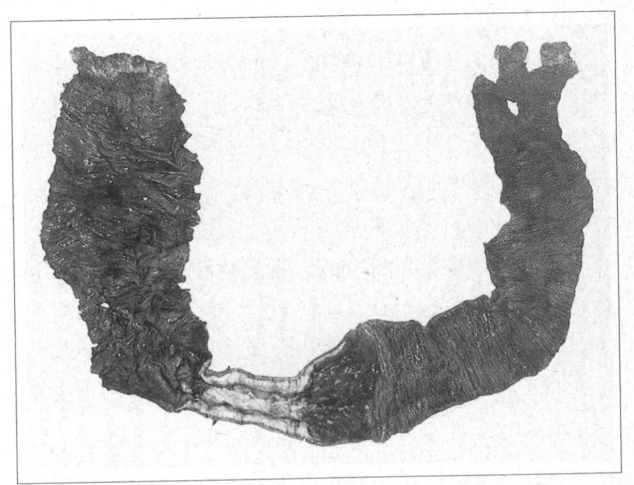

图 42.35　节段性结肠病变伴有狭窄形成。切除标本黏膜可见弥漫性鹅卵石样病变，在横结肠中段可见狭窄形成引起梗阻症状。

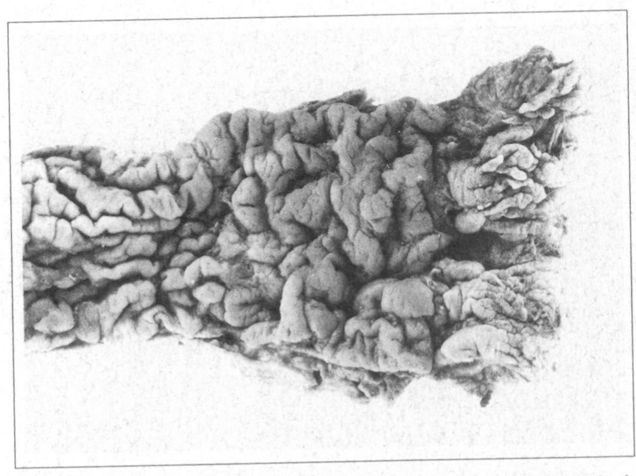

图 42.36　结肠克罗恩病黏膜假性息肉，可见黏膜重度水肿和溃疡区凹凸不平。

第六部分　影像学诊断

影像学在诊断复杂性肠道病变、瘘管、脓肿或其他器官疾病的患者中起着重要作用。传统的检查是钡餐造影，然而现在内镜检查是诊断上消化道和大肠疾病的主要手段，在诊断早期癌症和活检方面具有巨大优势。肠镜和胶囊内镜在小肠疾病的检查中也正在挑战传统的钡餐造影检查（Hara 等，2005）。但是，钡餐检查因为是非侵袭性检查且不需要麻醉，安全性好，仍是一种重要的检查手段。此外，切面显像技术尤其 CT 以及近年来的磁共振影像学也越来越被重视。其他手段如超声和放射性核素白细胞显像也有一定价值。

影像学检查方法

腹部 X 线

腹部 X 线往往是患者入院后首先接受的检查，但是它对克罗恩病的诊断价值有限。结肠炎患者可能显示肠壁水肿（图 42.37），或因为肠壁水肿显示分离的病变小肠肠袢，或腹膜外炎症改变或脂肪增生。然而经直肠肠道注气或乙状结肠镜检查后再行 X 线检查可能对结肠病变诊断更有意义（Preston 等，1980）。

腹部 X 线是诊断急性肠梗阻的首选检查，主要表现为肠腔扩张。但是在肠腔积液而不是肠腔积气或亚急性和不全性肠梗阻患者中可能导致误诊。有时对于间断性肠梗阻患者需要指导患者在腹痛发作时到医院行腹部 X 线检查，阳性率可能更高。

腹部 X 线对诊断和监测复杂的炎性肠病如中毒性巨结肠至关重要（图 42.38）。克罗恩病患者很少有非常明显的腹腔内穿孔（相反较多见的是限

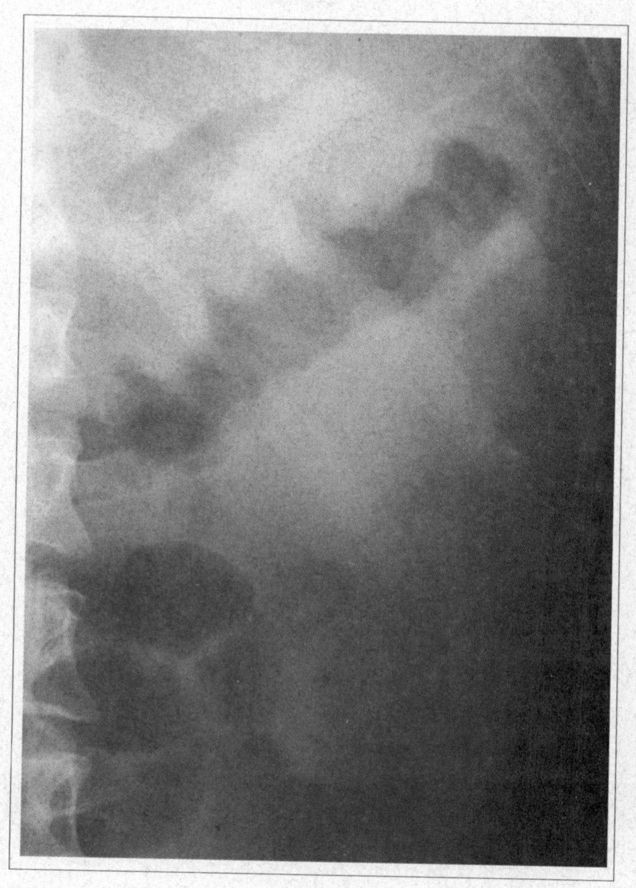

图 42.37 腹部平片放大后显示肠壁水肿引起的结肠袋增厚。

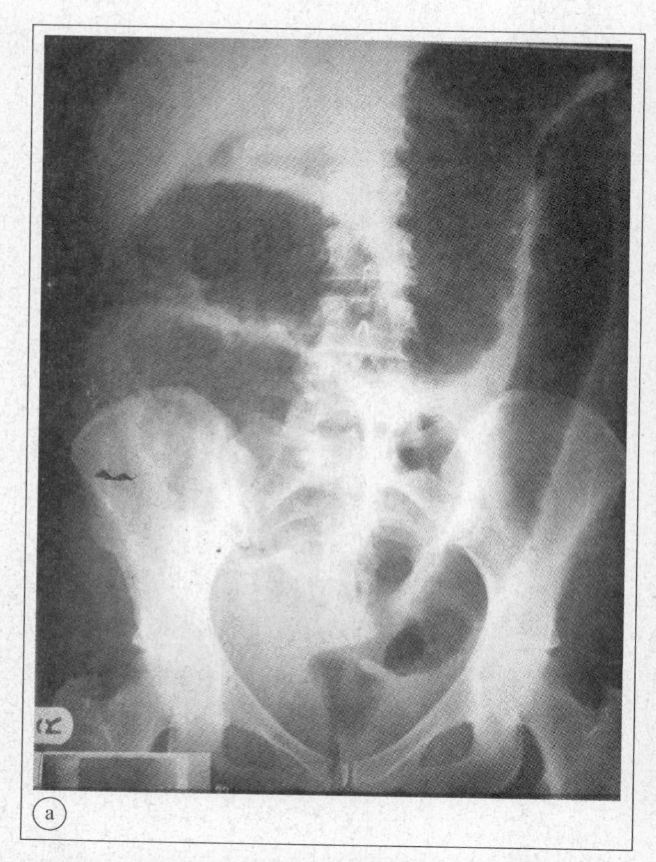

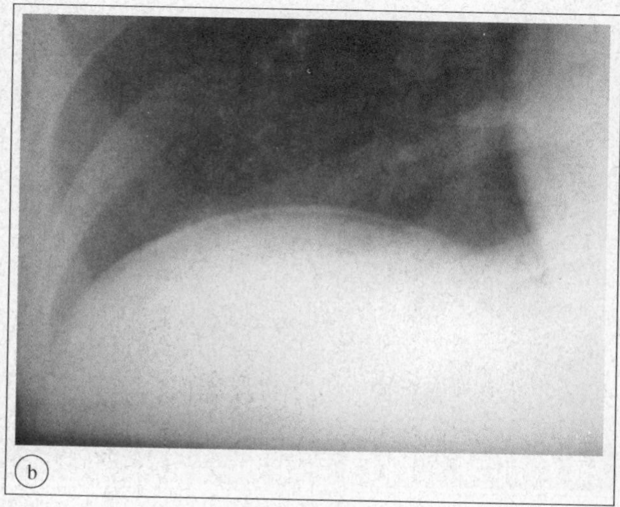

图 42.38 （a）肠壁水肿，肠腔扩张：中毒性巨结肠——需要急诊处理。（b）少量膈下游离气体提示穿孔。

局性穿孔、脓肿或瘘管），因此腹部或胸部X线发现腹腔游离气体的概率不大，诊断意义很小。

但是需仔细阅读腹部X线可能有助于诊断克罗恩病相关的一些并发症，如花瓣状气体图像或气体聚集提示肠腔外脓肿（图42.39）。

有时腹部X线还可以发现胆结石或骶髂关节炎/骨性关节强直，这些病变可能都与克罗恩病有关（图42.40）。

吞钡检查和钡餐

吞钡或钡餐检查可以协助诊断胃窦十二指肠的克罗恩病（图42.41），但是现在已经被内镜检查所取代。

小肠检查

钡餐检查小肠是目前做得最好的，因为有了专用的检查小肠的小肠钡餐。应用这种专用的小肠餐并且通过常规筛查和触诊疾病好发肠段尤其是回肠末段能大大提高诊断的准确性（图42.42）。一般患者都能耐受这种小肠餐。有时直肠注气能更好地诊断回肠末段病变（Kellett等，1977）。

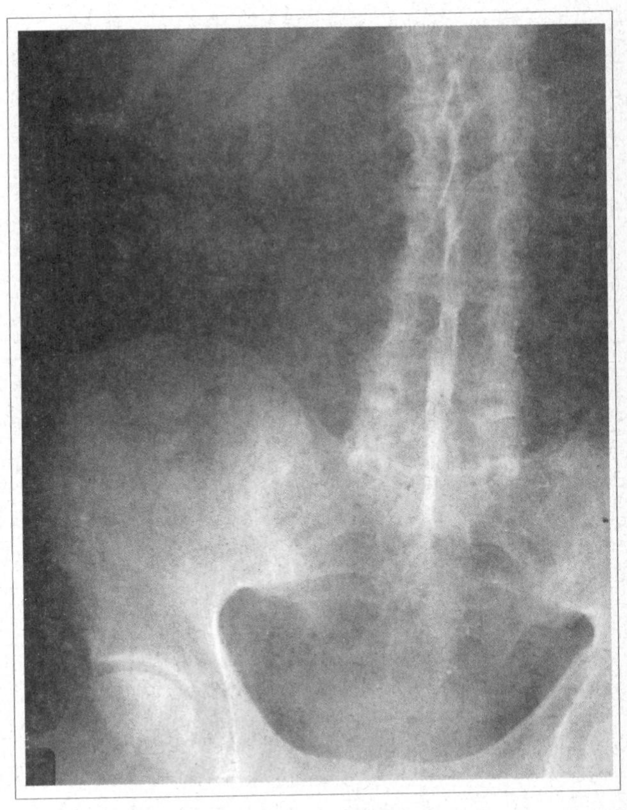

图42.40 强直性脊柱炎合并炎性肠病。

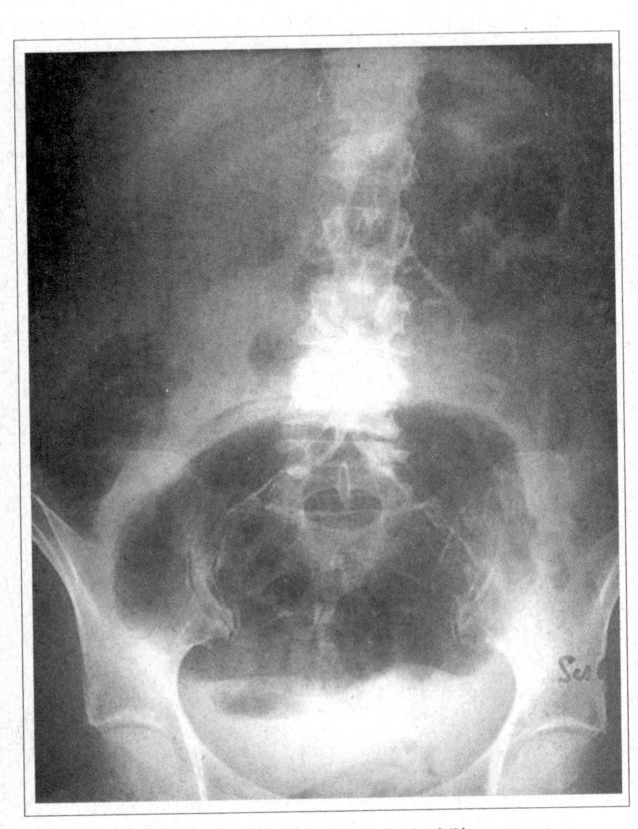

图42.39 肠外大量气体积聚提示盆腔脓肿。

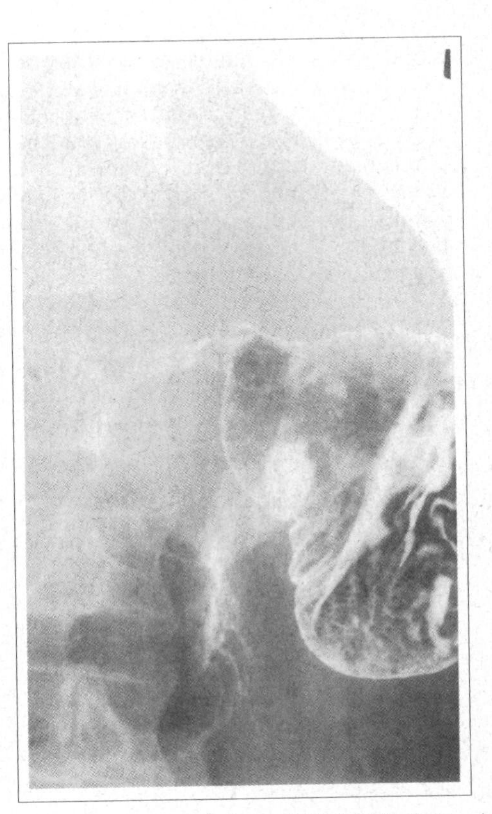

图42.41 十二指肠克罗恩病的X线表现，钡餐显示在十二指肠第一、第二段长狭窄，第三、第四段也有狭窄。

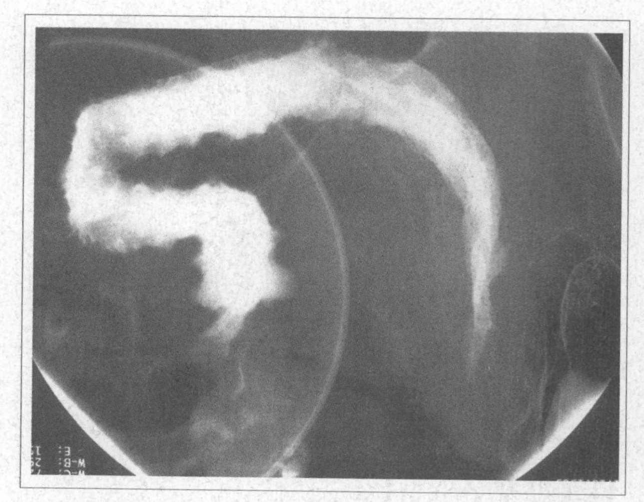

图 42.42 小肠钡灌显示回肠末段活动期溃疡。由于回肠周围炎症改变或脂肪增生引起肠袢分离。

尽管已经经过了改进，许多放射科医生认为小肠钡餐仍然不够准确，不能显示一些小的病变，而低估了疾病的严重程度。他们认为要获得最佳的影像就必须使肠腔扩张。最好的方法就是插管至近端空肠，快速持续地注入小肠灌肠剂（Sellink，1976）。用稀释的钡剂单一对比或用空气或甲基纤维素混合剂进行双重对比（Ekberg，1977；Herlinger，1978）。

检查小肠的另外一种方法是逆行钡剂灌注进行单一或双重对比造影。这种方法没有被广泛应用，但是可以用于回肠造口术后患者或结肠回肠切除术后评估吻合口。

钡灌肠

现代钡灌肠几乎都用双重对比检查，用钡剂覆盖肠壁，用空气（或二氧化碳）扩张肠腔提供阴性对照。适当用些药物使肠道麻痹而解除肠道痉挛，更好地使肠腔扩张。肠腔扩张能显示狭窄性病变，双重对比能显示黏膜较深溃疡（图 42.43）。单一对比检查目前只用于年老患者或虚弱患者有助于获得大体印象（这些患者更多地选择 CT 检查），或用水溶性造影剂来诊断可疑性腹腔瘘或肠漏，如手术后患者。

瘘管造影术

水溶性碘造影剂能清楚显示窦道和肠外瘘的严重程度。这种方法非常有用，在诊断肠外瘘或窦道部位时比腹腔对比造影更有帮助。

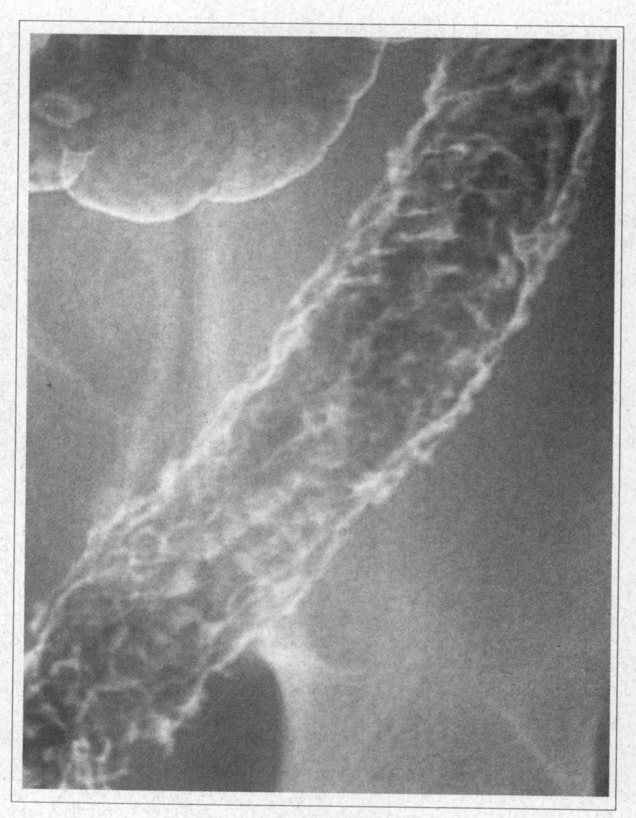

图 42.43 双重对比钡灌肠显示结肠浅表溃疡。

钡剂造影还能清楚显示小肠内瘘。如果怀疑有外渗或腹膜外瘘，则用水溶性造影剂更为安全，但是诊断敏感性不如钡剂。对于克罗恩病合并会阴瘘管和脓肿时，磁共振是较好的检查手段（Morris 等，2000；Horsthuis 和 Stoker，2004）。

切面显像技术

超声

超声不是诊断肠道疾病的常规检查手段。但是超声常常是急诊患者入院时查找脓毒症来源的早期手段。当腹腔或盆腔的积液量较大或没有被充满气体的肠道覆盖时，利用超声容易诊断，必要时并可以穿刺引流。超声不能诊断小的脓肿或肠系膜集中。有经验的超声医师可能发现肠壁明显增厚或肠壁病变。超声更适合于诊断伴发的肝胆系统疾病如原发性硬化性胆管炎和胆结石。

经肛门超声

腔内超声探头有 360°的观察范围，可以用来评估肛门括约肌。不管有没有通过瘘道进行过氧化氢消毒，这种方法都可以诊断肛周瘘管。但是在诊断肛门周围克罗恩病时，经肛门检查是具有创伤性和存在一定问题的。

CT

CT 是一种相对简便的能提供大量信息的检查手段（Furokawa 等，2004）。CT 已经成为最有效的协助诊断克罗恩病肠外疾病的方法，包括肠壁增厚、肠系膜脂肪浸润、淋巴结肿大和脓肿（图 42.44）。

CT 的放射剂量较大（腹部和盆腔的有效剂量是 10mSv，而钡餐是 8mSv，腹部 X 线平片是 0.7mSv），尤其是对于一些年轻或女性的克罗恩病患者，多年反复 CT 检查可能导致累积放射而增加危险性（Hart 和 Wall，2001）。但是，CT 常常是利大于弊，如果没有其他类似致离子化检查方法可以选择的话 CT 是最好的选择。

选择何种 CT 方法取决于临床特征。

对于亚急性或慢性起病患者最好的检查方法是口服造影剂或结肠造影前一天口服 24 小时型口服造影剂。在某些直肠或结肠克罗恩病患者直肠注入造影剂有助于诊断。CT 扫描不一定都需要静脉造影剂（图 42.45）。有学者认为静脉造影剂可能增加鉴别造影剂充盈的肠壁和增厚的肠壁的难度。但是静脉造影剂的确能帮助显示肠道炎症和肠外液体积聚或脓肿。

对于急性发病的患者，要首先考虑行腹部 X 线而不是 CT。如果腹部 X 线显示小肠扩张，液体或气体积聚，然后再口服造影剂进行 CT 扫描的话，可能使对比减弱，无法解释扫描的影像结果而达不到预期结果。在这些病例，最好利用肠腔内现有的液体作为对比，然后静脉使用造影剂后再进行扫描。

CT 通常诊断梗阻较为可靠，并且能提示梗阻的原因，如纤维性狭窄或急性炎症。CT 在显示脓肿等并发症时尤为有效。CT 不仅可以诊断脓肿还可以在 CT 引导下行经皮穿刺引流术（图 42.46）。虽然 CT 诊断瘘管有一定困难，但是有时可以据此做出推断，且有时也能直接显示（图 42.47）。

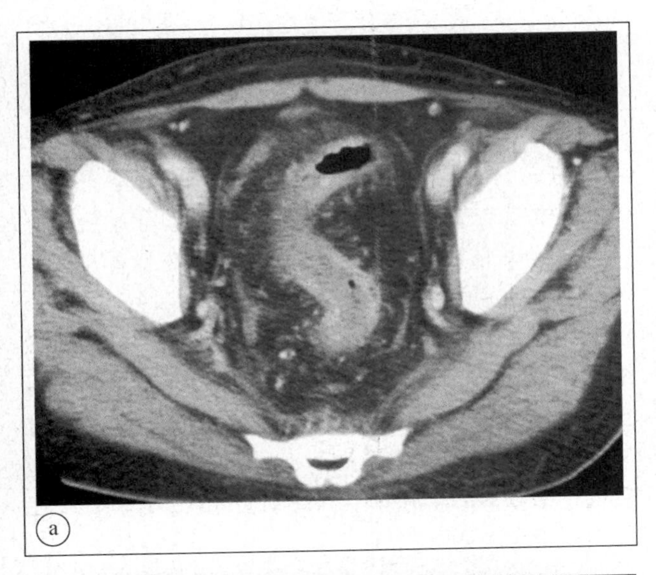

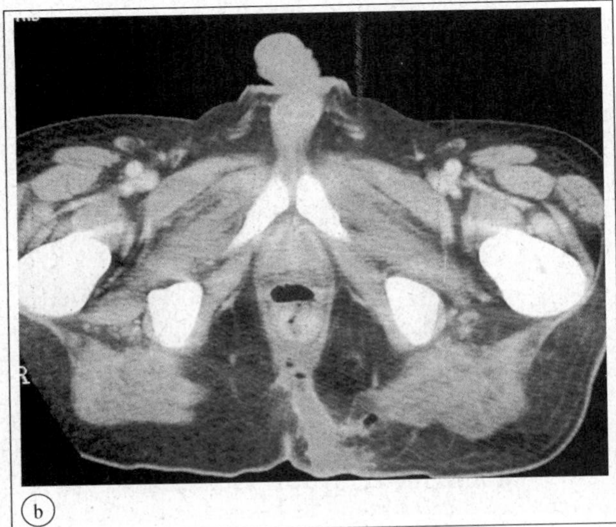

图 42.44　克罗恩病患者乙状结肠周围血管充血和脂肪增生（**a**）和肛周或坐骨直肠窝脓肿（**b**）。

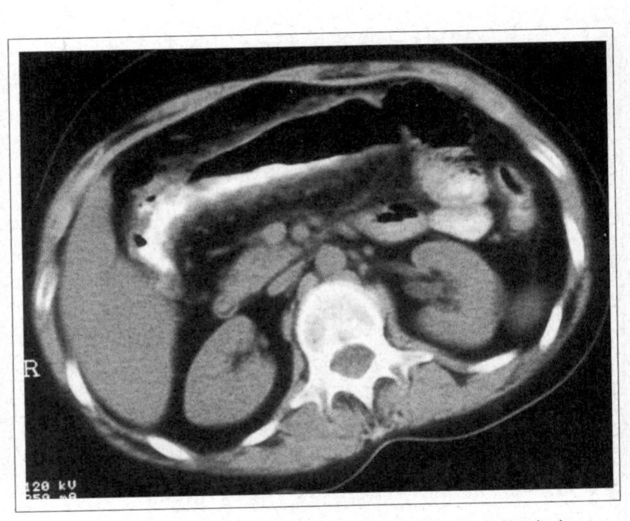

图 42.45　CT 平扫显示横结肠肠壁增厚，伴有深溃疡。

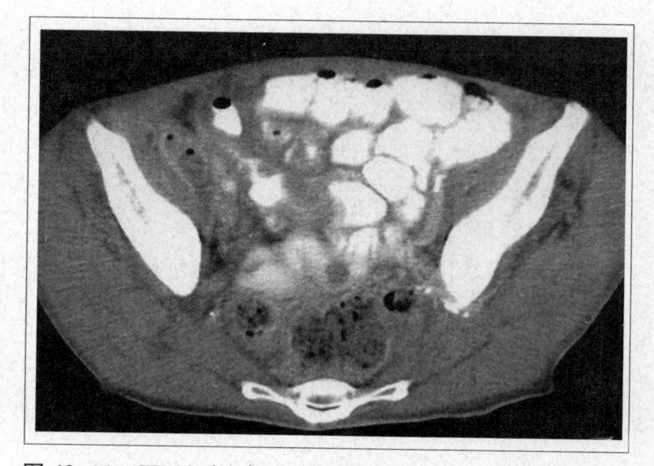

图 42.46 CT 显示左侧盆腔内的病变小肠和髂腰肌脓肿。

磁共振检查

MRI 是一种致电离辐射技术，与 CT 和钡餐一样已经被用来诊断小肠和大肠疾病（Umschaden 等，2000；Prassopoulos 等，2001）。通过鼻空肠管注入合适的液体使小肠肠腔扩张的 MR 肠造影法能清楚显示小肠影像。在 MRI 的 T_2 加权像液体表现为高密度影，因此 MRI 能清楚地显示肠腔内注入的液体或因为疾病引起液体积聚（图 42.48）。MRI 常常采用在小肠充盈时进行薄层扫描以便能发现更多的异常病变。MR 或 CT 的 DSA 体层摄影数字减影血管造影术能清楚显示各段肠袢（而常规的钡餐 X 线照射肠袢往往重叠在一起），这样就能有助于鉴别梗阻部位和原因。虽然应用了静脉造影剂能对炎症性疾病进行推断但是 MRI 对于浅表溃疡性病变的诊断还是缺乏敏感性。

核磁肠造影法虽然显示病变更为清楚，但是对技术要求相对较高并且花费时间较多。因此目前只在少部分医疗机构配备了核磁检查并取代了钡餐造影。虽然 MRI 对诊断结肠病变不是最佳手段，但是应用水溶性造影剂的 MR 肠造影术弥补了这一缺陷。然而这一技术目前还没有被广泛应用。

会阴 MRI

联合应用 T_2 加权短时反转恢复序列图像和 T_1 加权增强扫描图像可以更加清晰地显示窦道，瘘道和括约肌、肛提肌、阴道、膀胱等器官的关系或有无提肌上脓肿等（图 42.49 和 42.50）。对于疾病范围的评估，会阴 MRI 要优于经肛门或经直肠超声。

放射性核素显像

放射性核素标记的白细胞扫描技术用来显示感染或炎症的部位。这种无创性检查方法只需要留取患者的白细胞标本体外进行标记后回输至患者体内。这种方法能提示小肠和大肠病变的活动度，尤其能帮助评估疾病的范围，如大肠病变患者是否累及小肠或是否有跳跃性病变（图 42.51）。但是在诊断脓肿方面这种方法不如 CT（图 42.52）。锝或铟都可以作为白细胞标记物。锝-99 的优点是速度快，放射剂量较小。铟-111 的优点是能显示细微结构，对于小的病变或慢性病变的敏感性更高，但是需要记录 1 到 2 天时间（Saverymuttu 等，1983b；Nelson 等，1990）。

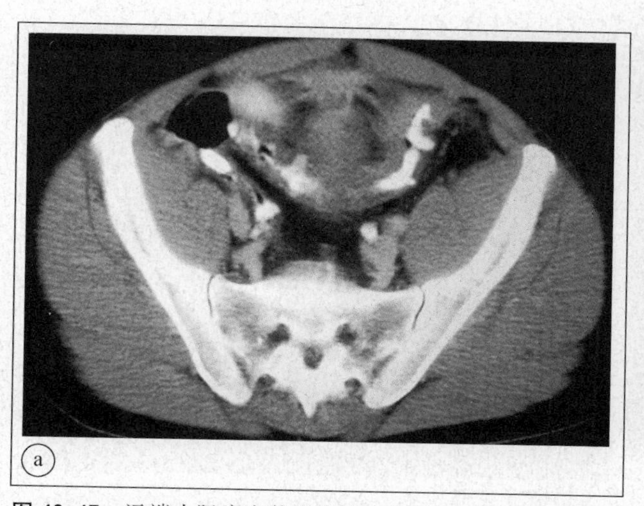

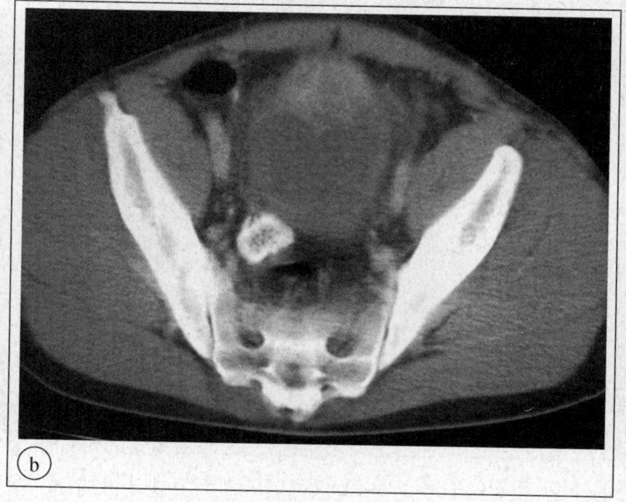

图 42.47 远端小肠病变伴有炎性包块（a）和与膀胱形成瘘管（b）。

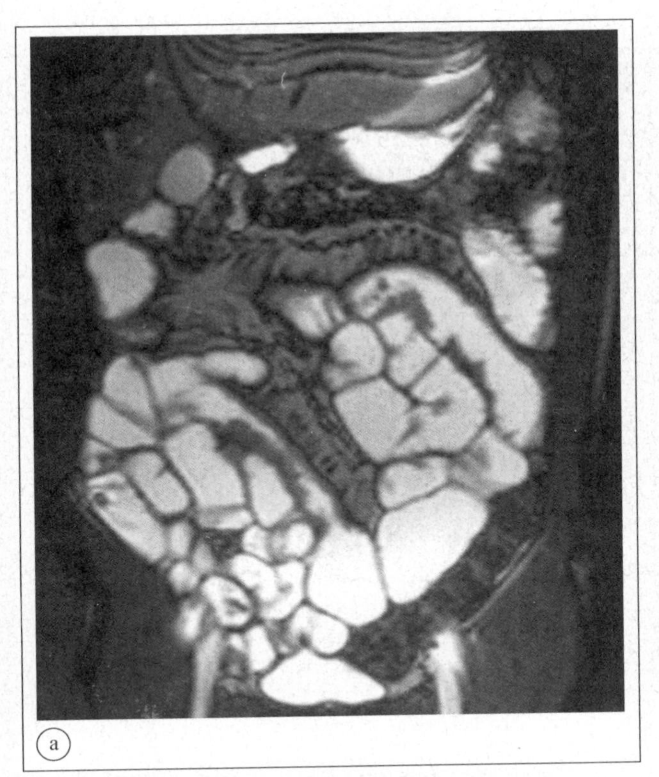

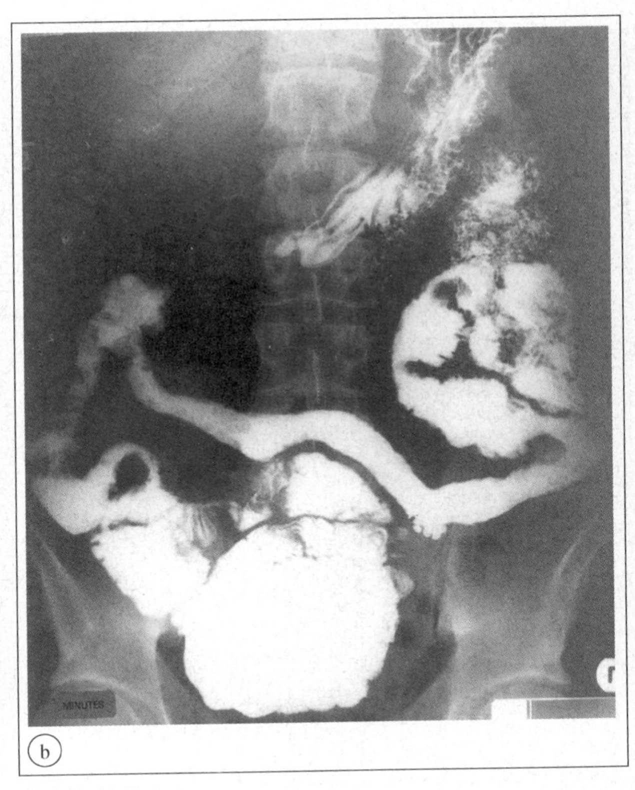

图 42.48　克罗恩病小肠中段病变肠段在 MR 肠造影（**a**）和钡灌中的表现（**b**）。

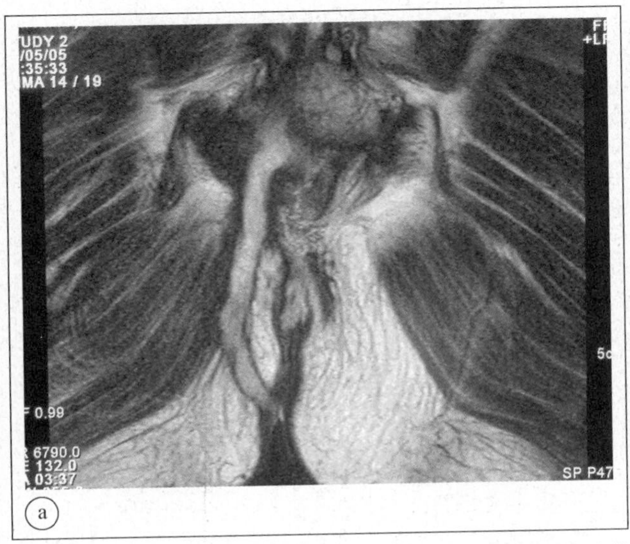

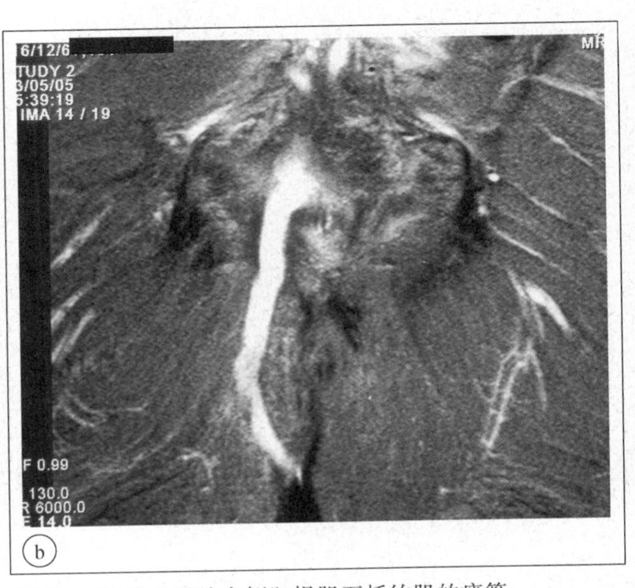

图 42.49　（**a**）T_2 加权像和（**b**）STIR（如 T_2 加权脂肪信号减弱）冠状位显示从右侧肛提肌至括约肌的瘘管。

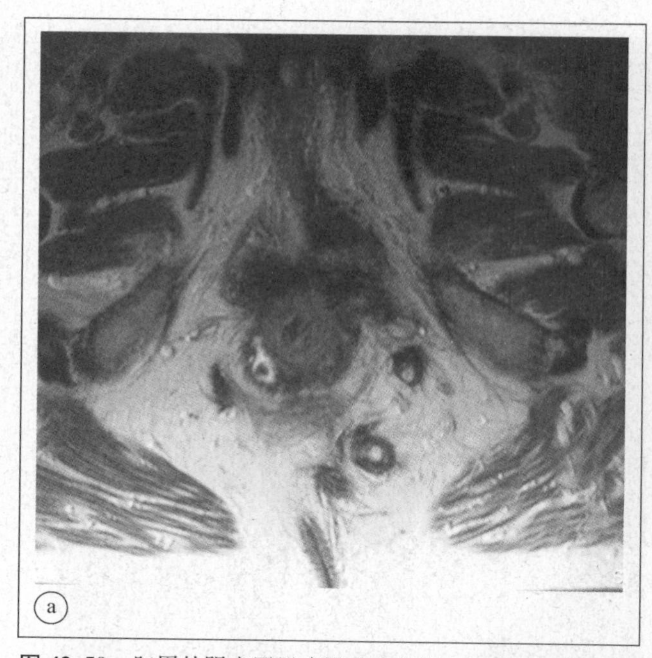

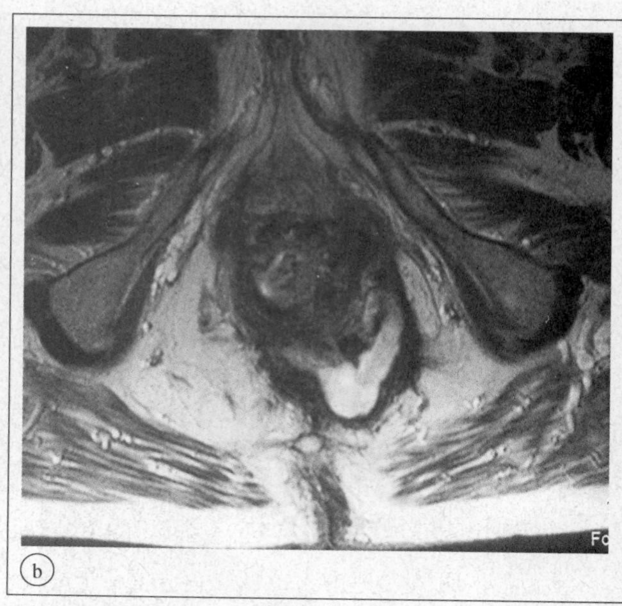

图 42.50 肛周外阴克罗恩病沿着肛门括约肌内的脓肿和左侧坐骨直肠窝脓肿。

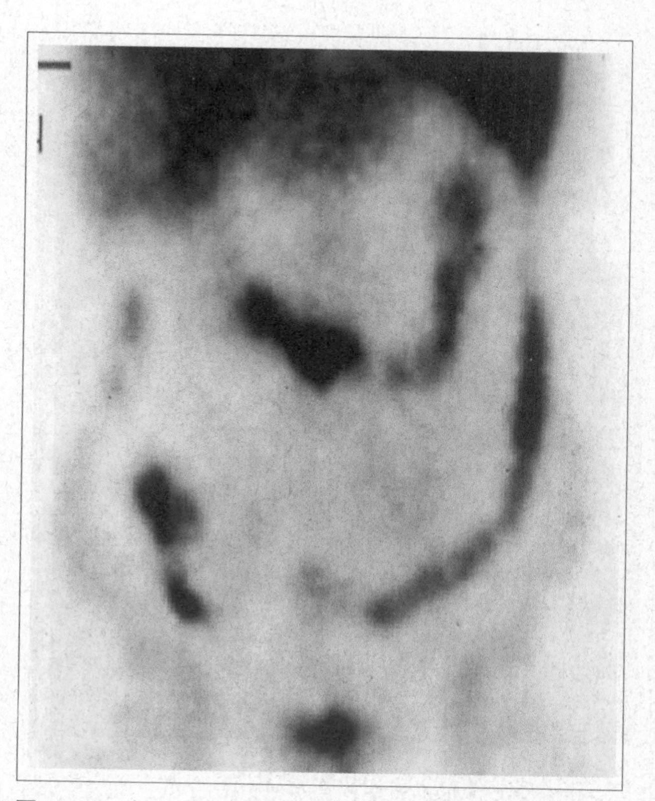

图 42.51 锝-99m HMPAO 标记的白细胞示踪显示结肠散在白细胞浓聚，符合克罗恩病跳跃性病变特点。

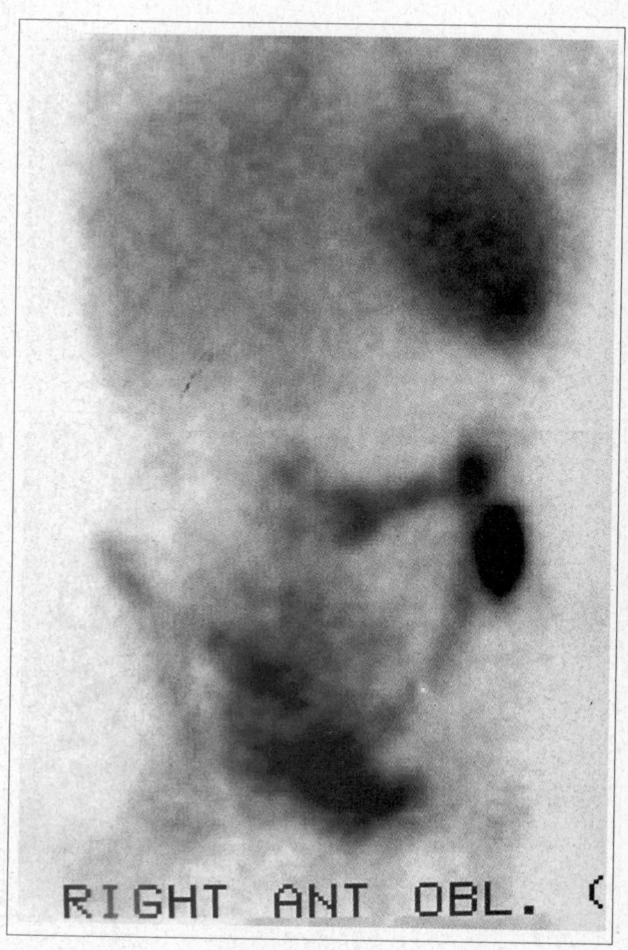

图 42.52 锝-99m HMPAO 标记的白细胞示踪显示病变的降结肠旁脓肿。

克罗恩病的影像学特点

水肿

最初可见的黏膜改变是黏膜水肿，随后可以表现为黏膜皱襞的改变。局限性黏膜水肿可以表现为瘤样隆起。也可以表现为单独的、狭长的或线状的假息肉。

正常小肠壁厚为1～2mm，结肠壁厚为4～5mm。水肿的肠壁类似软管状增厚。钡餐造影能清楚显示回肠末段以及钡剂充盈后的肠袢肠壁增厚（图42.53）。CT和超声也能显示肠壁水肿，典型表现为肠壁增厚以及肠腔内径缩小（Macari和Balthazar，2001；Furukawa等，2004）（图42.54）。疾病活动期在增强扫描后可以表现为肠壁分层（“靶状”或“双重”晕轮征）（Frager等，1983）。

溃疡

早期的黏膜溃疡表现为口疮性小溃疡（Morson和Dawson，1979）（图42.55）。这种浅的黏膜病变表现为出现斑点状钡剂残留，周围伴有半透明水肿的黏膜。

口疮性溃疡病变很浅，因此在大体轮廓显示常常不能被发现。最初表现为正常黏膜之间的不连续性病变。随着溃疡的进展，可以表现不同的形式，如直线形、圆形、不规则形或平坦形。溃疡之间可

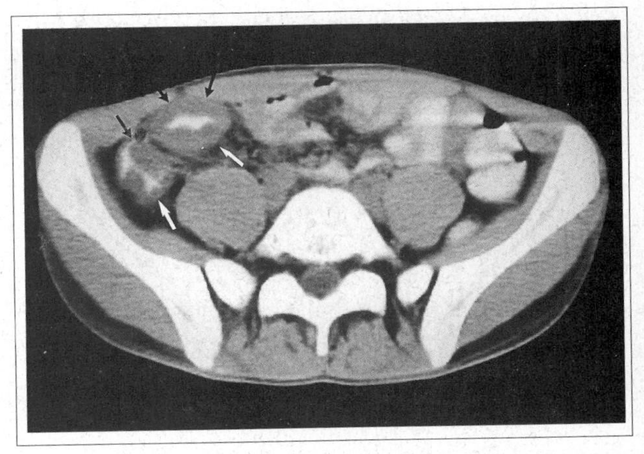

图42.54　CT平扫可见克罗恩病患者相邻两段显著增厚的小肠壁。

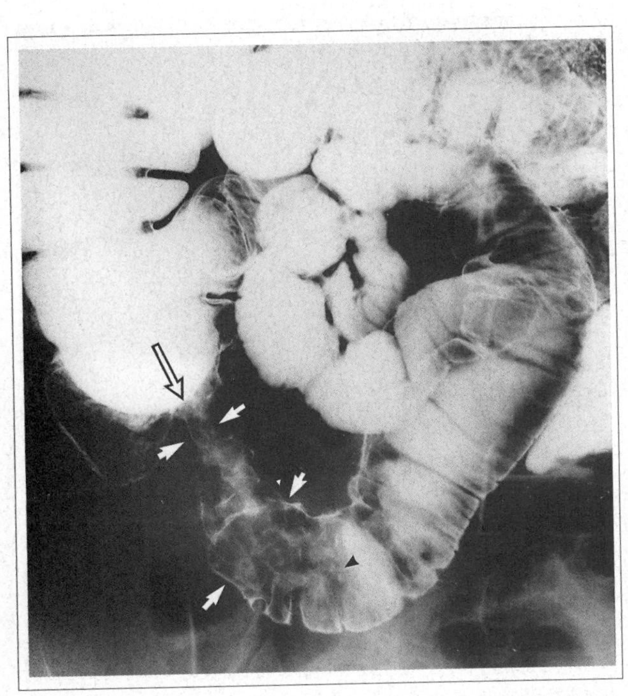

图42.53　该图显示的是一位克罗恩病患者行回肠结肠吻合术（白色箭头）后复发的钡灌肠表现，可见钡剂逆流入狭窄的溃疡形成的新的末段回肠，在另外正常黏膜可见两个口疮性溃疡（黑色箭头）。

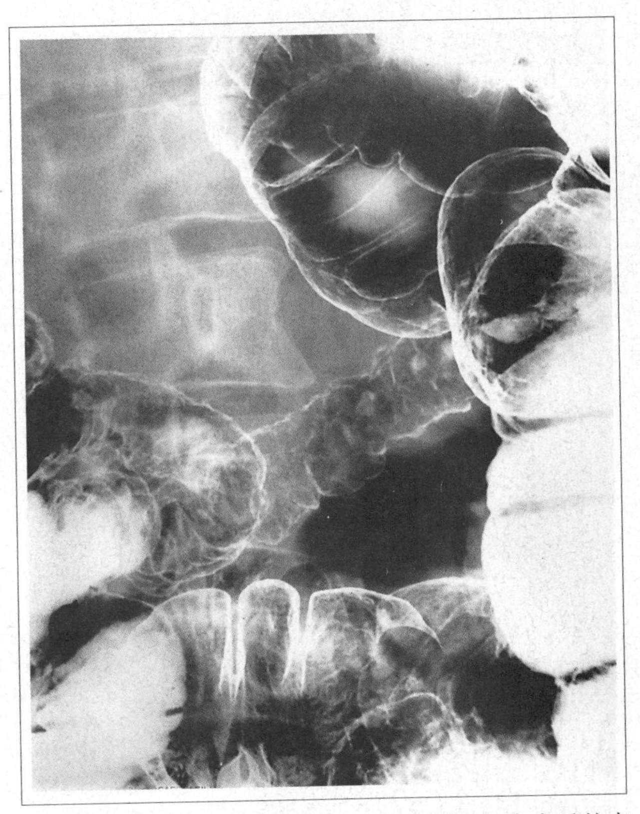

图42.55　该图显示行回肠切除、回肠结肠吻合术后的克罗恩病患者在回肠部分可见口疮性溃疡，提示克罗恩病复发。

以相互融合呈线性和横形溃疡，并有鹅卵石样表现。深的穿透性溃疡表现为钉状或玫瑰刺样（Stanley等，1971）。深溃疡也可以使黏膜剥离形成单个或多发螺栓状病变（图42.56）。活动期炎症性病变肠壁在CT或MRI表现为密度显著增强影。

纤维化

病变在愈合过程中由于纤维化而导致挛缩。环周型纤维化常常导致梗阻。但是多数肠腔狭窄是由于肠壁痉挛而不是纤维化（图42.57）。注射丁溴东莨菪碱或胰高血糖素等肌松药物可以帮助鉴别诊断肠道痉挛和纤维化。

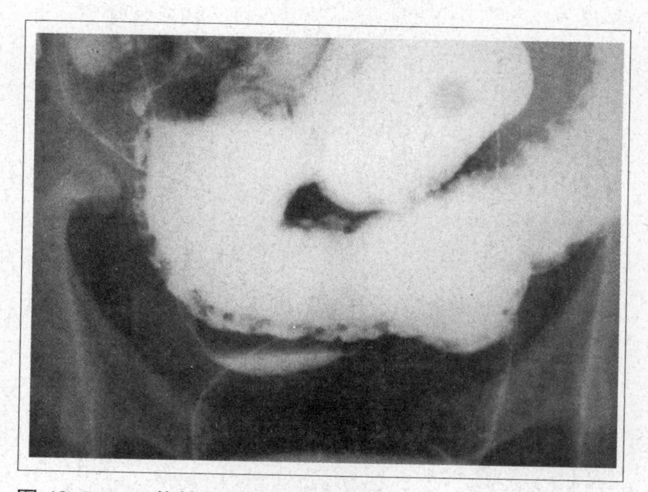

图42.56 乙状结肠多发螺栓状溃疡。

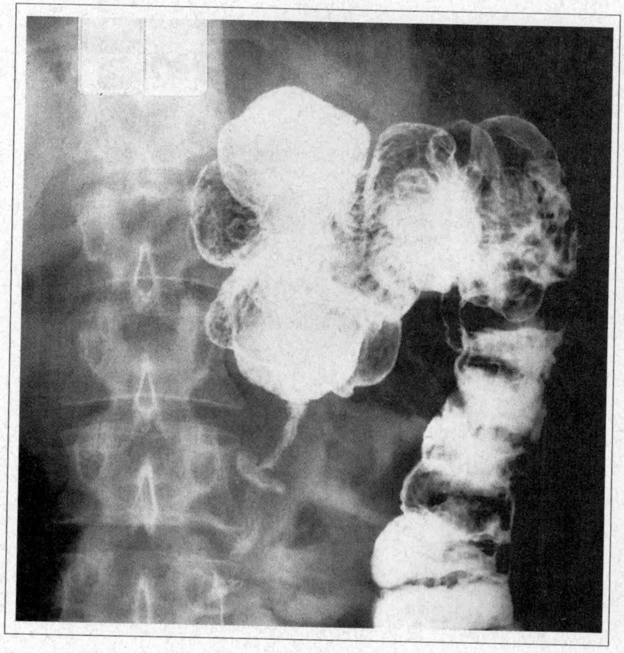

图42.57 克罗恩病患者术后在回肠结肠吻合口近端出现复发，钡灌肠显示在复发部位广泛纤维化和狭窄。

由于病变主要发生在肠系膜边缘以及病变的不对称性，肠段常常缩短而形成假性囊袋状病变（图42.58），尤其是在小肠（Meyers，1976）。如果病变累及整个肠壁而使周围肠袢发生粘连，可引起肠段成角或扭曲。鉴别静止期纤维化的肠段和活动期肠段有一定难度（Bartram，1980）。

慢性的纤维化病变CT也表现为肠壁增厚。脂肪沉积在CT平扫时就可以表现为肠壁分层（Macari和Balthazar，2001）。

瘘管和脓肿

瘘管和脓肿形成是由于深的穿壁性肛裂和穿透性溃疡累及邻近组织。肠袢之间形成溃疡则导致肠内瘘（图42.59），而肠壁和腹壁尤其是在原有切口之间的溃疡则导致肠外瘘。也可以形成肠道膀胱瘘或肠道阴道瘘（图42.47，图42.60）。

有些瘘管是单纯的普通瘘管，而有些是复杂的伴有回肠末段周围脓肿形成。其他常见瘘管部位如肛周，钡剂造影检查能显示肛周瘘管，尤其是肛管

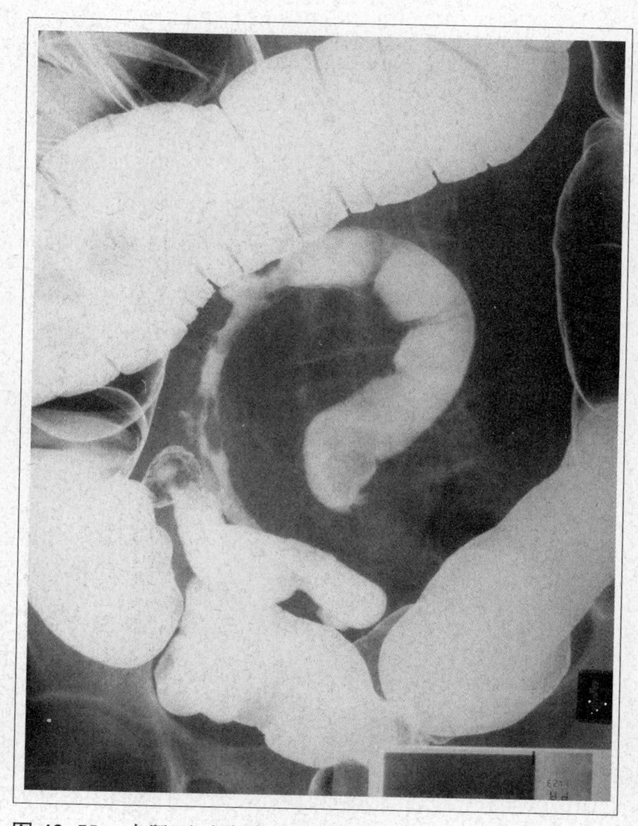

图42.58 小肠不对称溃疡和缩短形成假性肉瘤样表现。

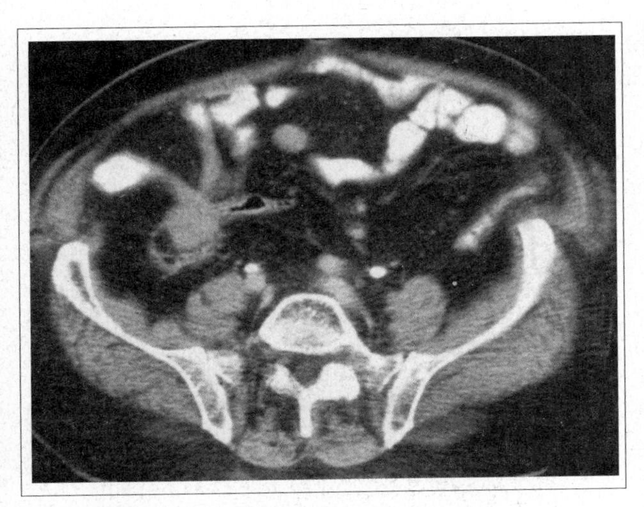

图 42.59　CT 显示回肠结肠瘘。

和低位直肠未被直肠气囊导管遮蔽时。MRI（图42.49 和 42.50）或腔内超声能清楚显示直肠周围脓肿或窦道。

CT 能很好地显示腹腔内或盆腔内脓肿，而且 CT 引导下行脓肿经皮穿刺引流术能使脓肿痊愈或通过引流脓液改善患者一般情况，使手术步骤更为简单（而不用诸如在伴有脓毒症时行预防性造口术）。

上消化道克罗恩病

很少有食管克罗恩病的放射学诊断报告描述溃疡、纤维化、狭窄或瘘管（Dyer 等，1969；Cynn 等，1975）。食管下段的黏膜病变很难在放射学影像中获得可靠的诊断依据，而更倾向于行内镜检查。

严重的伴有狭窄的食管克罗恩病可以有类似食管癌的影像学表现（Huchzermeyer 等，1976）。

常规双重对比 X 线造影对胃和十二指肠克罗恩病的黏膜病变有较高的诊断价值。Stevenson（1978）报道双重对比 X 线造影阳性率为 21%。Bartram 和 Laufer（1979）报道 40%的胃和十二指肠克罗恩病患者行双重对比 X 线造影能发现早期黏膜病变，其中一半的患者经过内镜活检得到了证实。克罗恩病和糜烂性胃炎一样常常累及胃体下段和胃窦。

胃克罗恩病另一个表现是胃壁增厚和胃窦黏膜皱襞形成，但是这些表现也可以出现在糜烂性胃炎（Laufer，1979）。胃窦部克罗恩病常常伴有十二指肠球部和近端十二指肠降段的黏膜病变。水肿可以使胃窦黏膜皱襞扭曲变形而形成局限性结节。

十二指肠克罗恩病一般发生于球部和上段降部，有时也可以是胃窦克罗恩病累及十二指肠。因此胃窦十二指肠克罗恩病常常被看做是同一种克罗恩病，但是十二指肠的发生率要略高于胃（Fielding 等，1970；Thompson 等，1975；Nugent 等，1977；Ariyama 等，1980）。最近的研究报道肠道克罗恩病有 20%～40%的患者在双重对比造影中显示异常（Stevenson，1978；Laufer，1979）。

克罗恩病的早期病变没有特异性，其表现可与糜烂性胃窦炎和十二指肠炎相同。Goldberg 等（1979）报道十二指肠克罗恩病即使是行单一对比

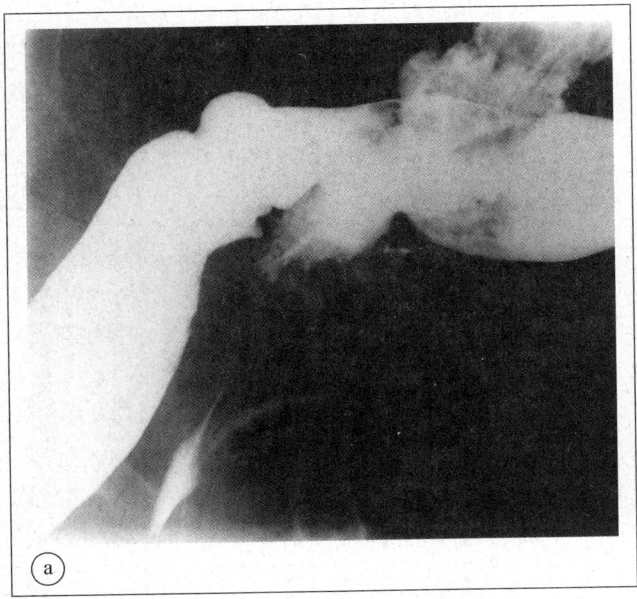

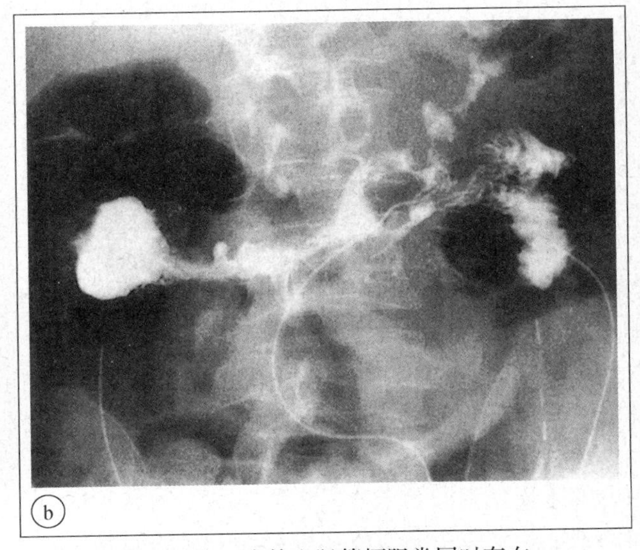

图 42.60　克罗恩病合并瘘管。(a) 结肠阴道瘘。(b) 克罗恩病复发形成的肠外瘘。瘘管和肠管梗阻常同时存在。

造影检查，其黏膜异常的发现率为22%。胃和十二指肠克罗恩病几乎常常与肠道其他部位的克罗恩病同时发生（Farmer J等，1975）。

虽然胃十二指肠克罗恩病也可以发生瘘管，但常常是由于邻近回肠或结肠克罗恩病引起的。克罗恩病必须与肿瘤、淋巴瘤、类肉瘤和结核相鉴别（Farmer RG等，1975；Thompson等，1975）。

小肠克罗恩病

克罗恩病最常好发于回肠末段。回肠末段也是用内镜或双重对比造影较难检查的部位。这可能是回肠末段克罗恩病在诊断时往往已经到了进展期的原因之一。克罗恩病早期表现为肠易激，使得钡剂不能完全覆盖整个肠黏膜。环状襞黏膜增厚和口疮样溃疡也是克罗恩病的早期征象。晚期出现深溃疡或肛裂。肠壁水肿引起肠袢分离。克罗恩病可以是不连续病变，但是在回肠末段常常是连续性的较长的病变，并可以延伸至距回盲瓣30cm或以上（图42.53）。这种病变常导致索束征，但这常常是由于肠道痉挛和水肿，而不是因为永久性纤维性狭窄。有时这种回肠连续性病变可以累及盲肠和升结肠（Berridge，1971）。

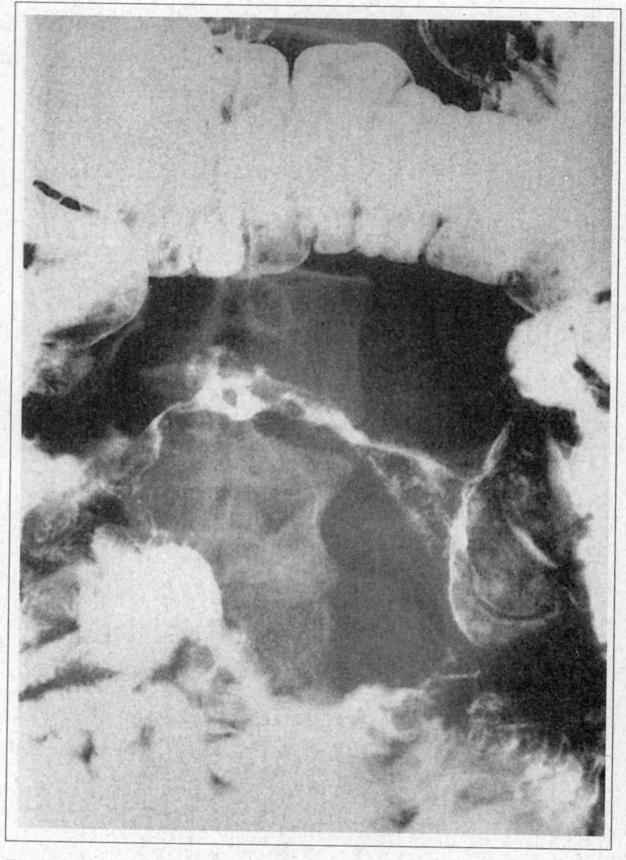

图42.61 空肠克罗恩病全消化道钡灌肠显示近端小肠溃疡并狭窄。

少数患者小肠克罗恩病没有累及回肠末段而是发生在小肠其他部位。近端小肠克罗恩病常常是多发或弥漫性的（图42.61）。分散分布的病变可以表现为特征性的不连续性病变、结节状不对称性改变和溃疡形成，有时引起狭窄。弥漫性空肠回肠炎的小肠黏膜表现为广泛水肿、肠襞增厚、结节形成和单个的浅表性溃疡形成。弥漫性病变愈合后黏膜完全恢复正常。有时弥漫性病变也可以导致狭窄。食物残渣可以引起肠腔扩张。

瘘管最常发生于小肠克罗恩病。瘘管好发于回盲瓣附近、回肠肠袢之间或回肠和盲肠之间（图42.62）。瘘管可以单发或多发，大部分瘘管较短。瘘管也可以发生在回肠末段和乙状结肠之间（Simpkins，1976）（图42.59）。小肠或大肠钡剂造影检查可以显示瘘管。对比造影也能显示肠道阴道瘘和肠道膀胱瘘。

肠结核或耶尔森菌感染可以与克罗恩病相混淆，实际单凭影像学表现无法区分这几种疾病，但是纵形溃疡常常是克罗恩病的特征性表现。白塞病结合临床表现和回肠末段溃疡形成可以和克罗恩病相鉴别。长期服用非甾体类抗炎药引起的回肠末段溃疡在影像学表现上很难与克罗恩病鉴别（Bjarnason等，1987）。淋巴瘤形成的结节、溃疡和狭窄与克罗恩病也很难区分。切面显像技术有助于鉴别肠外淋巴结肿大。影像学技术也有助于诊断发生于长期静止或分流术后克罗恩病肠段的原发性癌症或肿瘤性病变。类癌表现也可以与克罗恩病类似（Chang等，1978）。局部缺血性病变和放疗后肠道改变也可以表现为黏膜增厚，与克罗恩病很难鉴别。

结直肠克罗恩病

严重的结肠克罗恩病需要经乙状结肠或直肠导管肠内注入空气后才能清楚显示病变（Preston等，1980）。这种方法适合于一般情况太差而不能行双重对比造影检查的患者大致评估病变范围。

双重对比钡剂造影对结肠克罗恩病是最为有效的影像学手段，它的禁忌证为结肠克罗恩病急性发作且腹部平片提示有中毒性巨结肠患者。钡剂造影显示早期病变为水肿和口疮样溃疡（图42.63）和狭窄、线性溃疡、裂隙和其他穿壁性病变。典型的结肠克罗恩病好发于近端结肠，常伴有回肠末段病

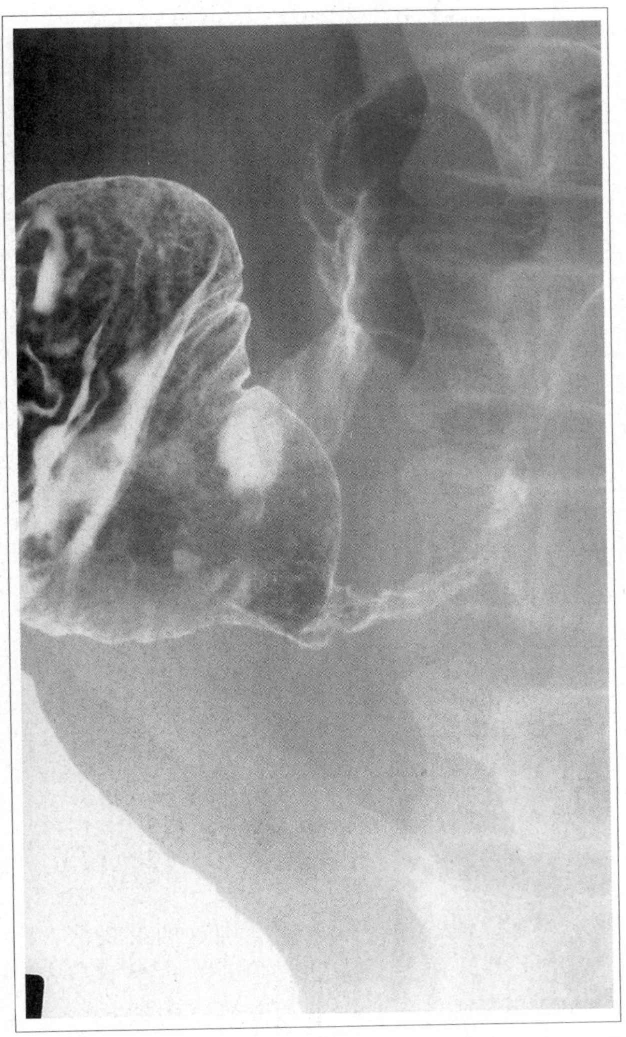

图 42.62　钡灌肠和瘘道造影显示克罗恩病患者阑尾切除术后的肠外瘘，瘘管来自于小肠而不是阑尾残端。

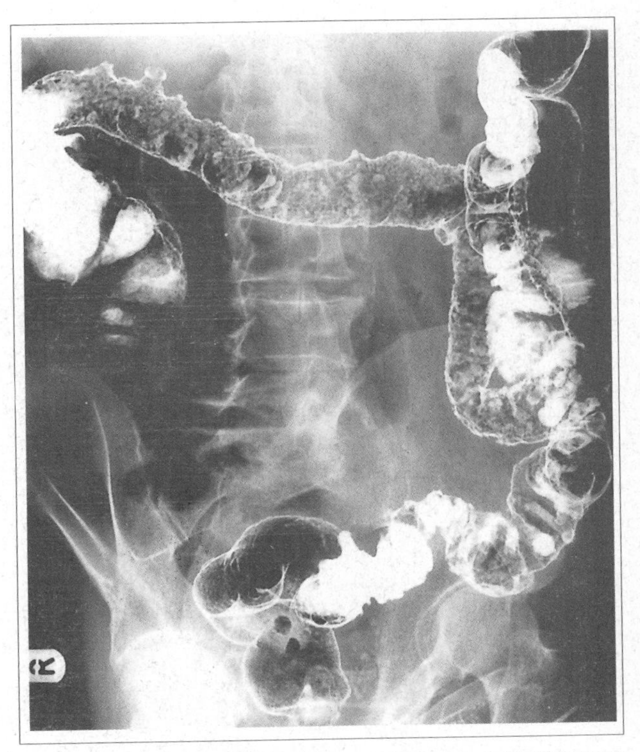

图 42.63　钡灌肠显示横结肠、乙状结肠和直肠的黏膜溃疡形成，提示克罗恩病。

变（Nelson 等，1973）。而溃疡性结肠炎好发于直肠（Joffe，1981）。大约有 50%的结肠克罗恩病累及直肠（Margulis 等，1971；Simpkins，1976）。

结肠克罗恩病最早的影像学改变是不连续性口疮样溃疡和黏膜水肿（Simpkins，1977）。随着疾病进展而出现深溃疡。有溃疡的肠段聚结形成鹅卵石样外观（图 42.64）。疾病缓解期早期口疮样溃疡可以逐渐愈合但很少能完全消失（Bartram 和 Laufer，1979）。

回肠末段的不同病变特点常常是鉴别克罗恩病和溃疡性结肠炎，某些溃疡性结肠炎常伴有倒灌性回肠炎。结肠克罗恩病有 50%～70%累及回肠末段，且在盲肠和升结肠常表现为连续性病变（Nelson 等，1973；Simpkins，1976）。

在疾病缓解期，溃疡逐渐愈合可以形成长的丝状黏膜病变，这些不是特征性表现（Zegel 和 Laufer，1978），有时可以类似肿瘤表现（Jones 和 Abbruzzese，1978）。

随着疾病进展纤维化的形成可以导致肠道缩短，肠壁尤其是肠系膜边缘肠壁可以出现假性囊袋状表现。环形纤维化引起的狭窄与肿瘤性狭窄很难鉴别。克罗恩病引起的狭窄下段逐渐变细，而癌性狭窄呈颈状。大约四分之一的克罗恩病结肠炎患者都有狭窄，其中一半的狭窄是多发性的（图 42.65）（Simpkins 和 Young，1971），而癌性狭窄常常是单发的。如果 CT 检查怀疑有肿瘤侵犯至肠腔外或有转移的表现（Macari 和 Balthazar，2001），行结肠镜活检通常可以明确诊断。

结肠克罗恩病瘘管少见。大部分瘘管是由于相邻的回肠末段病变引起。偶尔也可以出现阴道穹窿和直肠瘘或阴道乙状结肠瘘（见图 42.60）。也有十二指肠结肠瘘的病例出现（Laufer 等，1977）。

急性克罗恩病结肠炎可以发展为类似溃疡性结肠炎的中毒性巨结肠。如果怀疑并发了中毒性巨结肠，则钡餐造影是禁忌，应首先考虑行腹部平片检查，腹部平片往往显示横结肠扩张伴有边缘不规则水肿（见图 42.38a）。

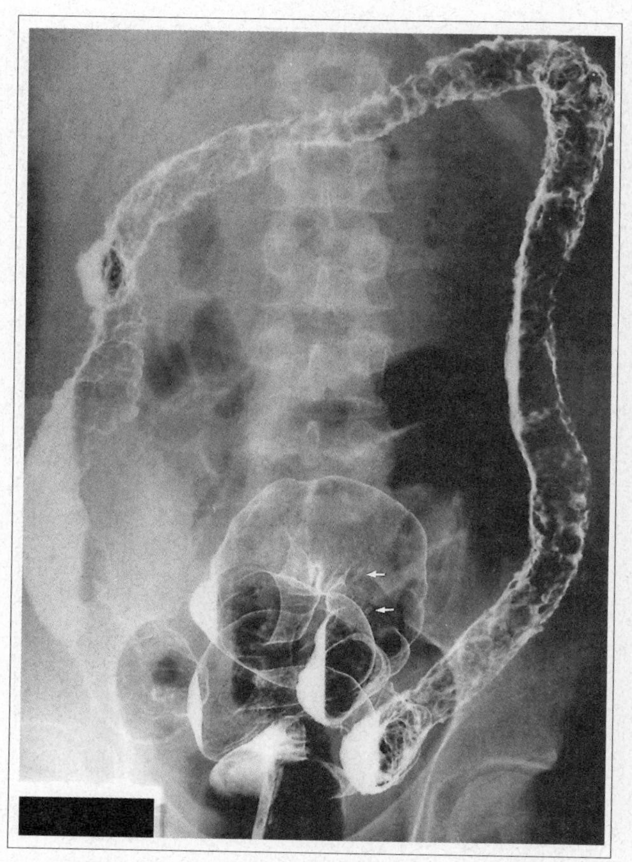

图 42.64 大肠弥漫性溃疡的钡灌肠表现，乙状结肠和直肠部分相对正常，但仍可见散在口疮性溃疡（箭头所指），诊断为克罗恩病。

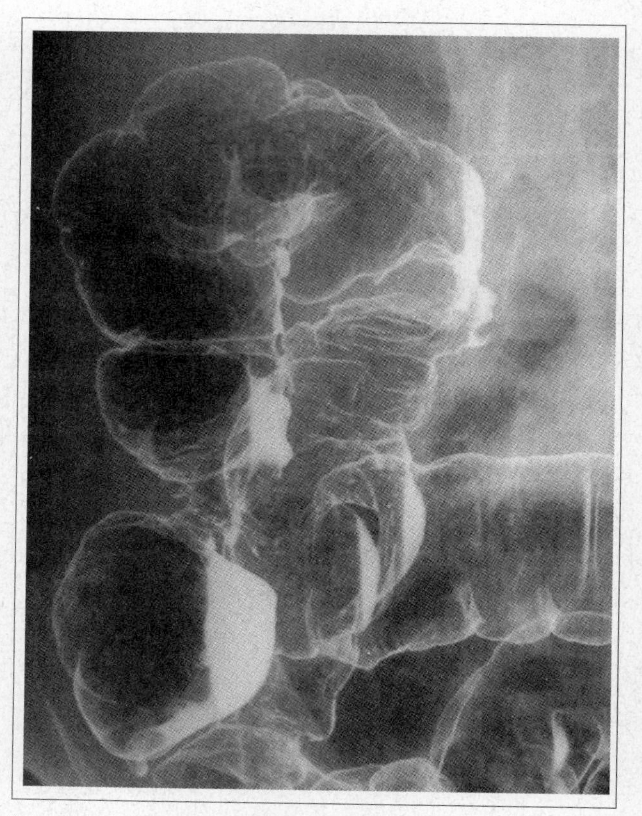

图 42.65 克罗恩病钡灌肠显示结肠多发狭窄。

结肠克罗恩病主要要与溃疡性结肠炎相鉴别（Margulis 等，1971；Stanley 等，1971；Marshak，1975）。主要的不同点在于结肠克罗恩病好发于右半结肠且经常累及回肠。病变呈斑片状，病变之间黏膜正常，且更易引起肠腔狭窄。结肠克罗恩病结肠壁增厚较溃疡性结肠炎更为明显，这些特点可以通过 CT 鉴别。结肠克罗恩病各肠段肠壁病变较为相似。

肠结核的影像学表现常与克罗恩病类似。在一些西方国家，这两种病都好发于回肠末段和升结肠，但是肠结核可以局限于结肠（Balthazar 和 Bryk，1980）。

克罗恩病引起的狭窄要与肿瘤和肠缺血相鉴别。缺血性肠病主要发生于左半结肠。然而在老年克罗恩病患者，病变也可以发生在乙状结肠，并与缺血性肠病类似。缺血性肠病和克罗恩病都能引起黏膜水肿和边界清楚的溃疡，病变之间黏膜正常，但是缺血性肠炎通常在几周内可以恢复，因此重复行钡餐检查常常能鉴别这两种疾病，但是也有一些缺血性肠病形成顽固的狭窄而与克罗恩病难以鉴别。在老年患者中憩室病常常能掩盖克罗恩病的表现，这两种疾病都可以出现黏膜增厚伴有肠痉挛和狭窄。克罗恩病结肠炎和严重憩室病的乙状结肠都可以出现纵行的黏膜下窦道（Marshak，1975）。克罗恩病和憩室病也都可以伴有缺血性肠炎（Berman 等，1979）。克罗恩病的早期表现还可以与白塞病（O'Connell 等，1980）或阿米巴肠炎（Bell，1990）相似。白塞病较为少见，而阿米巴肠炎虽然在西欧国家少见，但可以发生于来自非洲和亚洲的游客。在西方国家，在实际临床中如果影像学检查提示有口疮样溃疡则可以诊断克罗恩病。

复发性病变

克罗恩病行肠段切除术后复发较为常见，其影像学表现特点与最初克罗恩病相同。克罗恩病复发部位不一定在回肠末段，常常发生于吻合口或邻近吻合口部位（图 42.66）。鉴别回肠末段复发性克罗恩病最合适的影像学检查为钡餐造影。

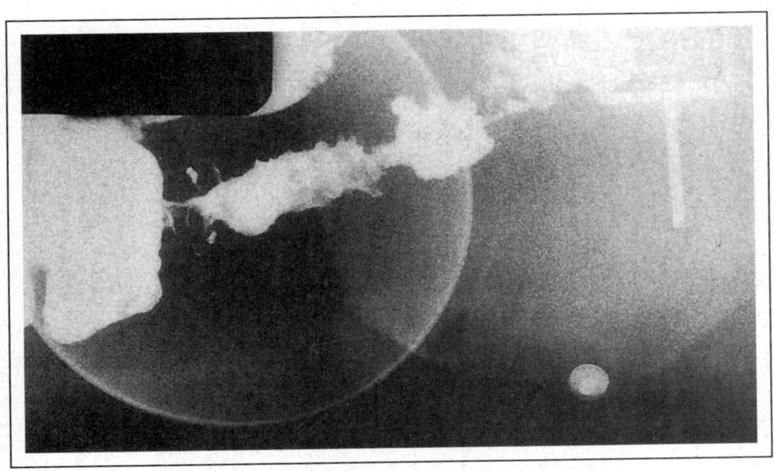

图 42.66　钡灌肠显示克罗恩病回肠结肠吻合术后吻合口近端复发，在复发的回肠可见狭窄性溃疡和黏膜变形。

肠外病变

超声、CT 和 MRI 可以显示克罗恩病的特征、范围或如肠系膜脂肪浸润、淋巴结肿大，纤维脂肪性增生、小血管增生、与其他器官病变的关系和脓肿等肠外表现的严重度（Furokawa 等，2004）。钡餐检查不能确诊克罗恩病时肠外表现如脂肪浸润（图 42.67）或血管增生可以协助诊断（Gore，1987；Macari 和 Balthazar，2001）。CT 和超声可以协助脓肿引流。

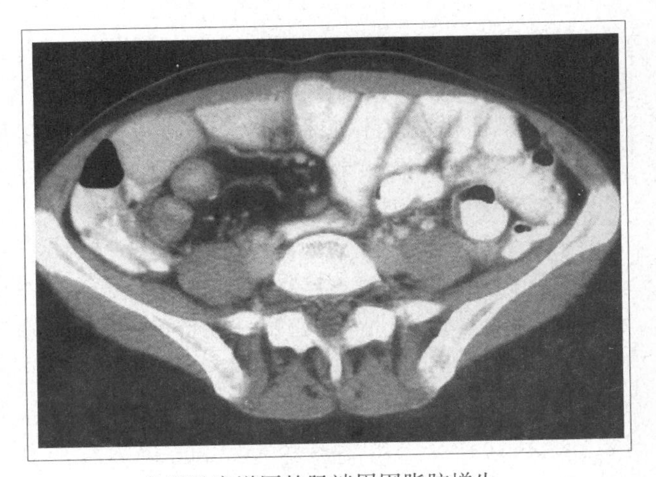

图 42.67　克罗恩病增厚的肠袢周围脂肪增生。

第七部分　内镜检查

上消化道内镜

克罗恩病累及食管、胃或十二指肠时，黏膜可以呈颗粒状、结节状改变、脆性增加以及糜烂和口疮样溃疡。严重病例可以在胃窦或十二指肠出现线形溃疡，没有明显的肿胀和炎症表现。Korelitz 等（1981）对 45 例钡餐检查不能明确诊断的克罗恩病住院患者进行了上消化道内镜检查发现，42%的患者有组织学异常：24%的患者病理明确了诊断，18%的患者拟诊克罗恩病，其中 7%患者发现了肉芽肿。

在一项前瞻性研究中，Schmitz-Moormann 等（1985）对 225 例克罗恩病进行了上消化道内镜检查和活检。49%的患者病变在胃窦，34%发生于十二指肠。内镜下胃窦病变的表现包括胃壁增厚、溃疡、胃炎和颗粒样增生。十二指肠病变溃疡、鹅卵石样改变、水管状增厚和接触性出血更多见。食管克罗恩病较为少见，通常表现为弥漫性食管炎，并常累及胃。

Jouin 等（1986）对 195 例克罗恩病患者中的 129 例患者进行了胃镜检查，常见的内镜下表现为胃窦和近端十二指肠小的浅表性口疮样溃疡和点片状黏膜红斑。28%病理有异常的患者中有 16%发现肉芽肿。上消化道克罗恩病有 60%的患者合并有消化道其他部位病变（Irvine 等，1989）。

克罗恩病上消化道内镜其他的一些表现还包括克罗恩病住院期间因严重脓毒血症并发的念珠菌性食管炎，以及十二指肠梗阻行胃肠吻合术后的胆汁反流性胃炎。

十二指肠克罗恩病常用侧视镜检查诊断，当出现典型的克罗恩病的口疮样溃疡、鹅卵石样改变和狭窄等病变时，推进式内镜常常能对近端空肠30～50cm范围内进行观察以判断是否为十二指肠空肠克罗恩病。

结肠镜

常用结肠镜结合或不结合回肠内镜检查评价结直肠克罗恩病范围，但是在克罗恩病急性期内镜检查是禁忌，因为可能增加穿孔风险（Borsch 和 Schmidt，1985）。当发现因狭窄引起回肠扩张时，则需要行回肠内镜检查和活检。回肠末端30～50cm常见的内镜下表现有口疮样溃疡、线性溃疡、放射状肠系膜边缘深溃疡、黏膜水肿和黏膜皱襞炎症、鹅卵石样改变和狭窄。

结肠镜活检在鉴别溃疡性结肠炎、克罗恩病和其他特殊肠道炎症病变时起着重要作用。重复活检诊断准确率明显高于仅凭肉眼表现诊断。然而，凭内镜活检要除外克罗恩病的诊断不是很可靠，活检获取的是黏膜组织，最多是黏膜下组织，因此可能不能显示深的裂隙状溃疡，漏诊肉芽肿性病变，或低估炎症的范围。结肠镜对克罗恩病术后大肠的检查尤其重要，因为术后行放射学检查准确率明显降低，而且结肠镜对于已经接受肠段切除的患者来说相对更为简便，对观察回盲部切除术后的回肠末端也更为容易。还能用小儿肠镜经回肠造口对小肠进行内镜检查。不连续性病变尤其是口疮样溃疡或匐行的线样溃疡是克罗恩病的特征性表现。在这章节中，对于克罗恩病内镜下表现的描述部分似乎放错了地方，这是因为内镜下除了有真实的颜色外其他表现均与黑白色的放射学表现和切除后的肠段大体表现相同，包括节段性炎症改变、黏膜皱襞增厚、线样溃疡、狭窄伴或不伴囊袋和除了偶尔有口疮样溃疡外几乎完全正常的黏膜之间的鹅卵石样改变。

Pera 等（1988）对357例溃疡性结肠炎、克罗恩病或性质不明的结肠炎患者进行了共606次结肠镜检查，同时对这些患者22个月内的病理学表现、手术或死亡后的标本进行随访。结果发现不连续性病变、肛周病变和鹅卵石样改变往往提示克罗恩病，而糜烂、微小溃疡和颗粒样改变提示溃疡性结肠炎。鹅卵石样病变只见于克罗恩病（Teague 和 Waye，1981）。回肠检查对一些患者诊断很有帮助，必要时进行肠镜检查和活检（图42.68）。

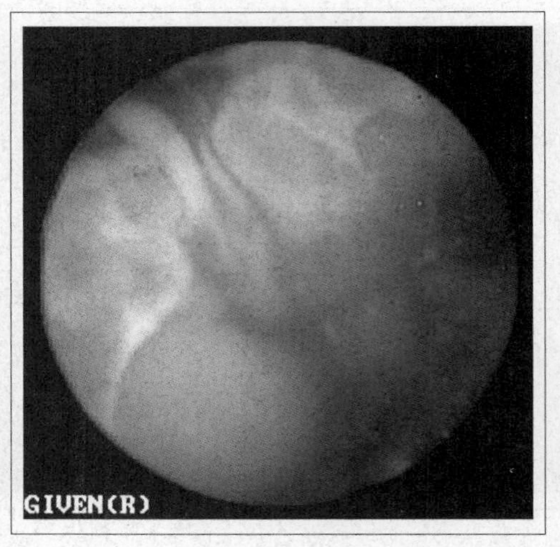

图 42.68 回肠镜下表现，可见黏膜增厚和溃疡。

钡餐造影出现充盈缺损可能是癌症、腺瘤性息肉或假息肉形成，这时就需要行肠镜检查和活检。溃疡性结肠炎和克罗恩病都可以出现小的多发的全结肠的假性息肉。炎性息肉有时可以使肠腔梗阻甚至引起肠套叠（Forde 等，1978）。假性息肉没有癌变倾向（Edwards 和 Truelove，1964；Jalan 等，1969），但是大的单个的息肉可以与癌症相混淆，直径大于1cm表面不规则的假性息肉必须活检。炎性息肉与癌症难以鉴别或并发梗阻、出血时需要行息肉切除术（Waye 和 Hunt，1982）。

溃疡性结肠炎和克罗恩病都能引起狭窄（Waye，1980）。结肠镜可以诊断和评估炎性肠病的狭窄（Hunt 等，1975），重复活检和细胞刷检可以鉴别恶性肿瘤。炎性狭窄表现为黏膜红斑、脆性增加和溃疡形成。纤维性狭窄的特点是又细又短或网状的狭窄，内镜不能通过。癌性狭窄边缘呈壁架式，所有结肠镜都不能通过。狭窄严重时可以尝试小儿肠镜或较细的上消化道内镜。黏膜活检阴性可能导致癌症漏诊，因为结肠炎时并发的癌症可能延伸至黏膜下（Crowson 等，1976）。

结肠镜必要时结合回肠镜检查（回盲瓣完整）是评估回肠末端、结肠和直肠病变的范围和严重度的基本检查，同时可以对可疑病变进行活检和评价治疗的疗效。但是结肠镜检查不是诊断全消化道病变的最好的手段，而且还有一定的风险。如上所述，急性结肠炎是结肠镜检查的禁忌证，急性期行肠镜检查的穿孔风险较高尤其是活检时或曾接受过息肉切除术。除此之外出血的风险也较高。某些患者可能因为不能忍受肠镜检查的痛苦而拒绝接受第二次肠镜检查。肠镜的诊断符合率较放射学检查更依赖于操作者，肠道准备的影响也较大。目前对于合并有脓肿，瘘管形成或内镜不能通过的狭窄的复杂性病变，更倾向于采用内镜检查结合切面影像技术而不是双重对比造影，主要的优点在于减少放射线照射、可以活检以及评价疗效。但是从诊断和评估病变范围的角度，对于经验丰富的医生来说对比造影，结肠镜和钡餐检查常常能更好地评估疾病的范围和严重度，因此不能完全摒弃对比造影。

胶囊内镜

胶囊内镜扩展了内镜检查范围，对小肠疾病尤其是原因不明的消化道出血和克罗恩病的诊断尤为重要。一些文献报道对于小肠疾病尤其是克罗恩病的诊断胶囊内镜检查要优于钡餐、钡灌肠和 CT 肠造影术（Swain，2005）。胶囊内镜尤其适用于克罗恩病的早期诊断、性质不确定的肠炎患者判断小肠病变的范围和部位，以及用于怀疑有出血部位在小肠的检查。胶囊内镜检查痛苦较小，尤其适合于怀疑有克罗恩病的儿童患者（图 42.69）。胶囊内镜还可以鉴别克罗恩病和其他小肠疾病，作为一种没有放射线的随访方法，可以提供一些病因及指导更为合理的治疗。胶囊内镜检查的风险主要是在潜在或明显的狭窄处发生嵌顿。减少这种风险的方法可以采用预先试用一种尺寸和胶囊内镜尺寸（11×27mm²）一样的能在 72 小时后分解的真胶囊。如果服用真胶囊 24 小时后通过传感器扫描发现有可疑狭窄，那么不管真胶囊是否发生嵌顿，都不能进行胶囊内镜检查。

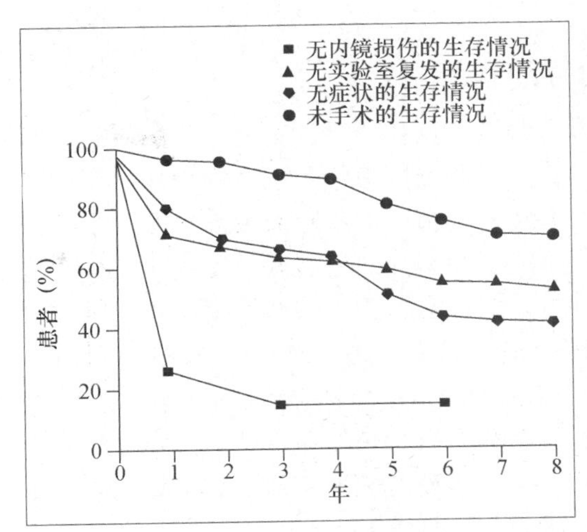

图 42.69　术后复发的生存情况。Rutgeerts 等（1990）。

双气囊小肠镜

双气囊小肠镜是由 Yamamoto 医生和 Fujinon 发明的，也成为了诊断克罗恩病的一种新手段（Yamamoto H 等，2001）。这种小肠镜直径 8mm，长 200cm，活检孔道直径 2mm，镜头前端带有一个气囊，能使小肠套在镜身上。双气囊小肠镜可以从口侧或肛侧进镜从而观察到整个小肠，通常为了完整地观察到长约 6m 的小肠，从一侧（如口侧）进镜后需要在肠壁进行标记后再从另一侧（如肛侧）进镜。双气囊小肠镜检查需要 X 线辅助，而且操作时间较长，麻醉较深。这种小肠镜是原来推进式小肠镜的改进，推进式小肠镜只能进入至第三组小肠，且双气囊小肠镜开创了小肠活检及小肠任何部位局部内镜下治疗的先河。

第八部分　内科治疗

引言

克罗恩病是一种累及全消化道的慢性炎性肠病，常伴有肠外表现。在疾病发展过程中患者的临床表现与肠道炎症活动度、瘘管、狭窄和脓毒症等有关。接近 20%的患者尤其是有狭窄性病变的克罗恩病几乎没有炎症特征性红肿表现（Loftus 等，2002）。然而有超过 20%的患者对治疗反应差，其中大部分患者病变处于持续活动期。还有 20%～40%的患者出现肠内或肠外瘘管（穿透性病变）。大部分患者出现慢性复发性病变，估计复发率为 50%（Moum 等，1997）。因此至少有 50%的患者在疾病早期就需要接受手术治疗（Lapidus 等，1998）。内科药物治疗对于克罗恩病也是一种重要的治疗手段，大约有三分之一患者每年需要开一次处方药物（Loftus 等，2002）。克罗恩病患者由于该疾病的慢性长期过程和手术后原因常常出现心理精神问题（Loftus 等，2002）。因此克罗恩病需要多学科共同治疗。炎性肠病专家组不仅包括外科和内科医生，还包括放射科医生、营养师、理疗师、专科护士、药剂师和心理学家。

内科治疗的目标

克罗恩病内科治疗的目标是诱导临床缓解，防止并发症的发生和维持由手术或药物治疗后达到的缓解。在各种不同情况下采用何种治疗方法要基于循证医学随机对照研究结果。克罗恩病的几种免疫抑制治疗方法可以出现相关的严重副反应，因此有必要制定合适的药物监控策略（Siegel 和 Sands，2005）。患者对药物治疗的依从性对于获得长期的疾病缓解也至关重要（Kane，1999）。最近对北美的 IBD 患者的一项研究表明依从性差常见于联合用药、男性患者和单身患者（Kane 等，2001），对于这些有特征的有可能依从性差的患者可以针对性地采取正确的教育和密切随访。

克罗恩病内科检查

患者如果出现了明显的临床症状或症状持续不能缓解则需要尽快行相关内科检查，但是一些症状不典型的患者也需要定期检查监控药物疗效，监测和治疗营养和维生素缺乏，指导和采取措施防止并发症的发生，如进行骨密度测定指导骨质疏松患者的用药（Elsborg 和 Larsen，1979；Davie 等，1994；Schulte，2004）。患者来复查应该包括症状评估和体格检查，检测疾病活动度指标如血红蛋白、白细胞计数、血清白蛋白和急性期蛋白如 C 反应蛋白和红细胞沉降率，以及术后患者至少每年检查一次血维生素 B_{12}、叶酸和血清铁含量。这些常规检查有助于疾病教育，加入社会团体如美国克罗恩病和结肠炎社团或英国克罗恩病和结肠炎协会，结识病友也能有利于患者的疾病教育。对于生育期、怀孕期和哺乳期妇女的用药方案也要根据情况适当调整（Steinlauf 和 Present，2004；Kane 和 Lemieux，2005）。正确的用药选择取决于许多因素，包括疾病的部位和严重程度、手术史、药物副作用和患者意向。定期的检查能使患者参与治疗方法的决策，提高患者对药物的依从性。

治疗药物

过去几十年治疗非穿透性克罗恩病炎症期的主要药物是 5-氨基水杨酸（5-ASA）和皮质激素。对于疾病相对复杂的克罗恩病患者可以用硫唑嘌呤、甲氨蝶呤等免疫抑制剂。抗生素联合免疫抑制剂和传统的治疗药物可以用于有穿透性病变患者。这些药物虽然有效但不能改变疾病自然病程（Rutgeerts，2001）。过去几十年对于克罗恩病的微生物学和免疫机制的了解突飞猛进，促进了靶向生物学治疗的发展，对于既往药物耐受的患者带来了革命性的新方法。其中英夫利昔单抗是目前唯一被批准应用于治疗克罗恩病的生物治疗药物，这一药物有希望改变疾病进程从而可能减少手术概率（Rutgeerts 等，2004）。这章将对克罗恩病传统治疗药物和新药进行详细介绍，并详述特殊情况下如有穿透性病变或手术后维持治疗的方案。

克罗恩病炎症期的药物治疗

柳氮磺胺吡啶和 5-氨基水杨酸

引言

这类药物在过去至少 50 年都是治疗炎性肠病的主要药物。这类药物的活性成分是 5-氨基水杨酸（5-ASA），能在上消化道被快速吸收。为了使活性成分能到达肠道更远部分，已经发明了各种不同递药系统来减少近端肠道的吸收。柳氮磺胺吡啶包含的 5-ASA 活性成分与磺胺吡啶相连，在结肠细菌酶的作用下连接断裂，活性成分作用于病变部位。然而大约有 15%的患者对磺胺吡啶不能耐受，柳氮磺胺吡啶还能引起少精液症。因此出现了新的 5-ASA 递药系统，这些系统依靠水或 pH 传递或结肠细菌消化酶的作用释放活性药物（表 42.19）。活性药物的作用机制尚不明确，但可能抑制了加氧酶、白介素类物质和白三烯类物质的释放。5-ASA 还能抑制血小板活化和抑制中性粒细胞的趋化作用（Greenfield 等，1993）。越来越多研究表明 5-ASA 能通过 PPARγ 受体直接作用于上皮细胞（Rousseaux 等，2005）。

治疗效果——诱导缓解

最开始的研究是柳氮磺胺吡啶与安慰剂对照治疗活动期克罗恩病回肠结肠炎。美国克罗恩病国家协作研究组研究表明柳氮磺胺吡啶对于急性结肠病变伴或不伴有小肠病变的治疗效果要优于安慰剂。但是对于病变局限于小肠的患者柳氮磺胺吡啶和安慰剂没有明显差异（Summers 等，1979）。欧洲克罗恩病协作研究组的研究（Malchow 等，1984）和其他两个研究（Anthonisen 等，1974；Van Hees 等，1981）也都证实了柳氮磺胺吡啶对克罗

表 42.19　各种治疗克罗恩病的氨基水杨酸制剂的特点

制剂	组成	分解部位	循环 5-ASA 吸收率(%)	载体吸收率（%）
柳氮磺胺吡啶	磺胺吡啶载体	结肠	12～26	95
巴柳氮	4-Aminobenzoyl-B-丙氨酸	结肠	35	19
奥沙拉秦	5-ASA 载体	结肠	5～22	NA
美沙拉秦（安萨科）	丙烯酸树脂-S 包膜	远端回肠/结肠	16～31	NA
马沙拉秦	丙烯酸树脂-L 包膜	回肠/结肠	23～54	NA
美沙拉秦（颇得斯安）	乙基纤维素微粒	近端空肠至结肠	23～36	NA

NA，不适用。

来源自：Elton 和 Hanauer（1996）。

恩病结肠炎的作用。但是柳氮磺胺吡啶因为能引起恶心、上腹部疼痛和低水平的溶血副作用而使其耐受性较差。这些副作用与磺胺吡啶水平有关，尤其是慢速乙酰化水平的患者（Das 等，1973）。一部分患者出现过敏症状而限制了柳氮磺胺吡啶的临床应用（Maddocks 和 Slater，1980），柳氮磺胺吡啶还能引起可逆性的少精液症，限制了其在生育年龄的男性患者中的应用（Levi 等，1979）。

因此纯的 5-ASA 制剂美沙拉秦（欧洲称为 mesalazine，美国称为 mesalamine）已经取代了柳氮磺胺吡啶成为治疗回肠结肠克罗恩病的一线药物。最初的研究表明颇得斯安（Pentasa）每天 1.5g 与安慰剂无明显差异（Rasmussen 等，1987；Mahida 和 Jewell，1990）。然而更多精心设计的对照研究结果显示颇得斯安较安慰剂有明显的效果，但仅见于高剂量组（颇得斯安 4g/d），颇得斯安组有 43%的患者获得了临床缓解，而安慰剂对照组仅有 18%（Singleton 等，1993）。以后的研究也出现了不同的阳性结果（Singleton，1994；Tremaine 等，1994）。因此柳氮磺胺吡啶和耐受性更好的美沙拉秦对于活动期克罗恩病伴或不伴有回肠病变有较好的治疗效果，但往往需要较大剂量。

治疗效果——维持缓解

至少有 5 个临床试验研究了柳氮磺胺吡啶在诱导缓解后维持治疗减少复发中的作用，其中有的研究结果显示与安慰对照组没有差异（Wenckert 等，1978；Summers 等，1979），只有 Ewe 等（1989）唯一一个研究显示柳氮磺胺吡啶在维持缓解方面的疗效要优于安慰剂。至少有 20 个临床试验比较了新型的美沙拉秦制剂和安慰剂在药物或手术诱导缓解后的预防复发作用，大部分研究质量控制比较差，没有获得预期的显著差异研究数据，但是这些结果显示能减少 10%～20%的复发率（Sutherland 等，1997）。但是有几项研究显示 5-ASA 能有助于减少术后的复发，如 Caprilli 等（1994）研究结果表明术后 6 周内 Asacol（美沙拉秦）2.4g/d 能有效防止术后内镜下复发。同样，一项对北美 163 例患者研究表明 5-ASA 3g/d 的临床复发率（症状和内镜下表现）为 31%，而安慰剂对照组复发率为 41%（McLeod 等，1995）。但是这些结果统计学上的差异不能支持 5-ASA 作为维持治疗药物的显著优势。Meta 分析可以排除质量控制较差研究的不准确性，对药物疗效进行评估。Meta 分析需要与正常人群效果相比，这种研究属于观察性研究（因此易出现入选标准偏差），也存在试验设计的异质性、研究对象人群差异、随访时间差异和药物剂型剂量的差异。Camma 等（1997）分析了 15 个随机对照研究，包括 2 000 例患者，结果显示 5-ASA 治疗减少复发与安慰剂对照组相比的绝对危险度为 6.1%（95%的可信区间为 2.1%～10.4%）。亚组研究结果表明 5-ASA 对于手术后患者和回肠病变以及病程较长的患者疗效也较为显著。但是对于由药物诱导缓解期的患者 5-ASA 维持治疗效果不明显。因此美沙拉秦对于手术诱导缓解维持治疗效果较好，对于药物诱导缓解后效果尚存在争议。5-ASA 系列药物和药物传递系统的研究仍在扩大，并且有可能通过高剂量不同剂型的 5-ASA 作用于肠上皮来提高临床疗效。

5-ASA 制剂的安全性

一般来说 5-ASA 虽然是全身作用，但安全性和耐受性较好，尽管有文献报道有可能发生间质性肾炎（Thuluvath 等，1994）。英国最近一项调查证实这种副反应与 5-ASA 剂量或厂家没有关系（Van Staa 等，2004）。考虑到这种肾损害在停药后是可逆的，目前建议长期应用 5-ASA 患者定期行肾功能的血液学检查。

皮质类固醇

皮质类固醇被广泛用于治疗克罗恩病炎症期。已经有研究证实泼尼松龙或甲泼尼龙对于轻到中度回肠或回结肠克罗恩病的诱导缓解作用明显优于安慰剂、柳氮磺胺吡啶和美沙拉秦（Summers 等，1979；Malchow 等，1984）。最近的一些研究结果表明泼尼松龙 40mg/d 10 周后的缓解率为 66%，甲泼尼龙 48mg/d 8 周后的缓解率为 83%（Rutgeerts 等，1994；Gross 等，1996）。尽管这些研究结果很鼓舞人心，但在实际临床应用中并非尽如人意。长期随访每日服用泼尼松龙 1mg/kg 发现 50% 的患者最开始对药物反应良好，但在停止用药后 30 天内出现了复发（Munkholm 等，1994）。而且长期应用患者有 36%出现了激素依赖，20%出现了激素抵抗，有一小部分出现了对激素无任何应答。多因素分析结果显示激素依赖常见于结肠克罗恩病、吸烟患者、疾病炎症期和诊断时年龄较小的患者（Franchimont 等，1998）。

虽然皮质类固醇能有效诱导缓解尤其是结肠克罗恩病，但不能作为维持缓解的药物（Summers 等，1979；Hanauer 和 Myers，1997）。而且全身应用皮质类固醇对克罗恩病黏膜愈合有影响，也不能预防内镜下复发（Modigliani 等，1990；Landi 等，1992）。

传统的激素治疗如大剂量长时间应用泼尼松龙副作用的发生率将近 55%（Rutgeerts 等，1994）。这些副作用包括骨质疏松症、糖尿病、代谢紊乱、精神异常、痤疮、青光眼、白内障、伤口愈合不良和高血压（Rutgeerts，2001）。另外，一项对 5000 例克罗恩病研究显示应用激素是引起手术后败血症的独立危险因素（Lichtenstein 等，2006）。

总之，虽然有一部分患者能出现皮质类固醇依赖，但皮质类固醇对活动期回肠结肠克罗恩病和急性结肠克罗恩病的诱导缓解起着重要作用。全身应用皮质激素不能作为维持缓解药物。应该尽量减少皮质激素的最大应用剂量以减少副作用的发生率和减少手术后败血症的风险。

布地奈德

布地奈德是全身吸收较少的一类皮质类固醇激素，能减少肾上腺抑制作用，较传统的皮质激素副作用更少。大约只有 10%的布地奈德进入全身循环系统。为了能更好地到达回肠末端和右半结肠，布地奈德外层是 pH 依赖性的包裹层（丙烯酸树脂Ⅲ号）。布地奈德 9mg/d，8 周后和 16 周后的缓解率分别为 51% 和 62%（Greenberg 等，1994；Thomsen 等，1997）。增大剂量不能增加疗效，但能增加肾上腺抑制作用（Greenberg 等，1994）。9mg/d 布地奈德和泼尼松龙（开始 40mg/d 以后逐渐减量）的疗效相似（Rutgeerts 等，1994）。布地奈德的肾毒性明显小于泼尼松龙，但不是完全没有肾毒性，这项研究没有提供长期随访可能发生的副作用。因此布地奈德可以替代传统皮质类固醇药物治疗活动期回肠或回盲部克罗恩病。

已经有研究表明布地奈德可以作为克罗恩病维持治疗药物（Greenberg 等，1996；Lofberg 等，1996；Ferguson 等，1998；Tremaine 等，2002）。这些研究将布地奈德、泼尼松龙或甲泼尼龙治疗后缓解的活动期克罗恩病患者随机分为几个组分别服用不同剂量的布地奈德或安慰剂，结果显示布地奈德组维持缓解时间较安慰剂长，但却不能持续很长时间。随机化后 3 个月时布地奈德效果最好，一年时布地奈德和安慰剂效果无明显差异（Greenberg 等，1996）。布地奈德发生激素相关性副作用与安慰剂相比无明显增加。这是严格设计的传统皮质类固醇维持治疗试验（Summers 等，1979）。因此布地奈德可以安全地用于维持治疗，但最初的疗效不超过 1 年。

硫唑嘌呤和 6-巯基嘌呤

之前提到一部分炎症期克罗恩病患者对 5-ASA 治疗无反应，也有对激素无反应或激素依赖。长期应用激素出现副作用较多，可以选择免疫抑制药物，逐渐减少激素用量或长时间维持缓解期。同样在一些对 5-ASA 或激素有效的穿透性病变患者也需要加用免疫抑制治疗。巯嘌呤类、硫唑嘌呤和 6-巯基嘌呤（6-MP）能诱导和维持炎症性克罗恩病的缓解，对穿透性病变也有效。

作用机制

硫唑嘌呤在被吸收后几乎完全代谢为 6-MP，然后再由酶促反应代谢为起治疗作用的活性产物 6-硫鸟嘌呤核苷酸（6-TGN）。6-MP 还可以在硫代嘌呤甲基转移酶（TPMT）作用下转化为甲基巯嘌呤。此外 6-MP 可以被黄嘌呤氧化酶分解为硫尿酸。TPMT 位点具有遗传异质性，导致不同的功能表型。因此，TPMT 活性较低的患者，6-MP 更多地转化为具有治疗活性的 6-TGN，从而发挥显著的免疫抑制作用（Lennard，2002）。6-TGN 整合于细胞核苷酸，发挥抗淋巴细胞增殖作用。硫唑嘌呤和 6-MP 可能抑制细胞毒 T 细胞和自然杀伤细胞的功能，最近有研究显示还能诱导活化 T 细胞的凋亡（Tiede 等，2003）。

临床疗效

回溯至 1971 年，就已经有多个随机对照试验研究硫唑嘌呤和 6-MP 治疗克罗恩病的疗效（Rhodes 等，1971；Willoughby 等，1971）。在一项长达 24 个月安慰剂对照研究中，83 例激素依赖患者服用 1.5mg/kg 6-MP，其中有 55%的患者最终停用激素，试验组临床症状改善率为 75%，而安慰剂对照组改善率为 36%（Present 等，1980）。另外一项权威性研究获得了同样的结果，硫唑嘌呤治疗组中 64%的患者减少了激素用量甚至停用激素，而安慰剂对照组这一比例只有 15%（Candy 等，1995）。随访 12 个月后硫唑嘌呤组有 42%仍然维持临床缓解期，而安慰剂对照组只有 7%。Meta 分析结果也显示治疗活动期克罗恩病巯嘌呤类药物的比值比为 3.09（95%可信区间：2.45～3.9），维持缓解的比值比为 2.27（95%可信区间：11.76～2.93）（Pearson 等，1995）。尽管如此，大部分研究报道足够剂量（2～2.5mg/kg 硫唑嘌呤或 1.5mg/kg 6-MP）的平均起效时间为 2～3 个月。更多研究显示最初的静脉应用硫唑嘌呤不能缩短其起效时间（Sandborn 等，1995，1999）。在早些时期的研究表明低剂量的硫唑嘌呤和 6-MP 就能起作用，但是 Meta 分析结果显示高剂量的疗效更好。一项回顾分析结果显示硫唑嘌呤的疗效随着剂量增加而增加，但最大有效剂量为 2.5mg/kg，超过这一剂量疗效不再随之增加（Rayner 等，2004）。此外，硫唑嘌呤和 6-MP 对克罗恩病伴有肠皮肤瘘也有疗效。一项对 34 例患者 6 个月的临床试验研究结果显示瘘管闭合率为 39%，另有 26%患者有所好转（Korelitz 和 Present，1985）。

硫唑嘌呤作用时间

最近一项研究显示达到缓解后停用硫唑嘌呤至发生复发的时间超过 42 个月，提示硫唑嘌呤的持续作用时间比安慰剂长 3.5 年，因此，患者在超过 3.5 年后需接着服用硫唑嘌呤（Lemann 等，2005）。

巯嘌呤类药物毒副作用

硫唑嘌呤和 6-MP 副作用与代谢过程中的产物有关。有研究显示有 5.7%～22%的患者在停药后发生副作用（Present 等，1989；O'Brien 等，1991；Khan 等，2000）。近 6%的患者出现恶心，1.8%～3.9%的患者出现过敏反应，1.3%～4%并发胰腺炎，0.3%～4.2%发生肝炎，1.3%～12.6%患者出现白细胞减少，还有报道 0.3%～7.4%出现感染，0.5%～0.7%发生淋巴瘤。应用硫唑嘌呤出现轻度副作用如恶心的患者再次给予 6-MP 后副作用减轻。但是出现胰腺炎和严重的白细胞减少是再次给药的禁忌。长期应用巯嘌呤类药物治疗能增加淋巴瘤的风险，一项 Meta 分析结果提示巯嘌呤类药物治疗患淋巴瘤风险增加 4 倍（Kandiel 等，2005）。然而，接受巯嘌呤类药物治疗的确诊为 IBD 患者病情要更为严重。对于严重克罗恩病患者应用该类药物发生淋巴瘤的风险是否高于一般人群尚无定论（Loftus 等，2000；Lewis 等，2001）。因此，必须告知患者采用巯嘌呤类药物治疗有潜在的增加患淋巴瘤的风险，但是权衡该类药物的疗效，尤其对于长期大剂量服用激素患者，利远远大于弊（McGovern 和 Jewell，2005）。

TPMT 和 6-TGN 检测

上面提到 TPMT 活性具有与多态性有关的遗传异质性。TPMT 活性和 6-TGN 浓度呈反相关。TPMT 活性低则临床疗效可能增加，但是骨髓抑制作用也增大（Dubinsky 等，2000；Ansari 等，2002）。大约有 1/300 的患者 TPMT 无活性（纯合子隐性），因此具有严重骨髓抑制毒副作用。因此这类患者在应用硫唑嘌呤治疗前检测 TPMT 活性就很有必要。已经有临床试验采用监测 TPMT 和 6-TGN 来指导硫唑嘌呤减小到最小剂量发挥最大临床疗效，减少副作用。但目前文献对于这种方法的临床效益和成本效益尚无一致意见（Yates 等，1997；Colombel 等，2000；Dubinsky 等，2000；Lowry 等，2001；Ansari 等，2002；Cuffari 等 2004；Winter J 等，2004）。

有研究建议应用 6-硫鸟嘌呤治疗来避免硫唑嘌呤和 6-MP 在代谢中的个体差异性（Bonaz 等，2003；Dubinsky 等，2003a）。但是最近有研究报道 6-硫鸟嘌呤能引起肝局限性结节状增生（Dubinsky 等，2003b），因此目前尚不推荐该药用于治疗炎性肠病。

甲氨蝶呤

大多数患者在应用激素治疗疗效不佳时首选的免疫抑制剂为硫唑嘌呤和 6-MP。但是大约有 20％的患者对巯嘌呤类药物耐药或不能耐受，因此需要有其他的免疫抑制剂。甲氨蝶呤和其分解产物能抑制叶酸代谢酶（Egan 和 Sandborn，1996）。甲氨蝶呤还能通过抑制二氢叶酸还原酶来抑制 DNA、RNA 和蛋白合成（Cutolo 等，2001）。此外甲氨蝶呤能减少 IL-1，增加凋亡（Seitz，1999）。最初的一些非对照性研究显示大约有三分之二的对激素无效的克罗恩病患者应用甲氨蝶呤有效，部分达到了内镜下缓解（Kozarek 等，1989）。由北美克罗恩病研究小组进行的一项最大的临床试验对 141 例慢性活动性激素依赖性患者分两组给予每周肌内注射 25mg 甲氨蝶呤和安慰剂。16 周后甲氨蝶呤治疗组有 39.4％的患者达到缓解，并且撤掉了激素，而安慰剂对照组只有 19.1％（Feagan 等，1995）。另外的一项研究对 76 例经过有效的活动期治疗后在维持缓解期分别给予每周肌内注射 15mg 甲氨蝶呤和安慰剂，结果显示 65％的甲氨蝶呤治疗组患者临床缓解期超过了 40 周，而安慰剂组这一比例只有 39％（Feagan 等，2000）。一些样本量较小的临床试验研究显示低剂量的甲氨蝶呤（每周 12.5mg 口服）与安慰剂对照没有差异（Oren 等，1997）。但是较大剂量口服（每周 15～22.5mg）一年的维持缓解率为 54％，而安慰剂为 20％（Arora 等，1999）。同样在对 48 例患者平均治疗 17.1 个月的回顾性研究显示大剂量（每周平均 20mg）口服甲氨蝶呤疗效更好（Fraser 等，2002）。甲氨蝶呤停药后一年内复发较为常见。皮下注射甲氨蝶呤的生物利用度和肌内注射相同（Jundt 等，1993）。

总之，甲氨蝶呤可以作为诱导缓解和维持缓解替代巯嘌呤类药物的有效治疗手段。最大的临床试验已经研究了肌内注射甲氨蝶呤的疗效，口服和皮下注射疗效的研究不多。

甲氨蝶呤最主要的副作用是用药后 24～48 小时内出现恶心。恶心的发生率为 15％，同时口服叶酸，镇吐药、分次应用和减少剂量能减少恶心反应。甲氨蝶呤能增加机会性感染的风险，包括带状疱疹、肺孢子虫病，能引起淋巴组织增殖性疾病但不增加肿瘤风险（Kanik 和 Cash，1997）。由于甲氨蝶呤有致畸作用，怀孕期和六个月内准备怀孕的双方夫妻都应该避免应用该药。母乳喂养也是禁忌。甲氨蝶呤也有骨髓抑制作用，因此需要定期监测血常规。甲氨蝶呤还能引起肝纤维化，在银屑病患者中肝纤维化较风湿性关节炎和克罗恩病患者中更为常见。对于患肝疾病高风险者（每周饮酒超过 7 个单位、肥胖患者和糖尿病患者）不建议采用甲氨蝶呤治疗（Kremer 等，1994）。依照美国风湿病协会指南意见（Kremer 等，1994），应用甲氨蝶呤期间需要每 4～6 周检查一次转氨酶。如果 50％的转氨酶水平升高持续时间超过一年则需要在继续用药前进行肝活检。尽管已经受到关注，但是临床出现明显的肝纤维化目前还没有成为甲氨蝶呤治疗克罗恩病的主要问题（Feagan，2003）。

其他治疗克罗恩病的免疫抑制药物

如果患者对巯嘌呤类药物或甲氨蝶呤都不能耐受或没有疗效，可以考虑其他免疫抑制剂如他克莫司、环孢素、沙利度胺或麦考酚吗乙酯。这些药物的循证医学研究尚不充分，对于潜在的副作用还需对每个患者的个体差异进行研究。

环孢素

环孢素作为一种免疫抑制剂已经被证实在治疗重症急性溃疡性结肠炎具有较好的疗效（Lichtiger 等，1994；Sandborn，1995）。研究显示低剂量口服环孢素对于急性激素抵抗的克罗恩病患者无诱导缓解作用。然而，高剂量可能短期内有效。环孢素副作用包括剂量依赖性肾衰竭、感觉异常、震颤和机会性感染。因此口服环孢素不作为克罗恩病维持治疗的药物选择，但在少数情况下可以作为选择其他更为安全的维持治疗前的过渡药物（Brynskov 等，1989；Feagan 等，1994；Stange 等，1995）。一些非对照研究显示静脉应用环孢素对于合并有瘘管的患者可能有效（Hanauer 和 Smith，1993），但大部分患者在改用口服后出现复发。

他克莫司

他克莫司是作用方式与环孢素相关的一种化合物，但是他克莫司的吸收较好，即使合并有小肠病变也一样。一些研究报道他克莫司可以作为采用传统免疫抑制剂前的过渡药物（Sandborn，1997；Fellerman等，1998）。一项13例患者的小样本研究显示他克莫司每天0.1～0.2mg/kg维持血浓度为5～10ng/ml的剂量27个月内的疗效和耐受性均较好（Lerardi等，2001）。他克莫司对于克罗恩病合并瘘管也有效，每日0.2mg/kg他克莫司10周后的改善率为43%，而安慰剂对照组只有8%（Sandborn等，2003）。尽管他克莫司吸收率较环孢素高，但其有效药浓度范围较小，并且有显著的肾和免疫系统副作用。对于该药在复杂性克罗恩病治疗中的地位尚需要大规模的安慰剂对照试验。

麦考酚吗乙酯

麦考酚吗乙酯也是一种治疗慢性活动性克罗恩病的有效药物。最大的一项研究将70例患者随机分为硫唑嘌呤组（每日2.5mg/kg）和麦考酚吗乙酯组（每日15mg/kg），所有患者最初都接受了激素治疗并且激素在逐渐减量，这项研究不是双盲对照，随访时间超过6个月（Neurath等，1999）。结果显示麦考酚吗乙酯耐受性较好，且疗效与硫唑嘌呤组无差异。同样对于该药的真实疗效和副作用尚需进一步临床研究。

沙利度胺

另外还有一些小样本研究显示沙利度胺对于活动性肠道克罗恩病和有瘘管患者有疗效。沙利度胺的作用机制包括抑制TNF-α和抗血管生成。两项开放性研究报道34例患者对传统免疫抑制药物抵抗的患者应用沙利度胺的有效率约为65%～75%，缓解率为20%～40%，21%～44%的患者停用激素（Ehrenpreif 等，1999；Vasiliauskaf 等，1999）。沙利度胺有较高的致畸作用，对于育龄期患者要详尽告知并采用避孕措施。沙利度胺还能引起周围神经病和镇静作用。

抗生素治疗

抗生素在克罗恩病的治疗中起着重要作用，尤其是对于克罗恩病相关性脓毒症，而且还是手术的辅助用药。抗生素在治疗穿透性克罗恩病中能有效控制隐性脓毒症（详细见该章以后部分）。抗生素尽管已经被广泛应用，但是它对于治疗炎症性克罗恩病的确切疗效还不是很清楚（Sartor，2004）。应用抗生素的原因是克罗恩病的肠道炎症与肠道微生物群有密切关系。因此抗生素可能通过改变肠道微生物群的构成以利于免疫调节细菌的生长从而改变疾病病程，减少菌群移位和免疫激活作用。还有研究表明大环内酯类抗生素除了抗菌作用外还有免疫调节作用（Morikawa等，1996）。

炎症性克罗恩病的抗生素治疗

尽管抗生素治疗炎症性克罗恩病已经积累了大量的临床经验，但是设计严密质量控制良好的临床试验仍然很少，除了一项对于甲硝唑治疗中度活动性克罗恩病16周的双盲安慰剂对照研究（Sutherland等，1991）。甲硝唑能减少克罗恩病患者的活动度，但与安慰剂比较无明显诱导缓解的疗效。需要指出的是甲硝唑的疗效与剂量呈正比，20mg/kg的疗效优于10mg/kg。甲硝唑对于结肠克罗恩病较小肠克罗恩病更为有效。然而只有53%的患者能完成试验，常见的副作用是周围神经病变。对照试验结果显示10mg/kg甲硝唑作为克罗恩病的初始治疗其疗效与柳氮磺胺吡啶药物疗效类似（Ursing等，1982）。早些时候的研究显示结肠和回肠结肠克罗恩病应用抗生素的疗效要优于病变局限于小肠患者。

其他用于治疗克罗恩病抗生素如环丙沙星。如环丙沙星治疗活动期疗效与美沙拉秦4g/d的疗效相似（Colombel等，1999），对活动性克罗恩病疗效优于安慰剂（Arnold等，2002）。必须指出的是这些临床研究的终末点是活动指数减少，而不是比较患者进入临床缓解期的比例。一些研究比较了布地奈德联合应用抗生素和布地奈德联合应用安慰剂，结果显示两组疗效无明显差异但联合抗生素组出现了更多的毒副作用。之前还有研究进行亚组分析结果显示联合应用抗生素在少数一些结肠克罗恩病患者中疗效显著（抗生素组缓解率53%，而安慰剂组缓解率25%；Steinhart等，2002）。

总之，单独应用抗生素或联合激素应用对结肠克罗恩病患者有一定疗效。必须要注意的是长期应用甲硝唑可能引起不可逆的周围神经病变，长期应用环丙沙星可能导致肌腱炎。

抗分枝杆菌治疗

已经有许多临床试验研究了抗分枝杆菌药物在治疗克罗恩病中的疗效。大部分应用三倍或四倍剂量的研究结果显示为阴性（Borgaonkar 等，2000）。进一步对于治疗分枝杆菌类结核病的用药方法的一些小样本量的非对照研究（Gui 等，1997；Shafran 等，2002）结果显示这种方法虽然对结核病抵抗，但在克罗恩病中疗效较好，能引起黏膜愈合和较长时间的缓解期。但是一项澳大利亚大样本量设计严密的克罗恩病临床试验研究显示的是阴性结果。

克罗恩病的益生菌和益生元治疗

如前所述，肠道微生物在克罗恩病肠道持续性炎症中起着重要作用。最近有些证据表明某些特定细菌还有免疫调节和抑制肠道炎症的作用。因此就有人提出用活菌或益生菌来调节肠道微生物群。已经有一些临床试验报道了益生菌在疾病活动期和维持期的疗效。但这些研究在设计、维持时间，入选患者的标准以及给药菌种都不同。对 4 例儿童克罗恩病活动期患者给予口服乳酸杆菌 GG 能减轻疾病的活动度，并能停用激素（Guandalini，2002）。然而另外一项随机安慰剂对照临床试验表明乳酸杆菌 GG 对于预防术后克罗恩病复发无明显作用（Prantera 等，2002）。同样的两项随机双盲空白对照试验也证实了另外一种乳酸杆菌制剂不能预防克罗恩病术后复发。因此尽管在一些小样本试验中结果令人振奋，但是益生菌能否作为治疗克罗恩病的手段仍需要更多的证据来支持。由于不同种的益生菌免疫调节活性各不相同，因此必须选择有临床试验证据支持有效的菌种。

益生元是由肠道微生物发酵而成的不被吸收的碳水化合物，它能引起微生物群选择性生长（Cummings，1998）。如果糖寡聚体益生元（FOS）能增强双歧杆菌（一种免疫调节肠道菌）的浓聚，还能促进短链脂肪酸的生成（Gibson 等，1995）。目前唯一的一项 FOS 治疗中度活动期克罗恩病的开放性试验（Lindsay 等，2006）表明 FOS 能显著减轻克罗恩病活动度。益生元能否作为治疗克罗恩病活动期或缓解期的药物尚需进一步的安慰剂对照试验。

英夫利昔单抗治疗克罗恩病

引言

近十年来，对克罗恩病分子学发病机制的研究有了飞速发展，促进了针对炎症级联瀑布期的靶向生物治疗的进展。第一个被批准用于治疗克罗恩病的生物制剂是英夫利昔单抗，这是一种抗 TNF-α 的 IgG1 嵌合的单克隆抗体。英夫利昔单抗与可溶性的细胞 TNF-α 有高度亲和力（Scallon 等，1995）。但是现在认为英夫利昔单抗的主要作用机制是通过激活固有肌层 Th1 淋巴细胞而诱导细胞凋亡（Baert 等，1999；Ten Hove 等，2002）。

英夫利昔单抗的疗效——诱导缓解

已经有证据表明活动期克罗恩病单独应用英夫利昔单抗能有效诱导缓解。Targan 等（1997）在他们的研究中发现约有 50%～80%的患者应用不同剂量的英夫利昔单抗 4 周后有效，其中 33%的患者获得了缓解，而安慰剂对照组只有 4%。在最近的一项 ACCENT-1 研究中 573 例活动期克罗恩病患者应用英夫利昔单抗后 2 周时的缓解率为 58%，10 周时缓解率为 69%（Hanauer 等，2002）。这些患者中包括对以往克罗恩病治疗方法抵抗的患者，但必须指出的是这些患者在入组前有些并没有得到硫唑嘌呤或甲氨蝶呤的合适治疗。

反复多次应用英夫利昔单抗能在患者体内产生抗鼠抗体（称为英夫利昔抗体—ATI），导致输液反应并缩短作用时间（Cohen，2001）。目前明确的是患者同时服用甲氨蝶呤或硫唑嘌呤等免疫抑制剂能减少 ATI 的产生，从而延长药物作用时间（Parsi 等，2002；Baert 等，2003）。患者通过在 0、2、6 周时 3 次应用英夫利昔单抗诱导方案比单独一次应用产生的抗体要少（Vermeire 等，2002）。Farrell 也证实了英夫利昔抗体与临床药效时间的关系，在应用英夫利昔之前预先静脉应用氢化可的松能减少 ATI 的产生，但是这种方法能否延长药效尚不确定。另外吸烟患者对英夫利昔单抗的应答率要低于不吸烟患者（Parsi 等，2002）。

总而言之，英夫利昔单抗对于传统治疗药物无效的活动期肠道克罗恩病是很有效的诱导缓解的药物。同时服用免疫调节剂和不吸烟患者有较高的药物敏感性。多次应用英夫利昔单抗可以产生抗体，但可以通过同时应用免疫调节剂或 3 次英夫利昔单抗应用法来减少抗体的产生。临床可靠的预示应答效果的指标正在研究中。第46章对英夫利昔单抗在肛周克罗恩病中的作用作了详细介绍。

英夫利昔单抗的疗效——维持缓解

在英夫利昔单抗作为重度活动性克罗恩病的诱导缓解药物后，又有多项大型研究对英夫利昔单抗能否作为维持缓解药物进行了研究。最初研究是将英夫利昔单抗10mg/kg和安慰剂对比，每8周一次共44周，一年后62%的患者维持有效，53%的患者维持缓解，而安慰剂组分别为37%和20%(Targan等，1997)。一项更大的ACCENT-1试验对两种不同的英夫利昔单抗方案维持治疗进行了研究。第一个研究（Hanauer等，2002）是针对英夫利昔单抗诱导方案有效的患者分别给予每8周一次的英夫利昔单抗和安慰剂对照，治疗组维持缓解率明显高于安慰剂对照组（42% *vs.* 21%）。第二项研究是针对所有入选的患者，不管是否对英夫利昔单抗诱导方案有效，对英夫利昔单抗无应答者或在试验过程中失效者给予过渡性的间断的开放性英夫利昔单抗给药方案（Rutgeerts等，2004），安慰剂组有50%的患者需要过渡性5mg/kg的英夫利昔单抗剂量。这一灵活的治疗方案将每8周一次给药的方案和间断方案进行了对比，一年后这两种方案的维持缓解率无明显差异，然而每8周一次方案停用激素的比例要高于间断方案（51% *vs.* 29%）。而且每8周一次方案的住院率要低于间断方案（住院率分别为23/100和38/100）。每8周一次方案克罗恩病相关手术率为2.9%，间断方案为7.4%。间断给药方案的平均给药量为2.2mg/kg（总量为9.7mg/kg），而在维持治疗方案中平均剂量为6.7mg/kg，总剂量为40～64.9mg/kg。剂量与疗效的关系很明显。

因此，英夫利昔单抗是肠道难治性克罗恩病维持治疗的有效药物。合并应用免疫抑制剂能增加疗效，减少英夫利昔单抗的免疫原性。吸烟不利于药物疗效的发挥。在疾病发作期应用每8周一次给药的方案的疗效和间断给药疗效相似，但前一种方案的英夫利昔单抗抗体滴定率、住院率和手术率均较低。

英夫利昔单抗的安全性

对于英夫利昔单抗的安全性已经进行了广泛长期的随访调查。Mayo诊所对500例接受了3次中等剂量的英夫利昔单抗治疗后17个月的患者进行了回顾性调查（Colombel等，2004a，b），30例出现了严重的副反应：其中3.8%出现了输液反应，2.8%出现血清病样疾病，3例患者出现了药物性狼疮。另外8.2%的患者出现了与英夫利昔单抗治疗有关的感染，6例病毒感染，2例腹部脓肿。有9例患者出现了恶性肿瘤，其中3例可能与英夫利昔药物有关。5例死亡患者可能与英夫利昔药物有关，死亡率大约为1%。这些结果与英夫利昔单抗临床对照试验结果一致。此外另外有文献报道了70例英夫利昔单抗治疗后结核复发病例（Keane等，2001）。因此强烈建议在应用英夫利昔单抗治疗前对患者进行PPD试验或胸部X线检查排除活动性或潜在结核病。另外对于老年和心力衰竭患者应用英夫利昔单抗药物需尤为谨慎。

新型生物疗法

英夫利昔单抗是目前唯一被批准用于治疗克罗恩病的生物制剂，目前对于其他新型的作用于炎症级联瀑布期的生物治疗试验研究正在进行当中。进行这些试验有三个问题值得仔细分析：研究对象、研究终末点和作用机制。要注意这些昂贵的药物是否安全，是否有效，是否能有利于改善生活质量。

其他抗TNF-α药物

克罗恩病第一个商业化的生物制剂是英夫利昔单抗，其主要作用是抗TNF-α，以后研究又发现了其他TNF-α拮抗剂（表42.20），但是这些药物疗效各不同。依那西普和奥那西普是中和可溶性TNF-α的药物，因为不能诱导黏膜T细胞凋亡，对克罗恩病无效（Sandborn等，2001；Rutgeerts等，2003a）。同样，一项CDP 571的临床研究显示28周时没有达到临床反应或缓解（Sandborn等，2004a），CDP-870是PEGylated抗体片段引导抗TNF-α，研究显示其没有临床疗效（Winter TA等，2004）。在另一项更大规模的300例患者的研究中CDP870在10周时出现疗效，但是在设定的终末点12周时临床反应无统计学意义（Schreiber等，2003），但是在41%的C反应蛋白升高患者，CDP870在各个时间点的疗效显著优于安慰剂。因此入选临床试验的患者是否确实处于疾病活动期尤为重要。

表 42.20 克罗恩病的抗肿瘤坏死因子 α（anti-TNF-α）的生物治疗

名称	活性	剂型	免疫球蛋白	途径	疗效	参考文献
英夫利昔单抗	抗肿瘤坏死因子 α	合成	IgG1	IV	有效：对炎症期和造口患者维持治疗的三期试验证实	Targan 等（1997） Hanauer 等（2002）
阿达木单抗	抗肿瘤坏死因子 α	全人源	IgG1	SC	有效：二期试验可缓解，三期和维持治疗待结果。对英夫利昔单抗失效者有效	Papadakis 等（2005） Sandborn 等（2004b）
CDP-870	抗肿瘤坏死因子 α	人源	聚乙二醇 Fab 片段	SC	二期试验中 C 反应蛋白增高者部分有效。三期试验维持治疗待效果	Schreiber 等（2003）
CDP571	抗肿瘤坏死因子 α	95%人源	IgG4	IV	三期试验部分有效——不再进展	Sandborn 等（2004a）
依那西普	抗肿瘤坏死因子 α	人源	肿瘤坏死因子 Fc 受体融合蛋白标注物	SC	无效	Sandborn 等（2001）
奥那西普	抗肿瘤坏死因子 α	重组	肿瘤坏死因子 Fc 受体融合蛋白标注物	SC	无效	Rutgeerts 等（2003a）

在某些患者由于英夫利昔单抗能产生ATI引起输液反应而限制了临床应用，降低了其疗效。阿达木单抗是第一个人类IgG1单克隆抗TNF-α抗体，它能诱导T细胞凋亡。最初的开放性临床试验研究结果提示该药在对英夫利昔单抗早期失去反应的患者或对英夫利昔单抗过敏的患者有一定疗效（Papadakis等，2005；Sandborn等，2004b），这项研究很快将有Ⅲ期维持治疗的结果。必须评估阿达木单抗与英夫利昔单抗相比需增加剂量以获得确切临床疗效和费用效益的患者数量。此外，阿达木单抗是否能诱导免疫反应尚未见报道，这可能限制其临床应用。

选择性黏附分子拮抗剂

抗α_4整联蛋白抗体能介导白细胞进入肠黏膜，目前有研究其在克罗恩病治疗中的可能作用。几个关于那他珠单抗的研究表明那他珠单抗在活动性克罗恩病中可以作为维持治疗药物（Ghosh等，2003；Rutgeerts等，2003b）。最早的Ⅲ期试验、ENACT-1和ENACT-2试验对象包括既往曾用过抗TNF-α抗体治疗的活动期患者，这些研究结果显示那他珠单抗的临床反应和改善生活质量要明显优于安慰剂（Rutgeerts等，2003b）。而且这些患者中既往使用英夫利昔单抗无效的患者也对那他珠单抗有显著临床反应（Sandborn等，2004c）。但是此后一些关于应用那他珠单抗引起进行性多灶性脑白质病和同时应用β干扰素患者发生多发性硬化的个案报道使那他珠单抗应用研究停滞不前。

其他细胞因子药物

动物试验已经证实抑制辅助性T细胞分化的因子如IL-12抗体和IFN-γ抗体有效。克罗恩病患者中应用人抗IL-12抗体治疗与安慰剂相比能显著提高最初的应答率，但是这种作用在12周后消失（Mannon等，2004）。同样抗IFN-γ抗体芳妥珠单抗能提高患者CRP水平，但是远期效果不佳（Hommes等，2004）。沙莫司亭（重组细胞集落刺激因子，GM-CSF）和抗IL-6受体抗体的开放性研究显示阳性结果，但是需要进一步大规模安慰剂对照试验证实（Dieckgraefe和Korzenik，2002；Ito等，2004）。

促进黏膜免疫系统的免疫调节功能的细胞因子如IL-10作为最初治疗药物或术后缓解后作为维持治疗药物的疗效不明显（Fedorak等，2000；Schreiber等，2000）。目前正在研究直接介导有炎症黏膜的免疫调节制剂是否更有效（Lindsay和Hodgson，2001）。

营养支持

营养支持在炎性肠病尤其是克罗恩病的临床治疗中起着重要作用。支持治疗的目的是纠正营养不良和某些物质和微量元素缺乏。尤其要注意钙、维生素D、维生素B_{12}和叶酸的补充。手术前或手术后都需要通过肠内营养或肠外营养改善或防止营养不良。这章没有详细介绍营养支持，具体可以参考最近发表的一篇综述（Goh和O'Morain，2003）。

完全肠内营养可以作为克罗恩病的最初治疗之一（O'Morain等，1984）。有临床研究肠内营养缓解率可以达到85%（Teahon等，1990）。一项包括130例患者接受营养支持治疗和123例患者接受皮质激素治疗的系统分析结果显示这两种治疗疗效相似，营养支持治疗和激素治疗的优势比为0.3（Zachos等，2001）。但是这项研究分析存在肠内营养成分不一致的问题，且没有将营养治疗较激素治疗在安全性方面的优势考虑进去，尤其是对骨密度的影响（Compston，1995）。营养治疗的主要问题是再次应用标准餐的患者依从性和复发率。目前还在争论的是脂肪成分的临床疗效（Goh和O'Morain，2003）。总之，肠内营养可以作为一种初始治疗诱导缓解，也可以维持免疫抑制长期疗效，并减少激素用量。复发患者再次应用低脂低纤维饮食，2年缓解率为59%（Woolner等，1998）。

肛周和穿透性克罗恩病的药物治疗

肛周和穿透性克罗恩病的治疗需要内科医生和外科医生共同来评估。Mayo诊所的人群调查研究表明35%的克罗恩病患者在病程中至少又一次瘘管经历，20%的患者为肛周瘘管。诊断后10年瘘管风险率为33%，20年为50%。大约三分之一患者发生复发性瘘管，其中83%的患者需要手术治疗（Schwartz等，2002）。克罗恩病瘘管在适当的检查确诊后需要有创性治疗，最好的方法是药物和手术联合治疗。依据瘘管类型（单纯型和复杂型）、肠黏膜内炎症深度、症状的严重度、有无脓肿和梗阻制订个体化治疗方案。

抗生素

抗生素被广泛用于治疗伴或不伴脓肿的肛周瘘

管。虽然没有对照试验证实，但是有非对照试验证实了抗生素的疗效。例如21例伴有肛周病变患者给予甲硝唑20mg/kg剂量（Bernstein等，1980），56%的患者在治疗的6～8周内完全愈合，但大部分在停药后出现了复发。另外有研究表明甲硝唑治疗肠道疾病可能出现神经病变并发症，因此有50%的患者需要减少剂量（Brandt等，1982）。甲硝唑副反应发生率较高，因此环丙沙星也被用来治疗肛周克罗恩病，一些无对照试验结果显示环丙沙星的有效剂量为1～1.5g/d，用药时间3～12个月（Schwartz和Herdman，2004）。

硫唑嘌呤和6-巯基嘌呤

同样，至今没有对照试验显示硫唑嘌呤和6-巯基嘌呤在瘘管闭合中的疗效，但是开放性研究结果显示33%的患者获得了瘘管完全闭合，另有24%的患者瘘管得到了改善（Korelitz和Present，1985）。一篇包含5项对照试验共70例患者的Meta分析比较了巯嘌呤类治疗第二阶段的瘘管闭合率（Pearson等，1995），硫唑嘌呤或6-MP治疗患者的瘘管愈合率为54%，而安慰剂对照组为21%。因此合适剂量的硫唑嘌呤或6-MP可以用于治疗肛周或穿透性克罗恩病。

英夫利昔单抗

英夫利昔单抗治疗克罗恩病瘘管或肛周病变的短期疗效较好。最初的安慰剂双盲对照试验结果显示分别在0周、2周和6周时静脉应用5mg/kg，治疗组的临床反应率（临床反应是指连续两次检查瘘管引流量减少大于50%）为68%，安慰剂组为26%，临床反应中位时间12周时治疗组瘘管完全闭合率为55%，而安慰剂组为13%（Present等，1999）。但是11%的患者出现了肛周脓肿，可能是由于表皮愈合而影响了充分引流。在这项研究中瘘管闭合的中位时间为3个月，因此此后又进行了更大规模的维持治疗试验（Sands等，2004）。这些研究证实了分三次注射5mg/kg英夫利昔单抗的临床反应率为69%，患者接着接受8周一次的英夫利昔单抗或安慰剂，治疗组临床反应有效时间（40周以上）明显长于安慰剂组（14周）。治疗1年时治疗组36%的患者瘘管完全愈合而安慰剂组只有19%。肛周瘘管患者的临床反应优于肠皮肤瘘管或直肠阴道瘘患者。因此英夫利昔单抗联合免疫抑制剂被推荐用于治疗炎症性克罗恩病，减少免疫原性，延长临床有效时间（Sandborn和Hanauer，2002）。应用英夫利昔单抗之前需要仔细评估，排除脓毒症患者或需要手术干预的患者（Poritz等，2002）。因此尽管英夫利昔单抗能减轻瘘管的炎症程度，MRI研究显示瘘管长期存在患者需长期应用英夫利昔单抗（Bell等，2003；Van Assche等，2003）。英夫利昔单抗在手术治疗肛周克罗恩病中的应用详见第46章。

其他免疫抑制剂

几个非对照病例研究显示环孢素对克罗恩病瘘管的有效率为83%。静脉用药起效很快，但停药后复发率较高（Hanauer和Smith，1993；Present和Lichtiger，1994；Egan等，1998）。因为环孢素在这几个研究中出现较为明显的副作用，有必要进行深一步的对照试验研究其临床疗效。

非对照临床研究表明他克莫司对于穿透性克罗恩病有一定疗效（Sandborn，1997；Lowry等，1999）。一项小规模的46例（43例肛周瘘管，3例肠皮肤瘘管）患者安慰剂对照试验研究结果显示每日0.2mg/kg他克莫司瘘管有效率（至少50%的瘘管闭合）为43%，而安慰剂组有效率只有8%，4周时的瘘管完全治愈率与安慰剂组比较无明显差异。38%的患者因为肾功能损害而需要减少用量（Sandborn等，2003）。为了避免全身系统毒性作用，在一些开放性研究中他克莫司局部用药也取得了疗效（Casson等，2000），但仍需要进一步安慰剂对照试验。最后还有一些包括静脉营养、麦考酚吗乙酯、甲氨蝶呤、沙利度胺等药物的个案报道，这些药物的临床疗效尚需进一步研究。

手术诱导缓解后的维持治疗

引言

克罗恩病患者出现狭窄并发症或内科保守治疗无效进行手术治疗达到缓解后的复发率很高。患者在一段时期内的复发率取决于这一再发性疾病的活动度。Rutgeerts等（1990）研究发现手术切除肉眼可见的病变后3年内几乎所有患者均有内镜下复发表现。临床复发率取决于研究时间长短，1年的复发率为23%～37%，5年的复发率为40%～55%（Lock等，1981，Borely等，1997）（图42.69）。最好的维持治疗应该是高效、安全、经济的药物。但是目前还没有这种方法，因此在选择合适的预防复发的治疗手段时需要权衡疗效和长期使用的副作用。

理想状态下应该判断哪些患者属于复发高危人群从而针对这些患者进行用药。有研究表明克罗恩病术后复发的危险因子包括肠段多发性病变，多处吻合或手术切缘残留炎性病变（Michelassi 等，1991；Heimann 等，1993）。吸烟也是术后复发的独立危险因子（Sutherland 等，1990，Cottone 等，1994）。因此由于吸烟能影响克罗恩病的药物治疗疗效，建议吸烟患者戒烟。

5-氨基水杨酸

大量研究已经证实了 5-ASA 在克罗恩病手术后维持治疗中的疗效，但是没有证据表明柳氮磺胺吡啶在维持治疗中的作用（Wenckert 等，1978；Summers 等，1979；Malchow 等，1984；Ewe 等，1989）。20 多项临床研究探讨了新型 5-ASA 在克罗恩病维持治疗中的疗效，大部分研究质量控制不佳，最好的减少复发率仅有 10%～20%。一项包括 2097 例患者的 Meta 分析（Camma 等，1997）结果显示在手术后缓解患者中新型 5-ASA 复发率减少 13.1%（可信区间为 4.5%～21.8%），对于回肠克罗恩病和病程较长的患者疗效最好。然而在这项 Meta 分析后的一项随机试验结果显示术后 10 天内应用较高剂量的 5-ASA 18 个月时的临床和内镜下复发率与安慰剂对照没有显著差异（Lochs 等，2000），但是 124 例单纯小肠克罗恩病患者疗效明显优于安慰剂组。因此较高剂量的 5-ASA 对于单纯性回肠或回盲部克罗恩病有一定疗效，8 例患者用药 3 年后没有复发。毫无疑问，长期治疗时患者的依从性是重要问题。

皮质激素

目前还没有证据表明皮质激素可以作为维持治疗的药物（Summers 等，1979，Malchow 等，1984）。同样术后每日使用布地奈德 6mg 对于术后 3 个月或 12 个月时的内镜下复发率与安慰剂对照无明显差异（Ewe 等，1999）。

抗生素

一项包括 60 例患者的双盲空白对照试验结果显示术后 1 周内应用 20mg/kg 甲硝唑治疗 12 周时内镜下复发率明显低于安慰剂对照组（分别为 52%和 75%），一年时仍有疗效，而在 2～3 年后逐渐失效（Rutgeerts 等，1995）。其他还有一些应用较高剂量甲硝唑的研究，出现了较为明显的包括周围神经病的副作用。奥硝唑神经毒性副作用较小，因此也被用于术后维持治疗。术后应用奥硝唑 1 年时的临床和内镜下复发率均较对照组低，但是副作用仍较对照组明显（Rutgeerts 等，2005）。

巯嘌呤类药物

最近的两项研究显示巯嘌呤类药物可以作为克罗恩病术后维持治疗药物。第一个双盲安慰剂对照研究将 131 例术后患者随机分为 3 组，分别给予 6-MP（50mg/d）、美沙拉秦（3g/d）和安慰剂，观察 24 个月，6-MP 治疗组患者内镜或临床复发率低于安慰剂组（Hanauer 等，2004），但是这项研究中有 20%的患者在最终随访结束之前死亡，而最初的随访结果没有预先说明。虽然在存活患者中 6-MP 治疗 2 年时的疗效肯定，但这 3 组的临床复发率的可信区间有重叠，而且安慰剂组的临床复发率为 77%，显著高于内镜下复发率，这些数据可靠性值得怀疑。50mg 6-MP 是较低剂量，因此如果采用目前常规的 1.5mg/kg 剂量可能会得到更为明确的研究结果。

第二项研究是将 142 例克罗恩病术后患者随机分为 2 组，分别给予美沙拉秦 3g/d 和硫唑嘌呤 2mg/kg，观察 2 年（Ardizzone 等，2004），总体上硫唑嘌呤没有显示出比美沙拉嗪更为有效的结果，但是对于小肠切除的克罗恩病患者，硫唑嘌呤的术后临床复发率更低。重要的是这项研究包括了采用狭窄松解术取代狭窄切除术的患者。

因此目前没有足够的证据支持硫唑嘌呤作为术后维持治疗的常规药物，然而对于残留病变，术后 6 个月时内镜下有复发迹象或多段切除的患者应用硫唑嘌呤可能有效。

目前尚缺乏甲氨蝶呤作为术后维持治疗药物的临床研究，其长期应用的药物毒性和致畸性是限制其应用的重要原因。也没有临床研究表明益生菌和益生元治疗的疗效。

总结

克罗恩病的治疗需要多学科共同努力，包括内科医生、外科医生、营养医生、药剂师、专科护士和心理学医师。大部分患者在病程中需要药物治疗来诱导缓解或预防复发。药物治疗还可以防止并发症如骨质疏松症和营养不良。因此在治疗前要对患者进行疾病范围、严重程度和营养状况的评估。定期复查有利于评估药物疗效及药物副作用和督促患者按时用药。克罗恩病的特征和病程各不相同，因此没有一套固定的治疗方案适用于所有患者。但是尽量减少皮质激素的用量以减少其副作用。因此可以早期应用传统和新型的免疫抑制剂如硫唑嘌呤和英夫利昔单抗，已经有证据表明这些药物可能改变克罗恩病的自然病程，减少住院和降低手术率。随着对克罗恩病发病机制的研究进展，将会出现新的治疗靶点和新型的治疗手段。

（孙刚　译　孙刚　校）

参考文献

Abascal J, Diaz-Rojas F, Jorge J et al (1982) Free perforation of the small bowel in Crohn's disease. *World J Surg* 6: 216-220.

Abercrombie J (1828) *Pathological and Practical Researches on Disease of the Stomach, the Intestinal Canal, the Liver and Other Viscera of the Abdomen*. Edinburgh: Waugh & Innes.

Abreu MT, Fukata M & Arditi M (2005) TLR signaling in the gut in health and disease. *J Immunol* 174: 4453-4460.

Acciuffi S, Ghosh S & Ferguson A (1996) Strengths and limitations of the Crohn's disease activity index, revealed by an objective gut lavage test of gastointestinal protein loss. *Aliment Pharmacol Ther* 10: 321-326.

Acheson ED (1960) The distribution of ulcerative colitis and regional enteritis in the United States veterans with particular reference to the Jewish religion. *Gut* 1: 291-293.

Ackerman LV & Del Regato JA (1962) *Cancer Diagnosis, Treatment and Prognosis*, 3rd edn, p 626. St Louis: CV Mosby.

Ahmad T, Satsangi J, McGovern D, Bunce M & Jewell DP (2001) The genetics of inflammatory bowel disease. *Aliment Pharmacol Ther* 15: 731-748.

Ahmad T, Armuzzi A, Bunce M et al (2002) The molecular classifica-tion of the clinical manifestations pf Crohn's dsease. *Gastroenterology* 122: 854-866.

Alexander-Williams J (1971) The place of surgery in Crohn's disease. *Gut* 12: 739-749.

Allan RN (1990) Medical management of Crohn's disease: metabolic consequences and other problems. In Allan RN, Keighley MRB, Alexander-Williams J & Hawkins C (eds) *Inflammatory Bowel Diseases*, 2nd edn, pp 404-410. Edinburgh: Churchill Livingstone.

Allan RN, Pease P & Ibbotson JP (1986) Clustering of Crohn's disease in a Cotswold village. *Quart J Med* 59: 473-478.

Allan RN, Rhodes JM & Hanamer SB (1997) *Inflammatory Bowel Diseases*, 3rd edn. Edinburgh: Churchill Livingstone.

Allsop JR & Lee ECG (1978) Factors which influenced postoperative complications in patients with ulcerative colitis or Crohn's disease of the colon on corticosteroids. *Gut* 19: 729-734.

Andersson H, Filipsson S & Hulten L (1978) Determination of the faecal excretion of labelled bile salts after i. v. administration of ^{14}C-cholic acid. An evaluation of the bile salt malabsorption before and after surgery in patients with Crohn's disease. *Scand J Gastroenterol* 13: 249-255.

Andersson RE, Olaison G, Tysk C & Ekbom A (2001) Appendectomy and protection against ulcerative colitis. *N Engl J Med* 344: 808-814.

Andrews HA & Allan RN (1990) Crohn's disease of the small intes-tine. In Allan RN, Keighley MRB, Alexander-Williams J & Hawkins C (eds) *Inflammatory Bowel Diseases*, 2nd edn, pp 329-337. Edinburgh: Churchill Livingstone.

Andrews HA, Lewis P & Allan RN (1989) Prognosis after surgery for colonic Crohn's disease. *Br J Surg* 76: 1184-1190.

Andreyev HJN, Owen RA, Thompson I & Forbes A (1994) Association between Meckel's diverticulum and Crohn's disease: a retrospective review. *Gut* 35: 788-790.

Ansari A, Hassan C, Duley J et al (2002) Thiopurine methyltrans-ferase activity and the use of azathioprine in inflammatory bowel disease. *Aliment Pharmacol Ther* 16: 1743-1750.

Anthonisen P, Barany F, Folkenborg O et al (1974) The clinical effect of salazosulphapyridine (Salazopyrin) in Crohn's disease. *Scand J Gastroenterol* 9: 549-554.

Anthony A, Dhillon AP, Pounder RE & Wakefield AJ (1997) Ulceration of the ileum in Crohn's disease: correlation with vascular anatomy. *J Clin Pathol* 50: 1013-1017.

Ardizzone S, Maconi G, Sampietro GM et al (2004) Azathioprine and mesalamine for prevention of relapse after conservative surgery for Crohn's disease. *Gastroenterology*; 127: 730-740.

Ariyama J, Wehlin L, Lindstrom CG, Wenkert A & Roberts GM (1980) Gastroduodenal erosions in Crohn's disease. *Gastrointest Radiol* 5: 121-125.

Arnold GL, Beaves MR, Pryjdun VO & Mook WJ (2002) Preliminary study of ciprofloxacin in active Crohn's disease. *Inflamm Bowel Dis* 8: 10-15.

Arnott ID, Landers CJ, Nimmo EJ et al (2004) Sero-reactivity to micro-bial components in Crohn's disease is associated with disease severity and progression, but not NOD2/CARD15 genotype. *Am J Gastroenterol* 99: 2376-2384.

Arora S, Katkoff W, Cooley J et al (1999) Methotrexate in Crohn's disease: results of a randomised double blind, placebo controlled trial. *Hepatogastroenterology* 46: 1724-1729.

Atherton DJ, Massam M, Wells RS, Harries JT & Pincott JR (1978) Genital Crohn's disease in a 6 year old boy. *BMJ* 4: 552.

Atwell JD, Duthie HL & Goligher JC (1965) The outcome of Crohn's disease. *Br J Surg* 52: 966-972.

Autschbach F, Braunstein J, Helmke B et al (1998) In situ expression of interleukin-10 in non-inflamed human gut and in inflammatory bowel disease. *Am J Pathol* 153: 121-130.

Awad RW, El-Gohary TM, Skilton JS & Elder JB (1993) Life quality and psychological morbidity with an ileostomy. *Br J Surg* 80: 252-253.

Axon ATR (1994) Cancer surveillance in ulcerative colitis: a time for reappraisal. *Gut* 35: 587-589.

Ayabe T, Satchell DP, Wilson CL, Parks WC, Selsted ME & Ouellette AJ (2000) Secretion of microbicidal alpha-defensins by intestinal Paneth cells in response to bacteria. *Nat Immunol* 1: 113-118.

Baert FJ, D'Haens GR, Peeters M et al (1999) Tumour necrosis factor alpha antibody (infliximab) therapy profoundly down-regulates the inflammation in Crohn's ileocolitis. *Gastroenterology* 116: 22-28.

Baert F, Noman M, Vermeire S et al (2003) Influence of immuno-genicity on the long-term efficacy of infliximab in Crohn's disease. *N Engl J Med* 348: 601-608.

Balthazar EJ & Bryk D (1980) Segmental tuberculosis of the distal colon: radiographic features in seven cases. *Gastrointest Radiol* 5: 75-80.

Bartram CI (1980) The radiological demonstration of adhesions fol-lowing surgery for inflammatory bowel disease. *Br J Radiol* 53: 650-653.

Bartram CI & Laufer I (1979) Inflammatory bowel disease. In: Laufer I et al (eds) *Double Contrast Gastrointestinal Radiology with Endoscopic Correlation*, pp 601-688. Philadelphia: WB Saunders.

Bartstra DS & Kooreman PJ (1939) Zeldzame localisatie van de zooge-naamde ileitis regionalis. *Ned T Geneesk* 2: 2069.

Basu MK & Asquith P (1980) Oral manifestation of inflammatory bowel disease. *Clin Gastroenterol* 9: 307-322.

Bell DR (1990) Amoebiasis and schistosomiasis. In Allan RN, Keighley MRB, Alexander-Williams J & Hawkins C (eds) *Inflammatory Bowel Diseases*, 2nd edn, pp 617-623. Edinburgh: Churchill Livingstone.

Bell SJ, Rigby R, English N et al (2001) Migration and maturation of human colonic dendritic cells. *J Immunol* 166: 4958-4967.

Bell SJ, Halligan S, Windsor AC, Williams AB, Wiesel P & Kamm MA (2003) Response of fistulating Crohn's disease to infliximab treat-ment assessed by magnetic resonance imaging. *Aliment Pharmacol Ther* 17: 387-393.

Bergman L & Krause U (1975) The incidence of Crohn's disease in central Sweden. *Scand J Gastroenterol* 10: 725-729.

Berman IR, Corman ML, Coller JA & Veidenheimer MC (1979) Late-onset Crohn's disease in patients with colonic diverticulitis. *Dis Colon Rectum* 22: 524-529.

Berner J & Kiaer T (1986) Ulcerative colitis and Crohn's disease on the Faroe Islands 1964-83. *Scand J Gastroenterol* 21: 188-192.

Bernstein CN, Sargent M & Gallatin WM (1998) Beta2 integrin/ICAM expression in Crohn's disease. *Clin Immunol Immunopathol* 86: 147-160.

Bernstein LH, Frank MS, Brandt LJ & Boley SJ (1980) Healing of per-ineal Crohn's disease with metronidazole. *Gastroenterology* 79: 357-365.

Berridge FR (1971) Two unusual radiological signs of Crohn's disease of the colon. *Clin Radiol* 32: 443-448.

Beutler B (2001) Autoimmunity and apoptosis: the Crohn's connec-tion. *Immunity* 15: 5-14.

Bhatti M, Chapman P, Peters M, Haskard D & Hodgson HJF (1998) Visualising E-selectin in the detection and evaluation of inflamma-tory bowel disease. *Gut* 43: 40-47.

Binder V, Both H, Hansen PK et al (1982) Incidence and prevalence of ulcerative colitis and Crohn's disease in the County of Copenhagen, 1962-78. *Gastroenterology* 83: 563-568.

Binder V, Hendriksen C & Kreiner S (1985) Prognosis in Crohn's disease based on results from a regional patient group from the County of Copenhagen. *Gut* 26: 146-150.

Bitter J & Zuvacova J (1981) Crohnova choroba v severoceskem kraji. *Cesk Gastroenterol Vyz* 35: 137-144.

Bjarnason I, Zanelli G, Smith T et al (1987) Nonsteroidal anti-inflammatory drug-induced intestinal inflammation in humans. *Gastroenterology* 93: 480-489.

Bonaz B, Boitard J, Marteau P et al (2003) Thioguanine in patients with Crohn's disease intolerant or resistant to azathioprine/mercap-topurine. *Aliment Pharmacol Ther* 18: 401-408.

Borely NR, Mortensen NJ & Jewell DP (1997) Preventing postoperative recurrence of Crohn's disease. *Br J Surg* 84: 1493-1502.

Borgaonkar MR, MacIntosh DG & Fardy JM (2000) A meta-analysis of antimycobacterial therapy for Crohn's disease. *Am J Gastroenterol* 95: 725-729.

Borriello F, Sethna MP, Boyd SD et al (1997) B7-1 and B7-2 have over-lapping, critical roles in immunoglobulin class switching and germinal centre formation. *Immunity* 6: 303-313.

Borsch G & Schmidt G (1985) Endoscopy of the terminal ileum: diag-nostic yield in 400 consecutive examinations. *Dis Colon Rectum* 28: 449-501.

Brahme F, Lindstrom C & Wenckert A (1975) Crohn's disease in a defined population: an epidemiological study of incidence, preva-lence, mortality and secular trends in the city of Malmo, Sweden. *Gastroenterology* 69: 342-351.

Brandt LJ, Bernstein LH, Boley SJ & Frank MS (1982) Metronidazole therapy for perineal Crohn's disease: a follow-up study. *Gastroenterology* 83: 383-387.

Brimnes J, Allez M, Dotan I, Shao L, Nakazawa A & Mayer L (2005) Defects in CD8+ regulatory T cells in the lamina propria of patients with inflammatory bowel disease. *J Immunol* 174: 5814-5822.

Briskin M, Winsor-Hines D, Shyjan A et al (1997) Human mucosal addressin cell adhesion molecule-1 is preferentially expressed in intestinal tract and associated lymphoid tissue. *Am J Pathol* 151: 97-110.

Bristowe JS (1853) Ulceration-stricture, perforation of the small intestines. *Trans Pathol Soc Lond* 4: 152-153.

Brooke BN (1959) Granulomatous diseases of the intestine. *Lancet* ii: 745-749.

Brown JS, Humphreys WG & Parks IG (1988) Changing pattern of Crohn's disease in Northern Ireland. *BMJ* 296: 1444-1445.

Brydon WG, Choudari CP & Ferguson A (1993) Relative specificity for active inflammatory bowel disease of plasma-derived proteins in gut lavage fluid. *Eur J Gastroenterol Hepatol* 5: 269-273.

Brynskov J, Freund L, Rasmussen SN et al (1989) A placebo-con-trolled double-blind randomized trial of cyclosporin therapy in active chronic Crohn's disease. *N Engl J Med* 321: 845-850.

Buchmann P, Allan RN, Thompson H & Alexander-Williams J (1980a) Carcinoma in a rectovaginal fistula in a patient with Crohn's disease. *Am J Surg* 140: 462-463.

Buchmann P, Keighley MRB, Allan RN, Thompson H & Alexander-Williams J (1980b) Natural history of perianal Crohn's disease. Ten-year follow-up: a plea for conservatism. *Am J Surg* 140: 642-644.

Buchmann P, Weterman IT, Keighley MRB et al (1981) The progress of ileorectal anastomosis in Crohn's disease. *Br J Surg* 68: 7-10.

Buhner S, Nagel E, Korber J et al (1994) Ileal and colonic fatty acid profiles in patients with active Crohn's disease. *Gut* 35: 1424-1428.

Bundred NJ, Dixon JM, Lumsden AB, Gilmour HM & Davies GC (1985) Free perforation in Crohn's colitis: a ten-year review. *Dis Colon Rectum* 28: 35-37.

Burbige EJ, Bedine MS & Handelsman JC (1977) Adenocarcinoma of the small intestine in Crohn's disease involving the small bowel. *West J Med* 127: 43-45.

Butt JH & Morson B (1981) Dysplasia and cancer in inflammatory bowel disease. *Gastroenterology* 80: 865-867.

Calkins BM (1989) A meta-analysis of the role of smoking in in-flam-matory bowel disease. *Dig Dis Sci* 34: 1841-1854.

Calkins BM, Lilienfeld AM, Garland CF & Mendeloff AI (1984) Trends in incidence rates of ulcerative colitis and Crohn's disease. *Dig Dis Sci* 29: 913-920.

Camma C, Giunta M, Rosseli M et al (1997) 5-Aminosalicylic acid in the maintenance of Crohn's disease: a meta-analysis adjusted for confounding variables. *Gastroenterology* 113: 1465-1473.

Candy S, Wright J, Gerber M, Adams G, Gerrig M & Goodman R (1995) A controlled double blind study of Azathioprine in the management of Crohn's Disease. *Gut* 37: 674-678.

Caprilli R, Andreoli A, Capuso L et al (1994) Oral mesalazine (5-aminosalicylic acid; Asacol) for the prevention of postoperative recurrence of Crohn's disease. Gruppo Italiano per lo Studio del Colon e del Retto (GISCR). *Aliment Pharmacol Ther* 8: 35-43.

Cario E (2005) Bacterial interactions with cells of the intestinal mucosa: toll-like receptors and NOD2. *Gut* 54: 1182-1193.

Carlos TM & Harlan JM (1994) Leukocyte-endothelial adhesion mole-cules. *Blood* 84: 2068-2101.

Casson DH, Eltumi M, Tomlin S, Walker-Smith JA & Murch SH (2000) Topical tacrolimus may be effective in the treatment of oral and perineal Crohn's disease. *Gut* 47: 436-440.

Castagliuolo I, Lamont JT, Qiu B et al (1996) Acute stress causes mucin release from rat colon: role of corticotropin releasing factor and mast cells. *Am J Physiol* 271 (5 Pt 1): G884-92.

Cattan P, Bonhomme N, Panis Y et al (2002) Fate of the rectum in patients undergoing total colectomy for Crohn's disease. *Br J Surg* 89: 454-459.

Cavanaugh J & IBD International Genetics Consortium (2001) International collaboration provides convincing linkage replication in complex disease through analysis of a large pooled data set: Crohn disease and chromosome 16. *Am J Hum Genet* 68: 1165-1171.

Cave DR & Freedman LS (1975) Seasonal variations in the clinical presentation of Crohn's disease and ulcerative colitis. *Int J Epidemiol* 4: 317-320.

Cereijido M, Shoshani L & Contreras RG (2000) Molecular physiology and pathophysiology of tight junctions. I. Biogenesis of tight junc-tions and epithelial polarity. *Am J Physiol Gastrointest Liver Physiol* 279: G47782.

Chadwick N, Bruce IJ, Schepelmann S, Pounder RE & Wakefield AJ (1998) Measles virus RNA is not detected in inflammatory bowel disease using hybrid capture and reverse transcription followed by the polymerase chain reaction. *J Med Virol* 55: 305-311.

Chang SF, Bureel MI, Belleza NA & Spiro HM (1978) Borderlands with diagnosis of regional enteritis? Trends in overdiagnosis and value of a therapeutic trial. *Gastrointest Radiol* 3: 67-72.

Cheroutre H (2004) Starting at the beginning: new perspectives on the biology of mucosal T cells. *Annu Rev Immunol* 22: 217-246.

Choi PM & Zelig MP (1994) Similarity of colorectal cancer in Crohn's disease and ulcerative colitis: implications for carcinogenesis and prevention. *Gut* 35: 950-954.

Choudari CP, O'Mahony S, Brydon G, Mwantembe O & Ferguson A (1993) Concentrations of immunoglobulin G, albumin and alpha-antitrypsin in whole-gut lavage fluid: objective measures of disease activity in inflammatory bowel disease. *Gastroenterology* 104: 1064-1071.

Clements D, Compston JE, Evans WD & Rhodes J (1993) Hormone replacement therapy prevents bone loss in patients with inflamma-tory bowel disease. *Gut* 34: 1543-1546.

Cobrin GM & Abreu MT (2005) Defects in mucosal immunity leading to Crohn's disease. *Immunol Rev* 206: 277-295.

Cohen RD (2001) Efficacy and safety of repeated infliximab infusions for Crohn's disease: 1-year clinical experience. *Inflamm Bowel Dis* 7: S17-S22.

Collins SM, McHugh K, Jacobson K et al (1996) Previous inflamma-tion alters the response of the rat colon to stress. *Gastroenterology* 111: 1509-1515.

Colombel JF, Lemann M, Cassagnou M et al (1999) A controlled trial comparing ciprofloxacin with mesalamine for the treatment of active Crohn's disease. *Am J Gastroenterol* 94: 674-678.

Colombel JF, Ferrari N, Debuyser EH et al (2000) Genotypic analysis of thiopurine methyltransferase in patients with Crohn's disease and severe myelosuppression during Azathioprine therapy. *Gastroenterology* 118: 1025-1030.

Colombel JF, Loftus EV Jr, Tremaine WJ et al (2004a) The safety profile of infliximab in patients with Crohn's disease: the Mayo clinic expe-rience in 500 patients. *Gastroenterology* 126: 19-31.

Colombel JF, Loftus EV Jr, Tremaine WJ et al (2004b) Early postopera-tive complications are not increased in patients with Crohn's dis-ease treated perioperatively with infliximab or immunosuppressive therapy. *Am J Gastroenterol* 99: 878-883.

Compston JE (1995) Review article: osteoporosis, corticosteroids and inflammatory bowel disease. *Aliment Pharmacol Ther* 9: 237-250.

Connell WR, Sheffield JP, Kamm MA et al (1994) Lower gastrointesti-nal malignancy in Crohn's disease. *Gut* 35: 347-352.

Cooke WT & Swan CH (1974) Diffuse jejunoileitis of Crohn's disease. *Quart J Med* 72: 583-601.

Cooke WT, Mallas E, Prior P & Allan RN (1980) Crohn's disease: course, treatment and long-term prognosis. *Quart J Med* 195: 363-384.

Coombe C & Saunders W (1813) A singular case of stricture and thickening of the ileum. *Med Trans R Coll Phys Lond* 4: 16-18.

Cosnes J, de Parades V, Carbonnel F et al (1994) Classification of the sequelae of bowel resection for Crohn's disease. *Br J Surg* 81: 1627-1631.

Cottone M, Rosselli M, Orlando A et al (1994) Smoking habits and recurrence in Crohn's disease. *Gastroenterology* 106: 643-648.

Couchman KG & Wigley RD (1971) The distribution of the systemic connective tissue diseases: ulcerative colitis and Crohn's disease in New Zealand: an analysis of hospital admission statistics. *NZ Med J* 74: 232-233.

Craft CF, Mendelsohn G, Cooper HS & Yardley JH (1981) Colonic 'pre-cancer' in Crohn's disease. *Gastroenterology* 80: 578-584.

Croft CB & Wilkinson AR (1972) Ulceration of the mouth, pharynx and larynx in Crohn's disease of the intestine. *Br J Surg* 59: 249-252.

Crohn BB & Rosenak BD (1936) A combined form of ileitis and colitis. *JAMA* 106: 1. Crohn BB, Ginzburg L & Oppenheimer GD (1932) Regional ileitis: a pathologic and clinical entity. *JAMA* 99: 1323-1329.

Croucher PJ, Mascheretti S, Hampe J et al (2003) Haplotype structure and association to Crohn's disease of CARD 15 mutations in two ethnically divergent populations. *Eur J Hum Genet* 11: 6-16.

Crowson TD, Ferrante WF & Gathright JB (1976) Colonoscopy: ineffi-cacy for early carcinoma detection in patients with ulcerative colitis. *JAMA* 236: 2651-2652.

Cuffari C, Dassopoulos T, Turnbough L et al (2004) Thiopurine methyltransferase activity influences clinical response to Azathioprine in inflammatory bowel disease. *Clin Gastroenterol Hepatol* 2: 410-417.

Cummings JH (1998) Dietary carbohydrates and the colonic microflora. *Curr Opin Clin Nutr Metab Care* 1: 409-414.

Cummings JH, James WPT & Wiggins HS (1973) Role of

colon in ileal resection diarrhoea. *Lancet* i: 344.

Cuthbert AP, Fisher SA, Mirza MM et al (2002) The contribution of NOD2 gene mutations to the risk and site of disease in IBD. *Gastroenterology* 122: 867-874.

Cutolo M, Sulli A, Pizzorni C et al (2001) Anti-inflammatory mecha-nisms of methotrexate in rheumatoid arthritis. *Ann Rheum Dis* 60: 729-735.

Cynn W-S, Chon H, Gureghian RA & Levin BL (1975) Crohn's disease of the oesophagus. *AJR* 125: 359-364.

Dalziel TK (1913) Chronic interstitial enteritis. *BMJ* ii: 1068-1070.

Darfeuille-Michaud A, Neut C, Barnich N et al (1998) Presence of adherent *Escherichia coli* strains in ileal mucosa of patients with Crohn's disease. *Gastroenterology* 115: 1405-1413.

Darke SG, Parks AG, Grogono JL & Pollock DJ (1973) Adenocarcinoma and Crohn's disease: a report of two cases and analysis of the litera-ture. *Br J Surg* 60: 169-175.

Das KM, Eastwood MA, McManus JP & Sircus W (1973) Adverse reactions during salicylazosulfapyridine therapy and the relation with drug metabolism and acetylator phenotype. *N Engl J Med* 289: 491-495.

Daszak P, Purcell M, Lewin J, Dhillon AP, Pounder RE & Wakefield AJ (1997) Detection and comparative analysis of persistent measles virus infection in Crohn's disease by immunogold electron microscopy. *J Clin Pathol* 50: 299-304.

Davie RJ, Hosie KB, Grobler SP et al (1994) Ileal bile acid malabsorp-tion in colonic Crohn's disease. *Br J Surg* 81: 289-290.

Devlin HB, Datta D & Dellspiana AW (1980) The incidence and preva-lence of inflammatory bowel disease in North Tees Health District. *World J Surg* 4: 133-143.

D'Haens G, Hiele M, Rutgeerts P, Geboes K & Ceuppens JL (1994) Depressed T cell reactivity to recall antigens in Crohn's disease before and after surgical resection. *Gut* 35: 1728-1733.

Dieckgraefe BK & Korzenik JR (2002) Treatment of active Crohn's dis-ease with recombinant human granulocyte-macrophage colony-stimulating factor. *Lancet* 360: 1478-1480.

Dierkes-Globisch A & Mohr H (2002) Pulmonary function abnormali-ties in respiratory asymptomatic patients with inflammatory bowel disease. *Eur J Intern Med* 13: 385.

Dippold W, Wittig B, Schwaeble W, Mayet W & Meyer zum Buschenfelde KH (1993) Expression of intercellular adhesion molecule 1 (ICAM-1, CD54) in colonic epithelial cells. *Gut* 34: 1593-1597.

Dubinsky MC, Lamothe S, Yang HY et al (2000) Pharmacogenomics and metabolite measurement for 6-mercaptopurine therapy in inflammatory bowel disease. *Gastroenterology* 118: 705-713.

Dubinsky MC, Feldman EJ, Abreu MT, Targan SR & Vasiliauskas EA (2003a) Thioguanine: a potential alternate thiopurine for IBD patients allergic to 6-mercaptopurine or azathioprine. *Am J Gastroenterol* 98: 1058-1063.

Dubinsky MC, Vasiliauskas EA, Singh H et al (2003b) 6-Thioguanine can cause serious liver injury in inflammatory bowel disease patients. *Gastroenterology* 125: 298-303.

Duchmann R, Kaiser I, Hermann E, Mayet W, Ewe K & Meyer zum Buschenfelde KH (1995) Tolerance exists towards resident intes-tinal flora but is broken in active inflammatory bowel disease (IBD). *Clin Exp Immunol* 102: 448-455.

Duchmann R, Schmitt E, Knolle P, Meyer zum Buschenfelde KH & Neurath M (1996) Tolerance towards resident intestinal flora in mice is abrogated in experimental colitis and restored by treatment with interleukin-10 or antibodies to interleukin-12. *Eur J Immunol* 26: 934-938.

Dyer NH, Cooke PI & Kemp Harper RA (1969) Oesophageal stricture associated with Crohn's disease. *Gut* 10: 549-554.

Earnest DL, Johnson G, Williams HE & Admirand WH (1974) Hyperoxaluria in patients with ileal resection. *Gastroenterology* 66: 1114-1122.

Easom RJ, Lee SP & Tasman-Jones C (1982) Inflammatory bowel disease in Auckland, New Zealand. *Aust NZ J Med* 12: 125-131.

Edwards FC & Truelove FC (1964) The course and prognosis of ulcera-tive colitis III and IV. *Gut* 5: 1-22.

Egan LJ & Sandborn WJ (1996) Methotrexate for inflammatory bowel disease: pharmacology and preliminary results. *Mayo Clinic Proceedings* 71: 69-80.

Egan LJ, Sandborn WJ & Tremaine WJ (1998) Clinical outcome fol-lowing treatment of refractory inflammatory and fistulizing Crohn's disease with intravenous cyclosporine. *Am J Gastroenterol* 93: 442-448.

Ehrenpreis E, Kane S, Cohen L, Cohen R & Hannauer S (1999) Thalidomide therapy for patients with refractory Crohn's disease: an open label trial. *Gastroenterology* 117: 1271-1277.

Ekberg O (1977) Double contrast examination of the small bowel. *Gastrointest Radiol* 1: 349-353B.

Ekbom A, Helmick CG, Zack M, Holmberg L & Adami H-O (1992) Survival and causes of death in patients with inflammatory bowel disease: a population-based study. *Gastroenterology* 103: 954-960.

Eliakim R, Karmeli F, Rachmilewitz D, Cohen P & Fich A (1998) Effect of chronic nicotine administration on trinitrobenzene sulphonic acid-induced colitis. *Eur J Gastroenterol Hepatol* 10: 1013-1019.

Elsborg L & Larsen L (1979) Folate deficiency in chronic inflammatory bowel disease. *Scand J Gastroenterol* 14: 1019-1024.

Elton E & Hanauer SB (1996) Review article: the medical manage-ment of Crohn's disease. *Aliment Pharmacol Ther* 10: 1-22.

Etienney I, Bouhnik Y, Gendre JP et al (2004) Crohn's disease over 20 years after diagnosis in a referral population. *Gastroenterol Clin Biol* 28: 1233-1239.

Evans JG & Acheson EC (1965) An epidemiological study of ulcerative colitis and regional enteritis in the Oxford area. *Gut* 6: 311-324.

Ewe K, Herfarth C, Makhow H & Jesdinsky HJ (1989) Postoperative recurrence of Crohn's disease in relation to radicality of operation and sulfasalazine prophylaxis: a multicenter trial. *Digestion* 42: 224-232.

Ewe K, Bottger T, Buhr HJ et al (1999) Low-dose budesonide treatment for prevention of postoperative recurrence of Crohn's disease: A multicentre randomized placebo-controlled trial. German Budesonide Study Group. *Eur J Gastroenterol Hepatol* 11: 277-282.

Fahrlander H & Baerlocher C (1971) Clinical features and epidemio-logical data on Crohn's disease in Basle area. *Scand J Gastroenterol* 6: 657-662.

Farmer J, Faegenburg D, Dallelmand S and Kuo Chen C (1975) Crohn's disease of the stomach: the 'ram's horn' sign. *Am J Roentgen Rad Ther Nucl Med* 123: 242-251.

Farmer RG, Hawk WA & Turnbull RB (1975) Clinical patterns in Crohn's disease. A statistical study of 615 cases. *Gastroenterology* 68: 627-635.

Farrell RJ, Alsahli M, Jeen YT, Falchuk KR, Peppercorn MA & Michetti P (2003) Intravenous hydrocortisone premedication reduces anti-bodies to infliximab in Crohn's disease: a randomized controlled trial. *Gastroenterology* 124: 917-924.

Fasoli R, Kettlewell MGW, Mortensen NJ & Jewell D (1990) Response to fecal challange in defunctioned colonic Crohn's disease: predic-tion of long term response. *Br J*

Surg 77: 616-617.

Fasth S, Hellberg R, Hulten L & Magnusson O (1980) Early complica-tions after surgical treatment for Crohn's disease with particular reference to factors affecting their development. *Acta Chir Scand* 146: 519-526.

Favier C, Neut C, Mizon C, Cortot A, Colombel JF & Mizon J (1997) Fecal beta-D-galactosidase production and *Bifidobacteria* are decreased in Crohn's disease. *Dig Dis Sci* 42: 817-822.

Fazio VW & Galandiuk S (1985) Strictureplasty in diffuse Crohn's jejunoileitis. *Dis Colon Rectum* 28: 512-518.

Feagan BG (2003) Maintenance therapy for inflammatory bowel disease. *Am J Gastroenterol* 98 (12 Suppl): S6-S17.

Feagan BG, McDonald JW, Rochon J et al (1994) Low-dose cyclosporin for the treatment of Crohn's disease. The Canadian Crohn's Relapse Prevention Trial Investigators. *N Engl J Med* 330: 1846-1851.

Feagan BG, Rochon J, Fedorak RN et al (1995) Methotrexate for treat-ment of Crohn's disease. *N Engl J Med* 332: 292-297.

Feagan BG, Fedora R, Irvine E et al (2000) A comparison of methotrexate with placebo for the maintenance and remission of Crohn's disease. *N Engl J Med* 342: 1627-1632.

Feagan BG, Bala M, Yan S, Olson A & Hanauer S (2005) Unemployment and disability in patients with moderately to severely active Crohn's disease. *J Clin Gastroenterol* 39: 390-395.

Fedorak RN, Gangl A, Elson CO et al (2000) Recombinant human interleukin 10 in the treatment of patients with mild to moderately active Crohn's disease. *Gastroenterology* 119: 1473-1482.

Fell J & Snooks S (1987) Small bowel adenocarcinoma complicating Crohn's disease. *J R Soc Med* 80: 51-52.

Fellerman K, Ludwig D, Stahl M et al (1998) Steroid unresponisve attacks of IBD: immunomodulation with tacrolimus (FK506). *Am J Gastroenterol* 93: 1860-1866.

Fenwick S (1889) *Clinical Lectures on Some Obscure Diseases of the Abdomen*. London: Churchill.

Ferguson A, Campieri M, Doe W et al (1998) Oral budesonide as maintenance therapy in Crohn's disease. Results of a twelve-month study. *Aliment Pharmacol Ther* 12: 175-183.

Fidler HM & McFadden JJ (1997) Infective agents—mycobacteria. In Allan RN, Rhodes JM & Hanauer SB (eds) *Inflammatory Bowel Diseases*, pp 125-131. New York: Churchill Livingstone.

Fielding JF, Toye DKM, Beton DC & Cooke WT (1970) Crohn's disease of the stomach and duodenum. *Gut* 11: 1001-1006.

Fielding JF, Collins PG, Lane BE & Osborne HD (1986) Surgery for Crohn's disease in Ireland. *Dis Colon Rectum* 26: 230-233.

Fiocchi C (1997) Intestinal inflammation: a complex interplay of immune and non-immune cell interactions. *Am J Physiol* 273: G769-G775.

Fishbach W, Koch W & Ormanns W (1984) Multiple gastric tumours: Crohn's disease. *Endoscopy* 16: 154-156.

Fleming KA & Pollock AC (1975) A case of Crohn's carcinoma. *Gut* 16: 533-537.

Forbes A & Reading NG (1995) The risks of malignancy from either immunosuppression or diagnostic radiation in inflammatory bowel disease (review). *Aliment Pharmacol Ther* 9: 465-470.

Forde K, Gold RP, Holck S et al (1978) Giant pseudopolyposis in colitis with colonic intussusception. *Gastroenterology* 75: 1142-1146.

Frager D, Goldman M, Benevanto T 1983 Computed tomography in Crohn disease. J Computed Assist Tomogr 7: 819-824

Franceschi S, Panza E, LaVecchia C et al (1987) Non-specific inflam-matory bowel disease and smoking. *Am J Epidemiol* 125: 445-452.

Franchimont DP, Louis E, Croes F & Belaiche J (1998) Clinical pattern of corticoid steroid dependent Crohn's disease. *Eur J Gastroenterol Hepatol* 10: 821-825.

Frank JD & Shorey BA (1973) Adenocarcinoma of the small bowel as a complication of Crohn's disease. *Gut* 14: 120-124.

Fraser A, Morton D, McGovern D, Travis S & Jewell D (2002) The effi-cacy of methotrexate for maintaining remission in inflammatory bowel disease. *Aliment Pharmacol Ther* 16: 693-697.

Frey A, Giannasca KT, Weltzin R et al (1996) Role of the glycocalyx in regulating access of microparticles to apical plasma membranes of intestinal epithelial cells: implications for microbial attachment and oral vaccine targeting. *J Exp Med* 184: 1045-1059.

Furokawa A, Saotome T, YamasakiM et al (2004) Cross-sectional imaging in Crohn disease. *Radiographics* 24: 689-702.

Furrie E, Macfarlane S, Cummings JH & Macfarlane GT (2004) Systemic antibodies towards mucosal bacteria in ulcerative colitis and Crohn's disease differentially activate the innate immune response. *Gut* 53: 91-98.

Galandiuk S, Kimberling J, Al-Mishlab TG & Stromberg AJ (2005) Perianal Crohn disease: predictors of need for permanent diversion. *Ann Surg* 241: 796-801.

Garland CF, Lilienfeld AM, Mendeloff AE et al (1981) Incidence rates of ulcerative colitis and Crohn's disease in fifteen areas of the United States. *Gastroenterology* 81: 1115-1124.

Gasche C, Bakos S, Dejaco C, Tillinger W, Zakeri S & Reinisch W (2000) IL-10 secretion and sensitivity in normal human intestine and inflammatory bowel disease. *J Clin Immunol* 20: 362-370.

Gazzard BG (1987) The quality of life in Crohn's disease. *Gut* 28: 378-381.

Gazzard BG, Price HL, Libby GW & Dawson AM (1978) The social toll of Crohn's disease. *BMJ* 2: 1117-1119.

Gelbi A (1979) Inflammatory bowel disease among college students. *West J Med* 129: 369-373.

Ghosh S, Goldin E, Gordon FH et al (2003) Natalizumab for active Crohn's disease: Natalizumab Pan-European Study Group. *N Engl J Med* 348: 24-32.

Giaffer MH, Tindale WB, Senior S, Barber DC & Holdsworth CD (1993) Quantification of disease activity in Crohn's disease by computer analysis of Tc-99m hexamethyl propylene amine oxime (HM PAO) labelled leucocyte images. *Gut* 34: 68-74.

Gibson GR, Beatty ER, Wang X et al (1995) Selective stimulation of bifidobacteria in the human colon by oligofructose and inulin. *Gastroenterology* 108: 975-982.

Gillen CD, Andrews HA, Prior P & Allan RN (1994) Crohn's disease and colorectal cancer. *Gut* 35: 651-655.

Ginzburg L, Schneider KM, Dreisin DH & Levinson C (1956) Carcinoma of the jejunum occurring in a case of regional enteritis. *Surgery* 39: 347-351.

Girardin SE, Boneca IG, Viala J et al (2003) NOD2 is a general sensor of peptidoglycan through muramyl dipeptide (MDP) detection. *J Biol Chem* 278: 8869-8872.

Goh J & O'Morain CA (2003) Review article: nutrition and adult inflammatory bowel disease. *Aliment Pharmacol Ther* 17: 307-320.

Goldberg HI, Caruthers SB, Nelson JA & Singleton JW (1979) Radiographic findings of the National Cooperative Crohn's Disease Study. *Gastroenterology* 77: 925-937.

Goligher JC (1985) The long-term results of excisional surgery for primary and recurrent Crohn's disease of the large intestine. *Dis Colon Rectum* 28: 51-55.

Gollop JH, Phillips SF, Melton LJ & Zinsmeister AR (1988) Epidemiologic aspects of Crohn's disease: a population-based study in Olmsted County, Minnesota, 1943-82. *Gut* 29: 49-56.

Gomes P, Du Boulay C, Smith CL & Holdstock G (1986) Relationship between disease activity indices and colonoscopic findings in patients with colonic inflammatory bowel disease. *Gut* 27: 92-95.

Gore RM (1987) Cross-sectional imaging of inflammatory bowel disease. *Radiol Clin North Am* 25: 115-131.

Gower-Rousseau C, Salomez J-L, Dupas J-L et al (1994) Incidence of inflammatory bowel disease in northern France (1988-90). *Gut* 35: 1433-1438.

Green BT, Lyte M, Kulkarni-Narla A, et al (2003) Neuromodulation of enteropathogen internalization in Peyer's patches from porcine jejunum. *J Neuroimmunol* 141: 74-82.

Greenberg GR, Feagan EG, Martin F et al (1994) Oral budesonide for active Crohn's disease. Canadian Inflammatory Bowel Disease Study Group. *N Engl J Med* 331: 836-841.

Greenberg GR, Feagan EG, Martin F et al (1996) Oral budesonide as a maintenance treatment for Crohn's disease; a placebo control, dose ranging study. *Gastroenterology* 110: 45-51.

Greenfield SM, Punchard NA, Teare JP et al (1993) Review article: the mode of action for aminosalicylates in inflammatory bowel disease. *Aliment Pharmacol Ther* 7: 369-383.

Greenstein AJ & Sachar DB (1983) Cancer in Crohn's disease. In Allan RN, Keighley MRB, Alexander-Williams J & Hawkins CF (eds) *Inflammatory Bowel Diseases*, pp 332-337. Edinburgh: Churchill Livingstone.

Greenstein AJ, Sachar D, Pucillo A et al (1978) Cancer in Crohn's disease after diversionary surgery: a report of seven carcinomas occurring in excluded bowel. *Am J Surg* 135: 86-90.

Greenstein AJ, Sachar DB, Smith H & Aufses AH (1980) Patterns of neo-plasia in Crohn's disease and ulcerative colitis. *Cancer* 46: 403-407.

Greenstein AJ, Meyers S, Sher L, Heimann T & Aufses AH (1981) Surgery and its sequelae in Crohn's colitis and ileocolitis. *Arch Surg* 116: 285-288.

Greenstein AJ, Gennuso R, Sachar DB & Aufses AH (1987) Free perfora-tion due to cancer in Crohn's disease. *Int J Colorectal Dis* 2: 201-202.

Greenstein AJ, Lachman P, Sachar DB et al (1988) Perforating and non-perforating indications for repeated operations in Crohn's disease: evidence for two clinical forms. *Gut* 29: 588-592.

Grieco MB, Bordon DL, Geiss AC & Beil AR (1980) Toxic megacolon complicating Crohn's colitis. *Ann Surg* 191: 75-80.

Gross V, Andus T, Caesar I et al (1996) Oral pH modified release budesonide versus methyl prednisolone in active Crohn's disease. German-Austrian Budesonide Study Group. *Eur J Gastroenterol Hepatol* 8: 905-909.

Guandalini S (2002) Use of *Lactobacillus-GG* in paediatric Crohn's disease. *Dig Liver Dis* 34: S63-S65.

Gui GP, Thomas PR, Tizard ML, Lake J, Sanderson JD & Hermon-Taylor J (1997) Two-year-outcomes analysis of Crohn's disease treated with rifabutin and macrolide antibiotics. *J Antimicrob Chemother* 39: 393-400.

Gutierrez O, Pipaon C, Inohara N et al (2002) Induction of NOD2 in myelomonocytic and intestinal epithelial cells via nuclear factor-kappa B activation. *J Biol Chem* 277: 41701-41705.

Gyde SN (1990) Cancer role in Crohn's disease. In Allan RN, Keighley MRB, Alexander-Williams J & Hawkins C (eds) *Inflammatory Bowel Diseases*, 2nd edn, pp 575-580. Edinburgh: Churchill Livingstone.

Gyde SN, Prior P, Macartney JC et al (1980) Malignancy in Crohn's disease. *Gut* 21: 1024-1029.

Hadfield G (1939) The primary histological lesion of regional ileitis. *Lancet* ii: 773-775.

Haffner JFW & Semb LS (1969) Malignant tumours of the small intestine. *Acta Chir Scand* 135: 543-548.

Hale-White W (1888) On simple ulcerative colitis and other rare intestinal ulcers. *Guy's Hosp Reports* 45: 131-162.

Hamilton SR (1985) Colorectal carcinoma in patients with Crohn's disease. *Gastroenterology* 89: 398-407.

Hanauer SB & Meyers S (1997) Management of Crohn's disease in adults. *Am J Gastroenterol* 92: 559-566.

Hanauer SB & Smith MB (1993) Rapid closure of Crohn's disease fis-tulas with continuous intravenous cyclosporin A. *Am J Gastroenterol* 88: 646-649.

Hanauer SB, Feagan BG, Lichtenstein GR et al, ACCENT I Study Group (2002) Maintenance infliximab for Crohn's disease: the ACCENT I randomised trial. *Lancet* 359: 1541-1549.

Hanauer SB, Korelitz BI, Rutgeerts P et al (2004) Post-operative main-tenance of Crohn's disease remission with 6-mercaptopurine, mesalamine, or placebo: a 2-year trial. *Gastroenterology* 127: 723-729.

Hara A Leighton J, Sharma V, Heigh R, Fleischer D (2005) Imaging of small bowel disease: comparison of capsule endoscopy, standard endoscopy, barium examination and CT. Radiographics 25: 697-718.

Harper PH, Fazio VW, Lavery IC et al (1987) The long-term outcome of Crohn's disease. *Dis Colon Rectum* 30: 174-179.

Harper PG, Lee ECG, Kettlewell MGW, Bennett MK & Jewell D (1985) Role of faecal stream in the maintenance of Crohn's colitis. *Gut* 26: 279-284.

Harries AD, Baird A, Rhodes J & Mayberry JF (1982) Has the rising incidence of Crohn's disease reached a plateau? *BMJ* 284: 235-236.

Harris FI, Bell GH & Brunn H (1933) Chronic cicatrizing enteritis. *Surg Gynecol Obstet* 57: 637-645.

Hart AL, Lammers K, Brigidi P et al (2004a) Modulation of human dendritic cell phenotype and function by probiotic bacteria. *Gut* 53: 1602-1609.

Hart AL, Kamm MA, Knight SC & Stagg AJ (2004b) Quantitative and functional characteristics of intestinal-homing memory T cells: analysis of Crohn's disease patients and healthy controls. *Clin Exp Immunol* 135: 137-145

Hart AL, Al-Hassi HO, Rigby RJ et al (2005) Characteristics of intestinal dendritic cells in inflammatory bowel diseases. *Gastroenterology* 129: 50-65.

Hart D & Wall BF (2001) *Radiation Exposure of the UK Population from Medical and Dental X-Ray Examinations*. NRPB-W4.

Harvey RF & Bradshaw JM (1980) A simple index of Crohn's disease activity. *Lancet* i: 514.

Havia T & Thomasson B (1972) Crohn's disease: a follow-up study. *Acta Chir Scand* 138: 844-847.

Hawker PC, Gyde SN & Allan RN (1982) Adenocarcinoma of the small intestine complicating Crohn's disease. *Gut* 23: 188-193.

Hawker PC, Allan RN, Dykes PW & Alexander-Williams J (1983) Strictureplasty: a useful, effective surgical treatment in Crohn's disease. *Gut* 24: 490 (abstract).

Heimann TM, Panveiliwalla D, Greenstein A et al (1982) Tissue immunoglobulins and early recurrence in Crohn's

disease. *Surg Gynecol Obstet* 154: 541-544.
Heimann TM, Greenstein AJ, Lewis B et al (1993) Prediction of early symptomatic recurrence after intestinal resection in Crohn's disease. *Ann Surg* 218: 294-299.
Hellberg R, Hulten L, Rosengren C & Ahren CH (1980) The recur-rence rate after primary excisional surgery for Crohn's disease. *Acta Chir Scand* 146: 435-443.
Hellers G (1979) Crohn's disease in Stockholm County, 1955-74: a study of epidemiology, results of surgical treatment and long term prognosis. *Acta Chir Scand* 490 (Suppl): 1-84.
Hellers G, Bergstrand O, Ewerth S et al (1980) Occurrence and out-come after primary treatment of anal fistulae in Crohn's disease. *Gut* 21: 525-527.
Herlinger H (1978) A modified technique for the double contrast small bowel enema. *Gastrointest Radiol* 3: 201-207.
Hermon-Taylor J (1993) Causation of Crohn's disease: the impact of clusters. *Gastroenterology* 104: 643-645.
Heuman R, Bolin T, Sjodahl R & Tagesson C (1981) The incidence and cause of perianal complications and arthralgia after intestinal resection with restoration of continuity for Crohn's disease. *Br J Surg* 68: 528-530.
Higgens CS & Allan RN (1980) Crohn's disease of the distal ileum. *Gut* 21: 933-940.
Higgens CS, Keighley MRB & Allan RN (1981) Impact of preoperative weight loss on postoperative morbidity. *J R Soc Med* 74: 571-575.
Hisamatsu T, Suzuki M, Reinecker HC et al (2003) CARD15/NOD2 functions as a antibacterial factor in human intestinal epithelial cells. *Gastroenterology* 124: 993-1000.
Hoang P, Crotty B, Dalton HR & Jewell DP (1992) Epithelial cells bearing class II molecules stimulate allogeneic human colonic intraepithelial lymphocytes. *Gut* 33: 1089-1093.
Hollander D (1993) Permeability in Crohn's disease: altered barrier functions in healthy relatives? *Gastroenterology* 104: 1848-1851.
Hommes D, Mikhajlova T, Stoinov S et al (2004) Fontolizumab (HuZAF), a humanised anti-IFN-gamma antibody, has clinical activity and excellent tolerability in moderate to severe Crohn's disease. *Gastroenterology* 126 (Suppl): late breaking abstract.
Horsthuis K & Stoker J (2004) MRI of perinanal Crohn's disease. *AJR* 183: 1309-1315.
Huchzermeyer G, Paul F, Seifert E, Frolich H & Rasmussen CHW (1976) Endoscopic results in five patients with Crohn's disease of the esophagus. *Endoscopy* 8: 75-81.
Hudson M, Wakefield AJ, Hutton RA et al (1993) Factor XIIIA subunit and Crohn's disease. *Gut* 34: 75-79.
Hugot JP, Laurent-Puig P, Gower-Rousseau C et al (1996) Mapping of a susceptibility locus for Crohn's disease on chromosome 16. *Nature* 379: 821-823.
Hugot JP, Chamaillard M, Zouali H et al (2001) Association of NOD2 leucine-rich repeat variants with susceptibility to Crohn's disease. *Nature* 411: 599-603.
Hultén L (1988) Surgical treatment of Crohn's disease of the small bowel or ileocecum. *World J Surg* 12: 180-185.
Humphreys WG & Parks TG (1975) Crohn's disease in Northern Ireland: a retrospective study of 159 cases. *Irish J Med Sci* 144: 437-446.
Hunt RH, Teague RH, Swarbrick ET & Williams CB (1975) Colonoscopy in the management of colonic strictures. *BMJ* 2: 360-361.
Hurst AF (1935) Ulcerative colitis. *Guy's Hosp Reports* 85: 317-355.
Hutchinson R, Tyrrell PNM, Kumar D, Dunn JA, Li JKW & Allan RN (1994) Pathogenesis of gallstones in Crohn's disease: an alternative explanation. *Gut* 35: 94-97.
Iddan G, Meron G, Glukhovsky A, Swain P (2000) Wireless capsule endoscopy. *Nature* 405: 417. Inoue N, Tamura K, Kinouchi Y et al (2002) Lack of common NOD2 variants in Japanese patients with Crohn's disease. *Gastroenterology* 123: 86-91.
Irvine EJ, D'Inca R, Hunt RH & Riddell RH (1989) A comparison of upper intestinal endoscopic and histologic findings in Crohn's dis-ease and ulcerative colitis. *Gastroenterology* 96 (5): 227 (abstract).
Ito H, Takazoe M, Fukuda Y et al (2004) A pilot randomised trial of a human anti-interleukin-6 receptor monoclonal antibody in active Crohn's disease. *Gastroenterology* 126: 989-996.
Itzkowitz SH & Present DH; Crohn's and Colitis Foundation of America Colon Cancer in IBD Study Group (2005) Consensus conference: Colorectal cancer screening and surveillance in inflammatory bowel disease. *Inflamm Bowel Dis* 11: 314-321.
Jalan NK, Sircus W, Walker RJ et al (1969) Pseudopolyposis in ulcerative colitis. *Lancet* ii: 555-559.
Jaskowiak NT & Michelassi F (2001) Adenocarcinoma at a stricture-plasty site in Crohn's disease: report of a case. *Dis Colon Rectum* 44: 284-287.
Javett SL & Brooke BN (1970) Acute dilatation of colon in Crohn's disease. *Lancet* ii: 126-128.
Jess T, Winther KV, Munkholm P, Langholz E & Binder V (2002) Mortality and causes of death in Crohn's disease: follow-up of a population-based cohort in Copenhagen County, Denmark. *Gastroenterology* 122: 1808-1814.
Joffe N (1981) Diffuse mucosal granularity in double contrast studies of Crohn's disease of the colon. *Clin Radiol* 32: 85-90.
Jones B & Abbruzzese AA (1978) Obstruction giant pseudopolyps in granulomatous colitis. *Gastrointest Radiol* 3: 437-438.
Jouin H, Baumann R, Abbas A et al (1986) Les localisations oesogas-troduodenales de la maladie de Crohn sont frequentes. *Gastroenterol Clin Biol* 10: 549-553.
Jundt JW, Brown VA, Fiocho GP et al (1993) A comparison of low dose methotrexate by availability: oral solution: oral tablet, subcuta-neous and intramuscular dosing. *J Rheumatol* 20: 1845-1849.
Kadowaki N, Ho S, Antonenko S et al (2001) Subsets of human dendritic cell precursors express different toll-like receptors and respond to different microbial antigens. *J Exp Med* 194: 863-869.
Kanai T, Watanabe M, Okazawa A et al (2000) Interleukin 18 is a potent proliferative factor for intestinal mucosal lymphocytes in Crohn's disease. *Gastroenterology* 119: 1514-1523.
Kandiel A, Fraser AG, Korelitz BI, Brensinger C & Lewis JD (2005) Increased risk of lymphoma amoung IBD patients treated with azathioprine and 6-mercaptopurine. *Gut* 54: 1121-1125.
Kane S (1999) Patient compliance and outcomes. *Inflamm Bowel Dis* 5: 134-137.
Kane S & Lemieux N (2005) The role of breastfeeding in postpartum disease activity in women with inflammatory bowel disease. *Am J Gastroenterol* 100: 102-105.
Kane SV, Cohen RD, Aikens JE & Hanauer SB (2001) Prevalence of nonadherence with maintenance mesalamine in quiescent ulcera-tive colitis. *Am J Gastroenterol* 96: 2929-2933.
Kanik KS & Cash JM (1997) Does methotrexate increase the risk of infection or malignancy? *Rheum Dis Clin North Am* 23: 955-967.
Karbach U, Degen I & Ewe K (1984) Ausmass der Medikamenen: compliance bei M Crohn-Patienten-Untersuchun-

gen in der Spezialambulanz einer Universitatsklinik. *Z Gastroenterol* 22: 573-579.

Karczewski J & Groot J (2000) Molecular physiology and pathophysi-ology of tight junctions III. Tight junction regulation by intracellu-lar messengers: differences in response within and between epithelia. *Am J Physiol Gastrointest Liver Physiol* 279: G6605.

Keane J, Gershon S, Wise RP et al (2001) Tuberculosis associated with infliximab, a tumor necrosis factor alpha-neutralizing agent. *N Engl J Med* 345: 1098-1104.

Keighley MRB, Thompson AD & Alexander-Williams J (1975) Multifocal colonic carcinoma and Crohn's disease. *Surgery* 78: 534-537.

Keighley A, Miller DS, Hughes AO & Langman MJS (1976) The demo-graphic and social characteristics of patients with Crohn's disease in the Nottingham area. *Scand J Gastroenterol* 11: 293-296.

Keighley MRB, Eastwood D, Ambrose NS, Allan RN & Burdon DW (1982) Incidence and microbiology of abdominal and pelvic abscess in Crohn's disease. *Gastroenterology* 83: 1271-1275.

Kellett MJ, Zboralske FF & Margulis AR (1977) Per oral pneumocolon examination of the ileocecal region. *Gastrointest Radiol* 1: 361-364.

Kelsen J, Agnholt J, Hoffmann HJ, Romer JL, Hvas CL & Dahlerup JF (2005) FoxP3 (+) CD4 (+) CD25 (+) T cells with regulatory properties can be cultured from colonic mucosa of patients with Crohn's disease. *Clin Exp Immunol* 141: 549-557.

Kett K, Rognum TO & Brandtzaeg P (1987) Mucosal subclass distribu-tion of immunoglobulin G-producing cells is different in ulcerative colitis and Crohn's disease of the colon. *Gastroenterology* 93: 919-924.

Kewenter J, Hulten L & Cock NG (1974) The relationship and epidemiol-ogy of acute terminal ileitis and Crohn's disease. *Gut* 15: 801-804.

Khan ZH, Mayberry JF, Stiers N & Wicks AC (2000) Retrospective case series analysis of patients with inflammatory bowel disease on azathioprine. A District General Hospital experience. *Digestion* 62: 249-254.

Kjeldsen J, de Muckadell OBS & Junker P (1995) Seromarkers of collagen I and III metabolism in active Crohn's disease: relation to disease activity and response to therapy. *Gut* 37: 805-810.

Klingel R, Mittelstaedt P, Dippold WG & Meyer zum Buschenfelde K-H (1991) Distribution of Ha-*ras* alleles in patients with colorectal cancer and Crohn's disease. *Gut* 32: 1508-1513.

Kolios G, Rooney N, Murphy CT, Robertson DAF & Westwick J (1998) Expression of inducible nitric oxide synthase activity in human colon epithelial cells: modulation by T lymphocyte derived cytokines. *Gut* 43: 56-63.

Korelitz BI & Present DH (1985) Favourable effect of 6-mercapto-purine on fistulae of Crohn's disease. *Dig Dis Sci* 30: 58-64.

Korelitz BI, Waye JD, Kreuning J et al[1981] Crohn's disease in endoscopic biopsies of the gastric antrum and duodenum. *Am J Gastroenterol* 76: 103-109.

Koutney J (1968) Experience clinique et chirurgicale dans 70 case de maladie de Crohn. *Acta Chir Belg* 10: 981-1010.

Kozarek PA, Patterson DJ, Gelfand MD et al (1989) Methotrexate induces clinical and histologic remission in patients with refractory inflammatory bowel disease. *Ann Intern Med* 110: 353-356.

Kracht M, Hay J-M, Fagniez P-L & Fingerhut A (1993) Ileocolonic anastomosis after right hemicolectomy for carcinoma: stapled or hand-sewn? *Int J Colorect Dis* 8: 29-33.

Kraus TA, Toy L, Chan L, Childs J & Mayer L (2004) Failure to induce oral tolerance to a soluble protein in patients with inflammatory bowel disease. *Gastroenterology* 126: 1771-1778.

Krause U (1978) Postoperative complication and early course of the surgical treatment of Crohn's disease. *Acta Chir Scand* 144: 163-174.

Kremer J, Alarcon G, Lightfoot R et al (1994) Methotrexate for rheumatoid arthritis: suggested guidelines for monitoring liver toxicity: American College of Rheumatology. *Arthritis Rheum* 37: 316-328.

Krok KL & Lichtenstein GR (2004) Colorectal cancer in inflammatory bowel disease. *Curr Opin Gastroenterol* 20: 43-48.

Kucharzik T, Lugering N, Rautenberg K et al (2000) Role of M cells in intestinal barrier function. *Ann N Y Acad Sci* 915: 171-183.

Kucharzik T, Stoll R, Lugering N & Domschke W (1995) Circulating antiinflammatory cytokine IL-10 in patients with inflammatory bowel disease (IBD). *Clin Exp Immunol* 100: 452-456.

Kurata JH, Kantor-Fish S, Frankl H, Godby P & Vadheim CM (1992) Crohn's disease among ethnic groups in a large health mainte-nance organization. *Gastroenterology* 102: 1940-1948.

Kusugami K, Youngman KR, West GA & Fiocchi C (1989) Intestinal immune reactivity to interleukin 2 differs among Crohn's disease, ulcerative colitis, and controls. *Gastroenterology* 97: 1-9.

Kyle J (1971) An epidemiology study of Crohn's disease in North East Scotland. *Gastroenterology* 61: 826-833.

Kyle J (1972) *Crohn's Disease*. London: Heinemann.

Kyle J (1992) Crohn's disease in the northeastern and northern isles of Scotland: an epidemiological review. *Gastroenterology* 103: 392-399.

Kyle J & Stark G (1980) Fall in the incidence of Crohn's disease. *Gut* 21: 340-343.

Kyle J (1991) Carcinoma of the oesophagus in patients with Crohn's disease. *J R Coll Surg Edinb* 36: 125-126.

Kyle J & Ewen SWB (1992) Two types of colorectal carcinoma in Crohn's disease. *J R Coll Surg Engl* 74: 387-390.

Lala S, Ogura Y, Osborn C et al (2003) Crohn's disease and the NOD 2 gene: a role for paneth cells. *Gastroenterology* 125: 47-57.

Landi B, Anh TN, Cortot A et al (1992) Endoscopic monitoring of Crohn's disease treatment in prospective randomised clinical trial. *Gastroenterology* 102: 1647-1653.

Lanfranchi GA, Michelin A & Brignola C (1976) Uno studio epidemio-logico sulle malattie inflammatorie intestinali nella provinciade Bologna. *Giorno Clin Med* 57: 235-245.

Lapidus A, Bernell O, Hellers G, Perrson P-G & Löfberg R (1997) Incidence of Crohn's disease in Stockholm County, 1955-89. *Gut* 41: 480-486.

Lapidus A, Bernell O, Hellers G & Lofberg R (1998) Clinical course of colorectal Crohn's disease: a 35-year follow-up study of 507 patients. *Gastroenterology* 114: 1151-1160.

Lashner BA & Hanauer SB (1991) The absence of an association between oral contraceptive use and ulcerative colitis in patients (letter). *Gastroenterology* 100: 1784.

Laufer I (1979) *Double Contrast Gastrointestinal Radiology with Endoscopic Correlation*, p 168. Philadelphia: WB Saunders.

Laufer I, Joffe N & Stolberg H (1977) Unusual causes of gastrocolic fistula. *Gastrointest Radiol* 2: 21-25.

Lee FI & Costello FT (1985) Crohn's disease in Blackpool: incidence and prevalence 1968-80. *Gut* 26: 274-278.

Lemann M, Mary JY, Colombel JF et al; Groupe D'Etude Therapeutique des Affections Inflammatoires du Tube Digestif (2005) A random-ized, double-blind, controlled withdrawal

trial in Crohn's disease patients in long-term remission on azathioprine. *Gastroenterology* 128：1812-1818.
Lennard L (2002) TPMT in the treatment of Crohn's disease with azathioprine. *Gut* 51：143-146.
Leong RW，Lau JY & Sung JJ (2004) The epidemiology and phenotype of Crohn's disease in the Chinese population. *Inflamm Bowel Dis* 10：646-651.
Lerardi E，Principi M，Francavilla R et al (2001) Oral tacrolimus long term therapy in patients with Crohn's disease and steroid resist-ance. *Aliment Pharmacol Ther* 15：371-377.
Lesage S，Zouali H，Cezard JP et al (2002) CARD15/NOD2 mutaional analysis and genotype phenotype correlation in 612 patients with IBD. *Am J Hum Genet* 70：845-857.
Lesko SM，Kaufman DW，Rosenberg L et al (1985) Evidence for an increased risk of Crohn's disease in oral contraceptive users. *Gastroenterology* 89：1046-1049.
Lesniowski A (1904) *Towarzystwa Lekarskiego* II：630.
Levi AJ，Fischer AM，Hughes K & Hendry WF (1979) Male infertility due to sulfasalazine. *Lancet* ii：639-640.
Lewis JD，Bilker WB，Brensinger C et al (2001) IBD is not associated with an increased risk of lymphoma. *Gastroenterology* 121：1080-1087.
Lichtenstein GR，Feagan BG，Cohen RD et al (2006) Serious infections and mortality in association with therapies for Crohn's disease：TREAT registry. *Clin Gastroenterol Hepatol* 4：621-631；erratum，4：931.
Lichtenstein JE，Madewell JE & Feigin DS (1979) The collar button ulcer. *Gastrointest Radiol* 4：79-84.
Lichtiger F，Present D H，Kornbluth A et al (1994) Cyclosporine in severe ulcerative colitis refractory to steroid therapy. *N Engl J Med* 330：1841-1845.
Lightdale CJ，Sternberg SS，Posner G & Sherlock P (1975) Carcinoma complicating Crohn's disease：report of seven cases and review of the literature. *Am J Med* 59：262-268.
Linares L，Morena LF，Andrews H et al (1988) Natural history and treatment of anorectal strictures complicating Crohn's disease. *Br J Surg* 75：653-655.
Lindberg E，Tysk C，Andersson K & Jarnerot G (1988) Smoking and inflammatory bowel disease. *Gut* 29：352-357.
Lindhagen T，Ekelund G & Hildell J (1982) Recurrence rates in relation to histopathological appearances of resection margins in patients operated on for Crohn's disease. *Scand J Gastroenterol* 17 (Suppl 78)：497.
Lindsay JO & Hodgson HJF (2001) The immunoregulatory cytokine Interleukin-10：a therapy for Crohn's disease. *Aliment Pharmacol Ther* 15：1709-1716.
Lindsay JO，Whelan K，Stagg AJ et al (2006) Clinical，microbiological，and immunological effects of fructo-oligosaccharide in patients with Crohn's disease. *Gut* 55：348-355.
Lochs H，Mayer M，Fleig WE et al (2000) Prophylaxis of postoperative relapse in Crohn's disease with mesalamine：European Cooperative Crohn's Disease Study VI. *Gastroenterology* 118：264-273.
Lock MR，Farmer RG，Fazio VW et al (1981) Recurrence and re-opera-tion for Crohn's disease：The role of disease location in prognosis. *N Engl J Med* 304：1586-1588.
Lockhart-Mummery HE & Morson BC (1960) Crohn's disease (regional enteritis) of the large intestine and its distinction from ulcerative colitis. *Gut* 1：87-105.
Lofberg R，Rutgeerts P，Malchow H et al (1996) Budesonide prolongs time to relapse in ileal and ileocaecal Crohn's disease：a placebo-controlled one-year study. *Gut* 39：82-86.
Loftus EV Jr (2004) Clinical epidemiology of inflammatory bowel disease：Incidence，prevalence，and environmental influences. *Gastroenterology* 126：1504-1517.
Loftus EV，Tremaine W，Habermann T et al (2000) Risk of lymphoma in IBD. Am *J Gastroenterol* 95：2308-2312.
Loftus EV，Schoenfeld P，Sandborn WJ (2002) The epidemiology and natural history of Crohn's disease in population based Asian cohorts from North America：a systematic review. *Aliment Pharmacol Ther* 16：51-60.
Logan RF & Kay CR (1989) Oral contraception，smoking and inflam-matory bowel disease—findings in the Royal College of General Practitioners Oral Contraception Study. *Int J Epidemiol* 18：105-107.
Lowry PW，Weaver AL，Tremaine WJ & Sandborn WJ (1999) Combination therapy with oral tacrolimus (FK506) and azathio-prine or 6-mercaptopurine for treatment-refractory Crohn's disease perianal fistulae. *Inflamm Bowel Dis* 5：239-245.
Lowry PW，Franklin C，Weaver A et al (2001) Measurement of TPMT activity and azathioprine metabolites in patients with inflammatory bowel disease. *Gut* 49：665-670.
Luke M，Kirkegaard P & Christiansen J (1982) Long-term prognosis after resection for ileocolic Crohn's disease. *Br J Surg* 69：429-438.
Macari M & Balthazar EJ (2001) CT of bowel wall thickening：signifi-cance and pitfalls of interpretation. *AJR* 176：1105-1116.
Macdonald TT & Monteleone G (2005) Immunity，inflammation，and allergy in the gut. *Science* 307：1920-1925.
McGarity WC & Barnett SM (1977) Pyoderma gangrenosum in Crohn's disease：report of a case. *Dis Colon Rectum* 20：49-51.
McGovern DPB & Jewell DP (2005) Risks and benefits of azathioprine therapy. *Gut* 54：1055-1059.
McKaig BC，Makh SS，Hawkey CJ，Podolsky DK & Mahida YR (1999) Normal human colonic subepithelial myofibroblasts enhance epithelial migration (restitution) via TGF-beta3. *Am J Physiol* 276 (5 Pt 1)：G1087-1093.
McLeod RS，Wolff BG，Steinhart H et al (1995) Prophylactic mesalamine treatment decreases postoperative recurrence of Crohn's disease. *Gastroenterology* 109：404-413.
Macpherson AJ & Uhr T (2004) Induction of protective sIGA by dendritic cells carrying commesnsal bacteria. *Science* 303：1662-1665.
Macpherson AJ，Gatto D，Sainsbury E，Harriman GR，Hengartner H & Zinkernagel RM (2000) A primitive T cell-independent mechanism of intestinal mucosal IgA responses to commensal bacteria. *Science* 288：2222-2226.
Madden JL，Ravid JM & Haddad JR (1969) Regional oesophagitis：a specific entity simulating Crohn's disease. *Ann Surg* 170：351-368.
Maddocks JL & Slater DN (1980) Toxic epidermal necrolysis，agranu-locytosis and erythoid hypoplasia associated with sulphasalazine. *J R Soc Med* 73：587-588.
Madretsma S，Wolters LM，van Dijk JP et al (1996) In-vivo effect of nicotine on cytokine production by human nonadherent mono-nuclear cells. *Eur J Gastroenterol Hepatol* 8：1017-1020.
Madsen KL，Doyle JS，Jewell LD，Tavernini MM & Fedorak RN (1999) Lactobacillus species prevents colitis in interleukin 10 gene-deficient mice. *Gastroenterology* 116：1107-1114.
Mahida YR & Jewell DP (1990) Slow-release 5-aminosalicylic acid (Pentasa) for the treatment of active Crohn's disease. *Digestion* 45：88-92.
Malchow H (1997) Crohn's disease and *Escherichia coli*. A new approach in therapy to maintain remission of colonic Crohn's disease? *J Clin Gastroenterol* 25：653-658.
Malchow H，Ewe K，Brandes JW et al (1984) European Cooperative Crohn's Disease Study：results of drug treatment. *Gastroenterology* 86：249-266.
Mannon PJ，Fuss IJ，Mayer L et al (2004) Anti-interleukin-

12 antibody for active Crohn's disease. *N Engl J Med* 351: 2069-2079.
Marchetti F, Fazio VW & Ozuner G (1996) Adenocarcinoma arising from a strictureplasty site in Crohn's disease. *Dis Colon Rect* 39: 1315-1321.
Mardini HE, Kip KE & Wilson JW (2004) Crohn's disease: a two-year prospective study of the association between psychological distress and disease activity. *Dig Dis Sci* 49: 492-497.
Margulis AR, Goldberg HI, Lawson TL et al (1971) The overlapping spectrum of ulcerative and granulomatous colitis: a roentgeno-graphic-pathologic study. *AJR* 113: 325-334.
Marshak RH (1975) Granulomatous disease of the intestinal tract (Crohn's disease). *Radiology* 114: 3-22.
Marshak RH, Janowitz HD & Present DH (1970) Granulomatous colitis in association with diverticula. *N Engl J Med* 283: 1080-1084.
Mason JB & Rosenberg IH (1990) Nutritional therapy in inflammatory bowel disease. In Allan RN, Keighley MRB, Alexander-Williams J & Hawkins C (eds) *Inflammatory Bowel Diseases*, 2nd edn, pp 411 - 422. Edinburgh: Churchill Livingstone.
Matsuura T, West GA, Youngman KR, Klein JS & Fiocchi C (1993) Immune activation genes in inflammatory bowel disease. *Gastroenterology* 104: 448-458.
Mawdsley JE & Rampton DS (2005) Psychological stress in IBD: new insights into pathogenic and therapeutic implications. *Gut* 54: 1481-1491.
Mayberry MK & Mayberry JF (1993) An information booklet for employers on inflammatory bowel disease: an evaluation by patients. *J R Soc Med* 86: 530-532.
Mayberry JF & Rhodes J (1986) The changing incidence of Crohn's disease in Wales and the role of heredity in its aetiology. In McConnell RB, Rozen P, Langman M & Gilat T (eds) *The Genetics and Epidemiology of Inflammatory Bowel Disease*, pp 179-184. Basel: Karger.
Mayberry JF, Rhodes J & Hughes LE (1979) Incidence of Crohn's disease in Cardiff between 1934 and 1977. *Gut* 20: 602-608.
Mayberry JF, Dew MJ, Morris JS & Powell DB (1983) An audit of Crohn's disease in a defined population. *J R Coll Phys* 17: 196-198.
Mayer L & Eisenhardt D (1990) Lack of induction of suppressor T cells by intestinal epithelial cells from patients with inflammatory bowel disease. *J Clin Invest* 86: 1255-1260.
Mayer L, Eisenhardt D, Salomon P, Bauer W, Plous R & Piccinini L (1991) Expression of class II molecules on intestinal epithelial cells in humans. Differences between normal and inflammatory bowel disease. *Gastroenterology* 100: 3-12.
Mayo-Robson AW (1908) Some abdominal tumours simulating malignant disease and their treatment. *BMJ* i: 425.
Mekhjian HS, Switz DM, Melnyk CS, Rankin GB & Brooks RK (1979a) Clinical features and natural history of Crohn's disease. *Gastroenterology* 77: 898-906.
Mekhijhan HS, Switz DM, Watts D et al (1979b) National Cooperative Crohn's Disease study: factors determining recurrence of Crohn's disease after surgery. *Gastroenterology* 77: 907-913.
Mendeloff AI & Dunn JP (1971) *Digestive Diseases*. Cambridge, MA: Harvard University Press.
Mendeloff AE, Monk M, Siegal CI & Lilienfeld A (1966) Some epidemi-ologic features of ulcerative colitis and regional enteritis: a prelimi-nary report. *Gastroenterology* 51: 748-756.
Menguy R (1972) Surgical management of free perforation of the small intestine complicating regional enteritis. *Ann Surg* 175: 178-89.
Meyers MA (1976) Clinical involvement of mesenteric and antimesen-teric borders of small bowel loops. II: Radiological interpretation of pathologic alterations. *Gastrointest Radiol* 1: 49-58.
Meyers MA, Alonso DR, Morson BC et al (1978) Pathogenesis of diver-ticulitis complicating granulomatous colitis. *Gastroenterology* 74: 24-31.
Michelassi F, Balestracci T, Chappell R & Block GE (1991) Primary and recurrent Crohn's disease with 1379 patients. *Ann Surg* 214: 230-240.
Michelassi F, Testa G, Pomidor WJ, Lashner BA & Block GE (1993) Adenocarcinoma complicating Crohn's disease. *Dis Colon Rectum* 36: 654-661.
Mieny CJ, Laage NJ & Simson IW (1981) Crohn's disease in Pretoria. In Lee ECG (ed) *Crohn's Workshop: A Global Assessment of Crohn's Disease*, pp 101 - 106. London: Heyden.
Miller DS, Keighley AC & Langman MJS (1974) Changing patterns in epidemiology of Crohn's disease. *Lancet* ii: 691-693.
Miller DS, Keighley A, Smith PG, Hughes AO & Langman MJS (1975) Crohn's disease in Nottingham: a search for time-space clustering. *Gut* 16: 454-457.
Miller RE (1965) Complete reflux small bowel examination. *Radiology* 84: 457-462.
Million M, Tache Y & Anton P (1999) Susceptibility of Lewis and Fischer rats to stress-induced worsening of TNB-colitis: protective role of brain CRF. *Am J Physiol* 276 (4 Pt 1): G1027-1036.
Mitchell J, Zuckerman L & Breuer RI (1977) The colon influences ileal resection diarrhoea. *Gastroenterology* 72: 1103.
Mittermaier C, Dejaco C, Waldhoer T et al (2004) Impact of depressive mood on relapse in patients with inflammatory bowel disease: a prospective 18-month follow-up study. *Psychosom Med* 66: 79-84.
Modigliani R, Mary J Y, Simon J et al (1990) Clinical biological endo-scopic picture of attacks of Crohn's disease: evolution on Prednisolone. *Gastroenterology* 98: 811-818.
Monk M, Mendeloff AI & Siegel CI (1967) An epidemiological study of ulcerative colitis and regional enteritis among adults in Baltimore. I: Social and prevalence, 1960-63. *Gastroenterology* 53: 198-210.
Monk M, Mendeloff AI, Siegel CI & Lilienfeld A (1969) An epidemio-logical study of ulcerative colitis and regional enteritis among adults in Baltimore. II: Social and demographic factors. *Gastroenterology* 56: 847-857.
Monteleone G., Biancone L, Marasco R et al (1997) Interleukin 12 is expressed and actively released by Crohn's disease intestinal lamina propria mononuclear cells. *Gastroenterology* 112: 1169-1178.
Monteleone G, Kumberova A, Croft NM, McKenzie C, Steer HW & MacDonald TT (2001) Blocking Smad7 restores TGF-beta1 signal-ing in chronic inflammatory bowel disease. *J Clin Invest* 108: 601-609.
Monteleone G, Monteleone I, Fina D et al (2005) Interleukin-21 enhances T-helper cell type I signaling and interferon-gamma production in Crohn's disease. *Gastroenterology* 128: 687-694.
Montgomery SM, Morris DL, Thompson NP et al (1998) Prevalence of inflammatory bowel disease in British 26-year-olds: national longi-tudinal birth cohort. *BMJ* 316: 1058-1059.
Montgomery SM, Morris DL, Pounder RE & Wakefield AJ (1999) Paramyxovirus infections in childhood and subsequent inflamma-tory bowel disease. *Gastroenterology* 116: 796-803.

Moody GA & Mayberry JF (1992) Quality of life: its assessment in gastroenterology. *Eur J Gastroenterol Hepatol* 4: 1025-1030.

Moody GA, Probert CSJ, Jayanthi V & Mayberry JF (1992) The attitude of employers to people with inflammatory bowel disease. *Social Sci Med* 34: 459-460.

Morgagni JB (1769) *De Sedibu et Causis Morborum*. Venice: Remondini.

Morikawa K, Watabe H, Araake M & Morikawa S (1996) Modulatory effect of antibiotics on cytokine production by human monocytes in vitro. *Antimicrob Agents Chemother* 40: 1366-1370.

Morise K, Yamaguchi T, Kuroiwa A et al (1994) Expression of adhe-sion molecules and HLA-DR by macrophages and dendritic cells in aphthoid lesions of Crohn's disease: an immunocytochemical study. *J Gastroenterol* 29: 257-264.

Morris J, Spencer J and Ambrose S (2000) MR imaging of perianal fistulae and its implications for patient management. *Radiographics* 20: 623-635.

Morson BC & Dawson MP (eds) (1979) *Gastrointestinal Pathology*, 2nd ed, pp 272-336. Oxford: Blackwell Scientific.

Moschowitz E & Wilensky AO (1923) Non-specific granuloma of the intestine. *Am J Med Sci* 166: 48-66.

Moum B, Ekbom A, Vatn MH et al (1997) Clinical course during the first year after diagnosis in ulcerative colitis and Crohn's disease. Results of a large prospective population based study in south eastern Norway, 1990-1993. *Scand J Gastroenterol* 32: 1005-1012.

Mountain JC (1970) Cutaneous ulceration in Crohn's disease. *Gut* 11: 18-26.

Mow WS, Vasiliauskas EA, Lin YC et al (2004) Association of antibody responses to microbial antigens and complications of small bowel Crohn's disease. *Gastroenterology* 126: 414-424.

Moynihan BGA (1907) The mimicry of malignant disease in the large intestine. *Edinb Med J* 21: 228.

Muller CA, Autenrieth IB & Peschel A (2005) Innate defenses of the intestinal epithelial barrier. *Cell Mol Life Sci* 62: 1297-1307.

Mullin GE, Lazenby AJ, Harris ML, Bayless TM & James SP (1992) Increased interleukin-2 messenger RNA in the intestinal mucosal lesions of Crohn's disease but not ulcerative colitis. *Gastroenterology* 102: 1620-1627.

Munkholm P, Langholz E, Davidsen M & Binder V (1993) Intestinal cancer risk and mortality in patients with Crohn's disease. *Gastroenterology* 105: 1716-1723.

Munkholm P, Langholz E, Davidson M & Binder V (1994) Frequency of glucocorticoid resistance and dependency in Crohn's disease. *Gut* 35: 360-362.

Myers S, Walfish JS, Sachar DB et al (1980) Quality of life after sur-gery for Crohn's disease: a psychological study. *Gastroenterology* 78: 1-6.

Myren J, Gjone E, Hertzberg JN, Rygvold O, Semb LS & Fretheim B (1971) Epidemiology of ulcerative colitis and regional enterocolitis (Crohn's disease) in Norway. *Scand J Gastroenterol* 6: 511-514.

Myren J, Bouchier IAD, Watkinson G et al (1984) The OMGE Multinational Inflammatory Bowel Disease Survey 1976-82: a further report on 2657 cases. *Scand J Gastroenterol* (Suppl) 95: 1-27.

Nagler-Anderson C (2001) Man the barrier! Strategic defences in the intestinal mucosa. *Nat Rev Immunol* 1: 59-57.

Nagler-Anderson C, Terhoust C, Bhan AK & Podolsky DK (2001) Mucosal antigen presentation and the control of tolerance and immunity. *Trends Immunol* 22: 120-122.

Nelson JA, Margulis AR, Goldberg HI & Lawson TL (1973) Granulomatous colitis: significance of involvement of the terminal ileum. *Gastroenterology* 64: 1071-1076.

Nelson RL, Subramanian K, Gasparaitis A, Abcarian H & Pevel DG (1990) Indium-111 labeled granulocyte scan in the diagnosis and management of acute inflammatory bowel disease. *Dis Colon Rectum* 33: 451-457.

Neurath MF, Wanitschke R, Peters M et al (1999) Randomised trial of mycophenolate mofetil versus azathioprine for the treatment of chronic active Crohn's disease. *Gut* 44: 625-628.

Neurath MF, Weigmann B, Finotto S et al (2002) The transcription factor T-beta regulates mucosal T cell activation in experimental colitis and Crohn's disease. *J Exp Med* 195: 1129-1143.

Niederau C, Backmerhoff F, Schumacher B & Niederau C (1997) Inflammatory mediators and acute phase proteins in patients with Crohn's disease and ulcerative colitis. *Hepatogastroenterology* 44: 90-107.

Nielsen OH, Langholz E, Hendel J & Brynskov J (1994) Circulating soluble intercellular adhesion molecule-1 (sICAM-1) in active inflammatory bowel disease. *Dig Dis Sci* 39: 1918-1923.

Nightingale JMD, Lennard-Jones JE, Gertner DJ, Wood SR & Bartram CI (1992) Colonic preservation reduces need for parenteral therapy, increases incidence of renal stones, but does not change high preva-lence of gallstones in patients with a short bowel. *Gut* 33: 1493-1497.

Noguchi M, Hiwatashi N, Liu Z & Toyota T (1998) Secretion imbal-ance between tumour necrosis factor and its inhibitor in inflamma-tory bowel disease. *Gut* 43: 203-209.

Noland DJ & Gourtsoyiannis NC (1980) Crohn's disease of the small intestine: a review of the radiological appearances in 100 consecutive patients examined by a barium infusion technique. *Clin Radiol* 31: 597-603.

Nootens J & Devroede G (1972) Frequence de l'enterite regionale dans les cantons de l'Est. *Union Med Can* 101: 1138-1140.

Nordgren S, Hellberg R, Cederblad A et al (1990) Fecal excretion of radiolabelled (CrC^{l3}) proteins in patients with Crohn's disease. *Scand J Gastroenterol* 25: 345-351.

Norlen BJ, Krause U & Bergman L (1970) An epidemiological study of Crohn's disease. *Scand J Gastroenterol* 5: 385-390.

Nugent FW, Richmond M & Park SK (1977) Crohn's disease of the duodenum. *Gut* 18: 115-120.

Nunes GC & Ahlquist RE (1988) Increasing incidence of Crohn's disease. *Am J Surg* 145: 578-581.

Nyhlin H, Merrick MV & Eastwood MA (1994) Bile acid malabsorp-tion in Crohn's disease and indications for its assessment using Se HCAT. *Gut* 35: 90-93.

O'Brien JJ, Bayless TM & Bayless JA (1991) Use of azathioprine or 6-mercaptopurine in the treatment of Crohn's disease. *Gastroenterology* 101: 39-46.

Ochoa R (1977) Epidemiologia. In Fiol M, Ochoa R, Perez P et al (eds) *Simposio sobre la Enfermedad de Crohn en Galici—Rev Esp Enferm Apar Dig* 50: 469-482.

O'Connell DS, Courtney JV & Riddell RH (1980) Colitis of Behçet's syndrome: radiological and pathological features. *Gastrointest Radiol* 5: 173-179.

Odes HS, Krawiec J & Weitzman S (1982) Prevalence of Crohn's disease in Israel. *N Engl J Med* 306: 750-751.

Ogura Y, Bonen DK, Inohara N et al (2001) A frame-shift mutation in NOD2 associated with susceptibility to Crohn's disease. *Nature* 411: 603-606.

Olaison G, Smedh K & Sjodahl R (1991) Recurrence of Crohn's disease in the neoterminal ileum and colonic factors. *Lancet* 338: 1401.

O'Morain, Segal AW & Levi AJ (1984) Elemental diet as primary treatment of acute Crohn's disease: a controlled trial. *BMJ* 288: 1859-1862.

Oren R, Moshkowitz M, Odes S et al (1997) Methotrexate in chronic active Crohn's disease; a double blind, randomised, Israeli multi-centre trial. *Am J Gastroenterol* 92: 2203-2209.

Pallone F, Fais S, Squarcia O et al (1987) Activation of peripheral blood and intestinal lamina propria lymphocytes in Crohn's disease: *in vivo* state of activation and *in vitro* response to stimulation as defined by the expression of early activation antigens. *Gut* 28: 745-753.

Papadakis KA, Shaye OA, Vasiliauskas EA et al (2005) Safety and effi-cacy of adalimumab (D2E7) in Crohn's disease patients with an attenuated response to infliximab. *Am J Gastroenterol* 100: 75-79.

Paredes JG & Garcia JMP (1981) Crohn's disease in the central area of Spain. In Pena AS, Weterman IT, Booth CC & Strober W (eds) *Recent Advances in Crohn's Disease*, pp 168-173. Amsterdam: Martinus Nijhoff.

Parsi MA, Achkar JP, Richardson S et al (2002) Predictors of response to infliximab in patients with Crohn's disease. Gastroenterology 123: 707-713.

Partridge SK & Hodin RA (2004) Small bowel adenocarcinoma at a strictureplasty site in a patient with Crohn's disease: report of a case. *Dis Colon Rectum* 47: 778-781.

Pearson DC, May GR, Fick GH & Sutherland LR (1995) Azathioprine and 6-mercaptopurine in Crohn's disease: A meta-analysis. *Ann Intern Med* 123: 132-142.

Peltekova VD, Wintle RF, Rubin LA et al (2004) Functional variants of OCTN cation transporter genes are associated with Crohn disease. *Nat Genet* 36: 471-475.

Pera A, Bellardo P, Caldera D et al (1988) Colonoscopy in inflamma-tory bowel disease: diagnostic accuracy and proposal of endoscopic score. *Gastroenterology* 92: 181-185.

Perez VL, Van Parijs L, Biuckians A, Zheng XX, Strom TB & Abbas AK (1997) Induction of peripheral T cell tolerance in vivo requires CTLA-4 engagement. *Immunity* 6: 411-417.

Perrett AD, Truelove SC & Massarella GR (1968) Crohn's disease and carcinoma of the colon. *BMJ* ii: 466-468.

Person B & Wexner SD (2005) Management of perianal Crohn's disease. *Curr Treat Options Gastroenterol* 8: 197-209.

Persson P-G, Ahlbom A & Hellers G (1990) Inflammatory bowel disease and tobacco smoke: a case-control study. *Gut* 31: 1377-1381.

Persson P-G, Karlen P, Bernell O et al (1994) Crohn's disease and cancer: a population-based cohort study. *Gastroenterology* 107: 1675-1679.

Persson P-G, Bernell O, Leijonmarck C-E et al (1996) Survival and cause-specific mortality in inflammatory bowel disease: a popula-tion-based cohort study. *Gastroenterology* 110: 1339-1345.

Peters WR, Fry RD, Fleshman JW & Kodner IJ (1989) Multiple blood transfusions reduce the recurrence rate of Crohn's disease. *Dis Colon Rectum* 32: 749-753.

Petras RE, Mir-Maduoijlessi SD & Farmer RG (1987) Crohn's disease and intestinal carcinoma: a report of 11 cases with emphasis on associated epithelial dysplasia. *Gastroenterology* 93: 1307-1314.

Phillips RKS & Glazer G (1981) Metastatic Crohn's disease of the umbilicus. *BMJ* 283: 887.

Pizarro TT, Michie MH, Bentz M et al (1999) IL-18, a novel immunoregulatory cytokine, is up-regulated in Crohn's disease: expression and localisation in intestinal mucosal cells. *J Immunol* 162: 6829-6835.

Plevy SE, Targan SR, Yang H, Fernandez D, Rotter JI & Toyoda H (1996) Tumour necrosis factor microsatellites define a Crohn's disease-associated haplotype on chromosome 6. *Gastroenterology* 110: 1053-1060.

Podolsky DK (1999) Mucosal immunity and inflammation. V. Innate mechanisms of mucosal defence and repair: the best offence is a good defence. *Am J Physiol* 277: G495-499.

Podolsky DK & Isselbacher KJ (1983) Composition of human colonic mucin. Selective alteration in inflammatory bowel disease. *J Clin Invest* 72: 142-153.

Podolsky DK, Lobb R, King N et al (1993) Attenuation of colitis in the cotton-top tamarin by anti-alpha 4 integrin monoclonal antibody. *J Clin Invest* 92: 372-380.

Poritz LS, Rowe WA & Koltun WA (2002) Remicade does not abolish the need for surgery in fistulizing Crohn's disease. *Dis Colon Rectum* 45: 771-775.

Post S, Betzler M, von Ditfurth B et al (1991) Risks of intestinal anastomoses in Crohn's disease. *Ann Surg* 213: 37-42.

Powrie F (2004) Immune regulation in the intestine: a balancing act between effector and regulatory T cell responses. *Ann N Y Acad Sci* 1029: 132-141.

Prantera C, Scribano ML, Falasco G, Andreoli A & Luzi C (2002) Ineffectiveness of probiotics in preventing recurrence after curative resection for Crohn's disease: a randomised controlled trial with *Lactobacillus GG*. *Gut* 51: 405-409.

Prassopoulos P, Papanikolaou N, Grammatikakis J et al (2001) MR ente-roclysis imaging of Crohn disease. *Radiographics* 21: S161-S172.

Present DH (1983) Crohn's disease: extraintestinal manifestations. *Mt Sinai J Med* 50: 126-132.

Present DH & Lichtiger S (1994) Efficacy of cyclosporine in treatment of fistula of Crohn's disease. *Dig Dis Sci* 39: 374-380.

Present DH, Korelitz BI, Wisch N et al (1980) Treatment of Crohn's disease with 6-mercaptopurine: a long-term randomized double-blind study. *N Engl J Med* 302: 981-987.

Present DH, Meltzer SJ, Krumholz MP, Wolke A & Korelitz BI (1989) 6-Mercaptopurine in the management of inflammatory bowel disease: short- and long-term toxicity. *Ann Intern Med* 111: 641-649.

Present DH, Rutgeerts P, Targan S et al (1999) Infliximab for the treatment of fistulas in patients with Crohn's disease. *N Engl J Med* 340: 1398-1405.

Preston D, Bartram CI, Thomas BM & Lennard-Jones JE (1980) Air introduced per rectum can be used to give radiological contrast in severe acute colitis: the 'air enema'. *Gut* 21: 914 (abstract).

Price AB (1996) Indeterminate colitis-broadening the perspective. *Curr Diag Pathol* 3: 35-44.

Prior P, Gyde S, Cooke WT, Waterhouse JAH & Allan RN (1981) Mortality in Crohn's disease. *Gastroenterology* 80: 307-313.

Probert CSJ & Mayberry JF (1991) Inflammatory bowel disease: patients' expectations in the 1990s. *J R Soc Med* 84: 131-132.

Probert CSJ, Jayanthi V, Pinder D et al (1992a) Epidemiological study of ulcerative proctocolitis in Indian migrants and the indigenous population of Leicestershire. *Gut* 33: 687-693.

Probert CSJ, Jayanthi V, Wicks AC & Mayberry JF (1992b) Mortality from Crohn's disease in Leicestershire, 1972-1989: an epidemio-logical community-based study. *Gut* 33: 1226-1228.

Probert CSJ, Jayanthi V, Hughes AO et al (1993) Prevalance and fam-ily risk of ulcerative colitis and Crohn's disease: an epidemiological study among Europeans and South Asians in Leicestershire. *Gut* 34: 1547-1551.

Pucilowska JB, Mohapatra NK, McNaughton KK, Sartor RB & Lund PK (1999) IGF-I and collagen alpha1 (I) are co-expressed in a subset of mesenchymal cells in active Crohn's disease. *Gastroenterology* 116, abstract G3469.

Qiu BS, Vallance BA, Blennerhassett PA et al (1999) The role of CD4+ lymphocytes in the susceptibility of mice to stress-induced reactiva-tion of experimental colitis. *Nat Med* 5: 1178-1182.

Radford-Smith GL, Edwards JE, Purdie DM et al (2002) Protective role of appendicectomy on onset and severity of ulcerative colitis and Crohn's disease. *Gut* 51: 808-813.

Rakoff-Nahoum S, Paglino J, Eslami-Varzaneh F, Edberg S & Medzhitov R (2004) Recognition of commensal microflora by toll-like receptors is required for intestinal homeostasis. *Cell* 118: 229-241.

Rasmussen SN, Lauritsen K, Tage-Jensen U et al (1987) 5-Aminosalicylic acid in the treatment of Crohn's disease: a 16-week double-blind placebo-controlled multicenter study with Pentasa. *Scand J Gastroenterol* 22: 877-883.

Rath HC, Herfarth HH, Ikeda JS et al (1996) Normal luminal bacteria, especially *Bacteroides* species, mediate chronic colitis, gastritis, and arthritis in HLA-B27/human beta2 microglobulin transgenic rats. *J Clin Invest* 98: 945-953.

Rayner CK, Hart A, Hayward C, Emanuel A & Kamm M (2004) Azathioprine dose escalation in inflammatory bowel disease. *Aliment Pharmacol Ther* 20: 65-71.

Rees JEP, Mayberry JF & Calcraft B (1983) What the patients want to know about Crohn's disease. *J Clin Gastroenterol* 5: 221-222.

Reilly RP & Robinson TJ (1986) Crohn's disease: is there a long latent period? *Postgrad Med J* 62: 353-354.

Rescigno M, Urbano M, Valzasina B et al (2001) Dendritic cells express tight junction proteins and penetrate gut epithelial monolayers to sample bacteria. *Nat Immunol* 2: 361-367.

Rhodes J, Bainton D, Beck P & Campbell H (1971) Controlled trial of azathioprine in Crohn's disease. *Lancet* ii: 1273-1276.

Ribeiro MB, Greenstein AJ, Yamazaki Y & Aufses AH Jr (1991) Intra-abdominal abscess in regional enteritis. *Ann Surg* 213: 32-36.

Ribeiro MB, Greenstein AJ, Sachar DB et al (1996) Colorectal adeno-carcinoma in Crohn's disease. *Ann Surg* 223: 186-193.

Roddie ME, Peters AM, Danpure HJ et al (1988) Inflammation: imaging with Tc-99m HMPAO-labelled leukocytes. *Radiology* 166: 767-772.

Rose JDR, Roberts GM, Williams G, Mayberry JF & Rhodes J (1988) Cardiff Crohn's disease jubilee: the incidence over 50 years. *Gut* 29: 346-351.

Rosenstiel P, Fantini M, Brautigam K et al (2003) TNF-alpha and IFN-gamma regulate the expression of NOD2 (CARD 15) in human intestinal epithelial cells. *Gastroenterology* 124: 1001-1009.

Roth MP, Petersen GM, McElree C, Vadheim CM, Panish JF & Rotter JI (1989) Familial empiric risk estimates of inflammatory bowel disease in Ashkenazi Jews. *Gastroenterology* 96: 1016-1020.

Rousseaux C, Lefebvre B, Dubuquoy L et al (2005) Intestinal anti-inflammatory effect of 5-aminosalicylic acid is dependent on peroxisome proliferator-activated receptor-gamma. *J Exp Med*. 201: 1205-1215.

Roy MK, Appleton MAC, Delicata RJ et al (1997) Probable association between hidradenitis suppurativa and Crohn's disease: significance of epithelioid granuloma. *Br J Surg* 84: 375-376.

Rozen O, Zonia J, Yekutiel P & Gilat T (1979) Crohn's disease in the Jewish population of Tel-Aviv-Yafo. *Gastroenterology* 76: 25-30.

Rubio CA & Befrits R (1997) Colorectal adenocarcinoma in Crohn's disease. *Dis Colon Rectum* 40: 1072-1078.

Rubio CA, Befrits R, Poppen B & Svenberg T (1991) Crohn's disease and adenocarcinoma of the intestinal tract: report of four cases. *Dis Colon Rectum* 34: 174-180.

Rugtveit J, Brandtzaeg P, Halstensen TS, Fausa O & Scott H (1994) Increased macrophage subset in inflammatory bowel disease: apparent recruitment from peripheral blood monocytes. *Gut* 35: 669-674.

Ruiz V & Patel J (1986) Crohn's disease in Galicia, Spain, 1968-82. *Front Gastrointest Res* 11: 94-101.

Russel MGVM, Dorant E, Volovics A et al (1998) High incidence of inflammatory bowel disease in the Netherlands: results of a prospective study. *Dis Colon Rectum* 41: 33-40.

Rutgeerts P (2001) Review article: The limitations of corticosteroid therapy in Crohn's disease. *Aliment Pharmacol Ther* 15: 1515-1525.

Rutgeerts P, Geboes K, Vantrappen G et al (1984) Natural history of recurrence of Crohn's disease at the ileocolonic anastomosis after curative surgery. *Gut* 25: 665-672.

Rutgeerts P, Geboes K, Vantrappen G et al (1990) Predictability of the postoperative course of Crohn's disease. *Gastroenterology* 99: 956-963.

Rutgeerts P, Goboes K, Peeters M et al (1991) Effect of faecal stream diversion on recurrence of Crohn's disease in the neoterminal ileum. *Lancet* 338: 771-774.

Rutgeerts P, Lofbert R, Malchow H et al (1994) A comparison of budesonide with prednisolone for active Crohn's disease. *N Engl J Med* 331: 842-845.

Rutgeerts P, Hiele M, Geboes K et al (1995) Controlled trial of metron-idazole treatment for prevention of Crohn's recurrence after ileal resection. *Gastroenterology* 108: 1617-1621.

Rutgeerts P, Lemmens L, Van Assche G, Noman M, Borghini-Fuhrer I & Goedkoop R (2003a) Treatment of active Crohn's disease with onercept (recombinant human soluble p55 tumour necrosis factor receptor): results of a randomised, open-label, pilot study. *Aliment Pharmacol Ther* 17: 185-192.

Rutgeerts P, Colombel J, Enns R et al (2003b) Subanalyses from a phase 3 study on the evaluation of natalizumab in active Crohn's disease therapy-1 (ENACT-1). *Gut* 52 (S6): A239.

Rutgeerts P, Feagan BG, Lichtenstein GR et al (2004) Comparison of scheduled and episodic treatment strategies of infliximab in Crohn's disease. *Gastroenterology* 126: 402-413.

Rutgeerts P, Van Assche G, Vermeire S et al (2005) Ornidazole for prophylaxis of postoperative Crohn's disease recurrence: a random-ized, double-blind, placebo-controlled trial. *Gastroenterology* 128: 856-861.

Sahmoud T, Hoctin-Boes G, Modigliani R et al, on behalf of the GETAID group (1995) Identifying patients with a high risk of relapse in quiescent Crohn's disease. *Gut* 37: 811-818.

Saibeni S, Cortinovis I & Beretta L et al (2005) Gender and disease activity influence health-related quality of life in inflammatory bowel diseases. *Hepatogastroenterology* 52: 509-515.

Sandborn WJ (1995) A critical review of cyclosporin therapy in inflammatory bowel disease. *Inflamm Bowel Dis* 1: 48-63.

Sandborn WJ (1997) Preliminary report on the use of oral tacrolimus (FK506) in the treatment of complicated proximal small bowel and fistulizing Crohn's disease. *Am J Gastroenterol* 92: 876-879.

Sandborn WJ (2004) Serologic markers in inflammatory bowel disease: state of the art. *Rev Gastroenterol Disord* 4: 167-174.

Sandborn WJ & Hanauer SB (2002) Infliximab in the treatment of Crohn's disease: a user's guide for clinicians. *Am*

J Gastroenterol 97：2962-2972.

Sandborn WJ，Bann OE，Zinns BJ，Tremaine WJ，May DC and Lipsky JJ (1995) An intravenous loading dose of Azathioprine decreases the time to response in patients with Crohn's disease. *Gastroenterology* 109：1808-1817.

Sandborn WJ，Tremaine WJ，Wolf DC et al (1999) Lack of effect of intravenous administration on timed response to Azathioprine for steroid treated Crohn's disease：North American Azathioprine Study Group. *Gastroenterology* 117：527-535.

Sandborn WJ，Hanauer SB，Katz S et al (2001) Etanercept for active Crohn's disease：a randomised，double-blind placebo-controlled trial. *Gastroenterology* 121：1088-1094.

Sandborn WJ，Present DH，Isaacs KL et al (2003) Tacrolimus for the treatment of fistulas in patients with Crohn's disease：a random-ized，placebo-controlled trial. *Gastroenterology* 125：380-388.

Sandborn WJ，Feagan BG，Radford-Smith G et al (2004a) CDP571，a humanised monoclonal antibody to tumour necrosis factor alpha，for moderate to severe Crohn's disease：a randomised，double blind，placebo controlled trial. *Gut* 53：1485-1493.

Sandborn WJ，Hanauer S，Loftus EV Jr et al (2004b) An open-label study of the human anti-TNF monoclonal antibody adalimumab in subjects with prior loss of response or intolerance to infliximab for Crohn's disease. *Am J Gastroenterol* 99：1984-1989.

Sandborn WJ，Colombel JF，Enns R et al (2004c) Efficiacy assessment of Natalizumab in patients with Crohn's disease and prior history of anti TNF therapy：results from ENACT-1. *Gastroenterology* 126 (Supp)：A583.

Sanders DSA (1998) The differential diagnosis of Crohn's disease and ulcerative colitis. In Allan RN & Keighley MRB (eds) *Baillière's Clinical Gastroenterology*，vol 12. Baillière Tindall.

Sanders DSA (2005) Mucosal integrity and barrier function in the pathogenesis of early lesions in Crohn's disease. *J Clin Pathol* 58：568-572.

Sands BE，Anderson FH，Bernstein CN et al (2004) Infliximab mainte-nance therapy for fistulizing Crohn's disease. *N Engl J Med* 350：876-885.

Santos J，Saunders PR，Hanssen NP，et al (1999) Corticotropin-releas-ing hormone mimics stress-induced colonic epithelial pathophysiol-ogy in the rat. *Am J Physiol* 277 (2 Pt 1)：G391-399.

Santos J，Benjamin M，Yang PC，et al (2000) Chronic stress impairs rat growth and jejunal epithelial barrier function：role of mast cells. *Am J Physiol Gastrointest Liver Physiol* 278：G847-G854.

Sartor RB (2001) Intestinal micro-flora in human and experimental inflammatory bowel disease. *Curr Opin Gastroenterol* 17：324-330.

Sartor RB (2004) Therapeutic manipulation of the enteric microflora in inflammatory bowel diseases：antibiotics，probiotics，and prebiotics. *Gastroenterology* 126：1620-1633.

Satsangi J，Jewell DP & Bell JI (1997) The genetics of inflammatory bowel. *Gut* 40：572-574.

Saverymuttu SH，Peters AM，Hodgson HJ，Chadwick VS & Lavender JP (1982) Indium-111 autologous leucocyte scanning：comparison with radiology for imaging the colon in inflammatory bowel disease. *BMJ* 285：255-257.

Saverymuttu SH，Peters AM，Lavender JP et al (1983a) Quantitative fecal indium 111-labelled leukocyte excretion in the assessment of disease in Crohn's disease. *Gastroenterology* 85：1333-1339.

Saverymuttu SH，Peters AM，Lavender JP，Hodgson HJ & Chadwick VS (1983b) Indium-111 autologous leucocytes in inflammatory bowel disease. *Gut* 24：293-299.

Saverymuttu SH，Camilleri M，Rees H et al (1986) Indium-111 granu-locyte scanning in the assessment of disease extent and disease activity in inflammatory bowel disease. *Gastroenterology* 90：1121-1128.

Savoca PE，Ballantyne GH & Cahow CE (1990) Gastrointestinal malig-nancies in Crohn's disease：a 20-year experience. *Dis Colon Rectum* 33：7-11.

Scallon BJ，Moore MA，Trinh H，Knight DM & Ghrayeb J (1995) Chimeric anti-TNF-alpha monoclonal antibody cA2 binds recombi-nant trans membrane TNF-alpha and activates immune effector functions. *Cytokine* 7：251-259.

Scammell BE & Keighley MRB (1986) Delayed perineal wound healing after proctocolectomy for Crohn's colitis. *Br J Surg* 73：150-152.

Scammell B，Ambrose NS，Alexander-Williams J，Allen RN & Keighley MRB (1985) Recurrent small bowel Crohn's disease is more frequent after subtotal colectomy and ileorectal anastomosis than proctocolectomy. *Dis Colon Rectum* 28：770-771.

Scammell BE，Andrews H，Allan RN，Alexander-Williams J & Keighley MRB (1987) Results of proctocolectomy for Crohn's disease. *Br J Surg* 74：671-674.

Scheinecker C，McHugh R，Shevach EM & Germain RN (2002) Constitutive presentation of a natural tissue autoantigen exclu-sively by dendritic cells in the draining lymph node. *J Exp Med* 196：1079-1090.

Schmidt C，Giese T，Ludwig B et al (2005) Expression of interleukin-12-related cytokine transcripts in inflammatory bowel disease：elevated interleukin-23p19 and interleukin-27p28 in Crohn's disease but not in ulcerative colitis. *Inflamm Bowel Dis* 11：16-23.

Schmitz-Moormann P，Malchow H & Pittner PM (1985) Endoscopic and bioptic study of the upper gastrointestinal tract in Crohn's disease patients. *Pathol Res Pract* 179：377-387.

Schofield PF (1965) The natural history and treatment of Crohn's disease. *Ann R Coll Surg Engl* 36：258-279.

Scholmerick J，Sedlak P，Hoppe-Seyler P & Gerok W (1987) The information needs and fears of patients with inflammatory bowel disease. *Hepatogastroenterology* 34：182-185.

Schreiber S，Heinig T，Thiele HG & Raedler A (1995) Immunoregulatory role of interleukin 10 in patients with inflammatory bowel disease. *Gastroenterology* 108：1434-1444.

Schreiber S，Fedorak RN，Nielsen OH et al (2000) Safety and efficacy of recombinant human interleukin 10 in chronic active Crohn's disease. *Gastroenterology* 119：1461-1472.

Schreiber S，Rutgeerts P，Fedorak R，Khaliq-Kareemi M，Kamm M，Patel J，and the CDP870 Crohn's Disease Study Group (2003) CDP870，a humanized anti-TNF antibody fragment，induces clini-cal response with remission in patients with active Crohn's disease (CD). *Gastroenterology* 124 (S).

Schuermann GM，Aber Bishop AE，Facer P et al (1993) Altered expression of cell adhesion molecules in uninvolved gut in inflam-matory bowel disease. *Clin Exp Immunol* 94：341-347.

Schulte CM (2004) Review article：bone disease in inflammatory bowel disease. *Aliment Pharmacol Ther* 20 (Suppl 4)：43-49.

Schwartz DA & Herdman CR (2004) The medical treatment of Crohn's perianal fistulas. *Aliment Pharmacol Ther* 19：953-967.

Schwartz DA，Loftus EV Jr，Tremaine WJ et al (2002) The natural history of fistulising Crohn's disease in Olmsted County，Minnesota. *Gastroenterology* 122：875-880.

Scott ADN & Phillips RKS (1993) Suppression of macrophage func-tion by suture material and anastomotic recurrence of Crohn's disease. *Br J Surg* 80：387-391.

Scully C, Cochran KM, Russell RI et al (1982) Crohn's disease of the mouth：an indicator of intestinal involvement. *Gut* 23：198-201.

Sedlack RE, Nobrega FT, Kurland LT & Sauer WG (1972) Inflammatory colon disease in Rochester, Minnesota, 1935-64. *Gastroenterology* 62：935-941.

Sedlack RE, Whisnant J, Elveback LR & Kurland LT (1980) Incidence of Crohn's disease in Ohmsted County, Minnesota 1933-75. *Am J Epidemiol* 112：759-763.

Seitz M (1999) Molecular and cellular effects of methotrexate. *Curr Opin Rheumatol* 11：226-232.

Seksik P, Rigottier-Gois L, Gramet G et al (2003) Alterations of the dominant faecal bacterial groups in patients with Crohn's disease of the colon. *Gut* 52：237-242.

Sellink JL (1976) In：Stenfert HE (ed) *Radiological Atlas of Common Diseases of the Small Intestine*. Leiden：Kroese BV.

Sellon RK, Tonkonogy S, Schultz M et al (1998) Resident enteric bac-teria are necessary for development of spontaneous colitis and immune system activation in interleukin-10-deficient mice. *Infect Immun* 66：5224-5231.

Shanahan F & O'Mahony J (2005) The mycobacteria story in Crohn's disease. *Am J Gastroenterol* 100：1537-1538.

Shanbhogue LKR & Molenaar JC (1994) Short bowel syndrome：meta-bolic and surgical management. *Br J Surg* 81：486-499.

Shafran I, Kugler L, el-Zaatari FA, Naser SA & Sandoval J (2002) Open clinical trial of rifabutin and clarithromycin therapy in Crohn's disease. *Dig Liver Dis* 34：22-28.

Shepherd NA (1991) Pathological mimics of inflammatory bowel disease. *J Clin Pathol* 44：726-733.

Shivananda S, Pena AS, Mayberry JF, Ruitenburg EJ & Hoedemaeker PJ (1987a) Epidemiology of proctocolitis in the region of Leiden. The Netherlands. *Scand J Gastroenterol* 22：993-1002.

Shivananda S, Pena AS, Nap M et al (1987b) Epidemiology of Crohn's disease in the region of Leiden, The Netherlands. *Gastroenterology* 93：996-974.

Shivananda S, van Blankenstein M, Schouten WR, Themans B & Does EVD (1993) Quality of life in Crohn's disease：results of a case-control study. *Eur J Gastroenterol Hepatol* 5：919-925.

Shivananda S, Lennard-Jones J, Logan R et al (1996) Incidence of inflammatory bowel disease across Europe：is there a difference between north and south? Results of the European collaborative study on IBD (EC-IBD). *Gut* 39：690-697.

Siegel CA & Sands BE (2005) Review article：practical management of inflammatory bowel disease patients taking immunomodulators. *Aliment Pharmacol Ther* 22：1-16.

Silvennoinen JA, Karttunen TJ, Neimela SE, Manelius JJ & Lehtola JK (1995) A controlled study of bone mineral density in patients with inflammatory bowel disease. *Gut* 37：71-76.

Silverstein M, Lashner B, Hanauer SB, Evans AA & Kirsner JB (1989) Cigarette smoking in Crohn's disease. *Am J Gastroenterol* 84：31-33.

Simpkins KC (1976) The barium enema in Crohn's colitis. In Weterman IT, Pena AS & Booth CC (eds) *The Management of Crohn's Disease*, pp 62-67. Amsterdam：Excerpta Medica.

Simpkins KC I (1977) Aphthoid ulcers in Crohn's colitis. *Clin Radiol* 28：601-608. Simpkins KS & Young AC (1971) The differential diagnosis of large bowel strictures. *Clin Radiol* 22：449-457.

Simpson S, Traube J & Riddell RH (1981) The histological appearance of dysplasia (precarcinomatous change) in Crohn's disease of the small and large intestine. *Gastroenterology* 81：492-501.

Singleton JW, Law DH, Kelly ML et al (1979) National Cooperative Crohn's Disease Study：adverse reactions to study drugs. *Gastroenterology* 77：870-882.

Singleton JW, Hanauer SB, Gitnick GL et al (1993) Mesalamine cap-sules for the treatment of active Crohn's disease：results of a 16-week trial. Pentasa Crohn's Disease Study Group. *Gastroenterology* 104：1293-1301.

Singleton J (1994) Second trial of mesalamine therapy in the management of active Crohn's disease. *Gastroenterology* 107：623-633.

Sjodahl RI, Myrelid P & Soderholm JD (2003) Anal and rectal cancer in Crohn's disease. *Colorectal Dis* 5：490-495.

Skarstein A, Arnesjo B, Burhol P et al (1982) The incidence of ulcera-tive colitis and Crohn's disease in an urban population. *Scand J Gastroenterol* 17：349.

Slomiany A, Grabska M & Slomiany BL (2001) Essential components of antimicrobial gastrointestinal epithelial barrier：specific interaction of mucin with an integral apical membrane protein of gastric mucosa. *Mol Med* 7：1-10.

Small WP & Smith AN (1975) Fistula and conditions associated with diverticular disease of the colon. *Clin Gastroenterol* 4：171-199.

Smart H, Mayberry JF, Calcraft B, Morris JS & Rhodes J (1986) Effect of information booklet on patients' anxiety levels and consultation rates in Crohn's disease. *Publ Health* 100：184-186.

Smedh K, Olaison G & Sjodahl R (1990) Ileocolonic nipple valve anastomosis for preventing recurrence of surgically treated Crohn's disease：long-term follow-up of six cases. *Dis Colon Rectum* 33：987-990.

Smiddy FG & Goligher JC (1957) Results of surgery in the treatment of cancer of the large intestine. *BMJ* i：793-796.

Smith IS, Young S, Gillespie G, O'Connor J & Bell JR (1975) Epidemiological aspects of Crohn's disease in Clydesdale, 1961-70. *Gut* 16：62-67.

Smith RC, Rhodes J, Heatley RV et al (1978) Low-dose steroids and clinical relapse in Crohn's disease：a controlled trial. *Gut* 19：606-610.

Soderholm JD, Peterson KH, Olaison G et al (1999) Epithelial perme-ability to proteins in the noninflamed ileum of Crohn's disease? *Gastroenterology* 117：65-72.

Soderholm JD, Yates DA, Gareau MG et al (2002) Neonatal maternal separation predisposes adult rats to colonic barrier dysfunction in response to mild stress. *Am J Physiol Gastrointest Liver Physiol* 283：G1257-1263.

Solem CA, Harmsen WS, Zinsmeister AR & Loftus EV Jr (2004) Small intestinal adenocarcinoma in Crohn's disease：a case-control study. *Inflamm Bowel Dis* 10：32-35.

Sommerville KW, Logan RFA, Edmond M & Langman MJS (1984) Smoking and Crohn's disease. *BMJ* 289：954-956.

Sonnenberg A (1986) Mortality from Crohn's disease and ulcerative colitis in England-Wales and the US from 1950 to 1983. *Dis Colon Rectum* 29：624-629.

Sorensen VZ, Olsen BG & Binder V (1987) Life prospects and quality of life in patients with Crohn's disease. *Gut* 28：382-385.

Souza HS, Elia CC, Spencer J & MacDonald TT (1999) Expression of lymphocyte-endothelial receptor-ligand pairs, alpha4beta7/MAdCAM-1 and OX40/OX40 ligand in the colon and jejunum of patients with inflammatory bowel disease. *Gut* 45：856-863.

Stagg AJ, Hart AL, Knight SC & Kamm MA (2003) The dendritic cell：its role in intestinal inflammation and relationship with gut bacteria. *Gut* 52：1522-1529.

Stange EF, Modigliani R, Pena AS, Wood AJ, Feutren G & Smith PR (1995) European trial of cyclosporine in chronic active Crohn's dis-ease: a twelve-month study. The European Study Group. *Gastroenterology* 109: 774-782.

Stanley P, Kelsey Fry I, Dawson AM & Dyer N (1971) Radiological signs of ulcerative colitis and Crohn's disease of the colon. *Clin Radiol* 22: 434-442.

Steinberg DM, Cook WT & Alexander-Williams J (1973) Free perfora-tion in Crohn's disease. *Gut* 14: 187-190.

Steinhart AH, Feagan BG, Wong CJ et al (2002) Combined budes-onide and antibiotic therapy for active Crohn's disease: a random-ized controlled trial. *Gastroenterology* 123: 33-40.

Steinlauf AF & Present DH (2004) Medical management of the pregnant patient with inflammatory bowel disease. *Gastroenterol Clin North Am* 33: 361-385, xi. Review

Stern HS, Goldberg SM, Rothenberger DA et al (1984) Segmental versus total colectomy for large bowel Crohn's disease. *World J Surg* 8: 118-122.

Sternberg EM, Young WS III, Bernardini R et al (1989) A central nervous system defect in biosynthesis of corticotropin-releasing hormone is associated with susceptibility to streptococcal cell wall-induced arthritis in Lewis rats. *Proc Natl Acad Sci USA* 86: 4771-4775.

Stevenson GW (1978) Gastroduodenal lesions in Crohn's disease. *Gut* 19: 962-963.

Steyn JP & Kyle J (1982) Quality of life after surgery for Crohn's disease. *J R Coll Surg Edinb* 27: 22-25.

Stoll M, Corneliussen B, Costello CM et al (2004) Genetic variation in DLG5 is associated with inflammatory bowel disease. *Nat Genet* 36: 476-480.

Stout C & Snyder RL (1969) Ulcerative colitis-like lesion in Siamang gibbons. *Gastroenterology* 57: 256-261.

Straub RH, Vogl D, Gross V et al (1998) Association of humoral markers of inflammation and dehydroepiandrosterone sulfate or cortisol serum levels in patients with chronic inflammatory bowel disease. *Am J Gastroenterol* 93: 2197-2202.

Straub RH, Herfarth H, Falk W, et al (2002) Uncoupling of the sympa-thetic nervous system and the hypothalamic-pituitary-adrenal axis in inflammatory bowel disease? *J Neuroimmunol* 126: 116-125.

Strickland RG, Miller WC, Volpicelli NA et al (1977) Lymphocytotoxic antibodies in patients with inflammatory bowel diseases and their spouses: evidence for a transmissible agent. *Clin Exp Immunol* 30: 188-192.

Sturm A & Dignass AU (2002) Modulation of gastrointestinal wound repair and inflammation by phospholipids. *Biochim Biophys Acta* 1582: 282-288.

Sturm A, Leite AZ, Danese S et al (2004) Divergent cell cycle kinetics underlie the distinct functional capacity of mucosal T cells in Crohn's disease and ulcerative colitis. *Gut* 53: 1624-1631.

Summers RW, Switz DM, Sessions JT et al (1979) National Cooperative Crohn's Disease Study: results of drug treatment. *Gastroenterology* 77: 847-869.

Sung JJY, Hsu RKK, Chan FKL et al (1994) Crohn's disease in the Chinese population: an experience from Hong Kong. *Dis Colon Rectum* 37: 1307-1309.

Sunkwa-Mills HNO (1974) Life-threatening haemorrhage in Crohn's disease. *Br J Surg* 61: 291-292.

Sutherland LR, Ramcharan S, Bryant H & Fick G (1990) Effect of ciga-rette smoking on recurrence of Crohn's disease. *Gastroenterology* 98: 1123-1128.

Sutherland L, Singleton J, Sessions J et al (1991) Double blind, placebo controlled trial of metronidazole in Crohn's disease. *Gut* 32: 1071-1075.

Sutherland LR, Martin F, Bailey RJ et al (1997) A randomized, placebo-controlled, double-blind trial of mesalamine in the mainte-nance of remission of Crohn's disease. The Canadian Mesalamine for Remission of Crohn's Disease Study Group. *Gastroenterology* 112: 1069-1077.

Swain P (2005) Wireless capsule endoscopy and Crohn's disease. *Gut* 54: 323-326, Review.

Swidsinski A, Ladhoff A, Pernthaler A et al (2002) Mucosal flora in inflammatory bowel disease. *Gastroenterology* 122: 44-54.

Tamboli CP, Neut C, Desreumaux P & Colombel JF (2004) Dysbiosis in inflammatory bowel disease. *Gut* 53: 1-4.

Targan SR, Hanauer SB, van Deventer SJ et al (1997) A short-term study of chimeric monoclonal antibody cA2 to tumor necrosis factor alpha for Crohn's disease. Crohn's Disease cA2 Study Group. *N Engl J Med* 337: 1029-1035.

Targan SR, Landers CJ, Yang H et al (2005) Antibodies to CBir1 fla-gellin define a unique response that is associated independently with complicated Crohn's disease. *Gastroenterology* 128: 2020-2028.

Tartter PI, Driefuss RM, Malon AM, Heimann TM & Aufses AH (1988) Relationship of postoperative septic complications and blood trans-fusions in patients with Crohn's disease. *Am J Surg* 155: 43-48.

Tasman-Jones C, Eason R & Lee SP (1982) Inflammatory bowel disease: ethnic variations in Auckland, New Zealand. *Scand J Gastroenterol* 17: 350.

Teague RH & Waye JD (1981) Endoscopy in inflammatory bowel dis-ease. In: Hunt RH & Waye JD (eds) *Colonoscopy: Techniques, Clinical Practice and Colour Atlas*, pp 343-362. London: Chapman & Hall.

Teahon K, Bjarnason I, Pearson M & Levi AJ (1990) Ten years' experi-ence with an elemental diet in the management of Crohn's disease. *Gut* 31: 1133-1137.

Temmesfeld-Wollbrueck B, Heinriches C, Szalay A & Seeger W (1997) Granulomatous gastritis in Wegener's disease: differentiation from Crohn's disease supported by a positive test for antineutrophil anti-bodies. *Gut* 40: 550-553.

ten Hove T, van Montfrans C, Peppelenbosch MP & van Deventer SJ (2002) Infliximab treatment induces apoptosis of lamina propria T lymphocytes in Crohn's disease. *Gut* 50: 206-211.

Thomas GA, Swift GL, Green JT et al (1998) Controlled trial of anti-tuberculous chemotherapy in Crohn's disease: a five year follow up study. *Gut* 42: 497-500.

Thompson JS (1992) Reoperation in patients with the short bowel syndrome. *Am J Surg* 164: 453-457.

Thompson WM, Cockrill H & Price RP (1975) Regional enteritis of the duodenum. *AJR Radium Ther Nucl Med* 123: 252-261.

Thomsen O, Cotot A, Jewell D et al (1997) Budesonide is more effective than Mezalazine in active Crohn's disease. A sixteen week interna-tional randomised double blind multi-centre trial. *Gastroenterology* 112: a1104 (abstract).

Thuluvath PJ, Nincovic M, Calam J & Anderson M (1994) Mesalazine induced interstitial nephritis. *Gut* 35: 1493-1496.

Tiede I, Fritz G, Strand S et al (2003) CD28-dependent Rac1 activation is the molecular target of azathioprine in primary human CD4+ T lymphocytes. *J Clin Invest* 111: 1133-1145.

Tjandra JJ & Hughes LE (1994) Parastomal pyoderma gangrenosum in inflammatory bowel disease. *Dis Colon Rectum* 37: 938-942.

Tobin MV, Logan RFA, Langman MJS, McConnell RB & Gilmore IT (1987) Cigarette smoking and inflammatory bowel disease. *Gastroenterology* 93: 316-321.

Toy LS, Yio XY, Lin A, Honig S & Mayer L (1997) Defective expression of gp180, a novel CD8 ligand on intestinal epithelial cells, in inflammatory bowel disease. *J Clin Invest* 100: 2062-2071.

Toyoda H, Wang SJ, Yang HY et al (1993) Distinct associations of HLA class II genes with inflammatory bowel disease. *Gastroenterology* 104: 741-748.

Traube J, Simpson S, Riddell RH et al (1980) Crohn's disease and adenocarcinoma of the bowel. *Dig Dis Sci* 25: 939-944.

Travis SPL (1997) Insurance risks for patients with ulcerative colitis or Crohn's disease (review). *Aliment Pharmacol Ther* 11: 51-59.

Tremaine WJ, Schroeder KW, Harrison JM & Zinsmeister AR (1994) A randomized double blind placebo controlled trial of the oral mesalamine preparation, Asacol, in the treatment of symptomatic Crohn's colitis and enterocolitis. *J Clin Gastroenterol* 19: 278-282.

Tremaine WJ, Hanauer S, Katz F et al (2002) Budesonide cir capsules in active Crohn's disease; a randomised placebo controlled study in the United States. *Am J Gastroenterol* 97: 1748-1754.

Tresadern JC, Gear MWL & Nicol A (1973) An epidemiological study of regional enteritis in the Gloucester area. *Br J Surg* 60: 366-368.

Truelove SC & Pena AS (1976) Course and prognosis of Crohn's disease. *Gut* 17: 192-201.

Tsianos EV, Masalas CN, Merkouropoulos M, Dalekos DN & Logan RFA (1994) Incidence of inflammatory bowel disease in north west Greece: rarity of Crohn's disease in an area where ulcerative colitis is common. *Gut* 35: 369-372.

Tsukasa S, Tokjdome K, Irisa T et al (1978) Roentgenographic diag-nosis of Crohn's disease of the small intestine. *Stomach Intest* 13: 335-349.

Tysk C, Lindberg E, Jarnerot G & Floderus-Myrhed B (1988) Ulcerative colitis and Crohn's disease in an unselected population of monozy-gotic and dizygotic twins. A study of heritability and the influence of smoking. *Gut* 29: 990-996.

Umschaden H, Szolar D, Gasser J et al (2000) Small bowel disease: comparison of MR enteroclysis with conventional enteroclysis and surgical findings. *Radiology* 215: 717-725.

Ursing B, Alm T, Barany F et al (1982) A comparative study of metronidazole and sulfasalazine for active Crohn's disease: the cooperative Crohn's disease study in Sweden. II. Result. *Gastroenterology* 83: 550-562.

Vagefi PA & Longo WE (2005) Colorectal cancer in patients with inflammatory bowel disease. *Clin Colorectal Cancer* 4: 313-319.

Valdes-Dapena A, Rudolph I & Hidayat A (1976) Adenocarcinoma of the small bowel in association with regional enteritis: four new cases. *Cancer* 37: 2936-2947.

Valiulis A & Currie DJ (1987) A surgical experience with Crohn's disease. *Surg Gynecol Obstet* 164: 27-32.

Van Assche G, Vanbeckevoort D, Bielen D et al (2003) Magnetic reso-nance imaging of the effects of infliximab on perianal fistulising Crohn's disease. *Am J Gastroenterol* 98: 332-339.

van Dijk AP, Meijssen MA, Brouwer AJ et al (1998) Transdermal nico-tine inhibits interleukin 2 synthesis by mononuclear cells derived from healthy volunteers. *Eur J Clin Invest* 28: 664-671.

Van Hees PA, Van Elferen LW, Van Rossum JM & van Tangeren JH (1978) Haemolysis during salicylazosulfapyridine therapy. *Am J Gastroenterol* 70: 501-505.

Van Hees PAM, Van Elteren PH, Van Lier HJJ & Van Tongeren JHM (1980) An index of inflammatory activity in patients with Crohn's disease. *Gut* 21: 279-286.

Van Hees PAM, Van Lier HJJ, Van Elteren PH et al (1981) Effect of sulphasalazine in patients with active Crohn's disase: a controlled double-blind study. *Gut* 22: 404-409.

van Hogezand RA, Eichhorn RF, Choudry A, Veenendaal RA & Lamers CB (2002) Malignancies in inflammatory bowel disease: fact or fiction? *Scand J Gastroenterol* (Suppl): 48-53.

Van Patter WN, Bargen JA & Dockerty MB (1954) Regional enteritis. *Gastroenterology* 26: 347-450.

Van Staa TP, Travis S, Leufkens HG & Logan RF (2004) 5-Aminosalicylic acids and the risk of renal disease: a large British epidemiologic study. *Gastroenterology* 126: 1733-1739.

Vasiliauskas E, Kam LY, Abreu-Martin M et al (1999) An open label pilot study of low dose thalidomide in chronically active steroid dependent Crohn's disease. *Gastroenterology* 117: 1278-1287.

Velin AK, Ericson AC, Braaf Y et al (2004) Increased antigen and bacterial uptake in follicle associated epithelium induced by chronic psychological stress in rats. *Gut* 53: 494-500.

Vermeire S, Louis E, Carbonez A et al, Belgian Group of Infliximab Expanded Access Program in Crohn's Disease (2002) Demographic and clinical parameters influencing the short-term outcome of anti-tumor necrosis factor (infliximab) treatment in Crohn's disease. *Am J Gastroenterol* 97: 2357-2363.

Vessey M, Jewell D, Smith A, Yeates D & McPherson K (1986) Chronic inflammatory bowel disease, cigarette smoking, and use of oral contraceptives: findings in a large cohort study of women of child-bearing age. *Br Med J (Clin Res Ed)* 292: 1101-1103.

Viney JL, Mowat AM, O'Malley JM, Williamson E & Fanger NA (1998) Expanding dendritic cells in vivo enhances the induction of oral tolerance. *J Immunol* 160: 5815-5825.

Vuckovic S, Florin TH, Khalil D et al (2001) CD40 and CD86 upregu-lation with divergent CMRF44 expression on blood dendritic cells in inflammatory bowel diseases. *Am J Gastroenterol* 96: 2946-2956.

Warren S & Sommers SC (1948) Cicatrizing enteritis (regional enteri-tis) as a pathological entity. *Am J Pathol* 24: 475-501.

Warthin TA (1969) Some epidemiological observations on the aetiol-ogy of regional enteritis. *Trans Am Clin Climatol Assoc* 80: 116-124.

Waye JD (1980) Endoscopy in inflammatory bowel disease. *Clin Gastroenterol* 9: 279-296.

Waye JD & Hunt RH (1982) Colonoscopic diagnosis of inflammatory bowel disease. *Surg Clin North Am* 62: 905-914.

Weedon DD, Shorter RG, Ilstrup DM et al (1973) Crohn's disease and cancer. *N Engl J Med* 289: 1099-1103.

Wehkamp J, Harder J, Weichenthal M et al (2003) Inducible and con-stitutive beta-defensins are differentially expressed in Crohn's disease and ulcerative colitis. *Inflamm Bowel Dis* 9: 215-223.

Wehkamp J, Harder J, Weichenthal M et al (2004) NOD2 (CARD15) mutations in Crohn's disease are associated with diminished mucosal alpha-defensin expression. *Gut* 53: 1658-1664.

Wehkamp J, Schmid M, Fellermann K & Stange EF (2005) Defensin deficiency, intestinal microbes, and the clinical phenotypes of Crohn's disease. *J Leukoc Biol* 77: 460-465. Epub 2004 Dec 23.

Weldon MJ, Lowe C, Joseph AEA & Maxwell JD (1996) Quantitative leucocyte scanning in the assessment of inflammatory bowel disease activity and its response to therapy (review). *Aliment Pharmacol Ther* 10: 123-132.

Wells C (1952) Ulcerative colitis and Crohn's disease. *Ann R Coll Surg Engl* 11: 105-120.

Wenckert A, Kristensen M, Eklund AE et al (1978) The

long-term pro-phylactic effect of salazosulphapyridine (Salazopyrin) in primarily resected patients with Crohn's disease. A controlled double-blind trial. *Scand J Gastroenterol* 13: 161-167.

Weterman IT, Biemond I & Pena AS (1990) Mortality and causes of death in Crohn's disease: review of 50 years' experience in Leiden University Hospital. *Gut* 31: 1387-1390.

Williams JC & Hughes LE (1989) Effect of perioperative blood transfu-sion on recurrence of Crohn's disease. *Lancet* ii: 131-132.

Williams JG, Wong WD, Rothenberger DA & Goldberg SM (1991) Recurrence of Crohn's disease after resection. *Br J Surg* 78: 10-19.

Willoughby JMT, Kumar PJ, Beckett J & Dawson AM (1971) Controlled trial of azathioprine in Crohn's disease. *Lancet* ii: 944-947.

Wilson LM & Baldwin AL (1999) Environmental stress causes mast cell degranulation, endothelial and epithelial changes, and edema in the rat intestinal mucosa. *Microcirculation* 6: 189-198.

Winslet MC, Andrews H, Allan RN & Keighley MRB (1989) The role of the faecal stream in maintaining the inflammatory process in Crohn's colitis. *Br J Surg* 76: 8628.

Winter J, Walker A, Shapiro D, Gaffney D, Spooner R & Mirrells P (2004) Cost effectiveness of thiopurine methyltransferase genotype screening in patients about to commence azathioprine therapy for the treatment of inflammatory bowel disease. *Aliment Pharmacol Ther* 20: 593-599.

Winter TA, Wright J, Ghosh S, Jahnsen J, Innes A & Round P (2004) Intravenous CDP870, a PEGylated Fab' fragment of a humanized antitumour necrosis factor antibody, in patients with moderate-to-severe Crohn's disease: an exploratory study. *Aliment Pharmacol Ther* 20: 1337-1346.

Wolters FL, Russel MG & Stockbrugger RW (2004) Systematic review: has disease outcome in Crohn's disease changed during the last four decades? *Aliment Pharmacol Ther* 20: 483-496.

Wood JD, Peck OC, Tefend KS et al (2000) Evidence that colitis is initi-ated by environmental stress and sustained by fecal factors in the cotton-top tamarin (*Saguinus oedipus*). *Dig Dis Sci* 45: 385-393.

Woolner JT, Parker TJ, Kirby GA & Hunter JO (1998) The develop-ment and evaluation of a diet for maintaining remission in Crohn's disease. *J Hum Nutr Dietetics*: 11: 1-11.

Wright JT (1970) The prevalence of Crohn's disease in an East London borough. *Fourth World Congress of Gastroenterology Advance Abstracts*, p 389.

Wright JP, Marks IN, Jameson C, Garisch JAM, Burns DG & Kottler BR (1981) The Cape Town experience of Crohn's disease. In Lee ECG (ed) *Crohn's Workshop: A Global Assessment of Crohn's Disease*, pp 95-100. London: Heyden.

Wyatt J, Vogelsang H, Hubl W, Waldhoer T & Lochs H (1993) Intestinal permeability and the prediction of relapse in Crohn's disease. *Lancet* 341: 1437-1439.

Wyatt MG, Houghton PWJ, McMortensen NJ & Williamson RCN (1987) The malignant potential of colorectal Crohn's disease. *Ann R Coll Surg Engl* 69: 196-198.

Wyke RJ, Edwards FC & Allan RN (1988) Employment problems and prospects for patients with inflammatory bowel disease. *Gut* 29: 1229-1235.

Yacyshyn BR, Lazarovits A, Tsai V & Matejko K (1994) Crohn's dis-ease, ulcerative colitis, and normal intestinal lymphocytes express integrins in dissimilar patterns. *Gastroenterology* 107: 1364-1371.

Yamamoto H, Sekine Y, Sato Y et al (2001) Total enteroscopy with a nonsurgical steerable double balloon method. *Gastrointest Endosc* 53: 216-220.

Yamamoto T & Keighley MRB (1999a) The association of cigarette smoking with a high risk of recurrence after ileocolonic Crohn's disease. *Surg Today* 29: 579-580.

Yamamoto T & Keighley MRB (1999b) Long-term outcome of total colectomy and ileostomy for Crohn disease. *Scand J Gastroenterol* 34: 280-286.

Yamamoto T, Allan RN & Keighley MRB (1999a) Perforating ileoce-cal Crohn's disease does not carry a high risk of recurrence but usually re-presents as perforating disease. *Dis Colon Rectum* 42: 519-524.

Yamamoto T, Allan RN & Keighley MRB (1999b) Smoking is a predictive factor for outcome after colectomy and ileorectal anastomosis in patients with Crohn's colitis. *Br J Surg* 86: 1069-1070.

Yamamoto T, Bain IM, Mylonakis E, Allan RN & Keighley MRB (1999c) Stapled functional end-to-end anastomosis versus sutured end-to-end anastomosis after ileocolonic resection in Crohn disease. *Scand J Gastroenterol* 34: 708-713.

Yamamoto T, Bain IM, Allan RN & Keighley MRB (1999d) Persistent perineal sinus after proctocolectomy for Crohn's disease. *Dis Colon Rectum* 42: 96-101.

Yamamoto T & Keighley MRB (2000a) Fate of the rectum and ileal recurrence rates after total colectomy for Crohn's disease. *World J Surg* 24: 125-129.

Yamamoto & Keighley MRB (2000b) Smoking and disease recurrence after operation for Crohn's disease. *Br J Surg* 87: 398-404.

Yamamoto T, Allan RN & Keighley MRB (2000) Risk factors for intra-abdominal sepsis after surgery in Crohn's disease. *Dis Colon Rectum* 43: 1141-1145.

Yamamoto T, Allan RN & Keighley MRB (2001) Long-term outcome of surgical management for diffuse jejunoileal Crohn's disease. *Surgery* 129: 96-102.

Yamamoto T, Umegae S, Kitagawa T & Matsumoto K (2004) Mucosal cytokine production during remission after resection for Crohn's disease and its relationship to future relapse. *Aliment Pharmacol Ther* 19: 671-678.

Yamamoto T (2005) Factors affecting recurrence after surgery for Crohn's disease. *World J Gastroenterol* 11: 3971-3979.

Yamamoto T, Umegae S, Kitagawa T & Matsumoto K (2005) Systemic and local cytokine production in quiescent ulcerative colitis and its relationship to future relapse: a prospective pilot study. *Inflamm Bowel Dis* 11: 589-596.

Yao T, Matsui T & Hiwatashi N (2000) Crohn's disease in Japan: diagnos-tic criteria and epidemiology. *Dis Colon Rectum* 43 (10 Suppl): S85-93.

Yates C, Krynetski E, Loennechen T et al (1997) Molecular diagnosis of TPMT deficiency; genetic basis for Azathioprine and Mercaptopurine intolerance. *Ann Intern Med* 126: 608-614.

Zachos M, Tondeur M & Griffiths AM (2001) Enteral nutritional therapy for inducing remission of Crohn's disease. *Cochrane Database Syst Rev*; 3: CD000542

Zegel HG & Laufer I (1978) Filiform polyposis. *Radiology* 127: 615-619.

Zholudev A, Zurakowski D, Young W, Leichtner A & Bousvaros A (2004) Serologic testing with ANCA, ASCA, and anti-OmpC in children and young adults with Crohn's disease and ulcerative colitis: diagnostic value and correlation with disease phenotype. *Am J Gastroenterol* 99: 2235-2241.

Zinkin LD & Brandwein C (1980) Adenocarcinoma in Crohn's colitis. *Dis Colon Rectum* 23: 115-117.

43

第 43 章　克罗恩病的特殊问题

克罗恩病患者性功能障碍

克罗恩病患者接受回肠造口术后常伴有性问题，性问题的出现有其生理与心理特点（Burnham 等，1977；Kennedy 等，1982）。造口对性功能的影响在第 5 章和第 7 章叙述。

克罗恩病患者尤其有肛直肠症状者，其性问题发生率更高，对生活质量影响极大（Gazzard 等，1978）。克罗恩病导致的性交疼痛未见广泛报道（Brooke，1979；Lichtarowicz 和 Mayberry，1987；Drossman 等，1989）。Moody 等（1992）观察 50 名克罗恩病女性患者，比较对照组发现患者性交次数减少或缺失，导致性交缺乏的原因包括腹痛（24%）、腹泻（20%）、害怕大便失禁（14%）。性交痛在克罗恩病患者中较普遍，且与病灶位置无关（表 43.1）。性交痛在严重肛周病变患者常见，尤其合并外阴瘘和会阴部感染者。女性患者离婚率稍高于对照组，但无统计学意义。终生阴道念珠菌感染率较对照组显著增高。

这些报道与我们经验一致。严重肛周克罗恩病的年轻女性患者常避免性交。她们感觉性交疼痛和害怕性交中大便失禁。该类患者开始常拒绝结直肠切除术，希望通过局部治疗改善生活质量，但最终大多数肛周克罗恩病患者接受结直肠切除术，其性交问题得以改善，虽然仍有少数患者存在持续性交痛，尤其会阴部窦道经久不愈和明显瘢痕者。患者婚姻关系多较紧张，但配偶总体来说较理解，患者离婚率较普通人群无区别。

表 43.1　克罗恩病患者与健康对照性交痛统计学比较

累及部位	比较	x^2	P
小肠	对照组	6.3	<0.01
大肠	对照组	9.4	<0.005
大肠	小肠	0.85	n.s

n.s：无统计学意义。

生育能力与妊娠

生育能力

通常观点认为克罗恩病患者易不育（Miller，1986；Alstead 和 Nelson-Piercy，2003）。22%的克罗恩病女性患者受孕非常困难，而对照组 7%的患者受孕困难。Fielding 和 Cooke（1970）分析我们的资料，认为克罗恩病患者受孕率较正常人群低，病变累及结肠尤其直肠的患者更容易不孕。Moody 等（1997）报道一粗略的不孕率为 21%。男女患者生育子女数均比预期少。男性不育率较高，多因服用柳氮磺胺吡啶（sulphasalazine）所致，但停药后生育能力可以恢复。而女性患者盆腔炎症和病变累及盆腔器官也是不育的重要原因。Leeds 地区（de Dombal 等，1972）和 Homan 及 Thorbjarnarson（1976）的数据也得出相同结论。但是外科手术甚至盆腔手术不影响受孕率（de Dombal 等，1972），相对性不孕可能是由于一些克罗恩病患者希望自己不要怀孕。牛津的调查报道仅12%的克罗恩病患者不孕，和普通人群没有区别。处于疾病活动期伴营养不良的患者易不孕（Khosla 等，1984）。Lindhagen 等（1986）同样报道患者术后生育力接近正常，尤其是疾病静息期和切除术后症状改善的患者。

Mayberry 和 Weterman（1986）报道欧洲五国（威尔士、荷兰、瑞士、捷克和瑞典）的大样本病例对照研究。他们报道患者被诊断为克罗恩病前受孕率一致，而克罗恩病发病后，42%的患者不能受孕，而对照组为 28%。平均每位克罗恩病患者生育 0.4 名小孩，而正常对照组为 0.7 名，作者认为受孕率下降不是主观控制的结果，因为克罗恩病患者较对照组使用避孕药少（表 43.2）。因此，他们认为克罗恩病降低了受孕率。

克罗恩病对妊娠的影响

大家公认克罗恩病患者可正常生育。Lindhagen 等（1986）报道接受肠切除的女性妊娠患者没有发现死产和早产。患者的自然流产率为10%，79%的患者可正常生产，和健康人群比较无统计学差异（Gustavii，1984）。

Woolfson 等（1990）报道 78 例克罗恩病患者中，27%的患者有异常生产：流产（10%）、低体重儿（7%）、早产（6%）和呼吸窘迫（1%）。他们认为处于疾病活跃期的患者妊娠异常发生率较正常人群高。

Miller（1986）综述克罗恩病对妊娠的影响，报道 83%的患者为正常妊娠。低于 1%的患者生产先天畸形儿，仅 12%患者有自然流产或死产。除丹麦一项研究报道较高妊娠终止率是个人原因造成的以外（Nielsen 等，1984），静息期克罗恩病妊娠患者可正常生产（Crohn 等，1956；Fielding 和 Cooke，1970；deDombal 等，1972；Norton 和 Patterson，1972；Homan 和 Thorbjarnarson，1976；Mogadam 等，1981）（表 43.3）。但另一方面，严重活跃期克罗恩病患者有较高流产、死产和早产率（Khosla 等，1984；Nielsen 等，1984）。克罗恩病是母亲产早产儿（<37 周）和低体重儿（< 2500g）的高危因素（Alstead 和 Nelson-Piercy，2003）。

妊娠对克罗恩病的影响

分析妊娠对克罗恩病病程的影响，可将患者分为四类：患者受孕于克罗恩病静息期、患者受孕于克罗恩病活跃期、患者妊娠期克罗恩病病情加重和患者产褥期克罗恩病发病。Woolfson 等（1990）报道多伦多市 25%的静息期受孕患者于妊娠期疾病复发，其复发率与既往药物及手术治疗无关。但是，牛津大学研究提示静息期怀孕患者，克罗恩病在妊娠期通常不会加重（Khosla 等，1984）。Miller 报道复发率波动于 9%～39%（Miller，1986），复发多在妊娠的前 3 个月和产褥期（表 43.4）。

克罗恩病活跃期受孕患者，其疾病多为持续状

表 43.2 已婚克罗恩病女性患者受孕能力比较

	诊断前		诊断后		p
	病例数（$n=224$）	对照数（$n=208$）	病例数（$n=224$）	对照数（$n=208$）	
怀孕女性数	135（60%）	118（57%）	63（28%）	83（40%）	<0.01
出生小孩总数	271	250	94	141	
平均小孩数	1.21	1.20	0.42	0.68	<0.04
避孕比例	38%	39%	45%	50%	
不孕比例	25%	29%	42%	28%	<0.0025

来源自：Mayberry 和 Weterman（1986）。

表 43.3 克罗恩病对妊娠的影响

参考文献	受孕数	正常新生儿（%）	先天畸形（%）	自然流产（%）	死产（%）
Crohn 等（1956）	84	87	0	6	1
Fielding 和 Cooke（1970）	98	84	0	13	2
de Dombal 等（1972）	60	88	2	5	5
Norton 和 Patterson（1972）	19	84	0	11	0
Homan 和 Thorbjarnarson（1976）	42	74	0	17	2
Mogadam 等（1981）	222	93	1	3	1
Khosla 等（1984）	80	70	1	27	1
Nielsen 等（1984）	109	70	0	9	4
合计	714	80	0.4	12	2

表 43.4 妊娠对克罗恩病静息期受孕患者的影响

参考文献	怀孕患者数	复发率（%）
Crohn 等（1956）	45	38
Homan 和 Thorbjarnarson（1976）	32	9
Khosla 等（1984）	52	15
Nielsen 等（1984）	57	39
合计	186	27

态，仅 1/3 的患者病情好转（Khosla 等，1984）。有报道自然流产在该类患者中较常见。约 1/3 患者病情在妊娠期加重（表 43.5）。

较少资料报道克罗恩病妊娠期初发患者的预后，但是胎儿情况通常较差。妊娠期克罗恩病患者如果病情加重，需要外科手术治疗，其手术指征和非妊娠患者相同，但患者流产率和死产率较高。妊娠克罗恩病患者急诊手术死亡率也较高（Mogadam 等，1981；Baiocco 和 Korelitz，1984；Khosla 等，1984）。外科干预的主要指征是梗阻、急性暴发性结肠炎、出血和游离穿孔。Hill 等（1997）报道 6 例因克罗恩病需急诊手术的妊娠患者，无母亲死亡，但有 1 例流产和全部 6 例腹腔感染。3 例患者以急性症状为首要症状。作者推荐早期外科干预、除去感染灶、有感染时避免肠吻合。无产褥期克罗恩病初发的报道。

接受切除手术的克罗恩病患者在怀孕期很少复发（de Dombal 等，1972）。我们所遇见仅有的问题是患者接受结直肠切除手术的术后问题。在妊娠 30 周后，妊娠子宫常造成结肠造口移位。另外，会阴伤口处皮肤薄弱，阴道生产易导致裂伤。

仔细的产科护理对预防克罗恩病患者阴道生产所致的括约肌及盆底损害非常重要。

药物治疗

一致公认克罗恩病患者的胎儿异常应是疾病本身而不是药物造成。柳氮磺吡啶（sulphasalazine）和 5-氨基水杨酸（5-aminosalicylic acid，5-ASA）在胎儿血清和母乳中水平很低。妊娠患者服用维持量柳氮磺吡啶和 5-氨基水杨酸导致先天性畸形胎儿的概率无明显增高（Norgard 等，2003）。

表 43.5 妊娠对克罗恩病活跃期受孕患者的影响

参考文献	怀孕患者数	病情好转（%）	病情持续（%）	病情恶化（%）
Crohn 等（1956）	30	47	40	13
Khosla 等（1984）	20	35	30	35
Nielsen 等（1984）	43	26	28	47
合计	93	34	32	33

虽然皮质激素可透过胎盘屏障，胎儿皮质激素浓度仍低，新生儿肾上腺抑制非常少见。母亲服用皮质激素的致畸作用缺乏证据支持，但多数临床医生避免使用皮质激素治疗是因皮质激素和死胎有关（Norgard 等，2003）。

硫唑嘌呤（azathioprine）治疗女性克罗恩病引起极大关注。由于硫唑嘌呤有致畸作用，服用硫唑嘌呤曾经被认为是治疗性流产的指征（Vender 和 Spiro，1982；Sorokin 和 Levine，1983），但是，有报道服用硫唑嘌呤的器官移植受者能正常妊娠，而且胎儿畸形率低（Erkman 和 Blyth，1972；Farber 等，1976；Registration Committee of the European Dialysis 和 Transplant Association，1980）。公认的观念是绝经前妇女应避免使用硫唑嘌呤，除非是子宫切除或不育患者。如果患者服用硫唑嘌呤期间怀孕，且为主动受孕，没有必要因为药物有致畸风险而终止妊娠（Alstead 等，1990）。关于妊娠患者服用 6-巯基嘌呤（6-mercaptopurine）的报道很少。克罗恩病患者偶有使用环孢素（cyclosporin），但妊娠患者应避免使用，因有导致妊娠高血压的危险。在英夫利昔单抗治疗克罗恩病及类风湿关节炎的售后随访发现，怀孕患者的副反应事件未见增高（Katz 等，2001）。甲氨蝶呤（methotrexate）有非常强的致突变及致畸作用。服用甲氨蝶呤的男女克罗恩病患者须可靠避孕，在停药 6 个月内应避免受孕。如果服用甲氨蝶呤期间受孕，建议患者终止妊娠（Donnerfield 等，1994）。

儿童和青少年克罗恩病

克罗恩病常在青春期前发病。一旦发生，克罗恩病有较高的并发症发生率及潜在的死亡率。由于症状不如成人典型，患者诊断多被延误。一些患者表现为体重减轻和营养不良，却缺乏严重的胃肠道症状，常被误诊为神经性厌食症。由于弥漫性病变发生率较高，常表现为胃肠道外症状。过度的皮质激素治疗或导致进一步蛋白分解，引起性发育迟缓和骨龄延迟。一些发育障碍现象可通过营养治疗及病灶切除尤其是回结肠病灶切除而改善（Evans 和 Walker-Smith，1990；Beattie，1998；Besnard 等，1998）。

患病率及流行病学

克罗恩病首次报道不久就见儿童克罗恩病的报道（Crohn，1934）。Schiff（1945）综述文献报道 48 例儿童克罗恩病。Mayo 医疗中心报道 600 例患者有 85 例在 16 岁前发病（Moseley 等，1960）。随后有很多相关病例报道（Ehrenpreis 等，1971；Burbige 等，1975；Hamilton 等，1979；Kelts 等，1979；Sawczenko 等，2001）。

尽管儿童期克罗恩病相对高发，但流行病学研究较少（Hellers，1979）。Ferguson 等（1986）对英国儿童胃肠疾病协会医生进行邮寄问卷调查，发现儿童克罗恩病患病率是 2.92/100 000（Doig，1989）。苏格兰 Ferguson（1984）的调查显示患病率比上述要高，但随后有批评指出该研究未包括苏格兰所有病例。最近一研究报道克罗恩病的患病率比溃疡性结肠炎高，其在苏格兰的发病率为 4.2/100 000（表 43.6）（Sawczenko 等，2001）。Malmö 地区 Brahmeet 等（1975）报道儿童克罗恩病发病率为 2.5/100 000。斯德哥尔摩的 Hellers（1979）报道 19 岁以下人群发病率由 2.5/100 000（1955—1959 年）上升到 10.0/100 000（1970—1974 年）。虽然除外人们对克罗恩病诊断水平有所提高的因素，但克罗恩病的发病率在过去三十年仍有上升。这种观点被瑞士北部新的研究结果所证实（Hildebrand 等，2003），该结果显示在 1990—2001 年儿童克罗恩病有明显增加，而且 14%发病患者有炎性肠病（IBD）的家族史，18%发病患者伴随自身免疫性疾病。由于某种原因，男性儿童人群的克罗恩病发病率明显升高（表 43.7）。

和成人一样，北欧和北美儿童更易罹患克罗恩病（Sanderson，1986）。研究发现美洲黑人可患该病，而非洲黑人却没有。St Bartholomew 医院报道

表 43.6 不同国家的炎性肠病的发病率（每 10 万人口）

	所有炎性肠病患者	克罗恩病患者
英国	5.2（2.8～3.5）	3.1（2.8～3.5）
英格兰	5.2（4.7～5.6）	3.1（2.7～3.4）
苏格兰	6.5（5.1～8.3）	4.2（3.0～5.6）
威尔士	5.2（3.5～7.3）	3.2（1.9～5.0）
北爱尔兰	3.6（2.0～6.0）	2.4（1.2～4.5）
爱尔兰	4.4（3.2～6.0）	2.3（1.4～3.6）

来源自：Sawczenko 等，2001。

表 43.7　北斯德哥尔摩地区克罗恩病发病率和炎性肠病总体发病率（每 10 万人口）的比较（1990—2001）

	病例数	炎性肠病	克罗恩病
全部	152	7.4(6.2～8.6)	4.9(4.0～6.0)
年代			
1990—1992	25	5.2(3.4～7.7)	1.7(0.7～3.3)
1993—1995	29	5.6(3.8～8.1)	3.5(2.1～5.5)
1996—1998	41	7.7(5.5～10.5)	5.6(3.8～8.1)
1999—2001	57	10.5(7.5～13.5)	8.4(6.2～11.3)
年龄			
0～4	6	0.9(0.3～1.9)	0.7(0.2～1.7)
5～9	38	5.7(4.0～7.8)	4.5(3.0～6.4)
10～15	108	15.2(12.5～18.3)	9.4(7.3～17.4)
性别			
男性	91	8.5(7.3～11.1)	6.2(5.0～8.2)
女性	61	6.0(4.8～7.5)	3.6(2.5～4.8)

来源自：Hildebrand 等（2003）。

犹太血统孩子有很高的患病比例（Walker-Smith，1986）。西印度和印度血统儿童现也发现克罗恩病患者。该病常有家族史，9%的一级亲属，6%的二级亲属可罹患该病（Sanderson 等，1986）。克罗恩病多同时累及双胞胎（Wallis 和 Walker-Smith，1976；Carbonnel 等，1999）。

临床表现

我们的资料显示，67 例患者中 60 例表现腹痛、腹泻和体重减轻（Puntis 等，1984），21 例患者发育迟缓合并胃肠道症状，而 4 例患者以发育迟缓为唯一临床表现（表 43.8）。一欧洲多中心研究报道，155 例克罗恩病患儿的主要症状为腹痛（90%）、厌食（84%）和腹泻（73%）（Bender，1977）。

首发症状常为非特异性，如发育迟缓（Kelts 等，1979）和不明原因发热，轻微或无胃肠道症状（Silverman，1966；Chrispin 和 Tempany，1967）。因而克罗恩病的诊断易被延误（Moseley 等，1960；Chong 等，1982；Puntis 等，1984）。

Ritchie（1985）等报道 st Mark 医院 45 例患者中，19 例 16 岁以下患儿其身高低于 3 百分位。10 名男孩青春期发育迟缓，2 名女孩无月经来潮，

表 43.8　儿童期克罗恩病的临床表现

症状	患儿数
腹部症状（腹泻＋腹痛）	60
仅有腹部症状	23
伴随体重减轻和/或发育迟缓	19
伴随体重减轻和/或发育迟缓和发热	2
伴随贫血	8
伴随发热	3
伴随贫血和发热	5
仅有体重减轻和/或发育迟缓	4
仅有贫血	2
口腔溃疡	1
合计	67

来源自：Puntis 等（1984）。

5 名以上继发性闭经。患者克罗恩病诊断时平均年龄是 12 岁，克罗恩病在两性间平均分布。

鉴别诊断

克罗恩病患者厌食症状可能非常严重，因而在发现器质性病变前数年常被误诊为神经性厌食（Gryboski 等，1968）。在儿童患者，克罗恩病常被误诊为细菌或寄生虫感染，尤其是小肠结肠炎耶尔森菌（*Yersinia enterocolitica*）、弯曲杆菌（*Campylobacter*）、沙门菌（*Salmonella*）、志贺菌（*Shigella*）、肠道病原性大肠杆菌（*Enteropathogenic Escherichia coli*）或阿米巴原虫感染（O'Morain，1981；Pai，1984；Sanderson 和 Walker-Smith，1984）。回盲部结核和白塞病（Behçet's disease）与克罗恩病有类似症状。青少年克罗恩病容易和淋巴滤泡增生及慢性淋巴肉芽肿病相混淆。

成人患者的诊断很大程度依靠内镜活检和良好的放射影像诊断，但儿童患者须避免不必要的放射暴露，且儿童对钡餐检查耐受较差，因此内镜检查在该年龄段是主要手段（Evans 和 Walker-Smith，1990）。锝标记硫糖铝扫描可用于诊断肠道溃疡，有时被用作钡餐的替代手段（Dawson 等，1985；George 等，1987）。

儿童期克罗恩病的特点

我们比较儿童克罗恩病患者和成年患者病灶部

表 43.9 儿童期克罗恩病患儿与成人患者的肉眼观初发病灶比较（来自伯明翰地区病例）

	儿童期发病患者（n=67）		成年期发病患者（n=447）	
病灶部位	n	%	n	%
弥漫小肠病变	9	13	17	4
远端回肠	25	37	207	46
远端回肠+右结肠	13	19	64	14
结肠	18	27	156	35
其他	2	3	3	1

位分布（表 43.9），发现弥漫性小肠病变有较高发病率且较局部病变预后差。2 例初发弥漫性病变患者死亡，1 例死于感染，另 1 例死于小肠腺癌。5 例继发弥漫性肠病患者，其中 4 例死亡，其中 2 例死于皮质激素并发症，1 例死于淀粉样蛋白病，最后 1 例死于小肠穿孔。在我们关于伯明翰地区的 9 例死亡病例中，其中 6 例都是弥漫性肠道病变患儿。

Doig（1989）报道 69 例患儿中 5 例罹患严重空肠病变。Gryboski 和 Spiro（1978）也报道患儿较高的弥漫性病变发生率。但是他们没有旁证我们报道的弥漫性病变患儿死亡率较高的现象；事实上，住院时间、肠外并发病变、手术次数和发育迟缓者均低（表 43.10）。我们怀疑这差别主要因文字含义引起，他们用“弥漫性”描述包括小肠和大肠的病变，而我们仅用于描述小肠病变。

病灶分布的描述也被文献引用方式所影响，St Mark 医院着重介绍结直肠病变时，45 例克罗恩病患者中，只累及大肠而不累及回肠的病例为 24 例（Ritchie，1985）。但多数病例报道儿童克罗恩病累及结肠较少见（Gryboski 和 Spiro，1978；Boeckman 等，1981；Puntis 等，1984）。

相关病理学

儿童患者肠道外病变较普遍（Grybroski 和 Spiro，1978；Puntis 等，1984；Doig，1989）。共同表现为关节疼痛及炎症、肾结石、结节性红斑、化脓性皮炎和虹膜炎。肝损害少见。这些肠外表现在弥漫性小肠病变和全结肠病变患者中较普遍。

发育障碍

发育迟缓是儿童期克罗恩病的特点（Kelts 等，

表 43.10 克罗恩病在不同部位的发生率

	弥漫病变（n=17）	末端回肠（n=16）	小肠和大肠（n=45）	大肠（n=8）
复发例数	2.5	1.6	3.0	3.0
服用激素时间（月）	13	14	28	26
住院时间（天）	18	5	45	18
手术治疗例数	3	2	15	2
瘘	1	4	13	0
皮肤损害	0	0	8	3
关节损害	0	0	16	0
虹膜炎	0	0	1	0
肾结石	1	1	2	1
生长障碍	2	0	9	4

来源自：Gryboski 和 piro（1978）。

1979)，我们收治的37%的患者有发育迟缓表现，其中一半患者的发育迟缓为永久性。处理发育迟缓的难题之一是在病变可能逆转的早期发现疾病(Barton和Ferguson，1990)。Barton和Ferguson报道令人沮丧的结果是：34%的儿童克罗恩病患者无身高记录，28%的患者无发育记录，9%的患者无体重记录。仅28%的患者曾接受过骨龄评价。

现认为发育迟缓很大程度是因能量摄入障碍造成(Azcue等，1997)。营养不良是由于慢性梗阻症状伴随餐后痛和厌食引起。慢性结肠炎所致的蛋白丢失，以及脂肪、碳水化合物、维生素和微量元素吸收障碍，可引起营养不良进一步加重。皮质激素药物引起的分解代谢可加剧的患儿发育迟缓(Rabbett等，1996)。

Aiges和Daum(1983)发现20%～30%的儿童克罗恩病患者发育迟缓症状先于胃肠道症状出现，但是这些并发症通常不被临床医生所认识。

虽曾有报道克罗恩病致患者垂体功能减退症，但很少有证据显示克罗恩病影响生长激素的分泌(McCaffery等，1974a，b；Green等，1977；Farthing等，1981)。发育迟缓在克罗恩病患者中较普遍且与病情严重程度相关，而在溃疡性结肠炎患者中少见。远期观察发现，外科治疗不能彻底逆转发育迟缓。尽管有效的外科治疗后有一个快速生长阶段，但患者身材仍较矮小，女性身高的改善要比男性明显(Griffiths等，1993；Ferguson和Sedgwick，1994)。

疾病对教育的影响

儿童期克罗恩患者经常由于疾病发作而缺课。疾病复发常导致补考，且病情复发严重影响考试成绩。Ferguson等(1994)报道57%的炎性肠病儿童有2个月以上的缺课经历。尽管如此，克罗恩病患者均比溃疡性结肠炎患者接受教育的情况要好，50%克罗恩病患者完成全日制高中教育，50例克罗恩病患者仅4例患者被迫失业，且将他们将失业归因于克罗恩病持续活跃。

治疗方式

药物治疗

监测血清维生素和微量元素缺乏非常重要，需定期检查血红蛋白、铁、叶酸、维生素B_{12}、白蛋白、钙、维生素D、电解质、镁、锌和锶的体内水平(Gryboski和Spiro，1978；Booth和Harris，1984；Sanderson和Walker-Smith，1985)。

柳氮磺吡啶和5-氨基水杨酸常用于治疗大肠病变，但对累及小肠的病变疗效欠佳(Malchow等，1984)。严重的小肠或大肠病变需采用皮质激素治疗。但是由于皮质激素可导致精神副作用及药物依赖性，也可引起骨质疏松，加剧饮食不良导致的生长和性发育迟缓，故患者常不情愿大剂量长期服用激素。因而，硫唑嘌呤由于没有皮质激素副作用被推荐在儿童使用，但需注意骨髓抑制和胰腺炎。环孢素可作为难治病例的替代药物。甲硝唑可用于治疗远端结肠和肛周克罗恩病(Bernstein等，1980；Ursing等，1982)。英夫利昔单抗广泛应用于儿童克罗恩病患者，治疗的近期效果较好(Jarnerot等，2005；Rutgeerts等，2005)。

营养治疗

鉴于克罗恩病对生长和性发育的影响，鼓励患者摄入营养均衡、能量足够的饮食非常重要(Kelts和Goud，1980)。由于口服能量添加剂、要素饮食和特殊情况下的胃肠外营养可以逆转发育障碍(Layden等，1976；Kirschner等，1978；Strobel等，1979；Kirschner等，1981；Beattie，1998)，对克罗恩病患者尤其是青春期前发病的患者进行特殊营养治疗的重要性现已获得认可(Morin等，1980)。

推荐完全停止常规饮食，替以细鼻饲管要素饮食摄入治疗儿童克罗恩病(Giorgini等，1973；Axelsson和Jarnum，1977；Logan等，1981；O'Morain，1981)。有报道患者应用上述治疗后生长加速、临床症状改善(Morin等，1982；Sanderson等，1987)。大多数厌食患儿不能耐受口服无味的要素饮食，在多数情况下需经鼻导管注入。Kirschner等(1981)报道7例长期口服要素饮食患者，其中5例生长速度由1.8cm/年增长到6.2cm/年。

少数患者合并肠梗阻，不能接鼻饲饮食，患者有弥漫性小肠病变或广泛小肠切除，而外科治疗又是禁忌，则胃肠外营养应该考虑(Layden等，1976；Kirschner等，1978；Seashore等，1982)。有报道全胃肠外营养可增加体内总体钾容积、体重和骨成熟，改善患者精神状况(Kelts等，1979；Ricour等，1985)。

外科治疗

与成人患者相似，对儿童患者的外科治疗无法根治疾病，仅用于治疗疾病并发症。外科手术治疗该病营养并发症尤其是小肠梗阻或感染并发症有特殊作用（Besnard 等，1998）。

外科治疗的指征是梗阻、瘘、严重感染和蛋白丢失性结肠炎。Farmer 和 Michener（1979）发现 522 例儿童克罗恩病患者中 69%的患者需要手术治疗。我们的资料则显示更高，87%的患者需手术治疗（Puntis 等，1984）。

我们发现儿童患者外科治疗后复发率比成人患者高（图 43.1）。该结论同样被 Homer 等（1977）证实。法国的一个报道显示 50%患者两年内复发，但除 1 例患者外的所有患者均在切除术后早期停用激素且身高体重增加（Besnard 等，1998）。有一些比较研究没有实际意义，因为儿童克罗恩病患者弥漫性肠道病变更容易早期复发（Griffiths 等，1991）。此外，外科治疗死亡率也需考虑，苏格兰 Sedgwick 等（1991）报道 5 例手术死亡病例，其中 4 例死于不可控制的感染。

我们报道 38 例回肠以及回肠伴右半结肠病变的患者中 36 例需接受切除手术，19 例接受 2 次切除，9 例接受 3 次以上切除手术。另一高手术切除率的报道是 18 例患儿有 15 例接受手术切除。尽管结肠切除及肠道重建短期效果较好，但造口术的远期效果较好。9 例弥漫性小肠病变患者中 5 例接受外科手术，手术为多处狭窄肠管成形术。

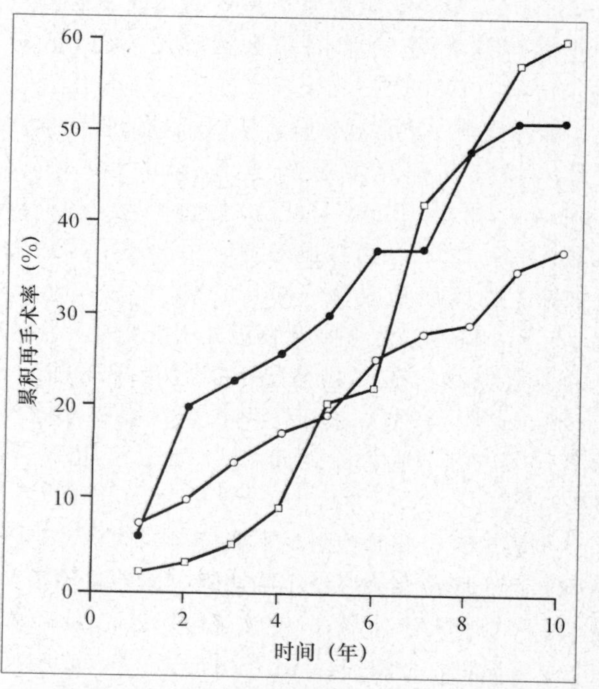

图 43.1 克罗恩病患儿累积再手术率/时间相关曲线。所有病例结果（●）与单独回肠远端切除（○）和右半结肠切除的比较（□）。

St Bartholomew 医院 Davies 等（1990）报道治疗克罗恩病患儿的手术经验，他们发现回肠及回结肠受累患儿的治疗结果最好，术后缓解率分别为 86%和 80%。毫不意外，全消化道受累患儿的手术治疗效果差（Griffiths 等，1991）。不同的手术类型的治疗效果不同。4 例接受回肠袢式造口粪便转流术的患者仅 1 例症状缓解，同样 7 例接受结肠切除吻合术患者仅 1 例缓解。接受结肠切除回肠造口术的患者效果最好，仅极少数患者直肠残端有长期症状，尽管 16 例患者都有造口，有 15 例患者取得相当良好的治疗效果（图 43.2）。

Davies 等（1990）也报道 89%的患儿在术后第一年生长加速。弥漫性小肠病变、回结肠和结肠病变患儿术后生长速度似乎是一致的（表 43.11）。但 Homer 等（1977）仍认为外科治疗不宜太迟，否则发育障碍不能被逆转。另外一些报道青春期前手术可改善患儿的生长发育（Block 等，1977；O'Donoghue 和 Dawson，1977；Coran 等，1983；Alperstein 等，1985；Griffiths 等，1991）。

发育障碍预防

我们认为对克罗恩病患儿身高和性发育障碍的处理是治疗的最重要部分。早期发现和诊断营养障碍非常关键，所有青春期前克罗恩病患者必须反复进行内镜检查和身高、体重、骨龄及性征评估（Barton 和 Ferguson，1989）。

一旦身高体重曲线显示发育损害，需采用包括营养咨询和要素饮食等所有办法改变营养不良状况。如果可能应停用皮质激素，要避免长期大剂量使用。如肠内营养仅短期改善发育，则需考虑胃肠外营养和外科治疗。如患者合并感染、梗阻和无法治愈的蛋白丢失性结肠炎，则需外科治疗。

治疗克罗恩病的特殊性在于迫切需要系统性医疗协作。但儿内科医生、儿外科医生、胃肠科医生和成人外科医生之间的联系非常欠缺。患者需要营养支持、造瘘口护理、心理护理、药物治疗以及胃肠专科手术等多科协作治疗（Bianchi，1997）。

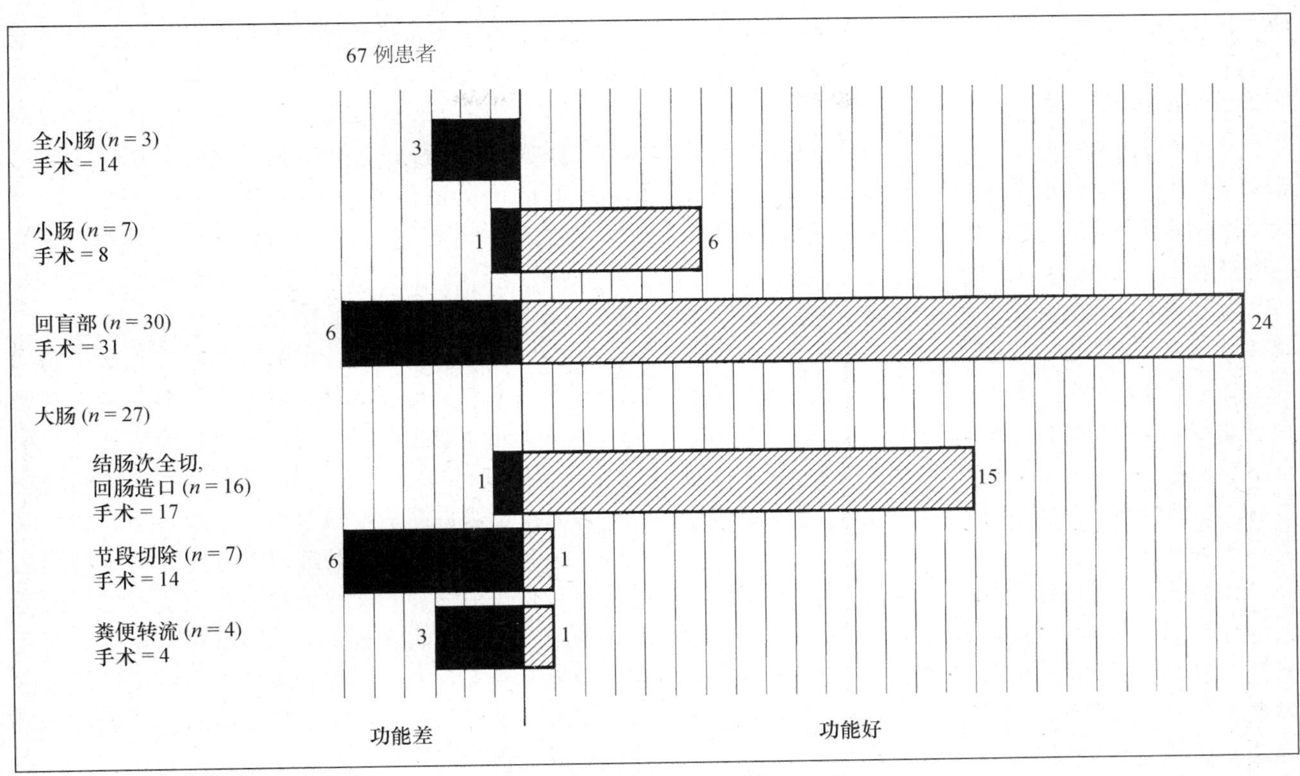

图 43.2　67 例克罗恩病不同病变部位的手术疗效随访结果（Griffiths 等，1991）。

表 43.11　初次外科手术部位对 40 例克罗恩病患儿生长速度的影响

疾病部位	患者数	身高小于第三百分位	手术时平均年龄	生长速度*		生长速度增长百分比	生长速度超过一倍的百分比
				术前(cm/年)	术后(cm/年)		
弥漫性小肠病变	6	2	14.5	2.77	7.28	83	67
回盲部	20	9	14.3	2.72	6.92	88	65
结肠	14	7	13.4	1.92	7.44	92	77
合计	40	18	14.0	2.45	7.16	89	69

* 手术前后评估生长速度的时间最短不低于 12 个月（Davies 等，1990）。

预后

由于儿童克罗恩病具有弥漫性病变的发生率高、远期随访复发率高、长期病变并发症如恶变导致的死亡、淀粉样病变、抑郁症和代谢异常后遗症等情况，其预后较差。

克罗恩病对儿童社会生活影响很大，尤其是疾病导致缺课、反复手术、性发育迟缓、心理不稳定和医源性并发症的影响。

尽管如此悲观的状况，以及 67 例我们收治的患儿 9 例死亡，我们还是可以说 58 例幸存患者中 38 例在总结资料时状况良好，无复发征象；尽管如此，10 例幸存患者永久发育迟缓。

老年人

发病率

克罗恩病在年轻人群多发，极少患者发病年龄超过 60 岁。Rusch 和 Simonowitz（1980）报道仅 6 例超过 50 岁的首发患者。有报道克罗恩病发病率或呈双峰分布，第二个较低的发病高峰位于 50 岁（Rhodes 和 Rose，1985）。Carr 和 Schofield（1982）报道 30 例患者超过 50 岁首次发病。高龄发病患者中女性多见（Myren 等，1971；Truelove 和 Pena，1976），但一致公认的是克罗恩病首次发病超过 60 岁的极少（Hoffman 和 Rosenberg，

1972；Brahme 等，1975）。

病变分布部位

一个令人吃惊的特点是老年克罗恩病在左半结肠多发，且常伴大便失禁（Williams 等，1979）。克罗恩病常易和憩室炎相混淆，且很多患者两种疾病同时存在（Tudor，1986）。

我们研究 47 例首次发病超过 60 岁的患者，将其病灶分布与低于 60 岁患者的病灶分布比较（Fabricius 等，1985，表 43.12）。近半数的患者有大肠病变，20 例有左半结肠以远病变，仅 2 例有全结肠病变。13 例患者有憩室病变。克罗恩病的最后确诊常依赖于治疗穿孔、肠瘘和肛周病变等并发症的外科手术。

Roberts 等（1990）总结了 Lahey 临床中心的老年克罗恩病情况：50 例患者为 50 岁首次发病，其中 26 例为结肠病变。很多结肠病变患者的诊断困难：2 例误诊为恶性肿瘤，8 例脓肿和肠瘘患者的最初诊断为憩室病变。

自然病程

老年克罗恩病患者小肠病变的自然病程和年轻人群相似（Tchirkow 等，1983）。我们发现 22 例小肠病变患者中 17 例需要手术切除，2 例复发。2 例相关的死亡：1 例死于腹膜炎，1 例死于术后绞窄性切口疝。但是有 6 例死于与本病无关的心血管疾病，也提示对该年龄段患者治疗尽可能保守的原因。

老年克罗恩病患者的左半结肠病变是潜在的致死因素，多由于溃疡穿孔导致的粪汁性腹膜炎（Ritchie 和 Lennard-Jones，1976）。结肠病变的患者常有直肠病变，且肛周病变导致括约肌变形。老年患者常伴大便失禁，其原因为肛门受累或括约肌功能低下（Ryhammer 等，1997）。绝大多数有严重结肠或肛周病变的患者需接受结直肠切除术或保留直肠的结肠造口术（Ryhammer 等，1997）。由于老年患者护理造口常有困难，我们认为对该人群尽量保守治疗，仅实施必需的急诊手术干预并发症，如结肠周围脓肿、肠瘘或游离性穿孔。

表 43.12 不同年龄克罗恩病患者病灶分布

部位	患者百分比	
	年龄＜60 岁	年龄＞60 岁
弥漫性小肠病变	6	0
回肠±右半结肠	61	47
广泛结肠病变	26	4
远端结肠	6	40
其他	1	6

来源自：Fabricius 等（1985）。

Lahey 临床中心曾对 9 例患者实施乙状结肠切除，认为患者基础病变是憩室，但很多患者出现局部并发症或早期复发而需要进一步根治治疗。Tchirkow 等（1983）发现传统的憩室切除术后病理提示为克罗恩病，则治疗效果不好，很多患者最后需行结肠次全切和单腔回肠造口术。在伴严重肛周病变和非穿孔结肠炎的低危患者，我们或考虑袢式造口术作为首选方式以避免大范围的手术切除。穿孔性结肠炎需手术治疗，我们倾向避免对该年龄人群实施结直肠切除术，仅实施结肠切除回肠造口而原位保留直肠。

克罗恩病对泌尿系统的影响

克罗恩病可以累及泌尿系统，肾盂、输尿管（Blumgart 和 Thakur，1971；Saegesser，1980）、膀胱（Black 和 Bolt，1954；Schraut 和 Block，1984；Van Dongen 和 Lubbers，1984；Heyen 等，1989）和尿道（Kyle，1980；Talamini 等，1982；Greenstein 等，1984；Irving，1990；McNamara 等，1990）与肠道之间可以形成内瘘。这些瘘会在第 52 章全面讨论。

其他并发症包括：骨盆边缘腹膜后组织严重病变引起组织纤维化，导致输尿管和肾盂积水；广泛的盆腔手术导致输尿管梗阻（Megibow 等，1981；Banner，1987）。由于回盲部的炎性病变，梗阻并发症在右侧较常见（Sato 等，1999）。尿路梗阻通常会随病变肠道的切除而改善。后腹膜纤维化偶导致肾功能损害。

有报道克罗恩病可累及阴茎（Sumathipala，1984；Slaney 等，1986），而且是造成会阴尿瘘的唯一原因，且并发尿道直肠瘘（Rampton 等，1982；Fazio 等，1985）。

由于克罗恩病患者的高尿酸尿，肾结石发病率有升高趋势（Andersson 等，1987），且在弥漫性小肠病变和外科切除手术后多见。该并发症将在第 5 章和第 42 章讨论。

梗阻性尿路病变和尿路感染可以由克罗恩病后腹膜感染并发症引起（Kyle，1990）。

外科治疗原则

外科治疗原则一直摇摆不定，初期提倡外科切除，但外科切除手术比旁路手术有更高潜在手术风险。在具有现代微创理念的狭窄成形术、局限切除术和粪便转流术出现后，切除手术倾向仅切除肿瘤病变（Fazio和Aufses，1999）。

85%的克罗恩病患者无论其病灶部位，最终需要外科治疗（Steinberg等，1975；Farmer等，1976；Higgens和Allan，1980）。手术治疗不能认为是根治性治疗，因为复发几乎不可避免（Ambrose等，1984；Scammell等，1987；Allan等，1989；Andrews和Allan，1990；Williams等，1991）。因此，外科医生制订的治疗原则应基于控制症状，治疗并发症，手术切除范围在不加重患病率和死亡率，尽量保留小肠的基础上，尽量使复发可能降到最低。

全消化道病变的团队顺序治疗

在主要医疗中心如Mayo、Lahey、St Mark's、Toronto和Birmingham的胃肠科有协作治疗克罗恩病患者的传统。我们有协作随访机制和造口治疗中心。一单独病房用作胃肠道病案分析和周会，该会议不仅有内外科医师参加，也有放射科医师、病理学医师、微生物学专家、营养团队及造口护理护士参与。该团队由倾向外科治疗的内科医生和倾向保守治疗的外科医生构成。治疗诸如克罗恩病等复杂疾病的团队协作方式不仅对治疗疾病和鼓舞患者情绪有重要作用，而且是医务人员良好的学习机会。这或许是彻底了解和成功预防这可怕疾病的唯一途径。

我们需理解一个基本概念，即：克罗恩病是全消化道疾病（Allan等，1975；Ferguson等，1975），伴肠道节段性严重病变，而严重病变导致并发症。放射影像学和剖腹探查发现的所谓局部病变仅为疾病影响更为严重的区域（Ukaban等，1983）。即使在出现肉眼观病变多年前，已经发现在口腔（Basu等，1975；Simpson等，1976）、阑尾（Ewen等，1971；Green等，1976）、食管（Ohta等，2000）和肛周组织（Gray等，1965；Baker和Milton-Thompson，1971）的组织学改变。在远离大体病灶的全消化道均发现有酶学、病理学、细胞学、电子显微镜及病理生理学的改变（Dunne等，1977；Arvanitakis，1979；Dvorak等，1979）。一致公认外科手术不可能根治克罗恩病，因为显微镜和功能性证据都提示远离手术区域的消化道均有病变。尽管对克罗恩病的病因学存在争论，有确切证据显示疾病有传染因素存在。也许将来会证明某个感染过程导致该高度复杂的免疫反应，而引起该复杂疾病。因此，外科医生应该避免切除肠道和肛门，希望未来某种抗微生物药物能治疗其传染因子或起到免疫预防的作用（Douglass等，2000；Schwartz等，2000；Shafran等，2000；Hermon-Taylor，2001；Quirke，2001）。

手术指征

克罗恩病的手术指征是处理并发症，尤其是梗阻、脓肿、肠瘘、严重结肠炎、肛门毁损和恶变。除结肠炎和弥漫性小肠病变可能是例外，多数药物治疗不能影响其自然病程，因此并发症的外科治疗宜及早进行（Hultén，1988）。

急诊手术

需要急诊外科手术的并发症包括：较多失血、游离穿孔、急性回肠炎、肠梗阻和结肠毒性扩张（Alexander-Williams，1971）。但是完全性肠梗阻、大量失血和穿孔较少见（Sunkwa-Mills，1974；Robert等，1991）。

如果有局灶感染伴吻合口破裂，以及肠瘘经皮引流失败或不宜经皮引流，则需急诊手术引流（Ribeiro等，1991）。术后吻合口瘘尤其有非局限性腹膜炎体征者，也需急诊手术治疗（Irving，1990）。

如前所述，急性肠梗阻很少由克罗恩病本身引起，更可能的原因是粘连性肠梗阻和易引起坏死的肠扭转（Winslet和Keighley，1990）（见第44章）。

急性暴发性克罗恩病结肠炎有时和溃疡性结肠炎难以区别。紧急内科药物治疗和掌握外科手术指征具有同等重要的意义。

择期手术

慢性肠梗阻伴随腹痛、体重减轻、厌食和不适是择期手术治疗回盲部病变和吻合口复发的常见指征（Andrews和Allan，1990）。手术仅限于切除病变静止期的狭窄肠管，而对急性充血期回肠炎不能进行手术。回肠炎如果是由于某种肠源致病原引起，其通常是自限性的（Vantrappen 等，1977），以红细胞沉降率升高、低血浆蛋白和C反应蛋白升高为特征的急性非梗阻性回肠炎常可以缓解（Beck，1987）。

慢性小肠梗阻常致肠内瘘或肠外瘘伴脓肿形成。两种并发症是外科切除的绝对手术指征（Keighley 等，1982；Hawker 等，1983；Andrews 等，1991）。

慢性克罗恩病结肠炎通常表现为腹泻、体重减轻、厌食和出血。显著的蛋白丢失常见且导致消瘦和低蛋白血症。严重的肛直肠病变可并发局部感染、肛门毁损，引起肛门狭窄，巨大溃疡伴感染和直肠阴道瘘，通常需要直肠切除或粪便转流（Lockhart-Mummery 和 Morson，1964；Farmer 等，1968；Harper 等，1983；Scammell 等，1987；Winslet 和 Keighley，1990）。

治疗原则

克罗恩病治疗原则如下：

1. 外科治疗仅针对有症状患者，如果有建议用外科手术治疗放射学诊断的严重病变，应该拒绝。
2. 应该避免大范围小肠切除。因此避免建议对弥漫性或急性病变作切除手术。对复发病例应谨慎实施切除手术，尤其是病变没有局限为短段狭窄时。
3. 外科手术应避免加重大便失禁。因此，针对肛门病变的手术应该谨慎，除非手术是感染灶引流，或袢式挂线治疗肛瘘。如需肠道重建的溃疡性结肠炎切除手术，要尽量保留直肠。但保留一健康和容易管理的造口比肛门失禁好。
4. 外科治疗必须安全。对术后肠瘘、感染、急性结肠炎的治疗原则是不能增高死亡率。术前评估、预防应用抗生素和感染状况下避免一期吻合是低死亡率的影响因素。
5. 对严重的医源性并发症和外科治疗不及时导致的感染需谨慎进行外科治疗，有时需避免切除手术。
6. 新药的出现不会改变外科治疗原则。

切除范围

作者明确的观点是尽可能少切小肠，该原则是基于克罗恩病为全消化道疾病而不能手术治愈的理念。小肠的复发与切除范围和淋巴清扫无关（Alexander-Williams 等，1972；Higgens 和 Allan，1980；Lee 和 Papaioannou，1980；Alexander-Williams，1990），病理切片显示切缘阳性也不引起克罗恩病复发率升高（Pennington 等，1980；Cooper 等，1986；Yamamoto 等，1999）。因此，有选择地对患者实施肠道狭窄成形术。

关于大肠病变，局部切除吻合术与结肠次全切和回直肠吻合术后复发率没有区别。因此，局部大肠切除值得推荐（Andersson 等，2002）。

早期外科干预

克罗恩病伴感染的患者的外科手术治疗如果被延误，其并发症发生率和死亡率会升高。腹腔存在感染和复杂瘘的患者接受激素治疗，其更容易发生并发症，这些患者在数月前或数年前都有明确手术指征。对晚期患者实施切除术在技术上较困难，由于医源性损伤小肠和肠外瘘，长段小肠切除的风险更高，很多的患者接受人工造口术或二期手术。如果手术及早进行，多数患者不会遇到该类问题。这个观点也被其他建议早期手术的医生所赞同，其依据是疾病早期手术较疾病晚期手术的并发症发生率和死亡率低，切除的肠段短（Hultén，1988）。

外科治疗要点

术前评估

营养不良不导致手术死亡率升高（Higgens 等，1981），除非是术后肠外瘘的患者再次接受手术。如果术前存在感染，营养治疗不能逆转蛋白能量营养不良（Irving，1990）。甚至术前肠内营养和克罗恩病肠外瘘的远期愈合无关（Hawker 等，1983）。因此，具体的营养治疗方式虽可根据患者特点而改变，但通常不提倡克罗恩病术前常规营养治疗。

虽有观点认为术前肠道准备有医源性穿孔的危险和激惹局部的感染，保肛结直肠切除术有时需术前肠道准备，但暴发性结肠炎和小肠病变的急诊手术不作肠道准备（Keighley 和 Ambrose，1982）。所有患者需术前用抗生素，且复杂和污染手术术后需持续应用 2～3 天。虽然很多患者处于营养不良状态，维生素 K、纤维蛋白、凝血因子Ⅴ和凝血因子Ⅷ的储备常缺乏，但术中仍建议预防性使用肝素防止下肢静脉血栓形成。另一预防血栓的办法为使用下肢气囊和弹力袜。辅助使用免疫抑制剂皮质激素、硫唑嘌呤和环孢素不降低复发率，但却提高手术死亡率（Andrews 和 Allan，1990）。患者最好应该在术前或术后早期停用该类药物。

医疗咨询

医疗咨询是团队顺序治疗的一个中心问题。患者应了解将做的手术的情况，如必要则需绘图说明。造口护理护士应为多数患者提供咨询服务，而患者应加入克罗恩病随访中心，与有共同种族、知识背景、性别以及接受过同样治疗的患者讨论。但是与仍有同样问题的患者讨论治疗方式却没有任何益处。

手术程序

患者体位

患者通常为 Lloyd Davies 体位，患者取仰卧位多次造成我们术中无法探查肛门、阴道和臀部的遗憾。即使是回盲部病变和回肠复发病变的手术，也意外发现肠袢与盆腔粘连，需要术中插入乙状结肠镜或结肠镜辅助手术。有时需直肠充气检验吻合口情况。

切口

所有开放手术最好选择正中切口，或许切口不美观或容易引起瘢痕，但是切口没影响可能的造口位置，切口有利于再次手术。愈合快，不引起肌肉麻痹（Poticha，1978）。腹腔镜外科切除术中，用下腹部横切口（Pfannenstiel incision）作吻合，不影响将来造口的位置（Milsom 等，2001；Bergamaschi 等，2003；Shore 等，2003；Duepree 等，2002；Watanabe 等，2002；Hasegawa 等，2003）。

造口位置

术前需标记可能的造口位置。

开放手术技巧

结扎

克罗恩病的手术技巧与治疗其他炎性肠病或肿瘤有区别。我们提倡用可吸收缝线如 polygalactin、polyglycolic acid 和 PDS（polydioxanone）结扎血管和系膜，不吸收缝线结周围可能局部感染。

粘连

克罗恩病的肠管与腹壁的粘连较其他腹腔炎性疾病所致的粘连轻。另一方面，肠袢间却有致密粘连，尤其有手术或腹腔感染史。在克罗恩病手术中，我们通常解剖全部的小肠，以免遗漏狭窄肠管。根据我们的经验，采用剪刀锐性解剖速度较快，电刀或剪刀锐性分离腹壁粘连。助手需牵拉组织维持张力，有利于安全分离。克罗恩病的粘连肠袢通常有一水肿间歇，沿此间歇轻松分离而不损伤肠管。临床医生广泛使用所谓“挤捏法”即使用拇指和示指来分离粘连。致密粘连也常遇见，这种粘连应该留在最后处理，并采用锐性分离。

增厚的肠系膜

增厚的肠系膜和肿大淋巴结的处理是一特殊的问题，因为不能用光照法来发现系膜血管。需要用手指挤压增厚系膜，水肿组织容易分开而血管束则有张力。采用两把大胆囊切除钳或有齿 Kocher 钳钳夹预切系膜，残端贯穿缝扎比单纯结扎可靠。采用该法术中出血和系膜血肿很少发生。

肠切除

牵拉肠管需动作轻柔，避免不必要损害。为减少污染和保证切缘有足够血供，须在离断系膜、钳夹肠管后切断肠管。吻合口远近端的节段性病变需要仔细探查，可在切缘远近端开口处放入 Foley 导管，牵动扩张的球囊以彻底检查。

肠吻合

如果吻合口潴留是吻合口近端复发的危险因素，大的端端吻合可减少吻合口复发的危险。尽管聚丙烯（polypropylene）和钛合金线等不可吸收缝线引起的组织反应较少，吻合口缝合仍需用可吸收缝线。为了不缩窄管腔，现我们倾向使用间断或连续黏膜外吻合或吻合器技术，吻合采用大的端-端吻合或侧-侧吻合。

腹腔镜的应用

腹腔镜手术或腹腔镜辅助开腹手术现在在适当病例手术方式的选择上占有一席之地。腹腔镜回肠造口术适合大多数有严重结肠炎或肛周疾病而需粪便转流的患者，无论患者既往有何手术病史（Reissman 等，1996）。

无论首次手术或复发再次手术，实行腹腔镜辅助回盲部切除均较安全。手术切口不能影响造口的位置，需采用下腹正中或下腹横切口切除吻合肠段。腹腔镜手术处理复杂病例如伴脓肿或瘘管，对手术技术要求较高且较困难（Milsom 等，2001；Shore 等，2003；Moorthy 等，2004；Lowney 等，2006）。

腹腔镜手术对急诊结肠切除回肠造口的还纳，以及回直肠的吻合还是可行（Lointier 等，1993；Sosa 等，1994）。对 Hartmann 手术和节段结肠切除的造口还纳也可采用腹腔镜技术。由于腹腔镜全结肠切除手术时间太长，故腹腔镜全结肠切除术的地位尚未得到肯定（Lord 等，1996；Reissman 等，1996；Petropoulos 等，1997）。

（黄文　译　黄文　校）

参考文献

Aiges H & Daum F (1983) Crohn's disease in children and adolescents. *Curr Concepts Gastroenterol* 10：12-15.

Alexander-Williams J (1971) The place of surgery in Crohn's disease. *Gut* 12：739-749.

Alexander-Williams J (1990) Small bowel Crohn's disease. In：Allan RN，Keighley MRB，Alexander-Williams J & Hawkins C (eds) *Inflammatory Bowel Diseases*，2nd edn，p 459. Edinburgh：Churchill Livingstone.

Alexander-Williams J，Fielding JF & Cooke WT (1972) A comparison of results of excision and bypass for ileal Crohn's disease. *Gut* 13：973-975.

Allan A，Andrews H，Hilton CJ et al (1989) Segmental colonic resection is an appropriate operation for short skip lesions due to Crohn's disease in the colon. *World J Surg* 13：611-616.

Allan R，Steinberg DM，Dixon K & Cooke WT (1975) Changes in the bidirectional sodium flux across the intestinal mucosa in Crohn's disease. *Gut* 16：201-204.

Allison MC & Pounder RE (1987) Cyclosporin for Crohn's disease. *Aliment Pharmacol Therap* 1：39-43.

Alperstein G，Daum F，Fisher SE et al (1985) Linear growth following surgery in children and adolescents with Crohn's disease：relation-ship to pubertal status. *J Pediatr Surg* 20：129-133.

Alstead EM，Ritchie JK，Lennard-Jones，Farthing MJG & Clark ML (1990) Safety of azathioprine in pregnancy in inflammatory bowel disease. *Gastroenterology* 99：443-446.

Alstead EM & Nelson-Piercy C (2003) Inflammatory bowel disease in pregnancy. *Gut* 52：159-161.

Ambrose NS，Keighley MRB，Alexander-Williams J & Allan RN (1984) Clinical impact of colectomy and ileorectal anastomosis in the man-agement of Crohn's disease. *Gut* 25：223-227.

Andersson H，Bosaeus I，Fasth S，Hellberg R & Hulten L (1987) Cholelithiasis and urolithiasis in Crohn's disease. *Scand J Gastroenterol* 22：253-256.

Andersson P，Olaison G，Hallbook O，Sjodahl R (2002) Segmental resection or subtotal colectomy in Crohn's colitis. *Dis Colon Rectum* 45：47-53.

Andrews HA & Allan RN (1990) Crohn's disease of the small intes-tine. In：Allan RN，Keighley MRB，Alexander-Williams J & Hawkins C (eds) *Inflammatory Bowel Diseases*，2nd edn，pp 329－337. Edinburgh：Churchill Livingstone.

Andrews HA，Keighley MRB，Alexander-Williams J & Allan RN (1991) Strategy for management of distal ileal Crohn's disease. *Br J Surg* 78：679-682.

Arvanitakis C (1979) Abnormalities of jejunal mucosal enzymes in ulcerative colitis and Crohn's disease. *Digestion* 4：259-266.

Axelsson C & Jarnum S (1977) Assessment of the therapeutic value of an elemental diet in chronic inflammatory bowel disease. *Scand J Gastroenterol* 77：272-279.

Azcue M，Rashid M，Griffiths A & Pencharz PB (1997) Energy expen-diture and body composition in children with Crohn's disease：effect of enteral nutrition and treatment with prednisolone. *Gut* 41：203-208.

Baiocco PH & Korelitz BI (1984) The influence of inflammatory bowel disease and its treatment on pregnancy and fetal outcome. *J Clin Gastroenterol* 6：211-216.

Baker WN & Milton-Thompson GJ (1971) The anal lesion as the sole presenting symptom of intestinal Crohn's disease. *Gut* 12：865.

Banner MP (1987) Genitourinary complications of inflammatory bowel disease. *Radiol Clin North Am* 25：199-209.

Barton JR & Ferguson A (1989) Failure to record variables of growth and development in children with inflammatory bowel disease. *BMJ* 298：865-866.

Barton JR & Ferguson A (1990) Clinical features，morbidity and mortality of Scottish children with inflammatory bowel disease. *Quart J Med* 75：423-429.

Basu MK，Asquith P，Thompson RA & Cooke WT (1975) Oral manifes-tations of Crohn's disease. *Gut* 16：249-254.

Beattie RM (1998) Nutritional management of Crohn's disease in childhood. *J R Soc Med* 91：135-137.

Beck IT (1987) Laboratory assessment of inflammatory bowel disease. *Dig Dis Sci* 32 (Suppl 12)：26-41S.

Bender SW (1977) Crohn's disease in children：initial symptomatology. *Acta Paediatr Belg* 30：193.

Bergamaschi R，Pessaux P，Arnaud JP (2003) Comparison of conven-tional and laparoscopic ileocolic resection for Crohn's disease. *Dis Colon Rectum* 46：1129-1133. Bernstein LH，Frank MS，Brandt LJ et al (1980) Healing of perianal Crohn's disease with metronidazole. *Gastroenterology* 79：357-365.

Besnard M，Jaby O & Mougenot JF (1998) Postoperative outcome of Crohn's disease in 30 children. *Gut* 43：634-638.

Bianchi A (1997) Longitudinal intestinal lengthening and tailoring：results in 20 children. *J R Soc Med* 90：429-432.

Black WR & Bolt DE (1954) Ileo-vesical fistula：a review of the litera-ture and report of a case. *Br J Surg* 42：265-268.

Block GE，Moossa AR & Simonowitz D (1977) The operative treat-ment of Crohn's disease in childhood. *Surg Gynecol Obstet* 144：713-717.

Blumgart LH & Thakur K (1971) Uretero-ileal fistula due to Crohn's disease. *Br J Surg* 58：469-470.

Boeckman CR，Stone R & Schueller K (1981) Crohn's disease in children. *Am J Surg* 142：567-576.

Booth IW & Harris JT (1984) Inflammatory bowel disease in child-hood. *Gut* 25：188-202.

Brahme F，Lindstrom C & Wenckert A (1975) Crohn's disease in a defined population：an epidemiological study of incidence, preva-lence, mortality and secular trends in the city of Malmö, Sweden. *Gastroenterology* 69: 342-351.

Brooke BN (1979) Dyspareunia a significant symptom of Crohn's disease. *Lancet* i: 1199.

Buchmann P, Weterman I, Keighley MRB et al (1981) The progress of ileorectal anastomosis in Crohn's disease. *Br J Surg* 68: 7-10.

Burbige EJ, Huang SH & Bayless TM (1975) Clinical manifestations of Crohn's disease in children and adolescents. *Paediatrics* 55: 866-871.

Burnham I, Lennard-Jones JE & Brooke BN (1977) Sexual problems among married ileostomists. *Gut* 18: 673-677.

Carbonnel F, Macaigne G, Beaugerie L et al (1999) Crohn's disease severity in familial and sporadic cases. *Gut* 44: 91-95.

Carr N & Schofield PF (1982) Inflammatory bowel disease in the older patient. *Br J Surg* 69: 223-235.

Chong SKF, Bartram CI, Cambell CA et al (1982) Chronic inflamma-tory bowel disease in childhood. *BMJ* 284: 101-103.

Chrispin AR & Tempany E (1967) Crohn's disease of the jejunum in children. *Arch Dis Child* 42: 631-635.

Cooper JC, Jones D & Williams NS (1986) Outcome of colectomy and ileorectal anastomosis in Crohn's disease. *Ann R Coll Surg Engl* 68: 279-282.

Coran AG, Klein MD & Sarahan TM (1983) The surgical management of terminal ileal and right colon Crohn's disease in children. *J Pediatr Surg* 18: 592-594.

Crohn BB (1934) The broadening concept of regional ileitis. *Am J Dig Dis* 1: 97-99.

Crohn BB, Yarnis H & Korelitz BI (1956) Regional enteritis complicat-ing pregnancy. *Gastroenterology* 31: 615-628.

Daum F & Aiges HW (1980) Inflammatory bowel disease in children. In: Lifshitz F (ed) *Clinical Disorders in Pediatric Gastroenterology and Nutrition*. New York: Marcel Decker.

Davies G, Evans CM, Shand WS & Walker-Smith JA (1990) Surgery for Crohn's disease in childhood: influence of site of disease and operative procedure on outcome. *Br J Surg* 77: 891-894.

Dawson DJ, Khan AN, Miller V, Ratcliffe JF & Shreeve DR (1985) Detection of inflammatory bowel disease in adults and children: evaluation of a new isotopic technique. *BMJ* 291: 1227-1230.

de Dombal FT, Burton IL & Goligher JC (1972) Crohn's disease and pregnancy. *BMJ* 3: 550-553.

Doig CM (1989) Surgery of inflammatory bowel disease in children, with reference to Crohn's disease. *J R Coll Surg Edinb* 34: 189-196.

Donnerfield AE, Pastuszak A, Nsah JS et al (1994) Methotrexate expo-sure prior to and during pregnancy. *Teratology* 49: 79-81.

Douglass A, Cann PA & Bramble MG (2000) An open pilot study of antimicrobial therapy in paients with unresponsive Crohn's disease. *Gut* 46 (suppl II): A11.

Drossman DA, Patrick DL, Mitchell MC, Zagami EA & Applebaum MI (1989) Health-related quality of life in inflammatory bowel disease. *Dig Dis Sci* 34: 1379-1386.

Dunne WT, Cooke WT & Allan RN (1977) Enzymatic and morpho-metric evidence for Crohn's disease as a diffuse lesion of the gastrointestinal tract. *Gut* 18: 290-294.

Duepree H-J, Senagore AJ, Delaney CP et al (2002) Advantages of laparoscopic resection for ileocecal Crohn's distease. *Dis Colon Rectum* 45: 605-610.

Dvorak AM, Connell AB & Dickerson GR (1979) Crohn's disease: a scanning electron microscopic study. *Hum Pathol* 10: 165-177.

Ehrenpreis TK, Gierup J & Langecrantz R (1971) Chronic regional enterocolitis in children and adolescents. *Acta Paediatr Scand* 60: 209-215.

Erkman J & Blyth JG (1972) Azathioprine therapy complicated by pregnancy. *Obstet Gynecol* 40: 708-710.

Evans CM & Walker-Smith JA (1990) Inflammatory bowel disease in childhood. In: Allan RN, Keighley MRB, Alexander-Williams J & Hawkins C (eds) *Inflammatory Bowel Diseases*, 2nd edn, pp 523-546. Edinburgh: Churchill Livingstone.

Ewen SWB, Anderson J, Galloway JMD, Miller JDB & Kyle J (1971) Crohn's disease initially confined to the appendix. *Gastroenterology* 60: 853-857.

Fabricius PJ, Gyde SN, Shouler P et al (1985) Crohn's disease in the elderly. *Gut* 26: 461-465.

Farber M, Kennison RD & Jackson HT (1976) Successful pregnancy after renal transplantation. *Obstet Gynecol* 48 (Suppl 1): 25-45.

Farmer RG & Michener WM (1979) Prognosis of Crohn's disease with onset in childhood or adolescence. *Dig Dis Sci* 24: 752-757.

Farmer RG, Hawk W & Turnbull RG Jr (1968) Regional enteritis of the colon: a clinical and pathological comparison with ulcerative coli-tis. *Am J Dig Dis* 13: 501-514.

Farmer RG, Hawk WA & Turnbull RB (1976) Indications for surgery in Crohn's disease: analysis of 500 cases. *Gastroenterology* 71: 245-250.

Farthing MJG, Campbell CA, Walker-Smith JA et al (1981) Nocturnal growth hormone and gonadotrophin secretion in growth-retarded children with Crohn's disease. *Gut* 22: 933-938.

Fazio VW & Aufses AH (1999) Evolution of surgery for Crohn's disease. A century of progress. *Dis Colon Rectum* 42: 979-988.

Fazio VW, Jones IT, Jagelman D & Weakley FL (1985) Recto-urethral fistulas in Crohn's disease. *Surg Gynecol Obstet* 160: 310-313.

Ferguson A (1984) Crohn's disease in children and adolescents. *J R Soc Med* 77 (Suppl 3): 30-34.

Ferguson A & Sedgwick DM (1994) Juvenile-onset inflammatory bowel disease: height and body mass index in adult life. *BMJ* 38: 1259-1263.

Ferguson A, Rifkind EA & Doig CM (1986) Prevalence of chronic inflammatory bowel disease in British children. In: McConnell R, Rozen P, Langman M & Gilat T (eds) *Frontiers of Gastrointestinal Research*, Vol. 2, pp 68-73. London: Edward Arnold.

Ferguson A, Sedgwick DM & Drummond J (1994) Morbidity of juve-nile-onset inflammatory bowel disease: effects on education and employment in early adult life. *Gut* 35: 665-668.

Ferguson R, Allan RN & Cooke WT (1975) A study of the cellular infiltrate of the proximal jejunal mucosa in ulcerative colitis and Crohn's disease. *Gut* 16: 205-208.

Fielding JF & Cooke WT (1970) Pregnancy and Crohn's disease. *BMJ* ii: 76-77.

Gazzard BG, Price HL & Libby GN (1978) Social toll of Crohn's disease. *BMJ* ii: 1117-1119.

George A, Merrick MV & Palmer KR (1987) Tc-sucralfate scintigraphy and colonic disease. *Br Med J (Clin Res Ed)* 295: 578.

Giorgini GL, Stephens RV & Thayer WR (1973) The use of 'medical bypass' in the therapy of Crohn's disease: report of a case. *Am J Dig Dis* 18: 153-157.

Gray BK, Lockhart-Mummery HE & Morson BC (1965) Crohn's dis-ease of the anal region. *Gut* 6: 515-524.

Green GL, Broadrick GI & Collins JL (1976) Crohn's disease of the appendix presenting as acute appendix. *Am J Gastroenterol* 65: 74-77.

Green JRB, O'Donoghue DP, Edwards CRW et al (1977) A case of apparent hypopituitarism complicating chronic inflammatory bowel disease in childhood adolescence. *Acta Paediatr Scand* 66: 643-647.

Greenstein AJ, Sachar DB, Tzakis A et al (1984) Course of enterovesi-cal fistulas in Crohn's disease. *Am J Surg* 147: 788-792.

Griffiths AM, Nguyen P, Smith C, MacMillian JH & Sherman PM (1993) Growth and clinical course of children with Crohn's disease. *Gut* 34: 939-943.

Griffiths AM, Wesson DE, Shandling B, Corey M & Sherman PM (1991) Factors influencing postoperative recurrence of Crohn's disease in childhood. *Gut* 32: 491-495.

Gryboski JD & Spiro HM (1978) Prognosis in children with Crohn's disease. *Gastroenterology* 74: 807-817.

Gryboski JD, Katz J, Sangree MH et al (1968) Eleven adolescent girls with severe anorexia. *Clin Pediatr* 7: 684-690.

Gustavii B (1984) Chorionic biopsy and miscarriage in first trimester. *Lancet* i: 562.

Hamilton JR, Bruce GA, Abdourhaman M & Gall DG (1979) Inflammatory bowel disease in children and adolescents. *Adv Paediatr* 16: 311-341.

Harper PH, Truelove SC, Lee ECG, Kettlewell MGW & Jewell DP (1983) Split ileostomy and ileocolestomy for Crohn's disease of the colon and ulcerative colitis: a 20-year survey. *Gut* 24: 106-113.

Hasegawa H, Watanabe M, Nishibori H et al (2003) Laparoscopic sur-gery for recurrent Crohn's disease. *Br J Surg* 90: 970-973.

Hawker PC, Allan RN, Dykes PW & Alexander-Williams J (1983) Strictureplasty: a useful, effective surgical treatment in Crohn's disease. *Gut* 24: 490 (abstract).

Hellers G (1979) Crohn's disease in Stockholm County 1955-1974: a study of epidemiology, results of surgical treatment and long-term prognosis. *Acta Chir Scand Suppl* 490: 1-84.

Hermon-Taylor J (2001) *Mycobacterium avium* subspecies *paratubercu-losis* is a cause of Crohn's disease. *Gut* 49: 755-760.

Heyen F, Ambrose NA, Allen RD et al (1989) Enterovesical fistulas in Crohn's disease. *Ann R Coll Surg Engl* 71: 101-105.

Higgens CS & Allan RN (1980) Crohn's disease of the distal ileum. *Gut* 21: 933-940.

Higgens CS, Keighley MRB & Allan RN (1981) Impact of preoperative weight loss on postoperative morbidity. *J R Soc Med* 74: 571-575.

Hildebrand H, Finkel Y, Grahnquist L et al (2003) Changing pattern of paediatric inflammatory bowel disease in northern Stockholm 1990-2001. *Gut* 52: 1432-1434.

Hill J, Clark A & Scott NA (1997) Surgical treatment of acute manifes-tations of Crohn's disease during pregnancy. *J R Soc Med* 90: 64-66.

Hoffman WA & Rosenberg MA (1972) Granulomatous colitis in the elderly. *Am J Gastroenterol* 58: 508-518.

Homan WP & Thorbjarnarson B (1976) Crohn's disease and preg-nancy. *Arch Surg* 111: 545-547.

Homer DR, Grand RJ & Colodny AH (1977) Growth, course and prog-nosis after surgery for Crohn's disease in children and adolescents. *Pediatrics* 59: 717-725.

Hultén L (1988) Surgical treatment of Crohn's disease of the small bowel or ileocaecum. *World J Surg* 12: 180-185.

Irving MH (1990) The management of surgical complications in Crohn's disease: abscess and fistula. In: Allan RN, Keighley MRB, Alexander-Williams J & Hawkins C (eds) *Inflammatory Bowel Diseases*, 2nd edn, pp 489-500. Edinburgh: Churchill Livingstone.

Isaacs D, Wright VM, Shaw DG et al (1985) Chronic granulomatous disease mimicking Crohn's disease. *J Pediat Gastr Nutr* 4: 498-502.

Jarnerot G, Hertevig E, Friis-Liby I et al (2005) Infliximab as a rescue therapy in severe to moderately severe ulcerative colitis: a random-ized, placebo-controlled study. *Gastroenterology* 128: 1805-1811.

Katz JA, Lichenstein GR, Keenan GF et al (2001) Outcome of preg-nancy in women receiving remicade (infliximab) for the treatment of Crohn's disease and rheumatoid arthritis. *Gastroenterology* 120: A69.

Keighley MRB & Ambrose NS (1982) Surgical considerations in Crohn's disease. In: Russell RCG (ed) *Recent Advances in Surgery*, Vol. 11, pp 197-207. Edinburgh: Churchill Livingstone.

Keighley MRB, Eastwood D, Ambrose NS, Allan RN & Burdon DW (1982) Incidence and microbiology of abdominal and pelvic abscess in Crohn's disease. *Gastroenterology* 83: 1271-1275.

Kelts DG & Goud RJ (1980) Inflammatory bowel disease in children and adolescents. *Curr Probl Paediatr* 10: 1-40.

Kelts DG, Grand RJ, Shen G et al (1979) Nutritional basis of growth failure in children and adolescents with Crohn's disease. *Gastroenterology* 76: 720-727.

Kennedy I, Lee ECG, Claridge G & Truelove SC (1982) The health of subjects living with a permanent ileostomy. *Quart J Med* 203: 341-357.

Khosla R, Willoughby CP & Jewell DP (1984) Crohn's disease and pregnancy. *Gut* 25: 52-56.

Kirschner BS, Kligh JR, Kalman SS, deFavaro MV & Rosenberg IH (1981) Reversal of growth retardation in Crohn's disease with therapy emphasizing oral nutritional restitution. *Gastroenterology* 80: 10-15.

Kirschner BS, Voinchet O & Rosenberg IH (1978) Growth retardation in inflammatory bowel disease. *Gastroenterology* 75: 504-511.

Kyle J (1980) Urinary complications of Crohn's disease. *World J Surg* 4: 153-160.

Kyle J (1990) Involvement of the urinary tract in Crohn's disease. In: Allan RN, Keighley MRB, Alexander-Williams J & Hawkins C (eds) *Inflammatory Bowel Diseases*, 2nd edn, pp 483-488. Edinburgh: Churchill Livingstone.

Layden T, Rosenberg J, Nemchausky B, Elson C & Rosenberg I (1976) Reversal of growth arrest in adolescents with Crohn's disease after parenteral alimentation. *Gastroenterology* 70: 1017-1021.

Lee ECG & Papaioannou N (1980) Recurrences following surgery for Crohn's disease. *Clin Gastroenterol* 9: 419-438.

Lichtarowicz AM & Mayberry JF (1987) Sexual dysfunction in women with Crohn's disease. *BMJ* 295: 1065-1066.

Lindhagen T, Bohe M, Ekelund G & Valentin L (1986) Fertility and out-come of pregnancy in patients operated on for Crohn's disease. *Int J Colorect Dis* 1: 25-27.

Lockhart-Mummery HE & Morson BC (1964) Crohn's disease of the large intestine. *Gut* 5: 493-509.

Logan RFA, Gillon J & Ferrington C (1981) Reduction of intestinal protein loss by elemental diet in Crohn's disease of the small bowel. *Gut* 22: 383-387.

Lointier PH, Lautard M, Massoni C et al (1993) Laparoscopically assisted subtotal colectomy. *J Laparoendosc Surg* 3: 439-453.

Lord SA, Larach SW, Ferrara A et al (1996) Laparoscopic resections for colorectal carcinoma: a three-year experience. *Dis Colon Rectum* 39: 148-154.

Lowney JK, Dietz DW, Birnbaum EH et al (2006) Is there any differ-ence in recurrence rates in laparoscopic ileocolic resection for Crohn's disease compared with conventional surgery? A long-term, follow-up study. *Dis Colon Rectum*

49：58-63.
Malchow H，Ewe K & Brandes JW (1984) European Cooperative Crohn's Disease Study (ECCDS)：results of drug treatment. *Gastroenterology* 86：249-273.
Mayberry JF & Weterman IT (1986) European survey of fertility and pregnancy in women with Crohn's disease：a case-control study by European collaborative group. *Gut* 27：821-825.
McCaffery TD，Nasr K，Lawrence AM et al (1974a) Severe growth retardation in children with inflammatory bowel disease. *Pediatrics* 45：386-393.
McCaffery TD，Nasr K，Lawrence AM et al (1974b) Effect of adminis-tered human growth hormone on growth retardation in inflamma-tory bowel disease. *J Dig Dis* 9：411-416.
McNamara MJ，Fazio VW，Lavery IC，Weakley FL & Farmer RG (1990) Surgical treatment of enterovesical fistulas in Crohn's disease. *Dis Colon Rectum* 33：271-276.
Megibow AJ，Bosniak MA & Ambos MA (1981) Crohn's disease caus-ing hydronephrosis. *J Comp Assist Tomog* 5：909-911.
Miller JP (1986) Inflammatory bowel disease in pregnancy (review). *J R Soc Med* 79：221-225.
Milsom JW，Hammerhofer KA，Böhm B et al (2001) Prospective，ran-domised trial comparing laparoscopic vs. conventional surgery for refractory ileocolic Crohn's disease. *Dis Colon Rectum* 44：1-9.
Mogadam M，Korelitz BI，Ahmed SW，Dobbins WO & Baiocco P (1981) The course of inflammatory bowel disease during pregnancy and postpartum. *Am J Gastroenterol* 75：265-269.
Moody GA，Probert CSJ，Srivastava EM，Rhodes J & Mayberry JF (1992) Sexual dysfunction among women with Crohn's disease：a hidden problem. *Digestion* 52：179-183.
Moody GA，Probert C，Jayanthi V & Mayberry JF (1997) The effects of chronic ill-health and treatment with sulphasalazine on fertility among men and women with inflammatory bowel disease in Leicestershire. *Int J Colorect Dis* 12：220-224.
Moorthy K，Shaul T，Hons BS et al (2004) Factors that predict conver-sion in patients undergoing laparoscopic surgery for Crohn's dis-ease. *Am J Surg* 187：47-51.
Morin CL，Roulet M，Roy CC et al (1980) Continuous elemental enteral alimentation in children with Crohn's disease and growth failure. *Gastroenterology* 79：1205-1210.
Morin CL，Roulet M，Weber A et al (1982) Continuous elemental alimentation in the treatment of children and adolescents with Crohn's disease. *J Parenter Enteral Nutr* 6：194-199.
Moseley JE，Marshak RH & Wolf BS (1960) Regional enteritis in children. *AJR* 84：532-539.
Myren J，Gjone E，Hertzberg JN，Rygvold O，Semb LS & Fretheim B (1971) Epidemiology of ulcerative colitis and regional enterocol-itis (Crohn's disease) in Norway. *Scand J Gastroenterol* 6：511-514.
Nielsen OH，Andreasson B，Bondesen S，Jacobsen O & Jarnum S (1984) Pregnancy in Crohn's disease. *Scand J Gastroenterol* 19：724-732.
Norgard B，Fanager K，Pedersen L et al (2003) Birth outcome in women exposed to 5-aminosalicylic acid during pregnancy：a Danish cohort study. *Gut* 52：243-247.
Norton RA & Patterson JF (1972) Pregnancy and regional ileitis. *Obstet Gynecol* 40：711-712.
O'Donoghue DP & Dawson AM (1977) Crohn's disease in childhood. *Arch Dis Child* 52：627-632.
Ohta M，Konno H，Kamiya K et al (2000) Crohn's disease of the esophagus：Report of a case. *Surg Today* 30：262-267.
O'Morain C (1981) Acute ileitis. *Br Med J (Clin Res Ed)* 283：1075-1076.
Pai CH，Gordon R，Sims HV & Bryan LE (1984) Sporadic cases of haemorrhagic colitis associated with *Escherichia coli* H7. *Ann Intern Med* 101：738-742.
Pennington L，Hamilton SR，Bayless TM & Cameron JL (1980) Surgical management of Crohn's disease. *Ann Surg* 192：311-317.
Petropoulos P，Chanson C，Kiesler P & Nassiopoulos K (1997) Update in laparoscopic surgery. *Dig Surg* 14：444-449.
Portiz LS，Rowe WA & Koltan WA (2002) Remicade does not abolish the need for surgery in fistulising Crohn's disease. *Dis Colon Rectum* 45：771-775.
Poticha SM (1978) The midline incision in patients with Crohn's disease. *Surg Gynecol Obstet* 146：435-436.
Puntis J，McNeish AS & Allan RN (1984) Long-term prognosis of Crohn's disease with onset in childhood and adolescence. *Gut* 25：329-336.
Quirke P (2001) *Mycobacterium avium* subspecies *paratuberculosis* is a cause of Crohn's disease. *Gut* 49：755-760.
Rabbett H，Elbadri A，Thwaites R et al (1996) Quality of life in chil-dren with Crohn's disease. *J Pediatr Gastroenterol Nutr* 23：528-33.
Rampton DS，Denyer ME，Clark CG & Sarner M (1982) Recto-urethral fistula in Crohn's disease. *Br J Surg* 69：233.
Registration Committee of the European Dialysis and Transplant Association (1980) Successful pregnancies in women treated by dial-ysis and kidney transplantation. *Br J Obstet Gynaecol* 87：839-845.
Reissman P，Cohen S，Weiss EG & Wexner SD (1996) Laparoscopic col-orectal surgery：ascending the learning curve. *World J Surg* 20：277-282.
Rhodes J & Rose J (1985) Crohn's disease in the elderly. *BMJ* 291：1149-1150.
Ribeiro MB，Sachar DB & Greenstein AJ (1991) Intra-abdominal abscess in regional enteritis. *Ann Surg* 213：32-36.
Ricour C，Dehamel JF，Arnaud-Battandier F et al (1985) Enteral and parenteral nutrition in the short bowel syndrome in children. *World J Surg* 9：310-315.
Ritchie JK (1985) Crohn's disease in young people. *Br J Surg* 72 (Suppl)：S90-S91.
Ritchie JK & Lennard-Jones JE (1976) Crohn's disease of the distal large bowel. *Gastroenterology* 11：433-436.
Robert JR，Sachar DB & Greenstein AJ (1991) Severe gastrointestinal hemorrhage in Crohn's disease. *Ann Surg* 213：207-211.
Roberts PL，Schoetz DJ Jr，Pricolo R & Veidenhiemer MC (1990) Clinical course of Crohn's disease in the older patients：a retrospec-tive study. *Dis Colon Rectum* 33：458-462.
Rusch V & Simonowitz DA (1980) Crohn's disease in the older patient. *Surg Gynecol Obstet* 150：184-186.
Rutgeerts P (2002) Crohn's disease recurrence can be prevented after ileal resection. *Gut* 51：512-514.
Rutgeerts P，Sandborn WJ，Feagan BG et al (2005) Infliximab for induction and maintenance therapy for ulcerative colitis. *N Engl J Med* 353：2462-2476.
Ryhammer AM，Laurberg S & Sorensen FH (1997) Effects of age on anal function in normal women. *Int J Colorect Dis* 12：225-229.
Saegesser F (1980) Commentary on urinary complications of Crohn's disease. *World J Surg* 4：159-160.
Sanderson IR (1986) Chronic inflammatory bowel disease. *Clin Gastroenterol* 15：71-89.
Sanderson IR & Walker-Smith JA (1984) Indigenous amoebiasis：an important differential diagnosis of chronic inflammatory bowel disease. *Br Med J (Clin Res Ed)* 289：823.
Sanderson IR & Walker-Smith JA (1985) Crohn's disease in

childhood. *Br J Surg* (Suppl): S87-S96.
Sanderson IR, Chong SFK & Walker-Smith JA (1986) Family occur-rence of chronic inflammatory bowel disease. In: Rozen P & McConnell R (eds) *Epidemiology and Genetics of Inflammatory Bowel Disease*. Philadelphia: WB Saunders.
Sanderson IR, Udeen S, Davies PSW et al (1987) Remission induced by an elemental diet in small bowel Crohn's disease. *Arch Dis Child* 61: 123-127.
Sato S, Sasaki I, Naito H et al (1999) Management of urinary compli-cations in Crohn's disease. *Surg Today* 29: 713-717.
Sawczenko A, Sandhu BK, Logan RFA et al (2001) Prospective survey of childhood inflammatory bowel disease in the British isles. *Lancet* 357: 1093-1094.
Scammell BE, Andrews H, Allan RN, Alexander-Williams J & Keighley MRB (1987) Results of proctocolectomy for Crohn's disease. *Br J Surg* 74: 671-674.
Schiff E (1945) Die regionale enteritis. *Ann Paediatr* 165: 281-311.
Schraut WH & Block GE (1984) Enterovesical fistula complicating Crohn's ileocolitis. *Am J Gastroenterol* 79: 186-190.
Schwartz D, Shafran I, Romero C et al (2000) Use of short term cul-ture for identificationof *Mycobacterium avium* subsp *paratuberculosis* in tissue from Crohn's disease patients. *Clin Microbiol Infect* 6: 303-307.
Seashore JH, Hillemeier AC & Gybroski JD (1982) Total parental nutri-tion in the management of inflammatory bowel disease in children: a limited role. *Am J Surg* 143: 504-507.
Sedgwick DM, Barton JR, Hamer-Hodges DW, Nixon SJ & Ferguson A (1991) Population-based study of surgery in juvenile-onset Crohn's disease. *Br J Surg* 78: 171-175.
Shafran I, Piromalli CS, Naser S et al (2000) Rifabutin and macrolide antibiotic treatment in Crohn's patients identified serologically posi-tive for *Mycobacterium avium* subspecies *paratuberculosis*. *Gastroenterology* 118: A782.
Shore G, Gonzalez QH, Bondora A et al (2003) Laparoscopic vs. con-ventional ileocolectomy for primary Crohn's diease. *Arch Surg* 138: 76-79.
Silverman FN (1966) Regional enteritis in children. *Austr Paediatr J* ii: 20. Simpson HE, Summersgill GB & Howell RA (1976) Oral lesions in Crohn's disease. *J Oral Med* 31: 67-68.
Slaney G, Muller S, Clay J, Sumathipala AHT, Hillenbrand P & Thompson H (1986) Crohn's disease involving the penis. *Gut* 27: 329-333.
Sorokin JJ & Levine SM (1983) Pregnancy and inflammatory bowel disease: a review of the literature. *Obstet Gynecol* 62: 247-252.
Sosa JL, Sleeman D, Puente I, McKenney MG & Hartmann R (1994) Laparoscopic-assisted colostomy closure after Harmann's proce-dure. *Dis Colon Rectum* 37: 149-152.
Steinberg DM, Allan RN, Brooke BN, Cooke WT & Alexander-Williams J (1975) Sequelae of colectomy and ileostomy: comparison between Crohn's colitis and ulcerative colitis. *Gastroenterology* 68: 33-39.
Strobel CT, Byrne WL & Ament ME (1979) Home parenteral nutrition in children with Crohn's disease: an effective management alterna-tive. *Gastroenterology* 77: 272-279.
Sumathipala AHT (1984) Penile ulcers in Crohn's disease. *J R Soc Med* 77: 966-967.
Sunkwa-Mills HNO (1974) Life-threatening haemorrhage in Crohn's disease. *Br J Surg* 61: 291-292.
Talamini MA, Broe PJ & Cameron JL (1982) Urinary fistulas in Crohn's disease. *Surg Gynecol Obstet* 154: 553-556.
Tchirkow G, Laverly IC & Fazio VW (1983) Crohn's disease in the elderly. *Dis Colon Rectum* 26: 177-181.
Thomas AG, Miller V, Taylor F et al (1992) Whole-body protein turnover in childhood Crohn's disease. *Gut* 33: 675-677.
Truelove SC & Pena AS (1976) Course and prognosis of Crohn's disease. *Gut* 17: 192-201.
Tudor RG (1986) *Morbidity of Diverticulitis*. MD thesis, University of Birmingham.
Ukaban SO, Clamp JR & Cooper BT (1983) Abdominal and small intes-tinal permeability to surgery in patients with Crohn's disease of the terminal ileum and colon. *Digestion* 27: 70-74.
Ursing B, Alm T, Barany F et al (1982) A cooperative study of metron-idazole and sulfasalazine for active Crohn's disease: the Cooperative Crohn's Disease Study in Sweden. II: Result. *Gastroenterology* 83: 550-562.
Van Dongen LM & Lubbers EJC (1984) Fistulas of the bladder in Crohn's disease. *Surg Gynecol Obstet* 158: 308-310.
Vantrappen G, Agg HO, Ponette E, Geboes K & Bentrad PH (1977) *Yersinia* enteritis and enterocolitis: gastroenterological aspects. *Gastroenterology* 72: 220-227.
Vender RJ & Spiro HM (1982) Inflammatory bowel disease and pregnancy. *J Clin Gastroenterol* 4: 231-249.
Walker-Smith JA (1986) Commentary. *Arch Dis Child* 61: 958-959.
Wallis SM & Walker-Smith JA (1976) An unusual case of Crohn's disease in a West Indian child. *Acta Paediatr Scand* 65: 749-751.
Watanabe M, Hasegawa H, Yamamoto S et al (2002) Successful appli-cation of laparoscopic surgery to the treatment of Crohn's disease with fistulas. *Dis Colon Rectum* 45: 1057-1061.
Williams JG, Wong WD, Rothenberger DA & Goldberg SM (1991) Recurrence of Crohn's disease after resection. *Br J Surg* 78: 10-19.
Williams NS, MacFie J & Celestin LR (1979) Anorectal Crohn's disease. *Br J Surg* 66: 743-748.
Winslet MC & Keighley MRB (1990) Surgery for Crohn's disease of the colon. In: Allan RN, Keighley MRB, Alexander-Williams J & Hawkins C (eds) *Inflammatory Bowel Diseases*, 2nd edn, pp 473-482. Edinburgh: Churchill Livingstone.
Woolfson K, Cohen Z & McLeod RS (1990) Crohn's disease and pregnancy. *Dis Colon Rectum* 33: 869-873.
Yamamoto T, Allan RN & Keighley MRB (1999) Strategy for surgical management of ileocolonic anastomotic recurrence in Crohn's disease. *World J Surg* 23: 1055-1061.

44

第44章　小肠克罗恩病的手术治疗

超过80%的回肠克罗恩病患者需要手术治疗（Andrews等，1991）。患者行切除术的可能性因随访期的持续而增加。少数患者虽然表现为短暂的腹痛、发热和腹泻并伴有急性非梗阻性回肠炎的表现，但是这些症状能够完全消失并且不复发。在这种情况下，这些患者诊断可能不是克罗恩病。

大部分患者，镜检下可证实弥漫性病变的存在。如果发展为局部梗阻，或并发脓肿或窦道，则需要进行手术切除（Goldberg等，1993；Michelassi等，1993b）。少数患者由于肠穿孔、出血或完全性肠梗阻则需要进行紧急手术。术后10年内的复发率为30%～50%。尽管采用了现代免疫调节剂及预防性阿司匹林和乙酰水杨酸（ASA）治疗，仍有25%～40%的克罗恩病患者术后因复发而需要再次手术（Olaison等，1992；Bemelman等，2001；Platell等，2001；Van Bodegraven等，2002）。大多数患者在20多岁时开始接受首次手术治疗。由于回肠克罗恩病患者的预期寿命与正常人群相近，多数患者一生中可能会因复发接受3～4次手术（Andrews等，1991）。但只要遵循保护肠道长度的手术原则，即便行4次切除术也不会发生严重的并发症（Krause，1978；Binder等，1985；Gollop等，1988；Caprilli等，1996；Poggioli等，1996；Post等，1996；Raab等，1996；Maconi等，2001）。

急性并发症的紧急手术治疗

据报道，因急性穿孔、脓毒症或急性肠梗阻需要紧急手术治疗的患者人数约占到整个克罗恩病患病人群的10%（Colcock和Vansant，1960；Barber等，1962）；而在外科相关报道中这一百分比更是高达20%（Atwell等，1965；Schofield，1965）。

自发性穿孔

临床表现

患者通常有克罗恩病史，在急性腹痛和循环衰竭前有肠梗阻症状。腹痛剧烈，可放射至肩部，并且有弥漫性腹膜炎相关体征，可有板状腹。通过立位或卧位的腹平片可证实气腹的存在。严重者可表现为休克、低血压和脱水（Casteleyn等，1972；Croft，1977）。关于克罗恩病的自发性穿孔在腹部闭合性损伤中也有报道（Tomito等，1993）。

病理

最常见的病理为回肠的自发性穿孔致使小肠内容物进入腹膜腔（Abascal等，1982）。小肠梗阻类型几乎为不完全梗阻（Steinberg等，1973；Makowiec等，1993）。典型的穿孔多在回肠末端，偶尔出现在空肠或乙状结肠（Paris等，1970；Urca，1971；Kyle，1972a；Cox和Humphreys，1975；Okoh和Zimmermann，1977；Stanton，1977；Casteleyn等，1978；Slater等，1978）（图44.1）。

有人认为，对于那些服用类固醇制剂或同时存在大动脉炎的患者，穿孔继发于局部缺血（Abascal等，1982）。非甾体类抗炎药也有这样的作用。但是我们尚未能证实接受类固醇药物治疗会增加克罗恩病患者发生穿孔的风险（Steinberg等，1973）。

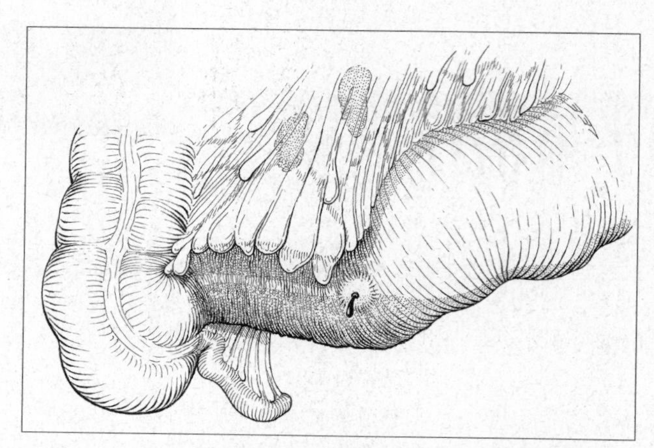

图 44.1 回肠末端穿孔。注意穿孔位于回肠狭窄处的近端。穿孔通常由于多发性溃疡引起。

脓肿并发克罗恩蜂窝织炎可能会导致脓液进入腹膜腔，这与本病穿孔的表现相似（Alexander-Williams 等，1972），但病史通常会有发热或疼痛等先驱症状。

如果穿孔发生于回肠的旁路肠段或右半结肠，则不会产生粪便性腹膜炎（Waye 和 Lithgow，1967；Steinberg 等，1973）。

有时克罗恩病并发的癌症也可以导致穿孔（Keighley 等，1975；Prior 等，1980；Wyatt 等，1987；Gyde，1990）。Greenstein 等（1987）在 Mount Sinai 医院报道了 3 个这样的病例：一例是位于回肠的肿瘤，一例位于结肠，另一例位于旁路肠段。

处理

静脉镇痛，补充液体和电解质是剖腹手术前的必要措施。

对克罗恩病穿孔肠段单纯进行缝合是不被推荐的，而且文献报道，这种方法对患者来说是致命的（Menguy，1972）。Nasr 等（1969）报道了用这种手术方法治疗的 13 例患者。其中 5 例死于继发脓毒血症，5 例由于脓肿或瘘要求尽早再次手术。

由于所有患者均有慢性梗阻表现，因此最安全的方案是切除梗阻及穿孔的肠段。不过我们面临的难题是如何选择手术方案：选择实行一期吻合术还是选择一个更安全的方案，即将小肠断端按照回肠末端造口术方式在腹壁建立造瘘口。如果结肠已经出现了穿孔，吻合术是不被推荐的（Tugwell 等，1972）。如果患者存在以下情况，我们应建议实行末端回肠造口术：小肠被累及、长期粪便性腹膜炎、服用类固醇制剂、严重营养不良或证实有其他系统功能性疾病（如心脏病，肾功能损害，呼吸功能不全，肝衰竭）的情况。更可能出现的情况是，虽然在合并脓毒血症的情况下一般不建议实施小肠吻合术，但如果患者处于穿孔早期，我们仍可实行一期吻合术（Post 等，1991）。

下消化道大出血

临床表现

严重的持续下消化道出血或复发的小肠失血是克罗恩病罕见的并发症（Mellor 等，1982；Fielding 等，1986）。最常见的部位是结肠。临床表现为低血容量性休克或便血。不过与克罗恩病相比，其他情况引起的消化道出血更多，这些疾病需要首先被排除。特别是消化道溃疡出血，这是服用类固醇药物患者的常见症状。克罗恩病患者在切除回肠后，消化道溃疡的患病率可能亦会增加（Fielding，1970；Alexander-Williams，1971）。

病理

出血通来源于小肠肠系膜边缘的溃疡（Brown，1957；Goldstein 等，1969）。有时大量的失血会并发结肠线性溃疡（Koutney，1968）。但这种并发症是罕见的。Barber 等（1962）在 257 例克罗恩病患者中仅报道了 3 例这样的情况。类似的病例报道在文献中也有所发表（Fallis，1941；Norcross 和 Cattell，1944；Freedman，1952；Brown，1957；Goldberg 和 Frable，1963；Colcock，1964；Sparberg 和 Kirsner，1966；Sunkwa-Mills，1974；Harvey 等，1978；Podolny，1978；Homan 等，1979；Robert 等，1991）。

处理

患者需要紧急抢救，必要时需行上消化道内镜检查。如果出血仍然持续，动脉造影可确定出血部位，特别是在红细胞扫描阳性的情况下。血管造影引导下注射垂体后叶加压素已被成功地应用于克罗恩病结肠出血的治疗（Mellor 等，1982）。但是由于存在引发小肠缺血的风险，我们不建议这种治疗方法。

大多数持续出血的患者需行剖腹手术治疗。患者呈 Lloyd Davies 体位，以便术中可行全消化道内镜检查（参见第 49 章）。出血的溃疡处及附近病变肠段均需切除。我们遇到过 3 个这样的病例，其中都存在小肠损伤并通过术中回肠镜予以准确定位。

克罗恩病并发脓肿破裂

临床表现

患者可能出现突发腹痛和腹膜炎引发败血症的表现。由于多数患者已被诊断为克罗恩病，当出现这些症状时，很可能需要行肠道内镜检查，并与近期 X 线或 CT 扫描相对比。甚至在钡餐检查过程中会出现脓肿破裂（Walsh 等，1992）。通常这些患者存在营养不良和脓毒症等症状。

病理

大多数的脓肿源于回肠克罗恩病，但这不是绝对的（Funayama 等，1996）。降结肠或乙状结肠也可能是产生脓肿的部位（Farmer 等，1968；Steinberg 等，1975；Keighley 等，1982）。脓肿可以是蜂窝织炎感染的并发症，往往通过窦道与另一肠管相连（Walsh 等，1992）。

由于大多数溃疡及大多数肠系膜淋巴结破裂引发的脓肿位于腹膜内，故当其破裂时会并发化脓性腹膜炎（Ribeiro 等，1991）。有时腹膜后的脓肿会穿孔至腹膜腔内，但这种情况很罕见（Colcock 和 Vansant，1960；Barber 等，1962；Schofield，1965；Banks 等，1969；Edwards，1969；Aitken 等，1986；Ribeiro 等，1991）。

处理

针对革兰阴性的败血病应行抗感染及补液治疗。尽管在通常情况下，克罗恩病并发脓肿以肠道病原体为主，但需氧链球菌也可是能存在的。因此，抗感染治疗应该包括青霉素和针对厌氧菌及革兰阴性需氧菌的药物（Keighley 等，1982）。如果腹部症状持续存在，超声或 CT 引导下引流可短期内缓解脓毒症。但由于脓肿是继发于肠道疾病的，因此从长远角度考虑仍需要行手术治疗。在化脓性腹膜炎、营养不良的情况下不推荐行一期吻合术，而是将肠端连接到腹壁上行回肠造口术。如果脓毒症较为局限，可行一期吻合术，但近端肠襻需行回肠造口术。如果 X 线引导下经皮引流已成功实施，使脓毒感染处变为非感染手术区，那通常在引流后 2～3 周便可安全实行一期切除术及吻合术（Jawhari 等，1998；Yamamoto，等，2000a）。

肠瘘

单纯的肠瘘只有当伴有排脓或露出充满脓腔的肠道才是紧急手术的指征。克罗恩病并发的肠外瘘一旦确定，即可成为择期手术的指征。术后的肠外瘘应予对症处理，如补液、皮肤护理、经皮引流及肠外营养支持等，具体参见第 52 章。

急性阑尾炎或回肠炎

急性阑尾炎在克罗恩病患者中是极其少见的（Korelitz 和 Sommers，1978）。正因如此少见，以至于对阑尾炎的预防还没有定论（Green 等，1976）。

与之形成对比的是，克罗恩病患者的阑尾普遍存在异常（Ewen 等，1971）。Warren 和 Sommers（1948）报道了 24% 克罗恩患者的阑尾被病变累及。Larsen 等（1970）指出他们超过半数的克罗恩病患者存在阑尾部的肉芽肿。如此普遍的组织学证据，提倡将阑尾切除术在不确定的病例中作为一种处理方式。

急性右髂窝痛

对于疼痛起于脐周，后转移至右髂窝处，伴呕吐、便溏及强迫体位，疼痛持续 36 小时的患者，通常是通过开放手术或诊断性腹腔镜检查来除外阑尾炎。有时手术中会意外发现阑尾正常，而末端回肠却充血、触碰后出血，并可能部分被网膜包裹。

实际上，这种情况是少见的，因为大多数急性回肠炎的患者并没有阑尾炎病史。患者感受到的不适症状如右下髂窝的疼痛、恶心、腹部绞痛等会持续 1～2 周。通常情况下，食欲减退、体重减轻，合并右侧腹痛急性加重等症状则会持续更长的时间（Atwell 等，1965；Schofield，1965）。

病理

以上关于描述，潜在诊断是推测的。回肠炎可能是由有机体感染造成的，如小肠结肠炎耶尔森菌（Vantrappen 等，1977）（参见 54 章）。回肠炎可能表现为动脉内膜炎影响肠道，或表现为急性克罗恩病，但很少发展为慢性并发症。不过通常情况下，由于典型克罗恩病可使回肠不全梗阻，并继发为脓肿或穿孔形成并发症（Weston 等，1996）。

手术方针

如果急性回肠炎是通过右髂窝麦氏切口发现的，那会使手术面临困难。按照惯例，外科医生会切除阑尾，因为阑尾切除术不会造成肠瘘，而回肠克罗恩病却可以引起。这同样也引起了争论：如果患者阑尾没被切除，而数月后因右髂窝疼痛并带有一个麦氏切口出现在急诊室时，对如何诊断造成了困难（Alexander-Williams，1971；Fonkalsrud 等，1982；Simonowitz 等，1982；McCue 等，1988）。有人认为的阑尾切除术不会造成肠瘘可能是正确的（Gump 和 Lepore，1960；Atwell 等，1965；Gump 等，1967；Simonowitz 等，1982），但是实际上，如果回肠被留在原位，肠外瘘可能出现在急诊右髂窝探查术后（Van Patter 等，1954；Crohn 和 Yarnis，1958；Marx，1964；Slaney，1968；Edwards，1969）（表 44.1）。

保留回肠而移除阑尾很不合乎逻辑，尤其是患有阑尾炎而没有切除面临的风险低，而患克罗恩病的风险高，需要在 12 个月内行阑尾切除术，切除后绝大多数患者能够明确告诉急诊室人员他们在这之前是否接受过阑尾切除术。

作者评论

1. 临床上在术前区分急性阑尾炎和急性回肠炎并不困难。大多数被误以麦氏切口探查的患者会有持续 48 小时以上的疼痛史。
2. 如果剖腹术或腹腔镜检查发现回肠处于急性感染期，那么不论采用何种切口，我们认为都不该行切除术，除非其外观呈慢性回肠克罗恩病的典型表现。如果回肠未被移除，我们建议尽早行腹部 X 线影像学检查、肠细菌培养和血清学检查以除外特异肠道致病菌。如果 X 线影像显示为典型狭窄性克罗恩病且除外了耶尔森菌感染，我们建议及早通过正中切口再次手术或行再次腹腔镜检查切除术，以防止其发展为脓毒症或肠瘘。如果 X 线检查无特异，或者有活动期疾病证据，如红细胞沉降率（ESR）加快、贫血、血小板减少症、低白蛋白血症、急性时相蛋白水平升高等，进一步的开腹探查手术是必需的，再次行腹腔镜检查对判断病情及制订下一步治疗方案有很大帮助。
3. 如果开腹手术或腹腔镜检查过程中见到典型的克罗恩病表现并且被经验丰富的外科医师证实，我们建议行回肠切除术和回结肠吻合术。这样既可明确诊断又能避免将来局部并发症的产生。不论是采用正中切口还是经腹直肌切口的方法，手术切口都可能需要延长。另外，如果采用腹腔镜切除术，可以通过原有手术切口完成手术。

表 44.1 急性回肠克罗恩病剖腹术及阑尾切除术后并发症

并发症	*n*
右髂窝肿块	8
肠外瘘	5
肠窦道	2
回肠穿孔	1
回肠梗阻性疾病	3
十二指肠克罗恩病	1

注：所有患者至少有表中所列的一种并发症。
来源自：Simonowitz 等（1982）。

我们欣喜地发现在本书第一版中所提出的这些观点已经得以证实，这得益于 Lahey Clinic 的精彩数据综述（Weston 等，1996）。在 1421 例患者中，在怀疑阑尾炎的阑尾切除术中发现了 36 例克罗恩病（2.5%）。其中 10 位患者立即施行了回结肠切除术，其中 5 名（5%）术后 12.4 年内未再次手术；其余患者在今后的 18 年内手术次数未超过 3 次。另外 26 名既未选择治疗措施（$n=3$）也未行阑尾切除术（$n=23$），其中 24 名患者（92%）最终施行了回结肠切除术，65%的患者 3 年内发展为难治性疾病（8）、肠梗阻（3）、肠瘘（4）或者穿孔（2）。在施行手术的患者中，只有 25%因复发而再次手术。因此，结论很明确：如果确诊为克罗恩病，手术切除术是不可避免的，没有证据表明手术能够拖延。

急性肠梗阻

克罗恩病引起的急性肠梗阻极其少见（Javett 和 Brooke，1970；Farmer 等，1976；Valiulis 和 Currie，1987）。如果克罗恩病患者表现为腹胀、腹部绞痛、呕吐和梗阻性肠鸣音，通常梗阻是由于其他病理引起的，如淋巴瘤、恶性肿瘤或梗阻束带。如果未能找到明显病因，患者有切除术史，腹平片上可见典型的阶梯状影。若行胃肠减压和静脉补液超过 48 小时仍无明显改善，应立即采取措施，行紧急剖腹术。

急性梗阻可由围绕系带的肠扭转或内疝导致。若不立即治疗可能导致小肠梗死。切除梗死小肠无疑是治疗的失败，因为对克罗恩病患者来说其终身都要受到短肠综合征的困扰，而这本是可以避免的（Thompson，2000；Agwunobi 等，2001）。克罗恩病慢性梗阻急性进展很少由于癌症而发生（Gyde 等，1980；Abrahams 等，2002），偶尔食物残渣在克罗恩病狭窄肠段形成球阀也是导致克罗恩病慢性梗阻急性进展的原因（Alexander-Williams，1971；Abrahams 等，2002）。

小肠克罗恩病的择期开腹手术治疗

一期切除术

传统上，克罗恩病按回肠、回结肠、结肠或肛门（Farmer 等，1975，1985；Truelove 和 Pena，1976）分类。当我们认识了这些区别，从手术角度区分回肠和回结肠疾病就显得过于刻意。我们还要增加空肠、十二指肠和弥漫性病变者三组的区分（Farmer 等，1975，1985；Truelove 和 Pena，1976）。接受回肠克罗恩病一期切除术的患者有显著相同的病理改变：回肠末端 10～25cm 范围内出现肥厚、红斑，并有脂肪包裹（Cattell，1959）。回肠肠系膜也同样增生并扩大，并产生质韧淋巴结（Sheehan 等，1992）（图 44.2）。

盲肠和升结肠在腹腔镜检查和钡餐造影时怀疑有病变，但行剖腹术取出标本后便常会发现结肠形态正常（Winslet 和 Keighley，1990）。回肠通常是可移动的，但主要随网膜、其他肠道或输卵管移动。在它附近可能存在近端跳跃性病变，如一个脓肿或窦道通向其他肠道、乙状结肠或皮肤（Michelassi 等，1993b）（表 44.2）。但实际上，这在一期切除术中并不是最常见的。

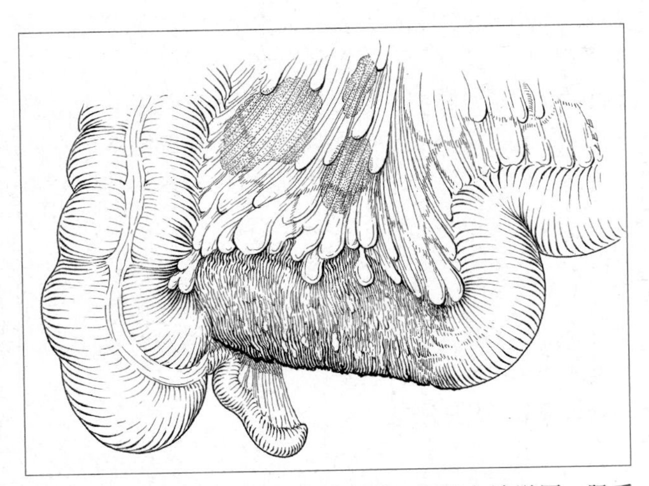

图 44.2　回肠克罗恩病的典型表现：回肠末端增厚，肠系膜淋巴结肿大，肠脂增厚包裹增厚的肠系膜。阑尾可能有异常，但盲肠肉眼观察通常正常。这附近可能有近端跳跃性病变。

亚急性梗阻通常为手术指征，但对有少数有穿透性疾病的病例来说，手术指征就是脓肿或肠瘘（Kiefer，1955）（表 44.3）。穿透型回肠疾病和窄缩型回肠疾病的区别可能是由遗传方面的因素决定的，因为与肠瘘相比窄缩型的肠壁上聚集了大量Ⅲ型胶原。此外，我们知道穿透性疾病的穿透性表现有复发倾向。某些人认为与加快的复发率有关，但是我们没有找到这样的病例（Yamamoto 等，1999b；Bernell 等，2000a；Borley 等，2001）。

最优手术方式选择原则

小肠克罗恩病的手术选择主要有病变肠段切除

表 44.2　克罗恩病的肠瘘（*N*=639）
总瘘数：222（35%）位于 290 个位置

	瘘管数
肠外瘘	46（16）
十二指肠瘘	14（5）
肠肠瘘	51（18）
结肠瘘	83（29）
乙状结肠瘘	49（17）（女）
肠膀胱瘘	36（12）
肠阴道瘘	4（4）（女）
肠子宫输卵管瘘	2（2）
结肠乙状结肠瘘	5（2）

注：括号中数字为百分比。
来源自：Michelassi 等（1993）。

表 44.3　回肠克罗恩病的一期手术指征

梗阻	284
脓肿	43
透壁瘘	63
急性回肠炎	5
穿孔	7
大出血	3

来源自：Andrews 等（1991）。

术，旁路术和窄缩形成术（Lee，1984）。我们认为肠段切除术是回肠克罗恩病一期手术治疗的最佳方案。最初的治疗如果没有行切除术，临床医生就不能对诊断完全确诊（Pulimood 等，1999）。此外，旁路术不仅不能避免局部脓毒症的发生，而且诊断价值有待考察。一段距离较长并且有炎症的肠管不适合行窄缩形成术，尽管这可能是外科医生最喜爱的一种手术方式（Taschieri 等，1997），除非只行侧侧窄缩形成术（Michelassi 等，2000；Poggioli 等，2003）。

切除的范围

切除术的目的仅仅是移除一段或是多段病变肠管以防止并发症的产生。一期切除通常要求切除10～25cm的末端回肠，包括低位连着阑尾的盲肠；近端切到相对健康、没有溃疡和黏膜鹅卵石样改变的肠段处。实践中，若能连接到肉眼可见正常的边界处，病变肥厚的回肠会逐渐好转（图 44.3）。

更精确确定切除范围的方法是术中肠镜的应用；黏膜的炎症反应范围通常比浆膜显露出来的要大。Smedh 等（1993）做了 33 例肠镜联合手术；20 例影响到了手术决断，14 例缩小了原计划的切除范围，1 例确诊了窄缩，2 例否决了切除，3 例扩大了切除范围。因此，单纯的外在表现对手术切除的范围指导是不可靠的。

多数结直肠外科医生认为由于克罗恩病是一种全肠道病变且是不可治愈的疾病，扩大切除术不仅是无意义的，而且会增加远期并发症的潜在危险。

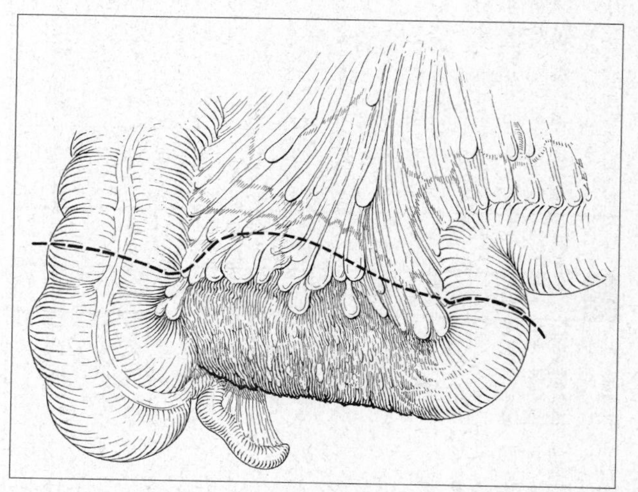

图 44.3 克罗恩病的回盲切除术。首先暴露回肠病变的切除边缘；保守切除肠系膜；移除盲肠下极及回肠近端 1 ～ 2cm 肉眼可见的病变肠段。

广泛切除边缘可降低疾病的复发风险，这是个曾被争论的话题（Garlock 和 Crohn，1945）。一些学者认为术中未被切除肠系膜淋巴结在疾病复发中会起到重要作用（Garlock 和 Crohn，1945）。Scandinavian 的两篇文献报道了根治性切除术后此病复发率有所降低。Bergman 和 Krause（1977）对 84 例接受根治切除术的患者进行了随访，这些患者在术中切除了病变周围至少 10cm 肉眼看来正常的肠段，以此和 57 名未接受根治性切除术的患者进行对照。10 年内自然复发率根治术组为 29%，而另一组复发率为 84%。同样的病人 8 年后复查，这样的差异仍持续存在（Krause 等，1985）。Nygaard 和 Fausa（1977）也明确指出根治术后第一年的复发率明显低于局部切除术组。关于复发率数据不断积累，通过多变量分析进行评估后，也得出上述相似的结论（Heen 等，1984）。因此，以往外科医生对炎性疾病常采用肿瘤术式是由于认为如果淋巴结或残留病变不被清除，复发率不会改变（Wolff 等，1983）。

一些外科医生用应用了 Halstedian 观点等肿瘤学理论指导治疗，并采用术中冰冻病理技术检验组织切缘来确保病变组织已被移除，以将复发率控制到最低点（Waugh，Barber 等，1962；Edwards，1964）。尽管事实上冰冻切片难以解释（Hamilton 等，1982，1985），但是这个实验在一些医院仍在继续进行（Pennington 等，1980；Kyle，1972b）。

Karesen 等（1981）报道了在 12 名镜下证实切除边缘存在病变组织的患者中，复发率为 66%。与之对照的 42 名被认为行正规切除术的患者，复发率为 14%。然而，没有切缘可以被看作是真正的正常，因为即使切除了足够的病变组织，在显微镜下通常还是很容易发现克罗恩病变的组织。

除了以上数据之外，我们和其他许多人一样仍未能证实大肠或小肠的切除长度和相关切缘对疾病的复发率和再次手术率是否有影响（Yamamoto 等，1999c；Borley 等，2002）。一项研究甚至显示长切除会有更高的复发率（Bernell 等，2000a）。

肉芽肿和相关切缘

Lindhagen 等（1983b）将 110 名患者根据组织学分为 3 组：41 名患者切缘是“正常”的，39 名有轻度炎性改变，另 30 名患者有肉眼可见的溃疡伴隐窝脓肿和镜下肉芽肿的存在。存在肉眼改变的患者 10 年内总体复发率为 73%，与之对照的轻度炎性改变组复发率为 44%，“正常”切缘组复发率仅为 37%。

来自 Mayo 诊所的 Wolff 等（1983）报道了类似的结论：切缘存在一个或多个的病变患者的 8 年累积复发率为 90%，而其他组的复发率仅为 47%。但是这些组间没有可比性；多数存在切缘问题的患者有近端跳跃损伤且未被移除，并且众所周知这也大大提高了复发的风险（Smith 等，1978）。最终，将受累切缘而不是残留肠端做成切片标本进行检验。同样，Chambers 和 Morson（1979）报道了切除标本中没有或只有少量肉芽肿的患者复发率更高。Anseline 等（1997）指出是否存在肉芽肿与复发并不相关。他们通过对部分或全部结肠切除术的总结认为，由于肉芽肿在大肠中更常见，故观察结果是有偏倚的。

有很多学者未能证实切缘镜下改变和复发率之间有任何联系（Papaioannou 等，1979；Chardavoyne 等，1986；Speranza 等，1986；Adolff 等，1987；Borley 等，1997）。Pennington 等（1980）研究了接受了 103 次手术的 97 位患者：52 例标本切缘正常，但另外 51 例标本存在镜下病理改变。两组间从临床复发率、切口处复发率及再次手术率而得出的自然和累积复发率上无明显差异。

Heuman 等（1983）指出复发率与受累切缘冰冻切片结果不相关。目前大量证据表明即使切缘存在肉芽肿或炎性细胞浸润，但对复发风险无明显影响（Higgens 和 Allan，1980；Lindhagen 等，1983a；Fazio 和 Galandiuk；1985；Weterman 等，1990）。Leeds 的数据显示了切缘有残留病变证据组 6 年内自然复发率为 38%，与之对比的切缘病变组 6 年内的复发率为 29%；两者数据并没有显著差异（Cooper 和 Williams，1986）。

Trnka 等（1982）也发现了相似的现象，即克罗恩病患者行切除术后切缘是否存在肉芽肿对其复发率是没有影响的（Van Patter 等，1954；Antonius 等，1960；Homan 等，1978；Wolfson 等，1982；Ellis 等，1984）。Glass 和 Baker（1976）甚至指出切缘肉芽肿的存在可能有避免高复发率的作用。

多变量分析认为镜下受累切缘不是影响复发的独立危险因素（Hellberg 等，1980；Lindhagen 等，1983a；Chardavoyne 等，1986；Shivananda 等，1989）。支持这个观点的惟一研究是大范围切除病变肠段相比于仅切除肉眼可见病变部分降低了复发风险。但此研究样本量很小，并且这一结论在近期的其他实验中没有得到证实（Ellis 等，1984）。

通过对克罗恩病史长期观察指出术后复发是不可避免的；并且手术方式对其复发率的降低没有明显影响（Williams 等，1991；Bernell 等，2000b）。

病变肠道长度

手术需要切除肠道的总长度是取决于病变范围的。有些患者有一大段回肠受累伴近端跳跃损伤，

表 44.4　随机实验切除边缘对克罗恩小肠疾病复发的影响

	广泛切除（n=56）	局限切除（n=75）
年龄	35	33
梗阻	26（35）	16（32）
穿孔	15（20）	14（25）
诊断到手术时间（月）	47	63
切除小肠长度（cm）	32	28
复发		
5 年	20%	24%
7 年	31%	35%
再次手术（总数）	18%	25%

括号内为百分比。
来源自：Fazio 等（1996）。

而另外一些患者只有一小段肠道受累。如果病变为穿孔性，或是病变因累及多处肠道并发肠间窦道，或是出现脓肿则不可避免地要使切除范围相对无并发症的单纯切除进一步扩大。当出现以上情况时，手术操作需要切除更大范围的病变组织（Greenstein 等，1988）。但是对浸润性疾病应避免使用全肠切除术，因为全肠切除术通常会导致正常小肠不必要的切除。因此，我们更倾向于打开可能出现脓腔的部位并从腹膜腔中隔离此肠段，努力将非受累肠道从受累肠段处分离出来。由于这些积脓通常很小且在网膜内，手术中保护相关非受累区域，并可对一小段狭窄肠道施行迷你切除术或窄缩形成术（Alexander-Williams 和 Fornaro，1982；Hawker 等，1983；Lee，1984；Yamamoto 等，1999），使行切除吻合术的病变肠管相对较短并尽可能多地保护正常肠管。即使感染扩大，受感染的肠系膜淋巴结导致的肠间脓肿是可被分离的，而不用做广泛肠系膜清扫术去清除全部脓肿。

当少于 50cm 肠道受累时，Van Patter 等（1954）发现受累肠道长度与复发率之间没有关系；但是当多于 50cm 肠管受累时，复发的风险则会大幅增加。这篇文献给人的印象是切除病变肠段长度越长复发风险越大（Stahlgren 和 Ferguson，1961；Atwell 等，1965；Schofield，1965；Hamilton 等，1981b）。另一方面，Trnka 等（1982）通过对未复发的 13 例患者同复发的 23 例患者的观察指出切除回肠长度没有明显区别。

在过去的几年中，大量的研究运用多变量分析评估出能够影响克罗恩病复发的令人信服的独立变量。不幸的是，除了少数几个值得关注外，大多数包括了所有情况，而不是只限制在回盲肠部病变上。Fazio 等的（1996）临床报道指出广泛切除术和局限切除术的随机实验的对比结果（表 44.4）。

根据年龄、穿孔疾病和从诊断到手术的时间进行分组。即使局限切除术中通常有切缘镜下改变，但复发率在广泛切除术组和局限切除术组间没有差别，并且显微镜检下有无累及对复发率也没有影响（图 44.4 和图 44.5）。

多变量研究报告指出，没有找到任何证据表明切除长度或边缘受累是增加复发率的原因（Poggioli 等，1996；Post 等，1996；Raab 等，1996；Yamamoto 等，1999a）（表 44.5；图 44.6）。

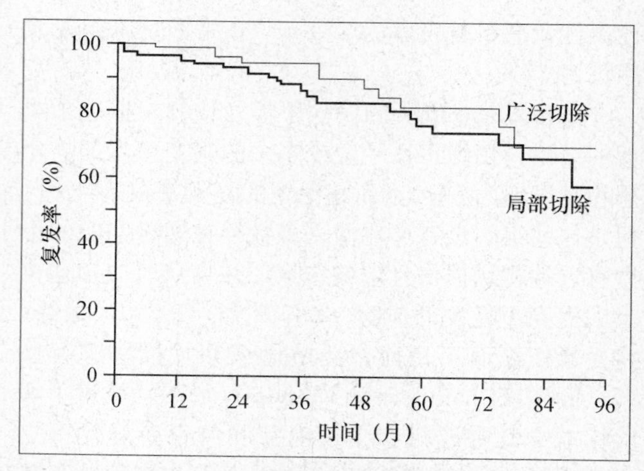

图 44.4 Kaplan-Meier 图指出了局部切除术组（粗线）和广泛切除组（细线）中，术后到复发的时间百分比。来源自：Fazio 等（1996）。

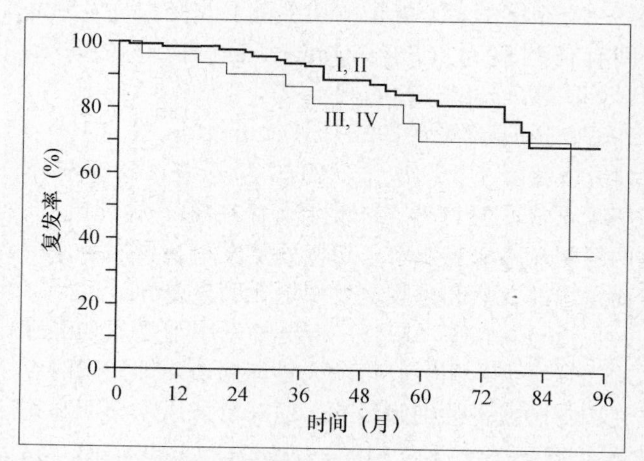

图 44.5 Kaplan-Meier 图指出在 1 类和 2 类中未复发的患者比例（粗线）和 3 类和 4 类（细线）中未复发的患者比例。来源自：Fazio 等（1996）。

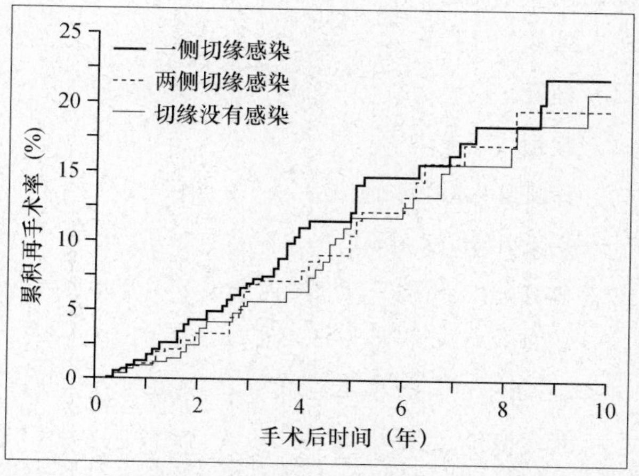

图 44.6 边缘组织感染对累积再手术率的影响。来源自：Post 等（1996）。

表 44.5　克罗恩病切除术后的复发因素（多变量分析）

因素	Raab 等（1996）	Poggioli 等（1996）	Fazio 等（1996）	Post 等（1996）	Aeberhard 等（1996）	Caprilli 等（1996）	Anseline 等（1997）	Yamamoto 等（1999a）
数量	353	233	131	689	101	110	130	216
年龄	—	—		+	—	—	—	—
性别	—			—	—	—	—	—
家族史								—
时间（手术到复发）		+	—	—	—	—	—	+
术前脓毒症	—							
穿孔		—	—		+	—		
未穿孔								—
急症	—			—		—	—	
择期（手术）								
部位	—	—	随机 SB	空肠 EC 瘘管 EE 瘘管	—	全部 SB		只 SB
气孔	—							
切除肉芽肿		—	—	—			+	—
切除长度	—		—	—				—
边缘受累	—	—					—	—
药物	—							—
吸烟								+
加速并发症		—						—
病变扩大	+		—					—
其他				手术 ↑Stx ↓No of anast			↓5ASA ↑E—E 瘘管	

+，复发的独立影响因素。

切除术的时机

Hulten（1988）的观点指出：行广泛肠切除术的手术风险更大，而且中晚期患者手术治疗后的患病危险性也更大。他认为在一系列并发症前早期行手术治疗可降低术后的发病率；且相比复杂的中晚期患者，手术只需切除更短的肠段。他列举脓毒症的一系列数据以支持他的论点（图 44.7）。中晚期患者手术时通常伴随脓肿或肠瘘，其中 49%会有术后并发症；而相比不伴腹腔内脓肿的早期患者，术后并发症的概率只有 12%。不过均未提供基于切除肠道长度或相应发病率的组间比较数据。我们当然也希望在出现并发症时及早手术治疗，而不是对使用大量类固醇制剂后免疫功能低下，并伴广泛腹内脓肿的患者行手术治疗（Platell 等，2001）。

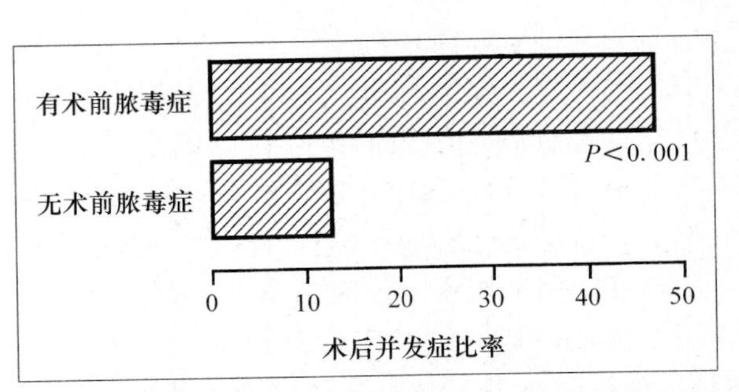

图 44.7　术前脓毒症对术后并发症的影响。存在术前脓毒症的患者术后并发症的患病率高。

Scott 和 Hughes（1994）调查了患者对手术时机的观点。没有患者愿意有半刻推延，而且 74%的人认为他们应该更早地行手术治疗。患者给出的提早手术的理由包括：严重的术前症状（9.7%），术后能正常饮食（86%），术后的良好感觉（62%）和停止药物依赖（43%）。

一期切除术：实际问题，手术方法

术前准备

手术之前要做必要的检查：血红蛋白、红细胞比容、血涂片、生化、ESR、急性期蛋白，如果正常说明疾病处于静止期（Beck，1987），这都是择期手术的指征。消化道 X 线钡餐造影，不论在术前还是术中都为精确评估病情提供了很大的帮助。超声可显示出黏膜增厚的程度，这可以提示复发的高风险；多普勒检查可确定肠外瘘的存在（Maconi 等，2001，2002；Parente 等，2002）。大多数患者需进行机械性肠道准备，服用类固醇制剂的患者需在术前一个月停药/药物拮抗治疗，还要预防性服用抗生素以防感染。

手术

腹腔镜技术是回肠克罗恩病一期择期切除术的首选方案（Alves 等，2005；Lowney 等，2005），可通过传统腹壁下横切口，横向或中线切口进行体内或体外吻合（缝合或吻合器吻合），特别是如果将来可以有一个预留的手术人造口的话，腹腔镜应用将更为便捷。开腹操作受到推荐，建议行中线切口（Poticha，1978）。通常外科医生会遭遇到一个增厚的回肠末端（图 44.2），但在多数晚期患者情况下，可能呈现为一大团的感染物和通往回肠或乙状结肠的窦道。某些时候也会出现脓肿（图 44.8）甚至还会并发肠外瘘。特别是在急性回肠炎手术且患者存在阑尾切除术史的情况下。

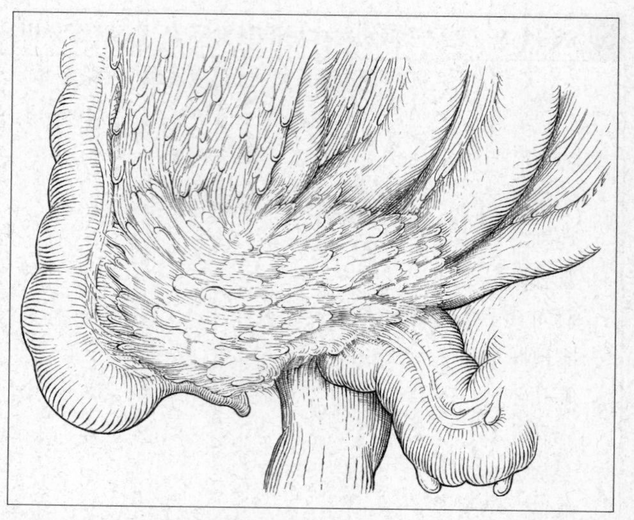

图 44.8 回肠克罗恩病引起的感染团块，伴回回窦道和回肠乙状结肠窦道。肠瘘被网膜和小肠襻包裹起来了。

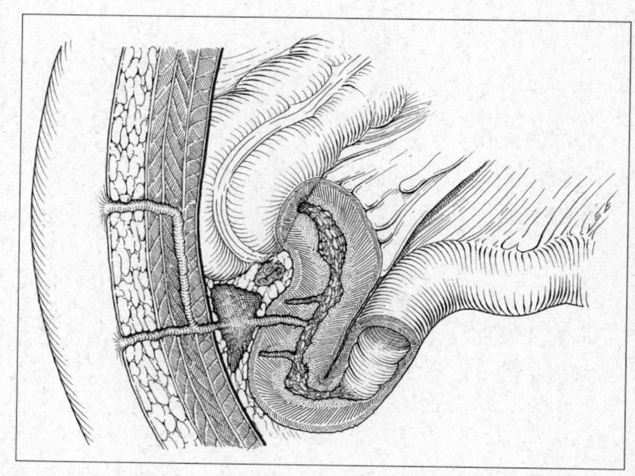

图 44.9 阑尾切除术后肠外瘘。注意瘘管不是起源于阑尾残端而是源于更靠近腹膜的结肠病变，且合并了多发性裂和局限性脓毒症。

一旦病理确诊，就要行全肠道探查以明确其他部分有无同时存在克罗恩病。不是所有的梗阻性疾病都可通过检查肠道的表面浆膜得以确定。因此，只要当肠道已打开，应向一个带球囊的 Foley 导管注气形成一直径 2～2.5cm（通常注入 6～8ml 的空气）的球囊，用来探查其他区域肠管是否狭窄。术中应用回肠镜检查肠管狭窄效果更好（Smedh 等，1993）。理想的球囊直径取决于所处小肠的不同部位，空肠的直径大些（3.5cm）而回肠的直径小些（2～2.5cm），并且应该用尺子来测量确定。为了更方便操作，Foley 导管可以通过导管引导鞘导入，以便能更快地到达不同的远近方向。

导管端沿肠管腔前进到最远处时才将球囊充气膨胀。为防止污染，导管在通过肠管的操作过程中应始终置于导管袋内。在膨胀球囊导管被缓慢牵引的过程中即可确定狭窄损伤处，同时在肠道浆膜面缝线标记（图 44.10）。整个过程中，所以涉及的肠段都需用量尺测量长度并记录。

一旦完成初步评估，通常建议的是游离回盲肠区，游离盲肠、升结肠的外侧区和覆盖在回肠末端的腹膜（图 44.11）。这些平面的解剖结构通常有

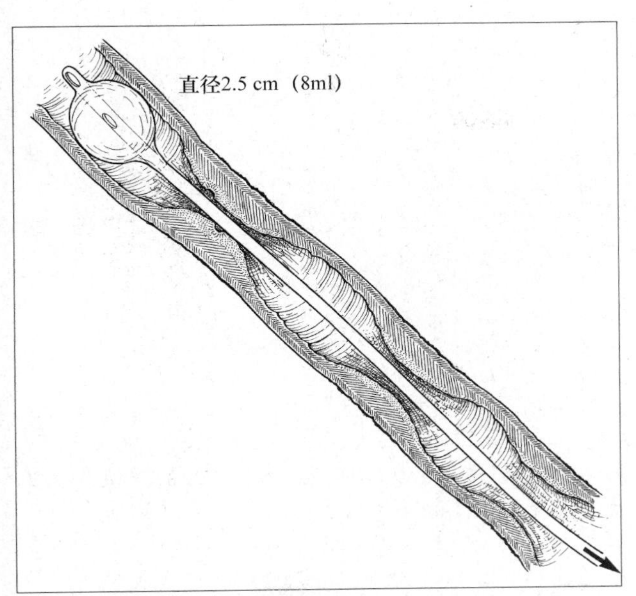

图 44.10 用 Foley 导管测量回肠狭窄。导管被送进小肠，充气或盐水后被缓慢回拉，气囊可膨胀至 2～3cm，具体情况与导管在小肠中的位置有关。

水肿，相对容易引起炎症，故分离后面的腹膜后狭窄应轻柔地使用纱布并要格外小心（图 44.12）。

同时一定要注意术中暴露肿块时不要损伤输尿管、右侧卵巢或睾丸血管。这时可将一大块纱垫沾湿后置于回盲肠区的后面，充分暴露病变区域。在回肠和盲肠上肉眼可见的局部病变用缝线固定标出。然后在准备行切除的边缘用肠系膜开窗术确定切除区域，这样就可以从肠下穿过两根尼龙线，打结后可起到夹钳的作用。这种 Fazio 技术不仅可以"隔离"术野使污染扩散减少至最低，而且有助于术中应用球囊测量或内镜检查（Keighley 等，1996）（图 44.13）。

倘若结肠没有病变的迹象，远端的切除线应位于回盲连接处以上 2～3cm（图 44.3）。正如前面经讨论的，对于是否移除肠系膜淋巴结并没有明确的要求。我们的原则是，从离肠道尽可能近的地方分离回肠肠系膜。当肠系膜增厚，我们或是应用贯穿缝合的方法进行分离，或是通过用网膜收聚法使血管固定，这种横断的方法可避免肠系膜血肿的出现（图 44.14）。

网膜分离的范围以固定缝线或尼龙绳的位置为准。将一个夹钳倾地斜置于回肠末端，以便有更长回肠段可以供吻合术使用。另一个夹钳水平地穿过盲肠。也可以选择用尼龙带代替压钳。肠钳轻夹于回肠和盲肠上，仅使肠腔封闭。准备好吸引器，采

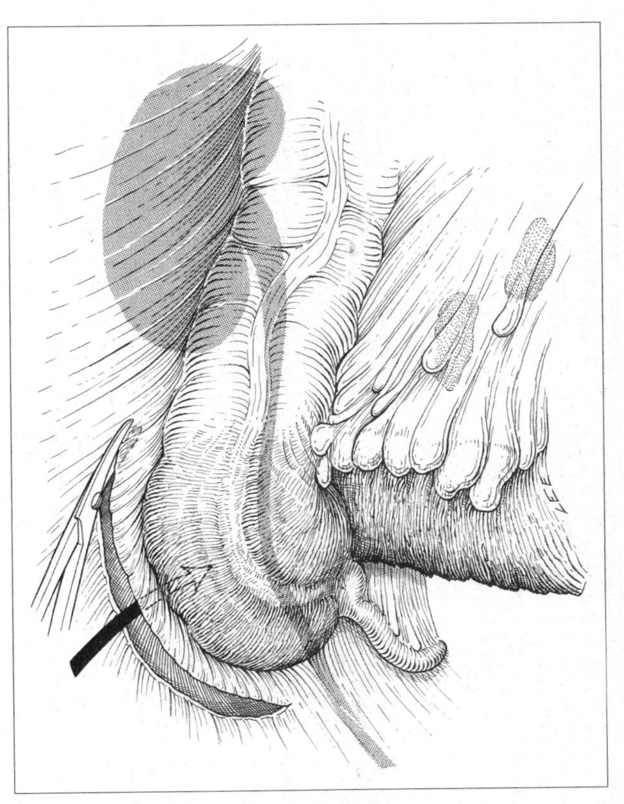

图 44.11 回肠克罗恩病的回盲肠切除术（图 44.11～图 44.22）。盲肠外侧腹膜被切开，以便升结肠和回肠末端可从腹膜后壁游离出来。一定要注意确定右输尿管的位置，以免误伤。

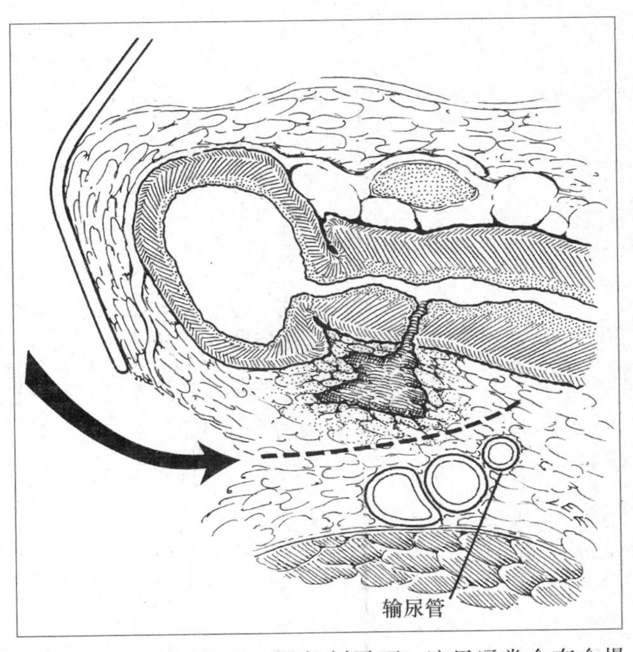

图 44.12 盲肠后结肠下的解剖平面。这里通常会有个慢性脓腔或在靠近回肠处有纤维结缔组织区。然而这很少直接黏着在输尿管上。在回肠病变区和回肠血管间通常可找到这样一个解剖平面。

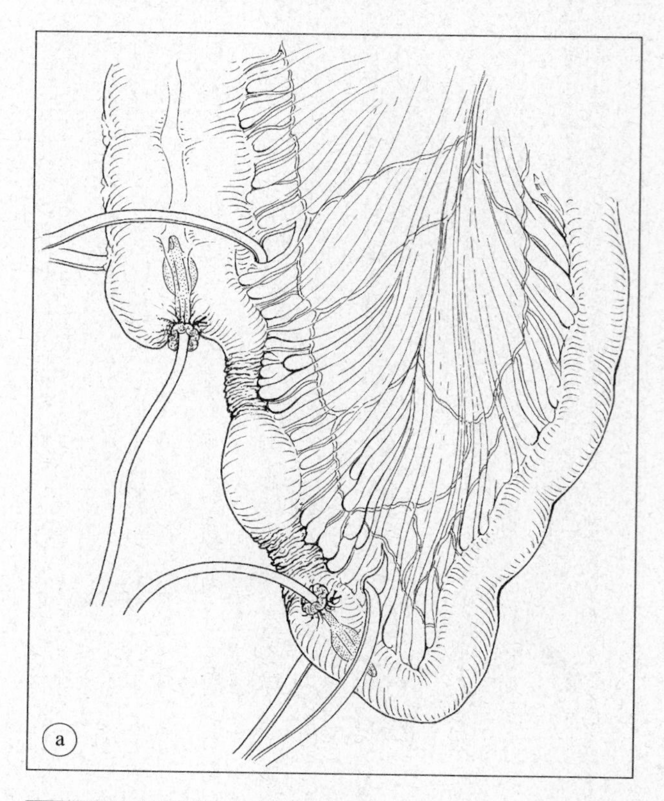

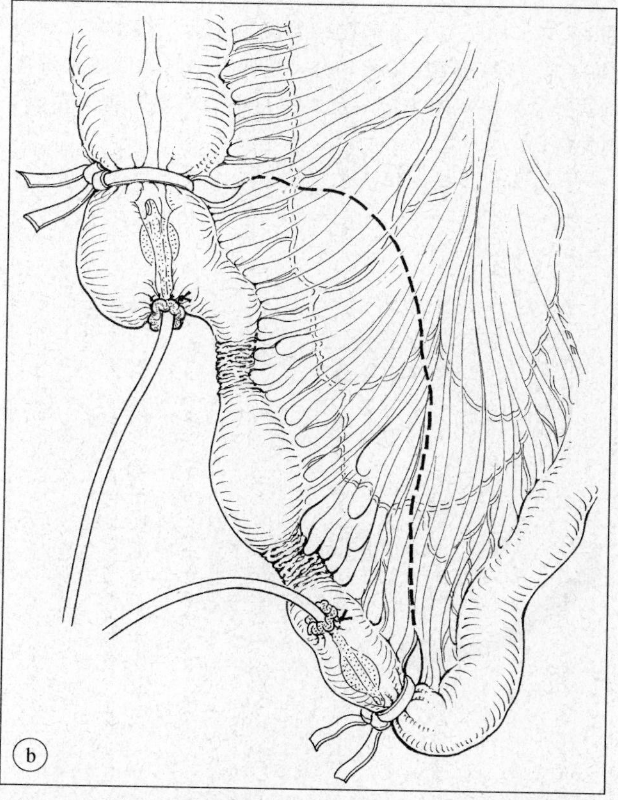

图 44.13 术中隔离污染区以防止感染。在肠切除术或窄缩形成术中，一个特别有效的方法是用系带结扎术区的上下端。这样可避免在球囊导管评定肠狭窄的过程中引起中感染。

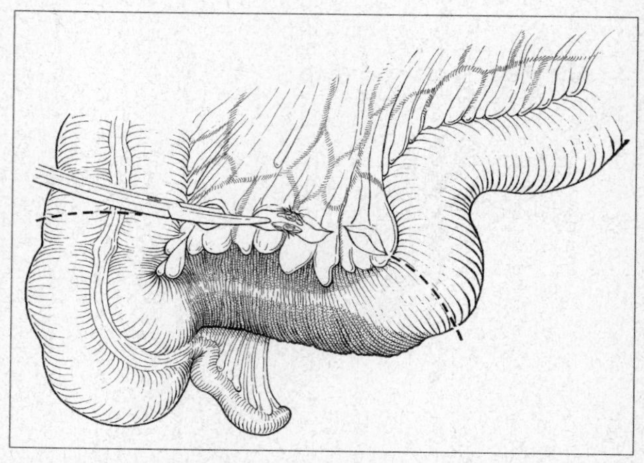

图 44.14 游离回肠和结肠后，回肠末端的网膜会收缩，血管可被分入相邻的肠道中。

用电刀切除肠钳钳夹的肠管，切除后消毒肠管切缘残端（图 44.15）。

用镊子夹住黏膜下层血管并用电凝止血，从而保证两端肠管创面止血可靠（图 44.16）。在吻合端，切除部分已被打开，医生要检查暴露出的黏膜情况，并用量尺测量出适当的切除长度。比观察标本更重要的是：根据前面描述的方法用 Foley 导管评价邻近回肠或空肠的跳跃性损伤情况（图 44.10）。

如果证实了邻近跳跃性损伤的存在，没有必要立即行切除术，倘若跳跃性损伤较短，我们通常选择 Heineke-Mikulicz 狭窄成形术的处理方案（图 44.17），这要在后面会详细讲述。如果跳跃损伤的长度大于 4～5cm，就需要在邻近部位行两个切除术（图 44.18）。

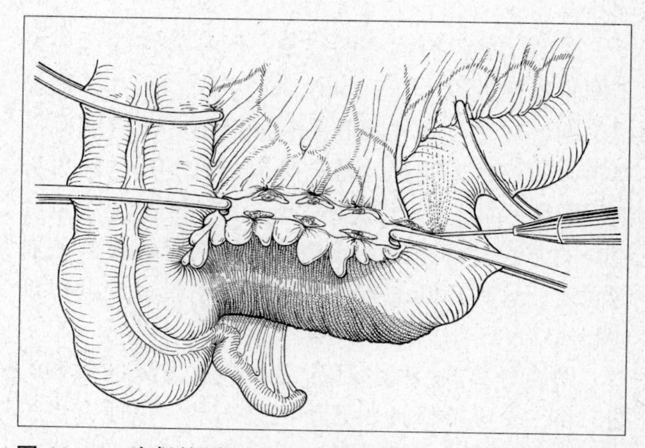

图 44.15 为保护增厚小肠肠系膜的血管，需将回肠的血管分别结扎。在肠管远端与近端应用肠钳钳夹，并切除掉肠钳间的肠管。

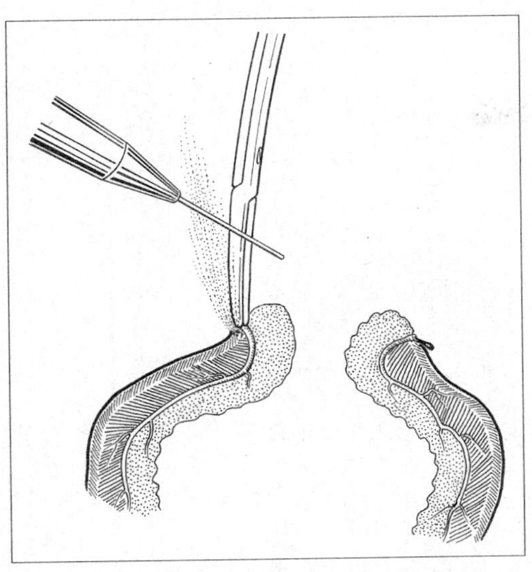

图 44.16 通过电凝黏膜下层血管达到断端止血的目的。

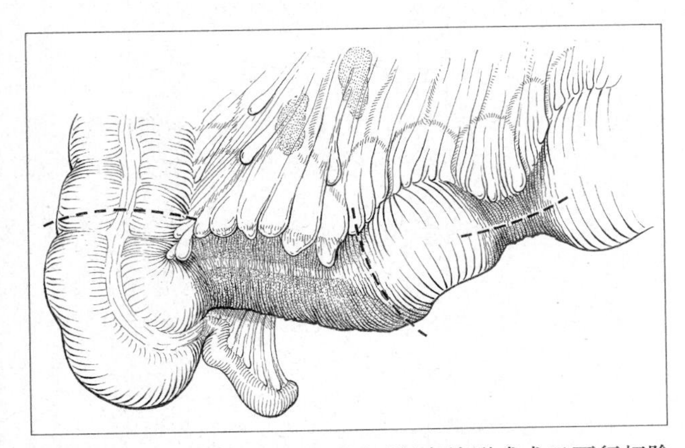

图 44.17 有时可在附近见到既可行窄缩形成术又可行切除术的肠段狭窄。此时可采取窄缩形成术联合回盲肠切除术。

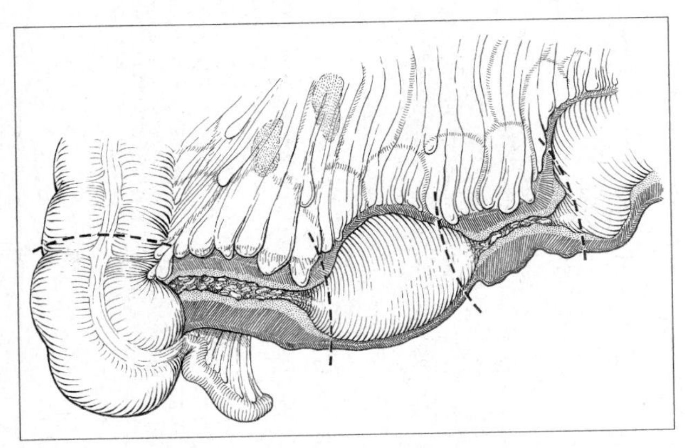

图 44.18 图示情况中，邻近肠道狭窄过长，需分两次行肠切除术。

如果回肠病变合并了肠外瘘（图 44.19），相关肠袢（通常是回肠或乙状结肠）就需要从相应回肠上被修剪下来（Schraut 等，1988）（图 44.20）。

一旦将黏着的肠环与病变的回肠末端剥离，则须切除回肠近端狭窄的回肠瓣，然后断端吻合，切除或用狭窄成形术缝合已经形成瘘的次级回路（Michelassi 等，1993b）。如果采用狭窄成形术，它的不足之处就是纵向的扩大（图 44.21）和横向的缩窄（图 44.22）。

有很多其他值得一提的手术具体操作研究。有时剖腹手术时可发现被乙状结肠所遮盖的炎性包块（图 44.23）。如果乙状结肠黏附于回肠末端，两者之间可能形成瘘，但是乙状结肠很少发病，大多数乙状结肠瘘可采用荷包缝合进行闭合（图 44.24）。但当乙状结肠病变时，则不可以采用此方法，通常建议使用乙状结肠镜。如果存在溃疡或受累侵及，乙状结肠必须被切除。但若乙状结肠没有病变受累，则仍可考虑荷包缝合进行闭合，前提是必须用

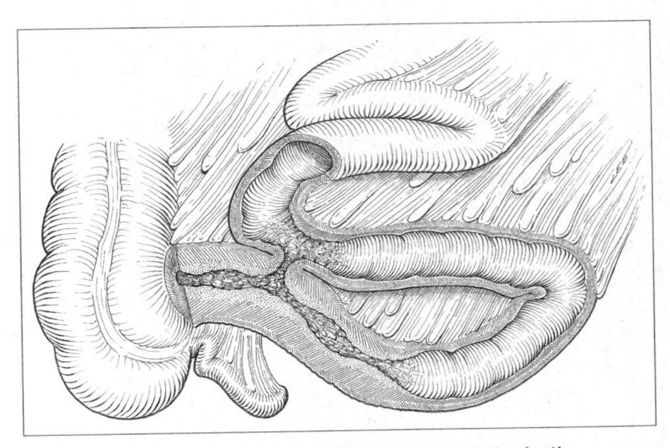

图 44.19 多发性裂侵入邻近肠袢形成回肠间窦道。

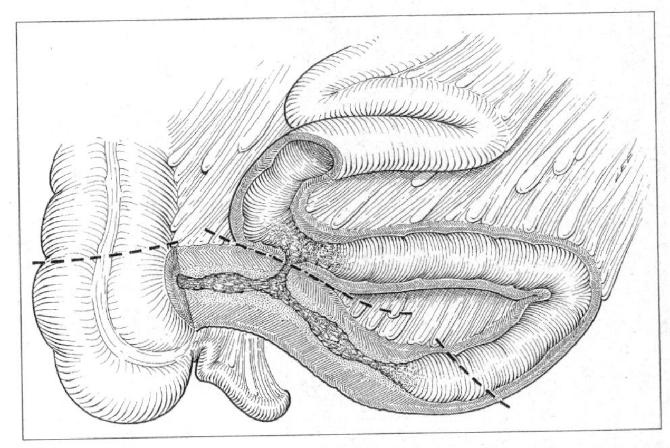

图 44.20 邻近肠道需被从回肠端原发病变区移除。如果邻近肠道受累于克罗恩病，则需行肠切除术或窄缩形成术。然而通常情况下，邻近肠道是不受累的，此时窦道只需被闭合即可。

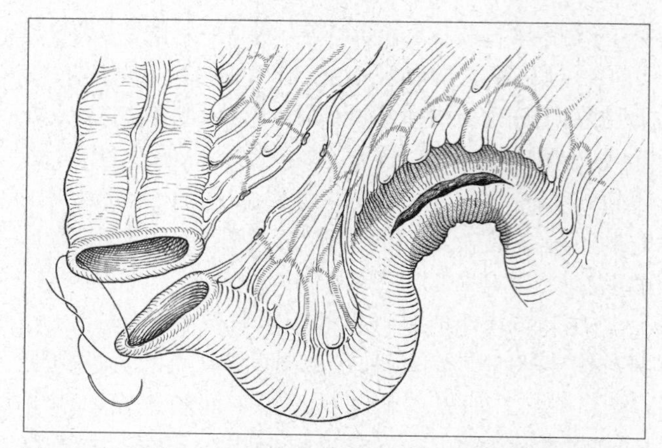

图 44.21 端端回结肠吻合术和近端回肠狭窄成形术。

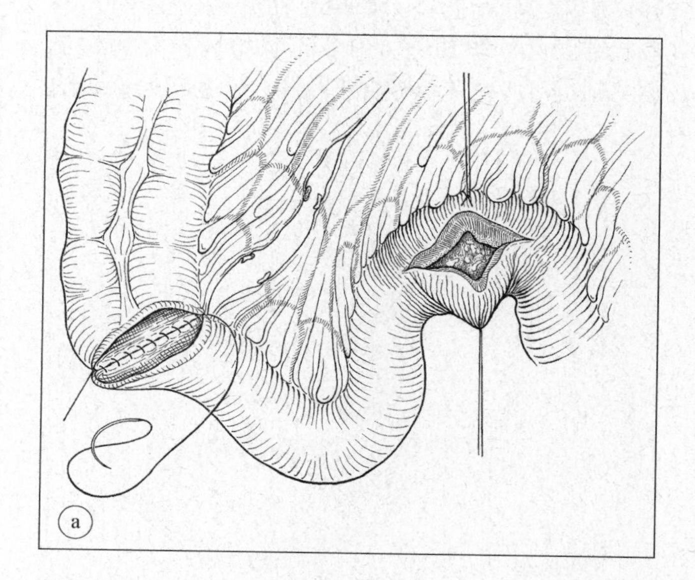

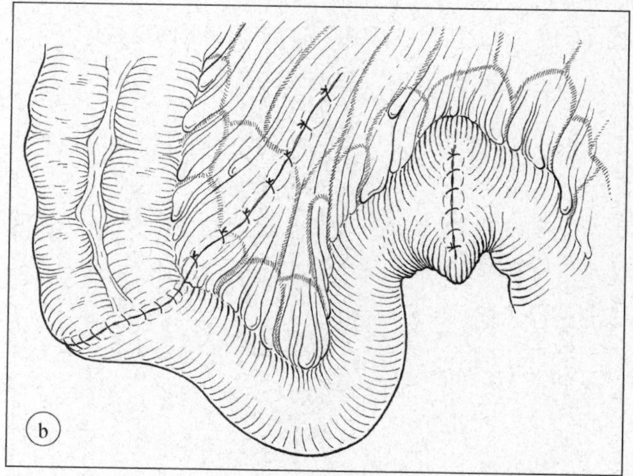

图 44.22 回肠结肠吻合术和狭窄成形术。**(a)** 已完成一半的回肠结肠吻合术；近端狭窄成形术已被纵向切开以暴露增厚的结肠和溃疡处。**(b)** 已完成的回肠结肠吻合术和狭窄成形术及缝合后的肠系膜。

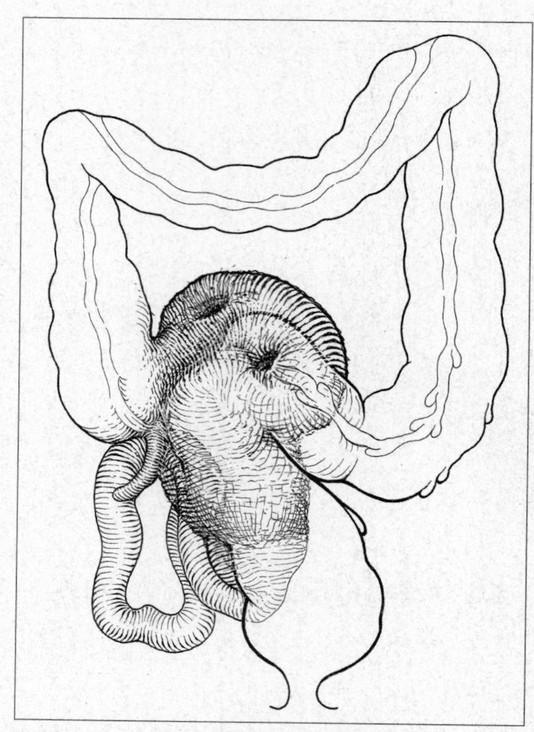

图 44.23 克罗恩病造成的复杂炎症包块。脓肿环绕在回肠末端，炎症包块粘连在乙状结肠和位于骨盆边缘的小肠环处。

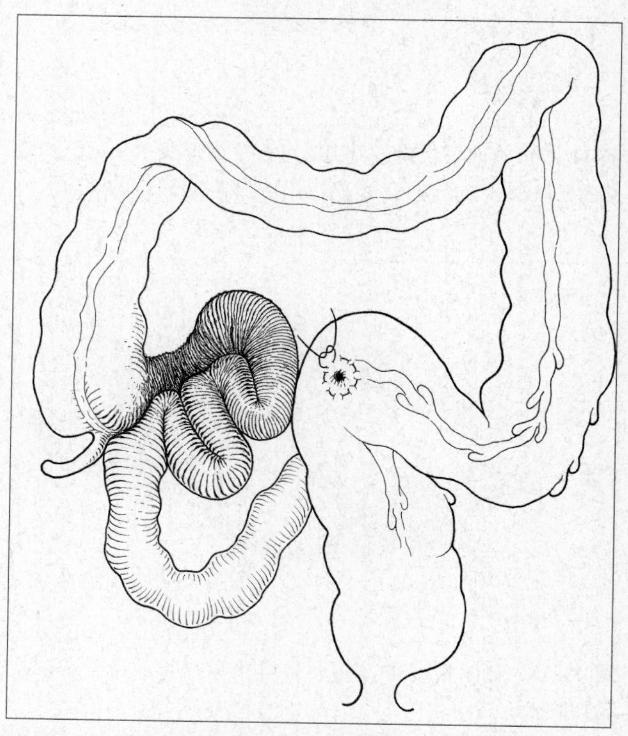

图 44.24 克罗恩病的回肠乙状结肠瘘。在这些情况下，结肠经常是正常的，通向乙状结肠的瘘道可以采用荷包缝合法以闭合。然后切除回肠处的病变部位。

肠钳钳夹近端后在水下进行吹气检查（图 44.25）。其余粘连环则必须切掉回肠末端和其他病变部分，近端回肠狭窄处可采用狭窄成形术或切除术（图 44.26）。

腹内或腹膜后的脓肿需要特别关注（图 44.27）。大多数脓肿来自于感染的肠系膜淋巴结及穿透肠环或腹壁的透壁性裂口。病变的末端回肠是脓肿的起因，所以必须被切除。被感染的淋巴结肠系膜脓肿可能需要被切除，但在切除过程中无须采用特殊方法，只需常规切除即可（图 44.28）。通常腹膜后脓肿的体积较小；脓液必须通过引流清除，而被切除的肠道则无须引流。然而在我们的经验中，上述情况术后产生脓肿危险性是相当高的（Keighley 等，1982）。如果条件允许，尽可能将脓肿经皮引流，由此使被感染的区域变得相对干净，可以让一期吻合口在安全的情况下进行愈合。

肠外瘘主要由透壁性的病变黏附于腹壁造成（通常在回肠末端），经常发生在腹壁瘢痕后方（图

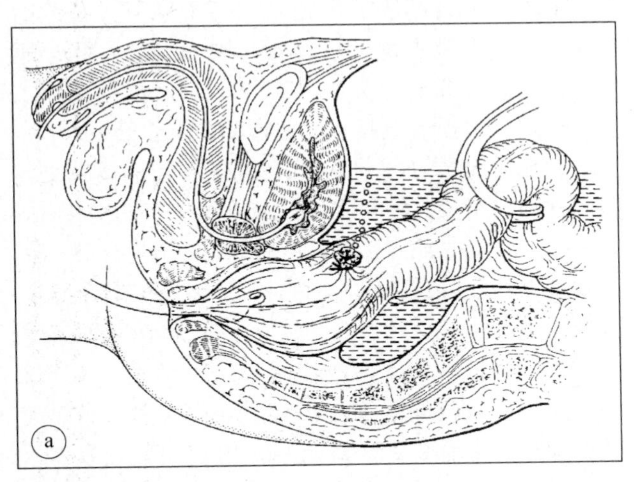

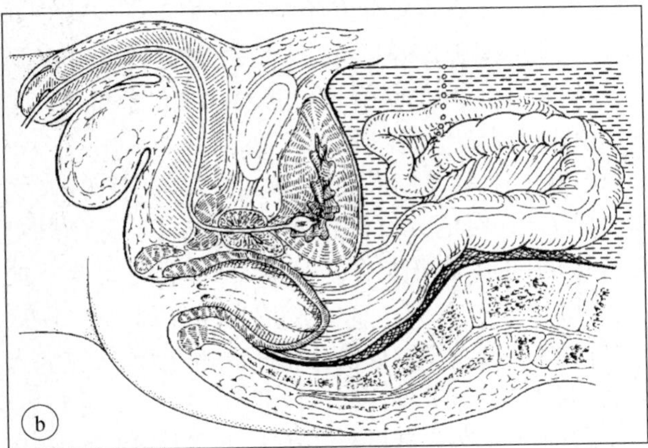

图 44.25　在回肠部分切除术后检查直肠瘘的闭合处或吻合口处是否存在漏口。

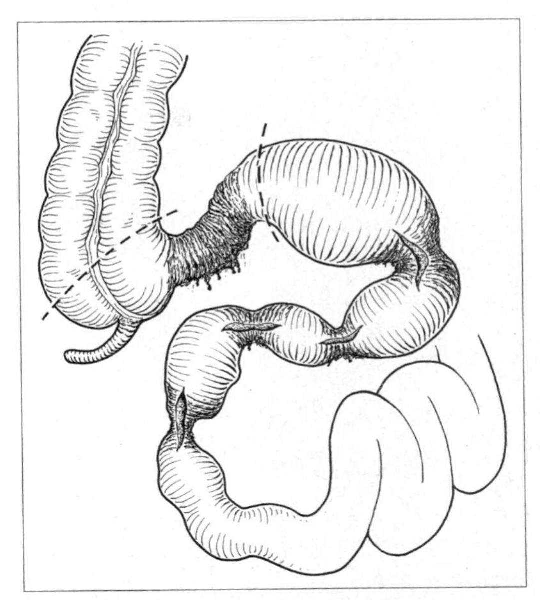

图 44.26　回盲部切除术和多重近端狭窄成形术。

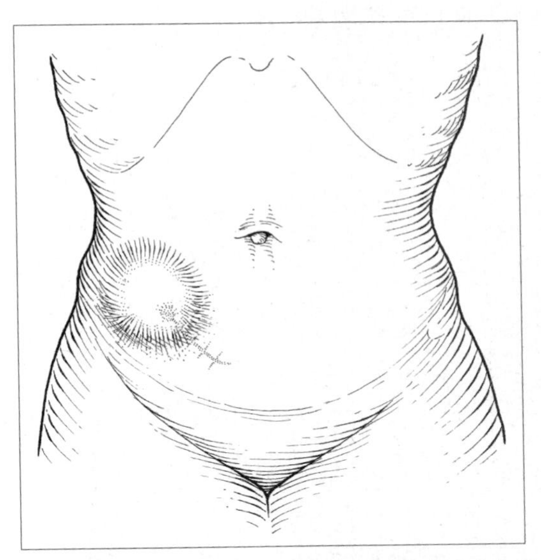

图 44.27　并发于回肠克罗恩病的脓肿或炎症包块。

44.29）。肠外瘘的外科治疗是非常简单的。有瘘形成的回肠部分被切除，然后在回肠和盲肠之间建立吻合。皮肤部分通常被整块切除，因为皮肤已与瘢痕粘连并且处于切口的位置（图 44.30）。

克罗恩病回肠切除术后的肠道吻合有许多种方法。在伯朗翰比较偏爱于用连续、单层 3/0 聚丙烯（Prolene）来进行黏膜外缝合（图 44.31）。因为与不连贯的双层技术相比，单层技术不会更改肠道的管腔（图 44.32）。在伦敦，应用不连贯的双层技术或者翻转的 Connell 缝合法；如果肠道末端被对半分开，采用双层技术则可以纠正管腔直径的差异，如

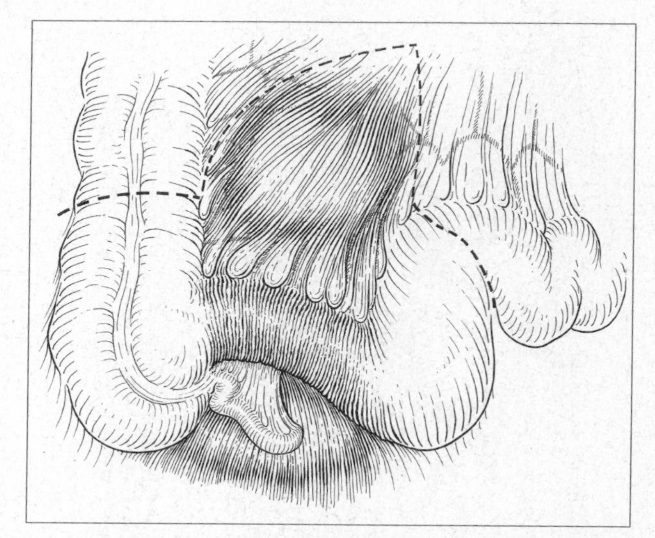

图 44.28 回肠旁脓肿的手术策略。在这幅图中，有一个脓肿位于盲肠后的小肠系膜内。将回肠和盲肠用一般的方式分离开后，尽可能少地切除肠系膜。如果肠系膜脓肿的范围较广，则可能需要切除更多的肠段。然而，采用贯穿术并且在操作过程中更加仔细，脓肿则可以被横断切开后引流。

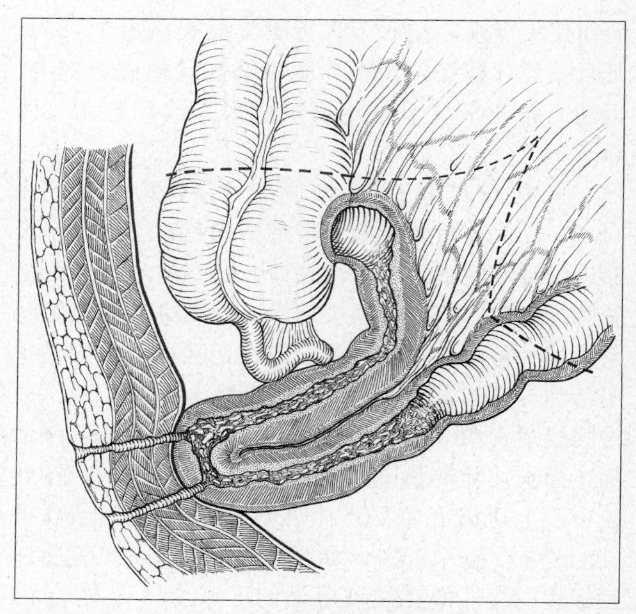

图 44.30 并发于克罗恩病的回肠皮肤瘘。治疗方法为切除病变回肠，腹壁瘘口的火山口状缺损和之前的端-端吻合口说明并无明显的腹内脓毒症。

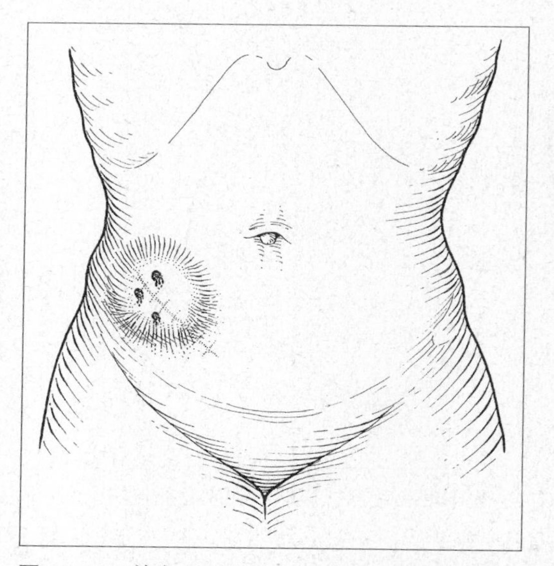

图 44.29 并发于回肠克罗恩病的肠外瘘。标记处为陈旧阑尾切除术创口及慢性脓肿腔。

图 44.33。关于支持或反对单层或双层吻合的观点及这两种技术的长处已经第四章全面地讨论过了。

通过鼻胃管向肠道内输送二氧化碳来使肠道膨胀的方法，可以检验吻合的完整性、共存狭窄成形术和医源性小肠损伤。在实践中，这项技术仅用于多处切除或狭窄成形术：通常存在于肠道内的气体通过缝合线处抽取，或者通过直肠进入乙状结肠镜、大直肠导管或结肠镜从而排出体外。当腹腔内充满生理盐水时，将膨胀的肠道置于液面以下，从吻合口或受损肠道处逸出的气体都可被察觉，在重新检查缝合线前将它缝合完整（图 44.34）。如果运用二氧化碳则会被很快吸收，无法检验腹壁缝合的情况。

运用吻合器技术进行切除吻合术已经被越来越多的外科医生采纳（Thorlakson，1985；McGuire 等，1997；Hashemi 等，1998；Kusunoki 等，1998；Yamamoto 等，1999；Ikeuchi 等，2000；Munoz-Juarez 等，2001）。这些技术将污染降至最低，并且加快了手术室的使用率，因为对于术者来说减少了手术时间并降低了穿透伤的风险。以我们的实际经验来看，320 美元的支出很快可以从减少住院天数、降低并发症发生率和缩短手术时间中赚回。在腹腔镜程序中，用 U 型钉固定回肠和结肠非常常见，例如在回盲部切除术中（图 44.35a），或者在吻合器侧-侧回肠结肠吻合术中采用两个远端肠切开术以便于线性 U 型钉的裁剪（图 44.35b）。连续的 3/0 聚丙烯（Prolene）黏膜外缝合技术的缺点是可能会造成肠道末端的闭合（图 44.35c）。另一方面，线性吻合器（TLC 或 GIA）或横向吻合器（TA 或 TL）可以避免闭合的缺点从而达到完整的闭合（图 44.35d）。

目前利用吻合器进行切除和重建是我们经常在腹腔镜和开放式切除术中所采用的技术。肠道必须被完全移动，并且肠系膜按照切除建议路线被分

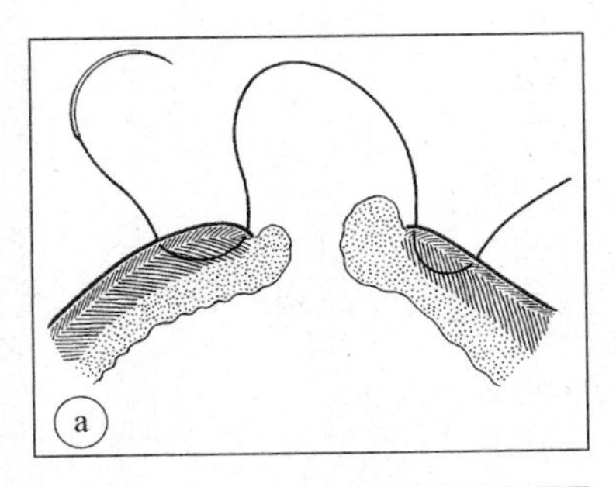

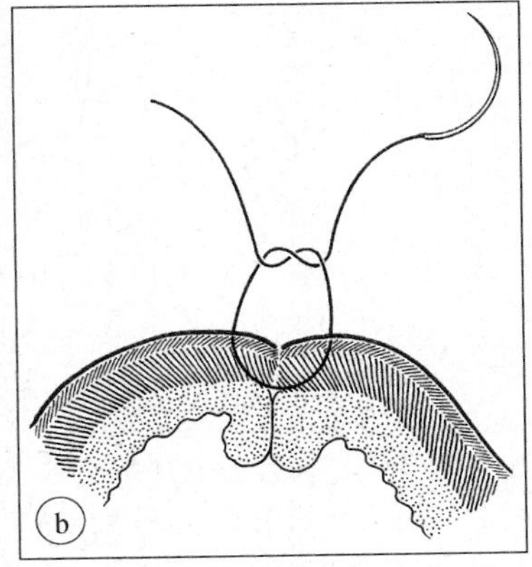

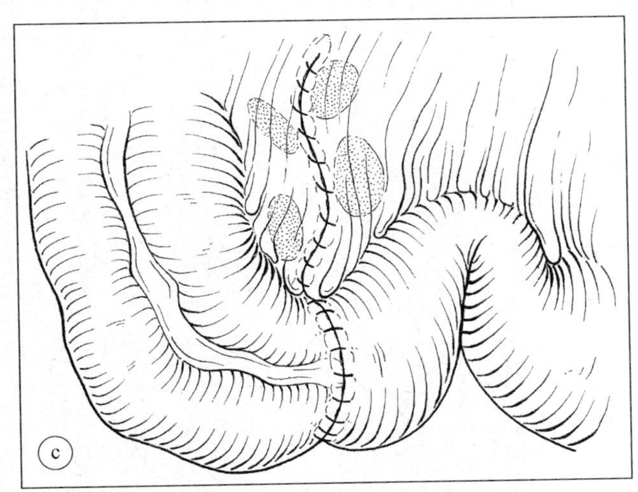

图 44.31　连续黏膜外缝合技术。(**a**) 肠缝合中被缝合的组织深度。注意黏膜并没有被缝合。(**b**) 当黏膜外缝合完成时，黏膜被翻转进肠内。(**c**) 采用连续黏膜外缝合技术完成的回肠结肠吻合术。

开。两个肠切除术的具体位置应该在被切除的缺血性肠段内，远端的位于缺血处，而近端的位于回肠处（图 44.36a）。这个侧-侧吻合术可以利用线性吻合器切割技术（TLC or GIA），位于肠切除术下的肠道末端可用 TLC 75 或 TA 90 横断切除，如此就可以在闭合肠道末端（图 44.36c）的同时切除和吻合回盲瓣（图 44.36b）。病理学家经常发现切除下来的标本难以定位，除非在标本送往病理室之前将回肠和结肠分开。

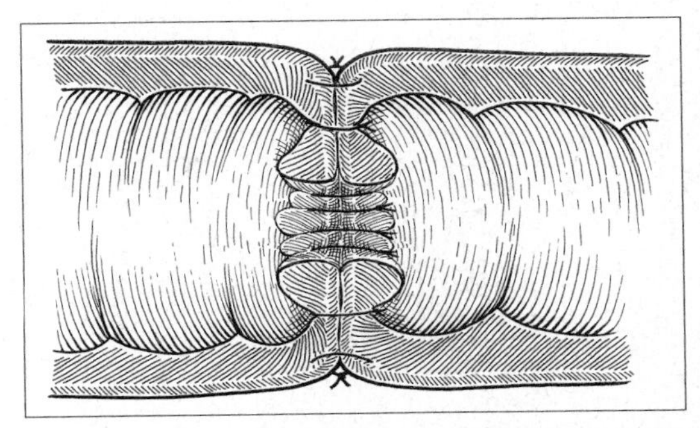

图 44.32　这个图片表现的是克罗恩病的肠内双层吻合术。术后的黏膜团在一块并且水肿，累及到了肠道。

Kusunoki 等（1997）也描述了采用直线切割闭合器分开并闭合两个肠-肠瘘内的粘连肠段。

一旦止血和对污染处的冲洗完成后，即可关闭腹腔。抽液在术中并不是经常发生，因为肠道损伤的概率很小（Reed 等，1992）。腹腔关闭采用块状缝合，靠近皮肤处则可用皮肤剪辑或皮内缝合术。

术后并发症

克罗恩病回肠切除术后的主要并发症包括：创面脓毒症、腹腔脓肿、尿路感染、败血症、术后腹膜炎及吻合口瘘。这些感染性并发症中大多数是由于回肠中的细菌数量增加造成（Koltun 等，1998；Soderholm 等，2002；Takesne 等，2002）。术后的死亡率是极低的（Sonnenberg，1986）。Higgens 和 Allan（1980）从伯明翰收集了从 1944—1979 年间 199 例回肠切除术后的病例，其中包括术后死亡 10 例（死亡率 5%）和严重术后并发症 24 例（12%发病率）。在 10 例死亡病例中，有 3 例是肠外瘘，6 例为术后脓肿和 1 例为小肠穿孔。从 1980—1990 年 10 年间的随访来看，超过 184 个克罗恩病患者选择了回肠切除术，仅有 4 例死亡，2 例小肠癌变和 2 例严重术后脓毒症。术后伤口的感染率为 7%，但术后脓肿的发病率却为 11%，并且有临床记录的吻合口裂开率为 9%（Andrews 等，1991）。术后梗阻的原因主要归咎于粘连而不是复发，而腹腔镜技术则可以减少术后梗阻的发生率（Bergamaschi 等，2003）。尽管如此，腹腔镜仍会造成一个小切口。此外在克罗恩病中，粘连并不会经常导致梗阻如此严重的后果。研究表明以透明质酸为主的生物膜可吸收膜可以降低粘连的风险，但如果生物膜可吸收膜被放置于肠缝合线附近，则需要对粘连和吻合口裂开的利弊作出权衡比较（Beck 等，2003）。

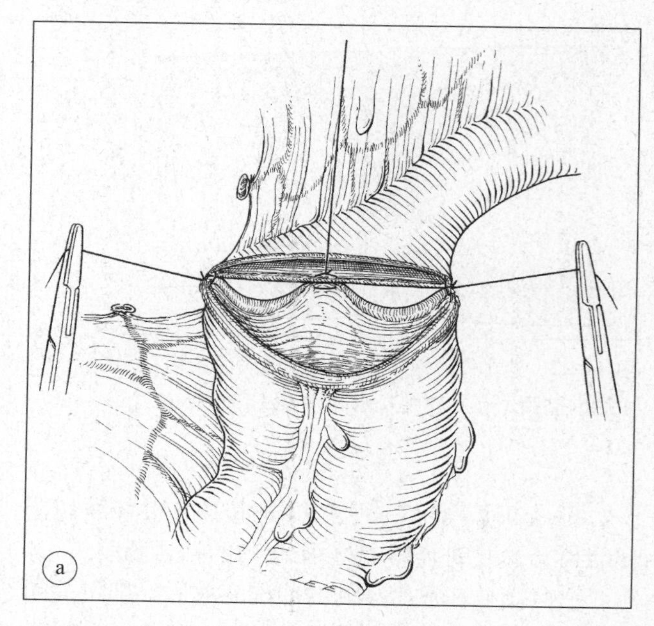

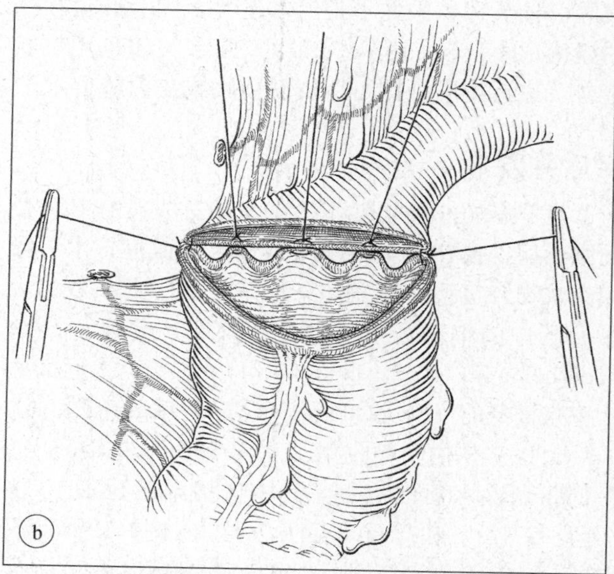

图 44.33 单层翻转回肠结肠吻合术。**(a)** 两个缝线放置于回肠和结肠的外侧边缘。其次在回肠和盲肠中间，用一个单独的缝线将两者连接在一起。**(b)** 用缝线将吻合口后方的两个空隙对半缝合（续）。

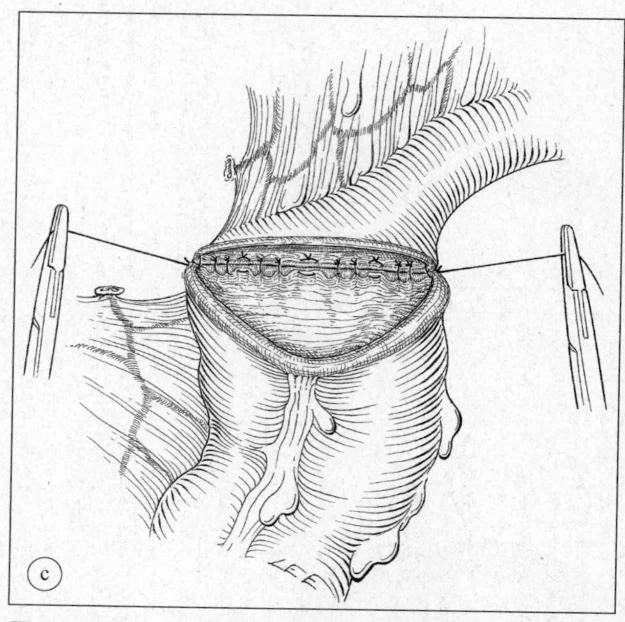

图 44.33（续） **(c)** 经过不连贯的、翻转的全层缝合后，吻合口后方被连接在了一起。接下来采用 Connell 翻转缝合术将吻合口前方缝合完毕（无图片）。

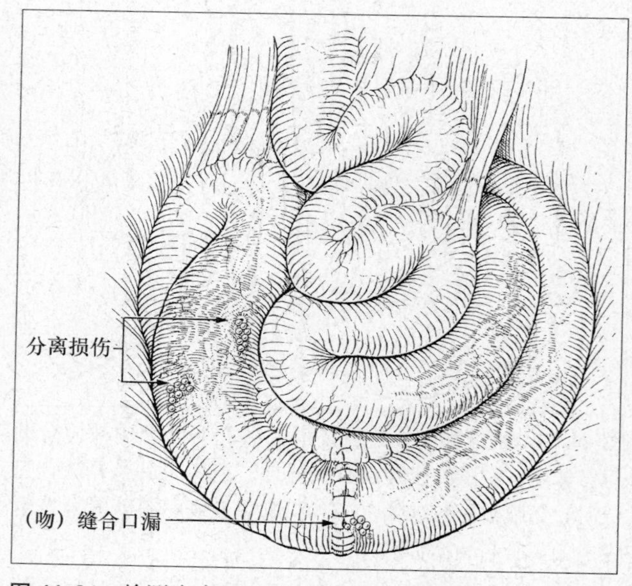

图 44.34 检测吻合口的完整性及术中是否存在医源性小肠损伤。麻醉师通过鼻胃管将二氧化碳吹入体内，将生理盐水注入腹膜腔内，然后将肠道放入液面以下以观察是否有气体漏出。

来自 Mount Sinai 医院的 Heimann 等（1985）报道克罗恩病的主要并发症的发生率为 8%，而所有并发症的发生率为 30%，对于血清白蛋白水平低下、广泛切除及进行暂时或永久回肠造口术的患者来说，并发症的发病率会增高。我们发现营养不良及类固醇的使用并不会增加发生脓毒症的风险（Higgens 等，1981）。

Krause（1978）报道了 Uppsala 的 306 例切除术后患者，死亡 13 例，其中 9 例与吻合口漏及术后瘘有关。非致命性的并发症包括脓肿、吻合口漏、创面开裂、出血、胰腺炎、输尿管损伤、消化性溃疡、短肠综合征和腹部疝气。来自 Malmo 的 Fasth 等（1980）无法将并发症的发病率与类固醇的使用、血清白蛋白水平和体重联系到一起。

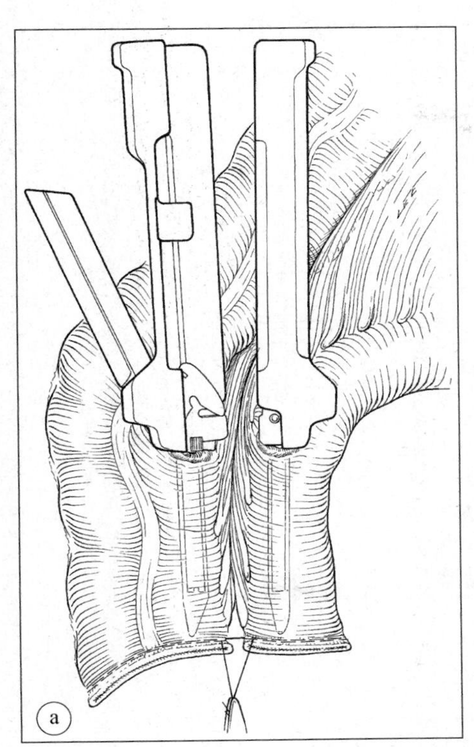

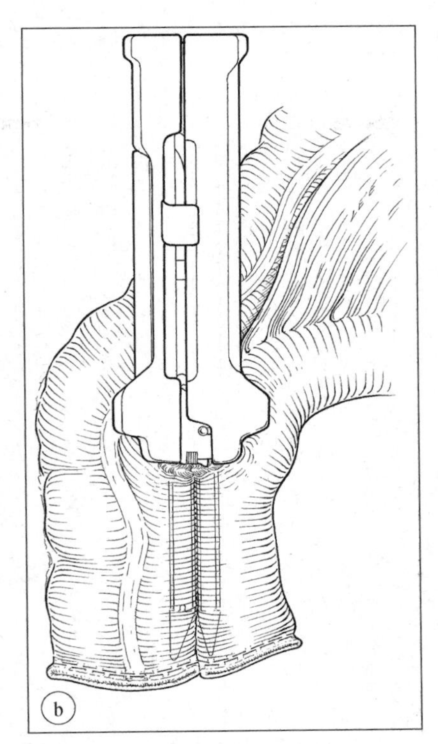

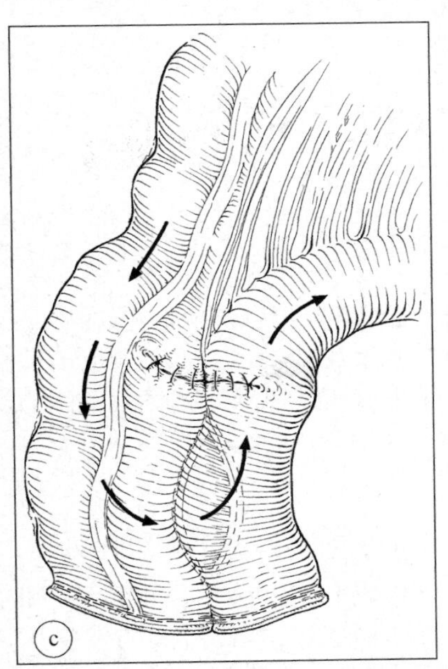

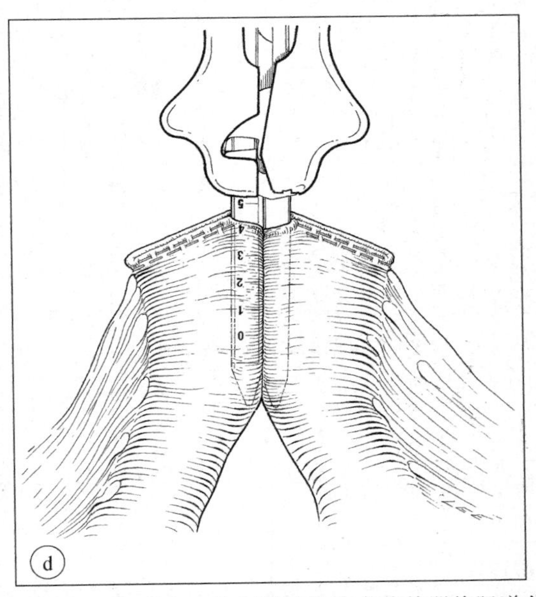

图 44.35　回肠结肠吻合器吻合术。(**a**) 回盲部已经剥离，然后用线性吻合裁剪器将肠道分离。用缝合线将分离开的回肠和结肠末端连接在一起，接着在距肠道末端分离口处 6～7cm 行两个肠切开术。(**b**) 闭合线性吻合裁剪器后，则完成了侧-侧吻合器吻合术。(**c**) 将肠气孔术的切口横向闭合后，吻合术就算完成了。(**d**) 另一种侧-侧吻合术。在回肠和结肠吻合连接处进行肠切除术。这种方法需要使用直线切割闭合器，这样即可完成侧-侧吻合术，然后缝合或吻合切口处。

Tartter 等（1988）报道了与未输血的患者（8%）相比，输血后的患者患脓毒症的概率会明显增高（26%），但是输血似乎可以避免克罗恩病的复发（Peters 等，1989；Williams 和 Hughes，1989）。经过多元化的分析可以确定，除了输血以外，与发病率有关的因素还包括气孔的存在、体重和手术史（Allsop 和 Lee，1978）。

Post 等（1991）分析了 429 例克罗恩病术后病人后，研究出了与吻合口漏有关的因素（表 44.6）。Hulten（1988）发现类固醇的使用及术前脓肿是术后感染的最重要因素。而年龄、性别、病程、术前营养、低蛋白血症、急诊手术、广泛切除

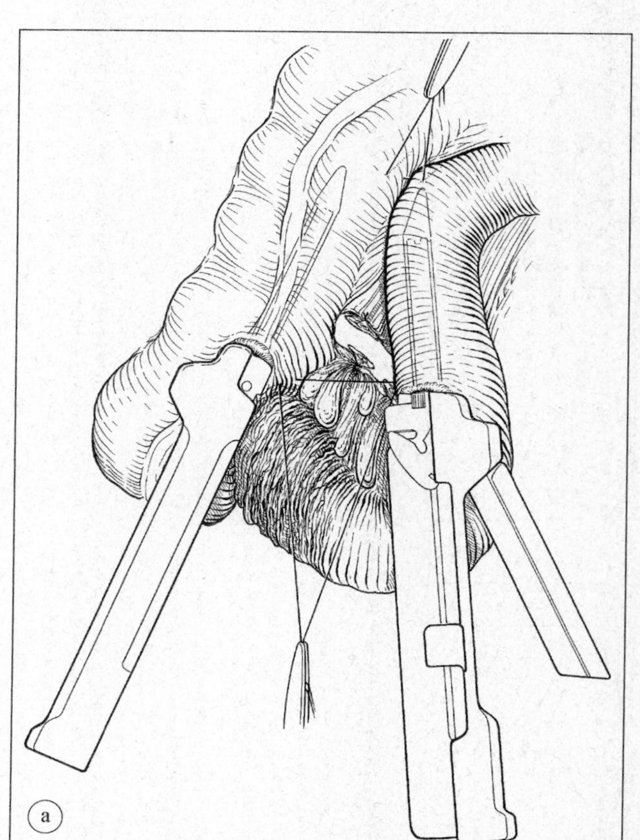

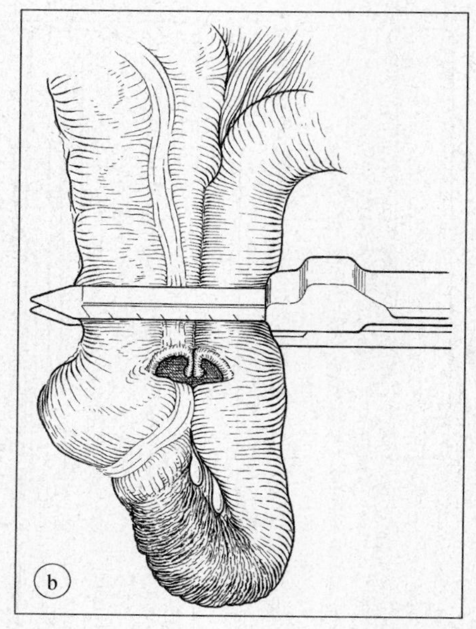

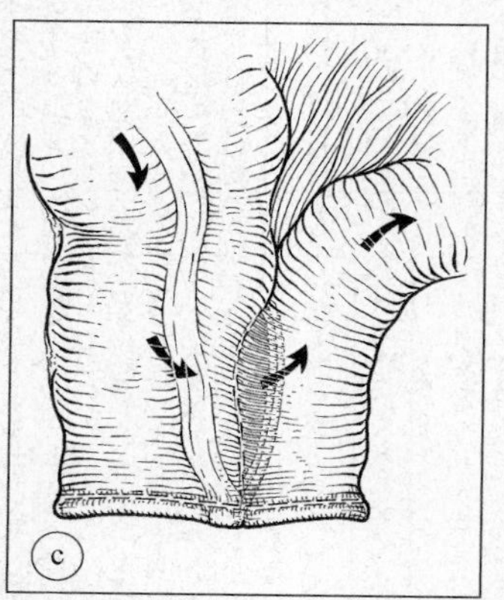

图 44.36 克罗恩病的吻合器吻合技术。(a) 回肠部分已经被完全剥离。回肠系膜分离到与结肠的连接处和回肠应该被切除吻合的部位。在切除处的近端和远端的地方，用缝合线将回肠和结肠连接在一起。接着在需要被切除处的下方行肠切开术。然后在切口处置入线性吻合裁剪器。(b) 在切除术前行侧-侧回肠结肠吻合术。然后即可用线性吻合裁剪器切除包括切开口在内的病变部位。(c) 吻合术和切除术完成。

表 44.6 影响术后吻合口开裂的因素（429 例区域性肠炎术后患者的综合分析）

显著因素	不显著的因素
类固醇 $P<0.03$	年龄 性别 病程 手术史 营养 低蛋白血症 急诊手术 吻合的次数
术前脓肿 $P<0.01$	吻合口的位置 气孔的存在 切口边缘

来源自：Post 等（1991）。

或手术史等因素对术后感染并没有影响（Handelsman 等，1976；Allsop 和 Lee，1978；Keighley 和 Burdon，1979）。吻合的数量和部位对漏的发生率也无影响。吻合口开裂的影响因素既不是气孔的存在也不是复杂的切口边缘。我们跟踪了 566 例克罗恩病手术并且观察与腹内脓毒症风险有关的因素，仅发现 4 个显著的因素：类固醇的使用、血清白蛋白低于 30g/dl、术前脓肿或瘘。当 4 个因素都具备时，风险为 40%，而具备 3 个因素时，风险为 29%（表 44.7）（Yamamoto 等，2000）。

替代手术治疗：旁路术

当克罗恩和他的同事首次描述了区域性回肠炎，切除便成为了手术的首选（Alexander-Wil-

表 44.7　克罗恩病术后腹内脓毒症的高危因素

显著的因素	非显著性因素
术前血清白蛋白水平	年龄
<30g/L $P=0.04$	病程
术中脓肿 $P=0.03$	之前肠切除术的次数
术中瘘 $P=0.04$	发病部位
术前类固醇使用	气孔覆盖
$P=0.03$	吻合口数量
	吻合口位置
	吻合技术
	手术类型

来源自：Yamamoto 等（2000a）。

liams，1971）。在随后的时间里，切除逐渐被旁路术所替代。这种变化很大程度上是由于在 20 世纪 40 年代回肠切除术后的高死亡率和成增高趋势的发病率（Garlock 和 Crohn，1945）。因此，许多外科医生建议肠切除术必须被旁路术所取代。在那段时间里，旁路术相对于肠切除术来说，具有死亡率较低的优势（Garlock 等，1951；Garlock，1967）。手术既可以采用侧-侧吻合术，也可以将病变部位分离出肠道，建立旁路后采用端-侧回肠结肠吻合术（图 44.37）。这种方法既可以保护肠道也可以保持一个较低的死亡率（Alexander-Williams，1971）。尽管如此，侧-侧旁路术仍有较高的复发率、严重的代谢后遗症、伤口持续脓毒症及旷置肠管恶变的风险。

旁路术的程序

Schofield（1965）报道了旁路转流术后 5 年的复发率为 89%，而肠切除术后的复发率仅为 18%。Fielding 等（1970）同样发现与肠切除术后的复发率（26%）相比，旁路转流术后的复发率（44%）明显增高。而 Garlock 对于这些结果却有不同的看法。另一方面，Banks 等（1969）报道了肠切除术后和旁路转流术后的复发率是相同的。

Alexander-Williams 等（1972）比较了 89 例肠切除术后和 21 例侧-侧旁路转流术后的病人，旁路转流术第一次和第二次手术之间的间隔为 4.1 年，而肠切除术的间隔时间为 5.9 年。两种手术后的累计复发率详见图 44.38。两组病人相比较，旁路术两次手术的间隔缩短，而且两组之间再次手术的发生率明显不同。对于第一次手术采用侧-侧旁路转流术的患者，术后发生肠外瘘的比率为 33%，而术后脓

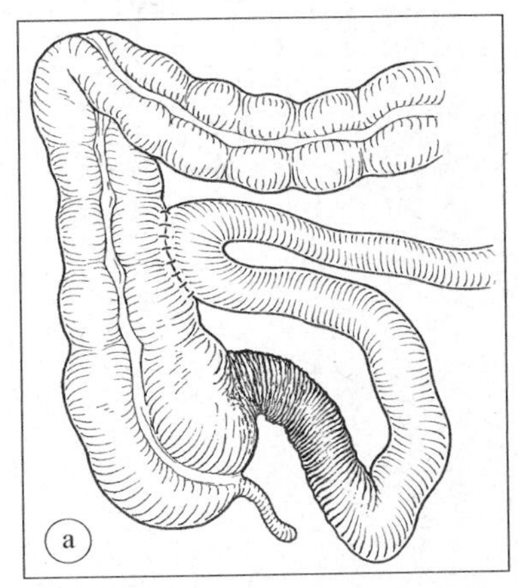

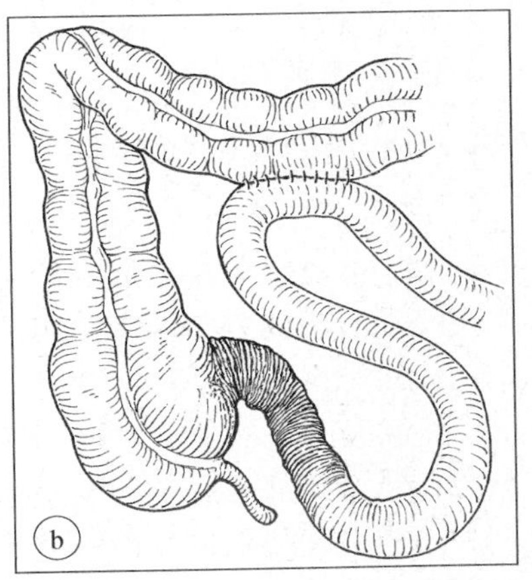

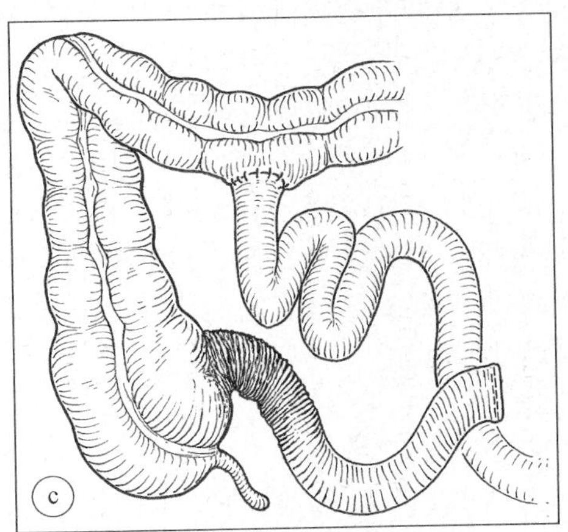

图 44.37　旁路术。(**a**) 侧-侧旁路术。病变处仍然留在原处，在近端回肠和右结肠之间行侧-侧旁路术。(**b**) 侧-侧旁路术。近端回肠已于横结肠吻合，病变回肠留在原处。(**c**) 排除旁路术。靠近病变部位的回肠已经被分离出。回肠远端被缝合以行回肠结肠吻合术。尽管病变部分留在原位，但已不参与粪便排泄过程。

肿的发生率为 29%。相比较而言，肠切除术后瘘的发生率仅为 5%，而脓肿仅为 5%（表 44.8）。

由于末端回肠行旁路术后会产生严重的代谢后遗症、脓毒症反复发作和瘘，导致很多人选择旁路

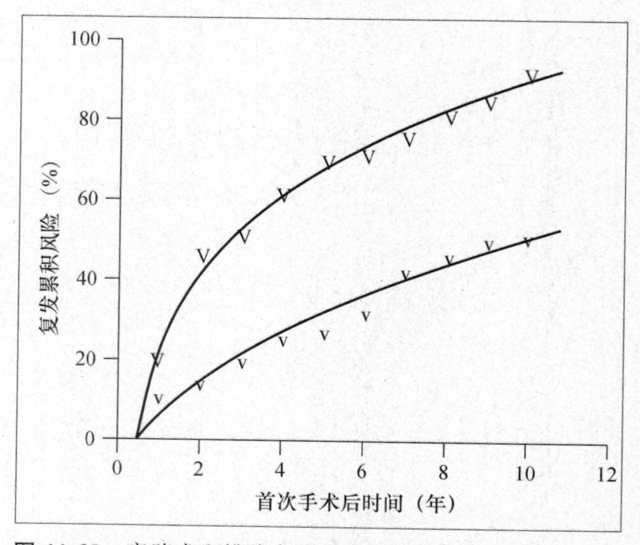

图 44.38 旁路术和排除旁路术的复发累积风险比较。

术时会有所顾虑。然而关于旁路术争论最强烈的是回肠恶性肿瘤的发生率及长时间的复杂的旁路程序（Fell 和 Snooks，1987；Savoca 等，1990）。Greenstein 等（1978）强调无论是从他们自己的实践，还是以往的文献都显示旁路部分恶变的发生率较高。由于恶变早期并不会引起梗阻或可被发觉的出血，所以通常在晚期才会出现临床表现。另外有人报道了旁路术后的小肠恶变，并且明确了它的后期表现及不良预后（Lightdale 等，1975；Buchmann 等，1980；Gyde 等，1980；Traube 等，1980；Simpson 等，1981；Hamilton 等，1985）。

由于高复发率、瘘的反复发作、代谢后遗症和恶变的风险，绝大多数外科医生已经不将旁路术作为克罗恩病的治疗选择。

复发

在过去的二十年里，回肠或回盲切除术后的复发率及再次手术率已多次更新（Andrews 等，1989，1991；Yamamoto 等，1999a）。自从 1980 年 Higgens 和 Allan（1980）核对之后，图表并没有被显著地修改。如果不考虑之前切除的次数、病程、确诊时的年龄及病变是否被切除或者旁路转流，那么 10 年累计的复发率为 35%（图 44.39）。

一般来说，再次手术的发生率低于复发率（Andrews 等，1991）。5 年内和 10 年内的再次手术的比率分别为 25%和 33%（图 44.40）。但是比率的变化并没有受到病程的持续或患者年龄的影响（Andrews 和 Allan，1990）。Rutgeerts 等（1984）为 114 名做过回肠切除术的患者做了内镜检查，结果显示术后 1 年内的患者复发率为 72%。内镜显示最初的复发表现为切除边缘的口疮形溃疡（Olaison 等，1992）。

Poggioli 等发现可能影响复发率的因素包括诊断和手术治疗之间的间隔较短（Poggioli 等，1996；Yamamoto 等，1999a；Cristaldi 等，2000；Bernell 等，2000a），但是其他人并没有发现这是一个重要的独立的变量。一个研究报道了增高的复发率与穿孔病有关（Aeberhard 等，1996），但是这个因素并不被其他人（Poggioli 等，1996；Caprilli 等，1996；Borley 等，2002）或我们（Yamamoto 等，1999b）（图 44.41）所肯定。我们的一项研究显示在反复外科干预的穿孔性疾病患者当中，71%的患者会反复发穿孔病。同样，67%的非穿孔性疾病的患者复发时仍然表现为非穿孔性（表 44.9）。Nwokolo 等（1994）提议术前怀孕史可以使患者避免复发。肛周疾病也被报道与复发率的升高有关联（Bernell 等，2000b）。而有关于 5ASA 化合物在降低回盲部切除术后吻合口的复发问题是最具争议性的。Caprilli 等（1998）宣称可以降低 64%吻合口复发的风险。通过一系列多元化的分析，这个观点是被支持的（Platell 等，

表 44.8　再次手术的发生率：旁路术和切除术比较

	侧-侧旁路术（$n=21$）	切除术和端-端吻合术（$n=89$）
瘘	33	5
脓肿	29	5
复发	24	42
首次手术和再次手术的间隔时间	4.1	59

来源自：Alexander-Williams 等（1972）。

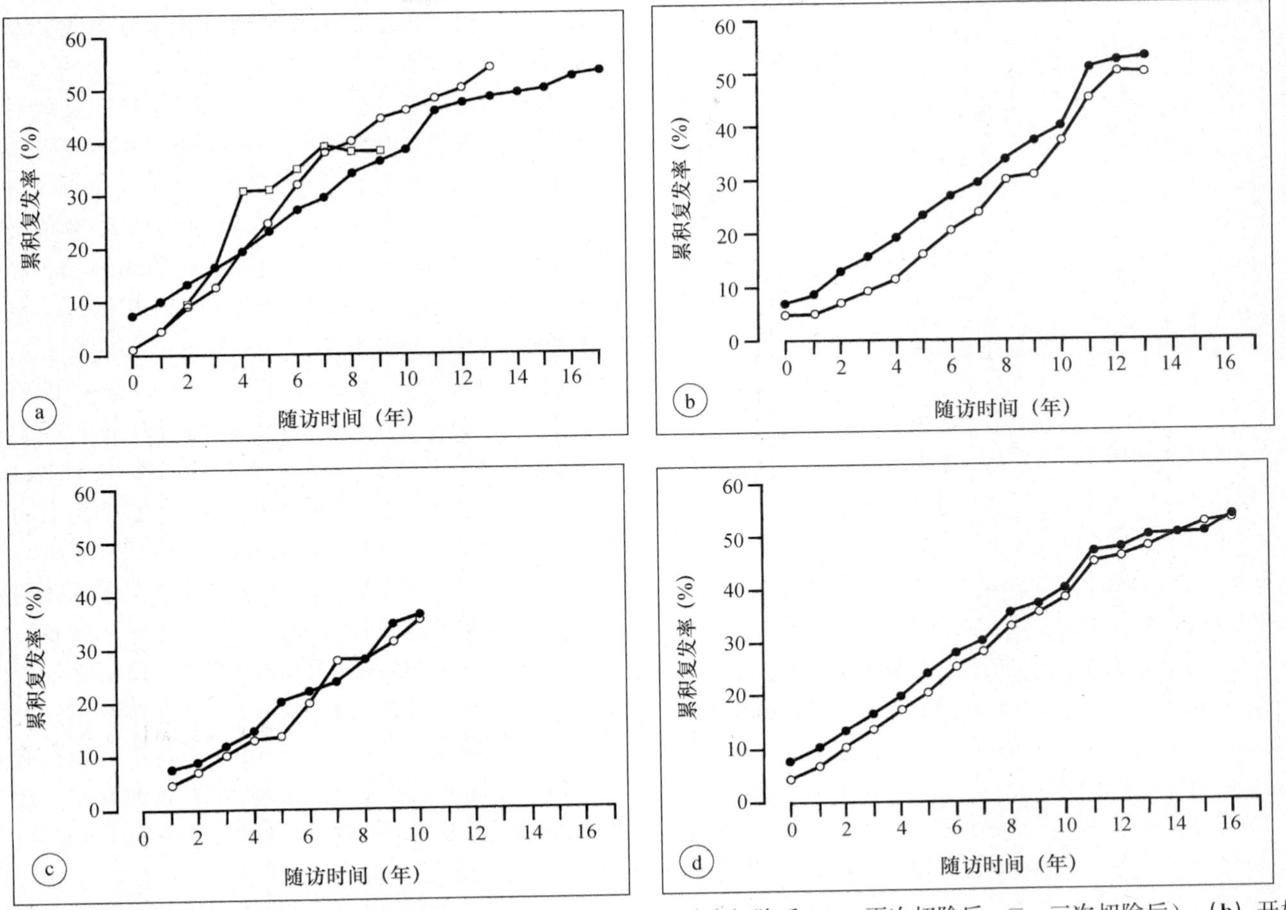

图 44.39　与累积复发率关联的因素比较（**a**）切除的次数（●，首次切除后；○，再次切除后；□，三次切除后）；（**b**）开始出现症状的时间和首次切除时间之间的间隔（●，<2.5 年；○，>2.5 年）；（**c**）确诊时的年龄（●，<30 岁；○，>30 岁）；（**d**）是否切除或旁路（●，切除并且旁路；○，仅切除）（Higgens 和 Allan，1980）。

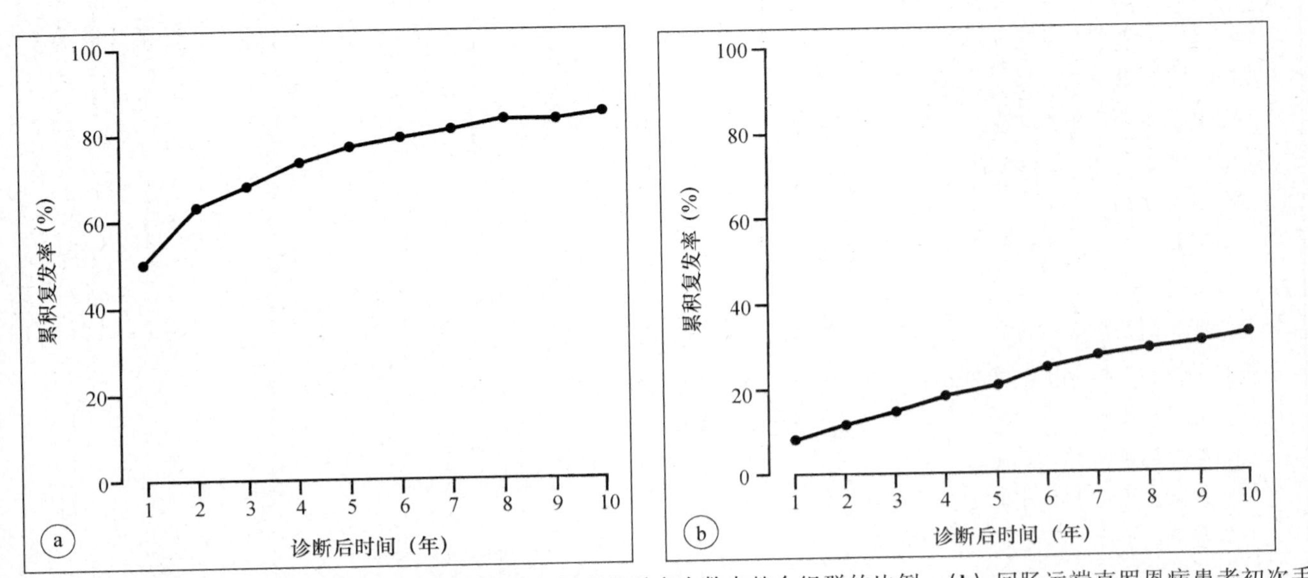

图 44.40　（**a**）回肠远端克罗恩病患者确诊后逐年累积的手术次数占整个组群的比例。（**b**）回肠远端克罗恩病患者初次手术后逐年累积的再次手术次数占整个组群的比例（Andrews 等，1991）。

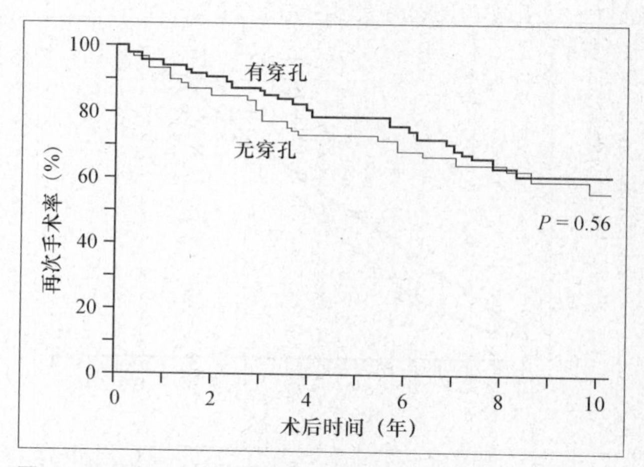

图 44.41 穿孔性疾病对复发的影响。来源自：Yamamoto 等（1996b）。

2001）。但是我们和其他的人不能够肯定这一观点（Heimann 等，1998；Yamamoto 等，1999c）。

三项研究表明病变的范围对复发有不利的影响（D'Haens 等，1995；Raab 等，1996；Bernell 等，2000a）。来自 Heidelberg 的 Post 等（1996）的研究了影响复发的因素，但是很不幸的是，他们并没有将研究仅限于回肠和回盲疾病。因此，他们发现空肠疾病、青年、狭窄成形术和多重吻合与高复发率有关，同时也再次证明弥漫的空肠克罗恩病会发生早复发及再次手术的不良预后（Keh 等，2005）。

当我们将观察仅限于回盲疾病时，我们发现对于高复发率来说，从诊断到手术之间的时间间隔和吸烟是仅有的独立的重要因素（Yamamoto 等，1999c）（表 44.10；图 44.42）。我们进一步发现吸烟的数量对复发有直接的影响（Yamamoto 和 Keighley，1999）；与那些偶尔的吸烟者相比，重度吸烟者的复发率会有所增高。最近已有两个文章强调吸烟对于复发率的影响（Borley 等，1997；Yamamoto 和 Keighley，2000）。我们已经表明克罗恩病患者并未察觉吸烟对于复发的影响（Ryan 等，2003）。此外，我们还证明了那些戒烟患者再次手术治疗复发的概率会下降（Ryan 等，2004）（图 44.43）。如果可能的话，鼓励患者在术后康复期或者最好在术前就开始戒烟，这一点是非常重要的。尽管一份来自 Cape Town 的报告表明吸烟对于切除术后的复发并没有影响，但是现在有足够的证据支持吸烟导致早期高复发率。一些作者现在确实相信对于阻止克罗恩病回肠切除术后的复发，戒烟比辅助药物治疗更为重要（Sutherland 等，1990；Cottone 等，1994）。

表 44.9 穿孔性或非穿孔性克罗恩病的结果（随访数据为首次手术后）

	穿孔性	非穿孔性	*P*
首次术后的随访数据	n=71	n=77	
随访的平均时间（月）（范围）	83（4～194）	74（3～194）	
回盲吻合的复发（%）	37（52）	36（47）	0.63
回盲吻合的再次手术（%）	27（38）	32（42）	0.79
初次和再次手术间隔（月）（范围）	82（12～185）	77（3～185）	0.67
复发疾病类型			
穿孔性	19（70%）	8（25%）	
非穿孔性	8（30%）	24（75%）	0.001
再次手术随访数据	n=27	n=32	
随访的平均时间（月）（范围）	32（1～125）	43（1～125）	
回盲吻合的复发（%）	15（56）	15（47）	0.68
回盲吻合的再次手术（%）	14（52）	15（42）	0.90
第二次和第三次手术间隔（月）（范围）	52（2～125）	74（6～125）	0.15
复发疾病类型			
穿孔性	10（71%）	5（33%）	
非穿孔性	4（29%）	10（67%）	0.09

来源自：Yamamoto 等（1999b）。

表 44.10 影响回盲克罗恩病复发参数的综合分析（COX 的危害比例模型）

	非	危害比率	95%CI*	P
疾病发作的年龄				
≤25 岁	53	1.68	0.75～3.79	0.21
25～40 岁	64	1.79	0.83～3.87	
≥40 岁	24	1.00		
性别				
女性	49	0.84	0.47～1.49	0.55
男性	92	1.00		
克罗恩病的家族史				
（－）	127	0.98	0.40～2.45	0.97
（＋）	14	1.00		
手术期间吸烟				
无	75	1.00		
有	66	2.01	1.19～3.42	0.01
术前病程				
≤1 年	49	4.10	1.85～9.09	0.0005
1～10 年	63	1.47	0.68～3.21	0.33
≥10 年	29	1.00		
术前皮质类固醇治疗				
（－）	77	1.09	0.65～1.82	0.75
（＋）	64	1.00		
疾病类型				
穿孔性	70	1.09	0.65～1.82	0.75
非穿孔性	71	1.00		
小肠切除长度				
≤20cm	58	1.11	0.57～2.20	0.76
20～40cm	55	0.86	0.39～1.92	0.72
≥40cm	28	1.00		
大肠切除长度				
≤10cm	85	0.63	0.33～1.20	0.16
10～20cm	25	0.78	0.32～1.88	0.57
≥20cm	31	1.00		
样本内的肉芽肿				
（－）	72	1.04	0.61～1.79	0.88
（＋）	69	1.00		
切线处显微镜介入				
（－）	133	0.73	0.24～2.22	0.57
（＋）	8	1.00		
术后并发症				
（－）	108	0.96	0.51～1.80	0.89
（＋）	33	1.00		
吸烟与复发之间的关联（COX 模型）				
手术期间吸烟				
非吸烟者	75	1.00		
≤15 支/天	39	2.09	1.12～3.88	0.02
＞15 支/天	27	1.93	1.01～3.68	0.046

* CI，可信区间。
来源自：Yamamoto 等（1999c）。

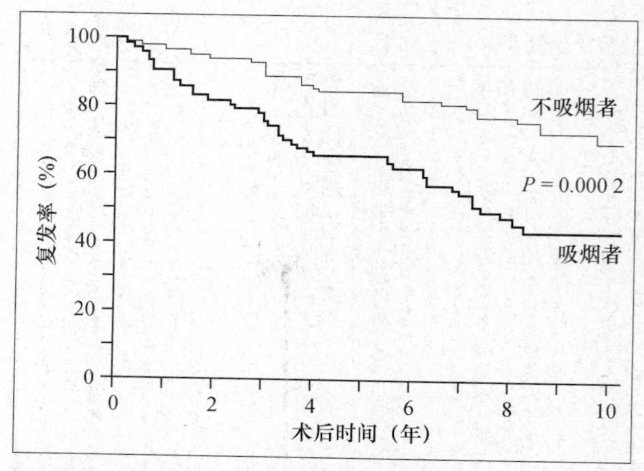

图 44.42 吸烟对于复发的影响。来源自：Yamamoto 和 Keighley（2000）。

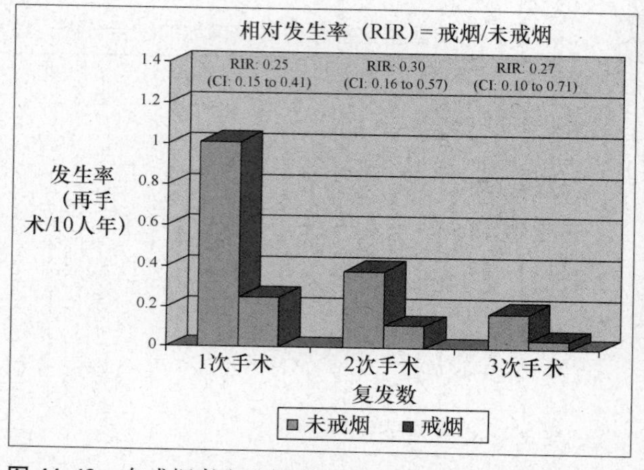

图 44.43 在戒烟者和吸烟者中，克罗恩病复发后（无复发部位限制）再次手术的发生率。来源自：Ryan 等（2004）。

回盲吻合技术效果的比较

我们对于在同样状态下进行末端回肠切除的患者进行比较，两组患者采用了不同的吻合技术，分别为吻合器侧-侧吻合术技术与常规缝合端-端吻合术，虽然这不是随机的实验，但是对于两种技术的效果有一个简单的观察。从吻合器开始被使用到现在仅仅 15 年，两种技术之间的比较见表 44.11。两组之间对于各种风险因素都做了比较详细的比较。在比较过程中，我们发现吻合器组的术后并发症明显少于

表 44.11 侧-侧吻合器吻合术与端-端缝合吻合术的比较

	侧-侧吻合器（n=45）	端-端缝合（n=78）
病程（月）	37	30
吸烟	22（49）	34（44）
回盲切除史	22（49）	27（35）
回肠切除长度（cm）	16	23
特殊并发症	3（7）*	18（23）
吻合口漏	1	6
腹内包块	1	8
肠外瘘	0	3
随访平均时间（月）	22	90
复发		
1 年	0/27（0）*	13/70（19）
2 年	0/16（0）	14/70（20）
4 年	1/10（10）	28/59（47）
再次手术		
1 年	0/27（0）	4/70（6）
2 年	0/16（0）	8/70（11）
4 年	1/10（10）	22/59（37）*

来源自：Yamamoto 等（1999c）。
括号内数值为比例。
* $P<0.05$。

常规缝合组（7%：23%），而 1 年内的复发率为 0：19%，4 年内再次手术的比率为 10%：37%，这些数据表明吻合器侧-侧吻合术明显优于常规缝合端-端吻合术。对于恶性疾病来说，吻合器组的并发症发生率与右结肠部分切除常规缝合组相比降低（Kracht 等，1993），但是对于复发率的观察结果却是唯一的。非常有趣的是，Royal Free 医院的数据显示两组之间复发的趋势是相似的（Hashemi 等，1998）。两组分别为吻合器侧-侧吻合术 42 例和常规缝合端-端吻合术 27 例，复发率分别为 2%和 43%，术后并发症的比率为 8%和 17%，平均住院天数为 7 天和 10 天。这些独立调查的结果同我们的发现几乎一模一样。来自 Mayo 诊所的数据表明吻合器功能性端-端吻合术后的复发率较低。

Cameron 等（1992）报道了一个端-端缝合吻合术与侧-端吻合术比较实验（表 44.12）。复发一般情况下都发生在吻合口处，尽管侧-端吻合术对回肠末端有明显的保护，但是通过观察，两组之间仅有复发方式的不同，在复发率方面并没有差异。然而侧-端吻合术的管腔直径并没有采用 75mm 线性切割吻合器的侧-侧（功能性端-端）吻合术的大。

两者进一步的非随机比较可见表 44.13。来自 Scott 等（1995）的研究表明，端-侧缝合吻合术与侧-侧缝合吻合术的复发率并无差异。但是这两组并不是随机取样，并且侧-侧吻合术组的随访时间较短（图 44.44）。此外，作者并没有陈述侧-侧吻合术组随访时间的长度。来自 Florence 的 Caprilli 等（1996）表示端-端吻合术的复发率显著高于端-侧、侧-端或侧-侧吻合术。为了更好地比较吻合器侧-侧吻合术与缝合端-端吻合术的差异，我们决定将伯明翰和 Mayo 诊所的数据整合以获得更长的随机时间和更多病例（Munoz-Juarez 等，2001）。我们比较了两个技术复发的高风险因素后发现，吻合器侧-侧吻合术后的死亡率和复发都有所降低（图 44.45）。我们相信更广泛的吻合术也许可以避免复发，但是这需要随机实验证明。

表 44.12　回结和回肠克罗恩病的端-端和侧-端吻合术的随机比较

	端-端（$n=47$）	**侧-端（$n=39$）**
病程（年）	6.3	6.6
小肠切除长度（cm）	28	29
活动期疾病	44	39
随访病人	43	35
随访时间（月）	49	45
复发	22（51）	18（51）
吻合口复发	10（23）	11（31）

括号内数值为比例。
来源自：Cameron 等（1992）。

表 44.13　克罗恩病回肠结肠吻合口处复发取决于吻合的类型

Caprill 等（1996）	端-端吻合的复发率显著高于端-侧、侧-端或侧-侧吻合术
Scott 等（1995）	端-侧和侧-侧吻合术之间无差异
Cameron 等（1992）	实验数据。端-端和侧-端吻合术无差异（表 44.12）
Hashemi 等（1998）	端-端缝合吻合术的复发率明显高于侧-侧吻合术（表 44.11）
Biemingham 数据	
Yamamoto 等（1999c）	

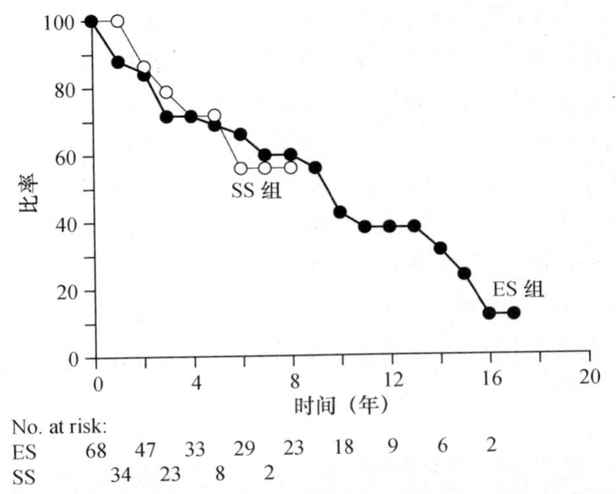

图 44.44　端-侧吻合术后（●）和侧-侧吻合术后（○）累积复发率的比较。数字代表的是有复发风险的患者数量。来源自：Scott 等（1995）。

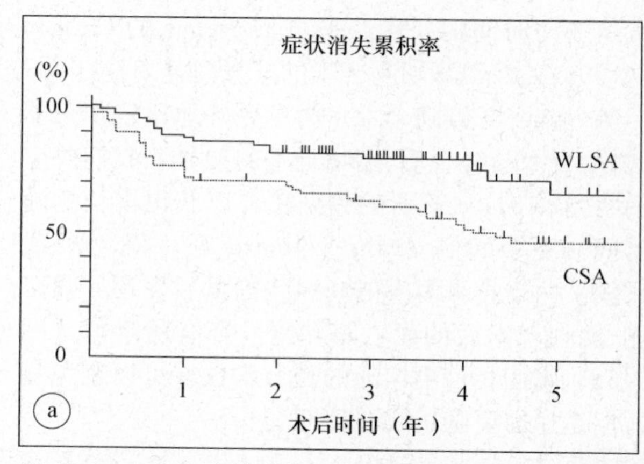

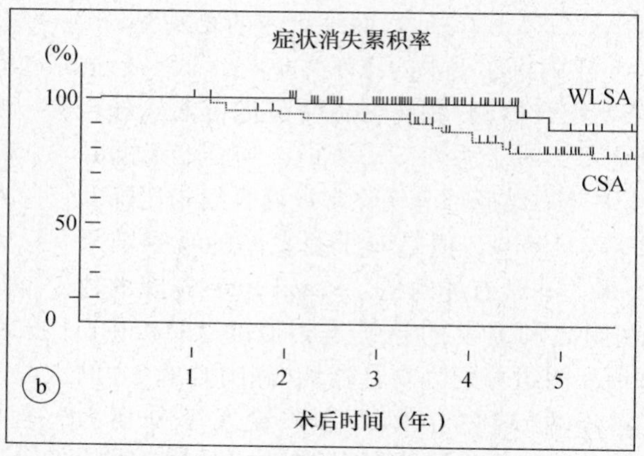

图 44.45 （a）症状消失患者的累积比例。（b）无需再次手术患者的累积比例。来源自：Munoz-Juarez 等（2001）。WLSA＝广泛管腔吻合器吻合术。CSA＝常规缝合技术。

代谢后遗症

很多患者在回肠切除术后经常抱怨排便次数增加，大便松散和偶尔会有紧迫感。而这些中最让人感到不安的是紧迫感和频繁的排便，造成这样的原因是由于小肠的广泛切除（Cummings 等，1973；Mitchell 等，1977）。回肠切除术后对维生素吸收也有一定的影响；回肠切除术后最明确的影响是维生素 B_{12} 的吸收障碍，随着体内储存的维生素 B_{12} 的消耗枯竭，最后不得不依赖肠外营养补充。其余的缺乏还包括叶酸和铁。

胆石症（Kelly 等，1972；Andersson 等，1987）和尿路结石（Ernest 等，1974）发病率的增加证明了肠内循环的紊乱（Lapidus 和 Einarsson，1991）。

回肠切除术后的吸收障碍比较少见，但是在旁路术后也许会比较明显。偶尔的贫血和吸收障碍或许是由于剩余的仍处于活动期的疾病造成的。当病人被切除了 2/3 或者更多的回肠时，吸收障碍将会变得很严重并且难以控制（Hellberg 等，1982）。

考来烯胺可以减少回肠切除术后的腹泻，但是对于粪便脂肪或粪胆汁酸排泄并无影响（Jacobson 等，1985）。回肠切除术后的腹泻可以通过建议患者改为低脂饮食而改善，必要时可以给予可待因和地芬诺酯（Andersson 等，1982）。

腹腔镜辅助切除术

在首次手术甚至是复发疾病中，腹腔镜辅助回肠切除正在逐渐变成开腹手术的强有力的竞争者（Wu 等，1997；Lawes 和 Motson，2006）。大不列颠和爱尔兰的肛肠病学会的观点是腹腔镜应该在首次的回盲切除术中被采用。这个观点是基于世界性统计和腹腔镜辅助切除经验的证据支持（Young-Fadok 等，2001；Milsom 等，2001；Benoist 等，2003；Duppree 等，2002；Lowney 等，2006）。然而这个技术已经越来越多地应用于回盲部疾患的复发，甚至于也采用腹腔镜技术治疗内瘘（Milsom 等，1993，1994，2001；Wexner 等，1993；Bauer 等，1994；Kreissler-Haag 等，1994；Fleshman 等，1996；Ludwig 等，1996；Reissman 等，1996；Hamel 等，2000；Kishi 等，2000；Poulin 等，2000；Msika 等，2001；Schmidt 等，2001；Duepree 等，2002；Evans 等，2002；Motson 等，2002；Watanabe 等，2002；Bergamashi 等，2003；Simon 等，2003）。这些技术可以治疗克罗恩病已经毋庸置疑，而且在专业人员的操作下是很安全的。虽然采用腹腔镜辅助技术没有减少手术时间，但是患者的住院天数减少了 1～2 天，并且减少了疼痛和肠梗阻的可能，对于患者来说整个过程更为舒适。虽然术后仍会有一个伤痕，并且必须位于前正中线以避免侵占手术排放口的位置，但是与开腹手术相比，瘢痕明显变小。有人提议采用 Pfannenstiel 切口，因为它既美观又不会影响潜在的手术排放口（Greene 等，2000）。所采用的这项技术基本上与开放式切除游离方式相似，但是需要通过一个短小的腹部切口建造额外的有形吻合。与开腹手术相比，腹腔镜辅助切除术并没有改变复发的比率（Lowney 等，2005）。此外，当病情非常严重，尤其是当需要使用免疫抑制剂或者是疾病累及多个肠段、突发急症和脓肿与瘘共存的情况下，最好放弃腹腔镜技术转而采用开腹手术（Alves等，2005）。

回肠末端克罗恩病

克罗恩病腹腔镜手术适用标准在优化患者手术获益方面起着非常重要的作用。当外科医生掌握了这项技术后，适合腹腔镜手术的患者范围及数量会有所增加。

影响腹腔镜使用的因素

1. 必须定位明确、病灶局限。术前评估必须包括结肠镜检查、末端回肠镜检和小肠对比研究以排除其他部位的疾病及瘘和脓肿。如果患者曾有或临床怀疑蜂窝组织炎、脓肿病史，则需要通过CT加以排除。一旦确诊，则需要在术前经皮引流以降低潜在气孔的需要。如果有外瘘存在，瘘道造影是很有帮助的。脓性蜂窝组织炎或脓肿是术中输尿管导管的一个重要指标。此外，为了找出疾病中被人们忽略的部分，彻底的腹腔镜评价和检查整个小肠是必须要做到的。
2. 尽管对于有经验的医生来说，一个或两个回肠结肠切除术并不是很难的事情，但是患者最好之前没有过复杂的手术经历。对于曾经有过复杂外科手术经历的患者来说，形成粘连的概率会有所增高，这也会间接增加了医源性损伤的风险，解剖结构可能会被打乱。
3. 腹内脓肿具有潜在的危险性，因为它可能引起严重的广泛粘连。在肠道准备、抗感染治疗的前提下，择期行经皮切开引流术是首选方案。
4. 由于炎症过程和类固醇的使用，克罗恩病的肠系膜非常易碎。即使在开腹手术中减少对其操作，但这种肠系膜还是很可能出血。在腹腔镜操作中，止血操作也是非常危险和费时的。
5. 由于肠系膜的增厚和短缩，通过小切口或大套管针来提取标本基本上很困难。这可能会造成肠系膜损伤、血肿、出血造成增厚水肿的肠系膜拥塞而导致静脉血栓形成。

腹腔镜手术病人的术前准备与开腹手术一样。为了方便术中进行结肠镜检查，肠道清理准备及围术期肠外广谱抗生素的应用是必需的。术前的知情同意书必须包括开腹手术、术中结肠镜和回肠造口术的相关内容。护理造瘘口的护士术前必须选定并标记出合适的回肠造口位置。

在全身麻醉的情况下，患者在手术台上采取改良截石位，两腿放在Allen蹬上，这种体位有利于术者操作和器械设备的安放（图44.46）。腹部手术暴露范围应从耻骨到剑突，从左髂前上棘到右髂前上棘（图44.47）。通过开放切开手术或者是Veress针进气法在脐周部位将第一根套管针插入（图44.48）。其余套针在腹腔镜镜头直视下插入腹直肌两侧，操作过程中注意避免造成上腹部血管损伤（图44.49）。另一种建立气腹的方法

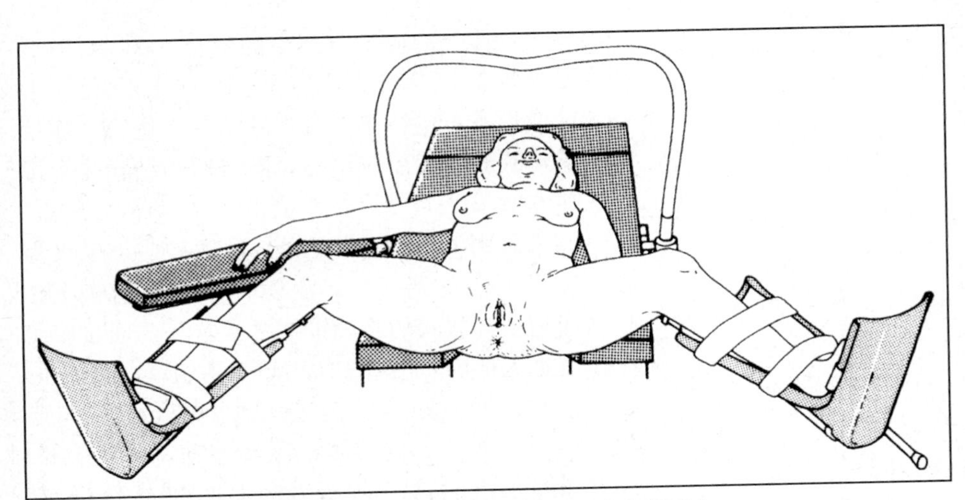

图44.46 在腹腔镜辅助手术中，结肠直肠疾病常采用改良截石位。

是在右髂窝处应用12mm端口的Hassan术。根据外科医生的偏好和手术的困难程度来决定套针的数量。对于右结肠部分切除术来说，一般情况下3个trochar就足够了，但是trochar的分布是可以变换的。其中一种trochar放置方式是在脐周5mm处放置一个用于镜头，另外两个套针置于左腹直肌外缘用于器械操作。患者采用头低脚高位并且向左侧旋转。

在探查完回肠末端后，需要探查整个小肠以确定是否同时存在近端肠管狭窄。这个探查用巴布科克钳双手交互探查或无创伤约翰内斯抓取技术即可完成。

下一步应重点检查回盲瓣，正确抓握结肠的办法是用左手器械提起右半结肠，然后向中线牵拉从而暴露Toldt线。可以用电刀或超声刀来钝性分离右结肠；在进行血管结扎前必须确认好右侧输尿管（图44.50a）。一旦右半结肠解剖完成（图44.50b），右髂窝的12mm切口就被扩展为横向切口，然后将整个回肠结肠部分从腹中取出。与体内

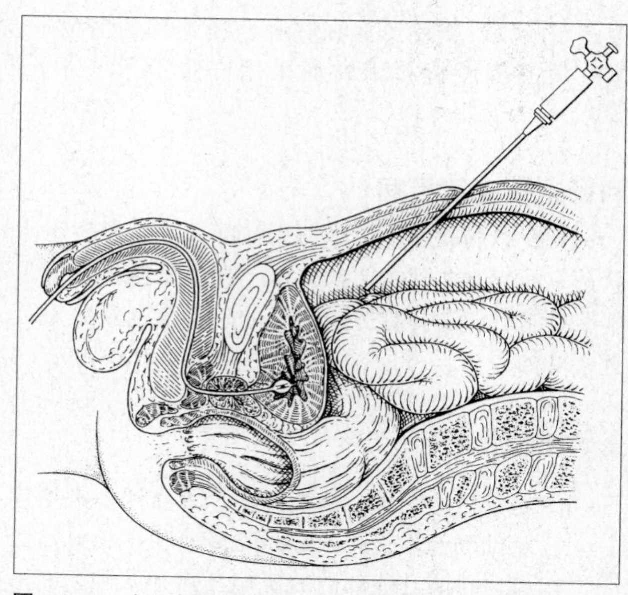

图44.48 人工气腹可用Veress针建立。通常采用12mm端口的Hassan技术在右髂窝设定切口处建立人工气腹。

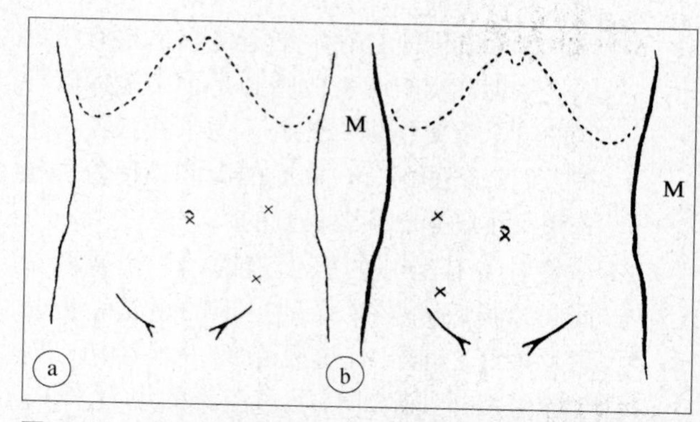

图44.49 端口位置（a）腹腔镜在部分结肠切除术的右侧和（b）在部分结肠切除术的左侧（乙状结肠）。来源自：Sardinha和Wexner（1998）。

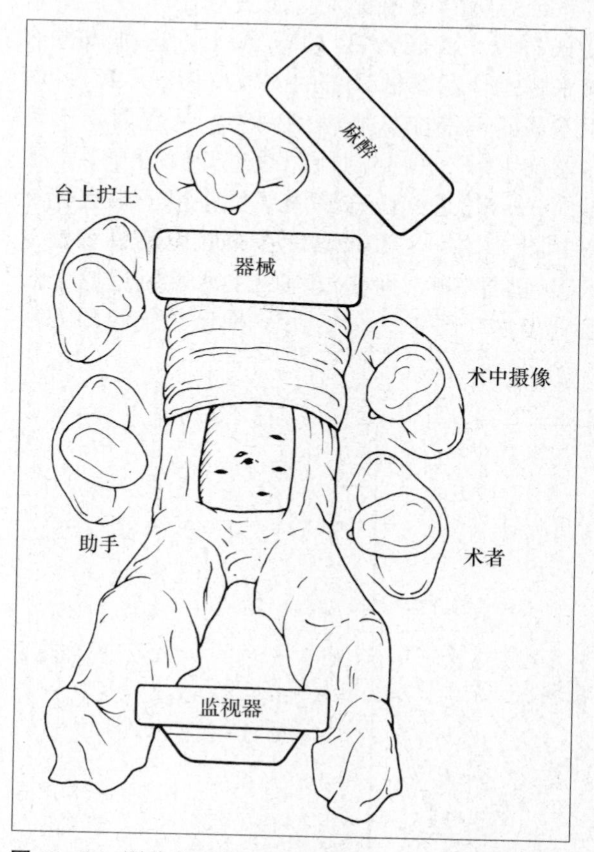

图44.47 图片表现的是在腹腔镜辅助回肠结肠切除术中，术者的分布位置和腹部的暴露情况。

分离相比，体外的血管分离更为安全（图44.51），速度更为快捷，花费更少（图44.52）。此外，近端狭窄成形术可以在体外直视的情况下进行。病变部位被切除后，然后应用吻合器行回肠结肠吻合术（图44.53）。

如果采用Pfannenstiel切口，优势在于未来潜在造瘘口不会受到损害，仅仅有一个小的脐下切口，而过去开放式的腹腔镜技术常常需要通过腹膜腔才能进入体内。沿着Pfannenstiel切口，将5mm套管针吹入两侧腹直肌边缘（图44.54）。一旦肠段游离好，trochar的位置也跟着移动，并且10cm的Pfannenstiel切口从耻骨处向上延伸2～4cm，其中包含了两个trochar的位置。腹直肌鞘沿着切口

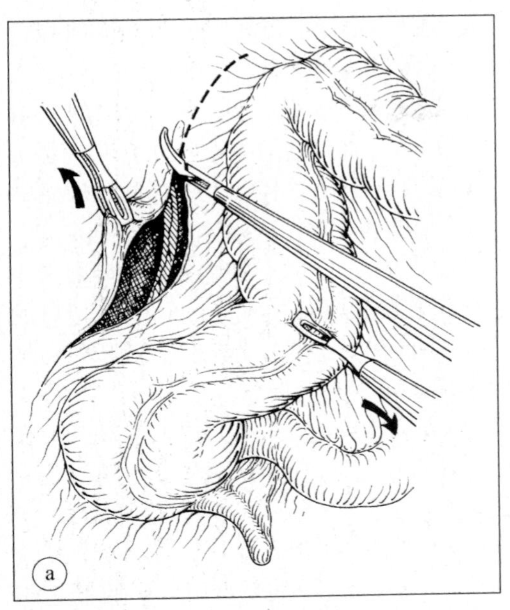

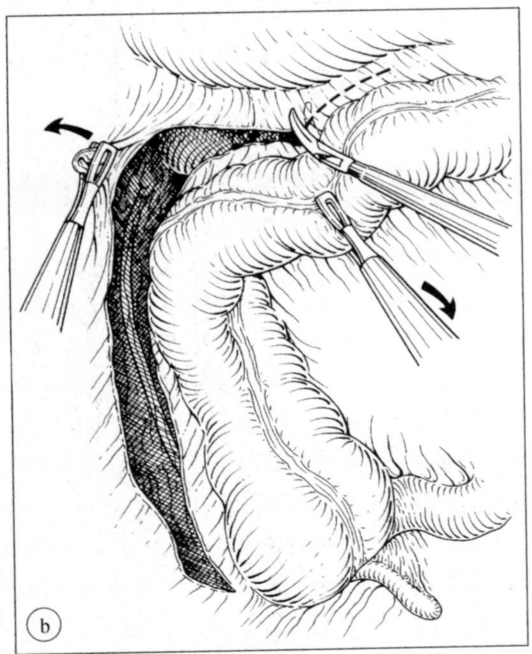

图 44.50　右结肠的常规分离。(**a**) 当分离盲肠旁边覆盖肠道的腹膜时，必须暴露输尿管。在手术前就将支架放置好。(**b**) 采用 Babcock 钳牵引右结肠，再用剪刀解剖。

的长度被横向打开。筋膜下组织向上至脐部，向下至耻骨处。腹直肌沿着腹正中线被分离开，然后人工气腹可被垂直打开。开腹后应注意探查全部小肠。可以通过切口完成炎症包块的切除。经切口应用切除术和吻合术可将病变肠管切除。

另一种办法是将回盲动脉拽紧，然后用 PDS 血管夹分开。将腹膜向上至右结肠动脉，向下至回肠末端。然后拉开位于结肠部位的腹膜后无血管区

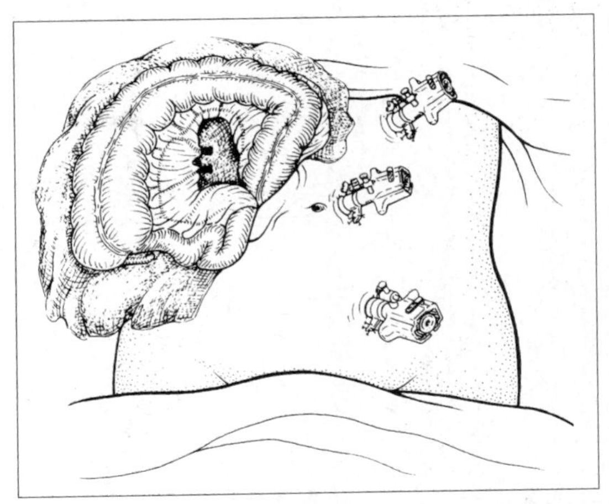

图 44.51　当通过切口将肠道拿出后，也许需要将中结肠动脉的右分支结扎。

以暴露右输尿管和性腺血管。右结肠附近的腹膜附着物无须分开。用 ACE 超声刀将末端回肠包绕的远端小肠分离，直至小肠将被横断切开处。分离右结肠缘动脉。采用线性切割闭合器以吻合并分离回肠和右结肠（图 44.52b）。开腹前分离附近的腹膜，然后在切割闭合器体外回盲吻合之前取下样本（图 44.53）。

腹腔镜辅助切除术治疗回肠克罗恩病的结果

与剖腹手术相比较，腹腔镜辅助回肠盲肠切除术需要更长的手术时间，但是住院天数会减少。肠道功能恢复得更快，并且并发症的发病率会有所减少（Duepree 等，2002）。因此，来自法国的 Bergamaschi 的其他人（2003）报道了两者所需手术时间比较，腹腔镜为 185 分钟，剖腹手术为 105 分钟，但是住院天数为 5.6 天：11.2 天。更为重要的是，他们发现采用腹腔镜辅助切除后，小肠粘连梗阻的发病率大幅度下降：35%：11%。来自 Ohio Cleveland 诊所的 Duepree 和其他人（2002）表示尽管腹腔镜的手术时间较长，但是经济效益却颇为可观。Msika 等（2001）报道了两者的平均手术时间分别为 302 分钟和 245 分钟，腹腔镜的术后并发症相对较少（9.5%：18.5%），住院天数也明显缩短（8.3%：13.2%），同时住院期间的花销也大幅度下降（MYM6106：MYM9827）。

更多的报道不再坚持认为切除病史、脓肿、瘘或脓性蜂窝组织炎是腹腔镜辅助切除术的禁忌（Evans 等，2002；Watanabe 等，2002）。Poulin 和其他人（2000）报道对于筛选后的肠瘘患者，腹

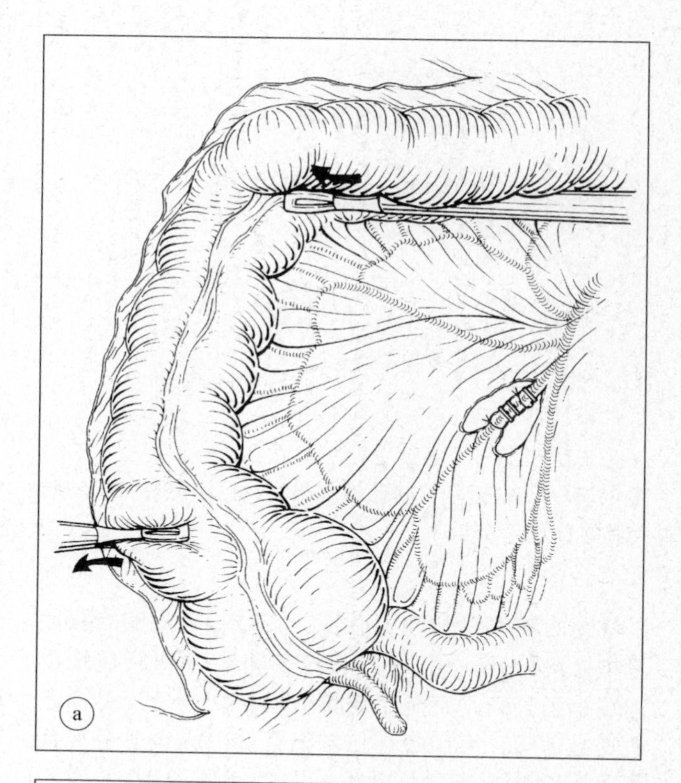

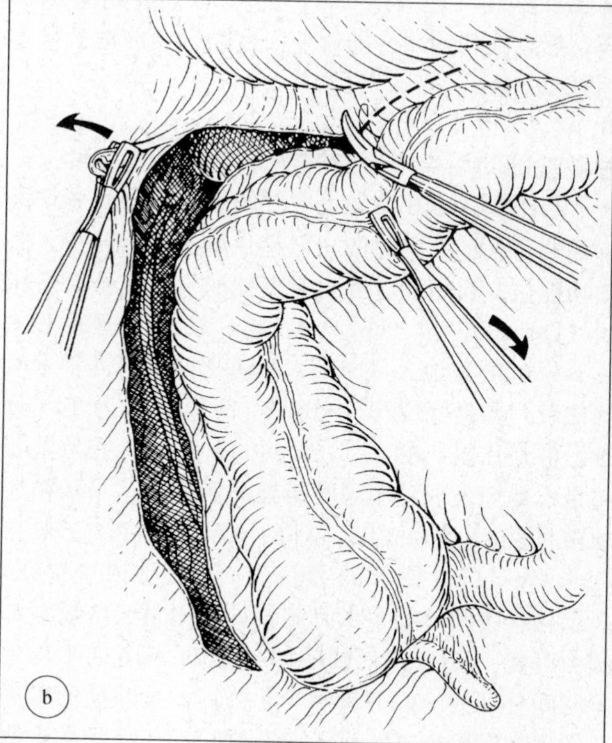

图 44.52 （a）图中表现的是在将两个钳子之间的肠道分离并牵出腹腔外前，在腹腔内就可以将回盲动脉结扎分离。肠道也可以在体内分离。（b）另一个办法是采用由内向外的技术分离回结肠血管，同时横向延伸并解剖腹膜后结构，这一小肠的拱形结构应从外围解剖。这种情况下，腹腔内切除术应用直线切割闭合器进行操作。

腔镜治疗是安全的，尤其是当瘘位于两个横向吻合口之间时。

在 Ohio Cleveland 诊所，Milsom 和他的同事（2001）报道了一个前瞻性随机实验的结果，这个实验是关于腹腔镜与传统手术治疗回肠盲肠疾病的基本比较。尽管组里病例数量较小（腹腔镜 31 例，传统手术 29 例），但是仍可以得出重要的结论（表 44.14）。尽管腹腔镜会延长手术时间，但是切口的长度缩小，肺功能恢复加快，肠梗阻绞痛恢复加快，并发症也显著减少。

来自 St. Louis 的 Lowney 和其他人（2006）在一个非随机的比较中发现了两者复发率相同。腹腔镜组 63 例，随后平均 63 个月内复发为 6 例（9.5%），剖腹手术组 50 例，随后平均 82 个月内复发为 12 例（24%）。复发的平均时间：腹腔镜组为 60 个月（36～72 个月），而剖腹手术组为 62%（12～180 个月）。多数复发的患者都采用腹腔镜治疗。

克罗恩病的复发及其手术治疗

克罗恩病短时间内的复发和异位性复发是无可避免的（Brown 和 Daffner，1958；Heimann 等，1982；Heimann 和 Aufses，1985；Heimann 等，1998；Yamamoto 等，1999）。一些作者认为克罗恩病的复发是可以避免的。然而 5ASA 化合物尤其是颇得斯安用后避免复发的数据是非常令人失望的。采用甲硝唑来预防复发的方法看上去很有希望，但是很多患者由于它的副作用而停止了用药。对于有潜在毒性的药物如布地奈德、6-巯基嘌呤或硫唑嘌呤的利用要把握好它们的最佳剂量（Koreitz 等，1998；Hellers 等，1999；Rutgeerts 等，1999；Lochs 等，2000；Sutherland，2000；Rampton，2002；Rutgeerts，2002）。关于通过改变肠道菌群以避免复发的新颖概念已经被证明是无效的（Prantera 等，2002；Tamboli 等，2004）。目前最有可能的建议就是说服患者戒烟（Timmer 等，1999）。大多数回肠末端切除术后的复发都发生在回肠结肠吻合口处或附近（Cameron 等，1992）（图 44.55）。内镜显示术后 1 年内 72%的患者在吻合口或附近有非狭窄性阿弗他溃疡存在（Rutgeerts 等，1984；Olaison 等，1992）。约 3/4 患者会不可避免地会出现复发，但只有梗阻或穿透性疾病并发脓肿或瘘时，才需要手术治疗。

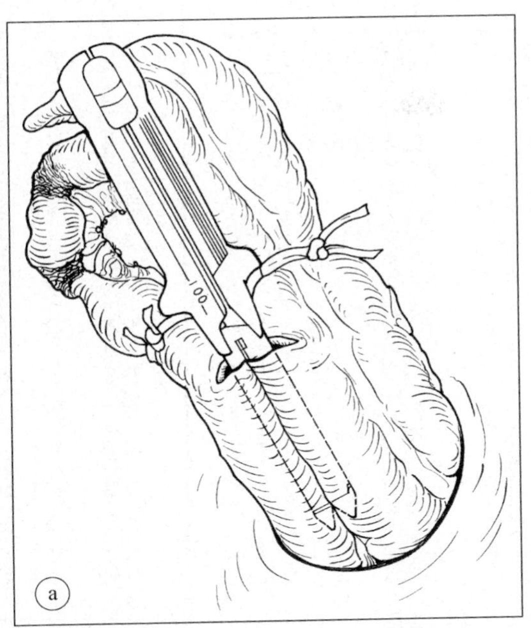

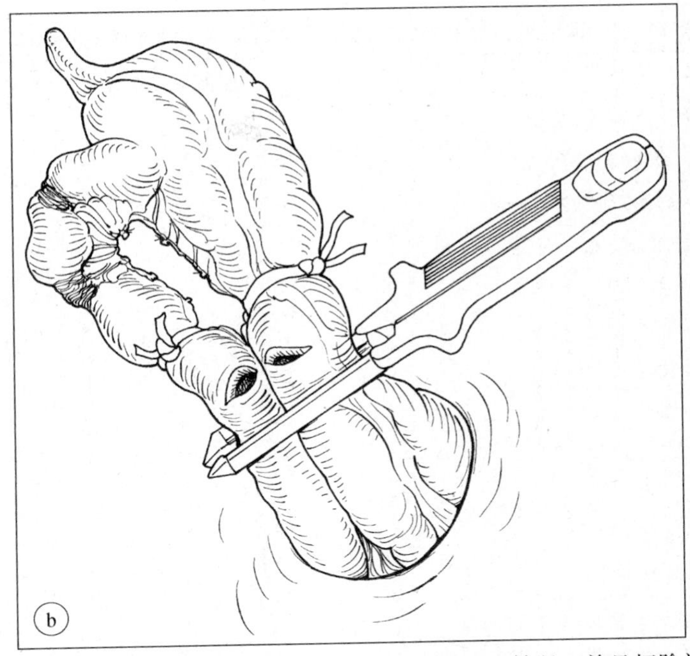

图 44.53　运用两个加热的线性吻合裁剪器进行体外回肠结肠切除术和吻合术。闭合 U 型的回肠和结肠，并且切除被带子结扎孤立的肠道。

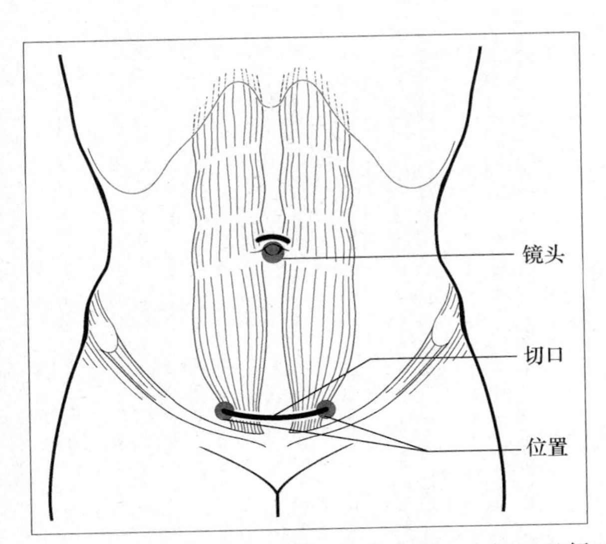

图 44.54　操作技术的图解。在脐内做一个切口以便于置入镜头，或者在脐部上方做一个垂直的切口。沿着计划好的 Pfannenstiel 切口，将套针放置与腹直肌外侧边缘。Pfannenstiel 切口完成后则可将两个套管针处合并，靠近耻骨上 2～4cm。来源自：Greene 等（2000）。

除了复发的不可避免性，克罗恩病的另外一个需要考虑方面就是复发的本质。克罗恩病可以两种不同性质的方式表现。由于黏膜溃疡、鹅卵石样改变及皱襞增厚可以造成肠管增厚和肠梗阻，有时被称为“非穿透性疾病”（图 44.56）。另一方面，病理过程主要是裂隙缝和穿透或穿孔性疾病的（图 44.57）。因为穿透性疾病可以引起粘连和穿孔到其他内脏，并且可以穿透皮肤形成脓肿或肠内瘘，所以导致局限性脓毒症或肠肠瘘、肠膀胱瘘或肠阴道瘘。正如之前所讨论过的，穿透性疾病似乎并没有在复发时有恶变过程，但是会以相同的方式再次复发。

复发也有可能发生在结肠，这趋向于发生在那些一开始发病就涉及结肠的患者，这个问题我们稍后再讨论。

靠近小肠部位的复发在远离回肠切除处时更为明显。可能是早期手术中近端的节段式病变容易遗漏，或是曾做过切除术或狭窄成形术病情仍然进展所致（Luke 等，1982；Andrews 和 Allan，1990）。在我们早期统计的 458 名回肠克罗恩病患者中，复发部位已陈列在表 44.15 中。

穿透性疾病或非穿透性疾病

Greenstein 等（1988）强调了梗阻性疾病和穿透性疾病两者之间的本质不同。他们表示穿透性疾病再次手术的概率非常高（73%，与非穿透性疾病的 29%相比较），并且复发常常以相同的方式用最原始的形态出现。因此，最初以瘘和脓肿形式出现的病变还会以同样的方式复发。穿透性疾病的高复发率没有被其他人所肯定，但是显型组确是被接受的（Yamamoto 等，1999b；Borley 等，2002）。在来自

表 44.14 回肠结肠克罗恩病的腹腔镜与剖腹手术的随机实验比较

	腹腔镜 31 例	常规 29 例
转化（粘连/炎症）	2	—
手术时间（分钟）	140±45	85±41，$P<0.0001$
平均切除长度（cm）	5.3±1.6	12.7±5.5，$P<0.0001$
肺功能恢复（天） （80%FEV，FVC）	2.5	3.5，$P+0.03$
吗啡需要量（mg/kg）	1.3±0.6	1.4±0.6，NS
排气时间（天）	3（1～5.5）	3.3（2～11），$P=0.07$
肠蠕动（天）	4（1.7～7）	4（2.5～13），NS
住院天数（天）	5（4～30）	6（4～18），NS
并发症		
主要	1	1
不严重	4	8，$P<0.05$

来源自：Milsom 等（2001）。
NS，无意义的。

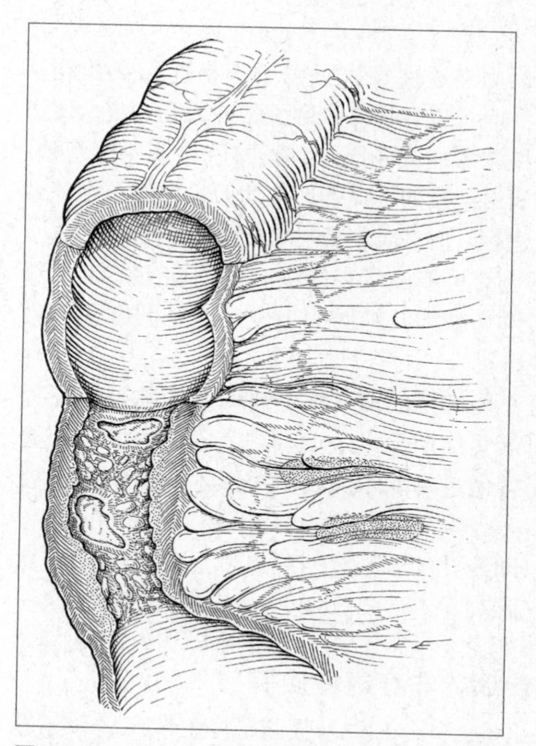

图 44.55 图中为典型邻近回盲吻合口的回肠复发表现。

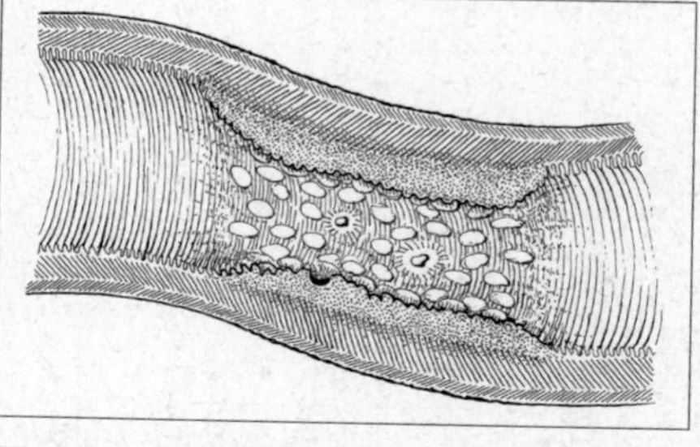

图 44.56 梗阻性疾病。图中为典型的回肠部分梗阻并伴有黏膜溃疡。

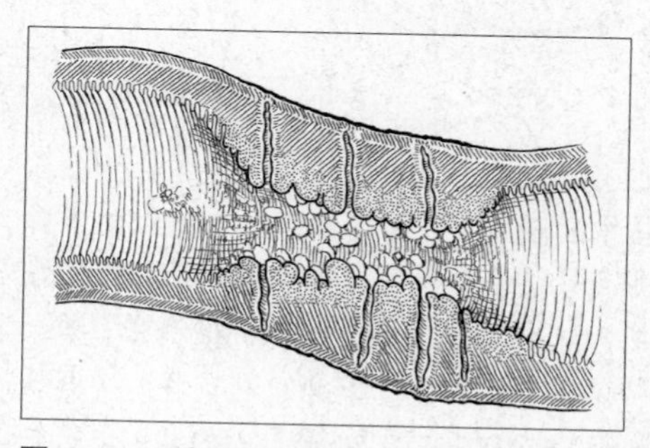

图 44.57 穿透性疾病。图中在发病的回肠部分有透壁性裂口，并且有形成小肠旁脓肿和瘘的趋势。

Mount Sinai 医院的数据中，突出强调了这两个疾病模式瘘、脓肿、穿孔和梗阻的发生率（表 44.16）。

复发疾病的手术治疗

手术治疗克罗恩病小肠复发疾患的目的是为了去除或旁建梗阻或发生穿孔的部分，从而可以尽可能多地保留小肠。钡餐检查可以准确地评估残留小肠的长度（Shatari 等，2004a）。保留那些已经没有正常生理功能的小肠是毫无价值的；另一方面，这

表 44.15　克罗恩病回肠切除术后复发的位置

位置	n
回肠结肠吻合口	57
靠近小肠（节段性）	15
结	7

来源自：Yamamoto 等（1999d）。

表 44.16　克罗恩病的自然发展

	穿孔性 (n=375)	非穿孔性 (n=395)
表现形式		
瘘	240	
脓肿	91	
穿孔	44	
梗阻		239
难处理的		132
出血		15
急性肠炎		9
复发		
瘘、脓肿、穿孔	73%	29%
梗阻、出血、肠炎	27%	71%

来源自：Greenstein 等（1998）。

些患者的平均寿命可能不受影响，但是短肠综合征会让他们的生活质量明显下降（Thompson，2000）。来自 Goteburg 的一个有意思的小研究表明克罗恩病的小肠长度短于溃疡性结肠炎。小肠的长度与患者的体重和身高相关，女性的要比男性的短一些。克罗恩病中，最初的小肠长度并没有与频繁的小肠切除术相关联（Nordgren 等，1997）。显然外科医生最高的责任就是避免小肠的过度损失（Agwunobi 等，2001）。克罗恩病是需要家庭肠外营养并有小肠移植指征的一种疾病（Ingham Clark 等，1992；Todo 等，1992；Wood 和 Ingham Clark，1992）。

术前准备

患者必须通过内镜、钡餐和横断面成像进行全面评估。如果病人贫血，那么在面对输血过程中潜在的危险即大出血情况，采取围手术期中进行输血可能就是唯一可行的办法。然而有人认为与未输血的患者相比，输过血的患者复发率会降低（Peters 等，1989；Williams 和 Hughes，1989）。

手术方法

如果患者曾经经前正中线做过开腹手术，那么这次手术仍从旧伤口处开始（Poticha，1978）。

开腹手术后，复发的部位则可以确定。回肠盲肠吻合术后的复发通常位于小肠靠近回肠盲肠吻合口处，但是有可能病变节段呈跳跃式。复发处可能粘连在腹壁、肠系膜淋巴结、腹膜后结构，特殊情况下会粘连在十二指肠、小肠环、乙状结肠、子宫或膀胱。因此复发的部位必须用纱布、剥离器和指状物仔细地从邻近结构剥离下来。腹腔镜主治医生不用考虑采用腹腔镜探入，因为整个肠道都已经通过内镜和放射学检查，并且患者已经得知也许必须进行开腹手术。对内镜手术来说，腹部的瘢痕不是禁忌证（Evans 等，2002；Motson 等，2002；Poulin 等，2000）。但进行开腹手术或内镜时，感染部位必须游离切除。

回肠盲肠吻合术后的复发和跳跃式病变节段超过 5cm 时，通常采用切除术和侧-侧吻合术。短期内的复发可以采用狭窄成形术（Sharif 和 Alexander-Williams，1991）。但是当复发伴随着瘘或者脓肿时，狭窄成形术是被禁止的，因为复发瘘的风险很高（Yamamoto 和 Keighley，1999a）。对于狭窄成形术可以治疗超过 8cm 复发段的结果，我们并没有像其他人（Alexander-Williams，1990）一样表现出很高的热情。因为即使肠段被保留下来，它也可能不再具有正常的生理功能，并且更重要的是存在遗漏小肠恶变的风险（Jaskowiak 和 Michelassi，2001）。因此我们得出结论，复发段超过 5cm 的患者应采用复式联合切除术（图 44.58），而对于短期内复发的患者应采用狭窄成形术。

再次切除复发段的技术、回肠盲肠或回肠部分小肠重新吻合术与之前所描述的首次切除的技术相同。复发段切除术或狭窄成形术后的当务之急是采用 Foley 导管检测方法，以确定在复发处周围没有尚不明了的狭窄部分（图 44.10）。

在近端节段式病变被切除后，可以采用单层连续的黏膜外回肠回肠吻合技术来完成（图 44.59）。另外，可以将靠近肠道末端的肠系膜旋转，以便于斜角的端-端吻合术。目前流行采用翻转的不连贯的单层或双层技术进行缝合（图 44.60）。肠系膜的缺损必须闭合，并且采用二氧化碳充气或将空气送入肠腔的方法来检测吻合口是否有漏口。

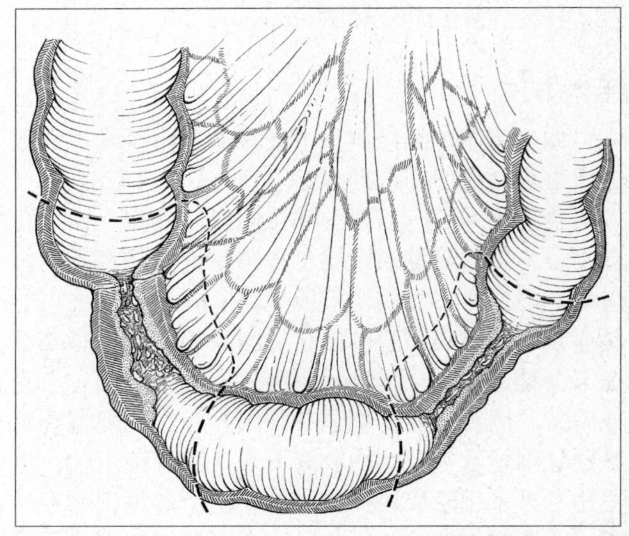

图 44.58 复发疾病的切除。图中在回肠盲肠吻合口处有复发和邻近的狭窄。回盲吻合复发的邻近狭窄由于太长而不能采用狭窄成形术。因此采用两个独立的切除术。

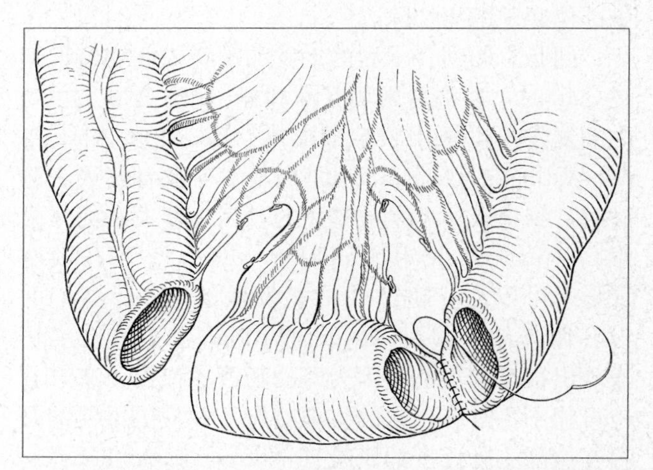

图 44.59 切除完成后，采用端-端回肠回肠吻合术和端-端回肠结肠吻合术连接肠道末端。

目前许多复发患者都采用腹腔镜治疗（Lowney 等，2006）。当务之急是通过放射学对比或胶囊内镜来明确复发的部位。腹腔镜技术仅仅是在进入肠道前通过微型腹腔镜切入来将复发处从粘连部位切下，而吻合术和狭窄成形术将在下面具体描述。

术后并发症、代谢后遗症和复发

并发症和代谢后遗症与首次切除术后所描述的基本相同（Yamamoto 等，2000a）。通过我们自己观察的数据分析后得出，没有足够的证据能够证实反复切除术与高发的再次手术率之间有必然联系（图 44.61）。

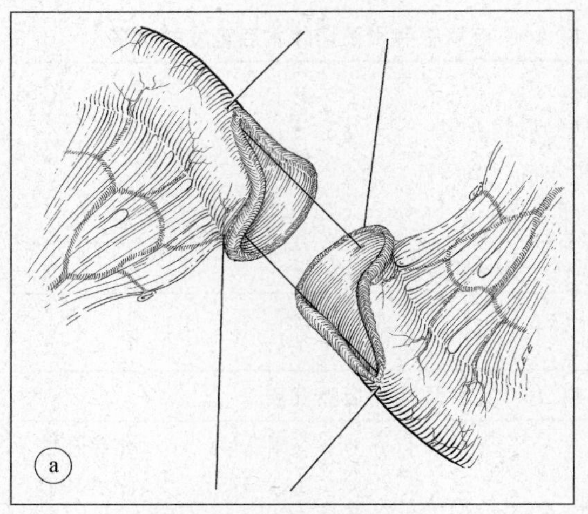

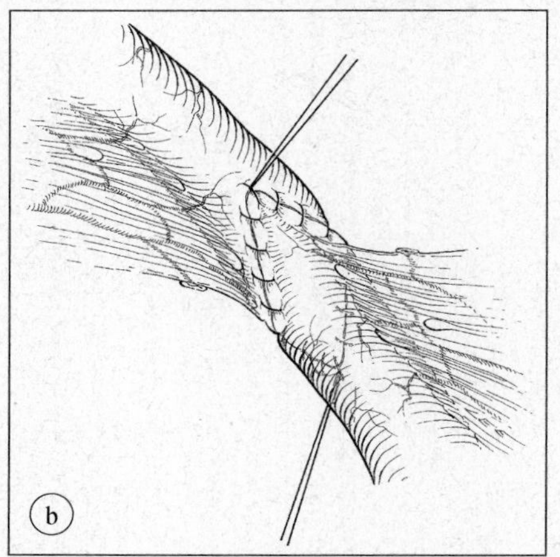

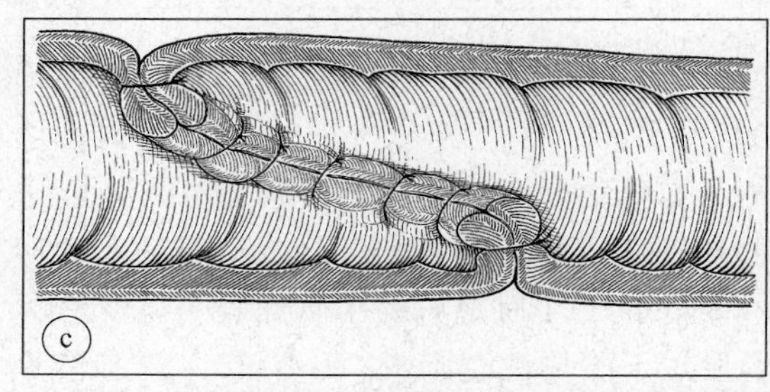

图 44.60 伴肠系膜旋转的斜角鱼尾式回肠回肠吻合术。**(a)** 如果端-端吻合术存在危及小肠管腔的风险，则可以在横切开肠道后做一个小肠系膜游离切口。然后旋转回肠系膜（如图中所示）。**(b)** 游离肠系膜鱼尾式端-端吻合术可避免肠管狭窄。**(c)** 吻合术完成后的内部视图。

狭窄成形术

这种非切除手术的思路起源于旁路术（Garlock 和 Crohn，1945），由于持续脓毒症、再次手术的高发率和未知肿瘤的风险，使得这一手术思路被搁置。在过去的 30 年里，人们对狭窄成形术概念的理解越来越深刻，通过狭窄成形术减轻局部梗阻，不仅不会造成外科盲管，而且不会造成细菌蔓延，

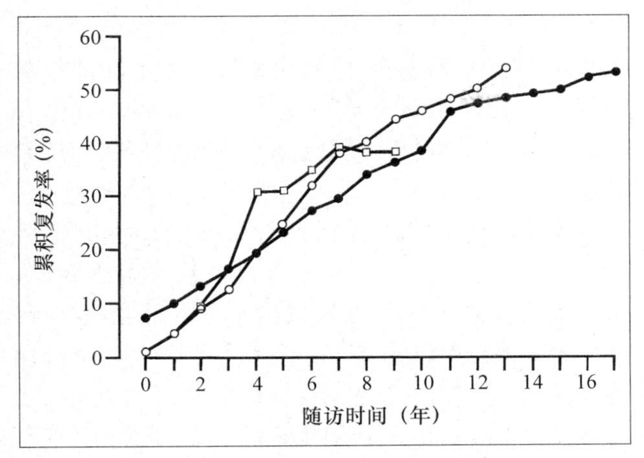

图 44.61 首次和第二、第三次切除术后的累积复发率。从图中可以看出三组的累积复发率并无差异。●，首次切除；○，第二次切除；□，第三次切除。

也不会对叶酸消耗和胆盐代谢造成紊乱（Hofmann 和 Poley，1972；Hagedorn，1977；Mekhijan 等，1979；Pace 等，1984；Kendall 等，1986；Alexander-Williams 和 Haynes，1987；Whelan 等，1987；Dehn 等，1989；Silverman 等，1989；Gaetini 等，1989；Pritchard 等，1990；Fazio 等，1993；Tjandra 和 Fazio，1993，1994；Spencer 等，1994；Quandalle 等，1994；Stebbing 等，1995；Ozuner 等，1996a，b；Hurst 和 Michelassi，1998）。这个思路起源于印度次大陆，在那里小肠成形术被建议用于治疗位于回肠末端的静止期结核性狭窄（Katariya 等，1977）。

利用狭窄成形术来治疗克罗恩病狭窄的概念是牛津大学的 Emanoel Lee 提出的（Lee 和 Papaioannou，1980，1982）。他为那些无法行肠道切除术的营养不良伴肠梗阻患者采用狭窄成形术治疗，这些病人有些是因为弥漫的小肠病变，有的因为多次切除手术导致肠管过短。牛津组采用了他们自己称为“微型手术”办法。在一些部分，他们做了极小的切除，而在其他部分则做了侧-侧旁路肠-肠吻合术。然而，对于那些狭窄非常短，并且疾病处于静止期的患者，采用真正的狭窄成形术：纵向切开和横向闭合的方式。

1961 年，Bryan Brooke 在伯明翰成功完成了第一例狭窄成形术。患者既有克罗恩病，同时也存在放射性肠炎，并且在之前的回肠横向吻合术后有一个狭窄。Brooke 纵向地切开了狭窄并且将它横向的缝合，通过这样的手术方式缓解了患者的症状。狭窄成形术至今仍然保持着术后长达 10 年无溃疡的记录。然而直到很多年后，狭窄成形术才被公认为是小肠克罗恩病治疗中同 Heineke-Mikulicz 或 Finney 手术方式一样的一种标准手术方式（Fazio 等，1989）。狭窄成形术的技术将在后面详细的描述和图解。以下这种新颖的办法由芝加哥的 Michelassi 和其他人一起策划的（2000）：将病变肠段与肠系膜横向的分离，然后在病变部位的近端和远端行纵向肠切除术，最后用长的侧-侧吻合术闭合切口。这种肠道保护手术可以避免肠道被切除。芝加哥组报道了 21 例，其中 13 例进行了共存狭窄成形术；有一些复发的较早。病变长度从 10～75cm。Tonelli 和 Ficari（2000）在 178 例病人中仅 4 例病人采用了这种技术。

从 1976 年起，我们已经开始运用狭窄成形术的原则去治疗克罗恩病的肠道狭窄，并且分析了 387 例狭窄成形术中 83 例患者（表 44.17）。患者的平均年龄为 36 岁（15～70 岁），平均病程为 17.4 年（1～44 年）。每位患者采用狭窄成形术的平均次数为 3 次（1～11 次），平均长度为 10.5cm（1～25cm）。42 例有过小肠或回肠结肠部分切除术；其中 7 例同期做了结肠切除术，1 例行胃空肠吻合术。130 例术后患者中复发肠梗阻的为 122 例，肠内瘘 7 例，回肠切除术出血 1 例。患者当中 65 例之前做过肠部分切除术（Yamamoto 等，1999d）。

所有有关于狭窄成形术的报道文献都列在了表 44.18 中。Dehn 等（1989）报道了牛津大学的研究结果。整体而言，24 例中 90%以上的有症状的改善，并且没有关于漏或瘘的报道。然而，手术限制在治疗短纤维狭窄的患者范围内。St Mark's 医院狭窄成形术的经验让人更加失望。Kendall 等（1986）报道了 9 例患者共采用 45 次狭窄成形术的数据结果。其中 6 例做过肠部分切除术。有弥漫性小肠疾病者 7 例，所以并不该对其中 6 例术后 2～6 个月出现复发症状的结果感到惊讶。通过观察发现，小肠疾病处于活动期的患者的复发率非常高。因此作者提出弥漫性小肠疾病的患者是否适合狭窄成形术的疑问。

北美第一份关于狭窄成形术的报道是关于空肠部位的（Pace 等，1984）。1993 年，Fazio 的来自 Ohio Cleveland 诊所的文献是北美最大规模的临床实验。160 例患者共进行了 452 次的狭窄成形术。手术的主要指征是梗阻症状，并无手术死亡病例。报道中严重的并发症只占 6%，包括肠内瘘、术后

表 44.17 狭窄成形术的细节

患者特点	
患者数量	83
手术平均年龄（年）（范围）	36（15～70）
男∶女	32∶51
狭窄成形术前梗阻症状的平均时间（月）（范围）	10（1～168）
曾做过肠部分切除术	65（78%）
术前皮质类固醇治疗	45（54%）
手术细节	
手术次数	130
狭窄成形术总数量	387
狭窄成形术平均数量（范围）	3（1～11）
狭窄成形术部位	
十二指肠	12（3%）
空肠	140（36%）
回肠	182（47%）
乙状结肠	4（1%）
回肠盲肠吻合口	46（12%）
回肠直肠吻合口	3（1%）
狭窄成形术程序	
Heineke-Mikulicz 法	328（85%）
Finny 法	37（10%）
吻合法*	22（5%）
同步程序	
胃空肠吻合术	1
小肠切除术	25
回肠结肠切除术	17
结肠切除术	7

来源自：Yamamoto 等（1999d）。
* 侧-侧吻合器技术。

脓肿和严重的腹内出血。在 Cleveland 诊所的临床试验中，所有病人的情况都有所改善，并且腹痛减轻。术后患者的血清白蛋白水平和外周淋巴细胞计数都有所升高。随后，Fazio 和 Tjandra（1993）将手术适应证的范围扩大，用于控制吻合口复发，并且报道了 22 例患者的结果：15 例采用 Heineke-Mikulicz，7 例采用 Finney 狭窄成形术。其中的 15 个病人需要附加的 47 处其他部位的狭窄成形术，5 个病人同时做了小肠切除术。所有病人的症状都得到了缓解。其中全部都有体重增长，75%的病人撤除了激素。他们总结，狭窄成形术对于吻合口处的复发是有价值的治疗方式。

Tjandra 和 Fazio（1994）报道了单独使用狭窄成形术治疗克罗恩病 54 例的疗效。手术的部位从 1 处到 13 处不等，平均为 4 处。全部病人都没有死亡。除 2 例患者外，其他患者的梗阻症状均得到缓解。

最近来自牛津的数据具有最长随访期的优势（Stebbing 等，1995）。在超过 15 年的随访期间，52 例患者实施了 241 处狭窄成形术，死亡率为 0，而且术后感染率仅为 4%。在术后的 1～57 个月期间，有 19（36%）例患者需要接受第二次手术。大部分的复发是由于新出现的梗阻或是穿孔引起。在 4 例患者中，位点特异性的复发仅出现在 9（3.7%）个狭窄成形术处。为了治疗克罗恩病，有 7 例患者需要接受第三次手术。在第一次和第二次狭窄形成术后，积累的再手术率是相同的（图 44.62），由 Stebbing 等在许可下重复的结果（1995），4 年内再手术率大约为 30%。再手术率的比较是单独使用狭窄成形术处与狭窄成形术处加切除术的比较。这两种术式的 5 年再手术率是相同的，为 35%～40%（图 44.63）。最近的一篇来自牛津的调查显示在随访 100 位患者 85 个月之后，有 23%的手术并发症，3%术式特异性并发症。这项调查追踪了 100 名患者（479 处狭窄成形术）时间达 85 个月。再手术率为：第一次手术：40 个月为 52%；第二次手术：26 个月为 56%；第三次手术：27 个月为 86%；第四次手术：25 个月为 62%。只有年轻患者才会反复行狭窄成形术以治疗复发（Fearnhead 等，2006）。

来自俄亥俄州 Cleveland 诊所的文献报道了相同的结论：单独使用狭窄成形术的患者不仅复发率略低（图 44.64；表 44.19），而并发症发生率也非常低（Ozuner 等，1996）。一项关于狭窄形成术的 meta 荟萃分析显示使用 Finney 术式后复发率会降低，但是这个荟萃分析的综述并不全面（Tichansky 等，2000）。大多数其他的报道不仅证实了狭窄形成术的安全性，并且证实了狭窄形成术在保留肠道的同时解除症状方面的成功性（Tonelli 等，1999；Sampietro 等，2000）。

出血是狭窄成形术令人担忧的并发症。Gardiner 等（1996）报道了 4 例严重出血的患者情况，其中 3 例在保守治疗后停止出血，只有 1 例需要再次手术进行止血。同样的，Ozuner 和 Fazio（1995）报道了 13（9.3%）例患者狭窄成形术后出血。所有这些患者在应用保守疗法后出血停止。

表 44.18　已出版的关于狭窄成形术的文献

作者	中心	患者数量	狭窄成形术次数	随访（月）
Pace 等（1984）	Long Island	1	6	7
Kendall 等（1986）	St Mark's	9	45	20
Alexander-Williams 和 Haynes（1987）	Birmingham	52	148	6
Whelan 等（1987）	Toronto	3	15	20
Dehn 等（1989）	Oxford	24	86	40
Silvermant 等（1989）Toronto	14	36	16	
Gaetini 等（1989）	Italy	8	19	16
Pritchard 等（1990）	Lahey	13	52	24
Fazio 等（1993）	Cleveland	116	452	36
Spencer 等（1994）	Mayo	35	71	36
Quandalle 等（1994）	Lille	22	107	24
Stebbing 等（1995）	Oxford	52	168	50
Ozuner 等（1996）	Cleveland	162	698	42
Yamamoto 等（1999d）	Birmingham	83	387	44
Michelassi 等（2000）	Chicago	21（of 17）	34	32
Tonelli 和 Ficari（2000）	Florence	44	174	12
Fearnheadde 等（2006）	Oxford	100	479	85

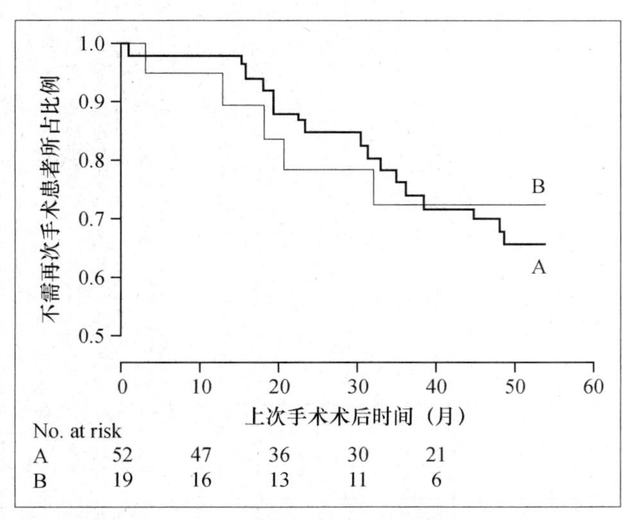

图 44.62　Kaplan-Meier 图显示了第一次狭窄成形术后免于再次手术病人的比例（A）（n=52）和与克罗恩病相关病变的再次手术的比例（B）（n=19）。

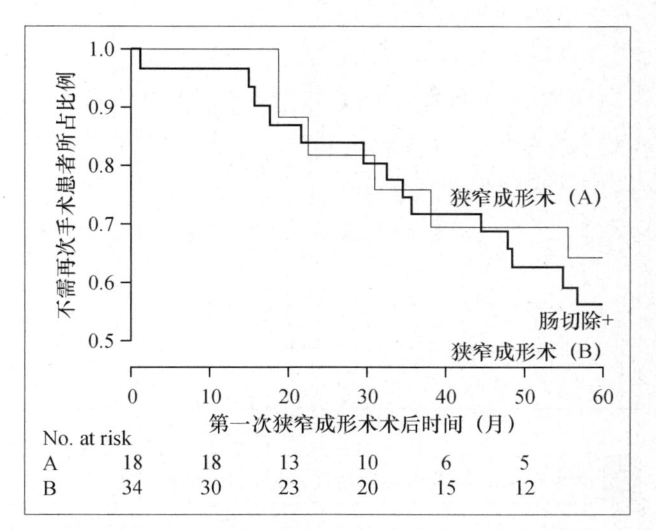

图 44.63　Kaplan-Meier 图显示了在单独使用狭窄成形术后免于再次手术病人的比例（A）（n=18）和狭窄成形术联合肠切除术后免于再次手术病人的比例（B）（n=34）。来源自：Stebbing 等（1995）。

治疗慢性梗阻性克罗恩病，应用电导切开肠道会有小肠爆炸的可能，之前文献也有过报道。有学者建议在肠切开术前应行近端减压以防止此类事情发生（Brown 和 Church，1994）。

有人担心炎性狭窄可能与肿瘤难以区分。因此

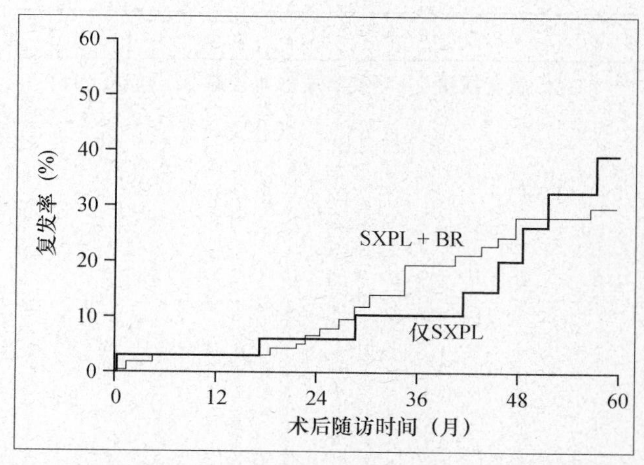

图 44.64 在使用单独的狭窄成形术（粗线）和狭窄成形术联合肠切除术（细线）后的复发率。来源自：Ozuner 等（1996a）。SXPL＝狭窄成形术，BR＝肠切除术。

有学者建议对狭窄成形术中所有的狭窄部位进行活检（Michelassi 等，1993a）。我们认为这种做法是不切实际的，因为即使这样做也可能错过肿瘤。到目前为止，患者在狭窄成形术后出现肿瘤仅报道过 3 例，并且其中 1 例与先前的狭窄成形术区域相距相对较远。所以我们认为这种炎性狭窄与肿瘤发生的相关性是较为少见的。并且如果是异常的狭窄也应当被切除（Alexander-Williams 和 Haynes，1985；Marchetti 等，1996；Jaskowiak 和 Michelassi，2001）。

我们通过研究近些年狭窄成形术的自身经验发现：在 1980—1997 期间，83 名患者一共实施了 387 个部位的狭窄成形术。我们使用类似 Finney pyloroplasty 的技术处理超过 10cm 的狭窄区域，共计 36 例。应用 Heineke-Mikulicz 方法处理较短的狭窄，共计 328 例。其中 26 例患者应用直线切割闭合器。在表 44.17 中显示了狭窄成形术的手术部位，主要是在小肠内，或者在先前的回盲吻合术处。狭窄成形术对体重、白细胞计数、ESR 和血清白蛋白有着显著的影响（表 44.20）。

表 44.19 狭窄成形的术研究结果 来自 OHIO，CLEVELAND 诊所

	全部病人	单独使用狭窄成形术	狭窄成形术联合小肠切除术
病人数	162	52	110
狭窄成形术的例数	698	227	471
Heineke-Mikulicz	617	196	421
Finney	81	31	50
再次手术：总数	36（22）	10（20）	26（24）
新发区域	28	8	20
狭窄成形术	18	7	11
肠切除术	10	1	9
相同区域	8	2	6
狭窄成形术	8	2	6

括号中的数为百分比。

来源自：Ozuner 等（1996a）。

表 44.20 体重和疾病活动的外周血指标

	病人数	术前平均数（范围）	术后平均数*（范围）	*P*
体重（kg）	72	55.0（29～75）	58.8（31～79）	0.04
白细胞计数（10^9/L）	65	9.2（3.2～36.3）	7.5（3.1～12.3）	0.02
血红蛋白（g/100 ml）	65	12.5（6.3～17.5）	12.7（6.0～17.0）	0.57
血沉（mm/h）	63	28（1～87）	19（1～78）	0.04
白蛋白（g/L）	65	31（17～42）	34（21～48）	0.02

* 手术后 3 个月。

来源自：Yamamoto 等（1999d）。

同行切除术组患者比较，行狭窄成形术组患者具有较低的并发症发生率（表 44.21）。有 35 例发生伤口轻微感染。重大的并发症包括 22 例吻合口瘘，其中 7 例明确地来自狭窄成形术区域，另外 7 例来自于肠外瘘。其中 2 例患者发生了不明原因的远端梗阻，另 2 例在初次实施狭窄成形术时就同时患有腹腔感染和低白蛋白血症。并发症发生率不高于狭窄成形术加切除术（Andrews 等，1991）。

尽管在狭窄成形术中使用 CO_2 进行测试，但术后肠外瘘的发生率依然很高。这就促使我们分析可能导致这个并发症的因素。4 名发展为肠外瘘的患者术前白蛋白水平低于 2.0g/L。另有 4 人术前正在接受高剂量类固醇治疗（表 44.22）。

相对于术后不发生渗漏的患者，出现术后渗漏则会显著增高发生腹腔脓肿或瘘的概率。由于这些发现，当复发合并腹腔脓肿或肠外瘘时，我们不再建议使用未受保护的狭窄成形术进行治疗（Yamamoto 和 Keighley，1999a）。将 Finney 或 Jpouch 狭窄成形术后发生瘘的 4 例患者同 Heineke-Mikulicz 狭窄成形术后发生瘘的 3 例患者进行比较，很多我们的病人都需要再次手术来治疗复发。复发通常出现在不同的区域，但是有些时候极难区分病灶在相同的手术区域复发的，还是由于错过了近端的跳跃性病变而复发的（Yamamoto 和 Keighley，1999b）。在需要再次手术治疗广泛性克罗恩肠炎病变的 3 名患者中发现了小肠肿瘤，但是

表 44.21　并发症和术后卧床时间

	狭窄成形术组	肠切除术组[‡]	P
并发症（%）	33（25）	62（23）	0.64
吻合口渗漏	7*	15	
吻合口出血	2*	2	
腹腔内脓肿	10	17	
肠皮肤瘘	3	4	
小肠梗阻	3	4	
胃出口梗阻	7[†]	0	
切口感染	10	25	
肺部感染	2	3	
泌尿道感染	1	0	
肺栓塞	1	3	
死亡率	0	2	
术后平均卧床时间（天）（范围）	13（4～107）	12（2～120）	

* 狭窄成形术区域。
[†]十二指肠狭窄成形术后。
[‡]在这个研究期间，一共有 186 名患者因克罗恩病在这个单位接受了 53 处小肠切除术和 220 处回肠结肠切除术。

表 44.22　肠外瘘的影响因素

	影响因素出现	P	影响因素缺失
脓肿	6	<0.01	1
先前存在肠外瘘	5	<0.05	2
给予类固醇	4	NS	3
术前白蛋白< 2.0 g/L	4	NS	3

来源自：Yamamoto 和 Keighley（1999a）。
NS：不显著。

无法确定肿瘤是来自于先前的狭窄成形术还是由于先前的手术未发现这个肿瘤。鉴于这些研究结果，我们认为最好在狭窄成形术中对任何可疑的区域进行全层肠壁的活检，从而除外明确的恶变。虽然由狭窄成形术产生腺癌的概率很低，但是在手术期间或是在随访期间出现新法症状时都应该考虑肿瘤的可能性。

狭窄成形术后复发

狭窄成形术被越来越多地用于治疗多发性克罗恩病，通常用于先前接受过多次肠切除术导致短肠综合征的患者（Yamamoto 和 Keighley，1999c）。因此，狭窄成形术后的复发率也许高于简单的肠切除术（仅切除单独的克罗恩病病变肠段，并将正常的断端吻合）（Hurst 和 Michelassi，1998）。将这种克罗恩病的极端情况与合理的随机的前瞻性试验作对比是不合理的。在独立的节段上分析肠切除术或是狭窄成形术的术后复发率是可能的。为了做的这一点，我们回顾分析了接受肠切除术（$n=41$，93 独立切除术）和狭窄成形术（$n=41$，129 独立狭窄成形术）治疗位置特异性的复发小肠克罗恩病的病例。

比较是基于在首次明确的程序后评估需要再次手术的复发部位数量的统计学标准，图 44.65 显示了不需要再次手术的部位的比例。数据分析显示，无论是采取肠切除术或是狭窄成形术治疗个别部位的复发率没有显著差异（Sayfan 等，1989）。

当比较这两组的手术间隔时间时，出现了完全不同的情况。狭窄成形术后的手术的间隔时间仅为 2.9 年。而肠切除术后的手术间隔时间为 7.9 年（表 44.23）。几乎可以肯定，造成这个区别的原因是多数狭窄成形术组的患者患有空肠弥漫性疾病。众所周知，空肠弥漫性疾病有着非常高的复发率（Andrews 和 Allan，1990；Yamamoto 等，1999）。

我们检验了狭窄成形术、狭窄成形术联合肠切除术和肠切除术的复发率。肠切除术组与狭窄成形术组做了手术区域的比较（图 44.66）。应用 Kaplan-Meier 统计，两组的复发率没有显著差异。当回盲部克罗恩病患者在空肠结肠吻合术后发生复发并行切除术或是狭窄成形术治疗时，则要比较复发率和年患病率（表 44.24）。在回肠结肠的复发中，有 36 例患者应用狭窄成形术治疗，40 例应用肠切除术。在肠切除术组中复发的长度不可避免地长于狭窄成形术组。基于切除长度的随访显示：并发症

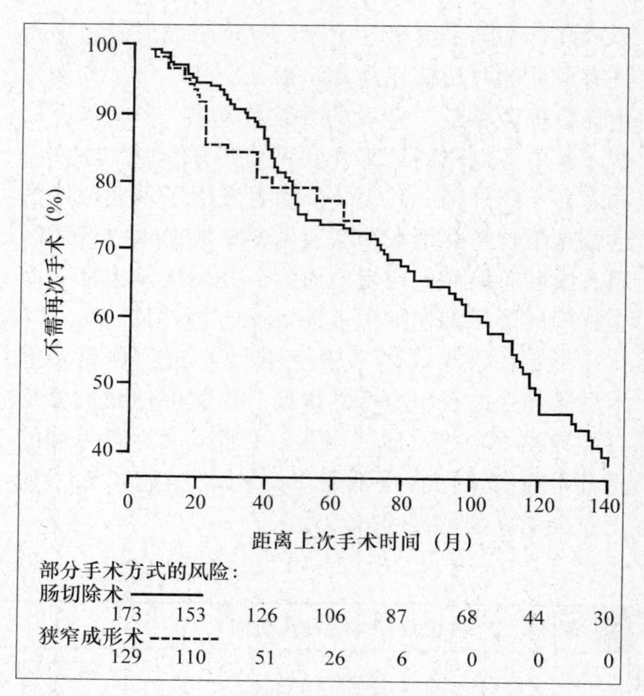

图 44.65 Kaplan-Meier 图显示了使用肠切除术（实线）和狭窄成形术（虚线）后不需要再次手术的区域所占的比例。

表 44.23 肠切除术与狭窄成形术比较

	肠切除术（$n=41$）	狭窄成形术（$n=41$）
手术数量	221	130
随访时间（年）	17.2	15.2
手术间期（年）	7.9	2.9

来源自：Sayfan 等（1989）。

发生率同复发率（图 44.67）和再手术率的趋势相同（图 44.68）。从这些数据看来，狭窄成形术是安全的。它能有效地解除梗阻症状，能保留小肠的长度，而其与肠切除术相比并没有增加复发率。对复发的影响因素进行了研究：只有低于 35 岁的患者才有更高的复发率。吸烟对单狭窄成形术后复发没有影响（Yamamoto 和 Keighley，1999d）。长距离狭窄成形术的作用更受争议，因为一个有效地盲袢需要建立，但是这样可能导致代谢后遗症。然而，对于一些有空肠疾病的患者，这种技术是唯一能够保护在肠衰竭边缘患者的小肠的途径。如何有效保存小肠的功能是一个需要进一步研究的问题。毫无疑问，在重复的剖腹探查手术上，单独使用狭窄成形术可使活动的梗阻性疾病变成静止的并且无

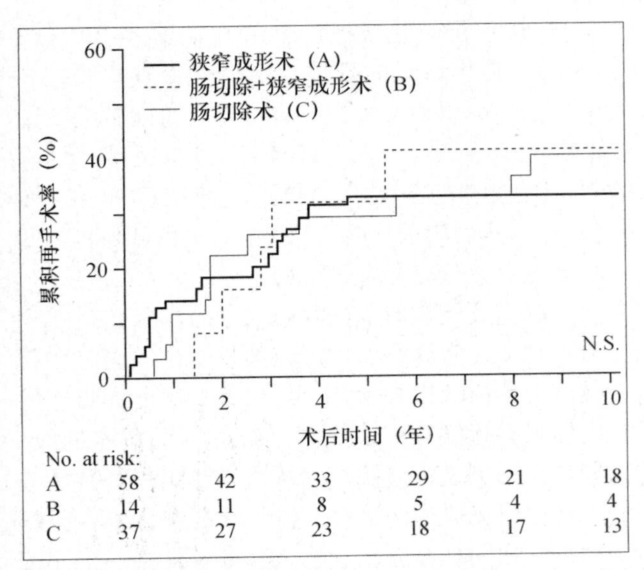

图 44.66　肠切除术后积累的再手术率（虚线）（$n=37$），肠切除术加狭窄成形术（细线）（$n=4$）和狭窄成形术（粗线）（$n=58$）。

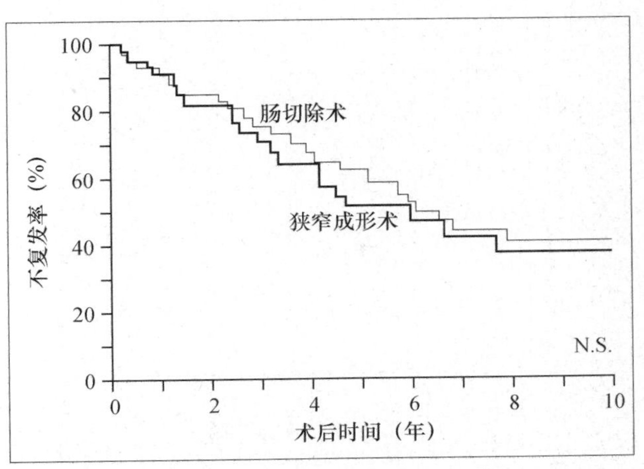

图 44.67　狭窄成形术（粗线）（$n=41$）和肠切除术（细线）（$n=40$）治疗回肠结肠复发病变，术后不再复发的比例。

限期地保持下去。此外，目前尚不清楚狭窄成形术的区域是否有远期发展成为肿瘤的风险。但是与其余没被切除的克罗恩病变区域比较，似乎没有更大的癌变风险。

接受长 Finney 狭窄成形术的患者有一个难以解决的问题。长 Finney 狭窄成形术可避免最初的广泛切除，但是如果出现重复的复发，混乱的小肠解剖结构会使下一次手术危险且混乱。因为需要游离整个小肠来确定小肠的解剖结构，这样会使手术难度增加。这种广泛的解剖很容易损伤肠管，因此有着巨大的手术风险。即使显示出小肠的解剖结构，也常常造成混乱。当在输入或输出襻复发狭窄导致 J 袋小肠阻碍时，保守治疗将非常困难且经常失败（Yamamoto 等，2000b）。在这种情况下松解小肠需要非常小心。正是由于这些原因，我们现在不像 10 年前那样热衷于长 Fenny 狭窄成形术。

狭窄成形术的技术

术前评估

病人应该接受完善的检查。包括影像学、内镜检查和断层图像检查，并且密切监测血液和生化指标。

表 44.24　狭窄成形术或者肠切除术：在回盲肠切除术后治疗局限性回结肠病变手术复发率

	狭窄成形术（$n=36$）	肠切除术（$n=40$）
复发的长度（cm）	3.5	22
全部并发症	9（20%）	11（24%）
吻合口漏	1	3
腹腔内脓肿	2	5
肠外瘘	0	1
随访时间（月）	50	56
全部的复发	22/46（54%）	22/46（48%）
全部的再手术	25/46（54%）	19/46（41%）

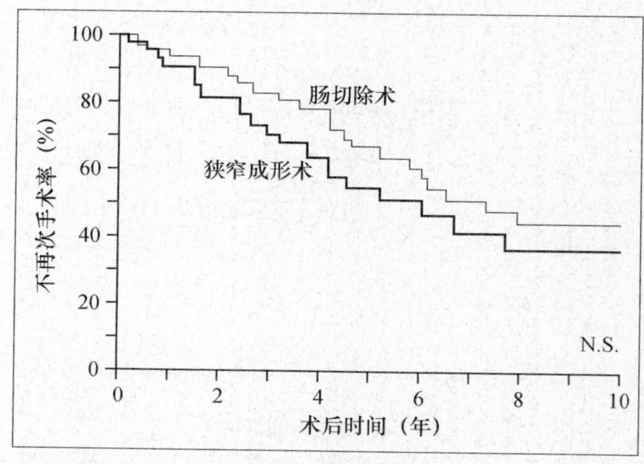

图 44.68 （Yamamoto 等，1999d）。

手术方法

当腹腔被打开时，必须确定需要切除多少肠管，哪些狭窄需要使用狭窄成形术。为此需要检查整个小肠。通过术前的 X 线和内镜检查不一定能准确地确定狭窄。每个病人都应该在术中所见的基础上进行评估。外科医生需要进行琐碎而困难的解剖工作得以游离整个小肠。如果不能显示整个肠道，远端的狭窄有可能被错过。将近端与未治疗的狭窄进行吻合是治疗的严重错误。事实上，我们大多数人不能完全解剖出整个小肠，但是小肠弥漫性病变需要行多处狭窄成形术时完整的解剖是必需的。如果复发已由术前的放射检查确定，或者复发就在先前的回结肠吻合处，则没有必要解剖出整个肠道，但每个病例都需要依据病情做出决定。需要手术治疗的最常见的复发性小肠疾病是位于回肠末端、并接近回结肠吻合口的蜂窝组织炎。粘连的结构通常能被术者的食指和拇指挤断。偶尔也需要锐性解剖以分离未成熟的瘢痕组织（Alexander-Williams 和 Haynes，1985）。

与望诊相比，触诊常能更好地确定病变节段的外缘。食指和拇指可触到肠系膜的边界。由于肠系膜的增厚，早期的病损可从肠道外面触及。如果肠腔被切开，肠系膜增厚处总是有一个溃疡区域，正是由于这个溃疡导致了周围组织的水肿。用与 Heineke-Mikulicz 幽门成形术相同的方法可以治疗较短的狭窄。从近端正常的肠道开始纵向切开肠管，贯穿整个狭窄区域，直至远端正常组织。由于肠道的充血、血流速度增快，透热凝固法被用来行肠切开术。

从病变节段近端前 1cm 开始做切口（图 44.69a）。使切口纵向延伸，用组织镊或拉线拉开切缘。这样可以检查管腔，也可以评价近端的狭窄（图 44.69b）。然后，用组织镊穿入狭窄部，用它提供一个温和的向侧向的拉力，使切口分开（图 44.69c）。然后用透热凝固法从镊子的柄中间切开，这样肠管可以很容易地被分开。

当感觉到柔软时立即停止，这时已经超过病变区域切到了正常肠管。用组织镊或者拉线固定在狭窄区域中点横向牵拉（图 44.69d）。从正常肠道的近端顶点到远端顶点，放置一根水平的褥状缝线。试着牵拉一下这跟缝线，确认这段组织是否有足够的活动度以完成横向缝合。使中间的缝线缝合至两个顶点，横向缝合就完成了。缝合通常在一个连续单层里进行（图 44.69e）。当我们开始使用这些技术时，我们间断地缝合内层，然后反过来连续缝合浆膜肌膜外层。然而，在完成狭窄成形术后我们测量了肠腔的直径，我们发现这种双线缝合技术使肠道更窄，这似乎使手术变得失败。现在，我们赞成单层缝合技术，在浆膜肌膜层外使用 3/0 Vicryl 或者 3/0 Prolene 连续缝合。不要试图在吻合口处放置引流，也不要将网膜覆盖在狭窄成形术的区域。

这种狭窄成形术的技术对于较短的狭窄是非常理想的，并且允许执行多处的手术。然而当一个长的、连续的狭窄出现在由于先前的肠切除术而严重缩短的小肠部位时，我们使用长 Heineke-Mikulicz 狭窄成形术（Long Heineke-Mikulicz strictureplasty）处理这种情况，甚至可处理长达 20cm 的狭窄。这样通常会使肠道变得混乱而且不美观。但是长、短狭窄成形术的复发率是没有改变（Shatari 等，2004b）。在这种情况下 Alexander-Williams（1990）采用基于 Finney 幽门成形术的狭窄成形术，如图 44.70。沿着狭窄的全长，用透热凝固法做一纵向切口（图 44.70a）。虽然病变肠段通常有水肿和纤维化，它仍然能被弯折并完成 J-pouch 狭窄成形术（图 44.70b，c）。从别处复发再手术的经验上看，几乎没有证据显示先前的 Finney 狭窄成形术处会出现病变。

我们探索了应用直线切割闭合器完成狭窄成形术的技术来完成类似于 J-pouch 的侧面对侧面的吻合术（Alexander-Williams，1990）。这项技术的优点在于肠切开区域不需要通过狭窄和病变肠段。而且，它经常可以使几个狭窄在一个长的直线切割闭

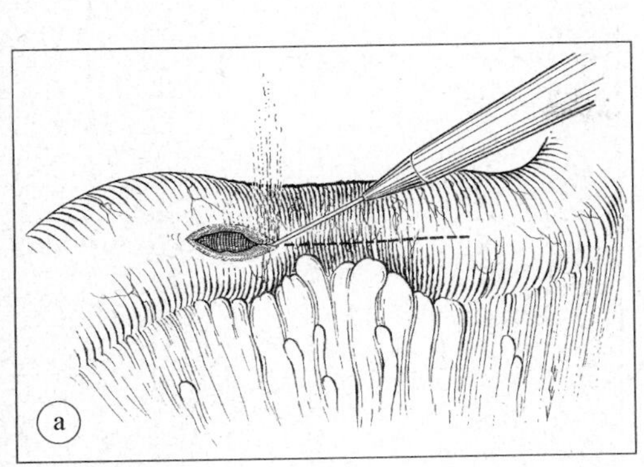

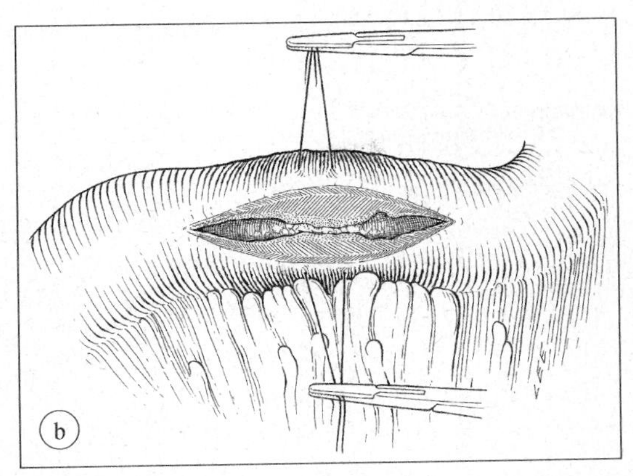

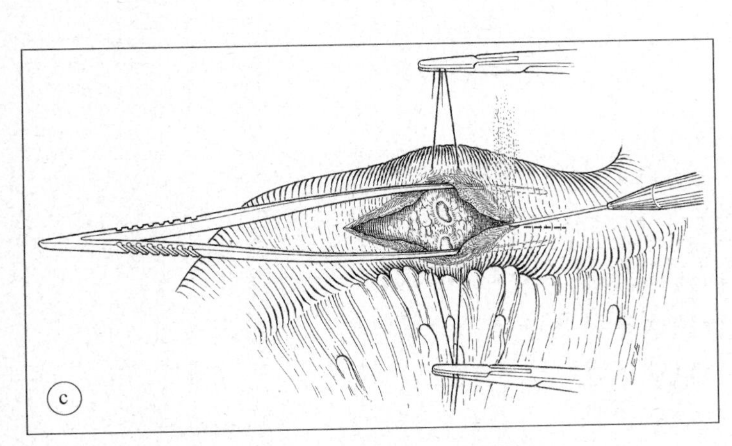

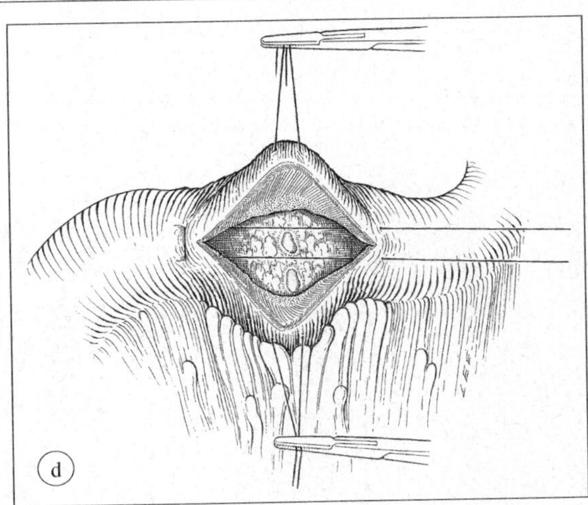

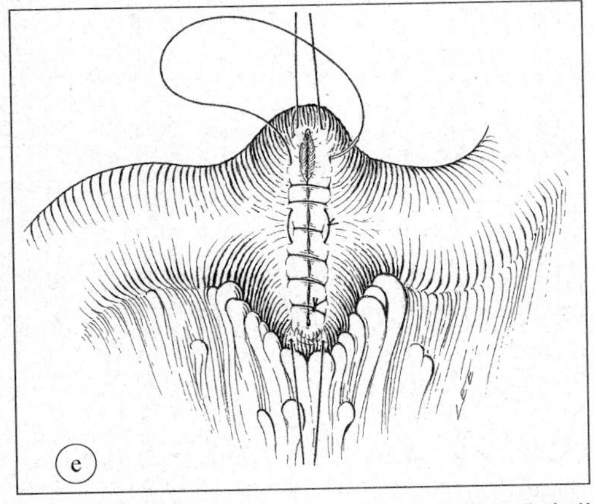

图 44.69　短狭窄成形术。**(a)** 在小肠的狭窄节段上做一纵形切口。目标是切开整个的狭窄节段，进入薄壁扩张段近端和远端的狭窄区域。**(b)** 用两根拉线使肠切开更稳定。**(c)** 用无齿的镊子帮助完成肠切开术。**(d)** 为了避免闭合区域的紧张，放置一个如图所示的横向拉线。**(e)** 用单层黏膜外缝合术闭合肠切口，可以使用连续或者间断缝合方式。

合器操作下完成狭窄成形术。并且局部复发的风险是相当低的。手术方式：在狭窄肠段的近端上方 6cm 和远端下方 6cm 处各做一个小的切开（图 44.71a）。用 TLC 或者 GIA 75 侧侧直线缝合器穿入两个切口，直至狭窄肠段的顶点（图 44.71b，c）。由于肠壁太厚，短小的缝合器无法使肠壁靠近，所以使用长的缝合器非常重要。如果狭窄肠段特别长，或者两个狭窄非常接近，可以使用 GIA 90 或 TC 100 以替代 TLC 75。完成侧侧吻合术，并用 3/0 Prolene 缝合线行浆膜肌膜外连续缝合以关闭切口（图 44.71d）。狭窄的肠段必须包含在吻合的区域内（图 44.71e）。

笔者在 19 例患者中应用此技术做了 26 处狭窄成形术，未出现任何渗漏。克利夫兰诊所的 Fazio

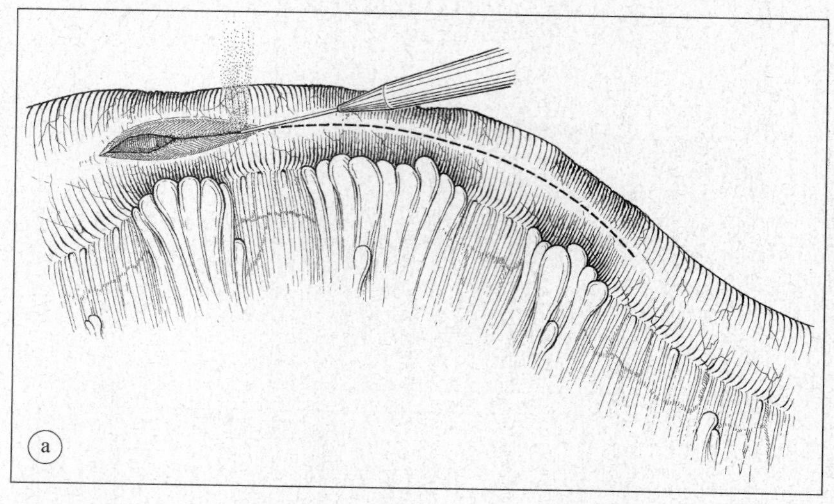

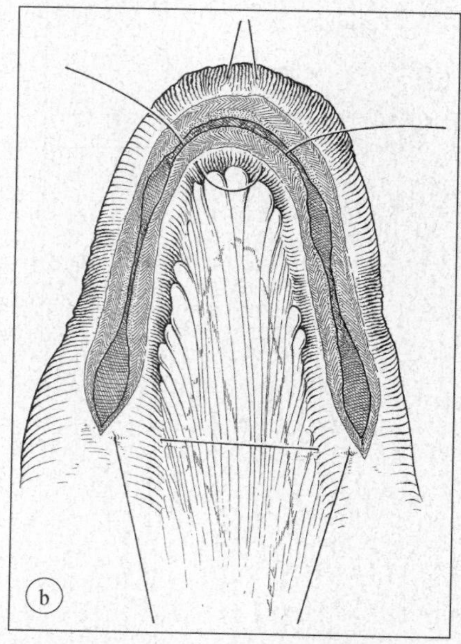

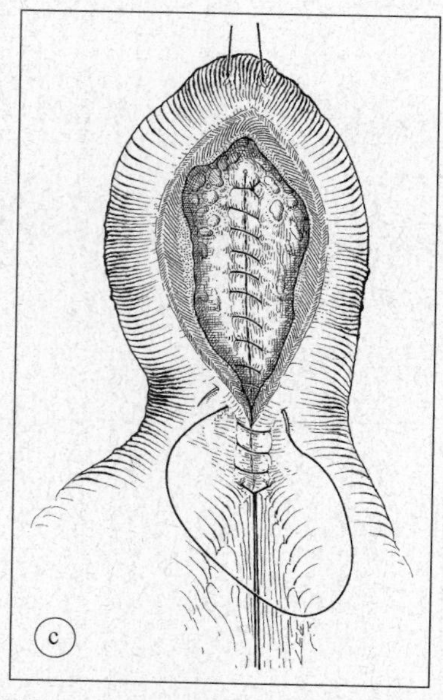

图 44.70 长 Finney 狭窄成形术。**(a)** 如图所示，沿着狭窄节段的全长做一纵向切口。在切口的每一侧都放置拉线，以便使两侧肠袢结合形成袋装闭合的狭窄成形术。**(c)** 用黏膜外缝合术完成前壁缝合（我们现在很少使用这种操作）。

等（1989）也记载过类似的操作过程。

如果在肠切除术的近端有一个狭窄，可以在器械吻合术中加入狭窄成形术（图 44.72）。

有人描述过一些其他的器械吻合术。其中之一是使用两个 TL 或 TA 直线缝合器，横向地闭合纵行肠切口（Bufo 等，1995）。如果存在两个很近的狭窄，也可以应用中心闭合的双 Heineke- Mikulicz 狭窄成形术，如图 44.73（Sasaki 等，1996）。如前所述，如果狭窄肠段过长很可能会用到侧面吻合的 on-lay 技术（Taschieri 等，1997），或者切断肠管尽端，做一个更长的 on-lay 技术（Michelassi，1996）（图 44.74）。这些操作都能有效地避免 Finney 操作，并在理论上降低了发生代谢后遗症的风险。但是在 onlay 狭窄形成术的尽端，似乎有狭窄复发的风险。

评估肠管直径

当肠切开术被用于治疗克罗恩病时，我们通常采用一项策略来检查整个小肠的管腔直径。在导管引导器的帮助下，标准的 Foley 导尿管球囊应该能通过整个小肠。将整个肠管推至导尿管的一端，然后向球囊内注射 8ml 水，使管腔直径达到 25mm（图 44.10）。除非被小于球囊直径的狭窄阻塞，否则球囊可以通过整个肠管（图 44.75）。

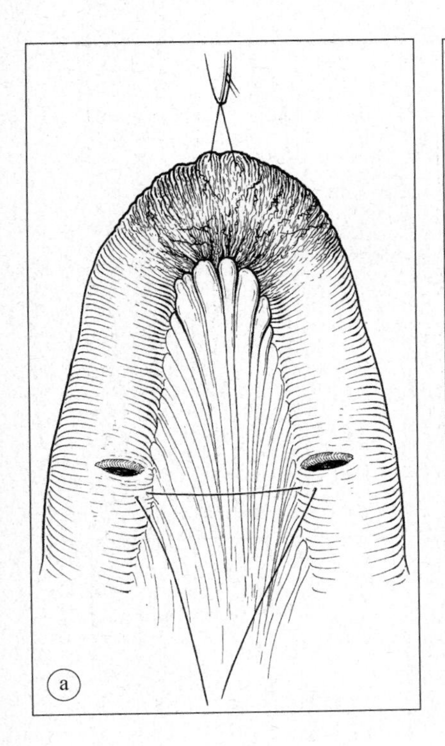

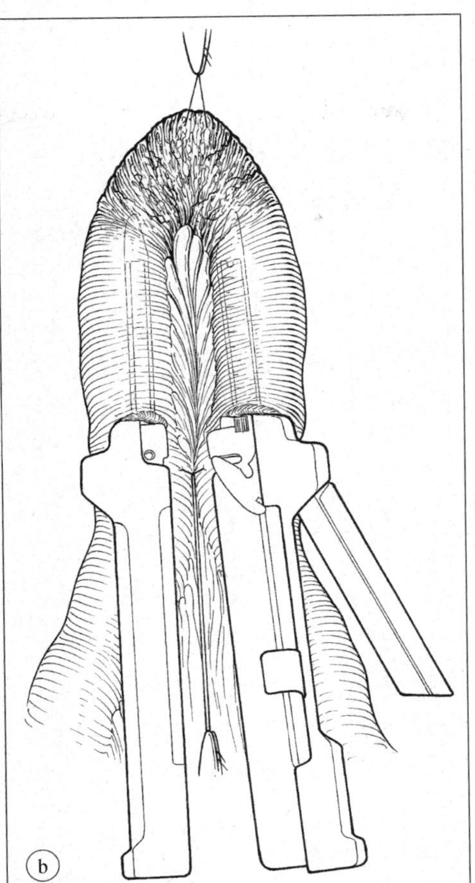

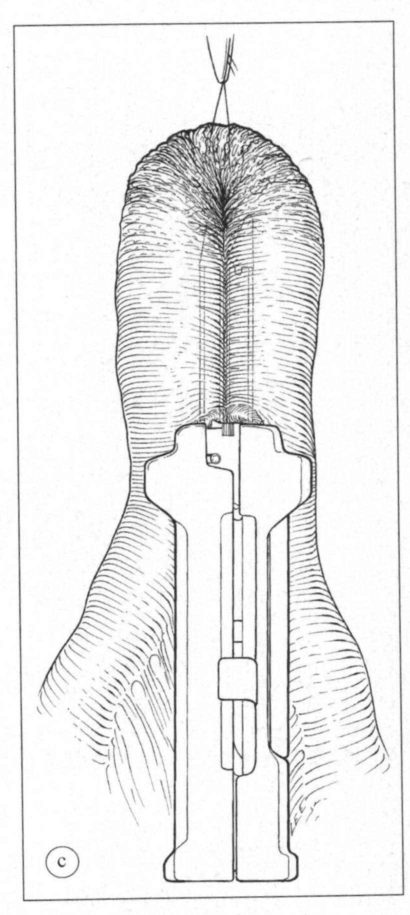

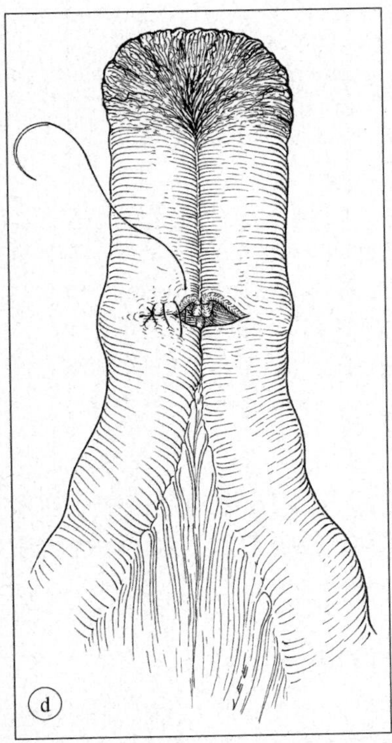

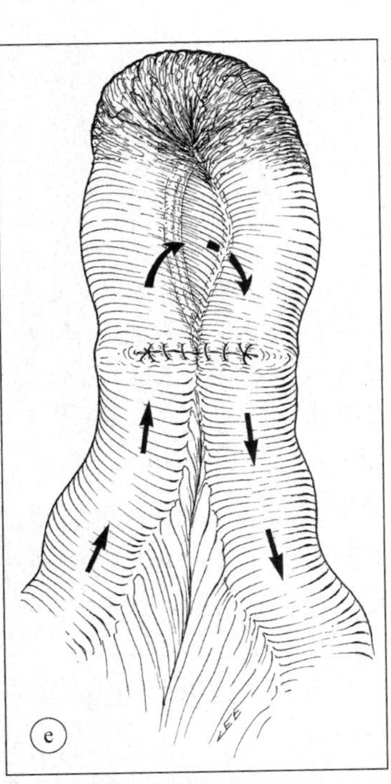

图 44.71　器械辅助的狭窄成形术。可以用器械辅助的侧对侧狭窄成形术来避免切开病变节段的肠道。(**a**) 在病变节段的近端和远端各做一个切口。(**b，c**) 将直线缝合器穿入两个切口，以完成侧对侧吻合术。(**d**) 完成侧侧吻合术，行浆膜肌膜外连续缝合关闭切口。(**e**) 完成后的器械辅助的狭窄成形术。

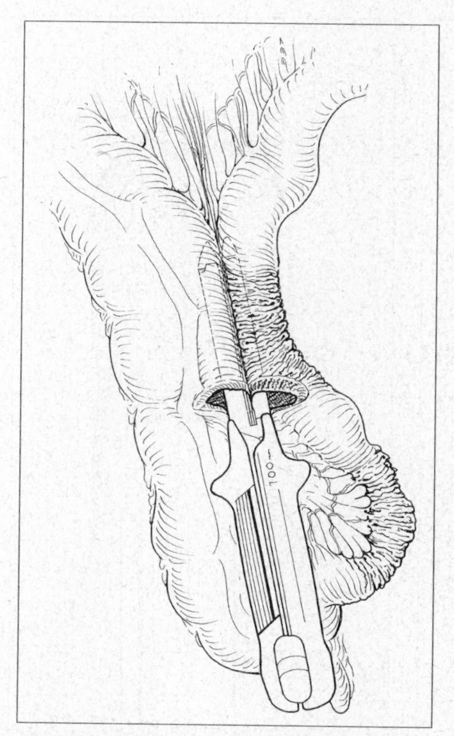

图 44.72 器械吻合术联合狭窄成形术。

然后将球囊中的水抽至 6ml 或 4ml，分别产生 20mm 或 15mm 的直径（图 44.75b）。这样可以准确地测量狭窄的直径。一旦球囊通过了狭窄，将它再次充满。这样就可以全面地检查整个肠道。根据经验，我们认为，直径在 20～25mm 或者更大的回肠不容易出现梗阻症状，空肠则需要更大一点的直径。

回肠复发疾病的处理策略

对于长度在 5～6cm 复发的小肠克罗恩病的管状增厚的区域，只要小肠不过于短小，我们通常采取肠切除术。吻合方式主要有两种，一是将肉眼所见的正常肠管采用黏膜外连续单层缝合方式吻合，二是采用宽 75cm 缝合器行侧面对侧面吻合（功能断端相对）。对于复发的较短的节段，我们在先前的吻合口处采用 Heineke-Mikulicz 狭窄成形术或者跳过病灶。如果先前接受过多次肠切除术，小肠长度较短，我们会考虑采用为长节段病变而设的狭窄成形术，有时甚至长达 20cm。有时肠道由于先前的狭窄成形术和复发而变得异常畸形，而且这个节段的吸收功能也受到限制。在这种情况下，如果先前的狭窄成形术没能控制梗阻症状，而且肠道有足够的长度，我们会考虑切除部分肠管。手术的目标

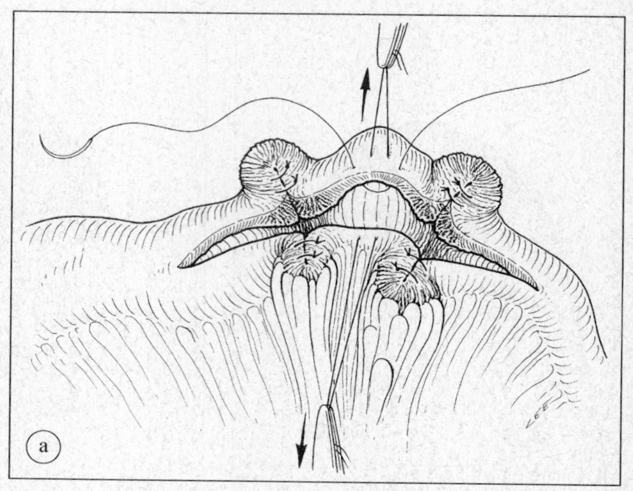

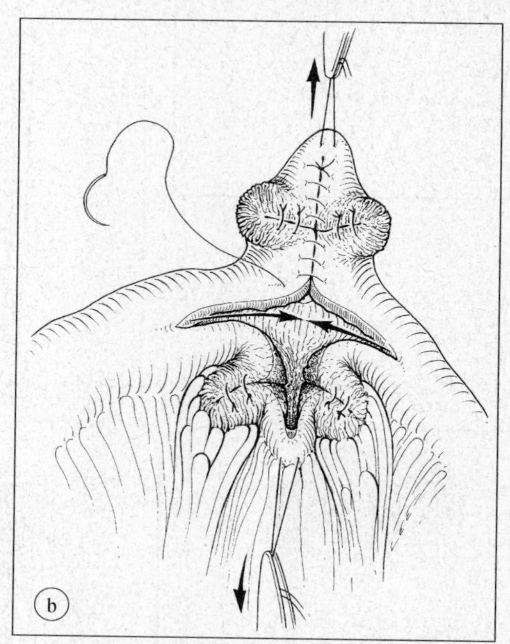

图 44.73 双 Heineke-Mikulicz 式狭窄成形术。(a) 用透热发跨域两个狭窄区域做一长约 15cm 的纵向切口。用 2、3 次间断缝合，使两处狭窄的四个瘢痕成形。(b) 用 4.0 PDS Ⅱ缝线，行横向透壁缝合完成闭合。由 Sasaki 等在许可下重复的结果（1996）。

并不是切除每个溃疡区域，而是要通过狭窄成形术或者肠切除术治疗所有直径小于 15～20mm 的狭窄节段。

球囊扩张对狭窄的作用

过去，如果狭窄在 20～25mm，我们采取球囊扩张的对策。在手术中扩张 12 处狭窄，但是在术后的 6 个月内，全都又变成狭窄。在内镜下扩张的 8 处狭窄，有 1 处形成瘘，其余的又都变成狭窄（Alexander-Williams 等，1986）。现在，我们已经

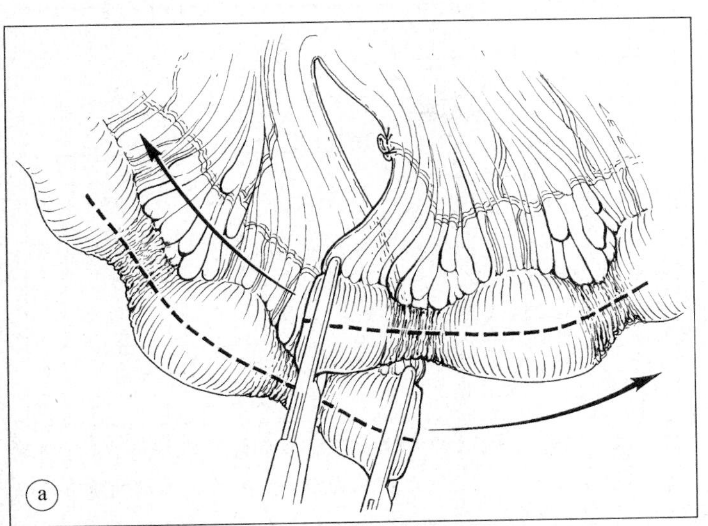

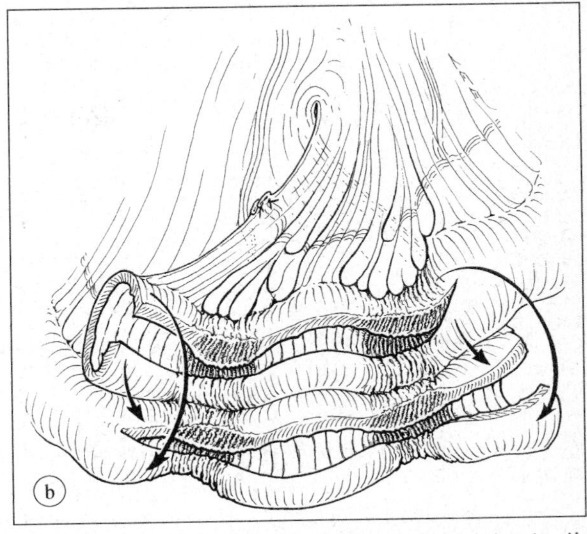

图 44.74　长 on-lay 狭窄成形术。**(a)** 用浆膜肌膜 3.0 缝线间断缝合，使两个肠袢接近。**(b)** 在两个肠袢上做纵向切开，将肠断端做成铲形以避免盲端的残端。由 Michelassi 等在许可下重复的结果（1996）。

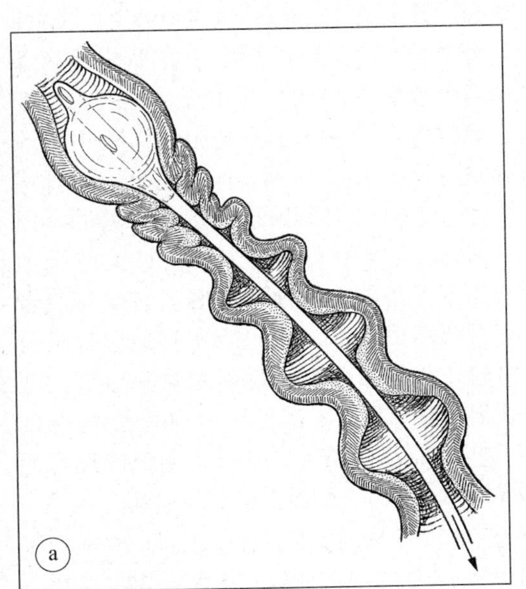

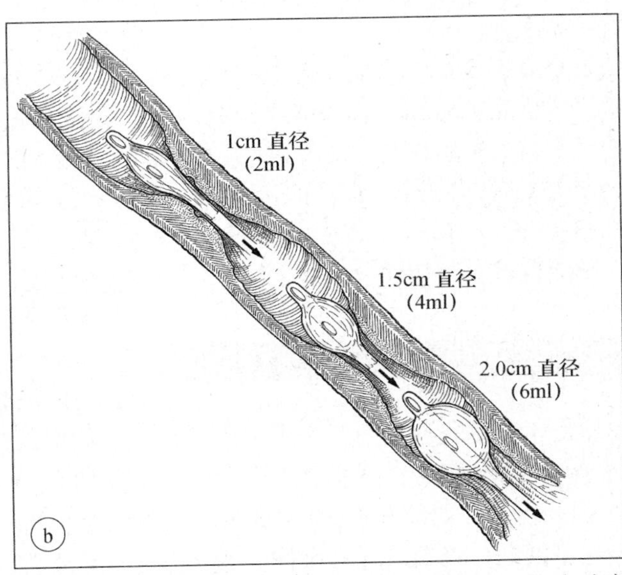

图 44.75　近端或远端狭窄的测试。将一个 Foley 尿管从上到下的穿入吻合或狭窄成形术的部位。**(a)** 向球囊中充水，制造一个 2～3cm 的直径。将球囊通过肠道拉出，直到被狭窄阻挡。**(b)** 用球囊的大小可以确定狭窄的直径。

放弃了这种方式。

其他人报道了应用内镜下球囊扩张治疗回肠切除术后回肠复发的大量经验（Couckuyt 等，1995）。一个前瞻性的长期随访研究了在全麻下对 55 名克罗恩病患者的 59 处回结肠狭窄处行流体静力球囊做的 78 次球囊扩张手术。其中 70 次（90%）操作在技术上获得了成功，术后 73%的部位可以通过 13.6mm 的结肠镜。有 6 例（11%）病人发生了并发症，包括封闭穿孔（$n=2$）；2 人需要再次手术，4 人用保守方式治疗。死亡率为 0。在一次球囊扩张后梗阻症状被完全解除的有 20 名患者，有 14 名患者在 2 次（$n=13$）或 3 次（$n=1$）扩张后症状解除。有 62%的患者得到了远期的成功。因为持续的梗阻症状，有 19 名（38%）患者接受了手术治疗。在第一次和再次的球囊扩张后的手术间期如图 44.76 中显示。这个方法已经被其他人成功的应用（Fregonese 等，1990；Blomberg 等，1991；Williams 和 Palmer，1991）。

由于狭窄成形术的并发症发生率很低，对于 20～25mm 或者更小的狭窄，首选是开放的狭窄成

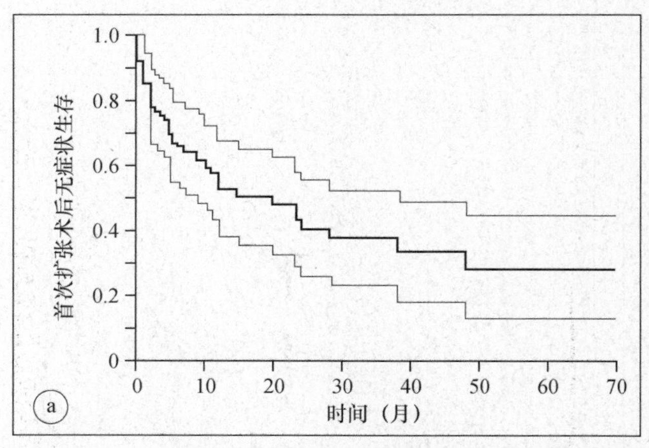

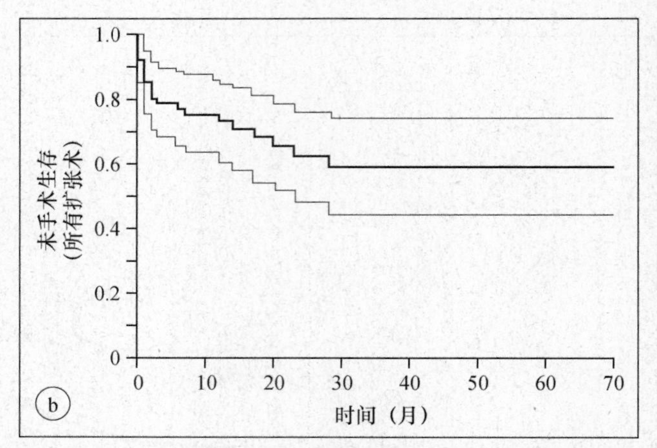

图 44.76 （a）所有 55 名患者（需要手术或是第二次球囊扩张术的患者均被认为失效）的无症状间隔（Kaplan-Meier 评估和 95% 可信度）。（b）在完成所有球囊扩张术后的 55 名患者（只有需要手术的患者才被认为失效）免于手术的间隔（Kaplan-Meier 评估和 95% 可信度）。来源自：Couckuyt 等（1995）。

形术，而不是内镜下的球囊扩张术。然而，如果在腹腔镜的控制下，内镜下球囊扩张术，很可能在治疗方法中占有一席之地。

如果应用狭窄成形术，应该从任何不寻常的狭窄节段取活检，以排除肿瘤和严重的结构异常。尽管回肠的结构异常较之结肠直肠的更受关注，然而结肠直肠的结构异常仍是恶变前的有力证据（Petras 等，1987；Korelitz 等，1990）。如果发现这样的节段，则应该被立即切除。

小肠弥漫性克罗恩病

尽管克罗恩病主要侵犯远端回肠，少数患者也会出现近端回肠和空肠的多节段病变。Cooke 和 Swan（1974）强调指出，他们发现有 5%的克罗恩病患者表现出这个问题。近端或者弥漫性小肠病变会因穿孔和出血变得复杂。在多病灶的病变中，很难确定哪些病灶是引起症状的原因。最常见的手术指征是复发引起的肠梗阻。通常由固体食物引发。Cooke 和 Swan 发现有 13/18 的病人需要用手术解决这个问题。体重减轻很常见而且通常由厌食或是因害怕发生肠绞痛而拒绝进食引起（Lehr 等，1987）。弥漫性小肠病变很少发生脓肿和瘘管。

现在，许多这样的病人正在接受积极的药物治疗，开始时使用类固醇激素，其次应用免疫抑制剂和硫唑嘌呤或者巯基嘌呤。在弥漫性病变中英夫利昔单抗的作用是有待商榷的（Cohen 等，2000；Nikolaus 等，2000；Mortimore 等，2001；Panaccione，2001；Ricart 等，2001；Sands 等，2001；van Deventer，2002）。Fazio 和 Galandiuk（1985）回顾了克利夫兰诊所相关治疗弥漫性病变的数据和经验。大部分患者都有显著的蛋白质能量营养不良、贫血和因营养吸收障碍导致的维生素 B_{12} 和叶酸的缺乏。经常出现的小肠不全梗阻是需要手术治疗的主要症状（Marshak 和 Wolf，1953）。尽管病变是弥漫性的，多发的空肠狭窄也是很常见的，因此，在 Cleveland 实验中心，由于接受过大范围的肠切除术并为了尽可能多地保留小肠，有 3 名患者接受多重复合狭窄成形术。在术后所有患者都报告了症状的缓解，如体重增加、疼痛减轻和血清白蛋白的快速恢复。St Mark's 医院治疗弥漫性病变的数据稍有不足（Kendall 等，1986），狭窄成形术后的 2～6 周，6/7 的病人出现了复发的症状。

Post 等（1996）进行了一个多变量的分析来调查克罗恩病高复发率的影响因素（表 44.25）。他们发现空肠病变与高复发率有关。由于这个原因，狭窄成形术和复合吻合术也被认定为高风险因子。这些结果简单描述了治疗高风险的空肠病变的方法。空肠病变通常出现在年青患者中且病变部位广泛，并能造成严重的营养不良、体重降低和发育迟缓。疾病在自限性病变发展过程中会产生许多狭窄的肠道，并需要通过肠切除术或是狭窄成形术来治疗。有很小一部分患者，由于先前多次的肠切除术，剩余的小肠还不足 75cm。有些病人需要家庭完全肠外营养，但是节段性小肠逆转复原或是行小肠移植术治疗都是很少被证实的（Panis 等，1997）。

来自 Ohio Cleveland 诊所的 Dietz 和他的同事们，分析了他们使用狭窄成形术治疗弥漫性空肠回

表 44.25　克罗恩病位置特异性复发的相关因素

参数	频率/平均数（793 次开腹手术）	风险比	
		任何复发*	位置特异性复†
发病年龄（岁）（范围）	25 ± 11（3～79）	0.96（0.94～0.98）$P<0.01$	0.96（0.94～0.98）$P<0.05$
空肠病变	71（9.0%）	2.83（1.82～4.40）$P<0.001$	2.75（1.82～4.14）$P<0.001$
肠外瘘	91（11.5%）	1.91（1.26～2.91）$P<0.05$	2.67（1.74～4.09）$P<0.01$
肠肠瘘	247（31.1%）	0.86（0.60～1.22）	0.55（0.36～0.83）$P<0.05$

* 结果为风险比（括号内为 95%可信区间），单变量计算，样本为 793 例开腹手术。
†结果为风险比（括号内为 95%可信区间），单变量计算，样本为 1 260 处肠重建术。
来源自：Post 等（1996）。

肠炎和局限性回肠炎疗效的比较结果（Dietz 等，2002）。他们报道说，弥漫病变组有 20%的发病率，6%为原发脓毒性的。在 123 名弥漫性病变的患者中，行狭窄成形术的平均数是 5（701 处狭窄成形术）。更令人惊讶的是，他们显示弥漫性病变与局限性病变的结果没有显著差异（图 44.77）。

在 1989 年我们确定了 42 名患有小肠弥漫性病变的患者。他们的平均年龄为 22 岁。37 名有弥漫性病变的患者与 37 名患有回肠局限性病变的患者比较，他们的性别和年龄均有可比性。尽管有较多的弥漫性病变的患者（7 *vs.* 2）需要长期的激素治疗，在症状上两组是相似的，患者都有厌食、体重减轻、腹泻和腹痛。弥漫性病变组与局限性回肠狭窄组相比较，肠外的症状也更加常见（表 44.26）。与患有局限性病变的患者（7）相比，较多的患有弥漫性病变的患者（13）失去了他们的工作。这反映了弥漫性病变组有着较高的人际关系病变率（$P<0.05$）。两组间小肠切除术的频率是相同的，但是弥漫性病变组需要的肠切除术的数量几乎是另一组的两倍。然而，手术上最突出的不同是弥漫性病变组需要复合狭窄成形术的比率远高于另一组（表 44.27）。

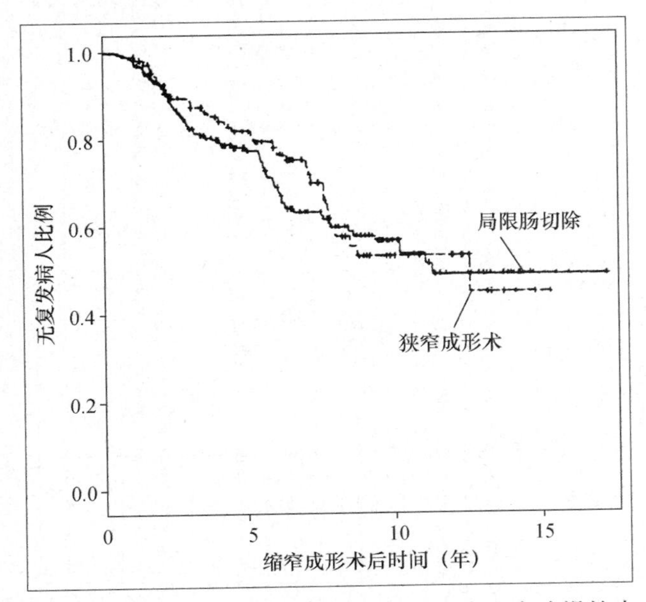

图 44.77　Kaplan-Meier 曲线显示了 123 名患者弥漫性克罗恩空肠炎窄缩形成术后时间和复发指数，与之对比的为接受更局限的小肠克罗恩病手术的 219 名患者。来源自：Dietz 等（2002）。

最令人不安的数据可能与死亡率有关（Andrews 和 Allan，1990）。在由 Andrews 和 Allan（1990）报道的 27 名患有弥漫性病变的患者中有 9 人死亡。其中，3 人死于小肠肿瘤，3 人死于脓毒症，1 人死于血栓栓塞，1 人死于代谢原因。

因此弥漫性病变患者的长期预后是不好的（Andrews 等，1991）。然而，微小肠切除术和狭窄

表 44.26　小肠克罗恩病的肠外病变

	弥漫性小肠病变（n=37）	回肠病变（n=37）
关节病	10	2
皮肤的并发症	6	1
肾或泌尿系结石	4	1
消化道溃疡	1	0

来源自：Fabricius 等（1989）。

表 44.27 小肠克罗恩病的外科手术

	弥漫性小肠病变（$n=37$）		回肠病变（$n=37$）	
	病人	手术	病人	手术
小肠切除术	22	40	21	24
狭窄成形术	11	22	3	4
回肠造口术	4	7	3	4
结肠切除术	7	8	9	10
脓肿引流术	7	8	9	13

来源自：Fabricius 等（1989）。

成形术对于这些患者起着重要的作用。它们可以减轻肠绞痛，控制代谢后遗症和改善营养状况。如果情况允许，应该尽量避免较大范围的切除（Sommariva 等，2002）。来源于 1960—1991 年间的 34 名患者的数据显示了一个死亡率较低的结果（Tan 和 Allan，1993）。空肠病变比回肠病变（平均年龄 33 岁）的更易在年轻人群（平均年龄 26 岁）中出现。典型的症状是腹痛（91%），体重减轻（62%）和腹泻（53%）。28 名患者（82%）至少因结回肠炎接受过 1 次手术。2/3 的病人（$n=21$）接受过 2 次或以上的手术（表 44.28）。手术介入的频率在年轻患者中格外的高，尤其是在诊断后的第一年里。在前 10 年中，年平均手术率为 15%。11～15 年下降至 5.2%，16～20 年为 2.6%（图 44.78 和图 44.79）。

手术的形式，他们的并发症，狭窄成形术与肠切除术的对比显示见表 44.29 和表 44.30。这些数据显示随着时间的流逝，空肠克罗恩病趋向于自限性，并且狭窄成形术已经解决了与短肠综合征相关的问题（Yamamoto 和 Keighley，1999e）。仅有 2

表 44.28 空肠弥漫性克罗恩病需要接受手术的数量

手术数量	病例数
0	6
1	7
2	7
3	7
4	4
>4	3

患者根据手术的次数分组。
来源自：Tan 和 Allan（1993）。

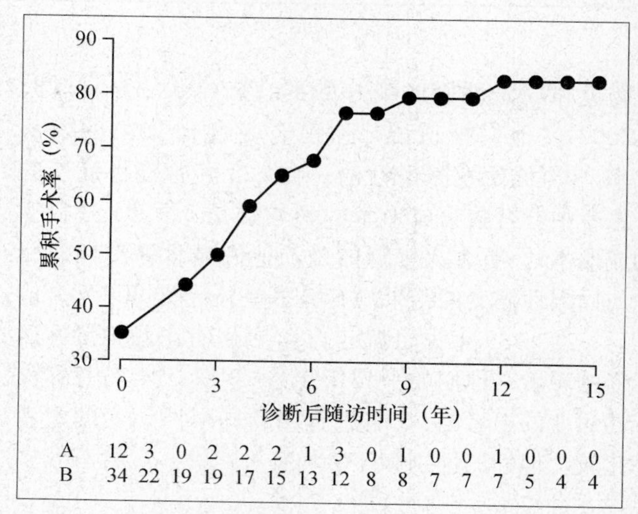

图 44.78 弥漫性回肠炎累积手术率与患病时间的关系（Tan 和 Allan，1993）。

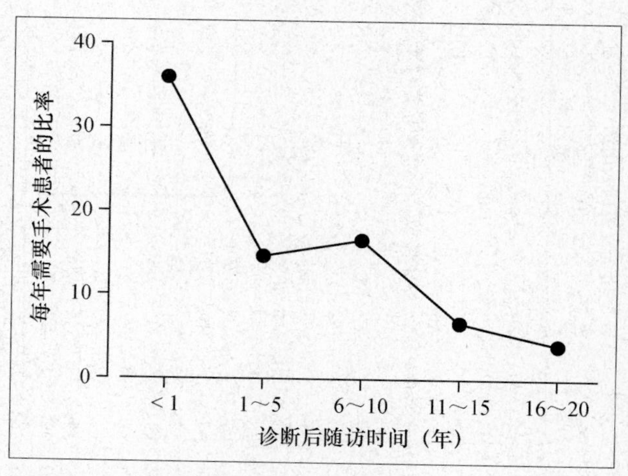

图 44.79 每年需要手术患者的比率（Tan 和 Allan，1993）。

表 44.29　空肠弥漫性克罗恩病术后并发症发病率

	病例数	并发症	
		脓肿	瘘
肠切除术	32	0	0
狭窄成形术	23	0	3
肠切除术联合狭窄成形术	12	0	2
旁路术	4	1	1
旁路术联合狭窄成形术	2	1	0
旁路术联合肠切除术	1	1	0

来源自：Tan 和 Allan（1993）。

表 44.30　随时间变化的空肠弥漫性克罗恩病的手术方式

	狭窄成形术	肠切除术	旁路术
1961—1970	0	4	0
1971—1980	0	15（75）	5
1981—1990	37（54）	30（44）	2

来源自：Tan 和 Allan（1993）。
括号中为百分比。

名患者死亡，1 人死于穿孔，另一人在确诊的 16 年后死于与本病无关的支气管肿瘤。32 名患者中的 24 人的症状得到完全解除。这些数据表明弥漫性空肠回肠炎的预后得到了改进。

胃十二指肠克罗恩病

胃十二指肠克罗恩病的发生常与消化道其他部位的疾病有关（Basu 等，1975；Simpson 等，1976；Shepherd 等，1985；Plauth 等，1991）。Cleveland 诊所小组报道了在 34 例十二指肠克罗恩病的患者中，有 29 名患者存在消化道其他部位的疾病（Worsey 等，1999），并且胃和十二指肠经常同时受累（Fishbach 等，1984）。不过，因为它是整个肠道最狭窄的部分，首见临床症状多数由十二指肠引起的。胃十二指肠克罗恩病需要手术治疗的并发症主要是消化道出血、狭窄和瘘管形成。十二指肠克罗恩病并发肠外瘘可由在结肠切除术中医源性十二指肠损伤，或是十二指肠早前自身病变所致。肠外瘘主要病因为回肠的原发病变，回肠结肠术后复发，以及结肠病变；而不是由十二指肠克罗恩病引起的（Kokal 等，1978；IM Jacobsen 等，1985）。

通过内镜检查或组织活检是很难区分克罗恩病溃疡和胃溃疡的。我们曾经设想过一个额外的测试来帮助诊断，即通过观察患者对 H_2 受体阻滞剂或质子泵抑制剂的治疗反应来区分溃疡性质。但实际操作表明，抑酸疗法对胃溃疡和活动期的克罗恩十二指肠溃疡均有效。类固醇制剂可改善克罗恩病患者的症状，但会引起胃溃疡复发。

切除十二指肠显然是失策的方法，旁路术是此部位最适宜的治疗方法，即使是初发的克罗恩病也同样适用。最好的方法是胃空肠吻合术。由于空肠对酸/胃蛋白酶的消化特别敏感，加之某些患者在广泛小肠切除术后会继发胃分泌过多的情况，医生在手术时通常会习惯地加做一个迷走神经切断术以降低胃溃疡的发病风险。选择性迷走神经切断术或是近端胃部迷走神经切断术相对于躯干迷走神经切断术存在着不易引起腹泻的理论优势；但自从质子泵抑制剂出现以来，迷走神经切断术就变得没有必要了。我们现在的原则是彻底避免迷走神经切断术。因为我们发现在胃空肠吻合术后未行迷走神经切断术的患者中溃疡复发是非常罕见的，10 名患者中只有 1 名复发（Yamamoto 等，1999e）。

Murray 等（1984）在 Lahey 诊所报道了手术治疗胃十二指肠克罗恩病的情况。这是现有报道中最大的系列之一。研究包括了 70 名患者，其中 27 名（38%）有过手术经历。这个研究充分表明了累及十二指肠的克罗恩病发病率要比其他报道中提出的 5.5%～4%要高（Jones 等，1966；Fielding 等，

1970；Tootla 等，1976；Nugent 等，1977）。和大多其他的研究一样，主要的典型症状为梗阻 17 例，剧痛 4 例和出血 1 例。其中腹痛和出血极易与胃溃疡混淆（Paget 等，1972；Ross 等，1983；Finder 等，1984）。惊人的是，他们的患者中没有一例出现切除术后的十二指肠瘘（Wilk 等，1977）或有关回肠和结肠疾病的肠瘘（Leichtling 和 Garlock，1962；Smith 和 Goldin，1977）。根据 Lahey 诊所的研究总结，本病在十二指肠的节段分布如表 44.31 所示。许多患者经饮食控制，H_2 受体阻滞剂和类固醇制剂得以成功治疗。14 例患者中使用的主要手术方法为旁路术、胃空肠吻合术和 Roux-en-Y 十二指肠回肠吻合术。令人惊奇的是，8 例患者被施以了局部切除术。迷走神经切断术由于其术后引起的腹泻被慎重使用着，但还是有 5 例患者尽管接受了胃空肠切除术和迷走神经切断术，仍进展成了胃溃疡（Wise 等，1971；Farmer 等，1972；Fitzgibbons 等，1980）。术后并发症的出现率很高：2 名患者切除术后患十二指肠瘘，1 名遗留胆管受损；4 名存在幽门梗阻尽管接受了胃空肠切除术；还有 5 例患了胃溃疡。

Cleveland 诊所后来不再使用旁路术而改为了迷走神经切断术和胃空肠吻合术，从 20 世纪 80 年代起，开始了窄缩成形术的使用。术后复发率低使他们更倾向于使用窄缩成形术，但是众所周知恢复胃蠕动是很缓慢的过程（Worsey 等，1999）。

基于 65 位患有胃十二指肠克罗恩病患者的实验室数据表明；52%存在梗阻症状，且 13 人存在累及十二指肠的瘘管。通过这 13 人的对比发现，2 人有原发十二指肠病变致使瘘管开口于皮肤（这是很少见的），11 人存在原发结肠病变（$n=5$）或者为回肠结肠吻合术后复发（$n=6$）。一例患者瘘管只经药物治疗就得以闭合；其余患者需手术治疗，即切除原发病变区，直接闭合十二指肠瘘管侧，如果瘘管较大的话，可行 Roux-Y 十二指肠空肠吻合术（图 44.80）（Yamamoto 等，1998）。

52 例存在梗阻症状的患者病变累及了十二指肠不同的节段（图 44.81）。所有人都可在其他部位也找到病变：回肠和升结肠（$n=31$），空肠（$n=15$），结肠（$n=3$），和空肠、回肠、结肠、直肠组合（$n=8$）。多种手术方式被用于了梗阻复发的治疗上。10 名患者（29%）需要 15 次进一步的胃十二指肠手术。窄缩成形术在 15 例患者中仅 9 例成功消除了梗阻症状；而胃空肠吻合术在 16 例患者中成功了 10 例。57%的患者发生了严重的术后并发症，包括吻合口瘘，出血和幽门梗阻，导致了住院时间的延长（22 天）。只有 1/10 的患者胃空肠吻合术后会出现吻合口溃疡（8 例未行迷走神经切断术）。致病率和复发率都明显的好于回肠结肠吻合术后。具体致病率及初次术后的长期展望见表 44.32。

目前的治疗原则

手术治疗十二指肠克罗恩病很困难，只有患者出现狭窄、出血或肠瘘的情况才能得以实施。梗阻性病变首先应行保守治疗，如使用奥美拉唑、类固醇及饮食控制等。由于窄缩形成术存在术后继发梗阻高风险，所以更应采用胃空肠吻合术或 Roux-Y 十二指肠空肠吻合术（只有无空肠受累的情况下）进行手术治疗（Yamamoto 等，1999e）。由于单纯

表 44.31　不同部位十二指肠克罗恩病（Lahey 诊所）

病变部位	n
连续幽门窦病变	9
第 2、3 段十二指肠	7
第 3、4 段十二指肠	3
扩散的十二指肠病变	3
十二指肠瘘：原发于回结肠病变	3

来源自：Murray 等（1984）。

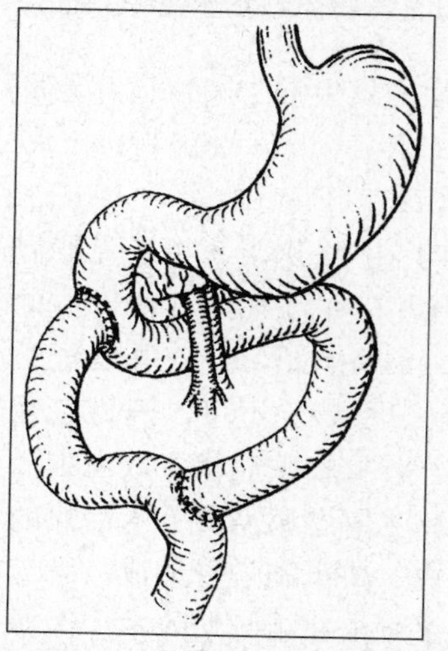

图 44.80　Roux-Y 十二指肠空肠切除术：无空肠病变时适用。

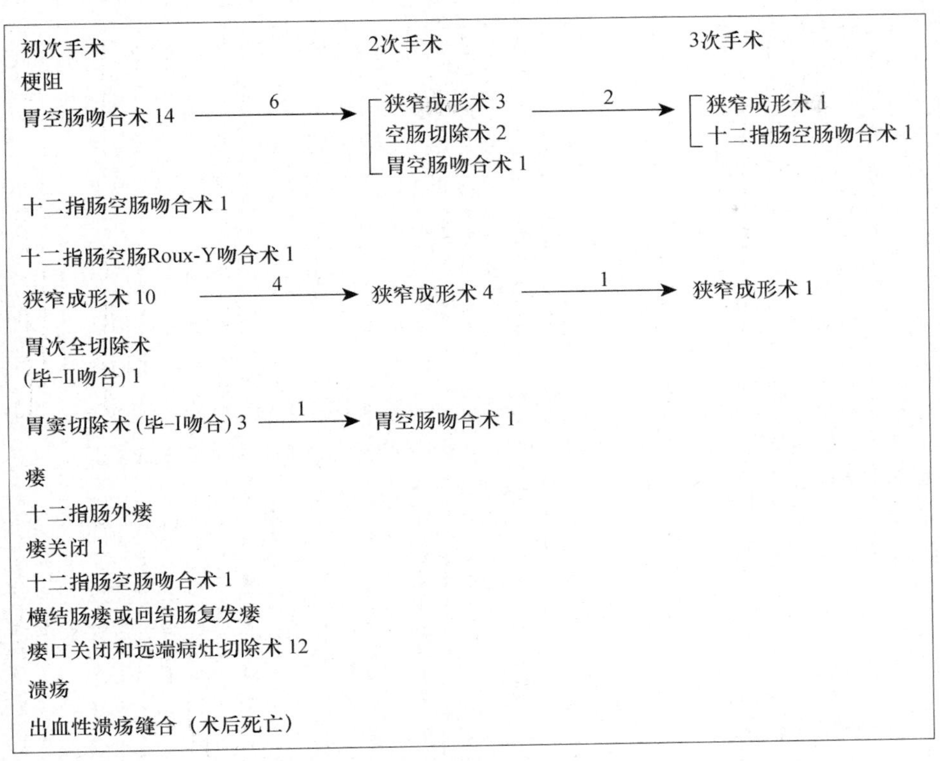

图 44.81 解除十二指肠梗阻的各种手术效果。

表 44.32 胃十二指肠克罗恩病术后的近期和远期疗效

	旁路术（$n=16$）	窄缩成形术（$n=10$）	胃切除术（$n=4$）
近期疗效			
吻合口漏	2（13）	1（10）	0
腹腔内脓肿	2（13）	2（20）	1（25）
肠外瘘	1（6）	1（10）	0
持续梗阻症状	3（19）	3（30）	0
切口感染	0	2（20）	0
长期效果			
吻合口梗阻	4（25）	4（40）	1（25）
吻合口溃疡	2（13）	0	0
小肠梗阻	1（6）	0	0

括号内为百分比。

胃空肠吻合术术后吻合口溃疡的发病率低且术后可使症状减轻甚至好转而被广泛认同。迷走神经切断术由于可能加重腹泻是不受推崇的。此外，如果梗阻位于十二指肠窦部、第四部分或空肠，则可以避免手术切除病变肠道，而通过奥美拉唑的抑酸作用进行保守治疗。若局部有典型狭窄，可行窄缩成形术（图 44.82）。

累及十二指肠的瘘管可以做手术切除初期回肠或结肠病变：(a) 并关闭瘘腔；(b) 采用 Roux-Y 十二指肠空肠吻合术只要十二指肠存在活动期疾病；或者（c）如果肠瘘首发于十二指肠窦部，则需在回肠结肠区切除远端胃部和近端十二指肠。这个方案只有在局部无脓肿的情况下采用，倘若有脓肿的话，术后会有十二指肠窦吻合口瘘的风险（图 44.83）。

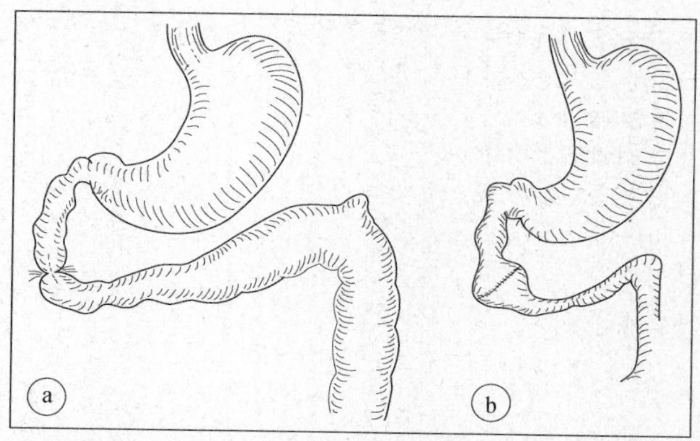

图 44.82 十二指肠狭窄。若外科医生确定无远端十二指肠阻塞，可使用十二指肠窄缩形成术。这可通过引入球囊导管至近端空肠行通过检测：球囊充入 105ml 液体，纵向将导管拉出，于其窄缩处行十二指肠切除术。(**a**) 若存在远端梗阻，纵向的肠切开术将被横向闭合。(**b**) 若存在远端梗阻，如图 44.8 中所示的 Roux-Y 术较为安全。

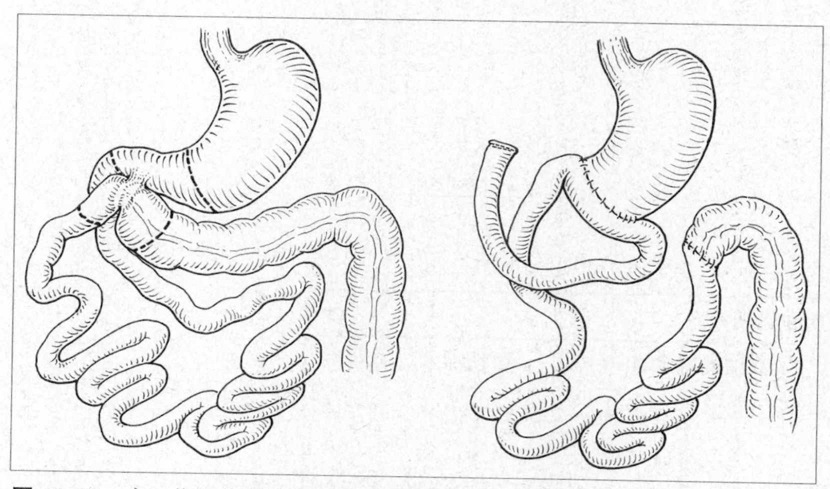

图 44.83 十二指肠结肠瘘行回肠结肠切除术和远端胃切除术。

（张艳君 译 张艳君 校）

参考文献

Abascal J, Diaz-Rojas F, Jorge J et al (1982) Free perforation of the small bowel in Crohn's disease. *World J Surg* 6：216-220.

Abrahams NA, Halverson A, Fazio VW et al (2002) Adenocarcinoma of the small bowel. A study of 37 cases with emphasis on histologic prognostic factors. *Dis Colon Rectum* 45：1496-1502.

Adolff M, Arnaud JP & Ollier JC (1987) Does the histologic appear-ance at the margin of resection affect the postoperative recurrence rate in Crohn's disease? *Ann Surg* 53：543-546.

Aeberhard P, Berchtold W, Riedtmann H-J & Stadelmann G (1996) Surgical recurrence of perforating and nonperforating Crohn's dis-ease. A study of 101 surgically treated patients. *Dis Colon Rectum* 39：80-87.

Agwunobi AO, Carlson GL & Anderson ID (2001) Mechanisms of intes-tinal failure in Crohn's disease. *Dis Colon Rectum* 44：1834-1837.

Aitken RJ, Wright JP, Bok A & Elliot MS (1986) Crohn's disease precipi-tating a spinal extradural abscess and paraplegia. *Br J Surg* 73：1004-1005.

Alexander-Williams J (1971) The place of surgery in Crohn's disease. *Gut* 12：739-749.

Alexander-Williams J (1990) Small bowel Crohn's disease. In Allan RN, Keighley MRB, Alexander-Williams J & Hawkins C, editors, *Inflammatory Bowel Diseases*, 2nd edn, pp 459-472. Edinburgh：Churchill Livingstone.

Alexander-Williams J & Fornaro M (1982) Strictureplasty beim morbus Crohn. *Der Chirurg* 53：799-801.

Alexander-Williams J & Haynes IG (1985) Conservative operations for Crohn's disease of the small bowel. *World J Surg* 9：945-951.

Alexander-Williams J & Haynes IG (1987) Up-to-date management of small bowel Crohn's disease. *Adv Surg* 20：245-264.

Alexander-Williams J, Fielding JF & Cooke WT (1972) A

comparison of results of excision and by-pass for ileal Crohn's disease. *Gut* 13：973-975.
Alexander-Williams J，Allan A，Moreland P，Hawker PC，Dykes PW & O'Connor H (1986) The therapeutic dilatation of enteric strictures due to Crohn's disease. *Ann R Coll Surg Engl* 68：95-97.
Allan R，Steinberg DM，Dixon K & Cooke WT (1975) Changes in the bidirectional sodium flux across the intestinal mucosa in Crohn's disease. *Gut* 16：201-204.
Allsop JR & Lee ECG (1978) Factors which influenced postoperative complications in patients with ulcerative colitis or Crohn's disease of the colon on corticosteroids. *Gut* 19：729-734.
Alves A，Panis Y，Bouhnik Y et al (2005) Factors that predict conver-sion in 69 consecutive patients undergoing laparoscopic ileocecal resection for Crohn's disease：a prospective study. *Dis Colon Rectum* 48：2302-2308.
Andersson H，Bosaeus I，Hellberg R & Hulten L (1982) Effect of a low-fat diet and antidiarrhoeal agents on bowel habits after excisional surgery for classical Crohn's disease. *Acta Chir Scand* 148：285-290.
Andersson H，Bosaeus I，Fasth S，Hellberg R & Hulten L (1987) Cholelithiasis and urolithiasis in Crohn's disease. *Scand J Gastroenterol* 22：106.
Andersson H，Filipsson S & Hulten L (1978) An evaluation of the bile salt malabsorption before and after surgery in patients with Crohn's disease. *Scand J Gastroenterol* 13：249.
Andrews HA & Allan RN (1990) Crohn's disease of the small intes-tine. In Allan RN，Keighley MRB，Alexander-Williams J & Hawkins C，editors，*Inflammatory Bowel Diseases*，2nd edn，pp 329-337. Edinburgh：Churchill Livingstone.
Andrews HA，Keighley MRB，Alexander-Williams J & Allan RN (1991) Strategy for management of distal ileal Crohn's disease. *Br J Surg* 78：679-682.
Andrews HA，Lewis P & Allan RN (1989) Prognosis after surgery for colonic Crohn's disease. *Br J Surg* 76：1184-1190.
Anseline PF，Wlodarczyk J & Murugasu R (1997) Presence of granulo-mas is associated with recurrence after surgery for Crohn's disease：experience of a surgical unit. *Br J Surg* 84：78-82.
Antonius JI，Gump FE，Lattes R & Lepore M (1960) A study of certain microscopic features in regional enteritis，and their possible prog-nostic significance. *Gastroenterology* 38：880-905.
Arvanitakis C (1979) Abnormalities of jejunal mucosal enzymes in ulcerative colitis and Crohn's disease. *Digestion* 4：259-266.
Atwell JD，Duthie HL & Goligher JC (1965) The outcome of Crohn's disease. *Br J Surg* 52：966-972.
Banks BM，Zetzel L & Richter HS (1969) Morbidity and mortality in regional enteritis. *Am J Dig Dis* 14：369-379.
Barber KW Jr，Waugh JM，Beahrs OH & Sauer WG (1962) Indications for and the results of the surgical treatment of regional enteritis. *Ann Surg* 156：472-482.
Basu MK，Asquith P，Thompson RA & Cooke WT (1975) Oral manifes-tations of Crohn's disease. *Gut* 16：249-254.
Bauer J，Harris MT，Gorfine SR et al (1994) Laparoscopic assisted intestinal resection for Crohn's disease：initial experience. *Surg Endosc* 8：232 (abstract).
Beck DE，Cohen Z，Fleshman JW et al (2003) A prospective，random-ized multicenter，controlled study of the safety of Seprafilm adhe-sion barrier in abdominopelvic surgery of the intestine. *Dis Colon Rectum* 46：1310-1319.
Beck IT (1987) Laboratory assessment of inflammatory bowel disease. *Dig Dis Sci* 32 (Suppl 12)：26S-41S.
Bemelman WA，Ivenski M，van Hogezand RA et al (2001) How effec-tive is extensive nonsurgical treatment of patients with clinically active Crohn's disease of the terminal ileum in preventing surgery? *Dig Surg* 18：56-60.
Benoist S，Panis Y，Beaufour A et al (2003) Laparoscopic ileocaecal resection in Crohn's disease：a case-matched comparison with open resection. *Surg Endosc* 17：814-818.
Bergamaschi R，Pessaux P & Arnaud J-P (2003) Comparison of con-ventional and laparoscopic ileocolic resection for Crohn's disease. *Dis Colon Rectum* 46：1129-1133.
Bergman L & Krause U (1977) Crohn's disease：a long-term study of the clinical course in 186 patients. *Scand J Gastroenterol* 12：937-944.
Bernell O，Lapidus A & Hellers G (2000a) Risk factors for surgery and recurrence in 907 patients with primary ileocaecal Crohn's disease. *Br J Surg* 87：1697-1701.
Bernell O，Lapidus A & Hellers G (2000b) Risk factors for surgery and postoperative recurrence in Crohn's disease. *Ann Surg* 231：38-45.
Binder V，Hendriksen C & Kreiner S (1985) Prognosis in Crohn's disease-based on results from a regional patient group from the county of Copenhagen. *Gut* 26：146-150.
Blomberg R，Polny P & Jarnerot G (1991) Endoscopic treatment of anastomotic strictures in Crohn's disease. *Endoscopy* 23：195-198.
Borley NR，Mortensen NJ & Jewell DP (1997) Preventing postoperative recurrence of Crohn's disease. *Br J Surg* 84：1493-1502.
Borley NR，Mortensen NJ，Kettlewell MGW et al (2001) Connective tissue changes in ileal Crohn's disease：relationship to disease phenotype and ulcer-associated cell lineage. *Dis Colon Rectum* 44：388-396.
Borley NR，Mortensen NJ，Chaudry MA et al (2002) Recurrence after abdominal surgery for Crohn's disease. Relationship to disease site and surgical procedure. *Dis Colon Rectum* 45：377-383.
Brown C & Daffner JE (1958) Regional enteritis. II. Results of medical and surgical treatment in one hundred patients. *Ann Intern Med* 49：595-606.
Brown PW (1957) Massive recurring bleeding in regional enteritis. *Minn Med* 23：847-848.
Brown T & Church JM (1994) Small bowel explosion：a complication of strictureplasty. *Int J Colorectal Dis* 9：5-7.
Buchmann P，Allan RN，Thompson H & Alexander-Williams J (1980) Carcinoma in a rectovaginal fistula in a patient with Crohn's disease. *Am J Surg* 140：462-463.
Bufo AJ，Feldman S，Daniels GA & Lieberman RC (1995) Stapled stric-turoplasty for Crohn's disease：a new technique. *Dis Colon Rectum* 38：664-667.
Burman JH，Thompson H，Cooke WT & Williams JA (1971) The effects of diversion of intestinal contents on the progress of Crohn's disease of the large bowel. *Gut* 12：11-15.
Cameron JL，Hamilton SR，Coleman J，Sitzman JV & Bayless TM (1992) Patterns of ileal recurrence in Crohn's disease. A prospec-tive randomized study. *Ann Surg* 215：546-552.
Caprilli R，Corrao G，Taddei G et al (1996) Prognostic factors for postop-erative recurrence of Crohn's disease. *Dis Colon Rectum* 39：335-341.
Casteleyn PP，Pector JC & Melon C (1972) Acute free perforation as first sign of Crohn's disease. *Br J Clin Pract* 26：44.
Casteleyn PP，Pector JC & Melon C (1978) Acute free perforation as first sign of Crohn's disease. *Acta Chir Belg* 3：181-183.
Cattell RB (1959) Panel discussion. Regional enteritis.

Gastroenterology 36: 403-408.
Cetta F, Montalto G, Gori M et al (2000) Germline mutations of the APC gene in patients with familial adenomatous polyposis-associated thyroid carcinoma: results from a European Cooperative study. *J Clin Endocrinol Metab* 85: 286-292.
Chambers TJ & Morson BC (1979) The granuloma in Crohn's disease. *Gut* 20: 269-274.
Chardavoyne R, Flint GW, Pollack S & Wise L (1986) Factors affecting recurrence following resection for Crohn's disease. *Dis Colon Rectum* 29: 495-502.
Church J, Kiringoda R, La Guardia L (2004) Inherited colorectal can-cer registries in The United States. *Dis Colon Rectum* 47: 674-678.
Church JM, Oakley JR, Wu JS (1996) Pouch polyposis after ileal pouch anal anastomosis for familial adenomatous polyposis: report of a case. *Dis Colon Rectum* 39: 584-586.
Cohen RD, Tsang JF & Hanauer SB (2000) Infliximab in Crohn's disease: First anniversary clinical experience. *Am J Gastroenterol* 95: 3470-3477.
Colcock BP (1964) Regional enteritis: a surgical enigma. *Surg Clin North Am* 44: 779-784.
Colcock BP & Vansant JH (1960) Surgical treatment of regional enteritis. *New Engl J Med* 262: 435-439.
Cooke WT & Swan CH (1974) Diffuse jejuno-ileitis of Crohn's disease. *Q J Med* 72: 583-601.
Cooper JC & Williams NS (1986) The influence of microscopic disease at the margin of resection on recurrence rates in Crohn's disease. *Ann R Coll Surg Engl* 68: 23-26.
Cottone M, Rosselli M, Orlando A et al (1994) Smoking habits and recurrence in Crohn's disease. *Gastroenterology* 106: 643-648.
Couckuyt H, Gevers AM, Coremans G, Hiele M & Rutgeerts P (1995) Efficacy and safety of hydrostatic balloon dilatation of ileocolonic Crohn's strictures: a prospective long term analysis. *Gut* 36: 577-580.
Cox EV & Humphreys DM (1975) Pernicious anaemia, thyrotoxicosis, pretibial myxoedema and terminal ileitis with free perforation. *Proc R Soc Med* 68: 88.
Cristaldi M, Sampietro GM, Danelli P et al (2000) Long-term results and multivariate analysis of prognostic factors in 138 consecutive patients operated on for Crohn's disease using "bowel-sparing" techniques. *Am J Surg* 179: 266-270.
Croft RJ (1977) Free perforation of the small bowel in Crohn's disease. *Postgrad Med J* 53: 344.
Crohn BB & Yarnis H (1958) *Regional Enteritis*, 2nd edn. New York: Grune & Stratton. Cummings JH, James WPT & Wiggins HS (1973) Role of colon in ileal resection diarrhoea. *Lancet* i: 344.
Curti CG, Baer HU, Maddern GJ & Blumgart LH (1997) Repair of duodenal fistulae by a serosal patch procedure. *Dig Surg* 14: 43-45.
Dehn TCB, Kettlewell MGW, Mortensen MJM, Lee ECG & Jewell DP (1989) Ten year experience of strictureplasty for obstructive Crohn's disease. *Br J Surg* 76: 339-341.
D'Haens GR, Gasparaitis AE & Hanauer SB (1995) Duration of recur-rent ileitis after ileocolonic resection correlates with presurgical extent of Crohn's disease. *Gut* 36: 715-717.
Dietz DW, Fazio VW, Laureti S et al (2002) Strictureplasty in diffuse Crohn's jejunoileitis. *Dis Colon Rectum* 45: 764-770.
Driver CP, Anderson DN & Keenan RA (1996) Massive intestinal bleeding in association with Crohn's disease. *J R Coll Surg Edinb* 41: 152-154.
Duepree H-J, Senagore AJ, Delaney CP et al (2002) Advantages of laparoscopic resection for ileocecal Crohn's disease. *Dis Colon Rectum* 45: 605-610.
Dunne WT, Cooke WT & Allan RN (1977) Enzymatic and morpho-metric evidence for Crohn's disease as a diffuse lesion of the gastrointestinal tract. *Gut* 18: 290-294.
Dvorak AM, Connell AB & Dickersin GR (1979) Crohn's disease: a scanning electron microscopic study. *Hum Pathol* 10: 165-177.
Edwards H (1964) Treatment of regional enteritis. *J R Coll Surg Edinb* 9: 115-127.
Edwards H (1969) Crohn's disease, an enquiry into its nature and consequences. *Ann R Coll Surg Engl* 44: 121-139.
Ellis L, Calhoun P, Kaiser DL, Rudolf LE & Banks JB (1984) Postoperative recurrence in Crohn's disease—the effect of the initial length of bowel resection and operative procedure. *Ann Surg* 199: 340-347.
Eng C (2003) PTEN: One gene, many syndromes. Hum Mutat 22: 183-198. Ernest DL, Johnson G, Williams HE & Admirand WH (1974) Hyperoxaluria in patients with ileal resection. *Gastroenterology* 66: 1114.
Evans J, Portiz L & MacRae H (2002) Influence of experience on laparoscopic ileocolic resection for Crohn's disease. *Dis Colon Rectum* 45: 1595-1600.
Ewen SWB, Anderson J, Galloway JMD, Miller JDB & Kyle J (1971) Crohn's disease initially confined to the appendix. *Gastroenterology* 60: 853-857.
Fabricius P, Andrews H & Allan RN (1989) Diffuse small bowel Crohn's disease. Presentation Midland Society of Gastroenterology. Fallis IS (1941) Massive intestinal hemorrhage in regional enteritis; report of a case. *Am J Surg* 53: 512-513.
Farmer RG, Hawk WA & Turnbull RG Jr (1968) Regional enteritis of the colon. A clinical and pathological comparison with ulcerative colitis. *Am J Dig Dis* 13: 501-514.
Farmer RG, Hawk WA & Turnbull RB Jr (1972) Crohn's disease of the duodenum (transmural duodenitis): clinical manifestations; report of 11 cases. *Am J Dig Dis* 17: 191-198.
Farmer RG, Hawk WA & Turnbull RB (1975) Clinical pattern in Crohn's disease: a statistical study of 615 cases. *Gastroenterology* 68: 627-635.
Farmer RG, Hawk WA & Turnbull RB (1976) Indications for surgery in Crohn's disease. Analysis of 500 cases. *Gastroenterology* 71: 245-250.
Farmer RG, Whelan G & Fazio VW (1985) Long-term follow-up of patients with Crohn's disease. *Gastroenterology* 88: 1818-1825.
Fasth S, Hellberg R, Hulten L & Magnusson O (1980) Early complica-tions after surgical treatment for Crohn's disease with particular reference to factors affecting their development. *Acta Chir Scand* 146: 519-526.
Fazio VW & Galandiuk S (1985) Strictureplasty in diffuse Crohn's jejunoileitis. *Dis Colon Rectum* 28: 512-518.
Fazio VW & Tjandra JJ (1993) Strictureplasty for Crohn's disease with multiple long strictures. *Dis Colon Rectum* 36: 71-72.
Fazio VW, Galandiuk S, Jagelman MD & Lavery IC (1989) Strictureplasty in Crohn's disease. *Ann Surg* 210: 621-625.
Fazio VW, Marchetti F, Church JM et al (1996) Effect of resection margins on the recurrence of Crohn's disease in the small bowel. A randomized controlled trial. *Ann Surg* 224: 563-573.
Fazio VW, Tjandra JJ, Lavery IC, Church JM, Milsom JW & Oakley JR (1993) Long-term follow up of strictureplasty in Crohn's disease. *Dis Colon Rectum* 36: 355-361.
Fearnhead NS, Chowdhury R, Box B et al (2006) Long-term follow-up of strictureplasty for Crohn's disese. *Br J Surg* 93: 475-482.
Fell J & Snooks S (1987) Small bowel adenocarcinoma complicating Crohn's disease. *J R Soc Med* 80: 51-52.
Ferguson R, Allan RN & Cooke WT (1975) A study of the

cellular infiltrate of the proximal jejunal mucosa in ulcerative colitis and Crohn's disease. *Gut* 16: 205-208.

Fielding JF (1970) Crohn's disease. MD thesis, University of Cork. Fielding JF, Toye DK, Beton DC & Cooke WT (1970) Crohn's disease of the stomach and duodenum. *Gut* 11: 1101-1106.

Fielding JF, Collins PG, Lane BE & Osborne HD (1986) Surgery for Crohn's disease in Ireland. *Dis Colon Rectum* 26: 230-233.

Filipsson S, Hulten L & Lindstedt G (1978) Malabsorption of fat and vitamin B_{12} before and after resection for Crohn's disease. *Scand J Gastroenterol* 13: 529.

Finder CA, Doman DB, Steinberg WM & Lewicki AM (1984) Crohn's disease of the proximal stomach. *Am J Gastroenterol* 79: 494-495.

Fishbach W, Koch W & Ormanns W (1984) Multiple gastric tumours—Crohn's disease. *Endoscopy* 16: 154-156.

Fitzgibbons TJ, Green G, Silberman H, Eliasoph J, Halls JM & Yellin AE (1980) Management of Crohn's disease involving the duodenum, including duodenal cutaneous fistula. *Arch Surg* 115: 1022-1028.

Fleshman JW, Fry RD, Birnbaum EH & Kodner IJ (1996) Laparoscopic assisted and minilaparotomy approaches to colorectal diseases are similar in early outcome. *Dis Colon Rectum* 39: 15-22.

Fonkalsrud EW, Ament ME & Fleisher D (1982) Management of the appendix in young patients with Crohn's disease. *Arch Surg* 117: 11-14.

Freedman P (1952) Regional ileitis presenting as recurrent intestinal haemorrhage. *BMJ* 2: 268.

Fregonese D, Di Falco G & Di Toma F (1990) Balloon dilatation of anastomotic intestinal stenoses: long term results. *Endoscopy* 22: 249-253.

Funayama Y, Sasaki I, Naito H et al (1996) Psoas abscess complicating Crohn's disease: Report of two cases. *J pn J Surg* 26: 345-348.

Gaetini A, De Simone M & Resegotti A (1989) Our experience with strictureplasty in the surgical treatment of Crohn's disease. *Hepatogastroenterology* 36: 511-515.

Gardiner KR, Kettlewell MGW & Mortensen NJ McC (1996) Intestinal haemorrhage after strictureplasty for Crohn's disease. *Int J Colorectal Dis* 11: 180-182.

Garlock JH (1967) Surgery of the small intestine. In Garlock JH, editor, *Surgery of the Alimentary Tract*, pp 241-292. London: Butterworth.

Garlock JH & Crohn BB (1945) An appraisal of the results of surgery in treatment of regional ileitis. *JAMA* 127: 205-208.

Garlock JH, Crohn BB, Klein SH & Yarnis H (1951) An appraisal of long-term results of surgical treatment of regional ileitis. *Gastroenterology* 19: 414-423.

Glass RE & Baker WNW (1976) Role of the granuloma in recurrent Crohn's disease. *Gut* 17: 75-77.

Goldberg PA, Wright JP, Gerber M & Claassen R (1993) Incidence of surgical resection for Crohn's disease. *Dis Colon Rectum* 36: 736-739.

Goldberg SL & Frable MA (1963) Massive intestinal hemorrhage in regional enteritis. *Surgery* 53: 612-614.

Goldstein MJ, Nasr K, Singer HC, Anderson JGD & Kirsner JB (1969) Osteomyelitis complicating regional enteritis. *Gut* 10: 264-266.

Gollop JH, Phillips SF, Melton LJ & Zinsmeister AR (1988) Epidemiologic aspects of Crohn's disease: a population based study in Olmsted County, Minnesota, 1943-1982. *Gut* 29: 49-56.

Green GL, Broadrick GI & Collins JL (1976) Crohn's disease of the appen-dix presenting as acute appendix. *Am J Gastroenterol* 65: 74-77.

Greene AK, Michetti P & Peppercorn MA (2000) Laparoscopically assisted ileocolectomy for Crohn's disease through a Pfannenstiel incision. *Am J Surg* 180: 238-240.

Greenstein AJ, Sachar D, Puccilo A et al (1978) Cancer in Crohn's disease after diversionary surgery. *Am J Surg* 135: 86-90.

Greenstein AJ, Gennuso R, Sachar DB & Aufses AH Jr (1987) Free perforation due to cancer in Crohn's disease. *Int J Colorectal Dis* 2: 201-202.

Greenstein AJ, Lachman P, Sachar DB et al (1988) Perforating and non-perforating indications for repeated operations in Crohn's disease: evidence for two clinical forms. *Gut* 29: 588-592.

Gump F & Lepore MJ (1960) Prognosis in acute and chronic regional enteritis. *Gastroenterology* 39: 694-701.

Gump FE, Lepore M & Barker HG (1967) A reviewed concept of acute regional enteritis. *Ann Surg* 166: 942-946.

Gyde SN (1990) Cancer risk in Crohn's disease. In Allan RN, Keighley MRB, Alexander-Williams J & Hawkins C, editors, *Inflammatory Bowel Diseases*, 2nd edn, pp 575-579. Edinburgh: Churchill Livingstone.

Gyde SN, Prior P, Macartney JC, Thompson H, Waterhouse JAH & Allan RN (1980) Malignancy in Crohn's disease. *Gut* 21: 1024-1029.

Hagedorn C (1977) Extent of intrinsic factor vitamin B_{12} receptors in human intestine. *Gastroenterology* 73: 1019-1022.

Hamel CT, Singh JJ, Weiss EG et al (2000) Laparoscopic-assisted right hemicolectomy in inflammatory versus non-inflammatory condi-tions of the large bowel. *Tech Coloproctol* 4: 163-167.

Hamilton SR, Bussey NJR, Boitnott JK & Morson BC (1981a) Active inflammation and granulomas in uninvolved colonic mucosa of Crohn's disease resection specimens: studies with an en face technique. *Gastroenterology* 80: 1167 (abstract).

Hamilton SR, Boitnott JK & Morson BC (1981b) Relationships of dis-ease extent and margin lengths to recurrence of Crohn's disease after ileocolonic anastomosis. *Gastroenterology* 80: 116.

Hamilton SR, Reese J, Pennington L et al (1982) No role for resection margin frozen section in the surgical management of Crohn's disease. *Gastroenterology* 82: 1978.

Hamilton SR, Reese J, Pennington L et al (1985) The role of resection margin frozen section in the surgical management of Crohn's disease. *Surg Gynecol Obstet* 160: 57-62.

Handelsman JC, Fishbein RH, Bayless T & Burbige E (1976) Salvage after anastomotic leak in Crohn disease. Utilization of a new, simple diverting ileostomy. *Arch Surg* 111: 1040-1041.

Harvey JC, Rotstein L, Steinherdt M, Reingold MM, Rubin E & Stone RM (1978) Massive lower gastrointestinal bleeding: an unusual complication of Crohn's disease. *Can J Surg* 21: 444-445.

Hashemi M, Novell JR & Lewis AAM (1998) Side-to-side stapled anas-tomosis may delay recurrence in Crohn's disease. *Dis Colon Rectum* 41: 1293-1296.

Hawker PC, Allan RN, Dykes PW & Alexander-Williams J (1983) Strictureplasty. A useful, effective surgical treatment in Crohn's disease. *Gut* 24: A490 (abstract).

Heen LO, Nygaard K & Bergan A (1984) Crohn's disease: results of excisional surgery in 133 patients. *Scand J Gastroenterol* 19: 747-754.

Heimann TM & Aufses AH Jr (1985) The role of peripheral lympho-cytes in the prediction of recurrence in Crohn's disease. *Surg Gynecol Obstet* 160: 295-298.

Heimann TM, Greenstein AJ, Mechanic L & Aufses AH Jr (1985) Early complications following surgical treatment for Crohn's disease. *Ann Surg* 201: 494-498.

Heimann TM, Greenstein AJ, Lewis B et al (1998) Comparison of primary and reoperative surgery in patients with Crohn's disease. *Ann Surg* 227: (4) 492-495.

Heimann T, Panveiliwalla D, Greenstein A, Cohen A, Smith H Jr & Aufses AH Jr (1982) Tissue immunoglobulins and early recurrence in Crohn's disease. *Surg Gynecol Obstet* 154: 541-544.

Hellberg R, Hulten L, Rosengren C & Ahren CH (1980) The recur-rence rate after primary excisional surgery for Crohn's disease. *Acta Chir Scand* 146: 435-443.

Hellberg R, Hulten L & Bjorn-Rasmussen E (1982) The nutritional and haematological status before and after primary and subsequent resectional procedures for classical Crohn's disease and Crohn's colitis. *Acta Chir Scand* 148: 453-460.

Hellers G, Cortot A, Jewell DP et al (1999) Oral budesonide for preven-tion of recurrence following ileocaecal resection of Crohn's disease: a one year placebo-controlled study. *Gastroenterology* 116: 294-300.

Heuman R, Boeryd B, Bolin T & Sjodahl R (1983) The influence of dis-ease at the margin of resection on the outcome of Crohn's disease. *Br J Surg* 70: 519.

Higgens CS & Allan RN (1980) Crohn's disease of the distal ileum. *Gut* 21: 933-940.

Higgens CS, Keighley MRB & Allan RN (1981) Impact of preoperative weight loss on postoperative morbidity. *J R Soc Med* 74: 571-575.

Hofmann AF & Poley JR (1972) Role of bile acid malabsorption in pathogenesis of diarrhoea and steatorrhoea in patients with ileal resection. *Gastroenterology* 62: 918-934.

Homan WP, Gray GF & Dineen P (1978) Granulomas in Crohn's disease. *Lancet* ii: 112.

Homan WP, Tang CK & Thorbjarnarson B (1979) Acute massive haemorrhage from intestinal Crohn's disease: report of seven cases and review of the literature. *Arch Surg* 111: 901-905.

Hulten L (1988) Surgical treatment of Crohn's disease of the small bowel or ileocecum. *World J Surg* 12: 180-185.

Hurst RD & Michelassi F (1998) Strictureplasty for Crohn's disease: techniques and long-term results. *World J Surg* 22: 359-363.

Ikeuchi H, Kusunoki M & Yamamura T (2000) Long-term results of stapled and hand-sewn anastomoses in patients with Crohn's disease. *Dig Surg* 17: 493-496.

Ingham Clark CL, Lear PA, Wood S, Lennard-Jones JE & Wood RFM (1992) Potential candidates for small bowel transplantation. *Br J Surg* 79: 676-679.

Jacobsen O, Hojgaard L, Moller EH et al (1985) Effect of enterocoated cholestyramine on bowel habit after ileal resection: a double blind crossover study. *BMJ* 290: 1315-1318.

Jacobson IM, Schapiro RH & Warshaw AL (1985) Gastric and duode-nal fistulas in Crohn's disease. *Gastroenterology* 89: 1347-1352.

Jaskowiak NT & Michelassi F (2001) Adenocarcinoma at a stricture-plasty site in Crohn's disease. *Dis Colon Rectum* 44: 284-286.

Javett SL & Brooke BN (1970) Acute dilatation of colon in Crohn's disease. *Lancet* ii: 126-128.

Jawhari A, Kamm MA, Ong C et al (1998) Intra-abdominal and pelvic abscess in Crohn's disease: results of non-invasive and surgical management. *Br J Surg* 85: 367-371.

Jones GW Jr, Dooley MR & Schoenfield LJ (1966) Regional enteritis with involvement of the duodenum. *Gastroenterology* 51: 1018-1022.

Karesen R, Serch-Hanssen A, Thoresen BO & Hertzberg J (1981) Crohn's disease: long-term results of surgical treatment. *Scand J Gastroenterol* 16: 57-64.

Katariya RN, Sood S, Rao PG et al (1977) Strictureplasty for tubercu-lar strictures of the gastrointestinal tract. *Br J Surg* 64: 496-498.

Keh C, Shatari T, Yamamoto T et al (2005) Jejunal Crohn's disease is associated with a higher postoperative recurrence rate than ileocae-cal Crohn's disease. *Colorectal Dis* 7: 366-368.

Keighley MRB & Burdon DW (1979) *Antimicrobial Prophylaxis in Surgery*. London: Pitman Medical.

Keighley MRB, Eastwood D, Ambrose NS, Allan RN & Burdon DW (1982) Incidence and microbiology of abdominal and pelvic abscess in Crohn's disease. *Gastroenterology* 83: 1271-1275.

Keighley MRB, Pemberton JH, Fazio VW & Parc R (1996) *Atlas of Colorectal Surgery*. Edinburgh: Churchill Livingstone.

Keighley MRB, Thompson H & Alexander-Williams J (1975) Multifocal colonic carcinoma and Crohn's disease. *Surgery* 78: 534-537.

Kelly T, Klein R & Woodford J (1972) Alteration in gallstone solubility following distal ileal resection. *Arch Surg* 105: 352.

Kendall GP, Hawley PR, Nicholls RJ & Lennard-Jones JE (1986) Strictureplasty: a good operation for small bowel Crohn's disease? *Dis Colon Rectum* 29: 312-316.

Kiefer ED (1955) Recurrent regional ileitis. *Surg Clin North Am* 35: 801-807.

Kishi D, Nezu R, Ito T et al (2000) Laparoscopic-assisted surgery for Crohn's disease: reduced surgical stress following ileocolectomy. *Surg Today* 30: 219-222.

Kokal W, Pickleman J, Steinberg JJ & Banich FE (1978) Gastrocolic fistula in Crohn's disease. *Surg Gynecol Obstet* 146: 701-704.

Koltun WA, Tilberg A, Page MJ et al (1998) Bowel permeability is improved in Crohn's disease after ileocolectomy. *Dis Colon Rectum* 41: 687-690

Korelitz BL & Sommers SC (1978) Perforated nongranulomatous appendicitis in the course of regional ileitis. *Gastroenterology* 64: 1020-1025.

Korelitz B, Hanauer S, Rutgeerts P et al (1998) Postoperative prophy-laxis with 6MP, 5-ASA or placebo in Crohn's disease: a 2 year multi-centre trial. *Gastroenterology* 114: A688.

Korelitz BI, Lauwers GY & Sommers SC (1990) Rectal mucosal dyspla-sia in Crohn's disease. *Gut* 31: 1382-1386.

Koutney J (1968) Experience clinique et chirurgicale dans 70 cas de maladie de Crohn. *Acta Chir Belg* 10: 981-1010.

Kracht M, Hay JM, Fagniez PL & Fingerhut A (1993) Ileocolonic anas-tomosis after right hemicolectomy for carcinoma: stapled or hand-sewn? *Int J Colorectal Dis* 8: 29-33.

Krause U (1978) Post-operative complication and early course of the surgical treatment of Crohn's disease. *Acta Chir Scand* 144: 163-174.

Krause U, Ejerblad S & Bergman L (1985) Crohn's disease: a long-term study of the clinical course in 1986 patients. *Scand J Gastroenterol* 20: 516-524.

Kreissler-Haag D, Hildebrandt U, Pistorius G et al (1994) Laparoscopic surgery in Crohn's disease. *Surg Endosc* 8: 1002 (abstract).

Kusunoki M, Ikeuchi H, Yanagi H et al (1997) Stapled fistulectomy to treat enteroenteric fistulas in Crohn's disease. *Jpn J Surg* 27: 574-575.

Kusunoki M, Ikeuchi H, Yanagi H et al (1998) A comparison of stapled and hand-sewn anastomoses in Crohn's disease. *Dig Surg* 15: 679-682.

Kyle J (1972a) *Crohn's Disease*. London: Heinemann.

Kyle J (1972b) Surgical treatment of Crohn's disease of the

small intestine. *Br J Surg* 59：821-823.
Lapidus A & Einarsson K (1991) Effects of ileal resection on biliary lipids and bile acid composition in patients with Crohn's disease. *Gut* 32：1488-1491.
Larsen E, Axelsson C & Johansen A (1970) The pathology of the appendix in morbus Crohn and ulcerative colitis. *Acta Pathol Microbiol Immunol Scand* 21 (Suppl)：161-165.
Latchis S, Rao CS & Colcock BP (1971) The complications of entero-colitis. *Am J Surg* 121：418.
Lawes DA & Motson RW (2006) Avoidance of laparotomy for recurrent disease is a long-term benefit of laparoscopic resection for Crohn's disease. *Br J Surg* 93：607-608.
Lee ECG (1984) Aim of surgical treatment of Crohn's disease. *Gut* 25：217-222.
Lee ECG & Papaioannou N (1980) Recurrences following surgery for Crohn's disease. *Clin Gastroenterol* 9：419-438.
Lee ECG & Papaioannou N (1982) Minimal surgery for chronic obstruction in patients with extensive or universal Crohn's disease. *Ann R Coll Surg Engl* 64：229-234.
Lehr L, Schober O, Hundeshagen H & Pichlmayr R (1987) Total body potassium depletion and the need for preoperative nutritional support in Crohn's disease. *Ann Surg* 196：709-714.
Leichtling JJ & Garlock JH (1962) Granulomatous colitis complicated by gastrocolic, duodenocolic and colopulmonid fistulas. *Gastroenterology* 43：151-165.
Lightdale CJ, Sternberg SS, Posner G & Sherlock P (1975) Carcinoma complicating Crohn's disease. Report of seven cases and review of the literature. *Am J Med* 59：262-268.
Lindhagen T, Ekelund G, Leandoer L, Hildell J, Lindstrom C & Wenckert A (1983a) Crohn's disease in a defined population course and results of surgical treatment. I. Small bowel disease. *Acta Chir Scand* 149：407-413.
Lindhagen T, Ekelund G, Leandoer L et al (1983b) Recurrence rate after surgical treatment of Crohn's disease. *Scand J Gastroenterol* 18：1037-1044.
Lochs H, Mayer M, Fleig WE et al (2000) Prophylaxis of postoperative relapse in Crohn's disease with mesalamine. European Cooperative Crohn's disease study VI. *Gastroenterology* 118：264-273.
Lowney JK, Dietz DW, Birnbaum EH et al (2006) Is there any difference in recurrence rates in laparoscopic ilecolic resection for Crohn's disease compared with conventional surgery? A long-term follow-up study. *Dis Colon Rectum* 49：58-63.
Ludwig KA, Milsom JW, Church JM & Fazio VW (1996) Preliminary experience with laparoscopic intestinal surgery for Crohn's disease. *Am J Surg* 171：52-56.
Luke M, Kirkegaard P & Christiansen J (1982) Long term prognosis after resection for ileocolic Crohn's disease. *Br J Surg* 69：429-438.
McCue J, Rasbridge SA, Coppen MJ & Lock MR (1988) Crohn's disease of the appendix. *Ann R Coll Surg Engl* 70：300-303.
Maconi G, Sampietro GM, Cristaldi M et al (2001) Preoperative characteristics and postoperative behavior of bowel wall on risk of recurrence after conservative surgery in Crohn's disease. A prospec-tive study. *Ann Surg* 233：345-352.
Maconi G, Sampietro GM, Russo A et al (2002) The vascularity of internal fistulae in Crohn's disease: an in vivo power Doppler ultra-sonography assessment. *Gut* 50：496-500.
Makowiec F, Jehle EC, Koveker G, Becker H-D & Starlinger M (1993) Intestinal stenosis and perforating complications in Crohn's disease. *Int J Colorectal Dis* 8：197-200.
Marchesa P, Fazio VW, Church JM, McGannon E (1997) Adrenal masses in patients with familial adenomatous polyposis. *Dis Colon Rectum* 40：1023-1028.
Marchetti F, Fazio VW & Ozuner G (1996) Adenocarcinoma arising from a strictureplasty site in Crohn's disease. Report for a case. *Dis Colon Rectum* 39：1315-1321.
Marshak RH & Wolf BS (1953) Chronic ulcerative granulomatous jejunitis and ileojejunitis. *AJR* 70：93-113.
Marx FW Jr (1964) Incidental appendectomy with regional enteritis. *Arch Surg* 88：546-551.
McGuire J, Wright IC, Leverment JN (1997) Surgical staplers: a review. *J R Coll Surg Edinb* 42：1-9.
Mekhijan HS, Switz DM, Watts D, Deren JJ, Katon RM & Beman FM (1979) National cooperative Crohn's disease study: factors determining recurrence of Crohn's disease after surgery. *Gastroenterology* 77：907-913.
Mellor JA, Chandler GN, Chapman AH & Irving HC (1982) Massive gastrointestinal bleeding in Crohn's disease: successful control by intra-arterial vasopressin infusion. *Gut* 23：872-874.
Menguy R (1972) Surgical management of free perforation of the small intestine complicating regional enteritis. *Ann Surg* 175：178.
Michelassi F (1996) Side to side isoperistaltic strictureplasty for multiple Crohn's strictures. *Dis Colon Rectum* 39：345-349.
Michelassi F, Testa G, Pomidor WJ & Lashner BA (1993a) Adenocarcinoma complicating Crohn's disease. *Dis Colon Rectum* 36：654-661.
Michelassi F, Stella M Balestracci T, Giuliante F, Marogna P & Block GE (1993b) Incidence, diagnosis and treatment of enteric and colorec-tal fistulae in patients with Crohn's disease. *Ann Surg* 218：660-666.
Michelassi F, Hurst RD, Melis M et al (2000) Side-to-side isoperistaltic strictureplasty in extensive Crohn's disease. *Ann Surg* 232：401-408.
Milsom JW, Lavery IC, Bohm B & Fazio VW (1993) Laparoscopically assisted ileocolectomy in Crohn's disease. *Surg Laparosc Endosc* 3：77-80.
Milsom JW, Hammerhofer CA, Bohm B et al (2001) Prospective, ran-domized trial comparing laparoscopic vs. conventional surgery for refractory ileocolic Crohn's disease. *Dis Colon Rectum* 44：1-9.
Milsom JW, Lavery IC, Church JM et al (1994) Use of laparoscopic techniques in colorectal surgery: a preliminary study. *Dis Colon Rectum* 37：215-218.
Mitchell J, Zuckerman L & Brener RI (1977) The colon influences ileal resection diarrhoea. *Gastroenterology* 72：1103.
Mortimore M, Gibson PR, Selby WS et al (2001) Early Australian experience with Infliximab, a chimeric antibody against tumour necrosis factor-α, in the treatment of Crohn's disease: is its efficacy augmented by steroid-sparing immunosuppressive therapy? *Int Med J* 31：146-150.
Motson RW, Kadirkamanathan SS & Gallegos N (2002) Minimally invasive surgery for ileo-colic Crohn's disease. *Colorec Dis* 4：127-131.
Msika S, Ianelli A, Deroide G et al (2001) Can laparoscopy reduce hospital stay in the treatment of Crohn's disease? *Dis Colon Rectum* 44：1661-1666.
Munoz-Juarez M, Yamamoto T, Wolff BG et al (2001) Wide-lumen stapled anastomosis vs. conventional end-to-end anastomosis in the treatment of Crohn's disease. *Dis Colon Rectum* 44：20-26.
Murray JJ, Shoetz DJ, Nugent FW, Coller JA & Veidenheimer MC (1984) Surgical management of Crohn's disease involving the duodenum. *Am J Surg* 147：58-65.
Nasr K, Morowitz DA, Anderson JGD & Kirsner JB (1969) Free perfora-tion in regional enteritis. *Gut* 10：206-208.
Nikolaus S, Raedler A, Kuhbacher T et al (2000) Mechanisms in fail-ure of Infliximab for Crohn's disease. *Lancet* 356：1475-1479.

Norcross JW & Cattell KB (1944) Symposium on gastro-intestinal surgery: management of gastro-intestinal haemorrhage, report of case. *Surg Clin North Am* 24: 675-678.

Nordgren S, McPheeters G, Svaninger G, Oresland T & Hulten L (1997) Small bowel length in inflammatory bowel disease. *Int J Colorectal Dis* 12: 230-234.

Nugent FW, Richmond M & Park SK (1977) Crohn's disease of the duodenum. *Gut* 18: 115-120.

Nwokolo CV, Tan WC, Andrews HA & Allan RN (1994) Surgical resec-tions in parous patients with distal ileal and colonic Crohn's disease. *Gut* 35: 220-223.

Nygaard K & Fausa O (1977) Crohn's disease: recurrence after surgi-cal treatment. *Scand J Gastroenterol* 12: 577-584.

Okoh O & Zimmermann WV (1977) Perforierte Ileitis regionalis bei einem Fruhgeborenen. *Dtsch Med Wochenschr* 102: 374.

Olaison G, Smedh K & Sjodahl R (1992) Natural course of Crohn's dis-ease after ileocolic resection: endoscopically visualised ileal ulcers preceding symptoms. *Gut* 33: 331-335.

Ozuner G & Fazio VW (1995) Management of gastrointestinal bleed-ing after strictureplasty for Crohn's disease. *Dis Colon Rectum* 38: 297-300.

Ozuner G, Fazio VW, Lavery IC, Milsom JW & Strong SA (1996a) Reoperative rates for Crohn's disease following strictureplasty. Long-term analysis. *Dis Colon Rectum* 39: 1199-1203.

Ozuner G, Fazio VW, Lavery IC, Church JM & Hull TL (1996b) How safe is strictureplasty in the management of Crohn's disease. *Am J Surg* 171: 57-61.

Pace BW, Bank S & Wise L (1984) Strictureplasty. An alternative in the surgical treatment of Crohn's disease. *Arch Surg* 119: 861-862.

Paget ET, Owens MP, Peniston WO & Mathewson C Jr (1972) Massive upper gastrointestinal tract hemorrhage: a manifestation of regional enteritis of the duodenum. *Arch Surg* 104: 397-399.

Panaccione R (2001) Infliximab for the treatment of Crohn's disease: Review and indications for clinical use in Canada. *Canad J Gastroenterol* 15: 371-375.

Panis Y, Messing B, Rivet P et al (1997) Segmental reversal of the small bowel as an alternative to intestinal transplantation in patients with short bowel syndrome. *Ann Surg* 225: 401-407.

Papaioannou N, Piris J, Lee ECG & Kettlewell MGW (1979) The rela-tionship between histological inflammation in the cut ends after resection of Crohn's disease and recurrence. *Gut* 20: A916.

Parente F, Maconi G, Bollani S et al (2002) Bowel ultrasound in assess-ment of Crohn's disease and detection of related small bowel stric-tures: a prospective comparative study versus x-ray and intraoperative findings. *Gut* 50: 490-495.

Paris J, Baillet J, Trognon B & Capron J (1970) Peritonite par perforation revelatrice d'une forme ileale d'ileite de Crohn. *Lille Chir* 15: 495.

Pennington L, Hamilton SR, Bayless TM & Cameron JL (1980) Surgical management of Crohn's disease. *Ann Surg* 192: 311-317.

Perrier ND, Van Heerden JA, Goellner Jr et al (1998) Thyroid cancer in patients with familal adenomatous polyposis. *World J Surg* 22: 738-742.

Peters WR, Fry RD, Fleshman JW & Kodner IJ (1989) Multiple blood transfusions reduce the recurrence rate of Crohn's disease. *Dis Colon Rectum* 32: 749-753.

Petras RE, Mir-Madjlessi SH & Farmer RG (1987) Crohn's disease and intestinal carcinoma. A report of 11 cases with emphasis on associ-ated epithelial dysplasia. *Gastroenterology* 93: 1307-1314.

Platell C, Mackay J & Woods R (2001) A multivariate analysis of risk factors associated with recurrence following surgery for Crohn's disease. *Colorec Dis* 3: 100-106.

Plauth M, Jenss H & Meyle J (1991) Oral manifestations of Crohn's disease. *J Clin Gastroenterol* 13: 29-37.

Podolny GA (1978) Crohn's disease presenting with massive lower gastrointestinal haemorrhage. *AJR* 130: 368-370.

Poggioli G, Laureti S, Selleri S, Brignola C et al (1996) Factors affect-ing recurrence in Crohn's disease. Results of a prospective audit. *Int J Colorectal Dis* 11: 294-298.

Poggioli G, Laureti S, Pierangeli F et al (2003) A new model of stricture-plasty for multiple and long stenoses in Crohn's ileitis. Side-to-side dis-eased to disease-free anastomosis. *Dis Colon Rectum* 46: 127-130.

Poritz LS, Rowe WA & Koltun WA (2002) Remicade does not abolish the need for surgery in fistulizing Crohn's disease. *Dis Colon Rectum* 45: 771-775.

Post S, Betzler M, von Ditfurth B, Schurmann G, Kuppers P & Herfarth C (1991) Risks of intestinal anastomoses in Crohn's disease. *Ann Surg* 213: 37-42.

Post S, Herfarth C, Bohm E, Timmermanns G et al (1996) The impact of disease pattern, surgical management and individual surgeons on the risk for relaparotomy for recurrent Crohn's disease. *Ann Surg* 223: 253-260.

Poticha SM (1978) The midline incision in patients with Crohn's disease. *Surg Gynecol Obstet* 146: 435-436.

Poulin EC, Schlachta CM, Mamazza J et al (2000) Should enteric fistu-las from Crohn's disease for diverticulitis be treated laparoscopically or by open surgery? *Dis Colon Rectum* 43: 621-627.

Prantera C, Scribano ML, Falasco G et al (2002) Ineffectiveness of pro-biotics in preventing recurrence after curative resection for Crohn's disease: a randomised controlled trial with *Lactobacillus* GG. *Gut* 51: 405-409.

Prior P, Gyde S, Cooke WT, Waterhouse JAH & Allan RN (1980) Mortality in Crohn's disease. *Gastroenterology* 80: 307-312.

Pritchard TJ, Schoetz DJ Jr, Caushaj FP et al (1990) Stricture-plasty of the small bowel in patients with Crohn's disease. An effective surgical option. *Arch Surg* 125: 715-717.

Pulimood AB, Ramakrishna BS, Kurian G et al (1999) Endoscopic mucosal biopsies are useful in distinguishing granulomatous colitis due to Crohn's disease from tuberculosis. *Gut* 45: 537-541

Quandalle P, Gambiez L, Colombel J-F, Paris J-C & Cortot A (1994) Les plasties intestinales dans le traitement des stenoses de l'intestin grele au cours de la maladie de Crohn. *Gastroenterol Clin Biol* 18: 151-156.

Raab Y, Bergstrom R, Ejerblad S, Graf W & Pahlman L (1996) Factors influencing recurrence in Crohn's disease. An analysis of a consec-utive series of 353 patients treated with primary surgery. *Dis Colon Rectum* 39: 918-925.

Rampton DS (2002) Crohn's disease recurrence can be prevented after ileal resection. *Gut* 51: 153-154.

Reed MWR, Wyman A, Thomas WEG & Zeiderman (1992) Perforation of the bowel by suction drains. *Br J Surg* 79: 679.

Reissman P, Salky BA, Pfeifer J, Edye M, Jagelman DG & Wexner SD (1996) Laparoscopic surgery in the management of inflammatory bowel disease. *Am J Surg* 171: 47-51.

Ribeiro MB, Greenstein AJ, Yamazaki Y & Aufses AH Jr (1991) Intra-abdominal abscess in regional enteritis. *Ann Surg* 213: 32-36.

Ricart E, Panaccione R, Loftus EV et al (2001) Infliximab for Crohn's disease in clinical practice at the Mayo clinic: The first 100 patients. *Am J Gastroenterol* 96: 722-729.

Robert JR, Sachar DB & Greenstein AJ (1991) Severe gastrointestinal hemorrhage in Crohn's disease. *Ann Surg* 213：207-211.

Ross TM，Fazio VW & Farmer RG (1983) Long term results of surgical treatment for Crohn's disease of the duodenum. *Ann Surg* 197：399-406.

Rutgeerts P，Geboes K，Vantrappen G，Kerremans R，Coenegrachts JL & Coremans G (1984) Natural history of recurrent Crohn's disease at the ileocolonic anastomosis after curative surgery. *Gut* 25：665-672.

Rutgeerts P (2002) Crohn's disease recurrence can be prevented after Ileal resection. *Gut* 51：152-154.

Rutgeerts PJ，D'Hoens G，Boert F et al (1999) Nitromidazol antibiotics are efficacious for prophylaxis of postoperative recurrence of Crohn's disease：A placebo controlled trial. *Gastroenterology* 116：A808.

Ryan WR，Ley C，Allan RN et al (2003) Patients with Crohn's disease are unaware of the risks that smoking has on their disease. *J Gastrointest Surg* 7：706-711.

Ryan WR，Allan RN，Yamamoto T et al (2004) Crohn's disease patients who quit smoking have a reduced risk of reoperation for recurrence. *Am J Surg* 187：219-225.

Sampietro GM，Cristaldi M & Porretta T (2000) Early perioperative results and surgical recurrence after strictureplasty and miniresec-tion for complicated Crohn's disease. *Dig Surg* 17：261-267.

Sampson JR，Dolurani S，Jones S et al (2003) Autosomal recessive colorectal adenomatous polyposis due to inherited mutations of MYH. *Lancet* 362：39-41.

Sands BE，Tremaine WJ，Sandborn WJ et al (2001) Infliximab in the treatment of severe，steroid-refractory ulcerative colitis：A pilot study. *Inflamm Bowel Dis* 7：83-88.

Sardinha TC & Wexner SD (1998) Laparoscopy for inflammatory bowel disease：pros and cons. *World J. Surg* 22：370-374.

Sasaki I，Funayama Y，Naito H，Fukushima K，Shibata C & Matsuno S (1996) Extended strictureplasty for multiple short skipped strictures of Crohn's disease. *Dis Colon Rectum* 39：342-344.

Saurin TC，Gutknecht C，Napoleon B et al (2004) Survellance of duo-denal adenomas in familial adenomatous polyposis reveals high cumulative risk of advanced disease. *J Clin Oncol* 22：493-498.

Savoca PE，Ballantyne GH & Cahow CE (1990) Gastrointestinal malig-nancies in Crohn's disease：a 20-year experience. *Dis Colon Rectum* 33：7-11.

Sayfan J，Wilson DAL，Allan A，Andrews H & Alexander-Williams J (1989) Recurrence after strictureplasty or resection for Crohn's disease. *Br J Surg* 76：335-338.

Schmidt CM，Talamini MA，Kaufman HS et al (2001) Laparoscopic surgery for Crohn's disease：reasons for conversion. *Ann Surg* 233：733-739.

Schofield PF (1965) The natural history and treatment of Crohn's disease. *Ann R Coll Surg Engl* 36：258-279.

Schraut WH，Chapman C & Abraham VS (1988) Operative treatment of Crohn's ileocolitis complicated by ileosigmoid and ileovesical fistulae. *Ann Surg* 207：48-51.

Scott NA & Hughes LE (1994) Timing of ileocolonic resection for symptomatic Crohn's disease—the patient's view. *Gut* 35：656-657.

Scott NA，Sue-Ling HM & Hughes LE (1995) Anastomotic configura-tion does not affect recurrence of Crohn's disease after ileocolonic resection. *Int J Colorectal Dis* 10：67-69.

Sharif H & Alexander-Williams J (1991) Strictureplasty for ileo-colic anastomotic strictures in Crohn's disease. *Int J Colorectal Dis* 6：214-216.

Shatari T，Clark MA，Lee JR & Keighley MR (2004a) Reliability of radi-ographic measurement of small intestinal length. *Colorectal Dis* 6：327-329.

Shatari T，Clark MA，Yamamoto T et al (2004b) Long strictureplasty is as safe and effective as short strictureplasty in small bowel Crohn's disease. *Colorectal Dis* 6：438-441.

Sheehan AL，Warren BF，Gear MWL & Shepherd NA (1992) Fat-wrap-ping in Crohn's disease：pathological basis and relevance to surgical practices. *Br J Surg* 79：955-958.

Shepherd AFJI，Allan RN，Dykes PW，Keighley MRB & Alexander-Williams J (1985) The surgical treatment of gastroduodenal Crohn's disease. *Ann R Coll Surg Engl* 67：382-384.

Shivananda S，Hordijk ML，Pena AS & Mayberry JF (1989) Crohn's disease：risk of recurrence and reoperation in a defined population. *Gut* 30：990-995.

Silverman RE，McLeod RS & Cohen Z (1989) Strictureplasty in Crohn's disease. *Can J Surg* 32：19-22.

Simon T，Orangio G，Ambroze W et al (2003) Laparoscopic-assisted bowel resection in pediatric/adolescent inflammatory bowel disease. *Dis Colon Rectum* 46：1325-1331.

Simonowitz DA，Rusch VW & Stevenson JK (1982) Natural history of incidental appendectomy in patients with Crohn's disease who required subsequent bowel resection. *Am J Surg* 143：171-173.

Simpson HE，Summersgill GB & Howell RA (1976) Oral lesions in Crohn's disease. *J Oral Med* 31：67-68.

Simpson S，Traube J & Riddell RH (1981) The histological appearance of dysplasia (precarcinomatous change) in Crohn's disease of the small and large intestine. *Gastroenterology* 81：492-501.

Slaney G (1968) Crohn's disease. *BMJ* 2：294-298.

Slater G，Kreel I & Aufses AH (1978) Temporary loop ileostomy in the treatment of Crohn's disease. *Ann Surg* 188：706.

Smedh K，Olaison P，Nystrom O & Sjodahl R (1993) Intraoperative enteroscopy in Crohn's disease. *Br J Surg* 80：897-900.

Smith RC，Rhodes J，Heatley RV et al (1978) Low dose steroids and clin-ical relapse in Crohn's disease：a controlled trial. *Gut* 19：606-610.

Smith TR & Goldin RR (1977) Radiographic and clinical sequelae of the duodenocolic anatomic relationship：two cases of Crohn's disease with fistulization to the duodenum. *Dis Colon Rectum* 20：257-261.

Smith TG，Clark SK，Katz DE et al (2000) Adrenal masses are associ-ated with familial adenomatous polyposis. *Dis Colon Rectum* 43：1739-1742.

Soderholm JD，Olaison G，Peterson KH et al (2002) Augmented increase in tight junction permeability by luminal stimuli in the non-inflamed ileum of Crohn's disease. *Gut* 50：307-313.

Sommariva A，Angriman I，Ruffolo C et al (2002) Diffuse small bowel Crohn's disease treated with side to side isoperistaltic stricture-plasty：Report of two cases and description of a variation of the original technique. *Surg Today* 32：642-645.

Sonnenberg A (1986) Mortality from Crohn's disease and ulcerative colitis in England，Wales and the US from 1950-1983. *Dis Colon Rectum* 29：624-629.

Sorania C，Sugg SL，Berk T et al (1999) Familial adenomatous polyposis-associated thyroid cancer：a clinical，pathological and molecular genetics study. *Am J Pathol* 154：127-135.

Sparberg M & Kirsner J (1966) Recurrent hemorrhage in regional enteritis. Report of 3 cases. *Am J Dig Dis* 2：652-657.

Spencer MP，Nelson H，Wolff BG & Dozois RR (1994) Strictureplasty for obstructive Crohn's disease：the Mayo

experience. *Mayo Clin Proc* 69: 33-36.
Speranza V, Simi M, Leardi S & Del Papa M (1986) Recurrence of Crohn's disease: are there any risk factors? *J Clin Gastroenterol* 8: 640-646.
Stahlgren LH & Ferguson LK (1961) The results of surgical treatment of chronic regional enteritis. *JAMA* 175: 986-989.
Stanton SV (1977) Free perforation of the jejunum in Crohn's disease. *J Maine Med Assoc* 68: 354-369.
Stebbing JF, Jewell DP, Kettlewell MGW & Mortensen NJMcC (1995) Long-term results of recurrence and reoperation after stricture-plasty for obstructive Crohn's disease. *Br J Surg* 82: 1471-1474.
Steinberg DM, Allan RN, Brooke BN, Cooke WT & Alexander-Williams J (1975) Sequelae of colectomy and ileostomy; comparison between Crohn's colitis and ulcerative colitis. *Gastroenterology* 68: 33-39.
Steinberg DM, Cooke WT & Alexander-Williams J (1973) Free perfora-tion in Crohn's disease. *Gut* 14: 187-190.
Sunkwa-Mills HNO (1974) Life-threatening haemorrhage in Crohn's disease. *Br J Surg* 61: 291-292.
Sutherland LR, Ramcharan S, Bryant S & Fick G (1990) Effects of cig-arette smoking on recurrence of Crohn's disease. *Gastroenterology* 98: 1123-1128.
Sutherland LR (2000) Mesalamine for the prevention of postoperative recurrence is nearly there the same as being there? *Gastroenterology* 118: 436-438.
Takesne Y, Ohge H, Uemura K et al (2002) Bacterial translocation in patients with Crohn's disease undergoing surgery. *Dis Colon Rectum* 45: 1665-1671.
Tamboli CP, Neut C, Desreumaux P et al (2004) Dysbiosis in inflam-matory bowel disease. *Gut* 53: 1-4.
Tan WC & Allan RN (1993) Diffuse jejunoileitis of Crohn's disease. *Gut* 34: 1374-1378.
Tartter PI, Driefuss RM, Malon AM, Heimann TM & Aufses AH (1988) Relationship of postoperative septic complications and blood trans-fusions in patients with Crohn's disease. *Am J Surg* 155: 43-48.
Taschieri AM, Cristaldi M, Elli M, Danellie P et al (1997) Description of new 'bowel-sparing' techniques for long strictures of Crohn's disease. *Am J Surg* 173: 509-512.
Thompson J (2000) Inflammatory bowel disease and outcome of short bowel syndrome. *Am J Surg* 180: 551-555.
Thorlakson RH (1985) The surgical management of Crohn's disease of the terminal ileum. *Dis Colon Rectum* 28: 540-542.
Tichansky D, Cagir B, Yoo E et al (2000) Strictureplasty for Crohn's disease: Meta-analysis. *Dis Colon Rectum* 43: 911-919.
Timmer A, Sutherland LR, Martin F et al (1999) Smoking, use of oral contraceptives, and medical induction of remission were risk factors for relapse in Crohn's disease. *Gut* 44: 311-312.
Tjandra JJ & Fazio VW (1993) Strictureplasty for ileocolic anasto-motic strictures in Crohn's disease. *Dis Colon Rectum* 36: 1099-1104.
Tjandra JJ & Fazio VW (1994) Strictureplasty without concomitant resection for small bowel obstruction in Crohn's disease. *Br J Surg* 81: 561-563.
Todo S, Tzakis AG, Abu-Emagd K et al (1992) Intestinal transplanta-tion in composite visceral grafts or alone. *Ann Surg* 216: 223-234.
Tomito H, Hojo I, Yasuda S, Nakamura T, Takemura K & Mishima Y (1993) Jejunal perforation caused by blunt abdominal trauma in a patient with Crohn's disease: report of a case. *J pn J Surg* 23: 1099-1102.
Tonelli F & Ficari F (2000) Strictureplasty in Crohn's disease. Surgical option. *Dis Colon Rectum* 43: 920-926.
Tonelli F, Fazi M & Ficari F (1999) Crohn's disease: indications for and results of strictureplasty. *Tech Coloproctol* 3: 194-198.
Tootla F, Lucas RJ, Bernacki EG & Tabor H (1976) Gastroduodenal Crohn disease. *Arch Surg* 111: 855-857.
Traube J, Simpson S, Riddell RH et al (1980) Crohn's disease and adenocarcinoma of the bowel. *Dig Dis Sci* 25: 939-944.
Trnka YM, Goltzer DJ, Kasdon EJ et al (1982) Long-term outcome of restorative operation in Crohn's disease. *Gastroenterology* 83: 405-409.
Truelove SC & Pena AS (1976) Course and prognosis of Crohn's disease. *Gut* 17: 192-201.
Tugwell P, Southcott D & Wocmesley P (1972) Free perforation of the colon in Crohn's disease. *Br J Clin Pract* 26: 44.
Trufa B, Allen BA, Conrad PG, et al (2003) Genotype and phenotype of patients with both familial adenomatous polyposis and thyroid cancer. *Fam Cancer* 2: 95-99.
Urca I (1971) Regional ileitis with free perforation into the peritoneal cavity twice: report of a case. *Dis Colon Rectum* 14: 310.
Valiulis A & Currie DJ (1987) A surgical experience with Crohn's disease. *Surg Gynecol Obstet* 164: 27-32.
Van Bodegraven AA, Sloots CEJ, Felt-Bersma RJF et al (2002) Endosonographic evidence of persistence of Crohn's disease-associated fistulas after Infliximab treatment, irrespective of clinical response. *Dis Colon Rectum* 45: 39-46.
Van Deventer SJH (2002) Anti-tumour necrosis factor therapy in Crohn's disease; where are we now? *Gut* 51: 362-363.
Van Patter WN, Bargen JA, Dockerty ME, Feldman WH, Mayo LW & Waugh JM (1954) Regional enteritis. *Gastroenterology* 26: 347-450.
Vantrappen G, Agg HO, Ponette E, Geboes K & Bentrad PH (1977) *Yersinia enteritis* and enterocolitis—gastroenterological aspects. *Gastroenterology* 72: 220-227.
Walsh TR, Reilly JR, Hanley E, Webster M, Peitzman A & Steed DL (1992) Changing etiology of iliopsoas abscess. *Am J Surg* 163: 413-416.
Warren S & Sommers SC (1948) Cicatrising enteritis (regional ileitis) as a pathologic entity: analysis of 120 cases. *Am J Pathol* 24: 475-501.
Watanabe M, Hasegawa H, Yamamoto S et al (2002) Successful appli-cation of laparoscopic surgery to the treatment of Crohn's disease with fistulas. *Dis Colon Rectum* 45: 1057-1061.
Watanabe M, Nakano H, Takano E, Miyachi I, Ito M & Kawase K (1991) A case of small bowel carcinoma in Crohn's disease. *Gastroenterol J pn* 26: 514-522.
Waye JD & Lithgow C (1967) Small bowel perforation in regional enteritis. *Gastroenterology* 53: 625-629.
Weston LA, Roberts PL, Schoetz DJ, Coller JA, Murray JJ & Rusin LC (1996) Ileocolic resection for acute presentation of Crohn's disease of the ileum. *Dis Colon Rectum* 39: 841-846.
Weterman IT (1976) Course and long-term prognosis of Crohn's disease. MD thesis, University of Leiden, Delft.
Weterman IT, Biemond I & Pena AS (1990) Mortality and causes of death in Crohn's disease. Review of 50 years' experience in Leiden University Hospital. *Gut* 31: 1387-1390.
Wexner SD, Cohen SM, Johansen OB et al (1993) Laparoscopic colo-rectal surgery: a prospective assessment and current perspective. *Br J Surg* 80: 1602-1605.
Whelan PJ, Saibil FG & Harrison AW (1987) New options in the surgical management of Crohn's disease. *Can J Surg* 39: 133-136.
Wilk PJ, Fazio V & Turnbull RB Jr (1977) The dilemma of Crohn's dis-ease: ileoduodenal fistula complicating

Crohn's disease. *Dis Colon Rectum* 20：387-392.

Williams AJK & Palmer KR (1991) Endoscopic balloon dilatation as a therapeutic option in the management of intestinal strictures resulting from Crohn's disease. *Br J Surg* 78：453-454.

Williams JG & Hughes LE (1989) Effect of perioperative blood transfu-sion on recurrence of Crohn's disease. *Lancet* ii：131-132.

Williams JG, Wong WD, Rothenberger DA & Goldberg SM (1991) Recurrence of Crohn's disease after resection. *Br J Surg* 78：10-19.

Winslet MC & Keighley MRB (1990) Surgery for Crohn's disease of the colon. In Allan RN, Keighley MRB, Alexander-Williams J & Hawkins C, editors, *Inflammatory Bowel Diseases*, 2nd edn, pp 473 - 482. Edinburgh：Churchill Livingstone.

Wise L, Kyriakis M, McCown A & Ballinger WF (1971) Crohn's disease of the duodenum：a report and analysis of eleven new cases. *Am J Surg* 121：184-194.

Wolff BG, Beart RJ Jr, Frydenberg HB, Weiland LH, Agrez MV & Ilstrup DM (1983) The importance of disease-free margins in resections for Crohn's disease. *Dis Colon Rectum* 26：239-243.

Wolfson DM, Sachar DB, Cohen A et al (1982) Granulomas do not affect postoperative recurrence rates in Crohn's disease. *Gastroenterology* 83：405-409.

Wood RFM & Ingham Clark CL (1992) Small bowel transplantation. *BMJ* 304：1453-1454.

Worsey MJ, Hull T, Ryland L et al (1999) Strictureplasty is an effective option in the operative management of duodenal Crohn's disease. *Dis Colon Rectum* 42：596-600.

Wu JS, Birnbaum EH, Kodner IJ et al (1997) Laparoscopic-assisted ileocolic resections in patients with Crohn's disease：are abscesses, phlegmons, or recurrent disease contraindications? Surgery 122：682-688.

Wyatt MG, Houghton PWJ, Mortensen NJMc & Williamson RCN (1987) The malignant potential of colorectal Crohn's disease. *Ann R Coll Surg Engl* 69：196-198.

Yamamoto T & Keighley MRB (1999a) The association of cigarette smoking with a high risk of recurrence after ileocolonic resection for ileocecal Crohn's disease. *Surg Today* 29：579-580.

Yamamoto T & Keighley MRB (1999b) Factors affecting the incidence of postoperative septic complications and recurrence after strictureplasty for jejunoileal Crohn's disease. *Am J Surg* 178：240-245.

Yamamoto T & Keighley MRB (1999c) Long-term results of stricture-plasty for ileocolonic anastomotic recurrence in Crohn's disease. *J Gastrointest Surg* 3：555-560.

Yamamoto T & Keighley MRB (1999d) Long-term results of stricture-plasty without synchronous resection for jejunoileal Crohn's disease. *Scand J Gastro* 34：180-184.

Yamamoto T & Keighley MRB (1999e) Follow-up of more than 10 years after strictureplasty for jejunoileal Crohn's disease：long-term results and predictive factors for outcome. *Colorectal Dis* 1：01-106.

Yamamoto T & Keighley MRB (2000) Smoking and disease recurrence after operation for Crohn's disease. *Br J Surg* 87：398-404.

Yamamoto T, Bain IM, Connolly AB & Keighley MRB (1998) Gastroduodenal fistulas in Crohn's disease：clinical features and management. *Dis Colon Rectum* 41：1287-1292.

Yamamoto T, Allan RN & Keighley MRB (1999a) Strategy for surgical management of ileocolonic anastomotic recurrence in Crohn's disease. *World J Surg* 23：1055-1061.

Yamamoto T, Allan RN & Keighley MRB (1999b) Perforating ileocecal Crohn's disease does not carry a high risk of recurrence but usually represents as perforating disease. *Dis Colon Rectum* 42：519-524.

Yamamoto T, Bain IM, Mylonakis E et al (1999c) Stapled functional end-to-end anastomosis vs sutured end-to-end anastomosis follow-ing ileocolonic resection in Crohn's disease. *Scand J Gastroenterol* 34：708-713.

Yamamoto T, Bain IM, Allan RN & Keighley MRB (1999d) An audit of strictureplasty for small bowel Crohn's disease. *Dis Colon Rectum* 42：797-803.

Yamamoto T, Bain IM, Connolly AB, Allan RN & Keighley MRB (1999e) The outcome of strictureplasty for duodenal Crohn's disease. *Br J Surg* 86：259-262.

Yamamoto T, Allan RN & Keighley MRB (2000a) Risk factors for intra-abdominal sepsis after surgery in Crohn's disease. *Dis Colon Rectum* 43：1141-1145.

Yamamoto T, Mylonakis E & Keighley MRB (2000b) Two surgical procedures for strictures at Finney strictureplasty for small bowel Crohn's disease. *Dig Surg* 17：451-453.

Young-Fadok TM, HallLong K, McConnell EJ et al (2001) Advantages of laparoscopic resection for ileocolic Crohn's disease. Improved outcomes and reduced costs. *Surg Endosc* 15：450-454.

Young S, Smith IS, O'Connor J, Bell JR & Gillespie G (1975) Results of surgery for Crohn's disease in the Glasgow region, 1961-70. *Br J Surg* 62：528.

第 45 章　结直肠克罗恩病的外科治疗

需要外科治疗的结肠克罗恩病患者比回肠克罗恩病患者要少，但是约有 2/3 最终需要手术。这种病的手术率在右半结肠疾病中是最高的，主要是因为这部分病人常伴有导致回肠狭窄的疾病，而这些疾病使得回结肠切除术成为必要。手术率最低的是那些病变仅存于直肠中的患者。

一小部分患者（不超过 5%～10%）因暴发性结肠炎可能同时伴有中毒性肠扩张或肠穿孔而需要急诊手术。对这些患者来说，首选的术式是结肠大部切除加回肠造瘘术。

对于一些患者，虽然已经给予强有力的内科治疗，但还是出现了诸如食欲减退、体重减轻、疲倦、腹泻、里急后重等身体急剧恶化的情况，这时通常施行择期手术。伴有脓肿、瘘管、恶性肿瘤以及肛周疾病也是手术的适应证。

手术主要分为三类。保留肛门而施行肠切除肠吻合的肠道重建术是最易被人们接受的。然而，这种术式病变的复发率很高，除非严格选择合适的患者。第二种术式是保留括约肌的同时造瘘，通常是回肠造瘘，或者是切除病变肠管，近端造瘘远端旷置，或者是仅仅造瘘而不切除肠管。这种术式可以使患者免除永久造瘘的痛苦，还能很快恢复健康。第三种术式是切除肠管和肛门，往往需要结直肠全切回肠造瘘，如果患者伴有严重肛周疾病则需要切除直肠而结肠造瘘。

结直肠克罗恩病的患者 40%～50%都需要回肠造瘘，很多还需要切除直肠。虽然存在持久性会阴部窦道形成的风险，但是，全结直肠切除术后的复发率却是最低的（Wolff，1998；Yamamoto 等，2000a）。

急诊手术治疗

急诊结肠切除术适用于急性暴发性结肠炎以及它的并发症：中毒性巨结肠以及肠穿孔或者肠出血（Driver 等，1996）。有时穿孔引起的结肠周围脓肿也需要急诊手术（Farmer 等，1976）。

急性暴发性结肠炎

临床表现

大约有 20%～30%表现为急性暴发性结肠炎的患者最终被确诊为克罗恩病而不是溃疡性结肠炎（Hawk 和 Turnbull，1966；Schachter 等，1967；Farmer 等，1968；McGovern 和 Goulston，1968；Leoutsakos 和 Pedridis，1970；Papp 和 Pollard，1970；Brooke，1972；Clark，1972；Fielding 和 Truelove，1972；Buzzard 等，1974）。

急性暴发性溃疡性结肠炎和克罗恩病的临床表现非常相似，两者发病都是突然而严重，都有乏力、血便、脱水、恶病质、发热、剧烈腹痛、循环衰竭和败血症。大便次数减少、腹胀和酸中毒往往预示着中毒性肠扩张，还有可能并发穿孔，而这又往往伴有严重的循环衰竭、板状腹和肠鸣音消失（Tugwell 等，1972）。中毒性肠扩张或较大穿孔引起的并发症的死亡率为 20%～50%（Shahmanesh 和 Wilken，1970；Strauss 等，1976；Whorwell 和 Isaacson，1981；Schofield，1983）。

虽然和溃疡性结肠炎的临床表现非常相似，但是 40%的克罗恩病患者同时患有肛周疾病（Keighley 和 Allan，1986）。常常表现为巨大水肿的皮赘，没有疼痛的瘘或者溃疡，有时是硬化块或者陈旧性瘘管（Allan 和 Keighley，1988）。急性暴发性克罗恩病的出血要比急性溃疡性结肠炎轻得多（Alexander-Williams，1971；Steinberg 等，1975；Ritchie，1990）。克罗恩病常常具有肠道症状的病史，尤其是腹泻、里急后重和腹痛（Winslet 和 Keighley，1990a）。

Mortensen 等 1984 年报道了 St Mark 医院 18 例急性暴发性克罗恩病的患者。当他们最初就诊时，有一半的患者被误诊。12 例患者出现了中毒性肠扩张，其中 2 例并发了肠穿孔。3 例患者没有肠扩张而出现了肠穿孔，仅仅有 3 例没有出现并发症。

发病机制和并发症

急性结肠炎

暴发性克罗恩性结肠炎和急性溃疡性结肠炎并发中毒性肠扩张和较大肠穿孔的机制是相同的，两者的发生率也大致相等（Garrett 等，1967；Schachter 等，1967；Javett 和 Brooke，1970；Soll 等，1971；Mir-Madjlessi 和 Farmer，1972；Buzzard 等，1974；Farmer 等，1975；Greenstein 等，197a；Fisher 等，1976；Fazio，1980）。开腹探查发现病变通常侵及末端回肠，而且结肠壁也常有增厚，但是线性溃疡和鹅卵石征通常并不存在。较深的裂隙性溃疡和局部脓肿提示局部病变累及。有 50%的患者直肠不受累及。

中毒性肠扩张

中毒性肠扩张主要由于结肠中的细菌发酵产生气体，导致结肠扩张进而使结肠壁的血供减少（Wakefield 等，1989）。同时还存在黏膜缺血导致片状肌肉和黏膜坏死，进而很快导致穿孔（Marshak 等，1950）。中毒性肠扩张也可能并发感染性结肠炎、阿米巴性结肠炎、假膜性结肠炎和出血性结肠炎，这需要小心鉴别（Wruble 等，1966；Brown 等，1968；Ripstein 和 Wiener，1973；Editorial，1975；Kirsner，1975；Lee 等，1985）。

中毒性肠扩张可能由于钡剂灌肠、服用安眠药或止泻药而突然加重（Hywel-Jones 和 Chapman，1969）。克罗恩病患者中毒性肠扩张的发生率为 4.4%～6.3%（Buzzard 等，1974；Farmer 等，1975；Greenstein 等，1975a）。Grieco 等于 1980 年报道 78 例溃疡性回结肠炎患者中有 5 例发生了中毒性巨结肠（6.3%）。在临床上，当影像学资料提示结肠直径大于 5.5cm 时，中毒性巨结肠的诊断就可以成立。但是组织病理学家认为结肠最大直径超过 10cm 才能明确诊断。如果外科手术已经失去时机或者已经出现穿孔，中毒性肠扩张的死亡率超过 40%（Brooke 等，1977；Cello 和 Meyer，1978）。偶尔结肠扩张会继发于横结肠、结肠脾区或乙状结肠的狭窄。这些扩张是慢性的，因而穿孔也少得多（Svanes 等，1976）。

自发穿孔

中毒性肠扩张时可能没有穿孔，穿孔时也可能没有肠扩张（Goligher 等，1970）。然而，克罗恩病患者中毒性肠扩张合并穿孔的发生率达到 3%（Spence 等，1983；Suk 等，1984；Bundred 等，1985）。穿孔的位置通常在降结肠和乙状结肠（Whorwell 和 Isaacson，1981；Orda 等，1982；Schofield，1983），但有时也在盲肠（Kyle 等，1968）。穿孔使大剂量类固醇激素治疗克罗恩性结肠炎变得困难（Nasr 等，1968）。Bundred 等于 1985 年报道了 198 例克罗恩性结肠炎患者中有 6 例并发了穿孔：1 例患有中毒性肠扩张，4 例在急性结肠炎发作之前就有克罗恩病史，4 例正在服用大剂量类固醇激素。

憩室合并穿孔与克罗恩病

自发穿孔也可能并发于乙状结肠的克罗恩病，也有可能表现为或并发于憩室性疾病（Berman 等，1979）。这两种病并发已经在憩室病的章节叙述过了（见第 33 章）。如果这两种病并存，就有可能表现为结肠周围脓肿、化脓性或粪便性腹膜炎（Marshak 等，1970）。大部分患者患有近期经常发作的左半结肠的疾病，这种疾病常常表现为憩室性疾病，而病理改变却要广泛得多，涉及降结肠和直肠上部（Small 和 Smith，1975；Meyers 等，1978）。局部并发症诸如肠瘘、脓肿和穿孔的发生率很高（De Dombal 等，1971；Colcock 和 Stahmann，1972；Nugent 等，1973）。直肠侵及也很常见且继续进展（Alexander-Williams，1976；Thompson，1976）。肠外症状比较明显（Lennard-Jones，1972），76%患有肛周疾病（Berman 等，1979）。

穿孔周围脓肿

严重克罗恩病有时并发结肠周围脓肿。降结肠最易发生，常伴有较深的溃疡。肠周脓肿如果破溃则表现为急性腹膜炎。

大出血

克罗恩病不易并发大出血。Driver 等于 1996 年报道了 Aberdeen 市 501 例克罗恩病中有 9 例并发了大出血。仅有 1 例术前找到确切的出血部位。7 例需要造瘘，都没有进行胃肠道重建。2 例死亡。1 例复发出血，尽管曾做过急诊结肠切除。

诊断

克罗恩病的一般临床表现和暴发性溃疡性结肠炎很难鉴别，不同点是出血较少、直肠较少侵及和肛周疾病发生率较高（见第 39 章）。

克罗恩病和溃疡性结肠炎患者肠外疾病的发生率基本相等，这些疾病包括杵状指、结节性红斑、坏疽性脓皮病、虹膜炎、关节痛、硬化性胆管炎等，而克罗恩病患者骶髂关节炎的发生率要比溃疡性结肠炎患者低一些（Scammell 等，1987；Hodgson，1990）。

在 40%的患者，肛周检查有助于诊断肛周克罗恩病，它的发生率取决于直肠的受累程度（Keighley 和 Allan，1986；Williams 和 Hughes，1990）。

乙状结肠镜可以鉴别克罗恩病和急性溃疡性结肠炎的直肠黏膜。然而，大约一半患者直肠相对正常（Andrews 等，1989）。在这样的病例中，水肿的直肠黏膜就会比溃疡性结肠炎不易有接触性出血。即使直肠活检也不一定可靠。即使多次直肠活检和多处结肠镜活检均报告严重的急性溃疡性结肠炎，随后的肠切除标本也可能报告克罗恩病（Grobler 等，1991）。可以通过乙状结肠镜注气，然后拍摄腹部平片以观察降结肠和直肠的气体对照影像。这些临床表现可以鉴别溃疡性结肠炎和暴发性克罗恩性结肠炎（Lee，1990）。左半结肠、乙状结肠正常，直肠病变呈连续分布且不断加重，往往说明是溃疡性结肠炎。反之，克罗恩病的典型表现是直肠不受累，降结肠和乙状结肠有严重的穿透性溃疡，其间有正常的黏膜。B 超和 CT 提示结肠周围脓肿和结肠壁增厚也支持克罗恩病。

粪便培养可以确诊一些特殊的病原体，如沙门菌、志贺菌、大肠埃希菌、阿米巴肠炎、弯曲菌肠炎、艰难梭菌腹泻等。

急性暴发性结肠炎禁做钡剂造影和结肠镜。

保守治疗

急性暴发性结肠炎和第 39 章所述的溃疡性结肠炎的保守治疗方法相同。首先要快速静滴晶体液和胶体液以补充血容量和电解质。100mg 的大剂量氢化可的松和抗生素应该在 6 小时内静滴进入体内。

卧床休息并穿弹力袜以预防静脉栓塞已经得到大家认可。有血栓栓塞史的患者预防性皮下注射肝素也是可行的，因为结肠出血的风险很低。所有的患者都要进行严密监测。简单指标如脉搏、呼吸、血压可以 4 小时检测一次。也要监测体液平衡、便次和出入量。基本血液学和生化指标也要监测，尤其是血红蛋白、血细胞比容、白细胞数、红细胞沉降率、血小板数、血气、血肌酐、尿素、电解质、白蛋白、肝功能、黏蛋白和 C 反应蛋白。最有价值的监测指标是腹围和 X 片上的结肠直径。影像学提示急性肠扩张，伴结肠直径超过 5.5cm 或 X 片提示有黏膜片状坏死灶，腹膜后气体或者气腹，都可以作为手术的绝对指征。若结肠已扩张，但还没有达到 5.5cm，也可用结肠镜减压以免急诊手术，但不能注气。将结肠镜小心通过直肠进入乙状结肠可以缓慢抽吸，任何气性扩张都会有所缓解。

外科治疗

有大约一半的患者可以确诊为克罗恩性结肠炎，相对于溃疡性结肠炎，对这些患者我们倾向于较为积极的外科治疗。原因在于，和溃疡性结肠炎相比，克罗恩性结肠炎不易缓解，非手术治疗后发病率增加，长期效果（结肠功能良好，没有症状）不好（Ambrose 等，1984；Mortensen 等，1984；Andrews 等，1989；Ritchie，1990；Winslet 和 Keighley，1990a）。

治疗急性克罗恩性结肠炎我们有两条原则。第一个是“3 天原则”，指如果患者在给予了输液、激素及抗炎等内科治疗 72 小时后，有证据表明病情没有缓解甚至已经加重，则应该考虑结肠切除回肠造瘘及造黏液瘘手术。如果已经出现了急性中毒性肠扩张或穿孔，则应该立即行结肠切除术。第二个原则是“21 天原则”，指患者在早期出现间断性好转，但随之虽给予激素、环孢素、营养支持等强有力的内科治疗，患者仍出现病情恶化、进行性营养不良等情况，则应考虑结肠切除术，可以末端回肠造瘘缝合直肠断端，也可以回肠直肠吻合。进行性低白蛋白血症、白细胞持续增多及红细胞沉降率增快常提示有脓毒灶，这时则需要急诊结肠切除，此时，则不建议回肠直肠吻合。

结肠次全切除术加回肠造瘘术

急性暴发性克罗恩性结肠炎或伴有并发症时最常采用的术式就是结肠次全切除术加回肠造瘘术。优点是病变结肠和感染灶都被清除；没有吻合口，也就没有吻合口感染；患者做一个末端回肠造瘘，这也还是有益的，因为70%的患者最终都要做永久性的回肠造瘘。然而，患者接受结肠次全切除术加回肠造瘘术后并不一定要永久性造瘘（虽然肠道连续性恢复的机会低于20%），所以有人认为这个手术只能暂时解决问题。虽然病灶切除了，还是需要开腹手术还纳造瘘口。因为直肠很少并发扩张或穿孔，可以保留。但是一旦直肠残端发生大出血或者脓肿，就需要尽快切除直肠（Korelitz 等，1969）。

在两种情况下应该保留黏液瘘而不应该关闭直肠残端。第一种是直肠严重发炎伴活动性出血：此时我们可以通过黏液瘘较为容易地施行局部激素疗法。第二种情况是关闭直肠残端有漏的可能（Winslet 和 Keighley，1990a）。如果患者直肠病变非常严重，或者伴有盆腔炎和低白蛋白血症，或者患者正在服用大剂量激素，则直肠残端漏的可能性很大（Hulten，1988）。

重建性结直肠切除术加回肠肛管吻合术

暴发性克罗恩性结肠炎可能和溃疡性结肠炎很难辨别，这可能给患者带来严重后果。有些浮躁的外科医生，由于不愿意给患者做永久性造瘘而宁愿相信患者得的是溃疡性结肠炎而给患者施行重建性结直肠切除术加回肠肛管吻合术。这些医生甚至不做预防性回肠造瘘，觉得患者仅需服用几天的激素就行。这样极易导致吻合口漏和盆腔感染（见第41章）。如果克罗恩病的诊断明确，至少30%～50%的患者的储袋因功能不全或脓肿而需要切除，至少需要切除50cm的末端回肠。

因此，不论溃疡性结肠炎的证据有多充分，都不应该做急诊重建性结直肠切除，因为严重并发症的发生率特别高。因此，不论诊断什么病，治疗急性结肠炎最好的术式就是结肠次全切除术加回肠造瘘（Kmiot 和 Keighley，1990）。

结肠次全切除术加回直肠吻合术

有些患者适合施行结肠次全切除术加回直肠吻合术，但不适于暴发性结肠炎的患者。如果患者可以确诊为克罗恩病，先前的检查也显示直肠未受累，如果患者的病情恶化，则早期即可施行此术式。如果患者遵循“21天原则”施行结肠切除术，且没有腹腔内感染，也可施行此术式（Elton 等，2003）。

急诊施行结肠切除加回直肠吻合术的优点在于，患者仅需承受一次手术，即便是患者有废用性直肠炎且诊断一直不明确（Roediger，1990；Winslet，1990），如果先前没有感染手术也很安全（Flint 等，1977）。

直肠结肠切除术加回肠造瘘术

直肠结肠切除术不能用于急诊手术。急性克罗恩病不需要切除直肠。直肠切除后骨盆和会阴的感染率很高，尤其是伴有中毒性肠扩张或结肠穿孔等感染因素时。急诊直肠结肠切除术的死亡率为27%～43%（Allsop 和 Lee，1978；Greenstein 等，1981；Goligher，1988），必须施行此术式的情况很少。

功能废用

使结肠废用并且使粪便绕过发炎的肠管对慢性疾病患者很不错（Lee，1975；Harper 等，1983；Winslet 等，1989）。很明显，这种方法不能用于中毒性肠扩张或肠穿孔，即使粪便改道能够减轻病情，但它对急性暴发性结肠炎是否安全现在还不确定（Burman 等，1971a；Oberhelman，1976a；Weterman 和 Pena，1976a）。然而，在治疗急性结肠炎时，如果能通过回肠造瘘来使某段肠管废用从而保护回直肠吻合口，也是可行的（Ambrose 等，1984）。

较好的术式：结肠次全切除加回肠造瘘术

如前所述，结肠次全切除加回肠造瘘术适用于几乎所有需要急诊结肠切除的患者，不管有没有并发急性暴发性结肠炎、中毒性肠扩张、肠穿孔或穿孔性脓肿。这既切除了病灶，又能将整个病变组织做病理检查，还不用做吻合（Morpurgo 等，2003）。这也能使所有的治疗都在开放环境下进行；但是，只有当回肠和直肠病变很少，且活动性肛周疾病未侵及肛门括约肌时，后续的回肠直肠吻合术才能施行（图45.1）。

如果有直肠累及、活动性肛周疾病和跳跃性小肠损害，肠道连续性几乎不可能重建（图45.2），这时我们建议患者以后做直肠切除。

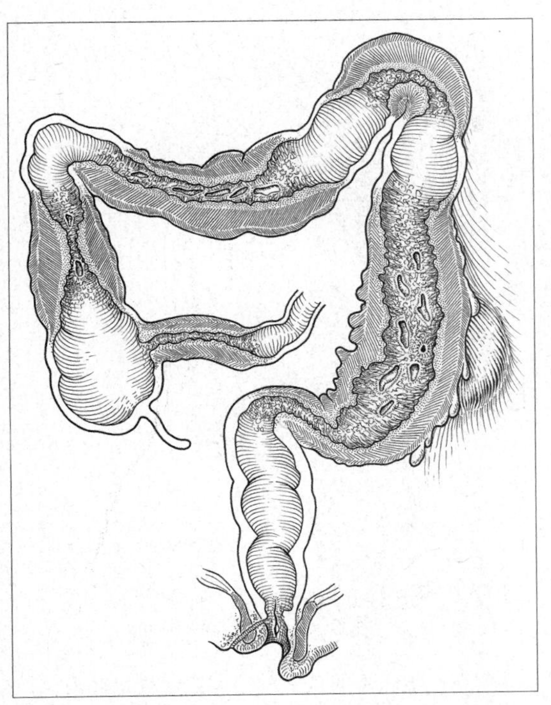

图 45.1　克罗恩性结肠炎。典型病变是分段分布的线性溃疡和肠壁的增厚，有时有脓肿。直肠病变相对较轻，但有严重的肛周疾病，比如慢性瘘管或瘢痕。

有时候，尽管已经做了肠道废用处理，但漏出的血液和黏液也会使之前被认为是健康的直肠残端发炎。此时，只有化验粪便或是重建消化道连续性才能弄清直肠炎是由进展期克罗恩病还是由非活动性直肠炎导致的（Glotzer 等，1981；Korelitz 等，1984；Winslet 和 Keighley，1989）。

术前准备

患者术前应该给予足够的晶体胶体液、系统的抗炎和激素治疗、皮下预防性注射肝素，术中使用弹力袜和充气腿袋。通过鼻胃管减压来减轻肠梗阻及治疗中毒性巨结肠。密切的血生化监测以确保任何电解质缺失、酸中毒或贫血的纠正。

手术

让患者处于劳埃德-戴维斯（Lloyd Davies）体位，全麻后，利用乙状结肠镜和阴道镜仔细检查。利用中线切口进腹。如果已经有了肠穿孔，就需要立即切除穿孔肠段以限制感染。如果仅仅有肠扩张，则将结肠镜插入扩张肠段减压即可（图 45.3）。如果

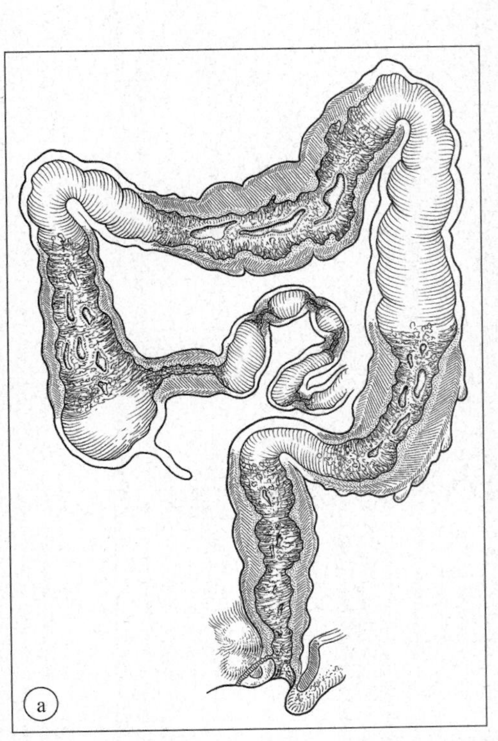

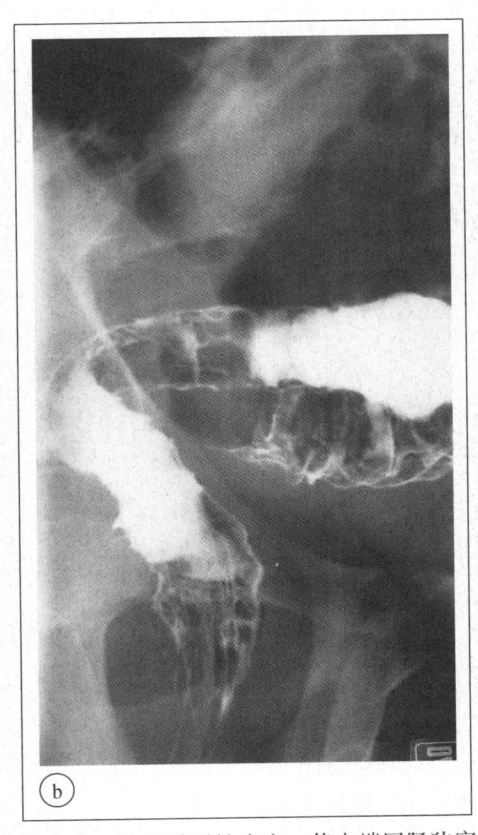

图 45.2　克罗恩性结肠炎侵及直肠。**(a)** 结肠部分病变，小肠跳跃性病变，伴末端回肠狭窄，另外有直肠狭窄和肛周侵及；**(b)** 钡灌肠显示直肠狭窄，以及侵袭性病变累及乙状结肠、直肠。

网膜已经将穿孔局限，则应该将此段肠管一并切除以减少感染，而不应仅将穿孔外脓肿切除（图 45.4）。

一般通过分离增厚的腹膜来游离结肠，通过降结肠和右半结肠的侧面。如果网膜没有包裹穿孔，则将之保留。通常对克罗恩病来说，很难将网膜和横结肠系膜分开。所以也没有必要保留网膜，有时将整个网膜和横结肠一并切除更好一些（图 45.5）。

乙状结肠通过分离侧腹膜和骶岬上的腹膜来游离。结肠血管的切断和结扎没必要在根部实施。在拟切除直肠段的相应位置将直肠上血管结扎。可以在最临近受累肠段的地方切断回肠。可以使用 GIA 50 或 TLC 50 等带缝钉的器械将直肠和回肠切开。这可以减少感染，直肠残端可以旷置，如果没有出血也可以用 3/0 薇乔线将之缝合。

在原先标记的做瘘口的地方，用环锯切开皮肤，分离腹直肌鞘和腹膜，做成一个通道，将末端回肠拉出。用剪刀或电刀切下带缝钉的末端回肠。准确止血后，外翻末端回肠，做成回肠造瘘（图 45.6a）。如果患者有盆腔炎症、库欣综合征或者直肠严重受累，则将直肠乙状结肠交界肠段拉到肠壁缝合到皮肤上做成黏液瘘（图 45.6b）。

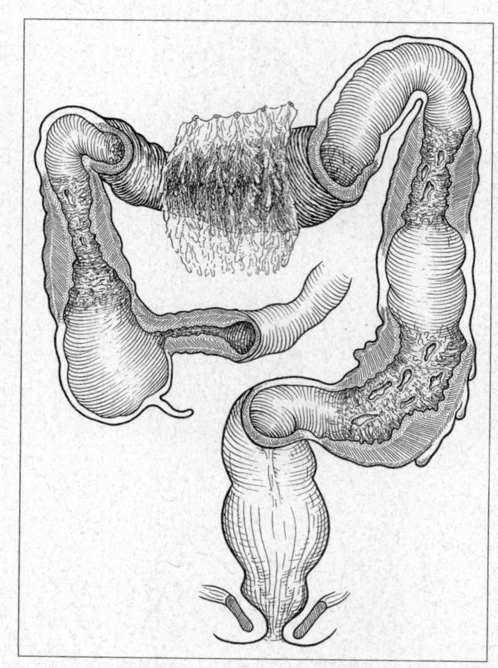

图 45.4 克罗恩性结肠炎的急诊结肠切除。横结肠有一个包裹性穿孔。较好的手术方法是结肠次全切除，末端回肠造瘘，直肠残端缝合。

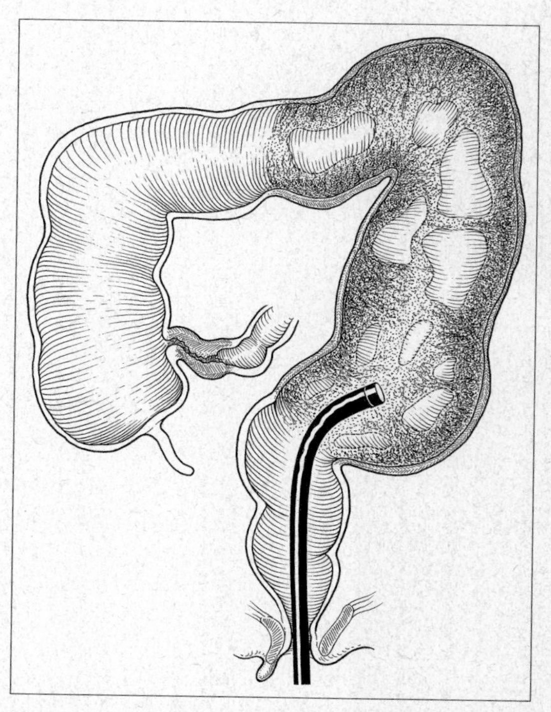

图 45.3 巨结肠减压。肠扩张性疾病可能同时伴有克罗恩性结肠炎和溃疡性结肠炎。内科疗法可以通过不注气的内镜减压。（减压的另一种更安全的方法是，往直肠里放一根 30F 的 Foley 尿管，以便于自动引流。）

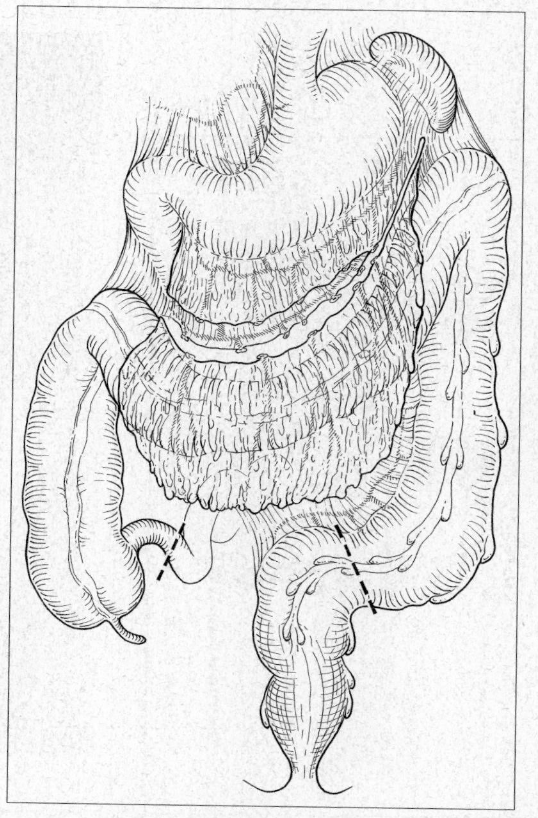

图 45.5 横结肠和大网膜一起切除。直肠残端保留较长，以便做黏液瘘和末端回肠造瘘。

术后并发症

我们报道了 14 例患有暴发性克罗恩性结肠炎而需要急诊肠切除的患者接受结肠次全切除术加回肠造瘘术后的情况。有 2 例死亡，死因都是持续性腹腔内感染，在手术之前就已经有肠穿孔。有 29 例患者也接受了这一手术，但并不是暴发性结肠炎；有 1 例死于肺栓塞，患者在手术前 3 周已经不能活动了（Andrews 等，1989）。

Mortensen 等于 1984 年报道，14 例接受急诊结肠切除加回肠造瘘的患者中有 9 例做了黏液瘘，因为只有 5 例被认为直肠残端缝合是安全的。没有死亡病例，但是有 2 例并发了严重的腹腔内感染，1 例直肠残端出血。这一术式的长期效果会在下文中提到。

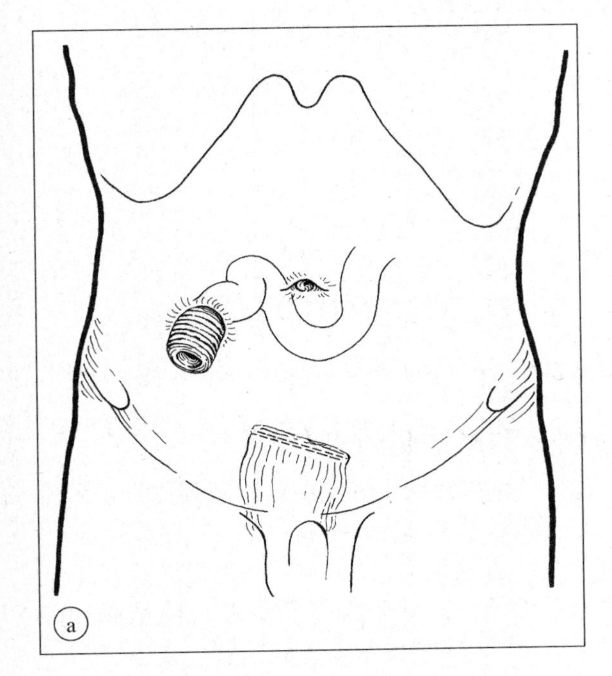

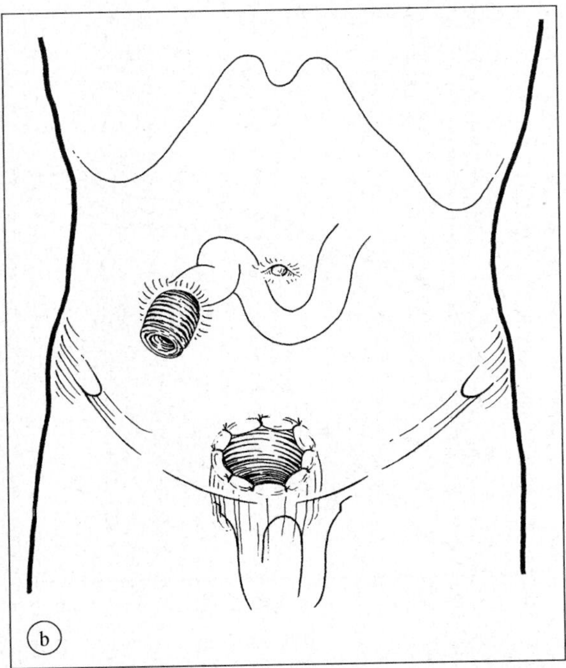

图 45.6　急诊结肠切除术的几种术式。（**a**）结肠次全切除，末端回肠造瘘，直肠残端缝合：可以用切割吻合器。（**b**）结肠次全切除，末端回肠造瘘，黏液瘘。

择期手术治疗

最终，大约三分之二的克罗恩病患者都会有进行手术治疗的需要（Janowitz，1975；Allan 等，1977）。而其手术适应证通常为顽固难治的腹泻、全身乏力，以及伴随的严重肛周或直肠疾病。

克罗恩病的病情发展在某种程度上取决于其最初病变发生的解剖部位。发生于右半结肠的克罗恩病通常伴随有回肠方面的疾病，而后者导致的肠道梗阻症状使得这一类患者的手术比例变得很高，在伯明翰研究组中甚至高达 89%（Andrews 等，1989）。侵及左半结肠的克罗恩病通常在老年人群中发病较多，这部分患者接受手术治疗的比例相对较低，在我们的患者中大概占 62%（81/130）。而我们统计的结肠病变范围广泛的 145 例患者中，有 115 例进行了手术治疗。还有一小部分病变局限于直肠的患者，手术率仅为 32%（14/44）。尽管病变发生于左半结肠或是病变范围广泛的这部分手术患者中超过半数都需要进行永久性的造瘘，但是他们的术后生活质量总体上是令人满意的。超过 70%的这部分造瘘患者表示对他们的生活完全满意，并且能够恢复到发病前的生活状态（Goligher，1979）。在我们的研究中，随访期内存活的 299 例患者中仅有 14 例出现了明显的症状，并且仅 16 例接受了专门的治疗。克罗恩病具有较低的癌变可能，这与在溃疡性结肠炎中的发生率类似。但是鉴于这种癌变可能确实存在，因此长期不愈或是病变范围广泛的这部分克罗恩病患者可能也具有进行结肠切除手术的适应证（Gillen 等，1994）。关于手术方式的选择见表 45.1。

择期手术率

如上所述，克罗恩病的手术率与发病的位置及范围有关。然而在多个中心的研究报道中，总的手术比例却惊人的接近。Goligher 在 1979 年报道的

表 45.1 克罗恩性结肠炎的治疗方法

结肠部分受累	‡ 部分肠切除肠吻合，加或不加回肠造瘘（脓肿、严重肛周疾病或出于手术技术层面的考虑）
结肠广泛受累	结肠次全切除术 ‡ ①回直肠吻合或回乙状结肠吻合（不伴脓肿，直肠和肛门括约肌正常），做或不做回肠造瘘（脓肿、严重肛周疾病或出于手术技术层面的考虑） ②做或不做消化道重建（脓肿或肛周直肠疾病已治愈）
单纯直肠病变	* 腹会阴切除结肠造瘘（结肠正常） † 或粪便改道：回肠造瘘
严重结直肠疾病	* 直肠结肠切除回肠造瘘， † 或者粪便改道：回肠造瘘

* 可能造成神经性膀胱功能障碍、性功能障碍或严重会阴损伤。

† 造瘘还纳后可能复发。

‡ 复发率较高。

主要侵及结直肠的 352 例克罗恩病患者中，有 250 例（71%）接受了手术治疗，这一数字与我们统计得出的 75%（360 例患者中 272 例接受手术治疗）基本是一致的。而在 Lennard-Jones 等在 St. Mark 医院的研究中，72%的结直肠克罗恩病患者在发病后 6 年内接受了手术治疗。有人提出，手术比例的统计不仅取决于病变的部位及范围，还与研究随访的时间长短有关（Elliot 等，1985）。

手术适应证

在克罗恩病侵及右半结肠的这部分患者中，回肠受到病变累及，这决定了大多数的患者表现为消化道梗阻、腹腔内脓肿和肠壁的瘘道（Andrews 等，1991）。偶尔，有一些表现为慢性贫血和全身乏力的患者也需要手术的介入来进行治疗。

对于病变侵及乙状结肠的患者，其临床表现往往和结肠憩室病的表现类似，例如肠道局部的梗阻、结肠周围脓肿或是自发性的结肠穿孔（Ryan，1991）。在一部分回肠乙状结肠瘘的患者中，如果乙状结肠受到病变侵及或是发生狭窄的话，可能需要进行针对性的手术切除（Saint-Marc 等，1995；Young-Fadok 等，1997）。对于病变主要发生于左半结肠的这部分患者，如果出现药物难以控制的腹泻，急性、全身性的乏力，或是内镜下对于肠腔狭窄处进行的扩张术难以实现时，就需要行相关的手术干预切除（Verkatesh 等，1992）。病变侵及直肠肛门部是另一重要的手术指征，特别是那些伴有肠管狭窄、慢性脓毒血症、直肠狭窄发炎以及直肠括约肌受损的患者（Morson 和 Lockhart-Mummery，1959）。

病变侵及右半结肠的患者

我们分别以症状出现和明确诊断到进行手术所间隔的时间对手术率进行分析（图 45.7），10 年以内两种统计方法均有大约 80%的患者接受了不同方式的手术治疗。其中大多数患者行回结肠切除术，术后 10 年内 40%的患者因为病变复发进行了二次手术切除（Andrews 等，1989）（图 45.8）。

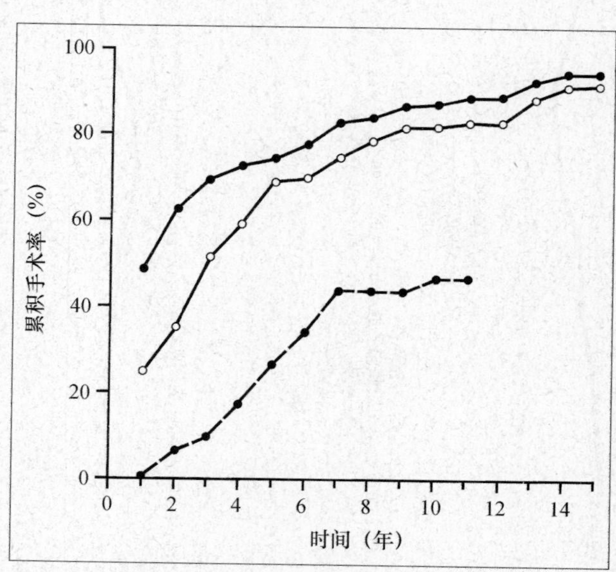

图 45.7 右半结肠疾病的手术率。症状开始出现时的累积手术率（●），诊断后（○），以及疾病复发后的再手术率（虚线）（Andrews 等，1991）。

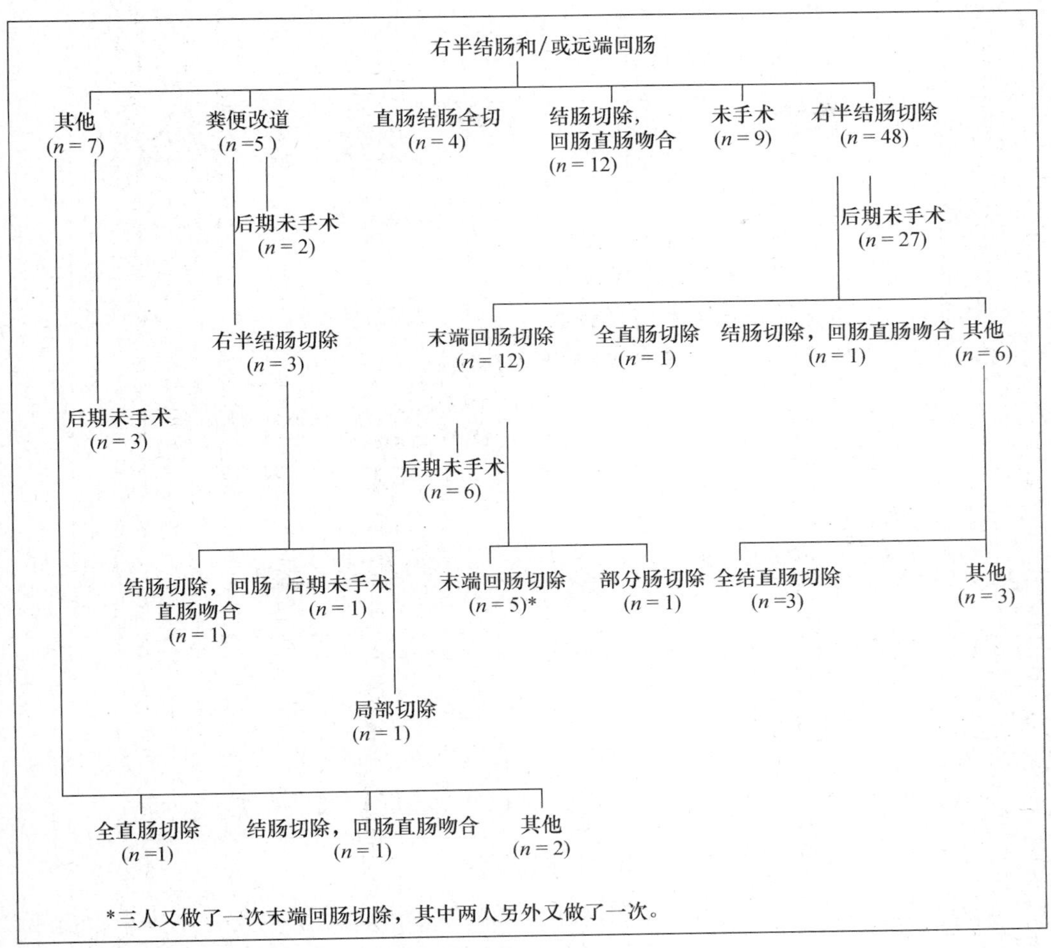

图 45.8　右半结肠炎的手术治疗（Andrews 等，1991）。

病变侵及左半结肠的患者

我们对这部分患者也按从症状出现和明确诊断到进行手术所间隔的时间对手术率进行统计分析，见图 45.9。他们之中，初次手术方式出现了相当大的差异，大多数患者接受了结肠部分切除术或是次全切除术，其中一半患者进行了肠吻合术；剩下患者进行了结直肠切除或是单纯性的病变肠段旷置手术。大部分左半结肠病变的患者都需要进行第二次甚至第三次的手术，其中绝大多数最后都需要进行结直肠的根治切除（Andrews 等，1989）（图 45.10）。

结肠广泛病变的患者

这部分患者绝大多数都一期进行了结肠次全切除术及回直肠吻合术。有的患者因为合并严重的直肠病变进行了结直肠切除术或结肠次全切除术合并回肠造瘘术，或是单纯的回肠双腔造瘘术（图 45.11）。他们最终的病情转归我们列于图 45.12 中，而对于结肠克罗恩病所最为广泛使用的两种术式（即回肠直肠吻合术和结直肠切除术）的术后转归结果，我们分别列于图 45.13 和图 45.14 中。

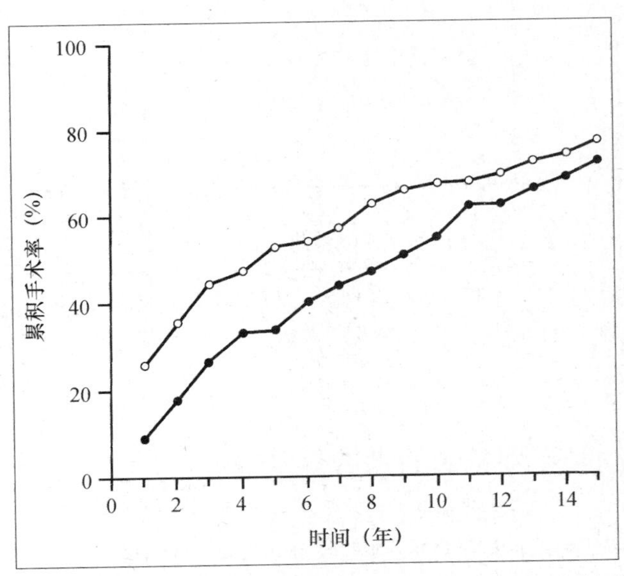

图 45.9　左侧结肠疾病。症状开始出现（●）及诊断时（○）的累积手术率。

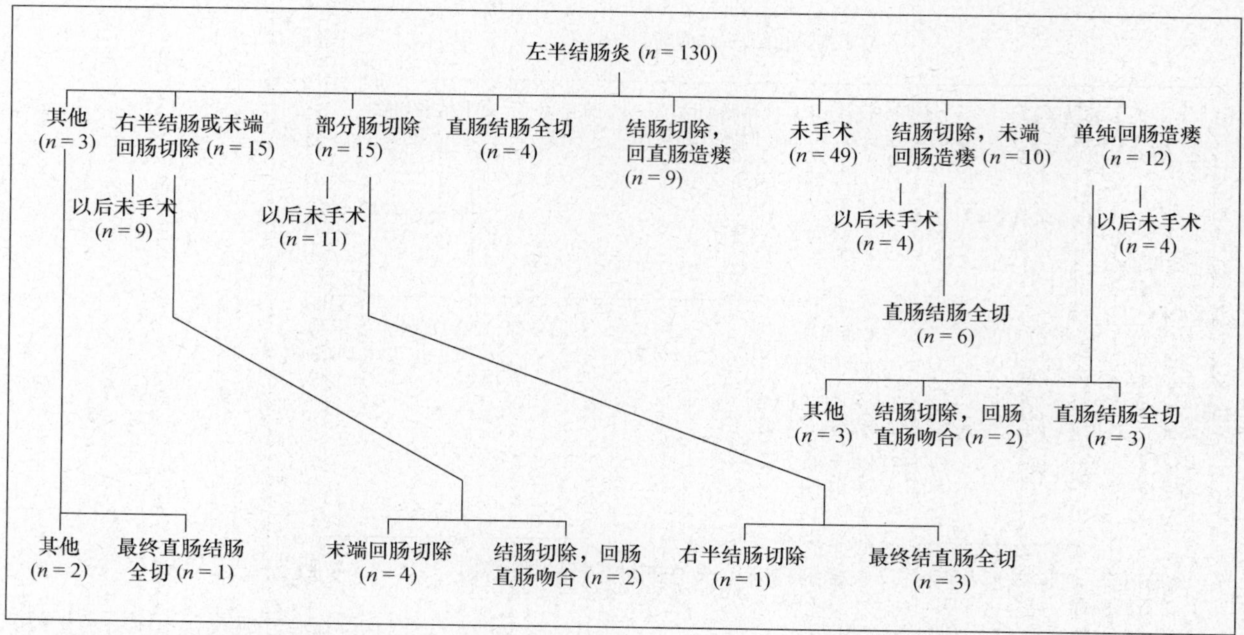

图 45.10 左半结肠炎的手术治疗（Andrews 等，1991）。

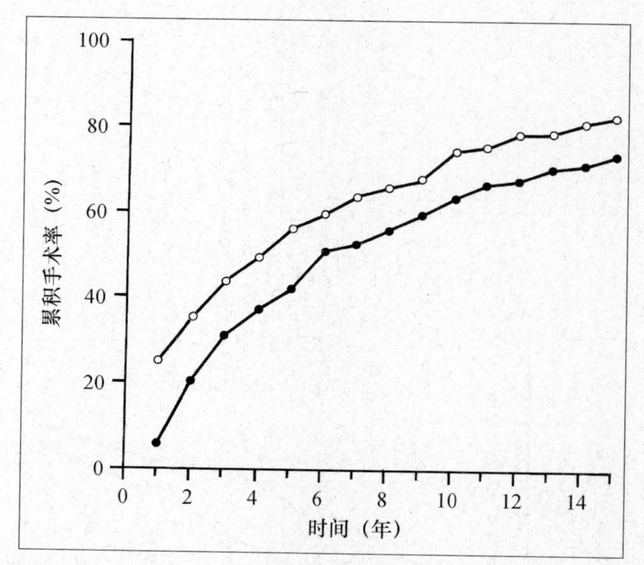

图 45.11 结肠广泛受累的结肠克罗恩病。症状开始出现后（●）及诊断后（○）的累积手术率（Andrews 等，1989）。

结肠克罗恩病的术后复发情况

与回肠疾病不同，手术方式的选择对于结肠克罗恩病的术后复发和再手术率均产生了巨大影响（Fasth 等，1981）。有人可能会说，既然回肠直肠吻合术后回肠和直肠两部分都存在复发可能，而结直肠切除术后仅回肠一段存在复发风险，那这种复发率和再手术率的差异当然一点都不奇怪了。同样的，结肠节段切除术后患者比结肠次全切除术后患者复发率更高也就不难理解了（Allan 等，1989；Bernell 等，2001）。

复发情况对比

结肠次全切除术合并回肠直肠吻合术 *vs*. 结直肠切除术合并回肠造瘘

Ritchie 在 1990 年统计得出结直肠切除术与回肠直肠吻合术术后 10 年复发率分别为 9%和 50%，而术后 22 年复发率两者分别为 20%和 55%（图 45.15）。

Goligher 在 1979 年报道结直肠切除术和回肠直肠吻合术术后 8 年复发率大致分别为 14%和 61%。我们发现在回肠直肠吻合术后患者中，回肠病变复发概率明显比接受结直肠切除术的患者高出许多，这提示粪便的刺激可能是决定术后复发率的一个重要因素（Scammell，1985）。减少粪便对回肠的刺激便可以减少回肠部位病变的复发率（Harper 等，1982；Korelitz 等，1985；Winslet 和 Keighley，1990b；Winslet 等，1994）。结肠次全切除术合并回肠直肠吻合术患者的术后复发率很大程度上取决于对于患者合理的筛选。巴黎的研究组报道在肠吻合术后 5 年，77%的患者能够有令人满意的肠道功能状况，而术后 10 年这个满意率能够达到 63%（Chevalier，1994）。在不同的研究统计中，回肠直肠吻合术患者术后总体复发率相去甚远（表 45.2）。病变侵及直肠曾被认为是决定术后复发率的负面因素之一，但是这一观点却并未在回肠直肠吻合术后的患者中

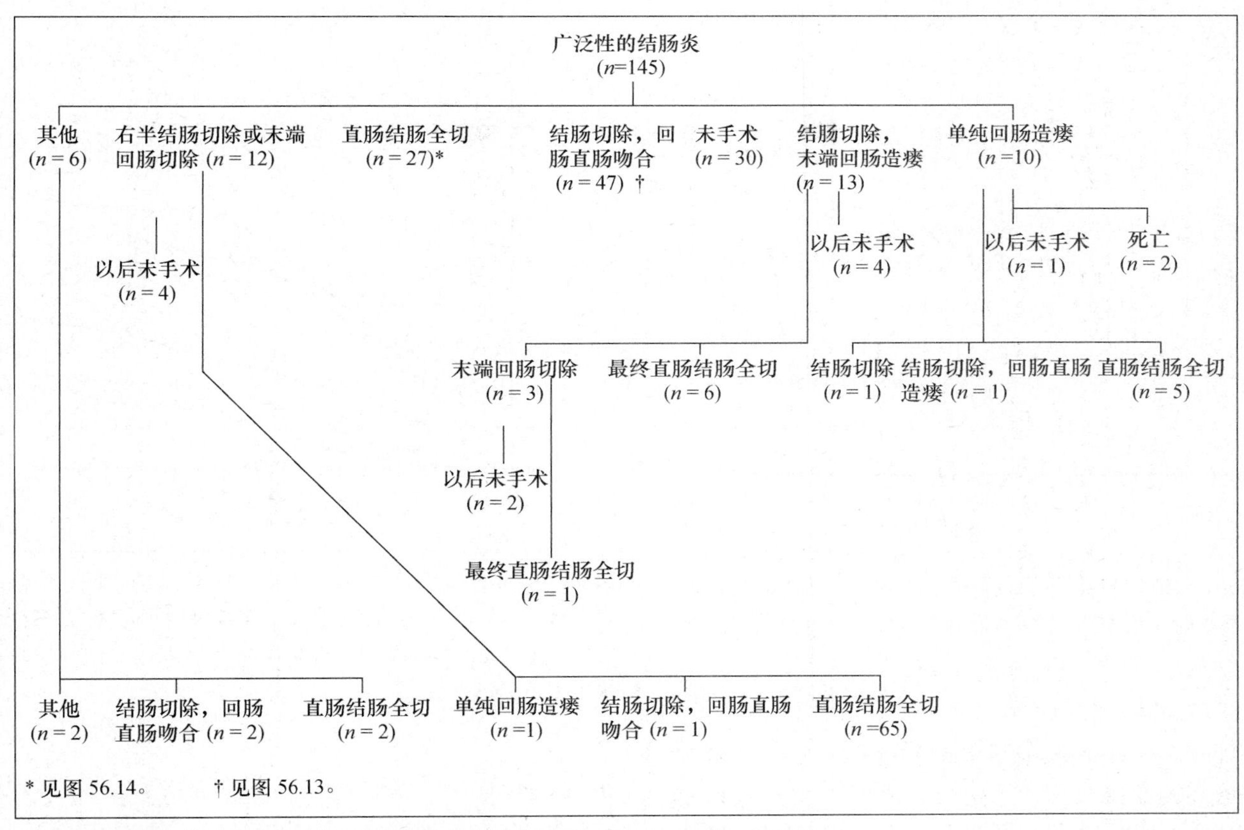

图 45. 12　结肠广泛受累的克罗恩性结肠炎的手术治疗（Andrews 等，1989）。

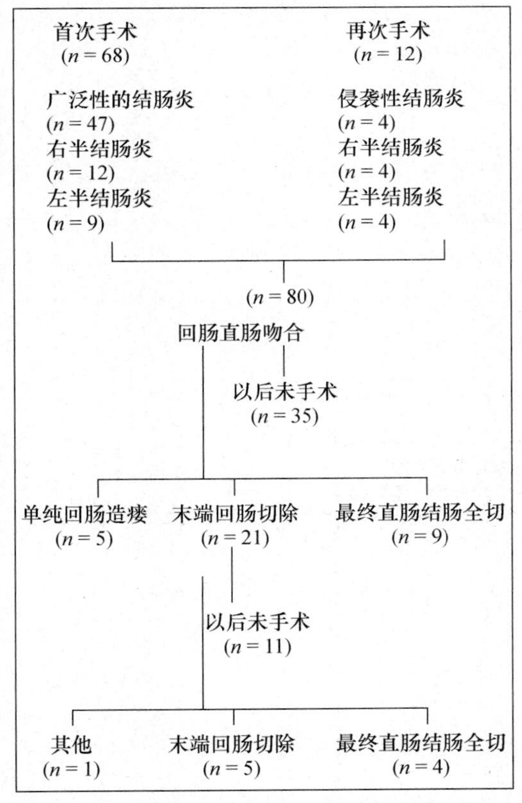

图 45. 13　克罗恩性结肠炎患者结肠切除回肠直肠吻合后的外科治疗结果（Andrews 等，1989）。

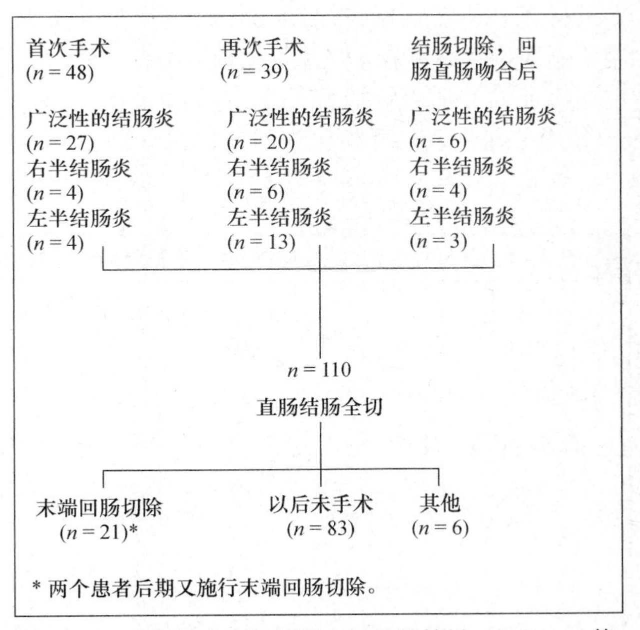

图 45. 14　克罗恩病直肠结肠全切后的结果（Andrews 等，1989）。

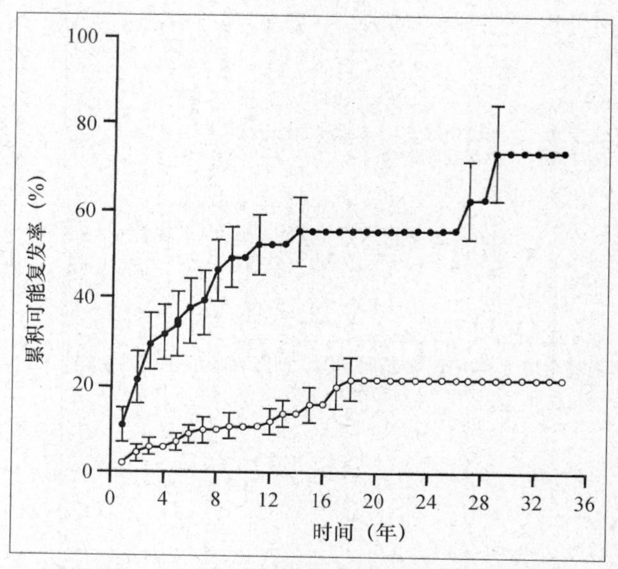

图 45.15　此图显示了结直肠全切除术后与结肠切除、回肠直肠吻合术后复发率的比较情况。前者以●表示，后者以○表示。

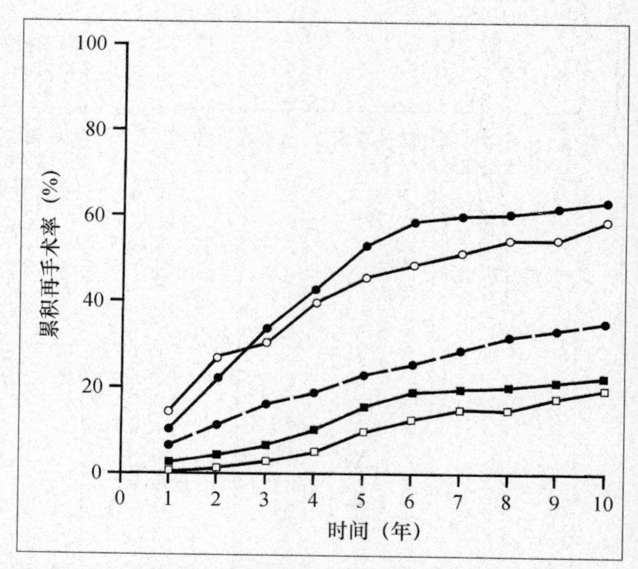

图 45.16　比较结肠节段切除术后（●），结肠切除、回肠直肠吻合术后（○），结肠切除、回肠造瘘术后（■），结直肠切除术后（□）以及回盲部切除术后（虚线）的复发再手术率情况。

得到证实（Buchmann 等，1981）（图 45.16）。同样，合并肛周病变侵及与术后复发率之间的必然联系亦未在接受结肠切除和回肠直肠吻合术的这部分患者中得到证实（Cooper 等，1986）。

结肠次全切除术合并回肠造瘘 *vs*. 结肠次全切除术合并回肠直肠吻合术

正因为接受这两种结肠切除术的患者数量是如此的接近，使得这两者之间的比较变得如此的有趣。然而，直肠被病变严重累及被视为前一种手术的适应证而非后者，这使得前者术后 5 年与术后 10 年内总共行追加直肠切除术的比例分别为 47%和 58%而后者仅分别为 14%和 22%的现象的出现就丝毫不令人奇怪了（图 45.17）。更有趣的是，在后一种手术术后 5 年与 10 年内发生回肠部病变复发并需要进行手术治疗的概率均较前一种手术更高，分别为 21%和 37%，而后者仅为 10%和 18%（图 45.18）（Yamamoto 和 Keighley，2000b）。

结直肠切除术合并回肠造瘘 *vs*. 结肠次全切除术合并回肠造瘘

许多研究表明，在接受结肠次全切除术后，不同比例的患者迟早都会接受二次的直肠切除术。在

表 45.2　结肠克罗恩病回肠直肠吻合术治疗的术后转归情况

	患者数	临床复发率（%）		吻合口功能良好（%）	
		5 年	10 年	5 年	10 年
Ritchie（1990）	59	34	49	—	—
Longo 等（1992）	118	—	63	84	48
Chevalier 等（1994）	83	47	57	77	63
Pastore 等（1997）	42	42	—	74	65
Yamamoto 等（2000）	65	—	—	86	78
Bernell 等（2001）	106	47	58	—	78
Cattan 等（2002）	144	58	83	86	86

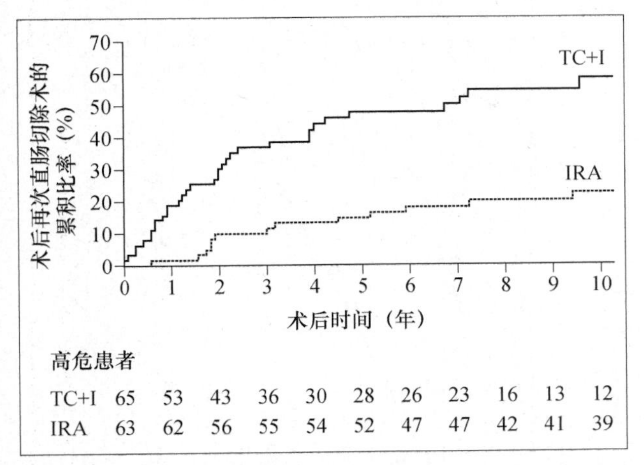

图 45.17　比较全结肠切除、回肠造瘘术与全结肠切除（TC+I）、回肠直肠吻合术（IRA）后行再次直肠切除术的累积比率。

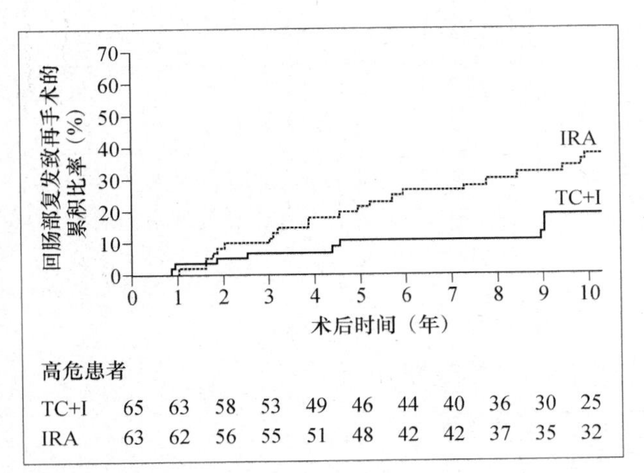

图 45.18　比较全结肠切除、回肠造瘘（TC+I）与全结肠切除、回肠直肠吻合术（IRA）后因回肠部位病变复发而进行再次手术的比率。

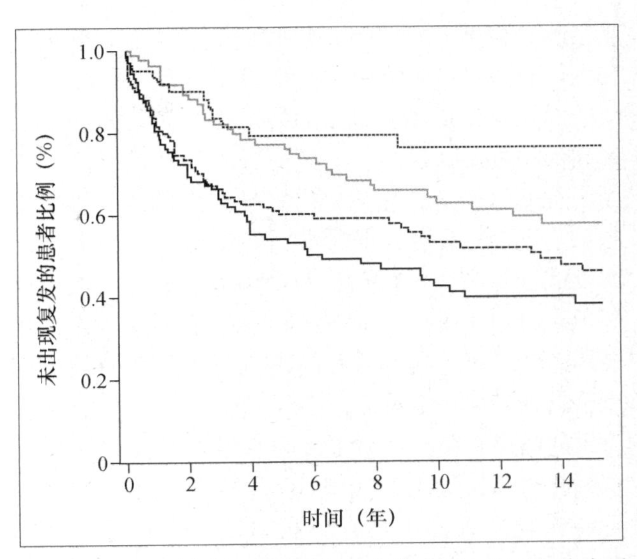

图 45.19　394 例结肠克罗恩病患者接受首次结肠切除术后的生存曲线情况：斜虚线表示结肠切除、回肠造瘘术（$n=64$）；细实线表示结直肠切除、回肠造瘘（$n=89$）；粗实线表示结肠切除、回直肠吻合术（$n=106$）；虚线表示结肠节段切除术（$n=134$）。

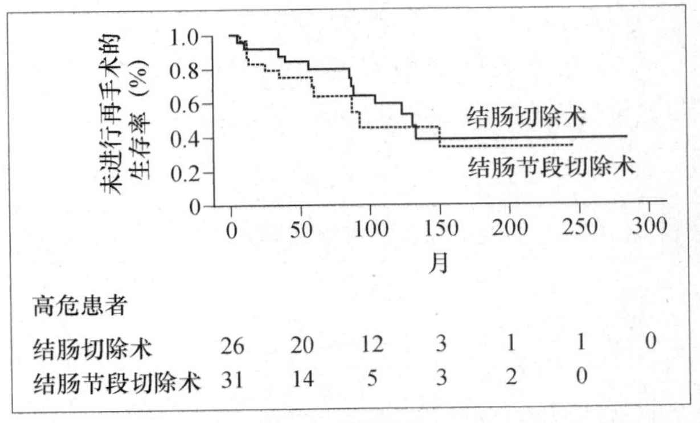

图 45.20　57 例因结肠克罗恩病进行肠吻合术，术后未行再次手术切除的患者的术后生存率情况（Andersson 等，2002）。

本组对比中让人感兴趣的是术后小肠部位的病变复发率，除了 Bernell 等于 2001 年在瑞典统计得出的结论中接受结肠次全切除的患者术后小肠复发率更高外（图 45.19），其他大多数的研究均表明此两种术式术后回肠部复发率没有明显的差异（Farmer 等，1975；Mekhjian 等，1979；Vender 等，1979；Yamamoto 和 Keighley，1999a，b）。

结肠节段切除术合并肠吻合术 *vs*. 结肠次全切除术合并回肠直肠吻合术

由于术后极高病变复发率的存在，结肠节段切除这一术式受到广泛的争议（Andrews 等，1989；Morpurgo 等，2003）。我们也确实报道过此术式术后极高的早期复发率，并且随着时间发展居高不下（Allan 等，1989）。Andersson 与其同事在 2002 年的研究中得出此两种术式术后复发率相差无几的结论，但前者术后对于患者肠道功能的保留却远优于后者（图 45.20）。

影响术后复发率的因素

进行结肠切除术的同时是否伴有回肠部位病变的侵及对于术后复发率的高低具有重要的影响（Lock 等，1981；Cattan 等，2002）。Cleveland Clinic 的数据统计表明，在接受结直肠切除术或是结肠切除术合并回肠造瘘的患者中，术后 11 年复发率在接受结肠切除术时即有明显回肠受侵的这部分里达46%，而肉眼下回肠无受侵的仅为23%（图45.21）。众所周知，直肠部位病变的侵及也是决定术后复发率高低的重要因素之一，然而肠外症状的表现和应用5-氨基水杨酸类化合物进行针对性的预防可能对术后复发率具有更大的影响（Cattan等，2002）。初次发病年龄越小的患者，其术后复发率往往越高（Goligher，1979；Lock等，1981）。不难理解，越年轻的患者，对于其存活时间内进行的随访持续时间就会越长。而由生命表（Peto等，1977）计算统计得出的结果表明，术后复发率似乎与性别以及疾病持续的时间长短无关（Ritchie，1990）。术后复发率可能在经产人群中具有更高的比例（Nwokolo等，1994）。Mayo Clinic的Probhaker等在1997年报道说，手术切缘的情况、病变发生的位置及范围、术中是否保留括约肌等因素均对术后复发率没有影响（表45.3）。吸烟对小肠疾病术后复发率的影响是如此明显（Borley等，1997；Yamamoto和Keighley，1999a，2000a），但迄今为止我们却无法把吸烟与结直肠切除术后复发率联系到一起（Yamamoto等，2000a）。然而，吸烟对回肠直肠吻合术后复发率的影响却是无疑的（Yamamoto等，1999a）。

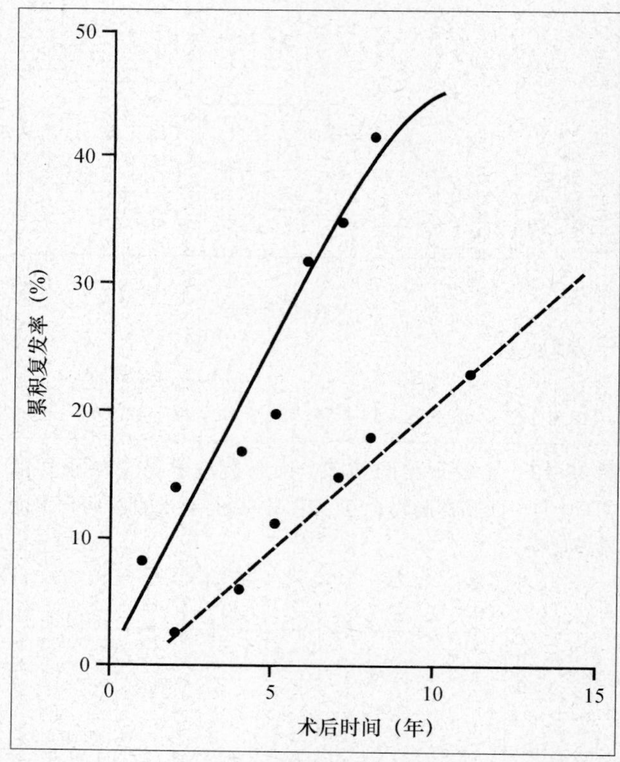

图45.21 结肠切除、回肠造瘘术后累积复发率情况：实线与虚线分别表示手术时合并和不合并回肠部病变侵及（Lock等，1981）。

表45.3 影响结肠克罗恩病结肠切除术后复发率的因素

	复发率	未出现复发的百分比
切缘情况		
切缘阳性（n=40）	22（45）	18（37）
切缘阴性（n=2）	2（4）	—
未知（n=7）	3（6）	4（8）
发病部位		
左半结肠（n=31）	17（35）	14（29）
右半结肠（n=12）	7（14）	5（10）
双侧病变（n=6）	3（6）	3（6）
病变范围		
1/3累及（n=23）	13（26）	10（20）
1/3到2/3累及（n=25）	13（26）	10（24）
2/3以上计（n=1）	1（2）	—
多种情况合并的（n=11）	5（10）	6（12）
手术范围		
结肠节段切除（n=39）	23（47）	16（23）
结肠切除（n=10）	4（8）	6（12）

括号内的数值为百分比。

来源自：Prabhacker等，1997。

并发症发生率与死亡率

显而易见，会阴部切口不愈合仅仅会出现在直肠切除术后的患者中（Scammell 和 Keighley，1985），但它的出现的确是延长住院天数的因素之一（Yamamoto 等，1999b）。会阴部切口愈合的问题困扰着多达 60%的这部分术后患者，而大约 10%的克罗恩病患者可能会出现长期不愈的会阴部窦道，我们针对这些方面的内容在第 6 章中作了专门的探讨（Ritchie 和 Lockhart-Mummery，1973；Goligher，1979；Elliot 和 Todd，1985；Scammell 等，1985）。会阴部切口愈合的问题使得对其他手术方式的探索变得如此必要。最简单的方式莫过于切除结肠后进行直肠残端闭合，然后回肠末端造瘘。其他方式还包括保留肛门的结肠直肠切除术（Winslet 等，1990）以及通过回肠袢造口术或是回肠造瘘术实现的消化道改道术（Lee，1975；Harper 等，1982）。

关于结直肠切除术后性功能障碍，勃起功能障碍或是逆向射精，膀胱功能紊乱以及严重的性交困难等并发症的情况，我们在第 7 章中有详细的描述和探讨。通过直肠周围肌肉的切除（Lee 和 Dowling，1972；Leicester 等，1984）、避免对骶前筋膜的剥离、在直肠前部解剖分离过程中对 Denonvillier 筋膜的保留以及注意防止对骨盆边缘神经的损伤等方法，能够减少术后男性性功能障碍的出现。避免使用会阴部切口则可以降低术后性交困难的出现概率（Yeager 和 Van Heerden，1980）。一些术后性功能障碍方面的并发症与造瘘术的实施是直接相关的。而在克罗恩病的术后患者中，回肠造瘘口功能不良的发生率远高于溃疡性结肠炎的患者（Steinberg，1975）。同样的，克罗恩病术后患者出现造瘘口翻修，急性或慢性电解质紊乱的概率也远比溃疡性结肠病的患者高出许多（Weaver 等，1988；Post 等，1995）。

抛开出现在会阴部以及造瘘口周围的感染暂且不论（Irvin 和 Goligher，1975；Corman 等，1978；Marks 等，1978；Bardot 等，1980；Phillips 等，1985），由于腹部切口感染导致的败血症出现的概率在 7%～14%（Allsop 和 Lee，1978；Greenstein 等，1981；Hares 等，1982；Seksik 等，2003）。据报道，结肠克罗恩病术后发生腹腔内感染的概率为 3%～16%（Keighley 等，1982）。不难理解，术前合并感染的患者出现术后早期感染的概率会比其他人远远高出许多（Hulten，1988）（图 45.22）。正因如此，对于术前合并感染的患者，避免一期肠道吻合以及延长抗生素的使用时间将是我们应该特别注意的地方。

术后远期并发症包括：肠道皮肤瘘，慢性的腹壁切口感染，肠梗阻，回肠造瘘口综合征以及直肠周围疾病。胆汁酸吸收障碍使得 6%的患者术后出现胆石症（Davie 等，1994），而 3%的患者术后发生泌尿系结石（Goligher，1985）。术后早期死亡多因为吻合口裂开引起的感染。而晚期死亡的病因则为术后复发、重症感染、残余肠道癌变以及其他无关疾病（Gyde 等，1980；Greenstein 等，1981；Andrews 等，1989；Gillen 等，1994）。

腹腔镜下克罗恩病结肠切除术

不知什么原因，治疗克罗恩病时人们不愿意用腹腔镜做结直肠切除术（Hamel 等，2000；Poulin 等，2000；Msika 等，2001；Schmidt 等，2001；Simon 等，2003）。而实际上，下列情况很可能不用中转开腹就能成功：

- 不特别胖
- 以前没有肠穿孔或腹腔内感染
- 没有多次手术史，尤其是术后感染史
- 术前检查提示没有严重粘连
- 没有严重心肺脑疾病
- 没有大的腹外疝
- 没有肠外瘘
- 没有蜂窝织炎

腹腔镜下结肠部分切除，尤其是乙状结肠或左半结肠切除，在体内做结肠直肠吻合是可行的（图 45.23 和图 45.24）。由于游离横结肠及保留网膜难

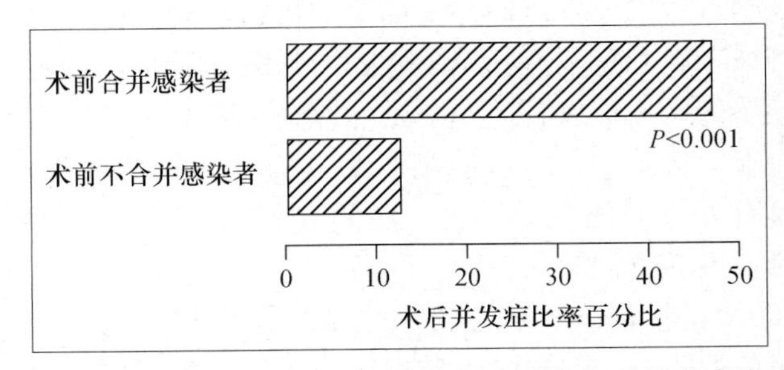

图 45.22 术前合并与不合并感染的患者术后并发症发生比率百分比情况比较。

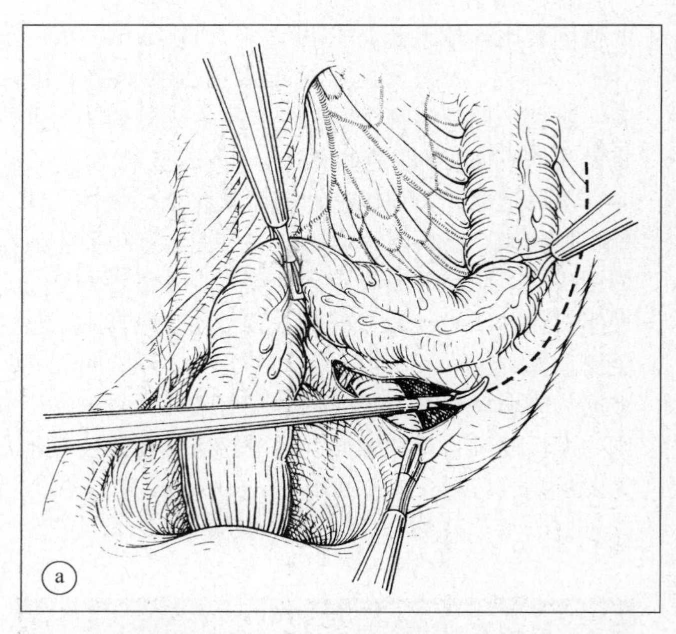

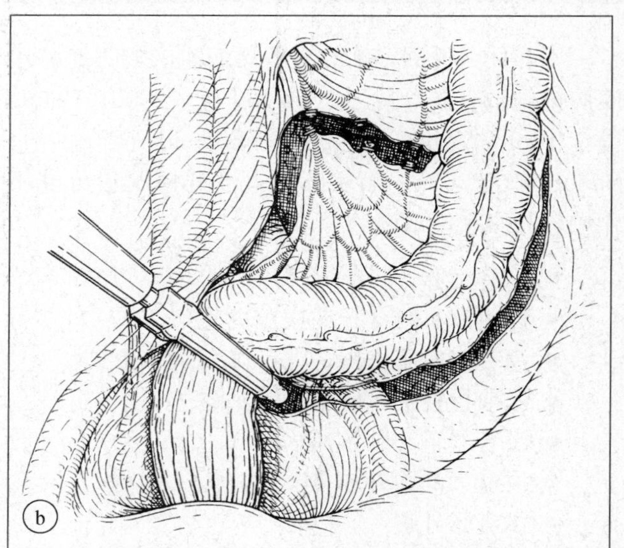

图 45.23 腹腔镜乙状结肠切除术。(**a**) 切开侧腹膜，找到输尿管和生殖腺血管，用 Babcock 钳拉住。(**b**) 用血管夹把血管蒂夹住。用 60mm 切割吻合器切开直肠乙状结肠交界。

度较大，故腹腔镜下全结肠切除回肠造瘘或回肠直肠吻合费时较多。同样，如果横结肠的游离很容易的话，腹腔镜下直肠结肠切除回肠造瘘术也是相对简单的。处理血管的原则是，游离切断右半结肠的血管，接着是左半，横结肠最后。直肠切除较难，还有可能损伤自主神经。在重建性结直肠切除术时，腹腔镜技术还是有优势的（Dunker 等，2001）。腹腔镜下结直肠切除术的作用和结果将会简单地陈述，但技术细节遵循开放手术的原则。第 4 章能够找到腹腔镜技术的原则。

腹腔镜辅助结肠部分切除术

术中需做结肠镜时术前必须做标准肠道准备。患者需留置导尿管，安放在艾伦蹬形支架上。根据手术部位，按开腹 Hassan 手术步骤，用 12mm 的穿刺套管建立气腹（右半结肠切除在右髂窝；左半或乙状结肠切除在左髂窝）。一般还需要两个穿刺孔（左半结肠切除时开在右边，右半结肠切除时开在左边）（Hamel 等，2000）。切开侧腹膜，用血管钉结扎肠段血管。现在也有很多人愿意从中间切开。把拟切除肠段的系膜绷紧，更利于切断血管（回肠结肠或右半结肠血管在右边，乙状结肠或左半结肠血管在左边）。用无创伤钳分离血管后腰大肌腰方肌前的组织，以暴露生殖腺血管和输尿管。术程的最后才把侧腹膜切开。一旦肠管的游离和血管的分离完成，就用腔内吻合器将远端肠管切断。然后做一个小的正中切口或普芬南施蒂尔切口（Greene 等，2000），拖出肠管，切除病变部分，在近端肠管做荷包缝合，将吻合器的钉座插入荷包。从肛门直肠部插入圆形吻合器直达肠管的远侧断端。推出中心针，将之与抵钉座相连，闭合吻合器，完成结直肠吻合。如果把近端肠管切开并做侧侧吻合，则可以完成功能性储袋-直肠的端端吻合（见第 44 章）。

文献报道腹腔镜下左半结肠切除越来越多，但回结肠切除更多（见第 44 章）。这项技术看似安全，但患者必须同意，若是腹腔镜下切除难度较大则需开腹（Schmidt 等，2001）。较开腹手术，虽然腹腔镜手术时间较长，但术后疼痛较小，肠功能恢复较快，出院时间能提前两天，并发症也较少（Bauer 等，1995；Hildebrandt 等，1995；Liu 等，1995；Ludwig 等，1996；Bemelman 等，1997；Bergamaschi 和 Arnand，1997；Joo 等，1997b；Watanabe 等，1997；Hamel 等，2000；Poulin 等，2000；Msika 等，2001；Schmidt 等，2001；Simon 等，2003）。

腹腔镜肠切除较传统肠切除主要的优势在于，术后肠梗阻的发生率低（Alabaz 等，1997；Bergamaschi 等，2003）。

腹腔镜下重建性直肠结肠切除术

腹腔镜下重建性直肠结肠切除术的目的在于：减小手术切口，美化切口外观，降低肠梗阻的发生率（Simon 等，2003）。生活质量研究显示，相比传统储袋手术，患者感觉更好，尤其是对于那些没有临床症状的家族型腺瘤性息肉病以及炎性肠病的

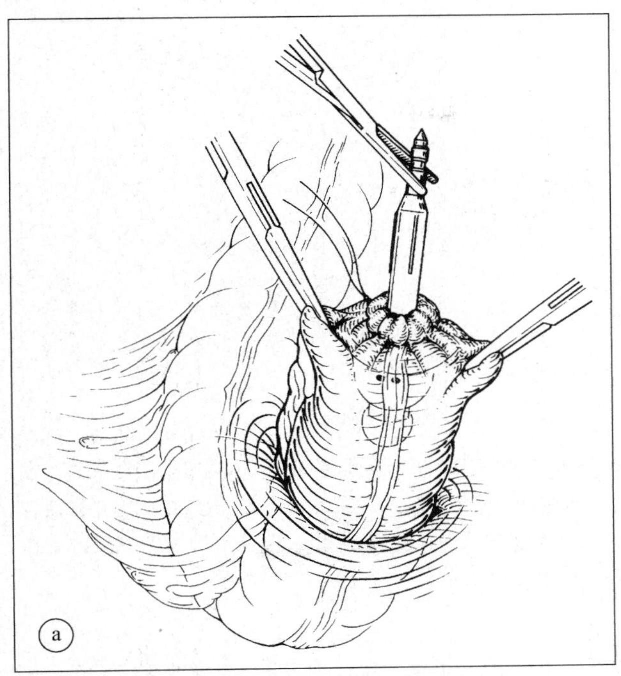

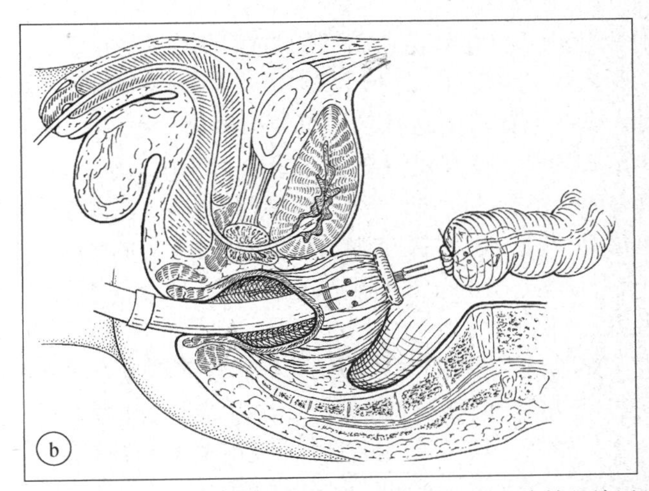

图 45.24　体内结肠直肠吻合术。(**a**) 在皮肤切开 6cm 长的小切口，拉出近端结肠，荷包缝合，插入抵钉座。将结肠放回腹腔，与吻合器连接。(**b**) 吻合器已被放入直肠残端，连接抵钉座，吻合即将完成。

患者，在做预防性重建性直肠结肠切除术时(Marcello 等，2000；Brown 等，2001)。因为大多数克罗恩病患者都不建议做重建性直肠结肠切除术，在此不做细致描述（Reese 等，2007）。

腹腔镜下直肠切除

有些患者已经做过结肠切除回肠造瘘术，但还有持续性直肠炎或肛周疾病，由于有恶变的风险，我们建议做直肠切除，此时也许施行腹腔镜下游离直肠、经会阴完成肛门及低位直肠切除是可行的。但是必须没有腹腔盆腔的感染以及直肠残端足够长(最好能带一段乙状结肠)。如果造瘘口正常，不难建立气腹。患者取截石位，术者可以站在任何一侧。首先应辨明直肠乙状结肠的位置，然后切开两侧的盆腹膜。直肠后部的分离应尽量远离骶岬，且在直肠上血管的后侧。应该紧贴直肠后侧壁切开直肠系膜以保证不伤及盆腔侧壁。分离直肠前部时，应用扇形牵引器使阴道和前列腺与直肠隔开，使直肠处于盆腔后部。用超声刀操作时应尽量靠近直肠一侧。其余部分的切除，应该沿括约肌间切口自下而上分离，务必不要伤及肛提肌，且要一直分到肠管，这样术后肛提肌还是有功能的。在会阴组医师开始手术之前，腹部组医师应该在盆腔低位放置一根引流管，以便能够从会阴处导出。关闭套管孔及会阴切口和别的手术一样。

腹腔镜辅助直肠结肠切除

克罗恩病运用腹腔镜下直肠结肠切除的可能性较小，尤其是有严重的肛门直肠瘘管而没有结肠炎性包块（Msika 等，2001）。如果大网膜和横结肠及结肠系膜粘连并不紧密，可以考虑腹腔镜手术。做一个普芬南施蒂尔切口用作手辅助有助于手术。像回结肠切除术一样，此切口包含了两个低位套管针的位置。做一个标准的结肠切除及直肠游离（见后述)，用直线吻合切割器切断末端回肠，用环锯在腹壁上造瘘。通过会阴切除肛门和直肠下三分之一，方法同后述的直肠结肠切除术，切除段通过会阴取出。

腹腔镜下全结肠切除术加回肠造瘘或回肠直肠吻合术或回肠乙状结肠吻合术

肠管减压后，腹腔镜下全结肠切除术加回肠造瘘完全可以施行。也可以在完成大部分腹腔镜下结肠游离的时候，利用正中切口或普芬南施蒂尔切口完成结肠切除。手术的难点在于游离横结肠。如果结肠系膜和大网膜之间有很多粘连，则应该停止腹腔镜下手术（Schmidt 等，2001）而中转开腹。此手术应该在艾伦镫状架上用劳埃德-戴维斯体位实施。患者导尿。手术操作有很清晰的三步：右半、左半和横结肠切除。每一步患者和医生的位置都不同(图45.25)。首选“由内到外”的技术，因为这样就使横结肠切除之前左半右半结肠固定。切断供应左半和右半结肠的血管蒂，在腹膜后方的无血管平面内分离腹膜后组织直到找到侧腹膜附着组织。这些附着组织位于胃网膜和横结肠系膜的连接处下方，切断这些组织就进入了小网膜囊。结扎中结肠动静脉。做一个普芬南施蒂尔切口，保护切口边缘，取出游离肠段。按需要游离末端回肠和乙状结肠。切断并闭合肠管的断端，可以用环锯做末端回肠造瘘，也可以做回肠乙状结肠吻合或回肠直肠吻合(Greene等，2000)。回肠造瘘的还纳在第5章已讲述。

如果决定做回肠乙状结肠吻合(Simon等，2003)，可以通过这个切口做一个功能良好的端端吻合。如果乙状结肠已经受累，此时吻合口应该做在骶岬。将末端回肠做一个荷包缝合，插入抵钉座，收紧荷包，用圆形吻合器吻合(图45.26)。

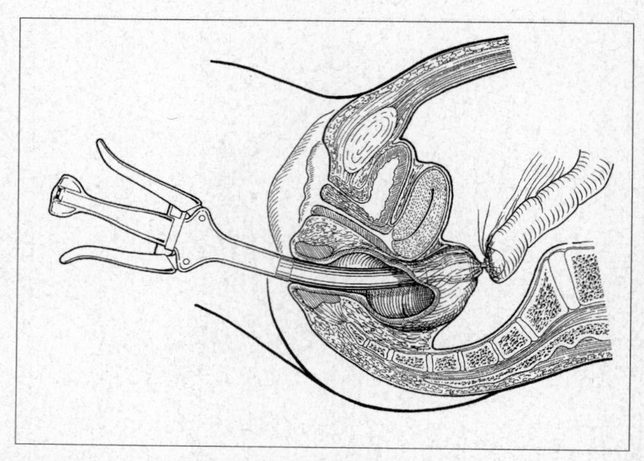

图45.26 腹腔镜下回肠直肠吻合(可以是初次手术，也可以是以前做过结肠次全切除回肠造瘘加直肠残端缝合术)。通过直肠残端插入圆形吻合器，末端回肠的抵钉座通过荷包缝合固定，将两者连接，然后吻合。

结肠全切或次全切后腹腔镜下消化道的重建

如果已做过急诊结肠全切或次全切，直肠没有受累，肛门括约肌正常，则可以考虑腹腔镜下重建消化道。

患者导尿，以截石体位躺在艾伦镫形架上。若是左侧结肠造瘘则医生应在患者右侧。腹腔镜下尽可能分离瘘口(图45.27)，然后从表面拉出肠管，将抵钉座插入荷包缝合(图45.28)。收紧荷包，将肠管末端送回腹膜腔，关闭造瘘处的皮肤切口(图45.29)。重建气腹。可能需要游离直肠残端，也有可能直肠残端较难寻找，因为它可能深埋在盆

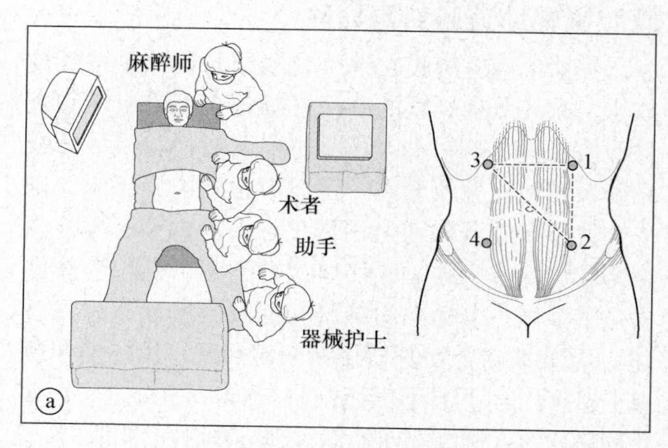

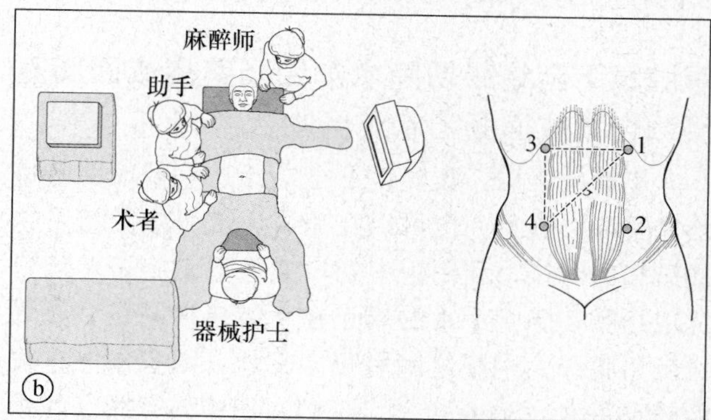

图45.25 手术人员的位置。(a)右半结肠切除；(b)左半结肠切除。

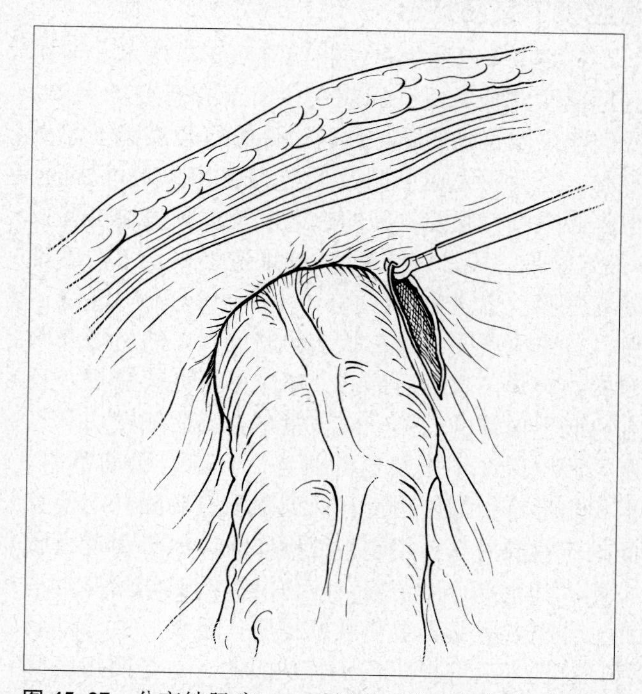

图45.27 分离结肠瘘口。用超声刀分离结肠瘘口和瘘环之间的腹膜和粘连。

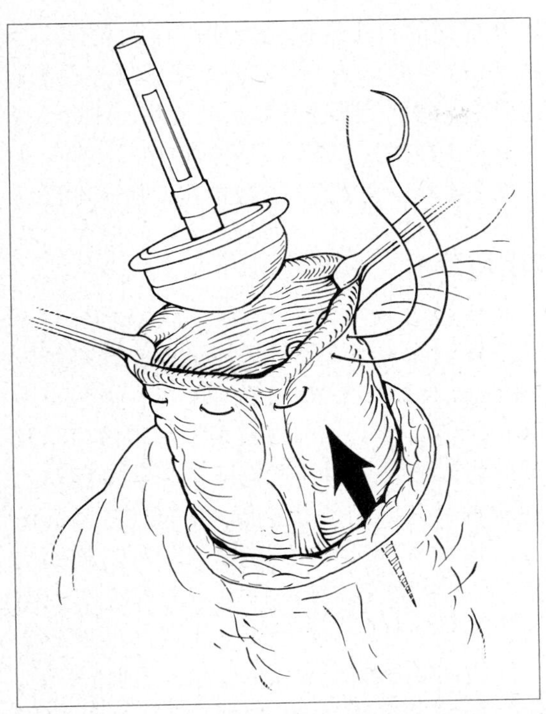

图 45.28　在瘘口分离结肠，在末端结肠预置荷包缝合，插入抵钉座。（在结肠切除回肠造瘘时，若是回肠直肠吻合重建消化道，也可以这样做。）

腔的腹膜下面。用乙状结肠镜把直肠从腔内撑直，有助于辨认和游离直肠残端（图 45.30），然后进行回直肠吻合或结直肠吻合（图 45.31、图 45.32）。然后用常用的注气法检查吻合口。

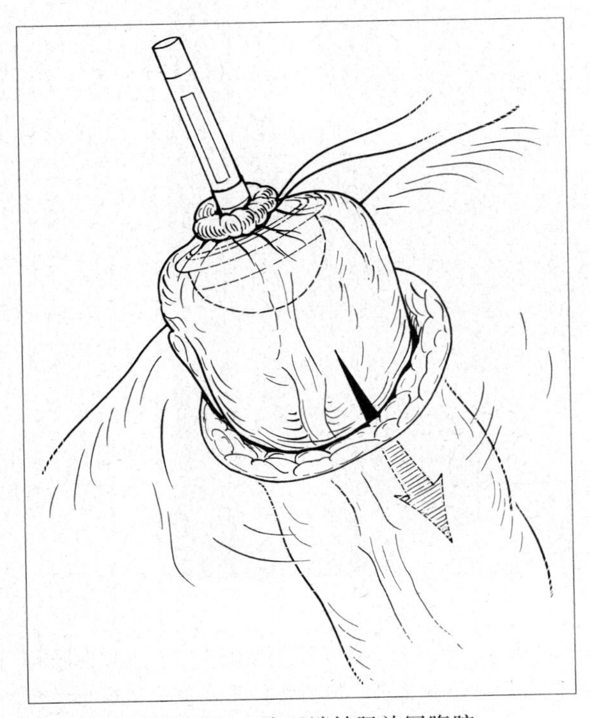

图 45.29　收紧荷包，将近端结肠放回腹腔。

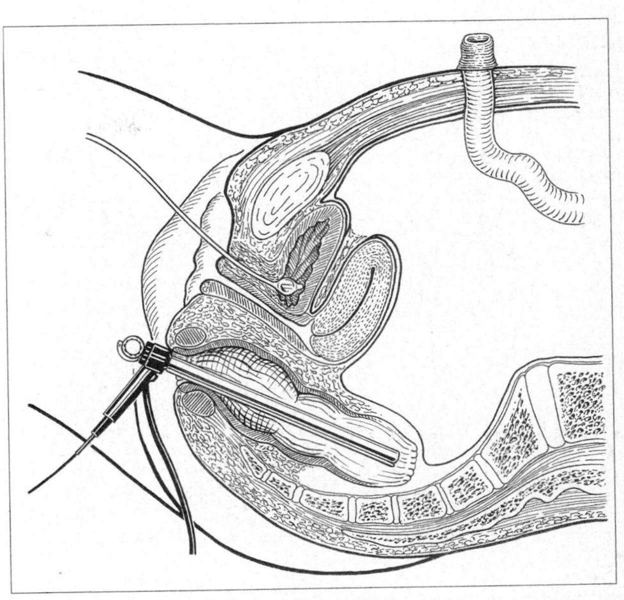

图 45.30　若寻找直肠残端较困难，则插入硬质乙状结肠镜，其前端的组织便显露出来。

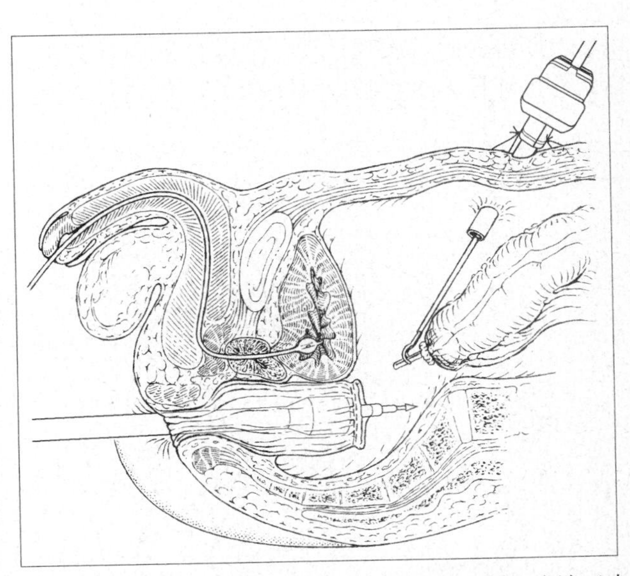

图 45.31　将圆形吻合器插入直肠残端。在直肠残端正中间推出中央针，连接抵钉座。

开腹手术

保留肛门括约肌和重建肠道连续性的术式

对患者来说，能够同时保留肛门括约肌和肠道的连续性无疑是最为理想的结果（Chevalier 等，1994；Prabhakar 等，1997）。这一类的术式不会在手术后给患者留下永久的造瘘口或是会阴部的损伤，亦几乎不会给他们社交上或是性生活上带来不便。

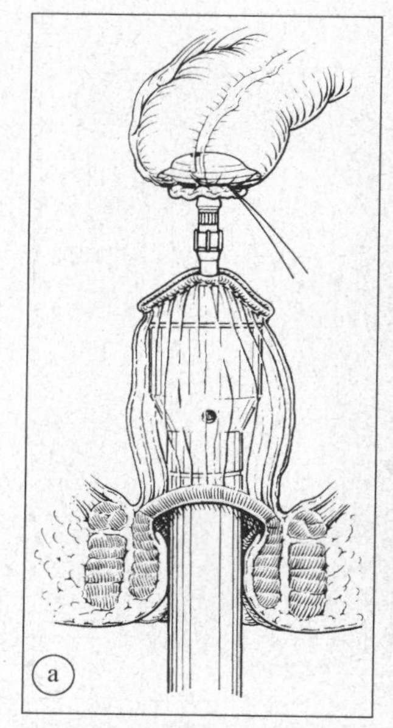
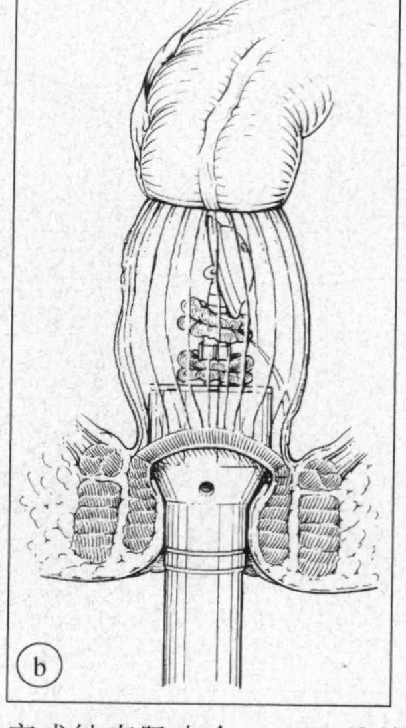

图 45.32 利用圆形吻合器的完成结直肠吻合。(**a**) 连接吻合器。(**b**) 击发吻合器，完成吻合，退出。

由于直肠未受明显病变侵袭，这部分患者能够在术后保有足够长度的直肠以及下段的乙状结肠，使得他们直肠对排便的自主控制功能能够得到大体上令人满意的保留。当然，有利即有弊，术后吻合口瘘的风险随之而来，特别是那些营养状况较差且伴有感染的患者，或是正在接受类固醇类药物治疗的患者，而且，这一类手术术后克罗恩病复发的概率是最高的。

结肠节段切除术

适应证

结肠节段切除术最常见的适应证就是当结肠发生局部狭窄而直肠未受病变侵袭（Hywel-Jones 等，1966；Sanfey 等，1984）或是术前拟诊为结肠憩室病的时候。该术式另一适应证是当病变侵及乙状结肠的患者合并回肠乙状结肠瘘的时候（Saint-Marc 等，1995；Young-Fadok 等，1997），相关内容将在第 52 章中进行详细的探讨。局部狭窄梗阻的结肠通常合并结肠周围脓肿或是小肠间形成的瘘道或是伴发的回肠部病变（图 45.33）。通常来说，回肠乙状结肠瘘都是由回肠部原发病变发展而来的，而由原发于左半结肠的病变发展而来的情况就几乎很难见到。

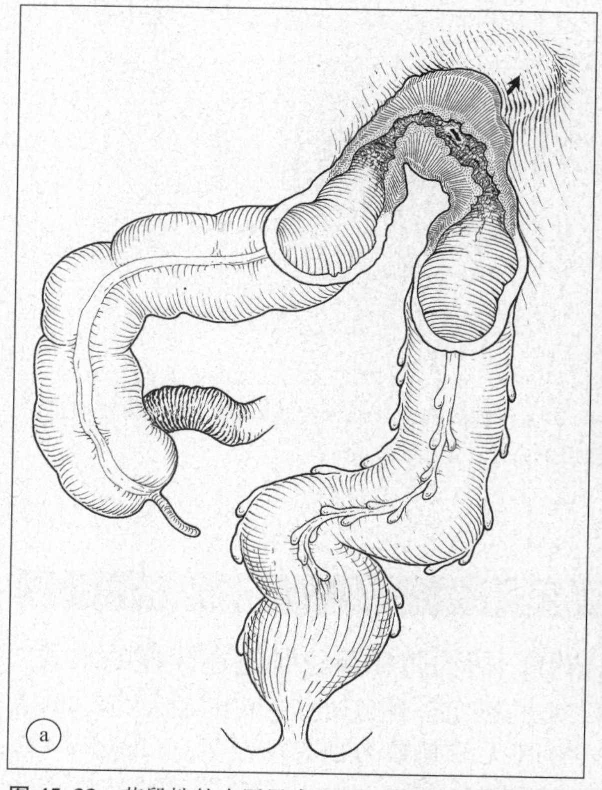
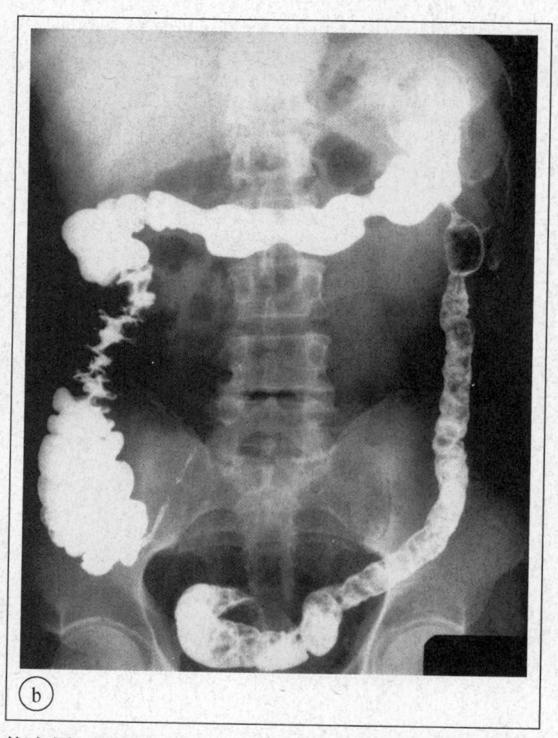

图 45.33 节段性的克罗恩病。(**a**) 病变局限于结肠脾曲，伴有周围脓肿的形成。余下部分的结肠大体上正常。末端回肠有病变轻微侵及。(**b**) 病变局限于右半结肠的克罗恩病患者的钡灌肠造影图像，对于此患者，最恰当的手术方式是进行病变部位的局部切除。

对于那些伴有回肠部分受到局部侵及的克罗恩病患者，右半结肠部分切除合并肠吻合术的术式是应该考虑的。而那些部分结肠功能良好并且有保留可能的患者，结肠部分切除术也是应该得到推崇的，特别是对于那些既往有大部小肠切除病史的患者。

结肠节段切除术的一大优势是病变近端的结肠能够得以保留，从而术后对钠离子的吸收上能够得到改善（Roediger 等，1984）。其另一显著优势就是避免了造瘘，同时保留了肛门的正常功能。而与此相伴随的就是术后早期复发率的相对升高，无论是在回肠部分还是残余的结直肠部分。不过，究竟它是否会带来术后复发率的显著升高还未有定论，尤其是在那些经过谨慎选择的患者中（Prabhacker 等，1997）。

我们相信，对那些病变侵袭范围局限的患者，结肠节段切除绝对是最合理的选择，而这一操作现在已能在腹腔镜下得以实现。

手术方法

通过剪刀和电刀的结合使相关的病变肠管与周围粘连的大网膜和小肠得以游离开来，将要切除的部分肠管拎出腹腔，确定病变近端与远端和正常肠管的边界，分离并结扎病变部分肠管相应节段的血管，然后切断肠管，行端端吻合术。吻合时我们通常采用全层间断内翻缝合及间断浆肌层包埋缝合，而吻合器当然也是可行的。术后关腹后通常无需放置引流管。

并发症发生率和病死率

我们报道了 36 例行结肠节段切除的患者，其实特别除外了病变侵及右半结肠的患者。其中 29 例行一期结肠吻合术或结-直肠吻合术，余下 7 例因伴有感染的存在或是术中对结肠吻合后的安全性可能抱有疑问而未能行一期吻合。28 例患者切除范围涉及降结肠或是乙状结肠，7 例涉及横结肠，而 1 例患者行保留回盲部的升结肠切除。2 例患者因合并感染死于术中，5 例患者出现轻微的术后并发症。5 例患者术后多年后死于其他无关疾病。

Stern 等于 1984 年发现，在他们行手术切除治疗的 35 例克罗恩病患者中，仅 13 例适合行结肠节段切除。而其中 8 例均未行一期的肠道吻合术，仅 5 例在切除时进行了一期肠吻合。而在这 8 例行二期肠吻合的患者中，3 例患者因出现废用性直肠炎使得诊断一度陷入困境，但最终都在成功的吻合术后得到情况的改善。在 Mayo Clinic 中行手术治疗的 699 例克罗恩病患者中，39 例行结肠节段切除术，只有一例患者进行了临时的造瘘处理，统计得出其术后并发症比例相当之低，病死率更是降低到了 0（Prabhacker 等，1997）。

术后功能的情况

结肠节段切除术后患者控制排便的功能以及排便频率的情况都是令人满意的。在我们的患者中，无一例因术后大小便失禁受到困扰，其平均 24 小时内大便次数为 3 次。Andersson 等于 2002 年报道，结肠节段切除术后与结肠次全切除术后患者每日大便次数分别为平均 1.8 次与 4.9 次，前者明显优于后者，而两者症状指数分别为 104 与 183。而就术后控制排便功能的比较来看，节段切除也明显优于次全切除（表 45.4）。

表 45.4　37 例因克罗恩病行结肠切除、肠吻合术的患者术后直肠肛门功能情况

	结肠次全切除术	结肠节段切除术
夜晚大便的次数	2.3±0.9	1.8±0.6，P=0.07
对排便冲动的忍耐力	2.6±0.8	2.3±0.2，NS
排气而不伴有排便的情况	2.6±0.9	1.8±0.6，P=0.005
对排气失禁的情况	2.1±1.2	1.9±1.9，NS
对排松软便失禁的情况	1.9±0.8	1.2±0.5，P=0.003
对排固体便失禁的情况	1.2±0.6	1.0±0.2，NS
便在内衣上的情况	2.6±1.1	1.9±1.0，P=0.05
合计分数	15.2±4.2	11.9±3.2，P=0.02

来源自：Andersson 等，2002。

术后复发与再手术

在节段切除术后患者中，回肠部分以及残余结直肠的早期复发率都经常被认为很高。1984 年在 Sanfey 进行的统计中，16 例接受结肠节段切除的患者中，有 7 例在术后 8 年内进行了二次手术切除。而在 Hywel-Jones 于 1966 年报道的 18 例患者中，却仅 4 例进行了再次切除，当然，这一统计的随访时间较短。Stern 等 1984 年报道，13 例节段切除的患者最后都进行了直肠的切除。在 Mayo Clinic 进行的为期 14 年的随访中发现，59%的患者发生了不同位置的术后复发，其中 54%复发于结直肠，仅 15%的患者需要进行永久的造瘘（Prabhacker 等，1997）。瑞典人进行了关于结肠节段切除术与次全切除术术后预后的比较（Andersson 等，2002），前者与后者术后 10 年内进行再次切除的比例分别为 55%和 41%。虽然这次研究的样本量不够大，但是我们却发现对于手术节段涉及 3 个或 3 个以下的患者，节段切除与次全切术后 10 年复发率几乎相同，分别为 53%和 55%（图 45.34），而并发症发生率情况也与之类似。

在我们的患者中，术后 10 年内再手术率为 66%，其中：10 例患者因为结直肠广泛复发行结直肠切除术，12 例患者因为结肠部位的复发行结肠次全切、回直肠吻合术，而仅 2 例因为出现回肠部位的复发行小肠部分切除术（Allan 等，1989）。有人可能会说，节段切除术术后复发率如此之高，不应该再予使用，所以所有结肠克罗恩病患者都应该行结肠次全切术。我们于是将两种术式的术后再手术率进行比较，发现虽然次全切术后患者 10 年内再手术率比节段切除术后低（53% *vs.* 66%），但是两者之间的差异却并不具有统计学上的意义，并且两者的无病间期随着时间的发展具有汇聚在一起的趋势（图 45.35）。因此我们得出结论，对于具有良好适应证的病变局限的克罗恩病患者，结肠节段切除也是一种有用的方法。

结肠次全切除术及回肠直肠吻合或回肠乙状结肠吻合术

适应证

在很大一部分克罗恩病患者中，他们或许病变广泛，或许出现多处肠道狭窄，但直肠部位均未受侵及（图 45.36）。在伯明翰研究组中，272 例需接受手术治疗的结肠克罗恩病患者中有 80 例是适合结肠次全切除术及回肠直肠吻合术的（Andrews 等，1989）。在 St Mark 医院进行的一项临床研究中表明，250 例患者中有 80 例是适合使用这一术式的。而利兹的研究组得出的结论是，206 例患者中有 42 例（20.4%）接受了这样的手术（Cooper 等，1986）。在这三个中心的研究中，凡是合并活动性肛周疾病或是有小肠部位病变广泛累及的患者，我们都不推荐其进行结肠次全切除及一期吻合的术式（Glotzer 等，1970；Adson 等，1972；Lock 等，1981）。

对于结肠克罗恩病，我们认为最主要的手术适应证包括：内科治疗迁延不愈，难治性腹泻，慢性结肠炎急性发作或是合并慢性感染的患者。

因为避免了术中造瘘以及会阴部切口的进行，这一术式最大的优势莫过于减少了术后因为蛋白质

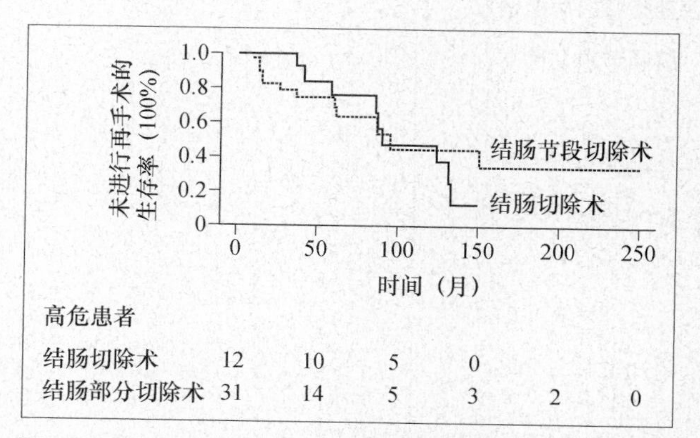

图 45.34 33 例因结肠克罗恩病行肠吻合术，术后未再行手术切除的患者的术后生存率的情况，这些患者病变的累及 3 个以下节段的肠管（Andersson 等，2002）。

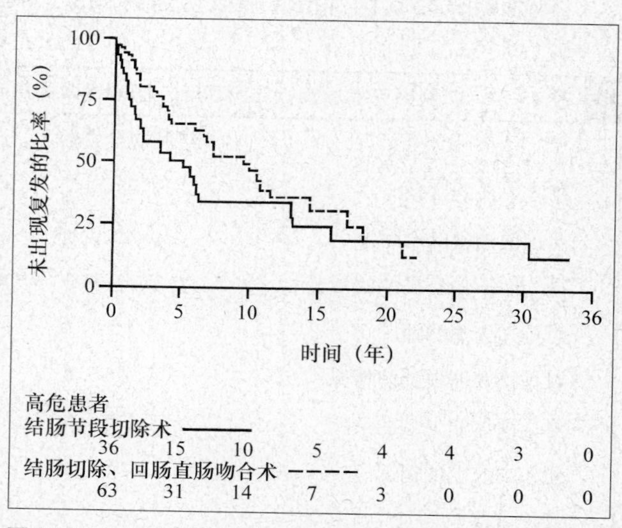

图 45.35 结肠节段切除术（实线）与结肠切除、回肠直肠吻合术（虚线）术后患者无复发间期曲线。

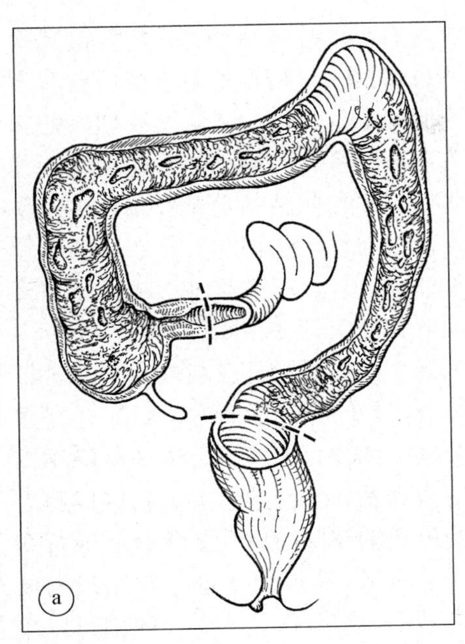

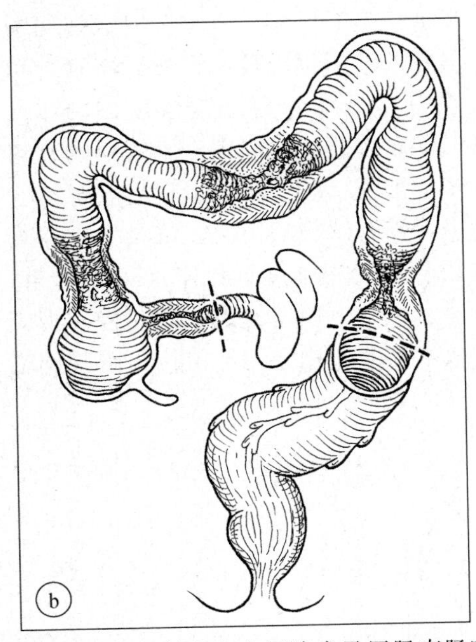

图 45.36　以结肠次全切除术及回肠直肠吻合术或回肠乙状结肠吻合术治疗的病变范围弥漫（**a**）或是仅局部节段侵及（**b**）的结肠克罗恩病。

慢性丢失发生结肠炎以及感染的概率（Watts 和 Hughes，1977）。而对于年轻女性来说，此术式给他们术后社交活动以及性生活方面带来的便利也是不可忽视的。她们可以享有正常的家庭生活，能够生育后代并且与性伴侣保持令人满意的性关系，虽然她们中最后至少一半的患者需要进行二次手术进行直肠的切除（Ambrose 等，1984；Cooper 等，1986；Chevalier 等，1994）。而对于另一些患者，进行这样的手术可以让他们完满地完成学业并且不用带着造瘘袋开始人生新的篇章（Longo 等，1992）。

直肠肛管的生理学评价可以帮助更好地对患者进行筛选。最大直肠耐受容量的减少会导致严重的直肠炎症，这通常伴随直肠功能障碍的发生。对于直肠切除术后早期患者来说，良好的功能恢复和降低术后风险很大程度上取决于对患者进行筛选的结果。好的直肠容量、顺应性以及不伴有肉眼可见的直肠炎都是术后远期功能能够得到满意恢复的有利因素（Alexander-Williams 和 Buchmann，1980；Buchmann 等，1980a）。我们发现，直肠的容积与预后密切相关。在 13 例直肠容积小于 150ml 的患者中，有 12 名患者都是有必要行早期直肠切除或消化道近端改道手术的。与此相反，所有直肠容积大于 150ml 的患者在回直肠吻合术后 2～7 年的随访期限内，其吻合口功能都是令人满意的（Weaver 和 Keighley，1986）（图 45.37）。

在很多时候，乙状结肠并未明显受侵，或者是病变仅节段性地侵及横结肠右半部与降结肠（图 45.36b）。在这种情况下，进行保留乙状结肠的回肠乙状结肠吻合术无疑能使患者在术后保有更好的肠道功能（Farnell 等，1980）。

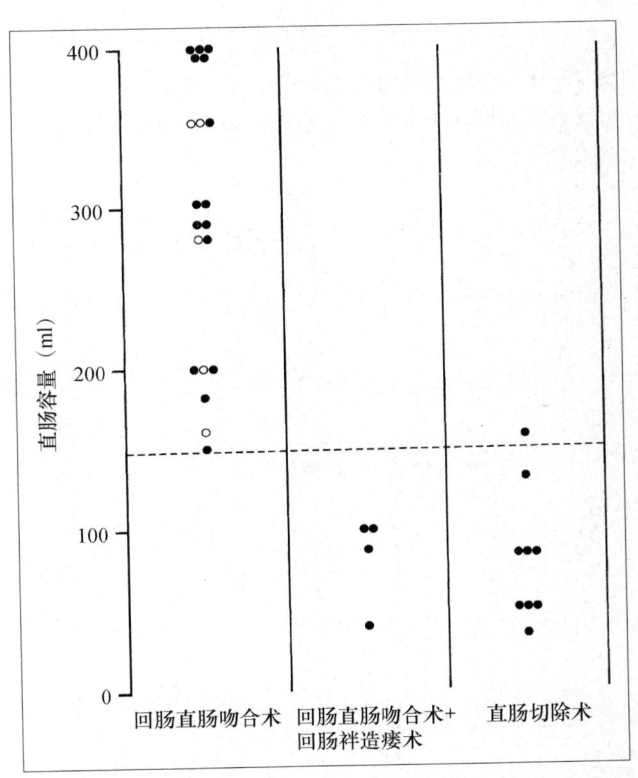

图 45.37　根据接受回肠直肠吻合术的结肠克罗恩病患者术后最终预后情况得出的直肠最大耐受容量情况，术前直肠容积越大的患者，其术后预后越好。

手术方法

开腹手术能够帮我们了解患者肠道病变的范围，有无近端跳跃性病变的存在，有无合并腹腔内感染或是肝胆方面的疾病（图 45.38）。

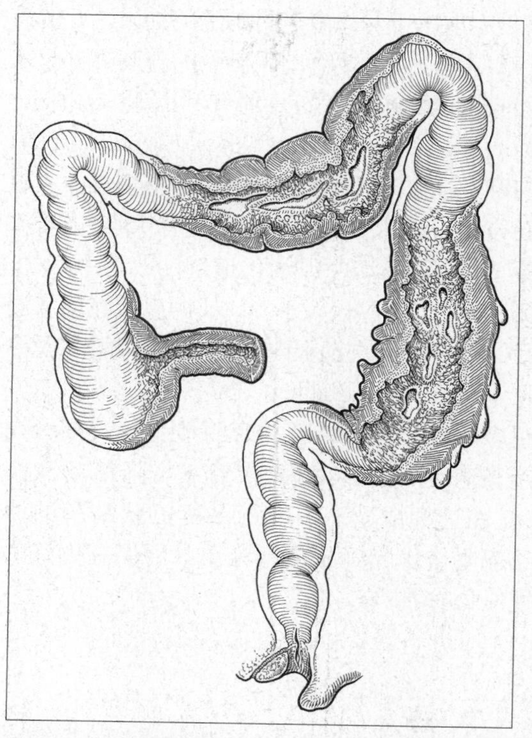

图 45.38 直肠部未受累及的结肠克罗恩病表现，多段结肠受侵但直肠几乎未受累。注意，其回肠部位及肛门周围均有病变侵及。

常规方法游离右半、左半结肠，松解肝曲和脾曲，网膜尽量予以保留。分离盲肠与末端回肠后方的腹膜。根据回肠受累的长度，决定所要切除的肠系膜的范围。先离断肠系膜内的小血管，再结扎并切断回结肠血管。根据乙状结肠是否受累，决定是切断左半结肠远端的血管还是切断乙状结肠的血管（图 45.39）。在回肠的上方、直肠或乙状结肠的下方分别钳夹封闭，切断肠管并移除标本。

斜行切断回肠，这样无论是在端端吻合时进行全层间断内翻缝合（图 45.40 和图 45.41）还是浆肌层的连续缝合都会比较容易实现。为了消除回结肠吻合端之间的直径差异，有的术者会在完成肠后壁的吻合后沿肠道长轴在回肠对系膜缘行一纵行切口（图 45.42）。双排 U 形钉现在也经常用于回结肠的切除和吻合术中。在操作完成后，我们可以用如下方法检验吻合口是否可靠：将吻合口近端回肠用肠钳封闭，盆腔内注满生理盐水，然后将吻合口处肠管放入盐水中，以 50ml 注射器向肛门内注入气体，如果有气泡在吻合口处出现，则说明吻合口需要进行进一步的加强（图 45.43）。

如果术中患者伴有感染的情况，或是术中探查发现直肠部位的病变侵犯程度远比术前评估严重，或是吻合口重建过程中出现任何困难的时候，都应该将近端肠管从术前预先标记的部位拉出腹腔作临时性的造瘘。

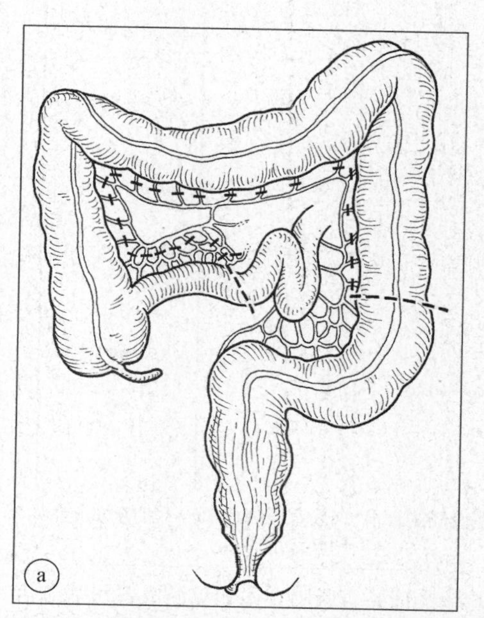

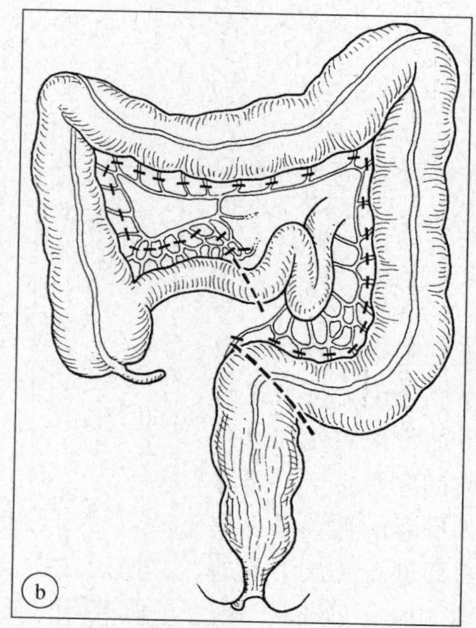

图 45.39 结肠次全切除术的相关血供区域情况。**(a)** 结肠次全切除＋回肠乙状结肠吻合术；**(b)** 结肠次全切除术＋回肠直肠吻合术。注意结肠血供的周围分布情况。

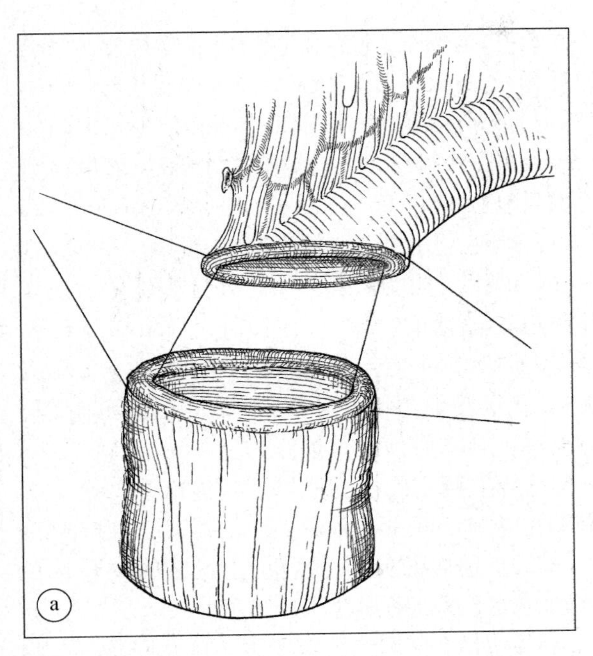

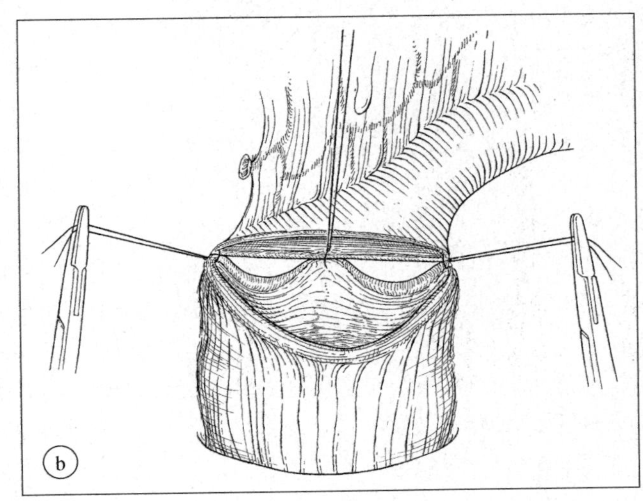

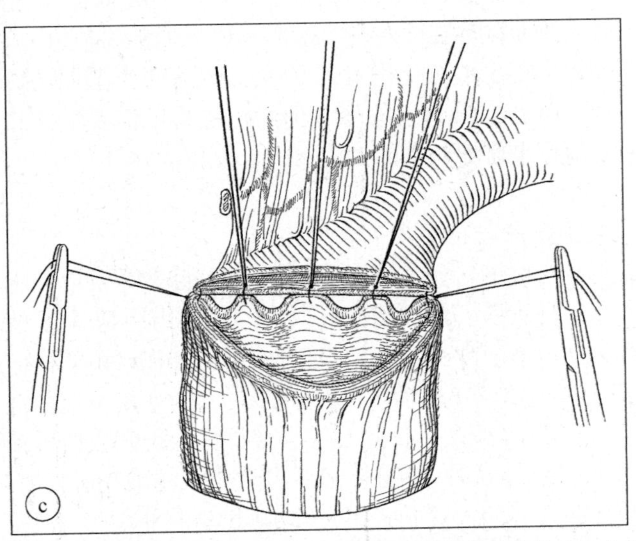

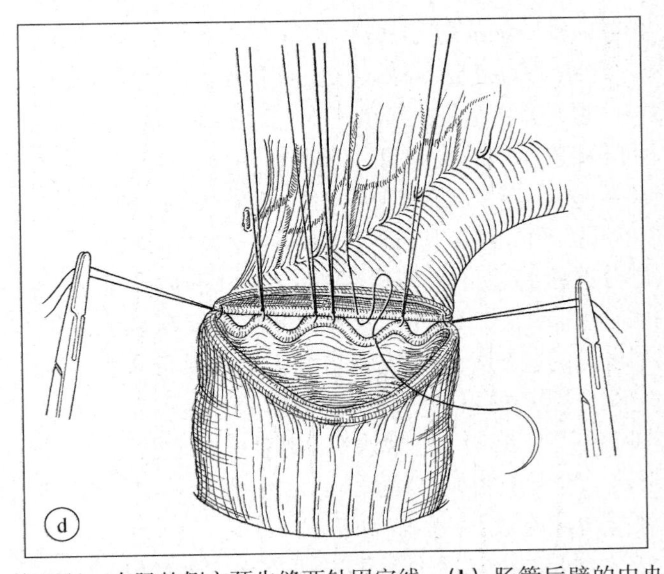

图 45.40　回肠直肠吻合术中使用的间断内翻缝合技术。(**a**) 在回肠、直肠的侧方预先缝两针固定线；(**b**) 肠管后壁的中央缝合一针；(**c**) 在以上三针之间各取中点再缝两针；(**d**) 在后壁三针之间进行后续缝合以完成后壁的吻合。

一种两指宽的环锯被用于造瘘术当中，我们将吻合口近端的回肠穿过环锯，将远端的肠管以一针固定线作为标记。关闭腹腔后，于固定线上方行回肠切开术，近端回肠以 0/4Prolene 线行造瘘口皮肤黏膜的外翻缝合（见第 5 章）。

并发症发生率与死亡率

据报道，回直肠吻合术后死亡率从 0 到 7%不等（Buchmann 等，1981；Ambrose 等，1984；Cooper 等，1986；Chevalier 等，1994），但也有高达 10% 的（Baker，1971；Burman 等，1971b；Lefton 等，1975；Weterman 和 Pena，1976b；Flint 等，1977）。在我们报道的自 1944 年开始在伯明翰接受此术式的 80 例患者中，无一例死亡（Andrews 等，1989）。在其他 63 例患者中，3 例发生术后吻合口裂开，还有 7 例发生盆腔脓肿。在利兹从 1955 年到 1982 年接受此手术的 42 例患者中，有 3 例出现术后死亡，死亡率为 7%，而另外有 7 例患者出现吻合口裂开（Cooper 等，1986）。

吻合口裂开是最常见的并发症，发生率大约在

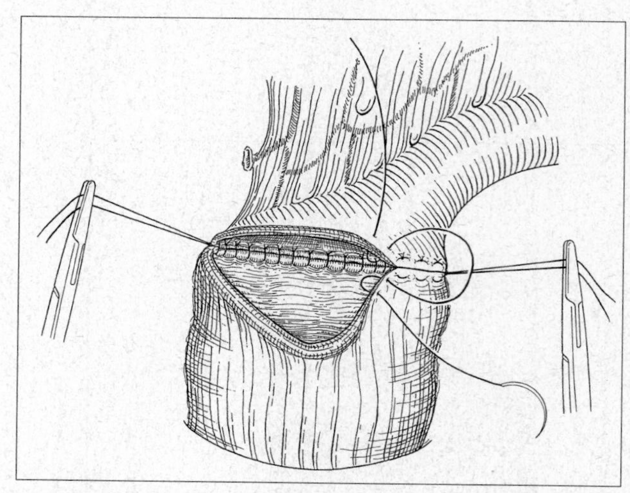

图 45.41 后壁吻合已经结束，继续以全层内翻缝合完成回肠直肠吻合口前壁的吻合。

5%～30%之间（Burman 等，1971b；Fazio 等，1975；Steinberg 等，1975；Flint 等，1977；Goligher，1979）。在巴黎统计的 83 例患者中，7 例出现吻合口裂开，占全部患者的 9%（Chevalier 等，1994）。回肠袢造口术的实施可以很明显地降低吻合口裂开甚至吻合口瘘的发生可能（Weterman 和 Pena，1976b；Flint 等，1977；Elton 等，2003），但是在一部分造瘘患者中，同样存在造瘘口不愈合的风险（Chavelier 等，1994）。目前并无确切证据说明在肉眼可见的病变处进行的肠吻合会给术后带来更高的吻合口裂开的可能（Burman 等，1971b；Weterman 和 Pena，1976b）。通常认为，吻合口瘘的发生与营养不良，合并应用类固醇类药品，特别是手术时合并感染等情况有关（Allsop 和 Lee，1978；Greenstein 等，1981；Hulten，1988）。对于合并以上三种情况之中任何一项的患者，我们通常都建议在进行结肠次全切除的手术后进行回肠末端的造瘘，当感染状况得到满意控制以后，再行二期肠吻合术（Cooper 等，1986）。

术后功能的情况

在合理筛选的患者中，大部分患者在术后都能保有不错的肠道功能，特别是那些吻合口处于直肠和乙状结肠交界处的患者，由于直肠储备功能得到最大限度的保留，术后功能情况更为令人满意（Goligher，1984）。大部分患者术后每天大便次数都小于 6 次（Lefton 等，1975；Buchmann 等，1981），很少有人受到腹泻的困扰（Allan 等，1977；Elton 等，2003）。

并无确切证据表明轻度直肠炎症与排便频率之间的关系（Lefton 等，1975；Weterman 和 Pena，1976b；Flint 等，1977；Buchmann 等，1980a；Ambrose 等，1984）。在合并轻度直肠炎症的患者中，术后复发率仅有轻微的上升（Buchmann 等，1980a），即使合并中度肛周炎症的患者，大多也能获得良好的术后功能恢复，而这部分患者术后复发的概率也是较低的（Baker，1971；Buchmann 等，1981；Ambroseet 等，1984）。尽管如此，Lefton 等在 1975 年发现，年轻且直肠和乙状结肠未受侵及的患者，其术后预后是最好的。

类固醇类药物的使用对术后功能恢复似乎不会有明显的影响（Hywel-Jones 等，1966；Tompkins 等，1973）。另据报道，在回肠乙状结肠吻合术后排便的次数比回直肠吻合术后更低。

在利兹对 63 例因结肠克罗恩病接受回肠直肠吻合术的术后患者进行的调查中发现，半数患者 24 小时内排便次数在 2～4 次之间，86%的患者描述没有因为接受手术对他们术后的社交生活产生负面的影响。但是，有 71%的患者仍然担心自己需要继续接受治疗来避免腹泻的发生（Cooper 等，1986）。

术后复发与再手术

据报道，59%～65%的患者都能获得满意的术后恢复效果，从而避免了术后 10 年内再次手术的发生（Steinberg 等，1975；Weterman 和 Pena，1976b；Ambrose 等，1984）。

Flint 等于 1977 年在综合分析多组研究数据后报道：接受回肠直肠吻合术后患者中，复发率在 32%到 66%之间，这在总共 192 例患者中平均为 47%；而在结肠直肠切除术后患者中，复发率从 2%到 52%不等，在所有的 345 例患者中平均占 25%。回肠直肠吻合术后复发率大约为结肠直肠切除术后患者的两倍之多（Allan 等，1977；Goligher，1979）。

St Mark 医院的统计显示，在回肠直肠吻合术后 5 年与 10 年内的累积复发率分别为 38%±8%和 56%±9%，而在结直肠切除术后 10 年有 10%的患者出现复发（Lockhart-Mummery 和 Ritchie，1983）。术后复发率的高低在一定程度上与是否伴有回肠部位的病变侵及有关（Lindner 等，1963；Janowitz 等，1965；Farmer 等，1968）。Chevalier 等在 1994 年报道说，是否保留直肠很大程度上取决于病变是否侵及肛门周围，术后 5 年与 10 年的回肠直肠吻合口的畅通率分别为 77%和 63%。在

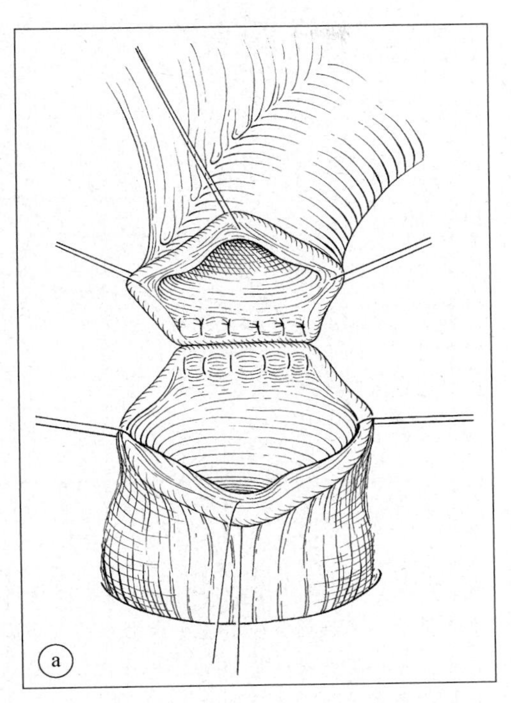

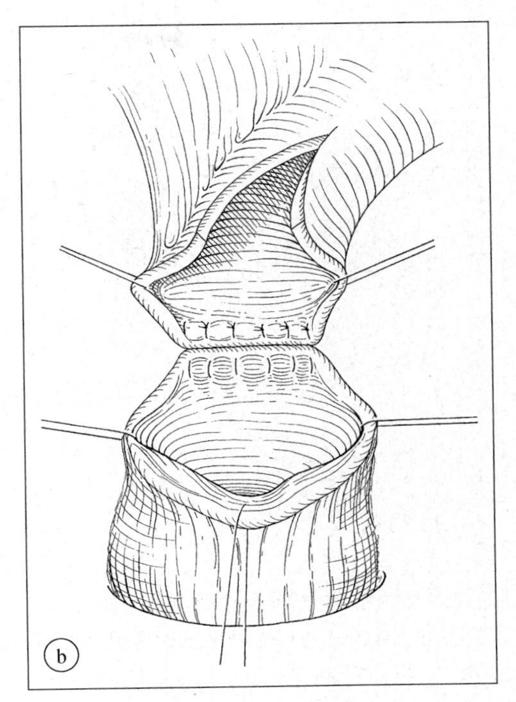

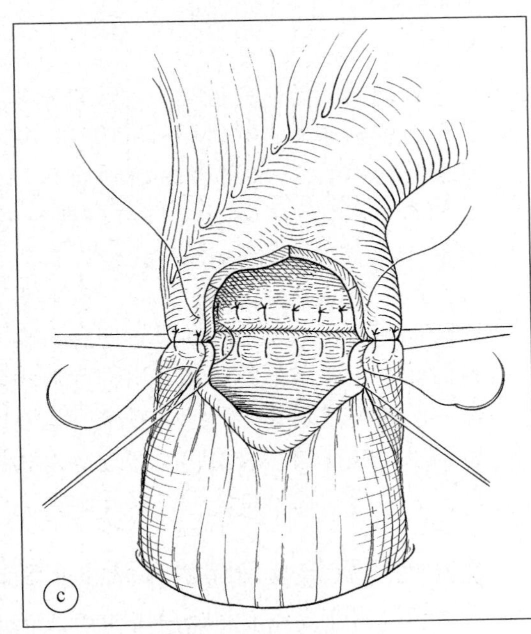

图 45.42 以 Cheatle 切口法行回直肠缝合。（**a**）后壁吻合已经部分完成；（**b**）在回肠对系膜侧行 Cheatle 切口以消除回肠与直肠断端间的直径差异；（**c**）前壁的吻合情况。

伯明翰和莱顿对 105 例术后患者的随访中发现，在术后 16～20 年中，累计有 50%患者进行了再次手术（Buchmann 等，1981）。而最近一次的研究发现，术后 10 年的累积再手术率与复发率分别为 48%和 64%（Ambrose 等，1984）（图 45.44）。关于术后 5 年与 10 年累积复发率的统计，在利兹得出的数据分别为 55%和 74%，在巴黎分别为 58%和 83%（Canttern 等，2002）。

有一部分患者的复发仅仅局限于回肠，对于这部分患者，有时候进行回肠局部切除和回肠直肠的再次吻合就可以很好的解决问题（Lefton 等，1975；Allan 等，1977；Flint 等，1977；Hughes 等，1980）。并不是所有的复发都需要手术介入，Burman 等于 1971 年报道有 60%患者出现术后复发，但是其中只有三分之二的患者需要进行手术切除；而在这部分手术患者中，40%又仅仅进行了复发部位的局部切除及再一次的肠道吻合。Baker 也于 1971 年报道说，大致有 50%的患者出现术后复发，而其中

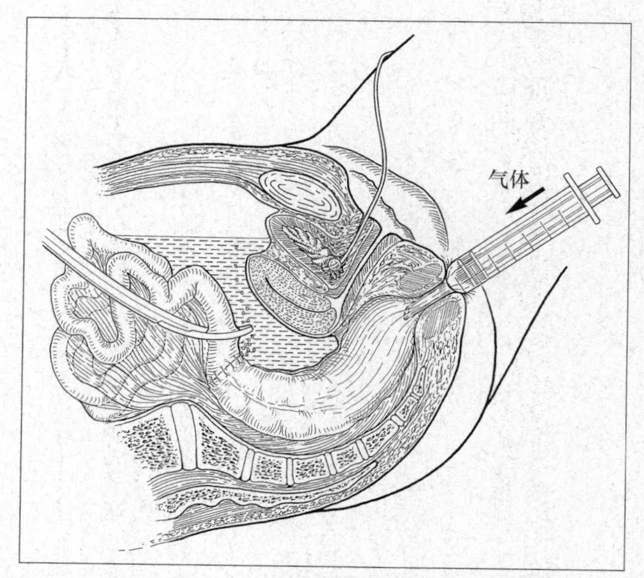

图 45.43　回肠直肠吻合术后检查吻合口是否牢固的方法：将盆腔内注满生理盐水，吻合口近端回肠以肠钳夹闭，将吻合部肠管放入盐水中，以注射器向肛门内注入气体，如果有气泡在吻合口处出现，则说明吻合口需要进一步的加强。

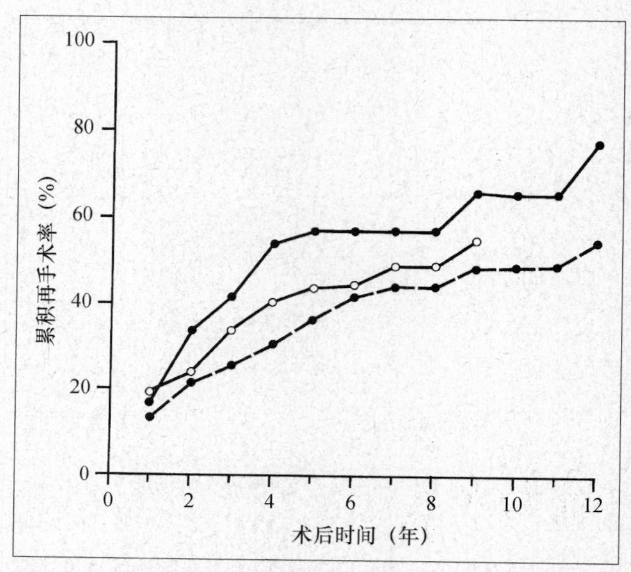

图 45.45　克罗恩病患者行结肠切除、回直肠吻合术后复发率情况：实心圆点表示在明确诊断后 5 年内进行手术的患者，空心圆点表示 30 岁以下的患者，虚线表示所有进行统计的患者。

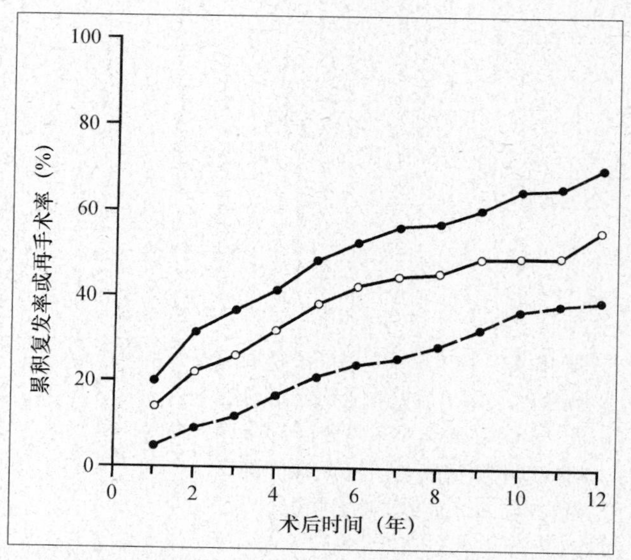

图 45.44　克罗恩病患者行结肠切除、回肠直肠切除术后累积复发率（实心圆点）及再手术率（空心圆点）与结直肠切除术后复发率（带点虚线）之间的比较。

仅 25%需要进行进一步的直肠切除术。

在我们自己的再手术患者中，略低于半数的患者进行了直肠切除术。而在原有手术术后 10 年内，仅三分之一进行了直肠的切除。这一数据几乎与克利夫兰临床实验的结果一致（Lefton 等，1975）。

再手术率的高低似乎与直肠部位病变侵袭的范围、病史长短以及患者的年龄无关（图 45.45）。

长期的随访研究证实，术后复发本身并不是一个严重的临床问题。Ambrose 等于 1984 年对回肠直肠吻合术后 53 例患者为期平均 9.5 年（从 0 到 29.3 年）的随访中显示：53%患者有复发的迹象，但仅 30%需要进行手术切除。

虽然 Goligher 与 Scammell 等分别在 1985 年就回肠直肠吻合术与结肠切除＋回肠造瘘术及结肠直肠切除术在远期预后中体现出的优势表示怀疑，但这一术式仍然是我们治疗直肠未受累及的结肠克罗恩病患者的首选，因为它无需进行永久性的造瘘或是会阴部切口就可以让患者恢复健康。

重建性直肠结肠切除术和储袋肛管吻合

一般不建议克罗恩病患者使用此手术，因为失败率很高而且肛门直肠感染及瘘的风险很大，这常常会导致储袋的切除和小肠的丧失（Connolly 等，1997）。然而，对于仔细筛选的没有直肠肛管感染和小肠侵犯病例，有时候能获得很好的 5 年结果（Panis 等，1996）。有时候有些不愿意永久性造瘘及愿意承担感染和失败风险的患者要求施行该手术：但是其花费的代价很大，而且有时候需要补救性的二次手术（Phillips，1998）或进行性的内科治疗（Ricart 等，1999）。

医生常常会面对诊断的改变（Morpurgo 等，2003），结肠切除术后的标本常常显示为溃疡性结肠炎或性质不明性结肠炎。其中一些接受了储袋手术患者以为自己的诊断为溃疡性结肠炎，这些患者早期可能会出现感染和瘘，导致储袋切除，而储袋切除后的组织学检查却为克罗恩病（Korsgen 和 Keighley，1997；Fazio 等，1995；Tekkis 等，2005；Fazio 等，2003；Lepisto 等，2002）。有一个治疗小组在很多年内都有很好的效果，但是随后出现了严重的储袋炎、储袋上肠道狭窄或晚期瘘形成，X线或随后的手术研究证实为克罗恩病。虽然补救手术也是合理的，但是有些患者最终会需要切除储袋及永久造瘘（Hyman 等，1991；Deutsch 等，1991；Grobler 等，1993；Regimbeau 等，2001）。

对已知克罗恩病的患者，只有在经过仔细筛选和会诊后才能进行储袋手术。实施储袋手术的医生总是要面对诊断改变的情况。因此，该问题更适合在第41章进行详细的讨论，该章主要论述了储袋手术。

括约肌保留及造瘘

有些情形下结肠切除术后一期吻合是危险的，这时候应该实施结肠切除术加直肠保留和回肠造瘘术。这些情况包括因暴发性结肠炎行急诊结肠切除术，以及在存在严重直肠疾病或腹腔感染的情况下行结肠切除术。然而还有一些其他患者虽然存在严重的直肠肛门疾病，但是仍旧可以实施暂时性的括约肌保留，这是因为患者此时因为宗教、社会或婚姻等原因不能接受永久性造瘘。在这些患者中，不用切除进行单纯近端造瘘或者在吻合口近端进行造瘘是最好的。本方法的优点是可以通过切除或使肠道旷置而使一般状况获得快速改善。在单纯旷置后，至少有三分之二的患者在一年内不会复发，类固醇激素即使不能停止使用也可以减量（Winslet，1988）。因此本方法在处理患有弥漫性疾病而导致严重生长迟缓的青少年方面尤其有优势。

保存直肠肛门并进行造瘘的缺点是难恢复肠道的连续性，恢复肠道连续性后的复发率很高，而且常常需要对造瘘口进行修正（Kivel 等，1976；Oberhelman，1976a；Zelas 和 Jagelman，1980；Harper 等，1983；Winslet 等，1989；Post 等，1995）。还有一个缺点就是出现旷置后直肠炎，除非关闭造瘘口或使用粪便刺激直肠（Winslet 和 Keighley，1988；Fasoli 等，1990），否则该疾病和克罗恩病复发很难区别（Korelitz 等，1984；Winslet 等，1989；Orsay 等 1993）。

结肠次全切除术及回肠造瘘术

适应证

全结肠切除术和末端回肠造瘘术加黏液瘘或缝合关闭直肠残端有安全性方面的优点，可减少吻合口近端的复发风险（Steinberg 等，1974）。该手术的主要适应证为严重结肠炎或感染时的急诊术式，但是随后恢复肠道连续性的可能性较低（Mortensen 等，1984）。结肠次全切除术和回肠造瘘术也可以用于严重直肠炎或患有严重肛周疾病的患者，此时可能会出现会阴切口愈合受损甚至顽固性的会阴窦道。然而，这种情况下结果常常令人失望（Talbot 等，1989）。全结肠切除术和末端回肠吻合术的主要缺点是保留了直肠残端，这可能是疾病残余或复发的源头，还有一个缺点就是造瘘口本身所固有的心理、社会和身体问题（Glotzer 等，1970；Devlin 等，1971；Steinberg 等，1975；Fawaz 等，1976）。对年轻或很难调整的患者来说，造瘘口代替了回肠直肠吻合的可能并发症和复发率，但是这种代替也是很难令人接受的。

本组43例患者行结肠次全切除术的适应证为：暴发性结肠炎14例；严重的伴发性腹腔感染7例，此时进行吻合非常危险；22例患者虽然存在严重直肠肛门疾病，但是不同意接受永久造瘘。

方法

结肠切除按照结肠次全切除术加回肠直肠吻合时的描述进行。通过腹直肌做一个环形口，通过腹部缺损将回肠末端提出、外翻并缝合至皮肤上（图45.46）。

如果是因为严重暴发性结肠炎而实施手术，如果存在严重直肠疾病或患者存在较重的低蛋白血症，明智的做法是通过刀口的下端将黏液瘘拉出或者最好通过独立的造瘘口位置将其拉出（图45.47）。

并发症发生率和死亡率

本手术的总死亡率在2%～8%（Lock 等，1981；Andrews 等，1989），主要根据适应证而变化，但是急诊手术时死亡率更高（Mortensen 等，1984；Ritchie，1990）。

功能

绝大多数患者都能快速恢复健康，返回工作岗位，并停止长期使用的内科治疗。这些患者更容易

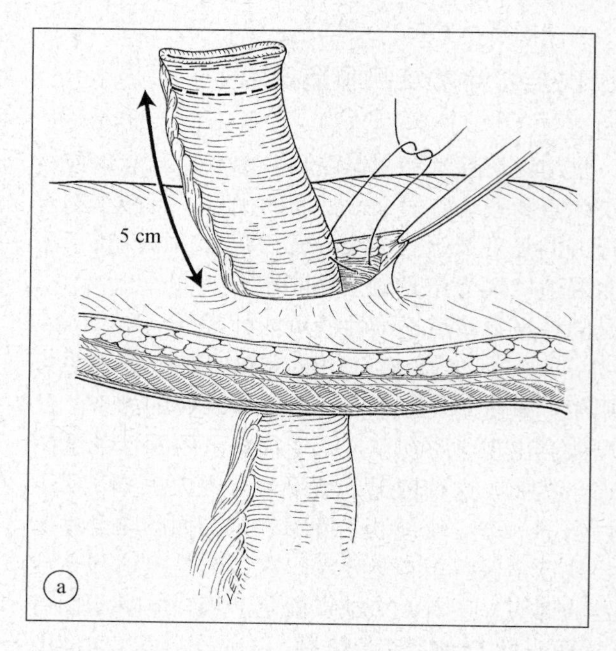

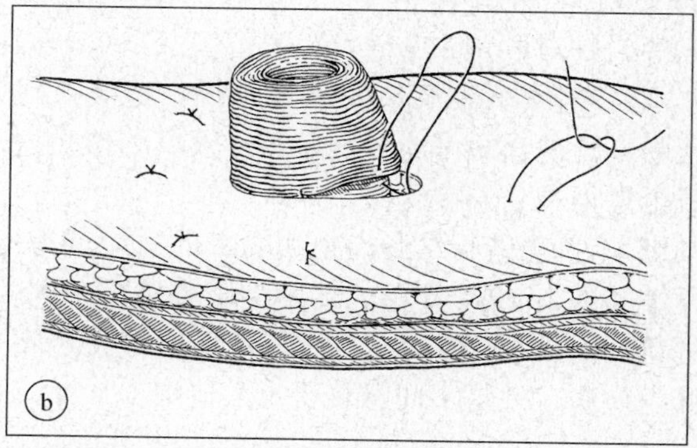

图 45.46 末端回肠造瘘术。(**a**) 将 5cm 长的末端回肠从腹壁环形口中提出。(**b**) 在距离皮肤切口适当的位置对造瘘口进行外翻，并缝合黏膜和皮肤。

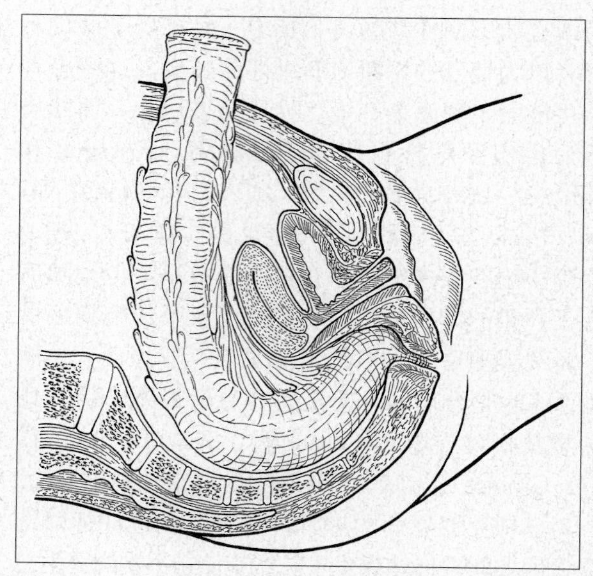

图 45.47 黏液瘘的构建。注意乙状结肠的长度必须要使得黏液瘘从腹壁拉出时没有张力。横断后的乙状结肠需在皮肤水平切除，然后进行黏膜和皮肤的缝合，完成手术。

出现造瘘口并发症，尤其是造瘘口旁感染、造瘘口旁疝、腹泻、造瘘口回缩、脱出、缝线窦道以及造瘘口附属器件（造瘘袋等）问题。

大约有一半的患者每年会至少出现一次并发症，需要每年一次自行到造瘘口诊所接受治疗（Phillips 等，1985）。有些患者其旷置的直肠还会排泄大量的血液和黏液，如果直肠没有严重收缩而且外观正常，以后还可以进行回肠直肠吻合（Harling 等，1991）。

复发、再手术及恶性肿瘤

回肠的疾病复发率和直肠结肠切除术后的复发率基本上是一致的（Yamamoto 等，2000a）。在 Leeds 报道的病例中，10 年造瘘口的复发率为 13%（Goligher，1979）。Cleveland 临床中心的造瘘口复发率更高，第 11 年时为 35%（Lock 等，1981）。和其他大多数中心报道的结果不同，该中心报道，如果在结肠切除术时发现有回肠病变的大体证据，则复发率会加倍。

我们比较了结肠切除术加回肠造瘘术和回直肠吻合术后的结肠的结局。比较限制在 1980 年开始接受手术的患者中进行。回肠造瘘组的直肠肛门疾病更常见。两者的并发症相当。吻合组回肠复发率显著增高（图 45.17 和图 45.18），但是实行直肠切除术的比率则无显著性差异（图 45.48）（Yamamoto 和 Keighley，2000b）。

结肠切除术和回肠造瘘术的一个问题是，如果直肠没有因顽固性的疾病或者改道后的直肠炎而出现症状，则很可能会被忽略。这些患者常常拒绝进行乙状结肠镜检查，因为他们恢复得很好，所以常常脱离随访。我们曾遇到不止一例患者出现晚期直肠腺癌并发旷置直肠的阴道瘘。其他研究者还报道在结肠切除术和回肠造瘘术后出现直肠或肛管恶性肿瘤（Lightdale 等，1975；Gyde 等，1980；Chaikhouni 等，1981；Preston 等，1983；Slater 等，1984；Somerville 等，1984；Wolff 等，1985；Ball 等，1988）。完全不用奇怪粪便改道会和残余大肠的恶性肿瘤联系起来（Dukes 和 Galvin，1956；Jones 和 Morson，1984），因为回结肠旁路手术也和小肠癌有关（Gyde 等，1990）。

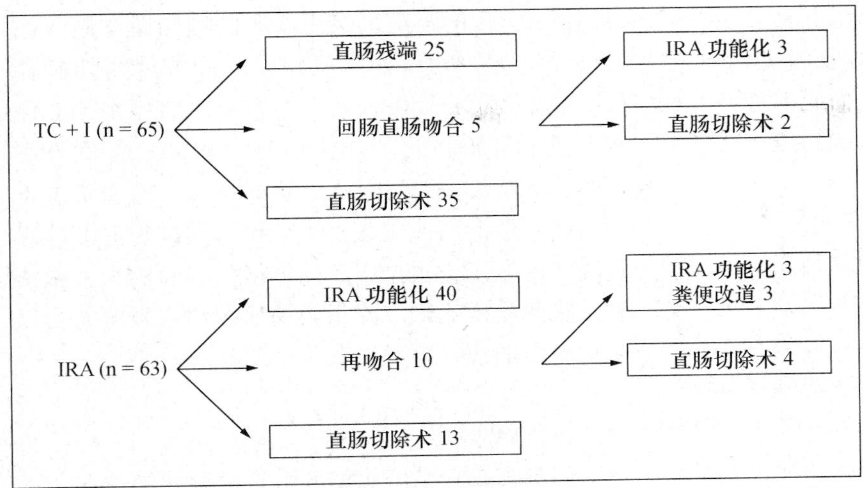

图 45.48 结肠切除术后直肠的结局。TC+I，全结肠切除术加末端回肠造瘘术，直肠残端缝合封闭；IRA，回直肠吻合。

粪便改道

适应证

1975 年，Emanoel Lee 建议，除了复发率，在治疗大肠克罗恩病时还应该考虑到三个其他因素：

1. 如果疾病为弥漫性且波及直肠，则应该考虑到永久性造瘘的可能性。
2. 对营养不良患者实施全结肠切除术的风险。
3. 腹腔内感染的高并发症发生率和死亡率。

因此 Oxford 组首先探索了粪便改道手术，将其作为传统切除手术的替代方法，该手术有三个目的：首先，使结肠获得愈合并恢复肠道的连续性，不切除比较弥漫但是其严重程度又不足以实施直肠结肠切除的病变；第二，对于健康情况较差的患者方便其切除；第三，对于存在弥漫性病变的患者进行局限性切除（Harper 等，1982，1983；Winslett 等，1994）。

这些适应证后来又扩展至避免需要类固醇治疗的儿童弥漫性结肠炎患者出现发育迟缓，保护或避免一期吻合以及推迟或预防直肠切除（Haper 等，1983）。最近，粪便改道还被探索用于治疗难治性肛周疾病，尤其可以使肛周或直肠阴道瘘自然愈合（McIlrath，1971；Burman 等，1971a；Weterman 和 Pena，1976a；Zelas 和 Jagelman，1980），或帮助其修复（Hudson，1970；Tuxen 和 Castro，1979）。大家公认不应该对肛周克罗恩病推荐使用传统的外科治疗方法，尤其是累及直肠的病例（Hughes，1978；Hellers 等，1980）。因此，有人建议，粪便改道既可使肛周疾病缓解，又可方便重建手术的实施，避免了感染风险和对排便控制能力的担忧。这些在第 46 章讨论。然而，其他人则认为粪便改道对肛周疾病无影响（Hywel-Jones 等，1966；Homan 等，1976；Oberhelman 等，1976a；Ritchie 和 Lennard-Jones，1976），且粪便改道实际会使直肠疾病恶化，引起改道后结直肠炎（Glotzer 等，1981；Korelitz 等，1984；Roediger 等，1990）。

粪便改道在保护克罗恩病切除后的肠道吻合方面所起的作用毋庸置疑，尤其适用于吻合有技术困难，在克罗恩病变肠道上实施吻合，患者服用大剂量类固醇激素或营养不良，以及存在感染的情况（Hywel-Jones 等，1966；Slater 等，1978；Zelas 和 Jagelman，1980；Ambrose 等，1984）。粪便改道在术后肠道皮肤瘘的处理上也起着非常关键的作用，这一点将在第 52 章讨论（Goligher，1972；Alexander-Williams 和 Irving；1982）。在这些情况下，通常可在瘘管或吻合口上方做一个回肠袢造瘘实施粪便改道；然而，如果存在广泛感染，将肠的两端在腹外旷置进行完全的去功能化可能会更安全（Lee，1975）。

粪便改道使用过程中的主要争论源自有些直肠肉眼外观正常的患者一旦粪便从远道肠道改道后会出现严重的直肠结肠炎（Glotzer 等，1981；Korelitz 等，1985）。这种疾病和克罗恩性直肠炎的复发很难区别（Burman 等，1971a；Korelitz 和 Sommers，1974），但是当肠道的连续性恢复后一般就会改善（Korelitz 等，1984）。

方法

粪便改道的概念是由牛津小组首先提出的，他们使用了劈裂式回肠造瘘的方法。该手术的问题是需要开腹手术进行造瘘口的建立和关闭（Lee，1975）。而且，绝大多数患者的黏液瘘都很难处理。劈裂式回肠造瘘术的优点是可以保证彻底的粪便改道。有人还认为该手术可有助于给远端肠道进行类固醇的给药。

粪便改道的另一种方法是回肠袢造瘘术（Alexander-Williams，1974），该方法的优点是造瘘口的建立和实施均不需要开腹（Zelas和Jagelman，1980）。缺点是常会出现回缩，造瘘口不像末端造瘘术的造瘘口那样容易处理，不太容易从远端肠袢插管进行结肠给药，以及粪便的改道不会太彻底。然而，我们研究了回肠袢造瘘术的旷置能力，发现如果没有回缩的话则效果总是会很满意，而回缩这种并发症可以用重新设计缝合固定来控制（Winslet等，1986a，b，c；Winslet和Keighley，1990b）（见第5章）。

劈裂式回肠造瘘术

过去常常使用旁正中切口，保持右髂窝和右侧肋骨下区域的完整性用于回肠造瘘和黏液瘘的实施（图45.49）。从可见病变的近端约10cm处断开肠道的系膜；因此断开位置要根据回肠是否被侵犯来确定。如果从回盲瓣算起被断开的近端回肠超过100cm，则手术就不能实施，因为很难保持水电解质的稳定。充分切断系膜中的血管，使肠道末端可以远离15cm的距离。保留主要的回结肠动脉（图45.50a）。在Potts钳（肠钳）之间或使用切割器（GIA或TLC）切断回肠。通过位于右髂窝的右侧腹直肌的环形口将近端回肠提出腹腔，常规外翻（图45.50b）。不要试图关闭外侧沟。通过肋缘下切口、左侧髂窝或耻骨上切口将远端或黏液瘘提出腹腔，位置选择根据患者的体格、以前的手术瘢痕和系膜的厚度确定。将系膜的切缘和前腹壁缝合以避免内疝形成。

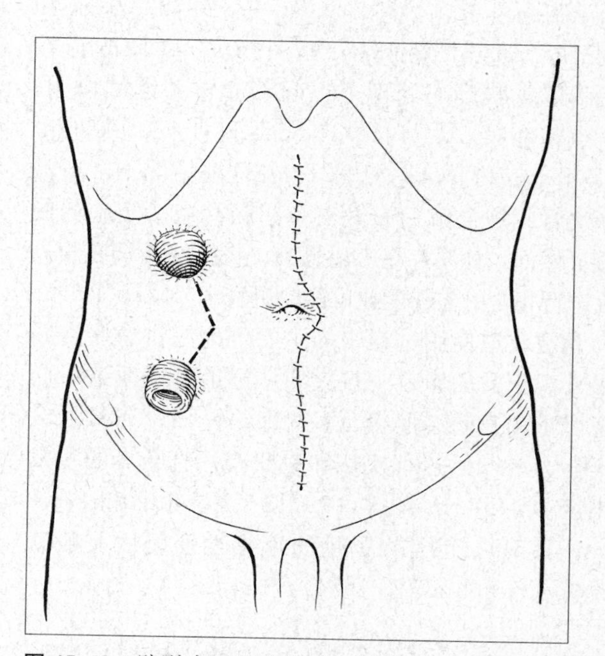

图45.49 劈裂式回肠造瘘术。该图显示了劈裂式回肠造瘘时造瘘口的位置。外翻式造瘘口位于右髂窝，黏膜瘘在肋缘下或在腹部切口中。（我们现在一直使用正中切口）。

回肠袢造瘘术

回肠袢造瘘术的腹壁环形口必须能容纳两个手

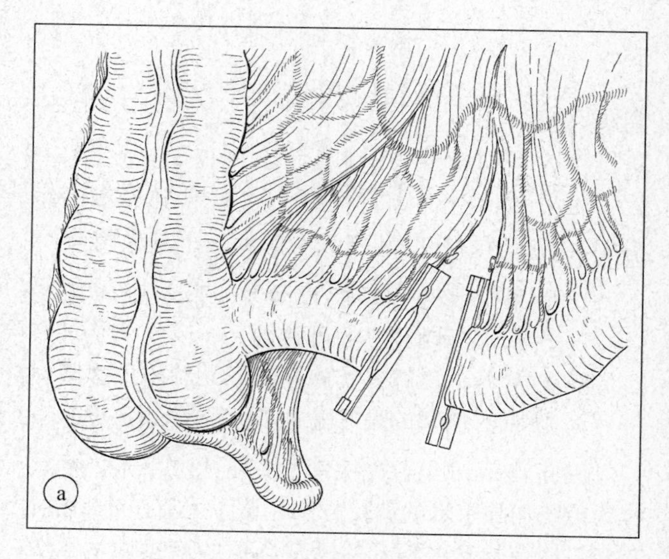

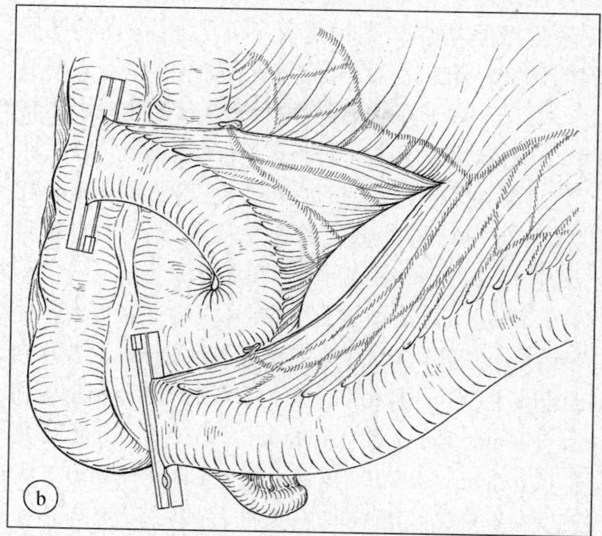

图45.50 劈裂式回肠造瘘术。（a）将末端回肠在距回盲瓣近端约5cm切断，切断系膜，保护好回结肠动脉和右侧结肠动脉之间的主要动脉弓。（b）和末端回肠造瘘术一样将近端回肠提出腹腔。将远端回肠提至腹壁做成黏液瘘。

指。回肠的远端肠袢应该使用支持缝合进行标记。使用丝带穿过小肠系膜将肠袢提出腹壁，在固定缝合处的系膜小肠对系膜侧做一个小的回肠造瘘。将造瘘口的近端肠袢外翻，如果担心要回缩，可用小的 Teflon 棒或细的聚乙烯管穿过丝带在肠系膜上留下的小孔对造瘘口进行稳定（图 45.51）。使用 4/0 的 Prolene 缝线间断缝合黏膜和皮肤。环形口回肠造瘘术的详细操作见第 5 章。

粪便改道的原理

粪便改道背后的原理在于粪便的成分可能会使克罗恩病激活。可以通过全胃肠外营养来实现药物性的粪便改道，而有人提出要素膳食的目的是使肛周疾病愈合（O'Morain 等，1984；Saverymuttu 等，1985）。通过劈裂式或回肠袢造瘘将粪便组分排除到肠道之外（Zelas 和 Jagelman，1980；Harper 等，1983）可使黏膜再生以及克罗恩溃疡愈合（Winslet 和 Keighley，1988），对细胞增殖率和糖蛋白的合成也有影响（Winslet 等，1994）。使用全胃肠外营养（Greenberg 等，1976；Rosenberg，1979；Elson 等，1980；Holm，1981）或要素膳食（O'Morain 等，1980；Logan 等，1981；Mason 和 Rosenberg，1990）进行药物性的粪便改道使克罗恩病获得缓解的机制也类似于此。

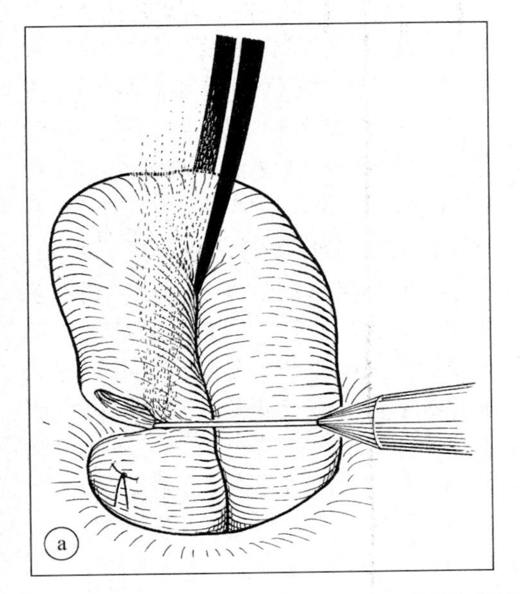

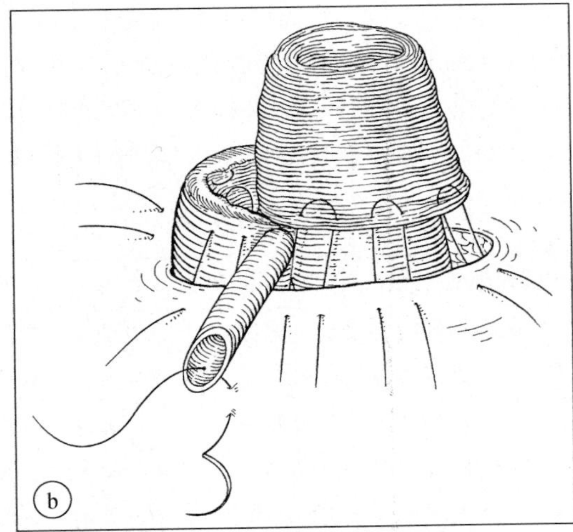

图 45.51 回肠袢造瘘术。（**a**）通过腹壁的环形口将一段小肠提出腹腔。固定缝合对回肠的远端进行标记，远端回肠可以通过阑尾的存在或回盲襞的无血液皱褶来确定，随后进行对系膜缘小肠小型造口。（**b**）将近端回肠外翻，越过 Portex 软杆将小肠边缘和皮肤缝合以预防回缩。

将回肠造瘘口的流出物灌入远端肠道进行粪便刺激可导致结肠疾病的复发，尤其是在粪便改道获得缓解的情况下（Harper 等，1985）。粪便刺激后出现腹痛、发热、体重减轻和腹泻的患者应考虑出现症状性复发。有些患者会出现远端肠道溃疡形成，还会出现白细胞增多、淋巴细胞减少和红细胞沉降率的升高。相反，在 7 名患者中使用不含细菌的超滤液对旷置肠道进行刺激后不会导致复发。

因此可以认定粪便的成分可能会维持克罗恩病的活动性。人们希望粪便刺激试验可以对一些患者进行鉴定，确定这些患者在一段时间的改道后是否适合关闭回肠造瘘口并恢复肠道的连续性（Kivel 等，1976）。然而就这一点来说还有争议，因为牛津小组未发现对粪便刺激的反应和对回肠造瘘口关闭的反应有相关性（Fasoli 等，1990）。使用量更大一点的回肠内容物后，我们发现粪便刺激和预后有良好的相关性（Winslet 等，1989）。

结果

有人报道，即使没有切除病变，粪便改道也会获得短期的临床改善，有些肠道病变还会痊愈（Garlock 和 Crohn，1945；Crohn，1955；Ginsburg，1955；Truelove 等，1965；Oberhelman 等，1968；Aufses 和 Kreel，1971；Burman 等，1971a；Lee，1975；Ultee 和 Lens，1981；Winslet 和 Keighley，1988）。粪便改道还可以使克罗恩病和手术切除后并发的腹腔感染如脓肿和局限性腹膜炎获得缓解（Slater 等，1978）。粪便改道还可以在克罗恩病切除前使用，控制感染和炎性过程；因此提倡在直肠结肠切除术前使用，以减少会阴感染的风险（Lee，1975）。牛津小组发现劈裂式回肠造瘘术有时候可以实现更保守的手术切除，要优于没有粪便改道的情况（Harper 等，1983）。

克利夫兰、牛津和伯明翰小组对粪便改道的结果进行了严格的评议并进行了报道，三个中心的经验和结果基本相当。

Zela 和 Jagelman（1980）对 79 名对内科治疗无反应或患有严重肛周疾病或顽固性腹内感染的患者使用了回肠袢造瘘术进行粪便改道。他们报道 72 名患者出现初步改善，但是尽管存在回肠袢造瘘，仍然有 24 名患者复发，有 28 名患者需要手术切除。

在牛津，Lee（1975）报告了使用劈裂式回肠造瘘术治疗的 69 名患者的预后：22 名患者（32%）最终需要直肠结肠切除术，9 名患者（13%）的切除范围更局限，25 名患者（36%）在肠道保持旷置情况下恢复尚可，只有 18 名患者（26%）能够实现肠道连续性的恢复，其中有 4 名很快出现复发，需要手术切除。经证实，单纯关闭造瘘口不进行切除的后果不甚满意（Harper 等，1983）。

表 45.5 总结了我们自己的结果；82%的患者都能获得迅速缓解，有 70%患者其缓解可维持一年。然而，只有 14%的患者能够不用切除手术且恢复肠道的连续性，39%的患者需要直肠结肠切除术。对 48 名粪便改道超过 20 年患者的研究结果更加令人失望：只有 23%的患者缓解达 2 年及以上，有 23%的患者对治疗无反应。此外，剩余的患者（54%）虽然有初步缓解，但是在两年之内复发。因为粪便改道最初对疾病活动性参数有很深的影响，因此很难完全理解晚期复发（表 45.6）。和能够有良好预后的预期相反，除吸烟外，没有其他特征能够对治疗无反应者进行界定（表 45.7）（Yamamoto 等，2000b）。

表 45.5 粪便改道的结果（n=44）

迅速缓解	36（82%）
持续缓解（12 个月）	31（70%）
类固醇激素使用情况（术前∶术后）	30∶9
肠道连续性的恢复	6（14%）
维持旷置状态	21（47%）
直肠结肠切除术	17（39%）

来源自：Winslet 和 Keighley（1988）。

粪便改道还可用于促进肛周病变的自然愈合，瘘管的手术切除或肛门直肠的重建。Zelas 和 Jagelman（1980）报告，在 23 名患者中有 22 名在回肠袢造瘘术后其肛周疾病获得改善。Harper 等（1982）报告了劈裂式回肠造瘘术对 19 名肛瘘患者的作用：有 11 名患者好转，4 名患者在改道过程中复发，有 4 名在回肠造瘘关闭后复发。在 12 名患有直肠阴道瘘的女性患者中获得的结果也令人沮丧：有 5 名获得改善，但是所有瘘管均未愈合。在旷置期间，有 5 例瘘管被成功修补，但是回肠造瘘口关闭后，所有的瘘管均重新破开，需要再次进行回肠造瘘。有些作者报道，虽然有粪便改道，但是肛周疾病仍然会进展（Hywel-Jones 等，1966；Ritchie 和 Lennard-Jones，1976；Yamamoto 等，1999c）。

旷置后直肠炎

病因

剥夺消化道细菌和正常的肠腔内抗原后可能会使具有正常营养需求的结肠细胞处于饥饿状态（Roediger，1980；Editorial，1989）。结肠所需要

表 45.6 粪便改道对疾病活动性的术前外周血指标的影响以及国际炎性肠病研究组织（IOIBD）的评估

	患者人数	术前均数±标准差（范围）	术后均数±标准差（范围）	P 值
白细胞计数（10^9/L）	36	12.1±3.7（6.5～22.3）	10.1±3.6（4.8～16.8）	P=0.02
血红蛋白（g/100ml）	36	11.7±2.0（7.0～15.2）	12.7±2.0（7.3～15.2）	P=0.04
血小板（10^9/L）	36	407±44（80～820）	380±44（98～830）	P=0.01
红细胞沉降率（mm/h）	34	41±27（8～109）	26±27（3～75）	P=0.04
C-反应蛋白（mg/L）	34	29±11（2～50）	20±10（2～30）	P=0.0002
白蛋白（g/L）	34	35±6（22～54）	37±6（22～56）	P=0.04
IOIBD 评估	48	3.2±1.7（1～7）	2.3±1.7（1～7）	P=0.01

来源自：Winslet 和 Keighley（1988）。

表 45.7 伯明翰中心克罗恩性结肠炎粪便改道后其预后变量的数据

	预后良好* (n=23)	预后不良† (n=25)	P值
手术时的平均年龄（范围）	29（13～57）	33（20～50）	P=0.16
男：女	10：13	12：13	P=0.98
粪便改道前疾病的平均持续时间（范围）	28（0～108）个月	29（0～144）个月	P=0.91
术前类固醇治疗			P=0.60
是	10（43%）	8（32%）	
否	13（57%）	17（68%）	
疾病活动性的术前外周血指标和IOIBD评估（均数±标准差，范围）			
白细胞计数（10^9/L）	11.6±2.5（8.0～17.1）	12.6±4.6（6.5～22.3）	P=0.45
血红蛋白（g/100ml）	12.3±1.6（8.5～15.2）	11.3±2.3（7.0～14.5）	P=0.14
血小板（10^9/L）	400±43（80～810）	410±45（86～820）	P=0.50
红细胞沉降率（mm/h）	40±28（8～109）	41±26（10～95）	P=0.83
C-反应蛋白（mg/L）	29±10（2～50）	30±12（4～45）	P=0.76
白蛋白（g/L）	35±4（22～38）	34±7（27～54）	P=0.98
术前IOIBD评估	3.0±1.7（1～7）	3.4±1.9（1～7）	P=0.44
粪便改道适应证			
严重直肠炎	13（57%）	12（48%）	
肛周疾病	6（26%）	12（48%）	
直肠阴道瘘	4（17%）	1（4%）	
手术时的吸烟习惯			P=0.08
吸烟	15（65%）	9（36%）	
不吸烟	8（35%）	16（64%）	

来源自：Yamamoto等（2000b）。

*实现完全缓解或长期缓解的患者（术后大于等于24个月）。

†实现短期缓解（术后小于24个月）及对治疗完全没有反应的患者。

的短链脂肪酸就源自细菌发酵。短链脂肪酸和丁酸的缺乏会导致黏膜萎缩并影响吸收（Mortensen等，1989；Sheppach等，1989）。Glotzer等（1981）首先认识并描述了旷置后结肠炎的临床特征。Harig等（1989）发现短链脂肪酸的使用可逆转旷置后结肠炎，且该疾病和粪便微生物群落的改变有关（Neut等，1989）。

病理

Korelitz等（1985）报道了来自数个中心的32名粪便改道患者的数据：9名患者在改道前直肠正常，改道后仍旧保持正常，7名患者的预后未知或直肠在改道前就有炎症存在，但是有16名患者的直肠在改道前大体表现是正常的，但是术后出现进行性的炎症。

表45.8列出了粪便改道后直肠的主要改变，包括脆性增加、糜烂、阿弗他溃疡、渗出、结节形成、息肉，某些患者还会出现直肠进行性狭窄（Geraghty和Talbot，1991）。这些大体表现常常伴随着大量血液和黏液从旷置直肠排出。其病理学改变常常和导致粪便改道的疾病类似（Korelitz和Sommers，1974）。表45.9总结了粪便改道和结肠炎发生之间的间隔时间。

旷置后直肠炎并不仅限于克罗恩病的患者，而

表 45.8 改道后乙状结肠镜所见的病变数目

	患者人数
脆性增加*	13
糜烂	5
阿弗他病变*	5
渗出*	9
结节形成/息肉	5
狭窄	3
黏膜瘘排泄物	3

*各只有一名患者出现乙状结肠镜检查异常。

来源自：Korelitz等（1985）。

表 45.9 改道后出现乙状结肠镜检查异常的时间

	首次乙状结肠镜检查的时间（月）	观察到首次异常的时间（月）	第几次乙状结肠镜检查发现了异常	改道后实施乙状结肠镜检查的总次数
1	3	3	第一次	6
2	24	24	第一次	3
3	24	22 年	第二次	2
4	4	4	第一次	7
5	32	32	第一次	4
6	5	5	第一次	4
7	11	11	第二次	3
8	11	11	第一次	1
9	12	24	第二次	4
10	12	12	第一次	2
11	6	6	第一次	2
12	11	11	第一次	1
13	3	3	第一次	3
14	17	17	第一次	2
15	12 年	36	第二次	2
16	9	9	第一次	1

来源自：Korelitz 等（1985）。

似乎是结肠对丧失厌氧微生物群落的非特异性反应（Roediger，1980）。改道后结直肠炎可发生于正常结肠，在溃疡性结肠炎、憩室性疾病（Roe 等，1993）、恶性肿瘤（Glotzer 等，1981；Orsay 等，1993）、阿米巴性结肠炎（Mendoza 等，1977）和假膜性肠炎（Goodacre 等，1977）的患者中也曾有过描述。该病可以使用短链脂肪酸（Guillemot 等，1991）或粪便刺激进行治疗（Winslet 等，1989）。改道后直肠炎常常和直肠容量的进行性减少有关（Roe 等，1993）。

处理上的窘境

在对克罗恩病的患者进行治疗时，几乎不可能知晓旷置结肠或直肠出现的改变是因为进行性克罗恩病还是改道后的结肠炎所致。内镜检查很难实施，因为结肠都很僵硬而且充斥着黏液。肠道连续性的恢复常常可以使改道后的结肠炎逆转，但是可导致克罗恩病的复发（Korelitz 等，1984）。我们使用粪便刺激对该现象进行了探索，以确定是否应该建议恢复肠道连续性，结果表明其和临床预后有紧密的相关性（Winslet 和 Keighley，1989）。

单纯粪便改道的地位

虽然有改道后结直肠炎的风险，但是粪便改道在克罗恩病的治疗中仍然有很大的价值。在某些情况下，近端改道会增加切除和一期吻合的安全性。使用回肠袢造瘘术对确保肛门括约肌或直肠阴道间隔的成功重建非常必要（Winslet 等，1987）。

单纯粪便改道的地位还有争论。我们观察到几位患有严重直肠和肛周疾病的患者，进行回肠袢造瘘术后很快恢复健康，直肠周围感染也有所缓解，使患者可以应对造瘘口。这些患者中有很多人其生活质量获得改善，以至于他们拒绝了任何进一步的手术干预。当然，旷置的大肠有发生恶性肿瘤的轻微风险，但是在临床实践中，这种并发症很少见于年轻患者。然而，对旷置肠道的内镜监测通常并不令人满意，很多患有远端肠道疾病的患者最终会被建议接受直肠结肠切除术。

粪便改道偶尔会用于患有弥漫性疾病而需要类固醇治疗的儿科患者，这些患者有生长发育停滞的风险。这一治疗方案对那些在全胃肠外营养治疗后出现客观改善的患儿非常有价值。同样该方法还可用于患有严重远端肠道疾病、括约肌损坏或直肠阴道瘘的老年患者，也可以用于患有严重肛门直肠疾病又不愿意接受永久造瘘的年轻患者。偶尔，粪便改道会用于空肠未受侵犯的弥漫性回肠结肠炎患者；然而绝大多数患有弥漫性小肠疾病的患者其回肠造瘘口的高流量和造瘘口位置过于靠近近端使之不适用粪便改道治疗。

总的来说符合该治疗方法的适应证的患者很有限。其主要优点是对于虚弱的患者来说，近端回肠袢造瘘术是个相对较小的手术，而且粪便改道的初始缓解率很高。然而，由于本手术的作用是控制症状、保留肠道，粪便改道对于经过选择的患者来说是传统切除手术的一个良好替代。

保守性直肠结肠切除术

切除结直肠同时保留肛管和括约肌的概念由几个中心探索已经有几十年了（Dean 和 Celestin，1983；Talbot 等，1989）。本方法的原理是将整个疾病的过程去除后，会阴切口不愈合甚或顽固性会阴窦道的发生率都可能降低。

适应证

保守性直肠结肠切除术可用于侵犯直肠但是切除肛门有禁忌证或者会阴窦道风险很高的克罗恩病。保守性直肠结肠切除术后性交困难的发生率也比较低（Fallis 和 Baron，1953）。

有人认为保守性直肠结肠切除术后盆腔感染的发生率较低，而且会减少肛管的黏液排出，而有些患者在结肠次全切除及回肠造瘘术后很难接受肛管黏液排出（Fasth 等，1985）。

方法

保守性直肠切除术主要有两种形式。最常用的术式包括通过腹腔途径进行全直肠的游离直至肛提肌水平，通过缝合或缝钉封闭高位肛管或低位直肠，并切除直肠（图 45.52a，b）。

另一种术式一般不可能用于严重克罗恩病，但是和上一术式相似，只是不关闭下位直肠或肛管，而是将齿状线上的直肠肛管黏膜全部切除，被称之为直肠黏膜切除术。因此括约肌得以保留，肠道无需封闭，而且括约肌仍然可行使功能，可封闭盆腔（图 45.52c）。

结果

St. Mark 医院（Talbot 等，1989）、牛津和伯明翰（Winslet 等，1990）报道了保守性直肠结肠

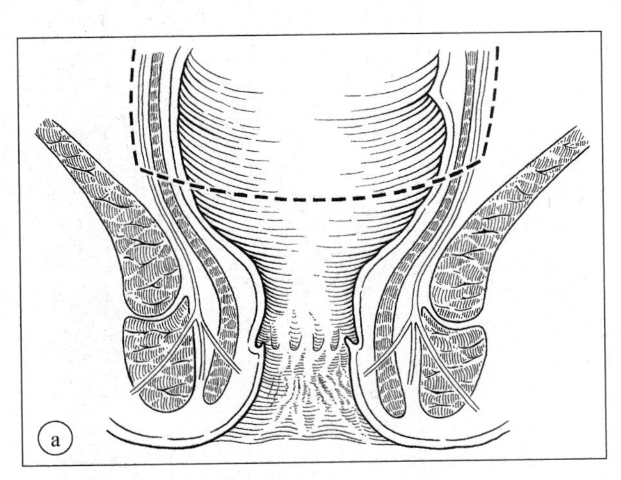

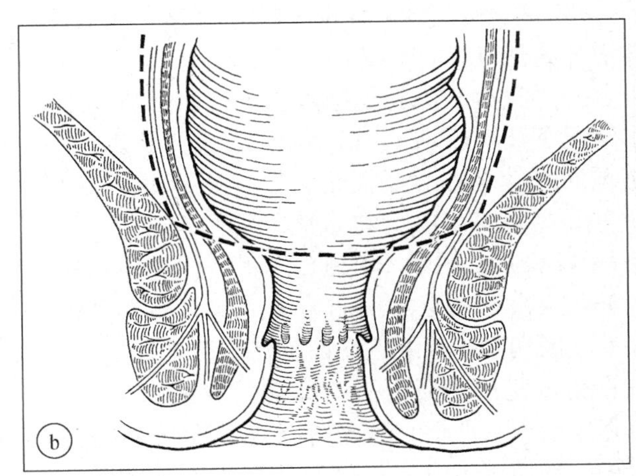

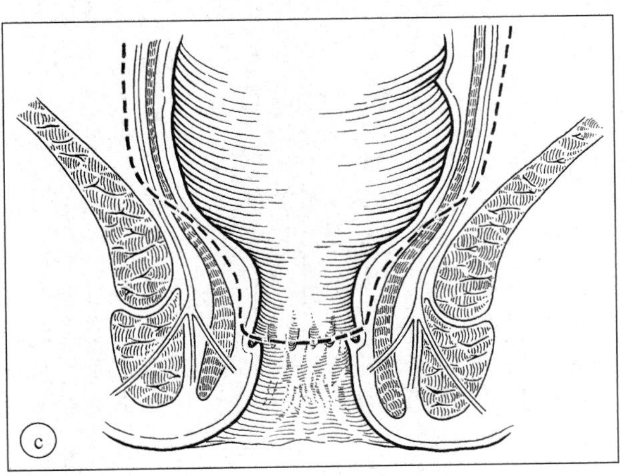

图 45.52　伴或不伴有黏膜切除术的保守性直肠切除术。（**a**）在肛提肌上缝合关闭直肠，不对肛管和 2cm 的低位直肠进行操作。（**b**）还有一个更激进的保守性直肠切除术的术式，将直肠在肛提肌内肛柱顶端断开。（**c**）保守性直肠切除术加肛管黏膜切除术。将直肠在肛提肌水平切除，并将直肠肛管黏膜连续向下切除，直至齿状线。

切除术的结果。三个中心的结果出奇的一致，总的观点是在治疗克罗恩病方面，保守性直肠结肠切除术并不是传统直肠结肠切除术满意的替代术式。该手术的早期并发症很常见，包括出血、盆腔血肿及盆腔感染。感染主要是因为有功能的肛门括约肌以上的封闭部位的破坏，妨碍了盆腔内脓性物质的引流。在我们的经验中，8 名克罗恩病的患者中有 5 名出现了顽固性的盆腔或会阴感染，并出现间断性的不良排泄物，而且有 4 名患者需要进行直肠切除术（Winslet 等，1990）。Fonkalsrud 等（1979）建议同步使用括约肌切开术，使括约肌以上所积存的感染性物质能够排出。即使在直肠切除术后通过括约肌放置 Foley 导尿管使所有血性和浆液性物质排出也不能预防盆腔感染，患者反对一直带管。最后，克罗恩病时黏膜切除术往往在技术上很难实现，这主要是因为括约肌间感染、瘘管和慢性黏膜炎症导致的肛管周围瘢痕形成所致。最终我们和其他人都认为直肠切除术这种术式在克罗恩病的处置过程中没有什么地位。

括约肌切除及永久造瘘

几乎有一半需要手术的大肠克罗恩病患者最终会需要直肠切除术以及永久性造瘘。其中大部分患者会进行直肠结肠切除术和末端回肠造瘘术。很多情况下，炎症过程在开始时会波及直肠，而且出现的并发症如直肠阴道瘘、严重直肠纤维化或严重肛周脓肿都需要将直肠结肠切除术加回肠造瘘术作为初始手术。其他患者因为保括约肌手术（如结肠次全切除加回肠造瘘、回直肠吻合术、节段性结肠切除术甚或近端回肠袢造瘘术）后的进行性直肠侵犯或直肠复发，往往需要进行二次手术。在少数患有严重直肠疾病但是结肠明显正常的患者中，选用单纯直肠切除术是合理的（Williams 等，1979；Goligher，1988；Andrews 等，1989；Ritchie，1990；Winslet 等，1990）。

括约肌切除术和永久性回肠造瘘的优点在于手术可使患者恢复健康，减轻使患者丧失社交能力的腹泻、里急后重、便失禁及带有慢性排泄性瘘和黏液排泄的严重肛周感染。如果患者承认带个回肠造瘘的生活质量比存在结肠炎症状更好，那就可以推荐这种手术。而且，慢性瘘管和旷置的直肠中也不会有晚期发生恶性肿瘤的风险。此外，直肠结肠切除术后，回肠出现疾病复发的风险低于克罗恩病的其他手术。因此，如果患者接受永久性造瘘，则该手术有其优势所在。不幸的是对于有些患者来说，直肠切除和造瘘常常和持续性病变有关。几乎有三分之一的患者其会阴创口很难在三个月内愈合，有多达 10%的患者会出现顽固性会阴窦道（Scammell 和 Keighley，1985）。直肠切除术后还可能会出现性功能障碍，如男性的勃起功能受损或逆行射精，以及女性因会阴瘢痕导致的性交困难。回肠造瘘术本身的性功能后遗症和社会后遗症也不能忽视（Burnham 等，1977）。

造瘘并发症如回肠造瘘口腹泻、漏、慢性感染、造瘘口回缩、出血、窦道甚至造瘘口周围瘘等在克罗恩病中很常见（Phillips 等，1985）。

腹会阴联合直肠切除术和结肠造瘘

适应证

有一小部分克罗恩病的患者其病变仅局限于直肠。结肠和末端回肠在大体上均正常。此类患者常常患有广泛的肛周和直肠疾病（图 45.53），以及持续性无扩张性直肠狭窄，且常常为多发，而且经常并发高位直肠肛门瘘和慢性感染（Givel 等，1982；Linares 等，1988）。

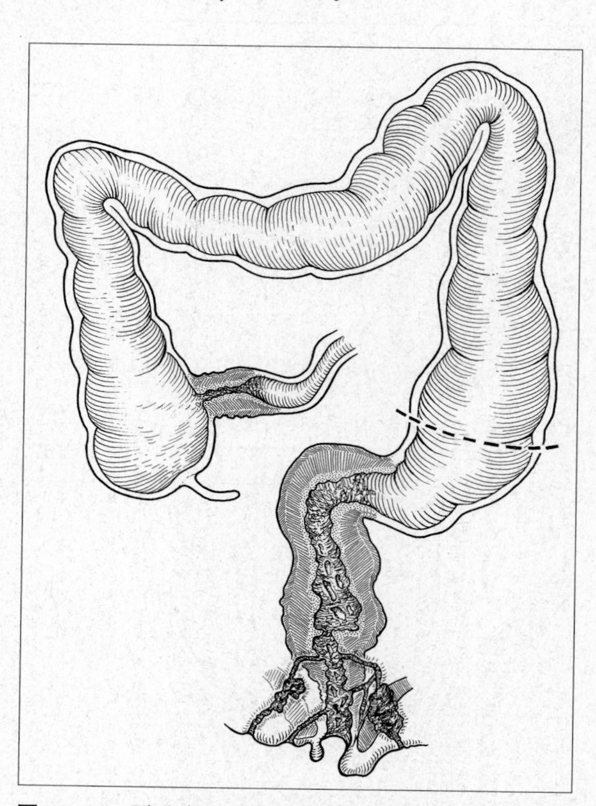

图 45.53 严重直肠周围疾病和相对正常的结肠。某些患者的病变局限于肛门直肠，而结肠镜显示其余结肠很正常。回肠也可能被侵犯。

对于少数患者，手术的唯一适应证为不伴有广泛直肠疾病的严重肛周疾病（Hughes，1978；Bernard 等，1986）。如果反复扩张、内科治疗或粪便改道不能控制症状（Linares 等，1988；Allan 等，1989），可以单纯将直肠切除并进行末端结肠造瘘（Williams 等，1979；Buchmann 等，1980b；Clark 和 Ward，1980；Lockhart-Mummery，1980）。

方法

本手术和恶性肿瘤的直肠切除一样，总会需要两组手术者。通过向下延伸至耻骨联合的正中切口探查腹部，对克罗恩病的程度进行评估；该病常常会局限在直肠之内。如果直肠和乙状结肠均受累，则应该一并切除。辨明输尿管后游离左侧结肠。鼓励对直肠进行仔细的分离，尤其是在前列腺水平的前部，在盆腔自主神经穿过骨盆边缘时必须对其进行保护。

由于慢性盆腔感染的存在使直肠切除会变得极端困难，而且可能没有正常的平面进行分离。直肠后部的分离必须从上开始直至尾骨尖，以避免将 Waldeyer 筋膜（骶前筋膜）从骶骨剥离，引起出血和性功能丧失。过去认为前部的前列腺周围的分离应该从下方开始，但是我们改变了自己的观点，也尽量从上方开始游离。

虽然会阴组的医生常规需要进行括约肌间和肛提肌内部的切除，但是由于广泛的直肠周围纤维化，在大多数患者中都很难达到这一目的。直肠切除的详细描述见直肠结肠切除术。

如果累及乙状结肠，则需将左侧结肠和脾曲牵拉向下，使用降结肠进行结肠造瘘。

如果乙状结肠未被侵犯，就不需要进行此类游离，只需要将直肠上动脉结扎，用乙状结肠进行末端结肠造瘘。通过左侧腹直肌环形口将结肠拉出；关腹后进行直接黏膜皮肤缝合，完成造瘘。结肠造瘘口可以设计为外翻式瘘口，尤其是患者以前接受过回肠切除的时候。会阴部的伤口常常会因为直肠周围的慢性感染而受污染，此时可将伤口敞开或部分敞开。

结果

有关单纯直肠切除术的预后并没有多少报道，因为大多数患者都伴随存在回肠病变或需要直肠结肠切除术的结肠病变。Lockhart-Mummery 和 Ritchie（1983）报道的病例序列最大，包括 24 名患者。其累积复发率非常低，5 年累积复发率只有 6%，10 年只有 11%。因此作者认为该手术在治疗局限性肛门直肠疾病的患者方面有一席之地（Lockhart-Mummery 和 Ritchie，1973）。Williams 和 Hughes（1990）也支持使用此类手术治疗直肠肛门克罗恩病，并用于 9 名患者。然而，两例患者手术后死亡，一例死亡因为恶性肿瘤而另一例死亡因为感染。只有 1 名患者其会阴部切口在手术三个月内愈合，3 名患者出现顽固性会阴窦道。两名患者还出现了结肠造瘘的问题。然而疾病复发率却非常低，只有一名患者需要直肠结肠切除术。

Stern 等（1984）给 7 名患者使用了单纯直肠切除，没有患者出现复发。然而，对 Leeds 和 Bristol 的数据的综述显示，48 名直肠肛门克罗恩病的患者中，只有 7 名接受了单纯直肠切除术；3 名患者疾病复发，其中 2 名需要直肠结肠切除术（Williams 等，1979）。在伯明翰接受此类手术的 4 名患者中，3 例出现近端结肠的复发，需要直肠结肠切除，且所有患者的结肠造瘘口都很潮湿，很难管理。因此，即使疾病局限于直肠，我们也更推崇直肠结肠切除术，但是也同意其他人认为单纯直肠切除是治疗直肠肛门克罗恩病的可以接受的方法。克罗恩病时的结肠造瘘出现造瘘口并发症的概率很高，经常需要重做（Post 等，1995）。

直肠结肠切除术和回肠造瘘术

适应证

直肠结肠切除术主要用于累及直肠伴有或不伴有肛周疾病的广泛性结肠病变（见图 45.2）。确定实施直肠结肠切除术的适应证为腹泻、里急后重和肛门直肠症状等疾病状态。很多患者都因结直肠克罗恩病或大肠恶性肿瘤而出现难以控制的肠外表现。直肠结肠切除术可用于严重肛门直肠疾病，尤其是伴有便失禁的情况，即使存在外观正常的结肠也可实施。所有患者必须理解该手术需要永久性末端回肠造瘘，一般来说，禁忌进行任何形式的储袋式回肠造瘘（Kock，1969；Block，1980）。

因为早期结肠切除术加回肠造瘘术或回肠吻合术或粪便改道术后直肠疾病的复发或进行性发展，患者常常会接受全直肠结肠切除术（Andrews 等，1989）。常见的适应证为旷置的直肠有持续性分泌物排出，活动性肛周感染或直肠狭窄导致的分泌物排泄、里急后重和便失禁（Steinberg 等，1975；Guillem 等，1992）。直肠切除术的另一个适应证是旷置后的直肠有发生癌症的风险（Stahl 等，1992）。

方法

如果可能，应该在术前对慢性肛周或盆腔感染进行引流。在括约肌间或肛提肌上感染存在的情况下切除直肠常常会导致会阴部伤口不愈合（Scammell 和 Keighley，1985）。术前不需要进行机械性肠道准备，这可能会加重会阴部感染，如果存在直肠狭窄，还可造成大肠梗阻。术前必须对最佳回肠造瘘位置进行标记，手术需要两名医生和两名洗手护士组成小组，还需要两套电刀系统。

如果肛周有广泛的瘢痕形成，则需要使用荷包缝合来关闭肛门（图 45.54）。我们建议早期切断肛周皮肤，这样就可以保证第二次荷包缝合在分离的皮肤边缘进行，这样在直肠切除过程中就可避免粪便的污染（图 45.55）。腹部组的医生要做一个直至耻骨联合的腹部切口。进腹后对克罗恩病的病变程度进行仔细评估，特别要注意小肠病变的长度和分布。常规游离左右侧结肠及弯曲并拉向下方（图 45.56），保留大网膜，该结构对预防或治疗顽固性会阴窦道非常有用（图 45.57）。在末端离断发至结肠和末端回肠的血管，使用直形切割器或在肠钳之间断开回肠。

将直肠任何一侧及前面的腹膜切断，显露外侧韧带的上部（图 45.58）。在进一步的前外侧分离前，将游离的直肠及乙状结肠向上提拉，形成直肠后平面，该平面紧靠直肠系膜的后缘，在痔上动脉之后，骶前筋膜之前，仔细识别盆腔神经，在其穿

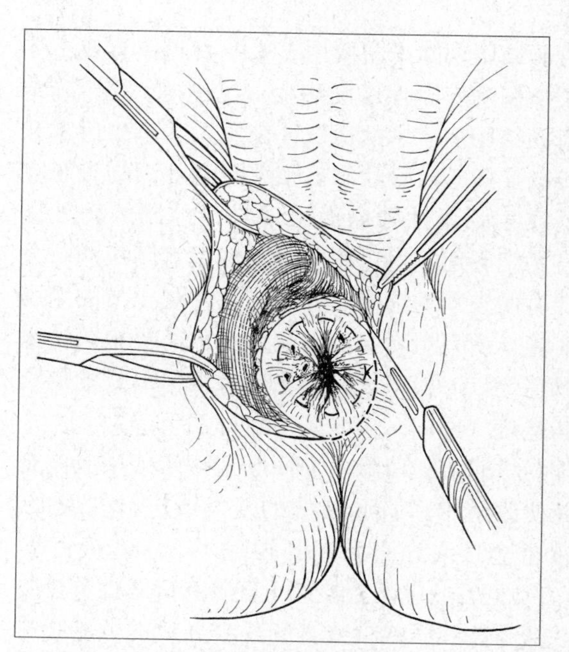

图 45.54 克罗恩病直肠结肠切除术或单纯直肠切除术（图 45.54～45.72）。在肛管周围实行荷包缝合。沿肛门环形切开皮肤，在括约肌间平面进行分离，保留肛门外括约肌。

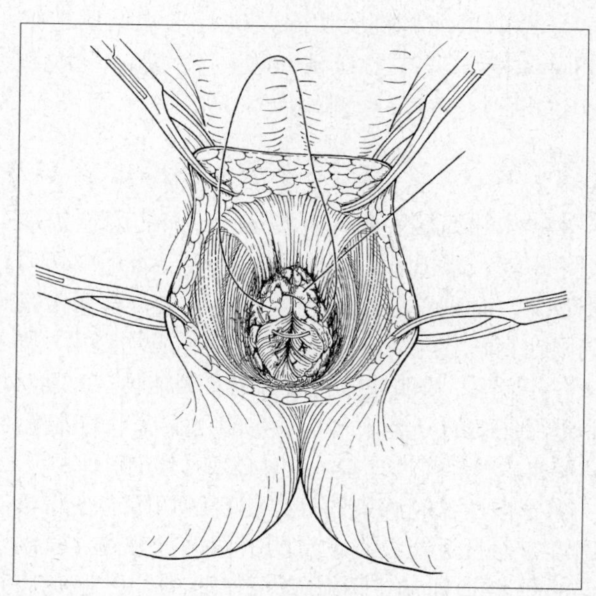

图 45.55 一旦到达括约肌间平面，在进行分离前，对肛门皮肤切缘进行缝合，以加强肛周的荷包缝合。

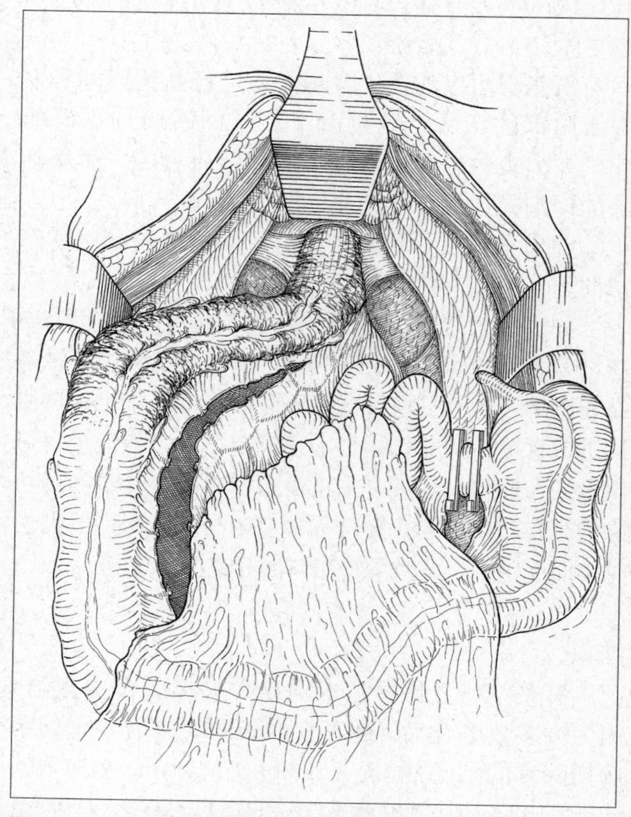

图 45.56 将末端回肠切断，实施末端回肠造瘘。完全游离结肠，进入直肠后平面进行直肠切除。

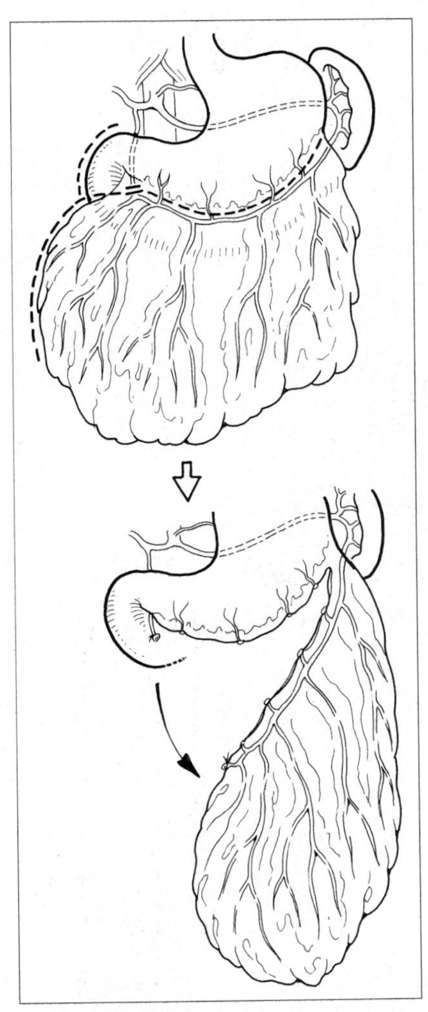

图 45.57 保留大网膜，如果出现顽固性会阴窦道时可进行大网膜成形。

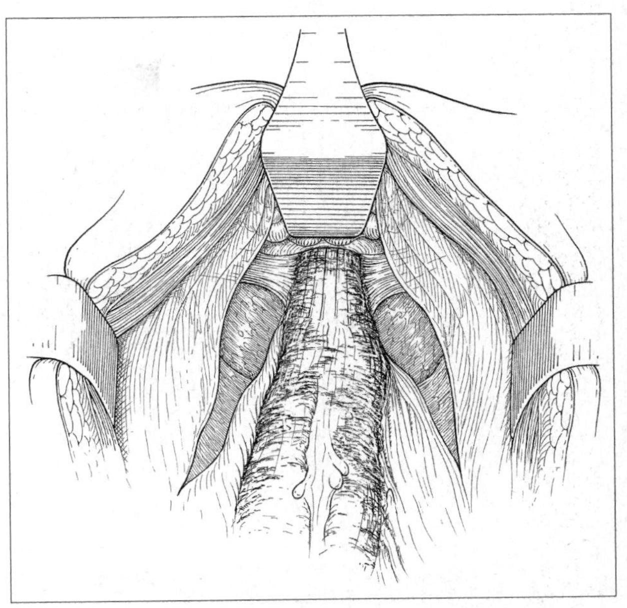

图 45.58 切断侧腹膜，在骶骨前方开始直肠后分离。切断前方腹膜，前列腺和精囊回缩，可以靠近直肠肛门开始前方分离。

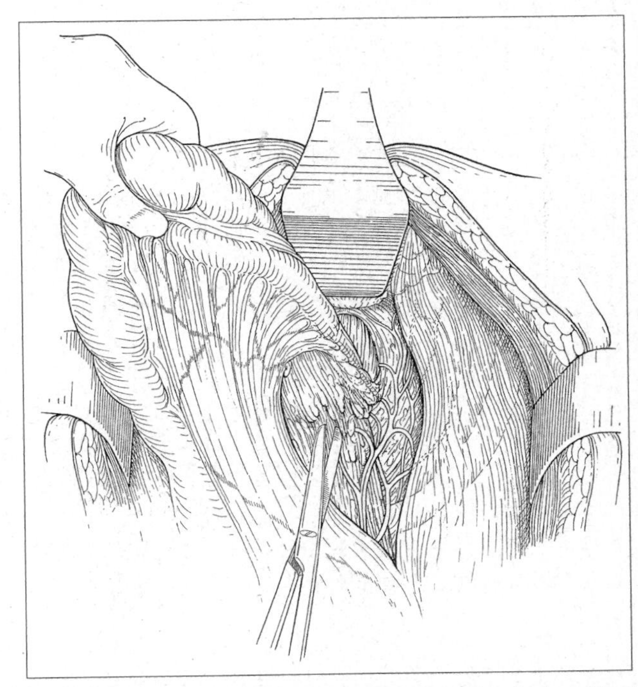

图 45.59 后方平面的形成。切断痔上动脉。保留直肠系膜和盆腔神经，将骶前间隙打开，直至尾骨尖。

过盆腔边缘时进行保护（图 45.59）。使用解剖剪完成后部的分离，将整个直肠从骶骨拉向尾骨尖水平（图 45.60）。本次分离必须由腹部组医生完成，以避免会阴组医生在将骶前筋膜从骶骨剥离时损伤自主神经。至此，直肠系膜的处理就完成了。然后腹部组医生尽可能从上方完成直肠前方的分离。

会阴组医生开始对已经荷包缝合后的肛门进行括约肌间分离，切断肛周皮肤（图 45.61）。一旦肛门在外括约肌内被环形游离，医生可在尽可能靠近直肠肛门的地方形成一个前平面。此时，结扎并切断供应直肠前外侧的血管。进入肛提肌后就不需要进行过多的后部分离（图 45.62），因为此时会阴组医生已经进入了腹部组医生所建立的平面（图 45.63）。然而，有些时候不可能使用括约肌间平面，尤其是该平面被感染所阻塞的时候，这种情况下，就需要进行更彻底的括约肌外切除（图 45.64）。

前方的分离（尤其是男性）应该靠近肛门直肠进行（图 45.65），将直肠壁轻柔地从前列腺或阴道上剥离下来（图 45.66）。剩下的前方分离可从上而下进行，切断外侧韧带，将直肠从阴道或前列腺上完整剥离，保留膀胱直肠筋膜前列腺部（De-

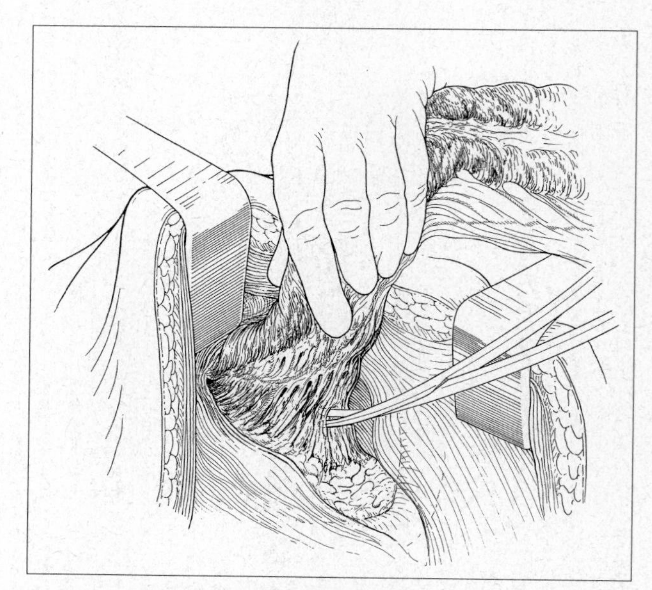

图 45.60 将直肠系膜从骶前筋膜完全切除。

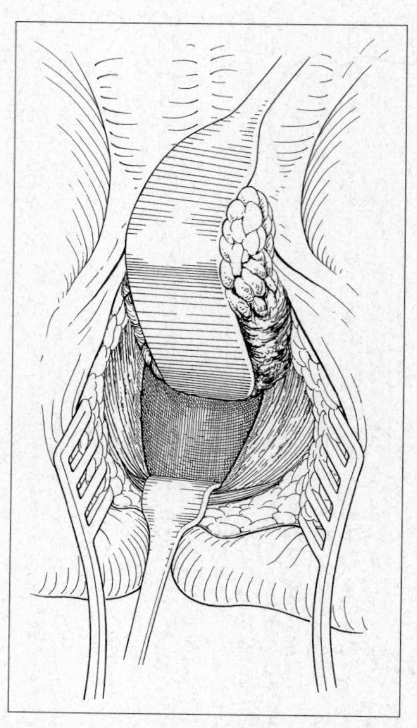

图 45.62 在肛提肌内分离；切断骶前筋膜，将直肠从骶部游离。

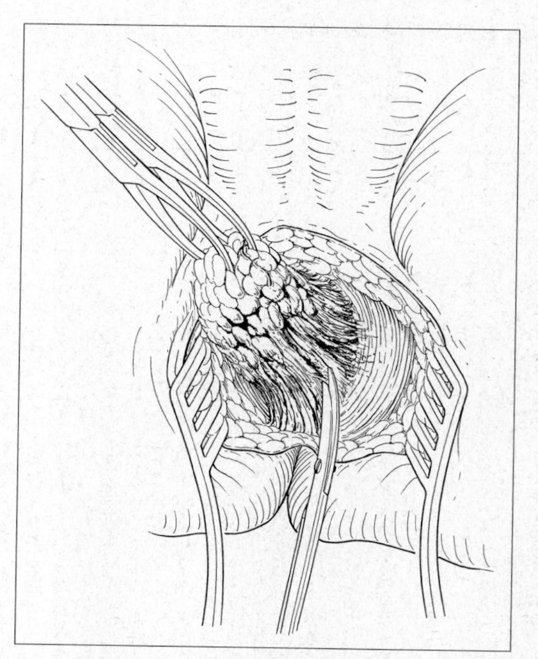

图 45.61 在括约肌群内放置自动拉钩，在肛提肌内将直肠肛门周围的疏松结缔组织切断。

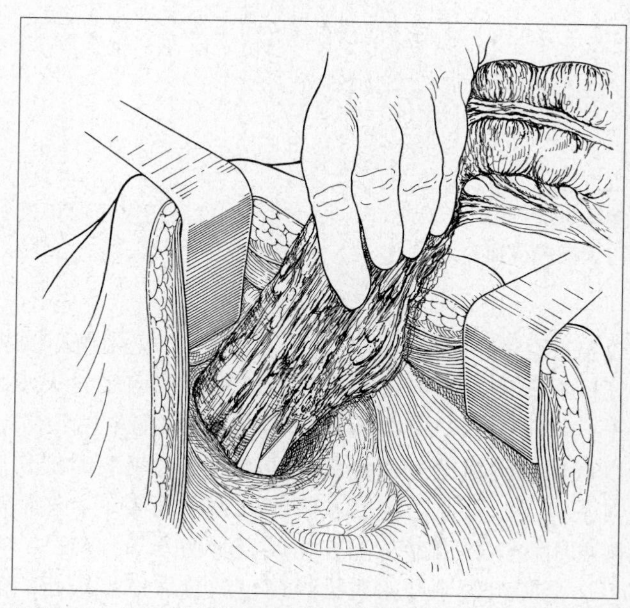

图 45.63 一旦从下方完成骶前分离，腹部组医生可以形成后方平面，两者在中线汇合。

nonvillier 筋膜）（图 45.67）。此时，直肠肛门应该完全游离并切除，连同其近端的其余大肠。

按常规在腹壁上建立环形孔，将切断的回肠提出腹腔（图 45.68），将外侧沟关闭（图 45.69）。关腹，然后将造瘘口外翻，缝合至皮肤上（图 45.70）。

一期关闭会阴切口不可能也不切实际。如果保留了盆底肌肉，且其能轻松靠近，可在引流管上将其缝合，并将引流管引出腹腔（图 45.71）；在这种情况下，我们会敞开部分皮肤，促使肉芽组织的生长。通常情况下，盆底缺损的边缘不能互相靠近，或者如果因为直肠损伤或伴随的会阴部感染而存在手术污染，则将手术腔敞开，用纱布填塞（图 45.72）或用蘑菇头引流管进行引流。

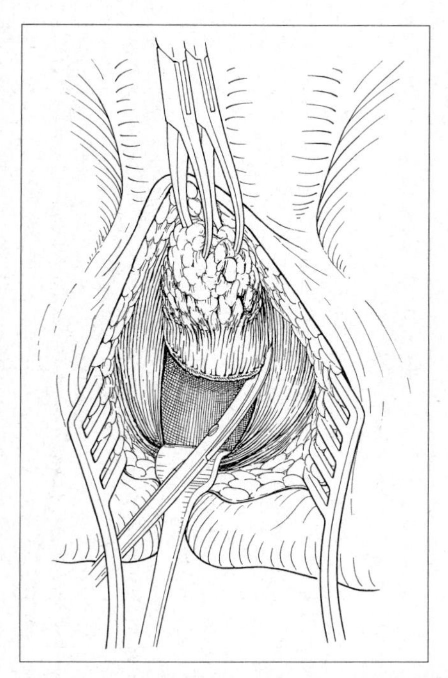

图 45.64　在肛提肌内从下方将外侧韧带的下部切断。

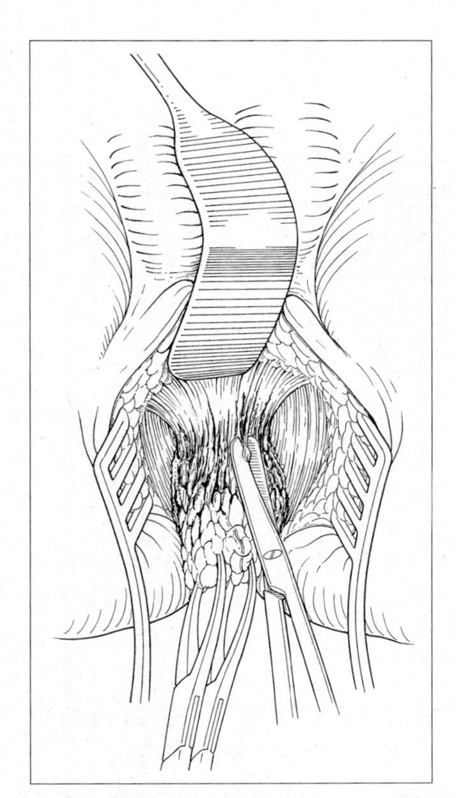

图 45.65　男性的会阴前分离平面在前列腺后形成，女性在直肠阴道隔形成。

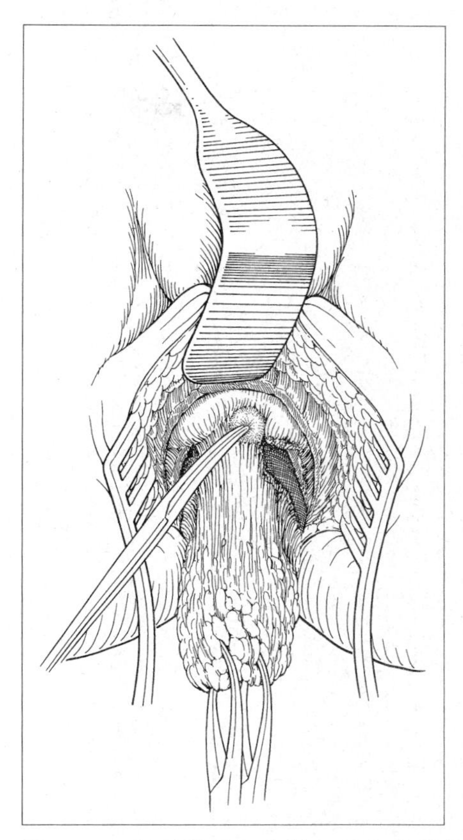

图 45.66　切断附着在直肠肛门上的耻骨直肠肌的纤维，在前列腺后形成分离平面。

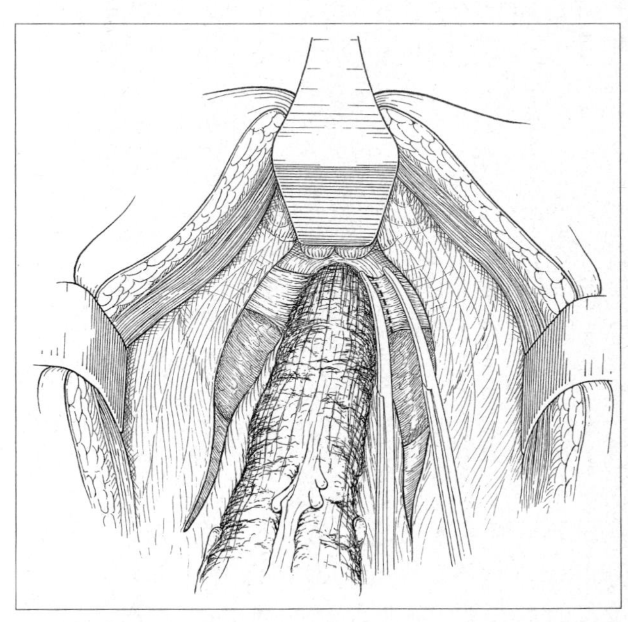

图 45.67　从上方将外侧韧带切断。此时直肠已经完全游离，将其从盆腔和腹膜上拿出。

死亡率

直肠结肠切除术的手术死亡率为 3%～9%（Hywel-Jones 等，1966；De Dombal 等，1971；Hellers，1979；Lock 等，1981；Lockhart-Mummery 和 Ritchie，1983）。Goligher（1984）报道直

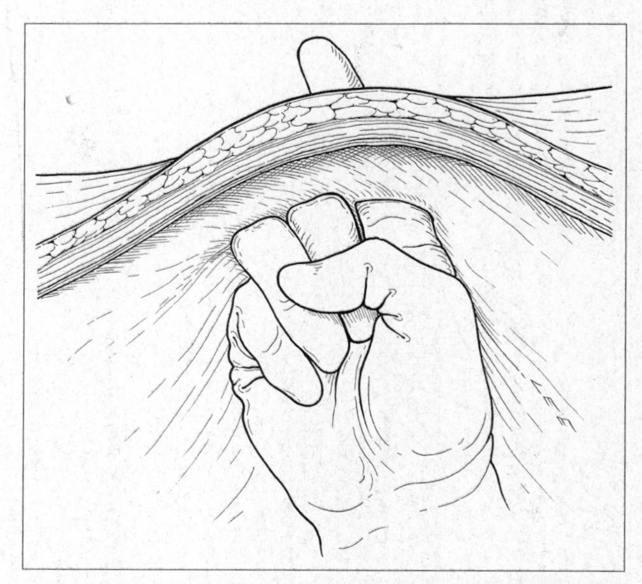

图 45.68 在右侧腹直肌上做一个环形口以容纳末端回肠造瘘口。

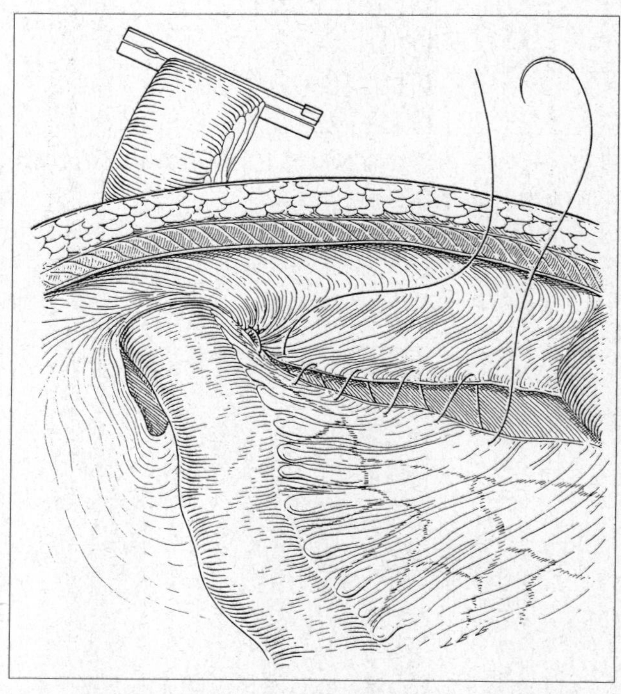

图 45.69 直肠结肠切除术后末端回肠造瘘。关闭外侧沟。

肠结肠切除术后的死亡率为 8.9%，而 Weterman 和 Pena（1976a，b）报道的死亡率为 6.8%。我们自己的手术死亡率为 2.7%（Scammell 等，1985）。

一般并发症

直肠结肠切除术后的住院时间一般较长（Brevinge 等，1995；Schoetz 等，1997），这主要是并发症的发生率较高所致，患者必须学会自己护

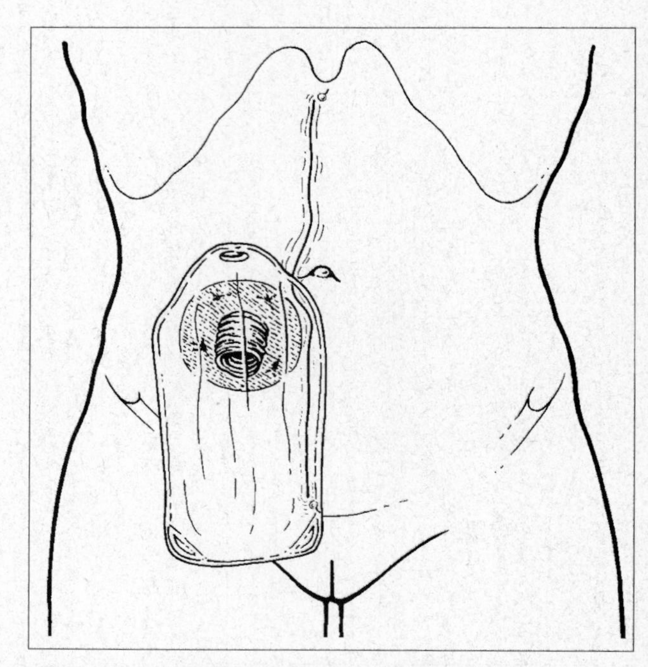

图 45.70 回肠造瘘口缝合完成，安装好造瘘袋。

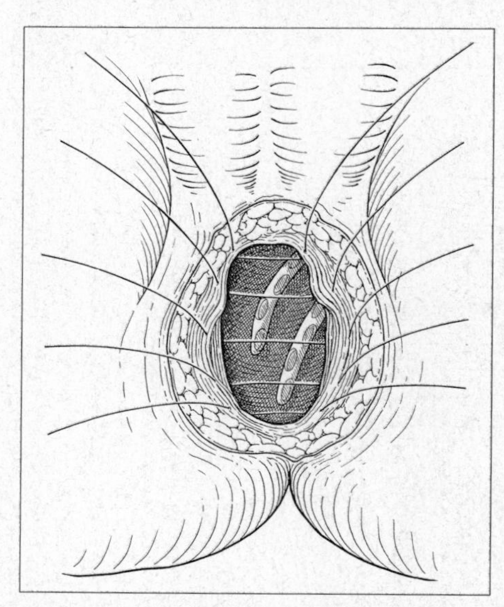

图 45.71 将肛提肌拉向中线并缝合，一期关闭会阴部切口，其下为两枚由腹部组医生放置至会阴部的引流管。通过腹部切口将引流管引出。

理造瘘口，会阴部的切口愈合也会延迟（Goligher，1979；Block，1980；Marks 等，1981）。

以我们的经验，并发症包括腹部切口感染（8%）、会阴部切口感染（22%）、腹腔脓肿（9%）、腹腔内出血（7%）、血栓栓塞（3%）和败血症（1%）。有 11 名患者出现肠梗阻需要剖腹手术（14%）。

会阴部切口愈合

我们报道，112 名接受直肠结肠切除术的患者

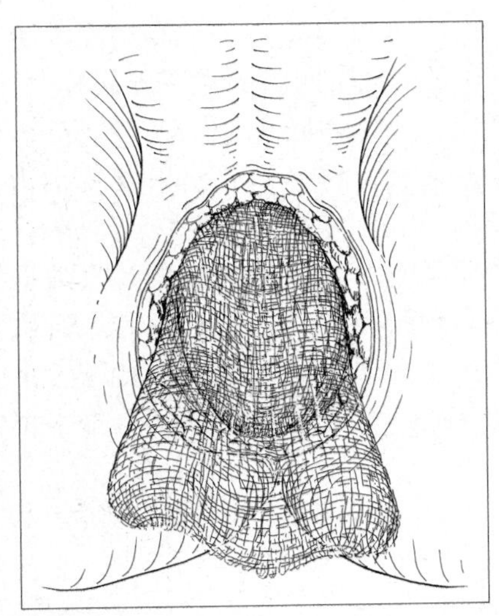

图 45.72　如果会阴部切口敞开，则应放置纱布填塞，4～6 天后移除。

中，只有 63%的患者其切口在 12 周后愈合（Scammell 和 Keighley，1985）。Ritchie 和 Lockhart-Mummery（1973）报道，会阴部切口敞开后，其第 6 个月的愈合率为 33%。而使用缝合和吸引冲洗的一期愈合率为 74%（Elliott 和 Todd，1985）。Goligher（1988）报道直肠结肠切除术后 141 例会阴部切口的延迟愈合率为 28%，9%的患者出现顽固性会阴窦道，该比率和我们的经验更接近。

会阴切口的延迟愈合常常和复杂肛瘘、粪便污染和术后会阴部切口感染有关（Irvin 和 Goligher，1975；Corman 等，1978；Bardot 等，1980；Scammell 和 Keighley，1985）。克罗恩病时会阴部切口不愈合的处理仍然很困难。我们通常会建议在至少一年时间内不要对其进行处理。如果还未愈合，就应该寻找延迟愈合的主要原因，如窦道内肉芽肿、异物、藏毛窦、化脓性汗腺炎、肠道阴道瘘、直肠黏膜残存或恶性肿瘤。如果窦道比较顽固且造成令人困扰的症状，我们会实施彻底的腹会阴切除，并使用下列方法关闭缺损：(a) 腹直肌肌皮瓣；(b) 股薄肌补植；以及 (c) 第 6 章描述的大网膜带蒂移植物。我们的结果很令人鼓舞，17 名存在顽固性会阴窦道的克罗恩病患者有 10 名获得愈合（Menon 等，2005）。大网膜带蒂移植物的效果最好（Yamamoto 等，2001）。

回肠造瘘并发症

回肠造瘘口功能不良的发生率很高（Steinberg 等，1975），这可能和疾病的复发有关。最常见的并发症有造瘘口回缩、脱出、瘘管形成和梗阻（Weaver 等，1988）。绝大多数回肠造瘘口的并发症可以通过局部修复进行处理。如果是因为克罗恩病复发所致，则需要开腹进行切除。造瘘口腹泻或“高流量”是克罗恩病回肠造瘘特异性的并发症之一（Kusuhara，1992）。其病因可能是感染或疾病复发，但是常可能是回肠黏膜电解质转运受损所致（Hawker 等，1980）。某些患者的回肠造瘘口腹泻常可能是因为回肠切除或回肠疾病后的胆盐吸收不良或回肠吸收控制机制丧失所致（Neal 等，1984）。

据报道有 6%的患者需要对回肠造瘘口进行重做（Goligher，1985），但是另有 15%的患者需要对疾病复发进行再次手术。在 Leeds 报道的患者中，只有 36%的患者处理回肠造瘘口时没有遇到麻烦。至少有 22%的患者有造瘘口并发症，这比因溃疡性结肠炎而接受直肠回肠切除术的患者出现得更频繁。

膀胱和性功能

患者在直肠结肠切除术后可能会因为自主神经损伤、膀胱和子宫移位以及广泛性会阴部纤维化而发生泌尿或性功能障碍（Yeager 和 Van Heerden，1980）。如果在技术上有条件，可以通过肠壁环形肌的直肠切除减少此类并发症（Lee 和 Dowling，1972）。

复发

在直肠结肠切除术用于克罗恩性结肠炎很多年以后（Lockhart-Mummery 和 Morson，1964），人们才认识到回盲部切除后会出现回肠病变的复发（Mendeloff，1975）。1972 年 Goligher 的发现在现在看来似乎并不起眼；然而，他仔细描述了 7 名在结肠切除术加回肠造瘘或直肠结肠切除术后的患者出现的回肠复发（Goligher，1972）。有两名患者的回肠造瘘口本身就出现了明显的溃疡形成和鹅卵石样病变（图 45.73），而剩余患者的复发仅位于腹壁内，造成狭窄、出血（图 45.74）或造瘘口旁感染和瘘（图 45.75）。Greenstein 等（1983）报告了 15 名在 Mount Sinai 医院治疗的患者，这些患者因回肠病变复发出现了造瘘口旁瘘管形成。其中很多患者在接受直肠结肠切除术时就出现了回肠疾病和小的脓肿或瘘。有几名患者的瘘很复杂，使造瘘袋很难贴到皮肤上。绝大多数瘘管可以使用狭窄部位成形术治疗（Lee 和 Papaioannou，1982），对表浅的瘘管还可以进行切除和重建，但是深部瘘和脓肿则通常需要在腹壁的其他部位另行造瘘（Weaver等，1988）。很多年后其中一些患者会出现进一步的回肠复发，其中一些仍然会并发瘘。复发性回肠克罗恩病的另一个表现就是造瘘口旁溃疡（Last等，1984）。

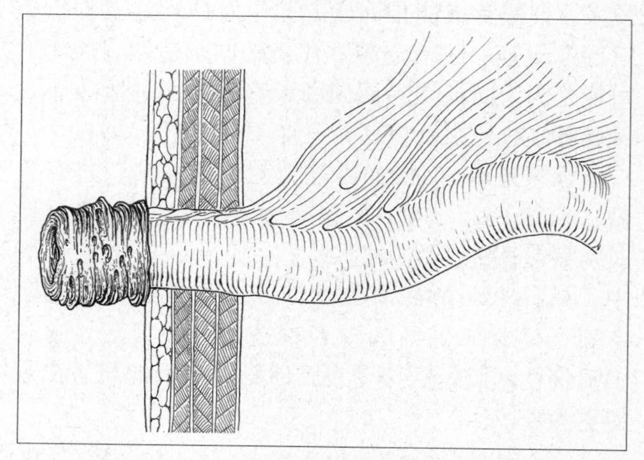

图 45.73 直肠结肠切除术后小肠病变的复发。造瘘口也可能被复发的克罗恩病所侵犯，表现为造瘘口突出部位的溃疡形成。

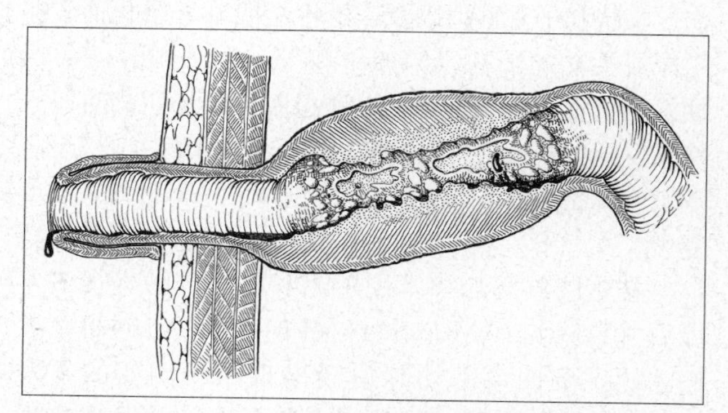

图 45.74 直肠结肠切除术后小肠病变更常见的复发部位。就在腹壁近端，末端回肠因为溃疡形成而增厚；回肠造瘘口本身的表现相对正常。

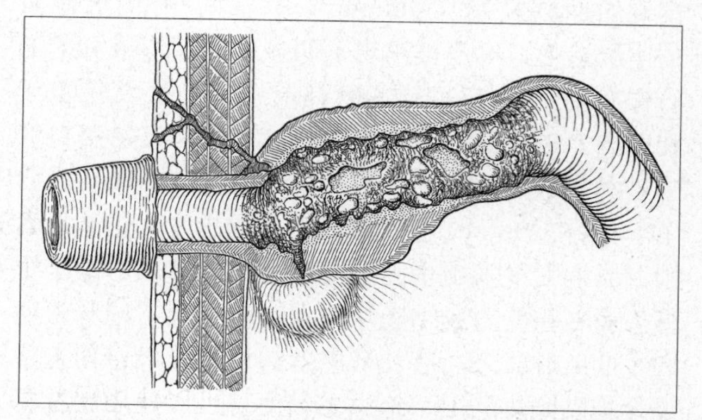

图 45.75 直肠结肠切除术后复发性回肠克罗恩病的另一个临床表现为出现造瘘口旁脓肿或瘘。

182 名在 St Mark 医院接受直肠结肠切除术治疗的患者中，有 20 名出现了回肠的克罗恩病复发。回肠复发率显著低于回直肠吻合术（Ritchie，1990）。直肠结肠切除术后的 5 年的累积复发率为 7%，10 年为 11%而 20 年为 22%。我们治疗的 74 名接受一期直肠结肠切除术治疗的患者的复发数据见图 45.76，再手术率见图 45.77。有 12 名患者出现一次复发，8 名患者出现两次复发，2 名患者出现三次复发，而 2 名患者复发超过三次。再手术率

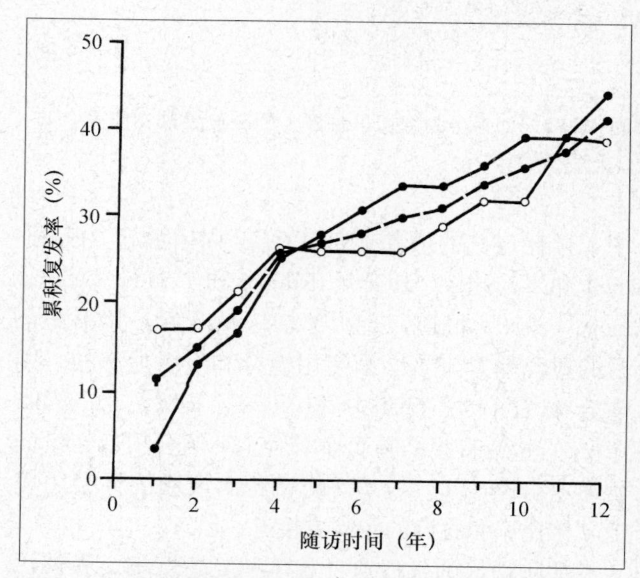

图 45.76 根据给出的时间，各时间段直肠结肠切除术后回肠病变的累积复发率。●，1956—1969；○，1970—1984；折线，所有患者。

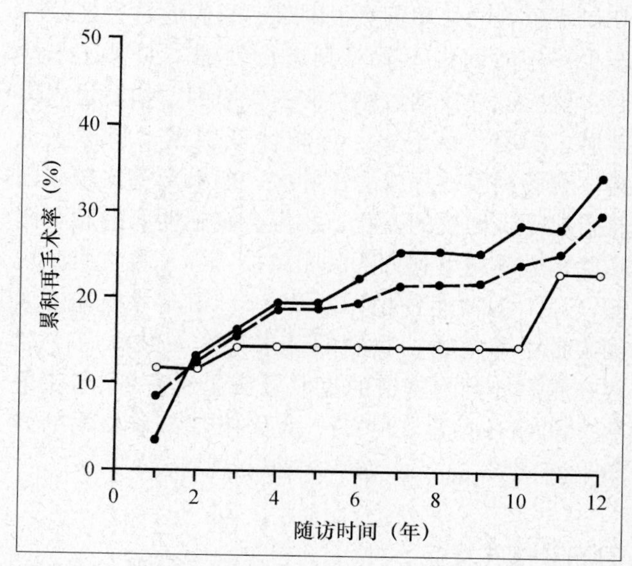

图 45.77 直肠结肠切除术后回肠病变的累积再手术率。●，1956—1969；○，1970—1984；折线，所有患者。

和患者的年龄、疾病的持续时间以及回肠疾病的存在与否均无关。

因此，我们必须认为，虽然直肠结肠切除术会出现会阴部切口和回肠造瘘，而且即使其手术死亡率略高于重建切除，但是最终接受回肠造瘘的患者的长期预后很好。直肠结肠切除术的复发率以及因胃肠道恶性肿瘤或疾病复发而导致的晚期死亡率低于克罗恩病的其他任何手术（Scammell等，1987）。

（姚宏伟 译 姚宏伟 校）

参考文献

Adson MA, Cooperman AM & Farrow GM (1972) Ileorectostomy for ulcerative diseases of the colon. *Arch Surg* 104: 424-428.

Alabaz O, Iroatulam AJN, Nessim A et al (1997) Comparison of laparoscopic assisted and conventional ileocolic resection for Crohn's disease. *Surg Endosc* 11: 190 (abstract).

Alexander-Williams J (1971) The place of surgery in Crohn's disease. *Gut* 12: 739-749.

Alexander-Williams J (1974) Loop ileostomy and colostomy for faecal diversion. *Ann R Coll Surg Engl* 54: 141-148.

Alexander-Williams J (1976) Late onset Crohn's disease. In Weterman IT, Pena AS & Booth CC (eds) *The Management of Crohn's Disease*, p 43. Amsterdam: Excerpta Medica.

Alexander-Williams J & Buchmann P (1980) Perianal Crohn's disease. *World J Surg* 4: 203-208.

Alexander-Williams J & Irving M (1982) *Intestinal Fistula*. Bristol: Wright.

Allan A & Keighley MRB (1988) The management of perianal Crohn's disease. *World J Surg* 12: 198-202.

Allan A, Andrews H, Hilton CJ, Keighley MRB, Allan RN & Alexander-Williams J (1989) Segmental colonic resection is an appropriate operation for short skip lesions due to Crohn's disease in the colon. *World J Surg* 13: 611-616.

Allan R, Steinberg DM, Alexander-Williams J & Cooke WT (1977) Crohn's disease involving the colon: an audit of clinical manage-ment. *Gastroenterology* 73: 723-732.

Allsop JR & Lee ECG (1978) Factors which influenced postoperative complications in patients with ulcerative colitis or Crohn's disease of the colon on corticosteroids. *Gut* 19: 729-734.

Ambrose NS, Keighley MRB, Alexander-Williams J & Allan RN (1984) Clinical impact of colectomy and ileorectal anastomosis in the man-agement of Crohn's disease. *Gut* 25: 223-227.

Andersson P, Olaison G, Hallbrook O t al (2002) Segmental resection or subtotal colectomy in Crohn's colitis. *Dis Colon Rectum* 45: 47-53.

Andrews HA, Lewis P & Allan RN (1989) Prognosis after surgery for colonic Crohn's disease. *Br J Surg* 76: 1184-1190.

Andrews HA, Keighley MRB, Alexander-Williams J & Allan RN (1991) Strategy for management of distal ileal Crohn's disease. *BrJSurg* 78: 679-682.

Aufses AH Jr & Kreel I (1971) Ileostomy for granulomatous ileocolitis. *Ann Surg* 173: 91-96.

Baker WNW (1971) Ileorectal anastomosis for Crohn's disease of the colon. *Gut* 12: 427-431.

Ball CS, Wujanto R, Habourbi NY & Schofield PF (1988) Carcinoma in anal Crohn's disease: discussion paper. *J R Soc Med* 81: 217-219.

Bardot P, Keighley MRB & Alexander-Williams J (1980) Perineal wound healing after proctectomy for carcinoma and inflammatory disease. *Br J Surg* 67: 275-276.

Bauer JJ, Harris MT, Grumbach NM et al (1995) Laparoscopic assisted intestinal resection for Crohn's disease. *Dis Colon Rectum* 38: 712-715.

Bemelman WA, van der Made WJ & Mulder EJ (1997) Laparoscopic surgery in Crohn's disease. *Neth J Med* 50: S19-S22.

Bergamaschi R & Arnaud J-P (1997) Immediately recognizable benefits and drawbacks after laparoscopic colon resection for benign disease. *Surg Endosc* 11: 802-804.

Bergamaschi R, Pessaux P & Arnaud J-P (2003) Comparison of con-ventional and laparoscopic ileocolic resection for Crohn's disease. *Dis Colon Rectum* 46: 1129-1133.

Berman IR, Corman ML, Coller JA & Veidenheimer MC (1979) Late onset Crohn's disease in patients with colonic diverticulitis. *Dis Colon Rectum* 22: 524-529.

Bernard D, Morgan S & Tass D (1986) Selective surgical management of Crohn's disease of the anus. *Can J Surg* 29: 318-321.

Bernell O, Lapidus A & Hellers G (2001) Recurrence after colectomy in Crohn's colitis. *Dis Colon Rectum* 44: 647-654.

Block GE (1980) Surgical management of Crohn's colitis. *New Engl J Med* 302: 1068-1070.

Borley NR, Mortensen NJ & Jewell DP (1997) Preventing postoperative recurrence of Crohn's disease. *Br J Surg* 84: 1493-1502.

Brevinge H, Berglund B, Bosaeus I, Tolli J, Nordgren S & Lundholm K (1995) Exercise capacity in patients undergoing proctocolectomy and small bowel resection for Crohn's disease. *Br J Surg* 82: 1040-1045.

Brooke BN (1972) Crohn's disease of the large bowel. *BMJ* 1: 310-311.

Brooke BN, Cave DR & Curry JF (editors) (1977) *Crohn's Disease*. London: Macmillan.

Brown CH, Ferrante WA & Davis WD Jr (1968) Toxic dilatation of the colon complicating pseudomembranous enterocolitis. *Am J Dig Dis* 13: 813.

Brown SR, Eu KW & Seow-Choen F (2001) Consecutive series of laparoscopic assisted vx. Minilaparotomy restorative proctocolec-tomies. *Dis Colon Rectum* 44: 397-400.

Buchmann P, Mogg GAG, Alexander-Williams J, Allan RN & Keighley MRB (1980a) Relationship of proctitis and rectal capacity in Crohn's disease. *Gut* 21: 137-140.

Buchmann P, Keighley MRB, Allan RB, Thompson H & Alexander-Williams J (1980b) Natural history of perianal Crohn's disease. Ten year follow-up: a plea for conservatism. *Am J Surg* 140: 642-644.

Buchmann P, Weterman IT, Keighley MRB, Pena SA, Allan RN & Alexander-Williams J (1981) The prognosis of ileorectal anastomo-sis in Crohn's disease. *Br J Surg* 68: 7-10.

Bundred NJ, Dixon JM, Lumsden AB, Gilmour HM & Davis GC (1985) Free perforation in Crohn's colitis: a ten year review. *Dis Colon Rectum* 28: 35-37.

Burman JH, Thompson H, Cooke WT & Williams JA (1971a) The effects of diversion of intestinal contents on the progress of Crohn's disease of the large bowel. *Gut*

12：11-15.
Burman JH，Cooke WT & Alexander-Williams J（1971b）The fate of ileorectal anastomosis in Crohn's disease. *Gut* 12：432-436.
Burnham WR，Lennard-Jones JE & Brooke BN（1977）Sexual problems among married ileostomists. Survey conducted by the Ileostomy Association of Great Britain and Ireland. *Gut* 18：673-677.
Buzzard AJ，Baker WNW，Needham PRG & Warren RE（1974）Acute toxic dilatation of the colon in Crohn's colitis. *Gut* 15：416-419.
Cattan P，Bonhomme N，Panis Y et al（2002）Fate of the rectum in patients undergoing total colectomy for Crohn's disease. *Br J Surg* 89：454-459.
Cello JP & Meyer JH（1978）Ulcerative colitis. In Sleisenger MH & Fordtran JS，editors，*Gastrointestinal Disease*，p 1597. Philadelphia：WB Saunders.
Chaikhouni A，Regueyra FI & Stevens JR（1981）Adenocarcinoma in perineal fistulas of Crohn's disease. *Dis Colon Rectum* 24：639-643.
Chevalier JM，Jones DJ，Ratelle R，Frileux P，Tiret E & Parc R（1994）Colectomy and ileorectal anastomosis in patients with Crohn's disease. *Br J Surg* 81：1379-1381.
Clark AW（1972）Dilatation of colon in Crohn's disease. *BMJ* 4：233.
Clark CG & Ward MWN（1980）The place of isolated rectal excision in the treatment of UC. *Br J Surg* 67：653-654.
Colcock BP & Stahmann FD（1972）Fistulas complicating diverticular disease of the sigmoid colon. *Ann Surg* 175：838.
Connolly AB，Tan HT，Hanson I et al（1997）Restorative proctocolec-tomy and large bowel Crohn's disease. *Int J Colorectal Dis* 12：175.
Cooper JC，Jones D & Williams NS（1986）Outcome of colectomy and ileorectal anastomosis in Crohn's disease. *Ann R Coll Surg Engl* 68：279-282.
Corman ML，Veidenheimer MC，Coller JA & Ross VH（1978）Perineal wound healing after proctectomy after inflammatory bowel disease. *Dis Colon Rectum* 21：155-159.
Crohn BB（1955）The early days of regional ileitis at the Mount Sinai Hospital—reminiscences. *Mt Sinai J Med* 22：143-146.
Davie RJ，Hosie KB，Grobler SP，Newbury-Ecob RA，Keighley MRB & Birch NJ（1994）Ileal bile acid malabsorption in colonic Crohn's disease. *Br J Surg* 81：289-290.
Dean AM & Celestin LR（1983）Rectocolectomy with anal conserva-tion in inflammatory colitis. *Ann Coll Surg Engl* 65：32-34.
De Dombal FT，Burton I & Goligher JC（1971）The early and late results of surgical treatment for Crohn's disease. *Br J Surg* 58：805-816.
Deutsch AA，McLeod RS，Cullen J et al（1991）Results of the pelvic pouch procedure in patients with Crohn's disease. *Dis Colon Rectum* 34：475-477.
Devlin HB，Plant JA & Griffin M（1971）Aftermath of surgery for anorectal cancer. *BMJ* 3：413-418.
Doig CM（1989）Surgery of inflammatory bowel disease in children with reference to Crohn's disease. *J R Coll Surg Edinb* 34：189-196.
Driver CP，Anderson DN & Keenan（1996）Massive intestinal bleeding in association with Crohn's disease. *R Coll Surg* 41：152-154.
Dukes CE & Galvin C（1956）Colloid carcinoma arising within fistulae in the anorectal region. *Ann R Coll Surg Engl* 18：261-264.
Dunker MS，Bemelman WA，Slors JFM et al（2001）Functional out-come，quality of life，body image，and cosmesis in patients after laparoscopic-assisted and conventional restorative proctocolectomy. *Dis Colon Rectum* 44：1800-1807.
Editorial（1975）Toxic megacolon may complicate Crohn's disease. *BMJ* 3：723.
Editorial（1989）Diversion colitis. *Lancet* i：764.
Elliott MS & Todd IP（1985）Primary suture of the perineal wound using constant suction and irrigation following rectal excision for inflammatory bowel disease. *Ann R Coll Surg Engl* 67：6-7.
Elliott PR，Ritchie JK & Lennard-Jones JE（1985）Prognosis of colonic Crohn's disease. *BMJ* 291：178.
Elson CO，Layden TJ，Nemchausky BA，Rosenberg JL & Rosenberg IH（1980）An evaluation of total parenteral nutrition in the manage-ment of inflammatory bowel disease. *Dig Dis Sci* 25：42-48.
Elton C，Makin G，Hitos K et al（2003）Mortality，morbidity and functional outcome after ileorectal anastomosis. *Br J Surg* 90：59-65.
Fallis LS & Baron J（1953）Modified technique for total colectomy in ulcerative colitis. *Arch Surg* 67：363-369.
Farmer RG，Hawk WA & Turnbull RB（1968）Regional enteritis of the colon：a clinical and pathological comparison with ulcerative colitis. *Am J Dig Dis* 13：501-514.
Farmer RG，Hawk WA & Turnbull RB（1975）Clinical patterns in Crohn's disease：a statistical study of 615 cases. *Gastroenterology* 68：627.
Farmer RG，Hawk WA & Turnbull RB（1976）Indications for surgery in Crohn's disease. *Gastroenterology* 71：245-250.
Farnell MB，Van Heerden JA，Beart RW & Wiland LH（1980）Rectal preservation in nonspecific inflammatory disease of the colon. *Ann Surg* 192：249-253.
Fasoli R，Kettlewell MGW，Mortensen N & Jewell DP（1990）Response to faecal challenge in defunctioned colonic Crohn's disease：predic-tion of long-term course. *Br J Surg* 77：616-617.
Fasth S，Hellberg R，Hulten L & Ahren C（1981）Site of recurrence，extent of ileal disease and magnitude of resection in primary and recurrent Crohn's disease. *Acta Chir Scand* 147：569-576.
Fasth S，Oresland T，Ahren C & Hulten L（1985）Mucosal proctocolec-tomy and ileostomy as an alternative to conventional proctectomy. *Dis Colon Rectum* 28：31-34.
Fawaz KA，Glotzer DJ，Goldman M，Dickerson GR，Cross W & Paterson JF（1976）Ulcerative colitis and Crohn's disease of the colon—a comparison of the long term post operative causes. *Gastroenterology* 71：373-378.
Fazio VW（1980）Toxic megacolon in ulcerative colitis and Crohn's colitis. *Clin Gastroenterol* 9：389-407.
Fazio V，Turnbull RB & Goldsmith MG（1975）Ileorectal anastomosis：a safe surgical technique. *Dis Colon Rectum* 18：107-114.
Fazio VW，Ziv Y，Church JM et al（1995）Ileal pouch-anal anastomoses complications and function in 1005 patients. *Ann Surg* 222：120-127.
Fazio VW，Tekkis PP，Remzi F et al（2003）Quantification of risk for pouch failure after ileal pouch and anastomosis surgery. *Ann Surg* 238：605-614.
Fielding JF & Truelove SC（1972）Crohn's disease of the large bowel. *BMJ* 1：310. Fisher J，Mantz F & Calkins WG（1976）Colonic perforation in Crohn's disease. *Gastroenterology* 71：835-838.
Flint G，Strauss R，Platt N & Wise L（1977）Ileorectal anastomosis in patients with Crohn's disease of the colon. *Gut* 18：236-239.
Fonkalsrud EW，Ament ME & Byrne W（1979）Clinical experience with total colectomy and endorectal mucosal resection for inflam-matory bowel disease. *Gastroenterology* 77：156-160.

Garlock JH & Crohn BB (1945) An appraisal of the results of surgery in the treatment of regional ileitis. *JAMA* 127: 205-208.

Garrett JM, Saver WG & Moertel CG (1967) Colonic motility in ulcera-tive colitis after opiate administration. *Gastroenterology* 53: 93.

Geraghty JM & Talbot IC (1991) Diversion colitis: histological features in the colon and rectum after defunctioning colostomy. *Gut* 32: 1020-1023.

Gillen CD, Walmsley RS, Prior P, Andrews HA & Allan RN (1994) Ulcerative colitis and Crohn's disease: a comparison of the colo-rectal cancer risk in extensive colitis. *Gut* 35: 1590-1592.

Ginsburg L (1955) The surgical treatment of regional enteritis. *Mt Sinai J Med* 22: 215-222.

Givel JC, Hawker P, Allan RN & Alexander-Williams J (1982) Enterovaginal fistulas associated with Crohn's disease. *Surg Gynecol Obstet* 155: 494-496.

Glotzer DL, Gardiner RC, Goldman H, Hinricks HR, Rosen H & Zetzel L (1970) Comparative features and cause of ulcerative and granulo-matous colitis. *New Engl J Med* 282: 582-585.

Glotzer DJ, Glick ME & Goldman H (1981) Proctitis and colitis follow-ing diversion of the fecal stream. *Gastroenterology* 80: 438-441.

Goligher JC (1972) Ileal recurrence after ileostomy and excision of the large bowel for Crohn's disease. *Br J Surg* 59: 253-259.

Goligher JC (1979) The outcome of excisional operations for primary and recurrent Crohn's disease of the large intestine. *Surg Gynecol Obstet* 148: 1-8.

Goligher JC (1984) *Diseases of the Anus, Rectum and Colon*. London: Bailliére Tindall.

Goligher JC (1985) The long-term results of excisional surgery for pri-mary and recurrent Crohn's disease of the large intestine. *Dis Colon Rectum* 28: 51-55.

Goligher JC (1988) Surgical treatment of Crohn's disease affecting mainly or entirely the large bowel. *World J Surg* 12: 186-190.

Goligher JC, Hoffman DC & De Dombal FT (1970) Surgical treatment of severe attacks of ulcerative colitis with special reference to the advantages of early operation. *BMJ* 4: 703-706.

Goodacre RL, Mullens JE & Qizilbach A (1977) Persistence of proctitis in 2 cases of clindamycin associated colitis: case reports. *Gastroenterology* 72: 149-152.

Greenberg GR, Haber GB & Jeejeebhoy KN (1976) Total parenteral nutrition (TPN) and bowel rest in the management of Crohn's disease. *Gut* 17: 828.

Greene AK, Michetti P, Peppercorn MA et al (2000) Laparoscopically assisted ileocolectomy for Crohn's disease through a Pfannenstiel incision. *Am J Surg* 180: 238-240.

Greenstein AJ, Kark AE & Dreiling DA (1975a) Crohn's disease of the colon. III. Toxic dilatation of the colon in Crohn's colitis. *Am J Gastroenterol* 63: 117.

Greenstein AJ, Sachar, DB, Pasternack BS & Farantz HD (1975b) Reoperation and recurrence in Crohn's colitis and ileocolitis. Crude and cumulative recurrence rates. *New Engl J Med* 293: 685-690.

Greenstein AJ, Meyers S, Sher L, Heimann T & Aufses AH (1981) Surgical treatment and its sequelae in Crohn's colitis and ileocolitis. *Arch Surg* 116: 285-288.

Greenstein AJ, Dicker A, Meyers S & Aufses AH (1983) Periileostomy fistulae in Crohn's disease. *Ann Surg* 197: 179-182.

Grieco MB, Bordan DL, Geiss AC & Beil AR (1980) Toxic megacolon complicating Crohn's colitis. *Ann Surg* 191: 75-80.

Grobler S, Affie E, Keighley MRB & Thompson H (1991) Outcome in patients with restorative proctocolectomy and a suspected diagnosis of Crohn's disease. *Br J Surg* 78: 738-739.

Grobler SP, Hosie KB, Affie E et al (1993) Outcome of restorative proc-tocolectomy when the diagnosis is suggestive of Crohn's disease. *Gut* 34: 1384-8.

Guillem JG, Roberts PL, Murray JJ, Coller JA, Veidenheimer MC & Schoetz DJ Jr (1992) Factors predictive of persistent or recurrent Crohn's disease in excluded rectal segments. *Dis Colon Rectum* 35: 768-772.

Guillemot F, Colombel JF, Neut C et al (1991) Treatment of diversion colitis by short-chain fatty acids: prospective and double-blind study. *Dis Colon Rectum* 34: 861-864.

Gyde SN (1990) Cancer risk in Crohn's disease. In Allan RN, Keighley MRB, Alexander-Williams J & Hawkins C, editors, *Inflammatory Bowel Diseases*, 2nd edn, pp 575-580. Edinburgh: Churchill Livingstone.

Gyde SN, Prior P, Macartney JC, Thompson H, Waterhouse JAH & Allan RN (1980) Malignancy in Crohn's disease. *Gut* 21: 1024-1029.

Hamel CT, Singh JJ, Weiss EG et al (2000) Laparoscopic-assisted right hemicolectomy in inflammatory versus non-inflammatory condi-tions of the large bowel. *Tech Coloproctol* 4: 163-167.

Hares MM, Bentley S, Allan RN, Burdon DW & Keighley MRB (1982) Clinical trials of the efficacy and duration of antibacterial cover for elective resection in inflammatory bowel disease. *Br J Surg* 69: 215-217.

Harig JM, Soergel KH, Komorowski RA & Wood CM (1989) Treatment of diversion colitis with short chain fatty acid irrigation. *New Engl J Med* 320: 23-28.

Harling H, Hegnhj J, Rasmussen TN & Jarnum S (1991) Fate of the rectum after colectomy and ileostomy for Crohn's colitis. *Dis Colon Rectum* 34: 931-935.

Harper PH, Kettlewell MGW & Lee ECG (1982) The effect of split ileostomy on perianal Crohn's disease. *Br J Surg* 69: 608-610.

Harper PH, Truelove SC, Lee ECG, Kettlewell MGW & Jewell DP (1983) Split ileostomy and ileocolostomy for Crohn's disease of the colon and ulcerative colitis: a 20 year survey. *Gut* 24: 106-113.

Harper PH, Lee ECG, Kettlewell MGW, Bennett MK & Jewell DP (1985) Role of the faecal stream in the maintenance of Crohn's colitis. *Gut* 26: 279-284.

Hawk WA & Turnbull RB (1966) Primary ulcerative disease of the colon. *Gastroenterology* 51: 802-805.

Hawker PC, Morris AI, McKay J & Turnberg LA (1980) Study of ion transport across biopsies of ileostomy in vitro: search for evidence of intestinal 'adaptation' after colectomy. *Gut* 21: 146-150.

Hellers G (1979) Crohn's disease in Stockholm County 1955-1974. *Acta Chir Scand* 490 (Suppl): 1-84.

Hellers G, Bergstrand O, Ewerth S et al (1980) Occurrence and out-come after primary treatment of anal fistulae in Crohn's disease. *Gut* 21: 525-527.

Hildebrandt U, Pistorius G, Lindemann W et al (1995) Laparoscopic resection in Crohn's disease. *Chirurg* 66: 807-812.

Hodgson HJF (1990) One disease or two? In Allan RN, Keighley MRB, Alexander-Williams J & Hawkins C, editors, *Inflammatory Bowel Diseases*, 2nd edn, pp 121-126. Edinburgh: Churchill Livingstone.

Holm I (1981) Benefits of total parenteral nutrition (TPN) in the treat-ment of Crohn's disease and ulcerative colitis. *Acta Chir Scand* 147: 271-276.

Homan WP, Tang CK & Thorbjarnarson B (1976) Anal lesions compli-cating Crohn's disease. *Arch Surg* 111: 1333-1335.

Hudson CN (1970) Acquired fistulae between the intestine

and vagina. *Ann R Coll Surg Engl* 46: 20-40.

Hughes ESR, McDermott FT & Masterton JP (1980) Ileorectal anasto-mosis for inflammatory bowel disease. 15 year follow up. *Dis Colon Rectum* 23: 399-400.

Hughes LE (1978) Surgical pathology and management of anorectal Crohn's disease. *J R Soc Med* 71: 644-651.

Hulten L (1988) Surgical treatment of Crohn's disease of the small bowel or ileocecum. *World J Surg* 12: 180-185.

Hyman NH, Fazio VW, Tuckson WB et al (1991) Consequences of ileal pouch-anal anastomosis for Crohn's colitis. *Dis Colon Rectum* 34: 653-657.

Hywel-Jones J & Chapman M (1969) Definition of megacolon in coli-tis. *Gut* 10: 562-566.

Hywel-Jones J, Lennard-Jones JE & Lockhart-Mummery HE (1966) Experience in the treatment of Crohn's disease of the large intes-tine. *Gut* 7: 448-452.

Irvin TI & Goligher JC (1975) A controlled clinical trial of three differ-ent methods of perineal wound management following excision of the rectum. *Br J Surg* 62: 287-291.

Janowitz HD (1975) Problems in Crohn's disease. Evaluation of the results of surgical treatment. *J Chron Dis* 28: 63-66.

Janowitz HD, Linder AE & Marshak RH (1965) Granulomatous colitis: Crohn's disease of the colon. *JAMA* 191: 825-828.

Javett SL & Brooke BN (1970) Acute dilatation of colon in Crohn's disease. *Lancet* ii: 363-364.

Jones EA & Morson BC (1984) Mucinous adenocarcinoma in anorec-tal fistulae. *Histopathology* 8: 279-292.

Joo JS, Amarnath L & Wexner SD (1997a) Is laparoscopic resection of colorectal polyps beneficial? *Surg Endosc* 11: 536 (Abstract)

Joo JS, Agachan F & Wexner SD (1997b) Laparoscopic surgery for lower gastrointestinal fistulas. *Surg Endosc* 11: 116-118.

Keighley MRB & Allan RN (1986) Current status and influence of operation on perianal Crohn's disease. *Int J Colorectal Dis* 1: 104-107.

Keighley MRB, Buchmann P & Lee JR (1982) Assessment of anorectal function in selection of patients for ileorectal anastomosis in Crohn's colitis. *Gut* 23: 102-107.

Kirsner JB (1975) Problems in the differentiation of ulcerative colitis and Crohn's disease of the colon: the need for repeated diagnostic evaluation. *Gastroenterology* 68: 182.

Kivel RM, Taylor KB & Oberhelman H (1976) Response to bypass ileostomy in ulcerative colitis and Crohn's disease of the colon. *Lancet* ii: 632-636.

Kmiot W & Keighley MRB (1990) Surgical options in ulcerative colitis, the role of ileo anal anastomosis. *Aust NZ J Surg* 60: 835-848.

Kock NG (1969) Intra-abdominal reservoir in patients with perma-nent ileostomy. *Arch Surg* 99: 223-231.

Korelitz BI & Sommers SC (1974) Differential diagnosis of ulcerative colitis and granulomatous colitis by sigmoidoscopy, rectal biopsy and cell counts of rectal mucosa. *Am J Gastroenterol* 61: 460-469.

Korelitz BI, Dyck WP & Klion FM (1969) Fate of the rectum and distal colon after subtotal colectomy for ulcerative colitis. *Gut* 10: 198-201.

Korelitz BI, Cheskin LJ, Sohn N & Sommers SC (1984) Proctitis after fecal diversion in Crohn's disease and its elimination with reanasto-mosis: implications for surgical management. Report of 4 cases. *Gastroenterology* 87: 710-714.

Korelitz BI, Cheskin LJ, Sohn N & Sommers SC (1985) The fate of the rectal segment after diversion of the fecal stream in Crohn's disease: its implications for surgical management. *J Clin Gastroenterol* 7: 37-43.

Korsgen S, Keighley MRB (1997) Causes of failure and life expectancy of the ileoanal pouch. *Int J Colorectal Dis* 12: 4-8.

Kusuhara K, Kusunoki M, Okamoto T, Sakanoue Y & Utsunomiya J (1992) Reduction of the effluent volume in high-output ileostomy patients by a somatostatin analogue, SMS 261-995. *Int J Colorectal Dis* 7: 202-205.

Kyle J, Caradis T, Duncan T et al (1968) Free perforation in regional enteritis. *Am J Dig Dis* 13: 275-283.

Last M, Fazio V, Lavery I & Jagelman D (1984) Conservative manage-ment of paraileostomy ulcers in patients with Crohn's disease. *Dis Colon Rectum* 27: 779-786.

Lee E (1975) Split ileostomy in the treatment of Crohn's disease of the colon. *Ann R Coll Surg Engl* 56: 94-102.

Lee ECG & Dowling BL (1972) Perimuscular excision of the rectum for Crohn's disease and ulcerative colitis. A conservative technique. *Br J Surg* 59: 29-32.

Lee ECG & Papaioannou N (1982) Minimal surgery for chronic obstruction in patients with extensive or universal Crohn's disease. *Ann R Coll Surg Engl* 64: 229.

Lee JR (1990) Crohn's disease. In Allan RN, Keighley MRB, Alexander-Williams J & Hawkins C, editors, *Inflammatory Bowel Diseases*, 2nd edn, pp 227-246. Edinburgh: Churchill Livingstone.

Lee SH, Barnes WG, Hodges GR & Dixon A (1985) Perforated granulo-matous colitis caused by *Histoplasma capsulatum*. *Dis Colon Rectum* 28: 171-176.

Lefton HB, Farmer RG & Fazio V (1975) Ileorectal anastomosis for Crohn's disease of the colon. *Gastroenterology* 69: 612-617.

Leicester RJ, Ritchie JK, Wadsworth J, Thomson JPS & Hawley PR (1984) Sexual function and perineal wound healing after inter-sphincteric excision of the rectum for IBD. *Dis Colon Rectum* 27: 244-248.

Lennard-Jones JE (1972) Differentiation between Crohn's disease, ulcerative colitis and diverticulitis. *Clin Gastroenterol* 1: 367.

Lennard-Jones JE, Ritchie JK & Zohrab WJ (1976) Proctocolitis and Crohn's disease of the colon: a comparison of the clinical course. *Gut* 17: 477-482.

Leoutsakos B & Pedridis S (1970) Toxic megacolon complicating Crohn's disease of the colon. *Am J Proctol* 21: 258-262.

Lepisto A, Luukkonen P, Jarvinen HJ (2002) Cumulative failure rate of ileal pouch-anal anastomosis and quality of life after failure. *Dis Colon Rectum* 45: 1289-1294.

Lightdale CJ, Sternberg SS, Posner G & Sherplock P (1975) Carcinoma complicating Crohn's disease. Report of seven cases and review of the literature. *Am J Med* 9: 262-268.

Linares L, Moreira LF, Andrews H, Allan RN, Alexander-Williams J & Keighley MRB (1988) Natural history and treatment of anorectal strictures complicating Crohn's disease. *Br J Surg* 75: 653-655.

Lindner AE, Marshak RH, Wolf BS & Janowitz HD (1963) Granulomatous colitis: clinical study. *New Engl J Med* 269: 379-385.

Liu CD, Rolandelli R & Ashley SW (1995) Laparoscopic surgery for inflammatory bowel disease. *Am Surg* 61: 1054-1056.

Lock MR, Fazio VW, Farmer RG, Jagelman DG, Lavery IC & Weakley FL (1981) Proximal recurrence and the fate of the rectum following excisional surgery for Crohn's disease of the large bowel. *Ann Surg* 194: 754-760.

Lockhart-Mummery HE (1975) Symposium: Crohn's disease: anal lesions. *Dis Colon Rectum* 18: 200-202.

Lockhart-Mummery HE (1980) Perianal Crohn's disease: invited com-mentary. *World J Surg* 4: 208. Lockhart-Mummery HE & Morson BC (1964) Crohn's disease of the large intestine. *Gut* 5: 493-509.

Lockhart-Mummery HE & Ritchie JK (1983) Surgical treat-

ment: large intestine. In Allan RN, Keighley MRB, Alexander-Williams J & Hawkins C, editors, *Inflammatory Bowel Diseases*, 1st edn, pp 462-468. Edinburgh: Churchill Livingstone.
Logan RFA, Gillon J, Ferrington C & Ferguson A (1981) Reduction of gastrointestinal protein loss by elemental diet in Crohn's disease of the small bowel. *Gut* 22: 383-387.
Longo WE, Oakley JR, Lavery IC, Church JM & Fazio VW (1992) Outcome of ileorectal anastomosis for Crohn's colitis. *Dis Colon Rectum* 35: 1066-1071.
Ludwig KA, Milsom JW, Church JM et al (1996) Preliminary experi-ence with laparoscopic intestinal surgery for Crohn's disease. *Am J Surg* 171: 52-56.
McGovern VJ & Goulston SJM (1968) Crohn's disease of the colon. *Gut* 9: 164-176.
McIlrath DC (1971) Diverting ileostomy or colostomy in the management of Crohn's disease of the colon. *Arch Surg* 103: 308-310.
Marcello PW, Milsom JW, Wong SK et al (2000) Laparoscopic restora-tive proctocolectomy . *Dis Colon Rectum* 43: 604-608.
Marks CG, Ritchie JK, Todd IP & Wadsworth J (1978) Primary suture of the perineal wound following rectal excision for inflammatory bowel disease. *Br J Surg* 65: 560-564.
Marks CG, Ritchie JK & Lockhart-Mummery HE (1981) Anal fistulas in Crohn's disease. *Br J Surg* 68: 525-527.
Marshak RH, Janowitz HD & Present DH (1970) Granulomatous coli-tis in association with diverticula. *New Engl J Med* 283: 1080.
Marshak RH, Lester LJ & Friedman AI (1950) Megacolon, a complica-tion of ulcerative colitis. *Gastroenterology* 16: 768.
Mason JB & Rosenberg IH (1990) Nutritional therapy in inflammatory bowel disease. In Allan RN, Keighley MRB, Alexander-Williams J & Hawkins C, editors, *Inflammatory Bowel Diseases*, 2nd edn, pp 411-422. Edinburgh: Churchill Livingstone.
Mekhjian HS, Switz DM, Watts HD et al (1979) National cooperative Crohn's disease study: factors determining recurrent Crohn's disease after surgery. *Gastroenterology* 77: 913.
Mendeloff AI (1975) Crohn's disease: what do recurrence rates mean? (editorial). *New Engl J Med* 293: 718-719.
Mendoza HL, Vieta JO & Korelitz BI (1977) Perforation of the colon in unsuspected amebic colitis: report of two cases. *Dis Colon Rectum* 20: 149-153.
Menon A, Clark MA, Shatari T, Keh C & Keighley MR (2005) Pedicled flaps in the treatment of non-healing perineal wounds. *Colorectal Dis* 7: 441-444.
Meyers MA, Alonso DR, Morson BC et al (1978) Pathogenesis of diverti-culitis complicating granulomatous colitis. *Gastroenterology* 74: 24.
Mir-Madjlessi SH & Farmer RG (1972) Behçet's syndrome. Crohn's disease and toxic megacolon. *Cleve Clin Q J* 39: 49.
Morpurgo E, Petras R, Kimberling J et al (2003) Characterization and clinical behavior of Crohn's disease initially presenting predomi-nantly as colitis. *Dis Colon Rectum* 46: 918-924.
Morson BC & Lockhart-Mummery HE (1959) Anal lesions in Crohn's disease. *Lancet* ii: 1122-1123.
Mortensen NJM, Ritchie JK, Hawley PR, Todd IP & Lennard-Jones JE (1984) Surgery for acute Crohn's colitis: results and long term follow up. *Br J Surg* 71: 783-784.
Mortensen PB, Hegnhoj J, Rannem T, Rasmussen HS & Holtug K (1989) Short-chain fatty acids in bowel contents after intestinal surgery. *Gastroenterology* 97: 1090-1096.
Msika S, Llanelli A, Deroide G et al (2001) Can laparoscopy reduce hospital stay in the treatment of Crohn's disease? *Dis Colon Rectum* 44: 1661-1666.
Nasr K, Morowitz DA, Anderson JG et al (1968) Free perforation in regional enteritis. *Am J Dig Dis* 13: 275-283.
Neal DE, Williams NS, Barker M & King RFGJ (1984) The effect of resection of the distal ileum on gastric emptying, small bowel transit and absorption after proctocolectomy. *Br J Surg* 71: 666-673.
Neut C, Colombel JF, Guillemot F et al (1989) Impaired bacterial flora in human excluded colon. *Gut* 30: 1094-1098.
Nugent FW, Veidenheimer MC, Meissner WA et al (1973) Prognosis after colonic resection for Crohn's disease of the colon. *Gastroenterology* 65: 398.
Nwokolo CU, Tan WC, Andrews HA & Allan RN (1994) Surgical resec-tions in parous patients with distal ileal and colonic Crohn's disease. *Gut* 35: 220-223.
Oberhelman HA (1976a) The effect of intestinal diversion by ileostomy on Crohn's disease of the colon. In Weterman IT, Pena AS
& Booth CC, editors, *The Management of Crohn's Disease*, pp 216-219. Amsterdam: Excerpta Medica.
Oberhelman HA (1976b) Inflammatory disease of the bowel: indica-tions for surgery. *Dis Colon Rectum* 19: 582-583.
Oberhelman HA Jr, Kohatsu S, Taylor KB & Kivel RM (1968) Diverting ileostomy in surgical management of Crohn's disease of the colon. *Am J Surg* 115: 231-240.
O'Morain C, Segal AW & Levi AJ (1980) Elemental diets in treatment of acute Crohn's disease. *BMJ* 281: 1173-1175.
O'Morain C, Segal AW & Levi AJ (1984) Elemental diet as a primary treatment of acute Crohn's disease. A controlled trial. *BMJ* 288: 1859-1864.
Orda R, Goldwaser B & Wiznitzer T (1982) Free perforation of the colon in Crohn's disease: report of a case and review of the litera-ture. *Dis Colon Rectum* 25: 145-147.
Orsay CP, Kim DO, Pearl RK & Abcarian H (1993) Diversion colitis in patients scheduled for colostomy closure. *Dis Colon Rectum* 36: 366-367.
Panis Y, Poupart B, Nemeth J et al (1996) Ileal pouch anastomosis for Crohn's disease. *Lancet* 347: 854-857.
Papp JP & Pollard HM (1970) Toxic dilatation of the colon in granulo-matous colitis. *Am J Dig Dis* 15: 1105-1113.
Pastore RL, Wolff BG & Hodge D (1997) Total abdominal colectomy and ileorectal anastomosis for inflammatory bowel disease. *Dis Colon Rectum* 40: 1455-1464.
Peto R, Pike MJC, Marmitage G et al (1977) Design and analysis of randomised clinical trials requiring prolonged observations of each patient. II. Analysis samples. *Br J Cancer* 35: 1-39.
Phillips R, Pringle W, Evans C & Keighley MRB (1985) Analysis of a hos-pital-based stomatherapy service. *Ann R Coll Surg Engl* 67: 37-40.
Phillips RKS (1998) Ileal pouch-anal anastomosis for Crohn's disease. *Gut* 43: 303-308.
Post S, Schumacher HH, Golling M, Schurmann G & Timmermanns G (1995) Experience with ileostomy and colostomy in Crohn's disease. *Br J Surg* 82: 1629-1633.
Poulin EC, Schlachta CM, Mamazza J et al (2000) Should enteric fistu-las from Crohn's disease for diverticulitis be treated laparoscopically or by open surgery? *Dis Colon Rectum* 43: 621-627.
Prabhakar LP, Laramee C, Nelson H & Dozois RR (1997) Role for seg-mental or abdominal colectomy in Crohn's colitis. *Dis Colon Rectum* 40: 71-78.
Preston DM, Fowler EF, Lennard-Jones JE & Hawley PR (1983) Carcinoma of the anus in Crohn's disease. *Br J Surg* 70: 346-347.
Regimbeau JM, Panis Y, Pocard M et al (2001) Long-term results of ileal pouch-anal anastomosis for colorectal Crohn's disease. *Dis Colon Rectum* 44: 769-778.

Reese GE, Lovegrove RE, Tilney HS, Yamamoto T, Heriot AS, Fazio VW, Tekkis PP (2007) The effect of Crohn's disease or outcomes after restorative proctocolectomy. *Dis Colon Rectum* 50: 239-250.

Ricart E, Panaccione R, Loftus EV et al (1999) Successful manage-ment of Crohn's disease of the ileoanal pouch with infliximab. *Gastroenterology* 117: 429-432.

Ripstein CB & Wiener EA (1973) Toxic megacolon. *Dis Colon Rectum* 16: 402.

Ritchie JK (1990) The results of surgery for large bowel Crohn's disease. *Ann R Coll Surg Engl* 72: 155-157.

Ritchie JK & Lennard-Jones JE (1976) Crohn's disease of the distal large bowel. *Scand J Gastroenterol* 11: 433-436.

Ritchie JK & Lockhart-Mummery HE (1973) Non-restorative surgery in the treatment of Crohn's disease of the large bowel. *Gut* 14: 263-269.

Roe AM, Warren BF, Brodribb AJM & Brown C (1993) Diversion colitis and involution of the defunctioned anorectum. *Gut* 34: 382-385.

Roediger WEW (1980) Role of anaerobic bacteria in the metabolic welfare of the colonic mucosa in man. *Gut* 21: 793-798.

Roediger WEW (1990) The starved colon—diminished mucosal nutri-tion, diminished absorption and colitis. *Dis Colon Rectum* 33: 858-862.

Roediger WEW, Rigol G & Rae D (1984) Sodium absorption with bac-terial fatty acids and bile salts in the proximal and distal colon as a guide to colonic resection. *Dis Colon Rectum* 27: 1-5.

Rosenberg IH (1979) Nutritional support in inflammatory bowel disease. *Gastroenterology* 77: 393-396.

Ryan P (1991) Two kinds of diverticular disease. *Ann R Coll Surg Engl* 73: 73-79.

Saint-Marc O, Vaillant J-C, Frileux P, Balladur P, Tiret E & Parc R (1995) Surgical management of ileosigmoid fistulas in Crohn's dis-ease: Role of pre-operative colonoscopy. *Dis Colon Rectum* 38: 1084-1087.

Sanfey H, Bayless TM & Cameron JL (1984) Crohn's disease of the colon. Is there a role for limited resection? *Am J Surg* 147: 38-42.

Saverymuttu S, Hodgson HJF & Chadwick VS (1985) Controlled trial comparing prednisolone with an elemental diet plus non absorbable antibiotics in active Crohn's disease. *Gut* 26: 994-995.

Scammell BE & Keighley MRB (1985) Delayed perineal wound healing after proctectomy for Crohn's colitis. *Br J Surg* 73: 150-152.

Scammell B, Ambrose NS, Alexander-Williams J, Allan RN & Keighley MRB (1985) Recurrent small bowel Crohn's disease is more frequent after subtotal colectomy and ileorectal anastomosis than proctocolectomy. *Dis Colon Rectum* 28: 770-771.

Scammell BE, Andrews H, Allan RN, Alexander-Williams J & Keighley MRB (1987) Results of proctocolectomy for Crohn's disease. *Br J Surg* 74: 671-674.

Schachter H, Goldstein MJ & Kirsner JB (1967) Toxic dilatation com-plicating Crohn's disease of the colon. *Gastroenterology* 53: 136-141.

Schmidt CM, Talamini MA, Kaufman HS et al (2001) Laparoscopic surgery for Crohn's disease: reasons for conversion. *Ann Surg* 233: 733-739.

Schoetz DJ, Bockler M, Rosenblatt MS et al (1997) 'Ideal' length of stay after colectomy: Whose Ideal? *Dis Colon Rectum* 40: 806-810.

Schofield PJ (1983) Toxic dilatation and perforation in inflammatory bowel disease. *Ann R Coll Surg Engl* 64: 318-320.

Seksik P, Rigottier-Gois L, Gramet G et al (2003) Alterations of the dominant faecal bacterial groups in patients with Crohn's disease of the colon. *Gut* 52: 237-242.

Shahmanesh M & Wilken BJ (1970) Perforated Crohn's. *Lancet* ii: 363-364.

Sheppach W, Sachs M, Bartram P & Kasper H (1989) Faecal short chain fatty acids after colonic surgery. *Eur J Clin Nutr* 43: 21-25.

Simon T, Orangio G, Ambroze W et al (2003) Laparoscopic-assisted bowel resection in pediatric/adolescent inflammatory bowel disease. *Dis Colon Rectum* 46: 1325-1331.

Slater G, Greenstein A & Aufses AH (1984) Anal carcinoma in patients with Crohn's disease. *Am Surg* 199: 348-350.

Slater G, Kreel I & Aufses AH Jr (1978) Temporary loop ileostomy in the treatment of Crohn's disease. *Ann Surg* 188: 706-709.

Small WP & Smith AN (1975) Fistula and conditions associated with diverticular disease of the colon. *Clin Gastroenterol* 4: 171. Soll EL, Ferrante WA & Gathright JB Jr (1971) Toxic dilatation of the colon due to granulomatous colitis (Crohn's disease). *South Med J* 64: 349.

Somerville KW, Langman MJS, DaCruz DJ, Balfour TW & Sully L (1984) Malignant transformation of anal skin tags in Crohn's disease. *Gut* 25: 1124-1125.

Spence RAJ, Anderson JR & Hanna WA (1983) Crohn's colitis present-ing with perforation. *J R Coll Surg Edinb* 28: 264.

Stahl TJ, Schoetz DJ Jr, Roberts PL et al (1992) Crohn's disease and carcinoma: increasing justification for surveillance? *Dis Colon Rectum* 35: 850-856.

Steinberg DM, Allan RN, Thompson H, Brooke BN, Alexander-Williams J & Cooke WT (1974) Excisional surgery with ileostomy for Crohn's colitis with particular reference to factors affecting recurrence. *Gut* 15: 845-851.

Steinberg DM, Allan RN, Brooke BN, Cooke WT & Alexander-Williams J (1975) Sequelae of colectomy and ileostomy: compari-son between Crohn's colitis and ulcerative colitis. *Gastroenterology* 68: 33-39.

Stern HS, Goldberg SM, Rothenberger DA et al (1984) Segmental versus total colectomy for large bowel Crohn's disease. *World J Surg* 8: 118-122.

Strauss RJ, Flint GW, Platt N et al (1976) The surgical management of toxic dilatation of the colon. *Ann Surg* 184: 682. Suk CH, Posner GL & Bopaiah V (1984) Colonic perforation in Crohn's disease. *Am J Gastroenterol* 79: 695-696.

Svanes S, Thunold S, Skaar R et al (1976) Dilatation of the colon with free perforation due to mechanical obstruction in Crohn's disease. *Acta Chir Scand* 142: 181-185.

Talbot RW, Ritchie JK & Northover JMA (1989) Conservative proctocolec-tomy: a dubious option in ulcerative colitis. *Br J Surg* 76: 738-739.

Tekkis PP, Fazio VW, Remzi F et al (2005) Risk factors associated with ileal pouch-related fistula following restorative proctocolectomy. *Br J Surg* 92: 1270-1276.

Tekkis PP, Purkayastha S, Lanitis S et al (2006) A comparison of segmental *vs* subtotal/total colectomy for colonic Crohn's disease: a meta-analysis. *Colorectal Dis* 8: 82-90.

Thompson H (1976) Activity of Crohn's disease in the bypassed rec-tum. In Weterman IT, Pena AS & Booth CC, editors, *The Management of Crohn's Disease*, p 26. Amsterdam: Excerpta Medica.

Tompkins RK, Weinstein MH & Foroozan P (1973) Reappraisal of rec-tum-retaining operations for ulcerative colitis and granulomatous colitis. *Am J Surg* 125: 159-164.

Truelove SC, Hellis H & Webster CU (1965) Place of double-barrelled ileostomy in ulcerative colitis and Crohn's disease of the colon. *BMJ* 1: 150-153.

Tugwell P, Southcott D & Walmesley P (1972) Free perforation of the colon in Crohn's disease. *Br J Clin Proct*

26：44-45.
Tuxen PA & Castro AJ (1979) Rectovaginal fistula in Crohn's disease. *Dis Colon Rectum* 22：58-62.
Ultee JM & Lens J (1981) Results of split ileostomy in Crohn's disease of the colon. *Neth J Surg* 33：181-184.
Vender RJ, Rickert RR & Spiro HM (1979) The outlook after total colectomy in patients with Crohn's colitis and ulcerative colitis. *J Clin Gastroenterol* 1：209-217.
Verkatesh KS, Ramaujam PS & McGee S (1992) Hydrostatic balloon dilatation of benign colonic anastomotic strictures. *Dis Colon Rectum* 35：789-791.
Wakefield AJ, Sawyer AM, Dhillon AP et al (1989) Pathogenesis of Crohn's disease：multifocal gastrointestinal infarction. *Lancet* ii：1057-1062.
Watanabe M, Ohgami M & Teramoto T (1997) Laparoscoopically assisted surgery for Crohn's disease. *Nippon Geka Gakkai Zasshi* 98：418-423.
Watts JM & Hughes ESR (1977) Ulcerative colitis and Crohn's disease：results after colectomy and ileorectal anastomosis. *Br J Surg* 64：77-83.
Weaver RM & Keighley MRB (1986) Measurement of rectal capacity in the assessment of patients for colectomy and ileorectal anasto-mosis in Crohn's colitis. *Dis Colon Rectum* 29：443-445.
Weaver RM, Alexander-Williams J & Keighley MRB (1988) Indications and outcome of reoperation for ileostomy complications in inflam-matory bowel disease. *Int J Colorectal Dis* 3：38-42.
Weterman IT & Pena AS (1976a) The place of split ileostomy in the treatment of Crohn's disease. In Weterman IT, Pena AS & Booth CC, editors, *The Management of Crohn's Disease*, pp 224-232. Amsterdam：Excerpta Medica.
Weterman IT & Pena AS (1976b) The long term prognosis of ileorec-tal anastomosis and proctocolectomy in Crohn's disease. *Scand J Gastroenterol* 11：185-191.
Whorwell PJ & Isaacson P (1981) Toxic dilatation of colon in Crohn's disease. *Lancet* ii：1334-1337.
Williams JG & Hughes LE (1990) Abdominoperineal resection for severe perianal Crohn's disease. *Dis Colon Rectum* 33：402-407.
Williams NS, Macfie J & Celestin LR (1979) Anorectal Crohn's disease. *Br J Surg* 66：743-748.
Winslet MC (1988) The role of the faecal stream in Crohn's disease. MS thesis, University of London.
Winslet MC (1990) The effect of faecal diversion on the distal disease process in Crohn's disease. In Nyhus L, editor, *Surgery Annual*, *Vol*. 23, pp 194-202. Chicago：Williams & Watkins.
Winslet MC & Keighley MRB (1988) Defunctioned proctitis：a diagnos-tic dilemma. *Gut* 29：A1454.
Winslet MC & Keighley MRB (1989) Faecal challenge as a predictor of the effect of restoring intestinal continuity in defunctioned Crohn's colitis. *Gut* 29：A1475.
Winslet MC & Keighley MRB (1990a) Surgery for Crohn's disease of the colon. In Allan RN, Keighley MRB, Alexander-Williams J & Hawkins C, editors, *Inflammatory Bowel Diseases*, 2nd edn, pp 473-482. Edinburgh：Churchill Livingstone.
Winslet MC & Keighley MRB (1990b) Ileostomy revision with a GIA stapler under intravenous sedation. *Br J Surg* 77：647.
Winslet MC, Alexander-Williams J & Keighley MRB (1986a) The man-agement of ileostomy retraction with a GIA stapler. *World J Surg* 10：A413.
Winslet MC, Drolc Z, Allan A & Keighley MRB (1986b) An assessment of the defunctioning capacity of the loop ileostomy and its relation-ship to clinical spillover. *Dig Dis Sci* 31：4395.
Winslet MC, Drolc Z, Allan A & Keighley MRB (1986c) The defunc-tioning capacity of the loop ileostomy. *World J Surg* 10：A422.
Winslet MC, Andrews H, Alexander-Williams J & Allan RN (1987) The role of faecal diversion in the management of Crohn's disease. *Gut* 28：A1344.
Winslet MC, Andrews H, Allan RN & Keighley MRB (1989) The role of the faecal stream in maintaining the inflammatory process in Crohn's colitis. *Br J Surg* 76：8628.
Winslet MC, Alexander-Williams J & Keighley MRB (1990) Conservative proctocolectomy with low transection of the anorec-tum is a poor alternative to conventional proctocolectomy in inflammatory bowel disease. *Int J Colorectal Dis* 5：117-119.
Winslet MC, Allan A, Poxon V, Youngs D & Keighley MRB (1994) Faecal diversion for Crohn's colitis：a model to study the role of the faecal stream in the inflammatory process. *Gut* 35：236-242.
Wolff BG (1998) Factors determining recurrence following surgery for Crohn's disease. *World J Surg* 22：364-369.
Wolff BC, Culp CE, Beart RW Jr, Ilstrup DM & Ready RL (1985) Anorectal Crohn's disease：a long-term perspective. *Dis Colon Rectum* 28：709-711.
Wruble LD, Duckworth JK, Duke DD & Rothschild JA (1966) Toxic dilata-tion of the colon in a case of amebiasis. *New Engl J Med* 275：926.
Yamamoto T, Keighley MRB (1999a) The association of cigarette smoking with a high risk of recurrence after ileocolonic resection for ileocaecal Crohn's disease. *Surg Today* 29：579-580.
Yamamoto T & Keighley MRB (1999b) Long-term outcome of total colectomy and ileostomy for Crohn's disease. *Scan J Gastroenterol* 34：280-286.
Yamamoto T & Keighley MRB (2000a) Smoking and disease recur-rence after operation for Crohn's disease. *Br J Surg* 87：398-404.
Yamamoto T & Keighley MRB (2000b) Fate of the rectum and ileal recurrence rates after total colectomy for Crohn's disease. *World J Surg* 24：125-129.
Yamamoto T, Allan RN & Keighley MRB (1999a) Smoking is a predic-tive factor for outcome after colectomy and ileorectal anastomosis in patients with Crohn's colitis. *Br J Surg* 86：1069-1010.
Yamamoto T, Bain IM, Allan RN & Keighley MRB (1999b) Persistent perineal sinus after proctocolectomy for Crohn's disease. *Dis Colon Rectum* 42：96-101.
Yamamoto T, Keighley MRB et al (1999c) Faecal diversion alone in the management of anorectal Crohn's disease. American Society of Colon & Rectal Surgeons & Tripartite Meeting. May 1999, Washington, USA.
Yamamoto T, Allan RN & Keighley MRB (2000a) Audit of single stage proctocolectomy for Crohn's disease：postoperative complications and recurrence. *Dis Colon Rectum* 43：249-256.
Yamamoto T, Allan RN & Keighley MRB (2000b) Effect of fecal diver-sion along upon perianal Crohn's disease. *World J Surg* 24：1258-1262.
Yamamoto T, Mylonakis E & Keighley MRB (2001) Omentoplasty for persistent perineal sinus after proctectomy for Crohn's disease. *Am J Surg* 181：265-267.
Yeager ES & Van Heerden JA (1980) Sexual difficulties following proctocolectomy and abdominoperineal resection. *Ann Surg* 191：169-170.
Young-Fadok T, Wolff BG, Meagher A, Benn PL & Dozois RR (1997) Surgical management of ileosigmoid fistulas in Crohn's disease. *Dis Colon Rectum* 40：558-561.
Zelas P & Jagelman DG (1980) Loop ileostomy in the management of Crohn's colitis in the debilitated patient. *Ann Surg* 191：164-168.

46

第 46 章　肛周克罗恩病的外科治疗

尽管手术在肛周克罗恩病的治疗中有着重要作用，但由于克罗恩病手术治疗的远期失败率高（Alexander-Williams，1971；Singh 等，2004），为了尽量减少肛门失禁的风险，应谨慎选择手术治疗。许多肛周疾病无需任何特殊治疗就可达到痊愈（Buchmann 等，1980b；Keighley 和 Allan，1986）。而且，错误的外科处理方法引起的肛门失禁发病率比由疾病本身引起的更高（Alexander-Williams 和 Buchmann，1980）。有人说克罗恩病患者发生大便失禁通常是由外科医生贸然手术引起，而很少因病情本身发展所致（Alexander-Williams，1976）。但这种观点也受到一些人的质疑，他们指出，手术治疗并不是克罗恩病并发肛门失禁的唯一原因，某些情况下有选择性的手术治疗是完全正确的，尤其对于治愈率高的低位肛瘘和一些肛裂（Van Dongen 和 Lubbers，1986；Fleshner 等，1995；Williamson 等，1995；McKee 和 Keenan，1996；Scott 和 Northover，1996；Makowiec 等，1997）。然而，肛肠手术，尤其是对于高位肛肠瘘，常发生医源性并发症，这种结果令人失望，以致许多人对肛周克罗恩病采取保守治疗（Alexander-Williams，1972；Williams 等，1979；Pescatori 等，1995；Halme 和 Sainio，1995；Frizelle 等，1996；Sangwan 等，1996）。但随着结合其他治疗方法例如多步骤使用英夫利昔单抗和纤维蛋白胶的方法的出现，近来人们对克罗恩病外科治疗的兴趣出现复苏（Hammond 等，2004；Van der Hagen 等，2005a）。

发病率

肛周克罗恩病的发生率报道差别很大，低的可达到 4%（Morson 和 Lockhart-Mummary，1959），高的达 61%～80%（Sangwan 等，1996；McClane 和 Rombeau，2001）。根据我们的观察，10 年内诊断为小肠克罗恩病的有 74%并发肛周疾病（Williams 等，1981；Keighley 和 Allan，1986）。在克罗恩病患者中 64%～68%的肛周疾病诊断时同时发现小肠病变，然而 20%～36%患者先出现肛周克罗恩病，而后再出现小肠病变，这就导致有些病例诊断的不确定性（Singh 等，2004）。肛周克罗恩病的发病率随肠道病变的位置而有所不同（表 46.1）。

表 46.1　不同位置肠道病变的肛周克罗恩病发病率

参考文献	发病率（%）		
	小肠	小肠和结肠	结肠
Lockhart Mummery（1985）	34	58	58
Heuman 等（1981）	24	45	50
Fielding（1972）	76	92	94
Sangwan 等（1996）	18	33	48
Platell 等（1996）	21	32	43
Williams 等（1981）	14	—	52
Rankin 等（1979）	26	—	47
平均	30	52	56

肛周疾病的类型

皮赘（skin tags）可能继发于淋巴管阻塞；在病变活动期常肿大。痔的发生有很大的随机性，并非潜在的克罗恩病所特有。肛裂可以发生于20%～35%的有肛周病灶患者；肛裂表面呈蓝色，通常是无痛的（Wolff 等，1985；Sangwan 等，1996）。肛裂很少增加肛门静息压；41%的肛裂位于肛门后侧，但文献报道33%克罗恩病患者肛裂位于少见的位置（Alexander-Williams 和 Buchmann，1980；Sweeney 等 1988；Fleshner 等，1995）。相比之下，穴样溃疡（cavitating ulcers）会疼痛，是一种破坏性的病灶，可以引起深部脓肿，侵蚀肛门括约肌；肛管溃疡发生于2%～5%的肛周克罗恩病患者（Platell 等，1996）。肛直肠脓肿和肛瘘是最常见的肛周病灶，见于23%～62%的患者中（Williams 等，1981；Wolff 等，1985）。肛周脓肿和坐骨直肠窝脓肿常同时存在，两者分别见于70%和30%患者中。肛瘘往往是复杂型瘘，并且可能合并有溃疡、肛管狭窄和直肠疾病。经久不愈的肛瘘可能导致喷壶样会阴。尽管高位肛瘘是克罗恩病的特点，但最常见的类型还是跨肛门括约肌的肛瘘，发生率约为29%～47%（Williamson 等，1995；Scott 和 Northover，1996）。女性肛周克罗恩病患者有5%～10%患有直肠阴道瘘（Radcliffe 等，1988；Platell 等，1996）。大多数直肠阴道瘘是低位肛管阴道瘘，但是盆膈中部括约肌外的瘘很常见，乙状结肠和回肠病变可能发生后穹隆瘘（尤其是子宫切除术后）。肛肠狭窄常常是严重直肠病变的特征，它们可能是小范围的隔膜样狭窄，这种情况预后较好，但大多数肛肠狭窄常常是因肛肠瘘引起的大范围纤维化病灶，这种肛肠狭窄可发生远期肛肠功能障碍，最终需要行直肠切除术。

外科治疗相关因素

症状

许多患者有无症状的轻微的肛周病变，只是在临床体检时发现（Alexander-Williams 和 Buchmann，1980；Allan 和 Keighley，1988）。其实，确定肛周克罗恩病发生率的困难之一就是其病灶可能无痛而因此未被记录（Fielding，1972；Lockhart-Mummery，1980；Hughes，1992）。显然，如果这种疾病症状轻微或无症状，那么，手术治疗是不合理的。对大多数患者来说，肛门克罗恩病只是保持肛门清洁卫生有些困难而已（Keighley 和 Allan，1986）。

诊断与鉴别诊断

正如前面所述，由于30%～40%的克罗恩病肛周表现可能先于小肠克罗恩病变数年发生，肛周克罗恩病的外科治疗的困难之一就是潜在的克罗恩病诊断未明确（Crohn 等，1932；Morson 和 Lockhart-Mummery，1959；Edwards，1964；Karayannopoulous 等，1972；Homan 等，1976；Allan 和 Keighley，1988；Palder 等，1991；Frizelle 等，1996）。我们最近治疗的一些肛周克罗恩病患者中，内镜检查和放射学检查均提示胃肠道其他部位正常。

会阴部的表现可以提供克罗恩病存在的线索。淡蓝色的肛周皮肤、异常肿大的皮赘、无痛的肛裂、有多发内外瘘口的窦道，这些迹象均应引起对克罗恩病的怀疑。克罗恩病患者肛门往往出现纤维化狭窄，这可能发生于长期的腹泻患者。如果克罗恩病直接影响会阴部，可能会出现一种特别严重的肛周克罗恩病变异。这时肛周皮肤会发生自发性溃疡，如果有的话，溃疡伤口愈合非常慢，常常有很高的直肠切除率（Church，1999；Dietrich 和 Schonfelder，2001）。

即使患者已经有了克罗恩病的特征性标志，肛周表现也很可能因为其他疾病而起，如肺结核、某些性传播疾病、化脓性毛囊炎等（Church 等，1993）或长期肛周疾病的恶性并发症（Greenstein 等，1977；Buchmann 等，1980a）。在某些病例中，这些情况和克罗恩病并存。肛周疾病也可以使溃疡性结肠炎和克罗恩病复杂化；因此，如果发现肛周病变，应该评估整个肠道情况（Jackman，1954；Granet，1956）。

肛肠疾病的标准分类可能不适合于克罗恩病，Hughes 设计了另一种记录肛周克罗恩病的方法。该分类方法将克罗恩病病变分为溃疡型、肛瘘和脓肿型、狭窄型。肛裂被认为是溃疡性疾病的轻微类型。肛肠周围脓肿和肛肠瘘合并在一起，再分为低位和简单型或高位和复杂型（Hughes，1978）（表46.2）。这种分类方法可能很有帮助，但我们并不完全赞同将克罗恩病中的肛裂归为溃疡病变并因此认为预后不好。Hughes 分类方法正确提示了许多克罗恩病患者中肛周疾病可能是一个残酷的过程，其中有些患者因复杂的高位肛肠瘘需要行结直肠切除，尤其是

表 46.2　肛周克罗恩病的 CARDIFF 分类法（UFS）

U. Ulceration 溃疡	F. Fistula/abscess 瘘/脓肿	S. Stricture 狭窄
0. 无	0. 无	0. 无
1. 浅的肛裂	1. 低位/浅的	1. 可逆性狭窄
(a) 后位和/或前位	(a) 肛周瘘	(a) 肛管痉挛
(b) 侧位	(b) 肛门阴道和肛门阴囊瘘	(b) 低位直肠膜性狭窄
(c) 有肉眼皮赘	(c) 括约肌间瘘	(c) 伴严重疼痛痉挛但无脓肿
(d) 直肠阴道瘘		
2. 穴样溃疡	2. 高位	2. 不可逆性狭窄
(a) 肛管溃疡	(a) 肛提肌盲端瘘	(a) 肛管狭窄
(b) 低位直肠溃疡	(b) 高位直接瘘（肛门直肠瘘）	(b) 直肠外狭窄
(c) 延伸到会阴部皮肤的溃疡（侵袭性溃疡）	(c) 高位复杂瘘	
	(d) 直肠阴道瘘	
(d) 回肠会阴瘘		

来源自：Hughes（1992）。

伴有肠管狭窄者（Francois 等，1993；Poritz 等，2002）。目前有令人信服的证据表明，肛周克罗恩病是克罗恩病的一种特殊表型，基因位点位于5号染色体的一个特殊易感区（Armuzzi 等，2003）。

自然病史

克罗恩病的自然病史在第42章有描述，但在此值得强调的是，许多肛周病变（尤其是肛门皮赘和肛裂）经过一段时间是可以自愈的（Schofield，1965；Buchmann 等，1980b）。肛周病变表现分两组：

（1）经历良性过程的病变，例如肛门皮赘、低位肛瘘和肛裂，这些病很少有症状，仅仅在小肠病变处于活动期时有复发倾向，很少需要行较大的外科切除手术（Keighley 和 Allan，1986）；

（2）未经治疗会进行性加重或有大肠远端病变，如穴样溃疡、肠管狭窄、高位复杂肛瘘、盆膈中央直肠阴道瘘（表46.3）。

第二组疾病常常有广泛的组织破坏，如果直肠有病变，通常会出现这种情况，最终常需要行直肠

表 46.3　肛周病灶检查后类型和结局

	病例数（n=110）	表现：直肠切除术	痊愈	无症状	有症状
皮赘	75	7	29	35	4
肛裂	38	3	29	5	1
低位肛瘘	40	10	14	13	3
高位肛瘘	12	7	0	1	4
直肠阴道瘘	6	4	0	2	0
肛周脓肿	32	11	21	0	0
坐骨直肠窝脓肿	8	0	6	0	2
括约肌间脓肿	7	2	3	0	2
肛提肌脓肿	6	5	0	1	1
狭窄	19	17	0	1	1
痔	15	1	9	3	2
溃疡	12	10	0	1	1
病例总数	110	27	36	38	9
百分比		25	33	35	8

来源自：Keighley 和 Allan（1986）。

切除术（Van Patter 等，1954；Ritchie 和 Lennard-Jones，1976；Williams 等，1981；Wolff 等，1985）。

疾病活动性评价

在肛周克罗恩病中用临床指标量化临床症状，有助于临床试验中评价治疗的效果（Allan 等，1992）。应用最多的活动性评分方法是肛周克罗恩病活动性指数（the perianal Crohn's Disease Activity Index，PDAI）（Irvine，1995）。评分的详细情况见表 46.4。尽管近来有人提出另一种评分系统，但还未得到广泛应用（Pikarsky 等，2002）。疾病的活动性评估可以提供疾病进展的客观信息，便于指导治疗，从而对生活质量和控制排便产生影响（Irvine 等，1994；Vaizey 等，1999）。

表 46.4 肛周克罗恩病活动性指数

分泌物	
0	无分泌物
1	少量黏液分泌物
2	中量黏液分泌物或脓性分泌物
3	黏稠分泌物
4	肉眼可见的粪便样分泌物
疼痛和活动受限	
0	无活动受限
1	轻度不适，无活动受限
2	中度不适，活动稍微受限
3	明显不适，活动显著受限
4	严重疼痛伴严重活动受限
性生活受限	
0	性生活无受限
1	性生活轻度受限
2	性生活中度受限
3	性生活显著受限
4	性无能
肛周病变类型	
0	皮赘或无肛周病变
1	肛裂或黏膜撕裂
2	<3 肛瘘
3	≥3 肛瘘
4	肛门括约肌溃疡或明显的皮下潜行瘘
硬化程度	
0	无硬化
1	轻度硬化
2	中度硬化
3	重度硬化
4	明显的波动感或脓肿

来源自：Irvine（1995）。

合并的直肠疾病

肛周疾病（尤其是肛门直肠瘘）在直肠的克罗恩病患者（Yarnis 等，1957；Hellers 等，1980）比病变局限于回肠或结肠的克罗恩病患者（Farmer 等，1975）更多见。而且，病变累及直肠对肛周疾病的自然病史和结局有深远的影响（Hywel-Jones 等，1966；Lockhart-Mummery，1975；Weterman，1976；Marks 等，1981）。大多数合并直肠病变的患者要么需要行某种方式的粪便改道术（Burman 等，1971；Alexander-Williams，1975；Lee，1975）要么最终行直肠切除术（Scammell 等，1987）。Makowiec 等（1995b）报道，合并直肠病变或高位肛瘘预后较差，而没有直肠病变的患者施行粪便改道或低位肛瘘患者预后较好。严重的肛周病变还影响结直肠切除手术后的愈合。我们回顾性分析 110 例肛周克罗恩病例，最终行直肠切除的 36 例患者中有 19 例存在经久不愈的肛周窦道。事实上，持续性肛周窦道都发生在那些在直肠切除期间有活动性肛周病变的患者（表 46.5）。

许多研究提供的证据也表明，合并结直肠病变与预后不良有关。Makowiec 等（1995b）发现在克罗恩病结直肠炎和高位瘘中肛瘘的复发率较高。Lahey 诊所的经验也表明，合并结直肠克罗恩病的患者中肛周疾病更有侵袭性（Sangwan 等，1996）。尽管 McKee 和 Keenan（1996）为许多有肛周病变患者的自然病史描绘了乐观的蓝图，但需要行结肠切除者预后较差。Fleshner 等（1995）也报道有类似发现。

合并的恶性肿瘤

临床医生永远不应该忘记，一个持久不愈的或持续进展的肛周病变可能是由肛肠或瘘管本身潜在的恶性肿瘤引起（Greenstein 等，1977；Buchmann

表 46.5 36 例有或无肛周疾病患者直肠切除术后会阴部伤口愈合情况

	有肛周疾病（*n*=27）	**无肛周疾病（*n*=9）**
痊愈	8	9
经久不愈的窦道	9	0*

* $\chi^2=6.92$，$P<0.01$。

来源自：Keighley 和 Allan（1986）。

等，1980a；Gyde 等，1980）。因此所有的进展性肛周疾病均应该在麻醉下行内镜检查并活检。肛周克罗恩病恶性肿瘤的最常见位置位于肛门和低位直肠（Connell 等，1994）。与低位直肠或肛门癌最相关的疾病为肛管狭窄和肛瘘（Fonager 等，1998；Nikias 等，1995；Ky 等，1998；Sjödahl 等，2003）。因此，对常规治疗不能治愈的可疑病灶需要进行活检。肛周克罗恩病中总的癌变率为 0.7%，腺癌和鳞状上皮细胞癌均可以发生（Chaikhouni 等，1981）。

肛周疾病的评估

克罗恩病研究在其他章节已有全面描述（第 42 章）。肛肠克罗恩病需要特别关注。在疑似病例首先需要明确诊断，但病灶活检通常没有诊断意义。潜在的小肠病变应该通过肠道双重对比造影检查和内镜检查来确定。肛周克罗恩病的评估包括仔细的临床检查；通常麻醉下的检查（EUA）对疼痛性病灶、可疑的脓肿和肛瘘尤其有用。瘘管造影、使用过氧化氢的肛门超声检查（Ratto 等，2000），甚至阴道超声检查（Poen 等，1998）和 MRI（Borley 等，1999；Orsoni 等，1999；Schwartz 等，2001）对克罗恩病中肛肠和直肠阴道瘘的解剖学评估极有价值。

内科治疗

由于肛周克罗恩病变常常与潜在肠道病变的活动性一致，因此通常推荐治疗并存的肠道疾病。事实上还没有肛周克罗恩病的内科治疗的对照试验，但已观察到肛周病变经过柳氮磺胺吡啶和类固醇治疗后得到改善（Brooke 等，1976；Rankin 等，1979；Summers 等，1979；Malchow 等，1984）。尽管如此，很少有证据表明类固醇和对氨基水杨酸能治愈肛周克罗恩病，因为存在脓毒症和产生依赖的风险，类固醇治疗通常不可取。

免疫抑制治疗

用 6-巯基嘌呤和硫唑嘌呤行免疫抑制治疗被认为对肛周疾病特别有益（Brooke 等，1976；Present 等，1980）。大部分非对照试验的证据也表明，甲硝唑可以治愈活动性感染性肛周病变（Bernstein 等，1980；Ambrose 等，1984），或许就是因为它影响肠道菌群和白细胞趋化作用或有免疫抑制作用（Gnarpe 等，1978）。目前的证据表明，大剂量的甲硝唑应该长时间应用才能预防肛周疾病的复发（Allan 和 Cooke，1977；Ammann 等，1978；Bardet 等，1978；Blichfeldt 等，1978；Kasper 等，1979；Brandt 等，1982；Ursing 等，1984；Duhra 和 Paul，1988）。尽管甲硝唑一度被认为有致畸致突变的副作用，但长期的临床监测并未证实这些说法（Rustia 和 Shubik，1972；Ursing，1975，1980；Ursing 和 Kamme，1975；Mitelman 等，1976，1980；Rust，1976；Speck 等，1976；Beard 等，1979；Freidman，1980；Pescatori 等，1995）。甲硝唑的一个明显的副作用就是神经病变的风险，这种副作用可能是剂量依赖性的，终止治疗后不必处理（Brandt 等，1982；Stahlberg 等，1991）。因此，甲硝唑局部用药已广泛应用，并且有报道甲硝唑可以减少疼痛和脓液分泌物从而显著减少 PDAI（Stringer 等，2005）。环丙沙星——DNA 螺旋酶抑制剂——比甲硝唑更安全，并已成功应用于临床（Turunen 等，1989）。

免疫抑制治疗在肛周疾病病程中的作用应给予更多的观察。硫唑嘌呤似乎在一些复杂的肛肠瘘和并存的活动性肛肠克罗恩病的治疗中已获得成功，肛周疾病中硫唑嘌呤和 6-巯基嘌呤的治疗结果的 meta 分析也确实支持这些药物的治疗作用（Pearson 等，1995）。Korelitz 和 Present（1985）使用 6-巯基嘌呤治疗 26 例肛门直肠瘘病例，9 个月的治愈率为 95%，这当然比预期的单纯脓肿引流要好。他们报道有 33%肛周瘘和 25%的直肠阴道瘘完全闭合。O'Brien 及其他人（1991）报道硫唑嘌呤和 6-巯基嘌呤合用有 75%肛周瘘和 50%直肠阴道瘘得到完全或部分愈合。Markowitz 等（1990）用 6-巯基嘌呤治疗肛周克罗恩病 1 年期治愈率为 67%，不过不是所有这些病例都有肛门直肠瘘。

Brynskov 等（1989）用环孢素治疗 3～6 个月，7 例患者中有 3 例治愈。同样，Hanauer 和 Smith（1993）在芝加哥在大多数患者中持续使用环孢素 6 个月，12 例患者中有 7 例治愈。同样的结果在纽约也有报道（Present 和 Lichtiger，1994）。不幸的是，在维持治疗中通常会复发，并且有高血压和肾毒性。Kozarek 等还用甲氨蝶呤来治疗（1989），14 例患者中有 11 例有效。

尽管甲氨蝶呤在肛周克罗恩病的治疗有效，并有报道 50%病例的瘘管闭合，但和使用免疫抑制剂治疗的研究一样，中断治疗后有较高的复发率（Lichtenstein，2000）。有研究表明，镇静剂在肛周疾病中的应用也是有效的（Ehrenpreis 等，1999）。

新的免疫抑制剂，如麦考酚吗乙酯和他克莫

司，在克罗恩病治疗中获得临床疗效。有报道他克莫司治疗肛瘘有 64%的愈合率，但全身治疗时有肾毒性，不过这可以通过局部用药来克服（Lowry 等，1999；Casson 等，2000）。

抗肿瘤坏死因子-α（Anti-TNF-α）治疗：英夫利昔单抗

由于克罗恩病的炎症病灶中 TNF-α 水平增加，故中和抗体作为克罗恩病新的治疗方案得以发展。研究最广泛的药剂是英夫利昔单抗（Remicade），一种基因构建的 IgG1 人鼠镶嵌分子，可以结合血液中的和细胞膜上的 TNF-α，因此阻止炎症的瀑布效应，减轻肠道炎症（Targan 等，1997）。另外一种药剂是完全人抗 CDP 571（Sandborn 等，2001）。

Present 和其他人（1999）报道输注 3 次英夫利昔单抗治疗克罗恩病，使用剂量为 5mg/kg 和 10mg/kg。尽管大多数患者有效，但治疗结束时只有 46%的瘘管完全愈合。瘘管保持闭合的中位时间仅为 2 周，复发率高。治疗剂量为 5mg/kg 体重时治愈率最高，达 55%。Farrell 等（2000）报道使用英夫利昔单抗取得相似的治愈率。尽管早期有这些充满希望的结果，但至少对 15%～33%的患者无益（Targen 等，1997；Rutgeerts 等，1999）。而且，英夫利昔单抗价格昂贵，并且有并发肺炎、脓毒症、结核等潜在的危险及对免疫抑制的宿主有增加恶性肿瘤发生率的恐惧（Schaible，2000）。宾夕法尼亚州的 Poritz 及其同事（2002）报道，按 5mg/kg 的剂量的英夫利昔单抗注射 3 次，肛肠瘘和直肠阴道瘘的完全治愈有效率分别为 44%和 33%。9 例肛肠瘘有 4 例需要行传统的手术治疗，1 例发生持久性瘘。单独应用抗 TNF-α 治疗的问题是，尽管对肛肠瘘起初有效，但由于瘘道没有消除而常常复发。有研究用腔内超声和 MRI 检查显示持续不愈的肛肠瘘存在深部窦道和炎症，这可以解释肛肠瘘治疗后的高复发率（van Bodegraven 等，2002；Van Asscehe 等，2003）。

有一种动向是将英夫利昔单抗与 6-巯基嘌呤和硫唑嘌呤联合应用以试图确保整个瘘道愈合，已获得早期令人满意的结果（Ochsenkuhn 等，2002）。

三明治式的英夫利昔单抗治疗和传统的挂线（Topstad 等，2003）和瘘管敞开或瘘管切除（Van der Hargen 等，2005b）的外科处理相结合的治疗作用令人鼓舞，这将在本章的外科治疗部分概述。

在进一步外科治疗不合适的地方局部反复注射英夫利昔单抗可能有效。Poggioli 及其他人（2005）在 Bolonga 报道 15 例患者在 2～12 个点局部注射 15～25mg 的英夫利昔单抗，有 10 人治愈。

肿瘤坏死因子-α 单克隆抗体（英夫利昔单抗，Remicade）的应用在治疗小肠和结直肠克罗恩病已经有了很大的进步。最近有人将其用在肛周克罗恩病病例，早期治疗结果令人满意。Regueiro 和 Mardini（2003）报道连续 32 例肛周克罗恩病肛瘘的病例，至少接受 3 次 Remicade（5mg/kg 在第 0、2、6 周）注射。他们根据 Remicade 治疗前是否行 EUA 和瘘管引流将患者分组，发现 EUA 组（100% *vs.* 82.6%）治愈率更高。而且，复发率更低（44% *vs.* 79%），复发时间更长（13.5 *vs.* 3.6months）。这些数据显示，外科引流和 Remicade 结合治疗是有效的，但单独使用 Remicade 没有持久的疗效。Poritz 等（2002）也报道将 Remicade 应用于克罗恩病的肛瘘的治疗，12 例患者中有 5 例治愈。这比治疗腹腔瘘的成功率（1/14）高出很多。Remicade 似乎对最糟糕类型的肛周克罗恩病尤其有效，这些病例会阴部会形成肉芽肿。如果 Remicade 治疗能有暂时的疗效，能使症状减轻，这有着深远的意义，因为这些患者可以反复用药而达到长期疗效。Van der Hagen 等（2005）报道一组病例，将 Remicade 作为肛周克罗恩病外科治疗的辅助治疗。West 等（2004）做了一个安慰剂对照的双盲试验，使用环丙沙星 500mg，每天两次，另外在第 6、8、12 周使用 Remicade 5mg/kg。随访 18 周，环丙沙星组临床有效率为 8/11，而安慰剂组为 5/13（$P=0.12$）。

高压氧

有人认为高压氧对难治性肛周克罗恩病可能有作用（Brady 等，1989；Colombel 等，1995）。

并存的肠道疾病的手术切除

手术切除并存的肠道克罗恩病后，即使受累肠管不是直肠，也常会促使肛周疾病的恢复和愈合。Hellers 等（1980）报道 47%的肛瘘在远处活动性病变肠管切除后得以痊愈。同样，Heuman 等（1981）指出，约 80%的肛周疾病患者经过肠管部分切除后得以治愈。Mayo 诊所的 Wolff 等（1985）也发现，克罗恩病近端肠管切除后仅 29%的肛周疾病复发，而相比之下，克罗恩病近端肠管原位保留的有 63%的复发率（表 46.6）。并存的远处活动

表 46.6 肛周克罗恩病患者在近端小肠病变根治性切除术后结果（文献综述）

作者	病例数	痊愈	无肛周疾病的患者		
			无近端肠病	有近端肠病	直肠切除
Hellers 等（1980）	43	20	—	—	2
Heuman 等（1981）	20	15	12	3	
Orkin 和 Telander（1985）	17	5	—	—	2
Wolff 等（1985）	86	38	25	13	15

来源自：Frizelle 等（1996）。

性肠道疾病可能应该首先切除（Weterman，1976）。病变切除术后肛周疾病的自愈率和复发率见表 46.7（Hellers 等，1980）。尽管 St. Marks 的研究显示克罗恩病近端肠管切除对肛周克罗恩病的病程无影响（Marks 等，1981），但大多数研究不支持这种观点。

Dietrich 和 Schonfelder（2001）随访 13 位严重肛周克罗恩病患者 15.8 年。尽管近端切除不能一直确保肛周疾病的好转，但病情有改善的患者仅存在于近端病变肠管已被切除组。Shinozaki 等（2002）将 11 例接受长期挂线引流并同时行近端克罗恩病肠管切除的患者与 28 例仅行挂线引流患者比较，同时行近端肠管切除的患者肛瘘治愈率比没有切除的患者显著增高，而复发率更低。Yamamoto 等（2000）研究仅行肠管造口对肛周病变的作用，报道 31 例严重病例，其中 25 例好转，17 例平均 23 个月后复发，8 例获得持久缓解。只有 3 例患者能关闭造口。

外科治疗的原则

肛瘘切除或修复、肛门括约肌重建或盆底修复等局部治疗在有选择的克罗恩病例治疗中占有重要地位。肛肠手术后需特别小心防止感染，在重建性手术之前不仅要适当使用抗生素，而且要发现并引流任何肛肠脓肿（Sohn 等，1980；Pritchard 等，1990）。因为大便转流后肛门狭窄可能会加重（Williamson 和 Hughes，1994），因此，如果没有肛门狭窄，在行重建手术之前进行短期肠管造瘘使大便从肛门区转流后可能会有好处（McIlrath，1971；Alexander-Williams，1974；Oberhelman，1976；Tuxen 和 Castro，1979；Harper 等，1982；Rothenberger 和 Goldberg，1983；Scott 等，1989；Bauer 等，1991）。大便改道可以减少发生脓肿的风险（Lee，1975），并可能促进肛肠疾病的早期愈合（Lockhart-Mummery，1972；Zelas 和 Jagelman，1980；Marks 等，1981）。由于在非克罗恩病的肛瘘患者即使部分离断肛门括约肌也是不可取的，故用或不用英夫利昔单抗的分期挂线肛瘘切除术在肛瘘合并克罗恩病的治疗上具有特别重要的作用（White 等，1990；Scott 和 Northover，1996；Topstad 等，2003；Thornton 和 Solomon，2005）。

表 46.7 小肠切除对肛门直肠瘘自发愈合的影响

	n	愈合	后期复发
小肠有病变	14	9	4
小肠和大肠均有病变	25	10	3
未累及直肠的大肠病变	4	1	0

来源自：Hellers 等（1980）。

肛周克罗恩病行肛门局部手术后括约肌损伤可以引起潜在的疾病，这点应牢记在心。我们对肛周克罗恩病局部手术的结果进行回顾性分析后也强调了这种疾病的潜在的规模（表 46.8）。高达 70%的病灶不能痊愈，36%的患者出现严重的医疗并发症，其中过半病人经历过某种程度的排便功能障碍。

我们通常建议在考虑局部手术治疗前用腔内超声成像和磁共振检查来完整评估肛门直肠生理功能（Van Outryve 等，1991；Haggett 等，1995）。外科治疗的风险是伤口经久不愈和大便失禁。保守的治疗包括脓肿引流、复发脓肿挂线和需要时进行肠管造瘘大便转流。根治性外科疗法的目标是达到长期愈合而不引起排便功能障碍。

表 46.8 肛周病变的局部手术：结果和并发症

	病例数	处理	痊愈	未愈	并发症（例数）
皮赘	2	切除	1	1	狭窄（1）
肛裂	7	肛门扩张	4	3	肛门失禁（1）
低位肛瘘	12	瘘管开放	1	11	肛门失禁（6）
直肠阴道瘘	1	修复	0	1	肛门失禁（1）
脓肿	15	引流	5	10	瘘（4）
狭窄	6	扩张	0	6	肛门失禁（2）
痔	2	橡皮筋结扎	1	1	狭窄（1）
合计	45		12	33	16

来源自：Keighley 和 Allan（1986）。

特殊病变的治疗

皮赘

肛周皮赘通常只在肠道病变活动期才会突出。皮赘通常是无痛的，患者的主要烦恼是他们在维护肛周卫生时存在麻烦，尤其是在腹泻期间（Parks 等，1965）。肿大的皮赘是克罗恩病影响到会阴的一个征兆，并且可能其后隐藏肛裂或肛瘘的瘘口。

大约 25%的皮赘可以不需要治疗而痊愈；那些持续存在的皮赘也几乎无症状。皮赘切除可以导致无法愈合的创口、肛周脓肿甚至肛管直肠狭窄（Keighley 和 Allan，1986）。大多数克罗恩病并发的皮赘不需要外科处理就能自发消退，尤其是在肠道病变好转或痊愈后更是如此。

痔

痔在克罗恩病中并不常见（Alexander-Williams 和 Buchmann，1980）。病因的正确诊断对有效治疗是必要的。痔偶尔出现症状，以致要采取一些治疗措施，但症状会反复，需要采取很保守的治疗办法。如果局部用药失败或使排便规律的措施无效，对于较小的痔我们常常采用橡皮筋套扎法治疗。

痔切除是备选方案（Alexander-Williams，1975）。产后妇女的括约肌松弛，橡皮筋套扎会轻度降低肛门静息压，而痔切除术明显降低肛门压力，从而容易造成肛门失禁，所以产后妇女的痔切除应该小心（Bursics 等，2004）。Jeffrey 等（1977）报道克罗恩病痔切除与脓肿、肠管狭窄、肛瘘和肛周伤口不愈的高并发症率有关，这些并发症还可能导致最终需要切除直肠（Morrison 等，1989）。如果用橡皮筋套扎后痔疮仍持续脱垂，对非活动期直肠病变者可以考虑行痔切除术。Wolkomir 和 Luchtefeld（1993）报道 Ferguson 诊所 17 例痔切除患者中 15 例愈合满意。但是，我们通常还是反对为克罗恩病患者行痔切除术，并认为吻合器痔切除术（PPH）是绝对禁忌。

肛裂

克罗恩病患者可能患有肛裂，其典型症状为排便时疼痛和肛门出血。肛裂自愈率很高，持久不愈者不到 20%（图 46.1）。没有合并直肠病变的肛裂患者的内括约肌痉挛紧张，像没有克罗恩病患者一样通过局部治疗松弛括约肌就可治愈。肛裂可以通过纤维化达到愈合，可以造成肛管直肠狭窄或硬化，很少需要外科治疗干预，除非肛裂疼痛或持续不愈，但这两种情况很少。如肛裂疼痛，那应该考

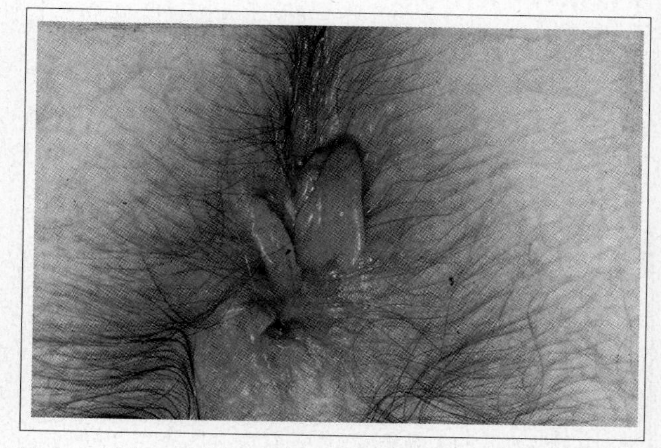

图 46.1 典型的肛周克罗恩病。注意水肿的皮赘、浅蓝色肛周皮肤和肛裂迹象。

虑可能不是肛裂引起，很可能存在未发现的可能已形成瘘管或潜行溃疡的肛门括约肌间脓肿。

持久性的或疼痛的肛裂应进一步在麻醉下检查以排除脓肿或溃疡。如果发现脓肿应引流脓液，有些人主张部分肛门内括约肌切开。Sohn 等（1980）综述了15例克罗恩病患者肛肠脓肿和肛裂处理中内括约肌切开和引流的结果，所有患者脓肿痊愈，并且没有一例出现肛门失禁。在25例难治性疼痛的肛裂患者中，肉眼下直肠正常，行内括约肌切除术后有22例患者痊愈（Wolkomir 和 Luchtefeld，1993）。Lahey 小组发现56例克罗恩病肛裂患者中只有15%的患者需要外科治疗。如果没有近端肠道病变，8例中有7例可以治愈。然而，在近端肠道病变存在时，7例中只有3例患者治愈。但是，他们还指出，有13例（26%）患者在长期随访中出现内括约肌脓肿。

Alexander-Williams（1975）报道8例有疼痛性肛裂患者行轻微的肛门扩张术或内括约肌切除术，5例获得痊愈，但有3例术后出现肛门失禁。

如果肛裂疼痛，麻醉下检查没有发现脓肿，则应该用硝酸甘油或地尔硫䓬行药理性括约肌切开术（见第9章）。A型肉毒杆菌毒素在克罗恩病肛裂患者中的作用大部分还不清楚，但我们不建议使用，因为有报道使用后发生肛门失禁。如果伴有脓肿或肛裂边缘有潜行溃疡，可以使用甲硝唑。如果仍没有解决问题，那就有必要探查内括约肌间隙，因为常有慢性脓肿需要引流。我们认为肛门扩张术不应使用。如果有持续性脓肿或难治性疼痛性肛裂，伴内括约肌切开的脓肿引流术可能是可取的，但必须告知患者有肛门失禁的风险。

肛门溃疡

肛门溃疡不同于肛裂，它们是慢性疾病，有卷起潜行的边缘。其病因更多的是与克罗恩病有关，而不是紧张的肛门括约肌。该病预后较差，因为它们往往会造成肛门直肠的破坏，造成败血症、复杂肛肠瘘和导致肠管硬化形成狭窄（Alexander-Williams 和 Buchmann，1980；Hughes 和 Jones，1983）。自发性溃疡是会阴克罗恩病的一种特征，预示溃疡可能不愈合并可能需行直肠切除术。这也意味着，TNF 单抗 Remicade 可能有作用。因此，许多患者最终需要切除直肠也不足为奇。

Hobbis 和 Schofield（1982）发现，49例肛周疾病患者中23例伴有肛门溃疡（47%）。大多数患者有相关的直肠炎，而潜在肠道病变主要存在于大肠；9例（18%）患者最终行直肠切除术。我们自己对肛门溃疡的经验更是令人沮丧：12例肛门溃疡患者中有10例因为病理学改变进展和并发症最终做了直肠切除（Hughes，1978；Keighley 和 Allan，1986）。深的穴样溃疡有时可能因肠管造瘘而得到改善（Harper 等，1983），如果局部首剂注射类固醇能使溃疡有部分愈合和疼痛减轻，那么，就值得重复注射。

肛周脓肿

肛周脓肿几乎总是与潜在的溃疡或肛肠瘘有关。为了防止会阴部大片坏疽的灾难性后果，有人建议在使用抗生素时早期行脓肿引流（Palder 等，1991）。有时脓肿相对很小，引流看起来似乎是徒劳的，但建立通畅引流对于预防感染扩散至关重要，因此，引流也是一个长期维护肛肠功能的重要手段。清除尚未形成脓液积聚的部位是很重要的，尤其是肛提肌上间隙和括约肌间隙。如果发现括约肌间脓肿，有必要结合应用内括约肌切开和脓液引流两种方法（Sohn，1987）。虽然括约肌切开可能是建立有效引流的唯一方法，但它可能引起肛门失禁或形成慢性肛瘘（Morrison 等，1989）。如果有并发肛肠脓肿的复杂肛肠瘘，那么另一种办法是使用挂线作为长期引流（White 等，1990；Koganei 等，1995）（图46.2）。鉴于手术引流的潜在风险，特别是在肛瘘开放时，有些医生喜欢长期使用大剂量的甲硝唑治疗（Brandt 等，1982）。这是不明智的。有时巨大的马蹄形脓肿数周未愈，导致广泛的组织破坏（Pescatori 等，1995；Makowiec 等，1997）。此外，由于甲硝唑导致的恶心和金属味，患者对甲硝唑的耐受性差。如果坚持大剂量的药物治疗，多达一半的患者会出现感觉异常的神经毒性症状，这种并发症即使停药后仍会持续数月（Bernstein 等，1980）。

我们的策略是早期行无痛麻醉下检查明确脓液是否高张力聚集，这样就可以迅速而有效地引流。蘑菇头导管（图46.3）对成功实现引流特别有用（Pritchard 等，1990）。麻醉下肛门内和直肠内超声检查也可用于明确临床上未发现的脓肿精确位置和程度。如果无痛检查 EUA 不能明确定位，磁共振成像可能有助于确定脓肿的位置（Haggett 等，1995）。如果发现相关瘘，不做开放处理，但要按以下方案处理（Lockhart-Mummery，1985）。La-

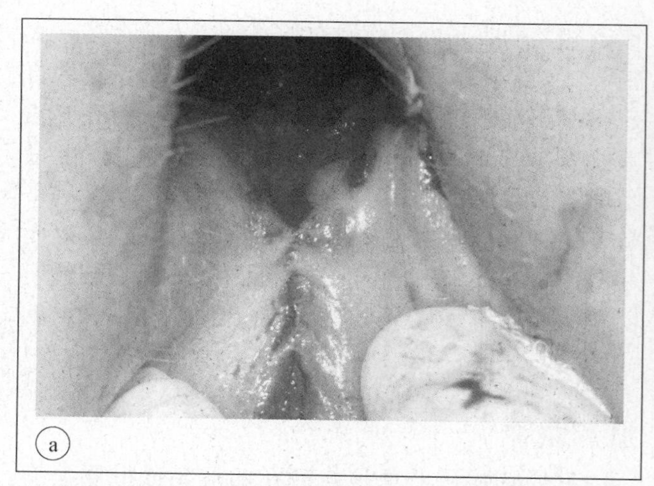

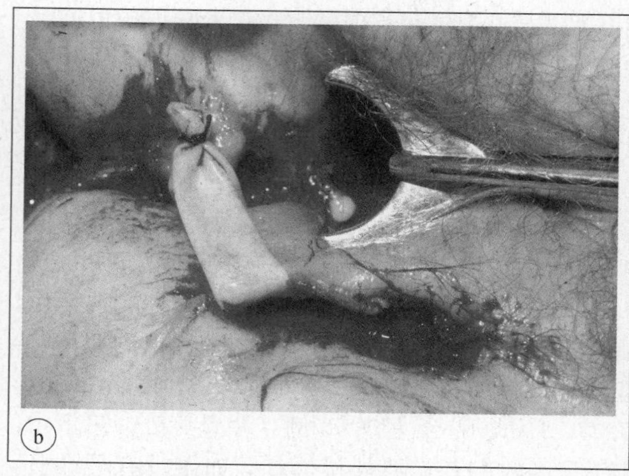

图 46.2 克罗恩病累及会阴。(**a**) 注意肛周自发性溃疡，裸露的肛管和肛周皮肤蜡样水肿。(**b**) 注意慢性炎症伤口和裸露的肛管。后壁瘘管切除术后伤口在本图片拍摄前 16 个月就已存在，一直未愈。

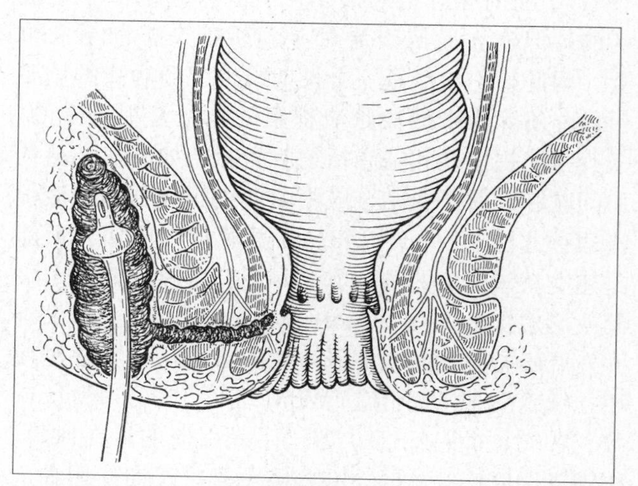

图 46.3 蘑菇头导管可能用于慢性肛门直肠脓肿并发克罗恩病的处理。

hey 临床小组等强烈建议利用这些技术长期引流加上积极的药物治疗。尽管如此，不管引流的方法怎样，他们报道的复发率和直肠切除率均很高（表 46.9）。此外，当这些患者需要行直肠切除，只有 17%的患者会阴部伤口能在 6 个月内愈合（Pritchard 等，1990）。考虑到这些情况，如果充足的传统外科引流后肛周脓肿仍持续，那么应该认真考虑肠管造瘘大便转流术（表 46.10）。如果肠管造瘘不能控制脓肿，那最终可能需要行直肠切除。

肛肠瘘

关于克罗恩病并发的肛肠瘘的外科治疗存在两种不同的观点。我们传统的观点是，肛肠瘘常不需要任何特殊治疗即可自愈，开放窦道的传统外科治疗并不总是能获得痊愈，并且可能发生肛门失禁（Parks 和 Morson，1962；Alexander-Williams，1975；Sangwan 等，1996）。有些人认为切除近侧活动性炎性肠管后肛肠瘘可以痊愈（Weterman，1976；Hellers 等，1980）。相反的观点是，如果是低位瘘，并且没有直肠病变，传统外科治疗是安全的（Lockhart-Mummery，1972；Marks 等，1981；Hobbis 和 Schofield，1982；Williams 等，1991b；Halme 和 Sainio，1995；Williamson 等，1995；Scott 和 Northover，1996）。造成这两种观点的可能原因是克罗恩病中肛肠瘘的双重病因学。一些肛

表 46.9 38 例克罗恩病患者肛周脓肿引流后结果

引流类型	例数	复发（%）	直肠切除（%）
切开与引流	20	56	44
袢式引流	10	45	31
蘑菇头导管引流	8		

来源自：Pritchard 等（1990）。

表 46.10　肛周克罗恩病大便转流的报道经验

作者	处理方式		痊愈	直肠切除	造口保留
	Hartmann 法	单纯改道			
Burman 等（1971）	—	10	3	7	10
Mcllrath（1971）	—	13	4	4	11
Zelas 和 Jagelman（1980）	—	23	6	15	21
Harper 等（1982）	—	29	10	8	23
Grant 等（1986）	—	12	4	5	10
Orkin 和 Telander（1985）	—	10	2	7	10
Van Dongen 和 Lubbers（1986）	—	9	4	3	5
Bernard 等（1986）	—	9	5	4	9
Radcliffe 等（1988）	12	—	8	4	12
Fry 等（1989）	—	14	5	4	9
Sher 等（1991）	25	—	15	10	25
Edwards 等（2000）	—	18	15	2	14
Régimbean 等（2001）	—	17	11	6	3

瘘（通常为低位、单纯性瘘）是起源于肛隐窝腺体并因克罗恩病对肠道功能的影响而形成。这些瘘可以按隐窝腺瘘来治疗。更复杂的瘘可能与肛周原发性克罗恩病有关。在这些病例中会阴部切口不易愈合，最好的治疗是引流和使用 TNF 单抗英夫利昔单抗。更进一步需要认真思考的就是肛肠瘘是否由其他的疾病引起，比如：结核病、汗腺炎或恶性肿瘤。我们见过肛周克罗恩病患者同时患有所有这些疾病的情况。因此，任何可疑的病灶均应行活检和细菌培养（Williams 等，1993）。一些患者可能有直肠尿道瘘并伴有多发会阴部窦道（Santoro 等，1995）。

也许一种最难处理的情况就是患者同时患有化脓性毛囊炎和肛肠克罗恩病。Church 等（1993）描述了 24 例伴有这两种疾病的患者。克罗恩病的诊断常较毛囊炎平均早 3.5 年。到文献总结时为止，有 22 例患者行肠造口，17 例患者行直肠切除。在 20 例患者中，毛囊炎发生的部位不在会阴部。有 6 例患者发现肉芽肿与毛囊炎有关。毛囊炎和克罗恩病同时存在常导致肛周疾病进展较快，并且最终需行肠管造瘘。而且，其中许多患者因肛周持续存在窦道而行直肠切除。

保守方法治疗

Buchmann 等（1980b）研究了克罗恩病肛瘘的自然病程（图 46.4）。1968 年 61 例患者中 21 例发现有肛瘘，10 年后有 8 例自愈，7 例患者行瘘管切开后 6 例治愈，只有 6 例持续未愈。40 例无感染患者中新发 5 例肛瘘。Alexander-Williams（1975）报道了 16 例肛周克罗恩病并发肛门失禁，其中 10

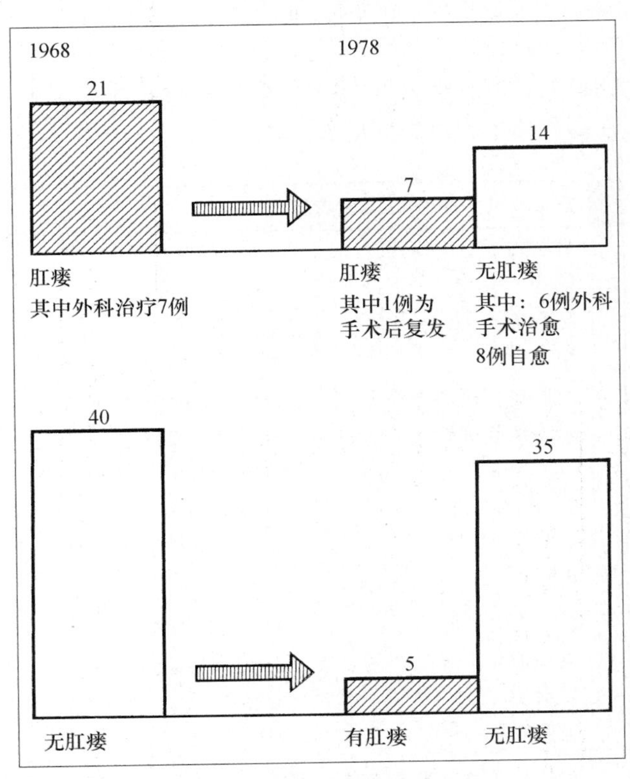

图 46.4　61 例患者 10 年期间肛瘘自然病史

例较轻，6例影响社交生活，所有患者均对肛瘘或直肠阴道瘘行手术治疗。关于肛瘘常规治疗的争论是：常规治疗常常延迟窦道愈合，一些伤口持久不愈（Baker 和 Milton-Thompson，1974；Hellers 等，1980；Marks 等，1981；Nordgren 等，1992）。Sangwan 等（1996）继续指出，因为许多肛瘘不需要治疗就能自愈，许多患者并不需要手术治疗。

Morrison 等（1989）报道低位肛瘘开放性术后愈合时间为5.5月，有3例患者花了约8年时间痊愈，2例患者后来行结直肠切除术，另外2例患者因肛瘘复发反复行肛瘘切开。有些肛瘘引流完脓肿就能愈合（Williamson 等，1995）。有些患者对甲硝唑有效，33例患者中有7例报道长期有效。但硫唑嘌呤可能更有效，41例患者中有16例长期有效。70例克罗恩病肛瘘患者的研究结果列表于表46.11。17例药物治疗仅2例愈合，7例需要行大便转流或结直肠切除术。18例高位肛瘘中8例通过传统外科治疗痊愈，但9例需要行肠造口或结直肠切除。相比之下，34例低位瘘，均行瘘管开放，其中17例痊愈，但10例需要行造瘘或直肠切除术（McKee 和 Keenan，1996）。英夫利昔单抗对一些肛瘘治疗是有效的，但长期疗效需持续用药（Poritz 等，2002；Regueiro 和 Mardini，2003）。肠管造瘘可以达到长期治愈（Makowiec 等，1995b）。Halme 和 Sainio（1995）报道有50%瘘道能自愈，肛肠瘘复发与潜在的肠道病变活动有关。在高位瘘中肠道病变更加活跃。

常规治疗

瘘管切开术是无肛周克罗恩病患者皮下和浅表经括约肌肛瘘最好的常规治疗方案。传统的教科书引用的标准肛瘘切除术治愈率很高：Sohn 等（1980）报道为72%，Hobbis 和 Schofield（1982）报道为70%，Bernard 等（1986）报道为63%。Minneapolis 研究小组（Williams 等，1991b）研究显示，常规的肛瘘切除术3个月的治愈率可以达到73%。大多数没有治愈的肛瘘常合并存在肛周脓肿，瘘道复杂，或病变累及直肠，结果常常需要尽早行结直肠切除术（Hellers 等，1980）。低位肛瘘治愈率与非克罗恩病患者不同（表46.12）；而且，尽管存在不同程度的肛周皮肤肉芽肿（Church，1999），肛肠瘘的复发率和治愈率与直肠活检时是否存在肉芽肿无关（Hobbis 和 Schofield，1982）。Halme 和 Sainio（1995）报道18例低位瘘患者其中10例行窦道切除术，但治愈时间慢，平均7.5月，4例复发。然而，8例肛瘘仅行脓液引流后4例治愈。最终这18例低位肛瘘有11例治愈。相比之下，17例高位肛瘘中仅3例愈合，7例需要行直肠切除术。

St Mark 医院用常规肛瘘切除术获得的治愈率是54%（37/68），尽管低位肛瘘全部愈合。用肛瘘切除作为常规的外科处理方法应用于46例低位皮下肛瘘患者中的32例，但在20例括约肌内或跨括约肌肛瘘患者中仅5例使用肛瘘切除术，而2例

表 46.11 70例肛瘘患者转归

药物治疗（n=17）	高位瘘（n=19）	低位瘘（n=34）
治疗		
硫唑嘌呤 10	瘘管开放 5	瘘管开放 34
甲硝唑 3	瘘管开放加挂线 7	
直肠局部用类固醇 2	肛门内黏膜瓣 2	
全身用类固醇 2	全结直肠切除 1	
	脓肿引流 1	
	未治疗 1	
	外括约肌 2	
结局		
全结直肠切除 6	全结直肠切除 7	全结直肠切除 7
去功能化 1	去功能化 1	去功能化 3
痊愈 2	痊愈 8	痊愈 17
未愈 8	未愈 3	未愈 7

来源自：McKee 和 Keenan（1996）。

表 46.12　未累及直肠的低位肛瘘瘘管切开术愈合率

	愈合时间		
	6 个月以上	3 个月以下	3～6 个月
克罗恩病	14	9	2
非克罗恩病	16	2	0

来源自：Hobbis 和 Schofield（1982）。

括约肌外瘘道病例未用（Marks 等，1981）。最新来自 St Mark 医院的报道更令人鼓舞，实际治愈率达 83%，其中常规瘘道开放成功率为 81%，而松弛挂线成功率为 85%（表 46.13）（Scott 和 Northover，1996）。

肛瘘开放术

Manchester 系列研究中 20 例克罗恩病患者行单纯肛瘘切除术获得治愈，但有 4 例复发（Hobbis 和 Schofield，1982）。Morrison 等（1989）报道 Oschner 诊所 17 例低位肛瘘行肛瘘切除的结果，16 例治愈，1 例复发。Sohn 等（1980）报道 4 例患者行肛瘘切除术后治愈。相比之下，Hellers 等（1980）报道说肛瘘切除并不一定都能达到治愈结果，如果克罗恩病证据确切，肛瘘切除的确切治愈率才到 51%。克罗恩病行传统的肛瘘切除术的总体结果见表 46.14。通常早期的治愈率高但后期有复发；肛门失禁很少，并且直肠切除率低。

伴或不伴挂线的肛瘘部分切除、黏膜瓣修复

高位肛肠瘘的各种手术方式包括伴或不伴内括约肌切开术的窦道部分切除、单纯引流、直肠或阴道黏膜瓣修复和肛瘘挂线（表 46.15）。Sohn 等（1980）报道行部分切除和括约肌切开后全部治愈并没有复发。Van Dongen 和 Lubbers（1986）报道 26 例患者行多种方法联合治疗后 22 例治愈，但有 6 例复发，5 例外科手术后发生肛门失禁。

挂线

单纯引流对控制脓肿已经足够，可以改善症状，尤其对黏膜瓣修复不能成功（见后）和肛瘘切除不适宜的肛瘘。在这些病例中，治疗目的不是治愈，而是尽量改善症状，让患者能适应它（Halme 和 Sainio，1995；Williamson 等，1995）。柔软的（硅胶的）挂线对患者通常是能适应的，并且能对大多数肛瘘起到足够的引流作用。挂线打结应小，因为线结常常会进入瘘道。挂线松紧应适宜，既不能太紧牵拉皮肤也不能太松影响局部清洗。White 等（1990）对合并脓肿者用挂线引流，没有患者肛门失禁，但远期结果还不知道。

非切除性的挂线引流似乎尤其适宜于伴有脓肿的高位肛肠瘘（Williams 等，1991a；McKee 和 Keenan，1996）。Scott 和 Northover（1996）报道 27 例患者行挂线肛瘘切除，23 例治愈，仅 3 例需

表 46.13　克罗恩病肛瘘瘘管开放或松弛挂线的转归

	成功	未成功	排便改变	直肠切除	造口转流
瘘管开放（$n=27$）					
表浅的（$n=5$）	5	0	0	0	
括约肌间的（$n=10$）	9	1	1	0	
经括约肌的（$n=9$）	8	1	1	0	
括约肌上的（$n=3$）	0	3	1	2	
松松挂线（$n=27$）					
表浅的（$n=0$）	0	0	0	0	0
括约肌间的（$n=4$）	4	0	0	0	0
经括约肌的（$n=17$）	14	3	3	2	1
括约肌上的（$n=6$）	5	1	1	1	0

来源自：Scott 和 Northover（1996）。

表 46.14 常规瘘道开放式瘘管切除术报道经验

作者	病例数	初期愈合	延迟愈合	大便失禁	直肠切除
Lubbers（1982）	14	11（79）	8（57）	无	4（29）
Sohn 等（1980）	4	3（75）	4（100）	无	无
Marks 等（1981）	32	25（78）	25（78）	无	4（12）
Hobbis 和 Schofield（1982）	20	14（70）	13（65）	无	3（15）
Keighley 和 Allan（1986）	12	—	1（8）	6（50）	无
Bernard 等（1986）	15	9（60）	9（60）	无	1（7）
Allan 和 Keighley（1988）	7	7（100）	6（86）	无	无
Fry 等（1989）	13	13（100）	13（100）	无	无
Fuhrman 和 Larch（1989）	19	18（95）	17（89）	无	2（10）
Levien 等（1989）	46	29（63）	37（80）	无	5（11）
Morrison 等（1989）	32	30	NS	无	0
Kangas（1991）	5	—	3（60）	无	2（40）
Williams 等（1991b）	33	25（76）	3（91）	4（12）	3（9）
Winter 等（1993）	26	22（85）	22（85）	无	无
Williamson 等（1995）	26	（19）	NS	无	无
Halme 和 Sainio（1995）	10	（10）	（4）	无	1
Scott 和 Northover（1996）	27	（23）	NS	5	3+（2 造口）
McKee 和 Keenan（1996）	34	（27）	（21）	无	4
Sangwan 等（1996）	35	（31）	（31）	无	1

括号内值为百分数。

表 46.15 克罗恩病高位肛瘘治疗的报道经验

作者	病例数	手术方式	愈合	复发	大便失禁	直肠切除
Van Dongen 和 Lubbers（1986）	2	挂线	2	无	无	无
Jones 等（1987）	6	全厚推进皮瓣	2	4	无	1
Fry 等（1989）	3	推进黏膜瓣	3	无	无	无
Lewis 和 Bartolo（1990）	6	全厚推进皮瓣	5	1	无	无
Williams 等（1991a）	22	引流	3	9	8	5
		挂线	16			
Matos 等（1993）	3	切除并一期缝合关闭	无	3	3	无
Williamson 等（1995）	21	引流 8	0	8	无	6
		挂线 9	7	2	无	6
		瘘管切除 1				
		推进皮瓣 4	1	3	1	6
Makowiec 等（1995a）	20	推进皮瓣	18	6	1	无
Sangwan 等（1996）	24	挂线	4	6	NS	12
McKee 和 Keenan（1996）	19	瘘管开放 5	4	2	2	2
		挂线 7	4	3	无	2
		推进皮瓣 2	1	1	无	1
		其他 5	无	5	无	1
Halme 和 Sainio（1995）		引流 11	2	0		4
		瘘管切开 1	0	1	5	0
		大便改道+挂线或切除和引流	5		0	1
Scott 和 Northover（1996）	27	挂线	23	4	4	3

要行直肠切除术。

Thornton 和 Solomon（2005）报道 28 例克罗恩病复杂肛瘘患者的挂线处理的经验，6 例（21%）在挂线还没脱落时就复发或出现新的肛周症状，3 例（11%）需要进一步的外科处理引流脓肿或调整挂线位置，无肛门失禁发生。人们发现长期内置挂线对复杂的克罗恩病瘘的处理有效。Topstad 及其同事（2003）评估英夫利昔单抗加选择性挂线引流在 29%的肛肠克罗恩病瘘患者中的作用。许多患者口服硫唑嘌呤，并在挂线引流后给予英夫利昔单抗，3mg/kg，结果总结于表 46.16。在 21 例肛肠瘘患者中 14 例（67%）疗效佳，而 8 例直肠阴道瘘患者仅有 1 例治愈。毫无疑问，挂线引流已成为肛瘘确定性手术治疗之前的重要的过渡性治疗，并且是复杂性肛瘘患者惟一的治疗手段（Faucheron 等，1996）。

肛肠黏膜瓣重建

肛瘘开放手术或许适宜于低位肛瘘，但这种方法对于高位肛瘘是不安全的，因为可能引起肛门失禁。挂线引流是安全的，但一些患者发现保持肛门卫生很困难，从而拒绝长期挂线处理。由于可以避免开放伤口，黏膜瓣修复的作用在过去十年已经引起大家极大兴趣（Buchanan 等，2004），因为它避免了开放伤口并且有些报道结果令人鼓舞（Mizrahi 等，2002）。Makowiec 等（1995a）在 32 例患者中使用推进黏膜瓣。20 例肛肠瘘患者中有 16 例早期愈合。Hyman（1999）报道 71%患者能早期愈合，但有 50%的远期复发。在克罗恩病的肛肠瘘患者中黏膜瓣修复的失败率高，尤其是在合并直肠或远端肠管病变（Joo 等，1998；Mizrahi 等，2002；Sonoda 等，2002）。

考虑到直肠内黏膜瓣修补术的失败率高，人们已开始使用阴道推进黏膜瓣，尤其是克罗恩病患者发生后穹隆瘘。阴道推进瓣在非袋状肛瘘中也有作用（Sher 等，1991；Windsor 等，2000）。

除阴道黏膜瓣外，真皮岛状皮瓣和皮肤推进皮瓣步骤已有描述。真皮岛状皮瓣在没有用胶和相对简单一些的肛瘘中应用结果很满意（Nelson 等，2000）。推移黏膜瓣是一种可选用的办法，已经成功用于克罗恩病（Robertson 和 Mangione，1998）。该方法相对简单，瘘道的外面部分不必切开，尽管它可能是敞开的（Nelson 等，2000；图 46.5）。

袖套式肛肠成形术已经广泛应用于直肠阴道瘘的治疗（Berman，1991；Marchesa 等，1998），但也成功用于没有直肠炎的高位肛肠瘘。有多种改良的肛肠瓣成形技术包括直线型和弧线型，这两种方式均有报道成功用于克罗恩病肛肠瘘（Hull 和 Fazio，1997）。

在有选择性的跨括约肌的肛瘘患者中，直肠黏膜瓣可以获得迅速而持久的疗效。在这些患者中，直肠黏膜应该是正常的，因为直肠黏膜有病变时切口和缝合线处不可能愈合。另外，不能有未引流的脓肿，因为这往往会导致脓肿通过黏膜瓣缝合处引流而导致肛瘘复发。

推进黏膜瓣取得最大成功的技术要点包括：通过减少瓣面积来减少黏膜瓣下的死腔，建立肛管皮肤远端瓣，缝合线处避免有张力，切除所有烧焦的、不规则的或坏死的组织。为了防止瘘道脓肿形成和脓液通过修复处引流，瘘道的正确处理方法是扩大瘘道外口或使用蘑菇头引流管引流。多发性肛肠瘘患者可以将两个瘘道内口合并到同一个黏膜瓣下，或者用两个瓣。推进黏膜瓣治疗克罗恩病的系列报道很少。Makowiec 等（1995b）报道 20 例患者中 18 例治愈而未行直肠切除。

或许最激动人心的进步是 Maastricht 研究组提倡的多步骤治疗法（Van der Hagen 等，2005）。对于早期治疗后复杂的复发者或合并直肠疾病患者，Maastricht 研究组的方法是先行 EUA 检查引流脓液，并行挂线和粪便转流。3 个月后重复 EUA 以重新评估直肠情况，如果有活动性直肠疾病，在确定性手术之前所有患者都给予三次英夫利昔单抗，5mg/kg（Ricart 和 Sandborn，1999）。确定性手术方式取决于瘘管的位置和并存的肠道狭窄，目的是切除瘘管和关闭内口，如果有必要的话可以切除狭窄段肠管（见肛肠狭窄和直肠阴道瘘章节）。在伴有直肠病变并给予英夫利抗单抗治疗的

表 46.16　肛直肠克罗恩病瘘对英夫利昔单抗治疗的临床反应

肛瘘类型	n	临床反应		
		完全有效	显效	无效
肛周瘘	21	14（67）	4（19）	3（14）
直肠阴道瘘*	8	1（13）	5（62）	2（25）

括号内为百分数。

* 其中 4 例还有肛周瘘（Topstad 等，2003）。

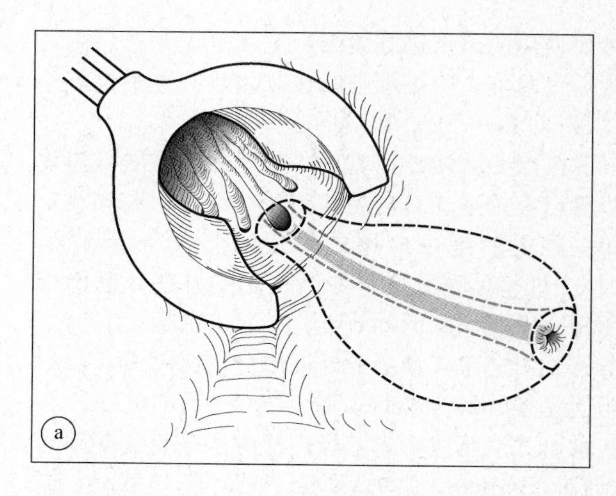

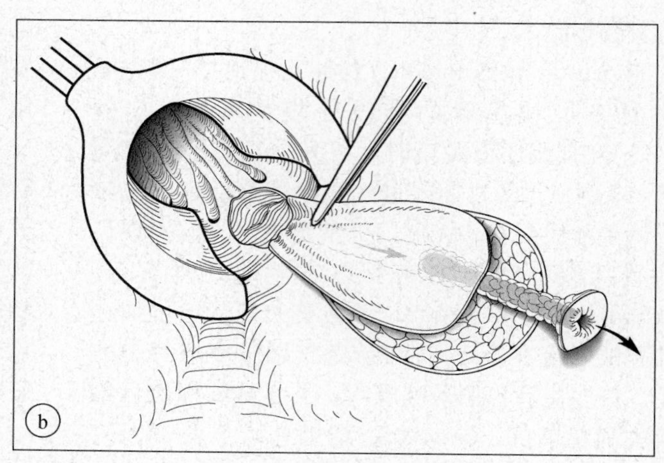

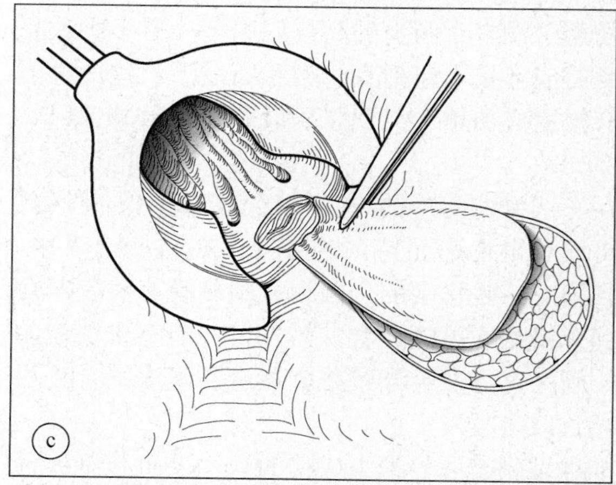

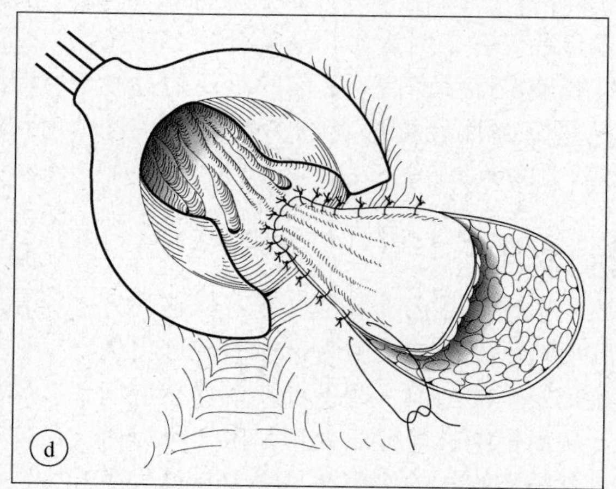

图 46.5 肛瘘外科治疗皮瓣肛门成形技术。(**a**) 做一泪珠样切口，外缘较大，位于肛瘘外口，内缘紧靠肛瘘内口。(**b, c**) 切除包括源头肛隐窝在内的肛瘘内口，皮瓣深面不潜行分离，向内推进。(**d**) 内括约肌缺损用可吸收线缝合关闭，皮瓣用可吸收线间断缝合到直肠黏膜上。远端瘘道不清理也不切除。个别患者（5 例）远端瘘道持续存在，在皮瓣愈合后 4～8 个月后被切除（患者为俯卧人字位）。

患者中，9 例全部治愈，只有 1 例患者未愈。在没有直肠病变未给予英夫利昔单抗治疗的患者中，5 例痊愈，2 例未愈。另有许多作者报道成功治愈克罗恩病肛肠瘘，其方法为行确定性手术之后行挂线、免疫抑制和英夫利昔单抗治疗等综合治疗（Bell 等，2003；Regueiro 等，2003；Sands 等，2004）。

纤维蛋白胶

纤维蛋白胶在肛肠瘘和直肠阴道瘘中的作用就是应用于瘘道刮除术后或者与肛肠黏膜瓣修复结合使用。使用纤维蛋白胶的原则就是形成纤维蛋白凝块，阻止纤维蛋白分解，以便刺激成纤维细胞在纤维蛋白边缘迁移和增殖。纤维结合素作为内生成纤维细胞的基质。商用密封剂是同种同源生物制品，在理论上和实践中都有优势。为便于使用，它分别抽放在两个相连双筒塑料注射器里。一个注射器装有纤维蛋白原、因子Ⅷ、抑肽酶和纤维结合素；另一个注射器里装有凝血酶和氯化钙溶液（Hammond 等，2004）。即使在非克罗恩病患者中纤维蛋白胶的使用结果也差别很大。表 46.17 列出少数报道单独使用纤维蛋白胶，或在清理瘘道和关闭内瘘口之后用纤维蛋白胶加强推进黏膜瓣作用。纤维蛋白胶的优点是治疗失败后不会影响其他治疗的选择，并且有些肛瘘能用纤维蛋白胶治愈。目前使用纤维蛋白胶的成功率在 45%左右。

预后不良的危险因素

伴有近端肠管病变的肛瘘患者行肛门局部手术预后不佳。Morrison 等（1989）报道 10 例该类患者的治疗结果，其中 5 例最终需要行结直肠切除，1 例发生永久性肛瘘，1 例在切除活动性病变肠管后痊愈，3 例给予药物强化治疗后治愈。Bernard

表 46.17　单用纤维蛋白胶或联合皮瓣重建治疗克罗恩病

	n	复发	随访时间
肛管直肠瘘			
Abel 等（1993）	2	2	3～12 个月
Ramirez 等（2000）	9	4	NS
Cintron 等（2000）	6	4	6～18 个月
Lindsey 等（2002）	2	0	6～21 个月
Sentovich（2003）	5	1	6～46 个月
Zmora 等（2003）	5（单用胶）	3	1～36 个月
	2（胶 & 皮瓣）	1	1～36 个月
Loungnarath 等（2004）	13	9	1～26 个月
	44	24	
直肠阴道瘘			
Abel 等（1993）	1	0	3～12 个月

等（1986）报道认为年轻患者倾向于有活动性肠道病变，因此预后更差。

伴有结肠克罗恩病较伴有小肠克罗恩病预后更差。有结肠病变的患者不仅肛周瘘更常见，而且许多患者行瘘管切除后也不易愈合。Hence Hellers 等（1980）报道说回肠或回结肠病变患者仅有 38%的瘘道不能愈合，而大肠克罗恩病患者治疗的失败率达 83%。如果将有无直肠病变因素加入分析，那么伴有直肠病变者预后很差（Makowiec 等，1995b），并且几乎所有患者最终需要行结直肠切除术（表 46.18）或低位 Hartmann 手术（Sher 等，1992）或肠管造瘘术。

肛瘘的解剖位置也影响预后：括约肌外高位瘘管在部分括约肌切开和瘘管刮除后的治愈率较表浅的或括约肌间瘘管的治愈率更低（表 46.19）。

表 46.19　克罗恩病肛瘘根据其解剖位置进行局部外科处理的结果

位置	*n*	痊愈
浅表瘘	5	4
括约肌间瘘	9	8
经括约肌瘘	5	4
括约肌外瘘	5	3

来源自：Van Dongen 和 Lubbers（1986）。

Galandiuk 等（2005）对永久性造瘘的潜在危险因素行多因素和单因素分析。研究显示，单因素分析影响肛周克罗恩病患者永久性造瘘的因素包括：存在结肠克罗恩病（比值比 5.4）、未行回结肠切除（比值比 0.4）和存在肛门狭窄（比值比 3.0）。在多因素分析中，结肠克罗恩病和肛门狭窄是显著的影响因素。两种因素同时存在的患者永久性肠管造瘘的可能性比两种因素都不存在的患者高 33 倍。

我们的理念

我们认为克罗恩病肛瘘的外科手术应该考虑仔细，只有当肛瘘有症状，并且不伴有其他部位的活动性病变、局部脓肿或病变累及直肠等情况下才能手术治疗。远处病变应该给予药物治疗或手术切除。脓肿应该给予抗生素和引流。如果这些治疗措施均失败或有严重的直肠病变，应考虑肠管造瘘大便转流。

在无活动性直肠病变、直肠正常且无肛周脓肿的有利情况下，低位表浅的或括约肌间肛瘘（图 46.6）可以行简单的瘘管切除治疗，不会有肛门失禁的风险，并有较好的治愈前景。如果瘘管位置有利，并有低位跨括约肌瘘道（图 46.7），分阶段的挂线切开可能获得痊愈，但常有形成脓肿、延迟愈合和括约肌损伤等风险。

表 46.18　克罗恩病肛瘘结局

	n	肛瘘例数	痊愈	未愈	直肠切除
小肠病变	339	40（12%）	36	3	1
小肠和大肠病变	341	51（15%）	46	4	1
大肠病变（直肠未受累）	66	28（41%）	8	7	13
大肠病变（直肠受累）	71	65（92%）	4	3	58

来源自：Hellers 等（1980）。

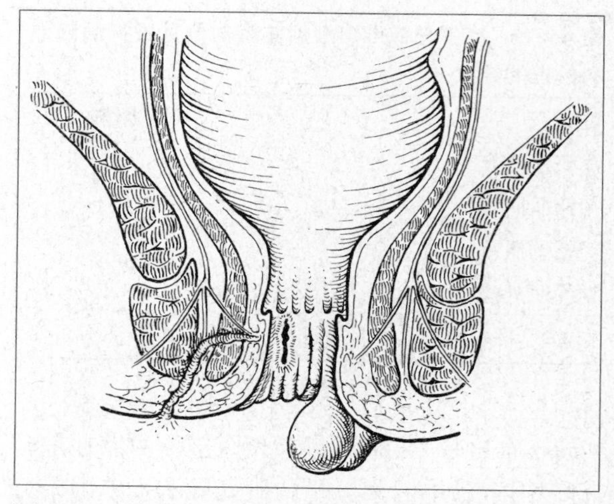

图 46.6 克罗恩病并发浅表肛瘘和肛门皮赘。

如果瘘道复杂，并伴有脓肿或直肠受累（图 46.8），可以先行初步的挂线引流，后行肠造瘘，如果有严重的直肠病变，还可以注射硫唑嘌呤和英夫利昔单抗。一旦脓肿解决，可以撤除挂线，切开残余瘘道，用线型推进黏膜瓣（图 46.9）或宽蒂的弧形瓣（图 46.10）关闭内口。对于复发瘘或有严重直肠病变患者，如果瘘管位置高，可以同样使用大便转流的治疗策略。如果患者得到充分告知，并理解肛门失禁的风险，而仍希望避免直肠切除，在适当的选择性病例中或许可以使用套筒状皮瓣技术并切除狭窄肠管。

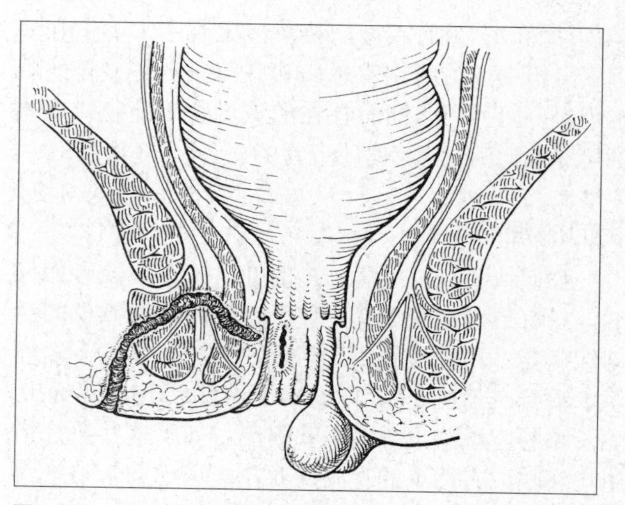

图 46.7 克罗恩病合并经括约肌肛瘘和肛门皮赘。

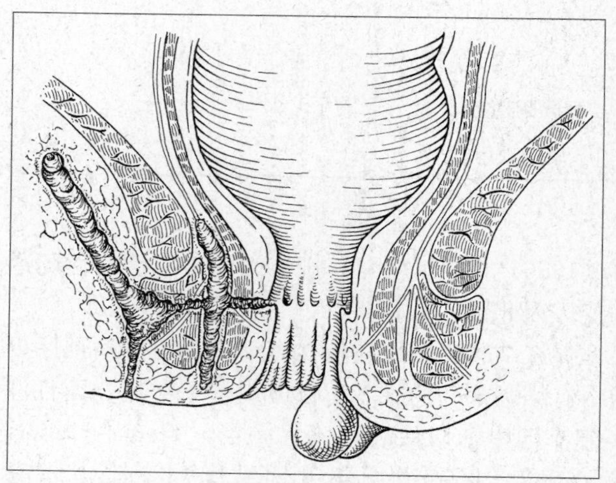

图 46.8 克罗恩病合并复杂的经括约肌肛瘘，有高位盲端窦道，有时有肛门直肠狭窄和皮赘。

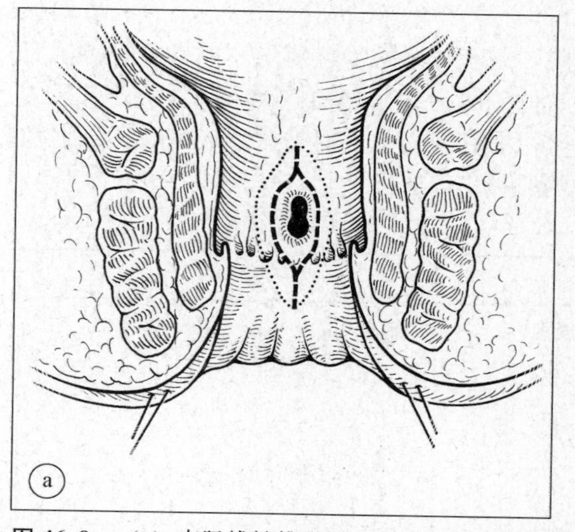

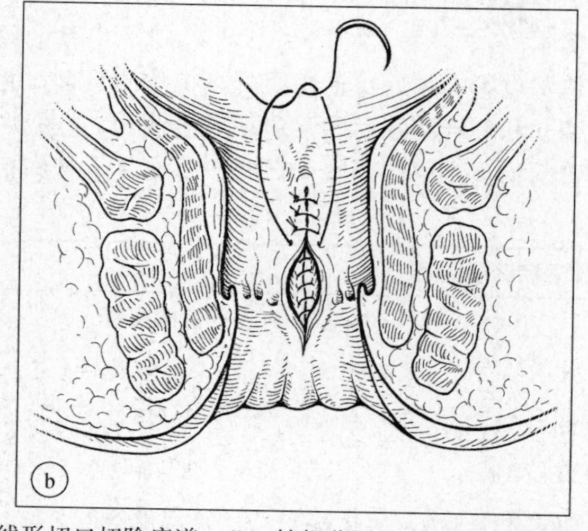

图 46.9 （a）直肠线性推进瓣，以垂直于齿状线的线形切口切除瘘道。（b）缺损分层缝合关闭。黏膜和黏膜下层分别缝合在一起。

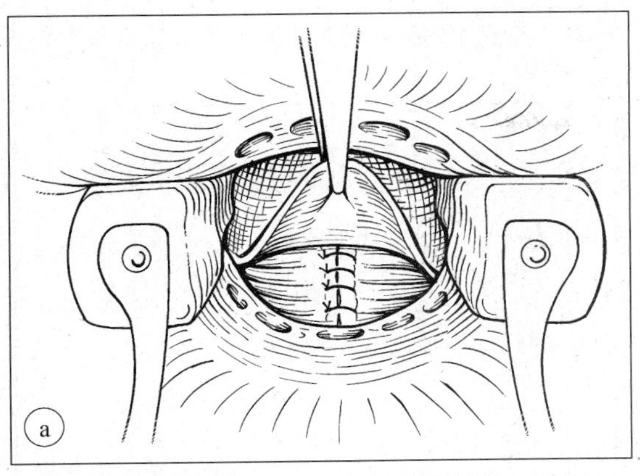

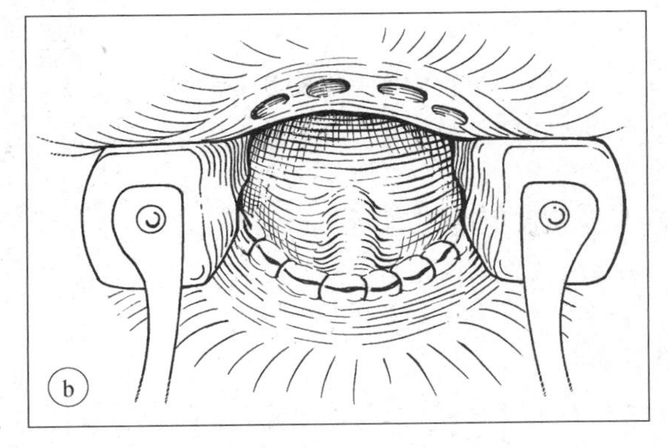

图 46.10　弧形推进皮瓣：注意基底很宽。

直肠阴道瘘

直肠阴道瘘是克罗恩病众所周知但相对较少见的并发症（Smith 等，1972），发生于 5%～10%女性患者中（Radcliffe 等，1988；Heyen 等，1989）。直肠阴道瘘的一般处理见第 12 章。即使克罗恩病未累及直肠，直肠阴道瘘也会有破裂或后期复发的高风险（Hesterberg 等，1993；Makowiec 等，1995b）（表 46.20）。

表 46.20　克罗恩病直肠阴道瘘局部修复后的报道经验

作者	病例数	修复类型	痊愈	直肠切除
Hudson（1970）	4	Ⅰ期闭合	3	无
	5	瘘管开放	3	无
Faulconer 和 Muldoon（1975）	3	Ⅰ期闭合	1	2
Tuxen 和 Castro（1979）	2	Ⅰ期闭合	1	无
Givel 等（1982）	2	Ⅰ期闭合	1	无
	1	瘘管开放	无	无
Bandy 等（1983）	10	Ⅰ期修复	8	无
Farkas 和 Gingold（1983）	1	直肠黏膜修复	1	无
Jones 等（1987）	10	直肠全厚皮瓣	6	1
Radcliffe 等（1988）	16	瘘管开放	9	4
	1	Ⅰ期修复		
	5	直肠前壁瓣	8	3
	6	肛管内瓣		
Fry 等（1989）	3	直肠黏膜瓣	2	无
Cohen 等（1989）	4	Ⅰ期闭合	3	1
	1	直肠瓣	无	无
Francois 等（1990）	9	瘘管开放	无	6
Williams 等（1991b）	1	瘘管开放	无	1
Sher 等（1991）	14	经阴道皮瓣	13	无
Wiskind 和 Thompson（1991）	3	经会阴横形皮瓣	3	无
		Ⅰ期修复		
Hesterberg 等（1993）	10	肛管皮瓣	7	无
Makowiec 等（1995a）	12	推进皮瓣	7	无
Hull 和 Fazio（1997）	24	推进皮瓣	19	
Joo 等（1998）	20	推进皮瓣	15	NS
Windsor 等（2000）	12	瘘管开放和挂线	10	5
	13	推进皮瓣	6	2
Penninckx 等（2001）	28	推进皮瓣	19	无
		（直肠和阴道）		
	4	经腹直肠切除	3	无

症状

那些缺乏处理克罗恩病经验的医生可能会惊讶地发现，和恶性的或放射后的窦道不一样，一些克罗恩病直肠阴道瘘患者并不会发生严重的肛门失禁或外阴撕裂。许多患者仅仅抱怨间断阴道排便或排气（Givel 等，1982）。

病因学和解剖位置

直肠阴道瘘的病因和解剖位置变化很大（表 46.21），从而外科处理也不同。

一些瘘是因为严重直肠病变引起深的、凹陷型溃疡或肛裂所致（Kao 等，1975）。这些瘘通常发生在直肠阴道隔的中部（图 46.11），通常预后不佳（Hudson，1970；Tuxen 和 Castro，1979；Givel 等，1982；Rothenberger 和 Goldberg，1983）。

其他肛瘘只是由肛门腺感染引起（Given，1970；Hellers 等，1980），其瘘道可能是表浅的、跨括约肌或在括约肌以上。这些肛瘘几乎总开口于齿状线，一般很少有症状。如果不处理，它常常经历一个相对良性的过程。

另一组表现为巴氏腺脓肿，通常是低位肛门阴户瘘，预后常常不好。即使进行肠造瘘，这些瘘仍持续存在，最终很多人需要行直肠切除（Frizelle 等，1996）。一些瘘发生在 Douglas 窝大肠环部位，通常由回肠或乙状结肠发生瘘引起。这些瘘或者由小肠吻合口漏至 Douglas 窝后形成至阴道后穹窿的高位瘘，也可能由复发的克罗恩病并发脓肿引起。

表 46.21 克罗恩病并发直肠阴道瘘的位置（与肛门括约肌的关系）

瘘道	n	位置
浅表的	2	会阴部
经括约肌的	42	22 例低位，20 例在中隔
括约肌上的	4	4 例中隔
括约肌外的	32	2 例后位
		21 例中隔，9 例低位

来源自：Radcliffe 等（1988）。

一些瘘可能因直肠、Douglas 窝、瘘管的恶性肿瘤以及以前的放疗所引起（Gyde 等，1980）。

药物治疗

现代积极的药物治疗有时会成功治疗继发于直肠克罗恩病穿孔的直肠阴道瘘（Faulconer 和 Muldoon，1975；Heyen 等，1989），但这些瘘常持续存在和复发，必要时应进行分阶段外科治疗。

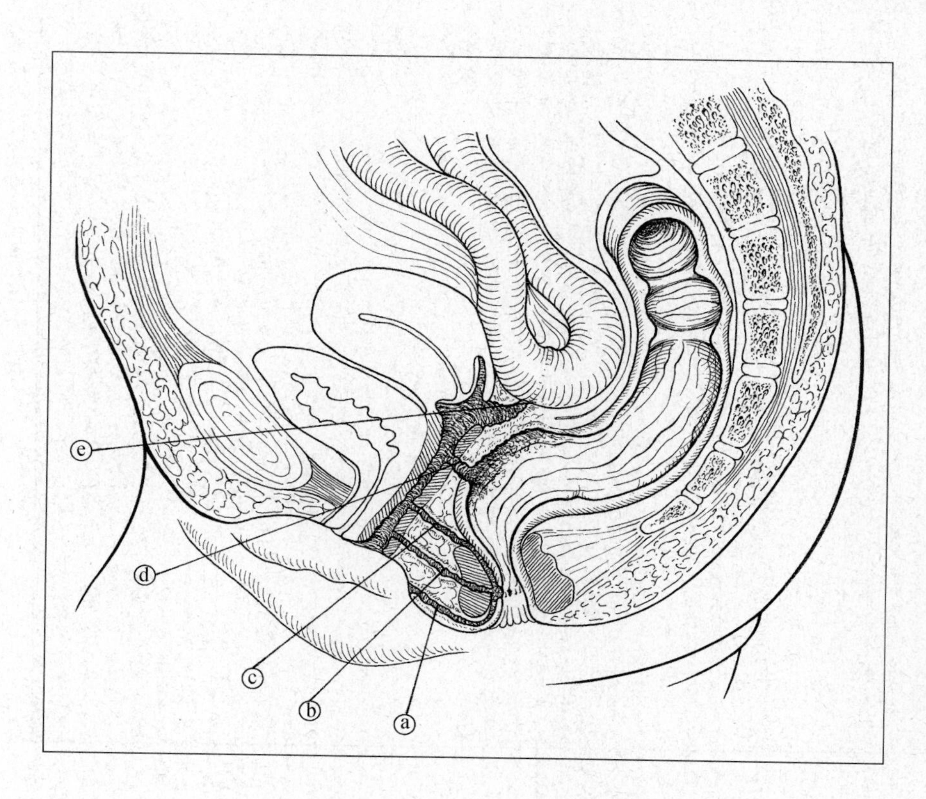

图 46.11 克罗恩病并发直肠阴道瘘。常见位置：（a）经括约肌直肠阴户瘘、（b）经括约肌直肠阴道瘘、（c）括约肌上直肠阴道瘘、（d）盆中隔直肠阴道瘘、（e）来自肠道的在 Douglas 窝与后穹窿相通的瘘。

并发肛腺感染的阴道瘘切除术

很表浅的肛管阴道瘘如果有症状需要治疗，可以行瘘管开放术。跨括约肌瘘管可以行挂线引流、瘘管切除和黏膜瓣修复，但30%～40%最终需要行直肠切除（表46.22）（Bandy等，1983；Radcliffe等，1988）。决定是否行跨括约肌的肛瘘开放术是很困难的，因为可能要分离括约肌的前面部分，这是个敏感部位，存在伤口不愈合的风险，而且可能会形成肛管窦道。

肠管阴道瘘的局部切除

起于直肠阴道陷凹的肠管阴道瘘，常由肠道病变复发或吻合口漏引起，这种瘘通常应该行病变肠段的局部切除（Kyle和Sinclair，1969）。我们报道了10例，在Douglas窝的肠管阴道瘘行局部病变肠管切除，其中6例获得痊愈（Heyen等，1989）（表46.23）。

直肠阴道瘘的局部修复和各种黏膜瓣

在经适当选择的病例中，肛瘘切除并使用阴道或肛肠黏膜推进瓣修复瘘道，这不仅适用于有症状的由肛腺感染引起的括约肌下肛瘘（Greenwald和Hoexter，1978；Rothenberger等，1982），还可以直接用于直肠阴道瘘（Hesterberg等，1993；Makowiec等，1995a）。同样的方法已被用于治疗合并静止期直肠病变的外括约肌中生殖隔瘘（表46.24）。然而，这种修复很多因脓肿形成而失败，结果一些患者可能需要行近端肠管造瘘来保护这些修复（Van Dongen和Lubbers，1985）。Bauer等（1991）提倡经阴道修复，并行近端肠管临时造瘘，报道显示13例患者中12例获得成功（Sher等，1991）。

大多数结直肠外科医师首选黏膜瓣和肛门内括约肌修复术，但Radcliffe等（1988）报道12例患者中有3例失败并最终需要行结直肠切除术。然而，即使初始治疗失败也不必急于给患者行永久性造瘘，因为再次修复有时可以获得成功（Tuxen和Castro，1979）。

Makowiec等（1995a）报道显示，用推进黏膜瓣方法治疗直肠阴道瘘的结果实际上比治疗克罗恩病跨括约肌肛瘘要差（图46.12）。

Hesterberg等（1993）报道10例女性患者用会阴部推进皮瓣而不是肛肠黏膜瓣治疗，初期成功但后来有3例复发（图46.13）。Hull和Fazio（1997）描述直线切口（图46.9）和弧形切口（图46.10）的推进皮瓣。在更复杂的病例中，用袖套式推进瓣更流行（图46.14）。在35例女性患者中，9例使用去功能化造瘘，19例（54%）获得早期治愈，5例患者成功再次施行手术，最终35例患者中24例治愈（68%）。

表46.22 克罗恩病并发直肠阴道瘘局部外科处理的结果

初期治疗	n	结果
无局部处理	16	3例结直肠切除
瘘管开放	16	4例结直肠切除
局部修复	12	3例结直肠切除
全结肠切除和回肠造口术*	12	2例复发
结直肠切除术*	34	

*直肠有病变。

来源自：Radcliffe等（1988）。

表46.23 克罗恩病并发肠道阴道瘘的处理（伯明翰经验）

	n	修复成功
Douglas窝病变切除	10	6
局部修复	13	1
结直肠切除	16	0

来源自：Heyen等（1989）。

表46.24 克罗恩病并发直肠阴道瘘

瘘道	n	手术例数	瘘道开放	修复	结肠切除回肠造口	结直肠切除
低位经括约肌的	29	7	4	1	3	14
高位经括约肌的	13	1	4	2	3	3
括约肌外的	32	4	2	8	5	13

来源自：Radcliffe等（1988）。

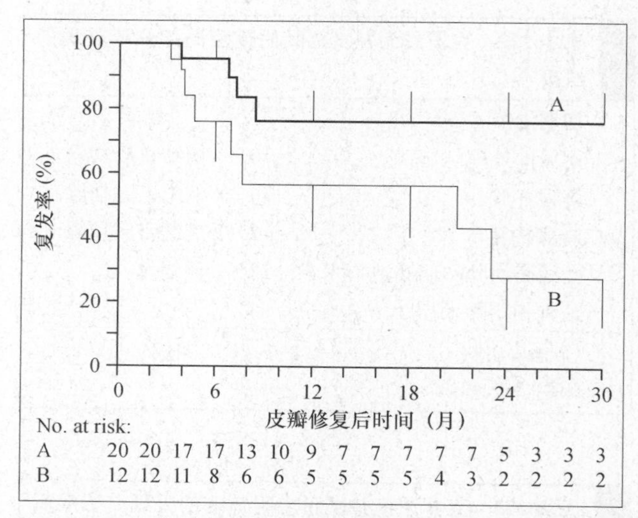

图 46.12 在皮瓣修复后瘘累积复发率：经括约肌肛周瘘（**A**）对比肛管阴道瘘（**B**）竖线是存活率标准误，图下方的数字是风险系数，$P=0.05$（对数秩检验）。来源自：Makowiec 等（1995a）。

Windsor 及其同事（2000）回顾分析了 St Marks 医院 48 例克罗恩病直肠阴道瘘。15（31%）例由于症状轻微行保守治疗，其中 8 例保持无症状，仅 3 例后期需要干预治疗。其余 33 例患者中，12 例行瘘管开放术，但其中 10 例同时行挂线引流术；13 例使用经会阴直肠切除和推进黏膜瓣局部修复术（9 例为肛肠瓣，4 例为阴道瓣）。其中 7 例（54%）初次治疗失败（6 例肛肠瓣，1 例阴道瓣），2 例进行去功能化治疗，6 例行肛管直肠切除（表 46.25）。Penninckx 等（2001）使用 Medline 文献检索并从 Leuven 报道他们自己的结果，文献回顾分析报道的总的初次治愈率为 56%（46%～71%），重复手术后的最终治愈率为 75%（56%～93%），总的直肠切除率为 6%（0～27%）。

他们自己的结果是有可比性的：初次治愈 57%，最终治愈率 75%；无肛门失禁，所有 12 例临时性结肠造瘘均被关闭。影响愈合的不良预后因素有多部位克罗恩病、肠外疾病和克罗恩病直肠炎。他们得出结论：去功能化的造口与成功治愈率无相关性，它有其内在的发病因素。总的治愈率不依赖于所用的外科治疗类型（表 46.26）。

获得黏膜瓣修复直肠阴道瘘成功的必要条件之一是直肠前壁有适当的括约肌。当那里的括约肌减弱，黏膜瓣修复的支撑减少，治愈的机会就低。如果肛周组织本身是正常的，值得考虑通过会阴途径同时行瘘道修复和括约肌修复。

肛管直肠狭窄

轻度的肛肠狭窄在克罗恩病患者较常见，一部分原因是由于慢性腹泻所致的损伤，另一部分是疾病本身所致。肛肠狭窄可能是慢性脓肿、瘘或深穴状肛门溃疡的长期后果（Gray 等，1965；Baker 和 Milton-Thompson，1971；Fielding，1972；Miles，1972；Farmer 等，1975；Hughes，1978）。

许多肛肠狭窄会引起急性排便失能症状，由于肛肠壁僵硬引起肛门失禁，由于梗阻和排便困难而

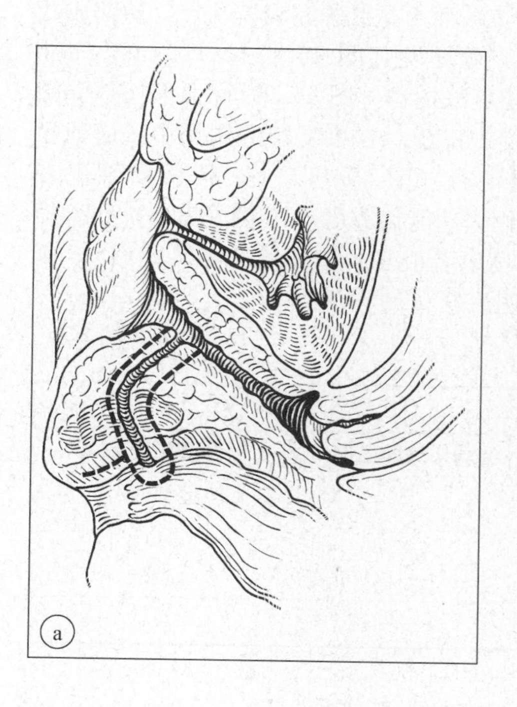

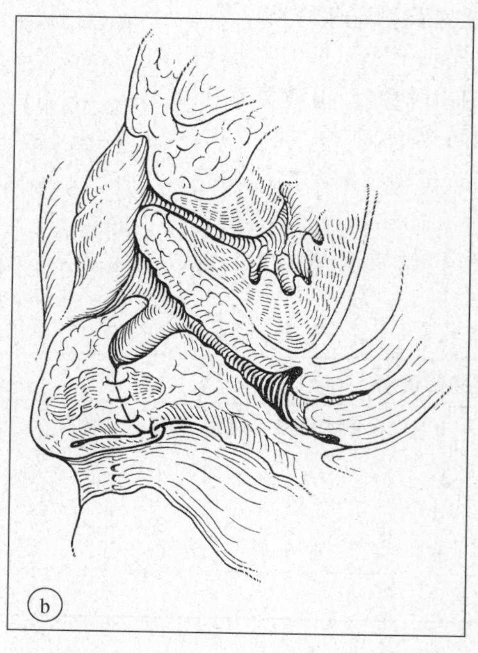

图 46.13 肛门阴道瘘用肛管皮瓣手术处理。**(a)** 瘘管定位和瘘道切开。**(b)** 会阴部宽蒂肛管皮瓣的准备，缝合括约肌和皮瓣与直肠黏膜吻合，覆盖肛瘘内口。阴道侧瘘口不关闭以便更好地引流。

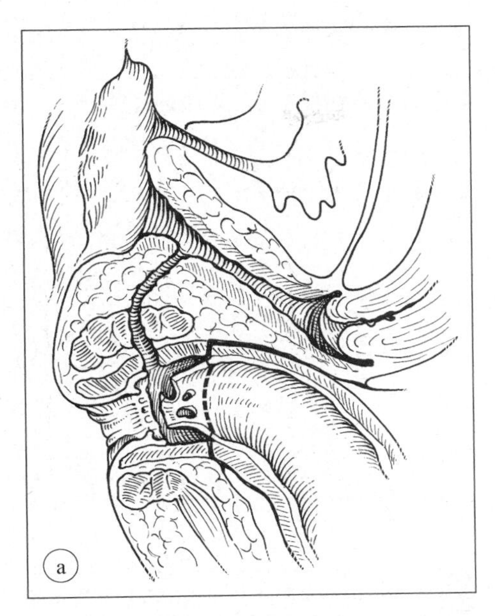

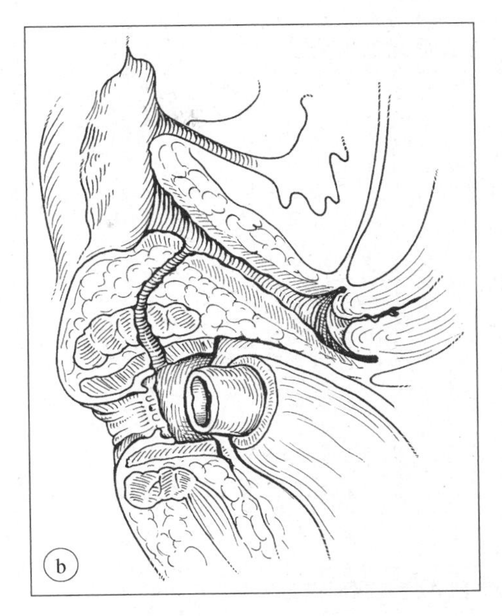

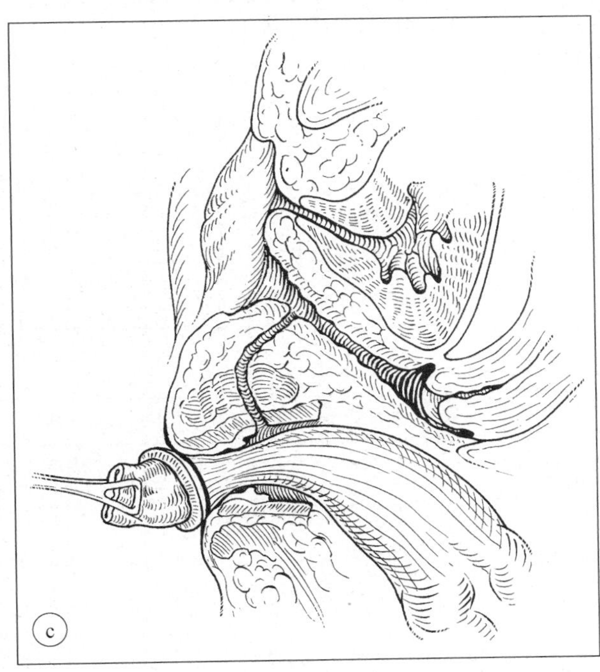

图 46.14　袖状推进皮瓣。整个肛管直肠与盆底分离。直肠周围完全移位，感染的肠壁切除，重新做肛管直肠吻合。

出现里急后重和大便次数增多。可能合并有外阴病灶、克罗恩病直肠炎（McCallum 和 Hogbin，1973；Schulman 等，1987；Kingsland 和 Alderman，1991）、直肠阴道瘘（Beecham，1972；Tuxen 和 Castro，1979；Marks 等，1981）或复杂的肛肠瘘（Morson 和 Lockhart-Mummery，1959；Editorial，1976；Buchmann 和 Alexander-Williams，1980）。

尽管至少有 50%的克罗恩病患者有肉眼可见的直肠病变（Lockhart-Mummery 和 Morson，1964；Schofield 和 Fox，1967；Hawk 等，1969），但直肠狭窄相对来说并不常见。Greenstein 等（1975）报道 160 例大肠克罗恩病患者中只有 12 例有直肠狭窄，10 例狭窄发生于小肠其他部位，10 例有相关的肛肠脓肿和瘘，而 7 例有克罗恩病的肠外病变。Mount Sinai 研究小组发现 3 种狭窄类型：短的环状狭窄，长度不超过 2cm，可以导致盆膈畸形；长管型狭窄；继发于无功能萎缩的狭窄。

我们报道 44 例肛肠狭窄患者：大多数伴有肛周疾病和直肠炎的其他特征（Linares 等，1988）。狭窄的位置列于表 46.27 中。16 例患者前期已行肠段切除，所有患者在就诊时就有症状。

表 46.25 初期处理后的结果

	瘘道开放	肛直肠或阴道瓣修复	近端肠造口	直肠切除
病例数	12	13	2	6
初期治疗成功	4	6	1	—
最终无症状	10	10	1	—
最终有症状	2	3	1	—
直肠切除	5	2	0	6
成功率（%）	83	77	50	
直肠切除率（%）	42	15	50	

来源自：Windsor 等（2000）。

表 46.26 克罗恩病直肠阴道瘘不同类型外科修复后总体愈合率的 Meta 分析

初期修复方式	总愈合率：愈合例数/总例数（%）
阴道推进皮瓣	24/31（77%）
直肠推进皮瓣	91/129（71%）
经腹直肠切除术（有或无括约肌修复和肛提肌成形）	17/24（71%）
肛管皮瓣	9/10（90%）

来源自：Penninckx 等（2001）。

表 46.27 直肠和肛周病变表现和狭窄的位置（n=44）

位置：	
肛管	15
肛门直肠	11
直肠	22
合并肛周病变	41
合并直肠炎	43

来源自：Linares 等（1988）。

表 46.28 直肠狭窄的处理（n=48）

初期治疗	n	结果
直肠炎的内科治疗	5	5 例结直肠切除
扩张（1 次，n=15；2 次，n=8；3 次，n=10）	37	14 例缓解未进一步扩张
		2 例重复扩张
		8 例单纯袢式回肠造口
		13 例结直肠切除
结直肠切除术	6	6 例结直肠切除

来源自：Linares 等（1988）。

肛肠狭窄的自然病程根据病变类型的不同而不同。一些狭窄如果是继发于肛周疾病，病情是自限性的。其他肛肠狭窄，尤其是盆膈或网格状病灶，可能经一两次肠管扩张就能解决问题。而大多数管状狭窄是进展性的，最终需要行结肠造瘘或结直肠切除。肛肠狭窄偶尔可以引起肠道梗阻或持续性的直肠阴道瘘。

局部使用类固醇、5-对氨基水杨酸或甲硝唑的药物治疗可以控制轻型病例的症状。肛肠狭窄的保守治疗包括手指扩张、同轴球囊扩张技术或 Hegar 扩张器（Alexander-Williams 等，1986）。通常扩张的结果是不尽如人意的（Homan 等，1976）。我们发现几乎一半的狭窄经过一两次扩张能解决，而其他的狭窄伴有进展性病变，需要行结肠造瘘或切除治疗（表 46.28）。对于一些患者可以行环状回肠造瘘控制症状，但造瘘口不必是永久性的（Linares 等，1988）。偶尔有些短的、伴有肛肠瘘的狭窄可以切除一段含瘘的肛肠管并行直肠肛门吻合。这通常是不提倡的，除非克罗恩病处于非活动期；大多数病例需要临时的环状回肠造瘘。

克罗恩病的肛周疾病

在初始怀疑为溃疡性结肠炎或未确定的结肠炎，然后行结直肠切除和回肠造袋肛管吻合术，最后确诊为克罗恩病，在这些克罗恩病患者中，肛周病灶为常见表现（Grobler等，1993）。回肠造袋术后患者会有明显好转，但在造袋术后2～10年会发展为回肠袋会阴瘘或回肠袋阴道瘘，有时候伴有脓肿、回肠袋膀胱瘘或皮肤瘘。常有严重的回肠袋炎，在袋以上还可能会有小肠狭窄（Connolly等，1997）。在没有严重的回肠袋炎或小肠疾病时，局部处理和造袋改进术的有效率分别为75%和62%（Zmora等，2001）。阴道推进瓣已经成功用于回肠袋阴道瘘的治疗中。间位腹直肌瓣也已经应用于造袋相关瘘（Tran等，1999）。并发严重回肠袋炎的储袋瘘患者的回肠袋切除率为35%～70%（Deutsche等，1991；Sagar等，1996；Phillips，1998；Peyregne等，2000；Mylonakis等，2001；Hartley等，2004）。

肛门失禁的外科治疗

克罗恩病中肛门失禁可能是由于肛门括约肌进行性破坏或常并发狭窄的严重直肠病变引起，这些病例中大多数患者最终要接受近端肠管造瘘或直肠切除。另一方面，肛门失禁可能继发于产后会阴损伤而与克罗恩病无关，这些病例可能适合行肛提肌成形肛门括约肌修复术（见第17章）。我们用括约肌修复术治疗了一些静止期的克罗恩病患者，疗效取决于纤维化程度、肛门内括约肌受累情况、外阴神经病变及是否有修复失败形成脓肿等因素。

克罗恩病肛门失禁常常是医源性的，常常由于试图修复直肠阴道瘘或切除复杂肛肠瘘而引起。在这样的一些病例中，括约肌修复是可取的。Scott等（1989）报道6例克罗恩病括约肌修复手术病例结果，5例修复成功，所有病例均行近端肠造瘘。我们自己的经验也是如此，所有8例患者行括约肌修复加回肠造瘘术均获得成功。

或许有少部分患者先前就患有排便功能障碍和肛门污秽并因静止期肛周克罗恩病而进行外科治疗。一些患者有内括约肌残余缺陷和部分外括约肌损伤。在这种情况下，侵袭性手术比如带血管、神经的股薄肌瓣成形、人工肠管括约肌或骶神经刺激等或许不当。不完全的肌肉缺损应试用可大量注射的试剂，比如生物塑形剂、交联胶原蛋白、碳衣氧化锆珠、硅微球、羟磷灰石陶瓷微粒体或可注射的聚丙烯酰胺。目前还没有一种试剂在克罗恩病患者中做进一步研究。猪真皮交联胶原蛋白已经用于克罗恩病患者的腹壁缺损和尿失禁治疗。这种产品也许在肛门括约肌缺损治疗中有应用前景。将来干细胞在这方面也许很有作用，我们期待着将来在这方面有很大进展（Vaizey和Kamm，2005）。

肠造瘘

对于严重的肛周克罗恩病患者其他治疗失败，患者不愿接受传统的结直肠切除，或持久性的会阴窦道风险很高的时候，肠管造瘘可以起作用。Edwards等（2000）报道18例肛周克罗恩病患者中15例在行肠管造瘘后好转，但关闭造瘘后有很高的复发率。Régimbeau等（2001）报道17例行肠道造瘘的肛周克罗恩病患者中11例获得痊愈，但造瘘口关闭后复发率高。我们在肠管造瘘中也有了类似的经验，并发现大多数需要持续造瘘或进一步行结直肠切除（见第40章）。

结直肠切除术

许多有较长一段直肠狭窄的、继发于直肠疾病的直肠阴道瘘或伴有狭窄的大范围肛肠瘘患者，即使病变处于静止期，也要考虑到保守或传统的直肠切除术。直肠切除的适应证是症状严重的进展期直肠疾病或无法处理的肛门失禁患者（Harrison和Clark，1986；Radcliffe等，1988）。直肠切除后，持久性会阴部窦道的风险增加，尤其是在有严重直肠病变、复杂性肛瘘、肛管直肠狭窄或活动性脓肿的患者更是如此（Yamamoto等，1999）。在高风险的病例中使用肌皮瓣，尤其是腹直肌或股薄肌皮瓣，可能可以预防持久性会阴部窦道形成（Rius等，2000；Hurst等，2001；Bell等，2005；Collie等，2005）。

（焦华波 译 焦华波 校）

参考文献

Abel M, Chiu YSY, Russell TR & Volpe PA (1993) Autologous fibrin glue in the treatment of rectvaginal and complex fistulae. *Dis Colon Rectum* 36: 447-449.

Alexander-Williams J (1971) The place of surgery in Crohn's disease. *Gut* 12: 739-749.

Alexander-Williams J (1972) Surgery and the management of Crohn's disease. *Clin Gastroenterol* 1: 469-491.

Alexander-Williams J (1974) Loop ileostomy and colostomy

for faecal diversion. *Ann R Coll Surg Engl* 54: 141.
Alexander-Williams J (1975) *Perianal Crohn's Disease*, p 43. Amsterdam: Excerpta Medica.
Alexander-Williams J (1976) Fistula-in-ano: management of Crohn's fistula. *Dis Colon Rectum* 19: 518-519.
Alexander-Williams J & Buchmann P (1980) Perianal Crohn's disease. *World J Surg* 4: 203-208.
Alexander-Williams J, Allan A & Morel P (1986) Therapeutic co-axial balloon dilatation of Crohn's stricture. *Ann R Coll Surg Engl* 68: 95.
Allan A & Keighley MRB (1988) Management of perianal Crohn's disease. *World J Surg* 12: 198-202.
Allan A, Linares L, Spooner HA & Alexander-Williams J (1992) Clinical index to quantitate symptoms of perianal Crohn's disease. *Dis Colon Rectum* 35: 656-661.
Allan RN & Cooke WT (1977) Evaluation of metronidazole in the management of Crohn's disease. *Gut* 18: A422.
Ambrose NS, Allan RN, Keighley MRB et al (1984) Antibiotic therapy for treatment in replaced intestinal Crohn's disease. *Dis Colon Rectum* 28: 81.
Ammann RW, Muller-Schoop J & Knoblauch M (1978) Therapie des Morbus Crohn in akuten Schu mit Ornidazol. *Schw Med Wochenschr* 198: 1075.
Armuzzi A, Ahmad T, Ling KL et al (2003) Genotype-phenotype analysis of the Crohn's disease susceptibility haplotype on chromo-some 5q31. *Gut* 52: 1133-1139.
Baker WN & Milton-Thompson GJ (1971) The anal lesion as the sole presenting symptom of intestinal Crohn's disease. *Gut* 12: 865 (Abstract).
Baker WN & Milton-Thompson GJ (1974) Management of anal fistu-las in Crohn's disease. *Proc R Soc Med* 67: 8.
Bandy LC, Addison A & Parker RT (1983) Surgical management of rectovaginal fistulas in Crohn's disease. *Am J Obstet Gynecol* 147: 359-363.
Bardet JC, Besangon F & Bourdais JP (1978) Le traitement de la mal-adie de Crohn par le metronidazole. Resultats preliminaires d'un essai collectif. *Gastroenterol Clin Biol* 2: 342.
Bauer JJ, Sher ME, Jaffin H, Present D & Gelerent I (1991) Transvaginal approach for repair of rectovaginal fistulae complicat-ing Crohn's disease. *Ann Surg* 213: 151-158.
Beard CM, Noller KL O'Fallon WM et al (1979) Lack of evidence for cancer due to use of metronidazole. *New Engl J Med* 301:
519. Beecham CT (1972) Recurring rectovaginal fistulae. *Obstet Gynecol* 40: 323-326.
Bell SJ, Halligan S, Windsor AC, Williams AB, Wiesel P & Kamm MA (2003) Response of fistulising Crohn's disease to infliximab treat-ment assessed by magnetic resonance imaging. *Aliment Pharmacol Ther* 17: 387-393.
Bell SW, Dehni N, Chaouat JC, Lifante JC, Parc R & Tiret E (2005) Primary rectus abdominis myocutaneous flap for repair of perineal and vaginal defects after extended abdominoperineal resection. *Br J Surg* 92: 482-486.
Berman IR (1991) Sleeve advancement anorectoplasty for compli-cated anorectal/vaginal fistulas. *Dis Colon Rectum* 34: 1032-1037.
Bernard D, Morgan S & Tasse D (1986) Selective surgical management of Crohn's disease of the anus. *Can J Surg* 29: 318-321.
Bernstein LH, Frank MS, Brandt LJ & Boley SJ (1980) Healing of perineal Crohn's disease with metronidazole. *Gastroenterology* 79: 357-365.
Blichfeldt P, Blonhoff JP, Myhre E et al (1978) Metronidazole in Crohn's disease; a double-blind cross-over clinical trial. *Scand J Gastroenterol* 13: 123.
Borley NR, Mortensen NJ & Jewell DP (1999) MRI scanning in perinal Crohn's disease an important diagnostic adjunct. *Inflamm Bowel Dis* 5: 231-233.
Brady CE III, Cooley BJ & Davis JC (1989) Healing of severe perineal and cutaneous Crohn's disease with hyperbaric oxygen. *Gastroenterology* 97: 756-760.
Brandt LJ, Bernstein LH, Boley SJ & Frank MS (1982) Metronidazole therapy for perineal Crohn's disease: a follow up study. *Gastroenterology* 83: 383-387.
Brooke BN, Cave DR & King DW (1976) The place of azathioprine for Crohn's disease. *Lancet* i: 1041.
Brynskov J, Freund L & Rasmussen A (1989) A placebo-controlled, double-blind randomised trial of cyclosporine therapy in active Crohn's disease. *N Engl J Med* 321: 845-850.
Buchanan GN, Owen HA, Torkington J, Lunniss PJ, Nicholls RJ & Cohen CR (2004) Long-term outcome following loose-seton tech-nique for external sphincter preservation in complex and fistula. *Br J Surg* 91: 476-480.
Buchmann P & Alexander-Williams J (1980) Classification of perianal Crohn's disease. *Clin Gastroenterol* 9: 323-330.
Buchmann P, Allan RN, Thompson H & Alexander-Williams J (1980a) Carcinoma in recto-vaginal fistula in a patient with Crohn's disease. *Am J Surg* 140: 462-463.
Buchmann P, Keighley MRB, Allan RN, Thompson H & Alexander-Williams J (1980b) Natural history of perianal Crohn's disease. Ten year follow up: a plea for conservatism. *Am J Surg* 140: 642-644.
Burman JH, Thompson H, Cooke WT & Alexander-Williams J (1971) The effect of diversion of intestinal contents on the progress of Crohn's disease of the large bowel. *Gut* 12: 11.
Bursics A, Weltner J, Flautner LE & Morvay K (2004) Anorectal phys-iological changes after rubber band ligation and closed haemor-rhoidectomy. *Colorectal Dis* 6: 58-61.
Casson DH, Eltumi M, Tomlin S, Walker-Smith JA & Murch SH (2000) Topical tacrolimus may be effective in the treatment of oral and per-ineal Crohn's disease. *Gut* 47: 436-440.
Chaikhouni A, Regueyra FI & Stevems JR (1981) Adenocarcinoma in perianal fistulas of Crohn's disease. *Dis Colon Rectum* 24: 639-643.
Church JM (1999) Perineal granulomas are a poor prognostic sign in patients with perianal Crohn's disease. *Aust N Z J Surg* 69: A26.
Church JM, Fazio VW, Lavery IC, Oakley JR & Milsom JW (1993) The differential diagnosis and comorbidity of hidradenitis suppurativa and perianal Crohn's disease. *Int J Colorectal Dis* 8: 117-119.
Cintron JR, Park JJ, Orsay CP, Pearl RK et al (2000) Repair of fistulae-in-ano using fibrin adhesive. Long-term follow up. *Dis Colon Rectum* 43: 944-950.
Cohen JL, Stricker JW, Schoetz DJ & Coller JA (1989) Rectovaginal fistula in Crohn's disease. *Dis Colon Rectum* 32: 825-828.
Collie MHS, Potter MA & Bartolo DCC (2005) Myocutaneous flaps pro-mote perineal healing in inflammatory bowel disease. *Br J Surg* 92: 740-741.
Colombel JF, Mathieu D, Bouault JM et al (1995) Hyperbaric oxygena-tion in severe perineal Crohn's disease. *Dis Colon Rectum* 38: 609-614.
Connell WR, Sheffield JP, Kamm MA, Hawley PR & Lennard-Jones JE (1994) Lower gastrointestinal malignancy in Crohn's disease. *Gut* 35: 347-352.
Connolly AB, Tan HT, Hanson I, Sanders S & Keighley MRB (1997) Restorative proctocolectomy and large bowel Crohn's disease. *Int J Colorectal Dis* 12: 175.
Crohn BB, Ginsburg L & Oppenheimer GD (1932) Regional ileitis: a pathologic and clinical entity. *JAMA* 99: 1323.
Deutsch AA, McLeod RS, Cullen J & Cohen Z (1991) Results of the pelvic-pouch procedure in patients with

Crohn's disease. *Dis Colon Rectum* 34: 475-477.

Dietrich A & Schonfelder M. (2001) Crohn's disease: bowel resection to protect the proctium in severe perianal disease? *Langenbeck's Arch Surg* 386: 38-41.

Duhra P & Paul CJ (1988) Metastatic Crohn's disease responding to metronidazole. *Br J Dermatol* 119: 87-91.

Editorial (1976) Anorectal Crohn's disease. *BMJ* 2: 1341.

Edwards CM, George BD, Jewell DP, Warren BF, Mortensen NJ & Kettlewell MG (2000) Role of a defunctioning stoma in the manage-ment of large bowel Crohn's disease. *Br j Surg* 87: 1063-1066.

Edwards H (1964) Crohn's disease. *J R Coll Surg Edinb* 9: 115-127.

Ehrenpreis ED, Kane SV, Cohen LB, Cohen RD & Hanauer SB (1999)

Thalidomide therapy for patients with refractory Crohn's disease: an open-label trial. *Gastroenterology* 117: 1271-1277.

Farkas AM & Gingold BS (1983) Repair of rectovaginal fistula in Crohn's disease by rectal mucosal advancement flap. *Mt Sinai J Med* 50: 420-423.

Farmer RG, Hawk WA & Turnbull RB Jr (1975) Clinical patterns in Crohn's disease: a statistical study of 615 cases. *Gastroenterology* 68: 627-635.

Farrell RJ, Shah SA, Lodhavia PJ et al (2000) Clinical experience with infliximab therapy in 100 patients with Crohn's disease. *Am J Gastroenterol* 95: 3490-3497.

Faucheron JL, Saint-Marc O, Guibert L & Parc R (1996) Long-term seton drainage for high anal fistulas in Crohn's disease—a sphincter-saving operation? *Dis Colon Rectum* 39: 208-211.

Faulconer HT & Muldoon JP (1975) Rectovaginal fistula in patients with colitis: review and report of a case. *Dis Colon Rectum* 18: 413-415.

Fielding JF (1972) Perianal lesions in Crohn's disease. *J R Coll Surg Edinb* 17: 32-37.

Fleshner PR, Schoetz DJ, Roberts PL, Murray JJ, Coller JA & Veidenheimer MC (1995) Anal fissure in Crohn's disease: A plea for aggressive management. *Dis Colon Rectum* 38: 1137-1143.

Fonager K, Sørensen HT, Mellemkjaer L, Olsen JH & Olsen J (1998) Risk of colorectal cancer in relatives of patients with inflammatory bowel disease (Denmark). *Cancer Causes Control* 9: 389-392.

Francois Y, Descos L & Vignal J (1990) Conservative treatment of low rectovaginal fistula in Crohn's disease. *Int J Colorectal Dis* 5: 12-14.

Francois Y, Vignal J & Descos L (1993) Outcome of perianal fistulae in Crohn's disease — value of Hughes' pathogenic classification. *Int J Colorectal Dis* 8: 39-41.

Freidman GD (1980) Cancer after metronidazole (letter). *New Engl J Med* 302: 519.

Frizelle FA, Santoro GA & Pemberton JH (1996) The management of perianal Crohn's disease. *Int J Colorectal Dis* 11: 227-237.

Fry RD, Shemesh EI, Kodner IJ & Timmcke A (1989) Techniques and results in the management of anal and perianal Crohn's disease. *Surg Gynecol Obstet* 168: 42-48.

Fuhrman G & Larch SW (1989) Experience with perirectal fistulas in patients with Crohn's disease. *Dis Colon Rectum* 32: 847-848.

Galandiuk S, Kimberling J, Al-Mishlab TG & Stromberg AJ (2005) Perianal Crohn disease: predictors of need for permanent diversion. *Ann Surg* 241: 796-801; discussion 801-802.

Givel JC, Hawker P, Allan RN & Alexander-Williams J (1982) Enterovaginal fistulas associated with Crohn's disease. *Surg Gynecol Obstet* 155: 494-496.

Given FT (1970) Rectovaginal fistula: a review of 20 years' experience in a community hospital. *Am J Obstet Gynecol* 108: 41-46.

Gnarpe H, Persson S & Belsheim J (1978) Influence of metronidazole and tinidazole on leucocyte chemotaxis in Crohn's disease. *Infection* 6 (Suppl): 107.

Granet E (1956) Anorectal complications of chronic ulcerative colitis and regional enteritis. *Am J Gastroenterol* 25: 472.

Grant DR, Cohen Z & McLeod RS (1986) Loop ileostomy for anorectal Crohn's disease. *Can J Surg* 29: 32-35.

Gray BK, Lockhart-Mummery HE & Morson BC (1965) Crohn's disease of the anal region. *Gut* 6: 515-524.

Greenstein AJ, Sachar DB & Kark AE (1975) Stricture of the anorectum in Crohn's disease involving the colon. *Ann Surg* 181: 207-212.

Greenstein AJ, Sacher DB, Pucillo A et al (1977) Cancer in Crohn's disease after diversionary surgery. A report of seven carcinomas occurring in excluded bowel. *Am J Surg* 135: 86.

Greenwald JC & Hoexter B (1978) Repair of rectovaginal fistulas. *Surg Gynecol Obstet* 146: 443-445.

Grobler SP, Hosie KB, Affie E, Thompson H & Keighley MRB (1993) Outcome of restorative proctocolectomy when the diagnosis is suggestive of Crohn's disease. *Gut* 34: 1384-1388.

Gyde SN, Prior P, Macartney JC, Thompson H, Waterhouse JAH & Allan RN (1980) Malignancy in Crohn's disease. *Gut* 21: 1024-1029.

Haggett PJ, Moore NR, Shearman JD, Travis SPL, Jewell DP & Mortensen NJ (1995) Pelvic and perineal complications of Crohn's disease: assessment using magnetic resonance imaging. *Gut* 36: 407-410.

Halme L & Sainio AP (1995) Factors related to frequency, type and out-come of anal fistulas in Crohn's disease. *Dis Colon Rectum* 38: 55-59.

Hammond TM, Grahn MF & Lunniss PJ (2004) Fibrin glue in the man-agement of anal fistulae. *Colorectal Dis* 6: 308-319.

Hanauer SB & Smith MB (1993) Rapid closure of Crohn's disease fis-tulas with continuous intravenous cyclosporin A. *Am J Gastroenterol* 88: 646-649.

Harper PH, Kettlewell MGW & Lee E (1982) The effect of ileostomy on perianal Crohn's disease. *Br J Surg* 69: 608.

Harper PH, Truelove SC, Lee ECG, Kettlewell MGW & Jewell DP (1983) Split ileostomy and ileocolostomy for Crohn's disease of the colon and ulcerative colitis: a 20 year survey. *Gut* 24: 106-113.

Harrison RA & Clark CG (1986) Conservative surgery in Crohn's disease. *Surg Ann* 18: 29-39.

Hartley JE, Fazio VW, Remzi FH et al (2004) Analysis of the outcome of ileal pouch-anal anastomosis in patients with Crohn's disease. *Dis Colon Rectum* 47: 1808-1815.

Hawk WA, Turnbull RB & Schofield PF (1969) Non specific ulcerative colitis. *Surgery* 66: 953.

Hellers G, Bergstrand O, Ewerth S & Holmstrom B (1980) Occurrence and outcome after primary treatment of anal fistulae in Crohn's disease. *Gut* 21: 525-527.

Hesterberg R, Schmidt WU, Muller F & Roher HD (1993) Treatment of anovaginal fistulas with an anocutaneous flap in patients with Crohn's disease. *Int J Colorectal Dis* 8: 51-54.

Heuman R, Bolin T, Sjödahl R & Tagesson C (1981) The incidence and cause of perianal complications and arthralgia after intestinal resection with restoration of continuity for Crohn's disease. *Br J Surg* 68: 528.

Heyen F, Winslet MC, Andrews H, Alexander-Williams J & Keighley MRB (1989) Vaginal fistulas in Crohn's disease. *Dis Colon Rectum* 32: 379-383.

Hobbis JH & Schofield PF (1982) Management of perianal Crohn's disease. *J R Soc Med* 75: 414-417.
Homan WP, Tang C & Thorbjarnarson B (1976) Anal lesions compli-cating Crohn's disease. *Arch Surg* 111: 1333-1335.
Hudson CN (1970) Acquired fistulae between the intestine and vagina. *Ann R Coll Surg Engl* 46: 20-39.
Hughes LE (1978) Surgical pathology and management of anorectal Crohn's disease. *J R Soc Med* 71: 644-651.
Hughes LE (1992) Clinical classification of perianal Crohn's disease. *Dis Colon Rectum* 35: 928-932.
Hughes LE & Jones IRG (1983) Perianal lesions in Crohn's disease. In Allan RN, Keighley MRB, Alexander-Williams J & Hawkins C (eds) *Inflammatory Bowel Diseases*, pp 321-331. Edinburgh: Churchill Livingstone.
Hull TL & Fazio VW (1997) Surgical approaches to low anovaginal fistula in Crohn's disease. *Am J Surg* 173: 95-98.
Hurst RD, Gottlieb LJ, Crucitti P, Melis M, Rubin M & Michelassi F (2001) Primary closure of complicated perineal wounds with myocutaneous and fasciocutaneous flaps after proctectomy for Crohn's disease. *Surgery* 130: 767-772.
Hyman N (1999) Endoanal advancement flap repair for complex anorectal fistulas. *Am J Surg* 178: 337-340.
Hywel-Jones J, Lennard-Jones JE & Lockhart-Mummery HE (1966) Experience in the treatment of Crohn's disease of the large intes-tine. *Gut* 7: 448-452.
Irvine EJ (1995) Usual therapy improves perianal Crohn's disease as measured by a new disease activity index. McMaster IBD Study Group. *J Clin Gastroenterol* 20: 27-32.
Irvine EJ, Feagan B, Rochon J et al (1994) Quality of life: a valid and reliable measure of therapeutic efficacy in the treatment of inflam-matory bowel disease. Canadian Crohn's Relapse Prevention Trial Study Group. *Gastroenterology* 106: 287-296.
Jackman RA (1954) Management of anorectal complications due to chronic ulcerative colitis. *Arch Intern Med* 94: 420.
Jeffrey PJ, Ritchie JK & Parks AG (1977) Treatment of haemor-rhoids in patients with inflammatory bowel disease. *Lancet* i: 1084.
Jones IT, Fazio VW & Jagelman DG (1987) The use of transanal rectal advancement flaps in the management of fistulas involving the anorectum. *Dis Colon Rectum* 30: 919-923.
Joo JS, Weiss EG, Nogueras JJ & Wexner SD (1998) Endorectal advancement flap in perianal Crohn's disease. *Am Surg* 64: 147-150.
Kangas E (1991) Anal lesions complicating Crohn's disease. *Ann Chir Gynaecol* 80: 336-339.
Kao MS, Paulson JD & Askin FB (1975) Crohn's disease of the vulva. *Obstet Gynecol* 46: 329-333.
Karayannopoulos S, Chazan BI, Hancock DM & Kempsey EP (1972) Anorectal Crohn's disease. *Br J Clin Pract* 26: 377-378.
Kasper H, Sommer H & Kuhn HA (1979) Therapy of Crohn's disease with metronidazole-an uncontrolled trial. *Acta Hepato-Gastroenterol* 26: 217-221.
Keighley MRB & Allan RN (1986) Current status and influence of oper-ation on perianal Crohn's disease. *Int J Colorectal Dis* 1: 104-107.
Kingsland CR & Alderman B (1991) Crohn's disease of the vulva. *J R Soc Med* 84: 236-237.
Koganei K, Sugita A, Harada H, Fukushima T & Shimada H (1995) Seton treatment of perianal Crohn's fistulas. *Surg Today Jpn J Surg* 25: 32-36.
Korelitz BI & Present DH (1985) Favourable effect of 6-mercapto-purine on fistulae of Crohn's disease. *Dig Dis Sci* 30: 58-64.
Kozarek RA, Patterson DJ, Gelfand MD, Botoman VA, Ball TJ & Wilksek KR (1989) Methotrexate induces clinical and histologic remission in patients with refractory inflammatory bowel disease. *Ann Intern Med* 110: 353-356.
Ky A, Sohn N, Weinstein MA & Korelitz BI (1998) Carcinoma arising in anorectal fistulas of Crohn's disease. *Dis Colon Rectum* 41: 992-996.
Kyle J and Sinclair WY (1969) Ileovaginal fistula complicating regional enterititis. *Br J Surg* 56: 474-475.
Lee E (1975) Split ileostomy in the treatment of Crohn's disease of the colon. *Ann R Coll Surg Engl* 56: 94.
Levien DH, Surrell J & Mazier WP (1989) Surgical treatment of anorectal fistula in patients with Crohn's disease. *Surg Gynecol Obstet* 169: 133-136.
Lewis P & Bartolo DCC (1990) Treatment of transsphincteric fistulae by full thickness anorectal advancement flaps. *Br J Surg* 77: 1187-1189.
Lichtenstein GR (2000) Treatment of fistulizing Crohn's disease. *Gastroenterology* 119: 1132-1147.
Linares L, Moreira LF, Andrews H, Allan RN, Alexander-Williams J & Keighley MRB (1988) Natural history and treatment of anorectal strictures complicating Crohn's disease. *Br J Surg* 75: 653-655.
Lindsey I, Smilgen-Humphreys MM, Cunningham C, Mortensen NJM & George BD (2002) A randomised, controlled trial of fibrin glue vs, conventional treatment for anal fistula. *Dis Colon Rectum* 45: 1608-1615.
Lockhart-Mummery HE (1972) Anal lesions in Crohn's disease. *Clin Gastroenterol* 1: 377-382.
Lockhart-Mummery HE (1975) Crohn's disease: anal lesions (sympo-sium). *Dis Colon Rectum* 18: 200-202.
Lockhart-Mummery HE (1980) Perianal Crohn's disease. Invited com-mentary. *World J Surg* 4: 208.
Lockhart-Mummery HE (1985) Anal lesions in Crohn's disease. *Br J Surg* 72 (Suppl): S95-96.
Lockhart-Mummery HE & Morson BC (1964) Crohn's disease of the large intestine. *Gut* 5: 493-509.
Loungnarath J, Dietz DW, Mutch MG, Birnbaum EH, Kodner IJ & Fleshman JW (2004) Fibrin glue treatment of complex and fistula has low success rate. *Dis Colon Rectum* 47: 432-436.
Lowry PW, Weaver AL, Tremaine WJ & Sandborn WJ (1999) Combination therapy with oral tacrolimus (FK506) and azathio-prine or 6-mercaptopurine for treatment-refractory Crohn's disease perianal fistula. *Inflamm Bowel Dis* 5: 239-245.
Lubbers EJC (1982) Healing of the perianal wound after proctectomy for non malignant conditions. *Dis Colon Rectum* 25: 351-357.
McCallum DI & Hogbin B (1973) Crohn's disease of the vulva. *J Obstet Gynaecol Br Commonwealth* 80: 376-378.
McClane SJ & Rombeau JL (2001) Anorectal Crohn's disease. *Surg Clin North Am*. 81: 169-183.
McIlrath DC (1971) Diverting ileostomy or colostomy in the manage-ment of Crohn's disease of the colon. *Arch Surg* 103: 308.
McKee RF & Keenan RA (1996) Perianal Crohn's disease-is it all bad news? *Dis Colon Rectum* 39: 136-142.
Makowiec F, Jehle EC, Becker HD & Starlinger M (1995a) Clinical course after transanal advancement flap repair of perianal fistula in patients with Crohn's disease. *Br J Surg* 82: 603-606.
Makowiec F, Jehle EC & Starlinger M (1995b) Clinical course of peri-anal fistulas in Crohn's disease. *Gut* 37: 696-701.
Makowiec F, Jehle EC, Becker H-D & Starlinger M (1997) Perianal abscess in Crohn's disease. *Dis Colon Rectum* 40: 443-450.

Malchow H, Ewe K & Branders JW (1984) European cooperative Crohn's disease study (ECCDS). Results of drug treatment. *Gastroenterology* 86: 249.

Marchesa P, Hull TL & Fazio VW (1998) Advancement sleeve flaps for treatment of severe perianal Crohn's disease. *Br j Surg* 85: 1695-1698.

Markowitz J, Rosa J, Grancher K, Aiges H & Daum F (1990) Long term 6-mercaptopurine treatment in adolescents with Crohn's disease. *Gastroenterology* 99: 1347-1351.

Marks CG, Ritchie JK & Lockhart-Mummery HE (1981) Anal fistulas in Crohn's disease. *Br J Surg* 68: 526-527.

Matos D, Lunniss PJ & Phillips RKS (1993) Total sphincter conserva-tion in high fistula in ano: results of a new approach. *Br J Surg* 80: 802-804.

Miles RPM (1972) Benign strictures of the rectum. *Ann R Coll Surg Engl* 50: 310-311.

Mitelman F, Hartley-Asp B & Ursing B (1976) Chromosomal aberra-tions and metronidazole. *Lancet* ii: 802.

Mitelman F, Strombeck B & Ursing B (1980) No cytogenetic effect of metronidazole (letter). *Lancet* i: 1249-1250.

Mizrahi N, Wexner SD, Zmora O et al (2002) Endorectal advance-ment flap: are there predictors of failure? *Dis Colon Rectum* 43: 681-684.

Morrison JG, Gathright JB Jr, Ray JE, Ferrari BT, Hicks TC & Timmcke AE (1989) Surgical management of anorectal fistulas in Crohn's disease. *Dis Colon Rectum* 32: 492-496.

Morson BK & Lockhart-Mummery HE (1959) Anal lesions in Crohn's disease. *Lancet* ii: 1122.

Mylonakis E, Allan RN & Keighley MR (2001) How does pouch recon-struction for a final diagnosis of Crohn's disease compare with ileo-proctostomy for established Crohn's proctocolitis? *Dis Colon Rectum* 44: 1137-1142.

Nelson RL, Cintron J & Abcarian H (2000) Dermal island-flap anoplasty for transsphincteric fistula-in-ano: assessment of treat-ment failures. *Dis Colon Rectum* 43: 681-684.

Nikias G, Eisner T, Katz S et al (1995) Crohn's disease and colorectal carcinoma: rectal cancer complicating long-standing active perianal disease. *Am J Gastroenterol* 90: 216-219.

Nordgren S, Fasth S & Hulten L (1992) Anal fistulas in Crohn's dis-ease: Incidence and outcome of surgical treatment. *Int J Colorectal Dis* 7: 214-218.

Oberhelman HA (1976) The effect of intestinal diversion by ileostomy on Crohn's disease of the colon. In Weterman IT, Pena AS & Booth CC (eds) *The Management of Crohn's Disease*, p 216. Amsterdam: Excerpta Medica.

O'Brien JJ, Bayless TM & Bayless JA (1991) Use of azathioprine or 6-mercaptopurine in the treatment of Crohn's disease. *Gastroenterology* 101: 39-46.

Ochsenkuhn T, Goke B & Sackmann M (2002) Combining infliximab with 6-mercaptopurine/azathiopurine for fistula therapy in Crohn's disease. *Am J Gastroenterol* 98: 332-339.

Orkin BA & Telander RL (1985) The effect of intra-abdominal resec-tion or fecal diversion on perianal disease in paediatric Crohn's dis-ease. *J Pediatr Surg* 20: 343-347.

Orsoni P, Barther M, Portier F, Panuel M, Desjeux A & Grimaud JC (1999) Prospective comparison of endosonography, magnetic resonance imaging and surgical findings in anorectal fistulas and abscess complicating Crohn's disease. *Br J Surg* 86: 360-364.

Palder SB, Shandling B, Bilik R, Griffiths AM & Sherman P (1991) Perianal complications of pediatric Crohn's disease. *J Pediatr Surg* 26: 513-515.

Parks AG & Morson BC (1962) The pathogenesis of fistula-in-ano. *Proc R Soc Med* 55: 751-754.

Parks AG, Morson BC & Pegum JS (1965) Crohn's disease with cuta-neous involvement. *Proc R Soc Med* 58: 241-242.

Pearson DC, May GR, Fick GH & Sutherland LR (1995) Azathioprine and 6-mercaptopurine in Crohn's disease: a meta-analysis. *Ann Intern Med* 122: 132-142.

Penninckx F, Moneghini D, D'Hoore A, Wyndaele J, Coremans G & Rutgeerts P (2001) Success and failure after repair of rectovaginal fistula in Crohn's disease: analysis of prognostic factors. *Colorectal Dis* 3: 406-411.

Pescatori M, Interisano A, Basso L et al (1995) Management of peri-anal Crohn's disease. Results of a multicenter study in Italy. *Dis Colon Rectum* 38: 121-124.

Peyregne V, Francois Y, Gilly F-N, Descos J-L, Flourie B & Vignal J (2000) Outcome of ileal pouch after secondary diagnosis of Crohn's disease. *Int J Colorectal Dis* 15: 49-53.

Phillips RK (1998) Ileal pouch-anal anastomosis for Crohn's disease. *Gut* 43: 303-308.

Pikarsky AJ, Gervaz P & Wexner SD (2002) Perinal Crohn's disease: a new scoring system to evaluate and predict outcome of surgical intervention. *Arch Surg* 137: 774-777.

Platell C, Mackay J, Collopy B, Fink R, Ryan P & Woods R (1996) Anal pathology in patients with Crohn's disease. *Aust N Z J Surg* 66: 5-9.

Poen AC, Felt-Bersma RJ, Cuesta MA & Meuwissen GM (1998) Vaginal endosonography of the anal sphincter complex is important in the assessment of faecal incontinence and perianal sepsis. *Br J Surg* 85: 359-363.

Poggiolo G, Laureti S, Pierangeli F et al (2005) Local injection of infliximab for the treatment of perianal Crohn's disease. *Dis Colon Rectum* 48: 768-774.

Poritz LS, Rowe WA & Koltun WA (2002) Remicade does not abolish the need for surgery in fistulizing Crohn's disease. *Dis Colon Rectum* 45: 771-775.

Present DH & Lichtiger S (1994) Efficacy of cyclosporine in treatment of fistula in Crohn's disease. *Dig Dis Sci* 39: 374-380.

Present DH, Korelitz BI, Wisch N, Glass JJ, Sachar DP & Pasternack BS (1980) Treatment of Crohn's disease with 6-mercaptopurine. *New Engl J Med* 302: 981.

Present DH, Rutgeerts P, Targan S et al (1999) Infliximab for the treat-ment of fistulas in patients with Crohn's disease. *N Eng j Med* 340: 1398-1405.

Pritchard TJ, Schoetz DJ Jr, Roberts PL, Murray JJ, Coller JA & Veidenheimer MC (1990) Perirectal abscess in Crohn's disease: drainage and outcome. *Dis Colon Rectum* 33: 933-937.

Radcliffe AG, Ritchie JK, Hawley PR, Lennard-Jones JE & Northover JMA (1988) Anovaginal and rectovaginal fistulas in Crohn's disease. *Dis Colon Rectum* 31: 94-99.

Ramirez RT, Hicks TC & Beck DE (2000) Use of Tisseel fibrin sealant for complex fistulas using conscious sedation (Poster Abstract). ASCRS Annual Meeting Boston.

Rankin GB, Watt D & Melyk CS (1979) National cooperative Crohn's disease study. Extraintestinal manifestations and perianal complica-tions. *Gastroenterology* 77: 914.

Ratto C, Gentile E, Merico M et al (2000) How can the assessment of fistula-in-ano be improved? *Dis Colon Rectum* 43: 1375-1382.

Régimbeau JM, Panis Y, Cazaban L et al (2001) Long-term results of faecal diversion for refractory perianal Crohn's disease. *Colorectal Dis* 3: 232-237.

Regueiro M & Mardini H (2003) Treatment of perianal fistulizing Crohn's disease with infliximab alone or as an adjunct to exam under anesthesia with seton placement. *Inflamm Bowel Dis* 9: 98-103.

Ricart E & Sandborn WJ (1999) Infliximab for the treatment of fistu-las in patients with Crohn's disease. *Gastroenterology* 117: 1247-1248.

Ritchie JK & Lennard-Jones JE (1976) Crohn's disease of the distal large bowel. *Scand J Gastroenterol* 11: 433.

Rius J, Nessim A, Nogueras JJ & Wexner SD (2000) Gracilis trans-portation in complicated perianal fistula and unhealed perineal wounds in Crohn's disease. *Eur J Surg* 166: 218-222.

Robertson WG & Mangione JS (1998) Cutaneous advancement flap closure: alternative method for treatment of complicated anal fistu-las. *Dis Colon Rectum* 41: 884-886; discussion 886-887.

Rothenberger DA & Goldberg SM (1983) The management of recto-vaginal fistulae. *Surg Clin North Am* 63: 61-79.

Rothenberger DA, Christenson CE, Balcos EG et al (1982) Endorectal advancement flap for treatment of simple rectovaginal fistula. *Dis Colon Rectum* 25: 297-300.

Rust JH (1976) An assessment of metronidazole tumourigenicity: studies in the mouse and rat. In Finegold SM (ed) *Metronidazole*, pp 138-144. Proceedings of the International Metronidazole Conference, Montreal. Princeton, NJ: Excerpta Medica.

Rustia M & Shubik P (1972) Induction of long tumours and malignant lymphomas in mice by metronidazole. *J Natl Cancer Inst* 48: 721-729.

Rutgeerts P, D'Haens G, Targan S et al (1999) Efficacy and safety of retreatment with anti-tumor necrosis factor antibody (Infliximab) to maintain remission in Crohn's disease. *Gastroenterology* 117: 761-769

Sagar PM, Dozois RR & Wolff BG (1996) Long-term results of ileal pouch-anal anastomosis in patients with Crohn's disease. *Dis Colon Rectum* 39: 893-898.

Sandborn WJ, Feagan BG, Hanauer SB et al (2001) An engineered human antibody to TNF (CDP571) for active Crohn's disease: a randomized double-blind placebo-controlled trial. *Gastroenterology* 120: 1330-1338.

Sangwan YP, Schoetz DJ, Murray JJ, Roberts PL & Coller JA (1996) Perianal Crohn's disease. Results of local surgical treatment. *Dis Colon Rectum* 39: 529-535.

Sands BE, Anderson FH, Bernstein CN et al (2004) Infliximab mainte-nance therapy for fistulizing Crohn's diease. *N Engl J Med* 350: 876-885.

Santoro GA, Bucci L & Frizelle FA (1995) Management of rectourethral fistulas in Crohn's disease. *Int J Colorectal Dis* 10: 183-188.

Scammell BE, Andrews H, Allan RN, Alexander-Williams J & Keighley MRB (1987) Results of proctocolectomy for Crohn's disease. *Br J Surg* 74: 671-674.

Schaible TF (2000) Long term safety of infliximab. *Can J Gastroenterol* 14: (Suppl C): 29C-32C.

Schofield PF (1965) The natural history and treatment of Crohn's disease. *Ann R Coll Surg Engl* 36: 258-279.

Schofield PF & Fox H (1967) The diagnosis of Crohn's disease of the colon. A clinico-pathological study. *Br J Surg* 54: 607.

Schulman MD, Beck LS, Ingram MR et al (1987) Crohn's disease of the vulva. *Am J Gastroenterol* 82: 1328-1330.

Schwartz DA, Wiersema MJ, Dudiak KM et al (2001) A comparison of endoscopic ultrasound, magnetic resonance imaging, and exam under anesthesia for evaluation of Crohn's perianal fistulas. *Gastroenterology* 121: 1064-1072.

Scott A, Hawley PR & Phillips RKS (1989) Results of external sphinc-ter repair in Crohn's disease. *Br J Surg* 76: 959-960.

Scott HJ & Northover JMA (1996) Evaluation of surgery for perianal Crohn's fistulas. *Dis Colon Rectum* 39: 1039-1043.

Sentovich S (2003) Fibrin glue for anal fistulae. Long term results. *Dis Colon Rectum* 46: 498-502.

Sher ME, Bauer JJ & Gelernt I (1991) Surgical repair of rectovaginal fistulas in patients with Crohn's disease: transvaginal approach. *Dis Colon Rectum* 34: 641-648.

Sher ME, Bauer JJ, Gorphine S & Gelernt I (1992) Low Hartmann's procedure for severe anorectal Crohn's disease. *Dis Colon Rectum* 35: 975-980.

Shinozaki M, Koganei K & Fukushima T (2002) Simultaneous anus and bowel operation is preferable for anal fistula in Crohn's disease. *J Gastroenterol* 37 (8): 611-616.

Singh B, McC. Mortensen NJ, Jewell DP & George B (2004) Perianal Crohn's disease. *Br J Surg* 91: 801-814.

Sjödahl RI, Myrelid P & Söderholm JD (2003) Anal and rectal cancer in Crohn's disease. *Colorectal Dis* 5: 490-495.

Smith PJ, Williams RE & De Dombal AT (1972) Genitourinary fistulae complicating Crohn's disease. *Br J Urol* 44: 657-661.

Sohn N (1987) Surgical considerations of anorectal Crohn's disease. In Lee ECG (ed.) *Surgery of Inflammatory Bowel Disorders. Clinical Surgery International, Vol.* 14, pp 132-139. Edinburgh: Churchill Livingstone.

Sohn N, Korelitz BI & Weinstein MA (1980) Anorectal Crohn's disease: definitive surgery for fistulas and recurrent abscesses. *AmJ Surg* 139: 394-397.

Sonoda T, Hull T, Piedmonte MR & Fazio VW (2002) Outcomes of primary repair of anorectal and rectovaginal fistulas using the endorectal advancement flap. *Dis Colon Rectum* 45: 1622-1628.

Speck WT, Stein AB & Rosenkranz HS (1976) Mutagenicity of metron-idazole: presence of several active metabolites in human urine. *J Natl Cancer Inst* 56: 283-284.

Stahlberg D, Barany F, Einarsson K, Ursing B, Elmqvist D & Persson A (1991) Neurophysiologic studies of patients with Crohn's disease on long-term treatment with metronidazole. *Scand J Gastroenterol* 26: 219-224.

Stringer EE, Nicholson TJ & Armstrong D (2005) Efficacy of topical metronidazole (10 percent) in the treatment of anorectal Crohn's disease. *Dis Colon Rectum* 48: 970-974.

Summers RW, Switz DM, Sessions JT et al (1979) National cooperative Crohn's disease study: results of drug treatment. *Gastroenterology*

77: 847. Sweeney JL, Ritchie JK & Nicholls RJ (1988) Anal fissure in Crohn's disease. *Br J Surg* 75: 56-57.

Targan SR, Hanauer SB, van Deventer SJ et al (1997) A short-term study of chimeric monoclonal antibody cA2 to tumor necrosis fac-tor α for Crohn's disease. Crohn's Disease cA2Study Group. *N Engl J Med* 337: 1029-1035.

Thornton M & Solomon MJ (2005) Long-term indwelling seton for complex anal fistulas in Crohn's disease. *Dis Colon Rectum* 48: 459-463.

Topstad DR, Panaccione R, Heine JA, Johnson DRE, MacLean AR & Buie WD (2003) Combined seton placement, infliximab infusion, and maintenance immunosuppressives improve healing rate in fisulizing anorectal Crohn's disease: a single center experience. *Dis Colon Rectum* 46: 577-583.

Tran KT, Kuijpers HC, van Nieuwenhoven EJ, van Goor H & Spauwen PH (1999) Transposition of the rectus abdominis mus-cle for complicated pouch and rectal fistulas. *Dis Colon Rectum* 42: 486-489.

Turunen U, Farkkila M & Seppälä K (1989) Long-term treatment of perianal or fistulous Crohn's disease with ciprofloxacin. *Scand J Gastroenterol* 24 (Suppl 158): 144 (Abstract).

Tuxen PA & Castro AF (1979) Rectovaginal fistula in Crohn's disease. *Dis Colon Rectum* 22: 58-62.

Ursing B (1975) Metronidazole in Crohn's disease. In Weterman IT, Pena AS & Booth CC (eds) *The Management of Crohn's Disease*, p 189. Amsterdam: Excerpta Medica.

Ursing B (1980) Metronidazole in the treatment of Crohn's disease. *Scand J Gastroenterol* 15: 117. Ursing B & Kamme C (1975) Metronidazole for Crohn's disease. *Lancet* i: 775.

Ursing B, Alm T & Barany F (1984) A comparative study of metron-idazole and sulfasalazine for active Crohn's disease. The cooperative Crohn's disease study in Sweden. II: Results. *Gastroenterology* 83: 550.

Vaizey CJ & Kamm MA (2005) Injectable bulking agents for treating faecal incontinence. *Br J Surg* 92: 521-527.

Vaizey CJ, Carapeti E, Cahill JA & Kamm MA (1999) Prospective com-parison of faecal incontinence grading systems. *Gut* 44: 77-80.

Van Assche G, Vanbeckevoort D, Bielen D et al (2003) Magnetic reso-nance imaging of the effects of infliximab on perianal fistulizing Crohn's disease. *Am J Gastroenterol* 98: 332-339.

Van Bodegraven AA, Sloots CEJ, Felt-Bersma RJF & Meuwissen SGM (2002) Endosonographic evidence of persistence of Crohn's disease associated fistulas after infliximab treatment, irrespective of clinical response. *Dis Colon Rectum* 45: 39-46.

Van der Hagen SJ, Baeten CG, Soeters PB, Russel MGVM, Beets-Tan RG & van Gemert WG (2005a) Anti-TNF-α (infliximab) used as induc-tion treatment in case of active proctitis in a multistep strategy of complex anal fistulas in Crohn's disease. *Dis Colon Rectum* 48: 758-767.

Van der Hagen SJ, Baeten CG, Soeters PB et al (2005b) Staged mucosal advancement flap to the treatment of complex anal fistulas: pre-treatment with noncutting setons and in the case of recurrent multiple abscesses a diverting stoma. *Colorectal Dis* 7: 513-518.

Van Dongen LM & Lubbers EJC (1985) Enterovaginal fistula in Crohn's disease. *Dig Surg* 14: 78-84.

Van Dongen LM & Lubbers EJC (1986) Perianal fistulas in patients with Crohn's disease. *Arch Surg* 121: 1187-1190.

Van Outryve MJ, Pelckmans PA, Michielsen PP & Van Maercke YM (1991) Value of transrectal ultrasonography in Crohn's disease. *Gastroenterology* 101: 1171-1177.

Van Patter WN, Bargen JA, Dockerty MB et al (1954) Regional enteri-tis. *Gastroenterology* 26: 347.

Weterman IT (1976) Course and long-term prognosis of Crohn's disease. MD thesis, University of Leiden.

West RL, van der Woude CJ, Hansen BE et al (2004) Clinical and endosonographic effect of ciprofloxacin in the treatment of perianal fistulae in Crohn's disease with infliximab: A double blind placebo controlled study. *Aliment Pharmacol Ther* 20: 1329-1336.

White RA, Eisenstat TE, Rubin RJ & Salvati EP (1990) Seton manage-ment of complex anorectal fistulas in patients with Crohn's disease. *Dis Colon Rectum* 33: 587-589.

Williams DR, Coller JA, Corman ML, Nugent FW & Veidenheimer MC (1981) Anal complications in Crohn's disease. *Dis Colon Rectum* 24: 22-24.

Williams JG, MacLeod CA, Rothenberger DA & Goldberg SM (1991a) Seton treatment of high anal fistulae. *Br J Surg* 78: 1159-1161.

Williams JG, Rothenberger DA, Nemer FD & Goldberg SM (1991b) Fistula-in-ano in Crohn's disease: results of aggressive surgical treatment. *Dis Colon Rectum* 34: 378-384.

Williams NS, MacFie J & Celestin LR (1979) Anorectal Crohn's disease. *Br J Surg* 66: 743-748.

Williams N, Scott NA, Watson JS & Irving MH (1993) Surgical man-agement of perineal and metastatic cutaneous Crohn's disease. *Br J Surg* 80: 1596-1598.

Williamson MER & Hughes LE (1994) Bowel diversion should be used with caution in stenosing anal Crohn's disease. *Gut* 35: 1139-1140.

Williamson PR, Hellinger MD, Larach SW & Ferrara A (1995) Twenty-year review of the surgical management of perianal Crohn's disease. *Dis Colon Rectum* 38: 389-392.

Windsor ACJ, Lunniss PJ, Khan UA, Rumbles S, Williams K & Northover JMA (2000) Rectovaginal fistulae in Crohn's disease: a management paradox. *Colorectal Dis* 2: 154-158.

Winter AM, Banks PA & Petros JG (1993) Healing of transphincteric perianal fistulas in Crohn's disease using a new technique. *Am J Gastroenterol* 88: 2022-2025.

Wiskind AK & Thompson JD (1991) Transverse transperineal repair of rectovaginal fistulas in the lower vagina. *Am J Obstet Gynecol* 167: 694-699.

Wolff BG, Culp CE, Eart RW Jr, Ilstrup DM & Ready RL (1985) Anorectal Crohn's disease: a long-term perspective. *Dis Colon Rectum* 28: 709-711.

Wolkomir AF & Luchtefeld MA (1993) Surgery for symptomatic hem-orrhoids and anal fissures in Crohn's disease. *Dis Colon Rectum* 36: 545-547.

Yamamoto T, Bain IM, Allan RN & Keighley MR (1999) Persistent perineal sinus after proctocolectomy for Crohn's disease. *Dis Colon Rectum* 42: 96-101.

Yamamoto T, Allan R & Keighley M (2000) Effect of fecal diversion alone on perianal Crohn's disease. World J Surg 24: 1258-1263.

Yarnis H, Marshak RH & Crohn BB (1957) Ileocolitis. *JAMA* 164: 7.

Zelas P & Jagelman DG (1980) Loop ileostomy in the management of Crohn's colitis in the debilitated patient. *Ann Surg* 191: 164.

Zmora O, Efron JE, Nogueras JJ, Weiss EG & Wexner SD (2001) Reoperative abdominal and perineal surgery in ileoanal pouch patients. *Dis Colon Rectum* 44: 1310-1314.

Zmora O, Mizrahi N, Rotholtz N et al (2004) Fibrin glue sealing in the treatment of perineal fistulae. *Dis Colon Rectum* 46: 584-589.

第 47 章　大肠梗阻

机械性大肠梗阻

一般原则

癌症是最常见的造成梗阻的原因，其发病率与其他原因导致梗阻的总和是一样的（Wangensteen，1955；Byrne，1960；Ottinger，1974；Holt 和 Wagner，1984）。2%～16%的结直肠癌患者表现为完全梗阻（Fraser，1981；Serpell 等，1989；Fearon 和 Vogelstein，1990；Boring 等，1992）。虽然肠内排泄物阻塞很常见，但它在形成完全梗阻前就可能明确诊断或者症状已逐步减轻，因此其真正的发病率并没有明确的文献报道。

Fraser 于 1984 年在猕猴上对梗阻近端结肠及远端结肠的运动规律进行了研究。他放置一个硅树脂类物质于左半结肠，将其膨胀，使结肠梗阻。结肠的运动规律将被变形测量器记录。梗阻点以上的肠管通过强有力的蠕动企图克服梗阻。随着时间的延长，如果梗阻没有解除，肠管膨胀将增加，并导致肠管的蠕动逐步减弱，最终变得软弱和麻痹。位于梗阻远端的结肠开始时具有积极的蠕动，并具有持续的吸收功能。然而一段时间后，远端结肠蠕动也将停止，处于无活力和萎缩状态。按照同一改变的运动规律，导致梗阻近端结肠逐渐扩张的原因有两点，其一，近端结肠气体不断增加，这主要是来源于咽下的气体，大约占 2/3；其二，从血液中弥散到肠管的气体以及通过消化和细菌作用而产生的气体。氧气逐步被机体吸收，留下的氮气、一氧化碳和硫化氢的混合气体。

另一个导致结肠扩张原因是液体堆积。人体每天共分泌 8L 左右的液体。虽然近端肠管重吸收减慢，但肠管分泌的液体仍不断进入肠腔。由于呕吐致使肠内水分和电解质液丢失，但肠腔内仍有有限的吸收作用。当大肠梗阻时，小肠在一段时间内仍具有重吸收功能，因此液体丢失不像高位小肠梗阻那样严重。

临床表现

临床表现很大程度取决于病理改变，但仍有一些共性：

- 主要表现数天或数周的便秘，最后当不再排气时，形成完全梗阻。
- 主要发生在侧腹部的膨隆。
- 伴腹部膨胀出现的腹部疼痛，常为下腹部疼痛或是绞痛。
- 呕吐在症状发生 2～3 天后才出现，以至于脱水并不严重。
- 触及沿结肠走行的肿物，表明梗阻原因为恶性肿瘤或憩室性疾病。
- 直肠检查可发现坚硬的粪团或是直肠恶性肿瘤。当直肠指诊时，手指进入梗阻近端，梗阻近端表现为气球样的膨胀。

绞窄性大肠梗阻

大肠梗阻因疝嵌顿、肠扭转和粘连带压迫肠管导致结肠血供日益减少，从而变得缺血坏死。首先是肠和肠系膜静脉系统因出现绞窄性缺血而导致变蓝和塌陷。紧接着因局部组织水肿加重，造成动脉系统血供进一步减少。被压迫的部分肠管出现缺血，毒素和细菌通过缺血肠管扩散。机体经腹膜将有毒物质吸收，从而使病人发生败血症和中毒性休克。如果结肠嵌顿于疝囊内，由于渗出液局限于疝囊，腹膜吸收毒物少，因而很少发生上述症状。发生于腹腔内的部分或整个结肠壁因发生坏疽，从而出现腹膜炎症状。有时因嵌顿于疝囊的肠管发生穿孔，可导致肠内容物外漏。

通过临床检查常可发现绞窄的表现。当出现休克等多症状时，情况就比较严重。在出现绞窄的部位，这些情况常表现为压痛以及反跳痛。当结肠坏死于疝囊内（疝囊在近期增大），疝腹壁将出现肌紧张和压痛，以及没有冲击感。

闭袢型大肠梗阻

闭袢型梗阻是指由于一段肠管的远端和近端都形成完全梗阻，就像肠扭转。然而，最典型闭袢型梗阻类型是由于升结肠和横结肠癌所致的梗阻，形成了一个独立的盲肠腔。由于盲肠两端闭锁，盲肠腔内随蠕动形成较高的压力。随着压力增高，肠壁血管受到压迫，最后逐渐形成溃疡、坏疽、穿孔。

影像学与大肠梗阻

腹部 X 线平片检查

腹部立位 X 线检查常用于疾病的诊断（图 47.1）。除盲肠外，扩张的结肠壁上具有像吸尘器管子上的皱褶，可用与小肠梗阻鉴别。这种折叠的间隔是无规律的。在闭袢型梗阻的情况下，盲肠在右下腹表现为变大、扩张，并充满气体的器官（图 47.2）。结肠内可有液平表现，如果回盲肠腔内闭锁不全或小肠扩张，液平表现更为明显。直肠内缺乏气体以及结肠梗阻近端肠管扩张，可清楚地判断出病变的位置。

尽管临床表现和腹部 X 线检查具有较高的准确性，但仍经常被误导（Zollinger 等，1963；Moss 和 Goldberg，1972；Bardsley，1974）。梗阻平面位于不准确的区域。结肠内气体分布可以误

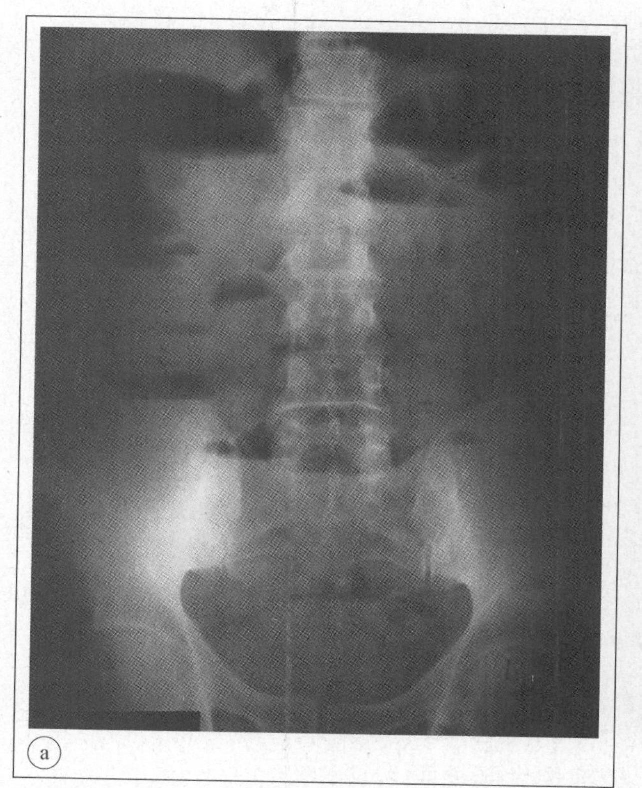

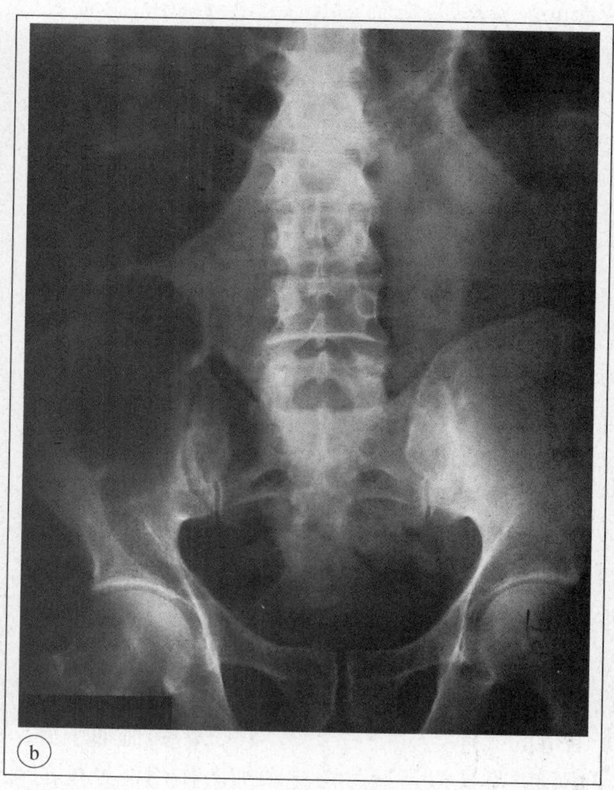

图 47.1 左半结肠癌梗阻的腹部放射性检查。(a) 立位；(b) 平卧位。

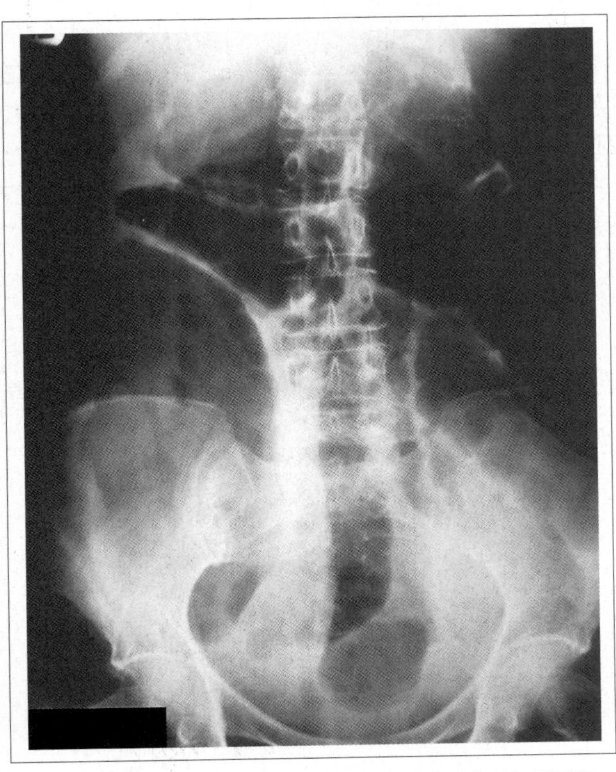

图 47.2 腹部X线检查显示横结肠癌引起的闭袢型梗阻。

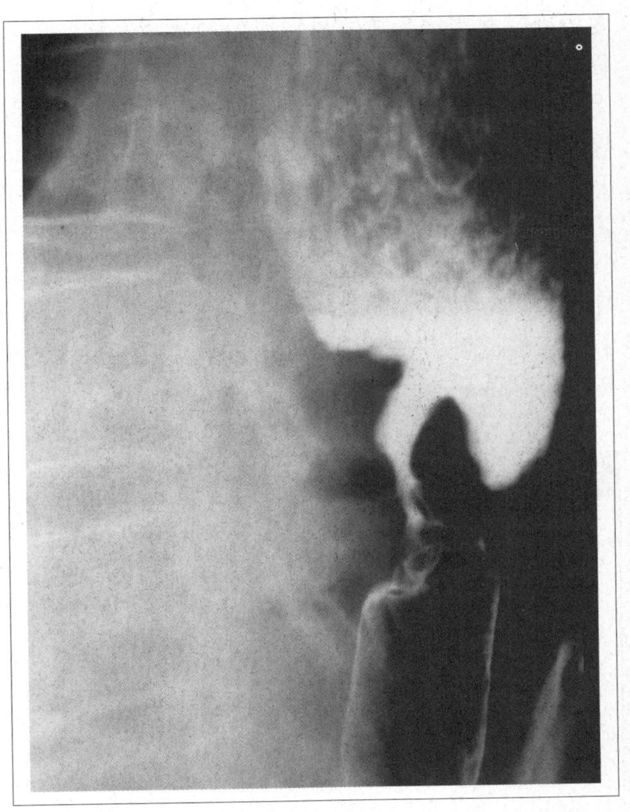

图 47.3 水溶性对比灌肠造影显示完全性乙状结肠癌梗阻的狭窄部位。

诊，气体膨胀突然停止在梗阻点。Ulin 等学者于1959年报道有时腹部平片呈现小肠梗阻的表现，气体和液平位于小肠内。Rothwell-Jackson 于1965年报道了另一例导致诊断不准确性的原因是先天性假性肠梗阻，其临床表现和腹部X线怀疑为机械性梗阻，但实际上并没有梗阻存在。一些诊断错误导致了没必要的剖腹探查。有鉴于此，我们及其他学者坚决推荐对怀疑有大肠梗阻的病人常规进行可溶性对比灌肠造影检查（Morton 等，1960；Poser，1978）。

单一对比灌肠检查（图 47.3）

Stewart 等学者于1984年完成了一项关于对117位怀疑大肠梗阻的患者单一对比的灌肠检查。在腹部平片检查诊断考虑为大肠梗阻的99位患者中，通过单一对比灌肠检查，52位患者被证实，另有11位患者病变位置重新被确定。35位患者可见对比造影剂在盲肠内流动，11位随后明确为先天性假性梗阻。通过腹部平片检查诊断考虑假性梗阻的18位患者，经碘灌肠检查15位患者明确诊断。作者明确了水溶性单一灌肠检查是有价值的，可避免没必要的手术治疗；即使手术治疗，术前该检查可帮助制定手术方案，如果行单纯手术减压而暂不考虑切除术的话，它可帮助选择最合适的假肛位置。

CT 成像

Taourel 等学者于2003年报道，认为CT在评价和诊断大肠梗阻中的作用逐步增强。理想的腹部CT检查能够诊断并且确定大肠梗阻位置及其梗阻原因。Xiong 等学者于2004年报道：认为在癌性梗阻部位的结肠壁具有特征性增厚。另外 Rothenberger 等学者于1996年报道：认为在结肠恶性梗阻部位，CT检查可提供肿瘤与周围组织关系的信息，以及是否伴有远处转移的信息。

内镜检查

直肠镜、乙状结肠镜及结肠镜在梗阻患者的使用上，目前还存在一定的争议，因其可能导致穿孔。然而，直肠指诊和在没有注气情况下以乙状结肠镜检查肛门直肠部位的病变时，被认为是安全的，同时可排除直肠病变存在。

大肠恶性梗阻

左半结肠癌较右半结肠癌更容易造成梗阻。主要原因是左半结肠更容易形成各种狭窄，结肠内容物更容易形成固体混合物。然而，一些作者认为右半结肠同样可导致梗阻，存在差异是由于右半结肠癌发生率较左半结肠发生率小（Goligher 和 Smiddy，1957）。在所有结直肠癌的患者中，梗阻发生率为 8%～30%（Goligher 和 Smiddy，1957；Floyd 和 Cohn，1967；Sanfelippo 和 Beahrs，1972；Fielding 和 Wells，1974；Welch 和 Donaldson，1974；Irvin 和 Greaney，1977；Ohman，1982；Umpleby 和 Williamson，1984；Waldron 和 Donovan，1986）（表 47.1）。按照先前的规定，完全梗阻仅是这频率的一半。在 St Mary's 大肠癌研究方案中，占总人数为 4 583 例中的 16%的 713 位患者存在结肠梗阻。在英国 1/3 大肠梗阻患者是由于恶性肿瘤造成的（Nelson 和 Ellis，1984）。然而，直肠癌发生梗阻是非常少见的（Ueyama 等，1991）。

表 47.1 结直肠癌患者梗阻发生率

作者	*n*	梗阻发生数（*n*）	%
Goligher 和 Smiddy (1957)	1 644	290	18
Chang 和 Burnett (1962)	465	106	23
Samenius (1962)	323	95	29
Loefler 和 Hafner (1964)	573	87	15
Minster (1964)	145	26	18
Hickey 和 Hyde (1965)	444	43	10
Peltokallio (1965)	603	97	17
Floyd 和 Cohn (1967)	1 741	240	14
Watters (1969)	343	84	24
Balslev 等 (1971)	554	120	22
Glenn 和 McSherry (1971)	1 851	240	13
Ragland 等 (1971)	1 137	111	10
Sanfelippo 和 Beahrs (1972)	391	115	29
Falterman 等 (1974)	2 313	544	24
Fielding 和 Wells (1974)	388	90	23
Welch 和 Donaldson (1974)	1 566	124	8
Howard 等 (1975)	801	147	18
Kronborg 等 (1975)	1 410	116	8
Dutton 等 (1976)	760	103	14
Mzabi 等 (1976)	656	67	10
Irvin 和 Greaney (1977)	242	66	27
Gennaro 和 Tyson (1978)	1 036	68	7
Nowotny 和 Tautenhahn (1978)	1 140	134	12
Fielding 等 (1979)	932	174	19
Bulow (1980)	951	164	17
Ohman (1982)	1 061	148	14
Zuchetti 等 (2002)	985	93	9.4
总计	24 455	3，692	15

来源自：Ohman (1982)。

右半结肠梗阻

对于发生于盲肠和右半结肠的恶性肿瘤，所有外科医生都接受一期切除并吻合的方式。右半结肠切除术是治疗这些部位癌灶的主要方法，切除后可通过端端吻合、端侧吻合、侧侧吻合将末端回肠与横结肠连接在一起。这一术式较传统减压手术，如由于持续的盲肠膨胀为了避免盲肠穿孔而采取回肠横结肠造瘘或功能性回肠造瘘具有明显优势。即使当闭袢梗阻存在，盲肠明显扩张时，右半结肠切除术仍是完全可行的（Ota，1995）。肠减压是通过末端回肠上的一个小切口，用吸管或导尿管伸入盲肠腔内来进行的，这个被切了小口的末端回肠将被切除在右半结肠的标本内。

虽然上述方法为理想手术方式，但在某些特定的情况，通过造瘘来达到结肠减压的目的仍被考虑应用。如果术者缺乏经验，那么他采用预防性盲肠造瘘或是双腔回肠造瘘均是明智的。如果为完全梗阻和盲肠并不断膨胀，回肠造瘘可采用一个大号导尿管通过造瘘断端进入到盲肠腔内，将气囊膨胀，反拉导尿管紧邻于盲肠壁。当患者一般情况较差、肿瘤固定、结肠明显扩张时，即使是有经验的术者，进行一期切除也被认为是不明智的。即使肿瘤切除是可行的，但在这种情况下，一期吻合也被认为不明智。术中血压过低、败血症以及存在肠管断端血运问题时，吻合是有争议的。在这种情况下，我们推荐实施回肠末端造瘘术、横结肠关闭或提出腹壁作为黏液分泌瘘管的方法（图 47.4）。

左半结肠梗阻

急性左半结肠癌梗阻病人的诊治正在不断演变（Krouse，2004）。病人的发病情况、癌转移情况、术后死亡因素、发病率及造瘘类型，共同形成了一复杂的临床问题。

Jackson 和 Baird 于 1957 年报道：回顾历史，结肠癌梗阻治疗由最初的单纯造瘘发展到以造瘘为过渡的分期切除。许多学者认为在条件允许情况下，经一期切除后立即行肠吻合术是安全过程

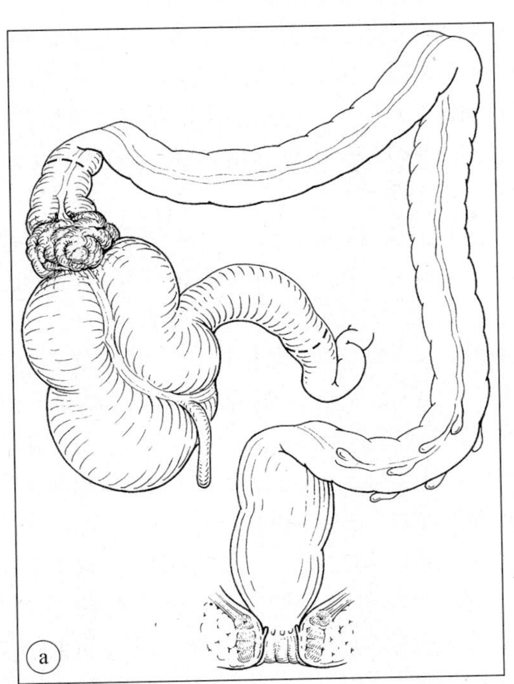

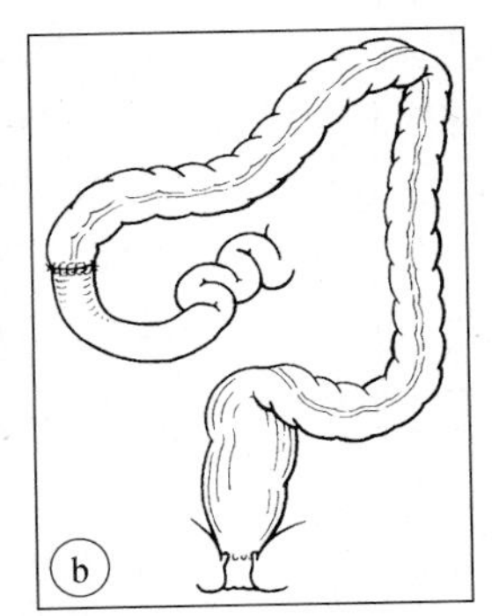

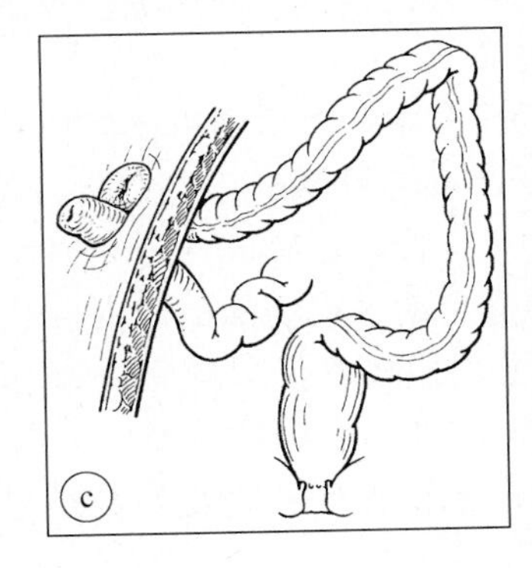

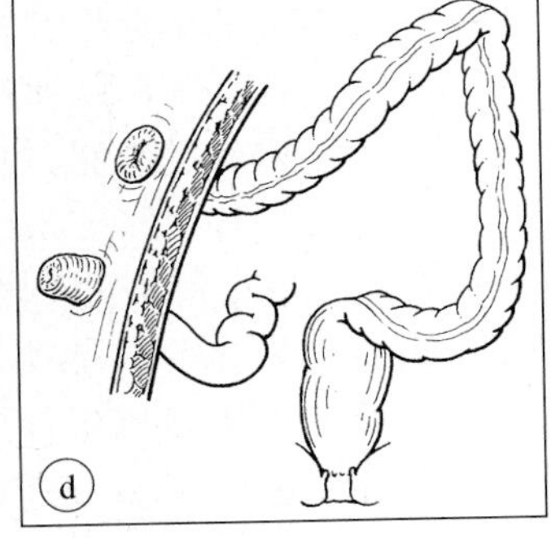

图 47.4　(a) 可选择的右半结肠癌梗阻的切除范围；(b) 右半结肠切除一期吻合；(c) 右半结肠和末端回肠、结肠断端双腔造瘘；(d) 右半结肠切除，末端回肠造瘘，结肠断端提出腹壁外形成黏液分泌瘘管。

(Wangensteen，1949；Baronofsky，1950；Gregg，1955；Smith 等，1955a；Ferguson 和 Chase，1957；Sames，1960；Gerber 等，1962；Glashan 和 John，1965；Savage，1967)。Kronborg 于 1986 年在丹麦进行了一个限制性随机实验，并于 1995 年进行了报道。在 1978—1993 年期间，对 121 位左半结肠癌伴梗阻的病人进行研究，这些病人中被分期切除的定为 T 组，急诊手术切除的定为 R 组。行横结肠造瘘的患者为 58 位，切除后造瘘的患者为 56 位。由于在急诊手术时间短，输血和伤口感染率 T 组比 R 组低，但手术后的死亡率相近（表 47.2a，b）。在 T 组中二期切除后无永久造瘘患者（32/35）的存活率较急诊手术切除 R 组（36/50）高。在总复发率和总生存率两组相近。

Clark 等学者于 1975 年回顾了 53 位左半结肠梗阻患者的治疗结果。11 位患者因实施了一期手术切除而死亡，死亡率为 27%。其他 42 位患者进行了分期手术。10 位患者在单纯结肠造瘘术后死亡，比例为 24%。32 位行预防性结肠造瘘的患者中，有 3 位在最后行切除术后死亡，导致死亡率上升为 31%。Carson 等学者于 1977 年报道了 37 位左半结肠癌伴梗阻患者的结果。28 位实施了最初减压治疗中的 7 位患者死亡，占 25%。生存下来的患者中有一位因随后的切除术而死亡，5 位患者仅实施了最初的造瘘治疗。Champault 于 1983 年报道在涉及多中心的回顾性研究中，在 146 位行结肠造瘘减压术的患者中，有 38 位患者死亡，仅 69 位患者进行了最后肿瘤切除，其中 13%的患者死亡。

最近的众多资料显示在一期切除术中无论是否造瘘，其死亡率比单纯造瘘的患者具有较低的死亡率（表 47.3a）。Fielding 等学者于 1979 年在联合多个中心的大肠梗阻患者的前瞻性研究中，虽然不是一个严格的实验，但也报道有类似的结果。在全部 53 位患者中，22 位接受了一期肿瘤切除，有 3 位死亡（13.6%）；与其相比较，剩下 31 位患者实施了单纯造瘘和分期切除肿瘤手术，11 位患者死亡。

表 47.2a 分期切除（T）和立即切除（R）在左半结肠梗阻手术后并发症的随机研究

	T 组（n=58）	R 组（n=63）
伤口感染	3	14
伤口裂开	6	6
腹膜炎（败血症）	6（1）*	7（3）*
心肺有关的并发症	26（4）*	36（3）*
肺栓塞	4（3）*	6（2）*
至少一个以上的并发症	31	42
术后总死亡率	8	8

* 手术后死亡率。

来源自：Kronborg（1995）。

表 47.2b 分期切除（T）和立即切除（R）在左半结肠梗阻手术后平均住院日的随机研究

	T 组（n=58）	R 组（n=63）
所有患者		
病人数	58	63
平均住院日	45	32
区域	1～223	1～73
	P=0.01	
排除术后死亡		
病人数	50	55
平均住院日	49	35
区域	10～223	13～73
	P=0.01	

来源自：Kronborg（1995）。

在其他一些研究团体中，其结果却相差很远。Irvin 和 Greaney 在 1977 年报道中发现 14 位一期切除后的患者中 7 位死亡，其死亡率为 50%。然而有趣的是，与这些结果相比较，同一作者在对最初减压治疗后的评价，获得了同样的结果。25 位实施了近端结肠造瘘术，15 位实施了二期切除术，5 位死亡，占 33.3%。另 10 位患者没能实施二期手术或是因为探查发现肿瘤已无法切除。在这 10 位患者中，7 位患者死亡，总的死亡率为 48%。除了较高的死亡率外，分期手术较一期切除手术 5 年生存率低，分别为 5.3%和 31.8%。通过对分期切除手术和一期切除手术相比较，一期切除手术患者有较高的生存率（表 47.3b）。

在一些回顾性的研究中，对这两组比较后，报道了同样的结果（Fielding 和 Wells，1974；Clark 等，1975；Fielding 等，1979；Vigder 等，1985）。Fielding 和 Wells 报道一期手术切除的患者 5 年生存率为 50%，而与之相比较，仅单纯实施减压治疗的患者 5 年生存率为 25%。同样的结论也被来自以色列 Vigder 等学者在 1985 年得出，其结果显

表 47.3a　一期切除左半结肠癌梗阻的术后死亡率（无论是否一期吻合）

作者	n	死亡率
Hughes 和 Cuthbertson（1970）	17	0
Valerio 和 Jones（1978）	5	0
Thow（1980）	2	0
Klatt 等（1981）	5	0
Terry 和 Beart（1981）	5	1
Brief 等（1983）	15	1
Deutsch 等（1983）	14	1
Glass 等（1983）	7	1
Weddel 等（1983）	12	1
Adloff 等（1984）	13	1
Gennaro 和 Tyson（1978）	23	4
Day 和 Bates（1984）*	40	2
White 和 Macfie（1985）	35	3
Tan 等（1991）†	23	2
Kronborg（1995）	56	8
Lee 等（2001）	125	12
总计	397	37

* 所有的均无吻合；25%有穿孔。
† 都有吻合。

示 5 年生存率为 47.5%，而实施分期手术的患者 5 年生存率为 20.8%。Philips 等学者于 1985 年在 St Mary's 医院源于多中心大肠癌的研究中得出不完全一致的意见。结果显示两组患者在医院死亡率和 5 年生存率是一致的。然而，调查显示实施一期切除的患者较分期手术的患者具有较少的平均住院日，但具有相同的伤口感染率。

左半结肠恶性肿瘤伴梗阻，可选择的方式包括：

减压

- 近端造瘘——盲肠造口术，横结肠造瘘术
- 腔内支架
- 肿瘤再通术
- 切除术
- 末端结肠造瘘——Hartmann's 术式
- 吻合——结肠结肠吻合，回肠结肠吻合术

减压术——近端造瘘

Tekkis 等学者于 2004 年报道了一项在大不列颠和爱尔兰进行的有关结直肠癌所致梗阻的研究中，72 位单纯行造瘘的患者（7.3%），其术后死亡率为 20%。有关结肠癌梗阻最合适的手术治疗，无论病变位于什么位置，逐步形成了两种观念。过去，标准治疗结肠梗阻的方法是梗阻部位肠管减压或行短路手术以及日后的根治性肿瘤切除术；其优势是过程安全，并且可以有计划地进行肿瘤切除。理论上存在的不利因素（病人主要是老年人并且具有潜在的麻醉风险）是患者在切除肿瘤和吻合肠管前，需进行二次或三次以上的手术。病人往往在第一次手术后，拒绝再一次手术治疗，导致肿瘤继续留在身体内。即使是病人实施了分期手术，但由于肿瘤的特性，也会影响病人的长期预后。

自从 1776 年 Pilare 首次对左半结肠梗阻患者实施了盲肠造口术后，其治疗方案就存在争议。在 20 世纪初，盲肠造口术这一转流过程被 Moynihan 于 1926 年和 Burgess 于 1929 年强烈推荐。但盲肠造口术的局限性被逐步认识，1931 年 Devine 建议

表 47.3b　结直肠癌梗阻治疗后的生存率

作者	例数	总生存率（%）	分期手术后生存率（%）	一期手术后生存率（%）
Fislding 和 Wells（1974）	50	37.5	25	50
Clark 等（1975）	49		42*	55*
Irvin 和 Greany（1977）	60	20	7.7	31.8
Vigder 等（1985）	64	34	20.8	47.5
Carraro 等（2001）	107	—	—	46

* 仅为 3 年生存率。

行右半横结肠造瘘术后的分期切除。盲肠造口术和结肠造瘘术的争论持续了很多年。Remzi 等学者于 2003 年报道了一种减压大肠梗阻的方法，此方法是在结肠制造排气孔，但现在很少使用。盲肠造口术被 Goligher 和 Smiddy 于 1957 年以及 Welch 和 Donaldson 于 1974 年推荐，因为其好似是横结肠造瘘，并且远离肿瘤；一些病人，在拔除盲肠造口管后，窦道可自然愈合。如果盲肠造口术必须实施，可在局麻下于右侧髂窝切开一小口进行。反对盲肠造口术的学者认为，大肠梗阻仅仅实施减压，并不能提供彻底的引流，以至于与结肠造瘘相比，后期的手术切除的条件是令人不满意的（Maynard 和 Turrell，1955；Campbell 等，1956；Muir，1956；Gerber 等，1962）。

尽管无对照病历资料对此两种方式比较，但如果实施分期手术治疗，多数人支持横结肠横断后的结肠造瘘术。最主要反对盲肠造口术的观点是即使给予定期的冲洗，但仍有发生败血症的可能，而且盲肠造口无法进行充分的引流。Perrier 等于 2000 年在给最初手术治疗恶性大肠梗阻的 113 位患者使用了带管造口，26 位患者在局麻下实施（23%），87 位实施了全麻（77%）。15 位患者（占总数的 13%）于术后 1 个月内死亡。98 位患者被实施了第二次手术，其中有 19 位患者是术后 8 天内实施的（19%），60 位患者是在术后 8～60 天内实施的（61%）。两次手术的间隔时间的平均值为 16.5 天。

Perrier 等学者于 2000 年报道了在第二次手术中包括切除左半结肠切除和肠吻合的 74 例患者，9 例切除后未行吻合（Hartmann's 术式）的患者，1 例右半结肠切除和 3 例全结肠切除并同时切除盲肠造口的患者以及 3 例实施肠内短路和 8 例近端结肠造瘘减压置管引流的患者。在第二次手术中，有 6 例患者关闭了盲肠造口。另有 88 位患者在第二次手术后保留了盲肠造口。78 位患者自然关闭了盲肠造口。另外 10 位患者在第三次手术将盲肠造口关闭，其中有 5 位是在 4～6 个月内进行的，另 5 位是在半年后进行。平均住院日是 32 天（23～71 天）。

减压术——腔内支架

腔内梗阻支架被广泛应用在血管系统、泌尿系统和胃肠手术中。Rousseau 等 1987 年报道在血管中应用，Milroy 等学者在 1989 年报道在尿道内使用，Huibregtse 等在 1989 年报道在胆管内使用，Domschke 等在 1990 年报道在食、管狭窄处使用。Spinelli 等在 1992 年报道给 4 位直肠癌患者放置了支架，并取得好的最初结果。Cremer 等在 1990 年报道支架内病灶通过激光和电凝法给予治疗。大多数结直肠癌伴梗阻的患者，肿瘤内支架治疗的确起到了减轻症状治疗，或是为日后手术起到铺垫作用（Khot 等，2002）。Carne 等学者在 2003 年推荐如果结肠镜不能通过肿瘤，支架将被使用。

技术

放射和内镜技术，以及两者联合使用，将使支架通过肿瘤梗阻病变处（Boorman 等，1999；Keymling，2003；Suzuki 等，2004）（表 47.4）。使用放射技术，导管在导丝的引导下进入肿瘤狭窄处。在穿过病灶后，腔内支架展开于肿瘤处（直径为 20～22mm，长 70～100mm）。对比评价支架放置的位置。第二个支架将用于较长的病灶。Dauphine 等在 2002 年报道了单独使用内镜技术包括导丝定位和直视下支架的展开。Bhardwaj 和 Parker 在 2003 年报道中认为支架有时很困难通过横结肠弯曲处，以及不适合下缘距肛门 6cm 以内的直肠病变。Camunez 等在 2000 年报道的一项关于 80 位患者的研究中，31 位病变是位于直肠乙状结肠交界处，41 位病变位于乙状结肠，8 例位于降结肠和乙状结肠交界处。

Harris 等学者在 2001 年发表的结肠支架放置的步骤概括，包括：

1. 取得患者的同意和直肠准备，包括保留灌肠和直肠灌洗。
2. 镇静和麻醉：在结肠镜操作过程中联合使用合适的静脉药物。
3. 体位：患者平卧于能够行放射线检查的手术台上。
4. 再通术：如果狭窄的管腔不能通过适当的内镜或是导丝，可实施造管术。一些学者在放入支架前应用内镜引导下的 Nd：YAG 激光再通。另一些学者使用机械性气囊导管扩张器。
5. 病变定位：内镜经过狭窄处，在直视和 X 线透视法下，使用不透 X 线的标志在病变近端和远端的进行标记。通过内镜下注射水溶对比剂，使用导管确定病变的程度。在 X 线透视下使用有刻度不透光的导丝。

表 47.4　结肠支架的使用

作者	患者数	支架	成功数	注释
Turegano 等（1998）	11	Wallstent oesophageal endoprosthesis	6	5/6 死于未阻塞的结肠（26天～7个月） 支架后存活时间 204 天±43 天
Tack 等（1998）	10	Self-expanding nitinol stent with flanged ends Initial Nd：YAG laser treatment	9 1 穿孔	
De Gregorio 等（1998）	24	NA	24 支架 10 并发症 1 切除	存活病人随访 8.4 个月（1～24 个月） 死亡病人随访 6.3 个月（1～12 个月）
Fernandez Lobato 等（1999）	41	Wallstent endoprosthesis	41 支架 死亡率 6/41（14.6%）	33 例（80.4%）死于 1～18 个月 平均生存时间 4～5 个月
Mainar 等（1999）	71		64 支架 1 穿孔	65 选择性外科切除
Camunez 等（2000）	80	Wallstent oesophageal endoprosthesis	70/80 成功 2 结肠穿孔—1 死亡	33 将要选择性外科切除 35 例姑息支架 9 个月后 25% 存活
Repici 等（2000）	16	Covered metal stents	15/16 成功	随访中位值 21 周（1～46 周） 2 个病人支架移位
Seymour 等（2002）	20	Memotherm—distal lesions Wallstent—proximal lesions	1 穿孔 18/20 成功	症状减轻中位时间 92 天
Xinopoulos 等（2002）	11	Metal stent	10/11 成功	5 例到死无梗阻（平均时间：支架放置后 10 周） 其他 5 例肿瘤向支架内生长
Aviv 等（2002）	15	Wallstent or Memotherm	13/15 成功	中位生存时间 2 个月（0.5～12 个月） 晚期并发症包括转移（13%）和内生长（19%）
Dauphine 等（2002）	26	Wallstent	22/26 成功	
Clark 等（2003）	16	Memotherm Colorectal SEMS	13/16 成功	生存时间从 1 周到 7 个月
Maetani 等（2004）	11	Metallic oesophageal stent	10/11 成功	生存中位时间 120 天
Law 等（2004）	52	Wallstent	50/52 成功	生存中位时间 88 天（3～450 天）
Meisner 等（2004）	96	CHOO Wallstent	82%临床成功	未陈述

6. 导丝的插入（图 47.5a）：通过在 X 线透视控制下使用水溶对比剂和在内镜直视下，将具有一定柔韧性和抗凝性的导丝被插入。Seldinger 技术的使用被支架传送装置取代。
7. 支架的展开（图 47.5b）：恰当的支架需超过肿瘤边缘 1～1.5cm 长。支架展开需在 X 线透视下通过导丝引导放置或通过内镜联合 X 线透视在直视下进行。支架放置在具有一定空间的肿瘤腔内。
8. 支架膨胀：在支架腔内使用一气囊导管将支架扩张。有一些病人会因气囊导管引起穿孔。自从自动膨胀式的金属支架出现后，本步则不再需要。
9. 支架位置检查：这项检查通过 X 线透视法或在内镜直视下进行。一些患者推荐腹部平片可提供基本位置，并了解腹腔内是否有气体存在，从而判断是否穿孔。
10. 排除穿孔：X 线透视法被使用，同时对未经证实的病变进行排除。
11. 操作后的护理：大多数大肠梗阻患者在成功实施了支架治疗后，一般在 24 小时内可恢复大肠功能（64%～100%）。其余的也在数天内恢复。多数学者建议一旦大肠功能恢复，患者在开始时应进食低纤维食物并使用大便软化剂。但在饮食和活动上有人有不同的意见。对那些大肠功能尚未恢复的患者最初建议使用灌肠剂，而不是手术治疗。对于不伴有梗阻、脱位、穿孔症状的患者，不必行放射线和内镜检查。

不是所有的结肠肿瘤梗阻患者都接受或能成功地实施支架治疗（表 47.5）。Khot 等学者在 2002 年报道了在 29 个案例研究中，598 位患者中 47 位未能成功实施。失败的主要原因是 36 位患者的导丝不能穿过病变处，位置不适合的有 4 位，造成穿孔的有 2 位。在成功放置支架，但临床症状不缓解发生在 551 位患者中有 26 位。主要原因是穿孔，有 8 个病人发生；持续的梗阻有 10 个病人。搜集到的证据显示穿孔与球囊扩张有一定关系（非球囊扩张发生穿孔为 2%，球囊扩张发生穿孔为 10%，Khot 等，2002）。支架移位与激光预处理肿瘤和化疗有一定关系。

支架的使用

结肠支架的出现改变了结直肠癌梗阻需要急诊手术处理的观念（Parker，2006）。Johnson 等学者在 2004 年对 18 位支架患者使用结果与 18 位曾接受近端造瘘患者进行了对比。虽然使用支架的患者

表 47.5 梗阻部位和结肠支架

部位	数量	百分比（%）
直肠	113	21
乙状结肠	335	61
降结肠到脾区	77	14
横结肠	9	2
升结肠和肝区	4	1

以 Khot 等的研究（2002）为基础。

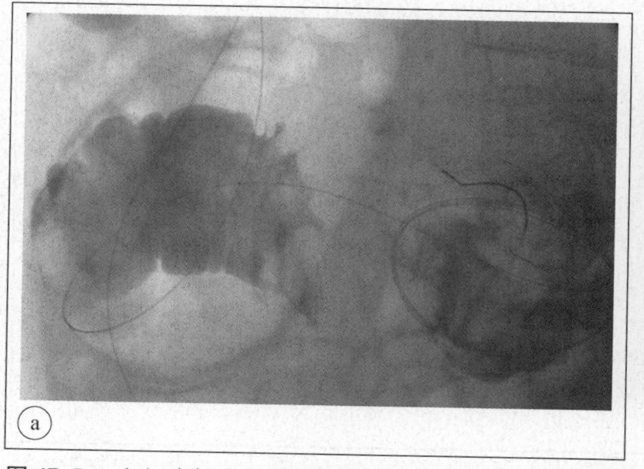

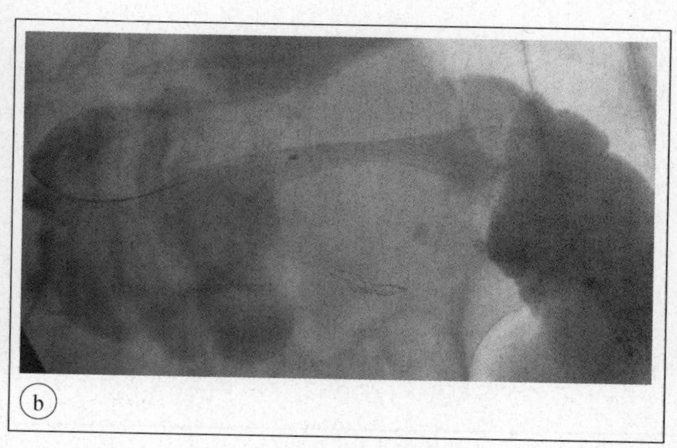

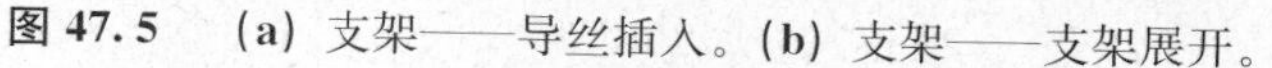
图 47.5 （a）支架——导丝插入。（b）支架——支架展开。

年龄较大，并且ASA等级高，但操作后患者疾病好转，并且具有更多的ITU天数。两者的平均住院天数相似[支架患者中位天数18天，范围（9～132天）；近端造瘘患者中位天数为17.5天（范围9～65天）]。Bhardwaj和Parker在2003年推荐对无法切除的完全或即将梗阻的恶性肿瘤患者，及具有潜在切除可能并伴有或不伴有远处转移的患者，在最初治疗过程使用自动膨胀式金属支架。

结直肠恶性梗阻支架的使用能有效减轻患者广泛的系统性疾病，或者可作为术前的过渡。后者可使相对急诊病例转变为具有选择性切除的诊疗过程（Vrazas等，2002）。Camunez等于2000年报道了35位使用支架后的33位患者之后进行了手术切除，9个月的存活率为25%。

Lamah等于1998年描述了5个成功放置支架的患者，使用硫酸钠盐进行肠道准备。4天后，进行了有效的手术以及端端吻合。术后出院的平均时间是10天。Dauphine等于2002年得出了相同的结果，同样描述在9个成功支架植入的患者，并行一期切除吻合，无死亡和吻合口并发症。在放置支架离手术时间的中位值是7天。Wong等于2002年选择了6例术前放置支架的患者，两例没能植入，一例因穿孔而急诊手术治疗；剩下的3位在支架植入术后5～26天成功地进行了前切除术。

在较大研究项目中，Mainar等于1999年报道了65例支架植入术后的患者，成功实施了肿瘤切除及端端吻合术。术中很容易鉴别支架，同时切除有病变的肠管，术后无并发症发生。术中肠道准备中位时间为8.6天（6～16天）。58位患者术后无并发症，并在术后8天内出院。另外7位患者在12天内出院，平均住院时间是10.3天（6～35天）。Meisner等于2004年报道了38位结直肠癌患者，均在术前接受了支架植入术作为手术的过渡，仅仅17例患者实施了手术切除（9例支架未能植入，12例发现肿瘤扩散，急诊支架植入考虑为首先减压措施）。17位成功实施手术的患者中，12位吻合（3位出现吻合口瘘），5位给予切除并造瘘处理，术后总死亡率为18%。

Saida等于2003年对40位结直肠癌伴梗阻患者的急诊手术治疗和44位术前放置金属支架的治疗结果进行了比较。结果显示术后并发症在金属支架植入组明显少，伤口感染率是14%∶2%；吻合口瘘是11%∶3%。5年存活率急诊手术组和支架组分别为40%和44%。Khot等学者在2002年报道的598位支架植入的患者中，262位患者把支架作为手术切除的过渡。

相反，在其他一些研究报告中，Suzuki等在2004年报道了在成功支架植入后，只有少数患者实施了手术切除术（2/36）。Clark等在2003年报道了对伴有多种疾病、肿瘤转移以及进展期肿瘤患者才给放置支架的处理。Tack等在1998年、Turegano-Fuentes等在1998年、Fernandez Lobato等在1999年、Aviv等在2002年、Maetani等在2004年先后报道支架植入后患者存活时间仅仅1个月左右。Law等于2004年报道成功放置支架的患者中，多数为局部进展或无法进行切除的结直肠癌患者，其中位生存期为88天。然而，在这个时期，50位中有13位患者发生了与支架相关的并发症，8位病人出现支架移位。6位病人的支架被重新放置，一位病人在支架移位后短期内死亡，一位病人因支架反应而将支架取出（Law等，2004a）。放置支架的结直肠癌患者有56%症状减轻（Khot等，2002）。

Harris等于2001年报道认为支架与单纯手术治疗相比较时，支架治疗有一定价值。Osman等在2000年试图证实16位急性大肠梗阻患者通过支架治疗与10位手术减压的患者相比较，其具有明显的效果。在支架组，患者中位住院时间为2.5天，每天住院费用为180英镑，总住院费用为450英镑（360～1 080英镑），但手术组的费用为2 430英镑（1 800～2 700英镑，平均住院日为13.5天）。支架组平均总费用为1 445英镑，手术组的总费用为3 205英镑，支架组每个病人可节省1 760英镑。在不考虑支架移位等并发症的情况下，作者认为支架治疗是最有价值的方法。在随机比较中，支持支架为过渡的手术治疗，反对传统的手术治疗。

Xinopoulos等在2004年实施一项有关30位结肠癌伴梗阻且无法切除的病人的成本分析。15例为随机被放置支架，另15位给予假肛处理。成本考虑包括：

- 人员成本——评估每个人的平均工作每小时的成本（医师、放射科技师、护士和助理人员）。
- 使用材量和每个操作后的成本，包括支架、对比造影剂、药物、一次性假肛袋、胶等；每个支架为1 617欧元。每天假肛袋和胶为4欧元，乘以患者的生存期。

- 每次结肠镜检查成本和钡灌肠检查成本加上每次激光成本的总和，就是 73.52 欧元加 44.11 欧元及 29.41 欧元，还包括个人成本乘以工作小时。
- 操作期间的房租加营业间接成本，门诊病人检查——每平米数量的调查、手术、病人的支架、设备成本、清洁成本、电话费、各种辅助部门的服务成本。
- 住院成本——住院天数乘以每天平均 132.62 欧元。

Osman 等在 2000 年报道：患者被实施支架治疗后的住院天数为 28 天，患者被实施造瘘治疗后的住院天数为 60 天；两组存活期无明显区别（被实施支架治疗患者的中位生存期为 21.4 周，被实施造瘘治疗患者的中位生存期为 20.9 周）。平均总成本两组相似，分别为 2224 欧元和 2092 欧元，包括干预后成本。因此，Xinopoulos 等于 2004 年分析得出：基于成本，来自于希腊国民医疗服务系统的数据，支架组比造瘘组高 132 欧元（6.9%）。

减压——肿瘤再通术

其他内镜检查方法，包括 Spinelli 等在 1987 年、Gevers 等在 2000 年和 Kimmey 在 2004 年报道的 Nd：YAG 激光凝固法，Barr 等在 1989 年报道了光动力学治疗，Hoekstra 等在 1985 年报道了电凝法，Mlasowsky 等在 1985 年报道了冷冻治疗，Oz 和 Forde 在 1990 年报道了球囊扩张或刚性扩张器，以及局部注射聚乙二醇单十二醚。这些减轻梗阻的方法目前在很大程度上已被金属支架所取代。然而，激光消融仍被使用，特别是对主要症状为直肠出血的患者（Kimmey，2004）。

激光治疗

Gevers 等在 2000 年报道了对 219 位结直肠癌使用 Nd：YAG 激光治疗后的效果。160 位患者得到了长期有效的缓解，占总比例的 75%，其中 76 位患者主要临床表现为消化道梗阻。钕激光使用后的并发症包括为穿孔、瘘、脓肿、出血等，分别占的比例为 4.1%、3.2%、1.7%、4.1%。如果肿瘤呈环形生长，并形成梗阻，其治疗具有很高的意义。Nd：YAG 激光通过金属网状支架来处置肿瘤内生长有着特别的意义（Kimmey，2004）。Chapuis 等在 2002 年证实激光消融联合放疗较单纯激光治疗有更高的疗效，激光消融联合放疗的复发率为 15%，单纯激光治疗复发率为 58%。相反，氩等离子体穿透性有限，其主要作为梗阻患者的顺势治疗（Kimmey，2004）。同样，光学治疗对于结直肠癌梗阻患者临床表现的缓解无明显效果（Kimmey，2004）。

切除和结肠断端造瘘术——Hartmann's 方式

结肠肿瘤切除后，近端结肠被提出左髂窝外行造瘘术。由于手术经常在急诊情况下进行，因此没有足够的时间给造口护理师与患者交流，导致在术前未能确定合适的造瘘口位置。在这种情况下，造瘘口一般选择在左侧髂窝内，与髂嵴、肚脐、耻骨结节的距离相等（图 47.6）。在一些肥胖的患者，造瘘口应位置高些，远离肚脐。为了防止污染，结肠将被 GIA 直线切割器离断。当造瘘肠管被提出腹壁外，并行黏膜和皮肤的固定缝合前，将保留近端结肠上的切割钉。

直肠远端将使用 TA 闭合器、Roticulator 或是 TL 关闭器关闭肠管。如果用手工缝合直肠断端，为了防止污染，将使用不可吸收线在直角钳下采取边切边缝的方法（图 47.7）。为了避免直肠掉入骨盆，并形成扭曲，直肠断端顶部将被固定在骶前韧

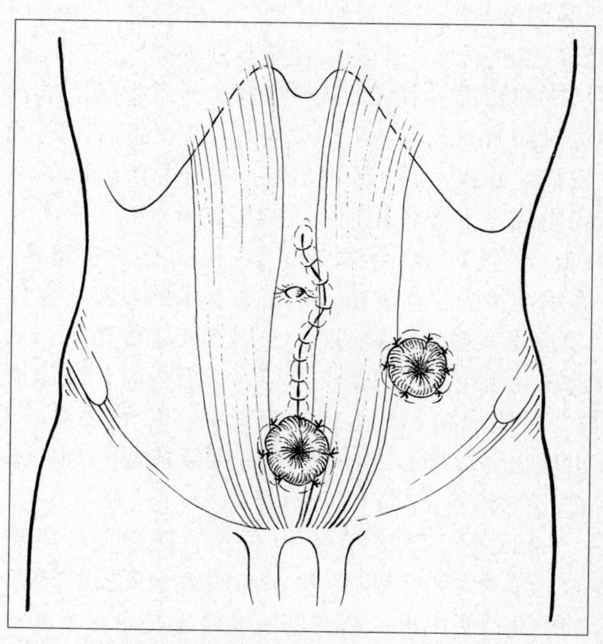

图 47.6 左半结肠癌伴梗阻无吻合下的一期切除；近端肠管在左下腹行环形造瘘；远端在切口下方形成环形黏液瘘。

带上。如果有足够的长度，还可缝合在耻骨联合上。在下次关瘘手术时，有利于直肠的鉴别。使用不可吸收性定位器，也是为了便于鉴别。Griffiths在1984年报道，一些外科医生建议在手术结束前，给予扩肛处理，避免直肠内容物堆积，以引起结肠缝合线或缝合钉的脱落。倘若直肠被清洗后呈清洁状态，那我们认为扩肛将没有必要，反而会造成肛门括约肌的损伤，仅将其作为手术中的一个补救措施。替代的方法是，我们在这种情况下使用30F Foley导管进入到直肠内进行减压。Khosraviani等在2000年报道了75位Hartmann's术式的结果，45位实施急诊手术，术后总死亡率为10%，43位生存下来的患者中30位实施了消化道重建。

有时，肿瘤位于乙状结肠，具有较大的活动度，通常将结肠远近端同时提出腹壁外形成双腔造瘘口，就像Paul-Mikulicz术式一样。肿瘤位于左半结肠，其活动呈轴向活动。使用GIA或类似的直线切割器将结肠断开。在提出腹壁外前，将结肠断端缝合在一起或钉合在一起，大约缝合5～7cm的长度（图47.8）。结肠的缝合最好在结肠带上进行。两断端通过一具有分隔的小口或圆形口提出左髂窝外。造瘘口固定采取将结肠系膜与腹直肌鞘缝合固定，而不实施肠壁与腹壁的固定，避免导致坏死和瘘。在腹部切口关闭后，切除肠断端的缝合钉，直接行黏膜和皮肤缝合（图47.8）。

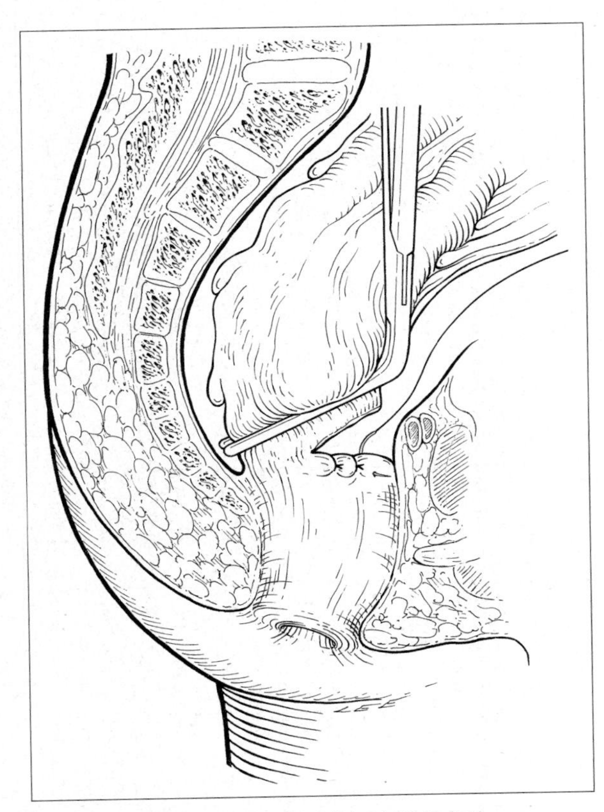

图47.7 直肠远端关闭采用边切边缝的方法。

在最初的Paul-Mikulicz术式，假肛的关闭将使用一个肠刀在双腔造瘘口。肠刀被放置在造瘘口处数日。尽管，在理论上直接关闭被认为没必要，但实际操作中，经常这样处理。如今肠刀不再使用，因其比较笨拙，并且会损伤两结肠断端的小肠。最常使用造瘘口关闭的方法是，在完成前壁缝合的基础上继续完成全肠壁的吻合。可供选择的另一种方式是切除假肛，行结肠端端吻合。如果在最初造瘘时将两断端缝合在一起，双腔造瘘口可使用直线切割器关闭。即使两结肠断端没有缝合在一起，通过使用GIA或TLC行侧侧吻合，断端再用TA或TL或另一套GIA或TLC关闭（参见第5章）。

切除和吻合

扩大的右半结肠切除术

对左半结肠癌伴梗阻的患者，可采用扩大的右半结肠切除、回肠结肠吻合术以及部分结肠切除、结肠结肠吻合术等术式。Lee等在2001年报道，认为扩大的右半结肠切除术明确包括：全部近端排泄物，即将破裂肠管，盲肠缺血时，发现在右半结肠内有同步生长的病变。其总死亡率是6.8%，有

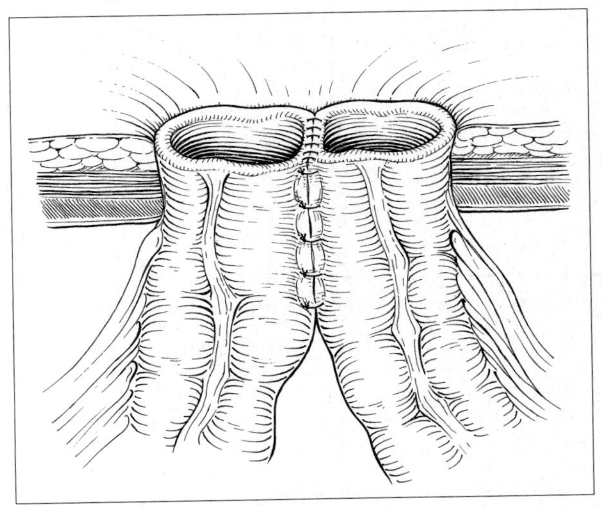

图47.8 结肠双腔造瘘，其为改良Paul-Mikulicz术式的一部分。

七个发生致死性漏和七个非致死性漏（表47.6）。因此，与结肠部分切除术相比较，腹泻发病率和体质下降率高（Morgan等，1985；Brief等，1991；Scotia，1995）。

一个预期对照实验研究证实了这个观点（Scotia study Group，1995）。在苏格兰，作为多中心研究的一部分，Scotia组的患者被随机分配到结肠次全切除、回肠直肠吻合术，以及部分结肠切除术、结肠灌洗后的一期吻合术中。91位符合条件的患者被12个中心录用，47位实施结肠次全切除，44位在术中行结肠灌洗并行结肠部分切除术。医院死亡率和并发症发生率相同（表47.7）。然而在结肠次全切除术、回肠直肠吻合术后，腹泻和体质下降的发生率较高（表47.8）。这组研究得出结论，左半结肠癌伴梗阻的患者应首选采用部分结肠切除合并结肠灌洗后吻合的方法（图47.9）。

相反，Reemst等于1998年报道了有关20位大肠癌梗阻患者行结肠次全切除和末端回肠直肠吻合术的结果。其先决条件是，包括有经验的外科医生以及患者具有正常的骨盆结构。如肛门收缩功能减弱，或肛门失禁，则建议行Hartmann's术。在结肠次全切除术组，1位患者因吻合口瘘暂时行回肠造瘘术。平均中位住院时间为15天。经过6周的每天2～6次通便，无肛门失禁表现；9位患者在6个月后能使用洛派丁胺，4个病人在1年后使用洛派丁胺（Reemst等，1998）。

Chrysos等于2002年报道了4位直乙交界处癌和直肠上段癌梗阻的患者，并在术中建立一储袋。采用全结肠切除，切除至直肠上段，末端回肠采用长10cm J型回肠与直肠远端吻合。术后1年，所有患者每天有1～3次大便，无失禁。使用J型吻合较直接回肠直肠吻合功能问题明显减少。这一结

表47.6 对左半结肠病变实施的结肠次全切除、回肠乙状结肠吻合或回肠直肠吻合术

	n	近端造口	死亡	患病率
Klatt等（1981）	5	0	0	2
Deutsch等（1983）	14	0	1（1漏）	3
Adloff等（1984）	16	0	1（1漏）	1
Feng等（1987）	9	0	1	?
Wilson和Collock（1989）	18	0	2	12（1漏）
Halevy等（1989）	22	0	1（1漏）	6
Stephenson等（1990）	31	0	1	8（1漏）
Brief等（1991）	72	0	3	?
Arnaud和Bergamaschi（1994）	44	0	3（1漏）	3（1漏）
Scotia Study Group（1995）	47	0	6（3漏）	11（4漏）
Lee等（2001）	26	0	3（3漏）	
总计	305		22/305（7.2%）	46/197（23%）

表47.7 有关Scotia研究组报道的术后并发症

	结肠次全切除（*n*=47）	部分切除伴灌洗（*n*=44）	*P*	95%CI
伤口感染	2（4）	3（7）	0.68	−12～7
腹腔感染	5（11）	2（5）	0.44	−5～17
吻合口瘘	4（9）	2（5）	0.68	−6～14

括号内为百分比。

来源自：Scotia study Group（1995）。

表 47.8 有关 Scotia 研究组的结论

	结肠次全切除	部分切除伴灌洗	χ^2 检验	95%CI
造瘘率	n=47	n=44		
造瘘形成	5（11）	1（2）		−1～18
先手术后造瘘				
在第二次手术	1（2）	0（0）		−2～6
在最后手术	1（2）	0（0）		−2～6
永久造瘘	7（15）	1（2）		2～24
4 个月随访	n=38	n=35		
患者协商 GP				
便秘	4（11）	4（11）		
腹泻	15（40）	4（11）		
体质下降	2（5）	0（0）		
大肠其他问题	1（3）	0（0）		
结肠造瘘术	1（3）	0（0）		
无商议	15（39）	27（77）		
每天大肠运动	n=35	n=35		
每天运动				
<3	21（60）	31（89）	P=0.01	9～47
≥3	14（40）	4（11）		
夜间大肠运动				
否	25（71）	32（91）	P=0.03	2～38
是	10（29）	3（9）		

来源自：Scotia study Group（1995）。

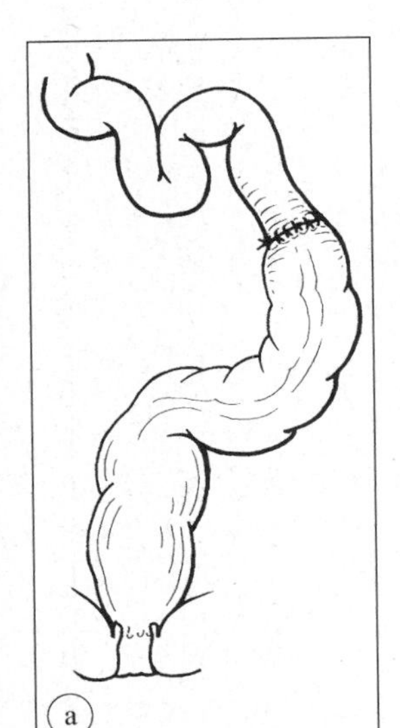

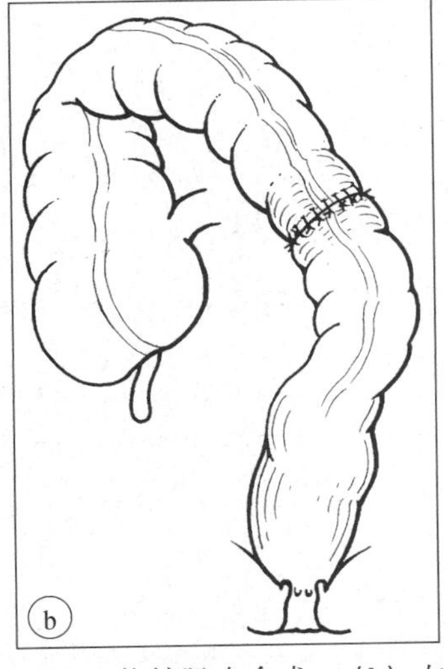

图 47.9 （a）次全切除后回肠乙状结肠吻合术；（b）左半结肠切除术后结肠结肠吻合术。

论在进行更深一步的研究（Platell，2002）。

部分切除术

左半结肠和直肠活动在正常位置，活动程度依靠肿瘤的位置而决定。我们观点是立即切除且在术中实施结肠清洗后进行吻合（Dudley 等，1980；Chiappa 等，2000）。当然，可行末端回肠乙状结肠吻合或扩大的右半结肠切除术。

术中灌肠

这项技术适合包括肝曲和脾曲在内的全部结肠（Hulme-Moir 等，1999）。特制的肠钳放置在结肠肿瘤近端，一把放置在近端即将吻合位置，另一把钳夹放置在距第一把远端 8～10cm 的位置。第二把肠钳至结肠远端包括即将切除的肿瘤和一部分将切除肠管。使用一个麻醉过滤管在接近第二把肠钳的位置插入至肠腔内。保护好插入管子周围组织，避免肠内容物溢出。三把组织镊，分别提起肠边缘，帮助管子进入到肠腔。使用一金属连接器连接在管子近端，进入肠腔后防止肠管塌陷。一旦管子进入到合适位置，使用尼龙带将肠管结扎（图 47.10a）。目前有更多的装置在使用（图 47.10b，c）。

麻醉通气管的远端被提出腹壁外，与两个塑料袋连接，一个套一个，形成一个封闭系统。管子的末端亦可直接放入合适的塑料容器。Hartmann's 溶液在与患者体温相同下，进入放置于末端回肠或经阑尾根部放置的大号导管，此导管先前被用于盲肠减压。沿结肠纵轴用手将结肠内液体和排泄物向外排挤。由于排泄物进入导管，导致负压产生。为避免负压形成，可使用大号静脉注射针头，插入导管内作为排气口。此过程直到将肠内排泄物清理干净为止。将放置麻醉导管在内的结肠一并切除。结直肠远端肠腔内使用聚维酮碘或 1%西三溴铵进行灌洗（图 47.11），同时根据外科医生习惯，行端端吻合等术式。整个过程包括如下（Hulme-Moir 等，1999）：

- 第一步是完全游离肠管和肠系膜。
- 确定灌洗导管插入将被切除的标本内，尼

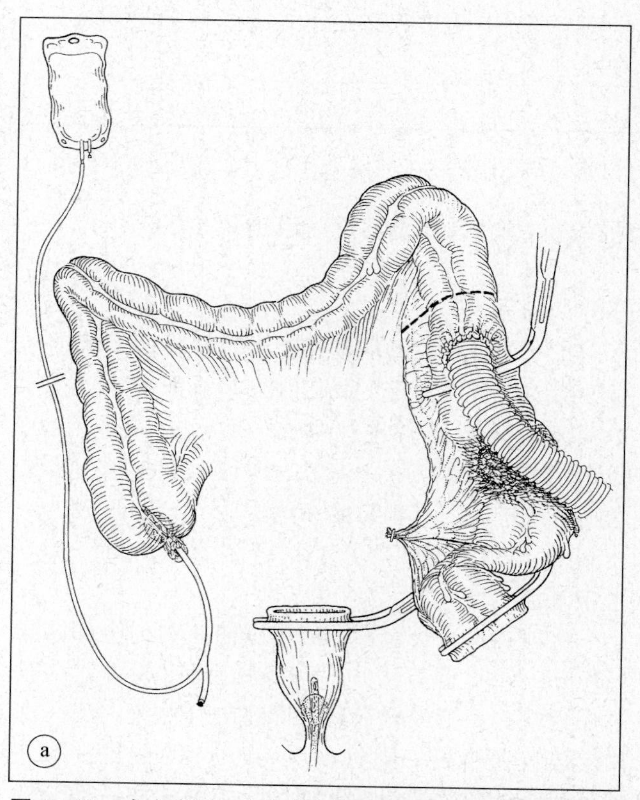

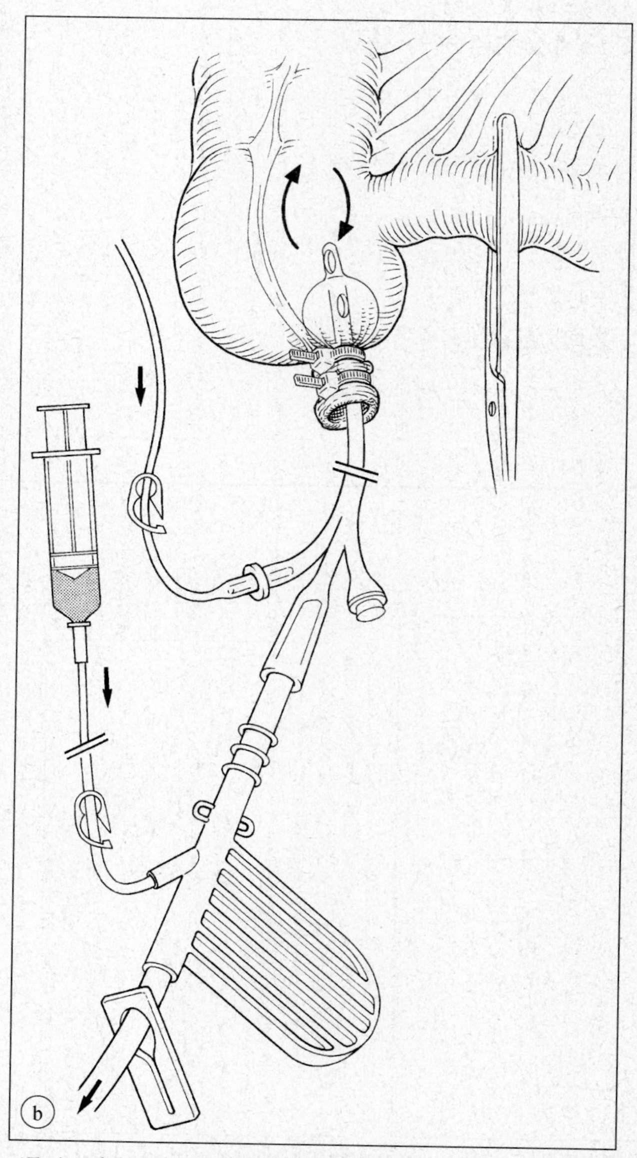

图 47.10 术中灌肠。(**a**) 使用与人体体温相同的电解质液体，通过压力管与阑尾根部连接进行灌洗，排泄物将通过肿瘤近端的麻醉过滤管进入台下的塑料袋。(**b**) 快速灌肠装置。

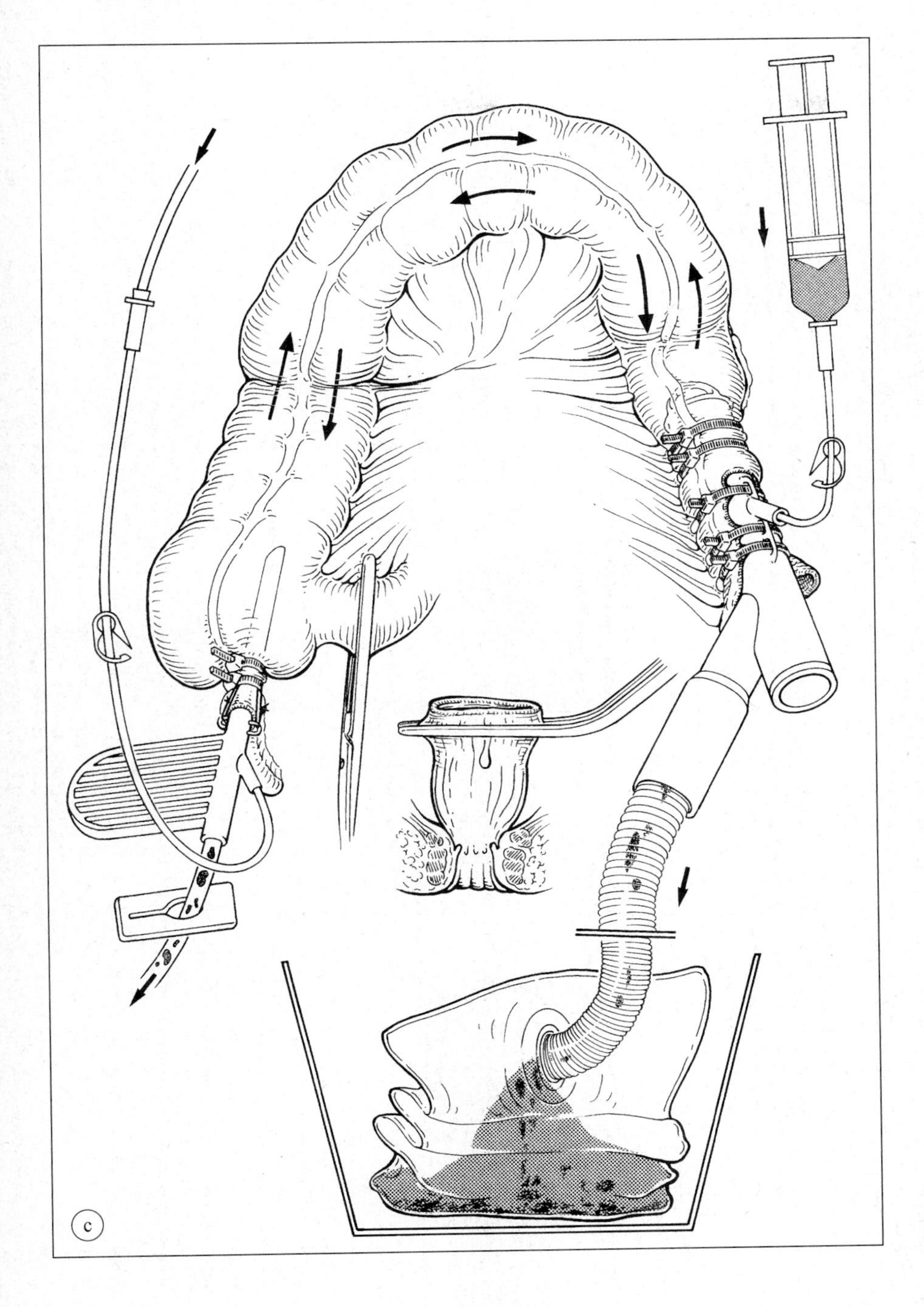

图 47.10（续）（c）带有通气条件的灌肠装置。

龙带结扎；另一灌洗装置被悬挂掉起。

- 一个小针头插入导管的近端，防止吸虹现象。
- 导尿管两端分别连接右半结肠和排泄袋。

另一替代方法是在恢复结肠吻合后，经肛门插入直肠镜过吻合口，在盲肠上造口作为灌洗管插入口。盐水经此流过，直到灌洗液变得清澈，外科医生注视灌洗过程，同时将固体排泄物打碎（Sitzler 等，1998）。如果一定需要做造口，我们建议在回肠造口。我们通常应用回肠行环形造口，导尿管进入造口内进行灌洗。为了避免造口，我们可选择另一种方式，在腔内放置支架（结肠防护技术）（Ger 和 Ravo，1984；Keane 等，1988）（图 47.12）。

Chiappa 等于 2000 年报道了 50 名急性恶性梗阻性患者的手术研究结果。其中 39 位进行了术中灌肠和一期吻合；29 位患者吻合口放置在皮下，10 位患者吻合口放入腹腔内。39 位患者中的 30 位患者无重大并发症；3 位发生伤口感染，1 位患者有腹腔内形成脓肿，2 位发生吻合口瘘，1 位由于多器官衰竭死亡。Lee 等在 2001 年报道了 125 位

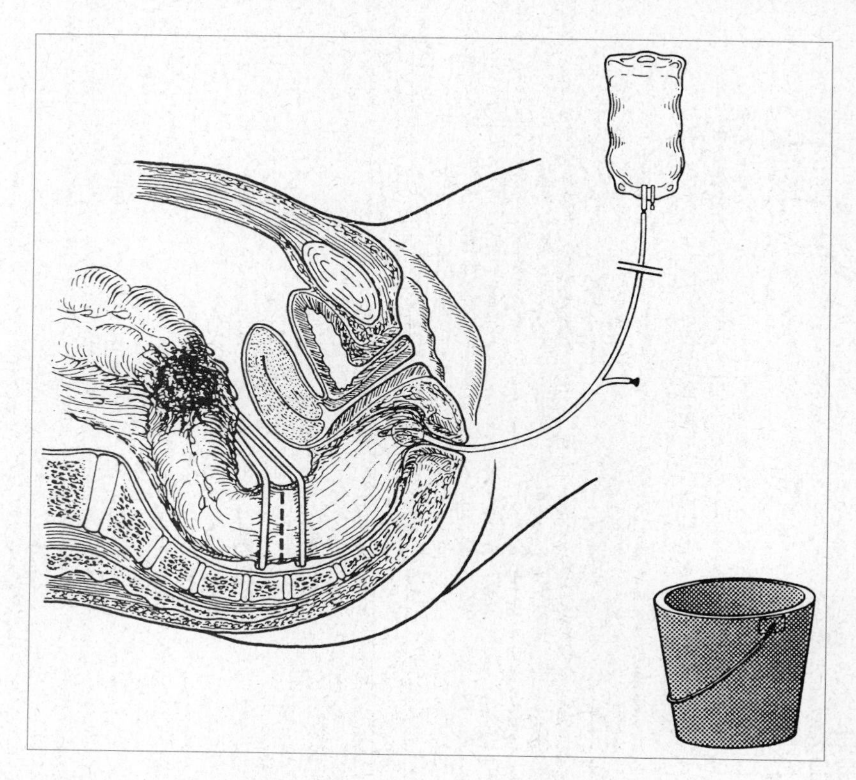

图 47.11 灌洗直肠根部。此时，肿瘤结直肠远端肠管将切断。

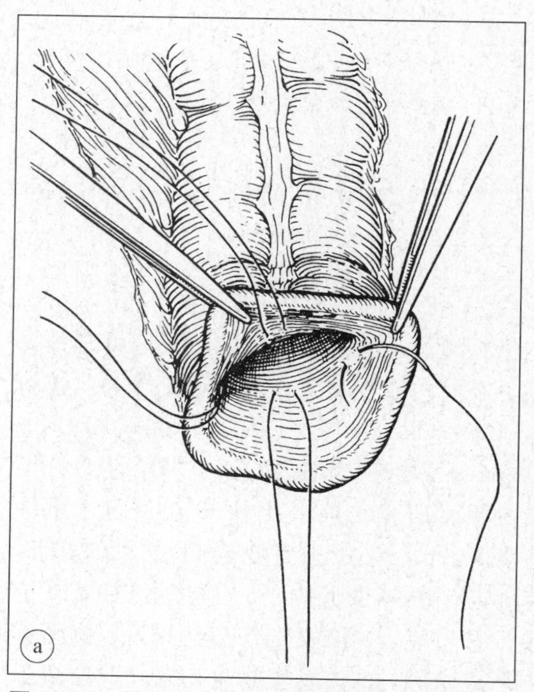

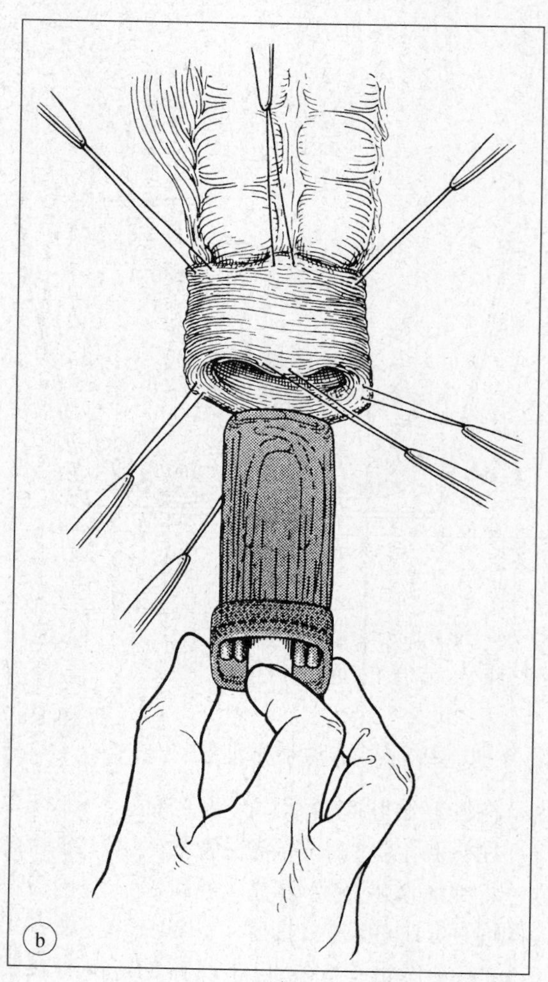

图 47.12 结肠防护技术是保护结肠吻合口。

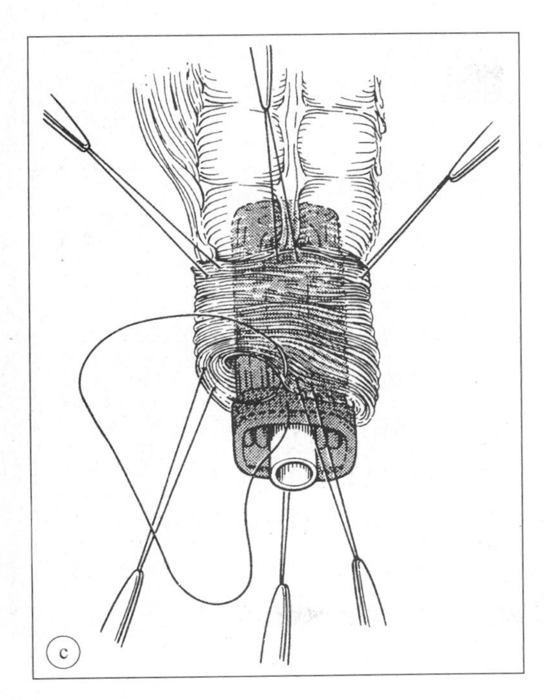

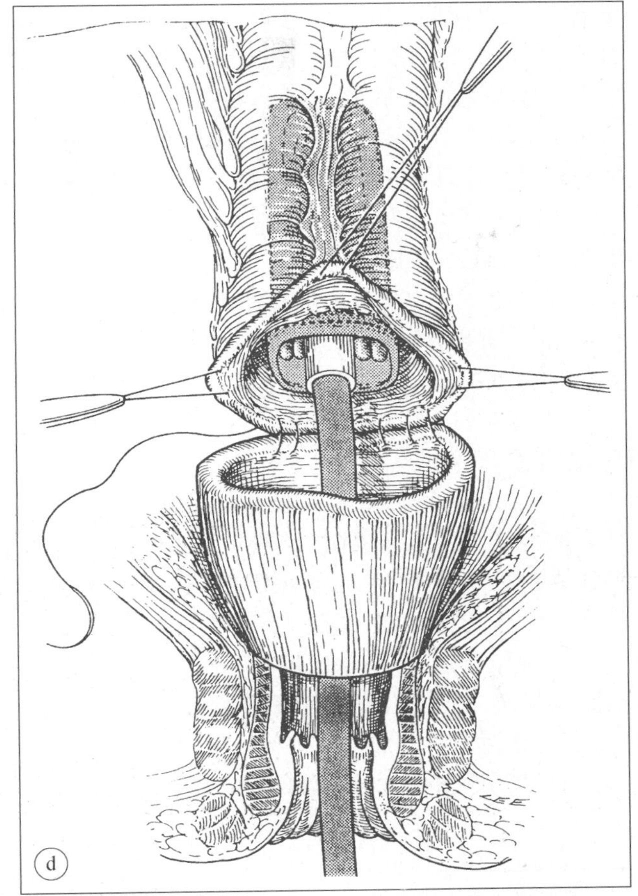

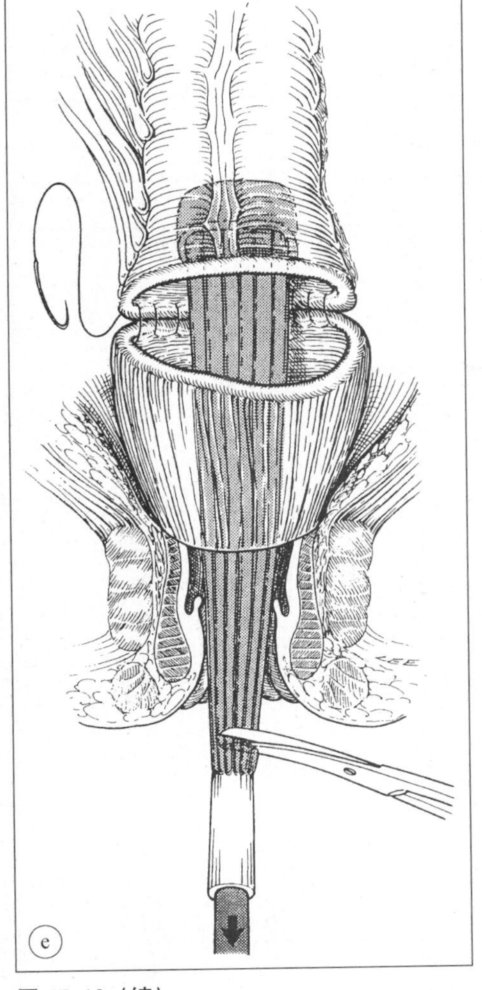

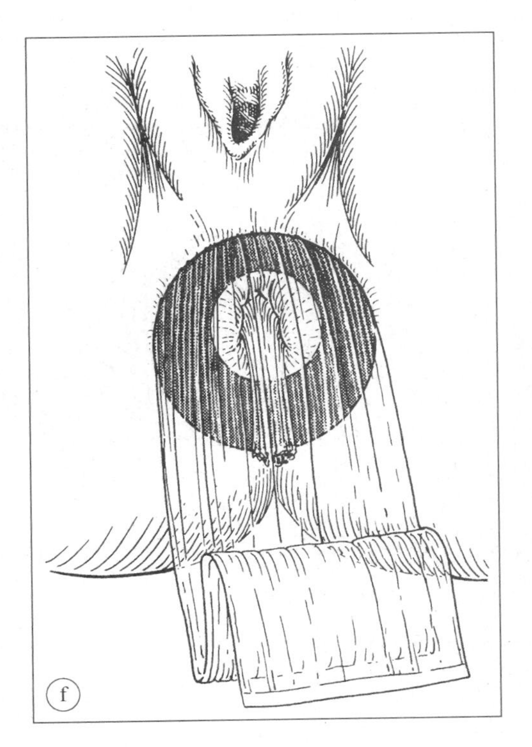

图 47.12（续）

左半结肠癌患者行一期切除，101位患者（74%）进行一期吻合（表47.9a）。75位患者实施了部分结肠切除伴术中灌肠及结肠结肠吻合术；另26位患者实施了结肠次全切除不伴术中灌肠。结肠次全切除术的应用需要谨慎，只有在结肠即将破裂、盲肠缺血、右半结肠同时出现病变、有右半结肠切除史和发生在年轻人等情况下实施。对于左半结肠梗阻的患者，两种方法在发生吻合口瘘的概率无明显差异。急诊切除和一期吻合的分析结果显示在表47.9b中。

非术中灌肠下吻合术

Naraynsingh等（1999）报道了一种方式，使用一个36F的胸腔引流管插入至梗阻上结肠，并挤压冲洗大便和气体。对58位患者连续使用这方式，患者平均年龄为63岁，乙状结肠梗阻为55%，降结肠梗阻为28%，横结肠远端和脾曲梗阻为17%。平均住院时间为9.8天。仅仅一位患者发生了吻合口瘘，一位患者术后发生心肌梗死。Turan等（2002）报道了一种结肠近端和远端的吻合方式，用挤压式的方法将结肠排空，用聚维酮碘棉棒擦拭一段长10cm的肠腔，在这种情况下，33位患者实施

表47.9a 结直肠癌伴梗阻的一期切除

位置	方式	数量
右半结肠	右半结肠切除术	85
（至脾曲）	横结肠切除术/左结肠切除术	6
	结肠次全切除术	5
	切除后无吻合	2
	分期切除	1
	回肠结肠/结肠结肠短路吻合	8
左半结肠	部分切除后吻合	75
（末梢到脾曲）	结肠次全切除术后吻合	26
	切除后无吻合	24
	分期切除	5
	减压造瘘	6

来源自：Lee等（2001）。

表47.9b 左半结肠一期切除吻合

	n	近端造口	死亡	发病率
McMillan和Bell（1984）‡	7	0	0	1
White和Macfie（1985）†	35	0	3（1漏）	10（3漏）
Koruth等（1985a）*	15（选择性）	2	2（1漏）	3
Thomson和Carter（1986）*	20	？（盲肠穿孔术）	?	?
Foster等（1986）*	15	0	1	4（2漏）
Gramegna和Saccomani（1989）*	20（选择性）	0	1	？（0漏）
Feng等（1987）‡	5（选择性）	0	0	0（0漏）
Konishi等（1988）*	25	0	0	1（0漏）
Dorudi等（1990）‡	18	0	0	0
Tan等（1991）	23	0	2（1漏）	10
Murray等（1991）	25	4	0	4
Stewart等（1993）	63	0	4	4漏
Arnaud等（1994）	35	?	2	?
Scotia Study Group（1995）	44	2（1盲肠穿孔术）	5（2漏）	?
Lee等（2001）	101	NA	9	?
总计	451		29/431（6.7%）	37/231（16%）

* 台上灌洗。
† 选择性病例中台上灌洗。
‡ 无台上灌洗。

了吻合（20 位由于癌，12 位由于扭转，1 位是贝赫切特综合征）。Zorcolo 等（2003）报道了因恶性肿瘤和憩室而导致急性梗阻和急性腹膜炎的 176 位吻合患者，仅 14 位实施预防性造瘘，13 位实施了术中肠清洗（7.4%），9 位发生吻合口裂开（5.1%）。

在比较公开资料时，梗阻的程度和危险因素是对左半结肠癌一期切除吻合最重要的数据。伴有膈肌抬高导致呼吸窘迫的完全性大肠梗阻，与在放射线和内镜检查未发现的结肠癌梗阻近端肠管扩张而出现的盲肠快速扩张比较，有很大程度的不同。共病因素与社会原因，同样需要评价。

概述

大肠恶性梗阻的治疗包括复杂系统疾病的评估、恶性肿瘤转移程度治疗的可行性、随后的伴有造瘘的生活治疗和后期生活过程。这些判断有可能违背患者和家属所能接受的危险因素和可能接受的结果。

手术治疗大肠恶性梗阻是有危险性的。Tekkis 等（2004）报道有关实施了大肠恶性肿瘤梗阻的患者，包括诊断和治疗经过，使用全身和局部麻醉。

表 47.10　大肠癌伴梗阻患者的术后死亡率和危险因素

变量	数量	术后死亡	调节后 OR	95%CI
年龄（岁）				
<65	258（26.1）	14（5.4）	1	
65～70	297（30.0）	39（13.1）	2.97	1.26～7.08
75～84	301（30.4）	66（21.9）	4.31	1.83～10.05
>85	126（12.7）	34（27.0）	5.87	2.27～15.14
失踪	7	2		
ASA				
Ⅰ	117（11.8）	3（2.6）	1	
Ⅱ	423（42.8）	32（7.6）	3.32	0.73～15.18
Ⅲ	297（30）	71（23.9）	11.73	2.58～53.36
Ⅳ～Ⅴ	91（9.2）	39（42.9）	22.33	4.58～109.68
失踪	61（6.2）	10（16.4）		
Dukes 分期				
A	22（2.2）	2（9.1）	1	
B	339（34.3）	37（10.9）	1.98	0.35～11.08
C	328（33.2）	40（12.2）	2.04	0.36～11.53
D	247（25）	58（23.5）	5.95	1.04～33.94
失踪	53（5.4）	18（34.0）		
手术紧急性*				
择期手术	391（39.5）	50（12.8）	1	
急诊手术	460（46.5）	79（17.2）	1.55	0.93～1.80
抢救手术	130（13.1）	26（20.0）	2.30	1.46～4.60
失访	8（0.8）	0		

* 择期手术：不是用于挽救生命的（如恶性肿瘤）；如手术在 3 周内进行。
急诊手术：复苏后尽快进行的手术（手术在 24h 内进行）。
抢救手术：挽救生命的即刻手术（1h 内进行）。
括号内为百分数。
来源自：Tekkis 等（2004）。

表 47.10 显示了术后死亡率。来自 148 所医院的 294 名外科医生进行的 1 046 位患者的研究。数据分析建立于 1 046 位患者中的 989 位患者所具有的满意标准。被排除患者是因未能实施手术（$n=13$ 位）和手术死亡未记录（$n=44$ 位，0.4%）。989 位患者实施了手术治疗中，91.7%实施了大肠切除术，死亡率为 15.7%。在大肠癌梗阻的情况下，四种情况的发生可能与手术死亡有关，包括患者年龄、ASA 分级、是否为急诊手术和 Dukes 肿瘤分期。作者使用这些数据建立恶性大肠梗阻模式，并分析了患者的死亡风险。

Deen 等（1998）报道了 143 位大肠梗阻的患者，4 位单纯行造瘘术、17 位实施了 Hartmann's 术式、121 位一期行切除和吻合术。一个患者实施了腹会阴切除。在实施一期行切除和吻合术的患者中，39 位遭受了次全切除和末端回肠直肠吻合术或末端回肠乙状结肠吻合术，82 位实施了乙状结肠切除术。术中结肠灌洗的有 40 位，占总比例的 28%。Pisanu 等（2002）在一小的实验研究中，对结直肠癌伴梗阻患者，在实施结肠造瘘术、术中肠道清洗和一期吻合以及结肠次全切除术上具有相同结果。

英国采用了信件方式调查了 218 位外科医生，44%的医生对乙状结肠癌伴梗阻患者实施了 Hartmann's 术式，41%的外科医生在条件允许情况下实施了乙状结肠切除和一期吻合术（Pain 和 Cahill，1991）。另外一项调查在 Wessex 的 42 位外科医生显示：Hartmann's 术式使用于麻醉危险因素高的的患者，一期切除吻合使用于部分条件尚可的患者（Carty 和 Corder，1992）。Goyal 和 Schein（2001）显示最近美国的一些研究有类似的经历。条件情况好的患者可实施了一期切除吻合，共有 96 位外科医生回应，占 53%。在 96 位回应者中，46 位在术中灌洗后进行了乙状结肠切除，32 位实施乙状结肠切除但不实施灌洗，另 18 位选用结肠次全切除、回肠直肠吻合术。与之相比较，对于高危险患者，94%的回应者将采取分期手术的方式，其手术包括 Hartmann 术式切除或横结肠切除。

患者在具有类似年龄和性别的情况下，具有恶性梗阻表现的患者比经有效手术治疗的非梗阻性肿瘤患者的长期预后差（Nickell 和 Dockerty，1948；Fielding 和 Wells，1974；Welch 和 Donaldson，1974；Clark 等，1975；Carson 等，1977；Gennaro 和 Tyson，1978；Corman 等，1979；Schein 和 Gemming，1981）。一些作者也强调了梗阻患者往往是老年人，与有效手术组的患者相比较，其身体情况差（Chang 和 Burnett，1962；Loefler 和 Hafner，1964；Hughes，1966；Irvin 和 Greaney，1977）。另外，大多数研究显示导致梗阻原因是肿瘤呈进展期（Goligher 和 Smiddy，1957；Minster，1964；Hughes，1966；Clark 等，1975；Dutton 等，1976；Irvin 和 Greaney，1977；Ohman，1982；Umpleby 和 Williamson，1984）。

Wang 等于 2004 年进行了一项长期调查，包括 35 位实施右半结肠癌伴梗阻切除手术患者与 221 位非梗阻性右半结肠癌切除手术的患者，两者之间进行了比较。在全身复发和远处转移率方面，梗阻组患者较非梗阻组患者明显比率高，梗阻组为 49%，非梗阻组为 22%。虽然在局部复发率上，梗阻组较非梗阻组高，但统计上无明显差异。Zucchetti 等于 2002 年发现在 5 年存活率方面，结肠癌梗阻患者经有效手术切除后较非梗阻患者低；非梗阻患者需具有同一的治疗方式前提下，梗阻患者存活率为 41.2%，非梗阻组为 78.9%。类似的报道出现在 Carraro 等于 2001 年对 528 位结直肠癌患者的研究中。336 位患者目前治愈生存者，其中包括 94 位为梗阻患者，242 位为非梗阻患者。在进一步的研究中，中位生存期为 55 个月，局部复发发生在 37 位患者，其中 12 位梗阻患者（12.8%），25 位非梗阻患者（10.4%），$P=0.44$。远处转移发生在 68 位患者，其中 25 位为梗阻患者，占 27.6%；43 位为非梗阻患者，占 17.8%，$P=0.029$。

通过对大肠癌梗阻危险性的陈述，我们相信在这种情况下需制订一份合理的治疗措施。我们首先要明白从急诊室转来的大部分患者多有不可预测的情况。通过病史、体检和腹部平片检查，考虑为梗阻。一些不适合技术干预的患者不应进行手术治疗。另有一小部分人群具有腹膜炎体征，需进行急诊剖腹探查（Deen 等在 1998 年报道大约为 1%，Tekkis 等于 2004 年报道认为这部分人群占 13.1%）。大多数患者表现大肠癌梗阻，他们应进行 CT 检查（12 小时内），以明确梗阻位置及梗阻特征，并评价远处转移情况。可考虑下列选择：

- 大多数当前证据支持结肠脾区肿瘤伴梗阻的患者需进行剖腹探查处理，包括肿瘤切除和回肠结肠吻合术（Lee 等，2001）。只有很少数的患者适合放置自动膨胀式金属支架（Khot 等，2002）。

- 对于不急于在 24 小时内进行手术且肿瘤梗阻位于结肠脾区的患者，可考虑放置支架。对于伴有系统性疾病的患者，成功放置支架被认为可以有效地缓解症状。肿瘤学家推荐化疗可减轻症状的患者，可被考虑放置支架。
- 成功放置了支架同时不伴有系统性疾病的患者，在 7 天将实施结肠切除术及结肠吻合（Mainar 等，1999；Saida 等，2003；Meisner 等，2004）。术前将与患者协商有关造瘘和有效的大肠准备事宜。放置支架和有效的术前准备患者也适合于腹腔镜下肿瘤切除（Balague 等，2004；Law 等，2004b）。
- 对于未能成功放置支架和发生支架有关的并发症的患者，需急诊手术治疗。治疗措施包括近端造瘘、切除后提出腹腔外、切除后术中灌洗和伴有或不伴有近端造瘘的吻合。

憩室疾病

有关憩室导致大肠梗阻的疾病并不多见。Koruth 等于 1985 年报道：1977—1983 年间，在阿伯丁，74 位大肠梗阻患者中，55 位为癌梗阻，仅 1 位为憩室造成。Nelson 和 Ellis 于 1984 年报道了类似结果，在英国 Westminster 医院，在 1962—1983 年间，治疗过的 279 位大肠梗阻患者中，84 位为癌梗阻（30%），憩室仅为 11 位（3%）。McConnell 等于 2003 年报道发现 934 位憩室患者中，61 位表现出梗阻症状（6.5%）。

憩室造成大肠梗阻的治疗措施与大肠癌造成梗阻的治疗措施是不一样的。自动膨胀式金属支架是否可用于憩室梗阻患者，目前尚无法确定（Tamim 等，2000；Forshaw 等，2005）。如果发现乙状结肠梗阻中的炎性包块，外科医生经常无法立刻明确诊断。在结肠其余部分有可能发现憩室表现，但这发现并不能帮助区别癌和憩室。最好的办法是假设这团块是癌，并且按照癌的治疗过程进行处理。如果切除被认为是最好的治疗，那么切除因包括围绕“肿瘤”周围的组织和包含憩室在内的足够肠管。提出腹腔外的优缺点和一期吻合将被在憩室疾病的相关章节（见 33 章）中讨论。

肠扭转

肠扭转定义是指沿肠系膜为中心的扭曲，导致完全和部分梗阻。肠扭转总体上并不多见。但是结肠是最常见的胃肠道扭曲部位，其中发生频率最高的是乙状结肠。其他大肠扭转部位发生包括右半结肠和末端回肠、盲肠和升结肠以及少部分横结肠。在西欧和北美，肠扭转导致大肠梗阻的发病率分别为 2% 和 5%（Smith 等，1955b；Turner 等，1958；Julius 等，1983；Nelson 和 Ellis，1984）。在别处，特别是在非洲、东欧和亚洲地区，肠扭转是常见的胃肠道梗阻原因之一。在俄罗斯，肠扭转占所有大肠机械性梗阻的 50%。发病率较高的报道同样来自伊朗、一些非洲国家（Hall-Craffs，1960；Burkitt 等，1962；Elmasri 和 Khalil，1976；Schlagen van Leeuwen，1985；Otu，1991；Archibong 等，1994；Sule 等，1999；Madiba 和 Thomson，2000）和印度的一些地区（Gill 和 Eggleston，1965；Basu 和 Mishra，1991；Raveenthiran，2004a）（表 47.11）。

乙状结肠扭转

病因和发病率

乙状结肠是最常见发生扭转的大肠部位。在美国，Ballantyne（1981）收集了 546 个扭转病例，发生扭转部位比例报道如下：盲肠占 34.5%，横结肠占 34.5%，脾曲占 1%，乙状结肠占 60.9%。在 Ballantyne（1981）报道前，乙状结肠扭转在世界文献中亦表现占有数量的优势。在世界范围内收集的 1 845 个有关结肠报道的病例，Jain 和 Seth（1968）发现乙状结肠占全部病例的 76.2%。乙状结肠扭转是最常见的扭转类型，具有地区性分布。在英国发病率占全部肠梗阻的 4%～5%（Anderson 和 Lee，1981；Nelson 和 Ellis，1984）。

引起乙状结肠扭转的确切原因不是十分清楚，但有一些诱发因素。Von Rokitansky 于 19 世纪指出导致乙状结肠扭转的诱发因素包括先天性或后天原因造成肠系膜过长，松弛等情况（von Rokitansky，1849）。Frederick Treve 先生在他有关肠梗阻书中有类似的观点，乙状结肠形成环形是由于肠系

表 47.11 有关扭转导致肠梗阻的百分比报告

地区	作者	病例数	百分比（%）
USA			
Mayo Clinic	Turner 等（1958）	100	7.0
Minneapolis	Smith 等（1955b）	1 252	3.4
New Orleans	Michel 等（1950）	258	20.0
New York	Gibson (1900)	1 000	1.2
England	Crisp (1872)	730	1.6
England	Vick (1932)	6 892	2.6
Nigeria	Cole (1965)	436	4.4
Zimbabwe	White (1961)	130	11.6
Sudan	Elmasri 和 Khalil (1976)	138	16.7
Iran	Saidi (1969)	286	42.0
Russia	Perlmann (1925)	245	54.6

来源自：Ballantyne 等（1985）。

膜过长和过窄地紧贴后腹壁，以至于形成环状并扭转在一起（Treves，1884）。Bhatnagar 等（2004a）对 70 位印度人测量了有关乙状结肠和肠系膜的一系列解剖参数（51 位为活人，19 位为尸体）。从这些测量数据计算乙状结肠系膜指数（MCI）：100×乙状结肠系膜宽度/乙状结肠垂直长度。7 种形成环型的乙状结肠类型被识别。最常见的是乙状结肠系膜垂直长度比系膜宽度长，乙状结肠环持有最大凸率定位于腹后壁。模型中也发现有系膜宽度较系膜长度长的类型。Gender 分析女性系膜宽度大于长度，男性系膜宽度小于长度。这也就解释了乙状结肠扭转在女性有较高发生率的原因（Bhatnagar 等，2004a）。

在英国和美国，乙状结肠扭转最常发生在老年患者和习惯性或长期便秘的患者。患病平均年龄为 60～70 岁（Arnold 和 Nance，1973；Anderson 和 Lee，1981；Ballantyne 等，1985；Gibney，1991）。许多有精神症状的患者，长期口服精神药物，这些药物被认为对肠动力有一定影响，导致他们便秘(Ingalls 等，1964；Ronka，1965)。这些因素在扭转的发展中起到了重要的作用。另外一些发病因素在世界其他地方被提到，在俄国、伊朗、挪威和非洲均有高的发病率，在这些国家倾向于高纤维的蔬菜饮食。

一些特殊条件会使乙状结肠发生扭转。巴西 Chagas 病的主要原因是巨结肠（Habr Gama 等，1976）报道了 365 位患者中 30%患者因此原因导致乙状结肠扭转。在西方扭转少见，但存在巨结肠导致的扭转发生。有趣的是，怀孕是一诱发因素。在美国孕妇中最常见的肠梗阻原因为扭转。Jain 和 Seth（1968）发现在 182 位因表现为大肠梗阻的孕妇患者中，44%是由于乙状结肠扭转。先前有腹部手术史的患者中，粘连也可导致乙状结肠扭转。尽管这些情况好像发生于老年人，但无性别上的区别（Grondinsky 和 Ponka，1977；Anderson 和 Lee，1981）。

诊断

乙状结肠扭转可以表现为急性或亚急性肠梗阻，有时与结肠恶性肿瘤所致梗阻无法鉴别。可有突然发作的腹部疼痛、呕吐和肛门停止排气、排便等急诊形式（Raveenthiran，2004b）。患者可有全身中毒症状和心动过速表现。腹部可快速膨胀，同时伴有压痛。与其他原因引起梗阻所致的腹部膨胀相比较，扭转所致腹部膨胀比较明显，并且可影响患者的呼吸，甚至心脏功能。由于扭转所致肠梗死和穿孔是让人担心的。因此当出现腹部出现反跳痛、肠鸣音减弱和伴有或不伴有发热的心率增快时，建议手术治疗。先前有一些类似报道，急性扭转可自行缓解，解除腹部胀气和肠内容物。在亚急性梗阻，腹部膨胀是主要的症状体征，压痛发生率低（Rennie，1979）。

腹部 X 线平片检查常用于诊断（De，2002）。通常能看到明显增宽的乙状结肠和位于左下象限成“铁锹样”或“倾向内胎样”形状的肠管（图 47.13）。直肠内缺乏气体，这些表现具有特征性。Arnold 和 Nance（1973）发现在他们的病人中有 61.5%的患者通过腹部放射性平片检查来诊断；Hines 等于 1967 年报道，使用站立位腹部平片检查诊断了 45 位中的 42 位患者（93%）；Anderson 和 Lee 于 1981 年报道他们诊断病例准确率超过 70%。

如果患者能够承受灌肠检查，那么灌肠检查也是十分有效的。当患者处于亚急性情况下，一些病例说明这点。当使用钡灌肠时，可发现在扭转平面有完全后退的波动；当扭转为不完全性或近期有所减轻，可发现一段明显狭窄带。Agrez 和 Cameron 于 1981 年报道了 10 位接受钡剂灌肠的患者，3 位显示了扭转点，3 位明显存在多余的乙状结肠环。另 4 位患者灌肠检查中显示鸟嘴样或黏膜螺旋样特征。在这种情况下 CT 检查的价值不大（Catalano，1996；Chen 等，2003）。

Grossmann 等于 2000 年在退伍军人事物医学中心诊断了 228 位乙状结肠扭转患者，有 50 位患者（22%）表现腹部疼痛、便秘、恶心和可控性呕吐。15 位患者出现休克，占 7%；在治疗前，患者出现症状平均时间为 73 小时；明显腹部膨胀表现在 153 位患者中（67%）；通过腹部放射性平片检查初步诊断的为 193 位，占 85%；通过灌肠对比检查另有 7 人考虑为扭转，占 3%。

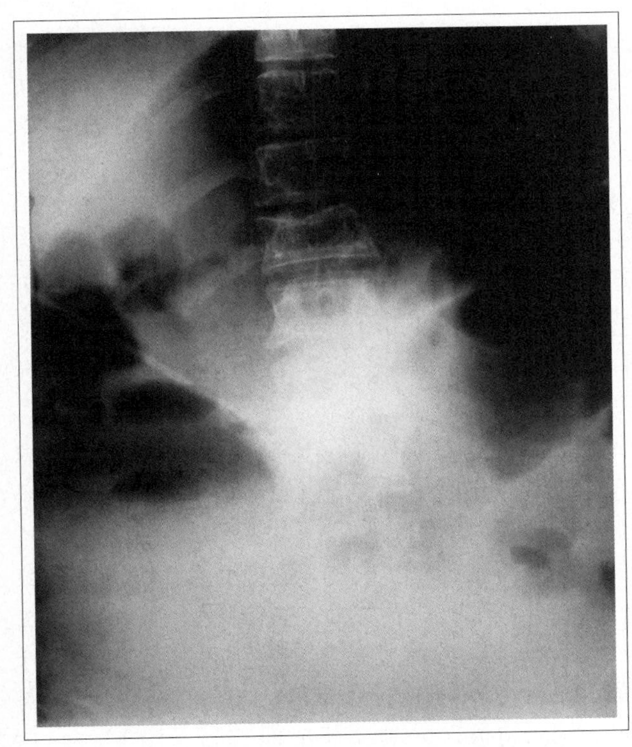

图 47.13　一个乙状结肠扭转患者的腹部 X 线平片检查。

治疗措施

乙状结肠扭转的治疗包括缓解症状和防止复发（Madiba 和 Thomson，2000）。自从埃及人首次治疗被描述以来，多种治疗措施均被使用（Ballantyne，1982）。他们均建议使用栓剂、灌肠、灌肠剂和使用肛管等外用方法。然而，直到 20 世纪，剖腹探查才被使用。当手术治疗第一次被使用时，对所有怀疑扭转的患者建议手术治疗。Moynihan（1905）声明死亡率在 10%，其死亡原因是由于手术探查拖延所致。Rankin 和 Graham（1941）阐述了无论什么时候怀疑乙状结肠扭转，均应立即行手术治疗。在减压后出现发热及持续存在的白细胞升高和临床怀疑有缺血、穿孔、腹膜炎的情况下，需急诊行剖腹探查术。如乙状结肠扭转患者无明显探查征象时，最初给予减压处理，随后最终的手术治疗可防止复发（Madiba 和 Thomson，2000）。

结肠减压

肛管

1947 年 Bruusgaard 报道了使用直肠镜和肛管为乙状结肠扭转患者实施非手术治疗，使患者症状缓解，成功率为 86%。其中患者因腹膜炎和遭遇保守治疗失败的 18 位患者急诊行剖腹探查。在这份报道中的死亡率为 14.2%（Bruusgaard，1947）。自这份报道发表后，许多学者使用相同的方法得出相同的结果。Arnold 和 Nance 于 1973 年，Drapanas 和 Stewart 于 1961 年，Wuepper 等于 1966，Shepherd 于 1968 年使用非手术方法复位了结肠扭转，成功率为 76%～88%。类似报道在 Taha 和 Suleiman 于 1980 年，Anderson 和 Lee 于 1981 年以及 Ballantyne 于 1982 年发表，各自的成功率分别为 85%，76%和 87%，特别提出在乙状结肠镜引导下放置乳胶管的经过。

内镜下减压

患者采用左侧卧位，内镜逐步进入，直到扭转点。通过旋转和内镜逐步进入至梗阻近端，减压使用吸引器将气体吸出。如果结肠镜专家不在，则使用硬性乙状结肠镜进入狭窄区。内镜沿扭转部进入扭转着的结肠，使用表面带润滑油的乳胶管进入结肠。通过温和的手法，逐步进入狭窄区，再进入扩张的肠管。一旦减压成功，撤回乙状结肠镜，乳胶管被放置在肠腔内，与肛门皮肤用胶布固定。数天后，拔除乳胶管。这些步骤的实施，应在可视条件下进行。如发现结肠缺血，研究人员建议行急诊手术治疗。

多数学者使用结肠镜而不愿使用可弯曲的乙状结肠镜（Ghazi 等，1976；Starling，1979；Hiltunen 等，1992）。Arigbabu 等于 1985 年报道治疗了 92 位乙状结肠扭转患者中，所用患者最初都使用了结肠镜处理，其中 9 位患者因发现结肠缺血而行急诊剖腹探查。剩下的 83 位患者经结肠镜治疗，扭转缓解，并且无死亡发生。Hiltunen 等于 1992 年报道了成功为 30 位患者中的 26 位使用内镜减压。Grossmann 等于 2000 年报道了对 189 位患者通过使用坚硬的直肠镜、柔软的乙状结肠镜和柔软结肠镜进行内镜减压，其中 154 位患者被成功实施（81%）。与其相比较，Renzulli 等于 2002 年报道了为乙状结肠扭转患者实施内镜治疗，成功率为 58%（7/12）。

治疗性灌肠

Ballantyne 于 1982 年报道了 596 位患者使用对比灌肠完成扭转复位的比例为 3%和 5.4%。Salas 等于 2000 年报道了在儿童乙状结肠扭转的诊治中巨大成功，成功为 13 位患者中的 10 位患者使用钡灌肠实施扭转复位 77%。然而，在对比灌肠处理扭转过程中，可以发生穿孔情况。

结肠固定术

有学者描述了用一个或多个带管的结肠造瘘口来固定结肠的方法（Tanga，1974；Januschowski，1995）。Salim（1991）描述了在乙状结肠扭转患者经皮放气后使用带子固定结肠。Pinedo 和 Kirberg（2001）描述了对两个不适合手术切除的患者实施结肠固定技术。结肠镜操作者明确乙状结肠环，腹部操作者在手压后确定肠壁与腹壁紧相邻，使用 3 个 T 型纽扣将肠壁与腹壁固定在一起，形成三角形关系，每个纽扣之间距离为 4cm。在内镜直视下确定腹部操作者对纽扣施加的压力。28 天后，纽扣被拆除。钡灌肠检查可以显示合适的固定位置。在接下来的 7 个月和 18 个月未见复发。Daniels 等于 2000 年描述使用 14F 胃造瘘管通过腹壁来固定乙状结肠环的可能性。在最初的 8 位患者 6 周后造瘘管被拔除，3 位患者发生扭转复发。剩下的 6 位患者中，1 位患者因管子脱落而实施乙状结肠切除术，另 5 位管子被留在了原位，12.6 个月后复查未见复发（Daniels 等，2000）。

急诊剖腹探查

以下情况，应实行急诊剖腹术：

- 胃管和结肠镜减压失败；
- 临床怀疑缺血或内镜下检查怀疑结肠黏膜缺血；
- 怀疑诊断有问题。

急诊剖腹探查术的发生率并不确定。Arigbabu 等于 1985 年报道仅对 9.8%的患者实施了急诊手术；然而 Anderson 和 Lee 在 1981 年、Sroujieh 等在 1992 年，Grossmann 等在 2000 年报道了急诊手术发生率分别为 30%、44%和 34%。缺血是在乙状结肠扭转中是主要的死亡原因。Ballantyne（1982）在一项有关 299 位患者的研究报道中描述，当患者伴有结肠坏疽时，死亡率为 80%；当患者结肠尚可时，其死亡率为 11%。Grossmann 等于 2000 年报道了 178 位手术患者中，有 86 位患者发生结肠缺血，占 48%；结肠坏疽发生在 178 位患者中的 59 位（33%）。这些患者是非常危险的，可发展为败血症，从而导致死亡。Bhatnagar 等（2004b）描述 76 位患者伴有坏疽性乙状结肠扭转，中位年龄为 50 岁，68 位患者中的 52 位患者有扭转病史。坏疽肠管超过扭转平面的肠管，其发生在 27 位患者中，死亡率为 42%（32/76）。与死亡有关的因素包括休克和年龄大于 60 岁的患者。

手术过程

患者体位为截石位，该体位可允许进行术前内镜检查和术中肠吻合。通过腹部正中切口，可见明显增宽但壁薄的乙状结肠。在这种情况下，如不减压结肠，将很难诊断扭转。这样的操作可导致医源性的穿孔，引起严重结果。这种情况下，明智的选择是给予扩张的结肠减压。使用大号皮下注射针头，减压将顺利进行。一旦减压完成，诊断将会明显。结肠将被轻轻地向反方向旋转（图 47.14a）。乙状结肠扭转常为逆时针方向旋转，轻轻地顺时针方向旋转将进行减压。为了充分的复位，经常旋转结肠 180°～360°。

急诊切除乙状结肠扭转

如果结肠出现坏疽，需立即切除结肠（图47.14b）。切除后，外科医生经常对是否进行一期吻合而左右为难。一期吻合的手术死亡率相差较大，Buffin 等学者于 1992 年报道为 0，Sutcliffe 于 1968 年报道为 12%，Shepherd 于 1968 年报道为 14%，Hinshaw 和 Carter 于 1957 年报道为 25%，Drapanas 和 Stewart 于 1961 年报道为 33%，Anderson 和 Lee 于 1981 年报道为 19%。Sule 等学者于 1999 年报道对 27 位乙状结肠扭转患者实施切除多余的乙状结肠，在术中灌洗后给予一期吻合，无吻合口瘘和术后无死亡率。同样好的结果被 De 和 Ghosh 于 2003 年所报道；197 位乙状结肠扭转患者遭受了切除和一期吻合，平均年龄为 45 岁（6～85 岁），其中男性 133 位，女性 64 位。平均住院时间为 9.8 天（7～21 天），23 位患者结肠有坏疽，10 位患者发生穿孔。Grossmann 等于 2000 年报道对 178 位患者中的 173 位实施乙状结肠切除（97%），66 位给予一期吻合（38%），另 107 位患者给予结肠造瘘处理（62%）。术后 30 天内死亡率为 14%（25/178）～24%（19/79），前者实施急诊手术，后者实施有效的手术干预。急诊手术和坏疽表现与死亡率有一定联系。

切除而不吻合包括 Hartmann's 和改良 Paul-Mikulicz 术式。Anderson 和 Lee 于 1981 年报道手术死亡率为 27%，Shepherd 于 1968 年报道为 36%，Schlagen van Leeuwen 于 1985 年报道为 17%。当切除无活力的乙状结肠后，是否行一期吻合，其与术者经验有很大关系。在 Bhatnagar 等于 2004 年报道的 76 例研究中，27 位进行了一期吻合，13 位在吻合后进行了预防性造瘘，36 位进行了末端结肠造瘘（19 例 Hartmann's，17 例 Paul-Mikulicz）。在 27 位吻合患者中，有 4 位发生吻合口瘘。Raveenthiran 于 2004 年报道了对 27 位伴有乙状结肠坏疽和 30 位具有活力的乙状结肠扭转患者的比较结果。尽管，坏疽患者有很大的循环障碍发生率（两者比较为 26%：7%）但在平均住院时间 6 天：12 天和吻合口瘘（15%：27%），以及死亡率（3.5%：3%）之间，无明显差异。我们认为在结肠有梗死情况下 Hartmann's 和 Paul-Mikulicz 术式是良好选择，除此之外，可以行一期吻合。

乙状结肠固定术

在简单复位后，应用不可吸收线将乙状结肠缝合于腹壁上，并切除部分多余的肠管。然而，这一手术操作具有很高的扭转复发率（Shepherd，1968），目前不推荐使用。其他固定技术，包括缩短乙状结肠系膜宽度（Tiwary 和 Prasad，1976）和将乙状结肠放置在前腹壁腹腔外的一个袋子里。后者是将耻骨弓上和左侧髂窝腹壁肌肉下的腹膜剥离。在左侧结肠旁沟，切一 5～7cm 的切口，使腹

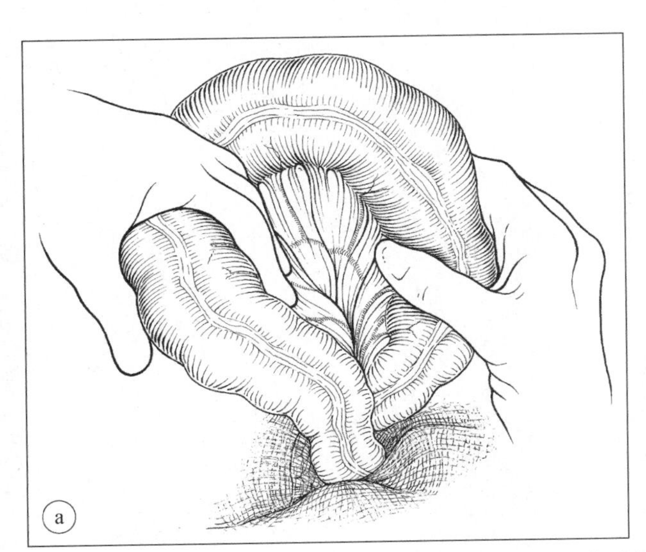

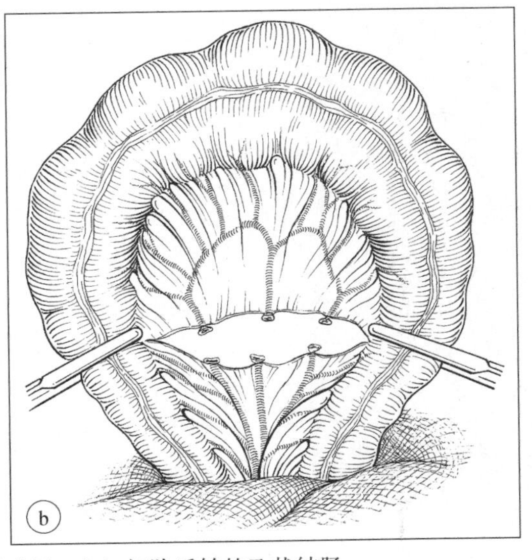

图 47.14 （a）反转乙状结肠扭转，在反转前先对肠管进行减压。（b）切除反转的乙状结肠。

膜腔扩大。一个长的 Babcock 钳通过腹膜后间隙和左侧结肠旁沟切口进入至腹腔内，同时沿此通道将乙状结肠搬出（Bhatnagar 和 Sharma，1998）。在 1968 年和 1992 年之间，84 位患者实施了乙状结肠固定术（58 位男性，26 位女性）。平均年龄为 60 岁，平均手术时间为 50 分钟。术后死亡率为 9%，但在 76 位术后生存达 6 年的患者，无一例发生扭转复发。乙状结肠固定术将倾向于在腹腔镜下实施（Miller 等，1992；Mehendale 等，2003）。

选择性切除

结肠经减压后再次出现扭转被认为是乙状结肠扭转复发。在一联合研究报道中显示，随访成功减压后的患者，43%的患者出现扭转复发，死亡率为 10%（Drapanas 和 Stewart，1961）。西北大学的 Chung 等于 1999 年报道复发率为 90%。有一半患者扭转复发发生在复位后的几天内。Chung 等于 1999 年报道成功为 35 位患者中的 29 位患者实施了乙状结肠扭转减压。减压后 15 位患者接受了手术切除，但 14 位患者拒绝手术治疗，其中 12 位患者发生扭转复发，其中位时间 2.8 个月。最终又有 8 位患者接受手术治疗，但仍有 6 位拒绝手术治疗，3 位患者再次接受减压处理，1 位患者死于肠梗阻。Goligher 于 1984 年和 Chung 等在 1999 年报道，在减压同时或减压后不久，切除一段扭转的乙状结肠并进行一期吻合是一种可选择的治疗措施。

Sharon 等于 1981 年报道了一种小切口切除多余乙状结肠的方法。这种方法是在局麻下采用了一种钉合装置（图 47.15）。左下腹给予局麻药物逐层浸润，采用沿肌肉走行的切口，也称反阑尾口。腹膜切开，将多余的乙状结肠提出腹壁。Kocher 钳夹闭肠管，使用 Babcock 钳将两段夹在一起。在降结肠末梢和直乙状结肠末梢，分别切开结肠。将 GIA 和 TLC 沿切开口插入至肠腔内，将两段肠管钉合在一起，形成吻合端。钉合完毕后，下一步切除乙状结肠。在吻合端末梢，使用 TA90 闭合器关闭钉合待切除的乙状结肠肠管。使用小刀切除 TA90 闭合器远端的乙状结肠肠管，移走标本。吻合后肠管放入腹腔，缝合伤口。可惜的是，这些学者未能记录他们的结果，以至于这种成功技术没有被人们知道。这种方法的优点是避免使用了大切口，并且避免了老年人经常发生全麻下的危险因素。然而，不利的方面是不能够对全腹部的进行探查，以及忽视了可能伴随存在的病变，而这些病变也可能是引起患者症状的原因。

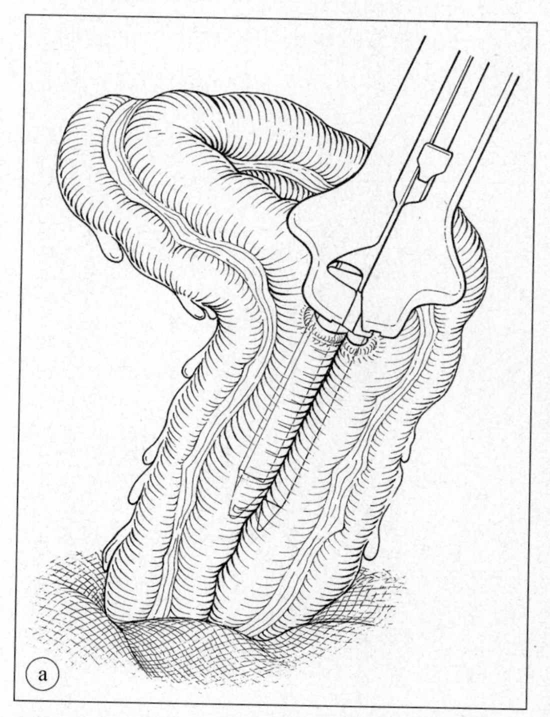

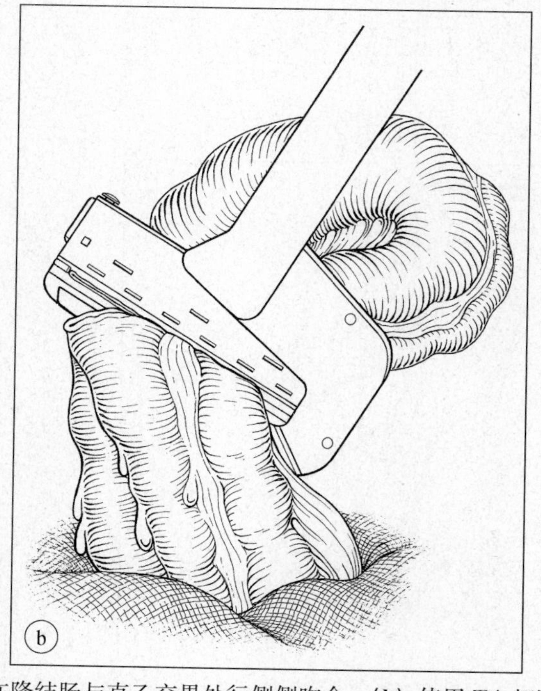

图 47.15 乙状结肠扭转切除技术。(a) 使用 GIA 在降结肠与直乙交界处行侧侧吻合。(b) 使用 TA 切除乙状结肠。

回肠乙状结肠扭转

Raveenthiran 于 2001 年报道了一复合型扭转，这种扭转的发生是由于两段分开的肠管彼此扭转在一起，例如回肠和乙状结肠扭转。Mallick 和 Winslet 于 2004 年发表了有关这种情况的发生与解剖和食物因素有关的报道。两种解剖因素包括：过长的小肠系膜导致小肠自由活动，外加上过长的乙状结肠，两者有一狭窄的根部。每天的高纤维饮食是另一病因。

临床表现是突然发作的严重急性腹痛（Hashimoto 等，2004）。Raveenthiran（2001）描述的 7 个患者中，多数为男性（85%），一般在 40 岁左右（71%），出现症状一般在 22 小时。Kedir 等于 1998 年报道了埃塞俄比亚 Gondar 发生的 9 例回肠乙状结肠扭转的病例，4 位患者因回肠和乙状结肠坏疽，导致病情快速恶化，进展为休克；6 位患者在手术时已有腹膜炎表现。Alver 等（1993）报道的 68 位患者中，50 位患者在手术时发现坏疽。腹部放射性平片检查特征包括乙状结肠膨胀和小肠梗阻（Raveenthiran，2001）。有报道在病情允许下，腹部 CT 可提供有关诊断的辅助信息，如显示扩张乙状结肠环和小肠环与肠系膜扭转连在一起的轮廓（Lee 等，2000；Tamura 等，2004）。

Mallick 和 Winslet（2004）总结了手术方法（图 47.16）。Alver 等（1993）回顾了 68 位患者的术中发现。最常见的回肠乙状结肠扭转类型是回肠顺时针方向扭转于乙状结肠上，占的比例为 48.5%。切除整个坏疽部分和肠肠吻合以及小肠结肠吻合与 Hartmann 术式相结合的方法，被应用在 20 位患者中（42.6%）。Raveenthiran（2001）报道中 7 位回肠乙状结肠扭转的患者，乙状结肠均发生坏疽，反而仅在 3 位患者发现回肠坏疽（43%）。1 位患者最初怀疑肠的活性，但解除扭转后发现肠具有好的血运。在解除扭转前，扩张的肠管需使用抽气针进行减压。在切除无法存活的肠管前，5 位患者的扭转被成功松解，另 2 位患者扭转结被切除，并行端端吻合，包括回肠回肠吻合和结肠结肠吻合。平均住院时间为 14 天，并且无手术后死亡。整个非坏疽性回肠乙状结肠扭转的死亡率为 6%～8%，然而坏疽性回肠乙状结肠扭转的死亡率为 20%～100%（Mallick 和 Winslet，2004）。

盲肠和右半结肠扭转

一些作者谈论到盲肠扭转，但单纯的盲肠扭转并不存在（Krippaehne 等，1967；O'Mara 等，1979）。报道的病人包括盲肠活动结构，Weinstein（1938）描述这词是盲肠向前上折叠，盲肠超过升结肠平面。一般盲肠局部坏疽发生很少见，同时肠梗阻也少见。真正的盲肠扭转是一种轴向旋转，同时包括系膜和血管发生在内。因此盲肠活动结构不能为真正的扭转。真正的扭转包括盲肠和升结肠。

在英国，真正的盲肠扭转占所有成人肠梗阻发生原因的比例不足 2%（Anderson 和 Lee，1981），在印度仅为 1%。这也说明盲肠扭转占大肠扭转的 20%～28%（Kronborg 和 Lauristen，1975；Anderson 和 Lee，1980；Neil 等，1987；Hiltunen 等，1992）。梅奥诊所（Ballantyne 等，1985）报道盲肠扭转占结肠扭转的 50%。Hildanus（1646）

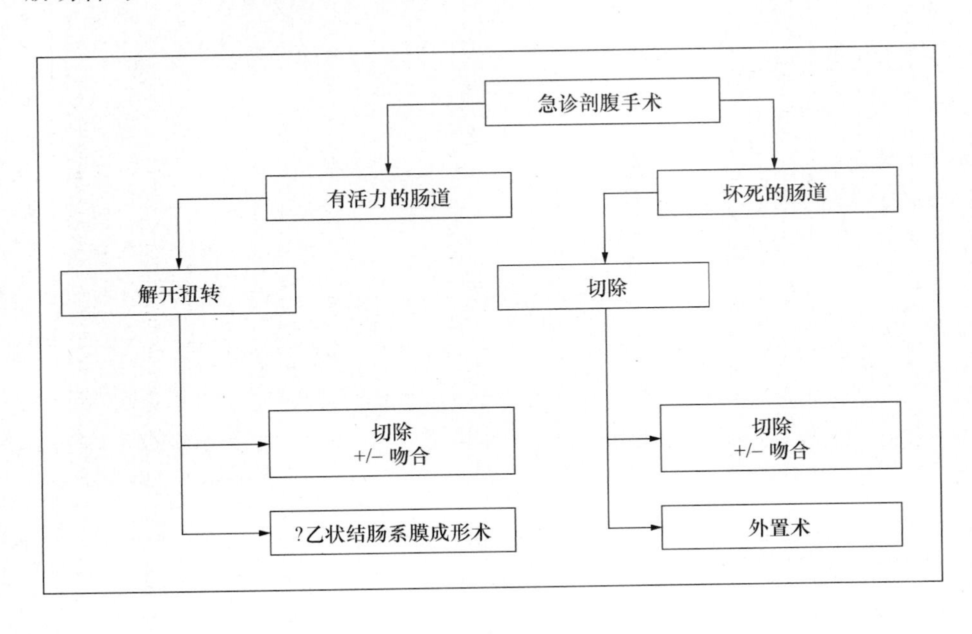

图 47.16 手术处理回肠乙状结肠扭转流程图（来源自：Mallick 和 Winslet，2004）。

可能是最早描述盲肠扭转存在的，但 von Rokitansky（1849）在他的《病理解剖手册中》并未对此进行评论。Treves（1884）在他的有关肠梗阻论文中描述了 5 位患者；然而，有关盲肠扭转被专业讨论在 20 世纪的最初十年内（von Manteuffel，1900；Corner 和 Sargent，1905）。

尸体检查显示 11%～22%人的右半结肠具有充足的活动度导致肠扭转的发生（Wolfer 等，1938；Donhauser 和 Atwell，1949）。原因与讨论在乙状结肠扭转章节中的原因相似，包括有手术史、先天性束带的存在、怀孕、左半结肠梗阻位置的不适旋转。

盲肠扭转女性较男性多见（Grover 等，1973；Anderson 等，1975；Todd 和 Forde，1979；Anderson 和 Lee，1980），但可以发生在任何年龄，平均年龄在 50 多岁多见。

诊断

Grossmann 等于 1999 年报道了盲肠扭转平均年龄在 68 岁。小肠末端梗阻发生在 55 位患者中的 44 位（80%），出现明显休克症状的为 11 位，平均出现症状时间为 66 小时。Tuech 等于 2002 年报道了相似的年龄阶段，为 64 岁。腹部膨胀出现在所有 45 位患者中，但不对称膨胀出现在 11 位患者中。

盲肠扭转很少仅依据临床作出诊断，腹部放射线检查为主要辅助诊断（Madiba 和 Thomson，2002）（图 47.17a）。盲肠扭转的放射线检查表现为：

- 扩张盲肠有一单一的液平。
- 扩大小肠环紧邻右边的扩张盲肠。
- 咖啡豆征——盲肠扭转在左上象限形成一类似咖啡豆样的征象。

Anderson 和 Mills 于 1984 年在回顾性研究中，使用放射线检查能够明确诊断了 45 位急性右半结肠扭转中的 40 位患者。Grossmann 等于 1999 年通过单纯术前放射线平片检查明确诊断了 55 位患者中的 39 位（71%）。与其相比较，Tuech 等于 2002 年报道单纯术前放射线平片检查明确诊断率为 20%（9/45）。对比灌肠剂造影检查在排除结肠内其他病变时起主要作用（Figiel 和 Figiel，1953；Smith 和 Goodwin，1973；Howard 和 Catto，1980）（图 47.17b）。虽然 Anderson 和 Welch 在 1986 年就指出对比灌肠剂造影在盲肠扭转检查中

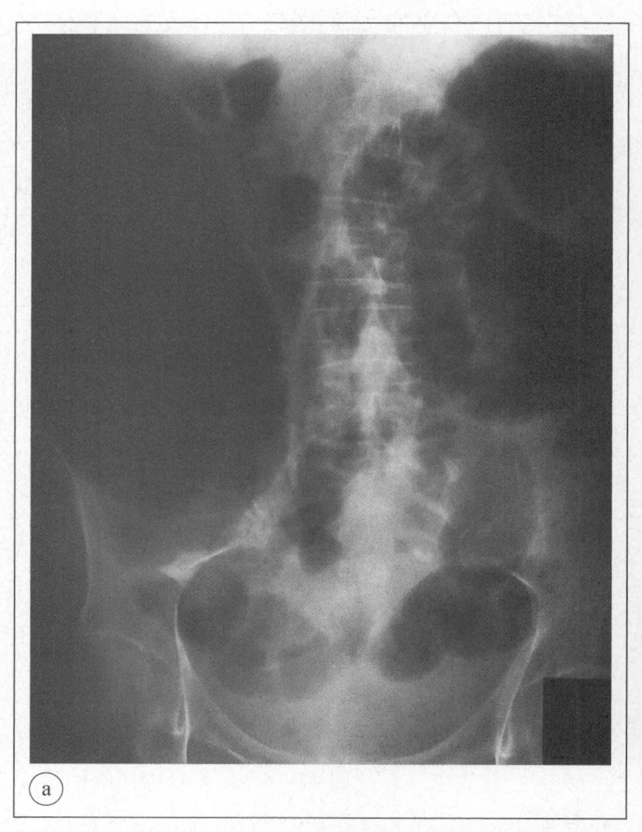

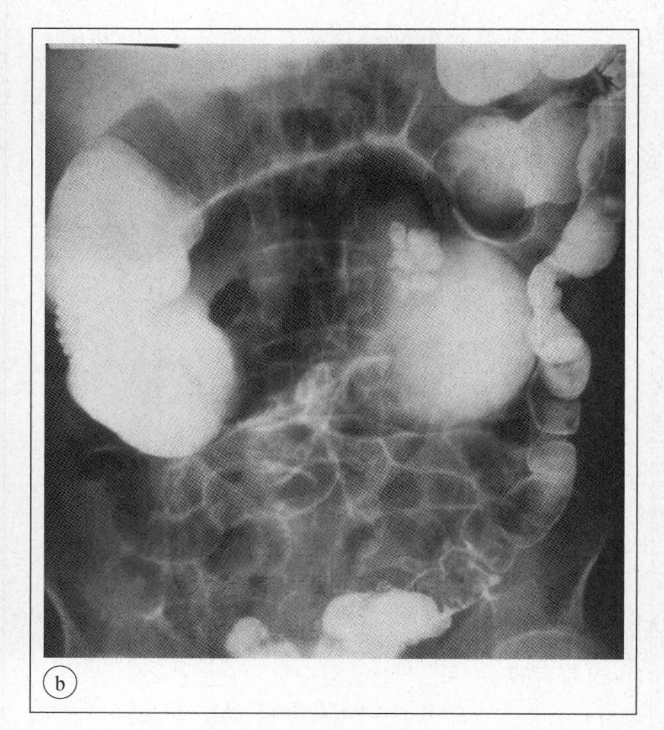

图 47.17　右半结肠扭转。(a) 腹部平片检查；(b) 钡灌肠。

有潜在危险，但 Tuech 等于 2002 年仍报道了 45 位患者中 15 位和 55 位患者中的 6 位通过此项检查明确诊断（表 47.12）。Moore 等在 2001 年认为，当出现旋转征象时，腹部 CT 检查明确盲肠扭转诊断起主要作用，旋转征象是由于盲肠呈螺旋状以及末端回肠呈实性表现相结合。

治疗

所有病例均实施剖腹探查。尽管有一些文献报道通过试着使用结肠镜来减压，但总体上成功不多。Anderson 等在 1978 年报道为 4 位患者实施此项治疗，但仅 1 位成功。Grossmann 等在 1999 年尝试为 20 位患者实施结肠镜减压，但仅 1 位成功。选择剖腹探查包括切除术和盲肠造瘘术。

切除术——吻合与将肠管提出腹壁

Madiba 和 Thomson 在 2002 年认为如果术中发现右半结肠坏死，将实施切除术。是否进行一期吻合目前有争议。我们的观点与前面乙状结肠扭转的观点相同；对此采取谨慎的态度，切除右半结肠后给予回肠造瘘术，在晚些时候再进行吻合，我们认为这是明智的选择。当右半结肠尚有生命力时，仅采取复位术目前存有争议。大家普遍认为单纯反转可以导致比较高的复发率（Melchior，1949；Hinshaw 等，1959）。

支持右半结肠切除后同时一期吻合，被证实有少的复发率（Bagley 等，1961；Sawyer 等，1962；Meyers 等，1972）。Grossmann 等于 1999 年报道了切除了 55 位扭转患者中的 44 位；28 位实施一期吻合，其死亡率为 18%；16 位断端被提出腹腔外，其死亡率为 31%。在这份研究中，术后死亡率与急诊手术治疗有一定关系。Tuech 等于 2002 年报道了全部实施右半结肠切除的盲肠扭转患者（表 47.13），其死亡率为 6.6%，3 位患者死亡与右半结肠坏疽有关。一期吻合实施在 43 位患者中，2 位患者断端被提出腹壁外，随后 1 位行吻合术。在随后的 7 年随访中，所有生还者均未再次发生扭转。

表 47.12 盲肠扭转的诊断方式

诊断方式	病人数（$n=55$）
腹部平片	39（71）
对比灌肠	6（11）
CT	1（2）
结肠镜	1（2）
剖腹探查	8（15）

括号内为百分比。

来源自：Grossmann 等（1999）。

固定术

文献中报道过多种固定肠管的方法。盲肠固定是指将右半结肠缝合右侧结肠旁沟的腹膜上，此方法同样可在腔镜下完成（Bhandarkar 和 Morgan，1995）。改良的固定方法是在腹膜壁上增加一瓣，将其与盲肠和升结肠前壁缝合在一起，以至于腹膜后空间被重建。一些学者认为盲肠固定术是有效的（O'Mara 等，1979；Howard 和 Catto，1980；Gupta 和 Gupta，1993），但有一些学者认为有 30%的复发率（Todd 和 Forde，1979）。Grossmann 等在 1999 年报道为 55 位患者中的 9 位患者实施固定盲肠法，1

表 47.13 有或无肠坏死的盲肠扭转患者的结局

	有肠坏死的切除（$n=23$）	无肠坏死的切除（$n=22$）
死亡率	3（13）	0
总体死亡率	6（26）	3（14）
腹壁脓肿	1	1
腹腔脓肿	1	1
吻合口漏	2	0
并发症	2	1

来源自：Tuech 等（2002）。

括号内为百分数。

位患者术后死亡，在随访的 3.2 年未发现复发。Ryan 等在 1985 年报道了一种在不使用盲肠穿孔减压情况下固定右半结肠的方法（图 47.18）。他们固定结肠使用一先前描述过的 3 米长导管，通过空肠造瘘进入结肠。这管子被保留数天，直到肠功能恢复。然而这项技术仅在 2 位患者中报道过。

盲肠造口手术

Benacci 和 Wolff 于 1995 年报道了另一种固定右半结肠的方式，就是盲肠造口手术。这种方法的优点是不仅能固定右半结肠于腹壁上，而且可以在此减压。Todd 和 Forde 在 1979 年根据他们自己的经验和文献报道在行盲肠造口术后，无扭转复发。Grossmann 等于 1999 年报道了两个行盲肠造口的患者，但两位患者在出院前死亡。Welch 和 Anderson（1987）使用带子和吊带将造口管子固定。在随后的 9.8 年的随访中，使用此技术的患者未发现扭转复发。他们并未对这项技术进行报道，此项技术还包括将盲肠造口的肠管固定，彼此之间形成 90°。然而，盲肠造口手术并不是没有危险的。它会引起排泄物污染、导致伤口感染、腹壁脓肿形成、腹腔内脓肿和腹壁窦道形成。此外，Kokoska 等于 2004 年报道了两个小孩在 ACE（结肠顺性造影）后，尽管盲肠导管四周已固定四针，但仍出现盲肠扭转。

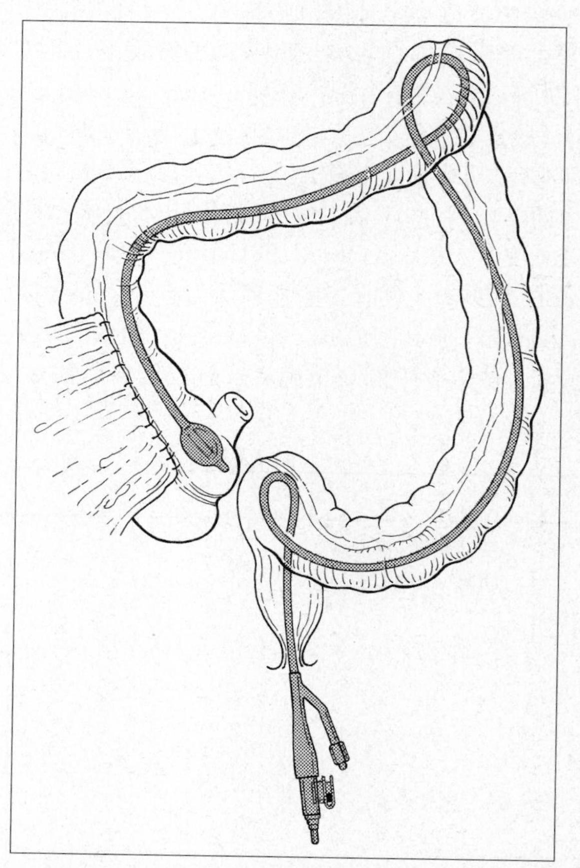

图 47.18 盲肠固定 Ryan 法将腹膜瓣与盲肠缝合；使用 Baker 管减压。

横结肠扭转

横结肠扭转是很少见的，其发病率仅占结肠扭转的 3%（Inberg 等，1972；Kronborg 和 Lauristen，1975；Wertkin 和 Aufses，1978；Anderson 等，1981；Khoda 等，1993）。直到 20 世纪 70 年代，Gibson（1972）在文献中仅发现了 38 例。Anderson 等（1981）在其回顾相似结论的 59 例病人中，其中 7 例是他们自己的报道。Medina 等（1994）总结例数到了 72 例。女性较男性发病率高，尽管偶尔一些病例报道在少年发生（Howell 等，1976），但平均年龄仍是 48.5 岁。Rangiah 和 Schwartz（2001）报道了两个兄弟分别在 32 岁和 34 岁时，发生横结肠扭转。

诊断

临床表现与其他原因所致的大肠梗阻不宜区分。McGowan 等（1957）表明有 50%的病人有反复发作的历史，但 Anderson 等（1981）报道没有一例出现反复发作。呕吐症状出现早于单纯结肠梗阻的病例，这是由于结肠系膜根部扭转导致十二指肠空肠受压。

放射线检查无特殊表现，反而一些病例误认为是乙状结肠扭转。回顾性研究放射线检查报道显示不同的特征取决于解剖异常，扭转结肠的长度和末端回肠盲肠容积。腹部卧位平片经常显示邻近右半结肠的非常粗大的结肠膨胀环，结肠末端有少量或没有气体。小肠也可显示梗阻证据。腹部立位片显示两个在扭曲环中的液平和 1/3 右半结肠。液平在小肠可以或不表现出来。在放射线上横结肠可变化的位置肠会被误认为乙状结肠扭曲。

治疗

1998 年 Houshian 等首先报道了横结肠扭转后行结肠镜减压治疗，但大多数病人仍采取手术治疗。如在术中发现复位后结肠有缺血及坏死等情况时，则行切除术。如果结肠血运有影响的话，切除应包括右半结肠，但应尽可能保留正常结肠。如果肠腔内有缺血，将不允许切除术后的吻合，两断端将提出腹腔外，近端、远端行造瘘。如果结肠切除术后，结肠断端血运好，存活性大，在条件允许情况下可行一期吻合；但当怀疑结肠断端有坏死可能性的话，则需将结肠提出腹腔。单纯固定横结肠，可导致结肠扭转复发。Anderson 等于 1981 年报道四例结肠扭转复位后有三例复发。

假性肠梗阻——OGILVIE'S 综合征

假性肠梗阻的临床表现具有大肠梗阻所具有的临床特征，但无机械性梗阻的证据。Heneage Ogilvie 先生于 1948 年在一篇名为“交感神经剥除术后导致的大肠疼痛：一例新的临床综合征”的文章中首先描述了其临床症状。他报道了具有临床梗阻症状的 2 例病人，其术前诊断考虑恶性肿瘤所致。尽管有正常的钡灌肠造影，但仍然接受了手术治疗。术中见结肠明显扩张，但没有发现导致梗阻的病灶。在怀疑恶性病变处，发现了位于膈肌下沿腹正中走行的半月形交感神经中枢，其肠扩张考虑是交感神经的供应缺乏所致。这就是著名的 Ogilvie's 综合征。

病因

随着众多有关内脏神经支配所导致的综合征报道的逐步增加，假性肠梗阻这个医学术语开始被应用。尽管 Ogilvie 最初所报道的案例，是与内脏自主神经支配有关的，之后很少有病例有此特殊原因。事实上，此综合征与多种群体有关，其确切的发病机制仍然不清楚。Bullock 和 Thomas 于 1984 年，对大量病例进行分析，最后以“先天性假性肠梗阻”来命名。近期文献报道了其发病与遗传有关（Camilleri 等，1991；Pulliam 和 Schuster，1995）。即使当潜在的原因被提出，但确定其真正的发病机制仍十分困难。在糖尿病病人中发现与自主神经有关；在大部分病人中自主神经很可能是真正的发病原因，同时其影响着小肠和膀胱（Low，1994）。

可能的病理生理机制，如下：

1. 急性假性肠梗阻反作用抑制与有害刺激一同通过内脏神经传入；
2. 过剩的交感神经抑制作用传入至内脏（肠扩张）；
3. 过剩的副交感神经兴奋作用传入至内脏（肠扩张）；
4. 抑制副交感神经兴奋作用传入至内脏（肠扩张）；
5. 通过过多内生或外来的阿片样物质作用于外围的阿片样物质接受器；
6. 抑制一氧化氮从抑制性运动神经元中释放（肠扩张）。

在一些病例中，特别是有家族史的患者，有一种肌病被发现。Faulk 等（1978）报道了一个家庭所有成员所具有的正常神经细胞，但在纵肌活检中发现了稀释的胶原质。不仅肠道受到影响，而且食管、十二指肠和膀胱同样受到影响。Faulk 等（1978）发现一组 85 人的家族中有 18 人受到影响，并总结出假性肠梗阻是一种常染色体显性遗传性疾病。

导致假性肠梗阻次要原因是由代谢所致，较为常见。其主要包括电解质紊乱、尿毒症、糖尿病、黏液性水肿、甲状旁腺功能亢进及其相关垂体分泌紊乱。外伤，特别是造成腹膜后血肿和由于狼疮、皮肌炎、硬皮病所致的胶原质紊乱也可导致假性肠梗阻（van den Hoogen 和 van de Putte，1994；Sjogren，1994）。假性肠梗阻也发生在淀粉样病变的疾病中，包括肌肉萎缩症和多元素所致的营养失调（Brunner 等，1992；Sartoretti 等，1996）。一些药物可加重假性肠梗阻，特别是在噻嗪类、三环类、抗帕金森病类、神经节阻止剂类、可乐亭、安眠药类、细胞毒素类、麻醉药类和其他一些有毒性药物（Cappell 和 Simon，1993）。假性肠梗阻可由于空肠憩室炎和闭袢性梗阻所造成细菌大量繁殖而引起，且由于组织缺氧、感染、心脏疾病、手术、麻醉、内镜检查而加重。慢性假性肠梗阻与大脑性麻痹有关，可使疾病复杂化（Lennon 等，1991；Zenone，1992）。

临床表现

假性肠梗阻目前有急性和慢性之分。慢性假性肠梗阻经常影响除结肠以外的其他胃肠道；病人主要表现在反复的亚急性肠梗阻，但很少发展成完全性梗阻。症状间隔反复发生。慢性假性肠梗阻很难与巨结肠相鉴别。

急性梗阻表现主要在伴有慢性肾脏疾病、呼吸系统、大脑系统和心血管系统疾病的病人中最常见。Tenofsky 等于 2000 年报道了具有与冠状动脉旁路形成一样的病因。同样也反复发生在曾行整形手术和其他手术的患者中（O'Malley 等，1999）。

患者主要表现在突然或逐步发展的腹部膨隆。腹部叩诊为鼓音，肠鸣音可闻及，但随着小肠内容物逐步进入扩张的盲肠，肠鸣音可转变为高调。在腹膜后损伤和代谢并发症所致的情况下，肠鸣音是弱的，大肠运动停止，同时肠内容物很少通过（Dudley 和 Paterson-Brown，1986）。腹部疼痛将间断出现，呕吐症状不常表现。随着出血和穿孔的特征表现出现，通过压痛将明显表现出来。

放射线检查

腹部平片 X 线放射性检查

腹部立卧平片将显示与大肠梗阻一样的气体扩散状膨胀，但典型表现少见（Dudley 等，1958；Wanebo 等，1971；Bullock 和 Thomas，1984）。最先受到影响的是盲肠、升结肠和横结肠（Delgardo-Aros 和 Camilleri，2003）。经常发生在脾区和乙状结肠明显可见的中断及少见的液平表现（Nanni 等，1982；Addison，1983）。

对比性灌肠——诊断和治疗

目前最常用的是水溶性的对比灌肠剂，如果病人情况允许，具有大肠梗阻特征的病人可进行此项检查，可明显区分机械性梗阻和假性肠梗阻。

这种方法被许多研究机构认为是有效的（Drapanas 和 Stewart，1961；Koruth 等，1985b）。Koruth 和他的同时对怀疑大肠梗阻的 91 位病人行此项检查。在 79 位临床考虑存在结肠梗阻的病人中，有 50 位存在机械性梗阻；在剩下的 29 位患者中，11 位为非结肠梗阻原因所致，另外 18 位患者通过仔细的放射性检查考虑假性肠梗阻。特别有趣的是，12 位病人在行水溶性灌肠检查前已考虑为假性肠梗阻中，通过检查 10 位为假性肠梗阻，另 2 位为结肠恶性肿瘤（Koruth 等，1985b）。水溶性灌肠同样起到治疗目的。Schermer 等（1999）报道了为 18 位患者使用泛影葡胺灌肠为最初减压模式（10 位为外伤后患者，4 位为胃肠手术后患者，3 位为髋关节置换术后患者，1 位为烧伤患者）。通过灌肠治疗，盲肠由最初的 13cm 减少到 8.5cm，剩下 18 位患者中的 2 位进行手术治疗。

结肠镜检查的诊断与治疗

结肠镜同样使用于假性肠梗阻的诊断，也在治疗上有明显益处（Kukora 和 Dent，1977；Bachulis 和 Smith，1978；Munro 和 Youngston，1983）（参见下文）。检查前的肠道准备是不可缺少的，但在一些病人中，因为排泄物的存在是不可避免的。有些学者推荐在渴望行结肠镜的病人，行检查前给予 1 小时的灌肠处理（Nanni 等，1982）。通过结肠镜给 10 位假性肠梗阻病人进行减压处理。10 位病人皆没有死亡和并发症，有 9 位得到了完全治愈，胃肠功能在 48～72 小时后得到恢复，并且没有复发；另一病人是因结肠镜没有达到右半结肠，盲肠无法减压。Starling 于 1983 年在 7 位病人的研究中获得了相同的报道。Bode 等于 1984 年成功地为 22 位患者中的 20 位进行了减压处理，但其中有 4 位发展为复发性假性肠梗阻，再次经过第二次内镜治疗取得了成功处理。

在一些学者更愿意在大肠管腔中留置一管子（Groff，1983），起到长期减压作用。这管子在内镜引导下放置。一些作者发现一旦肠管减压成功，复发可能性是很小的，保留管子是否必要仍不明确（Kukora 和 Dent，1977；Robbins 等，1982；Strodel 等，1983；Bode 等，1984；Vanek 和 Al Salti，1986；Nano 等，1987）。

Geller 等（1996）回顾了 59 位临床诊断为假性肠梗阻的病人，其中 41 位经过一次结肠镜减压的患者有 39 位成功，占比例的 95%；另有占比例的 18%的 9 位患者中 5 位经过 2～4 次成功结肠镜减压。总的结肠镜减压成功率在 88%（44/50），一例患者出现穿孔，占比例 2%；总的死亡率为 30%。Geller 等总结了在假性肠梗阻患者中，大多数患者一次就可行结肠镜减压并放置减压管；在行盲肠减压后，可不必放置减压管。Pham 等（1999）报道了 24 位假性肠梗阻患者进行了 26 次减压处理（22 位一次成功，另 2 位多次内镜减压）。一位因大便未能成功，其余 25 位成功进行并且无并发症。盲肠减压前的平均直径为 12.6cm±3.1cm 到减压后一天的平均直径在 10.4cm±3.7cm。一位患者死亡，剩下 23 位的结肠镜减压后的平均中位天数为 6 天（2～24 天）。这些报道以及（Lescher 等，1978；Bernton 等，1982；Nivatvongs 等，1982；Robbins 等，1982；Vanek 和 Al Salti，1986；Nano 等，1987；Gosche 等，1989）报道结肠镜下肠减压总的成功率大约为 75%。

治疗

一旦诊断怀疑急性假性肠梗阻，采用手术治疗应十分慎重。如果条件允许，首先改善患者的新陈代谢情况。一些病例通过静脉营养、胃管减压等早期处理，病症将改善。结肠镜下减压和灌肠造影将被联合应用疾病的诊断。因此，Sloyer 等（1988）发现采用保守治疗，特别是减少安眠类药物影响，使 25 位假性肠梗阻病人中的 24 位康复。多潘立酮、西沙比利、奥曲肽和新斯的明等药物被用于治疗假性肠梗阻。Lee 等（1988）认为假性肠梗阻是由于交感神经过多分泌所致，通过硬膜外麻醉阻滞 8 位患者，有 5 位患者治愈。

药物性结肠减压

Ponec 等（1999）进行了一项随机对照实验，静脉内注射新斯的明治疗假性肠梗阻。病人被随机分配，分别在 3～5 分钟内静脉注射 2.0mg 的新斯的明与对照安慰剂盐水。实验后，在占新斯的明组 91% 的 10 位病人通过检查发现很快出现腹胀减轻，而对照组无变化。起效时间中位值是 4 分钟（3～30 分钟）。3 位接受新斯的明治疗的患者（占总人数的 27%）和 8 位对照研究组患者（80%，$P=0.04$）治疗无效果。3 位接受新斯的明治疗的患者，其中一位患者对第一次治疗无明显反应，而对第二治疗有明显效果，并且无复发。另外 2 位在结肠膨胀复发后给予内镜下减压处理。一位接受新斯的明治疗组的患者在第三次复发后，接受了全结肠切除术。

Cleveland 诊所对 28 位急性假性肠梗阻患者给予新斯的明 2.5mg 治疗进行了经验总结，注射时间超过 3 分钟，完全缓解的有 26 位，排气时间从 30 秒到 10 分钟。没有不良反应和并发症发生，但有 2 位问题没解决，其中一位被确诊为乙状结肠癌并行手术治疗，一位为多器官衰竭。Paran 等（2000）将 2.5mg 的新斯的明加入 100ml 的盐水静滴给有心脏监测的 11 名结肠假性梗阻的患者，注射时间为 1 小时。在注射后没有心脏过缓发生，8 位病人较快地减压，中位时间为 90 分钟，两位患者进行了第二次注射并得到了缓解，1 位患者给予内镜下减压处理。Abeyta 等（2001）使用了一种 2mg 的新斯的明小药丸，给予 8 位共发作 10 次的患者，让他们处于平卧状态下，并有心电图监测。有 6 位患者得以有效的临床解除（60%），平均时间是 22.8min±13.5min，另有 3 次给予第二次治疗后症状缓解，中位时间是 44.7min±37.7min。报道（Delgado-Aros 和 Camilleri，2003）有了关于新斯的明的副作用包括腹部疼痛占 17%，过多的分泌唾液占 13%，出汗占 4%，恶心呕吐占 4%，心动过缓占 6%，他们中的一半得到了治疗。当处于下列情况时，考虑应用：

- 保守估计盲肠直径在 72 小时后仍大于 9cm；
- 没有禁忌证（禁忌证是脉搏小于 60 次/分；收缩压小于 90mmHg，急性支气管痉挛，肌酐>3mg/dl；结肠穿孔）。

新斯的明治疗用在结肠镜治疗前。

红霉素是另一种治疗结肠假性肠梗阻的药物，它的药物动力效果作用于结肠上的胃动素接受器（De Giorgio 等，2001），但结肠只有很少的胃动素接受器。红霉素的临床治疗效果是受条件限制的。外周阿片类药物感受器抑制剂同样也使用在假性肠梗阻，对抑制阿片类药物有明显作用。因此，在今后，外周阿片类药物感受器抑制剂将作为急性假性肠梗阻治疗的选择方式之一。

手术治疗结肠膨胀

Chevallier 等（2002）描述了应用 4 个尼龙 T-纽扣将盲肠壁与腹膜内侧固定。在纽扣之间行穿刺，并在导丝引导下放置 16F 的导尿管于盲肠腔内（Malecot，Meditech/Boston Scientific）。这份资料中描述 2 天后结肠扩张复原，10 天后拆线 T-纽扣。两个月后，导尿管仍在合适的位置，但有一病人因支气管感染引起的败血症而死亡。Ramage 和 Baron（2003）给予 2 位结肠假性梗阻的患者实施了经皮盲肠穿刺置管手术，一位患者 10 周后拔除管子，另一病人管子被长期放置了。

在临床怀疑肠穿孔、药物治疗和其他保守治疗无效时，可采用剖腹探查术。通过临床判断盲肠直径来考虑是否手术治疗是有争议的。当选择盲肠直径在 14～16.5cm 之间作为可能出现穿孔等情况时，这些数字是无明确根据的。当盲肠直径在 12cm 以下时，盲肠可自然恢复；当直肠在 16.5cm 以上时，盲肠可发生穿孔；这些数字仅有参考价值，但不能作为诊断依据。盲肠不断扩张并伴有腹部特征和临床症状，外科医生将紧急行剖腹探查术。即使当外科医生确信结肠还没穿孔，内镜未行检查时，出现这些症状后，仍建议在全麻下行手术治疗。Tenofsky 等（2000）报道的 36 例 Ogilvie's

综合征的患者中，包括整形外科 4 例，胸科 12 例，腹部外科 5 例，血管外科 2 例，以及遭受外伤后的 3 例病人。36 例中 5 例接受了手术治疗，并有 60%的死亡率。Catena 等（2003）描述的 11 例结肠假性梗阻的病人中的 8 例接受了手术治疗，6 例接受了盲肠造口减压术，2 例接受了全结肠切除术，术后死亡率为 36%。

如果手术是必需的，倘若结肠血运尚可，有一些排气方式将被使用。盲肠造口手术和适当的盲肠造瘘术将被选择。尽管 Geelhoed 于 1985 年说明手术减压不会导致结肠扩张复发，但我们仍可见一些出现复发的病例。事实上，有一些患者是无法行关瘘手术的；但在一些巨结肠患者，我们建议行全结肠切除并行末段回肠结肠吻合术。一些患者需要长期的胃肠外营养（Roy 等，1980；Snape，1982；Greenall 和 Gough，1983），并同时需要给予造瘘处治。

Delgado-Aros 和 Camilleri 于 2003 年总结了有关急性假性肠梗阻的处置要点：

- 当腹部平片显示结肠扩张肠管直径等于 7cm 并且排除机械性梗阻时，可诊断急性假性肠梗阻。
- 当有恶心、呕吐症状时，应禁食并给予静脉营养支持及放置胃管。
- 如果乙状结肠出现扩张，将使用肛管。
- 每天应进行腹部平片和实验室检查（白细胞计数）。
- 如果通过 72 小时的保守治疗后，盲肠直径大于 9cm，并且没有新斯的明的使用禁忌证，将使用新斯的明 2mg 在 3～5min 内静脉注射（同时患者必须接受心电图和生命体征的监测，在注射后的 60 分钟内处于需平卧位）。使用阿托品抑制副反应。如果复发或无反应在 4 小时后，再次注射。
- 如果新斯的明没有反应，将行内镜减压术。
- 如果其他方法处理结肠扩张无效，可行经皮的盲肠穿刺减压或手术治疗。

排泄物梗阻

排泄物梗阻被认为是大肠梗阻的可能的原因。特别是在老年人和长期处于卧床的患者（Starer 等，2000）。外科医生需尽早排除因排泄物导致梗阻的因素，是极其重要的。多数有意识的患者能够接受由于排泄物而导致梗阻的必要的手术治疗。在一些案例，排泄物是仅次于巨结肠的原因（参见 19 章）。

慢性梗阻患者常有腹泻症状，患者处于失禁状态，液体成分大量流失（Scarlett，2004）。腹部可触及一肿物，常位于左侧髂窝，呈锯齿状的。排除物经常形成坚硬的团块。放射线检查可以看到形成环型的扩张大肠，有时可见液平，但是气体可下到直肠。重点要强调的是放射性检查是不必要的，通过临床检查可以简单的诊断。

治疗是简单有效的。大便需首先软化，通过口服或灌肠方式解决。当排泄物位于左侧髂窝时，可应用花生油灌肠给予成功解决。我们建议使用液体石蜡、硫酸镁和磷酸盐类灌肠剂。如团块未嵌塞，解决症状通常是用手来解决。后者是靠有经验的护士对有意识的患者在麻醉情况下进行问题解决（Annells 和 Koch，2002）。如果失败，患者应在全麻下使肛门括约肌松弛，用手将排泄物抠出，或用其他器械（Harding 等，1971）。

一旦排泄物被解决，应注意合理的饮食，并需保持大便通畅。在某些情况下需经常进行直肠检查，乙状结肠镜和结肠镜检查。有时在排除和了解巨结肠的程度时需进行钡灌肠检查。当怀疑直肠无力时，需进行直肠测压和组织活检。

梗阻的其他原因

疝

有时大肠嵌入腹股沟疝和切口疝内而导致梗阻发生。这种疝多为嵌顿性或绞窄性。滑动性疝也是梗阻的因素。这种疝是由于位于腹壁后层组织渐渐松弛所致。疝囊不完全由腹膜组织形成，同时可由左侧乙状结肠和右侧盲肠形成。虽然，在这种情况下，大肠可能出现绞窄。事实上，在大肠嵌顿绞窄坏死前，内容物是缺血坏死的小肠（Mann，1995）。所有疝的治疗包括大肠梗阻的解除，缺血肠管切除，疝囊切开，疝缝合修补术。

缺血性狭窄

大肠血运完全障碍导致梗阻。缺血是由于肠系膜下动脉出现栓子或形成血栓而致栓塞，但血管闭塞本身并不复杂。狭窄更可能是由于心力衰竭后引起血压下降，致结肠血供减少，心力衰竭主要发生在老年人（Marrash 等，1962；McGovern 和 Goulston，1965；Roberts，1965）。一些作者（Williams和Wittenberg，1975）认为肠系膜血管造影检查可应用（参见50章）。另一些学者认为在彩色超声多普勒检查肠壁缺乏血流信号与出血性大肠炎有一定关系（Danse等，2000）。

医源性损伤是造成结肠缺血的另一原因（Yamazaki等，1997）。这些损伤可能为无意的或是必须造成的。在腹主动脉瘤切除期间，肠系膜血管被分开。由于有侧支血供至左半结肠，这一操作并不导致结肠缺血。然而，一些病例显示这侧支无充足的血供，经导致缺血（Launer等，1978；Forde等，1979；Hagihara等，1979；Kim等，1983）。缺血的部位将受到缺血性大肠炎的侵蚀（参见50章）。缺血性大肠炎的放射线检查特征包括“拇指的指纹”，锯齿状无规律的大肠轮廓，管状狭窄，小囊（Boley等，1963；Schwartz等，1963；Irwin，1965；Marshak等，1965；Marston等，1966）。如果出血性腹泻症状解决，亚急性梗阻可发展为急性完全梗阻。有时急性症状可以完全缓解，有时可发展为梗阻症状。有时有些患者即使没有先前的缺血性大肠炎的症状，也可呈现缺血表现。放射线检查经常存在或长或短的病变，典型发生部位位于结肠脾区、乙状结肠和乙状结肠切除处，甚至右半结肠也可发生（Roberts，1965；Marston等，1966）（图47.19）。不同的诊断包括克罗恩病、部分溃疡性结肠炎、憩室疾病和恶性肿瘤。通过结肠镜下活检被认为是有效的诊断方法，但经常在剖腹探查和切除后方可明确诊断。如果病变持续存在，可放置自动膨胀式支架解决问题（Forshaw等，2005）。

传统治疗缺血性病变导致结肠梗阻，采用切除术。有学者建议血管重建来治疗疾病（Marston，1964）。使用球囊导管扩张，患者症状可马上改善。Kozarek（1986）收集了关于此项技术的全国数据显示：64位良性病变部位，其中一部分因缺血造成的给予2cm球囊扩张治疗。Forde和Treat（1985）尝试对184位结肠病变患者通过检查了解病变范围，但近一半病例未能到达病变处。尽管组织学检查和细胞学检查有助于诊断，但恶性肿瘤仍不能完全排除，何况，结肠镜检查诊断率仅为67%。

手术后狭窄并发症

大肠吻合后出现缺血、感染、疾病复发和粘连等原因，可导致吻合口狭窄。在经过动物实验后，临床发现机械吻合较和手工吻合更易发生吻合口狭窄（Groitl等，1984）。Lutosa等（2002）进行了系统性回顾研究，在7个发表公开发表的报道中，吻合口狭窄是比较常见的。治疗非肿瘤性引起的吻合口狭窄将采用保守治疗方式。狭窄可通过内镜给予扩宽，但也可能需再次手术切除。其他处理狭窄的方法包括自动膨胀式金属支架（Paul等，2002），激光狭窄切除（Luck等，2001），在一些病例中，可通过近端造瘘、远端通过内镜来治疗（Davies等，2004）。

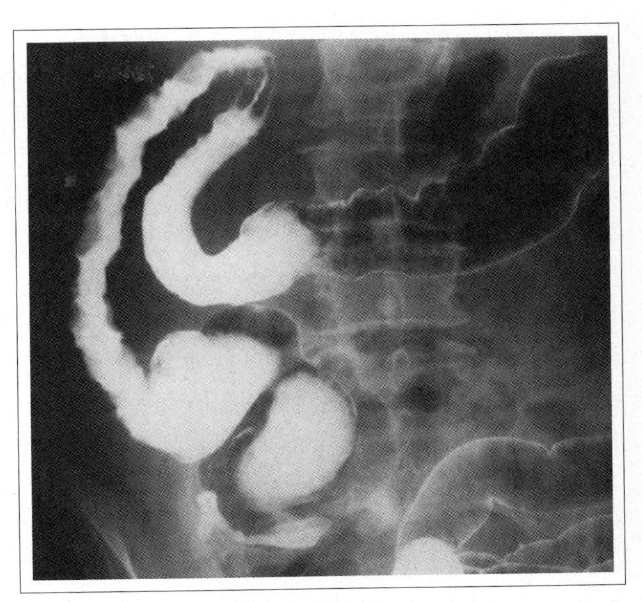

图47.19 右半结肠缺血狭窄。

先天性异常

几种特殊疾病，例如结肠闭锁、肛门闭锁、肛门直肠异常和先天性巨结肠，这些导致新生儿大肠梗阻，其将在59章进行详细的讨论。在成年人有关先天性巨结肠的报道是持久的便秘为其临床表现（McCready和Beart，1980）。

放射性狭窄

结直肠术后放射性治疗导致梗阻。其概述及诊断治疗将在51章讨论。

克罗恩病

克罗恩病导致的肠梗阻，常由于小肠狭窄所致。但有时狭窄也发生在大肠（见45章），病人具有大肠梗阻的表现。有时梗阻发生在疾病明确诊断前，在这种环境下疾病的进展程度被大家所认识。在对大肠梗阻患者实施剖腹探查时发现结肠克罗恩病伴狭窄的存在。外科医生在病理报告发出前，未能清楚认识克罗恩病的根本发展过程。小肠和大肠克罗恩病的跳跃式生长方式，和其他肉眼可见特征，对诊断有明显帮助。

如果病变局限，可切除狭窄处肠管。如果病变广泛，全结肠切除和直肠保守术将被实施。不管结肠切除病变范围多少，急性大肠梗阻时将不允许一期吻合。肠管断端将提出腹壁外，一段时间后，再考虑行二期吻合术。我们倾向于保守治疗的理由是我们发现在我们行结肠切除和回肠直肠吻合的病人中，一期吻合后出现吻合口裂开要高于延时吻合（Cooper 等，1986）。

虽然，理论上狭窄缝合术应用于大肠克罗恩病导致的狭窄处（Broering 等，2001）。但实际上，并不适合在梗阻情况下进行，而且具有较大危险。另外，即使病人得知患有克罗恩病，但并不能确定无癌表现，特别是在克罗恩病结肠炎有可能导致癌发生（Gyde 等，1980；Binder 等，1985；Gollop 等，1988；Ekbom 等，1990）。

肠套叠

大肠套叠可以表现在回肠盲肠套叠、结肠结肠套叠。不同于小肠套叠，大肠套叠是由于肠息肉、肠恶性肿瘤等原因所致（Nesbakken 和 Haffner，1989；Brisson 和 Morere，1990）。在 1964 年和 1974 年之间，在格拉斯哥，50 位年龄在 21 岁以上的患者表现出肠套叠。11 位患者是因为结肠原因而导致套叠，其中 9 位是因为恶性肿瘤所致（Smith 和 Gillespie，1968；Murdoch 和 Wallace，1977）。Brayton 和 Norris（1954）的研究中肿瘤导致大肠套叠的发生率为 50%。

大肠套叠的患者经常表现有大肠梗阻的临床症状和大肠梗阻的特征，但便血为其特有特征。腹部平片检查套叠无明显特点。钡灌肠检查可应用描绘套叠的部位和原因（图 47.20）。如果套叠无好转，同时造成套叠原因为恶性肿瘤，需将剖腹探查并考虑肿瘤有关的肠切除术（Avital 等，2004）。在剖腹探查中因为水肿和大肠潜在梗塞，而导致肠套叠没有解决，肌切开术将起到作用，并且大肠具有存活性。肠套叠由于结肠息肉可被解除症状，息肉将在结肠镜下解决（参见 25 和第 29 章）。

子宫内膜异位

子宫内膜异位可以导致回肠、结肠或是直肠

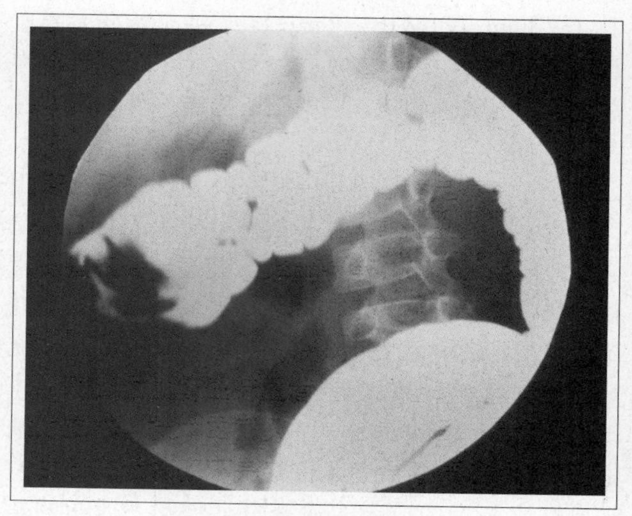

图 47.20 右半结肠癌所致结肠套叠。

病变，造成梗阻（Lane，1960；Swann，1962；Gray，1973）。回肠病变常与小肠壁疾病有关，其与右侧卵巢比较邻近（Parr 等，1988）。大肠病变常与在骨盆边缘下的卵巢、子宫和直肠疾病而引起冰冻骨盆有关，因此降结肠与低位直肠很少有关（Williams，1963）。

当子宫原位时，梗阻症状趋向于伴随月经的周期性变化。患者自诉有下腹部疼痛、腹部膨胀、便秘和直肠出血（Kratzer 和 Salvati，1955）。开始时，梗阻是不完全性的，但逐步进展到大肠管腔狭窄。她们常有无孕和性交疼痛症状（参见 58 章）。常发生于激素替代治疗的绝经期妇女（Petros 等，1992）。

应用激素和切除治疗。有一些病人应用达那唑，但存在一些不能接受且比较高的副反应（Matta 和 Shaw，1987）。子宫切除和卵巢切除将阻滞梗阻进展（Meyers 等，1979）。然而，狭窄可导致慢性梗阻、里急后重。通过气囊扩张，我们认为有很少患者能长期获得减压效果，大多数患者狭窄会复发。然而支架的出现正改变未来（Forshaw 等，2005）。如果保留器官，直肠、乙状结肠切除是十分困难的，因此联合切除子宫和卵巢（Parr 等，1988；Deval 等，2002）。切除至病变下正常组织是十分重要的。我们认为低位直肠切除和全直肠切除术后的结肠肛门 J 型吻合是最适宜的吻合方式。造瘘通常进行。

结肠梗阻的罕见原因

- 其他一些炎性病变——溃疡性结肠炎，肺结核，淋巴肉芽肿，淋病，痢疾和血吸虫病。某些胶原蛋白质性疾病，特别是硬皮病同样可以导致结肠梗阻。

- 外来物质——少见的肠梗阻原因（参见48章）。宿主内的物品被描述，包括门把手和塑料物品等物质（图47.21）。
- 结石性梗阻——我们有曾经见过5例。将结石挤到扩张结肠，如结肠血运好，可切开结肠取石；如果血运差，需切除结肠。
- 妇科恶性肿瘤——在58章讨论。我们强烈建议与妇科专家进行联系。此外，妇科专家意见将被听取，因为放疗和化疗将应用于这些患者。
- 其他恶性梗阻所致原因——由于恶性黑色素瘤、乳腺癌、胰腺癌、子宫和结直肠癌所致的网膜转移包绕小肠和大肠导致梗阻。通过单纯的药物治疗减轻梗阻和通过结肠支架、短路、切除、造瘘解除梗阻。

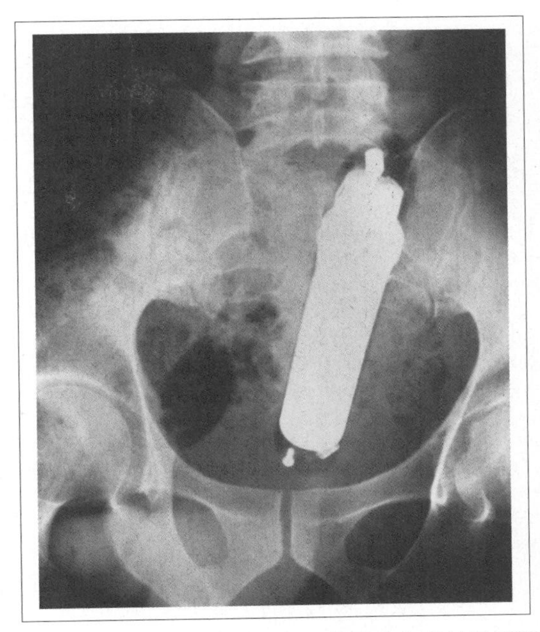

图47.21 振荡器在直肠内，其导致左半结肠梗阻。

（马冰 译 马冰 校）

参考文献

Abeyta BJ, Albrecht RM & Schermer CR (2001) Retrospective study of neostigmine for the treatment of acute colonic pseudo-obstruction. *Am Surg* 67: 265-268.

Addison NV (1983) Pseudo obstruction of the large bowel. *J R Soc Med* 76: 252-255.

Adloff M, Arnaud JP & Ollier JC (1984) Emergency one stage subtotal colectomy with anastomosis for obstructing carcinoma of the left colon. *Dig Surg* 1: 37-40.

Agrez M & Cameron D (1981) Radiology of sigmoid volvulus. *Dis Colon Rectum* 24: 510-514.

Alver O, Oren D, Tireli M, Kayabasi B & Akdemir D (1993) Ileosigmoid knotting in Turkey. Review of 68 cases. *Dis Colon Rectum* 36: 1139-1147.

Anderson A, Bergdahl L & van der Linden W (1975) Volvulus of the caecum. *Ann Surg* 181: 876.

Anderson JR & Lee D (1980) Acute caecal volvulus. *Br J Surg* 67: 39.

Anderson JR & Lee D (1981) The management of acute sigmoid volvulus. *Br J Surg* 68: 117.

Anderson JR & Mills JOM (1984) Cecal volvulus: a frequently missed diagnosis? *Clin Radiol* 35: 65.

Anderson JR & Welch GH (1986) Acute volvulus of the right colon: an analysis of 69 patients. *World J Surg* 10: 336-342.

Anderson JR, Lee D, Taylor TV & McLean Ross AH (1981) Volvulus of the transverse colon. *Br J Surg* 68: 179-181.

Anderson MJ, Okike N & Spencer RJ (1978) The colonoscope in cecal volvulus. Report of three cases. *Dis Colon Rectum* 21: 71.

Annells M & Koch T (2002) Faecal impaction: older people's experi-ences and nursing practice. *Br J Community Nurs* 7: 118-126.

Archibong AE, Ndoma-Egba R & Asindi AA (1994) Intestinal obstruction in southeastern Nigerian children. *East Afr Med J* 71: 286-289.

Arigbabu NO, Badejo OA & Akinola DO (1985) Colonoscopy in the emergency treatment of colonic volvulus in Nigeria. *Dis Colon Rectum* 28: 795-798.

Arnaud JP & Bergamaschi R (1994) Emergency subtotal/total colec-tomy with anastomosis for acutely obstructed carcinoma of the left colon. *Dis Colon Rectum* 37: 685-688.

Arnaud JP, Casa C, Georgeac C, Ronceray J, Serra-Maudet V & Kanane S (1994) Intraoperative colonic irrigation in the emergency treatment of occlusive lesions of the left colon [in French]. *J Chir* 131: 538-540.

Arnold GJ & Nance FC (1973) Volvulus of the sigmoid colon. *Ann Surg* 177: 527-531.

Avital S, Romaguera RL, Sands L, Marchetti F & Hellinger MD (2004) Primary malignant melanoma of the right colon. *Am Surg* 70: 649-651.

Aviv RI, Shyamalan G, Watkinson A, Tibballs J & Ogunbaye G (2002) Radiological palliation of malignant colonic obstruction. *Clin Radiol* 57: 347-351.

Bachulis BL & Smith PE (1978) Pseudo obstruction of the colon. *Am J Surg* 136: 66-72.

Baechle JP, Le Manach Y, Pitti R & Tordjmann T (1994) Treatment of acute colonic pseudoobstruction (Ogilvie's syndrome) by cisapride [in French]. *Ann Fr Anesth Reanim* 13: 248-250.

Bagley EC, Crabtree H, Fish JC et al (1961) Volvulus of the right colon. *Ann Surg* 154 (suppl): 268.

Balague C, Targarona EM, Sainz S et al (2004) Minimally invasive treatment for obstructive tumors of the left colon: endoluminal self-expanding metal stent and laparoscopic colectomy. Preliminary results. *Dig Surg* 21: 282-286.

Ballantyne GH (1981) Volvulus of the splenic flexure: a report of a case and review of the literature. *Dis Colon Rec-*

tum 24: 630-632.

Ballantyne GH (1982) Review of sigmoid volvulus: history and results of treatment. *Dis Colon Rectum* 25: 494-501.

Ballantyne GH, Brandner MD, Beart RW & Ilstrup DM (1985) Volvulus of the colon. Incidence and mortality. *Ann Surg* 202: 83-92.

Balslev I, Jensen H-E & Nielsen J (1971) Carcinoma of the colon. *Acta Chir Scand* 137: 175-179.

Bardsley D (1974) Pseudoobstruction of the large bowel. *Br J Surg* 61: 963-969.

Baronofsky ID (1950) Primary resection and aseptic end to end anas-tomosis for acute or subacute large bowel obstructions. *Surgery* (St Louis) 27: 664.

Barr H, Bown SG, Krasner N & Boulos PB (1989) Photodynamic therapy for colorectal disease. *Int J Colorectal Dis* 4: 15-19.

Basu PK & Mishra VK (1991) Volvulus of the sigmoid colon: a study of 105 cases in northeastern UP. *J Indian Med Assoc* 89: 340-341.

Benacci JC & Wolff BG (1995) Cecostomy. Therapeutic indications and results. *Dis Colon Rectum* 38: 530-534.

Bernton E, Myers R & Reyna T (1982) Pseudo obstruction of the colon: case report including a new endoscopic treatment. *Gastrointest Endosc* 28: 90-92.

Bhandarkar DS & Morgan WP (1995) Laparoscopic caecopexy for caecal volvulus. *Br J Surg* 82: 323.

Bhardwaj R & Parker MC (2003) Palliative therapy of colorectal carci-noma: stent or surgery? *Colorectal Dis* 5: 518-521.

Bhatnagar BNS (1970) Prevention of recurrence of sigmoid colon volvulus: a new approach. A preliminary report. *J R Coll Surg Edinb* 15: 49-52.

Bhatnagar BNS (1976) Prevention of recurrence of sigmoid colon volvulus: a new approach. *J R Coll Surg Edinb* 15: 1.

Bhatnagar BN & Sharma CL (1998) Nonresective alternative for the cure of nongangrenous sigmoid volvulus. *Dis Colon Rectum* 41: 381-388.

Bhatnagar BN, Sharma CL, Gupta SN, Mathur MM & Reddy DC (2004a) Study on the anatomical dimensions of the human sig-moid colon. *Clin Anat* 17: 236-243.

Bhatnagar BN, Sharma CL, Gautam A, Kakar A & Reddy DC (2004b) Gangrenous sigmoid volvulus: a clinical study of 76 patients. *Int J Colorectal Dis* 19: 134-142.

Binder V, Hendriksen C & Kreiner S (1985) Prognosis in Crohn's disease based on results from a regional patients group from the county of Copenhagen. *Gut* 26: 146-150.

Bode WE, Beart RW, Spencer RJ, Culp CE, Wolff BG & Taylor B (1984) Colonoscopic decompression for acute pseudo obstruction of the colon (Ogilvie's syndrome). *Am J Surg* 147: 243-245.

Boley SJ, Schwartz S, Lash J & Sternhill V (1963) Reversible vascular occlusion of the colon. *Surg Gynecol Obstet* 116: 63.

Boorman P, Soonawalla Z, Sathananthan N, MacFarlane P & Parker MC (1999) Endoluminal stenting of obstructed colorectal tumours. *Ann R Coll Surg Engl* 81: 251-254.

Boring CC, Squires TS & Heath CW Jr (1992) Cancer statistics for African Americans. *Cancer* 42: 7-17. Brayton D & Norris WJ (1954) Intussusception in adults. *Arch Surg* 73: 6-11.

Brief DK, Brener BJ, Goldenkrantz et al (1983) An argument for increased use of subtotal colectomy in the management of carcinoma of the colon. *Am Surg* 49: 66-72.

Brief DK, Brener BJ, Goldenkrantz R et al (1991) Defining the role of subtotal colectomy in the treatment of carcinoma of the colon. *Ann Surg* 213: 248-252.

Bright N, Hale P & Mason R (1992) Poor palliation of colorectal malignancy with the neodymium yttrium-aluminium-garnet laser. *Br J Surg* 79: 308-309.

Brisson PA & Morere D (1990) Colorectal intussusception. *Contemp Surg* 36: 30-33.

Broering DC, Eisenberger CF, Koch A et al (2001) Strictureplasty for large bowel stenosis in Crohn's disease: quality of life after surgical therapy. *Int J Colorectal Dis* 16: 81-87.

Brunner HG, Hamel BCJ, Rieu P, Howeler CF & Peters FIM (1992) Intestinal pseudo obstruction in myotonic dystrophy. *J Med Genet* 29: 791-793.

Bruusgaard C (1947) Volvulus of the sigmoid colon and its treatment. *Surgery* 22: 466-478.

Buffin RP, Dabrowski A, Kaskas M, Helfrich P & Sabbah M (1992) Volvulus of the sigmoid colon. Emergency resection and anastomosis [in French]. *J Chir* 129: 254-256.

Bullock PR & Thomas WEG (1984) Acute pseudo obstruction of the colon. *Ann R Coll Surg Engl* 66: 327-330.

Bulow S (1980) Colorectal cancer in patients less than 40 years of age in Denmark, 1943-1967. *Dis Colon Rectum* 23: 327-336.

Burgess AH (1929) An address on acute intestinal obstruction. *Lancet* i: 857.

Burkitt DP, Nelson CL & Williams EH (1962) Some geographical variations in disease pattern in east and central Africa. *East Afr Med J* 40: 1-6.

Byrne JJ (1960) Large bowel obstruction. *Am J Surg* 99: 168-178.

Camilleri M, Carbone LD & Schuffler MD (1991) Familial enteric neuropathy with pseudoobstruction. *Dig Dis Sci* 36: 1168-1171.

Campbell JA, Gunn AA & McLaren IF (1956) Acute obstruction of the colon. *J R Coll Surg Edinb* 1: 231.

Camunez F, Echenagusia A, Simo G, Turegano F, Vazquez J & Barreiro-Meiro I (2000) Malignant colorectal obstruction treated by means of self-expanding metallic stents: effectiveness before surgery and in palliation. *Radiology* 216: 492-497.

Cappell MS & Simon T (1993) Colonic toxicity of administered medications and chemicals. *Am J Gastroenterol* 88: 1684-1699.

Carne PW, Robertson G & Frizelle FA (2003) Colonic stents in the palliation of colorectal cancer. *N Z Med J* 116: U475.

Carraro PG, Segala M, Cesana BM & Tiberio G (2001) Obstructing colonic cancer: failure and survival patterns over a ten-year follow-up after one-stage curative surgery. *Dis Colon Rectum* 44: 243-250.

Carson SN, Poticha SM & Shields JW (1977) Carcinoma obstructing the left side of the colon. *Arch Surg* 112: 523-526.

Carty NJ & Corder AP (1992) Which surgeons avoid a stoma in treat-ing left sided colonic obstruction? Results of a postal questionnaire. *Ann R Coll Surg Engl* 74: 391-394.

Catalano O (1996) Computed tomographic appearance of sigmoid volvulus. *Abdom Imaging* 21: 314-317.

Catena F, Caira A, Ansaloni L et al (2003) Ogilvie's syndrome treat-ment. *Acta Biomed Ateneo Parmense* 74 (Suppl 2): 26-29.

Champault G (1983) Les occlusions coliques. Etude retrospective cooperative de 497 cas. *J Chir* 120: 47-56.

Chang WYM & Burnett WE (1962) Complete colonic obstruction due to adenocarcinoma. *Surg Gynecol Obstet* 114: 353-356.

Chapuis PH, Yuile P, Dent OF, Sinclair G, Low L & Aggarwal G (2002) Combined endoscopic laser and radiotherapy palliation of advanced rectal cancer. *ANZ J Surg* 72: 95-99.

Chen A, Yang FS, Shih SL & Sheu CY (2003) Case report.

CT diagnosis of volvulus of the descending colon with persistent mesocolon. *AJR Am J Roentgenol* 180：1003-1006.

Chevallier P，Marcy PY，Francois E et al（2002）Controlled transperi-toneal percutaneous cecostomy as a therapeutic alternative to the endoscopic decompression for Ogilvie's syndrome. *Am J Gastroenterol* 97：471-474.

Chiappa A，Zbar A，Biella F & Staudacher C（2000）One-stage resection and primary anastomosis following acute obstruction of the left colon for cancer. *Am Surg* 66：619-622.

Chin LW，Lin MT，Wang HP，Chiou HM & Chen WJ（2001）Rapid diagnosis of sigmoid volvulus with water soluble Urografin in emergency service. *Am J Emerg Med* 19：600-601.

Chrysos E，Athanasakis E，Vassilakis JS，Zoras O & Xynos E（2002）Total colectomy and J-pouch ileorectal anastomosis for obstructed tumours of the rectosigmoid junction. *ANZ J Surg* 72：92-94.

Chung YF，Eu KW，Nyam DC，Leong AF，Ho YH & Seow-Choen F（1999）Minimizing recurrence after sigmoid volvulus. *Br J Surg* 86：231-233.

Clark J，Hall AW & Moosa AR（1975）Treatment of obstructing cancer of the colon and rectum. *Surg Gynecol Obstet* 141：541-544.

Clark JS，Buchanan GN，Khawaja AR et al（2003）Use of the Bard Memotherm self-expanding metal stent in the palliation of colonic obstruction. *Abdom Imaging* 28：518-524.

Cole GJ（1965）A review of 436 cases of intestinal obstruction in Ibadan. *Gut* 6：151-162.

Cooper JC，Jones D & Williams NS（1986）Outcome of colectomy and ileo-rectal anastomosis in Crohn's disease. *Ann R Coll Surg Engl* 68：279-282.

Corman ML，Veiden-Heimer MC & Coller JA（1979）Colorectal carcinoma：a decade of experience at the Lahey Clinic. *Dis Colon Rectum* 22：477-479.

Corner EM & Sargent PWG（1905）Volvulus of the caecum with an account of rare and possibly common cases. *Ann Surg* 3：63-75.

Cremer M，Deviere J，Sugai B & Baize M（1990）Expandable biliary metal stents for malignancies：endoscopic insertion and diathermic cleaning for tumor ingrowth. *Gastrointest Endosc* 36：451-457.

Crisp E（1872）Fatal strangulation from the twisting of a portion of the colon. *Trans Path Soc Lond* 23：112-114.

Daniels IR，Lamparelli MJ，Chave H & Simson JN（2000）Recurrent sig-moid volvulus treated by percutaneous endoscopic colostomy. *BrJSurg* 87：1419.

Danse EM，Van Beers BE，Jamart J et al（2000）Prognosis of ischemic colitis：comparison of color Doppler sonography with early clinical and laboratory findings. *AJR Am J Roentgenol* 175：1151-1154.

Dauphine CE，Tan P，Beart RW Jr，Vukasin P，Cohen H & Corman ML（2002）Placement of self-expanding metal stents for acute malig-nant large-bowel obstruction：a collective review. *Ann Surg Oncol* 9：574-579.

Davies M，Satyadas T，Akle CA & Kirkham JS（2004）Combined endoscopic approach for the management of a difficult recto-sigmoid anastomotic stricture. *Int Surg* 89：76-79.

Day TK & Bates T（1984）Obstructing/perforated carcinoma of the left colon treated by resection and the formation of a double colostomy. *Br J Surg* 71：558-560.

De U（2002）Sigmoid volvulus in rural Bengal. *Trop Doct* 32：80-82.

De U & Ghosh S（2003）Single stage primary anastomosis without colonic lavage for left-sided colonic obstruction due to acute sigmoid volvulus：a prospective study of one hundred and ninety-seven cases. *ANZ J Surg* 73：390-392.

Deen KI，Madoff RD，Goldberg SM & Rothenberger DA（1998）Surgical management of left colon obstruction：the University of Minnesota experience. *J Am Coll Surg* 187：573-576.

De Giorgio R，Barbara G，Stanghellini V et al（2001）Review article：the pharmacological treatment of acute colonic pseudo-obstruc-tion. *Aliment Pharmacol Ther* 15：1717-1727.

de Gregorio MA，Mainar A，Tejero E et al（1998）Acute colorectal obstruction：stent placement for palliative treatment—results of a multicenter study. *Radiology* 209：117-120.

Delgado-Aros S & Camilleri M（2003）Pseudo-obstruction in the critically ill. *Best Pract Res Clin Gastroenterol* 17：427-444.

De Lorenzo C，Reddy SN，Villanueva-Meyer J，Mena I，Martin S & Hyman PE（1991）Cisapride in children with chronic intestinal pseudoobstruction. An acute double-blind，crossover，placebo-controlled trial. *Gastroenterology* 101：1564-1570.

Deutsch AA，Zelikovski A，Sternberg A & Reiss R（1983）One stage subtotal colectomy with anastomosis for obstructing carcinoma of the left colon. *Dis Colon Rectum* 26：227-230.

Deval B，Rafii A，Felce Dachez M，Kermanash R & Levardon M（2002）Sigmoid endometriosis in a postmenopausal woman. *Am J Obstet Gynecol* 187：1723-1725.

Devine HB（1931）Safer colon surgery. *Lancet* i：627.

Domschke W，Foerster EC，Matek W & Rodl W（1990）Self-expanding mesh stent for esophageal cancer stenosis. *Endoscopy* 22：134-136.

Donhauser JL & Atwell S（1949）Volvulus of the cecum. *Arch Surg* 58：129.

Dorudi S，Wilson NM & Heddle RM（1990）Primary restorative colectomy in malignant left-sided large bowel obstruction. *Ann R Coll Surg Engl* 72：393-395.

Drapanas T & Stewart JD（1961）Acute sigmoid volvulus. Concepts in surgical treatment. *Am J Surg* 101：70-77.

Dudley HAF & Paterson-Brown S（1986）Pseudo obstruction. *BMJ* 292：1157-1158.

Dudley HAF，Sinclair ISR，McLaren IF，McNair TJ & Newsam JE（1958）Intestinal pseudo obstruction. *J R Coll Surg Edinb* 3：206-217.

Dudley HAF，Radcliffe AG & McGeehan D（1980）Intraoperative irrigation of the colon to permit primary anastomosis. *Br J Surg* 67：80-81.

Dutton JW，Reno A & Hampson LG（1976）Mortality and prognosis of obstructing carcinoma of the large bowel. *Am J Surg* 131：36-41.

Eckhauser ML & Mansour EG（1992）Endoscopic laser therapy for obstructing and/or bleeding colorectal carcinoma. *Am Surg* 58：358-363.

Editorial（1979）Intestinal pseudo obstruction. *Lancet* i：535-536.

Ekbom A，Helmick C，Zack M & Adami HO（1990）Increased risk of large bowel cancer in Crohn's disease with colonic involvement. *Lancet* 336：357-359.

Elmasri SH & Khalil T（1976）Volvulus of the sigmoid in Khartoum，Sudan. *Trop Geogr Med* 28：297-302.

Falterman KW，Hill CB，Markey JC，Fox JW & Cohn I Jr（1974）Cancer of the colon，rectum and anus：a review of 2313 cases. *Cancer* 34：951-959.

Faulk DL，Anuras S & Christensen J（1978）Chronic intestinal pseudo obstruction. *Gastroenterology* 74：922.

Fearon ER & Vogelstein B（1990）A genetic model for colorectal tumorigenesis. *Cell* 61：759-767.

Feng Y-S，Hsu H & Chen S-S（1987）One-stage operation for obstructing carcinomas of the left colon and rectum. *Dis Colon Rectum* 30：29-32.

Ferguson WH & Chase WW (1957) Emergency definitive one stage surgery for intestinal obstruction. *Med Ann DC* 26：61-67.

Fernandez Lobato R, Pinto I, Paul L et al (1999) Self-expanding pros-theses as a palliative method in treating advanced colorectal cancer. *Int Surg* 84：159-162.

Fielding LP & Wells BW (1974) Survival after primary and after staged resection for large bowel obstruction caused by cancer. *Br J Surg* 61：16-18.

Fielding LP, Stewart-Brown S & Blesovsky L (1979) Large bowel obstruction caused by cancer：a prospective study. *BMJ* 1：575-577.

Figiel LS & Figiel SJ (1953) Volvulus of the cecum and ascending colon. *Radiology* 61：496.

Floyd CE & Cohn I Jr (1967) Obstruction in cancer of the colon. *Ann Surg* 165：721-731.

Forde KA & Treat MR (1985) Colonoscopy in the evaluation of strictures. *Dis Colon Rectum* 28：699-701.

Forde KA, Lebwohl O, Wolff M & Voorheed AB (1979) The endoscopy corner. Reversible ischaemic colitis：correlation of colonoscopic and pathologic changes. *Am J Gastroenterol* 72：182-185.

Forshaw M J, Sankararajah D, Stewart M and Parker MC (2005) Self-expanding metalic stents in the treatment of benign colorectal disease：indications and outcomes. *Colorectal Disease* 8：102-111.

Foster ME, Johnson CD, Billings PJ, Davies PW & Leaper DJ (1986) Intraoperative antegrade lavage and anastomotic healing in acute colonic obstruction. *Dis Colon Rectum* 29：255-259.

Fraser I (1981) MS thesis, University of London.

Fraser I (1984) Motility changes associated with large bowel obstruc-tion and its surgical relief. *Ann R Coll Surg* 66：321-326.

Geelhoed GW (1985) Colonic pseudo obstruction in surgical patients. *Am J Surg* 149：258-265.

Geller A, Petersen BT & Gostout CJ (1996) Endoscopic decompression for acute colonic pseudo-obstruction. *Gastrointest Endosc* 44：144-150.

Gennaro AR & Tyson RR (1978) Obstructive colon cancer. *Dis Colon Rectum* 21：346-351.

Ger R & Ravo B (1984) Prevention and treatment of intestinal dehis-cence by an intraluminal bypass graft. *Br J Surg* 71：726-729.

Gerber A, Thompson RJ, Reiswig OK & Vannix RS (1962) Experiences with primary resection for acute obstruction of the large intestine. *Surg Gynecol Obstet* 115：593-598.

Gevers AM, Macken E, Hiele M & Rutgeerts P (2000) Endoscopic laser therapy for palliation of patients with distal colorectal carcinoma：analysis of factors influencing long-term outcome. *Gastrointest Endosc* 51：580-585.

Ghazi A, Shinya H & Wolff W (1976) Treatment of volvulus of the colon by colonoscopy. *Ann Surg* 182：263.

Gibney EJ (1991) Volvulus of the sigmoid colon. *Surg Gynecol Obstet* 173：243-255.

Gibson CL (1900) A study of one thousand operations for acute intes-tinal obstruction and gangrenous hernia. *Ann Surg* 32：486-514.

Gibson JY (1972) Volvulus of the transverse colon. *South Med J* 65：1150-1151.

Gill SS & Eggleston FC (1965) Acute intestinal obstruction. *Arch Surg (Chicago)* 91：589-591.

Glashan RW & John HT (1965) Experience with carcinoma of the large bowel. *Br J Surg* 52：573.

Glass RL, Smith LE & Cochran EC (1983) Subtotal colectomy for obstructing carcinoma of the left colon. *Am J Surg* 145：335-336.

Glenn F & McSherry CK (1971) Obstruction and perforation in colorectal cancer. *Ann Surg* 173：983-992.

Goligher J (1984) *Surgery of the Anus, Rectum and Colon*. London：Baillière Tindall.

Goligher JC & Smiddy FG (1957) The treatment of acute obstruction or perforation of the colon and rectum. *Br J Surg* 45：270-276.

Gollop JH, Phillips SF, Melton LJ III & Zinsmeister AR (1988) Epidemiologic aspects of Crohn's disease：a population based study in Olmstead County, Minnesota 1943-1982. *Gut* 29：49-56.

Gosche JR, Sharpe JN & Larson GM (1989) Colonoscopic decompres-sion for pseudo obstruction of the colon. *Am Surg* 55：111-115.

Goyal A & Schein M (2001) Current practices in left-sided colonic emergencies：a survey of US gastrointestinal surgeons. *Dig Surg* 18：399-402.

Gramegna A & Saccomani G (1989) On-table colonic irrigation in the treatment of left-sided large-bowel emergencies. *Dis Colon Rectum* 32：585-587.

Gray LA (1973) Endometriosis of the bowel：role of bowel resection, superficial excision and oophorectomy in treatment. *Ann Surg* 177：580-587.

Greenall MJ & Gough MH (1983) Chronic idiopathic intestinal pseudo obstruction in infancy and its successful treatment with parenteral feeding. *Dis Colon Rectum* 26：53-54.

Gregg RD (1955) The place of emergency resection in the manage-ment of obstruction or perforating lesions of the colon. *Surgery (St Louis)* 37：754.

Griffiths JD (1984) Hartmann's operation. In Dudley H, Poires W & Carter DC, editors, *Rob & Smith's Operative Surgery*, 4th edn, pp 353-357. London：Butterworth.

Groff W (1983) Colonoscopic decompression and intubation of the caecum for Ogilvie's syndrome. *Dis Colon Rectum* 26：503-506.

Groitl H, Scheele J & Pesca HJ (1984) Staples or hand sutures. *Coloproctology* 6：65-70.

Grondinsky C & Ponka JL (1977) Volvulus of the colon. *Dis Colon Rectum* 20：314-324.

Grossmann EM, Johnson FE, Enger KT, Leake BA, Virgo KS & Longo WE (1999) Cecal volvulus：outcome management by celiotomy. *Tech Coloproctol* 3：139-143.

Grossmann EM, Longo WE, Stratton MD, Virgo KS & Johnson FE (2000) Sigmoid volvulus in Department of Veterans Affairs Medical Centers. *Dis Colon Rectum* 43：414-418.

Grover NK, Gulati SM, Tagore NK et al (1973) Volvulus of the caecum and ascending colon. *Am J Surg* 125：672.

Gupta S & Gupta SK (1993) Acute caecal volvulus：report of 22 cases and review of literature. *Ital J Gastroenterol* 25：380-384.

Gyde SN, Prior P, MacCartney SC, Thompson H, Waterhouse JAH & Allan RN (1980) Malignancy in Crohn's disease. *Gut* 21：1024-1029.

Habr Gama A, Haddad J, Simonsen O et al (1976) Volvulus of the sigmoid colon in Brazil：a report of 230 cases. *Dis Colon Rectum* 19：314-320.

Hagihara PF, Ernst CB & Griffen WO Jr (1979) Incidence of ischaemic colitis following abdominal aortic reconstruction. *Surg Gynecol Obstet* 149：571-573.

Halevy A, Levi J & Orda R (1989) Emergency subtotal colectomy：a new trend for treatment of obstructing carcinoma of the left colon. *Ann Surg* 210：220-223.

Hall-Craffs EC (1960) Sigmoid volvulus in an African population. *BMJ* 1：1015-1017.

Harding A, Rains AJ & Capper WM, editors (1971) *Bailey & Love's Short Practice of Surgery*, 15th edn. London：HK Lewis.

Harris GJ, Senagore AJ, Lavery IC & Fazio VW (2001) The manage-ment of neoplastic colorectal obstruction with colonic endoluminal stenting devices *Am J Surg* 181: 499-506.
Hashimoto T, Yamaguchi J, Fujioka H, Okada H, Izawa K & Kanematsu T (2004) Two cases of ileosigmoid knot: the youngest reported patient and CT findings. *Hepato-gastroenterology* 51: 771-773.
Hickey RC & Hyde HP (1965) Neoplastic obstruction of the large bowel. *Surg Clin North Am* 45: 1157-1163.
Hildanus GF (1646) De gangraena et sphagelo. In *Opera observentionum et curationum medico—chirurgicarum que extant omnia Joanis Beyers*, Cap 4, Obs 16; p 49.
Hiltunen KM, Syrja H & Matikainen M (1992) Colonic volvulus. Diagnosis and results of treatment in 82 patients. *Eur J Surg* 158: 607-611.
Hines JR, Guerkink RE & Bass RT (1967) Recurrence and mortality rates in sigmoid volvulus. *Surg Gynecol Obstet* 124: 567-570.
Hinshaw DB & Carter R (1957) The surgical management of acute volvulus of the sigmoid colon. *Ann Surg* 146: 52.
Hinshaw DB, Carter R & Joergenson EJ (1959) Volvulus of the cecum or right colon. A study of fourteen cases. *Am J Surg* 98: 175.
Hoekstra HJ, Verschueren RCJ, Oldhoff J & Van Der Ploeg E (1985) Palliative and curative electrocoagulation for rectal cancer: experience and results. *Cancer* 55: 210-213.
Holt RW & Wagner RC (1984) Adhesional obstruction of the colon. *Dis Colon Rectum* 5: 314-315.
Houshian S, Sorensen JS & Jensen KE (1998) Volvulus of the transverse colon in children. *J Pediatr Surg* 33: 1399-1401.
Howard EW, Cavailo C, Hovey LM & Nelson TG (1975) Colon and rectal cancer in the young adult. *Am Surg* 41: 260-265.
Howard RS & Catto J (1980) Caecal volvulus. *Arch Surg* 115: 273.
Howell HS, Freepark RJ & Bartizal JF (1976) Transverse colon volvulus in paediatric patients. *Arch Surg* 111: 90.
Hughes ESR (1966) Carcinoma of the right colon, upper left colon and sigmoid colon. *Aust NZ J Surg* 35: 183.
Hughes ESR & Cuthbertson AM (1970) Subtotal colectomy for carci-noma of the colon. *Proc R Soc Med* 63: 41-42.
Huibregtse K, Cheng J, Coene PPLO, Fockens P & Tytgat GNJ (1989) Endoscopic placement of expandable metal stents for biliary stric-tures: a preliminary report on experience with 33 patients. *Endoscopy* 21: 280-282.
Hulme-Moir M, Parry BR & Hill GL (1999) On-the-table colonic lavage. *Aust N Z J Surg* 69: 65-66.
Inberg MV, Havid T, Davidson L et al (1972) Acute intestinal volvulus: a report of 238 cases. *Scand J Gastroenterol* 7: 209-214.
Ingalls JM, Lynch MF & Schilling JA (1964) Volvulus of the sigmoid in a mental institution. *Am J Surg* 108: 339-343.
Irvin TT & Greaney MG (1977) Treatment of colonic cancer present-ing with intestinal obstruction. *Br J Surg* 64: 741-744.
Irwin A (1965) Partial infarction of the colon due to reversible vascu-lar occlusion. *Clin Radiol* 16: 261.
Jackson PP & Baird RM (1957) Caecostomy. *Am J Surg* 114: 297-301.
Jain BL & Seth KK (1968) Volvulus of intestine: a clinical study. *Ind J Surg* 30: 239-246.
Januschowski R (1995) Percutaneous endoscopic colopexy—a new treatment possibility for volvulus of the sigmoid [in German]. *Dtsch Med Wochenschr* 120: 478-482.
Johnson R, Marsh R, Corson J & Seymour K (2004) A comparison of two methods of palliation of large bowel obstruction due to irre-movable colon cancer. *Ann R Coll Surg Engl* 86: 99-103.
Julius AJ, Meyer S, Hoitsma HF & Luth WJ (1983) Oorsprunkelijke stukken: volvulus van het colon. *Ned Tijdschr Geneeskd* 127: 860-864.
Keane PF, Ohri SK, Wood CB & Sackier JM (1988) Manage-ment of the obstructed left colon by the one-stage intracolonic bypass proce-dure. *Dis Colon Rectum* 31: 948-951.
Kedir M, Kotisso B & Messele G (1998) Ileosigmoid knotting in Gondar teaching hospital north-west Ethiopia. *Ethiop Med J* 36: 255-260.
Keymling M (2003) Colorectal stenting. *Endoscopy* 35: 234-238.
Khoda J, Sebbag G & Lantzberg L (1993) Volvulus of the transverse colon. Apropos of three cases [in French]. *Ann Chir* 47: 451-454.
Khoo RE, Rothenberger DA, Wong WD, Buis JG & Najarian JS (1988) Tube decompression of the dilated colon. *Am J Surg* 156: 214-216.
Khosraviani K, Campbell WJ, Parks TG & Irwin ST (2000) Hartmann procedure revisited. *Eur J Surg* 166: 878-881.
Khot UP, Lang AW, Murali K & Parker MC (2002) Systematic review of the efficacy and safety of colorectal stents. *Br J Surg* 89: 1096-1102.
Kim MW, Hundahl SA, Dang CR et al (1983) Ischaemic colitis after aortic aneurysmectomy. *Am J Surg* 145: 392-394.
Kimmey MB (2004) Endoscopic methods (other than stents) for pallia-tion of rectal carcinoma. *J Gastrointest Surg* 8: 270-273.
Klatt GR, Martin WH & Gillespie JT (1981) Subtotal colectomy with primary anastomosis without diversion in the treatment of obstructing carcinoma of the left colon. *Surgery* 141: 577-578.
Kokoska ER, Herndon CD, Carney DE et al (2004) Cecal volvulus: a report of two cases occurring after the antegrade colonic enema procedure. *J Pediatr Surg* 39: 916-919.
Konishi F, Mute T, Kanazawa K & Morioka Y (1988) Intraoperative irrigation and primary resection for obstructing lesions of the left colon. *Int J Colorectal Dis* 3: 204-206.
Koruth NM, Hunter DC, Krukowski ZH & Matheson NA (1985a) Immediate resection in emergency large bowel surgery; a 7 year audit. *Br J Surg* 72: 703-707.
Koruth NM, Koruth A & Matheson NA (1985b) The place of contrast enema in the management of large bowel obstruction. *J R Coll Surg Edinb* 30: 258-260.
Kozarek RA (1986) Hydrostatic balloon dilation of gastrointestinal stenosis: a national survey. *Gastrointest Endosc* 32: 15-19.
Kratzer GL & Salvati EP (1955) Collective review of endometriosis of the colon. *Am Surg* 90: 866-869.
Krippaehne WW, Vetto RM & Jenkins CC (1967) Volvulus of the cecum or right colon. A report of twenty-two cases. *Am J Surg* 114: 323.
Kronborg O (1986) The missing randomised trial of two surgical treatments for acute obstruction due to carcinoma of the left colon and rectum. *Int J Colorectal Dis* 1: 162-166.
Kronborg O (1995) Acute obstruction from tumour in the left colon without spread. A randomized trial of emergency colostomy versus resection. *Int J Colorectal Dis* 10: 1-5.
Kronborg O & Lauristen K (1975) Volvulus of the colon. *Acta Chir Scand* 141: 550-553.
Kronborg O, Backer O & Sprechler M (1975) Acute obstruction in cancer of the colon and rectum. *Dis Colon Rectum* 18: 22-27.
Krouse RS (2004) Surgical management of malignant bowel obstruc-tion. *Surg Oncol Clin N Am* 13: 479-490.
Kukora JS & Dent L (1977) Colonoscopic decompression of massive non obstructive caecal dilation. *Arch Surg* 112: 512-517.

Lamah M, Mathur P, McKeown B, Blake H & Swift RI (1998) The use of rectosigmoid stents in the management of acute large bowel obstruction. *J R Coll Surg Edin* 43: 318-321.

Lane RE (1960) Endometriosis of the vermiform appendix. *Am J Obstet Gynecol* 79: 372.

Launer DP, Mascall BG & Beil AR Jr (1978) Colorectal infarction fol-lowing resection of abdominal aortic aneurysms. *Dis Colon Rectum* 21: 613-617.

Law WL, Choi HK, Lee YM & Chu KW (2004a) Palliation for advanced malignant colorectal obstruction by self-expanding metallic stents: prospective evaluation of outcomes. *Dis Colon Rectum* 47: 39-43.

Law WL, Choi HK, Lee YM & Chu KW (2004b) Laparoscopic colec-tomy for obstructing sigmoid cancer with prior insertion of an expandable metallic stent. *Surg Laparosc Endosc Percutan Tech* 14: 29-32.

Lee JT, Taylor BM & Singleton BC (1988) Epidural anaesthesia for acute pseudo obstruction of the colon (Ogilvie's syndrome). *Dis Colon Rectum* 31: 686-688.

Lee SH, Park YH & Won YS (2000) The ileosigmoid knot: CT findings. *AJR Am J Roentgenol* 174: 685-687.

Lee YM, Law WL, Chu KW & Poon RT (2001) Emergency surgery for obstructing colorectal cancers: a comparison between right-sided and left-sided lesions. *J Am Coll Surg* 192: 719-725.

Lennon VA, Sas DF, Busk MF et al (1991) Enteric neuronal autoanti-bodies in pseudoobstruction with small-cell lung carcinoma. *Gastroenterology* 100: 137-142.

Lescher TJ, Teegarden DK & Pruitt BA Jr (1978) Acute pseudo obstruc-tion of the colon in thermally injured patients. *Dis Colon Rectum* 21: 618-622.

Loefler I & Hafner CD (1964) Survival rate in obstructing carcinoma of the colon. *Arch Surg* 89: 716-718.

Low PA (1994) Autonomic neuropathies. *Curr Opin Neurol* 7: 402-406.

Luck A, Chapuis P, Sinclair G & Hood J (2001) Endoscopic laser stric-turotomy and balloon dilatation for benign colorectal strictures. *ANZ J Surg* 71: 594-597.

Lustosa SA, Matos D, Atallah AN & Castro AA (2002) Stapled versus handsewn methods for colorectal anastomosis surgery: a system-atic review of randomized controlled trials. *Sao Paulo Med J* 120: 132-136.

MacColl C, MacCannell KL, Bayliss B & Lee SS (1990) Treatment of acute colonic pseudo obstruction (Ogilvie's syndrome) with Cisapride. *Gastroenterology* 98: 773-775.

McConnell EJ, Tessier DJ & Wolff BG (2003) Population-based inci-dence of complicated diverticular disease of the sigmoid colon based on gender and age. *Dis Colon Rectum* 46: 1110-1114.

McCready RA & Beart RW Jr (1980) Adult Hirschsprung's disease: Results of surgical treatment at the Mayo Clinic. *Dis Colon Rectum* 23: 401-407.

McGovern VJ & Goulston SJM (1965) Ischaemic enterocolitis. *Gut* 6: 213.

McGowan JM, Soriano S & McCausland W (1957) Volvulus of the transverse colon. *Am J Surg* 93: 857-859.

McMillan I & Bell G (1984) Resection and immediate anastomosis in large bowel obstruction using a stapling technique. *J R Coll Surg Edinb* 29: 377-378.

Madiba TE & Thomson SR (2000) The management of sigmoid volvu-lus. *J R Coll Surg Edinb* 45: 74-80.

Madiba TE & Thomson SR (2002) The management of cecal volvulus. *Dis Colon Rectum* 45: 264-267.

Maetani I, Tada T, Ukita T et al (2004) Self-expandable metallic stent placement as palliative treatment of obstructed colorectal carci-noma. *J Gastroenterol* 39: 334-338.

Mainar A, De Gregorio Ariza MA, Tejero E et al (1999) Acute colorec-tal obstruction: treatment with self-expandable metallic stents before scheduled surgery—results of a multicenter study. *Radiology* 210: 65-69.

Mallick IH & Winslet MC (2004) Ileosigmoid knotting. *Colorectal Dis* 6: 220-225.

Mann CV (1995) In Mann CV, Russell RCG & Williams NS, editors, *Bailey and Love's Short Practice of Surgery*, pp 885-903. London: Chapman & Hall.

Marini E, Frigo F, Cavarsere L, Cutolo S, Palazzin L & Orcalli F (1990) Palliative treatment of carcinoma of the rectum by endoscopic injection of polidocanol. *Endoscopy* 22: 171-173.

Marrash SE, Gibson JB & Simeone FA (1962) A clinicopathologic study of intestinal infarction. *Surg Gynecol Obstet* 114: 323.

Marshak RH, Maklansky D & Calem JA (1965) Segmental infarction of the colon. *Am J Dig Dis* 10: 86.

Marston A (1964) Patterns of intestinal ischaemia. *Ann R Coll Surg Engl* 35: 151.

Marston A, Pheils MT, Thomas ML & Morson BC (1966) Ischaemic colitis. *Gut* 7: 1.

Matta WH & Shaw AW (1987) A comparative study between busere-lin and danazol in the treatment of endometriosis. *Br J Clin Pract* 41: 69-72.

Maynard A de L & Turrell R (1955) Acute left colon and obstruction with special reference to caecostomy versus transverse-ostomy. *Surg Gynecol Obstet* 100: 657.

Medina V, Alarco A, Meneses M et al (1994) Volvulus of the trans-verse colon: a rare cause of intestinal obstruction [in Spanish]. *Rev Esp Enfermed Dig* 86: 683-685.

Mehendale VG, Chaudhari NC & Mulchandani MH (2003) Laparoscopic sigmoidopexy by extraperitonealization of sigmoid colon for sigmoid volvulus: two cases. *Surg Laparosc Endosc Percutan Tech* 13: 283-285.

Meisner S, Hensler M, Knop FK, West F & Wille-Jorgensen P (2004) Self-expanding metal stents for colonic obstruction: experiences from 104 procedures in a single center. *Dis Colon Rectum* 47: 444-450.

Melchior E (1949) Volvulus of the cecum: An appeal for primary resection with report of 6 cases. *Surgery* 25: 251.

Metheny D & Nichols HE (1943) Volvulus of the sigmoid. *Surg Gynecol Obstet* 76: 239-246.

Meyers JR, Heifetz CJ & Baue AE (1972) Caecal volvulus: a lesion requiring resection. *Arch Surg* 104: 594-599.

Meyers WC, Kelvin FM & Jones RS (1979) Diagnosis and surgical treatment of colonic endometriosis. *Arch Surg* 114: 169-175.

Michel ML Jr, Knapp L & Davidson A (1950) Acute intestinal obstruc-tion: comparative studies of small intestinal and colic obstruction. *Surgery* 28: 90-110.

Miller R, Roe AM, Eltringham WK & Espiner HJ (1992) Laparoscopic fixation of sigmoid volvulus. *Br J Surg* 79: 435.

Milroy EJG, Chapple CR, Eldin A & Wallsten H (1989) A new stent for the treatment of urethral strictures: preliminary report. *Br J Urol* 63: 392-396.

Minster JJ (1964) Comparison of obstructing and non obstructing carcinoma of the colon. *Cancer* 17: 242-247.

Mlasowsky B, Duben W & Jung D (1985) Cryosurgery for palliation of rectal tumors. *J Exp Clin Cancer Res* 4: 81-84.

Moore CJ, Corl FM & Fishman EK (2001) CT of cecal volvulus: unraveling the image. *AJR Am J Roentgenol* 177: 95-98.

Morgan WP, Jenkins N, Lewis P & Aubrey DA (1985) Management of obstructing carcinoma of the left colon by extended right hemi-colectomy. *Am J Surg* 149: 327-329.

Morton J, Seymour I, Schwartz MD & Graniati R (1960) Il-

eus of the colon. *Arch Surg* 81：425-434.
Moss AA & Goldberg HI (1972) Intestinal pseudo-obstruction. CRC critical review. *Radiol Sci* 3：363-387.
Moynihan BG (1905) *Abdominal Operations*. Philadelphia：WB Saunders.
Moynihan BGA (1926) *Abdominal Operations*, 4th edn. Philadelphia：WB Saunders.
Muir EG (1956) Results of the treatment in carcinoma of colon and rectum. *BMJ* 2：742.
Munro A & Youngston GC (1983) Colonoscopy in the diagnosis and treatment of colonic pseudo obstruction. *J R Coll Surg Edinb* 28：391-393.
Murdoch RWG & Wallace JR (1977) Adult intussusception in Glasgow 1968-1974. *Br J Surg* 64：679-680.
Murray JJ, Schoetz DJ, Coller JA, Roberts PL & Veidenheimer MC (1991) Intraoperative colonic lavage and primary anastomosis in nonelective colon resection. *Dis Colon Rectum* 34：527-531.
Mzabi R, Himal HS, Demers R & MacLean LD (1976) A multiparamet-ric computer analysis of carcinoma of the colon. *Surg Gynecol Obstet* 143：959-964.
Nakhgevany KB (1984) Colonoscopy decompression of the colon in patients with Ogilvie's syndrome. *Am J Surg* 148：317-320.
Nanni C, Garbini A, Luchetti P et al (1982) Ogilvie's syndrome (acute colonic pseudo-obstruction). *Dis Colon Rectum* 25：157-165.
Nano D, Prindiville T, Pauley M et al (1987) Colonoscopic therapy of acute pseudo obstruction of the colon. *Am J Gastroenterol* 82：145-148.
Naraynsingh V, Rampaul R, Maharaj D, Kuruvilla T, Rampricharan K & Pouchet B (1999) Prospective study of primary anastomosis without colonic lavage for patients with an obstructed left colon. *Br J Surg* 86：1341-1343.
Neil DAH, Reasbeck PG, Reasbeck JC & Effeney DJ (1987) Caecal volvulus：ten-year experience in an Australian teaching hospital. *Ann R Coll Surg Engl* 69：283-285.
Nelson IW & Ellis H (1984) The spectrum of intestinal obstruction today. *Br J Clin Pract* 38：249-251.
Nesbakken A & Haffner J (1989) Colorectal-anal intussusception：case report. *Acta Chir Scand* 155：201-203.
Nickell DG & Dockerty MG (1948) The five year survival rate in cases of completely obstructing annular carcinoma of the descending colon and sigmoid：A pathologic study. *Surg Gynecol Obstet* 87：519-524.
Nivatvongs S, Vermeulen FD & Fang DT (1982) Colonoscopic decompression of acute pseudo obstruction of the colon. *Ann Surg* 196：598-600.
Nowotny K & Tautenhahn P (1978) Zur Prognose und Therapie des Dickdarmileus beim Kolon-Rektum-Karzinom. *Zbi Chi* 103：730-736.
Ogilvie H (1948) Large intestinal colic due to sympathetic deprivation：a new clinical syndrome. *BMJ* 2：671-673.
Ohman U (1982) Prognosis in patients with obstructing colorectal carcinoma. *Am J Surg* 143：742-747.
O'Malley KJ, Flechner SM, Kapoor A et al (1999) Acute colonic pseudo-obstruction (Ogilvie's syndrome) after renal transplanta-tion. *Am J Surg* 177：492-496.
O'Mara CS, Wilson TH, Stonesifer GL & Camerson JL (1979) Caecal volvulus：analysis of 50 patients with long-term follow-up. *Ann Surg* 189：724.
Osman HS, Rashid HL, Sathananthan N & Parker MC (2000) The cost effectiveness of self-expanding metal stents in the management of malignant left-sided large bowel obstruction. *Colorectal Dis* 2：233-237.
Ota DM (1995) Surgical considerations. In Cohen AM, Winawer SJ, Friedman MA & Gunderson LL, editors, *Cancer of the Colon, Rectum and Anus*, pp 431-435. New York：McGraw-Hill.
Ottinger LM (1974) *Fundamentals of Colon Surgery*, p 6. Boston：Little, Brown.
Otu AA (1991) Tropical surgical abdominal emergencies：acute intes-tinal obstruction. *Afr J Med Sci* 20：83-88.
Oz MC & Forde KA (1990) Endoscopic alternatives in the management of colonic strictures. *Surgery* 108：513-519.
Pain J & Cahill J (1991) Surgical options from left sided large bowel emergencies. *Ann R Coll Surg Engl* 73：394-397.
Paran H, Silverberg D, Mayo A, Shwartz I, Neufeld D & Freund U (2000) Treatment of acute colonic pseudo-obstruction with neostigmine. *J Am Coll Surg* 190：315-318.
Parker MC (2006) Colorectal stenting. *Br J Surg* 93：907-908.
Parr NJ, Murphy C, Holt S, Zakhour H & Crosbie RB (1988) Endometriosis and the gut. Gut 29：1112-1115.
Paul L, Pinto I, Gomez H, Fernandez-Lobato R & Moyano E (2002) Metallic stents in the treatment of benign diseases of the colon：pre-liminary experience in 10 cases. *Radiology* 223：715-722.
Peltokallio P (1965) Carcinoma of the colon. *Acta Chir Scand* (Suppl) 350：1-98.
Perlmann J (1925) Klinische Beitrage zur Pathologie und chirurgischen Behandlung des Darmverschlusses. *Arch Klin Chir* 137：245-264.
Perrier G, Peillon C, Liberge N, Steinmetz L, Boyet L & Testart J (2000) Cecostomy is a useful surgical procedure：study of 113 colonic obstructions caused by cancer. *Dis Colon Rectum* 43：50-54.
Petros JG, Spirito N & Gosshein R (1992) Endometriosis causing colon obstruction in two postmenopausal women. *Mt Sinai J Med* 59：362-365.
Pham TN, Cosman BC, Chu P & Savides TJ (1999) Radiographic changes after colonoscopic decompression for acute pseudo-obstruction. *Dis Colon Rectum* 42：1586-1591.
Philips RKS, Hittinger R, Fry JS & Fielding LP (1985) Malignant large bowel obstruction. *Br J Surg* 72：296-302.
Pinedo G & Kirberg A (2001) Percutaneous endoscopic sigmoidopexy in sigmoid volvulus with T-fasteners：report of two cases. *Dis Colon Rectum* 44：1867-1869.
Pisanu A, Piu S, Altana ML & Uccheddu A (2002) One-stage treat-ment of obstructing colorectal cancer. *Chir Ital* 54：267-274.
Pitt HA, Mann LL, Berquist WE, Ament ME, Fonkalsrud EW & Denbesten L (1985) Chronic intestinal pseudo obstruction. *Arch Surg* 120：614-618.
Platell C (2002) The evolving management of mechanical large bowel obstruction. *ANZ J Surg* 72：80-81.
Ponec RJ, Saunders MD & Kimmey MB (1999) Neostigmine for the treatment of acute colonic pseudo-obstruction. *N Engl J Med* 341：137-141.
Poser H (1978) Emergency colon diagnosis. *Langenbecks Arch Chir* 346：97-108.
Pratt AT, Donaldson RC, Evertson LR & You JL (1981) Cecal volvulus in pregnancy. *Obstet Gynecol* 57：37.
Pulliam TJ & Schuster MM (1995) Congenital markers for chronic intestinal pseudoobstruction. *Am J Gastroenterol* 90：922-926.
Ragland JJ, Londe AM & Spratt JS Jr (1971) Correlation of the progno-sis of obstructing colorectal carcinoma with clinical and pathologic variables. *Am J Surg* 121：552-556.
Ramage JI Jr & Baron TH (2003) Percutaneous endoscopic cecostomy：a case series. *Gastrointest Endosc* 57：752-755.
Rangiah D & Schwartz P (2001) Familial transverse colon volvulus. *ANZ J Surg* 71：327-329.
Rankin FW & Graham AS (1941) The colon and rectum. In Bancroft FW, editor, *Operative Surgery*, pp 697-699.

New York: Appleton-Century-Crofts.
Raveenthiran V (2001) The ileosigmoid knot: new observations and changing trends. *Dis Colon Rectum* 44: 1196-1200.
Raveenthiran V (2004a) Restorative resection of unprepared left-colon in gangrenous vs. viable sigmoid volvulus. *Int J Colorectal Dis* 19: 258-263.
Raveenthiran V (2004b) Observations on the pattern of vomiting and morbidity in patients with acute sigmoid volvulus. *J Postgrad Med* 50: 27-29.
Reemst PH, Kuijpers HC & Wobbes T (1998) Management of left-sided colonic obstruction by subtotal colectomy and ileocolic anastomo-sis. *Eur J Surg* 164: 537-540.
Remzi FH, Oncel M, Hull TL, Strong SA, Lavery IC & Fazio VW (2003) Current indications for blow-hole colostomy: ileostomy procedure. A single center experience. *Int J Colorectal Dis* 18: 361-364.
Rennie JA (1979) Sigmoid volvulus. *J R Soc Med* 72: 654-656.
Renzulli P, Maurer CA, Netzer P & Buchler MW (2002) Preoperative colonoscopic derotation is beneficial in acute colonic volvulus. *Dig Surg* 19: 223-229.
Repici A, Reggio D, De Angelis C et al (2000) Covered metal stents for management of inoperable malignant colorectal strictures. *Gastrointest Endosc* 52: 735-740.
Robbins RD, Schoen R, John N & Weinstein MA (1982) Colonic decompression of massive cecal dilatation (Ogilvie's syndrome) secondary to Cesarean section. *Am J Gastroenterol* 77: 231-232.
Roberts WM (1965) Ischaemic lesions of the colon and rectum. *S Afr J Surg* 3: 141.
Ronka EKF (1965) The incidence of volvulus of the sigmoid colon and its treatment in a psychiatric Veterans Administration Hospital— the Bedford syndrome. *Milit Med* 130: 184-186.
Rothenberger DA, Magaral J & Deen K (1996) Obstruction and perfo-ration. In Williams NS, editor, *Colorectal Cancer*, pp 123-133. Edinburgh: Churchill Livingstone.
Rothwell-Jackson RL (1965) Idiopathic large bowel obstruction. *Br J Surg* 50: 797-800.
Rousseau H, Puel J, Joffre F et al (1987) Self-expending endovascular prosthesis: an experimental study. *Radiology* 164: 709-714.
Roy AD, Barucha H, Nevin NC et al (1980) Idiopathic intestinal pseudo obstruction. A familial visceral neuropathy. *Clin Genet* 18: 291-297.
Ryan JA, Johnson MG & Baker JW (1985) Operative treatment of caecal volvulus combining caecopexy with intestinal tube decom-pression. *Surg Gynecol Obstet* 160: 85-86.
Sacher P, Buchmann P & Burger H (1983) Stenosis of the large intes-tine complicating and mimicking a sigmoid carcinoma. *Dis Colon Rectum* 26: 247-248.
Saida Y, Sumiyama Y, Nagao J & Uramatsu M (2003) Long-term prog-nosis of preoperative 'bridge to surgery' expandable metallic stent insertion for obstructive colorectal cancer: comparison with emer-gency operation. *Dis Colon Rectum* 46 (10 Suppl): S44-S49.
Saidi F (1969) The high incidence of intestinal volvulus in Iran. *Gut* 10: 838-841.
Salas S, Angel CA, Salas N, Murillo C & Swischuk L (2000) Sigmoid volvulus in children and adolescents. *J Am Coll Surg* 190: 717-723.
Salim AS (1991) Management of acute volvulus of the sigmoid colon: a new approach by percutaneous deflation and colopexy. *World J Surg* 15: 68-72.
Samenius B (1962) The treatment of acute obstruction due to carcinoma of the right half of the colon with special reference to primary hemicolectomy. *Acta Chir Scand* 123: 415-421.
Sames CP (1960) Resection of carcinoma of the colon in the presence of obstruction. *Lancet* ii: 948.
Sanfelippo MPM & Beahrs OH (1972) Factors in the prognosis of ade-nocarcinoma of the colon and rectum. *Arch Surg* 104: 401-405.
Sartoretti C, Sartoretti S, DeLorenzi D & Buchmann P (1996) Intestinal non rotation and pseudo obstruction in myotonic dystrophy: case report and review of literature. *Int J Colorectal Dis* 11: 10-14.
Savage PT (1960) The management of acute intestinal obstruction: a critical review of 179 personal cases. *Br J Surg* 47: 643-654.
Savage PY (1967) Immediate resection with an end-to-end anastomo-sis for carcinoma of the large bowel presenting with acute obstruc-tion. *Proc R Soc Med* 60: 207.
Sawyer RB, Sawyer KC Jr & Sawyer KC (1962) Volvulus of the colon. *Am J Surg* 104: 468-473.
Scarlett Y (2004) Medical management of fecal incontinence. *Gastroenterology* 126 (Suppl 1): S55-S63.
Schein CJ & Gemming RH (1981) The prognostic implications of obstructing left colonic cancer. *Dis Colon Rectum* 24: 454-455.
Schermer CR, Hanosh JJ, Davis M & Pitcher DE (1999) Ogilvie's syndrome in the surgical patient: a new therapeutic modality. *J Gastrointest Surg* 3: 173-177.
Schlagen van Leeuwen JH (1985) Sigmoid volvulus in a West African population. *Dis Colon Rectum* 28: 712-716.
Schwartz S, Boley SJ, Lash J & Sternhill V (1963) Roentgenologic aspects of reversible vascular occlusion of the colon and its rela-tionship to ulcerative colitis. *Radiology* 80: 625.
Scotia Study Group (1995) Single stage treatment for malignant left-sided colonic obstruction: a prospective randomised clinical trial comparing subtotal colectomy with segmental resection following intra-operative irrigation. *Br J Surg* 82: 1622-1627.
Serpell JW, McDermott FT, Katrivessis H et al (1989) Obstructing carcinomas of the colon. *Br J Surg* 76: 965-969.
Seymour K, Johnson R, Marsh R & Corson J (2002) Palliative stenting of malignant large bowel obstruction. *Colorectal Dis* 4: 240-245.
Sharon N, Efrat Y & Charuzi I (1981) A new approach to volvulus of the sigmoid colon. *Surg Gynecol Obstet* 161: 481-484.
Shepherd JJ (1968) Treatment of volvulus of sigmoid colon: a review of 425 cases. *BMJ* 1: 280-283.
Sitzler PJ, Stephenson BR & Nicholls RJ (1998) On-table colonic lavage: an alternative. *J R Coll Surg Edinb* 43: 276-277.
Sjogren RW (1994) Gastrointestinal motility disorders in scleroderma. *Arthr Rheum* 37: 1265-1282.
Sloyer AF, Panella VS, Demas BE et al (1988) Ogilvie's syndrome: success-ful management without colonoscopy. *Dig Dis Sci* 33: 1391-1393.
Smith GA, Gott VL, Crisp NW & Perry JF (1955a) Intestinal obstruc-tions due to primary neoplastic strictures of the bowel. *Surgery (St Louis)* 37: 778.
Smith GA, Perry JF Jr & Yonehird EG (1955b) Mechanical intestinal obstructions: a study of 1252 cases. *Surg Gynecol Obstet* 100: 651-660.
Smith IS & Gillespie G (1968) Adult intussusception in Glasgow. *Br J Surg* 55: 925-928.
Smith WR & Goodwin JN (1973) Cecal volvulus. *Am J Surg* 126: 215.
Snape WJ Jr (1982) Pseudo obstruction and other obstructive disorders. *Clin Gastroenterol* 11: 593-608.
Soudah HC, Hasler WL & Owyang C (1991) Effect of octreotide on intestinal motility and bacterial overgrowth in scleroderma. *New Engl J Med* 325: 1461-1467.

Spinelli P, Dal Fante M & Meroni E (1987) Endoscopic laser-therapy of colorectal tumours. *Acta Endosc* 17: 157-168.
Spinelli P, Dal Fante M & Mancini A (1992) Self-expanding mesh stent for endoscopic palliation of rectal obstructing tumors: a prelimi-nary report. *Surg Endosc* 6: 72-74.
Sroujieh As, Farah GR, Jabaiti SK, el-Muhtaseb HH, Qudah MS & Abu-Khalaf MM (1992) Volvulus of the sigmoid colon in Jordan. *Dis Colon Rectum* 35: 64-68.
Starer P, Likourezos A & Dumapit G (2000) The association of fecal impaction and urinary retention in elderly nursing home patients. *Arch Gerontol Geriatr* 30: 47-54.
Starling JR (1979) Initial treatment of sigmoid volvulus by colonoscopy. *Ann Surg* 190: 36-39.
Starling JR (1983) Treatment of non toxic megacolon by colonoscopy. *Surgery* 94: 677-682.
Stephenson BM, Shandall AA, Farouk R & Griffith G (1990) Malignant left-sided large bowel obstruction managed by subtotal/total colectomy. *Br J Surg* 77: 1098-1102.
Stewart J, Finan PJ, Courtney DF & Brennan TG (1984) Does a water sol-uble contrast enema assist in the management of acute large bowel obstruction: a prospective study of 117 cases. *Br J Surg* 71: 799-801.
Stewart J, Diament RH & Brennan TG (1993) Management of obstructing lesions of the left colon by resection, on-table lavage, and primary anastomosis. *Surgery* 114: 502-505.
St John PHM & Radcliffe AG (1997) Contraindication for the use of neo-stigmine in colonic pseudo-obstruction. *Br J Surg* 84: 1479-1484.
String ST & DeCosse JJ (1971) Sigmoid volvulus: an examination of the mortality. *Am J Surg* 121: 293-297.
Strodel WE, Nostrant TT, Eckhauser FE & Dent TL (1983) Therapeutic and diagnostic colonoscopy in non obstructive colon dilatation. *Ann Surg* 197: 416-421.
Sule AZ, Iya D, Obekpa PO, Ogbonna B, Momoh JT & Ugwu BT (1999) One-stage procedure in the management of acute sigmoid volvulus. *J R Coll Surg Edinb* 44: 164-166.
Sutcliffe MML (1968) Volvulus of the sigmoid colon. *Br J Surg* 55: 903.
Suzuki N, Saunders BP, Thomas-Gibson S, Akle C, Marshall M & Halligan S (2004) Colorectal stenting for malignant and benign disease: outcomes in colorectal stenting. *Dis Colon Rectum* 47: 1201-1207.
Swann M (1962) An endometrioma of the caecum causing an intus-susception. *Br J Surg* 50: 199.
Tack J, Gevers AM & Rutgeerts P (1998) Self-expandable metallic stents in the palliation of rectosigmoidal carcinoma: a follow-up study. *Gastrointest Endosc* 48: 267-271.
Taha SE & Suleiman SI (1980) Volvulus of the sigmoid colon in the Gezira. *Br J Surg* 67: 433-435.
Tamim WZ, Ghellai A, Counihan TC, Swanson RS, Colby JM & Sweeney WB (2000) Experience with endoluminal colonic wall stents for the management of large bowel obstruction for benign and malignant disease. *Arch Surg* 135: 434-438.
Tamura M, Shinagawa M & Funaki Y (2004) Ileosigmoid knot: com-puted tomography findings and the mechanism of its formation. *ANZ J Surg* 74: 184-186.
Tan SG, Nambiar R, Rauff A, Ngoi SS & Goh HS (1991) Primary resec-tion and anastomosis in obstructed descending colon due to cancer. *Arch Surg* 126: 748-751.
Tanga MR (1974) Sigmoid volvulus: a new concept in treatment. *Am J Surg* 128: 119.
Taourel P, Kessler N, Lesnik A, Pujol J, Morcos L & Bruel JM (2003) Helical CT of large bowel obstruction. *Abdom Imaging* 28: 267-275.
Tekkis PP, Kinsman R, Thompson MR, Stamatakis JD; Association of Coloproctology of Great Britain and Ireland (2004) The Association of Coloproctology of Great Britain and Ireland study of large bowel obstruction caused by colorectal cancer. *Ann Surg* 240: 76-81.
Tenofsky PL, Beamer L & Smith RS (2000) Ogilvie syndrome as a post-operative complication. *Arch Surg* 135: 682-686.
Terry BG & Beart RW, Jr (1981) Emergency abdominal colectomy with primary anastomosis. *Dis Colon Rectum* 24: 1-4.
Thomson WHF & Carter SStC (1986) On-table lavage to achieve safe restorative rectal and emergency left colonic resection without covering colostomy. *Br J Surg* 73: 61-63.
Thow GB (1980) Emergency left colon resection with primary anasto-mosis. *Dis Colon Rectum* 23: 17-24.
Tiwary RN & Prasad S (1976) Mesocoloplasty for sigmoid volvulus: a preliminary report. *Br J Surg* 63: 961.
Todd GH & Forde KA (1979) Volvulus of the cecum: a choice of opera-tion. *Am J Surg* 138: 632.
Treves F (1884) *Intestinal Obstruction: Its Varieties with Their Pathology, Diagnosis and Treatment*. Philadelphia: HC Lea.
Trevisani GT, Hyman NH & Church JM (2000) Neostigmine: safe and effective treatment for acute colonic pseudo-obstruction. *Dis Colon Rectum* 43: 599-603.
Tuech JJ, Pessaux P, Regenet N, Derouet N, Bergamaschi R & Arnaud JP (2002) Results of resection for volvulus of the right colon. *Tech Coloproctol* 6: 97-99.
Turan M, Ok E, Sen M et al (2002) A simplified operative technique for single-staged resection of left-sided colon obstructions: report of a 9-year experience. *Surg Today* 32: 959-964.
Turegano-Fuentes F, Munoz-Jimenez F, Del Valle-Hernandez E et al (1997) Early resolution of Ogilvie's syndrome with intravenous neostigmine. *Dis Colon Rectum* 40: 1353-1357.
Turegano-Fuentes F, Echenagusia-Belda A, Simo-Muerza G et al (1998) Transanal self-expanding metal stents as an alternative to palliative colostomy in selected patients with malignant obstruction of the left colon. *Br J Surg* 85: 232-235.
Turner JC Jr, Dearing WH & Judd ES (1958) Postoperative morbidity and mortality in intestinal obstruction: a comparative study of 100 consecutive cases from each of the past three decades. *Ann Surg* 147: 33-38.
Ueyama T, Yao T, Nakamura K et al (1991) Obstruction carcinomas of the colon and rectum: clinicopathologic analysis of 40 cases. *Jpn J Clin Oncol* 21: 100-109.
Ulin AW, Ehrlich EW, Shoemaker WC & Azorsky J (1959) A study of 227 patients with acute large bowel obstruction due to carcinoma of the colon. *Surg Gynecol Obstet* 108: 267-272.
Umpleby HC & Williamson RCN (1984) Survival in acute obstructing colo-rectal carcinoma. *Dis Colon Rectum* 27: 299-304.
Valerio D & Jones PF (1978) Immediate resection in the treatment of large bowel emergencies. *Br J Surg* 65: 712-716.
van den Hoogen FH & van de Putte LB (1994) Treatment of systemic sclerosis. *Curr Opin Rheumatol* 6: 637-641.
Vanek VW & Al Salti M (1986) Acute pseudo obstruction of the colon (Ogilvie's syndrome). An analysis of 400 cases. *Dis Colon Rectum* 29: 203-210.
Vick RM (1932) Statistics of acute intestinal obstruction. *BMJ* 2: 546-548.
Vigder L, Tzur N, Huber M, Mahagna M & Amir I (1985) Management of obstructive carcinoma of the left colon. *Arch Surg* 120: 825-828.
von Manteuffel WZ (1900) Volvulus caeci. *Sammi Klin Vartr (Chir)* (900-260 *Chirurgie* No. 77) 1403-1438.
von Rokitansky CA (1849) *A Manual of Pathological Anat-*

omy. London: Sydenham Society.
Vrazas JI, Ferris S, Bau S & Faragher I (2002) Stenting for obstructing colorectal malignancy: an interim or definitive procedure. *ANZ J Surg* 72: 392-396.
Waldron RP & Donovan IA (1986) Mortality in patients with obstructing colo-rectal cancer. *Ann R Coll Surg Engl* 68: 219-222.
Wallis F, Campbell KL, Eremin O & Hussey JK (1998) Self-expanding metal stents in the management of colorectal carcinoma—a pre-liminary report. *Clin Radiol* 53: 251-254.
Wanebo H, Mathewson C & Conolly B (1971) Pseudo obstruction of the colon. *Surg Gynecol Obstet* 133: 44-48.
Wang HS, Lin JK, Mou CY et al (2004) Long-term prognosis of patients with obstructing carcinoma of the right colon. *Am J Surg* 187: 497-500.
Wangensteen OH (1949) Cancer of the colon and rectum. *Wis Med J* 48: 591.
Wangensteen OH (1955) *Intestinal Obstruction*, p 565. Springfield, IL: CC Thomas.
Watters NA (1969) Survival after obstruction of the colon by carci-noma. *Can J Surg* 12: 124-128.
Weddel H, Panzhof G, Eissen M, Castrup W & Calker H (1983) Die not-fallmassige Colektomie mit primarer Anastomose beim obturiren-den Linksseitigen. *Colon Carcinoma Chirurg* 54: 582-588.
Weinstein M (1938) Volvulus of the cecum and ascending colon. *Ann Surg* 107: 248.
Welch GH & Anderson JR (1987) Acute volvulus of the sigmoid colon. *World J Surg* 11: 258-262.
Welch JA & Donaldson GA (1974) Management of severe obstruction of the large bowel due to malignant disease. *Am J Surg* 127: 492-499.
Wertkin MG & Aufses AH (1978) Management of volvulus of the colon. *Dis Colon Rectum* 21: 40-45.
White A (1961) Intestinal obstruction in the Rhodesian African: a review of 112 cases. *East Afr Med J* 38: 525-535.
White CM & Macfie J (1985) Immediate colectomy and primary anastomosis of the left colon and rectum. *Dis Colon Rectum* 28: 155-157.
Williams C (1963) Endometriosis of the colon in elderly women. *Ann Surg* 157: 974-979.
Williams LF & Wittenberg J (1975) Ischaemic colitis: a useful clinical diagnosis but is it ischaemic? *Ann Surg* 182: 439.
Wilson RG & Collock JM (1989) Obstructing carcinoma of the left colon managed by subtotal colectomy. *J R Coll Surg Edinb* 34: 25-26.
Wolfer JA, Beston LE & Anson BJ (1938) Volvulus of the cecum. Anatomical factors in its etiology: report of a case. *Surg Gynecol Obstet* 107: 248.
Wong KS, Cheong DM & Wong D (2002) Treatment of acute malig-nant colorectal obstruction with self-expandable metallic stents. *ANZ J Surg* 72: 385-388.
Wuepper KD, Otteman MG & Stahlgren LH (1966) An appraisal of the operative and non-operative treatment of sigmoid volvulus. *Surg Gynecol Obstet* 122: 84.
Xinopoulos D, Dimitroulopoulos D, Tsamakidis K, Apostolikas N & Paraskevas E (2002) Treatment of malignant colonic obstruc-tions with metal stents and laser. *Hepatogastroenterology* 49: 359-362.
Xinopoulos D, Dimitroulopoulos D, Theodosopoulos T et al (2004) Stenting or stoma creation for patients with inoperable malignant colonic obstructions? Results of a study and cost-effectiveness analysis. *Surg Endosc* 18: 421-426.
Xiong L, Chintapalli KN, Dodd GD 3rd et al (2004) Frequency and CT patterns of bowel wall thickening proximal to cancer of the colon. *AJR Am J Roentgenol* 182: 905-909.
Yamazaki T, Shirai Y, Sakai Y & Hatakeyama K (1997) Ischemic stric-ture of the rectosigmoid colon caused by division of the superior rectal artery below Sudeck's point during sigmoidectomy: report of a case. *Surg Today* 27: 254-256.
Young WS (1980) Further radiological observations in caecal volvu-lus. *Clin Radiol* 31: 479.
Zenone T (1992) Autoimmunity and cancer: paraneoplastic neurolog-ical syndromes associated with small cell cancer [in French]. *Bull Cancer* 79: 837-853.
Zollinger RM, Kinsey DL & Grant GN (1963) Intestinal obstruction. *Postgrad Med* 63: 165-171.
Zorcolo L, Covotta L, Carlomagno N & Bartolo DC (2003) Safety of pri-mary anastomosis in emergency colo-rectal surgery. *Colorectal Dis* 5: 262-269.
Zucchetti F, Negro F, Matera D, Bolognini S & Mafucci S (2002) Colorectal cancer: obstruction is an independent negative prognos-tic factor after radical resection. *Ann Ital Chir* 73: 421-425.

48

第 48 章　结直肠损伤

外科医生并非每日都涉及外伤病人的治疗，因此结直肠损伤对外科医生而言也是一种挑战。作为对创伤病人负责的主治医生，本章的作者同时也将一本关于非结直肠外伤诊断和治疗的书作为案头参考（Richardson 等，1987）。由于对损伤及时的认识和正确的治疗，使得结直肠损伤并非是导致死亡的主要原因。

历史

目前认为第一例有记录的结肠损伤源于《圣经》（2Samuel 20：9～10）。穿透性结肠损伤在第一次世界大战前具有很高的致死率，所以只有少数患者生存了下来。在第二次世界大战中，由于输血的应用和排泄物转流术，外伤患者的治疗取得很大的进步，从而降低了死亡率，增加了生存率。大约十几年后，也就是朝鲜战争时期，由于快速转运和复苏技术的进步，使得生存率进一步提高。在越南战争期间，发表了关于穿透性结肠损伤一期修补和切除后吻合的报道。如今，结肠外伤患者的死亡率很大程度取决于结肠损伤的程度、现代手术治疗和是否能进行早期转运。

流行病学

在美国，外伤是年龄在 1 岁至 38 岁人群间死亡的主要原因。1985 年，外伤导致大约 145 000 人死亡，这数字超过了同年心脏疾病和癌症死亡人数之和（Trunkey 和 Blaisdell，1997）。结肠损伤的原因见表 48.1。

外伤死亡分为三种类型。在尚未到达医院前受伤后不久即出现死亡的患者，其死亡原因多是脑破裂、脑干损伤、脊髓损伤、心脏和主要大血管损伤。早期死亡主要发生在受伤后 1 小时内，其死亡原因是颅内、胸内和腹腔内大出血，或由于多发伤所致的大出血。晚期死亡主要发生在受伤后 3～4 天，其发生原因主要是多器官衰竭和败血症，大多数因结直肠损伤死亡的患者一般能活过最初的 24 小时。另外，患者排泄物所致的污染程度及感染并发症的发生率与患者的年龄、损伤数量及输血数量有关。

基本原则

对外伤患者的治疗开始于受伤现场。对现场急救工作者需进行 ABC 的训练（保持呼吸道通畅、建立机械通气和维持有效的血液循环），急救工作者具有不同外伤治疗权限。在转运前，患者应被安置颈托并被平放在脊髓保护床上。如果患者无呼吸，给予气管插管处理，同时注意保护患者颈部，避免医源性损伤。将患者头部后仰，通过口腔或鼻腔进行气管内插管。建立静脉通道，在运输期间输入晶体液。明显骨折处需使用设备进行固定；如没有设备，可用夹板固定。

如未在受伤现场实施 ABC，那么在达到治疗地点后立即实施 ABC。美国外科学院开设了严重外伤和生命支持的课程，其内容主要是对外伤患者进行简单持续的初步治疗和病情评估。

表 48.1 穿透性结肠损伤的原因

	Bartial 等 (1974)	Kirkpatrick 和 Rajpal (1975)	Steele 和 Blaisdell (1977)	Samhouri 等 (1979)	Stone 和 Fabian (1979)	Flint 等 (1981)	Wiener 等 (1981)	Thomson 等 (1996)	Jacobsen 等 (1997)
枪伤	279	124	76	124	220	101	99	35	42
钝性伤	16	2	10	6	4	21	20	3	—
刺伤	111	31	37	18	37	12	27	30	9
散弹枪	9	8	4	—	7	7	17	3	7
医源性	—	—	—	2	—	—	10	—	—
异物	—	—	7	—	—	—	8	—	—

必须要检查患者的呼吸道。如果患者无自主呼吸，或无良好的呼吸音以及在临床检查中发现无足够的通气量，那就必须实施气管内插管。气管内插管必须早期实施。如患者面中部骨折，应避免经鼻行气管内插管和放置鼻饲管，以免无意中造成颅内损伤。如果患者在现场实施了气管内插管，那需要通过听诊双肺部呼吸音和 X 线检查，明确插管位置是否合适。如果未听及左侧肺部呼吸音，那需要将插管往外拔同时确定右侧支气管未被插管阻塞。

在呼吸道建立后，导致患者无呼吸音的原因可能为气胸、血胸或严重的胸部损伤，例如支气管横断。当缺乏呼吸音时，应在单侧或双侧胸腔需放置闭式引流管。

有效的循环可通过甲床上毛细血管的充盈情况来判断。至少应在外周建立两条静脉通道，快速补充晶体液。

在完成以上检查治疗过程后，着手进行腹腔内损伤的检查。穿透性腰腹部损伤程度，需通过对腹部膨胀情况和通过有价值的皮肤瘀斑来评价腹腔内损伤情况。如果怀疑存在腹部损伤，应早期使用广谱抗生素如头孢噻肟。Livingston 和 Malangoni (1993) 认为在休克时需使用大剂量抗生素。大剂量抗生素和持续输注液体适合于外伤患者的治疗 (Livingston 和 Wang，1993)。

身体检查发现明显的骨盆骨折，一般是通过有意义的与骨盆损伤相关的骨盆血肿以及膀胱、尿道、前列腺、直肠损伤来体现的。如果患者骨盆不稳定，需将骨盆固定，甚至应用外部固定装置。当没有可利用的装置时，患者在放置尿管后将穿上军事抗休克裤（MAST）并使之膨胀。患者被转运后使用外部固定装置。在放置导尿管前，需进行直肠指诊明确直肠出血情况和前列腺位置。如果有骑跨伤表现，需在放置导尿管前进行尿道逆行性造影，以避免发现尿道不被注意的损伤。

胃管或鼻饲管可发现胃内出血，同时对患者进行减压治疗。通过腹部和胸部检查可了解穿透性伤口的表现。乳头平面以下的穿透性损伤可以出现有意义的腹腔内损伤。

在患者病情平稳时，使用超声或创伤重点超声评估法（FAST）对患者腹腔内游离液体进行检查 (Rozycki 等，1998；Fernandez 等，1998)。在美国所有 I 级创伤治疗中心，超声检查对于外伤患者来说是标准的检查方式。然而，在世界上的其他地方，并不将其作为标准检查方式，而使用其他一些方法。FAST 很大程度上替代了诊断性腹膜灌洗，成为了最初评价外伤患者的方法。它可以评价心包膜、左右上象限、骨盆。超声检查有很大优点，例如携带方便，不像 CT 检查必须将患者送到放射

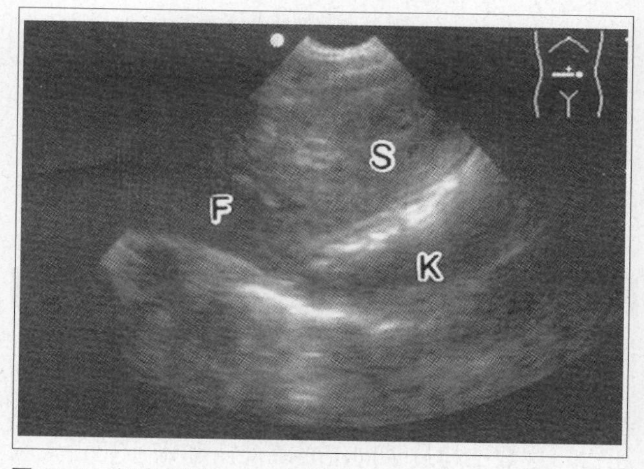

图 48.1 超声扫描。F=游离液体；S=脾；K=肾。

科。图 48.1 说明了 FAST 在肝损伤的实际应用。当否定实质器官损伤时，腹腔内游离液体说明有空腔脏器的损伤。

对无意识腹部损伤患者的评价可使用诊断性腹膜灌洗方法。最好在局麻下进行，取脐下腹正中线上一长约 3～4cm 的小口，在直视下将腹膜灌洗导管放入至腹腔。如果立即有血流出，说明腹腔内有损伤，需要剖腹探查。如果无血性液体流出，将向腹腔内灌入 1L 的生理盐水。由于重力作用，盐水会流入腹腔内各个腔隙，流出液将送到实验室进行检查分析。当出现下列实验室检查结果后可表明腹腔内损伤：红细胞大于 100 000 个/mm^3；白细胞大于 500 个/mm^3；红细胞比积大于 2；出现胆汁、细菌和排泄物或食物残渣。依据腹膜灌洗检查结果决定是否进行剖腹探查。

作者单位提供了结直肠外伤患者的治疗进展（表 48.2）（Haygood 和 Polk，1976；Voyles 和 Flint，1977；Flint 等，1978；Garrison 等，1979；Flint 等，1981；Vitale 等，1983；Carrillo 等，1996）。作者发表了有关改变治疗结直肠损伤方法的观点。今年，损伤类型的确定取得了进步并且制定了大肠损伤的治疗指南。

结直肠损伤的类型

有很多分类方法，包括简化损伤评分（AIS）、结肠损伤标准（CIS）、腹部损伤指标（ATI）等。每个严重结肠损伤等级可根据器官损伤类型和程度以及大肠血运阻断情况来分级（Moore 等，1981，1990；Association for the Advancement of Automotive Medicine，1990；Borlase 等，1990）（表 48.3）。这些评分将帮助患者是否合适选择一期修补（Nelken

表 48.2　Louisville 大学有关结直肠外伤的研究结论

	损伤类型	研究结论
Haygood 和 Polk（1976）	结肠枪伤	在无严重污染和大范围损伤下一期修补是安全的
Yoyles 和 Flint（1977）	结直肠损伤后的伤口处理	开放性伤口感染意味着腹腔内感染
Flint 等（1978）	在横结肠伤后的弹道感染	碎片穿过结肠造成感染来源
Garrsion 等（1979）	急诊右半结肠切除术	回肠造瘘后并没导致发病率下降
Flint 等（1981）	基于术中分型的结肠损伤处理	通过术中分型，部分患者实施一期修补是安全的
Vitale 等（1983）	直肠腹膜外部分损伤	如可能，行近端结肠造瘘、直肠远端灌洗、排泄物引流、直肠修补
Carrillo 等（1996）	结直肠的钝性损伤	少见，合并常见损伤和有意义的发病率

表 48.3　结肠直肠损伤分级

部位	等级	损伤类型	AIS-90 评分
结肠	1	撞伤、血肿和部分组织的破口	2
	2	小的破口（<1 周的 50%）	3
	3	大的破口（≥1 周的 50%）	3
	4	横断	4
	5	横断；部分坏死	4
直肠和直乙交界处结肠	1	撞伤、血肿和部分组织的破口	2
	2	小的破口（<1 周的 50%）	3
	3	大的破口（≥1 周的 50%）	4
	4	整个断裂并向会阴延伸	5
	5	部分坏死	5

AIS-90 简化损伤评分。
来源自：Lucas & Ledgerwood（1997）。

和 Lewis，1989）。

损伤类型

穿透性外伤

大多数结直肠损伤继发于穿透性枪伤或刺伤。在美国，枪伤是主要的损伤原因。但在其他一些国家，例如南非，刺伤是主要损伤原因。详细的弹道学知识对于这些病人的治疗无明显价值。子弹具有很高的发射速度，如在军事格斗中，不能产生清楚的弹道痕迹，代替的是一个小的入口、大的出口和广泛的组织损伤。如果子弹碎片被留在结肠内，肠内气体扩散，会导致多发性穿孔（Aldrete 等，1970）。

枪伤

平民损伤的主要原因是由于低速子弹所致的组织损伤。弹道是直线型的，子弹被留在组织内，并且没有出口。子弹穿过结肠，导致出现感染源（Flint 等，1978）。如果可行，应将子弹取出。如果子弹不在体内，清除弹道周围的坏死组织（Sarmiento 等，1997）。爆炸损伤可导致空腔器官严重损伤。对于实质器官来说，由于爆炸冲击波具有很好的传导性，引起的损伤反而较小（Greaves 等，1942）。近几年来，在北美毒品事件中，由于广泛使用进攻性武器，导致平民伤口类似于军事斗争中的伤口。

决定是切除还进行是转流、修补和提出腹腔外以及是否行一期修补术，需考虑很多因素。首先要明确有关损伤的表现（表 48.4）（Matolo 和 Wolfman，1977；Wiener 等，1981；Thompson 等，1981；Jacobsen 等，1997）。伴有其他有意义的严重损伤，特别是主要血管或肝损伤常伴有出血和休克的表现，快速和保守的治疗方式将被选择（也就是选择切除、转流甚至提出腹腔外）。在稳定的患者中，一期修补腹腔内直肠部分和修补结肠损伤的比例正逐步增加。在一些回顾性或前瞻性研究中显示实施一期修补是安全的（George 等，1989；Nelken 和 Lewis，1989；Komanov 和 Kejla，1995；Sasaki 等，1995；Gonzales 等，1996；Thomson 等，1996；Velmahos 等，1996；Durham 等，1997；Jacobsen 等，1997）。结肠损伤的治疗的其他重要因素包括：大肠损伤的程度（表 48.3）、损伤后到医院的时间间隔、失血的程度、相关其他的疾病（Stewart 等，1994；Komanov 和 Kejla，1995）。一些可变因素与感染发生的关系见图 48.2 到图 48.4。外科医生日益增多地倡导对全结肠损伤患者实施一期修补（George 等，1989；Chappuis 等，1991；Gonzales 等，1996；Thomson 等，1996；Velmahos 等，1996）。除了一些不稳定的患者，在同时具有一些有关腹部损伤（胰腺外伤）的时候，处理严重污染和部分结肠坏死，也采取一期修补的方式。在过去，损伤部位是十分重要的。一期缝合右半结肠比一期缝合左半结肠和直肠上部的方法更易被接受。在过去十年研究中，在决定治疗方式时，上述原则比损伤位置更重要。

表 48.4　与结肠枪伤有关的损伤和分布

	Wiener 等（1981）	Thompson 等（1981）	Matolo & Wolfman（1977）	Jacobsen 等（1997）
胃	11	16	4	10
十二指肠	5	8	—	5
小肠	39	39	26	26
胆囊	5	7	1	3
胰腺	3	9	—	6
肝	8	32	7	11
脾	3	15	6	4
肾	7	—	5	9
膀胱	4	—	2	1
血管	6	6	11	34
膈肌	3	—	5	9
骨骼	—	—	9	10

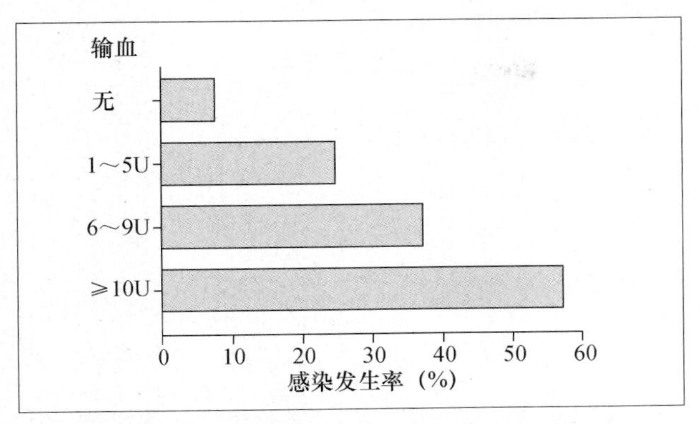

图 48.2 患者结肠遭受枪伤后感染发生与输血之间的关系比例。

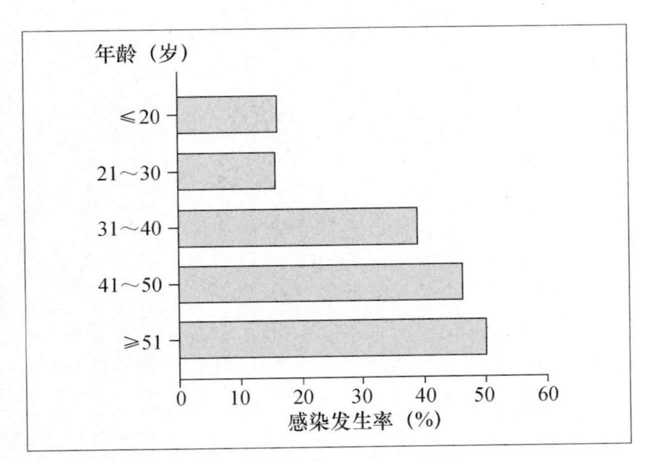

图 48.3 患者年龄与感染发生的关系比例。

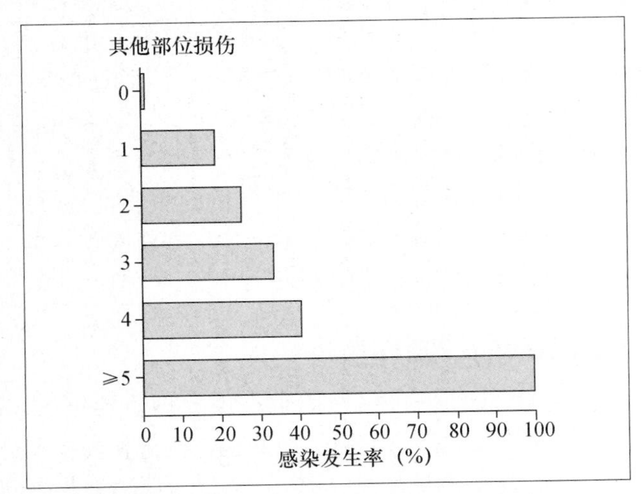

图 48.4 患者感染发生与伴有其他部位损伤的关系比例。

刺伤

腰腹部刺伤在无腹膜炎征象下显示一特殊的状况。在这种环境下，无论腹膜是否已出现破口，均需要腹腔镜下探查。血压平稳的腰背部损伤的患者，在无腹膜炎症状下，可通过 CT 检查来评价手术指征（Kirton 等，1997；Plorde 等，1997）。这一技术预示了 145 位患者的损伤程度，其结论在术中得到了肯定（Kirton 等，1997）。

然而，刺伤与枪伤相比较，具有合并伤少、结肠伤口小和排泄物少的特点。修补和转流原则及有关的基本原理见图 48.5。

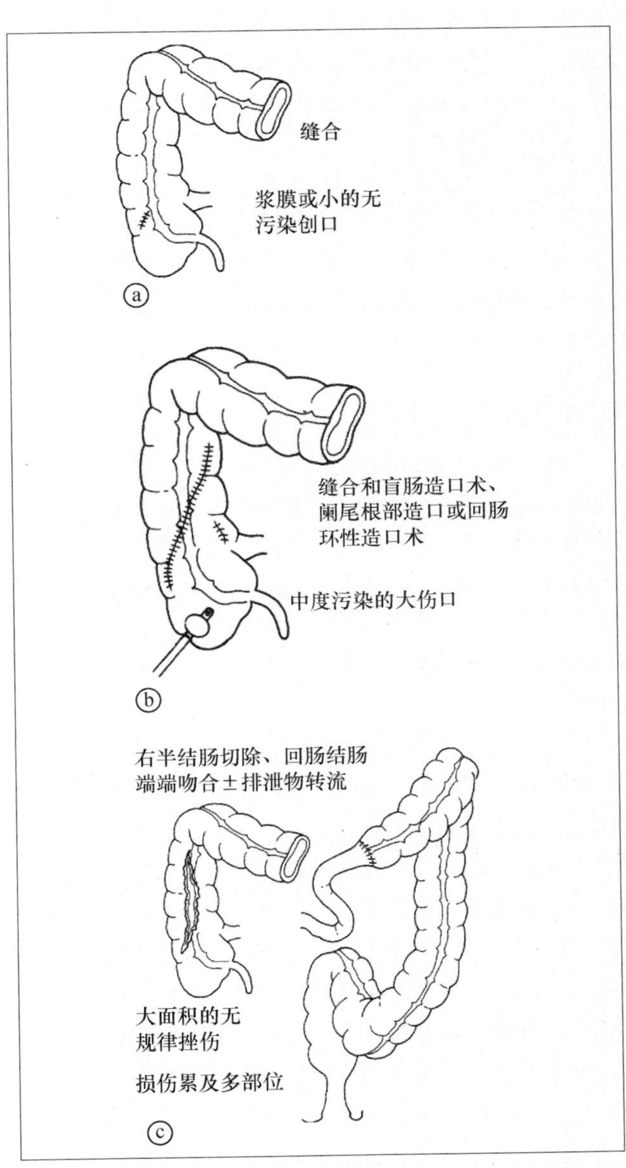

图 48.5 右半结肠损伤。一期缝合浆膜（**a**）或小的无污染及（**b**）中度污染的大伤口。（**c**）右半结肠枪伤后的切除和一期吻合。这类患者病情稳定并且无腹腔内其他损伤，可实施右半结肠切除，回肠结肠吻合术。

钝性伤

钝性伤不常见，发生率小于 5%，但其诊断非常困难（Ross 等，1992）。这类诊断主要在为其他损伤因素实施手术中被发现，或在有关汽车座椅安全带造成损伤的腹部检查成像中被发现。在一个大规模多系列的研究中（Ross 等，1992），有 291 位结肠钝性损伤患者，其中仅有 10 位患者在术前明确诊断。在这份研究中，多数损伤表现部分肠壁撕裂。最常见损伤部位是在可活动的肠管上发生，乙状结肠占 35%，升结肠占 23%，横结肠占 20%。在穿透性损伤治疗中使用相同的标准，如果挫伤广泛或伴有其他外伤时，近端和远端造瘘率有增高趋势。为了说明错误的诊断和诊断的延迟所造成的危害，澳大利亚一份报道中显示钝性结肠损伤的死亡率为 17%，钝性直肠损伤的死亡率为 50%（Miller 和 Schache，1996）。在腹部钝性外伤伴有内脏损伤时，要仔细考虑损伤程度和腹壁结构的破坏程度，以及特别是在长期无腹壁支撑情况下选择造瘘口位置。

医源性损伤

在一些有创性检查过程中，可出现医源性结肠损伤。在结肠镜检查和治疗后，钡灌肠治疗后以及其他一些检查后，可出现这种类型的损伤；在腹腔镜检查，特别是在进行妇科检查时，也可发生损伤（Lo 和 Beaton，1994；Waye 等，1996；Gedebou 等，1996；Gerspach 等，1997；Orsoni 等，1997）。

结肠镜检查治疗中出现穿孔，特别是在结肠本身存在病变情况下，过强的压力作用于结肠壁可出现环形穿孔。由于操作的过程中使用暴力，导致结肠系膜缘上出现大的破裂口，同时结肠伴有炎性疾病，将实施切除或修补术。在结肠镜下行息肉切除术，穿孔是由于圈套息肉，反复烧灼基底部造成的（图 48.6）。这些患者的伤口往往很小，可通过保守治疗来观察病情发展。使用禁食和广谱抗生素以及抗厌氧菌药物来观察患者病情。如果出现腹膜炎症状，如发热、白细胞升高等情况，建议手术治疗（Waye 等，1996）。在结肠镜检查出现穿孔后，腹部疼痛为主要腹部症状。腹部 X 线平片检查可见腹腔内游离气体和腹膜后气体表现。乙状结肠是最常见的穿孔的位置（Gedebou 等，1996；Orsoni 等，1997）。不像普通外伤，结肠镜检查是在大肠

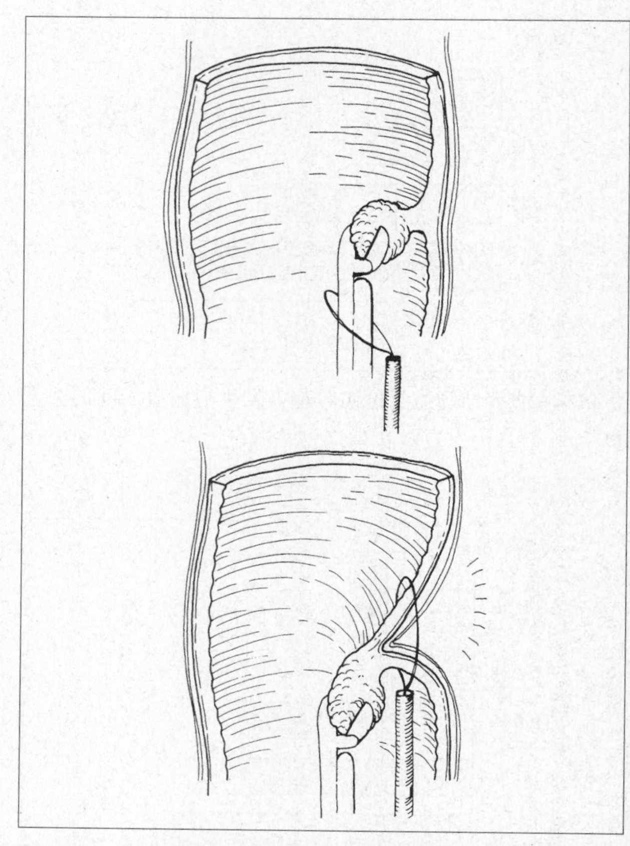

图 48.6 在乙状结肠镜和结肠镜下实施的息肉切除术所造成的机械性穿孔。

有准备情况下实施的。在这种情况下，当息肉切除后出现的小口时，可采用保守治疗方式。在炎性病变情况下，出现大的破裂口建议一期修补。也有在腹腔镜下进行修补的报道（Schlinkert 和 Rasmussen，1994）。

穿孔还可在钡灌肠检查中由于结肠过度膨胀而造成。腹腔内的钡剂可表现为严重的腹膜炎症状。为此，所有患者均需立即手术治疗，并将腹腔内灌洗干净并行排泄物转流手术。

其他类型的结肠外伤

结直肠损伤的次要原因包括外界物质的侵入，目前越来越多见。为了满足性欲望，类似振荡器或瓶子一类的东西被插入人体（图 47.21）。在性侵犯时，异物也可插入人体。由于部分患者感到尴尬，导致手术治疗时间拖延。手术需在全麻下进行，术中将异物取出。在一项研究中，63%的患者是在急诊室将异物取出，其他患者是在手术室内将异物取出。在一些病例中报道，有一种像吸尘器样设备被生产用于异物的取出。一个红色的

橡胶导尿管与该物质连接容易取出异物（Kouraklis等，1997）。有一些病例报道则通过剖腹探查或结肠切开术将异物取出。结肠损伤的其他因素也包括压缩空气所导致的损伤。这种情况下，患者可能会发生气腹，应根据损伤程度和污染程度，实施剖腹探查和一期修补术或修补加转流手术（Suh等，1996）。肛门括约肌的一种损伤可能是由于性侵犯或钡灌肠导管所造成的。经肛门使用一个10mHz的超声探头，将帮助评价括约肌损伤程度。

具体损伤

右半结肠

右半结肠与小肠相似，具有相同内容物。右半结肠损伤的传统治疗是实施一期修补（图48.5）、切除和一期吻合术（图48.6）。在比较严重的情况下或钝性伤下，可实施切除及转流术（图48.8）。Garrison等（1979）证实即使患者接受了回肠造瘘术，实施右半结肠部分切除术仍可导致比较高的死亡率。这份报道和其他的报道指导外科医生实施了最初的一期修补，修补术被实施在所有1级和2级损伤的患者和部分3级损伤的患者中。提高对结直肠外伤患者治疗选择理解的关键在于明白，回肠造口闭合术或结肠造口术的发病率和死亡率高于一期缝合。纵向的裂口将被纵向缝合。严重的右半结肠损伤也可累及十二指肠、输尿管和肾。

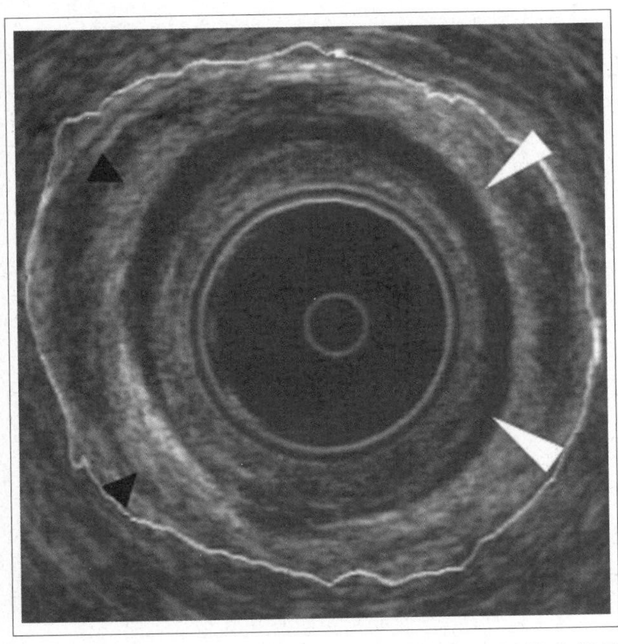

图48.7 肛门内超声。白箭头指示内括约肌，黑箭头指示外括约肌。白圈显示的是整个括约肌的周界。

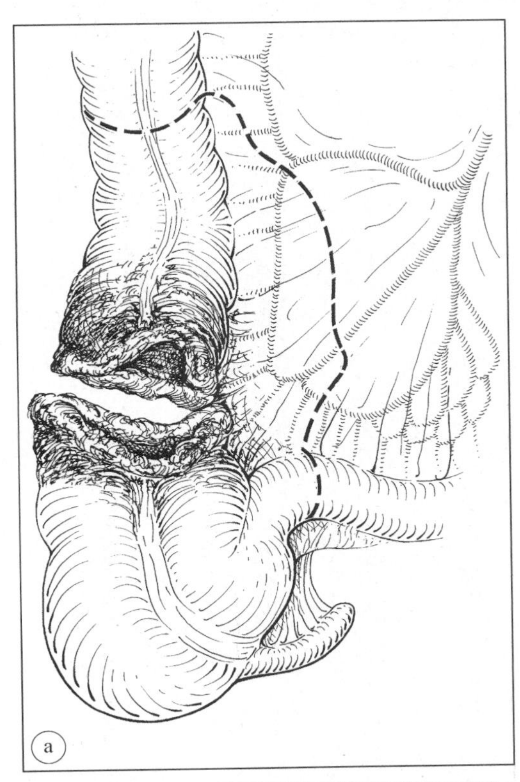

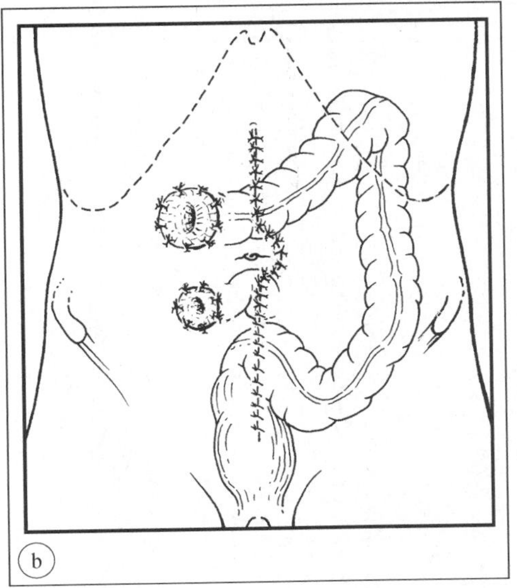

图48.8 在生命体征不稳定的右半结肠损伤患者或伴有腹腔内其他的损伤时，实施右半结肠切除、回肠造口和黏液瘘。

横结肠

横结肠损伤与升结肠和降结肠损伤明显不同，其与周围组织关系密切，如胰腺、胃、脾，及主要血管如门静脉、肠系膜上动、静脉。横结肠中动脉是肠系膜上动脉的第一支主要分支，其损伤或撕裂可导致大的肠系膜血肿（图 48.9）。结肠中动脉易损伤的部位位于胰腺下缘，其损伤可导致难以控制的出血。

左半结肠和乙状结肠损伤

左半结肠损伤传统的治疗方式是切除和转流（图 48.10）。因其含有大量细菌，故被认为是一期修补的禁忌证。但几个前瞻性研究指出，一期修补在部分损伤中也是安全的（见上文）。这项研究的关键是预选过程是建立在外科医生的正确判断上。

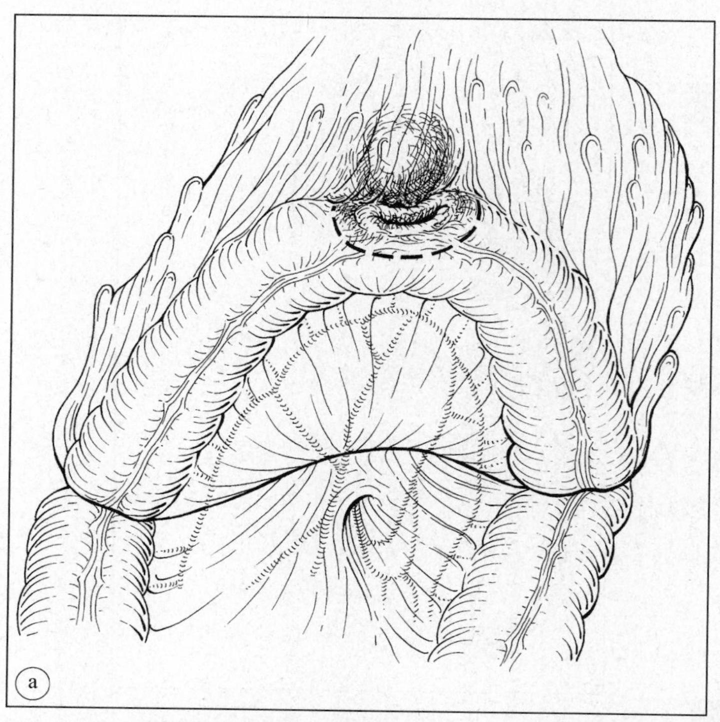

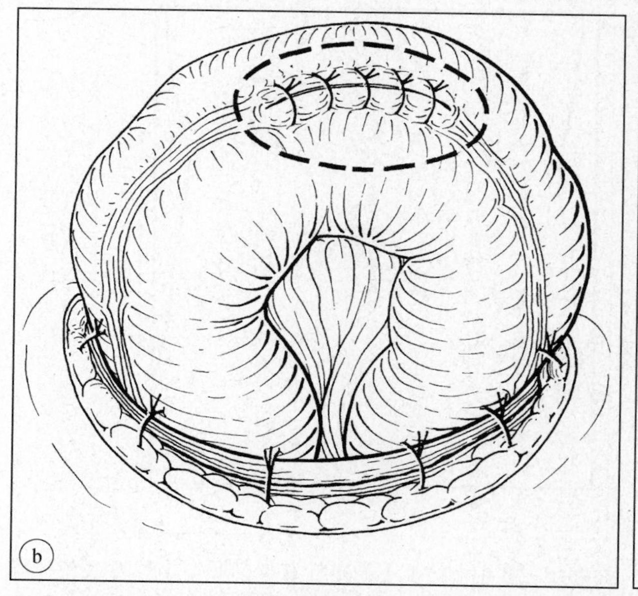

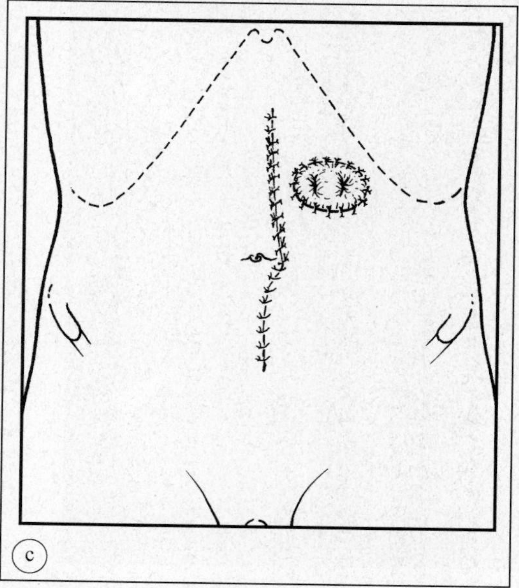

图 48.9 横结肠损伤后局部切除和建立造瘘。(**a**) 横结肠损伤和穿透性结肠损伤后导致系膜的血肿。(**b**) 在污染较轻时，可将破口暂时缝合。(**c**) 结肠通过造口被提出，使用 3-0 的肠线将皮下组织与肠壁缝合。

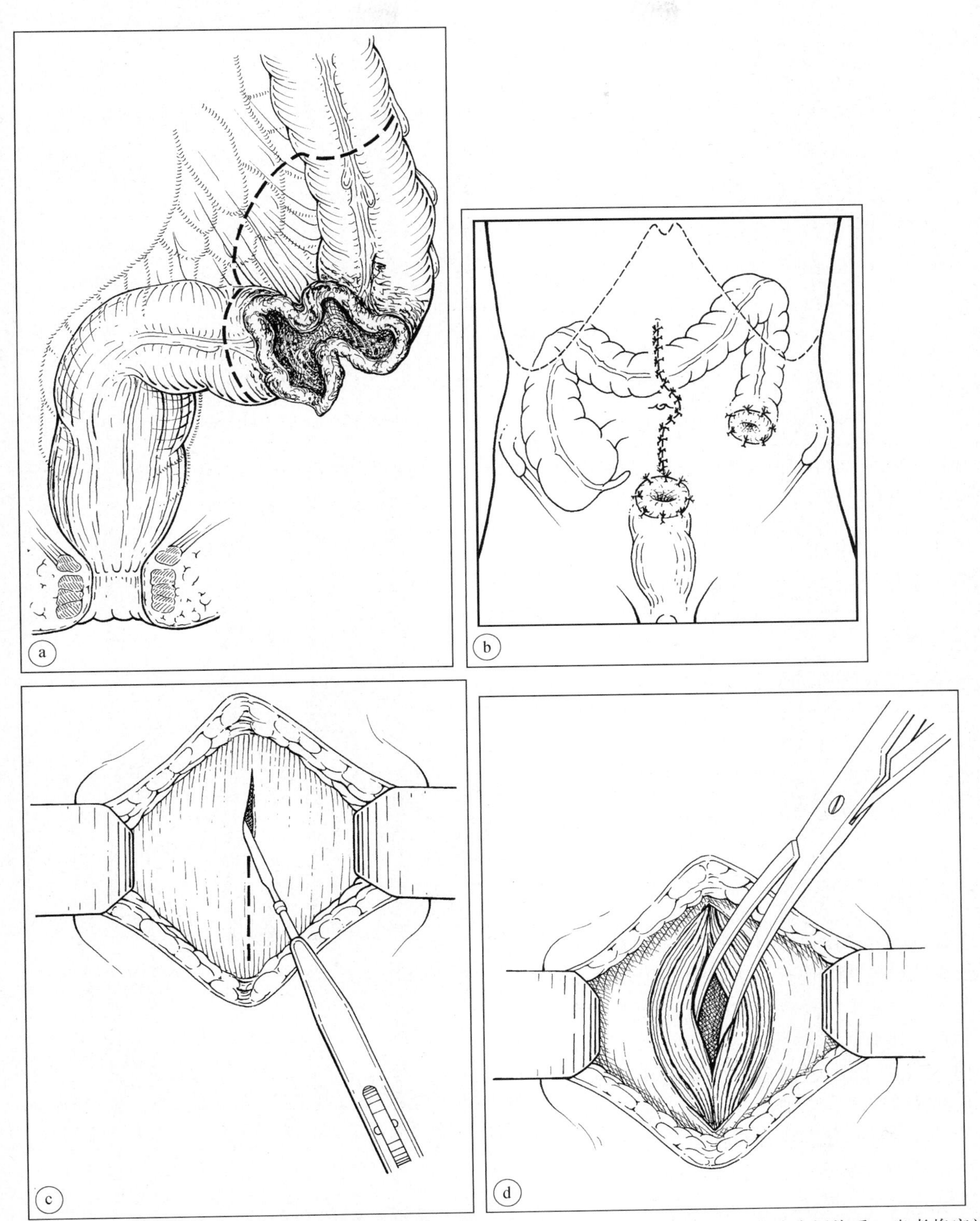

图 48.10 左半结肠损伤。(**a，b**) 当患者病情不稳定、受伤与手术之间的时间过长、腹腔内污染重，患者将实施切除和结肠造口和黏液瘘。(**c，d**) 结肠造口在腹直肌外侧，取纵形切口，切开腹前筋膜，用钳子分开腹直肌 (续)。

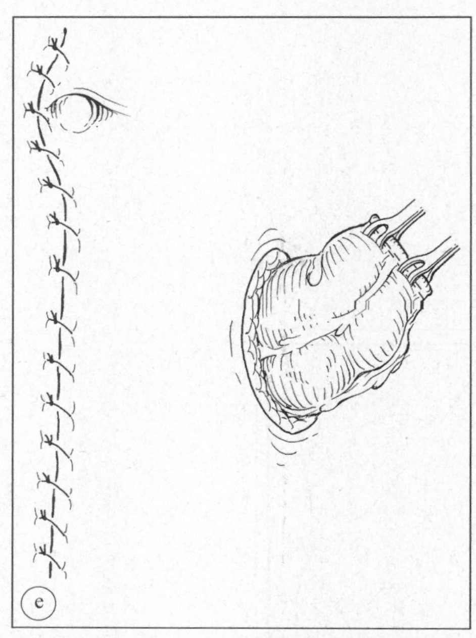

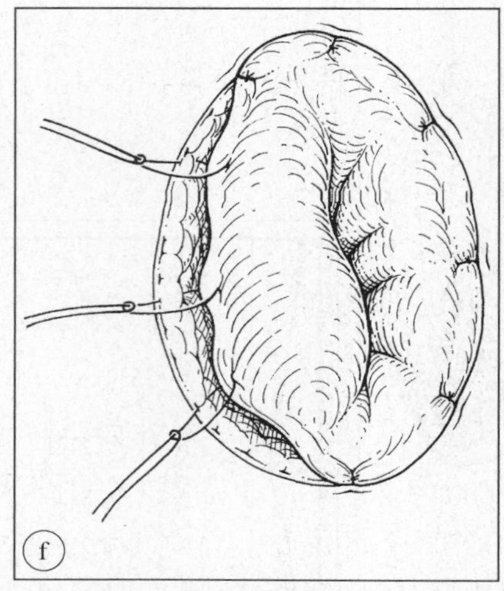

图 48.10（续） （e，f）进行后腹直肌鞘的分离，结肠从开口处提出，用可吸收缝线间断缝合固定在皮下脂肪处，造口位置与剖腹手术的切口位置相匹配。

倡导全结肠一期修补的人员并未考虑这点。

直肠腹膜内损伤

直肠腹膜内部分损伤与左半结肠和乙状结肠损伤的治疗相似。如条件允许，可实施一期修补（Ivatury 等，1991；Levine 等，1996）（图 48.11）。在大的损伤、血运障碍、多发伤或开放性骨盆损伤时，建议实施切除、转流和结肠造口术（图 48.10 和图 48.12）。

直肠腹膜外损伤

如果患者直肠内有出血症状，那在急诊室将使用乙状结肠镜进行最初的检查，了解损伤程度。如果骨盆边缘下、大腿上以及骨盆中线有飞行物的弹道轨迹，则需寻找有无其他损伤部位（Vitale 等，1983）。严重骨盆骨折可造成膀胱或输尿管损伤，会阴、肛周或臀部损伤也应被检查评估。在一项臀部枪伤研究中，子弹的弹道轨迹和临床检查可准确预测那些治疗无效的患者（Velmahos 等，1997）。如果因其他原因行剖腹探查，术中发现与直肠有关系的腹膜外血肿，应进行乙状结肠镜检查。在与直肠有关系的骨盆骨折中，首先将骨折固定。如果有大量骨盆出血，需给予压迫，结扎髂内血管或两边的分支，行血管栓塞。在止血后进行直肠损伤的治疗。

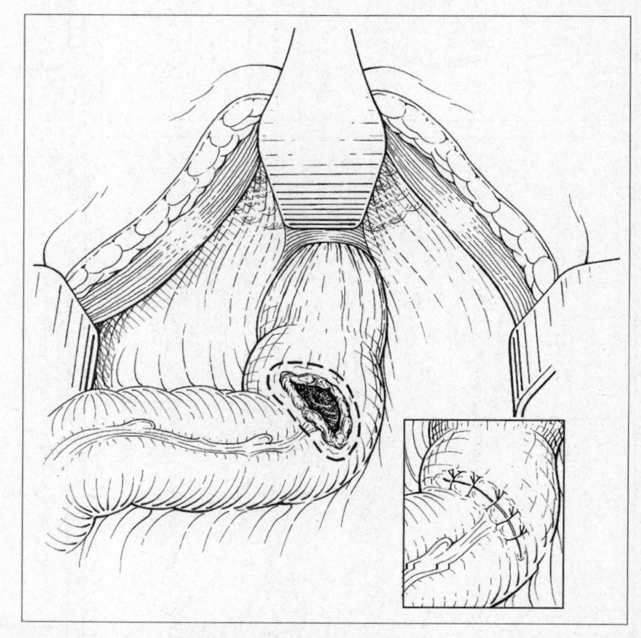

图 48.11 如果没有其他损伤，如骨盆骨折、血运阻断等情况，直肠腹膜内部分与乙状结肠损伤可实施一期修补。

腹膜外直肠肠管损伤的诊断比较困难。如漏诊，可导致死亡和慢性脓肿。三维 CT 检查可帮助诊断。如果伤情允许，可实施腹膜外直肠损伤的一期修补，同时行结肠造口和远端黏液瘘，放置骶前引流。直肠灌肠清除肠内污染物，避免继续污染。

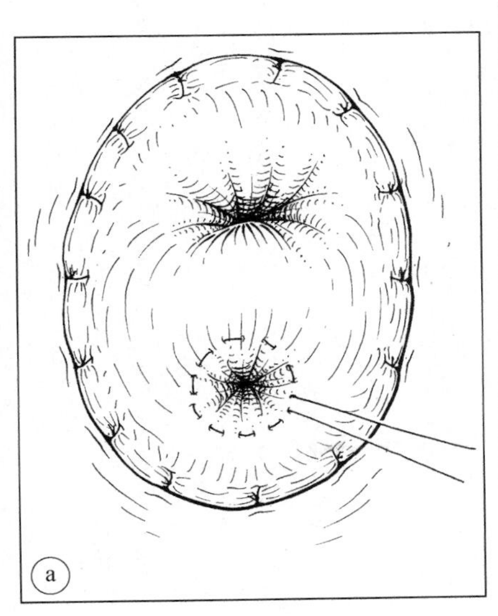

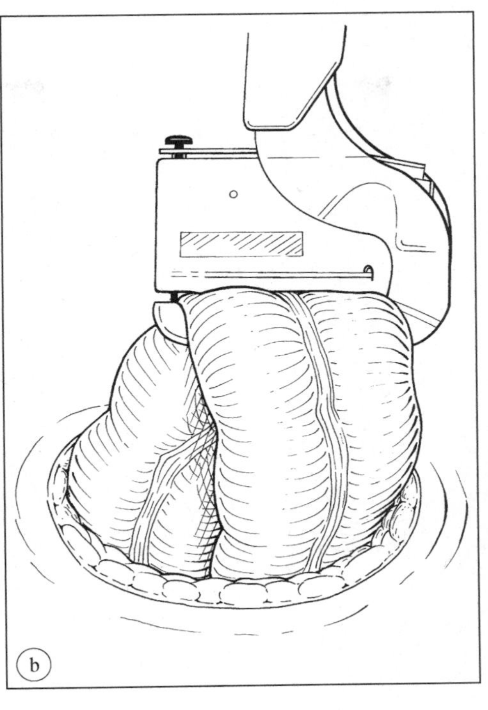

图 48.12　完全转流，袢式结肠造口术。（**a**）3-0 线将远端褶皱缝合。（**b**）被直肠切割器分开的完全转流形成双腔造瘘。

由于腹膜外直肠所在的位置特殊，可导致损伤后感染扩散到腹膜后和坐骨直肠窝内。对多数直肠腹膜外部分损伤的患者进行手术，需保持截石体位。将大号的导尿管插入直肠远端或远端黏液瘘。用手扩肛，将导管插入至空腔，使用普通盐水通过导管进行灌洗，直到流出液清澈。一旦流出液清澈，直肠将使用稀释后的碘酒溶液进行灌洗（Vitale 等，1983）。但这些患者骶前灌肠的治疗价值并没有在预期试验中得到证实。数个回顾性研究显示盆腔脓肿发生率在远端直肠灌洗和未灌洗组之间无明显差异（Burch 等，1989；Ivatury 等，1991）。在肛门后放置骶前引流。切开肛尾韧带，将一负压引流管或烟卷式引流管插入至骶前间隙（Trunkey 等，1973）（图 48.13）。修补括约肌损伤，如果需要可在修补后行转流术（图 48.14）。尽量避免早期实施括约肌清创术。对明显处于不稳定的患者，倘若一期伤口关闭比会导致纤维化和以二期治疗为目的治疗效果好的话，那么早期的括约肌重建比晚期重建有更好的功能效果。在曾试图修补括约肌但仍有括约肌缺失或括约肌功能障碍的患者，可给予应用新的括约肌装置并同时关闭造瘘。但这种装置应在感染和污染控制后，以及伤口和括约肌形成纤维化之前放置。

进展

外伤手术方式的兴衰引起了外科史学家的兴趣。损伤控制剖腹术就是一个例子（Richardson 等，1996；Carrillo 等，1998）。外科医生经常翻来覆去地重新包扎腹部非动脉出血、重新处理纤维分隔或重新缝合肠断端，以及重新查看出血、凝血功能障碍已恢复的病人，而不愿意在低体温、有凝血功能障碍与休克的患者中有所技术进步。为造瘘和其他原因进行再次手术，应在患者病情稳定同时医生和护士状态良好情况下进行。在多个具有领先地位的外伤中心，首选为长时间手术的患者输注大量血液，这一观念正逐步被接受。通过选择大量输血治疗，获得了大量病情资料，同时为患者争取了时间进行再次检查。

暂时关闭腹部伤口的方法也得到了证实。许多严重的腹部损伤以及损伤后进行的剖腹探查与腹腔内脏器水肿有一定关系。对伤口进行一期缝合，条件好的话，可能会出现疝；条件坏的话可因坏死而要行肠切除。为避免这种可能出现的腹腔间隙综合征（Stassen 等，2002），作者经常使用一个经消过毒且价格不贵的塑料静脉输液袋，将其剪成纵向的补片与腹部切口初步缝合。当水肿消退和引流液减少

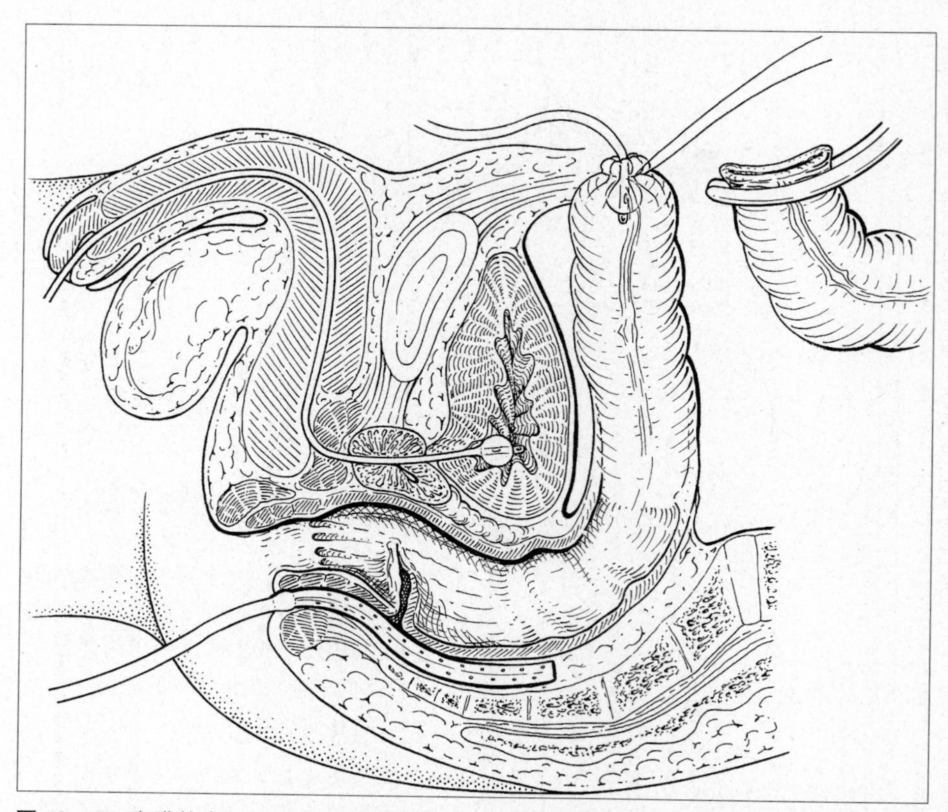

图 48.13 腹膜外直肠损伤。从会阴或腹部进行骶前间隙引流。结肠造口可用于粪便的转流，黏液瘘可用于损伤直肠的灌洗。

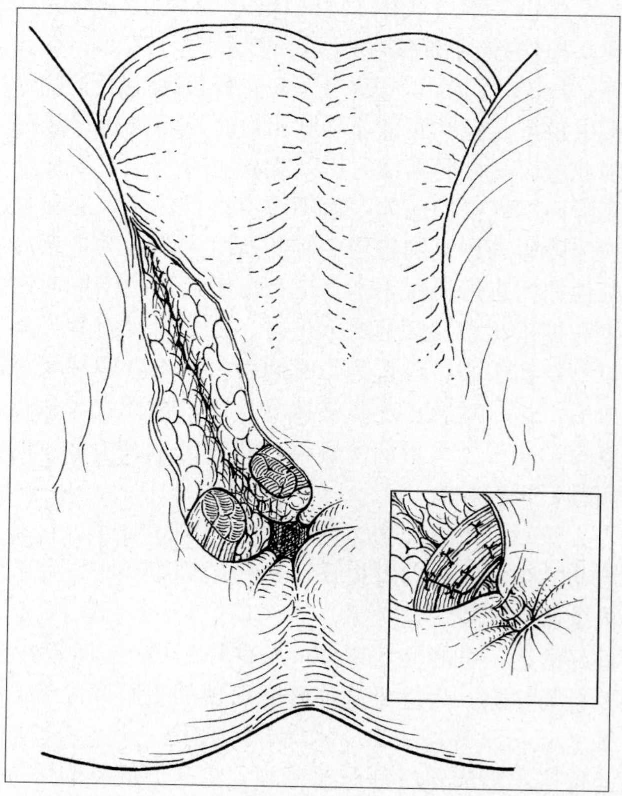

图 48.14 括约肌的修补。技术类似于产科损伤修补术：重叠技术。

时，在出院前将再选择花费少或传统的腹部关闭方法。通过这些技术的成熟和对该技术的认识，腹部切口在腹部肌紧张情况下将不予以缝合。

在 1970 年代和 1980 年代，对外伤患者进行剖腹探查以研究出现多器官衰竭的原因是一个良好方法，但由于成像技术的进步，该方法在很大程度上已过时。在 21 世纪，除了有计划控制损伤的再次手术治疗外，剖腹探查对多器官衰竭原因的研究已不再使用。然而，再次的剖腹探查仍会在不明原因的败血症患者中实施。

术后治疗和并发症

最常见的结直肠损伤术后并发症是伤口感染和腹内脓肿。伤口感染发生率部分依靠对伤口的处理。在一项研究中，伤口处于开放时感染发生率为 8%，在伤口初步缝合后发生感染为 22%（Durham 等，1997）。全部伤口感染率在 4%～29%（George 等，1989；Nelken 和 Lewis，1989；Chappuis 等，1991；Jacobsen 等，1997）。

在一期修补和切除后伴有转流的腹腔内脓肿形成发生率显示在表 48.5 中（George 等，1989；Chap-

表 48.5 一期修补和切除转流后腹腔内脓肿发生率

作者	伤口类型	位置	前瞻性性研究	患者人数	一期修补		切除和吻合		结肠造口术		
					%	%IAA	%	%IAA	%	%IAA	统计分差
George 等（1989）	穿透性	结肠	+	102	81	12	12	25	7	14	ns
Chappuis 等（1991）	穿透性	结肠	+	53	50	11	—	—	50	14	ns
Velmahos 等（1996）	穿透性	结肠	—	223	75	6	—	—	25	11	ns
Gonzales 等（1996）	穿透性	结肠	+	109	51	20*	—	—	49	25*	ns
Durham 等（1997）	穿透性	结肠	—	130	62	7	—	—	38	20	ns
Jacobsen 等（1997）	穿透性	结肠	—	58	100	12	—	—	—	—	ns

* 败血症并发症；
IAA，腹腔内脓肿；ns：无意义。

puis 等，1991；Gonzales 等，1996；Velmahos 等，1996；Durham 等，1997；Jacobsen 等，1997）。在一些病例中，将在 CT 引导下行穿刺引流，如患者病情无改善，将采用手术引流和清创术。

结肠造口术和关闭术与发病率相关。部分外科医生担心的是如果回肠造口或结肠造口太接近腹中线切口，将会导致外科医生把造口安置在接近髂骨的位置，或者安置在不适合造口的位置。这样会导致造口周围皮肤感染发生。在美国，过去的 10 年中医疗费用的增加引起了明显的重视。外伤相关的并发症将导致患者治疗费用的增加。在一项有关外伤并发症和其治疗费用的研究中，有六种并发症可引起明显费用增加，分别是败血症、伤口感染、成人呼吸窘迫综合征、急性肾衰竭、肺炎以及褥疮。前两个是结肠外伤后最常见的并发症。在美国，一种并发症超额费用在＄6 669～＄18 052。3 个以上并发症平均费用为＄110 007（O'Keefe 等，1997）。

其他治疗同样会导致费用的增加。结肠关瘘术前的直肠远端钡灌肠检查，是无意义的临床检查，可导致费用增加，并会引起手术治疗的拖延（Sola 等，1994；wenson 等，1997；Pokorny 等，1999）。在一项回顾性研究中显示，在结肠关瘘术后行抗生素冲洗伤口，可导致伤口感染率明显减少（2%：25% 病人无冲洗伤口后关闭瘘口）（Pokorny 等，1999）。这种类型的伤口在前面已被描述了（McIlrath 等，1976）。开放伤口的处理目前存有争议。

展望

在过去三十年，外伤患者的治疗发生了显著的改变。诊断的进展从最初的单一临床检查或诊断性腹膜灌洗到选择性的腹腔镜下检查和增强 CT 检查。治疗也由最初的转流到将器官提出腹腔外，再到切除吻合，最后到更常使用的一期修补。对现场治疗的改进，将允许更多的病人活着到达医疗中心。外伤患者治疗上的先进的技术无疑解决了外科手术和机械手术对无法后送至医疗中心的军事伤亡人员的发展。下一世纪将出现新的诊断形式，好的治疗和复苏方法；同时在全世界内减少外伤发病率和死亡率。

（马冰 译 马冰 校）

参考文献

Aldrete JS, Hendricks DE & Dimond FC (1970) Reconstructive surgery of the colon in soldiers injured in Vietnam. *Ann Surg* 172: 1007-1014.

Association for the Advancement of Automotive Medicine (1990) *The Abbreviated Injury Scale*. Des Plaines, IL.

Bartizal JF, Body DR, Folk FAA, Smith D, Lescher TC & Freeark RJ (1974) A critical review of management of 392 colonic and rectal injuries. *Dis Colon Rectum* 17: 313-318.

Borlase B, Moore E & Moore F (1990) The Abdominal Trauma Index: a critical reassessment and validation. *J Trauma* 30: 1340-1344.

Burch JM, Feliciano DV & Mattox KL (1989) Colostomy and drainage for civilian rectal injuries: Is that all? *Ann Surg* 209: 600-611.

Carrillo EH, Somberg LB, Ceballos CE, et al (1996) Blunt traumatic injuries to the colon and rectum. *J Am Coll Surg* 183: 548-552.

Carrillo EH, Spain DA, Wilson MA, Miller FB & Richardson JD (1998) Alternatives in the management of penetrating injuries to the iliac vessels. *J Trauma* 44: 1024-1030.

Chappuis CW, Frey DJ, Dietzen CD, Panetta TP, Buechter KJ & Cohn I Jr (1991) Management of penetrating colon injuries. A prospective randomized trial. *Ann Surg* 213: 492-498.
Cohen JS & Sackier JM (1996) Management of colorectal foreign bodies. *J R Coll Edinb* 41: 312-315.
Committee on Trauma (1993) *Advanced Trauma Life Support Program for Physicians*. Chicago: American College of Surgeons.
Durham RM, Pruitt C, Moran J & Longo WE (1997) Civilian colon trauma: factors that predict success by primary repair. *Dis Colon Rectum* 40: 685-692.
Fernandez L, McKenney MG, McKenney KL, et al (1998). Ultrasound in blunt abdominal trauma. *J Trauma* 45: 841-848.
Flint LM, Voyles CR, Richardson JD & Fry DE (1978) Missile tract infections after trans-colonic gunshot wounds. *Arch Surg* 113: 727-728.
Flint LM, Vitale GG, Richardson JD & Polk HC Jr (1981) The injured colon: relationships of management to complications. *Ann Surg* 193: 619-623.
Garrison RN, Shively EH, Baker C, Steele M, Trunkey D & Polk HC Jr (1979) Evaluation of management of the emergency right hemi-colectomy. *J Trauma* 19: 734-739.
Gedebou TM, Wong RA, Rappaport WD, Jaffe P, Kahsai D & Hunter GC (1996) Clinical presentation and management of iatrogenic colon perforations. *Am J Surg* 172: 454-458.
George SM, Fabian TC, Voeller GR, Kudsk KA, Mangiante EC & Britt LG (1989) Primary repair of colon wounds. A prospective trial in non-selected patients. *Ann Surg* 209: 728-734.
Gerspach JM, Bellman GC, Stoller ML & Fugelso P (1997) Conservative management of colon injury following percutaneous renal surgery. *Urology* 49: 831-836.
Gonzales RP, Merlotti GJ & Holevar MR (1996) Colostomy in penetrat-ing colon injury: Is it necessary. *J Trauma* 41: 271-275.
Greaves FC, Draeger RH, Brines OA, Shaver JS & Coreys EL (1942) Experimental study of underwater concussion. *US Nav Med Bull* 41: 33-37.
Haygood FD & Polk HC Jr (1976) Gunshot wounds of the colon: a review of 100 consecutive patients with emphasis on complications and their causes. *Am J Surg* 131: 213-218.
Ivatury RR, Licata J, Gunduz Y, Rao P & Stahl WM (1991) Management options in penetrating rectal injuries. *Am Surg* 57: 50-55.
Jacobs LM & Plaisier BR (1994) An efficient system for controlled distal colorectal irrigation. *J Am Coll Surg* 178: 305-306.
Jacobsen LE, Gomez GA & Brodie TA (1997) Primary repair of 58 con-secutive penetrating injuries: Should colostomy be abandoned. *Am Surg* 63: 170-177.
Kirkpatrick JR & Rajpal SG (1975) The injured colon: therapeutic con-siderations. *Am J Surg* 129: 187-191.
Kirton OC, Wint D, Thrasher B, Windsor AE & Hudson-Cirella J (1997) Stab wounds to the back and flank in the hemodynamically stable patient: a decision algorithm based on contrast-enhanced computed tomography with colonic opacification. *Am J Surg* 173: 189-193.
Komanov L & Kejla Z (1995) Treatment of war injuries to the colon: primary resection and anastomosis without relieving colostomy. *Acta Med Croatica* 49: 65-68.
Kouraklis G, Misiakos E, Dovas N, Karatzas G & Gogas J (1997) Management of foreign bodies of the rectum: report of 21 cases. *J R Coll Surg Edinb* 42: 246-247.
Levine JH, Longo WE, Pruitt C, Mazuski JE, Shapiro MJ & Durham RM (1996) Primary repair without diversion may be feasible in some rectal injuries. *Am J Surg* 172: 575-579.
Livingston DH & Malangoni MA (1993) Increasing antibiotic dose decreases polymicrobial infection after hemorrhagic shock. *Surg Gynecol Obstet* 176: 418-422.
Livingston DH & Wang MT (1993) Continuous infusion of cefazolin is superior to intermittent dosing in decreasing infection after hemor-rhagic shock. *Am J Surg* 165: 203-207.
Lo AY & Beaton HL (1994) Selective management of colonoscopic perforations. *J Am Coll Surg* 179: 333-337.
Lucas CE & Ledgerwood AM (1997) Injuries to the stomach, duode-num, pancreas, small bowel, colon, and rectum. In: Wilmore DW, Cheung LY, Harken AH et al (eds) *ACS Surgery Principles and Practice*, Section IV Trauma, Chapter 8. New York: WebMD Corporation.
Matolo NM & Wolfman EF Jr (1977) Primary repair of colonic injuries: a clinical evaluation. *J Trauma* 17: 554-556.
McIlrath DC, van Heerden JA, Edis AJ & Dozois RR (1976) Closure of abdominal incisions with subcutaneous catheters. *Surgery* 80: 411-416.
Miller BJ & Schache DJ (1996) Colorectal injury: where do we stand with repair. *Aust N Z J Surg* 66: 348-352.
Moore EE, Cogbill TH & Malangoni MA (1990) Organ injury scaling. II. Pancreas, duodenum, small bowel, colon, and rectum. *J Trauma* 30: 1427-1429.
Moore EE, Dunn EL & Moore JB (1981) Penetrating abdominal trauma index. *J Trauma* 21: 439-445.
Nelken N & Lewis F (1989). The influence of injury severity on com-plication rates after primary closure or colostomy for penetrating colon trauma. *Ann Surg* 209: 439-447.
O'Keefe GE, Maier RV, Diehr P, Grossman D, Jurkovich GJ & Conrad D (1997) The complications of trauma and their associated costs in a level I trauma center. *Arch Surg* 132: 920-924.
Orsoni P, Berdah S, Verrier C et al (1997) Colonic perforation due to colonoscopy: a retrospective study of 48 cases. *Endoscopy* 29: 160-164.
Plorde JJ, Boyle EM Jr & Mann FA (1997) Triple-contrast CT interroga-tion of the retroperitoneal colon after a stab wound. *AJR Am J Roentgenol* 169: 484.
Pokorny RM, Heniford T, Allen JW, Tuckson WB & Galandiuk S (1999) Limited utility of preoperative studies in preparation for colostomy closure. *Am Surg* 65: 338-340.
Polk HC Jr & Shields CL (1977) Remote organ failure: a valid sign of occult intra-abdominal infection. *Surgery* 81: 310-313.
Richardson JD, Bergamini TM, Spain DA et al (1996) Operative strate-gies for management of abdominal aortic gunshot wounds. *Surgery* 120: 667-671.
Richardson JD, Polk HC Jr & Flint LM (1987) *Critical Care and Pathophysiology*. Chicago: Year Book Medical Publishers. Ross SE, Cobean RA, Hoyt DB et al (1992) Blunt colonic injury, a multicenter review. *J Trauma* 33: 379-384.
Rozycki GS, Ballard RB, Feliciano DV, Schmidt JA & Pennington SD (1998) Surgeon-performed ultrasound for the assessment of trun-cal injuries: lessons learned from 1540 patients. *Ann Surg* 228: 557-567.
Samhouri F, Grodskinsky C & Fox T (1979) The management of colonic and rectal injuries. *Dis Colon Rectum* 21: 426-429.
Sarmiento JM, Yugueros P, Garcia AF & Wolff BG (1997) Bullets and their role in sepsis after colon wounds. *World J Surg* 21: 648-652.

Sasaki LS, Allaben RD, Golwala R & Mittal VK (1995) Primary repair of colon injuries: a prospective randomized study. *J Trauma* 39: 895-901.

Schlinkert RT & Rasmussen TE (1994) Laparoscopic repair of colono-scopic perforations of the colon. *J Laparoendosc Surg* 4: 51-54.

Sola JE, Buchman TG & Bender JS (1994) Limited role of barium enema examination preceding colostomy closure in trauma patients. *J Trauma* 36: 245-246.

Stassen NA, Lukan JK, Dixon MS & Carrillo EH (2002) Abdominal compartment syndrome. *Scand J Surg* 91: 104-108. Steele M & Blaisdell FW (1977) Treatment of colon injuries. *J Trauma* 17: 557-562.

Stewart RM, Fabian TC, Croce MA, Pritchard FE, Minard G & Kudsk KA (1994) Is resection with primary anastomosis following destructive colon wounds always safe? *Am J Surg* 168: 316-319.

Stone HH & Fabian TC (1979) Management of perforating colon trauma. *Ann Surg* 190: 430-436.

Suh HH, Kim YJ & Kim SK (1996) Colorectal injury by compressed air: a report of 2 cases. *J Korean Med Sci* 11: 179-182.

Swenson K, Stamos M & Klein S (1997) The role of barium enema in colostomy closure in trauma patients. *Am Surg* 63: 893-895.

Thompson JF, Moore EE & Moore JB (1981) Comparison of penetrat-ing injuries of the right and left colon. *Ann Surg* 193: 414-418.

Thomson SR, Baker A & Baker LW (1996) Prospective audit of multi-ple penetrating injuries to the colon: further support for primary closure. *J R Coll Surg Edinb* 41: 20-24.

Trunkey DD & Blaisdell FW (1997) Epidemiology of trauma. In: Wilmore DW, Cheung LY, Harken AH et al (eds) *Scientific American Surgery*, Section IV, Chapter 6. New York: Scientific American.

Trunkey D, Hays RJ & Shires GT (1973) Management of rectal trauma. *J Trauma* 13: 411-415.

Velmahos GC, Demiatriades D, Cornwell EE, Asensio J, Belzberg H & Berne TV (1997) Gunshot wounds to the buttocks: predicting the need for operation. *Dis Colon Rectum* 40: 307-311.

Velmahos GC, Souter I, Degiannis E & Hatzitheophilou C (1996) Primary repair for colonic gunshot wounds. *Aust N Z J Surg* 66: 344-347.

Vitale GC, Richardson JD & Flint LM (1983) Successful management of injuries to the extraperitoneal rectum. *Am Surg* 49: 159-162.

Voyles CR & Flint LM (1977) Wound management after trauma to the colon. *South Med J* 70: 1067-1069.

Waye JD, Kahn O & Auerbach ME (1996) Complications of colonoscopy and flexible sigmoidoscopy. *Gastrointest Endosc Clin North Am* 6: 343-377.

Wiener I, Rojas P & Wolma FJ (1981) Traumatic colonic perforation. *Am J Surg* 142: 717-720.

49

第 49 章　结肠直肠出血

概述

急性结肠大出血

很幸运的是，大肠内严重出血并非常见性疾病，同时手术治疗也不多见。多数患者为老年人，主要表现为急性肠内出血，经历了严重低血压期，同时出血原因以及出血部位并不能明确。虽然早期手术可减少肾、心血管系统和呼吸系统衰竭的危险，但也可因为低血压和大量输血，使得病情更加复杂。由于病变出血有可能自行停止，因此部分临床医生不愿在出血部位不明确情况下进行手术治疗。

处理这些问题需要外科医生、内科医生、放射科医生和麻醉医生之间进行紧密合作。有时需要胃肠病学的内科、外科医生共同努力，他们擅长胃肠道出血的治疗。治疗包括快速复苏、排除系统性出血状况、经直肠乙状结肠镜检查。如果存在持续出血应给予血管造影检查。如果临床发现活动性出血停止后，可立即进行肠道准备，给予结肠镜检查，明确出血部位。如果仍持续出血诊断不能确定的话，需进行早期剖腹探查术和术中内镜联合检查来明确出血位置。

少数患者表现为不明原因的肠道出血。这类患者存在诊断和治疗问题。多数患者可反复进行内镜检查，甚至 ERCP 和造影检查，其结果可显示为正常或无临床意义的畸形。有时，剖腹探查可明确未经证实的 Meckel's 憩室、肠恶性肿瘤和血管发育异常等疾病，但剖腹探查有时并不能明确轻微或慢性反复出血的病因（Jones，1992）。

本章将对不明原因急性肠出血患者的治疗进行概述。其中一些常见原因的出血，例如血管畸形、憩室疾病和结肠血管曲张等情况将进行讨论。其他出血原因包括息肉（28 章）、肿瘤（27～30 章）、炎性疾病（33～46 章）、缺血性疾病（50 章）、传染性疾病（54 章）（Atabek 等，1992），放射性肠炎（51 章）将在别处讨论。

综合治疗原则

肠内出血原因

在开始着手调查大肠内出血前，首先排除系统性出血的可能（Steger 和 Spencer，1988）。其中包括：特发性血小板减少，白血病，遗传性出血性毛细管扩张，佩-吉综合征（Peutz-Jeghers syndrome），埃勒斯-当洛斯综合征（Ehlers-Danlos syndrome）和亨诺赫-舍恩莱因紫癜（Henoch-Schonlein purpura）等疾病（Russell Smith 等，1963；Jacobson 和 Krause，1970）。

出血者是否有使用相关药物史是至关重要的（Langman 等，1985），因为出血与抗凝剂、肠溶钾片和吲哚美辛以及其他一些药物有关。多种非甾体类抗炎性药物可引起小肠和大肠出血（Davies 和 Brightmore，1970；Schwartz，1981）。对于使用抗凝剂引起出血的患者，必须进行其他方面的检查，而不仅将抗凝剂作为出血的原因。30%～50%无症状的结直肠癌患者口服抗凝药物（Norton 和 Armstrong，1997）。

如果需要，可以在插入直肠镜对肠管进行灌洗后，使用直肠镜和乙状结肠镜对明显引起肛门部和低位直肠出血疾病来进行鉴别。其疾病包括痔疮、肛裂、单纯溃疡、直肠静脉曲张、血管瘤、直肠炎、直肠癌等。

即使直肠内为鲜红的血液，也可能是上消化道快速出血所致（表 49.1），如胃溃疡、食管胃侵蚀、血管曲张、恶性肿瘤、小的平滑肌瘤、胰腺和胆管引起的出血等，应当做胃肠内镜予以排除，必要时可做 ERCP 检查（Berenson 和 Preston，1974；Lam 和 Bricker，1975；Rosch 等，1976；Harlaftis 和 Akin，1977；Tanaka 等，1977；Wu 等，1977）。如果患者先前有动脉性手术史，则有可能为来源于十二指肠的动脉肠道瘘引起的出血（Cordell 等，1960；Garrett 等，1963；Reckless 等，1972）。

表 49.1 大肠近端局部出血的原因（排除血液系统疾病和胶原性疾病）

食管：
肿瘤
平滑肌瘤
食管炎
食管血管曲张
胃和十二指肠：
主动脉十二指肠瘘
肿瘤
侵蚀
平滑肌瘤
淋巴瘤
马-魏综合征血管曲张
肝：
肝动脉瘤
肝细胞瘤
转移瘤
血管畸形
胰腺：
癌症
胰腺炎
脾动脉瘤
小肠：
血管发育异常
主动脉肠道瘘
癌症
克罗恩病
血管瘤
亨诺赫-舍恩莱因紫癜
遗传性出血性毛细血管扩张
先天性溃疡
肠套叠
平滑肌瘤
脂肪瘤
淋巴瘤
Meckel 憩室
息肉
放射性肠炎
结核病

急性传染性肠炎具有急性出血性腹泻表现（参见 54 章）。弯曲菌性大肠炎可导致小肠和大肠出血（Butzler 和 Skirrow，1979；Lambert 等，1979；Price 等，1979；Blaser 等，1980；McKendrick 等，1982；Rutgeerts 等，1982；Stoll 等，1982；Mee 等，1985）。在北美，圆线虫可引起少见的腹泻和出血症状，特别是在免疫受抑制和疲乏的患者中（Rassiga 等，1974；Batoni 等，1976；Brasitus 等，1980；Dellacona 等，1984）。在一些年龄阶段的患者，可因埃希菌引起出血性腹泻。顽固的梭菌、沙门菌和志贺菌均可引起出血性腹泻。

小肠上引起出血性疾病包括 Meckel's 憩室和肠套叠；肠套叠主要继发于息肉和像脂肪瘤那样具有活动性的肿瘤（Briggs 等，1961；Seagram 等，1968；Dalinka 和 Wunder，1973；Elsenberg 和 Sherwood，1975；Hall，1975）。小肠其他潜在的出血性原因包括空肠扭转、药物性溃疡、放射性回肠炎、克罗恩病（Dent 等，1985）、血管瘤、小肠先天性畸形（Price，1986）、原发和继发肿瘤、良性肿瘤、平滑肌瘤、先天性环形小肠溃疡或溃烂的阑尾根部（Sunkwa-Mills，1974；Velasquez 等，1984；Choi 等，1985；Waxman 等，1985；Ballantyne 等，1986；Bjarnason 等，1987；Steger 等，1987；Wilcox 和 Shatney，1987）。

大多数来源于结肠的出血原因被列举在表49.2中。发育异常、其他动脉静脉畸形、憩室性疾病和结直肠血管曲张引起的出血将在后面章节进行描述。息肉和大肠癌引起严重出血是少见的（Maxfield 和 Maxfield，1986），但在有组织学证据下，近期出血占比较高的比例（见25章）。恶性肿瘤中近期有明显出血症状占39%，腺瘤患者中占51%，但在增生型息肉中仅占12%（Muto 等，1973；Greene，1974；Sobin，1985）。出血症状主要表现在大的息肉上和无法分型的恶性肿瘤中。右侧结肠恶性肿瘤比左侧结肠恶性肿瘤出血表现多见（Macrae 和 St John，1982）（参见27章）。几乎每个结肠不明原因的出血患者，最后均被证实引起出血的原因为息肉或恶性肿瘤（Failes 和 Killingback，1973；Williams 等，1973；Penfold，1975；Stanil 等，1976）。

表 49.2 结肠、直肠和肛门的出血原因
阿米巴病
肛裂
血管发育异常
主动脉结肠瘘（动脉瘤、手术、放射性、憩室疾病）
阑尾残端炎或脓肿
盲肠溃疡
盲肠血管曲张
癌症
吻合口出血
结肠套叠
结肠血管曲张
克罗恩病
细胞巨化病毒/AIDS
憩室疾病
子宫内膜异位
血管瘤
痔疮
传染性大肠炎
非特异性大肠炎
息肉和息肉切除术
放射性大肠炎
直肠血管曲张
孤立直肠溃疡
结核
伤寒和副伤寒
溃疡性结肠炎
尿毒症性大肠炎
绒毛状腺瘤

子宫内膜异位是少见的结肠出血原因，月经期妇女怀疑可发生此情况，特别是在疼痛和出血间断表现或与不孕、痛经和性交困难有关联的患者中（见58章）。有子宫内膜异位表现的患者中有12%患者可表现在肠内，在这些患者中75%的病人主要位于乙状结肠和直肠（Macafee 和 Greer，1960）。疼痛和出血的发作与大肠习性改变有一定关系（Townell 和 Vanderwalt，1984）。可采用超声和腹腔镜明确诊断（Burns，1967；Kistner 等，1977；Sandler 和 Karo，1978；Cohen，1979；Goldman 和 Minkin，1980）。活组织检查将发现巨噬细胞和血清铁堆积在子宫内膜之间。

其他一些少见但非常重要的失血原因包括单纯直肠溃疡和盲肠溃疡（Sutherland 等，1979；Keighley 和 Shouler，1984；McCarthy 和 Beveridge，1984）（参见21章和34章）。盲肠溃疡出血往往在肾移植术后接受类固醇治疗的患者中被发现。放射性大肠炎是另一个反复出血的原因，往往在接受放射性治疗后数年出现（参见51章）。

急性大肠炎是结肠严重出血的一个潜在原因。在 Mount Sinail 有1.4%的患者具有这种表现（Robert 等，1990），但最后诊断往往是克罗恩病而非溃疡性结肠炎（Robert 等，1990）（参见第35和42章）。非典型结肠炎主要表现有缺血性肠病、腹部疼痛、循环衰竭和白细胞增多典型特征。如果有肠坏死表现，需要早期手术治疗。然而，缺血性肠炎往往具有自限性（参见50章）（McCort，1960；Marston 等，1966；Lea Thomas，1968；Clark 等，1972；Turnbull 和 Isaacson，1977）。

Boley 等（1979a）报道了182位年龄超过65岁患者结肠出血原因（表49.3）。憩室性疾病和动静脉畸形是常见急性结肠出血原因，但尽管做了各种检查，仍有21位患者不能明确出血部位。Vernava 等（1997）在一临床回顾性研究文献中调查了出血原因：憩室疾病是发生频率最高的疾病，接下来是炎性疾病和腺瘤（表49.4和表49.5）。流行病学上，下胃肠出血发病率很困难说明，但美国的 Veterans 数据中描绘为所有出院患者的0.7%（Vernava 等，1996）。

表 49.3 178 位年龄在 65 岁以上患者的结肠出血的诊断

原因	出血人数	
	少量	多量
憩室	29	43
未确定	10	11
血管扩张	0	20
结肠息肉	9	4
结肠癌	7	5
放射性结肠炎	1	6
痔疮	6	1
缺血性结肠炎	3	2
排泄物嵌塞	4	0
肛门狭窄	4	0
粪溃疡	3	0
肛瘘	2	0
血小板减少	1	0
溃疡性结肠炎	1	1
直肠脱垂	0	1
von Willebrand's 病	0	1
独立直肠溃疡	0	1
盲肠溃疡	0	1
单纯憩室	0	1

来源自：Boley 等（1979a）。

表 49.4 下消化道出血的鉴别诊断

	发生率[a]（%）
憩室疾病	40%
肠道炎性疾病	21%
克罗恩病	
黏膜溃疡性结肠炎	
感染性结肠炎	
缺血性结肠炎	
瘤形成	14%
良性腺瘤性息肉	
腺癌	
凝血病	12%
良性肛门直肠疾病	11%
痔疮	
肛裂	
肛瘘	
血管曲张	
动静脉畸形	2%
放射性直肠炎/肠炎	
小肠来源	
动静脉畸形	
憩室	
空肠回肠的	
Meckel's	
瘤形成	

[a] 来源自：Vernava 等（1996）。

临床表现

通过临床判断的出血部位是不可靠的。出血的颜色与失血速度更相关，而非是肠内出血的部位（Spiller 和 Parkins，1983）。新鲜红色的直肠出血可能发生在胃食管静脉曲张引起的严重出血。果冻样大便往往发生在儿童肠套叠时，黏液性血便往往让人想到急性结肠炎（Williams 和 Waye，1978）。严重腹部疼痛伴有间断性血性腹泻应使临床医生警惕缺血结肠炎发生（Marston 等，1966）。血性大便和大便习性的改变将意味着大肠恶性肿瘤的可能（Waye，1978）。在无大便习性改变且大便表面有新红的血液时应考虑肛门疾病可能。

复苏和监测

复苏主要在严重胃肠道出血的患者中进行，包

表 49.5 严重下消化道出血的原因

作者	人数	憩室疾病	动静脉畸形	癌	息肉	肠道炎性疾病	缺血
Caos 等（1986）	35	23	20	17	0	9	0
Jensen 和 Machicado（1988）	80	16	30	11	3	9	0
Leitman 等（1989）	68	27	24	9	0	5	5
Rossini 等（1989）	409	15	15	30	3	13	5

括快速静脉补液、急诊交叉配型和监测血压、脉搏、尿量、凝血因子、酸碱平衡以及中心静脉压（Trunkey等，1981）。失血将给予新鲜血液治疗，同时在老年人治疗时建议避免盐水输注。

检查

对出血患者的诊治流程见图49.1。所有患者将进行凝血功能和直肠乙状结肠镜检查。当患者生命体征平稳时，内镜专家将在12小时给予上胃肠道内镜检查。如患者有活动性出血，一些作者建议在红细胞上标记锝进行扫描（Harvey等，1985；Rantis等，1995；Emslie等，1996）。我们没有进行调查这是否有帮助，但我们更愿意建议行血管造影检查（Treat和Forde，1983）。在某种程度上，应根据当地可利用的资源来决定。

然而，在急诊血管造影检查期间，单独依靠放射科医生来维持患者生命体征，是不适合且不切实际的。因此，胃肠病学医生将陪同患者到放射科进行抢救并对患者进行监测。必须进行三维造影血管检查，如果出血部位明确在肠系膜下动脉附近的话，造影结束。如果持续出血，那在插管到肠系膜上动脉后，可观察到明显血液外溢表现。如果出血停止，对肠管进行准备后，应进行结肠镜检查。在内镜检查前，我们使用鼻饲管对整个肠管进行灌洗。如血管造影不能明确出血部位时，同样需应用结肠镜检查。当这些患者再出血时，想到其他诊断可能是至关重要的；当患者再次出血时，将失去结肠检查和术前明确诊断的可能。

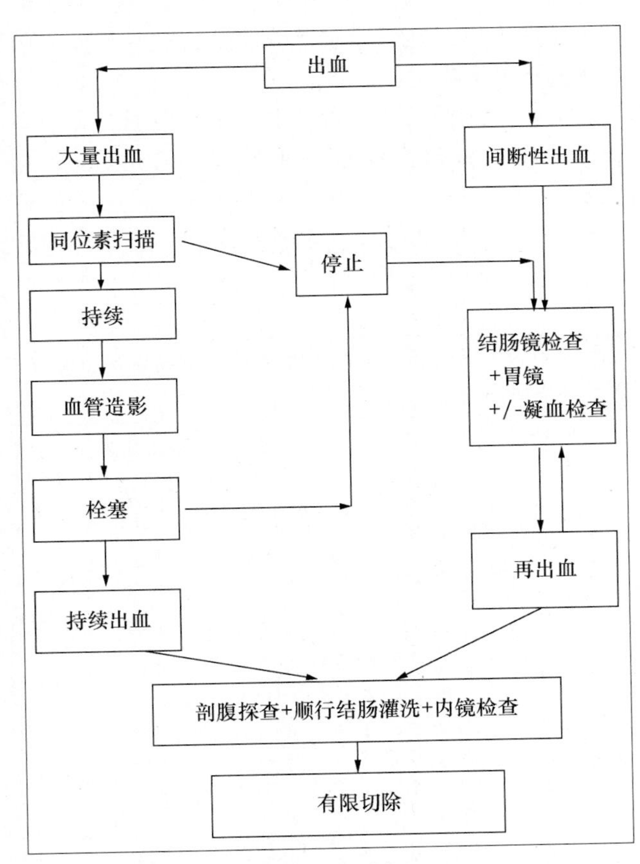

图49.1　结直肠出血的治疗流程图。

如果检查出活动性出血，可试图采用栓塞法止血，但这需要放射科配合及病变本身来决定（Baum和Nusbaum，1971；Khanna等，2005）。

自从消化道内镜和透视术使用之后，像血管造影术一样剖腹探查也成为一种检查方法（Lewis等，1995）。患者在截石体位下进行剖腹探查（必要时同时具备血管造影条件）。结肠镜和术中灌洗设备是手术室必备器械，以至于在需要时应用上述设备明确出血部位（Lau等，1986；Scott等，1986；Cussons和Berry，1989；Bowden，1989）。然而，在这种环境下要充分估计内镜检查的难度。

同位素扫描

尽管多年来同位素扫描对活动性出血患者是可选择的检查方法，但这项检查并没有像肠系膜血管造影术那样被广泛使用。然而，在某种环境下，我们将同位素扫描和造影检查作为辅助检查应用于出血部位的鉴别。

两种技术通过微相机成像鉴定出血部位。将锝标记在硫磺胶体上或患者的红细胞上（Markisz等，1982）。硫磺胶体仅仅能鉴定活动性出血部位，红细胞不仅能鉴定活动性出血部位，而且对非活动性出血部位和间断性出血部位都可鉴定，因此红细胞标记法具有更广的阳性率，但准确性不高。一些热心者报道，在鉴定活动性出血期间红细胞扫描具有65%的阳性率，黑粪症患者具有71%的阳性率。硫磺胶体具有较低的阳性率，但准确性很高，但其不像红细胞扫描，不能安全重复使用（Winzelberg等，1981）。Winzelberg等（1981）报道硫磺胶体的准确性较血管造影术高，但因其半衰期短，在鉴定时必须有活动性出血。通过鉴定，一些令人惊奇敏感性被揭示：出血速度0.05～0.10ml/min时能被鉴定（Alavi等，1977）。在出血后一段时间内，硫磺胶体和红细胞均能提供阳性诊断。然而，胶体将在肝内和肠内代谢，因此首选红细胞扫描（Pavel等，1977；Miskowiak等，1979）。

红细胞标记法在其他单位具有较低的报道。Hunter 和 Pezim（1990）发现具有^{99}锝标记的红细胞检查法仅有 26%患者明确出血部位。而且，扫描误导了 12 位患者中的 8 位。在墨尔本 Ryan 和他的同事报道了相似的结果，除了必需的急诊手术外（^{99}锝标记红细胞检查法鉴定了 9 位患者中的 8 位患者的出血部位）(Ryan 等，1992)。

对比造影检查

对比造影检查在急性结肠出血的诊断和治疗上使用选择性的三维肠系膜血管造影术，其正逐步变得日益有价值。这项技术的价值不仅要依靠放射科医生的技术，还要依靠小组人员的协作和信息交流，特别是在潜在出血的血管需要栓塞时（Bandi 等，2001；Defreyne 等，2001；Patel 等，2001；DeBarros 等，2002）。

选择性造影术在治疗结肠出血中已被应用了 30 多年，但在这几年技术才逐步精确。经股动脉穿刺经常被使用，数字减影技术有更好的优势，但非必须使用。Bookstein 于 1974 年首先报道治疗性栓塞，使用自体血凝块控制出血，这一技术成功地在 9 位患者中的 3 位中实施。栓塞要求实施者将导丝送至高选择性血管内，取得最大的治疗效果，并为最小的并发症，例如缺血性坏疽。同轴性导管系统和栓塞物质可帮助进行栓塞（Nicholson 等，1998）。必须对患者进行仔细的筛查。栓塞必须具有很好的技术及设施。Nicholson 等（1998）描述使用同轴导管系统成功地控制了 14 位结肠出血患者中的 12 位。3 位出现缺血症状，但通过保守治疗后痊愈。在栓塞组 30 天死亡率为 7%，与之相比较占全部 38 位患者中的 10%。

钡灌肠检查被认为是不应使用的，它会导致血管造影和结肠镜检查无法实施。而且，根本无法鉴定血管发育畸形，还可在非出血部位引起误导。双重对比钡灌肠检查仅用于慢性失血患者的检查（Fraser 和 Simpkins，1981）。小肠放射性检查也仅在慢性不明原因的胃肠出血情况下进行鉴定（Maglinte 等，1985）。

血管造影术

好的血管造影术对于患者来说至关重要，不理想的检查等于是浪费时间，甚至可以导致误导（Ng 等，1987；Pennoyer 等，1997）。具有假阳性结果的精确度报道仅为 40%～60%（Uden 等，1986；Leitman 等，1989）。在急诊情况下，不理想的结果将阻止放射科医生应该履行而未进行的操作（Brearley 等，1985；Cussons 和 Berry，1989）。复杂的血管造影在某种情况会导致手术拖延（Drapanas 等，1973）。

血管造影可以鉴定出血率为 0.2～0.5ml/min 的出血部位。急诊血管造影术不仅可鉴定出血部位，同时还可进行血管栓塞（Rigg 和 Ewing，1966；Baum 等，1969，1973b；Casarella 等，1972；Reihner 和 Sonnenfeld，1986）。

急诊出血和反复发生的出血的血管造影明确率见表 49.6。这些数据应当被小心解读，因为大部分的报告来自于再发出血的患者。有经验的介入放射科医生的参与是成功的关键。

血管造影术的进一步的好处是其具有治疗作用——可使用血管收缩药物、线卷、凝胶体来进行止血处理。理论上，血管造影术在术中是为了明确出血部位（Hines 等，1981；Sabanathan 和 Nag，1984）。在这种情况下，导管将选择性定位于出血部位，并在造影中或去手术室中保持这种姿势。手术中根据定位导丝来判断出血部位并切除患处。手术中通过被亚甲蓝染色的部位很容易找到出血部位。然而，有时在肠系膜血管栓塞和放置导丝上的技术是非常复杂的。

另一可选择的技术在术中是通过带蝴蝶翼的套管注射对比材料来明确出血部位（Robertson 和 Gathright，1985）。系膜对侧将在 10cm 远的位置标记银夹。在注射后给将肠管放置到一盒中并用纱

表 49.6 下胃肠道出血患者通过肠系膜血管造影明确出血部位

作者	人数	明确出血率（%）
Boley 等（1979a）	43	65
Leitman 等（1989）	68	40
Casarella 等（1974）	69	67
Nath 等（1981）	14	86
Uden 等（1986）	28	57
Welch 等（1978）	26	77
Colacchio 等（1982）	98	41
Britt 等（1983）	40	58
Browder 等（1986）	50	72

布覆盖，给予照片处理。

数字减影技术在动静脉畸形上不能提供准确的鉴定。

结肠镜和肠镜

在出血时进行结肠镜和肠镜检查，往往是困难的，并且可能是徒劳的。然而，如果出血停止，经肠准备后，内镜在诊断和治疗结肠出血中具有很大的价值（Lewis 和 Way，1987，1988；Gostout 等，1991；Lewis，1991；Morris 等，1991，1992；Parker 和 Agayoff，1993；Vernava 等，1997）。结肠镜可对慢性肠内出血进行检查（Farrands，1986；Danesh 等，1987；Berry 等，1988；Steger 和 Spencer，1988）。检查结果示，即使在钡灌肠检查考虑正常情况下，仍有 8%～16%为恶性肿瘤，14%～15%为息肉，2%～10%为炎性疾病，3%～4%为发育不良。其他病理证据假定出血来源于憩室疾病时，恶性肿瘤为 7%～20%，息肉为 10%，炎性疾病为 3%～10%，血管扩张为 7%～8%。

急诊结肠镜诊断结果与大肠准备情况密切相关，特别是在右半结肠，益处更大（Failes 和 Killingback，1973；Kobayashi 等，1975；Penfold，1975；Waye，1976；Hunt，1978；Knoepp 和 McCulloch，1978；Swarbrick 等，1978；Teagre 等，1978；Clain 等，1979；Todd 和 Forde，1979；Brand 等，1980；Hunt 和 Waye，1981）。诊断的产生和内镜下病理鉴定依照检查合适的时机，其被概括在表 49.7 中。个人调查指出急诊结肠镜检查的精确率为 62%（Vellacott，1986）。

文献中有许多例子，血管造影出血的部位被结肠镜所诊断（Gupta 等，1995）。在结肠无出血情况下，血管造影不能作为血管畸形检查的首选措施（Rogers 和 Alder，1976；Beychok，1978；Todd 和 Forde，1979；Jensen 和 Machicado，1980；Knutson 和 Max，1980）。Treat 和 Forde（1983）认为在一些急性结肠出血的患者中，出血可自然停止，可通过快速的肠道准备给予结肠镜检查。在发生这种情况的 40 位患者中，有 7 位明确了出血位置，21 位出血部位是局限性的，2 位病变部位覆有

表 49.7　结肠镜检查不明原因的直肠出血结果

	急性	亚急性	选择性		
	Penfold（1975）	Failes 和 Killing（1973）	Todd 和 Penfold（1979）	Swarbrick 等（1978）	Brand 等（1980）
数量	71	35	55	239	306
阳性诊断	22	27	27	95	183
憩室疾病	1	1	1	40	64
子宫内膜异位	0	1	1	0	0
癌症	12	12	4	23	25
息肉	11	1	11	39	72
动静脉畸形	0	1	2	4	11
辐射后	0	1	0	1	2
直肠溃疡	0	1	0	0	0
结直肠血管曲张	0	1	0	0	0
直肠炎	1	1	2	0	0
假膜性肠炎	1	1	0	0	0
溃疡性结肠炎	0	0	2	14	7
克罗恩病	0	0	1	6	4
缺血性肠炎	0	0	0	2	0
阿米巴肠炎	0	0	0	1	0
尿毒症性肠炎	0	0	0	0	0

凝血物。10位患者未能明确出血部位，占25%。其他一些报道指出，在通过快速的肠道准备将肠腔内的积血清除后进行结肠镜是一有价值的方法（Nuesch等，1976；Rossini和Ferrari，1976；Caos等，1986；Berry等，1988；Rossini等，1989）。

剖腹探查和术中内镜检查

对结肠急性出血进行剖腹探查是过去常用的手段。患者实施剖腹探查往往因为阴性检查结果导致外科干预延迟，以及到手术室时患者是在不理想的状态下进行的。这可以是部分死亡的发生原因（Brearley等，1986）。在先于剖腹探查前进行检查的264位患者中的63位，4位患者死亡手术室。Whilst Retzlaft（1961）建议剖腹探查是一重要诊断和治疗出血的方法，但这一观点现在过时了。与具有现在内镜设备比较，剖腹探查具有更少的诊断价值。然而，剖腹探查仍将在严重出血患者上使用，或在出血部位不能被放射条件下和内镜条件下诊断时使用。这些患者往往是最后选择手术治疗，此时手术危险性较大。手术在这种情况下，经常盲目地将结肠切开，甚至出血仍无法阻止（Brearley等，1986）。

药物治疗

血管造影治疗

血管造影治疗具有耗时长和其他潜在问题的特点。如果造影证实了出血部位，那栓塞术就是治疗的一种选择。虽然血管加压素在过去有很好的效果（Boley等，1979a），但目前被栓塞术逐步取代，因为血管加压素在初步使用后，导致再出血的发生率较高（Athanasoulis等，1975）（表49.8）。

表49.8 注射血管加压素来控制下消化道出血

作者	人数	控制出血率（%）	再出血率（%）
Leitman等（1989）	14	36	NA
Baum等（1973b）	15	100	26
Browder等（1986）	22	91	50
Athanasoulis等（1975）	24	92	22
Wright等（1980）	20	70	71

NA，无结果。
来源自：Ure等（1984）。

可选择的造影栓塞物品包括Gianturco弹簧圈、凝血酶、氧化纤维素、明胶海绵和乙烯聚合物海绵（Baum，1982；Gordon等，1997）。栓塞的优点是通过动脉血管内注射，无需其他治疗。而且，栓塞能对血管加压素无法止住的出血给予治疗。导管必须接近出血部位，避免注射栓塞物质导致肠梗阻。如果导管被移动，在注射血管加压素后可引起腹部疼痛，同时引起抑制尿液分泌的影响。然而，再出血率是比较低的（表49.9），肠梗阻发生率也是低的。

表49.9 使用血管造影栓塞下消化道出血

作者	人数	控制出血率（%）	再出血率（%）
Gomez等（1986）	24	71	12
Matolo和Link（1979）	10	100	0
Encarnacion等（1992）	10	100	0
Guy等（1992）	10	90	NA
Bookstein等（1974）	9	100	0

NA，无结果
来源自：Ure等（1994）。

内镜下治疗

息肉切除术是对出血性息肉的合理治疗，但其本身就可导致出血，切除后要对息肉基底部进行观察。内镜夹和结扎带是主要的辅助设施，其出现具有明显的意义，它们可以在息肉切除前应用于息肉基底部。结肠镜治疗血管发育异常是以电凝为目的应用电子隔热钳进行处理（Williams，1973）。这项技术比直接结肠壁上电凝黏膜组织安全，全层损伤发生率比较低。然而，在右半结肠应小心使用。右半结肠较左半结肠壁薄，因此在过大的凝烧后会出现穿孔可能。

许多不同的激光被描述为能成功地为血管发育异常、遗传性出血性毛细血管扩张和Willebrand病引起的出血进行治疗（Naveau等，1990）。激光的治疗价值是否超过传统的透热疗法目前仍有争议（Naveau等，1990）。

手术治疗

手术中内镜治疗

术中广视野内镜检查使用在不明原因的急性肠内出血的患者的治疗上（Cohen 和 Forde，1988）。患者手术体位为截石位，并且安置导尿管。采取腹正中切口将有利于全部肠管的探查。如果剖腹探查无法明确出血的部位，将切除阑尾，16 号导尿管插入根部，荷包缝合。生理盐水进行灌注，使用肛门牵开器放入肛门内进行引流灌注液（图 49.2）。

结肠镜经肛门进入到直肠内。外科医生帮助引导内镜到盲肠部，内镜头将经回盲瓣进入到小肠内。由于小肠长度超过内镜，内镜头部可到达离回盲部 100cm 的位置。立即在最接近内镜头部的肠管安置无损伤钳，当肠发生扩张时，可以避免二氧化碳气进入空肠内。手术室的灯将被关闭，以便于造影。

注气后，内镜缓慢后撤，外科医生对怀疑病变处进行标记，同时内镜医生应注意荧屏。当整个末端回肠和结肠被检查后，另一内镜将经口进入到食管、胃和十二指肠。外科医生将协助内镜经曲氏韧带进入空肠，完成对小肠的全部检查。利用这种方法可以对整个小肠内部进行检查。如果小肠没能找到病变，必要时可将小肠切开。

随着术中广视野内镜的使用，一些技术，如结肠切开术、横结肠造瘘去寻找来自右半结肠或左半结肠的出血，或通过肠切开进行结肠镜检查都已过时并不再建议使用。

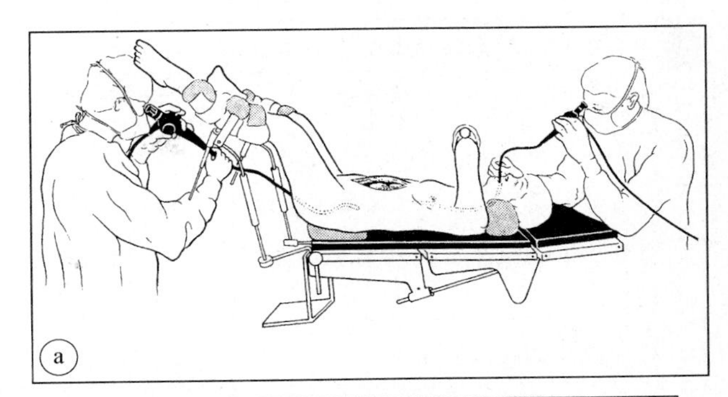

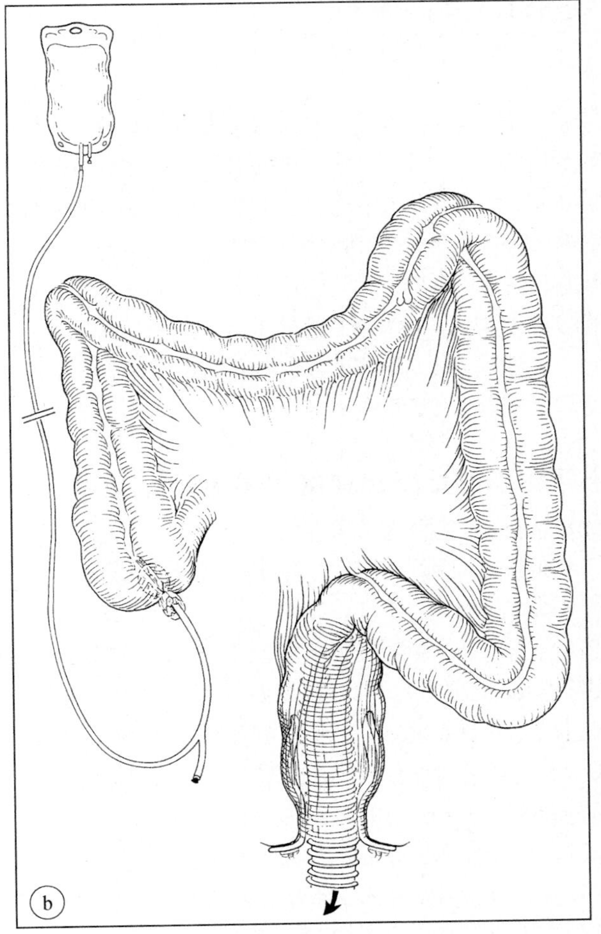

图 49.2 术中内镜检查。(**a**) 患者取截石位，腹部开刀。有利于上下胃肠镜检查。(**b**) 术中应用麻醉通气管插入肛门内部进行结肠灌洗。

手术时机和死亡率

手术的难题之一是选择手术治疗的合适时机（Darby 等，1992）。在慢性出血时问题并不严重，但在急性持续性出血和反复出血时，应进行手术干预。如果 48 小时出血超过 2.5L 将考虑手术治疗。Milewski 和 Schofield（1989）建议在第三次出血后才进行手术治疗，因为第二次出血后只有 50% 的患者会发生再出血。然而，这些建议具有明显的争议，如在出血迅速以至于影响生命时，虽然这种情况比较少见。如果输血超过 10 个单位，继续保守治疗是不合适的。一些作者报道急性结肠出血的死亡率是比较高的；但如早期进行手术干涉，可导致比较低的死亡率（Asch 和 Markowitz，1967；Griffen 等，1967；Olsen，1968；Eaton，1981）。

在 Eaton's（1981）的调查中指出在 14 位死亡患者中的 10 位患者，是在最初切除术后因持续出血而进行再次手术中死亡（表 49.10）。在出血部位没能准确的确定下来时，所有死亡患者与使用不能有效控制出血的部分结肠切除术有关。因此，在外科手术前尽量明确出血的部位和原因。如果未能

表 49.10 严重结肠出血的手术治疗

一次手术	再手术	原因
2 右半结肠切除	0	0
4 左半结肠切除	4 结肠次全切除	2 再出血
18 乙状结肠切除	10 结肠次全切除	8 再出血
		2 裂开
4 全结肠切除	0	0

来源自：Eaton（1981）。

明确，应在术中进行内镜检查 Vernava 等（1997）提出四个有关手术治疗的建议：①超过输血在 1.5L 以上的复苏和持续出血患者；②24 小时内需使用 2L 的血液才能维持生命体征的患者；③持续出血超过 72 小时；④在第一次出血的 1 周内，严重的再出血，需要输注超过 1.5L 血液的患者。

一般而言，我们同意这些推荐，但对年轻患者我们更多趋于保守治疗。

未经明确的结肠出血的手术治疗

部分切除或次全结肠切除术

如果出血部位明确，将建议实施结肠部分切除术和端端吻合术（Espiner 等，1973；Welch 等，1978）。多数因血管畸形和憩室疾病而采取部分结肠切除术的方式为右半结肠切除和乙状结肠切除术。在过去，当血管发育异常不被认识时，盲目左半结肠部分切除术多数基于出血来自于乙状结肠憩室疾病的推测（Cate，1953；Rigg 和 Ewing，1973；Gianfrancisco 和 Abcarian，1982）。这些患者的再出血率和死亡率是很高的，因为出血部位发生在肠管的其他部位（Welch 等，1978；Milewski 和 Schofield，1989）。Wright 等（1980）报道当术前出血点明确后，使用部分结肠切除术原则，结果无死亡。

Eaton（1981）和 Drapanas（1973）等对 1943 年和 1979 年间的经验进行了对比（表 49.11）。术前未能明确出血部位，在这种情况下结肠次全切除术死亡率比结肠部分切除术低；结肠部分切除术主要切除的是左半结肠，导致术后右半结肠较高的再出血率（表 49.12）。Farmer 等（1999）报道了同一研究中心的回顾性研究报道中的 77 位急性结肠出血患者的治疗，结论是全结肠切除术与随后进行的结肠部分切除术相比较，术中时间短，术后死亡率和发病率低。然而，毫无疑问的是全结肠切除术比后期的部分结肠切除术的肠功能差；同时遭受部分结肠切除后，副反应发生率较小。本文支持血管造影和部分结肠切除术。

右半结肠切除术、左半结肠切除术、全结肠切除术

当出血部位不明确时，以前不能对部分结肠切除和全结肠切除术进行比较，但可在右半结肠切除、左半结肠切除和全结肠切除之间进行比较。除了已经被讨论的数据外，手术结果显示在表 49.13 中。如果出血部位没能被确定，右半结肠切除比其他切除术具有明显低的死亡率；不考虑切除部位，这一研究的死亡率为 10%。此外，结肠次全切除具有明显的并发症，如腹泻和大便失禁，特别是在老年人中。

表 49.11 未确定出血部位的严重结肠出血的手术治疗结果

手术	个数	再次出血	死亡率
结肠部分切除术或结扎血管	64	32 (50)	12 (19)
结肠次全切除和回肠直肠吻合	64	0	6 (9)

括号内为所占百分比。
来源自：Drapanas 等（1973）。

表 49.12 严重结肠出血的手术治疗结果

作者	部分切除			次全切除		
	个数	再出血	死亡	个数	再出血	死亡
Boley 等（1979a）	23	4	0	6	4	3
Eaton（1981）	24	18	14	4	0	0
Drapanas 等（1973）	23	8	7	35	0	4
Wright 等（1980）	20	0	0	2	0	0

表 49.13 手术治疗出血的结果

手术	个数	死亡	再出血
出血部位未能明确			
右半结肠切除	78	4（5）	15（19）
左半结肠切除	41	8（19）	17（41）
局限性乙状结肠切除	27	7（26）	8（30）
结肠次全切除	94	15（16）	2（2）
出血部位确定			
右半结肠切除	81	8（10）	4（5）
左半结肠切除	36	4（11）	0
局限性切除术	19	2（10）	1（5）
出血部位不清楚			
全部	136	14（10）	5（4）

括号内为百分比。

如果出血是因为憩室病引起的，则可能是很危险的。它往往偶然发生且出血可能自然停止。在同时存在的血管发育异常的患者中实行乙状结肠切除术具有高的再出血率（表 49.14）。因此，我们认为盲目性的右半结肠切除术与盲目性次全切除术相比，是一更好的手术选择；特别是有一些内镜检查发现血液在右半结肠内、盲肠增厚和不正常浆膜表面等情况下，更应进行右半结肠切除术。其部分切除将包括横结肠部分。左半结肠切除仅建议在直肠明显活动性出血时并且内镜检查未能发现右半结肠出血和黏膜损伤前提下进行。全结肠切除仅在广阔的憩室疾病、先前曾行右半结肠和无任何出血线索情况下实施。肠断端就被提出腹腔外或行吻合，是否给予回肠造瘘根据临床考虑和患者条件来决定。

结肠血管畸形

在 1970 年代和 1980 年代，先天性和获得性血管疾病被认为是急性和反复发生肠内出血的原因。出血部位在很大程度上是通过选择性内脏血管造影术和全上消化道内镜检查发现的（Fowler 等，1979）。一些血管病变是在其他严重或反复出血治疗时被偶然发现的。右半结肠的血管发育异常是常见的严重结肠出血原因，较憩室疾病更多见，特别是在老龄化社会，两种疾病甚至共同存在。切除目的是切除结肠出血的部位。

分类

Van Gompel 等（1984）通过 10 年的内镜检查提供了实用性结肠血管损伤的基本分类（表 49.15）以及这些情况的发生频率。

血管瘤

血管瘤是一种错构瘤（Londono-Schimmer 等，1994）。由于异常发展，肠血管基质被扩大，体积增加，但病变部位变化不大（Shepherd，1953）。血管壁内和黏膜下层异常交错的血管，可以被分为毛细血管性的、海绵状的和混合性的三类（Alfidi，1974）。

表 49.14 血管造影诊断结肠出血患者

作者	个数	血管造影	憩室疾病	其他	不明
Casarella 等（1972）	21	1	13	5	2
Giacchino 等（1979）	12	2	2	8	0
Wright 等（1980）	22	4	11	7	0
Nath 等（1981）	19	5	9	3	2
Britt 等（1983）	24	3	17	2	2
Kester 等（1984）	8	1	2	5	0
Athow 等（1985）	9	2	0	6	1
Harvey 等（1985）	9	2	1	4	2
Uden 等（1986）	26	5	14	5	2
Farrands 和 Taylor（1987）	7	2	1	4	0

表 49.15 回顾 10 年结肠镜检查结肠血管畸形类型

畸形	数量
血管瘤	9
毛细血管性（2）	
海绵状（7）	
单一（2）	
多发（2）	
单个弥漫（2）	
多个弥漫（1）	
真性血管肿瘤	0
良性	
恶性	
动静脉畸形	40
血管发育异常（34）	
先天性（3）	
遗传性出血性毛细血管扩张（3）	
结肠血管曲张	12
初级（6）	
弥漫（2）	
局限（4）	
继发（6）	

来源自：Van Gompel 等（1984）。

毛细血管样血管瘤为非扩大的类似正常毛细血管样的通路。有家族史，很少见到单纯的毛细血管样血管瘤，多数被鉴定为混合性血管瘤、毛细血管增生成分和海绵状血管瘤血管通路。

海绵状血管瘤包含充满血液的内皮窦和不足的结缔组织。它们呈单一或复杂出现，家族史少见（Gentry 等，1949）。这种病变经常出现在直肠和结肠远端（Bland 等，1974）。它们呈息肉状并且弥漫存在。其他器官也可受累，例如在克-特综合征中，皮肤血管瘤、静脉曲张或肢体肥大症是由于骨和软组织发生的血管瘤所致。其他综合征包括蓝色水疱痣综合征。海绵状损害可并发血栓、炎症及出血。在错构瘤可以钙化，同时出血往往发生在生命中的前 20 年。

血管肿瘤

真正发生在大肠的血管肿瘤是很少见的。它们可能为恶性或良性，但恶性病变少见，由基底内皮细胞增殖形成。良性肿瘤经常是血管内皮瘤和血管外皮瘤（Bentley，1976）。恶性肿瘤具有差的预后，如血管肉瘤和卡波西肉瘤，后者往往与 AIDS 有关。

动静脉畸形

动静脉畸形是大肠最常见的血管畸形（Pounder 等，1982；Gupta 等，1995）。它们在现有脉管区域形成良性非肿瘤性病变。动静脉分流被血管造影所证实（Moore 等，1976）。

Moore 等（1976）将动静脉畸形分为三种类型。类型Ⅰ是指血管发育异常。它们是最常见类型，是后天获得的，往往在老年患者中发现。主要位于右半结肠，是引起肠道畸形出血的原因。类型Ⅱ是先天性动静脉畸形，与遗传性出血性毛细血管扩张相似，但没有 Osler-Rendu-Weber 综合征的系统表现。这些先天病变有时与 Turner 综合征有关系，同时包括斯-韦综合征（Sturge-Weber syndrome）。类型Ⅲ具有遗传性的体质，包括遗传性出血性毛细血管扩张在内。

类型Ⅰ血管发育异常被认为是大肠出血最常见的原因，可能比憩室疾病还常见（Boley 等，1977a；Vernava 等，1997）。病变经常孤立存在，没有相关的炎症和纤维化。尽管多数位于右半结肠，但在左半结肠和小肠也可发现（Danesh 等，1987）。病变同样报道在食管、胃、十二指肠、空肠、回肠（Baum 等，1973a）。然而，血管发育异常未在其他器官发现。尽管经常报道其发生在老年人，但也可发生在任何年龄阶段（Moore 等，1976；Allison 和 Hemingway，1984；Greason 等，1996）。出血并不完全是在伴有动脉硬化、高血压、糖尿病和慢性阻塞性呼吸疾病的老年人发生（Rogers，1980）。

类型Ⅱ和类型Ⅲ先天性动静脉畸形发生于年轻人。病变是弥漫性、非渗透性的病变，包括不正常的动脉和静脉（Tarin 等，1978；Levi 等，1979）。同样也可发生在小肠，往往是多发的。

Osler-Rendu-Weber 综合征是一种常染色体显性疾病，肠内出血很少发生在 35 岁以前。毛细血管扩张可以发生在任何胃肠道上，但它们最常见在回肠和右半结肠，并且经常是多发和散在存在的（Dykes 和 Keighley，1981）。它们所特有的特征是口腔、舌和喉的黏膜出现毛细血管扩张。其他器官包括肾、肝、脑和肺也可发生。由于毛细血管、小动脉和小静脉缺乏弹性纤维，导致外伤后平滑肌表面血管损伤后过度出血。出血可由于血小板减少而剧增。内镜下具有特征表现是小的扁平椭圆形蜘蛛样病变，同时加压后脱色。

结直肠血管曲张

在大肠黏膜下层可见增宽弯曲的静脉（Mosha-Izak和Finley，1980），可以孤立存在，也可同时弥漫存在（Pickens和Tedesco，1980）。大约50%由于门静脉高压症（Fantin等，1996），及血管硬化、脾静脉和肠系膜栓塞所致。它们经常与血管发育异常有关，常导致极其丰富的出血或比较差的预后。那些与门静脉高压不相关的往往是家族性或先天性的。与结直肠一样，其也可发生在小肠内（Atin等，1993；Villarreal等，1995）。

海绵状血管瘤

病因

海绵状血管瘤是非遗传性的先天性异常，其发生在生命的早期，无明显家族史（Bargen和Dixon，1934；Stout，1969；Larsen和Kronberg，1976）。这种异常表现为血管瘤和错构瘤（Shepherd，1953），但非真正的肿瘤（Stenning和Heptinstall，1970）。因此，它是一种非进展性的血管病变，血管在直肠组织上任意增殖。自从一些海绵状血管瘤出现毛细血管和海绵状成分后，毛细血管区域出现增殖（Van Gompel等，1984）。多数病变由一扩张血管形成团块，并围绕在直乙交界处并向骨盆一侧延伸（Ghahremani等，1976）。多发病变常累及大肠的其他部位（Gentry等，1949；Bland等，1974）。

发病率

发病率较低。在1949年，Gentry和等发现全世界仅有30份文献报道了283例血管畸形。Lyon和Mantia（1984）报道在医学文献中估计约有200例海绵状病变，其中一半发生于直肠（Hellstrom等，1955；Marine和Laltomus，1958；Condon和Lloyd，1968；Head等，1973；Allred和Spencer，1974）。Coppa等（1984）发表论文在1950年和1982年间仅挑出28例病例报道（Babcock和Jonas，1950；Hollingsworth，1951；Jacques，1952；Scott和Brand，1957；Parker等，1960；Ruiz Moreno，1962；Gabriel，1963；Westerholm，1967；Stenning和Heptinstall，1970；Bell等，1972；Head等，1973；Bland等，1974；Harned等，1974；Ghahremani等，1976；Jeffrey等，1976；Chaimoff和Laurie，1978）。Londono-Schimmer等（1994）在Stenning和Heptinstall医院于1971年到1992年期间仅收集到15例病例。

大体表现

内镜下表现为一大的、饱满型可压性病变。病变在乙状结肠镜下可表现为一小结节，但在肠镜检查注气后病变可消退（Babcock和Jonas，1950；Bell等，1972）。病变可表现从樱桃红到深蓝色等多种颜色（Valette，1970）。可见增宽的静脉血管，但发生溃疡比较少见。病变可以扩散，但边界不清（Parker等，1960）。在近期有出血表现时，可有上皮损伤和周围炎性改变。事实上，直肠炎是乙状结肠镜下的一种特征性表现。

错构瘤的范围是可变的，血管病变可以发生在浆膜上，特别是在腹膜反折处常见，也可以涉及膀胱、子宫、阴道、子宫旁组织和骨盆侧壁（Jeffrey等，1976）。直肠系膜上的病变可通过血管增殖到乙状结肠系膜上。可有直肠上和直肠中血管的过度增宽表现（Chaimoff和Laurie，1978）。肠壁全层和系膜均可参与血管瘤形成（Stenning和Heptinstall，1970）。如果病变延伸至低位直肠和肛门部，时常在肛门周围看到扩大的血管瘤，其常被认为是扩大的痔疮。

一些其他有联系的病变，例如皮肤乳头状瘤（Nader和Margolin，1966）与血管错构瘤共同存在，可表现在食管（Gentry等，1949）、胃、小肠（Heycock和Dickinson，1951）、口腔、咽部和舌（Killingback等，1974；Hagood和Gathright，1975）。

组织学

海绵状血管瘤包含加宽的血管基底部伴有被平滑肌和弹力纤维包绕的内皮层。其范围可扩大，穿透肌肉和肌筋膜，侵犯邻近的结构。病变是典型的伴有海绵状血管湖的血管错构瘤（Calem和Jimenez，1963）。特别是在大的血管瘤可普遍存在近期表现和陈旧性血栓，也可有黏膜下纤维化表现。长期存在的血栓可有钙化表现（Harned等，1974）。

临床表现

60%～90%的海绵状血管瘤患者的主要临床表现是反复发作的直肠出血（Head等，1973）。出血时往往不伴有疼痛但病情逐步加重。在多数患者出血开始在儿童阶段（Valette，1970），因此贫血是常见症状。

误诊是海绵状血管瘤常见特征之一（Westerholm，1967；Bell 等，1972）。Jeffrey 等（1976）报道了80%的患者在初期实施了不恰当的手术治疗，常以痔切除术为最初的治疗。历史记载，所有患者在第一次出血时，年龄不足10岁。如果病变为息肉样，77%的患者因肠套叠而出现肠梗阻。常表现为里急后重（Bland 等，1974）。直肠指诊可发现一平滑的软的肿物，弥漫、边界不清（Parker 等，1960）。

扩大病变的特征之一是缺乏凝血作用。当其缺乏凝血作用时，可表现严重的直肠出血。一些患者往往伴有血小板减少症、纤维蛋白原减少、凝血因子Ⅴ和Ⅷ缺乏（Blix 和 Aas，1961；Hill 和 Longino，1962；Verstraete 等，1965；Shim，1968）。消耗性凝血病常伴有不正常的纤维蛋白活动（Hillman 和 Phillips，1967）。幸运的是，这些改变将在手术切除后好转（Fineberg 和 Weiss，1963；Coppa 等，1984）。

检查

乙状结肠镜和直肠镜检查

因病变可延伸至齿状线，故肛管和直肠将被检查。因血管瘤广阔的基底部和一些卫星病变的出现，故结肠镜是必备的（Skovgaard 和 Sorenson，1976）。典型表现是一广阔的、软的、蓝色或紫色病变，呈息肉样或扁平状。可见扩宽的静脉和病变周围呈直肠炎表现的区域。

尽管诊断需对组织进行组织活检，但由于有不可控制出血危险，因此，将不实施活检（Bland 等，1974）。

腹部X线平片

在腹部平片可显示在血管瘤内血栓区域存在钙化表现。50%的患者可见静脉石表现，但不能准确提供错构瘤所在部位（Figlioni 等，1962）。

钡灌肠

由于血管在直肠内呈锯齿状，故病变呈典型扇贝样表现。这些锯齿是无规律的，病变突向肠腔。

血管造影术

通过乙状结肠镜和腹部平片检查来对疾病进行诊断，但需对肠系膜下血管进行造影来明确诊断。贯穿病灶的静脉池是其典型的表现（Head 等，1973），其他有关联的表现是直肠上、中血管过度增宽、髂内静脉增宽（Chaimoff 和 Laurie，1978）。血管造影被一些人认识是可靠的确定病变范围的方法（Baum 等，1969；Clark 和 Rosch，1970），但另一些持否定意见（Jeffrey 等，1976）（图 49.3）。

治疗

对出血血管进行血管造影和栓塞是理想的微创治疗方式。技术的可及性是治疗的限制因素。栓塞后由于血运堵塞不完善，可能导致再出血的发生，同时有发生邻近部位缺血的可能。大规模研究报道比较少见。由于对那些未处理的患者存在比较高的死亡率（40%），故手术切除仍被推荐（Gentry 等，1949）。Coppa 等（1984）回顾了自1950年以来的文献，弄清了治疗使用的类型（表 49.16）。一些切除术方式被许多作者所喜欢，如小病变的局部切除术、腹会阴切除术、前切除术和结肠肛管套入式吻合术。显然，手术治疗的选择受病变的范围和远端边缘情况的影响。腹会阴切除术将被尽量避免，因多数年轻人不希望面对永久造瘘和阳痿状况（Hellstrom 等，1955）。对侵犯肛管的大范围病变，采取前切除术是不合适的，因为切除不完全，有再出血的危险（Parker 等，1960）。伴结肠肛管套入式切除吻合是首先切除广泛直肠病变的治疗方式（Jeffrey 等，1976；Londono-Schimmer 等，1994）。

其他不切除病变但可防止严重出血的治疗方式有出血血管结扎（Jacques，1952；Gabriel，1963）、硬化剂治疗（Bell 等，1972；Edgerton，1976）和冷冻治疗（Bland 等，1974）。

预防性结肠造瘘术被使用在高危险的患者，由于持续出血所以不建议使用（Head 等，1973）。从长远看来，这些方式不是特别有效的治疗方式以及多数非切除治疗方式均被放弃。放射治疗被用于一些患者，但很少见能长期控制出血（Chaimoff 和 Laurie，1978）。

腹会阴切除术

对于广泛的海绵状血管瘤特别是侵及骨盆侧壁和膀胱者，这一手术方式较困难。有时为了控制出血，而结扎髂内静脉。必须在整个过程中小心止血（Stenning 和 Heptinstall，1970）。为了防止膀胱损伤和发生性功能障碍，术中应识别骨盆神经，采取

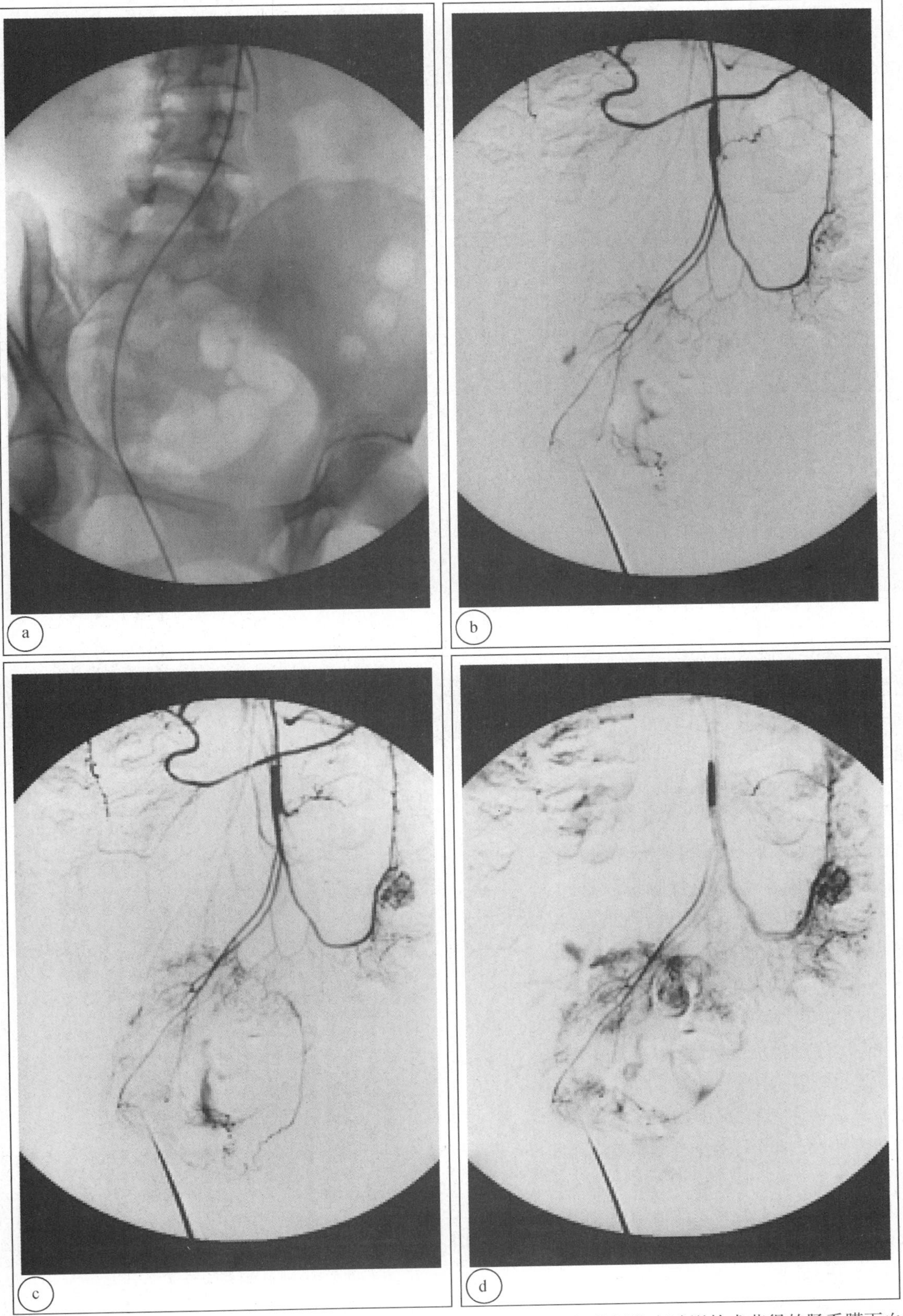

图 49.3　一位 32 岁结肠血管瘤女性患者，内镜下切除血管瘤。四幅使用数字减影技术获得的肠系膜下血管造影图片。在降结肠末梢有一圆形多血管供应的病变，其血管供应来源于左半结肠动脉升支。（c）显示肿瘤及主要供应血管。

表 49.16 27 位直肠海绵状血管瘤患者的 28 次手术治疗

过程	数量	出血	死亡	其他
腹部开放式切除	10	0	0	2（败血症、阳痿）
结肠肛门套入切除	8	3	1	1（失禁）
结肠局部切除	4	1	0	1（漏）
缝扎/硬化剂治疗	3	3	0	0
局部操作	2	1	1	0
放射治疗	1	0	0	0

来源自：Coppa 等（1984）。

全系膜切除，可同时避免术中出血（系膜经常被血管瘤侵及）。

前切除术

多数报道采用有助于恢复的切除术是将直肠脱出肛门外进行处理（Bland 等，1974），但对肛门括约肌有一定损伤。不过，可以避免因直肠周围广泛分离导致的出血并发症。另一方面，由于前切除术后骨盆脓肿造成的吻合口瘘发生率增加，肛门括约肌功能将被削弱。

结肠肛门套入术吻合

这种方式的选择是由于病变部位位于低位直肠。直肠横断在盆底平面以上，远端直肠黏膜通过肛门将其切除，此方法最初使用有助于直肠结肠切除术的恢复；同时如果需要经腹部黏膜切除术（图 49.4）。整个左半结肠和脾曲下移，通过直肠肌将其吻合于齿状线附近的远端黏膜切除缘（图 49.5）。血管瘤下部可有意留在原处，直肠被正常结肠而取代。血管瘤可以从创伤中受到保护，并且控制了严重的出血。一些作者横断直肠在比较高的部位，避免直肠后切开术，同时减少败血症、血肿和自主神经损伤的发生率。

Jeffrey 等（1976）回顾了 10 位因海绵状血管瘤而行套入切除和吻合的患者。患者后期无严重的出血情况，但有无法控制的排气和排泄物流出症状。一近期的报道在结肠肛门套入吻合后，括约肌功能和再出血发生率均比较低（Londono-Schimmer 等，1994）。我们支持血管瘤套入切除，保留一个长的直肠断端进行结肠肛门的吻合。

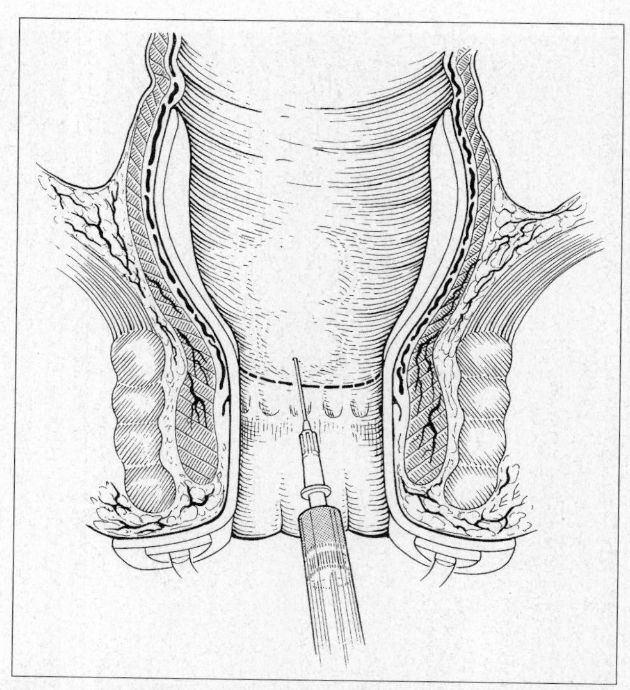

图 49.4 处理直肠血管瘤，肛门直肠黏膜切除术优先于结肠肛门吻合。在齿状线至距肛缘 8cm 之间的黏膜下层注射肾上腺素 300 000 单位。

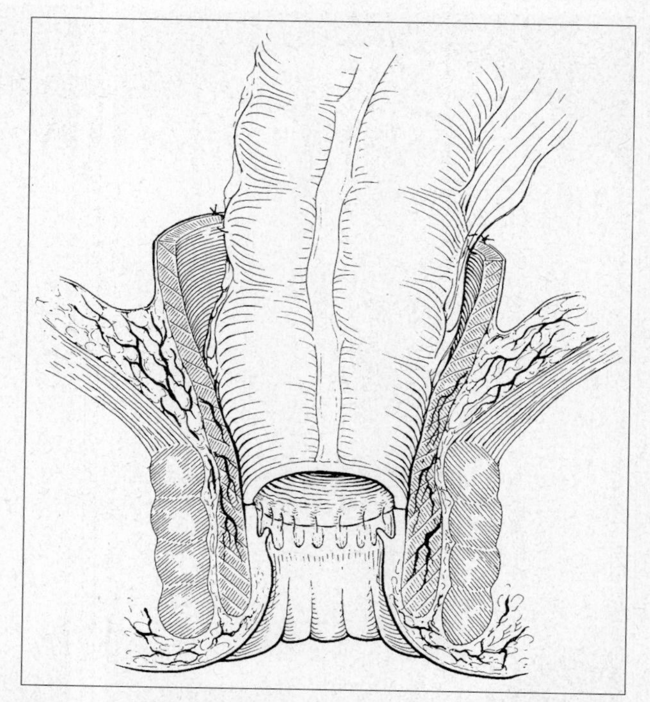

图 49.5 低位直肠黏膜和肛管黏膜被切除。直肠肌保留在原位。结肠沿直肠肌肉下降，端端吻合于肛管上。

局部切除术

如果病变小，透热疗法内镜下切除术适合息肉样血管瘤（Hasegawa 等，1981）。如果血管瘤比较广泛或无蒂，经肛门切除病变并缝合缺损（Head 等，1973；Ghahremani 等，1976）。

直肠 Dieulafoy 病变

发病率

Dieulafoy 病变是一被暴露的黏膜下动脉，其通过在正常黏膜的点状侵蚀而暴露。它可表现为急性胃肠道出血。通常发生于男性患者，可发生于任何年龄阶段。病变是孤立的，但患者经常表现突然发生的严重出血。

病理

Dieulafoy 病变是以一个法国医生的名字命名的，他在 1898 年首先报道了此病。超过 75%的病变发生在胃小弯，经常位于贲门及其上面部分。其次，常见于十二指肠，也有一些病例描绘可以发生在空肠和小肠（Azimuddin 等，2000）。尽管 Dieulafoy 病变病变最常见部位是在胃，但也有发生在直肠和肛门的报道，但数量很少。一份报道的 2 个病例发生在直肠（Franko 等，1991），另一份报道有 5 个病例发生在直肠（Tan 等，1997），第三份报道中 2 个病例出现在肛门部（Azimuddin 等，2000）。这些病例并没有准确描述肛门和直肠特征。虽然这些患者有严重的出血，但治疗是比较容易的。病理表现为在黏膜上的小溃疡及在黏膜肌层下的隆起的发育异常动脉。发育异常的动脉断裂，可导致严重出血。

诊断

硬乙状结肠镜和直肠镜检查被认为诊断疾病已经足够。结肠镜检查容易遗漏低位直肠的病变。Tan 等（1997）报道了 5 位患者中的 3 位患者因行结肠镜检查而漏诊。Dieulafoy 病变在内镜下的诊断标准包括一个微小的黏膜损害和与其相关联的血管突出、活动性出血和附着新鲜的凝结块。典型微小黏膜损害发生于正常黏膜的区域，周围无红斑和瘀斑。细动脉比黏膜的其他血管病变性出血更严重。然而，它有正常结构不伴有静脉畸形、膨胀和动脉硬化症。在结肠标本上的组织学证实是很困难的，同时组织病理学家未能意识到发生在大肠的可能。

治疗

内镜下在胃和十二指肠内对 Dieulafoy 病变进行注射高渗盐水和肾上腺素治疗。如治疗失败，可给予手术治疗（Meister 等，1998）。所有直肠发生病变部位位于直肠下 1/2。局部病变部位注射肾上腺素可暂时阻止出血，但单独使用可导致治疗不充足。可采用缝合结扎法，但由于长的和弯曲的黏膜下细动脉可导致再出血发生。局部切除将是合适选择治疗方式。

结肠血管发育畸形

血管发育异常可能为动静脉畸形退化而形成，尽管这些病变可发生在任何年龄（Greason 等，1996），但随年龄增高发病率增高。发生在 60 岁以上的患者占 25%。血管发育异常病变部位在术中不易被发现，需在内镜下观察（Gupta 等，1995）。这些病变的范围仅在血管造影下能明确，或在尸检注射研究中和切除标本下明确。多数病变发生在右半结肠，但胃肠道其他部位也可发生。不是所有的病变都会出血，在内镜下或血管照影术下发现血管畸形不能直接认定其就是引起出血的原因，除非在血管造影下观察到外溢的照影剂或者被锝标记的红细胞能在池中被探到。局部切除在出血部位明确以及病变孤立时采用。对于出血部位未能明确时，可采用结肠次全切除术避免特别是在老年人因结肠部分切除而导致的严重的再出血。

病因学

一种理论认为血管发育异常和血管扩张是由弯曲堵塞的黏膜下静脉经过结肠肌层而形成的（Price，1986），该理论认为这是由于肠内压力增加导致结肠平滑肌收缩的结果。反复的静脉堵塞导致围绕在腺窝周围的动静脉扩张；当它们破裂时，会导致反复出血。毛细血管括约肌变得不完整而形成动静脉畸形（Boley 等，1977b）（图 49.6）。这一理论同样解释了憩室疾病和血管畸形共存，以及随年龄而逐步增加的发病率（Alfidi 等，1973；Stewart 等，1979）。

另一种理论认为病变是由于动静脉分流导致肠缺血发生而逐步发展而来（Nusbaum 和 Baum，1963；Baum 等，1977）。两种假说都表明了退化过程。两种理论同样也说明了病变为什么优先发生

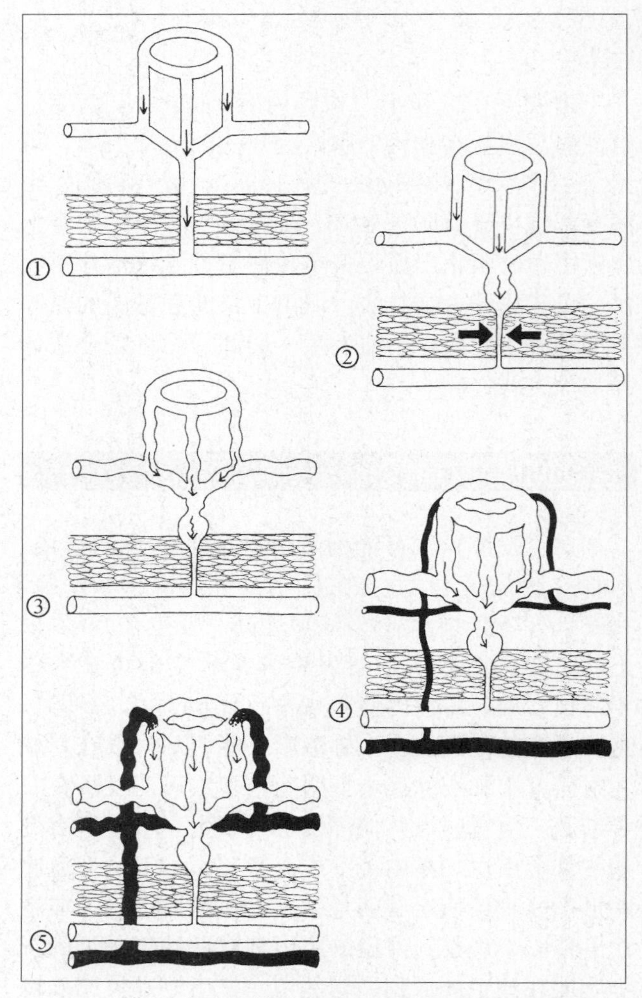

图 49.6 Boley 提出的结肠血管发育异常的发病机制。

于右半结肠，由于根据 Laplace 定律，右半结肠的直径在大肠中是最大的（Mitsudo 等，1979；Groff，1983）。

发病率

许多学者认为血管发育畸形是最常见出血原因，比憩室病的发生率还高（Boley 等，1979b）。Welch 等（1978）报道了 72 位主要胃肠道出血的患者，其中 43 位是血管发育畸形。多数年龄超过 55 岁。具有较高右半结肠憩室病概率的患者，其也可能伴有血管发育异常的发生（Miangolorra，1961）。我们认为，血管发育异常必然会导致出血的观点是不正确的（表 49.17）。过去认为，结肠出血主要是由于憩室病造成的。然而，在一些结肠切除后的标本中并没有证据证实结肠出血是由于憩室病造成的（Rives 和 Emmett，1954；Noer，1955；Mobley 等，1957；Rigg 和 Ewing，1966）。

表 49.17 通过尸检了解血管发育异常病变的分布情况

病变部位	数量
盲肠	26
升结肠	10
横结肠	9
降结肠	1
憩室与血管发育异常在右半结肠分布比例	12∶26
无血管发育异常下的右半结肠憩室疾病分布比例	4∶26

来源自：Sabanathan 和 Nag（1982）。

多数患者为老年人。Stewart 等（1979）报告中指出 34 位血管发育畸形的患者中仅有 4 位年龄小于 50 岁。Boley 等（1977a）报道中所有 32 位患者年龄均大于 55 岁，其中 22 位年龄大于 70 岁。Pounder 等（1982）报道其血管发育畸形的患者平均年龄在 67 岁。Welch 等（1978）报道平均年龄在 75 岁。Sabanathan 和 Nag（1982）在尸检中使用注射技术，鉴定血管发育畸形发病率为 50%。随着年龄增加发病率增加，60%的患者年龄超过 80 岁（图 49.7 和表 49.18）。

发病因素

Boley 等（1979b）报道了 32 位血管发育异常患者中的 9 位表现为主动脉狭窄（Boss 和 Rosenbaum，1971）。15 位患者有心脏疾病，12 位患者有憩室病的证据（表 49.19）。心脏病的发生率反映了患者的年龄，同时暗示了缺血原因（Love 等，1980）。

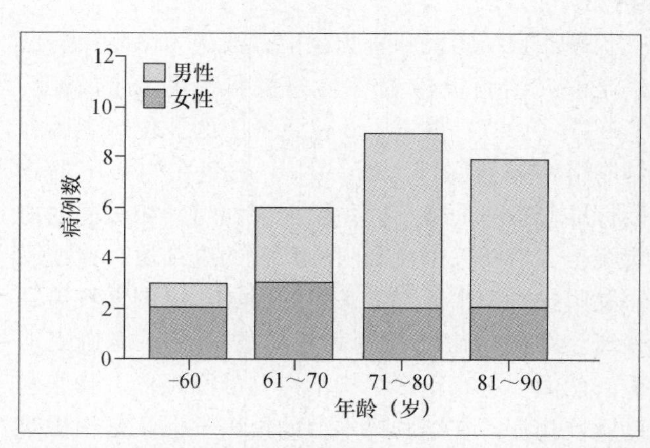

图 49.7 血管发育异常年龄分布情况。70 岁以上占明显优势。

表 49.18 通过尸检了解血管发育异常的患病年龄分布情况

年龄（岁）	发病率（%）
小于 60	25
60～70	33
70～80	52
大于 80	60

来源自：Sabanathan 和 Nag（1982）。

表 49.19 32 位患者中与血管发育异常有关的情况

	数量
大于 55 岁	32
大于 70 岁	22
心脏病史	15
明显主动脉狭窄	9
憩室疾病表现	12
限定在左半结肠	7
限定在右半结肠	2
全结肠病变	3

来源自：Boley 等（1979b）。

Greenstein 等（1986）报道所有患者伴有主动脉狭窄。主动脉狭窄被认为是血管发育异常部位出血的重要原因（Heyde，1958；Cody 等，1974；Galloway 等，1974；Baer 和 Ryan，1976；Welch 等，1978）。Williams（1961）报道在她们患者中主动脉狭窄占 1/4。高血压被认为是出血的前兆因素，主动脉置换可防止失血（Love 等，1980）。

位置

血管发育异常的病变部位被发现在盲肠和升结肠（Hagihara 等，1977；Wolff 等，1977；Bogo-kowsky等，1979）。Stewart 等（1979）报道 40 位患者病变部位，25 位患者病变部位在右半结肠，10 位在降结肠或乙状结肠，5 位在小肠（图 49.8）。Boley 等（1979b）报道所有 32 位患者病变在右半结肠，但其中 7 位病变为多发性。病变同样可发生在小肠，导致结肠镜使用受到限制（Max 等，1981）。使用结肠镜对病变进行分布：右半结肠占 76%，横结肠占 12%，左半结肠占 12%。除

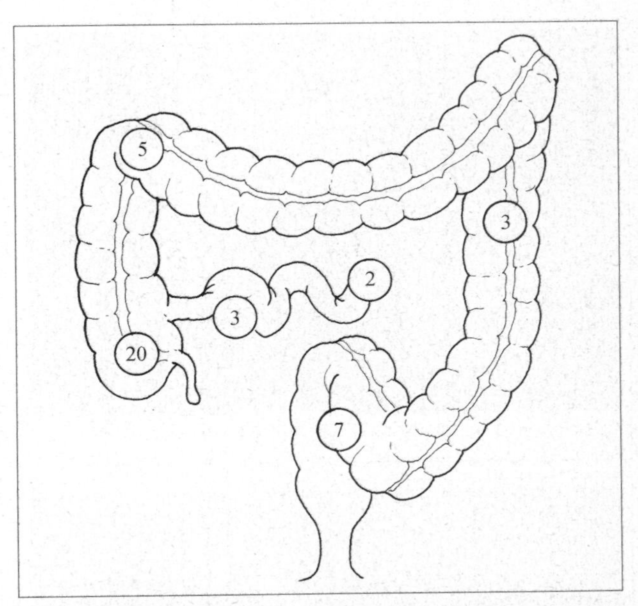

图 49.8 血管发育异常分布情况。虽然血管发育异常多见于右半结肠，但左半结肠和小肠仍有可能发生。

结肠镜外，小肠镜也建议应用于诊断。

病理学

黏膜下静脉扩张是病变的特点（图 49.9a）。这些血管如果在树脂类物质固定前没能被填充的话，那很难在切除标本和尸检中明确显示。因此，组织学上经常不能鉴定那些被血管造影和结肠镜明确的病变（Alfidi 等，1973）。Boley 等（1979a）报道了 7 例被血管造影明确病变部位患者，其中仅 2 位在病理上得到了证实。

典型病变包括黏膜和黏膜下血管扩张。但不像海绵状血管瘤，周围无炎症和纤维化表现（Tarin 等，1978；Mitsudo 等，1979）。这部位血管是十分小的，以至于动静脉分流都很难被鉴别。

病理技术很困难鉴别病变部位，可以通过注射技术来达到鉴定目的。有两种方法：钡凝胶价格便宜，对扩张的静脉有很好的放射学显影（Galloway 等，1974；Levi 等，1979；Pounder 等，1982）；另一种是使用硅树脂胶，价格比较贵，但对血管病变可产生持久的铸型（Boley 等，1979b）。现在常用硅树脂胶（Griffiths，1961；Boley 等，1977a；Boley 等，1979b；Levi 等，1979）。

在注射后，血管病变组织学片段在血管内皮和小部分在平滑肌内呈线纹状。正常血管结构的弯曲程度是不定的，但扩张的黏膜下静脉是显而易见的。在多数严重的病变，黏膜被扩张扭曲的血管所取代。

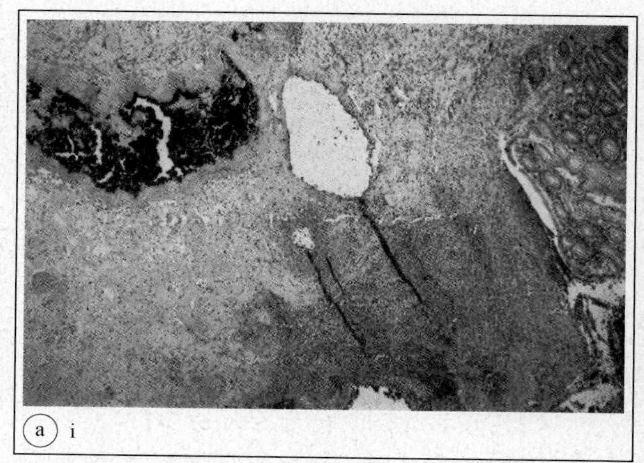
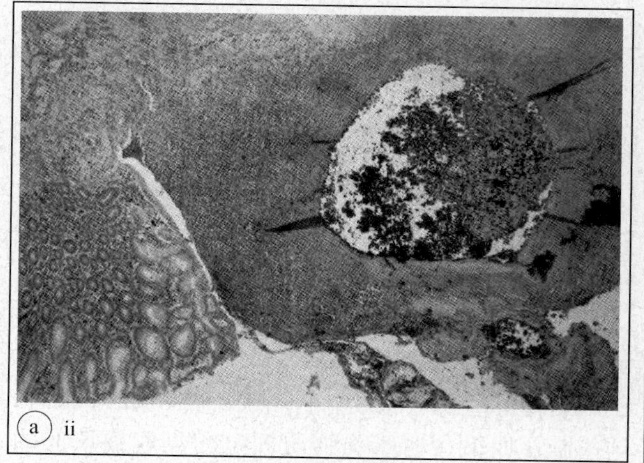
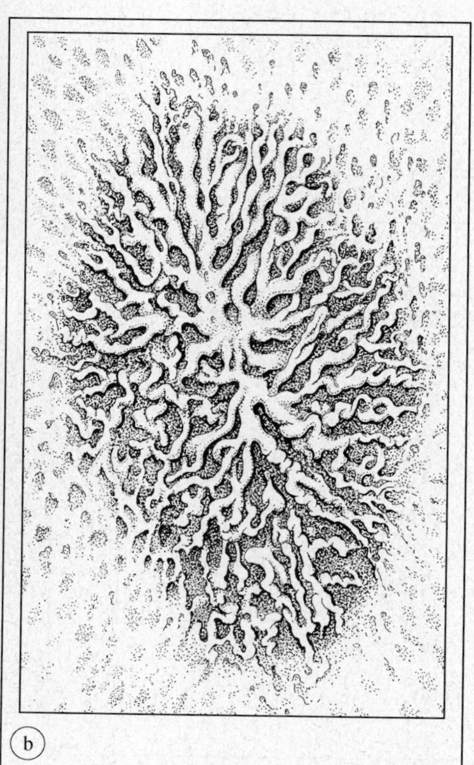

图 49.9 （a）血管发育异常的组织病理学表现。盲肠有关的严重大出血可见膨胀的血管表现。(b) 树脂注射后的血管发育异常。可见珊瑚状典型表现。

临床表现

典型的表现是在老年人发生无痛性肠内出血。出血经常是鲜红色的，但也有 20%的患者表现为大便附着的栗色出血（Boley 等，1979a）。一些患者表现为慢性缺铁性贫血。大多数患者出血可自然停止（表 49.20）。一些患者曾有因为出血的手术史。

一些患者具有憩室病的放射性诊断依据。然而，反复出血在血管发育异常中比在憩室病中多见（表 49.21）。

多数患者年龄大于 60 岁，他们可同时存在主动脉狭窄（Stewart 等，1979）。不像其他血管性畸形，其无皮肤病变。一些血管发育畸形患者是无症状的。

表 49.20 32 位患者的临床表现

	数量
自行出血	
大于 1 个病变	27
大于 3 个病变	23
自行停止	30
手术史	
为出血而手术的患者	9
结肠切除史	3

来源自：Boley 等（1979b）。

检查

钡灌肠

钡灌肠可显示正常或有憩室的表现。在出血时将禁止使用钡灌肠，可使用血管造影和结肠镜检查。

血管造影术

选择性肠系膜血管造影术是鉴定血管发育畸形的重要技术，同时可以对出血的血管给予栓塞处理。事实上，血管发育畸形正是在血管造影术的基

表 49.21 出血节段的数量

病变	出血数量			
	n	1	2	≥3
憩室疾病	43	19（44）	11（26）	13（30）
血管膨胀	20	3（15）	1（5）1	16（80）

括号内为百分比。

础上被认识的。

Boley 等（1977a）回顾了 25 位患者 40 处病变处的血管造影诊断标准（表 49.22）。缓慢排空的静脉是常见的征象，典型血管丛和静脉早期充盈在一半以上的患者中可见（表 49.23）。血管丛是异常的血管群，在动脉相最好的显影，通常为回结肠动脉的末支。血管丛可表现椭圆形的血管团，在静脉相呈缓慢排空状态，表现为扩大扭曲的黏膜内静脉（图 49.10）。早期充盈的静脉为在 4～5 秒内显影的单独流出道，即在动脉相中可以较其他血管先显影。慢速充盈静脉是指在其他肠系膜静脉呈排空状态后呈现的浓密、扩宽、扭曲的黏膜内静脉。在注射后，其在回结肠静脉内可显示 25 秒（Rogers 和 Alder，1976；Athanasoulis 等，1978；Allison 等，1982）。

造影剂进入到肠腔内是血管发育不良导致出血的唯一证据（Moore 等，1976）。但不幸的是，造影剂外溢不经常被发现，仅在 8%的患者中可见（Boley 等，1977b）。如果没有造影剂外溢，血管发育异常可能仅是偶然发现。患者出血速率至少在 2ml/min，才可在造影剂下显影。

一些研究小组显示了出比较好的结果（Allison 等，1982；DeBarros 等，2002），但其他一些学者的研究结果是不尽如人意的（Bentley，1976；Wolff 等，1977）。这反映了放射科医生的能力和急诊对出血检查的兴趣。一些研究中心在对血管发育畸形病变部位出血行造影检查失败后，通过结肠镜和小肠镜来帮助诊断结肠出血的来源（Gupta 等，1995）。

表 49.22 血管造影扩张表现的发生频率

表现	45 项研究中发生次数	25 例患者的发生次数
缓慢静脉排空	41（91）	23（92）
血管丛	34（76）	17（68）
静脉早期充盈	23（51）	14（56）
溢出物表现	4（9）1	2（8）

括号内为百分比。
来源自：Boley 等（1977b）。

表 49.23 25 位患者血管造影扩张表现

表现	数量
血管丛，静脉早期充盈，缓慢静脉排空	11
血管丛，缓慢静脉排空	4
血管丛，静脉早期充盈	2
静脉早期充盈，缓慢静脉排空	2
仅缓慢静脉排空	5
仅静脉早期充盈	1

来源自：Boley 等（1977b）。

结肠镜检查

结肠镜不仅是诊断血管发育异常的重要方法，而且是对出血进行治疗的重要方式。在过去主要缺点是肠道准备较差，特别是在急性出血和近期出血时，准备欠佳。一旦出血自然停止，可对肠道进行充足的准备。如果实施急诊检查，可给予快速肠道灌肠处理（Skibba 等，1976；Stewart 等，1979；Hunt 和 Waye，1981；Van Gompel 等，1984）。

结肠镜表现为明显血管上一小的红色不连续凸状病变，触之易出血（Wolff 等，1977），但可能存在对血管发育畸形过度诊断情况。当触之时，黏膜内毛细血管不流血，无法对血管发育异常部位进行活检（Danesh 等，1987）。由于有黏膜外伤的可能，故对血管发育异常患者进行诊断需由有经验和技术比较高的内镜医生实施。近期出血可有明显的内镜表现和明确的生物学特征。

Salem 等（1985a）试图对 56 位血管造影明确诊断为血管发育异常的患者进行结肠镜检查并比较结果。当肠道实施了合适的准备后，结肠镜明确诊断为 88%。一些阴性结果可能是由于血管造影发现病变在小肠（Max 等，1981）（表 49.24）。结肠镜检查有 8 位患者存有其他病变，4 位患者有肿瘤存在。而且，结肠镜具有比较高的多发性血管发育异常表现，一些患者的病变是十分小的。

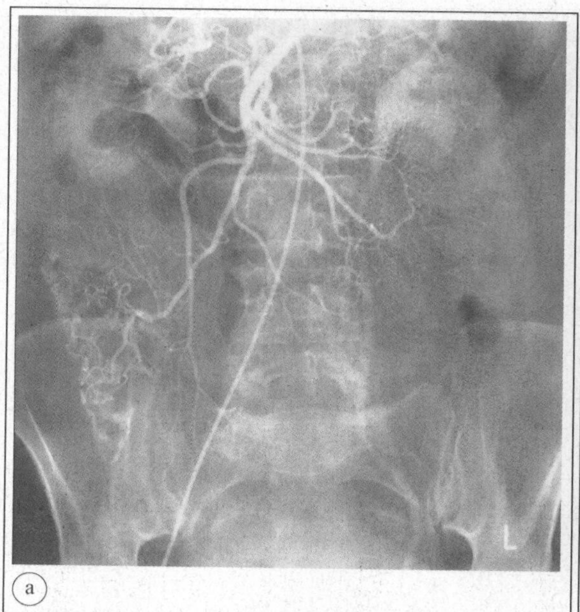

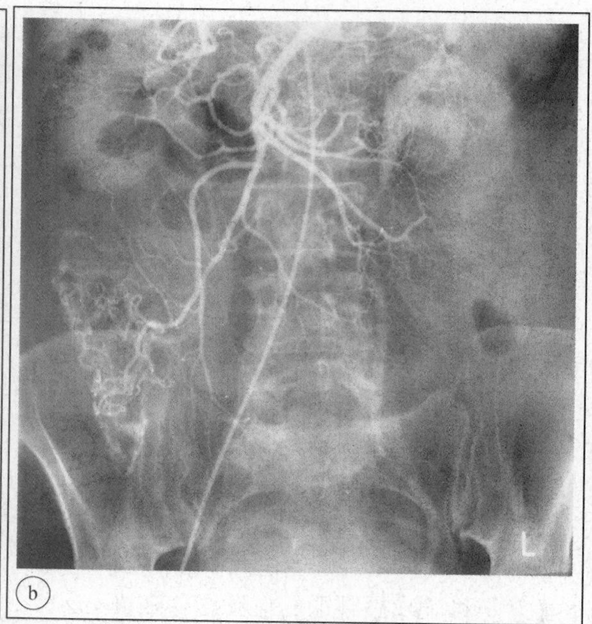

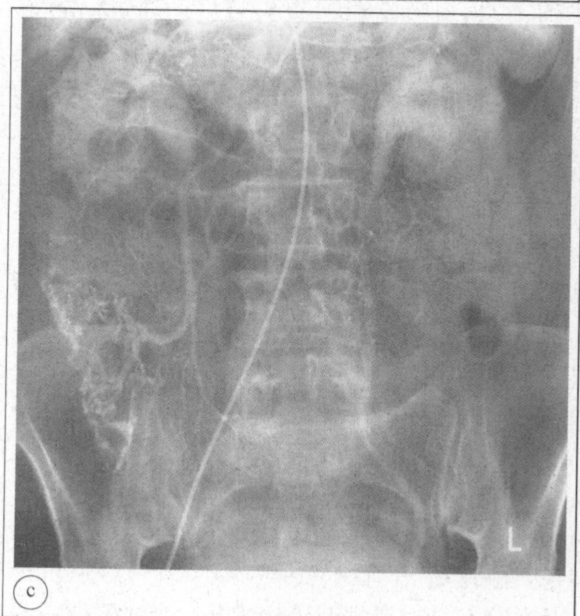

图 49.10 一位伴有多年的慢性消化道出血病史的 60 岁老年妇女的肠系膜上血管造影。可见异常的血管模式和静脉早期充盈征象。(**a**) 可见明显扩大扭曲远端分支的回结肠动脉，其向盲肠反系膜缘供血。(**b**) 可见同样的表现，但一明显征象是在回结肠动脉下的静脉早期充盈现象。(**c**) 片刻后照片。在空肠和回肠动脉显影时，盲肠和回结肠静脉显影明显扩大。

表 49.24 结肠镜检查血管发育异常的准确性：35 位患者

	数量
血管发育异常	14[a]
未明确血管发育异常	8
血管发育异常在小肠	8
遗漏血管发育异常	10
不完全内镜检查（准备不足）	3

[a] 血管造影遗漏了三个病例。

来源自：Max 等（1981）。

除了病理科医生外，临床医生可通过结肠镜来证实血管造影的发现，并鉴定结果；同时对近期出血实施电凝或激光治疗（Rogers 和 Alder，1976；Howard 等，1982；Santos 等，1988）。Trudel 等（1988）报道了在 Cleveland 诊所通过内镜检查明确 80%的血管发育异常患者；Gupta 等（1995）报道在 St Louis 有 88%的诊断率。如果再出血或无法控制的出血，仍需进行手术治疗，通过术前内镜检查确定手术切除范围（Bonden 等，1979；Rogers，1980；Forde，1981；Trudel 等，1988）。

为急性出血患者实施结肠镜检查是非常困难。在检查过程中，需要操作者有熟练的技术和丰富的经验。透热疗法在使用过程有一定危险，在壁薄的右半结肠可造成热损伤和穿孔。

锝标记的红细胞扫描

通过对自体红细胞进行^{99m}锝的标记，是对血管发育异常病变部位进行快速、非侵蚀性的一种检查方法（Gupta等，1995）。不像结肠镜检查，它不需要肠道准备（Swarbrick 等，1978；Jensen 和 Machicado，1980）；同时不像血管造影术那样，需要超过2ml/min的流血速度才能发现（Baum 等，1977；Baum，1982）。通过使用闪烁荧光法可以对出血速度在0.05～0.10ml/min的溢出物进行鉴定（Alavi 等，1977；Pavel 等，1977）。Harvey 等（1985）认为此项技术对血管发育异常的诊断优于血管造影术。

治疗

保守治疗

由于大多数为老年患者，同时伴有心脏疾病，血管发育异常又有自然停止的可能，因此尽管有比较高的再出血率，保守治疗仍是一个十分合理的治疗方式。如果出血适度，同时出血部位被荧光扫描法、血管造影和结肠镜所确定，在具有高危因素特别是表现为缺铁性贫血的患者中可采用保守治疗（Gupta等，1995）。报道在St Louis系列中，保守治疗比例超过20%。然而，Stewart等（1979）报道在8位接受保守治疗的患者中有2位死亡。Sengstaken管可被使用于直肠血管发育畸形的部位，从长远目的上看需要对病变实施手术治疗（Roy等，1996）。

血管造影治疗

如果通过肠系膜血管造影明确血管发育异常部位，或同时有活动性出血，血管造影导管可被留置于病变部位，持续以2U/min的速度注入后叶加压素12个小时。然而，其有肠缺血发生可能，而且当注射完毕移去导管时，有再出血发生的可能(Baum，1982)。Athanasoulis等（1978）报道后叶加压素治疗血管发育异常患者的有效率在92%，但再出血发生率为21%。近几年，后叶加压素的治疗价值受到质疑，因其有比较高的再出血率（30%）和发生肠内缺血可能（Luchtefeld等，2000）。

1975年首次报道了为下胃肠道出血患者实施动脉造影栓塞（Goldstein等，1975）。然而早期有明显发生结肠坏疽的危险，最高为20%，在过去的十年中，由于更好、更细的导管的使用，导致坏疽的发生逐步下降。Guy等（1992）报道通过超选择性栓塞，结肠坏疽的发生仅为1%。Gordon等（1997）也得出相同的结果。

栓塞可以使用铂纤维、Gianturco旋管或聚乙烯醇颗粒。这些技术的实施需要有放射科的经验，从而有效避免了结肠坏疽的发生。DeBarros等（2002）报道成功控制了所有27位患者的出血，但有6位患者后期再出血发生，其中5位实施了手术治疗。在栓塞出血部位不再流血后，需进行血管造影检查。

结肠镜治疗

通过结肠镜实施电凝法对出血部位进行治疗。在套住黏膜后，使用热的活检钳通过低电流（10～15W，1～3s）作用于小的病灶。可使用单极或双极电凝，但双极电凝更安全些。另一可选择技术包括用加热探针或Nd-YAG激光光凝固法治疗较大的病变（Akdamar，1984；Mathus-Vliegen，1989）。如果使用凝固治疗建议注入二氧化碳，同时避免使用甘露醇（Ragins 等，1971；Bond 和 Levitt，1975；Bigarde等，1979；Taylor等，1981）。

结肠镜治疗还可预防即将出血的病变（Danesh 等，1987；Mathus-Vliegen，1989）。如果最初治疗不足，结肠镜下电灼法可反复实施（Rogers 和 Alder，1976）。一些文献报道其成功控制急性出血的比率为68%～88%（Santos 等，1988；Trudel 等，1988；Lanthier 等，1989；Mathus-Vliegen，1989）。再出血发生率在0～34%。

结肠镜技术人员目前已逐步认识到在右半结肠过度使用透热疗法容易导致危险发生，因其比左半结肠肠壁薄。结肠结痂处可发生延迟性穿孔和腹膜炎。

手术切除

如果持续出血和出血再发生，则将考虑实施手术治疗。目前，对血管发育异常患者在观察病情期间实施手术治疗，被认为是不恰当的。只有在有明显的证据说明血管病变部位在出血时，方可实施手术治疗。

截石位更有利于结肠镜的进入。如果剖腹探查没能发生出血部位，内镜将在术中灌肠后实施（Greenberg 等，1976；Martin 和 Forde，1979）。

利用这种方法，小肠或大肠上的血管发育异常将被鉴定。血管发育异常病变部位特征是血管团具有不透光性（图 49.11）。一旦病变部位确定，将对病变部位进行切除，日后将不再发生出血。Salem 等（1985a）确定了 10 位再出血的血管发育异常患者中的 8 位，阴性结果是由于肠道准备不足。

在术前或术中准确地确定出血部位对于肠局部切除是必需的（Wright，1980）。因此，对是否对血管发育异常患者实施右半结肠术还是实施结肠次全切除回肠直肠吻合术进行讨论是不重要的。然而，我们认识到确定出血部位是很困难的。那该怎么办呢？如果有明确提示说明病变在右半结肠，那将实施右半结肠切除术。我们不认为盲目的切除左半结肠是一种合适的选择；仅在一些潜在说明近期出血来自右半结肠和左半结肠，我们才考虑结肠次全切除术。

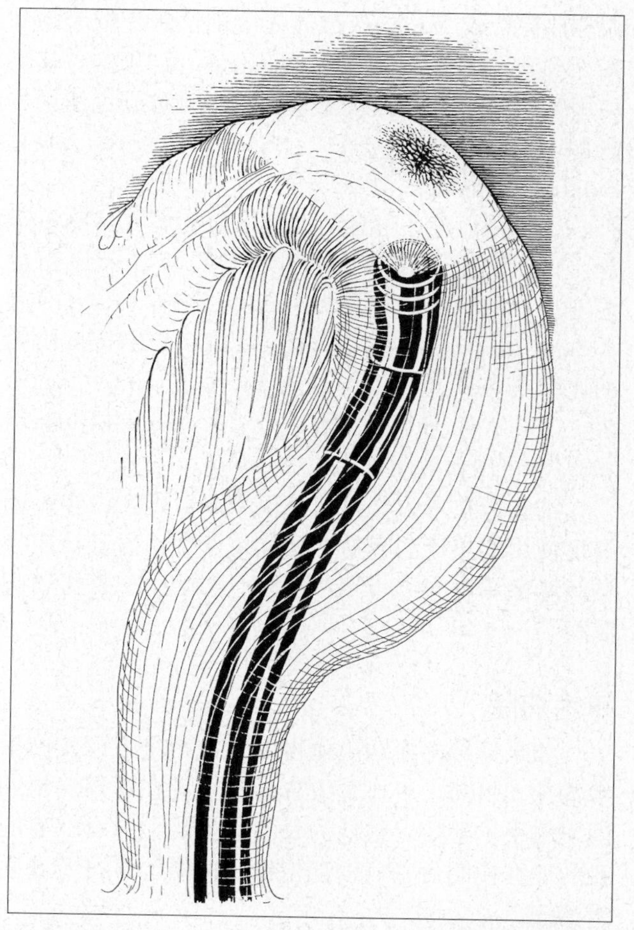

图 49.11 术中内镜检查通过透光法发现血管发育异常。内镜技师在手术室灯光熄灭后进行检查。通过这种方法黏膜病变很容易被鉴别出来。

在 Boley 等的（1979b）研究中，27 位实施右半结肠切除患者中 4 位患者术后发生再出血。与之相比较，在结肠次全切除组的患者无再出血发生。两组无死亡患者。对于血管发育异常患者实施右半结肠切除术，术后再出血的原因目前认为比较复杂，特别是在病变部位在小肠的患者（Max 等，1981）。

如果血管发育异常被明确在右半结肠，采用切除包括横结肠右段在内的扩大切除术是明智的选择（Welch 等，1978）。利用这个原理，Hagihara 等（1977）报道的 4 位患者未发生再出血；Pounder 等（1982）报道的 6 位患者也未再出血。对于所有术前明确病变部位的患者实施局部切除术，而非实施右半结肠切除术 Stewart 等（1979）。一部分患者实施了乙状结肠切除、病变在左半结肠的实施了左半结肠切除术。按此原则，仅一位患者在切除乙状结肠后发生再出血。

相反，在花费大量时间在确定出血部位时，患者仍有很大的危险；后期手术具有比较高的死亡率（Baker 和 Senagore，1994）。有限的切除发生再出血率为 4～14%，而结肠全切除术的再出血率为 0～4%。

结直肠血管曲张

出血是门静脉高压的一大并发症，但在这些患者的出血发生率是否真正地增加目前尚有争议（Keighley 等，1973）。我们经常把痔疮认为是肛门部血管曲张的原因，可导致严重致命性的出血。血管曲张像在肛门直肠部位一样，同样可发生在小肠和结肠（Atin 等，1993）。由于缺乏对疾病的认识，常导致误诊。同时由于结肠镜检查时需要注入气体，导致曲张静脉被压缩以至于看不见（Keane 和 Britton，1986；Weinshel 等，1986）。

病因

肛门直肠部血管曲张不一定是由于长期门静脉高压所致（Vescia 和 Babb，1985）。Burbige 等（1978）认为肠系膜下静脉局部血栓形成导致广泛腹膜后门体静脉间接围绕结肠和直肠周围（Fleming 和 Seaman，1968；Wilson 等，1979；Izsak 和 Finlay，1980）。另一理论认为肛门部血管曲张是由于门静脉系统的先天性发育异常逐步演变而来（Levy 等，1957）。

结直肠静脉曲张被分为家族性和先天性（Atin等，1993；Villarreal等，1995）。然而，多数文献报道患者发生伴有肝硬化（Britton，1963；Waxman等，1984）。不同于门静脉高压，与其有关的情况包括充血性心力衰竭、肠系膜静脉血栓、术后腹腔内粘连、慢性胰腺炎所致的脾静脉血栓（Pickens和Tedesco，1980）。一些患者的根本病因尚不清楚（Van Gompel等，1984）。

发病率

Patel等（1979）报道结肠静脉曲张发生在1 500个尸检中的一个。Feldman等（1962）报道了相似的结果为1/2918。然而，Van Gompel等（1984）报道了在他对5 100名患者实施内镜检查中不少于12例患者。Hosking和Johnson（1988）报道了230名门静脉高压患者中12位伴有肛门直肠静脉曲张出血。

分布

Izsak和Finlay（1980）报道了32位结肠直肠曲张的患者：15位被发现为单纯直肠血管曲张。Van Gompel等（1984）报道了12位患者中的10位患者病变分布为：5位病变局限于乙状结肠，2位位于横结肠，3位位于右半结肠或肝曲。Patel等（1979）和Weingart等（1982）报道表明直乙结肠具有高的分布率。肛门直肠血管曲张被限定在肛门口和直肠末端（Richon等，1988）。

临床表现

在肝硬化大出血的患者中，如果在上消化道镜没有找到出血点，则应想到结肠和直肠血管曲张的可能（Levenson等，1980）。另一表现为间断性鲜红色和暗红色直肠出血。结肠血管曲张可能在对门静脉高压患者实施检查期间偶然发现（Katz等，1985）。体格检查可发现肝疾病表现，例如腹水、黄疸、肝脾大和肠内失血。

检查

内镜检查

如果病变表现在肛门部，使用肛门镜检查可见黏膜下曲张静脉；如果病变累及直肠，那将使用乙状结肠镜；如位置更高，则使用结肠镜。由于活检会有导致出血的风险，故不建议使用。在急性活动性出血期间，想通过结肠镜来诊断技术上是不可能的（Steer和Silen，1983）。而且，在结肠镜注入气体后，曲张静脉将消失，血管壁紧贴肠壁。

钡灌肠

在急性出血时不推荐使用钡灌肠检查。在对出血进行选择性研究中，曲张的静脉可以表现为沿黏膜的不规则缺损或局部呈现息肉样结构。

血管造影术

血管造影被认为是不必要的检查。但减少的静脉缺损影可以帮助评价门静脉减压是否为合适的治疗方式。

血液学和组织化学

检查凝血因子的缺失是十分重要的。肝功能检查帮助决定患者是否适合给予门静脉减压治疗。

治疗

曲张静脉出血与血小板减少症、白细胞减少、纤维蛋白减少、凝血因子Ⅴ和Ⅷ缺乏导致凝血酶原时间延长有关，并可加重出血。这需要紧急替换治疗。不幸的是，缺少对对结直肠血管曲张的认识导致一定的死亡率（Waxman等，1984）。

顽固性持续性结肠出血多见于静脉血管曲张，其应采取急诊结肠切开处理（Van Gompel等，1984；Vescia和Babb，1985）。但Katz等（1985）提出质疑，建议使用肠腔分流进行门静脉减压处理。他们回顾了文献报道的30例手术治疗患者（表49.25）。11位患者进行了定期随访；3位患者在出院前死亡。保守治疗的患者死亡率为40%，全部死于严重的大出血，其死亡原因仅在尸检后明

表49.25 回顾30位结肠静脉曲张出血的患者病例

手术	患者数量	医院死亡率（%）	医院随访数	再出血率（%）
未手术	10	40	6	0
结肠切除	10	90	1	0
脾切除	2	0	2	50
门腔分流	6	0	4	0
脾肾分流	2	0	2	50

来源自：Katz等（1985）。

确。对于一些微小出血病变，实施手术治疗被认为是不恰当的，其中有 2 位患者不再出血。10 位急诊行结肠切除术的患者中有 9 位患者死亡。两位患者实施了脾切除术。两位患者都存活了，但至少在一位患者身上再次出现出血症状，这种治疗方式不建议使用。门静脉减压被使用在 8 位患者中，6 位患者进行了门腔分流，2 位患者进行了脾肾分流。6 位随访的患者无死亡病例：门腔分流患者无再出血，1 位脾肾分流患者出现再出血症状。因为比较严重的患者实施了结肠切除术，所以这些数据很可能有误差。然而，外科医生已意识到门静脉减压是一种可选择的方法。

门静脉减压是通过颈静脉将肝内门体静脉进行分流导致减压目的，其被广泛应用。Shibata 等（1999）报道了成功控制因门静脉高压而引起的小肠、肛门直肠静脉曲张。

如果病变局限于肛门直肠，出血将被注射治疗控制（Richon 等，1988）。注射硬化剂治疗需要直肠内使用气球样物质进行填塞治疗。然而，再出血是常见的。Hosking 和 Johnson 于 1988 年报道应用这技术成功为 13 位血管曲张患者进行治疗。

憩室疾病出血

憩室疾病的诊断直到现在仍是在排除其他出血原因后，对患者实施钡灌肠检查后确诊。但目前的这种定义是让人不满意的。过去，被认为是憩室疾病的患者，其出血可能是其他原因，如血管发育不良、盲肠溃疡、息肉、缺血性大肠炎、肠道炎性疾病和小肠功能紊乱等。如果外溢的造影剂没能从血管造影中获得，那么憩室疾病出血的诊断将不成立。当血管发育不良被认为是肠出血一种重要的原因时候，同时意识到最出血常位于右半结肠。急诊血管造影中，出现造影剂外溢的患者更多的是憩室疾病而非血管发育异常。

病因

憩室出血是由于位置憩室颈部处于动脉硬化的血管被侵蚀所致（Hoare，1970）。经常是内膜增厚，而中膜变薄，导致血管破裂流血至肠腔（Noer 等，1962）。憩室周围无炎症表现（Ramanath 和 Hinshaw，1971）。虽然憩室疾病常见于乙状结肠，但出血性憩室多见于右半结肠（Sorger 和 Wachs，1971；Wiedmann 和 Malchow，1979）。在溃疡出血部位表面可有排泄物，特别出血部位在乙状结肠时更多见（Heald 等，1971）。

Meyers 等（1976）报道了引起憩室疾病出血的发病机制是基于对持续性或反复结肠出血患者进行血管造影研究而得出的。结肠血供和其有关的结肠肌以及憩室被显示在图 49.12。血管位于结肠环肌的外围，穿透肌肉层到达黏膜层。憩室的发展在靠近薄弱的位置，同时憩室扩大，在基底部外层血管肌穿透黏膜下层（图 49.13）。出血是由于血管肌层的侵蚀和破裂所致。

出血部位

在血管造影和扫描技术出现之前，憩室出血被普遍认为是遍及患者的整个结肠（Parsa 等，1975）。Hoare（1970）报道 52%的出血患者有遍及结肠的憩室。然而，Knutsen 和 Wahlby（1984）报道仅 46 位患者中仅有 7 位，Pantanowitz 和 Rabin（1978）也报道了比较低的发病率。

血管造影和内镜检查提供了准确的出血部位（Gennaro 和 Rosemond，1973；Vega 和 Lucas，1976），其经常发现在右半结肠（Healey 和 Pfeffer，1965；Gieske 等，1971；Casarella 等，1972；Athanasoulis 等，1975）（表 49.26）。Welch 等（1978）对憩室疾病出血部位和血管发育不良引起出血的部位进行了比较（表 49.27）。32 位憩室疾病出血的患者中 31 位病变位于右半结肠，而血管发育不良仅为 20 位中的 9 位患者。

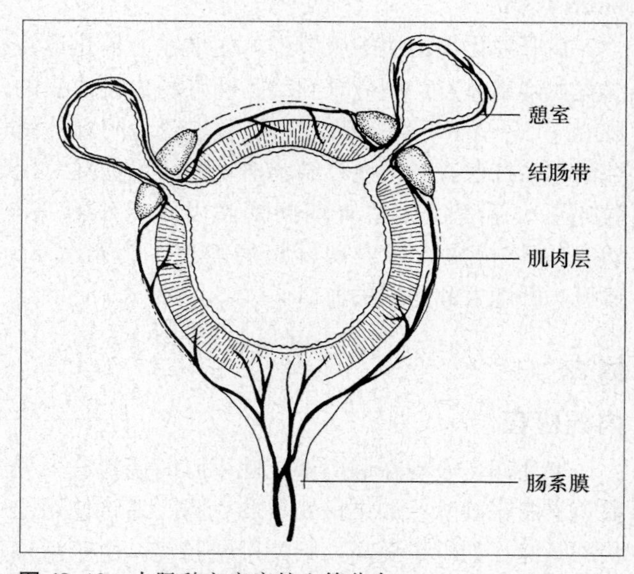

图 49.12 大肠憩室疾病的血管分布。

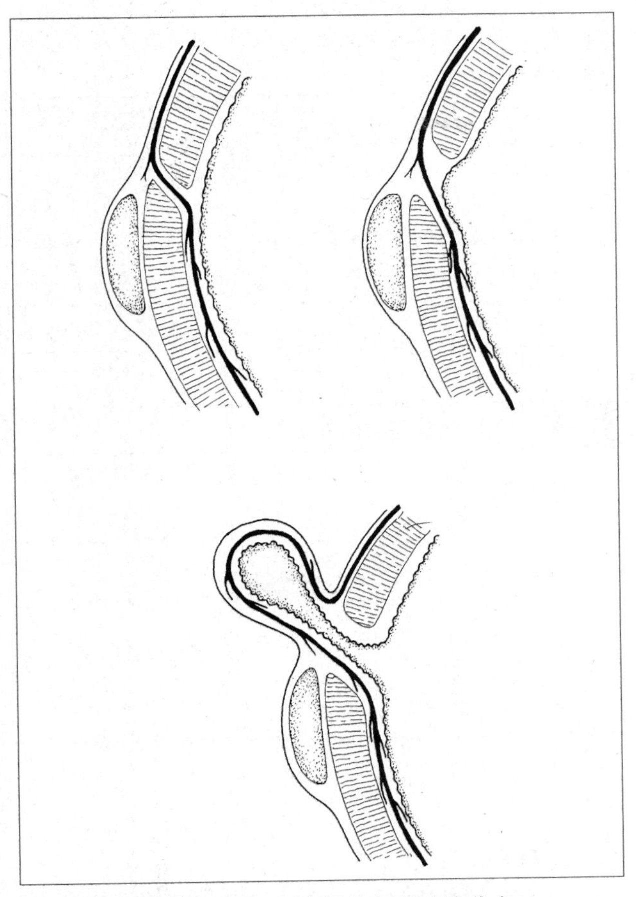

图 49.13　在憩室形成过程中详细解剖动脉分布。

表 49.27　憩室疾病与血管发育异常出血部位比较

部位	憩室疾病（$n=32$）	血管发育异常（$n=20$）
右半结肠	31	9
横结肠	1	3
左半结肠	0	8

来源自：Welch 等（1978）。

表 49.28　憩室疾病（$n=500$）和出血（83 例）：年龄和性别分布情况

年龄（岁）	女性	男性
31～40	0	1
41～50	6	2
51～60	8	8
61～70	6	11
71～80	15	11
81～90	2	2
91～100	1	0

来源自：Gennaro 和 Rosemond（1973）。

发病率

憩室出血常见于老年人（Boehringer 和 Albright，1973），小于 40 岁的患者少见（表 49.28）。Parsa 等（1975）报道了平均年龄为 71 岁；当患者第一次诊断疾病时，有 17%的患者年龄在 80 岁以上（图 49.14）。在男女分布上无差异（McGuire 和 Haynes，1972；Baum 等，1973a；Tagart，

表 49.26　结肠憩室出血

例数	年龄（岁）	性别	急性出血时间	先前出血	术前血管造影	憩室出血部位
1	42	男	8 小时	－	＋	盲肠
2	73	男	1 天	－	＋	盲肠
3	72	男	1 天	＋	＋＋	升结肠
4	76	女	2 天	＋	＋	升结肠
5	55	男	4 天	－	－	升结肠
6	43	男	1 天	－	＋	肝曲
7	83	男	4 小时	－	＋	脾曲
8	53	男	2 天	－	＋	脾曲
9	84	男	6 天	＋	－	结肠末梢
10	74	女	1 天	－	－	乙状结肠

来源自：Meyers 等（1976）。

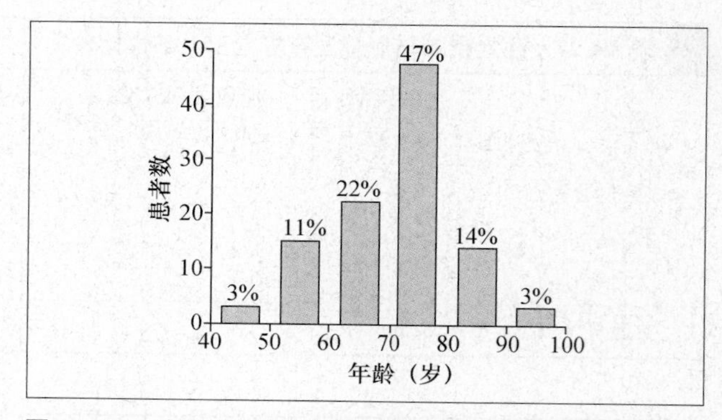

图 49.14 憩室疾病发病严重结肠出血患者的年龄分布。（来源自：Parsa 等，1975，with kind permission from Springer Science 和 Business Media.）

1974；Knutsen 和 Wahlby，1984）。

憩室疾病的急性肠内出血比率为 3%～27%（Noer，1955；Rushford，1956；Knight，1957；Dunning，1963；Rigg 和 Ewing，1966；Hunt，1978）。出血常见于每年的 4～6 月份。

出血原因

在血管造影技术出现之前，一般认为当出血部位不在上胃肠的，急性、无痛性、鲜红色、需要输血治疗的直肠出血，如果缺乏上消化道出血、缺乏凝血因子和毒品摄入的证据，则一般考虑为憩室疾病（Quinn 和 Ochsner，1953）。然而，这一理论受到了血管造影的挑战，其认为血管发育不良为最常见的出血原因（Baum 等，1977；Boley 等，1979a）。

一种不合理的推测是，如果放射学依据证明有憩室疾病，则出血是由憩室引起的。同样不合理的推测是，血管照影显示有血管发育不良，则认为出血是由血管发育不良引起的。血管造影中的外溢少见，但其在憩室患者（12/20）比在血管发育不良多见（8/43）（Boley 等，1979b）。Welch 等（1978）报道在对 27 位憩室患者进行观察中有 20 位患者表现血管外溢出，与之相比较 32 位血管发育不良的患者中有 2 位表现血管外溢出（表 49.29），再出血在憩室疾病是常见的（表 49.30）。

当然，使用钡灌肠检查而不愿使用内镜检查时，憩室疾病可掩饰恶性肿瘤、息肉和克罗恩疾病的存在（Failes 和 Killingback，1973；Penfold，1973；Beradi 和 Siroospour，1976；Wolff 等，1977；Hunt 和 Waye，1981）。

表 49.29 血管造影在憩室疾病和血管发育异常之间的比较

	憩室疾病（$n=27$）	血管发育异常（$n=32$）
发现出血部位	20	2
应用血管加压素控制	17	1
再出血	3	1

来源自：Welch 等（1978）。

表 49.30 出血节段的数量

出血节段数量	血管发育异常（$n=43$）	憩室疾病（$n=21$）
1	19（44）	3（15）
2	11（26）	1（5）
3 以上	13（30）	16（80）

括号内为百分比。
来源自：Boley 等（1979a）。

发病诱因

高血压被认为是一诱因。Parsa 等（1975）报道占患者比例的 32%；Boehringer 和 Albright（1973）报道占 41%；Tagart（1974）报道占 60% 以上。其他有关诱因包括缺血性心脏疾病（70%），糖尿病（4%），口服抗凝药物治疗（8%）（Parsa 等，1975）。

病理

在出血性憩室疾病，憩室周围一般无炎症表现（Noer，1955；Noer 等，1962；Ramanath 和 Hinshaw，1971；Tagart，1974）；但有时出血与结肠炎节段性有关（Sladen 和 Filipe，1984），或与局部炎症有关（Br 和等，1980；Cawthorn 等，1983）。

临床表现

典型表现是高血压患者伴有无痛性直肠出血，并有轻微的休克表现。出血的颜色无助于出血部位的判定（Kirkpatrick，1969；Ramanath 和 Hinshaw，1971），同时需进行输血来控制大量出血（Meyers 等，1973）。由于低血压阶段自然产生的血栓堵塞了出血的血管（Tagart，1974），出血几乎可自然停止（Hughes，1969）。出血率在 0～

25%（Rigg 和 Ewing，1966；Klein 和 Gallagher，1969；Blaisdell，1976）。慢性失血是少见的，有慢性失血情况应想到另一出血部位（Dykes 和 Keighley，1981）。

Parsa 等（1975）指出在他们的患者中有 16% 的患者入院时有休克表现，24%的患者在急诊住院前已有 1 周的慢性出血，同时在手术前这些患者已输血 3.4 个单位。Boehringer 和 Albright（1973）报道了 81 位医学治疗的患者，其中平均输血量为 4.5 单位；一位患者死亡。与严重出血有关的发病年龄和反复出血被提供在表 49.31 中。

检查

出血部位的是通过同位素扫描、血管造影和内镜检查来鉴定的。

表 49.31　憩室疾病出血

需要输血	数量	再出血	休克	年龄（岁）	大便习性改变
0	24	0	0	71	16
<1.5L	10	3	1	76	9
>1.5L	12	4	1	73	5

来源自：Knutsen 和 Wahlby（1984）。

同位素扫描

锝标记的红细胞扫描提供了一种能确定出血部位的无创性技术，但如果乙状结肠过长，其定位困难（Alavi，1980；Winzelberg 等，1981；Markisz 等，1982）。我们建议同位素扫描仅用于急性出血的检查。如果扫描阳性，血管造影可表现为溢出，局部给予后叶加压素控制出血。如果扫描为阴性，需进行肠道准备给予内镜检查（Treat 和 Forde，1983）。

血管造影术

对憩室疾病进行血管造影明确出血部位，其应用价值目前有不同的意见。Casarella 等（1972）报道血管造影确定了全部 13 位憩室疾病患者（图 49.15），出血部位位于右半结肠的有 9 位患者，脾曲的为 3 位，乙状结肠的仅有 1 位。其他报道指出：急诊血管造影是常见的诊断方法，出血部位常在右半结肠，通常使用后叶加压素来控制出血（Gieske 等，1971；Boehringer 和 Albright，1973；Welch 等，1978；Talman 等，1979；Wright，1980）。

我们不怀疑憩室疾病是常见的结肠出血来源。然而，如果血管造影被应用于诊断和治疗，则必须使用于急性出血阶段。由于出血很多时候并不需要特殊的治疗，因此我们会质疑是否有必要使用这种

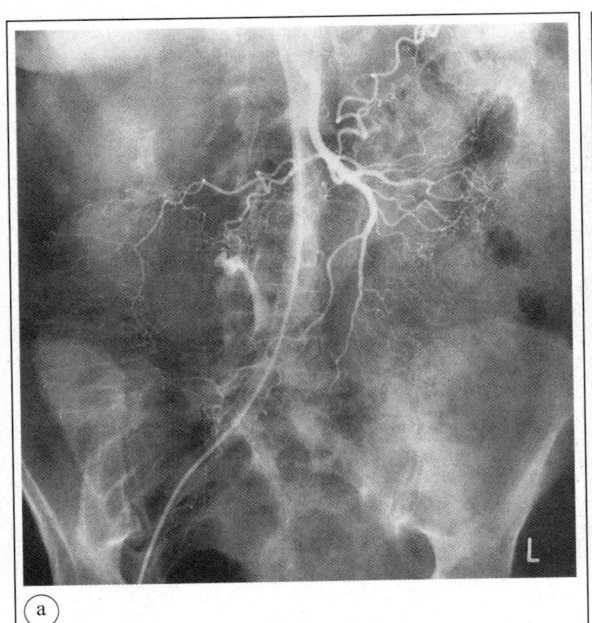

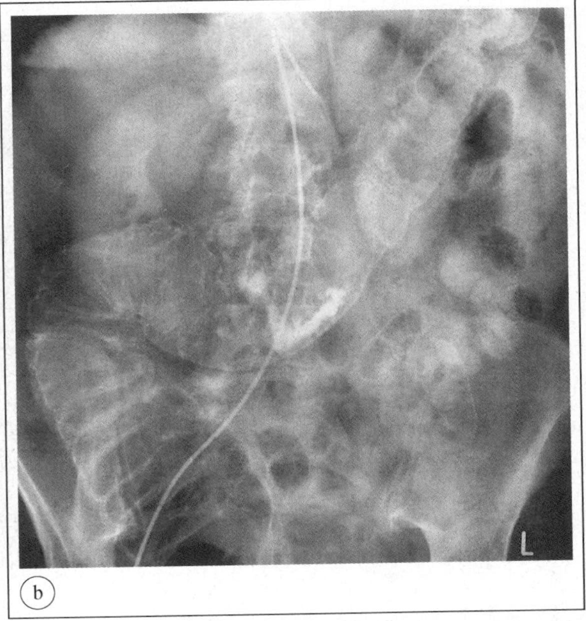

图 49.15　一位 84 岁急性老年下消化道出血患者。横结肠近端有一出血性憩室为其诊断。（a）动脉造影显示肠系膜上动脉远支狭窄，其与低血容量相一致。在横结肠近端的结肠中动脉一分支可见对比造影剂溢出。对比造影可在肠腔内显示和憩室内显示。（b）静脉期造影，仍可见肠腔内溢出的造影剂。

昂贵、有创的检查，除非是持续的出血或必要的术前准备。

结肠检查

如果肠腔内充满了血液，那内镜检查是不值得做的。多数结肠镜检查是在患者出血进行，并先给予了满意的肠道准备（Penfold，1975）。Brand 等（1980）报道了 306 位大肠出血的患者中有 64 位憩室疾病。Swarbrick 等（1978）报道了相同的发病情况，231 位患者中有 40 位憩室患者。憩室疾病出血的典型诊断特征是在憩室节段可见一片充血易碎的黏膜，血液从憩室流出，在憩室边缘可见凝结物（Jensen 等，2000）。然而，结肠镜经常无法确定出血部位，但其有排除其他疾病的可能（Dean 和 Newell，1973；Hunt，1976；Knutson 和 Max，1980）（表 49.32）。

治疗

保守治疗

在多数患者出血可自行停止（Bokhari 等，1996）。我们不能正常检查那些急诊入院的患者，但可在 1 周内安排内镜检查排除疾病其他可能。在持续出血和再出血情况下，我们将安排红细胞扫描以及在扫描阳性情况下进行血管造影。如果出血是由于憩室疾病，我们将给予通过导管给予后叶加压素注射，最初剂量为 0.2U/(ml・min)，在持续出血情况下可增加到 0.3U/(ml・min)。如果再出血，可再次使用注射治疗。另一可选择方法是在行肠准备后，使用内镜和透热疗法电凝出血点（Howard 等，1982）。对于持续出血的憩室患者进行栓塞治疗正逐步增加。一些学者认为比手术更适合（Patel 等，2001）。一最近中期研究表明对持续憩室出血患者实施栓塞治疗是最有效的治疗方式，成功率在 85%（Khanna 等，2005）。

手术

憩室出血患者很少需急诊手术治疗，但如果经过积极地保守治疗后，仍持续出血，建议尽早手术。Ramanath 和 Hinshaw（1971）指出决定手术时间往往时间太晚，特别是在老年人（表 49.33）。他们同时也提出如果没有明确证据说明乙状结肠出血，那不建议切除左半结肠。

Parsa 等（1975）强调了令人震惊的不恰当的治疗和切除。11 位中的 9 位患者由于手术不完善，导致再出血；与完全实施手术的 7 位患者的比较显示见表 49.34。

Welch 等（1978）在手术治疗血管发育不良的

表 49.33　手术治疗出血性憩室疾病的结果

手术方式	数量	再出血	死亡
乙状结肠切除	10	5	0
左半结肠切除	4	2	2[a]
结肠次全切除	1	0	1
直肠结肠切除	1	0	0
息肉切除术	2	1	1
盲肠穿孔手术	1	1	0

[a]再出血后死亡。

来源自：Ramanath 和 Hinshaw（1971）。

表 49.34　憩室疾病出血

	例数	术后再出血	再次手术	死亡
完全切除	7	0	0	1
不完全切除	11	9	4	3

来源自：Parsa 等（1975）。

表 49.32　与憩室伴随的其他出血性病变

	n	癌	息肉	血管发育异常	IBD	放射性
Swarbrick 等（1978）	40	4	9	0	0	0
Brand 等（1980）	105	7	30	3	1	0
Knutson 和 Max（1980）	132	10	29	5	1	1

IBD，炎性肠道疾病。

结果和手术治疗憩室的结果之间进行了有趣的比较(表 49.35)。保守治疗可能在一半的憩室患者中实施。与之相比较在 43 位血管发育异常的患者中仅 5 位可实施。部分结肠切除常使用在血管发育不良的患者，因出血部位能准确确定。而且，出血被完全控制发生在 20 位憩室患者中的 17 位患者。如果持续出血，那需手术切除，出血部位将被明确。通常，右半结肠部分切除术是最合适的治疗方式。左半结肠切除将不建议使用，如果出血来源根本无法鉴定的话，偶尔实施结肠次全切除术也是可以的。

表 49.35 憩室疾病出血与血管发育异常治疗之间的比较

治疗	憩室疾病 ($n=29$)	血管发育异常 ($n=43$)
保守治疗（再出血）	15（1）	5（1）
结肠部分切除（再出血）	11（0）	31（4）
结肠次全切除（再出血）	3（0）	7（0）

来源自：Welch 等（1978）。

结肠严重出血需急诊切除。多数可自行停止。如果持续出血，并且有出血的血管造影依据，对出血部位进行栓塞，成功率在 85%以上（Khanna 等，2005）。门静脉减压将通过 TIPS 来实施（Shibita 等，1999）。对许多慢性反复失血的患者进行诊断是困难的，必须排除可能存在的息肉、恶性肿瘤和炎性疾病。反复失血或恶性肿瘤将具有开放或腹腔镜手术治疗指征。

（马冰 译 马冰 校）

参考文献

Akdamar K (1984) Control of gastrointestinal bleeding by endoscopy: an overview. *Curr Concepts Gastroenterol* Autumn: 1-5.

Alavi A (1980) Scintigraphic demonstration of acute gastrointestinal bleeding. *Gastrointest Radiol* 5: 205-208.

Alavi A, Dann RW, Baum S et al (1977) Scintigraphic detection of acute gastrointestinal bleeding. *Radiology* 124: 753-756.

Alfidi RJ (1974) Angiography in identifying the source of intestinal bleeding. *Dis Colon Rectum* 17: 442-446.

Alfidi RJ, Esselstyn DD, Tarar R et al (1971) Recognition and angio-surgical detection of arteriovenous malformations of the bowel. *Ann Surg* 174: 573-582.

Alfidi RJ, Hunter T, Hawk W et al (1973) Corrosion casts of arteriovenous malformations. *Arch Pathol* 96: 196-198.

Allison DJ & Hemingway AP (1984) Angiodysplasia: does old age begin at nineteen? *Lancet* ii: 979-980.

Allison DJ, Hemingway AP & Cunningham DA (1982) Angiography in gastrointestinal bleeding. *Lancet* ii: 30-32.

Allred HW & Spencer RJ (1974) Hemangiomas of the colon, rectum and anus. *Mayo Clin Proc* 49: 739-741.

Asch MJ & Markowitz AN (1967) Diverticulitis coli: a surgical appraisal. *Surgery* 62: 239-247.

Atabek U, Pello MJ, Spence RK, Alexander JB & Camishion RC (1992) Arterial vasopressin for control of bleeding from a stapled intestinal anastomosis: report of two cases. *Dis Colon Rectum* 35: 1180-1182.

Athanasoulis CA, Baum S, Roach J et al (1975) Mesenteric arterial infusions of vaspressin for hemorrhage from colonic diverticulosis. *Am J Surg* 129: 212-216.

Athanasoulis CA, Galdabini JJ, Walkman AC, Novelline RA, Greenfield A J & Ezpeleta ML (1978) Angiodysplasia of the colon: a cause of rectal bleeding. *Cardiovasc Radiol* 1: 3-13.

Athow AC, Sheppard L & Sibson DE (1985) Selective visceral angiog-raphy for unexplained acute gastrointestinal bleeding in a district general hospital. *Br J Surg* 72: 120-122.

Atin V, Sabas JA, Cotano JR, Madariaga M & Galan D (1993) Familial varices of the colon and small bowel. *Int J Colorect Dis* 8: 4-8.

Azimuddin K, Stasik J, Rosen L, Riether R & Kubchandani I (2000) Dieulafoy's lesion of the anal canal: a new clinical entity. *Dis Colon Rect* 43: 423-426.

Babcock WW & Jonas KC (1950) Haemangioma of the colon. *Am J Surg* 80: 854-859.

Baer JW & Ryan S (1976) Analysis of cecal vasculature in the search for vascular malformations. *Am J Roentgenol* 126: 394-405.

Baker R & Senagore A (1994) Abdominal coloectomy offers safe management for massive lower GI bleed. *Am Surg* 60: 578-581.

Ballantyne KC, Morris DL, Hawkey CJ & Hardcastle JD (1986) Haemorrhage from idiopathic annular ulcers of the small intestine. *Ann R Coll Surg Engl* 68: 168-169.

Bandi R, Shetty PC, Sharma RP, Burke TH, Burke MW & Kastan D (2001) Superselective arterial embolization for the treatment of lower gastrointestinal hemorrhage. *J Vasc Interv Radiol* 12: 1399-1405.

Bargen JA & Dixon CF (1934) The uncommon tumours of the large intestine. *Am J Dig Dis* 1: 400-403.

Batch AJG, Pickard RG & De Lacey G (1981) Per-operative colonoscopy in massive rectal bleeding. *Br J Surg* 68: 64-67.

Batoni FL, Ianhez LE, Saldanha LB & Sabaga E (1976) Insuficiencia respiratoria aguda por estrongiloidiase disseminada em transplante renal. *Rev Inst Med Trop Sao Paulo* 18: 283-291.

Baum S (1982) Angiography of the gastrointestinal bleeder. *Radiology* 143: 569.

Baum S & Nusbaum M (1971) The control of gastrointestinal haem-orrhage by selective mesenteric arterial infusion of vasopressin. *Radiology* 98: 1497-1505.

Baum S, Nusbaum M, Blakemore WS & Finkelstein AK (1965) The pre-operative radiographic demonstration of intra-abdominal bleeding from undetermined sites by percutaneous selective celiac and superior mesenteric arteriography. *Surgery* 58: 797-805.

Baum S, Stein GN, Nusbaum M & Chait AA (1969) Selective arteriog-raphy in the diagnosis of haemorrhage in the gastrointestinal tract. *Radiol Clin North Am* 7：131-145.

Baum S，Athanasoulis C，Waltman A et al（1973a）Gastrointestinal haemorrhage. Part II. *Adv Surg* 7：179-181.

Baum S，Rosch J，Dotter CT et al（1973b）Selective mesenteric arterial infusions in the management of massive diverticular hemorrhage. *N Engl J Med* 288：1269-1272.

Baum S，Athanasoulis CA，Waltman AC et al（1977）Angiodysplasia of the right colon：a cause of gastrointestinal bleeding. *Am J Roentgenol* 129：789-794.

Bell GA，McKenzie AD & Emmons H（1972）Diffuse cavernous heman-gioma of the rectum. *Dis Colon Rectum* 15：377-382.

Beller FK & Ruhrmann G（1959）Zur pathogenese des Kabach-Merritt Syndrome. *Klin Wochenschr* 37：1078-1082.

Bentley DE & Richardson JD（1991）The role of tagged red blood cell imaging in the localization of gastrointestinal bleeding. *Arch Surg* 126：821-824.

Bentley PG（1976）The bleeding caecal angioma：a diagnostic problem. *Br J Surg* 63：455-457.

Beradi RS & Siroospour D（1976）Diverticular disease of the colon and associated pathology. *Am J Proctol* 27：45-56.

Berenson MM & Preston JW（1974）Intrahepatic artery aneurysm associated with hemobilia. *Gastroenterology* 66：254-259.

Berry AR，Campbell WB & Kettlewell MGW（1988）Management of major colonic haemorrhage. *Br J Surg* 75：637-640.

Beychok IA（1978）Precise diagnosis in severe hematochezia. *Arch Surg* 113：634-636.

Bigarde MA，Gaucher P & Lassalle C（1979）Fatal colonic explosion during colonoscopic polypectomy. *Gastroenterology* 77：1307-1310.

Bjarnason I，Prouse P，Smith T et al（1987）Blood and protein loss via small intestinal inflammation induced by nonsteroidal anti-inflammatory drugs. *Lancet* i：711-714.

Blaisdell FW（1976）Management of acute complications of diverticu-lar disease：hemorrhage. *Dis Colon Rectum* 19：287-288.

Bland KI，Abney HT，MacGregor AK & Hawkins IF（1974）Haemangiomatosis of the colon and anorectum. *Am Surg* 40：626-635.

Blaser MJ，Parson RB & Lou-Wang（1980）Acute colitis caused by *Campylobacter fetus* ss. *jejuni*. *Gastroenterology* 78：448-453.

Blix S & Aas K（1961）Giant haemangioma，thrombocytopenia. fibrinogenopenia and fibrinolytic activity. *Acta Med Scand* 169：63-70.

Boehringer GE & Albright NL（1973）Diverticular disease of the colon. A frequent cause of massive rectal bleeding. *Am J Surg* 125：419-423.

Bogokowsky H，Slutzki S & Alon H（1979）Angiodysplasia as a cause of colonic bleeding in the elderly. *Br J Surg* 66：315-316.

Bokhari M，Vernava AM，Ure T & Longo WE（1996）Diverticular haemorrhage in the elderly—is it well tolerated? *Dis Colon Rectum* 39：191-195.

Boley SJ，Sammartano R，Adams A，Dibiase A，Kleinhaus S & Sprayregen S（1977a）On the nature and etiology of vascular ectasias of the colon. *Gastroenterology* 72：650-660.

Boley SJ，Sprayregen S，Sammartano R，Adams A & Kleinhaus S（1977b）The pathophysiologic basis for the angiographic signs of vascular ectasias of the colon. *Radiology* 125：615-621.

Boley SJ，DiBiase A，Brandt LJ & Sammartano RJ（1979a）Lower intestinal bleeding in the elderly. *Am J Surg* 137：57-64.

Boley SJ，Sammartano R，Brandt LJ & Sprayregen S（1979b）Vascular ectasias of the colon. *Surg Gynecol Obstet* 149：353-358.

Bond JH & Levitt MD（1975）Factors affecting the concentration of combustible gases in the colon during colonoscopy. *Gastroenterology* 68：1445-1448.

Bonden TA Jr，Hooks VA III & Masnberger AR Jr（1979）Intra-operative gastrointestinal endoscopy in the management of occult gastrointestinal bleeding. *South Med J* 72：1532-1534.

Bookstein JJ，Chlosta EM，Foley D et al（1974）Transcatheter haemostasis of gastrointestinal bleeding using modified autogenous clot. *Radiology* 113：277-285.

Boss EG & Rosenbaum JM（1971）Bleeding from the right colon associ-ated with aortic stenosis. *Am J Dig Dis* 16：269-276.

Bowden TA（1989）Intraoperative endoscopy of the gastrointestinal tract：clinical necessity or lack of preoperative preparation? *World J Surg* 13：186-189.

Brand EJ，Sullivan BH Jr，Sivak MV & Rankin GB（1980）Colonoscopy in the diagnosis of unexplained rectal bleeding. *Ann Surg* 192：111-113.

Brasitus TA，Gold RP，Kay RH，Magun AM & Lee WM（1980）Intestinal strongyloidiasis：a case report and review of the literature. *Am J Gastroenterol* 73：65-69.

Brearley S，Hawker PC，Dorricott NJ et al（1985）Laparotomy：still a valuable investigation in patients with bleeding from the intestine. *Gut* 26：A1128.

Brearley S，Hawker PC，Dorricott NJ et al（1986）The importance of laparotomy in the diagnosis and management of intestinal bleeding of obscure origin. *Ann R Coll Surg Engl* 68：245-248.

Briggs DF，Carpathios J & Zollinger RW（1961）Intussusception in adults. *Am J Surg* 101：109-113.

Britt LG，Warren L & Moore OF（1983）Selective management of lower gastrointestinal bleeding. *Am Surg* 49：121-125.

Britton RC（1963）Influence of portal-systemic collateral patterns and distribution of varices on results of surgical treatment of bleeding esophageal varices. *Surgery* 53：567-574.

Brizel HE & Raccuglia G（1965）Giant hemangioma with thrombo-cytopenia，radio-isotopic demonstration of platelet sequestration. *Blood* 26：751-756.

Browder W，Cerise EJ & Litwin MS（1986）Impact of emergency angiography in massive lower gastrointestinal bleeding. *Ann Surg* 204：530-536.

Bunker TG，Lull RJ，Tanasecu DE et al（1984）Scintigraphy of gastrointestinal haemorrhage：superiority of 99mTc red blood cells over 99mTc sulfur colloid. *AJR Am J Roentgenol* 143：543-548.

Burbige EJ，Tarder G，Carson S，Eugene J & Frey CF（1978）Colonic varices. A complication of pancreatitis with splenic vein thrombo-sis. *Am J Dig Dis* 23：752-755.

Burns FJ（1967）Endometriosis of the intestine. *Dis Colon Rectum* 10：344-345.

Butzler JP & Skirrow MB（1979）Campylobacter colitis. *Clin Gastroenterol* 20：141-148.

Calem WS & Jimenez FA（1963）Vascular malformations of the intestine. *Arch Surg* 86：571-579.

Campbell WB，Rhodes M & Kettlewell MGW（1985）Colonoscopy fol-lowing intraoperative lavage in the management of severe colonic bleeding. *Ann Coll Surg Engl* 67：290-292.

Caos A，Benner KD，Manier J et al（1986）Colonoscopy after Golytely preparation in acute rectal bleeding. *J Clin*

Gastroenterol 8：46-9.
Casarella WJ, Kanter IE & Seaman WB (1972) Right sided colonic diverticula as a cause of acute rectal hemorrhage. *N Engl J Med* 286：450-453.
Casarella WJ, Galloway SJ, Taxin RN et al (1974) Lower gastrointesti-nal tract haemorrhage: new concepts based on ateriography. *AJR Am J Roentgenol* 121：357-368.
Cate WC Jr (1953) Colectomy in the treatment of massive melena secondary to diverticulosis. Report of a case. *Ann Surg* 137：558.
Cawthorn SJ, Gibbs NM & Marks CG (1983) Segmental colitis: a new complication of diverticular disease. *Gut* 24：A500.
Chaimoff CH & Laurie H (1978) Hemangioma of the rectum. Clinical appearance and treatment. *Dis Colon Rectum* 21：295-296.
Choi DY, Yuh J-N & Reid JD (1985) Rectal haemorrhage from ulcer-ated appendiceal stump nine years after appendectomy: report of a case. *Dis Colon Rectum* 28：454-456.
Cioffi CM, Ruzicka FF Jr, Carillo FJ et al (1973) Enhanced visualisation of the portal system using phentolamine and isoproterenol in com-bination. *Radiology* 108：43-49.
Clain DJ, Brown AA & Clain JE (1979) Colonoscopy in lower gastro-intestinal hemorrage. *S Afr J Med* 55：713-714.
Clark AW, Lloyd-Mostyn RH & Sadler MR de C (1972) 'Ischaemic' colitis in young adults. *BMJ* 40：70-72.
Clark RA & Rosch J (1970) Arteriography in the diagnosis of large bowel bleeding. *Radiology* 94：83-86.
Cody MC, O'Donovan PB & Hughes RW (1974) Idiopathic gastro-intestinal bleeding and aortic stenosis. *Am J Dig Dis* 19：393-397.
Cohen JL & Forde KA (1988) Intraoperative colonoscopy. *Ann Surg* 207：231-233.
Cohen MR (1979) Laparoscopy and the management of endometrio-sis. *J Reprod Med* 23：81.
Colacchio TA, Forde KA, Patsos TJ & Nunez D (1982) Impact of modern diagnostic methods on the management of rectal bleeding. *Am J Surg* 143：607-610.
Condon RE & Lloyd RD (1968) Hemangioma of the colon. *Am J Surg* 115：720-723.
Coppa GF, Eng K & Localio SA (1984) Surgical management of diffuse cavernous hemangioma of the colon, rectum and anus. *Surg Gynecol Obstet* 159：17-22.
Cordell AR, Wright RH & Johnston FR (1960) Gastrointestinal haemorrhage after abdominal aortic operation. *Surgery* 48：997-1005.
Crichlow RW, Mosenthal WT, Spiegel PK & House RK (1975) Arteriovenous malformations of the bowel. *Am J Surg* 129：440-448.
Cussons PD & Berry AR (1989) Comparison of the value of emer-gency mesenteric angiography and intraoperative colonoscopy with antegrade colonic irrigation in massive rectal haemorrhage. *J R Coll Surg Edinb* 34：91-93.
Dalinka MK & Wunder JF (1973) Meckel's diverticulum and its complications with emphasis on roentgenologic demonstration. *Radiology* 106：295-298.
Danesh BJZ, Spiliadis C, Williams CB & Zambartas CM (1987) Angiodysplasia—an uncommon cause of colonic bleeding: colono-scopic evaluation of 1050 patients with rectal bleeding and anaemia. *Int J Colorectal Dis* 2：218-222.
Darby CR, Berry AR & Mortensen N (1992) Management variability in surgery for colorectal emergencies. *Br J Surg* 79：206-210.
Davies DR & Brightmore T (1970) Idiopathic and drug induced ulcera-tion of the small intestine. *Br J Surg* 57：134-139.
Dean ACB & Newell JP (1973) Colonoscopy in the differential diagno-sis of carcinoma from diverticulitis of the sigmoid colon. *Br J Surg* 60：633.
DeBarros J, Rosas L, Cohen J, Viganti P, Sardella W & Hallisey M (2002) The changing paradigm for the treatment of colonic haem-orrhage. *Dis Colon Rectum* 45：802-808.
De Dombal FT (1971) Ulcerative colitis—epidemiology and aetiology, course and prognosis. *BMJ* 1：649-650.
Defreyne L, Vanlangenhove P, De Vos M et al (2001) Embolization as a first approach with endoscopically unmanageable acute non-variceal gastrointestinal hemorrhage. *Radiology* 218：739-748.
Dellacona S, Spier N, Wessley Z & Margolis IB (1984) Massive colonic haemorrhage secondary to infection with *Stronglyoides stercoralis*. *N Y State J Med* August：397-399.
Dent MT, Freeman AH & Dickinson RJ (1985) Massive gastrointestinal bleeding in Crohn's disease. *J R Soc Med* 78：628-629.
Drapanas T, Pennington DG, Kappelman M et al (1973) Emergency subtotal colectomy: preferred approach to management of massively bleeding diverticular disease. *Ann Surg* 179：519-526.
Dunning MWF (1963) The clinical features of haemorrhage from diverticula of the colon. *Gut* 4：273-278.
Dykes P & Keighley MRB (eds) (1981) *Gastrointestinal Bleeding*. Bristol: Wright.
Eaton AC (1981) Emergency surgery for acute colonic haemorrhage—a retrospective study. *Br J Surg* 68：109-111.
Edgerton MT (1976) The treatment of hemangiomas: with special reference to the role of steroid therapy. *Ann Surg* 183：517-532.
Eisenberg H, Laufer I & Skillman JJ (1973) Arteriographic diagnosis and management of suspected colonic diverticular hemorrhage. *Gastroenterology* 64：1091-1100.
Elsenberg D & Sherwood CE (1975) Bleeding Meckel's diverticulum diagnosed by arteriography and radioisotopic imaging. *Am J Dig Dis* 20：573-576.
Emslie JT, Zarnegar K, Siegel ME & Beart RW Jr (1996) Technetium-99m-labelled red blood cell scans in the investigation of gastro-intestinal bleeding. *Dis Colon Rectum* 39：750-754.
Encarnacion CE, Kadier S, Beam CA et al (1992) Gastrointestinal bleeding: treatment with gastrointestinal arterial embolization. *Radiology* 183：505-508.
Espiner HJ, Salmon PR, Teague RH & Read AE (1973) Operative colonoscopy. *BMJ* 1：453-454. Failes D & Killingback M (1973) Profuse bleeding from the colon. *Aust NZ J Surg* 43：28-31.
Fantin AC, Zala G, Risti B, Debatin JF, Schopke W & Meyenberger C (1996) Bleeding anorectal varices: successful treatment with trans-jugular intrahepatic portosystemic shunting (TIPS). *Gut* 38：932-935.
Farmer RG, Hawk WA & Turnbull RB (1975) Clinical patterns in Crohn's disease: a statistical study of 615 cases. *Gastroenterology* 68：627-635.
Farner R, Lichliter W, Kuhn J & Fisher T (1999) Total colectomy versus limited colonic resection for acute lower gastrointestinal bleeding. *Am J Surg* 178：587-591.
Farrands PA (1986) Lower gastrointestinal haemorrhage. *Surgery* 93：900-904.
Farrands PA & Taylor I (1987) Management of acute lower gastro-intestinal haemorrage in a surgical unit over a 4-year period. *J R Soc Med* 80：79-82.
Feldman M Sr, Smith VM & Warner CG (1962) Varices of the colon. *JAMA* 179 (Suppl)：729-730.

Figlioni FJ, Cutact DE, de Oliveira MR & Bastos Eda S (1962) Rectosigmoidal haemangioma-report of two cases. *Dis Colon Rectum* 4: 349-355.

Fineberg C & Weiss A (1963) Surgical management of cavernous hae-mangioma of the chest wall—relationship of associated coagula-tion defects to this lesion. *JAMA* 185: 252-255.

Fleming RJ & Seaman WB (1968) Roentgenographic demonstration of unusual extraoesophageal varices. *Am J Roentgenol* 103: 281-290.

Forde KA (1981) Intra-operative colonoscopy. In Hunt RH & Waye JD (eds) *Colonoscopy: Techniques, Clinical Practice and Colour Atlas*, pp 189-198. London: Chapman & Hall.

Fowler DL, Fortin D, Wood WG et al (1979) Intestinal vascular malfor-mations. *Surgery* 86: 377-385.

Franko E, Chardavoyne R & Wise L (1991) Massive rectal bleeding from a Dieulafoy's type ulcer of the rectum: a review of this unusual disease. *Am J Gastroenterol* 86: 1545-1547.

Fraser GM & Simpkins KC (1981) Contrast radiology. In Dykes PW & Keighley MRB (eds) *Gastrointestinal Haemorrhage*, pp 186-208. Wright: Bristol.

Gabriel WB (1963) Colonic bleeding. In Wolfe BW (ed.) *Principles and Practice of Rectal Surgery*, 5th edn, pp 481-487. Springfield, IL: CC Thomas.

Galloway SJ, Casarella WJ & Shimkin PM (1974) Vascular malforma-tions of the right colon as a cause of bleeding in patients with aortic stenosis. *Radiology* 113: 11-15.

Garrett HE, Beall AC, Jordan GL & DeBakey ME (1963) Surgical considerations of massive hemorrhage caused by aortoduodenal fistula. *Am J Surg* 105: 6-12.

Gennaro AR & Rosemond GP (1973) Colonic diverticula and hemor-rhage. *Dis Colon Rectum* 16: 409-415.

Gentry RW, Dockerty MB & Clagett OT (1949) Vascular malformations and vascular tumours of the gastrointestinal tract. *Int Abst Surg* 88: 281-323.

Ghahremani GG, Kangarloo H, Volberg F & Meyers AM (1976) Diffuse cavernous haemangioma of the colon in the Klippet-Trenaunay syndrome. *Paediatr Radiol* 118: 673-678.

Giacchino JL, Geis WP, Pickleman JR, Dado DV, Hadock WE & Freeask RJ (1979) Changing perspectives in massive lower intestinal haem-orrhage. *Surgery* 86: 368-376.

Gianfrancisco JA & Abcarian H (1982) Pitfalls in the treatment of massive lower gastrointestinal bleeding with 'blind' subtotal colectomy. *Dis Colon Rectum* 25: 441-445.

Gieske JC, Kahn PC & Moran JM (1971) Arterial ligation for control of colonic diverticular haemorrhage. *JAMA* 217: 1100-1101. Gledhill T & Hunt RH (1983) Bleeding and diverticular disease. *Lancet* i: 830.

Goldman SM & Minkin SI (1980) Diagnosing endometriosis with ultrasound: accuracy and specificity. *J Reprod Med* 25: 178-180.

Goldstein HM, Medellin H, Ben-Menachem Y & Wallace S (1975) Transcatheter arterial embolization in the management of bleeding in the cancer patient. *Radiology* 115: 603-608.

Gomez AS, Lois JF & McCoy RD (1986) Angiographic treatment of gastrointestinal haemorrhage: comparison of vasopressin infusion and embolization. *AJR Am J Roentgenol* 146: 1031-1037.

Gordon R, Helinger H & Baum S (1981) Arteriography and scinti-scanning. In Dykes PW & Keighley MRB (eds) *Gastrointestinal Haemorrhage*, pp 209-231. Bristol: Wright.

Gordon RL, Ahl KL, Kerlan RK et al (1997) Selective arterial emboliza-tion for the control of lower gastrointestinal bleeding. *Am J Surg* 174: 24-28.

Gostout CJ, Schroeder KW & Burton DD (1991) Small bowel enteroscopy: an early experience in gastrointestinal bleeding of unknown origin. *Gastrointest Endosc* 37: 5-8.

Greason KL, Acosta JA, Magrino TJ & Choe M (1996) Angiodysplasia as the cause of massive lower gastrointestinal haemorrhage in a young adult: report of a case. *Dis Colon Rectum* 39: 702-704.

Greenberg GR, Phillips MJ, Tovee EB & Jeejeebhoy KN (1976) Fiberoptic endoscopy during laparotomy in the diagnosis of small intestinal bleeding. *Gastroenterology* 71: 133-135.

Greene FL (1974) Epithelial misplacement in adenomatous polyps of the colon and rectum. *Cancer* 33: 206-217.

Greenstein RJ, McElhinney AJ, Reuben D & Greenstein AJ (1986) Colonic vascular ectasias and aortic stenosis: coincidence or causal relationship? *Am J Surg* 151: 347-351.

Griffen JM, Butcher HR & Ackerman LB (1967) Surgical management of colonic diverticulitis. *Arch Surg* 94: 619-625.

Griffiths JDJ (1961) Extramural and intramural blood supply of colon. *BMJ* 1: 323-326.

Groff WL (1983) Angiodysplasia of the colon. *Dis Colon Rectum* 26: 64-67.

Gupta N, Longo WE & Vernava AM III (1995) Angiodysplasia of the lower gastrointestinal tract: an entity readily diagnosed by colonoscopy and primarily managed nonoperatively. *Dis Colon Rectum* 38: 979-982.

Guy GE, Shetty PC, Sarma RP et al (1992) Acute gastrointestinal haemorrhage: treatment by superselective embolization with polyvinyl alcohol particles. *AJR Am J Roentgenol* 159: 521-526.

Hagihara PF, Chuang VP & Griffen WO (1977) Arteriovenous malfor-mations of the colon. *Am J Surg* 133: 681-687.

Hagihara PF, Sachatella CR, Mattingly SS, Ram M & Griffen WO (1982) Massive rectal bleeding of colonic origin: localisation of the bleeding site. *Surgery* 92: 589-597.

Hagood MF & Gathright JB (1975) Hemangiomatosis of the skin and gastrointestinal tract. *Dis Colon Rectum* 18: 141-146.

Hall TJ (1975) Meckel's bleeding diverticulum diagnosed by mesen-teric arteriography. *Br J Surg* 62: 882-884.

Harlaftis NN & Akin JT (1977) Hemobilia from ruptured hepatic artery aneurysm. *Am J Surg* 133: 229-232.

Harned RK, Dobry CA & Farley GE (1974) Cavernous hemangioma of the rectum and appendix. *Dis Colon Rectum* 17: 759-762.

Harvey MH, Neoptolemos JP, Watkin EM, Cosgriff P & Barrie WW (1985) Technetium labelled red blood cell scintigraphy in the diag-nosis of intestinal haemorrhage. *Ann R Coll Surg Engl* 67: 89-92.

Hasegawa K, Lee WY, Noguchi T, Yaguchi T, Sasaki H & Nagasako K (1981) Colonoscopic removal of hemangiomas. *Dis Colon Rectum* 24: 85-89.

Hayward RH (1972) Arteriosclerosis induced by radiation. *Surg Clin North Am* 52: 359-366.

Head HD, Baker JQ & Muir RW (1973) Hemangioma of the colon. *Am J Surg* 126: 691-694.

Heald RJ, Chir M & Ray JE (1971) Bleeding from diverticula of the colon. *Dis Colon Rectum* 14: 420-427.

Healey SJ & Pfeffer RI (1965) Exsanguinating hemorrhage from diver-ticulosis of the ascending colon. *N Engl J Med* 273: 1480-1481.

Hellstrom J, Hultborn KAA & Engstedt L (1955) Diffuse cavernous haemangioma of the rectum. *Acta Chir Scand* 109: 277-283.

Heycock JB & Dickinson PH (1951) Haemangiomata of the intestine. *BMJ* 1: 620-621.
Heyde EC (1958) Gastrointestinal bleeding in aortic stenosis. *N Engl J Med* 259: 196-198.
Hill GJ & Longino LA (1962) Giant hemangioma with thrombocyto-penia. *Surg Gynecol Obstet* 114: 304-312.
Hillman RS & Phillips LL (1967) Clotting fibrinolysis in a cavernous haemangioma. *Am J Dis Child* 113: 649-653.
Hines JR, Stryker SJ, Neiman HL et al (1981) Intra-operative angiog-raphy in intestinal angiodysplasia. *Surg Gynecol Obstet* 152: 453-460.
Hoare EM (1970) Bleeding colonic diverticular disease. *Proc R Soc Med* 63: 55-56.
Hoehn JG, Farrav GM, Devine KD et al (1970) Invasive haemangioma of the head and neck. *Am J Surg* 120: 495-496.
Hollingsworth G (1951) Haemangiomatous lesions of the colon. *Br J Radiol* 24: 220-222.
Hosking SW & Johnson AG (1988) Bleeding anorectal varices—a misunderstood condition. *Surgery* 104: 70-73.
Howard OM, Buchanan JD & Hunt RH (1982) Angiodysplasia of the colon. Experience of 26 cases. *Lancet* ii: 16-19.
Hughes LE (1969) Postmortem survey of diverticular disease of the colon. *Gut* 10: 336-341.
Hunt RH (1976) Colonoscopy in rectal bleeding. *S Afr J Surg* 14: 143-149.
Hunt RH (1978) Rectal bleeding. *Clin Gastroenterol* 7: 719-740.
Hunt RH & Waye JD (eds) (1981) *Colonoscopy: Techniques, Practice and Colour Atlas*. London: Chapman & Hall.
Hunter JM & Pezim ME (1990) Limited value of technetium 99m-labeled red cell scintigraphy in localization of lower gastrointestinal bleeding. *Am J Surg* 159: 504-506.
Huysinga JK & Minder WH (1957) Haemangiomatosis and thrombo-cytopenia. *Arch Chir Neerl* 9: 193-199.
Inceman S & Tangun Y (1969) Chronic defibrination syndrome due to a giant haemangioma associated with microangiopathic haemolytic anaemia. *Am J Med* 46: 997-1002.
Izsak EM & Finlay JM (1980) Colonic varices. Three case reports and review of the literature. *Am J Gastroenterol* 73: 131-136.
Jacobson G & Krause V (1970) Hereditary haemorrhagic telangiecta-sia localised to the gastrointestinal tract. *Scand J Gastroenterol* 5: 283-288.
Jacques AA (1952) Cavernous haemangioma of the rectum and rectosigmoid colon. *Am J Surg* 84: 507-509.
Jeffrey PJ, Hawley PR & Parks AG (1976) Coloanal sleeve anastomosis in the treatment of diffuse cavernous haemangioma involving the rectum. *Br J Surg* 63: 678-682.
Jensen DM (1980) Endoscopic control of gastrointestinal bleeding. In Berk JE (ed.) *Developments in Digestive Diseases*. Philadelphia: Lea & Febiger.
Jensen DM & Machicado GA (1980) Emergent colonoscopy in patients with severe lower gastrointestinal bleeding. *Gastroenterology* 80: 1184-1192.
Jensen DM & Machicado GA (1988) Diagnosis and treatment of severe haematochezia: the role of urgent colonoscopy after purge. *Gastroenterology* 95: 1569-1574.
Jensen DM, Machicado GA, Jutabha R & Kovacs TO (2000) Urgent colonoscopy for the diagnosis and treatment of severe diverticular hemorrhage. *N Engl J Med* 342: 78-82.
Jones DJ (1992) Lower gastrointestinal haemorrhage. *BMJ* 305: 107-108.
Katz LB, Shakeed A & Messer J (1985) Colonic variceal haemorrhage: diagnosis and management. *J Clin Gastroenterol* 7: 67-69.
Keane RM & Britton DC (1986) Massive bleeding from rectal varices following repeated injection sclerotherapy of oesophageal varices. *Br J Surg* 73: 120.
Keighley MRB & Shouler P (1984) Clinical and manometric features of the solitary rectal ulcer syndrome. *Dis Colon Rectum* 27: 507-512.
Keighley MRB, Ionesen MI & Wooler GH (1973) Late results of elective and emergency portacaval anastomosis: with particular reference to the type of stoma used. *Am J Surg* 126: 601-606.
Kester RR, Welch JP & Sziklas JP (1984) The 99m Tc-labelled RBC scan. A diagnostic method for lower gastrointestinal bleeding. *Dis Colon Rectum* 27: 47-52.
Khanna A, Ognibene SJ & Koniaris LG (2005) Embolization as first-line therapy for diverticulosis-related massive lower gastrointestinal bleeding: evidence from a meta-analysis. *J Gastrointest Surg* 9: 343-352.
Killingback M, Coombes B & Francis P (1974) Intestinal and cuta-neous haemangiomatosis. *Med J Aust* 1: 749-753.
Kirkpatrick JR (1969) Massive rectal bleeding in the adult. *Dis Colon Rectum* 12: 248-252.
Kistner RW, Siegler AM & Behman SJ (1977) Suggested classification for endometriosis: relationship to infertility. *Fertil Steril* 28: 1008-1013.
Klein RR & Gallagher DM (1969) Massive colonic bleeding from diver-ticular disease. *Am J Surg* 118: 553-557.
Knight CD (1957) Massive haemorrhage from diverticular disease of the colon. *Surgery* 42: 853-854.
Knoepp LF & McCulloch JH (1978) Colonoscopy in the diagnosis of unexplained rectal bleeding. *Dis Colon Rectum* 21: 590-593.
Knutsen OH & Wahlby L (1984) Colonic haemorrhage in diverticular disease—diagnosis and treatment. *Acta Chir Scand* 150: 259-264.
Knutson CO & Max MH (1980) Value of colonoscopy in patients with rectal blood loss unexplained by rigid proctosigmoidoscopy and barium contrast examination. *Am J Surg* 139: 84-88.
Kobayashi S, Yoshi Y & Kasugi T (1975) Fibrecolonoscopy: effective use in symptomatic patients with negative barium enema. *Endoscopy* 7: 63-67.
Kontras SB, Green OC, King L & Duran RJ (1963) Giant haemangioma with thrombocytopenia-case report with survival and sequestra-tion studies of platelets labelled with chromium 51. *Am J Dis Child* 105: 188-195.
Lam AY & Bricker RS (1975) Pancreatic pseudocyst with haemor-rhage into the gastrointestinal tract through the duct of Wirsung. *Am J Surg* 129: 694-695.
Lambert ME, Schofield PF, Ironside AG & Mandal BK (1979) Ischaemic colitis. *BMJ* 857-859.
Langman MJS, Morgan L & Worrall A (1985) Use of anti-inflammatory drugs by patients admitted with small or large bowel perforations and haemorrhage. *BMJ* 290: 347-349.
Lanthier P, d'Harveng B, Vanheuverzwyn R et al (1989) Colonic angiodysplasia: follow up of patients after endoscopic treatment for bleeding lesions. *Dis Colon Rectum* 32: 296-298.
Larsen S & Kronberg O (1976) Acute haemorrhage from right colon haemangiomas. *Dis Colon Rectum* 19: 363-365.
Lau WY, Fan ST, Chu KW, Yip WC, Poon GP & Wong KK (1986) Intra-operative fibreoptic enteroscopy for bleeding lesions in the small intestine. *Br J Surg* 73: 217-218.
Lea Thomas M (1968) Further observations on ischaemic co-

litis. *Proc R Soc Med* 61: 341-342.
Leitman IM, Paull DE & Shires GT (1989) Evaluation and manage-ment of massive lower gastrointestinal haemorrhage. *Ann Surg* 209: 175-180.
Lennard-Jones JE (1968) Crohn's disease. Natural history and treat-ment. *Postgrad Med J* 44: 674-678.
Levenson SL, Powell DW, Callahan T et al (1980) A current approach to rectal bleeding. *J Clin Gastroenterol* 73: 73-74.
Levi HJE, Gledhill T, Gilmor HM & Buist TAS (1979) Arteriovenous malformations of the intestine. *Surg Gynecol Obstet* 149: 712-716.
Levy JS, Hardin JH, Harvey S & Keeling JH (1957) Varices of the caecum as an unusual cause of gastrointestinal bleeding. *Gastroenterology* 33: 637-740.
Lewis B (1991) Small bowel enteroscopy. *Lancet* 337: 1093.
Lewis B & Waye J (1987) Total small bowel enteroscopy. *Gastrointest Endosc* 33: 435-438.
Lewis B & Waye J (1988) Gastrointestinal bleeding of obscure origin: the role of small bowel enteroscopy. *Gastroenterology* 94: 1117-1120.
Lewis MPN, Khoo DE & Spencer J (1995) Value of laparotomy in the diagnosis of obscure gastrointestinal haemorrhage. *Gut* 37: 187-190.
Londono-Schimmer EE, Ritchie JK & Hawley PR (1994) Coloanal sleeve anastomosis in the treatment of diffuse cavernous haemangioma of the rectum: long-term results. *Br J Surg* 81: 1235-1237.
Love JW, Jahnke EJ, Zacharias D, Davidson WA, Kidder WR & Luan LL (1980) Calcific aortic stenosis and gastrointestinal bleeding. *N Engl J Med* 302: 968.
Lyon DT & Mantia AG (1984) Large bowel haemangiomas. *Dis Colon Rectum* 27: 404-414.
Luchtefeld MA, Senagore A, Szomstein M, Fedeson B, VanErp J & Rupp S (2000) Evaluation of transarterial embolisation for lower gastrointestinal bleeding. *Dis Colon Rectum* 43: 532-534.
Macafee CH & Greer HL (1960) Intestinal endometriosis: a report of 29 cases and a survey of the literature. *J Obstet Gynecol Br Commonw* 67: 539-547.
McCarthy JH & Beveridge BR (1984) Solitary caecal ulcer as a cause of gastrointestinal bleeding. *Med J Aust* 141: 530-531.
McCort JJ (1960) Infarction of the descending colon due to vascular occlusion. *N Engl J Med* 262: 168-172.
McGuire HH & Haynes BW (1972) Massive haemorrhage from diver-ticulosis of the colon: guidelines for therapy based on bleeding patterns in 50 cases. *Ann Surg* 178: 847 - 855.
McKendrick MW, Geddes AM & Gearty J (1982) Infective colitis. *Scand J Infect Dis* 14: 35-38.
McKusick KA, Froelich J, Callahan RJ et al (1981) 99mTc red blood cells for detection of gastrointestinal bleeding: experience with 80 patients. *AJR Am J Roentgenol* 137: 1113-1118.
Macrae FA & St John DJB (1982) Relationship between patterns of bleeding and haemoccult sensitivity in patients with colorectal cancers or adenomas. *Gastroenterology* 50: 2609-2614.
Maglinte DDT, Elmore MF, Chernish SM et al (1985) Enteroclysis in the diagnosis of chronic unexplained gastrointestinal bleed. *Dis Colon Rectum* 28: 403-405.
Margulis AR, Heinbecker P & Bernard HR (1960) Operative mesen-teric arteriography in the search for the site of bleeding in unex-plained gastrointestinal haemorrhage. *Surgery* 48: 534-539.
Marine R & Laltomus WW (1958) Cavernous haemangioma of the gastrointestinal tract. *Radiology* 70: 860-863.
Markisz JA, Front D, Royal HD et al (1982) An evaluation of 99mTc labelled red blood cell scintigraphy for the detection and localisation of gastrointestinal bleeding sites. *Gastroenterology* 83: 394-398.
Marston A, Pheil MT, Thomas ML & Morson B (1966) Ischaemic colitis. *Gut* 7: 1-17.
Martin PJ & Forde KA (1979) Intra-operative colonoscopy: prelimi-nary report. *Dis Colon Rectum* 22: 234-237.
Mathus-Vliegen EMH (1989) Laser treatment of intestinal vascular abnormalities. *Int J Colorectal Dis* 4: 20-25.
Matolo NM & Link DP (1979) Selective embolization for control of gastrointestinal haemorrhage. *Am J Surg* 138: 840-844.
Max MH, Richardson JD, Flint LW & Knutson CO (1981) Colonoscopic diagnosis of angiodysplasias of the gastrointestinal tract. *Surg Gynecol Obstet* 152: 195-199.
Maxfield RG & Maxfield CM (1986) Colonoscopy as a primary diagnostic procedure in chronic gastrointestinal tract bleeding. *Arch Surg* 121: 401-403.
Mee AS, Shield M & Burke M (1985) Campylobacter colitis—differen-tiation from acute inflammatory bowel disease. *J R Soc Med* 78: 217-223.
Meister TE, Varilek G, Marsano L & Gates L (1998) Endoscopic man-agement of rectal Dieulafoy lesions: a case series and review of the literature. *Gastroinetest Endosc* 48: 302-305.
Mendoza CB & Watne AL (1982) Value of intraoperative colonoscopy in vascular ectasias of the colon. *Am Surg* 48: 153-156.
Meyers MA, Volberg F & Katzen B (1973) Angioarchitecture of colonic diverticula: significance in bleeding diverticulosis. *Radiology* 108: 249-261.
Meyers MA, Alonson DR, Gray GF & Baer JW (1976) Pathogenesis of bleeding colonic diverticulosis. *Gastroenterology* 71: 577-583.
Miangolorra CJ (1961) Diverticula of the right colon: an inpatient surgical problem. *Ann Surg* 153: 861-875.
Milewski PJ & Schofield PF (1989) Massive colonic haemorrhage—the case of right hemicolectomy. *Ann R Coll Surg Engl* 71: 253-258.
Miskowiak J, Nielson SL, Munck O et al (1979) Acute gastrointestinal bleeding detected with abdominal scintigraphy using technetium 99m labelled albumin. *Scand J Gastroenterol* 14: 389-394.
Mitsudo SM, Boley SJ, Brandt LJ, Montefusco CM & Sammartano RJ (1979) Vascular ectasias of the right colon in the elderly: a distinct pathologic entity. *Hum Pathol* 10: 585-600.
Mobley JE, Dockerty MB & Waugh JM (1957) Bleeding in colonic diverticulitis. *Am J Surg* 84: 44-47.
Moore JD, Thompson NW, Appelman HD et al (1976) Arteriovenous malformations of the gastrointestinal tract. *Arch Surg* 111: 381-389.
Morris AJ, Madhok R, Sturrock RD, Capell HA & MacKenzie JF (1991) Enteroscopic diagnosis of small bowel ulceration in patients receiv-ing non-steroidal antiinflammatory drugs. *Lancet* 337: 520.
Morris AJ, Wasson LA & MacKenzie JF (1992) Small bowel enteroscopy in undiagnosed gastrointestinal blood loss. *Gut* 33: 887-889.
Mosha-Izak E & Finley JM (1980) Colonic varices. Three case reports and review of the literature. *Am J Gastroenterol* 73: 131-136.
Muto T, Bussey HJR & Morson BC (1973) Pseudocarcinomatous inva-sion in adenomatous polyps of the colon and rectum. *J Clin Pathol* 26: 25-31.
Nader PR & Margolin F (1966) Haemangioma causing gastrointesti-nal bleeding. *Am J Dis Child* 111: 215-221.

Nath RL, Sequeira JC, Weitzman AF, Birkett DH & Williams LF (1981) Lower gastrointestinal bleeding. Diagnostic approach and manage-ment conclusions. *Am J Surg* 141: 478-481.

Naveau S, Aubert A, Poynard T et al (1990) Long-term results of treatment of vascular malformations of the gastrointestinal tract by neodymium YAG laser photocoagulation. *Dig Dis Sci* 35: 821-826.

Ng BL, Thompson JN, Adam A et al (1987) Selective visceral angiog-raphy in obscure postoperative gastrointestinal bleeding. *Ann R Coll Surg Engl* 69: 237-240.

Nicholson A, Ettles D, Hartley J et al (1998) Transcatheter coil embolotherapy: a safe and effective option for major colonic haem-orrhage. *Gut* 43: 79-84.

Noer RJ (1955) Haemorrhage as a complication of diverticulitis. *Ann Surg* 141: 674-685.

Noer RJ, Hamilton JE, Williams DJ & Broughton DS (1962) Rectal haemorrhage, moderate and severe. *Ann Surg* 155: 794-799.

Norton SA & Armstrong CP (1997) Lower gastrointestinal bleeding during anticoagulant therapy: a life-saving complication? *Ann R Coll Surg Engl* 79: 38-39.

Nuesch JH, Kobler E, Jenn YS et al (1976) Emergency colonoscopy. *Endoscopy* 6: 161-163.

Nusbaum M & Baum S (1963) Radiologic demonstration of unknown sites of gastrointestinal bleeding. *Surg Forum* 14: 374-375.

Olsen WR (1968) Haemorrhage from diverticular disease of the colon. The role of emergency subtotal colectomy. *Am J Surg* 115: 247-253.

Pai H, Gordon RR, Sims H & Bryan LE (1984) Sporadic cases of haem-orrhagic colitis associated with *Escherichia coli* 0157: H7. *Ann Intern Med* 101: 738-742.

Pantanowitz D & Rabin MS (1978) Diverticular disease of the colon— blood or pain. *S Afr J Surg* 16: 75-84.

Parker GW, Nurney JA & Kendyer WL (1960) Cavernous haeman-gioma of the rectum and rectosigmoid. *Dis Colon Rectum* 3: 358-363.

Parker H & Agayoff J (1993) Enteroscopy and small bowel biopsy util-ising a peroral colonoscope. *Gastrointest Endosc* 29: 139-140.

Parsa F, Gordon E & Wilson SE (1975) Bleeding diverticulosis of the colon. Review of 83 cases. *Dis Colon Rectum* 18: 37-41.

Patel KR, Wu TK & Powers SR Jr (1979) Varices of the colon as a cause of gastrointestinal haemorrhage. *Dis Colon Rectum* 22: 321-323.

Patel TH, Cordts PR, Abcarian P & Sawyer M (2001) Will trans-catheter embolotherapy replace surgery in the treatment of gastrointestinal bleeding? *Curr Surg* 58: 323-327.

Pavel DG, Zimmer AM & Patterson VN (1977) In vivo labelling of red blood cells with 99mTc: a new approach to blood pool visualisation. *J Nucl Med* 18: 305-308.

Penfold JCB (1973) Significance of rectal bleeding in diverticular disease in patients at St Mark's Hospital. *Br J Surg* 60: 557-558.

Penfold JCB (1975) The results of diagnostic colonoscopy in the man-agement of unexplained bleeding from the rectum. *Aust N Z J Surg* 45: 361-363.

Pennoyer WP, Vignati PV & Cohen JL (1997) Mesenteric angiography for lower gastrointestinal hemorrhage: are there predictors for a positive study? *Dis Colon Rectum* 40: 1014-1018.

Pickens CA & Tedesco FH (1980) Colonic varices—unusual cause of rectal bleeding. *Am J Gastroenterol* 73: 73-74.

Pounder DJ, Rowland R, Pieterse AS, Freeman R & Hunter LR (1982) Angiodysplasia of the colon. *J Clin Pathol* 35: 824-829.

Price AB (1986) Angiodysplasia of the colon. *Int J Colorectal Dis* 1: 121-128.

Price AB, Jewkes J & Sanderson PJ (1979) The histopathology of angiodysplasia. *J Clin Pathol* 32: 990-997.

Propp RP & Scharfman WB (1966) Haemangioma-thrombocytopenia syndrome associated with microangiopathic haemolytic anaemia. *Blood* 28: 623-633.

Quinn WC & Ochsner A (1953) Bleeding as a complication of divertic-ulosis or diverticulitis of the colon. *Ann Surg* 19: 397-402.

Ragins HR, Shinya H & Wolff WI (1971) The explosive potential of colonic gas during colonoscopic electrosurgical polypectomy. *Surg Gynecol Obstet* 138: 554-556.

Ramanath HK & Hinshaw JR (1971) Management and mis-manage-ment of bleeding colonic diverticula. *Arch Surg* 103: 311-314.

Rantis PC Jr, Harford FJ, Wagner RH & Henkin RE (1995) Technetium-labelled red blood cell scintigraphy: is it useful in acute lower gastro-intestinal bleeding? *Int J Colorectal Dis* 10: 210-215.

Rassiga AL, Lowry JL & Forman WB (1974) Diffuse pulmonary infec-tion due to *Strongyloides stercoralis*. *JAMA* 230: 426-427. Reckless JPD, McColl J & Taylor GW (1972) Aorto-enteric fistulas: an uncommon complication of abdominal aortic aneurysm. *Br J Surg* 59: 458-460.

Reihner E & Sonnenfeld T (1986) Angiodysplasia of the colon requir-ing emergency surgery. *Acta Chir Scand Suppl* 530: 61-62.

Remis RS, MacDonald KL, Riley LW et al (1984) Sporadic cases of haemorrhagic colitis associated with *Escherichia coli* 0157: H7. *Ann Intern Med* 101: 624-626.

Retzlaft JA, Hazeldorn AB & Bartholomew LG (1961) Abdominal exploration for gastrointestinal bleeding of obscure origin. *JAMA* 177: 104-115.

Richon J, Berclaz R, Schneider PA & Marti M-C (1988) Sclerotherapy of rectal varices. *Int J Colorectal Dis* 3: 132-134.

Rigg BM & Ewing MR (1966) Current attitudes on diverticulitis with particular reference to colonic bleeding. *Arch Surg* 92: 321-322.

Rigg BM & Ewing MR (1973) Current attitudes on diverticulitis with particular reference to colonic bleeding. *Am J Surg* 125: 419-423.

Riley LW, Remis RS, Helgerson SD et al (1983) Haemorrhagic colitis associated with a rare *Escherichia coli* serotype. *N Engl J Med* 308: 681-685.

Rives JD & Emmett RO (1954) Melena. A survey of 206 cases. *Am Surg* 20: 458-476.

Robert JH, Sachar DB, Aufses AH Jr & Greenstein AJ (1990) Management of severe hemorrhage in ulcerative colitis. *Am J Surg* 159: 550-555.

Roberts P & Thomas PA (1981) Massive large bowel haemorrhage. *Ann R Coll Surg Engl* 63: 107-110.

Robertson HD & Gathright JB (1985) The technique of intra-operative segmental artery arteriography to localise vascular ectasias. *Dis Colon Rectum* 28: 274-276.

Rogers BHG (1980) Endoscopic diagnosis and therapy of mucosal vascular abnormalities of the gastrointestinal tract occurring in patients and associated with cardiac, vascular and pulmonary disease. *Gastrointest Endosc* 26: 134-138.

Rogers BHG & Alder F (1976) Haemangiomas of the caecum. Colonoscopic diagnosis and therapy. *Gastroenterology* 71: 1079-1082.

Rosch W, Schaafeur O, Fruhmorgan P et al (1976) Massive gastro-intestinal haemorrhage into the pancreatic duct, diagnosed by duodenoscopy and ERCP. *Endoscopy* 8: 93-96.

Rossini LFP & Ferrari A (1976) Emergency colonoscopy.

Acta Endosc 6：165-167.
Rossini LFP，Ferrari A，Spandre M et al (1989) Emergency colonoscopy. *World J Surg* 12：190-192.
Roy MK，Rhodes M，Ruttley MST & Wheeler MH (1996) Sengstaken tube for bleeding rectal angiodysplasia. *Br J Surg* 83：1111.
Ruiz Moreno F (1962) Haemangiomatosis of the colon：report of a case. *Dis Colon Rectum* 5：453-456.
Rushford AJ (1956) The significance of bleeding as a symptom of diverticulitis. *Proc R Soc Med* 49：577.
Russell Smith C，Bartholomew LC & Cain JC (1963) Hereditary haemorrhagic telangiectasia and gastrointestinal haemorrhage. *Gastroenterology* 44：1-6.
Rutgeerts P，Geboes K，Penette E，Coremans G & Vantrappen C (1982) Bleeding from the colon. *Endoscopy* 14：212-219.
Rutgeerts P，Van Gompel F，Geboes K，Vantrappen G，Broeckaert L & Coremans G (1985) Long term results of treatment of vascular malformations of the gastrointestinal tract by neodymium Yag laser photocoagulation. *Gut* 25：586-593.
Ryan P，Styles CB & Chmiel R (1992) Identification of the site of severe colon bleeding by technetium-labeled red-cell scan. *Dis Colon Rectum* 35：219-222.
Sabanathan S & Nag SB (1982) Angiodysplasia of the colon. *J R Coll Surg Edinb* 27：285-291.
Sabanathan S & Nag SB (1984) Operative angiography in the man-agement of massive rectal bleeding. *J R Coll Surg Edinb* 29：96-99.
Salem KRR，Wood CB，Rees HC，Kheshavarzian A，Hemingway AP & Allison DJ (1985a) A comparison of colonoscopy and selective visceral angiography in the diagnosis of colonic angiodysplasia. *Ann R Coll Surg Engl* 67：225-226.
Salem KRR，Thompson JN，Rees HC et al (1985b) Outcome of surgery in colonic angiodysplasia. *Gut* 26：A1155.
Sandler MA & Karo JJ (1978) The spectrum of ultrasonic findings in endometriosis. *Radiology* 127：229.
Santos JCM Jr，Aprilli F，Guimaraes AS & Rocha JJR (1988) Angiodysplasia of the colon：endoscopic diagnosis and treatment. *Br J Surg* 75：256-258.
Savlov ED，Nahhas WA & May AG (1969) Iliac and femoral arte-riosclerosis following pelvic irradiation of the ovary. Report of a case. *Obstet Gynecol* 34：345.
Schwartz HA (1981) Lower gastrointestinal side effects of non-steroidal anti-inflammatory drugs. *J Rheumatol* 8：952-954.
Scott HJ，Lane IF，Glynn MJ et al (1986) Colonic haemorrhage：a tech-nique for rapid intra-operative bowel preparation and colonoscopy. *Br J Surg* 73：390-391.
Scott WM & Brand NE (1957) Giant haemangioma of the rectum. *Br J Surg* 45：294-296.
Seagram CGF，Louch RE，Stephens CA et al (1968) Meckel's diverticu-lum：a 10 year review of 218 cases. *Can J Surg* 11：369-373.
Shepherd JA (1953) Angiomatous conditions of the gastrointestinal tract. *Br J Surg* 40：409-421.
Shim WKT (1968) Haemangiomas of infancy complicated by thrombocytopenia. *Am J Surg* 116：896-906.
Shibata D，Brohpy D，Gordon F，Anastopoulos H，Sentovich S & Bleday R (1999) Transjugular portosystemic shunt for treatment of bleed-ing ectomic varices with portal hypertension. *Dis Colon Rectum* 42：1581-1585.
Skibba RM，Hartog WA，Mantz FA et al (1976) Angiodysplasia of the caecum：colonoscopic diagnosis. *Gastrointest Endosc* 22：177.
Skovgaard S & Sorenson FH (1976) Bleeding haemangioma of the colon diagnosed by colonoscopy. *J Paediatr Surg* 11：83-84.
Sladen GE & Filipe MI (1984) Is segmental colitis a complication of diverticular disease. *Dis Colon Rectum* 27：513-514.
Sobin LH (1985) The histopathology of bleeding from polyps and carcinomas of the large intestine. *Cancer* 55：577-581.
Solis-Herruzo JA (1977) Familial varices of the colon diagnosed by colonoscopy. *Gastrointest Endosc* 24：85-86.
Sorger K & Wachs MR (1971) Exsanguinating arterial bleeding associated with diverticulating disease of the colon. *Arch Surg* 102：9-13.
Spiller RC & Parkins RA (1983) Recurrent gastrointestinal bleeding of obscure origin. Report of 17 cases and guide to logical manage-ment. *Br J Surg* 70：489-493.
Staniland JR，Ditchburn J & De Dombal FT (1976) Clinical presenta-tion of diseases of the large bowel：a detailed study of 642 patients. *Gastroenterology* 70：22-28.
Steer ML & Silen W (1983) Diagnostic procedures in gastrointestinal haemorrhage. *N Engl J Med* 309：646-650.
Steger AC & Spencer J (1988) Obscure gastrointestinal bleeding. *BMJ* 296：3.
Steger AC，Galland RB，Hemingway A，Wood CB & Spencer J (1987) Gastrointestinal haemorrhage from a second source in patients with colonic angiodysplasia. *Br J Surg* 74：726-727.
Stenning SG & Heptinstall DP (1970) Diffuse cavernous haeman-gioma of the rectum and sigmoid colon. *Br J Surg* 57：186-189.
Stewart WB，Gathright JB Jr & Ray JE (1979) Vascular ectasias of the colon. *Surg Gynecol Obstet* 148：670-674.
Stoll BJ，Glass LRI，Huq MI，Khan MU，Holt J & Bana H (1982) Obscure causes of lower gastrointestinal bleeding. *BMJ* 285：1185-1188.
Stout AP (1969) Tumors of the colon and rectum (excluding carci-noma and adenoma). In Turell IR (ed) *Diseases of the Colon and Anorectum*，2nd edn，pp 305-318. Philadelphia：WB Saunders.
Sunkwa-Mills HNO (1974) Life threatening haemorrhage in Crohn's disease. *Br J Surg* 61：291-292.
Sutherland DER，Chan FY，Foucar E，Simmons RL，Howard RJ & Najarian JS (1979) The bleeding caecal ulcer in transplant patients. *Surgery* 86：386-398.
Swarbrick ET，Fevre DI，Hunt RH，Thomas BM & Williams CB (1978) Colonoscopy for unexplained rectal bleeding. *BMJ* ii：1685-1687.
Tagart REB (1974) General peritonitis and haemorrhage complicating colonic diverticular disease. *Ann R Coll Surg Engl* 55：176-183.
Talman EA，Dixon DS & Gutierrez FE (1979) Role of arteriography in rectal haemorrhage due to arteriovenous malformation and diverticulosis. *Ann Surg* 190：203.
Tan M，Leong A & Seow-Choen F (1997) Dieulafoy's lesion of the rectum. *Tech Coloproctol* 1：l46-147.
Tanaka M，Uchyana M，Uniezak T et al (1977) A new diagnostic aid in traumatic haemobilia. *Endoscopy* 9：54-57.
Tarin D，Allison DJ，Modlin IM & Neale G (1978) Diagnosis and management of obscure gastrointestinal bleeding. *BMJ* 2：751-754.
Taylor EW，Bentley S，Youngs D & Keighley MRB (1981) Bowel prepa-ration and the safety of colonoscopic polypectomy. *Gastroenterology* 81：1-4.
Teagre RH，Thornton JR，Manning AP et al (1978) Colonoscopy for investigation of unexplained rectal bleeding. *Lancet* i：1350-1351.
Tedesco FJ，Griffin JW Jr & Khan AQ (1980) Vascular ectasia of the colon；clinical，colonoscopic and radiographic features. *J Clin Gastroenterol* 2：233-238.

Todd GJ & Forde KA (1979) Lower gastrointestinal bleeding with neg-ative or inconclusive radiographic studies: the role of colonoscopy. *Am J Surg* 138: 627-628.

Townell NH & Vanderwalt JD (1984) Intestinal endometriosis. *Postgrad Med J* 60: 514-517.

Treat MR & Forde SKA (1983) Colonoscopy, technetium scanning, and angiography in acute rectal bleeding. An algorithm for their combined use. *Surg Gastroenterol* 2: 135-138.

Trudel JL, Fazio VW & Sivak MV (1988) Colonoscopic diagnosis and treatment of arteriovenous malformations in chronic lower gastrointestinal bleeding: clinical accuracy and efficacy. *Dis Colon Rectum* 31: 197-210.

Truelove SC (1971) Ulcerative colitis—medical management. *BMJ* 1: 651-653.

Trunkey DD, Crass R & Cello JP (1981) Management of haemorrhagic shock. In Dykes PW & Keighley MRB (eds) *Gastrointestinal Haemorrhage*, pp 265-287. Bristol: Wright.

Turnbull LAR & Isaacson P (1977) Ischaemic colitis and drug abuse. *BMJ* 2: 1000-1001.

Uden P, Jiborn H & Jonsson K (1986) Influence of selective mesenteric arteriography on the outcome of emergency surgery for massive, lower gastrointestinal hemorrhage: a 15-year experience. *Dis Colon Rectum* 29: 561-566.

Ure T, Vernava AM & Longo WE (1994) Diverticular bleeding. *Semin Colon Rectal Surg* 5: 32-42.

Valette FN (1970) Cavernous haemangioma of the rectum. *Dis Colon Rectum* 13: 344-345.

Van Gompel A, Rutgeerts P, Agg HO et al (1984) Vascular malforma-tions of the colon. *Coloproctology* 5: 247-253.

Vega JM & Lucas CE (1976) Selective angiography: an inadequate guide for bleeding in colonic diverticulitis. *Arch Surg* 111: 913-914.

Velasquez G, D'Souza VJ, Glass LTA, Turner GS & Formanek AG (1984) Diffuse intestinal arteriovenous malformation. *Am J Roentgenol* 143: 1339-1340.

Vellacott KD (1986) Early endoscopy for acute lower gastrointestinal haemorrhage. *Ann R Coll Surg Engl* 68: 243-244.

Vernava AM, Longo WE, Virgo KS & Johnson FE (1996) A nationwide study of the incidence and etiology of lower gastrointestinal bleed-ing. *Surg Res Commun* 18: 113-120.

Vernava AM III, Moore BA, Longo WE & Johnson FE (1997) Lower gastrointestinal bleeding. *Dis Colon Rectum* 40: 846-858.

Verstraete M, Vermylen C, Vermylen J & Vandenbroucke J (1965) Excessive consumption of blood coagulation components as cause of haemorrhagic diathesis. *Am J Med* 38: 899-908.

Vescia FG & Babb RR (1985) Colonic varices: a rare but important cause of gastrointestinal haemorrhage. *J Clin Gastroenterol* 7: 63-65.

Villarreal HA, Marts BC, Longo WE, Ure T, Vernava AM & Joshi S (1995) Congenital colonic varices in the adult: report of a case. *Dis Colon Rectum* 38: 990-992.

Wang C-H (1985) Sphincter-saving procedure for treatment of diffuse cavernous hemangioma of the rectum and sigmoid colon. *Dis Colon Rectum* 28: 604-607.

Waxman BP, Gill PT & Rosenberg IL (1985) Melaena caused by small bowel metastases of colorectal cancer in presence of anastomotic recurrence. *J R Soc Med* 78: 1054-1055.

Waxman JS, Tarkin N, Pradyuman D & Waxman M (1984) Fatal haemorrhage from rectal varices: report of 2 cases. *Dis Colon Rectum* 27: 136-137.

Waye JD (1976) Colonoscopy in rectal bleeding. *S Afr J Surg* 14: 143-149.

Waye JD (1978) Colitis, cancer and colonoscopy. *Med Clin North Am* 62: 211-219.

Waye JD (1984) A diagnostic approach to colon bleeding. *Mt Sinai J Med* 51: 491-499.

Weingart J, Hochter W & Otteenjan R (1982) Varices of the entire colon: an unusual cause of recurrent intestinal bleeding. *Endoscopy* 14: 69-70.

Weinshel E, Chen W, Falkenstein DB, Kessler R & Raicht RF (1986) Hemorrhoids or rectal varices: defining the cause of massive rectal hemorrhage in patients with portal hypertension. *Gastroenterology* 90: 744-747.

Welch CE, Athanasoulis CA & Galdabini JJ (1978) Haemorrhage from the large bowel with special reference to angiodysplasia and diver-ticular disease. *World J Surg* 2: 73-83.

Wells JG, Davis BR, Wachsmath IK et al (1983) Laboratory investiga-tion of haemorrhagic colitis outbreaks associated with a rare *E. coli* serotype. *J Clin Microbiol* 18: 512-520.

Westerholm P (1967) A case of diffuse haemangiomatosis of the colon and rectum. *Acta Chir Scand* 133: 173-176.

Whitehouse CH (1973) Solitary angiodysplastic lesions in the ileo-caecal region diagnosed by angiography. *Gut* 14: 977-982.

Widrich WC, Nordahl DL & Robbins AG (1974) Contrast enhance-ment of the mesenteric and portal veins using intra-arterial papaverine. *Am J Roentgenol* 121: 374-379.

Wiedmann KH & Malchow H (1979) Kolon Diverticulose—Divertikulitis. *Med Welt* 30: 1125.

Wilcox RD & Shatney CH (1987) Massive rectal bleeding from jejunal diverticula. *Surg Gynecol Obstet* 165: 425-428.

Williams CB (1973) Diathermy biopsy: a technique for the endoscopic management of small polyps. *Endoscopy* 5: 215-218.

Williams CB & Waye JD (1978) Colonoscopy in inflammatory bowel disease. *Clin Gastroenterol* 7: 701-724.

Williams C, Muto T & Rutter KRP (1973) Removal of polyps with fibreoptic colonoscope: a new approach to colonic polypectomy. *BMJ* 1: 451-452.

Williams RC (1961) Aortic stenosis and unexplained gastrointestinal bleeding. *Arch Intern Med* 108: 859-864.

Wilson SE, Stone RT, Christie JP & Passaro EL (1979) Massive lower gastrointestinal bleeding from intestinal varices. *Arch Surg* 114: 1158-1161.

Winzelberg CG, Froelch JW, McKuisick KA et al (1981) Radionuclide localisation of gastrointestinal haemorrhage. *Radiology* 139: 465-469.

Winzelberg CG, McKusick KA, Froelich JW et al (1982) Detection of gastrointestinal bleeding with 99mTc labelled red blood cells. *Semin Nucl Med* 12: 139-146.

Wolff WI, Grossman MB & Shinya H (1977) Angiodysplasia of the colon. *Gastroenterology* 72: 329-333.

Wright HK (1980) Massive colonic haemorrhage. *Surg Clin North Am* 60: 1297-1304.

Wright H, Pelicia D, Higgins EF et al (1980) Controlled semi-elective segmental resection for massive colonic haemorrhage. *Am J Surg* 139: 535-538.

Wu TK, Zaman SN, Gullick HD et al (1977) Spontaneous haemor-rhage due to pseudocysts of the pancreas. *Am J Surg* 134: 408-410.

50

第 50 章　结肠缺血性疾病和缺血性结肠炎

缺血性结肠炎是因为结肠血液供应不足而导致结肠炎症的一种情况，它是主要（但并不唯独）发生于老年人的一种疾病（Higgins 等，2004）。结肠缺血可以表现为坏疽、狭窄或是暂时性自限性的结肠炎，例如缺血性结肠炎（Robert 等，1993）。Boley 等最早（1973）报道暂时性的结肠缺血可以影响结肠脾曲和降结肠。自此之后，发表了多篇综述性的文章（Boley 和 Schwartz，1971a；Marcuson，1972；Kaminski 等，1973；Saegesser 等，1979；Marston，1986；Longo 等，1992）。结肠缺血性疾病分为坏疽性或非坏疽性，非坏疽性结肠炎又可分为暂时性或永久性。也有其他三类常见疾病：缺血并发结肠梗阻、主动脉手术后缺血性结肠炎和肺旁路手术后结肠缺血性疾病（Gandhi 等，1996）。

暂时性缺血性结肠炎常发生于老年人。多数情况下与大血管阻塞无关，常常是由于低血容量导致结肠灌注不足所致，这也包括心源性或感染性休克引起的节段性缺血，特别是伴有主动脉或内脏血管疾病或结肠扩张的患者。20 世纪 80 年代，人们认识到一系列的疾病可以继发引起结肠缺血，例如主动脉手术、心肺旁路手术、重症胰腺炎、大肠梗阻和肿瘤浸润影响内脏血液循环。而且，结肠缺血不再被认为是仅发生于老年人的事件。年轻人如合并低血容量性低血压、吸毒或药物过量可导致继发性结肠缺血。同时，结肠缺血也可以是糖尿病、风湿性关节炎、镰状细胞病、多动脉炎、系统性红斑狼疮或者是长期使用某些药物（特别是含麦角成分或避孕药）的并发症。

最近的争论源于使用 5-HT$_3$ 拮抗剂（阿洛司琼——2003 年 FDA 已将其撤出市场）治疗肠易激综合征引起的缺血性结肠炎，我们对于人群中缺血性结肠炎的患病率及特点还知之甚少（Miller 等，2003）。

鉴于缺血性结肠炎表现各异，在排除了其他疾病如感染性结肠炎、克罗恩病、溃疡性结肠炎、伪膜性肠炎或序贯钡灌肠发现的憩室病，回过头来才认识到存在瞬时的结肠血流障碍。越来越多的细致的结肠镜检查和 CT 扫描为急性腹泻提供了更准确的诊断方法，使我们能更好地了解缺血性结肠炎的自然病程。

尽管结肠梗死必须外科治疗，但在透壁或黏膜缺血时结肠多能存活，很少需要外科治疗。大多数的狭窄不会出现长期梗阻症状，使用结肠镜能很可靠地进行鉴别和排除恶性疾病。

临床综合征

梗死

结肠血管阻塞最严重的后果是结肠梗死，表现为严重的循环紊乱、酸中毒和腹膜炎，这些情况可以自发出现，并因结肠扩张和低血压而恶化

(Boley 等，1969；Balslev 等，1970；Rosen 等，1973；Heikkinen 等，1974；Gandhi 等，1996)。结肠梗死也可见于主动脉手术后、胰腺炎、大肠梗阻尤其是肠扭转（Young 等，1963；Ottinger 等，1972；Adams，1974；Kukora，1985；Seow-Choen 等，1993)。

透壁性缺血

透壁性缺血是可逆转的，前提是没有发生肌层坏死和细菌感染。缺血的肌层和黏膜下组织由纤维组织替代。坏死的黏膜组织可以完全被再生的隐窝替代，然而，修复的过程经常会引起结肠节段性的狭窄，尤其是在结肠脾曲和降结肠（Brown，1972；Brandt 等，1982）(图 50.1)。

黏膜缺血

黏膜缺血是最常见的综合征，多见于年轻人，是暂时性自限性疾病，表现为急性下腹痛和血便。症状持续 48 小时到 2 周不等，可以完全缓解，多依靠重复的钡灌肠或结肠镜检查进行回顾性诊断。以黏膜受损为主的缺血发作属于自限性疾病（Marston，1972；West 等，1980；Spotnitz 等，1984)。

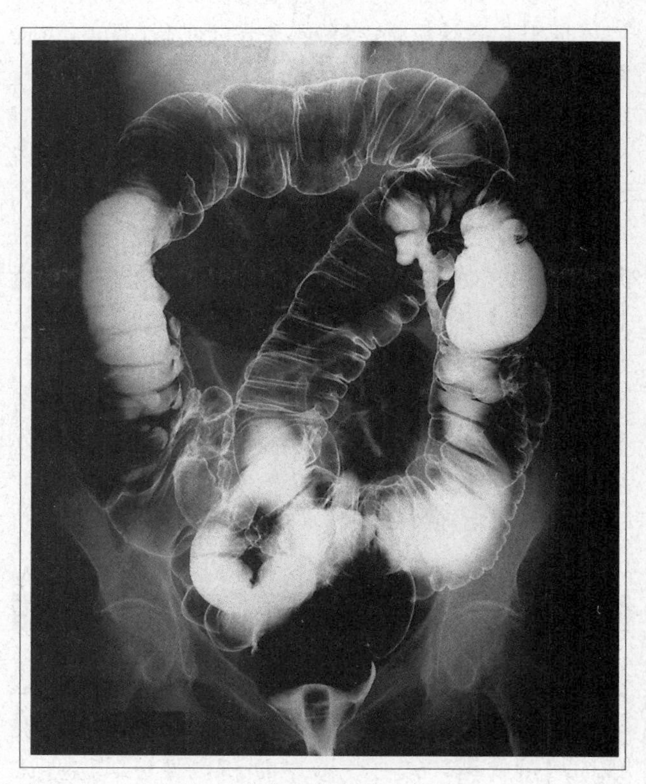

图 50.1 钡灌肠显示脾曲的缺血性狭窄。

结肠缺血的病因

常见的结肠缺血病因见表 50.1。

表 50.1 结肠缺血：致病因素

致病因素
特发性（自发性）大血管阻塞
创伤
血栓形成、肠系膜动脉栓塞
动脉栓子
胆固醇栓子
主动脉造影
结肠切除并肠系膜下动脉结扎
中肠缺血
腹主动脉重建术后
肠系膜静脉血栓形成
高凝状态
门脉高压
胰腺炎
小血管病变
糖尿病
类风湿关节炎
淀粉样变性
放疗损伤
系统性脉管炎
系统性红斑狼疮
结节性多动脉炎
变态反应性肉芽肿
硬皮病
白塞综合征
Takayasu 动脉炎
血栓闭塞性脉管炎
休克
心力衰竭
低血容量
败血症
神经源性损伤
过敏反应
药物
洋地黄制剂
利尿药
儿茶酚胺类

表 50.1（续） 结肠缺血：致病因素
雌激素类
达那唑
金
非甾体类抗炎药
精神安定药
5-HT_3 拮抗剂
大肠梗阻
结肠癌
肠粘连
狭窄
憩室病
直肠脱垂
粪便嵌顿
肠扭转
绞窄性疝
假性梗阻
血液系统障碍
镰状细胞病
蛋白 C 缺乏
蛋白 S 缺乏
凝血酶原Ⅲ缺乏
可卡因滥用
长途奔跑

来源自：Gandhi 等（1996）。

内脏血管阻塞

患病率、解剖和发病机制

肠系膜下动脉的急性阻塞很少能引起自发性结肠缺血或梗死。Williams 和 Wittenberg（1975）回顾性分析缺血性结肠炎患者行急诊动脉造影的情况（Chino 等，1974；Kawarada 等，1974；Wittenberg 等，1975）。27 例中只有 12 例可见肠系膜上动脉起始部阻塞，没有因动脉阻塞引起的暴发性坏疽性结肠炎，只有 1/3 的患者因肠系膜下动脉阻塞导致缺血性狭窄，有 1/4 的暂时性黏膜缺血患者证实存在血管闭塞。而且，疾病的严重程度及生存率不受血管阻塞影响，血管阻塞时生存率为 65%，没有阻塞时生存率为 66%。因此大动脉的阻塞并不影响疾病的表现和预后。

这一结论并不令人感到诧异，剖腹探查或尸检时常常会发现肠系膜下动脉的阻塞（Alschibaja 和 Morson，1977；Saegesser 等，1981）。高位肠系膜下动脉结扎是常见的对直肠癌治疗的方法，这并不会引起降结肠的缺血性狭窄或者梗死，同时确保结肠中动脉和 Riolan 动脉弓以及在两者之间的 Drummond 边缘动脉的完整性（图 50.2）（Pahlman 等，1989）。这一边缘动脉被临床和尸检注射实验所证实（Steward 和 Rankin，1933；Griffiths，1956）。

缺血性结肠炎在普通人群中的发病率很难进行评估是因为定义太难，既需要内镜诊断和组织病理，也需要医院诊断标准。其发病率波动在 5～44 人/100 000 人年，校正年龄后男女发病率之比为 1∶2（Cole 等，2002；Loftus 等 2002；Higgins 等，2004）（表 50.2）。

主动脉手术期间的血管阻塞

结肠缺血，特别是梗死，是一个公认的主动脉手术并发症，尤其是在急诊动脉瘤切除术期间（Soong 等，1994）。Smith 和 Szilagyi（1960）首次报道了动脉瘤切除后发生缺血性结肠炎，在 120 例主动脉切除术的患者中，有 12 例出现缺血性结肠炎。丹麦的一项调查显示，结肠梗死的发病率在急诊动脉瘤切除术中为 2%，远远高于择期主动脉置换术（0.7%）（Schroeder 等，1985）。这种差异提示肠系膜下动脉起始部结扎术以外的其他因素在缺血性结肠炎的发病中起重要作用（Klompje，1987）。这些因素包括髂内血管开放，主动脉阻断持续时间，肠系膜下动脉结扎位置，结肠侧支循环通畅，近端粥样硬化，低血压和心源性因素的持续时间。Kim 等（1983）报告了 18 例动脉瘤切除术后发生结肠缺血的病例，结肠缺血与主动脉阻断时间显著延长、低血容量、心律失常、低血压以及急诊手术有关。

主动脉手术后的结肠缺血也可由小血管病变引起，这种情况见于糖尿病患者或者是放疗数年后又行主动脉手术的患者（Harling 等，1986）。

结肠缺血也可见于主动脉髂动脉重建术后，但是比急诊动脉瘤切除术后发生结肠缺血的概率要小一些（Johnson 和 Nasbeth，1974；Launer 等，1978），丹麦的结果约为 0.4%（Schroeder 等，1985）。另一方面，如果在主动脉术后常规进行结肠镜筛查，证据显示黏膜缺血的发生率在 6%，然而，动脉瘤破裂后成功进行主动脉置换术术后黏膜缺血的发生率在 60% 左右（Hagihara 等，1977；Klompje，1987）。

表 50.2 缺血性结肠炎在普通人群中发病率的研究

参考文献	人群来源	数量	时间段	随访	病例精确度	发病病例	女性（%）	平均年龄（岁）	每 100 000 人年的发病率
Loftus 等（2002）	奥姆斯特德镇	NR	1976.1.1—1998.12.23	NR	内镜或放射学结果（可能的）或组织病理学（明确的）	173	64	70.6*	9.9†
Cole 等（2002）	美国健康维护组织	成员中的 1%	1995.1—1999.12	NR	诊断、手术和药物的数据由图表审查验证	714 例 NR 中的～90%NR	NR	女性 9†	男性 5†
Davis 等（2003）	英国综合实践研究数据库	430 574	1987.1—2000.12	1 275 955 人年	READ 和牛津大学医学索引系统关于不伴慢性阻塞性肺疾病缺血性结肠炎的诊断准则	57	61.4	75.1	4.47（95%CI，3.38～5.79）

CI，置信区间；NR 未报道。

* 报告病例的年龄中位数。

† 按年龄、性别和日历年发生率调整。

来源自：Higgins 等（2004）。© Blackwell publishing Ltd，Aliment Pharmacol Ther **19**，729-738.

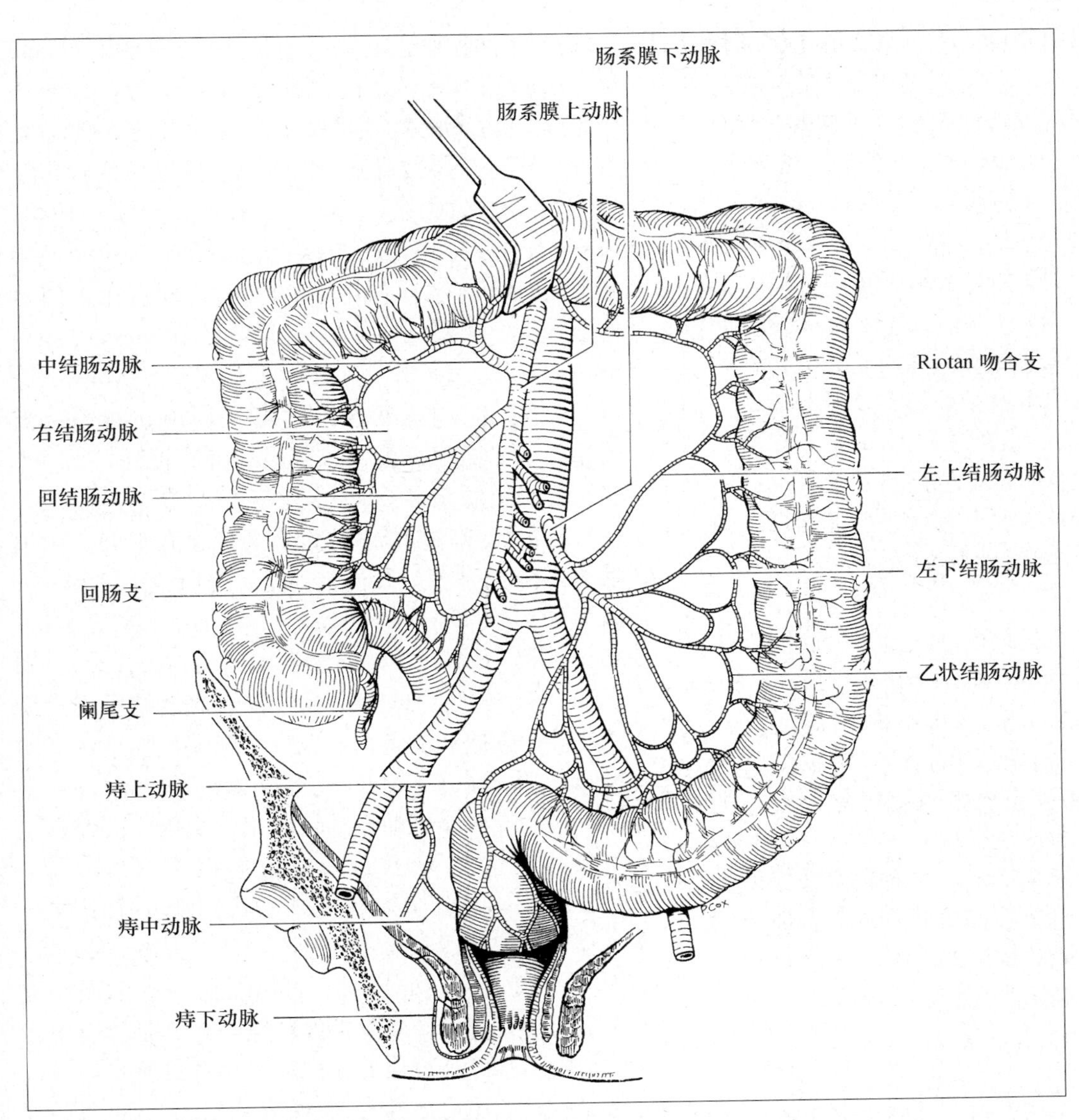

图 50.2 连接肠系膜上动脉和肠系膜下动脉的 Riolan 弓

主动脉腔内支架的出现有可能增加结肠缺血的发生，因为腔内支架可能会阻断主动脉到肠系膜下动脉的血流。但这更像是一个理论多于实践的问题，腔内支架术术后相对较少有结肠缺血的报道（Sandison 等，1997；Jaeger 等，1999）。

不是所有的患者都发展成梗死，可逆的缺血见于 1/3～1/2 的病例（Kim 等，1983；Schroeder 等，1985）。然而，主动脉术后结肠缺血的死亡率仍然很高，为 40%～100%，尤其是并发了内毒素血症和透壁性坏死（Johnson 和 Nasbeth，1974；Ernst 等，1976；Ernst，1983；Welling 等，1985；Soong 等，1994）。这么高的死亡率通常是延误诊断引起的（McBurney 等，1970；Ottinger 等，1972；Goldschmidt 等，1975；Dalinka 等，1976；O'Connell 等，1976；Diehl 等，1983）。

两项针对主动脉术后结肠黏膜的前瞻性研究从组织学上均证实，有临床症状的怀疑缺血性结肠炎的患者确实存在黏膜缺血（Fanti 等，1997；Welch 等，1998）。

开放的主动脉手术允许结肠缺血改变，但是主动脉支架的出现增加了未被认识的结肠缺血的发生率。已经有一些主动脉术后结肠缺血的报告包括一例死亡病例（Sandison 等，1997）。如果高度怀疑并发结肠缺血，早期应用乙状结肠镜检查似乎是最合适的诊断方法。在正确评估主动脉支架术后结肠缺血真实发生率之前尚需要更深入的研究。

自发性动脉阻塞

与急性小肠缺血相比，结肠自发性血管阻塞更少见（Williams 和 Wittenberg，1975）。然而，肠系膜下动脉的突然闭塞可发生于潜在的粥样斑块导致的血栓（Kaminski 等，1973）或者是栓塞，如查患者发生心房颤动或近期发生心肌梗死，栓塞可来自主动脉、左心房或心室（Wang 和 Reeves，1960；Fogarty 和 Fletcher，1966；Aakhus 和 Brabrant，1967；Hurwitz 等，1970；Lorsen 等，1980；Croft 等，1981；Saegesser 等，1981；Marston，1984；Welch 等，1986）。急性肠系膜下动脉阻塞通常无大碍，除非侧支循环尚未建立，有蔓延性血栓或者粥样斑块阻塞肠系膜上动脉起始部。如果先天性缺乏 Riolan 动脉弓和 Drummond 边缘动脉，或者双侧髂动脉阻塞，急性肠系膜下动脉阻塞可导致肠梗死。这种情况下有行急诊主髂动脉血管成形术或主动脉肠系膜动脉分流术的指征（Lozman 和 Rao，1978）。

更常见的是，结肠缺血由败血症引起的灌注不足或者心源性休克所致（Rickert 等，1974；Hagihara 等，1977；Flynn 等，1983；Byrd 等，1987），表现为肾素介导的选择性影响肠系膜血流（Bailey 等，1986）。急性肠系膜血管阻塞可能导致心排血量不可逆的下降，即使在肠缺血恢复后。可能的机制是黏膜缺血导致细菌易位，继而发生全身炎症反应综合征，进一步引起器官功能障碍，表现为急性血管阻塞期器官功能的螺旋式下降，未能及时发现可能导致器官功能衰竭和死亡。

血管造影术

主动脉造影可能并发缺血性结肠炎，但是血供障碍的发生率很低（Killen 等，1967）。选择性血管造影时血管功能障碍是由造影剂还是导管前端损伤所致目前尚不能明确。

小肠血管阻塞

比肠系膜下动脉起始部阻塞更重要的是微动脉的阻塞，尤其是年轻患者。动脉血管造影时通常显示不出末梢血管的阻塞，但是在需要结肠切除的病例中组织学证实存在血管壁内栓子。血管阻塞可能是血管炎或者结缔组织疾病，特别是系统性红斑狼疮（Shapeiro 等，1974；Kiston 等，1978；Hoffman 和 Katz，1980；Gore 等，1983；Papa 等，1986；Guttormson 和 Burbrick，1989）。坏死性血管炎与微动脉血管壁内纤维素性坏死有关。结节性多动脉炎可能导致局部透壁性坏死或者一过性缺血，预后较差（Wood 等，1979）。

急性小肠血管阻塞可能是镰状细胞病（Gage 和 Gagnier，1983）、白血病（Mower 等，1986）、骨髓瘤（Welch 等，1986）以及某些特定药物的并发症。再生障碍性贫血、白血病、淋巴瘤或者化疗均可引起缺血性结肠炎（Kingrey 等，1973；Steinberg 等，1976；Kies 等，1979；Mulholland 和 Delaney，1983；Alt 等，1985），预后比人们当初设想的要好一些（Prolla 和 Kirsner，1964；Sherman 等，1973；Exelby 等，1975）。Mower 等（1986）报道了 13 例患者，其中 10 名因栓塞、细菌感染或白细胞浸润导致全层的结肠梗死，另外 3 名切除肠道后获得长期生存。

其他能导致结肠缺血的有急性血管炎的疾病包括类风湿关节炎、Buerger 病、皮肌炎、Wegener 肉芽肿以及 Dago 病（Lea Thomas，1968；Mogadam 等，1969；Feller 等，1971；Marcuson 和 Farman，1971）。放疗也可导致缺血性结肠炎。任何年龄的糖尿病患者均有较高的患缺血性结肠炎的风险（Clarke 等，1972；Hagihara 等，1977）。慢性肾疾病导致结肠缺血的机制比较复杂，已经有一些肾移植受体发生结肠缺血的报告（Penn 等，1970；Powis 等，1972；Bernstein 等，1973；Misra 等，1973；Margolis 等，1977；Jablonski 等，1987）。随着时间的推移，可以看到一些弥漫小血管阻塞导致的急性暴发性结肠炎，尤其是伴有中毒性结肠扩张。这种情况在急性溃疡性结肠炎和急性克罗恩病中均可见到。

静脉阻塞

结肠梗死中静脉阻塞的重要性更多的是推测（Gandhi 等，1996）。实验室研究显示静脉阻塞导致水肿、出血、梗死以及后纤维化（Marcuson 等，1972）。有学者指出，静脉血栓形成可以解释口服避孕药的年轻女性为何在某些时期发生缺血性结肠炎（Kilpatrick 等，1968b；Cotton 和 Lea Thomas，1971；Dudley 和 Faris，1971；Arnold 等，1981；Spotnitz 等，1984）。但是并不是所有的缺血性结肠炎都发生于年轻女性患者（Clarke 等，1972；Saegesser 等，1979；Archibald 等，1980；Barcewicz 和 Welch，1980；Duffy，1981）。年轻人静脉阻塞多在右半结肠，但是其他方面的临床表现与典型的缺血性结肠炎没有明显差异（Clarke 等，1972；Spotnitz 等，1984；Marston，1986）。

创伤性血管病变

腹部钝器伤在肠系膜血管撕裂或者血栓形成，以及腹膜后巨大血肿时可能导致局限性结肠缺血（Blumenberg，1967；Cerise 和 Scully，1970；Shuck 和 Lowe，1978）。诊断通常依靠 CT 扫描和腹腔灌洗。大部分患者都有多方面的内脏、骨骼、心肺以及神经外科损伤。

Dauterive 等（1985）报道了他们的一些经验，870 例因腹部钝器伤行剖腹探查的患者，有 41 例发生缺血性结肠病变，只有 7 例累及结肠，其中 5 例均局限于右半结肠。

肿瘤浸润内脏血管

一些肿瘤，如淋巴瘤、类癌、胃肠道间质瘤或血管内皮瘤可能阻塞供应小肠或大肠的内脏血管导致缺血（Boley 和 Schwartz，1971b；Weinblatt 等，1984）。

缺血性结肠炎和胰腺炎

胰腺炎患者发生结肠梗死常见于化脓性坏死性胰腺炎或胰腺囊肿，这时，横结肠和脾曲常有局限性坏疽。这种情况下毫不怀疑预后不良，除非积极进行胰腺清创，或者是结肠切除并回肠造口术、造瘘术或旷置。胰腺炎导致肠系膜血管和结肠弓血管血栓形成是因为临近的脓毒症或胰腺坏死（Katz 等，1974；Dallamand 等，1977；Abcarian 等，1979；Nottle，1980；Kukora，1985）。也有大部分胰腺炎合并结肠穿孔以及假性梗阻都是由缺血引起的一些推测（Berne 和 Edmondson，1966；Hunt 和 Mildenhall，1975；Mair 等，1976）。胰腺炎时结肠坏死的死亡率接近 50%（Brette 和 Maillet，1967；Colin 等，1968；Gautier-Benoit 等，1969；Rettori 和 Grenier，1970；Alexandre 和 Germain，1972；Alexandre 等，1974；Champetier 等，1974；Fazio 和 Cady，1974；Paris 等，1975；Leborgne 等，1976；Montariol 和 Nardi，1976；Ranson 和 Spencer，1977；Thompson 等，1977；Palot 等，1982；Schein 等，1985）。

大肠梗阻

结肠壁的血流受肠道直径、肌紧张的半径以及管腔内压力影响。Saegesser 等（1981）证实管腔内压力、内脏血流以及动静脉血氧差关系密切（图 50.3）。

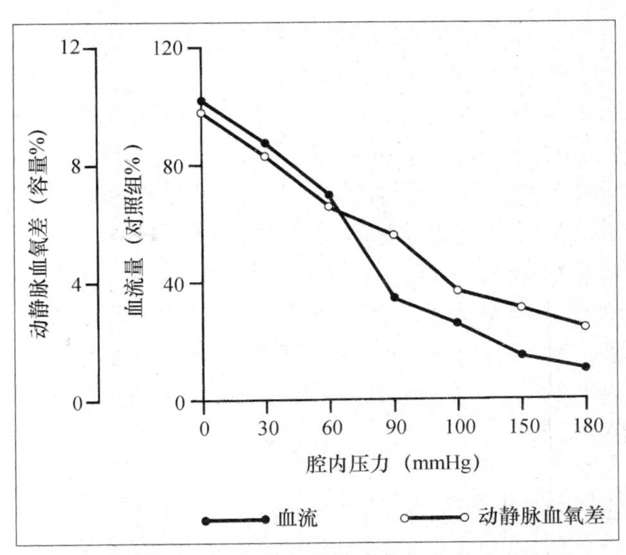

图 50.3　肠腔内压力、动静脉血氧差（○）以及血流量（•）之间的关系。显示肠腔内压力和血流之间的负相关（Saegesser 等，1981）。

结肠缺血常继发于肠梗阻，尤其是肠扭转。事实上，在回盲瓣功能正常的情况下，盲肠穿孔通常是由于肠壁的线性或斑块样梗死。黏膜缺血的程度总是高于浆膜层（Killingback 和 Williams，1961）。Boley 等（1969）发现管腔内压力的升高对黏膜血流的影响大于肠壁血流供应。尽管局部近端肠道的缺血常见于大肠梗阻（Herrman 等，1965；Ambrusso 和 Ferrari，1967；Feldman，1975），广泛的近端结肠梗死却很少见（Dencker 等，1969；Teasdale 和 Mortensen，1983；Ramsay 等，1987）。

Saegesser 和 Sandblom（1975）描述了 1562 名结肠肿瘤患者发生结肠梗死的情况，其中 274 名患者有肠梗阻，他们中有 24 名因局限性缺血发生肠穿孔。大肠梗阻导致的缺血常受组织灌注受损合并休克、脱水、酸中毒以及心力衰竭的影响，与局部因素如梗阻的持续时间和位置、回盲瓣功能以及结肠扩张程度关系不大（Addleman，1963；Glotzer 等，1964；Carasquilla 等，1970；Ganchrow 等，1971；Glenn 和 McSherry，1971；Schwartz 和 Boley，1972；Stillwell，1973）。

自发性缺血性结肠炎本身偶尔会并发巨结肠（Rosato 和 Rosato，1969；Kaminski 等，1973；Margolis 等，1979）。这种常见的症状使得对这种急症诊断困难，可能会被误以为是肿瘤引起的梗阻（Lee 等，1986；Seow-Choen 等，1993）。后期节段性缺血可能会因肠腔狭窄引起梗阻（Eisenberg 等，

1979）。溃疡性结肠炎和克罗恩病合并巨结肠常有明显的缺血征象（Morson 和 Dawson，1972；Grieco 等，1980；Allan 等，1983）。自发性缺血性结肠炎引起的结肠扩张可以是节段性或者全结肠的，影响缺血的肠段或近端结肠。结肠扩张产生恶性循环，在已有的结肠循环受损的情况下进一步加重大肠壁缺血，容易导致细菌过度生长（Carr 等，1986）。毫无疑问透壁坏死和穿孔就有很高的发生率。有时结肠扩张继发于固有肌层坏死或自主神经丛缺血改变，这种情况下早期行结肠镜减压就可以逆转。

结肠灌注受损

低血容量、缺氧以及低血压时不利于内脏血流，使黏膜和血管壁活力受损。结肠灌注受损也许可以解释心肺分流术后的缺血性结肠炎（Visser 等，1995；Gandhi 等，1996）。自发性缺血性结肠炎经常发生在低血压时，也可能是由于合并心脏疾病、高血压、糖尿病或者使用了选择性内脏血管收缩的药物从而影响内脏血流（Ende，1958；Ming，1965；Marston 等，1966；Renton，1967；Rickert 等，1974；Sakai 等，1980；Flynn 等，1983）。

大部分发生于年轻人的自发性缺血性结肠炎与持续的低血压和缺氧有关，原因包括低血容量、腹部创伤或者滥用药物（Briggs 等，1977；Goodman 和 Gilman，1980；Duffy，1981；Nikas 等，1985；Parry 等，1987）。

药物导致的缺血性结肠炎可能也是由于组织灌注受损，而不是局部特异性的血管收缩所致，有记录的药物如麦角胺（Stillman 等，1977；Weinert 和 Grussendorf，1980；Hochter 等，1983；Jehn 等，1983；Ottenjann 等，1983；Wormann 等，1985）（表 50.1）。一些精神治疗药物可能与结肠缺血有关，特别是阿米替林和氯丙嗪（Clarke 等，1972；Gollock 和 Thomson，1984）。最近比较关注的药物是阿洛司琼、西兰司琼以及替加色罗，它们作用于 5-羟色胺通路引起缺血（Farthing，2005）。甚至进食食物也可影响结肠的灌注（Williams 等，1967），这也许是有易患因素患者发生缺血性结肠炎的一个因素。

自发性特发性缺血性结肠炎的发病机制

多数临床医生现在认识到自发性特发性缺血性结肠炎是一个特殊的临床类型，主要表现为突然的腹痛及血便。这可以进展为梗死或是透壁性的缺血，继而并发狭窄或是可自行恢复的一过性的黏膜损伤。（Hagihara 等，1977；Marston，1986）。

越来越多的人接受这样一个事实，缺血性结肠炎并不像肠系膜血管阻塞，而是一个非阻塞性的，发生于内脏血管的低血流的梗死，可能发生于动脉血管（Saegesser 等，1979；Marston 等，1985；Ricci 等，1985；Sreenarasimhaiah，2003）（图 50.4）。最开始结肠缺血主要会影响到黏膜，导致黏膜溃疡、坏死和出血，所有的这些都可以通过内镜观察（Castelli 等，1974；Duffy，1981；Scowcroft 等，1981）。开始的变化会影响隐窝上部并导致急性的炎细胞浸润。这些主要的病变与伪膜性肠炎的表现难以区分。黏膜屏障的破坏可以使肠道细菌穿透到黏膜下甚至结肠壁。

证据显示，结肠缺血时最先影响黏膜层，临床（Sakai 等，1980；Parry 等，1987）和基础研究（Marston 等，1985）均支持。在实验动物身上，通过不同程度的动脉阻塞来模拟缺血性结肠炎患者的临床、放射学或病理学特点。黏膜和肠壁的缺血都可以因为结肠扩张或肠腔内压力的升高而恶化。

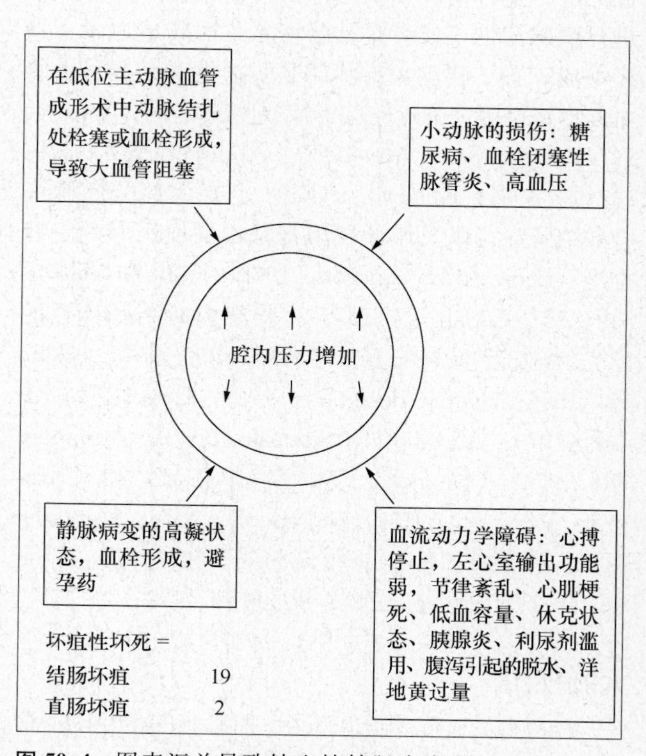

图 50.4 图表汇总导致缺血性结肠炎发生的因素。来源自：Saegesser 等（1981）。

实际上，扩张是由于结肠壁肌肉或神经的缺血或是细菌毒素所致。

低流量状态，例如低血容量性、心源性或感染性休克时，可导致肾素和血管紧张素增加以及拟交感胺释放，导致内脏血管收缩和麻痹性肠梗阻。从临床观察来看，急性血管阻塞很少会是缺血性结肠炎的原因。实际上，West 等（1980）发现在 27 例急性近端血管阻塞患者中只有 4 人发生了缺血性结肠炎。Schroeder 等（1985）报道，虽然有 19 人发生了肠系膜下动脉的阻塞，但这并不与缺血性结肠炎发生相关，是因为没有证据显示腹腔或肠系膜上动脉阻塞，并且结肠缘动脉通畅。然而，有 13 名患者同时发生髂内动脉阻塞。Williams 等（1969）不能证实缺血性结肠炎病例中近端动脉阻塞的存在，但是，在 32 例患者有 28 例因异常的远端血管纤维增生和中层肥厚导致节段性梗死。因此假设远端血管病变和灌注受损是自发性结肠缺血最重要的发病因素，但是对怀疑结肠缺血的患者行急诊动脉造影却很少能发现急性血管阻塞的证据。事实上，Williams 和 Wittenberg（1975）发现 11 例病人中有 5 例血管床扩张，证实了早期的实验证据，也就是内脏血管扩张导致急性肠缺血（Reeders 等，1984）。

结肠缺血的诊断通常是以临床表现为依据的，间接的缺血证据源于 CT 扫描、钡灌肠检查和结肠镜，即使正常的血管造影也不能除外诊断（Reuter 等，1970；Wenger 等，1980）。

尽管很少有研究调查缺血性结肠炎的危险因子，一项关于阿洛司琼（5-HT_3 拮抗剂，2003 年 FDA 将其撤出市场）的实验被认为是 IBS 治疗上的突破，同时也为了解缺血性结肠炎的发病机制带来了新的领悟。

一项由 Davis 等（2003）进行的有 120 000 例的大型病例对照研究显示，慢性阻塞性肺病（COPD）患者患缺血性结肠炎的风险比对照组要高 2 倍以上。COPD 中患缺血性结肠炎的大部分都是女性（59%）和年长者（平均 75 岁）。缺血性结肠炎在这项研究中的发病率是 50/100 000，而普通人群的发病率为 4～10/100 000。

肠易激综合征患者也可能有较高的患缺血性结肠炎的风险（Cole 等，2002）。Cole 发现女性更容易出现结肠缺血，在 IBS 患者中这一比例接近2：1（9：5/200 000 人年）。Bohn（2002）等的一项病例对照研究也支持二者之间的关系。他们认为 IBS 患者患缺血性结肠炎的风险是对照组（同样年龄和性别的普通人群）的 10 倍（相对危险＝10.8，95% CI：7.1～16.3）。

病理

大体观

确定的坏疽

结肠坏疽是缺血性结肠炎的特征性表现（图 50.5）。肠呈现黑色或绿色，肠腔扩张、肠壁因部分自我溶解而变薄。黏膜层几乎缺失，剩下部分被破坏的裸露的肌纤维组织，导致斑片状透壁损伤和穿孔（Whitehead，1972）。尽管结肠坏疽，主要的血供还是畅通的（Cooling 和 Protheroe，1958）。

早期坏疽

在缺血的早期，肠道扩张，黏膜出血，肠壁变脆、变薄。可见深浅不一的溃疡，从仅限于黏膜层到全层坏死（图 50.6）。肠腔中充满血液。此时大体观类似于暴发性溃疡性结肠炎的表现，但是有斑片状坏疽，境界清楚的坏死结肠（Killingback 和 Williams，1961）。有利的一面是网膜帮助阻止游离的穿孔，同时慢慢消退。在血管重建过程中，肠道变厚，同时如果全层受累的话可能会出现狭窄。缺血过程中主要累及的黏膜和浆膜可能会恢复正常，这有利于医生通过结肠镜检查以明确诊断和判断缺血程度。

可逆性黏膜缺血

可逆性缺血与全层坏疽并肌坏死有很大的差异

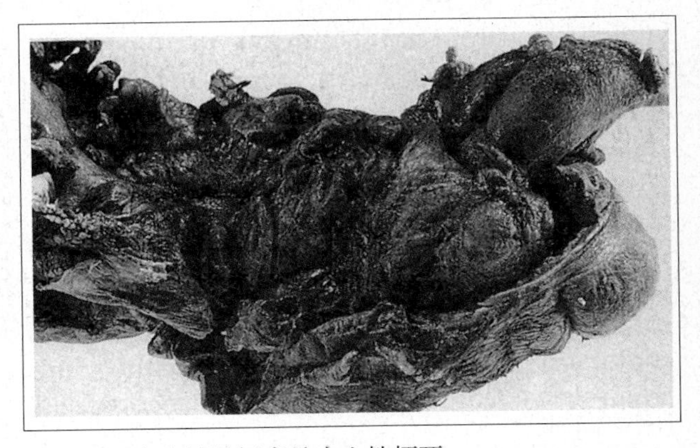

图 50.5 右半结肠坏疽及出血性梗死。

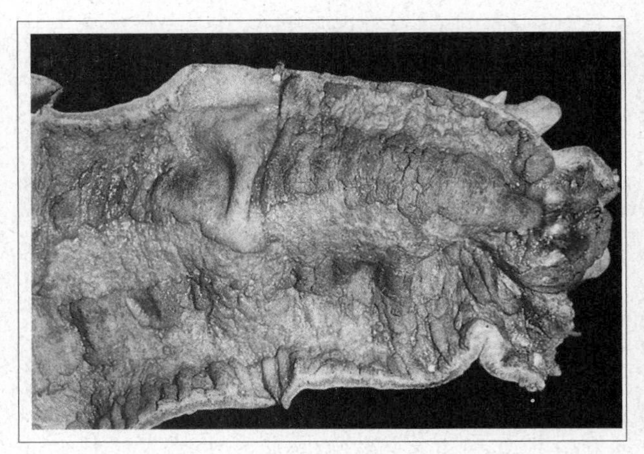

图 50.6 缺血性溃疡。这些改变是可逆的。这个病例中的患者表现为大量出血。

(Boley 等，1973)。表现为结肠变厚，黏膜水肿，呈现鹅卵石样外观，可有线性溃疡，表面出血（图 50.7)。这些改变程度不等，特征是没有穿孔和臭味，尽管黏膜可能存在严重的溃疡，肌层在缺血过程中分离。没有浆膜和腹膜改变。在修复前黏膜上可出现腐肉（Dawson 和 Schaefer，1971)。

缺血性狭窄

全层缺血通常是可逆的，但是如果肌层坏死，正常的形态没能修复，缺血的肌层被纤维组织替代，这样的话可能出现缺血性狭窄。这种狭窄是短期的，不会导致完全梗阻。一般来说，乙状结肠比脾曲更经常发生狭窄（Marshak 和 Lindner，1968；West 等，1980)，是因为乙状结肠是管状的，肠壁囊袋样突起更明显，黏膜下层的纤维化更广泛。缺血性狭窄与憩室病、肿瘤、节段性克罗恩病造成的狭窄很难鉴别。

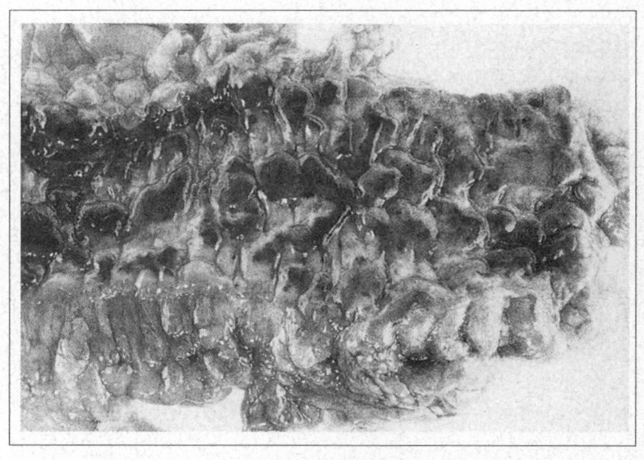

图 50.7 可逆性缺血。黏膜层鹅卵石样，黏膜下层水肿。

组织学特征

坏疽

结肠梗死出血发生在黏膜和黏膜下层伴黏膜下层的水肿。最早的改变发生在半数的隐窝。上皮小管充满急性炎细胞和红细胞。肠道表面被纤维沉渣和坏死组织覆盖，很难与伪膜性肠炎较重时的病变相鉴别。早期病变可见明显的炎细胞浸润，后期黏膜腐烂，可见不规则坏死性溃疡。特征性表现是黏膜和黏膜下层毛细血管中纤维蛋白栓子。革兰染色可见黏膜下层细菌存在。缺血进展期可能很少有正常组织，仅剩下坏死的固有肌层和黏膜下层的轮廓。急性肠缺血时固有肌层是重要的防护结构，即使在重症患者也能相对完整。肌层纤维缺乏细胞核，基本不能被染色。

可逆性缺血

可逆性缺血的特征是黏膜下层可见慢性炎细胞，坏疽样组织形成。在广泛溃疡基础上可见存活的黏膜岛。在黏膜腐烂分离后生产坏疽组织和炎细胞的基质。黏膜下层出现多形性浆细胞和淋巴细胞，在上皮再生过程中，毛细血管增殖，成纤维细胞繁殖，巨噬细胞活性增强。肌层缺血主要是异物巨细胞反应和纤维化（图 50.8)。嗜酸性粒细胞和含铁血红素细胞在邻近坏死的区域出现。这种含铁血红素细胞是曾经出血性梗死的证据，对鉴别是缺血性肠炎还是溃疡性结肠炎以及克罗恩病有帮助。溃疡边缘甚至可见上皮再生。存活的黏膜中可见潘氏细胞化生，较高的核分裂象和隐窝变形。这些可

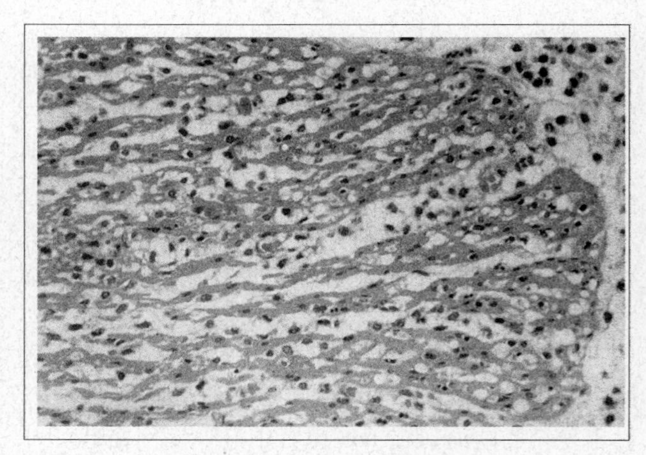

图 50.8 缺血的组织学表现。显示肌层的缺血坏死以及炎细胞浸润。显微图片中未见吞噬含铁血黄素的巨噬细胞。

能是动脉内膜炎和纤维蛋白栓子的特征（Brown，1972；Williams 和 Wittenberg，1975；Hagihara 等，1977）。

缺血性狭窄

狭窄的特点是周围缺乏黏膜组织，溃疡面被肉芽组织和新生血管覆盖。溃疡边缘可见上皮再生。黏膜肌层破坏，纤维组织大量增生。黏膜下层充满肉芽组织、成纤维细胞、嗜酸性粒细胞、浆细胞和慢性炎细胞。在动脉炎时可见纤维素样坏死。浆膜层和结肠周围脂肪组织可见斑片状炎性改变。没有隐窝脓肿、透壁性淋巴样增生、透壁样裂隙以及结节样肉芽肿可以用来鉴别缺血性结肠炎和克罗恩病。

发病率和死亡率

除了丹麦有关主动脉手术后缺血的患病率的血管研究外，尚缺乏缺血性结肠炎发病率的流行病学数据。这篇研究中，缺血性结肠炎在急诊主动脉瘤切除术后的发病率为 2%，择期主动脉瘤切除术后的发病率为 0.7%，主动脉髂动脉分流术后的发病率为 0.4%。主动脉术后并发缺血性结肠炎的死亡率从 4% 到 100%（Johnson 和 Nasbeth，1974；Bandyk 等，1981；Ernst，1983；Kim 等，1983；Schroeder 等，1985；Welling 等，1985）。

相比 20 世纪 80 年代早期，对于年轻患者，更常依据缺血性结肠炎的症状来诊断，但是也缺乏发病率的数据。对于服用避孕药的女性以及患有结缔组织疾病、糖尿病、类风湿关节炎和慢性肾衰竭的患者发生缺血性结肠炎，人们的认识正在逐步提高（Hagihara 等，1977；West 等，1980；Duffy，1981；Saegesser 等，1981；Spotnitz 等，1984；Marston，1986）。不仅仅是临床医生认识到缺血性结肠炎是腹痛和血性腹泻的常见原因，同时进步了的诊断方法，尤其是结肠镜、钡灌肠和 CT 扫描的使用更突出显示了这类疾病的发生频率（Farman，1971；McNeill 等，1974；Hagihara 和 Griffen，1979；Scowcroft 等，1981；Hunt 和 Waye，1981；Federle 等，1984；Reeders 等，1984）。

尽管报道的缺血性结肠炎多发生在 40 岁以下的人群，但很强的证据显示这也是一个老年性疾病，最常发生在 60 岁左右（图 50.9）（Marston，1986）。大肠梗阻导致坏死的发生率在 9%（Saegesser 和 Sandblom，1975）。

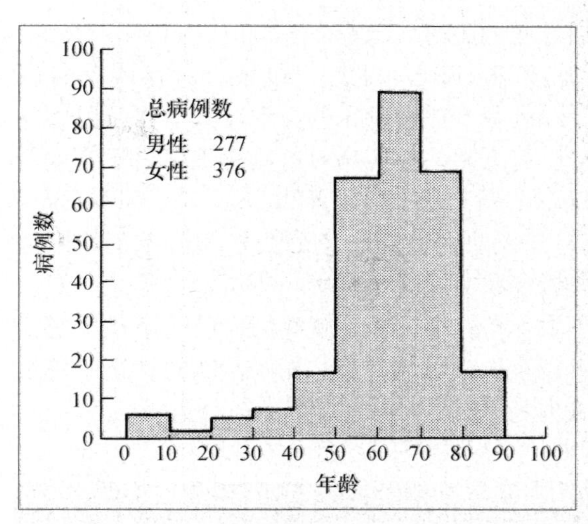

图 50.9 肠缺血的年龄发生率。登记英国一般人群数据，35 例因肠系膜梗死而死亡的病例。

死亡率与年龄、诊断的速度以及是否存在结肠梗死密切相关。结肠缺血是自限性疾病，似乎没有过高的死亡率。相反，结肠坏疽的死亡率在 28%～90%左右（Marston，1972；Kaminski 等，1973；Rosen 等，1973；Heikkinen 等，1974；West 等，1980）。与此相似的死亡率是胰腺炎患者合并结肠梗死（Abcarian 等，1979；Schein 等，1985）。

临床表现和自然病程

结肠梗死

急性结肠壁梗死（Welch 等，1986）经常表现为严重的循环障碍、败血症、代谢性酸中毒、全身粪源性腹膜炎并直肠出血。要明确导致腹部严重疾患的原因常需要剖腹探查或尸检。

缺血性结肠炎

典型的表现是 60 岁以上的患者在排 1～2 次糊状血便后突发的急性左髂窝痛、恶心、有时伴呕吐。大便中带有黑色的血凝块。不像结肠梗死，缺血性结肠炎经常没有循环衰竭的征象。常见的有短暂的发热及轻微的心动过速。左髂窝或骨盆处常有局部肌紧张，直肠指检可见血液。大部分的缺血性结肠炎患者是老年人，有心脏疾病、呼吸系统疾病和高血压（Abel 和 Russell，1983）。偶有一些患者因巨结肠导致腹部膨胀（Margolis 等，1979）。

只有很少的缺血性结肠炎进展为坏疽，Marston（1986）的记录显示 108 名患者中只有 2 名有坏疽。有时候患者在血性腹泻和腹痛后经历黏膜层或全层结肠的脱落（Speakman 和 Turnbull，1984；Gregory 和 Barrett，1987）。缺血性结肠炎是自限性的，结肠很少遗留可见的异常，除非累及肌层导致狭窄。有无阻塞性疾病对自然病程来说没有差异（Kaminski 等，1973）。Williams 和 Wittenberg（1975）建议缺血性结肠炎分为轻型和重型，因为有些患者症状不能完全缓解（Williams 等，1969）。我们不太支持这个论断，就我们自己的经验来说这是一个完全的自限性疾病。复发性缺血性结肠炎很少见。

缺血的位置

结肠梗死

结肠梗死常是节段性地累及降结肠和脾曲。全结肠梗死是非常偶然的（Williams 等，1969；Welch 等，1986）。继发于梗阻的坏死，或者是发生于创伤后（Dauterive 等，1985），盲肠受累还是相当常见的（Saegesser 和 Sandblom，1975）。主动脉术后，主要是乙状结肠受累，占 50%，降结肠占 21%，直肠占 24%，横结肠占 5%（Kalman 等，1981；Nelson 和 Schuler，1982；Schroeder 等，1985）。急性胰腺炎时缺血理所当然是横结肠，因其位置最易受影响（Kukora，1985）。

缺血性结肠炎

缺血性结肠炎时降结肠和脾曲是最易受累的肠段（表 50.3；图 50.10）（Brown，1972；Williams 和 Wittenberg，1975；Hagihara 等，1977；Saegesser 等，1979；West 等，1980）。其后的狭窄可能发生在乙状结肠、脾曲、降结肠，偶尔会是横结肠（Balslev 等，1970；Marcuson，1972；Castelli 等，1974；West 等，1980）。

缺血性直肠炎

大肠缺血性疾病通常限定于结肠，很多人认为直肠不会受累。Parks 等（1972）报道了自发性缺血性直肠炎，原因考虑是双侧的髂内动脉阻塞。

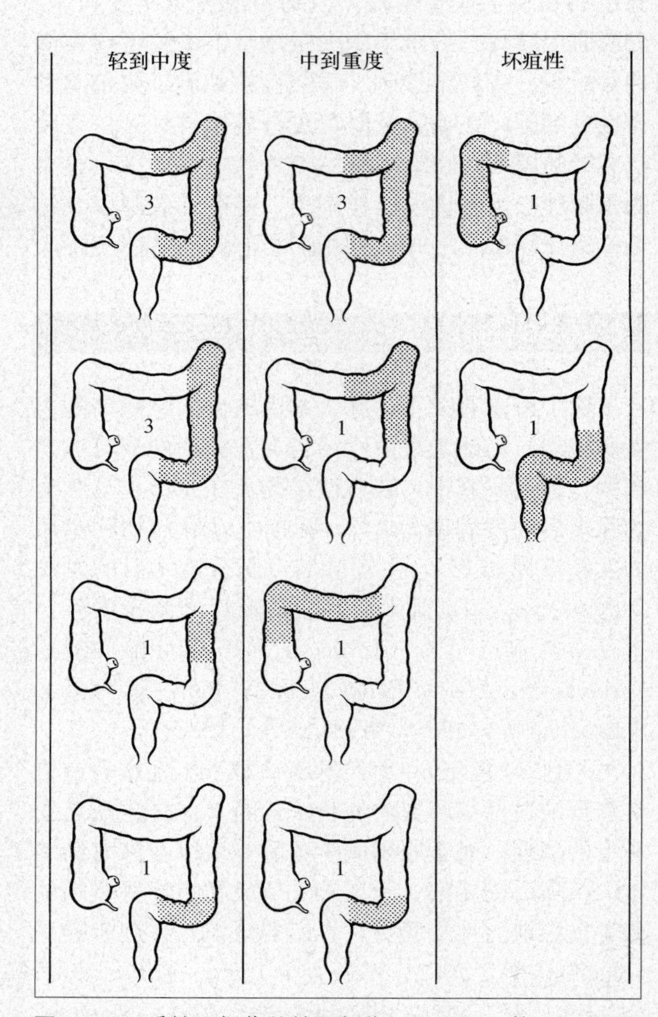

图 50.10 受缺血损伤的结肠部位（Hagihara 等，1977）。

表 50.3 缺血性结肠炎的部位（有些部位不全包括）

部位	Saegesser 等（1981）	Brown（1972）	Williams 和 Wittenberg（1975）	West 等（1980）
右结肠	7	0	2	0
横结肠	9	2	4	0
脾曲	33	10	9	9
降结肠	37	4	25	9
乙状结肠	24	1	4	4
直肠	3	0	8	0

Nelson 和 Schuler（1982）也报道了急性直肠缺血有时并发狭窄。就像 Weaver（1984）、Lane 和 Bentley（2000）描述的病例一样，有时缺血过程不可逆可能导致直肠完全梗死。一些病例甚至持续累及乙状结肠（Kilpatrick 等，1968a，b；Williams 和 Wittenberg，1975）。很难鉴别缺血是来自非特异性直肠炎、孤立性直肠溃疡还是直肠套叠（Kawarada 等，1974）。Quirke 等（1984）报道了一个需要行腹会阴联合直肠切除术同时患有痔上动脉纤维肌性发育异常的病例。对于这样一个少见病例，痔上血管病变很广泛但是却没有直肠缺血（Ganchrow 等，1970；Stanley 等，1975；Fowler 等，1979）。

检查

实验室检查

所有的实验室检查都不特异。白细胞增多较常见，也可见一过性的碱性磷酸酶、乳酸脱氢酶及天冬氨酸转氨酶升高。有人（Jamieson 等，1975）认为在透壁性梗死时血清中磷酸盐升高应该有特异性，但实际情况却并不这样。血清乳酸盐是代谢性酸中毒时敏感的指标，而且是肠缺血时的一个标志。

放射学检查

腹平片

在坏疽性肠炎时，可能出现肠腔外气体或是腹腔积气（Miller 等，1970）。腹平片检查时，结肠可能呈现出僵硬的管状外观，或者节段性狭窄（Williams 等，1969a）。肠壁内可见气体。腹平片可见巨结肠及小肠梗阻。缺血性结肠炎患者腹平片可见横结肠及乙状结肠指纹征改变，在肠腔内气体及水肿的肠壁间形成扇形（贝壳状）改变。

钡剂灌肠

在结肠镜发明之前，大多数可疑缺血性结肠炎患者都在早期进行钡灌肠检查。典型表现是指压征，息肉状改变，锯齿形外观，或者狭窄形成。（Farman，1971；Clarke 等，1972；Boley 等，1973；Kaminski 等，1973）（图 50.11 和图 50.12）。

对于怀疑有结肠穿孔或梗死等严重腹部症状的患者并不建议进行钡灌肠检查。对于严重血便者，除非乙状结肠镜排除了直肠炎，也不建议行钡灌肠检查。因为气钡双重造影可获得更多信息，因此水溶性对比剂也不建议使用。

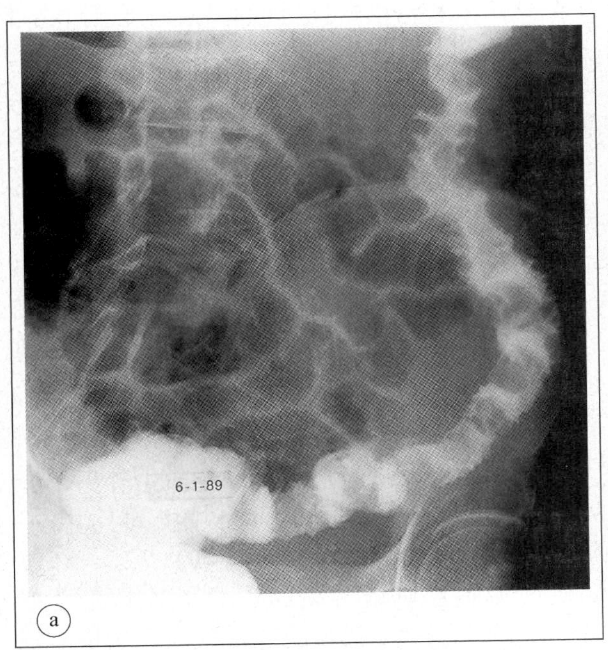

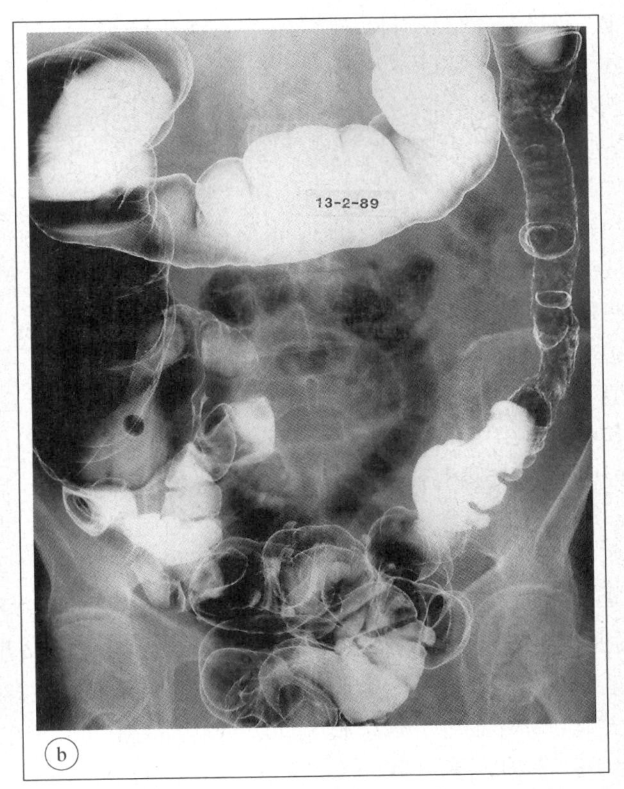

图 50.11 （a）急性降结肠缺血的钡灌肠检查；（b）5 周后重复检查可见明显的缓解。

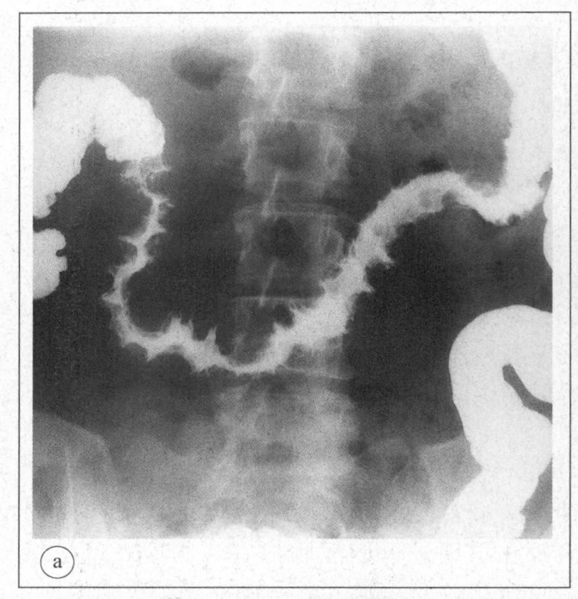

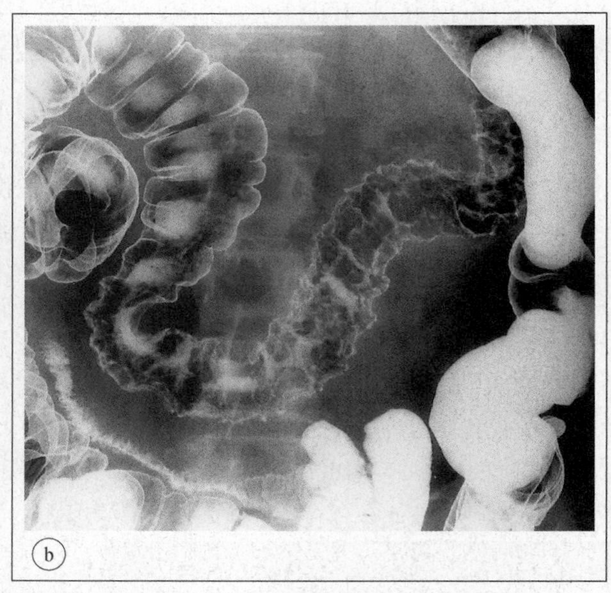

图 50.12 急性缺血性肠炎的钡灌肠检查。(**a**) 单对比检查;(**b**) 双对比检查显示结肠保留部分扩张的能力。

指压征是缺血性结肠炎的早期表现，它可出现于症状出现后的3天左右，并于2～4周后消失(图50.11)。出血水肿的黏膜突出于肠腔呈现为钝圆的半透明状突起，表现为贝壳样外观。在脾曲表现最为典型，但可出现于全结肠。锯齿样外观出现于结肠环周的不同大小及深度的溃疡及瘘进行修复的晚期(图50.12)。有时候不规则的溃疡区域可形成狭窄，与克罗恩病较难区分。

狭窄的长度及粗细是变化的，可以出现于横结肠、脾曲、降结肠或乙状结肠。狭窄可能与囊有关，如果是这样，狭窄将长期存在(见图50.1)。对于短期出现腹痛、排便习惯改变及直肠出血的患者，放射学检查很难区分缺血性狭窄与结肠肿瘤。在有些病人因误将缺血性狭窄当做恶性疾病而进行了不必要的手术(Lee等，1986)。息肉状病变也可发生于缺血性肠炎，也与肿瘤难以鉴别(Boley和Schwartz，1971b；Boley等，1973)。结肠镜下活检可以鉴别上述两种误诊情况(Farinon，1978；Forde等，1979)。

血管造影

血管造影对于诊断和评价缺血性结肠炎是否真正有意义还存在争论，因为肠系膜上动脉的起始部很少发生阻塞，而对于肠系膜上动脉进行插管必须确定远端动脉有阻塞(Wenger等，1980)。而且血管造影是一侵入性操作，可能会引起梗死。数字减影技术虽然微创，但因其不能对远端血管阻塞情况提供足够的信息，所以使用价值也受到质疑(Aakhus和Brabrant，1967；Williams等，1967)。

CT扫描

Federle等(1984)报道了对于肠缺血病人进行CT扫描的结果。特异性表现是肝门部(Sisk，1961)或肠系膜静脉内可见气体，肠壁内可见气体。肠壁增厚或扩张。一些主要脏器的动脉血管阻塞也可见于CT扫描(Hoddock等，1982；Jones等，1982)。

结肠镜检查

对于缺血性结肠炎认识的提高主要是由于结肠镜检查的应用。传统的硬式乙状结肠镜不用于诊断，但作为一种排除其他病变的手段绝不可摒弃(Scowcroft等，1981)。结肠镜可以发现黏膜节段性水肿，接触性的出血，不规则的坏死性溃疡，缺血性狭窄或质地较脆的黏膜以及突出于肠腔的息肉状病变。白色斑块样的假膜可以出现在红斑样黏膜的表面(Hagihara等，1977)。节段性的坏疽可以出现，特别是主动脉手术后(Hagihara和Griffen，1979)。只要在检查时对肠道不要过分扩张，在急性缺血性结肠炎时进行结肠镜检查还是安全的(Reeders等，1984)。肠镜检查注气时，如果前端误入黏膜，可能会发生穿孔。

同位素检查

肠缺血的诊断也尝试使用自体锝标记白细胞的方法（Barfield 等，1977）。用于缺血性肠炎诊断的放射标记复合物包括^{99m}Tc 焦磷酸盐（Schimmel 等，1976；Kressell 等，1978），^{131}I 标记的白蛋白（Moossa 等，1974），^{99m}Tc 标记的亚甲基二磷酸盐（Frantzides 等，1986）。肠道缺血进行同位素检查不如对器官进行检查更有意义（Holman 等，1976；Tetalman 等，1977；Wynne 和 Holman，1980）。^{131}Xe 可以被缺血的肠道摄取，但对于诊断没有帮助（Gharagozloo 等，1980；Bulkley 等，1981b）。

结肠缺血的腹腔内检查

剖腹探查检查时评价肠道的活性缺乏客观性，主要基于外科手术的经验，而这常常具有误导性（Bussemaker 和 Lindeman，1972；Zarins 等，1974；Gorey，1980）。各种试验性的手术技巧用来尝试改进对于肠道活性的评价（Sakaguchi 等，1989），但是没有一个方法在临床实践中证明有用。

染色检查

荧光素可以用来评价肠道的活性，也可见关于过敏的报道（Lapiana 和 Penner，1968）。Bulkley 等（1981a）发现荧光素较临床分析及多普勒超声更可靠。红外光定量荧光素检查在剖腹探查时可用于结肠活性的评价（Silverman 等，1983）。注射荧光素后进行结肠镜检查，灌注受损的区域因为摄取染料减少可以被发现（Galandiuk 等，1988）。

多普勒超声

多普勒超声可以用于吻合手术前确认肠道末端是有活性的（Cooperman 等，1978），并且用于预测恢复肠道血供后活性恢复的情况（O'Connell 和 Hobson，1980）。然而，处理过的肠道，多普勒信号可以发生改变，该方法对于静脉阻塞并不够精确（Gorey，1980）。

激光多普勒

激光多普勒超声检查用于评价组织微循环的情况（Lancaster 等，1987）。有些学者认为这种方法重复性不好（Shandall 等，1984），而且劣于组织含氧量的评价。这种方法依赖于黏膜及肠壁血流的改变（Allen，1988）。而且该方法可在结肠镜检查时或术中采用（Allen 等，1987；Sakaguchi 等，1989）。但是检测具有很强的主观性，观察者的错误影响了常规使用。

氧电极

表面电极可以用于评价黏膜和浆膜面的氧电位（Van Esbroeck 等，1992）。氧电位与血流之间有很好的相关性（Piasecki，1981）。从技术上来说，对黏膜电位的检测远远要难于对浆膜面的检测（Sheridan 等，1992）。有人认为氧电位检测有很好的重复性，而且对于结肠血流检测敏感，而且有研究表明，近端切除处吻合口开裂与氧电位下降有相关性（Sheridan 等，1992）。

其他检查

化学检查，例如组织四唑盐检测虽然可靠，但是因为检查时间较长的原因而很少用于临床（Carter 等，1970）。平板同位素检测因为需要复杂的检测设备。肌电活性的丧失可用于诊断缺血的发生，活力恢复表明肠道活性恢复（Shah 和 Anderson，1981；Brolin 等，1987）。浆膜层 pH 检测并不可靠，但是肠镜检查时黏膜层 pH 的检测可用于评价肠道缺血的程度（Myers 等，1972）。温度记录法还没有广泛用于临床评价（Moss 等，1981）。

鉴别诊断

结肠梗死与广泛的小肠缺血很难鉴别，两者都是剖腹探查的适应证，术前的鉴别多属于学术研究。

急性结肠缺血很难与结肠肿瘤梗阻相鉴别（Seow-Choen 等，1993）。缺血性结肠炎与克罗恩病易于混淆，特别是直肠没有病变的时候。两种疾病的钡灌肠表现有相似性，但是结肠镜检查可以鉴别。血便更多见于溃疡性结肠炎，但是巨结肠可以混淆两者的诊断。结肠缺血与溃疡性结肠炎在组织学上有很多相似之处。急性缺血性结肠炎应该与感染性结肠炎相鉴别，因此应该进行大便培养。急性缺血性结肠炎与憩室病易混淆。

其他与缺血性结肠炎有相似表现的疾病包括深层囊性结肠炎、结肠积氧症、结肠脂肪过多症、伪膜性肠炎等。缺血性狭窄与淋巴瘤或肿瘤有相似表现（Barner，1967；Brandt 等，1982；Reeders 等，1984；Lee 等，1986）。

治疗

保守治疗

结肠梗死

结肠梗死无法行保守治疗，预后与诊断及结肠切除的速度相关。

缺血性结肠炎

相比较而言，无坏疽发生的结肠缺血应该进行保守治疗，因为病变不可避免地会发生消退，而且往往是自限性的。狭窄常常不需要手术来处理，这是因为很少发生完全肠梗阻，而且结肠镜检查能够鉴别良恶性的狭窄。

在急性缺血性肠炎的实验研究中发现（Hueckel等，1973），肠腔内给氧或是葡萄糖可以治疗黏膜缺损（Shute，1976），但是这一机制并没有在临床上应用（Ricci等，1985）。羟基可能在结肠缺血的病因中起一定作用（Demopoulos等，1980；Rehncrona等，1980）。二甲基亚砜和甘油是羟基的清道夫，并且能够抑制血小板聚集（Rosenblum和El-Sabban，1982）。在急性缺血的实验研究中发现二甲基亚砜具有保护作用（Demetriou等，1985），但是临床上却并未发现这样的现象。

在多数缺血性结肠炎的患者，其症状、体征和放射学改变都可以彻底恢复。应该每4小时监测脉搏、血压和体温等临床进展情况，因为有2%的患者临床表现并无改善，而且梗死表现出现较晚。早期积极的补液能够预防组织灌注受损。建议每天检测血细胞比容及白细胞计数（Marston，1986）。给予全身抗感染治疗，并不建议抗凝治疗，因为可以增加出血性梗死的风险。腹痛、临床体征减弱、液体不足、低血容量、酸中毒及循环紊乱都提示肠梗死，剖腹手术前应该行结肠镜检查明确肠坏疽的程度。如果结肠缺血合并有肠扩张，最好通过肠镜或是插软管至乙状结肠来进行减压。然后应该进行重复检查，因为结肠扩张控制后，缺血性改变可以逆转（Saegesser等，1981）。

外科治疗

预防

考虑到主动脉手术时结肠梗死的危险，髋部疾病的患者如果行肠系膜下静脉的分流术，应该通过血氧定量法或是多普勒超声来评价结肠的活性。采用主动脉造影的方法来评价腹腔或是肠系膜上动脉是否通畅这一做法还有争论，因为如果它们不通畅，一个非闭塞的血管如果能够被分开，那么肠系膜下动脉的再植可能是可取的。

狭窄

自从20世纪70年代以来，因缺血狭窄需要切除肠段治疗的患者数目已经明显减少了（Marston，1986）。这主要是归功于诊断方法的改善，能很好地鉴别恶性狭窄和缺血所致的狭窄。现在我们知道大部分狭窄不会进展为完全的梗阻，因此切除肠段就很没必要了（Brown，1972）。如果有明确的切除指征，那么也只需要切除狭窄肠段原位吻合。Marston（1986）报道了174例缺血性结肠炎患者中有78例切除狭窄肠段，4例患者术后死亡，没有1例是因为吻合口瘘死亡。大部分结肠支架置入的经验都是在恶性疾病中的应用，对于良性疾病还没有很好的经验。然而，也许可以在缺血性狭窄导致完全梗阻的情况下放置支架来解除梗阻，然后进行肠道准备和择期切除，但这同样需要在条件允许的情况下进行。

结肠梗死

死亡率依赖诊断的速度和及时的结肠切除术（Abel和Russell，1983）。如果诊断和切除的是坏疽的肠段被延误，并发症如呼吸窘迫综合征、肾衰竭以及持续的败血症就会比较容易发生（Welling等，1985；Marston，1990）。

病人应该被安置在Lloyd Davies位置以便能进行术中肠镜检查。剖腹探查时很难确定结肠切除的范围，因为缺血时黏膜病变程度比浆膜要严重得多（Welch等，1986）。唯一的判断黏膜活力的方法是术中肠镜（West等，1980）。结肠梗死需要根治性切除术；如果远端的肠段没有超过腹膜反折处，则不要尝试直接吻合；将肠管的末端提高，进行结肠造口术及做黏液瘘口（Williams等，1969a）。如果结肠扩张，可能需要全结肠切除，但是直肠通常是有活力的，可以进行造瘘。

（郭旭　刘迎娣　译　刘迎娣　校）

参考文献

Aakhus T & Brabrant G (1967) Angiography in acute superior mesen-teric arterial insufficiency. *Acta Radiol* 6: 1-2.

Abcarian H, Eftaiha M, Kraft AR & Nyhus LM (1979) Colonic compli-cations of acute pancreatitis. *Arch Surg* 114: 995-1001.

Abel ME & Russell TR (1983) Ischemic colitis: comparison of surgical and nonoperative management. *Dis Colon Rectum* 26: 113-115.

Adams JT (1974) Adynamic ileus of the colon. *Arch Surg* 109: 503-507.

Addleman W (1963) Obstructing carcinoma with acute proximal ulcerative colitis. *Am J Gastroenterol* 40: 174-178.

Alexandre JH & Germain M (1972) La necrose colique aucours des pancreatites aigues. *Ann Chir* 26: 857-861.

Alexandre JH, Germain M, Mochepeid F, Chambon HC, Triboux PJ & Poilleux F (1974) Place de la pancreatectomie totale dans la thera-peutique des pancreatites aigues. *Chirurgie* 100: 893-903.

Allan RN, Keighley MRB, Alexander-Williams J & Hawkings C (eds) (1983) *Inflammatory Bowel Diseases*. London: Churchill Livingstone. Allen PIM (1988) Laser Doppler ultrasound in the assessment of mucosal blood flow. ChM thesis, University of Cambridge.

Allen PIM, Gourevitch D & Goldman M (1987) Non-invasive endo-scopic technique to assess gastrointestinal perfusion. *Br J Surg* 74: 1053-1055.

Alschibaja T & Morson BC (1977) Ischaemic bowel disease. *J Clin Pathol* 30 (Suppl 11): 68-74.

Alt B, Glass NR & Sollinger H (1985) Neutropenic enterocolitis in adults: review of the literature and assessment of surgical interven-tion. *Am J Surg* 146: 405-408.

Ambrusso VN & Ferrari F (1967) Massive gangrene of the colon due to distal obstruction. *Surgery* 61: 228-230.

Archibald RB, Burnstein AV, Knackstedt VE, Tolman KG & Holbrook JH (1980) Ischaemic colitis in a young adult due to inferior mesen-teric vein thrombosis. *Endoscopy* 12: 140-143.

Arnold GL, Fawaz KA, Callow AD & Kaplan MM (1981) Chronic intes-tinal ischaemia associated with oral contraceptive use. *Am J Gastroenterol* 77: 32-34.

Ashwood-Smith MJ (1967) Radioprotective and cytoprotective proper-ties of dimethyl sulfoxide in cellular systems. *Ann NY Acad Sci* 141: 41-62.

Bailey RW, Hamilton SR, Morris JB, Bulkley GB & Smith GW (1986) Pathogenesis of non-occlusive ischaemic colitis. *Ann Surg* 203: 590-599.

Balslev I, Jensen H, Norgaard F & Pott P (1970) Ischaemic colitis. *Acta Chir Scand* 136: 235-242.

Bandyk DF, Florence MG & Johansen KH (1981) Colon ischaemia accompanying ruptured abdominal aortic aneurysm. *J Surg Res* 30: 297-303.

Barcewicz PA & Welch JP (1980) Ischaemic colitis in young adult patients. *Dis Colon Rectum* 23: 109-114.

Barfield PA, Boley SJ, Samartano R & Bontemps R (1977) Scintigraphic diagnosis of ischaemic intestine with 99mTc sulfur colloid-labelled leukocytes. *Radiology* 124: 439-443.

Barner JL (1967) Colitis cystica profunda. *Radiology* 89: 435-437.

Berne TV & Edmondson HA (1966) Colonic fistulisation due to pan-creatitis. *Am J Surg* 111: 359-363.

Bernstein WC, Nivatvongs S & Tallent MB (1973) Colonic and rectal complications of kidney transplantation in man. *Dis Colon Rectum* 16: 255-265.

Blumenberg RM (1967) The seat belt syndrome: sigmoid colon perfo-ration. *Ann Surg* 165: 637-639.

Boley SJ & Schwartz SS (1971a) Colonic ischaemia: reversible ischaemic lesions. In: Boley SJ, Schwartz SS & Williams LF (eds) *Vascular Disorders of the Intestine*, pp 579-596. New York: Appleton-Century-Crofts.

Boley SJ & Schwartz SS (1971b) Colitis complicating carcinoma of the colon. In: Boley SJ, Schwartz SS & Williams LF (eds) *Vascular Disorders of the Intestine*, pp 631-642. New York: Appleton-Century-Crofts.

Brandt LJ, Boley SJ & Mitsudo S (1982) Clinical characteristics and natural history of colitis in the elderly. *Am J Gastroenterol* 77: 382-386.

Brette MM & Maillet P (1967) Necrose de la rate et du colon au cours d'une pancreatite aigue. *Arch Fr Mal App Dig* 56: 189-194.

Briggs RSJ, Barrand KG & Levene M (1977) Ischaemic colitis and drug abuse. *BMJ* 2: 1478.

Brolin RE, Semmlow JL, Koch RA et al (1987) Myoelectric assessment of bowel viability. *Surgery* 102: 32-38.

Buchard T & Hansen HJ (1977) Kronisk og akut intestinal iskaemi. Thesis, Fadls forlag, Copenhagen.

Bulkley G, Gharogozloo F, Alderson P et al (1981a) Use of intraperi-toneal xenon-133 for imaging of intestinal strangulation in small bowel obstruction. *Am J Surg* 141: 128-135.

Bulkley G, Zuidema G, Hamilton S et al (1981b) Intra-operative deter-mination of small intestinal viability following ischaemic injury. *Ann Surg* 193: 628-637.

Bussemaker JB & Lindeman J (1972) Comparison of methods to deter-mine viability of small intestine. *Ann Surg* 176: 97-101.

Byrd RL, Cunningham MW & Goldman LI (1987) Non-occlusive ischemic colitis secondary to hemorrhagic shock. *Dis Colon Rectum* 30: 116-118.

Carasquilla C, Arbula A, Fromm S & Lucas C (1970) Cecal perforation due to adynamic ileus. *Dis Colon Rectum* 13: 252-254.

Carr ND, Wells S, Haboubi NY, Salem RJ & Schofield PF (1986) Ischaemic dilatation of the colon. *Ann R Coll Surg Engl* 68: 264-266.

Carter K, Halle M, Cherry G & Myers MB (1970) Determination of the viability of ischaemic intestine. *Arch Surg* 100: 695-701.

Carter M, Fantini G, Sammartano R, Mitsudo S, Silverman D & Boley SG (1984) Qualitative and quantative fluorescein fluorescence for determining intestinal viability. *Am J Surg* 147: 117-125.

Castelli MF, Zizilbash AH, Salem S & Fyshe TG (1974) Ischaemic bowel disease. *Can Med Assoc J* 111: 935-936.

Cerise EJ & Scully JH (1970) Blunt trauma to the small intestine. *J Trauma* 10: 46-50.

Champetier J, Bouchet Y, Branbart A, Guignier M, Durand A & Charignon G (1974) L'extension au colon de la necrose pancrea-tique. *Lyon Chir* 70: 196-198.

Chino S, Johnson JC & Keith LM (1974) New clinical and radiographic signs in ischaemic colitis. *Am J Surg* 128: 640-643.

Cole JA, Cook SF, Miller DP et al (2002) The risk of colonic ischaemia among patients with irritable bowel syndrome. *Digestive Disease Week* A91 (abstract 726).

Colin R, Lapeyrie H & Dossa J (1968) La pancreatectomie precoce dans les pancreatites aigues necrosante. *Mem Acad Chir* 94: 437-443.

Connolly JE & Raquan JHM (1962) Management of chronic visceral ischaemia. *Surg Clin North Am* 62: 345-356.

Cooling VI & Protheroe RHB (1958) Infarction of the colon. *Postgrad Med J* 34：494-499.

Cooperman M, Pace WG, Martin EW et al (1978) Determination of viability of ischaemic intestine by Doppler ultrasound. *Surgery* 83：705-710.

Cotton PB & Lea Thomas M (1971) Ischaemic colitis and the contra-ceptive pill. *BMJ* 3：27-28.

Croft RJ, Menon GP & Marston A (1981) Does intestinal angina exist? A critical study of obstructed visceral arteries. *Br J Surg* 68：316-318.

Dalinka MK, Gohel VK, Schaffer B & Hernberg J (1976) Gastrointestinal complications of aortic bypass surgery. *Clin Radiol* 27：255-258.

Dallamand S, Farman J, Stein D, Waxman M & Mitchell W (1977) Colonic necrosis complicating pancreatitis. *Gastrointest Radiol* 2：27-30.

Dauterive AH, Flancbaum L & Cox EF (1985) Blunt intestinal trauma. A modern way review. *Ann Surg* 201：198-203.

Davis KJ, Clark DW, Visick G et al (2003) Prevalence and incidence of colon ischaemia in COPD patients in the UK. Analysis of a General Practice database. Presented at the Am Soc Geriatrics.

Dawson MA & Schaefer JW (1971) The clinical course of reversible ischaemic colitis -observations on the progression of sigmoido-scope and histological changes. *Gastroenterology* 60：577-580.

Demetriou AA, Kagoma PK, Kaiser S et al (1985) Effect of dimethyl-sulfoxide and glycerol on acute bowel ischemia in the rat. *Am J Surg* 149：91-94.

Demopoulos HB, Flamm E, Pietronigro D & Seigman MC (1980) The free radical pathology and the microcirculation in the major central nervous system disorders. *Acta Physiol Scand* 492 (Suppl)：91-119.

Dencker H, Lingardh G, Muth T & Olin T (1969) Massive gangrene of the colon secondary to carcinoma of the rectum. *Acta Chir Scand* 135：357-361.

Diehl J, Cali RF, Hertzer NR & Beven EG (1983) Complications of abdominal aortic reconstruction. *Surgery* 93：49-56.

Dudley HAF & Faris I (1971) Ischaemic colitis without predisposing cause. *BMJ* 3：637-638.

Duffy TJ (1981) Reversible ischaemic colitis in young adults. *Br J Surg* 58：34-37.

Eisenberg RL, Montgomery CK & Margolis AR (1979) Colitis in the elderly：ischaemic colitis mimicking ulcerative and granulomatous colitis. *Am J Roentgenol* 33：1113-1118.

Eklof BO, Hoevels J & Ihse I (1978) The surgical treatment of chronic intestinal ischaemia. *Ann Surg* 187：318-324.

Ernst CB (1983) Prevention of intestinal ischaemia following abdomi-nal aortic reconstruction. *Surgery* 93：102-106.

Ernst CB, Hagihara PF, Daugherty ME et al (1976) Ischaemic colitis incidence following abdominal aortic reconstruction. *Surgery* 80：417-421.

Exelby PR, Ghandchi A, Lansigan N et al (1975) Management of the acute abdomen in children with leukemia. *Cancer* 35：826-829.

Fanti L, Masci E, Mariani A et al (1997) Is endoscopy useful for early diagnosis of ischaemic colitis atter aortic surgery. *Ital J Hepatol* 29：357-360.

Farinon AM (1978) Colonoscopy：a necessary aid in the diagnosis of transient ischemic colitis. *Endoscopy* 10：112-114.

Farman J (1971) The radiologic features of colonic vascular disease. In：Boley SJ, Schwartz SS & Williams LF (eds) *Vascular Disorders of the Intestine*, pp 229-242. New York：Appleton-Century-Crofts.

Farthing M (2005) Treatment of irritable bowel syndrome. *BMJ* 330：429-430.

Fazio V & Cady B (1974) Spontaneous perforation of the transverse colon complicating acute pancreatitis：report of a case. *Dis Colon Rectum* 17：106-108.

Federle MP, Chun G, Jeffrey RB & Rayor R (1984) Computing tomo-graphic findings in bowel infarction. *Am J Roentgenol* 142：91-95.

Feldman PS (1975) Ulcerative disease of the colon proximal to par-tially obstructive lesions：report of two cases and review of the liter-ature. *Dis Colon Rectum* 18：601-612.

Feller E, Rickert R & Spiro HM (1971) Small vessel disease of the gut. In：Boley SJ, Schwarts SS & Williams LF (eds) *Vascular Disorders of the Intestine*, pp 483-509. New York：Appleton-Century-Crofts.

Flynn TC, Rowlands BJ, Gilliland M, Ward RE & Fischer RP (1983) Hypotension-induced post-traumatic necrosis of the right colon. *Am J Surg* 146：175-178.

Fogarty J & Fletcher WS (1966) Genesis of non-occlusive mesenteric ischemia. *Am J Surg* 111：130-137.

Forde KA, Lebwohl O, Wolff M & Voorhees AB (1979) The endoscopy corner：reversible ischemic colitis-correlation of colonoscopic and pathologic changes. *Am J Gastroenterol* 72：182-185.

Fowler DL, Fortin D, Wood WG, Pinkerton JA Jr & Koontz PG (1979) Intestinal vascular malformations. *Surgery* 86：377-385.

Frantzides CT, Tsiftsis D, Pissiotis C, Condon RE, Stavraka A & Papademitriou J (1986) Radionuclide visualisation of acute occlu-sive and non-occlusive intestinal ischemia. *Ann Surg* 203：295-300.

Friedel D, Thomas R, Fisher RS (2001) Ischaemic colitis during treat-ment with alosetron. *Gastroenterology* 120：557-560.

Gage TP & Gagnier JM (1983) Ischemic colitis complicating sickle cell crisis. *Gastroenterology* 84：171-174.

Galandiuk S, Fazio VW & Petras RE (1988) Fluorescein endoscopy：a technique for non-invasive assessment of intestinal ischemia. *Dis Colon Rectum* 31：848-853.

Ganchrow MI, Clark JF & Ferguson JA (1970) Ischaemic proctitis with obliterative vascular change：report of a case. *Dis Colon Rectum* 13：470-474.

Ganchrow MI, Clark JF & Benjamin HG (1971) Ischemic colitis proximal to obstructing carcinoma of the colon. *Dis Colon Rectum* 14：38-42.

Gandhi SK, Hanson MM, Vernava AM, Kaminski DL & Longo WE. (1996) Ischemic colitis. *Dis Colon Rectum* 39：88-100.

Gautier-Benoit C, Auandalle P, Florin M, Latrielle JP & Razemon P (1969) Les pancreatites suppurees. *Ann Chir* 23：413-426.

Gharagozloo F, Bulkley C, Alderson PH, Barth KH, White R & Zuidoma GD (1980) Intraperitoneal xenon-133 for the early detection of acute mesenteric ischemia. *Surg Forum* 31：144-146.

Gillepsie IE (1985) Intestinal ischaemia. *Gut* 26：653-655.

Glenn F & McSherry CK (1971) Obstruction and perforation in col-orectal cancer. *Ann Surg* 173：983-992.

Glotzer DJ, Roth SI & Welch CE (1964) Colonic ulceration proximal to obstructing carcinoma. *Surgery* 56：950-956.

Goldschmidt Z, Durst AL & Romanoff H (1975) Necrosis of the colon following elective resection of abdominal aortic aneurysms. *Vasc Surg* 9：141-146.

Gollock JM & Thomson JPS (1984) Ischaemic colitis associated with psychotropic drugs. *Postgrad Med J* 60：564-565.

Goodman LS & Gilman A (1980) *The Pharmacological Basis of Therapeutics*, 6th edn, pp 404-422. New York：Macmillan.

Gore RM, Marn CS, Ujiki GT, Craig RM & Marquardt J (1983) Ischemic colitis associated with systemic lupus erythematosus. *Dis Colon Rectum* 26：449-451.

Gorey TF (1980) Prediction of intestinal recovery after ischaemic injury due to arterial venous and mixed arterial and venous occlu-sions. *J R Soc Med* 73: 631-634.
Gorey TF (1984) Small bowel ischaemia. *Surgery (Med Educ Int)* 1: 1027-1031.
Gregory PJ & Barrett G (1987) Spontaneous passage of a colon 'cast' in a patient with ischaemic colitis. *Br J Surg* 74: 436. Grieco MB, Bordan DL, Geiss AC & Beil AR (1980) Toxic megacolon complicating Crohn's colitis. *Ann Surg* 191: 75-80.
Guttormson NL & Burbrick MP (1989) Mortality from ischemic colitis. *Dis Colon Rectum* 32: 469-472.
Hagihara PF & Griffen WO Jr (1979) Incidence of ischemic colitis fol-lowing abdominal aortic reconstruction. *Surg Gynecol Obstet* 149: 571-573.
Hagihara PF, Parker JC & Griffen WO Jr (1977) Spontaneous ischemic colitis. *Dis Colon Rectum* 20: 236-251.
Harling H, Bolslev I & Larsen JF (1986) Necrosis of the rectum compli-cating abdominal aortic reconstructions in previously irradiated patients. *Br J Surg* 73: 711.
Harmound Olivier I, Bouin M, Saloux E et al (2003) Cardiac sources of emboli should be routinely screened in ischaemic colitis. *Am J Gastroenterol* 98: 1573-1577.
Heikkinen E, Larmi TKI & Huffenen R (1974) Necrotizing colitis. *Am J Surg* 128: 362-367.
Herrman JW, Paine JR & Stubbe NJ (1965) Acute obstruction with gangrene of the colon secondary to carcinoma of the sigmoid. *Surgery* 57: 647-650.
Higgins PD, Davis KJ & Laine L (2004) Systematic review: the epidemi-ology of ischaemic colitis. *Aliment Pharmacol Ther* 19: 729-738.
Hobson RW, Wright BB, O'Donnell JA et al (1979) Determination of intestinal viability by Doppler ultrasound. *Arch Surg* 114: 165-168.
Hochter W, Kuhner W & Ottenjann R (1983) Rare forms of colitis. *Hepatogastroenterology* 30: 211-221.
Hoddock W, Jeffrey RB & Federle MP (1982) CT differentiation of por-tal venous air from biliary tract air. *J Comput Assist Tomogr* 6: 633-634.
Hoffman BI & Katz WA (1980) The gastrointestinal manifestations of systemic lupus erythematosus: a review of the literature. *Semin Arthritis Rheum* 9: 237-247.
Holman BL, Tanaka TT & Lesch M (1976) Evaluation of radiopharma-ceuticals for the detection of acute myocardial infarction in man. *Radiology* 121: 427-430.
Hueckel HJ, Chiu CJ & Hinchey EJ (1973) The effects of intraluminally administered glucose in reducing fluid and electrolyte loss from ischemic interstice. *Surg Gynecol Obstet* 136: 780-784.
Hunt DR & Mildenhall P (1975) Etiology of strictures of the colon associated with pancreatitis. *Dig Dis* 20: 941-946.
Hunt RH & Waye JD (eds) (1981) *Colonoscopy*. London: Chapman & Hall. Hurwitz RL, Martin AJ, Grossman BE & Waddell WR (1970) Oral con-traceptives and gastrointestinal disorders. *Ann Surg* 172: 892-896.
Jablonski M, Putzki H & Heymann H (1987) Necrosis of the ascending colon in chronic hemodialysis patients: report of three cases of ischemic necrosis of the right colon in chronic dialysis. *Dis Colon Rectum* 30: 623-625.
Jaeger HJ, Mathias KD, Gissler HM, Neumann G & Walther LD (1999) Rectum and sigmoid colon necrosis due to cholesterol embolisation after implantation of an aortic stent. *J Vasc Interv Radiol* 10: 751-755.
Jamieson WG, Lozon A, Durand D et al (1975) Changes in serum phosphate levels associated with intestinal infarction and necrosis. *Surg Gynecol Obstet* 140: 19-21.
Jehn U, Clemm C & Ledderose G (1983) Hautnekrosen und Ergotismus nach prophylaktischer Gabe von Heparin-Dihydroergotamin. *Dtsch Med Wochenschr* 108: 1148-1150.
Johnson WC & Nasbeth DC (1974) Visceral infarction following aortic surgery. *Ann Surg* 180: 312-318.
Jones B, Fishman EK & Siegelman SS (1982) Ischemic colitis demon-strated by computed tomography. *J Comput Assist Tomogr* 6: 1120-1123.
Kalman PG, Johnston KW & Lipton IH (1981) Prevention of severe intestinal ischemia, following reconstruction of the abdominal aorta. *Can J Surg* 24: 634-637.
Katz P, Dorman MJ & Aufes AH (1974) Colonic necrosis complicating post-operative pancreatitis. *Ann Surg* 179: 403-405.
Kawarada Y, Satinsky S & Matsumoto T (1974) Ischemic colitis follow-ing rectal prolapse. *Surgery* 76: 340-343.
Kies MS, Luedke DW, Boyd JF et al (1979) Neutropenic enterocolitis: two case reports of long term survival following surgery. *Cancer* 43: 730-734.
Kim MW, Hundahl SA, Dang CR, McNamara JJ, Strehley CJ & Whelan TJ Jr (1983) Ischemic colitis after aortic aneurysmectomy. *Am J Surg* 145: 392-394.
Kingrey RL, Hobson RW & Muir RW (1973) Cecal necrosis and perfo-ration with systemic chemotherapy. *Am Surg* 39: 129-133.
Kiston MG, Kaplan MM & Harrington JT (1978) Diffuse ischemic colitis associated with systemic lupus erythematosus-response to subtotal colectomy. *Gastroenterology* 75: 1147-1151.
Klompje J (1987) Prevention of bowel ischaemia following surgery to the abdominal aorta. *J R Soc Med* 80: 574-576.
Kressell HY, Moss AA, Montgomery CK et al (1978) Radionuclide imaging of bowel infarction complicating small bowel intussuscep-tion in dogs. *Invest Radiol* 13: 127-131.
Kukora JS (1985) Extensive colonic necrosis complicating acute pan-creatitis. *Surgery* 97: 290-293.
Lancaster JF, Lucarotti M & Leaper DJ (1987) Measurement of blood flow in intestinal stomata. *J R Soc Med* 80: 70.
Lane TM & Bentley PG (2000) Rectal strictures following abdominal aortic aneurysm surgery. *Ann Roy Coll Surg* 82: 421-423.
Lapiana FG & Penner R (1968) Anaphylactoid reaction to intra-venously administered fluorescein. *Arch Ophthalmol* 79: 161-162.
Launer DP, Miscall BG & Beil AR Jr (1978) Colorectal infarction fol-lowing resection of abdominal aortic aneurysms. *Dis Colon Rectum* 21: 613-617.
Lea Thomas M (1968) Further observations on ischaemic colitis. *Proc R Soc Med* 61: 341-343.
Leborgne J, Pannier M, Le Neel VC, Potiron L & Visset L (1976) Lesions coliques au cours des pancreatites necrosantes. A propos de 4 observations. *Ann Chir* 30: 377-383.
Lee HH, Agha FP & Owyang C (1986) Ischemic colitis masquerading as colonic tumour: an unusual endoscopic presentation. *Endoscopy* 18: 31-32.
Loftus EV, Sandborn WJ, Tremaine WJ et al (2002) Incidence of ischaemic colitis in Olmsted County Minnesota 1976-1998 *Am J Gastroenterol* 97: S121-122.
Longo WE, Ballantyne GH & Gusberg RJ (1992) Ischemic colitis: pat-terns and prognosis. *Dis Colon Rectum* 35: 726-730.
Longo WE, Ward D, Verbava AM & Kaminski DL (1997) Outcome of patients with total colonic ischaemia *Dis Colon Rectum* 40: 1448-1454.
Lorsen RO, Lindenauer SM & Stanley JC (1980) Splanchnic arte-riosclerotic disease and intestinal angina. *Arch Surg* 115: 497-501.
Lozman H & Rao V (1978) Surgical treatment of ischaemic colitis: report of a case. *Dis Colon Rectum* 21: 520-521.

McNeill C, Green G, Bannayan G & Weser R (1974) Ischaemic colitis diagnosed by early colonoscopy. *Gastrointest Endosc* 20: 124-126.

Mair WSJ, McMahon MJ & Goligher JC (1976) Stenosis of the colon in acute pancreatitis. *Gut* 17: 692-695.

Marcuson RW (1972) Ischaemic colitis. *Clin Gastroenterol* 1: 745-752.

Marcuson RW & Farman JA (1971) Ischaemic disease of the colon. *Proc R Soc Med* 64: 1080-1083.

Marcuson RW, Stewart JO & Marston A (1972) Experimental venous lesions of the colon. *Gut* 13: 1-7.

Margolis DM, Etheredge EE, Garza-Garza R, Hruska K & Anderson CB (1977) Ischaemic bowel disease following bilateral nephrectomy or renal transplant. *Surgery* 82: 667-673.

Margolis IB, Faro RS, Howells EM & Organ CH (1979) Megacolon in the elderly. Ischaemic or inflammatory? *Am Surg* 190: 40-44.

Marston A (1972) Diagnosis and management of intestinal ischaemia. *Ann R Coll Surg Engl* 50: 29-44.

Marston A (1984) Surgery of the visceral arteries. *Surgery (Med Int)* 3: 354-359.

Marston A (1986) *Vascular Disease of the Gut: Pathophysiology, Recognition and Management*. London: Edward Arnold.

Marston A (1990) Acute intestinal ischaemia. *BMJ* 301: 1174-1175.

Marston A, Clarke JMF, Garcia JG & Millar AL (1985) Intestinal func-tion and intestinal blood supply: a 20 year surgical study. *Gut* 26: 655-666.

Miller WT, Scott J, Rosato EF et al (1970) Ischemic colitis with gan-grene. *Radiology* 94: 291-297.

Miller DP, Alfredson T, Cook SF et al (2003) The incidence of ischaemic colitis in relation to alosetron hydrochloride *Am J Gastroenterol* 98: 1117-1122.

Ming S (1965) Haemorrhagic necrosis of the gastrointestinal tract and its relation to cardiovascular status. *Circulation* 32: 332-341.

Misra MK, Pinkus GS, Birteh AG & Wilson RE (1973) Major colonic diseases complicating renal transplantation. *Surgery* 73: 942-948.

Mogadam M, Schuman BM, Duncan H & Patton RB (1969) Necrotising colitis associated with rheumatoid arthritis. *Gastroenterology* 57: 168-172.

Montariol TH & Nardi C (1976) Pancreatites aigues post-operatoires. A propos de dix cas. *Ann Chir* 30: 203-205.

Moossa AR, Skinner DB, Stark V & Hoffer P (1974) Assessment of bowel viability using 99mTc-tagged albumin microspheres. *J Surg Res* 16: 466-472.

Morson BC & Dawson IPM (1972) Vascular disorders. In: Morson BC & Dawson IPM (eds) *Gastrointestinal Pathology*, pp 594-606. London: Blackwells.

Moss AA, Kressel HK & Brito AC (1981) Use of thermography to pre-dict intestinal viability and survival after ischemic injury: a blind study. *Invest Radiol* 16: 24-29.

Mower WJ, Hawkins JA & Nelson EW (1986) Neutropenic enterocoli-tis in adults with acute leukaemia. *Arch Surg* 121: 571-574.

Mulholland MW & Delaney JP (1983) Neutropenic colitis and aplastic leukemia: a new association. *Ann Surg* 197: 84-90.

Myers MB, Cherry G & Gesser J (1972) Relationship between surface pH and PCO_2 and the vascularity and viability of intestine. *Surg Gynecol Obstet* 134: 787-789.

Nelson RL & Schuler JJ (1982) Ischemic proctitis. *Surg Gynecol Obstet* 154: 27-33.

Nikas D, Ahn Y & Fielding LP (1985) Sensitivity of colon blood flow to changing haemorrhagic events. *Curr Surg* 42: 20-23.

Nottle P (1980) Colonic infarction and pancreatitis: a case report. *Aust N Z J Surg* 50: 184-185.

O'Connell JA & Hobson EQ (1980) Operative confirmation of Doppler ultrasound in evaluation of intestinal ischemia. *Surgery* 87: 109-112.

O'Connell TX, Kadell B & Tompkins RK (1976) Ischemia of the colon. *Surg Gynecol Obstet* 142: 337-342.

Ottenjann R, Altaras J, Elster K & Hermanek P (1983) *Atlas der Darmerkrankungen, Die Darm I.* Munich: Pharmazeutische Verhagsgesellschaft.

Ottinger LW, Darling RC, Nathan MJ & Linton RR (1972) Left colon ischemia complicating aorto-iliac reconstruction. *Arch Surg* 105: 841-846.

Pahlman L, Glimelius B & Frykholm G (1989) Ischaemic strictures in patients treated with a low anterior resection and perioperative radiotherapy for rectal cancer. *Br J Surg* 76: 605-606.

Palot JP, Luot M, Delattre JF, Flament FB & Rives J (1982) Necrotizing colitis and acute necrotising pancreatitis: report of eight cases. In: Hollander LF (ed.) *Role of Shock: Controversies in Acute Pancreatitis*, pp 197-214. Berlin: Springer.

Papa MZ, Shiloni E & McDonald HD (1986) Total colonic necrosis. A catastrophic complication of systemic lupus erythematosus. *Dis Colon Rectum* 29: 576-578.

Paris J, Gerard A, Quandalle P, Vankemmel M & Catry C (1975) Les alterations coliques an cours des poussees evolutives des pancre-atites chroniques. *Lille Med* 20: 802-805.

Parks TG, Johnston CW, Kennedy TL & Gough AD (1972) Spontaneous ischaemic proctocolitis. *Scand J Gastroenterol* 7: 241-246.

Parry MMW, Nieuwoudt JHM & Stein D (1987) Gangrene of the right colon: a rare complication of trauma-related systemic hypotension. *Br J Surg* 74: 149.

Payan H, Levine S, Bronstein L & King E (1965) Subtotal ischaemic infarction of the colon simulating ulcerative colitis. *Arch Pathol* 80: 530-533.

Penn I, Brettschneider L, Simpson K, Martin A & Starzl TE (1970) Major colonic problems in human homotransplant recipients. *Arch Surg* 100: 61-66.

Piasecki C (1981) A new method for the assessment of gut viability. *Br J Surg* 68: 319-322.

Powis SJA, Barnes AD, Dawson-Edwards P & Thompson H (1972) Ileocolonic problems after cadaveric renal transplantation. *BMJ* 1: 99-101.

Prolla JC & Kirsner JB (1964) The gastrointestinal lesions and compli-cations of the leukemias. *Ann Intern Med* 61: 1084-1102.

Quirke P, Campbell I & Talbot IC (1984) Ischaemic proctitis and adven-titial fibromuscular dysplasia of the superior rectal artery. *Br J Surg* 71: 33-38.

Ramsay AH, Waxman BP & Ireton HJC (1987) Necrotising colitis with colonic obstruction. *Southeast Asian J Surg* 10: 71-74.

Ranson JH & Spencer FC (1977) Prevention, diagnosis and treatment of pancreatic abscess. *Surgery* 82: 99-106.

Reeders JWAJ, Tytgat GNJ, Rosenbuseh G & Gratama S (1984) *Ischaemic Colitis*. The Hague: Martinus Nijhoff.

Rehncrona SB, Siesjo K & Smith DS (1980) Reversible ischemia of the brain: biochemical factors influencing restitution. *Acta Physiol Scand* 492 (Suppl): 135-140.

Renton CJC (1967) Massive intestinal infarction following multiple injury. *Br J Surg* 54: 339-402.

Rettori R & Grenier J (1970) Traitement chirurgical et évolution des pancreatites aiguës. 72 *Congres Francais de Chirurgie*, *Vol*. 1. Paris: Masson.

Reuter SR, Kanter IE & Redman HC (1970) Angiography

in reversible colonic ischemia. *Radiology* 97: 371-375.
Ricci JL, Sloviter HA & Ziegler MM (1985) Intestinal ischemia: reduc-tion of mortality utilising intraluminal perfluorochemical. *Am J Surg* 149: 84-90.
Rickert RR, Johnson RG & Wignarajan KR (1974) Ischemic colitis in a young adult patient. *Dis Colon Rectum* 17: 112-116.
Robert JH, Mentha G & Rohner A (1993) Ischaemic colitis: two dis-tinct patterns of severity. *Gut* 34: 4-6.
Rosato EF & Rosato FE (1969) Ischaemic dilation of the colon. *Am J Dig Dis* 14: 922-928.
Rosen IB, Cooter NB & Ruderman RL (1973) Necrotizing colitis. *Surg Gynecol Obstet* 137: 645-649.
Rosenblum WI & El-Sabban F (1982) Dimethyl sulfoxide and glycerol, hydroxyradical scavengers, impair platelet aggregation within and eliminate the accompanying vasodilatation of injured mouse pial arterioles. *Stroke* 13: 35-39.
Saegesser F & Sandblom P (1975) Ischemic lesions of the distended colon. *Am J Surg* 129: 309-315.
Saegesser F, Loosli H, Robinson JWI & Roenspires U (1981) Ischemic diseases of the large intestine. *Int Surg* 66: 103-117.
Saegesser F, Roenspies U & Robinson JWL (1979) Ischemic diseases of the large intestine. *Pathobiol Ann* 9: 303-337.
Sakaguchi M, Hosie KB, Tudor R, Kmiot W & Keighley MRB (1989) Mucosal blood flow following restorative proctocolectomy: pouchitis is associated with mucosal ischaemia. *Br J Surg* 76: 1331.
Sakai L, Kettner R & Kaminski D (1980) Spontaneous and shock asso-ciated ischaemic colitis. *Am J Surg* 140: 755-760.
Sandison AJ, Edmondson RA, Panayiotopolous YP, Reidey JF, Adam A & Taylor PR (1997) Fatal colonic ischaemia after stent graft for aor-tic aneuysm. *Eur J Endovasc Surg* 13: 219-220.
Schein M, Saadia R & Decker G (1985) Colonic necrosis in acute pan-creatitis. A complication of massive retroperitoneal suppuration. *Dis Colon Rectum* 28: 948-950.
Schimmel DH, Moss AA & Huffer PB (1976) Radionuclide imaging of intestinal infarction in dogs. *Invest Radiol* 11: 277-281.
Schroeder T, Christoffersen JK, Andersen J, Gravgaard E, Lorentzen J & Ostri P (1985) Ischemic colitis complicating reconstruction of the abdominal aorta. *Surg Gynecol Obstet* 160: 299-303.
Schwartz SS & Boley SJ (1972) Ischemic origin of ulcerative colitis associated with potentially obstructing lesions of the colon. *Radiology* 102: 249-252.
Scowcroft CW, Sanowski RA & Kozarek PA (1981) Colonoscopy in ischemic colitis. *Gastrointest Endosc* 27: 156-161.
Seow-Choen F, Chua TL & Goh HS (1993) Ischaemic colitis and col-orectal cancer: some problems and pitfalls. *Int J Colorectal Dis* 8: 210-212.
Shah S & Anderson C (1981) Prediction of small bowel viability using Doppler ultrasound. Clinical and experimental evaluation. *Ann Surg* 194: 97-99.
Shandall A, Lowndes R, Young HL et al (1984) Tissue oxygen tension and Xe133 clearance in the assessment of intestinal perfusion and the effect of vasodilators. *Gut* 25: A1169.
Shapeiro LG, Myers A, Oberkireler PE & Miller WT (1974) Acute reversible lupus vasculitis of the gastrointestinal tract. *Radiology* 112: 569-574.
Sheridan WG, Lowndes RH, Williams GT & Young HL (1992) Determination of a critical level of tissue oxygenation in acute intestinal ischaemia. *Gut* 33: 762-766.
Sherman NJ, Williams K & Woolley MM (1973) Surgical complica-tions in the patient with leukaemia. *J Pediatr Surg* 8: 235-244.
Shuck JM & Lowe RJ (1978) Intestinal disruption due to blunt abdomi-nal trauma. *Am J Surg* 136: 668-673.
Shute K (1976) Effect of intraluminal oxygen on experimental ischemia of the intestine. *Gut* 17: 1001-1006.
Silverman DG, Hurford WE, Cooper HS, Robinson M & Brousseau DA (1983) Qualification of fluorescein distribution to strangulated rat ileum. *J Surg Res* 34: 179-186.
Sisk PB (1961) Gas in the portal venous system. *Radiology* 77: 103-106.
Soong CV, Blair PHB, Halliday MI et al. (1994) Bowel ischaemia and organ impairment in elective abdominal aortic aneurysm repair. *Br J Surg* 81: 965-968.
Speakman MJ & Turnbull AR (1984) Passage of colon 'cast' following resection of an abdominal aortic aneurysm. *Br J Surg* 71: 935.
Spotnitz WD, Von Natta FC, Bashist B, Wolff M, Green P & Weber CJ (1984) Localised ischemic colitis in a young woman with diabetes. *Dis Colon Rectum* 27: 481-484.
Sreenarasimhaiah J (2003) Daignosis and management of intestinal ischaemic disorders. *BMJ* 326: 1372-1376.
Stanley JC, Gewertz BL, Bove EL, Sotrinrai V & Fry WJ (1975) Arterial fibrodysplasia. Histopathologic character and current etiologic con-cepts. *Arch Surg* 110: 561-566.
Steinberg D, Gold J & Brodin A (1976) Necrotizing enterocolitis in leukaemia. *Arch Intern Med* 131: 538-544.
Steward JA & Rankin FW (1933) Blood supply of the large intestine. *Arch Surg Chicago* 26: 843-891.
Stillman AE, Weinberg M, Mast WC & Palpart S (1977) Ischemic bowel disease attributed to ergot. *Gastroenterology* 72: 1336-1337.
Stillwell GK (1973) The law of Laplace: some clinical applications. *Mayo Clin Proc* 48: 863-869.
Teasdale C & Mortensen NJMcC (1983) Acute necrotising colitis and obstruction. *Br J Surg* 70: 44-47.
Tetalman RM, Foley LC, Spencer PC & Bishop PS (1977) A critical review of the efficacy of 99mTc pyrophosphate in detecting myocardial infarction in 103 patients. *Radiology* 124: 431-432.
Thompson WM, Kelvin FM & Rice RP (1977) Inflammation and necrosis of the transverse colon secondary to pancreatitis. *Am J Roentgenol* 128: 943-948.
Turnbull AR & Isaacson P (1977) Ischaemic colitis and drug abuse. *BMJ* 3: 1000.
Van Esbroeck G, Gys T & Hubens A (1992) Evaluation of tissue oxime-try in perioperative monitoring of colorectal surgery. *Br J Surg* 79: 584-587.
Visser T, Bove P, Barkel D, Villalba M, Bendick P & Glover J (1995) Colorectal complications following cardiac surgery. *Dis Colon Rectum* 38: 1210-1213.
Wang CC & Reeves JD (1960) Mesenteric vascular disease. *Am J Roentgenol* 83: 895-908.
Weaver RM (1984) Atherosclerotic infarction of the rectum. *BMJ* 288: 684-685.
Weinblatt ME, Kahn E & Kocken JA (1984) Hemangioendothelioma with intravascular coagulation and ischaemic colitis. *Cancer* 54: 2300-2304.
Weinert V & Grussendorf E (1980) Anokutaner Ergotismus gan-greenosus. *Hautartzt* 31: 668-670.
Welch GH, Shearer MG, Imrie CW, Anderson JR & Gilmour DG (1986) Total colonic ischemia. *Dis Colon Rectum* 29: 410-412.
Welch M, Baguneid MS, McMahon RF et al (1998) histological study of colonic ischaemia after aortic surgery. *Br J Surg* 85: 1095-1098.
Welling RE, Roedersheimer R, Arbaugh JJ & Cranley JJ (1985) Ischemic colitis following repair of ruptured abdominal aortic aneurysm. *Arch Surg* 120: 1368-1370.

Welsh JD (1963) Colon blood flow. *Am J Dig Dis* 8: 614-622.
Wenger JJ, Kempf F & Tongio J (1980) *Les Ischémies Intestinales Aiguës*. Paris: Expansion Scientifique Française.
West BR, Ray JE & Gathright JB Jr (1980) Comparison of transient ischemic colitis with that requiring surgical treatment. *Surg Gynecol Obstet* 151: 366-368.
Whitehead R (1972) The pathology of intestinal ischaemia. *Clin Gastroenterol* 1: 613-627.
Williams LF, Anastasia LF, Hasiotis C, Bosniak MA & Byrne JJ (1967) Non-occlusive mesenteric infarction. *Am J Surg* 114: 376-381.
Williams RD & Sargent FT (1963) The mechanism of intestinal injury in trauma. *J Trauma* 3: 288-293.
Wilson C, Gupta R, Gilmour DG & Imrie CW (1987) Acute superior mesenteric ischaemia. *Br J Surg* 74: 279-281.
Wittenberg J, Athenasoulis CA, Williams LF Jr et al (1975) Ischemic colitis. *Am J Roentgenol Radium Ther Nucl Med* 123: 287-300.
Wood MK, Read DR, Kraft AR & Barreta TM (1979) A rare cause of ischaemic colitis: polyarteritis nodosa. *Dis Colon Rectum* 22: 428-433.
Wormann B, Hochter W, Seib H-J & Ottenjann (1985) Ergotamine-induced colitis. *Endoscopy* 17: 165-166.
Wynne J & Holman BL (1980) Acute myocardial infarct scintigraphy with infarct-avid radiotracers. *Med Clin North Am* 64: 119-144.
Yee NS, Guerry DT, Lichtenstein GR (2000) Ischaemic colitis associ-ated with factor V Leiden mutation. *Ann Intern Med* 132: 595-596.
Zarins C, Skinner D & James E (1974) Prediction of the viability of revascularised intestine with radioactive microspheres. *Surg Gynecol Obstet* 138: 576-597.

51

第 51 章　结直肠的放射性损伤

随着放射治疗越来越多地用于腹部和骨盆部分类型恶性肿瘤的治疗，结直肠放射性损伤也越来越常见。大肠很少单独受累，常伴随有小肠的受累。导致放射性肠病的放射线临界水平大约是 45Gy（Morgenstern，1984）。

发病率

应用目前的放射治疗的方法，大约有 15%的患者会发生大肠的损伤。直肠放射性损伤尤为常见，这是由于在妇科肿瘤及前列腺癌治疗中，患者同时接受外放射及腔内照射治疗，直肠受线剂量较大。此外，直肠在骨盆腔内位置相对固定也是其易感因素之一。有腹腔或盆腔手术病史的患者，小肠受累的风险也相对增加。随着放射治疗越来越广泛地应用于直肠癌的治疗，原本正常的远端结肠及直肠的放射性损伤发生率也相应增加。然而，三维适形放射以及高能光子和电子束的应用，使放射线能更精准地集中在肿瘤组织而非正常器官，为降低该并发症的发生风险提供了可能（Cox 等，1986）。

De Cosse 等（1969）报道了 100 例放射性肠病的患者，其中 81 例有直肠受累，这其中的 34 例（42%）小肠亦有受累。Marks 和 Mohiudden（1983）发现回肠为放射性肠病最常累及的部位，其次是直肠、直乙交界、盲肠、乙状结肠和空肠。Galland 和 Spencer（1979）以及 Russell 和 Welch（1979）的研究发现，在结直肠受累的患者中合并有小肠受累的发生率也接近 50%。来自于伦敦皇家医院的 Allen-Mersh 等（1987）则认为直肠是最常见受累部位。

放射性损伤的发生是一个较长的过程，是一个量变导致质变的渐进式过程。患者可能会在原发病治疗后的多年后出现相应的临床表现。

易感因素

虽然对放射性损伤的敏感性似乎是个体现象，但是特定人群似乎比其他人群更易受损。放射性损伤主要为射线对小血管的损伤，因而不难解释有微血管病变基础的糖尿病、高血压患者对放射性损伤更敏感（Anseline 等，1981）。腹部手术尤其是盆腔手术可引起肠道粘连，使小肠或结肠的活动部分固定于盆腔，导致其在接受盆腔放射治疗时对放射性损伤的易感性增加。盆腔炎症同样可以导致上述问题（Potish，1980，1982）。

在放疗前或放疗同时进行化疗可加重放射性损伤，尤其是放射线类似药物如放线菌素 D、氟尿嘧啶、甲氨蝶呤和多柔比星。

其他造成损伤的因素包括放射线的管理失误、照射剂量过高、照射野（portal）重叠和对正常解剖结构固定性的错误评估。

儿童、瘦弱以及面色苍白的患者也易受损伤（Schmitz 等，1974；Donaldson 等，1975）。

病理学

理解放疗后肠道的病理学改变是理解放射性肠病临床表现的基础。这些病理学改变在接受放射线照射后数小时内即可出现，并持续终生。

初始为黏膜细胞动力学受累，损伤的范围取决于照射剂量。表现为隐窝细胞坏死、脱落，隐窝底部多能干细胞的复制及再生受损，造成隐窝变浅并形成局灶性溃疡，伴有大量的多形核细胞浸润，并包绕脱落细胞形成合胞体。目前的观点认为这是肥大细胞脱颗粒作用的结果（Sedgwick 等，1994）。终止照射后急性炎性改变将逐渐消退，并进展为亚急性及慢性炎症，并累及肠壁全层（图 51.1）。表现为黏膜下水肿、透明样变性，伴致密的含胶原的异常成纤维细胞即所谓的“放射性成纤维细胞”沉积。肠壁内小动脉壁透明样变性、内皮细胞改变、内皮下水肿、中膜斑块形成，形成闭塞性脉管炎。黏膜下细血管扩张以及类似的静脉病变也可同时发生。裂隙状溃疡或深溃疡可穿透黏膜肌层并形成局灶性纤维化。全部或部分肠壁浆膜层被覆灰白色薄膜样物质。显微镜下可见弥漫或局灶性透明样变性，散在的异常成纤维细胞沉积、毛细血管扩张及闭塞性脉管炎等改变（Warren 和 Friedman，1942；White，1975；Berhrong 和 Fajardo，1981；Trott 和 Hermann，1991）。

这些病理学改变可导致肠道溃疡、穿孔、肠梗死、瘘管形成和肠腔狭窄，最终出现各种各样的临床表现。

临床表现

部分患者在放射治疗过程中或结束后短期内即可出现急性症状，后逐渐缓解。部分患者在持续数周、数月甚至数年的无症状期后，会再次出现慢性并发症的症状。部分患者无急性期表现，而直接表现为慢性并发症。

急性期

急性期患者可出现恶心、呕吐、腹部绞痛及腹泻等症状。约有 75%的患者在放疗期间出现以上症状（Fabri，1983）。这些症状的出现更多是由于放射线对小肠的损伤而非结直肠损伤导致的。然而，部分患者也同时出现放射性直肠炎的相关症状，尤其是当骨盆受到照射时（Sedgwick 等，1994）。乙状结肠镜检查可见正常血管结构消失、接触性出血、毛细血管扩张和黏膜颗粒样改变，但急性期罕见溃疡。肠镜检查也可在乙状结肠观察到类似改变（Reichelderfer 和 Morrissey，1980）。

X 线检查可见肠道皱襞水肿，小肠运动亢进，部分可合并大肠痉挛（Roswit，1980）。但急性期 X 线表现不特异。

慢性期

放射性损伤慢性期常需要外科医生的干预。乙状结肠镜检查可见黏膜毛细血管扩张，是慢性放射性损伤的基础病理改变（Den Hartog Jager 等，1985）。孤立性结直肠受累少见，多合并小肠受累。小肠的慢性损害经常表现为不同程度的吸收不良，^{14}C 标记的胆汁酸呼气试验证实的胆汁酸吸收障碍（Kinsella 和 Bloomer，1980）。由于放射线对固有肌层的损伤，加上吸收不良的影响，绝大部分患者都存在小肠运动障碍。多表现为小肠高动力状态，引起腹泻。偶尔也会因小肠动力低下出现假性肠梗阻的表现（Conklin 和 Anuras，1981）。小肠钡餐表现为小肠运动亢进，节段性运动迟缓，黏膜纹理呈羽毛状改变，肠管分离，结构紊乱。钡灌肠也可观察到大肠类似的改变，但程度较轻。

除此以外，慢性放射性损伤可引起肠道的结构异常，从而引起肠梗阻、溃疡、出血、瘘管形成、梗死和穿孔等并发症。

特异性损伤

梗阻

急性或慢性梗阻是放射性损伤的常见并发症。小肠发生梗阻的原因是双重的：纤维化和粘连——黏膜下纤维组织形成导致肠腔狭窄（图 51.2 和图 51.3），同时放射性浆膜炎导致肠管粘连。另一方面，结肠梗阻更多是由于纤维化狭窄导致的。上腹部接受放射治疗时，横结肠狭窄及其他放射性损伤常见。当盆腔受到照射时，直肠是常见的狭窄部位（Pricolo 和 Shellito，1994）。有些手术后接受放疗的患者，也可能由于术后远端肠管血供受损及放疗损伤而导致肠管狭窄的发生（Påhlman 等，1989）。

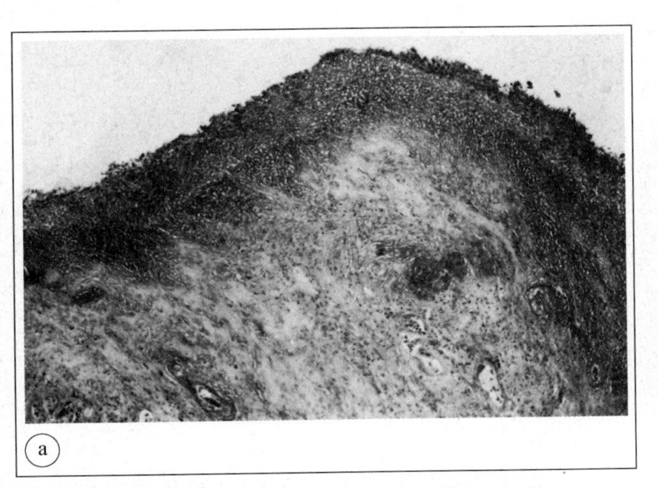

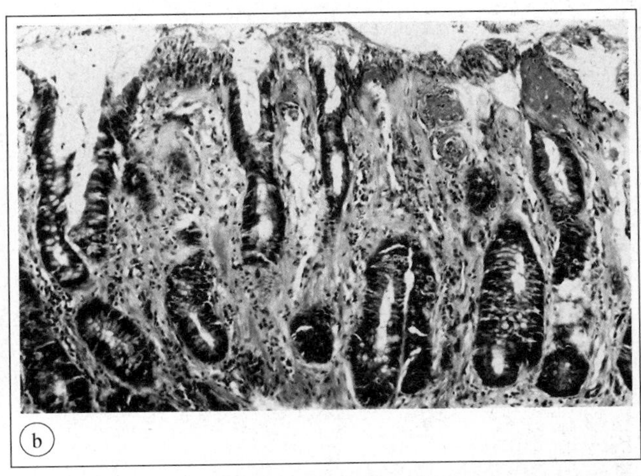

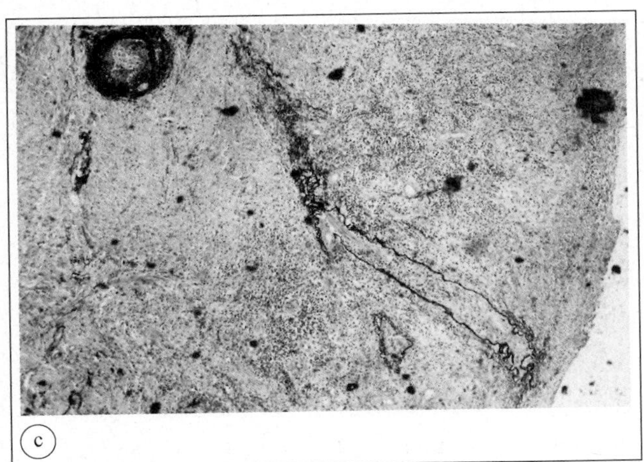

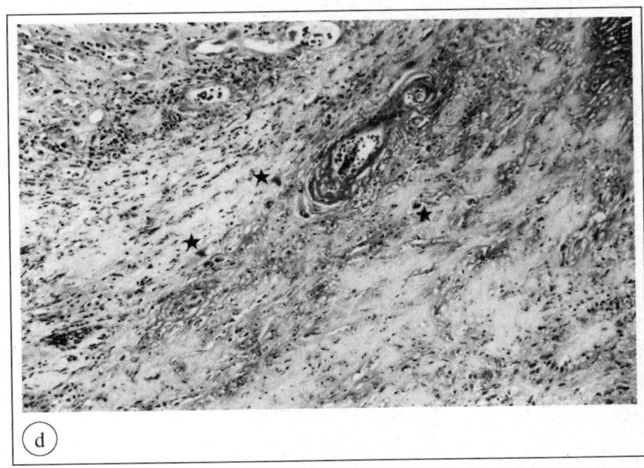

图 51.1 结肠慢性放射性损伤的组织学改变。(**a**) 低倍镜下表现：坏死组织表面覆盖溃疡，黏膜下水肿、毛细血管扩张，部分毛细血管壁坏死（H & E ×25)。(**b**) 高倍镜下表现：结肠黏膜糜烂、毛细血管扩张，部分发生纤维素性坏死（H & E ×25)。(**c**) 低倍镜下表现：血管壁弹性组织增生，内膜增厚堵塞血管。溃疡位于该图右侧（H & E ×25)。(**d**) 高倍镜下表现：溃疡底部血管壁纤维素性坏死。可见组织水肿，慢性炎性细胞浸润，核大而不规则的放射性成纤维细胞散在分布(★)（H & E ×40)。

溃疡与出血

迟发性溃疡可表现为浅表溃疡或穿透性溃疡，严重时可穿透肠壁全层引起腹膜炎，其发生可能与闭塞性血管炎导致局部缺血有关。同时，溃疡可导致出血，溃疡越大、越深，发生出血的风险也就越大。弥漫的结肠溃疡可引起结肠炎症状，表现为血性腹泻、黏液便和下腹痛。直肠可单独受累，引起直肠炎或孤立性溃疡。溃疡好发于直肠前壁，在修复过程中易形成瘢痕狭窄。局部溃疡引起的出血可能非常凶险，常需要输血治疗。

瘘管形成

肠道缺血和穿透性溃疡可引起肠壁穿孔、肠内容物漏出，并穿入另一肠袢或其他空腔脏器（肠内瘘），或自皮肤伤口或引流口处漏出（肠外瘘）（见第 52 章）。放射性直肠炎中直肠易向前穿孔并与阴道沟通，形成直肠阴道瘘，可表现为阴道溢气、溢粪或溢出黏液。直肠或阴道检查多可明确两者是否相通。

有时直肠阴道瘘较隐匿。在进行乙状结肠镜检查时，如果对直肠充气在阴道有气体排出时应警惕阴道直肠瘘的存在。在进行乙状结肠镜检查和阴道窥器检查时能很清楚地分别看到瘘的两个口。如果诊断不清的话可以经直肠或阴道进行硫酸钡检查。小的瘘管有时可以在麻醉的条件下通过可疑的开口注射 3%过氧化氢溶液来检测，开口位于直肠前壁或阴道后壁。直肠和阴道口的多部位活检是有必要的，可以排除再发癌症的可能性（Allen-Mersh 等，1987)。

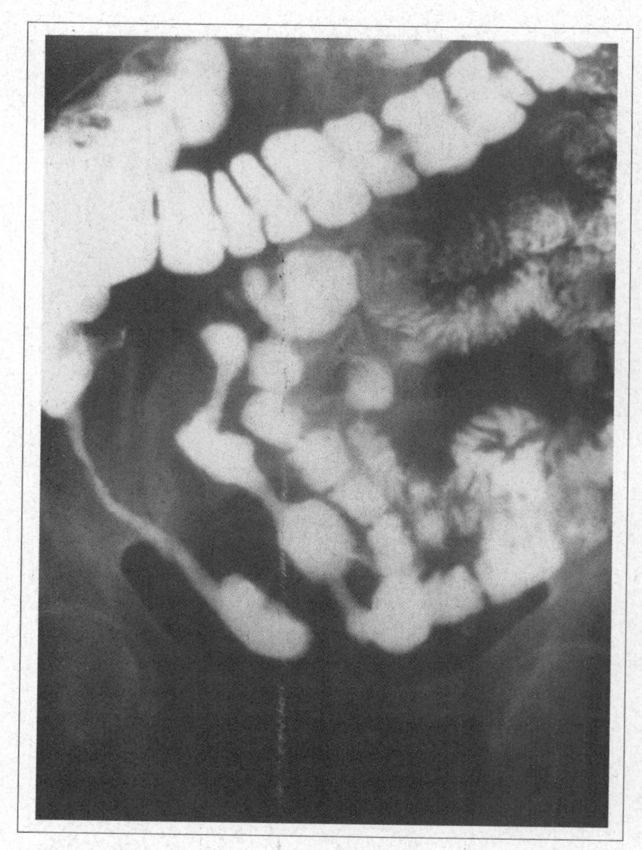

图 51.2 消化道钡餐显示放射性损伤导致的小肠及大肠狭窄。

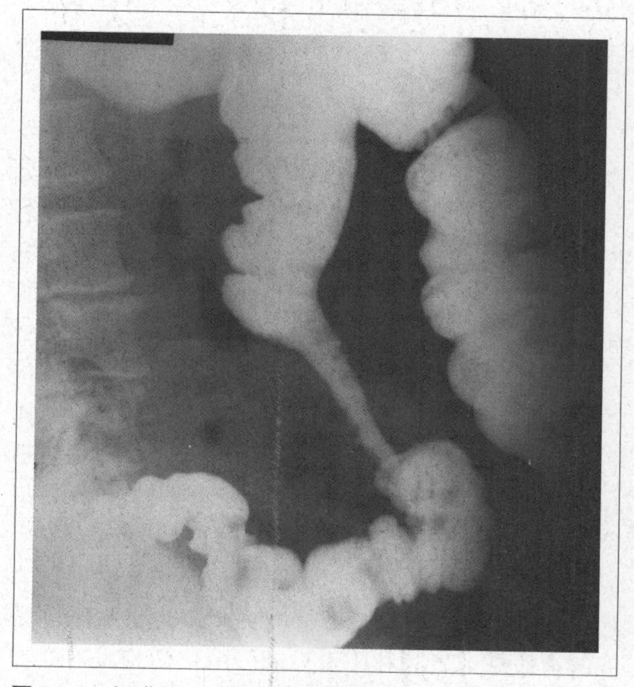

图 51.3 钡灌肠显示放射性损伤导致的降结肠狭窄。

梗死

梗死是放射性损伤中少见但常常致命的并发症，它是由于闭塞性动脉内膜炎导致大血管闭塞引起的。梗死是节段性的，但可以涉及肠道多个部位。盆腔回肠似乎是最常见的部位，但大肠也有可能累及。临床表现和其他原因引起的梗死是一样的。如果梗死肠段没有切除，则穿孔将不可避免，会引起腹膜炎或局限性脓肿。

恶性肿瘤

有证据表明，接受照射的患者较正常人群发生结直肠癌的风险更高（Sandler 和 Sandler，1983）。但是这种风险很小。这个问题已经在第 27 章进行了深入的讨论。

耐受剂量

虽然胃肠道不同部位对放射治疗急性和慢性反应基本相似，但是对放射线的耐受临床上是明显不同的。对于慢性并发症，胃和小肠最敏感，在45～50Gy/25f 的剂量下并发症的发生率为 5%或更少。直肠、结肠和肛门的晚期并发症的耐受剂量大约是 55～60Gy（Gunderson 和 Martensen，1989）。

直肠癌放疗的副作用

为了减小肿瘤体积、提高生存率和降低局部复发率，放射治疗用于直肠癌治疗已有很多年。放疗在术前或术后实施，并同时结合化疗。大量数据表明放疗能够降低直肠癌的复发率并提高生存率（见第 27 章）。然而，仍然有些报道显示了放疗在急性期和长期随访中的副作用（Ortholan 等，2006；Pollack 等，2006；Moesta 和 Koekerling，2006）。

急性毒性作用

所有随机术前放疗的临床试验显示，放射治疗患者发生会阴创面脓毒症的危险性增加 2 倍（从 10%到 20%）（Påhlman 等，1985；斯德哥尔摩直肠癌研究组，1987；SRCT，1993，1997；Kapiteijn 等，1999；Sauer 等，2004）。然而，并没有数据支持这一假设，即放疗会增加低位直肠手术吻合口漏发生的概率（Påhlman 等，1985；斯德哥尔摩直肠癌研究组，1987；SRCT，1993，1997；Kapiteijn 等，1999；Sauer 等，2004）。另一方面，在以一般人群为基础的数据中，对情况较糟糕的病例实施放疗，吻合口漏的发生率将会增加（瑞典直肠癌记录，2004；Wibe 等，2002），这也提示如果进行放疗，建议采用覆盖的回肠袢造口术。

另一个放疗后短期出现的并发症是神经病变，伴有臀部和腘绳肌腱的疼痛（Jansson-Frykholm 等，1996）。通过在治疗期间改变靶区大小，可有效缓解该症状。

直肠癌放疗的后期并发症

肠道功能

在直肠癌放射治疗的临床试验和研究中，人们通过肠道功能分析发现了副作用。在瑞典直肠癌试验中，针对术后生存了5年的患者进行关于肠道功能的问卷调查研究。照射组和非照射组相比，排便次数、偶发急便和便失禁更为常见。在照射组中65%的患者肠道功能满意，27%患者肠道功能尚可，6%患者肠道功能较差（Dahlberg 等，1998）；而在非照射组 87%功能满意，30%功能尚可。在对术后放疗的患者进行的研究中，人们得到了相近甚至更差的数据（Kollmorgen 等，1994；Lundby 等，1997；Miller 等，1999）。

人们通过专注放疗带来的副作用，来评价行下前方切除或腹腔腹膜切除术患者的生活质量。近期 Dutch 试验的数据表明，行腹腔腹膜切除的患者生活质量较行下前方切除的患者好（Marijnen 等 2005）。对术后放疗患者的研究也得到了相似的数据（Caffo 等，2002）。

性功能和泌尿功能障碍

Dutch 的试验对性功能进行了前瞻性分析。在治疗期间性活动频繁的男性患者中，放疗后 54%出现勃起功能障碍。经单纯手术治疗的患者中，这组数字是 47%。甚至射精障碍在放射治疗的患者中（43%）比手术治疗的患者（32%）要更加常见。这些数字在术后放疗的患者中更加显著（Marijnen 等，2005）。同样，在接受放疗的女性患者中，阴道干燥和性交困难都有轻度增加（Marijnen 等，2005）。

在 Uppsala 试验中，术后放疗的患者较单纯手术和术前放疗的患者更易发生泌尿系问题（Frykholm 等，1993）。同样，Dutch 试验也报道了因放疗造成的泌尿系副作用（Marijnen 等，2005）。

其他迟发副作用

在斯德哥尔摩直肠癌试验中，有一项研究随访治疗后 4～8 年。在许多人看来，对于放疗后迟发并发症的发生这是非常短的时间。尽管如此，在术前经过短期放疗的患者中，还是出现了一些副作用。除了由于会阴伤口延迟愈合导致的会阴窦道，血栓栓塞和肠梗阻也为人们所认识。此外，髋骨骨折也更加多见，这可能是放射技术造成的结果（Holm 等，1996）。最近，人们在经过 13～15 年的随访后，对瑞典直肠癌试验的数据进行了分析。在最初的 6 个月，放疗组患者再入院率更高，其主要原因是伤口感染和弥漫性腹部疼痛。在随访 6 个月后，放疗组患者的入院总数量并没有增加。尽管如此，有些症状在接受放射治疗的患者中很常见，比如腹痛、便秘和小肠梗阻，这提示新辅助放疗可能对小肠有副作用（Birgisson 等，2005b）。在瑞典直肠癌试验中得到的另一个重要结果是放疗可能会增加二重癌的发生风险。这种二重癌既可能出现在靶区内器官，也可能出现在靶区外器官（Birgisson 等，2005a）。

直肠癌放疗的结论

通过文献可以看到直肠癌放疗后的确存在副作用。由于大多数关于副作用的报道以瑞典试验为主要依据，导致这些数据解释起来比较困难。因此，尽管人们宣称短期术前放疗（5×5 Gy）可能比传统放疗更有害处，但这更可能是文献发表偏移所致，而非分次治疗计划之间的真正差异。鉴于术前放疗在临床中的频繁应用（见第 30 章），术前阶段排除不适合放疗的患者无疑是至关重要的。未来分子生物学技术或许可以解决这个问题。

保守治疗

急性期

接受盆腔或腹部放疗的患者在治疗期间将会发生与胃肠道相关的症状。这一期间应该进行保守治疗以缓解症状。

全身不适、恶心和有时呕吐是在治疗几个小时后经常出现的症状，并且会随着患者的活动和焦虑而加重。作用温和的镇吐剂和镇静剂可以明显改善症状，吩噻嗪类药物如氟哌啶醇非常有效。当呕吐影响到吞咽时，可以在给予丙氯拉嗪栓剂后 6 小时予以口服药物。若上述措施无效，则需要进行系统的治疗。

如果在早期出现急性放射性直肠炎的症状，可以考虑使用大便软化剂、镇静剂和类固醇（如果需要）的栓剂或灌肠剂。某些急性放射性直肠炎可能出现危及生命的出血。这种情况下或许应考虑放弃保守治疗，极少数情况下需进行切除术治疗（Browning 等，1987）。

慢性期

在放射性肠病的后期，保守治疗可以缓解症状，但是不能取得长期的疗效。由于小肠损伤导致的吸收障碍需要要素饮食进行治疗。经常会给予患者无乳糖饮食，但是效果值得怀疑。考来烯胺可以结合过多的胆盐，能够缓解由于放疗导致的肝肠循环紊乱所引起的腹泻。抗胆碱药和解痉药可以缓解梗阻的症状。类固醇药物保留灌肠或可改善左结肠炎和直肠炎的症状，柳氮磺胺吡啶和5-氨基水杨酸同样值得试用。如果可能的话，在放射性肠病的患者中应避免使用口服甾体类药物。虽然甾体类药物能够缓解症状，但也确实存在出现并发症的风险。如果直肠出血较轻，通过以上措施或可控制症状。同样，孤立直肠炎一般不需要进行手术治疗。Gilinsky 等（1983）对 88 例患有放射性直肠乙状结肠炎的患者进行研究，其中 44%分入预后较好的第一组（轻度出血但没有结肠功能障碍），35%分入第二组（中度出血伴有轻度结肠功能障碍），20%分入第三组（可见的出血和明显的大便习惯改变）。第一组的患者很少需要手术治疗，在第二组患者中，只有当反复输血仍不能维持血红蛋白时才需要手术。第三组患者必须进行手术治疗。

当放射性直肠炎引发的出血通过常规的药物治疗不能起效时，可以用甲醛稀释液进行直肠滴注。很多研究者报道该治疗可取得有利结果（Rubinstein 等，1986；Seow-Choen 等，1993；Biswal 等，1995；Chapuis 等，1996；Roche 等，1996；Saclarides 等，1996）。因此，Saclarides 等（1996）应用 500ml 4%的甲醛液治疗患有放射性直肠炎的 16 例患者，其中 12 例患者完全缓解。同样，Biswal 等（1995）对 16 例患者进行 11 个月的药物治疗后再进行 4%的甲醛液灌肠，有效率达 81%。这种疗法不仅简单而且便宜，给多数研究者留下了深刻的印象。我们也用这种方法在 Uppsala 治疗某些病例，取得了不错的疗效。

非侵入性治疗失败、持续出血的放射性直肠炎患者可接受激光治疗。目前氩激光和 Nd-YAG 激光已被应用于临床（Allquist 等，1986；Buchi 和 Dixon，1987；Alexander 和 Dwyer，1988；Berry 等，1988；O'Connor，1989；Buchi，1991），其中氩激光因浅层渗透、不破坏底层肠壁且对凝固黏膜血管病变更加有效而受到医生的青睐。

结直肠狭窄范围较短的患者可以经谨慎的扩张术进行治疗。经结肠镜的气囊扩张术已被用于治疗良性病变引起的结肠狭窄，主要包括吻合口狭窄和克罗恩病狭窄（Aston 等，1989；Dinneen 和 Motson，1991；Venkatesh 等，1992；Gevers 等，1994；Couckuyt 等，1995）。然而，使用这种技术治疗放射性结肠狭窄的经验并不太多。我们有限的经验提示，该技术在患者身上很难操作，狭窄很快会再次发生。我们也可以选择使用支架治疗狭窄，但对于良性疾病，因支架会移动而导致疗效不佳。

对于不能进行手术、广泛病变的患者，可以考虑予以长期胃肠外营养（Lavery 等，1980）。

手术治疗

放射性肠炎患者治疗的首要原则是尽一切可能避免手术。经放射线照射的结肠愈合能力差，易发生吻合口破裂等并发症。此外，致密粘连导致在剖腹手术中往往难以辨认正常的解剖结构，增加了医源性肠道损伤的风险，而这种损伤即使进行修复也难以愈合，并可能导致败血症、腹膜炎和肠外漏等，从而延长住院时间，甚至出现死亡。不幸的是，有些并发症必须进行手术，如梗阻、危及生命的出血、梗死、穿孔和腹膜炎等。经保守治疗不能缓解的肠梗阻通常也需要手术治疗。肠外瘘常常也需要手术治疗，但应尽一切努力通过胃肠外营养和全肠道休息，以促使瘘管愈合（见第 52 章）。如果排泄量很小，瘘管可以用造口器械处理。小肠大肠瘘由于营养失衡和严重腹泻通常需要手术治疗，但是有些病例必须通过放射诊断才能明确，因此可能被漏诊。大多数直肠阴道瘘需要手术治疗，或尝试修复，但更多使用造口使瘘管无功能化。保守治疗无效、严重的直肠炎和结肠炎患者，尤其并发纤维性纤维性狭窄时，可能需要行肠切除术或肠造口术。

术前准备

在术前对胃肠道进行全面的评估是很必要的，

评估的目的主要在于明确放射性损伤的范围，同时排查肿瘤有无复发。由于放射性纤维化和肿瘤复发均可导致冰冻骨盘、肠道狭窄或瘘管形成，两者的鉴别十分困难。常用的评估手段包括腹部超声、CT、MRI和PET检查及可疑部位的穿刺活检组织学或细胞学检查。排除肿瘤复发后，需进一步行小肠钡餐、结肠钡灌肠检查、结肠镜及瘘管造影等检查明确放射性损伤范围及瘘管的解剖结构。尤其是瘘管经久不愈的患者，需排除是否合并远端肠管梗阻。泌尿系损伤，尤其是流出道损伤，也并不少见。因此，有必要通过放射学和内镜检查评价泌尿系统的受损情况。然而，若静脉尿路造影显示完全性输尿管梗阻，需进一步排除恶性肿瘤复发(Cooke和De Moor，1981)。

冰冻骨盆的患者在手术中极难辨别其解剖结构。因此，对准备接受结直肠大部分切除手术的患者，应于术前行膀胱镜检查及双侧输尿管导管植入术，以防术中损伤输尿管。放射性损伤的外科手术通常极为困难，患者往往合并有严重的营养不良(尤其是存在小肠瘘的患者)，术前对患者全身状态的评估是极为重要的，部分患者可能需要接受术前胃肠外营养支持治疗，以克服长时间手术带来的巨大打击。

根据术中情况，部分患者可能需要进行预防性造口或永久性造口。因此，造口护理护士应在术前对每个患者进行相应的宣教。

外科治疗的基本原则

多位研究者（Morgenstern等，1977；Localio等，1979；Schmitt和Symmonds，1981；Pricolo和Shellito，1994）提出了如下一些好建议：避免在接受大剂量辐射的区域做皮肤切口，以防术后切口坏死、感染和愈合不良的发生。造口位置也应避开受放射线照射的皮肤。肠道狭窄可通过旁路手术解除梗阻症状，但狭窄的肠道可出现出血、溃疡、穿孔、梗死、瘘管形成，甚至出现恶变，因此有条件的情况下最好将狭窄的肠段完全切除。避免不必要的分离粘连的肠段，以免造成穿孔。肠吻合术需精密地进行，尽可能避免术后吻合口相关并发症的发生。理想的情况是取两段照射野外的健康肠管进行吻合，但在实际操作中，上述条件往往得不到满足，这时得保证吻合口至少一侧的肠管是位于照射野外的健康肠管。

术后应选择全胃肠外营养，避免早期经口进食。接受低位结直肠吻合术患者应在吻合口近端选择一段照射野外的健康肠道进行造口，以转流粪便，保护吻合口。万一选用的造口肠段已受辐射，则应多外置几厘米肠段，以防回缩和造口溃疡、坏死。

直肠阴道瘘的手术治疗

直肠阴道瘘也许是放射性损伤导致的瘘管中最常需要手术解决的。手术方式包括瘘管旷置术及瘘管修复术，手术途径有经会阴、经腹或经腹会阴联合手术。

手术方式的选择取决于患者的年龄、一般状况、病变范围、直肠受累的严重程度、是否有子宫切除术病史以及瘘管的位置，而其中瘘管位置是最为决定性的因素。例如，患者为老年人、体弱、病变较轻，那么最好的方法是保守治疗。相反，如果患者有严重的外阴瘙痒和尿失禁，但又不能耐受大手术，可选择瘘管旷置术。若需要同时进行终端结肠造口术，应选择外观正常的结肠肠管进行造口。

对于大多数年轻的、能耐受手术的患者，应尽可能地选择瘘管修复术。修复的方法在某种程度上依赖于外科医生的喜好、瘘管的解剖位置以及既往的治疗。然而，无论选择哪种方法，所有的患者应在修复术前数月接受预防性造口术。预防性造口可减轻炎症反应，降低伤口污染和败血症的风险，降低手术难度。回肠袢式造口是目前首选的方法，该方法可以保持远端小肠的清洁、健康，以利于进一步的手术。同时，该方法还有易于护理（Williams等，1986）、易于关闭、不影响左半结肠血供（某些情况下可用于修复瘘管）等优势。替代方案有横结肠造口术，但该方法可能损伤结肠缘动脉，从而影响左半结肠及横结肠血供，甚至需手术切除横结肠。此外，横结肠造口术操作复杂，排除物为液体，护理困难（见第5章）。值得注意的是，进行造口的肠段均应选择照射野外的健康肠管。

直肠阴道瘘具体的修复方法见第12章，包括经腹、经阴道、经会阴、经肛门、经骶尾部肛门括约肌途径修补术。妇产科医生倾向于经阴道修复产科瘘管，但当他们处理过放疗导致的慢性阴道瘘后，基本没有人愿意再去处理这种疾病。

由于放射性损伤导致瘘管周围组织愈合困难，用常规的方法修复放射性直肠阴道瘘基本是无效的。必须自未被照射的正常组织游离黏膜瓣，并作为肛门重建的部分植入。因此，用来处理“简单”

瘘管的滑动性黏膜瓣前移技术（Rothenberger 等，1982）并不适用于放射性瘘管。

局部操作

股薄肌瓣修复术

股薄肌瓣修复术（Graham，1965）改进于 Ingleman-Sunberg（1960）技术。患者取会阴截石位（Lloyd Davies 位），会阴 4 点位切口，向后方侧方扩大，侧向约 1 指宽，向后达坐骨结节（图 51.4a）。

切口沿阴道侧壁，并通过耻尾肌、会阴横肌及肛提肌下段，到达瘘管的边缘。在瘘管的边缘仔细分离阴道黏膜与直肠黏膜。环周切除瘘口周围阴道黏膜约 2cm（图 51.4b）。

若直肠瘘口较小，可用不可吸收缝线间断缝合关闭瘘口（图 51.4c）。但通常情况下，直肠瘘口较大，受累位置高，无法进行无张力缝合。需开腹手术游离直肠及乙状结肠（Graham，1965）：游离直肠左侧壁、直肠及乙状结肠前壁。部分患者子宫骶

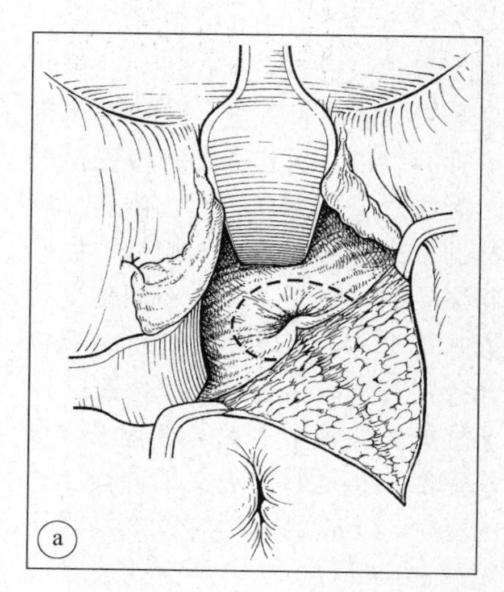

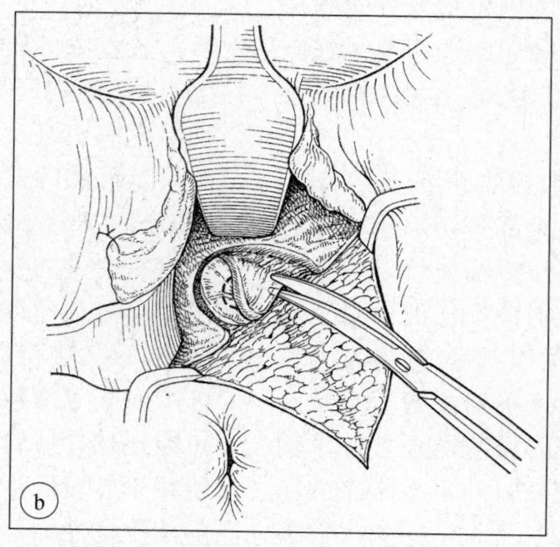

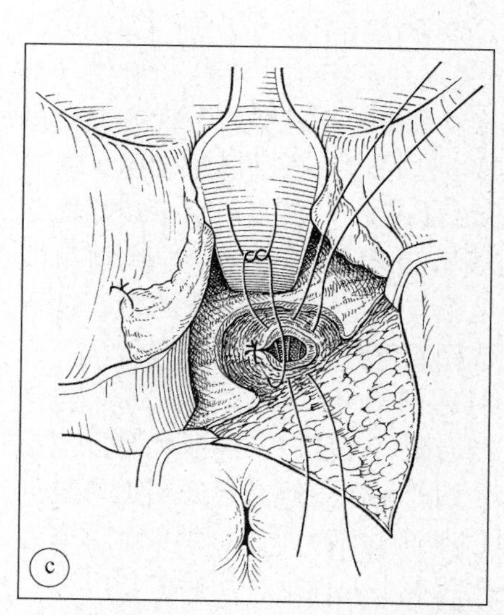

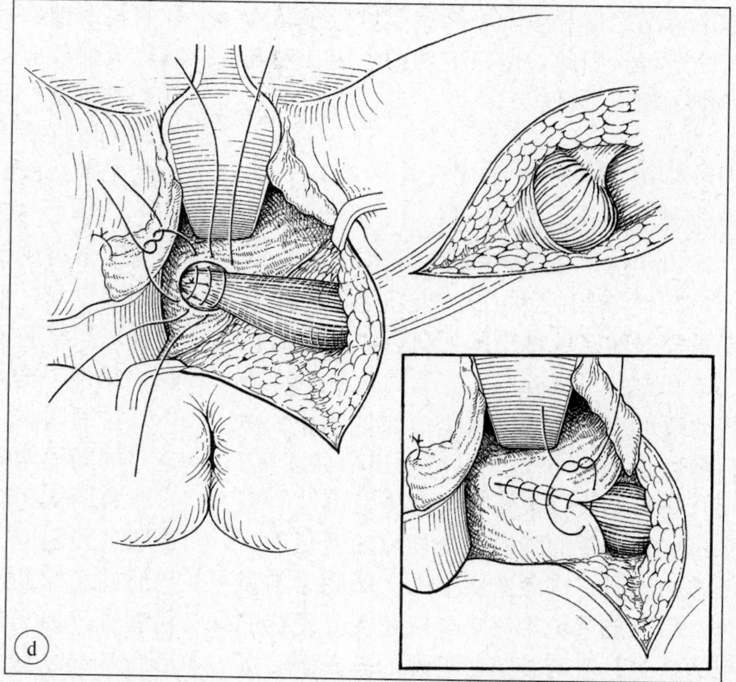

图 51.4 股薄肌移植技术修补直肠阴道瘘。**(a)** 切会阴 4 点位切口，向后方侧方延伸。深部通过会阴横肌、坐骨海绵体肌和肛提肌下段。虚线示瘘口周围需要被剥离的阴道黏膜。**(b)** 环形剥离瘘口周围阴道黏膜，并环形切除瘘管。**(c)** 横行缝合直肠黏膜，缝合深度达黏膜下层或部分黏膜肌层。**(d)** 游离股薄肌，保留近端主要血供。建立皮下隧道至会阴切口，将股薄肌自皮下隧道引入，末端缝合固定于对侧组织，保证股薄肌完全覆盖直肠横行吻合口。将阴道黏膜缝合于肌瓣表面。

韧带重度粘连，将直肠、乙状结肠和瘘管固定在骶窝内。这时，需完全游离直肠及其系膜，为瘘管修复术提供足够的游离肠管。

瘘管关闭后，自胫骨端分离并暴露股薄肌（图51.4d），并小心地分离其供血血管。用手指自耻骨支前方、球海绵体后方、沿会阴切口侧方建立一个皮下通道，并扩大到能通过两个手指的宽度，将股薄肌通过皮下通道引入会阴切口。用丙纶缝线将肌腱固定于对侧骨盆壁。以间断内翻缝合法（Lembert缝合法）自右向左地将阴道黏膜缝合于肌瓣表面，保持缝合线与肌肉的平行与紧贴（图51.4d）。某些情况下，需对肌肉外膜进行浅表牵拉缝合以使肌肉紧贴于缝合线。

Martius修补术

该术首先由Martius在1928年描述，最初被用于修复膀胱直肠瘘（Martius，1959），也可以用来修复低位直肠阴道瘘。该方法利用球海绵体肌瓣或唇脂肪垫进行修补，术前应行预防性造口术。下文主要讲述改良Martius修补术（Boronow，1986）。

患者取截石位，会阴侧切，切口同股薄肌瓣修复术（图51.4a）。切口达瘘口边缘后，将周边的纤维组织彻底切除（图51.4b）。仔细剥离病变直肠黏膜及阴道黏膜，直肠瘘口以络化肠线全层间断缝合（图51.4c）。两端及中央各留置两根缝线，稍后利用它们将脂肪垫缝入。

自阴阜通过大阴唇向阴唇系带做一切口，向下游离大阴唇内脂肪及纤维肌肉组织至阔筋膜（图51.5a），注意保证组织长度。可以在分离组织之前分离血管蒂，也可在其后分离血管蒂：前者血供经阴部内动脉的会阴支进入脂肪垫，后者血供来自阴部外动脉及其分支。建立皮下通道，将脂肪垫引入瘘管闭合部位（图51.5b）。应用前述的插入式缝合将脂肪垫固定于瘘管闭合的部位。阴道黏膜缝合于脂肪垫表面。过程中应注意避免脂肪垫血管蒂扭曲，保持脂肪垫无张力。缝合切口时也应避免张力过高，必要时可先部分缝合切口。关闭大阴唇切口和会阴切口，并置管引流、加压包扎。

但该术式的预后往往不能令人满意，目前已很少应用。

腹部重建手术

带蒂大网膜移植术

该术式首先由Bastiaanse（1960）提出，仅适用于瘘管位置相对较高且既往无网膜切除病史的患者。经腹部切口找到阴道直肠膈（图51.6），并沿阴道直肠膈分离阴道后壁和直肠前壁，至瘘管处。切除瘘口周边组织，并缝合两侧瘘口。分离大网膜，并保留其至少一侧的网膜血管供血（具体情况请参阅第6章，图6.20）。网膜的尾部卷起后用缝线固定在直肠和阴道之间，作为两者瘘口之间的屏障。这种只适合于相对高位且瘘口较小的瘘管。

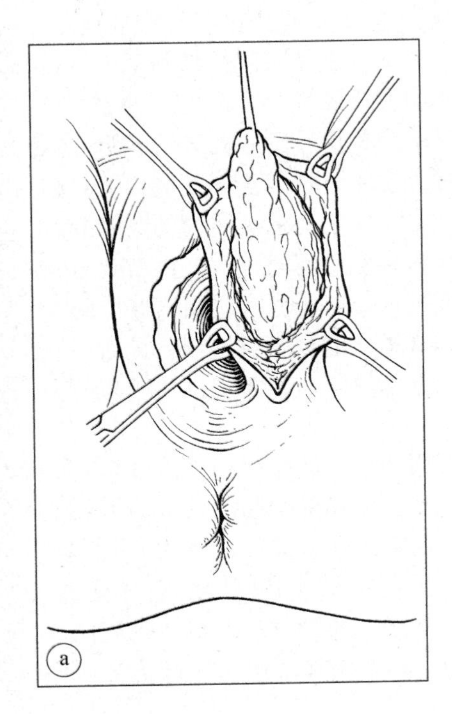

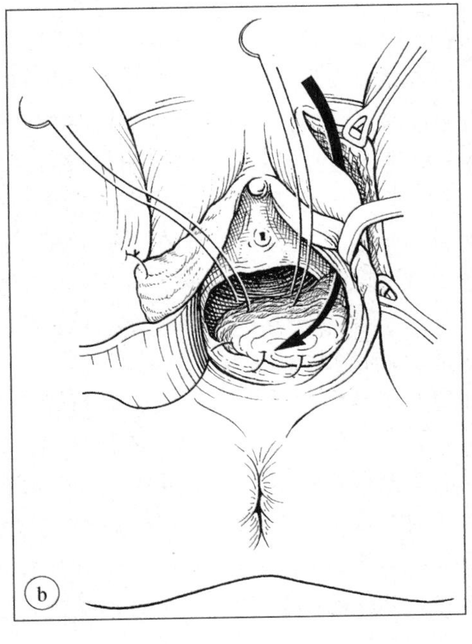

图51.5 Martius修补术治疗直肠阴道瘘。**(a)** 自阴阜通过大阴唇向阴唇系带做一切口，并游离大阴唇内脂肪及纤维肌肉组织。**(b)** 通过皮下隧道将脂肪垫引入瘘管闭合部位，并固定脂肪垫。

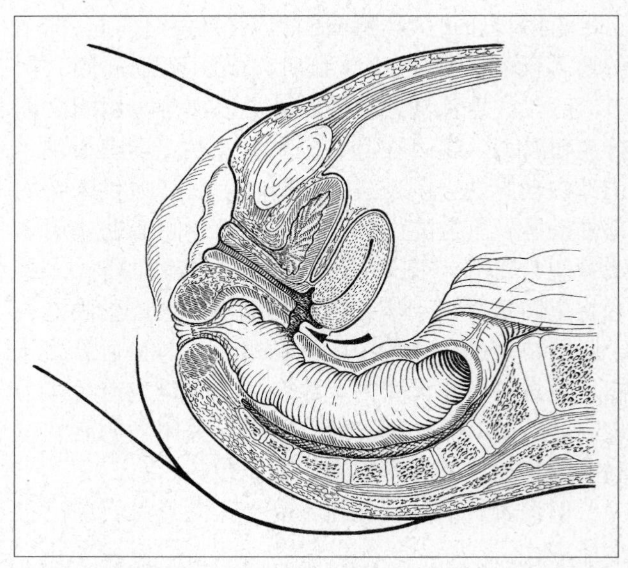

图 51.6 利用大网膜带蒂移植片修复直肠阴道瘘，在阴道后壁和直肠前壁寻找切除水平。

带蒂近端乙状结肠移植术（Bricker 手术）

这项由 Bricker 和 Johnston（1979）首次引入的技术使用未被照射的乙状结肠作为皮瓣修复直肠前壁的瘘管。这种方法不仅可以修复瘘管，还可以扩张狭窄直肠的直径（图 51.7a）。通过腹部正中切口打开腹腔，用常规方法游离左侧结肠。在合适的位置截断乙状结肠。切下的两个断端用容器包裹，然后术者开始困难的操作，在被照射的水平分离直肠前壁和阴道后壁，一直到瘘道。从上面可能无法完全到达瘘道；尽管如此，在从会阴结束操作之前应尽最大限度从上面往下分离。

对于高位瘘管，如果从上面分离到瘘管，应谨慎地切断直肠和阴道的瘘口。将乙状结肠下面的残端向下折，让它的残端到达直肠的瘘口处。此时该断端是打开的（Ⅰ型，图 51.7b），如果需要，可以向上切开扩大断端（Ⅱ型，图 51.7c，d）。Ⅱ型的方法特别适用于伴较长狭窄的瘘管。低位乙状结肠的断端用间断的聚乙醇酸缝线缝 1 或 2 层以固定在直肠壁。如果阴道的瘘口清晰可见，也要用同样的缝线进行 2 层缝合。或者用阴唇带蒂移植片来修复它。上端结肠的残端行端侧吻合到乙状结肠。

有时候无法从上面分离直肠和阴道。如果这样，术者就要从下面分离。切除阴道瘘附近的瘢痕并纵行切开阴道后壁。从直肠前壁谨慎分离阴道后壁直到腹部的分离水平。乙状结肠低位的游离端拉向下作为直肠前壁的移植片。直肠和结肠做端端吻合，吻合时必须精细，最好做两层缝合。如果阴道后壁的瘘口小，周围组织没有太多瘢痕，可以从中间缝合；如果不是这样，Bricker 等（1981）推荐瘘口用阴唇带蒂移植瓣修复。该术式的第三型（Ⅲ型）是当乙状结肠受到照射或太短或有其他原因不能应用时，使用近端结肠（图 51.8）。在这样的病人中，最好通过多个浅切口游离狭小和缩短的子宫骶骨弓。较深的切口可能引起大量出血或危及输尿管。等到直肠壶腹暴露（图 51.8a），纵行将它切开，切除直肠乙状结肠瘢痕，为吻合留出较宽的腔。近端结肠充分游离，拉下来到切开的直肠壶腹部位，用常规方法进行吻合（图 51.8b）。

需要切除直肠的操作

除上述局部修复外，另一个可选择的方法是更为激进的部分或全部直肠切除术。虽然经腹手术给人的第一感觉可能是不错的，但事实上它并不适用于治疗放射性损伤引起的直肠阴道瘘（Jackson，1976；Galland 和 Spencer，1979；Russell 和 Welch，1979）。同样，类似于 Swenson（1964）处理 Hirschsprung 病的经腹会阴拖出术也不能取得满意的效果（Britnall，1953）。问题出在要想使吻合口获得明显的愈合，必须用健康的、未经照射的肠管。非常不幸的是，所有部分直肠切除术后的直肠残端远不够健康，甚至用吻合器进行端端吻合都要失败。

基于以上原因，Parks 等（1978）提出经腹会阴联合手术来治疗这些患者。这种方法最大的优点是将健康的近端肠管通过被照射的直肠残端拖下。通过套管吻合术，游离的未被照射的结肠套入直肠残端，缝合到健康的肛周黏膜上，这是一种更安全的吻合术。尽管与治疗低位直肠癌的方法相近，需要指出这其中有些重要的差别。全部左侧结肠，包括脾曲都要游离出来。为了使未被照射的肠管在没有张力的情况下拖入骨盆肛周附近，广泛游离近端结肠是必要的。通过近端肌肉分离游离直肠。继续向下分离，一直到纤维化的被照射组织。此时，直肠在瘘管或溃疡的上部离断。不要尝试从阴道分离远端直肠。

结肠近端在健康的、未经照射的、血供丰富的部位离断，通常这个位置在降结肠的远端。为保证充足的长度，横结肠和脾曲也需要广泛的分离。肠系膜下动脉和静脉的高位结扎和网膜的广泛分离，有助于上述操作的实现。通过会阴切口，将肛门自留牵开器插入肛管，肛门直肠黏膜由于其下的肌肉

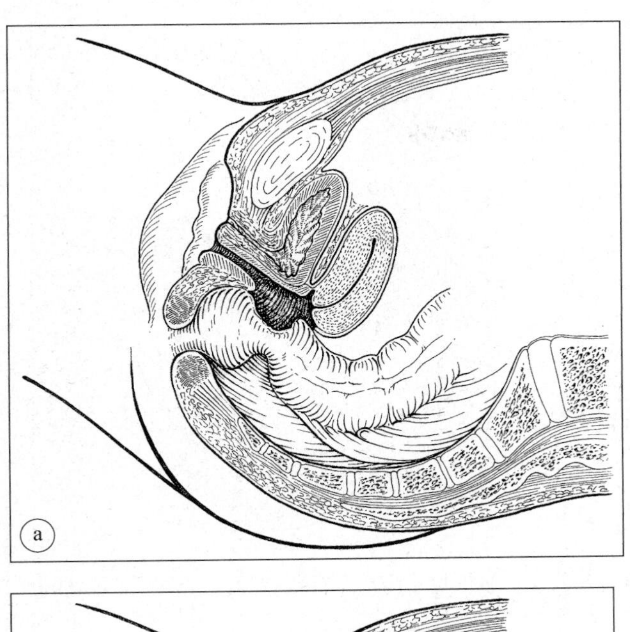

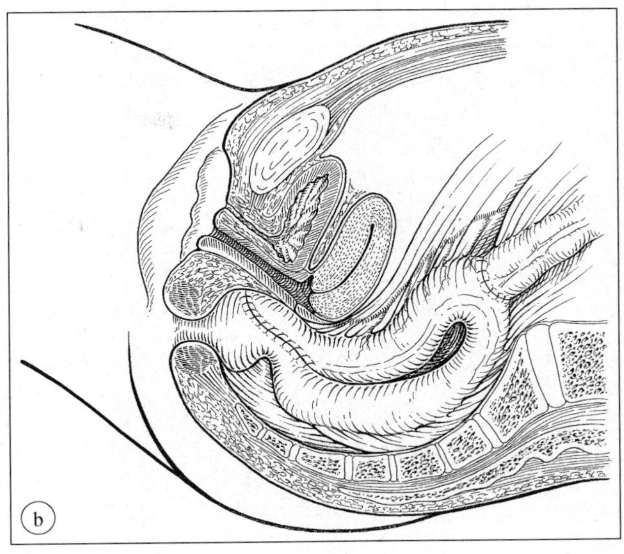

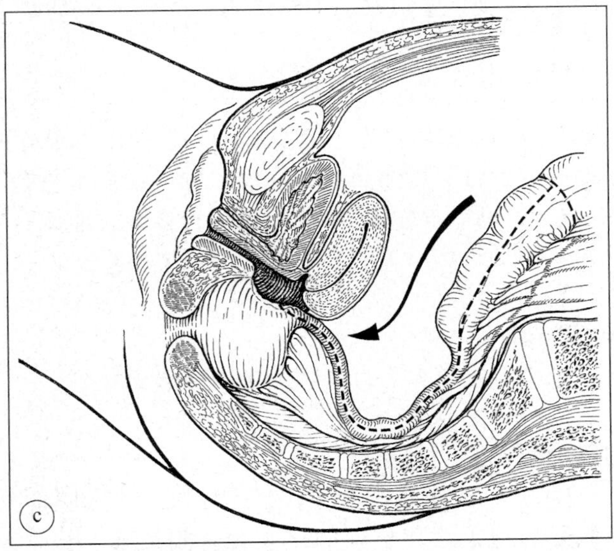

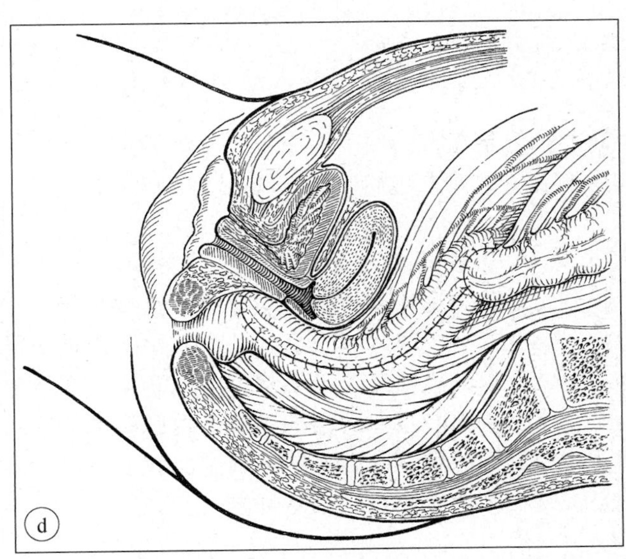

图 51.7　直肠阴道瘘处直肠狭窄。(**a**) 这种类型的损伤适合用 Bricker 技术修复。(**b**) Bricker 手术Ⅰ型：乙状结肠低位断端折向下与直肠残端缝合。(**c，d**) Bricker 手术Ⅱ型：(**c**) 伴较长直肠狭窄的瘘管、狭窄以上部分正常，适合 Bricker 手术Ⅱ型。(**d**) 狭窄关闭，瘘管也关闭，正常的近端结肠折向下，残端缝合到直肠。以上两种术式均需要进行肠肠的端侧吻合。

注入肾上腺素和生理盐水而呈条状（图 51.9a）。从齿状线开始分离，直到全部直肠暴露（图 51.9b）。瘘管的位置仍维持原状。在这个阶段的操作完成后，仅剩下上端含溃疡基部或瘘管的直肠肌肉管。

通过肌肉管将结肠拉下，以覆盖直肠阴道瘘管（图 51.9c）。然后需要进行常规的经肛结肠肛门吻合术。为最大限度减少出血，有一位研究者（MR-BK）已放弃使用大范围的黏膜切除术。在伯明翰，我们仅将近端结肠拉下通过状况较好的直肠管道，然后进行结肠肛门吻合术。理论上固有黏膜层分泌黏液的问题没有被证明成为临床实践中的问题。为减少直接经肛结肠肛门吻合术后肠道蠕动频率，可以做成 J 形袋样（Lucarotti 等，1991）（见图 30.70f）。

最近，为了减少排便次数，有人尝试在复杂性放射性直肠炎的患者中用回盲部代替直肠（von Flue 等，1996）。该项操作需要将直肠切断，将带有淋巴管蒂的回盲部游离，并逆时针旋转后将它在齿状线上进行缝合（图 51.10）。该研究者认为这种方法优于 J 形结肠袋的方法，主要因为回盲部外在的神经分布是保留的。有两个患者在受到放射性损伤后应用这种方法治疗，都取得了较好的效果。当然，现在给出这种方法更优于传统方法的结论还

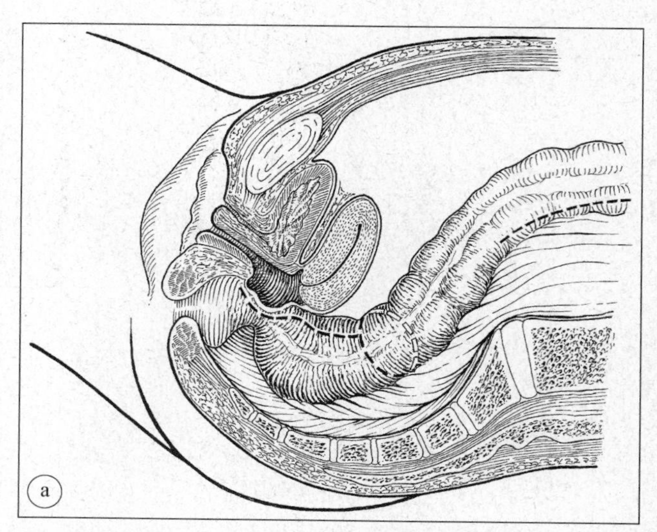

图 51.8 Bricker Ⅲ型操作。**(a)** 暴露直肠壶腹并纵行切开，切除直肠乙状结肠瘢痕，为吻合留较宽的腔。**(b)** 近端结肠完全游离，向下吻合到较宽的腔。

为时尚早，但是在直肠癌手术中采用这种方法获得的数据不支持这种方法的应用（Hamel 等，2004）。

腹骶骨重建与吻合术

腹骶骨切除与重建术也曾被倡导用于这些瘘管的治疗（Marks，1976）。然而，尽管这种操作的吻合水平较常规的经腹骶直肠切除术的吻合水平更低，但它需要端端吻合，而这种用非照射肠管的吻合似乎比经肛管的套管吻合术缺乏安全。我们怀疑近期是否有临床中心还在应用这种方法。

去功能吻合

很多研究者推荐在放射性直肠阴道瘘和相关问题的患者中开展简单的去功能结肠造口术（Ashbough 和 Owen，1964；Chaitin，1971）。非常不幸，去功能的直肠仍然带来了很多症状，特别是疼痛、黏液便和里急后重。因此，如果重建术失败或有禁忌而同时患者的症状需要手术介入，可以考虑采用永久性结肠造口的直肠切除术。虽然我们承认直肠切除是较好的建议，但是这对于慢性放射性损伤的患者仍然是危险的。所以，我们认为有些病人行去功能结肠造口术是有作用的。

手术操作的结果

去功能造口术

对直肠阴道瘘患者只行结肠造口术，并非没有问题。De Cosse（1969）等报道了 17 例用乙状结肠修补放射性直肠阴道瘘，仅有 8 例手术是不复杂的。近端结肠造瘘几乎不能促进瘘管愈合。即使有修复，结肠造瘘口关闭之后也会出现早期复发。

直接修复

很少有报道关于直肠阴道瘘局部修复的结果。

股薄肌肌瓣

Graham（1965）报道了 18 例用股薄肌肌瓣进行修复的结果，其中 5 例伴有膀胱阴道瘘。15 例进行了成功的修复；其中有一例患者首次操作失败后，改用对侧肌肉取得了成功。另一方面，Russell 和 Welch（1979）都进行了两次手术，推测是由于两个病例都失败了。

Martius 皮瓣

Boronow（1986）应用 Martius 皮瓣技术治疗 22 例患者，成功修复 84%的直肠阴道瘘和 50%的膀胱阴道瘘。Aartsen 和 Sindram（1988）在 20 例患者中比较了简单结肠修复和 Martius 皮瓣修复的结果。最初 Martius 皮瓣技术的结果是较好的，但是随着放射性损伤的发展，在 5 名患者中再发直肠阴道瘘，4 例再发直肠膀胱瘘。作者总结认为可选择的手术方法可能更好，如果尝试了局部修复，可能股薄肌修补会带来更好的皮瓣血供。

在伦敦皇家医院，我们没有使用 Martius 皮瓣

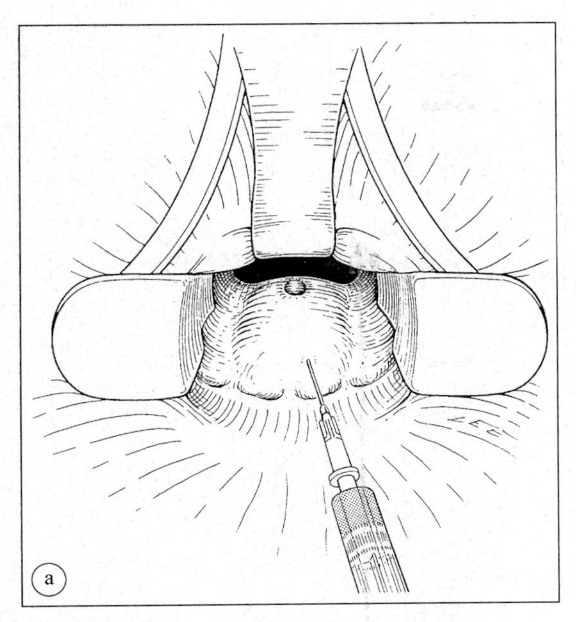

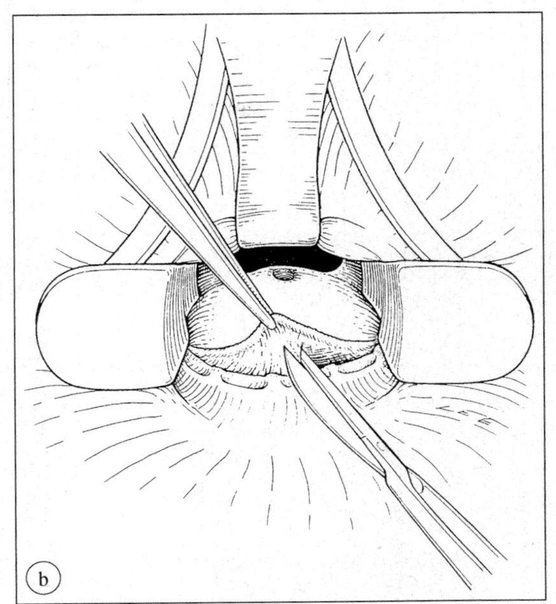

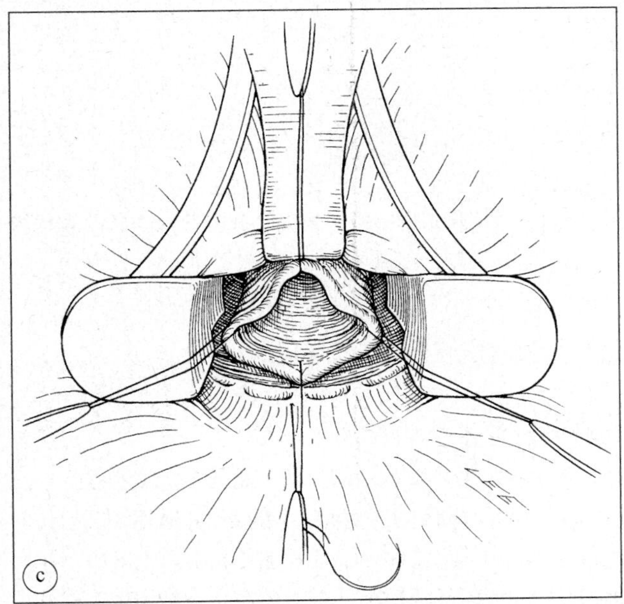

图 51.9 经腹经肛的直肠切除和结肠肛门吻合术。**(a)** 直肠经腹在瘘管的位置离断，经肛肾上腺素注射到直肠黏膜下。**(b)** 直肠黏膜经肛移出，但瘘管处不予处理。**(c)** 未被照射的结肠拖下来经直肠腔覆盖瘘管，经肛进行结肠肛门吻合术。(结肠肛门吻合术已在别处讲解，见第 12 章)。

技术的经验，但是有 5 例放射性直肠阴道瘘采用股薄肌皮瓣修复术。其中 3 例术后随访 3 年仍是成功的，另 2 例由于股薄肌远端血栓形成而失败了。为避免这个问题，建议在术前 4～6 周分离股薄肌和远端血供；这能通过近端分支形成以满足肌肉远端的血供（Patel 等，1991）。

乙状结肠带蒂移植片

Bricker 等（1981）报道在 21 例患者中用乙状结肠带蒂移植片技术，其中 18 例取得了成功。在对 Bricker 手术更加严格的评估中，Kraybill 和 Lopez（1990）在对 26 例放射性直肠损伤（其中 10 例有直肠阴道瘘）的患者进行手术治疗后发表了他们的看法。其中 14 例（53%）出现并发症，包括肠梗阻和再发狭窄。10 例直肠阴道瘘患者中有 1 例出现复发。23 例随访多年的患者中，11 例（48%）有正常的排便节制能力而没有发生腹泻，8 例（35%）有较好的功能，而 4 例（17%）功能较差。

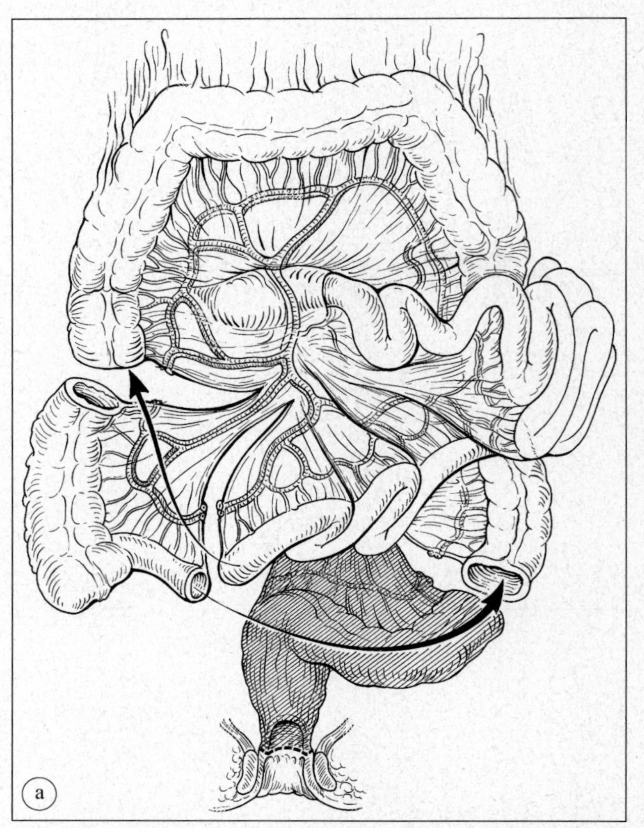

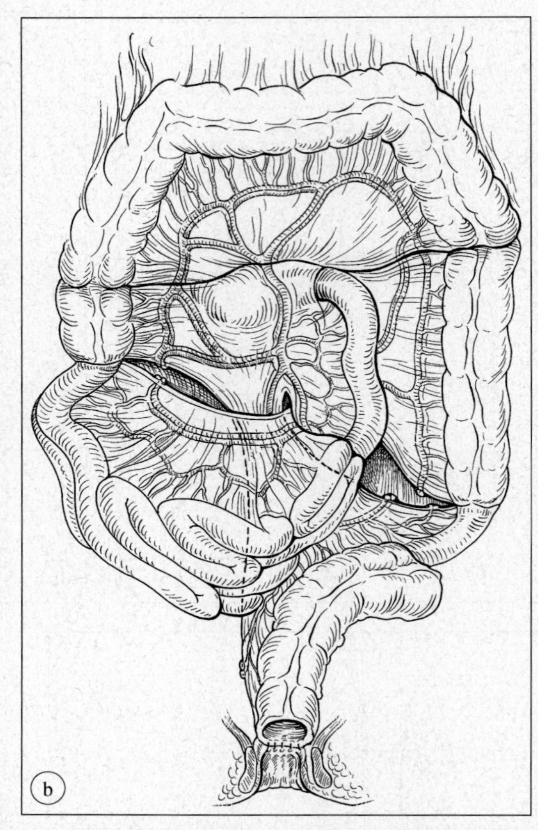

图 51.10 回盲段直肠替代术。(**a**) 游离带回盲动脉的回盲部。(**b**) 部分黏膜切除术后，将回盲部经肛门吻合到肛门齿状线上。回肠、乙状结肠进行端端吻合。

直肠切除术

经腹直肠切除术

无论是否存在瘘管，对放射性直肠损伤的患者来说，经腹直肠切除的后果都是一样差。因此，在 Galland 和 Spencer（1979）用这种方法治疗 5 名患者，其中两例发生了吻合口破溃，最终都死亡了。克利夫兰医院的 Anseline 和他的同事们（Anseline 等，1981）、伦敦的 Jackson（1976）以及 Russell 和 Welch（1979）都报道了相似的糟糕结果。有人认为，随着环形吻合器的出现，手术效果可能会得到提高。如果能够在健康肛管和未被照射的结肠之间使用吻合器吻合，那么这种观点就能被证明是正确的。然而，绝大多数吻合术，即便使用环形吻合器，也需要通过低位直肠进行操作，但是直肠通常由于放射过程而严重增厚，处于不健康的状态。

经腹经骶骨切除术

经腹经骶骨切除术的结果已经由一些研究者（Marks，1976）报道是有好处的，但是现在的观点一致倾向于经腹经骶骨袖状切除术。

经腹经骶骨袖状切除术

从这项技术相关的一些报道可以看到（表 51.1），其对直肠阴道瘘治疗的长期预后结果是令人鼓舞的。因此，Cooke 和 De Moor（1981）用这种技术治疗 37 例瘘管，其中有 35 例取得了成功。该手术的主要问题是术后肛门直肠的功能不佳。因此，虽然约 75%的患者在术后 1 年后仍能控制排便（Cooke 和 De Moor，1981），但是排便急迫和频率仍是主要的问题。Varma 和 Smith（1986）通过压力检测和电生理研究发现这些患者有明显的直肠神经顺应性下降和肛门内括约肌功能障碍。不过，外括约肌功能似乎相对正常。旨在提高直肠容量的手术可能改善直肠功能，有些研究者推荐直肠神经球囊扩张术来达到同样的目的（Telander 和 Perrault，1981）。另一种越来越常用的方案是用 J 形袋来构建结肠储备，这样能够通过肛门直肠残端形成套袖样，然后用手通过肛门吻合到肛门黏膜（如第 19 章及第 39 章所述）。

表 51.1 腹腔经肛门技术对直肠放射性损伤的作用

作者	数量	实际随访数	肠道功能		
			好	一般	失败
Parks 等（1978）	5	5	4 (80)	1 (20)	0 (12.5)
Cooke 和 De Moor（1981）	37	33	20 (61)	11 (33)	2 (6)
Gazet（1985）	13	13	8 (61)	2 (15)	3 (23)
Nowacki 等（1986）	15	14	11 (78)		3 (21)
Allen-Mersh 等（1987）	11	11	8 (72)		3 (27)
Browning 等（1987）	10	8	5 (62.5)	2 (25)	1 (12.5)
Varma 和 Smith（1986）	8	8	5 (62.5)	2 (25)	1 (12.5)

括号中的值是百分比。

局部手术与保留括约肌手术的比较

权威的观点认为选择保留括约肌的手术就是经腹经肛的手术操作。然而这种方法是否应该代替局部操作，仍需进一步探讨。除 Bricker 手术之外，经腹经肛的手术操作无疑比大多数局部修复术要更为主流。对于那些没有遭到太大的放射性损伤的患者，也许最初值得进行局部修补术。而一旦这种操作失败了，经腹经肛的手术仍然可以进行。如果损伤较大，我们还是倾向于经腹经肛的手术，但也很乐意接受可能同样合适的 Bricker 手术。但我们还需要更多的关于 Bricker 操作的数据以作出合理的判断。

泌尿系的结直肠瘘的手术方法

结肠膀胱瘘

结肠膀胱瘘不常见，因为在女性结肠和膀胱之间隔着子宫。当子宫切除后，这两个器官因位置临近，而使瘘管发生的危险性增大。要修复这样的瘘管非常困难。手术的基本原则与修复直肠阴道瘘相同。特别当手术目的是用未经放射线照射的组织覆盖瘘管，以期健康组织能将瘘管关闭。尽管人们提出了许多类似于直肠阴道瘘修复的直接修复手术方案，但是在实践中经常应用的、唯一可行的方法还是去功能结肠造口术，同时行泌尿道造口术（Anseline 等，1981）。特别是当瘘管累及到膀胱底部，进行泌尿道造口术很有必要。

替代长期造口的方法是乙状结肠切除术（Aitken 和 Elliot，1985）。这种方法避免了直接触及瘘管，也无需造口。在这种操作中，作为瘘管基部的一小段乙状结肠和它的系膜被游离出来，两个断端用胃肠吻合钉进行关闭（图 51.11）。近端结肠和健康的直肠进行吻合，通常吻合到括约肌的上面，并建立预防性造口。这种方法使乙状结肠形成一个盲袢或附着在膀胱的憩室。反对方因此从理论基础上提出了反对的理由，尤其考虑到乙状结肠袢可能成为感染源，从而导致后续的尿道反复感染或脓肿。在治疗这种难治性瘘管时，人们在确定乙状结肠的位置方面并没有太多经验，但是 Aitken 和 Elliot（1985）报道，他们用这种方法治疗了 3 个患者，且没有碰到问题。用带蒂乙状结肠移植的 Bricker 手术也可以修复照射后的直肠膀胱瘘。

其他瘘管

其他累及大肠和泌尿道的瘘管是很少见的。文献曾报道过涉及输尿管的瘘管，这需要近端造口，并用部分输尿管和未受照射的小肠进行回肠膀胱术。

随着放射治疗越来越广泛地应用到前列腺癌中，前列腺直肠瘘也变得更为常见。这种瘘管很难处理。初期行近端造口和耻骨上导管插管术通常可以控制感染和症状。之后可以尝试直接的局部方法，经会阴切口从前列腺分离直肠，用股薄肌进行修复。虽然这种方法在短期内可以获得成功，但是随着时间的推移，有再发瘘管和狭窄的风险。

对于放射治疗对骨盆造成的累及直肠和泌尿道的严重破坏，重建常常是不可能的。永久的结肠造口术和回肠膀胱术经常是缓解症状的唯一希望。应

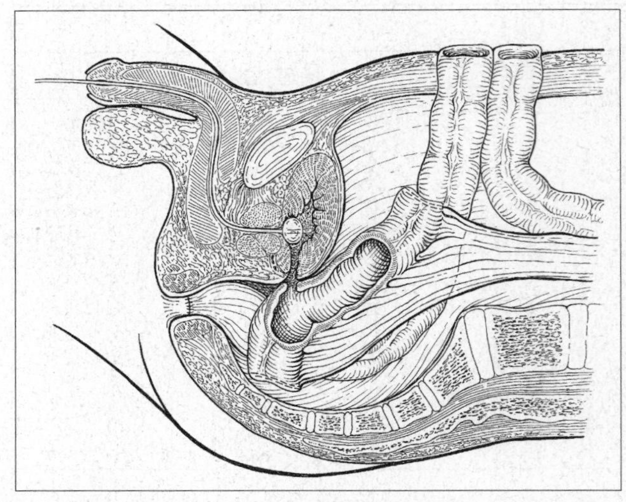

图 51.11 乙状结肠切除术治疗结肠膀胱瘘。用胃肠吻合钉关闭乙状结肠的瘘管两端。近端结肠吻合到正常的低位直肠，无功能瘘口再造。

该避免骨盆廓清术，因为它基本不能像结肠造口术一样缓解症状。此外，骨盆廓清术后的愈合过程会带来很多的问题。

直肠狭窄的手术技术

放疗后出现直肠狭窄很常见，并呈进展性，但这在单纯放射性直肠炎中较为少见。轻度的狭窄可以引起急症和一些不适，如果满足直视条件，可以通过常规的、温和的 Hegar 扩张术或类似扩张术进行治疗。有时会发生严重的狭窄，导致完全梗阻，这时就需要外科手术处理。如果考虑患者适合进行后期肠道重建，那么应在初期进行去功能造口术。造口最好选择正常的回肠进行回肠袢造口术。如果不行，则行横结肠造口术。如果患者不适合行进一步手术治疗，建议采用末端结肠造口术。

现在手术的选择主要是保留括约肌的切除术，例如伴结肠袋的结肠肛门吻合术，或用乙状结肠移植瓣修复直肠阴道瘘管（Bricker 和 Johnston，1979；Bricker 等，1981）。在 Bricker 手术中，横断或纵切将狭窄打开，在将瘘管边缘进行修复后用移植瓣对直肠进行修复（图 51.7）。我们尚没有这方面操作的经验，但我们认为这可能适用于较短狭窄的治疗，而对较长的狭窄的治疗效果尚有待证实。至于保留括约肌切除术，我们认为经腹经肛的手术是最佳选择。不过在有些病例中，狭窄的范围很广泛，并伴有括约肌纤维化，这时只能行 Hartmann 手术或腹腔腹膜切除。

直肠炎导致的严重出血

如果出血危及生命，而局部应用激素、激光凝固术或 4%甲醛均不能起作用，鉴于去功能造口术不能控制出血，此时只能行急诊直肠切除术。在这种条件下，我们再次推荐经腹经肛的套袖式吻合术，或进行全结肠切除术并用结肠袋进行结肠肛门吻合术。Browning 等（1987）用经肛经腹套袖式吻合术治疗了 5 名出血性直肠炎的患者。患者没有因为手术而死亡，出血也都得到了控制。我们的经验与之相似。如果情况紧急需要进行急诊手术，则不经吻合的直肠切除术可能是必要的。在两种情况下，我们将不得不这样操作：一个手术获得成功，一个失败。

预防和预后

有很多精巧的外科技术用来预防小肠损伤。包括聚乙醇酸网的插入，网膜或猪皮移植瓣覆盖盆腔预防小肠脱垂到盆腔（Green 等，1975；Sugarbaker，1983；Devereux 等，1984）；用硅胶扩张球插入，扩张小肠弯曲处，使它离开受照射的盆腔（Sezeur 等，1990）。尽管有这些方法，但是很少有方法能够有效地避免对乙状结肠和直肠的损伤。有实验数据表明，对动物进行要素饮食，通过增加自由基酶、清除剂和抗氧化剂可以减少小肠放射性损伤的发生（McArdle，1994），但是这种方法并没有经过临床试验的证明。

同样的，许多细胞保护因子被提议应用于临床（Klimberg 等，1990；Senagore 等，1991；Empey 等，1992；Roberts，1992）。尤其含巯基的化合物长久以来就被认为是有防辐射的作用，但是因毒性而限制使用。通过使用前体用药以缓慢释放活性物质或可预防毒性作用。这方面的研究仍在继续中（Carroll 等，1995）。目前最有希望的方法可能是改进的放射治疗技术，并在高危患者的治疗中应用更高的警戒度。Fowler（1982）曾应用超分割放射治疗技术，据说能减少后期并发症。放射剂量分次、照射模式以及重叠剂量预防的调整或能减少损伤的发生。

Harling 和 Balslev（1988）回顾了盆腔放疗后出现严重放射病患者的长期预后。他们发现有穿孔或瘘管的患者的预期寿命明显比有出血或狭窄的患者短。在需要手术的 136 个患者中，大约有一半经过治疗以后随访4.5年没有出现症状。在成功的手术治疗后，很多患者又发生了新的放射诱导并发症。大约10%的患者死于放射诱导的并发症，20%死于恶性肿瘤再发。其他研究也发现了相似的结果（Makela等，1988；Miholi等，1988；Kimose等，1989；Lucarotti等，1991；Cross和Frazee，1992）。

（刘斌 李楠 译 刘迎娣 校）

参考文献

Aartsen EJ & Sindram IS (1988) Repair of the radiation induced recto-vaginal fistulas without or with interposition of the bulbocaver-nosus muscle (Martius procedure). *Eur J Surg Oncol* 14：171-178.

Aitken RJ & Elliot MS (1985) Sigmoid exclusion：a new technique in the management of radiation induced fistula. *Br J Surg* 72：731-732.

Alexander TJ & Dwyer RM (1988) Endoscopic Nd/YAG laser treatment of severe radiation injury of the lower gastrointestinal tract：long-term follow-up. *Gastrointest Endosc* 34：407-411.

Allen-Mersh TG，Wilson EJ，Hopestone HF & Mann CV (1987) The management of late radiation induced rectal injury after treatment of carcinoma of the uterus. *Surg Gynecol Obstet* 164：521-524.

Allquist DA，Gostout CS，Viggiano TR & Pemberton JH (1986) Laser therapy for severe radiation induced rectal bleeding. *Mayo Clin Proc* 61：927-931.

Anseline PF，Lavery IC & Fazio VW (1981) Radiation of the rectum：evaluation of surgical treatment. *Ann Surg* 194：716-724.

Ashbough DG & Owen JC (1964) The management of radiation induced damage to the bowel. *J R Coll Surg Edinb* 10：48-53.

Aston NO，Owen WJ & Irving JD (1989) Endoscopic balloon dilatation of colonic anastomotic strictures. *Br J Surg* 76：780-782.

Bastiaanse MA van B (1960) Bastiaanse's method for surgical closure of very large irradiation fistulae of the bladder and rectum. In Youssef AF (ed.) *Gynaecological Urology*. Springfield，IL：CC Thomas.

Berhrong M & Fajardo LF (1981) Radiation injury in surgical pathology. Part III. Alimentary tract. *Am J Surg Pathol* 5：153-178.

Berry AR，Campbell WB & Kettlewell MGW (1988) Management of major colonic haemorrhage. *Br J Surg* 75：637-640.

Birgisson H，Påhlman L，Gunnarsson U & Glimelius B (2005a) Occurrence of second cancers in patients treated with radiotherapy for rectal cancer *J Clin Oncol* 23：6126-6131.

Birgisson H，Påhlman L，Gunnarsson U & Glimelius B (2005b) Adverse effects of preoperative radiation therapy for rectal cancer：Long-term follow-up of the Swedish Rectal Cancer Trial. *J Clin Oncol* 23：8697-8705.

Biswal BM，Lal P，Rath GK，Shukla NK，Mohani BK & Deo S (1995) Intrarectal formalin application，an effective treatment for grade III haemorrhagic radiation proctitis. *Radiother and Oncol* 35：212-215.

Boronow RC (1986) Repair of the radiation induced vaginal fistula using the Martius technique. *World J Surg* 10：237-248.

Bricker EM & Johnston WD (1979) Repair of post irradiation rectovaginal fistula and stricture. *Surg Gynecol Obstet* 148：499.

Bricker EM，Johnston WD & Patwardhan RV (1981) Repair of post irradiation damage to colo-rectum. A progress report. *Ann Surg* 193：555.

Britnall ES (1953) Surgical treatment of post irradiation rectal stric-ture and recto-vaginal fistula. *Arch Surg* 67：346-352.

Browning GGP，Varma JS，Smith AN，Small WP & Duncan W (1987) Late results of mucosal proctectomy and colo-anal sleeve anastomosis for chronic irradiation rectal injury. *Br J Surg* 74：31-34.

Buchi K (1991) Radiation proctitis：Therapy and prognosis. *JAMA* 265：1180.

Buchi KN & Dixon JA (1987) Argon laser treatment of haemorrhagic radiation proctitis. *Gastrointest Endosc* 33：27-30.

Caffo O，Amichetti M，Romano M et al (2002) Evaluation of toxicity and quality of life using a diary card during postoperative radiotherapy for rectal cancer. *Dis Colon Rectum*. 45：459-465.

Carroll MP，Zera RT，Roberts JC et al (1995). Efficacy of radioprotective agents in preventing small and large bowel radiation injury. *Dis Colon Rectum* 38：716-722.

Chaitin H (1971) Colostomy in radiation induced rectal stricture. *Dis Colon Rectum* 14：145-146.

Chapuis P，Dent O，Bokey E et al (1996) The development of a treatment protocol for patients with chronic radiation-induced rectal bleeding. *Aust NZ J Surg* 66：680-685.

Conklin JL & Anuras S (1981) Radiation induced recurrent intestinal pseudo obstruction. *Am J Gastroenterol* 75：440-444.

Cooke SAR & De Moor NG (1981) The surgical treatment of radiation damaged rectum. *Br J Surg* 68：488.

Couckuyt H，Gevers AM，Coremans G，Hiele M & Rutgeerts P (1995) Efficacy and safety of hydrostatic balloon dilatation of ileocolonic Crohn's strictures：a prospective long-term analysis. *Gut* 36：577-580.

Cox JD，Byhardt RW，Wilson JF et al (1986). Complications of radiation therapy and factors in their prevention. *World J Surg* 10：171-178.

Cross MJ & Frazee RC (1992) Surgical treatment of radiation enteritis. *Am Surg* 58：132-135.

Dahlberg M，Glimelius B，Graf W et al (1998) Preoperative irradiation for rectal cancer affects the functional results after colorectal anastomosis—Results from the Swedish Rectal Cancer Trial. *Dis Colon Rectum* 41：543-551.

De Cosse JJ，Rhodes RS，Wentz WB et al (1969) The natural history and management of radiation induced injury of the gastrointestinal tract. *Ann Surg* 170：369.

Den Hartog Jager FC，Van Haastert M，Batterman JJ & Tytgat GNJ (1985) The endoscopic spectrum of late radiation damage of the rectosigmoid colon. *Endoscopy* 17：214-216.

Devereux DF，Kavanagh MT & Feldman MI (1984) Small bowel exclusion from the pelvis by a polyglycolic acid mesh sling. *J Surg Oncol* 26：107-122.

Donaldson SS，Jundt S，Ricour C et al (1975) Radiation enteritis in children. *Cancer* 35：1167-1178.

Dinneen MD & Motson RW (1991) Treatment of colonic anastomotic strictures with 'through the scope' balloon dilators. *J R Soc Med* 84：264-266.

Empey LR, Papp JD, Jewell LD & Fedorak RN (1992) Mucosal protective effects of vitamin E and misoprostol during acute radiation-induced enteritis in rats. *Dig Dis Sci* 37: 205-214.

Fabri PJ (1983) Intestinal ischaemia in radiation enteritis. In Cooperman M (ed.) *Intestinal Ischaemia*, p 315. Mount Kisco: Futura.

Fowler JF (1982) Non standard fractionation in radiotherapy. *Int J Rad Oncol Biol Phys* 8: 50 (Abstract).

Frykholm G, Glimelius B & Påhlman L (1993) Preoperative or postoperative irradiation in adenocarcinoma of the rectum: Final treatment results of a randomized trial and evaluation of late secondary effects. *Dis Colon Rectum* 36: 564-572.

Galland RB & Spencer J (1979) Surgical aspects of radiation injury to the small and large intestine. *Acta Chir Scand* 137: 692.

Gazet JC (1985) Parks, colo-anal pull through anastomosis for severe complicated radiation proctitis. *Dis Colon Rectum* 28: 100-114.

Gevers AM, Couckuyt H, Coremans G, Hiele M & Rutgeerts P (1994) Efficacy and safety of hydrostatic balloon dilatation of ileocolonic Crohn's strictures. A prospective long-term analysis. *Acta Gastroenterol Belg* 57: 320-322.

Gilinsky NH, Burns DG, Barbezat GO, Levin W, Myers SH & Marks IN (1983) The natural history of radiation-induced proctosigmoiditis. An analysis of 88 patients. *Q J Med* 52: 40-53.

Graham JB (1965) Vaginal fistulas following radiotherapy. *Surg Gynecol Obstet* 120: 1019.

Green N, Iba G & Smith WR (1975) Measures to minimise small intestinal injury in the irradiated pelvis. *Cancer* 35: 1633-1640.

Gunderson LL & Martensen JA (1989) Gastrointestinal tract radiation tolerance. In Vaeth JM & Meyer JL (eds) *Radiation Tolerance of Normal Tissues. Frontiers of Radiation Therapy and Oncology, Vol.* 23, pp 277-298. Basel: Karger.

Hamel CT, Metzger J, Curti G et al (2004) Ileocecal resevoir reconstruction after total mesorectal excision: functional results of the long-term follow-up. *Int J Colorectal Dis* 19: 574-579.

Harling H & Balslev I (1988) Long term prognosis of patients with severe radiation enteritis. *Am J Surg* 155: 517-519.

Holm T, Signomklao T, Rutqvist LE et al (1996) Ajuvant preoperative radiotherapy in patients with rectal carcinoma: adverse effects during long term follow-up of two randomised trials. *Cancer* 78: 968-976.

Ingleman-Sunberg A (1960) Pathogenesis and operative treatment of urinary fistulae in irradiated tissue. In Youssef AF (ed.) *Gynaecological Urology*. Springfield, IL: CC Thomas.

Jackson BT (1976) Bowel damage from radiation. *Proc R Soc Med* 69: 683.

Jansson-Frykholm GJ, Sintorn K, Montelius A et al (1996) Acute lumbosacral plexopathy during and after preoperative radiotherapy of rectal adenocarcinoma. *Radiother Oncol* 38: 121-130.

Kapiteijn E, Kranenbarg EK, Steup WH et al (1999) Total mesorectal excision (TME) with or without preoperative radiotherapy in the treatment of primary rectal cancer. *Eur J Surg* 165: 410-420.

Kimose H-H, Fischer L, Spjeldnaes N & Wara P (1989) Late radiation injury of the colon and rectum. Surgical management and outcome. *Dis Colon Rectum* 32: 684-689.

Kinsella TJ & Bloomer WD (1980) Tolerance of the intestine to radiation therapy (collective review). *Surg Gynecol Obstet* 151: 273-284.

Klimberg VS, Salloum RM, Kasper M et al (1990) Oral glutamine accelerates healing of the small intestine and improves outcome after whole abdominal radiation. *Arch Surg* 125: 1040-1045.

Kollmorgen CF, Meagher AP, Pemberton JH et al (1994) The long-term effect of adjuvant postoperative chemoradiotherapy for rectal cancer on bowel function. *Ann Surg* 220: 76-81.

Kraybill WG & Lopez MJ (1990) Management of radiation damage to the rectum II. In Galland RB & Spencer J (eds) *Radiation Enteritis*, pp 242-266. London: Edward Arnold.

Lavery IC, Steiger E & Fazio VW (1980) Home parenteral nutrition in management of patients with severe radiation enteritis. *Dis Colon Rectum* 23: 91-93.

Localio SA, Pachter HL & Gouge TH (1979) The radiation-injured bowel. *Surg Ann* 11: 181-205.

Lucarotti ME, Mountford RA & Bartolo DCC (1991) Surgical manage-ment of intestinal radiation injury. Dis Colon Rectum 34: 865-869.

Lundby L, Jensen VJ, Overgaard J, Laurberg S (1997) Long-term colorectal function after postoperative radiotherapy for colorectal cancer. *Lancet* 350: 564.

McArdle AH (1994) Protection from radiation injury by elemental diet: does added glutamine change the effect? Gut 35 (Suppl 1): S60-S64.

Makela J, Nevasaari K & Kairaluoma MI (1988) Surgical treatment of intestinal radiation injury. *J Surg Oncol* 36: 93-97.

Marijnen CA, van de Velde CJ, Putter H et al (2005) Impact of short-term preoperative radiotherapy on health-related quality of life and sexual functioning in primary rectal cancer: report of a multicenter randomized trial. *J Clin Oncol* 20: 1847-1858.

Marks G (1976) Combined abdominotranssacral reconstruction of the radiation injured rectum. Am J Surg 131: 54.

Marks G & Mohiudden M (1983). The surgical management of the radiation injured intestine. *Surg Clin North Am* 63: 81-85.

Martius H (1959) *Gynaecological Operations. With Emphasis on Topographic Anatomy*. Translated and edited by ML McCall & KA Bolter, pp 322-333. Boston: Little, Brown.

Miholic J, Schwarz C & Moeschi P (1988) Surgical therapy of radia-tion-induced lesions of the colon and rectum. *Am J Surg* 155: 761-764.

Miller AR, Martenson JA, Nelson H et al (1999) The incidence and clinical consequences of treatment-related bowel injury. *Int J Radiat Oncol Biol Phys* 43: 817-825.

Moesta KT & Köckerling F (2006) Adjuvant radiotherapy for rectal cancer. *Br J Surg* 93: 1035-1037.

Morgenstern L (1984) Radiation enteropathy. In Bouchier IAD, Allen RN, Hodgson HJF & Keighley MRB (eds) *Textbook of Gastroenterology*, pp 517-527. London: Baillière Tindall.

Morgenstern L, Thompson R & Friedman NB (1977) The modern enigma of radiation enteropathy: sequelae and solutions. *Am J Surg* 134: 166-172.

Nowacki MP, Szawlowski AW & Borkowski A (1986) Parks' coloanal sleeve anastomosis for treatment of postirradiation rectovaginal fis-tula. *Dis Colon Rectum* 29: 817-820.

O'Connor JJ (1989) Argon laser treatment of radiation enteritis. *Arch Surg* 124: 749.

Ortholan C, Francois E, Thomas O, et al (2006) Role of radiotherapy with surgery for T3 and resectable T4 rectal cancer: evidence from randomized trials. *Dis Colon Rectum* 49: 302-310.

Påhlman L, Glimelius B & Graffman S (1985) Pre-versus postoperative radiotherapy in rectal carcinoma: an interim report from a random-ized multicentre trial. *Br J Surg* 72: 961-966.
Påhlman L, Glimelius B & Frykholm G (1989) Ischemic strictures in patients treated with a low anterior resection for rectal carcinoma. *Br J Surg* 76: 605-606.
Parks AG, Allen CL, Frank JD & McPartlin JF (1978) A method of treating post irradiation rectovaginal fistulae. *Br J Surg* 65: 417.
Patel J, Shanahan D, Rickes DJ, Sinnatamby CS, Williams NJ & Watkins ES (1991) The arterial anatomy and surgical relevance of the human gracilis muscle. *J Anat* 176: 270-272.
Pollack J, Holm T, Cedermark B, et al (2006) Long-term effect of pre-operative radiation therapy on anorectal function. *Dis Colon Rectum* 49: 345-352.
Potish RA (1980) Prediction of radiation related small bowel damage. *Radiology* 135: 219-221.
Potish RA (1982) Importance of predisposing factors in the develop-ment of enteric damage. Cancer Clinical Trials. *Am J Clin Oncol* 5: 189-194.
Pricolo VE & Shellito PC (1994) Surgery for radiation injury to the large intestine: variables influencing outcome. *Dis Colon Rectum* 37: 675-684.
Reichelderfer M & Morrissey JF (1980) Colonoscopy in radiation colitis. *Gastrointest Endosc* 26: 41-43.
Roberts JC (1992) Amino acids and their derivatives as radioprotective agents. *Amino Acids* 3: 25-52.
Roche B, Chautems R & Marti MC (1996) Application of formaldehyde for treatment of haemorrhagic radiation-induced proctitis. *World J Surg* 20: 1092-1094 (Discussion 1094-1095).
Roswit B (1980) Radiation injury of the colon and rectum. In Greenbaum EI (ed.) *Radiographic Atlas of Colon Disease*, pp 461-472. Chicago: Chicago Yearbook Medical Publishers.
Rothenberger DA, Christenson CE, Balos EG et al (1982) Endorectal advancement flap for treatment of simple rectovaginal fistula. *Dis Colon Rectum* 25: 297.
Rubinstein E, Ibsen T, Rasmussen RB, Reimer E & Sorensen BL (1986) Formalin treatment of radiation-induced hemorrhagic proctitis. *Am J Gastroenterol* 81: 44-45.
Russell JC & Welch JP (1979) The nature of intestinal radiation death. *Radiol Res* 4: 303.
Saclarides TJ, King DG, Franklin JL & Doolas A (1996) Formalin instil-lation for refractory radiation-induced hemorrhagic proctitis. Report of 16 patients. *Dis Colon Rectum* 39: 196-199.
Sandler RS & Sandler PP (1983) Radiation induced cancers of the colon and rectum: assessing the risk. *Gastroenterology* 84: 51-57.
Sauer R, Becker H, Hohenberger W et al (2004) Preoperative versus postoperative chemoradiotherapy for rectal cancer *New Engl J Med* 351: 1731-1740.
Schmitt EH III & Symmonds RE (1981) Surgical treatment of radia-tion induced injuries of the intestine. *Surg Gynecol Obstet* 153: 896-900.
Schmitz RL, Chao JH & Bartolome JS Jr (1974) Intestinal injuries inci-dental to irradiation of carcinoma of the cervix and the uterus. *Surg Gynecol Obstet* 138: 29-32.
Sedgwick DM, Howard GCW & Ferguson A (1994) Pathogenesis of acute radiation injury to the rectum. *Int J Colorectal Dis* 9: 23-30.
Senagore A, Milsom JW, Chaudry JH, Luchtefeld MA & Mazier WP (1991) Reduction of pre-operative radiation injury by ATP-magnesium chloride. Paper presented at the 90th Annual Meeting of the American Society of Colon and Rectal Surgeons, Boston, MA.
Seow-Choen F, Goh HS, Eu KW, Ho YH & Tay SK (1993) A simple and effective treatment for hemorrhagic radiation proctitis using forma-lin. *Dis Colon Rectum* 36: 135-138.
Sezeur A, Abbou C, Rey P et al (1990) New surgical procedure for the protection of the small intestine before postoperative pelvic irradia-tion. *Ann Chir* 44: 352-355.
Stockholm Rectal Cancer Study Group (1987) Short term preoperative radiotherapy for adenocarcinoma of the rectum: an interim analysis of a randomised multicentre trial. *Am J Clin Oncol* 10: 369-375.
Sugarbaker PH (1983) Intrapelvic prosthesis to prevent injury to the small intestine with high dosage pelvic irradiation. *Surg Gynecol Obstet* 157: 269-271.
Swedish Rectal Cancer Register (2004) Available at http: // www. SOS. se/mars/kvaflik. htm [in Swedish].
Swedish Rectal Cancer Trial (SRCT) (1993) Initial report from a Swedish multicentre study examining the role of preoperative irradiation in the treatment of patients with resectable rectal carcinoma. *Br J Surg* 80: 1333-1336.
Swedish Rectal Cancer Trial (SRCT) (1997) Improved survival with preoperative radiotherapy in resectable rectal cancer. *N Engl J Med* 336: 980-987.
Swenson O (1964) Partial internal sphincterotomy in the treatment of Hirschsprung's disease. *Ann Surg* 160: 540-550.
Telander RL & Perrault J (1981) Colectomy with rectal mucosectomy and ileo-anal anastomosis in young patients. *Arch Surg* 116: 623-629.
Trott KR & Herman T (1991) Radiation effects on abdominal organs. In Scherer C, Streffer C and Trott KR (eds) *Radiopathology of Organs and Tissues*, pp 313-346. Berlin: Springer-Verlag.
Varma JS & Smith AN (1986) Anorectal function following colo-anal sleeve anastomosis for chronic radiation injury to the rectum. *Br J Surg* 73: 285-289.
Venkatesh KS, Ramanujam PS & McGee S (1992) Hydrostatic balloon dilatation of benign colonic anastomotic strictures. *Dis Colon Rectum* 35: 789-791.
Von Flue MO, Degen LP, Beglinger C & Harder FH (1996) The ileo-caecal reservoir for rectal replacement in complicated radiation proctitis. *Am J Surg* 172: 335-340.
Warren S & Friedman NB (1942) Pathology and pathologic diagnosis of radiation lesions in the gastrointestinal tract. *Am J Pathol* 18: 499-513.
White DC (1975) Intestines. In White DC (ed.) *An Atlas of Radiation Histopathology*, pp 141-160. Technical Information Center, Office of Public Affairs, US Energy Research & Development Administration.
Wibe A, Møller B, Norstein J et al (2002) A national strategy change in treatment policy for rectal cancer—implementation of total mesorectal excision as routine treatment in Norway. A national audit. *Dis Colon Rectm* 45: 857-866.
Williams NS, Nasmyth DG, Jones G & Smith AH (1986) Defunctioning stomas—a prospective clinical trial comparing loop ileostomy with loop transverse colostomy. *Br J Surg* 73: 566-570.

52

第 52 章　肠瘘

概述

肠瘘是指在胃肠道、皮肤和/或邻近内脏的表皮细胞之间的任何异常的通道。病人被这样异常的通道所折磨，他们需要面对肠道内容物泄漏造成的结果（败血症、营养不良、痛苦的皮肤损伤、自身形象的损害），并且为问题如何解决以及能否解决而忧心忡忡（Lloyd 等，2006）。肠内容物不受控制地通过皮肤或阴道流出，是病人恐惧、疾病、被社会排斥和泄气的根源。而且如果瘘出现在手术后，这对外科医生来说也是一件很受打击的事情。要评估肠外瘘的真实发病率是很困难的，因为在许多研究中心都是援引第三方的一些参考数据。在伯明翰 840 个克罗恩病患者中，97 个（12%）在一定程度上有肠外瘘。相比之下，在随访了 10 年的 494 个大肠癌患者中，只有 10 例瘘被记录，其中 2 例是自发的，而 8 例患者是手术切除术后的肠瘘。Hughes 和 Rogers（1980）在观察了 335 个结直肠癌切除术后的患者后，只有 14 个发生了瘘。继发于憩室病肠瘘的发病率很可能低于 2%（Killingback，1970；Tudor，1990）。当 Soeters 等（1979）总结了自己在马萨诸塞州总医院 30 年的研究后，发现继发于憩室病和克罗恩病的肠瘘似乎上升了，而因为手术而导致的肠瘘数量下降了。

在 St Mark 医院中，肠瘘的起源部位，小肠是 51 例，肠吻合术是 40 例，大肠是 36 例，造口周围是 5 例（McIntyre 等，1984）。大多数系列，其中包括所有种类的瘘，报告起源于小肠的疾病（Soeters 等，1979；Fazio 等，1983；Levy 等，1989）。Reber 等报道的非克罗恩病的肠瘘的起源显示在表 52.1。在这个系列中，空肠是肠瘘最常见的起源位置。根据我们自己的经验，回肠是最常见的克罗恩病导致的肠瘘的起源位置（Hawker 等，1983）。有时，克罗恩病发生的肠外瘘也会出现在肚脐处（Jensen 和 McClenathan，1989）。

表 52.1　肠瘘的位置

位置	非克罗恩病（Reber 等，1978）	克罗恩病（Hawker 等，1983）
十二指肠	2	1
空肠	13	1
回肠	7	20
结肠	6	8
吻合口	14	9

临床评估

在小心提取病史和细心的检查后后，肠瘘的解剖定位就会清晰起来。结直肠外科医生在给患者及其家庭说明瘘的预后前，需要问两个内在相关的问题：

1. 肠瘘是发生在有原发病的肠壁还是发生在受到创伤的正常肠壁？
2. 肠的缺损能否自然愈合？或者瘘切除术是否必要？因此治疗肠瘘的第一步是区分肠瘘形成的原因：是原发病形成的肠瘘（Ⅰ型）还是因为正常肠壁受创伤而造成的肠瘘（Ⅱ型）。

通常来说，Ⅰ型肠瘘需要切除患病肠段，而Ⅱ型肠瘘，如果解剖学和生理学条件都满足要求，可以通过保守治疗来解决（Sansoni 和 Irving，1985）（表 52.2）。

第一部分：原发性肠病导致的肠瘘

克罗恩病导致的肠瘘

原发性克罗恩肠瘘是在有穿透性的克罗恩病的作用下，肠道和邻近器官上皮之间形成的异常通道。溃疡破坏了肠壁的机械力学的完整性，从而导致了脓肿的形成。脓肿的排泄物形成了肠道和肠道、皮肤或者膀胱的中空连接。晚期的回肠疾病最可能出现这个过程，因此克罗恩肠瘘或者脓肿最可能发生的位置是右髂窝（Greenstein 等，1982；Ayuk 等，1996）。总体来说，瘘存在于大约 1/3 的克罗恩病患者中（Stone 等，1977；Michelassi 等，1993）。20%～30%的肠瘘是由于克罗恩病造成的（Lorenzo 和 Beal，1969；Sheldon 等，1971）。如果把克罗恩病手术后发生的肠瘘也包含在内的话，这个比率会更高（Blackett 和 Hill，1978；Fazio 等，1983；McIntyre 等，1984）。在芝加哥大学观察到的克罗恩病的类型列在表 52.3。据报道，克罗恩病小肠-小肠瘘的发生率为 2%～36%（Van Patter 等，1954：4%；Crohn 和 Yarnis，1958：3%；Greenstein 等，1974：36%；Fazio 等，1977：2%；Broe 等，1982：18%；Michelassi 等，1993：27%）。这些专家发现伯明翰 27%克罗恩病的患者有小肠-小肠瘘。

对策和克罗恩肠瘘

克罗恩病患者的临床特点都很相似（Pettit 和 Irving，1988）。不到一半的患者有梗阻症状；1/4 有脓肿（Block 和 Schraut，1982）。临床特点还包括腹泻（47%）、腹痛（41%）和体重的大幅下降（59%）（Broe 和 Cameron，1982）。有相当一部分人因克罗恩病而形成肠外瘘，但是他们很健康，并且完全没有任何症状。腹泻的原因是多种多样的，可能是细菌的过度生长、机械旁路或者结合胆汁酸偶然进入结肠造成的利胆影响（Chadwick 和 Camilleri，1983）。消化不良可能是由恶心和疼痛导致的食欲下降、内在的旁路导致的吸收受损、细菌的过度生长和败血症状态下的分解代谢等共同作用导致的。

克罗恩病瘘或脓肿治疗的主要目标是：

1. 清除腹腔所有的脓肿，建立有效的营养支持。
2. 切除原发性克罗恩病形成的瘘和处理附带的损伤。
3. 正确判断肠外置还是进行一期吻合。

对于有炎性肠病的病人来说，内科和外科的联合治疗是必要的。一些有克罗恩病治疗经验的医疗机构认为肠外瘘是手术的明确指征，并且建议对受累的肠段行切除术（Enker 和 Block，1969；Steinberg 等，1973）。一些内科医生仍然用强力的药物方法，通过完全肠外营养来尝试关闭克罗恩肠瘘（Greenberg 等，1976；Driscoll 和 Rosenberg，1978；Mullen 等，1978）。其他一些医生可能建议使用硫唑嘌呤和环孢素。尽管有通过肠外营养和免疫抑制使早期肠瘘关闭的积极报道，但案例很少。根据我们的经验，仅有 1/20 的患者能仅仅通过药物治疗使肠瘘关闭。此外，尽管很多病人在别处接受了高剂量的类固醇、硫唑嘌呤和持续的营养支持，但所有人最终还是需要手术切除（Hawker 等，1983）。没有证据表明类固醇、硫唑嘌呤和营养治疗可以实现肠外瘘的痊愈（Brooke 等，1969；Fischer 等，1973；Voitk，1973）。事实上，有这么一个结论，类固醇可以增加并发症的可能，因此对于一个通过影像学确诊的

表 52.2　肠瘘

病因	位置	注释
原发性（Ⅰ型）		
克罗恩病	肠-皮肤	回肠疾病
	肠-肠	
	小肠-乙状结肠	
	肠-膀胱	
	肠-输尿管	再发的回肠结肠病
	肠-十二指肠	
	结肠-膀胱	结肠疾病
	结肠-皮肤	
结肠憩室病	结肠膀胱	通常乙状结肠
	结肠输尿管	
	结肠阴道	
	结肠皮肤	
	小肠结肠	
结肠直肠癌	结肠膀胱	通常乙状结肠
	结肠输尿管	
	结肠阴道	
	结肠皮肤	
	结肠小肠	
放射性肠炎	肠皮肤	位置在最初被辐射的地方
	肠胃	
	肠膀胱	
卵巢癌腹膜转移	肠皮肤	
	肠胃	
特殊感染		
结核	肠皮肤	抗菌治疗
放线菌病	肠胃	
链球菌		
消化道溃疡	胃空肠	胃神经切断术和胃空肠吻合术
继发性（Ⅱ型）		
任何腹部手术	肠皮肤	吻合口裂开
	肠胃	肠切开术修复
		未被认识的肠切开术
创伤	肠皮肤	刺伤（包括自己损伤的）
	肠胃	经皮放射引流
	肠乙状结肠	枪弹伤

瘘来说类固醇是禁忌使用的（Allsop 和 Lee，1978；Heimann 等，1979）。Broe 等（1982）回顾了 24 名因肠瘘而使克罗恩病复杂化的病人的结果，并提出了手术治疗的指征。10 个接受药物治疗的

表 52.3 因为克罗恩病并发症而手术的 222 个病人的 290 个腹内瘘的位置

位置	病人数量
外部的	
肠-皮肤的	46
肠-阴道	1
内部的	
肠-十二指肠	14
肠-胃	51
肠-结肠	83
肠-乙状结肠	49
肠-膀胱	36
结肠-乙状结肠	5
肠-输卵管	2

来源自：Michelassi 等（1993）。

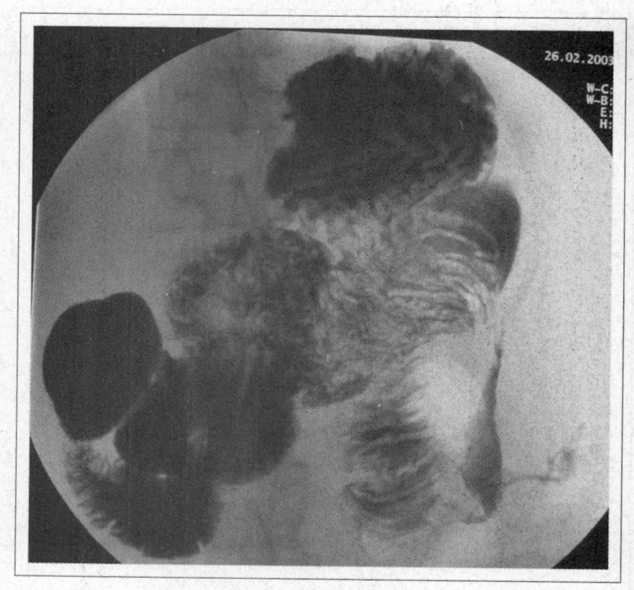

图 52.1 克罗恩病肠瘘的随访对照研究。

患者在诊断 1 年后因为梗阻和败血症而接受手术治疗，8 个在几年后最终因为一些相同的原因需要做部分切除术。

检查与诊断

我们通过结肠镜和横断面影像学检查对比研究来判断造成瘘的疾病和邻近受累结构的位置、正常近端肠的状况和长度、正常远端肠的状况和长度。钡灌肠检查可能是诊断肠瘘和潜在肠疾病最准确的方法（Abcarian，1978），并且在研究小肠-乙状结肠瘘方面尤其重要，我们可以通过钡灌肠来评估大肠炎的严重性（Korelitz，1984）。

如果怀疑存在肠道-尿道瘘，那么需要做膀胱镜，静脉尿路造影和放射性核素肾图。仅仅通过放射检查我们可能会低估复杂克罗恩病灶的数量和复杂性（图 52.1）。克罗恩病内瘘通常是手术时偶然发现的（Givel 等，1983）。在一组患有克罗恩病的患者中，69%的病人是在术前的检查中发现瘘的，而有 27%的病人是在术中发现的（Michelassi 等，1993）。如果联合对克罗恩病瘘的内镜学诊断，横断面检查联合 X 线检查可提供更大的准确性（Maconi 等，2003），特别是联合内镜对克罗恩病人的评估（Regueiro，2002）。

对克罗恩肠瘘病人的进一步检查关注术前有无败血症和营养不良的程度（Lloyd 等，2006），包括体重下降史的个人营养的主观评估（SGA）和血清白蛋白是很重要的（Detsky 等，1987a，b；Hirsch 等，1991）。营养不良和脓毒血症的患者可能不适合在克罗恩瘘切除术后立即进行再吻合术，所以有必要在术前进行是否可能造瘘的咨询。然而，如果因为相信患脓毒血症的克罗恩病患者可以仅仅通过术前的营养而好转这样的谬论而让手术推迟的话，在瘘形成过程中可能存在危险。因此，即使是对有低蛋白血症的病人，术前营养治疗的功效也很少，因为术前体重的减少并不影响手术的结果（Higgens 等，1984）。但是，有必要纠正术前的电解质紊乱和严重贫血。

在做决定性手术之前，脓毒血症可能会在通过放射学引导的腹内脓肿引流（图 52.2）或通过切开引流或引流管引流而得到改善（Greenstein 等，1982；Ayuk 等，1996）。然而，这个方法的作用是有限的。在 36 个因克罗恩病而形成腹内脓肿患者中，有 8 个有做放射引流的可能，只有 2 个脓毒血症得到了长期的解决（Jawhari 等，1998）。如果通过腹壁的直接切开引流用到克罗恩脓肿病灶上，我们必须告诉病人在引流的位置可能会出现肠外瘘（Ribeiro 等，1991）。因此，克罗恩脓肿的引流仅仅是一个拖延性的方法，往往都需要手术切除解决脓肿问题。对于大多数有克罗恩瘘或脓肿的克罗恩病的病人来说，我们通常应用的方法是剖腹切除患病部位并对相关的脓肿进行引流（Ayuk 等，1996；Jawhari 等，1998）。

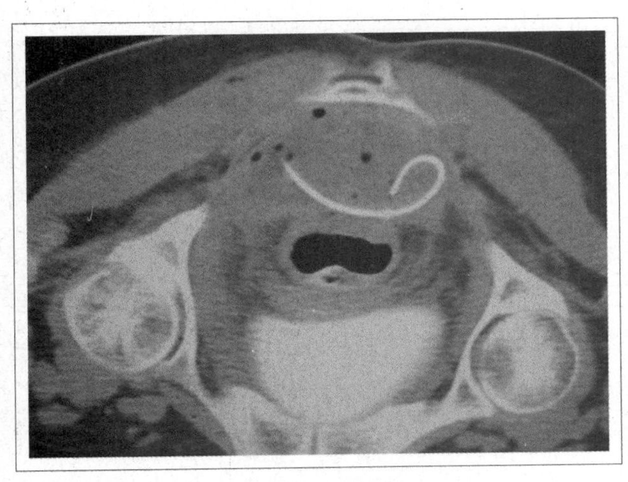

图 52.2 克罗恩脓肿引流的 CT 图像。

免疫调节在肠瘘中的作用

药物在治疗原发性克罗恩瘘中的目的是降低免疫和炎症反应。有几个临床研究描述了通过一些药物如抗生素、6-巯基嘌呤、氨甲蝶呤、他克莫司和沙利度胺等来治疗肛周瘘。Korelitz 和 Present (1985) 声称通过应用6-巯基嘌呤和类固醇，34 个合并有克罗恩病的肠皮肤瘘患者中的 39%的患者的瘘关闭了。然而，为了防止复发和反复出现肠瘘，这种强力的药物治疗需要无限期地继续下去。最近的一项随机对照研究显示，他克莫司并没有在瘘的治疗中起到有效的作用：口服 0.2mg/(kg·d) 10 周肠瘘关闭 4 周或者以上的仅为 10%，而用安慰剂疗效是 8%（Sandborn 等，2003）。

相对的，抑制 TNF-γ 的嵌合抗体英夫利昔单抗（75%人和 25%鼠）在安慰剂控制、随机对照、双盲法等临床研究中证明对瘘的关闭有显著的统计学上的有效性。我们把 94 个患有肛周瘘或者有腹壁引流的病人随机分组，分别服用安慰剂 0 或 2mg/kg 6 周和英夫利昔单抗 5mg/kg 或 10mg/kg 6 周。5mg/kg 组在 3 个月内瘘的完全闭合率是 55%，而安慰剂组是 13%（$P=0.001$）（Present 等，1999）。然而，瘘闭合的中位持续时间只有 3 个月，并且 60%接受英夫利昔单抗的患者主诉存在有害的副作用。一项后来的包括 100 个克罗恩病人的临床研究显示，其中 26 个有瘘，也显示英夫利昔单抗对病人是有益的（Ricart 等，2001）。除了能关闭克罗恩外瘘外，英夫利昔单抗对于关闭克罗恩内瘘也有很好的作用（Game 等，2003）。

作者的观点是，英夫利昔单抗能使克罗恩肠瘘长期闭合的作用还有待于进一步的证明。英夫利昔单抗的作用是简单地关闭外口还是从根本上解决了克罗恩瘘的形成过程，我们还不清楚。虽然英夫利昔单抗治愈了瘘，临床症状也得到改善，但超声和 MRI 检查已经在多方面证明了瘘道的长期存在（van Bodegraven 等，2002；Bell 等，2003）。另外，在 26 个患有克罗恩病并接受了英夫利昔单抗治疗的患者中，其中 13 个有肠皮肤瘘或者造口瘘的患者，其中没有一个被证明是完全治愈的，并且所有的人不是接受了手术就是进行了瘘管切开术（Poritz 等，2002）。

手术治疗的原则

当手术切除瘘后，病人的健康和生活方式的改善超过病人的担忧时，就有手术指征了。病人担忧的问题有：

- 对手术的恐惧：残疾和死亡
- 对造瘘口的恐惧：暂时的或永久的
- 对于肠的缺失和长期依赖肠外营养的恐惧

腹腔镜切除术

专用于克罗恩病肠瘘的腹腔镜切除术已经出现了（Wu 等，1997；Poulin 等，2000；Watanabe 等，2002；Hasegawa 等，2003；Regan 和 Salky，2004）。不管手术方法是怎样的，克罗恩病回结肠切除术后 5 年的再发率都相近的，开放入路是 29.1%而腹腔镜切除术是 27.7%（Bergamaschi 等，2003）。一些术前发现，如脓肿、蜂窝织炎或者再发的疾病并不是腹腔镜手术的禁忌证（Wu 等，1997）。尽管有一定比例的病人（4 /25；16%）可能需要改成开腹手术（Watanab 等，2002）。在另一项临床研究中，72 个病人（90%有克罗恩病）成功接受了 73 次腹腔镜辅助下的肠切除术（Regan 和 Salky，2004）。就算有很复杂的瘘病史或者合并有先前的腹部疾病史，腹腔镜切除术还是有很低的死亡率和较短的住院时间（Regan 和 Salky，2004）。虽然腹腔镜切除术在特定的克罗恩病的病人中起到越来越重要的角色（Hasegawa 等，2003），作者仍然相信对大多数有复杂瘘疾病的病人来说，开腹手术是适合的。

手术过程

病人插入导管，取 Lloyd Davies 体位，那样在手术过程中如果需要的话，就可对直肠进行冲洗。通常取一个很长的正中切口，游离整个肠道以确定哪个肠段是原发肠段，哪个相关肠袢没有受累。这两个最常见的情况在图 52.3 有图解。克罗恩瘘手术的第一步都是识别十二指肠空肠曲，然后是顺着正常小肠到炎症的部位。邻近空肠袢可以被拉至盆腔克罗恩病炎症组织处。我们推荐对克罗恩病灶紧急手术，而不是系统地游离小肠。因为广泛游离小肠会使其他邻近正常小肠有被切开的危险。

成瘘的克罗恩病灶的游离是这样实现的：通过拇指和手指压力的钝性分离挤压，使水肿液体从增厚的和闭塞的组织面中流出，这样从腹壁或者粘连

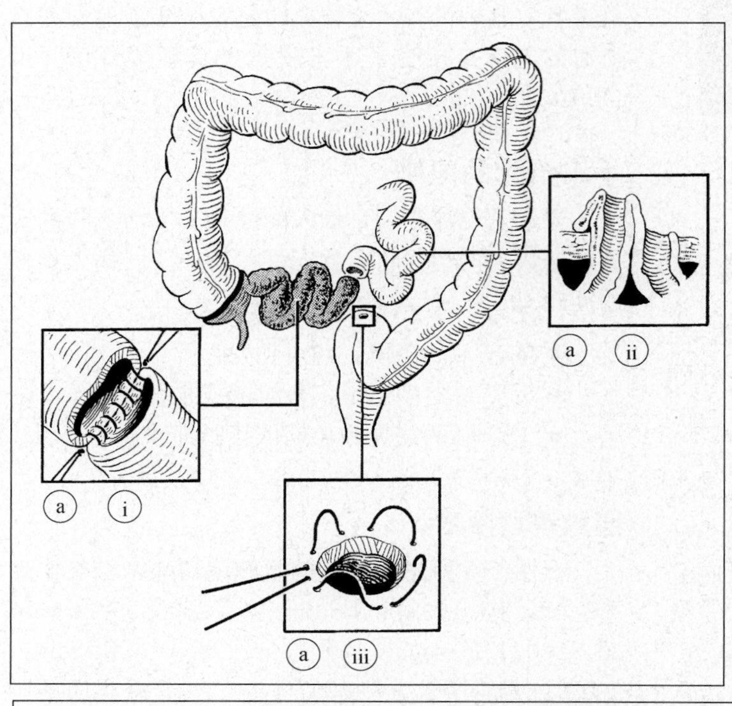

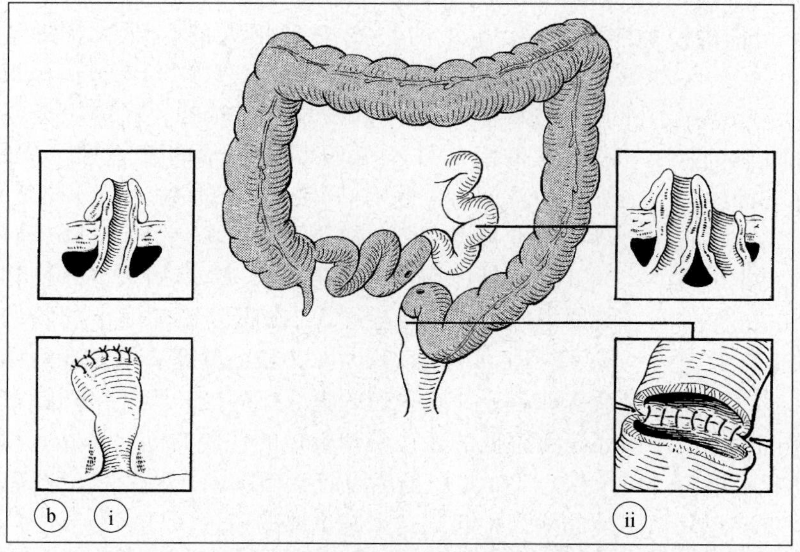

图 52.3 回肠乙状结肠瘘。(**a**) 原发于回肠的克罗恩回肠-乙状结肠瘘。原发病的回肠段被切除；(**i**) 通过回结肠的端-端吻合得以保留；(**ii**) 可能要做一个保护性的回肠袢造口术；(**iii**) 乙状结肠的缺损仅仅通过缝合来关闭。(**b**) 原发于结肠的克罗恩回肠-乙状结肠瘘。在这样的环境中，考虑到瘘的起点靠近回盲部，整个结肠或一部分结肠和末端回肠可能被切除。(**i**) 通常建议做结肠切除，末端回肠造瘘和直肠末端缝合。(**ii**) 然而，如果小肠受累极少，可以做局部切除或者结肠次全切和回肠袢造口术以保护吻合口。

的内脏上分离已形成瘘的肠。换句话说，就是挤压断离。对于骨盆的克罗恩病灶，我们可以用透亮的输尿管支架鉴别输尿管，然后把输尿管从病灶上游离除出来。一旦成瘘的炎症团被游离，我们就能通过缝合结扎从增厚的肠系膜上将其切除。

在病灶被切除后，我们就应该考虑以下几点：

- 如何判断最近和最远残留正常肠的长度？
- 邻近的正常小肠是否有被误切？如果有，是否应修复或者将其切除？
- 是否损伤了其他的器官：结肠，膀胱或者十二指肠？
- 肠是应该行再吻合术还是外置？

如果肠瘘只是通过腹壁开放，那么在切除克罗恩病灶后，紧接着就是脓腔和瘘道的切除并行清创术（Ikeuchi 等，2002）。

附带损伤的处理原则

在克罗恩病中，肠瘘的主要位置是回肠-乙状结肠、结肠-结肠或者两者都有（Broe 等，1982；Van Dongen 和 Lubbers，1984；Glass 等，1985）（表 52.4）。但是肠瘘可以涉及邻近的任何内脏。通常几乎每一个受累病灶附着段都连带有两个或者三个不受累的肠袢，这些不受累的肠袢也被处于疾病活动期的肠段通过透壁裂隙所牵连。一个共存的慢性脓肿导致一定程度的远距离的梗阻，这个可能是很明显的（Steinberg 等，1973；Greenstein 等，1974）。通常，小肠-小肠瘘伴随着通向膀胱，阴道或者皮肤的瘘道（Givel 等，1983）。

克罗恩病的回肠-乙状结肠瘘

远端回肠成瘘疾病中一个需要特殊说明的是，脓肿形成紧接着空-结肠瘘的形成对乙状结肠继发影响的问题（Glass 等，1985）。在这样的环境中，要么原发克罗恩疾病在远端回肠而正常乙状结肠受到继发瘘的影响，要么偶然的结肠可以成为克罗恩大肠炎的位置。这种联系的存在可以在近端结肠的钡灌造影之前通过对乙状结肠快速清除的对比来推断，或者这种联系可以通过钡灌肠直接确定。在手术中，我们可以看到末端回肠的炎症牵涉到乙状结肠。回肠-乙状结肠瘘的可能手术方式如下（Fazio 等，1977；Heimann 等，1979；Block 和 Schraut，1982；Broe 和 Cameron，1982；van Dongen 和 Lubbers，1984）：

- 末端回肠切除和乙状结肠缺损的缝合；
- 末端回肠切除和乙状结肠切除，结肠-结肠吻合；
- 末端回肠切除和乙状结肠切除，做 Hartmann 外置（游离出直肠残端并且用聚乙烯缝线做标记）；
- 末端回肠切除和乙状结肠切除行两断端外置（换言之，末端回肠造口，闭合近端结肠和降结肠的黏液瘘，直肠残端的缝合）。

如果病人身体状况良好并发腹内脓毒症的概率极小，那么基本上回肠结肠一期吻合联合乙状结肠修复是可行的。Givel 等（1982）用仅仅切除受累的原发病的肠段的方法，报道了在 32 个有回肠乙状结肠瘘的患者中，没有出现死亡或并发症。相对的，Glass 等（1985）报道了一个死亡病例，5 个术后瘘，4 个病人在小肠-小肠瘘切除术后发生了严重的腹内脓毒血症。大部分的这些病人都有回肠或者部分结肠切除。这样的原则也可能说明了不断上升的发病率。这个关注点很有趣，Block 和 Schraut（1982）以及 Broe 和 Cameron（1982）仅仅经历了回肠和部分结肠切除术后的并发症。因此，如果病人有脓毒症的证据（体重减轻、低白蛋白和/或显著的腹内脓肿），那么就必须考虑近端肠外置术联合末端回肠切除和结肠造瘘或回肠袢造口术邻近回肠结肠吻合和乙状结肠修复。在 90 个有克罗恩回肠乙状结肠瘘的病人中，仅仅修复乙状结肠的有 47.8%，乙状结肠切除的有 35.6%，需要大范围切除的占 13.3%，剩下的需要观察和治疗别的疾病（Young-Fadok 等，1987）。

克罗恩肠-泌尿系瘘

整体上，克罗恩病可能是肠膀胱瘘的第三常见病因。憩室病（图 52.4）是最常见的病因，结肠癌和克罗恩病导致肠-膀胱瘘发生率相近（Moss 和 Ryan，1990；Pontari 等，1992）。

克罗恩病导致肠泌尿系瘘在荷兰首发报道的（Ten Kate，1936；Kropveld，1973）。Ginzburg 和 Oppenheimer 第一次用英语报道这个并发症（1948）。在 Aberdeen 组 429 个有克罗恩病的病人中，克罗恩病的肠膀胱瘘的发生率是 2%（9 例）（Kyle，1990）。同时，在伯明翰组 685 个病人中，发生率是 1.4%（10 例）（Ambrose 等，1988）。其他的报道的发病率为 2%～5%（Williams，1954：1.9%；Crohn 和

表 52.4 克罗恩病的小肠-小肠瘘

位置	Broe 等（1982）	Van Dongen 和 Lubbers（1984）	Glass 等（1985）	Birmingham 组
回肠-结肠	31	32	46	61
回肠-回肠	14	3	11	17
回肠-回肠-结肠	12	0	0	19
回肠-十二指肠-结肠	1	1	0	1
胃-结肠	1	0	0	0
十二指肠-结肠	1	0	8	7
结肠-结肠	1	0	1	3
回肠-胃	0	0	1	0
回肠-十二指肠	0	0	1	2
伴随的相关瘘				
皮肤瘘	10	2	8	19
膀胱瘘	3	6	16	11
阴道瘘	1	0	0	2

Yarnis，1958：2.2%；Kyle 和 Murray，1969：2.3%；Talamini 等，1982：4.6%）。

克罗恩病中泌尿系受累的过程常见的是通过瘘进入膀胱（78 个病人中：膀胱 88%，尿道 6%，脐尿管 6%，输尿管 6%，其他的 1%）（Solem 等，2002）。总的来说，克罗恩病人中发生肠-膀胱瘘的占 2%～5%（Greenstein 等，1984；Gruner 等，2002）。回肠是克罗恩病中瘘进入膀胱最常见的部位（图 52.4b），并且可能伴随着肠胃瘘和肠皮肤瘘（Ginzburg 和 Oppenheimer，1948；Black 和 Bolt，1954；Kyle 和 Murray，1969；Kruglik 等，1977；Solem 等，2002）。在我们的研究的 14 个回肠膀胱瘘的患者中有 5 个合并有肠胃或者肠皮肤瘘（Ambrose 等，1988）。瘘通常直接从回肠连接到膀

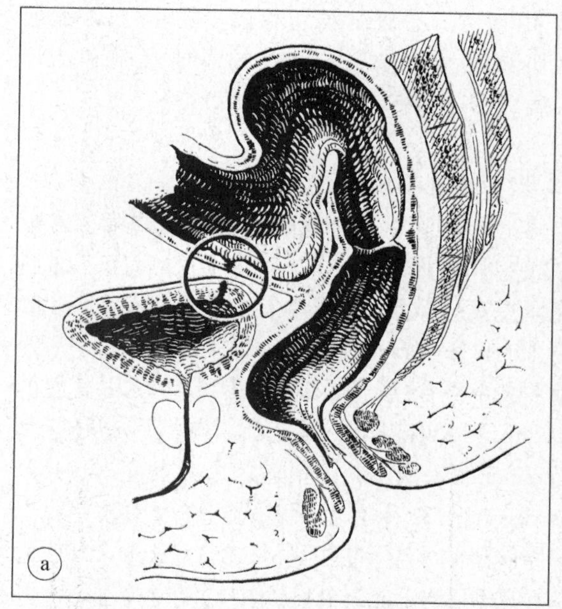

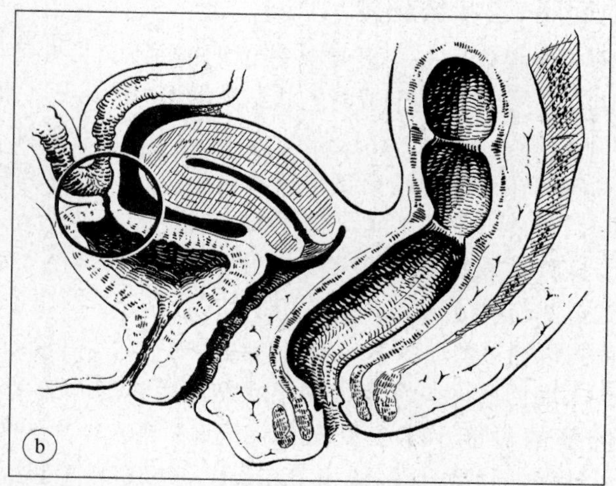

图 52.4 肠泌尿系瘘的类型。**(a)** 在乙状结肠和膀胱顶的瘘。这是在憩室病中发生瘘的常见位置。**(b)** 发生在末端回肠和膀胱顶部的回肠膀胱瘘。这是克罗恩病发生瘘的常见位置。

胱的顶部（表52.5）。结肠-膀胱瘘也可能偶尔发生在严重的乙状结肠克罗恩病；有时候与憩室炎无法区别（Kyle，1990）。克罗恩病中肠-输尿管瘘通常起源于末端回肠（Talamini等，1982）。

这些病人典型的主诉是排尿时有气体排出和腹痛并且可能触诊腹部有包块（Pontari等，1992）。在38个有肠-膀胱瘘的患者中，22个起源于在末端回肠，8个发生在结肠，剩下的8个病人有回肠-结肠-膀胱瘘（图52.5）（Heyen等，1989）。小肠放射学检查可能鉴别末端回肠疾病却不能显示瘘道。膀胱镜可能诊断出膀胱中的大疱水肿或者黏膜炎症，最高有2/3的病例可有此种情况（Manganiotis等，2001）（图52.6）。结肠膀胱瘘可以通过钡灌肠后离心尿中钡的存在来证明（Bourne试验）（Bourne，1964）。通过相似的方法，口服或者直肠使用木炭（50%～100%的病例）（Moss和Ryan，1990）或者口服非吸收性的吲哚花青素（250mg放入50ml水）可以在92%的有克罗恩肠膀胱瘘的病人中的尿中检测到被服用的物质（Sou等，1999）。断层显像也可以给出肠-膀胱瘘病例一些信息：MRI不需要对比，T_2加权像显示了瘘的液体和周围软组织的内在对比（Outwater和Schieber，1993）。

很少一部分有肠-膀胱瘘的病人可以通过药物治疗来使瘘闭合或者瘘自然闭合从而避免手术（Heyen等，1989；Game等，2003），很大一部分人还是需要通过手术切除而获得最好的治疗（McNamara等，1990；Manganiotis等，2001）

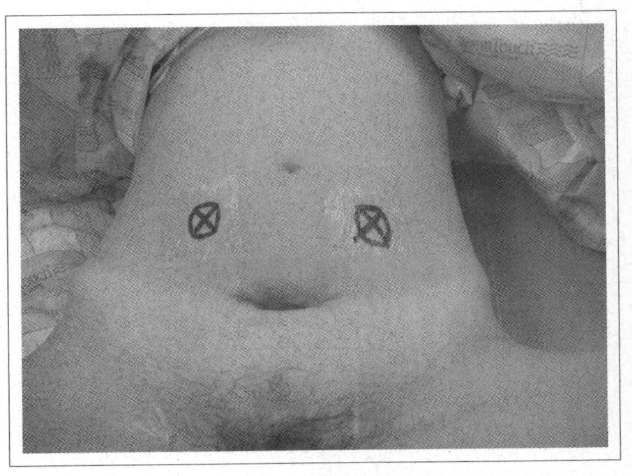

图52.5 发生于末端回肠的原发性克罗恩瘘或者脓肿患者，疾病累及膀胱顶部和前腹壁。术前讨论已经包括了瘘切除术后可能需要肠外置术。

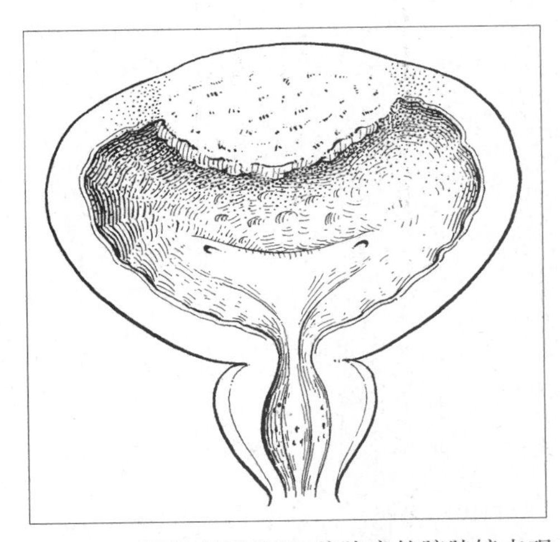

图52.6 膀胱顶部的肠-膀胱瘘的膀胱镜表现。

表52.5 克罗恩病中肠泌尿系瘘的位置

位置	Talamini等（1982）	Kyle等（1982）	伯明翰研究（1983）
回肠膀胱	11	9	14（5）
结肠膀胱	2	0	3（2）
回肠输尿管	0	0	1
直肠膀胱	1	0	1
直肠尿道	1	1	2
回肠尿道	1	0	0
尿道会阴	0	0	2

括弧中的值是复合瘘的数目。

手术治疗

手术治疗的原则是切除病变的小肠并且缝合膀胱的缺损（图52.7）。对于回肠疾病，一期肠吻合术通常是安全的；然而，如果瘘很复杂，病人使用类固醇药物或者有脓肿，我们可以通过回肠造瘘来保护吻合口。

如果瘘是来自于乙状结肠但疾病来自结肠，那么建议做结肠次全切术。如果疾病局限于乙状结肠，那么我们可以采用治疗憩室疾病的方法治疗克罗恩病。如果有直肠不够长，那么建议做回肠直肠吻合或者回肠乙状结肠吻合。如果直肠严重的受累，这些医生通常缝合直肠残端，切除整个结肠并且做末端回肠造口，但是这些医生很少直接做直肠结肠切

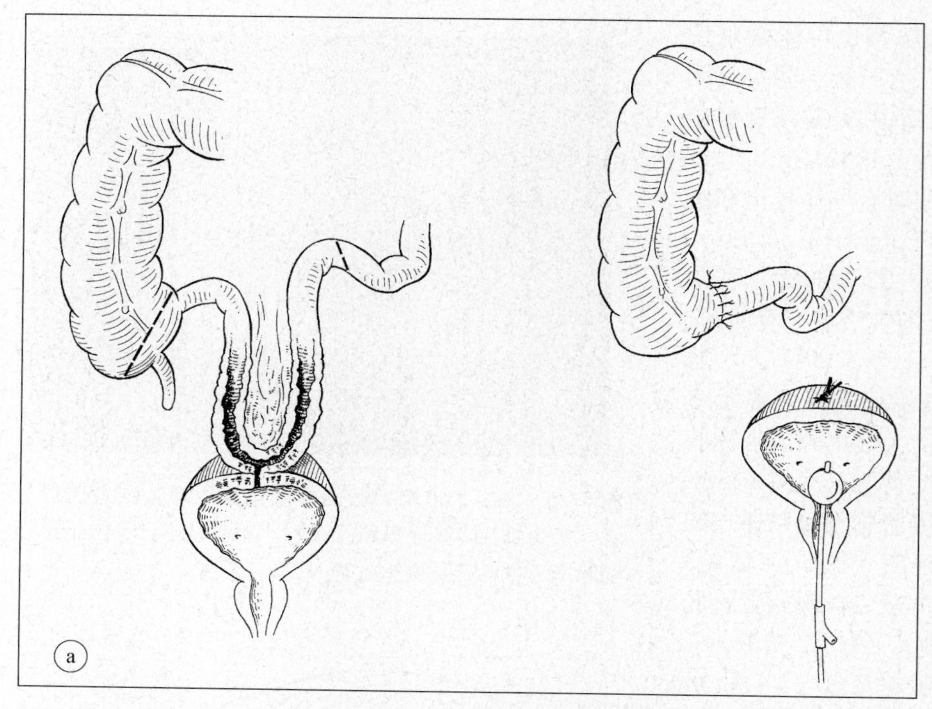

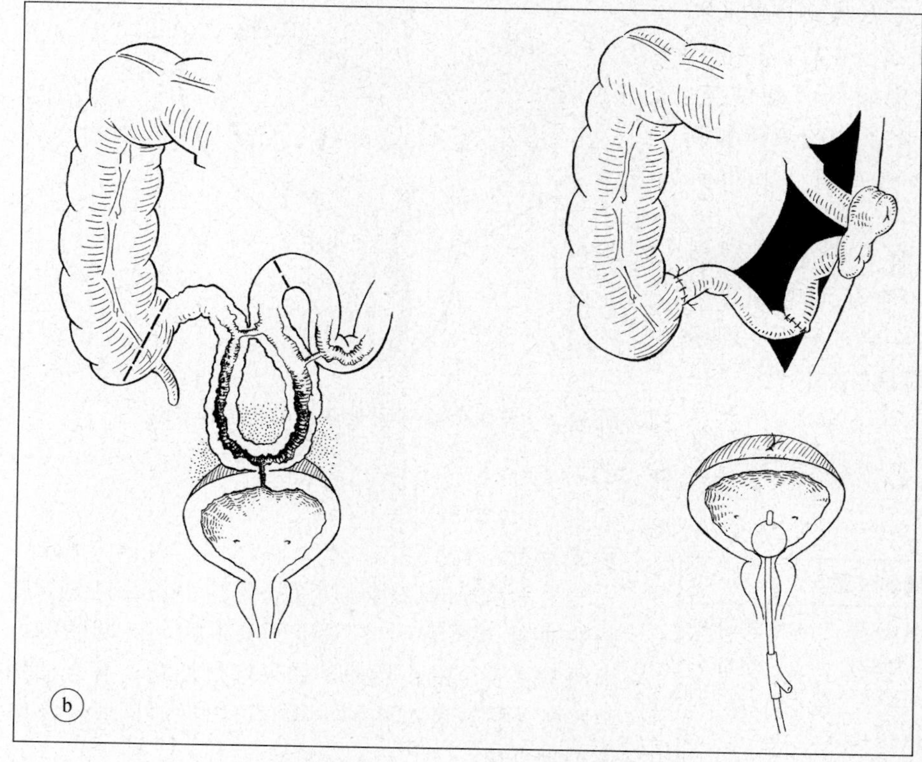

图 52.7 克罗恩病回肠膀胱瘘的治疗。(**a**) 克罗恩病肠段通向膀胱顶部的瘘。回肠段已经被切除，并且做了回肠结肠吻合术。膀胱的缺损已经在导尿管之上被关闭。(**b**) 克罗恩病所致复杂回肠结肠瘘的治疗。在这些情况下，我们可以切除回肠。膀胱的缺损通过导管被闭合，回肠袢造口使粪便改道。

除术（图 52.8）除非病人接受这种选择。对于结肠膀胱瘘来说，是禁忌仅仅做回肠袢造口的。

概括来说，对于回肠膀胱瘘的手术选择包括（Gruner 等，2002）：

- 末端回肠切除，膀胱缺损缝合，留置导尿管 10 天（图 52.7）；
- 与上述相同但是不做近端肠管移位。

Foley 导尿管留置在膀胱中 10 天，在拔除导尿管之前，用膀胱 X 线检查膀胱壁是否完整，这很有用。术后的尿渗漏是很少见的（3.2%），并且通

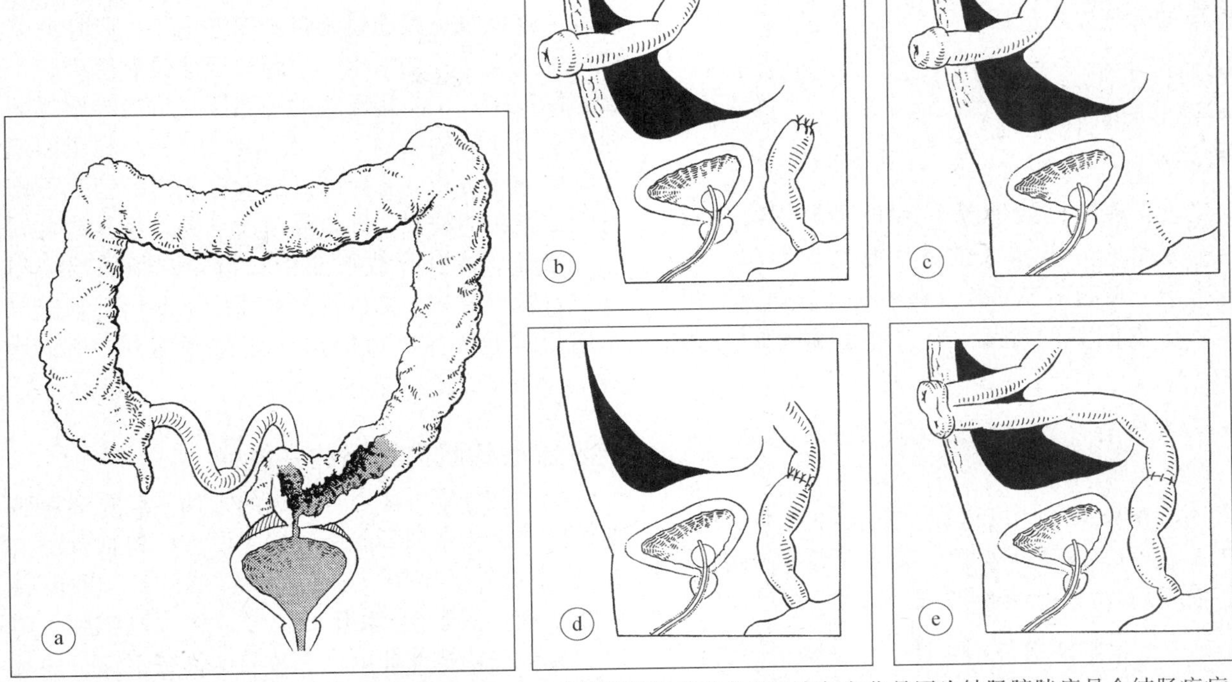

图 52.8 克罗恩病结肠-膀胱瘘的治疗方式。(**a**) 通常结肠膀胱瘘使克罗恩病复杂化是因为结肠膀胱瘘是全结肠疾病，因此 (**b**) 采用次全结肠切除术，同时做末端空肠造口术和直肠残端的缝合。(**c**) 如果有严重的直肠受累，那么优先的治疗可能是结肠直肠切除术联合末端回肠造口术。(**d**) 如果没有共存的腹内的脓毒血症，那么优先采用次全结肠切除术和回肠乙状结肠吻合或者回肠直肠吻合术。(**e**) 如果在吻合上有任何技术上的困难，那么可以通过一个回肠袢造口术来保护吻合口。在所有的这些情况下，膀胱的缺损都将在导尿管引流下关闭。如果结肠疾病是局限性的，那么更倾向于使用局部切除而不是次全结肠切除。

常会随着长期的导尿管引流而闭合（McNamara 等，1990）。King 等（1982）在他们的 30 个病人组中没有死亡报道，但是 10 个并没有做一期吻合。尽管泌尿系瘘很少在手术治疗后复发（Solem 等，2002），在克罗恩肠-膀胱瘘的手术切除后，瘘的长期闭合是正常的结果（Gruner 等，2002）。

克罗恩胃十二指肠瘘

克罗恩病瘘影响到上消化道（Wilk 等，1977；Jacobson 等，1985；Greenstein 等，1989；Yamamoto 等，1998）是很少见的（结肠-胃：907 个有克罗恩结肠炎的病人中有 0.6%；Greenstein 等，1989）。克罗恩病通常起源于回肠和/或结肠疾病，这些疾病还可能形成继发进入胃和/或十二指肠的瘘。它们可能出现于克罗恩肠切除后的吻合口泄漏。特别是这些病人主诉呕吐或者恶臭、嗳气（Greenstein 等，1989）。消瘦和营养不良可以因为是细菌增殖引起，这可以通过呼吸试验来证明。放射学和内镜检查（十二指肠镜和结肠镜）可以在术前得出一个确定的诊断。钡灌肠和钡餐检查可以检测出更大比例的前肠瘘（Greenstein 等，1989）。理论上，克罗恩肠-十二指肠瘘有三个可能的原因：

- 十二指肠的克罗恩病影响到了邻近正常的肠；
- 回肠结肠克罗恩病复发形成瘘进入正常十二指肠成瘘；
- 十二指肠和邻近的小肠都被克罗恩病严重的影响；
- 在克罗恩病肠切除术后发生吻合泄漏。

到目前为止，最常见的原因是回结肠吻合的克罗恩病复发成瘘进入十二指肠（图 52.9a），以前的手术利用网膜隔离回结肠吻合口和十二指肠以阻止这种情况的发生。无论何时，如果外科医生在右上腹碰到了炎症性回肠结肠克罗恩病灶，必须要想到十二指肠是否受累，并且在确定病灶和游离病灶的时候要加倍小心使十二指肠受损伤的概率降到最小。在切除了成瘘的克罗恩病灶后，必须修复胃或者十二指肠的任何缺损。

胃瘘的修复方式包括：

- 简单闭合；
- 楔形切除和闭合；
- 部分胃切除。

事实上，在这样的情况下用 U 型钉固定或者双层缝合来缝合正常胃壁的方法是很简单的。然而，缝合十二指肠第二部分或者第三部分的大部缺损却是一个更困难的挑战。十二指肠修复的方式包括：

- 一期缝合（Yamamoto 等，1998；Nakagoe 等，2003）；
- 十二指肠空肠侧侧吻合（Wilk 等，1977）；
- 复合袢浆膜修补或者空肠十二指肠端侧吻合（Petit 和 Irving，1988）（图 52.10）。

如果十二指肠缺损很小并且十二指肠很健康并且柔软，那么可以尝试一期缝合十二指肠 1～2 层。这样一期修复可以通过来自于邻近十二指肠袢的浆膜碎片来支持。如果十二指肠邻近部位有感染和十二指肠硬结，十二指肠瘘的一期修复可能导致瘘的复发造成悲惨的结局（Wilk 等，1977）。利用邻近正常空肠做成 Roux 袢可以在没有张力的情况下修补十二指肠的缺损，即游离一段空肠，将其缝合到十二指肠形成补片或形成十二指肠空肠的端侧吻合。胃管引流和十二指肠修复部位下游用空肠造口术进行营养支持，可能对于修复很有用（Shetty 等，2006）。

克罗恩瘘的肌肉骨骼的并发症

位于骨盆附近或在骨盆内的末端回肠克罗恩病瘘可以产生一系列的肌肉骨骼并发症，包括骨髓炎和/或脓毒性关节炎（Shreeve 等，1982）。顺着腰大肌肌鞘，回肠瘘/脓肿可以导致腰大肌脓肿。瘘道穿过骨头从臀部穿出。在腹股沟韧带下穿过的脓

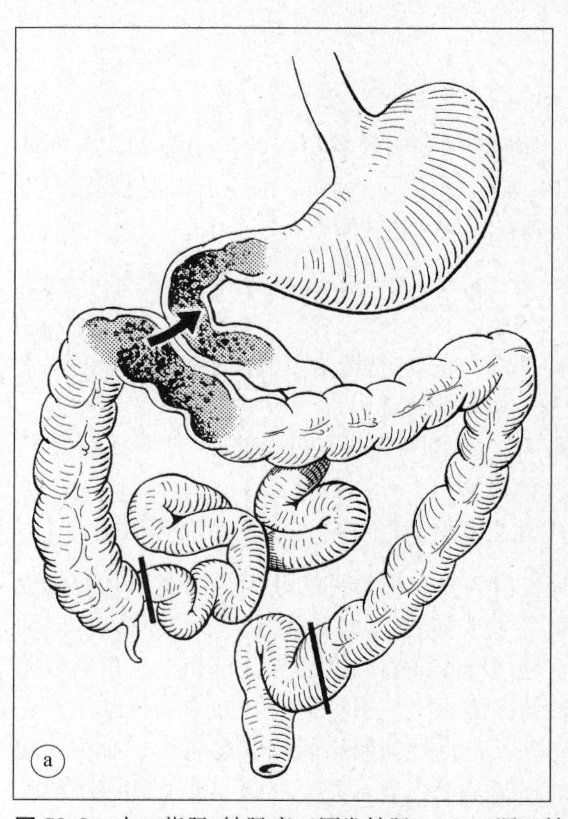

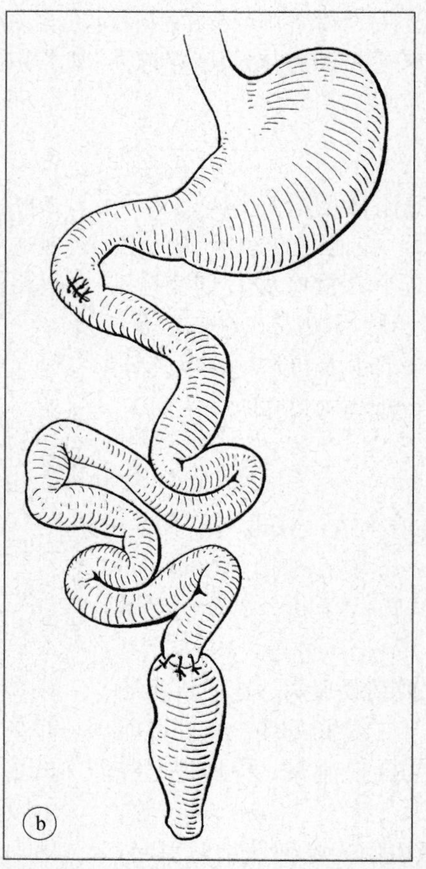

图 52.9 十二指肠-结肠瘘（原发结肠）。(**a**) 源于结肠的十二指肠瘘，在这种情况下要进行结肠的切除。(**b**) 结肠切除术。回直肠吻合，十二指肠缺损关闭。

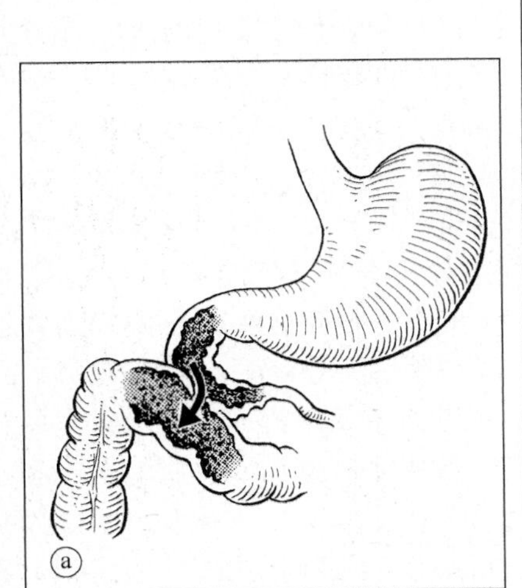

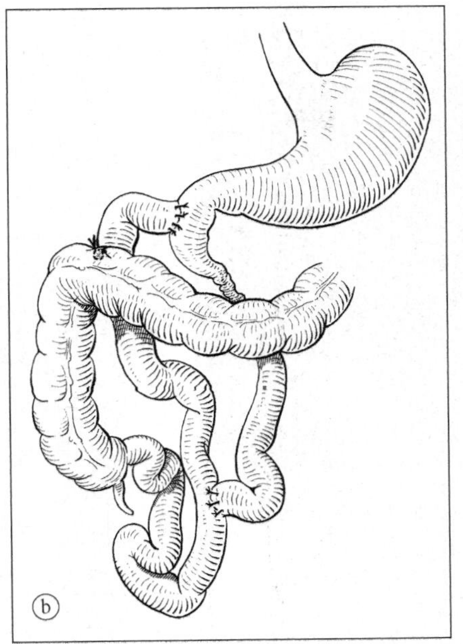

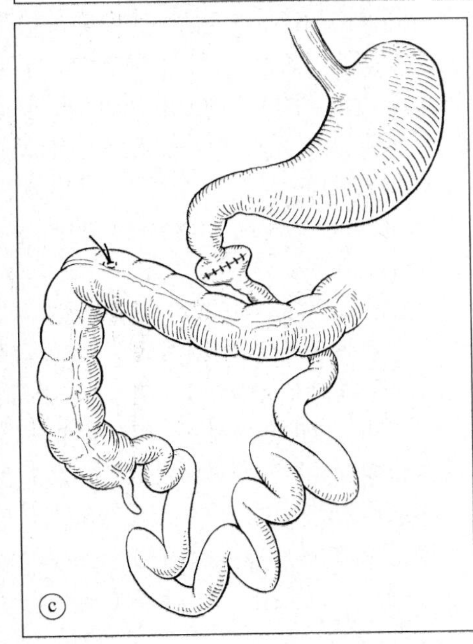

图 52.10 十二指肠-结肠瘘（源发于十二指肠）。(**a**) 由于十二指肠病变形成十二指肠第二部分到右结肠的瘘。(**b**) 如果瘘是从病变的十二指肠到正常的右结肠，可以关闭结肠缺损和再通过 Roux-Y 十二指肠空肠造口吻合术和空肠空肠造口术治疗十二指肠缺损。(**c**) 治疗十二指肠结肠瘘也可以选择：关闭修复结肠缺损，切开并修补十二指肠。

腔可以在肌间穿行，并在大腿上形成肠外瘘。最终来自骨盆中的小肠的脓肿症可以直接穿过坐骨大切迹并且出现的臀部。在 552 个确诊的克罗恩病患者中，盆腔 CT 证明有 23 个有肌肉骨骼的脓毒性并发症。其中包括 6 例腰大肌脓肿，4 例臀肌瘘/脓肿形成，4 个病人有闭孔肌内瘘/脓肿，并且还有 1 例的脓肿穿过骶骨坐骨切迹（Brenner 等，2000）。

腰大肌脓肿（Durning 和 Schofield，1984）是很容易被识别的末端回肠克罗恩病瘘的并发症，脓性混合物可以穿入腰大肌中。由于右髂窝病灶的形成，临床上可出现臀部的固定屈曲性畸形。治疗方法为：脓肿引流和瘘的切除，还有任何吻合都要与脓腔保持足够的距离（During 和 Schofield，1984）。克罗恩瘘很少出现联合并发症。我们现在已经知道膝盖的脓毒性关节炎是由于臀部的盆腔脓肿穿入大腿形成的（Shreeve 等，1982）。克罗恩脓毒症对髋部的影响让医生很发愁：持续性的脓毒性骨关节炎可导致毁损的关节被切除，紧接着要做关节成形，最终需要假体代替丧失的关节（图 52.11）。

米勒链球菌群和克罗恩腹部脓毒血症

米勒链球菌群（咽峡炎链球菌，星座链球菌和

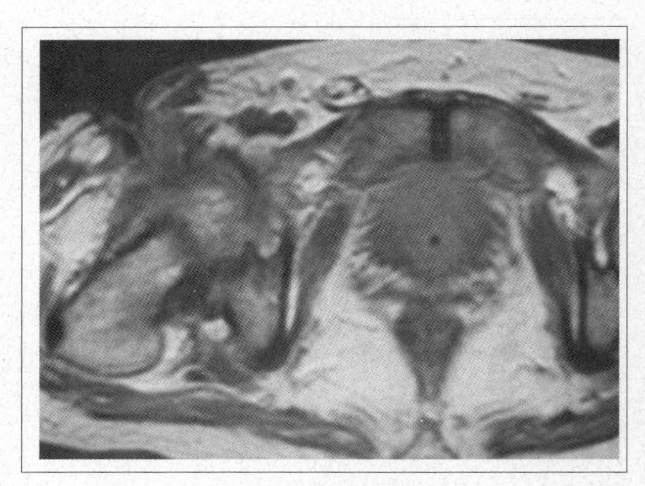

图 52.11 来自于回肠末端并且影响到有髋部联合的原发克罗恩瘘/脓肿的 MRI 图像。需要做假体髋部置换。

中间链球菌）在 20%～50%的人群中是肠道正常菌群中的一部分（Hardwick 等，2000）。现在认识到，它们与腹部、胸部和肝脓肿有显著关系。

在外科实践中，米勒链球菌可以是腹部任何脓毒血症的病原体，当患者需要复合引流或者外科手术干预时，更应注意该菌群。这是因为米勒链球菌在腹内脓毒血症的情况下只有使用大剂量对该菌敏感的抗生素才能杀死它们，通常使用大剂量的青霉素治疗（Hardwick 等，2000）。

常规术前的抗生素使用在米勒链球菌的致病性上起一定作用，这样做杀死了其他共生菌群，从而使该菌群因缺乏竞争而致病。在最近的一项包括 301 例阑尾切除术的研究中，尽管使用了抗生素预防，来自腹腔的米勒链球菌还是与腹内脓肿形成的显著增高的发生率有很大的关系（Hardwick 等，2000）。以作者对克罗恩脓毒血症的手术经验，继发难治的腹内脓肿形成和再发瘘可能跟米勒链球菌腹内脓毒血症有关（Tresadern 等，1983）。如果米勒链球菌感染被清除，那么延长的青霉素的治疗时间可以使腹内脓毒血症完全消退。可以长期使用青霉素治疗，因为米勒链球菌对于β-内酰胺类抗生素仍然高度敏感（Bert 等，1998）。

肠外置术在克罗恩肠瘘外科治疗中的作用

虽然一些临床试验很少报道克罗恩肠瘘切除术后的术后并发症（Givel 等，1982；Van Dongen 和 Lubbers 等，1984），但其他的试验报道了术后的脓毒血症和病人的死亡的案例（Glass 等，1985）。总的来说，人们倾向于认为手术治疗克罗恩病容易引起术后腹内脓毒血症（表 52.6）。

失败的胃肠缝合，不管是什么原因在什么地方，都会因发生腹内脓毒血症而必须行二次手术，延长住院时间和增加住院病人的死亡率（Pickleman 等，1999）。动物模型试验已经显示很多因素可以影响胃肠缝合的愈合，包括腹膜脓肿、肠内菌群失调和年龄（Ishimura 等，1998；Okada 等 1999；Stoop 等，1998）。对 764 名病人的 813 次肠吻合的多变量分析表明（瘘的发生率为 3.4%）血清清蛋白<30g/L、腹膜脓肿、皮质醇药物的使用都和吻合口瘘有关系（Golub 等，1997）。在对因克罗恩病的 429 次手术中的 658 次吻合术的分析表明，如果第一次手术时使用了皮质醇药物和存在腹内脓肿，那么二次手术的发生率和术后并发症的发生率就会从 0.6%（不使用皮质醇，无脓肿）猛增加到 16%（使用皮质醇，有脓肿）（Post 等，1991）。对 556 名克罗恩病人的一项独立调查表明，13%的病人会发生腹内败血症，包括吻合口瘘、脓肿、形成瘘。这些感染在很大程度上都源于术前低血清清蛋白症、术前使用激素、剖腹手术时出现脓肿和瘘。当四个因素全出现时，腹内感染的发生率是 50%（Yamamoto 等，2000）。

因此，在行克罗恩瘘/脓肿的手术时，如果要进行腹内吻合，术者应该谨慎考虑。如果病人的血清清蛋白大于 30g/L，那么一期成功切除脓肿、瘘、炎症团，再二期吻合也是可以接受的。不管吻合是用线缝合抑或用 U 型用钉固定，都应该远离脓肿腔。如果可能应把吻合口用网膜包裹。脓腔置管引流，并对引流出的液体进行微生物学化验，如果脓腔很小或已经局限化，作者通常倾向于直接切除脓腔并行一期吻合。这些数据是基于对 29 名病人的治疗经验获得的，他们都有肠瘘并经历了病灶切除和一期吻合。除 1 个人外，其余的瘘都闭合了，即使在 15 年前，平均住院天数只有 19 天。

相反，如果病人是低蛋白血症、腹内脓腔巨大、长期大剂量使用激素，那么切断的肠管应该旷置，末端造瘘形成黏液瘘。黏液瘘可以进行末端肠管的放射治疗，如果造瘘口以下的远端肠管足够长，那么还可以那么还可以通过造瘘口进行肠内营养。如果远端肠管退回到腹腔中，那么就需要做一圈长的 Prolene 缝合，为半年后的重建做标记。改善病人的感染情况也会起到一定作用，当病人的感染被控制、血清蛋白正常，就可以进行引流，接着进行切除和吻合。

表 52.6　克罗恩病手术后的术后脓毒血症

参考	病人	方法	术后脓毒血症
Greenstein 等（1982）	40 个人	24 个引流	5 个因为腹内脓毒血症死亡
	40 个脓肿	11 个切除	
		7 个转移	
		4 个分流	
Glass 等（1985）	51 个病人	38 个吻合	4 个腹内脓毒血症
	（8 个内科）	4 个临时腹壁瘘	5 个造瘘
	74 个瘘管	9 个永久腹壁瘘：直肠切除术	1 个死亡
Post 等（1991）	429 个病人	658 个吻合	9.7%的脓毒血症并发症，4%的再手术
Michelassi 等（1993）	222 个病人	160 个吻合	14 个（6%）脓毒血症并发症
	290 个瘘	62 个腹壁口	1 个死亡：十二指肠裂开
Platell 等（1995）	204 个病人		4%的吻合口裂开
	416 个腹部手术		3.6%脓肿形成
			6%肠皮肤瘘
Hurst 等（1997）	513 个病人		12 个腹内脓毒血症
	（166 个病人有瘘/脓肿）		没有死亡
Yamamoto 等（2000）	343 个病人	1 008 个吻合	76 个（13%）脓毒血症并发症（吻合口漏，腹内脓肿，肠皮肤瘘），3 例脓毒性死亡

来源自：West 和 Scott（2003）。

糟糕诊断的后果，比如旷置和二次吻合，可能是灾难性的。感染、营养不良并有吻合口瘘的病人是无法承受腹内感染的并发症的。还有感染导致的死亡，这些病人为了解决感染问题，往往得承受多次剖腹手术和肠管外置手术。这些剖腹手术很困难，因为太多的手术损伤和肠管丢失使手术更复杂。根据作者经验，为了解决术后感染而进行的二次手术往往伴发肠管的丢失和短肠综合征，这需要病人长期依赖家庭肠外营养的支持。

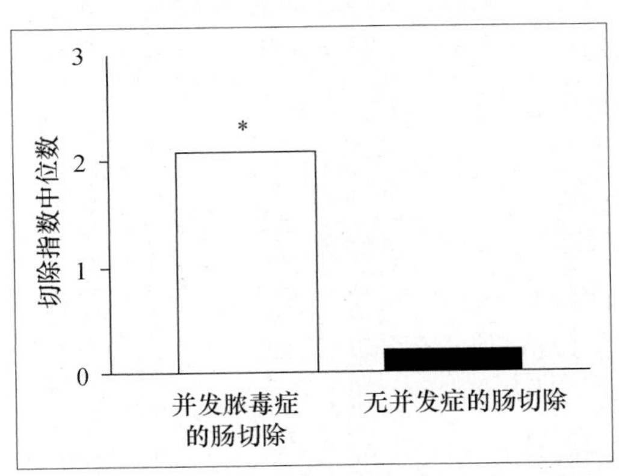

图 52.12　切除指数（肠切除的次数/首次切除与肠坏死之间的间隔时间，有感染并发症的克罗恩病人失去大部分肠管的时间显著快于没有并发症的病人）。

结肠膀胱憩室瘘

发生率

肠膀胱瘘的一般原因都显示在表 52.7 中，这些数据来自于 7 个大样本组（Williams，1954；Kovalcik 等，1976；Shatila 和 Ackerman，1976；McConnell 等，1980；King 等，1982；Morrison 和 Addison，1983；Driver 等，1997）。Williams 组，因为其参考样式是一家癌症中心，所以数据发生严重偏倚。很显然，最常见导致肠膀胱瘘的原因是憩室性疾病。在憩室性疾病中膀胱发生瘘的概率经过计算是 1/3 000（Krompier 等，1976）。如果膀胱瘘起源于外科手术组，那么通常报告的概率为 2%～8%（Pugh，1964；Pheils 等，1973；Baha-

表 52.7 肠膀胱瘘病因

病因	William 1954	Shatila 和 Arkerman 1976	Morrisom 和 sddison1983	Kovalcik 等 1976	King 等 1982	McConnel 等 1980	Driver 等 1997
憩室性疾病	23	22	21	30	40	20	39
肿瘤	54	5	5	8	27	10	17
结直肠		(3)		(5)	(5)		(17)
膀胱		(2)		(2)	(5)		(0)
子宫		(0)		(1)	(9)		(0)
前列腺		(0)		(0)	(8)		(0)
克罗恩病	8	1	2	8	26	2	4
创伤（术后）	22	1	1	2	0	5	0
其他	11	0	0	1*	0	0	3
放射	+	0	1	6	+	+	3

* 结核病。

+ 不区分恶性肿瘤。

dursingh 等，2003；McConnell 等，2003）。在 934 名存在憩室性并发症而需要手术的患者中，148 名病人发生了瘘：男性是 8%，女性是 7.8%（McConnell 等，2003）。结肠膀胱瘘，与其他肠道泌尿道瘘一样，在男性中更常见，超过 65%患该瘘的病人都超过了 70 岁（Colcock 和 Stachmann，1972）。这种瘘的形成机制是结肠周围的憩室性脓肿穿过周围物质进入膀胱顶（Morson 和 Dawson，1972；Small 和 Smith，1975）（图 52.13）。

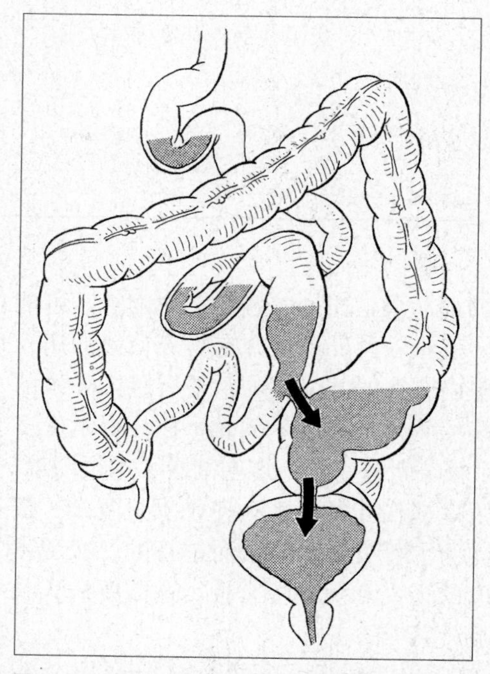

图 52.13 憩室病中的结肠膀胱瘘。紧贴膀胱的顶部有蜂窝织炎，这和回结肠的瘘有关系（回结肠的组成不正常）。

评估与诊断

憩室性疾病中的肠膀胱瘘起自于乙状结肠，且极少发生侵及皮肤的外瘘（Pugh，1964；Ward 等，1970；Abeshouse 等，1957；Colcock 和 Stachmann，1972；Geier 等，1972；Farringer 等，1974；Wolff 和 Devine，2000）。大部分症状伴随尿中有气体和/或尿中有粪便，尿化验通常可以见到大肠埃希菌（Daniels 等，2002）。大多数瘘都是乙状结肠和膀胱顶的直接相通（King 等，1982）（图 52.4a）。在这种情况下，膀胱镜检查、对比造影、尿中粪性物质的检测、复杂憩室的 CT 检测证据都对诊断都有一定的作用。

在 Lahey 门诊就诊的病人中，术前的确诊率从来没有达到过 45%（Kovalcik 等，1976）。钡灌肠比其他方法可以更好地显示瘘的管道（Talamini 等，1982）。Pollard 等（1987）报道说 98%的病人的钡灌肠显示不正常，但只有 57%的病人可以显示瘘管。30%～56%的憩室性结肠膀胱瘘可以通过钡灌肠显示出来（Morse 和 Drettler，1974；Ray 等，1976；Driver 等，1997）。如果怀疑肠部潜在疾病的性质，那么就需要结肠镜进行检查，但是纤维内镜和硬质乙状结肠镜通常不能很好地显示瘘（Hardy 和 Hughes，1973；Pheils 等，1973；Naucler 和 Risberg，1981）。

Mileski 等（1987）发现膀胱镜检查是最有用的检查手段；在 28 个病人中可以识别出其中的 27 个病人。膀胱镜检查可以确定膀胱中瘘的位置并排除膀胱癌。Driver 等（1997）报道说膀胱镜的成功率是 44%。令人惊讶的是，膀胱镜的成功率低于通常所说的 X 线对比造像。但是，如果我们看不见瘘，那么膀胱镜可以为我们提供瘘的间接证据以证明瘘的存在（Madsen 和 Thybo，1972）。肠膀胱瘘的典型镜下表现是局部炎症围绕泡性水肿并伴有炎性息肉（图 52.6）。Morrison 和 Addison（1983）报道称在 15 个这样的病人中有 13 个病人的膀胱镜检查存在异常。Shatila 和 Ackerman（1976）报道称在他们 18 个病人的膀胱镜检查中虽然水肿和膀胱炎很明显，可以看见瘘的病人只有 10 个。在瘘不能显示的情况下，相较于膀胱造影 X 线片，膀胱镜更可靠。

肠膀胱瘘的一个典型的影像学特点是“蜂巢症”，它是由水肿、升高的膀胱壁以及突出的黏膜皱褶形成的（Kaisary 和 Grant，1981）。另一个放射学特点是“先兆症”：在膀胱上部边缘的新月形缺损，这个特点在倾斜的角度可以被很好地观察到（Sussman 和 Newman，1976）。一些临床医生把静脉尿路造影作为对可疑病人术前评估的必要方法，但此种方法效果不佳。瘘即使真的存在，此方法也很少能显示出来。Mileski 等（1987）认为根本没有必要在这些病人中做静脉尿路造影检查。我们可以从膀胱中的气体或瘘存在部位的凸起中得到瘘存在的间接证据。但我们可以从静脉尿路造影中得到别的信息，如单侧输尿管积水或输尿管移位（Shatila 和 Ackerman，1976）。

如果膀胱显示有憩室性蜂窝织炎并伴有气液平，我们可以考虑 CT 用于结肠膀胱瘘的诊断（Daniels 等，2002）。CT 很少能够直接显示瘘（Bahadursingh 等，2003），但是不同的分析技术在断层影像不断扩大的诊断领域中可能会有用（Anderson 等，1997）。

结肠阴道瘘

如果女性之前切除过子宫，而现在她的乙状结肠袢又坠落到阴道穹窿上部，那么在乙状结肠憩室和阴道之间可能会形成瘘（Wolff 和 Devine，2000）。在有复杂憩室性疾病的病人中，结肠阴道瘘并不常见，只占该种病人的 1%（Bahadursingh 等，2003）。在出现临床问题前，病人会出现“憩室炎”，随后结肠旁的脓肿会通过阴道穹窿流出来。从此，病人就会留意放屁和排便。排便的轻重程度会交替出现，使用抗生素后症状会减轻。但是，症状一旦出现，憩室性结肠阴道瘘通常不会自愈。

其余的结肠憩室瘘

在憩室性疾病中，小肠-小肠瘘的发生率明显低于在克罗恩病中的发生率，大约只占后者的 0.1%，但是该发生率因数据是来源于手术组或人口调查的不同而不同（Mayo 和 Blunt，1950；Ming 和 Fleischner，1965；Broe 和 Cameron，1982）。局部回肠和结肠的粘连很常见，但是，回肠-结肠瘘却很少见。在憩室性疾病中，大多数肠瘘都是从乙状结肠通向回肠；偶尔，也会发生于回肠袢和结直肠吻合口之间（Welch 和 Donaldson，1974）。就像克罗恩瘘一样，很多这样的瘘都有瘘道进入膀胱（King 等，1982；Tudor，1990）。

在乙状结肠憩室性疾病中，结肠皮肤外瘘是瘘复合体特征性的部分，通常瘘复合体也会有瘘道通向膀胱和回肠。

怎样切除结肠憩室性疾病所致的瘘

以我们的观点，近端结肠造口术在憩室性结肠瘘的诊治过程中根本就没有必要，因为单独施行这种方法的发病率和死亡率都很高。Naucler 和 Risberg（1981）报道称单独施行近端结肠造口术的瘘从来就没有闭合过。很多作者都报道了复发性脓肿、结肠皮肤瘘和死于感染的病例（Kovalcik 等，1976；King 等，1982）。McConnell 等（1980）在 6 个病人身上使用了近端结肠造口术，想完成三阶段治疗，结果两个病人死于感染，一个病人死于心肌缺血。只有两个人完成了三阶段治疗，更有甚者还有一个病人发生了再发瘘。即使是保护结直肠吻合口的近端结肠造口术也有其自己一定的发病率（Garnjobst 和 Hardwick，1970；Bell，1980）。Lewis 和 Abercrombie（1984）描述了 3 名病人的良好预后，这些病人都是静止期结肠膀胱瘘，医生认为他们不适合做乙状结肠切除术。他们因为瘘的不同而被区别治疗，肠和膀胱缺损的闭合是通过网膜的介入而完成的。他们强调说只有在乙状结肠几乎没有病症的情况下，这是唯一可行的方法。但是根据我们的经验，乙状结肠通常很厚并且常常黏附于周围的结构，非常不适于做局部关闭。

假如盆腔没有脓肿并且经过了非常充分的肠道准备，对于结肠膀胱瘘而言，一起切除和吻合是治疗的最佳选择（Carpenter 等，1972；Steier 等，1973；Ray 等，1976；Steele 等，1978）。在的McConnell 等（1980）和 King 等（1982）一系列报道中一期切除和吻合没有并发症随之产生。如果存在盆腔感染那么可以考虑 Hartmann 手术（Pheils 等，1973），但这种方法保持肠道连贯性的概率很低（Driver 等，1997）。如果术前机械性的肠道准备很不充分，我们更喜欢术中灌肠行一期吻合而不是 Hartmann 手术（见 47 章）。

手术过程

如果病人有巨大憩室性炎症团或蜂窝织炎，那么术前应该放置输尿管支架。放置导管完毕后病人取平卧位。经腹中线切口进腹，注意不要损伤粘连于腹壁或膀胱的任何肠管。只有当网膜从炎症团分离后，才能进行充分的剖腹手术。联合运用解剖刀的刀把和刀刃，把小肠、卵巢和输卵管从炎症团中分离出来。如果有脓肿，就要使用抗菌棉和吸引器防止炎症扩散。有问题的结肠从受累的膀胱或阴道切除——如果存在回肠乙状结肠瘘，把回肠从乙状结肠上切掉，并通过间断或连续的黏膜外缝合横向修复回肠的缺损（Broe 等，1982）（参见第 33 章）。膀胱和阴道可能没有明显的缺损，膀胱上的洞应该逐层关闭。为了预防膀胱结肠瘘，留置的导管应放置 10 天。

游离直肠的上部分、结肠脾区和降结肠。然后切除有病的肠管部分。如果没有脓肿并且肠道准备很充分，那么可以行端端吻合。可以用网膜来隔离结直肠的吻合口和膀胱或阴道的缺损。在某些情况下，我们也应该考虑回肠袢造口。

如果发现了巨大的脓腔或存在局限性腹膜炎，即使有近端造瘘口的保护，我们也不建议行一期吻合，因为此时仍旧存在吻合口瘘和产生脓肿的危险，这些都会导致复发瘘的产生。因此，本文作者和别的同仁（Ward 等，1970；Shatila 和 Ackerman，1976）在此种情形下更倾向于使用 Hartmann 手术。结肠的近断端在左腹直肌通过环锯被固定于皮肤表（先前标记过），而直肠利用装订器闭合，并用 Prolene 缝合标记以方便将来识别。

在憩室性疾病中，对于静止期的结肠膀胱瘘而言，如果没有蜂窝织炎，小肠和皮肤也没有明显受累，那么经腹腔镜切除，修复膀胱的缺损，一期体外吻合 Pfannensteil 切口通常会加快康复的过程，减少住院的天数并且伤口也会更美观，但是增长手术时间充其量只会增加住院费用。在当今结直肠手术中经腹腔镜切除在治疗憩室性瘘的方面有一定的作用，但是病例的选择必须严谨。如果手术有技术上的难题或如果经腹腔镜切除对病人很危险，那么病人术前必须签字在此情况下可以转入开腹手术（Greene 等，2000；Tilney 等，2006；Khelet 和 Kennedy，2006）。

手术治疗结肠膀胱瘘的死亡率在老年人中曾经高达 30%（King 等，1982），现在大多数术者都谨慎地使用一期切除和切口吻合术，所以现在的手术死亡率也降到了最低（Mileski 等，1987；Pollard 等，1987；Rao 等，1987）。在 14 个有憩室性结肠膀胱瘘的病人中，由于恰当地运用了瘘切除和一期吻合的原则并联合使用膀胱引流，所以结果很好，没有复发病例，死亡率也很低（Walker 等，2002）。让结直肠手术专家切除结肠膀胱瘘可能病人会受益更多—病人预后好，住院时间短，伤口感染少，术后并发症少。

恶性肿瘤肠瘘

结直肠癌

结直肠癌可能是泌尿道、肠道、皮肤和阴道瘘的病因，因为它能直接侵入周围邻近的组织结构（29 章）。当巴黎的 Levy 等（1989）利用 335 名包括患有肠膀胱瘘和肠阴道瘘的患者进行病因分析时，发现结直肠癌是最常见的病因（表 52.8）。横结肠、乙状结肠和盲肠的所在区域经常因为发生肠外瘘而使病情复杂化（Bowlin 等，1962；Athanassiades 等，1975；Reber 等，1978）。但是恶性肿瘤肠外瘘很少见。St Mark 医院的 McIntyre 等（1984）记录了患有结直肠癌的病人发生的 31 次肠瘘，除了 1 例之外都是术后肠瘘，只有 1 例是原发于恶性疾病的。癌性小肠-小肠瘘经常是从空肠或回肠的肠袢到癌肿；原发部位多数情况下在乙状结肠（Abcarian，1978）。由肿瘤引起的慢性肠梗阻可以导致局部近端肠穿孔，如果穿孔没有被网膜或小肠包围就会形成粪瘘（Aldridge 等，1986）。更

表 52.8 起源于下消化道的肠皮肤瘘的病因

潜在病因	数目
结直肠癌	45
小肠手术	43
阑尾炎	27
憩室病	27
克罗恩病	19
溃疡性结肠炎	14
放射性肠炎	13
肠系膜缺血	10
其他	22

来源自：Kevy 等（1989）。

为常见的是穿孔导致粪性腹膜炎，迫使医生采取急诊手术抢救病人（Fielding 等，1986）。

大肠癌并发膀胱瘘的发生率很低，在所有肿瘤中此种情况的发生率低于 0.5%（Williams，1954）。Aldrete 和 Remine（1967）报道称在所有的结直肠癌患者中只有 0.6%的病人在初查中会发现膀胱瘘。结肠膀胱瘘作为大肠恶性肿瘤的并发症通常起源于乙状结肠直肠区域，但是偶尔也会起源于盲肠或横结肠（Holmes 等，1992）。如果腹腔存在一个巨大的恶性肿块，那么小肠袢也可能被牵涉其中（Couris 和 Block，1963；Aldrete 和 Remine，1967；Best 和 Davis，1969；Welch 和 Donaldson，1974；Whitely 和 Grabstald，1975；Krausz 等，1976）。大多数恶性肿瘤的结肠膀胱瘘都会侵及膀胱顶，但是不像良性瘘，膀胱底和尿道也会受到牵连。事实上，所有的恶性肿瘤的泌尿道瘘都是结肠膀胱瘘，而且大多数起源于乙状结肠（Looser 等，1979）。

肿瘤的腹膜扩散和肠外瘘

肠外瘘是晚期腹部肿瘤的一个明显的并发症，这种瘘可以自发于胃肠道肿瘤或（Correoso 和 Mehta，2003）卵巢癌。在另一些情况下，剖腹手术解决恶性肠梗阻时（Baines，1997）可能会损伤肠道而带来意想不到的后果，也可能会让病人形成瘘而降低病人的预期寿命。肠外瘘的形成会使治疗晚期恶性腹部肿瘤的化疗复杂化（Giantonio 等，2004）。Chamberlain 等（1998）研究了 25 名患有胃肠道瘘的病人，这些病人同时也存在腹部恶性肿瘤。在这些病人中，20 人发生了术后肠外瘘，5 名病人的肠外瘘是自发的。空回肠是最常见的受影响的部位，17 名病人的瘘完全闭合，其中 8 人通过保守疗法，9 人通过手术介入。完全闭合的病人中 10 人（40%）死于瘘相关的并发症（Chamberlain 等，1998）。

作者的观点是，晚期腹内恶性肿瘤并肠外瘘的病人的诊疗方法应该包括肿瘤治疗可能的预后以及关闭瘘道的策略。解决瘘道的问题需要关注病人的精神状态、液体的平衡、保护皮肤、降低系统感染、有效的营养支持以及明确瘘的解剖关系。每一个病人都需要进行适合病人本身的个人评估。根据作者的经验，对于一些病人可以单独应用一些姑息性的手段，有些病人可能会从长期肠外营养中受益（Hoda 等，2005）。有些病人尽管生命预期有限，但早期的手术干预可以提高病人的生活质量。

恶性肿瘤肠瘘的手术治疗

和一般观念相反，大肠癌伴发瘘并不一定是预后不良的标志；如果没有淋巴结转移，那么局部癌灶可以彻底切除，切缘没有癌细胞，病人通常会预后良好。在这些病人中，是禁忌使用腹腔镜进行大肠癌切除的（Tjandra 和 Chan，2006）。

在放置导尿管后，经腹直肌中线长切口入腹，然后进行彻底的手术。总体而言，如果膀胱受累，在切除结肠的同时，也应行膀胱的局部切除。结肠切除术已经在本书前部分结直肠癌中描述过（参见第 30 章）。充分游离结肠脾区，高位结扎肠系膜下动静脉同时保留边缘动脉。充分游离直肠很有必要，但是在切除与肿瘤粘连的部分膀胱前，我们无法做到充分游离直肠（图 52.14）。当膀胱充分暴露后，我们必须确保膀胱切除的很干净，避免癌肿侵犯膀胱三角，这样关闭缺损后不至于影响排尿。如果导尿管不在原位，那么放置好导尿管，逐层关闭膀胱。如果膀胱被广泛侵及，那么就有必要行全膀胱切除术（参见 57 章）。

如果癌肿侵及小肠或女性生殖道，那么就应该进行大范围的切除，这个范围在第 29 章已有表述。如果直肠乙状结肠癌肿只是局部侵犯膀胱并且没有证据表明腹膜受累，这种情况下可以做癌肿的根治术（Couris 和 Block，1963）。癌肿根治术加部分膀胱切除术后，病人总体的 5 年生存率是 25%～30%（Hotta 等，2006）。如果肿瘤位于右半结肠并且受累的回肠靠近回盲瓣，作者建议做回盲部根

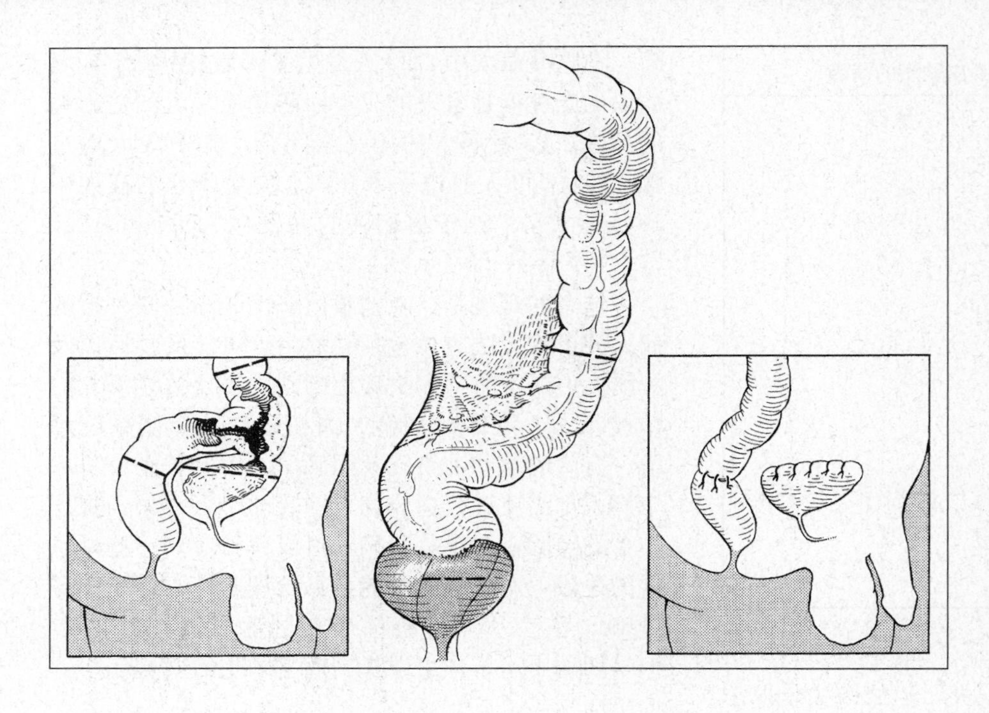

图 52.14 恶性直肠膀胱瘘的治疗，修复切除肿瘤后的残端。下图所示乙状结肠与膀胱之间的瘘口。部分膀胱切除及根部的修复，全部淋巴的清除。

治术而不是单独的回肠切除术（图 52.15）。如果肿瘤位于左半结肠或直肠，那么瘘、肿瘤和肠系膜应该一并切除，行结直肠和回肠的端端吻合以保持肠道的连续性。还有一些合并很多疾病癌症病人，膀胱瘘和局部感染使病情复杂化，或者肿瘤已经明显不能手术治疗，对于这些病人仅仅施行近端肠造瘘也可以让病人受益，这样可以对肿瘤进行分期，病人可以进行放化疗，之后在泌尿科医生的协助下，胃肠科医生可以对癌肿进行根治性切除（Webster 和 Carey，1976）。

放射性肠炎

当今，放疗在妇科、泌尿外科及消化科肿瘤中扮演越来越重要的角色，随之而来，放射对正常肠道的潜在损伤也在逐步增长（Saclarides，1997）。

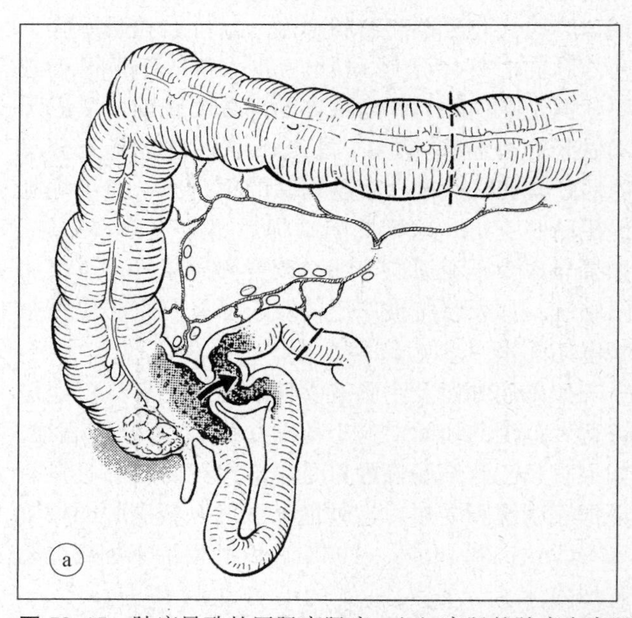

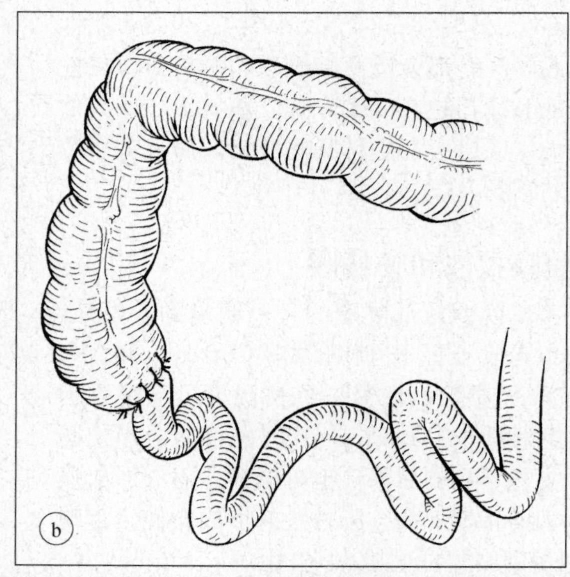

图 52.15 肿瘤导致的回肠盲肠瘘。**(a)** 盲肠的肿瘤在盲肠与末端回肠之间形成瘘口。治疗包括右半结肠切除术与淋巴结清扫。**(b)** 将结肠与回肠残端吻合。

消化系统的并发症已经被证实（Ashborough 和 Owen. 1964），并且大约有 5%的患者存在放射性肠炎的风险（Harling 和 Balslev，1988；Coia 等，1995），包括肠瘘和肠道狭窄（Galland 和 Spencer，1986b）。放疗将肠组织内的有增殖活性的细胞杀死并且在接下来的较长的一段时间导致增殖性血管炎（Galland 和 Spencer，1987）。除了放疗方式与分娩方式之外，导致严重的放射性肠损伤的高危因素包括以下几点（Saclarides，1997）：

- 高龄
- 既往有腹部手术史
- 盆腔的照射范围（参见第 51 章）

放射性肠瘘

在放疗下，瘘口可发生在小肠袢之间、回肠与盲肠之间或是回肠与乙状结肠之间（Cooke 和 DeMoor，1981）。Galland 和 Spencer（1986a）报道在他们 70 位接受放疗的恶性肿瘤的患者中有 4 例肠瘘，并且有 1 例肠外瘘。

放射性肠外瘘

自发的放射性肠外瘘是罕见的（Friedmann 等，1987），几乎均发生在手术干预后（Reber 等，1978；Soeters 等，1979）。Galland 和 Spencer（1986a）发现在他们的 14 例放射性瘘的病例中只有 1 例肠外瘘。这种瘘的预后，甚至在手术后，都很差（Fazio 等，1983）。这些瘘口几乎不能自行关闭（Morgenstern 等，1977；Cooke 和 DeMoor，1981），即便是保守治疗或是手术干预后，也很难愈合（Miller 等，1987）。

放射性肠道尿道瘘

在放射治疗后，回肠膀胱瘘和结肠膀胱瘘常发生在膀胱的顶部，或者二者同时发生。这种慢性改变是由于放疗导致的缺血性动脉炎（Kinsella 和 Bloomer，1980）。这种动脉的变化导致肠道狭窄，穿孔和瘘的形成（参见 51 章）。而膀胱会收缩和出血，增加了与邻近的肠袢或是阴道形成瘘口的风险（Dencker 等，1971；Russell 和 Welch，1979）。放射诱发的肠道膀胱瘘有多重形态并且可同时发生狭窄。它们常累及阴道或者可能同时发生肠外瘘（Localio 等，1969；Smith 等，1978；Boronov，1982；Galland 和 Spencer，1985）。Galland 和 Spencer（1986a）总结了 70 例放射性肠炎的类型。其中有 14 例是从肠袢到尿路的瘘口，3 例是结肠膀胱瘘，1 例是回肠膀胱瘘，还有 1 例是发生在尿道的瘘。潜在危险是子宫、卵巢和膀胱发生恶性肿瘤。

治疗原则

放射诱发的小肠瘘是一个很难处理的临床问题。必须排除恶性肿瘤的复发（Best 和 Davis，1969；Slade 和 Gaches，1972）。如果可以手术，那么放射导致的肠损伤可能在肠道吻合处出现问题而失败。

首先应该评价营养情况，如果营养不良，术前应该给予肠内或是肠外营养（Buzby 等，1980；Klidjian 等，1980；Mullen 等，1980；Carpentier，1986）。但是，在放射导致的肠瘘的愈合中只靠肠外营养是不够的（Copeland 等，1977）。由于肠瘘的出现使放射性肠炎变得复杂，而且预后很差，在这种情况下能否手术可能还存在争议。但是瘘口还可由于恶性肿瘤的复发而形成的，几乎所有的患者都有败血症及显著的营养不良的症状；这种情况下为了缓解症状，就需要行肿瘤切除术了。

可能的外科指针包括（Watanabe 等，2002）：

- 邻近有穿孔；
- 需要切除器官；
- 切除并且肿瘤未侵犯的肠袢吻合；
- 建立旁路（和排查）。

最简单的手术指征就是在邻近部位发生穿孔，并且对于低风险病人来说手术是很肯定的。如果切除是很可靠的治疗方法，即便是没有穿孔也是可行的，但是必须保证两个没有穿孔肠袢残端之一在放疗照射范围之外（Galland 和 Spencer，1986b；Cross 和 Frazee，1992）。对于网膜或者其他未被照射组织的干预也会增加治疗的成功概率（Graham，1965）。但是，如果在手术中试图分离粘连在盆腔的小肠袢就会增加医源性肠损伤的危险，这种情况可以通过旁路重建术解决，就是将小肠缝合，完成一个回肠与盲肠的边侧吻合术（Piver 和 Lele，1976）。

但是，切除有时会因为冰冻骨盆而不能进行，如果是这样的话，瘘口的隔离与旁路的重建可能是比较好的方法（Piver 和 Lele，1976）。

总之，放射导致的肠瘘预后很差，而且死亡率很高（Nassos 和 Braasch，1971），并且所有幸存者都有较高的穿孔的发生率以及肠道难以修复，需要长期肠外营养维持。

特殊感染

结核

在 684 例确诊的胃肠道结核的病例中，有 74 例存在结肠的病灶，结肠病灶最常见的部位是横结肠，其次是直肠和升结肠（Nagi 等，2003）。通过钡剂造影发现在 684 例病例中有 24 例存在肠瘘（Nagi 等，2002）。使肠结核变得复杂的肠瘘是很罕见的，通常这些肠瘘都比较局限，位于回肠肠袢之间或者是回肠与乙状结肠之间，有时还可能与膀胱形成瘘（Ahuja 等，1976；Homan 等，1977）。大多数肠瘘是由回肠结核、结肠结核和盲肠结核导致的（Palmer 等，1985）；偶尔，也可由腰椎的结核导致（Johnson 和 McIntosh，1978），或是可能与结核性腹膜炎有关（Nair 等，1993）。在印度系列的术后肠瘘中，结核通常是潜在的病原（Kaur 和 Minocha，2000）。

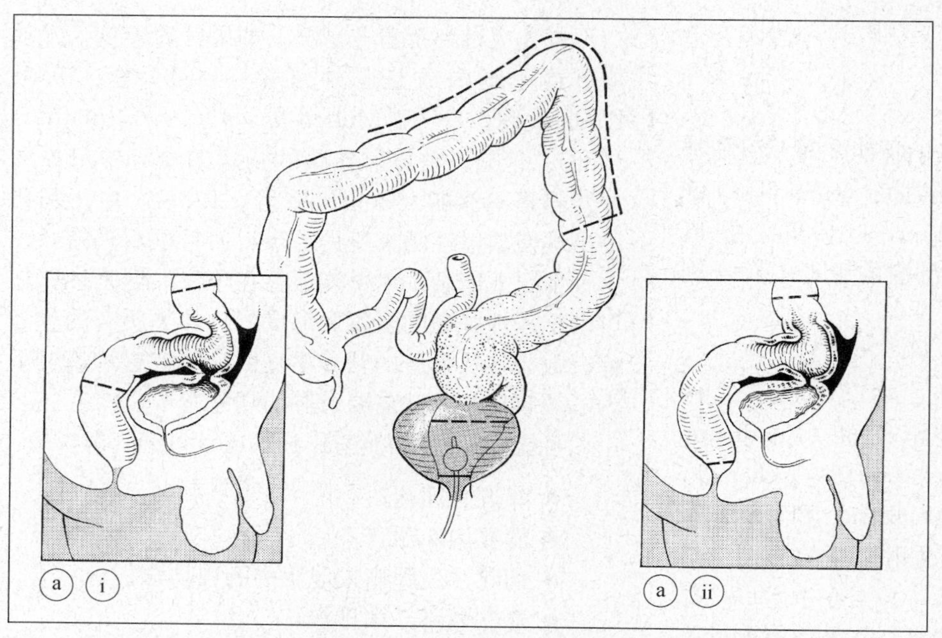

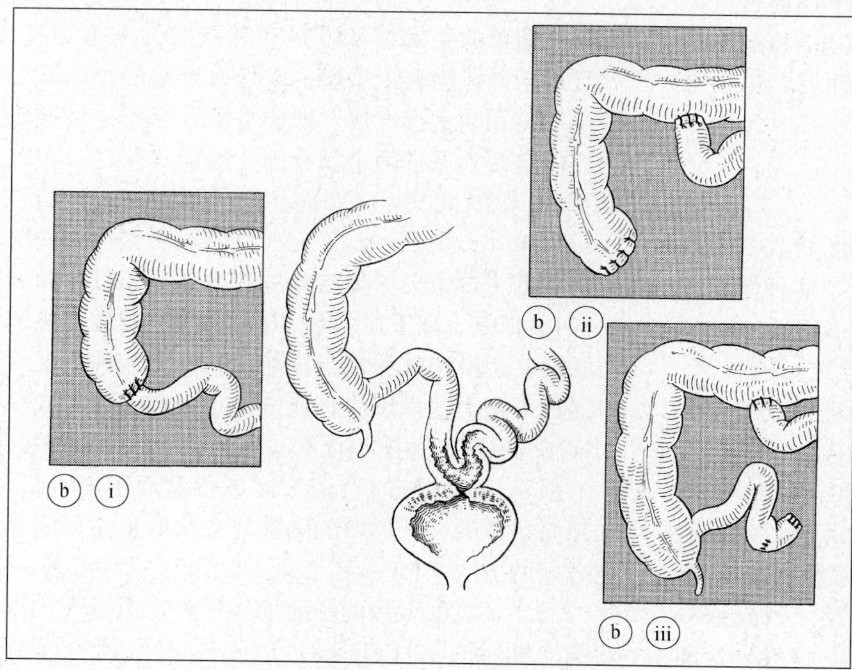

图 52.16 （a）放射后的结肠膀胱瘘。这个可以通过（i）近端切除或是（ii）结肠吻合来解决。（b）照射后的回肠膀胱瘘。可以通过（i）切除与回结肠吻合，（ii）切除与回结肠旁路重建，（iii）闭合与回结肠重建来治疗。

发生在英国亚裔人的结核，如果是回盲肠因为肠瘘已经粘连包块，那么诊断的时候必须持怀疑态度（Howell 和 Knapton，1964；Kaufman 和 Donovan，1974；Mandal 和 Schofield，1976；Shukla 和 Hughes，1978；Findlay 等，1979；Mendeloff，1980）。因为不存在干酪样变导致确诊很困难（Hoon 等，1950；Anaud，1956）；只有 2/3 的患者有组织学证据并且 70% 的病例培养都是阴性（Findlay 等，1979）。而且，胸片和结核菌素皮内试验也没有什么帮助。在高加索人中，AIDS 患者或者免疫抑制治疗可以激活潜在的结核感染（参见56章）。

如果一个亚裔的移民有皮肤的窦道和腹部包块，那么结核的可能性就非常大，抗结核药物应该立即开始使用（参见56章）。如果窦道很顽固，另一个原因——进展性的肿瘤就要被考虑了。如果结核已经确诊，但是抗结核药物治疗效果差，那么就应该行切除术（和狭窄成形术）来解决远端不在活动期的狭窄问题（Findlay，1983）。

英国胸部联盟的结核协会（1998）推荐了一项6个月的抗结核治疗疗程，对于呼吸系统结核，标准疗程是前两个月使用利福平、异烟肼、乙胺丁醇和吡嗪酰胺4种药，后4个月使用利福平与异烟肼。对于非呼吸系统结核，控制的方法就很有限了。但是有证据证明几乎各种类型的结核都可以采用呼吸系统结核的6个月的短疗程抗结核治疗疗法。肠切除仅在由于瘘的出现形成了回结肠包块或者有证据证明存在远端梗阻时采用。肠瘘通常在伴有持续性回结肠疾病时切除。膀胱瘘在结核中很罕见（Shukla 和 Hughes，1978；Gilinsky 等，1983），在放线菌病中几乎没有见到过（Davies 和 Keddie，1973；Weese 和 Smith，1975）。

放线菌病

瘘在放线菌病中是不常见到的，通常形成的是肠外瘘。放线菌是一种条件致病菌，通常被临床所忽视（参见56章）。放线菌病的病原体常见的是衣氏放线菌和牛放线菌，它们是位于口腔、扁桃体窝、回盲部的无孢子专性厌氧菌（Davies 和 Keddie，1973；Weese 和 Smith，1975；Gingold 和 Fazio，1978）。其他菌种，如溶齿放线菌，有报道在 Hartmann 术后可导致瘘管（Klaaborg 等，1985）。可以通过厌氧培养和组织活检中发现硫磺颗粒而确诊，但是通常除非是有很高的怀疑迹象，否则总是被忽视（Minsker 和 Moskovskaya，1979）。临床表现常见于回盲部的包块伴有各种类型的瘘管。放线菌病也可在瘘管手术后被发现（Udagawa 等，1974；James 和 Phelps，1977），并且肠外瘘的发展可能是由于过长时间使用宫内节育器（Munshi 等，1994）。放线菌病一旦确诊，对于大多数病菌来说，对红霉素都是敏感的，而且抗生素的使用可以减少手术的干预。如果病菌对红霉素耐药，克林霉素、磺胺类及青霉素均可使用。

阿米巴病

长期患有阿米巴结肠炎的患者很罕见的会发生腹腔脓肿的并发症——肠外瘘，甲硝唑是治疗阿米巴病的首选药物，但是有时也需要采取手术（参见56章）。

胃结肠瘘

消化性溃疡

胃空肠结肠瘘常发生于消化性溃疡手术后许多年（Cody 等，1975；Kumar 等，1975；Akwari 等，1976；Laufer 等，1976）。空肠造口术后复发的消化性溃疡通常在不完全迷走神经切断术或是胃肠吻合术或是没有充分切除胃的毕Ⅱ式重建术后形成（Ohta 等，2002）。典型的临床表现是患者体重减轻、腹泻，并且有严重营养不良的体征。发现瘘管的最好方法是钡剂造影，但其也可在内镜下被发现。此时在着手切除残胃、横结肠及空肠之前需要肠外营养来改善患者的一般情况。在一些病例中，Roux-en-Y 胃肠吻合术可以联合初次横结肠吻合（Ohta 等，2002）。

胃造口术

经皮胃造口术常用来满足患者各种营养需求及解决胃肠道问题。如果不慎将管子经横结肠置入胃里，那么就造成了一个皮肤、胃、横结肠瘘管（Smyth 等，2003）。这个瘘管的处理方法就是手术切除横结肠并再吻合，重新放置经皮胃管。在一个包括了343例儿科经皮胃造瘘的综述中，12例（3.4%）患者发生了胃肠道瘘的并发症（Patwardhan 等，2004）。其中有2例是胃空肠瘘，而其余10例中的瘘管累及横结肠。在每个病例中，瘘管是不连贯的，胃肠道的缺损可以胃造口术来修复（Patwardhan 等，2004）。

第二部分 消化道损伤所致的瘘

术后吻合口瘘

背景及病因

在外科实践中，术后吻合口瘘是发生肠瘘的最常见原因。由于肠管切除短期内亦需引流肠内容物，术后肠瘘的定义需加以限定，它指的是那些引流超过 48 小时仍有肠内容物引出的情况。

20 世纪初，术后肠瘘最常见于那些比较困难的阑尾切除术后剩余的阑尾残端。因此，Lewi 和 Penick 报道称约翰霍普金斯医院 1891—1931 年所发生的肠瘘中，阑尾术后瘘占 35%，死亡率为 49%。而在欧洲，阑尾切除术并不是肠瘘的最常见原因并且死亡率较低。在世界其他地区，特别是非洲，阑尾炎和肠梗阻手术均是肠瘘发生的潜在原因。

Blackett 和 Hill 的经验表明，因手术所致的瘘中，14/25 来源于肠吻合术后，其他则源于术中未被认识到的医源性损伤。病理不同（胆道疾病、消化性溃疡、外伤及阻塞），所需的手术也不尽相同，其中最多见的是炎性肠病（14/ 25 例），特别是克罗恩病（8 例）。不管腹内的情况究竟如何，开腹手术均有形成肠瘘的风险。

现代医学认为，那些几乎正常的消化道受到损伤后所发生的术后胃肠瘘（Ⅱ 型）可能基于以下四个机制之一：

- 术中尚未被认识到的消化道损伤；
- 肠修补后穿孔：肠切开术或者正常肠壁存在瘘管；
- 吻合口穿孔；
- 术中肠穿孔（Girard 等，2002）。

毫无疑问，术后肠瘘最常见原因是吻合不良。肠吻合术成功的因素包括病人年龄、是否收到粪便污染，术前病人营养状况以及吻合的位置（Irvin 和 Goligher，1973）。

其他影响术后形成肠瘘的危险因素包括（Falconi 和 Pederzoli，2001）：

- 营养不良
- 免疫抑制状态
- 腹膜炎
- 肝硬化
- 既往手术史
- 医院服务质量差
- 手术培训/经验不足

此外，在当前的外科实践中，保持腹部开放已较为常见，目的在于防止腹腔感染播散、二次探查、腹腔间室综合征，或作为一种控制损伤的策略。在 14%～25% 的病人中，腹膜腔开放式处理与小肠瘘的进展有一定联系，而分阶段关闭巨大腹部缺损可减低这个百分比（Jernigan 等，2003）。

术后肠瘘患者的病理基础由于患者选择和环境的不同存在巨大偏倚。在 St Mark 医院，克罗恩病患者的数量远远超过其他医院（表 52.9）。相比之下，在繁忙的县级医院，大部分肠瘘可能出现于创伤、憩室炎或胰腺炎的手术。在辛辛那提，术后肠瘘产生的因素已列出（表 52.10）。另一种罕见的术后肠瘘是十二指肠和皮肤贯通，其死亡率很高。其中许多来自先前的胃部手术，尤其是十二指肠切开术，以制止消化性溃疡大量出血。幸运的是，许多人会坚持保守治疗，以便日后如果有必要行切除术或内引流术时，病人处在一个非感染而又营养良好的最佳状态（表 52.11）。

瘘管的特点

手术后对于肠瘘的预防取决于粪便污染的程度。从腹部伤口漏到腹腔的少量肠内容物只会产生很小的不适感。另一种预示术后肠瘘发生的情况即是大量肠液外漏导致腹膜炎、多脏器衰竭以及腹部伤口完全开裂。

简单瘘与复杂瘘

简单瘘是一个短而单一的从肠切口通向皮肤的通道。而复杂的瘘常伴有肠与皮肤之间广泛的脓肿，甚至脓肿会累及到膀胱、阴道或其他空腔脏器。复杂的瘘通常比较长而且有多个通道联系着肠与皮肤和其他脏器（Levy 等，1974），这种瘘通常自然难以愈合。简单瘘道一般预后较好且自然愈合率较高（Aguirre 等，1974；Kuvshinoff 等，1993）。

表 52.9 肠外瘘的病因学特点

疾病	病人总数	肠瘘发生例数	术后患者	已解决的（自发的）	自发的	已解决的（自发的）
克罗恩病	48	57	36	6	21	4
结直肠癌	28	31	30	14	1	0
憩室病	12	12	11	1	1	0
溃疡性结肠炎	8	13	13	1	0	—
局部缺血	3	3	3	2	0	—
阑尾切除术	3	3	3	0	0	—
放射性小肠炎	2	2	2	0	0	—
脓肿引流	3	4	4	4	0	—
创伤	2	2	2	0	0	—
结肠造口关闭术	1	1	1	0	0	—
其他手术	3	3	3	0	0	—

来源自：Mclntyre 等（1984）。

表 52.10 持续肠外瘘的原因（$n=65$）

因素	病人数目
吻合口瘘	18（28）
远端梗阻	10（15）
局部感染（Ⅱ型瘘管）	10（15）
肠切开术	8（12）
异物	5（8）
小肠坏疽	3（5）
开裂及复杂瘘管	3（5）
吻合口并发症	2（3）
克罗恩病	1
阑尾残端	1
未知	4

括号中代表百分比。

来源自：Kurshinoff 等（1993）。

表 52.11 十二指肠瘘

病因	病人数目
消化性溃疡手术	6
胆囊手术	2
憩室病	2
克罗恩病	1
胰腺炎	2
结果	
自然闭合	8
手术闭合	5
顺利	4
死亡	2

来源自：Williams 等（1997）。

高流量瘘与低流量瘘

高流量瘘通常源于近端空肠，通常预后较差，与低流量瘘相比可能伴有较低的自然闭合率。按照惯例，高流量瘘是指 24 小时引流液超过 200ml 的瘘。然而，只有那些每日引流超过 1 500ml 的病人通常预后才会很差，故有些学者认为，高流量瘘应定义为每日引流超过 500ml 更为恰当。高流量瘘的死亡率大大增加，特别是伴有脓肿、多个窦道、败血病、肠梗阻、成人呼吸窘迫综合征、上消化道出血、肝肾衰竭和血栓栓塞的时候（表 52.12）。

小肠瘘与大肠瘘

小肠瘘的发生及并发症出现的比率要比结肠瘘高。这并不令人惊奇，结肠瘘的渗出要比小肠瘘少，而且结肠瘘中营养不良者不太常见、脓肿更易局限化，远端阻塞亦是罕见。对于大肠，缺血是唯一比空回肠更为常见的风险因素，如果在没有缺血的情况下，结肠瘘预后较好。因此，Sitges-Serra 等发现 92％的结肠瘘能自然关闭并无一人死亡。Levy 等认为以下因素与高死亡率有一定联系：

表 52.12　高输出肠瘘严重程度的因素

相关的病理	死亡率因子（%）		
	n	＋ve%	－ve%
多重瘘	116	48	26
腹腔脓肿	150	51	20
败血症	130	55	20
肠梗阻	19	62	27
成人呼吸窘迫综合征	31	69	18
上消化道出血	18	61	28
肝肾衰竭	31	66	16

注：死亡率随严重程度因素的数目上升。

来源自：Levy 等（1989）。

1. 近端肠瘘（通常在十二指肠空肠或上端空肠）；
2. 瘘管伴随腹壁开裂；
3. 瘘道引流量超过 24h 1 500ml；
4. 复杂瘘管伴随未被控制的脓毒症及反复发生的败血症；
5. 远端肠管阻塞；
6. 呼吸衰竭、肠出血、血栓栓塞及肝肾衰竭等并发症。

实践中术后吻合口瘘的处理（4R 原则）

目前多数人认为应有一套明确的应对手段以便处理那些可能发生或已经发展为术后肠瘘的患者。

世界上目前对于术后吻合口瘘的病人来说，处理方案可以归纳成“4R”。

- 液体复苏（Resuscitation）；
- 机体恢复（Restitution）；
- 解剖重建（Reconstruction）；
- 术后康复（Rehabilitation）。

液体复苏

最初评估和液体复苏治疗

术后肠瘘的病人可能会由于难以控制的脓毒症和体液丢失造成身体严重损害。因此重点不在瘘本身，而是病人一般状况，特别是气道、呼吸和循环系统的评估。如果发现器官衰竭、功能下降，应考虑到建立适当的气道、氧疗和静脉通路，并转到外科血透室或重症监护室。必须完全恢复组织灌注，使病人达到一定的尿量。腹膜炎的病人需要手术处理难以控制的肠漏。

微生物筛查应包括：

- 血培养，中央及外周线；
- 营养管尖端及瘘口处培养；
- 尿培养；
- 伤口拭子和脓液培养。

脓毒症的患者有细菌性心内膜炎的危险，应接受超声心动图检查。

胃肠道液大量流失应视为等同于大量钠盐丢失（肠液中 Na^+ 含量约 110mmol/L），通常需要补液治疗。例如，一个 70kg 男子，一天瘘管引流 2L 液体中含 100mmol 的钠和 40mmol 钾，因此需在每天的液体中补足这些丢失量。对于这类病人，每天应补液 4.5L，其中 1.25L 为生理盐水同时补充 120mmol 氯化钾。大量体液流失的患者，应根据每日尿量和尿钠丢失适当补充水和盐。每隔一天称体重在评估病人的液体平衡方面也是有用的。仔细记录口服和静脉摄入量以及胃肠道和尿液排出量并建立明确的图表至关重要。

伤口护理

对术后消化道瘘的患者来说，伤口护理有两个基本目标：

- 保护正常皮肤；
- 准确收集所有消化道的损失。

腐蚀性的肠消化酶和胆盐对皮肤会造成损伤。保护皮肤并收集胃肠道的丢失需要耗费大量时间和专业护理资源。幸运的是，曾经沾有肠内容的敷料继续接触于皮肤，或银粉浆应用于瘘口周围皮肤的日子已经过去了，吸引管的出现有助于去除小肠内容物。这些早期方法最严重的问题之一就是移动性受限，这进一步困扰着病人。现今造口护理应用了大容积、密封性好、大孔径的引流袋，对皮肤擦伤脱皮有良好保护作用，而这在过去被病人视为肠瘘最可怕的后遗症。

肠外瘘仍需要大范围的护肤。肠瘘可能伴有较大的腹壁缺损，大多数伤口引流袋有一个大的基地，可自由剪裁以便适应瘘或皮肤的边缘。一般来说较为推荐沿缺损边缘制作模板，这样可以沿模板剪裁引流袋的基底部以便更好适应瘘口，从而实现堵漏密封（图 52.17a、b）。这通常需要在排出瘘液

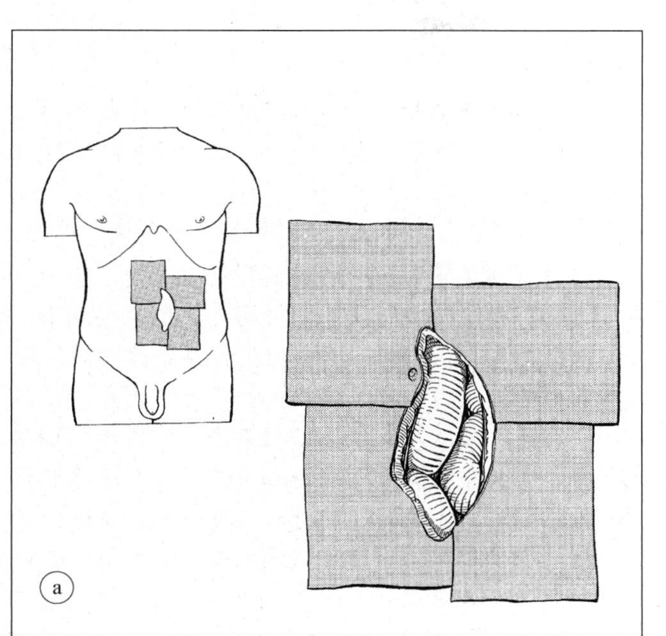

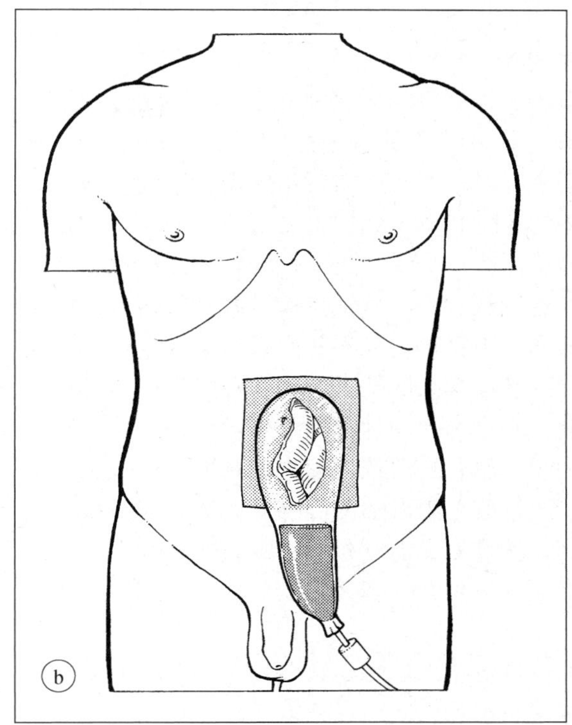

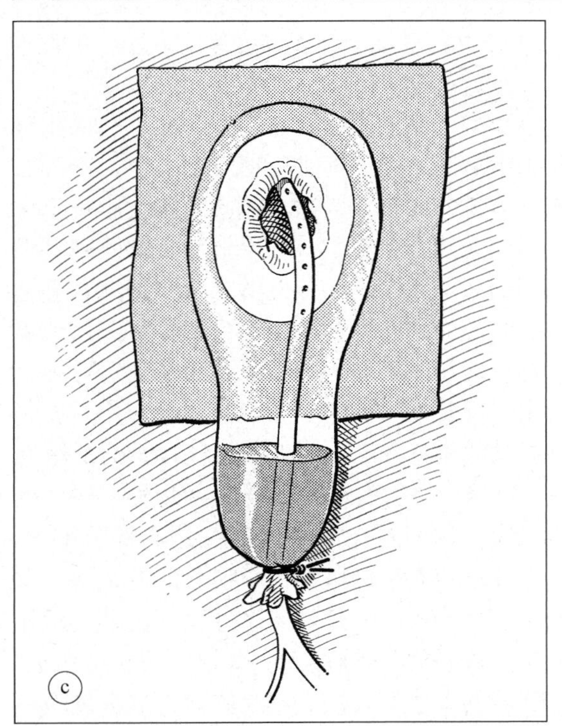

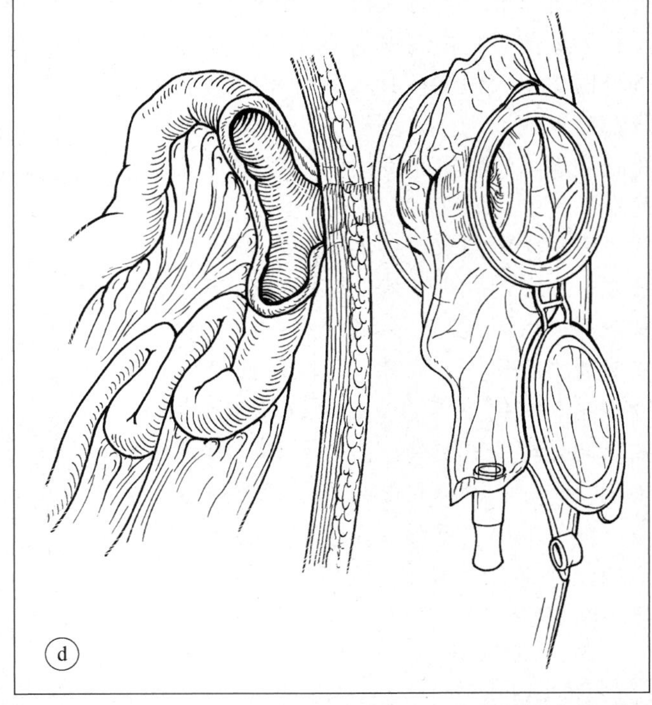

图 52.17　吻合口处理。(**a**) 卡拉牙胶或明胶敷片放置在瘘的皮肤边缘。(**b**) 应用引流袋。(**c**) 高流量的瘘需要放置吸引管到引流袋中。(**d**) 如今肠外瘘用伤口护理袋得到成功处理。

之后进行，因此应有一名助手在场以保证瘘口周围干燥并准备好模板及引流袋基底。有时需要使用一到两个吸引管放在脓腔的基底部（图 52.17 c）。

其他处理瘘口的方法包括乳酸输注，皮肤移植，灌洗装置和最新成功的负压封闭系统(VAC)。然而，VAC 系统需要谨慎使用，有些开放伤口的病人在使用 VAC 后反而会产生瘘。

患者的感受

很多病人都害怕看到肠内容从腹部伤口流出，因此病人对医学界带有愤怒和不满的情绪是正常的。很多人对术后几周之后发生肠瘘感到不解。有些人感到这种状态令他们失去了往日的自尊，营养不良日趋严重，身体也越来越弱。牙龈出血、念珠菌病、脱发及营养不良常导致患者丧失信心。由于皮肤擦伤、不能移动且不能回家与家人在一起，这将会导致患抑郁症的病人增多。有些病人 6～10 周未进食，对食物有一种强烈渴望，甚至可能出现幻视或幻嗅。患者的要求会越来越频繁。这些问题大多可以通过改善患者的内心感受解决，如理疗、提供咨询、护理人员态度积极、服务热情周到等，例如时常关注患者的外表并为他们理发等细致入微的关怀。

那些低流量术后瘘多数会自己闭合。因此，向病人和家属解释到底出了什么问题，如何处理，以及预后显得更为重要。护理人员不仅需要承担皮肤护理的工作，还需要提供对瘘的治疗和液体管理的支持。外科医生也应向同行寻求支持和建议，因为瘘对保守治疗反应较慢，处理瘘的问题是一项长期工作。将这类病人转往一个专门的治疗瘘的机构可能更为有益。

作为一种重整资源及改善治疗的手段，人们迫切需要建立一支专门处理肠瘘的队伍。这支队伍的成员应和内科、外科、放射科、药剂科、微生物科以及护理人员通力合作，采取综合手段保护皮肤免受肠内容物损害，并提供营养支持与代谢水平监测。对感染的监测是至关重要的，需要定期组织学习各项操作规范。医疗和护理人员应予以道德和心理支持，并对严重的抑郁、恐惧、孤独和怨恨做好监测和预防。应经常组织医护人员进行学习并定期检查，以便不断提高。

机体恢复（SNAP）

当已经完成评估和液体复苏，病人这时需要恢复到一个良好的状态，以促进瘘自发或手术关闭。这需要一套系统的方法消除腹腔感染并在无并发症的情况下建立营养支持并恢复瘘管处解剖。因此治疗术后肠瘘患者的四个要素包括：

- 消除脓毒症；
- 营养支持：有效且无并发症；
- 恢复瘘口、远端及近端消化道的解剖结构；
- 治疗方案：自然愈合还是手术干预？

脓毒症

术后肠瘘患者由于肠内容物从肠道中漏出会出现脓毒症。有时根本无法定位，患者却有脓毒性休克和腹膜炎症状。已形成的瘘有必要对脓腔进行定位，通常一个伴有脓肿的肠腔会出现发热、疼痛、心动过速和寒战，暗示需要脓腔引流。由于患者从排出口将粪便排净需要几天时间，故那些短期瘘的患者可能没有脓毒症。没有出现各系统严重功能紊乱的患者表明尚未形成局灶脓肿，保守治疗成功的可能较大。相反，尽管放置引流管，但持续出现脓毒症的患者保守治疗往往失败。脓毒症几乎是肠瘘患者早期死亡最重要的原因。McIntyre 等报道他们所有死亡的病例都是出现脓毒症的患者，全是 60 岁以上，并且其中 5 人严重营养不良。Blackett 和 Hill 报道称脓毒症是最重要的死亡原因，尽管在这些患者中，早期手术的人超过 50%，死亡率居高不下也就不足为奇了。

在早期的一系列报道材料中，一些外科医生尝试外科手术后的第一周即进行瘘管的关闭对高死亡率有着不可推卸的责任。这项原则在很大程度上源于对事实的无知。事实上，如果败血症和营养不良能够纠正的话，许多术后瘘能够愈合。因此，即使在腹部脓腔的面前，外科医生也只能尝试关闭或者切除吻合口瘘。不可避免的结果是一场灾难，在这类事情中，反复发生的瘘、脓毒症、死亡率一直占有相当高的比例。在一个早期直接关闭缝合肠外瘘报道中，有 41%的患者是失败的。此外，在“闭塞性腹膜炎”期间进行的操作不仅是非常困难的，而且存在着一个真正的医源性损伤小肠的危险，除非愈合阶段已经解决。这种闭塞性腹膜炎期一般不开始解决，直到瘘开始发生 6～8 周以后。事实上，全肠外营养的主要好处之一就是它允许这种闭塞性腹膜炎期的能够有时间来解决（Fazio 等，1983）。

根据作者的观点，瘘术后的所有患者应接受腹部 CT 评价以排除腹内脓肿形成，并把它作为一项基本的评估。那些不直接与瘘的相连的腹部积聚物一旦隔离，可成功地通过放射手段来处理。但是，如果积聚物在本质上是由一个因为外部开放不足引起的感染性瘘，必须行瘘外置手术来结束腹内感染。

出现以下的情况时，应考虑三种手术策略控制腹内脓毒症：

- 剖腹手术，切除肠道损伤，外置两端；
- 左上腹开腹手术，空肠吻合；
- 剖腹探查术（重症治疗患者、之前有复杂的剖腹手术、小肠有破损无法外置）。

开腹手术和外置术

如果病人在术后早期没有发现局部感染但是病人确有持久性脓毒症的迹象，或有复杂瘘经过长期、引流不畅的，通常有再次手术的指征。在这种情况下开腹手术是唯一能够引流脓液的手段，可以通过把部分瘘翻到表面或者部分切除具有气孔或者黏液的瘘来实现。在早期瘘口的处理上，如果肠瘘部分确实需要切除，直接做一期吻合，即使有近端吻合口的保护，也是最不明智的。处理带有黏液瘘的近端吻合口是首选，而处理黏液瘘在技术上是困难的，因为它不会通到皮肤；应封闭肠道远端并固定于切口下方，这样如果它破了能够形成一个局部封闭的黏液瘘，而腹腔没有播散性感染的危险。

左上腹开腹手术和近端空肠造瘘术

假如 CT 扫描已经排除广泛的腹内的损伤，在有些病人中，一种可选择的策略是行局限性左上腹开腹的方法，在瘘口上游行近端空肠造瘘术。这个策略被用来控制脓肿，而避免再一次行开腹肠切除手术。这样的一个近端空肠造瘘术能够控制远端的瘘管感染，但是会立刻产生小肠功能障碍和大量肠液损失（2～4L/d）。如果已经在这种情况下行近端空肠造瘘，那么只有利用过这个造瘘口对比检查远端肠管，确保肠瘘被彻底治愈后才能关闭这个造瘘口。长时间的远端空肠营养表明远端肠管在瘘口闭合处理前功能是完好的。

剖腹

如果先前已有多次复杂的肠切除术，腹膜腔内留有广泛粘连，那么手术后腹膜腔可暂不关闭，以便阻止腹腔感染及多脏器衰竭、最后不得不进监护室的后果。曼彻斯特的一个小组对 18 位这种特殊情况的患者的研究结果称他们腹腔镜手术后最后必须进一步行剖腹术。导致这一结果潜在的疾病主要包括克罗恩病，胰腺炎和慢性腹部感染。18 例患者中 11 例需再行剖腹手术封闭瘘口，4 例需小肠重新吻合，2 例的吻合口比较满意，1 例需切除恶性肿瘤。最后有 16 位幸存者，考虑到这些病人刚开始时表现出病情相当严重，这已经是一个了不起的成就。

营养

脓毒症几乎总是和严重营养不良与营养消耗引起的高死亡率相伴行。营养不良对病人的预后和死亡率的影响已经被很多人强调过。根据 Cleveland 诊所的经验，贫血、低蛋白血症和临床严重营养不良的与死亡率显著增加有着密切的关系（表 52.13）。正常血清白蛋白水平的患者没有一个死亡的。

营养不良是肠瘘的一个不可避免的并发症，特别是漏出量大或者有持续感染的情况下。感染增加蛋白质的分解，导致病人代谢率增高及明显消耗。如果腹腔内有持续感染，完全肠外营养不能纠正逐渐增加的蛋白消耗。长期瘘引起的胃肠丢失可能导致缺乏微量元素，特别是镁、锌、钴；也有可能是维生素缺乏，特别是维生素 C、维生素 B_{12} 和叶酸。因此在肠外营养时要补充这些微量元素及维生素，另外维生素 D 和 K 以及铁也可能被耗尽，应一并补充。

术后肠瘘的病人由于脓毒症和代谢过快，以及从瘘口丢失营养物质，且不能正常的从胃肠道消化

表 52.13 肠瘘：影响死亡率的因素

因素	%
高流量瘘	30
低流量瘘	5
单个瘘	19
多个瘘	26
感染	30
无感染	0
梗阻	30
无梗阻	19
贫血	31
不伴贫血	8
白蛋白> 3.5g/dl	0
白蛋白 2.5～3.5g/dl	35
白蛋白<2.5g/dl	42
目前营养不良（<15%理想体重）	32
无营养不良	4

来源自：Fazio 等（1983）。

和吸收食物，有营养不良的危险。营养治疗的作用是建立一个营养供给的途径，而让肠道能够休息，从而促进瘘能够自行关闭。安全无并发症的营养支持对那些等待肠瘘自行关闭或者准备外科手术治疗的患者均具有重要意义。

营养评估和营养支持

描述营养缺乏程度及风险的标准已经上升到临床的使用。这包括体重变化情况（目前体重、通常体重、理想体重），饮食摄入情况，症状和治疗对摄入量的影响，肝肾功能，近期做过的外科手术以及是否患有恶性肿瘤等。体检可用于监测肌肉萎缩、外周水肿和皮下脂肪减少的情况。身体的测量方法诸如测量皮肤褶厚度和上臂中间部位肌肉周径对监测长期营养状况的趋势非常有用。

其他参数，如衍生无脂肪体重，尿肌酐和3-甲基组氨酸的变数较多。简单的人体测量方法与全身氮水平及总钾交换能力密切相关，但是个体差异巨大，且定期监测机体总氮含量和钾交换能力实在太复杂了。

肠外营养和限制进食能够使肠瘘的漏出量迅速减少。的确，很多人主张把肠外营养作为一种使肠道休息并促进肠瘘早期自行关闭的一种技术。事实上，目前没有明确的证据表明这一特别作用，但是如果肠瘘使大部分的胃肠道不能够正常消化吸收时肠外营养完全有适应证。一旦营养评估已经完成，且判断出需要营养支持，就应该考虑下面的问题了。

营养方式——肠内还是肠外营养？

如果胃肠道能够有正常的消化和吸收食物的功能，肠内营养比较好些。以我们的经验，肠内营养需要3～5天才能建立，肠漏出物不会立刻减少，事实上可能会增多。肠内营养可以经口和胃管实现，这些少渣流食可能会促进“小肠休息”并促进瘘口封闭。肠内营养支持既可以通过空肠高位造口和十二指肠瘘进行，也可以通过大肠瘘进行。

如果瘘口暴露在腹壁，通过瘘口将营养物打到远端肠管可以减轻病人对肠外营养的依赖。必须确保肠瘘下游的肠段是完好的，有足够的长度能够消化和吸收食物、水和电解质。饲管可以放在远端肠段，通过导管上的充气气囊固定位置。肠营养管就可以放在吻合口位置，进行肠内营养和远端肠营养。这项技术不仅可以使病人摆脱肠外营养，以作者的观点来看还可以使远端肠管的直径和长度增加，为以后的肠粘连松解术和吻合术创造条件（图52.18）。

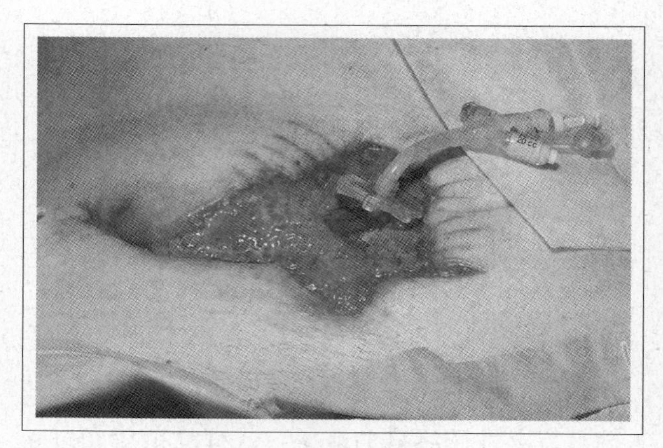

图52.18 通过肠皮肤瘘口肠道营养。

如果肠道功能不正常，就要开始实施肠外营养，且没有证据表明，对于那些并非严重营养不良的患者，暂停注射肠外营养长达7天是有害的。对于大多数入院的患者，肠外营养应对那些不能够接收胃肠道喂养的人实施10～14天。高渗透的肠外营养剂只能应用于血流量大的中央静脉，静脉置管的顶端最理想的位置便是放在上腔静脉和右心房的交界处。理想情况下，应该在无菌条件下的手术室且局部麻醉时插入大静脉管。如果长期（超过2～4周）需要肠外营养，那么笔者通常会选择从头静脉置入Broviac导管。

静脉通路技术包括：

- 直接穿刺锁骨下或颈内静脉（通过培训和超声引导避免气胸和/或血管损伤等并发症）；
- 从三角胸大肌间沟的头静脉直管，将会消除气胸或是血管损伤的风险；
- 入外周置入中心静脉导管（PICC），需要适当的肘前静脉通路，可以消除气胸和/或血管损伤的风险。

营养补给量

营养支持时必须考虑能量需求，包括碳水化合物、脂肪、蛋白质、电解质以及矿物质的供给。标准公式如Harris-Benedict方程式可以被用来确定总能量需求，其中20%～30%由脂质供应；为防止必需脂肪酸缺乏，至少5%的总能量需由脂肪乳提供。标准公式通常可以满足大多数病人的需要，然而结合临床，灵活的修改是必要的。在过去有一种倾向，将提供高热量的和高蛋白疗法如每天40～50kcal/kg连同300～400mg的氮每公斤的身重。现在的证据是，即便错在给患者太少的能量，也不要给予过多的能量，因为后者很有可能增加感染和代谢并发症发生的危险（表52.14）。在笔者的实际操作中，一种典型的肠外营养疗法包括9g氮和1 400kcal热量及与之相适应的添加剂和电解质。理想情况下喂养的实施应该在夜间活动的12小时里，允许病人在白天运动。

肠外营养的并发症包括：

- 管路替代方面（经皮刺痛、气胸、血管损伤）；
- 管路护理方面（脓毒症、血栓形成及栓塞）；
- 代谢性并发症（肝功能缺陷：过多的热量摄入）。

在实践中，影响肠外营养安全与否的最大障碍是感染和败血症。精心的护理加上专用的静脉营养管路会大大减少的管路并发症，延长管路寿命。大多数受感染的管路必须被去除，但是对某些病人来说，延长抗生素治疗能控制导管感染。因此一些人主张每当行干预性治疗时，应当停止输注静脉营养液并用肝素封管。此外，这些人还认为除非感染的症状已经消除，否则应避免置入静脉营养管路。通过使用这种方法，McIntyre等没有发现任何导管相关性感染。

为了救治那些没有合并复杂管路感染的患者，目前的指南推荐敏感抗生素联合广谱抗生素治疗，以便消灭那些引起导管相关性感染的细菌，如凝固酶阴性葡萄球菌、金黄色葡萄球菌、革兰阴性杆菌。然而，当导管相关感染是由于真菌引起时，抗生素锁定疗法则可能无效。

表52.14 用来估算病人所需能量的公式

估算依据 BMI（kg/m^2）*	所需能量［kcal/(kg·d)］
<15	35～40†
15～19	30～35†
20～29	20～25†
>30	15～20†
Harris-Benedict 公式	
男性‡	66＋(13.7×W)＋(5×H)－(6.8×A)
女性‡	655＋(9.6×W)＋(1.8×H)－(4.7×A)
标准能量估算	25§

BMI，体重指数；W，体重以公斤计；H，身高以厘米计；A，年龄以年计。

†危重病人总能量需求不能超过2000kcal/d。

‡如果病人BMI不在25～30的范围内做如下调整：①体重过轻（BMI<18.5kg/m^2），每天补充300～500kcal；②体型偏瘦（BMI＝18.5～25.0kg/m^2）非危重病人，补充20%；③肥胖患者（BMI≥30kg/m^2），用调整过的W而不是实际W避免过分补充能量（调整W＝理想W＋［（实际W－理想W）×（0.25）］）。

§ BMI≥30kg/m^2者减少能量供给，BMI<20kg/m^2者增加能量供给。

*来源自：Klein（1998）。

解剖

瘘和远端及近端胃肠道的解剖是建立在一系列对比研究上的。严格的对比研究和准确的解释需要与临床放射学密切合作。通过外部开口进行造影可以确定瘘管的起点。近端和远端的对比研究对于证明瘘口上游及下游肠管是否正常以及瘘远端肠管是否存在梗阻很有帮助。

行放射检查的目标是：

- 要确定肠的连续性是否完好；
- 要确定存在脓腔并与瘘管相连；
- 以确定是否有任何远端梗阻；
- 要了解是残余肠道否有其他疾病，特别是恶性肿瘤或克罗恩病；
- 要确定肠瘘远端外露的开放口是否可用于远端肠的营养供应。

主要的放射技术包括瘘管造影术、通过回肠造口或结肠造口的逆行造影术，钡餐以及钡灌肠造影等。其他成像技术如CT，MRI检查，一般对于确定是否有残留腹内的脓肿非常有帮助。虽然^{99m}Tc扫描是一种新的方法，但是它是否能比传统放射学提供更多的信息值得怀疑。其他检查方法，包括静脉尿路造影照片及膀胱镜检查，对复杂肠瘘的病人的诊断是有益的。

直接瘘道造影对于评估瘘道的走行或者判断是否存在与之相关的腔隙以及是否有远端梗阻的迹象来说是最为可靠的检查方法。Hawker等发现瘘道造影更能正确诊断出远端肠梗阻（26例患者有24例成功诊断），相比钡灌肠或后续检查46例患者中只有30例能够确诊。通过在瘘口安置一个闭合的导管，瘘管造影的效果会提高许多。通过慢慢注射对比剂来避免菌血症和系统服用抗生素是非常必要的。

诊疗计划（或过程）

瘘自行闭合

McIntyre 等分析了影响肠瘘自行关闭的不利的因素。瘘口漏出物的多少对于瘘自行闭合没有明显的影响。Reber 等报道称有三类人瘘不易自行闭合：结直肠癌的患者（26%），放射线小肠炎的患者（14%），克罗恩病的患者（8%）。持续感染的不利的影响不仅表现在死亡率上，还表现在瘘的自行愈合上。大部分可自行闭合的瘘口在 6 周的肠外营养后能够愈合。而且，禁食并把肠外营养作为水和能量的唯一来源可以迅速减少瘘的漏出量。瘘总体的自行愈合率为 15%～80%，但目前估计术后肠瘘可以达到 70%的自然愈合率。影响瘘自行闭合的因素包括感染、远端梗阻，肠管断裂，皮肤黏膜的连续性，恶性肿瘤腹壁浸润和残余肠道疾病（图 52.19）。

表 52.15 肠瘘：不同因素影响着自然愈合率

因素	%
术后肠瘘	26
自然愈合的瘘	17
简单瘘	37
复杂瘘	15
高流量瘘	25
低流量瘘	28
起源于吻合口的瘘	33
小肠瘘	28
大肠瘘	14

来源自：Mclngtyre 等（1984）。

表 52.16 肠瘘：感染对死亡率及自然闭合率的影响

	死亡率（%）	自然闭合率（%）
感染已控制	8	46
感染未被控制	85	6

来源自：Reber 等（1978）。

生长抑素-14 和奥曲肽

生长抑素-14 是一种在胃肠道、胰腺和中枢神经系统中大量存在的 14 肽物质。生长抑素在胃肠道的作用表现在抑制外分泌同时促进胃肠道水和电解质的吸收（表 52.17）。

生长抑素-14 作为一种抑制外分泌的代表物，已经广泛用于减少瘘口的丢失并增加术后肠瘘的自行闭合的概率。

生长抑素-14 的半衰期非常短（1～2 分钟），所以它必须不断从静脉滴入。相反奥曲肽（半衰期 113 分钟）治疗肠瘘可以每天三次皮下注射，每次 100μg。奥曲肽一开始非随机实验的结果非常鼓舞人心。Nubiola-Calonge 等报道了 14 个肠瘘病人进行的一个持续 4 天的双盲测试。那些病人从服用安慰剂过渡到奥曲肽，引流量从 698ml 下降到 246ml。那些从服用奥曲肽改为服用安慰剂的病人，引流量从 228ml 增加到 497ml。交叉实验完成以后，所有病人都继续服用起作用的那种药直到瘘口关闭或者需再行手术治疗。11 个病人中继续用奥曲肽治疗后平均 4.5 天瘘口可以自行关闭。因此在减少漏出量方面，使用生长抑素与肠外营养是相似的，但对于瘘口闭合所花费的时间来说，前者比单独使用后者要短得多。Paran 等报道了在 14 个使用奥曲肽的病人，24 小时漏出物平均减少 52%，11 天内瘘口平均闭合率达到 72%。而且，奥曲肽使胰瘘能够早期闭合。

不幸的是，最开始对于奥曲肽在术后肠瘘的令人鼓舞的治疗效果没有在更多随机对照实验中得到反复的证实。这些研究没有显示出奥曲肽在促进瘘

表 52.17 生长抑素对于胃肠道的作用

抑制	刺激
胃肠激素分泌（胃泌素，胆囊收缩素，肠促胰液素，胰岛素，胰高血糖素，血管活性肠肽）	胃肠道水及电解质的吸收
外分泌活动（胃、胰腺）	
消化道蠕动（胃、胆囊）	
营养物质吸收	
内脏及肝门静脉血流	

来源自：Hesse 等（2001）。

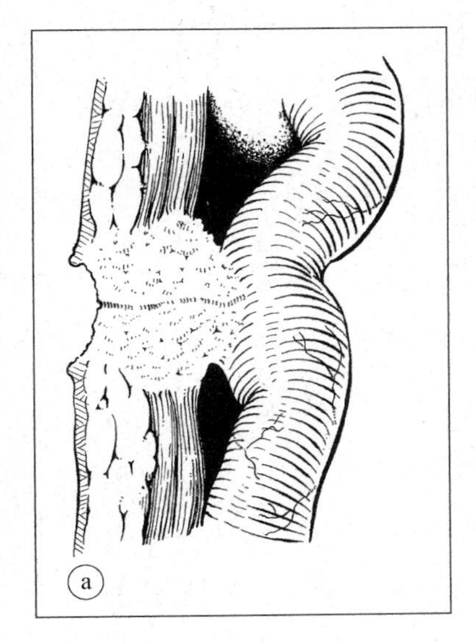

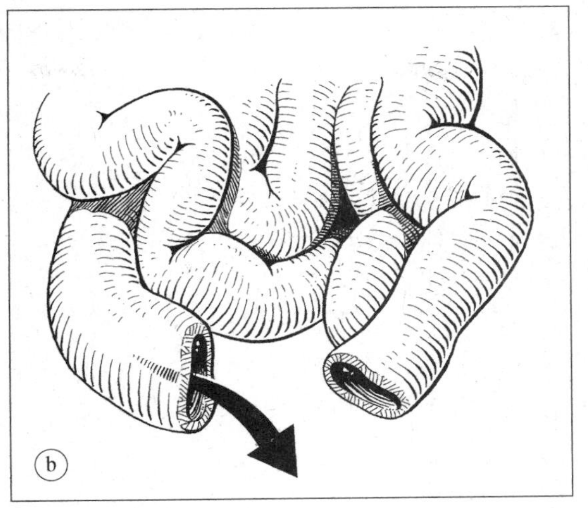

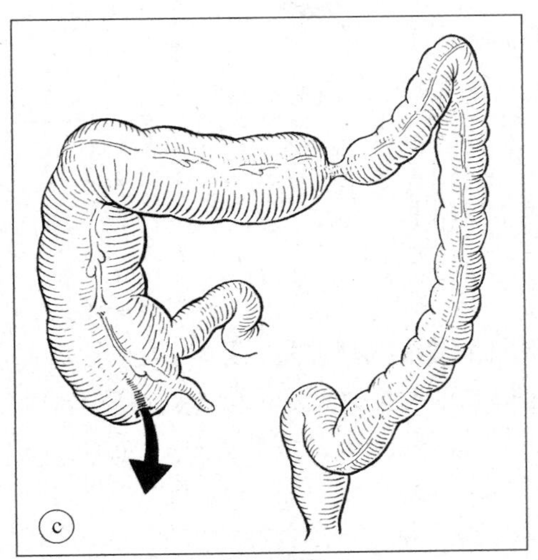

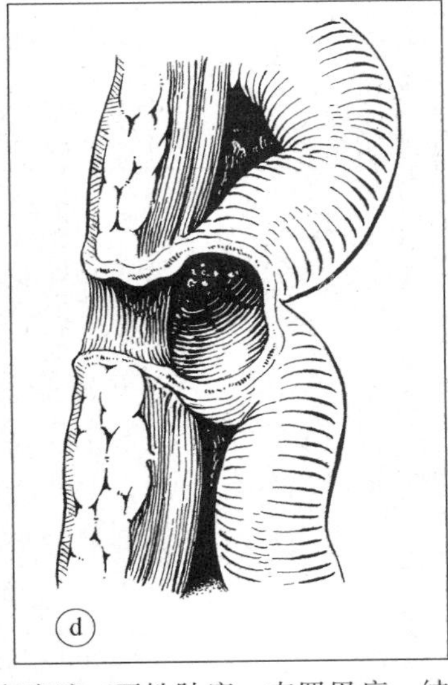

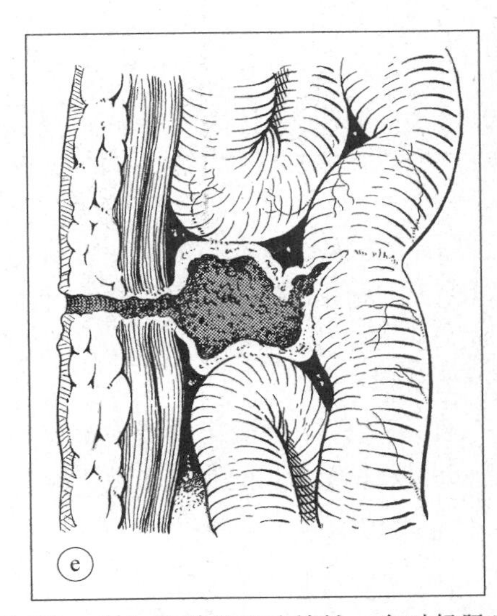

图 52.19 持续肠瘘的原因。(**a**) 隐匿疾病浸润腹壁（恶性肿瘤、克罗恩病、结核病）；(**b**) 肠道的不连续性，有时候肠瘘是由于肠道完全断裂造成的；(**c**) 远端梗阻是持续性肠瘘的一个比较常见的原因；(**d**) 皮肤黏膜的连续性，长时间瘘的存在可能导致皮肤和胃肠道表面上皮细胞生长到一起。在这种情况下，瘘不可能自行闭合；(**e**) 腹腔内脓肿。腹壁和肠缺损之间有个脓腔也是持续性肠瘘的一个常见原因。

的闭合方面比安慰剂更优越。由于术后肠瘘存在多种影响愈合率的问题，只有对照实验才能真正反映治疗效果。因此，以 Dorta 的观点来说，除非有进一步的对照研究，否则不能把奥曲肽和生长抑素推荐给病人作为促进肠瘘闭合的治疗。有一个例外，奥曲肽治疗胰瘘并减少漏出方面十分有用。

消除感染后，在无并发症的情况下建立营养支持并重建瘘（包括远端胃肠道）的解剖关系，同时采取一系列手段关闭消化道瘘变得尤为重要。在下列情况下（4Ns），保守治疗有望使术后肠瘘的自行闭合：

- 没有远端的梗阻；
- 没有肠道疾病；
- 没有脓肿，没有夹杂异物（比如引流液）；
- 没有出现皮肤与肠黏膜之间生长。

大约 70% 的患者术后肠瘘能自行关闭，特别那些一开始漏出液每天少于 1 000ml 或不伴有巨大腹壁缺损的瘘。长期的肠外营养是不明智的，通常也没有必要，因为大多数瘘 4～6 周能够自行关闭；如果总是有机械性原因存在，就需要引起外科注意了。因此如果 6 周的保守治疗后，肠瘘依然没有自行关闭的迹象，就需要外科介入以促进肠瘘闭合。新型内镜注射技术，使用纤维素和氰丙烯酸丁酯分别在关闭特定肠瘘中获得成功。Lamont 和 Lee 在

表 52.18　生长抑素-14 和奥曲肽对漏出量的影响

	治疗方法	*n*	漏出量	1 天漏出量减少的百分比	对漏出量的影响
Torres 等（1992）	TPN	20	ND	ND	$P<0.05$
	S+TPN	20		ND	
Nubiola-Calonge 等（1987）	Pl，O，O+PN	6	692	9	$P<0.01$
	O，Pl，O+PN	8		53	
Scott 等（1993）	Pl	8	401	ND	NS
	O	11		ND	
Sancho 等（1995）	Pl+TPN	17	729	32	NS
	O+TPN	14		34	
Pederzoli 等（1986）	TPN	18	ND	39	NS
	S+TPN	8		82	
Planas 等（1990）	TPN	16	ND	ND	$P<0.05$
	S+TPN	15		ND	

来源自：Hesse 等（2001）。

TPN，完全肠外营养；S，生长抑素；Pl，安慰剂；O，奥曲肽；PN，肠内营养；ND，没有显著差异；NS，不显著。

这些技术方面没有太多经验，外科仍然是治疗那些不能自行关闭的肠瘘的不二之选。

外科重建

对于治疗术后消化道瘘来说，外科重建是一项富有挑战性的事。重建的关键步骤包括：

- 进入腹膜腔；
- 吻合胃肠道；
- 关闭腹腔。

进入腹膜腔

经常可以见到在开腹手术中，为处理术后吻合口破裂及避免腹腔感染而行造瘘术，最后腹腔几乎可以完全关闭。选择性外科手术关闭瘘及重建腹壁必须等到病人的一般情况处于最佳状态才能进行（消除所有的腹腔感染灶，营养状况满意），此时胃肠道影像学检查已经完善并已经过足够的时间允许进一步行腹腔手术。这需要 2 个月的时间，但在 Miller 和 White 看来，与上次开腹手术的时间间隔最少 6 个月后才能考虑关闭肠瘘。图 52.20 中瘘管已经从腹部的伤口中脱出，这表明腹膜腔已经重建。假如病人身体状况良好且能够将瘘口处理得当，那么像等待腹腔重建之类计划内的时间拖延就可以在院外进行了，比起那些肠瘘病人和临时在家行肠外营养的人，这些病人可以行肠内营养，以保证有足够的营养摄入。

吻合胃肠道

为了能成功解决肠瘘问题，手术不能轻易实施，必须在足够长的时间之后进行。花在补充营养和提高身体状况的时间并不是浪费。在过去的这些年中，从瘘开始出现到真正要做手术这个时间间隔不断延长，有时甚至是 4～6 个月。事实上，这种手术并不急于进行。应该为病人放置尿管并摆 Lloyd Davies 体位。对于腹壁及会阴皮肤，在去除所有瘘口的敷料后备皮并消毒。先前纱布覆盖的瘘口应该用透明敷料粘贴或者插入导管和球囊（图 52.21a）。

可以在先前手术的纵形切口行剖腹探查，但更为明智的做法是在原来的切口方向延长，以便进一步暴露腹膜腔。在延长两侧切口及松解粘连在腹壁的肠襻时，必须十分小心。在某些情况下，特别是在与瘘毗邻的地方，在移动瘘口处的腹壁之前应在瘘的上方和下方做横向剥离。腹壁应该剥离到两侧直到出现柔韧的腹膜，这样可以轻松分离小肠（图 52.21b）。此时应避免进一步切除肠管。使用解剖刀进行锐器分离有时是很好的方法；相反钝性分离或用不断张开解剖剪来松解粘连的办法，就好像在撕扯粘连的肠管一般，常会导致肠受损并进一步行肠切开术。用电刀热凝固可以减少许多术中出血，

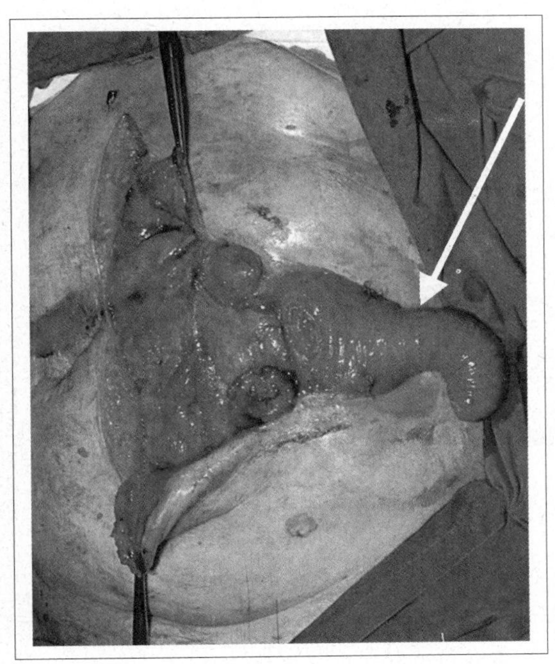

图 52.20　上一次剖腹探查术后 6 个月出现瘘管脱垂，表明腹膜腔已经重建可以行开腹手术关闭瘘口了。

是很好的选择。

当腹壁已被打开，整个小肠和大肠分离顺畅，从而可以准确确定瘘的位置，也有助于彻底排除的梗阻。这个过程是乏味的并且可能要花费几个小时（图 52.21c）。以我们的经验来看，需与一个经验丰富的同事来共同完成这项任务。瘘管附近的皮肤和腹壁应被一同切除（图 52.21e），这样瘘段和远端阻塞肠道可被完整切除（图 52.21f，g）。医源性的肠切开术通常是不可避免的，这时就要手术缝合起来。手术结束时缝合处应该仔细检查。如果邻近肠段已有多处行肠切除手术，则该段肠管应整个切除。如果这些切开点邻近瘘口，则应连同瘘口一并切除。对于绝大多数小肠瘘的患者，重建过程包括切除瘘局部的肠管和一个标准的肠吻合术。十二指肠瘘不能切除，因此通过 Roux 吻合来关闭缺损。通过将肠襻侧方吻合到瘘口处以浆膜层封闭瘘口，或者将肠襻末端与瘘口吻合有效关闭肠瘘。复杂的术后肠-尿瘘是一项特殊的多学科挑战。为了消除感染，近端胃肠道和泌尿系统的功能均下降，因此只有病人情况良好时才能行手术重建解剖。大多数病人胃肠道和泌尿系统的功能可以得到恢复，但他们可能需要行肠吻合术，其中一些人还需要行回肠代膀胱术。

腹部的关闭

暴露在外的吻合口是会破裂的，因此瘘管切除及解剖重建之后关闭腹腔是必需的。剖腹术之后通常会留有腹壁缺损导致关腹存在一定困难。先前采用的关腹技术包括使用侧腹减张切口及插入 Prolene 网片。后来的技术通常会使用与重建的吻合口相接触的网片，Levy 等发现这会导致吻合口再次形成瘘，而先前的技术由于会对腹壁造成较大损伤，因此不仅不被人们接受而且会使瘘口的局部变

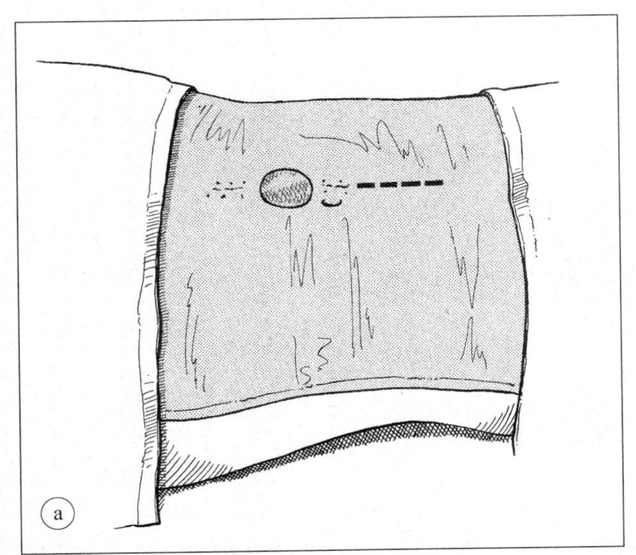

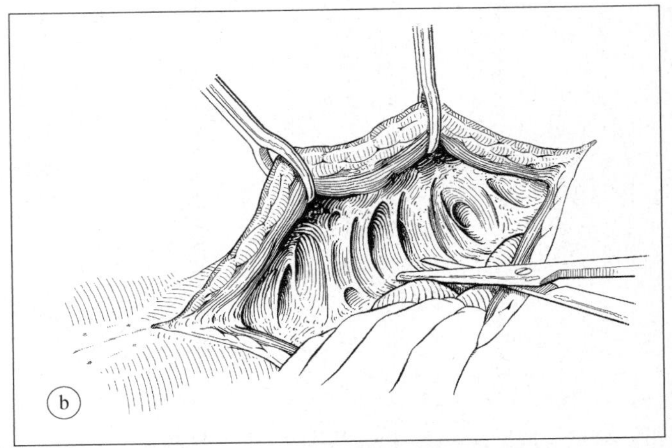

图 52.21　对持续性肠瘘者行开腹手术。(**a**) 在肠瘘上放置一个密封的敷料，切口应该高于或低于先前的手术。(**b**) 已打开腹部，注意避免损伤小肠。广泛的横向剥离是必要的，以便能够比较容易地进入腹膜腔（续）。

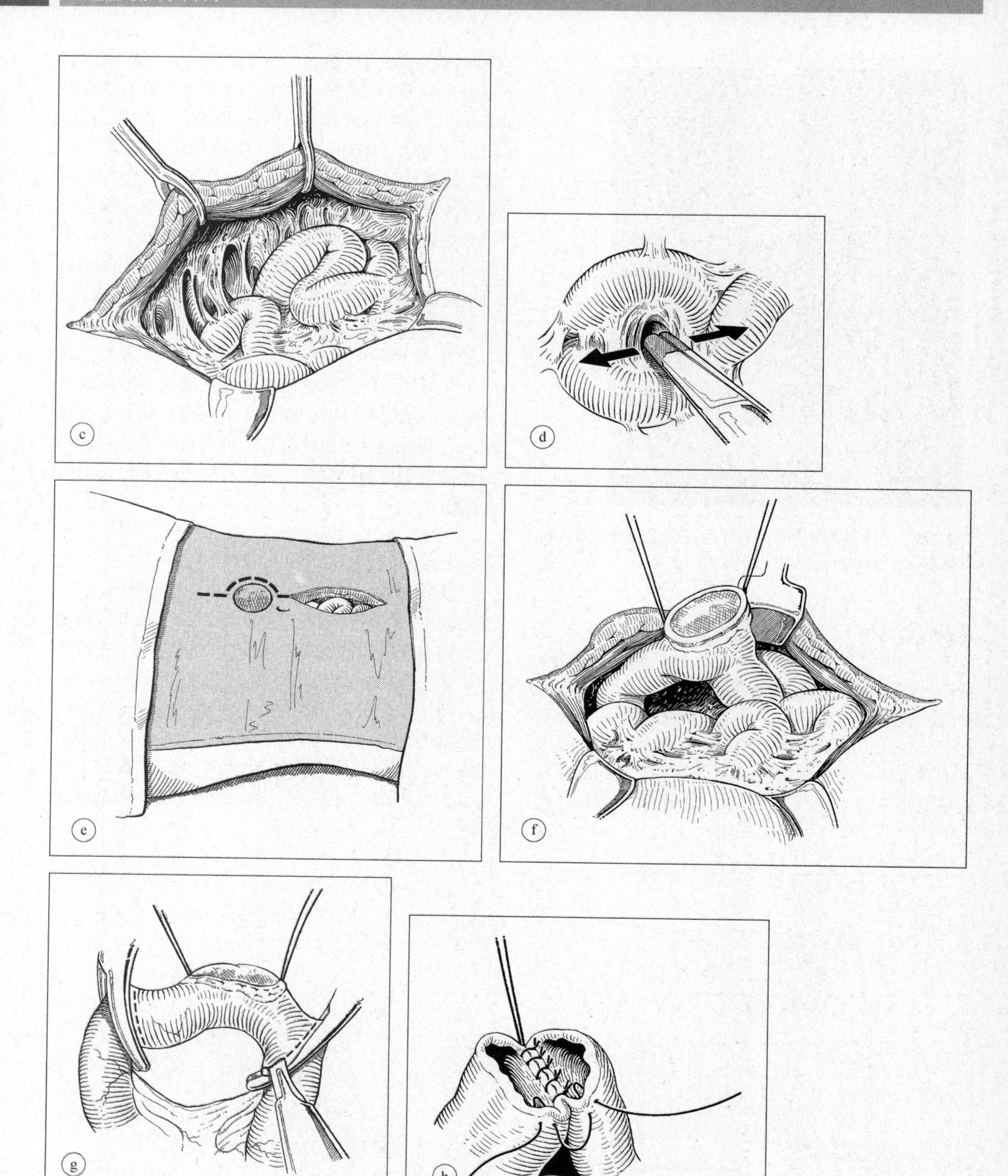

图 52.21（续）（c）所有的小肠袢都可以移动。（d）小肠之间的粘连用锐性分离非常有效，特别是腹腔内存有脓肿时。（e）肠瘘周围的切口应该扩大。（f）出现肠瘘的肠段已经找到。在瘘口周围切去了一块圆形的皮肤以保证肠的完整性。（g）所涉及的肠段连同附着的皮肤被一并切除。（h）如果没有腹腔感染和远端梗阻存在，可以进行一期吻合。

得更糟。近端与远端双重 Prolene 缝线缝合技术原来被用在大的腹壁切口疝，与单一的近端与远端修补术相比不仅有滑轮的作用还有力学上的优势。但是几乎沿着缺损的边缘所缝合的尼龙线对于缺陷的修复没有任何实质性的作用。用这种方式连续处理的 17 例剖腹手术的患者中，开腹术与腹壁重建术的时间间隔的中位数为 8 个月（2～26 个月）。用近端与远端双重 Prolene 缝线缝合技术关闭的腹壁缺损的面积中位数是 $166cm^2$（55～$802cm^2$）。没有一个患者需要机械通气，也没有病人术后死亡，术后住院天数的中位数为 29 天（13～90 天）。经过平均 16 个月的门诊随访（4～61 个月），没有出现再次肠瘘的病例，只有 1 例患者出现切口疝（5%）。

术后康复

术后肠瘘经过保守治疗多可自然消退，病人只会晚出院几个星期。另一些术后肠瘘患者可能会由于多脏器衰竭在重症监护室住上几个星期，之后又会因大量丢失肠液住院数月并多次行外科手术。在这种情况下，患者及其家庭在生理、心理和社会适应性上都可能受到剧烈打击。专业护理及支持十分必要，这不仅体现在护理技术方面，还体现在心理调整及长期患病对身体造成影响的适应上。吻合口重建术后的病人及家庭很需要这种支持，同时也需要得到病人援助团体的帮助。

肠瘘的花费是不容忽视的。患者不仅要承担住院花费，还有因为休假而产生的潜在损失，一些人甚至失去工作。医院治疗这些患者需要的费用也是巨大的。许多患者需要专为他们频繁服务的护理人员，并且需要各种各样的必要支持，如理疗、瘘口护理、药剂师和实验室人员等。放射学、化学和血液病学的花费也很大，治疗中还包括大量药品开销。器械的成本也相当大，尚且不算营养支持。单单肠外营养乳剂就很贵，更不用说输液泵和锁骨下静脉置管的费用。这里还不得不提重复手术带来的花费，涉及手术室人员、麻醉师及内外科医生团队，有些病人还需进入监护室治疗。Allardyce 报道称，肠瘘的患者平均住院日为 95 天，其中需肠外营养平均 56 天。如果肠瘘是由于医生治疗错误造成的，那就很有可能被起诉，假如败诉，就要承担对原告的赔偿，这进一步加重了经济负担。

术后瘘及其预后

肠衰竭病区的作用

复杂的胃肠瘘常会出现肠衰竭，对于这种病人的处理包括营养及代谢的恢复，并向病人做出详细解释，如果必要的话还要准备手术治疗。这就需要一个团队，包括喂养人员、外科医生、营养学家、瘘口护理人员、专科护士及理疗师等，在病人康复的不同阶段分别发挥各自的作用。外科医生在最初阶段的作用是协调处理好治疗的各个方面，以消除感染，在无并发症的前提下建立营养支持并关闭瘘管。

复杂胃肠瘘并出现肠衰竭的病人应该送到专门的诊疗中心。英国的专家顾问组已经确定了 2 个此类病人的收治中心并提出以下参考标准（NSCAG，2003）。符合相关标准的病人包括：

1. 持续肠衰竭超过 6 周且没有任何恢复的迹象和/或静脉通路存在问题。
2. 腹部完全裂开伤且伴有多个肠瘘。
3. 未被专业治疗机构收治的肠瘘，如在非专业机构治疗复发或在结直肠中心反复发作 2～3 次。
4. 全部或次全小肠切除（残留小肠小于 30cm）。
5. 需要持续肠外营养的病人反复出现静脉通路问题，包括反复严重感染、反复静脉血栓，以至整个上肢及中心静脉出现闭塞。
6. 持续腹腔感染，伴有严重代谢障碍，如低蛋白血症；放射及外科引流不能有效减轻感染、营养支持不起作用。
7. 与高流量瘘及吻合口相关的代谢并发症，以及延长静脉营养却未对药物和饮食治疗做出及时调整；静脉营养伴有肝肾功能障碍并存在代谢及营养方面的抵抗。
8. 各种原因导致的慢性肠功能衰竭，医院对这些病人缺乏足够的治疗经验或不能提供专业的内/外科治疗和营养需要。

由团队参与治疗的诊疗中心，肠瘘的发病率和死亡率已经明显降低。相关人员包括专业内/外科医生、吻合口护理人员、理疗师、职业治疗师以及辅助科室人员，如放射科、病理科、微生物科、血液病科和生化科等。营养学家和药剂师在保障肠内肠外营养供应方面也同样发挥了重要的作用。这个团队必须负责制定政策、定期举办审查会议并提供继续医学教育。这些举动不仅仅为了提供指导，还为了鼓励大家讨论，以便端正态度并为治疗中的病人增强信心。理疗学家和职业治疗师的合作能促进病人康复。在健身房康复训练能帮助提高肌肉功能和心理恢复。

资料显示随着处理复杂的肠瘘病人的经验增多，死亡率会下降（表 52.19）。Fazio 等报道了 Cleveland 诊所，死亡率从 27%降低到 5%。同样，Sitges-Serra 等报道随着治疗经验增加，肠瘘病人死亡率从 26%降低到 13.5%。图 52.20 显示了总体死亡率：60 年代为 26%～65%，70 年代为 7%～43%，80 年代为 3%～48%。Reber 等并没有把死亡率的降低归功于肠外营养的使用。与 Soeters 相似，他们把死亡率的降低归因于更为积极的治疗策略，如快速纠正水和电解质的丢失及控制感染。尽管存在这些观点，死亡率最低的三组数据均来自早期行完全肠外营养且有着丰富治疗经验

表 52.19 小肠瘘及其死亡率

年代	空肠	回肠	合计	死亡率（%）
1956—1960	6	16	22	27
1961—1965	6	29	35	31
1966—1970	13	28	41	27
1971—1975	14	40	54	15
1976—1977	6	16	22	5
总计	45	129	174	22.4

来源自：Fazio 等（1983）。

表 52.20 肠瘘相关死亡率

作者	*n*	死亡率（%）	保守治疗		外科治疗	
			病人比例（%）	死亡率（%）	病人比例（%）	死亡率（%）
West 等（1961）	27	26	63	35	37	10
Bowlin 等（1962）	15	33	53	37	47	28
Chapman 等（1964）	23	65				
Nemhauser（1967）	19	37	26	40	74	36
Miller 和 Dorn（1968）	28	50	39	82	61	29
Lorenzo 和 Beal（1969）	18	39				
Loygue 等（1970）	32	41	50	50	50	31
Peycelon 等（1970）	28	43	39	27	61	53
Nassos 和 Braasch（1971）	15	27	40	0	60	44
Dudrick 等（1972）	70	7	80	10	20	4
Himal 等（1974）	91	26	56	8	44	42
Maillet 等（1977）	239	33				
Blackett 和 Hill（1978）	25	16	68	16	32	16
Soeters 等（1979）	52	25				
Allardyce（1983）	52	38				
Fazio 等（1983）	174	22	16	34	84	20
Hawker 等（1983）	39	3	26	0	74	4
Hollender 等（1983）	54	48	26	50	74	42
Peix 等（1982）	62	27	78	22	22	34
Irving（1983）	42	10				
McIntyre 等（1984）	114	5	31	14	69	1
Hill 等（1988）	85	16	42	0	58	24
Levy 等（1989）	335	34	42	11	35*	38
					23†	55

*择期手术。

†急诊手术。

的单位。分别是来自伯明翰的数据（3%），圣马克医院（5%）及美国休斯顿（7%），他们都主张早期积极营养支持。

影响结果的因素

年龄　Reber认为死亡率和年龄相关（表52.21）。15岁以下的肠瘘患者没有死亡的病例，而65岁以上肠瘘患者死亡率为24%。

隐匿的疾病

缺血　Fazio（1983）报道称肠缺血的患者一般死亡率较高，而且如果伴随有进展期的恶性肿瘤并接受放射治疗死亡率更高（表52.22）。

恶性肿瘤和放射治疗　进展期的恶性肿瘤和先前的放疗患者预后都不太好。这些患者本身年纪比较大而且营养状况不好，也更容易感染。当Edelmann等（1975）分析数据时，他们发现癌症患者如果先前接受过的放射治疗，死亡率为77%。超过65岁的患者死亡率为65%，进展期癌症患者的死亡率为54%。

克罗恩病　Fazio等（1983）的观点一致，认为克罗恩病出现肠瘘死亡率比较低。但有些人并不这么想，他们觉得死亡率较高，尤其是克罗恩病术后肠瘘的患者。而Hill等（1988）报道称死亡率（15%）与其他原因所致的肠瘘是一样的（15%）。

表52.21　肠瘘：年龄对死亡率的影响

年龄	*n*	死亡	死于肠瘘
15岁以下	18	3（17）	0
15～35	36	5（14）	4（11）
36～50	51	11（22）	4（8）
51～65	56	11（22）	7（13）
65岁以上	25	12（48）	6（24）

括号中的数据为百分比。

来源自：Reber等（1978）。

表52.22　肠瘘：不同疾病对死亡率的影响

诊断	病人数目	死亡率%
克罗恩病	57	10
溃疡性结肠炎	12	33
憩室病	11	18
肿瘤	16	12
肿瘤＋放疗	11	45
肠缺血	21	52
手术后	44	20

来源自：Fazio等（1983）。

高流量近端肠瘘

即使在当今，高流量近端肠瘘的预后也比较差。患者感染与严重营养不良的危险性很大。因此要持续保持液体平衡并予替代治疗，包括液体、电解质、热量及微量元素。

复杂肠瘘

复杂肠瘘可以等同于脓毒症，因此它的死亡率比简单肠瘘的高一点儿也不奇怪。

早期手术干预

两项研究强调了早期手术干预对死亡率的影响。他们都进行了早期手术干预，目的是控制感染、建立近端吻合口或把瘘道转移到皮肤表面。在早期干预中，一般治疗方案着眼于逐渐降低由医源性小肠损伤所致的感染；通常进一步的反复干预非但不能控制感染还会使情况更糟。这种情况下许多病人会死亡，即使是幸存者也需要进一步的手术治疗。Germain等报道称早期手术企图关闭肠瘘的患者死亡率非常高。这类尝试几乎毫无例外地失败，幸好现今已经很少施行了。

其他因素

高死亡率的其他因素还包括出现梗阻、贫血、腹壁切口裂开、切除内脏、术后5天内出现瘘等。

表52.23　肠瘘结果的预后因素

	幸存者（*n*=63）	死亡者（*n*=16）
白蛋白（g/L）	3.1±0.1	2.7±0.2
转铁蛋白（mg/dl）	177±8*	126±7
视黄醇结合蛋白	4.1±0.3†	3.0±0.3
甲状腺素结合前清蛋白（mg/dl）	18.8±1.2†	13.8±1.5

* $P<0.01$。

† $P<0.05$。

来源自：Kuvshinoff等（1993）。

Kuvshinoff 等发现死亡率与转铁蛋白、视黄醇结合蛋白、甲状腺素结合前清蛋白密切相关。

穿透伤

创伤性肠瘘多来自于暴力行为（刺伤、枪伤或者钝器伤）。由于未经仔细斟酌即关闭伤口或切除之后直接吻合，进而可能出现吻合口破裂并导致瘘形成；也可能由未被注意到的肠损伤造成，如十二指肠损伤或腹膜后结肠损伤。只要没有残余的感染灶或远端梗阻，结肠瘘应该可以自然闭合；如果瘘管较长或者留有感染，则需外科手术切除以关闭瘘管。

Adesanya 和 Ekanem 报道了 10 年间（1992—2001）在 Nigerian 医院就诊的 60 例结肠穿透伤患者的研究结果。55 例患者是枪伤（91.7%），5 例为刀刺伤（8.3%）。相关腹内损伤 73.3% 发生在小肠，25% 在肝脏，23.3% 在胃，16.7% 在系膜。35 例右半结肠损伤患者中 24（68.6%）例进行了一期修补，11 例（31.4%）进行了近端结肠造口；而 25 例左半结肠损伤患者中 22 例（88.0%）进行了结肠造口，3 例（12.0%）进行了一期修补。并发症一般包括切口感染（56.7%）、败血症（31.7%）和肠瘘（16.7%）。

吞下异物也可偶尔导致肠瘘，有无肠道基础病的人都可能发生。骨科术后也有报道发生创伤性结肠—皮肤瘘的。

（黄晓辉 译 黄晓辉 校）

参考文献

Abcarian H (1978) Coloenteric fistulas. *Dis Colon Rectum* 21: 281-286.

Abeshouse BS, Robbins MA, Gann M et al (1957) Intestino-vesical fistulas: report of 7 cases and review of the literature. *JAMA* 164: 251-257.

Adesanya AA & Ekanem EE (2004) A ten-year study of penetrating injuries of the colon. *Dis Colon Rectum* 47: 2169-2177.

Aguirre A, Fischer JE & Welch CE (1974) The role of surgery and hyperalimentation in therapy of gastrointestinal-cutaneous fistula. *Ann Surg* 180: 393-401.

Agwunobi AO, Carlson GL, Anderson ID, Irving MH & Scott NA (2001) Mechanisms of intestinal failure in Crohn's disease. *Dis Colon Rectum* 44: 1834-1837.

Ahuja SK, Gaiha M, Sachdev S et al (1976) Tubercular colitis simulating UC. *J Assoc Physicians India* 24: 617-619.

Akwari OE, Edis AJ & Wollaeger EE (1976) Gastrocolic fistula compli-cating benign uncomplicated gastric ulcer: report of 4 cases and review of the literature. *Mayo Clin Proc* 51: 223-230.

Aldrete JS & Remine WH (1967) Vesicocolic fistula—a complication of colonic cancer: long term results of its surgical treatment. *Arch Surg* 94: 927-937.

Aldridge MC, Phillips RKS, Hittinger R, Fry JS & Fielding LP (1986) Influence of tumour site on presentation, management and subse-quent outcome in large bowel cancer. *Br J Surg* 73: 663-670.

Alexander-Williams J & Irving M (1982) *Intestinal Fistula*. Bristol: Wright.

Ali SD & Leffal LD (1972) Management of external fistulas of the gastrointestinal tract. *Am J Surg* 123: 535-537.

Allan A, Andrews H, Hilton CJ, Keighley MRB, Allan RN & Alexander-Williams J (1989) Segmental colonic resection is an appropriate operation for short skip lesions due to Crohn's disease in the colon. *World J Surg* 13: 611-616.

Allardyce DB (1983) Management of small bowel fistulas. *Am J Surg* 145: 593-595.

Allsop JR & Lee ECG (1978) Factors which influence postoperative complications in patients with ulcerative colitis or Crohn's disease of the colon on corticosteroids. *Gut* 19: 729-734.

Ambrose NS, Dykes PW, Allan RN, Heyen F & Alexander-Williams J (1988) Enterovesical fistulas in Crohn's disease. *Gut* 29: A709.

Ambrose NS, Keighley MRB, Alexander-Williams J & Allan RN (1984) Clinical impact of colectomy and ileorectal anastomosis in the management of Crohn's disease. *Gut* 25: 223-227.

Anaud SS (1956) Hypertrophic ileocaecal tuberculosis in India with record of 50 hemicolectomies. Hunterian Lecture. *Ann R Coll Surg Engl* 19: 205-222.

Anderson GA, Goldman IL, Mulligan GW (1997). 3 dimensional computerised tomographic reconstruction of colovesical fistulas. *J Urol* 158: 795-797.

Ashall G (1986) Closure of upper gastrointestinal fistulas using a Roux-en-Y technique. *J R Coll Surg Edinb* 31: 151-155.

Ashborough DG & Owen JC (1964) The management of radiation induced damage to the bowel. *J R Coll Surg Edinb* 10: 48-55.

Athanassiades S, Notks P & Tountas C (1975) Fistulas of the gastro-intestinal tract; experience with eighty-one cases. *Am J Surg* 130: 26-28.

Ayuk P, Williams N, Scott NA, Irving MH (1996). The management of intra-abdominal abscesses in Crohn's disease. *Ann R Coll Surg Engl* 78: 5-10.

Bahadursingh AM, Virgo KS, Kaminski DL & Longho WE (2003) Spectrum of disease and outcome of complicated diverticular disease. *Am J Surg* 186: 696-701.

Baines MJ (1997) Clinical review ABC of palliative care: Nausea, vom-iting, and intestinal obstruction. *BMJ* 315: 1148-1150.

Barnes AY, Long RG, Adrian TE et al (1981) Effect of a long acting octapeptide analogue somatostatin on growth hormone and pan-creatic gastrointestinal hormones in man. *Clin Sci* 61: 653-656.

Bauer W, Briner U, Doepfner W et al (1982) SMS 201-995: a very potent and selective octapeptide analogue of somatostatin with prolonged action. *Life Sci* 31: 113-140.

Bell GA (1980) Closure of colostomy following sigmoid colon resection for perforated diverticulitis. *Surg Gynecol Obstet* 150: 90-95.

Bell SJ, Halligan S, Windsor AC, Williams AB, Wiesel P & Kamm MA (2003) Response of fistulating Crohn's disease to infliximab treatment assessed by magnetic resonance imaging. *Aliment Pharmacol Ther* 17: 387-393.

Bergamaschi R, Pessaux P & Arnaud JP (2003) Comparison of conventional and laparoscopic ileocolic resection for Crohn's disease. *Dis Colon Rectum* 46: 1129-1133.

Berry SM & Fischer JE (1996). Classification and pathophysiology of enterocutaneous fistulas. *Surg Clin N Am* 76: 1009-1018.

Bert F, Bariou-Lancelin M & Lambert-Zechovsky N (1998) Clinical significance of bacteremia involving the "*Streptococcus milleri*" group: 51 cases and review. *Clin Infect Dis* 27: 385-387.

Best JW & Davis RM (1969) Vesicointestinal fistulas. *J Urol* 101: 62-65.

Black WR & Bolt DE (1954) Ileovesical fistula. A review of the literature and report of a case. *Br J Surg* 42: 265-268.

Blackett RL & Hill GL (1978) Postoperative external small bowel fistulas: a study of a consecutive series of patients treated with intravenous hyperalimentation. *Br J Surg* 65: 775-778.

Block GE & Schraut WH (1982) The operative treatment of Crohn's enteritis complicated by ileosigmoid fistula. *Ann Surg* 196: 356-360.

Borison DI, Bloom AO & Pritchard TJ (1992) Treatment of enterocuta-neous and colocutaneous fistulas with early surgery or somatostatin analog. *Dis Colon Rectum* 35: 635-639.

Boronov RC (1982) Urologic complication secondary to radiation alone or radiation surgery. In Delgade G & Smith JP, editors, *Management of complications in gynecologic oncology*, p 163. New York: Wiley.

Bosscha K, Hulstaert PF, Visser MR et al (2000) Open management of the abdomen and planned reoperation in severe bacterial peritonitis. *Eur J Surg* 166: 44-49.

Bourne RB (1964) New aid in the diagnosis of enterovesical fistula. *J Urol* 91: 340.

Bowlin JW, Hardy JD & Conn JH (1962) External alimentary fistulas. Analysis of 79 cases with notes on management. *Am J Surg* 103: 6-14.

Brenner HI, Fishman EK, Harris ML & Bayless TM (2000) Musculoskeletal complications of Crohn's disease: The role of computed tomography in diagnosis and patient management. *Orthopedics* 23: 1181-1185.

Broe PJ & Cameron JL (1982) Surgical management of ileosigmoid fistulas in Crohn's disease. *Am J Surg* 143: 611-613.

Broe PJ, Bayless TM & Cameron JL (1982) Crohn's disease: are entero-enteral fistulas an indication for surgery? *Surgery* 91: 249-253.

Brooke BN, Hoffman DC & Swarbrick ET (1969) Azathioprine for Crohn's disease. *Lancet* ii: 612-614.

Broviac JW & Scribner BH (1974) Prolonged parenteral nutrition in the home. *Surg Gynecol Obstet* 139: 24-28.

Buechter KJ, Leonovicz D, Hastings PR & Fonts C (1991). Enterocutaneous fistulas following laparotomy for trauma. *Am Surg* 57: 354-358.

Burch J (2003) The nursing care of a patient with enterocutaneous faecal fistulas. *Br J Nurs* 12: 736-740.

Bury KD, Stephens RV & Randall HT (1971) Use of a chemically defined liquid elemental diet for nutritional management of fistulas of the alimentary tract. *Am J Surg* 121: 174-183.

Buzby GP, Mullen JL, Matthews DC, Hobbs CL & Rosato EF (1980) Prognostic nutritional index in gastrointestinal surgery. *Am J Surg* 139: 160-167.

Byrne WH, Burke M, Fonkalsrud EW & Ament ME (1979) Home parenteral nutrition: an alternative approach to the management of complicated gastrointestinal fistulas not responding to conventional medical or surgical therapy. *J Parenteral Enteral Nutr* 3: 355-359.

Cameron A (1977) Treatment of external small intestinal fistulas. In Dudley HAF, Rob C & Smith R, editors, *Operative Surgery*, 3rd edn, pp 467-475. London: Butterworth.

Carlson GL & Scott NA (1996) Laparostomy and allied techniques. *Surgery* 14: 102-105.

Carpenter WE, Allaben RD & Kambouris AA (1972) One-stage resections for colovesical fistula. *J Urol* 108: 265-267.

Carpentier YA (1986) Indications for nutritional support. *Gut* 27: S1 14-17.

Chadwick VS & Camilleri M (1983) Pathophysiology of small intes-tinal function and the effect of Crohn's disease. In Allan RN, Keighley MRB, Alexander-Williams J & Hawkins C, editors, *Inflammatory Bowel Diseases*, pp 29-42. Edinburgh: Churchill Livingstone.

Chamberlain RS, Kaufman HL & Danforth DN (1998). Enterocutaneous fistula in cancer patients: etiology, management, outcome, and impact on further treatment. *Am Surg* 64: 1204-1211

Chapman R, Foran R & Duaphy JE (1964) Management of intestinal fistulas. *Am J Surg* 108: 157-164.

Chasson AL, Grady HJ & Stanley MA (1961) Determination of creati-nine by means of automatic chemical analysis. *Am J Clin Pathol* 35: 83-88.

Chintapatla S & Scott NA (2002) Intestinal failure in complex gastrointestinal fistulas. *Nutrition* 18: 991-996.

Claridge JE, Attorri S, Musher DM, Hebert J & Dunbar S (2001) *Streptococcus intermedius*, *Streptococcus constellatus* and *Streptococcus anginosus* ("*Streptococcus milleri* group") are of different clinical importance and are not equally associated with abscess. *Clin Infect Dis* 32: 1511-1515.

Cody JH, Di Vincenti FC, Cowick DR et al (1975) Gastrocolic and gastrojejunocolic fistulas: report of 12 cases and review of the liter-ature. *Ann Surg* 181: 376-380.

Coia LR, Myerson RJ & Tepper JE (1995) Late effects of radiation therapy on the gastrointestinal tract. *Int J Radiation Oncology Biol Phys* 31: 1213-1236.

Colcock BP & Stachmann FD (1972) Fistulas complicating diverticular disease of the sigmoid colon. *Ann Surg* 175: 838-846.

Collins JP, Hill GL, Bradley JA et al (1977) Assessment of nutrition in surgical patients—a comparison of simple anthropometry with measurement of total body nitrogen from neutron activation analy-sis. *Gut* 18: A983.

Cooke SAR & DeMoore NH (1981) The surgical treatment of the radiation-damaged rectum. *Br J Surg* 68: 488-492.

Cooke WT, Mallas E, Prior P et al (1980) Crohn's disease: course, treatment and long term prognosis. *Q J Med* 49: 363-384.

Copeland EM, Souchn EA, MacFadyen BV, Rapp MA & Dudrick SJ (1977) Intravenous hyperalimentation as an adjunct to radiation therapy. *Cancer* 39: 609-616.

Correoso LJ & Mehta R (2003). Subcutaneous emphysema: an uncommon presentation of enterocutaneous fistula. *Am J Hosp Palliat Care* 20: 462-464.

Couris GD & Block MA (1963) Intestinovesical fistula. *Surgery* 54: 736-742.

Cousoftides T & Fazio VW (1979) Small intestinal cutaneous fistulas. *Surg Gynecol Obstet* 149: 333-336.

Cowl CT, Weinstock JV, Al-Jurf A, Ephgrave K, Murray JA & Dillon K (2000). Complications and cost associated with parenteral nutri-tion delivered to hospitalized patients through either subclavian or peripherally-inserted central catheters. *Clin Nutr* 19: 237-243.

Cro C，George KJ，Donnelly J，Irwin ST & Gardiner KR (2002). Vacuum assisted closure system in the management of enterocutaneous fistulas. *Postgrad Med J* 78：364-365.

Crohn BB & Yarnis H (1958) Fistula formation in regional ileitis. In *Regional Ileitis*，pp 52-60. New York：Grune & Stratton.

Cross MJ & Frazee RC (1992) Surgical treatment of radiation enteritis. *Am Surg* 58：132-135.

Daniels IR，Bekdash B，Scott HJ，Marks CG & Donaldson DR (2002) Diagnostic lessons learnt from a series of enterovesical fistulas. *Colorectal Dis* 4：459-462.

Davies M & Keddie NC (1973) Abdominal actinomycosis. *Br J Surg* 60：18-22.

Dearlove JL (1996) Skin care management of gastrointestinal fistulas. *Surg Clin North Am* 76：1095-1109.

Deaver JB (1926) External fecal fistula following appendicitis. *Ann Surg* 83：782-789.

Dencker H，Johnsson JE，Liedberg G & Tibblin S (1971) Surgical aspects of radiation injury to the small and large intestines. *Acta Chir Scand* 137：692-695.

Detsky AS，McLaughlin JR，Baker JP，et al (1987a) What is subjective global assessment of nutritional status? *J Parent Enteral Nutr* 11：8-13.

Detsky AS，Baker JP，O'Rourke K，et al (1987b) Predicting nutrition-associated complications for patients undergoing gastrointestinal surgery. *J Parent Enteral Nutr* 11：440-446.

Di Carlo A，Andtbacka RH，Shrier I et al (2001) The value of speciali-sation—there is an outcome difference in the management of fistu-las complicating diverticulitis. *Dis Colon Rectum* 44：1456-1463.

Di Costanzo J，Cano N & Martin J (1982) Somatostatin in persistent gastrointestinal fistula treated by total parenteral nutrition. *Lancet* ii：338-339.

Dorta G (1999) Role of octreotide and somatostatin in the treatment of intestinal fistulae. *Digestion* 60 (Suppl 2)：53-56.

Driscoll RH Jr & Rosenberg IH (1978) Total parenteral nutrition in inflammatory bowel disease. *Med Clin North Am* 62：185-201.

Driver CP，Anderson DN，Findlay K，Keenan RA & Davidson AI (1997) Vesico-colic fistulas in the Grampian Region：presentation，assess-ment，management and outcome. *J R Coll Surg Edinb* 42：182-185.

Dudrick SJ，Wilmore DW，Vars HM et al (1968) Long-term parenteral nutrition with growth，development and positive nitrogen balances. *Surgery* 64：134-145.

Dudrick SJ，MacFadyen BV，Van Buren CT，Ruberg RL & Maynard AT (1972) Parenteral hyperalimentation：metabolic problems and solutions. *Ann Surg* 176：259-264.

Duke JH & Dudrick SJ (1975) Parenteral feeding. In Ballinger WF，Collins JA，Draker WR et al，editors，*Manual of Surgical Nutrition*，pp 136-140. Philadelphia：WB Saunders.

Dumanian GA，Llull R，Ramasastry SS，Greco RJ，Lotze MT & Edington H (1996) Postoperative abdominal wall defects with enterocuta-neous fistulas. *Am J Surg* 172：332-334.

Durning P & Schofield PF (1984) Diagnosis and management of psoas abscess in Crohn's disease. *J Roy Soc Med* 77：33-34.

Durin JVGA & Womersley J (1974) Body fat assessed from total body density and its estimation from skinfold thickness：measurements of 481 men and women aged from 16 to 72 years. *Br J Nutr* 32：77-97.

Eade MN，Cooke WT & Alexander-Williams J (1972) The interrelation-ship of clinical and haematological features of Crohn's disease. *Surg Gynecol Obstet* 134：643-646.

Edelmann G，Maillet P & Tremolieres J (1975) *Les Fistules Externes de l'Intestin Grêle*. Paris：Masson.

Elwyn DH (1980) Nutritional requirements of adult surgical patients. *Crit Care Med* 8：9-11.

Enker WE & Block GE (1969) The operative treatment of Crohn's disease complicated by fistulas. *Arch Surg* 98：493-499.

Evans JP，Steinhart AH，Cohen Z & Mcleod RS (2003) Home total par-enteral nutrition：an alternative to early surgery for complicated inflammatory bowel disease. *J Gastrointest Surg* 7：562-566.

Falconi M & Pederzoli P (2001) The relevance of gastrointestinal fistu-las in clinical practice：a review. *Gut* 49 (Suppl IV)：iv2-iv10.

Farringer JL Jr，Hrabovsky E，Marsh J et al (1974) Vesicocolic fistula. *South Med J* 67：1043-1046.

Fazio VW，Cousoftides T & Steiger E (1983) Factors influencing the outcome of treatment of small bowel cutaneous fistula. *World J Surg* 7：481-488.

Fazio VW，Wilk P，Turnbull RB Jr & Jagelman DG (1977) The dilemma of Crohn's disease：ileosigmoid fistula complicating Crohn's disease. *Dis Colon Rectum* 20：381-386.

Fielding LP，Fry JS，Phillips RKS & Hittinger R (1986) Prediction of outcome after curative resection of large bowel cancer. *Lancet* ii：904-907.

Findlay JM (1983) Tuberculosis of the gastrointestinal tract. In Allan RN，Keighley MRB，Alexander-Williams J & Hawkins C，editors，*Inflammatory Bowel Diseases*，pp 562-571. Edinburgh：Churchill Livingstone.

Findlay JM，Addison NV，Stevenson DK & Mirza ZA (1979) Tuberculosis of intestinal tract in Bradford，1967-1977. *J R Soc Med* 72：587-590.

Fiori E，Mazzoni G，Galati G et al (2002). Unusual breakage of a plastic biliary endoprosthesis causing an enterocutaneous fistula. *Surg Endosc* 16：870.

Fischer JE (1975) The management of high output intestinal fistulas. *Adv Surg* 9：176-201.

Fischer JE (1983) *Surgical Nutrition*，p 413. Boston：Little，Brown.

Fischer JE，Foster GS，Abel RM，Abbott WM & Ryan JA (1973) Hyperalimentation as primary therapy for inflammatory bowel dis-ease. *Am J Surg* 125：165-175.

Foster CE & Lefore AT (1996) General management of gastrointestinal fistulas. Recognition，stabilisation and correction of fluid and elec-trolyte imbalances. *Surg Clin North Am* 76：1019-1033.

Freund H，Anner C & Saltz NH (1976) Management of gastroin-testinal fistulas with total parenteral nutrition. *Int Surg* 61：273-275.

Friedmann P，Garb JL，McCabe DP et al (1987) Intestinal anastomosis after preoperative radiation therapy for carcinoma of the rectum. *Surg Gynecol Obstet* 164：257-260.

Galland RB & Spencer J (1985) The natural history of clinical estab-lished radiation enteritis. *Lancet* i：1257-1258.

Galland RB & Spencer J (1986a) Radiation-induced gastrointestinal fistulas. *Ann R Coll Surg Engl* 68：5-7.

Galland RB & Spencer J (1986b) Surgical management of radiation enteritis. *Surgery* 99：133-138.

Galland RB & Spencer J (1987) Natural history and surgical manage-ment of radiation enteritis. *Br J Surg* 74：742-747.

Game X，Malavaud B，AlricL，Mouzin M，Sarramon JP & Rischman P (2003) Infliximab treatment of Crohn's ileovesical fistula. *Scand J Gastroenterol* 38：1097-1098.

Garnjobst W & Hardwick C (1970) Further criteria for anastomosis in diverticulitis of the sigmoid colon. *Am J Surg* 120：264-269.

Geerdsen JP，Pedersen VM & Kjaergard HK (1986) Small bowel fistulas treated with somatostatin：preliminary re-

sults. *Surgery* 100：811-814.
Geier GR Jr, Ujiki GT & Shields TW (1972) Colovesical fistula. *Arch Surg* 105：347-351.
Germain A, Julien M, Fagniez PL et al (1979) Fistules intestinales au sein d'une evisceration. *Chirurgie* 105：171-177.
Giantonio BJ, Chen HX, Catalano PJ et al (2004) Bowel perforation and fistula formation in colorectal cancer patients treated on Eastern Cooperative Oncology Group (ECOG) studies E2200 and E3200. *J Clin Oncol*, 2004 ASCO Annual Meeting Proceedings (Post-Meeting Edition). 22 (14S) (July 15 Supplement), 3017.
Gilinsky NH, Marks IN, Kottler RE & Price SK (1983) Abdominal tuberculosis：a 10 year review. *S Afr Med J* 64：849-857.
Gillen P, Peel ALG, Rosenberg IL, Reeder A & Gill P (1985) The value of HIDA scanning in intestinal fistulas. *Ann R Coll Surg Engl* 67：330-331.
Gingold BS & Fazio VW (1978) Abdominal actinomycosis：a complica-tion of colonic perforation. *Dis Colon Rectum* 21：374-376.
Ginzburg L & Oppenheimer GD (1948) Urological complications of regional ileitis. *J Urol* 59：948-950.
Girard S, Sideman M & Spain DA (2002) A novel approach to the problem of intestinal fistulization arising in patients managed with open abdomens. *Am J Surg* 184：166-167.
Girvent M, Carlson GL, Anderson I, Shaffer J, Irving M & Scott NA (2000) Intestinal failure after surgery for complicated radiation enteritis. *Ann R Coll Surg Engl* 82：198-201.
Givel JC, Hawker PC, Keighley MRB et al (1981) Management of fistulas in Crohn's disease. *Gut* 22：A436.
Givel JC, Hawker P, Allan RN & Alexander-Williams J (1982) Enterovaginal fistulas associated with Crohn's disease. *Surg Gynecol Obstet* 155：494-496.
Givel JC, Hawker P, Allan RN, Keighley MRB & Alexander-Williams J (1983) Enteroenteric fistula complicating Crohn's disease. *J Clin Gastroenterol* 5：321-323.
Glass RE (1985) The management of internal fistulas in Crohn's disease. *Br J Surg* 72 (Suppl)：S93-S95.
Glass RE, Ritchie JK, Lennard-Jones JE, Hawley PR & Todd IP (1985) Internal fistulas in Crohn's disease. *Dis Colon Rectum* 28：557-561.
Goldwasser B, Mazor A & Wiznitzer T (1981) Enteroduodenal fistulas in Crohn's disease. *Dis Colon Rectum* 24：485-486.
Golub R, Golub RW, Cantu R & Stein HD (1997) A multivariate analy-sis of factors contributing to leakage of intestinal anastomoses. *J Am Coll Surg* 184：364-372.
Goligher JC (1984) *Surgery of the Anus, Rectum and Colon*, 5th edn, pp 208-211. London：Ballière Tindall.
Goode AW & Hawkins T (1978) Use of * 40 K counting and its rela-tionship to other estimates of lean body mass. In Johnston IDA, editor, *Advances in Parenteral Nutrition*, pp 557-570. Lancaster：MTP Press.
Graham JA (1977) Conservative treatment of gastrointestinal fistulas. *Surg Gynecol Obstet* 144：512-514.
Graham JB (1965) Vaginal fistulas following radiotherapy. *Surg Gynecol Obstet* 120：1019-1030.
Greenberg GR, Hisher GB & Jeejeebhoy KN (1976) Total parenteral nutrition and bowel rest in the management of Crohn's disease of the colon. *Gut* 17：828.
Greenstein AJ, Kark AE & Dreiling DA (1974) Crohn's disease of the colon. 1. Fistula in Crohn's disease of the colon：classification, pre-senting features and management of 63 patients. *Am J Gastroenterol* 62：419-429.
Greenstein AJ, Sachar DB, Greenstein RJ, Janowitz HD & Aufses AH (1982) Intra-abdominal abscess in Crohn's (ileo) colitis. *Am J Surg* 143：727-730.
Greenstein AJ, Sachar DB, Tzakis A, Sher L, Heimann T & Aufses AH (1984) Course of entero-vesical fistulas in Crohn's disease. *Am J Surg* 147：788-792.
Greenstein AJ, Present DH, Sachar DB et al (1989) Gastric fistulas in Crohn's disease：report of cases. *Dis Colon Rectum* 32：888-892.
Gross E & Irving M (1977) Protection of the skin around intestinal fistulas. *Br J Surg* 64：258-263.
Gross E, Holbrook IB & Thornton M (1978) Assessment of the nutri-tional state of patients with an intestinal fistula. *Br J Surg* 65：740-743.
Gruner JS, Schon JK & Johnson LW (2002) Diagnosis and manage-ment of enterovesical fistulas in patients with Crohn's disease. *Am Surg* 68：714-719.
Gurney JM & Jelliffe DB (1973) Arm anthropometry in nutritional assessment：normogram for rapid calculation of muscle circumfer-ence and cross sectional muscle and fat areas. *Am J Clin Nutr* 26：912-915.
Halasz NA (1978) Changing patterns in the management of small bowel fistulas. *Am J Surg* 136：61-65.
Hall K & Farr B (2004) Diagnosis and management of long-term cen-tral venous catheter infections. *J Vasc Interv Radiol* 15：327-334.
Hall AP & Russell WC (2005) Editorial：Toward safer central venous access：ultrasound guidance and sound advice. *Anaesthesia* 60：1-4.
Hardwick RH, Taylor A, Thompson MH et al (2000) Association between *Streptococcus milleri* and abscess formation after appendici-tis. *Ann R Coll Surg Engl* 82：24-26.
Hardy KJ & Hughes ESR (1973) Vesicosigmoid fistula. *Med J Aust* 1：1141-1143.
Harling J & Balslev LB (1988) Long term prognosis of patients with severe radiation enteritis. *Am J Surg* 155：517 - 519.
Harvey TC, Dykes PW, Chen NS et al (1973) Measurement of whole body nitrogen by neutron activation analysis. *Lancet* ii：395-399.
Hasegawa H, Watanabe M, Nishibori H, Okabayashi K, Hibi T & Kitajima M (2003) Laparoscopic surgery for recurrent Crohn's disease. *Br J Surg* 90：970-973.
Hawker PC, Givel JC, Keighley MRB, Alexander-Williams J & Allan RN (1983) Management of enterocutaneous fistulas in Crohn's disease. *Gut* 24：284-287.
Heimann T, Greenstein AJ & Anfses AH Jr (1979) Surgical manage-ment of ileosigmoid fistula in Crohn's disease. *Am J Gastroenterol* 73：21-24
Hesse U, Ysebaert D & de Hemptinne B (2001) Role of somatostatin-14 and its analogues in the management of gastrointestinal fistu-las：clinical data. *Gut* 42 (Suppl IV)：iv11-iv21.
Heyen F, Ambrose NS, Allan RN, Dykes PW, Alexander-Williams J & Keighley MRB (1989) Enterovesical fistulas in Crohn's disease. *Ann Roy Coll Surg Eng* 71：101-104.
Higgens CS, Keighley MRB & Allan RN (1984) Impact of preoperative weight loss and body composition changes on postoperative out-come in surgery for inflammatory bowel disease. *Gut* 25：732-736.
Hild P, Stoyanov, Dobroschke J & Aigner K (1982) Le somatostatine dans le traitement medical des fistules du pancreas et de l'intestin grêle. *Ann Chir* 36：193-196.
Hill GL (1983) Operative strategy in the treatment of enterocutaneous fistulas. *World J Surg* 7：495-501.
Hill GL & Bambach CP (1981) A technique for the operative closure of persistent external small bowel fistulas. *Aust N Z J Surg* 51：477-485.
Hill GL, Bourchier RG & Witney GB (1988) Surgical and metabolic management of patients with external fistulas of the small intestine associated with Crohn's disease. *World J Surg* 12：191-197.

Himal HS, Allard JR, Nadeau JE, Freeman JB & Maclean LD (1974) The importance of adequate nutrition in closure of small intestine fistulas. *Br J Surg* 61: 724-726.

Hirsch S, de Obaldia N, Petermann M, et al (1991) Subjective global assessment of nutritional status: further validation. *Nutrition* 7: 35-38.

Hoda D, Jatoi A, Burnes J, Loprinzi C & Kelly D (2005) Should patients with advanced, incurable cancers ever be sent home with total parenteral nutrition? *Cancer* 103: 863-868.

Hollender LD, Meyer C, Calderoli H, Philipides J & Molti A (1980a) Fistules de l'intestin grêle au sein d'une éviscération. Considérations thérapeutiques à propos de 10 observations. *Med Chir* 9: 309-312.

Hollender LD, Meyer C, Calderoli H, Molki A & Alexiou D (1980b) Eléments prognostiques et thérapeutiques dans les fistules post-opératoires de l'intestin grêle. *Lyon Chir* 76: 235-239.

Hollender LD, Meyer C, Avet D & Zeyer B (1983) Postoperative fistulas of the small intestine: therapeutic principles. *World J Surg* 7: 474-480.

Holmes SAV, Christmas TJ, Kirby RS & Hendry WF (1992) Management of colovesical fistulas associated with pelvic malignancy. *Br J Surg* 79: 432-434.

Homan WP, Grafe WR & Dineen P (1977) A 44 year experience with tuberculous enterocolitis. *World J Surg* 2: 245-250.

Hoon JR, Dockerty MB & Pemberton J de J (1950) Collective review: ileocaecal tuberculosis including a comparison of this disease with non-specific regional enterocolitis and non-caseous tuberculated enterocolitis. *Int Obstr Surg* 60: 417-440.

Howell JS & Knapton PJ (1964) Ileocaecal tuberculosis. *Gut* 5: 524-529.

Hughes ESR, Cuthbertson AM & Carden ABG (1962) Pull-through operations for carcinoma of the rectum. *Med J Aust* 2: 907-1004.

Hughes LE (1990) Leading article: incisional hernia. *Asian J Surg* 13: 69-72.

Hughes LE & Rogers K (1980) Pathology and management of persist-ent postoperative enterocutaneous fistulas. *Gut* 21: A549.

Hurst RD, Molinari M, Chung P, Rubin M & Michelassi F (1997) Prospective study of the features, indications and surgical treat-ment in 513 consecutive patients affected by Crohn's disease. *Surgery* 122: 661-668.

Ikeuchi H. Shoji Y & Yamamura T (2002) Management of fistulas in Crohn's disease. *Dig Surg* 19: 36-39.

Irvin TT & Goligher JC (1973) Aetiology of disruption of intestinal anastomosis. *Br J Surg* 60: 461-464.

Irving M (1983) Assessment and management of external fistulas in Crohn's disease. *Br J Surg* 70: 233-236.

Irving MH (1990) The management of surgical complications in Crohn's disease: abscess and fistula. In Allan RN, Keighley MRB, Alexander-Williams J & Hawkins CF, editors, *Inflammatory Bowel Diseases*, pp 489-500. Edinburgh: Churchill Livingstone.

Irving M, White R & Tresadern J (1985) Three years experience with an intestinal failure unit. *Ann R Coll Surg Engl* 67: 2-5.

Ishimura K, Tsubouchi T, Okano K, Maeba T & Maeta H (1998) Wound healing of intestinal anastomosis after digestive surgery under septic conditions: participation of local interleukin-6 expres-sion. *World J Surg* 22: 1069-1075.

Jacobson IM, Schapiro RH & Warshaw AL (1985) Gastric and duo-denal fistulas in Crohn's disease. *Gastroenterology* 85: 1347-1352.

James AW & Phelps AG (1977) Actinomycosis of the colon. *Can J Surg* 20: 150-151.

Jawhari A, Kamm MA, Ong C, Forbes A, Bartram CI & Hawley PR (1998) Intra-abdominal and pelvic abscess in Crohn's disease: results of noninvasive and surgical management. *Br J Surg* 85: 367-371.

Jensen JA & McClenathan JH (1989) Umbilical fistulas in Crohn's disease. *Surg Gynecol Obstet* 164: 445-446.

Jernigan TW, Fabian TC, Croce MA et al (2003) Staged management of giant abdominal wall defects: acute and long term results. *Ann Surg* 238: 349-355.

Johnson AD & McIntosh WJ (1978) Tuberculous fistula between the 5th lumbar vertebra and the colon presenting as a left thigh abscess. *Br J Surg* 65: 186-187.

Joint Tuberculosis Committee of the British Thoracic Society (1998) Chemotherapy and management of tuberculosis in the United Kingdom: recommendations. *Thorax* 53: 536-548.

Kaisary AV & Grant RW (1981) 'Beehive on the bladder': a sign of colovesical fistula. *Ann R Coll Surg Engl* 63: 195-197.

Kaminsky MV & Dietal M (1975) Nutritional support in the manage-ment of external fistulas of the alimentary tract. *Br J Surg* 63: 100-103.

Kaufman MD & Donovan IJ (1974) Tuberculous disease of the abdomen. *J R Coll Surg Edinb* 19: 377-380.

Kaur N & Minocha VR (2000) Review of a hospital experience of enterocutaneous fistula. *Trop Gastroenterol* 21: 197-200.

Killingback MJ (1970) Acute diverticulitis. Progress report: Australasian survey, 1967-69. *Dis Colon Rectum* 13: 444-447.

King RM, Beart RW Jr & McIlrath DC (1982) Colovesical and rectovesi-cal fistulas. *Arch Surg* 117: 680-683.

Kinsella TJ & Bloomer WD (1980) Tolerance of the intestine to radia-tion therapy. *Surg Gynecol Obstet* 151: 273-284.

Klaaborg K-E, Kronborg O & Olsen H (1985) Enterocutaneous fistuli-sation due to *Actinomyces odontolyticus*. Report of a case. *Dis Colon Rectum* 28: 526-527.

Klein S (1998) Nutritional therapy. In: *The Washington Manual of Medical Therapeutics*, 29th edn. Philadelphia: Lippincott-Raven.

Klidjian AM, Foster KJ, Kammerling RM, Cooper AC & Karran SJ (1980) Anthropometric and dynamometry indices and the rela-tionship of postoperative complications. *BMJ* 281: 899-901.

Knighton DR, Burns K & Nyhus LM (1976) The use of Stomahesive in the care of the skin of enterocutaneous fistulas. *Surg Gynecol Obstet* 143: 449-451.

Korelitz BI (1984) The ileorectal and ileosigmoidal fistula in Crohn's disease; a clinical-radiological correlation. *Mt Sinai J Med* 51: 341-346.

Korelitz BI & Present DH (1985) Favourable effect of 6-mercapto-purine on fistulas of Crohn's disease. *Dig Dis Sci* 30: 58-64.

Koretz RL, Lipman TO & Klein S (2001) AGA technical review on parenteral nutrition. *Gastroenterology* 121: 970-1001.

Kovalcik PJ, Veidenheimer MV, Corman ML & Coller JA (1976) Colovesical fistula. *Dis Colon Rectum* 19: 425-427.

Krausz M, Manny J, Avaid I & Charuzi I (1976) Vesicocolic fistula due to 'collision' between adenocarcinoma of the colon and transitional cell carcinoma of the urinary bladder. *Cancer* 38: 335-340.

Krompier A, Howard R, MacEwen A, Natoli C & Wear JB (1976) Vesicocolonic fistulas in diverticulitis. *J Urol* 115: 664-666.

Kropveld SM (1973) Regionale ileitis. *Ned Tijdschr Geneeskd* 81: 1812-1814.

Kruglik GD, Neiman HL, Sparberg M, Nudelman E, Mintzer RA & Rogers LF (1977) Urological complications of regional enteritis. *Gastrointest Radiol* 1: 375-378.

Kumar GK, Razzaque MA, Naidu VG & Barbour EM (1975) Gastrocolic fistulas in benign peptic ulcer disease. *Ann Surg* 184: 236-240.
Kuvshinoff BW, Brodish RJ, McFadden DW & Fischer JE (1993) Serum transferrin as a prognostic indicator of spontaneous closure and mor-tality in gastrointestinal cutaneous fistulas. *Ann Surg* 217: 615-623.
Kyle J (1983) Involvement of the urinary tract in Crohn's disease. In Allan RN, Keighley MRB, Alexander-Williams J & Hawkins CF, editors, *Inflammatory Bowel Diseases*. Edinburgh: Churchill Livingstone.
Kyle J (1990) Involvement of the urinary tract in Crohn's disease. In Allan RN, Keighley MRB, Alexander-Williams J & Hawkins CF, editors, *Inflammatory Bowel Diseases*, 2nd edn, pp 483-488. Edinburgh: Churchill Livingstone.
Kyle J & Murray CM (1969) Ileovesical fistula in Crohn's disease. *Surgery* 66: 497-501.
Lamont JP, Hooker G, Espenschied JR, Lichliter WE, Franko E (2002) Closure of proximal colorectal fistulas using fibrin sealant. American Surgeon 68 (7): 615-618.
Laufer I, Thornley GD & Stolberg H (1976) Gastrocolic fistula as a complication of benign gastric ulcer. *Radiology* 119: 1-11.
Lee YC, Na HG, Suh JH, Park IS, Chung KY & Kim NK (2001) Three cases of fistulas arising from the gastrointestinal tract treated with endoscopic injection of Histoacryl. *Endoscopy* 33: 184-186.
Leinhardt DJ, Ragavan C, O'Hanrahan T & Mughal M (1992) Endocarditis complicating parenteral nutrition: the value of repeated echocardiography. *JPEN* 16: 168-170.
Levy E, Malafosse M, Huguet C et al (1974) Réanimation enterole a faible débit continu. L'assistance nutritionnelle mécanique. *Ann Chir* 28: 565-593.
Levy E, Cugrenc PH, Parc R et al (1980) Fistules exposées de l'intestin grêle. *Med Chir Dig* 9: 281-286.
Levy E, Cugrenc P, Parc R et al (1981) Fistules jejuno-ileales s'ouvrant dans une évisceration. Experience de 120 cas. *Gastroenterol Clin Biol* 5: 497-508.
Levy E, Palmer DL, Frileux P et al (1988) Septic necrosis of the midline wound in postoperative peritonitis. Successful management by debridement, myocutaneous advancement, and primary skin closure. *Ann Surg* 207: 470-479.
Levy E, Frileux P, Cugrenc PH, Honiger J, Ollivier JM & Parc R (1989) High output external fistulas of the small bowel: management with continuous enteral nutrition. *Br J Surg* 76: 676-679.
Lewis D & Penick RM (1933) Faecal fistulas. *Int Clin* 1: 111-130.
Lewis SL & Abercrombie GF (1984) Conservative surgery for vesico-colic fistula. *J R Soc Med* 77: 102-104.
Lloyd DAJ, Gabe SM and Windsor ACJ (2006) Nutrition and manage-ment of enterocutaneous fistula. *Br J Surg* 93: 1045-1055.
Localio SA, Stone A & Friedman M (1969) Surgical aspects of radia-tion enteritis. *Surg Gynecol Obstet* 129: 1163-1172.
Looser KG, Quan SHQ & Clark DGC (1979) Colo-urinary-tract fistula in the cancer patient. *Dis Colon Rectum* 22: 143-148.
Lorenzo GA & Beal JM (1969) Management of external small bowel fistulas. *Arch Surg* 99: 394-396.
Loygue J, Thuilleux G & Levy E (1970) Traitement de fistules entero-cutanées post-opératoires (experience de 50 cas). *Ann Chir* 24: 1225-1245.
Lozorthes F, Fages P, Chicotasso P, Lemozy J & Bloom E (1986) Resection of the rectum with construction of a colonic reservoir and coloanal anastomosis for carcinoma of the rectum. *Br J Surg* 73: 136-138.
McConnell DB, Sasaki TM & Vetto RM (1980) Experience with colovesical fistula. *Am J Surg* 140: 80-84.
McConnell EJ, Tessier DJ & Wolff BG (2003) Population-based inci-dence of complicated diverticular disease of the sigmoid colon based on gender and age. *Dis Colon Rectum* 46: 1110-1114.
McFadyen BV Jr, Dudrick SJ & Ruberg RL (1973) Management for gastrointestinal fistulas with parenteral hyperalimentation. *Surgery* 74: 100-105.
McIntyre PB, Ritchie JK, Hawley PR, Bertram CI & Lennard-Jones JE (1984) Management of enterocutaneous fistulas: a review of 132 cases. *Br J Surg* 71: 293-296.
McNamara MJ, Fazio VW, Lavery IC, Weakley FL & Farmer RG (1990) Surgical management of Enterovesical fistulas in Crohn's disease. *Dis Colon Rectum* 33: 271-276.
Maconi G, Sampietro GM, Parente F et al (2003) Contrast radiology, computed tomography and ultrasonography in detecting internal fistulas and intra-abdominal abscesses in Crohn's disease: a prospective comparative study. *Am J Gastroenterol* 98: 1545-1555.
Madsen CM & Thybo E (1972) Urological complications in diverticuli-tis of the sigmoid colon. *Acta Chir Scand* 138: 207-210.
Maillet P, Edelmann G & Tremolieres J (1977) Les fistules externes de l'intestin grêle. 77 *ieme Congress Français de Chirugie*. Paris: Masson.
Malik RA & Scott NA (2001) Double near and far Prolene suture closure: a technique for abdominal wall closure after laparostomy. *Br J Surg* 88: 146-147.
Mandal BK & Schofield PS (1976) Abdominal tuberculosis in Britain. *Practitioner* 216: 683-689.
Manganiotis AN, Banner MP & Malkowicz SB (2001) Urologic compli-cations of Crohn's disease. *Surg Clin North Am* 81: 197-215.
Mayo CW & Blunt CP (1950) Vesicosigmoidal fistulas complicating diverticulitis. *Surg Gynecol Obstet* 91: 612-616.
Mendeloff AI (1980) The epidemiology of IBD. In Farmer RG, editor, *Clinics in Gastroenterology*, pp 259-270. London: WB Saunders.
Mermel LA, Farr BM, Sherertz RJ et al (2001) Guidelines for the man-agement of intravascular catheter-related infections. *Clin Infect Dis* 32: 1249-1272.
Michelassi F, Stella M, Balestracci T, Giuliante F, Marogna P & Block GE (1993) Incidence, diagnosis and treatment of enteric and colorectal fistulas in patients with Crohn's disease. *Ann Surg* 218: 660-666.
Mileski WJ, Joehl RJ, Rege RV & Nahrwold DL (1987) One-stage resec-tion and anastomosis in the management of colovesical fistula. *Am J Surg* 153: 75-79.
Milewski PJ, Gross E, Holbrook IB et al (1980) Parenteral nutrition at home in the management of intestinal fistulas. *BMJ* 280: 1356-1357.
Miller BJ, Wright JL & Colquhoun BPD (1978) Some etiologic concepts of actinomycosis of the greater omentum. *Surg Gynecol Obstet* 146: 412-414.
Miller HI & Dorn BC (1968) Post operative gastrointestinal fistulas. *Am J Surg* 116: 382-386.
Miller HI & White RL (1966) Post operative small bowel fistulas. Review of 28 cases. *Am Surg* 32: 60.
Miller LB, Steele G, Cady B, Wolfort FG & Bothe A Jr (1987) Resection of tumours in irradiated fields with subsequent immediate recon-struction. *Arch Surg* 122: 461-466.
Ming Si-Chun & Fleischner FG (1965) Diverticulitis of the sigmoid colon: reappraisal of the pathology and pathogenesis. *Surgery* 58: 627-633.
Minsker OB & Moskovskaya MA (1979) Abdominal actinomycosis: some aspects of pathogenesis, clinical manifestation and treatment. *Mykosen* 22: 393-407.

Monod-Broca P (1977) Treatment of intestinal fistulas. *Br J Surg* 64: 685-689.
Morgenstern L, Thompson R & Friedman NB (1977) Modern enigma of radiation enteropathy: sequelae and solutions. *Am J Surg* 134: 166-172.
Morrison PD & Addison NV (1983) A study of colovesical fistulas in a district hospital. *Ann R Coll Surg Engl* 65: 221-223.
Morse FP III & Drettler SP (1974) Diagnosis and treatment of colovesi-cal fistula. *J Urol* 111: 22-24.
Morson BC & Dawson IMP (1972) *Gastrointestinal Pathology*, p 502. Oxford: Blackwell.
Moss RL & Ryan JA (1990) Management of enterovesical fistulas. *Am J Surg* 159: 514-517.
Mullen JL (1981) Consequence of malnutrition in the surgical patient. *Surg Clin North Am* 61: 465-474.
Mullen JL, Hargrave WC, Dudrick SJ, Fitts WT Jr & Rosata EF (1978) Ten years' experience with intravenous hyperalimentation and inflammatory bowel disease. *Ann Surg* 187: 523-529.
Mullen JL, Buzby GP, Matthews DC, Smale BF & Rosata EF (1980) Reduction of operative morbidity and mortality by combined preoper-ative and postoperative nutritional support. *Ann Surg* 192: 604-612.
Munshi IR, Patricios JS, Levy RD & Saadia R (1994) Uterine actino-mycosis associated with an enterocutaneous fistula. A case report. *S Afr J Surg* 32: 13-14.
Nagi B, Kochar R, Bhasin DK, Thapa BR & Singh K (2002) Perforations and fistulas in gastrointestinal tuberculosis. *Acta Radiol* 43: 501-506.
Nagi B, Kochar R, Bhasin DK & Singh K (2003) Colorectal tuberculo-sis. *Eur Radiol* 13: 1907-1912.
Nair A, Patel R & Monypenny IJ (1993) Tuberculous peritonitis pre-senting as coloenteric fistula. *Br J Clin Pract* 47: 214-215.
Nakagoe T, Sawai T, Tsuji T et al (2003) Successful resection of duode-nal fistula complicated with recurrent Crohn's disease at the site of the previous ileocolonic anastomosis: report of a case. *Surg Today* 33: 537-541.
Nassos TP & Braasch JW (1971) External small bowel fistulas; current treatment and results. *Surg Clin North Am* 51: 687-692.
National Specialist Commissioning Advisory Group (NSCAG) (2003) Established intestinal failure. Available at: http://www.advisorybod-ies.doh.gov.uk/NSCAG/reports.htm
Naucler J & Risberg BO (1981) Diagnosis and treatment of colovesical fistulas. *Acta Chir Scand* 147: 435-437.
Nelson AM, French D & Taubin HL (1979) Colovesical fistula second-ary to foreign body perforation of the sigmoid colon. *Dis Colon Rectum* 22: 559-560.
Nemhauser GM (1967) Enterocutaneous fistulas involving the jejuno-ileum. *Am Surg* 33: 16-24.
Nubiola-Calonge P, Sancho J, Segura M, Badia JM, Gil MJ & Sitges-Serra A (1987) Blind evaluation of the effect of octreotide (SMS 201-995), a somatostatin analogue, on small bowel fistula output. *Lancet* i: 672-674.
Nwabunike TO (1984) Enterocutaneous fistulas in Enugu, Nigeria. *Dis Colon Rectum* 27: 542-544.
Ohanaka CE, Momoh IM & Osime U (2001) Management of enterocu-taneous fistulas in Benin City Nigeria. *Trop Doct* 31: 104-106.
Ohta M, Konno H, Tanaka T et al (2002) Gastrojejunocolic fistula after gastrectomy with Billroth II reconstruction: report of a case. *Surg Today* 32: 367-370.
Okada M, Bothin C, Kanazawa K& Midtvedt T (1999) Experimental study of the influence of intestinal flora on the healing of intestinal anastomoses. *Br J Surg* 86: 961-965.
O'Keefe SJD, Haymond MW, Bennet WM, Oswald B, Nelson DK & Shorter RG (1994) Long-acting somatostatin analogue therapy and protein metabolism in patients with jejunostomies. *Gastroenterology* 107: 379-388.
Outwater E & Schieber ML (1993) Pelvic fistulas: findings on MR images. *AJR* 160: 327-330.
Palmer KR, Patil DH, Basran GS, Riordan JF & Silk DBA (1985) Abdominal tuberculosis in urban Britain—a common disease. *Gut* 26: 1296-1305.
Paran H, Neufeld D, Kaplan O, Klausner J & Freund U (1995) Octreotide for treatment of post operative alimentary tract fistulas. *World J Surg* 19: 430-434.
Parc R, Tiret E, Frileux P, Moszkowski E & Loygue J (1986) Resection and coloanal anastomosis with colonic reservoir for rectal carci-noma. *Br J Surg* 73: 139-141.
Patwardhan N, McHugh K, Drake D & Spitz L (2004) Gastroenteric fistula complicating percutaneous endoscopic gastrostomy. *Pediatr Surg* 39: 561-564.
Pederzoli P, Bassi C, Falconi M et al (1986). Conservative treatment of external pancreatic fistulas with parenteral nutrition alone or in combination with continuous intravenous infusion of somato-statin, glucagons or calcitonin. *Surg Gynecol Obstet* 163: 428-432.
Peix JL, Barth X, Baulieux J, Boulez J, Donne R & Maillet P (1982) Etude d'une série de soixante-six fistules postopératoires de l'in-testin grêle. *Ann Chir* 36: 18-25.
Pettit SH & Irving MH (1988) The operative management of fistulous Crohn's disease. *Surg Gynecol Obstet* 167: 223-228.
Peycelon R, Correard RP & Coronat L (1970) Les fistules externes post-operatoires de l'intestin grêle. Etude thérapeutique et prognos-tique (à propos de 28 cas). *Ann Chir* 24: 1151-1157.
Pheils MT, Duraiappah B & Burchell M (1973) Chronic phlegmonous diverticulitis. *Aust N Z J Surg* 42: 337-340.
Pickleman J, Watson W, Cunningham J, Fisher SG & Gamelli R (1999) The failed gastrointestinal anastomosis: an inevitable catastrophe. *J Am Coll Surg* 188: 473-482.
Piver MS & Lele S (1976) Enterovaginal and enterocutaneous fistulas in women with gynecologic malignancies. *Obstet Gynecol* 48: 560-563.
Planas M, Porta I, Angles R et al (1990) Somatostatin and/or total parenteral nutrition for the treatment of intestinal fistulas. *Rev Exp Enferm Dig* 78: 345-347.
Pollard SG, MacFarlane R, Greatorex R, Everett WG & Hartfall WG (1987) Colovesical fistula. *Ann R Coll Surg Engl* 69: 163-165.
Pontari MA, McMillen MA, Garvey RH & Ballantyne GH (1992) Diagnosis and treatment of enterovesical fistulas. *Am Surg* 58: 258-263.
Poritz LS, Rowe WA & Koltun WA (2002) Remicade does not abolish the need for surgery in fistulizing Crohn's disease. *Dis Colon Rectum* 45 (6): 771-775.
Post S, Betzler M, von Ditfurth B, Schurmann G, Kuppers P & Herfarth C (1991) Risks of intestinal anastomoses in Crohn's disease. *Ann Surg* 213: 37-42.
Poulin EC, Schlachta CM, Mamazza J & Seshari PA (2000) Should enteric fistulas from Crohn's disease or diverticulitis be treated laparoscopically or by open surgery. A matched cohort study. *Dis Colon Rectum* 43: 621-627.
Powell-Tuck J, Farwell JA, Nelson T & Lennard-Jones JE (1978) Team approach to long term intravenous feeding in patients with gastrointestinal disorders. *Lancet* ii: 825-828.
Present DH, Rutgeerts P, Targan S et al (1999) Infliximab for the treat-ment of fistulas in patients with Crohn's disease. *N Engl J Med* 340: 1398-1405.
Pugh JI (1964) On the pathology and behaviour of acquired non-traumatic vesicointestinal fistula. *Br J Surg* 51: 644-657.
Rao PN, Knox R, Barnard RJ & Schofield PF (1987) Man-

agement of colovesical fistula. *Br J Surg* 74：362-363.
Ray JE，Preston Hughes J & Byron Gathright JR（1976）Surgical treat-ment of colovesical fistula：the value of a one-stage procedure. *South Med J* 69：40-45.
Reber HA，Roberts C，Way LW & Dunphy JE（1978）Management of external gastrointestinal fistulas. *Ann Surg* 188：460-467.
Regan JP & Salky BA（2004）Laparoscopic treatment of enteric fistu-las. *Surg Endosc* 18：252-254.
Regueiro M（2002）The role of endoscopy in the evaluation of fistuliz-ing Crohn's disease. *Gastrointest Endosc Clin North Am* 12：621-633.
Ribeiro MB，Greenstein AJ，Yamazaki Y & Aufses AH（1991）Intra-abdominal abscess in regional enteritis. *Ann Surg* 213：32-36.
Ricart E，Panaccione R，Loftus EV，Tremaine WJ & Sandborn WJ（2001）Infliximab for Crohn's disease in clinical practice at the Mayo Clinic：the first 100 patients . *Am J Gastroenterol* 96：722-729.
Rich AJ & Sainsbury JRC（1986）Somatostatin in gastrointestinal fis-tulas. *Lancet* i：1381.
Richards DM，Scott NA，Hill J，Bancewicz J & Irving M（1995）Inserting central venous catheters. Open technique has lower evidence of complications. *BMJ* 311：1090.
Ridley MG，Price TR，Grahame R，Jourdan M & Watson M（1985）Colocutaneous fistula as late complication of total hip replacement in rheumatoid arthritis. *J R Soc Med* 78：951-953.
Roback SA & Nicoloff DM（1972）High output enterocutaneous fistu-las of the small bowel. An analysis of 55 cases. *Am J Surg* 123：317-322.
Russell JC & Welch JP（1979）Operative management of radiation injuries of the intestinal tract. *Am J Surg* 137：442-449.
Saclarides TJ（1997）Radiation injuries of the gastrointestinal tract. *Surg Clin North Am* 77：261-268.
Sancho JJ，di Costanzo J，Nubiola P et al（1995）Randomised double blind placebo controlled trial of early octreotide in patients with postoperative enterocutaneous fistula. *Br J Surg* 83：638-641.
Sandborn WJ，Present DH，Isaacs KL et al（2003）Tacrolimus for the treatment of fistulas in patients with Crohn's disease：a randomised placebo controlled trial. *Gastroenterology* 125：380-388.
Sansoni B & Irving M（1985）Small bowel fistulas. *World J Surg* 9：897-903.
Scott NA，Leinhardt DL，O'Hanarahan T et al（1991）Spectrum of intestinal failure in a specialised unit. *Lancet* 337：471-473.
Scott NA，Finnegan S & Irving MH（1993）. Octreotide and postopera-tive enterocutaneous fistulae：a controlled prospective trial. *Acta Gastroenterol Belg* 56：266-270.
Scripcariu V，Carlson G，Bancewicz J，Irving MH & Scott NA（1994）Reconstructive abdominal operations after laparostomy and multiple repeat laparotomies for severe intra-abdominal infection. *Br J Surg* 81：1475-1478.
Shackley DC，Brew CJ，Bryden AA，Anderson ID，Carlson GL & Clarke NW（2000）The staged management of complex entero-urinary fis-tulas. *BJU Int* 86：624-629.
Shatila AA & Ackerman NB（1976）Diagnosis and management of colovesical fistula. *Surg Gynecol Obstet* 143：71-74.
Sheldon GF，Gardiner BN，Way LW & Dunphy JE（1971）Management of gastrointestinal fistulas. *Surg Gynecol Obstet* 13：385-389.
Shetty V，Teubner A，Morrison K & Scott NA（2006）Proximal loop jejunostomy is a useful adjunct in the management of multiple intestinal suture lines in the septic abdomen. *Br J Surg* 93：1247-1250.
Shizgal HM，Kurtz RS & Wood CD（1974）Total body potassium in surgical patients. *Surgery* 75：900-907.
Shreeve DR，Ormerod LP & Dunbar EM（1982）Crohn's disease with fistulas involving joints. *J R Soc Med* 75：946-948.
Shukla HS & Hughes LE（1978）Abdominal tuberculosis in the 1970s：a continuing problem. *Br J Surg* 65：403-405.
Shulkes A & Wilson JS（1994）Somatization in gastroenterology. *BMJ* 308：1381-1382.
Siegel TR & Douglass M（2004）Perforation of an ileostomy by a retained percutaneous endoscopic gastrostomy（PEG）tube bumper. *Surg Endosc* 18：348.
Sitges-Serra A，Jaurrieta E & Sitges-Creus A（1982）Management of postoperative enterocutaneous fistulas：the roles of parenteral nutrition and surgery. *Br J Surg* 69：147-150.
Slade N & Gaches C（1972）Vesico-intestinal fistulas. *Br J Surg* 59：593-597.
Small WP & Smith AN（1975）Fistula and conditions associated with diverticular disease of the colon. *Clin Gastroenterol* 4：171-199.
Smith AN，Douglas M，McLean N et al（1978）Intestinal complications of pelvic irradiation for gynecologic cancer. *Surg Gynecol Obstet* 127：721-728.
Smith RC，Burkinshaw L & Hill GL（1982）Optimal energy and nitrogen intake for postoperative fistula. *Gastroenterology* 82：445-452.
Smyth GP，McGreal GT & McDermott EW（2003）Delayed presentation of a gastric colocutaneous fistula after percutaneous endoscopic gastrostomy. *Nutrition* 19：905-906.
Soeters PB，Ebeid AM & Fischer JE（1979）Review of 404 patients with gastrointestinal fistulas. *Ann Surg* 190：189-202.
Solem CA，Loftus EV，Tremaine WJ，Pemberton JH，Wolff BG & Sandborn WJ（2002）Fistulas to the urinary system in Crohn's disease：clinical features and outcomes. *Am J Gastroenterol* 97：2300-2305.
Sonnenberg A & Gavin MW（2000）Timing of surgery for enterovesi-cal fistula in Crohn's disease：decision analysis using a time depend-ent compartment model. *Inflamm Bowel Dis* 6：280-285.
Sou S，Yao T，Matsui T et al（1999）Preoperative detection of occult enterovesical fistulas in patients with Crohn's disease. *Dis Colon Rectum* 42：266-270.
Steele M，Deveney C & Burchell M（1978）Diagnosis and management of colovesical fistulas. *Dis Colon Rectum* 22：27-30.
Steier ME，Mitty WF Jr & Nealon TF Jr（1973）Colovesical fistula. *J Am Geriatr Soc* 21：557-560.
Steinberg DM，Cooke，WT & Alexander-Williams J（1973）Abscess and fistulas in Crohn's disease. *Gut* 14：865-869.
Sternquist JC，Bubrick MP & Hitchcock CR（1978）Enterocutaneous fistula. *Dis Colon Rectum* 21：578-581.
Stone W，Veidenheimer HC，Corman ML et al（1977）The dilemma of Crohn's disease：long term follow up of Crohn's disease of the small intestine. *Dis Colon Rectum* 20：372-376.
Stoop MJ，Dirksen R，Wobbes T & Hendriks T（1998）Effects of early postoperative 5 fluorouracil and ageing on the healing capacity of experimental intestinal anastomoses. *Br J Surg* 85：1535-1538.
Sussman ML & Newman A（1976）*Urologic Radiology*，p 423. Baltimore：Williams & Wilkins.
Talamini MA，Broe PJ & Cameron JL（1982）Urinary fistulas in Crohn's disease. *Surg Gynecol Obstet* 154：553-556.
Ten Kate J（1936）Tweegevallen van ileitis terminalis. *Ned Tijdschr Geneeskd* 80：5660-5664.
Teubner A，Morrison K，Ravishankar HR，Anderson ID，Scott NA & Carlson GL（2004a）Fistuloclysis can successfully replace parenteral feeding in the nutritional sup-

port of patients with enterocutaneous fistula. *Br J Surg* 91: 625-631.

Teubner A, Anderson ID, Scott NA & Carlson G (2004b) Letter on Intra-abdominal hypertension and the abdominal compartment syndrome. *Br J Surg* 91: 1527.

Thomas HA (1996) Radiologic investigation and treatment of gastrointestinal fistulas. *Surg Clin North Am* 76: 1081-1094.

Thomas RJS & Rosalion R (1978) The use of parenteral nutrition in the management of external gastrointestinal fistulas. *Aust N Z J Surg* 48: 535-539.

Todd IP & Saunders B (1971) Care of fistulous stomata. *BMJ* 4: 747-748.

Torrance HB & Jones C (1972) Three cases of spontaneous duodeno-colic fistula. *Gut* 13: 627-630.

Torres AJ, Landa JI, Moreno-Azcoita M et al (1992) Somatostatin in the management of gastrointestinal fistulas. A multicenter trial. *Arch Surg* 127: 97-99.

Tremblay LN, Feliciano DV, Schmidt J et al (2001) Skin only or silo closure in the critically ill patient with an open abdomen. *Am J Surg* 182: 670-675.

Tremolières J, Bonfils S & Gros J (1961) L'irrigation paracide lactique: traitement des fistules cuatnées digestives avec sécrétion trypsique et autodigestion pariétale. *Arch Mal Appar Dig* 50: 636-645.

Tresadern JC, Farrand RJ & Irving MH (1983) *Streptococcus milleri* and surgical sepsis. *Ann R Coll Surg Engl* 65: 78-79.

Tudor RG (1990) The interface of inflammatory bowel disease and diverticular disease. In Allan RN, Keighley MRB, Alexander-Williams J & Hawkins CF, editors, *Inflammatory Bowel Diseases*, pp 559-562. Edinburgh: Churchill Livingstone.

Udagawa SM, Portin BA & Bernhoft WH (1974) Actinomycosis of the colon and rectum: report of 2 cases. *Dis Colon Rectum* 17: 687-695.

van Bodegraven AA, Sloots CE, Felt-Bersma RJ & Meuwissen SG (2002) Endosonographic evidence of persistence of Crohn's disease associated fistulas after infliximab treatment, irrespective of clinical response. *Dis Colon Rectum* 45: 39-45.

van Dongen LM & Lubbers EJC (1984) Surgical management of ileosigmoid fistulas in Crohn's disease. *Surg Gynecol Obstetrics* 159: 325-327.

Van Jost JO, Clements M, Ruhland D & Bunte H (1984) Somatostatin bei pankreas und Dunndarhnfisteln. *Z Chir* 109: 527-531.

Van Patter WN, Bargen JA, Dockerty MB et al (1954) Regional enteri-tis. *Gastroenterology* 26: 347-450.

Voitk AJ (1973) Experience with elemental diet in the treatment of inflammatory bowel disease. Is this primary therapy? *Arch Surg* 107: 329-333.

Voitk AJ, Echare V, Brown RA, McArdle AH & Gurd FH (1973) Elemental diet in the treatment of fistulas of the alimentary tract. *Surg Gynecol Obstet* 137: 68-72.

Walker KG, Anderson JH, Iskander N, McKee RF & Finlay IG (2002) Colonic resection for colovesical fistula: 5 year follow up. *Colorectal Dis* 4: 270-274.

Ward JN, Lavengood RW Jr, Nay HR & Draper JW (1970) Diagnosis and treatment of colovesical fistulas. *Surg Gynecol Obstet* 130: 1082-1090.

Watanabe M, Hasegawa H, Yamamoto S, Hibi T & Kitajima M (2002) Successful application of laparoscopic surgery to the treatment of Crohn's disease with fistulas. *Dis Colon Rectum* 45: 1057-1061.

Watanabe S, Honda I, Watanabe K et al (2002) Surgical procedures for digestive fistulas caused by radiation therapy. *Surg Today* 32: 789-791.

Webster MW Jr & Carey LC (1976) Fistulas of the intestinal tract. *Curr Probl Surg* 13: 5-17.

Weese WC & Smith IM (1975) A study of 57 cases of actinomycosis over a 36 year period. *Arch Intern Med* 135: 1562-1568.

Welch JP & Donaldson GA (1974) Perforative carcinoma of colon and rectum. *Ann Surg* 180: 734-740.

West JP, Ring EM, Miller RE & Burke WP (1961) A study of the causes and treatment of external postoperative intestinal fistulas. *Surg Gynecol Obstet* 113: 490-496.

West R & Scott NA (2003) Abdominal fistulizing Crohn's disease. In Sutherland S, editor, *Inflammatory Bowel Diseases*. Edinburgh: Churchill Livingstone.

Westaby S & Everett WG (1978) A wound irrigation device. *Lancet* ii: 503.

Westaby S, McPherson S & Everett WG (1981) Treatment of purulent wounds and fistulas with an adhesive wound irrigation device. *Ann R Coll Surg Engl* 63: 353-356.

Whitely HW & Grabstald H (1975) Conservative management of distal large bowel cancer invading urinary bladder. *Clin Bull Mem Sloan-Kettering Cancer Center* 5: 99-101.

Wilk PJ, Fazio V & Turnbull RB (1977) The dilemma of Crohn's dis-ease—Ileoduodenal fistula complicating Crohn's disease. *Dis Colon Rectum* 20: 387-392.

Williams N, Scott NA & Irving MH (1994) Catheter-related morbidity in patients on home parenteral nutrition: implications for small bowel transplantation. *Ann R Coll Surg Engl* 76: 384-386.

Williams N, Scott NA & Irving MH (1997) Successful management of external duodenal fistula in specialized unit. *Am J Surg* 173: 240-241.

Williams RJ (1954) Vesico-intestinal fistula and Crohn's disease. *Br J Surg* 42: 179-187.

Wilmore DW, Lacey JM, Soultanakis RP, Bosch RL & Byrne TA (1997) Factors predicting a successful outcome after pharmacologic bowel compensation. *Ann Surg* 226: 288-293.

Wise L (1975) Intestinal fistulas and malabsorption. In *American College of Surgeons—Manual on Surgical Nutrition*, p 345. Philadelphia: WB Saunders.

Wolfe BM, Keltner RM & Williams VL (1972) Intestinal fistula output in regular, elemental and intravenous alimentation. *Am J Surg* 124: 803-806.

Wolff BG & Devine RM (2000) Surgical management of diverticulitis. *Am Surg* 66: 153-156.

Womersley J, Boddy K, King PC et al (1972) A comparison of the fat-free mass of young adults estimated by anthropometry, body density and total body potassium content. *Clin Sci* 43: 469-475.

Wu JS, Birnbaum EH, Kodner IJ, Fry RD, Read TE & Fleshman JW (1997) Laparoscopic assisted ileocolic resections in patients with Crohn's disease: are abscesses, phlegmons or recurrent disease contraindications. *Surgery* 122: 682-688.

Yamamoto T, Bain IM, Connolly AB & Keighley MRB (1998) Gastroduodenal fistulas in Crohn's disease. *Dis Colon Rectum* 41: 1287-1292.

Yamamoto T, Allan RN & Keighley MRB (2000) Risk factors for intra-abdominal sepsis after surgery in Crohn's Disease. *Dis Colon Rectum* 43: 1141-1145.

Young-Fadok TM, Wolff BG, Meagher A, Benn PL & Dozois RR (1997) Surgical management of ileosigmoid fistulas in Crohn's disease. *Dis Colon Rectum* 40: 558-561.

Young VR, Haverberg LN, Bilmazes C et al (1973) Potential use of 3-methylhistidine excretion as an index of progressive reduction in muscle catabolism during starvation. *Metabolism* 22: 1429-1436.

53

第 53 章　结肠脓毒症

腹腔内脓毒症并发结肠病变和医源性穿孔是非常严重的情况，需要实施积极的复苏术。当脓毒症呈播扩散状态时需要进行剖腹手术，而当其集中在局部时可采取经皮开放引流的方式（Longo 等，1993；Schein 等，1997；Schein，2002）。穿孔原因包括从新生儿到成年人所有的结直肠疾病和其治疗（Damore 等，1996；Porter 等，1996）。小肠结肠炎在新生儿中最常见；而在年轻人中更多是由肠炎、外伤（Gedebou 等，1997）或者感染引起的。憩室病变（Tagliacozza 和 Tocchi，1997）、恶性肿瘤或者与此相关的并发症，如梗阻、穿孔、梗死（Biondo 等，1997）或放射性穿孔，以及积粪性溃疡（Stephenson 和 Shandall，1995）在老年人中比较常见。因此要做的不仅仅是通过切除、封闭、移除来处理结肠穿孔，同时也要辅之以其他外科手术治疗方法，如灌洗、清创、引流来彻底处理损伤。再次剖腹手术也被考虑以获得明确性的病源控制（Velitchkov 等，1997；Cheadle 和 Spain，2003）。

腹腔内脓毒症或者结肠脓毒症经常会并发引起腹膜（Minson，1991）特别是骨盆（Longo 等，1993）或腹膜后方（Procaccino 等，1991）的局部脓毒症。肠炎、恶性肿瘤、外伤尤其可能引发这些疾病。局部脓毒症还可能会增加切除、吻合大肠病变的难度。大多数脓肿需要实行剖腹手术或经皮开放引流（Flancbaum 等，1990；Stabile 等，1990；Brolin 等，1991），而抗生素主要是用来预防败血症的发生。局部脓毒症引起死亡的数值小于全身性腹膜炎引起的死亡数值，引流术的成功实施能证实这个说法。但是，持续性的肠内感染形成的多发性脓毒症却导致了高的死亡率。特别是伴多器官功能衰竭，治疗的失败更增加了死亡数值（Bartlett，1981；Minson，1991；Mulier 等，2003）。

腹膜和脓毒症

解剖学因素

腹膜间隔可以决定腹腔感染是局限型的还是扩散型的（图 53.1）。这些间隔包括少囊或多囊（图 53.2）以及肝周围的腹膜反折，尤其是膈下间隙（图 53.3）。网膜在局部脓毒症形成中扮演着重要角色，但是在这个过程中可能会造成黏性梗阻（Ellis，1982）。网膜由两种不同的区域形成，半透明区域和富含脂肪的区域。半透明区域由两种相近的间皮细胞组成，包含广泛的胶原纤维和少量的成纤维细胞。另外，此部分还含有大量随机的开窗结构，形成了一种网状筛孔（Wilkosz 等，2005）。

脏腹膜与肠系膜很大程度上由回流入门静脉的内脏血管供血。壁腹膜则由回流向下腔静脉的低位肋间、肋下、腰、髂动脉分支供血。壁腹膜与腹壁由相同的脊神经支配。因此，壁腹膜的刺激会造成躯体疼痛。相比之下，脏腹膜没有疼痛受体。这些区别是造成壁腹膜受刺激时疼痛性质、定位以及肌肉痉挛发生的原因。脏腹膜的神经分布决定了内脏病痛的定位不准确。盆腔炎引起的不适可能会蔓延到臀部或腿部。横膈中央炎症引起的疼痛通过膈神经的传入纤维到达肩端。横膈外周的刺激通过肋间神经传播到胸壁或腹壁。在呼吸作用的协助下（Leak and Rahil，1978）（图 53.4），淋巴引流和腹膜液循环在细菌疏散与清除（Autio，1964）过程

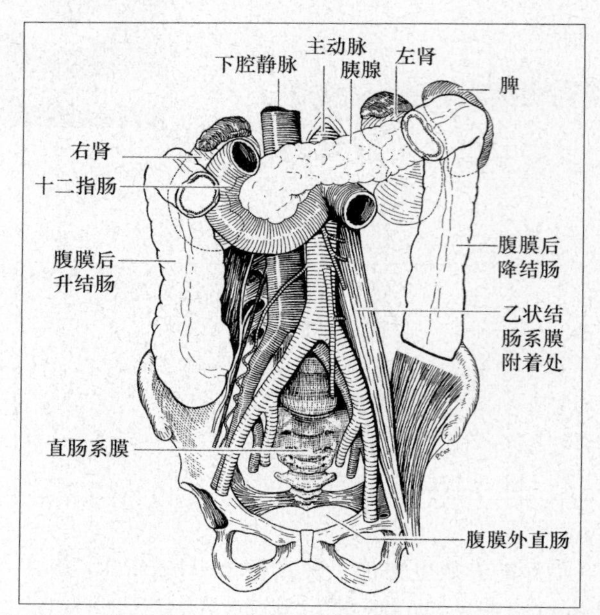

图 53.1 腹膜间隔图示。包括升结肠、降结肠、乙状结肠系膜与直肠系膜等腹膜后结构的后腹壁解剖图。

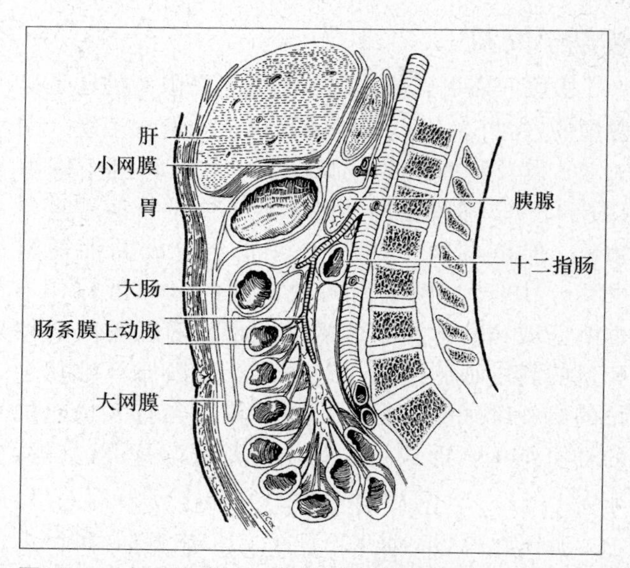

图 53.2 小型液囊。图中所示为腹壁腹膜层、小肠、结肠、胃与肝脏。

中发挥着重要作用。

腹膜的表面积约为 $1.7m^2$，水、电解液、溶质能很快通过。表面积较大而产生的一种后果是在腹膜炎时液体和电解质的大量损耗（Shear 等，1965，1966a，b）。体温、氧分压、pH 值、钙浓度的变化以及类固醇、抗利尿激素、组胺等药物制剂都能改变腹膜的通透性。直径小于 30 000nm 的分子能很快从腹膜腔进入循环。分子量大于 2 000 的微粒易于被淋巴细胞清除（Aune，1970）。经由

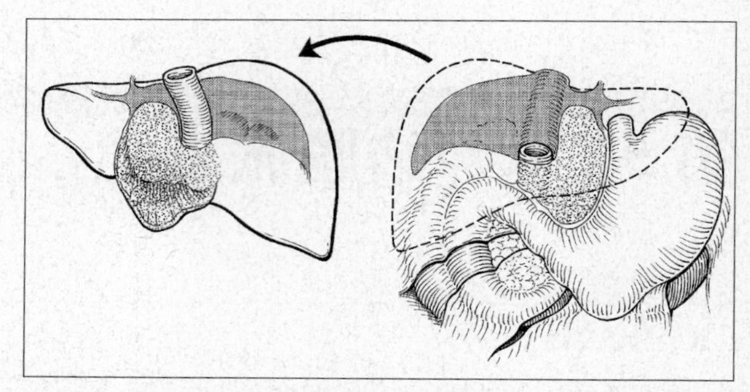

图 53.3 膈下空间。图中所示为肝胆相互作用的部分，以便更好观察肝脏周围空间以及它们同膈、胰、胃、右结肠之间的关系。

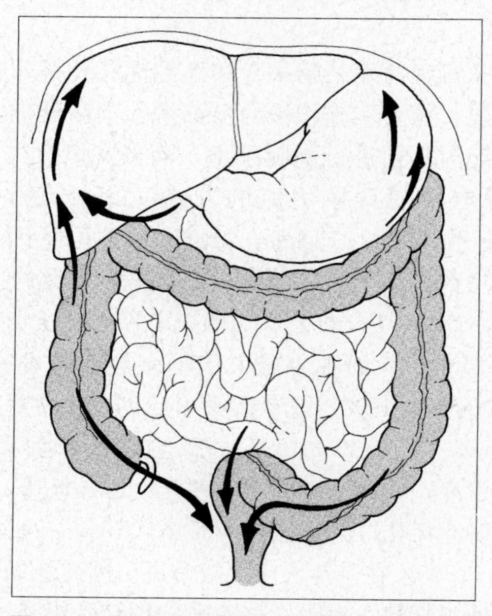

图 54.4 腹膜中的液体循环。腹膜中的液体在呼吸作用的推动下进行着持续的运动。

腹膜的液体交换效率很高，血清与腹膜液在 2 个小时内就达到盐平衡，随后液体的流动速度保持在 30ml/h（Kraft 等，1968）。最初的腹膜液体交换速率取决于渗透梯度，并被淋巴细胞清除。当发生炎症时，腹膜液体交换更频繁，因此必须采取有效的腹腔灌洗。如果没有采用等渗制剂，将会出现液体超负荷或者脱水的症状。

腹膜炎以及腹内脓肿的形成

原发性腹膜炎是自发形成的，而不是感染进程的结果。在肝硬化病人中，感染因素比较常见。当微生物由肠腔进入腹腔时，就引起了腹膜感染（Marshall，2004）。原发性腹膜炎也在女性身上发

生，是由生殖道微生物引起。继发性腹膜炎是由于胃肠道的机械性损坏引发的。分离的细菌种类反映其在相关胃肠道定殖的方式。胃穿孔或者十二指肠穿孔造成的炎症，其过程是化学性质的，而结肠穿孔可引发多种细菌性感染（Marshall，2004）。

腹膜炎刺激粘连的形成力图产生局部脓肿（Rafferty，1973，1979；Ellis，1982）。从发炎的腹膜释放出的组胺和其他血管活性肽，能促进血管通透性增加并且产生富含纤维蛋白原的蛋白渗出液。损伤部位的间皮细胞能释放促凝血酶原激酶，使得纤维蛋白原转化为纤维蛋白。纤维蛋白通过纤溶作用，转移出腹膜腔。如果纤溶作用过度，则纤维蛋白沉积导致粘连的作用受损（Hau 等，1979b）。在这种情况下，粘连将会因纤维蛋白溶酶原激活的激活而减少（Menzies 和 Ellis，1989）。这个过程也包括氧自由基的参与，它能被黄嘌呤氧化酶抑制剂如别嘌呤醇、类固醇、超氧化物歧化酶等修饰（Buckman 等，1976b；Kappas 等，1992）。腹膜腔里有常驻细胞与流动细胞，它们都在抵抗细菌入侵的自身防御反应中起着重要作用。单核巨噬细胞在健康人体腹膜腔中的比例较大，而间皮细胞和树突细胞在机体防御中也起到了一定的作用（Broche 和 Tellado，2001）。

腹膜炎症中纤维蛋白溶解的减弱能使纤维蛋白捕获细菌（Buckman 等，1976a），而不是经历正常的吞噬细胞吞噬细菌的过程。另一方面，游离的细菌能被膈肌淋巴细胞迅速清除（图 53.5）。腹膜炎导致细胞因子、调理素、白细胞和巨噬细胞活力的增加，发炎的过程刺激淋巴细胞的产生，其能辅助细菌进行自身消亡（Hau 等，1979a；VanderBerg 等，1980；Bone，1991；Wakabayashi 等，1996）。但如果腹膜炎一直持续，这种自主防御将被破坏，从而导致败血症（Glauser 等，1991；Parillo，1993）。腹膜在清除蛋白酶-抗蛋白酶复合物这方面起着积极的作用（Ryan，1981；Delshammar 等，1989）。透明质酸作用剂通过调节发炎性应答反应，增强纤维蛋白的溶解，最终可能会导致腹内脓毒症与脓肿的形成（Reijnen 等，2003）。

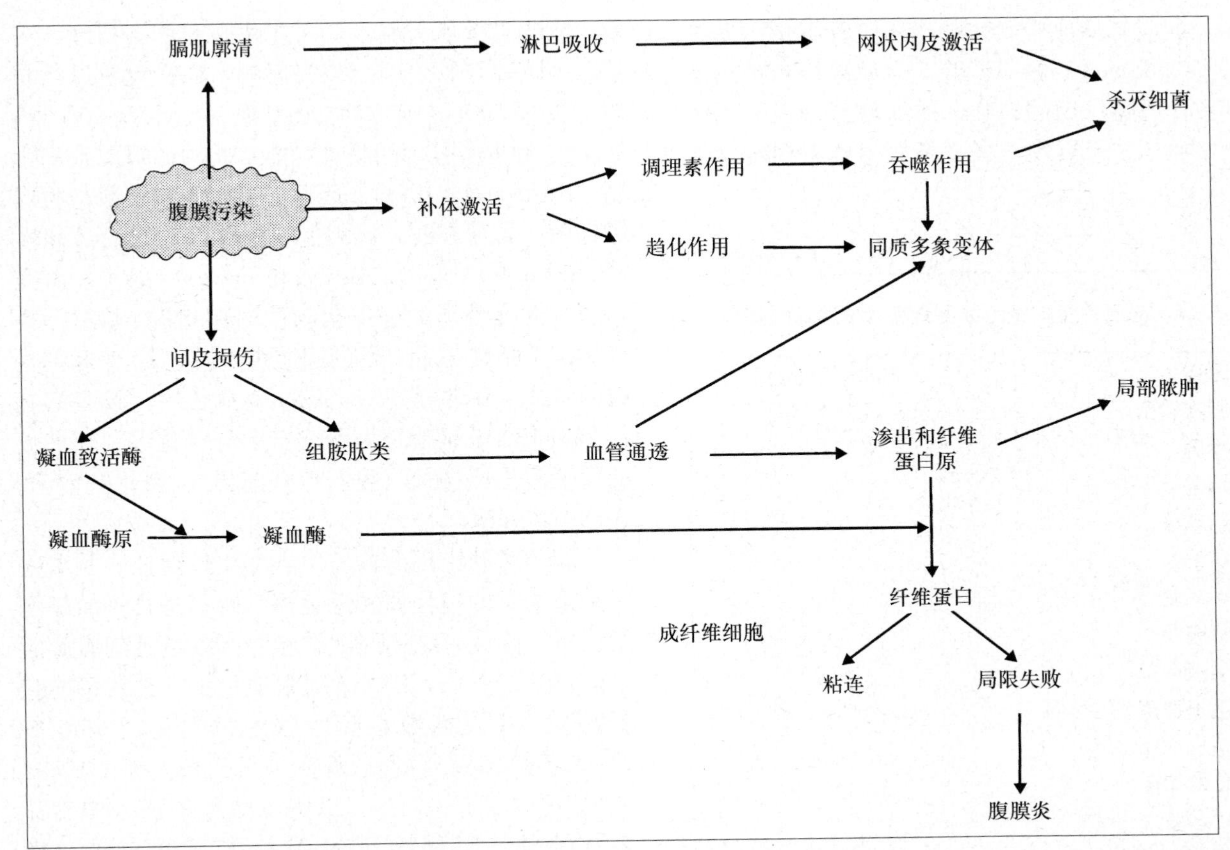

图 53.5 结肠穿孔引发腹膜炎的发病机制。在腹膜感染中，膈肌间隙和淋巴吸收相互作用以防止局限化形成脓肿。纤维蛋白的活化会使局部化进程失效。

大肠病变引起的腹膜炎总是与大量的专性厌氧菌（表 53.1）和一些兼性厌氧菌有关，如消化球菌、消化链球菌、梭形杆菌以及拟杆菌（Sykes 等，1976；Eykyn，1982；Kasper 和 Onderdonk，1982），而与大量的需氧菌也有关系，特别是大肠埃希菌、肠球菌、克雷伯杆菌、变形杆菌和铜绿假单胞菌（Gorbach，1971；Keighley 和 Burdon，1979）。尽管在局部脓毒症状中厌氧菌致病性更大（Cheadle，1992；Solomkin 等，1996），但现在大多数专家都承认是需氧菌和厌氧菌是互相协作。在腹膜腔内，外源物质与坏死的组织会增强大肠埃希菌的毒性，其他佐剂包括钡、黏液、胆汁、粪便和血液（Lee 等，1979；Yamamura 等，1985）。并发产生脓肿的腹内脓毒症中，脆弱类杆菌是最常见的分离菌，有 83%都得以培养阳性（Wang 和 Wilson，1977）。Aeder（1983）等已经从 23 例脓肿中发现了大肠埃希菌，16 例中发现了脆弱类杆菌，10 例中发现了其他一些厌氧细菌（表 53.2）。克罗恩病中周期复发脓肿的一个可能因素是没能适当处理肠球菌（Dougherty，1984）。米勒链球菌也依然是难治性结肠来源腹内脓毒症的一个重要病因（Stelzmueller 等，2005）。

表 53.2 腹腔内感染的微生物（伯明翰数据 1976—1982）

	克罗恩病	其他结直肠病
白色葡萄球菌	6	7
金黄色葡萄球菌	4	8
非溶血性链球菌	5	4
β-溶血性链球菌	6	6
革绿色链球菌	15	18
肠球菌	16	18
大肠埃希菌	21	24
克雷伯菌	7	11
变形杆菌	6	7
肠杆菌	2	2
铜绿假单胞菌	1	6
脆弱拟杆菌	17	26
消化球菌	2	3
消化链球菌	4	18
梭菌	2	24

在炎症应答反应中，脓肿能通过纤维蛋白使细菌聚集（Onderdonk 等，1978），但如果纤维蛋白溶解受损致使吞噬作用的缺损，那即使调理素与网膜依然正常运作，聚集效应也不会发生或者根本就无效。成功实行了引流术，一些脓肿照样会持续，正是因为脓肿与肠之间会相互影响，如在克罗恩病与憩室炎中就有这样的情况出现（Saverymuttu 等，1985）。脆弱类杆菌的膜囊可能是脓肿的重要致病机制（Kasper 等，1971）。因此，当大肠埃希菌与脆弱类杆菌一起存在时，比它们单独存在时更有致病性（Rotstein 等，1985）。Brook 和 Frazier（2000）研究了憩室炎感染下的好氧菌与厌氧菌情况，其中 110 个病例是肠穿孔后引发的腹腔膜炎症，22 个病例是腹内脓肿。在伴随憩室炎的感染病例中，较多的好氧菌和兼性厌氧菌是大肠埃希菌与链球菌。较多见的厌氧菌是拟杆菌（脆弱拟杆菌群）、消化链球菌、梭菌与梭杆菌。

表 53.1 粪便性腹膜炎的细菌分离（伯明翰数据）

病原体	例数（75 例）
大肠埃希菌	37
肠球菌	21
链球菌	20
葡萄球菌	13
克雷伯菌	17
变形杆菌	5
假单胞菌	11
脆弱拟杆菌	69
其他拟杆菌	34
梭菌	14
消化链球菌	22
消化球菌	3
梭杆菌	7
真菌	4

腹内脓肿出现的典型位点都比较随性，并取决于细菌聚集的过程和邻近结构，而不是具体的解剖学位置。因此，结肠周围的脓肿可以蔓延到腹膜后（Hau 等，1979a，b）。左叶肝脏的上下部皆可能找到脓肿。多发性数腹腔内脓肿很常见，Snini 等（1983）就曾报道的比例为 30%，Fry 等（1980）也报道的比例为 15%。患膈下脓肿的病人中常见多发脓肿。四种膈下间隙都很有随意性（图 53.6）。其他位点包括骨盆脓肿、腰大肌脓肿、腿部或者腹股沟的脓肿（Rotstein 等，1985；Leu 等，

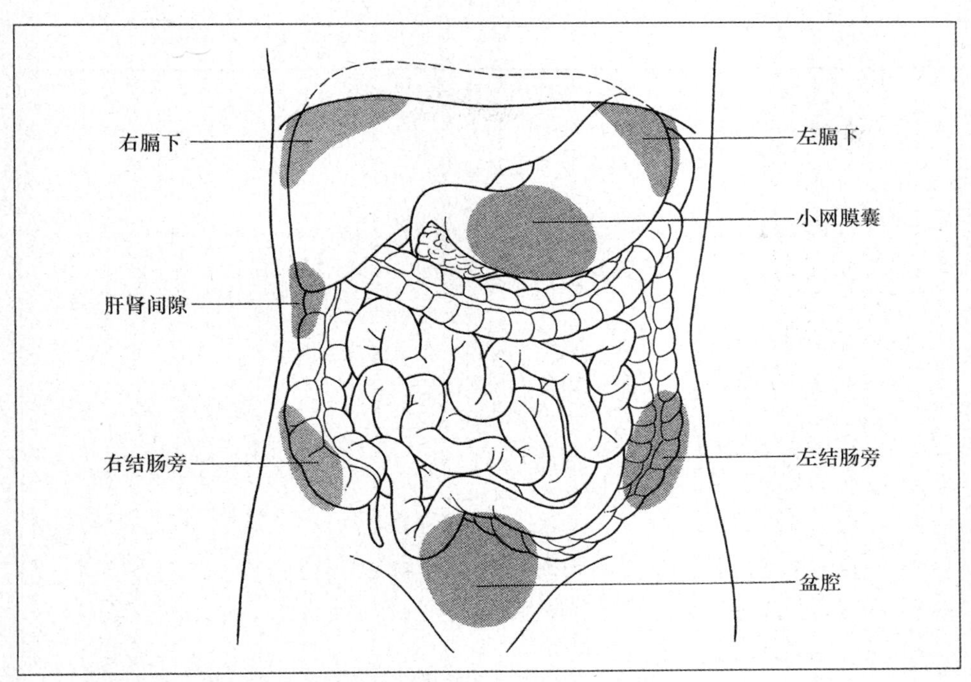

图 53.6　腹内脓肿的主要发病位点图示。

1986；Bartolo 等，1987；Cybulsky 和 Tam，1990），经常并发结肠疾病。在克罗恩病中，40%的病人与腹腔壁出现病变有关，29%与腹膜腔病变有关，26%与腹膜后腔病变有关，6%与膈下间隙病变有关（Yamaguchi 等，2004）（图 53.7）。

腹腔内脓毒症的病因学

腹膜炎根据临床诊断被分为原发性腹膜炎、继发性腹膜炎和三级腹膜炎（Cheadle 和 Spain，2003）。

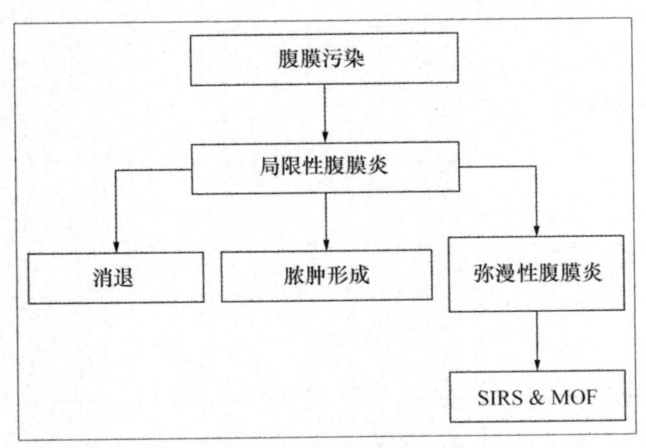

图 53.7　自然进程。图中所示为当腹膜腔被消化道细菌感染时，会出现的三种临床结果。虽然少数情况下炎症会自然消退，但更多的情况还是会因脓肿和全身性腹膜炎造成系统炎症应答和器官机能失调。MOF＝多器官衰竭；SIRS＝系统炎性应答（Cheadle 和 Spain，2003）

- 原发性细菌性腹膜炎通常出现在肝病患者、腹水患者和那些接受腹膜透析的患者身上。
- 继发性腹膜炎多由消化道细菌进入相对无菌的腹膜腔引起的感染而引发。
- 三级腹膜炎相对来说提法比较新，是那些需要采取多个手术来控制感染源的病人所特有的。

对于结肠病变中出现的继发性腹膜炎而言，常见的病因是癌变、溃疡性结肠炎、憩室病变、肠扭结、放射性骨疽、外伤和手术渗漏（图 53.8）（Hudspeth，1975；Goris，1980；Stone 和 Fabian，1981；Penninckx 等，1983）（表 53.3 和表 53.4）。乙状结肠是憩室病变和结肠癌中最常见的穿孔位点（图 53.10）（Umpleby 和 Williamson，1984）。

先天性

先天性紊乱可能会造成粪型腹膜炎，这样的梗阻包括无孔肛门、先天性巨结肠、肠扭结和肠道转位不全。结肠重复畸形穿孔可能也会有但这种重复畸形很少与肠相通，并且粪性腹膜炎也不常见（Ryckman 等，1983）。

新生儿

婴儿患腹膜炎可能是由坏死性小肠结肠炎引起的（Mizrani 等，1965）。黏膜缺血形成的未发育完

表 53.3 结肠穿孔原因

先天的
- 先天性巨结肠
- 肛门直肠畸形
- 结肠重复
- 旋转不良

后天的
- 急性感染：急性菌痢
  - 急性弯曲杆菌结肠炎
  - 阿米巴结肠炎
  - 巨细胞病毒结肠炎
- 慢性感染：结核
  - 裂体吸虫病
  - 南美洲锥虫病
- 梗阻：肠扭转
  - 恶性肿瘤
- 局部缺血：坏死性肠炎
  - 急性出血坏死性肠炎
  - 新生儿小肠结肠炎
  - 急性坏死性小肠结肠炎
  - 放射性肠炎
  - 胶原代谢障碍
  - 结肠后手术
  - 缺血性结肠炎
- 术后：吻合口裂开
- 医源性：血管栓塞治疗
  - 甾类、麦角、非甾类抗炎因子
  - 内镜
  - 钡
  - 粪便
- 损伤性：钝性
  - 穿透性损伤
  - 炎性：溃疡性结肠炎
  - 克罗恩病
  - 憩室病
  - 新生物：大肠癌

表 53.4 住院患者继发性细菌结肠膜炎原因

类型	原因
术后腹膜炎	吻合口瘘
程序性并发症	无意或忽略的肠损伤
	感染的血肿、胆汁瘤
	继发于胃肠镜的穿孔
	继发于腹腔镜套管针穿刺或腹腔穿刺术的肠损伤
	胃造口管或盲肠造口管的移位
	继发于血管造影术后的肠缺血
自发的胃肠逆穿孔	胃或十二指肠溃疡穿孔
小肠局部缺血	低灌注后的迟发性缺血
	肠系膜静脉血栓
	肠系动脉术后
设备相关感染	无结石胆囊炎
	腹膜透析性腹膜炎
	脑室腹腔分流感染
免疫获得性感染	阑尾炎
	憩室炎

全的岛区导致新结构的穿孔，有时还伴随先天性巨结肠症的并发（参见第 59 章）。Buchheit 与 Stewart（1994）已经成功区分出婴儿的病灶型肠穿孔和坏死性小肠结肠炎。在他们的研究中，患有局部腹膜炎的患者，更适合在穿孔的 48 小时内在适当位置运用脐动脉导管来接受高剂量的消炎痛以顺利度过初级手术治疗并且存活下来直到离开医院。患有坏死性小肠结肠炎的患者更适合接受肠道喂养，

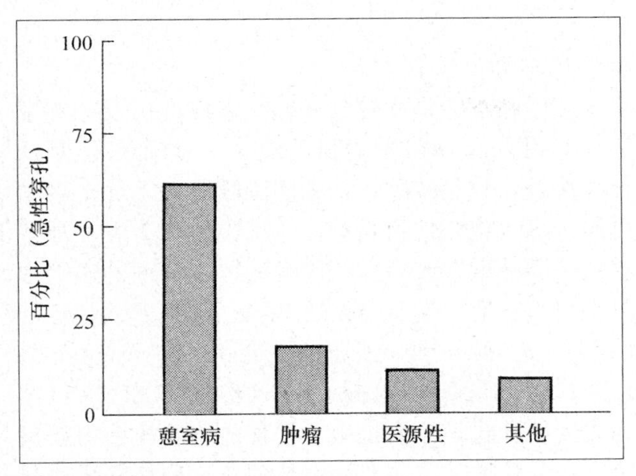

图 53.8 引发结肠穿孔的原因示意图。

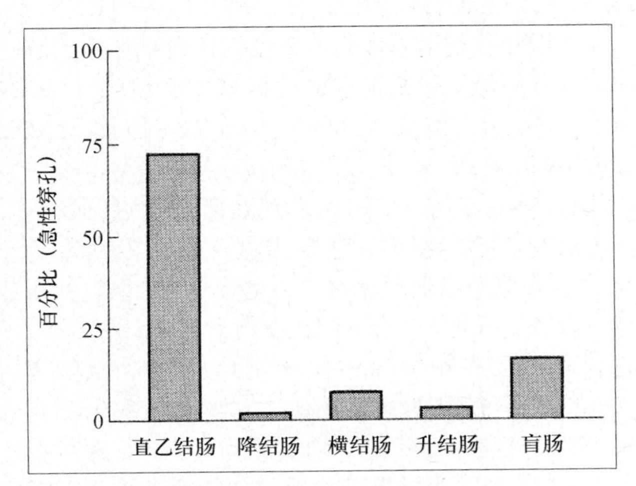

图 53.9 憩室病变中的穿孔位点示意图。

诊断期间患者还可能患上代谢性酸中毒病症和白细胞减少症（Buchheit 和 Stewart，1994）。Coates 等（2005）随后也表明了，相比引起坏死性小肠结肠型腹膜炎的肠杆菌来说，假丝酵母菌和凝固酶阴性的葡萄球菌则是病灶型肠穿孔腹膜炎的主要病原体。

缺血

心肺转流术应用于结肠缺血造成的死亡情况下。Fitzgerald 等（2002）研究了 14 521 位实行了心肺转流手术的病患，其中 24 位（0.17%）出现了内脏缺血。在这 24 人中，多数的缺血位置（16/24）位于结肠。内脏缺血病人多可能出现在以下几种情况，女性患者（RR=2.1），血液循环需时较长的患者（92.2 *vs.* 74.2），未接受冠状动脉搭桥术的患者（RR=2.6），患有终末期肾病的患者（RR=16.7）。作者总结得出，考虑到内脏特别是结肠缺血的发病

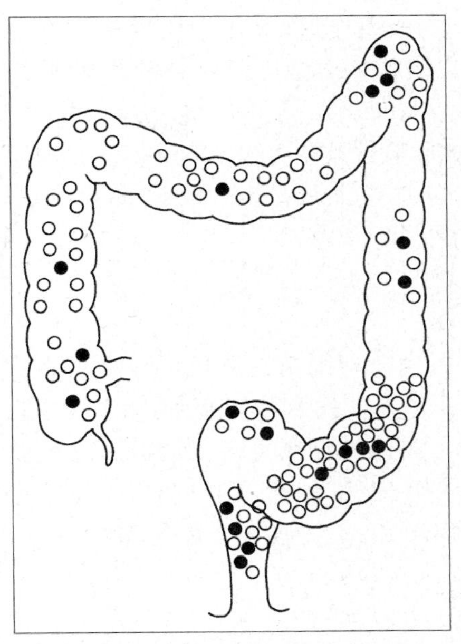

图 53.10 结肠癌中的穿孔位点示意图。○，未穿孔位点（n=106）；●，穿孔位点（n=22）。

率和死亡率，有致病因素的患者（终末期肾病患者、女性患者、未接受冠状动脉搭桥术的患者、血液循环较长的患者）应该在搭桥手术后以及此后表现出临床病症时尽早进行常规的结肠内镜检查（Fitzgerald 等，2000）。在新几内亚，“猪痢”造成了部分肠坏疽，这是由于产气荚膜梭菌产生了坏死性 α 毒素和 β 毒素（Murrell 等，1966；Lawrence 和 Walker，1976）。在德国也发现坏死性小肠炎具有相同的表现，被称为“darmbrand”（Flick 和 Wolken，1949）。在印度和泰国也被报道出急性坏死性结肠炎的病症表现（Welch 和 Sumitswan，1975；Pujari 和 Doedhare，1980）（参见第 56 章）。

急性坏死性结肠炎（Killingback 和 Williams，1961）可能是缺血性（Tanner 和 Hardy，1968），感染性或者梗阻性的（Hermann 等，1965；Dencker 等，1969；Saegesser 和 Samblom，1975；Teasdale 和 Mortensen，1983）。穿孔的其他缺血原因包括移植后缺血性坏疽（Aquilo 等，1976；Warshaw 等，1976；Guice 等，1979），放射性坏疽，肠扭结，药物引起的缺血（Sloane 和 Anderson，1980），胶原蛋白失调，动脉炎（Spotnitz 等，1984），血管血栓（Gate 和 Gaginer，1983），主动脉后手术（Powis 等，1972；Sawyer 等，1978），治疗性冠状动脉栓塞（Gerlock 等，1981）和自发缺血性结肠炎（Sakai 等，1980；Flynn 等，

1983；Guly 和 Stewart，1983；Rist 等，1984）（参见第 50 章）。结肠坏疽会因急性坏死性胰腺炎的发作而被引发（Abcarian 等，1979；Russell 等，1983），或者与大肠假性梗阻并发（Ninatvongs 等，1982；Addison，1983；Bode 等，1984；Nakhagevany，1984）（参见第 47 章）。

急性与慢性感染

穿孔可能会并发急性细菌性痢疾，弯曲菌结肠炎（Ho 等，1987），不含伤寒沙门菌的沙门菌感染（Chao 等，2000），阿米巴结肠炎，巨细胞病毒和假膜性结肠炎（参见第 54 和第 55 章）。偶尔也会并发肺结核，血吸虫病和 Chagas' 病（参见 56 章）。

炎症

溃疡性结肠炎

在溃疡性结肠炎中，毒性巨结肠症是粪型腹膜炎最为普遍的病因（Van Heerden 等，1978；Margolis 等，1979；Albrechtsen 等，1981；Grant 和 Dozois，1984），但穿孔可能是由于粪型溃疡或者类固醇激素疗法导致（Goligher，1961；Remine 和 McIlrath，1980；Stepenson 和 Shandall，1955）。在恶性肿瘤并发的结肠炎中会出现偶然性穿孔（Slaney 和 Brooke，1952；Edwards 和 Truelove，1964；Hughes 等，1978；Serrano 等，1981）。Fry 和 Atkinson（1976）报道了他们研究的 1 140 个肠炎患者中就有 23 例患有毒性扩张症，10 例出现穿孔并且 6 人死亡（60%）（参见第 36 章）。最近 Hyman 等（2005）报到出 101 位因肠炎接受紧急结肠切除术的患者中有 5 例结肠游离穿孔。

克罗恩病

虽然已经认识到克罗恩病（Schofield，1982）中会出现暴发性结肠炎和和毒性巨结肠症，但穿孔现象相对来说并不常见（Greenstein 等，1987），在 1974 年前这样的病例只报道过 4 起（Tolins 和 Cornell，1967；Jarrett 和 Brooke，1970；Steinberg 等，1973）。在小肠中，游离穿孔更为常见（Kyle 等，1968；Nasr 等，1969；Menguy，1972；Werbin 等，2003）。穿孔结肠穿孔主要由毒性扩张症引起（Jarrett 和 Brooke，1970），而局部脓毒可能是由于全壁病变（Fisher 等，1976；Svames 等，1976）（见第 39 和第 45 章）。

憩室病与粪型穿孔

腹内脓毒症是比较常见的憩室病变引发的并发症（Tagliacozzo 和 Tocchi，1997），脓毒可能是局部的块状，或是脓肿。结肠周围脓肿的不完全聚集可能会导致化脓性腹膜炎。粪型腹膜炎有时在那些服用类固醇激素或不含类固醇的抗炎药剂的病人中不那么常见，它可能是由粪溃疡所引起的（Howlett 等，1979；Stephenson 和 Shandall，1995；Morris 等，2003a，b）（参见第 33 章）。结肠先天性穿孔被认为是由于增强的管腔压使得肌肉壁一部分区域变得薄弱而引起的，这种病症无法与穿孔的憩室病相区分（Duffield 和 Vanburen，1969；Chriteas 等，1969；Havia1971）。

粪型穿孔是由固体粪便造成的缺血型坏疽引起的，这种粪便能引起肠壁部分区域发生溃疡（Stremple 等，1973；Serpell 和 Nicholls，1990），在诊断中很难区分出来（Carter 和 Kirkpatrick，1973）。Maurer 等（2000）发现在所有通过剖腹进行结肠手术的病例中，结肠粪型穿孔的发病率为 0.5%；在紧急结肠手术中，发病率为 1.2%；在所有结肠穿孔病例中，粪型穿孔发病率为 3.2%。病人的平均年龄为 59 岁（中位数年龄 64 岁，范围为 22～85 岁），所有的穿孔都位于左半结肠或上部直肠。圆形或卵形穿孔的平均直径为 3.6cm。在所有病人中都发现了肠内积粪，其突出于穿孔位点。但在其中 3 个病人中，肠内积粪位于游离腹腔内。总体来说，粪型腹膜炎在研究中是常见的（Maurer 等，2000）。

肿瘤

大肠恶性肿瘤伴发的穿孔可能是由于局部肿瘤的生长渗入肠道结构，并伴有脓肿。这些情况下几乎都是局限进展性肿瘤（第 29 章）。或者，穿孔靠近肿瘤阻塞，尽管盲肠瓣膜功能依然正常，却导致盲肠的缺血性坏疽（见第 47 章）。这种并发症在实施了结肠扩展缓解了阻塞之后仍然可能存在（Knop 等，2004）。

Peloquin（1975）在 193 位病患中曾发现过 9 例（5%）近端穿孔并发肿瘤阻塞的情况，有 57 例因在肿瘤位点自身渗透而引起穿孔（29%）。他研究的病患中有超过一半的人患有肝转移瘤，不到 1/4 的可以进行切除，死亡率高达 35%。Kelly 等（1981）报道在他们的研究中，大肠癌的患者只有

27人出现穿孔（4%），其中20人的穿孔出现在癌瘤位点，另外7人的穿孔则位于癌瘤邻侧。手术的死亡率是33%，能活过5年的只有7%。在其他人的研究中也有相似的情形存在（Devitt等，1970；Welch和Donaldson，1974；Dutton等，1976；Day和Bates，1984）。另外一组包括1 850位结直肠癌患的研究中，有48位（2.6%）患者出现了结肠穿孔，其中35例穿孔出现在癌瘤位点，另外13例位于癌瘤邻侧（Chen和Sheen-Chen，2000）。

良性梗阻

穿孔也可能在无癌瘤的结肠梗阻附近形成，如放射性狭窄和克罗恩病。穿孔也可能并发出结肠假性梗阻（Saunder，2004）和盲肠扭转或乙状结肠扭转。穿孔并发出乙状结肠扭转的概率只为10%，比起并发形成盲肠扭转的概率要小很多（Meyers等，1972；Kronborg和Lauritsen，1975；Rivas和Dennison，1978；Anderson和Lee，1981）。尽管这样，穿孔导致的死亡率通常却大于50%（Khoury等，1977）。

放射损伤

相对结肠穿孔形成的腹内脓毒来说，体外放射引起的小肠损伤更为常见（参见第51章）。Russell和Welch（1979）曾经报道过12例放射引发的穿孔中只有4例是位于结肠。直肠游离性穿孔并不常见，除非实施了子宫移植。坏疽在大肠中的常发位点是盲肠和乙状结肠，因为这两个位点都是流动型，且都很接近子宫的位置（Wellwood和Jackson，1973；Jackson，1976）。Ramirez等（2001）曾报道过27位因宫颈癌接受放射治疗的病人后来发生了乙状结肠穿孔。病人的平均年龄为50岁，从放射治疗完成到并发穿孔的中间时间是13个月（3～98个月）。27为病患中只有5位（18.5%）出现急性腹膜炎的症状，8位（30%）出现痛感，还有11位（41%）没有临床症状。有两位病患死后才被诊断出。其余25位病患中17位（68%）出现局部脓肿。实施过紧急探察术的病患中有3位在手术后死亡，观察过一段时间后再进行手术的病患中有7人在手术后死亡（10/25，40%）。作者总结认为，对宫颈癌进行的骨盆区放射治疗并发的乙状结肠穿孔并不以内脏破裂的典型症状出现。

外伤和其他缘由

关于钝伤和穿透伤详见48章。在那章内容中也同样谈及到了治疗方面的原因，重点讲述了内镜检查和钡穿孔（Williams和Lewis，1978；Seow-Choen等，1995；Damore等，1996；Gedebou等，1996；Anderson等，2000；Cobb等，2004；Ker等，2004）。其他损伤包括结肠金属支架自我扩张（Camunez等，2000；Sstian等，2004），腹腔镜检查中的吹入针和套管针插入物造成的结肠损伤（Berry和Rangraj，1998），经皮内镜胃造瘘术的放置和脑室与腹膜分流器的插入物（Maccabee等，2000）。除此之外，口服物质（Reddy等，1999），外来躯体插入直肠也能导致结肠穿孔（Lake等，2004）。腹膜炎也可由持续进行的腹膜透析并发形成（Solaro等，1987；Miller等，1998），一般它能影响血液透析和免疫受损病人（Alexander等，1986；Church等，1986）移植术的进行（Brady和Welch，1985）。其他引起结肠穿孔的治疗方面的原因还包括止痛剂的使用（Schiffman等，2005）和冠状动脉栓塞的治疗。

结肠穿孔

学术研究

结肠穿孔通常都能通过历史和临床观察到的症状中得到判断。在一些病例中，结肠穿孔会导致大规模的皮下气肿（Haut等，2002）。在30%～60%的病例中，常规X线检测都将会显示膈膜下游气体（Lin，2004）。在腹膜内是否存在游离气体没有得到证实的情况下，如果怀疑病人出现结肠穿孔，可以通过对X线照射的检测结果进行诊断。对穿孔疑似病人采用对比灌肠也是不明智的，因为穿孔还可能由革兰阴性败血症引起，虽然它对于吻合口瘘的诊断相当有效，采用水溶性的对比剂效果更好（Wexner和Dailey，1986）。Gagne等（2002）对有腹痛症状，不明病因的酸毒症或肿毒症，或者肠系膜局部缺血症状的ICU病患运用了床边诊断型微型腹腔镜检查（3，3-mm腹腔镜及器材）。整个过程采用了局部麻醉和静脉镇静；气腹由压力为8～10mmHg的N_2O形成。20个病患中有19位通过运用这项技术而避免了治疗性的剖腹手术（Gagne等，2002）。然而谨慎这个词还是要强调的，我们中其中一个就曾遭遇了致命败血症，当时是在对粪型腹膜炎实施腹腔镜检查。腹膜炎是因高压下细菌毒素通过发炎的腹膜进入循环而引发的。

在腹内肿毒症中，腹部CT扫描依然是最有效的成像形式（Velmahos等，1999；Marshall和Innes，2003）。Yeung等（2004）评价了CT在确定肠穿孔中的作用。比起直立胸片和腹部X线片来说，CT更常被运用来检测腔外气体［69%（42例病案中有29例）*vs.*19%（42例病案中有8例）；$Z=4.62>Z_{0.01}=2.326$］。相比较于胃肠末端穿孔，胃肠邻侧穿孔出现CT镰刀带症状和腹水的概率要高很多。胃肠末端穿孔呈现有更多的分散状气袋，肠壁增厚，脓肿形成以及脂肪受累。CT镰刀带症状，分散气袋，肠壁增厚和脂肪受累则是非常重要的区分胃肠邻侧穿孔和胃肠末端穿孔的特征（$P<0.05$）（Yeung等，2004）。Miki等（2004）发现CT检查的结果：自由气体，感染块，感染脂肪症状，腔外液体的聚集，肠壁增厚和结肠壁中断都能暗示出结肠穿孔发生的位点。提到6个结肠穿孔的病例有4个能被想象出结肠壁破裂。Heffernan等（2005）描述了粪型肠炎表现：粪便阻塞，病灶结肠壁增厚，邻近脂肪受累。他们总结出如果分辨阻塞不能迅速得到缓解，那么这种现象将会导致结肠穿孔和腹膜炎的发生。

复苏

腹内感染病人的初期治疗是复苏和生理器官系统的支持，并结合恰当的观测（Marshall和Innes，2003）。休克的穿孔病人必须迅速实行复苏急救（Glauser等，1994；Natanson等，1994）。复苏能帮助血液动态平衡的重建和重要器官充盈（Stafford和Weigelt，2002）。严重脓毒症的固有特征包括动脉与静脉循环的末梢区域血管紧张性下降，氧利用不足导致的乳酸中毒和不同程度的心肌失调（MacKenzie，2001）。这些症状有着时间上的连续性，其精准的模式取决于感染的速度、治疗方法、病人年龄以及其自身还有的一些共发症的影响（MacKenzie，2001）。液体和电解质的损耗，以及酸碱失衡应该尽可能快地被修正过来（Altemeier等，1976）。尽早的复苏可能非常重要（Marshall和Innes，2003）。应该对病人实施导尿，这样每小时的产尿量才能被检测到。进行血液交叉配型，测量血红蛋白、血细胞比容、肌氨酸酐、电解质、动脉血气分析和血液培养。如果病患发生休克，需要采用辅助呼吸设备。当麻痹性肠梗阻发生时应插入鼻饲管来实行胃与小肠的减压。

抗生素的应用

立即采取全身抗生素用药来控制败血症。抗生素不能用药时间太长，而且也要根据病人本身的耐受性对其进行严格的选择（Jones等，1985；Winslett等，1990；Schein等，1994；Bohnen，1998；Marshall和Innes，2003）。抗菌治疗的目的是要控制菌血症，帮助抑制感染扩大并辅助自主免疫防御系统来应对感染过程（Dawes等，1980）。避免采用会造成敏感性或超敏性效果的药剂，或者那些能影响肠内正常微生物群的药剂（Mogg等，1979；Watts等；Sanderson，1983；Morris等，1984）（见第3章）。

对于患有粪型腹膜炎的患者来说，常规的抗生素主要选择广谱头孢菌素控制需氧革兰阳性菌，硝基咪唑控制厌氧菌。其他药物也有重要作用，包括脲基类青霉素、穿透作用强的喹诺酮类（Silverman等，1986；Yoshioka等，1991），以及亚胺培南（Tornquist等，1985）。Madan（2004）提出环丙沙星加甲硝唑的组合是一种的高效安全的治疗腹内感染的方法。Dupont等（2000）发现在对患有严重全面腹膜炎的患者的治疗中，哌拉西林加上他唑巴坦的临床效力和安全性同它与阿米卡星同用时一样好。Solomokin等（2003）将复杂腹内感染定义为从空腔脏器起源扩展到腹膜腔并伴有脓肿或腹膜炎。推荐治疗这些感染的抗生素可以为单药物药剂或者联合的疗法（表53.5）。原则上认为针对确定感染的抗菌治疗应该持续到感染临床症状的消失，包括体温和白细胞数量都恢复正常，胃肠道功能也恢复正常。

Wong等（2005）在Cochrane系统评论中考虑了随机与半随机对照实验的结果，这些实验比较了继发性腹膜炎成年患者不同的抗生素疗法。包含5094位病患的40项研究都符合选择标准。所有的抗生素在临床成效方面都呈现出一种不确切的可比性。在这些疗法中，死亡率并没太大的差异。Sotto等（2002）检测了抗生素疗法改进后的影响，这些变动是根据手术后腹膜腔内的菌群培养情况作出的。在120位继发性腹膜炎30天内死亡的患者病患中，可通过下面的特征所预测：急性生理学和慢性健康评估（APACHE）Ⅱ评分（$P=0.005$），年龄（$P=0.002$），手术期间取样肠球菌情况（$P=0.02$），诊断到手术期间肠球菌的情况（$P=0.04$）。比较显示，根据手术中腹膜菌群繁殖情况在术后更改了抗菌疗

表 53.5　复杂腹腔内感染的推荐治疗措施

治疗类型	轻-中度感染推荐用药	重度-危重感染推荐用药
单药		
β内酰胺/β-内酰胺酶抑制剂	氨苄西林/舒巴坦[a]，替卡西林/棒酸	哌拉西林/他唑巴坦
卡巴配能类	厄他培南	亚胺培南/西司他丁，美罗培南
合并用药		
头孢菌素	头孢唑啉或头孢呋辛，加甲硝唑	三代/四代头孢菌素加甲硝唑（头孢噻肟、头孢曲松、头孢唑肟）
氟喹诺酮	环丙沙星、左氧氟沙星 莫西沙星或加替沙星、加甲硝唑[b]	头孢他啶、头孢吡肟 环丙沙星加甲硝唑
单酰胺菌素		氨曲南加甲硝唑

[a] 由于大肠埃希菌对氨苄西林和氨苄西林/舒巴坦的耐药性增加，使用该药时应参考当地的易感性资料。

[b] 由于分离出的脆弱拟杆菌对可用的喹诺酮类药物耐药性增加，因此推荐合用甲硝唑（一项莫西沙星不加甲硝唑的试验正在进行中）

法的病人和那些接受了不恰当疗法的病人的死亡率并没有太大的差别（$P=0.96$）。

创新疗法

严重脓毒症很常见，消耗了相当多的医疗资源并且有很高的死亡率。1995 年 Angus 等（2002）在美国发表评论认为有 215 000 例死亡都与严重脓毒症有关，占到全体死亡数量的 9.3%，相当于急性心肌梗死的致死数量（图 53.11）。

Deans 等（2005）提出了治疗脓毒症的新疗法。他们总结出糖皮质激素治疗脓毒症的效果是剂量依赖的。高剂量较少存活率，低剂量增加存活率。通过比较治疗脓毒症的抗炎特异性介质和抗凝血剂，只有活性蛋白 C 显示出较强的增加存活率的效果。然而，活性蛋白 C 的效用似乎与脓毒症的严重程度紧密相关，只对高危病人有益，对死亡危险较小的病人无益或者甚至有害（表 53.6；Deans 等，2005）。

Emmanuel 等（2005）给出了同样是实验性质的另一种疗法，它可以增强患有腹部脓毒病人的自身防御能力，减少不必要的免疫损害现象。Emmanuel 等（2005）提出的治疗概念纲要如下：

表 53.6　三期实验中，活性蛋白 C 在严重疾病中的效用

控制死亡率（%）	急性生理和慢性健康评分Ⅱ	存活比率
15	3～19	0.77
26	20～24	1.19
36	25～29	1.82
49	30～52	1.56

来源自：Deans 等（2005）。

介质的抑制（MIF，HMGB1，C5a）

- T 细胞巨噬细胞，单核细胞和垂体细胞释放巨噬细胞移动抑制因子（MIF），它能诱导巨噬细胞产生促炎性细胞因子，并促进 T 细胞的活化。
- 高迁移率族蛋白 1（HMGB1），由大量延迟的活巨噬细胞分泌，能促进人体单核细胞分泌 TNF，IL-6，IL-1 和巨噬细胞炎性蛋白。
- C5a 能促进有害的促炎应答及中性粒细胞的钝化。在患有脓毒症的模式动物中，C5a 的中和作用能显著提高嗜菌作用，活性氧代谢物的生产与中性粒细胞的趋化作用。

细胞凋亡的抑制

- 脓毒症会导致 B 细胞，CD4T 细胞，泡状树突细胞和胃肠上皮细胞经由细胞凋亡而大量损耗。相比而言，CD8T 细胞，杀伤细胞和巨噬细胞并没有减少。除了细胞损耗之外，噬菌细胞吞噬凋亡细胞后发生的钝化也能抑制免疫反应。因此，细胞凋亡在临床严重脓毒症中作为一个有吸引力的概念正引起大家的兴趣。

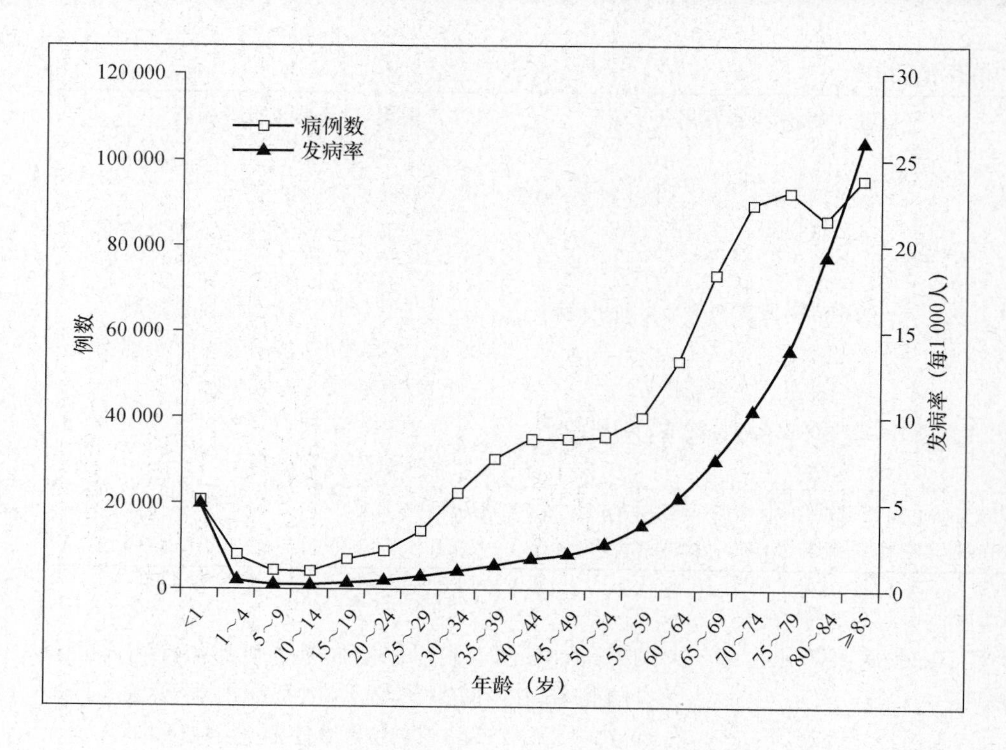

图 53.11 美国各年龄段严重脓毒症的发病率和死亡率图示，不包括患艾滋病的人数。全国性评估是通过对全国健康统计中心和美国人口普查中心的州县与全国性的具体年龄层人口数量中 7 种情况的人群数量统计得出的。（Angus 等，2001）

受 MyD88 调节的先天免疫的抑制

- 髓性分化因子 88（MyD88）是大多数钟型受体的信号转接蛋白。它能通过活化 NF-B 和促分裂原活化蛋白激酶调节发炎基因的表达。动物实验表明 MyD88 在脓毒症病组的系统免疫中起到至关重要的作用，但在抗菌防御中并不是必须的。因此 MyD88 调节的先天免疫的普通活化方式的抑制可以在脓毒症期间减少致病方面的免疫应答而不损害自主防御。

剖腹手术和病源控制

腹内感染的处理方案必须包含病源控制：根除感染位点是为了阻止感染的继续扩大并最终恢复最佳的解剖学结构和机能（Jimenez 和 Marshall，2001）。Seiler 等（2002）曾报道了 258 名弥漫性腹膜炎的患者，其中 230 位（89%）在最初的手术是可能采取病源控制的，而其余 28 位则不可能。这 28 位中有 20 位（71%）不得不接受额外的治疗（被要求），如连续的灌洗和/或剖腹手术（表 53.7）。

病源控制的处理包括三种明确的操作方法：

- 脓肿引流；
- 受损的感染组织的清创；
- 从空腔脏器移除，修复或者切除进一步扩大的感染位点（Jimenez 和 Marshall，2001）。

如果有坏死的肠段，恶性肿瘤或者潜在肠炎出现，那么穿孔部分必须被去除。在患有溃疡型结肠

表 53.7　住院时间

	ICU 平均值（天）	住院平均值（天）
全部（范围）	5（1～70）	18（5～88）
术后腹膜炎（范围）	11（2～70）	30（5～88）
来源可控的（范围）	4（1～133）	16（5～70）
来源不可控的（范围）	13（1～70）	29（6～87）

来源自：Seiler 等（2000）。

炎的情况下，必须实行全结肠切除术。但在多数其他情况下，只有穿孔的部分需要被切除，除非这时还伴有末梢梗阻。如果发生了这样的情况，除了邻近的穿孔要被切除外，发生梗阻的部分也要立即或者稍晚取出。在粪型结肠炎的情况下还尝试吻合术是非常不明智的，即使在实行开放结肠灌洗后实施了造口术仍然不行（Biondo 等，1997）。切除伴末端结肠造口和远端肠道闭合或黏液瘘外置是更为安全的方式。腹膜引流和近端结肠造口术不推荐使用，因为不能防止受到末端穿孔引起的持续粪性感染。

因穿刺损伤进行的早期剖腹手术中，实行一期缝合是可以的，然而对于枪炮伤来说，手术处理主要取决于其他内脏的受损程度、感染程度、结肠损伤的类型和受伤到手术处理的时间（参见第48章）。Hudolin（2005）曾报道了在克罗地亚的259起“战事”结肠损伤。总共有122位病患接受了一期的结肠修补（47.1%），137位接受了结肠造口术（52.9%）。这259位病患中，其中150人是因爆炸受伤，另外108人为枪伤，还有1人是被刺伤。接受一期结肠修补的病人中有27%的病人后来因结肠损伤或因治疗并发了其他病症，在接受结肠造口术的病人中也有30%出现了这样的情况，死亡率分别是8.2%与7.2%。报告人总结了在这系列中，一期修补是战时治疗结肠穿透伤害的一种安全有效的方法。目前，随机对照实验的荟萃分析也支持一期修补比粪便转流术更利于结肠穿透伤的治疗（Nelson 和 Singer，2003）。

在治疗过程中由于腹部内镜检查而导致的穿孔，由于肠道进行了很好的机械准备，因此一般只需保守处理，通常能获得成功（Seow-Choen 等，1995；Damore 等，1996）。Ker 等（2004）研究了5 120位接受过结肠镜检查的病人。其中1 902位患者（37.1%）做了息肉切除。6位（0.1%）因结肠镜检查而导致了穿孔，并且在接受结肠镜检息肉切除术后1～4天的时间里都出现了腹痛现象。在放射线X片检查结果中，所有人都出现了膈下游离气体或者皮下气肿。在没有运用口服药剂、静脉注射、抗生素治疗等非手术治疗方案的情形下，所有人都平安无事的康复了。

灌洗

虽然在结肠穿孔继发的腹膜炎治疗中运用腹腔灌洗凭直觉来说是有道理的，但必须考虑到腹腔灌洗可能会抑制腹膜的防御机制（Platell 等，2000）。Ahrenholz 曾经提出盐水灌洗会减少腹膜液体的调理素含量，并认为盐会导致机体自主嗜菌能力的减弱。Minervini 等（1980）提出盐能驱使细菌分散到较远的位点。只用盐灌洗术对于腹膜炎来说是没有什么治疗益处的（McKenna 等，1970；Colin 等，1972；O' Brien，1981）。Hunt 等（1982）就报道了一组随机对照实验，对比了44位患有腹膜炎的病人分别在手术期间接受了盐灌洗，在手术后连续接受盐灌洗以及没有接受灌洗术的情况。这3组病患的死亡率分别是26%，33%，28%。而发生后期败血症或者脓肿的比例为23%，13%，6%。我们可以总结认为盐灌洗对于粪型腹膜炎来说没有什么作用。羟甲硫脲灌洗似乎也没有什么治疗功效（Browne 和 Stoller，1970；Gilmore 等，1978；Stewart 和 Matheson，1978；McAvinchey 等，1983，1984）。

这里有个关于在广泛腹膜炎中应用聚维酮碘的安全性（Lavigne 等，1974；Lagarde 等，1978）和它抑制中性粒细胞功能可能性的讨论（Ahrenholz，1979）。Flint 等（1979）坚持认为如果运用了稀释的溶液，那么这些危害就不会发生。Sindelar 和 Mason（1979）随机选择了168位遭受了感染的手术患者，实施了聚维酮碘和盐灌洗治疗。接受聚维酮碘的80位病人中只有1位出现了术后脓肿，而接受盐灌洗的88位患者中却有9位出现了脓肿，这在统计学上具有重要的差别性。且没有新的并发症出现，这暗示了聚维酮碘在粪型腹膜炎中可能会具有治疗型作用。

在临床研究中运用抗生素灌洗的情况很难说明，因为很多研究都不具随机性，对照也是采用以前的病例（Burnett 等，1957；Schumer 等，1964；McKenna 等，1970；Krukowski 等，1986）。Stephen 和 Lowenthal（1979）报道了有27位病人接受了庆大霉素、头孢噻吩和林可霉素的腹膜灌洗后出现了22%的死亡率，而他们早先的报道中死亡率为48%。此外，粪型腹膜炎采用抗生素灌洗后死亡率由原来的7/8减少到了1/9。Lally 等（1983）也报道了通过采用庆大霉素、克林霉素、头孢西丁进行灌洗后死亡率也有下降，但手术后脓肿出现概率并没什么太大变化。我们发现结肠手术感染引发的脓毒症可以通过四环素灌洗得到缓解（Silverman 等，1986；Krukowski 等，1987）。

Platell 等（2000）分析了7个随机的预期临床对照，检测了抗生素灌洗在腹膜炎或腹内手术感染情况中的功效（图 53.12）。这些对照包括各种治疗方法和病人。特别是全身抗生素的使用并不相同，脓毒性并发症也没明确界定，并且一组患有阑尾炎的对照病人还接受了术后盐灌洗。Mantel-Haenszel 卡方分析这些对照得出结论：未接受抗生素灌洗病人的死亡率并没有增加［比值比（OR）0.98，95% 置信区间（CI）0.6～1.46，$P>0.01$］。相比之下，未接受抗生素灌洗的病人患上脓毒性并发症的机会却大大增加了。尽管如此，报告人认为，如果病人接受了全身性抗生素，那么使用抗生素灌洗并不会取得什么可见的效益。

引流

粪型腹膜炎实施开放引流是这类手术的传统。Vinniscombe（1971）质疑了这个观点但事实上并未能得出相比于实施引流，不实施引流能减轻任何的腹内脓毒。Hdengren（1973）也表明随机调查任何腹膜炎患者，实不实行引流都没有什么益处。24 位接受引流的患者有 3 位在手术后患上脓肿，相比于未接受引流的 19 位患者，也有 3 位患上脓肿。Stone 和 Hester（1973）在一项以接受紧急剖术手术的腹膜炎患者为对象的研究中，确实发现了未接受开放引流手术的患者在手术后患上脓肿的概率要小一些（表 53.8）。开放引流经常没什么作用，因为它们会被纤维蛋白的沉淀所堵塞；细菌能够通过两条通道进出腹膜腔（Herman，1969）。我们确信引流术在脓毒症的方面的作用，但是它们应该被封闭来避免外部感染。

表 53.8 急诊剖腹术中开放引流对残余脓肿的影响

	例数	脓肿（%）
引流	239	11
引流加近端造口	71	17
远端造口不加引流	87	3
不引流	738	2

来源自：Stone 和 Hester（1973）。

清创术

清创术是指从腹腔里移除坏死或感染的身体组织。冲洗腹腔去除细菌、坏死组织和脂肪也被认为是清创的一种形式（Marshall 和 Innes，2003）。一些专家还认为在粪型腹膜炎中实施腹膜清创是必要的（Scholefield 等，1991）。Hudspeth（1975）曾报道他的 92 位患有大规模腹膜炎的患者，他都对他们实施了彻底的腹腔清创手术。在剖腹手术中，所有的脓毒腔都被清除了，腹膜腔与膈下腔都被仔细检查了，小型囊腔与骨盆也都被打开来清除这些位点的脓毒。整个小肠也被检查以清理任何的脓肿。所有分泌液与黏膜都被清除，纤维蛋白斑块也被尖锐的或钝性的器具割离。实行盐灌洗，直至所有的液体都清澈。腹部引流，皮肤开放至延期一期缝合。手术平均花时 3 小时；有 26 位病患（28%）需要手术的通气设备，22 位（24%）手术后患上脓肿，但皆无死亡。但可惜这些结果都没有与其他的治疗方法相比较。

Polk 和 Fry（1980）运用了一个可能的随机对

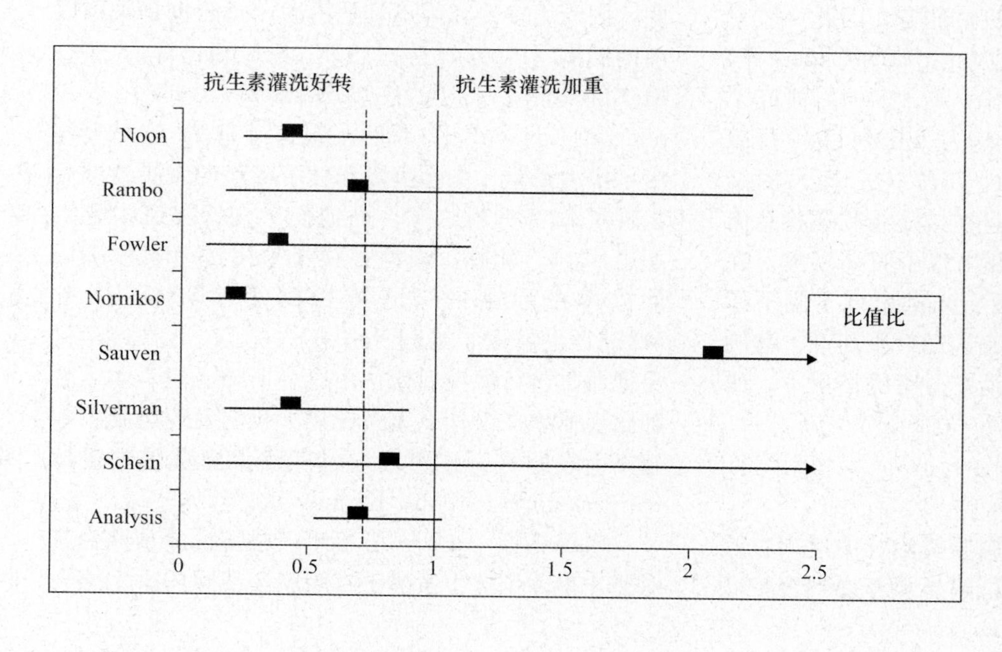

图 53.12 接受腹膜炎手术的病人或感染的选择性胃肠手术的病人，在实行抗生素灌洗或盐灌洗后形成脓毒性并发症概率的分析比较示意图。Mantel-Haenszel χ^2：比值比，0.69，95% CI 0.53～0.89，$P<0.01$。（来源自：Platell 等，2000. Copyright American College of Surgeons.）

照，用24位经常规治疗的患者与23位实施了彻底清创的病人相比较（表53.9）。许多案例允许研究不必都采用粪型腹膜炎，也可以是阑尾炎或者十二指肠穿孔溃疡。然而，死亡率以及因为残留脓毒再行手术的概率几乎都是一样的。基于这些资料，得出结论认为这样的治疗可能会导致医源性小肠受损，不可能对病人有利，我们也不推荐这样的方法。

开放受损部位或腹腔

如果瘘管形成或脓液聚集，有时可以让腹部切口或者腹腔壁打开以使脓毒最小化。Steinbrg（1970）报道了在二期缝合后采用开放皮肤和皮下组织的方式来实现2～3天排空的结果。在14个病人中只有1人死亡，且没有残留任何脓毒症。Maetan和Takayoshi（1981）也在13个病患中采用了相同的方法，但是只有创伤的一部分被开放了2～9天。出现了1例死亡，8个病人中有5例发生穿孔形成了瘘管，还有4人需要进行另外的手术来排空残余的脓液。如果认为这种方法会有手术过程中的感染发生，那么可以闭合腹壁，只开置皮肤和皮下组织（Leppaniemi，2005）。Stone和Hester（1973）报道了接受皮肤二期缝合的患者，当皮肤和皮下脂肪被开放，其伤口感染的概率是49%，因此他们并不赞成尝试二期缝合。Goris（1980）在26个病患中采用尼龙网作为腹壁的临时支撑，来开放皮肤。在他的报道中如果必要可以从尼龙网透气，并且在他的研究中没有穿孔或瘘管形成。然而，他的病人有一半都死亡，13个存活病患中有9个强烈要求实施后期闭合。大多人现在都较偏好使用聚丙烯或者可吸收的Vicryl网。

Duff和Moffat（1981）报道了在18位病患中实施剖腹造口术的结果（保持腹腔开置）。大多数病人都必须使用机械通气。出现了7例死亡，有6起死于持续性脓毒症。尽管进行了手术，更多是死于失血。Anderson等（1983）比较了20位腹腔造口术的病人和18位进行了一期缝合的病人的情况（表53.10）。虽然，这不是随机的比较，但是死亡、呼吸衰竭、感染性休克等现象在一期缝合病人中要更少见一些。开放腹腔的治疗方法与体内液体的损耗相关，它需要大量的静脉液体补充，并且在手术后的第1周内至少一半的患者都需要用到辅助呼吸设备。此外，5位病人出现瘘管，10位出现持续性腹内脓毒。Broome等（1983）报道了他们的研究。在30位接受剖腹造口术的病患中只有16人存活，但是很多损伤避免了重新缝合腹壁与皮肤移植。16位幸存者中有12位却患上了切口疝。不像其他人，他们认为运用网去闭合切口是没有必要的（Hay等，1979；Casally等，1980）。

在谨慎选择病人后实施剖腹造口术是一项有效的治疗方法，但是它也有一定危险会形成周期或持续的肠瘘、小肠梗阻或和切口疝（Mughal等，1986）。Adkins等（2004）回顾性地对比了81位因腹内脓毒接受开腹治疗的患者和接受了一期腹部缝合的历史对照组，并且一一匹配了他们的性别、年龄、脓毒病因和APACHE Ⅲ分数。开腹组与对照组的ICU死亡率分别为25%与17%，住院死亡率分别为33%与25%。开腹组在ICU与医院待的时间都相

表53.9 对明确腹膜炎行彻底清创的随机对照实验

	彻底清创（n=23）	标准治疗（n=24）
死亡	7	7
源于腹膜炎	5	6
源于肺炎	1	1
其他原因	1	0
因腹腔内感染再手术	5	4

来源自：Polk和Fry（1980）。

表53.10 重度腹膜炎中腹腔造口和一期缝合的对比研究

	腹腔造口（n=20）	一期缝合（n=18）
平均住院日（天）	67	31
死亡率	12（60）	6（33）
并发症		
呼吸衰竭	14（70）	3（17）
肾衰竭	8（40）	5（28）
感染性休克	13（65）	5（28）
迟发脓肿	10（50）	3（17）
瘘管	5（25）	0

括号内数值为百分比。

来源自：Anderson等（1983）。

当长。开腹组的总的瘘管形成率为14.8%。研究者总结出，虽然随机研究能使两组的脓毒患者更好进行比较，但开腹治疗对于病症并没有太大的疗效。

鉴于没有明显地降低死亡率，却又有较高的危险形成周期性瘘管、梗阻和脓肿，腹壁应该先被闭合，并保证而且不用在膈处运用粗大的隔板就能完成，并且没有十二指肠瘘形成。然而，如果运用间断褥式缝合来缝合腹壁都很苦难的话，那么应该立即应用Vicryl或者聚乙烯纤维网来完成腹壁的缝合（Hedderich等，1986；Schein等，1986）。Rutherford等（2004）还提出了其他的腹部暂时缝合方法（表53.11）。

Schein（2002）提出了一种“夹层技术”，运用可吸收渗透的合成纤维网来缝合筋膜边缘。两根导管（深部引流管）置于上方腹壁缺损两侧，从皮肤穿出并连接抽吸装置来收集腹部引流液。缺损周围的健康皮肤处安置有孔鞘黏合剂；一个大型的透明的黏合剂（“抗菌鞘”或“安舒妥”）过后会在上面覆盖整个腹部。这样，内脏就被保护了起来，剖腹造口的排泄物可以测量并且病人很干净，符合了最低看护的要求（图53.13）（Schein，2002）。

计划内的再次剖腹

计划内的早期重复剖腹手术对于病人的作用来说还不确定（Andrus等，1986；Lamme等，2002）。这项措施的最大争议就是病人肠道活力不确定。Penninckx等（1983）报道了42个采取了这项措施的病例。缺血或者穿孔的肠被部分切除或取出，实施了清创和腹腔灌洗（Teichmann等，1986）。当这项措施只基于脓毒病人的临床症状被实施时，接受了这种方法治疗的11个病人的死亡率是70%，再次剖腹手术16次。相比而言，在慎重思考后实行再次剖腹手术的31个病人，其死亡率是29%。然而，第2组中，有1/3病人的腹腔显示是干净的，有学者认为对他们来说再次剖腹手术是不必要的。

Lamme等（2002）进行了八个观察研究，比

表53.11 腹壁临时关闭方法

方法	材料	优点	缺点
皮肤类似物	巾镊 尼龙	廉价、快捷、保证范围 减少热量和体液丢失	内脏脱出，皮肤缺损 ACS发生率高
Bogotá袋	3升袋 小肠袋 硅胶	廉价、生物惰性 减少热量和体液丢失 不粘连	腹壁缺失 内脏脱出
羟基乳酸聚合物910	Vicryl	可吸收、抗感染 对脱出内脏保护12天 最终可用STSG关闭	50%疝发生率 间隙小阻碍液体引流 缝线部分可损害脱出内脏 筋膜退缩，肠皮肤瘘
聚乙醇酸	Dexon	可吸收、抗感染 对脱出内脏保护20天 较Vicryl有更好的结合及更大的强度 间隙较大利于引流 最终可用STSG关闭	50%疝发生率 筋膜退缩 肠皮肤瘘
开放	3升袋 小肠袋 硅胶	廉价、生物惰性 减少热量和体液丢失 不粘连、减少再探查 减少死亡率（脓毒症） 减少ACS	腹壁缺失 内脏脱出

ACS：腹腔间隙室综合征；STSG：分层厚皮移植片。
来源自：Rutherford等（2004）。

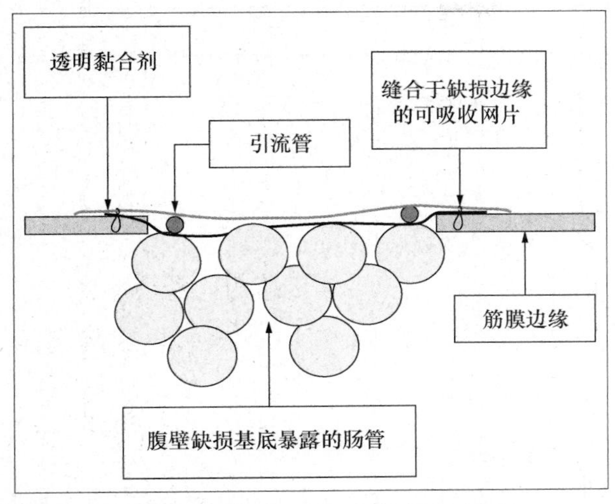

图 53.13　剖腹造口术中的“夹层技术”示意图。

较了继发性腹膜炎患者计划手术与有需求二次手术进行剖腹造口的住院死亡率。病人总共有 1 266 人（计划再次手术的有 286，有需求的为 980）。运用随机效应的方法，支持有需求手术的住院死亡的组合概率为 0.70（95% CI 0.27～1.80）。相比于按计划再次手术，按需求实行的再次手术造成的死亡率减少，虽然在统计学看来并不十分重要，但研究者认为是研究本身的设计缺陷造成了这种比较的无结果。

Paugam-Burtz 等（2002）回顾性地探究了两个器官衰竭分数来辨别接受（$n=36$）和未接受剖腹造口术（$n=26$）以治疗持续或非持续性腹内脓毒症的 ITU 病人。在这两组病人中，脓毒相关器官衰竭评估分数在 d_1 时高于 d_0［持续性腹内脓肿病人组为（8.3±3.1）*vs.*（6.1±3.7），非持续性腹内脓肿病人组为（5.2±3.4）*vs.*（2.7±2.7）］。在非持续性腹内脓肿病人组中，脓毒相关器官衰竭分数与第一天相比在第二天开始呈现下降趋势［（4.4±3.6）*vs.*（5.2±3.4），$P=0.03$］。相比之下，持续性腹内脓毒病人组的脓毒相关器官衰竭评估分数直到 d_5 持续无太大变化（图 53.14）。Goris 评分的时间进程与脓毒相关器官衰竭评估评分具有严格的一致性。

大体说来，研究者都赞同 Schein（2002）提出的治疗方案。即在术后初期，当首次手术还未实现充分的病原控制，或者污染/感染还很严重，或还存在坏死组织或潜在的肠缺血的时候，计划内再次剖腹造口就已成为必要。在没有腹内高压形成的情况下，当腹部不能被缝合时，实行剖腹造口术有必要且有益。

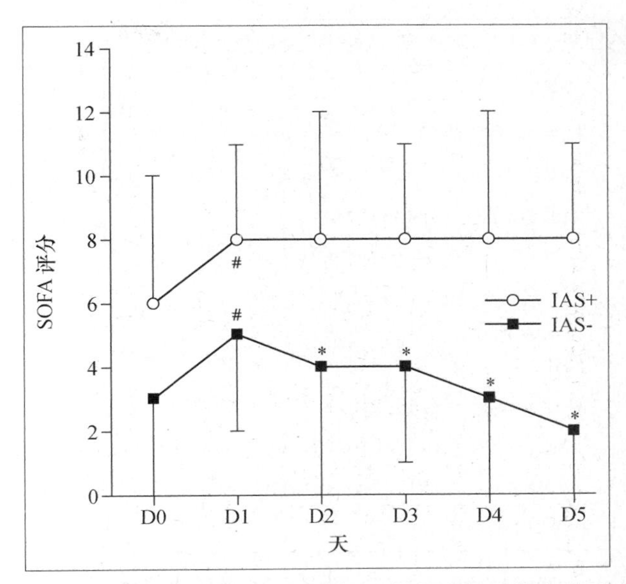

图 53.14　根据术后脓肿是否仍然存在脓毒而做出的再次手术的 SOFA 评分（脓毒相关器官失效评估）进程示意图。结果为平均值±SD，# $P<0.05$ D1 *vs.* D0，* $P<0.05$ *vs.* D1（来源自：Paugam-Burtz 等，2002）

死亡率和预后因素

粪型或化脓性腹膜炎

死亡率取决于脓毒症的类型和严重度，病人的年龄和合并症（Raymond 等，2001）。Killingback（1983）报道了并发憩室病的粪型腹膜炎有超过 70%的死亡率。在有憩室病的化脓性腹膜炎患者中，死亡率要低很多，为 10%～30%，取决于一些共有因素，如年龄、心肺疾病、类固醇激素疗法和手术治疗的时间（Parks，1969；Bolt，1973；Himal 等，1977；Drumm 和 Clain，1984；Krukowski 和 Matheson，1984）。并发大肠穿孔性癌症的粪型腹膜炎（Wood，1977）的死亡率是 61%，相比之下，化脓性腹膜炎仅为 10%（Wood，1977）。并发引起肠扭结、梗死、医疗穿孔和放射损伤的粪型腹膜炎的死亡率高于 50%（Stephen 和 Lowenthal，1978；Bohnen 等，1983）（表 53.12）。

Scheingraber 等（2002）测定了 136 患有严重腹膜炎患者的住院死亡率，出院死亡率和健康相关的基本生活条件（SF-36）。住院死亡率为 46%而出院死亡率为 10%。健康相关的基本生活条件调查表也由 97%的研究期间存活的患者做了填写。上了年纪和患有癌症的患者的身体功能已遭到严重的损害。

表 53.12 结肠穿孔性腹膜炎的死亡率分析

作者	例数	死亡率（%）
抗生素用药前期（1935—1939） Patel（1911）；Conroy 和 Hitzrot（1931）；Graham（1937）；McLaren（1957）	60	43（71）
磺胺药时期（1940—1944） Hayden（1940）；Koucky 和 Beck（1940）；Eggars（1941）；Smithwick（1942）；Roux 和 Laurel（1944）；McLaren（1957）	161	98（61）
青霉素时期（1945—1949） McLaren（1957）	26	17（65）
抗生素时期（1957—1965） Goligher 和 Smiddy（1957）；McLaren（1957）；Ryan（1958）；McCollum（1959）；Brown 和 Toomey（1960）；Bevan（1961）；Edwards 和 Truelove（1964）；Dawson 等（1965）	242	153（63）

括号内为百分数。

相比之下，患有腹膜炎并没有恶性肿瘤的存活下来的患者与正常人群相比也有令人满意的结果。Mulier 等（2003）在以 96 位患有广泛术后腹膜炎的连贯性研究中发现总体死亡率为 30%（表 53.13a，b）。在多变量分析中，无力清除腹内感染或控制脓毒病源，年龄较大和意识不清都与死亡率相关。无法控制腹

表 53.13a 死亡率的单变量分析

二分变量	死亡率		
	变量缺乏（%）	变量存在（%）	*P*
控制感染源	100（8/8）	23.9（21/88）	<0.0001
腹部清创	100（15/15）	17.3（14/81）	<0.0001
低血压	18.3（13/71）	64（16/25）	<0.0001
呼吸困难	20.6（14/68）	53.6（15/28）	0.0028
意识清楚	64.3（9/14）	24.4（20/82）	0.005
应用皮质激素	36.4（28/77）	5.3（1/19）	0.010
少尿	25.3（21/83）	61.5（8/13）	0.019
重要外科血管	27（24/89）	71.4（5/7）	0.025
计划的再次手术	37.3（25/67）	13.8（4/29）	0.029

注：表中括号内的数值表示标准差（SD）值。

表 53.13b 死亡率的单变量分析

连续变量[a]	死亡率		
	存活	死亡	*P*
年龄（岁）	51.03±18.11	71.14±8.57	<0.0001
APACHE Ⅱ 评分	10.41±6.48	20.11±8.25	<0.0001
APACHE Ⅱ 中急性生理部分评分	6.41±6.06	14.26±8.17	<0.0001

APACHE：急性生理和慢性健康评估。

[a] 数据：平均值±标准差。

膜感染（10%）总是致命的，并与无效的脓毒源控制、APACHE Ⅱ评分和男性有关。

根据诊断所得的死亡率

癌

结肠癌症穿孔的死亡率从18%至80%不等，取决于局部穿透型肿瘤是否伴随结肠周围脓肿或者是否起因于梗阻肿瘤产生的盲肠坏疽（Goligher 和 Smiddy，1957；Donaldson，1958；Zirkle，1961；Miller 等，1966；Crowder 和 Cohn，1967；Glenn 和 McSherry，1971）。Chen 和 Sheen-Chen（2000）发现梗阻癌邻侧的穿孔的致死率比癌瘤位点的穿孔更高（表53.14）。

很多穿孔的肿瘤在早先出现时就开始扩散或者已经扩散到了周围的结构（表53.15）。Umpleby 和 Williamson（1984）报道了这样的肿瘤的手术死亡率为52%。这些病患中存活超过5年，没有死于医院的比例只有18%（图53.15；表53.16）。

表53.14　结直肠癌的死亡率和穿孔部位

	梗阻无穿孔	肿瘤部位穿孔	结肠近端穿孔	梗阻及穿孔
总例数	120	35	13	1682
死亡率	6（5%）	3（9%）	4（31%）	45（3%）

来源自：Chen 和 Sheen（2000）。

表53.15　结直肠癌穿孔的发生率和死亡率

作者	病人数	穿孔人数	死亡人数
Welch 和 Donaldson（1974）	2004	118	35
Peloquin（1975）	1482	66	23
Dutton 等（1976）	760	6	1
Kelly 等（1981）	735	27	9
Day 和 Bates（1984）	44	13	1
Umpleby 和 Williamson（1984）	649	22	12

表53.16　手术死亡率

	穿孔病人		梗阻病人		已并发症病人	
	人数	死亡率（%）	人数	死亡率（%）	人数	死亡率（%）
Dukes'分期 A，B，C期	13	35.1	14	18.2	68	7.6
	$x=34.119$		$x=10.363$			
	$P<0.001$		$P<0.005$			
	很显著		显著			
肝转移D期	11	50	13	26	40	11.7
	$x=25.72$		$x=7.634$			
	$P<0.001$		$P<0.01$			
	很显著		显著			

来源自：Peloquin（1975）。

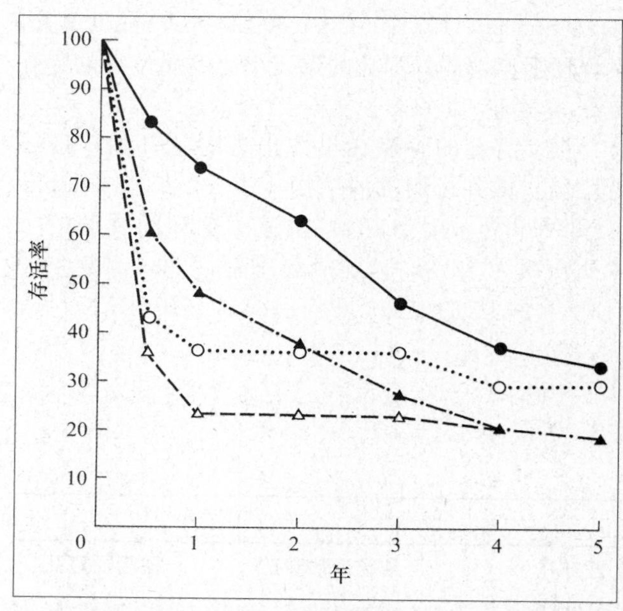

图 53.15 穿孔性结肠癌病理学研究示意图。图中显示了梗阻与穿孔之间的关系。数据也按照手术疗法是具潜在疗效还是仅仅治标而被再次细分。▲，无穿孔性梗阻（所有案例；$n=102$）；●，无穿孔性梗阻（已治疗的，$n=53$）；△，穿孔性梗阻（所有案例；$n=22$）；○，穿孔性梗阻（已治疗的；$n=14$）。

炎性肠病

1965 年，在 Leeds 报道穿孔并发的毒性扩张所致的死亡率为 40%（De Dombal 等，1965）。Van Heerden 等（1978）报道了在上世纪 60 年代早期死亡率为 27%，后来降到了 20%（表 53.17）。如果实施早期手术治疗，穿孔率将会低一些（Edward 和 Truelove，1964）。Ritchie 等（1984）强调了在地区医院实行溃疡性结肠炎急诊手术治疗的死亡率（46%）。她表明高死亡率是由于诊断知识的缺乏，导致了治疗的延误和不恰当治疗的实施（Ritchie，1974；Rtichie 等，1984）。Longo 等（2003）描述了在退伍军人事务医疗中心对 50 岁以上溃疡性结肠炎患者施行手术治疗的结果。158 人中有 20 位患者因为毒性结肠炎、穿孔或者出血实行了急诊手术。其中 6 人（30%）在手术的 30 天里死亡。除了老年病患，结肠克罗恩病穿孔的死亡率相对比较低（表 53.18）。

憩室疾病

憩室疾病穿孔的死亡率取决于是否是粪型或化脓性腹膜炎。在粪型腹膜炎中超过 50%的患者通常都会死亡（Parks，1969；Bolt，1973；Nilsson，1976；Killingback，1983；Krukowski 和 Matheson，1984；Shepherd 和 Keighley，1986）。在化脓性腹膜炎中，死亡率的范围从 9%～25%（Eng 等，1977；Himal 等，1977；Grief 等，1980；Kjardgaard 等，1984）（表 53.19）。在一个系统性的回顾（Salem 和 Flum，2004）中，接受 Hartmann 疗法（$n=1\,051$）的憩室病腹膜炎患者的手术死亡率由 54 个研究得出。综合考虑 Hartmann 疗法和它的逆向疗法，死亡率是 19.6%（Hartmann 疗法为 18.8%，其逆向疗法为 0.8%）。从 50 项研究中接受初级结合的憩室腹膜炎患者中，报道的 569 例案例总计死亡率为 9.9%（范围从 0～75）。

表 53.18　克罗恩病穿孔的发生率和死亡率

	病人数	穿孔人数	死亡人数
Farmer 等（1975）	615	0	0
Greenstein 等（1975）	160	1	0
Birmingham series（1990）	720	4	0

表 53.17　溃疡性结肠炎穿孔的发生率和死亡率

作者	病人数	穿孔人数	死亡人数
De Dombal 等（1965）	465	13	6
Fry 和 Atkinson（1976）	1 140	10	6
Van Heerden 等（1978）	1 181（1966—1976）	18	5
1 658（1971—1975）	5	1	
Albrechtsen 等（1981）[a]	132	4	2

[a] 仅有外科。

表 53.19 憩室病穿孔的发生率和死亡率

作者	穿孔人数	死亡人数
局限脓肿		
Nilsson (1976)	4	0
Eng 等 (1977)	30	0
Grief 等 (1980)	510	40 (8)
Shepherd 和 Keighley (1986)	19	1 (5)
弥漫化脓性腹膜炎		
Nilsson (1976)	10	0
Eng 等 (1977)	8	0
Drumm 和 Clain (1984)	58	11 (19)
Shepherd 和 Keighley (1986)	27	1 (3)
粪型腹膜炎		
Nilsson (1976)	5	5 (100)
Shepherd 和 Keighley (1986)	7	3 (43)
弥漫性腹膜炎，来源不同		
Himal 等 (1977)	77	19 (25)
Grief 等 (1980)	833	188 (22)
Killingback (1983)	248	22 (9)
Drumm 和 Clain (1984)	58	11 (19)

括号内数为百分率。

肠扭结

右侧结肠扭转虽然并不常见，但经常有15%～31%的概率由盲肠坏疽和穿孔并发而来（表 53.20），它带来 50%的死亡率。如此高的死亡率可能与老龄、社会福利人群的诊断延误有关。横向结肠发生肠扭结的机会更小，但穿孔出现的频率似乎很相近且有很高的致死率。印度北部许多乙状结肠扭转患者被报道去医院的情况不乐观。肠扭结无论在哪个国家的致死率通常都与诊断的延误有关（Habr-Gama 等，1976；Rennie，1979；Taha 和 Suleiman，1980）。

Grossman 等（2000）报道了 30 天乙状结肠扭转的手术死亡率为 14%（25/178），急诊手术的死亡率为 24%（19/79），选择性手术治疗的死亡率为 6%（6/99）。

放射性损伤

放射性损伤引起的穿孔死亡率也高于 50%，尤其是游离穿孔中出现的局部缺血型坏疽（Dencker 等，1971；Deveney 等，1976；Goldstein 等，1976；Cram 等，1977；Cochrane 等，1981）（表 53.21）。在因为宫颈癌接受放射治疗后又患上乙状乙肠扭结的患者中，3 名接受了紧急检查与 7 名经过一段时间观察后才接受手术的病人在手术后死亡（10/25，40%）。9 名病患中有 5 人（55%）因为接受较高量的放射治疗而死于乙状结肠穿孔（Ramirez 等，2001）。

医疗性损伤：内镜检查或钡餐

内镜检查导致的穿孔概率（表 53.22）根据内镜检查的过程、透热疗法的不同、基础结肠病理学和治疗方法，尤其是息肉切除术的不同而差异很大（Hunt 和 Way，1981）。内镜穿孔的死亡率很低，很多病人都能得到很好的医治（Rogers 等，1975；Silvis 等，1976；Smith，1976）。Tran 等（2001）报道了 26 162 起持续性结肠镜检查，其中有 21 人

表 53.20 肠扭转穿孔的发生率和死亡率

作者	病人数	穿孔人数	死亡人数
右半结肠			
Krippachne 等（1967）	22	7	4
Andersson 等（1975）	37	5	2
Haalvoresen 和 Semb（1975）	25	6	2
O'Mara 等（1979）	11	4	1
Todd 和 Forde（1979）	20	6	3
横结肠			
Eisenstate 等（1977）	5	2	2
O' Mara 等（1979）	2	0	0
Anderson 和 Lee（1981）	7	1	0
乙状结肠			
Habr-Gama 等（1976）（Brazil）	230	23	7
Kronborg 和 Lauritsen（1975）	44	4	2
Khoury 等（1977）	31	7	6
Rennie（1979）（India）	57	19	8
Taha 和 Suleiman（1980）（Sudan）	34	5	3
Anderson 和 Lee（1981）	134	13	10

因为穿孔需要进行手术。其中 16 948 例是诊断性质的检查，有 11 例需要手术；另外 9 214 例是治疗性质的检查，有 10 例需要进行手术。5 例穿孔被缝合，15 例被切除，1 例实行了引流，1 例死亡。诊断性结肠镜检查的死亡率为 0.006%（16 948 人中 1 人死亡），治疗性结肠镜检查的死亡率为 0。相比之下，钡餐穿孔的情况更为严重（Cochrane 等，1963；Sisel 等，1972；Levy 和 Hanna，1980；Hardy 等，1983）。虽然 Nelson 等（1982）曾报道了 42 000 例检查中只有 7 例并发症出现，但是所有发生此病的患者都死亡了。Vora 和 Chapman（2004）曾报道了 348 000例放射钡餐检查中，13 名病患出现了会阴内穿孔，11 名病患出现了会阴外穿孔，总共出现了 5 例死亡（死亡率为 1/70 000），包括 24 例穿孔中的其中 2 例死亡（10%），45 例心脏疾病中的 2 例死亡（5%）和 1 例检查中的突发脑血管意外死亡。

结肠损伤

由腹部钝性损伤引起的结肠损伤（Ricciardi 等，2004），死亡率取决于其他损伤的严重程度，尤其是胰脏损伤（Shennan，1973；Soderstom 等，1980；Krausz 等，1981）（表 53.23）。腹膜后方大肠或胰脏的损伤可能会造成继发性结肠坏疽。而在枪杀中，实际上应该先给予考虑的还是其他结构的损伤，比

表 53.21 放射性结肠穿孔的发生率和死亡率

作者	病人数	穿孔人数	死亡人数
Cram 等（1977）	1 824	2	1
Cochrane 和 Yarnold（1979）	200	1	1
Anseline 等（1981）	104	4	2
Cochrane 等（1981）	400	3	2

表 53.22 医源性结肠损伤的发生率和死亡率

操作	病人数	穿孔人数	死亡人数
钡灌肠	42 000	7	7
乙状结肠镜	16 325	3	1
结肠镜	1 207	3	0
	25 298	55	2

来源自：Rogers 等（1975）；Smith（1976）和 Nelson 等（1982）。

表 53.23 外伤穿孔的发生率和死亡率

作者	穿孔人数	死亡人数
钝伤		
Shennan（1973）	21	0
枪伤		
Kirkpatrick 和 Rajpal（1975）	155	14
Yaw 等（1977）	130	6
Arango 等（1979）	307	10
Haas 和 Fox（1979）	23	1
Flint 等（1981）	137	9
Parks（1981）	106	18
刺伤		
Kirkpatrick 和 Rajpal（1975）	31	0
Wiener 等（1981）	27	0
直肠穿透伤		
Crass 等（1981）	11	1
Robertson 等（1982）	36	0
Barone 等（1983）	10	1
Vitale 等（1983）	32	1
Weil（1983）	66	3

如肝、肾、脾、胰、胃、十二指肠、胆囊、膈膜、主动脉和脊髓或者是邻近胸部和头部的损伤，结肠损伤在这时是稍后才要被考虑的（Hadden 等，1978）。枪伤的总体死亡率为 6%（Kirkpatrick 和 Rajpal，1975；Yaw 等，1977；Haas 和 Fox，1979；Flint 等，1981；Parks，1981）。Hudolin 和 Hudolin（2005）曾报道了 259 例在克罗地亚“战时”因结肠损伤造成的死亡率为7%～8%。然而，在尼日利亚，60 例穿透型结肠损伤的病人中就有 55 例是受的枪伤（91.7%），另外 5 名受的刀伤（8.3%），总体死亡率为 33.3%，结肠损伤相关的死亡率为 21.7%（Adesanya 和 Ekanem，2004）。结肠刀伤的死亡率通常都会更低一些（Kirkpatrick 和 Rajpal，1975；Wiener 等，1981）。直肠损伤的致死率同样也很低，不到 5%（Crass 等，1981；Robertson 等，1982；Barone 等，1983；Vitale 等，1983；Weil，1983）。

粪型穿孔

粪型穿孔或先天性穿孔的死亡率也高于 50%（Lou 等，1969；Bauer 等，1972；Carter 和 Kirkpatrick，1973；Hultenen 等，1975；Gekas 和 Schuster，1981；Elliot 和 Jeffery，1984；Serpell 和 Nicholls，1990）。很多病人都是老年人，行动不便，身体衰弱，反应低下，住在福利院，并且常年便秘。诊断延误是影响病症的重要因素（表 53.24）。

术后

术后粪型腹膜炎的死亡率是一个变化的数值（McLaren，1957；Bolt，1973；Sakai 等，1980；Drumm 和 Clain，1984）。高风险因素包括：诊断延误，吻合破裂中未能及早采用末端造口和黏液瘘，年龄，恶性肿瘤，共存病症，营养不良，麻醉因素和严重脓毒症的治疗经历（Wood，1977；Remine 和 McIlrath，1980；Bohnen 等，1983；Broome 等，1983）（表 53.25）。多器官系统衰竭，糖尿病，肥大，周围血管病症和营养不良都与预后不良有关（Stone 和 Martin，1973；Norton 等，1975；Van Thiel 和 Lester，1975；Champion 等，1976；Polk 等，1976；Stephen 和 Lowenthal 等，1979；Fry 等，1980）（图 53.16）。在 Wessex 地区（Branagan 和 Finnis，2005），直肠癌的预期检查结果曾测定了 1 201 例结肠吻合与 633 例直肠吻合中的吻合泄漏率。

表 53.24 粪型和自发性穿孔的发生率和死亡率

作者	穿孔人数	死亡人数
Bauer 等（1972）	21	5
Carter 和 Kirkpatrick（1973）	19	10
Hultenen 等（1975）	14	9
Gekas 和 Schuster（1981）	38	16
Serpell 和 Nicholls（1990）	64	23

注：括号内的数值为标准差值或变化范围。

表 53.25 影响预后的重要因素

	存活	死亡	显著性
年龄（岁）	49.9	60.3	$t=4.26$；$P<0.05$
粪型腹膜炎或吻合口瘘	3	18	$x=14.73$；$P<0.002$
代谢性酸中毒（BE<−6）	3	16	$t=2.54$；$P<0.02$
胸部X线片提示肺病变	6	17	$x=6.16$；$P<0.05$
血压（<100mmHg）	2	13	$x=9.93$；$P<0.01$
血红蛋白（<13g/dl）	10	19	$x=4.71$；$P<0.05$
钾（>5mmol/L）	1	7	$x=3.89$；$P<0.05$

来源自：Stephen 和 Lowenthal（1978）。

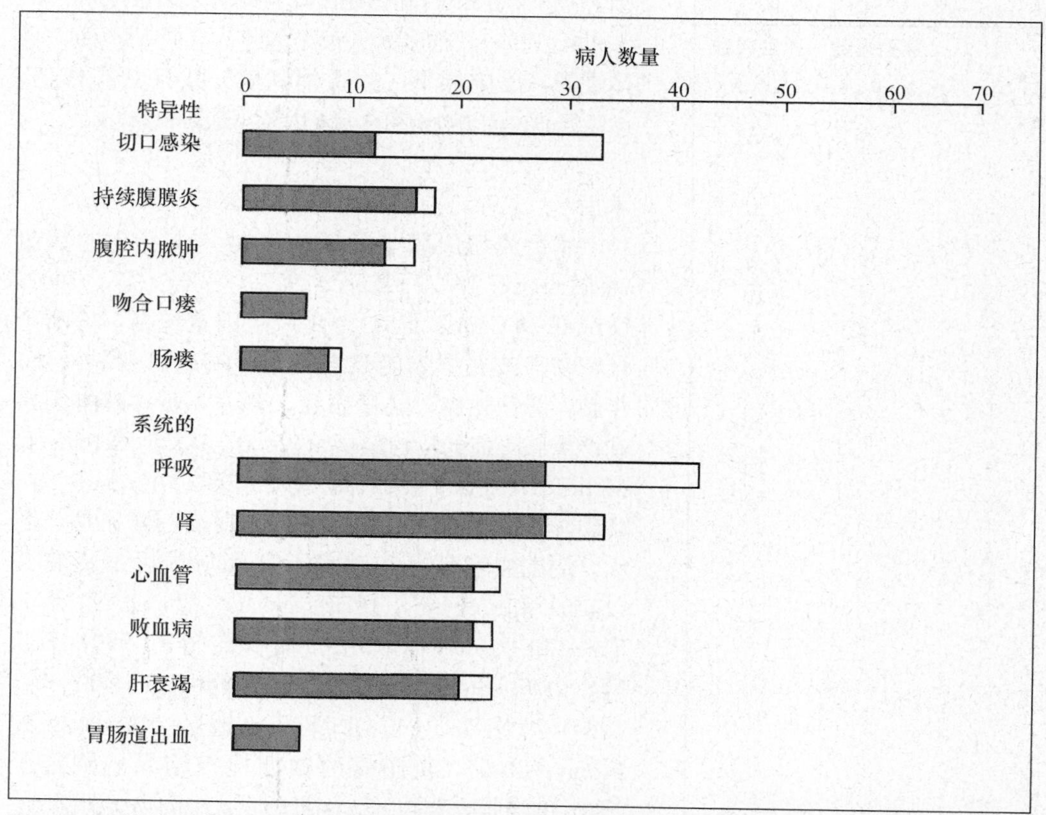

图 53.16 粪性腹膜炎的死亡率及高危因素示意图。白色条框为幸存者，黑色条框为死亡者。

泄漏率分别是2.6%与6.3%，而30天内的死亡率则分别是29%与10%（表53.26）。

表 53.26 WessEX 结直肠癌审计吻合口瘘 30 天后死亡率

	结肠（n=1 201）	直肠（n=633）
吻合口瘘	31（2.6%）	40（6.3%）
30天瘘死亡率	9（29%）	4（10%）

来源自：Branagan 和 Finnis（2005）。

腹部局部脓肿

腹部局部脓肿的检查

X线片和对比研究

质量良好的胸部（同时包含膈肌）X线片能识别50%的膈下、肝或者肝下的脓肿。这些变化包括肺萎陷、小型积液、气腹、一个充气腔和一个升高了固定的横膈。有时，还会出现一个基础软组织块和气液平面。当肠梗阻发生时，还能发现因气液平面扩大的肠部。腹膜后结构，特别是腰肌，轮廓不明显（Polk 和 Lamont，1983）。这可能是移位了的内脏和管腔外气体的迹象。

对照灌肠检查可以发现直肠从直肠脓肿处发生了移位或者有渗出物渗入了脓肿腔。然而，对 420 名憩室炎患者作出的前瞻性研究表明对照灌肠检查的效果比不上 CT。CT 断出的 69 例相关脓肿的病患，在进行对照灌肠检查时只有 20 名（29%）显示了一些不明确的症状（Ambrosetti 等，2000）。

超声检查

超声查检是无创的成像方法，可以重复，但它对操作者的要求较高并且需要其有丰富的经验（Dewbury 和 Joseph，1994）。当病人较肥胖，肠内气体较多时，比如患肠梗阻的病人，检查过程都会变得极为困难（Pitcher 和 Musher，1982）。当病人存在开放性损伤，肠造口或者引流的情况，检查都会受限。超声波检测腹内脓肿的精确率被认为是 90%～95%（Korobin 等，1978）。然而，Norton 等（1978）发现在重症患者中，总的准确率只有 57%，假阳性的比例很高。这是因为超声波检查不能将脓肿与局部腹水、血肿或集合淋巴结区分开。Robbins 等（1980）同样也报道了它的精确率为 68%，比 CT 扫描还低。Lin 等（2005）比较了腹部超声波检查、CT 扫描、镓扫描对腹内脓肿检查的结果。敏感型、特异型、精确型 CT 扫描诊断结肠手术后患腹内脓肿病患的精确率分别为 92.9%，100%与 95.7%。敏感型、特异型、精确型镓扫描的准确率分别为 100%，77.8% 与 91.3%。敏感型、特异型、精确型腹部超声波检查的精确率分别为 42.9%，100%，65.2%。他们认为超声波检查在诊断结肠手术后的腹内脓肿病症的作用很有限。

放射性核扫描

柠檬酸镓扫描

假阳性检查结果的出现是因为同位素在小肠和大肠的堆积。因此，很必要实施肠的机械性准备来清除肠道中的同位素（Holdstock 等，1982）。在实行 ^{67}镓检查与最佳成像时间中间也会有 48～72 小时的延迟。Pitcher 和 Musher（1982）发现 64%的病患都能被精确地确定出脓毒的所在。相比之下，Tsai 等（2001）也报道了 ^{67}镓与 CT 扫描技术的互补来诊断腹内脓肿。结肠手术后 34 个病人中有 16 名（47%）都患有腹内脓肿。精确型、敏感型、特异型 CT 扫描的精确率分别为 97.1%，93.7%和 100%。精确型、敏感型、特异型镓扫描的诊断精确率分别为 91.2%，100%与 95.2%。此外，在全身镓扫描诊断中，还成功地检查出了两例腹外感染情况，一例是肺炎，另一例是蜂窝组织炎（Tsai 等，2001）。

^{99m}锝扫描

在慢性肠炎中，^{99m}Tc-HMPAO 标记的细胞可以用来诊断并发症，如瘘和腹内脓肿。^{99m}Tc-HMPAO 标记的抗粒细胞抗体在腹内脓毒的诊断中同样有着重要的作用（Becker 和 Meller，2001）。

^{111}铟白细胞扫描

用 ^{111}铟标记自身白细胞或混合细胞群（白细胞，血小板和一些红细胞）相比与 ^{99}锝标记来说更耗时（Crystal 和 Palace，1984）也更昂贵（Pitcher 和 Musher，1982）。标记白细胞存在的问题是，在肠炎疾病中，被标记的白细胞被分泌入大肠和小肠中（Coleman 等，1980）。事实上，正是由于这个原因，这种技术特异性的被用于鉴定克罗恩病的活动状态（Stein 等，1983）。在鉴别急性发炎块和脓肿的方面将会遭遇很多困难（Coakley 和 Montford，1986）。使用 ^{111}铟标记白细胞来诊断脓肿的准确率为 85%～92%（Ascher 等，1979）。在 Coleman 等（1980）的研究中并未发现任何假阳性的检查结果。我们曾经运用 ^{111}铟标记白细胞扫描技术来诊断超过 100 位腹内脓肿疑似病患，总体的准确率为 95%，特异型扫描的准确率为 100%，敏感型扫描的准确率为 93%（Goldman 等，1987）。Weldon 等（1995）曾比较了 ^{99m}Tc 标记白细胞扫描与 ^{111}铟标记粒细胞扫描在内弄脓毒中的诊断效果，发现他们都具有相同的敏感性和特异性。Youssef 等（2005）发现在 ^{111}铟白细胞扫描前实行 ^{99m}Tc 硫磺胶肝脾扫描对腹内脓肿的定点和治疗都有帮助。

CT

增强对比 CT 扫描可以为任何可见的成像技术实现最高的潜在精确率（Koehler 和 Knochel，1980；Feldberg 等，1985；Schecter 等，1994；Marshall 和 Innes，2003）。脓肿通常看起来就像低密度块，有时还伴随异常气体堆积并且在其边缘处的出现较高密度的区域（图 53.17）。在 CT 中显像中可吸收明胶海绵与术后脓肿表现相似（Sandrasegaran 等，2005）。有助于区分两者的表现为：紧密包裹的气泡线型排列，气泡在随后检查中的固定位置，形状，气液平面的缺乏，增强体壁的缺乏。CT 对腹内脓肿的诊断很精确（Robbins 等，1980）。Saini 等（1983）发现 CT 比超声波技术更可靠。CT 技术实现了早期诊断，能更精确定位及经皮引流，对手术治疗的影响重大（Haaga 和 Weinstein，1980；Velmahos 等，1999；Khurrum 等，2002）。CT 通常并不受引流、敷料、开放性床上或者病人肥胖的影响。因此，目前，特别是对手术后病患来说，它是成像检查的首选（Dobrin 等，1986；Khurrum 等，2002；Tan 等，2005）。对腹部结肠脓毒症患者进行诊断的标准技术就是 CT，而它唯一的重要缺点就是检查时要把病情不稳定病人从 ICU 中转移出来（Marshall 和 Innes，2003）。

核磁共振成像

现在运用核磁共振扫描来诊断腹内炎性疾病已越来越具可行性（Sempere 等，2005）。Hermann 等（2005）对 60 位病患采用了核磁共振技术，在小肠中用氧化铁作为阴性对照。30 位病患另外接受了直肠输水疗法作为阳性对照。利用这项技术确定了 4 名患者的腹内脓肿。

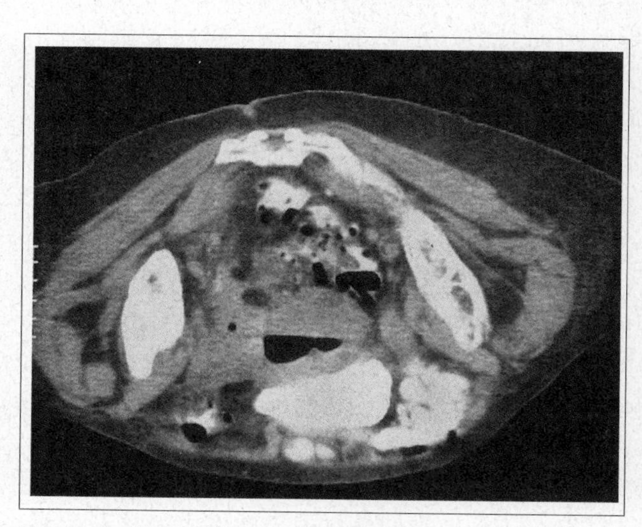

图 53.17 腹内脓肿的 CT 扫描图图示。

诊断性剖腹手术

目前，剖腹手术已被认为是一项不恰当的方法来诊断腹内疑似脓肿，特别是现代成像技术如 CT 与超声波扫描被使用后，这些技术通常都能很好地找到脓毒的源头（Goletti 等，1993；Schecter 等，1994）。不必要的剖腹手术具有较高的死亡率和发病率，而且未被解决的临床问题更能被无侵害可重复的成像技术解决，而不是依靠一个盲目的剖腹手术。

腹内脓毒的治疗

经皮引流

在使用抗生素的情况下进行经皮引流经常被采用（Saini 等，1983；Flancbaum 等，1990；Stabile 等，1990；Minson，1991；Goletti 等，1993；Schecter 等，1994；Belair 等，1998；Cinat 等，2002；Jaffe 等，2004；Kato 等，2005）。多发脓肿腔、盆腔脓肿、持续感染源、真菌感染和黏稠脓液都是经皮引流的传统禁忌症。然而，许多禁忌症都不再适用，特别是多发脓肿腔、黏稠脓液和盆腔脓肿。如果有持续性脓毒源存在，比如脓肿中未解决的瘘管、肿瘤、肠炎或是外源物体，那么引流后 2～3 周的时间里将有必要再实施手术（Aeder 等，1983）。经皮引流的并发症包括败血症、周期性脓肿、出血、腹膜或胸膜感染以及内脏损伤（Van Sonnenberg 等，2001）。实施经皮引流后出现并发症的概率为4%～46%（表 53.27），概率随着操作者经验不同而不同。死亡率也不固定，通常为 0～23%，

表 53.27 经皮穿孔引流的并发症

作者	病人数	并发症率（%）	死亡率（%）
Gerzof 等（1979）	61	16	0
Johnson 等（1981）	27	4	11
Aeder 等（1983）	13	46	23
MacEarlean 和 Gibney（1983）	42	4	7
Sunshine 等（1983）	21	24	0

很大程度上取决于脓肿的性质和基础病理。

CT或者超声波扫描能定位脓肿，并能确定引流的最佳途径（Harisinghani等，2002；Kato等，2005）。病人都会被实行抗菌处理。局部麻醉剂将在回抽管方向被注入设定的穿刺位点。抽吸针在超声波扫描仪或CT的控制下插入病人体内。脓液被抽出并送去化验。之后，一个猪尾型细管会沿着抽吸针插入，并且在移除抽吸针后被连接上游离的引流袋（图53.18）或者直接是实行计划好的单独引流（图53.19）。在复杂多处脓肿存在的情况下，经常都会有必要运用3～4个猪尾型细管来实行充分的彻底引流。引流过程不能污染任何液体腔也不能造成肠或其他主要结构的损伤。在手术引流中采用可靠路径是非常明智的。当使用猪尾型细管不太可能实施充分引流时，引流道应被扩宽以便大口管道更好地进入脓肿腔。有些情况下，在实行初期（首次）经皮脓肿引流术后还要实行再次（二次）引流来治疗周期性脓肿（Gervais等，2004）。

Hui等（2005）将61位病人中出现的105个腹内积聚物按脓肿腔中气体的类型分了类：1型，出现气液平面；2型，船舷浅表或深层气泡以及气液平面；3型，出现浅表气泡；4型，出现深层气泡；5型，没有气体。1型8个脓肿病人，2型16个脓肿病人，3型21个病人中的19位，4型13个病人中的8位，5型47位病人中的43位都愿意接受经皮引流术。具有气液平面脓肿的所有病人都能实施引流。出现深层气泡的病人有61.5%是可以引流的，出现浅表气泡病人的90.5%可以引流。出现表面气体（浅表气泡或气液平面）的患者有95.6%也是可以的。他们总结出相对于具有浅表气泡的聚集体情况，具有深层截留气体的脓肿情况引流需时会更长，住院时间也会更长，引流成功较低，出现残留聚集体概率较高（Hui等，2005）。Jaffe等（2004）探究了经皮引流的一些操作方式。他们发现在95位专业医院回答者和52位私人职业回答者中，分别有56（59%）与33（63%）的人认为在脓肿直径小于3cm不用实行引流；30人（32%）与9人（17%）认为当白细胞数量正常时不用实行引流，16人（17%）与6人（12%）认为当病人没有出现发热现象时不用实行引流。这两个组群都倾向于使用经腹的引流术与8-12F的导管。专业医院人员更多会采用阴道直肠路径［95人中54人（57%）偏向采用阴道途径，51人（54%）偏向采用直肠途径，而另一组的52人中，16人（31%）偏向

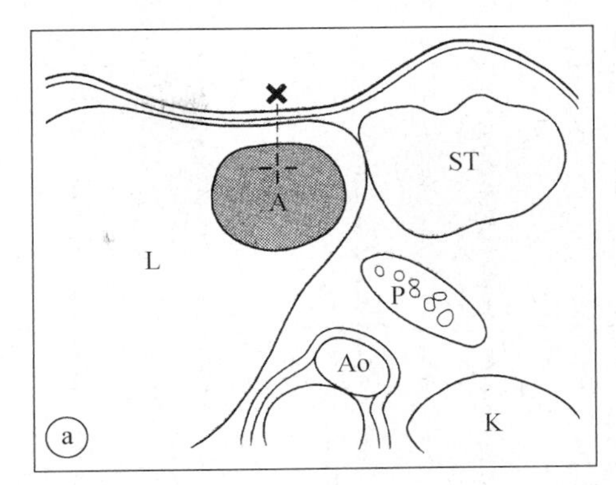

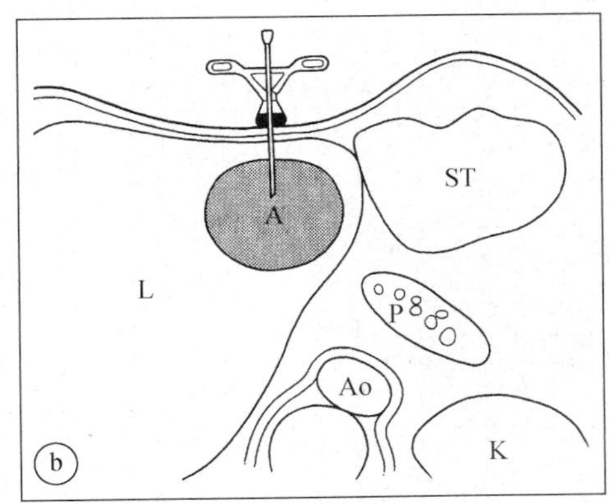

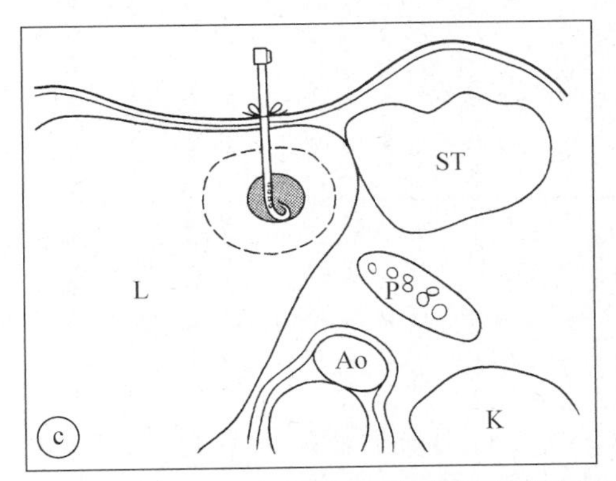

图53.18　使用猪尾型导管进行的经皮引流图示。(a) 通过超声波扫描定位脓肿腔。(b) 抽吸针头插入脓肿腔，抽出腔内物质进行培养化验。(c) 猪尾型细管沿着导管进入脓肿腔，并留在体内实行引流。图中Ao表示主动脉；K表示肾脏；L表示肝脏；P表示胰脏；ST表示胃。

阴道途径，15（29%）偏向直肠途径；$P=0.003$］和14-F导管［95人中69人（73%）*vs*. 52人中的18人（35%）；$P<0.001$］（Jaffe等，2004）。

Aeder等（1983）比较了经皮引流和手术引流。13个接受经皮路径引流的病人中有2人后来患上复发性脓肿，有2个形成瘘管。而在31个接受手术引流的病人中患上周期性脓肿的有3人，形成瘘管的有4人。虽然人群很小，但总的结果来说是相似的。Van Sonnenberg等（1981）曾报道了

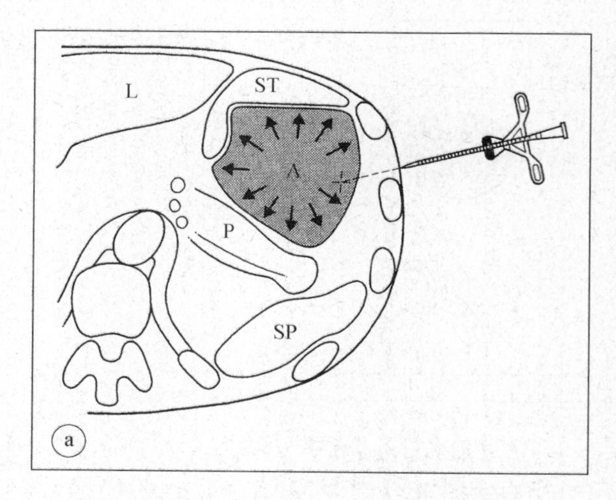

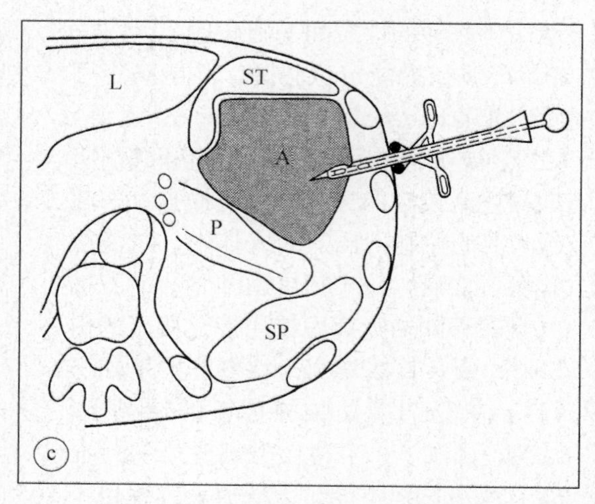

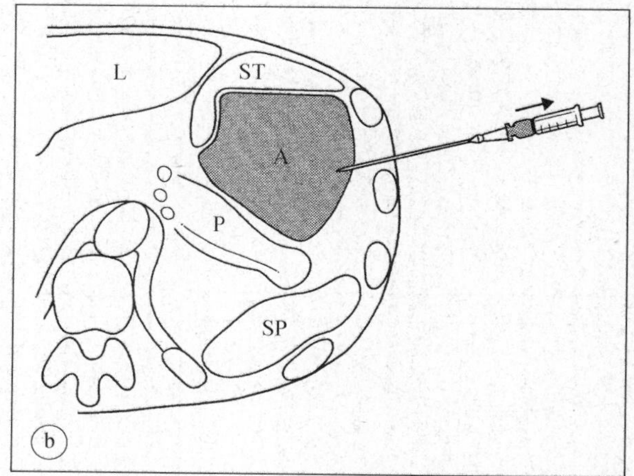

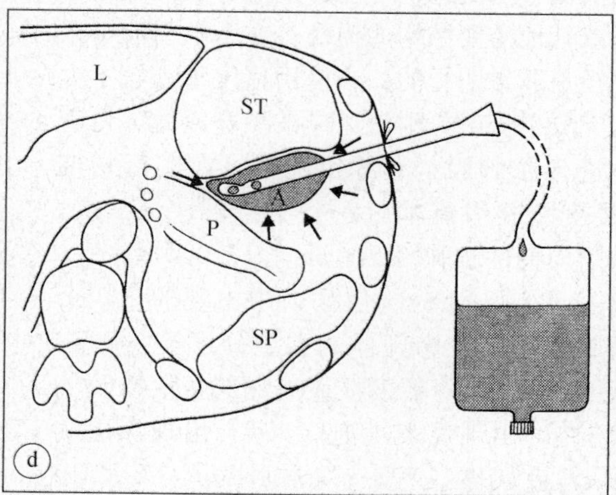

图 53.19 经皮引流图示。(**a**) 通过超声波扫描定位脓肿腔。细微型针头刺入腔内并吸取腔内脓液进行细菌检查。(**b**) 当脓肿腔内液体被抽吸完毕后，注入对照性物质以便于识别。(**c**) 在 X 射线的控制下，套管针沿着抽吸针头进入填充满对照物质的脓肿腔。(**d**) 引流管插入脓肿腔并用于封闭抽吸引流。图中 L 表示肝脏；P 表示胰脏；SP 表示脾脏；ST 表示胃。

55 位病患中成功实行引流的比例为 85%而其他研究人员也曾报道了 85%～89%的成功率（Gerzof 等，1979；Haaga 和 Weinstein，1980；Johnson 等，1981；MacErlean 和 Gibney，1983）（表 53.28）。Johnson 等（1981）也比较了经皮和手术的引流（表 53.29）。经皮引流的死亡率和发病率都更低，并且引流术实施比手术更彻底。两组对照研究表明经皮引流要比开放性引流更好（Olak 等，1986；Hamming 等，1991）。多数的研究者也认为经皮引流要比开放性引流更加合适且死亡率更低（Bluth 等，1985；Walters 等，1985；Olak 等，1986；Lameris 等，1987）。Goletti 等（1993）总结了他们所实施的超声波指导下的经皮引流的结果。在患有单纯脓肿的 151 名病患中，成功率高达 95%，只出现了 2 例死亡。在复杂脓肿，需要多重导管的 49 名病患中，34 例（69%）病症被解决，8 名死亡（16%）。然而，研究者们都认为甚至在高危案例中都应持续经皮引流的尝试，因此如果成功的话，将能避免实行剖腹手术。Schecer 等（1994）检测了两组在 CT 指导下实施经皮引流术的结果：(a) 组是 67 位患有脓毒并发的结肠疾病的病人 (b) 组是 44 位患有术后脓肿的病人。在这两组中，引流术的成功率分别是 78%与 80%，发病率为 0 与 9%，死亡率为 9 与 11%。

Cinat 等（2002）研究了 96 位由于腹内脓肿而接受经皮引流的病人。80%的病人接受的是 CT 指导的引流，20%接受的是超声波指导的引流。64%的脓肿引流术的持续时间不到 14 天地。67 位病患（70%）的感染由 PCD 简单治疗全部解决了，另外 12 位（12%）病患通过第二次治疗也痊愈了。由于 PCD 失效，15 个病人（16%）被实施了开放性引流术，它能适合用于感染霉菌（$P<0.001$）或

表 52.28 经皮穿孔引流结果

作者	病人数	引流成功数
Gerzof 等（1979）	71	61（86）
Haaga 和 Weinstein（1980）	33	28（85）
Johnson 等（1981）	27	24（89）
Van Sonnenberg 等（1981）	55	47（85）
Karlson 等（1982）	42	32（76）
MacErlean 和 Gibney（1983）	42	36（86）
Total	270	228（84）

括号内为百分率。

表 52.29 腹腔内感染外科手术和经皮穿刺引流的对比（除外胰腺性、憩室性及直肠周围脓肿）

	经皮穿刺引流（n=28）	外科手术（n=43）
并发症	4	16
引流不畅（%）	11	21
引流时间（天）	17	29
死亡（%）	11	21
既往手术（%）	52	60

来源自：Johnson 等（1981）。

是还接受胰脏治疗（P=0.02）的病人。在这个系列的研究中，术后脓肿（P=0.04）是一个成功结果的独立性预示因子。Belir 等（1998）检测了在 CT 检查后通过引流导管注射对照溶质的情况。这项技术检测到 32%（65/203）的脓肿中的瘘性感染。通过分析对照/脓肿 CT 扫描结果，65 位形成瘘管的病患有 60 人的脓肿腔具体病因都被诊断了出来。病理性瘘管的出现延长了导管引流时间（20.5 天 *vs.* 11.9 天，P<0.0001），如果在瘘管闭合前移除引流导管的话，成功率也会降低（90% *vs.* 72%）。CT 扫描后通过引流导管注入对照溶质使 169 位病患中 23 位病患（14%）的导管操作受到影响。

Benoist 等（2002）报道了 73 位病人中 53 位成功进行了经皮引流。多变量分析表明只有直径小于 5cm 的脓肿以及缺乏抗生素的治疗才是经皮引流失败的重要性预测变量。Khurrum 等（2002）报道了一个相似经皮引流术的成功率，对象是 40 个结肠手术后换上脓肿的病人。有 26 个病患（65%）的术后脓肿都在平均 35.8 天里得到了彻底医治；14 位（35%）后来发生残余脓肿或复发性脓肿的病人也通过再次引流被成功治疗。其中 8 人最终实行的剖腹手术，6 人实行的开放性引流（图 53.20）。

手术引流

可能的话应该尽量避免对病人实施剖腹手术，但当病人出现非局部性脓毒症，多位点积聚物以及存在可能形成持续性脓毒症的情况，如形成瘘管或者通过保守治疗解决不了的吻合泄漏，或者泄漏呈发散状时，剖腹手术就很必要。Yamaguchi 等（2004）跟踪报道了 35 位患与克罗恩病相关的腹内脓肿病人。有 7 名病人（20%）只采取保守型治疗都能见效（包括脓肿引流），而另外 28 名（80%）患者就需要实行手术了。Betsch 等（2002）发现虽然 CT 指导的经皮引流对腹内脓肿聚集的治疗非常成功，但 17%的患者还是需要进行手术。研究人员通过 APACHE Ⅲ评分将病人分了类。评分低于 30 的病人，对其实施经皮引流的临床成功率为

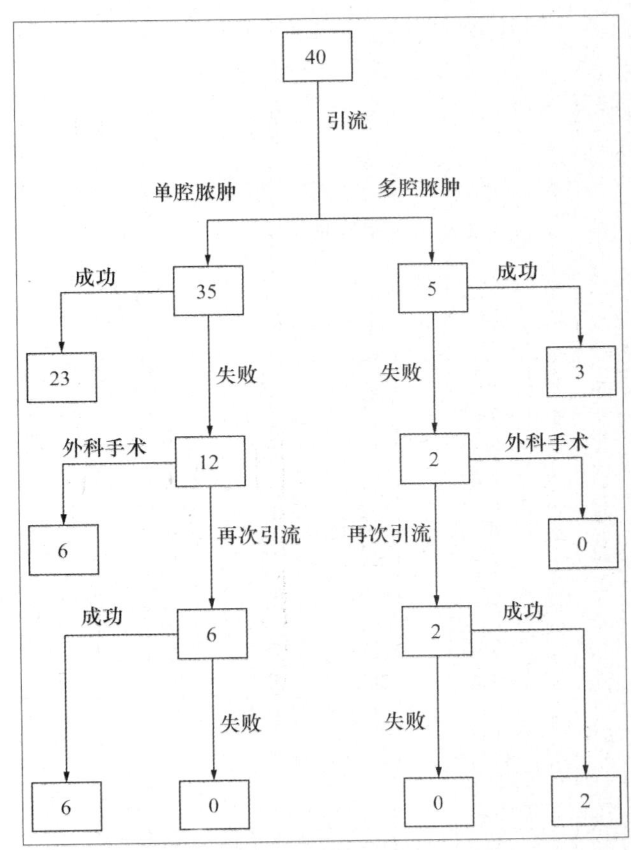

图 53.20 结肠手术后的脓肿经皮引流术结果图示。（Khurom 等，2002）。

91%。然而在高于 30 的病人中，成功率只有 64%（图 53.21）（Betsch 等，2002）。

如果手术还要涉及膈下空间和盆腔，那么剖腹手术中的中线切口会很长（Bradley 等，1985）。这样造成内脏损伤的风险很高，除非小肠整个松动，比如环内脓肿的聚集块才能被避免。如果手术成为必要，那么实行手术的时机都有很高的个体差异。一般来说早要比晚好，特别是对于那些多系统细管受损的情况不稳定的病人来说（Harlasz，1970）。由于治疗可以在术后进行，深坑引流术相比于传统的烟卷士引流来说被采用得较多。而一种改进的 Foley 导管可以进行腹内脓肿的持续性治疗（Wu 等，1992）。这里有许多种情况，比如病人患有腹内脓毒，还并发了癌症，克罗恩病与憩室疾病。在这些情况下，切除主要的病变并引流脓肿更为可取。在这些病人中去思考主要吻合是比较危险的，它们通常应该通过将肠末端连到表面的形式得到解决。而运用剖腹手术来治疗腹内脓肿一般也是很少的（Kimura 等，2005）。

局部手术引流步骤

（细节见插图）。

膈下脓肿

- 经背部第 12 肋的后方途径（后方膈下空间）（Spain 等，1997）（图 53.22）。

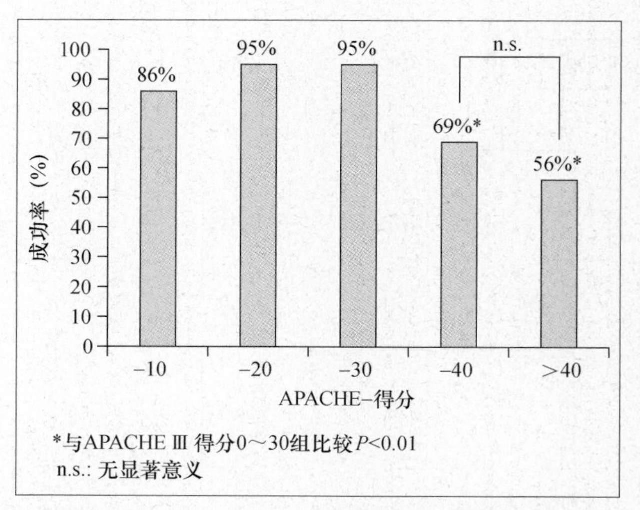

图 53.21 经皮引流术较低临床成功率相关的较高 APACHE III 评分图示。（Betsch 等，2002，由 Springer-Science 与 Business Media 授权）

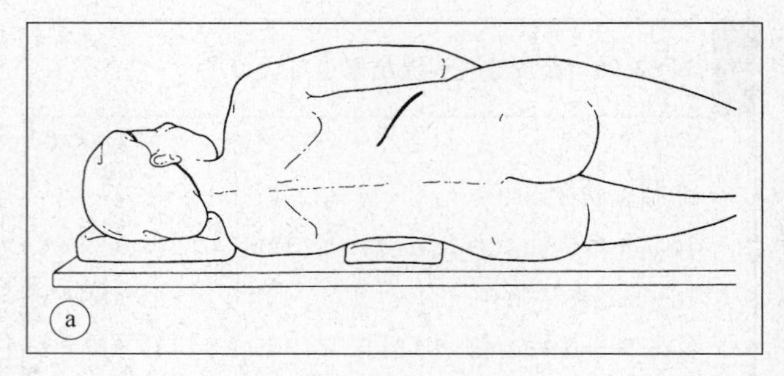

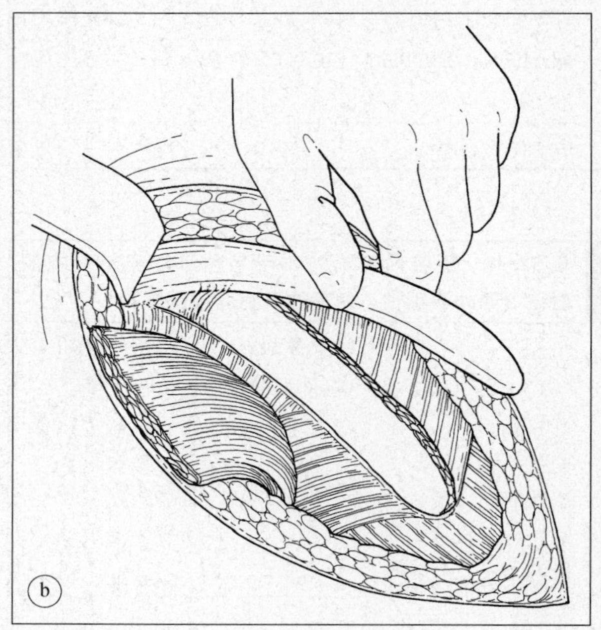

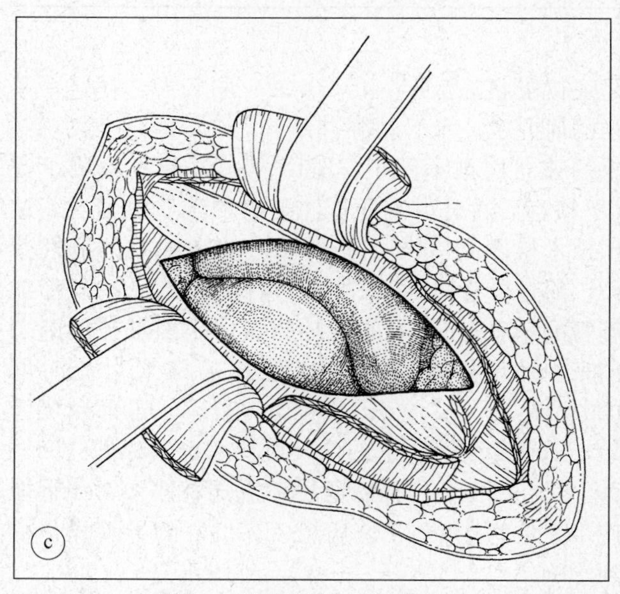

图 53.22 背部第 12 肋位置的右侧膈下脓肿后部引流术图示。（**a**）病人在手术台上的侧躺位置，并标记第 12 肋位置切口线。（**b**）切离第 12 根肋骨尖端部分。（**c**）腹膜向上拉开（续）。

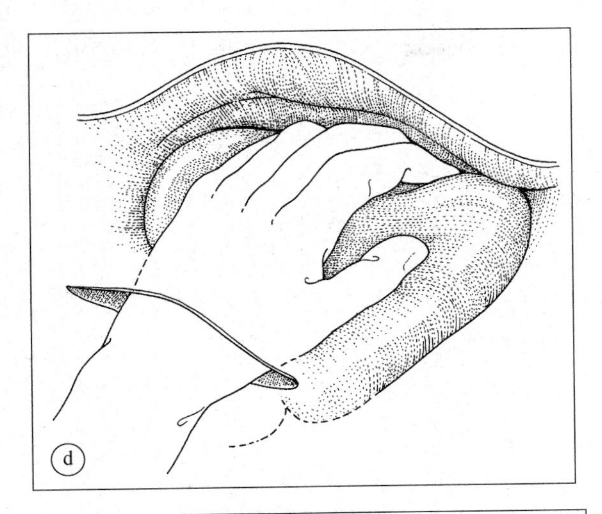

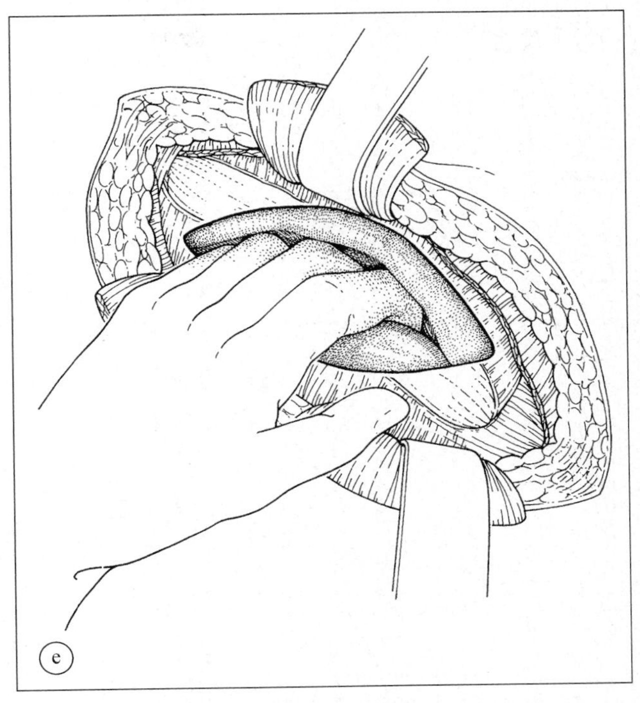

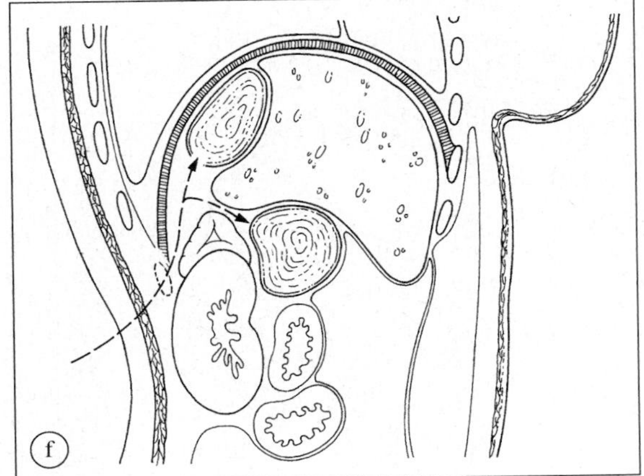

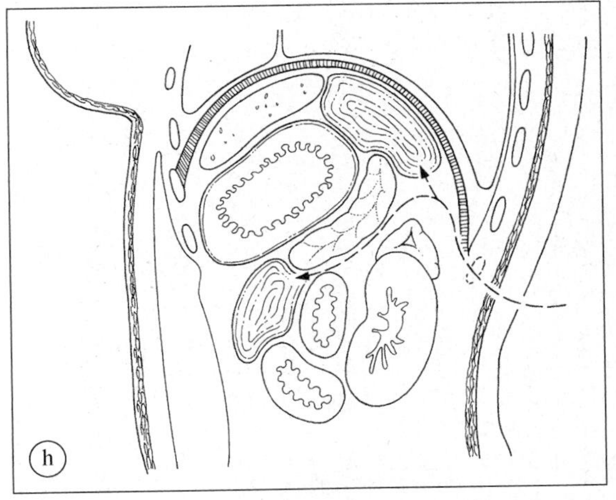

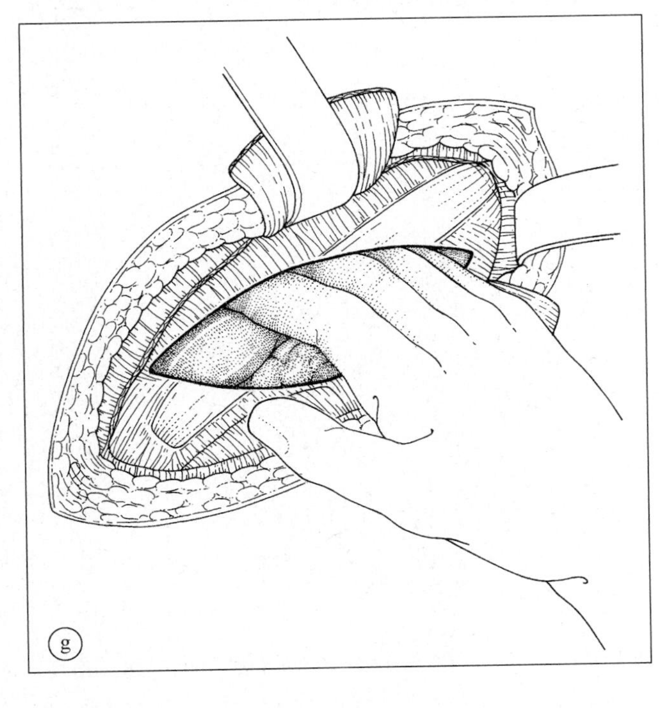

图 53.22（续）（**d**）将手探入膈下去确认脓肿腔。（**e**）打开脓肿腔壁实行引流。（**f**）纵切图示：膈下引流和肝下引流。各腔在背部第 12 根肋骨位置的走向排列。（**g**）左侧膈下空间图示。（**h**）左侧膈下肝下空间引流的纵切图图示。

● 当经皮技术不能使用时，前肋途径（前方膈下空间）可以被用来引流前膈下空间聚集块（图 53.23）。

● 侧方浆膜腔外途径（膈下或肝下聚集块），可替代膈下、肝下和囊液聚集的引流（图 53.24）。病人侧躺，腰间垫沙袋，从第 11 肋

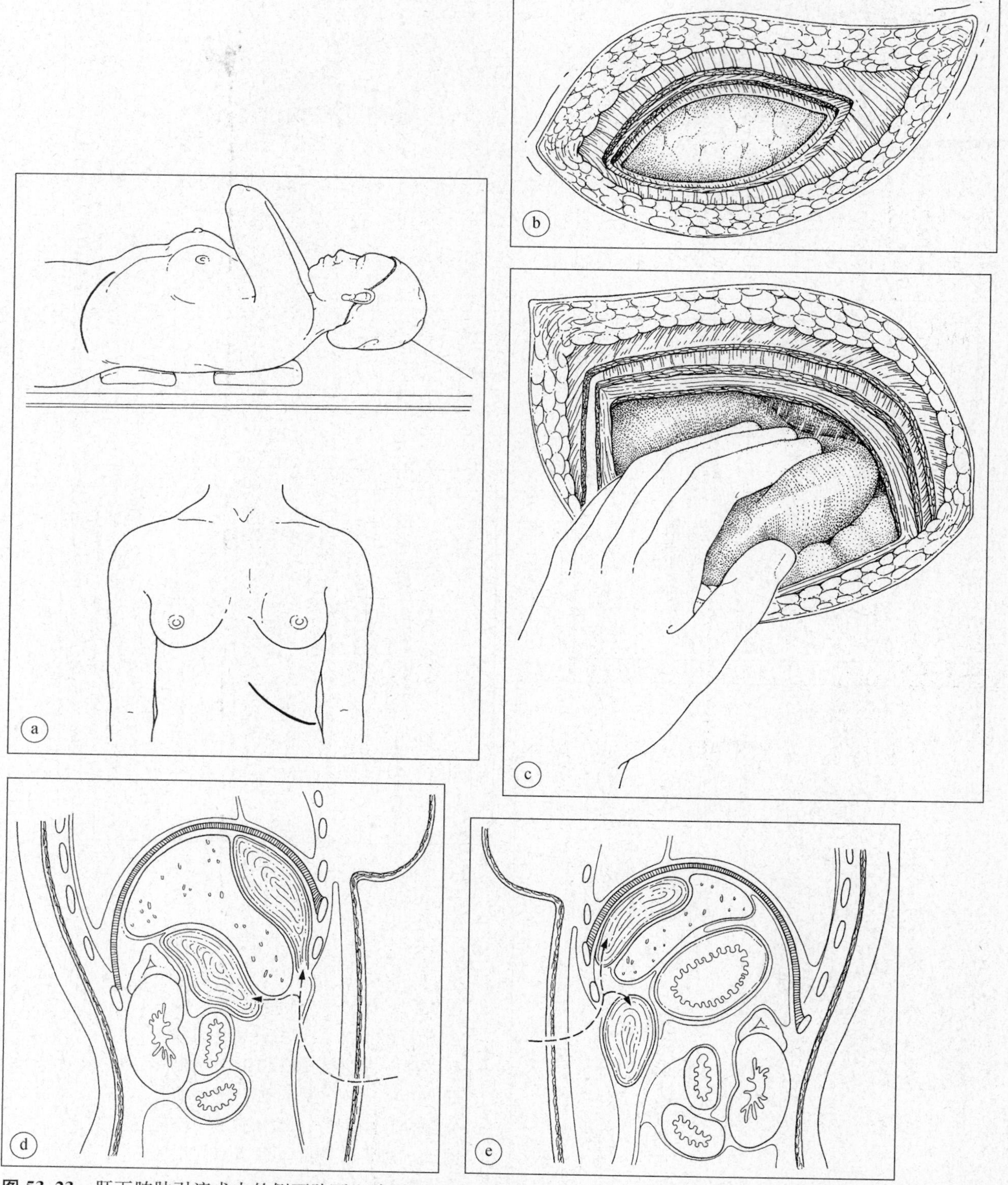

图 53.23 肝下脓肿引流术中的侧面肋下入路图示。(**a**) 病人躺置方式与切口位点图示。(**b**) 脓肿引流的肋下途径。皮肤，浅筋膜和腹壁被分开。(**c**) 腹腔被打开来实行肝下引流。或者实行肝附近的膈下脓肿引流。(**d**) 左侧肝下或膈下脓肿引流所需的纵切平面图示。(**e**) 肝下或膈下脓肿引流的右侧纵切平面图示。

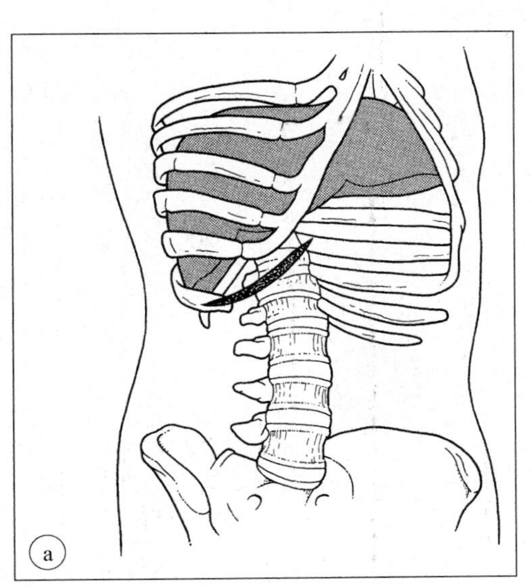
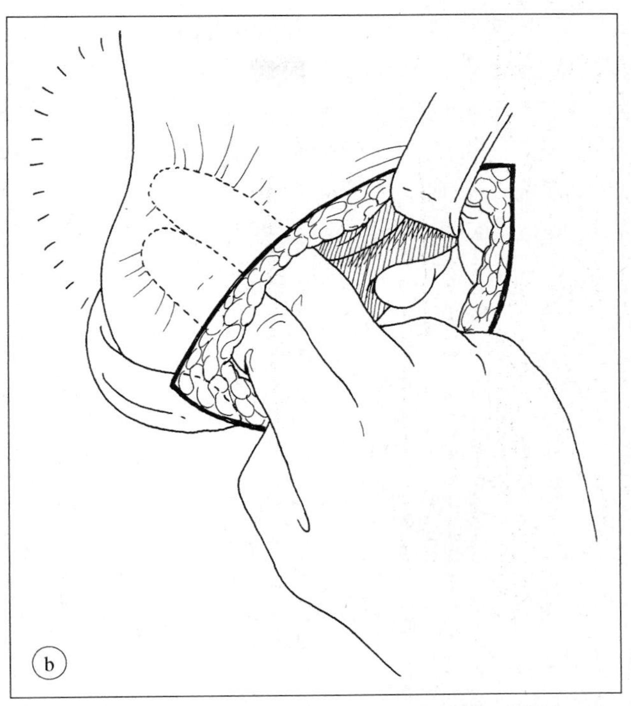

图 53.24　肝下或膈下脓肿引流的侧面入路图示。(**a**) 在斜躺病人的第 12 根肋骨与肋软骨下面标记倾斜入路。(**b**) 打开腹壁，通过肝上部或下部到达肝下或膈下空间。

开始均匀切开。外斜肌、内斜肌横向腰肌都被分开，比便在肋下平面打开腹膜外空间。

腹膜后脓肿

● 腰部途径，用于引流阑尾、腰部或者甚至是肾周脓肿（图 53.25）。

盆腔脓肿

● 直肠或阴道途径（Nivatvongs，1986）。直肠途径作用较小是因为肛门括约肌致力于保持直肠容纳物，而阴道更有利于引流无阻碍实行。只有当盆腔中的疼痛肿胀被精

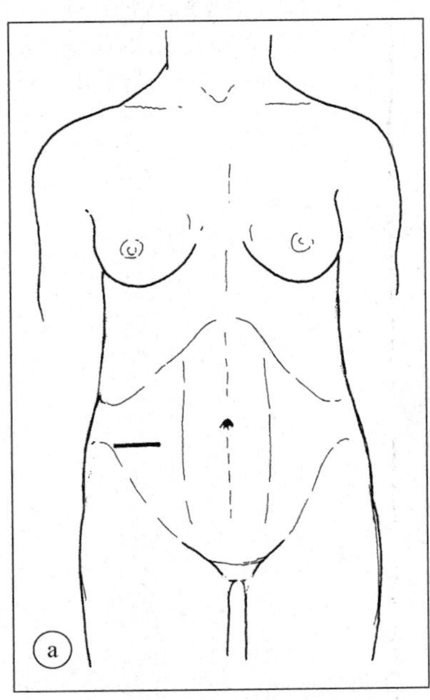
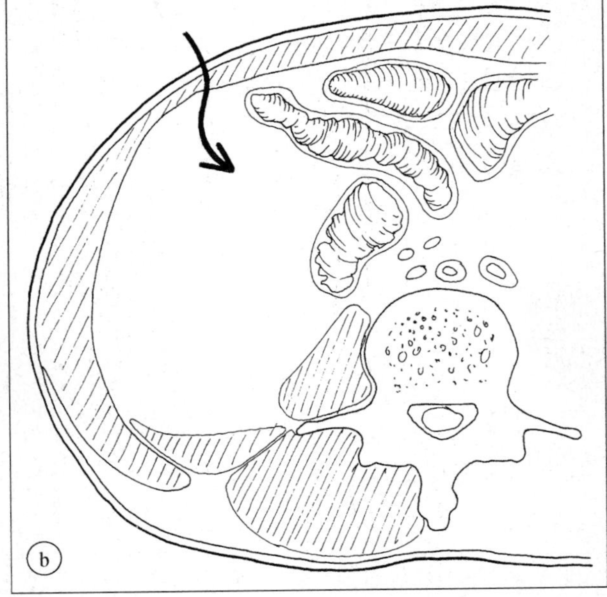

图 53.25　结肠周围脓肿引流的腰部入路图示。(**a**) 病人躺置方式与切口引流切口图示。(**b**) 结肠周围脓肿引流术横切面图示。

确定位后，引流才能实行，这种肿胀通常位于直肠壶腹后方（图 53.26）。病人应该被实施全身麻醉或施用镇定剂来进行膀胱结石术切除位点的检查。一个温和的直肠检查应该能确诊脓肿。如果病人被麻醉，并被插入 Park 双壳窥探器，肠抽吸针就能刺入脓肿腔，并且吸出里面的内含物。然后用一对长镊子通过直肠壁插入脓肿，使得 Foley 管道或者深坑引流管到能够通过阴道或直肠伸入腔内（Finne，1980）。阴道引流会采用切石术位点，且会在全身麻醉或镇静状态下进行（图 53.27）。在仔细检

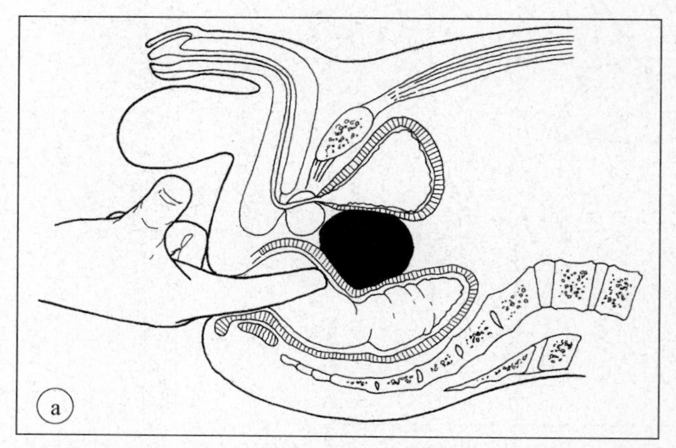

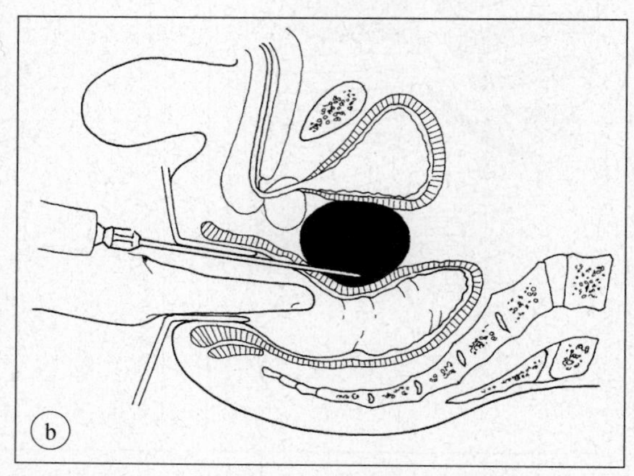

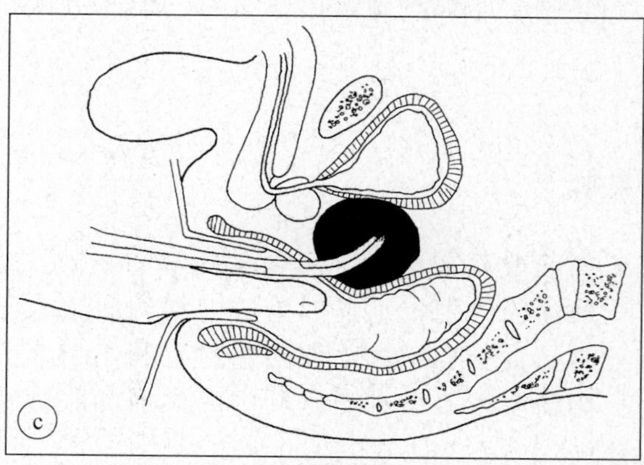

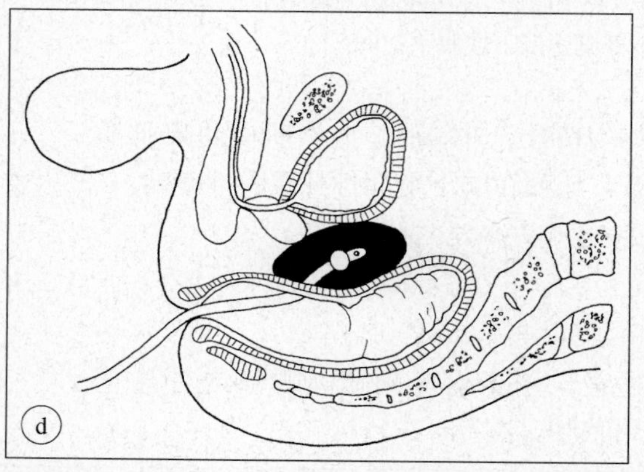

图 53.26 骨盆脓肿引流图示。(**a**) 骨盆腹膜下方脓肿腔图示——脓肿腔位于前直肠壁与膀胱之间。直肠检查能首先确定脓肿腔的位置。(**b**) 在肛门牵引器协助下，探针伸入肛门肠道，吸出脓肿腔脓液以化验其真正的性质。(**c**) 动脉钳伸入脓肿腔，脓肿腔壁被完全打开进入直肠。(**d**) Foley 导管伸入脓肿腔，将其上气球充气以实现肛门引流。

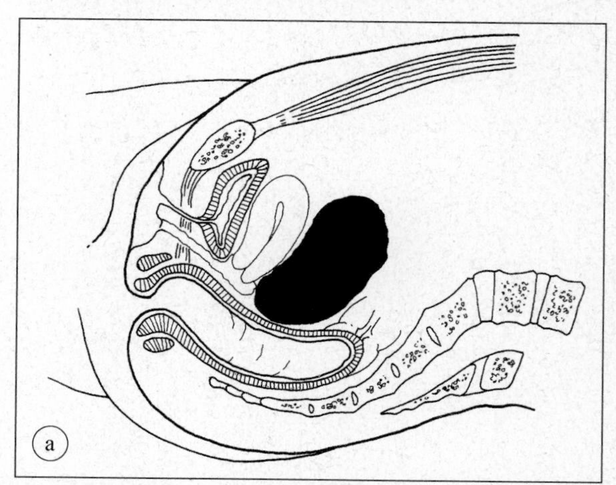

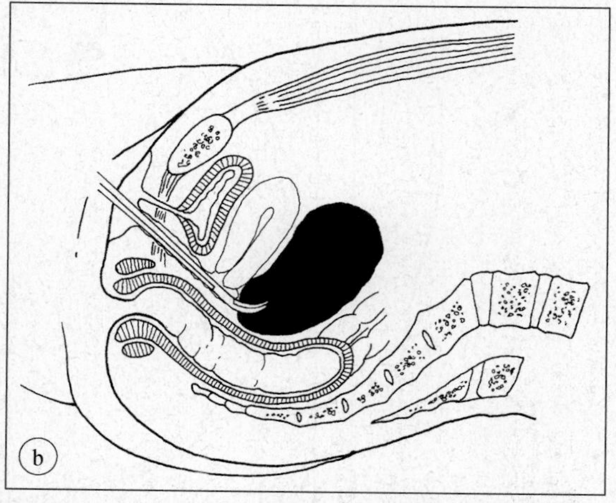

图 53.27 经由阴道的盆骨脓肿引流。(**a**) 脓肿腔位于前部直肠壁与子宫之间。数码检查能精细定位脓肿腔。(**b**) 动脉钳从引导伸入脓肿腔，Foley 导管插入脓肿腔内，将其是昂气球充气，进行持续性引流。

查确定了脓肿位置后，将会插入一个诊视器使镊子能够伸入脓肿内，导管将会安置在里面来实现引流。

局部脓肿的死亡率

自 1980 年以来，腹内脓肿的死亡率为12%～71%（表 53.30）。在患有脓肿形式的穿孔结肠癌的病患中，医院死亡率要高些，Welch 和 Donaldson（1974）曾报道死亡率为 30%。这个族群中高的早期死亡率在总是与严重脓毒、周期性脓肿、瘘症和反复手术相关（Devitt 等，1970；Glenn 和 McSherry，1971）。腹内脓肿还是结肠手术的一个可能的严重并发症（Rogers 等，1989），但比起以前，现在经皮引流术要运用得相对较少（Norton，1985；Stabile 等，1990；Goletti 等，1993；Schecter 等，1994）。Greenstein 等（1982）还报道了 46 位患有脓肿并发的克罗恩病的病患者的死亡率为 11%，尽管这些病患都实施了经皮引流和肠外营养疗法。Betsch 等（2002）报道了 75 为铟腹内脓肿实施经皮引流的病人在 1 年后的情况，其中 4 人死亡（5.3%）；在 Benoist 等（2002）的研究中，整体的死亡率为 3%。当病人出现多病灶脓毒和多系统器官衰竭，腹内脓肿的死亡率就更高（Pitt 和 Zuidema，1980）（表 53.31）。持续性败血症通常造成了这些病人的死亡，由于不彻底的脓毒引流，重复性手术和瘘症（Pitcher 和 Musher，1982），同时还伴有肾、心肺和肝衰竭（表 53.32）。

表 53.30　腹腔内脓肿死亡率

作者	例数	死亡率（%）
Fry 等（1980）	143	32
Johnson 等（1981）	70	17
Karlson 等（1982）	40	12
Le Gall 等（1982）	66	54
Pitcher 和 Musher（1982）	77	39
Aeder 等（1983）	42	23
Bohnen 等（1983）	60	60
Saini 等（1983）	100	12
Hinsdale 和 Jaffe（1984）	77	43
Dellinger 等（1985）	80	29
Andrus 等（1986）	35	57
Nel 等（1986）	17	71

表 53.31　143 例腹腔脓肿中 46 例死亡因素

决定因素	含危险因子病人数	死亡人数	*P*
器官衰竭	79	42	<0.001
小网膜囊脓肿	16	11	<0.001
血培养阳性	52	24	<0.01
再发/持续脓肿	36	18	<0.02
多发脓肿	22	13	<0.01
年龄>50 岁	50	22	<0.03
肝下脓肿	23	12	<0.03

来源自：Fry 等（1980）。

表 53.32　143 例腹腔脓肿患者随器官功能衰竭的预期死亡率

器官数	病人数	死亡人数
1	31	7（23）
2	15	8（53）
3	29	23（79）
4	4	4（100）

括号内为百分率。
来源自：Fry 等（1980）。

（杜筠　译　杜筠　校）

参考文献

Abcarian H, Efithaiha M, Kraft AR & Nyhus LM (1979) Colonic com-plications of acute pancreatitis. *Arch Surg* 114: 995-999.

Addison NV (1983) Pseudo-obstruction of the large bowel. *J R Soc Med* 76: 252-255.

Adesanya AA & Ekanem EE (2004) A ten-year study of

penetrating injuries of the colon. *Dis Colon Rectum* 47: 2169-2177.

Adkins AL, Robbins J, Villalba M, Bendick P & Shanley CJ (2004) Open abdomen management of intra-abdominal sepsis. *Am Surg* 70: 137-140.

Aeder FT, Firk T & Simmons AM (1983) Abdominal abscesses. *Arch Surg* 118: 273-279.

Ahrenholz DH (1979) Effect of intra-peritoneal fluid on the mortality of *E. coli* peritonitis. *Surg Forum* 30: 483-484.

Albrechtsen D, Bergan A, Nygaard K, Gjone E & Flatmark A (1981) Urgent surgery for ulcerative colitis. Early colectomy in 132 patients. *World J Surg* 5: 607-615.

Alexander P, Schuman E & Mark Vetta R (1986) Perforation of the colon in the immunocompromised patient. *Am J Surg* 151: 557-561.

Altemeier WA, Todd JL & Inge WW (1976) Gram-negative septi-caemia: a growing threat. *Ann Surg* 166: 530-542.

Anderson ED, Maandelbarium DM, Ellison EC, Carey LC & Cooperman M (1983) Open packing of the peritoneal cavity in generalised bac-terial peritonitis. *Am J Surg* 145: 131-135.

Anderson JR & Lee D (1981) The management of acute sigmoid volvulus of the transverse colon. *Br J Surg* 68: 117-120.

Anderson ML, Pasha TM & Leighton JA (2000) Endoscopic perforation of the colon: lessons from a 10-year study. *Am J Gastroenterol* 95: 3418-3422.

Andersson A, Bergdahl L & Van der Linden W (1975) Volvulus of the caecum. *Ann Surg* 181: 876-879.

Andrus C, Doering M, Herrmann VM & Kaminski DL (1986) Planned reoperation for generalized intra-abdominal infection. *Am J Surg* 152: 682-683.

Angus DC, Linde-Zwirble WT, Lidicker J, Clermont G, Carcillo J & Pinsky MR (2001) Epidemiology of severe sepsis in the United States: analysis of incidence, outcome, and associated costs of care. *Crit Care Med* 29: 1303-1310.

Anseline PF, Lavery IC, Fazio VW, Jagelman DG & Weakley FL (1981) Radiation injury of the rectum. *Ann Surg* 194: 716-724.

Aquilo JJ, Zincke H, Woods JJE & Buckingham JM (1976) Intestinal perforation due to faecal impaction after renal transplantation. *J Urol* 116: 153-155.

Arango A, Baxter CR & Shires T (1979) Surgical management of trau-matic injuries of the right colon. *Arch Surg* 114: 703-706.

Ascher NL, Ardenholz DH, Simmons RL et al (1979) Indium-111 autologous tagged leucocytes in the diagnosis of intraperitoneal sepsis. *Arch Surg* 114: 386-392.

Aune S (1970) Transperitoneal exchange. *Scand J Gastroenterol* 5: 65, 89, 161, 241, 253.

Autio V (1964) The spread of intraperitoneal infection. *Acta Chir Scand Suppl* 32: 5-31.

Barone JE, Yee J & Nealon TF Jr (1983) Management of foreign bodies and trauma of the rectum. *Surg Gynecol Obstet* 156: 453-457.

Bartlett JF (1981) The pathophysiology of the intra-abdominal sepsis. In: Watt JMcK, McDonald P, O'Brien P, Marshall V & Finlay-Jones D (eds) *Infections in Surgery*, pp 47-48. Edinburgh: Churchill Livingstone.

Bartolo DDC, Ebbs SR & Cooper MJ (1987) Psoas abscess in Bristol: a 10 year review. *Int J Colorectal Dis* 2: 72-76.

Bauer JJ, Weiss SM & Dreiling AA (1972) Stercorcaceous perforation of the colon. *Surg Clin North Am* 52: 1047.

Becker W, Meller J (2001) The role of nuclear medicine in infection and inflammation. *Lancet Infect Dis* 1: 326-333.

Belair M, Gianfelice D & Lepanto L (1998) Computed tomographic abscessogram: a useful tool for evaluation of percutaneous abscess drainage. *Can Assoc Radiol J* 49: 336-343.

Benoist S, Panis Y, Pannegeon V et al (2002) Can failure of percuta-neous drainage of postoperative abdominal abscesses be predicted? *Am J Surg* 184: 148-153.

Berry MA & Rangraj M (1998) Conservative treatment of recognized laparoscopic colonic injury. *JSLS* 2: 195-196.

Betsch A, Wiskirchen J, Trubenbach J et al (2002) CT-guided percuta-neous drainage of intra-abdominal abscesses: APACHE III score stratification of 1-year results. Acute physiology, age, chronic health evaluation. *Eur Radiol* 12: 2883-2889.

Bevan PG (1961) Acute diverticulitis. A review of emergency admis-sions. *BMJ* 1: 400-404.

Biondo S, Jaurrieta E, Jorba R et al (1997) Intraoperative colonic lavage and primary anastomosis in peritonitis and obstruction. *Br J Surg* 84: 222-225.

Bluth EI, Ferrari BT & Sullivan MA (1985) Abscess drainage with the aid of pelvic real-time sonography. *Dis Colon Rectum* 28: 262-263.

Bode WE, Beart RW, Spencer RJ, Culp KCE, Wolff BG & Taylor BM (1984) Colonoscopic decompression for acute pseudo-obstruction of the colon (Ogilvie's syndrome). *Am J Surg* 147: 243-245.

Bohnen JM (1998) Antibiotic therapy for abdominal infection. *World J Surg* 22: 152-157.

Bohnen J, Boulanger M, Meakins JL et al (1983) Progress in gener-alised peritonitis. Relation to cause and risk factors. *Arch Surg* 118: 285-290.

Bolt DB (1973) Diverticular disease of the large intestine. *Ann R Coll Surg Engl* 53: 237-245.

Bone RC (1991) The pathogenesis of sepsis. *Ann Intern Med* 115: 457-469.

Bradley SJ, Jurkovich GJ, Pearlman NW & Stiegmann GV (1985) Controlled open drainage of severe intra-abdominal sepsis. *Arch Surg* 120: 629-631.

Brady E & Welch JP (1985) Acute hemorrhagic cholecystitis causing hemobilia and colonic necrosis. *Dis Colon Rectum* 28: 185-187.

Branagan G, Finnis D; Wessex Colorectal Cancer Audit Working Group (2005) Prognosis after anastomotic leakage in colorectal surgery. *Dis Colon Rectum* 48: 1021-1026.

Broche F & Tellado JM (2001) Defense mechanisms of the peritoneal cavity. *Curr Opin Crit Care* 7: 105-116.

Brolin RE, Flancbaum L & Ercoli FR (1991) Limitations of percuta-neous catheter drainage of abdominal abscesses. *Surg Gynecol Obstet* 173: 203-210.

Brook I & Frazier EH (2000) Aerobic and anaerobic microbiology in intra-abdominal infections associated with diverticulitis. *J Med Microbiol* 49: 827-830.

Broome A, Hansson L, Lundgren F & Smedberg S (1983) Open treat-ment of abdominal septic casualties. *World J Surg* 7: 792-796.

Brown DB & Toomey WF (1960) Diverticular disease of the colon. A review of 258 cases. *Br J Surg* 47: 485-493.

Browne MK & Stoller JL (1970) Intraperitoneal noxythiolin in faecal peritonitis. *Br J Surg* 57: 525-528.

Buchheit JQ & Stewart DL (1994) Clinical comparison of localized intestinal perforation and necrotizing enterocolitis in neonates. *Pediatrics* 93: 32-36.

Buckman RF, Woods M, Sargent L et al (1976a) A unifying patho-genetic mechanism in the aetiology of intraperitoneal adhesions. *J Surg Res* 20: 1-5.

Buckman RF, Buckman PD, Hugnagel HV et al (1976b) A physiologi-cal basis for the adhesion-free healing of deperitonealized surfaces. *J Surg Res* 21: 67-76.

Burnett WE, Brown GR, Rosemond GP, Caaswell HT, Buchor RB & Tyson RR (1957) The treatment of peritonitis using peritoneal lavage. *Ann Surg* 145: 675-678.

Camunez F, Echenagusia A, Simo G, Turegano F, Vazquez

J & Barreiro-Meiro I (2000) Malignant colorectal obstruction treated by means of self-expanding metallic stents: effectiveness before surgery and in palliation. *Radiology* 216: 492-497.

Carter DC & Kirkpatrick JR (1973) Stercoral perforation of the sigmoid colon. *Br J Surg* 60: 61-63.

Casally RE, Tucker WE, Petrino RA, Westbrook KC & Reed RC (1980) Postoperative necrotising fasciculitis of the abdominal wall. *Am J Surg* 140: 787-791.

Champion HR, Jones RT, Trump BF et al (1976) Post traumatic hepatic dysfunction as a major aetiology in post traumatic jaundice. *J Trauma* 16: 72-79.

Chao HC, Chiu CH, Kong MS et al (2000) Factors associated with intestinal perforation in children's non-typhi Salmonella toxic megacolon. *Pediatr Infect Dis J* 19: 1158-1162.

Cheadle WG & Spain DA (2003) The continuing challenge of intra-abdominal infection. *Am J Surg* 186: 15S-22S.

Cheadle WJ (1992) Current perspectives on antibiotic use in the treat-ment of surgical infections. *Am J Surg* 164: 44S-47S.

Chen HS & Sheen-Chen SM (2000) Obstruction and perforation in colorectal adenocarcinoma: an analysis of prognosis and current trends. *Surgery* 127: 370-376.

Christeas N, Georgoulis B & Hadzigiannakis E (1969) A case of spon-taneous rupture of the rectum with haemoperitoneum and rectal bleeding. *Br J Surg* 56: 310-311.

Church JM, Braun WE, Novick AC, Fazio VW & Steinmuller DR (1986) Perforation of the colon in renal homograft recipients. A report of 11 cases and a review of the literature. *Ann Surg* 70: 69-75.

Cinat ME, Wilson SE & Din AM (2002) Determinants for successful percutaneous image-guided drainage of intra-abdominal abscess. *Surgery* 137: 845-849.

Coakley AJ & Montford BJ (1986) Indium-111 leucocyte scanning is underused. *BMJ* 293: 973-974.

Coates EW, Karlowicz MG, Croitoru DP & Buescher ES (2005) Distinctive distribution of pathogens associated with peritonitis in neonates with focal intestinal perforation compared with necrotiz-ing enterocolitis. *Pediatrics* 116: e241-246.

Cobb WS, Heniford BT, Sigmon LB et al (2004) Colonoscopic perfora-tions: incidence, management, and outcomes. *Am Surg* 70: 750-757.

Cochrane DW, Almond CH & Shucart WA (1963) An experimental study of the effects of barium and intestinal contents on the peri-toneal cavity. *Am J Roentgenol* 89: 883-887.

Cochrane JPS & Yarnold JR (1979) Management of radiation injuries to the bowel associated with treatment of uterine carcinoma by radiotherapy; preliminary communication. *J R Soc Med* 72: 195-197.

Cochrane JPS, Yarnold JR & Slack WW (1981) The surgical treatment of radiation injuries after radiotherapy for uterine carcinoma. *Br J Surg* 68: 25-28.

Coleman RE, Black RE, Welch DM & Maxwell JG (1980) Indium-111 labelled leucocytes in the evaluation of suspected abdominal abscesses. *Am J Surg* 139: 99-104.

Colin R, Brabet H & Sellami A (1972) L'irrigation dialyse pour drainage actif dans les peritonites aigues generalisees. *Chirurgie* 98: 106-109.

Conroy FM & Hitzrot JM (1931) Management of faecal peritonitis. *Ann Surg* 94: 614-617.

Cram AE, Pearlman NW & Jochimsen PR (1977) Surgical manage-ment of complications of radiation injured gut. *Am J Surg* 133: 551-554.

Crass RA, Tranbaugh RF, Kidsk KAA & Trunkey PD (1981) Colorectal foreign bodies and perforation. *Am J Surg* 142: 85-88.

Crowder VH Jr & Cohn I Jr (1967) Perforation in cancer of the colon and rectum. *Dis Colon Rectum* 10: 415-420.

Crystal RF & Palace F (1984) Liver scanning: analysis of 2500 cases of amoebic hepatic abscesses. *J Nucl Med* 11: 435-448.

Cybulsky IJ & Tam P (1990) Intra-abdominal abcesses in Crohn's disease. *Am J Surg* 56: 678-682.

Damore LJ, Rantis PC & Vernava AM (1996) Colonoscopic perfora-tions. *Dis Colon Rectum* 39: 1308-1314.

Dawes LG, Aprahamian C, Condon RE & Malangoni MA (1980) The risk of infection after colon injury. *Surgery* 100: 796-803.

Dawson JL, Hanson I & Roxburgh RA (1965) Diverticulitis coli compli-cated by diffuse peritonitis. *Br J Surg* 52: 354-357.

Day TK & Bates T (1984) Obstructing perforated carcinoma of the left colon treated by resection and the formation of a double colostomy. *Br J Surg* 71: 558-560.

Deans KJ, Haley M, Natanson C, Eichacker PQ & Minneci PC (2005) Novel therapies for sepsis: a review. *J Trauma* 58: 867-874.

De Dombal FT, Watts JM, Watkinson G & Goligher J (1965) Intraperitoneal perforation of the colon in ulcerative colitis. *Proc Soc Med* 58: 713-715.

Delshammar M, Lasson A & Ohlsson K (1989) Proteases and protease inhibitor balance in peritonitis with different causes. *Surgery* 106: 555-562.

Dellinger EP, Wertz MJ, Meakins JL et al (1985) Surgical infection strati-fication system for intra-abdominal infection. *Arch Surg* 120: 21-29.

Dencker H, Lingardh G, Muth T et al (1969) Massive gangrene of the colon secondary to carcinoma of the rectum. *Acta Chir Scand* 135: 357-361.

Dencker H, Johnsson JE, Liedberg G et al (1971) Surgical aspects of radiation injury to the small and large intestine. *Acta Chir Scand* 137: 692-697.

Deveney CW, Lewis FR Jr & Schrock TR (1976) Surgical management of radiation injury to the small intestine and large intestine. *Dis Colon Rectum* 19: 25-27.

Devitt JE, Roth-Mayo LA & Brown FN (1970) Perforation complicating adenocarcinoma of colon and rectum. *Can J Surg* 13: 9-12.

Dewbury KC & Joseph AEA (1994) The role of ultrasound scanning. *Scand J Gastroenterol* 203 (suppl 29): 5-10.

Dobrin PB, Gully PH, Greenlee HB et al (1986) Radiologic diagnosis of an intra-abdominal abscess. Do multiple tests help? *Arch Surg* 121: 41-46.

Donaldson GA (1958) The management of perforative carcinoma of the colon. *N Engl J Med* 258: 201-204.

Dougherty SH (1984) Role of enterococcus in intra-abdominal abscess. *Am J Surg* 148: 308-312.

Drumm J & Clain A (1984) The management of acute colonic diverti-culitis with supportive peritonitis. *Ann R Coll Surg Engl* 66: 90-91.

Duff JH & Moffat J (1981) Abdominal sepsis managed by leaving abdomen open. *Surgery* 90: 774-778.

Duffield GD & Vanburen G (1969) Spontaneous rupture of the rectum with evisceration of loops of ileum through the anus. *Am J Surg* 31: 193.

Dupont H, Carbon C & Carlet J (2000) Monotherapy with a broad-spectrum beta-lactam is as effective as its combination with an aminoglycoside in treatment of severe generalized peritonitis: a multicenter randomized controlled trial. The Severe Generalized Peritonitis Study Group. *Antimicrob Agents Chemother* 44: 2028-2033.

Dutton JW, Hreno A & Hampson LG (1976) Mortality and prognosis of obstructing carcinoma of the large bowel. *Am J Surg* 131: 34-41.

Edwards FRC & Truelove SC (1964) The course and prognosis of ulcer-ative colitis. Parts III and IV: Complications and carcinoma of the colon. *Gut* 5: 1-22.

Eggars G (1941) Acute diverticulitis and sigmoiditis. *Ann Surg* 113: 15-29.

Eisenstate TE, Raneri AJ & Mason GR (1977) Volvulus of the trans-verse colon. *Am J Surg* 134: 396-399.

Elliot MS & Jeffery PC (1984) Stercoral perforation of the large bowel. *Ann R Coll Surg Edinb* 24: 38-40.

Ellis H (1982) The causes and prevention of intestinal adhesion. *Br J Surg* 69: 241-243.

Emmanuel K, Weighardt H, Bartels H, Siewert JR & Holzmann B (2005) Current and future concepts of abdominal sepsis. *World J Surg* 29: 3-9.

Eng K, Ranson JHC & Localio SA (1977) Resection of the perforated segment. A significant advance in treatment of diverticulitis with free perforation or abscess. *Am J Surg* 133: 67-72.

Eykyn SJ (1982) The microbiology of post operative bacteraemia. *World J Surg* 6: 268-272.

Farmer RG, Hawk WA & Turnbull RB Jr (1975) Clinical patterns of Crohn's disease. A statistical study of 615 cases. *Gastroenterology* 68: 627-635.

Feldberg MAM, Hendriks MJ & van Waes PFGM (1985) Role of CT in diagnosis and management of complications of diverticular disease. *Gastrointest Radiol* 10: 270-277.

Finne CO (1980) Transrectal drainage of pelvic abscess. *Dis Colon Rectum* 23: 293-297.

Fisher J, Martin F & Calkins WG (1976) Colonic perforation in Crohn's disease. *Gastroenterology* 71: 835-838.

Fitzgerald T, Kim D, Karakozis S, Alam H, Provido H & Kirkpatrick J (2000) Visceral ischemia after cardiopulmonary bypass. *Am Surg* 66: 623-626.

Flancbaum L, Nosher JL & Brolin RE (1990) Percutaneous catheter drainage of abdominal abscesses associated with perforated viscus. *Am Surg* 56: 52-56.

Flick KA & Wolken AP (1949) Necrotic jejunitis. *Lancet* i: 519-521.

Flint LM Jr, Beasley DJ, Richardson JD et al (1979) Topical povidone iodine reduces mortality from bacterial peritonitis. *J Surg Res* 26: 280-284.

Flint LM, Vitale GC, Richardson D & Polk HC (1981) The injured colon. Relationships of management to complications. *Ann Surg* 193: 619-624.

Flynn TC, Rowlands BJ, Gillihand M, Ward RE & Fisher RP (1983) Hypotension induced post traumatic necrosis of the right colon. *Am J Surg* 146: 715-718.

Fry De E, Garrison RN, Heitsch RC, Calhous K & Polk HC (1980) Determinants of death in patients with intraabdominal abscess. *Surgery* 88: 517-524.

Fry PD & Atkinson KG (1976) Current surgical approach to toxic megacolon. *Surg Gynecol Obstet* 143: 26-30.

Gagne DJ, Malay MB, Hogle NJ & Fowler DL (2002) Bedside diagnostic minilaparoscopy in the intensive care patient. *Surgery* 131: 491-496.

Gate TP & Gaginer JM (1983) Ischaemic colitis complicating sickle cell crisis. *Gastroenterology* 84: 171-174.

Gedebou TM, Wong RA, Rappaport WD, Jaffe P, Kahsai D & Hunger GC (1996) Clinical presentation and management of iatrogenic colon perforations. *Am J Surg* 172: 454-457.

Gekas P & Schuster MM (1981) Stercoral perforation of the colon: case report and review of the literature. *Gastroenterology* 80: 1134-1137.

Gerlock AJ, Muhletaler CA, Berger JL, Halter SA, O'Leary JP & Avan GR (1981) Infarction after embolisation of the ileocolic artery. *Cardiovasc Intervent Radiol* 4: 202-205.

Gervais DA, Ho CH, O'Neill MJ, Arellano RS, Hahn PF & Mueller PR (2004) Recurrent abdominal and pelvic abscesses: incidence, results of repeated percutaneous drainage, and underlying causes in 956 drainages. *AJR Am J Roentgenol* 182: 463-466.

Gerzof SG, Robbins AH, Birkett DH, Johnson WC, Pugatch RD & Vincent HE (1979) Percutaneous catheter drainage of abdominal abscesses guided by ultrasound and computed tomography. *Am J Radiol* 133: 1-8.

Gilmore OJA, Reid C, Housang ET et al (1978) Intraperitoneal noxythiolin and povidone iodine in experimental peritonitis. *Postgrad Med J* 54: 806-808.

Glauser MP, Zanetti G, Baumgartner J & Cohen J (1991) Septic shock: pathogenesis. *Lancet* 338: 732-736.

Glauser MP, Haumann D, Baumgartner JD & Cohen J (1994) Pathogenesis and potential strategies for prevention and treatment of septic shock: an update. *Clin Infect Dis* 18: S205-S216.

Glenn F & McSherry CK (1971) Obstruction and perforation in colorectal cancer. *Ann Surg* 173: 983-989.

Goldman M, Ambrose NS, Drolc Z, Hawker RJ & McCollum C (1987) Indium-111 labelled leucocytes in the diagnosis of abdominal abscess. *Br J Surg* 74: 184-186.

Goldstein F, Khoury J & Thorton J (1976) Treatment of chronic radia-tion enteritis and colitis with salicylazosulfapyridine and systemic corticosteroids. *Am J Gastroenterol* 65: 201-204.

Goletti O, Lippolis PV, Chaiarugi M et al (1993) Percutaneous ultra-sound-guided drainage of intra-abdominal abscesses. *Br J Surg* 80: 336-339.

Goligher JC (1961) Surgical treatment of ulcerative colitis. *BMJ* 1: 151-158.

Goligher JC & Smiddy FG (1957) The treatment of acute obstruction or perforation with carcinoma of the colon and rectum. *Br J Surg* 45: 270-275.

Gorbach SL (1971) Intestinal microflora. *Gastroenterology* 60: 1110-1129.

Goris JA (1980) Oglivie's method applied to infected wound disrup-tion. *Arch Surg* 115: 1103-1107.

Graham R (1937) Diverticulitis of sigmoid colon. *Can Med Assoc J* 36: 1-7.

Grant CS & Dozois RR (1984) Toxic megacolon: ultimate fate of patients after successful medical management. *Am J Surg* 147: 106-110.

Greenstein AJ, Kark AE & Dreiline DA (1975) Crohn's disease of the colon. III. Toxic dilatation of the colon in Crohn's colitis. *Am J Gastroenterol* 65: 117-128.

Greenstein AJ, Sachar DB, Greenstein RJ, Janowitz HD & Aufses AH (1982) Intra-abdominal abscess in Crohn's (ileo) colitis. *Am J Surg* 143: 727-730.

Greenstein AJ, Mann D, Heimann T, Sachar DB, Lachman P & Aufses AH (1987) Spontaneous free perforation and perforated abscess in 30 patients with Crohn's disease. *Ann Surg* 205: 72-76.

Grief J, Fried G & McSherry CK (1980) Surgical management of perfo-rated diverticulitis of sigmoid colon. *Dis Colon Rectum* 27: 483-487.

Grossmann EM, Longo WE, Stratton MD, Virgo KS & Johnson FE (2000) Sigmoid volvulus in Department of Veterans Affairs Medical Centers. *Dis Colon Rectum* 43: 414-418.

Guice K, Rattazzi LC & Marchioro TL (1979) Colon perforation in renal transplant patients. *J Surg* 138: 43-47.

Guly HR & Stewart IP (1983) Ischaemic colitis with perforation in a patient with multiple injuries. *Injury* 14: 100-102.

Haaga JR & Weinstein AJ (1980) CT-guided percutaenous aspiration and drainage of abscess. *Am J Radiol* 135: 1187-1194.

Haalvorsen JF & Semb BHR (1975) Volvulus of the right

colon. *Acta Chir Scand* 141: 804-809.

Haas PA & Fox TA (1979) Civilian injuries of the rectum. *Dis Colon Rectum* 22: 17-23.

Habr-Gama A, Haddad J, Simonsen O et al (1976) Volvulus of the sig-moid colon in Brazil. *Dis Colon Rectum* 19: 314-320.

Hadden WA, Rutherford WH & Merrett JD (1978) The in-juries of ter-rorist bombing: a study of 1532 consecutive patients. *Br J Surg* 5: 525-531.

Haller JA, Shaker IJ, Donahoo JS, Schnaufer L & White JJ (1973) Peritoneal drainage versus non-drainage for gener-alised peritonitis from ruptured appendix in children. *Ann Surg* 177: 595-599.

Hardy TG, Hartmann RF, Aguilar PS & Stewart WRC (1983) Survival after colonic perforation during barium enema examination. Modified radical surgical debride-ment. *Dis Colon Rectum* 26: 116-118.

Harisinghani MG, Gervais DA, Hahn PF et al (2002) CT-guided trans-gluteal drainage of deep pelvic abscesses: in-dications, technique, procedure-related complications, and clinical outcome. *Radiographics* 22: 1353-1367.

Harlasz NA (1970) Subphrenic abscesses: myths and facts. *JAMA* 214: 724-726.

Hau T, Ahrenholz DH & Simmons RRL (1979a) Secondary bacterial peritonitis: the biologic basis of treatment. *Curr Probl Surg* 16: 3-65.

Hau T, Paynne WD & Simmons RRL (1979b) Pathogenesis of intraperitoneal adhesions, peritoneal fibrinolytic activity during experimental peritonitis. *Surg Gynecol Obstet* 148: 415-418.

Havia T (1971) Non traumatic perforations of the colon. *Acta Chir Scand* 137: 375-378.

Hay JM, Duchatelle F, Elman A, Flamant Y & Maillard JN (1979) Abdomens left open. *Chirurgie* 105: 508-516.

Hayden EP (1940) Surgical problems in diverticulitis. *N Engl J Med* 222: 340-343.

Hedderich GS, Wexler MJ, McLean APH & Meakins JL (1986) The sep-tic abdomen: open management with Marlex mesh with a zipper. *Surgery* 99: 399-407.

Heffernan C, Pachter HL, Megibow AJ & Macari M (2005) Stercoral colitis leading to fatal peritonitis: CT findings. *AJR Am J Roentgenol* 184: 1189-1193.

Hemming A, Davis NL & Robins RE (1991) Surgical versus percuta-neous drainage of intra-abdominal abscesses. *Am J Surg* 161: 593-595.

Herman G (1969) Intraperitoneal drainage. *Surg Clin North Am* 49: 1279-1288.

Hermann JW, Paine JR & Stubbe NJ (1965) Acute obstruc-tion with gangrene of the colon secondary to carcinoma of the sigmoid. *Surgery* 57: 647-650.

Herrmann KA, Zech CJ, Michaely HJ et al (2005) Compre-hensive magnetic resonance imaging of the small and large bowel using intraluminal dual contrast technique with iron oxide solution and water in magnetic resonance enteroclys-is. *Invest Radiol* 40: 621-629.

Himal HS, Ashby DB, Duignan JP et al (1977) Management of perfo-rating diverticulitis of the colon. *Surg Gynecol Obstet* 144: 225-226.

Hinsdale JG & Jaffe BM (1984) Reoperation for intra-ab-dominal sepsis. *Ann Surg* 199: 31-36.

Ho H, Zuckerman MJ & Polly SM (1987) Spontaneous bac-terial peri-tonitis due to *Campylobacter coli*. *Gastroenterology* 92: 2024-2025.

Holdstock G, Ligorria JE & Krawitt EL (1982) Gallium-67 scanning in patients with Crohn's disease. An aid to the diagnosis of abdominal abscess. *Br J Surg* 69: 277-278.

Howlett HJ, Casali RE, Westbrook KC, Thompson BW & Rea RE (1979) Acute perforations of the sigmoid colon secondary to diverticulitis. *Am J Surg* 137: 184-187.

Hudolin T & Hudolin I (2005) The role of primary repair for colonic injuries in wartime. *Br J Surg* 92: 643-647.

Hudspeth AS (1975) Radical surgery debridement in the treatment of advanced generalised bacterial peritonitis. *Arch Surg* 110: 1233-1236.

Hughes RC, Hall TJ, Block GE, Levin B & Mossa AR (1978) The prog-nosis of carcinoma of the colon and rec-tum complicating ulcerative colitis. *Surg Gynecol Obstet* 146: 46-48.

Hui GC, Amaral J, Stephens D et al (2005) Gas distribution in intra-abdominal and pelvic abscesses on CT is associated with drainabil-ity. *AJR Am J Roentgenol* 184: 915-919.

Hultenen R, Heikkinen E & Larmi TKI (1975) Stercora-ceous and idio-pathic perforations of the colon. *Surg Gynecol Obstet* 140: 756-760.

Hunt I, Van Gelderen F & Irwin R (2002) Subcutaneous emphysema of the neck and colonic perforation. *Emerg Med J* 19: 465.

Hunt JL (1982) Generalized peritonitis: to irrigate or not to irrigate the peritoneal cavity. *Arch Surg* 17: 209-212.

Hunt RH & Way JH (1981) *Colonoscopy Techniques. Clinical Practice and Colour Atlas*. London: Chapman & Hall.

Hyman NH, Cataldo P & Osler T (2005) Urgent subtotal colectomy for severe inflammatory bowel disease. *Dis Colon Rectum* 48: 70-73.

Jackson BT (1976) Bowel damage from radiation. *Proc R Soc Med* 69: 683-687.

Jaffe TA, Nelson RC, Delong DM & Paulson EK (2004) Practice pat-terns in percutaneous image-guided intraab-dominal abscess drainage: survey of academic and private practice centers. *Radiology* 233: 750-756.

Jarrett SL & Brooke BN (1970) Acute dilatation of colon in Crohn's disease. *Lancet* ii: 126-128.

Jimenez MF & Marshall JC (2001) Source control in the management of sepsis. *Intensive Care Med* 27: S49-S62.

Johnson WC, Gerzof SG, Robbins AH & Nasbeth DC (1981) Treatment of abdominal abscesses. *Ann Surg* 194: 510-520.

Jones RC, Thal ER, Johnson NA & Gollihar LN (1985) E-valuation of antibiotic therapy following penetrating ab-dominal trauma. *Ann Surg* 201: 576-585.

Kappas AM, Barsoum GH, Ortiz JB & Keighley MRB (1992) Prevention of peritoneal adhesions in rats with verapamil, hydrocortisone sodium succinate, and phos-phatidylcholine. *Eur J Surg* 158: 33-35.

Karlson KB, Martin EC, Fankunchen EI, Schultz RW & Casarella WJ (1982) Percutaneous drainage of abscesses and fluid collections: technique, results and complica-tions. *Diagn Radiol* 142: 1-10.

Kasper DL & Onderdonk AB (1982) Infection with *Bacteroides fragilis*. Pathogenesis and immunoprophylaxis in an animal model. *Scand J Infect Dis* 31: 28-33.

Kasper DL, Onderdonk AB & Bartlett JG (1977) Quantitative determi-nants of the antibody response to the capsular poly-saccharide of *Bacteroides fragilis* in an animal model of intra-abdominal abscess formation. *J Infect Dis* 136: 789-795.

Kato T, Yamagami T, Iida S, Tanaka O, Hirota T & Nish-imura T (2005) Percutaneous drainage under real-time computed tomography-fluoroscopy guidance. *Hepatogastroenterology* 52: 1048-1052.

Keighley MRB & Burdon DW (1979) *Antimicrobial Prophylaxis in Surgery*. Tunbridge Wells: Pitman Medical.

Kelly WR, Brown PW, Lawrence W Jr & Terz JJ (1981) Penetrating obstructing and perforating carcinomas of the colon and rectum. *Arch Surg* 116: 381-384.

Ker TS, Wasserberg N & Beart RW Jr (2004) Colonoscopic perforation and bleeding of the colon can be treated safely without surgery. *Am Surg* 70: 922-924.

Khoury GA, Richard R & Knight M (1977) Volvulus of the sigmoid colon. *Br J Surg* 64: 587-598.
Khurrum Baig M, Hua Zhao R, Batista O et al (2002) Percutaneous postoperative intra-abdominal abscess drainage after elective colorectal surgery. *Tech Coloproctol* 6: 159-164.
Killingback M (1983) Diverticular disease. In Allan RN, Keighley MRB, Alexander-Williams J & Hawkins C (eds) *Inflammatory Bowel Diseases*, pp 504-511. Edinburgh: Churchill Livingstone.
Killingback MJ & Williams LK (1961) Necrotising colitis. *Br J Surg* 49: 175-185.
Kimura T, Shibata M & Ohhara M (2005) Effective laparoscopic drainage for intra-abdominal abscess not amenable to percutaneous approach: report of two cases. *Dis Colon Rectum* 48: 397-399.
Kirkpatrick JR & Rajpal SG (1975) The injured colon: therapeutic con-siderations. *Am J Surg* 129: 187-191.
Kjardgaard J, Fischer AB & Baden H (1984) Hartmann's operation as an emergency procedure for perforation of the sigmoid colon. *Acta Chir Scand* 110: 255-257.
Knop FK, Pilsgaard B, Meisner S & Wille-Jorgensen P (2004) Delayed ischemic cecal perforation despite optimal decompression after placement of a self-expanding metal stent: report of a case. *Dis Colon Rectum* 47: 1970-1973.
Koehler PR & Knochel JQ (1980) Computed tomography in the evalu-ation of abdominal abscesses. *Am J Surg* 140: 675-678.
Korobin M, Callen PW, Filly RA, Hoffer PB, Shimshack RR & Kressel HY (1978) Localisation of intra-abdominal abscess. *Radiology* 129: 89-93.
Koucky J & Beck WC (1940) Acute non malignant perforations of colon. *Surgery* 7: 674-685.
Kraft A, Tomkins R & Joseph J (1968) Peritoneal electrolyte absorp-tion. Analysis of portal, systemic, venous and lymphatic transport. *Surgery* 64: 148.
Krausz MM, Manny J, Utsunomiya T & Hechtmann HB (1981) Peritoneal lavage in blunt abdominal trauma. *Surg Gynecol Obstet* 152: 327-330.
Krippachne WW, Belto RM & Jenkins CC (1967) Volvulus of the ascending colon. *Am J Surg* 114: 323-326.
Kronborg O & Lauritsen K (1975) Volvulus of the colon. *Acta Chir Scand* 141: 550-553.
Krukowski ZH & Matheson NA (1984) Emergency surgery for divertic-ular disease complicated by generalised and faecal peritonitis. A review. *Br J Surg* 71: 921-927.
Krukowski ZH, Koruth NM & Matheson NA (1986) Antibiotic lavage in emergency surgery for peritoneal sepsis. *J R Coll Surg Edinb* 31: 1-6.
Krukowski ZH, Al-Sayer HM, Reid TMS & Matheson NA (1987) Effect of topical and systemic antibiotics on bacterial growth kinesis in generalized peritonitis in man. *Br J Surg* 74: 303-306.
Kyle J, Caridis T, Duncan T & Ewen SWB (1968) Free perforation in regional enteritis. *Am J Dig Dis* 13: 275-283.
Lagarde MC, Bolton JS & Cohn I Jr (1978) Intraperitoneal povidone iodine in experimental peritonitis. *Ann Surg* 187: 613-618.
Lake JP, Essani R, Petrone P, Kaiser AM, Asensio J & Beart RW Jr (2004) Management of retained colorectal foreign bodies: predictors of operative intervention. *Dis Colon Rectum* 47: 1694-1698.
Lally KP, Trettin JC & Torma MJ (1983) Adjunctive antibiotic lavage in experimental peritonitis. *Surg Gynecol Obstet* 156: 605-608.
Lameris JS, Bruining HA & Jeekel J (1987) Ultrasound-guided percutaneous drainage of intra-abdominal abscess. *Br J Surg* 74: 620-623.
Lamme B, Boermeester MA, Reitsma JB, Mahler CW, Obertop H & Gouma DJ (2002) Meta-analysis of relaparotomy for secondary peritonitis. *Br J Surg* 89: 1516-1524.
Lavigne JE, Brown CS, Machiedo W et al (1974) The treatment of experimental peritonitis with intraperitoneal betadine solution. *J Surg Res* 16: 307-311.
Lawrence G & Walker PD (1976) Pathogenesis of enteritis necroticans in Papua New Guinea. *Lancet* i: 125-126.
Leak LV & Rahil K (1978) Permeability of the diaphragmatic meso-thelium. The ultrastructural basis for 'stomata'. *Am J Anat* 151: 557-559.
Lee JT Jr, Ahrenholz DH, Nelson RD & Simmons RL (1979) Mechanisms of the adjuvant effect of haemoglobin in experimental peritonitis. *Surgery* 86: 41-47.
Le Gall JR, Fagniez PL, Meakins J, Buisson CB, Trunet P & Carlett J (1982) Diagnostic features in early high post-laparotomy fever: a prospective study of 100 patients. *Br J Surg* 69: 425-455.
Leppaniemi AK (2005) Abdominal war wounds—experiences from Red Cross field hospitals. *World J Surg* 29 (Suppl 1): S67-S71.
Leu SY, Leonard MB, Beart RW Jr & Dozois RR (1986) Psoas abscess: changing pattern of diagnosis and aetiology. *Dis Colon Rectum* 29: 694-698.
Levy MD & Hanna EA (1980) Extraperitoneal perirectal extravasation of barium during a barium enema examination: natural course and treatment. *Am J Surg* 46: 382-385.
Lin CM, Hung GU, Chao TH, Lin WY & Wang SJ (2005) The limited use of ultrasound in the detection of abdominal abscesses in patients after colorectal surgery: compared with gallium scan and computed tomography. *Hepatogastroenterology* 52: 79-81.
Lin JN (2004) Images in clinical medicine. Falciform-ligament sign of pneumoperitoneum. *N Engl J Med* 351: e16.
Longo WE, Milsom JW, Lavery IC, Church JC, Oakley JR & Fazio VW (1993) Pelvic abscess after colon and rectal surgery-what is opti-mal management? *Dis Colon Rectum* 36: 936-941.
Longo WE, Virgo KS, Bahadursingh AN & Johnson FE (2003) Patterns of disease and surgical treatment among United States veterans more than 50 years of age with ulcerative colitis. *Am J Surg* 186: 514-518.
Lou MA, Johnson AP, Atik M et al (1969) Idiopathic rectosigmoid per-foration. *Surg Gynecol Obstet* 128: 991.
McAvinchey DJ, McCollum PT, McElerney NG, Mundinger G Jr & Lynch G (1983) Antiseptics in the treatment of bacterial peritonitis in rats. *Br J Surg* 70: 158-160.
McAvinchey DJ, McCollum PT & Lynch G (1984) Towards a rational approach to the treatment of peritonitis. An experimental study in rats. *Br J Surg* 71: 715-717.
Maccabee DL, Dominitz JA, Lee SW & Billingsley KG (2000) Acute presentation of transverse colon injury following percutaneous endoscopic gastrostomy tube placement: case report and review of current management. *Surg Endosc* 14: 296.
McCollum JK (1959) Intestinal diverticula. *BMJ* 2: 34-38.
MacErlean DP & Gibney RG (1983) Radiological management of abdominal abscess. *J R Soc Med* 76: 256-261.
McKenna JP, Currie DJ, MacDonald JA et al (1970) The use of continu-ous postoperative peritoneal lavage in the management of diffuse peritonitis. *Surg Gynecol Obstet* 130: 254-259.
MacKenzie IM (2001) The haemodynamics of human septic shock. *Anaesthesia* 56: 130-144.
McLaren IF (1957) Perforated diverticulitis. *J R Coll Surg Edinb* 3: 129-144.
Madan AK (2004) Use of ciprofloxacin in the treatment of hospital-ized patients with intra-abdominal infections. *Clin Ther* 26: 1564-1577.

Maetani S & Takayoshi T (1981) Open peritoneal drainage as effective treatment of advanced peritonitis. *Surgery* 90: 804-809.

Margolis IB, Faro RS, Howells EM & Organ CH (1979) Megacolon in the elderly. Ischaemic or inflammatory? *Ann Surg* 190: 40-44.

Marshall JC (2004) Intra-abdominal infections. *Microbes Infect* 6: 1015-1025.

Marshall JC & Innes M (2003) Intensive care unit management of intra-abdominal infection. *Crit Care Med* 31: 2228-2237.

Maurer CA, Renzulli P, Mazzucchelli L, Egger B, Seiler CA & Buchler MW (2000) Use of accurate diagnostic criteria may increase inci-dence of stercoral perforation of the colon. *Dis Colon Rectum* 43: 991-998.

Menguy R (1972) Surgical management of free perforation of the small intestine complicating regional enteritis. *Ann Surg* 175: 178-189.

Menzies D & Ellis H (1989) Intra-abdominal adhesions and their pre-vention by topical tissue plasminogen activator. *J R Soc Med* 82: 534-535.

Meyers JR, Heifetz CJ & Baue AE (1972) Caecal volvulus-a lesion requiring resection. *Arch Surg* 104: 594-597.

Miki T, Ogata S, Uto M et al (2004) Multidetector-row CT findings of colonic perforation: direct visualization of ruptured colonic wall. *Abdom Imaging* 29: 658-662.

Miller GV, Bhandari S, Brownjohn AM, Turney JH & Benson EA (1998) 'Surgical' peritonitis in the CAPD patient. *Ann R Coll Surg Engl* 80: 36-39.

Miller LD, Boruchow IB & Fitts WT Jr (1966) An analysis of 284 patients with perforative carcinoma of the colon. *Surg Gynecol Obstet* 123: 1212-1217.

Minervini S, Alexander-Williams J, Donovan I, Bentley S & Keighley MRB (1980) Comparison of three methods of whole bowel irriga-tion. *Am J Surg* 140: 399-402.

Minson JL (1991) Management of intra-abdominal sepsis. *Surg Clin North Am* 71: 1175-1185.

Mizrani A, Barlow O, Berdon W et al (1965) Necrotising enterocolitis in premature infants. *J Pediatr* 66: 697-706.

Mogg GAG, Keighley MRB, Burdon DW et al (1979) Antibiotic associ-ated colitis. A review of 66 cases. *Br J Surg* 76: 738-742.

Morris CR, Harvey IM, Stebbings WS, Speakman CT, Kennedy HJ & Hart AR (2003a) Anti-inflammatory drugs, analgesics and the risk of perforated colonic diverticular disease. *Br J Surg* 90: 1267-1272.

Morris CR, Harvey IM, Stebbings WS, Speakman CT, Kennedy HJ & Hart AR (2003b) Do calcium channel blockers and antimuscarinics protect against perforated colonic diverticular disease? A case con-trol study. *Gut* 52: 1734-1737.

Morris DL, Fabricius PJ, Ambrose NS, Scammell B, Burdon DW & Keighley MRB (1984) A high incidence of bleeding is observed in a trial to determine whether addition of metronidazole is needed with latamoxef for prophylaxis in colorectal surgery. *J Hosp Infect* 5: 389-408.

Mughal MM, Bancewicz J & Irving MH (1986) Laparostomy: a tech-nique for the management of intractable intra-abdominal sepsis. *Br J Surg* 73: 253-259.

Mulier S, Penninckx F, Verwaest C et al (2003) Factors affecting mor-tality in generalized postoperative peritonitis: multivariate analysis in 96 patients. *World J Surg* 27: 379-384.

Murrell TGC, Rolh L, Egerton J et al (1966) Pig-bell enteritis necroti-cans. *Lancet* i: 217-222.

Nakhagevany KB (1984) Colonoscopic decompression of the colon in patients with Ogilvie's syndrome. *Am J Surg* 148: 317-320.

Nasr K, Morowitz DA, Anderson JGD & Kirsner JB (1969) Free perfora-tion in regional enteritis. *Gut* 10: 206-208.

Natanson C, Hoffman WD, Suffredini AF, Eichacker PQ & Danner RL (1994) Selected treatment strategies for septic shock based on pro-posed mechanisms of pathogenesis. *Ann Intern Med* 120: 771-783.

Nel CJ, Pretorius DJ & De Vaal JB (1986) Re-operation for suspected intra-abdominal sepsis in the critically ill patient. *S Afr J Surg* 24: 60-62.

Nelson R & Singer M (2003) Primary repair for penetrating colon injuries. *Cochrane Database Syst Rev* (3): CD002247. Nelson RL, Abcarian H & Prasad ML (1982) Iatrogenic perforation of the colon and rectum. *Dis Colon Rectum* 25: 305-308.

Nilsson LO (1976) Surgical treatment of perforation of the sigmoid colon. *Acta Chir Scand* 142: 467-469.

Nivatvongs S (1986) Low pelvic abscesses. A technique for drainage using a small trocar catheter. *Am J Surg* 151: 409-411.

Nivatvongs S, Vermeulen FD & Fang DT (1982) Colonoscopic decom-pression of acute pseudo-obstruction of the colon. *Ann Surg* 196: 598-600.

Norton L (1985) Does drainage of intra-abdominal pus reverse multiple organ failures? *Am J Surg* 149: 347-350.

Norton L, Moore G & Eiseman B (1975) Liver failure in the post opera-tive patient. The role of sepsis and immunological deficiency. *Surgery* 78: 6-13.

Norton L, Eule SJ & Burdick D (1978) Accuracy of techniques to detect intraperitoneal abscess. *Surgery* 84: 370-378.

O'Brien PE (1981) Continuous lavage of the contaminated peri-toneum. In: Watts JM et al (eds) *Infection in Surgery*, pp 151-156. Edinburgh: Churchill Livingstone.

Olak J, Christou NV, Stein LA, Casola G & Meakins JL (1986) Operative vs percutaneous drainage of intra-abdominal abscesses. Comparison of morbidity and mortality. *Arch Surg* 121: 141-146.

O'Mara CS, Wilson TH, Stonesifer GL & Cameron JL (1979) Caecal volvulus. *Am J Surg* 189: 724-731.

Onderdonk AB, Kasper KL, Cisneros RL & Bartlett JG (1971) The cap-sular polysaccharide potential of encapsulated and unencapsulated strains. *J Infect Dis* 136: 82-89.

Onderdonk AB, Weinstein WM, Sullivan NM, Bartlett JC & Gorbach SL (1978) Experimental intra-abdominal abscess in rats. Quantitative bacteriology of infected animals. *Infect Immun* 10: 1256-1259.

Parillo JE (1993) Pathogenic mechanisms of septic shock. *N Engl J Med* 328: 1471-1477.

Parks TG (1969) Natural history of diverticular disease of the colon. *BMJ* 4: 639-642.

Parks TG (1981) Surgical management of injuries of the large intes-tine. *Br J Surg* 68: 725-728.

Patel M (1911) Peritonitis. *Lyon Chir* 5: 121.

Paugam-Burtz C, Dupont H, Marmuse JP et al (2002) Daily organ-system failure for diagnosis of persistent intra-abdominal sepsis after postoperative peritonitis. *Intensive Care Med* 28: 594-598.

Peloquin AB (1975) Factors influencing survival with complete obstruction and free perforation of colorectal cancers. *Dis Colon Rectum* 18: 11-21.

Penninckx FM, Raymond, P, Kerremans MD & Luwers PM (1983) Planned relaparotomies in the surgical treatment of severe generalised peritonitis from intestinal origin. *World J Surg* 7: 762-766.

Pitcher WWD & Musher DM (1982) Critical importance of early diag-nosis and treatment of intra-abdominal infection. *Arch Surg* 117: 328-333.

Pitt HA & Zuidema GD (1980) Mortality in treatment of py-

ogenic hepatic abscess. *Am J Surg* 139: 341–346.
Platell C, Papadimitriou JM & Hall JC (2000) The influence of lavage on peritonitis. *J Am Coll Surg* 191: 672–680.
Podnos YD, Jimenez JC & Wilson SE (2002) Intra-abdominal sepsis in elderly persons. *Clin Infect Dis* 35: 62–68.
Polk HC & Fry DE (1980) Radical peritoneal debridement for estab-lished peritonitis. *Ann Surg* 192: 350–355.
Polk HC & Lamont PM (1983) The search for pus. *Br J Hosp Med* 21: 199–202.
Polk HC Jr, Flint LM & Fry DE (1976) Dissemination and causes of infections. *Surg Clin North Am* 56: 817–829.
Porter GA, O'Keefe GE, Walter MD & Yakimets MD (1996) Inadvertent perforation of the rectum during abdominoperineal resection. *Am J Surg* 172: 324–327.
Powis SJA, Barnes AD, Dawson-Edwards P & Thompson H (1972) Ileocolonic problems after cadaveric renal transplantation. *BMJ* 1: 99–104. Procaccino JA, Lavery IC, Fazio VW & Oakley JR (1991) Psoas abscess: difficulties encountered. *Dis Colon Rectum* 34: 784–789.
Pujari BD & Doedhare SG (1980) Necrotising enteritis. *Br J Surg* 67: 254–256.
Rafferty AT (1973) Regeneration of parietal and visceral peritoneum. *Br J Surg* 60: 293–299.
Rafferty AT (1979) Regeneration of peritoneum: a fibrinolytic study. *J Anat* 129: 659.
Ramirez PT, Levenback C, Burke TW, Eifel P, Wolf JK & Gershenson DM (2001) Sigmoid perforation following radiation therapy in patients with cervical cancer. *Gynecol Oncol* 82: 150–155.
Raymond DP, Pelletier SJ, Crabtree TD, Schulman AM, Pruett TL & Sawyer RG (2001) Surgical infection and the aging population. *Am Surg* 67: 827–832.
Reddy SK, Griffith GS, Goldstein JA & Stollman NH (1999) Toothpick impaction with localized sigmoid perforation: successful colono-scopic management. *Gastrointest Endosc* 50: 708–709.
Reijnen MM, Bleichrodt RP & van Goor H (2003) Pathophysiology of intra-abdominal adhesion and abscess formation, and the effect of hyaluronan. *Br J Surg* 90: 533–541.
Remine S & McIlrath DC (1980) Bowel perforation in steroid treated patient. *Ann Surg* 192: 581–586.
Rennie JA (1979) Sigmoid volvulus. *J R Soc Med* 72: 654–656.
Report of a Working Party of the British Society of Antimicrobial Chemotherapy (1987) Diagnosis and management of peritonitis in continuous ambulatory peritoneal dialysis. *Lancet* i: 845–849.
Ricciardi R, Paterson CA, Islam S, Sweeney WB, Baker SP & Counihan TC (2004) Independent predictors of morbidity and mortality in blunt colon trauma. *Am Surg* 70: 75–79.
Rist CB, Watts JC & Lucas RJ (1984) Isolated ischaemic necrosis of the caecum in patient with chronic heart disease. *Dis Colon Rectum* 27: 548–551.
Ritchie JK (1974) Results of surgery for inflammatory bowel disease: a further survey of one hospital region. *BMJ* 1: 264–268.
Ritchie JK, Ritchie S, McIntyre PB & Marks CG (1984) Management of severe acute colitis in district hospitals. *J R Soc Med* 77: 465–471.
Rivas AA & Dennison HC (1978) Volvulus of the caecum. *Am J Surg* 44: 332.
Robbins AH, Pugatch RD, Gerzof SG et al (1980) Further observations on the medical efficacy of computed tomography of the chest and abdomen. *Radiology* 137: 719–725.
Robertson HD, Raay JE, Ferrari BT & Gathright JB Jr (1982) Management of rectal trauma. *Surg Gynecol Obstet* 154: 161–165.
Rogers BHG, Silvis SE, Nebel OT, Sugawa C & Mandelstain P (1975) Complications of flexible fibreoptic colonoscopy and polypectomy. *Gastrointest Endosc* 22: 73–77.
Rogers PN, Wright IH & Ledingham I McA (1989) Critical abdominal sepsis. *J R Coll Surg Edinb* 34: 1–8.
Rotstein OD, Pruett TL & Simmons RL (1985) Lethal microbial synergism in intra-abdominal infections. *Arch Surg* 120: 146–151.
Roux M & Laurel J (1944) Colonic injury. *J Chir (Paris)* 60: 20–29.
Russell JC & Welch JP (1979) Operative management of radiation injuries of the intestinal tract. *Am J Surg* 137: 433–439.
Russell JC, Welch JP & Clark DG (1983) Colonic complications of acute pancreatitis and pancreatic abscess. *Am J Surg* 146: 558–598.
Rutherford EJ, Skeete DA & Brasel KJ (2004) Management of the patient with an open abdomen: techniques in temporary and defini-tive closure. *Curr Probl Surg* 41: 815–876.
Ryan GB (1981) Mesothelial injury and recovery. *Am J Pathol* 71: 93–112.
Ryan P (1958) Emergency resection and anastomosis for perforated sigmoid diverticulitis. *Br J Surg* 45: 611. Ryckman FC, Glenn JD & Moazam F (1983) Spontaneous perforations of a colonic duplication. *Dis Colon Rectum* 26: 287–289.
Saegesser F & Samblom P (1975) Ischaemic lesions of the distended colon. A complication of obstructive colorectal cancer. *Am J Surg* 129: 309–315.
Saini S, Kellum JM, O'Leary MP et al (1983) Improved localisation and survival in patients with intra-abdominal abscesses. *Am J Surg* 145: 136–142.
Sakai L, Keltner R & Kaminski D (1980) Spontaneous and shock asso-ciated ischaemic colitis. *Am J Surg* 140: 755–760.
Salem L & Flum DR (2004) Primary anastomosis or Hartmann's pro-cedure for patients with diverticular peritonitis? A systematic review. *Dis Colon Rectum* 47: 1953–1564.
Sanderson PJ (ed) (1983) *Antibiotics for Surgical Infections*. Chichester: Wiley.
Sandrasegaran K, Lall C, Rajesh A & Maglinte DT (2005) Distinguishing gelatin bioabsorbable sponge and postoperative abdominal abscess on CT. *AJR Am J Roentgenol* 184: 475–480.
Saunders MD (2004) Acute colonic pseudoobstruction. *Curr Gastroenterol Rep* 6: 410–416.
Saverymuttu SH, Peter AM & Lavender JP (1985) Clinical importance of enteric communication with abdominal abscesses. *BMJ* 290: 23–26.
Sawyer OL, Garvin PJ, Coff JE, Graff RJ, Newton WT & Willinan VL (1978) Colorectal complications of renal allograft transplantation. *Arch Surg* 113: 84–86.
Schecter S, Eisenstat TE, Gregory C, Oliver, Rubin RJ & Slavati EP (1994) Computerized tomographic scan-guided drainage of intra-abdominal abscesses. *Dis Colon Rectum* 37: 984–988.
Schein M (2002) Surgical management of intra-abdominal infection: is there any evidence? *Langenbecks Arch Surg* 38: 1–7.
Schein M, Saadia R & Decker GGA (1986) The open management of the septic abdomen. *Surg Gynecol Obstet* 163: 587–592.
Schein M, Assalia A & Bacchus H (1994) Minimal antibiotic therapy after emergency abdominal surgery: a prospective study. *Br J Surg* 81: 989–991.
Schein M, Wittmann DH, Wise L & Condon RE (1997) Abdominal contamination, infection and sepsis: a continuum. *Br J Surg* 84: 269–272.
Scheingraber S, Kurz T & Dralle H (2002) Short- and long-

term out-come and health-related quality of life after severe peritonitis. *World J Surg* 26: 667-671.

Schiffmann L, Kahrau S, Berger G & Buhr HJ (2005) Colon perforation in an adolescent after short-term diclofenac intake. *ANZ J Surg* 75: 726-727.

Schofield PF (1982) Toxic dilatation and perforation in inflammatory bowel disease. *Ann R Coll Surg Engl* 64: 318-320.

Scholefield JH, Wyman A & Rogers K (1991) Management of general-ized peritonitis—can we do better? *R Soc Med* 84: 664-666.

Schumer W, Llee DK & Jones B (1964) Peritoneal lavage in post opera-tive therapy of late peritoneal sepsis. Preliminary report. *Surgery* 55: 841-845.

Sebastian S, Johnston S, Geoghegan T, Torreggiani W & Buckley M (2004) Pooled analysis of the efficacy and safety of self-expanding metal stenting in malignant colorectal obstruction. *Am J Gastroenterol* 99: 2051-2057.

Seiler CA, Brugger L, Forssmann U, Baer HU & Buchler MW (2000) Conservative surgical treatment of diffuse peritonitis. *Surgery* 127: 178-184.

Sempere GA, Martinez Sanjuan V, Medina Chulia E et al (2005) MRI evaluation of inflammatory activity in Crohn's disease. *AJR Am J Roentgenol* 184: 1829-1835.

Seow-Choen F, Look MCM & Ho YH (1995) Non surgical management of colonoscopic bowel perforation. *Int J Colorectal Dis* 10: 77-78.

Serpell JW & Nicholls RJ (1990) Stercoral perforation of the colon. *Br J Surg* 77: 1325-1329.

Serrano A, Michel L, Warshaw A & Malt RA (1981) Colonic obstruc-tion as a complication of ulcerative colitis. *Dis Colon Rectum* 24: 487-489.

Shear L, Swartz C, Shinaberger J & Barry KG (1965) Kinetics of peri-toneal fluid absorption in man. *N Engl J Med* 272: 123-127.

Shear L, Casteloot J, Shinaberger J, Dode L & Barry KG (1966a) Enhancement of peritoneal fluid absorption by dehydration, mor-captomorin and vasopressin. *J Pharmacol Exp Ther* 154: 289-297.

Shear L, Harvey J & Barry K (1966b) Peritoneal sodium transport: enhancement by pharmacologic and physical agents. *J Lab Clin Med* 67: 181-188.

Shennan J (1973) Seat belt injuries of the left colon. *Br J Surg* 60: 673-675.

Shepherd AA & Keighley MRB (1986) Audit on complicated diverticu-lar disease. *Ann R Coll Surg Engl* 68: 6-10.

Shetty PG, Fatterpekar GM, Sahani DV & Shroff MM (1999) Pneumocephalus secondary to colonic perforation by ventriculo-peritoneal shunt catheter. *Br J Radiol* 72: 704-705.

Silverman SH, Ambrose NS, Youngs DS, Shephard AFI, Roberts AP & Keighley MRB (1986) The effect of peritoneal lavage with tetracy-cline solution on post operative infection in colorectal surgery. *Dis Colon Rectum* 29: 165-169.

Silvis SE, Nebel O, Roger G et al (1976) Endoscopic complications: results of the 1974 American Society of Gastrointestinal Endoscopy Surgery. *JAMA* 235: 928-930.

Sindelar WF & Mason GR (1979) Intraperitoneal irrigation with povi-done iodine solution for prevention of intra-abdominal abscesses in the bacterially contaminated abdomen. *Surg Gynecol Obstet* 148: 409-411.

Sisel RJ, Donovan AJ & Yellin AE (1972) Experimental faecal peritoni-tis. Influence of barium sulphate or water-soluble radiographic con-trast material on survival. *Arch Surg* 104: 765-768.

Slaney G & Brooke BN (1952) Cancer in ulcerative colitis. *Lancet* ii: 694-698.

Sloane CE & Anderson AA (1980) Caecal infarction: ergot abuse as a possible aetiologic factor. *Mt Sinai J Med* 47: 31-33.

Solomkin JS, Reinhart HH, Dellinger EP et al and the Intra-abdominal Study Group (1996) Results of a randomized trial comparing sequential intravenous/oral treatment with ciprofloxacin plus metronidazole to imipenem/cilastatin for intra-abdominal infec-tions. *Ann Surg* 223: 303-315.

Solomkin JS, Mazuski JE, Baron EJ et al; Infectious Diseases Society of America (2003) Guidelines for the selection of anti-infective agents for complicated intra-abdominal infections. *Clin Infect Dis* 37: 997-1005.

Smith LE (1976) Fibreoptic colonoscopy. Complications of colonoscopy and polypectomy. *Dis Colon Rectum* 19: 407-412.

Smithwick RH (1942) Faecal peritonitis. *Ann Surg* 115: 969-972.

Soderstom GA, DuPriest RW Jr & Cowley RA (1980) Pitfalls of peri-toneal lavage in blunt abdominal trauma. *Surg Gynecol Obstet* 151: 513-518.

Solaro L, Brown RM & Brown PP (1987) Post-transplant peritonitis in patients undergoing continuous ambulatory peritoneal dialysis. *J Hosp Infect* 9: 274-277.

Sotto A, Lefrant JY, Fabbro-Peray P et al (2002) Evaluation of anti-microbial therapy management of 120 consecutive patients with secondary peritonitis. *J Antimicrob Chemother* 50: 569-576.

Spain DA, Martin RC, Carrillo EH & Polk HC Jr (1997) Twelfth rib resection. Preferred therapy for subphrenic abscess in selected surgical patients. *Arch Surg* 132: 1203-1206.

Spotnitz WD, Van Natta FC, Bashist B, Wolff M, Green P & Weber CJ (1984) Localised ischaemic colitis in a young woman with diabetes. *Dis Colon Rectum* 27: 481-484.

Stabile BE, Puccio E & Van Sonnenburge (1990) Preoperative percuta-neous drainage of diverticular abscess. *Am J Surg* 159: 99-104.

Stafford RE & Weigelt JA (2002) Surgical infections in the critically ill. *Curr Opin Crit Care* 8: 449-452.

Stein DT, Gray GM, Gregory PH, Anderson M, Goodwin DA & McDougall IR (1983) Location and activity of ulcerative and Crohn's colitis by indium-111 leucocyte scan. *Gastroenterology* 84: 388-393.

Steinberg D (1970) On leaving the peritoneal cavity open in acute generalised suppurative peritonitis. *Am J Surg* 137: 216-220.

Steinberg DM, Cooke WT & Alexander-Williams J (1973) Free perfora-tion in Crohn's disease. *Gut* 14: 187-190.

Stelzmueller I, Hoeller E, Wiesmayr S et al (2005) Severe intra-abdominal infection due to *Streptococcus milleri* following adjustable gastric banding. *Obes Surg* 15: 576-579.

Stephen M & Lowenthal J (1978) Generalised infective peritonitis. *Surg Gynecol Obstet* 147: 231-234.

Stephen M & Lowenthal J (1979) Continuing peritoneal lavage in high risk peritonitis. *Surgery* 85: 603-606.

Stephenson BM & Shandall AA (1995) Acute scybalous colonic obstruction and perforation. *Ann R Coll Surg Engl* 77: 241.

Stewart DJ & Matheson NA (1978) Peritoneal lavage in appendicular peritonitis. *Br J Surg* 65: 54-56.

Stone HH & Fabian TC (1981) Clinical comparison of antibiotic com-bination in the treatment of peritonitis and related mixed aerobic and anaerobic surgical sepsis. *World J Surg* 4: 415-421.

Stone HH & Hester TR Jr (1973) Incisional and peritoneal infection after emergency celiotomy. *Ann Surg* 177: 669-678.

Stone HH & Martin JD Jr (1973) Synergistic necrotising cellulitis. *Ann Surg* 175: 702-705.

Stremple JF, Mori H, Levi R et al (1973) The stress ulcer

syndrome. *Curr Probl Surg* 3: 1-64.
Sunshine J, McConnell DB, Weinstein CJ, Sasaki TM & Vetto RM (1983) Percutaneous abdominal abscess drainage. *Am J Surg* 145: 615-618.
Svames K, Thunold S, Skaar R & Havlorsen JF (1976) Dilatation of the colon with free perforation due to mechanical obstruction in Crohn's disease. *Acta Chir Scand* 142: 181-185.
Sykes PA, Boulter KH & Schofield PF (1976) The microflora of the obstructed bowel. *Br J Surg* 63: 721-725.
Tagliacozzo S & Tocchi A (1997) Antimesenteric perforations of the colon during diverticular disease. *Dis Colon Rectum* 40: 1358-1361.
Taha SE & Suleiman SI (1980) Volvulus of the sigmoid colon in the Gezira. *Br J Surg* 67: 433-435.
Tan PL, Chan CL & Moore NR (2005) Radiological appearances in the pelvis following rectal cancer surgery. *Clin Radiol* 60: 846-855.
Tanner NC & Hardy KJ (1968) Acute necrotising enterocolitis- survival following perforation and resection in two postoperative patients. *Br J Surg* 55: 379-381.
Teasdale C & Mortensen NJ McC (1983) Acute necrotising colitis and obstruction. *Br J Surg* 70: 44-47.
Teichmann W, Wittmann DH & Andreone PA (1986) Scheduled reop-erations (Etappenlavage) for diffuse peritonitis. *Arch Surg* 121: 147-152.
Todd GJ & Forde KA (1979) Volvulus of the caecum. Choice of operation. *Am J Surg* 138: 632-634.
Tolins PG & Cornell A (1967) Free and contained perforation in granulomatous ileocolitis. *Proceedings of the 3rd World Congress of Gastroenterology* 2: 434-437.
Tornqvist A, Forsgren A, Leandoer L & Ursing J (1985) Antibiotic treatment during surgery for diffuse peritonitis: a prospective randomized study comparing the effects of cefuroxime and of a cefuroxime and metronidazole combination. *Br J Surg* 72: 261-264.
Tran DQ, Rosen L, Kim R, Riether RD, Stasik JJ & Khubchandani IT (2001) Actual colonoscopy: what are the risks of perforation? *Am Surg* 67: 845-847.
Tsai SC, Chao TH, Lin WY & Wang SJ (2001) Abdominal abscesses in patients having surgery: an application of Ga-67 scintigraphic and computed tomographic scanning. *Clin Nucl Med* 26: 761-764.
Umpleby HC & Williamson RCN (1984) Survival in acute obstructing colorectal carcinoma. *Dis Colon Rectum* 28: 299-304.
Van der Berg WB, Maarsevenm ACM, Mullen KH & Scheper FJ (1980) Accumulation of T cells and local anti-PPD antibody production in lymphokine mediated chronic peritoneal inflammation in the guinea pig. *J Pathol* 132: 23-28.
Van Heerden HAA, McIlrath DC & Adson MA (1978) The surgical aspects of chronic mucosal inflammatory bowel disease (chronic ulcerative colitis). *Ann Surg* 187: 536-540.
Van Sonnenberg E, Willenberg J, Ferruci JT Jr, Mueller PR & Simeone JF (1981) Triangulation method for percutaneous needle guidance.
The angled approach to upper abdominal mass. *Am J Radiol* 137: 757-761.
Van Sonnenberg E, Wittich GR, Goodacre BW, Casola G & D'Agostino HB (2001) Percutaneous abscess drainage: update. *World J Surg* 25: 362-369.
Van Thiel DH & Lester R (1975) Post operative jaundice. Mechanism, diagnosis and treatment. *Surg Clin North Am* 55: 409-418.
Velitchkov N, Djedjev M, Kirov G, Losanoff J, Kjossev K & Losanoff H (1997) Toxic shock syndrome and necrotizing fasciitis complicating neglected sacrococcygeal pilonidal sinus disease. *Dis Colon Rectum* 40: 1386-1390.
Velmahos GC, Kamel E, Berne TV et al (1999) Abdominal computed tomography for the diagnosis of intra-abdominal sepsis in critically injured patients: fishing in murky waters. *Arch Surg* 134: 831-836.
Vinniscombe J (1971) Appendectomy wound infection, drainage and antibiotics. *Br J Surg* 51: 328-329.
Vitale GC, Richardson JD & Flint LM (1983) Successful management of injuries to the extraperitoneal rectum. *Am Surg* 49: 159-162.
Vora P & Chapman A (2004) Complications from radiographer-per-formed double contrast barium enemas. *Clin Radiol* 59: 364-368.
Wakabayashi Y, Kamijou Y, Soma K & Ohwada T (1996) Removal of circulating cytokines by continuous haemofiltration in patients with systemic inflammatory response syndrome or multiple organ dysfunction syndrome. *Br J Surg* 83: 383-394.
Walters R, Herman CM, Neff R, Cummings D & Harley J (1985) Percutaneous drainage of abscesses in the postoperative abdomen that is difficult to explore. *Am J Surg* 149: 623-628.
Wang SMS & Wilson SE (1977) Subphrenic abscess. *Arch Surg* 112: 934-936.
Warshaw AL, Welsh JP & Ottinger LW (1976) Acute perforation of the colon associated with chronic corticosteroid therapy. *Am J Surg* 131: 442-446.
Watts J McK, McDonald PJ, O'Brien PE, Marshall VR & Findlay Jones JJ (1980) *Infection in Surgery*. Edinburgh: Churchill Livingstone. Weil PH (1983) Injuries of the retroperitoneal portions of the colon and rectum. *Dis Colon Rectum* 26: 19-21.
Welch JP & Donaldson GA (1974) Perforative carcinoma of colon and rectum. *Ann Surg* 180: 734-740.
Welch TP & Sumitswan S (1975) Acute segmental ischaemic enteritis in Thailand. *Br J Surg* 62: 716-719.
Weldon MJ, Joseph AEA, French A, Saverymuttu SH & Maxwell JD (1995) Comparison of ^{99m}Technetium hexamethylpropylene-amine oxime labelled leucocyte with ^{111}-Indium tropolonate labelled gran-ulocyte scanning and ultrasound in the diagnosis of intra-abdomi-nal abscess. *Gut* 37: 557-564.
Wellwood JM & Jackson BT (1973) The intestinal complication of radiotherapy. *Br J Surg* 60: 814-822.
Werbin N, Haddad R, Greenberg R, Karin E & Skornick Y (2003) Free perforation in Crohn's disease. *Isr Med Assoc J* 5: 175-177.
Wexner SD & Dailey TH (1986) The initial management of left lower quadrant peritonitis. *Dis Colon Rectum* 29: 635-638.
Wiener I, Rojas SP & Wolma FJ (1981) Traumatic colonic perforation. Review of 16 years experience. *Am J Surg* 142: 717-720.
Wilkosz S, Ireland G, Khwaja N et al (2005) A comparative study of the structure of human and murine greater omentum. *Anat Embryol (Berl)* 209: 251-261.
Williams L & Lewis E (1987) Identification of small rectal perfora-tions. *Surg Gynecol Obstet* 164: 475.
Winslett MC, Youngs D, Burdon DW, Path FRC & Keighley MRB (1990) Short-term chemoprophylaxis with ceftizoxime. Five-day aminogly-coside with metronidazole in 'contaminated' lower gastrointestinal surgery. *Dis Colon Rectum* 33: 878-882.
Wong PF, Gilliam AD, Kumar S, Shenfine J, O'Dair GN & Leaper DJ (2005) Antibiotic regimens for secondary peritonitis of gastro-intestinal origin in adults. *Cochrane Database Syst Rev* (2): CD004539.
Wood CD (1977) Acute perforations of the colon. *Dis Colon Rectum* 20: 126-128.
Wu CW, Cher Y, Hsieh M-J, Lui W-Y & P'eng FK (1992) Use of a modi-fied Foley catheter for continuous irrigation

of intra-abdominal abscess. *Br J Surg* 79：1296.

Yamaguchi A，Matsui T，Sakurai T et al (2004) The clinical character-istics and outcome of intraabdominal abscess in Crohn's disease. *J Gastroenterol* 39 (5)：441-448.

Yamamura M，Nishi M，Furubayashi H，Hioki K & Yamamoto M (1985) Barium peritonitis：report of a case and review of literature. *Dis Colon Rectum* 28：347-352.

Yaw B，Smith RN & Glover JL (1977) 8 year experience with civilian injuries of the colon. *Surg Gynecol Obstet* 145：203-205.

Yeung KW，Chang MS，Hsiao CP & Huang JF (2004) CT evaluation of gastrointestinal tract perforation. *Clin Imaging* 28：329-333.

Yoshioka K，Younds DJ & Keighley MRB (1991) A randomised prospective controlled study of ciprofloxacin with metronidazole versus amoxicillin/clavulanic acid with metronidazole in the treat-ment of intra-abdominal infection. *Infection* 19：25-29.

Youssef IM，Milardovic R，Perone RW，Heiba SI & Abdel-Dayem HM (2005) Importance of Tc-99m sulfur colloid liver-spleen scans per-formed before indium-111 labeled leukocyte imaging for localiza-tion of abdominal infection. *Clin Nucl Med* 30：87-90.

Zirkle CR (1961) Perforating carcinomas of the colon. *Am J Surg* 27：510-517.

54

第 54 章　腹泻与急性特异性结肠炎

第一部分　腹泻的发病机制

腹泻是结直肠疾病患者的一个常见症状。及时评价腹泻病史以便正确作出诊断和病理生理学评估。许多腹泻病例是由于大肠之外功能紊乱引起，尤其是小肠疾病、大肠切除、细菌过度繁殖、药物副作用、内分泌紊乱或酶缺乏、细菌毒素及各种内分泌综合征等。这些情况尤其多见于：旅行者（见第 56 章），性传播疾病免疫缺陷患者（第 55 章），接受抗菌治疗患者以及炎性肠病患者。本章节目的是探讨腹泻病因、生理和病理生理，特别关注炎性肠病及其调查研究和治疗。

定义

腹泻通常定义为每天液体大便增加超过 200g（Goy 等，1976）。常常伴有排便次数增加（每天超过 3 次），便急或肛周不适，或者上述三种情况同时存在。这个定义还不太完美，因为某些腹泻病人有液体大便，但不超过 200g；而另有一些患者每天平均排便超过这个标准但并没有器质性疾病。粪便量过大时常伴有其中水含量明显增加。大便稠度反映粪便基质理化性质和水含量多少。大便容量和重量的评估通常基于一次大便标本的采集，而病人每天甚至每周的腹泻症状变化都很大。因此在评估大便检查结果时，了解大便标本在腹泻病程中的采集时间是很重要的。

正常生理

每 24 小时由口腔摄入的液体加上胃液、胆汁、胰液总量约达 9L 会流到十二指肠远端。来自摄入食物中的液体容量通常在2L，其余的液体来自小肠分泌的消化液（Fordtran和Locklear，1966）。

通过不同节段小肠的食糜量取决于食物的成分。高碳水化合物食物是高张性的，因此它会增加小肠液体分泌量。低张性食物如肉或茶，则伴随较少量的小肠液分泌。食物对小肠转运的影响在胃手术和小肠切除术后尤其明显（Chadwick和Camilleri，1983）。在近端小肠中肠液的渗透压快速调节到血浆水平。等到了回盲瓣，食物中几乎所有的糖、氨基酸和脂肪都被吸收了。回肠吸收了进入小肠里的大部分液体。每天大约有1L左右的液体进到结肠。虽然这些液体是等张的，其钠浓度与血浆钠浓度接近，但钾（8mmol/L）和碳酸氢根（70mmol/L）水平却超过血浆，氯（60mmol/L）的水平则较血浆低（图54.1）。

结肠的液体吸收能力是3～4L/d（Read，1982），因此健康人结肠能吸收每天流经它的所有液体。来自饮食和细菌作用产生的不可吸收糖及脂肪酸这些渗透活性成分避免了结肠液体被完全吸收。因此每天粪便中有大约100ml液体排出。

粪便中的氯浓度较低是由于经结肠黏膜的氯与碳酸氢根交换所致。尽管存在这种离子交换，粪便中碳酸氢根浓度仍然较低，其原因可能是由于碳酸氢盐与有机酸之间的化学反应引起。这些有机酸（乙酸盐、丙酸盐、丁酸盐和乳酸盐）由细菌发酵不可吸收的碳水化合物而生成。这种和碳酸氢根的离子反应造就了正常的85mmol/L的阴离子间隙。由于胃肠道没有稀释机制，大便的渗透压通常与血浆近似。氨也由结肠中细菌分解尿素后生成，其中的大部分再次被重吸收，并在肝中再转化成尿素。

病因学

造成腹泻的真正机制有五种。在某一临床腹泻综合征中常有几种机制并存：①渗透性腹泻是由小肠中存在非吸收的渗透活性溶质引起，如肠道准备中使用的甘露醇或镁盐。②分泌性腹泻是腹泻的主要发生机制。它是由于胆盐或脂肪酸吸收障碍引起，也见于由感染因素造成的腹泻患者中，以及内分泌肿瘤如类癌、血管活性肠肽瘤等（Casburn Jones和Farthing，2004）。③渗出性腹泻是由于黏液、血液和蛋白渗出增加造成的腹泻，见于溃疡性结肠炎、绒毛状腺瘤和胃肠炎。④小肠动力紊乱造成的间歇性腹泻，见于小肠激惹综合征、恶性肿瘤疾病和盲袢综合征。⑤肠切除或短路造成的正常主动吸收过程损害引起腹泻（Holt，1990）。

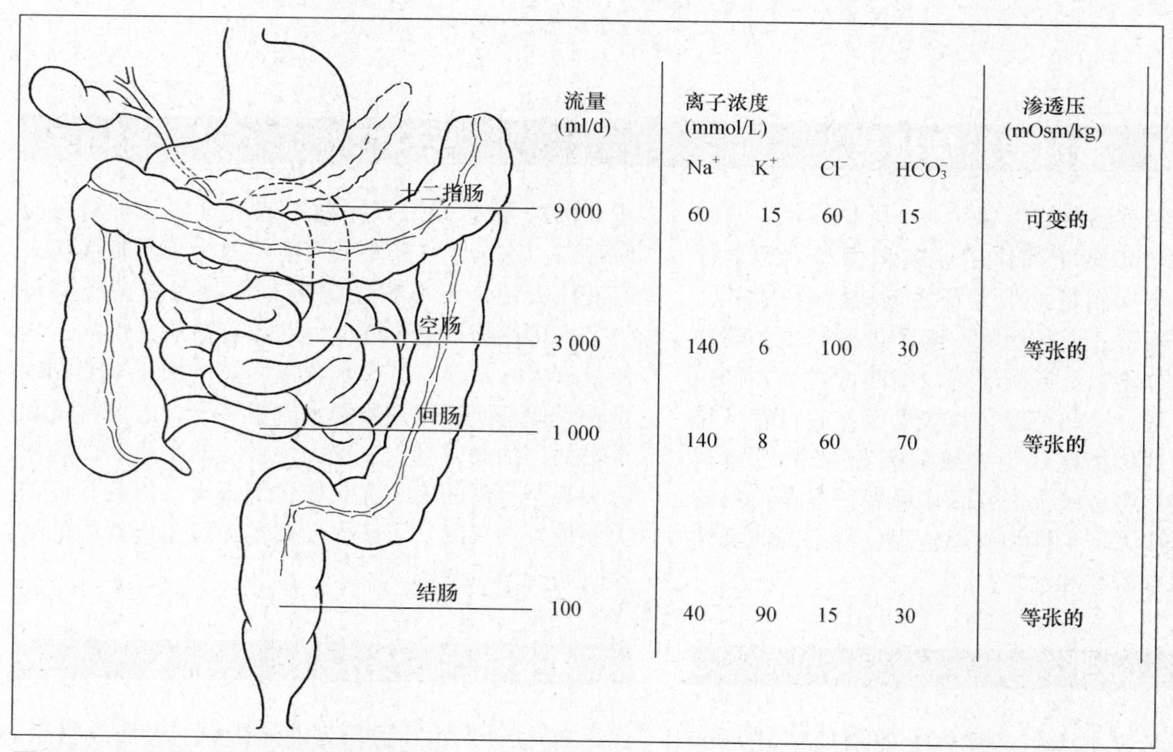

	流量 (ml/d)	离子浓度 (mmol/L) Na⁺	K⁺	Cl⁻	HCO₃⁻	渗透压 (mOsm/kg)
十二指肠	9 000	60	15	60	15	可变的
空肠	3 000	140	6	100	30	等张的
回肠	1 000	140	8	60	70	等张的
结肠	100	40	90	15	30	等张的

图54.1 胃肠道体液和电解质交换生理。

渗透性腹泻

由于空肠对钠、氯和水具有高通透性，非吸收的渗透活性粒子可吸引液体和电解质（特别是钠）进入近端小肠腔。虽然一些过量的钠和液体在回肠内被重吸收，但进入结肠的液体量仍然增加。回肠和结肠虽然也吸收一部分水和钠盐，但它们对氯化钠的通透性较低。另外一方面，这两部分肠道都存在有效的主动钠水转运机制，因此，大便排泄物含有适量的低浓度钠并且保持等渗。如果渗透活性溶质能够被结肠细菌代谢掉（如同乳糖或甘露醇），它们将被分解成短链脂肪酸、二氧化碳、氢和甲烷等产物。因此，假如所摄取的乳糖或甘露醇量不超过结肠细菌的代谢能力，这些细菌活动，会减轻腹泻的严重程度（Duncan 等，1992）。

在临床上渗透性腹泻很少超过 700ml；当患者禁食以及大便处于高渗状态时，渗透性腹泻大大减轻。粪便液体中存在一个渗透性间隙，它大致等于未吸收溶质的量。如果渗透性腹泻是由于碳水化合物吸收不良引起，大便的 pH 值小于 7.0，短链脂肪酸的浓度很高，在大便中可以检测到高浓度的氢和甲烷（Taylor 等，1981）。如果渗透性腹泻是由于盐和矿物质离子（例如硫酸镁）吸收不良引起，大便 pH 值将远大于 7.0，而且肠内氢和甲烷含量几乎可以忽略不计。

分泌性腹泻

分泌性腹泻是肠吸收和过度主动分泌过程失衡的结果。分泌液来源于肠隐窝腺体，而肠绒毛负责吸收。因此某个过程可能刺激隐窝细胞功能，增加分泌，而另一个过程则可能引起绒毛萎缩，损害吸收功能。事实上，许多刺激小肠离子分泌的介质也同时抑制正常的离子吸收。要决定这些影响因素中哪个起主导作用是很困难的，但并非不可能（Booth 等，1985）。

在分泌性腹泻中，肠腔含有过量的单价离子和水。空肠内容物渗透压和血浆相同。小肠黏膜不主动分泌二价离子。通常小肠组织结构和通透性是正常的。此外，葡萄糖吸收和钠泵功能也正常。

临床上，分泌性腹泻粪便排泄量很大，通常超过 1L/d，由此可以与其他类型腹泻鉴别。大便液体的渗透压和离子组成没有异常，没有溶质间隙。尽管经过一段时间禁食，腹泻仍会持续。大便中没有过量的脂肪、血液或蛋白质。

表 54.1 列出分泌性腹泻的主要与外科相关的原因。其他异常包括肽分泌肿瘤如血管活性肠肽瘤、甲状腺髓样癌和佐林格-埃利森综合征，以及某些家族性和遗传获得性异常如氯化物性腹泻（Watson，1992）。

渗出性腹泻

渗出性腹泻是炎症性肠炎腹泻的主要机制。在某些类型的感染性腹泻中，有黏液、蛋白和血液排泄到小肠和大肠腔内。大肠蠕动加快，便频，通常大便量并不多。很少有水和电解质的过量丢失。如果发生脱水，一般合并存在其他腹泻机制的可能，如吸收受抑制或分泌异常以及动力改变等。例如在溃疡性结肠炎中，结肠水和电解质的吸收严重受损（Harris 和 Shields，1970），甚至在结肠切除后液体和电解质的丢失可能仍会持续，但这通常不会引起严重问题。渗出性腹泻是绒毛状腺瘤、大肠癌、放射性结肠炎和克罗恩病的一个特征性表现。

肠动力异常

异常肠蠕动可能给细菌在小肠内提供一个过度生长的环境（Lewis 和 Gorbach，1972）。胆汁酸吸收很快，某些微生物能破坏胆汁酸，引起胆汁酸缺乏和脂肪吸收障碍的脂肪泻（Vince 等，1972）。

尽管小肠的吸收过程正常，小肠蠕动增快减少了小肠黏膜与肠内容物的接触时间，导致大量的液体输送到结肠（Rao 和 Read，1990）。

由于内在的动力异常造成结肠的过早排空，导致结肠黏膜与肠腔内容物接触时间减少，从而使大便容量和排便频度都增加。这样的临床病例包括肠激惹综合征、胆盐吸收障碍、糖尿病神经病变和胃切除后腹泻（Heaton，1985）。

特别关注炎性肠病

小肠

胆汁酸代谢

胆汁酸在肝由胆固醇合成而来。在进入十二指肠时，它们是由胆酸和鹅去氧胆酸与甘氨酸和牛磺酸结合形成的混合物组成（初级胆汁酸）。结合型次级胆汁酸（脱氧胆酸盐、石胆酸和熊去氧胆酸）在总胆汁酸池中仅占 20%。胆汁酸池一天循环达六次。通过空肠的被动重吸收和回肠的主动重吸

表 54.1 与外科相关的腹泻原因

原因	渗透性腹泻	分泌性腹泻	渗出性腹泻	肠动力异常
细菌过度生长[a]		+	++	
胆盐诱导[a]		++		+
碳水化合物吸收不良[a]	++			
克罗恩病		+（回肠）	+（结肠）	
憩室病			+	
内毒素		++		
脂肪酸吸收不良[a]		++		
贾第鞭毛虫病	+			
回盲肠结核		++		
肠梗死	++		+	
感染性腹泻	++	+	++	
小肠梗阻	++		+	
肠激惹综合征			+	
大肠癌	+	+	+	
镁盐	++			
甘露醇、山梨醇	++			
酚酞		++		
溃疡性结肠炎	++	++	+	
绒毛状腺瘤		++	+	

[a]肠切除后腹泻相关因素。

收，每一次循环有95%的胆盐重新进入胆盐池。因此每天胆盐池中有30%进入结肠。胆汁酸在结肠脱羟基和分解，大约有50%通过被动弥散重吸收。正常人通过粪便排泄600～800mg的胆汁酸由肝合成来维持平衡。

回肠克罗恩病及其回肠切除后常常伴有胆盐吸收不良和粪便排出胆盐过多，这可以通过胆盐回肠吸收实验（SeHCAT scan）来作出诊断（Nyhlin等，1994）。Rutgeerts等（1981）发现未接受过手术治疗的克罗恩病患者胆汁酸吸收不良发生率达44%。同一研究小组（Rutgeerts等，1979）还报道克罗恩病患者粪便胆汁酸排泄增加限于结肠，甚至在肠道还没有出现放射影像学异常时，就存在回肠胆汁酸吸收不良。

细菌过度生长是影响胆汁酸代谢的一个主要因素。大约2%～30%的小肠克罗恩病患者有细菌过度生长的证据，而这在有狭窄和瘘的情况下更高（60%～80%）（Beeken和Kanich，1973；Keighley，1978d；Farivar，1980；Rutgeerts，1981）。某些细菌分解胆汁酸，导致胆汁微粒数量减少，影响脂肪吸收，造成脂肪泻。有一个奇怪的现象是通过抗生素纠正细菌过度生长综合征可能会加剧克罗恩病的腹泻，因为更多的未结合胆汁酸进入结肠，引起胆盐性腹泻。

克罗恩病病变或回肠切除损害了胆汁酸的主动吸收，引起脂肪吸收不良。Hoffmann和Poley（1972）指出限制性回肠切除（不超过100cm）后的腹泻是由于胆汁酸进入大肠增多引起的分泌性腹泻；因此提出应用一种称为考来烯胺的胆汁酸螯合剂来治疗是最理想的疗法。在小肠切除超过100cm以上时，腹泻常常是由于进入结肠的脂肪酸增加引起，减少膳食中的脂肪可能对治疗有效。然而，不管是胆汁酸还是脂肪酸都减少结肠吸收能力，从而也导致分泌性腹泻（Ammon和Phillips，1973；Binder和Rawlins，1973；Bright Asare和Binder，1973）。

胆汁酸和脂肪酸引起分泌性腹泻的机制还不确定。两种促分泌素都刺激腺苷环化酶活性，增加黏膜环磷酸腺苷（cAMP）（Coyne等，1977）。胆汁酸腹泻伴随小分子量亲水物质双向流动的增加，反映黏膜通透性的普遍增加（Bright Asare 和 Binder，1973；Gaginella，1977）。分泌性腹泻的其他机制是由于胆汁酸和脂肪酸有比较强的细胞毒性，可造成黏膜损害，增加结肠转运，胆汁酸还刺激结肠蠕动（Snape 等，1980）。

体内脂肪酸导泻的基本特征是其剂量相关性和快速可逆性（Chadwick，1979；Gordon，1979）。膳食中脂肪酸有同样的作用，小肠内细菌的羟基化作用增强了它们的分泌潜能（Ammon 和 Phillips，1973）。

脂肪吸收不良

脂肪被胰脂肪酶水解。三酰甘油脂解乳化产品（胆固醇和脂溶性维生素）在水相形成初级和次级微胶粒状态时才能够被吸收。微胶粒由胆盐和磷脂形成。成功的可溶性微胶粒能使脂类物质通过静态水层迅速弥散并通过肠细胞膜（Wilson 等，1971）。脂类物质通常在近端小肠吸收（Gordon 和 Kern，1968）。

克罗恩病时，脂肪消化不良和吸收不良的主要原因是由于回肠病变或肠切除造成胆盐的肠肝循环中断。脂肪消化和吸收不良的程度如上所述，和回肠切除的长度成正比（Hoffmann 和 Poley，1972）。如果存在高位空肠瘘引起胆盐的肠肝循环中断，脂肪泻也会发生（Porter，1971）。口服胆汁酸制剂治疗的效果并不好，这是因为胆汁酸在减轻脂肪吸收不良的同时，本身也有促进腹泻作用。熊去氧胆酸无导泻作用，用于治疗更合适，但临床实践中这种治疗方式的结果令人失望（Huijbregts 等，1981）。

体液和电解质丢失

水和氯化钠从肠腔液中的吸收主要是通过渗透梯度完成的，这种渗透梯度是由溶质如葡萄糖及氨基酸通过肠细胞主动转运而获得的。氯化钠和葡萄糖或氨基酸的联动转运，还有钠氢交换，占钠水转运的 20%（Turnberg 等，1970a，b）。水和电解质从回肠的吸收在克罗恩病与病变程度大致相关。克罗恩病结肠切除回肠造口的病人回肠造瘘口流出量比溃疡性结肠炎患者的流出量要多得多。Allan 等（1975）用一种同位素小肠灌注技术研究对比这两组病人。克罗恩病组钠流量观察结果支持其存在电解质转运异常，即使在无病变段小肠也是如此。这种液体和电解质处理异常是克罗恩病患者腹泻的一个重要机制，在结肠切除术后尤其如此。这个问题在小肠碳水化合物和脂肪酸吸收不良引起渗透和分泌作用时会变得更糟。

碳水化合物吸收不良引起渗透性腹泻

大多数膳食中碳水化合物在近端小肠吸收。淀粉先水解成寡糖，然后再分解成单糖和双糖，才被吸收。葡萄糖和半乳糖通过载体机制转运，其部分依赖钠浓度梯度。低糖饮食可能会减低双糖酶活性（Rosenzweig，1973）。常规的葡萄糖、木糖和乳糖耐量试验仍然作为葡萄糖吸收不良的主要测定方法。

空肠克罗恩病可出现木糖吸收不良。Beeken 等（1972）报道木糖吸收与大便脂肪排泄呈负相关，但这可能反映存在细菌过度生长（Goldstein 等，1970）。

溃疡性结肠炎可能发生乳糖吸收不良，但在克罗恩病中并不比正常人更多见（Gudmund-Hoyer 和 Jarnum，1970）。这些变化可能与营养有关，无乳糖饮食可改善腹泻。

大肠

大肠炎性疾病腹泻可能存在多种机制。可能由来自炎症或溃疡部位的出血、血清渗出和黏液分泌引起。病变结肠主动分泌增加造成结肠腔内液体积聚。另外，和发生在小肠克罗恩病的情况一样，即使是正常结肠在处理大量来自回肠的液体和电解质负荷的能力也有一定限制。

重症结肠炎液体和电解质丢失

急性暴发性结肠炎可能出现电解质酸碱平衡紊乱。每天从炎症结肠丢失的液体量约 100～1 500ml，钠 10～170mmol，钾 20～50mmol。皮质类固醇治疗可能加重钾丢失。在重症溃疡性结肠炎和中毒性巨结肠，可发生代谢性或混合性碱中毒；这和许多其他原因造成的严重腹泻常发生代谢性酸中毒形成鲜明对照。大便中过量的氯丢失，提示存在氯-碳酸氢根交换缺陷。有一研究小组报道动脉血 pH 值增加是严重结直肠炎的一个指标（Caprilli 等，1976a，b）。

在活动性结肠炎时发现跨黏膜电位差降低（Edmonds 和 Pilcher，1973；Rask-Madsen 和 Dalmark，1973），这可能是钠吸收受损或因为黏膜通透性增加导致钠反向弥散的结果。

急性溃疡性结肠炎和克罗恩病结肠炎氯化钾吸收也受损（Harris 和 Shields，1970）。前列腺素被认为是炎症介质，可能引起炎症性肠炎腹泻。在炎性肠病通过直肠黏膜体内透析研究中发现钠水吸收减少，电位差下降，钾分泌及透析液中前列腺素 E_2 排出量增加（Rampton 等，1979）。此外，柳氮磺吡啶、5-对氨基水杨酸和泼尼松龙抑制直肠黏膜前列腺素合成（Sharon 等，1978；Hawkey 和 Truelove，1980）。泻药可能促进内源性前列腺素释放（Beubler 和 Juan，1979；Rachmilewitz 等，1980）。前列腺素很可能在炎性肠病的致炎过程和转运机制中都起重要作用。另一方面，给成人静脉输注足量的前列腺素（F_{2a} 和 E_2）增加回肠液流量但不影响结肠吸收（Milton-Thompson 等，1975），特异性环氧化酶抑制剂在治疗溃疡性结肠炎并无很大帮助（Campieri 等，1978）甚至可能引起溃疡性结肠炎复发（Bjarnason 等，1993）。

回肠切除后腹泻

见“胆汁酸代谢”。

部分结肠切除

很少有人注意到联合结肠切除后的影响。一点也不奇怪，回肠切除后腹泻的严重程度会因结肠切除而改善（Mitchell 等，1980）。结肠切除造成结肠吸收能力丧失，同时减少细菌产生短链脂肪酸，后者可引起钠吸收受损。

肠道准备

结肠准备通常的方法是限制饮食、应用灌肠剂和泻药（Binder 和 Donowitz，1975）。例如，辛丁酯磺酸钠常被用作大便软化剂，它可导致结肠液体和电解质净聚积（Donowitz 和 Binder，1975），其他泻药还有吡沙可啶（Ewe 和 Holker，1974）、酚酞（Saunders 等，1978）和蓖麻油酸（Racusen 和 Binder，1979）。大部分主动性促分泌药物都会加重炎性肠病液体丢失。

药物作用

皮质醇对结肠的作用可能是局部抑或全身性的。Binder（1978）报道地塞米松刺激钠的吸收。而且，大剂量的糖皮质激素抑制对胆汁酸的分泌反应。然而，这种作用需要很大剂量的皮质类固醇，因此其临床意义尚不确定。通常认为皮质类固醇可以通过增加肠腔钠通透性而增加钠的吸收（Field，1978）。

柳氮磺吡啶在其氮键被肠道细菌分解生成对氨基水杨酸后起作用（Klotz 等，1980）。5-对氨基水杨酸的确切作用方式还不清楚，但抑制前列腺素合成可能是其改善症状和控制腹泻的一个因素。

致病菌的影响

志贺菌所致腹泻由结肠液体过载引起，因为空肠对志贺菌毒素产生反应分泌大量液体（Keusch，1978）。微生物侵入结肠黏膜，产生细胞毒素，刺激引起炎症性结肠炎。有炎症的结肠液体和电解质的吸收受到损害，但并不改变结肠的转运功能。

沙门菌感染性腹泻的机制（Rout，1974）也是通过损害空肠和回肠的吸收引起，但如果存在结肠炎，也会发生渗出性的液体丢失。

有两种难辨梭状杆菌毒素。毒素 B 在组织培养显示细胞毒性（Abrams 等，1980）；而毒素 A 是分泌型肠毒素，常引起难辨梭状杆菌性结肠炎分泌型腹泻（Tabaqchali 和 Jumaa，1995）。

诊断

病史

腹泻的类型和持续时间可能有助于确定其原因。既往有反复发作和缓解的病史常提示溃疡性结肠炎或克罗恩病。此外，肠道外表现如眼睛和皮肤症状可能指向炎性肠病诊断。大便的量对诊断有帮助。大便量多常见于小肠、近端结肠或直肠存在异常。小容量大便常与急性病史有关，黏液通常是左半结肠病变的特征。出现未消化食物提示空肠存在异常。脂肪泻的颜色、气味和浓度具有特征性；粪便可能漂浮成沫难以冲洗。疼痛病史常提示肠动力因素，如果有绞痛则提示梗阻存在。血样便腹泻病史提示阿米巴痢疾、弯曲杆菌性结肠炎、巨细胞病毒或溃疡性结肠炎。黏液性腹泻在直肠单纯溃疡、直肠下垂和绒毛状腺瘤时常见。暗红色直肠出血和腹泻便秘交替，以及下腹部疼痛提示结直肠癌。使用抗菌素治疗时并发腹泻，尤其是免疫低下患者，提示伪膜性结肠炎诊断。大便失禁或便急可伴随任何原因引起的腹泻，但在炎性肠病、恶性疾病和直肠脱垂尤其突出。脓性便是感染性腹泻的特征。淡血性黏液常被认为是志贺菌感染的特征，而绿色糊状便在沙门菌感染更常见。尽管禁食，腹泻仍持续存在提示分泌性小肠疾病，但如果禁食后腹泻停止则渗透性因素可能性大。

应该检查腹泻患者的全身症状，特别是关节炎、发热、黄疸、体重减轻、脸红、消化不良、频繁感染、呼吸道症状以及对皮质类固醇的反应，如果有的话（表 54.2）。疼痛、关节肿胀可能作为 Reiter 综合征的一部分，同时有耶尔森菌和弯曲杆菌感染。空肠弯曲杆菌感染可能会导致吉兰-巴雷综合征。溶血性尿毒症综合征是志贺大肠杆菌感染的一个少见的并发症。下列疾病如先天性胰腺炎、多发性内分泌瘤以及甲状腺髓样癌常有家族史。性传播疾病史和同性恋活动必须提醒医师想到 AIDS 和其他病毒感染如疱疹、轮状病毒、腺病毒样阿米巴病、贾第鞭毛虫病、沙门菌、志贺弯曲杆菌、隐孢子虫病、梅毒微孢子病、细胞内鸟分枝杆菌（MAI）性淋病、衣原体感染或 AIDS 相关性念珠菌病（Wilcox 和 Monkemuller，1997）。通常可以通过大便培养、直肠和十二指肠活检获得诊断（Blanshard 等，1996；见第 55 章）。

吸毒史通常也很重要，但长期滥用泻药者很少主动提供他们的吸毒史。最近有国外旅行史的应提醒医师想到旅行者腹泻或某种特异性感染的可能（Steffen，1990；Gorbach，1997）。

急性腹泻发作是病毒性、细菌性、寄生虫性或真菌性感染以及食物中毒或药物治疗副作用的典型症状。永远不要忘记重金属中毒是急慢性腹泻的一个少见原因之一（Watson，1992）。

体检

查体应该包括直肠检查和乙状结肠镜检查并活检。重要的阳性体征包括贫血、黄疸、杵状指、皮肤损害、紫癜、色素沉着、软组织肿瘤、淋巴结病、发热、体位性低血压、水肿、神经系统病变、腹部包块、腹水、腹部胀气、肝大或肛周疾病。腹泻检查的基本规则见图 54.2（Greig 和 Rampton，2003）。

大便检查

大便带血常见于炎性肠病或肠缺血性疾病。大便脂肪过多可能见于吸收不良综合征和贾第鞭毛虫病或病毒性胃肠炎。如果大便呈碱性着色，酚酞摄取试验呈红色，在某些私自滥用泻药者多见，但这个试验现在已基本被尿色谱分析取代了。应该做大便培养来排除真菌过度生长，尤其是念珠菌和由志贺菌、沙门菌、大肠杆菌、弯曲杆菌、难辨梭状杆菌、淋球菌、耶氏原虫引起的感染。要除外原虫感染，特别是内阿米巴属、圆线虫（Weight 和 Bar-

表 54.2 与腹泻相关疾病的全身性表现

症状	疾病
关节炎	溃疡性结肠炎、克罗恩病、耶尔森菌感染
嗜酸性细胞增多	嗜酸性细胞性胃肠炎、寄生虫感染
发热	溃疡性结肠炎、克罗恩病、晚期恶性肿瘤、沙门菌感染等
脸红	类癌、胰源性霍乱综合征
色素沉着	乳糜泻、艾迪生病、惠普尔病
肝病	溃疡性结肠炎、晚期恶性肿瘤
淋巴结病	淋巴瘤、惠普尔病
神经系统病变	糖尿病性腹泻、淀粉样变性
消化性溃疡	胃泌素瘤
体位性低血压	糖尿病性腹泻、艾迪生病、霍乱、任何原因导致的严重腹泻
蛋白尿	淀粉样变性
呼吸道疾病	囊性纤维化病
体重下降	吸收不良、溃疡性结肠炎、克罗恩病、晚期恶性肿瘤、毒性甲状腺肿

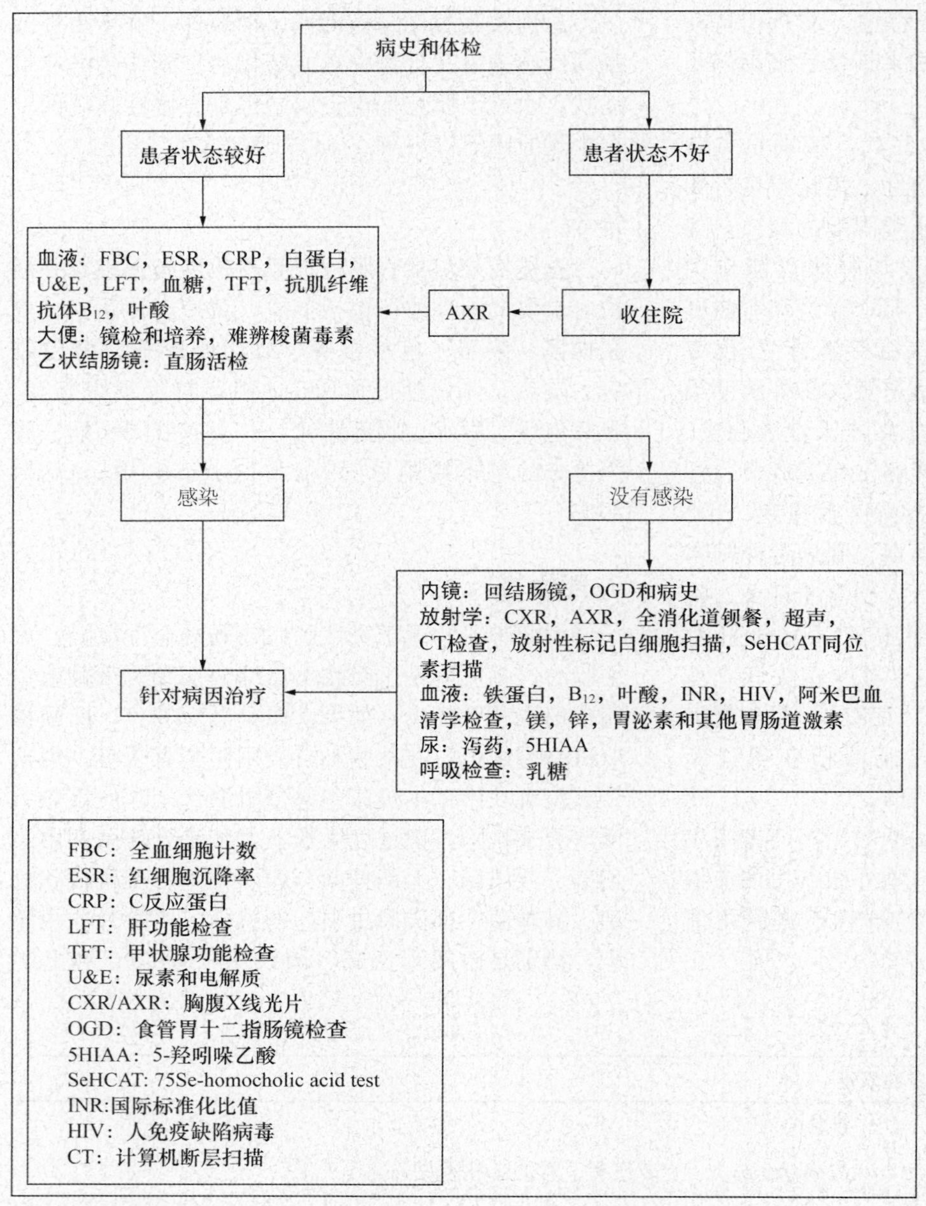

图 54.2 腹泻检查规则。

rie，1997)、微孢子虫、贾第鞭毛虫、等孢球虫、环孢子虫、隐孢子虫感染。有时需要做活检来排除细菌和各种病毒感染：巨细胞病毒（CMV)、疱疹病毒、轮状病毒和腺病毒。大便容量超过 1L 提示小肠功能异常，见于内分泌肿瘤、某些感染或广泛的小肠克罗恩病、胰腺疾病等。大容量排便应检查确定是否应用泻药。

直肠活检

直肠活检在腹泻患者的诊断中很有帮助。特别是鉴别淀粉样变性疾病、克罗恩病、溃疡性结肠炎、惠普尔病、血吸虫病、伪膜性结肠炎、阿米巴性结肠炎和弯曲杆菌性结肠炎时很有用（Allison 等，1987）(图 54.3)。直肠活检可能对内阿米巴和巨细胞病毒诊断以及检测隐孢子病和螺杆菌是必需的。

十二指肠活检

十二指肠活检和十二指肠抽吸及空肠活检一样，能提供很多信息。十二指肠活检可能检测到隐孢子虫、巨细胞病毒、微孢子虫、贾第鞭毛虫、等孢球虫、细胞内鸟分枝杆菌和真菌。十二指肠活检可以排除乳糜泻。

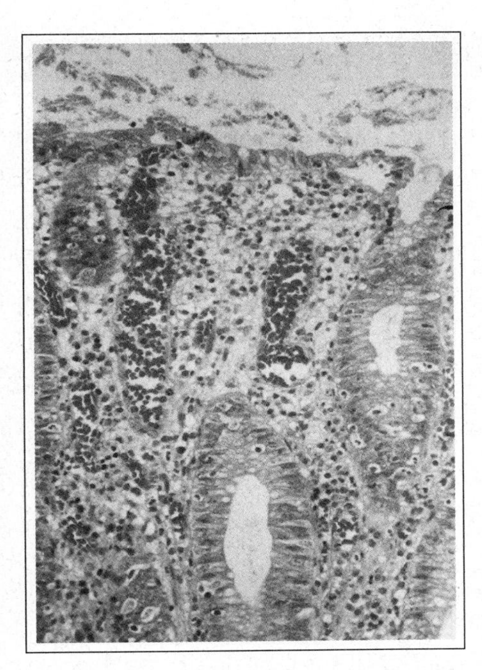

图 54.3　非特异性感染性腹泻肠黏膜固有层和隐窝炎症充血和白细胞浸润。

血液化验检查

常规血液化验包括：全血细胞计数、红细胞沉降率、C 反应蛋白、白蛋白、电解质、肝功能、血糖、甲状腺功能、抗内膜抗体、血清 B_{12} 和叶酸。某些特殊疾病如阿米巴结肠炎可以做血清学检查。对于某些不明原因的腹泻可能需要做胃肠道激素检测。最近抗原检测已经应用于贾第鞭毛虫和隐孢子虫检查。

试验性治疗

胰酶可能改善脂肪泻和因慢性胰腺功能不全相关的营养吸收不良。对考来烯胺治疗有效可能有助于检查胆汁酸诱导的腹泻，但这种反应通常不很可靠，尤其是在克罗恩病小肠切除后。甲硝唑治疗反应更特异，可用于贾第鞭毛虫病和阿米巴病。对环丙沙星反应敏感高度提示旅游者腹泻（Casburn-Jones 和 Farthing，2004）。无奶饮食可能用于检查乳糖缺乏病，无谷朊饮食可用于怀疑乳糜泻诊断时。

治疗

水和电解质

严重腹泻患者必须立即静脉补充液体和电解质，尤其是溃疡性结肠炎病情急性恶化或克罗恩病并发重度腹泻时。应定期检测电解质和测量任何液体丢失，仔细监测体液丢失量。一些短肠综合征患者应该口服电解质溶液和摄入大量液体（Mazumder，1991；Nightingale，2001）。

阿片类药物和止泻剂

这些药物在处理大便失禁时要讨论。能提供最佳腹泻症状控制的药物是可待因、地芬诺酯（含阿托品地芬诺辛）、洛哌丁胺（见第 17 章）。可待因和洛哌丁胺有较少的副作用，通常较地芬诺酯更首选。因为这些药物与巨结肠的发病机制有关联，应该避免应用于复发性溃疡性结肠炎。可待因不建议用于沙门菌或志贺菌痢疾。可待因和洛哌丁胺都减少小肠蠕动，延迟输送时间，因此增加肠黏膜和肠内容物的接触时间。洛哌丁胺单独或与磺胺甲噁唑和甲氧苄啶联用对旅游者腹泻很有效（Ericsson，1990）。

抗生素

抗菌药物的使用原则是要针对特定感染选择药物，如甲硝唑针对阿米巴病和贾第鞭毛虫病，红霉素针对弯曲杆菌或环丙沙星针对伤寒症有效。甲硝唑和许多其他抗生素也被用于治疗肠道其他细菌过度生长引起的腹泻。口服万古霉素或甲硝唑是难辨梭状杆菌性结肠炎的治疗选择。喹诺酮类被广泛应用于治疗旅游者腹泻和沙门菌感染性结肠炎和痢疾（Salam 等，1994；Pichler 等，1995）。

考来烯胺

考来烯胺有治疗胆汁酸性腹泻的作用，例如在胆囊切除和小肠切除后的腹泻。

其他药物

生长抑素及其类似物可以抑制小肠输送，并有拮抗分泌特性，因此可以用于广泛小肠切除后的适应期患者（Cooper，1986）。肠腔内吸附剂可能是很有用的药物，这些药物包括白陶土、蚤草和甲基纤维素。口服补液溶液在治疗霍乱病时讨论过，但他们对短肠综合征患者也有很好的用处，尤其是回肠造口排出量很大的患者（Nightingale，2001）。

第二部分　感染性结肠炎和腹泻

感染性腹泻或感染性结肠炎很像急性炎性肠病或者常常并发急性炎性肠病。这是最常见的腹泻原因，而且是引起儿童死亡的主要原因。感染性腹泻的原因包括大肠杆菌、沙门菌和志贺菌感染，伤寒、霍乱、贾第鞭毛虫病、耶尔森鼠疫杆菌肠道病和弯曲杆菌性肠炎。其他的原因如阿米巴病、肠结核、美洲锥虫病、血吸虫病和蠕虫病（Farthing，1987）在第56章已述。AIDS病患者的机会感染如疱疹、衣原体和巨细胞病毒感染在第55章论述。伪膜性结肠炎可能也很像急性结肠炎，后面再详细描述（Kappas等，1978；Rubin等，1995；Synnott等，1998）。

无论是临床症状还是通过乙状结肠镜活检，感染性腹泻都可能很难与炎性肠病相区别。感染性腹泻可能是溃疡性结肠炎的第一次发作或在其复发时并发（Goodman等，1980；Newman和Lambert，1980；Farthing，1991）。

胃肠道感染在发展中国家很普遍，尤其是5岁以下儿童的主要死亡原因之一。尽管发达国家公共卫生有很大改善和经济比较发达，这些感染也常见（Wheeler等，1999）。在过去的十年期间，分离出的沙门菌株有所增加，弯曲杆菌也是如此（图54.4）。表54.3列出感染性腹泻的一些常见原因，最新推荐的特异性抗菌治疗列于表54.4（Casburn-Jones和Farthing，2004）。

霍乱

霍乱是由霍乱弧菌驻留在小肠后引起的感染性

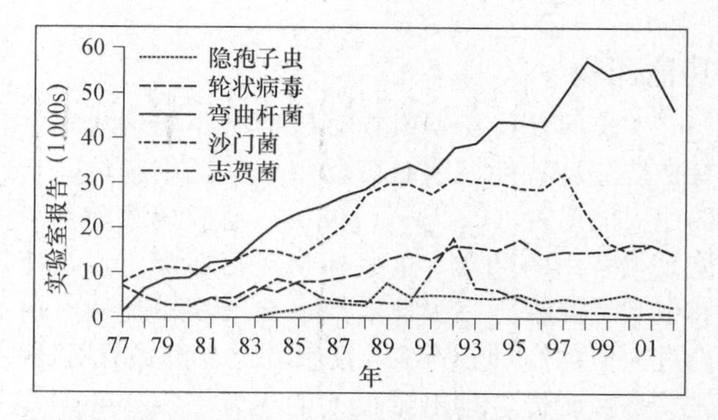

图54.4 英格兰和威尔士地区选择性胃肠道病原体实验室报告（来源自：Health Protection Agency from Casburn-Jones和Farthing，2004）。

疾病。霍乱弧菌可以产生强大的肠毒素而致病。由于它是小肠腹泻的一个典型病种，所以放在本章而不是热带病中论述。该病的特征是发热、水样泻以及危及生命的体液和电解质大量丢失。它是许多热带国家的地方病。霍乱有很短的潜伏期，由于空中运输的快捷，许多病例因此被输送到欧洲和美国。

自1817年以来有七次霍乱大流行发生，通常起源于孟加拉国，然后被感染的旅行者传播至欧洲和其他地区。

病原学

霍乱弧菌是一种很小的能动的蝌蚪样的革兰阴性菌，它是兼性厌氧菌（Chatterjee，1981）。霍乱弧菌产生的肠毒素是霍乱的致病原因，细菌本身并不侵犯肠道（Freter，1980）。霍乱肠毒素通过刺激氯和碳酸氢根阴离子的大量主动分泌和抑制氯化钠在小肠吸收引起腹泻（Speelman，1986）。这个过程导致水和电解质大量分泌至小肠腔，远远超过结肠重吸收能力。如此大量的液体丢失的结果是低血容量、休克、代谢性酸中毒和低钾血症。甚至在低血容量患者，血容量转移到肺也可引起肺水肿。

霍乱发作后会产生免疫，但其时间不确定，已有二次发作报道（Levine，1979）。个体对霍乱的易感性差异很大（Hornlick，1971）。

临床表现

发病常很突然，伴有大量控制不住的水样泻和呕吐。严重病例可能仅能维持数小时，但消退可能持续长达一周。腹泻在第一个24小时后倾向于逐渐减轻。严重的脱水可能在发病后4小时就出现。大量苍白的米汤样水样便带有黏膜从肛门涌出（Chaudhuri，1974）。排泄通常毫不费力并无腹痛。细胞外等渗液体缺失、酸中毒和低钾血症可在数小时内发生。由于进行性脱水，可发生体位性低血压。体液丢失未经补充会造成烦躁、谵妄、最终昏睡无尿。如果体液丢失超过体重的12%，患者可能会死亡。

诊断

典型病例在一次发病的中期就很容易作出临床诊断。霍乱的细菌学确认必须来自新鲜大便（Wallace，1981）。

表 54.3 感染性腹泻的原因

肠病原体	急性水样泻	痢疾	持久腹泻
病毒			
轮状病毒	+	−	−
肠腺病毒	+	−	−
卡里锡病毒	+	−	−
星状病毒	+	−	−
巨细胞病毒	+	+	+
细菌			
霍乱弧菌和其他弧菌	+	−	−
肠产毒性大肠杆菌（ETEC）	+	−	−
肠致病性大肠杆菌（EPEC）	+	−	+
肠聚集性大肠杆菌（EaggEC）	+	−	+
肠侵袭性大肠杆菌（EIEC）	+	+	−
肠出血性大肠杆菌（EHEC）	+	+	−
志贺菌	+	+	+
沙门菌	+	+	+
弯曲杆菌	+	+	+
耶尔森杆菌	+	+	+
难辨梭菌	+	+	+
结核分枝杆菌	−	+	+
原虫			
肠贾第鞭毛虫	+	−	+
隐孢子虫	+	−	+
微孢子虫	+	−	+
异孢子虫	+	−	+
环孢子虫	+	−	+
溶组织内阿米巴原虫	+	+	+
结肠小袋纤毛虫	+	+	+
蠕虫			
粪圆线虫	−	−	+
血吸虫	−	+	+

来源自：Casburn-Jones 和 Farthing（2004）。

治疗

严重脱水病人需要立即静脉液体治疗。补液速度应尽可能快，以便能在 30 分钟内输完 2L（Black，1982）。这样可以恢复丢失的液体，改善患者的一般情况以便于随后的口服补液（ORS）能持续达到 800ml/h 的速度。世界卫生组织 ORS 方案（WHO-ORS）含 90mmol/L 钠、20mmol/L 钾、80mmol/L 氯、30mmol/L 柠檬酸盐和 111mmol/L 葡萄糖。最近的液体治疗方案很少是高张液，可能含有氨基酸（Schiller，1995）。

口服补液疗法（ORT）是基于这样一个事实基础上的，即钠和葡萄糖转运是在小肠偶联发生，葡萄糖刺激盐和水的吸收。ORT 可用于轻中度脱水但不能用于休克的低血压患者。ORT 已经成为严重感染性腹泻的救命方案（International Study Group，1995）。世界卫生组织 2002 年认可使用含钠浓度 75mmol/L 的低张 ORS（245m. osmol/kg）。

表 54.4 急性腹泻的抗微生物治疗

细菌	抗微生物疗效	药物选择	替代选择
霍乱弧菌	已证实	四环素 500mg qds 3 天 环丙沙星 1 000mg 一次	多西环素，诺氟沙星，环丙沙星，3 天
ETEC	已证实	环丙沙星 500mg bd 3～5 天 诺弗沙星 400 bd 3～5 天	环丙沙星 500mg，一次
EPEC	可能有效		
EIEC	可能有效	？同志贺杆菌	
EHEC	有争议	见文中	
志贺菌	在志贺菌痢证实有效	环丙沙星 500mg bd 5 天 其他喹诺酮类：诺氟沙星，氟罗沙星，西诺沙星	短期喹诺酮 头孢克肟 400mg/d，5～7 天或其他三代头孢
沙门菌	在小肠结肠炎疗效可疑。在严重沙门菌病（痢疾、伤寒）证实有效	环丙沙星 500mg bd 10～14 天 三代头孢 10～14 天 带菌者：诺氟沙星 400mg bd 28 天	萘啶酸 1g qds 5～7 天 氨苄西林，阿莫西林
弯曲杆菌	在弯曲杆菌炎肠炎可能有效。在弯曲杆菌痢疾/脓毒症证实有效	红霉素 250～500mg qds 7 天	环丙沙星 500mg bd 7～10 天 阿奇霉素 500mg od 3 天
耶尔森杆菌	耶尔森菌肠炎疗效可疑。耶尔森杆菌性脓毒症证实有效	环丙沙星 500mg bd 7～10 天	四环素 250mg qds 7～10 天 万古霉素 125mg qds 7～10 天
难辨梭菌	已证实有效	甲硝唑 400mg tds 7～10 天	夫西地酸，替考拉宁
原虫			
隐孢子虫	可能有效		
异孢子虫	已证实有效		
环孢子虫	已证实有效		
溶组织内阿米巴原虫	已证实有效	甲硝唑 705mg tds 5 天 二氯尼特 500mg tds 10 天	巴龙霉素 25～35mg/kg tds 7～10天
结肠小袋纤毛虫	已证实有效	甲硝唑 400mg tds 10 天	四环素 500mg qds 10 天

抗菌治疗不针对急性病毒感染性腹泻如轮状病毒、腺病毒和小圆病毒。

来源自：Casburn-Jones 和 Farthing（2004）。

用米淀粉基质代替葡萄糖（Gore，1992）有两个好处，低渗并增加了基质和某些蛋白质以刺激钠的主动吸收（Thillainayagam，1998）。一个随机对照试验表明含淀粉 ORS 比 WHO-ORS 和低张葡萄糖更好（Ramakrishna，2000）。

可选择四环素抗感染，它能在 24 小时内清除小肠的霍乱弧菌（Towner，1980）。环丙沙星正日益被用于一线治疗霍乱可疑病例。它不能影响肠毒素结合到肠细胞，肠毒素可以持续引起腹泻长达 12 小时。作为替代方案，其他效果稍差的治疗药物还有呋喃唑酮、氯霉素和磺胺甲基异噁唑。

沙门菌肠炎

伤寒

病因和发病机制

沙门菌属包括伤寒和副伤寒杆菌。它们是可动的、非乳糖发酵的革兰阴性菌，通常由食物中毒引起急性肠炎。沙门菌在某些地区可能是地方病。虽然它们有两千余种血清型，最典型的是鼠伤寒沙门菌和肠炎沙门菌。这些血清型大部分都可以根据它们特定的宿主偏好分离鉴定成两大类：

- 一类微生物主要引起伤寒热，为伤寒和副伤寒沙门氏菌-A、-B、-C，主要宿主是人。
- 另一类主要寄生在动物，一般引起人类胃肠炎疾病，因其最主要通过食物成为感染源而称食物中毒。

沙门菌寄生在人或动物胃肠道，而且大多数人类感染可以追溯到感染的动物，尤其是鸡、家畜、污染的食物和水源。要接种大量细菌才会致病，这就是为什么许多情况下沙门肠炎都因食物中毒引起，因为此时细菌能储存在食物中得到大量增殖。

最终的感染源总是人类，传播途径是经消化道通过直接或间接接触患者或携带者的粪便或尿液而感染。伤寒病感染的主要传播介质是污染的水和食物。捕食通过下水道污染的水质中的贝壳类食物曾引起暴发性流行。暴发性流行偶尔也曾通过罐头食品生产制作缺陷而引起。

腹泻由肠毒素引起，这种肠毒素可造成分泌性腹泻。患者小肠绒毛会变短，小肠和大肠出现炎性渗出（Appelbaum 等，1976；Mandal 和 Mahne，1976）。

术语“伤寒热”大多指由伤寒沙门菌和副伤寒沙门菌-A、-B、-C 引起的持久发热状态。

在通过胃的酸性屏障后，伤寒或副伤寒杆菌快速穿过小肠黏膜，到达肠系膜淋巴管和淋巴结，经过一个短期的增殖，然后通过血流播散到脾、肝和其他网状内皮组织。这种继发的菌血症持续存在构成这种发热疾病的大部分病理生理成分。Peyer 集合淋巴小结增生肥大，伴有慢性炎症细胞浸润。其表层坏死后形成沿肠道长轴排列的不规则卵圆形溃疡（Boyd，1985）。溃疡侵蚀血管后可能诱发严重的肠道出血。穿透性溃疡可能导致腹膜炎。细菌可能由肝到达胆囊而常使其也受累。原先就有胆囊疾病的倾向于形成慢性携带者状态。

临床表现

起病隐匿，伴发热、头痛、腹部隐痛和便秘。常有相对的心动过缓，脾在第一周末可能变得肋下可触及。在第二周，病人神志淡漠伴有持续发热，并有轻度腹胀。下胸部和上腹部出现斑丘疹（Turnbull，1979）。

严重的液体腹泻通常持续 2 天；大便然后变成半成形并在 1 周内恢复正常。如果肠炎因结肠受累变得复杂，则可能有里急后重，大便量变少，排便次数增加，有小片状的血及黏液。这种并发症可发生在大约 20% 的感染患者中。偶尔沙门菌结肠炎可以并发中毒性结肠扩张，此时结肠横径可能超过 10cm。在这种情况下，沙门菌感染必须要与急性炎症性大肠炎鉴别，因为沙门菌结肠炎扩张几乎都能自然缓解（Schofield 等，1979）。特别是在某些地方性伤寒病中，更常见的而且可怕的并发症是伤寒肠穿孔（Sitaram 等，1990）。穿孔几乎总是累及距回盲瓣 15～20cm 的末端回肠。伤寒穿孔总是表现为腹膜炎和游离穿孔。穿孔如果局限化，伴有脓肿的炎症包块形成则常提示其他疾病，通常是结核或阑尾脓肿。死亡率取决于穿孔至剖腹手术的时间。延迟表现超过 24 小时则死亡率高达 30%（Archampong，1976；Eggleston 和 Santoshi，1981；Eustache 和 Kreis，1983；Khanna 和 Misra，1984）。

并发症

开放性出血通常很严重，常常在第 3 周肠道溃疡蜕皮时最常见。穿孔仍然是在某些国家地方性伤寒病中最常遇到的并发症之一。由于穿孔常常发生在病情非常严重的、伴有脱水和神志淡漠的患者，诊断可能变得很困难。可能由于弥漫性肝炎、胆管炎、胆囊炎或溶血而引起轻度黄疸。

诊断

如果结肠黏膜受累，乙状结肠镜可能会看到黏膜水肿、充血抑或黏膜坏死脱落和触之出血（Day 等，1978）。组织学变化通常是非特异性的，隐窝结构仍保留，没有黏液损耗，多形核白细胞浸润局限在黏膜下层。某些沙门菌食物中毒可能发生在有潜在炎性肠病患者，此时乙状结肠镜和活检表现更加奇特。根据典型病史和相对正常的乙状结肠镜检查表现以及实验室检查从大便中分离到伤寒杆菌，应考虑本病的诊断。

通常在 90% 的患者中第 1 周血培养呈阳性。在玫瑰斑点皮肤活检组织培养也可能发现本细菌。在现代技术条件下，大便培养即使是在第 1 周也常常是阳性。第 3 周时在 30% 患者中尿培养呈阳性。

肥达反应检测抗细菌体抗原（O）和鞭毛抗原（H）凝集素滴度。这些凝集素在第 2 周时开始出现。

治疗

治疗的主要措施是补充液体和电解质（Nelson等，1980；Nye，1981）以及环丙沙星750mg每天两次。现在已完全取代了氯霉素。患者对药物的临床反应一般是出奇地好，一般情况改善很快。氨苄青霉素效果和磺胺甲噁唑一样，明显不如环丙沙星好。

除非有穿孔证据，出血的处理一般用非手术疗法，使用镇静药，并输液输血。

回肠伤寒穿孔的处理需要紧急开腹手术，如果穿孔时间不超过24小时，可以简单缝合就行。然而如果有粪便性腹膜炎，应考虑关闭穿孔，近端做回肠造瘘术。氯霉素对伤寒穿孔开腹治疗患者仍然必要。

其他沙门菌感染

人沙门菌病在世界范围内都存在，而且成为日益增加的公共卫生问题，尤其是在北美和西欧经济发达国家。家畜，特别是牛、猪和家禽类，是常见的携菌排菌者。这也在许多野生动物中见到。

传播途径几乎总是通过口摄入食物或饮用直接或间接被动物或人粪便污染的水。小鸡和火鸡是最常见的罪魁祸首。蛋类产品曾被卷入既往多次暴发性流行中。随着食用熟食人群的增加，感染机会也越来越多。

沙门菌病一般在幼儿和老年人中最严重。

感染菌量大小在评价一个特殊感染的结果时是很重要的。活动性结直肠炎常发生于沙门菌病（Appelbaum等，1976；Boyd，1976；Mandal和Mahne，1976），患者大便中常有血和脓。

在平均12～48小时的潜伏期后，病情突然发作，表现腹部绞痛和大量水样腹泻，大便常呈血水样。腹痛可能强烈而持久，而且可能有局限性的压痛以及在乙状结肠区的反跳痛。腹泻常常在几天之后消退。临床表现中可能并发中毒性结肠扩张（Spence等，1987）。乙状结肠镜发现的异常包括黏膜水肿和充血伴有或无淤斑样出血，甚至黏膜质脆坏死都可见到（Mandal和Mahne，1976）。直肠活检是非特异性的。

治疗的要点是卧床休息，及时纠正液体和电解质丢失。当感染局限在大肠时，抗生素不必应用。对侵袭性发病，氯霉素、磺胺甲噁唑和氨苄西林是满意的可替代药物。

志贺菌感染

病原学

有四种主要的志贺菌种属可引起细菌性痢疾，这可以通过血清学生物化学方法来鉴别。

痢疾是饮用水源公共卫生控制不当受污染后被饮用而发生。苍蝇是细菌载体，尤其是在没有污水处理设施的地方。在发达国家，感染通过手接触污染的厕具而传播比较常见。

志贺菌病是由其肠毒素引起近端小肠分泌性腹泻，此外细菌本身还引起细菌性结肠炎。结肠炎由细菌直接侵入大肠黏膜引起。细菌入侵倾向于黏膜浅层，很少穿透黏膜到血流中。

临床表现

病情严重程度随病原体的种类而变化。发病一般较突然，潜伏期从48小时到1周。症状有腹部绞痛和腹泻，伴头痛和发热。2～3天以后，出现结肠炎症状，如里急后重、黏液血便、腹泻大便量少而急促。某些病例结肠炎是唯一的表现，而另一些病例可能完全没有结肠症状。

严重病例可能并发溶血性尿毒症综合征，伴血小板减少症、贫血，以及肾和循环衰竭。可能会并发出血和穿孔。某些病例会反复发作感染，很像炎性肠病。细菌在大便中持续存在，可以通过直肠活检发现。很严重病例可能并发结肠狭窄和坏死性小肠结肠炎。

诊断

通过询问病史应怀疑本病的诊断，细菌鉴定通过采集新鲜大便来进行。细菌在存贮的大便中并不总是能找到。大便镜检通常会发现多形核白细胞、单核细胞和上皮组织碎片。乙状结肠镜检查下一般都有异常，黏膜充血，通常表面覆盖有血液和黏液。可能见到灰色膜状组织，去掉后会见到粗糙的黏膜下组织暴露出来。溃疡一般在黏膜皱襞下方，其特征是横形排列，比较表浅。这些病变可能累及末端回肠和结肠以及直肠。活检发现非特异性浅表炎症，多形核白细胞浸润，没有黏液枯竭，而隐窝组织结构保存完好（Anand等，1986）。

严重病例因怀疑炎性肠病通常需要做放射学或结肠镜检查，结果常常和诊断相一致。直肠、乙状结肠或降结肠常表现为节段性受累，伴有浅或深的溃疡，领扣样溃疡，水肿、痉挛，病变区域呈跳跃状。

治疗

轻型病例不需要特别的医疗措施，只需要口服或偶尔进行全身补液。对重型发作病例，抗菌治疗推荐用环丙沙星或磺胺甲噁唑。过去常用的药物包括氨苄西林、磺胺或四环素。多重耐药常见，但大部分对氟喹诺酮类（诺氟沙星、氟罗沙星或西诺沙星）敏感。游离的结肠穿孔需要紧急行结肠切除和Hartmann手术，行结肠造口或回肠造口术取决于穿孔的部位。小肠连续性的恢复在感染疾病完全治愈后基本没问题。

肠出血性大肠杆菌腹泻（EHEC）

属于某些O血清型的大肠杆菌株能引起与志贺菌痢疾难以鉴别的感染。引发痢疾的菌株损害肠吸收（Verma，1994），它们和引起婴幼儿胃肠炎的肠致病性大肠杆菌或致旅游者腹泻的肠产毒性大肠杆菌有很大的不同（DuPont，1994）。肠出血性大肠杆菌性小肠结肠炎最近曾因污染的熟肉制品而诱发严重的传染病流行，在老年人中造成很高的死亡率（Farthing，1996）。结肠很少受这类细菌性腹泻影响，因此乙状结肠镜检查通常正常（Penny，1986）。治疗宜针对症状进行，环丙沙星或诺氟沙星通常很有效。

耶尔森菌小肠结肠炎

病原学

耶尔森菌感染在英国不常见。高发病率地区在斯堪的纳维亚、荷兰、东欧，据记载这些地区在急性腹泻患者大便标本中检出该菌的比率高达3%。人类感染源还不清楚，但临床上主要分离出的耶尔森小肠结肠炎血清型03在猪身上被发现。耶尔森肠炎杆菌是侵袭性的，某些菌株可能产生肠毒素。

耶尔森肠炎杆菌感染常由口摄入细菌引起。潜伏期从4到10天不等。细菌侵入回肠和结肠黏膜上皮，产生小灶性溃疡伴中性粒细胞浸润。

临床表现

细菌侵入小肠淋巴结和回肠末端Peyer集合淋巴结。本病临床表现和肠系膜淋巴结炎类似。患者可能因怀疑阑尾炎而接受手术（Winblad，1966；Niléhn和Sjöström，1967）。本病在阑尾切除后迁延不愈。在斯堪的纳维亚，耶尔森肠炎杆菌在最初被诊断为阑尾炎的患者中检出率高达5%（Winblad，1966；Niléhn，1969）。Saebo（1983）报道，在连续69例患右髂窝部疼痛和腹泻患者中，36例耶尔森肠炎杆菌阳性。血清学检查阳性患者较阴性患者症状更持久。

另外一个表现是在剖腹探查时发现末端回肠红肿炎症明显伴肠系膜淋巴结肿大。这可能和急性回肠克罗恩病混淆。耶尔森回肠炎是自限性疾病（Sjöström，1971；Persson等，1974）。它的典型表现是末端回肠15～20cm发红、肿胀、壁增厚、伴肠系膜充血和肠系膜淋巴结肿大。阑尾正常（Saebo，1983）。

最常见的综合征（75%～80%病例）是自限性急性发热性胃肠炎。临床表现包括几天时间发热，腹痛和腹泻。放射学检查发现节段性结肠炎、黏膜水肿、鹅卵石形溃疡、结节状充盈缺损，偶尔见息肉样结构。病变常局限在远端回肠10～20cm。未见瘘和狭窄。乙状结肠镜可能看到溃疡或肿胀质脆的黏膜。大量出血、穿孔和腹膜炎少见，但有过报道。在大多数病人血培养是阴性的，诊断靠从大便中发现病原菌。皮肤表现包括斑丘疹、皮肤溃疡病灶和结节状红斑。

诊断

如果在剖腹手术时怀疑本病诊断，应避免切除手术，宜取肠系膜淋巴结培养，以及取大便和血培养，做血清学检查。需要配对血清学试验从抗体滴度来作出诊断。如果有大块的肠系膜淋巴结病理，可能发现耶尔森肉芽肿（假结核病）。

治疗

耶尔森菌感染通常是自限性的，特殊治疗很少必要。然而，回肠充血病或高抗体滴度的患者及有慢性症状者，用环丙沙星或四环素治疗可能加速恢复。

弯曲菌结肠炎

病原学

弯曲菌结肠炎引起血性腹泻和发热（Skirrow，1977，1981；Butzler和Skirrow，1979）。

弯曲杆菌是能快速活动的弯曲或螺旋状微小需氧革兰阴性杆菌。多年以来弯曲杆菌一直被认为是兽医临床中不孕或小肠结肠炎的病因。

发病率

在英国，空肠弯曲杆菌在7%的腹泻病人中可以检出（Skirrow，1977）。现在是社区获得性腹泻中被鉴定出的最常见的病原菌（见图54.4）。同样的检出率也见于来自欧洲、北美、日本、澳大利亚的报道。感染可发生于任何年龄，但最常见的是年轻人。在不发达国家该病发病率更高，那里的幼儿常常被感染。老年患者倾向于因早年的亚临床感染而获得免疫。

感染源和发病机制

动物是主要的感染源。人类的感染大多数是零星散发的，主要是进食被污染的食物或水以后发病（Mentzing，1981）。最常见的病源是家禽，尤其是鸡。感染可以由少量细菌引起，空肠弯曲杆菌不像沙门菌，它不在食物中大量增殖。有经污染的牛奶（Robinson 和 Jones，1981）和水（Palmer 等，1983）造成暴发性流行的报道。感染也可能通过和动物接触或经人与人途径传播（Melamed 等，1985；Van Spreeuwel 等，1985）。

一般认为弯曲杆菌首先侵犯小肠，仅在后期累及大肠。菌血症可能在前驱期发生，但由于血培养不可靠而很难得到证实。弯曲杆菌不能在直肠活检中被分离。引起感染的菌量很小（Robinson 和 Jones，1981），通常认为腹泻是由其产生的一种肠毒素引起。

临床表现

潜伏期2～5天。前驱症状包括头痛、背部疼痛、四肢酸痛、发抖和头晕眼花，常常伴有高热和显著的全身不适（Riis，1990）。这些症状之后随之而来的是腹泻，常常伴有明显的局限在腹部中央的绞痛。患者常因此被怀疑为阑尾炎、小肠梗阻或结肠炎而去外科病房就诊。如果由于误诊而接受开腹手术，会发现小肠和结肠轻度炎症，并伴有明显的淋巴结肿大（Skirrow，1990）。

通常诊断的特征性表现是腹部绞痛伴腹泻血便。有时候梗阻表现随之而来（Bentley 等，1985）。

肠道症状通常在1周后消退，但有一些病人会持续更久。排泄细菌在几周内停止，一旦大便成形以后传染性就不大了。

肠外的表现可能出现，可发生脓毒血症而导致脑膜炎、肺炎和心内膜炎（Norrby 等，1980；Schmidt 等，1980）。可以出现反应性的关节炎，一些病人可能还会发展成结节性红斑（Ellis，1982）。

某些病人会发展成痢疾后肠道激惹综合征，报道发生率可高达25%（Spiller 等，2000）。这种情况并非弯曲杆菌感染特有的，但似乎比其他形式感染性结肠炎更常碰到。在弯曲杆菌病常常伴肠道通透性增加。

鉴别诊断

弯曲杆菌结肠炎必须与其他原因感染性腹泻、急性阑尾炎、麦克尔憩室炎、小肠梗阻、抗生素相关性肠炎、阿米巴病和缺血性结肠炎等鉴别。急性弯曲杆菌结肠炎与克罗恩病和溃疡性结肠炎鉴别有时确实很困难（Mee 等，1985；Van Spreeuwel 等，1985）。

与炎性肠病的关系

临床上，弯曲杆菌结肠炎患者可能看起来很像溃疡性结肠炎急性发作一样（Lambert 等，1979；Price 等，1979；Blaser 等，1984）。应该从大便培养中鉴定病原菌。活检是非特异性的，可见表浅多形核粒细胞浸润，隐窝腺体并不被破坏。剧烈的腹部绞痛不支持炎性肠病诊断。Blaser 等（1984）曾调查74例炎性肠病患者是否存在空肠弯曲杆菌发病率增加。发现大便培养都是阴性，与对照组没有不同。他们因此得出结论，空肠弯曲杆菌可能与溃疡性结肠炎或克罗恩病病因学没有关联。

诊断

大便培养

从临床取材标本中分离空肠弯曲杆菌需要特殊介质以及低氧张力，43℃条件。因为弯曲杆菌能通过它们特有的运动特性和螺旋形状而被辨认，有经验的检验科医师可能根据大便的显微镜检查就可以作出诊断。只有新鲜大便才可以用于做检查。

乙状结肠镜和活检

弯曲杆菌性腹泻患者可发展成急性结肠炎（Lambert 等，1979；Price 等，1979；Willoughby 等，1979）。乙状结肠镜或结肠镜下表现从轻度非特异性结肠炎到出血、触碰出血、散在斑片状溃疡以及黏膜质脆及呈颗粒状（Duffy 等，1980；Loss 等，1980）。

放射学对比造影检查

放射学检查很少用作首选诊断方法。Duffy 等（1980）报道弯曲杆菌腹泻患者 X 线检查发现正常。然而有报道大肠溃疡与本病有关（Lambert，1979），在一例弯曲杆菌结肠炎患者钡灌肠变化与右半结肠癌不能区别开（Doberneck，1982）。

并发症

许多感染性结肠炎患者并发关节炎已被公认，这在弯曲杆菌腹泻患者中也被观察到。这与 HLA-B27 阳性有关。

严重出血很少见但有时需要行外科切除手术（Michalak 等，1980）。

有报道先前接受过结肠切除和继发感染患者回肠造瘘口出现溃疡和水肿（Meuwissen 等，1981；Skirrow，1981）。还有患弯曲杆菌腹泻的男性同性恋者发生局限性直肠炎的报道（Carey 和 Wright，1979；Quinn 等，1980）。

治疗

弯曲杆菌结肠炎是一种自限性疾病，因此对于轻症患者并不推荐使用特殊抗菌治疗。还没有评价针对本病的抗菌治疗价值的临床试验报道。用环丙沙星或红霉素治疗通常有显著疗效。对发作较重的患者、复发病例或有炎性肠病患者应该进行抗菌治疗。

在英国对红霉素耐药很少见。然而在瑞典大约有 10%的菌株对红霉素耐药。推荐的治疗方案是硬脂酸红霉素 500mg，每天 2 次，共 5 天。对儿童患者红霉素应用小剂量（40mg/Kg）。

贾第鞭毛虫病

由原虫蓝氏贾第鞭毛虫引起的肠道感染在全世界范围内都很常见。贾第鞭毛虫感染通过含囊蚴的粪便传播。大多数感染贾第鞭毛虫病的人无症状。其实这也是贾第鞭毛虫长期以来被认为是共生而非寄生微生物的主要原因。贾第鞭毛虫病典型的临床表现可以被归纳为：①急性腹泻；②慢性营养吸收不良综合征；③非特异性以及肠外症状。

急性腹泻在儿童患者中很常见。发病突然，有腐烂气味的水样腹泻。腹胀，嗳气，痉挛痛和过度疲劳。大便查囊蚴是诊断贾第鞭毛虫的一个简单的检验。

甲硝唑直到现在都是治疗贾第鞭毛虫病的药物选择。替硝唑，一种硝基咪唑，和甲硝唑结构非常接近，据称耐受性更好（副作用更小）。

第三部分 伪膜性结肠炎

伪膜性结肠炎（PMC）的发病率和严重性已经急剧增加（Bradbury 和 Barrett，1997；Synnott 等，1998；Kent 等，1998；Klipfel 等，2000；Dallal 等，2002）。PMC 的特点是大肠黏膜上覆盖有隆起的黄白色斑块。几乎所有病例都是发生在抗生素治疗期间或之后（Marts 等，1994），特别是头孢霉素、克林霉素和青霉素。该病是结直肠手术后一个常见的并发症，因为大量预防性应用抗生素而在外科实践中广为报道。PMC 由难辨梭状芽胞杆菌（难辨梭菌）产生的肠毒素引起。通过粪便细胞毒素检测发现细胞毒素 A，分离出难辨梭菌或乙状结肠镜黄斑活检常可作出诊断。万古霉素或甲硝唑治疗同样有效但在严重病例复发很常见，尤其是免疫低下患者，还可能并发中毒性巨结肠或肠穿孔。此时结肠切除术带来很高的死亡率（Jobe 等，1995；Trudel 等，1995；Grundfest-Broniatowski 等，1996；Wilmanns 等，1997）。

定义

在抗生素广泛应用之前，伪膜性结肠炎起初是在尸检时被报道的，其组织病理表现可能很难与缺血性结肠炎区别开来。一些早期报道描述 PMC 是在外科手术，尤其是梗阻性结直肠癌手术后发生的（Pettet 等，1954）。梗阻和缺血被认为是诱发因素（Goulston 和 McGovern，1965）。还有报道 PMC 见于未接受抗生素治疗的免疫抑制伴腹泻患者（Ellis 等，1983；Kofsky 等，1991；Marts 等，1994）以及作为大肠梗阻后的一个并发症报道（Kent 等，1998）。

诊断方法的进步已经揭示了病理学方面诸多包括迄今为止我们在认识、定义和命名上的问题。腹泻可能由难辨梭菌引起，但患者并没有伪膜。文献报道23%的难辨梭菌结肠炎患者没有伪膜（Tedesco等，1982）。抗生素相关性的难辨梭菌性腹泻可能是更合适的术语，但并非所有的病人都使用过抗生素。除非应用全结肠结肠镜检查，否则不能排除伪膜的存在。更容易引起混淆的问题是难辨梭菌可能累及小肠（Yee 等，1995；Kralovich 等，1997；Vesoulis 等，2000）。在伪膜性结肠炎和抗生素相关性腹泻之间的区别是人为的。为了方便起见，这里将与难辨梭菌毒素相关的该类疾病全部归在一起，用一个简单但有时容易引起误解的标题：伪膜性结肠炎（PMC）。

病因学、发病机制和发病率

病因学

在伪膜性肠炎患者大便中发现一种能被 *sordellii* 梭菌抗毒素中和的细胞毒素提供了PMC的病因可能是细菌的第一个线索（Bartlett 等，1977a；Larson 和 Price，1977；Larson 等，1977；Rifkin 等，1977）。后来难辨梭菌被分离出来，并产生与PMC患者大便中存在的相同毒素（Bartlett 等，1978a；George 等，1978a）。用万古霉素或甲硝唑治疗很快造成难辨梭菌和大便细胞毒素消失，同时临床症状得到改善（Browne 等，1977；Keighley 等，1978a；Pashby 等，1979）。

发病机制

与抗生素治疗的关系

过去认为，许多因素如胃肠道手术、肠道缺血、梗阻、重金属中毒、沙门菌感染、葡萄球菌肠毒素、白血病和尿毒症都与PMC的发病有关（Allo，1980；Church 和 Fazio，1986）。许多早期的报道认为PMC通常局限于结肠和直肠，现在认为并非如此。它几乎总是与抗生素治疗有关（Keighley 等，1978b；Rosenberg 等，1984；Pithie 和 Ellis，1989；Gerding 等，1990），但有少数病例不能归因于抗生素（Peikin 等，1980；Wald 等，1980；Ellis 等，1983），并且在结肠切除之后小肠也成了靶器官（Vesoulis 等，2000）。Marts 等（1994）报道，90例患者中有10例（11%）未接受抗生素治疗。有文献记载某些PMC病例接受过细胞毒性药物治疗（Cudmore 等，1980），免疫抑制剂（Trudel 等，1995）和止泻治疗（Rubin 等，1995）。起初最常见的与PMC联系在一起的抗生素是克林霉素（Small，1968；Scott 等，1973；Tedesco 等，1974），但最近几年头孢霉素（Impallomeni 等，1995）是最频繁牵连其中的抗菌药（Settle 等，1998）。其他报道较多的抗生素有磺胺甲噁唑、四环素、氨基糖苷类以及幽门螺杆菌的三联治疗（Awad 等，1994）（表54.5）。通常发生PMC的必要条件是胃肠道腔内存在足量浓度的抗生素破坏了其内的正常菌群（Rogers 等，1981）。因此，用于术前肠道准备的口服抗生素治疗比肠外预防性应用抗生素更容易导致PMC（Keighley 等，1978c）。但是口服甲硝唑可能会避免这种情况的发生（Cleary 等，1998）。

与PMC有关的肠道菌群变化

一般推测，PMC是由抗生素扰乱了结肠正常微生态环境，使得难辨梭菌及其毒素产生旺盛而引起（Kappas 等，1978）。无论是何种机制，这种理论长期以来实用有效，因为结肠炎可在抗生素停用后长达3周时间再发生。肠道菌群的实际变化使得难辨梭菌过度生长还没有得到确认（Lush 等，

表54.5 与伪膜性肠炎有关的抗生素

抗生素	病例数
林可霉素	9
克林霉素	14
四环素	4
磺胺甲噁唑	3
氨苄西林	12
阿莫西林	4
阿莫西林/克拉维酸钾	5
头孢噻啶	2
头孢唑啉	4
头孢呋辛	22
头孢替坦	6
头孢西丁	6
头孢噻肟	9
头孢曲松	4
新霉素	2

来源自：Keighley（1980）。

1978)，但结肠的发酵的确减低，导致腔内短链脂肪酸减少（Clausen等，1991)。

有证据表明，即便是短期使用抗生素也可能并发难辨梭菌结肠炎（Downing等，1977；Keighley等，1978c；Ambrose等，1983，1985；Morris等，1984)，特别是第三、第四代头孢菌素应用后造成结肠相关菌群抑制。

难辨梭菌来源及交叉感染

众所周知，难辨梭菌存在于大约40%的新生儿粪便中，尤其是在免疫低下的新生儿中普遍存在（Hall和O'Toole，1935；Snyder，1940；Larson等，1978；Wolfhagen等，1994)。该菌可能来源于母亲并成为成年人正常菌群的一部分。然而在大便中分离难辨梭菌很难成功。难辨梭菌在137例粪便菌群受到仔细研究的患者中仅仅有4例分离出来（George等，1978)。因此，如果难辨梭菌是正常肠道菌群的一部分，它可能存在的数量很小（Cefai等，1988)。

另一种观点认为PMC是一种真正的感染，新的病例通过交叉感染而出现（Mulligan等，1979)。观察发现PMC常常集中发生似乎支持这种观点（Bradbury和Barrett，1997)。医院环境是一种感染源，尤其是难辨梭菌芽胞，可以在这种环境中生存好几个月并且对大多数医院消毒剂产生抵抗（Wilcox和Fawley，2000)。

因此，滥用抗生素会造成难辨梭菌感染发生；但交叉感染，特别是来自无症状携带者的交叉感染允许这种疾病进一步传播开来，尤其是在ICU病房和肾病科的易感者更容易感染本病，而对于免疫缺陷者即或实行外科干预，也可能致死（Dallal等，2002)。

患者可能在暴露于抗菌药物后并在临床症状已经消失后数周时间内持续排泄难辨梭菌。这些无症状携带者提供了一个感染流行的细菌库。我们观察到未被怀疑的难辨梭菌携带者在重新入院手术时发生PMC暴发感染。所有的携带者都曾经患有PMC或最近接受过抗生素治疗。这些观察发现使我们相信交叉感染是传播的可能机制，尤其是来自无症状感染携带者（Keighley，1980)。这些无症状携带者不仅仅对其他人是一种威胁，对他们自己也是如此，由他们造成的PMC复发可能很难治。高达65%的患者有多次复发（McFarland等，1994)，这可能与对毒素A的抗体反应不良有关（Kyne等，2001)。

Greenfield等（1981）已经报道病例群发现象。Rogers等（1981）描述儿童在接受口服抗菌药物去污染并排泄难辨梭菌后发生难辨梭菌暴发感染的情况。交叉感染是由便盆清洗机污染而造成。

许多医生据此建议，有难辨梭菌结肠炎的患者应实行隔离护理（Mulligan等，1980)，特别是在环境污染很快发生，尤其是患者有大便失禁或肠造口时，更应隔离（Cumming等，1986；Nolan等，1987)。

难辨梭菌毒素

难辨梭菌产生两种毒素，毒素A是一种肠毒素，毒素B是一种细胞毒素（Larson等，1977)。肠毒素（毒素A）是致病毒素（Fille等，1998)。

几乎所有的难辨梭菌菌株都产生数量不等的细胞毒素（Rolfe和Finegold，1979)。毒素B活性可被加热或蛋白水解酶破坏（Larson和Price，1977)；它的分子量从240到600kDa（Aswell等，1979；Rolfe和Finegold，1979；Taylor和Bartlett，1979；Taylor等，1980；Burdon等，1981a)。

与潜在疾病的关系

在PMC和潜在疾病之间还没有发现明确的关系。然而，它似乎在结直肠癌及肠梗阻手术后比其他胃肠道手术后更常见（Pettet等，1954)。表54.6所示为我们的数据（Keighley等，1978b)，其中难辨梭菌的出现与抗生素的应用有关，且在结直肠手术后更多见。回顾66例PMC病例，其中85%是外科病人，而且是大肠疾病患者占大多数（表54.7)（Mogg等，1979)。

严重PMC更常发生在免疫力低下的恶性肿瘤患者或患慢性阻塞性呼吸道疾病、胶原异常疾病以及肾损害患者，还有酗酒者和AIDS病人（表54.8）（Dallal等，2002)。严重的PMC与腹痛、白细胞增多或重度白细胞减少症和低蛋白血症有关（Rubin等，1995)。有报道，350例PMC患者中有11例发生结肠中毒性扩张（Trudel等，1995)，预后不良。

发病率

很难对PMC的真实发生率作出准确的评估，因为这依赖于临床医生是否勤奋，特别是能否对腹泻病例频繁地施行结肠镜或大便培养。危险因素似乎包括癌症、高龄和长期应用抗生素、外科手术以及严重合并症（Kent等，1998)。

表 54.6 手术后伪膜性肠炎与抗生素治疗

手术	例数	接受抗生素治疗的患者	发生伪膜性肠炎的患者	用抗生素患者 PMC 发病率（%）
胆道	72	12（17.0）	1（1.4）	8.3
胃	70	24（34.0）	1（1.4）	4.1
结直肠	80	74（92.0）	9（11.0）	12.0
其他	18	9（50.0）	0	—
总计	240	119（49.0）	11（4.0）	9.2

圆括号内为百分率。
来源自：Keighley 等（1978b）。

表 54.7 66 例伪膜性肠炎患者胃肠基础病

诊断	例数
大肠	
结肠癌	12
憩室病	5
其他大肠病	10
小肠	
急性小肠梗阻	5
克罗恩病	1
胃病	4
胆道疾病	5

来源自：Mogg 等（1979）。

为了确定 PMC 的发病率，我们研究了 240 例外科手术病人。119 例（49%）接受抗生素治疗；58 例（24%）发生腹泻，其中 9 例（4%）发生 PMC（Keighley 等，1978b）。

表 54.8 PMC 预后不良相关因素

	P 值
并发恶性肿瘤	<0.005
慢性阻塞性肺疾患	<0.05
肾功能不全	<0.05
缓泻剂或麻醉药治疗	<0.05
免疫抑制	<0.05
腹痛	<0.005
腹胀	<0.0001
腹膜炎	<0.05
精神不振	0.0005
白细胞<1.500 或>25.000	<0.0001
白蛋白<3.0g/L	<0.005
腹水	<0.05

来源自：Rubin 等（1995）。

与炎性肠病的关系

有资料显示毒素可能与炎性肠病的复发有关联（Greenfield 等，1981）。LaMont 和 Trnka（1980）报道 6 例炎性肠病的症状复发与难辨梭菌毒素有关。所有病人在毒素自然消失（1 例）或用万古霉素治疗（5 例）后病情改善。仅 2 例病人近期用过抗生素，全部病例乙状结肠镜下均未发现伪膜证据。类似的现象也被 Bolton 等（1980）以及后来 Trnka 和 LaMont（1981）观察到。

Lishman 等（1981）和 Greenfield 等（1983）均未能证实这种发现；难辨梭菌或其毒素的发生率在溃疡性结肠炎患者（13%）和克罗恩病患者（14%）并不比非特异性腹泻患者（12%）高。类似的结论也被其他作者描述（Meyers 等，1981）。我们在 69 例炎性肠病患者中发现 4 例存在难辨梭菌毒素证据，而且所有的患者都在近期接受过抗生素治疗（Keighley 等，1982）。我们相信，难辨梭菌本身在炎性肠病发病中并无病理学意义，它仅仅反映了此类疾病中见到的肠道微生态菌群的改变（Burdon 和 Keighley，1990）。然而，我们完全承认，炎性肠病患者像其他特殊人群一样，可能对难辨梭菌性小肠结肠炎易感（Vasoulis 等，2000）。

病理学

大体表现

典型的大体表现是多发而隆起的白色伪膜斑，直径在2～5mm，黏附在其下看似正常的黏膜上（图54.5）。

斑块间的黏膜通常正常。疾病的严重程度变化很大，77%的病例仅累及直肠（Tedesco等，1982）。PMC可能并发结肠中毒性扩张和穿孔（Cone和Wetzel，1982；Templeton，1983；Bradbury和Barrett，1997；Wilmanns等，1997）。

组织学

应做活检，在黏膜和伪膜斑连接处取材较合适；在没有伪膜的患者活检也可能发现显微镜下特征性的病灶。PMC的组织学诊断标准已被Price和Davies（1977）描述。可能很难鉴别PMC和缺血性结肠炎。有诊断意义的组织学特征是多形核白细胞从固有层流出形成一层伪膜（图54.6）。这层膜由纤维蛋白、黏液、多形核白细胞及上皮碎片组成。如果需要快速诊断，冰冻切片可替代石腊切片提供可靠的诊断（Slater等，1981）。

临床表现

PMC的主要临床表现是腹泻、发热和脱水（Tedesco，1976；Bartlett和Gorbach，1977；Kappas等，1978；Mogg等，1979）。腹泻通常在一个疗程的抗生素治疗完成后几天内开始出现。少数病人有腹痛，但剧烈腹痛少见，此时常常预示着穿孔快要发生（Triadafilopoulos和Hallstone，1991）。中毒性巨结肠大约在3%的病例中发生，并使疾病复杂化（Trudel等，1995）。血性腹泻不常见（Tedesco，1976；Mogg等，1979）。有60%的患者出现低热（Mogg等，1979），另外可能有关节病变发生（Bolton等，1981；Talbot等，1986）。

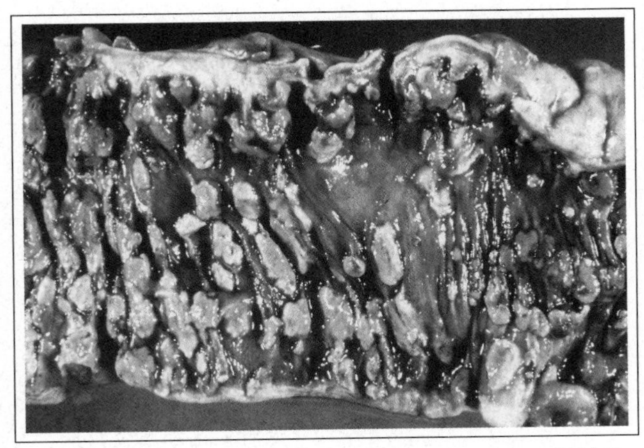
图54.5　伪膜性结肠炎的大体表现。白斑黏附在正常结肠黏膜上。没有结肠坏死的证据。

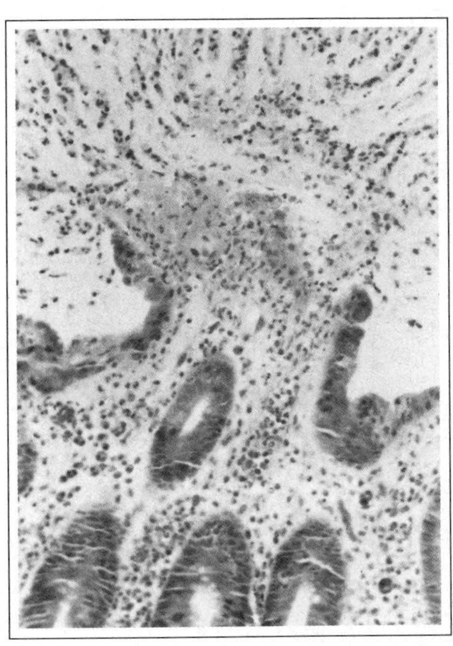
图54.6　伪膜性结肠炎的典型组织学表现；顶部病灶显示多形核白细胞从固有层流出。

未治疗患者的症状持续时间从48小时到超过2个月不等。症状可能在停用抗生素后自然消失（Tedesco，1976）。

PMC的死亡率可能高达30%（Kappas等，1978；Wilmanns等，1997），尤其是在诊断延误以及病情不能明确情况下（表54.9）（Dallal等，2002）。死亡率在老年人（Mogg等，1979）、晚期肿瘤和有严重合并症以及器官衰竭者中（Synott等，1998）可能更高。死亡率在中毒性巨结肠和穿孔时以及需要外科干预的患者中很高（表54.10）。死亡率似乎在不断增加（图54.7）。

在大多数健康患者给予合适的治疗后康复可期；然而，不断有诊断仅仅在尸检时才得以明确的案例报道（图54.8）。因此，任何出现腹泻的病人，尤其是免疫低下或最近接受肠道手术的患者应送大便查难辨梭菌毒素，如果没有穿孔的危险时，

表 54.9 诊断延误影响生存

	存活	非存活
入院到手术时间	12	16
有症状到手术时间	15	7.5
诊断到手术时间	5	5
毒素阳性到手术时间	9	3
CT 扫描到手术时间	2	1
手术至死亡时间	—	8

时间以天计。

来源自：Dallal 等（2002）。

表 54.10 严重 PMC 时外科干预与死亡率

作者	PMC 例数	手术干预例数	手术后 30 天死亡率
Grundfest-Broniatowski 等（1996）	59	12	6
Jobe 等（1995）	201	10	3
Rubin 等（1995）	63	4	2
Trudel 等（1995）	11[a]	7	5
Marts 等（1994）	90	0	14[b]
Synnott 等（1998）	138	5	4
Wilmanns 等（1997）	回顾	37	11

[a]有中毒性扩张。

[b]保守治疗患者有 14 例死亡。

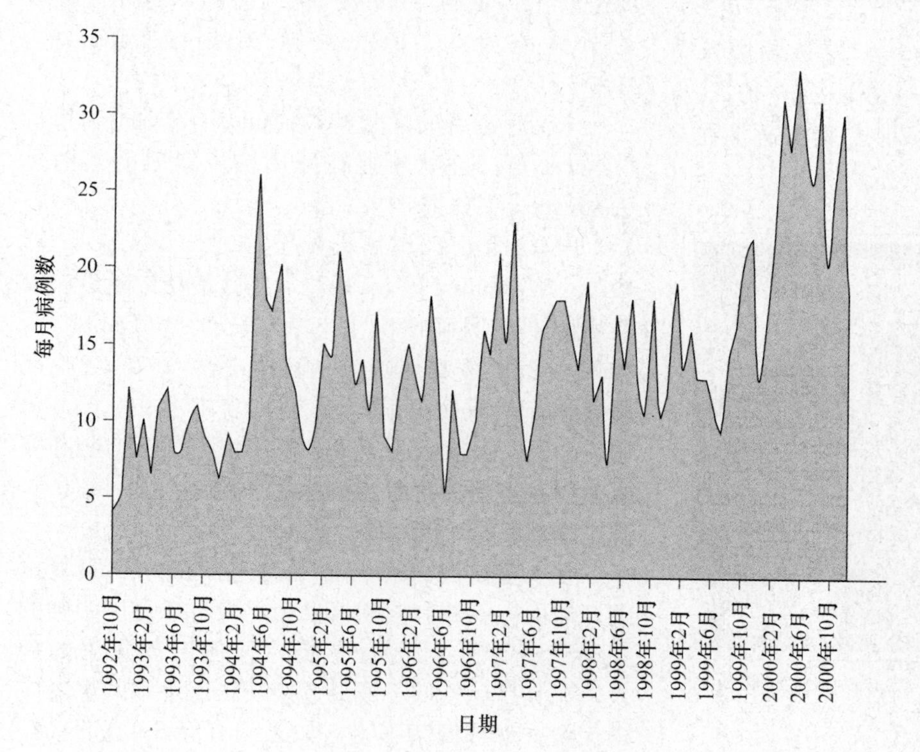

图 54.7 难辨梭菌结肠炎月死亡率（Dallal 等，2002）。

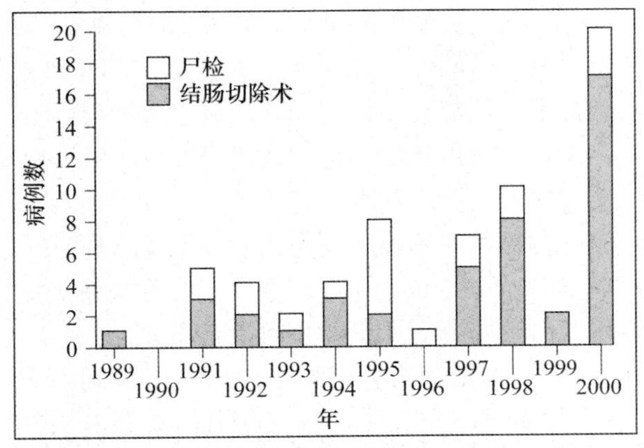

图 54.8　难辨梭菌结肠炎需手术切除结肠或濒死患者有形态学证据例数（Dallal 等，2002）。

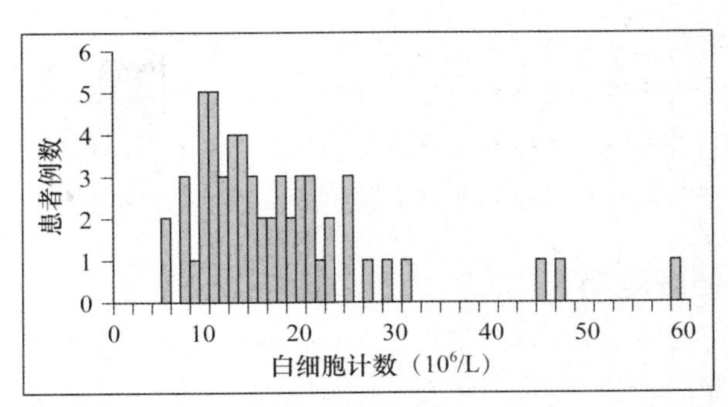

图 54.9　伪膜性肠炎白细胞计数的分布。

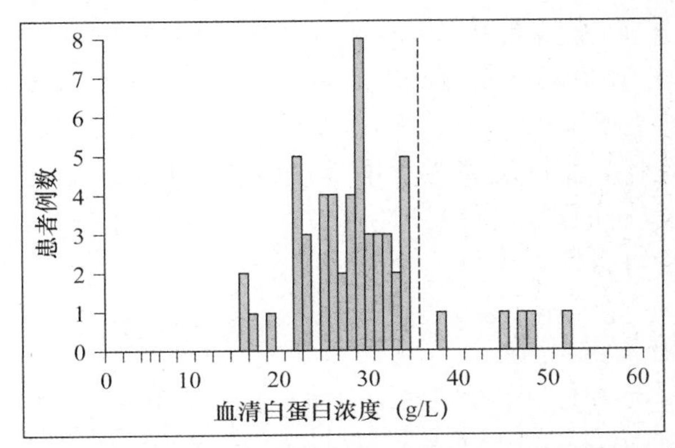

图 54.10　伪膜性结肠炎急性腹泻期间血清白蛋白浓度分布情况。

应做结肠镜和 CT 扫描（表 54.11）。在某些病例中，临床医生可能推断患者发生缺血性肠炎或手术后脓毒症，因为在这两种情况下，都有发热和白细胞增高。明确诊断是十分重要的，因为脓毒症需要抗生素治疗并引流，而对 PMC 用抗生素治疗显然不当（Drapkin 等，1985）。

检查

实验室参数

我们发现 41%的患者有白细胞计数大于 15.0×10^6/L（图 54.9）。血清白蛋白常常降低，76%的病人低于 30g/L，而 14%的低于 25g/L（图 54.10）。

乙状结肠镜和结肠镜检查

乙状结肠镜下表现是膜性白斑黏附在黏膜上，白斑之间的大肠相对正常。如果有大量腹泻，可能很难看到伪膜（Mogg 等，1979）。乙状结肠镜主要局限性是在部分患者尽管结肠广泛受累但直肠未累及。这样的病人可以通过结肠镜检查来鉴别（Tedesco，1979）。在暴发性伪膜性结肠炎患者需要做结肠镜时，如同暴发性结肠炎一样应特别小心。

放射线检查

由于有可能诱发结肠穿孔和中毒性扩张的危险，即使伪膜可能在双重对比检查中可见，也应避免做钡灌肠检查（Shimkin 和 Link，1973）。CT 扫描可能有诊断意义。Dallal 等（2002）报道在 39 例患者中

表 54.11　诊断性研究的假阴性率

	结肠切除术	死亡	假阴性率（%）
结肠镜	1/8	1/2	10
CT 扫描	0/30	0/9	0
大便白细胞	6/10	0/0	60
毒素检测	3/33	3/15	12.5

来源自：Dallal 等（2002）。

有阳性CT发现。所有病例发现腹水和结肠壁增厚或巨结肠扩张。他们报道主要表现右半结肠病变的有11例，左半结肠受累的9例，全结肠炎19例。在一例患者死亡前CT检查中发现腹膜后气体。

大便细胞毒素

大便细胞毒素（毒素B）检测是PMC最无侵袭性的检查（Burdon等，1981a）。然而，无论是培养还是细胞毒素单独或同时阳性都不是本病的不变特征（Butterworth等，1998）。细胞毒素检查毒素B的敏感性在67%～100%之间，特异性在85%～100%（Marts等，1994）。而且，这个检查可能需要1～3天（Fekety，1997）。许多单位因此用乳胶凝集试验来检测难辨梭菌，尽管其敏感性（58%～92%）和特异性（85%～96%）都较低，但检测更快。

难辨梭菌培养

选择性的培养介质可用于从大便标本中分离难辨梭菌（George等，1979a；Willey和Bartlett，1979）。

诊断性检查结果的诠释

表54.12显示了我们报道的病例中44例的乙状结肠镜检查、毒素检测和培养的结果。33例有直肠伪膜，25例既检出难辨梭菌也发现有细胞毒素。7例直肠有伪膜的患者难辨梭菌分离阳性也支持诊断，虽然其细胞毒素未被检测到。7例未检出细胞毒素的患者不能排除伪膜性肠炎的诊断，是因为肠毒素而不是细胞毒素导致结肠炎。大便细胞毒素检测的诊断价值有其局限性，因为高达20%的PMC患者毒素检测结果为阴性。

另一组患者出现诊断上的两难情况是大便细胞毒素和难辨梭菌阳性但没有直肠伪膜。这组病例中有11例这样的患者（占全组病例数的25%）。一部分患者直肠未受累。Tedesco（1979）对6例大便细胞毒素阳性但直肠没有伪膜的患者施行结肠镜检查，发现直肠以外的结肠有伪膜存在。

在大便毒素滴度和腹泻持续时间之间没有相关性，但有直肠伪膜的患者通常其滴度更高（Burdon等，1981b）。Lishman等（1981）也发现大便细胞毒素滴度与结肠炎的严重性之间没有相关性。

在PMC诊断方法上没有一项检验是绝对可靠的（Settle和Wilcox，1996）。作出诊断只能靠细致的评估临床表现并结合组织学实验室检查数据（Lewis，1987）以及CT扫描。斑点杂交PCR技术在检测难辨梭菌产毒株方面是一个更敏感的方法，将来有可能取代细胞毒素试验。

表54.12 44例患者各种诊断发现之间的关系

患者例数	直肠伪膜	大便毒素	大便难辨梭菌
25	有	有	有
7	有	无	有
1	有	无	无
11	无	有	有

来源自：Burdon等（1981b）。

难辨梭菌抗菌药物敏感性

难辨梭菌抗菌药物敏感性有重要的治疗指导意义（Burdon等，1979；Keighley，1980）。难辨梭菌产毒株总是对氨基糖苷类抗生素耐药，常常也对青霉素产生抗药性，还对许多第三代头孢菌素、克林霉素和四环素耐药。在我们实验室中所有菌株都对甲硝唑敏感，而且都能被万古霉素抑制住。由于万古霉素口服很难吸收，即使使用小剂量（即125mg，1日4次），在大便中也能保持高浓度。这种治疗方式已被广泛推荐用于治疗（George等，1978；Zimmerman等，1997）。

临床治疗

一般治疗

PMC的治疗方法已为许多权威人士总结过（George等，1980；Settle和Wilcox，1996；Zimmerman 等，1997）。当 PMC 发生在抗生素治疗期间时，如果患者不存在危及生命的必须治疗的感染状况，应该撤掉抗生素。应及时停用抗生素，恢复正常肠道菌群（Tedesco，1976；Tvede 和 Rask-Madsen，1989）。如果必须维持抗生素治疗，建议将口服抗生素改成肠外应用抗生素，以及选择一种在消化道排泄很少的药物。然而，如果临床上有指征考虑应用甲硝唑治疗时，对其治疗反应似乎并不受持续抗菌治疗的影响。一个替代疗法是用一种对难辨梭菌敏感的抗生素而不是那种能引起结肠炎的抗菌药物。可能某些青霉素或红霉素有效（Karachalios 等，1986）。另外，可以用 Boulardii 酵母菌恢复肠道菌群来治疗抗生素相关性疾病，以避免用抗生素治疗（Surawicz 等，1989a，b；Pothoulakis 等，1993）。然而这种理念虽然理论上很诱人，事实上对严重 PMC 并不是一个可行的治疗办法。另一方面，这种方法可以用来恢复肠道菌群，减少高携菌率，从而减少复发的危险。

类固醇治疗因其没有任何临床益处且有诱发结肠穿孔的危险，不作为治疗 PMC 手段（Bartlett 等，1978b；Fekety 等，1979）。

抗菌素治疗

万古霉素是在分离鉴定出难辨梭菌为致病菌后首先用于治疗 PMC 的抗生素（Bartlett 等，1977b）。因为难辨梭菌对万古霉素高度敏感，而且胃肠道不吸收万古霉素，125mg 口服 1 日 4 次可致大便中有高浓度药物（Burdon 等，1979）。我们设计一个临床随机对照观察试验，用万古霉素 125mg 剂量 6 小时一次与未处理组比较，万古霉素在清除毒素和快速解除临床症状方面都显现出疗效（表 54.13）。其他报道，虽然有些病人随后有复发（George 等，1979b；Bartlett 等，1980；Ritchie 和 Pennington，1980），但绝大多数病人接受更高剂量万古霉素 500mg 6 小时一次，已被证明有效（Tedesco 等，1978）。

已有复发问题的调查研究（Bartlett 等，1980）。在复发与不复发患者之间，治疗日剂量、总量、治疗持续的时间及治疗开始前生病的时间均无显著性差异。唯一的差别是复发患者大便细胞毒素和难辨梭菌在治疗完成后 2 天内更常见，即使他们对治疗的临床反应较好。复发患者分离出的难辨梭菌仍然对万古霉素完全敏感，通常在症状消退后进行一个强化疗程，大多数都可治愈。然而，20 例病人中有 4 例复发超过一次。目前相信复发通常是细菌未被完全清除所致，因此必须随访复查大便标本，以保证患者没有成为带菌者（Tabaqchali 和 Jumaa，1995）。

甲硝唑也已成功地用于治疗 PMC（Pashby 等，1979）。所有的难辨梭菌菌株都对甲硝唑非常敏感（Fekety 等，1979）。甲硝唑的好处是它很便宜，而且在不能接受口服药物治疗的患者可以进行静脉治疗（Bolton 和 Culshaw，1986）。甲硝唑治疗也有复发（Cherry 等，1982），而且复发率与万古霉素类似。也有甲硝唑治疗后发生 PMC 的一例报道（Saginur 等，1980）。

Teasley 等（1983）报道一个前瞻性实验结果，比较了甲硝唑和万古霉素治疗难辨梭菌腹泻或结肠炎。在 94 例患者中，33 例有伪膜，38 例是毒素阳性。42 例接受甲硝唑治疗患者中有 2 例失败，相形之下，52 例接受万古霉素治疗者中无失败病例。甲硝唑治疗有 2 例复发，万古霉素治疗组则有 6 例复发。每组均有 1 例病人不能耐受药物。有或无伪膜的患者之间没有差别。结论是两种药物都一样有

表 54.13 治疗预后评估

	随机对照试验			
难辨梭菌阳性	安慰剂	万古霉素	考来替泊	甲硝唑
第 1 天	10	10	10	16
第 5 天	10[a]	1	11[a]	1
复发	0	0	0	1

[a]实验完成后均用万古霉素治疗。

来源自：Keighley 等（1978a），Keighley（1980）和 Mogg 等（1981）。

效，但甲硝唑事实上比万古霉素便宜。

其他用于治疗PMC的抗菌素包括杆菌肽（Chang等，1980）和四环素（DeJesus和Peternel，1978）。杆菌肽治疗引起更大的兴趣是因为它像万古霉素一样在胃肠道不被吸收，而且它实际上比万古霉素更便宜（Young等，1985）。难辨梭菌在其药物浓度64单位/ml以下时也很敏感（George等，1979c）。在4例接受杆菌肽治疗患者中有1例复发。

Dudley等（1986）比较杆菌肽和万古霉素，发现万古霉素无论在缓解临床症状还是预防复发方面都更胜一筹。Fekety等（1989）比较高浓度（500mg，1日4次）和低浓度（125mg，1日4次）万古霉素疗效时，发现两者都一样有效。De Lalla等（1992）表明替考拉宁和万古霉素一样有效，但复发率更低。这种低复发率也被其他研究者证实（Wenisch等，1996）。

阴离子交换树脂

阴离子交换树脂如考来烯胺和考来替泊（降胆宁）在体外实验发现能结合难辨梭菌毒素（Chang等，1978；George等，1978b），有可能作为一种治疗药物将难辨梭菌毒素从胃肠道中清除出去。考来烯胺被认为在治疗PMC时有效（Kreutzer和Milligan，1978）但也存在争议（Fekety等，1979）。另外一个问题是考来烯胺不仅能结合难辨梭菌毒素，而且能结合万古霉素。因此，这两种药物不应该同时应用（Kyne和Kelly，2001）。我们发现在一个随机对照试验当中考来替泊与安慰剂相比并无临床益处（Mogg等，1981）。

自然病史：复发及其处理

大多数轻症PMC患者在抗微生物治疗停止后病情会改善。但如果不进行特殊治疗，腹泻可能会持续达5周。甚至在症状消失后，病人还可能仍然作为一个感染源继续排泄难辨梭菌。

复发现在得到公认，甚至是在抗微生物治疗症状得到成功控制以后也会发生（Bartlett等，1980）。Bartlett等（1980）报道，大约占全部病例数14%的患者用万古霉素治疗后复发。症状缓解至复发的间隔时间从4天到21天不等。最新报道评估复发率是15%～25%（Kelly等，1994；Fekety，1997）。尽管对复发病例进行治疗，难辨梭菌仍持续存在。因此建议所有接受治疗后患者应仔细随访；应提醒临床医师，不能根除难辨梭菌就有复发的可能性。

复发的机制还不完全清楚。但对万古霉素耐药不可能是其原因，因为从复发患者分离到的菌株对万古霉素都敏感（George等，1979）。难辨梭菌芽胞形成是一种可能性（Onderdonk等，1980；Walters等，1983）。另一种可能是低于抑菌浓度的万古霉素增加毒素的产生（Onderdonk等，1979）。持久的大便菌群失调可能是一个因素，因为正常菌群可以发挥抑制难辨梭菌的作用（Rolfe和Finegold，1980）。现在认为，来自外环境的再感染可能也是一个复发的原因（Mulligan等，1980；Tabaqchali和Jumaa，1995）。复发患者的抗毒素A抗体血清滴度低（Kyne等，2001）。

复发的治疗

复发的治疗靠经验，可能需要延长治疗时间。Bartlett和其同事（1980）建议重复万古霉素一个疗程，有时候需要达到三个疗程的治疗。也推荐联合应用万古霉素和考来烯胺，因为树脂可结合万古霉素（Taylor和Bartlett，1980）。这种方法看起来不合逻辑，特别是治疗的主要目的是为了根除难辨梭菌。可能最重要的考虑是重建结肠正常菌群。因为甲硝唑实际上不影响结肠微生物群落，而且必要时可以经静脉给药，使得大肠菌群可以得到重建，因此甲硝唑是更合理的治疗方法（Phillips等，1981）。Kyne和Kelly（2001）建议在五周时间内将万古霉素从125mg，6小时一次逐渐减少一直到停用。对再次复发的可以试用万古霉素联合考来烯胺或万古霉素联合利福平（表54.14）。

其他疗法包括用*boulardii*酵母菌重建正常菌群（Surawicz等，1989b）。替考拉宁可以用于代替万古霉素治疗复发病例（Swedish CDAD Study Group，1994）。还可应用开发出来的其他益生菌如啤酒酵母菌和乳酸杆菌。一项随机试验用甲硝唑或万古霉素500mg共四周可显著降低复发率（McFarland等，1994）。

静脉注射免疫球蛋白治疗是一种新的可选择的疗法（Salcedo等，1997）。有成功用于儿童患者治疗的报道（Leung等，1991），并且获得高水平的抗毒素。用抗难辨梭菌浓缩牛血清免疫球蛋白被动免疫也是一个可选择的潜在疗法（Warny等，1999）。

表 54.14　复发的难辨梭菌感染性腹泻的处理

第一次复发	
确定诊断	
轻症对症治疗	
甲硝唑或万古霉素 10～14 天的疗程	
第二次复发	
确定诊断	
万古霉素逐渐减少（五周内逐渐减量至停用）：	125mg 每日 4 次×7 天 125mg 每日 2 次×7 天 125mg 每日 1 次×7 天 每天 125mg×7 天 125mg，第 1、3 天，最后停药
再复发	
确定诊断	
万古霉素逐渐减少：（同上）＋考来烯胺 4g 每日 2 次	
万古霉素 125mg 每日 4 次＋利福平 600mg 每日 2 次×7 天	
boulardii 酵母菌＋甲硝唑或万古霉素	
静脉注射免疫球蛋白	

来源自：Kyne 和 Kelly（2001）。

预防

在选用抗生素时，优先考虑对肠道菌群影响小的。不推荐胃肠道手术前用口服抗生素进行肠道准备（Keighley 等，1978c）。应避免不加选择地应用抗生素，而且治疗期间应细心观察。预防性使用抗生素太长时间的外科医生可能是罪魁祸首。特别是在 ICU 病房应避免交叉感染。尤其是在外科和 ITU 病房对易感人群不分青红皂白地使用抗生素，这种情况必须被阻止。毫无疑问，这是过去十年中 PMC 发病率增加的主要原因。

外科处理

对暴发性的难处理的 PMC 及其并发症如巨结肠和穿孔应考虑结肠切除术。过去认为，对类固醇治疗无反应的急性溃疡性结肠炎患者通常应该行结肠切除术。随着临床医师越来越清醒地认识到甲硝唑和万古霉素的治疗效果以来，外科治疗被认为几乎是不必要的了。事实并非如此。那些患者，常常是免疫低下的病人，穿孔后就会死亡。延误治疗明显与死亡率相关（Synott 等，1998；Dallal 等，2002）。中毒性巨结肠是 PMC 公认的并发症，游离穿孔也在许多文献中报道（Hawker 等，1981；Cumming 等，1988；Trudel 等，1995；Wilmanns 等，1997）。因此，我们相信所有 PMC 患者应该由胃肠病专家、传染病小组和外科医生联合处理。所有病例应及时应用万古霉素或甲硝唑。所有不能对抗微生物治疗快速产生反应的患者应仔细监测，包括 X 光平片检查巨结肠，反复进行大便细菌学检查寻找持久或耐药的病原菌，以便必要时更换抗微生物治疗方案。手术指征仅仅在有急性结肠扩张或 CT 发现有腹水，大肠壁增厚或肠腔积气时考虑。文献报道明确指出需要外科干预的患者有很高的手术死亡率。毫无疑问，大多数情况下患者病情都非常危重，通常都是在 ICU 病房接受移植后免疫抑制治疗，而且有些已经出现器官衰竭。因此，有人发表有争议的看法，认为这些病人无论如何都快要死亡，PMC 只是造成这种不可避免结局的一个临终状态（Marts 等，1994）。所以，这些作者声明，16%的死亡率与 PMC 无关，而是其基础病造成的。然而所有病人，甚至一些结肠腐烂患者，都可以保守治疗。一般印象是大多数患者手术太晚了，所描述的情况很类似于 20 年前暴发性结肠炎的处理情况。试想，大多数病人都可以通过抗感染治疗缓解，就像假设类固醇激素可以治好溃疡性结肠炎患者一样。但在腹膜炎出现时，就是邀请外科医生，听取他们意见的时候了！

我们相信严重 PMC 的治疗指南不应该和溃疡性结肠炎的处理不一样。患者应该接受静脉液体支持，如果有低蛋白血症还应该给胶体治疗。应该大胆地静脉应用或口服万古霉素并进行大便细菌学监测。应记录生命体征，尤其是脉搏、体温和肾功能。在大多数移植后 ITU 患者更应该加强监护。每天应图示大便排出量。生化和血液学监测应包括白细胞、白蛋白、C 反应蛋白、血细胞比容，可能的情况下还包括血气分析。还应该每天进行卧位腹部 X 线检查及反复进行 CT 扫描。

如果在静脉注射万古霉素 3 天后还没有明显改善，或者有中毒性巨结肠证据，应进行外科处理。即使没有中毒性巨结肠，治疗 5 天后还没有明确的反应也应该再次考虑行急诊结肠切除术。即将穿孔的指征和急性结肠炎时一样：腹痛、心动过速、发热、腹胀。如果出现任何这些表现，应建议急诊结肠切除术。此外，连续腹部 X 线光片或 CT 扫描发现：①进行性结肠扩张超过 5.5cm，或②如果有岛状黏膜表现，③结肠壁内出现气体或④结肠炎症病灶以外的肠壁出现扩张的小环时，应明确建议结肠切除术。同样的，如果 CT 扫描出现：①透壁炎症，②腹水或③结肠周围局限性脓肿，肯定有结肠切除术的指征了（Koss，2005）。

如同结肠炎一样，企图通过近端大便转流来保留结肠并不能解决结肠的病变进展。一旦作出手术的决定，正确的手术方案是次全结肠切除和回肠造口术，同时行直肠黏膜造瘘，或在安全情况下直接关闭直肠盲端。到出现粪便性腹膜炎时再手术就太迟了。70％的死亡率直接表明在抗感染治疗失败和穿孔发生之前进行外科干预的重要性。过去五年我们对 12 例暴发性结肠炎患者进行了手术治疗，他们中大部分是器官移植术后病例。除 1 例死亡外，其余全部成活，而且有 10 例进行了小肠连续性重建。

（焦华波　译　焦华波　校）

参考文献

Abrams GD, Allo M, Rifkin GD, Fekety R & Silva J (1980) Mucosal damage mediated by clostridial toxin in experimental clindamycin associated colitis. *Gut* 21: 493-499.

Allan RN, Steinberg DM, Dixon K & Cooke WT (1975) Changes in the bidirectional sodium flux across the intestinal mucosa in Crohn's disease. *Gut* 16: 201-204.

Allison MC, Hamilton-Dutoit SJ, Dhillon AP et al (1987) The value of rectal biopsy in distinguishing self-limited colitis from early inflam-matory bowel disease. *Q J Med* 65: 985-995.

Allo M (1980) Clostridial toxins in strangulation obstruction and antibiotic related colitis. *J Surg Res* 28: 421-425.

Ambrose NS, Burdon DW & Keighley MRB (1983) A prospective randomised trial to compare mexlocillin and metronidazole with cefuroxime and metronidazole as prophylaxis in elective colorectal operations. *J Hosp Infect* 4: 375-382.

Ambrose NS, Johnson M, Burdon DW & Keighley MRB (1985) Influence of single-dose intravenous antibiotics on faecal flora and emergence of *Clostridium difficile*. *J Antimicrob Chemother* 15: 319-326.

Ammon HV & Phillips SF (1973) Inhibition of colonic water and electrolyte absorption by fatty acids in man. *Gastroenterology* 65: 744-749.

Anand BS, Malhotra V, Bhattacharya SK et al (1986) Rectal histology in acute bacillary dysentery. *Gastroenterology* 90: 654-660.

Appelbaum PC, Scragg J & Schonland MM (1976) Colonic involve-ment in salmonellosis. *Lancet* ii: 102-104.

Archampong EQ (1976) Typhoid ileal perforations: why such mortali-ties? *Br J Surg* 63: 317-321.

Aswell JE, Ehrich H, Van Tassell RL et al (1979) Characterisation and comparison of *Cl. difficile* and other clostral toxins. In Schlesinger D (ed) *Microbiology*, pp 272-275. Washington, DC: American Society for Microbiology.

Awad RW, Ward KL & Hawker PC (1994) Fulminant pseudomembra-nous colitis following triple therapy for *Helicobacter pylori*. *J R Coll Surg Edin* 39: 319.

Bartlett JG & Gorbach SL (1977) Pseudomembranous enterocolitis (antibiotic-related colitis). *Adv Intern Med* 22: 455-476.

Bartlett JG, Onderdonk AB & Cisneros RL (1977a) Clindamycin-associated colitis in hamsters: protection with vancomycin. *Gastroenterology* 73: 772-776.

Bartlett JG, Onderdonk AB, Cisneros RL & Kasper DL (1977b) Clindamycin-associated colitis due to a toxin-producing species of *Clostridium* in hamsters. *J Infect Dis* 136: 701-705.

Bartlett JG, Chang TW, Gurwith M, Gorbach SL & Onderdonk AB (1978a) Antibiotic-associated pseudomembranous colitis due to toxin-producing clostridia. *N Engl J Med* 198: 531-534.

Bartlett JG, Chang TW & Onderdonk AB (1978b) Comparison of five regimens for treatment of experimental clindamycin-associated colitis. *J Infect Dis* 138: 81-86.

Bartlett JG, Tedesco FJ, Shull S, Lowe B & Chang T (1980) Symptomatic relapse after oral vancomycin therapy of antibiotic-associated pseudomembranous colitis. *Gastroenterology* 78: 431-434.

Beeken WL & Kanich RE (1973) Microbial flora of the upper small bowel in Crohn's disease. *Gastroenterology* 65: 390-397.

Beeken WL, Busch JH & Sylvester DL (1972) Intestinal protein

loss in Crohn's disease. *Gastroenterology* 62：207-215.
Bentley D, Lynn J & Laws JW (1985) *Campylobacter* colitis with intes-tinal aphthous ulceration mimicking obstruction. *BMJ* 291：634.
Beubler E & Juan H (1979) Effect of ricinoleic acid and other laxatives on net water flux and prostaglandin release by the rat colon. *J Pharm Pharmacol* 31：681-685.
Binder HJ (1978) Effect of dexamethasone on electrolyte transport in the large intestine of the rat. *Gastroenterology* 75：212-217.
Binder HJ & Donowitz M (1975) A new look at laxative action. *Gastroenterology* 69：1001-1005.
Binder HJ & Rawlins CL (1973) Effect of conjugated dihydroxy bile salts on electrolyte transport in rat colon. *J Clin Invest* 52：1460-1466.
Bjarnason I, Hayllar J, MacPherson AJ et al (1993) Side effects of non-steroidal anti-inflammatory drugs on the small and large intestine in humans. *Gastroenterology* 104：1832-1847.
Black RE (1982) The prophylaxis and therapy of secretory diarrhoea. *Med Clin North Am* 66：611-619.
Blanshard C, Francis N & Gazzard BG (1996) Investigation of chronic diarrhoea in acquired immunodeficiency syndrome：a prospective study of 155 patients. *Gut* 39：824-832.
Blaser MJ, Hoverson D, Ely IG et al (1984) Studies of *Campylobacter jejuni* in patients with inflammatory bowel disease. *Gastroenterology* 86：33-38.
Bolton RP & Culshaw MA (1986) Faecal metronidazole concentra-tions during oral and intravenous therapy for antibiotic-associated colitis due to *Clostridium difficile*. *Gut* 27：1169-1172.
Bolton RP, Sherrif JR & Read AE (1980) *Clostridium difficile*-associated diarrhoea：a role of inflammatory bowel disease. *Lancet* i：383-385.
Bolton RP, Wood GM & Losowsky MS (1981) Acute arthritis associ-ated with *Clostridium difficile* colitis. *BMJ* 283：1023-1024.
Booth IW, Stange G, Murer H, Fenton TR & Milla PJ (1985) Defective jejunal brush-border Na +/H + exchange：a cause of congenital secretory diarrhoea. *Lancet* i：1066-1069.
Boyd JF (1976) Colonic involvement in salmonellosis. *Lancet* i：1415-1416.
Boyd JF (1985) Pathology of the alimentary tract in *Salmonella typhimurium* food poisoning. *Gut* 26：935-944.
Bradbury AW & Barrett S (1997) Surgical aspects of *Clostridium difficile colitis*. *Br J Surg* 84：150-159.
Bright-Asare P & Binder HJ (1973) Stimulation of colonic secretion of water and electrolytes by hydroxy fatty acids. *Gastroenterology* 64：81-88.
Browne RA, Fekety R, Silva J et al (1977) The protective effect of van-comycin on clindamycin-induced colitis in hamsters. *Johns Hopkins Med J* 141：183-192.
Burdon DW & Keighley MRB (1990) Pseudomembranous colitis. In Allan RN, Keighley MRB, Alexander-Williams J & Hawkins CF (eds) *Inflammatory Bowel Disease*, 2nd edn, pp 583-594. Edinburgh：Churchill Livingstone.
Burdon DW, Brown JD, Youngs DJ et al (1979) Antibiotic susceptibility of *Clostridium difficile*. *J Antimicrob Chemother* 5：307-310.
Burdon DW, Thompson H, Candy DCA et al (1981a) Enterotoxin (s) of *Clostridium difficile*. *Lancet* ii：258-259.
Burdon DW, George RH, Mogg GA et al (1981b) Faecal toxin and severity of antibiotic-associated pseudomembranous colitis. *J Clin Pathol* 34：548-551.
Butterworth SA, Koppert E, Clarke A, et al (1998) Recent trends in diagnosis and treatment of *Clostridium difficile* in a tertiary care facility. *Am J Surg* 175：403-407.
Butzler JP & Skirrow MB (1979) *Campylobacter* enteritis. *Clin Gastroenterol* 8：737-765.
Campieri M, Lanfranchi GA & Bazzocchi G (1978) Salicylate other than 5-aminosalicylic acid ineffective in ulcerative colitis. *Lancet* ii：993.
Caprilli R, Vernia P, Colaneri O & Torsoli A (1976a) Blood pH：a test for assessment of severity in proctocolitis. *Gut* 17：763-769.
Caprilli R, Vernia P, Colaneri O, Della Vida ML & Giardini O (1976b) Acid-base balance in diarrhoeal diseases. *Rendic Gastroenterol* 8：172-177.
Carey PB & Wright EP (1979) *Campylobacter jejuni* in a male homo-sexual. *Br J Vener Dis* 55：380.
Casburn-Jones AC and Farthing MJG (2004) Management of infec-tious diarrhoea. *Gut* 53：296-305.
Cefai C, Elliott TSJ & Woodhouse KW (1988) Gastrointestinal carriage rate of *Clostridium difficile*, chronic care hospital patients. *J Hosp Infect* 11：335-339.
Chadwick VS & Camilleri M (1983) Pathophysiology of small intes-tinal function and the effects of Crohn's disease. In Allan RN, Keighley MRB, Alexander-Williams J & Hawkins C (eds) *Inflammatory Bowel Diseases*, pp 29-42. Edinburgh：Churchill Livingstone.
Chadwick VS, Gaginella TS, Carlson GL et al (1979) Effects of molecu-lar structure on bile acid-induced alterations in absorptive function, permeability and morphology in perfused rabbit colon. *J Lab Clin Med* 94：661-674.
Chang TW, Bartlett JG, Gorbach SL & Onderdonk AB (1978) Clindamycin-induced enterocolitis in hamsters as a model of pseudomembranous colitis in patients. *Infect Immun* 20：526-529.
Chang TW, Gorbach SL, Bartlett JG & Saginur R (1980) Bacitracin treatment of antibiotic-associated colitis and diarrhoea caused by *Clostridium difficile*. *Gastroenterology* 78：1584-1586.
Chatterjee BD (1981) Vibrios. In Braude AI (ed) *Medical Microbiology and Infectious Diseases*, pp 353 - 362. Philadelphia：WB Saunders.
Chaudhuri RN (1974) Cholera. In Woodruff AW (ed) *Medicine in the Tropics*, pp 261-268. Edinburgh：Churchill Livingstone.
Cherry RD, Portnoy D, Jabari M et al (1982) Metronidazole, an alter-native therapy for antibiotic associated colitis. *Gastroenterology* 82：849-851.
Church JM & Fazio VW (1986) A role for colonic stasis in the patho-genesis of disease related to *Clostridium difficile*. *Dis Colon Rectum*
29：804-809.
Clausen MR, Bonnen H, Tvede M & Mortensen PB (1991) Colonic fermentation to short-chain fatty acids is decreased in antibiotic-associated diarrhea. *Gastroenterology* 101：1497-1504.
Cleary RK, Grossmann R, Fernandez FB et al (1998) Metronidazole may inhibit intestinal colonization with *Clostridium difficile*. *Dis Colon Rectum* 41：464-467.
Cone JB & Wetzel W (1982) Toxic megacolon secondary to pseudomembranous colitis. *Dis Colon Rectum* 25：478-482.
Cooper JC, Williams NS, King RF et al (1986) Effects of a long-acting somatostatin analogue in patients with severe ileostomy diarrhoea. *Br J Surg* 73：128-131.
Coyne MJ, Boonorris GG, Chung A, Conley D & Schoenfield LJ (1977) Propranolol inhibits bile acid and fatty acid stimulation of cyclic AMP in human colon. *Gastroenterology* 73：971-974.
Cudmore M, Silva J & Fekety R (1980) Clostridian enterocolitis pro-duced by antineoplastic agents in hamsters and humans. In Fekety R (ed) *Current Chemotherapy and In-*

fectious Disease, pp 1460-1461. Washington, DC: American Society of Microbiology.

Cumming AD, Thomson BJ, Sharp J, Poxton IR & Fraser AG (1986) Diarrhoea due to *Clostridium difficile* associated with antibiotic treatment in patients receiving dialysis: the role of cross infection. *BMJ* 292: 238-239.

Cumming JA, McCann BG & McCann BG & Ralphs DNL (1988) Fulminant pseudomembranous colitis with left hemicolon and rectal sparing. *Br J Surg* 75: 341.

Dallal RM, Harbrecht BG, Boujoukas AJ, et al (2002) Fulminant *Clostridium difficile*: An underappreciated and increasing cause of death and complications. *Ann Surg* 235: 363-372.

Day DW, Mandal BK & Morson BC (1978) The rectal biopsy appear-ance of *Salmonella* colitis. *Histopathology* 2: 117-131.

DeJesus R & Peternel WW (1978) Antibiotic-associated diarrhoea treated with oral tetracycline. *Gastroenterology* 74: 818-820.

de Lalla F, Nicolin R, Rinaldi E et al (1992) Prospective study of oral teicoplanin versus oral vancomycin for therapy of pseudomembra-nous colitis and *Clostridium difficile*-associated diarrhoea. *Antimicrob Agents Chemother* 36: 2192-2196.

Doberneck RC (1982) *Campylobacter* colitis mimicking colonic cancer during barium enema examination. *Surgery* 93: 508-509.

Donowitz M & Binder HJ (1975) Effect of dioctyl sodium sulfosucci-nate on colonic fluid and electrolyte movement. *Gastroenterology* 69: 941-950.

Downing R, McLeish AR, Burdon DW, Alexander-Williams J & Keighley MRB (1977) Duration of systemic prophylactic antibiotic cover against anaerobic sepsis in intestinal surgery. *Dis Colon Rectum* 20: 401-404.

Drapkin MS, Worthington MG, Chang TW & Razvi SA (1985) *Clostridium difficile* colitis mimicking acute peritonitis. *Arch Surg* 120: 1321-1322.

Dudley MN, McLaughlin JC, Carrington G et al (1986) Oral bacitracin vs vancomycin therapy for *Clostridium difficile*-induced diarrhoea: a randomised double-blind trial. *Arch Intern Med* 146: 1101-1104.

Duffy MC, Benson JB & Rubin SJ (1980) Mucosal invasion in *Campylobacter* enteritis. *Am Soc Clin Pathol* 73: 706-708.

Duncan A, Morris AJ, Cameron A et al (1992) Laxative-induced diar-rhoea: a neglected diagnosis. *J R Soc Med* 85: 203-205.

DuPont HL (1994) Infectious diarrhoea (review). *Aliment Pharmacol Ther* 8: 3-13.

Edmonds CJ & Pilcher D (1973) Electrical potential difference and sodium and potassium fluxes across rectal mucosa in ulcerative colitis. *Gut* 14: 784-789.

Eggleston FC & Santoshi B (1981) Typhoid perforation: choice of oper-ation. *Br J Surg* 68: 341-342.

Ellis ME, Pope J, Mokaski A & Dunbar E (1982) *Campylobacter* colitis associated with erythema nodosum. *BMJ* ii: 937.

Ellis ME, Watson BM, Milewski PJ & Jones G (1983) *Clostridium difficile* colitis unassociated with antibiotic therapy. *Br J Surg* 70: 242-243.

Ericsson CD, Dupont HL, Mathewson JJ et al (1990) Treatment of traveller's diarrhoea with sulfmethoxazole and trimethoprim and loperamide. *JAMA* 263: 257-261.

Eustache J-M & Kreis DJ (1983) Typhoid perforation of the intestine. *Arch Surg* 118: 1269-1271.

Ewe K & Holker B (1974) Einfluss enies diphenolischer Laxars Bisacodyl auf den Wasser-und Elektrolytransport im menschilichen Colon. *Klin Wochenschr* 52: 827-833.

Farivar S, Fromm H, Schindler D, McJunkin B & Schmidt F (1980) Tests of bile acid and vitamin B_{12} metabolism in ileal Crohn's disease. *Am J Clin Pathol* 73: 69-74.

Farthing MJG (1987) Traveller's diarrhoea. *Gastroenterol Pract* February: 24-30.

Farthing MJG (1991) Prevention and treatment of travellers' diar-rhoea (review). *Aliment Pharmacol Ther* 5: 15-30.

Farthing M, Feldman R, Finch R et al (1996) The management of infective gastroenteritis in adults: a consensus statement by an expert panel convened by the British Society for the Study of Infection. *J Infect* 33: 143-152.

Fekety R, Silva J, Browne RA, Rifkin GD & Ebright JR (1979) Clindamycin-induced colitis. *Am J Clin Nutr* 32: 244-250.

Fekety R, Silva J, Kauffman C, Buggy B & Deery HG (1989) Treatment of antibiotic-associated *Clostridium difficile* colitis with oral van-comycin: comparison of two dosage regimens. *Am J Med* 86: 15-19.

Fekety R (1997) Guidelines for the diagnosis and management of *Clostridium difficile*-associated diarrhea and colitis. American College of Gastroenterology, Practice Parameters Committee. *Am J Gastroenterol* 92: 739-750.

Field M (1978) Corticosteroids, Na, K-ATPase and intestinal water and electrolyte transport. *Gastroenterology* 75: 317-319.

Fille M, Larcher C, Dierich M, et al (1998) Evaluation of four methods for detection of *Clostridium difficile* or *C. difficile* toxin: cytotoxin assay, culture, latex agglutination and a new rapid immunoassay. *Z Gastroenterol* 36: 143-149.

Fordtran JS & Locklear TW (1966) Ionic constituents and osmolality of gastric and small intestinal fluids after eating. *Am J Dig Dis* 11: 503-509.

Freter R (1980) Association of enterotoxigenic bacteria with the mucosa of the small intestine: mechanisms and pathogenic impli-cations. In Ouchterlone O & Holmgren J (eds) *Cholera and Related Diarrhoeas*, pp 155-170. Basel: Karger.

Gaginella TS, Chadwick VS, Bebongnie JC, Lewis JC & Phillips SF (1977) Perfusion of rabbit colon with riconeoleic acid: dose-related mucosal injury, fluid secretion and increased permeability. *Gastroenterology* 73: 95-101.

George RH, Symonds JM, Dimock F et al (1978a) Identification of *Clostridium difficile* as a cause of pseudomembranous colitis. *BMJ* i: 695.

George RH, Youngs DJ, Johnson EM & Burdon DW (1978b) Anion-exchange resins in pseudomembranous colitis. *Lancet* ii: 624.

George WL, Sutter VL & Finegold SW (1978c) Toxigenicity and antimicrobial susceptibility of *Clostridium difficile*, a cause of antimicrobial agent associated colitis. *Curr Microbiol* 1: 55-58.

George WL, Sutter VL, Citron D & Finegold SM (1979a) Selective and differential medium for isolation of *Clostridium difficile*. *J Clin Microbiol* 9: 214-219.

George WL, Volpicelli NA, Stiner DB et al (1979b) Relapse of pseudomembranous colitis after vancomycin therapy. *N Engl J Med* 301: 414-415.

George WL, Kirby BD, Sutter VL & Finegold SM (1979c) Antimicrobial susceptibility of *Clostridium difficile*. In Schlesinger D (ed) *Microbiology*, pp 267-271. Washington, DC: American Society for Microbiology.

George WL, Rolfe RD & Finegold SM (1980) Treatment and prevention of antimicrobial agent-induced colitis and diarrhoea. *Gastroenterology* 79: 366-372.

Gerding DN, Olson MM, Johnson S, Peterson LR & Lee JT (1990) *Clostridium difficile* diarrhoea and colonisation after treatment with abdominal infection regimens containing clindamycin or metron-idazole. *Am J Surg* 159：212-217.

Goldstein F, Karacadag S, Wirts CW & Kowlessar OD (1970) Intraluminal small intestinal utilization of *d*-xylose by bacteria：a limitation of the *d*-xylose absorption test. *Gastroenterology* 59：380-386.

Goodman MJ, Pearson KW, McGhie D, Dutt S & Deodhar SG (1980) *Campylobacter* and *Giardia lamblia* causing exacerbation of inflam-matory bowel disease. *Lancet* ii：1247-1249.

Gorbach SL (1997) Treating diarrhoea：severe community-acquired diarrhoea calls for an antimicrobial drug, preferably a quinolone. *BMJ* 314：1776-1777.

Gordon SG & Kern F Jr (1968) The absorption of bile salt and fatty acid by hamster small intestine. *Biochem Biophys Acta* 152：372-378.

Gordon SJ, Kinsey MD, Magen JS, Joseph RE & Kowlessar OD (1979) Structure of bile acids associated with secretion in the rat cecum. *Gastroenterology* 77：38-44.

Gore SM, Fontaine O & Pierce NF (1992) Impact or rice-based oral rehydration solution on stool output and duration of diarrhoea：meta-analysis of 13 clinical trials. *BMJ* 304：287-291.

Goulston SM & McGovern VJ (1965) Pseudomembranous colitis. *Gut* 6：207-214.

Goy JA, Eastwood MA, Mitchell WD et al (1976) Faecal characteristics contrasted in the irritable bowel syndrome and diverticular disease. *Am J Clin Nutr* 29：1480-1484.

Greenfield C, Burroughs A, Szawathowski M et al (1981) Is pseudomembranous colitis an infectious disease? *Lancet* i：371-372.

Greenfield C, Aquilar Ramirez JR, Pounder RE et al (1983) *Clostridium difficile* and inflammatory bowel disease. *Gut* 24：713-717.

Greig ER & Rampton DS (2003) *Management of Crohn's Disease*. London：Martin Dunitz.

Grundfest-Broniatowski S, Quader M, Alexander F et al (1996) *Clostridium difficile* colitis in the critically ill. *Dis Colon Rectum* 39：619-623.

Gudmund-Hoyer E & Jarnum S (1970) Incidence and clinical signifi-cance of lactose malabsorption in ulcerative colitis and Crohn's disease. *Gut* 11：338-343.

Hall IC & O'Toole E (1935) Intestinal flora in newborn infants. *Am J Dis Child* 49：390-402.

Harris J & Shields R (1970) Absorption and secretion of water and electrolytes by the intact human colon in diffuse untreated procto-colitis. *Gut* 11：27-33.

Hawker PC, Hine KR, Burdon DW, Thompson H & Keighley MRB (1981) Fatal pseudomembranous colitis despite eradication of *Clostridium difficile*. *BMJ* 282：109-110.

Hawkey CJ & Truelove SC (1980) Prednisolone inhibits prosta-glandin synthesis by intact rectal mucosa. *Gut* 21：444 (abstract).

Heaton KW (1985) Functional diarrhoea：the acid test. *BMJ* 290：1298-1299.

Hoffmann AF & Poley JR (1972) Role of bile acid malabsorption in pathogenesis of diarrhoea and steatorrhoea in patients with ileal resection. *Gastroenterology* 62：918-934.

Holt PR (1990) Diarrhea and malabsorption in the elderly. *Gastroenterol Clin North Am* 19：345-359.

Hornlick RB, Music SI, Wenzel R et al (1971) The Broad Street pump revisited：response of volunteers to ingested cholera vibrios. *Bull NY Acad Med* 47：1181-1191.

Huijbregts AW, Cox TM, Hermsen J et al (1981) Micellar solubilisation of intestinal lipids after ursodeoxycholic acid therapy in short-bowel patients and healthy controls. *Ned J Med* 24：108-113.

Impallomeni M, Galletly NP, Wort SJ, Starr JM & Rogers TR (1995) Increased risk of diarrhoea caused by *Clostridium difficile* in elderly patients receiving cefotaxime. *BMJ* 311：1345-1346.

International Study Group on reduced-osmolality ORS solutions. (1995) Multicentre evaluation of reduced-osmolality oral rehydra-tion salts solution. *Lancet* 345：282-285.

Jobe BA, Grasley A, Deveney EK, Deveney CW & Sheppard BC (1995) *Clostridium difficile* colitis：an increasing hospital-acquired illness. *Am J Surg* 169：480-483.

Kappas A, Shinagawa N, Arabi Y et al (1978) Diagnosis of pseudomembranous colitis. *BMJ* i：675-678.

Karachalios GN, Papanikolaou LJ & Georgiopoulos AN (1986) Medical management of antimicrobial-associated pseudomembranous colitis：a survey. *Coloproctology* 8：226-230.

Keighley MRB (1980) Antibiotic-associated pseudomembranous colitis：pathogenesis and management. *Drugs* 20：49-56.

Keighley MRB, Burdon DW, Arabi Y et al (1978a) Randomised con-trolled trial of vancomycin for pseudomembranous colitis and postoperative diarrhoea. *BMJ* ii：1667-1669.

Keighley MRB, Burdon DW, Alexander-Williams J et al (1978b) Diarrhoea and pseudomembranous colitis after gastrointestinal operations. *Lancet* ii：1165-1167.

Keighley MRB, Arabi Y, Alexander-Williams J, Youngs D & Burdon DW (1978c) Comparison between systemic and oral antimicrobial prophylaxis in colorectal surgery. *Lancet* i：894-897.

Keighley MRB, Arabi Y, Dimock F, Burdon DW & Alexander-Williams J (1978d) Influence of inflammatory bowel disease on intestinal microflora. *Gut* 29：1099-1104.

Keighley MRB, Youngs D, Johnson M, Allan RN & Burdon DW (1982) *Clostridium difficile* toxin in acute diarrhoea complicating inflamma-tory bowel disease. *Gut* 23：410-414.

Kelly CP, Pothoulakis C & Lamont JT (1994) *Chlostridium difficile* colitis. *N Engl J Med* 330：257-262.

Kent KC, Rubin MC, Wroblewski L et al (1998) The impact of *Clostridium difficile* on a surgical service. *Ann Surg* 227：296-301.

Keusch GT (1978) Ecological control of the bacterial diarrhoea of a scientific strategy. *Am J Clin Nutr* 31：2208-2218.

Keusch GT (1979) *Shigella* infections. *Clin Gastroenterol* 8：645-662.

Khanna AK & Misra MK (1984) Typhoid perforation of the gut. *Postgrad Med J* 60：523-525.

Klipfel AA, Schein M, Fahoum B, et al (2000) Acute abdomen and *Clostridium difficile* colitis：still a lethal combination. *Dig Surg* 17：160-163.

Klotz U, Maier K, Fischer C & Heinkel K (1980) Therapeutic efficacy of sulfasalazine and its metabolites in patients with ulcerative colitis and Crohn's disease. *N Engl J Med* 303：1499-1502.

Kofsky P, Rosen L, Reed J, Tolmie M & Ufberg D (1991) *Clostridium diffi-cile*：a common and costly colitis. *Dis Colon Rectum* 34：244-248.

Koss K, Clark MA, Sanders DSA et al (2005) The outcome of surgery infulminant *Clostridium difficile* colitis. *Colorectal Disease* 8：149-154.

Kralovich KA, Sacksner J, Karmy-Jones RA & Eggenberger JC (1997) Pseudomembranous colitis with associated fulminant ileitis in the defunctionalised limb of a jejunal-ileal bypass：report of a case. *Dis Colon Rectum* 40：622-624.

Kreutzer EW & Milligan FD (1978) Treatment of antibiotic-associated pseudomembranous colitis with cholestyramine resin. *Johns Hopkins Med J* 143：67-72.

Kyne L & Kelly CP (2001) Recurrent *Clostridium difficile* diarrhoea. *Gut* 49：152-153.

Kyne L, Warny M, Qamar A, et al (2001) Association between anti-body response to toxin A and protection against

recurrent *Clostridium difficile* diarrhoea. *Lancet* 357: 189-193.
Lambert ME, Schofield PF, Ironside AG & Mandal BK (1979) *Campylobacter* colitis. *BMJ* i: 857-859.
LaMont JT & Trnka YM (1980) Therapeutic implications of *Clostridium difficile* toxin during relapse of chronic inflammatory bowel disease. *Lancet* i: 381-383.
Larson HE & Price AB (1977) Pseudomembranous colitis: presence of clostridial toxin. *Lancet* ii: 1312-1314.
Larson HE, Parry JV, Price AB et al (1977) Undescribed toxin in pseudomembranous colitis. *BMJ* i: 1246-1248.
Larson HE, Honour P, Price AB & Borriello SP (1978) *Clostridium diffi-cile* and the aetiology of pseudomembranous colitis. *Lancet* ii: 1063-1066.
Larson HE, Price AB & Borriello SP (1980) Epidemiology of experi-mental enterocaecitis due to *Clostridium difficile*. *J Infect Dis* 142: 408-413.
Leung DY, Kelly CP, Boguniewicz M et al (1991) Treatment with intra-venously administered gamma globulin of chronic relapsing colitis induced by *Clostridium difficile* toxin. *J Pediatr* 118: 633-637.
Levine MM, Nalin DR, Craig JP et al (1979) Immunity to cholera in man: relative role in antibacterial versus antitoxic immunity. *Trans R Soc Trop Med Hyg* 73: 3-9.
Levitan R, Fordtran JS, Burrows BA & Ingelfinger FJ (1962) Water and salt absorption in the human colon. *J Clin Invest* 41: 1754-1759.
Lewis R (1987) Investigation of *Clostridium difficile* diarrhoea in a district general hospital: room for improvement? *J Hosp Infect* 10: 243-247.
Lewis R & Gorbach D (1972) Modification of bile acids by intestinal bacteria. *Arch Intern Med* 130: 545-549.
Lishman AH, Al-Jumaili IJ & Record CO (1981) Spectrum of antibi-otic-associated diarrhoea. *Gut* 22: 34-37.
Loss RW, Mangla JC & Pereira M (1980) *Campylobacter* colitis present-ing as inflammatory bowel disease with segmental colonic ulcera-tions. *Gastroenterology* 79: 138-140.
Lush RH, Fekety R, Silva J et al (1978) Clindamycin-induced entero-colitis in hamsters. *J Infect Dis* 137: 464-475.
Mandal BK & Mahne V (1976) Colonic involvement in salmonellosis. *Lancet* i: 887-888.
Marts BC, Longo WE, Vernava AM et al (1994) Patterns and prognosis of *Clostridium difficile* colitis. *Dis Colon Rectum* 37: 837-845.
Mazumder RN, Nath SK, Ashraf H, Patra FC & Alan AN (1991) Oral rehydration solution containing trisodium citrate for treating severe diarrhoea: controlled clinical trial. *BMJ* 302: 88-89.
McFarland LV, Surawicz CM, Freenberg RN, et al (1994) A randomised placebo-controlled trial of *Saccharomyces boulardii* in combination with standard antibiotics for *Clostridium difficile* disease. *JAMA* 271: 1913-1918.
Mee AS, Shield M & Burke M (1985) *Campylobacter* colitis: differentia-tion from acute inflammatory bowel disease. *J R Soc Med* 78: 217-223.
Melamed I, Bujanover Y, Spirer Z, Schwartz D & Conforty N (1985) Polymicrobial infection in *Campylobacter* enteritis. *BMJ* 291: 633-634.
Mentzing LO (1981) Waterborne outbreaks of *Campylobacter*. enteritis in central Sweden. *Lancet* ii: 352-354.
Meuwissen SGM, Bakker PJM & Rietra PJGM (1981) Acute ulceration in ileal stoma due to *Campylobacter fetus* subspecies *jejuni*. *BMJ* 282: 1362.
Meyers S, Mayor L, Bottone E, Desmond E & Janowitz HD (1981) Occurrence of *Clostridium difficile* toxin during the course of inflam-matory bowel disease. *Gastroenterology* 80: 697-700.
Michalak DM, Perrault J, Gilchrist MJ et al (1980) *Campylobacter fetus* ssp *jejuni*: a cause of massive lower gastrointestinal haemorrhage. *Gastroenterology* 79: 742-745.
Milton-Thompson GJ, Cummings JH, Newman A, Billings JA & Misiewicz JJ (1975) Colonic and small-intestinal response to intra-venous prostaglandin F_{2a} and E_2 in man. *Gut* 16: 42-46.
Mitchell JE, Breuer RI, Zuckerman L et al (1980) The colon influences ileal resection diarrhoea. *Dig Dis Sci* 25: 33-41.
Mogg GAG, Keighley MRB, Burdon DW et al (1979) Antibiotic-associ-ated colitis: a review of 66 cases. *Br J Surg* 66: 738-742.
Mogg GAG, George RH, Youngs D et al (1981) Randomised trial of colestipol in antibiotic-associated colitis. *Br J Surg* 68: 194.
Morris DL, Fabricius PJ, Ambrose NS et al (1984) A high incidence of bleeding is observed in a trial to determine whether addition of metronidazole is needed with latamoxef for prophylaxis in colo-rectal surgery. *J Hosp Infect* 5: 389-408.
Mulligan ME, Rolfe RD, Finegold SM & George WL (1979) Contamination of a hospital environment by *Clostridium difficile*. *Curr Microbiol* 3: 173-175.
Mulligan ME, George WL, Rolfe RD & Finegold SM (1980) Epidemiological aspects of *Clostridium difficile* induced diarrhoea and colitis. *Am J Clin Nutr* 33: 2533-2538.
Nelson JD, Kusmiesz H, Jackson LH & Woodman E (1980) Treatment of *Salmonella* gastroenteritis with ampicillin, amoxicillin, or placebo. *Pediatrics* 65: 1125-1130.
Newman A & Lambert JR (1980) *Campylobacter jejuni* causing flare-up in inflammatory bowel disease. *Lancet* ii: 919.
Nightingale JM (2001) Management of patients with a short bowel. *World J Gastroenterol* 7: 741-751.
Niléhn B (1969) Studies on *Yersinia enterocolitica*, with special refer-ences to bacterial diagnosis and occurrence in human acute enteric disease. *Acta Pathol Microbiol Scand* 206 (Suppl): 1-48.
Niléhn B & Sjöström B (1967) Studies on *Yersinia enterocolitica*: occur-rence in various groups of acute abdominal disease. *Acta Pathol Microbiol Scand* 71: 612-628.
Nolan NPM, Kelly CP, Humphreys JFH et al (1987) An epidemic of pseudomembranous colitis: importance of person-to-person spread. *Gut* 28: 1467-1473.
Norrby R, McCloskey RV, Zachrissen G & Faken E (1980) Meningitis caused by *Campylobacter fetus* ssp *jejuni*. *BMJ* 280: 1164.
Nye FJ (1981) Do antibiotics really prolong *Salmonella* excretion? *J Antimicrob Chemother* 7: 215-216.
Nyhlin H, Merrick MV & Eastwood MA (1994) Bile acid malabsorp-tion in Crohn's disease and indications for its assessment using SeHCAT. *Gut* 35: 90-93.
Onderdonk AB, Lowe BR & Bartlett JG (1979) Effect of environmental stress on *Clostridium difficile* toxin levels during continuous cultiva-tion. *Appl Environ Microbiol* 38: 637-641.
Onderdonk AB, Cisneras R & Bartlett JG (1980) Study of *Clostridium difficile* antibiotic mice. *Infect Immun* 28: 277-282.
Palmer SR, Gully PR & White JM (1983) Waterborne outbreak of *Campylobacter* gastroenteritis. *Lancet* ii: 287-289.
Pashby NL, Bolton RP & Sherriff RJ (1979) Oral metronidazole in *Clostridium difficile* colitis. *BMJ* i: 1605-1606.
Peikin SR, Gladibini J & Bartlett JG (1980) Role of *Clostridium difficile* in a case of non-antibiotic-associated pseudomembranous colitis. *Gastroenterology* 79: 948-951.
Penny ME, Harendra de Silva DG & McNeish AS (1986) Bacterial con-tamination of the small intestine of infants with enteropathogenic *Escherichia coli* and other enteric infections: a

factor in the aetiology of persistent diarrhoea? *BMJ* 292: 1223-1226.

Persson S, Danielsson D, Kjellander J & Wallensten S (1974) The relationship between *Yersinia enterocolitica* infection and terminal ileitis. In Persson S (ed) *Studies on Crohn's Disease: A Clinical Microbiological and Immunological Investigation. Acta Univ Ups* 188: 2-18.

Pettet JD, Baggenstos AH, Dearing WH & Judd ES (1954) Postoperative pseudomembranous enterocolitis. *Surg Gynecol Obstet* 98: 546-552.

Phillips RKS, Glazer G & Borriello SP (1981) Non-*Clostridium difficile* pseudomembranous colitis responding to both vancomycin and metronidazole. *BMJ* 283: 823.

Pichler HD, Diridl G, Stickler K & Wolf D (1995) Clinical efficacy of ciprofloxacin compared with placebo in bacterial diarrhoea. *Am J Med* 82: 329-332.

Pithie AD & Ellis CJ (1989) Antibiotics and the gut (review). *Aliment Pharmacol Ther* 3: 321-332.

Porter HP, Saunders DR, Tytgat G, Brunser O & Rubin GE (1971) Fat absorption in bile fistula in man: a morphological and biochemical study. *Gastroenterology* 60: 1008-1019.

Pothoulakis C, Kelly CP, Joshi MA et al (1993) *Saccharomyces boulardii* inhibits *Clostridium difficile* toxin A binding and enterotoxicity in rat ileum. *Gastroenterology* 104: 1108-1115.

Price AB & Davies DR (1977) Pseudomembranous colitis. *J Clin Pathol* 30: 1-12.

Price AB, Jewkes J & Sanderson PJ (1979) Acute diarrhoea: *Campylobacter* colitis and the role of rectal biopsy. *J Clin Pathol* 32: 990-997.

Quinn TC, Corey L, Chaffee RG, Schuffler MD & Holmes KK (1980) *Campylobacter* proctitis in a homosexual man. *Ann Intern Med* 93: 458-459.

Rachmilewitz D, Karmeli F & Okon E (1980) Effects of bisacodyl on cAMP and prostaglandin E_2 contents (Na + K) ATPase, adenyl cyclase and phosphodiesterase activities of rat intestine. *Dig Dis Sci* 25: 602-608.

Racusen LC & Binder JH (1979) Ricinoleic acid stimulation of active anion secretion in colonic mucosa of the rat. *Clin Invest* 63: 743-749.

Ramakrishna BS, Venkataraman S, Srinivasan P et al (2000) Amylase resistant starch plus oral rehydration solution for cholera. *N Eng L Med* 342: 308-313.

Rampton DS, Sladen GE, Bhakoo KK, Heinzelmann DI & Youlten LJF (1979) Rectal mucosal prostaglandin E_2 release and its relation to disease activity, electrical potential difference and treatment in ulcerative colitis. *Gut* 21: 591-596.

Rao SSC & Read NW (1990) Disturbances of intestinal motor activity in inflammatory bowel disease. In Allan RN, Keighley MRB, Alexander-Williams J & Hawkins CF (eds) *Inflammatory Bowel Diseases*, pp 71-82. Edinburgh: Churchill Livingstone.

Rask-Madsen J & Dalmark M (1973) Decreased transmucosal poten-tial difference across the human rectum in ulcerative colitis. *Scand J Gastroenterol* 83: 321-326.

Read NW (1982) Diarrhoea: the failure of colonic salvage. *Lancet* ii: 481-483.

Rifkin GD, Fekety FR, Silva J & Sack RB (1977) Antibiotic-induced colitis: implication of a toxin neutralised by *Clostridium sordellii* antitoxin. *Lancet* ii: 1103-1106.

Riis P (1990) Differential diagnosis, ulcerative colitis, Crohn's disease and other disorders, including diverticular disease. In Allan RN, Keighley MRB, Alexander-Williams J & Hawkins CF (eds) *Inflammatory Bowel Diseases*, pp 191-206. Edinburgh: Churchill Livingstone.

Ritchie PH & Pennington CR (1980) Pseudomembranous colitis. *Scott Med J* 25: 278-280.

Robinson DA & Jones DM (1981) Milk-borne *Campylobacter* infection. *BMJ* 282: 1374-1376.

Rogers TR, Petrou M, Lucas C et al (1981) Spread of *Clostridium diffi-cile* among patients receiving non-absorbable antibiotics for gut decontamination. *BMJ* 283: 409-410.

Rolfe RD & Finegold SM (1979) Purification and characterisation of *Clostridium difficile* toxin. *Infect Immun* 25: 191-210.

Rolfe RD & Finegold SM (1980) Inhibitory interactions between nor-mal faecal flora and *Clostridium difficile*. *Am J Clin Nutr* 33: 2539.

Rosenberg JM, Walker M, Welch JP & Mullany L (1984) *Clostridium difficile* colitis in surgical patients. *Am J Surg* 147: 486-491.

Rosenzweig NS (1973) The influence of dietary carbohydrates on the intestinal disaccharidase activity in man. In: Intestinal Enzyme Deficiencies and their Nutritional Implications. *Symp Swed Found* 51: 52-73.

Rout WR, Formal SB, Dammin GJ & Giannella RA (1974) Pathophysiology of *Salmonella* diarrhoea in the Rhesus monkey: intestinal transport, morphological and bacteriological studies. *Gastroenterology* 67: 59-70.

Rubin MS, Bodenstein LE & Kent C (1995) Severe *Clostridium difficile* colitis. *Dis Colon Rectum* 38: 350-354.

Rutgeerts P, Ghoos Y & Vantrappen G (1979) Bile acid studies in patients with Crohn's colitis. *Gut* 20: 1072-1077.

Rutgeerts P, Ghoos Y, Vantrappen G & Eyssen H (1981) Ileal dysfunc-tion and bacterial overgrowth in patients with Crohn's disease. *Eur J Clin Invest* 11: 199-206.

Saebo A (1983) The *Yersinia enterocolitica* infection in acute abdominal surgery: a clinical study with a 5-year follow-up period. *Ann Surg*

198: 760-765. Saginur R, Hawley CR & Bartlett JG (1980) Colitis associated with metronidazole therapy. *J Infect Dis* 141: 772-774.

Salam I, Katelaris P, Leigh-Smith S & Farthing MJ (1994) Randomised trial of single-dose ciprofloxacin for travellers' diarrhoea. *Lancet* 344: 1537-1539.

Salcedo J, Keates S, Pothoulakis C et al (1997) Intravenous immunoglobulin therapy for severe *Clostridium difficile* colitis. *Gut* 41: 366-370.

Saunders DR, Sillery J, Surawica C & Tytgat GN (1978) Effect of phenolphthalein on the function and structure of rodent and human intestine. *Am J Dig Dis* 23: 909-913.

Schiller LR (1995) Antidiarrhoeal pharmacology and therapeutics (review). *Aliment Pharmacol Ther* 9: 87-106.

Schmidt W, Chmel H, Karunski Z & Sen P (1980) The clinical spec-trum of *Campylobacter fetus* infections: report of five cases and review of the literature. *Quart J Med* 49: 431-442.

Schofield PE, Mandal BK & Ironside AG (1979) Toxic dilatation of the colon in *Salmonella* colitis and inflammatory bowel disease. *Br J Surg* 66: 5-8.

Scott AJ, Nicholson GI & Kerr ARR (1973) Lincomycin as a cause of pseudomembranous colitis. *Lancet* ii: 1232-1234.

Settle CD & Wilcox MH (1996) Antibiotic-induced *Clostridium difficile* infection (review). *Aliment Pharmacol Ther* 10: 835-841.

Settle CD, Wilcox MH, Fawley WN et al (1998) Prospective study of the risk of *Clostridium difficile* diarrhoea in elderly patients following treatment with cefotaxime or piperacillin-tazobactam. *Aliment Pharmacol Ther* 12: 1217-1223.

Sharon P, Ligumsky M, Rachmilewitz D & Zor U (1978) Role of prostaglandins in ulcerative colitis: enhanced production during active disease and inhibition of sulfasalazine. *Gastroenterology* 75: 638-640.

Shimkin PM & Link PJ (1973) PMC: a consideration in the

barium-enema differentiated diagnosis of acute generalised ulcerative colitis. *Br J Radiol* 46: 437-439.

Sitaram V, Fenn AS, Moses BV & Khanduri P (1990) Typhoid ileal perforations: a retrospective study. *Ann R Coll Surg Engl* 72: 347-349.

Sjöström B (1971) Acute terminal ileitis and its relation to Crohn's disease. In *Scandia International Symposia* 73-80.

Skirrow MB (1977) *Campylobacter* enteritis: a 'new' disease. *BMJ* ii: 9-12.

Skirrow MB (1981) Acute ulceration of ileal stoma due to *Campylobacter fetus* subspecies *jejuni*. *BMJ* 282: 1978.

Skirrow MB (1990) *Campylobacter*, *Salmonella*, *Shigella* and other acute bacterial disorders. In Allan RN, Keighley MRB, Alexander-Williams J & Hawkins CF (eds) *Inflammatory Bowel Diseases*, p 595. Edinburgh: Churchill Livingstone.

Slater D, Corbett C, Underwood J & Richards D (1981) Rapid frozen-section diagnosis of pseudomembranous colitis. *Lancet* i: 1046.

Small JD (1968) Fatal enterocolitis in hamsters given lincomycin hydrochloride. *Lab Amin Care* 18: 411-420.

Snape WJ, Schiff S & Cohen S (1980) Effect of deoxycholic acid on colonic motility in the rabbit. *Am J Physiol* 238: G321-325.

Snyder ML (1940) The normal faecal flora in infants between two weeks and one year of age. *J Infect Dis* 66: 1-16.

Speelman P, Butler T, Kabir I, Ali A & Banwell J (1986) Colonic dysfunction during cholera infection. *Gastroenterology* 91: 1164-1170.

Spence JA, Mogere R, Palmer TJ & Rowe PH (1987) Severe rectal bleeding due to *Salmonella paratyphi-B*. *BMJ* 294: 1589.

Spiller RC, Jenkins D, Thornley JP et al (2000) Increased rectal mucosal enteroendocrine cells, T lymphocytes and increased gut permeability following acute *Campylobacter* enteritis and in post-dysenteric irritable bowel syndrome. *Gut* 47: 804-811.

Steadman C & Phillips SF (1990) Absorption of fluids and electrolytes by the colon: relevance to inflammatory bowel disease. In Allan RN, Keighley MRB, Alexander-Williams J & Hawkins CF (eds) *Inflammatory Bowel Diseases*, pp 55-70. Edinburgh: Churchill Livingstone.

Steffen R (1990) Worldwide efficacy of bismuth subsalicylate in the treatment of travellers' diarrhoea. *Rev Infect Dis* 12: S80-86.

Surawicz CM, McFarland LV, Elmer G & Chinn J (1989a) Treatment of recurrent *Clostridium difficile* colitis with vancomycin and *Saccharomyces boulardii*. *Am J Gastroenterol* 84: 1285-1287.

Surawicz CM, Elmer GW, Speelman P et al (1989b) Prevention of antibiotic-associated diarrhoea by *Saccharomyces boulardii*: a prospective study. *Gastroenterology* 96: 981-988.

Swedish CDAD Study Group (1994) Treatment of *Clostridium difficile*-associated diarrhoea and colitis with an oral preparation of teicoplanin: a dose-finding study. *Scand J Infect Dis* 26: 309-316.

Synnott K, Mealy K, Merry C et al (1998) Timing of surgery for fulmi-nating pseudomembranous colitis. *Br J Surg* 85: 229-231.

Tabaqchali S & Jumaa P (1995) Diagnosis and management of *Clostridium difficile* infection. *BMJ* 310: 1375-1380.

Talbot RW, Walker RC & Beart RW Jr (1986) Changing epidemiology, diagnosis and treatment of *Clostridium difficile* toxin-associated colitis. *Br J Surg* 73: 457-460.

Taylor EW, Bentley S, Youngs D & Keighley MRB (1981) Bowel prepa-ration and the safety of colonoscopic polypectomy. *Gastroenterology* 81: 1-4.

Taylor NS & Bartlett JG (1979) Partial purification and characterisa-tion of a cytotoxin from *Clostridium difficile*. *Rev Infec Dis* 1: 379-385.

Taylor NS & Bartlett JG (1980) Binding of *Clostridium difficile* cytotoxin and vancomycin by anion exchange resins. *J Infect Dis* 141: 92.

Taylor NS, Thorne GM & Bartlett JG (1980) Separation of an entero-toxin from the cytotoxin of *Clostridium difficile*. *Clin Res* 28: 285 (abstract).

Teasley DG, Gerding DN, Olson MM et al (1983) Prospective ran-domised trial of metronidazole versus vancomycin for *Clostridium difficile*-associated diarrhoea and colitis. *Lancet* ii: 1043-1046.

Tedesco FJ (1976) Clindamycin-associated colitis: review of the clinical spectrum of 47 cases. *Am J Dig Dis* 21: 26-32.

Tedesco FJ (1979) Antibiotic pseudomembranous colitis with negative proctosigmoidoscopy examination. *Gastroenterology* 77: 295-297.

Tedesco FJ, Barton RW & Alpers DH (1974) Clindamycin-associated colitis. *Ann Intern Med* 81: 429-433.

Tedesco FJ, Markham R, Gurwith M, Christie D & Bartlett JG (1978) Oral vancomycin for antibiotic-associated pseudomembranous colitis. *Lancet* ii: 226-228.

Tedesco FJ, Corless JK & Brownstein RE (1982) Rectal sparing in antibiotic-associated pseudomembranous colitis: a prospective study. *Gastroenterology* 83: 1259-1260.

Templeton JL (1983) Toxic megacolon complicating pseudomembra-nous colitis. *Br J Surg* 70: 48.

Thillainayagam AV, Hunt JB & Farthing MJG (1998) Enhancing clini-cal efficacy of oral rehydration therapy: is low osmolality thekey? *Gastroenterology* 114: 197-210.

Towner KJ, Pearson NJ, Mhalu FS & O'Grady F (1980) Resistance to antimicrobial agents of *V. cholerae* el Tor strains isolated during the fourth cholera epidemic in the United Republic of Tanzania. *Bull WHO* 58: 747-751.

Triadafilopoulos G & Hallstone AE (1991) Acute abdomen as the first presentation of pseudomembranous colitis. *Gastroenterology* 101: 685-691.

Trnka YM & LaMont JT (1981) Association of *Clostridium difficile* toxin with symptomatic relapse of chronic inflammatory bowel disease. *Gastroenterology* 80: 693-696.

Trudel JL, Deschenes M, Mayrand S & Barkun AN (1995) Toxic mega-colon complicating pseudomembranous enterocolitis. *Dis Colon Rectum* 38: 1033-1038.

Turnberg LA, Fordtran JS, Carter NW & Rector FC Jr (1970a) Mechanism of bicarbonate absorption and its relationship to sodium transport in the human jejunum. *J Clin Invest* 49: 548-556.

Turnberg LA, Bieberdorf FA, Morawski SG & Fordtran JS (1970b) Inter-relationships of chloride, bicarbonate sodium and hydrogen transport into the human ileum. *J Clin Invest* 49: 557-567.

Turnbull PCB (1979) Food poisoning with special reference to *Salmonella*: its epidemiology, pathogenesis and control. *Clin Gastroenterol* 8: 662-714.

Tvede M & Rask-Madsen J (1989) Bacteriotherapy for chronic relapsing *Clostridium difficile* diarrhoea in six patients. *Lancet* ii: 1156-1160.

Van Spreeuwel JP, Duursma GC, Meijer CJLM et al (1985) *Campylobacter* colitis: histological, immunohistochemical and ultra-structural findings. *Gut* 26: 945-951.

Verma M, Jajumdar S, Ganguly NK & Walia BNS (1994) Effect of *Escherichia coli* enterotoxins on macromolecular absorption. *Gut* 35: 1613-1616.

Vesoulis Z, Williams G & Matthews B (2000) Pseudomembranous enteritis after proctocolectomy Report of a case. *Dis Colon Rectum* 43: 551-554.

Vince A, Dyer NH, O'Grady FW & Dawson AM (1972) Bacteriological studies in Crohn's disease. *J Med Microbi-*

ol 5: 219-229.
Wald A, Mendelow H & Bartlett JG (1980) Non-antibiotic-associated pseudomembranous colitis due to toxin-producing clostridia. *Ann Intern Med* 92: 798-799.
Wallace C (1981) Infective colitis. In Braude A (ed) *Medical Microbiology and Infectious Diseases*, pp 1058-1062. Philadelphia: WB Saunders.
Walters BAJ, Roberts R, Stafford R & Seneviratne E (1983) Relapse of antibiotic-associated colitis: endogenous persistence of *Clostridium difficile* during vancomycin therapy. *Gut* 24: 206-212.
Warny M, Fatimi A, Bostwick EF, et al (1999) Bovine immunoglobulin concentrate-*Clostridium difficile* retains *C. difficile* toxin neutralising activity after passage through the human stomach and small intestine. *Gut* 44: 212-217.
Watson AJM (1992) Diarrhoea. *BMJ* 304: 1302-1304.
Weight SC & Barrie WW (1997) Colonic *Strongyloides stercoralis* infec-tion masquerading as ulcerative colitis. *J R Coll Surg Edinb* 42: 199-203.
Wenisch C, Parschalk B, Hasenhundl M, Hirschl AM & Graninger W (1996) Comparison of vancomycin, teicoplanin metronidazole and fusidic acid for the treatment of *Clostridium difficile*-associated diarrhoea. *Clin Infect Dis* 22: 813-818.
Wheeler JG, Sethi D, Cowden JM et al (1999) Study of infectious intestinal disease in England: rates in the community, presenting to general practice, and reported to national surveillance. *BMJ* 318: 1046-1050.
Wilcox CM & Monkemuller KE (1997) The therapy of gastrointestinal infections associated with the acquired immunodeficiency syn-drome (review). *Aliment Pharmacol Ther* 11: 425-443.
Wilcox MH & Fawley WN (2000) Hospital disinfectants and spore formation by *Clostridium difficile*. *Lancet* 356: 1324.
Willey SH & Bartlett JG (1979) Cultures for *Clostridium difficile* in stools containing a cytotoxin neutralised by *Cl. sordelli* antitoxin. *J Clin Microbiol* 10: 880-884.
Willoughby CP, Piris J & Truelove SC (1979) *Campylobacter* colitis. *J Clin Pathol* 32: 986-989.
Wilmanns C, Schoffel U & Farthmann EH (1997) Surgery as the final option for treatment of *Clostridium difficile*-associated pseudomem-branous colitis. *Dig Surg* 14: 222-228.
Wilson FA, Sallee VL & Dietschy JM (1971) Unstirred water layers in the intestine: rate determination of fatty-acid absorption from micellar solutions. *Science* 174: 1031-1033.
Winblad S, Nilehn B & Sternby NH (1966) *Yersinia enterocolitica* (Pasteurella X) in human enteric infections. *BMJ* ii: 1363-1366.
Wolfhagen MJHM, Meijer K, Fluit AC et al (1994) Clinical significance of *Clostridium difficile* and its toxins in faeces of immunocompro-mised children. *Gut* 35: 1608-1612.
Yee HF, Brown RS & Ostroff JW (1995) *Clostridium difficile* enteritis after total abdominal colectomy. *Clin Gastroenterol* 22: 45-47.
Young GP, Ward PB, Bayley N et al (1985) Antibiotic-associated colitis due to *Clostridium difficile*: double-blind comparison of vancomycin with bacitracin. *Gastroenterology* 89: 1038-1045.
Zimmerman MJ, Bak A & Sutherland LR (1997) Treatment of *Clostridium difficile* infection (review). *Aliment Pharmacol Ther* 11: 1003-1012.

55

第55章　肛门与直肠的性传播疾病

简介

性传播疾病（sexually transmitted diseases，STD）一直是巨大的健康负担。据估计，在美国每年有1 500万人感染STD（Cates，1999）。诊断、治疗和预防指南正在不断发展，最近的更新由疾病预防控制中心（CDC）于2002年报道（CDC，2002a）。

在过去10年中，性传播直肠炎与直肠结肠炎的发病频率似乎有所下降，这被归功于安全性行为，其旨在降低无保护性行为和HIV传播的频率。但是，也有人担心，直肠炎、直肠结肠炎和其他性传播疾病的发病率可能仍在上升（Rompalo，1999）。随着高效抗反转录病毒治疗（highly active antiretroviral therapy，HAART）的更广泛被使用，至少在美国的某个区域内，年轻的男-男性接触者（men who have sex with men，MSM）中的无保护性行为、与陌生性伴侣的性行为和其他相关行为正在不断上升（Workoswki和Berman，2002）。存在溃疡性肛门STD时，HIV阴性的肛交接受个体更易感染HIV。此外，最新数据表明，在所有人群中，无保护肛交变得更为普遍，在异性恋和同性恋人群中，性传播直肠炎和直肠结肠炎发病率均有所上升。

对于临床医生，重要的是认识到肛门与直肠的STD不仅仅是MSM的一种疾病。例如，某些STD如疱疹和人乳头瘤病毒的传播途径可能是通过分泌物或与受累区域的接触，而不是通过实际的肛交。此外，最新数据显示，14%～29%的异性恋个体存在肛交，在年轻个体中更为普遍并相对频繁（Halperin，1999）。研究报告指出，多达42%的女性曾作为接受方进行过肛交（Rompalo，1999）。尤其在高危亚群中，大约有10%的女性被认为定期地作为接受方进行过肛交（Halperin，1999）。鉴于异性恋和同性恋人群中肛交的频繁性，在年轻的直肠炎和直肠结肠炎患者的鉴别诊断中需要考虑STD。

STD患者通常表现为非特异性症状和表现。对于累及肛管的STD，患者通常报告有明显的疼痛。假设这种疼痛的来源是支配肛管的丰富的感觉神经。由于疼痛，患者经常报告便秘与下坠。未累及肛管的感染通常伴有黏液脓性或血性分泌物。对肛门和直肠进行临床评估是必要的。但是，单独的临床评估敏感性不足，必须与其他诊断性测试联合进行（DiCarlo和Martin，1997）。医生同时应该掌握该人群疾病发病率的知识。

本章将讨论与肛门直肠炎相关的细菌与病毒病原体。由于直肠炎造成的黏膜破损，许多STD会增加MSM中HIV感染可能性。不幸的是，关于STD的直肠结肠炎并未在文献中被普遍报道。此外，关于女性直肠炎的临床表现资料极少。因此，许多流行病学和治疗数据必须根据关于生殖器STD的整体信息和/或MSM中的STD直肠炎表现进行推测。

细菌病原体

衣原体

衣原体感染是美国最常见的STD体，据估计每年有300万例新发病例（Cates，1999）。在年轻男性和女性中最为流行，并且其发病率正在上升，尤其是在女性中（CDC，2002b）。在女性中它可导致明显的后遗症，40%将会发展成盆腔炎，大约1/5将会导致不育（CDC，2002c）。

肛肠衣原体感染的发病率在很大程度上还是未知的。较早的数据表明，MSM中肛肠衣原体感染的发病率为15%～25%（Wishner和Gottesman，1999）。最新数据显示，尿道衣原体的流行率为7.2%（CDC，2002d）。另外的一项研究表明，MSM（1997—1999年间就诊于西雅图的一个STD诊所的男性中）中肛肠衣原体的发病率为8.6%，最常见的血清型为G型和D型（Geisler等，2002）。与对照组相比，肛肠衣原体感染患者发生衣原体尿道炎的可能性更大，并且大多是非高加索人（Geisler等，2002）。

沙眼衣原体是一种胞内细菌，潜伏期为5天～2周，其往往伴随淋病发生。临床上，大多数女性（75%）和男性（50%）均无症状（CDC，2002c）。当有临床表现时，则与渗出性宫颈炎、直肠炎和尿道炎相关。由于在大部分患者中缺乏症状，因此对高危个体及其伴侣的筛查是控制感染的重要部分。

衣原体的肛肠感染可通过肛交、肛-口性行为进行传播。肛肠受累患者的症状多变，取决于衣原体的血清型。血清型D～K型引起直肠炎和生殖器感染，而血清型L_1～L_3型引起性病性淋巴肉芽肿（lymphogranuloma venerum，LGV）。血清D-K型的患者有轻度的直肠炎症状（下坠，疼痛，排液）或无症状。相反，血清型L_1～L_3型的患者通常有更为侵入性的直肠炎，发生肛周、肛门和直肠的溃疡，使其可能难以与克罗恩病区分（图55.1）。未治疗的患者可能形成直肠周围脓肿、直肠狭窄和/或直肠阴道瘘（CDC，2002a）。血清型L_1～L_3型相关性淋巴结病通常见于腹股沟淋巴结，但也可见于股部、直肠周围或髂窝。其腺病通常为单侧并为痛性，发生于感染后数周（CDC，2002a）。

同其他STD一样，衣原体的诊断可能相当困难。有一些诊断性测试可以利用。最常规的测试包括革兰染色和组织培养。革兰染色显示多形核白细胞，但不见淋球菌，可形成初步诊断。组织培养的敏感性为70%～90%，特异性为100%。通过补体结合实验，可测定抗衣原体的抗体滴度，1∶80或更高即可确立诊断（Wishner和Gottesman，1999）；或者通过补体结合滴度＞1∶64并符合LGV表现，也可确立诊断（CDC，2002a）。通过直接荧光抗体或酶联免疫法进行抗原检测具有特异性，可广泛应用，且不需要特殊的标本处理。虽然对肛肠衣原体的核酸扩增试验（nucleic acid amplification tests，NAAT）可能是更广泛应用的方法，但尚未获得批准使用。最后，最新的一项研究表明，聚合酶链反应（polymerase chain reaction，PCR）和连接酶链反应试验能够检测出肛肠衣原体（Golden等，2003）。

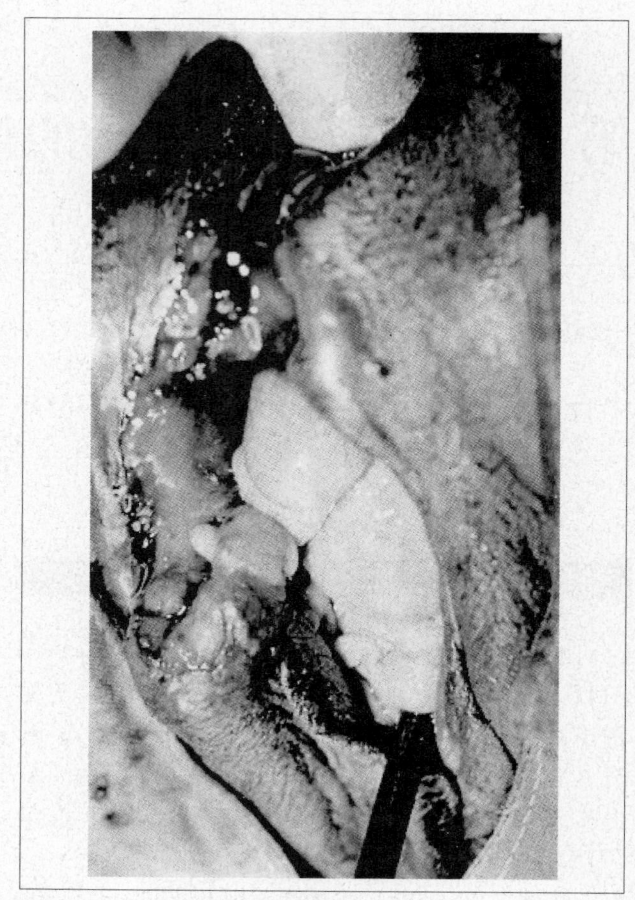

图55.1 累及直肠的性病性淋巴肉芽肿的临床表现。

衣原体治疗取决于其血清型。非LGV直肠炎患者应以阿奇霉素1g×1剂或每天两次多西环素100mg治疗7天（CDC，2002a）。虽然阿奇霉素更为昂贵，但由于顺应性问题而经常被推荐（Adimora，2002）。在进行衣原体治疗的女性中，有很高的再感染率，这可能是由于再暴露，而不是对治疗抵抗。因此，在60天内与非LGV受累个体有过性行为的所有性伴侣均应进行检测。

对LGV患者，治疗包括抽吸或切开淋巴腺肿并进行引流，以防止进一步瘢痕的形成。每天使用两次多西环素100mg连续用21天（CDC，2002a）。在治疗完成后7天内，受累个体应避免性行为。在症状出现 30 天内与 LGV 受累患者有过性接触的所有个体均应进行检查。

淋病

淋病感染是由淋病奈瑟球菌引起，这是一种与渗出性宫颈炎和尿道炎相关的革兰阴性双球菌。在美国，淋病是一种常见的 STD，据估计，每年有 600 000 例新发病例（CDC，2002a）。美国、加拿大（Hansen 等，2003）和西欧（FitzGerald 等，1998；Nicoll，2002；Donovan，2004）地区淋病的流行率处于上升趋势。在美国单独的一家治疗机构中显示，肛肠淋球菌感染从 1994—1996 年间的 4.0%增至 1997—1999 年间的 7.6%（Geisler 等，2002）。在 8 家 STD 诊所中的一家，治疗 MSM 的样本显示尿道淋病感染率为 17.1%，肛肠感染率为 5.7%（CDC，2000d）。

淋病可累及尿道、子宫颈、直肠和咽部内膜。男性中，尿道炎与黏液脓性分泌物、排尿困难和瘙痒相关。而在女性，宫颈炎与阴道黏液脓性分泌物相关（CDC，2002a）。其典型的传播方式为性传播。症状通常在暴露后 3～5 天内出现，但也有许多直到暴露后 2 周才有表现。未治疗的感染可能导致全身性淋球菌感染，表现为菌血症、关节炎和皮炎。不过，大多数患者是无症状的，因此成为一个大的传播储藏库（CDC，2002a；Young 等，2003；Donovan，2004）。

淋球菌性直肠炎患者表现为瘙痒、腹下坠感、血性或黏液脓性分泌物或疼痛。虽然淋菌性宫颈炎最常通过肛交获得，但 35%～50%的感染女性有伴随的直肠感染，被认为是连续传播（Hook 和 Handsfield，1999）。一些数据表明，其也可能通过口-肛性行为传播（McMillan 等，2000）。但是，大多数感染淋病的患者可一直无症状（Young 等，2003）。

通常情况下，淋球菌性直肠炎是在体格检查中被发现。虽然一般不累及会阴，但在肛门镜检查时通常可见到来自肛隐窝的脓性分泌物。偶尔，还可能表现为非特异性发现，如红斑、水肿和脆性增加。用棉签采集分泌物，革兰染色通常显示存在细胞内的革兰阴性双球菌。由于直肠还有其他有机物的定植，故认为直肠分泌物培养的效能低于其他部位的培养（Young 等，2003）。已经提出利用 NAAT 作为检测淋病的一种替代方法。与培养相比，这些试验有更好的敏感性（100% *vs.* 56%）和相当的特异性（99.5% *vs.* 100%）（Young 等，2003），但其还未被批准用于直肠淋病的诊断。

淋球菌性直肠炎的治疗指南并不异于淋球菌性尿道炎或宫颈炎的处理指南。一般来说，由于通常有伴随的沙眼衣原体感染，因此疾病预防控制中心建议所有患者均应进行衣原体检测，而且某些中心建议，对这两种感染同时进行经验性治疗。据报道，在英格兰和威尔士，9%对环丙沙星产生耐药性，因此在英国不再推荐环丙沙星治疗（Fenton 等，2003）。目前 CDC 的推荐为阿奇霉素 1g 给药一次或多西环素 100mg，每天 2 次，连续给药 7 天。替代推荐为红霉素 500mg，每天 4 次，给药 7 天；琥乙红霉素 800mg，每天 4 次，给药 7 天；氧氟沙星 300mg，每天 2 次，给药 7 天；或左氧氟沙星 500mg，每天 1 次，给药 7 天（CDC，2002a）。

在完成治疗后，应该可以见到症状的改善。建议尿道炎患者在治疗完成后 7 天内避免性交。对淋球菌性直肠炎，还没有具体的指南。在感染 60 天内与受累患者进行过性交的个体均应进行检查。淋病治疗后，不必进行常规随访，因为治疗通常是有效的。在有复发性症状的病例中，应对患者进行复查；医生必须询问对初始治疗的顺应性和再次暴露的可能性。若患者顺应性良好且排除再次暴露，CDC 推荐甲硝唑 2g×1 剂量，红霉素碱 500mg，每天 4 次，给药 7 天，或琥乙红霉素 800mg，每天 4 次，给药 7 天（CDC，2002a）。HIV 阳性患者的治疗建议不变。

梅毒

梅毒是由一种螺旋体即梅毒螺旋体引起的 STD。据估计，美国每年有 70 000 例新发病例（Cates，1999）。其发病率于 1991 年达到顶峰，目前正在下降。不过，也有爆发的报道，主要在 MSM 中（CDC，2002c）。在美国 8 家 STD 诊所的 MSM 就诊者中，梅毒的发病率为 8.0%（CDC，2002d）。梅毒在男性、非裔美国人和年轻个体中更为普遍（CDC，2002c）。患者可表现出症状或血清学证据（隐性梅毒）。

直肠一期梅毒通常发生于肛门性交后的 2～10 周，但也可能在 6 个月内均不出现。其硬下疳开始为丘疹，然后溃烂。最常见的表现为肛缘的无痛性硬下疳（图 55.2）；10%～20%的初始硬下疳在肛管内。肛管内的病灶可有触痛，难与肛裂区分。位置偏心、多发性病灶、边缘不规则以及位于齿状线

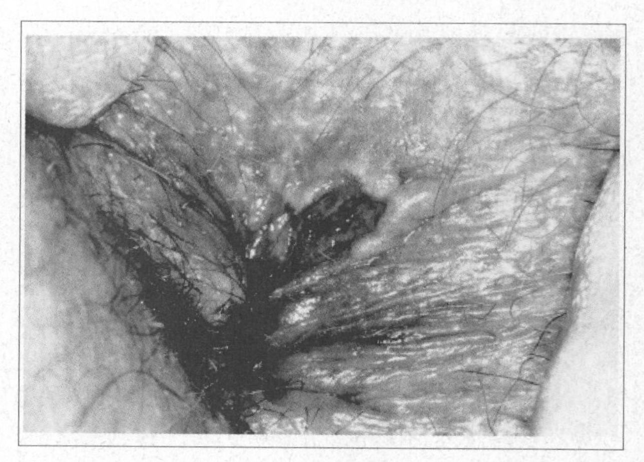

图 55.2 肛门硬下疳的典型大体特征。请注意肛管周围的无痛性浅表病灶的边缘。

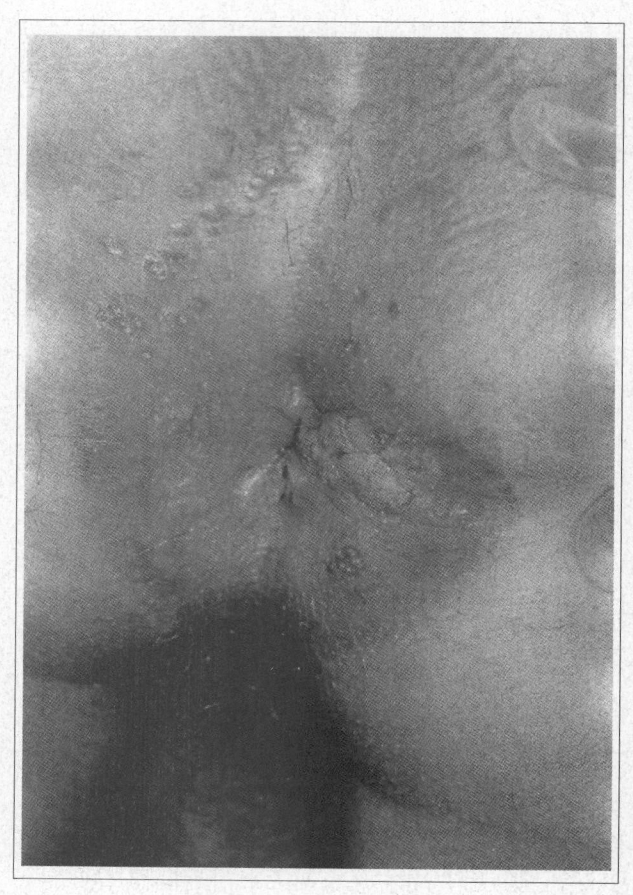

图 55.3 肛门扁平湿疣。这些多发性疣发生于肛周区域，且肛管内也常有发生。

以上表明该病灶不仅仅是特发性肛裂。疼痛可能是继发性感染引起的。可有显著的淋巴结病，但通常是无痛的。直肠镜检查可显示溃疡，可能难以与癌性或孤立性溃疡区分。如果未治疗，病灶可在 4～8 周内缓慢愈合。

二期梅毒通常发生于初始病灶出现后的 2～12 周。全身性症状包括发热、乏力、关节痛、体重下降、咽喉痛和头痛。此外，患者在手掌和足底部通常有典型的斑丘疹，可能呈弥散性。在此阶段内，肛肠梅毒患者上可见到肛肠病灶，如扁平湿疣。其湿疣为扁平疣，可发现于会阴或肛管（图 55.3）。它们分泌黏液，引起瘙痒，并散发出难闻的气味。螺旋体的存在可鉴别肛肠梅毒与其他会阴部疾病。直肠镜检查可显示黏膜脆性和息肉。

在西方国家，三期梅毒较为罕见。其可导致心脏、视力与听力异常，以及继发于闭塞性小动脉炎的梅毒瘤病变。胃肠道病变可引起息肉样团块或区域狭窄。

梅毒的明确试验为病灶渗出液或组织的暗视野（暗背景）检查和直接荧光抗体试验（CDC，2002a）（图 55.4）。如果联合使用非密螺旋体试验［即性病研究实验室（Veneral Disease Research Laboratory，VDRL）快速血浆反应素（rapid plasma reagin，RPR）］与密螺旋体试验［即荧光密螺旋体抗体吸收（fluorescent treponemal antibody absorbed，FTA-ABS），梅毒螺旋体颗粒凝集（T. Pallidum particle agglutination，TP-PA）］，可以作出假设诊断。非密螺旋体试验一般与疾病活动性相关。在同一个实验室内连续进行相同的试验可用于评估治疗后 3 个月和 6 个月时的临床缓解。当考虑缓解为明显时，必须看到滴度水平降低 4 倍。治疗后，非密螺旋体试验转为无反应，尽管低滴度可能持续（CDC，2002a），而反应性密螺旋体滴度会一直保持活跃。

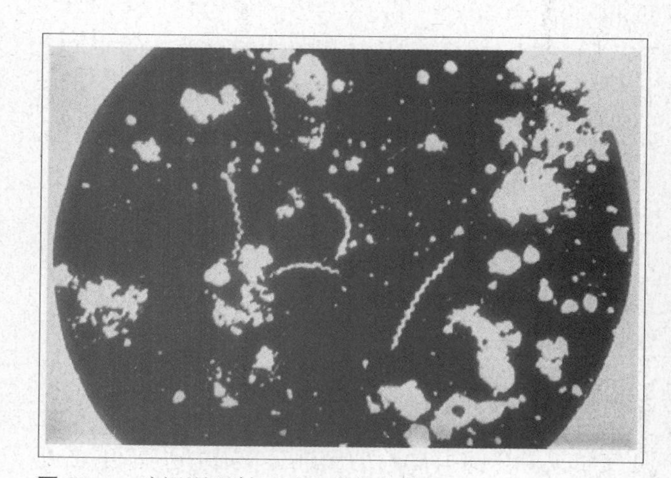

图 55.4 暗视野照射显示梅毒螺旋体。

对于大多数 HIV 感染患者的梅毒诊断，血清学试验是准确而可靠的。

各期梅毒的治疗均为肠外给予青霉素 G（CDC，2002a）。治疗的准备、剂量和疗程取决于分期和临床表现。HIV 阴性的一期或二期梅毒患者应肌内注射 1 剂苄星青霉素 G 2.4×10^{6}U，而 HIV 阳性或隐形梅毒患者应以相同的初始剂量，即苄星青霉素 G 2.4×10^{6}U 肌内注射开始治疗，然后每周重复一次，持续 3 周（CDC，2002a）。其他药物如阿奇霉素和头孢曲松可能对处理有作用（Augenbraun，2012）。对三期梅毒、患梅毒的妊娠妇女和先天性梅毒的处理不在本章范围内。关于这些情况下梅毒的更多信息，以及治疗建议，请从 CDC 的《发病率和死亡率周报》获取（CDC，2002a）。

只有当存在皮肤黏膜病变时，梅毒才能传播（CDC，2002a）。应该识别梅毒患者的性伴侣，因为性伴侣识别可显露出大量另外的感染个体（Kohl 等，1999）。应该告知性伴侣，并对其进行临床和血清学评估，但在不同的时间程度上仍有风险：对一期梅毒的暴露为 3 个月＋症状持续时间，对二期梅毒的暴露为 6 个月＋症状持续时间，对早期隐性梅毒的暴露为 1 年（CDC，2002a）。因此，在性伴侣诊断的 90 天内暴露的这些患者应进行检测并给予经验治疗。梅毒病程未知且非密螺旋体血清学试验较高（＞1∶32）个体的性伴侣应该被假定为早期梅毒，并要注意到任何其他的性伴侣。对隐性梅毒患者的长期伴侣，应进行临床和血清学评估。

软下疳

软下疳是一种由杜克雷嗜血杆菌引起的溃疡性性传播疾病。杜克雷嗜血杆菌是一种革兰阴性兼厌氧微生物，最近发现与放线杆菌的亲缘关系比嗜血杆菌更为接近（Spinola 等，2002）。其常见于发展中国家，在发达国家较为罕见，1999 年在美国的报道例数少于 200 例（CDC，2001）。在男性中更为常见。在美国表现为软下疳的个体中，60％在 35 岁以下（CDC，2001）。在美国大约 10％的软下疳患者同时伴有梅毒螺旋体或疱疹感染（CDC，2002a）。与其他溃疡性 STD 一样，软下疳也与 HIV 传播率的上升相关。

杜克雷嗜血杆菌是一种感染生殖器和非生殖器皮肤、黏膜表面和区域淋巴结的人类病原体（Spinola 等，2002）。一般认为，其通过性交传播，尽管其传播率未知。其临床特征为感染 24 小时内形成丘疹，可能与红斑相关。这些丘疹在 2～5 天内变成脓疱，并在数天或数周时间内发展成溃疡；溃疡的持续时间可达 3～6 周。肛管内溃疡形成可引起肛周脓肿。虽然并不总是存在腹股沟淋巴结肿大，但当其存在时，则为痛性，并通常为单侧。

软下疳的诊断较为困难。美国新奥尔良软下疳暴发期间的一项最新研究表明，只有 32％的患者有典型的临床表现（DiCarlo 和 Martin，1997）。最常用的诊断方法为用棉签擦拭溃疡，进行革兰染色和杜克雷嗜血杆菌培养（图 55.5）。但是，革兰染色只在 40％～60％的病例中敏感，而培养杜克雷嗜血杆菌需要特殊而不易得到的培养基，且培养基的敏感性＜80％（CDC，2002a）。FDA 还未批准任何 PCR 试验，但在某些商业化实验室中可以使用。由于该诊断的困难性，当符合以下标准时，CDC 应考虑其为软下疳的可能性：患者的痛性生殖器溃疡超过 1 处；通过暗视野检查溃疡渗出液或溃疡出现后至少 7 天进行梅毒血清学试验无梅毒螺旋体感染的证据；并且在溃疡渗出液中无 HSV 感染证据（CDC，2002a）。

目前 CDC 对软下疳治疗的建议为阿奇霉素 1g 给药 1 剂，头孢曲松 250mg 肌内注射 1 剂，环丙沙星 500mg 每天 2 次给药 3 天，或红霉素 500mg 每天 4 次给药 7 天（CDC，2002a）。未行包皮环切术或 HIV 阳性的患者通常无法对治疗产生快速缓解；因此这些患者需要密切随访，可能还需要更长的治疗方案。患者应该在 3 天内感受到症状改善，并在 7 天内有客观改善。大的溃疡可能需要 2 周以

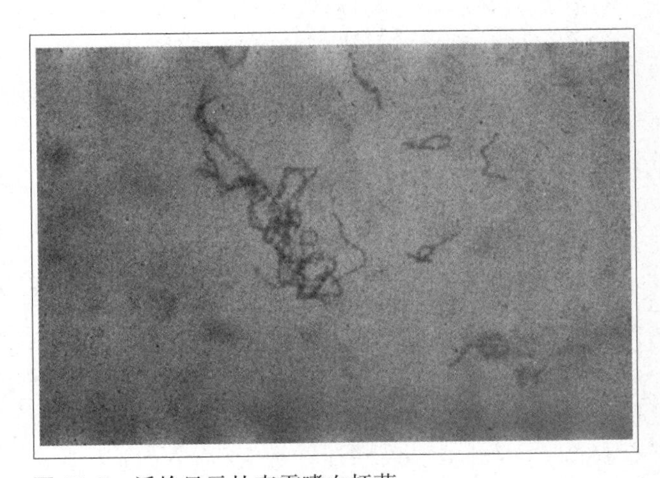

图 55.5 活检显示杜克雷嗜血杆菌。

上才能消退。腹股沟淋巴结肿大将会持续，消退较为缓慢，可能需要引流。

杜诺凡病（腹股沟肉芽肿）

杜诺凡病是一种由肉芽肿荚膜杆菌引起的生殖器溃疡性疾病（O'Farrell，2002），肉芽肿荚膜杆菌是一种细胞内的革兰阴性多形性细菌。在西方国家，杜诺凡病是一种相对罕见的 STD。但是，其流行于下列地区，如巴布亚新几内亚、南非、印度、巴西以及澳大利亚的土著社区。杜诺凡病通常是性传播的，但也可通过粪便污染和自身接种而传播（O'Farrell，2002）。杜诺凡病的潜伏期尚不清楚。根据病例系列，作者报道潜伏期为 1～360 天不等。但是，实验数据表明，潜伏期为 50 天（O'Farrell，2002）。

临床上，杜诺凡病最常累及生殖器区域。其主要累及男性与女性的会阴部，但只有 10%的病例报告有腹股沟淋巴结肿大。典型的病灶为无痛性和进行性。感染开始为坚硬的结节，其溃烂有四个亚型：

(a) 溃疡肉芽肿性变体，最为常见，有牛肉红色的无触痛溃疡，接触时会出血，如果不治疗，将会增生；
(b) 肥厚性或疣状溃疡，通常为干性，且有不规则边缘；
(c) 坏死性病灶，具有恶臭和破坏组织；
(d) 干燥硬化性溃疡，其与纤维组织和瘢痕组织相关，并可导致肛门狭窄。

这些病变可与一期梅毒硬下疳、二期梅毒的扁平湿疣、软下疳和 HIV 相关溃疡混淆。

在流行区域，诊断通常由临床作出。但由于其在西方国家较为罕见，可通过识别来自涂片或组织活检的大的单核细胞内的杜诺凡小体，对其进行确诊。此外，如今的诊断性实验室中也可使用 PCR 技术。

对杜诺凡病的治疗可终止病灶的进展。对性伴侣应进行筛查和治疗，虽然并没有数据表明这是有益的。文献回顾确定了数个不同疗程的推荐抗生素疗法（O'Farrell，2002）。最新的 CDC 建议为多西环素 100mg，每天 2 次，给药 3 周；或甲氧苄氨嘧啶-磺胺甲噁唑 800/1 600mg，每天 2 次，给药 3 周（CDC，2002a）。如果病灶在数天的治疗内未明显消退，一些临床医生会在方案中添加一种氨基糖苷类药物。应对患者随访至体征缓解与症状消失。但是，在治疗后 6～18 个月可能复发。

病毒病原体

单纯疱疹病毒（herpes simplex virus，HSV）

在美国，疱疹病毒［单纯疱疹病毒 1（HSV-1）和单纯疱疹病毒 2（HSV-2）］是常见的 STD，且其流行率正在上升（Fleming 等，1997）。利用从代表性美国样本中收集的前瞻性数据估计，HSV-2 的血清学流行率为 21.9%；其流行率在 1970—1988 年和 1988—1994 年间上升了 30%。虽然其上升在年轻的成年人和白人患者中最为明显（Fleming 等，1997），但本病的流行还与特殊亚群相关，包括女性（17.8%与 25.6%）、多个性伴侣的个体（3.0% 与 46.1%）和非裔美国人（17.6% 与 45.9%）（Fleming 等，1997）。HSV-1 生殖器溃疡的流行率也在上升。在回顾了 9 年间从在校大学生收集的所有 HSV 菌株之后，发现 HSV-1 的比例从 31%上升至 78%，且在年轻学生（16～21 岁与>21 岁；64.6%与 35.9%）和女性（54%与 35%）中更为普遍（Roberts 等，2003）。另一项对因生殖器疱疹而就诊于城市 STD 诊所的 1145 例个体的研究在 17%的患者中确认了 HSV-1，其流行率在 MSM（46%）和女性（21%）中更高。其也与白人或在 2 个月内接受口交有相关性（Lafferty 等，2000）。但是，大多数生殖器疱疹患者并未报告典型的感染症状；最新研究总结出只有 9%的 HSV-2 患者报告了症状（Fleming 等，1997）。既往暴露于 HSV-1 的患者其临床表现较少。

HSV 被认为是第二大累及肛肠的常见 STD。不过，肛肠 HSV-1 和 HSV-2 的具体发病率还没有报道。肛肠累及的 HSV-2 通常从肛肠性交获得，但也可能来自与个人脱落病毒的亲密接触。从脓疱形成开始直至溃疡形成硬壳层，患者均会脱落病毒（Corey 和 Wald，1999）。局部症状先于全身症状，并持续更长时间（Corey 和 Wald，1999）。在症状出现的第一周内，患者通常会形成新的病灶，在症状出现的 21 天内其可能缓慢结痂并消退（Corey 和 Wald，1999）（图 55.6）。大多数 HSV 脱落均在肛周，并经常发生于患者无临床症状时（Krone 等，1998，2000）。

患者一般表现为严重的肛门疼痛、下坠、出血和直肠分泌物，尽管其严重程度比 HSV-1 患者较

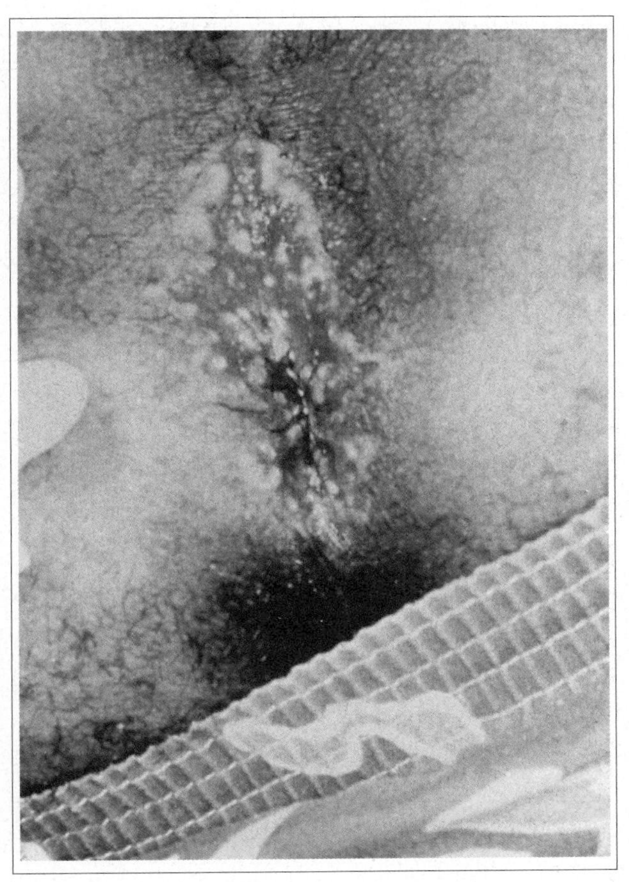

图 55.6　肛周单纯疱疹的大体外观。来源自：Wexner (1989)。

轻。当与其他非 HSV 直肠炎男性相比时，患者报告的发热、排尿困难、骶部感觉异常、腹股沟淋巴结肿大、重度疼痛、下坠和便秘明显较多（Goodell 等，1983）。其直肠炎限于直肠远端 10cm（Goodell 等，1983）。约半数患者表现为腹股沟淋巴结肿大。非典型表现包括肛裂愈合不良和会阴部皮肤磨损（Ashley 和 Wald，1999）。病毒还可通过骶神经节在全身移动，引起感觉异常、神经痛、尿潴留、阳痿和便秘（Goodell 等，1983）。

HSV 是一种复发性疾病。HSV-2 的首次复发中位时间为 49 天（HSV-1 为 310 天）（Benedetti 等，1995）。大多数女性（85%）及几乎所有男性会在第一年内发生 HSV-2 复发，并将平均每年复发 4～5 次（Benedetti 等，1995）。不过，这些复发的严重程度会下降（Benedetti 等，1999；Diamond 等，1999）。发现 HSV-1 感染可对 HSV-2 产生保护，且患者的症状有所减轻，并在短时间内其全身症状减少（Ashley 和 Wald，1999；Cusini 和 Ghislanzoni，2001；Engelberg 等，2003）。有趣的是，在 HSV-2 患者中极少识别出 HSV-1（Wald 和 Ashley-Morrow，2002），尽管有其他研究在 HIV 阴性 MSM 中报道了 HSV-2 和 HSV-1 合并感染（Krone 等，2000）。此外，HIV 阳性的患者 HSV 脱落的发生率更高，无症状时主要在直肠周围，并与低 $CD4^+$ 计数和低 HSV-1 与 HSV-2 抗体相关（Schacker 等，1998c）。

HSV 的诊断应通过疑似病灶、直肠拭子和/或活检的病毒培养而作出。当存在愈合和/或非典型病灶时，培养可能是非诊断性的。虽然应告知患者尽早返回医院进行病毒培养，但血清学试验也应进行。HSV-1 与 HSV-2 分享大部分的免疫源性序列，交叉反应相当常见（Wald 和 Ashley-Morrow，2002）。不过，据报道糖蛋白 G 可引发类型特异性缓解，并已被商业开发用于检测和区分 HSV-1 与 HSV-2 亚型。FDA 批准了 5 种基于糖蛋白 G 的抗体试验，均具有良好的敏感性和特异性（Casper 等，2002）。重要的是要注意在新诊断的病例中，血清转化的时间从 21 天至 40 天不等，取决于 HSV 类型及试验（Ashley-Morrow 等，2003）。因此，临床怀疑和多种形式的方法（即病毒培养、血清分型）可能有助于快速诊断。

肛肠疱疹的治疗主要由症状控制组成。患者应进行热水浴并口服止痛剂。对生殖器疱疹患者的大规模研究证明使用抗病毒药物，症状可改善。在对首次发作患者的随机试验中，不同的抗病毒药物（伐昔洛韦 500mg 或 1 000mg，每天 2 次；泛昔洛韦 125mg、250mg 或 500mg，每天 3 次；阿昔洛韦 200mg，每天 5 次）服用 10 天显示出相同的疗效（Wald，1999）；在需要对复发性疱疹进行发作性治疗的患者中使用 5 天，显示病毒脱落减少，病灶持续时间缩短。所有治疗均优于安慰剂组（Wald，1999）。在惟一的一项评估 MSM 中 HSV 直肠炎的随机研究中，与安慰剂组相比，阿昔洛韦（400mg，每天 5 次）组的结果是病毒脱落的天数减少，溃疡愈合加快，虽然其症状如肛门不适、感觉异常和阳痿并无变化（Rompalo 等，1988）。

在 HIV 阳性患者中，HSV 较为流行，并造成其他的问题。与免疫功能正常的患者的复发相比，HIV 受累个体的 HSV 复发似乎更为频繁，并持续更长时间（Wald，1999）。HIV 血清阳性患者的 HSV 治疗与免疫功能正常的患者相似，虽然其对抗病毒药物的缓解较慢。慢性免疫抑制可能是有必要的，因其显示与安慰剂组相比，可抑制病毒脱落并缩短病灶持续时间（Schacker 等，1998a）。这些研究未评估 HSV 在肛肠中的作用，虽然在临床上这种治疗策略似乎是有效的。

疱疹诊断会有明显的心理耻辱感。许多患者十分害怕感染他们的伴侣，并报告有心境、体像和性行为的改变（Manne 和 Sandler，1984；Manne 等，1986；Catotti 等，1993；Carney 等，1994）。在一项疫苗试验中，每 10 000 位性接触者有 8.9 位女性和 1.5 位男性在 18 个月的时间内发生血清转化（Corey 等，1999）。发现血清转化与年龄较轻、HSV-1 与 HSV-2 血清阳性（与仅有 HSV-2 血清阳性对比）和更频繁的性活动相关（Wald 等，2001）。最近的一项为期 18 个月、对 HSV 不一致的异性恋伴侣每天 1 次伐昔洛韦的随机对照研究显示，HSV 血清阳性伴侣的 HSV 传播下降（从 3.6%降至 1.9%），病毒脱落天数减少（10.8%的天数对比 2.9%的天数）（Corey 等，1999）。

一个重大的公共健康问题是如何防止 HSV 向 HSV 阴性伴侣的传播。HSV 急性发作期间，提倡禁欲。但是，鉴于其亚临床期的传染性，与 HSV 血清阳性伴侣是一夫一妻关系的 HSV 阴性患者终生有血清转化的风险。虽然 HSV 可在大范围的生殖器区域内扩散，但已经证明避孕套的使用可降低血清阴性女性的感染发生率，这表明 HSV 脱落可能集中在阴茎皮肤（Wald 等，2001）。相反，避孕套对与血清阳性女性有性行为的男性似乎并不一样有效，表明其 HSV 可能集中于外阴或会阴部（Wald 等，2001）。

对于 HSV 可能是 HIV 血清转化的一个危险因素，已经有数种假说。HSV 溃疡形成破坏了黏膜屏障，可能导致传播。此外，发现在疱疹性溃疡内 HIV 的浓度明显增高（Schacker 等，1998b），表明这些溃疡可能提升了 HIV 传播的效率。最后，在 HSV 复制区域发现了 $CD4^+$ 淋巴细胞，可能进一步提高了 HIV 传播的效率（Wald 等，1997；Schacker 等，1998b）。

人乳头状瘤病毒

人乳头状瘤病毒（human papilloma virus，HPV）呈高度流行，发生于 20%～40%的性活跃成人中（Stanley，2003）。据估计，每年的发病率为 550 万例，在美国的流行率为 2 000 万例（Cates，1999）。虽然据报道，在 MSM（HIV 阴性者中：60% *vs.* HIV 阳性者中：93%）（Palefsky 等，1998b）和高危女性（HIV 阴性者中：42% *vs.* HIV 阳性者中：76%）（Palefsky，2000）中肛周 HPV 的发病率更高，但描述较多的是宫颈 HPV。HIV 患者出现 HPV 的临床表现更多，尽管还不知道 HIV 是否会增强 HPV 感染（Vernon 等，1993）。

HPV 是一种无包被的双链 DNA。超过 30 种类型的 HPV 可感染生殖道，且超过 1/3 可引起肛门生殖器疣。HPV 通过皮肤或上皮连续性磨损处进入人体，直接的肛门性行为对肛门疾病的发生并不是必需的。进入时，其停留于基底上皮，逃避肛门的正常免疫监测。典型的 HPV 感染和复制位于复层上皮的下层，引起感染的角质形成细胞以异常方式增值，形成生殖器疣（Beutner 等，1998，1999）。HPV-6 和 HPV-11 是最常见的低危 HPV 亚型，一般居于宿主细胞的细胞浆中。HPV-16、HPV-18、HPV-31、HPV-33 和 HPV-35 亚型与肛门不典型增生和肿瘤的增加相关（Wiley 等，2002a）。致癌的 HPV 类型一般居于核内，并与宿主基因组融合。对于致癌 HPV 类型，认为是 E2 蛋白丧失了形成角质疣的能力，因此在肛门内侧产生软疣。经常可见到患者感染多种 HPV 类型（Sobhani 等，2001；Stebbing 等，2003）。

HPV 可引起一系列肛门疾病，从无症状感染到疣、癌前病变和恶性病变（Beutner 等，1999）。虽然不是先决条件，但通常患者有肛交史。疣可在无症状个体中被识别。另外，患者可表现为赘生物、出血、瘙痒和/或长期分泌物。检查发现赘生物可从小的肉色病变或斑块到单个生长的菜花状异常，呈簇状或斑块状（Wiley 等，2002a）。肛门镜检查是至关重要的，可显示直至齿状线的病灶。会阴部检查应包括生殖器、皮肤皱褶和女性的阴道检查。组织学不典型增生改变包括从中空细胞到癌前异常不等。病理学证实通常没有必要，但在病灶不典型的病例中应该被使用。

肛周和/或肛管疣的存在可引起躯体和情感症状，并可能导致肛门不典型增生。正在对抗 HPV 疫苗对宫颈恶性肿瘤的保护作用进行探索，但疫苗对肛门疾病的保护作用目前还在未知状态。因此，建议将其根除。虽然并未对其进行严格的研究，但一般认为将可见疣根除后其传染率有所下降。还没有数据表明对疣的治疗是否可消除传染性（Wiley 等，2002a），但据推测破坏最常见于表面的负载病毒的细胞，可减少病毒的脱落（Stanley，2003）。

感染个体目前的性伴侣也应进行检查，并进行标准的STD评估。病毒可能潜伏多年，患者可能在出现湿疣的临床表现前数年就感染。治疗前，应告知患者传播HPV的可能性，特别是明显存在临床疣时。提出了几种治疗方法，有时需要联合治疗以根除肛门疣。

许多初级保健医生提倡患者自行治疗。最常用的是局部制剂如鬼臼毒素（鬼臼树脂）0.5%（每天2次给药3天，停4天并重复至4个疗程）或咪喹莫特5%霜（每周晚间用3次，给药16周）。据报道，鬼臼毒素可根除45%～82%的患者的疣(Beutner等，1999)。但是，复发率可能较高，且患者可发展成不良结局，如皮肤溃疡和糜烂、红斑和刺激（Beutner等，1999)。咪喹莫特激活巨噬细胞和树突状细胞释放干扰素α与其他促炎细胞因子(Stanley，2003)。最新的一个病例系列报道，接受咪喹莫特单独给药（15%）或咪喹莫特给药16周后进行手术（20%）的患者，其复发率极低(Carrasco等，2002)。但数项大规模研究表明，咪喹莫特单独给药通常是无效的（Stanley，2003)。

处理肛周和肛门疣的首选治疗方法是电灼小病灶或切除大病灶。根据疾病的范围和患者的偏好，治疗可在局部麻醉下门诊内进行，或在脊麻或全身麻醉下作为日间手术进行。患者处折刀状卧位。如果有必要，进行会阴部和/或肛管醋酸染色。对会阴区域和肛管进行重复的仔细检查。对每个赘生物进行电灼，直至组织可用纱布擦去。电灼或切除后，进行重复检查以确保所有病灶均被清除并完成止血。建议患者口服止痛剂，温水坐浴，避免使用肥皂而用温水和/或会阴清洁霜清洁会阴，直至症状消失。

对疣进行手术根除后，其局部复发率为20%～30%（Wiley等，2002a)。HIV患者更容易复发(Manzione等，2003)。最新的一项研究表明，肛门HPV疣患者通过自身检查通常无法发现复发(Wiley等，2002b)。因此，对HPV相关疣患者需要进行临床随访。我们的实践是在治疗后第一年内，每三个月检查患者一次。也有一些数据表明，电灼后使用咪喹莫特可降低局部复发率（Kaspari等，2002)。不过，咪喹莫特较为昂贵，并可产生疼痛，且使用繁琐，只适用于多次复发的患者。对出现复发的患者，再次进行电灼；对多次复发的患者，电灼后使用咪喹莫特。若患者在治疗后1年内未出现任何其他的疣，则监测可降至每半年一次。若两年无复发，则每年随访一次。

巨大尖锐湿疣

巨大尖锐湿疣由Bushke和Loewentein于1925年首次描述。这些病变通常与HPV-6和HPV-11相关，但组织学显示其有独特的特征，如乳头状瘤、棘层肥厚、表皮突增厚和有丝分裂活性升高。治疗选择为1cm边缘的广泛局部切除。不过，通常需要皮瓣修复手术缺损。这些病灶通常包含原位灶或浸润性鳞状细胞癌，推测其代表湿疣和鳞状细胞癌（squamous cell cancer，SCC）之间的连续分布（Wishner和Gottesman，1999)。

原位与肛门上皮内瘤变

Bowen病

Bowen病在病理和临床上造成很大的混乱，可由上皮内SCC定义。其广泛分布于HIV感染个体的肛周皮肤活检组织中。对其应进行频繁的监测。有时，该病可引起瘙痒和抓伤，需要对病灶进行广泛的手术切除。在皮肤改变的情况下，也主张切除。经典的治疗或活检以及描绘可能引起不必要的病患，如疼痛、肛门狭窄、慢性创伤和伤口愈合问题。

HPV、SCC和肛门上皮内瘤变

HPV和肛门SCC已有流行病学联系。在西雅图一项对肛门SCC的研究显示，88%有HPV的证据，最常见的亚型为HPV-16（83%）(Daling等，2004)。一项来自挪威的病例对照研究报道，HPV-16和HPV-18患者更易发展成肛门和肛周皮肤癌(Bjorge等，2002)。此外，该研究显示，SCC与至少10年的传染性相关（Bjorge等，2002)。与其他HPV相关肿瘤类似，HIV患者中肛门不典型增生和鳞癌的相对危险度（relative risk，RR）明显较高（女性RR=7.8，6.8；男性RR=60，37.0）(Frisch等，2000)。这表明，HPV与SCC相关，尤其在HIV患者中。

鉴于HPV与SCC的相关性，一些人推测其不典型增生至肿瘤形成的通路与宫颈癌的发病机制相似。在宫颈不典型增生中，肛管处可识别癌前病变[肛门上皮内瘤变（anal intraepithelial neoplasia，AIN)]。AIN最初被描述为肛门SCC的原位形式

(Fenger 和 Nielsen, 1986)。根据对组织学特征的总体评估，其包括有丝分裂速度加快、基底细胞层以上的有丝分裂活性、核多形性与核浓染，以及无法向复层上皮正常成熟，可将 AIN 进一步分级(Jass, 2003)。不过，关于 AIN 的分级病理学家经常存在分歧；且有明显的观察者内和观察者间变异(Colquhoun 等，2003)。

在 HPV 肛门疣患者中，AIN 较为常见。在一项 82 例 HPV 患者的研究中，发现 28%有 AIN (Majewski 和 Jablonska, 1997)。HPV 是一种复发性疾病，随着时间的推移，HPV 个体更易形成 AIN。对进行消融的 HPV 患者进行的一项研究中，与 HIV 阴性患者相比，同时有 HIV 者更易复发 (75% *vs.* 6%)，并更易形成高级别的不典型增生 (19/114 *vs.* 1/60) (Sobhani 等，2001)。在对 HIV 阳性 (n=251) 和 HIV 阴性 (n=68) 女性进行的一项前瞻性研究中，26%的 HIV 阳性女性和 8%的 HIV 阴性女性被诊断为肛门细胞学异常，6%的 HIV 阳性女性和 2%的 HIV 阴性女性发现有 AIN Ⅲ (Holly 等，2001)。HPV 的存在与 AIN 的存在有强烈的相关性。男性中，研究显示 AIN 阴性的男性在 2 年内发展成 AIN Ⅰ (32% HIV 阳性，9% HIV 阴性)，且超过 50%的 HIV 阳性男性在 2 年内进展成 AIN Ⅱ或Ⅲ (Palefsky 等，1998a)。同性恋男性中，高级别上皮内瘤变与 HIV 感染、低 CD4 水平和 HPV 感染相关 (Palefsky 等，1998a)。不过，即使使用 HAART，HIV 阳性个体的 AIN 流行率仍然较高 (71%：AIN Ⅰ 42%，AIN Ⅲ 22%，非典型 NOS 7%) (Piketty 等，2004)。

鉴于 AIN 的流行率，可以预料 SCC 也更为普遍。引起 AIN 向浸润性 SCC 转化的触发因素还未知。有一些数据表明，HPV 患者中朗格汉斯细胞被耗竭，特别是伴随有 HIV 者。这种耗竭可能进一步减弱免疫监测，使不典型增生细胞变成浸润性。

筛查 AIN 的高危患者相当重要。因此，类似于宫颈筛查，一些人主张对高危患者进行肛门巴氏涂片筛查。一项成本效益研究显示，对同性恋或双性恋 HIV 阳性男子的筛查是符合成本效益的 (Goldie 等，1999)。不过，最近的一项研究显示了细胞学与肛门镜检查之间的一致性 (72%)，表明必须将临床随访加入到筛查方案中 (Friedlander 等，2004)。相反，由于 AIN 的流行率明显高于 SCC，特别在 HIV 阳性人群中，即使到了 HAART 时代 (Palefsky 等，2001)，因此，筛查可能不符合成本效益。根据报道，AIN 发病率在 HIV 阳性的使用静脉注射毒品但没有肛门接受性交史的患者中较高，因此确定高危患者群还需要进一步的研究 (Piketty 等，2003)。

AIN 的治疗尚存在争议。一些人主张，由于 AIN 是 SCC 的癌前病变，因此所有 AIN 均应根除。最近的一项用醋酸和 Lugol 碘液使用倍率对肛门上皮进行预染色来严格确认异常上皮的研究发现，HIV 阴性组 (n=8) 在 1 年后 AIN 无复发；然而，HIV 阳性组在 1 年的随访期后，23/29 出现复发或持续性病变 (Chang 等，2002)。虽然没有患者因出血或长期狭窄而需要手术，但手术根除相关的发病率较显著：16/29 的患者出现 2.9 周的未控制疼痛，21/24 的术前有肛门性行为的患者在术后平均需要 5.9 个月才能恢复 (Chang 等，2002)。其他的根除方法，如红外线凝固，其相关的发病率可能较少，但至今未发表相关资料。鉴于潜在的短期和长期发病率以及需要多次手术的复发，患者首选的监测可能为每三个月随访一次，仅对异常赘生物进行根除和/或活检 (Devaraj 和 Cosman, 2006)。无论其治疗选择是什么，AIN 患者必须与他们的医生进行合作并主动参与随访。

(王宇　译　王宇　校)

参考文献

Adimora AA (2002) Treatment of uncomplicated genital *Chlamydia trachomatis* infections in adults. *Clin Infect Dis* 35 (Suppl 2): S183-S186.

Ashley RL & Wald A (1999) Genital herpes: review of the epidemic and potential use of type-specific serology. *Clin Microbiol Rev* 12: 1-8.

Ashley-Morrow R, Krantz E & Wald A (2003) Time course of serocon-version by HerpeSelect ELISA after acquisition of genital herpes simplex virus type 1 (HSV-1) or HSV-2. *Sex Transm Dis* 30: 310-314.

Augenbraun MH (2002) Treatment of syphilis 2001: non-pregnant adults. *Clin Infect Dis* 35 (Suppl 2): S187-S190.

Benedetti J, Corey L & Ashley R (1995) Recurrence rates in genital herpes after symptomatic first-episode infection. *Ann Intern Med* 121: 847-854; Comment, 122: 883.

Benedetti JK, Zeh J & Corey L (1999) Clinical reactivation of genital herpes simplex virus infection decreases in frequency over time. *Ann Intern Med* 131: 14-20.

Beutner KR, Reitano MV, Richwald GA & Wiley DJ (1998)

External genital warts: report of the American Medical Association Consensus Conference. AMA Expert Panel on External Genital Warts. *Clin Infect Dis* 27: 796-806.

Beutner KR, Wiley DJ, Douglas JM et al (1999) Genital warts and their treatment. *Clin Infect Dis* 28 (Suppl 1): S37-S56.

Bjorge T, Engeland A, Luostarinen T, et al (2002) Human papillo-mavirus infection as a risk factor for anal and perianal skin cancer in a prospective study. *Br J Cancer* 87: 61-64.

Carney O, Ross E, Bunker C, Ikkos G & Mindel A (1994) A prospective study of the psychological impact on patients with a first episode of genital herpes. Genitourinary Medicine 70: 40-45.

Carrasco D, vander Straten M & Tyring SK (2002) Treatment of anogenital warts with imiquimod 5% cream followed by surgical excision of residual lesions. *J Am Acad Dermatol* 47 (4 Suppl): S212-S216.

Casper C, Krantz E, Taylor H, et al (2002) Assessment of a combined testing strategy for detection of antibodies to human herpes virus 8 (HHV-8) in persons with Kaposi's sarcoma, persons with asympto-matic HHV-8 infection, and persons at low risk for HHV-8 infection. *J Clin Microbiol* 40: 3822-3825.

Cates W Jr (1999) Estimates of the incidence and prevalence of sexu-ally transmitted diseases in the United States. American Social Health Association Panel. *Sex Transm Dis* 26 (4 Suppl 1): S2-S7.

Catotti DN, Clarke P & Catoe KE (1993) Herpes revisited. Still a cause of concern. *Sex Transm Dis* 20: 77-80.

Centers for Disease Control and Prevention (2001) *Tracking the Hidden Epidemics. Trends in STD Epidemics in the United States*. Atlanta, GA: US Department of Health and Human Services.

Centers for Disease Control and Prevention (CDC) (2002a) Sexually transmitted diseases treatment guidelines 2002. *MMWR Recomm Rep* 51: 1-77.

Centers for Disease Control and Prevention (2002b) *Sexually Transmitted Disease Surveillance* 2002 *Supplement: Chlamydia Prevalence Monitoring Project Annual Report* 2002. Atlanta, GA: US Department of Health and Human Services.

Centers for Disease Control and Prevention (2002c) *National STD Surveillance Report* 2002 *Supplement*. Atlanta, GA: US Department of Health and Human Services.

Centers for Disease Control and Prevention (2002d). *STDs in Men who have Sex with Men*. Atlanta, GA: US Department of Health and Human Services.

Chang GJ, Berry JM, Jay N, Palefsky JM & Welton ML (2002) Surgical treatment of high-grade anal squamous intraepithelial lesions: a prospective study. *Dis Colon Rectum* 45: 453-458.

Colquhoun P, Nogueras JJ, Dipasquale B, Petras R, Wexner SD & Woodhouse S (2003) Interobserver and intraobserver bias exists in the interpretation of anal dysplasia. *Dis Colon Rectum* 46: 1332-1336; Discussion 1336-1338.

Corey L & Wald A (1998) Genital herpes. In: Holmes KK, Sparling PF, Mordh PA et al (eds) *Sexually Transmitted Diseases*, pp 285-312. New York: McGraw-Hill.

Corey L, Langenberg AG, Ashley R, et al (1999) Recombinant glyco-protein vaccine for the prevention of genital HSV-2 infection: two randomized controlled trials. Chiron HSV Vaccine Study Group. JAMA 282: 331-340; Comment 379-380.

Cusini M & Ghislanzoni M (2001) The importance of diagnosing geni-tal herpes. *J Antimicrob Chemother* 47 (Suppl T1): 9-16.

Daling JR, Madeleine MM, Johnson LG, et al (2004) Human papillo-mavirus, smoking, and sexual practices in the etiology of anal cancer. *Cancer* 101: 270-280.

Devaraj B & Cosman BC (2006) Expectant management of anal squamous dysplasia in patients with HIV. *Dis Colon Rectum* 49: 36-40.

Diamond C, Selke S, Ashley R, Benedetti J & Corey L (1999) Clinical course of patients with serologic evidence of recurrent genital her-pes presenting with signs and symptoms of first episode disease. *Sex Transm Dis* 26: 221-225; Comment 226-227.

DiCarlo RP & Martin DH (1997) The clinical diagnosis of genital ulcer disease in men. *Clin Infect Dis* 25: 292-298; Comment 299-300. Donovan B (2004) Sexually transmissible infections other than HIV. *Lancet* 363: 545-556.

Engelberg R, Carrell D, Krantz E, Corey L & Wald A (2003) Natural history of genital herpes simplex virus type 1 infection. *Sex Transm Dis* 30: 174-177.

Fenger C & Nielsen VT (1986) Intraepithelial neoplasia in the anal canal. The appearance and relation to genital neoplasia. *Acta Pathol Microbiol Immunol Scand* [A] 94: 343-349.

Fenton K, Ison C, Johnson A, et al (2003) Ciprofloxacin resistance in *Neisseria gonorrhoeae* in England and Wales in 2002. *Lancet* 361: 1867-1869.

FitzGerald M, Thirlby D & Bedford CA (1998) The outcome of contact tracing for gonorrhoea in the United Kingdom. *Int J STD AIDS* 9: 657-660.

Fleming DT, McQuillan GM, Johnson RE, et al (1997) Herpes simplex virus type 2 in the United States, 1976 to 1994. *New Engl J Med* 337: 1105-1111; Comment 1158-1159.

Friedlander MA, Stier E & Lin O (2004) Anorectal cytology as a screening tool for anal squamous lesions: cytologic, anoscopic, and histologic correlation. *Cancer* 102: 19-26.

Frisch M, Biggar RJ & Goedert JJ (2000) Human papillomavirus-asso-ciated cancers in patients with human immunodeficiency virus infection and acquired immunodeficiency syndrome. *J Natl Cancer Inst* 92: 1500-1510.

Geisler W, Whittington W, Suchland J & Stamm WE (2002) Epidemiology of anorectal chlamydial and gonococcal infections among men having sex with men in Seattle: utilizing serovar and auxotype strain typing. *Sex Transm Dis* 29: 189-195.

Golden MR, Astete SG, Galvan R et al (2003) Pilot study of COBAS PCR and ligase chain reaction for detection of rectal infections due to *Chlamydia trachomatis*. *J Clin Microbiol* 41: 2174-2175.

Goldie SJ, Kuntz KM, Weinstein MC, Freedberg KA, Welton ML & Palefsky JM (1999) The clinical effectiveness and cost-effectiveness of screening for anal squamous intraepithelial lesions in homo-sexual and bisexual HIV-positive men. *JAMA* 281: 1822-1829.

Goodell SE, Quinn TC, Mkrtichian E, Schuffler MD, Holmes KK & Corey L (1983) Herpes simplex virus proctitis in homosexual men. Clinical, sigmoidoscopic, and histopathological features. *New Engl J Med* 308: 868-871.

Halperin DT (1999) Heterosexual anal intercourse: prevalence, cul-tural factors, and HIV infection and other health risks, Part I. *AIDS Patient Care STDS* 13: 717-730.

Hansen L, Wong T & Perrin M (2003) Gonorrhoea resurgence in Canada. *Int J STD AIDS* 14: 727-731.

Holly EA, Ralston ML, Darragh TM, Greenblatt RM, Jay N & Palefsky JM (2001) Prevalence and risk factors for anal squamous intra-epithelial lesions in women. *J Natl Cancer Inst* 93: 843-849.

Hook E III & Handsfield HH (1998) Gonococcal infection in

the adult. In: Holmes KK, Sparling PF, Mordh PA et al (eds) *Sexually Transmitted Diseases*, pp 451-466. New York: McGraw-Hill.

Jass JR (2003) Invited commentary. *Dis Colon Rectum* 46: 1336-1337. [On Colquhoun P, Nogueras JJ, Dipasquale B, Petras R, Wexner SD & Woodhouse S (2003) Interobserver and intraobserver bias exists in the interpretation of anal dysplasia. *Dis Colon Rectum* 46: 1332-1336.]

Kaspari M, Gutzmer R, Kaspari T, Kapp A & Brodersen JP (2002) Application of imiquimod by suppositories (anal tampons) efficiently prevents recurrences after ablation of anal canal condyloma. *Br J Dermatol* 147: 757-759.

Kohl O, Schaffer R & Doppl W (1999) Eitrige Perikarditis als Erstmanifestation eines Osophaguskarzinoms. [Purulent pericardi-tis as an initial manifestation of esophageal carcinoma.] *Dtsch Med Wochenschr* 124: 381-385.

Krone MR, Tabet SR, Paradise M, Wald A, Corey L, Celum CL (1998) Herpes simplex virus shedding among human immunodeficiency virus-negative men who have sex with men: site and frequency of shedding. *J Infect Dis* 178: 978-982.

Krone MR, Wald A, Tabet SR, Paradise M, Corey L & Celum CL (2000) Herpes simplex virus type 2 shedding in human immunodeficiency virus-negative men who have sex with men: frequency, patterns, and risk factors. *Clin Infect Dis* 30: 261-267; Comment, 268-269.

Lafferty WE, Downey L, Celum C & Wald A (2002) Herpes simplex virus type 1 as a cause of genital herpes: impact on surveillance and prevention. *J Infect Dis* 181: 1454-1457.

McMillan A, Young H & Moyes A (2000) Rectal gonorrhoea in homo-sexual men: source of infection. *Int J STD AIDS* 11: 284-287.

Majewski S & Jablonska S (1997) Human papillomavirus-associated tumors of the skin and mucosa. *J Am Acad Dermatol* 36: 659-685; Quiz 686-688.

Manne S & Sandler I (1984) Coping and adjustment to genital herpes. *J Behav Med* 7: 391-410.

Manne S, Sandler I & Zautra A (1986) Coping and adjustment to genital herpes: the effects of time and social support. *J Behav Med* 9: 163-177.

Manzione CR, Nadal SR & Calore EE (2003) Postoperative follow-up of anal condylomata acuminata in HIV-positive patients. *Dis Colon Rectum* 46: 1358-1365.

Nicoll A (2002) Are trends in HIV, gonorrhoea and syphilis worsening in western Europe? *BMJ* 324: 1324-1327.

O'Farrell N (2002) Donovanosis. *Sex Transm Infect* 78: 452-457.

Palefsky JM (2000) Perspectives: anal cancer in HIV infection. *Topics HIV Med* 8: 14-17.

Palefsky JM, Holly EA, Hogeboom CJ, et al (1998a) Virologic, immuno-logic, and clinical parameters in the incidence and progression of anal squamous intraepithelial lesions in HIV-positive and HIV-negative homosexual men. *J Acquir Immune Defic Syndr Hum Retrovirol* 17: 314-319.

Palefsky JM, Holly EA, Ralston ML & Jay N (1998b) Prevalence and risk factors for human papillomavirus infection of the anal canal in human immunodeficiency virus (HIV) -positive and HIV-negative homosexual men. *J Infect Dis* 177: 361-367.

Palefsky JM, Holly EA, Ralston ML, et al (2001) Effect of highly active antiretroviral therapy on the natural history of anal squamous intraepithelial lesions and anal human papillomavirus infection. *J Acquir Immune Defic Syndr* 28: 422-428.

Piketty C, Darragh TM, Da Costa M et al (2003) High prevalence of anal human papillomavirus infection and anal cancer precursors among HIV-infected persons in the absence of anal intercourse. *Ann Intern Med* 138: 453-439; summary for patients in 138 (6): I44.

Piketty C, Darragh TM, Heard I et al (2004) High prevalence of anal squamous intraepithelial lesions in HIV-positive men despite the use of highly active antiretroviral therapy. *Sex Transm Dis* 31: 96-99.

Roberts CM, Pfister JR & Spear SJ (2003) Increasing proportion of her-pes simplex virus type 1 as a cause of genital herpes infection in col-lege students. *Sex Transm Dis* 30: 797-800; Comment 801-802.

Rompalo AM (1999) Diagnosis and treatment of sexually acquired proctitis and proctocolitis: an update. *Clin Infect Dis* 28 (Suppl 1): S84-S90.

Rompalo AM, Mertz GJ, Davis LG, et al (1988) Oral acyclovir for treat-ment of first-episode herpes simplex virus proctitis. *JAMA* 259: 2879-2881.

Schacker T, Hu HL, Koelle DM, et al (1998a) Famciclovir for the sup-pression of symptomatic and asymptomatic herpes simplex virus reactivation in HIV-infected persons. A double-blind, placebo-controlled trial. *Ann Intern Med* 128: 21-28.

Schacker T, Ryncarz AJ, Goddard J, Diem K, Shaughnessy M & Corey L (1998b) Frequent recovery of HIV-1 from genital herpes simplex virus lesions in HIV-1-infected men. *JAMA* 280: 61-66.

Schacker T, Zeh J, Hu HL, Hill E & Corey L (1998c) Frequency of symp-tomatic and asymptomatic herpes simplex virus type 2 reactiva-tions among human immunodeficiency virus-infected men. *J Infect Dis* 178: 1616-1622.

Sobhani I, Vuagnat A, Walker F et al (2001) Prevalence of high-grade dysplasia and cancer in the anal canal in human papillomavirus-infected individuals. *Gastroenterology* 120: 857-866; Comment, 1046-1048.

Spinola S, Bauer M & Munson R Jr (2002) Immunopathogenesis of *Haemophilus ducreyi* infection (chancroid). *Infect Immun* 70: 1667-1676.

Stanley M (2003) Chapter 17: Genital human papillomavirus infec-tions—current and prospective therapies. *J Natl Cancer Inst Monogr* 117-124.

Stebbing J, Portsmouth S, Fox P, Brock C & Bower M (2003) Multiple human papillomavirus types appear to be a feature of anal not cervical intra-epithelial neoplasia. *AIDS* 17: 2401.

Vernon SD, Hart CE, Reeves WC & Icenogle JP (1993) The HIV-1 tat protein enhances E2-dependent human papillomavirus 16 tran-scription. *Virus Res* 27: 133-145.

Wald A (1999) New therapies and prevention strategies for genital herpes. *Clin Infect Dis* 28 (Suppl 1): S4-S13.

Wald A & Ashley-Morrow R (2002) Serological testing for herpes sim-plex virus (HSV) -1 and HSV-2 infection. *Clin Infect Dis* 35 (Suppl 2): S173-S182.

Wald A, Schacker T & Corey L (1997) HSV-2 and HIV: consequences of an endemic opportunistic infection. *STEP Perspect* 9: 2-4.

Wald A, Langenberg AG, Link K, et al (2001) Effect of condoms on reducing the transmission of herpes simplex virus type 2 from men to women. *JAMA* 285: 3100-3106; Comment 286: 2095.

Wexner SD (1989) AIDS: what the colorectal surgeon needs to know. *Perspect Colon Rectal Surg* 2: 19-54.

Wiley DJ, Douglas J, Beutner K et al (2002a) External genital warts: diagnosis, treatment, and prevention. *Clin Infect Dis* 35 (Suppl 2): S210-S224.

Wiley DJ, Grosser S, Qi K et al (2002b) Validity of self-reporting of episodes of external genital warts. *Clin Infect Dis* 35: 39-45.

Wishner J and Gottesman L (1999) Sexually transmitted diseases in colorectal surgery. In: Keighley M & Williams N (eds) *Surgery of the Anus, Rectum and Colon*, Vol. 2, pp. 1491-1510. London: WB Saunders.

Workowski K & Berman S (2002) CDC sexually transmitted diseases treatment guidelines. *Clin Infect Dis* 35 (Suppl 2): S135-S137.

Young H, Manavi K & McMillan A (2003) Evaluation of ligase chain reaction for the non-cultural detection of rectal and pharyngeal gonorrhoea in men who have sex with men. *Sex Transm Dis* 79: 484-486.

56

第 56 章　热带地区结直肠外科手术

对于热带地区的人们来说，无论是土著居民还是短期或长期的游客，大肠的传染病仍然是其最常见的病痛。在热带，肠道传染病、原虫感染和蠕虫感染的发病率和死亡率都非常高，尤其是当与结肠癌或克罗恩病的全球死亡数字相比较时更是如此（Singh 等，1995）（表 56.1）。尽管在世界上的许多国家都不同程度地发现了这些病原体，但是在那些水的质量不良，且令人满意的粪便处理措施常常难以实施的国家里，尤其是在热带和亚热带，疾病的传播率最高，疾病的发病率和致死率通常也最为显著。

然而，这些热带地区的外来疾病在工业化国家的许多地区正变得日益明显。肠道原生动物肠梨形虫和隐孢子虫在许多西方国家，包括北美、英国的某些地区以及东欧的部分地区，都是地方性疾病。因此，即使是没有脱离所谓的发达国家，也可以感染这些疾病（Mandal 和 Schofield，1992）。例如，可以在从加勒比海移居到纽约市的移民中发现血吸虫病。当然，这种疾病无法在纽约市传播，因为缺乏适宜的软疣中间宿主。尽管如此，临床医生将会在世界许多省会城市看到未经处理的血吸虫病。

由于环球旅行变得越来越容易，随着北半球勇敢的探险者作为传教士、士兵、商人和大使冒险到世界上那些较早时期保存下来的角落，热带肠道疾病将发生得更为频繁。例如，在东非漂流可导致急性血吸虫病，徒步在巴布亚新几内亚可能会导致肠道阿米巴病或小袋虫病，而在东南亚吃生鱼片可能导致异尖属吸虫感染。治疗这些感染无疑需要内科治疗，无论那个地方是否能够获得这种治疗，而在未来由于引入适当的卫生措施以及其他终断寄生虫生命周期的方法，这些传染病的流行会减少。通常只有当这些疾病进展或继发并发症时才需要手术治疗。在热带这些传染病中有许多种常伴随营养不良。虽然严重的粮食短缺问题在世界上的许多地方时有发生，然而综合证据提示导致儿童营养不良的主要因素是反复发生的感染。感染会降低食欲，增加机体代谢需求，而如果是慢性感染或感染反复发生，则导致体重降低。营养不良本身会损害宿主抵御病原体的能力，从而增加了未来患传染病的易感性。此外，营养不良可对肠道结构和功能产生特殊的影响，尤其是在某些维生素缺乏时，特别是糙皮病（烟酸缺乏症），可引起严重的结肠炎症性疾病。因此，在考虑生活在热带地区人们的结肠传染性疾病时，必须考虑到传染病与营养状况之间的相互作用，以及营养不良可对大肠产生的特定影响。

细菌

结肠和直肠的细菌性感染在世界各地都很常见；它们在热带地区尤其流行，如表 56.2 所示。这些病原体中有些还会影响到远端回肠，而所有这些病原体所共有的特点是具有侵袭和破坏结肠上皮的能力。这些细菌感染将不可避免地导致腹泻伴随出血（痢疾）。在第 54 章已详细描述这些病原体及其所引起的疾病，特别是霍乱、沙门菌、志贺菌、

表 56.1 结肠疾病的全球发病率和死亡率

疾病	估计发病率（病例数×10^3/年）	估计死亡率（病例数×10^3/年）
腹泻	3～500 000	10 000
阿米巴疾病	48 000	50～100
血吸虫病	20 000	1 000
结直肠癌	500	300

表 56.2 结直肠的细菌感染

直肠结肠炎	直肠炎
沙门菌属	密螺旋体
志贺菌属	奈瑟球菌
肠侵袭性大肠埃希菌	衣原体（性病淋巴肉芽肿，LGV 菌属）
肠出血性大肠埃希菌	衣原体（非 LGV 菌属）
弯曲杆菌属	肉芽肿荚膜杆菌（腹股沟肉芽肿）
耶尔森菌	
难辨梭菌	
结核分枝杆菌	
放线菌属	

耶尔森菌、弯曲杆菌和贾第鞭毛虫病。

结核杆菌

自新石器时代开始，结核病就一直折磨着人类，而腹部结核则在公元前四世纪为希波克拉底首次认识。当路易十三于 1643 年去世时，他的验尸结果显示肠道溃疡合并一个几乎可以肯定是由结核所致的肺部空洞。1882 年 Kock 发现结核杆菌。腹腔结核病还与许多其他疾病十分相似（Underwood 等，1992），因为其表现多种多样，包括上消化道病变、回肠溃疡、增生性回盲部疾病、大网膜和肠系膜淋巴结受累、肛门直肠疾病和结核性腹膜炎（Wales 等，1976）。在世界各地都可见腹腔结核病，但在发展中国家尤为多见，这些国家贫穷、拥挤、公共卫生控制不佳的情况仍很普遍（Ahmed 和 Hassan，1994）。然而在发达国家也越来越多地发现腹部结核病，虽然其与艾滋病的表现形式似乎不同，但二者之间可能相关联（Abrams 和 Holden，1964；Chuttani，1970；Vaidya 和 Sodhi，1978；Findlay 等，1979）。全球的结核病发病率正在上升。

病原体

结核分枝杆菌是细长、杆状、相互之间不能从形态学上进行区别的有机体（Grange 等，1977）。它们的特点是具有一个厚厚的高脂质含量的细胞壁，这可能可以解释它们为什么对环境威胁有高抵抗能力。虽然分枝杆菌不能被革兰染色，但若被碱性品红染剂染色，它们能抵抗酸的脱色（该特性其他只有诺卡菌属所具备）以及酒精的脱色。表 56.3 总结了可感染人类的致病分枝杆菌。分枝杆菌生长缓慢，大肠埃希菌的倍增时间为 15 分钟，而分枝杆菌结核倍增时间为 12～18 小时（Grange 等，1977）。

地域分布和患病率

结核病是一种极为常见的全球性感染，据估计约有 15 亿人受到感染（Innes，1979；Probert 等，1992）。每年有 300 万～500 万例的新发病例，60 万人死于此病。不同国家的结核病发病率差异很大，在一些发展中国家，特别是在非洲和印度，结核病的发病率始终很高（Ihekwaba，1993）。在某

表 56.3 人类致病性分枝杆菌

结核杆菌复合群	光照产色菌
M. tuberculosis	*M. kansasii*
M. bovis	*M. marinum*
M. africanum	*M. simiae*
M. ulcerans	*M. asiaticum*
暗产色菌	**非光照产色菌**
M. scrofulaceum	*M. avium-intracellulare complex*
M. szulgai	*M. gastri*
M. xenopi	*M. malmoense*
M. gordonae	*M. terrae-triviale*
M. flavescens	*M. paratuberculosis*
快速生长类菌	
M. fortuitum	
M. chelonei	
M. smegmatis	
M. thermoresistible	

些地区，85%～90%的人口被感染（Pimparker，1977；Schulze 等，1977；Mukerjee 和 Singal，1979）。但是，腹部结核仅占这些病例中的一部分（Kaufman 和 Donovan，1974）。在发达地区的本地居民中，腹部结核的发病率极低；据估计在一个英国城市中，本地居民发病率为 0.43/10 万，而在同一地区的亚洲移民人口发病率为 75.7/10 万。因此，来自发展中国家的移民感染相当普遍（Kaufman 和 Donovan，1974；Mandal 和 Schofield，1976；Shukla 和 Hughes，1978；Probert 等，1992）。

传播

腹部结核最经常是由摄入牛分枝杆菌所致，在受感染牛的牛奶中分泌有大量牛分枝杆菌。在北美、英国和世界许多其他国家，已经通过控制牛的结核病和牛奶的巴氏灭菌法消灭了这种微生物。人结核分枝杆菌仍然存在，并且是绝大部分发达国家本地居民腹部结核病例的主要致病菌。人类始终是结核分枝杆菌的主要贮存宿主，虽然灵长类动物、牛、家畜接触活动性肺结核感染的人也会被感染（Singh 等，1969）。

发病机制

致病性分枝杆菌不产生任何典型的有毒因子，如毒素、蛋白水解酶和溶血素。结核分枝杆菌致病的能力似乎完全依靠其在巨噬细胞内繁殖和生存的能力。杆菌可能较早通过淋巴管播散，但它们在组织中的存在启动了炎症性细胞免疫反应（Medical Research Council Tuberculosis 和 Chest Disease Unit，1980）。在许多个体中，免疫反应将阻止感染以终止此种疾病。这些人将是结核菌素阳性，并获得细胞免疫。如果感染没有被这种细胞免疫反应控制，结核杆菌将繁殖引起局部坏死性过敏反应，导致一种以渐进的慢性疾病为特点的破坏性过程（Hill 等，1976；Homan 等，1977）。

结核病的临床特点

在绝大多数西方国家医生的意识中，化学疗法能成功消除结核病（Lisehora 等，1996）。但这种自满是不合适的；全世界每年有 200 万～300 万人死于这种疾病。在发展中国家，结核病的特征始终被包含在许多临床症状的鉴别诊断中，并且是一种众所周知的相似疾病。相反，在发达国家并不常规考虑结核病的诊断（Probert 等，1992），而是在剖腹手术中意外发现结核病（Khoury 等，1978）。在纽约，一个临床中心在超过 43 年的时间里仅发现 70 例结核病，预计美国的结核病年发病率低于每年 250 例（Guth 和 Kim，1991）。在英国也是这样，腹部结核已成为一种新奇事物，其在全国范围内是罕见的，仅在某些特定地区每年约有 2 500 个病例规律地就诊（表 56.4），通常在这些地区有大量来自亚洲次大陆的移民社区。由于对结核病，包括胃肠道结核病的处理，主要方法是化学疗法而非手术，因此成功的治疗依赖于早期识别那些可能难以察觉的诊断（Han 等，1996）。

在地方流行病地区，当地居民也同样面临危险。Addison（1983）将英国结核病的经历细分为两个时期：①1960 年之前，当时尚无有效的化学

表 56.4 英国肠结核

作者	城市	例数	时期	失访例数
Kaufman 和 Donovan（1974）	Birmingham	48	1970—1973	4
Mandal 和 Schofield（1976）	Manchester	15	1970—1975	3
Khoury 等（1978）	London	20	1963—1975	3
Shukla 和 Hughes（1978）	Cardiff	8	1972—1975	2
Findlay 等（1979）	Bradford	52	1967—1977	52
Lambrianides 等（1980）	Uxbridge	28	1971—1979	35
Klimach 和 Ormerod（1985）	Blackburn	109	1970—1984	77
Wells 等（1986）	London	80	1968—1984	17
Sharp 和 Goldman（1987）	Birmingham	72	1969—1986	45

疗法，且克罗恩病很少被认识。②最近，亚洲移民占优势地位。他的观点为英国胸科与结核协会所支持（1975）。该协会报道，在不列颠群岛上居住一生的居民中结核病已经减少了，但结核病在移民中增加了，以至于直至移民入境后20年后，报告的移民发病率始终较高。因此，在英国，在移民人口密集地区的医疗中心具有胃肠道结核病临床诊疗的专门经验。在伯明翰一家医院，在1969年到1986年之间就诊的72例腹部结核患者中有60例（83%）来自印度次大陆。他们在被诊断前居住在英国的平均时间从1个月至10年（平均为5年2个月）。唯一一个较大的英国报道来自于英格兰北部的Blackburn（Klimach和Ormerod，1985），患者已经在当地生活长达20年。

所有的研究都发现，在腹部结核出现症状和被诊断之前有一个居住的拖延时期。由于移民患者与他们在亚洲的类似患者携带相同的分枝杆菌噬菌体类型，因此人们认为这是其原始的感染重新活动了起来。恶劣的生活条件频繁受到指责，尽管尚未证实恶劣的生活条件与该疾病之间的关联（Findlay等，1979）。

腹部结核有4个主要的临床表现：

- 肠系膜淋巴结炎
- 回盲部疾病
- 腹膜炎
- 结肠与肛门直肠疾病

肠系膜淋巴结炎

这是在热带地区发现的腹部结核最常见的表现形式，但缺乏肺部病损这一点值得注意，其可能合并其他部位的淋巴结病（Goldberg和Reeder，1973）。该疾病起始隐匿，伴随体重减轻，间歇性低热和全身不适。随着疾病进展，出现腹部肿胀，这是由于腹腔内积水以及经常发生大量淋巴结肿大所致。如果疾病进一步进展，则出现明显的贫血、低白蛋白血症及外周水肿，并常伴随淋巴管性水肿。大量肠系膜淋巴结发生干酪性坏死。结节破裂是这种腹部结核的一个主要的并发症，导致杆菌在整个腹腔播散，引起结核性腹膜炎，形成许多结节遍布腹膜表面。

回盲部疾病

在热带地区和工业化国家的移民中，都发现了这种表现形式的腹部结核（Hoon等，1950；Anand，1956；Bhansali等，1968）。其症状往往是模糊不清的，且可能不够诊断标准。疼痛是这种形式的突出特点，并且可能由于回肠末端狭窄而使疼痛具有梗阻的特点。在这种情况下，疼痛可能位于腹部中央或右髂窝。在右髂窝内可能扪及一肿块，且常有发热、腹泻和整体健康状况的下降（Ahmed和Hassan，1994）。穿孔虽然不常见，但可能会发生，并引起腹膜炎从而导致全腹疼痛（Borrow和Friedman，1956；Bhansali，1967）。

结核性腹膜炎

在热带地区，这种表现形式的感染可能占此类疾病的25%～30%，而在发展中国家的移民患者中，这一比例可能相似甚至更高。同样，此病通常起始隐匿，常伴有发热和体重下降。腹膜受累可导致进行性腹水（“湿性”），或者也有可能是广泛腹膜受累而无腹水（“干性”）。也会出现一种结核性腹膜炎的纤维形式，此时有网膜高度增厚和广泛的粘连形成。有时腹膜炎可能会突然发生，这通常与干酪性腹部淋巴结大量破裂有关。结核性腹膜炎可能始终是致命的（Lisehora等，1996）。

结肠与肛门直肠疾病

感染可局限于结肠，此时症状通常有下腹部绞痛、排便习惯改变和发热（Ahuja等，1976；Balikian等，1977；Chen等，1992）。狭窄形成是其常见并发症（图56.1）。结核有时可累及肛管，肛管内可能产生溃疡，溃疡最初可能很难和简单的肛裂相区分（Bhansali和Desai，1968；Chung等，1997）。然而，溃疡倾向于扩大以及形成有侵蚀性边缘的硬结。在直肠内也可发现类似的溃疡，并可能有出血（Gupta等，1976；Goyal等，1977；Pozniak和Dalton-Clarke，1985）。肛门直肠疾病可能由于瘘管和脓肿形成而变得复杂（Puri等，1996）。如果皮肤上的开口不规则，没有或有轻度硬结，且有水样排出物时，应考虑结核性瘘管。

在移民社区中的临床表现

表56.5显示了我们诊治的腹部结核患者中呈现的特点，只有腹痛、盗汗和体重减轻在一半以上的患者中出现。如果出现一些不常见的症状和

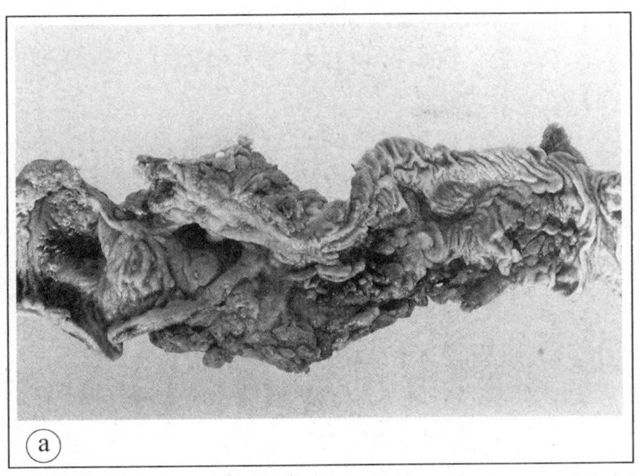

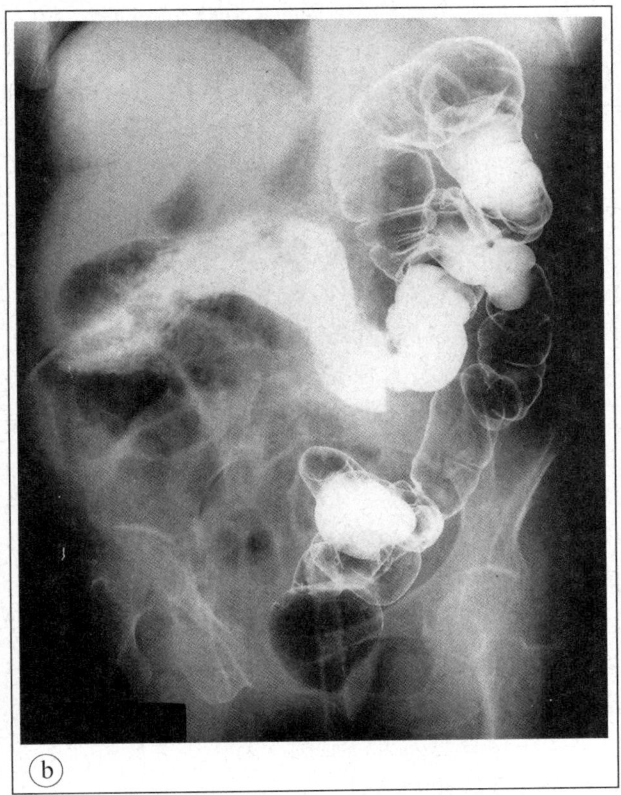

图 56.1 结肠结核引起的结肠狭窄。(a) 此例切除的标本显示结核影响盲肠和升结肠的典型特征。(b) 双重对比钡剂灌肠造影显示结肠结核。

体征，可能是更有特异性的。经常可发现腹水，从而可进行组织学和细菌物质的诊断。当右髂窝有肿块或亚急性梗阻时，由于促使患者接受恰当的检查从而也可能得到诊断（Ehsannulah 等，1984）。在多达 1/3 的患者中，结核也会在其他部位出现，这将提示请注意腹部结核的可能性（Das 和 Shukla，1976）。

表 56.5 腹部结核的临床特征

特征	例数
腹痛	62（86）
盗汗	53（74）
体重下降	52（72）
呕吐	26（36）
腹水	24（33）
淋巴结肿大	23（32）
家族型结核	23（32）
肺结核	21（29）
梗阻（急性/慢性）	18（25）
腹部包块	8（25）

括号内为百分数。

诊断：一般考虑

腹部结核的诊断取决于在组织或分泌物中找到结核分枝杆菌或牛分枝杆菌，并结合肉芽肿干酪性坏死来进行（Cook，1985）。但是，在世界高流行地区，许多患者当病史和临床检查提示结核时就开始接受治疗。鉴于治愈所需长的治疗期以及抗结核药已知的副作用，还应该寻找微生物学和/或组织学的诊断（Addison，1983；Gilinsky 等，1983）（图 56.2 和图 56.3）。

腹部结核的非特异性检查包括快速红细胞沉降率、正常色素和正常红细胞性贫血和低白蛋白血症（Lambrianides 等，1980）。无论通过 Mantoux 试验还是 Heaf 试验进行的结核菌素测试，诊断价值都

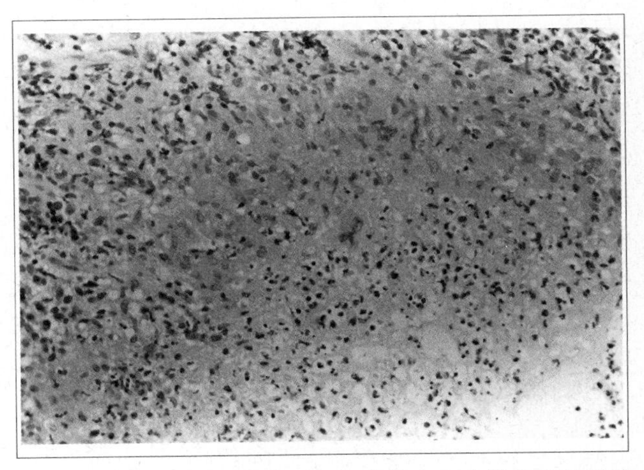

图 56.2 肠结核的组织病理。注意伴有上皮样细胞的干酪样坏死。

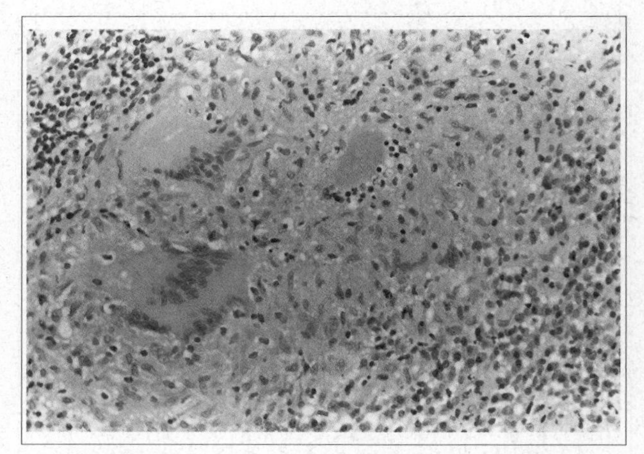

图 56.3 肠结核的组织病理。注意有朗格汉斯巨细胞和上皮样细胞的肉芽肿。

有限，在不同组中其阳性率从 30%～100%。腹部结核患者通常为弱阳性反应，而在活动性肺结核患者中则是强阳性结果（Sochocky，1967）。可溶性抗原抗体（SAFA）试验和酶联免疫吸附测定（ELISA）在肺结核患者通常都为阳性，而在腹部结核患者，阳性率分别为 83%和 94%（Chawla 等，1986）。

目前正在评估结核病的分子遗传学诊断方法，并且现在在一些常规的诊断实验室可以进行这种诊断。应用最为普遍的是以聚合酶链反应（PCR）技术为基础的实验，该实验使用结核分枝杆菌特异性探针。诊断灵敏度的早期报告是令人鼓舞的。

肠系膜淋巴结病可以在腹部平片上显示出来，尤其是当有钙化的时候。腹部超声或 CT 扫描能可靠地识别增大的肠系膜淋巴结，这些淋巴结可能具有符合中心性坏死的外观（Hulnick 等，1985）。可以在以上任何一种显像方式引导下进行细针抽吸活检，尽管通过这种途径做出微生物学诊断的机会似乎很低（Levine，1976）。其他原因，如淋巴瘤引起的严重的肠系膜淋巴结病，会与结核病相混淆，尤其是当淋巴结迅速扩大伴随中心性坏死时。如果由低侵入性操作不能获得诊断，则应该考虑剖腹手术和切除一个淋巴结进行活检（Lewis 和 Kolawole，1972；Mandal 和 Schofield，1976）。回盲部的结核病，当出现急性肠梗阻或穿孔时，可通过剖腹手术及随后对切除肠道的组织病理学检查来进行诊断。钡对比检查可能会显示其典型表现：升结肠和盲肠缩短、回盲角消失、并且常有多处回肠狭窄（Han 等，1996）。回盲部结核病无法可靠地与克罗恩病区别开，而且在淋巴肉瘤、辐射性回肠炎，以及少数类癌和放线菌病中也可以见到类似的表现。

结肠和回肠末端的内镜检查可能是非常有帮助的，因为尽管回盲部结核病的总体表现几乎总是与克罗恩病不能相区别，但对取材进行活组织检查可能会显示出干酪性坏死的肉芽肿。内镜检查法可能能降低腹部结核病的诊断性剖腹手术率。在粪便中寻找分枝杆菌是不值得做的（Wells 等，1986）。

结核性腹膜炎患者的腹水通常是清澈的，但有极少数也可能是血性的或乳糜性的（Singh 等，1969；Dineen 等，1976；Sharp 和 Goldman，1987）。腹水中蛋白质含量通常较高，但只有少数能在显微镜下找到结核杆菌且培养阳性（Shukla 和 Hughes，1978）。一些检查者更倾向于应用腹腔镜检查，它可能会显示遍布腹膜腔的多个结节（Udwadia，1978；Wolfe 等，1979）。尽管活组织检查可能无法找到抗酸杆菌，但培养结果可能可以确认诊断。在没有腹水时做出腹膜受累的诊断是困难的，尽管有些人建议进行盲目腹膜活组织检查，但通过内镜检查或剖腹术来获取组织可能更安全。表 56.6 显示，在我们的经验中对组织学阴性标本进行培养后有阳性发现的概率很高，反之亦然。我们对结核杆菌的识别率为 50%，这与许多其他人类似（Findlay 等，1979）。肛门直肠受累少见，但可能与克罗恩病相似，因此活组织检查是必要的。

大多数腹部结核病患者没有活动性肺部疾病，少于半数患者有异常胸部 X 表现。如果没有腹部疾病的病灶体征，但临床表现强烈提示腹部结核，肝活组织检查可能可以显示干酪化肉芽肿，尤其是当有碱性磷酸酶升高时。

放射学检查在诊断肠结核时具有重要的地位。

表 56.6 腹部结核：组织学和培养的诊断频度

	生长 +ve	生长 −ve
Ziehl-Neelsen（ZN）染色阳性	12	16
	ZN 染色 +ve	**ZN 染色 −ve**
微生物学培养发现	12	12
病理学证据	23	21

回肠末端和盲肠的良好的图像可能是非常有价值的。在我们的诊治中，13 例接受小肠钡剂检查的患者中有 11 例显示出狭窄、黏膜表面不规则、瘘管形成或盲肠变形等特征，并被报告高度提示结核病（图 56.4）。其他检查则不如它成功，只在 50% 的检查中发现具有诊断性的特征。钡灌肠可能是有益的，其阳性发现率可达 50%（图 56.5）。然而，在 Bradford 的医院的诊疗中，在 32 例钡灌肠中仅 1 例发现异常，与之相比较，在 53 例接受钡餐及其后续程序的患者中有 27 例发现异常（Findlay 等，1979）。

内科治疗

治疗腹腔结核最佳疗程约 10 个月，用三联抗结核药物治疗，包括异烟肼、利福平和吡嗪酰胺，后者通常只在最初 2 个月的治疗中使用（表 56.7）。备选方案包括乙胺丁醇或链霉素，可取代上述药物中的一种。

手术治疗

除了传统的诊断性剖腹手术或腹腔镜手术，对于小肠或大肠的肠梗阻和穿孔则需要紧急手术

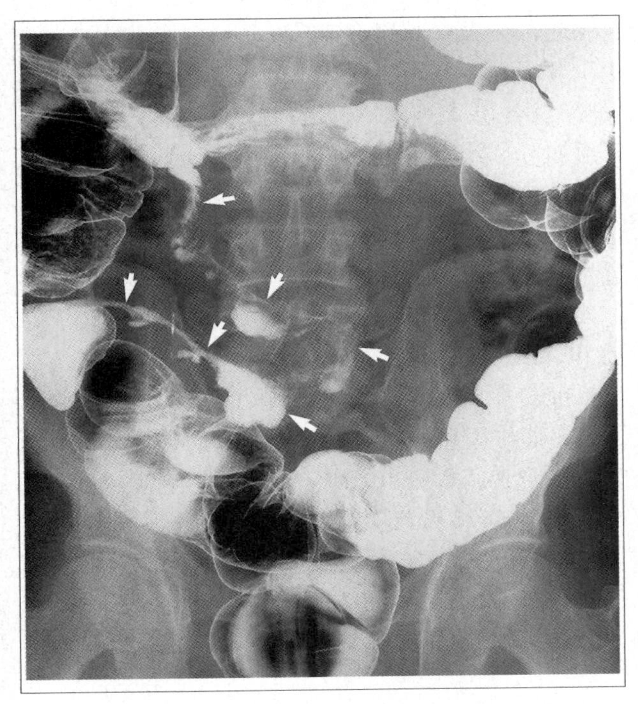

图 56.4　钡剂灌肠检查显示回肠结核。钡剂反流进入回肠显示出明显狭窄的区域和跳跃性溃疡，此种表现与克罗恩病相似，放射学上二者无法鉴别。

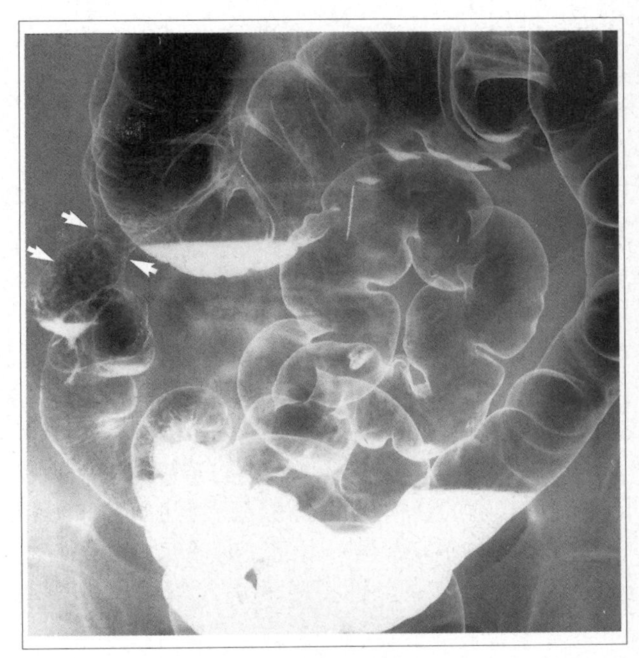

图 56.5　结肠结核钡剂灌肠检查。检查显示肠结核导致的缩窄的盲肠（箭头）。

（Ahmed 和 Hassan，1994）。肛肠疾病的治疗普遍认为保守的方法最好（Puri 等，1996），但对于肛周或坐骨直肠间隙脓肿，在抗结核药物治疗有效之前，可能需要手术引流。同样，抗结核药物不能治愈瘘的情况下可能也需要手术。

剖腹探查

19%的急腹症病人需要紧急剖腹探查，另有 41%在确诊之前需要手术。令人遗憾的同时大部分权威人士现在也承认临床高度怀疑结核时即使缺乏组织学或培养阳性的证据，抗结核化学治疗的临床

表 56.7　推荐用于治疗肠结核的药物方案

药物	周期（月）	成人剂量（每天）	儿童剂量（每天）
利福平	10	600mg（>50kg） 450mg（<50kg）	10mg/kg
异烟肼	10	300mg	10mg/kg
吡嗪酰胺	2	2g（>50kg） 1.5g（<50kg）	35mg/kg
乙胺丁醇	2[a]	25mg/kg	未使用

[a] 用于可疑耐药。

试验应用亦有一席之地。这也是我们对一例有贫血、血沉升高和腹部疼痛的亚洲患者的治疗方案。通常病人对化学治疗的反应是迅速的，缺乏伴有ESR下降的症状反应则需要剖腹探查以证实临床印象。要注意不要把恶性肿瘤误认为结核。获得合适的培养原以指导化学治疗不应作为手术的理由。在我们治疗的临床病例中，培养结果可用之前的标准治疗方案，所有的病人都会有反应，而剖腹手术对病人的伤害大。硬化性结核性腹膜炎的病人可能很难找到腹膜腔，增厚的肠道浆膜会被误认为是腹膜从而导致不幸的结果（Bastani等，1985）。外科医生的目的非常简单：最小的切除得到最合适的活检材料。相邻肠管间的粘连不宜轻易的分离，并且有强有力的证据证明对一个有未经治疗的结核及亚急性梗阻的病人不应做肠切除（Lisehora 等，1996）。

手术在胃和十二指肠病变中的作用

胃和十二指肠病变的临床表现类似于慢性消化性溃疡。确诊可以通过活检和经化学治疗后可完全消退。简单手术是解决穿孔和出血最好的办法，避免切除或抑酸手术（Gilinsky 等，1983；Thompson等，1985）。

手术治疗小肠病变

小肠的病变往往为回盲部的肿块、梗阻或穿孔。当诊断不明时，切除肿块以得到组织学材料，从而可以鉴别肿瘤、结核、克罗恩肠病、Yersinia小肠结肠炎。如果诊断明确，除非病人发生梗阻，否则化疗是最好的选择。

尽管有些亚急性梗阻的病人可以通过化疗解决，但由于纤维化导致的梗阻或狭窄必须手术切除或狭窄重建术。狭窄重建术，现应用于克罗恩病，最初在腹部结核的病人中应用。这是一个简单的技术，可以应用在从胃十二指肠到回盲区。实际操作类似于 Heineke-Mikulicz 幽门成形术。同时处理所有的狭窄非常重要，错过了远端可能会导致泄漏。由于狭窄可能并不总是从对比造影，甚至浆膜表面检测中被发现，因此检查整个小肠内部是有价值的。剖腹探查性远端回肠造口手术，最好是在一个明显狭窄的位置，以及 16F Foley 导尿管上安装一个导丝，尽可能远地通过近端。小心地将瘪的气囊放置到空肠，气囊充入足够的液体使其直径达到2cm，撤出导丝。导管回撤，狭窄形成的部位变得明显，为随后的手术操作做好准备。凡气囊通过被阻止，通过充放气囊内液体使导管通过狭窄，直到所有狭窄部位已被确定。此后，进一步在拟做狭窄重建的位置更近端切开肠管，对整个小肠进行检查。

Katariya 等（1977）描述了 9 例病人的 35 处狭窄的处理，并建议对离得很近的几处狭窄予以切除，孤立的狭窄予以成形。小肠穿孔可以发生在任何部位，但往往发生在未被确诊的病人，切除术是诊断和治疗的一种手段。由于穿孔经常发生在狭窄处近端，尽管切除比简单的缝合或狭窄成形术更激进，但通常是更安全的办法。

结核性腹膜炎手术适应证

结核性和炎性肠病是很难区分的。切除的具体适应证为：狭窄、严重的急性出血、穿孔以及罕见的放射学和内镜活检不能绝对排除癌的情况。

肛门直肠病变

肛肠结核病在西方社会已经被遗忘。3 年内苏丹和其他国家（2002）在巴黎肛肠医院最终确诊了七个病人。所有均是移民，通过肛周组织的活检确诊。抗结核化疗能解决瘘的问题。同样，新加坡总医院 20 名患者做瘘的病理检查确诊了结核性肛门直肠脓毒症。患者都有反复发作的肛肠败血症的病史，其中只有一人是复杂瘘，有两个通道。8 人并发肺结核，6 人有陈旧性肺结核的证据。所有的瘘都靠特定的化疗方法解决（Kraemer 等，2000）。肛肠结核的确诊主要依靠对肛门直肠肿块、脓肿或瘘的活检。治疗这些问题主要依靠化疗，但脓肿引流是必要的。

热带地区腹部结核病

世界上 95%的结核病例和 98%的死亡病例发生在发展中国家。结核病最大的发源地在印度次大陆、东南亚、非洲和中东。由于人口老龄化和获得性免疫缺陷综合征（艾滋病）导致发病率增加（Zaidi 等，2004）。11% 的肺外结核累及腹部（Kapoor，1998）。在印度，腹部结核占全部住院病人的 0.8%，外科住院病人的 0.7%。

发病机制

腹腔结核发病多是因为静止期病灶的激活。原发性胃肠道病变可能是由于从肺的病灶通过血源性传播或吞咽的细菌，也会由于直接从邻近器官蔓延而致病。营养不良、酗酒、糖尿病、免疫抑制、艾滋病等抑制了机体抵抗力，增加了静止期病灶的激活的风险。活动期病例以每年0.2%的速率递增；而艾滋病毒感染的病人，每年速率是5%。常见的发病部位在胃肠道的回肠与回盲部，其次是结肠和小肠。食管、胃和十二指肠很少被累及（0.2%～0.6%）。三种类型的肠道损伤常见：溃疡、狭窄、肥厚，或以上问题的组合。

一些病人病变只累及腹膜和淋巴结，而不累及胃肠道。累及腹膜可以导致腹水和粘连。肠系膜和腹膜淋巴结通常均受累。在99例腹部结核病人的临床病理研究中，Vij等（1992）发现有77人有胃肠道结核，12人腹膜结核，10人肠系膜淋巴结结核。儿童的疾病谱与成人不同，90%的儿童有腹膜和淋巴结疾病，只有10%的儿童病人有肠道病变。

临床特点

腹部结核可以发生在任何年龄，但主要发生于年轻人，平均年龄在30～40岁。没有性别差异，临床表现取决于病变的类型和部位（Kapoor，1998）。全身症状包括发热、盗汗、体重减轻、食欲减退、嗜睡和不适，出现在大约50%的患者中，有肠道溃疡、腹水性腹膜结核的患者出现的比例更高（Tandon等，1986）。大约20%的患者胸部X线显示活动性肺部病变（Singh等，1996）。腹部结核的发展通常是起病隐袭和慢性进展，15%～40%会发生由于肠梗阻导致的急腹症，4.5%（Nguyen，2002）会发生急性肠系膜淋巴结炎或急性结核性阑尾炎。8%～12%的病人小肠穿孔。溃疡型肠结核会有少量直肠出血，大量出血罕见（Verma和Kapur，1979；Goenka等，1993）。

表56.8 不同受累部位和类型的临床特征

部位	类型	临床特征
小肠	溃疡 狭窄	疼痛，腹泻，吸收不良
大肠	溃疡 肥厚	便血，疼痛 肿块，梗阻
腹膜	腹水 粘连	腹痛，腹胀 梗阻
淋巴结		肿块，梗阻

检查

血液化验（贫血、血沉增快、低蛋白血症）是非特异性的，可以反映该疾病的严重程度。在热带地区，结核菌素试验诊断价值有限，因为它不能够区分活动期病变与隐性感染或接种疫苗之间的差异。血清学试验包括可溶性抗原荧光抗体，酶联免疫吸附试验可以提示诊断结核病，但易于出现假阳性和假阴性的结果（Chawla等，1986；Bhargava等，1992）。鉴别结核、克罗恩病和恶性肿瘤，钡剂造影的作用有限。小肠灌肠可能显示黏膜不规则，快速排空，近端狭窄扩张，黏附固定环和碎片和絮状的钡。钡灌肠显示盲肠升结肠缩短，盲肠变形，变形和不对称的回盲瓣和扭曲的回盲部。超声和CT可以显示腹水、增厚及紊乱的肠袢和大网膜，以及腹腔内淋巴结增大。引导下腹水引流或淋巴结细针吸细胞学检查（FNAC）能有助于诊断。结肠镜检查可以发现周围黏膜结节溃疡、狭窄的盲肠、水肿和变形的回盲瓣（Bhargava等，1985；Shah等，1992）。应该联合进行结肠镜活检标本的组织学和细菌学检查（AFB培养）。黏膜结节细针吸细胞学检查和活检标本PCR检测可能提高诊断率（Kochar等，1991；Anand等，1994）。腹水引流揭示腹水高蛋白质与细胞以淋巴细胞为主以及腺苷脱氨酶含量>33单位/升，涂片很少能看到抗酸杆菌，但可能在腹水培养中发现。腹腔镜腹膜活检（组织学检查和AFB培养）在诊断腹水型腹膜结核方面有很好的效果（75%～98%）（Udwadia，1978；Bhargava等，1992）。根据病变部位的不同，建议采取的检查项目如下：

大肠/远端回肠：结肠镜/回肠镜+活检
小肠：小肠灌肠检查/CT
淋巴结：超声诊断/CT+细针吸细胞学检查
腹膜：
　腹水：腹水分析，腹腔镜活检
　粘连：CT

结核的明确诊断有时是很困难的。当临床上高度怀疑，检查结果也是模棱两可，宁肯用抗结核药物治疗进行经验性治疗，而不用诊断性的剖腹手术。但如果不能排除肿瘤，应考虑诊断手术。

鉴别诊断

由于不同的临床表现，对于热带地区不明原因

表 56.9 结核与克罗恩病的区别

肠镜	结核	克罗恩病
口疮样溃疡	罕见	常见
溃疡	横向	纵向
溃疡周围黏膜	炎症的特征	正常
鹅卵石样黏膜	罕见	可见
组织病理学		
肉芽肿		
数量	多	少
形态	大	小
干酪样变	+	−
融合	+	−
抗酸杆菌	+	−

的慢性腹痛应该考虑腹部结核，特别是考虑克罗恩病或胃肠道恶性肿瘤的诊断时。任何不明原因的发热和不明原因的体重减轻也应考虑本病。

克罗恩病和结核病相鉴别是重要的，用于治疗克罗恩病的甾体类药物，如果用于治疗结核则是灾难性的。结核和克罗恩病的不同点见表 56.9 (Shah 等，1992；Pulimood 等，1999)。

艾滋病毒和腹部结核病

近年来，结核病在人类免疫缺陷病毒感染（艾滋病毒）病人中多发。艾滋病毒感染大大增加了感染活动性结核杆菌的风险。腹部结核病人(16.6%) 艾滋病毒感染率高于肺结核（6.9%）(Rathi 等，1997)。艾滋病毒感染伴有腹部结核的病人中罕见 Mantox 反应>10mm 者。艾滋病毒抗体阳性的腹部结核病人对标准剂量的抗结核药物反应良好。有报道说，在感染艾滋病毒的结核病患者，治疗后更易复发，药物不良反应，传播多重耐药菌和死亡率高。

治疗

所有腹部结核病人均应接受全程抗结核治疗。一个推荐的短程的治疗方案是：利福平，异烟肼，乙胺丁醇和吡嗪酰胺治疗 2 个月之后，接下来应用利福平和异烟肼 4 个月。由于狭窄导致的亚急性肠梗阻病人不应手术，因为病人可能对药物治疗反应良好（Anand 等，1988）。穿孔和完全性肠梗阻需要手术治疗，狭窄需要用狭窄成形术或切除术解决。

放线菌

肠道放线菌感染是由衣氏放线菌引起的，它是一种厌氧、分枝革兰阳性丝状菌，通常在口腔内发现。

发病机制

肠道放线菌病常见于回盲部。目前普遍认为，阑尾破裂后释放的放线菌，生长和繁殖在右髂窝，形成局限性脓肿（Cintron 等，1996）。衣氏放线菌感染的病理特征是慢性化脓，广泛坏死和广泛纤维化。由衣氏放线菌造成的“硫磺颗粒”，是这类炎症的特征性病变。

临床特点

回盲部放线菌病通常表现为右髂窝肿块，在阑尾穿孔手术后 2～3 周后出现。在某些情况下，没有阑尾切除术也会有右髂窝的肿块出现。这种情况仅发生在热带地区。肿块逐步增大并且是无痛性的 (Grump 等，1991)。脓肿最终经皮肤流出，脓液中含有硫磺颗粒，如果右髂窝在手术中放置引流，脓会沿着这条窦道排出。广泛形成局限性脓肿，波及包括肝、肾，甚至盆腔器官，甚至感染直肠，肛肠疾病可能继发于近端结肠，往往表现为慢性肛门直肠脓肿，伴有窦道和瘘管形成（Grump 等，1991）。

诊断

在窦道排出物或脓肿腔可以发现本菌。硫磺颗粒可轻易用眼睛辨认出，因为它们可能有几个毫米直径大小，病原体可以利用厌氧技术培育。

回盲部病变可能会与阑尾炎、盲肠肿瘤、结核、克罗恩病、阿米巴病混淆。肛门直肠放线菌病类似于克罗恩病和结核病。CT 显示可以进行针吸细胞学检查的多囊性病变，非常有助于诊断（Cintron 等，1996）。

治疗

衣氏放线菌对青霉素和四环素敏感。有证据表明，四环素是最有效的药物，应给予高剂量，500mg 每日 4 次，应用几个星期后，病情就会有所好转。如果用青霉素，一般给予肠外剂量至少每天

4 000 000 个单位。脓肿手术引流可以成为辅助化学治疗的有效手段，在应用抗生素之前是有效的方法。毫无疑问的是，早期、足量长程化学疗法是预防和巩固疗效的有效手段。

真菌

巴西芽生菌（南美芽生菌病）

这种有机体可导致机体系统性真菌病，在细胞内以真菌酵母的形式倍增，以出芽繁殖。在室温下，沙氏葡萄糖培养基中培养可见真菌的菌丝。

地理分布

巴西芽生菌被发现在巴西圣保罗地区最普遍，拉美的大多数国家都有，除了智利、尼加拉瓜和加勒比群岛。这种疾病常见于农村，往往发生于 10 岁之后。

发病机制

真菌进入呼吸道，引起肺部原发性淋巴结病变。经血液扩散到身体其他部位。像结核分枝杆菌感染，可能会在许多年后复发。组织的反应是肉芽肿形成，肉芽肿由上皮细胞和朗格汉斯细胞组成，有时在结节中心会有坏死，往往形成纤维化和微脓肿。

临床特点

肠道受累是疾病播散的形式之一，大约 70% 的患者受累。远端回肠和结肠受累最常见，其特点是缓慢发生的肉芽肿性炎症伴有溃疡和广泛的局部淋巴结肿大。显著增厚的肠壁和多个脓肿形成是典型的特点。

诊断

感染组织内发现巴西芽生菌可以确诊。病变表浅，诊断相对容易，如皮肤黏膜、化脓的淋巴结，或肺部病变产生的痰。如果受累组织不容易得到，诊断比较困难。病变在回盲部用内镜活检的方法可以确诊。

治疗

真菌对磺胺类药物（磺胺加甲氧苄氨嘧啶）、两性霉素 B 和咪康唑敏感。治疗必须是长期的，持续几个月，建议用磺胺类联合应用两性霉素 B。近期咪康唑也得到应用，它比两性霉素 B 毒性低，最初用静脉注射，接下来口服治疗（每天 3g）至少 1 个月，接着低剂量维持 2 年。

组织胞浆菌属物种

病原体如副球孢子菌，是双相型真菌，以发芽酵母菌和菌丝体形式生长。

地理分布

荚膜组织胞浆菌在热带和温带地区均可发现，在北美常见，尤其是密西西比、密苏里和俄亥俄河流域。杜氏组织胞浆菌属只是在非洲发现，特别是在西非，细胞内形状比胞浆菌大 3～4 倍。

传播

组织胞浆菌属孢子居住在土壤中，吸入孢子可发生感染。已经感染的人或动物不会传播本病。

发病机制

孢子吸入导致片状间质性肺炎。孢子经历变形成为酵母细胞，被巨噬细胞吞噬后在其内繁殖。此后，区域淋巴结迅速受累，在感染的早期即出现血源性传播。无论身体哪一部分感染，病理过程均类似，肉芽肿性感染伴有坏死和密集纤维化。存在钙化，特别是在肺、肝、脾内。

临床特点

肠道病变继发于原发性肺部感染。主要发生在年轻人和免疫力低下的病人，尤其是艾滋病毒感染的病人（Blanshard 和 Gazzard，1995）。腹泻、腹痛、间歇性发热，食欲减退和明显的体重减轻是肠道病变的共有特点。有报道称临床表现类似于慢性溃疡性结肠炎，偶发严重的出血和穿孔。

诊断

涂片、外周血或血培养 2 周可以见到生物体。在骨髓抽吸或肝活检组织中也可找到生物体。结肠镜肠道活检组织也能发现。在播散性病例中，包括肠道病变，只有 50% 的患者荚膜组织胞浆皮肤试验和上升滴度补充固定抗体阳性。

治疗

播散型组织胞浆菌需要抗生素治疗，一种方案是伊曲康唑每日 600mg，共 3 天；接下来 400mg

每日用12周，终生维持。另一种治疗方法是两性霉素B 40mg/kg连续多周服用。

白色念珠菌

虽然念珠菌世界各地均能发现，但主要入侵免疫功能低下、接受长期广谱抗生素治疗严重败血症的病人。因此，在工业国家严重蛋白质缺乏营养不良的病人，恶性肿瘤抗癌化疗的病人，严重脓毒症的艾滋病人更容易发生本病（参见第55章）(Jensen 等，1964；Quie 和 Chilgren，1971)。

病原体

念珠菌作为酵母细胞和假菌丝的形式存在，但白色念珠菌才产生真正的菌丝（Dutta 和 Al-Ibrahim，1978）。

地理分布

不像其他真菌，念珠菌不存在于土壤中，它是人体皮肤和消化道的正常菌群。10%的正常人口腔中有白色念珠菌，约13%在直肠，年龄的增加和抗菌化疗可以增加其负载率超过40%（Eras 等，1972；Ferguson，1975）。

发病机制

念珠菌是低致病性有机体，因此要人体正常的防御机制受损才能够侵入上皮细胞表面，引起疾病。局部或全身免疫缺陷和无免疫防御机制才能导致真菌在上皮细胞表面繁殖，引起炎症反应与溃疡黏膜。

临床特点

侵入结肠产生后可导致水样腹泻和腹部不适。其他部位发现白色念珠菌，如口咽部可以帮助诊断(Dutta 和 Al-Ibrahim，1978)。

诊断

乙状结肠镜检查可显示典型的念珠菌斑，这是念珠菌假膜附着在直肠黏膜上面，搔刮一般易碎、容易出血。通过显微镜检查，或培养从直肠黏膜得到的组织可以确诊。严重感染的人，念珠菌会出现在粪便中。

治疗

结肠病变可口服氟康唑每日100～200mg，共2～3周，如果病情进一步发展，可以注射两性霉素B。

原生动物

阿米巴病

溶组织阿米巴是最重要的致病性阿米巴，是导致人类阿米巴病的主要病原体。阿米巴科的其他家庭成员通常被认为是非致病性的，虽然有一些被认为和腹泻相关（表56.10）。

病原体

溶组织内阿米巴存在的两种形式：①滋养体，可以运动和吞噬，由于它吞噬红细胞很容易区别于其他阿米巴；②包囊，有四个核（图56.6）。滋养体能够侵入肠壁，导致肠道疾病，但很脆弱，只能短暂存活于体外。如果气候条件适宜包囊可以在外

表56.10 人体内发现的阿米巴

典型致病性	典型非致病性
Entamoeba histolytica	*Entamoeba dispar*
	Entamoeba hartmanni
	Entamoeba polecki[a]
	Entamoeba coli[a]
	Endolimax nana[a]
	Iodamoeba butschlii[a]
	Dientamoeba fragilis

[a] 病例报道显示极少引起人类肠道疾病。

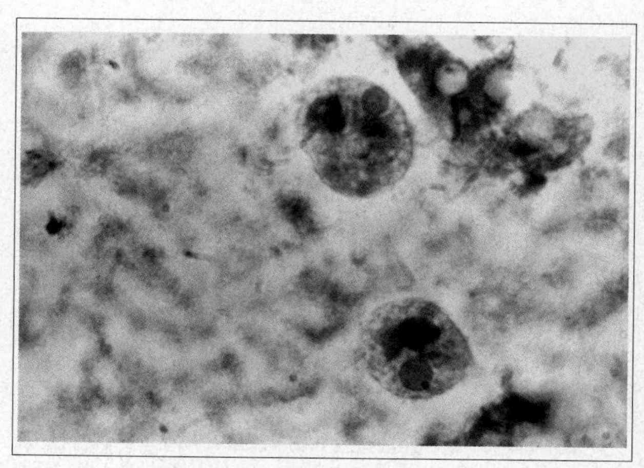

图56.6 溶组织阿米巴组织病理。注意寄生虫内被吞噬的红细胞。

界环境中存活较长时间（Sargeaunt 等，1980）。

地理分布和患病率

此种生物体在全世界均可发现，在发展中国家高度流行，如德班、伊巴丹和坎帕拉；在非洲，患病率可能超过 50%。墨西哥患病率高，尸体解剖证明 5%～10%的死亡是由阿米巴导致的。印度的发病率正在下降。在美国，每年报道 3 000～4 000 例阿米巴病，大约总人口的 5%携带溶血性阿米巴包囊。美国和英国大约 20%的男同性恋者携带阿米巴包囊，侵入疾病是罕见的，表明这些微生物是低致病性的（Vinayak 等，1977）。

最近的研究表明非致病性阿米巴物种，现在被称为 *Entamoeba dispar*（迪斯帕阿米巴）。这种生物体的基因型和表型区别于溶组织内阿米巴，不会引起肠道疾病。大多数同性恋男子以前被认为携带无毒性阿米巴，现在被视为携带 *Entamoeba dispar*。

传播和生命周期

社区内阿米巴病的流行一般是由受感染的粪便污染食物和水传播的（Fodor，1981）。在美国和日本曾报道本病流行。可以通过人-人传播，尤其是住宅内有密切接触和性活跃的男性同性恋者。所有年龄的人均易感染，发病高峰期是在第三年到第五年。阿米巴感染没有性别偏好，阿米巴痢疾常见于男性。对于怀孕妇女，阿米巴感染患病率和严重程度增加（Marr，1981）。口服包囊后，无论是大肠还是小肠均会产生渗出，出现滋养体，二分裂法繁殖。阿米巴结肠炎取决于病原的毒力和宿主的反应。

发病机制

不同菌株的溶组织阿米巴在动物模型和人类感染毒力不同（Editorial，1979）。同工酶模式的电泳特征，即所谓的酶株群，已被用来确定寄生虫毒株，最近已取得的单克隆抗体分子遗传分析可以区分溶组织阿米巴和迪斯帕阿米巴，溶组织阿米巴的命名是因为它能够引起组织溶解。细胞膜的表面含有凝集素能够识别上皮细胞表面的半乳糖或 N -乙酰残留。寄生虫和上皮细胞相接触，细胞溶解发生；这被认为的最初由称为阿米巴微孔的阿米巴特异蛋白介导，其单体形式的表观分子量为 14KDa。阿米巴微孔是一种离子通道蛋白，引导钙进入到宿主的上皮细胞，导致细胞死亡。蛋白质和水解酵素也在这个时候释放，可能参与了入侵的过程。最后，溶组织阿米巴能吞噬死亡或正在死亡的细胞，渗透到肠壁深层。溶组织阿米巴能够引发肠道分泌，介导肠毒素活性和神经体液的分泌。肠道细菌也被认为可通过增加寄生虫毒力参与侵入性阿米巴病发病。带菌的几内亚豚鼠体内的肠道细菌是侵入性阿米巴病必须的，体外培养的阿米巴毒力丧失可以通过与细菌共培养恢复（Ravdin 等，1980）。

宿主的因素在决定阿米巴感染的结果和保持携带者状态方面有很重要的作用。营养因素和免疫机制也在阿米巴感染的结果方面发挥关键的作用。

临床特点

出现症状可能只要一周或长达数月，或在摄入包囊 1 年后（Chacin-Bonilla 和 Bonpart，1981；Kean，1981）。肠阿米巴病主要有四种表现：①无症状携带状态；②无症状阿米巴病；③急性肠道阿米巴病；④慢性肠道阿米巴病（Nicholls，1981）。携带者是疾病最常见的一种状态，可能占到总数的 80%。肠腔内感染，虽然粪便检查提示阿米巴包囊存在，但因为寄生虫不能侵入结肠所以没有血清抗体反应。与此相反，无症状阿米巴病是最温和的侵入性疾病形式，在结肠可以发现小的溃疡，但没有肠道症状。然而，这些患者有发展成阿米巴肝脓肿的风险，进一步可以发展为急性阿米巴痢疾。在这些患者中通常存在血清抗体阳性。

急性阿米巴痢疾

当突然发生感染，如急性阿米巴痢疾，临床特点和志贺菌感染及侵袭性大肠埃希菌感染很相似。除了腹泻带血，腹痛是一个突出的特点，如里急后重。结肠炎可能是暴发性的，伴有毒血症和结肠扩张，这种病情对怀孕妇女或产后及营养不良儿童尤为严重。肠道阿米巴病可能并发结肠扩张和中毒性巨结肠，其次是穿孔和阿米巴腹膜炎（Wig 等，1981）。穿孔可能发生在腹膜后或局限在腹腔内形成结肠旁脓肿。

慢性阿米巴性结肠炎

慢性病的症状发展缓慢，有轻度间歇性腹泻和腹部不适，通常发展到伴有黏液的血性腹泻。症状可减轻，恢复正常的肠道功能甚至便秘。发病期常伴有头痛，恶心，厌食症。一般来说，阿米巴痢疾的患者不会出现严重不适，发低热或不发热；进一步的水和电解质紊乱罕见。

慢性感染可导致结肠狭窄。少于10%阿米巴结肠炎的患者，纤维化肉芽组织发生在结肠，坏死中心常在盲肠或乙状结肠。这样的肿块被称为阿米巴瘤；它可能导致出血、梗阻肠道或造成肠套叠。有时会有瘘，一小部分（约1%）所谓的阿米巴后结肠炎持续存在，表现为尽管寄生虫消失结肠黏膜弥漫性发红，水肿。

诊断

在高流行地区，诊断肠阿米巴病主要依靠有临床病史及在粪便内有溶组织阿米巴包囊。诊断阿米巴性结肠炎对临床医生是一种挑战，尤其在工业社区，非特异性炎性肠病和阿米巴病相鉴别具有重要的临床意义（Root 等，1978）。

如果乙状结肠镜检查是阴性，进一步检查粪便，从新鲜的或用硫酸、福尔马林固定的标本中找到包囊。其他常规实验室调查可以显示白细胞减少，慢性贫血和低蛋白血症。

内镜检查和活检

尽管直肠受累少于盲肠和结肠，直肠乙状结肠镜可用于初步评估病情。阿米巴溃疡小，扁平，浅层病变，边缘破坏，常覆盖有一层黄色渗出物。其间的黏膜一般是正常的，这是一个有用的特征用以区分阿米巴结肠炎和溃疡性结肠炎和痢疾杆菌或沙门菌结肠炎。暴发性结肠炎的患者，可能存在持续的炎症变化，病变在直肠与其他形式的结肠炎难于区别。黏膜分泌物，溃疡碎屑和新鲜粪便应在乙状结肠镜检查时收集，并且立即做一个加温、含盐的湿涂片进行检查是否存在自动吞噬红细胞的原生物。应该做直肠黏膜活检，特点是水肿的固有层和上皮细胞的弥漫性炎症，局灶性出血和轻度甚至重度的局灶性溃疡，在溃疡的边缘往往能发现滋养体。高达50%的黏膜活检能发现自动吞噬红细胞滋养体，组织学变化可以和其他炎症性结肠疾病相区别。

放射学检查

腹部X线片可以用于初步诊断，以排除结肠扩张和结肠穿孔，同时对判断结肠受累的程度和范围是有益的。

不复杂阿米巴结肠炎，当用显微镜明确诊断时，没有钡灌肠或结肠镜检查的明确指征。然而，急性结肠炎患者若粪便检查溶组织阿米巴阴性，对于放射医生区分阿米巴和非特异性肠炎是个难题。阿米巴性疾病X线影像可以和弥漫性溃疡性结肠炎相似，有黏膜颗粒或小溃疡。而在其他一些病例，放射影像难以与克罗恩病区分，表现为节段性肠病、深溃疡、鹅卵石样征和狭窄形成。“拇指印”，常见于缺血性结肠炎的患者，也发生在阿米巴病。但是，某些特点强烈表明阿米巴结肠疾病，特别是圆锥形的畸形盲肠但不累及回肠，以及存在阿米巴瘤，产生环形或息肉状病变和癌类似。

血清学诊断

确诊阿米巴感染血清学诊断非常重要，80%～100%的患者血清中存在特异性抗体。这可以通过间接荧光抗体试验检测到（Palacios 等，1978；Taylor 和 Perez，1978；Patterson 等，1980）。由于从阿米巴病流行地区广泛的移民及外国游客的增加，从急性结肠炎中排除阿米巴感染非常重要（Sharma 等，1981）。

治疗

抗菌剂

甲硝唑（灭滴灵），一种硝基咪唑衍生物，是治疗侵入阿米巴结肠炎的首选药物（750mg，每日3次，共5～10天）。在印度，有甲硝唑治疗失败的报道，在这种情况下，有必要应用去氢依米丁，这是一种毒性较低的吐根碱衍生物；通常的方案是1～1.5mg/kg每天肌注，共5天，最多为每日90mg。甲硝唑对无症状携带者粪便中的包囊无效，但可以应用二氯尼特（糠酯酰胺）500mg，每日3次共10天。

急诊结肠切除术

虽然抗菌剂化疗对大多数阿米巴结肠炎患者有效，严重的暴发性疾病仍会发生，特别是对贫困和营养不良的人。伴随着结肠扩张持续，广泛结肠坏死及结肠穿孔终会发生。在急性结肠炎，结肠被描述为“吸墨纸”，允许粪便中的病原体穿过肠壁，甚至在局部或广泛发生穿孔发生之前。这样的病人病情严重，病死率超过50%。立即手术死亡率很高，目前普遍建议，手术前应该进行加强的抗菌化疗，同时注意保持液体和电解质的平衡。有时有可能经皮引流局部的结肠穿孔，做或不做预防性回肠袢造口术，从而避免切除。如果剖腹探查指证明确，顺行结肠灌洗和回肠袢造口术比急诊结肠切除安全（Luvono，1990）。手术仍然有争议，据报道认为次全结肠切除术加回肠造口术和预防性回肠造口有好的疗效。然而，在晚期的病例中，结肠破裂时，只能做结肠切除和回肠造口术同时在加强抗生素覆盖的情况向腹腔冲洗。

其他潜在的手术并发症，如狭窄和出血在可能的情况下应该保守处理。

手术治疗的其他指征

通过甲硝唑治疗阿米巴瘤一般会缩小，但有时对于出血或肠套叠的患者可能需要手术。如果甲硝唑对不典型阿米巴瘤无效，进行结肠镜检查及活检可以排除癌症。

结肠小袋纤毛虫

有机体

结肠小袋纤毛虫是最大的和罕见的人类原虫病原体，是唯一有纤毛并且导致人类重要疾病的病原体。人类感染的滋养体往往70mm长，在其适合宿主猪体内最大的甚至可以达到200mm长，它也可以以球形包囊的形式存在，直径可以达到60mm。

地理分布和流行程度

这种寄生虫分布在世界各地，在热带和亚热带地区更常见，尤其是巴布亚新几内亚、菲律宾、美国中部和南部以及伊朗。患病率大概为1%，在高度流行的区域和一些聚居区会更高。结肠小袋纤毛虫被其他哺乳动物所携带，包括猴子和猪，尽管这些动物并没有出现肠内的病变。和猪比邻的种群会呈现本病的高流行趋势，主要是由于这些动物携带这种病原生物的概率高。据报道最大的小袋虫病的流行是由于严重的台风导致的猪的粪便污染了水源。

传播和生命周期

像溶组织内阿米巴感染，人类感染是由于摄取了包囊，这可以通过被污染的水和食物得以传播，也可以通过人与人的密切接触传播。滋养体的抵抗力比溶组织阿米巴强，能够在宿主体外22℃潮湿的环境中最多生存10天。

发病机制

滋养体形式的寄生虫能够侵入远端回肠和结肠黏膜，导致严重的黏膜炎症和溃疡。机制仍然不明，尽管有观点认为运动滋养体可以进入黏膜和黏膜下层，甚至在一些实例中会侵入肌层结肠。寄生虫产生透明质酸便于侵入，炎症可能是寄生虫释放的另一些物质作为媒介的 。

临床特点

结肠小袋纤毛虫引起的许多临床表现和阿米巴感染很相似，包括无症状的携带状态，急性和爆发性结肠炎或慢性结肠炎。带有血液和黏液的腹泻往往突然发生并伴有呕吐，腹部不适和体重减轻。结肠炎的急性进展伴有发热和毒血症甚至致命，往往由于腹膜炎和结肠穿孔。如果是慢性病，症状的发展是缓慢的。结肠小袋纤毛虫会侵入阑尾，导致阑尾炎。

诊断

大的滋养体是排泄出的粪便中的最主要的寄生虫形式，能够借助显微镜看到，甚至肉眼也可见。通过乙状结肠镜也可以看到在直肠溃疡的边缘的滋养体。直肠可能幸免，但是一旦受累会表现出一系列的变化，从不连续溃疡到广泛的溃烂发炎变化，难以与感染或非特异性炎性肠病相区别。血清中可以检测到抗寄生虫的特异性抗体反应 ，但血清学试验在临床诊断中的价值尚未明确。

治疗

最常用的治疗方法是四环素，500mg 一天 4 次，共 10 天，这种寄生虫也对杆菌肽素、氨必西林和甲硝唑敏感。对严重的爆发性疾病可能需要手术，就像由阿米巴引起的传染病，尽管在可能的情况下要尽可能采用保守治疗。

隐孢子虫

这种原虫在20世纪初就被确认，但在20世纪90年代才引起关注，在1976年才被认为是人类的病原体。它和免疫功能低下的病人联系相关，尤其是艾滋病人（见第55章）。

病原体

隐孢子虫是孢子虫亚门家族的一个成员，可以占据小肠和大肠，主要在肠的上皮细胞内但在细胞质之外，像疟疾寄生虫，来自于有性或无性繁殖，产生卵囊，即是寄生虫传染的形式(图 56.7)（Gar-

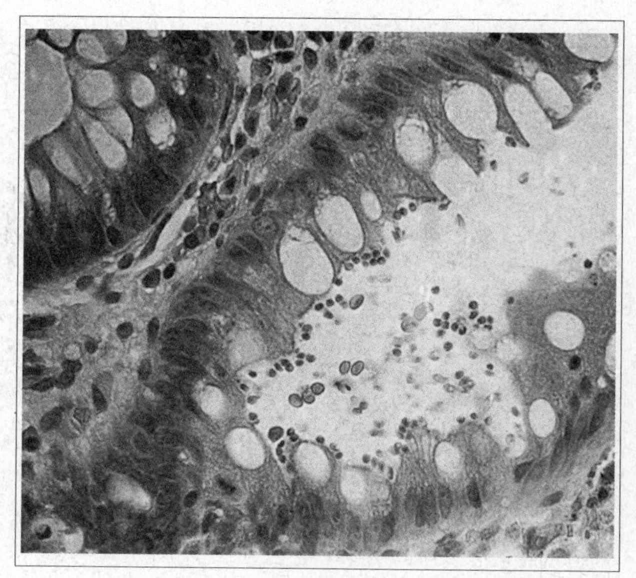

图 56.7 隐孢子虫病。这些隐孢子虫是从艾滋病人直肠活检组织内被发现的。

cia 等，1983；Casemore 等，1985a，b)。

地理分布和流行

隐孢子虫分布在世界各地，在发展中国家广泛流行，10%的病人伴有腹泻。儿童也会被传染，本病发病率高，病死率逐渐增高。在发达国家，流行程度大概为 1%～5%，对免疫力低下的病人来说是重要的传染病，尤其是对艾滋病病人（Connolly 等，1988）。

传播和生命周期

卵囊是寄生虫的主要传播形式，以两种形式存在，厚壁的类型存在于粪便中并通过粪口途径传播给其他人和哺乳动物。薄壁卵囊被认为在宿主体内释放孢子，在宿主体内变为滋养体，作为自身传染的来源。自体传染宿主的能力是免疫力低下病人长时间感染的重要因素。

发病机制

这种寄生虫能够直接损害肠上皮，据认为主要是通过直接接触，它改变了肠上皮细胞膜的结构，也可能是通过肠黏膜的继发炎性反应致病。有初步的证据表明，被感染的幼仔的粪便滤出液包含“肠毒性”活性，引起肠道分泌，其他炎性介质——如，肠细胞应对感染所产生的前列腺素，也可能导致分泌的状态。

临床特点

隐孢子虫的临床表现形式差异巨大，从携带者完全无症状到免疫抑制个体发生的严重的甚至威胁生命的水样腹泻。对于免疫能力强的个体，会有 1～7 天的潜伏期，接下来通常有发热和大量不伴出血的水样泻，有时伴有腹部不适，恶心、呕吐和体重减轻。疾病会在 48 小时内得到消退，但也可能会持续 2～3 个星期。对于营养不良的人，病期会延长。免疫功能低下的患者更容易感染，在这样的人中症状会更严重甚至致命。这种疾病是艾滋病病人常见的机会性感染，是导致长时间水样泻的一个重要原因（Blanshard 和 Gazzard，1995）。尽管寄生虫是小肠疾病的主要原因，结肠疾病罕见。直肠黏膜会有炎性改变，但是这并没有特异性（Casemore 等，1985a，b）。

诊断

甲醇固定粪便图片可以确认卵囊的存在，通过改良的 Ziehl-Neelsen 技术染色。虽然寄生虫非常小，但能从光镜下大肠或小肠的黏膜活检标本中辨认出来。

治疗

几乎每种抗生素都曾被用来尝试治疗这种感染，有报道螺旋霉素和巴龙霉素有一定成功率。最近关于硝唑尼特的报道表明，这种药物可能对隐孢子虫病有效。针对艾滋病人感染，联合抗病毒治疗与核苷类似物和蛋白酶抑制剂已非常成功地控制隐孢子虫腹泻，在某些病例完全消除了感染。支持性治疗包括保持水电解质平衡，维持足够的营养。这种情况下的手术治疗未有报道。

锥虫：Chagas 病

Chagas 病是由锥虫导致的，主要损害神经和肌肉细胞，尤其在心脏和消化道从而导致多系统的异常。

病原体

锥虫是一种血鞭毛虫，以两种形式存在于脊椎动物中。无鞭毛体体圆，无鞭毛，通过细胞内二元分裂繁殖，尤其是在肌肉细胞，最终当细胞破裂时释放出来，无鞭毛体变为锥鞭毛体，后者有一个鞭毛并可以移动。锥鞭毛体是传染给人类的形式。

地理分布和流行

南美锥虫病发生在美洲中部，特别是巴拿马、瓜地马拉和哥斯达黎加，遍及整个南美，最南端到阿根廷中部。据估计，在这些地区内大约有 7 000 000 人遭受该病折磨。

传播

主要是通过受感染的吸血昆虫猎蝽的叮咬传播给人。叮咬造成皮肤或黏膜（结膜）的局部刺激，病原体沉积在寄主昆虫的粪便中，通过宿主的抓挠进入循环系统而接种。一个地理区域内疾病的持续发生显然依赖寄生虫的存在及合适的传染媒介。猎蝽虫的生活习性接近人类，晚上出没，它们住在墙泥和茅草民居中。人类和猎蝽虫之间能够互相感染，虽然人们认为其非常接近人类的家养的动物，如猫狗，是一个重要的储存库。野生动物的感染，特别是犰狳、负鼠和一些啮齿动物，是由不同地区大量的猎蝽虫维持的，在这些地区人类的发病不明显。

发病机制

接种的锥鞭毛体最初进入皮肤的巨噬细胞，能够产生局部炎症肿胀（美洲锥虫肿）。锥鞭毛体转变成无鞭毛体并一再分裂，形成假性包囊最终释放更多的寄生虫。其中很多进入血液感染肌肉细胞、神经细胞和巨噬细胞（Ribeiro Dos Santos 等，1976）。在慢性病的过程中，肌肉和神经细胞有一个渐进性的破坏，导致肠道的动力异常和慢性充血性心脏病伴有传导异常。最近的证据表明，这些因素的慢性损害是免疫介导的，不涉及持续存在的寄生虫。抗神经元抗体已经被证明在慢性南美锥虫病人体内存在，在寄生虫的抗原和神经细胞之间可能会有交叉反应。致敏的 T 淋巴细胞与寄生虫抗原交叉反应同样被认为参与到疾病的慢性阶段。神经节细胞损害的发病机制与淋巴细胞表达分化群 8 和自然杀伤细胞膜抗原有关。B 淋巴细胞不参与此过程（Corbett 等，2001）。在肠道，有肌间神经丛细胞的逐步破坏，导致食管和大肠的运动障碍。最终导致 Chagas 病特征性的扩张综合征（巨食管和巨结肠）。

临床特点

急性 Chagas 病通常发生在儿童，但可能在临床上被认识的仅仅有 1%甚至更少。美洲锥虫肿后 1 周或 2 周，开始发热，持续数周，常伴有肝脾大，全身淋巴结肿大，有时会有心肌炎和脑膜炎。据估计，急性期病死率接近 10%，慢性南美锥虫病临床症状至少在 10～15 年内不明显。在巴西，血清反应阳性病人中有 6%～7%为食管运动异常，3%为巨食管，1%为巨结肠。在阿根廷和智利，巨结肠比巨食管更常见。结肠症状往往开始于患者 20 岁左右，从感染到发病会有潜伏期。进行性的便秘、腹胀和腹痛是基本特征。排便次数非常少，1/3 的病人每 3 周只出现一次，会有直肠的排空功能受损。粪便嵌塞，毒性扩张和乙状结肠扭转是常见的并发症（Duhamel，1956；Habr-Gama 等，1976；Kobayasi 等，1992）。结肠的运动形式表现有多种（Ferreira-Santos，1961；Meneghelli，1977）。一些病人运动机能亢进，而另一些则减弱。测压显示正常的结肠头尾向推进活动出现障碍。直肠扩张的灵敏度显著减小，不像正常人，直肠扩张时内部括约肌放松失败，这一特点在先天性巨结肠的病人中也被发现（见第 59 章）。

诊断

诊断 Chagas 病往往根据临床的特点，因为病人往往生活在流行的地区，没有被隔离，大多伴有食管和心脏的问题。体格检查可以摸到扩张的乙状结肠，伴有粪块，直肠可能是空的。在急性期，在血液中可以见到锥鞭毛体，但在随后的阶段，尤其是慢性期，它们往往不被发现。动物接种实验被用来诊断锥鞭毛体。实验菌种的猎蝽虫与可疑感染病的人共同饲养，一段时间后检查是否存在寄生虫。补体结合试验的血清学检测也有助于诊断。

内科治疗

在急性阶段，南美锥虫病的治疗，可用硝呋替莫 8mg/kg 每天口服，持续 2～4 个月；苯并咪唑每日 5mg/kg，持续 2 个月。这些药物被认为能有效地减少寄生虫血症，尽管它们预防慢性疾病的作用尚未明确。一旦发生组织损伤和慢性综合征，它们几乎肯定是没有价值的。治疗便秘的传统方法，高纤维饮食、泻药和灌肠最后失败，手术成为唯一的选择，对于严重的巨结肠和乙状结肠扭转可能需要不同的手术方法（Cutait，1965；Habr-Gama，1972）。

手术治疗大肠 Chagas 病

手术适应证

对 Chagas 病，巨结肠可能无法改善，尽管应用药物，泻药或直肠灌肠，但还是常常恶化（图 56.8）。便秘然后恶化，结肠扩张（图 56.9），肠蠕动每周或每月才发生（图 56.10）。在这一阶段，患者出现严重的腹胀，疼痛和排便困难。在这种情况下，假如没有心脏和胃、食管的异常，手术指征明确。最常见的症状有腹胀（67%），粪便嵌塞污染（56%），可能还有食管受累导致的吞咽困难。乙状结肠扭转（图 56.11）及其并发症，如穿孔（图 56.12）也是手术治疗适应证。乙状结肠扭转可能发生在疾病的任何阶段。需要手术的病人大部分为 30～50 岁，60%的病人有心肌炎的心电图证据。

手术的类型

治疗 Chagas 巨结肠中所提出的第一个手术有较高的复发率。Correa Netto 和 Etzel（1934）已提出骨盆直肠和肛门内括约肌的括约肌切开术，以及扩张的结肠有限切除术（Raia 和 Campos，1948；Ferreira-Santos，1961a，b）。随着巨结肠症的病理生理知识进展，治疗策略改为切除整个或更大部分的直肠（图 56.13）。Correa Netto 在 1940 年建议在做低位外翻结直肠吻合术同时行直肠乙状结肠镜腹腔腹膜活检术治疗 Chagas 巨结肠。Swenson 和 Bill（1948）将此手术推广到治疗先天性巨结肠。然而，即使有预防性横结肠造口依然有较高的死亡率（7.3%）和吻合口漏率（42.2%）（Correa Netto 和 Etzel，1934；Correa Netto，1940）。为了避免初期吻合的风险，Cutait 和 Figlioni（1962）介绍了延迟结直肠手术，首先由 Toupet 在 1950 年描述。外翻的直肠和结肠吻合推迟了 7 天，届时直肠外部肌肉和结肠浆膜层之间的已经形成粘连。

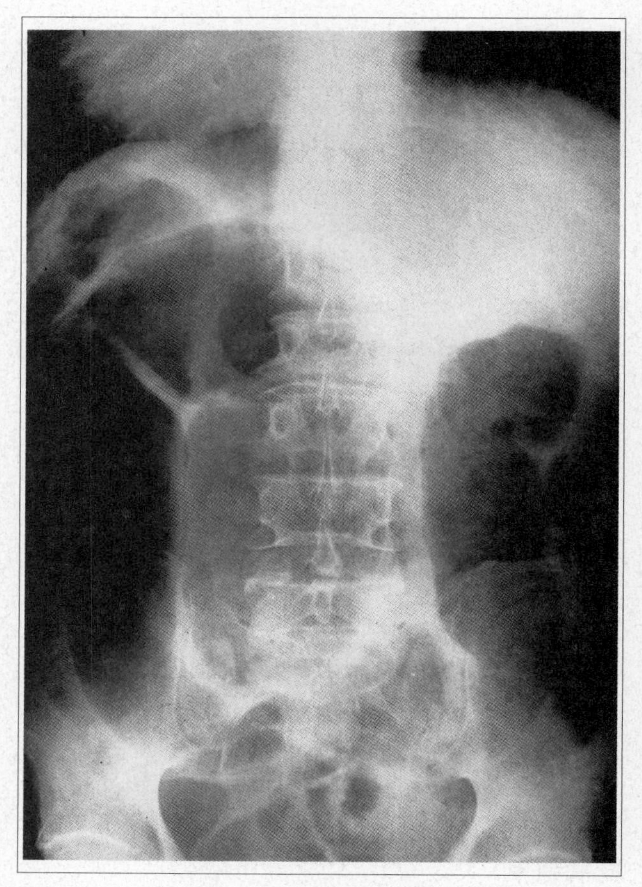

图 56.9 Chagas 病患者并发大肠梗阻的腹部平片。

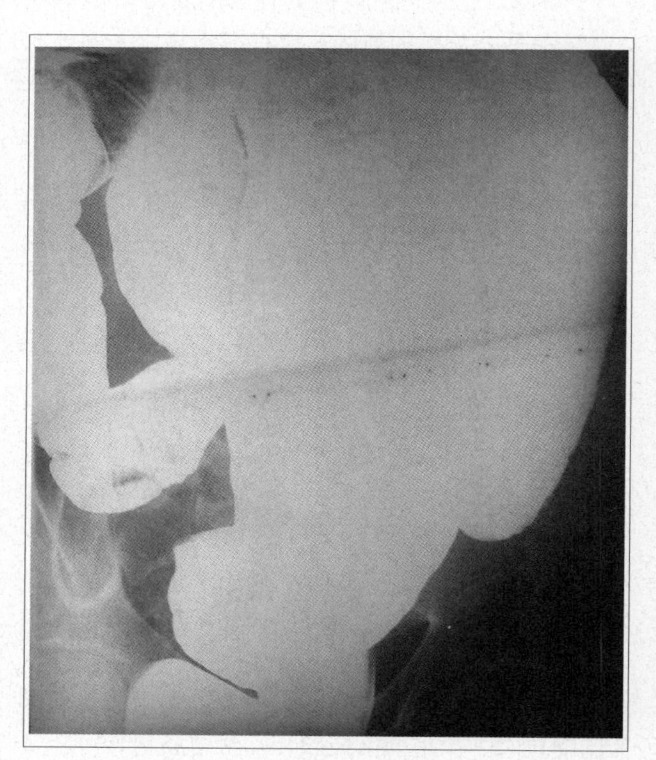

图 56.8 Chagas 病患者并发严重巨结肠的结肠钡灌肠检查。

Simonsen 等（1960）提出扩展直肠切除术，并引入经腹直肠乙状结肠切除术与结肠肛管吻合延迟。结肠段拖出肛门外，15 天后截除。在一些医疗中心吻合前切除齿状线以上 0.5cm 的黏膜。更常见的是，在结肠浆膜表面和直肠的纵行肌之间形成粘连。据称使用这种技术效果良好。然而，操作技术上的困难，可能会有不同程度的大便失禁和性功

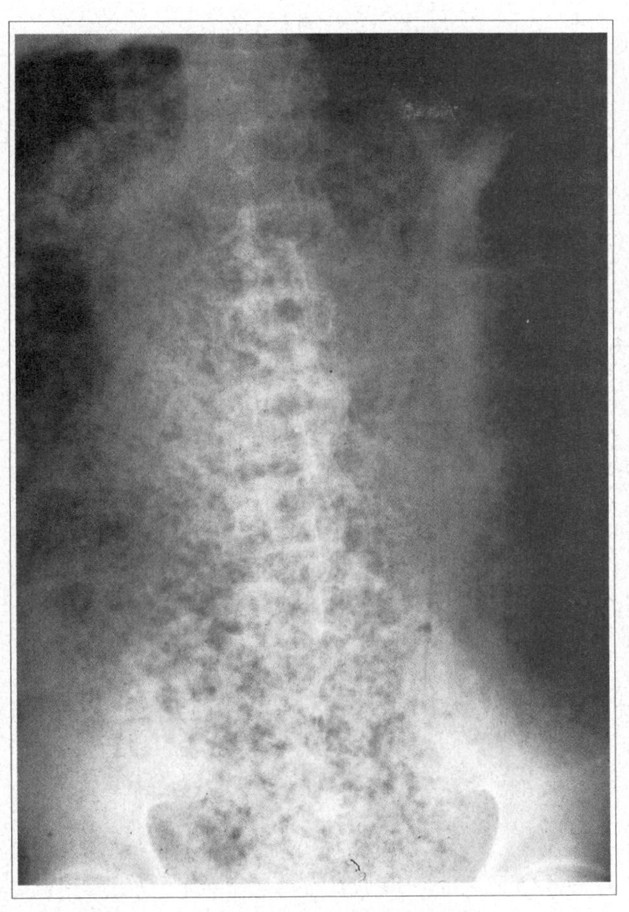

图 56.10 Chagas 病患者充满粪便的巨结肠的腹部平片。

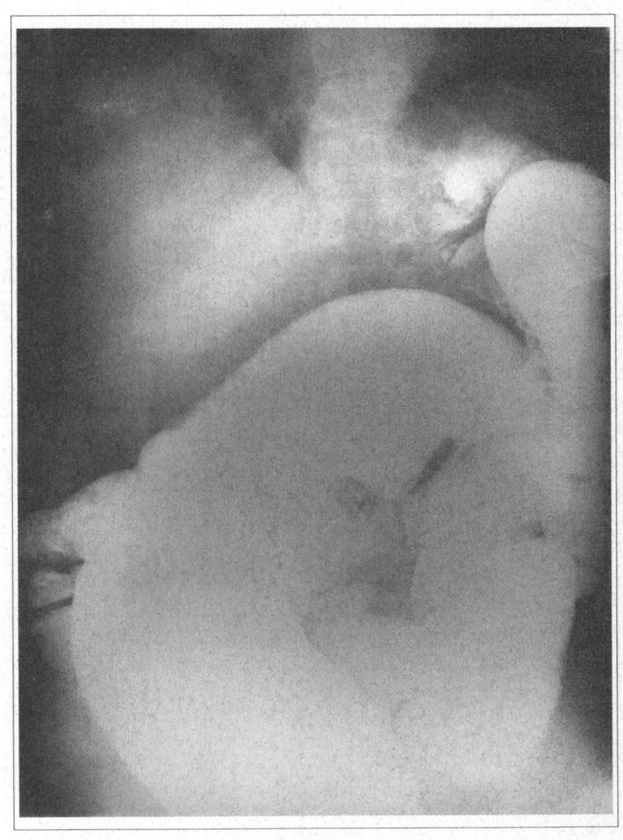

图 56.11 钡剂灌肠检查显示 Chagas 病合并乙状结肠不完全扭转。

能障碍。

Duhamel 手术

1956 年，Duhamel 描述了经腹会阴直肠后拖出手术。此操作经各种修改，已成为治疗 Chagas 巨结肠最流行的技术。操作开始切除病变的结肠和解剖直肠后间隙。在腹膜反折游离关闭直肠，然后切开直肠的后部至耻骨直肠肌以上，近端结肠被拖下并通过直肠。结肠的后壁缝合到打开的直肠后壁，结肠直肠隔（直肠后壁和结肠前壁）用放置成 L 位置的两个钳子夹紧。夹住的中隔缺血导致第 5 天钳子脱落。处理隔的替代和更常见的方式是使用 GIA 或 TLC，用吻合钉直接切开隔，如在第 19 章巨直肠治疗中所述。

Duhamel 手术的优点是，对直肠的影响小，性功能、排尿和排便功能障碍的发生率降低。但是，也出现了一些对原有技术的批评，如压榨性的结直肠侧侧吻合术的不可预知性（因此引进 GIA 装置），直肠盲端的粪块形成以及儿童病人一定程度的大便失禁。Haddad 等（1965）改进了 Duhamel 技术将其变成一个两阶段程序。首先，切除病变的结肠和直肠，以 Duhamel 同样的方式，将结肠放入会阴部，拖出到肛门外 4～5cm。自然粘连，保证在第一阶段完成后 7～10 天进行安全的吻合。外置的结肠和结肠直肠隔也成 L 形切割，使结肠和直肠之间形成一个大的连通，从而避免了直肠盲袋。隔的切缘缝合止血并加强结直肠吻合。这种经修改的 Duhamel 手术是目前在巴西用于治疗 Chagas 病巨结肠症最广泛的术式（Moreira，1971；Habr-Gama，1972；Reis Neto，1975）。

扩展左半结肠切除和结直肠吻合术

在某些病例，Chagas 病的扩张肠管仅涉及左半结肠、乙状结肠和上部直肠。由于直肠下端和横结肠正常口径，一些外科医生们的首选扩展的左半结肠切除术和直肠乙状结肠切除术，理由是败血症、漏、狭窄和性功能障碍将被最小化（图 56.14）。这种方式治疗的 329 例结果进行了统计，只有 8%的吻合口裂开，有 3 人死亡（1%）。随访

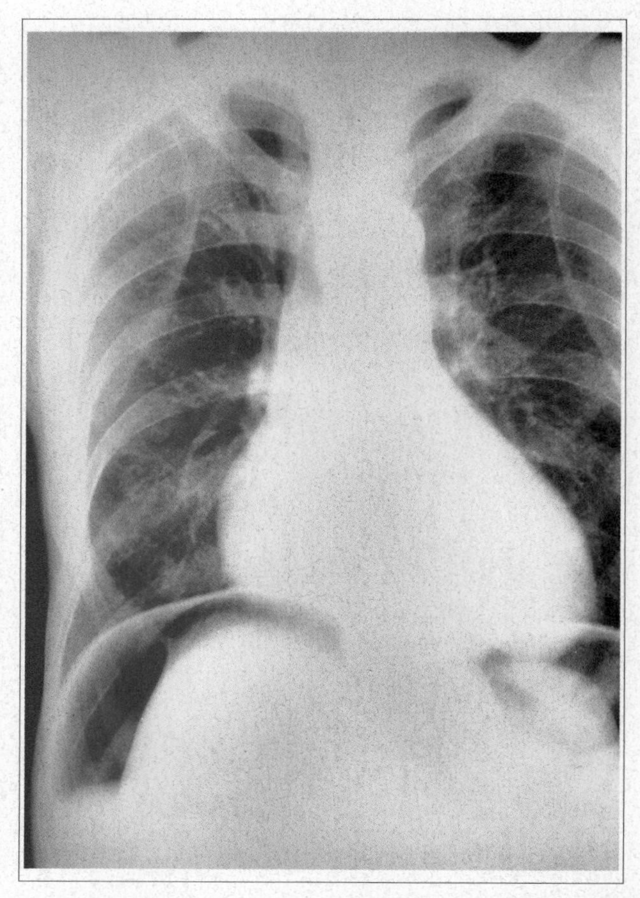

图 56.12　胸片显示 Chagas 病并发结肠穿孔引起的气腹征。

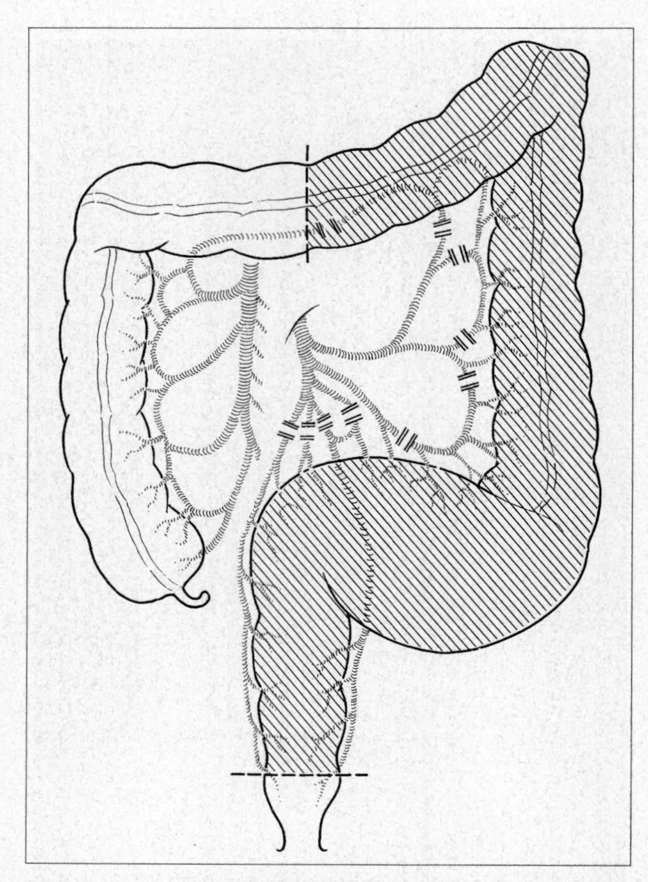

图 56.14　扩大的左半结肠切除治疗 Chagas 病并发的巨直肠和巨乙状结肠。

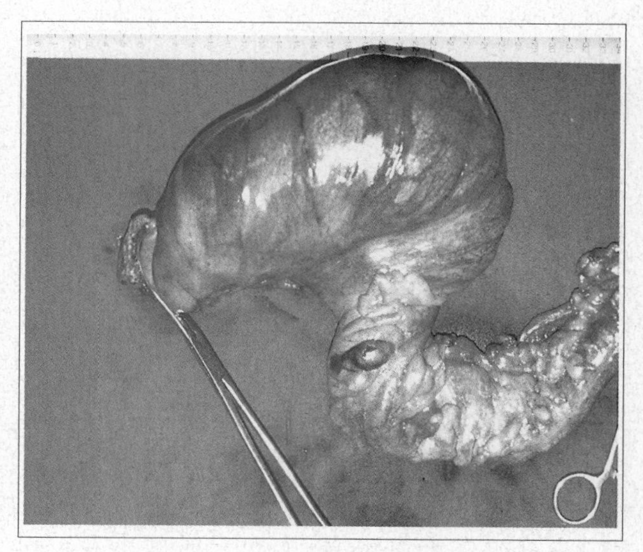

图 56.13　一例 Chagas 病患者切除标本显示扩张的乙状结肠和狭窄的直肠。

表明，95%的病人是能够排便每天 1～3 次。尿失禁和阳痿罕见。

直肠乙状结肠切除术与间置回肠

来自 SaoPaulo 的报告提出扩张的结肠和直肠切除后使用间置回肠的成效显著（Netinho 等，2002）。接受此手术的 147 例中只有 5%严重并发症，只有 4 名回结肠吻合瘘和两个回肠直肠吻合瘘。所有这些患者中除了 14 例已随访 5～15 年，是一个非常低的复发性便秘率（14%）（图 56.15）。操作涉及的扩张肠段切除术，带肠系膜蒂的回肠间置，回肠结肠吻合和回肠直肠吻合术，回肠缺损缝合或钉合关闭（图 56.16，图 56.17，图 56.18）。

乙状结肠扭转及其并发症的治疗

乙状结肠扭转是 Chagas 病常见的急性并发症，是 20%病人发生肠梗阻的原因（Habr-Gama 等，1976）。肠扭转是由于冗长的乙状结肠围绕其长轴

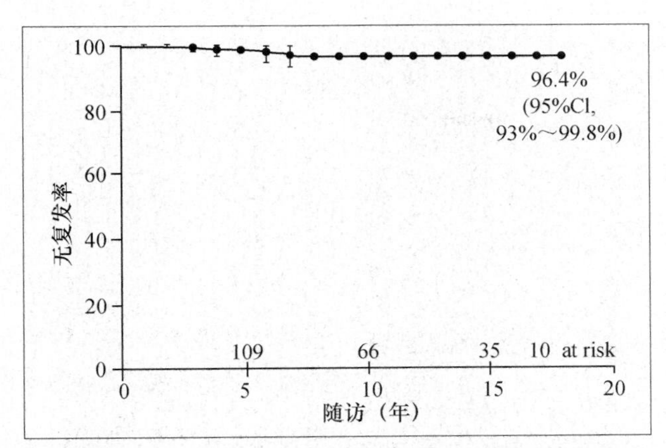

图 56.15 Chagas 病患者接受直肠乙状结肠切除间置回肠手术后无便秘复发的 Kaplan-Meier 生存曲线。来源自：Netinho 等（2002），with kind permission from Springer Science 和 Business Media。

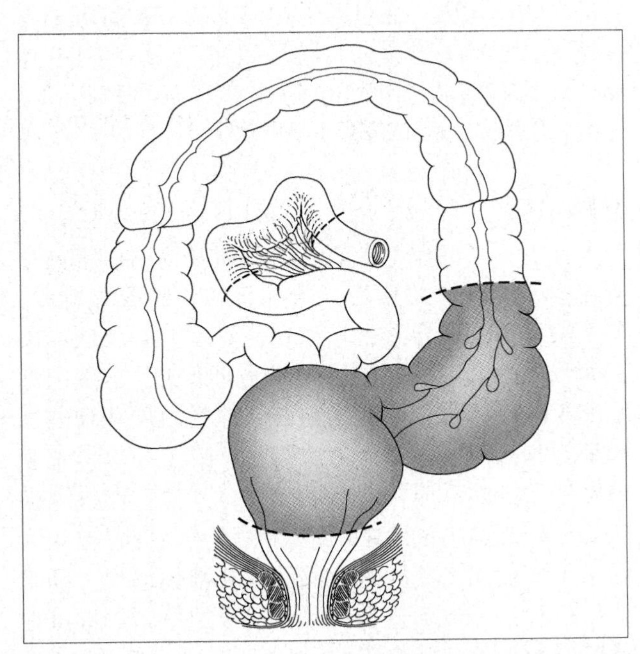

图 56.16 巨结肠图解显示结肠切除范围（实线）和回肠切开部分（虚线）。来源自：Netinho 等（2002），with kind permission from Springer Science 和 Business Media。

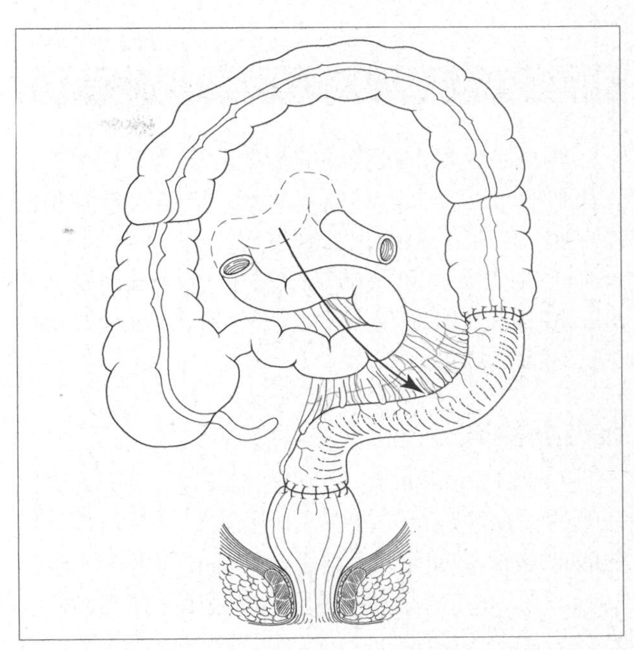

图 56.17 图解显示回肠部分置于降结肠和直肠之间。来源自：Netinho 等（2002），with kind permission from Springer Science 和 Business Media。

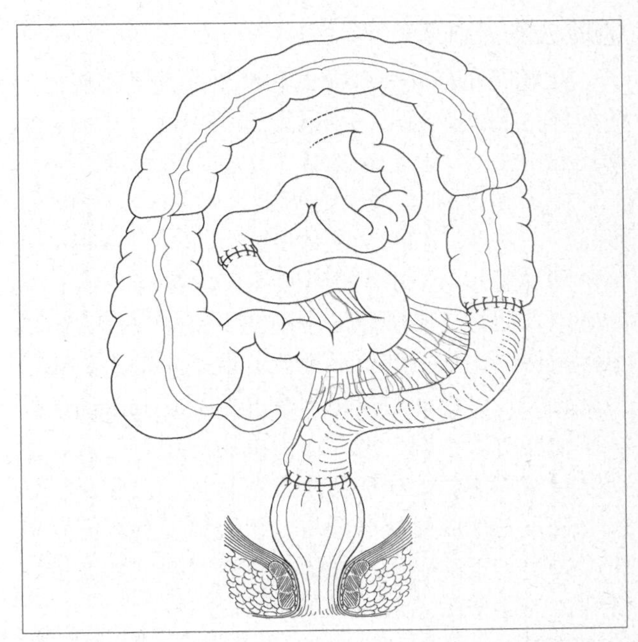

图 56.18 图解显示手术完成后的最终外观。来源自：Netinho 等（2002），with kind permission from Springer Science 和 Business Media。

扭曲或扭转，部分或全部阻塞管腔扭结，导致缺血或穿孔，伴有高死亡率。治疗分为两个阶段。

在急性尚未穿孔阶段，目的是解除梗阻。最初的办法是通过内镜处理，假如没有临床影像学和内镜的迹象证实缺血或穿孔。内镜减压后，导管放置在乙状结肠管腔。一旦结肠被成功减压，患者应接受乙状结肠切除术，或前述的一个手术方式，因为保守治疗成功后通常会复发。当有坏死结肠，最好的选择是紧急乙状结肠切除，最终结肠造口并钉合或缝合直肠残端（Hartmann）或者切除做双筒造瘘。

如果病人生存，第二阶段的治疗通常是改良的 Duhamel 手术，就像前述的一样。

蠕虫

蠕虫是世界上最普遍的传染病媒介。超过2亿人患血吸虫病，3亿人患丝虫病，6亿人有钩虫感染，超过十亿人患蛔虫和鞭虫病。

感染结肠和直肠的蠕虫主要有：血吸虫（吸虫）和蛔虫（线虫），鞭形鞭虫（鞭虫），粪类圆线虫、蛲虫（蛲虫）。

血吸虫种类

Theodor Bilharz，德国病理学家，1852年在开罗的一家医院首先描述了血吸虫病。在他描述膀胱病理之后，英国病理学家William St Clair Symmers，在1904年描述了来自同一医院的肝疾病。

有机体

成人血吸虫显示明显的两性异形，寄生在门静脉及其支流，在那里它们交配多年。

地理分布及流行

众所周知有五种血吸虫是导致人类肠道疾病的病原体：曼氏血吸虫（美国南部和中部、非洲、加勒比和中东），日本血吸虫（日本、菲律宾、东南亚、中国和台湾），埃及血吸虫（非洲），湄公河血吸虫（东南亚）和间插裂体吸虫（非洲、特别是扎伊尔和加蓬）。患病率的不同不仅取决于人类宿主的感染，而且还和敏感的中间宿主钉螺以及恶劣的卫生条件，比如钉螺生活地区的地表水被人类粪便污染有关。钉螺的数量根据季节的变化和合适的淡水繁殖场所而不同。世界血吸虫病的流行增长与水坝建设如阿斯旺大坝和灌溉方案有关。血吸虫病还发现在一些社区如俄亥俄州，纽约和加利福尼亚有高患病率，是由于受感染的人从流行地区如波多黎各和也门迁移所导致的（Webbe，1982）。

传播和生命周期

寄生虫的感染形式，尾蚴，被中间宿主钉螺释放到新鲜的水中，穿透皮肤或黏膜即可传染给人类（Webbe，1982）。尾蚴穿透完整的皮肤，丢掉尾巴，在皮下组织中1～2天，通过静脉系统迁移到肝，在肝内发育成熟。雌雄结合以配对的形式沿门静脉迁移至肠系膜静脉，在那里每天产生大量的受精卵。小于6天的幼虫，称为毛蚴，在卵内成长直到卵侵入肠壁才露头（图56.19），通过粪便排泄后进入到淡水中。通过纤毛运动毛蚴寻找特定的钉螺宿主。一旦毛蚴侵入钉螺可以生产出100 000尾蚴，大约以每天5 000个的速率释放（Bogliolo，1967；Cheever和Andrade，1967）。

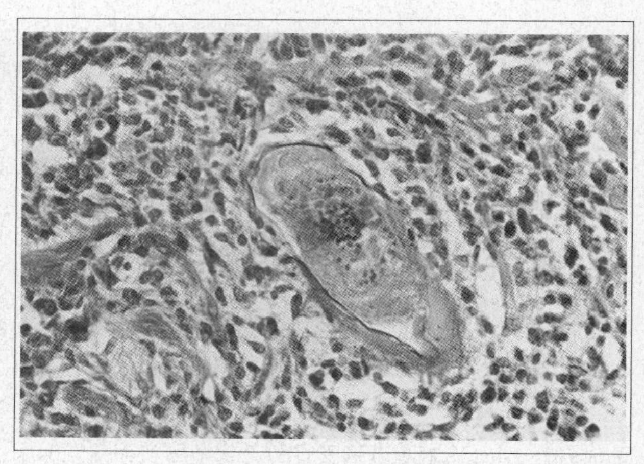

图56.19 血吸虫病显示一个虫卵的端刺嵌入直肠黏膜内。

发病机制

至少一半的卵不会通过肠道离开宿主，继续存留在腹部器官，尤其是结肠和直肠、膀胱和肝里。宿主组织内的卵导致迟发型和速发型变态反应，由于卵释放的特定抗原导致肉芽肿的形成。这些肉芽肿产生淋巴因子，巨噬细胞移动抑制因子和嗜酸性粒细胞刺激因子。据认为这些因子吸引和保留细胞对维持组织的反应是必不可少的。其他虫卵抗原被认为可刺激产生成纤维细胞刺激因子，后者被认为参与了炎症和肉芽肿的形成后的纤维化过程。纤维化的过程是导致肠道和输尿管狭窄的原因，也可促进肝纤维化性门脉高压的发展。

临床特点

尽管所有种类的血吸虫是密切相关的，但在形态、生物学、中间宿主、地理分布及临床表现方面有明显的差异。

曼氏血吸虫和间插裂体吸虫

血吸虫感染的第一个迹象是皮肤的局部炎症反应，是尾蚴入侵皮肤导致的，称为“游泳疥疮”。1周内的急性血吸虫病，特点是全身性的过敏反应，典型症状是发热、荨麻疹、嗜酸性粒细胞增多、肌肉痛和全身不适。肠道症状，尤其是伴有血液和黏液的腹泻，可能从这个时候开始，也可能会推迟几个月甚至几年。肠道症状酷似慢性阿米巴性，周期性复发和缓解。肝脾大也是疾病早期的特点，肝组织学检查显示肝炎小叶内坏死灶并存在大的肉芽肿（Bogliolo，1957；Andrade 等，1971）。

曼氏血吸虫在非洲的很多地方被发现，临床上肠道症状最严重的发生在埃及（Strickland，1994）。显微镜下可见黏膜炎症，伴有红斑、颗粒、假息肉、浅溃疡。有些人可能是由于负荷的迅速积累，导致严重溃疡息肉形成，尤其是在直肠和乙状结肠（Lehman 等，1970）。进行性纤维化导致结肠僵硬和缩窄，可引起肠阻塞。阑尾受累，结肠穿孔也有报道。

肠壁内的局部肉芽肿反应可产生假瘤或血吸虫瘤。团块可能是很明显的，会被误认为是肠道恶性肿瘤或腹腔内的 Burkitt 淋巴瘤，这种团块在乙状结肠和降结肠很常见。

日本血吸虫

日本血吸虫病也有急性期，称为“钉螺热”。它可以引起严重的感染甚至会致命。肠道病变也比曼氏血吸虫病更严重。肠道的炎症变化，尤其是浅溃疡，无论是在小肠还是在大肠都更明显。中国和日本的研究已经清楚地表明，日本血吸虫导致的结肠炎有癌变的倾向。日本血吸虫病结肠癌的风险是非感染者的 25 倍（Webbe，1982）。发育不良和慢性溃疡性结肠炎类似，在慢性结肠疾病的病人中被发现。

埃及血吸虫

虽然埃及血吸虫主要影响泌尿道，大约 70% 的患者有直肠炎症及溃疡，其他部分结肠，包括阑尾也可能会被涉及（Gilles，1982）。结直肠疾病一般不严重，虽然颗粒在直肠常见。结肠的进行性纤维化足以引起肠梗阻的发生。

诊断

肠血吸虫病与慢性阿米巴性结肠炎和其他慢性炎性肠病无法以确定的临床依据来加以区分，如果有肝脾大和门脉高压甚至尿路阻塞的现象，血吸虫病的诊断比较明确。明确诊断依赖于识别粪便中的卵或直肠黏膜活检（图 56.20）。直肠黏膜活检可以用一个传统的光学显微镜检查，虽然用两片载玻片之间的压榨活检组织，不固定或染色，检测可能

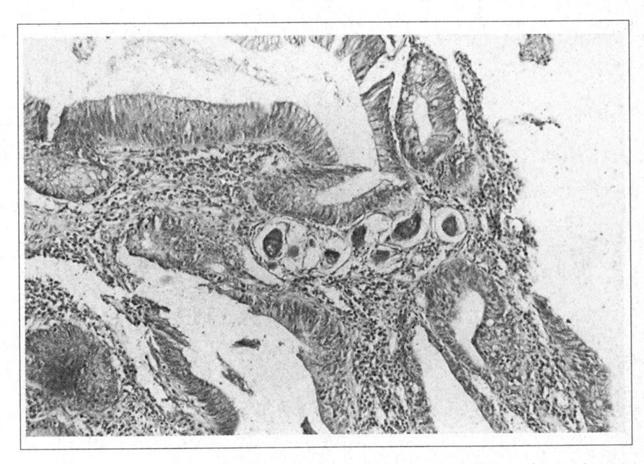

图 56.20 血吸虫病的组织病理。注意虫卵嵌入直肠壁。

更容易发现虫卵（Warren，1973）。两种方法检测虫卵是互补的，尽管诊断曼氏血吸虫感染通常认为作直肠活检高于粪便检查，然而在一项研究中发现，30%的患者在粪便中有虫卵，而在直肠活检中没有检测到（Bogliolo，1967）。即使 66%埃及血吸虫感染的病人直肠活检阳性，1/3 以上尿液中没有卵。分辨不同的血吸虫可通过辨别形态不同的卵（Jordan，1982）。

血清学诊断血吸虫病是主要的诊断方法，尤其对到流行地区的游客；成虫抗体、尾蚴和卵可以通过检测荧光抗体试验和酶联免疫吸附法来确诊。血清学试验对于可能被感染的病人最重要，但在他们的粪便中却没有发现卵。

影像学检查可帮助评估怀疑有肠血吸虫病的病人。腹部 X 线片显示结肠壁内钙化，有虫卵沉积。双对比钡灌肠检查早期的变化包括黏膜的颗粒、针状黏膜溃疡。随着病情的发展，广泛的息肉的形成，尤其是埃及的农民和阿拉伯半岛的病人。感染通常是合并曼氏血吸虫。感染日本血吸虫的患者结肠息肉非常常见，常见于直肠，也可能会发生在整个结肠。狭窄可能由进行性腔壁纤维化会导致，虽然大结肠旁脓肿可能导致狭窄和大肠的移位。日本血吸虫感染的患者，放射影像发现明显的结肠癌（Jordan 和 Webbe，1969）。

内科治疗

治疗肠道血吸虫病有几个目标，包括减少产卵，预防或减少卵对组织的损伤，治疗慢性肠道疾病并发症。然而，在治疗方面存在两难的问题。在流行地区，过度的治疗通常是不恰当的，因为再感染发

生迅速，然而不再暴露于感染环境的受感染者是能有效治愈的。在埃及，非治愈性的抑制方案应用于集体治疗，仅仅通过减少蠕虫数量就取得了良好的临床效果。药物治疗血吸虫病的一个重大进展是吡喹酮的使用，对所有的血吸虫种类都非常有效。埃及血吸虫和曼氏血吸虫通常给予单剂量口服 40mg/kg。对于日本血吸虫，给予较高剂量 60mg/kg，一天分为两次或三次给药。此药耐受性好，副作用较少。尤其是对肝功能不全的患者比较安全。仍在使用的其他药物包括奥沙尼喹，对于曼氏血吸虫非常有效，给予单剂量 15mg/kg，疗效明显。低龄儿童，以及在一些非洲地区，特别是埃及和苏丹需要较高的剂量（Webbe，1981）。美曲膦酯只对埃及血吸虫有效，给予 7.5mg/kg，口服，3 次/ 2 周（Davis 和 Bailey，1969；Davis 和 Wegner，1979）。

内镜检查和治疗

日本血吸虫病大肠癌的风险仍然存在争议，没有明确的治疗方案出现（Ming-Chair 等，1980）。结肠黏膜的发育不良改变见于报道，因此内镜多点活检可能是理想的方法，因为它存在长期的溃疡性结肠炎。如果发育不良严重，应该考虑预防性的结肠切除术（Kilpatrick 等，1982）。

在埃及，严重而广泛的结肠息肉导致出血、腹泻和蛋白质丢失性肠病（图 56.21）。治疗结肠息肉的主要进展是内镜下息肉切除术；一次结肠镜可以切除上百个息肉。有一些广泛息肉病的患者需要数次内镜下息肉切除术。然而，内镜息肉切除应该与适合的药物治疗相结合。

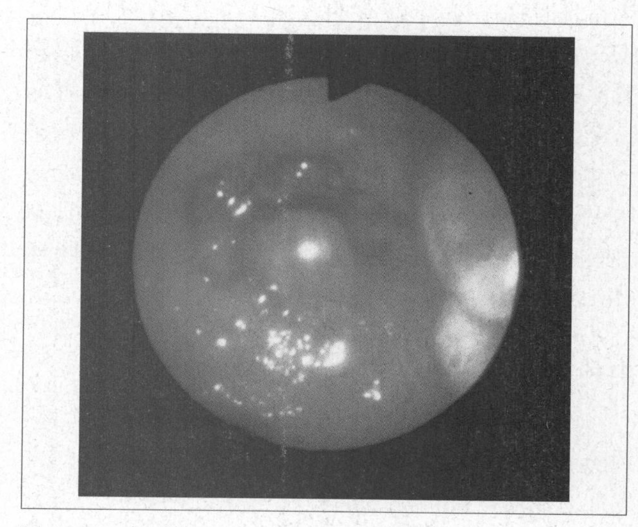

图 56.21 肠镜检查显示的血吸虫息肉。

息肉的治疗

血吸虫性息肉的症状对抗血吸虫药物，如吡喹酮（Rafla 等，1983）或奥沙尼喹（Kilpatrick 等，1981）的治疗反应效果明显。直肠出血、腹泻和里急后重会在 2 周后好转（Abaza 等，1978）。血清白蛋白，铁和平均血红蛋白水平，通常在 3～6 个月内自行恢复（El-Masry 等，1985）。82％的患者大便虫卵转阴。与此症状反应相反，息肉的反应是不可预测的，消退往往延迟，6～24 个月后才明显。一个以上的疗程才可能解决息肉的问题（Ibrahaim，1985）。此外，再感染是一个持续的威胁，可能导致息肉的复发，有时药物治疗成功后仅 2 年即再发（Farid 等，1974）。

内科治疗主要针对血吸虫性已经出现症状的息肉，尤其对儿童和伴有血管炎性息肉和无蒂息肉，特别是直径小于 0.5cm 的息肉。

在两篇前瞻性研究中比较了药物治疗血吸虫性息肉和内镜治疗息肉（Thakeb 等，1980；Ibrahaim，1985）。第一篇，17 例多发性息肉每日口服奥沙尼喹 20 mg/kg 共 5 天。治疗后 3 个月除 2 例外息肉的数量和大小不变。然而，息肉黏膜变得充血减少，息肉不易碎。血吸虫性结肠炎的症状和内镜下表现在 1 年治疗后大大改善，有 15 例病人持续有息肉。患者接受内镜下息肉切除，共 39 次治疗切除 89 个息肉。内镜治疗要间隔 1～3 周，这样可以允许息肉切除造成的溃疡面愈合。15 例患者最终切除所有息肉，解决了出血、腹泻、腹痛、贫血和低蛋白质血症等问题。

在另一项 50 例病人的研究中，把吡喹酮治疗和内镜下息肉切除相比较（Ibrahaim，1985）。在治疗前，全部病人均切掉一个息肉做组织学和化学检查，评估黏膜硫黏蛋白含量和黏膜下层网状纤维胶原蛋白的密度。所有患者接受单剂量口服吡喹酮 40mg/kg 治疗，治疗后 3 个月、6 个月、12 个月和 24 个月后再做内镜检查。吡喹酮治疗 3 个月后，85％的病人仍然有相同的密度息肉，20％有活动性的血吸虫感染需要进一步接受吡喹酮治疗。结肠息肉黏膜明显改善，而不是直肠。息肉的溃疡、坏死和出血明显下降，但水肿、充血和增生没有明显变化。给予重复剂量吡喹酮，6 个月和 12 个月后慢慢改善。在观察期，许多小的无柄息肉消失，硫黏蛋白含量和网状纤维的密度逐渐增加。然而，67％的病人在 1 年后仍然有许多带蒂大息肉。1 年之后，仍然存在平均 5.4 个息肉。因此，在 12 个月的观察期内 50 例患者共切除了 274 个息肉。早期内镜息肉切除合并抗血吸虫药物治疗表明：

- 在药物治疗之前带蒂或广基和纤维化的息肉应予以切除，因为药物治疗效果不佳（El-Masry 等，1982；Ibrahaim，1985）；
- 低位直肠息肉，药物治疗效果不好（Ibrahaim，1985）；
- 复杂的息肉，如直肠息肉脱出，可能难以缩小（Ata 等，1970）；
- 息肉有恶变的可能；
- 残余息肉在药物治疗后症状会持续超过 6 个月；
- 患者可能有大肠弥漫性病变，尤其是感染了日本血吸虫（Xu 和 Su，1984）。

手指可触及的息肉最好采用贯通切除。较高位的直肠息肉用乙状结肠镜电灼破坏或去除。直肠乙状结肠交界处以上的息肉用结肠镜息肉切除术。由于血吸虫息肉的蒂是纤维化的，因此需要比腺瘤或幼年息肉施加更长时间的凝固电流（Bessa 等，1983；Hussain 等，1983）。

上消化道内镜检查是可行的，用于排除食管静脉曲张，有报道称 12%的血吸虫病息肉患者会出现此变化（Ibrahaim，1985）。

手术治疗

肠道血吸虫病的并发症可能需求手术治疗，尤其是：①穿孔；②息肉或血吸虫瘤相关的肠套叠；③由于狭窄或腔内肿块导致的肠梗阻；④慢性日本血吸虫感染导致的癌症（Nebel 等，1974b）。曾经广泛推荐的全结肠切除术，现在很少需要；它可以应用在伴有过多的黏液排出，严重低蛋白血症和贫血的弥漫性结肠息肉的罕见病例（Tikriti 和 El-Saleem，1976）。通常的手术治疗可以切除狭窄严重的息肉或恶性病变。

出血

98%的血吸虫病息肉患者便血，通常是间歇性的，不严重；估计大约平均每天 12.5ml。急性出血不常见，Barsoum's 医院入院的 18 个病人中有 3 个大量结肠出血。紧急结肠镜检查通常能够成功地定位出血部位。用息肉切除术控制出血，但这通常是困难的，因为模糊不清的出血往往是一束而不是一个息肉。结肠切除术可以拯救生命，但在术前必须纠正凝血的问题。选择节段性结肠还是结肠次全切除回肠直肠吻合术取决于定位出血部位的精确性。预防性近端造口通常用在弥漫性息肉患者行结肠次全切除术时。

梗阻

肠梗阻罕见，通常是亚急性或慢性的（Ghazaly 等，1972）。它可能是由多个大型息肉或由狭窄导致的。永久性纤维狭窄会使肠血吸虫病更复杂（Warren 和 Mahmoud，1984），但是相对少见（Alyan 等，1969）。息肉阻塞肠腔是因为它本身的体积或者是肠套叠（El-Sebai，1961；Ghazaly 等，1972；Nebel 等，1974a）。随着新的抗血吸虫病药物的出现，已经极少发生息肉梗阻（El-Masry 等，1985）。血吸虫病性狭窄可能是恶性的（Sadek，1976）。急性大肠梗阻的病人通常采用紧急减压，其后切除和关闭造口。肠套叠梗阻需要切除，因为减少厚硬肠管套叠很困难，同时可以作为防止息肉复发的一种手段。

阑尾炎

血吸虫病性阑尾炎是有争议的（Elwi 和 El Torai，1955；Adebamowo 等，1991）。在非洲的一些地方，多达 62.5%的尸体解剖可以发现血吸虫虫卵（Gelfand，1950）。然而，在埃及，470 例由于炎症被切除的阑尾其中只有 20%有证据表明是血吸虫感染（Elwi，1976）。而且，6.7%急性阑尾炎显示有血吸虫感染，慢性阑尾炎显示的比例是 46%。血吸虫病病人患急性阑尾炎的危险和未受感染者相似（El-Rooby，1976）。

结肠相关继发性肾疾病

据报道有埃及血吸虫感染尿道出现自发性肾绞痛（Elem 和 Patel，1984）。

择期手术

大肠慢性非恶性血吸虫病病变包括息肉、溃疡、肠周团块和狭窄。许多和直肠脱垂有关。大部分血吸虫性息肉病患者营养状况良好可以立刻接受内科治疗，但有些患者状况非常差需要接受特定的手术治疗。支持性治疗应纠正贫血、低蛋白血症、低凝血酶原血症、脱水、低血钾症或低钠血症

(Badran 等，1973)。

溃疡和肿块

直肠和结肠溃疡（图 56.22）应该取活检，由于直肠的血吸虫性病变和癌相似。偶尔，诊断为恶性的直肠损伤被证明是良性血吸虫病变。溃疡通常应用药物治疗。22%血吸虫病息肉患者有肠周肿块，应该与腹膜后肉瘤或结肠癌相鉴别（El Rooby，1976）。患者可能出现腹泻、出血、低蛋白质血症和贫血，有一些无症状。肠周肿块，通常是大型的，梭形，边界不清，固定，表面有结节。影像学研究对诊断血吸虫病肠周肿块很有价值。一个普通的骨盆 X 线片可显示“血吸虫骨盆”的影像（Boulos 等，1984）。钡灌肠检查，肠周团块呈现典型的 C 型乙状结肠的形状。管腔缩小，肠壁僵硬，结肠位移，可能与癌不易区分。然而在血吸虫病的狭窄更长，而且缺乏恶性狭窄产生的“肩托”征。CT 有诊断价值。

血吸虫性的肠周肿块通常通过内镜活检与相关的结肠息肉进行鉴别诊断。药物治疗后肿块缩小并不常见（El-Rooby，1976），只有直肠活检发现活的虫卵才建议用药物治疗。使用吡喹酮 40mg/kg 治疗 2 年 50 个病人中的 11 位肿块消退（Ibrahaim，1985）。小的血吸虫性肠周肿块最好观察。只有很罕见情况下需要结肠切除，例如血吸虫病不能作出肯定的诊断或肿块并发出血或阻塞。

直肠脱垂

在埃及，完全直肠脱垂常见于年轻男性（Boulos 等，1984），和欧洲的发生率形成了鲜明的对比（Keighley 等，1983）。4%血吸虫病结肠息肉发生完全性直肠脱垂（Ibrahaim，1985），而 32%的直肠息肉会发生（Boulos 等，1984）。脱垂通常很大，脱垂黏膜呈颗粒状，无光泽、易碎，可能呈现不同数目的血吸虫息肉（图 56.22）。由于肛门括约肌松弛，病人可能发生不完全失禁，手术治疗时应考虑这点。在 Alexandria，Hussein 和 Helal（2000）调查了失禁的原因，他们发现超过 70%的继发于血吸虫病的直肠脱垂患者盆底肌肉有明显的组织学、免疫学和超微结构变化的肌病，并且认为他们的研究结果有助于明确血吸虫直肠脱垂发病机制。传统上，治疗血吸虫病直肠脱垂可以采用手术治疗（Badran 等，1973；Abul-Khair，1976）。目前的治疗方法是首先使用药物治疗。应用吡喹酮治疗减小直肠脱垂的尺寸，同时控制直肠息肉（Ibrahaim，1985）。推荐血吸虫性直肠脱垂息肉应该用抗血吸虫药物至少 1 年再考虑手术。Boulos 等（1984）研究了埃及完全性直肠脱垂患者，发现血吸虫性脱垂在 116 例男性中有 57 例（49%）和 34 例女性中有 3 例（9%）。150 例血吸虫性直肠脱垂病人的 4 种手术方案比较（Boulos 等，1984）（表 56.11）：直肠乙状结肠切除或直肠前切除术是唯一有死亡率的术式，不被推荐。

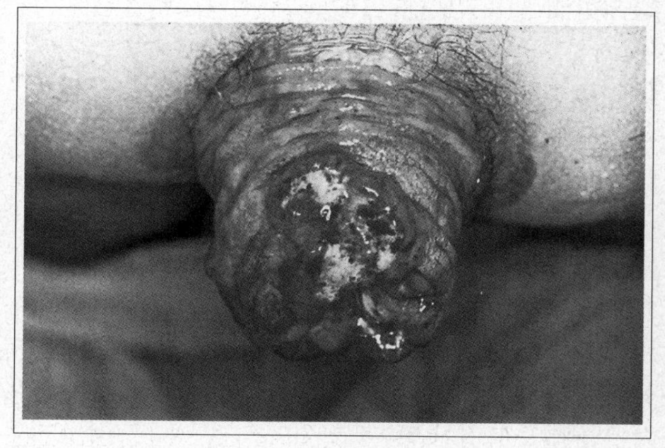

图 56.22 裂体吸虫导致的直肠脱垂。注意直肠上典型的裂体吸虫溃疡。

传统的后路聚乙烯醇海绵固定或 Roscoe Graham 术式不适用于年轻的男性患者，因为有导致阳痿的危险（Badran 等，1973），40 例病人中有 5 例这样的病人。聚乙烯醇海绵是一种刺激性异物，有发生败血症的危险。

治疗血吸虫病直肠脱垂，许多外科医生推荐使用后路直肠乙状结肠固定手术（直肠固定术），因其并发症少。直肠后方必须有限的剥离，避免损伤骶前神经。直肠用小块聚乙烯醇海绵或宁可用不可吸收性缝线固定在骶骨（Devadhar，1965）。有人建议只游离一侧侧韧带，以减少阳痿风险。

鞭形鞭虫（鞭虫）

有机体

之所以称为鞭虫是因为它像鞭子一样的形状，前部分细长，后部分较厚。雄性成虫略短，4cm 长（雌性 5cm），并有一个螺旋后端突出的骨针，可以区分于雌性。

表 56.11 血吸虫性直肠脱垂的治疗效果

治疗方式	总数	男性	死亡	复发	败血症	失禁
直肠乙状结肠切除或前切除术	38	31	2	11	9	15
后入路聚乙烯多孔塑料	40	30	0	0	7	0
后入路直肠乙状结肠固定术	54	43	0	0	1	0
前入路固定术应用聚乙烯或缝线（Roscoe Graham）	18	12	0	2	1	0

地理分布和患病率

鞭虫分布于世界各地，发达国家和发展中国家均有。患病率从小于1%到超过90%，差别很大，菲律宾是高流行区域。本病的流行和环境卫生标准及个人卫生是密切相关的。

传播和生命周期

人类在摄入虫卵后被感染，虫卵可以在宿主体外温暖，潮湿的环境中存活几个星期。幼虫进入小肠，成长为成虫。虽然严重感染时全部结肠受累，但病变常见于盲肠和回肠末端，成年蠕虫将其头部分进入肠黏膜，尾部留在肠腔。雌性每天产上千桶形的卵；卵通过粪便排出宿主体外（Wolfe，1978）。

发病机制

宿主的损害主要是由于虫体直接进入肠黏膜。严重的黏膜损伤可能产生明显的结肠黏膜溃疡，从而继发细菌感染。这可能导致血液和蛋白质的丢失，在儿童中，失血量和寄生虫数量成正比。据估计，一个蠕虫能造成0.005ml/d的失血，800个蠕虫的慢性感染可产生临床贫血，尤其是营养不良的病人。相关的炎症反应，其中包括淋巴细胞、浆细胞和嗜酸性粒细胞，均可导致结肠的渗出。

临床特点

鞭虫感染大多是无症状的，如果营养充足，血液和生化指标均正常。严重感染的病人，尤其是儿童，有黏液血便的慢性腹泻，常伴有腹痛，里急后重，厌食和体重减轻。在受感染的儿童中，阑尾炎和直肠脱垂并不常见。慢性感染可导致缺铁性贫血，低蛋白血症，可能损害儿童的成长和发育（Layrisse 等，1967；Fisher 和 Cremin，1970）。

诊断

在粪便中检查到典型的有盖桶形或柠檬形卵鞭虫可以确诊。结肠和直肠的内镜检查可以见到附着在黏膜上的成虫。结肠和直肠的黏膜溃疡也很明显。

治疗

甲苯咪唑，剂量为100mg，每天两次，共3天。治疗效果好，毒副反应小。几个疗程药物治疗即可消除感染。孕妇避免使用甲苯咪唑，因为有潜在的致畸性。

蠕形住肠蛲虫（蛲虫）

生物体

蛲虫远小于鞭虫，雄性较小（2～5mm长），雌性（8～13mm长）。雌性的尾部逐渐变细而直，而在雄性是弯曲的，并有一个钩状刺（Marsden，1978）。

地理分布和流行

蛲虫遍布全世界，在温带和寒冷的地区更流行。如果家居环境拥挤，儿童更容易感染。

传播和生命周期

人类吞食虫卵后被感染，通常是人-人之间互相传染，或者通过家庭中的灰尘和衣物传染。在儿童中，从肛周到口的自体感染也很常见。摄入后，虫卵在十二指肠孵化成熟，杆状幼虫进入盲肠。交配后，雄虫很快死去，雌虫迁移到肛门，产的卵分布在肛周、会阴区。卵在数小时内植入，2周内仍然可见，生命周期6～8周，人类是唯一已知的宿主。

发病机制

蛲虫损害回肠末端的黏膜，常累及盲肠和结肠，发生浅溃疡和轻度炎症。这些病变的继发性细菌感染可能会导致黏膜下脓肿。当成虫通过肠壁进入肠外，会发生严重的并发症。在这些区域会有明显的炎症反应，其中包括泌尿生殖道、肝、脾、肾、大网膜和肺。

临床特点

一些病人会有强烈的肛门瘙痒，这往往是感染者唯一的症状（参见第14章）。症状通常是夜间发生，和雌虫在肛门产卵有关系。搔抓的结果是把卵沾染到床上用品和服装，通过指-口传播自体传染。当蠕虫在阑尾管腔中被发现会出现阑尾炎的症状。

诊断

鉴定虫卵很简单，可以用一个透明胶带黏肛周皮肤，然后放在显微镜下观察是否有虫卵的存在。应在数个早晨排便或洗澡前重复这种操作从而确信已无蛲虫感染。

指甲下可以发现虫卵，偶尔在粪便中发现，可能在临床体检时发现，或者由患者家长发现。

治疗

甲苯咪唑是首选，单一剂量100mg。由于虫卵在2～3周内仍然可见，往往会在房间里传播，如亚麻床品、灰尘、家具和玩具等，所以要间隔1～2周的重复治疗，时间长达10周。同样，其他家庭成员，虽然无症状，也应接受治疗。双羟萘酸噻嘧啶同样有效，给予单剂量10mg/kg，接下来就是反复的长达10周的治疗方案。备选方案包括哌嗪50～75mg/（kg·d），共7天，单一剂量扑蛲灵5mg/kg。

肠类圆线虫

肠类圆线虫引起小肠疾病，往往伴有严重的肠道吸收不良。然而，重度感染时结肠往往受累。这种疾病的重要性一直被强调，因为感染却无症状的病人接受糖皮质激素或其他免疫抑制治疗，会出现毁灭性的后果（Carvalho-Filho，1978）。

有机体

通常只有雌虫，2～3mm长，在肠道内被发现。蠕虫最常驻留在十二指肠和空肠，侵入肠腔，在黏膜造成小洞。

地理分布和患病率

线虫生活在热带和温带地区，温暖，潮湿的气候最常见。肠类圆线虫往往会与钩虫共存，超过患病率的80%，尤其在贫困社区流行。因为蠕虫在不离开宿主的情况下，可以自我传染，生存期长达30年，流行地区的游客可能在很多年以后发病。一个特别的例子是东南亚的战俘，大约25%的澳大利亚囚犯在30年后确认感染本病（Gill和Bell，1979）。

传播和生命周期

肠类圆线虫作为丝状蚴穿透皮肤进入宿主的体内。进入静脉系统，到达肺，长成青少年的蠕虫，迁移到气管、支气管树，被吞下去。在小肠发育成熟。繁殖方式仍然是有争议的，尤其是雄性蠕虫的作用。有证据表明，成年雌性虫进行无性繁殖。雌性蠕虫将卵释放到小肠隐窝；然后进入肠道，孵化成传染性杆状幼虫，随粪便排出。在某些情况下，感染性丝状蚴在小肠内成长，穿透肠壁或肛周皮肤，导致内源性感染。这种方式在肠梗阻或免疫抑制的病人可以发生。

发病机制

对结肠黏膜的损害可能在丝状蚴再次侵入宿主体内时发生。有证据表明，结肠溃疡和幼虫没有关系，这表明黏膜的损伤可能是间接的。1cm直径的溃疡可发生在整个结肠，通常伴有充血、黏膜水肿（Marcial-Rojas，1971）。通常有混合炎症渗透，围绕着退化的壁内幼虫往往有肉芽肿反应。

临床特点

肠类圆线虫感染的三个临床阶段是：①侵犯皮肤；②肺；③肠（Loia-Cortis和Lobo-Sanahuja，1980）。伴随着丝状蚴进入皮肤，局部反应的特点是瘙痒，红斑，水肿和荨麻疹的发生。这种状况持续约2天，但之后1个星期会有咳嗽，有时会有更严重的呼吸道症状，这是由于青少年蠕虫迁移通过上呼吸道。在肠道内聚居约2周后会导致腹部不适与间歇性腹泻和便秘。这一阶段症状通常是轻微的，往往被忽视。消化道的严重症状，如腹泻和吸收不良、恶心、厌食症，通常只发生在严重感染的人（Igra-Siegman 等，1981）。

诊断

检测新鲜粪便或空肠抽吸物可以检测到动的杆状幼虫。在室温下，杆状幼虫可以长成感染性丝状蚴，从而使实验室工人有危险。在空肠活检标本可以见到成虫，偶尔会在侵入性的重度感染综合征病人的痰和胸腔分泌物中发现幼虫。贫血，嗜酸性粒细胞增多以及吸收不良的生化指标比较常见。酶联免疫吸附法血清学诊断，是目前怀疑线虫病的筛选试验。

治疗

对重度感染的传染病人，用噻苯唑 25mg/kg 每天两次，共 3 天，重度感染伴有播散病变的患者至少用 5 天。这些患者应该用大剂量广谱抗生素治疗，因为有发生败血症的风险。噻苯唑常见的副作用包括眩晕，恶心，呕吐和腹泻。也可以使用甲苯唑 100mg 每日 3 次，共 1 周，但疗效较差。伊维菌素似乎是有效的，目前正在评价。

异尖线虫

习惯于吃生鱼的人容易感染这种海洋寄生虫，特别是在日本，荷兰，斯堪的纳维亚和太平洋海岸的美国南部。摄入的幼虫附着在胃或肠黏膜，引起局部溃疡。

然而，它们不会在人体内发育成熟，人只是随机的宿主，所以在人类的粪便中不会发现虫卵。海洋哺乳动物是最终宿主，在它们的体内从幼虫发育为成年蠕虫（Van Thiel，1976）。胃和小肠最常受累，结肠尤其是盲肠也会受损。嗜酸性粒细胞为主的黏膜炎症是其特点。溃疡、肠穿孔和肠外定居的寄生虫都有报道。这种疾病能通过对鱼进行足够的烹调或−20℃冰冻 24 小时来预防。

食管口线虫种类

粪小杆线虫食管口线虫种类通常寄居在反刍动物如猪的大肠，很少引起人类疾病。几乎所有的报道都来自热带的非洲。蠕虫穿透肠壁造成沿肠道的单个或多个结节。大的肠外脓肿，需要手术引流，也可能发生穿孔和腹膜炎。最后的诊断通常要通过手术活检，因为粪便中通常检测不到虫卵，目前难以和其他线虫区分。

脊形管圆线虫

这是一种发生于中美洲啮齿动物的寄生线虫，在 1971 年哥斯达黎加的儿童发现本病。右髂窝的疼痛、发热和厌食症是主要症状。炎性肿块涉及盲肠、右结肠、阑尾和末端回肠具有特征性。肉芽肿性炎症是以成年蠕虫排出的虫卵为中心形成，成年蠕虫定居在肠系膜动脉末端。噻苯唑可以有效对抗成年蠕虫，但往往需要手术切除病变小肠。控制啮齿动物和蛞蝓（中间宿主）可以有效限制这种疾病的进一步流行。

感染的代谢和营养后果

营养状况

上述结肠的传染病通常是慢性的，如果不治疗，会持续几个月甚至几年。这种慢性感染，可能会对宿主的营养状况造成很大的影响。在这些传染病流行的地区，营养不良是常见的。有越来越多的证据表明，不理想的营养状况是患传染病的一个重要诱发因素。因此，传染疾病和营养状况是相互作用和相互依存的关系，在考虑疾病的后果时必须想到营养的状况，无论是是对社区还是对个人。感染的早期后果之一是食物摄入减少，这是厌食的结果。在发达和发展中的社区仍在施行禁食，这是往往临床医生的意见，尤其是针对腹泻的病人。病原体引起组织损伤，如结核分枝杆菌和大肠埃希菌阿米巴，常见症状如发热，增加代谢支出，从而增加人体营养需求，尤其是当厌食减少食物摄入的时候。化脓性细菌感染主要影响代谢和营养状况，而肠道内非侵入性的寄生虫感染，相对影响较小。结肠感染主要是由于结肠上皮细胞养分丢失影响人体营养状况。在由于溶组织内阿米巴和大肠菌造成的侵入性结肠炎以及继发于肠血吸虫病的广泛结肠息肉的病人，这种情况特别明显。损失的主要养分是蛋白质和铁。虽然管腔寄生虫一般危害不大，但有证据表明，儿童鞭虫病会导致相当严重的结肠病变，血液和蛋白质的丢失足以损害儿童的生长和发育。

宿主防御

营养失衡的重要结果是对无免疫和免疫的宿主机制的损害。营养不良的非特异性结果之一是破坏上皮屏障，而这对防止病原体对人体的入侵至关重要。肠道黏膜屏障的崩溃发生在蛋白质能量营养不良，如恶性营养不良症，其次就是微量元素的缺乏，特别是维生素 A 和 C、烟酸和锌。

免疫防御系统许多方面受损，其中对营养状况改变最敏感的是 T 淋巴细胞的功能。营养不良与胸腺和胸腺依赖淋巴区域有关，循环 T 细胞绝对数量减少。T 细胞功能测试表明，当有入侵的病原体存在时，这些细胞表现不佳。大量营养素和微量营养素缺乏，特别是锌、铁和某些维生素，对维持淋巴组织的结构和功能非常重要。B 淋巴细胞的功能更耐受营养状况的变化，当白蛋白池的规模和合成减少时免疫球蛋白的合成仍然维持。然而，这种情况下产生抗体的质量受到质疑，实际上有证据表明，营养不良的人免疫抗原的抗体反应可减少。吞噬功能也可能受到损害，营养不良的人血清补体含量可能会显著减少。

营养不良和严重感染

有证据表明，改变营养状况可以影响结肠感染的严重性和临床病程。摄入低蛋白高能量饮食被认为更容易对侵袭性阿米巴病敏感。实验室数据表明蛋白质不足增加了实验动物对阿米巴感染的易感性。相反，阿米巴病营养不足可能并不总是协同促进感染，在某些情况下，可能是对抗感染的过程。蛋白合成缺乏和碳水化合物吸收不良已被证明通过减少溶组织阿米巴的聚集从而减少临床疾病的严重程度。铁缺乏也可能抑制阿米巴感染，这可能是由于溶组织内阿米巴，像许多其他微生物那样，有大量铁的需求。营养状况也会影响血吸虫病患者的病程。在啮齿动物血吸虫病模型，随着饮食中蛋白质和能量的下降，产卵的数量也逐步降低。因此，在这类模型中，营养不良和感染是对立的，血吸虫感染的肝脾和肠道疾病和沉积在组织中卵的数量直接相关。营养缺乏直接损害寄生虫，并不是免疫机制介导的。没有证据支持人类感染产生这样的结果，血吸虫感染营养不良的个人应用膳食补充剂与卵的数量增加没有关系，也没有任何临床证据支持肠道或肝脏疾病会更进一步发展。因此，虽然血吸虫病损害严重感染病人的营养状况，但病前营养状况的影响仍然是存在争议的。不过，营养和感染之间的相互作用，既有理论价值，又对感染病人的治疗有意义。

（彭正　译　彭正　校）

参考文献

Abaza HH, Hammouda N, Abd-Rabbo H & Shafei A (1978) Chemotherapy of schistosomal colonic polyposis with exo-miniquine. *Trans R Soc Trop Med Hyg* 72: 602-604.

Abrams JS & Holden WD (1964) Tuberculosis of the gastrointestinal tract. *Arch Surg* 89: 282-293.

Abul-Khair MH (1976) Bilharziasis and prolapse of the rectum. *Br J Surg* 63: 891-892.

Addison NV (1983) Abdominal tuberculosis: a disease revived. *Ann R Coll Surg Engl* 65: 105-109.

Adebamowo CA, Akang EEU, Ladipo JK & Ajao OG (1991) Schistosomiasis of the appendix. *Br J Surg* 78: 1219-1221.

Ahmed ME & Hassan MA (1994) Abdominal tuberculosis. *Ann R Coll Surg Engl* 76: 75-79.

Ahuja SK, Gaiha M & Sachdev S (1976) Tubercular colitis stimulating ulcerative colitis. *J Assoc Physicians India* 24: 617-619.

Alyan MY, Sedky ME & Ghaly AF (1969) Bilharzial stricture of the colon and small intestine. *Ain Shams Med J* 20: 135.

Anand BS, Nanda R & Sachdev GK (1988) Response of tuberculous stricture to antituberculous treatment. *Gut* 29: 62-69.

Anand BS, Schneider FE, El-Zaatari FA et al (1994) Diagnosis of intes-tinal tuberculosis by polymerase chain reaction on endoscopic biopsy specimens. *Am J Gastroenterol* 89: 2248-2249.

Anand SS (1956) Hunterian lecture: hypertrophic ileo-caecal tuber-culosis in India with a record of 50 hemicolectomies. *Ann R Coll Surg Engl* 19: 205-222.

Andrade ZA & Rodrigues G (1954) Pseudo-neoplastic manifestations of intestinal schistosomiasis. *Arch Braz Med* 44: 437-444.

Andrade ZA, Andrade SG & Sadigursky M (1971) Renal changes in patients with hepatosplenic schistosomiasis. *Am J Trop Med Hyg* 20: 77-83.

Ata AA, Raziky SH, El Haway AM & Rafla H (1970) A clinicopatholog-ical study of schistosomal colonic polyposis and their pathogenesis. *J Egypt Med Assoc* 53: 762-772.

Badran IG, Iskander F, Mooro H & Said MI (1973) Prolapse of rectum in Egypt, a discussion of its aetiology and treatment. *Med J Cairo Univ* 41: 103.

Balikian JP, Uthman SM & Kabakian HA (1977) Tuberculosis colitis. *Am J Proctol* 28: 75-79.

Barsoum MS (1984) Retro-anal sphincteroplasty. *Proceedings and Abstracts of the Eighth World Congress of the Collegium Internationale Chirurgiae Digestivae*, September 1982, Amsterdam, pp 11-14.

Barsoum MS, Boulos FI, Galal SA et al (1984) Management of massive colonic bleeding. *Med J Cairo Univ* 52: 349-361.

Bastani B, Shariatzadeh MR & Dehdashti F (1985) Tuberculous peri-tonitis: report of 30 cases and review of the literature. *Quart J Med* 221: 549.

Beck-Sague C, Dooley SW, Hutton MD et al (1992) Hospital outbreak of multidrug-resistant *Mycobacterium tuberculosis* infections. Factors in transmission to staff and HIV infected patients. *JAMA* 268: 1280-1286.

Bessa SM, Helmy I & El-Kharadly Y (1983) Colorectal schistosomiasis: endoscopic polypectomy. *Dis Colon Rec-*

tum 26: 772-774.
Bettarello A & Pinotti HW (1976) Oesophageal involvement in Chagas' disease. *Clin Gastroenterol* 5: 103-105.
Bhansali SK (1967) Gastrointestinal perforations: a clinical study of 96 cases. *J Postgrad Med* 13: 1-12.
Bhansali SK & Desai AN (1968) Abdominal tuberculosis: clinical analysis of 135 cases. *Indian J Surg* 30: 218-232.
Bhansali SK, Desai AN & Dhaboowala CB (1968) Tuberculous perfora-tion of the small intestine: a clinical analysis of 19 cases. *J Assoc Physicians India* 16: 351-355.
Bhargava DK, Tandon HD, Chawla TC et al (1985) Diagnosis of ileoce-cal and colonic tuberculosis by colonoscopy. *Gastrointest Endosc* 31: 68-70.
Bhargava DK, Shriniwas, Chopa P et al (1992) Peritoneal tuberculo-sis: laparoscopic patterns and its diagnosis and accuracy. *Am J Gastroenterol* 87: 109-112.
Blanshard C & Gazzard BG (1995) Natural history and prognosis of diarrhoea of unknown cause in patients with AIDS. *Gut* 36: 283-286.
Bogliolo L (1957) Anatomical picture of the liver in hepatosplenic schistosomiasis mansoni. *Ann Trop Med Parasitol* 51: 1-14.
Bogliolo L (1967) The pathogenesis of schistosomiasis mansoni. In Mostofi FK (ed) *Bilharziasis*, pp 184-196.
Berlin: Springer. Borrow ML & Friedman S (1956) Tuberculous appendicitis. *Am J Surg* 91: 389-393.
Boulos FI, Rashad H, Barsoum MS et al (1984) Problems in the man-agement of complete prolapse of the rectum. *Proceedings and Abstracts of the Eighth World Congress of the Collegium Internationale Chirurgiae Digestivae*, 11-14 September 1982, Amsterdam, W143.
British Thoracic and Tuberculosis Association (1975) Tuberculosis among immigrants related to length of residence in England and Wales. *BMJ* 3: 698.
Camargo MF (1971) Hemagglutination test for Chagas' disease with chromium chloride, formalin treated erythrocytes, sensitized with *Trypanosoma cruzi* extracts. *Rev Inst Med Trop São Paulo* 13: 45-50.
Carvalho-Filho E (1978) Strongyloidiasis. *Clin Gastroenterol* 7: 179 - 200.
Casemore DP, Armstrong M & Sands RL (1985a) Laboratory diagnosis of cryptosporidiosis. *J Clin Pathol* 38: 1337-1341.
Casemore DP, Sands RL & Curry A (1985b) *Cryptosporidium* species in new human pathogen. *J Clin Pathol* 38: 1321-1336.
Chacin-Bonilla L & Bonpart D (1981) A seroepidemiological study of amebiasis in adults in Maracaibo, Venezuela. *Am J Trop Med Hyg* 30: 1201-1205.
Chawla TC, Sharma A, Kiran V, Bhargava DK & Tandon BN (1986) Serodiagnosis of intestinal tuberculosis by enzyme immunoassay and soluble antigen fluorescent antibody test using a saline extracted antigen. *Tubercle* 67: 55.
Cheever AW & Andrade ZA (1967) Clinical and pathological aspects of schistosomiasis in Brazil. In Mostofi FK (ed) *Bilharziasis*, pp 157-166. Berlin: Springer.
Chen W-S, Leu S-Y, Hsu H, Lin J-K & Lin T-C (1992) Trend of large bowel tuberculosis and the relation with pulmonary tuberculosis. *Dis Colon Rectum* 35: 189-192.
Chung CC, Choi CL, Kwok SPY et al (1997) Anal and perianal tuber-culosis: a report of three cases in 10 years. *J R Coll Surg Edinb* 42: 189-190.
Chuttani HK (1970) Intestinal tuberculosis. In Card WI & Creamer B (eds) *Modern Trends in Gastroenterology*, pp 309-327. London, Butterworth.
Cintron JR, Del Pino A, Duarte B & Wood D (1996) Abdominal actino-mycosis: report of two cases and review of the literature. *Dis Colon Rectum* 39: 105-108.
Connolly GM, Dryden M, Shansou DC & Gazzard BG (1988) Cryptosporidial diarrhoea in AIDS and its treatment. *Gut* 29: 593-597.
Cook GC (1985) Tuberculosis certainly not a disease of the past. *Quart J Med* 221: 519.
Corbett CEP, Ribeiro Jr U, Prianti MDG et al (2001) Cell-mediated immune response in megacolon from patiens with chronic Chaga's disease. *Dis Colon Rectum* 44: 993-998.
Correa Netto A (1940) Um caso de megacolon curado pela amputacao perineal intra esfincteriana do reto. *Bol Soc Med Cir São Paulo* 24: 29-39.
Correa Netto A & Etzel E (1934) Le megaesophage et le megacolon devant la théorie de l'achalasie: étude clinique et anato-mopathologique. *Rev Sudam Med Chir* 5: 395-421.
Cutait D (1965) Technique of rectosigmoidectomy for megacolon: report of 425 resections. *Dis Colon Rectum* 8: 107-114.
Cutait DE & Figlioni FJ (1962) Megacolon adquirido: nova tecnica de anastomose colorectal na retossigmoidectomia abdomino perineal. *Rev Paul Med* 60: 447-458.
Das P & Shukla S (1976) Clinical diagnosis of abdominal tuberculosis. *Br J Surg* 63: 941-944.
Davis A & Bailey DR (1969) Metrifonate in urinary schistosomiasis. *Bull WHO* 41: 209-224.
Davis A & Wegner DHG (1979) Multicentre trials of praziquantel in human schistosomiasis: design and techniques. *Bull WHO* 57: 761-771.
Dennis S, Nichols P, Marley N et al (2000) Abdominal actinomycosis presenting as psoas abscess. *J R Soc Med* 93: 195-196.
Despommier DD (1981) The laboratory diagnosis of *Entamoeba histoloytica*. *Bull NY Acad Med* 57: 211-216.
Devadhar DSS (1965) A new concept of mechanism and treatment of rectal procidentia. *Dis Colon Rectum* 8: 75-79.
Dineen P, Homan WP & Grafe WR (1976) Tuberculous peritonitis: 43 years' experience in diagnosis and treatment. *Ann Surg* 72: 717-721.
Duhamel B (1956) Une nouvelle operation de megacolon congiential. *Presse Med* 64: 2249-2250.
Dutta SK & Al-Ibrahim MS (1978) Immunological studies in acute pseudo-membranous oesophageal candidiasis. *Gastroenterology* 75: 292-296.
Editorial (1979) Pathogenic *Entamoeba histolytica*. *Lancet* i: 303.
Ehsannulah M, Isaacs A, Filipe MI & Gazzard BG (1984) Tuberculosis presenting as inflammatory bowel disease. *Dis Colon Rectum* 27: 134-136.
Elem B & Patel JB (1984) Spontaneous nephrocolic fistula: causal association with urinary bilharziasis. *Cent Afr J Med* 30: 77-80.
El-Masry NA, Farid Z, Kilpatrick ME & Watten RH (1982) Role of the barium enema in schistosomal colonic polyposis. *East Afr Med J* 59: 465-468.
El-Masry NA, Farid Z, Bassily S, Trabolsi B & Stek M Jr (1985) Treatment of bilharzial colonic polyposis with praziquantel. *J Infect Dis* 152: 1360-1361.
El-Rooby A (1976) The gastroenterology of schistosomiasis. In *Compiled Review of Schistosomiasis (Bilharziasis)*, pp 141-142. Cairo: National Information & Documentation Centre.
El-Sebai IT (1961) Advanced bilharzial intestinal manifestations: the relation to cancer. *Kasr El Aini J Surg* 2: 905-933.
Elwi AM (1976) Pathology of schistosomiasis. In *Compiled Review of Schistosomiasis (Bilharziasis)*, pp 47-48. Cairo: National Information & Documentation Centre.
Elwi AM & El-Torai I (1955) Bilharziasis of the appendix. *J Egypt Med Assoc* 38: 311.

Eras P, Goldstein MJ & Sherlock P (1972) *Candida* infection of the gastrointestinal tract. *Medicine (Baltimore)* 51: 367–379.

Farid Z, Bassily S, Schulert AR et al (1967) Blood loss in chronic *Schistosoma mansoni* infection in Egyptian farmers. *Trans R Soc Trop Med Hyg* 61: 621.

Farid Z, El-Masri NA, Young SW et al (1974) Treatment of schistoso-mal polyposis of the colon with niridazole (Ambilhar). *Am J Trop Med Hyg* 77: 65–67.

Ferguson MM (1975) Oral mucous membrane markers of internal disease. Part II. In Dolby AE (ed) *Oral Mucosa in Health and Disease*, pp 233–299. Oxford: Blackwell.

Ferreira-Santos R (1961a) Aperistalsis of the esophagus and colon (megaesophagus and megacolon) etiologically related to Chagas' disease. *Am J Dig Dis* 6: 700–726.

Ferreira-Santos R (1961b) Discussions on megacolon and megarec-tum with the emphasis on conditions other than Hirschsprung's disease. *Proc R Soc Med* 54: 1035–1056.

Findlay JA, Addison NV, Stevenson BK & Mirza ZA (1979) Tuberculosis of the gastrointestinal tract in Bradford, 1967–77. *J R Soc Med* 72: 587–590.

Fisher RM & Cremin BT (1970) Rectal bleeding due to *Trichuris*. *Br J Radiol* 43: 214–215.

Fodor T (1981) Unanswered questions about the transmission of amebiasis. *Bull NY Acad Med* 57: 224–226.

Gandhi BM, Bhargava DK, Irshad M et al (1986) Enzyme linked protein-A: an ELISA for detection of IgG antibodies against *Mycobacterium tuberculosis* in intestinal tuberculosis. Tubercle 67: 219–224.

Garcia LS, Bruckher DA, Braver TC & Shimizn RY (1983) Techniques for the recovery and identification of cryptosporidium oocytes from stool specimens. *J Clin Microbiol* 18: 185–190.

Gelfand M (1950) *Schistosomiasis in South Central Africa: A Clinico-pathological Study*. Cape Town: Jufa.

Ghazaly MJ, El-Mazni A, Maamoun MH & Abou Zeid MS (1972) Surgical complications of bilharziasis of large gut. *Egypt J Gastroenterol* 6: 35–58.

Gilinsky NH, Marks IN, Kottler RE & Price SK (1983) Abdominal tuberculosis. *S Afr Med J* 64: 849.

Gill GV & Bell DR (1979) *Strongyloides stercoralis* infection in former Far East prisoners of war. *BMJ* ii: 572–574.

Gilles HM (1982) Infection with *S. haematobium*. In Jordan P & Webbe G (eds) *Schistosomiasis: Treatment, Epidemiology and Control*, pp 79–104. London: Heinemann Medical.

Goenka MK, Kochhar R & Mehta SK (1993) Spectrum of lower gas-trointestinal haemorrhage: an endoscopic study of 166 patients. *Indian J Gastroenterol* 12: 129–131.

Goldberg HI & Reeder MM (1973) Infections and infestations of the gastrointestinal tract. In Marguilis AR & Burhenne HJ (eds) *Alimentary Tract Roentgenology*, 2nd edn, pp 1575 – 1607. St Louis: Mosby.

Goyal SC, Singh KP, Sabharwal BD & Bhandari YP (1977) Granulomatous lesions of the rectum. *J Indian Med Assoc* 69: 16–17.

Grange JM, Aber VR, Allen BW et al (1977) Comparison of strains of *Mycobacterium tuberculosis* from British, Ugandan and Asian immi-grant patients: a study in bacteriophage typing, susceptibility to hydrogen peroxide and sensitivity to thiopen-2-carbonic acid hydrazide. *Tubercle* 58: 207–215.

Grump MA, Iyer S, Levy IJ, Carvajal S & Gerst PH (1991) Actinomycosis: a rare cause of perianal disease. *Dig Surg* 8: 192–193.

Gupta AS, Sharma VP & Rathi GL (1976) Anorectal tuberculosis simulating carcinoma. *Am J Proctol* 27: 33–38.

Guth AA & Kim U (1991) Reappearance of abdominal tuberculosis. *Surg Gynecol Obstet* 172: 432–436.

Habr-Gama A (1972) *Indicacoes e Resultados da Retocolectomia Abdomina Endoanal no Tratamento do Cancer do Reto*. Thesis, Faculty of Medicine, University of São Paulo.

Habr-Gama A, Haberkorn S, Gama-Rodrigues JJ et al (1974) Manometria anoreto-colica: comportamento motor normal e pathologica. *Arq Gastroenterol* 11: 201–216.

Habr-Gama A, Haddad J, Simonsen O et al (1976) Volvulus of the sigmoid colon in Brazil: a report of 230 cases. *Dis Colon Rectum* 19: 314–320.

Haddad J, Raia A & Correa Netto A (1965) Abaixamento retroretal do colon com colostomia perineal no tratomento do megacolon adquirido: operacao de Duhamel modificada. *Rev Assoc Med Bras* 1: 83–88.

Han JK, Kim SH, Choi BI, Yeon KM & Han MC (1996) Tuberculous colitis: findings at double-contrast barium enema examination *Dis Colon Rectum* 39: 1204–1209.

Hill GS Jr, Tabrisky J & Peter ME (1976) Tuberculous enteritis. *West J Med* 124: 440–445.

Homan WP, Graffe WR & Dineen P (1977) A 44-year experience with tuberculous enterocolitis. *World J Surg* 2: 245–250.

Hoon JR, Doherty MB & Pemberton J de J (1950) Collective review: ileocaecal tuberculosis including a comparison of this disease with non-specific regional enterocolitis and non-caseous tuberculated enterocolitis. *Int Abst Surg* 60: 417–440. In *Surg Gynecol Obstet* 91.

Hulnick DH, Megibow AJ, Naidich DP et al (1985) Abdominal tuber-culosis. CT evaluation. *Radiology* 157: 199–204.

Hussain AMJ, Medany S, Abou El-Magd AM, Sherif SM & Williams CB (1983) Multiple endoscopic polypectomies for schistosomal polyposis of the colon. *Lancet* i: 673–674.

Hussein AM & Helal SF (2000) Schistosomal pelvic floor myopathy contributes to the pathogenesis of rectal prolapse in young males. *Dis Colon Rectum* 43: 644–649.

Ibrahaim IM (1985) *Clinicopathological Response of Schistosomal Colonic Polyposis to Specific Antischistosomal Treatment*, pp 25, 26, 118, 119, 125, 128, 148, 180, 183, 199, 203. MD thesis, Faculty of Medicine, University of Cairo.

Igra-Siegman Y, Kapila R, Sen P et al (1981) Syndrome of hyperinfec-tion with *Strongyloides stercoralis*. *Rev Infect Dis* 3: 397–407.

Ihekwaba FN (1993) Abdominal tuberculosis: a study of 881 cases. *J R Coll Surg Edinb* 38: 293–295.

Innes JA (1979) Non-respiratory tuberculosis. *J R Soc Med* 72: 587.

Jensen KB, Stenderup A, Thomson JB & Bichel J (1964) Esophageal moniliasis in malignant neoplastic disease. *Acta Med Scand* 175: 455–459.

Jordan P (1982) Diagnostic and laboratory techniques. In Jordan P & Webbe G (eds) *Schistosomiasis: Treatment, Epidemiology and Control*, pp 165–183. London: Heinemann Medical.

Jordan P & Webbe G (1969) *Human Schistosomiasis*. London: Heinemann Medical.

Kapoor VK (1998) Abdominal tuberculosis: the Indian contribution. *Indian J Gatroenterol* 17: 141–147.

Katariya RN, Sood S, Rao PG & Pao PLNG (1977) Strictureplasty for tubercular strictures of the gastrointestinal tract. *Br J Surg* 64: 496.

Kaufman HD & Donovan I (1974) Tuberculous disease of the abdomen. *J R Coll Surg Edinb* 19: 377–380.

Kean BH (1981) Clinical amebiasis in New York City: symptoms, signs and treatment. *Bull NY Acad Med* 57: 207–211.

Keighley MRB, Fielding JWL & Alexander-Williams J

(1983) Results of Marlex mesh abdominal rectopexy for rectal prolapse in 100 con-secutive patients. *Br J Surg* 70: 229-232.

Khoury GA, Payne CR & Harvey DR (1978) Tuberculosis of the peri-toneal cavity. *Br J Surg* 65: 808-810.

Kilpatrick ME, Farid Z, Bassily S et al (1981) Treatment of schistoso-miasis mansoni with oxaminiquine: five years' experience. *Am J Trop Med Hyg* 30: 1219-1222.

Kilpatrick ME, El-Masry NA, Bassily S & Farid Z (1982) Presymptomatic schistosomal colonic polyposis. *Ann Trop Med Parasitol* 76: 109-110.

Klimach OE & Ormerod LP (1985) Gastrointestinal tuberculosis: a ret-rospective review of 109 cases in a District General Hospital. *Quart J Med* 221: 569-574.

Kobayasi S, Mendes EF, Rodrigues MAM & Franco MF (1992) Toxic dilatation of the colon in Chagas' disease. *Br J Surg* 79: 1202 - 1203.

Koberle F (1968) Chagas' disease and Chagas' syndrome: the pathol-ogy of American trypanosomiasis. *Adv Parasitol* 6: 63-116.

Koberle F & Nador F (1955) Etiologa e pathogenia do megaesofago no Brasil. *Rev Paul Med* 47: 643-661.

Kochar R, Rajwanshi A, Goenka MK et al (1991) Colonoscopic fine needle aspiration cytology in the diagnosis of ileocaecal tuberculo-sis. *Am J Gastroenterol* 86: 102-104.

Kraemer M, Gill SS & Seow-Choen F (2000) Tuberculous anal sepsis. Report of clinical features in 20 cases. *Dis Colon Rectum* 43: 1589-1591.

Lambrianides AL, Ackroyd N & Shorey BA (1980) Abdominal tuber-culosis. *Br J Surg* 67: 887.

Layrisse M, Apecedo CM & Roche M (1967) Blood loss due to infection with *Trichuris trichiura*. *Am J Trop Med Hyg* 17: 613-619.

Lehman JS, Farid Z, Bassily S et al (1970) Intestinal protein loss in schistosomal polyposis of the colon. *Gastroenterology* 59: 433-436.

Levine H (1976) Needle biopsy diagnosis of tuberculous peritonitis. *Am Rev Respir Dis* 97: 889.

Lewis EA & Kolawole TM (1972) Tuberculous ileo-colitis in Ibadan: a clinico-radiological review. *Gut* 13: 646.

Lisehora GB, Peters CC, Lee YTM & Barcia PJ (1996) Tuberculous peri-tonitis: do not miss it. *Dis Colon Rectum* 39: 394-399.

Loia-Cortis R & Lobo-Sanahuja F (1980) Clinical abdominal angiostrongylosis: a study of 116 children with intestinal eosinophilic granuloma caused by *Angiostrongylus costaricensis*. *Am J Trop Med Hyg* 29: 538-544.

Luvono FM (1990) Role of intraoperative prograde colonic lavage and decompressive loop ileostomy in management of transmural amoebic colitis. *Br J Surg* 77: 156-159.

Mandal BK & Schofield PF (1976) Abdominal tuberculosis in Britain. *Practitioner* 216: 683-689.

Mandal BK & Schofield PF (1992) Tropical colonic diseases. *BMJ* 305: 638-641.

Marcial-Rojas RA (1971) Strongyloidiasis. In Marcial-Rojas RA (ed) *Pathology of Protozoal and Helminthic Disease with Clinical Correlation*, pp 711-733. Baltimore: Williams & Wilkins.

Marr JS (1981) Amebiasis in New York City: a changing pattern of transmission. *Bull NY Acad Med* 57: 188-200.

Marsden PD (ed.) (1978) Intestinal parasites. *Clin Gastroenterol* 7: 1-243.

Medical Research Council Tuberculosis and Chest Disease Unit (1980) National survey of tuberculosis notifications in England and Wales, 1978-79. *BMJ* 281: 895-899.

Meneghelli UG (1977) Motilidade do Sigmoide e do Reto de Portadores de Molestia de Chagas em Condioes Basais e so Acao da Pentagastrina, Ribeirao Preto. Thesis, Faculty of Medicine of Ribeirao Preto.

Milder JE, Walzer PD, Kilgore G et al (1981) Clinical features of *Strongyloides stercoralis* infection in an endemic area of the United States. *Gastroenterology* 80: 1481-1488.

Ming-Chair C, Chi-Yuan G, Pei-Yu C & Jen-Chun H (1980) Evaluation of colorectal cancer in schistosomiasis. *Cancer* 46: 1661-1664.

Moreira H (1971) Tratamento do megacolo chagasico pela tecnica de Duhamel-Haddad experiencia pessoal. *Arq Gastroenterol* 8: 185-190.

Mukerjee P & Singal AK (1979) Intestinal tuberculosis: 50 operated cases. *Proc Assoc Surg East Afr* 2: 70-75.

Nebel OT, El-Masri NA, Castell DO et al (1974a) Schistosomal disease of the colon: a reversible form of polyposis. *Gastroenterology* 67: 939-943.

Nebel OT, El-Masry NA, Castell DO et al (1974b) Schistosomal colonic polyposis: endoscopic and histologic characteristics. *Gastrointest Endosc* 20: 99-101.

Netinho JG, Cunrath GS & Ronchi LS (2002) Rectosigmoidectomy with ileal loop interposition. *Dis Colon Rectum* 45: 1387-1392.

Nguyen VH (2002) Intestinal obstruction due to tuberculosis. *Asian J Surg* 25: 145-148.

Nicholls JC (1981) Amoebiasis: a surgeon's view. *Ann R Coll Surg Engl* 63: 25-27.

Palacios O, De La Hoz R & Sosa H (1978) Determinancion del antigeno amibiano en heces por el metodo ELISA. *Arch Invest Med (Mex)* 9: 339-348.

Patterson M, Healy GR & Shabot JM (1980) Serologic testing for amoebiasis. *Gastroenterology* 78: 136-141.

Perriens JH, Colebunders RL, Karahunga C et al (1991) Increased mortality and tuberculosis treatment failure rate among human immunodeficiency virus (HIV) seropositive compared with HIV seronegative patients with pulmonary tuberculosis trated with 'standard' chemotherapy in Kinsh Zaire. *Am Rev Respir Dis* 144: 750-755.

Pimparker BD (1977) Abdominal tuberculosis. *J Assoc Physicians India* 25: 801-811.

Pozniak AL & Dalton-Clarke HJ (1985) Colonic tuberculosis present-ing with massive rectal bleeding. *Tubercle* 66: 295.

Probert CSF, Jayanthi V, Wicks AC et al (1992) Epidemiological study of abdominal tuberculosis among Indian migrants and the indige-nous population of Leicester, 1972-89. *Gut* 33: 1085-1088.

Pulimood AB, Ramakrishna BS, Kurian G et al (1999) Endoscopic mucosal biopsies are useful in distinguishing granulomatous colitis due to Crohn's disease from tuberculosi. *Gut* 45: 537-541.

Puri AS, Vij JC, Chaudhary A et al (1996) Diagnosis and outcome of isolated rectal tuberculosis. *Dis Colon Rectum* 39: 1126-1129.

Quie PG & Chilgren RA (1971) Acute disseminated and chronic mucocutaneous candidiasis. *Semin Hematol* 8: 227-242.

Rafla H, El-Behary N, Ismail S et al (1983) Use of praziquantel for treatment of active schistosomiasis in hepatosplenic cases. *J Egypt Med Assoc* 66: 673-680.

Raia A & Campos OM (1948) O tratamento do megacolon: estudo de follow-up devarias tecnicas adotadas. *Rev Med Cir São Paulo* 8: 287-291.

Rathi PM, Amarapurakar DN, Parikh SS et al (1997) Impact of human immunodeficiency virus infection on abdominal tuberculo-sis in western India. *J Clin Gastroenterol* 24: 43-48.

Ravdin JI, Croft BY & Guerrant RL (1980) Cytopathogenic mecha-nisms of *Entamoeba histolytica*. *J Exp Med* 152: 377-390.

Reis Neto JA (1975) Duhamel procedure in the treatment of acquired megacolon. *Int Surg* 60: 399-401.
Ribeiro Dos Santos R, Ramos de Liverira JC & Koberle F (1976) Aspectos imunopatologicos da destruicao neuronal na moestia de Chagas. *Rev Goiana Med* 22: 235-243.
Root DM, Cole FX & Williamson JA (1978) The development and stan-dardization of an ELISA method for the detection of *Entamoeba histolytica* antigens in stool samples. *Arch Invest Med* (*Mex*) 9: 203-210.
Sadek AM (1976) Surgical aspects of gastrointestinal schistosomiasis. In *Compiled Review of Schistosomiasis* (*Bilharziasis*), p 162. Cairo: National Information & Documentation Centre.
Sargeaunt PG, Williams JE, Kumate S & Jimenez E (1980) The epi-demiology of *Entamoeba histolytica* in Mexico City. *Trans R Soc Trop Med Hyg* 74: 653-656.
Schulze K, Warner HA & Murray D (1977) Intestinal tuberculosis: expe-rience at a Canadian teaching institution. *Am J Med* 63: 735-745.
Shah S, Thomas V, Mathan M et al (1992) Colonoscopic study of 50 patients with colonic tuberculosis. *Gut* 33: 347-351.
Sharma AK, Agarwal LD, Sharma CS et al (1993) Abdominal tuber-culosis in children: experience over a decade. *Indian Paediatr* 30: 1149-1153.
Sharma P, Das P & Dutta GP (1981) Rapid diagnosis of amoebic liver abscess using *Entamoeba histolytica* antigen. *Arch Invest Med* (*Mex*)
12: 558. Sharp JF & Goldman M (1987) Abdominal tuberculosis in East Birmingham: a 16-year study. *Postgrad Med J* 63: 539-542.
Shukla HS & Hughes LE (1978) Abdominal tuberculosis in the 1970s: a continuing problem. *Br J Surg* 65: 403-406.
Simonsen O, Habr-Gama A & Gazal P (1960) Retosigmoidectomia endoanal com resseccao da mucosa retal. *Rev Paul Med* 57: 116-118.
Singh MM, Bhargava AN & Jain KP (1969) Tuberculous peritonitis: an evaluation of pathogenic mechanisms, diagnostic procedures and therapeutic measures. *N Engl J Med* 281: 1091-1094.
Singh S, Singh K, Grover AS et al (1995) Two-layer closure of typhoid ileal perforations: a prospective study of 46 cases. *Br J Surg* 82: 1253.
Singh V, Kumar P, Kamal J et al (1996) Clinicocolonoscopic profile of colonic tuberculosis. *Am J Gastroenterol* 91: 565-568.
Sochocky S (1967) Tuberculous peritonitis: a review of 100 cases. *Am Rev Respir Dis* 95: 398-401.
Strickland GT (1994) Gastrointestinal manifestations of schistosomia-sis. *Gut* 35: 1334-1337.
Sultan S, Azria F, Bauer P et al (2002) Anoperineal tuberculosis. Diagnostic and management considerations in seven cases. *Dis Colon Rectum* 45: 407-410.
Swenson O & Bill H (1948) Resection of rectum and retosigmoid with preservation of the sphincter for benign spartic lesions during megacolon: an experimental study. *Surgery* 24: 213-220.
Takahashi T, Gamboa-Dominguez A, Gomez-Mendez TJM et al (1997) Fulminant amebic colitis: analysis of 55 cases. *Dis Colon Rectum* 40: 1362-1367.
Tandon RK, Sarin SK, Bose SL et al (1986) A clinico-radiological reap-praisal of intestinal tuberculosis—changing profile? *Gastroenterol Jpn* 21: 17-22.
Taylor RG & Perez TR (1978) Serology of amebiasis using the Fiax TM system. *Arch Invest Med* (*Mex*) 9: 363-366.
Thakeb F, El-Kalouby AH, Ibrahim IM et al (1980) Colonoscopic polypectomy in management of schistosomal colonic polyposis. *Egypt J Bilh* 7: 49-56.
Thompson JN, Keshavarzian A & Rees HC (1985) Duodenal tuberculo-sis. *J R Coll Surg Edinb* 29: 292.
Tikriti F & El-Saleem T (1976) Bilharzial polyposis of the rectum and sigmoid colon. *Br J Surg* 63: 458-459.
Udwadia TE (1978) Peritoneoscopy in the diagnosis of abdominal tuberculosis. *Indian J Surg* 40: 91-95.
Underwood MJ, Thompson MM, Sayers RD & Hall AW (1992) Presentation of abdominal tuberculosis to general surgeons. *Br J Surg* 79: 1077-1079.
Vaidya MG & Sodhi JS (1978) Gastrointestinal tract tuberculosis: a study of 102 cases including 55 hemicolectomies. *Clin Radiol* 29: 189-195.
Van Thiel PH (1976) The present state of anisakiasis and its causative worms. *Trop Geogr Med* 28: 75-85.
Verma P & Kapur BM (1979) Massive rectal bleeding due to intestinal tuberculosis. *Am J Gastroenterol* 71: 217-219.
Vij JC, Malhotra V, Choudhary V et al (1992) A clinicopathological study of abdominal tuberculosis. *Ind J Tuberculosis* 39: 213-220.
Vinayak VK, Naik SR, Sawhney S et al (1977) Pathogenicity of *Entamoeba histolytica*: virulence of strains of amoeba from sympto-matic and asymptomatic cases of amoebiasis. *Indian J Med Res* 66: 935-941.
Wales JM, Mumtaz H & Maclead WM (1976) Gastrointestinal tubercu-losis. *Br J Dis Chest* 70: 39-57.
Warren KS (1973) The pathology of schistosome infections (Helminthological Abstracts, Series A). *Anim Hum Helminthol* 42: 592-633.
Warren KS & Mahmoud AAF (1984) Trematode infections: schisto-somiasis. In *Tropical and Geographical Medicine*, p 451. New York: McGraw-Hill.
Webbe G (1981) Schistosomiasis: some advances. *BMJ* 283: 292-304.
Webbe G (1982) The life cycle of the parasites. In Jordan P & Webbe G (eds) *Schistosomiasis: Treatment, Epidemiology and Control*, pp 50-77. London: Heinemann Medical.
Wells AD, Northover JMA & Howard ER (1986) Abdominal tuberculo-sis: still a problem today. *J R Soc Med* 79: 149.
Wig JD, Talwar BL & Bushnurmath SR (1981) Toxic dilation compli-cating amoebic colitis. *Br J Surg* 68: 135-136.
Wolfe JHN, Behn AR & Jackson BT (1979) Tuberculous peritonitis and role of diagnostic laparoscopy. *Lancet* i: 852-853.
Wolfe M (1978) Oxyuris: *Trichostrongylus* and *Trichuris*. *Clin Gastroenterol* 7: 201-217.
Xu Z & Su DL (1984) *Schistosoma japonicum* and colorectal cancer: an epidemiological study in the People's Republic of China. *Int J Cancer* 34: 315-318.
Zaidi AK, Awasthi S & Janaka deSilva H (2004) Burden of infectious diseases in South Asia. *Br Med J* 328: 811-815.

57

第 57 章　结直肠外科学中的泌尿外科问题

肾

肾结肠瘘

肾结肠瘘并不常见，通常是由于黄色肉芽肿性肾盂肾炎导致的组织破坏。慢性肉芽肿发生于长期存在的结石周围，引起体重减轻、发热及腰部肿块，类似于癌症引起的症状。CT 检查有助于诊断（Zorzos 等，2003），但是即使是在术中，也很难将黄色肿块与肾癌侵袭周围组织相鉴别（Nataluk 等，1995）。

在分离肾周围的瘢痕组织时，经常有损伤结肠的风险。当肾存在慢性炎症或肾二次手术时，选择腹膜内分离是明智的选择，因为这时结肠及十二指肠能被定位、分离和保护（Blandy，1986）。尽管术前非常谨慎，但结肠还是偶尔会被损伤，因此应该更为仔细地去发现肠管损伤并进行适当的处理治疗。

肾的微创手术给结肠带来新的风险，在建立皮肤与肾的通道时结肠可能被穿刺针损伤。这很容易通过向结肠中打造影剂所识别。单纯的针穿刺损伤通常可通过保守治疗，但由内镜或肾盂引流管扩张所造成的严重损伤可能需要外科修补处理（Vallancien 等，1985；Hussain 等，2003）。

输尿管

输尿管梗阻有时是由直肠或结肠肿瘤的直接蔓延造成的（图 57.1）。肿瘤常常通过结肠壁蔓延，广泛转移使得肠系膜淋巴结受累。疼痛可能突然急性发作而使结直肠肿瘤的潜在特性被忽略。

更为常见的输尿管梗阻是由纤维组织包绕少量癌细胞形成的腹膜后肿块造成的。这通常是由于结直肠癌切除后复发所引起的，原发灶可能距离较远，如乳腺、乙状结肠、胃或前列腺。这些患者存在输尿管梗阻和腰痛，伴随着尿路感染甚至在双侧输尿管梗阻时出现尿毒症。

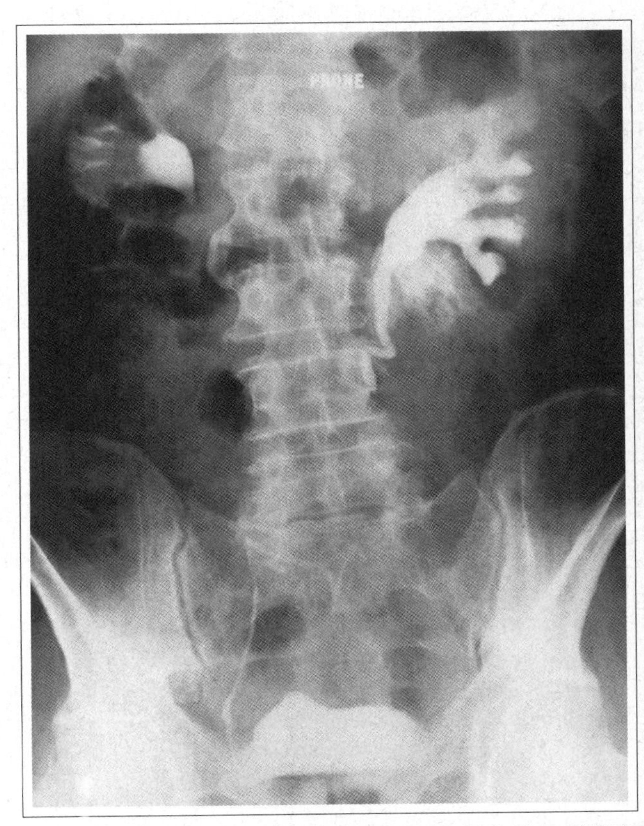

图 57.1　降结肠癌导致左输尿管梗阻引起的急性输尿管绞痛患者的尿路造影片。

区分是恶性肿瘤引起的梗阻还是腹膜后特发性纤维化引起的梗阻是困难的（Miles 等，1984；Vivas 等，2000）。两者都可以有发热、血沉加快、体重减轻，但是特发性腹膜后纤维化总是会伴有明显的高血压（Blandy 和 Fowler，1996）。

经皮肾穿刺造瘘可以减轻梗阻。另一种解除梗阻的方法是通过膀胱镜在导丝引导下置入双 J 管。在腹膜后纤维化病例输尿管置管非常容易，双 J 管可以在局麻下通过膀胱软镜置入。

CT 扫描和淋巴管造影都不能可靠地区分良性和恶性腹膜后纤维化。事实上，即使是在手术过程中仍然不可能确定诊断，甚至通过冰冻病理检查也不能确定，因为肿瘤细胞可能在纤维组织中非常分散，它们仅仅能在石蜡切片中被发现。

一旦肾衰竭被经皮肾穿刺造瘘后双 J 管缓解，诊断必须被确定。后腹膜肿物的腹腔镜下活检被推荐（Kava 等，1996）。如果恶性疾病能够被排除，激素治疗特发性腹膜后纤维化很有效（Higgins 等，1988）。剖腹探查、输尿管松解、复发肿瘤切除、将输尿管包绕在网膜内也是经常采用的方法（图 57.2）。

输尿管梗阻偶尔可以由腹部其他原因导致纤维化，如阑尾脓肿（Cetti，1980）或节段性回肠炎。虽然这些是常见的情况，但是累及输尿管的情况却很少见。

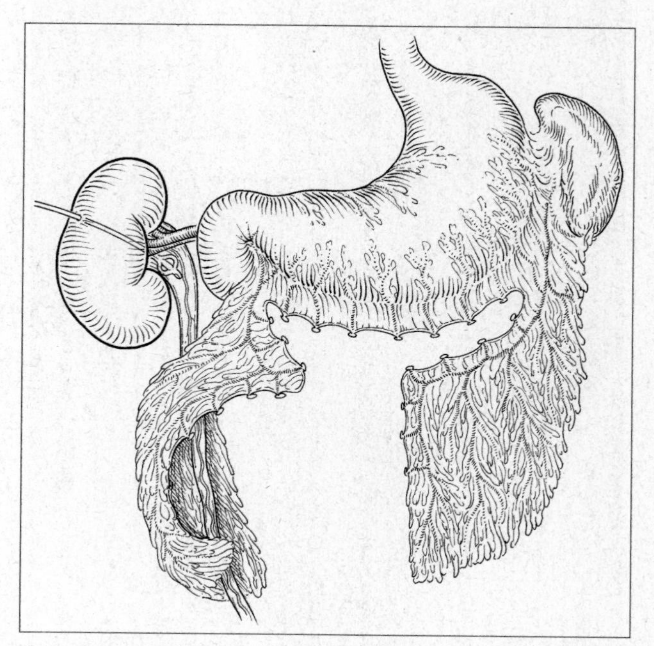

图 57.2 输尿管从周围纤维组织分离出来后，用网膜将输尿管完全包绕其中。

输尿管的手术损伤

预防

在结直肠手术中，在直肠切除时分离侧韧带时，或在行结肠部分切除术时移动右侧或左侧结肠时，或在行子宫切除术时，输尿管是最易受损伤的器官。为了避免损伤输尿管，第一步是找到输尿管，通常输尿管跨过髂总动脉分叉处。当输尿管不在常规位置，或其极度扩张以至肉眼不再认为它是输尿管时，外科医生会被混淆。在混乱时，任何结肠移动或直肠切除都是危险的。

几乎所有手术都可以花几分钟时间将病人改为截石位，应用膀胱镜置入双侧输尿管导管。这在腹腔镜下结肠部分切除术早期作为常规，但这不是永远的常规。如果可利用膀胱软镜，导管可以在不变换体位的情况下置入（Fowler，1987）。

下一步是在术野顶端寻找输尿管。记住下列建议很有意义：手术中观察的范围总是要比你首先认为合适的部位更大。有时移动结肠肝脾曲来暴露肾盂是很必要的，之后沿着肾盂向下寻找输尿管。正常的输尿管通过特异的外观和手术钳翻转的方式来寻找。但是当输尿管扩张和梗阻时这些特性消失。这时如果能够看到或感到输尿管导管，那么外科医生术就不会感到焦虑。

术野内输尿管通常能够通过手指或腹腔镜器械来游离，但当输尿管为纤维组织包绕时可能需要采用锐性分离。可以通过直角钳分离进入输尿管外膜与纤维组织间的平面，来保护输尿管不受损伤。输尿管中段与性腺血管交叉，在膀胱上动脉下通过。在分离这部分输尿管时需要格外仔细。

在髂总动脉分叉附近纤维化尤其致密。在分离这部分输尿管之前测量髂总、髂外和髂内血管是很明智的。

之前已经提到的在盆腔内镜手术中会出现输尿管损伤。在过去，妇产科医生已经有很多关于输尿管损伤的经验（Saidi 等，1995；Liu 等，1997）。输尿管支架管可以在腹腔镜手术中帮助识别输尿管（Phipps 和 Tyrell，1992）。

早期处理

如果输尿管不小心被钳子损伤或被结扎，结果可能为结扎去除后输尿管完全恢复，输尿管固定3～4周，双 J 管在输尿管恢复期间应该被留置（图 57.3）。

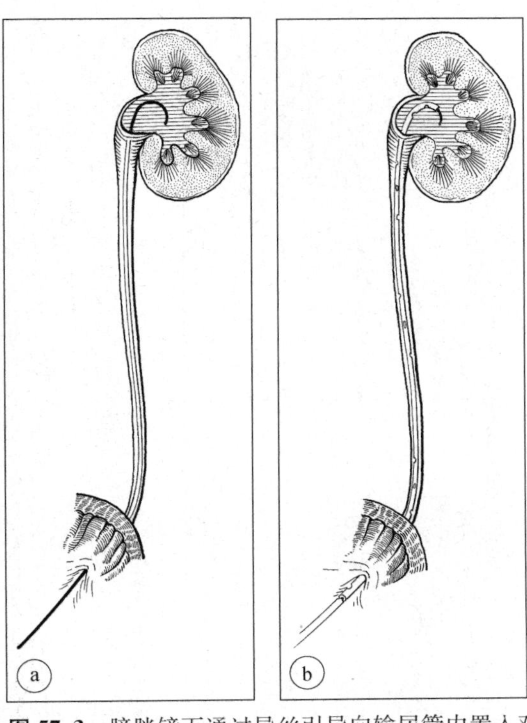

图 57.3　膀胱镜下通过导丝引导向输尿管内置入双 J 管。

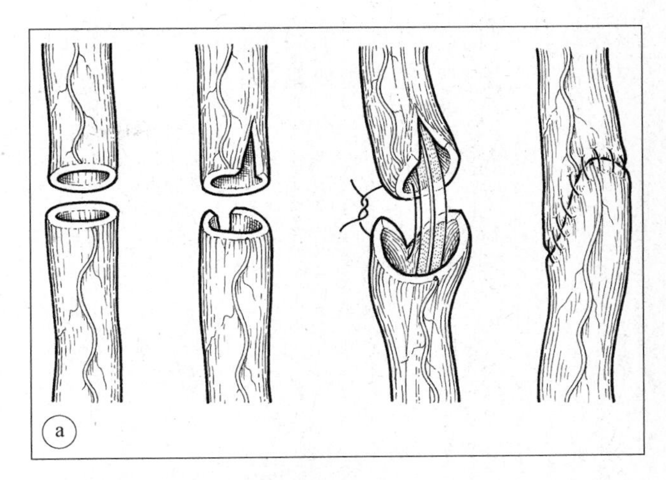

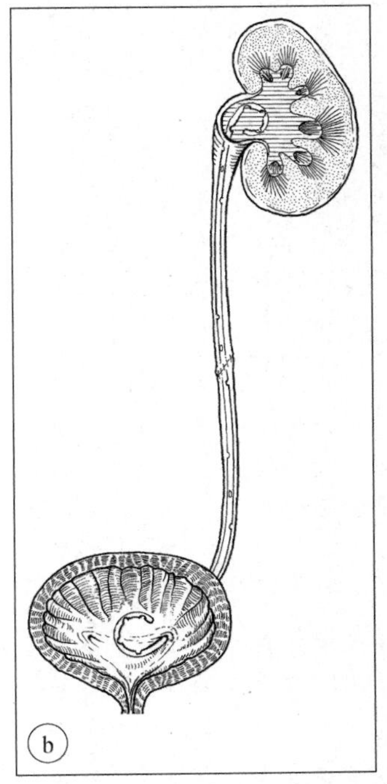

图 57.4　插入双 J 管铲形输尿管进行端端无张力吻合。

如果输尿管被横断，而断端没有损伤，两断端距离很近，那么可以采用可吸收细线斜形端对端吻合，输尿管内留置双 J 管（图 57.4）。4～6 周后双 J 管在局麻下通过膀胱软镜拔除。

事实上，当盆腔输尿管受损伤时，输尿管周围组织很少是正常的，输尿管被切断时它通常会收缩。为了避免张力采用 Boari 瓣或腰大肌牵拉将输尿管再植入膀胱更为安全（参见下文）。

如果患者一般情况较差，不能耐受大的外科干预治疗，一个古老而有效的方法是 Walsh 的原位输尿管造口术（Walsh，1969）（图 57.5）。现代修补输尿管的方法不太可能使输尿管造口管保持足够的时间来更换，但是为了使更换造口管成为可能，窦道应该是长而弯且没有打结的。

治疗输尿管中段损伤另一个可选择的方法是经输尿管输尿管吻合术（图 57.6），但是这种方法给无损伤输尿管带来了特殊的风险（Ehrlich 和 Skinner，1975；Smith 和 Smith，1975），因此这种方法仅仅在其他可选择的方法不能应用时才被采纳。

对上端靠近肾的输尿管损伤，急诊处理采用肾造瘘术。找到并打开肾盂（图 57.7）诱导肾造瘘管逆行通过肾盏。在一个长期预后很差的患者行肿瘤姑息性切除过程中，如果输尿管受损，偶尔采用肾切除术是正确的选择。

有一种观念必须要抵制——仅仅结扎有功能肾的输尿管期望损伤就能无声息的消失。事实上相反，肾会变得扩张、疼痛。如果发生尿液感染（经常发生），则还存在败血症的风险。

晚期处理

输尿管损伤更常在术后被发现，而不是在术中。有三种表现：无尿、腰痛伴发热或尿瘘。

无尿

如果双侧输尿管均被结扎或患者为孤立肾，将会出现无尿。这种情况最常见于复杂手术中大出血及低血压出现紧急情况时。在恢复室中可以注意到患者没有任何尿液。这时需要与急性肾小管坏死或双侧输尿管梗阻情况进行鉴别诊断。

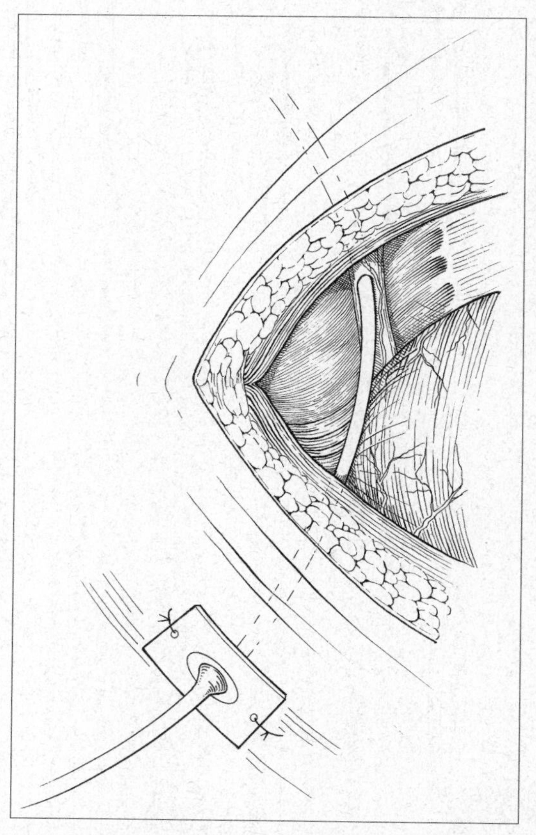

图 57.5 Walsh 的原位输尿管造口术。肾造口术或插入 Gibbon 导尿管并做成一个便捷的夹板固定缝合在皮肤上。

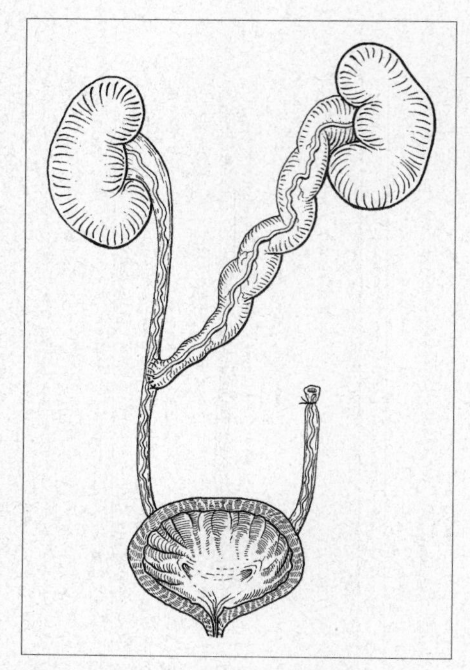

图 57.6 经输尿管输尿管吻合术。

急性肾小管坏死导致的无尿几乎总是在少量含有颗粒管型的暗红色尿液到无尿之间存在过渡。如果导尿管没有被堵塞，但是从手术开始后一直没有尿液引流的话，最大的可能是输尿管梗阻。

诊断应该被尽快确定，如果输尿管被结扎，超声或 CT 扫描可以显示输尿管扩张。一旦确诊，应该行双侧经皮肾穿刺造瘘置管术来解除肾盂压力。在这一阶段，这通常比通过膀胱软镜经导丝置入双

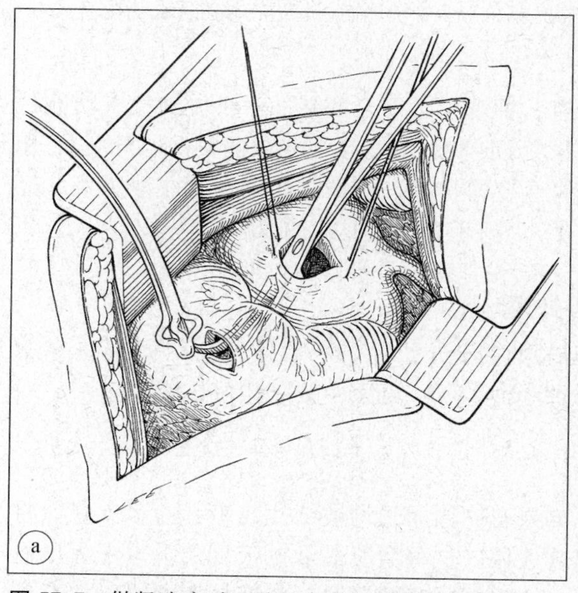

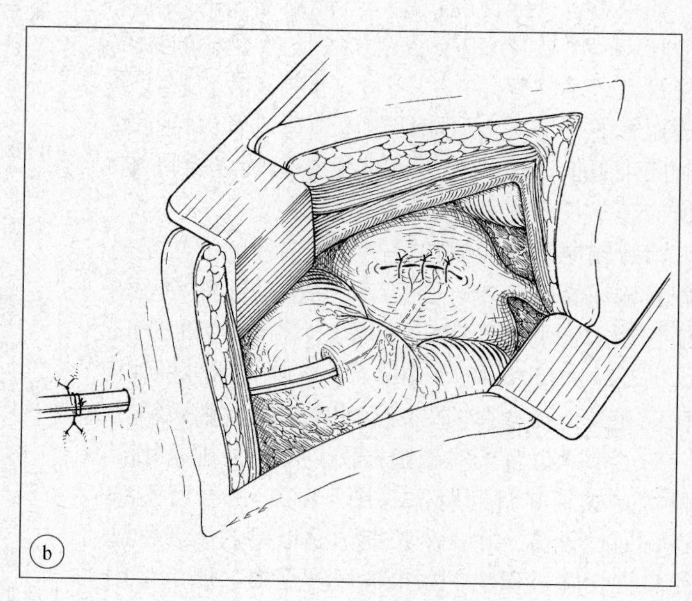

图 57.7 做肾造瘘时，总是先找到并打开肾盂。

J 管更为安全简单。进一步的处理等患者一般情况改善后再进行。

腰痛和发热

如果单侧输尿管梗阻伴尿液感染，除了腰痛外患者还会出现发热，肌肉僵直，甚至败血症。然而在没有感染时，疼痛在最初几天经常被麻醉药掩盖或误以为术后正常不适，因此被忽略。因此如果存在怀疑，应行超声或 CT 检查。

尿瘘

盆腔手术后输尿管损伤最常见症状是尿液从会阴部伤口或阴道流出。尿瘘一般在术后 7～10 天才会出现，因为这时坏死的输尿管壁开始脱落。出现漏液后很容易被误以为是淋巴液。在腹部手术常见的表现是尿液从引流管引流，少见从伤口或身体其他孔道流出。

诊断应尽快确定，不要延误。有两个问题需要明确：液体是尿液吗？如果是尿液，来自哪里？

为了证明液体是尿液，少量的液体样本可以通过 2ml 注射器在伤口或阴道等液体聚集的地方抽取，之后样本送至实验室检测尿素和肌酐的含量。由于尿液是唯一比血浆含有肌酐、尿素高的的体液，这个检验可以明确第一个问题，抽取的是不是尿液。

第二个问题可以通过尿路造影和 CT 间接回答，通常损伤的输尿管会出现扩张，但这必须通过逆行肾盂造影证实。今天，这个操作在局麻下通过膀胱软镜来完成，减少了损伤。检查时必须检查对侧输尿管，因为双侧输尿管损伤也并不罕见（Badenoch 等，1987）。

损伤输尿管的修补

哪种方法？

如果确定发生了输尿管梗阻或瘘尿，进一步处理方式应该更取决于以下几个因素：原发病，做了什么手术，远期预后如何及患者一般身体状况。

采用现代经皮技术可能将导丝通过损伤部位，不论是结扎或尿瘘产生的狭窄。也可能通过球囊扩张的方式解除狭窄（Glanz 等，1983；Ghoneim，1993），并插入双 J 管。在一些病例中，通过肾造瘘口从上向下置入导丝可能更简单，在另一些病例，通过传统方法或膀胱软镜从下方置入导丝更为简单。如果必要可以两种方法结合应用（Postoak 等，1997）。

对一些患者行肾切除术可能更为适合。例如晚期肿瘤转移患者行姑息性肿瘤切除术，单纯肾切除可以使患者早日出院，不需进一步处理，可以使患者余生更为舒适合理。但更常见的是有其他理由需要尽可能多地保留肾功能，尤其是考虑行化疗时。

当损伤累及输尿管下段时，损伤输尿管可吻合断端跨度达 15cm 以上时，输尿管可以通过 Boari 瓣或腰大肌瓣与膀胱再植。当损伤在输尿管上段邻近肾脏时，回肠（右侧）或结肠（左侧）袢可以作为输尿管与膀胱间连接的储尿器（图 57.8）。如果阑尾没有疾病或阑尾系膜不短的话（图 57.9），输尿管短的缺损可以通过阑尾连接（Die Goyanes 等，1983）。

经输尿管输尿管吻合术已经被提及，当存在输尿管需要远离膀胱时，这种术式应该考虑。但是在所有处理下段输尿管损伤的方法中，Boari 瓣是最合适和可靠的方法。

Boari-Ockerblad 瓣

首先由 Boari（1899）提出，但是由 Ockerblad 首次应用于患者（1936），这是个安全并且多用途的方法，适合于各种输尿管损伤（Cukier，1966；Bowsher 等，1982）。手术步骤如下：

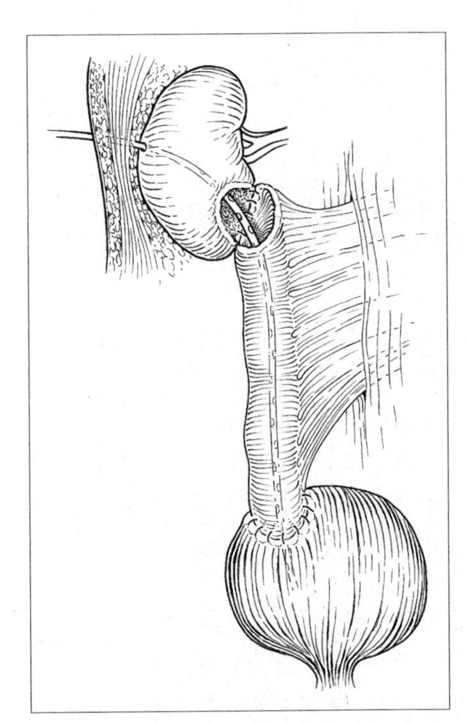

图 57.8　长的输尿管缺损可以采用分离出的回肠袢（右侧）或降结肠（左侧）来桥接输尿管与膀胱。

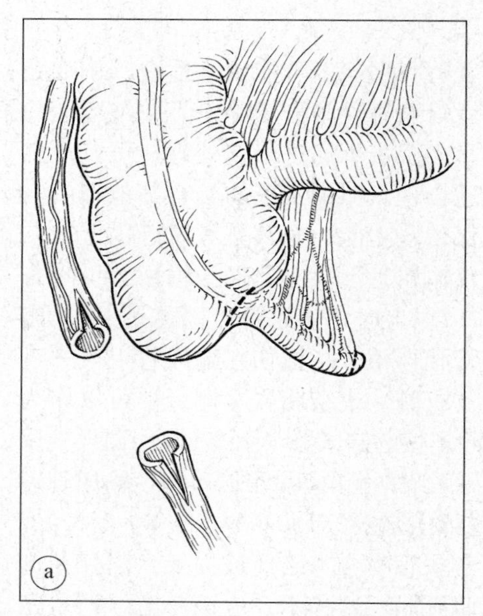

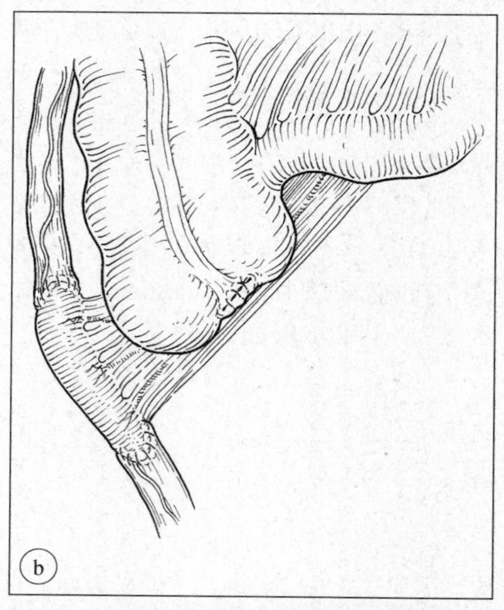

图 57.9 阑尾周围输尿管很少见损伤，一旦损伤可采用健康的阑尾作为缺损的替代物进行连接。

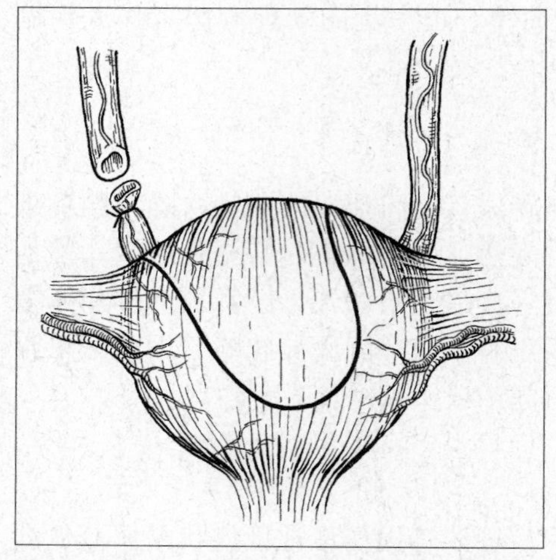

图 57.10 Boari 瓣首先在膨胀起的膀胱上划出切割的范围。

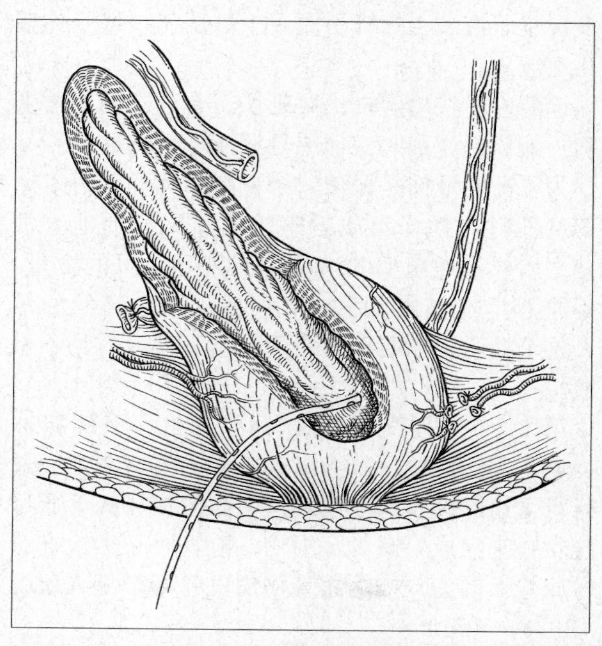

图 57.11 为了防止损伤对侧输尿管，先在对侧输尿管留置输尿管导管。

将损伤的输尿管从周围纤维组织中分离出后，膀胱注入生理盐水，将广基瓣划定出来（图 57.10 和图 57.11）。由于膀胱壁较易出血，当 U 型瓣逐渐被掀起时，周围血管应该用细且可吸收的缝线缝扎。瓣壁做成黏膜下通道，通过通道将输尿管下拉，斜形与膀胱尿路上皮吻合（图 57.12）。输尿管可用婴儿饲管或双 J 管支撑。Boari 瓣用连续可吸收线缝合呈管状（图 57.13）。为了防止扭结和吻合口的张力，做成的管可以附加在腰小肌或一些便利的纤维组织上。当输尿管断端存在较大跨度时，Boari 瓣可从膀胱背侧取得（图 57.14），但要注意保护对侧输尿管。

腰大肌提拉

腰大肌提拉是除 Boari 瓣外另一个选择。在膀胱可移动面左横形切口，再纵形缝合（图 57.15）。膀胱能够被提拉起来与输尿管吻合，而吻合口张力通过膀胱与腰小肌吻合而消除。这种简便的方法诱使很多外科医生在张力下植入输尿管。事实上，这种术式并不比 U 型 Boari 瓣术式困难，并且张力能够一直被避免。

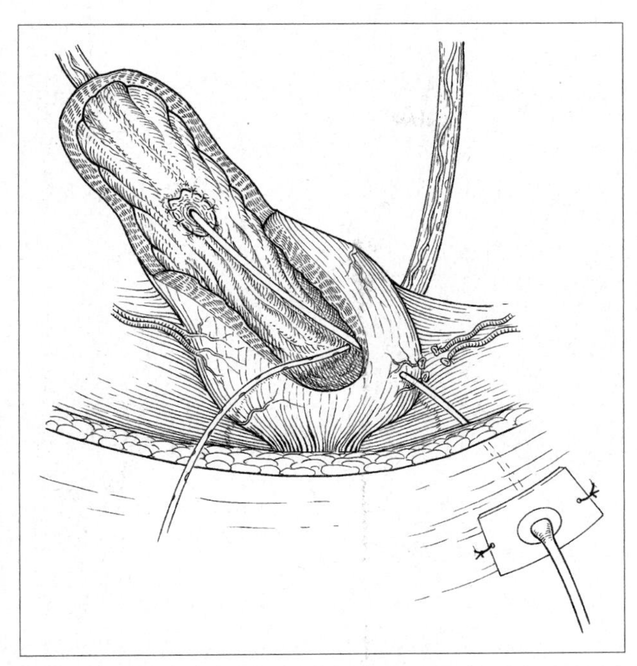

图 57.12　输尿管被拉下在瓣内黏膜下走行一段，来预防反流，并采用合适的导管固定。

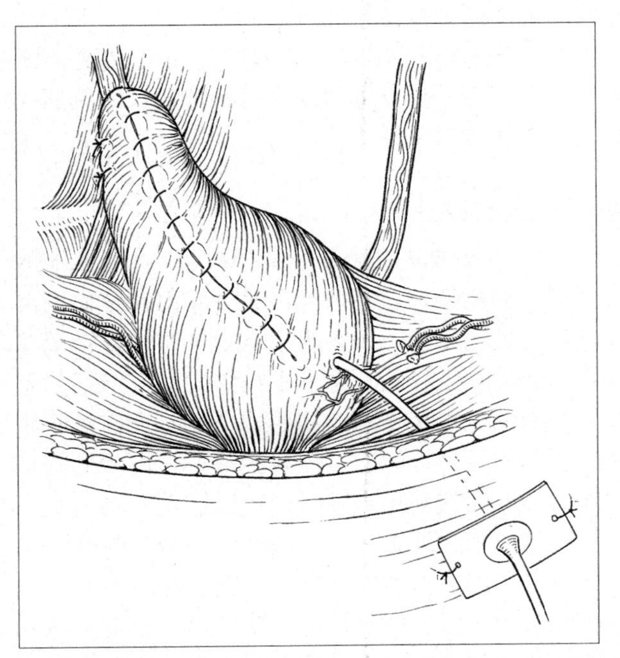

图 57.13　瓣呈管状关闭，缝合在腰小肌肌腱上来预防张力和扭结。

肠输尿管瘘

克罗恩病、结肠恶性肿瘤和放射损伤是罕见的肠输尿管瘘的主要原因。

输尿管肠瘘极其罕见，其不再是病理学或放射

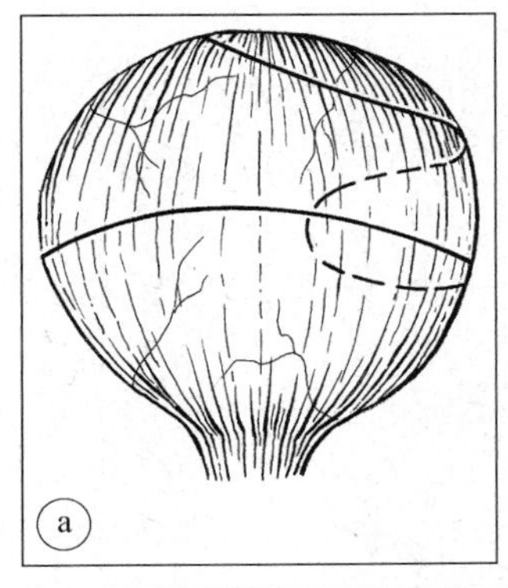

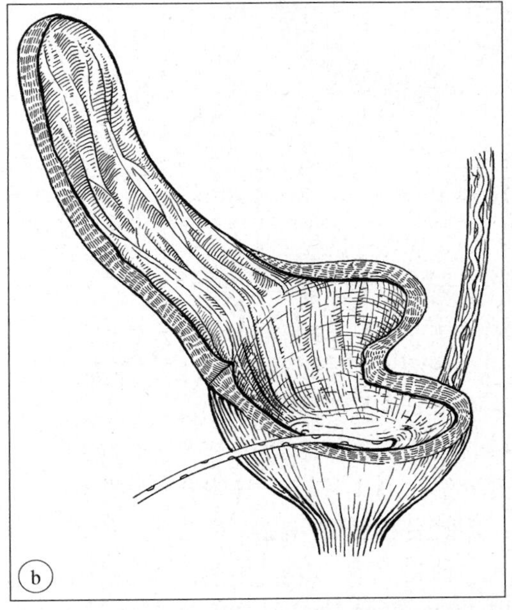

图 57.14　为了制作超长的 Boari 瓣，切取皮瓣时可以切到膀胱对侧，但要注意不要损伤对侧输尿管。

学问题，而主要是泌尿外科并发症。

大多数输尿管瘘出现在盆腔边缘或输尿管穿过腰大肌处的髂窝。克罗恩病引发的输尿管瘘通常出现在回肠末端（Talamini 等，1982）。事实上所有恶性瘘都是结肠输尿管瘘，最常见于乙状结肠（Looser 等，1979）。放射性瘘出现在盆腔边缘或在盆腔侧壁与小肠或直肠交通。

这些瘘可能是无症状的。僵硬和高热情况让临床医生警惕可能有败血症。大多数患者有克罗恩病或放疗的病史。慢性肾盂肾炎可发生高血压和进行性肾衰竭。反复尿路感染、气尿或症状是常见的临床症状。

放射学和内镜检查能够发现恶性肿瘤，但是瘘很少能被发现。诊断通常是在剖腹探查中发现瘘，偶尔术前行静脉肾盂造影或 CT 能够发现瘘。尿液分析能发现大量病原微生物，通常是大肠埃希菌、

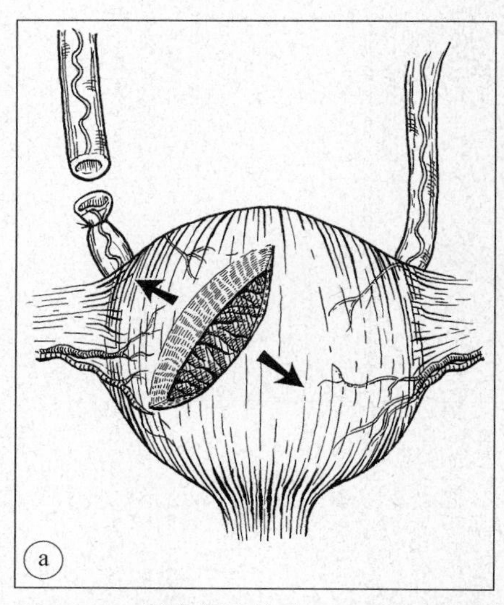

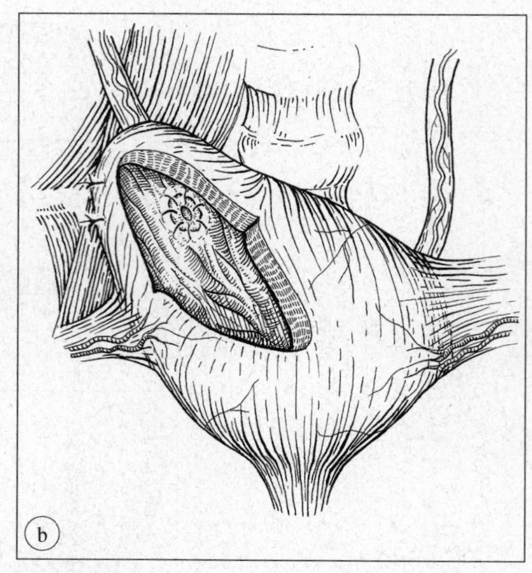

图 57.15 腰大肌牵拉术——Boari 瓣手术的另个选择。

变形杆菌和克雷伯杆菌。

大多数泌尿系肠瘘会并发败血症、尿路感染和肾衰竭。如果患者采取保守治疗，会出现肾积水、输尿管积水和进行性肾功能障碍。

潜在肠管的疾病应该被治疗，输尿管缺损应该通过输尿管导管、双J管或T管闭合。如果网膜可保留的话，应缝合在肠管与输尿管之间。如果切除后间隔太大不能做吻合，那么可采用经输尿管-输尿管吻合或 Boari 瓣来吻合。

膀胱

急性尿潴留

尿潴留可出现在任何性别、任何手术的患者中。对结直肠外科医生，这在肛门直肠手术和乙状结肠手术中是一种常见并发症。尿潴留在痔疮和肛瘘手术后是常见的，治疗方法为导尿，鼓励患者起床活动，正常的排尿习惯几日内可以恢复。

大多数患有肠癌的男性处于发生前列腺增生的年龄，他们几乎都有不同程度的前列腺增生。许多患者在已经出现前列腺增生时不可避免地需要行结直肠手术。

事实上，这些有前列腺增生疾病患者的处理并不太困难。导尿管不要拔除，直到患者可以完全不用卧床。

最好能延迟拔除尿管直到患者完全恢复并能够承受经尿道前列腺电切术为止。如果患者不能排尿，尿管又已经拔除，那么经尿道切除术就不能进一步延迟。对于泌尿外科医师而言，在腹会阴直肠切除术后行经尿道前列腺切除术是有困难的，因为移位的前列腺与切除镜之间角度发生改变，并且没有直肠可以通过指诊帮助有效显露。

当前列腺无异常时，出现尿潴留处理更为困难。尿流动力学检查可能发现两种情况：膀胱肌张力缺乏或膀胱出口梗阻。

膀胱肌张力缺乏

由于逼尿肌动力驱动依靠 S_2、S_3、S_4 支配的盆腔副交感神经，这些神经是通过髂内动脉周围薄层神经丛抵达膀胱。在直肠手术中这些神经被牵拉或切断并不少见，尤其是术中行扩大淋巴结切除术时更为常见。在切除骶前筋膜外平面时损伤盆腔副交感勃起神经是可能的，但并不常见。更多见的是切除时影响前列腺和直肠间的狄氏筋膜引起。

膀胱肌张力缺乏见于来院准备行前列腺切除手术伴有慢性尿潴留和大的松软膀胱的老年男性。目前研究集中于慢性梗阻性膀胱壁结构的改变，研究表明在肌细胞间电兴奋传导存在障碍。一些直肠术后不能排尿的患者在来医院时已经存在膀胱肌张力缺乏，但这仅仅在导尿管拔出时才被发现。

一线治疗通常是给患者留置导尿，让膀胱保持无压力并维持一段时间（6 周至 6 个月）。一部分患者逼尿肌张力恢复能够排空尿液，无残余尿。其他患者可能选择永久性经尿道留置尿管或经耻骨上留置造瘘管。一个可选择的方法是告诉患者定期间断导尿，但老年男性经常不能接受该方法。

在泌尿外科，输出道梗阻通过切除所有梗阻前列腺组织的男性仍然不能排空膀胱的情况是常见的。膀胱内压描记法显示一个大而松软、逼尿肌无力的膀胱。但是这些患者情况良好，并无不适，没有尿路感染。他们能在适当时间排尿，虽然尿流很小；他们的输尿管不扩张，肾功能不恶化。综上所述，他们能够控制排尿，并不需要器械帮助排尿。那样的患者并没有伤害，但是需要仔细随访检测，检测并治疗尿路感染。

梗阻

在较年轻、没有前列腺导致出口梗阻的患者中，其他类型的膀胱出口梗阻亦可能出现。

膀胱功能协同失调

膀胱逼尿肌收缩与膀胱颈平滑肌纤维舒张间可能存在协同失调。这些平滑肌纤维是 α_2 受体，这种情况可以通过 α 受体阻断剂来解决。患者可以选择持续应用有乏力副作用的药物治疗，也可以选择膀胱颈内镜切开术，这种手术是通过电切除镜进行的。

尿道括约肌功能失调是一种罕见形式，其更难以诊断及处理。这种情况常见于女性，在男性已经明确的原因是前列腺导致梗阻的结果。如果在外括约肌区域的盆底进行肌电图检查，那么可以显示一种奇特的张力释放，伴随着在膀胱排空过程中括约肌持续收缩：当逼尿肌收缩膀胱压力上升时，盆底肌肉电活动不静止，反而活性增加（Fowler 等，1988)，当然这与肛门痉挛有关。有趣的是，在女性，这与多囊卵巢综合征有关，并且与肠道功能非特异紊乱相关（Lemieux 等，1993)。这种情况经常在手术后减轻。治疗方式与膀胱肌张力缺乏相似。留置尿管长期减压膀胱可能会恢复正常的排尿功能。尿道扩张经常采用但几乎无效。现实中，采用导尿法定期导尿对女性更为简单并易被接受，经过一段时间膀胱可能恢复正常功能。

尿道狭窄

梗阻的原因可能是尿道狭窄，尽管这通常在直肠术前导尿时就已被发现。新发现的尿道狭窄目前采用尿道内切开治疗，这种治疗可能需要反复多次，仅仅当复发频率高并且严重时才采用尿道成形术。

膀胱的手术损伤

膀胱是易愈合的器官，无论是有意被切开或是盆腔手术被损伤总是能愈合，只需要通过导尿管或耻骨上造瘘管引流并且使膀胱壁闭合。闭合方法并不困难，间断或持续一层或两层缝合，但是最为重要的是需要采用可吸收缝线，不可吸收缝线可能会产生结石。

肠膀胱瘘（结肠膀胱瘘和直肠膀胱瘘）

概述和泌尿外科相关的内容

几乎所有的肠泌尿系瘘都是肠膀胱瘘，在住院病人中发生率大约为 1/300 000（Sanderson 和 Jones，1993)。19 世纪末之前，结核、阿米巴病和梅毒是最常见的病因。现在最常见的并因为憩室病、结直肠恶性肿瘤和克罗恩病（Kellogg，1938；Driver 等，1997)。

肠管与膀胱的瘘是阑尾炎（Athanassopoulos 和 Speakman，1995）和克罗恩病（Lockhart-Mummery，1958）少见的并发症。腹腔镜诊断治疗增加了这方面的报道（Afifi 等，1994；Serizawa 等，1996；Yamamoto 等，1997)。憩室病引起肠膀胱瘘比乙状结肠癌引起肠膀胱瘘更为常见。其他原因包括损伤、放射损伤和先天疾病（Pieretti 和 Pieretti-Vanmarcke，1995)。各种原因导致肠膀胱瘘的病理过程都是脓肿或肿瘤导致膀胱壁的侵蚀。微生物通过肠管进入膀胱引起膀胱炎症状，患者也可能注意并描述气尿症状。应在那些有明显肠道症状并有尿频和排尿困难的患者中，应高度怀疑该诊断。尿液镜检将显示蔬菜纤维，在尿沉渣染色中显示横纹肌纤维。诊断也经常通过钡灌肠后膀胱 X 线拍片方法。CT 扫描（Anderson 等，1997）可清晰地显示膀胱内气体（Kirsch 等，1991；Larsen 等，1996；Walker，2002)。

在膀胱结肠瘘中，肿瘤或因克罗恩病或憩室病所影响的肠管长度被切除；如果需要膀胱也要行袖套状切除；如果膀胱在插入尿管后闭合良好的话，可以让膀胱自行愈合。

肠膀胱瘘（结肠膀胱或回肠膀胱）通常发生于回肠或乙状结肠与膀胱顶壁（Krco 等，1984；McBeath 等，1994；Walker 等，2002)。最常见于憩室病、膀胱周围结肠恶性肿瘤、克罗恩病或放疗后（Driver 等，1997)。它们相当常见，尤其是作为憩室病的并发症。幸运的是，直肠膀胱瘘不常见，但是由于在男性通过盆腔或会阴都难以达到，因此更难处理。直肠膀胱瘘常发生于膀胱底。直肠阴道瘘常见的原因是膀胱、宫颈或直肠恶性肿瘤、放疗损伤、创伤或手术损伤。

瘘的处理一般与泌尿外科医师相关，但是修补或切除经常有时亦需要结直肠外科医师的参与。许多瘘尤其是女性瘘比较复杂，可能存在阴道瘘（见第 12 章）。那些放疗导致的瘘是复杂的、可能包括多段肠管和皮肤。这些瘘的处理方法在本书很多章节中都有叙述，尤其是在与克罗恩病、憩室病、结直肠癌和放疗病等相关的章节中更多。综合参考章节在表 57.1 中罗列。

结直肠外科治疗的详细见解

病因学

肠膀胱瘘常见的原因在表 57.2 和图 57.16 中显示（Kovalcik 等，1976；Shatila 和 Ackerman，1976；McConnell 等，1980；King 等，1982；Morrison 和 Addison，1983；Driver 等，1997）。最常见的原因是憩室病，其他包括克罗恩病、恶性肿瘤和放射损伤。如果没有膀胱切除和结直肠吻合，尤其是如果同时存在盆腔感染时，除了放疗后瘘，几乎没有肠膀胱瘘出现在术后。

如果之前没有放疗和进展性恶性肿瘤病史，而外科治疗后持续存在瘘，应该仔细检查是否有结核、放线菌病或残留异物。膀胱瘘在结核中罕见（Shukla 和 Hughes，1978；Gilinsky 等，1983），在放线菌病中几乎没有听说过（Davies 和 Keddie，1973；Weese 和 Smith，1975）。

发病率

肠膀胱瘘是泌尿道与肠道间瘘的最常见形式（Daniels 等，2002）。老年患者中，大多数肠泌尿道瘘是结肠膀胱瘘，这反映出了憩室病与癌症在老年人群中的高发病率（West 和 Karamchandani，1985）。在憩室病中，泌尿道瘘都是结肠膀胱瘘。在克罗恩病中，可能是回肠膀胱瘘或结肠膀胱瘘，偶尔两者同时存在。在恶性肿瘤中，放疗后直肠膀胱瘘比结肠膀胱瘘更为常见。

部位

憩室病

憩室病中，结肠膀胱瘘存在于乙状结肠和膀胱顶壁之间，很少形成皮肤瘘（Rao 等，1987）（参见 33 章）。

表 57.1 肠道膀胱瘘

回肠膀胱	几乎全部由于克罗恩病引起（44 章）	
鉴别	诊断：放射，结核，进展性恶性肿瘤	
结肠膀胱	损伤	腹腔镜（4 章），手术损伤（4 章），贯通伤（48 章），结肠膀胱吻合口瘘（52 章）
	炎症	克罗恩病（45 章）
		憩室病（33 章）
	恶性肿瘤	结肠癌（29 章）
		膀胱癌（57 章）
直肠膀胱	放射诱导	直肠癌，膀胱癌，子宫癌，宫颈癌（51 章）
	先天性	通常呈大范围盲肠缺损（59 章）
	损伤	贯通伤—枪击伤，异物爆炸伤（48 章）
		产科（17 章）
		手术损伤
		直肠膀胱吻合口瘘（52 章）
	炎性	直肠克罗恩病（45 章）
	恶性肿瘤	直肠癌（30 章），膀胱癌（57 章），宫颈癌或复发（58 章）
	放射诱导	直肠癌，宫颈癌，子宫癌，前列腺癌（51 章）

表 57.2　肠膀胱瘘病因

病因	Williams (1954)	Shatila 和 Ackerman (1976)	Morrison 和 Addison (1983)	Kovalcik 等 (1976)	King 等 (1982)	McConnell 等 (1980)	Driver 等 (1997)	Walker 等 (2002)
憩室病	23	22	21	30	40	20	39	14
肿瘤	54	5	5	8	27	10	17	4
结直肠		(3)		(5)	(5)		(17)	(4)
膀胱		(2)		(2)	(5)		(0)	(0)
子宫		(0)		(1)	(9)		(0)	(0)
前列腺		(0)		(0)	(8)		(0)	(0)
克罗恩病	8	1	2	8	26	2	4	1
损伤（术后）	22	1	1	2	0	5	0	1
其他	11	0	0	1[a]	0	0	3	0
放射	[b]	0	1	6	[b]	[b]	3	0

[a] 结核。

[b] 不能与恶性肿瘤区分。

克罗恩病

在克罗恩病中，回肠是肠膀胱瘘的最常见部位，并且常常形成肠间瘘和肠皮肤瘘（Crohn 和 Yarnis，1958；Michelassi 等，1993）。我们的经验显示：14 个回肠膀胱瘘中 5 个出现了肠间瘘和肠皮肤瘘（Ambrose 等，1988）。瘘通常直接出现在回肠与膀胱顶壁间（表 57.3）。

结肠膀胱瘘也可以出现在严重乙状结肠克罗恩病，这有时无法与憩室病形成的结肠膀胱瘘相区分（Kyle，1990）（见第 44 章、45 章）。

恶性肿瘤

肠道大的恶性肿瘤可引起结肠直肠瘘，通常发生在直肠乙状结肠区，偶尔发生在盲肠和横结肠（Holmes 等，1992）。如果恶性肿瘤较大时，小肠肠袢也牵连其中。许多大肠管的恶性结肠膀胱瘘与膀胱顶壁相连，不像良性瘘那样与膀胱底和膀胱体甚至尿道相连，膀胱恶性肿瘤瘘可发生在任何部位（见第 29 章、30 章）。

放疗

放疗后回肠膀胱和结肠膀胱瘘可以都出现。事实上，放疗引起的肠膀胱瘘倾向于形成多发瘘，并伴有狭窄。它们经常累及阴道，甚至形成肠皮肤瘘（Boronov，1982；Galland 和 Spencer，1985）。

Galland 和 Spencer（1986）综述了 70 例放射性肠炎患者瘘的部位。14 例瘘中 5 例是肠泌尿道瘘，其中 3 例是结肠膀胱瘘，1 例是回肠膀胱瘘，1 例是直肠尿道瘘。潜在的恶性病来自宫颈、卵巢和膀胱。放射后膀胱瘘可能累及放射区域内任何肠袢和膀胱任何部位。它们通常在外科干预后出现，尤其是在闭合近端存在肠或膀胱吻合或闭合部位时（见 51 章）。

临床表现

肠膀胱瘘的临床表现与肠起源无关。许多无症状，仅仅影像学发现或在结直肠癌、克罗恩病或憩室肿块的术中发现（Mileski 等，1987；Rao 等，1987）。据报道泌尿系症状出现在超过半数患者中，没有特异性，可有尿频、排尿困难、脓尿、血尿和发热（Steele 等，1978；Naucler 和 Risberg，1981；Morrison 和 Addison，1983）。尿中排出气体是典型的临床表现（Pollard 等，1987；Daniels 等，2002）。但这个症状并不是绝对的，Morrison 和 Addison（1983）报道了气尿的发生率在 32 例患者中仅为 59%。而经尿道排出粪便更少于气尿。不像直肠膀胱瘘或直肠尿道瘘，经直肠排尿在回肠膀胱瘘或结肠膀胱瘘中极其少见。在一些患者中，肠膀胱瘘存在的证据是反复尿液分析中粪便微生物存在。

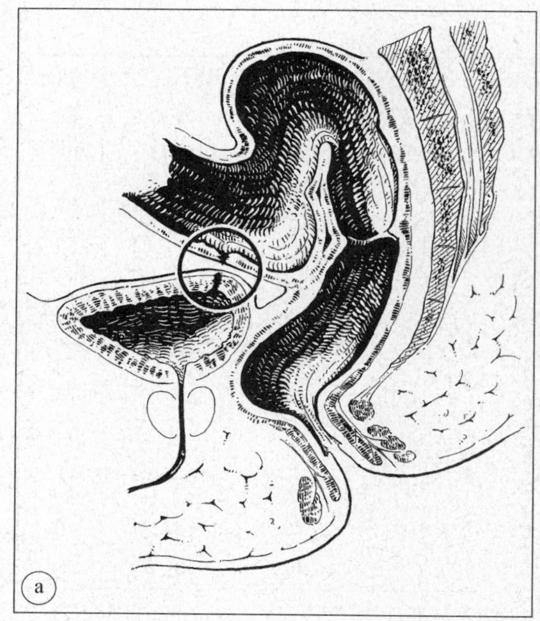

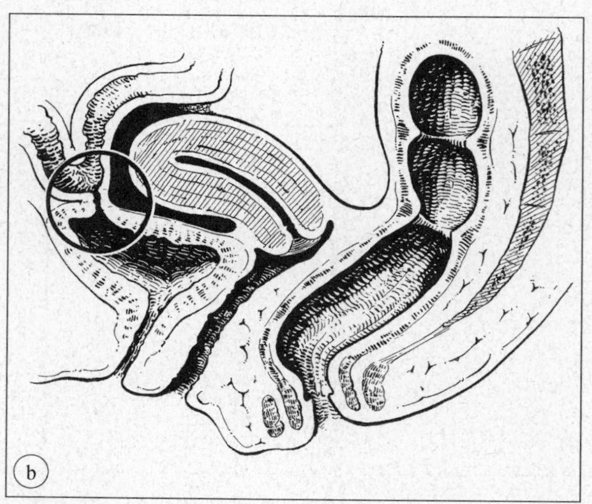

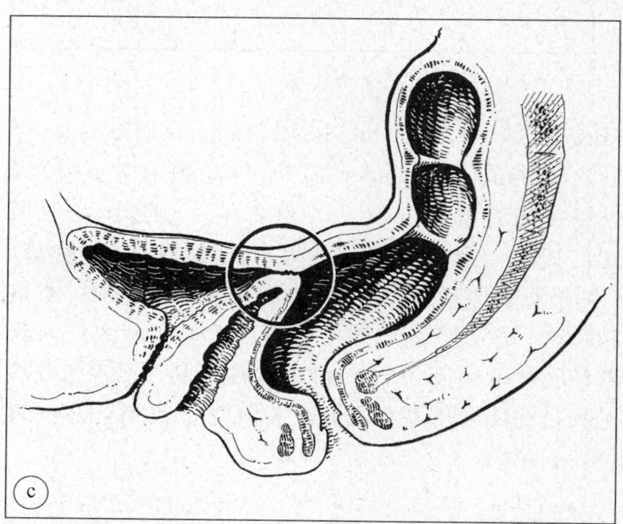

图 57.16 肠泌尿道瘘的类型。(**a**)乙状结肠与膀胱顶壁间瘘。这是憩室病导致瘘的常见部位。(**b**)发生在回肠末段和膀胱顶壁的回肠膀胱瘘。这是克罗恩病导致瘘的常见部位。(**c**)直肠膀胱瘘。这是放疗后瘘的常见部位，尤其是之前曾有子宫切除术时。

表 57.3 克罗恩病引起肠道泌尿道瘘的部位

部位	Talamini 等（1982）	Kyle（1990）	Ambrose 等（1988）
回肠膀胱	11	9	14（5）
结肠膀胱	2	0	3（2）
回肠输尿管	0	0	1
直肠膀胱	1	0	1
直肠尿道	1	1	2
回肠尿道	1	0	0
尿道会阴	0	0	2

括号内数值是复杂瘘的数目。

临床体格检查经常是正常的，如果存在腹腔脓肿，那么可能会有腹部压痛和肌紧张，大约 40%患者能够触诊到包块（Morrison 和 Addison，1983）。

调查

肠膀胱瘘术前诊断率在 Lachey 诊所仅为 45%（Kovalcik 等，1976）。瘘道的证实最终依靠钡剂灌肠或 CT 扫描，（Driver 等，1997；Walker 等，2002）。如果钡剂灌肠或 CT 检查都不能证实瘘的话，通常暗示存在潜在的病变，如肠管炎性病变或憩室肿块或恶性肿瘤。断层显像在 15 例患者中诊断出 10 例（Driver 等，2002）。如果怀疑肠道存在潜在疾病时，结肠镜检查可以进行，但是结肠镜作为一种可直接观察到瘘的手段却经常失败。

Mileski 等（1987）发现膀胱镜检查在 28 例患者中诊断出 27 例。膀胱镜本身不仅仅证实瘘的部位，而且可以排除膀胱癌。然而 Driver 等（1997）报道膀胱镜成功率仅为 44%。Daniel 等（2002）发现瘘在 23 例患者中仅看见 8 例，但是看到了其他征象如水肿、溃疡和膀胱炎性肉芽肿或在膀胱内发现粪便。同样，Walker 等（2002）发现 CT 扫描能够对肠膀胱瘘的原因、存在及部位提供有用的诊断信息。

肠膀胱瘘典型的膀胱镜表现为大泡样水肿，周围呈炎性斑片，可能有炎性息肉（图 57.17）。膀胱镜检查作为诊断方法比膀胱 X 线片更为可靠（Naucler 和 Risberg，1981）。肠膀胱瘘膀胱造影的特征之一是由水肿形成的 Beehive 征、膀胱壁抬高，膀胱黏膜皱襞突起（Kaisary 和 Grant，1981）。

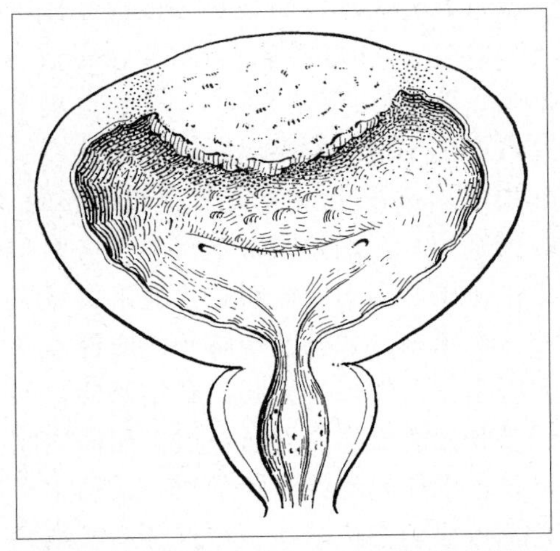

图 57.17 肠膀胱瘘的膀胱镜下膀胱顶壁表现。

另一个放射学特性是 Herald 征，表现为膀胱上缘半月形缺损，最易见于斜位相（Sussman 和 Newman，1976）。当计划治疗确保正常功能时，其余的泌尿道也需要显像。

并发症和自然病程

大多数肠膀胱瘘患者将被建议进行切除术，因此很难确定其自然病程（表 57.4）。保守治疗可能并发败血症（Lewis 和 Ambercrombie，1984）。

West 和 Karamchandani（1985）报道了 9 例因年龄因素没有行手术的老年患者中 6 例死于败血症。因此，他们讨论外科治疗适于所有患者，不考虑年龄，尤其是当大多数都是良性疾病时，我们同意这种观点（Ambrose 等，1988）。

慢性肾盂肾炎导致的慢性肾衰竭，在那些恶性肿瘤免疫妥协患者或膀胱做过放疗患者中，是肠膀胱瘘可能的致命性并发症（Galland 和 Spencer，1986）。

过于积极的方法对于一些恶性肿瘤导致的瘘是不适合的，尤其是对肿瘤反复发作和长期预后不好的患者。然而，一些恶性肿瘤仅仅为局部进展，根治手术可以治愈患者，为患者提供最好的缓解病情的方式。如果局部没有肿瘤复发的话，这当然也可用于放疗引起的瘘（Dencker 等，1971；Cooke 和 DeMoore，1981）。

结肠膀胱瘘

在憩室病中（见第 33 章）结肠膀胱瘘的处理

憩室病导致的膀胱瘘的发生率为 1：300 000（Krompier 等，1976）。如果是由于外科手术引起，瘘的发生率为 2%～4%（Pugh，1964）。结肠膀胱瘘像大多数肠泌尿道瘘一样，在男性更为常见，超过 65%的患者年龄在 70 岁以上（Colcock 和 Stahmann，1972）。

外科治疗

如果没有腹腔感染并且肠道完全准备的话，一期切除吻合对结肠膀胱瘘来说是合适的治疗方法（Steele 等，1978；Mileski 等，1987；Pollard 等，1987；Sankary 等，1988；Schofield，1988；Woods 等，1988）。在 McConnell 等（1980）和 King 等（1982）报道中一期切除吻合后没有并发症发生。接受结直肠手术对应的结果之一是造口率和治疗憩室性结肠膀胱瘘时要用 Hartmann 术式的

表 57.4 结肠膀胱瘘接受手术治疗研究的对比

参考	患者数	治愈时间（年）	治愈率（每年%）	病理	切除	并发症发生率（%）
Shatila 和 Ackerman（1976）	27	8	3.4	各种	±	49
King 等（1982）	109	15	7.3	各种	±	6.4
Morrison 和 Addison（1983）	32	?	?	各种	±	?
Karamchandani 和 West（1984）	56	21	2.7	各种	±	14
Mileski 等（1987）	34	9	3.8	各种	±	17
Pollard 等（1987）	66	15	4.4	各种	±	0～21
Rao 等（1987）	23	5	4.6	各种	±	21
Sankary 等（1988）	33	13	2.5	各种	除 1 例之外所有	3～16
Woods 等（1988）	84	26	2.3	各种	DD[a]	40
Kirsch 等（1991）	56	13	4.3	各种	±	34
Michelassi 等（1993）	36	18	2.0	各种	克罗恩病	10.4
Driver 等（1997）	67	12	5.6	各种	±	35
Walker 等（2002）	19	4.2	4.6	各种	除 1 例之外所有	16

[a] 憩室病。

概率低（5% *vs.* 27%），但是输尿管支架管应用率很高（55% *vs.* 24%）（Di Carlo 等，2001）。

尽管在盆腔存在感染时建议行 Hartmann 手术，但是晚期恢复肠道连续性的可能性低（Driver 等，1997）。如果肠道准备不好的话，术中灌洗和一期吻合现在比 Hartmann 手术更易为大家选择。如果存在回肠乙状结肠瘘或小肠袢粘连成炎性包块的话，术前肠道准备就不可能进行。如果患者在进行机械性肠道准备过程中出现腹部绞痛的话，灌肠应该停止，否则可能导致急性小肠梗阻。

我们的观点并不同意在处理结肠膀胱瘘中单独行近段结肠造口术，因为单独行这种术式发病率和死亡率均高。Naucer 和 Risberg（1981）报道了近段结肠造口术后瘘不会闭合。许多人报道了术后反复脓肿、结肠皮肤瘘和败血症死亡（Kovalcik 等，1976；King 等，1982）。McConnel 等（1980）在 6 例患者中采用最初结肠造瘘的方法来完成三期手术过程。2 例患者死于败血症，1 例之后死于心肌梗死，仅有 2 例完成了三期手术过程，其中 1 例出现了瘘复发。近段结肠造口保护结直肠吻合口也是不可取的，有其自身的弊端（Bell，1980）。

Lewis 和 Abercrombie（1984）采用先分离瘘再用大网膜在膀胱与结肠间插入闭合缺损的方法成功地治疗了 3 例不活动的结肠膀胱瘘患者，这 3 例患者不适合行乙状结肠切除术。我们的经验是乙状结肠通常肉眼增厚，与周围结构粘连，不适合局部瘘闭合手术。

乙状结肠切除治疗结肠膀胱瘘

机械性肠道准备应该在术前进行，应该应用围术期抗生素和皮下注射肝素。

患者被插入尿管，取 Lloyd Davies 体位。传统开放手术或目前常用的腹腔镜技术均可采纳，用于切除和吻合（Tuech 等，2001；Bouillot，2002；Dwivedi 等，2002；Le Moine 等，2002；Senagore 等，2002，2003；Laurent 等，2005）。然而如果术中有内脏损伤或解剖不清晰有高风险时，应该及时进行改道。如果手术进展由于分离困难而缓慢时，早期改道是被鼓励的。大网膜通常不得不从炎性包块中分离出来。小肠、卵巢或输卵管也通常要从炎性包块中锐性分离出来。如果发现脓肿，应该准备好微生物刷盒吸引器。如果有回肠乙状结肠瘘，回肠应该从乙状结肠分离出来，回肠缺损采用横向闭合。在腹腔镜技术中体内乙状结肠分离，采用架子结扎系膜血管，再移动乙状结肠，在直肠乙状结肠连接处分离乙状结肠。远端直肠乙状结肠采用 1 排或2排多发内镜下GIA45吻合枪闭合。乙状结肠从膀胱上切除，修整膀胱瘘边缘，膀胱壁缺损采用可吸收线分层缝合。甲基蓝从导尿管注入以检查膀胱闭合的完整性。结肠脾曲和降结肠被移动来保护结肠边缘动脉。在移动时要当心避免损伤性腺或肠系膜血管或损伤输尿管。仅有两个或三个乙状结肠血管弓需要结扎，因此要保护上面和下面左侧的结肠动脉。结肠采用腹腔镜技术通过扩大通道口取出。近端结肠分离在体外进行。PCEEA吻合器被采用用于吻合取出体外的降结肠腔内，然后再放入腹腔。

再次建立气腹，端对端经肛门环形吻合技术用于重建肠道的连续性。采用PCEA吻合器后的充气实验用于评估结直肠吻合的完整性。相同的实验在开放式乙状结肠切除术时被进行（图57.18）。骶前间隙通常用两根负压吸引管引流来以防形成血肿。

如果肠道准备不完全，术中要进行结肠灌洗以清洁吻合口以上的残留粪便。如果发现大的脓腔，或局部有腹膜炎，不建议一期吻合，宁可行近段造口术。这样会有吻合口瘘和脓肿的危险，可能会导致膀胱小肠瘘再发。

特异的术后并发症包括盆腔血肿、盆腔脓肿和吻合口裂开。败血症可能导致继发瘘形成，瘘可能是肠皮肤瘘或肠膀胱瘘。在老年人群，血栓栓塞、伤口裂开和腹壁败血症较患有克罗恩病的年轻人常见。

治疗憩室病引起的结肠膀胱瘘的手术死亡率在老年人群中大约为30%（King等，1982）。但是大多数医生在选择进行一期切除吻合手术患者时有一定的要求，因此目前手术死亡率很少（Mileski等，1987；Pollard等，1987；Rao等，1987）。

克罗恩病导致回肠膀胱和结肠膀胱瘘的处理（参见第44、45章）

Aberdeen 429名克罗恩病患者肠膀胱瘘发生率为2%（9例）（Kyle，1990），而伯明翰685例患者中发病率为1.4%（10例）（Ambrose等，1988）。其他报道的发病率范围在2%～5%（Williams，1954：1.9%；Crohn和Yarnis，1958：2.2%；Kyle和Murray，1969：2.3%；Talamini等，1982：4.6%）。

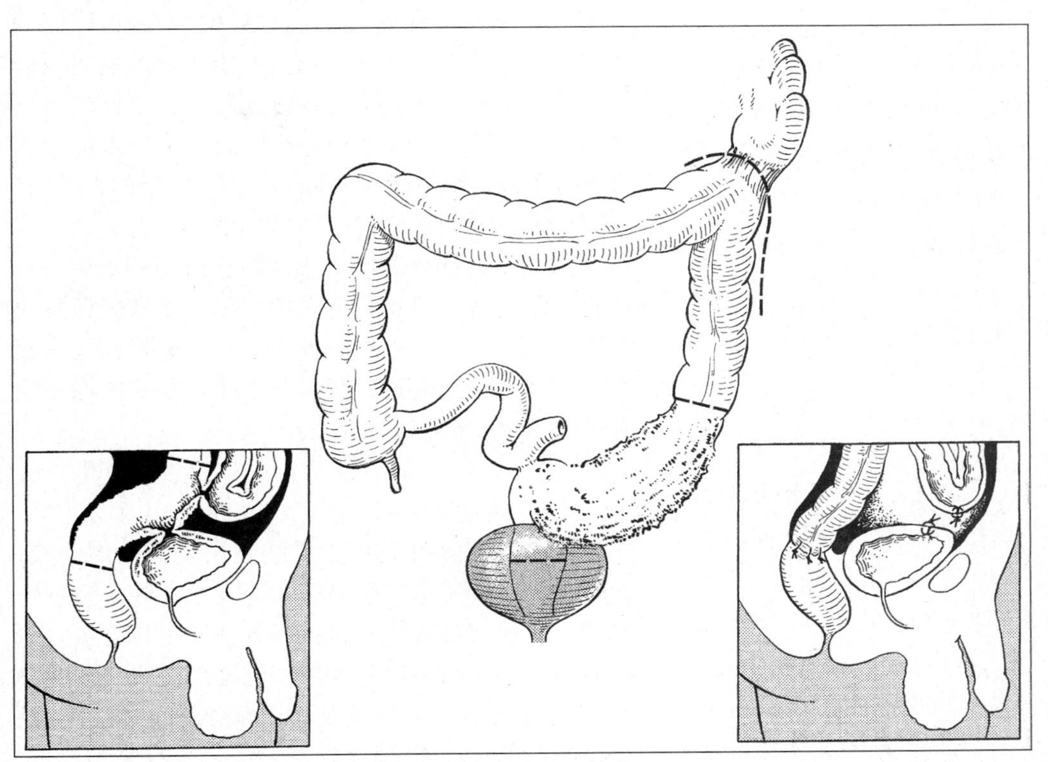

图57.18　结肠膀胱瘘的治疗。憩室病并发结肠膀胱瘘的处理。憩室段肠管在游离脾曲后切除，行结直肠吻合。回肠乙状结肠瘘被切除，回肠已经被闭合，膀胱缺损采用双侧缝合关闭，并插入尿管（未显示）。

外科治疗

外科治疗的原则是切除有病肠管，缝合膀胱缺损（图 57.19)。一期肠吻合通常是安全的；但是如果瘘是复杂的，患者应用类固醇激素，或有脓肿吻合应该被回肠造口所保护；或者两断端被拿出，末端行结肠造口或回肠造口。如果瘘来自回肠，需要回盲部切除术。这可以通过腹腔镜手术进行，甚至之前曾有过切除史也可采用该方法（Watanabe 等，2002)。如果瘘来自乙状结肠，但是结肠多处病变存在，那么结肠次全切除术是明智的选择。如果保留了直肠，回直肠或回乙状结肠吻合是明智的。乙状结肠单独受累时很少见的，但是节段性切除术对局限于乙状结肠克罗恩病引起的瘘是适合的。

如果直肠被严重影响，我们通常将直肠残端缝合，切除整个结肠，行回肠造口术（图 57.20)。偶尔可能会采用行直肠与结肠切除术，如果患者能接受这种选择并考虑这么做是安全的。

回盲部切除治疗回肠膀胱瘘

开放手术和腹腔镜手术都可采用，通常回肠末端单独受累，累及大的肠系膜淋巴腺（图 57.19)。小肠袢可能与这些淋巴结粘连，尤其是如果淋巴结破溃形成系膜脓肿时。将粘连的肠袢一个个轻柔地从肠系膜和网膜中分离出来。回肠受累的节段或者与膀胱夹断或者从膀胱上切除下来，膀胱缺损采用可吸收线缝合。如果闭合膀胱有困难时，可以通过缺损或另开口进行耻骨上膀胱造瘘留置尿管。

回盲部切除可采取回肠和结肠间单层缝合吻合或吻合器端对端吻合。如果采用腹腔镜手术，一旦肠管在体外从膀胱上切除，一期吻合器吻合就可以应用。如果止血彻底，可以不用引流。

如果没有并发败血症或没有之前手术或腹膜炎导致的严重粘连，通常采用腹腔镜探查术。如果可能的话回盲部切除吻合可通过妇科切口或延长孔道在体外进行，如果手术困难，必须及时改道（Wanatabe 等，2002)。

幸运的是并发症少见，重要的并发症是脓肿形成和持续膀胱瘘。King 等（1982）报道了 30 例患者中无死亡发生，但是有 10 例没有行一期吻合。

节段性切除治疗克罗恩病导致的结肠膀胱瘘(±回盲部切除)

如果瘘发生于乙状结肠局部节段，那么像憩室病一样，乙状结肠或左半结肠切除术可被采用（图 57.18)。如果膀胱瘘累及回肠，那么双切除就是必要的，就像 44 章的回肠乙状结肠瘘一样处理。

结肠次全切除术治疗克罗恩病引起的结肠膀胱瘘

如果结肠病变广泛，节段性切除显示不完全时，结肠次全切除术和回直肠吻合术可以采用，就像小肠结肠克罗恩病瘘一样。在有败血症存在或因应用大剂量类固醇激素导致营养不良时，不采用恢复肠道连续性是明智的（图 57.20)。膀胱按照之前回肠膀胱瘘那样处理。

恶性肠膀胱瘘

大肠恶性肿瘤并发膀胱瘘的发病率低，大约不到所有结直肠肿瘤的 0.5%。结直肠癌更高的比率（15%）被发现与膀胱粘连，具有潜在形成瘘的因素。

恶性结肠膀胱瘘发生主要由于结肠癌，通常定位在乙状结肠或直肠上段。这些瘘预后良好，因为肿瘤很少接受放疗，大多数是由于大块肿瘤累及膀胱而出现，仅有少部分是由于切除不完全而致瘘复发（表 57.5)。有时这些肿瘤广泛发生，术前应该采用 CT 或 MRI 进行准确的分期。术前 EUA 和膀胱镜检查通常也被建议。

其他引起肠膀胱瘘的恶性肿瘤包括膀胱癌、宫颈癌，这些癌几乎都接受过放疗。大多数因此形成放疗后瘘，虽然一些患者此时已经有肿瘤复发。放疗后肿瘤复发患者通常预后非常差，在这样的环境中治疗必然仅仅是姑息性的。

根治性整体切除

根治性切除对直肠乙状结肠癌是必要的治疗，这种肿瘤局部扩散侵袭膀胱，尤其是在肿瘤没有转移时。在大多数患者中仅仅膀胱顶壁受累，仅行膀胱部分切除术就可以。如果膀胱被广泛累及，并且情况允许的话，全膀胱切除回肠膀胱术或 Mitrofanoff 手术可以选择采用。

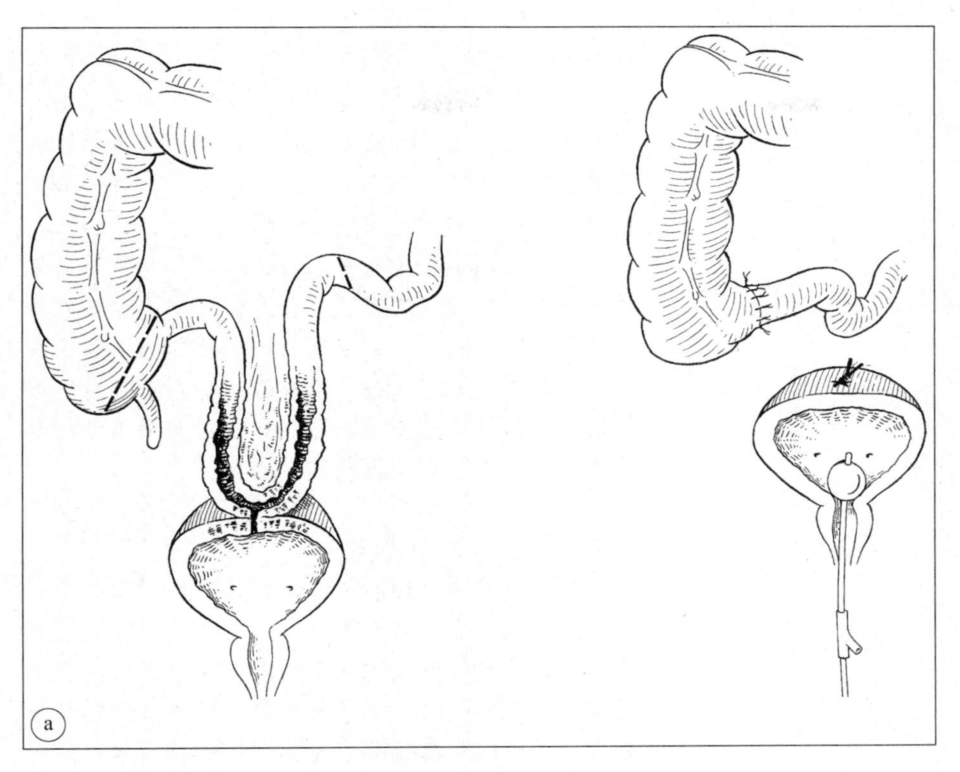

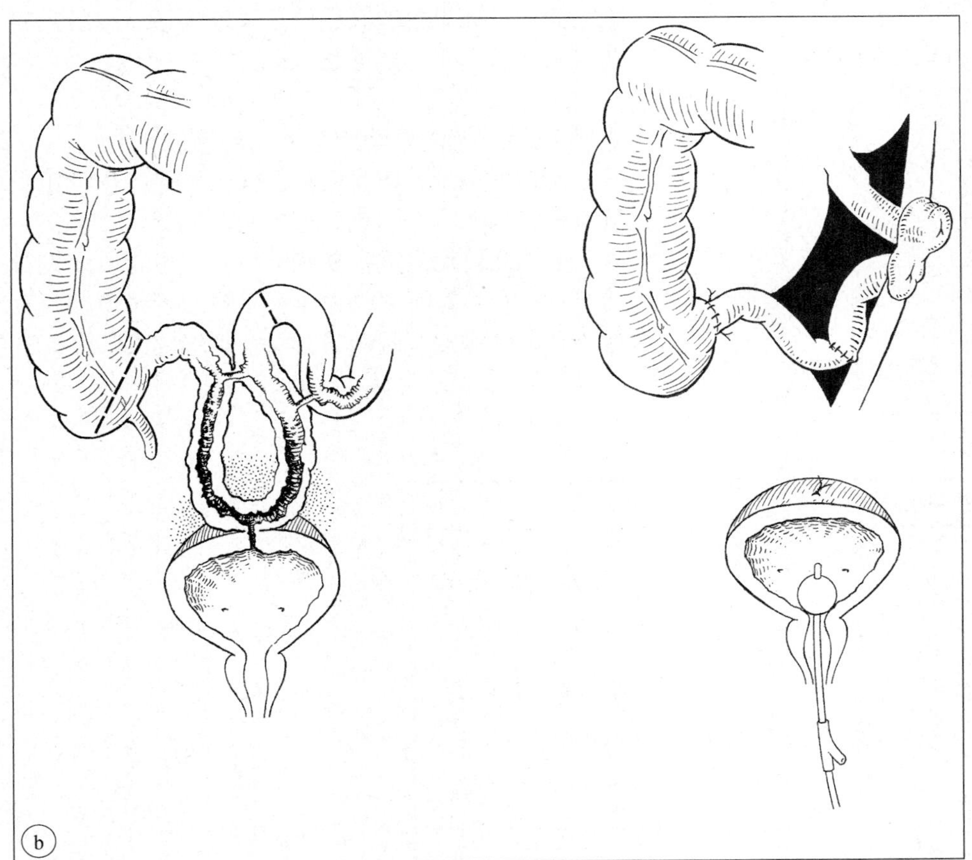

图 57.19　克罗恩病回肠膀胱瘘的治疗。(**a**) 一段克罗恩病肠膀胱瘘的肠管；回肠段已经切除并行回结肠吻合。膀胱缺损被闭合留置尿管。(**b**) 克罗恩病复杂回肠膀胱瘘的处理。在这种情况，回肠段肠管被切除，膀胱缺损插入尿管后闭合，但是要行回肠袢造口使粪便改道。

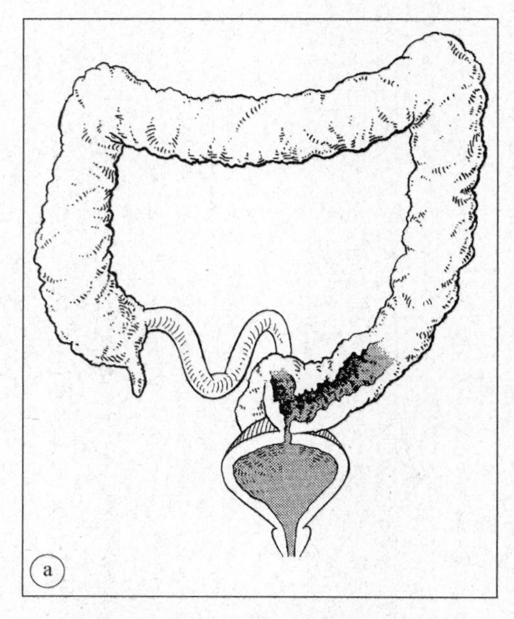

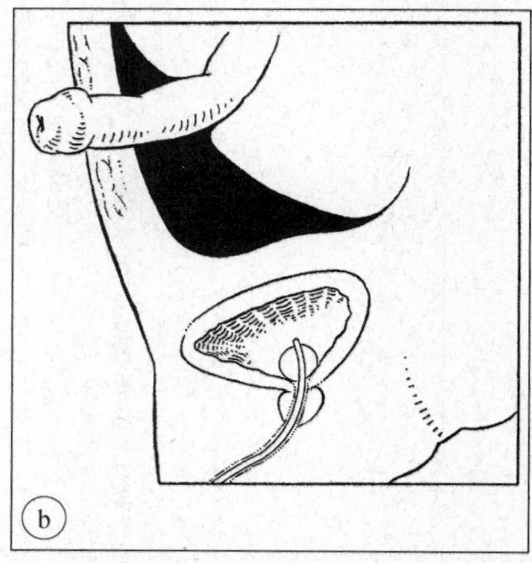

图 57.20 克罗恩病结肠膀胱瘘的治疗选择。(**a**) 通常克罗恩病并发结肠膀胱瘘是由于全结肠病变;(**b**) 所以需行结肠次全切除术,回肠末端造口,缝合直肠残端。

早期粪便改道

在那些肿瘤病变广泛并发膀胱瘘和局部感染的患者,或者在那些肿瘤不能进行手术的患者中,将近段肠袢拉出造口是有意义的,以便进行肿瘤分期或放射治疗,根治手术后期再考虑进行。

粪便改道适合于那些结直肠吻合并膀胱部分切除术后早期发生瘘的患者。在这种环境中存在发生皮肤或膀胱瘘的风险。早期行近段减压可以解决这个问题。但是如果存在严重感染,结直肠吻合应该被延后,留下末端行结肠造口和或者如果可能行黏膜瘘,如果不行则将直肠残端缝合。

姑息性粪便和尿流改道

肿瘤复发患者预后很差,尤其是如果这些患者曾行广泛放疗后。许多外科医生仅仅建议行近段肠造口,提供某种形式的尿流改道。当对进展性恶性肿瘤行姑息治疗时,结肠造口合并双侧输尿管结肠吻合术是否优于结肠造口合并回肠膀胱术是目前讨论的问题。如果盆腔有过广泛放疗的话,空肠比回肠应该更适合作为尿流通道。

直肠乙状结肠切除治疗恶性结肠膀胱瘘

肠道准备、预防血栓和抗微生物保护袋可用于所有患者。

如果之前没有进行膀胱镜检查,患者应该先行膀胱镜检查,留置双侧输尿管导管。膀胱镜检查有助于评估肿瘤侵袭膀胱的范围。腹部应该采用正中

表 57.5 恶性肿瘤引起的结肠膀胱瘘

诊断	患者数	治疗
直肠乙状结肠癌	9	
初发病例	5	
复发病例	3	其中 2 例行深 X 线治疗
卵巢癌	2	全部行深 X 线治疗
子宫内膜癌	3	全部行深 X 线治疗
膀胱癌	3[a]	全部行深 X 线治疗
宫颈癌	1[a]	深 X 线治疗

[a] 结肠膀胱皮肤瘘。

来源自:Looser 等(1979)。

切口进行剖腹探查。如果对膀胱受累的程度有任何怀疑，肿瘤应该轻柔地从膀胱上切除。如果找不到切除平面的话，相信有瘘存在是明智的，以免分离使肿瘤种植在盆腔。这时采用膀胱部分切除或全切除＋结肠整块切除。如果肿瘤在膀胱底部附近，这时可能需要打开膀胱前壁来评估是否需要膀胱部分还是全切除以完全切除肿瘤。对全膀胱切除和盆腔廓清术指的是盆腔廓清术治疗进展性或复发肿瘤。

经腹直肠切除术在结直肠癌部分已被描述（参见第 29 章）。脾曲要被完全游离，肠系膜下动静脉高位结扎，保留结肠缘动脉。直肠完全游离是必要的，但是在与肿瘤粘连的膀胱没有进行袖口状切除以前，完全游离直肠是不可能的（图 57.21）。为了确保膀胱切除范围足够大，打开膀胱是值得的，注意不要损伤三角区以免闭合膀胱时改变三角区结构，以致输尿管引流不畅。如果之前没有留置尿管，那么这时插入尿管，膀胱尿路上皮采用可吸收缝线闭合，之后闭合逼尿肌，最后缝合浆膜层。如果膀胱受累范围太大，通常行全膀胱切除回肠膀胱术或者重建手术如膀胱成形术。

根治性直肠切除术包括完整的直肠及系膜，侧韧带分离，局部冲洗并吻合器吻合下段直肠。其他人认为直肠切除治疗乙状结肠癌并不必要，仅分离直肠至乙状结肠直肠连接处，之后或者行吻合器吻合或手缝结直肠。

如果行结直肠吻合时有困难，或肠道准备不好或存在感染时，建议近段结肠造口。

尽管引流是需要的，但是如果有新近的膀胱缝线存在的话，负压吸引应避免。

可能的并发症包括肠吻合口脓肿裂开、粪便性腹膜炎、结肠皮肤瘘。膀胱闭合部位可能出现尿瘘，但极其罕见。其他并发症与经腹直肠手术相似。

放射性肠膀胱瘘的处理

放疗后肠膀胱瘘的发生率取决于放射的剂量、射线的类型和邻近结构采用的保护措施。

放射性瘘的解剖位置必须被精确确定，是否累及阴道，并对肠管病变的严重程度进行评估，尤其要评估是否存在回肠或直肠狭窄。可采用 CT 和 MRI 检查，结合或不结合传统对比影像学检查和膀胱镜检查。营养不良的程度也应该被评估。如果有意义，术前肠道或肠外营养也被建议。任何泌尿系感染和盆腔感染都应该控制。最重要的是通过放射学直接活检排除恶性肿瘤的复发。

外科治疗

外科治疗的目的是切除病变肠段，可能的话，

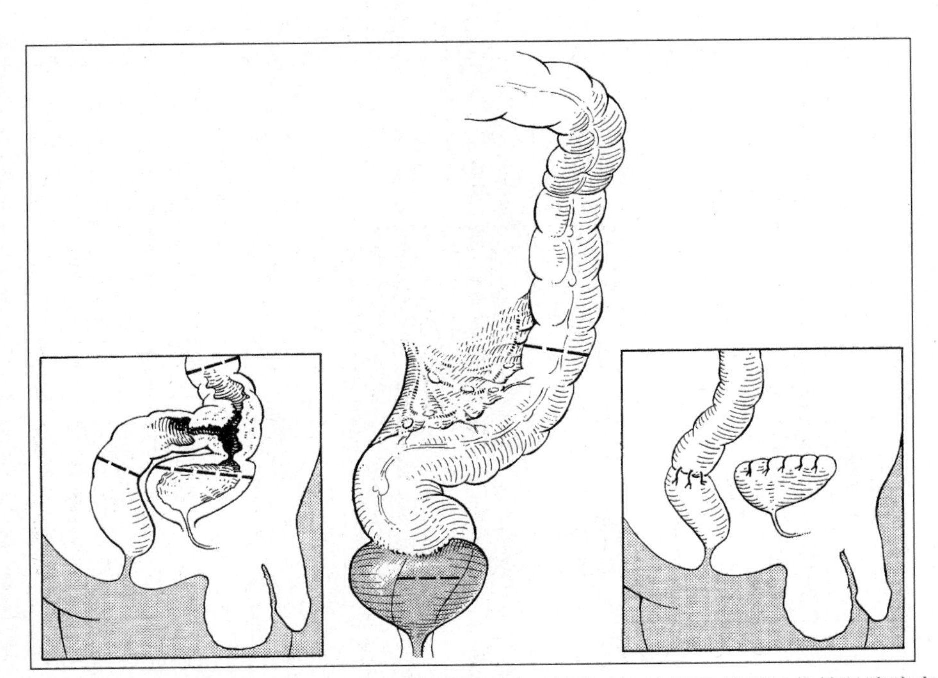

图 57.21　恶性结肠膀胱瘘的治疗需要根治切除恶性肿瘤。上图显示了乙状结肠膀胱瘘。行膀胱部分切除术和根治性经腹直肠癌切除术，并行全淋巴清扫。

进行吻合以至至少一段肠管位于最初受照射区域外（图 57.22）。膀胱缺损被闭合，留置尿管直到膀胱愈合。如果可能，在膀胱闭合处和肠吻合口处不要留受照射的网膜。

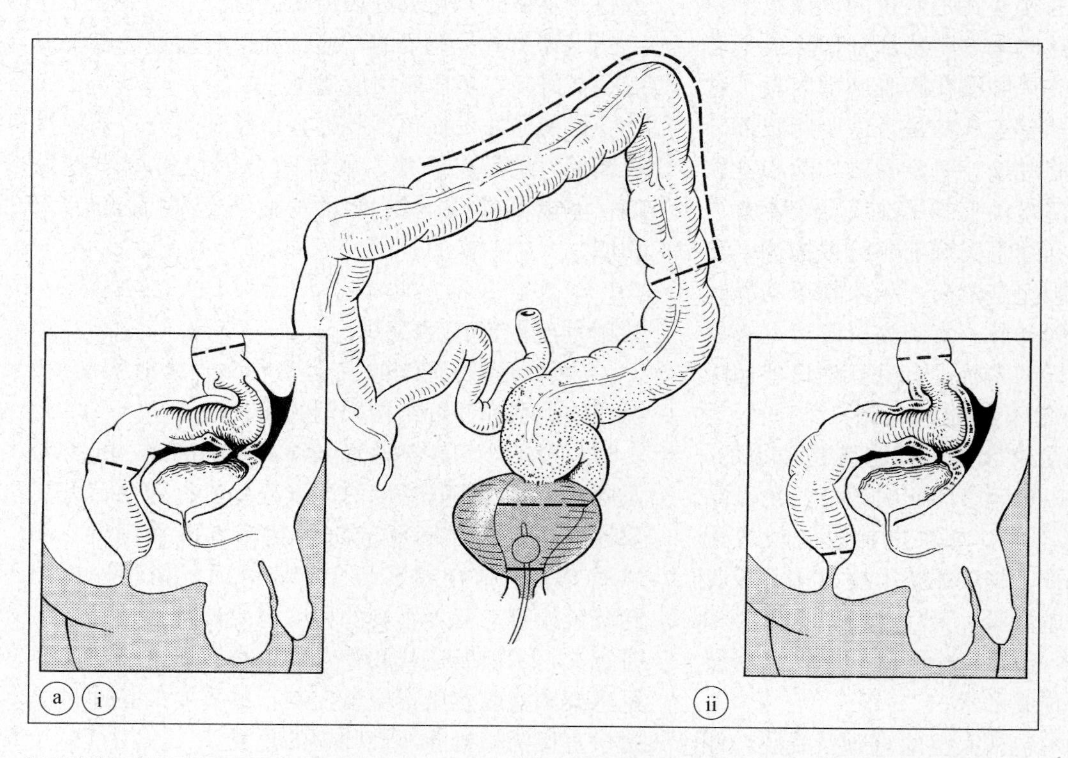

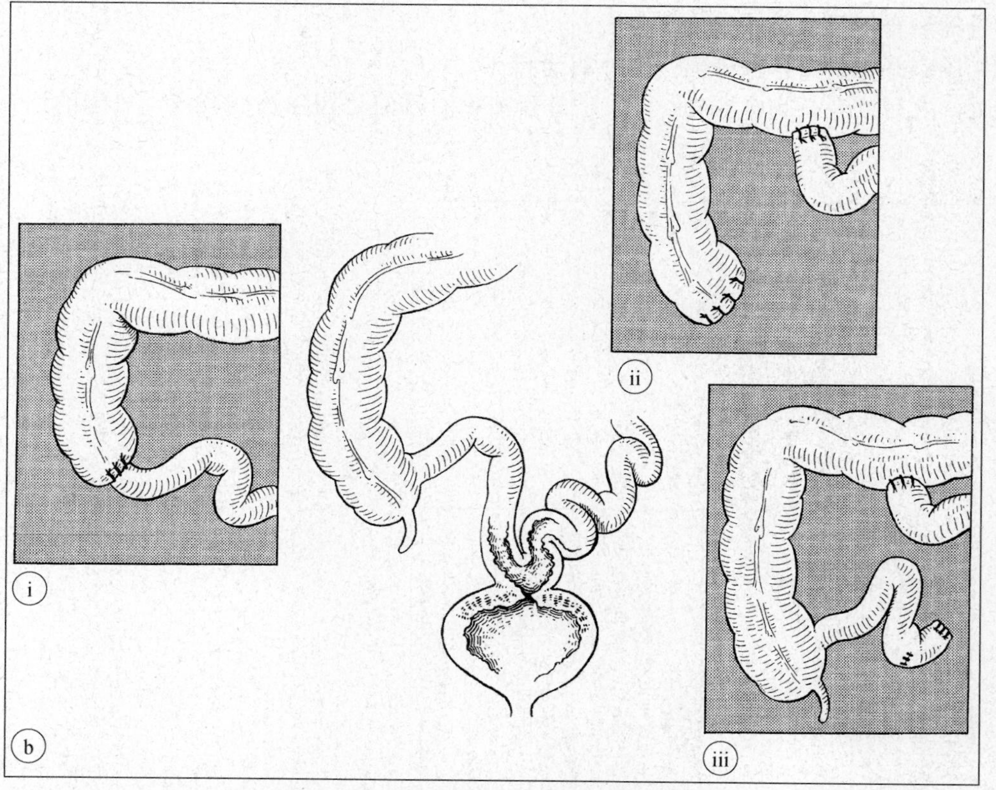

图 57.22 （**a**）放疗后结肠膀胱瘘。这可以采用（**i**）经腹直肠切除术或（**ii**）结肠肛门吻合术治疗。（**b**）放疗后回肠膀胱瘘。这可以采用（**i**）回肠节段切除和回结肠吻合术或（**ii**）回肠节段切除和回结肠旁路改道，或（**iii**）闭合回肠和回结肠旁路改道。

先行近段肠造口总是值得考虑的，尤其是在有感染和明显营养不良和复杂瘘的高危患者。如果这个方案采纳的话，建议行横结肠造口或回肠造口，这将不会影响脾曲的游离。直肠吻合应该采用没有受照射的结肠。

精确的外科手术方案依靠瘘的位置和肠管病变的范围。对结肠膀胱瘘，脾曲应该被完全游离，切除瘘闭合膀胱。肠道的重建依靠可用结肠的长度、直肠病变的严重程度和是否存在阴道瘘。治疗方法包括经腹直肠切除术或结肠肛门吻合，包括或不包括结肠储存（Parc 等，1986；Seow-Choen 和 Goh，1995；Hallbook 等，1996；Hida 等，1996；Ho 等，1996；Lazorthes 等，1997；Dehni 等，1998；Brown 和 Seow-Choen，2000；Heath 等，2002）。

直肠膀胱瘘

直肠膀胱瘘的主要原因是先天疾病、恶性肿瘤、创伤、克罗恩病或手术后（表 57.6）。良性原因包括儿童肛门闭锁的先天性瘘和枪击伤引起的创伤瘘，直肠插入异物或性创伤。偶尔可见由克罗恩病直肠炎导致的炎性瘘。一些瘘出现在根治手术后和经腹直肠切除累及膀胱的手术。大多数是男性来自直肠或膀胱肿瘤，女性来自宫颈癌的恶性瘘。许多恶性瘘是肿瘤复发或放疗后的表现。宫颈癌与直肠膀胱瘘相关，尤其是在子宫切除术后（Wein 等，1980）。直肠恶性肿瘤直接侵袭膀胱的情况由于狄氏筋膜的存在较罕见。此外，子宫在女性盆腔也是机械性屏障。因此，如果不是由于女性患者行子宫切除术的话，直肠膀胱瘘在男性更为常见。

除了恶性疾病，直肠膀胱瘘较结肠膀胱瘘和回肠膀胱瘘少见。

直肠膀胱瘘通常由直肠中 1/3 和膀胱底部间的直接通道组成，通常位于三角区上。但是移行细胞癌形成的瘘可出现在膀胱任何部位。同时伴有肠间瘘或肠皮肤瘘是极罕见的，但是在女性，同时存在直肠阴道瘘较常见。

除了两个差别，直肠膀胱瘘临床表现与其他部位肠膀胱瘘没有差别。第一个区别是经直肠排尿比结肠膀胱瘘常见。第二个是阴道分泌物出血和漏尿常见，如果存在阴道直肠瘘的话。

诊断通常比较直接，因为 70% 瘘可以通过乙状结肠镜看见，84% 瘘可以通过膀胱镜看见（Thompson 等，1982）。由于相关阴道瘘的高发生率，阴道扩张器检查在有直肠膀胱瘘的女性是很必要的。

反复尿路感染和败血症是直肠膀胱瘘常见的并发症。患者尤其是进展性恶性肿瘤患者，期望非手术方法治疗瘘。但是，长期留置尿管会加重感染。相反，近段结肠造口可以防止尿路感染，因此在一些为了减轻肿瘤建站或严重放射性损伤的患者是有

表 57.6　直肠膀胱瘘的病因

病因	Looser 等（1979）	Thompson 等（1982）	King 等（1982）
直肠癌	4	6	3
膀胱癌	2	2	6
宫颈癌	29	8	7
子宫内膜癌	1	0	0
卵巢癌	0	0	0
先天性	NS	NS	6
克罗恩病	NS	1	3
损伤	NS	1	3
术后	NS	2	0
憩室病	NS	0	2

NS，未研究。

用的。

恶性肿瘤导致直肠膀胱瘘患者由于恶性肿瘤的存在死亡率是很高的，因此对于这种患者过度外科治疗是误导，除非恶性肿瘤是在发现瘘时第一次被发现。如果瘘是由于直肠局部肿瘤导致并没有转移，预后可能很好。

先天性瘘的处理

先天性直肠膀胱、直肠尿道和肛门尿道瘘包含了因肛门闭锁引起的各种肛门直肠异常，这在其他章节已被充分讨论（见 59 章）。

创伤性直肠膀胱瘘的处理

创伤性瘘经常与严重的直肠会阴部损伤有关，有时是钝器伤、冲击伤或枪击伤。如果存在感染，而又考虑预后而保留直肠，那么尿控就会很差。如果早期粪便改道并广泛清创术，之后的腹部会阴重建在一些患者可能成功。直肠损伤的处理在第 48 章已经讨论。

炎性肠病的处理

憩室病导致的直肠膀胱瘘很罕见，总是与乙状结肠穿孔后感染弥漫到直肠膀胱陷凹相关。治疗采用经腹直肠切除术，修补膀胱瘘并延长术后留置尿管时间。

相同的术式并不用于克罗恩病导致的直肠膀胱瘘，因为这种病都是由于直肠透壁疾病引起。我们的经验是唯一达到治疗满意效果的方法是直肠结肠切除术（Cooke 等，1980）。另一个方法是单纯直肠切除末端留在髂窝行结肠造口术（参见 45 章）。膀胱缺损在直肠切除时修补，游离网膜并放置在膀胱修补后方，行耻骨上膀胱造瘘。会阴部损伤可以保持开放或缝合后留置负压引流。另一个方法是如果会阴部大的缺损，可以游离腹直肌皮瓣闭合会阴部（Shukla 和 Hughes，1984）或用网膜或股薄肌闭合缺损（参见第 6 章）。

术后直肠膀胱瘘的处理

术后直肠膀胱瘘是少见的，但是偶尔出现在直肠切除伴膀胱部分切除术后，也可能出现在直肠癌肠吻合后。如果没有切除膀胱，那可能是在切除肿瘤时不经意间电刀损伤膀胱引起的，尤其是术前有过放疗的患者。如果存在脓肿或直肠意外损伤，直肠膀胱瘘可以使炎性肠病的外科治疗变得复杂。

直肠膀胱瘘通常伴有术后盆腔脓肿，其即刻治疗是将近段结肠造口并插入大号导尿管。当感染得到控制后，各种方法可以采用。

患者取 Lloyd Davies 体位，探查整个盆腔，切除瘘，试着修补膀胱缺损。如果从后方入路不佳的话，打开膀胱前壁缝合膀胱瘘缺损比较容易，缝合后之后通过膀胱前壁切口留置造瘘管（图 57.23）。

结直肠吻合导致的瘘处理很困难。如果直肠有比较严重的疾病，如克罗恩病或放射损伤，那么直肠切除会获得最大的手术成功率，但是可能会形成膀胱腹膜瘘，尤其是有严重的脓毒血症时。直肠切除后一个替代的方法是用股薄肌，腹直肌瓣或者网膜封闭会阴部的缺损，因为这可以消除死腔减少脓毒血症的发生率，以达到预防复发性膀胱瘘。如果没有直肠疾病，同时也没有恶性疾病的证据，可以尝试后期恢复肠道的连续性。在瘘的下方，于直肠肛管连接处切除直肠。最好的措施是缝合直肠残端，提高结肠造口末端，并用网膜修复膀胱缺损区。在后期，结肠脾曲被移开，近段结肠经过盆底进行结肠肛管吻合。如果没有残留的恶性疾病，且没有放疗史或脓毒血症，恢复性手术效果会比较好。

恶性直肠膀胱瘘的处理

在患有因直肠或膀胱癌导致的恶性直肠膀胱瘘的患者中，首次根治性手术的的效果因疾病的程度而不同。所有的患者应该通过磁共振，且在多数情况下根据 EUA 和膀胱镜进行分期，如果直肠肿瘤局限于膀胱壁及直肠，根治效果会很好（Yamada 等，2001；Koda 等，2002；Moriya 等，2003），但是有很高的局部并发症。然而，如果患者的直肠膀胱瘘是因为恶性疾病复发或放疗的并发症，情况就有很大差别。在这些情况下，虽然有时有空间姑息性地，将排泄物姑息性转移是应该考虑的，而且可能是输尿管，直肠肿瘤的根治术有三种术式：低位 Hartmann's 手术，低位经前切除吻合术及经过腹腔直肠切除术。膀胱切除的程度要根据瘘的位置及肿瘤的部位而定。如果瘘来自于膀胱癌侵犯，要考虑全膀胱切除，用回肠代膀胱，有时需要部分膀胱切除。甚至在局部进展期直肠癌，在没有肿瘤扩散，尤其是局部淋巴结没有受累时，要采取大范围的剥离手术。同步部分及完全膀胱切除在本章的其他部分有讲解。

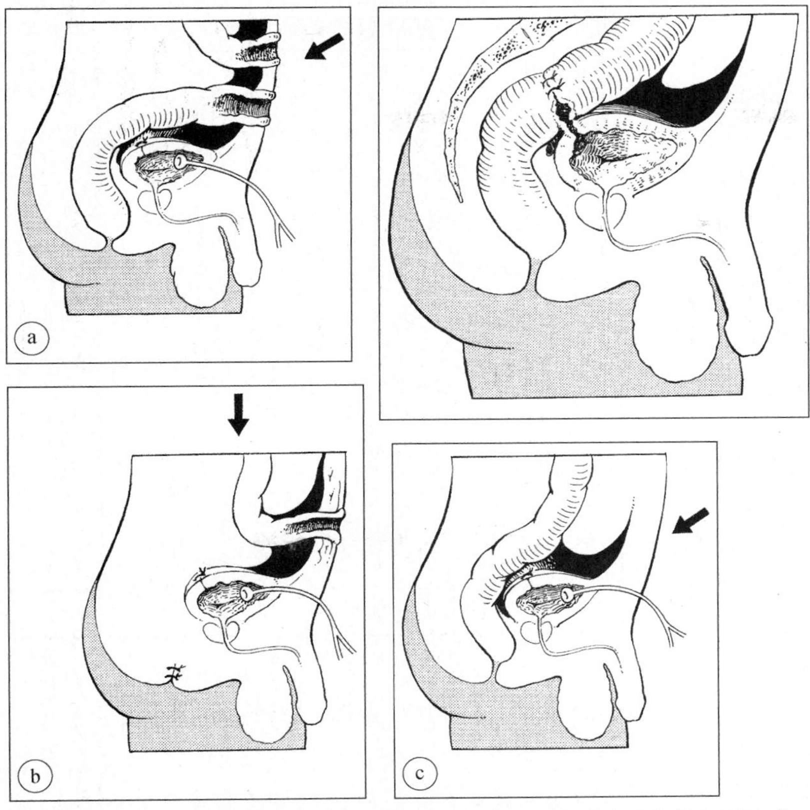

图 57.23 术后直肠膀胱瘘的治疗。直肠膀胱瘘可以出现在膀胱附近肠吻合口裂开。在这种情况下，有几个治疗方法可以选择。(**a**) 最好是牵出吻合口行双结肠造口或耻骨上膀胱造瘘行 Hartmann 术式。(**b**) 如果吻合口裂开发生在下段直肠，并且直肠残端存在病变，行直肠切除末端结肠造口合并耻骨上膀胱造瘘是较好的选择；(**c**) 在许多病例中，可行骶前间隙引流，修补闭合膀胱缺损，吻合口近端造口，行耻骨膀胱造瘘。

患有晚期恶性疾病或放疗相关的瘘道女患者，并发有膀胱阴道瘘以及尿失禁，应该就受姑息性手术治疗。在这些情况下，我们建议近段结肠造口术以及回肠代膀胱手术，而不是湿性结肠造口术，但是手术前要对每个患者进行生存期及生活质量的评估。

前列腺和尿道

前列腺良性增生及前列腺肿瘤均可以引起急性尿潴留。

前列腺癌几乎不会穿透狄氏筋膜，狄氏筋膜起到前列腺和直肠壁的防火门的作用。然而，前列腺癌可以不断地生长，以致完全包绕直肠，造成如水管一样的狭窄，并导致肠梗阻。这样的患者已经不能进行根治性盆腔手术，此时前列癌已有淋巴结和远处骨骼转移。幸运的是，80%的患者对激素治疗有效；这样的疗效可以持续两年，或者更长时间。几种替代疗法可以选择。当需要快速获得疗效时，可以静脉给予己烯雌酚（Honvan），在给药前需要LHRHA 与雄激素受体阻滞剂的联合应用，以达到雄激素完全阻断，或者在双侧睾丸切除后进行给药。

尿道狭窄

如上所述，尿道狭窄可能仅在插入导尿管时偶尔被发现。如果到尿管不能通过尿道，通过耻骨上套管针膀胱造口术进行导尿效果比较好，借助开腹来确保导尿管进入膀胱内。

尿道狭窄可以在结肠或直肠切除恢复后进行处理。近来，一项关于尿道插管和耻骨上导尿的Meta分析表明，尿道插管容易出现细菌尿，并且比耻骨上导尿给患者带来更多不适。所以我们推荐耻骨上导尿术。

在有难度的经腹会阴部直肠切除术时，尿道会经常被打开。只要在损伤的远端没有持续的狭窄存在，尿道就可以愈合。损伤处应该经过粗细合适、无刺激作用的硅胶导尿管来闭合。患者需要泌尿科医师随访，以确保并发的狭窄能得到及时充分的处理。

直肠尿道瘘

直肠尿道瘘是当前列腺和直肠间出现瘘以后，会产生的一个更严重的问题。结直肠外科医生很少遇到这个问题，除非必须从前列腺后面切除癌肿。更为常见的是，再行前列腺剜除术时用力方向错误或行耻骨后前列腺癌根治术时。用透热疗法或者进行前列腺后沟深部缝合来控制出血，会造成前列腺后沟与直肠间的瘘道形成。有报道表明，在经过尿道切除术或膀胱三角区肿瘤切除术后，可以产生类似的瘘道，但是很少见。

总之，直肠尿道瘘很少见（Boushey 等，1998；Garofalo 等，2003）。在 Mayo 诊所，30 年间遇到的瘘道原因被列在表 57.7（Thompson 等，1982）。外科直肠手术或前列腺手术是最常见的原因。前列腺或直肠恶性病变是其次的原因，但是大部分患者同时接受了放射治疗（Green 等，1984）。第三个常见的原因是会阴直肠联合损伤，或未分类的病因所致的瘘。世界范围内，最主要的原因是前列腺切除，尤其是前列腺癌行根治性前列腺切除后。直肠切除会引起尿道会阴瘘，幸好不常见。肠道尿道瘘是直肠切除术后进行重复手术（如 pouch salvage 或对长期未愈会阴窦道进行的腹部会阴手术）造成的少见并发症。直肠尿道瘘是克罗恩病很少见的并发症，仅有过 6 例报道，虽然直肠尿道瘘是恶性疾病和放疗的公认并发症。Thompson 等在 30 年的回顾分析中仅遇到 9 例患者，Cleveland 诊所的 Garofalo 等 20 年内仅收集 20 例患者，其中 9 例是医源性的，3 例是放疗造成的，5 例是克罗恩病侵犯所致，1 例是外伤性的。直肠尿道瘘原因较多，见表 57.8。

表 57.7 直肠尿道瘘的病因：Mayo 门诊 1950—1980 年

病因	数目
损伤	6
良性疾病术后	14
前列腺切除	9
直肠切除	5
恶性疾病	9
前列腺	3
膀胱	4
直肠	2
克罗恩病	3
其他	4

来源自：Thompson 等（1982）。

临床表现根据瘘的病因有所不同。经会阴前列腺切除造成的医源性直肠尿道瘘可以表现为尿液从会阴部刀口漏出或者经过直肠排出。直肠手术造成的直肠尿道瘘也可以表现为尿液从会阴部流出。大部分这样的病人需要进行尿道和肠道分流术。克罗恩病患者表现为尿液经会阴瘘道流出和经肛管排

表 57.8 直肠尿道瘘

先天性（有时累及阴道或膀胱）（59 章）		
损伤	外源性：	贯通伤（48 章）
	内源性：	经尿道器械插入（57 章）
	盆腔术中：	前列腺切除（57 章）
		直肠切除（53 章）
		妇科手术（58 章）
	重建手术中（41 章）	
感染	结核、淋巴肉芽肿（56 章）	
恶性肿瘤	直肠癌（30 章）	
	前列腺癌（57 章）	
	宫颈癌（58 章）	
放射诱导	直肠癌，肛门癌，前列腺癌（51 章）	

出。许多累及直肠的严重会阴部外伤患者会出现血尿，需要近端造瘘口紧急重建。在以上情况下，要么尿液从无功能的肛管排出，要么沿着会阴引流管流出。诊断通常经尿道镜或者结肠镜确定。直肠尿道瘘的主要并发症是尿失禁和反复尿路感染。直肠尿道瘘可以导致致命的并发症，或者只引起轻微的症状，区别主要根据输尿管中是否进入粪便，以致导致菌血症的发生。在一定程度上，其决定于瘘口的大小，但主要的因素是污染粪便残渣的流动方向。通常直肠的压力比较高，需要采用转向的结肠造口术以挽救患者生命。在其他患者中，感染轻微，不需要处理，唯一的不便之处是尿液漏入直肠。因为这种情况是尿道肠道吻合术中少见的情况，唯一需要处理的是纠正高氯性酸中毒。

直肠尿道瘘的处理

外伤性的

大多数外伤性直肠尿道瘘或潜在瘘道，需要采取近端肠道转流术以及经尿道导尿或者耻骨上导尿处理。自发性恢复仅见于少数病例，如果不恢复，通常需要经会阴、经括约肌或者经肛门的修复手术。虽然进行了成功修复，尿道狭窄以及大小便失禁的发生率很高。一些瘘道需要反复修复才能治愈。

医源性的

前列腺切除或直肠手术造成的术后尿道瘘中，有一半的患者通过早期导尿管引流处理，瘘口可以快速愈合，并达到完全治愈。如果瘘道持续存在，需要采取一定的修复处理。经肛门或者 York-Mason 法通过黏膜瓣进行内层括约肌修复可以取得很多好的疗效。Fengler 和 Abcarian 报道了成功处理了横穿尿道括约肌的瘘并保证了尿控功能的病例。

克罗恩病

克罗恩病所致的瘘可以自发性消失，尤其是在直肠病变在治疗疗效很好的情况下。然而，通常尽管采用免疫制剂等侵袭性疗法，瘘道会持续存在。局部修复可以取得良好的短期疗效，但是如果直肠存在活动性病变，长期疗效很差，并且大多数患者需要直肠切除。Fazio 等采用黏膜前徙瓣技术成功对 3 例无直肠活动性病变的克罗恩病患者进行了修复。长期疗效表明，在合理选择的患者中，直肠内皮瓣重建通常成功率很高。

恶性疾病

大多数患有恶性直肠尿道瘘的患者不适合修复治疗，因为这些患者有进展期疾病和放疗组织。在 Mayo 诊所仅有 24%的患者尝试了恶性瘘道的修复。有放疗史的患者，瘘道的修复均告失败，而且 48%的恶性瘘道患者在确诊 2 年内死亡。恶性瘘道不会自愈。因为有复发的风险，仅那些合理选择的患者需要进行修复治疗，在这些患者中，可以考虑插入股薄肌瓣。

外科技术

会阴入路

这种术式适合于小的位置低的瘘。

取会阴部倒 U 型切口，前方是阴囊，其皮肤和肉膜松弛（图 57.24）。Foley 尿管向下拉膀胱使切除更为容易。球部尿道后方平面被打开，分离其与会阴中心腱的黏附，向上分离直到瘘道被看见，分离并结扎瘘道。分离的瘘道末端必须覆盖一些正常组织。从 U 型皮瓣分离出一条肉膜肌覆盖在瘘口，并缝合固定。也可以选择邻近皮瓣用于相同的目的，留置导尿缝合皮肤并留置引流。

如果肉膜肌不能用或者不适于大的修补时，肛提肌可以下拉间断缝合固定进行修补。如果没有健康的富含血供组织用于大的修补的话可以再两层缝线间插入股薄肌。其他结构也能作为中间插入物，包括分散的皮肤（Morgan，1975）和唇状脂肪垫（Beneventi 和 Cassebaum，1971）。但是我们的经验对唇状脂肪垫的效果很失望，因为其组织活性不明确。我们大多已放弃这种技术。

经括约肌入路

过去被许多人所钟爱的术式是 York-Mason 经括约肌入路（Kilpatrick 和 York-Mason，1969；York-Mason，1970；Prasad 等，1983；Wood 和 Middleton，1990；Fengler 和 Abcarion，1997）（图 57.25）。

York-Mason 入路是 Kraske 术式的变更，但是并不切除尾骨。括约肌被完全分离以提供合适的暴露（Kilpatrick 和 Thompson，1962）。大多数患者在术前已经有近段肠造口，但是如果没有，建议先行结肠造口。

患者插入尿管取俯卧折刀状卧位。臀部被固定于分离位，通过分离肛门外括约肌暴露肛门直肠，之后在识别的支持线间分离肛门内括约肌，最后直肠黏膜纵形切开。瘘道被方便地暴露出来。切口沿瘘道向侧方延伸以至直肠壁能够被切到瘘道上下方的膀胱和尿道。尿道缺损的边缘被修剪，采用Vicryl线在尿管外缝合尿道。依次缝合黏膜、内外括约肌和皮肤重建肛门直肠。

这种暴露方法可以直接暴露中段瘘。导尿管在术后 2 周拔除，结肠造口在之后的 4～6 周闭合。Cleveland 诊所报道了 3 例患者采用该方法治疗，瘘被治愈，但一个患者出现了尿失禁，另一个出现了结肠狭窄，3 例患者均发生尿道狭窄（Garofalo 等，2003）。

经肛门闭合

原则上这种术式与 York-Mason 术式相同，只不过没有分离括约肌减少了相关风险。这种技术的优点是不必分离括约肌，而是减少了潜在的尿失禁风险（Parks 和 Motson，1983；Bukowski 等，1995；Hyman，1999）。缺点是暴露的平面有时低于经括约肌途径。

在一些特定病例中先行保护性造口有时是明智的。

Parks 牵引器或手术扩张器可以插入肛门直肠以便暴露瘘道（图 57.26）。瘘道缺损被诊断和切除。在尿道瘘上方广基切除直肠壁，包括黏膜和直肠肌肉。直肠缺损的下缘也被小心地游离。这种肛门直肠头盖型皮瓣必须有一个广基。尿道缺损鉴定并用可吸收缝线在尿管外修补。直肠肌和黏膜皮瓣在尿道修补前方与直肠缺损下缘用丙纶缝线缝合（图 57.27）。

导尿管在术后 2～3 周拔除，近段造口在之后的 4～6 周闭合。

有时经肛门修补可以和之前提到的经会阴手术相结合（Venable，1989）。

俄亥俄克利夫兰的直肠进展瓣修补应用于 12 例患者的经验，证明 8 例患者获得成功，获得即刻闭合瘘道，仅 1 例并发尿道狭窄。4 例失败患者中 3 例是克罗恩病，1 例是医源性瘘。瘘复发可以反复修补，皮瓣、囊性补救、行袖口装切除并结肠肛门吻合的直肠切除术（Garofalo 等，2003）。

经肛门内镜显微外科

经肛门内镜显微外科技术现在已被发展用来治疗直肠尿道瘘。这种方法避免了分离括约肌并能达到高位瘘，这种瘘对经肛门手术来说有时是很困难的（Wilbert 等，1996）。外科治疗的原则与经肛门

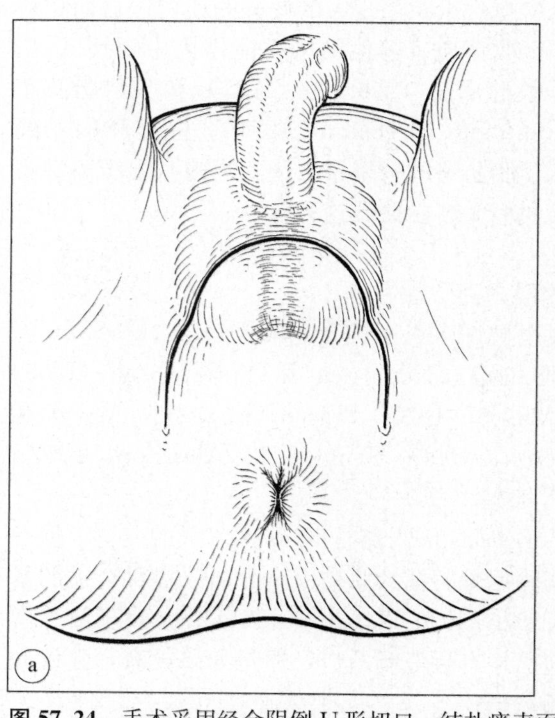

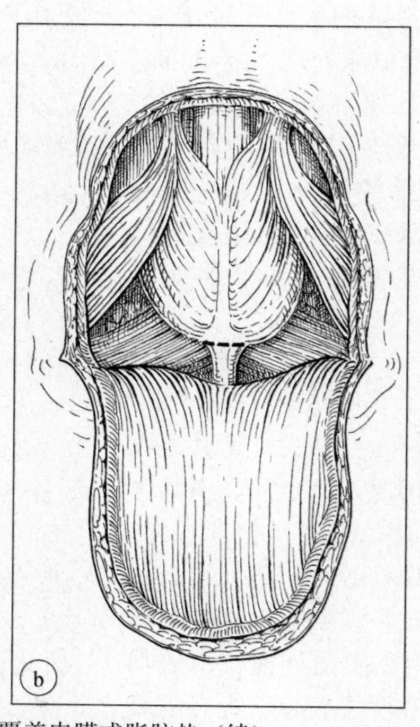

图 57.24 手术采用经会阴倒 U 形切口，结扎瘘表面覆盖肉膜或脂肪垫（续）。

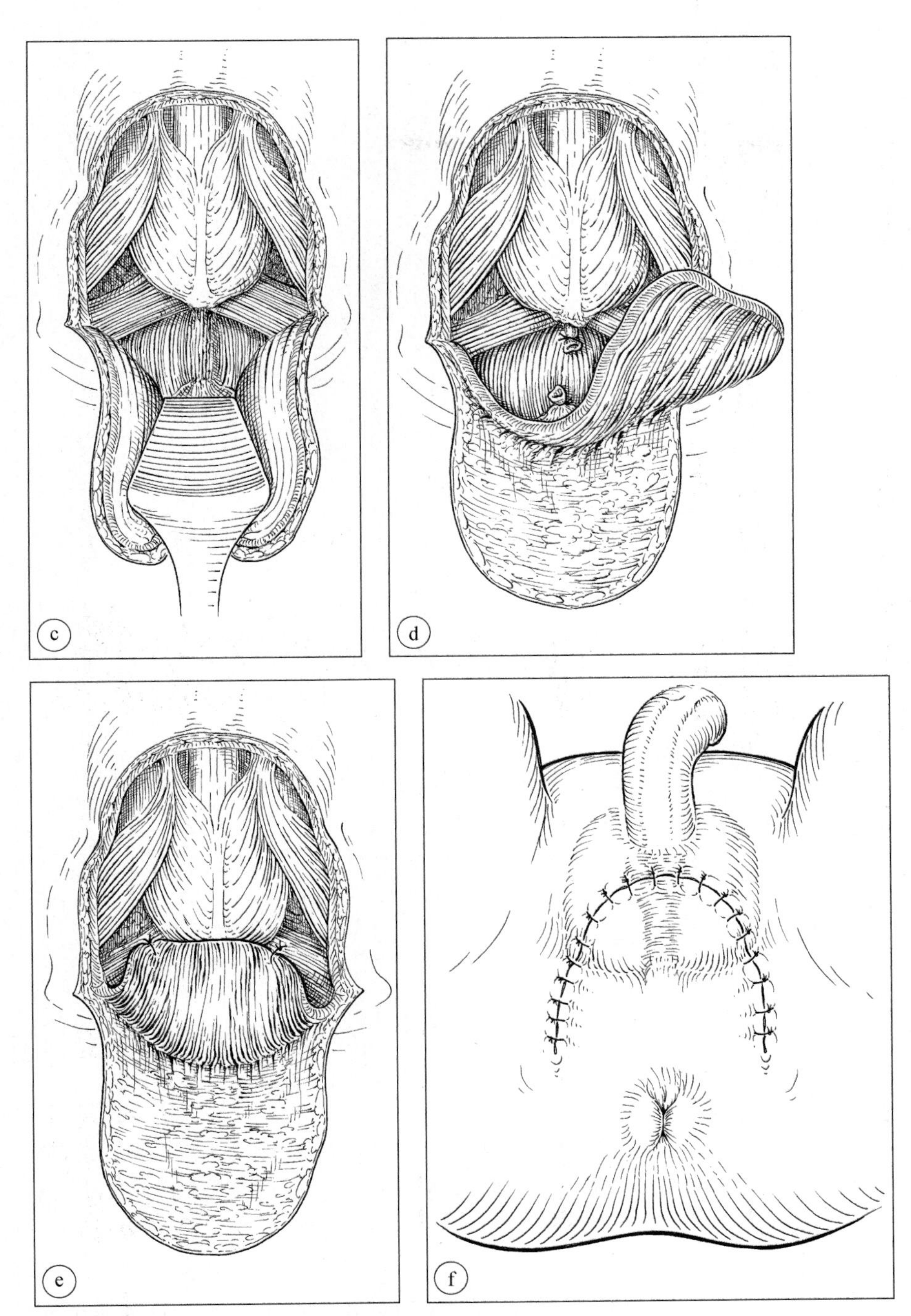

图 57.24（续）

手术一样，只是入路不同，这种技术在其他地方描述；参见第 25 章和 30 章。

经腹会阴修补

也可以采用经腹会阴联合入路，尤其是单个术式失败时。经前会阴切口，在前列腺后方暴露瘘（向经会阴技术那样）。导尿管可以使分离更为方便，分离继续向上达到瘘道上方盆腔切除平面。

探查腹腔，进入盆腔继续分离直肠前和前列腺后方组织，直到与会阴部切口分离平面相通。保留胃网膜右动脉的带蒂网膜补片，游离足够长度达到会阴部进行修补。如果网膜不能用时，可选择血供良好的部分腹直肌瓣和股薄肌瓣作为插入物（Zmora 等，2001）。尿道和直肠缺损被闭合，网膜、腹直肌或股薄肌被缝于两个闭合部位之间（Miller，1977）。关于这些瓣已在第 6 章进行了介绍。

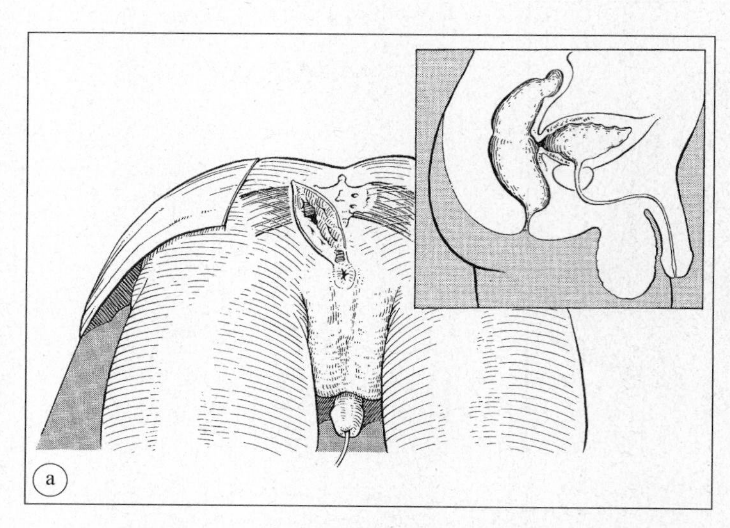

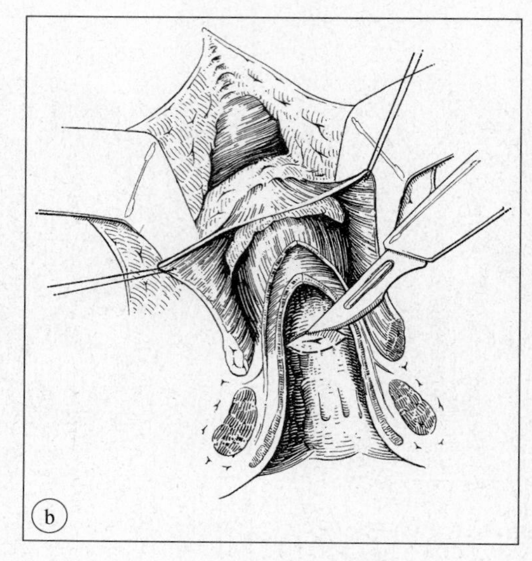

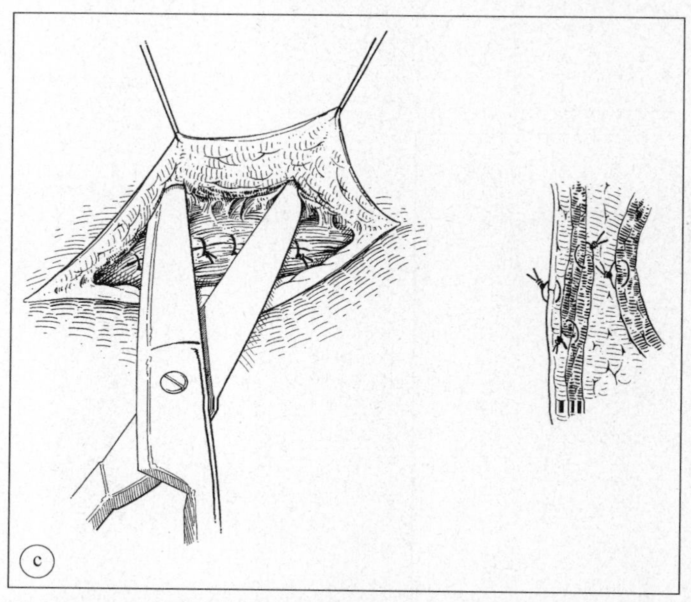

图 57.25 经括约肌修补直肠尿道瘘。(**a**) 患者折刀状卧位。在臀大肌上方行骶前切口向下经括约肌达肛外缘。(**b**) 切开括约肌，膀胱后壁在标志线间被纵形切开。可见直肠前壁的瘘，切除瘘。(**c**) 尿道缺损被关闭。直肠壁被游离为了在关闭直肠造口和括约肌前形成前徙瓣。

下拉式手术

膀胱或前列腺与直肠间的瘘位置太高，经肛门途径不能处理，或者当经腹会阴修补也不恰当或存在由于放疗导致广泛缺血组织损伤时，采用袖口装下拉术式更为安全（Tiptaft 等，1983），就像处理放射损伤瘘那样（见 51 章）。这种手术的原则是直接，但是如果纤维组织较多时，挑战可能较大。如果直肠壁和括约肌被保留，那么患者将保持控便功能。通过腹部切口，乙状结肠和直肠被游离，分离脾曲和分离直肠乙状结肠连接处（图 57.28）。黏膜呈袖状从直肠上剥离出，留下环形和纵形肌以及完整的神经支配。袖口状切除继续通过瘘远至齿状线，然后整个乙状结肠向下拉，通过裸露的直肠最为外部屏障覆盖在瘘上。乙状结肠切缘采用直肠阴道瘘手术中标准的结肠肛门吻合方法与肛管内齿状线相吻合（Hughes 等，1962）。

增补术

在所有已讲述过的手术技巧中，最可取的是在尿道的闭合线和瘘管的肛门直肠侧闭合处之间，填充血管丰富的组织。增补术可以用于会阴部的修补

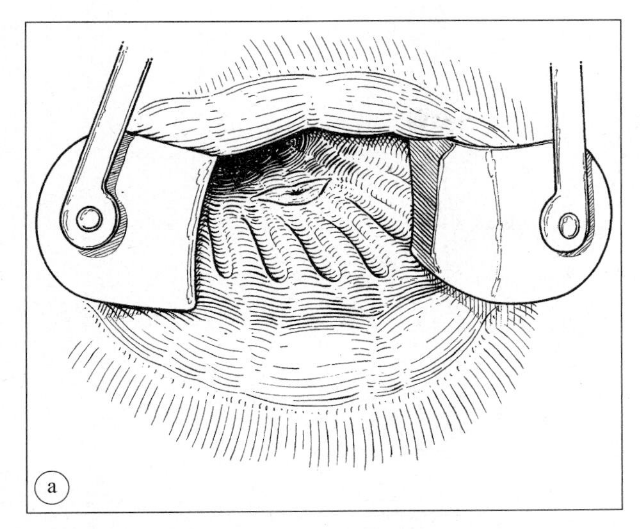

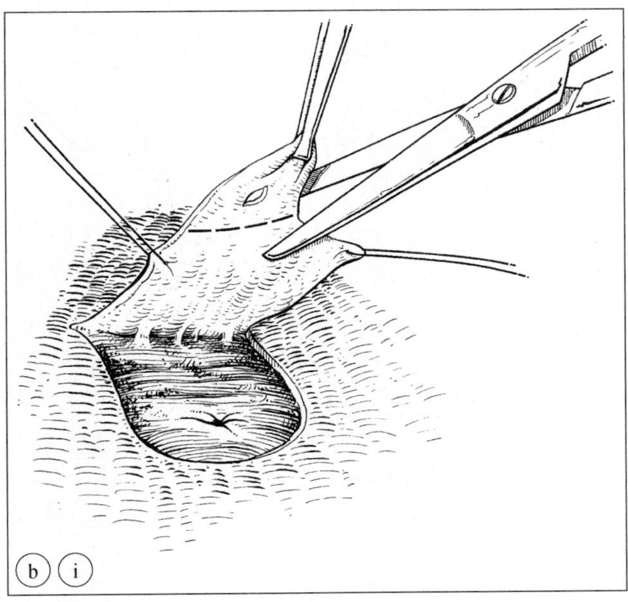

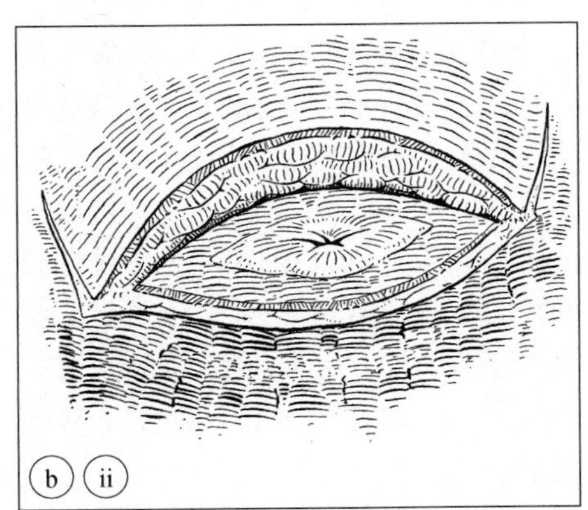

图 57.26　经肛门尿道瘘的修补。(**a**) 肛门内牵开器插入肛门，暴露出瘘。(**b**) (**i**) 直肠黏膜和内括约肌在瘘上方游离。(**b**) (**ii**) 肛门直肠和膀胱间的瘘被完全切除，尿道缺损和直肠壁同时闭合。

以及腹会阴部的手术中。从大腿部取股薄肌，以其神经血管为蒂，重新设计后转位至会阴部，这种术式似乎是增补术中最成功的方法（Ryan 等，1979；Tiptaft 等，1984；Zmora 等，2001）（图 57.29）。各种直肠尿道瘘的外科治疗及其采用的增补术式的总体结果见表 57.9。

阴道：膀胱阴道瘘

根据病因和处理方法的不同，膀胱阴道瘘可以分为三种完全不同的类型，但这种传统的分类方式造成了不必要的混乱。

第一种是由于在盆腔手术中的意外导致的损伤。这种损伤通常在子宫手术后出现，其病理表现多为通过健康组织的清洁手术切口。这种损伤在结直肠手术中非常少见。

第二种是产科生产的特有损伤，在头盆不称的情况下概率增加。这种在胎头和骨联合之间持续的挤压，导致的结果是大面积的缺血和坏死，受损部位包括膀胱三角、尿道，有时也包括直肠（图 57.30）。

第三种膀胱阴道瘘出现于盆腔放疗损伤后，通常与结直肠外科医生有关，因为瘘管可能从直肠扩展到阴道，而进入膀胱。这种损伤的基本病理表现为由放疗引起的动脉炎所导致的缺血，并主要归因于缺血的范围要远远比可看见的瘘管范围大得多。

这种放疗性坏死所引起的组织损伤，常常继发感染，并且通常很难确定在缺损组织边缘有无肿瘤复发。

复杂的缺血性瘘管修复需要极度的小心和极高的判断力，手术成功依赖于供体组织需要有好的血运，通常为大网膜或者股薄肌。除非当包括了直肠乙状结肠时，或按前面提到的原则进行手术时，或者必需大网膜和股薄肌时给予支持，否则结直肠外科医生通常不参与这种瘘的治疗。用大网膜增补的术式有很长的历史（Walters，1937；Badenoch，1962），并且是今天的标准术式（Badenoch 等，1987）。当无法采用大网膜时，健康、血管丰富的股薄肌成为良好的替代品。通过在大腿的两个小切口，在股薄肌肌腱的胫骨止点处上分离（图 57.29）。远端血管蒂结扎后断开，游离肌肉提高至近端神经血管蒂。修建通道使肌肉通过大腿到达阴道，分布范围超过尿道和膀胱的缝合线。有时阴道有足够的皮肤覆盖股薄肌，更常见的情况是没有足够的皮肤，但裸露的股薄肌可以安全的置于阴道内。在膀胱内留置尿管 14 天。裸露的股薄肌在3～

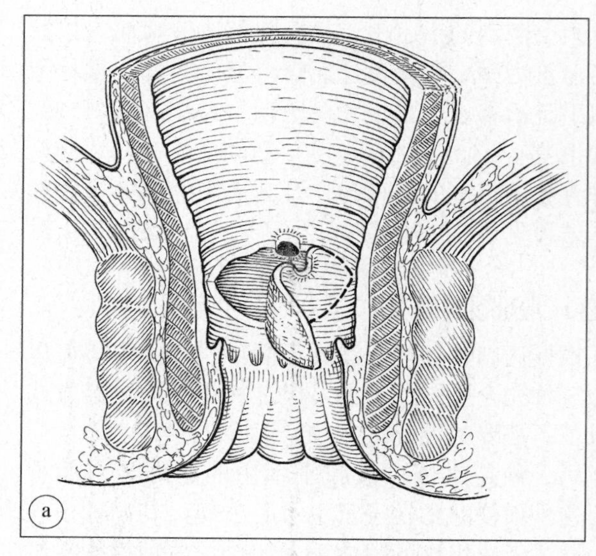

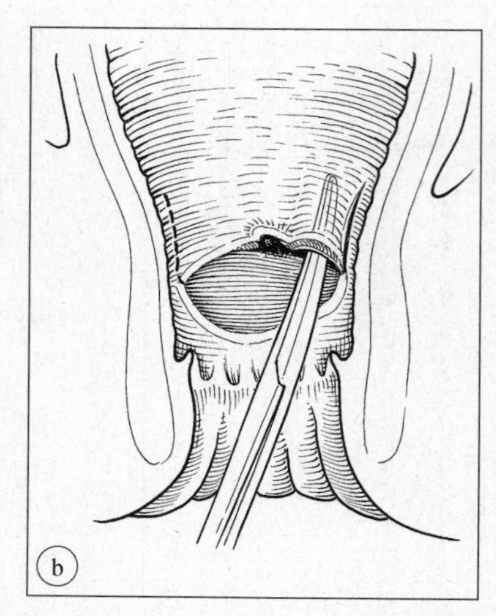

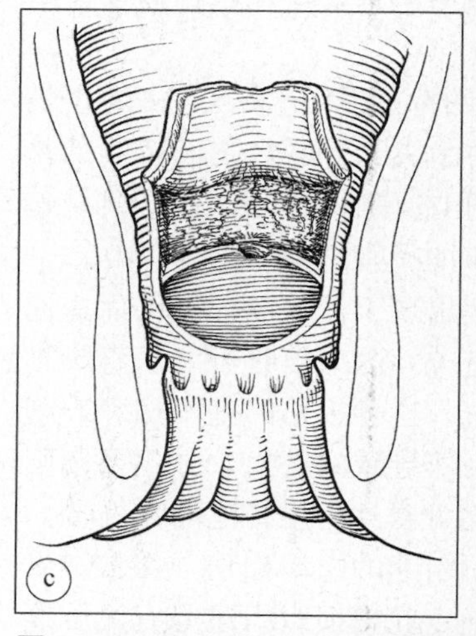

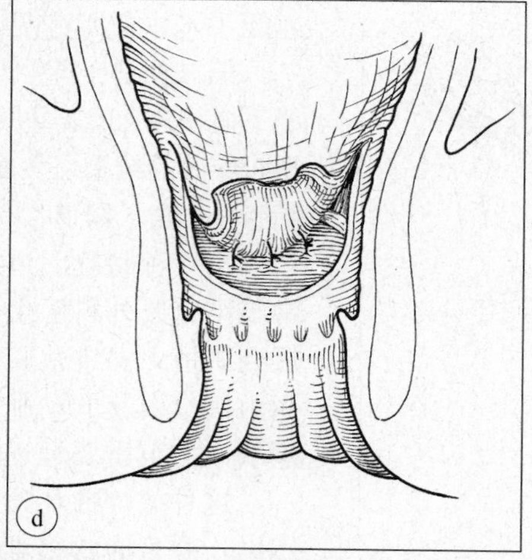

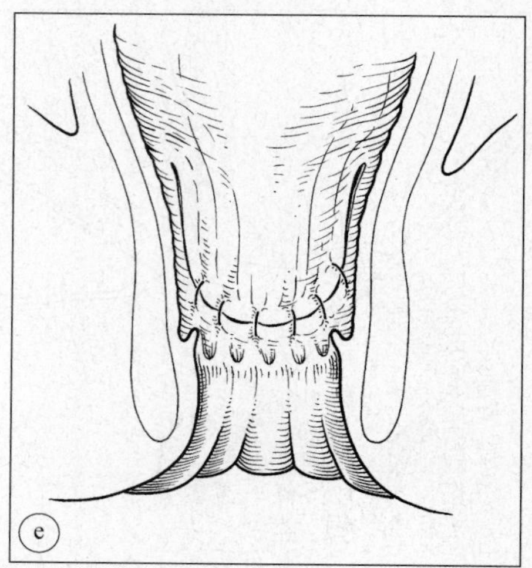

图 57.27 Park 的经肛门手术治疗直肠前列腺瘘。(**a**) 切除瘘周围及下方黏膜，留下环形肌。(**b**) ～ (**c**) 瘘上方的直肠壁全层向下拉超过瘘，之后两层缝合覆盖瘘 (**d**) ～ (**e**)。

4 周内会被阴道上皮所覆盖，没有必要植皮。

如果有某些原因大网膜和股薄肌不能被用作补片，可以用剥脱了黏膜和黏膜下层的肠管作为第三种组织来源。在准备好独立的肠袢后，其黏膜层可以完整连续的切除，留下环形肌和纵形肌及血运 (Blandy，1964)。创面出血意义不大，因为当黏膜剥脱后，剩余组织会收缩，所以必须要用比第一眼看起来所需要的更大的一段肠管进行手术。

进行性或复发性癌的盆腔廓清术

当子宫癌、膀胱癌或直肠癌侵犯周围器官，并且没有证据显示肝或远处淋巴结转移时，需要认真考虑行盆腔廓清术。最初的想法是，作为包括放疗在内的其他所有形式的治疗失败时，行姑息性治疗。但手术不仅能提供姑息治疗，而且在适当选择的病人中，对延长病人生命是有价值的 (Roos 等，2004)。

切除盆腔的全部脏器，比单独切除直肠或者膀胱要容易。术前要进行肠道准备，术者必须要准备花大量的时间进行仔细分离，尤其对已经接受过一次或者两次手术的病人。而且很多病人接受了根治性的放疗或者化疗。

患者置于低截石位，以便另一组能进行会阴部手术。通过一个长正中切口，耐心地分离以前手术所造成的粘连。首先考虑能否保留直肠，如果可以，无论是否侵袭子宫，均需行完整的子宫切除术。如果直肠受累，手术则更加简单。

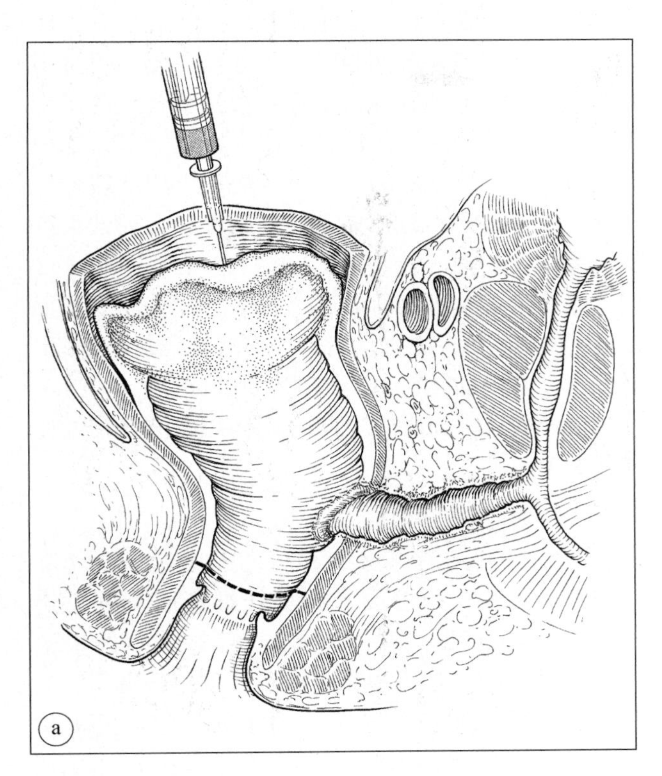

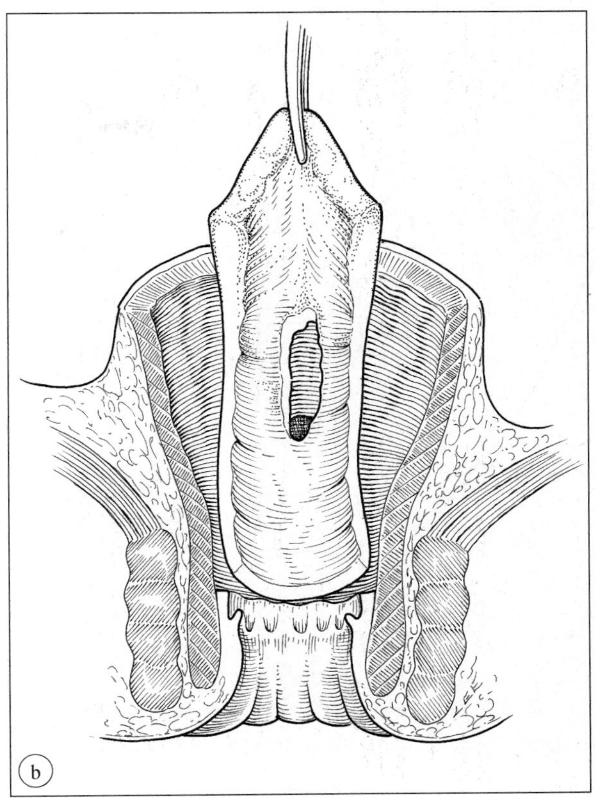

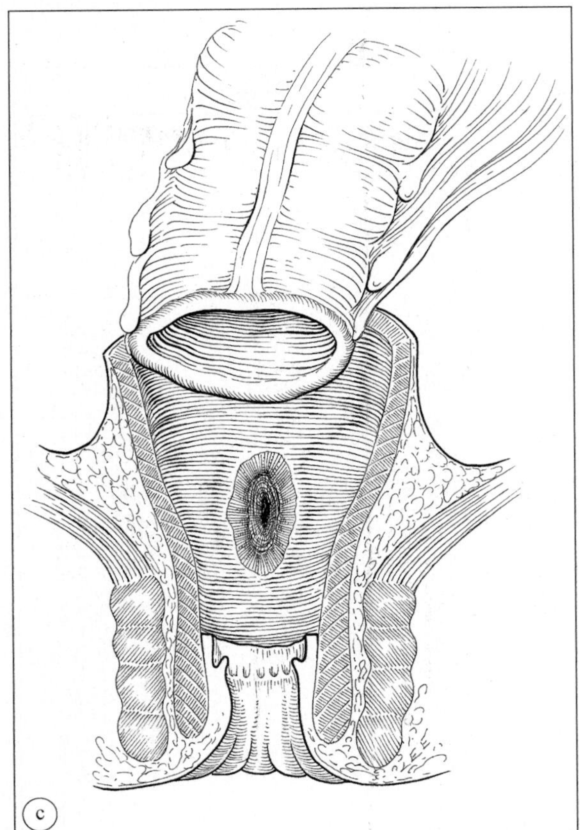

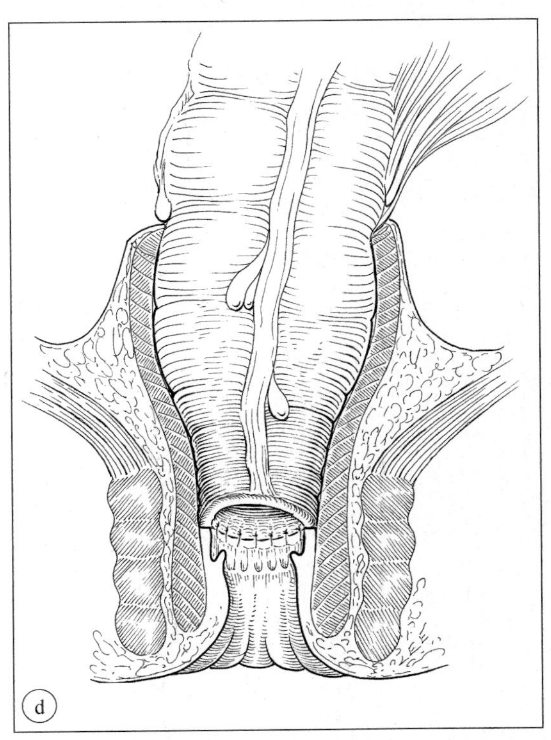

图 57.28　Park 下拉式手术治疗高位瘘。横断直肠乙状结肠后，袖口状切除黏膜直到齿状线，留下后面的环形肌。无需注意瘘，将游离的结肠向下拉通过切除黏膜的肠管与齿状线吻合。

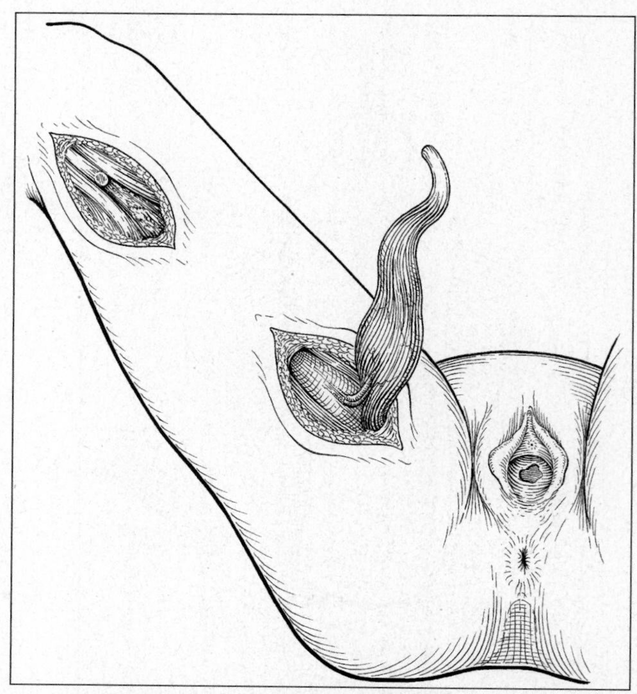

图 57.29 股薄肌被暴露神经血管蒂游离出来，可以作为额外的健康组织加强盆腔几乎任何部位的缝合部位。

术者首先游离左侧的乙状结肠和降结肠，右侧的盲肠和回肠末端，以暴露主动脉分叉和大血管（图 57.31）。从脐向下分离腹膜，先分离一侧，再分另一侧，直到髂外动脉，打开直肠和骨联合后的组织平面。结扎并分离双侧输精管或子宫圆韧带，输尿管位于其与髂总动脉的交叉处，输尿管用缝线标记并分离。为避免出血，先不要分离骨联合后的大静脉，待后期处理。

有希望在手术早前分离乙状结肠，直肠后平面分离到盆底。然后膀胱和盆腔内容物可被拉钩牵引至中间。髂内动脉的分支被把握地结扎。

在处理这些血管时，同时完整切除淋巴结的原因有三个：

1. 如果打开沿髂血管移行的筋膜组织，切除淋巴结会很容易，并且纤维脂肪和淋巴组织与血管分离。实际上，经过之前的根治性放疗，这可能是唯一存在的组织分层。
2. 切除肿瘤在淋巴系统的小的聚集，可提供

表 57.9 多种类型直肠尿道瘘修补术与增补术成功率和住院时间比较

研究	病例数	修补术	成功率（%）	住院时间（天）
Goodwin 等（1958）	8	会阴的	88	NR
Culp 和 Calhoon (1964)	20	会阴的	75	NR
Dahl 等（1974）	5	TS	100	10
Ryan 等（1979）	1	GMT	100	5
Parks 等（1983）	5	RAF	100	NR
Prasad 等（1983）	3	TS	100	NR
Tiptaft 等（1983）	23	RAF 和 GMT	NR	NR
Bauer 等（1984）	3	TS	100	NR
Trippitelli 等（1985）	9	AP	100	NR
Vidal Sans 等（1985）	18	TS	100	NR
Jones 等（1987）	4	RAF	75	NR
Venable (1989)	1	TS 和 RAF	100	NR
Thompson 和 Marx (1990)	1	无	100	NR
Wilbert 等（1996）	2	TEM	100	13.5
Al-Ali 等（1997）	30	TS 和 RAF	100	NR
Boushey 等（1998）	2	TS	100	10
Ruis 等（2000）	1	GMT	100	NR
Garofalo 等（2002）	12	RAF	83	4.5

LOS＝住院时间；NR＝未报道；TS＝经括约肌；GMT＝股薄肌转移；RAF＝直肠前徙瓣；AP＝腹会阴；TEM＝经肛门内镜微创手术。

治愈的机会。

3. 是盆腔肿瘤分期的唯一准确方法，并为术后化疗提供支持。

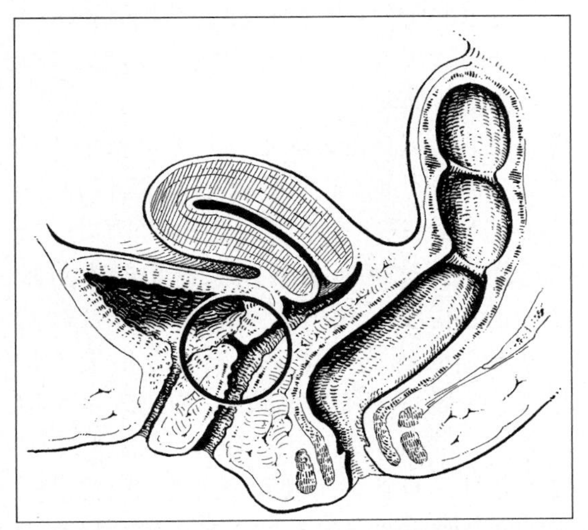

图 57.30　由于产科损伤。恶性肿瘤或放射损伤引起的膀胱阴道瘘。

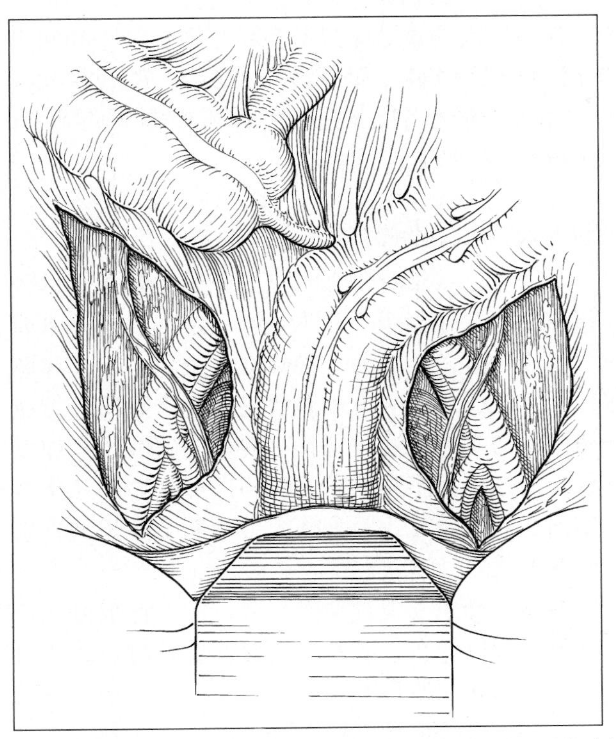

图 57.31　盆腔廓清术。乙状结肠和盲肠被游离以暴露主动脉分叉。输尿管走行跨过髂总动脉分叉处。

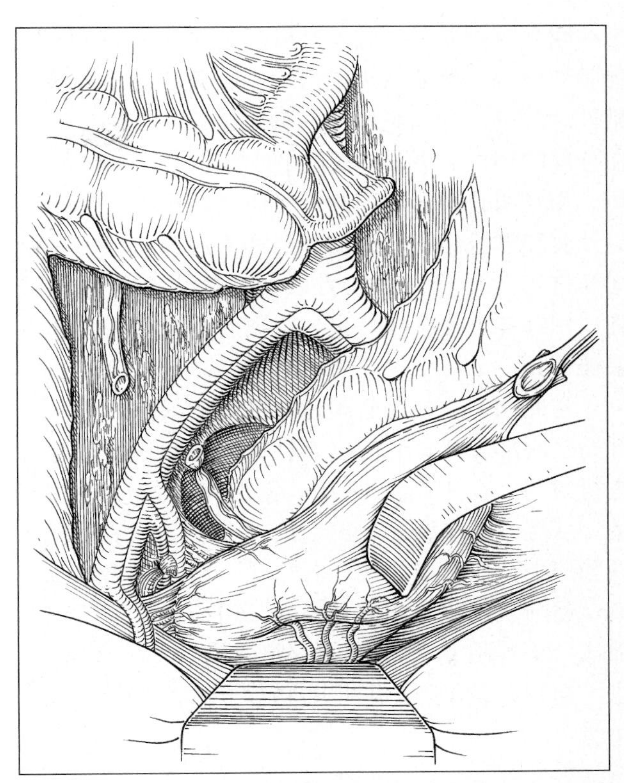

图 57.32　从脐向下分离腹膜至髂外血管，使盆腔内脏器能够下拉。

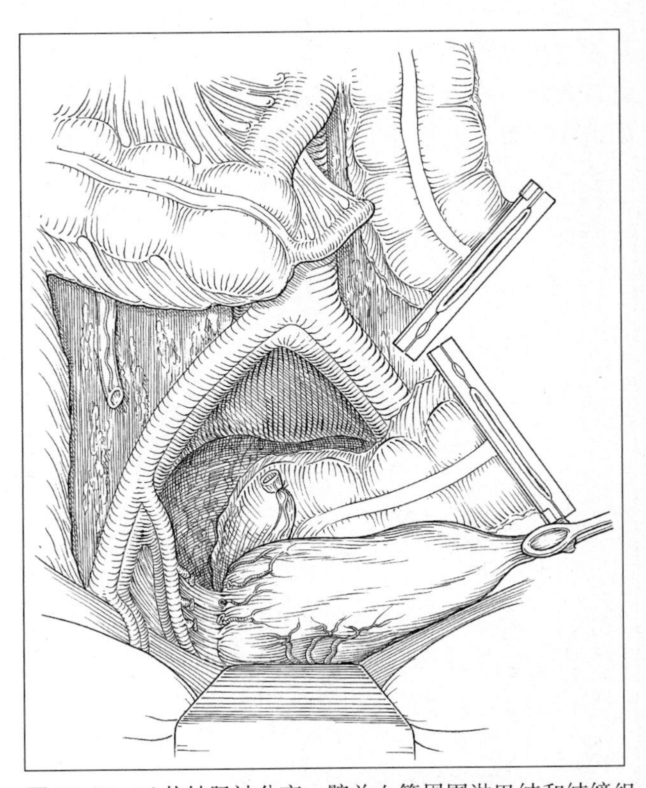

图 57.33　乙状结肠被分离，髂总血管周围淋巴结和结缔组织鞘被分离开，髂内动脉的分支被一个个结扎，先处理一边，在处理另一边。耻骨联合后方的大血管在这时不要动。

建立双侧髂外动脉及其外膜的平面，向下直到腹股沟韧带。然后从周围组织中分离髂总动静脉和髂外动静脉，周围组织作为整体被完整切除。并且在分离的同时，髂内动脉前面的分支，被分别分离。切开闭孔神经周围的纤维脂肪组织形成的僵硬的外套和淋巴组织，游离神经和附属血管。另一侧同样进行此操作，只留骨联合后的大血管等待处理；用缝扎方法捆成一束，分离后盆腔筋膜作为上层被切开。

与此同时，如果必须进行肛门的切除，另一组开始会阴部分离。肛门（女性为阴道）用荷包缝合进行封闭。在中线处切开，包括闭合的肛门或阴道。从尾骨的结合处分离肛门。在多病灶的膀胱恶性肿瘤中，尿道必须被同时切除，阴茎海绵体被分离，逐渐从阴茎分离直到外翻。用拉钩拉开阴茎海绵体，检查阴茎背动静脉，将其分离至骨联合下缘。逆行分离两侧至阴道和肛门周围的肛提肌边缘。

尿流改道术

尿流改道术应根据肛门或尿道括约肌对便或尿是否有控制能力来进行选择，而不是根据术前是否进行放疗，或者病人是否有能力购买并适应粘贴式的造瘘装置。在世界上许多地区，排除了经皮尿道造瘘术，原因是贫穷和要求舒适的粘贴装置。这种情况在埃及尤其真实，血吸虫性膀胱癌常常必须行膀胱切除术。尿失禁带来了更深层次的社会问题，病人有可能会遭到社会的遗弃。

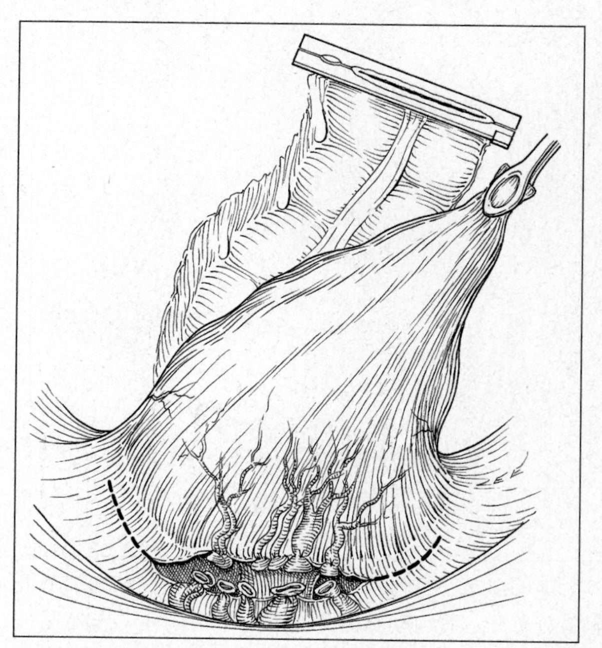

图 57.34 盆内静脉要仔细分离，成束缝扎，打开盆内筋膜。

盆腔手术前进行放疗时，随之而来的动脉内膜炎，破坏了应用回肠贮存控制排便的结构基础，并使得输尿管结肠造瘘术变得非常危险，即使病人能在直肠中容纳液体粪便。

在英国很少实施脏器去除术，除非进行过术前放疗。应用一种 Wallace 介绍的简单技术进行尿流改道术。在髂窝处进行一个短、突出的造口。造口位置的选择变得比实行全盆腔脏器切除术更加重要：患者正常穿衣，用一个装满水的可粘贴的袋子放在身上，通过不同体位的试验选出最佳位置（避开褶痕，腰带和陈旧瘢痕），在进入手术室前做好标记。

作为尿道时，回肠并不比乙状结肠更有优势。并且如果在全盆腔脏器去除术后，在左侧髂窝将乙状结肠断端造口更加方便排泄物的流出。剩余肠管可用于重建尿道。这避免了肠吻合口瘘的可能，但随着时间推移存在癌变的可能。

重建尿道的理论优势是尿液可自由流动，并在有限的范围内被肠内膜吸收。从而可以避免高氯血症引起的酸中毒。其更为实际的优势是手术非常安全，任何原因导致的从尿道和肠管吻合口之间漏出的尿液将流入肠腔，而不会流入腹腔。吻合口漏尿少见，一旦发生经皮肾造口术即可使漏尿处闭合，不须进一步治疗。

输尿管乙状结肠吻合术

输尿管乙状结肠吻合术是最原始的术式，尽管有很多劣势，在当今外科中仍有一定地位。手术简单、快速，好多年成为一种标准；避免了反流和漏尿，而这在此之前一直难以解决。不严重的高氯血症酸中毒通常可以通过每日小剂量的碳酸氢盐加以代偿，而这在大多数盆腔癌症病人可预期的几年生存期内亦非常少见，因为病人生存期不够长到发生这种并发症。

当病人开始发生肾功能不全，酸中毒很可能快速发生并程度严重，或者当生存期较长时，建议行其他术式的尿流改道术。

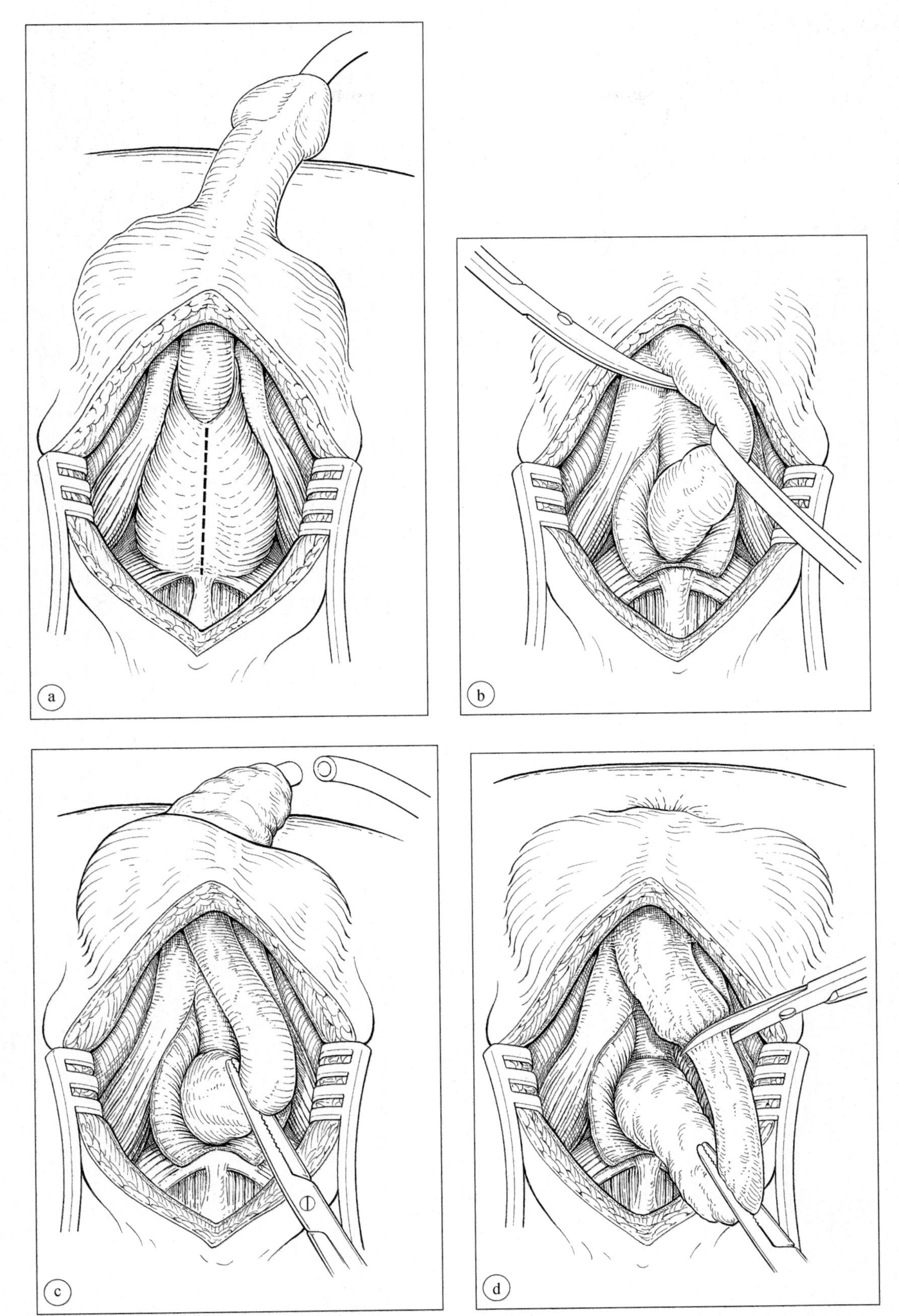

图 57.35　如果需要，在廓清术的同时行尿道切除术。球部尿道很容易从阴茎海绵体上分离，通过牵拉，阴茎可以翻转，切除整个尿道。

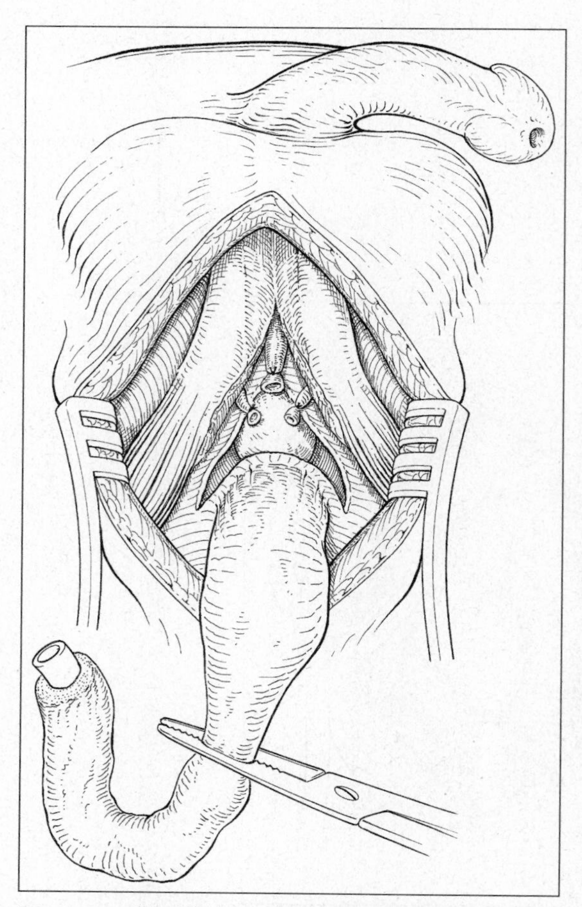

图 57.36 阴茎背动静脉在耻骨联合后方是安全的。

病人在病房行走时，如果不能耐受 500ml 盐水灌肠，同样应排除输尿管结肠吻合术。这种情况通常是保留括约肌的直肠切除后的病人，排便机制疲劳很难耐受尿液流动的增加。准备行输尿管乙状结肠吻合术之前，实验性灌肠不可忽视，尤其是对老年患者。

控尿低压力储存袋

有些特定的患者需要切除部分或全部的膀胱，不适于行放射治疗，包括直肠癌侵犯膀胱，某些软组织肿瘤侵犯直肠及膀胱。如果有可能切除原发病灶并保留控尿的机制。

这样就使创造一个新的尿液储存器官并与尿道相吻合。膀胱的取代器官有多种设计形式，包含了两个基本的原则：管状的肠管被重新处理，使其蠕动收缩不会产生高的压力；另外有些方法可以阻止尿液从储存袋向肾的方向反流。

因为低压力的储尿袋没有可协调的逼尿肌来排出尿液，患者通过放松括约肌并增加腹压的方式进行排泄，这需要一些时间来掌握。有些患者无法完全排空，就必须每天自行插入尿管一次到两次，以防残余尿的累积。

相似的低压力袋可以用作控尿的经皮回肠通道。这首先由 Gilchrist 和 Merricks 发明，用右侧结肠和回肠远端，靠回盲瓣来防止尿失禁，患者通

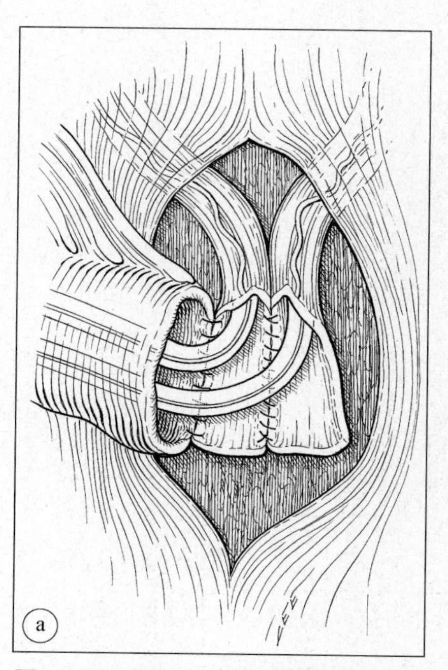

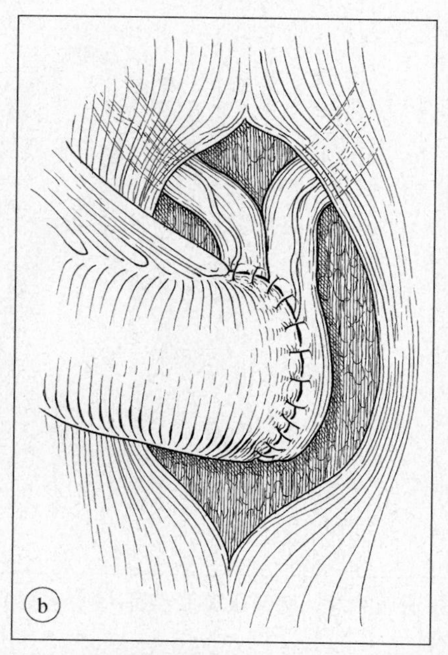

图 57.37 Wallace 的回肠膀胱术的方法。铲形的输尿管被吻合在回肠开放的末端，输尿管内插入导管起保护作用（续）。

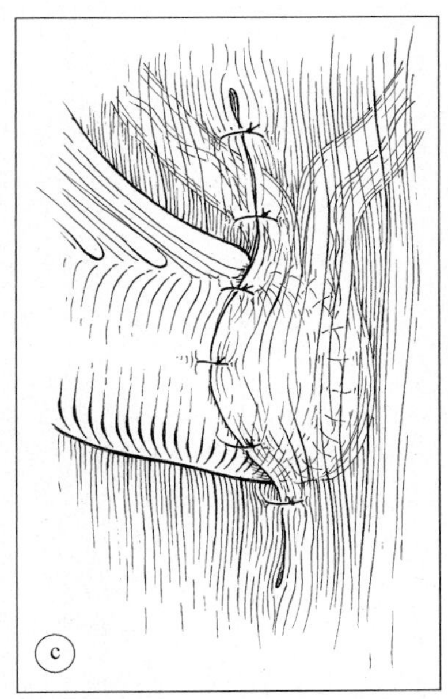

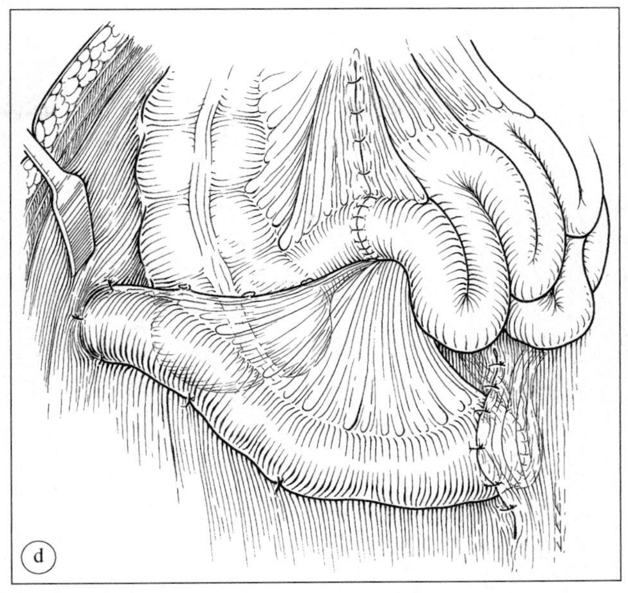

图 57.37（续） Wallace 的回肠膀胱术的方法。构建回肠造口，小肠吻合完成。

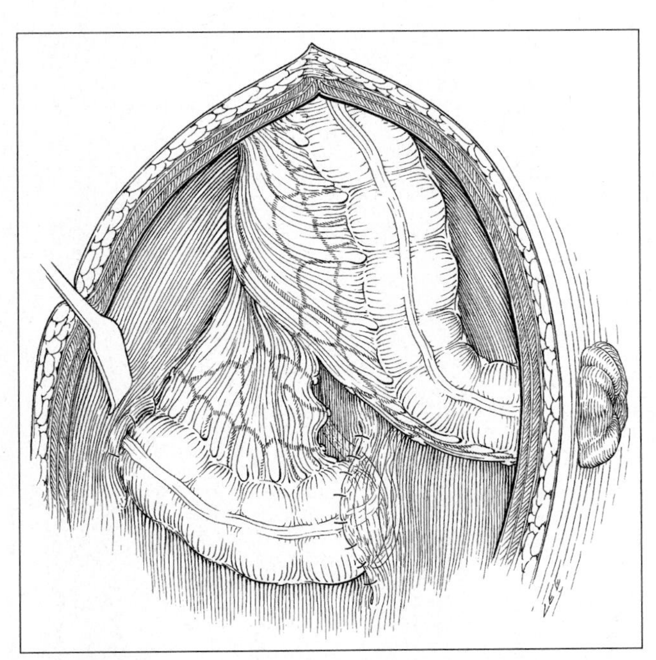

图 57.38 廓清术后，做一个暂时性的乙状结肠造口，以避免肠吻合口瘘带来的危害。

过间断插入尿管来排空储存袋。用作储存袋的肠管不需处理，其收缩产生的高压力可导致尿液反流或吻合口漏尿。Kock's 肠管储存袋克服了这些困难，通过在储存袋两端增加对回盲瓣夸张的倒转术来防止尿液反流至尿道和吻合口的漏尿。

Kock's 肠管储存袋作为膀胱切除后的尿流改道术，在一些中心非常流行。但是术后的并发症常见并且许多患者需要接受几次的修正手术，直到得到满意的结果。不过经过挑选的患者，在经过正确的手术之后可得到真正排尿可控的储尿袋，并且皮肤造口不明显，使病人从累赘难看中解放出来。应用 Mitrofanoff 的原理可以得到类似的结果，声称应用阑尾、输卵管或处理过的肠管等所创造的耻骨上的导尿管，排尿控制率达到 90%。然而有近 30%有术后并发症（Mandy，1999）。

对这些可控制排尿的储存袋的长期后果仍有疑问。理论上高氯血症酸中毒预期在术后 5～10 年后出现，原因是暴露于尿液的表面积非常大，而且回肠吸收尿液的能力不比结肠差，但是大部分避免了严重的代谢并发症（McAndrew 和 Malone，2002）。

其他的潜在劣势包括，留在尿液储存袋中的金属钉可形成结石，尽管研究显示这种风险较低。为避免滑脱在肠管套叠处放置的不可吸收环，极可能到达袋子的腔中增加结石的风险。最后，不清楚切除大量的小肠之后是否完全没有后期营养方面的后遗症。

在盆腔手术中保留男性的性功能

勃起和射精是男性性功能两个分开的组成部分，有可能在结直肠手术后消失。射精由精索和膀胱颈部交感神经所支配。勃起则由阴茎海绵体的副交感神经所控制。目前所关注的问题是有没有可能保留整套的自主神经系统和性功能。

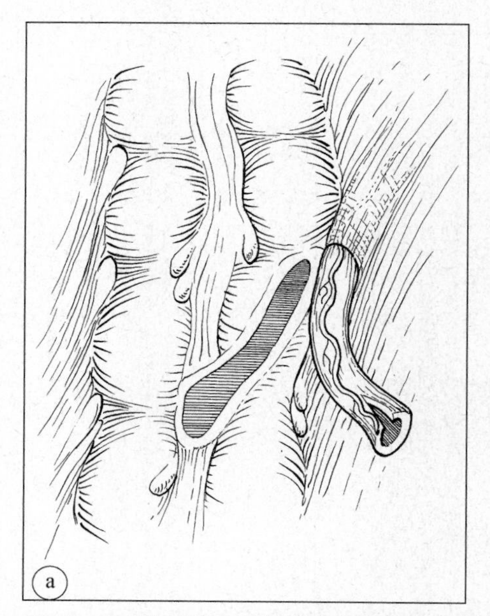

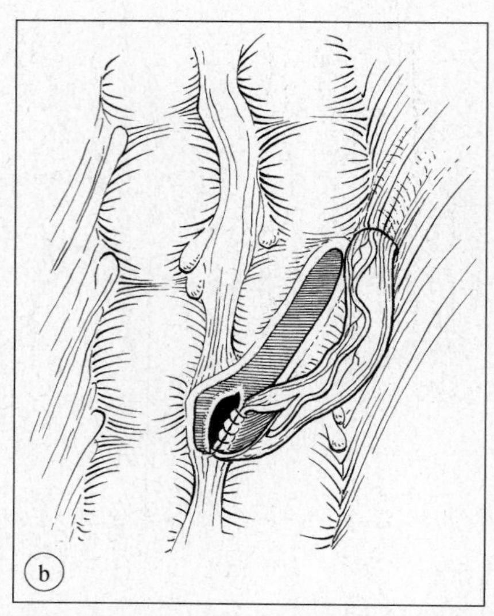

图 57.39 输尿管乙状结肠吻合术。输尿管修剪成铲形，通过长的黏膜下通道直接行输尿管黏膜吻合：用一个窄的橡皮管以免管道缝合过紧。

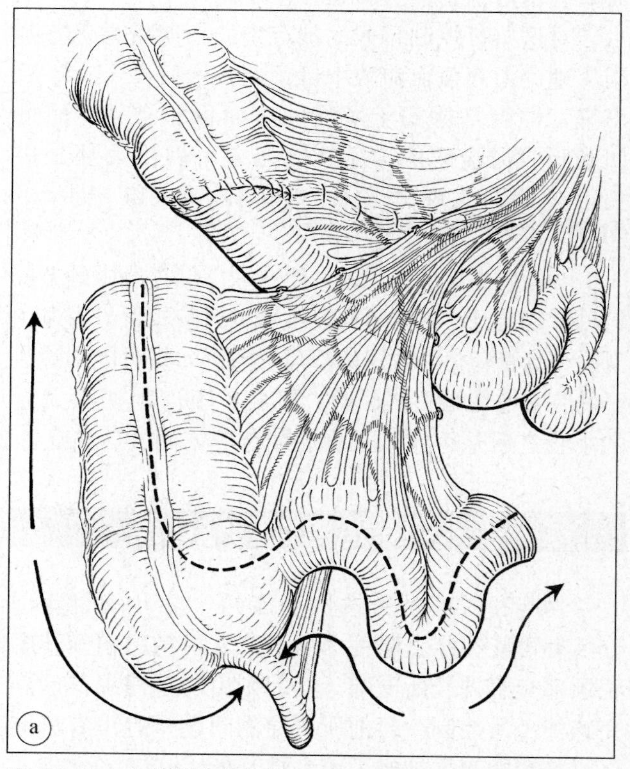

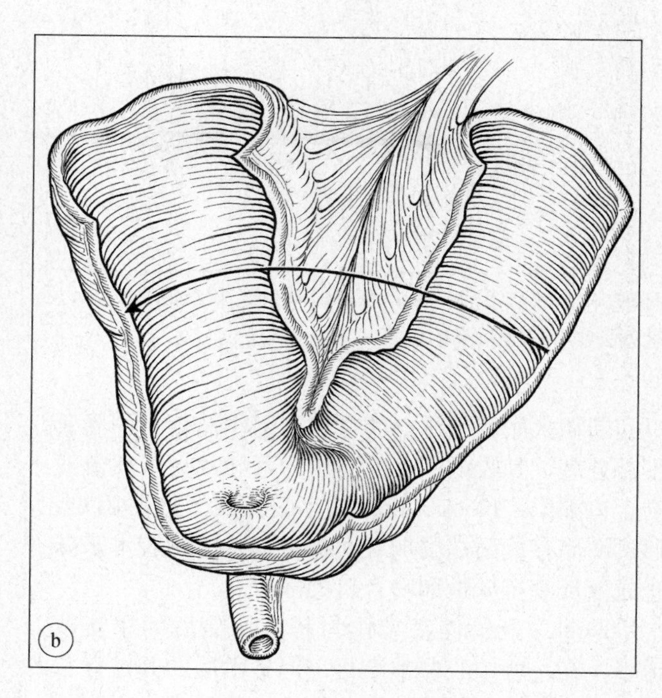

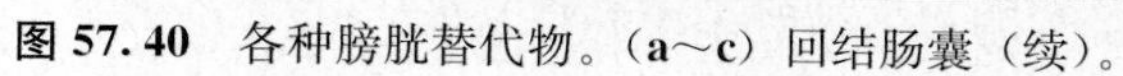

图 57.40 各种膀胱替代物。(**a～c**) 回结肠囊（续）。

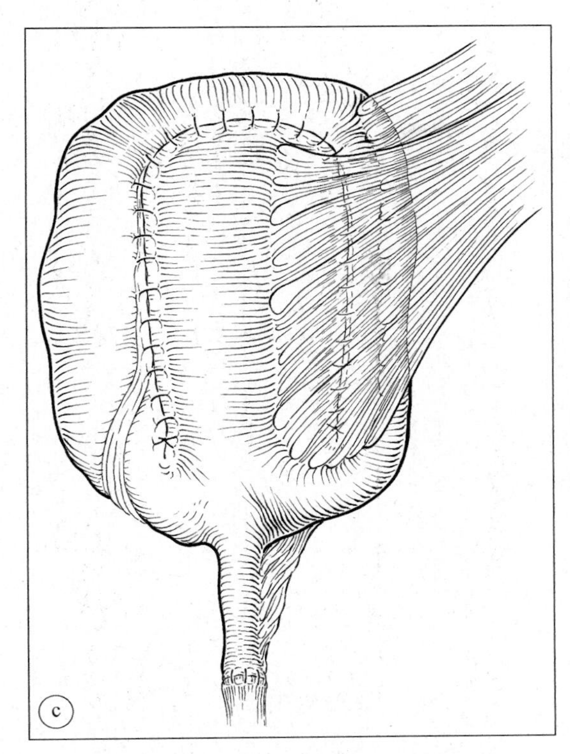

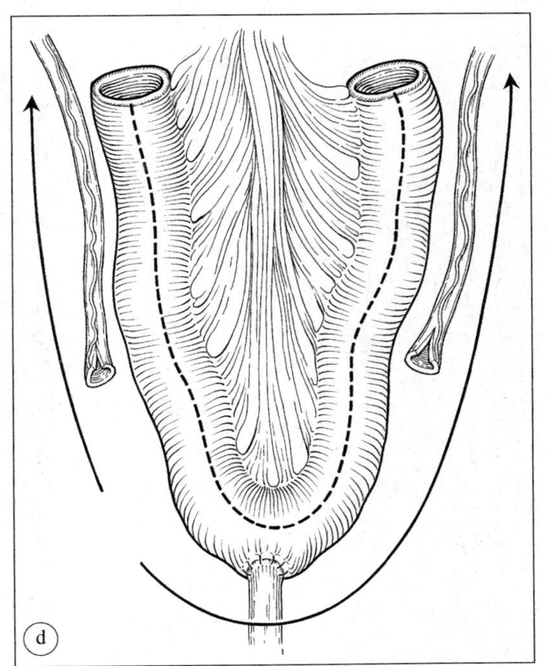

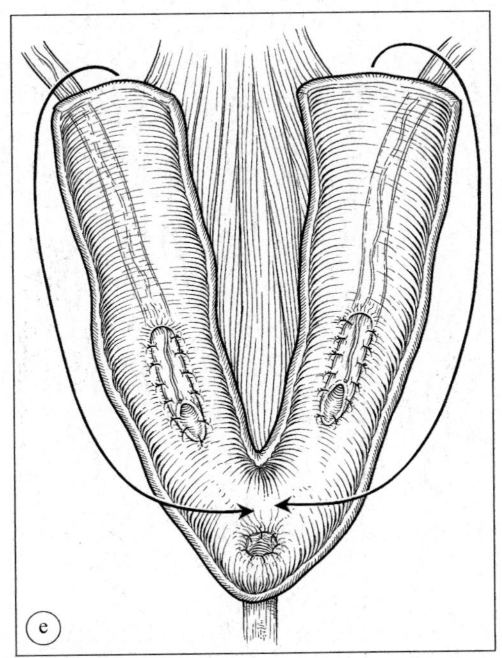

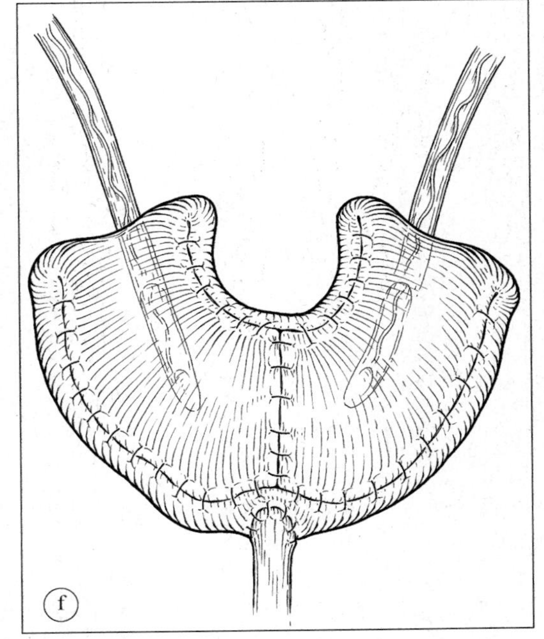

图 57.40（续） J 形回肠囊。（**e～f**）J 形回肠囊。

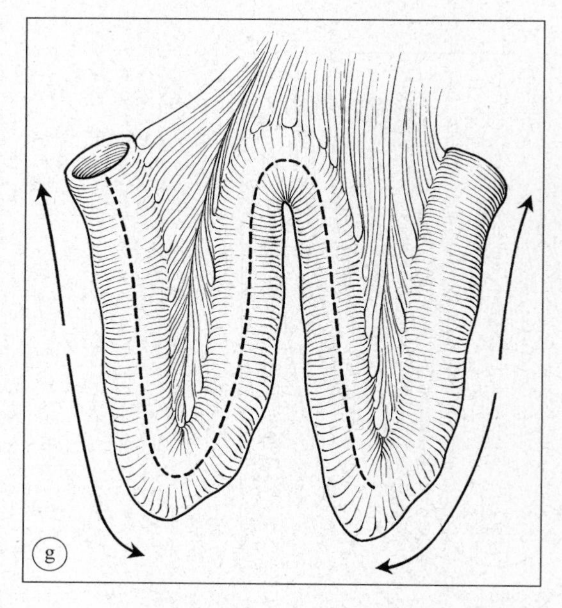

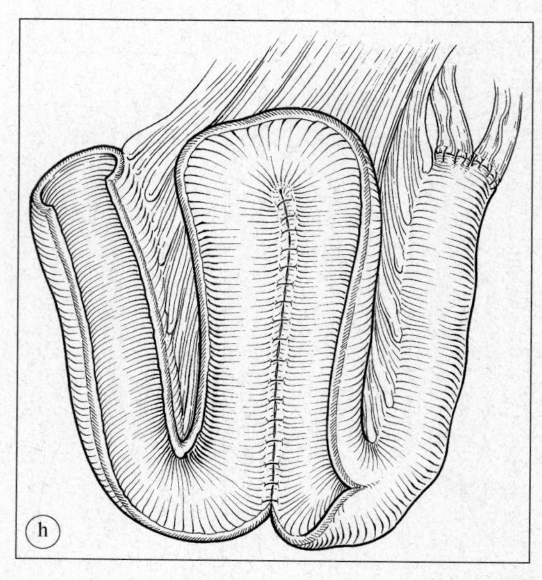

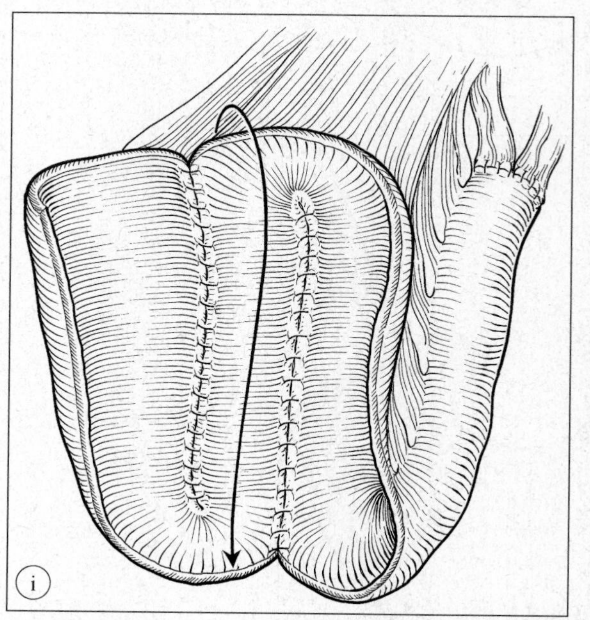

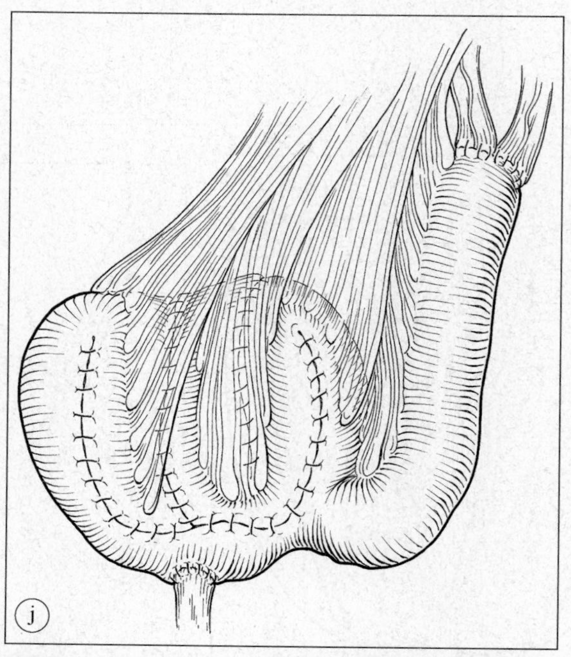

图 57.40（续）（g～j）W 形回肠囊。一些不同类型的膀胱替代物采用去管化肠和各种形式的抗反流机制。

射精

尽管偶尔完整切除肿瘤需要切除交感神经链和骶前神经，但在每一个病例都值得考虑保留至少一个神经链的可能性。甚至在化疗后存在巨大肿物的转移睾丸癌的病人，经过尝试在 70%的病例中可能保留交感神经链和骶前神经中的一个，而不影响根治性切除。一些病人保留一个交感神经链，在术后最初几个月没有射精功能，但其后此功能可恢复，这其中的一些病人随后成为孩子的父亲。在睾丸肿瘤的患者中，这更加令人鼓舞，因为保留的睾丸在化疗之后的一年内通常会恢复产生精子。

勃起的能力

Walsh 和 Donker（1982）的解剖学研究显示控制阴茎勃起的自主神经走行于前列腺的后外侧纤维组织中。这使得即使因为前列腺癌而行根治性的前列腺切除术，也能保留这些神经并让病人保留性功能。也有报道这些神经在因膀胱癌而切除膀胱和前列腺后得到保留。

这些神经的解剖走行现在被清楚地确定了，尽管这些神经本身用肉眼难以观察，但它们在内生殖器动脉周围像疏松的套管一样连续走行。如果在许多结直肠癌手术中注意保护这些神经血管鞘，尤其是在切除前列腺或其周围组织时，那保留病人的勃起功能是有可能的。

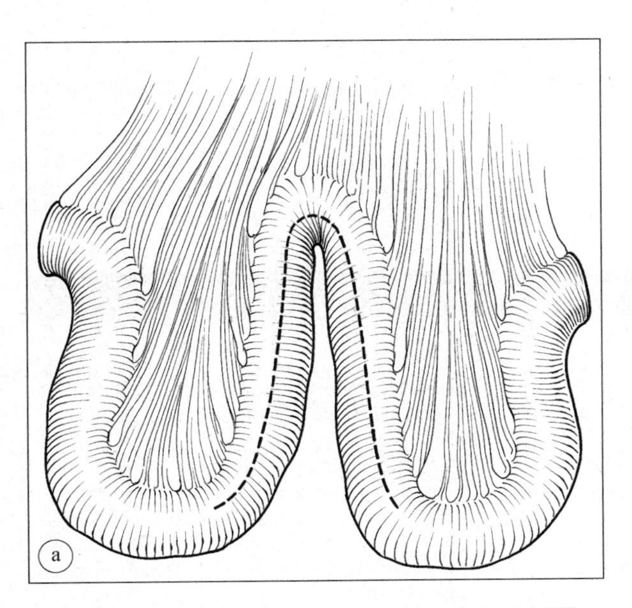

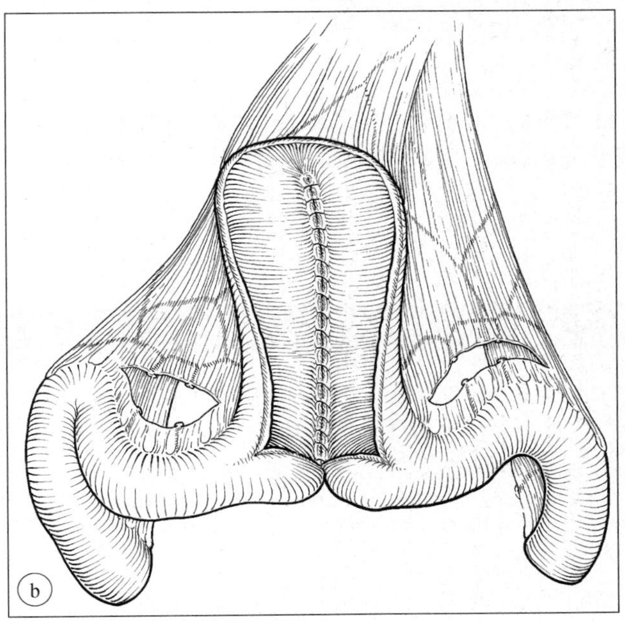

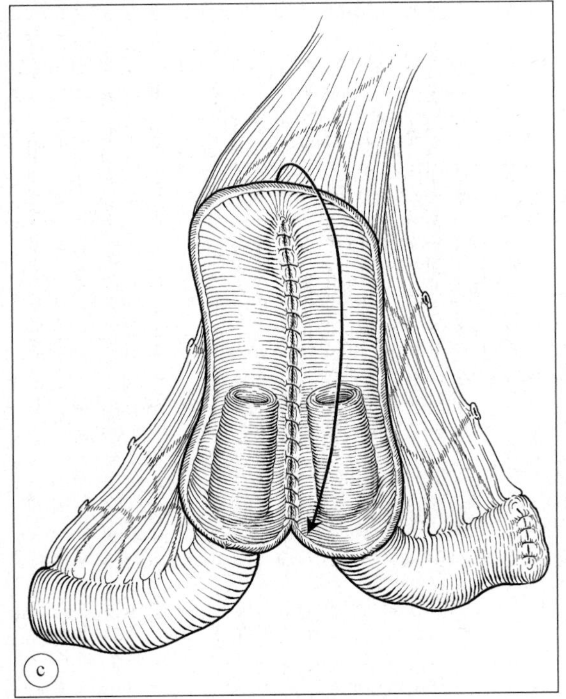

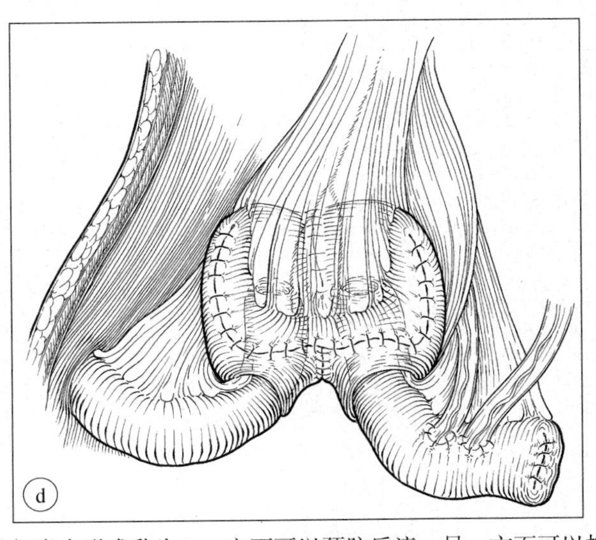

图 57.41 Kock 囊。肠管做成去管化囊，断端肠管套叠如囊中形成乳头，一方面可以预防反流，另一方面可以控尿。

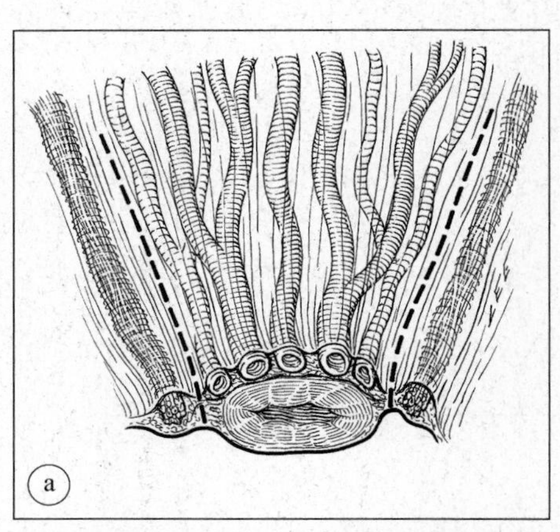

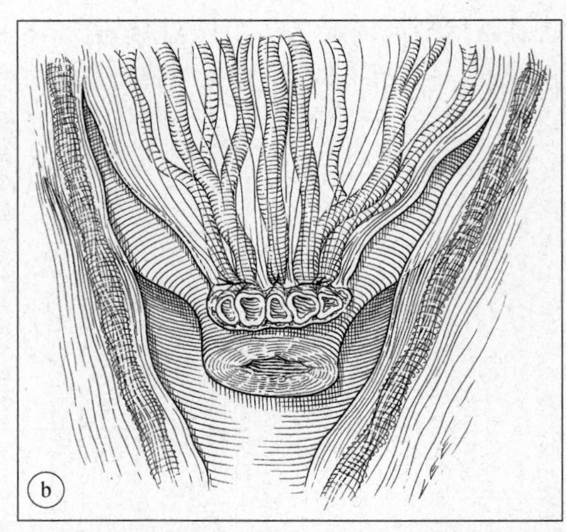

图 57.42 Donker 和 Walsh 显示支配阴茎海绵体的副交感神经走行于阴部内动脉终末支的结缔组织鞘中，在切除前列腺时可以通过向两边牵拉神经血管束而被保留。

（陈文政 王威 译 王威 校）

参考文献

Afifi AY, Fusia TJ, Feucht K et al (1994) Laparoscopic treatment of appendicovesical fistula: a case report. *Surg Laparosc Endosc* 4: 320-324.

Akerlund S, Delin K, Kock NG et al (1989) Renal function and upper urinary tract configuration following urinary diversion to a conti-nent ileal reservoir (Kock pouch): a prospective 5 to 11-year follow up after reservoir construction. *J Urol* 142: 964-968.

Al-Ali M, Kashmoula D & Saoud IJ (1997) Experience with 30 post-traumatic rectourethral fistulas: presentation of posterior transsphincteric anterior rectal wall advancement. *J Urol* 158: 421-424.

Ambrose NS, Dykes PW, Allan RN et al (1988) Enterovesical fistulae in Crohn's disease. *Gut* 29: A709.

Anderson GA, Goldman H & Mulligan GW (1997) Three-dimensional computerised tomographic reconstruction of colovesical fistulas. *J Urol* 158: 795-797.

Athanassopoulos A & Speakman MJ (1995) Appendicovesical fistula (review). *Int Urol Nephrol* 27: 705-708.

Badenoch AW (1962) *Manual of Urology*, 2nd edn, p 613. London: Heinemann.

Badenoch DF, Tiptaft RC, Thakar DR et al (1987) Early repair of accidental injury to the ureter or bladder following gynaecological surgery. *Br J Urol* 59: 516-518.

Bauer HW, Sturm W & Schmiedt E (1984) Surgical correction of rectoprostatic fistula. *Urology* 24: 452-455.

Bell GA (1980) Closure of colostomy following sigmoid colon resec-tion for perforated diverticulitis. *Surg Gynecol Obstet* 150: 90-95.

Beneventi FA & Cassebaum WH (1971) Rectal flap repair of prostatorectal fistula. *Surg Gynecol Obstet* 133: 480-492.

Blandy JP (1964) The feasibility of preparing an ideal substitute for the urinary bladder. *Ann R Coll Surg Engl* 35: 287-311.

Blandy JP (1986) *Operative Urology*, 2nd edn, pp 22-25. Oxford: Blackwell Scientific.

Blandy JP & Fowler CG (1996) Retroperitoneal fibrosis and other rare conditions. In Blandy JP & Fowler CG (eds) *Urology*, 2nd edn, pp 166-170. Oxford: Blackwell Scientific.

Boari A (1899) L'uretero-cysto-néostomie: étude clinique et experi-mentale. *Ann Mal Org Genitourin* (Paris) 14: 1059-1088, 1141-1170.

Boronov RC (1982) Urologic complication secondary to radiation alone or radiation surgery. In Delgade G & Smith JP (eds) *Management of Complications in Gynecologic Oncology*, p 163, New York: Wiley.

Bouillot JL, Berthou JC, Champault G et al (2002) Elective laparo-scopic colonic resection for diverticular disease: results of a multi-center study in 179 patients. *Surg Endosc* 16: 1320-1323.

Boushey RP, McLeod RS & Cohen Z (1998) Surgical management of acquired rectourethral fistula, emphasizing the posterior approach. *Can J Surg* 41: 241-244.

Bowsher WG, Shah PJR & Costello AJ (1982) A critical appraisal of the Boari flap. *Br J Urol* 54: 682-685.

Brown SR & Seow-Choen F (2000) Preservation of rectal function after low anterior resection with formation of neorectum. *Semin Surg Oncol* 19: 376-385.

Bukowski TP, Chakrabarty A, Powell IJ et al (1995) Acquired rectourethral fistula: methods of repair. *J Urol* 153: 730-737.

Cetti NE (1980) Ureteric obstruction in 'recurrent' appendicitis. *Br J Surg* 67: 297-298.

Colcock BP & Stahmann FD (1972) Fistulas complicating diverticular disease of the sigmoid colon. *Ann Surg* 175: 838-846.

Cooke SAR & DeMoore NH (1981) The surgical treatment of the radiation damaged rectum. *Br J Surg* 68: 488-492.

Cooke WT, Mallas F, Prior P et al (1980) Crohn's disease: course, treatment and long term prognosis. *Q J Med* 49: 363-384.

Crohn BB & Yarnis H (1958) Fistula formation in regional ileitis. In *Regional Ileitis*, pp 52-60. New York: Grune & Stratton.

Cukier J (1966) L'opération de Boari: à propos de 63 observations. *Acta Urol Belg* 34: 15-25.

Culp OS & Calhoon HW (1964) A variety of rectourethral

fistulas: experiences with 20 cases. *J Urol* 91: 560-571.

Dahl DS, Howard PM & Middleton RG (1974) The surgical manage-ment of rectourinary fistulas resulting from a prostatic operation: a report of 5 cases. *J Urol* 111: 514-517.

Daniels IR, Bekdash B, Scott HJ et al (2002) Diagnostic lessons learnt from a series of enterovesical fistulae. *Colorectal Dis* 4: 459-462.

Davies M & Keddie NC (1973) Abdominal actinomycosis. *Br J Surg* 60: 18-22. Dehni N, Tiret E, Singland JD et al (1998) Long term functional out-come after low anterior resection: comparison of low colorectal anastomosis and colonic J-pouch anal anastomosis. *Dis Colon Rectum* 41: 817-823.

Dencker H, Johnsson JE, Liedberg G et al (1971) Surgical aspects of radiation injury to the small and large intestines. *Acta Chir Scand* 137: 692-695.

Di Carlo A, Andtbacka HI, Shrier I et al (2001) The value of specializa-tion—is there an outcome difference in the management of fistulas complicating diverticulitis. *Dis Colon Rectum* 44: 1456-1463.

Die Goyanes A, Garcia Villaneuva A, Lavalle Echavarria JA et al (1983) Replacement of the left ureter by autograft of the vermiform appendix. *J Surg* 70: 442-443.

Donohue JP (1984) *Lymphadenectomy in Urologic Cancers*. AUA Update Series, Lesson 38, Vol 3.

Driver CP, Anderson DN, Findlay K et al (1997) Vesicocolic fistulae in the Grampian Region: presentation, assessment, management and outcome. *J R Coll Surg Edinb* 42: 182-185.

Dwivedi A, Chahin F, Agrawal S et al (2002) Laparoscopic colectomy vs. open colectomy for sigmoid diverticular disease. *Dis Colon Rectum* 45: 1309-1314.

Ehrlich RM & Skinner DG (1975) Complications of transuretero-ureterostomy. *J Urol* 113: 467-473.

Elmajian DA, Stein JP, Esrig D et al (1996) The Kock ileal neobladder: updated experience in 295 male patients. *J Urol* 156: 920-925.

El Mekresh MM, Hafez AT, Abol-Enein H et al (1997) Double-folded rectosigmoid bladder with a new ureterocolic antireflux technique. *J Urol* 157: 2085-2089.

Fazio VW, Jones IT, Jagelman DG et al (1987) Rectourethral fistulas in Crohn's disease. *Surg Gynecol Obstet* 164: 148-150.

Fengler SA & Abcarian H (1997) The York-Mason approach to repair of iatrogenic rectourinary fistulae. *Am J Surg* 173: 213-217.

Fowler CG (1987) Flexible cystoscopy. In Gingell & Abrams (eds) *Controversies and Innovations in Urology*, pp 57-67. London: Springer Verlag.

Fowler CJ, Christmas TJ, Chapple CR et al (1988) Abnormal electromyo-graphic activity in the urethral sphincter, voiding dysfunction, and polycystic ovaries: a new syndrome? *BMJ* 297: 1436-1438.

Galland RB & Spencer J (1985) The natural history of clinically estab-lished radiation enteritis. *Lancet* i: 1257-1258.

Galland RB & Spencer J (1986) Radiation-induced gastrointestinal fistulae. *Ann R Coll Surg Engl* 68: 5-7.

Garofalo TE, Delaney CP, Jones SM et al (2003) Rectal advancement flap repair of rectourethral fistula. A 20 year experience. *Dis Colon Rectum* 46: 762-769.

Ghoneim MA (1993) Endoscopic treatment of ureteric strictures. In Whitfield HN (ed) *Rob and Smith's Operative Surgery: Genitourinary Surgery. Vol 3: Endoscopic Procedures*, pp 89-91. Oxford: Butterworth-Heinemann.

Gilchrist RK & Merricks JW (1956) Construction of a substitute bladder and urethra. *Surg Clin North Am* 36: 1131-1143.

Gilinsky NH, Marks IN, Kottler RE et al (1983) Abdominal tuberculo-sis: a 10 year review. *S Afr Med J* 64: 849-857.

Glanz S, Gordon DH, Butt K et al (1983) Percutaneous transrenal balloon dilatation of the ureter. *Radiology* 149: 101-164.

Goodwin WE, Turner RD & Winter CC (1958) Rectourinary fistula: principles of management and a technique of surgical closure. *J Urol* 80: 246-254.

Green N, Goldberg H, Goldman H et al (1984) Severe rectal injury following radiation for prostatic cancer. *J Urol* 131: 701-704.

Hallbook O, Paholman L, Korg M et al (1996) Randomised compari-son of straight and colonic J pouch anastomosis after low anterior resection. *Ann Surg* 224: 58-65.

Harpster LE, Rommel FM, Sieber PR et al (1995) The incidence and management of rectal injury associated with radical prostatec-tomy in a community based urology practice. *J Urol* 154: 1435-1438.

Heath SM, Seow-Choen F, Eu KW et al (2002) Prospective, ran-domised trial comparing sigmoid vs. descending colonic J-pouch after total rectal excision. *Dis Colon Rectum* 45: 322-328.

Hida J, Yasutomi M, Fujimoto K et al (1996) Functional outcome after low anterior resection with low anastomosis for rectal can-cer using the colonic J-pouch: prospective randomised study for determination of optimum pouch size. *Dis Colon Rectum* 39: 986-991.

Higgins PM, Bennett-Jones DN, Naish PF et al (1988) Non-operative management of retroperitoneal fibrosis. *Br J Surg* 75: 573-578.

Hill JT & Ransley PG (1983) The colonic conduit: a better method of urinary diversion? *Br J Urol* 55: 629-631.

Ho YH, Tan M & Seow-Choen F (1996) Prospective randomised con-trolled study of clinical function and anorectal physiology after low anterior resection: comparison of straight and colonic J pouch anastomoses. *Br J Surg* 83: 978-980.

Holmes SAV, Christmas TJ, Kirby RS et al (1992) Management of colovesical fistulae associated with pelvic malignancy. *Br J Surg* 79: 432-434.

Hopewell J (1959) The hazards of uretero-intestinal anastomosis. *Ann R Coll Surg Engl* 24: 159-185.

Hughes ES, Cuthbertson AM & Carden AB (1962) Pull-through opera-tions for carcinoma of the rectum. *Med J Aust* 49: 907-909.

Hussain M, Hamid R, Arya M et al (2003) Management of colonic injury following percutaneous nephrolithotomy. *Int J Clin Pract* 57: 549-550.

Hyman N (1999) Endoanal advancement flap repair for complex anorectal fistulas. *Am J Surg* 178: 337-340.

Johnson W, Druitt D & Masterton J (1981) Anterior rectal advance-ment flap in repair of benign rectoprostatic fistula. *Aust N Z J Surg* 51: 383-385.

Jones IT, Fazio VW & Jagelman DG (1987) The use of transanal rectal advancement flaps in the management of fistulas involving the anorectum. *Dis Colon Rectum* 30: 919-923.

Kaisary AV & Grant RW (1981) 'Beehive on the bladder' a sign of colovesical fistula. *Ann R Coll Surg Engl* 63: 195-197.

Karamchandani MC & West CF (1984) Vesicoenteric fistulas. *Am J Surg* 147: 681-683.

Kava BR, Russo, P & Conlon KC (1996) Laparoscopic diagnosis of malignant retroperitoneal fibrosis. *J Endosc* 10: 535-538.

Kellogg WA (1938) Vesico-intestinal fistula. *Am J Surg* 41: 136-186.

Kilpatrick FR & Thompson HR (1962) Postoperative recto-prostatic fistula and closure by Kraske's approach. *Br J Urol* 34: 470-474.

Kilpatrick FR & York-Mason A (1969) Post-operative recto-prostatic fistula. *Br J Urol* 41: 649-654.

King RM, Beart RW Jr & McIlrath DC (1982) Colovesical and rectovesical fistulas. *Arch Surg* 117: 680-683.

Kirsch GM, Hampel N, Shuck JM et al (1991) Diagnosis and manage-ment of vesicoenteric fistulas. *Surg Gynecol Obstet* 173: 91-97.

Kock NG, Ghoneim MA, Lycke G et al (1989) Replacement of the blad-der by the urethral Kock pouch: functional results, urodynamics and radiological features. *J Urol* 141: 1111-1116.

Kock NH, Nilson AE, Nilsson LO et al (1982) Urinary diversion via a continent ileal reservoir: clinical results in 12 patients. *J Urol* 128: 469-475.

Koda K, Tobe T, Takiguchi N, Oda K et al (2002) Pelvic exenteration for advanced colorectal cancer with reconstruction of urinary and sphincter functions. *Br J Surg* 89: 1288-1289.

Kolettis PN, Klein EA, Novick AC et al (1996) The Le Bag orthotopic urinary diversion. *J Urol* 156: 926-930.

Kovalcik PJ, Veidenheimer MV, Corman ML et al (1976) Colovesical fistula. *Dis Colon Rectum* 19: 425-427.

Krco MJ, Jacobs SC, Malangoni MA et al (1984) Colovesical fistulas. *Urology* 23: 340-342.

Krompier A, Howard R, Macewen A, Natoli C & Wear JB (1976) Vesicocolonic fistulas in diverticulitis. *J Urol* 115: 664-666.

Kyle J (1990) Involvement of the urinary tract in Crohn's disease. In Allan RN, Keighley MRB, Alexander-Williams J & Hawkins CF (eds) *Inflammatory Bowel Diseases*. Edinburgh: Churchill Livingstone.

Kyle J & Murray CM (1969) Ileovesical fistula in Crohn's disease. *Surgery* 66: 497-501.

Lampel A, Fisch M, Stein R et al (1996) Continent diversion with the Mainz pouch. *World J Virol* 14: 85-91.

Larsen A, Johansen TEB, Solheim BM et al (1996) Diagnosis and treat-ment of enterovesical fistula. *Eur Urol* 29: 218-221.

Laurent SR, Detroz B, Detry O et al (2005) Laparoscopic sigmoidec-tomy for fistulized diverticulitis. *Dis Colon Rectum* 48: 148-152.

Lavenson GS & Cohen A (1971) Management of rectal injuries. *Am J Surg* 122: 226-229.

Lazorthes F, Gamagami R, Chiotasso P et al (1997) Prospective, ran-domised study comparing clinical results between small and large colonic J-pouch following coloanal anastomosis. *Dis Colon Rectum* 40: 1409-1413.

Leadbetter WF & Clarke BG (1955) Five years' experience with ureteroenterostomy by the 'combined' technique. *J Urol* 73: 67-82.

Lemieux MC, Kamm MA & Fowler CJ (1993) Bowel dysfunction in young women with urinary retention. *Gut* 34: 1397-1399.

Le Moine MC, Vacher C, Spinelli R et al (2002) Laparoscopic sigmoid resection for diverticular disease: a monocenter prospective study of 156 patients. *Surg Endosc* 16 (suppl 1): S27.

Lewis SL & Abercrombie GF (1984) Conservative surgery for vesico-colic fistula. *J Roy Soc Med* 77: 102-104.

Liu CH, Wang PH, Liu WM & Yuan CC (1997) Ureteral injury after laparoscopic surgery. *J Am Assoc Gynaecol Laparosc* 4: 503-506.

Lockhart-Mummery HE (1958) Vesicointestinal fistula. *Proc R Soc Med* 51: 1032-1036.

Looser KG, Quan SHQ & Clark DGC (1979) Colourinary tract fistula in the cancer patient. *Dis Colon Rectum* 22: 143-148.

Makowiec F, Jehle EC, Becker HD et al (1995) Clinical course after transanal advancement flap repair of perianal fistula in patients with Crohn's disease. *Br J Surg* 82: 603-606.

Marchesa PM, Hull TL & Fazio VW (1998) Advancement sleeve flaps for treatment of severe perianal Crohn's disease. *Br J Surg* 85: 1695-1698.

McAndrew HF & Malone PS (2002) Continent catheterisable con-duits: which stoma, which conduit, which reservoir? *BJU Int* 89: 86-89.

McBeath RB, Schiff M Jr, Allen V et al (1994) A 12 year experience with enterovesical fistulas. *Urology* 44: 661-665.

McConnell DB, Sasaki TM & Vetto RM (1980) Experience with colovesical fistula. *Am J Surg* 140: 80-84.

McPhail MJW, Abu-Hilal M & Johnson CD (2006) A meta-analysis comparing suprapubic and transurethral catheterization for blad-der drainage after abdominal surgery. *Br J Surg* 93: 1038-1044.

Michelassi F, Stella M, Balestracci T et al (1993) Incidence, diagnosis and treatment of enteric and colorectal fistulae in patients with Crohn's disease. *Ann Surg* 218: 660 - 666.

Miles RM, Brock J & Martin C (1984) Idiopathic retroperitoneal fibro-sis: a sometime surgical problem. *Am Surg* 50: 76-84.

Mileski WJ, Joehl RJ, Rege RV et al (1987) One-stage resection and anastomosis in the management of colovesical fistula. *Am J Surg* 153: 75-79.

Miller W (1977) A successful repair of a rectourethral fistula: a case report. *Br J Surg* 64: 869-871.

Morgan C Jr (1975) Dorsal rectotomy and full thickness skin graft for repair of prostatic urethrorectal fistula. *J Urol* 113: 207-209.

Moriya Y, Akasu T, Fujita S et al (2003) Aggressive surgical treatment for patients with T4 rectal cancer. *Colorectal Dis* 5: 427 - 431.

Morrison PD & Addison NV (1983) A study of colovesical fistulae in a district hospital. *Am R Coll Surg Engl* 65: 221-223.

Mundy AR (1999) Metabolic complications of urinary diversion. *Lancet* 353: 1813-1814.

Nataluk EA, McCullough DL & Scharling DO (1995) Xanthogranulomas, the gatekeeper's dilemma: a contemporary look at an old problem. *Urology* 45: 377-380.

Naucler J & Risberg BO (1981) Diagnosis and treatment of colovesical fistulas. *Acta Chir Scand* 147: 435-437.

Nyam DC & Pemberton JH (1999) Management of iatrogenic rectourethral fistula. *Dis Colon Rectum* 42: 994-999.

Ockerblad NF (1936) Reimplantation of the ureter into the bladder by a flap method. *J Urol* 57: 845-847.

Parc R, Tiret E, Frileux P et al (1986) Resection and coloanal anasto-mosis with colonic reservoir for rectal carcinoma. *Br J Surg* 73: 139-141.

Parks AG & Motson RW (1983) Perianal repair of recto-prostatic fistula. *Br J Surg* 70: 725-726.

Pelaez C, Leslie JA & Thompson IM (2002) Adenocarcinoma in a colon conduit. *J Urol* 167: 1780.

Phipps JH & Tyrell NJ (1992) Transilluminating ureteric stents for pre-venting operative ureteric damage. *Br J Obstet Gynaecol* 99: 81.

Pieretti RV & Pieretti-Vanmarcke RV (1995) Combined abdominal and posterior sagittal transectal approach for the repair of rectourinary fistula resulting from a shotgun wound. *Urol* 46: 254-256.

Pollard SG, MacFarlane R, Greatorex R et al (1987) Colovesical fistula. *Ann R Coll Surg Engl* 69: 163-165.

Postoak D, Dimon JM, Monga M et al (1997) Combined percutaneous antegrade and cystoscopic retrograde ureteral stent placement: an alternative technique in cases of ureteral discontinuity. *Urology* 50: 113-116.

Prasad ML, Nelson R, Hambrick E et al (1983) York-Mason procedure for repair of postoperative rectoprostatic urethral fistula. *Dis Colon Rectum* 26: 716-720.

Pugh JI (1964) On the pathology and behaviour of acquired non-traumatic vesico-intestinal fistula. *Br J Surg* 51: 644-657.

Rampton DS, Denyer ME, Clark CG et al (1982) Rectourethral fistula in Crohn's disease. *Br J Surg* 69: 233-239.

Rao PN, Knox R, Barnard RJ et al (1987) Management of colovesical fistula. *Br J Surg* 74: 362-363.

Roos EJ, de Graeff A, van Eijkeren MA et al (2004) Quality of life after pelvic exenteration. *Gynecol Oncol* 93: 610-614.

Ruis J, Nessim A, Nogueras JJ et al (2000) Gracilis transposition in complicated perianal fistula and unhealed perineal wounds in Crohn's disease. *Eur J Surg* 166: 218-222.

Ryan JA Jr, Beene HG & Gibbons RP (1979) Gracilis muscle flap for closure of rectourethral fistula. *J Urol* 122: 124-125.

Saidi MH, Sarosdy MF, Hollimon PW et al (1995) Intestinal obstruc-tion and ureteral injuries after laparoscopic oophorectomy in a patient with severe endometriosis. *J Am Assoc Gynecol Laparosc* 2: 355-358.

Sanderson A & Jones PA (1993) Urine culture in the diagnosis of colovesical fistula. *BMJ* 307: 1588.

Sankary HN, Eugene JH & Juler GL (1988) Colovesical fistula. A com-parison of the morbidity associated with staged surgical proce-dures. *Contemporary Surg* 32: 28-31.

Schofield PF (1988) Colovesical fistulas. *Br J Hosp Med* 39: 483-487.

Senagore AJ, Duepress HJ, Delaney CP et al (2002) Cost structure of laparoscopic and open sigmoid colectomy for diverticular disease: similarities and differences. *Dis Colon Rectum* 45: 485-490.

Senagore AJ, Duepress HJ, Delaney CP et al (2003) Results of a stan-dardized technique and postoperative care plan for laparoscopic sigmoid colectomy: a 30 month experience. *Dis Colon Rectum* 46: 503-509.

Seow-Choen F & Goh HS (1995) Prospective, randomised trial com-paring J-colonic pouch-anal anastomosis and straight coloanal reconstruction. *Br J Surg* 82: 608-610.

Serizawa H, Hibi T, Ohishi T et al (1996) Laparoscopically assisted ileo-caecal resection for Crohn's disease associated with intestinal steno-sis and ileovesical fistula. *J Gastroenterol* 31: 425-430.

Shatila AA & Ackerman NG (1976) Diagnosis and management of colovesical fistula. *Surg Gynecol Obstet* 143: 71-74.

Shukla HS & Hughes LE (1978) Abdominal tuberculosis in the 1970s: a continuing problem. *Br J Surg* 65: 403-405.

Smith IB & Smith JC (1975) Transuretero-ureterostomy: British experience. *Br J Urol* 47: 519-523.

Steele M, Deveney C & Burchell M (1978) Diagnosis and management of colovesical fistulas. *Dis Colon Rectum* 22: 27-30.

Sussman MI & Newman A (1976) *Urologic Radiology*, p 423. Baltimore: Williams & Wilkins.

Talamini MA, Broe PJ & Cameron H (1982) Urinary fistulas in Crohn's disease. *Surg Gynecol Obstet* 154: 553-556.

Tang N (1978) A new surgical approach to traumatic rectourethral fistulas. *J Urol* 119: 693-695.

Thompson IM & Marx AC (1990) Conservative therapy of recto-urethral fistula: five year follow up. *Urology* 35: 533-536.

Thompson JS, Engen DE, Beart RW Jr et al (1982) The management of acquired rectourinary fistula. *Dis Colon Rectum* 25: 689-692.

Tiptaft RC, Motson RW, Costello AJ et al (1983) Fistulae involving rectum and urethra: the place of Parks' operation. *Br J Urol* 55: 711-715.

Trippitelli A, Barbagli G, Lezi R et al (1985) Surgical treatment of rectourethral fistulae. *Eur Urol* 11: 388-391.

Tuech JJ, Regenet N, Hennekinne S et al (2001) Impact of obesity on postoperative results of elective laparoscopic colectomy in sigmoid diverticulitis: a prospective study [in French]. *Ann Chir* 126: 996-1000.

Vallancien G, Capdeville R, Veillon B, Charton M & Brisset JM (1985) Colonic perforation during percutaneous nephrolithotomy. *J Urol* 134: 1185-1187.

Venable DD (1989) Modification of the anterior perineal transanorec-tal approach for complicated prostatic ureterorectal fistula repair. *J Urol* 142: 381-384.

Vidal Sans J, Palou Redorta J, Pradell Teigell J et al (1985) Management and treatment of 18 rectourethral fistulas. *Eur Urol* 11: 300-305.

Vivas I, Nicolas AI, Velazquez P, Elduayen B et al (2000) Retroperitoneal fibrosis: typical and atypical manifestations. *Br J Radiol* 73: 214-222.

Walker KG, Anderson JH, Iskander N et al (2002) Colonic resection for colovesical fistula: a 5 year follow up. *Colorectal Dis* 4: 270-274.

Wallace DM (1966) Ureteric diversion using a conduit: simplified technique. *Br J Urol* 38: 522-527.

Walsh A (1969) Ureterostomy-in-situ. *Br J Urol* 39: 744-745.

Walsh PC (1988) Technique of radical retropubic prostatectomy with preservation of sexual function: an anatomic approach. In Skinner DG & Lieskovsky G (eds) *Diagnosis and Management of Genitourinary Cancer*, pp 753-778. Philadelphia: WB Saunders.

Walsh PC & Donker PJ (1982) Impotence following radical prostatec-tomy: insight into etiology and prevention. *J Urol* 128: 492-497.

Walsh PC & Mostwin JL (1984) Radical prostatectomy and cysto-prostatectomy with preservation of potency: results using a new nerve-sparing technique. *Br J Urol* 56: 694-697.

Walters W (1937) Omental flap in the transperitoneal repair of recurring vesicovaginal fistulas. *Surg Gynecol Obstet* 64: 74-75.

Watanabe M, Hasegawa H & Yamamoto S (2002) Successful applica-tion of laparoscopic surgery to the treatment of Crohn's disease with fistulas. *Dis Colon Rectum* 45: 1057-1061.

Weese WC & Smith IM (1975) A study of 57 cases of actinomycosis over a 36 year period. *Arch Intern Med* 135: 1562-1568.

Wein AJ, Malloy TR, Carpiniello VI et al (1980) Repair of vesicovagi-nal fistula by a suprapubic transvesical approach. *Surg Gynecol Obstet* 150: 57-60.

West CF Jr & Karamchandani MC (1985) Clinical recognition of vesico-ureteric fistulas in the geriatric patient. *Geriatr Med Today* 4: 72-74.

Weyrauch HM (1956) Landmarks in the development of uretero-intestinal anastomosis. *Ann R Coll Surg Engl* 18: 343-365.

Wilbert DK, Buess G & Bichler KH (1996) Combined endoscopic closure of rectourethral fistula. *J Urol* 155: 256-258.

Williams RJ (1954) Vesico-intestinal fistula and Crohn's disease. *Br J Surg* 42: 179-187.

Williams SN, Jenkins BJ, Baithun SI et al (1989) Radical retroperi-toneal node dissection after chemotherapy for testicular tumours. *Br J Urol* 63：641-643.

Wood TW & Middleton RG (1990) Single-stage transrectal transsphinc-teric (modified York-Mason) repair of rectourinary fistulas. *Urology* 35：27-30.

Woods RJ，Lavery JC，Fazio VW et al (1988) Internal fistulas in diver-ticular disease. *Dis Col Rect* 31：591-596.

Yamada K，Ishizawa K，Niwa K et al (2001) Patterns of pelvic invasion are prognostic in the treatment of locally recurrent rectal cancer. *Br J Surg* 88：988-993.

Yamamoto H，Yoshida M，Sera Y et al (1997) Laparoscopic diagnosis of appendicovesical fistula in a pediatric patient. *Surg Laparosc Endosc* 7：266-267.

York Mason A (1969) Post-operative rectoprostatic fistula. *Br J Urol* 41：651-654.

Zmora O，Potenti FM，Wexner SD et al (2001) Gracilis muscle transpo-sition for iatrogenic rectourethral fistula. Paper presented at：Annual Meeting of the Society of Coloproctology of Great Britain and Ireland；June 24－27，2001：Harrogate，UK.

Zorzos I，Moutzouris V，Korakianitis G et al (2003) Analysis of 39 cases of xanthogranulomatous pyelonephritis with emphasis on CT findings. *Scand J Urol Nephrol* 37：342-347.

58

第 58 章　与结直肠外科医生有关的妇科疾病

第一部分：妇科泌尿学

引言

历史上，从功能角度可将盆腔手术分成三部分：下尿路手术由泌尿外科医生来完成，女性生殖系统手术由妇科医生来完成，结肠和直肠手术由结直肠外科医生来完成。虽然此分类对临床上所进行的外科训练很有帮助，但是如此清楚的界限划分是人为的，这三部分的盆腔病变时有交叉。因此，为了对盆腔进行全面认知，每一位专科医生必须掌握其他学科的相关知识。

本章将阐述泌尿妇科医生对女性下尿路功能障碍和泌尿生殖器官脱垂的治疗。

下尿路功能障碍

尿失禁，主诉为“任何非自主的尿液渗漏”（Abrams 等，2002），是一种常见的、令人痛苦的、使生活质量下降的疾病（Kelleher 等，1997）。由于尿失禁的定义不同，其发生率的统计变化很大，最近一个大规模的流行病学研究发现大约 25%的女性抱怨尿失禁（Hannestad 等，2000）。

失禁给社会带来了沉重的经济负担，1998 年规划的年消耗费用大约是 3.54 亿英镑（卫生部，1998），其中 2 270 万英镑用于药品的支出，5 860 万英镑用于器具及容器产品的支出，如尿垫和尿裤，手术的费用支出仅仅为 1 330 万英镑，其中用于全体工作人员的支出最多，达 1.899 亿英镑。这种状况在世界范围相类似，美国用于尿失禁的年花费金额也达到了 260 亿美元（Smith 和 Chancellor，2001）。

患病率

由于研究人群、研究方法以及概念的不同，尿失禁的发病率统计存在差异。在过去的 20 年中，尽管并不清楚女性尿失禁的精确数字，但是有几个大规模的研究已经试图评估其患病率。

每年，Thomas 和他的同事们（1980）都会对伦敦市区以及 Brent 、Harrow 等健康社区进行调查，统计尿失禁的发病率。这项工作通过 12 名普通开业医师对其管辖的、5 岁以上的所有患者邮寄调查表的形式得以完成。尽管调查显示 65 岁以下女性尿失禁的发病率仅占群体的2.5%，但是调查显示25.1%的妇女曾经发生规律或偶尔尿失禁。与经产妇比较，未产妇尿失禁的发生率低，生产过四个以上孩子的经产妇规律尿失禁的发生率更高。但接受药物治疗的严重失禁者不足1/3。

对就诊于农村普通开业医师的937例女性患者的进一步的调查显示，主诉有“不合适的尿液渗漏”者为343例（41%），治疗的有效率达89%（Jolleys，1988），并再次得出结论：经产妇尿失禁发生率更高，但与分娩方式无关。

最近，挪威进行了一次非选择性女性人群尿失禁发生率的大规模的调查研究。所有年龄在20岁及20岁以上的女性均被邀请参与此项调查，34755名女性中的27936名（80%）完成了此调查表的填写。总计有25%的女性主诉有尿失禁，7%有明显的失禁，后者定义为中度或严重尿失禁，影响日常生活。张力性尿失禁者占病例数的50%，急迫性尿失禁者占11%，混合性尿失禁者占36%（Hannestad等，2000）。进一步的调查研究也分析了患者年龄和分娩次数对尿失禁的影响，未经产妇尿失禁的发生率为8%～32%，随着年龄的增长其发生率增加。一般情况下，失禁和产次相关，首次分娩造成的影响是最重要的。对20～34岁年龄组、张力性尿失禁的研究结果显示：初产妇的相对危险度是2.7（95% CI：2.0～3.5），而经产妇是4.0（95% CI：2.5～6.4）。尽管急迫性尿失禁并没有表现出上述特点，但混合性尿失禁也呈现出与之相似的相关性（Rortveit等，2001）。

妊娠

妊娠会使泌尿道发生明显的改变，下尿路症状随之而来，而且常有发生。其中的许多症状属于正常的生理变化。妊娠期由于心输出量增加，肾灌注和肾小球滤过率增加25%，因而使尿量增加。

尿频是妊娠最早期的表现之一，大约60%的孕妇妊娠头3个月和中期3个月会出现此症状，81%的孕妇妊娠后3个月会出现此症状。夜尿也是一个常见的症状，尽管认为其影响睡眠的患者仅占4%，但其在妊娠期妇女中的总体发生率超过了90%。

尿急和急迫性尿失禁在妊娠期也有所增加。有报道显示急迫性尿失禁在多产妇的峰发生率是19%，另有报道显示急迫性尿失禁的发生率是10%，尿急的发生率是60%。据报道，妊娠期逼尿肌过度活跃和低顺应性的发生率分别是24%和31%。前者可能是高水平孕酮所致，而后者可能是妊娠子宫的压力所致。

有报道显示妊娠期压力性尿失禁也很常见，28%的妊娠期妇女有此症状，分娩后仍有症状者减少为12%，这组女性患者的长期预后仍在监测中。将经阴道分娩后无尿失禁的妇女与剖宫产术后的妇女相比较，最初的结果显示剖宫产术后的产妇，其尿失禁的发生率低，而经阴道分娩3个月内的产妇，其尿失禁的发生率要高于前者（Viktrup等，1993）。

分娩

分娩可能导致盆底肌、阴部神经和盆神经的损伤。有些研究报道，分娩次数增加和尿失禁之间存在关联性，有些研究者发现这种关联性呈线性，另有些研究者得出了首次分娩阈值，还有些研究者指出高龄首次分娩是至关重要的因素。澳大利亚一项大规模研究表明年轻女性（18～23岁）的分娩次数和尿失禁之间具有强相关性，中年女性（45～50岁）仅具有中度相关性，而对于老年女性（70～75岁）来讲，这种相关性是不存在的（Chiarelli等，1999）。

分娩后产科因素本身也可能直接影响节制功能，既往有经阴道分娩史的妇女，其发生尿失禁的风险要增加5.7倍，而既往有剖宫产史的妇女则没有这种尿失禁发生率增加的风险（Hojberg等，1999）。除此之外，尿失禁风险性的增加还与使用催产性药物、胎头吸引、产钳助产以及胎儿巨大等因素有关。

绝经

整个成年期泌尿生殖道和下尿路对雌激素和孕激素的影响都非常敏感。流行病学研究已经表明雌激素的缺乏与绝经期后下尿路症状的病因学有关，70%的妇女在月经后期会出现与之相关的尿失禁。绝经期后的妇女下尿路症状常见，就诊于绝经门诊的女性中20%主诉有严重的急迫性尿失禁，几乎50%的女性主诉有压力性尿失禁。绝经期后更常发生急迫性尿失禁，随着雌激素缺乏时间的延长，其发生率随之增加。一些研究表明围绝经期妇女存在一个尿失禁的峰值发生率，另有证据表明许多妇女在月经停止至少10年前就已经出现失禁，呈现出妇女在绝经前尿失禁的发生率明显多于绝经后尿失禁发生率的状况。

下尿路功能障碍的研究

评价女性下尿路症状时，不仅需要仔细的查体，获得准确的病史也至关重要。目前普遍存在的状况是症状和诊断之间的相关性很差（Cardozo 和 Stanton，1980；Jarvis 等，1980）。如果仅仅根据症状决定治疗，那么25%以上妇女的治疗可能是不合适的并具有潜在的危害。本部分将讨论女性下尿路功能障碍。

基础研究

中段尿（MSU）标本

尿路感染（urinary tract infection，UTI）可能会引发或加剧下尿路症状。当患者存在尿路感染时，尿动力学结果可能无参考意义。

频率-容量表

临床交流可以获得患者有关排尿习惯的信息，患者所主诉的症状的严重性常常是主观印象，从某种程度上来讲属于回顾性的。而频率-容量表（泌尿或膀胱日记）客观地评价了患者的液体摄入和尿液的排出。

尿垫重量变化试验

证实尿漏和尿液丢失量的一个简单方法就是比较会阴垫在使用前后的重量变化。这一方法通常在事先规定的一个时间段或在一个24～48小时的家庭试验的期间执行，检测出膀胱内液体的标准容量。

尿动力学研究

尿流测压

尿流测压是一种简单、非侵入性的尿流检测方法。为了获得有代表性的尿流参数记录，要求女性在膀胱充盈而又无不适感觉时独自进行排尿。尿流测定量器有多种类型，最常使用的是那些带有张力计量换能器者，当女性排尿时放于其身下接受尿液；或是带有盘状装置者，其可根据尿流进行一定速度的旋转（Cutner，1997），记录排尿时最大的尿流速率和容量（图58.1），通过留置尿管和超声检查来评价排尿后的残余尿量。

膀胱测压

膀胱测压的目的是通过患者症状的再现来提供客观的诊断。膀胱测压（CMG）用于测定膀胱的感觉、容量、顺应性、收缩性和尿道的功能。

通过液态或固态的导管以及与患者相连的外接传感器，进行压力测定。使用压力线来表现腹部（pabd）（直肠或阴道）和膀胱内的压力（pves）变化。主动压力减去被动压力，得出逼尿肌压力（Pdet）：

$$Pdet = pves - pabd$$

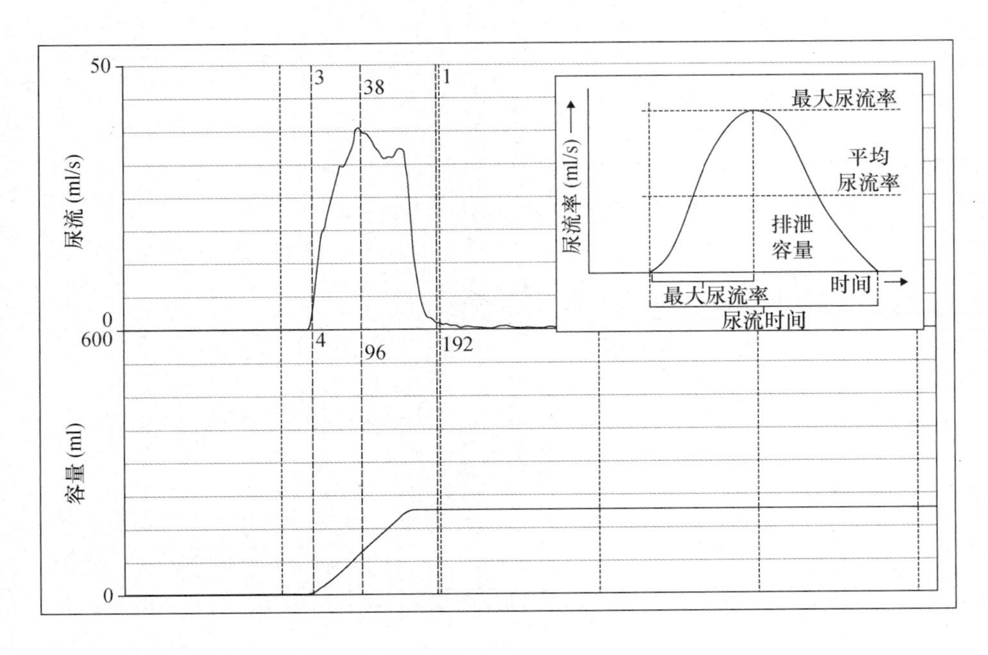

图 58.1　尿流测定。

留置尿管后，以生理盐水充盈膀胱，对于那些要行 X 线检查的患者使用对比介质充盈膀胱，这项技术被称作膀胱尿道视频图像（VCU）。充盈速率通常是快速的（>100ml/min）或中等速率（10～100ml/min）。充盈期间记录初始容量（150～200ml）和最大膀胱测压容量（400～600ml），通常膀胱的最大充盈容量为 500ml。在充盈期间，不间断地记录膀胱压力。正常生理状态下，膀胱是一个低压力顺应性贮存器官。低顺应性的意义是当膀胱充盈时，压力呈现逐渐陡峭地升高，通常规定：充盈容积为 500ml 时压力≥15cmH_2O。逼尿肌活动过度的特点是充盈相时，膀胱非自主地收缩（图 58.2）。这些收缩可能是自发的或被激发的，但不能被抑制，可能的诱发因素包括：快速充盈、慢跑、洗手和咳嗽。

充盈结束后拔除尿管，患者站起。进行一系列的咳嗽动作来检测压力性尿失禁。行 VCU 检查的女性患者要同时行 X 线检查，用于评价膀胱颈的解剖以及漏尿情况（图 58.3）。

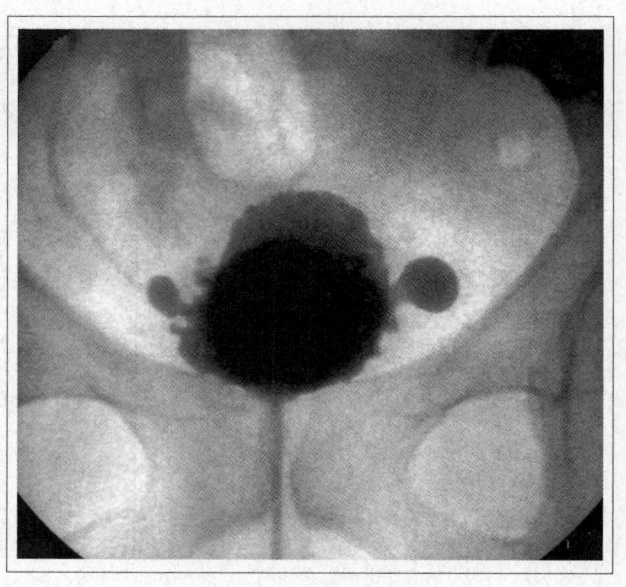

图 58.3 VCU 图像显示一例逼尿肌过度活跃患者的小梁形成，膀胱憩室，膀胱输尿管瘘以及急迫性尿失禁。

排泄性膀胱测压

尿流动力学的最后阶段是要求女性患者将尿液排至尿流量器内，同时原位测定腹部和膀胱压力曲线，这样就获得了压力尿流曲线。正常情况下，女性一次排尿容量为 150ml 情况下，其逼尿肌的压力<60cmH_2O，峰值尿液流速>15ml/s（Benness，1997）。低尿液流速，伴有相对高的排尿压力以及高的残余尿量意味着排尿困难。一些长期排尿困难的女性患者，其逼尿肌可能失代偿，导致低压力和低尿液流速。

尿道压力剖面测定

尿道压力剖面测定是一种压力图像记录，记录尿道全长连续的位点压力。导管安装有固态的压力传感器，两个传感器间距为 6cm，均进入膀胱。当导管被拖出时，两传感器记录到不同的压力，从而得到了最大尿道闭合压力（MUCP）和功能性尿道长度（FUL）（图 58.4）。虽然，最大尿道闭合压力低，并非压力性尿失禁尿动力学的诊断标准，但是却与节制手术后的预后不良相关。此参数还有助于对排尿困难女性患者尿道狭窄进行判断。

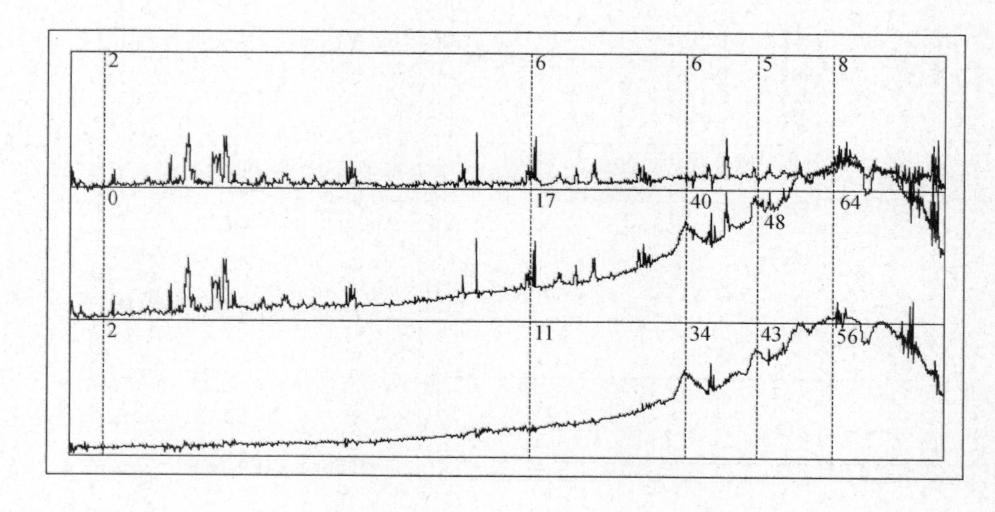

图 58.2 膀胱内压测定图显示低顺应性以及收缩期逼尿肌过度活跃。

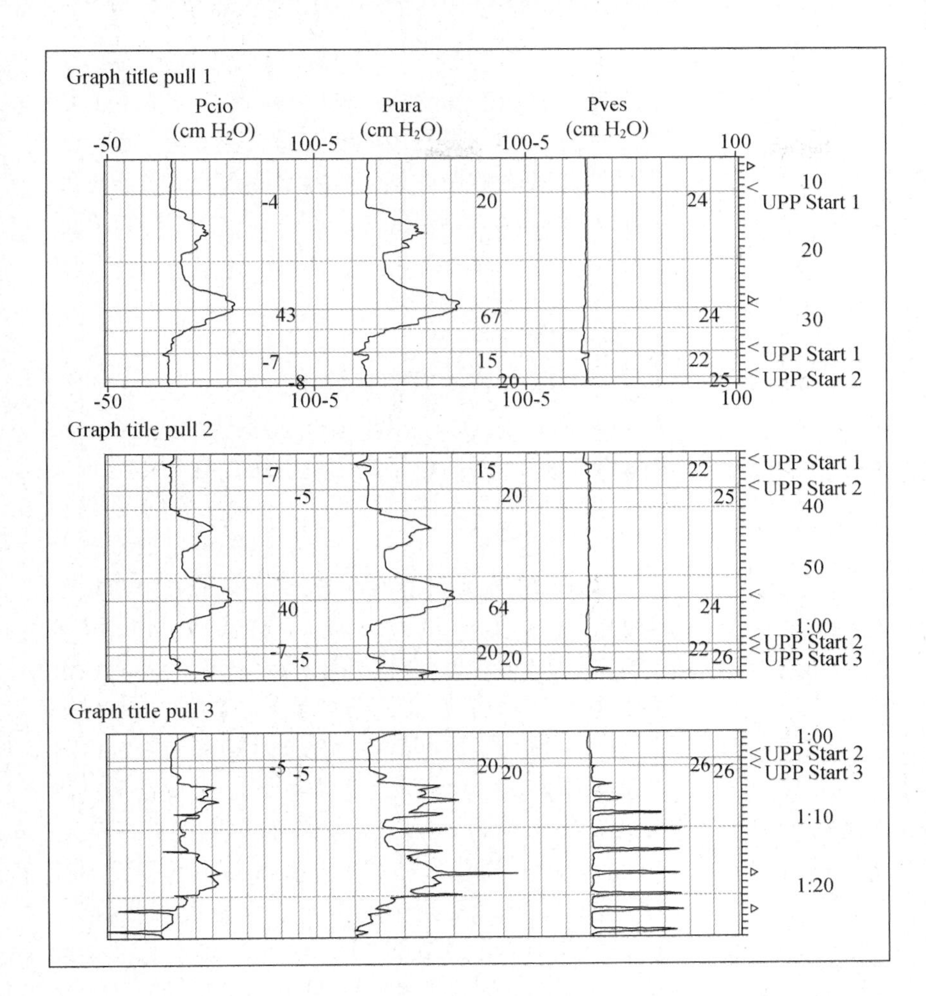

图 58.4 尿道压力剖面测定。Pcio：悬垂部内压；Pura：尿道内压；Pves：膀胱内压；UPP Start 1：尿道压力剖面测定开始 1；UPP Start 2：尿道压力剖面测定开始 2；UPP Start 3：尿道压力剖面测定开始 3。

下尿路症状的病因学

女性患者的下尿路症状和尿失禁有几种不同的原因（表 58.1）。两种最常见的失禁原因是压力性尿失禁和逼尿肌过度活跃。由于尿路症状常有很大程度的交叉，因此每一种疾患实施治疗之前，必须先做出精确的诊断，因为不同的疾患其治疗方式可能完全不同。如果要实施手术的话，这一点就尤其重要了。

表 58.1 女性尿路症状和失禁的原因

压力性尿失禁
逼尿肌过度活跃
流量过度性失禁
瘘
尿道憩室
先天性异常：异位输尿管
功能性：慢性脑积水病，痴呆
暂时的：便秘，尿路感染

压力性尿失禁

压力性尿失禁描述的是一种症状、体征以及一种诊断，是通过尿动力学研究获得的。对这种疾患的定义是“随着腹压的增高，在缺乏逼尿肌收缩的情况下，非自主的漏尿”（Abrams 等，2002）。尽管与咳嗽、喷嚏或运动相关的尿失禁是主要症状，但是女性患者也可能主诉有尿频、尿急以及急迫性尿失禁。

尿动力性压力性失禁的病因学是复杂的，至今仍未充分了解。有几种与之有关的不同的病理过程，除了绝经期后雌激素的缺陷外，还包括内在的括约肌缺陷，膀胱颈的高移动度，向近端尿道压力传导的减少，胶原的改变，以及神经病变的进展（表 58.2）等。

表 58.2 与压力性尿失禁有关的因素

升高的腹内压
尿道括约肌功能不全
减弱或缺失的尿道压力传导
创伤
膀胱过度扩张
先天性异常
胶原缺陷
雌激素缺陷和绝经

保守治疗

所有压力性尿失禁的女性患者均应该考虑给予保守（非手术）治疗，尤其是那些已婚妇女或不适合手术治疗者。避免诱发失禁的行为，进行规律的排尿训练，使膀胱保持相对的空虚状态，已经成为其一线治疗方法。

自 1948 年开始（Kegel，1948），盆底肌训练（PFMT）和盆底生理疗法仍旧是一线保守治疗方法。PFMT 能达到下述效果：

1. 女性患者学会在腹压增加之前以及增加期间，有意识地提前收缩盆底肌以防止漏尿。
2. 肌肉力量的训练构建出持续长久的肌肉容量，这样提供了对盆底的结构的支持。
3. 腹肌的训练间接地加强了盆底肌功能（Bo，2004）。

此外，在收缩过程中，也可能使尿道被压迫至耻骨联合的后部，从而导致尿道压力的机械性升高（DeLancey，1988）。此外，由于 30%以上的女性压力性失禁的患者，其失禁的原因是不能同时正确地收缩她们的盆底肌（Bo 等，1988），因此对于这些患者的治疗只需要简单地重新教会她们在正确的时间点上对其盆底肌进行合适的收缩即可（Miller JM 等，1998）。报道的治愈率范围为 21%～84%（Kegel，1948；Bernstein，1997；Bo 等，1999）。治疗的成功与下述因素有关，即失禁的类型和严重性，所给予的指导和随访，患者的顺应性，以及所应用的疗效判定方法。然而，有证据表明：与单纯语言指导实施的 PFMT 比较，通过结构性程序训练实施的 PFMT 更有效（Bo 等，1990）。

通过生物反馈疗法可以使 PFMT 的良好效果得到更进一步的加强（Burgio 等，1986）。这一疗法使患者在收缩盆底肌的同时得到视觉和听觉的反馈。临床实践中最常用的装置是会阴收缩力计，此装置能够使女性患者感知到盆底收缩已经得到加强的信息，因此能够激发他们更加努力和持久的训练。

药物治疗

虽然过去曾无对照地使用诸如 α_1 肾上腺素受体激动剂、雌激素、三环抗抑郁药等各种药物来治疗压力性尿失禁，但是直至目前还没有药理学证实为有效的药物。度洛西汀属于一种潜在的平衡性血清素（5 羟色胺）以及去甲肾上腺素再摄取抑制剂（SNRI），它通过中枢性介导通路来加强尿道横纹肌的活性（Thor 和 Katofiasc，1995）。Millard 等通过 458 名女性患者对度洛西汀的安全性和有效性进行综合三相研究（Millard 等，2003），与服用安慰剂者相比，服用度洛西汀的女性患者其失禁的发生率明显减少，生活质量改善。恶心是最常见的副作用，发生率为 25.1%，60%的病例能在 7 天之内得到缓解。Drutz 等对 109 名等待手术的压力性尿失禁的女性患者进行的双盲、安慰剂对照研究，进一步证实了上述结论（Drutz 等，2003）。总体来讲，与服用安慰剂者相比，服用度洛西汀的女性患者其失禁的发生频率和生活质量均得到明显改善。而且，有 20%的女性患者在等待节制手术期间因为服用度洛西汀而改变了她们想做手术的想法。

雌激素

尽管雌激素的确切作用仍有争议，但是雌激素制剂用于治疗尿失禁已有多年历史。激素和泌尿生殖治疗（HUT）委员会提供的 Meta 分析报道如下（Fantl 等，1994），1969—1992 年发表的 166 篇英语论文中仅有 6 篇是对照研究，有 17 篇非对照研究。Meta 分析研究发现雌激素疗法使所有患者的主观感觉得到改善，对于单纯压力性尿失禁的患者，其疗效明显。随机对照试验发现雌激素疗法后，患者症状的主观改善率达 64%～75%，而安慰剂组的改善率为 10%～56%。非对照研究患者症状的主观改善率为 8%～89%。现有的研究资料表明，雌激素并非是治疗压力性尿失禁的有效手段，在联合治疗中它可能起到协同作用。

外科处理

诊断为严重的压力性失禁的女性患者以及那些保守治疗不能改善症状的患者，手术仍旧是基本的治疗方法。迄今为止，手术方式超过200种，明显地说明了还没有一种术式能100%成功而又没有并发症。手术方式的选择要个性化，即根据每一病例的临床及尿动力学特点而定。为了澄清传统术式的成功率，1994年进行了一个大规模的回顾性研究（Jarvis，1994）（表58.3）。

上述回顾性研究及North Thames（Black和Downs，1996）开展的节制手术的进一步研究表明，通过耻骨上入路实施的节制手术，如阴道悬吊术，与通过阴道实施手术比较，前者的疗效更持久。但是，此术式并发症发生率较高，并非适合所有的女性患者。

表58.3 压力性尿失禁的手术结果

主观的手术方式	主观治愈率（%）	客观治愈率（%）
膀胱支撑术	80.9	72
阴道悬吊术	89.6	84.3
膀胱颈悬吊术	77.6	70.0
悬带术	82.4	85.3
注射物	56.4	60.2

来源自：Jarvis（1994）。

缝合悬吊术

1959年，Armand Pereyra首先描述了缝合悬吊术（Armand Pereyra，1959），此后出现了大量不同的技术和改良术式。1973年，Thomas Stamey建议使用膀胱镜来更好地判断膀胱颈的位置（Stamey，1973），Raz描述了曲线切口的应用而非阴道横切口（Raz，1981）。所有的技术所基于的原则都是相同的，即使用不可吸收的缝线将膀胱颈抬高缝合至直肠肌鞘上。有关缝合悬吊术远期疗效不佳的几个研究报道，使该术式的流行随之减弱，而被耻骨后悬带悬吊术取代。

阴道悬吊术

大约40年前（Burch，1968）Burch首次描述了阴道悬吊术，经过几年的使用，该术式逐渐被人们接受，至今仍旧是治疗女性压力性尿失禁最流行的原始术式（Turner-Warwick和Whiteside，1970）。Burch所描述的原始术式要求在膀胱颈后方的阴道旁筋膜上行三层缝合，然后将其固定在同侧的回肠耻骨韧带上，该韧带位于耻骨支的后上部（图58.5a）。尽管此术式最初描述时要求使用可吸收缝线，但是目前一般使用不可吸收的乙烯缝线（Ethibond，Ethicon）或延迟吸收的聚二噁烷缝线（PDS，Ethicon）（图58.5b）。远期随诊研究表明阴道悬吊术疗效稳定，109名女性患者10～20年、平均13.8年的随诊研究表明，治愈率可达69%。

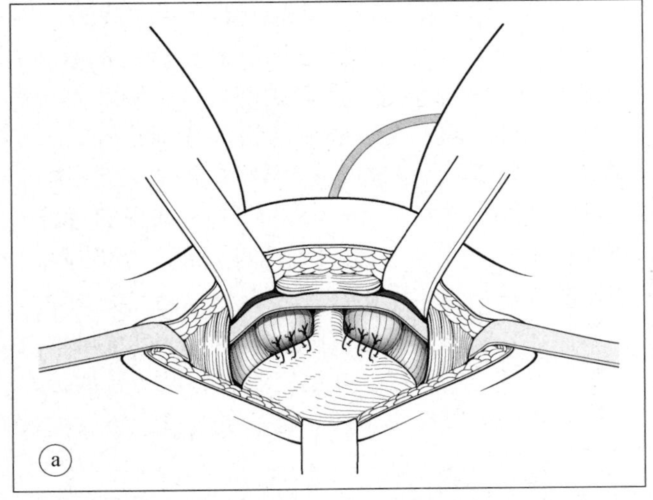

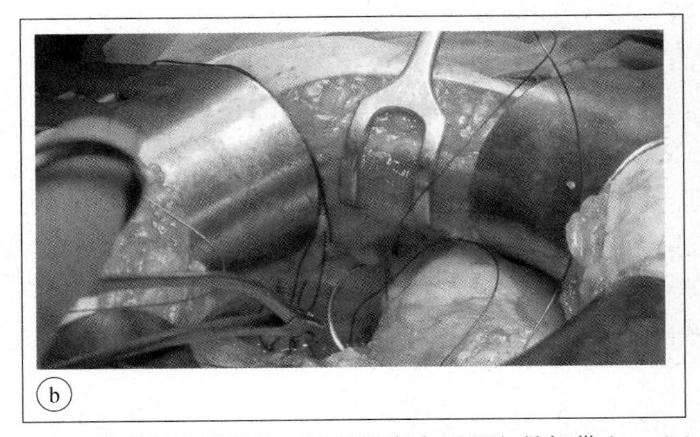

图58.5 阴道悬吊术。**(a)** 由Burch描述的技术：膀胱颈侧方阴道旁筋膜行三层缝合，然后锚定在回肠耻骨韧带上。**(b)** 改良的开放阴道悬吊术，每侧给予四针延迟吸收的聚二噁烷缝线（PDS，Ethicon）缝合。

近期报道了127名女性患者接受Burch阴道悬吊术，随诊10～15年（Langer等，2001），平均随诊时间为12.4年，尿失禁的客观治愈率为93.7%。

悬带悬吊术

100年前首次应用悬带悬吊术来治疗压力性失禁。此后出现了各种各样的技术方法以及各种不同的悬带材料。然而，所有技术的共同特点是使用条状材料，完全环绕膀胱颈下部和尿道并固定于前部。悬带可以是组织材料（阴道壁、自体筋膜、尸体筋膜、猪皮、自体冻干硬膜）或合成材料（Mersilene，Prolene，Marlex，Teflon，Gore-tex，Silastic，Vicryl）。耻骨阴道悬吊术长期随访研究结果表明，其成功率已经达到90%左右，急迫的发生率为7%（Morgan等，2000）。报道的其他并发症包括阴道糜烂（达15%）、尿道糜烂（达5%）、以及逼尿肌过度活跃（3.7%～66%）。所报道的悬带位置移位及修正发生率为1.8%～35%。

无张力阴道捆绑术（TVT）

1995年Petros和Ulmsten首次介绍了无张力阴道捆绑术（Petros和Ulmsten，1995），这一术式伴随着节制生理学研究的进展而产生（Petros和Ulmsten，1990，1993）。研究发现：节制是在尿道中部水平得以维持的。捆绑用束带的材质为致密的网眼状Prolene，将其无张力地绑缚于尿道中部，从而使“功能性”耻骨尿道韧带得以加强，同时加强了尿道下阴道吊带的功能以及其与耻骨尾骨肌之间的连接（图58.6）。目前长期的随访资料表明TVT术式安全、有效，其3年和5年的客观治愈率分别为86%（Ulmsten等，1999）和82%（Rezapour和Ulmsten，2001）。一个国家级范围内、1455例接受TVT术式的女性患者的研究表明，膀胱穿孔的发生率为3.8%，排尿疾患的发生率为2.3%，逼尿肌过度活跃的发生率为0.9%（Kuuva和Nilsson，2000）。最近，英国的一项大规模前瞻性多中心研究，对TVT术和阴道悬吊术进行比较发现，随访6个月（Ward和Hilton，2002）和2年（Ward和Hilton，2004），两种术式有效率相同。

经闭孔捆绑术（TOT）

长期以来，耻骨后悬吊术和悬带悬吊术被认为是治疗尿失禁最有效的手术方法。过去的十年倾向于应用最小侵入性手术方式，随之出现的是尿道下悬带术时代，现阶段流行经闭孔束带捆绑术（TOT），这样就省略了膀胱镜的操作步骤。直至今天，尚未见现阶段可用的产品、技术和成功率的报道资料，仅仅有一个32例女性患者的小规模的研究报道，评价了UraTape（Porges）的应用，其材质是一种非编织、非弹性聚丙烯束带、中心部分带有15mm硅酮（尿道下）覆盖。随访1年，其总体的客观治愈率为90.6%，9.4%的患者改善程度轻微。无术中并发症的发生，1例发生完全性尿潴留，4周后缓解，5例发生排尿困难。2例逼尿肌过度活跃。没有束带造成局部组织糜烂的病例。目前可见一个与TVT术式大规模对比研究的报道，61例压力性失禁的女性患者被随机分配到TVT组或TOT组，术后1年的成功率（分别是83.9%，90%）、改善率（分别是9.7%，3.3%）以及失败率（分别是6.5%，6.7%），两组之间没有差别。排尿困难的发生率方面两组没有差别，尽管TVT组膀胱损伤的发生率更高（分别是0，9.7%）。

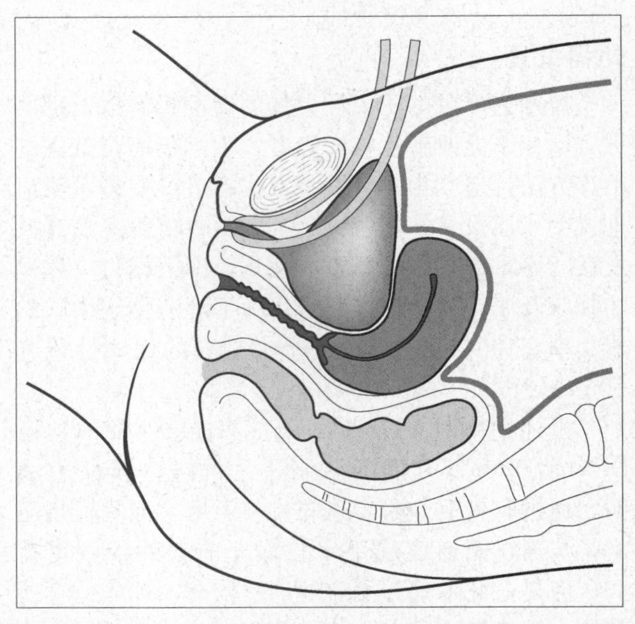

图58.6 TVT，由紧密结合的Prolene网眼线制成，无张力，放置于尿道的中部。

然而，上述两篇研究报道均存在患者数量少以及随访时间短的问题。在确定耻骨后经闭孔捆绑术的疗效之前，需要更多的、包括更多患者以及更长时间随访的试验研究。

注射物

已有一些注射物用于治疗女性压力性尿失禁，

包括胶原、Macroplastique（尿道成形术）、Zuidex（Q-Med）、自体脂肪和特氟隆。通过尿道或尿道旁入路将这些块状物质注射至膀胱颈水平（图 58.7）。与其他手术方式比较，注射物治疗的整体成功率处于较低水平。一项使用 Macroplastique 的前瞻性多中心试验研究报道，注射后 3 个月的成功率为 75%（Henalla 等，2000），尽管另外一些试验报道的治愈率和改善率为 60%（Radley 等，2001）。使用胶原的结果与此类似，并再次呈现出随时间延长效果下降的结果，注射 1 个月有效率达 90%，3 个月达 75%，2 年达 48%（Sherrif 等，1997）。

与其他手术方式相比，尽管药物注射治疗成功率较低，但却代表着一种可供选择的、最小侵入方式的治疗方法，可能尤其适用于那些手术治疗失败的压力性尿失禁的患者。

逼尿肌过度活跃

国际节制学会（the International Continence Society）将逼尿肌过度活跃（detrusor overactivity，DO）定义为“表现为充盈相时，逼尿肌非自主收缩的尿动力学特点，此收缩可能是自发的或是被激发的”（Abrams 等，2002）。具有已知的潜在的神经源性因素者称为神经源性逼尿肌过度活跃，但是绝大多数病例是特发性的，这意味着没有明确的潜在原因。

尽管女性患者可能表现出各种不同的症状（表 58.4），但是最常见的表现是尿频和尿急，80%的女性患者会出现上述表现（Cardozo 和 Stanton，1980）。

表 58.4 与逼尿肌过度活跃相关的症状

症状
昼间的频率
夜尿症
急迫
急迫性失禁
压力性失禁
夜间遗尿
性交性失禁

最近，将具有尿频、尿急复合症状者，伴有或不伴有急迫性失禁者，定义为膀胱过度活跃（overactive bladder，OAB）综合征（Abrams 等，2002）。

特发性、心身性、神经源性因素可能在逼尿肌过度活跃中起到一定作用，治疗失禁的手术以及出口梗阻也可能对其起到一定作用，直至今天，逼尿肌过度活跃的潜在病因学尚不明确。儿童夜间遗尿和成年阶段表现出的逼尿肌过度活跃之间具有强烈的相关性（Whiteside 和 Arnold，1975）。

多发性硬化和脊柱损伤所致的神经性损伤，可能导致不可被抑制的膀胱收缩，这可能是一小部分神经源性逼尿肌过度活跃女性患者的病因。

除此之外，节制手术会使逼尿肌的过度活跃增

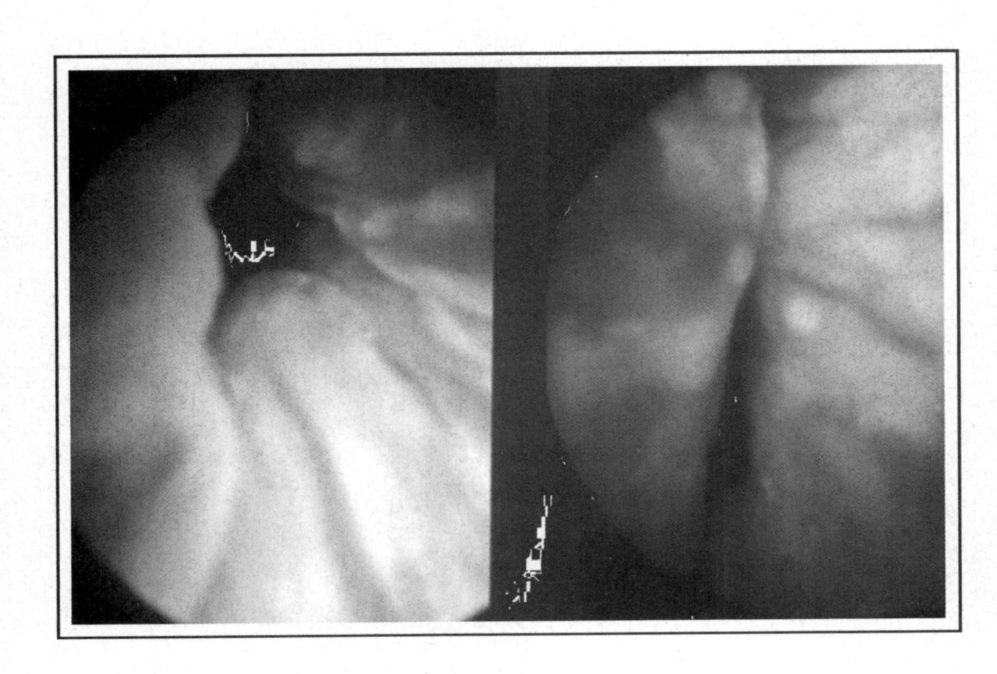

图 58.7 尿道注射。块状物注射至膀胱颈部，提高尿道黏膜的位置。

加（Cardozo 等，1979；Brown 和 Hilton，1999），原因不明，可能与手术对膀胱颈部所做的广泛解剖有关，既往多次手术的病例更常出现此种情况。

逼尿肌过度活跃的病理生理仍旧是个谜。体外的试验研究表明，特发性逼尿肌过度活跃者，其逼尿肌的收缩较正常逼尿肌更为活跃。逼尿肌的上述收缩不是由神经介导的，能够被神经肽——血管活性肠多肽所抑制（Kinder 和 Mundy，1987）。近期 Brading 和 Turner（1994）指出，所有的逼尿肌过度活跃病例均表现有逼尿肌的平滑肌成分改变的共同特点，此变化使之倾向于不稳定收缩。他们假定，逼尿肌的部分去神经可能导致平滑肌成分的改变，后者导致细胞的兴奋性增加以及细胞之间活动能力的增加，使逼尿肌呈现出整体协调的肌源性收缩（Brading，1997）。他们讨论了逼尿肌运动增加导致了逼尿肌过度活跃的潜在机制的理念，并提出此疾患具有膀胱壁水平的基本病理异常改变，有证据表明这种改变的自发性收缩活动与细胞之间增加的电偶相一致，表现为逼尿肌片状去神经以及对钾的高度敏感性（Mills 等，2000）。

表 58.5 治疗逼尿肌过度活跃的药物

混合作用的药物
羟丁宁（奥昔布宁）
丙哌维林
抗毒碱药
托特罗定
曲司氨铵
索利那新
达非那新
抗抑郁药
丙咪嗪
前列腺素合成酶抑制剂
氟联苯丙酸（氟比洛芬）
吲哚美辛
逼尿肌过度活跃处理的新进展
钙离子通道阻滞剂：硝苯地平，硫氮酮
钾通道开放物质：色满卡林；吡那地尔

保守疗法

配合或不配合药物治疗的膀胱再训练仍旧是逼尿肌过度活跃保守治疗的主要方法。膀胱再训练或“膀胱控制”这一行为疗法的目的在于：对患者异常的排尿方式进行纠正，并使其学会一种正确的方式。1966 年首次将膀胱再训练描述为膀胱训练（Jeffcoate 和 Francis，1966）。有几个研究报道其短期疗效很好，许多机构仍旧沿用与 Jarvis（1981）描述相类似的原始训练方法。可以住院训练，也可以在门诊进行训练。

据报道 150 例女性尿频、尿急患者，经过 3 个月的膀胱再训练，短期疗效良好者占 86%（Frewen，1982），长期疗效不太令人满意，3 年后 43% 的患者出现复发（Holmes 等，1983）。

药物治疗

药物治疗在尿失禁女性患者的治疗中仍旧起到重要作用（表 58.5），尽管所使用的许多药物并未经过临床对照试验（Andersson，1988）。药物剂型为数众多，这也说明了没有疗效非常理想的药物，治疗效果令人沮丧常有发生，部分原因是疗效差以及副作用（Kelleher 等，1997）。

药物治疗失禁，因其具有 30%～40% 的安慰剂效应，从而使疗效分析复杂化。既然任何药物的效果可能在 60% 范围内，因此临床观测到的药物之间的疗效差别可能很小，需要大规模的研究来阐明某一种药物的疗效。

雌激素

多年来，雌激素一直被用于治疗尿频和急迫性尿失禁，尽管并没有对照试验研究来明确其疗效。HUT 委员会（Cardozo 等，2001）已经报道了以“过度活跃的膀胱”为表现的女性患者，使用雌激素治疗后，其疗效的 Meta 分析结果。包括 430 例女性患者的 11 个随机、安慰剂对照试验研究发现，对于有急迫性尿失禁、尿频和夜尿等症状的患者，雌激素治疗的效果优于安慰剂。与服用安慰剂相比，接受雌激素治疗的女性患者，其膀胱初始感觉增强和膀胱容量明显增加。得出的结论是：雌激素治疗改善了下尿路症状，也改善了尿动力参数，局部给药优于系统治疗。

神经调节

对于逼尿肌过度活跃以及神经源性逼尿肌过度

活跃的患者，已经开始应用点刺激疗法，即于骶椎孔处永久性地植入刺激装置，来刺激骶3神经背侧根。骶神经含有副交感和交感神经纤维成分，对膀胱提供神经支配，也含有躯体神经对盆底肌提供神经支配。后者直径大，具有更低的活动阈值，这意味着在尚未引起膀胱活动之前盆底已经先对刺激发生反应。移植前，首先实施暂时的经皮骶神经刺激来检测其反应性，如果反应性良好，则在全麻下植入永久性移植物。对于顽固性逼尿肌过度活跃、对药物和行为疗法无效的患者的早期研究表明，3年后，41例急迫性尿失禁患者中，59%的患者表现为失禁发生率减少一半以上，46%的患者失禁被完全治愈（Seigel等，2000）。尽管神经调节仍旧是一种侵入性的、昂贵的方法，但是未来阶段，对于那些严重的、顽固性逼尿肌过度活跃的患者，该疗法是除药物和手术疗法之外的一种有用的选择。

手术疗法

大约10%的逼尿肌过度活跃的女性患者症状顽固，对药物和行为疗法无效，因此可能需要考虑手术治疗。虽然存在各种不同的手术方法，但是目前最常用的仍旧是蚌状膀胱成形术或逼尿肌切除术等强化膀胱本身的方式。

蚌状膀胱成形术（Bramble，1990；Mast等，1995）是将膀胱几乎完全对切开，同时利用一片长度与切开的膀胱周径（大约是25cm）相仿的肠管（通常是回肠）与膀胱切开部位行原位缝合。通过这种高压力系统转化为低压力系统的方法，通常能够治愈逼尿肌过度活跃（McRae等，1987），但可能会发生排尿不完全的结果。患者必须学会绷紧腹肌协助排尿，有时不得不进行间歇性、自我清洁导尿，还有可能需要永久进行导尿的情况。除此之外，膀胱内黏液的储留也可能是一个问题，除了使用膀胱内黏液溶解剂，如乙酰半胱氨酸外，每天服用200ml蔓越橘汁也可能使该问题得到部分解决（Rosenbaum等，1989）。回肠黏膜长期受到尿液的刺激，可能导致恶性变，输尿管乙状结肠吻合术后发生腺癌的风险是5%，受尿液和粪便刺激的结肠黏膜内均能找到N-亚硝胺。除此之外，由于胆酸循环受到干扰，腹泻也很常见（Barrington等，1995），可通过消胆胺来治疗。代谢紊乱也常有发生，如高氯性酸中毒、维生素B_{12}缺乏、偶尔还可发生因骨矿化减少而导致的骨质疏松。

逼尿肌切除术可替代蚌状膀胱成形术，通过增加功能性膀胱容量达到治疗目的，而不出现间置肠管导致的并发症。此术式于膀胱顶部切除全层逼尿肌，因此产生一个大而缺乏内在收缩力的膀胱憩室（Cartwright和Snow，1989），术后失禁频率减少。此术式对功能性膀胱容量没有影响，因此术后尿频仍旧是一个问题（Snow和Cartwright，1996）。

对于那些严重的逼尿肌过度活跃或神经源性逼尿肌过度活跃而又不能实施清洁、间歇导尿的女性患者，最终可选择尿液转流，对她们来说，这一方式可能较为合适。通常利用一段回肠，在腹部做一个非节制性造口来实现尿液转流。可供选择的方式之一是利用阑尾（Mitrofanoff）或回肠（Koch储袋）做成一种节制转流装置，通过自我导尿的方式实现尿液的引流。

泌尿生殖器的脱垂

泌尿生殖器的脱垂发生于盆底支持结构薄弱的部位，盆腔脏器下降，最终从解剖缺损部位脱出。

通常，无生命危险的脱垂都是有症状的，会使生活质量下降，可能导致膀胱和肠功能障碍。人类预期寿命的延长和人口老龄化的扩展意味着脱垂仍旧是一个重要的疾患，尤其是在现阶段，大多数女性可能要经历她们绝经期后的第三阶段。泌尿生殖器的脱垂手术大约占妇科择期手术的20%，老年患者这一比例增加到59%。一生中因脱垂需要手术治疗的风险是11%，而这些手术中的1/3是因为脱垂的复发（Olsen等，1997）。

用于泌尿生殖器脱垂治疗的费用相当高，1997年在美国其总体费用高达10.12亿美元。其中阴式子宫切除术占总费用的49%，盆底修复占28%，经腹子宫切除术占13%（Subak等，2001）。

分类

泌尿生殖器的脱垂依据缺损的部位以及受累的盆腔脏器进行解剖学分类（表58.6）。

泌尿生殖器脱垂分级

泌尿生殖器脱垂临床上分为一级、二级、三级（表58.7）。最近，为了提高临床检查的客观性，国际节制委员会（ICS）出台了标准化文件（Abrams等，1998）。ICS脱垂评分系统（POPQ）需要测定阴道前后壁固定的位点、宫颈、会阴体与

表 58.6　尿生殖器脱垂的分类

尿道膨出	包含有尿道的阴道壁前下部脱垂
膀胱膨出	包含有膀胱的阴道前上部脱垂
子宫阴道脱垂	子宫、宫颈的子宫阴道脱垂和阴道上部脱垂
肠疝	通常包含有小肠袢的阴道后上壁脱垂
直肠前突	包含有直肠前壁的阴道后下部脱垂

表 58.7　尿生殖器脱垂的分级

一级	脱垂的最下部分沿阴道轴下降至距离阴道口的一半
二级	脱垂的最下部分延伸至阴道口水平并且当屏气时突出于阴道口
三级	脱垂的最下部分延伸通过阴道口并位于阴道外。

固定参考点生殖裂孔之间的距离（图 58.8）。于静息、最大屏气、左侧卧位下进行测量，这种方式可以实现对泌尿生殖器脱垂准确、可重复的测量。

病因学

妊娠和分娩

多次生产的女性，其脱垂的发生率增高，这意味着妊娠和分娩对盆底的支持功能有重大的影响。盆底肌肉和筋膜等支持结构的损伤以及神经支配的改变导致了脱垂的发生。

分娩时可能损伤盆底，使肛提肌横轴变得更为倾斜形成一个漏斗，使子宫、阴道、直肠自尿生殖裂孔脱出。除此之外，随年龄的增长，盆底肌肉内筋膜的比例随之增加，因此肌肉一旦于分娩时损伤，就不可能恢复其原有的力量。

盆底筋膜内的机械性变化也与泌尿生殖器的脱垂的病因有关，妊娠期间筋膜变得更有弹性因此也更可能下降。这也可以解释为什么妊娠期压力性尿失禁发生率增加以及多次生产后脱垂的发生率会增加。

已经发现：分娩后会发生盆底肌肉的去神经改变，尽管随年龄增长，未经产妇也会逐渐出现去神经的改变。但是，明确诊断为压力性失禁或脱垂的女性患者，此变化最显著（Smith 等，1989）。

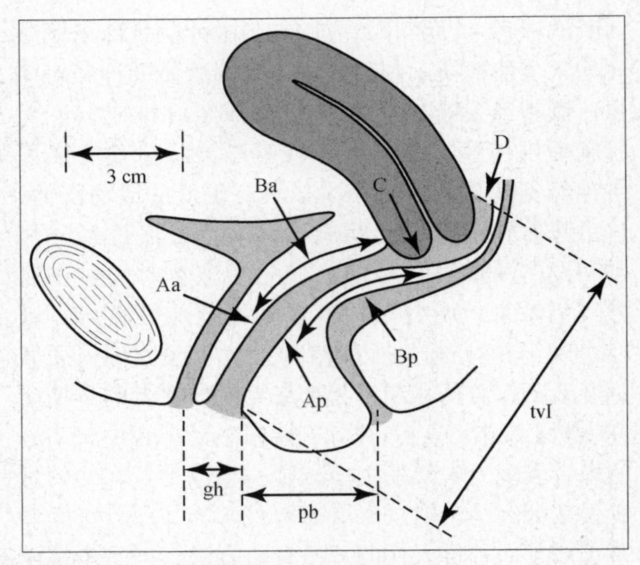

图 58.8　ICS 脱垂评分系统（POPQ）。

阴道前壁

Aa：为位于阴道前壁的中线上的一个点，距尿道外口 3cm。概念上相对于处女膜的范围是－3cm 至＋3cm。

Ba：一个点，代表自阴道断端或前穹窿至 Aa 点、阴道前壁上部的最远端（也就是最下垂部位）。概念上，无脱垂的情况下，Ba 点是－3cm，而对于穹窿完全外翻者，此值为正，等同于套袖的位置。

阴道顶

C：为一个点，代表宫颈最远端的边缘（也就是最下垂部位）；或者对于已经做过子宫切除的妇女，代表阴道断端的最前边缘。

D：为一个点，代表仍存有宫颈的妇女的阴道后穹窿的位置，已经行子宫切除术的妇女，宫颈缺如情况下，该位点忽略。

阴道后壁

Bp：为一个位点，代表自阴道断端或后穹窿至 Ap 点之间的阴道后壁上部的最远端（也就是最下垂部位）。概念上，在无脱垂情况下，点 Bp 为－3cm；对于完全宫颈外翻者，此值为正，等同于套袖的位置。

Ap：为一个位点，位于阴道后壁中线上，位于距离尿道外口近端 3cm 处，概念上，其相对于处女膜的位置范围是－3cm 至＋3cm。

其他测量

gh（生殖裂孔）：测量自尿道外口中部至处女膜中线后部。

pb（会阴体）：测量自生殖裂孔后方边缘至肛门开口中部。

tvl（阴道全长）：当 C 点和 D 点复位至正常位置时，以厘米计量的阴道的最大深度。

激素的影响

年龄因素或绝经期间雌激素撤退的影响，两者常常很难区分。随年龄增长，直肌筋膜的弹性会变得更差，因此较小的力量就会造成其不可逆的损伤。而且，绝经后皮肤的胶原成分也会减少，这两者都会导致盆底结缔组织力量的减弱。

吸烟

慢性胸部疾患导致的慢性咳嗽会使腹内压力增加，这样会使盆底承受较大的张力。一段时间之后这种状态就会加剧盆底肌肉和筋膜已有的缺陷，从而导致脱垂。

便秘

慢性腹内压力增加导致的盆底重复性拉紧，可加剧任何区域的潜在薄弱性，与之相关的是脱垂的风险增加。

肥胖

肥胖是因为存在腹内压力增加这一潜在因素，从而导致泌尿生殖器脱垂，目前还没有良好的证据支持这一理论。

锻炼

盆底肌承受压力的增加会加剧盆底的缺陷和薄弱，这样会增加脱垂的发生率。提重物和运动，如举重、高冲击的有氧运动和长距离的跑步都会增加泌尿脱垂的风险。

手术

盆底手术也可能成为泌尿生殖器脱垂的诱发因素，节制手术在提高膀胱颈的同时可能导致盆底其他腔隙的缺损。Burch 阴道悬吊术中需将阴道穹窿的侧方固定在同侧回肠耻骨韧带上，因此在阴道后壁遗留潜在的缺陷，可能会形成直肠膨出及阴道后疝。Pereyra 缝合悬吊术或 Stamey 内镜引导下膀胱颈悬吊术也与复发的膀胱脱垂发生率增加相关，尽管悬带术式并非与此相关。

脱垂与既往子宫切除术之间是否关联还不清楚。阴式及经腹子宫切除术均可能伴发阴道穹窿脱垂，尽管发生率很低，仅有 0.5%子宫切除术后的女性患者需要进一步手术来治疗阴道穹窿脱垂。

临床症状

除了主诉有“肿块”之外，大多数女性患者还主诉有盆腔不舒服或沉重感。随站立时间延长以及一天的结束，症状显得更为严重。患者也可能有性交疼痛、置入困难以及慢性后背部疼痛的主诉。三级脱垂的病例可能会出现黏膜溃疡和苔藓样变，导致阴道排液和出血。

除了排空不完全的感觉之外，尿频、尿急等下尿路症状可能与膀胱脱垂有关，手法还纳脱垂的膀胱后，上述症状随之缓解。复发性尿路感染也可能与慢性尿储留及膀胱排空不完全有关。排便困难可能与直肠脱垂有关，有些女性患者主诉有下坠感，并且不得不通过手指抠出粪便。

体征

尽管站立位指诊有助于泌尿生殖器脱垂程度的判定，以及准确诊断是否存在阴道穹窿脱垂，但是一般情况，还是采取左侧卧位、使用 Simms 窥器来对女性患者实施检查。腹部检查也是必需的，以除外阴道检查所见是腹部或是盆腔肿瘤造成的结果。

鉴别诊断包括阴道囊肿、有蒂的纤维样息肉、尿道憩室以及慢性子宫内翻。

调查研究

当女性患者主诉有下尿路症状时，应该进行尿动力检测或排尿后膀胱超声检查以除外与排尿困难相关的慢性尿潴留，还应该留取中段尿行尿培养及药敏检查。

尿动力学检测可提示是否存在潜在的逼尿肌过度活跃，对于膀胱脱垂显著的患者，还应进行压力试验，要求患者站立位咳嗽。向前方的阴道缩窄术可使尿道拉直，这样可使隐伏的压力性尿失禁得以控制，因此可以模仿此机制，即置入阴道环来减少脱垂。严重脱垂的病例可能出现一定程度的输尿管梗阻，因此实施肾及尿路超声或造影检查来对上尿路进行评价也很重要。

处理

预防

一般情况下，应该避免任何可能导致慢性腹内压力增高的因素。要防止便秘，它在西方国家已成为与脱垂有关的主要因素。除此之外，其他因素包括慢性胸部病变，如梗阻性气道病变以及哮喘伴发的脱垂，为减少其发生，要对上述疾患进行有效的治疗。

减少生育次数以及改善产前和分娩期盆底的护理，可以预防原发性的泌尿生殖器脱垂。研究表明：失禁和脱垂互为因果，因此剖宫产的影响仍旧很重要。尽管产前和产后的盆底锻炼具有保护作用，但是尚无明确结论得出这种锻炼能减少脱垂的发生。

物理治疗

尽管没有客观的基于证据研究的支持，盆底锻炼仍旧可能对症状性脱垂患者的治疗有效。除此之外，也可以使用阴道锥和电刺激疗法来治疗压力性尿失禁，尽管没有客观证据来证明上述疗法的疗效。

阴道内装置

阴道内装置给那些不适合手术治疗的女性患者提供了另外一种保守治疗方法。此方法可以用于那些还没有生产、妊娠、产褥的年轻女性，她们可能不适合手术治疗。此外，阴道环还能使待手术期的症状得以缓解。

目前最常应用聚硅酮和聚乙烯制成的环状阴道环，阴道环包括许多不同的型号（52～120mm），设计成与盆腔呈水平放置，一面位于后穹窿，另一面恰好位于耻骨后方，对子宫和阴道上部提供支持。每6个月更换一次阴道环，长期使用可能导致阴道溃疡，而使疾病复杂化；局部少量的应用雌激素可能对绝经期后的女性患者有帮助。

手术

手术为泌尿生殖器脱垂的患者提供了最终的治疗方法。如其他盆腔手术一样，患者要预防性应用对革兰阳性和阴性细菌均有作用的抗生素，也要给予小剂量肝素以及防血栓栓塞（TED）袜，来预防血栓栓塞的发生。

所有患者术中都应该留置尿管，除非有特异的排尿功能障碍病史，后者行耻骨上膀胱造口更为合适。这样排尿后可以测定残余尿量，而不必再次插入尿管。

盆腔手术的患者采取切开取石体位，双髋外展、屈曲。为了减少出血，阴道上皮局部给予0.5%的利多卡因和1/200 000的肾上腺素浸润麻醉，同时伴有心脏疾病的患者要给予特别关注。手术结束后置入阴道塞，术后第一天给予拔除。

前间隙缺陷

前方阴道缩窄术

适应证：矫治膀胱尿道膨出

中线切口起自尿道口下方1cm处的阴道上皮，直到宫颈或阴道穹窿。锐性及钝性解剖分离使膨出的膀胱与上皮分离，使用聚乙醇酸缝线（Vicryl，Ethicon）双层缝合或聚二噁烷缝线缩拢缝合（图58.9）。裁剪冗余的皮肤边缘，以聚乙醇酸缝线间断缝合筋膜和上皮层。

同时合并轻微压力性尿失禁的患者可以于膀胱尿道连接部下方实施“Kelly”褥式缝合（Kelly，1913）。实际上治疗严重压力性尿失禁者更适宜的方法是阴道悬吊术，后者也可同时治愈轻度-中度的膀胱脱垂。

阴道旁修复

适应证：矫治膀胱尿道膨出

这一术式于1909年被首次描述，提供了一种经腹入路矫治前方间隙缺损的方法。通过Pfannenstiel切口打开耻骨后间隙，将膀胱推向中间，显露盆腔侧壁。阴道侧沟及覆盖的耻骨宫颈筋膜被抬

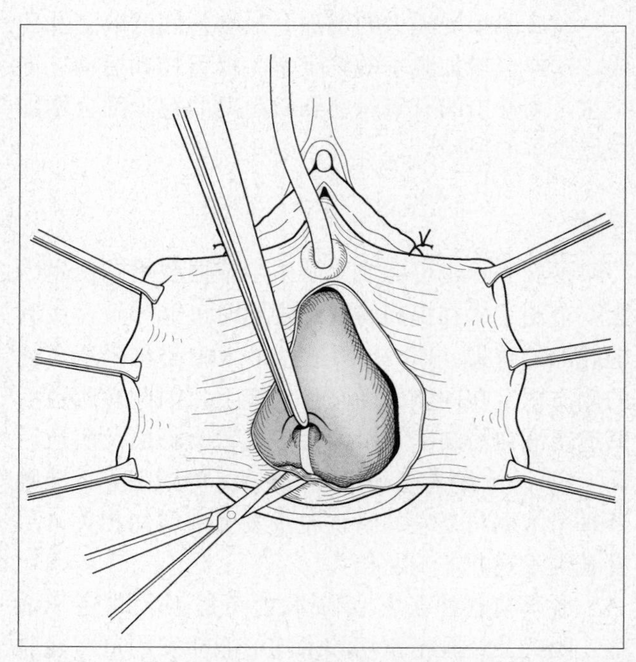

图58.9 前方阴道缩窄术。使用锐性及钝性解剖的方式使膨出的膀胱与其上面覆盖的上皮分离，然后行两层缩拢缝合。

高，使用聚二噁烷缝线间断缝合，将其再次缝至盆侧壁上，从耻骨到坐骨棘的前方。长期随访800例患者，其治愈率超过95%（Richardson，1992）。

后方间隙缺陷

后方阴道缩窄术

适应证：矫治直肠膨出和会阴缺陷

首先于会阴部处女膜残留水平放置两把Allis钳，以评价阴道口直径。浸润麻醉后切除会阴部瘢痕，纵切口打开阴道后壁，通过钝性及锐性分离使膨出的直肠从阴道上皮上分离出来，使用聚乙醇或聚二噁烷缝线实施两个或多个缩拢缝合以加固直肠。裁剪掉冗余的皮肤边缘，注意不要过度去除组织以免造成阴道狭窄。使用聚乙醇缝线间断缝合每一侧的直肠旁和直肠阴道筋膜，使两者接近，并通过聚乙醇缝线连续缝合阴道后壁（Robinson等，2003）。一定注意不要使阴道形成一个狭窄环，这会导致性交痛。最后，可吸收线缝合会阴深层的肌肉和筋膜来完成会阴成形术，从而建立会阴体以对阴道后壁提供额外的承托并且使阴道得以延长（图58.10）。

阴道后疝的修复

适应证：矫治阴道后疝

正常情况下，通过与后方阴道缩窄术相似的阴道入路来实施阴道后疝修复术。从阴道后疝疝囊壁上分离出阴道上皮，使用聚乙醇或聚二噁烷缝线实施两个或多个缩拢缝合。虽然没有必要打开阴道后疝的疝囊，但是一定要注意不要损伤肠袢等疝内容物，然后按照后方阴道缩窄术的方式关闭阴道后壁。经腹入路非常少用，偶尔用到。通过Moschowitz术式（Muschowitz，1912），于会阴部Douglas腔实施中心性缩窄缝合来阻止阴道后疝的形成。

子宫阴道脱垂

阴式子宫切除术

适应证：子宫阴道脱垂；可以结合前和后的阴道缩窄术

实施宫颈切口，打开子宫膀胱皱褶以及Douglas腔，首先分离和结扎子宫骶骨韧带和主韧带，之后是子宫蒂，最后处理输卵管卵巢以及周围的韧带蒂。脱垂病例要注意子宫扭结，因其经常脱垂至正常水平以下。盆腔腹膜关闭后，于中线处捆绑蒂的上部，以便支撑阴道穹窿，同时绑缚后方的子宫骶骨韧带以消除潜在的阴道后疝间隙。除此之外，还可实施McCall缝合（McCall，1957），使两子宫骶骨韧带于中线处彼此接近，以便进一步预防阴道后疝的形成（图58.11）。阴道后上壁的包埋也对穹窿提供了额外的支撑作用。间断缝合关闭阴道上皮组织。

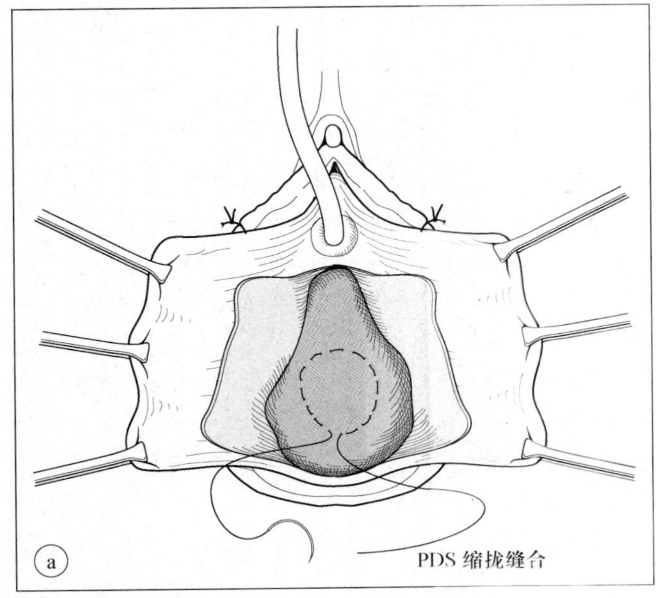

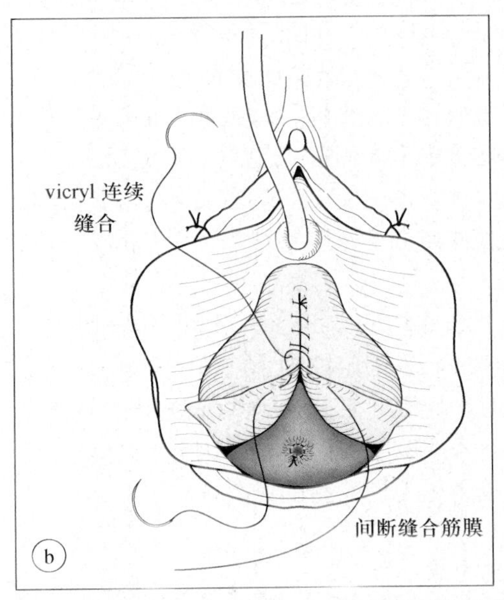

图58.10 后方阴道缩窄术。（**a**）使用锐性及钝性解剖方式使膨出的直肠与阴道上皮分离，然后使用聚乙醇酸（Vicryl，Ethicon）或聚二噁烷（PDS，Ethicon）缝线行两层或多层缩拢缝合。（**b**）使用聚乙醇酸缝线间断缝合直肠旁和直肠阴道筋膜组织，使其两侧边缘彼此靠近，并使用聚乙醇酸缝线连续关闭阴道后壁使阴道上皮对合。

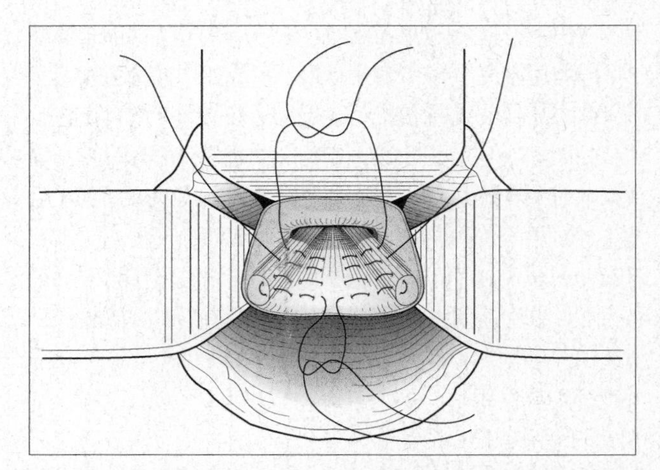

图 58.11 McCall 后穹窿成形术。于中线处折叠缝合两侧的子宫骶骨韧带，目的是进一步预防直肠膨出。

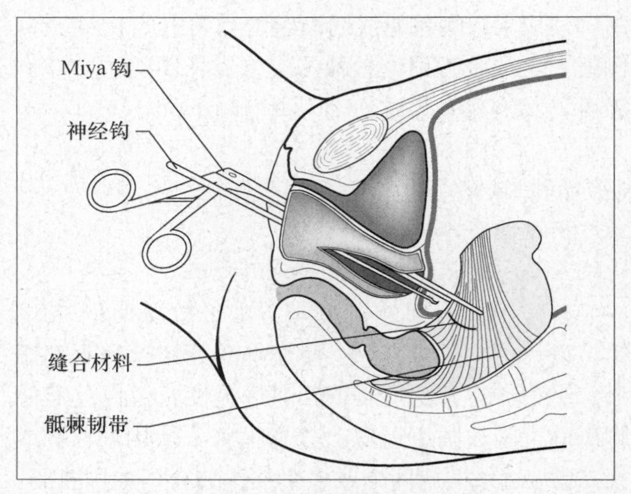

图 58.12 骶棘韧带固定。沿骶棘韧带的路径借助 Miya 钩缝合恢复该韧带。

阴道穹窿脱垂

阴式子宫切除术后或经腹子宫切除术后，阴道穹窿脱垂的发生率均等，大约是 5%，其中 0.5% 的女性患者需要进一步手术治疗。

骶棘韧带固定

适应证：阴道穹窿脱垂

实施阴道后壁纵切口显露直肠阴道间隙，锐性及钝性分离来解剖显露右侧坐骨棘，此时可以触摸到自坐骨棘到骶骨下表面走行的骶棘韧带。利用 Miya 钩韧带载体将一根可吸收编织聚乙醇缝线（Dexon，Davis & Geck）自此韧带穿过，再穿过阴道穹窿（图 58.12）。一定要注意避免损伤位于坐骨棘上方的骶丛和坐骨神经，以及侧方的阴部血管和神经。一旦实施了前面提到的两个缩拢缝合使阴道后疝稳固后，阴道的上 1/3 就被关闭了。结扎骶棘缝线，使骶棘韧带支撑阴道穹窿，随后进行会阴成形术。

报道的手术成功率达 98%（Shull 等，1992），尽管阴道后壁的后方固定增加了前方间隙缺损的发生率。基于此种原因，不应该常规实施阴式子宫切除术。由于此术式改变了阴道轴，因此存在术后性交痛和发展成为压力性失禁的风险。

经腹骶阴道固定术

适应证：阴道穹窿脱垂

填塞阴道，之后采用下方中线切口或 Pfannenstiel 切口，解剖出阴道顶部及骶骨岬，于两者之间、中线的右侧及右侧输尿管的左侧部位做一腹膜后隧道。一条 Mersilene 条带通过腹腔隧道，使用不可吸收的乙烯缝线将其与阴道穹窿和后壁间断缝合（图 58.13）。一旦条带的另一端与骶骨岬表面的骨膜缝合后，结扎缝线，使阴道穹窿被朝向骶骨方向轻柔抬起，而没有张力，之后于阴道穹窿和骶骨岬上方关闭腹膜。并发症包括骶前静脉丛和骶动脉的出血，以及损伤右侧输尿管和乙状结肠。

报道的成功率为 93%（Addison 等，1988），膀

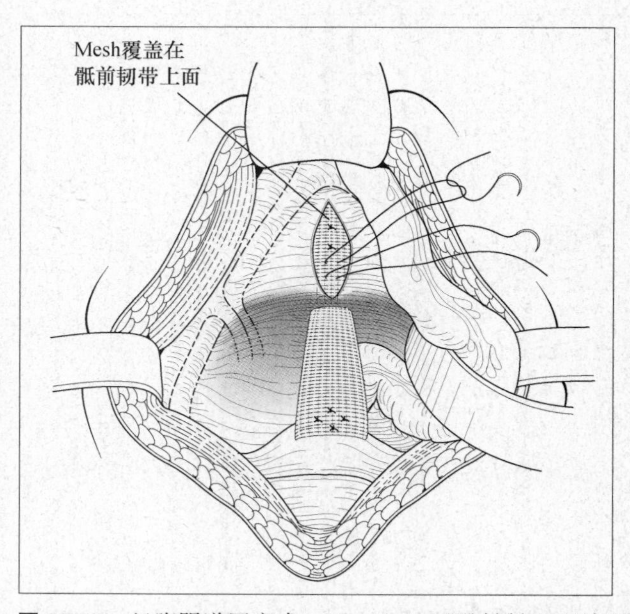

图 58.13 经腹阴道固定术。Mersilene 网眼材料已经放置于阴道穹窿的后方，然后将其缝合至骶前韧带上，产生一个人造的子宫骶骨韧带。

胱脱垂或直肠脱垂等并发症仍需要进行阴道缩窄术。除此之外，由于此术式改变了阴道轴，因此也有发生性交痛和压力性失禁的风险。网眼材料腐蚀入阴道可能是晚期并发症，罕见腐蚀侵入膀胱或肠管。

复发性泌尿生殖器脱垂

大约 1/3 泌尿生殖器脱垂的手术是因为复发。复发性脱垂可能发生于经腹及阴式子宫切除术后、先前的阴道修复及节制手术后。除此之外，结缔组织本身存在薄弱缺陷的女性患者，例如 Elhers Danlos 综合征，因脱垂而需再次手术的风险增加。

这类病例，其阴道上皮可能发生瘢痕化和萎缩，手术矫治在技术上存在难度，并增加了损伤膀胱和肠管的风险。继发于阴道变短和狭窄的性交痛等术后并发症的风险也增加了。先前已经实施节制手术，如阴道悬吊术的女性患者，尿失禁也可能复发，需要进一步的手术矫治。

复发的患者，更常使用合成网眼材料，以便给存在缺陷的骨盆筋膜和阴道上皮提供进一步的支撑（表 58.8）。理想的网眼材料应该是结实而有弹性的，顺应性好。除此之外，编织的网眼材料应该具有合适的孔径以便于成纤维细胞向内生长以减少糜烂和排异反应的风险。性交痛是使用合成网眼材料后常见的并发症，可能与材料糜烂入阴道、下尿道和直肠相关。尽管网眼材料应用广泛，但是其选择应该由专业盆底重建外科医生决定，并应用于那些复发的患者。

表 58.8　泌尿妇科中应用的 Mesh 材料

合成的（单丝）
聚丙烯（Ethicon）
Prolene（Ethicon）
合成的（多丝）
Mersilene（Ethicon）
Vicryl/Prolene（Vipro）（Ethicon）
生物学的（异种移植物）
猪小肠的黏膜下组织（Surgisis）（Cook）
猪皮（Pelvicol）（Bard）
生物学的（同种移植物）
阔筋膜

妊娠，分娩和便失禁

便失禁由国际失禁评议会（ICI）定义为“肛门失禁是气体、液态或固态粪便非自主的排放，它是一个社会问题或健康问题”（Norton 等，2002）。产科的创伤常被认为是女性便失禁的最常见原因（Kamm，1998），占主诉污粪的 45 岁以上女性患者的 7.7%，以及主诉明显便失禁患者的 0.9%。除此之外，初次生产后发生不自主排气者的比例是 1.2%，第二次生产后其比例为 1.5%，第三次生产后其比例高达 8.3%（Ryhammer 等，1995）。然而，这些数字可能是一个粗略的低估，因为很少有女性患者愿意主动承认自己患有便失禁。

分娩，尤其是阴道分娩、器械助产、有异常的临床表现、延长而活跃的第二产程、新生儿出生体重超过 4kg、母亲高龄（MacArthur 等，2001）以及初次分娩等，均是随后出现肛门失禁的非独立危险因素（Sultan 等，1993）。

尽管症状并非总是与检查所见具有良好的相关性，但是肛门内超声仍旧是诊断晚期肛门括约肌损伤的重要方法。一些研究显示，35%的女性超声检查持续呈现出肛门括约肌损伤的证据（Sultan 等，1993），但是分娩 6 周后，仅有 13%的患者有便急迫或失禁的表现。除此之外，发现 40%的多产妇存在括约肌的缺陷。近期研究显示，隐伏的括约肌损伤的发生率为 7%～28%（Varma 等，1999；Faltin 等，2000）。这些差异可能是因为概念的不同、设备的不同以及不同医疗机构其产科诊疗方式的不同。

剖宫产在预防肛门失禁中的作用仍旧是不确定的。剖宫产分娩失禁风险相对降低（MacArthur 等，2001），择期非急诊剖宫产对肛门的节制具有保护作用，但是这种保护作用在第三次剖宫产术后就会消失。

同样，外阴切开术的作用也是存在争议的。已有资料显示，中线外阴切开术会增加便和气失禁的风险，与会阴完整的妇女相比，此类妇女便失禁的风险性增加了 5 倍。尽管外阴侧切开术与便失禁没有紧密的相关性，但是也未显示出它具有保护性。关于常规的会阴切开术是否具有保护性（Taskin 等，1996）抑或应该被废弃，目前仍存在矛盾的观点。

已知阴道分娩会造成阴部神经的损伤，先前认为这是造成产后便失禁的主要潜在因素（Snooks等，1985）。然而最近的研究表明阴部神经的损伤与便失禁之间的相关性很差，并且有于分娩6周内康复的倾向（Sultan等，1994a）。肛门括约肌直接的机械性损伤可能是造成便失禁更为重要的原因，尽管进行性的神经损伤也可能起到作用。

目前，尽管认识到肛门失禁是妊娠和分娩的常见、未被充分报道的并发症，但是关于其病因和预防方面，仍存在许多未能解释清楚的问题（参见第17章）。

三度会阴撕裂

三度会阴撕裂是指包括肛门括约肌在内的全层撕裂。尽管近来皇家妇产科专家大学（RCOG）已经制订了诊断和鉴别诊断标准，但其分类仍旧相当的混乱（表58.9）。与括约肌损伤有关的危险因素包括产前助产、初次分娩、巨大儿、肩难产以及持续枕后位（Sultan等，1994b）。

目前有相当多的证据提示肛门括约肌的损伤是便失禁的主要原因；近期的Meta分析（Sultan和Thakar，2002）显示：阴道分娩后发生任何形式的肛门失禁（包括气体失禁）都可因三度会阴撕裂而使病情变得更为复杂，其中即刻（一期）行肛门括约肌损伤修补者占15%～59%，肛门内超声检查提示，修复后40%～90%的女性患者仍持续存在括约肌的损伤。

分娩过程中一旦发现损伤了肛门括约肌，要求由一名产科或妇科专家于患者分娩后即刻行括约肌修复术。括约肌二期修复术属于择期手术，几个月后或是几年后，由结直肠外科医生完成，其目的通常是治疗便失禁。

对于肛门括约肌修复的最佳入路，目前仍旧存在相当多的争议。重叠术最初描述是用于治疗便失禁（Parks和McPartlin，1971），而端端对合修复"几乎普遍失败"。近期的Meta分析结果显示重叠修复的成功率达74%～100%。Engel等于1994报道了55例女性便失禁患者，对其实施前方肛门括约肌重叠修复术，术后进行前瞻性研究（Engel等，1994）。所有患者均进行修复前后的肛门内超声和神经生理学检测。结果显示：80%的患者疗效良好，超声显示外括约肌缺损持续存在或复发提示修复失败。大多数超声显示肌肉重叠良好的患者，其临床疗效也良好。然而，47名随访对象5年后的结果显示，长期的成功率仅为50%（Malouf等，2000）。

近来英国进行了一个随机前瞻性研究，将就重叠手术是否真正优于端端吻合术提供进一步的证据。

结论

这一部分对女性下尿路疾患的病理生理研究和治疗进行了简单的回顾，讲述了妇科泌尿专家在盆底功能不全的女性患者治疗中所应承担的工作。女性患者经常表现出涉及盆腔所有腔隙的诸多症状，因此泌尿外科医生、妇科医生和结直肠外科医生之间的团队合作体现出盆底功能整体治疗的最佳途径。除此之外，物理治疗医生、专业护士以及节制咨询服务应该给此类患者提供一个完整的服务体系，真正实现一个多学科合作的病理生理研究和治疗路径。

表58.9 会阴撕裂的分类

一度	仅仅是阴道上皮或会阴皮肤的撕裂
二度	包括会阴部肌肉但不包括肛门括约肌的撕裂
三度	肛门括约肌受累并且此种情况应该进一步分成：
	3a级：外括约肌撕裂厚度小于50%
	3b级：外括约肌撕裂厚度大于50%
	3c级：内括约肌撕裂
四度	三度撕裂合并肛门或直肠上皮的损伤

第二部分：其他妇科疾患

良性妇科疾患

良性包块

子宫平滑肌瘤

平滑肌瘤是起源于子宫平滑肌组织的良性肿瘤。罕见情况下起源于阔韧带、输卵管、卵巢、圆韧带，有时还可见起源于含有平滑肌的其他脏器，如结肠壁、小肠或胃。这些病变可以称为“正在转移的平滑肌瘤”，并且更常见于因其他原因行开腹术，术中意外发现的病变。这些肿瘤罕见增长到出现腹腔内占位效应的程度，从而需要临床医生对其做出鉴别诊断。尽管如子宫内膜异位一样，其发生与雌激素相关，但是其病因学理论仍旧不清楚。此类肿瘤非常常见并存在多年，直到停经，停经后体积缩小。如果给予雌激素替代治疗，则存在肿瘤被进一步刺激的微小风险。恶变率不足 1%。关于肉瘤是否来自于平滑肌瘤或其他起源尚存争议。

子宫平滑肌瘤是女性最常见的肿瘤；估计大约 80%的妇女存在平滑肌瘤，尽管其中仅有一小部分会出现症状。临床上，平滑肌瘤表现为盆腔疼痛、痛经、月经过多、性交痛等症状，严重者会出现贫血。患者因上述症状就诊于妇科专家，但是也可能因为一些并发症而就诊于结直肠外科医生。当体积增大到妊娠 12 周以上，相当于葡萄柚体积时，就可能对乙状结肠、直肠或膀胱造成压迫，出现尿频和排便困难。

平滑肌瘤可以是黏膜下、肌间、浆膜下的或是带蒂的，可以出现疼痛、出血、梗死或感染等急性症状。带蒂的平滑肌瘤也可能表现为扭转。罕见者，浆膜下或带蒂的平滑肌瘤与子宫脱离，而从肠管获得血供，这些异位的平滑肌瘤可能被误认为肠肿瘤。

诊断

通过病史和体格检查，大部分平滑肌瘤容易诊断，盆腔超声检查可以明确诊断。钡灌肠可见肠管外压改变而没有任何黏膜受累的表现。乙状结肠镜和结肠镜检查将进一步确定黏膜未受累及。

处理

除非平滑肌瘤出现症状或快速生长，否则不必处理。平滑肌瘤有微小恶变的风险，尤其是体积较大者（直径> 15cm），基于此种原因，体积呈现增大趋势的平滑肌瘤，即使没有症状也应该给予切除。平滑肌瘤对生育的影响尚不清楚，但是希望保留生育能力的女性行肌瘤切除术，已经完成生育任务的女性，建议行子宫切除术，原因是子宫切除术后康复更迅速，比肌瘤切除术的效果更肯定。

行择期手术时，结直肠外科医师一般不会意外发现巨大的平滑肌瘤，然而一旦遇到此类情况，尤其是位于宫颈部者，可能会对直肠入路造成限制。

卵巢囊肿

卵巢囊肿可能是结直肠外科医生开腹手术中最常遇到的、确定性的妇科病变或肿瘤。应该记住的是：直径 3cm 以内的囊肿或滤泡均是卵巢正常的生理过程。这一正常的黄体化过程经常与某种程度的出血相关，这可能会使一些未经过训练或经验不足的结直肠外科医生警觉起来，但是当择期或急诊手术处理结直肠病变过程中遇到上述囊肿时，最好留置原位不做处理。讽世者可能会说：当一个无经验的普通外科值班医生实施阑尾切除术时，右髂窝铁栅状的切开最好的优点之一就是避免暴露左侧卵巢，从而避免了其被切除的风险。

偶尔，卵巢囊肿出现的并发症可能使患者首先就诊于结直肠外科医生，包括扭转后出现的出血、感染和梗死。保守疗法还是积极的手术治疗，抉择困难，应该根据女性患者的生育状态，对侧卵巢是否存在，患者的体重，既往的手术史，炎症粘连是否会对本次手术入路造成影响，手术切口的选择等因素来进行抉择。如果有任何疑问，为谨慎起见，宁可行保守治疗。

诊断

术前诊断卵巢囊肿通常比较直接，主要的依据是阴道内的超声所见。囊肿内部回声复杂以及乳头瘤样改变则要高度怀疑为恶性。

如果术前怀疑存在卵巢囊肿，则应该经超声检查进行仔细的评价，包括大小、形状、形态学。如果存在任何的疑为回声增强的固态区域，则提示恶性，要进一步行彩色多普勒检查以及肿瘤标志物评价。低年龄组（35岁以下）患者要行血清hCG和甲胎蛋白水平测定。高年龄组尤其是停经患者，需要进行血清CA125测定；如果怀疑胰腺或结肠是原发灶而卵巢是继发性转移灶，那么癌胚抗原（CEA）也要进行检测。然而，应该记住的是：CA125在某些良性疾患中，如子宫内膜异位，也可能升高（Fraser等，1989）。

处理

由于结直肠外科医生于开腹手术中意外遇到卵巢囊肿的机会并不多，因此建议一旦遇到此种情况，则给予保守处理方式。如果怀疑囊肿为恶性，如出现腹水、双侧囊肿内均有固态成分、囊壁上出现乳头样赘生物，或腹腔转移，那么最有价值的处理方式就是对患者进行一个正式的肿瘤学评价，包括腹腔冲洗，仔细地触诊肝脏、大网膜以及腹膜，对任何可疑的病变进行活检。对于年轻女性希望保留生育功能者，给予卵巢活检。实施囊肿的切除以及卵巢的修复，需要仔细防止潜在恶性液体的外溢。对于年龄较大、不考虑生育问题的妇女，适宜行输卵管-卵巢切除术。实施此手术时，要有妇科医生协助。经过上述处理，得以建立详细的组织学诊断，如有必要，需要经过专业训练的妇科肿瘤学专家实施二次减体积手术以及盆腔的清扫术，这样就不会产生负面的影响。

炎症性疾患

盆腔的炎症性疾病

盆腔炎症性疾病通常表现盆腔疼痛和发热，伴有或不伴有阴道出血以及性活跃妇女的阴道排液。致病生物体通常是衣原体或淋病；这类患者通常静脉应用抗生素有效，包括广谱抗生素如四环素对衣原体有效，以及甲硝唑。还应该考虑到结核并予以除外。

检查

检查时存在下腹部腹膜激惹的证据，窥器检查会发现脓性分泌物，双合诊会发现两侧穹窿均有明显的触痛和宫颈的表皮脱落，虽然触痛有时可能是单侧的，但是这一体征总会给临床医生以脓肿或异位妊娠可能性的警觉。尿hCG测定具有高度敏感性，可用于除外或确定异位妊娠。如果还有疑问，则应该对患者进行诊断性腹腔镜检查。

输卵管卵巢脓肿

如果盆腔炎症性疾病延迟治疗，罕见的情况是进展成为输卵管卵巢脓肿，结局是该侧输卵管及卵巢不同程度的丧失。如其他部位的脓肿一样，患者将表现为发热、不适，以及腹部症状。还有报道输卵管卵巢脓肿可能是经阴道收集卵子辅助受孕技术的一个并发症（Dicker等，1993）。

处理

推荐开腹手术而非腹腔镜手术，病变几乎总是呈现为累及小肠及大肠的致密炎症性包块。通过仔细的分离通常能够使肠管与脓肿分离，而不需要切除肠管。正常情况下推荐实施输卵管-卵巢切除术，为避免任何可能出现的争议，应该要求有经验的妇科医生协助手术。开腹手术中同时发现的慢性输卵管卵巢脓肿，如果事先未经过仔细讨论及争得患者同意，不能行手术切除。

偶尔，尤其是进展期病例，炎症性病变过程会使正常解剖关系紊乱，建议对此类患者实施标准的手术处理方式，包括吸出该部位可能积存的脓液、术后用大口径Robinson管引流脓腔。

盆腔脓肿

大多数的盆腔脓肿起源于输卵管或下胃肠道的病变，可能的原因包括慢性炎性肠病、憩室病、输卵管炎伴有输卵管积脓。这类病变的脓肿可以经阴道后穹窿行盆腔的引流，经直肠行Douglas腔引流，偶尔开腹引流。开腹引流最好给予适宜的腹腔灌洗以防脓液残留，并且要给予充分的抗生素治疗。

慢性炎性肠病

慢性炎性肠病，尤其是克罗恩病，因出现脓毒病或瘘而变得复杂，可以累及妇科器官，尤其是输卵管、卵巢，以及子宫的后部，表现为巨大的盆腔包块或脓肿，经常会导致Douglas腔消失，并形成致密的纤维性粘连。实施肠管手术之前，预先考虑到这些病理改变是明智的，并要向家属交代有需要切除某些内生殖器组织的可能，至少要交代有可能出现某些内生殖器功能的受损，可以是脓肿伴发的或疾病进展形成的，也可能是手术的并发症。

直肠前切术后或直结肠切除术后可能会出现盆腔内不同程度的纤维化和硬结形成。因此，随之会出现子宫后倾位与骶骨固定以及阴道锐角形成。

盆腔解剖失去正常状态后可能会导致性交痛，尤其是当卵巢固定并累及子宫骶骨韧带时。可能会出现痛经，经血排出困难，以及子宫和宫颈的分泌物积聚于阴道内。保守治疗可能不会使症状得以控制，而需要行子宫切除术，盆腔解剖困难，需要仔细进行。

所有的情况下都要仔细留意其他盆腔结构，尤其是输尿管，术前行静脉尿路造影和 CT 检查是明智的。当解剖盆腔脏器时，必须对腹膜后双侧输尿管进行解剖辨认（要进一步了解详细情况，读者可参考第 44 和第 45 章）。

子宫切除术的并发症

出血和脓毒症（尤其是在盆腔）能使任何的手术操作变得复杂化，因此需要给予关注，也要关注泌尿生殖道和胃肠道。出现盆腔脓毒症、良性纤维化病变如子宫内膜异位或炎性肠病，以及恶性病变时，并发症的发生率将增加。上述疾病状态可能导致解剖结构的扭曲，因此作为盆腔手术的一部分，恢复正常的解剖很重要，即使在某种情况下这样做是为了再造而非修复。放疗后进行手术同样困难，因此有必要特别仔细地进行详细的解剖分离。尤其容易损伤的是输尿管的下 1/3，可能是手术直接损伤或损伤其血运，尤其是放疗后接受手术者。术中疏忽误缝或误夹了输尿管，会形成尿瘘或输尿管损伤。预计到此种情况发生的可能性，进行仔细的术前准备以及适宜的解剖将减少这类并发症的发生（见第 57 章）。

当 Douglas 腔消失时，可能出现直肠或乙状结肠的损伤。如果直肠乙状结肠部分粘连，则必须将其从子宫和子宫骶骨韧带上松解下来。在松解宫颈和移动子宫之前，可能需要对直肠前壁进行仔细地锐性分离。一定要鉴别出阴道后间隔和直肠膀胱筋膜。

一定要完全分开子宫骶骨韧带并且将直肠完全松解，使其与阴道后壁分离，一旦层面被正确地解剖出来，则可以使用纯性分离或透热法。同样，一定要将膀胱拉向前方，以便在子宫峡部鉴别出宫颈膀胱腹膜反折。钝性牵拉膀胱能够鉴别出正确的解剖层面。

子宫切除后，缝合关闭阴道穹窿以便彻底止血非常重要，一定要注意避免损伤输尿管，尤其是在阴道角附近，一定要明确鉴别出其所在的位置。

无论任何原因，如果已经决定实施卵巢切除术或输卵管-卵巢切除术，则要仔细分离肠管与卵巢或输卵管之间的粘连使之游离下来，要仔细鉴别出携带卵巢血运的漏斗骨盆带，解剖学上此结构穿过髂总动脉分叉，位于两输尿管上方，这些结构均要被鉴别并分离出来。之后，可以钳夹，切断并双重结扎漏斗骨盆韧带。实施任何关闭盆腔腹膜的操作中都必须注意避免误缝输尿管。解剖的恢复包括将乙状结肠重新置于盆腔并以网膜覆盖闭合的盆腔腹膜。如果患者的盲肠缺失，则要利用末端回肠。努力避免小肠袢与盆腔原始腹膜粘连，尤其是与盆壁或阴道穹窿粘连。如果存在肠管的任何损伤（通常是乙状结肠或一个回肠袢），则一定要给予最大程度的关注。如果预计会发生肠管损伤，则明智的方式是妇科医生要求结直肠外科医生给予的帮助，或是一同上台协助手术，或是在“旁边观看”以备遇到困难时即刻上台协助手术。如果出现了肠管的损伤，为谨慎起见，妇科医生要请结直肠外科医师到场，以明确是否出现了微小的全层损伤。仰卧位 Plannersteil 切口情况下实施常规的直肠充气试验是不现实的，因为没有可通过肛门实施的、直肠充气试验路径。此种情况下，结直肠外科医生通常习惯于仔细地松解损伤的肠段，以便于能够对其实施仔细地检查，通过水下操作、将空气挤过受累肠段（牙膏试验）以确定是否存在未被确定的全层损伤。如果存在全层损伤，则可以进行修补，如果表现为广泛的破损碎片，则要行肠段切除及一期吻合术。如果非全层损伤，则修补浆肌层损伤，可以网膜补片也可以不补片。

子宫内膜异位

子宫内膜异位是一种生育年龄妇女常见的疾患，可能会被结直肠外科医生遇到，也可能会被妇科医生遇到。不断增加的认知表明，对于此病明确累及其他器官系统时，常规的经腹切除整个子宫、两侧输卵管-卵巢（BSO）不再是令人满意的处理方式。这种疾患由 Sampson（1940）首次描述，并最初提出此疾患是经血逆行造成的观点。

已经证明经血内含有子宫内膜细胞，细胞培养能存活，并能被异位植入（Liu 和 Hitchcock，1986）。但是并非经血逆流的所有女性都会发展成为子宫内膜异位，因此有其他的因素与此疾患形成相关。Oxford研究组已经就子宫内膜异位的病因学发表了令人兴奋的新观点，尤其是来自于相异同胞姐妹的诊断（Hadfield等，1997）。

子宫内膜异位妇女的典型临床表现是周期性痛经、性交深部疼痛，处于进展期的病例，会出现周期性的肠功能紊乱，排便困难，直肠出血以及不孕。然而，临床表现通常不典型，因怀疑此疾患而行诊断性手术。对于结直肠外科医生来说，子宫内膜异位的重要性在于，其症状可与引起肠出血、肠狭窄或梗阻、表现为大肠肿块的原发性肠道疾病混淆。

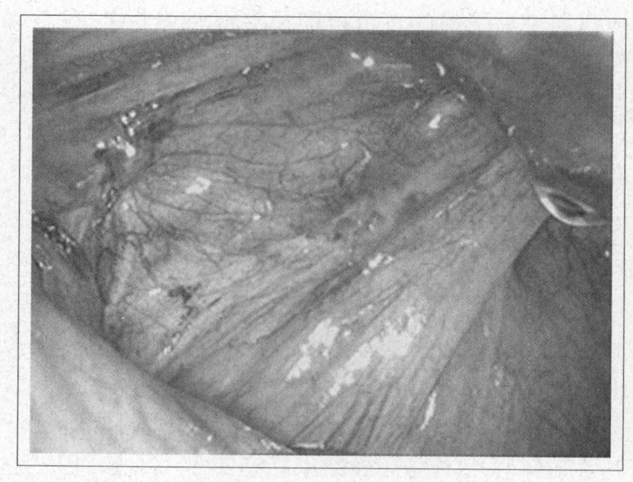

图 58.14 腹腔镜下子宫内膜异位病变的表面观。

病理学

子宫内膜异位的特点是子宫腔外功能性子宫内膜组织的增生，可能发生于腹膜、卵巢、子宫外表面、肠管，尤其是直肠阴道隔。近期的组织学研究显示与广泛的纤维化和瘢痕相关的是功能性腺组织的存在。肠管的表现是广泛的浆膜下纤维化和平滑肌组织的增生。

浸润最初出现于肠管的浆膜下，随后异位的子宫内膜经历周期性的成熟和表面上皮层的脱落，就像子宫内发生的情况一样，导致血液和坏死组织的积聚。周期性的激素活性导致子宫内膜腺体更深入的延伸，看起来是自浆膜层向内延伸。侵入的子宫内膜组织罕见累及或突破肠黏膜，这就解释了肠血运缺失发生较晚，并且是一个不常见的临床表现。

受累组织浆膜表面反应性纤维化对邻近组织产生致密的粘连。

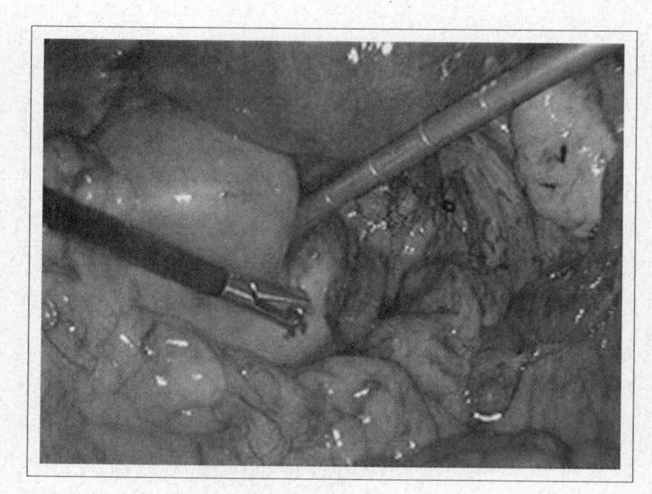

图 58.15 卵巢的子宫内膜瘤。

手术发现

令人惊奇的是，盆腔疾病的广泛程度与症状的严重性关联很小。而子宫内膜异位并非一定是一种进展性疾患，美国生育委员会（American Fertility Society）根据其严重性将其分成四个等级。图58.14显示了典型的、所谓“火药-燃烧”病变，其与子宫内膜异位沉积并浸润于腹膜相关。这些病变通常是黑色或红色的，组织学检查显示子宫内膜腺体增生并见与之相关的血运改变。图58.15显示累及卵巢者常常导致孤立的子宫内膜瘤，这种情况下，肿瘤可能粘连至子宫后部中线处。图58.16显示累及肠管的更为广泛的病变，以及Douglas腔的消失。注意乙状结肠与左侧盆侧壁、左侧输卵管和卵巢致密粘连。也存在Douglas腔完全消失的情况，广泛的纤维化和子宫内膜异位累及直肠阴道隔。

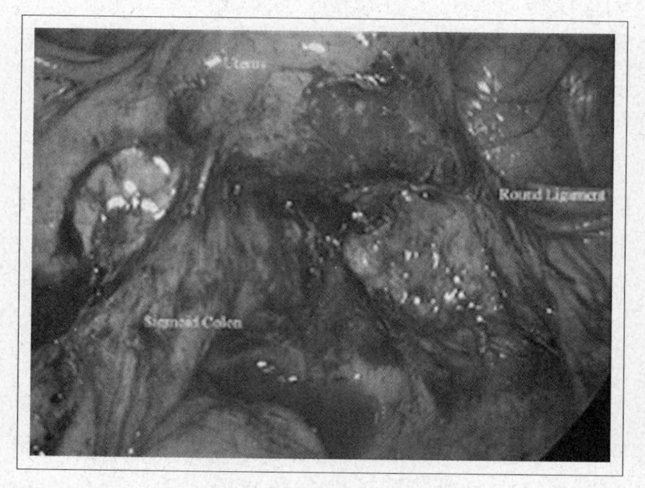

图 58.16 严重的子宫内膜异位累及肠管并可见Douglas腔消失。

体格检查可能揭示子宫骶骨韧带和直肠阴道间隔广泛的结节，子宫活动度受限，子宫内膜瘤可能作为盆腔包块而被触及，常有非常明显的触痛。

调查研究

经阴道高分辨超声可能揭示子宫内膜异位囊肿的存在，典型者呈现均质的“毛玻璃状”外观。乙状结肠镜和结肠镜的表现可能正常，因为病变累及全层并不常见。然而进展型病例却可见黏膜病变，如果术前就已经明确此病变程度，则有助于与患者商议肠切除的可能性。钡灌肠检查可能揭示肠管的外压而无黏膜的异常。磁共振能够被用于确定广泛腹膜后纤维化的范围以及子宫内膜瘤的存在。

诊断子宫内膜异位最好的方法是诊断性腹腔镜和麻醉下检查（EUA）。小的表浅的腹膜病变可能只能通过腹腔镜检查得以发现，EUA 可能是判定深在于直肠阴道隔的子宫内膜异位的唯一可能的方法。这样，子宫内膜异位的范围和严重性得以阐明，并且能更准确地计划确定性的手术方式。

处理

对希望保留生育功能的妇女给予激素治疗，不希望保留生育功能者给予 TAH 和 BSO 等常规处理子宫内膜异位的方法是否合适，已经受到 Garry 的质疑（1997）。复杂的健康总体调查问卷显示：接受药物治疗者，表现出相当多的、事先未被认知的问题。

孕激素可以使症状得到控制，持续结合使用口服避孕药以及达那唑。这些制剂的作用是消除卵巢内源性类固醇产物的周期性改变，抑制包括出血在内的子宫内膜的周期性变化。所有这些药物治疗的副作用包括恶心、体重增加、腹胀。对于口服避孕药者，可能出现血栓栓塞的并发症。由于具有产生雄激素的活性，因此达那唑的副作用尤其明显，包括体重增加、痤疮、皮肤油腻、声音深沉、乳房萎缩。虽然停药后，大部分症状会消失，但是声音的改变却是持久的。不幸的是，停止药物治疗后，复发率达 80%（Miller JD 等，1998）。

症状持续时间不长的病例，长期使用促性腺激素释放激素（GnRH）类似物可能有效，后者还可以作为手术治疗的辅助用药。GnRH 类似物作用于腺垂体，抑制 FSH 和 LH 的释放，因此使患者处于低雌激素状态。同样，此疗法也有明显的相关副作用，类似于那些停经妇女所经历的状态。除此之外，治疗不应该持续超过 6 个月，原因是这样会有永久性的、不可逆的骨质疏松的风险，正如停经后的妇女所经历的一样。

外科治疗的目的意在消除所有子宫内膜异位的路径，已经阐明其在症状的改善及治疗不孕方面具有很高的疗效。不管疾病的严重性如何，激光治疗后的 18 个月内适宜受孕，60%以上试图怀孕的妇女可选择此种治疗方式（Cook 和 Rock，1991）。对于轻微的子宫内膜异位（1 期和 2 期），最好的疗法是通过腹腔镜行激光或透热汽化法消除子宫内膜异位组织的沉积。单发的子宫内膜异位囊肿容易治疗，给予切开引流，或激光消除囊壁的内表面，或剥除囊肿包膜。累及肠管更广泛的四期子宫内膜异位，腹膜后纤维化和直肠阴道隔病变对于盆腔外科医生来讲是最具挑战性的。病变累及 Douglas 腔并累及直肠阴道隔者，需要通过联合腹腔镜和 EUA 对其进行仔细的评价，妇科医生和结直肠外科医生要联合手术，以便在避免直肠阴道瘘的风险下获得局部的切除。有时结直肠外科医生会遇到子宫内膜异位并发的直肠狭窄，此时 TAH 和 BSO 治疗要结合直肠前切术。

只有切除全部腺体和纤维化的子宫内膜异位组织方能获得最好的疗效。年轻女性希望保留她们的生育功能，因此如有可能，要保留子宫和卵巢，年老女性完成了生育任务，除了切除腹膜后的腺体和纤维化的瘢痕组织外，应该实施 TAH 和 BSO 术，纤维瘢痕是此疾患不可避免的病理改变，常常累及子宫和肠管（图 58.17 和图 58.18）。

如果证实确有必要切除肠管，并且术前已经进行了充分的肠道准备，则通常可以完成一期肠切除吻合。一定要认识到，由于盆腔解剖被改变，这种类型的手术在技术上是非常具有挑战性的。对于这些患者来说，在治疗策略上，由妇科、泌尿外科、结直肠外科医生组成的团队进行联合治疗是最好的选择（Garry，1997）。

异位妊娠

处于生育年龄的妇女表现为下腹部疼痛，伴有或不伴有不规则阴道出血，应该考虑到异位妊娠的诊断。这一疾患的典型表现是停经至少 5 周内的任何时候，下腹部疼痛急性发作。疼痛可能伴随阴道出血，偶尔阴道出血可能发生在正常月经期后，通常出血程度较正常情况下轻，但是可能被曲解认为是月经出血，因此使临床医生和患者均忽略了异位妊娠的诊断。

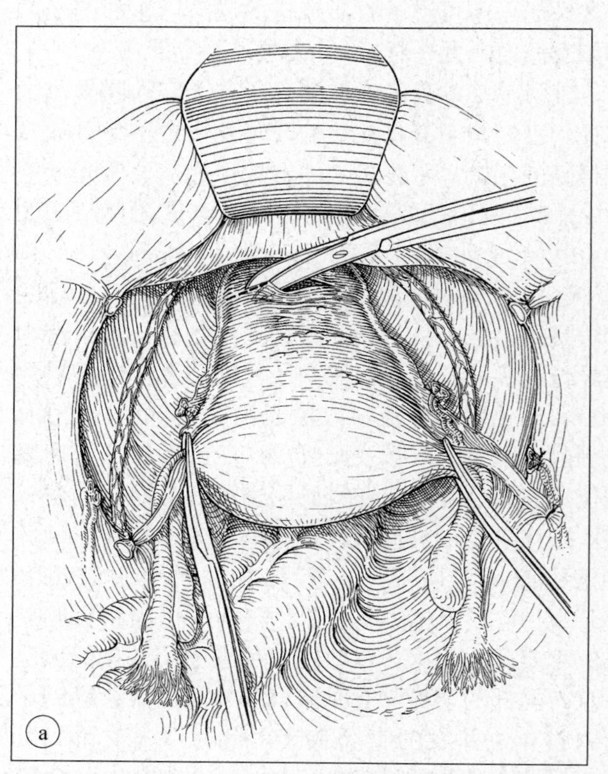

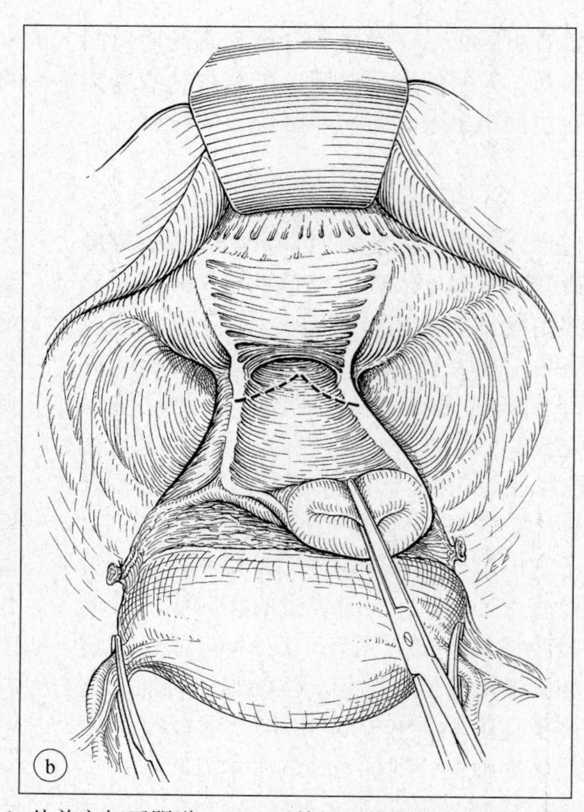

图 58.17 联合全子宫切除和双侧输卵管-卵巢切除术。(**a**) 从前方打开阴道。(**b**) 延伸切开使阴道分成前后两半。

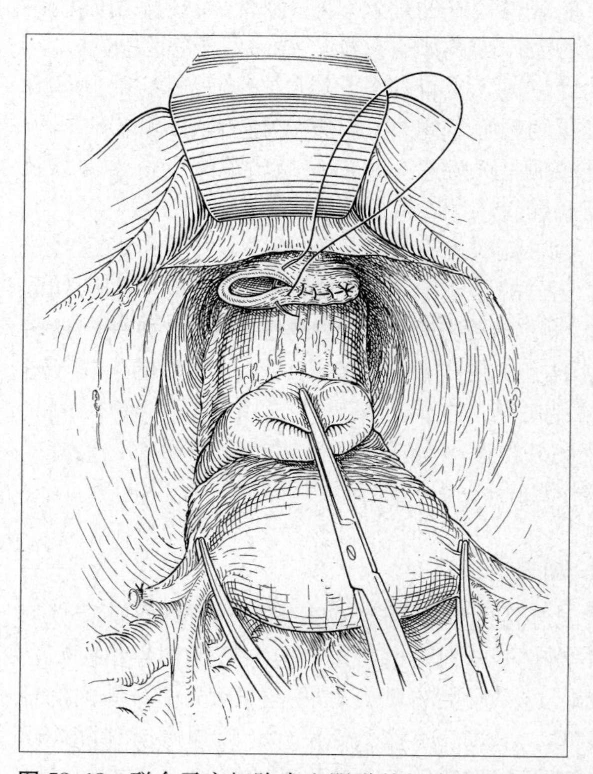

图 58.18 联合子宫切除术和阴道前切术。横行切断阴道管，切开 Denonvilliers 筋膜，松解直肠，缝合阴道。有时需要切除直肠乙状结肠部分。

偶尔，异位妊娠的女性可能因异位妊娠组织破裂导致腹腔内出血，而出现明显的低血容量性休克的虚脱表现。此种情况下需要急诊手术，立即行腹腔镜手术，如果设备不允许，则行开腹手术，分离和结扎出血点，通常行输卵管切除术，但是最好切除病变但保留输卵管。

异位妊娠诊断技术的进步，包括简单并敏感的人尿绒毛膜促性腺激素（hCG）的测定技术，以及高分辨、经阴道超声检查技术，已经使此疾患的早期诊断成为可能。目前，90%以上的病例在输卵管破裂之前就可以做出异位妊娠的诊断。hCG 阳性情况下，子宫内空虚和/或附件内包块的出现，就可以做出异位妊娠的疑似诊断。

腹腔镜手术过程中使诊断得以确定，盆腔内可见少量血液，并可以确定异位妊娠的体积及部位。除此之外，应该评价对侧输卵管、卵巢以及其他盆腔器官。当异位妊娠是继发于盆腔感染的情况，则可见输卵管周围的粘连。如果医生经受过充分的训练，则最好的处理方式是腹腔镜下输卵管切除或输卵管吻合术，这要视输卵管的一般状态以及异位妊娠的体积和部位而定。偶尔，异位妊娠可能于输卵管悄无声息的破裂后而表现为一种更趋慢性的疾患状态。如果可能，这样的病例最好的处理方式是输卵管切除，保留受累侧的卵巢。

罕见的情况是植入物位于腹膜，导致腹腔妊娠。滋养层可能侵入盆腔侧壁，如果大血管受累，则有出现灾难性大出血的严重危险。诊断确定后，行开腹术，结扎脐索移走发育中的胎儿，胎盘最好原位存留，系统性应用甲氨蝶呤治疗后，滋养层的侵入就会停止。

腹腔镜和开放手术的对比

利用腹腔镜评价腹腔和盆腔已经有 30 年以上的历史。最初作为诊断工具而使用，腹腔镜已经改变了对不孕的处理及盆腔疼痛研究的面貌。最初由妇科医生实施的腹腔镜技术，现在已经普及所有的外科领域，这主要是因为内镜设备的增加、技术的改进，以及广大患者的需要所致。所有的盆腔手术方式，如果主要涉及结直肠、妇科或泌尿外科，可以考虑使用腹腔镜或微小入路手术。

尽管存在两种不同的观点，但是两者均认为无论倾向于开放手术还是微小入路闭合手术，都认为可以使用腹腔镜进行诊断评价和直接使用腹腔镜进行手术。所有的专家都应该对传统开放手术和微小入路闭合手术进行确切评价。毫无疑问的是，随着设备的改进，技术的革新，住院时间缩短，并发症及瘢痕减少，腹腔镜技术有其优势。实际上，腹腔镜技术与开放手术和术后护理的主要不同在于术后并发症的降低以及整体治疗效果的改善。腹腔镜手术一定要遵照严格的训练程序，并且进行适宜的委任以确保此项技术的操作质量和安全性。

腹腔镜手术增加了手术费用和手术持续时间，这是否抵消了小切口、疼痛轻、潜在并发症少、住院时间缩短的优点还有待商榷。潜在的风险、并发症和发病率等的不同使微小入路手术和开放手术之间形成了精细的平衡。每一个病例均需要进行个性化分析，并与患者说明各自的风险和优点。毫无疑问，下述情况都是不可取的，即外科医生为了使器械制造商满意而从中获利，而对既往已获得的良好手术疗效的方法进行折衷；或是外科医生试图证明任何事都是有可能做到的。良好的折衷方式是使用微小入路手术技术、直视下更适宜地实施手术（以及切口），这将减少患者的并发症的发生率。外科医生为满足不适宜的进取心而冒险实施不必要的手术也是应该杜绝的。考虑到这些问题，患者的知情同意是绝对必要的，以便使患者意识到手术的风险以及可供选择的最佳手术方式。

微小入路手术也非常容易出现并发症，其数量即使不比开放手术更多，也会与开放手术相差无几。告知患者这些并发症潜在发生的可能，并使他们对这些并发症有所认知，是至关重要的。一定要手术修复或矫正这些并发症，或是腹腔镜下或是中转开腹。将风险降低到最小一定对患者有利，避免可能发生的不可逆转的危险情况，也是至关重要的。微小入路技术的扩展使经会阴和阴道入路的方法处理盆腔和妇科疾患被再次引进。阴式子宫切除的回归已可通过腹腔镜技术得以完成，部分手术操作通过腹腔镜完成，实际上，这些新的腹腔镜辅助下的、被再次重新介绍的技术，仍旧是外科医生、妇科医生在既往阴式和盆腔手术中早已经建立并实施的手术技巧。然而，关于妇科病理的重要事实在于，应该采用更加保守的方法来治疗某些妇科疾病，如子宫内膜异位；并且通过手术来治疗由输卵管损伤和阻塞造成的不孕。这些方法包括透热法和激光疗法，会伴随医源性小肠损伤的风险，这与腹腔镜手术后出现的情况一样多。腹腔镜是一种非直视技术，可能会出现脏器的损伤，患者一定要意识到这种状况。外科医生也要意识到这一点，因此如果患者并未快速康复并且发展至疼痛和发热，那么早期的再次干预是非常必要的，目的是避免潜在的致命并发症粪便污染性腹膜炎的风险。

妇科恶性疾患

盆腔包块

对于盆腔外科医生来讲，盆腔包块的研究仍旧是一个诊断方面的挑战。在腹腔和盆腔手术中，与其他疾患相比，盆腔包块可能更易导致潜在的诊断错误和处理错误。非常符合逻辑地完成诊断和治疗是不太容易的。患者的年龄、病史、月经状况、家族史均应该在诊断时被考虑到。尽管症状可能直接针对盆腔三个腔隙中的一个或另一个，但是为了鉴别诊断，要进行广泛的观察以明确所有的可能性（Coppleson，1992）。临床检查不仅必须包括总体评价，而且要进行仔细的腹部检查，以及用双手经阴道、直肠和直肠阴道进行检查（Shepherd 和 Monaghan，1990）。如果有必要，可以在实施麻醉后完成上述检查。这是评价来源于女性生殖道的恶性疾病的最准确的方法，尤其是对于怀疑来源于宫颈旁和子宫旁组织以及直肠阴道隔的任何恶性肿瘤。

调查研究

目前，盆腔的超声检查是必须要进行的。遗憾的是，这项检查经常在临床精细的检查前就完成了。超声检查通常是首要的检查措施，用于评价盆腔，尤其是卵巢。这项检查应该经阴道进行。但是这并非总是实际可行的，要依赖于患者的状态和年龄以及超声检查者的经验。盆腔内的软组织疾患，尤其是子宫和宫颈，MRI 是最好的评价方法。MRI 检查可使盆腔包块特征化，并且准确描述其与邻近结构之间的关系，包括与盆侧壁或中心的膀胱和直肠之间的关系。如果怀疑卵巢癌，上腹部也要进行检查评价，通过 CT 或腹腔的 MRI 扩展检查。需要回顾并考虑腹膜后疾患，MRI 是最准确的方式。如果出现腹股沟区增大的结节，则要通过超声仔细检查，如有必要给予精细针吸活检。所有这些技术的实施将会降低开腹手术中发现意想不到情况的风险。

实施开腹手术之前一定要进行肿瘤标记物的评价。CA125 虽然是卵巢癌的肿瘤特异性抗原，但是其诊断的准确性和特异性均不高。然而对于已经确诊为卵巢癌的患者，它却是监测治疗进程和疾病过程的最准确的评价形式。为了评价一个盆腔包块恶性状态可能性的大小，如卵巢癌或良性疾患，需要计算恶性风险指数（Jacobs 等，1999）。如果一个特别病例存在卵巢恶性疾患高风险，这将有助于临床医生决定其是否需要就诊于妇科肿瘤专家。然而，应该记住的是：子宫内膜异位等其他疾患，也可能导致 CA125 的升高，并非所有此类疾患均需要外科干预。尽管在某种情况下，严重的子宫内膜异位可能需要盆腔外科医生实施手术，切除导致明显症状的受累组织。

低年龄组肿瘤样包块的患者，需要对其进行其他肿瘤标记物的进一步检测，如 β-HCG 和 α-甲胎蛋白，以除外可能的胚细胞肿瘤；CEA 和 CA19～9 以除外可能的结肠肿瘤或胰腺起源的肿瘤。还应该记住的是：卵巢是好发的转移部位，至少 10％的卵巢肿瘤是继发性的或是 Krukenberg 肿瘤。继结肠之后，乳腺是卵巢转移癌最常见的原发癌部位。

卵巢癌

英国每年大约有 6 000 例原发卵巢癌患者，这是最常见的盆腔恶性肿瘤。遗憾的是，大多数肿瘤发现时表现为弥漫性盆腔和腹腔疾患进展阶段，累及腹膜多个部位。尽管大多数卵巢肿瘤可能表现为巨大的肿瘤、明显的固态恶性成分、伴有或不伴有腹水，但有一些原发的卵巢肿瘤却起源于一个相对较小的原发灶，并且已经广泛转移，包括腹膜，累及程度超过了原发灶体积应该累及的比例。因此，有如下的可能性，即原发性腹膜腺癌来自于其他原发部位如胃、胰腺、结肠等的继发腺癌，也有可能是原发的卵巢肿瘤。有时从临床表现、影像学、开腹所见等难以确定肿瘤的原发部位是卵巢还是非卵巢（可能是结肠），因此在开腹手术之前确保充分的下消化道影像学检查以及诊断性腹腔镜检查是非常重要的，尤其是当已有症状提示肿瘤可能原发于结肠者。胃、结肠癌和胰腺癌可能广泛转移，广泛弥散累及卵巢或腹膜。

开腹术中遇到此类弥散性癌病理改变的情况时，必须做出是否继续手术切除以及切除到何种程度的决定。很明确，如果是卵巢癌就应该实施适宜的切除手术，目的是减少癌的数量以改善其对化疗的反应性。如果认为必须行肠切除，则要根据原发肿瘤的来源来决定是否行肠造口术。从卵巢的角度来看，实施癌的最佳切除术是非常重要的，这样能够改善患者对于化疗的整体反应率以及改善生存率。然而，应该非常谨慎地进行固态肿瘤切除手术；或者给予间断的切除术（van der Burg，1992）；或者经一套化疗后，再次行开腹手术。

有时很难确定表现为广泛弥散性癌病理改变的患者是原发性卵巢肿瘤，还是原发性结肠肿瘤，或者实际上是另外一个部位如乳腺的转移性肿瘤。一定要通过肿瘤标记物水平即免疫细胞化学的评价来确定最可能的原发部位。目前进展期的卵巢癌对联合化疗有反应，使用卡铂或顺铂联合紫杉酚来治疗。如乳腺等其他原发部位需要给予合适的化疗，同时给予或不给予激素。然而，结肠肿瘤需要使用 5-氟尿嘧啶治疗，并且要决定使用紫杉酚是否合适。

成功地治疗卵巢肿瘤，手术的确起到重要的作用，不仅使肿瘤对化疗的反应性更好，而且减轻了腹胀、腹痛、胃肠道梗阻的症状。非常清晰明了的是诊断得越早肿瘤对治疗的反应性越好，目前尚未确定是否更早期的诊断能够改善总体的生存率。目前，通过筛查以及早期诊断对于生存率的影响研究，将会对上述问题做出解答。

普通外科医生或妇科医生在开腹手术中遇到卵巢单发肿瘤，则需要决定是否应该将其切除。如果有固态肿瘤累及包膜或表面有赘生物，则要除外恶性，以及是否行囊肿切除术或卵巢切除术。如果可以实施术中冰冻则要利用此项检测技术。开腹术中，要请教有经验的妇科专家，最好是妇科肿瘤专家以获得可供选择的建议。可以实施单侧囊肿切除术或卵巢切除术，如果不切除对侧卵巢，生育功能不会受到影响。然而，充分评价腹腔的其余部位并除外任何其他脏器浆膜或腹膜表面的转移性病变是至关重要的。应该进行腹腔的灌洗，并吸出游离液体做细胞学检查。应该对任何可疑的结节进行活检，仔细评价大网膜并进行取样检查。即使没有明显肉眼可见的大网膜受累，也要对结肠下大网膜最下垂的部位进行活检。应该对盆腔和主动脉旁淋巴结进行评价，任何增大或可疑的淋巴结均应该给予切除送组织学检查。最后，要寻找膈肌下表面的淋巴结以便于对此疾患进行分期。经过一段时间的化疗，延期再次手术探查腹部的保守手术方法，受到推荐并认为是可行的。然而，无必要切除正在趋于好转的脏器。不必再次强调的是，应该检查所有腹腔内可能的其他原发部位。通常，病理学家不能最终确定疾病的原发部位，而将给出可能起源于卵巢的腺癌的报告。开腹术中对其可能性进行预测将有助于今后多学科联合会诊中对此做出进一步的讨论和处理。

宫颈癌

宫颈癌早期阶段的治疗可采用经腹子宫切除术及双侧盆腔淋巴结切除术或放疗。大多数患者，尤其年轻的女性，都应该给予手术治疗，因其远期复发率要低于放疗。手术的并发症可能有输尿管或膀胱的损伤，导致瘘的形成，后者本身需要手术治疗。可能损伤直肠并形成瘘：①来自于手术创伤造成的原发性手术并发症；②继发于盆腔脓肿；③来自于肠管血运受损导致的去血管化。放疗可能会作为宫颈癌的原发治疗而被实施，放疗后更可能出现医源性损伤。随后的子宫切除术可能是首次治疗计划中必需的一个基本组成部分，尤其是对于需要联合治疗的块状的宫颈肿瘤。有时可能需要切除直肠（图 58.19 和图 58.20）。

放疗后的残余病变也需要手术摘除。在此情况下，由于放疗纤维化以及组织的显著粘连而增加了手术的难度。需要仔细辨认解剖层次，尤其是宫颈旁和直肠旁间隙。

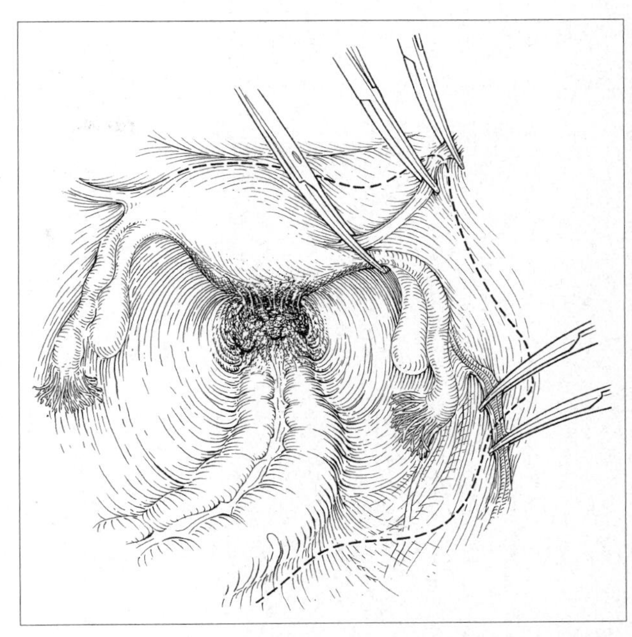

图 58.19　联合全子宫切除和直肠切开治疗局部进展性宫颈癌。动脉钳钳夹住一侧的子宫附件，并将其向上方及对侧牵拉。已经钳夹了圆韧带及卵巢韧带，指示出腹膜切开线。

宫颈癌的复发手术是盆腔病变中最具挑战性的外科操作之一，尽管经过最初的放疗之后，中腹部子宫阴道切除术的实施是可行的，但是并非总能如此。如果实施手术，则术中解剖分离也可能非常困难并且充满了风险，因此必须意识到可能出现损伤前方膀胱和后方直肠的可能性。可以以下述形式去除盆腔脏器：①全部脏器去除术；②连同子宫和阴道去除膀胱的前方术式；③连同直肠一并去除但保留膀胱的后方术式（参见 30 章和 57 章）。在此情况下，手术切除一定要获得充分的肿瘤清除，并且切除边缘要充分广泛。因此术前通过 MRI 以及盆腔的系列活检来进行准确的分期和评价是至关重要的。确保无淋巴结受累非常重要，淋巴结受累将降低手术成功率和 5 年存活率。手术切除中心部位的病变后，尿液及粪便转流是必要的。目前，对许多患者均可实施节制性膀胱重建术，包括回肠新膀胱重建术或 Mitrofanoff 大容量低压力新膀胱成形术（参见 57 章）。在某些情况下，放疗后可以保留直肠的连续性，而没有必要实施永久性的结肠造口。这不仅要根据复发的程度，而且要根据放疗的放射剂量来决定，即放疗是否已经使肠管以及括约肌明显受损。应该记住的是：直接针对宫颈的放疗并不会对直肠或肛门下 1/3 造成同等程度的照射损伤，

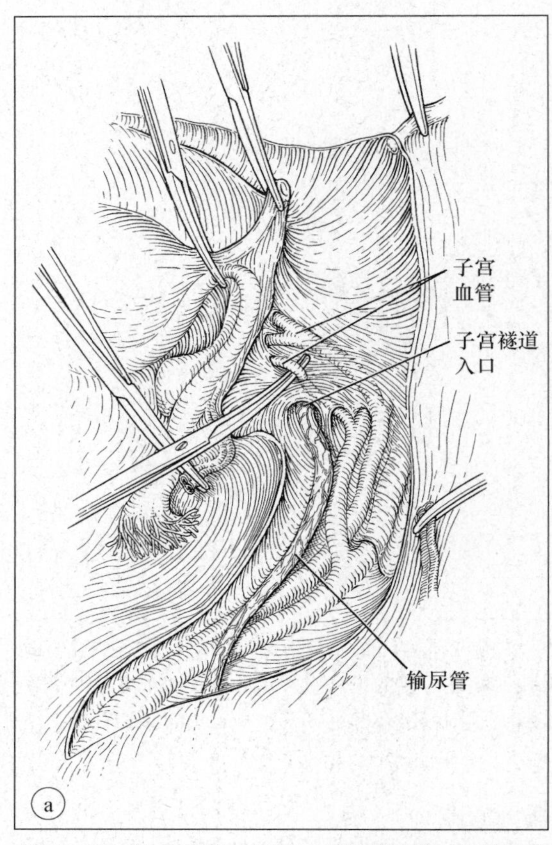

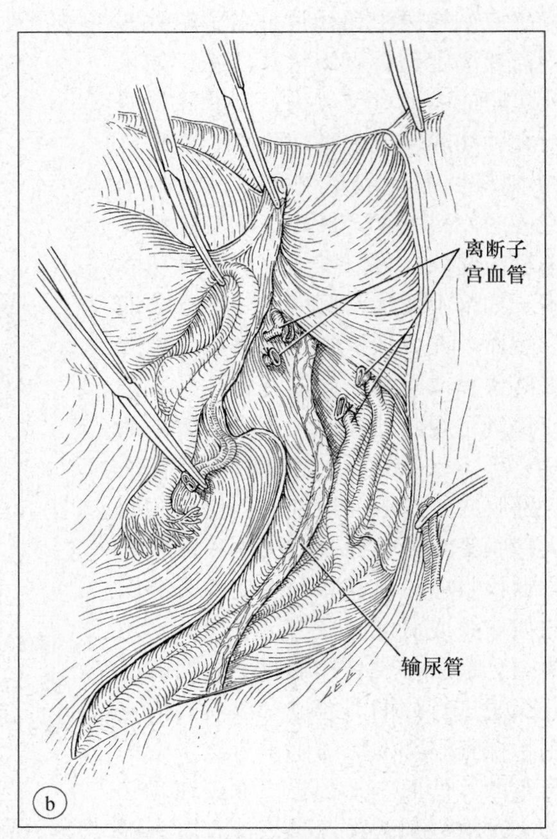

图 58.20 联合全子宫切除、双侧输卵管-卵巢切除、直肠切开治疗局部进展性卵巢恶性疾患（左侧卵巢未显示）。显露了输尿管及子宫动脉。(**a**) 分离出圆韧带和卵巢血管，打开此组织空间以显示输尿管和子宫动脉，它们在子宫管内的走形。(**b**) 切断卵巢血管后完全显露膀胱下方的子宫。

因此可以实施连同直肠中部一起切除累及宫颈和直肠阴道间隔的复发部位，并在放疗累及的最大区域的下方实施保留括约肌的低位直肠或肛门吻合术，实施或不实施结肠储袋（见第 30 章）。

当试图保留尿便节制功能时，也需要考虑到阴道成形，可以利用升结肠和盲肠实施阴道口吻合术，也可以选择乙状结肠。阴道成形术的并发症包括阴道吻合口狭窄以及过度的黏液分泌。一种可供替代的方式是利用阴唇，或是阴道切除术后将皮瓣旋转至阴道部位，或是实施 Williams 阴道成形术作为替代，扩大阴道口并因此延长阴道的远端。这样形成的腔可以被充分地扩张以及进行性交。这种术式的优点是避免了额外的肠切除，从而避免了来自结肠的吻合口瘘、腹泻及黏液分泌的风险，即使所利用的肠管来源于未受照射部位，上述并发症也是有可能发生的。

良好选择病例，去脏器手术可能使 50% 的患者得救和治愈（Shepherd 等，1994），但是确实需要仔细地计划和准备。多学科联合是必要的，所有盆腔肿瘤外科专家应该熟悉此种手术的可能性和必要性。有时，无论疾病是否处于进展状态，为了处理放疗的并发症也可能需要行姑息性去脏器手术。通常这将用于出现瘘、令人困扰的持续性排液、出血的并发症患者。通常情况下，不太可能建立膀胱的节制或避免结肠造口，原因是放疗造成的组织损伤是广泛的。与患者、其伴侣及家人进行全面和充分的讨论是必要的。

外阴癌

尽管外阴癌是一种不常见肿瘤，在英国每年受累及的妇女不足 1 000 人，但是与肛门癌类似，对这种疾患的治疗存在许多问题。基本的外阴切除术以及双侧腹股沟及盆腔淋巴结切除术这一传统的外科手术方式，已经让位于更趋于保守的广泛切除加合适的单侧或双侧腹股沟淋巴结切除术。充分的放、化疗联合已用于进展期癌的治疗，有时不必进行去脏器的超根治术也能够实现治愈。某些病例，可能要求结直肠外科医生向患者建议实施直肠和肛门切除，或是作为原发术式或是作为复发后的处理方式。

尽管直接广泛地局部切除外阴癌并未导致治愈率的降低，但是会导致局部病变的进一步进展，虽然并不一定是复发，但可能表现为会阴危险区域内其他位置的再发。随着对起源于下生殖道和会阴部鳞癌病因学研究的不断加深，已经认识到累及外阴、会阴、肛门以及宫颈和阴道的绝大多数肿瘤的发生均与人类乳头瘤病毒有关，因此需要对上述所有这些部位进行长期的随访监测。一般说来，如果某一区域的病变可以经手术切除，则应该进行进一步广泛的局部切除和手术切除。一旦累及肛门括约肌，则要仔细地考虑进一步手术切除的广泛程度以及是否需要切除肛门。如果不可能重建，则要决定是否进行放疗，还是手术切除以及做一个不可避免的结肠造口术。在这一点上显然需要结直肠外科医生、妇科医生以及放疗医生之间共同的讨论。

会阴部和外阴的放射治疗并非没有并发症和后遗症，偶尔会发生快速脱皮，导致急性表皮脱落。这不仅需要住院治疗，而且需要停止或暂停放疗。有时必须做粪便转流的结肠造口术，或者是因为疾病本身的过程使然，或者是放疗的后遗症使然。如果需要行盆腔去脏器术，则必须实施肛提肌下手术操作以切除阴道口及外阴。末端结肠造口后实施外阴的重建。年龄大的患者提倡实施一期关闭，但是如果存在巨大缺损，则需要使用肌皮瓣来进行会阴的重建，可以自前腹壁取得这些皮瓣（Shepherd 等，1990）。可以使用腹直肌肌皮瓣，以来源于腹壁下动脉的血管蒂为轴旋转该皮瓣，应该使用带有充分皮下组织的宽阔的肌皮瓣。皮肤的血供良好，并且来源于放疗区域外，血供几乎不存在任何问题。如果开腹术作为去脏器术的一部分而实施，则血管蒂要于耻骨联合下方通过；否则，将其放置于耻骨阴毛分布区域。

可供选择的皮瓣可以来自于股薄肌，但是问题是此肌皮瓣至皮肤的血供不太令人满意，尤其是老年人。股薄肌皮瓣对于修补瘘有用，并且可以作为间置组织，由其他一些表面上皮对其进行覆盖。臀大肌在女性中体积不同，并且适宜经常随臀部旋转其皮下和筋膜组织，以便覆盖会阴部的缺损。张肌筋膜是可供选择的间置组织，尤其是间置于腹股沟区。

上皮内瘤可能累及外阴、会阴以及肛门（VIN3 和 AIN3），如果表现为严重的发育不良，则建议行局部的广泛切除，如 16 章描述的、利用旋转或推进皮瓣关闭皮肤缺损。

会阴部重建，恢复膀胱、阴道和直肠的功能，构成盆腔肿瘤外科完整的组成部分。尽管需要熟练掌握外科技术，而多学科临床护理训练也是非常必要的。护理人员要对患者进行仔细的告知及咨询。对于过去认为是不能手术治疗的盆腔恶性肿瘤，所有的盆腔外科医生都要清楚，目前手术切除的可能性以及治愈率。

总结和结论

随着对盆腔结构的生理学和病理学认知的加深，我们对于盆腔疾患基本病理学的认识已经发生了改变。随着对良性和恶性疾患的自然病程理解的加深，并考虑到各种良性或恶性疾患目前治愈以及康复的前景，处理各种疾患和问题的治疗方法已经进行了改进，对患者的处理更加个性化。对于妇科医生来讲，对一些选择性的、想保留生育能力的年轻女性，在疾病的早期阶段实施更为保守的治疗方法，仍旧是一个挑战。更早的诊断性筛查已经使宫颈癌的发病率降低，如果卵巢癌的自然病程得到了很好的认知并确定后，则也可以通过同样的方法使其发病率得到降低。越来越多的良性疾患正在通过非手术方式得到治疗，子宫内膜异位和平滑肌瘤可能通过激素和非手术疗法治疗，而非紧急的大手术，有些情况还不能免除子宫切除术，甚至卵巢切除术。

处理诸如月经过多等良性疾患的子宫切除术正日趋减少。当妇女出于现实考虑希望保留生育功能并避免不必要的大手术时，对于非手术疗法的认知和使用的增加，将使更多的保守疗法得到应用。

随着妇科肿瘤学作为一个单独的亚学科的建立，使得盆腔外科成为结直肠、泌尿、妇科实践必不可少的一个组成部分。盆底外科正在成为一个扩展的专业，涉及对许多病变的生理及解剖的认知。很显然，需要泌尿外科专家以及结直肠病专家与妇科专家协作，来处理恶性、良性以及各种各样的炎性疾患。先天性畸形则需要通过联合会诊的方法得出最佳处理方式，以便获得盆腔脏器功能性的节制以及整体治疗的改善。

通过诊断设备的改善以及盆底病理、生理学的更好的认知，手术台上意料之外遇到的问题会日趋减少，这将使盆腔疾患得到更好的治疗和认知。

（肖元宏　译　肖元宏　校）

参考文献

Abrams P, Blaivas JG, Stanton SL & Andersen JT (1988) The International Continence Society Committee on Standardization of Terminology. The standardization of terminology of terminology of lower urinary tract function. *Scand J Urol Nephrol* 114S: 5-19.

Abrams P, Cardozo L, Fall M et al (2002) The standardisation of termi-nology of lower urinary tract function. Report from the standardis-ation committee of the International Continence Society. *Neurourol Urodynam* 21: 167-178.

Addison WA, Livergood CH & Parker RT (1988) Post hysterectomy vaginal vault prolapse with emphasis on management by trans-abdominal sacral colpopexy. *Post Grad Obstet Gynaecol* 8: 1.

Alcalay M, Monga A & Stanton S (1996) Burch colposuspension: a 10-20 year follow-up. *Br J Obstet Gynaecol* 102: 740-745.

Allen RE, Hosker GL, Smith ARB & Warrell DW (1990) Pelvic floor damage in childbirth: a neurophysiological study. *Br J Obstet Gynaecol* 97: 770-779.

Al-Mufti, McCarthy A & Fisk NM (1996) Obstetricians' personal choice and mode of delivery. *Lancet* 347: 544.

Andersson K-E (1988) Current concepts in the treatment of disorders of micturition. *Drugs* 35: 477-494.

Barrington JW, Fern Davies H, Adams RJ, Evans WD, Woodcock JP & Stephenson TP (1995) Bile acid dysfunction after clam enterocysto-plasty. *Br J Urol* 76: 169-171.

Beck RP, McCormick S & Nordstrom L (1991) A 25-year experience with 519 anterior colporrhaphy procedures. *Obstet Gynecol* 78: 1011-1018.

Benness C (1997) Cystometry. In: Cardozo L, editor, *Urogynaecology*, pp 117-133. London: Churchill Livingstone.

Bergman A & Elia G (1995) Three surgical procedures for genuine stress incontinence: five-year follow-up of a prospective randomized study. *Am J Obstet Gynecol* 173: 66-71.

Bernstein IT (1997) The pelvic floor muscles: Muscle thickness in healthy and urinary incontinent women measured by perineal ultrasonography with reference to the effect of pelvic floor training. Oestrogen receptor studies. *Neurourol Urodyn* 16: 237-275.

Bhattacharya S, Mollison J, Pinion S et al (1996) A comparison of bladder and ovarian function two years following hysterectomy or endometrial ablation. *Br J Obstet Gynaecol* 103: 898-903.

Black NA & Downs SH (1996) The effectiveness of surgery for stress incontinence in women: a systematic review. *Br J Urol* 78: 497-510.

Blaisdell PC (1940) Repair of the incontinent sphincter ani. *Surg Gynaecol Obstet* 70: 692-697.

Bo K (2004) Pelvic floor muscle training is effective in treatment of female stress urinary incontinence, but how does it work? *Int Urogynaecol J Pelvic Floor Dysfunct* 15: 76-84.

Bo K, Hagen RH, Kvarstein B, Jorgensen J & Larsen S (1990) Pelvic floor muscle exercise for the treatment of female stress urinary incontinence. III: Effects of two different degrees of pelvic floor muscle exercise. *Neurourol Urodyn* 9: 489-502.

Bo K, Larsen S, Oseid S, Kvarstein B & Hagen RH (1988) Knowledge about and ability to correct pelvic floor muscle exercises in women with urinary stress incontinence. *Neurourol Urodyn* 7: 261-262.

Bo K, Talseth T & Holme I (1999) Single blind, randomised controlled trial of pelvic floor muscles exercises, electrical stimulation, vaginal cones and no treatment in management of genuine stress inconti-nence in women. *Br Med J* 318: 487-493.

Brading AF (1997) A myogenic basis for the overactive bladder. *Urology* 50: 57-67.

Brading AF & Turner WH (1994) The unstable bladder: towards a common mechanism. *Br J Urol* 73: 3-8.

Bramble FJ (1990) The clam cystoplasty. *Br J Urol* 66: 337-341.

Brown K & Hilton P (1999) The incidence of detrusor instability before and after colposuspension: a study using conventional and ambulatory urodynamic monitoring. *BJU Int* 84: 961-965.

Burch JC (1968) Cooper's ligament urethrovesical suspension for stress incontinence. Nine years' experience —results, complica-tions, technique. *Am J Obstet Gynaecol* 100: 764-774.

Burgio KL, Robinson JC & Engel BT (1986) The role of biofeedback in Kegel exercise training for stress urinary incontinence. *Am J Obstet Gynecol* 154: 58-63.

Burton G (1997) A three-year prospective randomized urodynamic study comparing open and laparoscopic colposuspension. *Neurourol Urodynam* 16: 353-354.

Cardozo L & Stanton SL (1980) Genuine stress incontinence and detrusor instability: a review of 200 cases. *Br J Obstet and Gynaecol* 87: 184-190.

Cardozo LD, Stanton SL & Williams JE (1979) Detrusor instability following surgery for genuine stress incontinence. *Br J Urol* 51: 204-207.

Cardozo L, Lose G, McClish D & Versi E (2001) Estrogen treatment for symptoms of an overactive bladder, results of a meta-analysis. *Int J Urogynaecol* 12 (3): V.

Cartwright PC & Snow BW (1989) Bladder autoaugmentation: partial detrusor excision to augment the bladder without use of bowel. *J Urol* 142: 1050-1053.

Chiarelli P, Brown W & McElduff P (1999) Leaking urine: prevalence and associated factors in Australian women. *Neurourol Urodyn* 18: 567-577.

Cook AS & Rock JA (1991) The role of laparoscopy in the treatment of endometriosis. *Fertil Steril* 55: 663-680.

Coppleson M (editor) (1992) *Gynaecological Oncology*, 2nd edn. Edinburgh: Churchill Livingstone.

Cutner A (1997) Uroflowmetry. In Cardozo L, editor, *Urogynaecology*, pp 109-116. London: Churchill Livingstone.

DeLancey JOL (1988) Anatomy and mechanics of structures around the vesical neck: how vesical position may affect its closure. *Neurourol Urodyn* 7: 161-162.

Delorme E, Droupy S, de Tayrac R & Delmas V (2004) Transobturator tape (Uratape): a new minimally-invasive procedure to treat female urinary incontinence. *Eur Urol* 45: 203-207.

Department of Health (1998) Modernising Health and Social Services; National Priorities Guidance. 1999/2000-2001/2002.

DeTayrac R, Deffieux X, Droupy S, Chauveaud-Lambling A, Calvanese-Benamour L & Fernandez H (2004) A prospective ran-domised trial comparing tension-free vaginal tape and transobtura-tor suburethral tape for surgical treatment of stress urinary incontinence. *Am J Obstet Gynaecol* 190: 602-608.

Dicker D, Ashkenazi J, Feldberg D, Levy T, Dekel A & Ben-Rafael Z (1993) Severe abdominal complications after transvaginal ultrasonographically guided retrieval of oo-

cytes for *in vitro* fertiliza-tion and embryo transfer. *Fertil Steril* 59：1313-1315.
Drossman DA，Li Z，Andruzzi E et al（1993）US householder survey of functional gastrointestinal disorders. *Dig Dis Sci* 38：1596-1580.
Drutz H，Cardozo L，Baygani S & Bump R（2003）Duloxetine treatment of women with only urodynamic stress incontinence awaiting continence surgery. *Neurourol Urodynam* 22：523-524.
Engel AF，Kamm MA，Sultan AH，Bartnam CI & Nicholls RJ（1994）Anterior anal sphincter repair in patients with obstetric trauma. *Br J Surg* 81：1231-1234.
Enzelsberger H，Helmer H & Schatten C（1996）Comparison of Birch and Lyodura sling procedures for repair of unsuccessful inconti-nence surgery. *Obstet Gynecol* 88：251-256.
Faltin D，Sangalli MR，Roche B，Floris I，Boulvain M & Weil A（2000）Diagnosis of anal sphincter tears by postpartum endosonography to predict faecal incontinence. *Obstet Gynaecol* 95：643-647.
Fantl JA，Cardozo LD，McClish DK & the Hormones and Urogenital Therapy Committee（1994）Oestrogen therapy in the management of incontinence in postmenopausal women：A meta-analysis. First report of the Hormones and Urogenital Therapy Committee. *Obstet Gynaecol* 83：12-18.
Fraser IS，McCarron G & Markham R（1989）Serum CA 125 levels in women with endometriosis. *Aust NZ J Obstet Gynaecol* 29：416-420.
Frewen WK（1982）A reassessment of bladder training in detrusor dysfunction in the female. *Br J Urol* 54：372-373.
Garry R（1997）Laparoscopic excision of endometriosis：the treatment of choice. *Br J Obstet Gynaecol* 104：513-515.
Griffith-Jones MD，Jarvis GJ & McNamara HM（1991）Adverse urinary symptoms after total abdominal hysterectomy：fact or fiction? *Br J Urol* 67：295-297.
Haase P & Skibsted L（1988）Influence of operation for stress inconti-nence and genital descensus on sexual life. *Acta Obstet Gynecol Scand* 67：659-662.
Hadfield RM，Mardon HJ，Barlow DH & Kennedy SH（1997）Endometriosis in monozygotic twins. *Fertil Steril* 68：941-942.
Hannestad YS，Rortveit G，Sandvik H & Hunskar S（2000）A commu-nity-based epidemiological survey of female urinary incontinence：The Norwegian EPINCONT Study. *J Clin Epidem* 53：1150-1157.
Hennalla SM，Hall V，Duckett JR et al（2000）A multicentre evaluation of a new surgical technique for urethral bulking in the treatment of genuine stress incontinence. *Br J Obstet Gynaecol* 107：1035 - 1039.
Hogston P（1997）Irritable bowel syndrome as a cause of chronic pain in women attending a gynaecological clinic. *BMJ* 294：934-935.
Hojberg KE，Salvig JD，Winslow NA，Lose G & Secher NJ（1999）Urinary incontinence；prevalence and risk factors at 16 weeks of gestation. *Br J Obstet Gynaecol* 106：842-850.
Holmes DM，Stone AR，Bary PR，Richards CJ & Stephenson TP（1983）Bladder retraining 3 years on. *Br J Urol* 55：660-664.
Jacobs IJ，Skates SJ，MacDonald N et al（1999）Screening for ovarian cancer：a pilot randomised controlled trial. *Lancet* 353：1207-1210.
Jarvis GJ（1981）A controlled trial of bladder drill and drug therapy in the management of detrusor instability. *Br J Urol* 53：565-566.
Jarvis GJ（1994）Surgery for genuine stress incontinence. *Br J Obstet Gynecol* 101：371-374.
Jarvis GJ（1995）Long-needle bladder neck suspension for genuine stress incontinence. *Br J Urol* 76：467-469.
Jarvis GJ，Hall S，Stamp S et al（1980）An assessment of urodynamic investigation in incontinent women. *Br J Obstet Gynaecol* 87：893-896.
Jeffcoate TNA & Francis WJA（1966）Urgency incontinence in the female. *Am J Obstet Gynaecol* 94：604-618.
Johanson RB，Rice C，Doyle M et al（1993）A randomized prospective study comparing the new vacuum extractor policy with forceps delivery. *Br J Obstet Gynaecol* 100：524-530.
Jolleys JV（1988）Reported prevalence of urinary incontinence in a general practice. *Br Med J* 296：1300-1302.
Jorge JMN & Wexner SD（1993）Aetiology and management of faecal incontinence. *Dis Colon Rectum* 36：77-97.
Kahn MA & Stanton SL（1997）Posterior colporrhaphy：its effects on bowel and sexual function. *Br J Obstet Gynaecol* 104：82-86.
Kamm MA（1998）Faecal incontinence：Clinical review. *Br Med J* 316：528-532.
Kegel AH（1948）Progressive resistance exercise in the functional restoration of the perineal muscles. *Am J Obstet Gynaecol* 56：238-249.
Kelleher CJ，Cardozo LD，Khullar V & Salvatore S（1997）A new ques-tionnaire to assess the quality of life of urinary incontinent women. *Br J Obstet Gynaecol* 104：1374-1379.
Kelly HA（1913）Incontinence of urine in women. *Urol Cutan Rev* 17：291-297.
Keveligham EH & Jarvis GJ（1998）The prevalence of urinary and faecal incontinence before and after childbirth. *Br J Obstet Gynaecol* 105（Suppl 17）：29.
Keveligham EH，Aagaard J，Balasubramaniam B & Jarvis GJ（1998）The Stamey endoscopic bladder neck suspension：a ten-year follow-up study. *Br J Obstet Gynaecol* 105（Suppl 17）：47.
Kinder RB & Mundy AR（1987）Pathophysiology of idiopathic detru-sor instability and detrusor hyperreflexia—an *in vitro* study of human detrusor muscle. *Br J Urol* 60：509-515.
Klein MC，Gauthier RJ，Robbins JM et al（1994）Relationship of epi-siotomy to perineal trauma and morbidity，sexual dysfunction and pelvic floor relaxation. *Am J Obstet Gynaecol* 171：591-598.
Kuuva & Nilsson CG（2000）Experience with TVT in Finland. *Neurourol Urodynam* 19：364-365.
Lalos O，Burglund AL & Bjerle P（1993）Urodynamics in women with stress incontinence before and after surgery. *Eur J Obstet Gynaecol Reprod Biol* 48：197-205.
Langer R，Lipshitz Y，Halperin R，Pansky M，Bukovsky I & Sherman D（2001）Long-term（10-15 years）follow-up after Burch colposus-pension for urinary stress incontinence. *Int Urogynaecol J Pelvic Floor Dysfunct* 12：323-326.
Liu DT & Hitchcock A（1986）Endometriosis：its association with retrograde menstruation，dysmenorrhoea and tubal pathology. *Br J Obstet Gynaecol* 93：859-862.
MacArthur C，Bick DE & Keighley MRB（1997）Faecal incontinence after childbirth. *Br J Obstet Gynaecol* 104：46-50.
MacArthur C，Glazener CM，Wilson PD et al（2001）Obstetric practice and faecal incontinence three months after delivery. *Br J Obstet Gynaecol* 108：678-683.
Mainprize TC & Drutz HP（1989）The Marshall-Marchetti-Krantz pro-cedure：a critical review. *Obstet Gynecol Surv* 43：724-729.
Malouf AJ，Norton CS，Engel AF，Nicolls RJ & Kamm MA（2000）Longterm results of overlapping anterior anal sphincter repair for obstetric trauma. *Lancet* 355：260-265.
Marshall K，Thompson KA，Walsh DM et al（1998）Incidence of urinary incontinence and constipation during

pregnancy and postpartum. *Br J Obstet Gynaecol* 105: 400-402.

Mast P, Hoebeke, Wyndale JJ, Oosterlinck W & Everaert K (1995) Experience with clam cystoplasty. A review. *Paraplegia* 33: 560-564.

McCall ML (1957) Posterior culdoplasty. *Obstet Gynecol* 10: 595.

McRae P, Murray KH, Nurse DE, Stephenson JP & Mundy AR (1987) Clam entero-cystoplasty in the neuropathic bladder. *Br J Urol* 60: 523-525.

Millard R, Moore K, Yalcin I & Bump R (2003) Duloxetine vs. placebo in the treatment of stress urinary incontinence: a global phase III study. *Nerourol Urodynam* 22: 482-483.

Miller JD, Shaw RW, Casper RF et al (1998) Historical prospective cohort study of the recurrence of pain after discontinuation of treatment with danazol or a gonadotrophin-releasing hormone agonist. *Fertil Steril* 70: 293-296.

Miller JM, Ashton Miller JA & DeLancey JOL (1998) A pelvic muscle precontraction can reduce cough-related urine loss in selected women with mild SUI. *J Am Geriatric Soc* 46: 870-874.

Mills IW, Greenland JE, McMurray G et al (2000) Studies of the patho-physiology of idiopathic detrusor instability: the physiological properties of the detrusor smooth muscle and its pattern of inner-vation. *J Urol* 163: 646-651.

Mills R, Persad R & Ashken MH (1996) Long-term follow-up results with the Stamey operation for stress urinary incontinence of urine. *Br J Urol* 77: 86-88.

Monga A & Stanton SL (1997) Predicting outcome of colposuspen-sion—a prospective evaluation. *Neurourol Urodyn* 16: 354-355.

Monga AK, Robinson D & Stanton SL (1995) Periurethral collagen injections for genuine stress incontinence: a two-year follow-up. *Br J Urol* 76: 156-160.

Morgan TO, Westney OL & McGuire EJ (2000) Pubovaginal sling: 4 year outcome analysis and quality of life assessment. *J Urol* 163: 1845-1848.

Muschovitz AV (1912) The pathogenesis, anatomy and cure of prolapse of the rectum. *Surg Gynecol Obstet* 15: 7.

Nigram AK, Otite U & Badenoch DF (2000) Endoscopic bladder neck suspension revisited: long term results of Stamey and Gittes procedures. *Eur Urol* 38: 677-680.

Norton C, Christiansen J, Butler U et al (2002) Anal incontinence. In Abrams P, Cardozo L, Khoury S, Wein A, editors, *Incontinence— Second International Consultation on Incontinence*, pp 985 - 1044. Plymouth, UK: Health Publication.

Olsen AL, Smith VJ, Bergstrom JO, Colling JC & Clark AL (1997) Epidemiology of surgically managed pelvic organ prolapse and urinary incontinence. *Obstet Gynaecol* 89: 501-506.

Parks AG & McPartlin JF (1971) Late repairs of injuries of anal sphincter. *Proc R Soc Med* 64: 1187-1189.

Parys BT, Haylan BT, Hutton JL et al (1989) The effects of simple hysterectomy on vesicourethral function. *Br J Urol* 64: 594-599.

Pearce JM & Steel SA (1987) *A Manual of Labour Ward Practice*, p. 191. Chichester: Wiley.

Pereyra AJ (1959) A simplified surgical procedure for the correction of stress urinary incontinence in women. *West J Obstet Gynaecol* 67: 223-226.

Peschers UM, Schaer GN, De Lancy JOL et al (1997) Lavator ani function before and after childbirth. *Br J Obstet Gynaecol* 104: 1004-1008.

Petros P & Ulmsten U (1990) An integral theory on female urinary incontinence. Experimental and clinical considerations. *Acta Obstet Gynaecol Scand* 69 (suppl): 153.

Petros P & Ulmsten U (1993) An integral theory and its method for the diagnosis and management of female urinary incontinence. *Scand J Urol Nephrol Suppl* 151: 1-93.

Petros P & Ulmsten U (1995) Intravaginal slingplasty (IVS). An ambu-latory surgical procedure for treatment of female urinary stress incontinence. *Scand J Urol Nephrol* 29: 75-82.

Preston DM & Lennard-Jones JE (1989) Severe chronic constipation of young women. *Gut* 27: 41-48.

Radley SC, Chapple CR, Mitsogiannis IC & Glass KS (2001) Transurethral implantation of macroplastique for the treatment of female stress urinary incontinence secondary to urethral sphincter deficiency. *Eur Urol* 39: 383-389.

Raz S (1981) Modified bladder neck suspension for female stress incontinence. *Urology* 17: 82-85.

Rezapour M & Ulmsten U (2001) Tension-free vaginal tape (TVT) in women with recurrent stress urinary incontinence—a long-term follow up. *Int Urogynecol J Pelvic Floor Dysfunct* 12 (Suppl 2): S9-S11.

Richardson AC (1992) Paravaginal repair. In: Benson JT, editor, *Female Pelvic Floor Disorders*, pp 280-287. New York: Norton.

Robinson D, Wadsworth S, Cardozo L, Bidmead J & Balmforth J (2003) Fascial posterior colpoperineorrhaphy: A five-year follow-up study. *J Pelvic Med Surg* 9: 279-283.

Rortveit G, Hannnestad YS, Daltveit AK & Hunskaar S (2001) Age and type dependent effects of parity on urinary incontinence: the Norwegian EPINCONT study. *Obstet Gynaecol* 98: 1004-1010.

Rosenbaum TP, Shah PJR, Rose GA & Lloyd-Davies RW (1989) Cranberry juice helps the problem of mucus production in enterouroplastics. *Neurourol Urodynam* 8: 344-345.

Royal College of Obstetricians and Gynaecologists (2001) Management of third and fourth degree perineal tears following vaginal delivery. RCOG Guideline No 29. London: RCOG Press.

Ryhammer AM, Bek KM & Lauberg S (1995) Multiple vaginal deliver-ies increase the risk of permanent incontinence of flatus and urine in normal premenopausal women. *Dis Colon Rectum* 38: 1206-1209.

Sampson JA (1940) The development of the implantation theory for the origin of peritoneal endometriosis. *Am J Obstet Gynecol* 40: 549-557.

Seigel SW, Cantanzaro F & Dijkemahe (2000) Long term results of a multicentre study on sacral nerve stimulation for treatment of urinary urge incontinence, urgency-frequency and retention. *Urology* 56: 87-91.

Shepherd JH & Monaghan JM (1990) *Clinical Gynaecological Oncology*, 2nd edn. Oxford: Blackwell Scientific.

Shepherd JH, Ngan HYS, Neven P et al (1994) Multivariate analysis of factors affecting survival in pelvic exenteration. *Int J Gynecol Can* 4: 361-370.

Shepherd JH, Van Dam P, Jobling T & Breech N (1990) The use of rec-tus abdominus musculocutaneous flaps following radical excision of vulvar cancer. *Br J Obstet Gynaecol* 97: 1020-1025.

Sheriff MS, Foley S, McFarlane J, Nauth-Misir R & Shah PJR (1997) Endoscopic correction of intractable stress incontience with silicone micro-implants. *Eur Urol* 32: 284-288.

Shull BL, Capen CV, Riggs MW & Kuehl TJ (1992) Pre-operative and post-operative analysis of site-specific pelvic support defects in 81 women treated with sacrospinous ligament suspension and pelvic reconstruction. *Am J Obstet Gynecol* 166: 1764-1771.

Signorello LB, Harlow BL, Chekos AK & Repke JT (2000). Midline episiotomy and anal incontinence: retrospective cohort study. *Br Med J* 320: 86-90.

Sleep J & Grant A (1987) West Berkshire perineal management trial. *BMJ* 295: 749-751.

Sleep J, Grant A, Garcia J et al (1984) West Berkshire perineal man-agement trial. *BMJ* 289: 587-590.

Smith ARB, Hosker GL & Warrell DW (1989) The role of partial dener-vation of the pelvic floor in the aetiology of genitourinary prolapse and stress incontinence. A neurophysiological study. *Br J Obstet Gynaecol* 96: 24-28.

Smith CP & Chancellor MB (2001) Genitourinary tract patent update. *Exp Opin Ther Patents* 11: 17-31.

Snooks SJ, Setchell M, Swash M et al (1984) Injury to innervation of pelvic floor sphincter musculature in childbirth. *Lancet* 2: 546-550.

Snooks SJ, Swash M, Henry MM & Setchell M (1985) Risk factors in childbirth causing damage to the pelvic floor. *Br J Surg* 72: S15 - S17.

Snow BW & Cartwright PC (1996) Bladder autoaugmentation. *Urol Clin North Am* 23: 323-331.

Spence-Jones C, Kamm MA, Henry MM et al (1994) Bowel dysfunc-tion: a pathogenic factor in uterovaginal prolapse and urinary stress incontinence. *Br J Obstet Gynaecol* 101: 147-152.

Stamey TA (1973) Cystoscopic suspension of the vesical neck for urinary incontinence. *Surg Gynaecol Obstet* 136: 547-554.

Stanton SL (1997) Vaginal prolapse. In Shaw RW, Souter WP & Stanton SL, editors, *Gynaecology*, pp 764-766. Edinburgh: Churchill Livingstone.

Subak LL, Waetjen E, van den Eeden S, Thom DH, Vittinghoff E & Brown JS (2001) Cost of pelvic organ prolapse surgery in the United States. *Obstet Gynaecol* 98: 646-651.

Sultan AH & Thakar R (2002) Lower genital tract and anal sphincter trauma. *Best Pract Res Clin Obstet Gynaecol* 16: 99-116.

Sultan AH, Kamm MA, Hudson CN et al (1993) Anal sphincter dis-ruption during vaginal delivery. *N Engl J Med* 329: 1905-1911.

Sultan AH, Kamm MA & Hudson CN (1994a) Pudendal nerve damage during labour: prospective study before and after childbirth *Br J Obstet Gynaecol* 101: 22 - 28.

Sultan AH, Kamm MA & Hudson CN et al (1994b) Third-degree obstetric anal sphincter tears. *BMJ* 308: 887-891.

Tapp AJS, Hills B & Cardozo LD (1989) A randomized trial of pelvic floor exercises and surgery. *Neurourol Urodynam* 8: 356-357.

Taskin O, Wheeler JM & Yalcinoglu AI (1996) The effects of epi-siotomy and Kegel exercises on postpartum pelvic relaxation: a prospective controlled study. *J Gynaecol Surg* 12: 123-127.

Taylor T & Smith AN (1989) Effect of hysterectomy on bowel function. *BMJ* 299: 300-302.

Tetzschner T, Sorensen N, Lose G et al (1996) Anal and urinary incon-tinence in women with obstetric anal sphincter rupture. *Br J Obstet Gynaecol* 103: 1034-1040.

Thomas TM, Plymat KR, Blannin J & Meade TW (1980) Prevalence of urinary incontinence. *Br Med J* 281: 1243-1245.

Thor KB & Katofiasc MA (1995) Effects of Duloxetine, a combined serotonin and norepineephrine reuptake inhibitor, on central neural control of lower urinary tract function in the chloralose-anesthetised female cat. *J Pharmacol Exp Ther* 274: 1014-1024.

Trockman BA, Leach GE, Hamilton J et al (1995) Long term results for needle suspensions. *J Urol* 154: 1841-1847.

Turner-Warwick R & Whiteside G (1970) Investigations and management of bladder neck dysfunction. In Riches E, editor, *Modern Trends in Urology*, 3rd edn, pp 295 - 311. London:
Butterworths.

Ulmsten U, Henriksson L, Johnson P et al (1996) An ambulatory surgical procedure under local anaesthesia for treatment of female urinary incontinence. *Int Urogynaecol J* 7: 81-85.

Ulmsten U, Johnson P & Rezapour M (1999) A three year follow-up of TVT for surgical treatment of female stress incontinence. *Br J Obstet Gynaecol* 106: 345-350.

Varma A, Gunn J, Gardiner A, Lindow SW & Duthie GS (1999) Obstetric anal sphincter injury: prospective evaluation of incidence. *Dis Colon Rectum* 42: 1537-1543.

Viktrup L, Lose G, Rolff M & Barfoed K (1993) The symptom of stress incontinence caused by pregnancy or delivery in primiparas. *Obstet Gynaecol* 79: 945-949.

Ward K & Hilton P (2002) Prospective multicentre randomised trial of tension-free vaginal tape and colposuspension as primary treatment for stress incontinence. *BMJ* 325: 67.

Ward KL & Hilton P (2004) A prospective multicentre randomised trial of tension free vaginal tape and colposuspension for primary urodynamic stress incontinence: Two year follow-up. *Am J Obstet Gynaecol* 190: 324-331.

Webster SD, Perez LM, Khoury JM et al (1992) Management of stress urinary incontinence using artificial urinary sphincter. *Urology* 39: 499-503.

Whiteside CG & Arnold GP (1975) Persistent primary enuresis: a urodynamic assessment. *Br Med J* 1: 364-367.

Wilson PD, Herbison RM & Herbison GP (1996) Obstetric practice and the prevalence of urinary incontinence three months after delivery. *Br J Obstet Gynaecol* 103: 154-161.

59

第59章　儿童直肠肛门疾病

第一部分：直肠肛门畸形

从最轻微的肛门位置异常到直肠肛门完全发育不全，直肠肛门畸形所表现出来的先天性缺陷范围非常广泛。虽然，这种发育缺陷可能单独存在，但超过一半的患儿会同时伴有其他器官系统的畸形，最常见部位为泌尿生殖道及脊柱末端。详细地了解这种畸形的解剖学以及修复术后可能出现的功能性后遗症问题，对个体治疗的效果至关重要。近些年来，虽然该疾患的治疗进展很快，但仍有患儿经受着大便失禁或严重便秘的痛苦，还有一些患儿经受着尿失禁或成年阶段性功能障碍的痛苦。

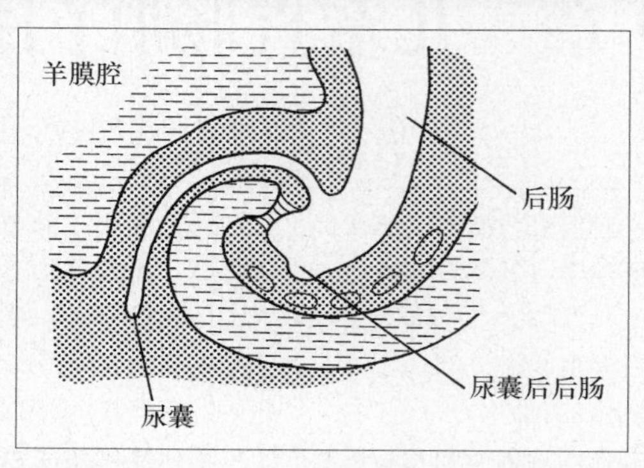

图 59.1 4 周胚胎（5mm 阶段）。显示正在发育的尿囊后后肠。

直肠肛门胚胎学

直肠肛门畸形发生于妊娠的胚胎阶段（2～8周）。胚胎发育过程受基因和环境因素的调控，在直肠肛门畸形的发病机制中两者可能都存在错误。然而，目前对直肠肛门畸形的病因学、发病机制和胚胎学的认识仍旧不十分明了，并存在争议。Homeobox是一种调控图形及声波障碍的基因，目前认为它对于直肠肛门以及括约肌的发育具有调控作用（Krumlauf，1994；Kondo 等，1996；Mo 等，2001）。

下文是通过对各种资料的简单总结，包括近期用扫描电子显微镜对正常和异常的动物模型后肠的发育进行观察的资料（Keith，1908；Pohlman，1911；Wood-Jones，1915；Ladd 和 Gross，1934；Tench，1936；Stephens 和 Smith，1971；van der Putte，1986；Kluth 和 Lambrecht，1997；Bai 等，2004）。

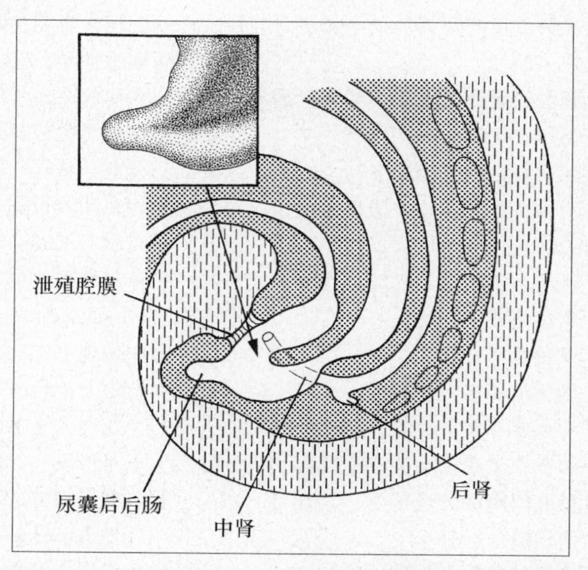

图 59.2 5 周胚胎（5～7.5mm），尿囊后后肠在泄殖腔膜后方发育，与后肾关系密切。

正常发育

胚胎发生的第 3 周，胚胎尾部区域的中胚层细胞形成尾部隆凸，之后发育成身体的尾部体节以及神经管的尾部末端。人胚胎第 4 周时，后肠与尿囊相连，后者延伸至体蒂。随后，后肠发育成为尿囊后扩张（图 59.1），当体蒂生长和移行时，尿囊后扩张的腔呈角状。随着中肾管（Wolffian）的进入，此扩张结构被命名为泄殖腔（图 59.2）。

胚胎第 5 周时（5～7.5mm 的人胚胎），尿囊后扩张已经发育，其表面接近于体蒂后方的外胚层，形成泄殖腔膜。随着胚胎尾端的继续生长，间充质向内生长于体蒂和泄殖腔膜之间，泄殖腔膜远离体蒂。两个中肾管从肾发生嵴向远端生长并进入尿生殖窦的头侧末端（图 59.2 和图 59.3）。

8mm 的人胚胎具有一个大的、原始的尿生殖窦和一个位于背侧的、小的原始直肠，它们之间由一个狭窄的通道连接，即泄殖腔结构（图 59.3）。10mm 胚胎（6 周时）中肾管旁边出现副中肾管（Müllerian 管），它们由体腔向内折叠形成，并于中肾管的近中部交叉、彼此融合于尿直肠隔内。这些索状物于其下端投射入原始的尿生殖窦而成为副中肾管芽或 Müllerian 芽（图 59.4）。

到第 7 周时，人胚已达 14～16mm，两个体腔

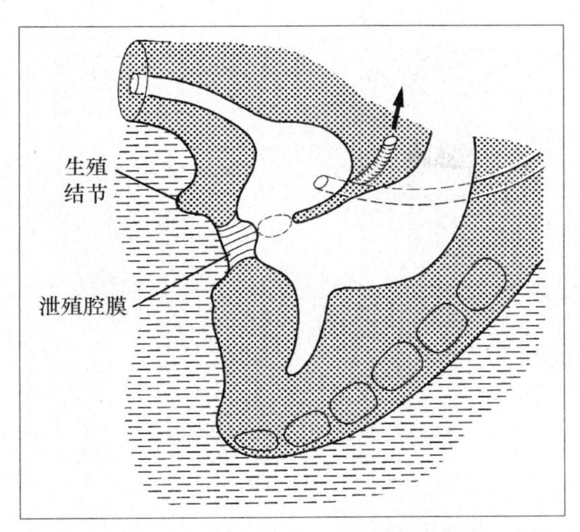

图 59.3 6 周胚胎（8mm）。尿生殖隔将泄殖腔分成后方的原始直肠和前方的尿生殖窦。

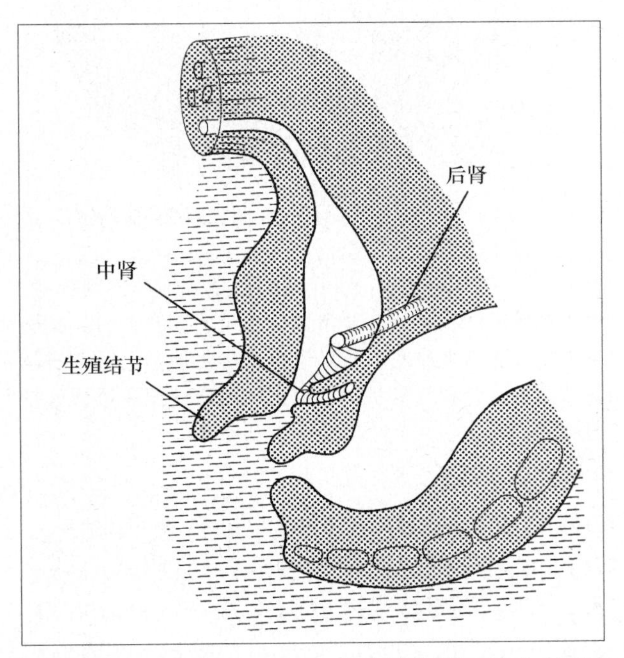

图 59.4 6 周胚胎（10mm）。生殖结节明显形成，同时可见泄殖腔膜上方的后肾和中肾。

完全分离。此时的泄殖腔膜被分成两部分即腹侧的尿生殖膜和背侧的肛膜，形成了原始的会阴。膜的背侧部分发生退化形成与直肠有关的凹陷，继续加深，与向下延伸的原始直肠汇合。肛膜持续存在直到达 30mm 人胚（8 周）阶段，此时肛膜被重吸收。

腰骶部和骶尾部的体节平行发生，分化成为生皮节、肌节和生骨节，至妊娠第 8 周形成下腹壁、盆底和骨盆。间充质（生皮节和肌节跟随其后）向位于体蒂和原始会阴之间的腹壁区域内生长，致使会阴向尾端迁移。一条迅速管腔化的细胞索围绕副中肾管（Müllerian）芽的下端发生，使后者向上移位进入尿直肠隔，这一结构的最终发育成女性阴道的下部（图 59.5）。阴道的近端和子宫是由副中肾管（Müllerian）融合形成的，副中肾管（Müllerian）索的管腔化自上而下发生，胚胎 50mm 时达到下端，此时两管融合，之间的膈仍旧存在。男性，融合的副中肾管索的下端直接开口于精阜，后者投射到后尿道，成为男性椭圆囊。

中肾（Wolffian）管于胚胎的后外侧壁出现，向尾端生长，当胚胎 4mm（4 周）时，加入泄殖腔的腹侧部分。中肾管到达泄殖腔后不久，在其后内侧发生出一个芽（见图 59.2），此芽形成后肾管，此管自背侧向头侧生长，与肾发生嵴及发生中的后肾汇合，最终形成肾及输尿管。于后肾管连接部的下方，中肾管于其下部末端移行入尿生殖膈的腹侧部，彼此融合，胚胎 6～7 周时，它们已经被吸收入尿生殖窦的后壁。在两性它们均形成三角区，在男性，还形成自后尿道至精阜的条带。在女性，这一条带向下延伸至阴道窦球，并且被带到尾端的会阴上，恰好位于尿道外口后面。

胚胎 8mm 时（6 周），尿直肠隔发育的同时，泄殖腔膜前部的两侧均出现皱褶，这些生殖皱褶、前方的膨大，生殖结节，围绕生殖窝。更侧方的膨大在男性最终形成阴囊，在女性形成大阴唇。胚胎

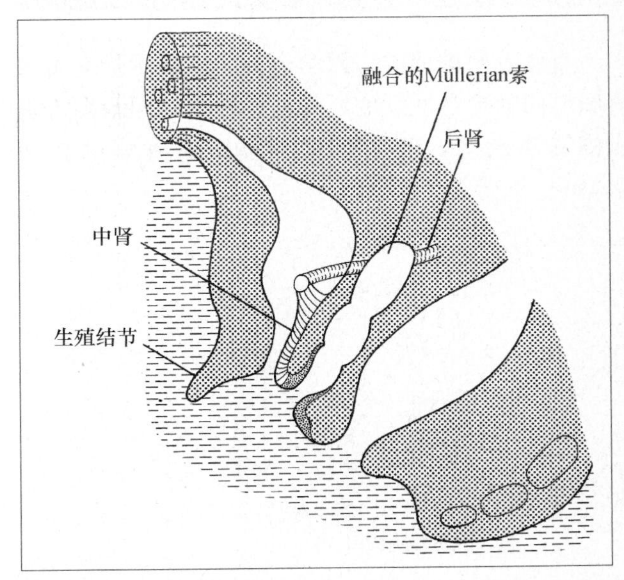

图 59.5 7 周胚胎（16mm）。此阶段可见与中肾和后肾相关的、融合的 Müllerian 索。

12～14m 阶段时（7 周），两个膨大或肛结节出现在尾褶的前方，它们向前生长并与前方的生殖结节相遇融合，向内侧生长，在泄殖腔膜的后方彼此融合。生殖皱褶、肛结节和尿直肠隔下方的间充质融合形成会阴体，围绕肛膜的结构形成肛道，这一过程完成了尿生殖道和直肠肛门的分离。

外括约肌和肛提肌

外括约肌肌节的起源仍不确定，它们的神经分布提示与盆底肌起源不同。胚胎 22mm 阶段，发育中的肌纤维外观上位于肛结节的深面，并且向前移行入生殖窝的壁内（图 59.6）。认为肛提肌的前内侧部分与“直肠纵束”同源，此为直肠周围肌肉的来源，包括耻骨膀胱肌、肌环、外括约肌深部（图 59.7）。

肛膜水平以下肛管下部，发生于直肠相关凹陷，自主括约肌自围绕陷凹的间充质发生。更早期阶段，破裂的肛膜位于肛门皮肤（肛道）和肛瓣（尿囊后后肠）上方柱状上皮之间的连接部位，这一部位后来被称作齿状线或梳状线。

内括约肌

内括约肌由两部分组成（Lawson，1974），下部来自于平滑肌“泄殖腔括约肌”，随着尿生殖膈的发育，它被再细分为内括约肌的下部和尿道平滑肌；内括约肌的上部起源于原始直肠的平滑肌。

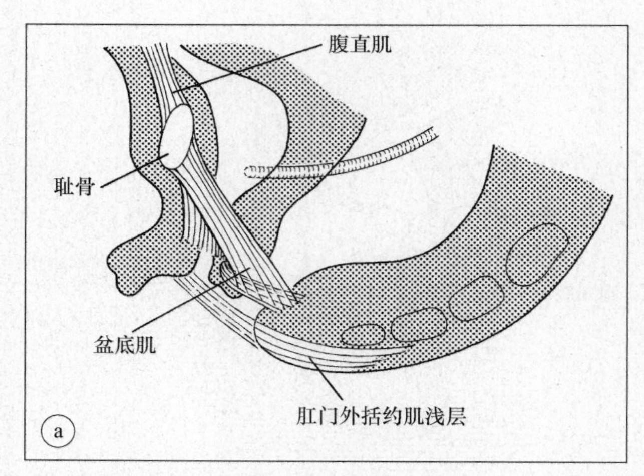

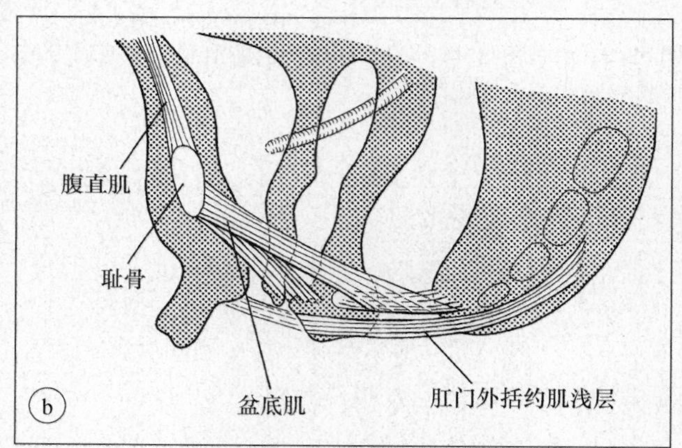

图 59.7 （a）8 周胚胎，可见盆底肌紧邻泄殖腔膜形成。也可见括约肌浅层纤维环绕泄殖腔生殖共同孔。（b）此胚胎可见，形成未来盆底的肌环发育得更加明显，可以辨认出腹直肌、耻骨和肛提肌。也可见间充质的浓聚形成外括约肌浅层。

直肠肛门畸形的病因学和发病机制

直肠肛门畸形的病因学还不清楚，尽管大多数直肠肛门畸形是散发的，无证据表明其同胞会表现出高发病风险，但是有家族中多人发病的报道（Winkler 和 Weinstein，1970；Naveh 和 Friedman，1976）。某些罕见的直肠肛门畸形，如 Currarino 三联征，其遗传因素显得更为重要（Currarino 等，1981；Lynch 等，1995）。直肠肛门畸形与多种综合征有关，例如在 VACTERL 或 CHARGE 等多发畸形患者中，直肠肛门畸形常见发生。产次和年龄并不影响发病率，患有糖尿病的母亲更容易生产直肠肛门畸形的患儿（Teixeira 等，1983）。

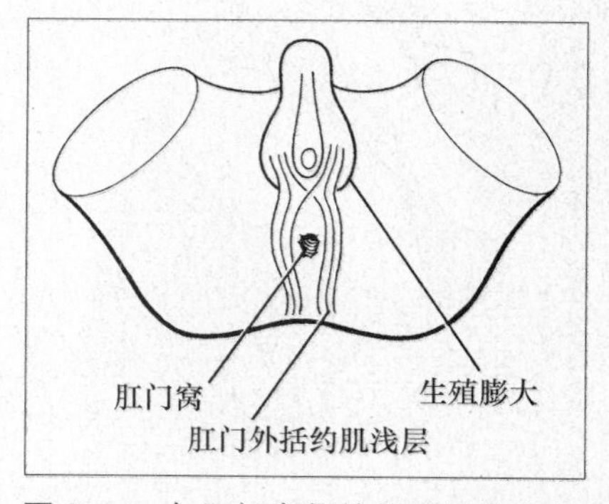

图 59.6 与肛门窝相关的肌纤维的分布。肌纤维从生殖膨大发出后交差并环绕肛门窝。

目前，更多的是通过有关直肠肛门畸形的实验模型、使用现代胚胎学的研究方法，对直肠肛门畸形的发病机制进行分类。直肠肛门畸形自然发生于某些动物模型（SD 鼠），可通过以下几种物质来诱导，如乙炔基硫脲、维生素 A 酸衍生物和阿霉素（Kluth 和 Lamprecht，1997；Bai 等，2004；Sasaki 等，2004）。虽然给予这些药物后形成的畸形谱各种各样，但却是胚胎学研究中有用的工具。这些胚胎学模型中最重要的发现是存在泄殖腔膜的异常或缺失，异常的泄殖腔膜阻碍了肠管至会阴部时的正常崩解。动物模型中，一个重要的发现就是直肠泌尿生殖道或会阴部的汇合特征，汇合的瘘实际上是异位的肛门，这一异位的肛门实际上已经具有正常肛管的特点，包括远端的移行上皮带、肛腺和内括约肌，后者是围绕肠管出口的环肌的增厚。包括肛提肌在内的自主外括约肌复合体在其正常位置单独发育，自主括约肌总是发育不良的，其发育不良的程度依赖于直肠盲囊距离会阴的距离，并且常常与骶骨畸形的严重性相关。

直肠肛门畸形的解剖学特点

正常解剖

如果不对正常的解剖结构进行回顾，那可能不能理解直肠肛门畸形所表现出来的异常的解剖变化（Uhlenhuth，1953；Lawson 1970，1974；de Vries 和 Cox，1985；Peña，1990；Wood 和 Kelly，1992）。

盆底

控制排便的自主横纹肌呈漏斗样结构，向前插入耻骨，向后入骶骨的最低位，侧方入骨盆的中间部分（闭孔膜、坐骨和坐骨棘）。这一肌性的膈向两侧对称性地延伸，向下向内环绕直肠直达会阴皮肤（图 59.8）。这一肌肉漏斗的上部被称为“肛提肌”，其最下端组成了外括约肌的“深部”。肌性漏斗向前方的尿道延伸，形成环绕尿道的横纹肌。

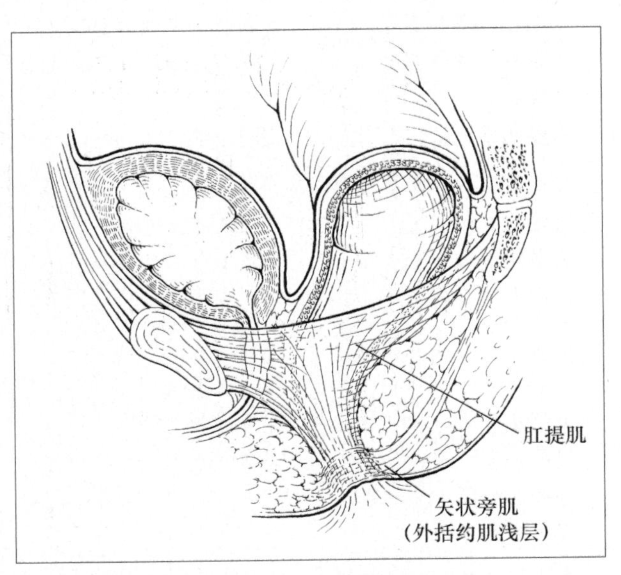

图 59.8　正常的男性解剖，矢状观。来源自：Peña（1990）。

肛提肌向前向上牵拉直肠，有助于维持肛直肠角（图 59.8），肛提肌的神经支配虽然不恒定，但通过阴部神经（S_2，S_3，S_4）传导，可能有直接来自骶丛的神经加入，也可能没有（S_3，S_4）（Wendell-Smith，1967）。

外括约肌

外括约肌的深部纤维与肛提肌相连续，围绕直肠垂直下降，也包含来自前方耻骨的肌纤维，在肛门后方与对侧肌纤维相交叉。浅层部分由矢状旁纤维组成，它们起自臀沟处骶尾骨后方的缝，肌纤维围绕肛管分布，在前后方均有交叉。外括约肌受阴部神经（S_2 和 S_3）和 S_4 会阴支运动神经纤维的支配。

肛门内括约肌

直肠下端，内层环肌增厚形成了肛门内括约肌。括约肌由致密的平滑肌纤维束组成，向远端延伸形成肛管肌壁的最内层。肛管静息张力的大部分由肛门内括约肌产生，此张力主要受腹下丛的交感神经支配，受骶副交感传出神经的抑制。直肠肛门抑制反射是壁内反射（Meunier 和 Mollard，1977），通过含有一氧化氮合成酶的神经元来介导。

肛管

肛管从直肠壶腹的肛直肠角开始，向远端延伸直到肛门缘。它的下 1/3 由带有毛发或无毛发的皮肤覆盖。肛瓣或其稍下方的上皮变成复层柱状上皮（肛管移行带），含有隐窝、肛瓣和肛柱。直肠扩张的感觉通过盆内脏神经传至 S_2 和 S_3（Wood 和 Kelly，1992）。

直肠肛门畸形的解剖学变化

可见于正常婴儿的大多数结构，也可见于直肠肛门畸形的患儿，但呈移位状态。尽管解剖上的细节会随畸形的类型不同有所变化，但是，直肠肛门畸形存在一些共有特点是显而易见的。

更严重的畸形，如直肠的正常下降被阻止，在直肠的盲端以下、通常达泌尿生殖道，所有的横纹肌纤维聚集一处，形成一个狭窄的漏斗（图 59.9）。这一肌肉漏斗的位置与正常儿童近似，只是不包含肠管。一般来说，非常高位的畸形、如男孩的直肠膀胱瘘，更常伴发肌肉发育不良以及骶骨异常。较低位的畸形，肠管至少部分位于括约肌漏

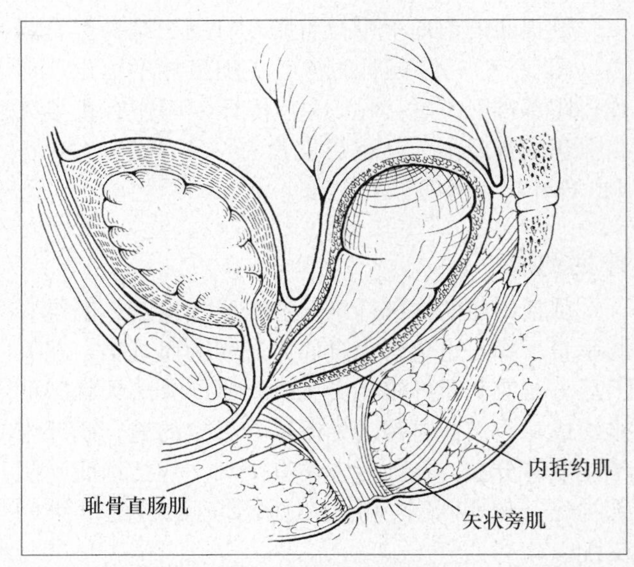

图 59.9 直肠尿道瘘的细致解剖学，矢状观。来源自：Peña（1990）。

斗内。畸形位置越低，肌肉漏斗越宽，因此也越趋于正常。除非是完全骶骨发育不全的病例，大多数直肠肛门畸形，其肛提肌通常像正常儿童一样起止，并且均存在肛门外括约肌浅层纤维（矢状旁肌肉）。

直肠肛门畸形，其直肠远端和出口具备一个异位肛门的特点，瘘被覆复层柱状上皮并且含有肛门腺体，通常可见肛柱。瘘（在无瘘情况下的直肠盲端）被内括约肌所环绕（Lambrecht 和 Lierse，1987）。

分类

第一个有关直肠肛门畸形的全面分类是由 Bodenhamer（1860）提出的。Ball（1887）延展了这一分类，将畸形分成了 9 种类型，包含了现今所认知的大多数病例的特点。1934 年，Ladd 和 Gross 提出了一个更为简单的分类方法，获得广泛的接受，尤其是在美国。这一分类包括四种主要的畸形：肛门狭窄或直肠肛门狭窄，肛膜闭锁，肛门闭锁或呈现直肠盲囊或与一个瘘连接，此瘘通向膀胱、尿道、阴道或会阴，以及直肠闭锁。英国和其他一些国家，主要沿用 Stephens（Stephens，1953a，b，1963；Browne，1955；Nixon，1959）提出的、基于直肠肛门发育不良或发育不全的概念进行分类的方法，根据直肠是否通过肛提肌而将畸形分成高位和低位。

这两种被广泛接受的分类方法的应用给临床和治疗的对比带来困难，1970 年对此项工作有兴趣的学者在 Melbourne 召开会议，并对基于这两种分类方法的国际分类达成了共识。根据直肠盲端位于肛提肌的上、下、中而将畸形分成高、低、中三型，该方法已经被大家广为接受（Santulli 等，1970；Stephens 和 Smith，1971）。1984 年，Wingspread 等将这一国际分类方法进行了进一步的简化（Stephens 和 Smith，1986）（表 59.1）。

近期，Peña 提出了一个分类方法，根据性别和治疗预后的不同将常见的畸形进行分组（Peña，1995）（表 59.2）。59.10 至图 59.12 以图解的形式描述了常见的直肠肛门畸形。这一描述系列中，虽然在两个性别中都可以观察到低位畸形的表现，但是中位和高位畸形的概念却没有被体现。

男孩，肛门闭锁合并直肠尿道瘘（尿道球部和前列腺部）以及会阴瘘是最常见的畸形，直肠膀胱颈部瘘的发生率不足 10%。女孩，肛门闭锁合并直肠前庭瘘最为常见，其后是前位肛门/会阴瘘。真正的直肠阴道瘘相当罕见，泄殖腔畸形是第三个最常见的畸形，占所有女性直肠肛门畸形的 10%（Peña，1989，1995）。肛门闭锁无瘘的比例在两个性别均不足 5%，并且与唐氏综合征有很强的相关性。

表 59.1 Wingspread 直肠肛门畸形的分型

女性	男性
高位	
直肠肛门发育不全	直肠肛门发育不全
带有直肠阴道瘘	带有直肠前列腺尿道瘘
无瘘	无瘘
直肠闭锁	直肠闭锁
中间位	
直肠前庭瘘	直肠球部尿道瘘
直肠阴道瘘	直肠发育不全无瘘
肛门发育不全无瘘	
低位	
直肠前庭瘘	肛门皮肤瘘
肛门皮肤瘘	肛门狭窄
肛门狭窄	罕见畸形
泄殖腔畸形	
罕见畸形	

来源自：Stephens 和 Smith（1986）和 Smith（1988）。

表 59.2 直肠肛门畸形的 Pena 分类

男性
会阴瘘
直肠尿道瘘
球的
前列腺的
直肠前庭瘘
无肛无瘘
直肠闭锁
女性
会阴瘘
前庭瘘
泄殖腔
共同管＜3cm
共同管＞3cm
无肛无瘘
直肠闭锁

来源自：Peña（1995）。

直肠肛门畸形的发生率和流行病学

在欧洲和北美，通常认为直肠肛门畸形的发病率是 3 000～5 000 活婴中有 1 例（Moore 和 Lawrence，1952a；Rhoads 和 Koop，1955；Trusler 和 Wilkinson，1962；Otte，1983；Rintala 等，1991）。然而，文献报道的发病率变化很大，从 1 500 个活婴中有 1 例到 5 000 个活婴中有 1 例（Kiesewetter 和 Chang，1977；Spouge 和 Baird，1986；Smith，1988；Christensen 等，1990；Rintala 等，1991）。虽然可能存在种族的差异，但是很难对其进行评价，原因是缺乏全面的流行病学研究，资料的来源也仅限于医疗机构保有的纪录。白人的直肠肛门畸形比黑人更常见（Kiesewetter 等，1964；Louw，1965）。

性别发生率

男女总的发病率大约是 1.4∶1（Santulli 等，1971；Holschneider 等，1994；Rintala，1998），考虑到大多数女性属于低位病变的情况，男女的发病率应该更接近于 1∶1。

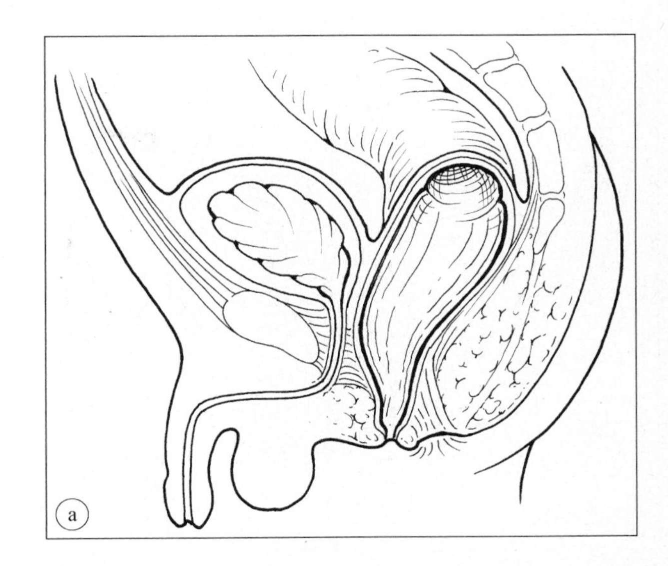

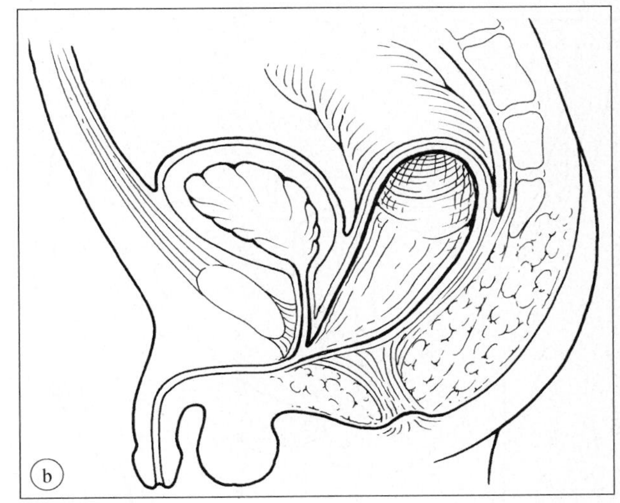

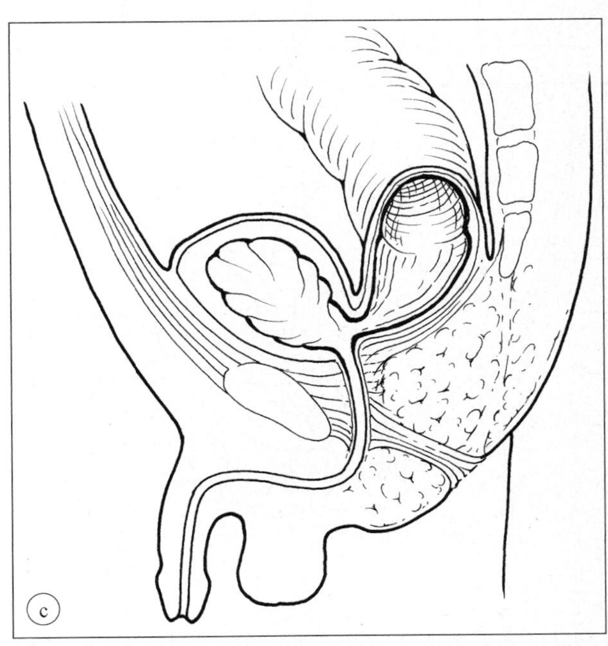

图 59.10 男孩常见的直肠肛门畸形。(a) 会阴瘘；(b) 直肠尿道（球）瘘；(c) 直肠膀胱颈瘘。来源自：Peña（1990）。

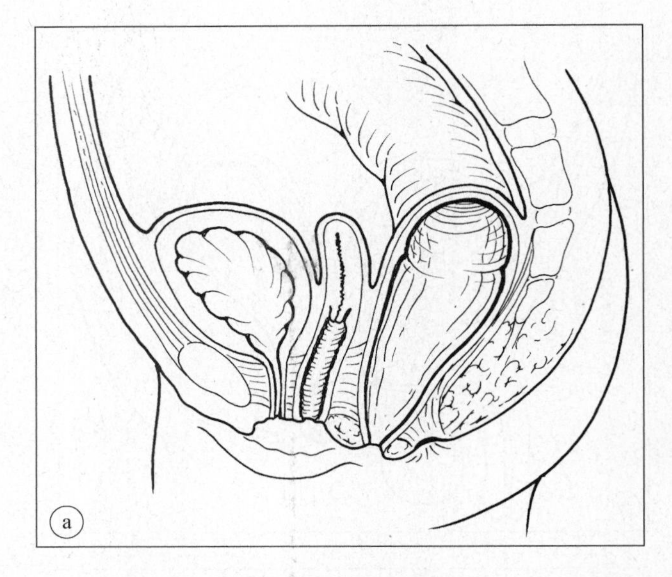

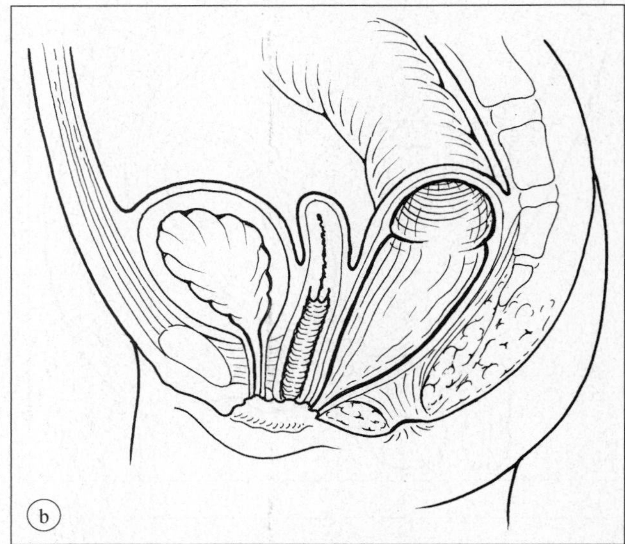

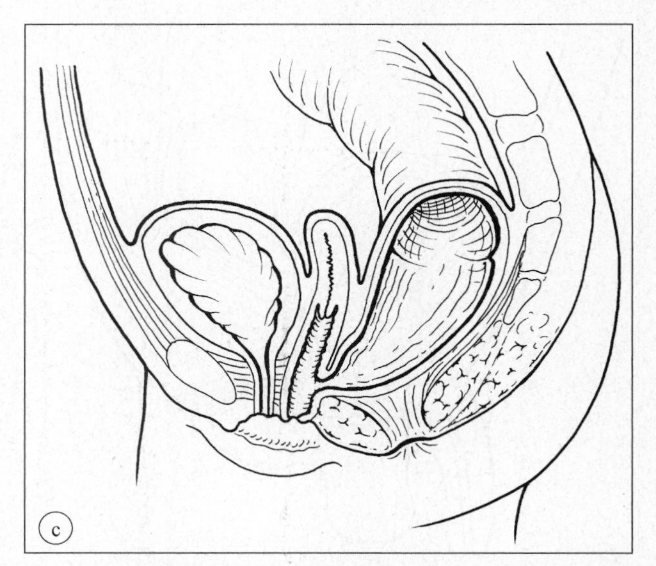

图 59.11 女孩常见的直肠肛门畸形。(**a**) 会阴瘘；(**b**) 直肠前庭瘘；(**c**) 低位直肠阴道瘘。来源自：Peña (1990)。

不同畸形类型的发病率

由于各医疗机构采纳了不同的分类方法，使得对于高低位病变发病率的比较以及个体畸形发病率的比较变得更为复杂。在南 Finland 地区，多年来，直肠肛门畸形的儿童均被转诊至 Helsinki 大学儿童医院进行救治（Rintala，1998），表 59.3 显示了 Helsinki 统计的这一畸形的分布情况。女孩低位畸形的发病率大约是 70%，而男孩仅有 44%。

相关的先天性畸形

考虑到直肠肛门畸形发生于胚胎分化的关键阶段（妊娠 2～8 周），那么同时会伴发其他先天性异常不足为奇。40%～70%的患儿会出现一个或多个其他的先天性缺陷（Stephens 和 Smith，1971；Hasse，1976；Rintala 等，1991）。相关畸形真正的发病率依赖于诊断性调查研究的准确性。目前的资料显示，60% 以上的病例可能伴发相关畸形（Rintala 等，1991；Lerone 等，1997），较高位畸形的患儿更有可能伴发其他先天性畸形（Moore 和 Lawrence，1952b；Rintala 等，1991；Peña，1993）。表 59.4（Rintala 等，1991）显示了一个大规模直肠肛门畸形患儿、相关畸形的研究报告。此研究显示，高位直肠肛门畸形伴发其他相关畸形的发病率达 92.5%，是低位畸形的 2 倍。

泌尿生殖道异常

泌尿生殖道的畸形是最常见的相关畸形，发生于 54%以上的患儿（Belman 和 King，1972；Parrott，1985；Rich 等，1988）。相对于直肠肛门畸形直接相关异常（如直肠尿道瘘），这些异常是额外的表现，受累患儿可能出现不止一个异常，与直肠肛门畸形更常相关的异常包括：

- 肾缺如，肾发育不良，交叉融合肾或马蹄肾；
- 尿道下裂；
- 阴囊分裂；
- 隐睾；
- 膀胱输尿管反流；
- 尿生殖窦；
- 肾积水；
- 阴道重复/发育不全；
- 重复畸形。

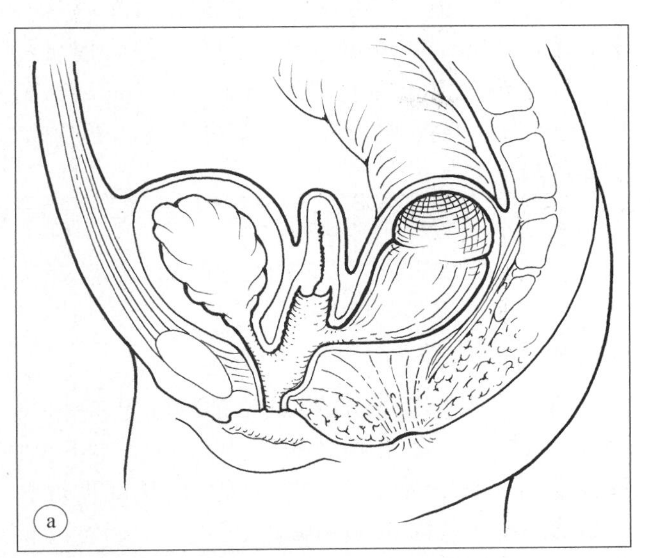

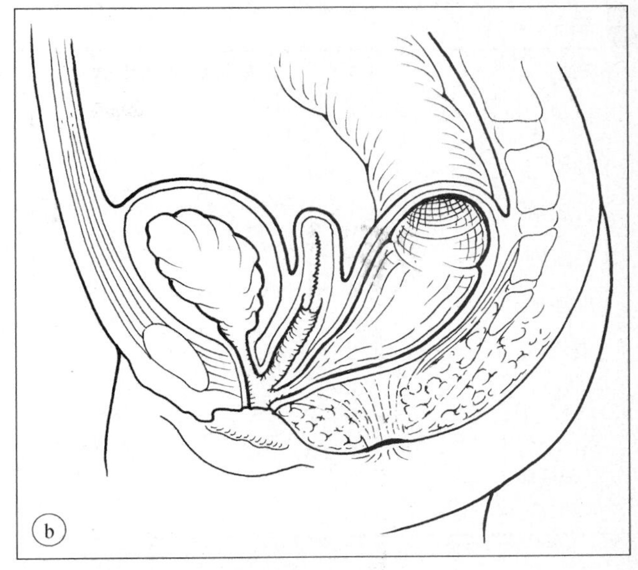

图 59.12 泄殖腔畸形。(**a**) 长的共同管;(**b**) 短的共同管(低位汇合)泄殖腔。来源自:Peña (1990)。

表 59.3 Helsinki 大学儿童医院、连续观察的直肠肛门畸形病例(1950—1954 年)

女性	*n* 例	男性	*n* 例
前庭瘘	131	尿道瘘	133
泄殖腔	31	会阴瘘	72
会阴前肛门	20	肛门狭窄	62
H 型瘘	14	高位畸形,无瘘	26
肛门狭窄	13	肛膜	22
阴道瘘	12	前庭瘘	16
高位畸形,无瘘	11	直肠闭锁	7
泄殖腔外翻*	8	H 型瘘	6
会阴沟	8	直肠肛门狭窄	4
会阴瘘	7	泄殖腔外翻	1
直肠肛门狭窄	3	未分类者	14
肛膜	2		
直肠闭锁	1		
未分类者	5		
总计	266		363

* 6/8 染色体男性。

来源自:Rintala (1998)。

泌尿系统畸形中最常见的就是膀胱输尿管反流(Parrott,1985)。高位畸形的患儿其相关泌尿生殖道异常的比率为 90%,低位畸形其发生率要低得多(Rich 等,1988)。当存在脊柱异常时,泌尿系统受累的发生率超过 50%。在这些病例中,常见神经源性膀胱功能障碍(Parrott,1985)。

表 59.4 相关畸形

畸形	受累病人的比例
泌尿生殖道	42
骨骼	30
胃肠道	18
心血管	17
中枢神经系统	2
染色体	5
其他	15

这一系列中的 208 例病人中，141 例（68%）合并有相关的畸形。

来源自：Rintala 等（1991）。

女孩直肠肛门畸形最常见的生殖系统异常包括阴道和子宫中隔以及阴道发育不全（Hall 等，1985），泄殖腔畸形的患儿尤其容易发生上述病变（Peña，1989；Hendren，1997）。虽然在最初的评价中可能漏掉这些异常中的某些项，但是到青春期就会显现出来（Peña，1998）。

骨骼异常

虽然本章描述了各种骨骼异常，但是最常受累的是骶椎和尾椎（Williams 和 Nixon，1957；Berdon 等，1966；Denton，1982；Heij 等，1996）。45%以上的患儿会发生骶骨异常（Greenfield 和 Fera，1991），高位畸形者此异常更常见、更严重。主要的畸形如下：

- 尾骨部分或全部缺如；
- 各种程度的骶骨发育不全（单侧的或双侧的）
- 半椎体畸形；以及
- 脊柱侧弯

两个或多个骶椎的缺如与排便功能差相关（Peña，1993）。鉴于骶骨短缩预示肠功能不良，Peña 设计了骶骨比率，试图对骶骨的长度进行更为精确的测量（Peña，1995）（图 59.13）。通过骶骨前后位及侧位的放射线片来计算此比率，正常儿童大约为 0.7～0.8，而那些比率小于 0.4 的患儿倾向于患有高位畸形，大便失禁的发生率高。骶骨完全发育不全者，其膀胱和肠功能预后最差（图 59.14）。

脊髓异常

近些年，随着磁共振成像的应用，能够全面评价脊髓异常的病理（Carson 等，1984；Davidoff 等，1991）。这之前，已经得到承认的观点如下：

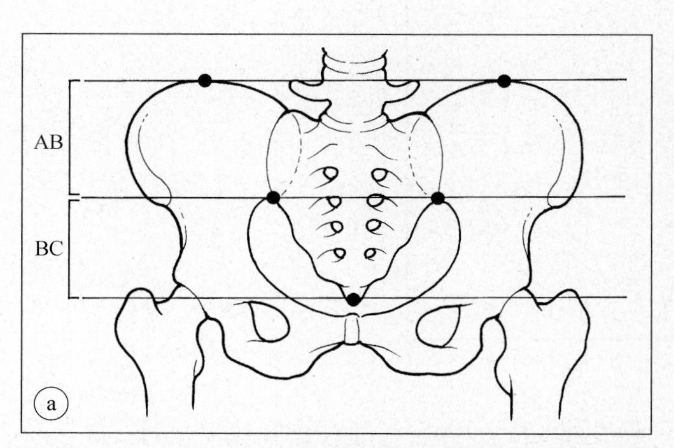

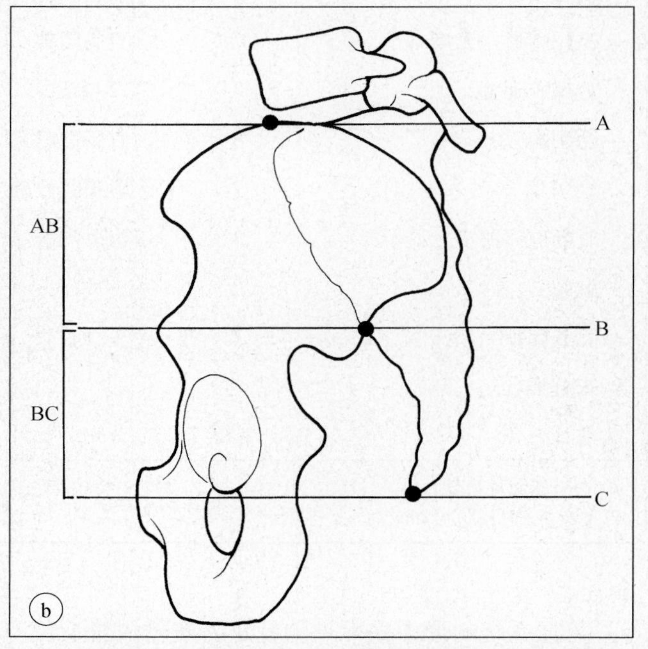

图 59.13 （a）前后位的骶骨比率（BC/AB），正常值是 0.74。（b）侧位的骶骨比率，正常值是 0.77。来源自：Peña（1995）。

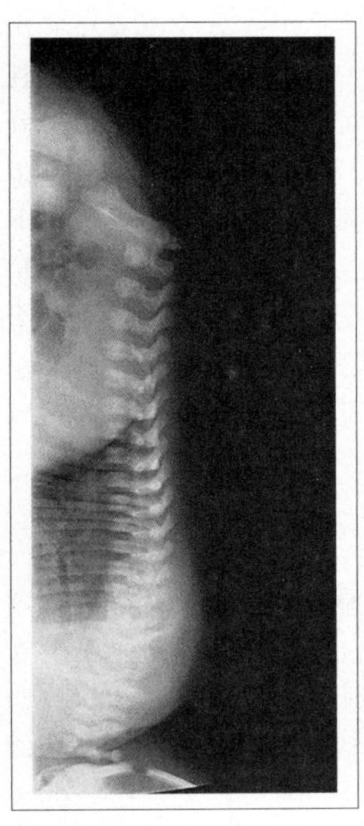

图 59.14　婴儿骶骨发育不全的侧位 X 线光片。

骶骨发育不全越严重，越有可能伴发骶神经损害以及更为严重的盆底肌肉发育不良（Stephens 和 Smith，1971）。新生儿脊髓的异常可以通过超声检查得以显现（Karrer 等，1988），已有如下异常的报道：

- 脂肪终丝和/或脊柱内脂肪瘤；
- 脊索栓系；
- 髓腔狭窄；
- 脊髓脊膜膨出；
- 脊髓瘘；
- 脊髓纵裂。

最常见的异常是脂肪终丝，脊索异常更常见于严重的直肠肛门畸形，应该对这些患儿进行脊柱和骨盆的磁共振成像以及尿动力学评价。然而，对于某些病变的临床重要性还不清楚，例如，已经发现 20％～50％的直肠肛门畸形患儿有脊索栓系（Beek 等，1995；Rivosecchi 等，1995；Levitt 等，1997），但是术前所见的脊索栓系并非手术解除栓系的适应证，原因是它并不会影响功能。如果出现明确的神经病学症状（不是单纯出现的肠功能不良），那么解除栓系是很有帮助的。

胃肠道异常

与直肠肛门畸形相关的其他胃肠道畸形常有发生（15％～20％）（Rintala 等，1991），下列病变是最常见的：

- 食管闭锁
- 十二指肠闭锁
- 肠旋转不良

已经有 Hirschsprung 病与直肠肛门畸形相关的报道，但是对其确切的发病率尚存争议。Kiesewetter 等（1965）对北美外科医生进行调查后，报道其发病率为 3％，Watanatittan 等（1991）对泰国资料进行分析后报道的数字与之相似。Holschneider 等（1994）通过研究低温冷冻的瘘和直肠盲囊的标本材料后指出：典型的无神经节细胞症出现于 31％的直肠盲囊标本中。相反，有些学者认为这一关联被过度夸大了（Paidas 和 Peña，1997）。可能存在下述情况，即有些病例直肠盲端无神经节细胞带表现出正常的生理功能，有些病例其神经节细胞缺乏症可能是术后获得性的。

心血管异常

心血管异常中最常见的是室间隔缺损或房间隔缺损，以及法洛四联症，它们可能与肛门闭锁共存（Greenwood 等，1975；Teixeira 等，1983；Rintala 等，1991），发生率为 8％～22％。

综合征和遗传学特点

直肠肛门畸形是各种综合征最主要的临床体征（Lerone 等，1997），最常见的是 VATER 综合征，最初由 Quan 和 Smith（1973）描述，后来扩展到包括了心脏和肢体的缺陷（VACTERL：V，椎体缺陷；A，直肠肛门缺陷；C，心脏缺陷；TE，气管食管瘘和食管闭锁；R，肾脏异常以及桡骨发育不良；L，肢体缺陷）。该综合征的发病率为7 000～10 000 例活婴中发生 1 例（Corsello 等，1992）。VATER 综合征缺陷并非由基因决定，而是散发的，其复发风险相当低。

Currarino 三联征包括部分骶骨发育不全，肛门狭窄，以及骶前肿块（例如脊膜膨出或骶尾部畸胎瘤）（Currarino，1981；Crameri 等，1995）。关键的特征是半骶椎缺陷，肛门异常和骶前肿块并非恒定出现。导致 Currarino 三联征的基因已经被定位于 7 号染色体长臂上（7q36）（Lynch 等，1995）。

许多包括直肠肛门畸形的其他综合征已有描述，包括 Townes-Brocks 综合征（直肠肛门畸形伴随手和耳的畸形）（Townes 和 Brocks，1972），FG 综合征（一种 X 连锁综合征，包括智力减退，神经病学缺陷，面部畸形和手及生殖异常）（Opitz 等，1988），Klein-Waardenberg 综合征（面部畸形，色素缺陷以及直肠肛门异常）（Nutman 等，1981），以及尾退化综合征（直肠肛门异常伴随脊索、泌尿生殖和腰骶骨的缺陷）（Duhamel，1961；Stewart 和 Stoll，1979；Lerone 等，1997）。

直肠肛门畸形的遗传学

除非是 Currarino 综合征，直肠肛门畸形患儿罕见家族史。当家族成员不只一人受累时，他们通常是同胞。已有直肠肛门畸形发生于同卵双生双胞胎的报道（Kaijser 和 Malmstrom-Groth，1957；Stephens 和 Smith，1971）。有四代发病家族史的报道（Suckling，1949）。

既然绝大多数直肠肛门畸形是非家族性的，因此除非有指示标志，否则母亲再次妊娠生产直肠肛门畸形患儿的风险一般约为 1%。

产前诊断

除非存在与直肠肛门畸形相关的其他主要结构的异常（例如，VATER 综合征或尾退化综合征；Loewy 等，1987），产前超声不易发现病变。胎儿超声检查发现扩张或产生回声的胎肠和子宫阴道积水并不具有特异性，可能检测不到相关的心脏、肾脏或脊椎异常。罕有泄殖腔畸形得以产前诊断，表现为盆腔内有分隔的囊性包块伴随肾积水和羊水过少（Lande 和 Hamilton，1986）。

新生儿的诊断和处理

通常，新生儿期容易对直肠肛门畸形的严重程度做出判断。大多数患儿的畸形类型能够通过仔细的临床检查及简单的实验室检查得以确定，例如尿液分析。确定畸形的位置最为重要，对手术治疗具有决定意义。罕有需要急诊手术者，通过鼻胃管进行胃肠减压，大多数患儿能耐受低位肠梗阻 24 小时以上，不出现任何症状。

对直肠肛门畸形实施治疗之前，应该除外是否存在威胁生命的相关畸形。所有的患儿均应该置鼻胃管来除外食管闭锁和并实现胃肠减压，进行腹部 X 线平片检查来评价肠管扩张程度并除外高位肠梗阻，尤其是十二指肠闭锁。进行仔细胸部听诊、体格检查以及 X 线胸片检查，以除外先天性心脏缺陷，对可疑心脏异常病例，初次就诊时应进行心电图检查。所有病例均要强调进行尿道超声检查，尤其是高位直肠肛门畸形的患儿，梗阻性尿路病和单侧肾发育不全常见与之伴发。如果超声检查发现上尿路扩张，则要行排尿性膀胱造影检查来检测严重的膀胱输尿管反流，膀胱造影片还可以揭示高位畸形男性患儿直肠尿道瘘汇合的位置。

男性

大多数病例，通过仔细检查会阴部，可以判断畸形是低位的还是高位的（图 59.15）。如果患者会阴部肛门开口异位，则属于低位畸形。开口可能非常小，但是在生后的最初 24 小时通常可见胎便自此口排出。对于明显低位的畸形，总是应该轻柔地探查异位的肛门开口，紧贴会阴部皮肤自由地探入直肠即可明确诊断。

男性最常见的低位畸形是肛门皮肤瘘（图 59.16），瘘中央有一肉样棒状物覆盖。虽然肛门常常轻微向前移位，但是自主的括约肌复合体围绕肛管的主要部分，肠管末端的瘘在中央棒状结构下方向前走行不同的距离。男性的另外一种常见畸形是“被覆盖的”肛门狭窄，肛门被中央棒状结构覆盖，一个微小的开口自中央棒状结构的一侧通至正常的肛管。

如果临床检查不能确定畸形的高度和类型，则可借助放射学检查方法，超声、CT、MRI 可用于评价直肠盲袋至会阴部皮肤的距离。抬高患儿臀部行侧位 X 线平片检查，这一经典的检查方法可以显示肠末端气体阴影，以显示肠管末端至皮肤之间的距离（图 59.17），至今还没有发现比此经典方法更好的检测方法。然而，相对来说，所有的放射学检查方法都是不太精确的，在实践过程中，如果不能明确判定为低位畸形，行结肠造口术是较为安全的。

男性患儿如果会阴部没有开口，通常情况下高位的直肠肛门末端与尿道之间有一瘘样的汇合（图 59.18），汇合部位通常位于前列腺水平或其下方（图 59.18）。直肠前列腺瘘的直肠盲袋位于肛提肌之上，而直肠尿道球部瘘的患儿直肠盲袋位于括约肌漏斗的近端。自主括约肌复合体总是发育不良的，发育不良的程度与此类患儿常见的骶骨畸形的

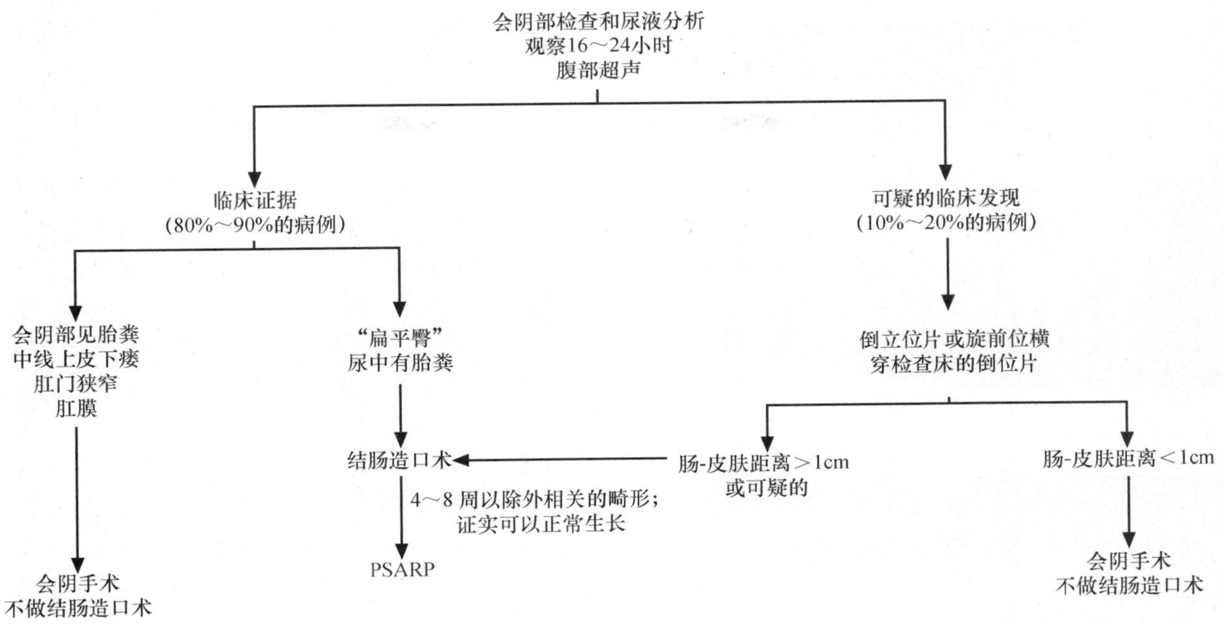

图 59.15　新生儿男性直肠肛门畸形的临床处理流程。PSARP，后矢状入路直肠肛门成形术。来源自：Peña (1992)。

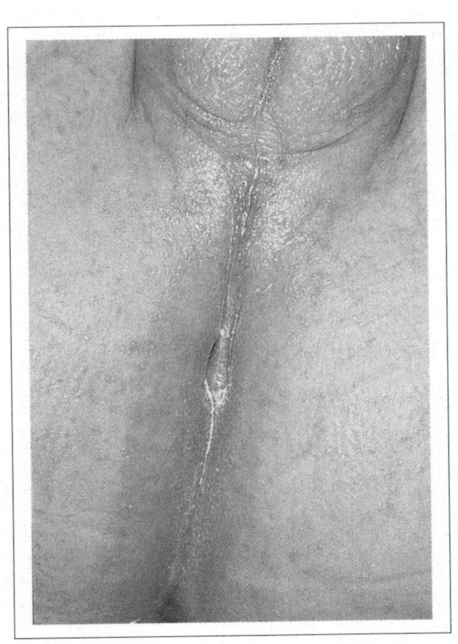

图 59.16　低位直肠肛门畸形（男性），显示会阴部“桶柄”样畸形以及发育良好的会阴沟。

严重程度相关。会阴部的检查为括约肌发育不良程度的判定提供线索。如果患儿臀沟发育良好并且在肛门处有一个小窝，通常表明括约肌发育良好。臀部扁平意味着自主括约肌发育不良的程度严重，这类患儿常常每次均排出混有胎便的尿液，揭示了直肠尿道瘘的存在。

肛门闭锁无瘘的病例，直肠末端闭锁，括约肌和相关结构通常发育良好。直肠闭锁和狭窄的病例与上述情况相似，这些婴儿看起来有一个外观正常的肛门，肛门缘上 1～2cm 处直肠末端呈闭合的盲端。

女性

通过会阴部仔细查体，90％的女孩均能明确直肠肛门畸形的类型（图 59.19）。视诊即可明确会阴瘘和直肠前庭瘘的诊断，会阴部单独开口则可明确诊断为泄殖腔畸形（图 59.12）。女孩的会阴瘘通常无中央棒状结构伴发，明确可见肛管移位至括约肌漏斗之前。前位的会阴肛门，这一外观看起来正常的肛门恰好位于前庭后，是一种仅见于女性的异常（图 59.20），大约一半的前位肛门病例存在肛门狭窄。前位会阴肛门的患儿，其正常的自主括约肌虽然包绕肛门的后半部分，但是在肛门开口和前庭的阴唇系带之间却非常薄弱。前位会阴肛门和女性的会阴瘘伴发会阴沟非常常见，呈一表浅的“沟渠”状，由移行上皮覆盖，位于前庭的阴唇系带和肛门出口之间（图 59.21）。

直肠前庭瘘是女性最常见的直肠肛门畸形。异位肛门开口于前庭阴唇系带的后方，而尿道和阴道的外观正常。由于口径小且位于前庭阴唇系带的下方而使其通常情况下难以被发现，生后第一天胎便污染外阴有助于做出正确的诊断（图 59.22）。可通过轻柔探得肛门开口而使这一类畸形的诊断得以

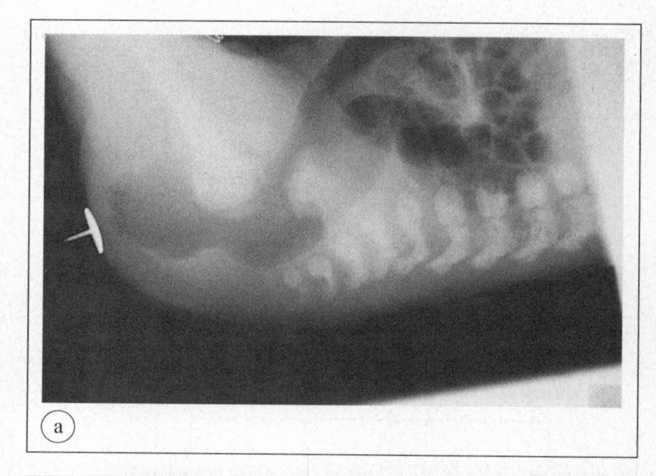

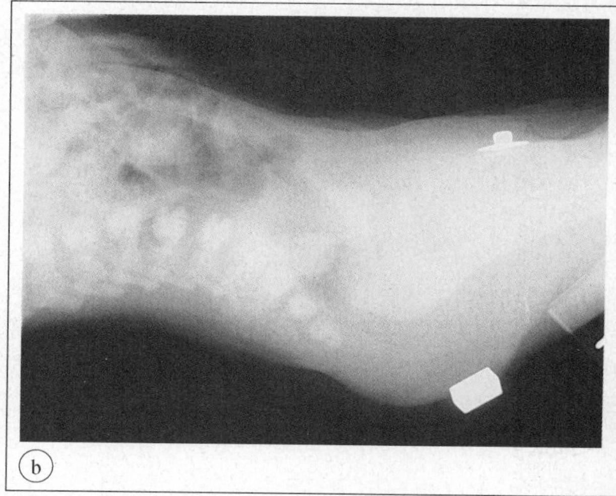

图 59.17 男性婴儿侧位旋前的放射性 X 线片显示（**a**）低位（**b**）高位直肠肛门畸形。

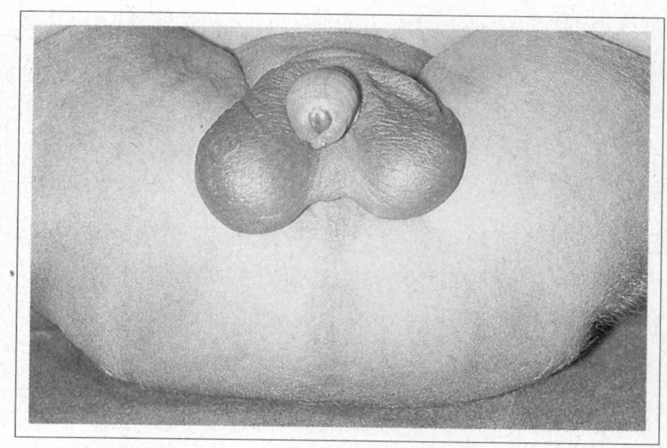

图 59.18 高位直肠肛门畸形（男性）。会阴相对扁平，阴囊分裂。

明确，有时候阴唇系带后方的开口几乎和正常肛门的口径相当。

女孩偶发肛门闭锁无瘘、直肠闭锁和狭窄，与男孩一样，功能预后良好。上述畸形常有发育良好的括约肌和正常的骶骨。

通常情况下，会阴部仅有一个开口的女性患儿属于泄殖腔畸形（图 59.23）。泄殖腔缺陷病例其直肠、阴道、尿道汇入一个共同的直肠尿生殖管道，单一开口于会阴部，开口可能位于阴蒂基底或顶部至肛门的任何位置。大多数病例共同管开口于正常的阴道和阴蒂之间。共同管的长度有所不同，开口靠前通常预示着共同管较长。直肠、阴道和尿道之间的解剖关系变异程度很大，诸如 Mullerian 结构重复等内生殖器官的畸形非常常见。

泄殖腔外翻（膀胱肠裂开）是一种极其复杂的畸形，外翻的膀胱被暴露的回盲肠黏膜分成两半，同时伴发脐膨出，远端大肠闭锁及肛门闭锁，以及各种各样的尿生殖道畸形（Stephens 和 Smith，1971；Lund 和 Hendren，1993）。对于这一缺陷本章不做进一步讨论。

肛门成形术和结肠造口术

男性，如果存在会阴瘘的低位畸形可以在新生儿期安全修复。由于肛管部分位于自主外括约肌复合体之内，因此可以采用简单的手术切开而使肠内容物得以排泄。肛门皮肤瘘的患儿可以实施简单的瘘的后切术（Rintala，1998）。切口自瘘的开口延伸至自主括约肌漏斗的后缘，通过刺激来判断肌肉的位置；肠末端的黏膜缘与肛周皮肤缝合。并不需要行正规的皮瓣肛门成形术，实际上那样做是有害的，因为手术过程中可能造成外括约肌皮下部纤维的破坏。肛门开口用 Hegar 扩张器扩张，逐渐过渡到正常的口径。扩张器的口径以周为间隔进行增加。有些外科医生利用限制性后矢状入路肛门成形术（PSARP）来治疗肛门皮肤瘘病例（Peña，1990），这一术式解剖更加广泛，因此与简单的瘘后切术相比，后者更容易出现并发症，也无证据表明低位畸形行 PSARP 后，功能预后更为良好。被中央棒状结构遮盖的肛门狭窄病例，最初可以选择扩张疗法，但是任何情况下中央棒状结构都是应该被切除的。

女性的会阴瘘通常需要解剖更广泛的术式来治疗，因为与男性相比，其肛管位于括约肌复合体内的比例更低。目前阶段，最常用于治疗女性会阴瘘的术式为限制性 PSARP（Peña，1990）。手术时机的选择至关重要，在生后最初的 2～3 天内手术是最安全的，因为此期间胎便还不太可能

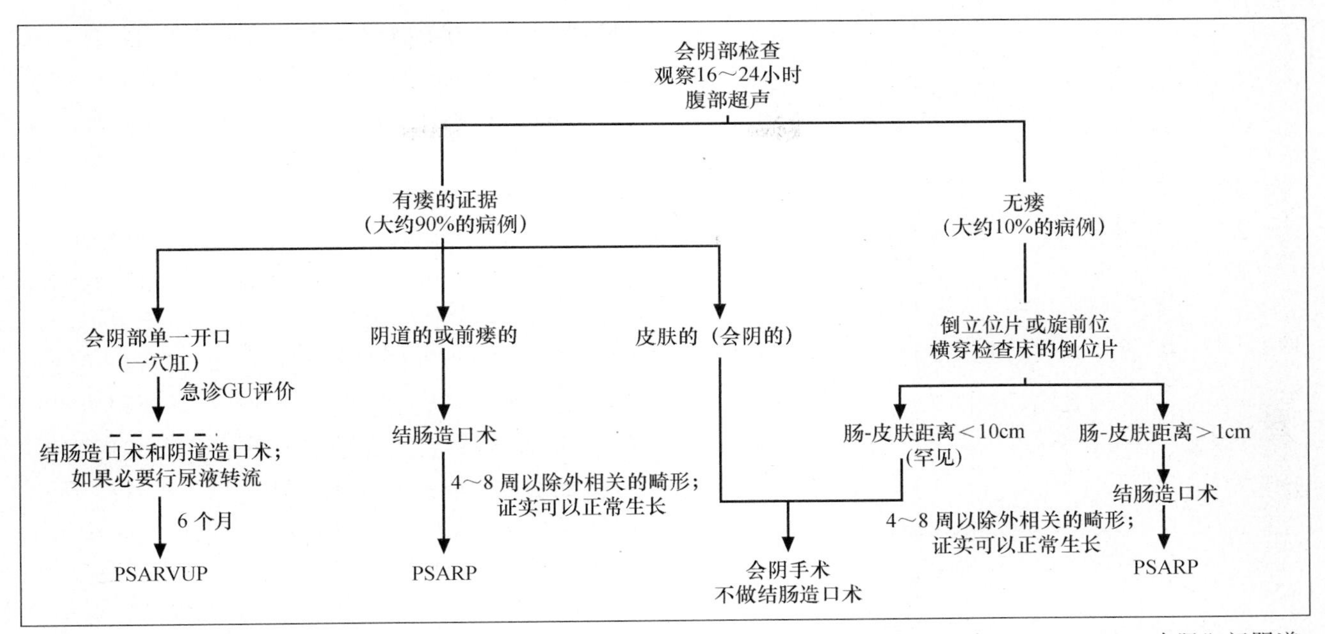

图 59.19 女性新生儿直肠肛门畸形的临床处理流程。PSARP，后矢状入路直肠肛门成形术；PSARVUP，直肠肛门阴道-尿道成形术。来源自：Peña（1992）。

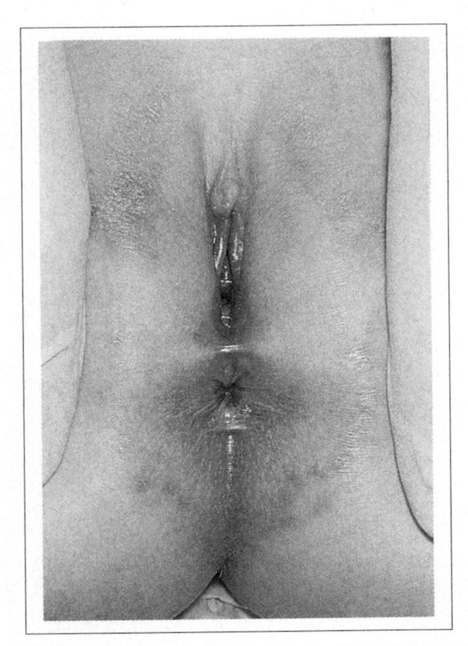

图 59.20 女孩的前位肛门。收缩的括约肌环绕肛门的后方和侧方。

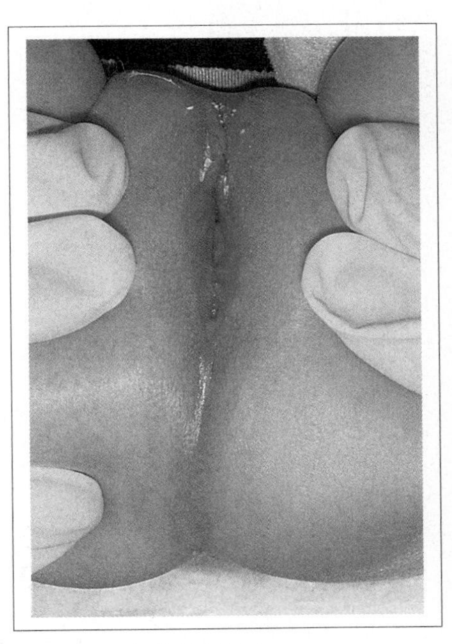

图 59.21 女孩的会阴瘘。

产生病源性细菌。如果手术被延迟或外科医生对这类畸形的新生儿期修复没有经验，较为安全的做法是在最终修复之前先实施结肠造口术。前位的会阴肛门仅仅是在出现狭窄时才需要治疗，可遵照男性低位畸形术后扩张肛门的原则，给予逐渐扩张治疗。

对于女性最常见的直肠肛门畸形前庭瘘的治疗，目前仍存争议。直肠前庭瘘的患儿具有完全控制肠道的潜能，因此家长不接受术后可能出现的、控制力减弱的并发症。许多外科医生倡导对直肠前庭瘘的患者实施结肠造口术，以减少感染这一潜在并发症的危险。还有些医生在新生儿期实施了手术而未做保护性造口。目前还没有科学的资料明确支

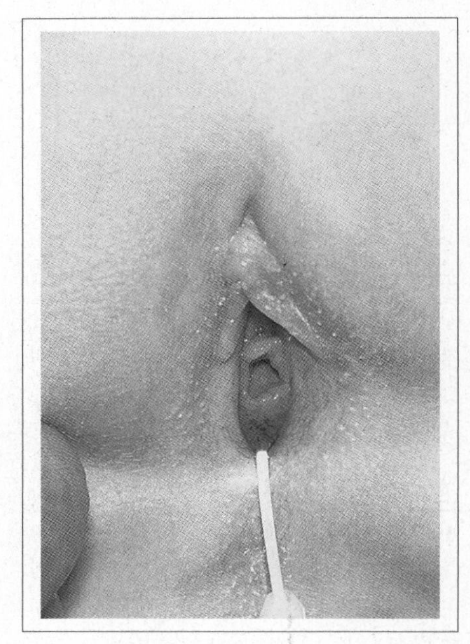

图 59.22 直肠前庭瘘，导尿管显示瘘的开口。

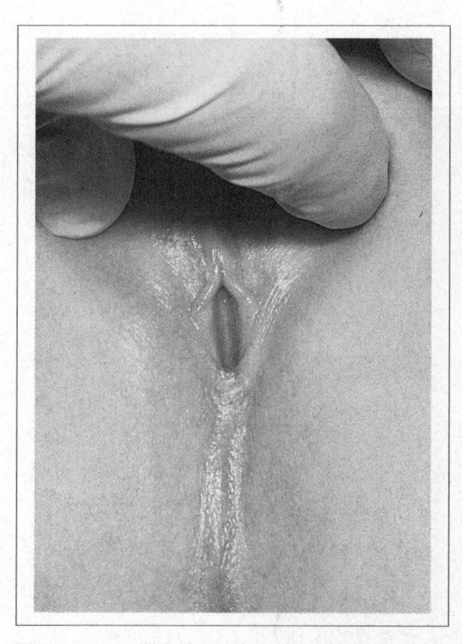

图 59.23 泄殖腔畸形，单一会阴部开口及生殖发育不全。

持其中任何一种处理方式。如果外科医生缺乏经验，那么新生儿期先行结肠造口，之后完成重建手术，可能是最安全的处理方式。

对于会阴部无开口、更高位的直肠肛门畸形，需要首先行结肠造口以解除梗阻。尽管高位畸形者于新生儿期一期手术重建而不进行保护性造口被有些外科医生倡导，但这一处理方式并不普遍（Goon，1990）。新生儿期一期修复而不施行结肠造口，主要的问题在于：对直肠末端以及胎便沾染的直肠尿道瘘术野的解剖，或多或少存在盲目性，术前缺乏有关此缺陷精确的解剖放射学资料。一期重建也不能实现对远端扩张直肠的剪裁整形，而剪裁整形有时候是必需的，以使被拖出的新生儿肛管能够容纳于狭窄的外括约肌复合体漏斗内。

结肠造口的位置以选择乙状结肠近端较好，因为其造口脱垂的风险小于横结肠造口。自乙状结肠造口排出的粪便比自横结肠造口排出者更成形，这使得用造口袋处理粪便更为容易。结肠造口的设计应该使粪便能完全能排出于肠管外，粪便积聚于分离造口的远端肠管内会使之后的重建手术复杂化，并可能成为泌尿系感染的来源（图 59.24）。唯一例外情况、需要更近端的结肠分离造口而非乙状结肠造口者，就是高位泄殖腔畸形，原因是可能需要利用乙状结肠来实施阴道重建。如果泄殖腔畸形共同管存在严重的出口梗阻，可能也需要行尿道和生殖道的分离。

新生儿期治疗后的调查研究

直肠肛门畸形于新生儿期处理之后，还应该进行一些其他相关畸形的筛查。应该进行脊柱的 X 线检查以除外有临床意义的椎体畸形。直肠肛门畸形患儿，尤其是高位畸形者，其脊柱内出现脂肪瘤、腰骶区域锥形结构异常的病理改变是常见的，因此推荐所有新生儿均要进行脊髓的超声检查、较大儿童行 MRI 检查。如果新生儿期能检测到心脏异常，日后需要对心脏进行更为详细的评价。如果最初的超声检查发现泌尿系统存在病变，则需要进一步对泌尿系统进行检查（放射性核素检查，尿动力学检查）。

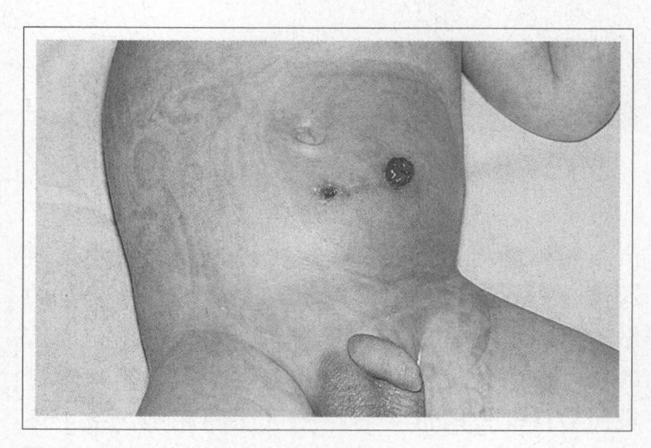

图 59.24 乙状结肠近端的分离造口。

中高位畸形修复术之前，需要对直肠尿生殖汇合部位的解剖进行仔细的评价，通过黏膜瘘管行远端肠管对比造影来完成上述评价（图 59.25）。通过此项检查也能发现积聚于直肠盲袋中的粪便，进行粪便的清洗。

女孩的泄殖腔畸形，可能需要如下检查来对黏膜瘘管对比造影进行补充，包括类似的通过会阴孔和阴道造口的对比造影、膀胱尿道镜和阴道镜的检查。

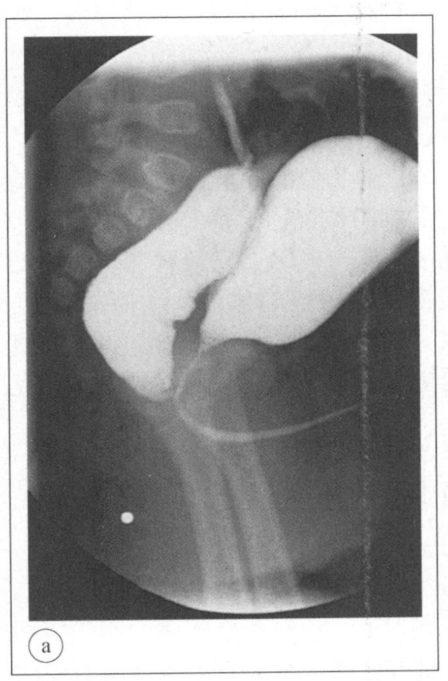

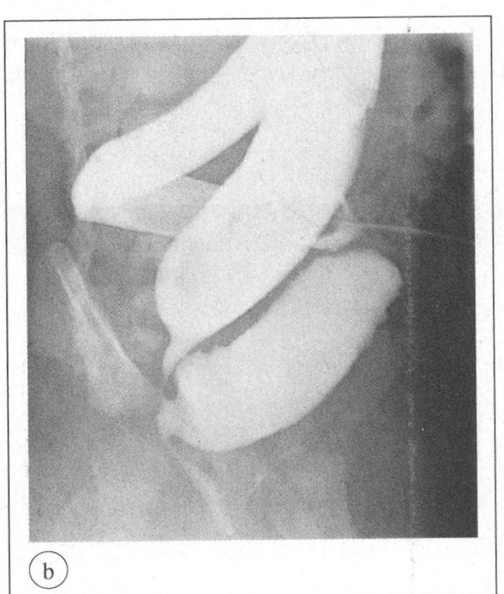

图 59.25 远端肠管造影显示（**a**）直肠尿道（球）瘘（和膀胱输尿管反流）；（**b**）直肠膀胱颈瘘。

外科治疗的历史

古代外科

古时期人们就知道直肠肛门畸形的存在（Bodenhamer，1889；Stephens 和 Smith，1971；Scharli，1978），埃及的纸草纸（纸草纸 Ebers，1600 BC）和 King 图书馆 Asnurbanipal，Nineveh，circa 650 BC 内巴比伦的石板上对此均有记载。

在古罗马的报告中，Aristotle（384～322 BC）记录了男性的优势。Aulus Cornelius Celsus（25 BC 到 AD 45）撰写了一本有关直肠疾病的小册子，其中记载着此类患儿被抛弃于 Columnia Lactaria，任其死亡。Soranus 生活于公元 2 世纪的罗马，他描述了通过撕裂肛膜来治疗肛门狭窄。Aegina（Byzantium，625～690）的 Paul 曾建议于适宜部位切开覆盖的膜，采用探条扩张法来对抗随后局部组织的收缩。

Aegina 的 Paul 在阿拉伯世界的影响仍旧很强烈，Haliabbas 皇家图书中也曾出现与之相似的治疗方法。扩张器来治疗肛门狭窄始于 17 世纪，采用的材料常是可膨胀的物质，比如龙胆根、海绵或肠线（Scultetus，1666；van Roonhuysen，1676；Guersant，1857）。史料记载低位直肠肛门畸形常伴随会阴瘘、瘘管一直延伸至阴茎，尽管切开术有时能够成功治愈此病变（Dürr of Augsberg，1668），但是许多情况下手术并不成功（Cruveilhier，1833）。1718 年 Laurentius Heister 对高位和低位畸形进行了鉴别，建议对低位畸形者行切开和扩张治疗，并认为那些肠管盲端闭锁的病例是无法医治的。

18 世纪末和 19 世纪初，大多数直肠膀胱瘘和直肠尿道瘘的男孩死于脓毒症，而畸形的解剖学特点仅仅是在死亡后才被认知。妊娠期即被检测出直肠肛门畸形的一些女婴能够存活下来，而其余的则死于粪便嵌塞。

肛门闭锁的结肠造口术

18 世纪和 19 世纪曾尝试腰部结肠造口，成功者有限。Amussat 报道 Duret（1798）曾为一例 3 岁的患儿成功实施了髂结肠造口术，此患儿存活了 45 年。Amussat 尽管是会阴入路治疗肛门闭锁的倡导者（Amussat，1834），但是却发展了腰结肠造口术（1839），并成功治疗了 3 例肛门闭锁中的 2

例（1843）患儿。到19世纪末腹股沟结肠造口术成为更常用的方法（Allingham，1873；Ball，1887；Cripps，1892；Reeves，1892）。在那一时期，如果认为原始的会阴入路手术不可能实施或已经失败，则结肠造口术一旦确定，则意味着它将成为最终的术式。

早期的会阴入路

早期尝试经会阴实施简单的切开并插入套筒来到达较高位畸形的直肠部位，偶有成功（Ruysch，1700；Heister，1718；Petit，1781）；有些患儿存活下来，但需要长期扩张此通道。19世纪末，由Amussat（1834）推荐并成功实施的、更为正式的会阴切开及解剖的方法逐渐获得流行（Bodenhamer，1860；Verneuil，1873；De Lens，1875；Matas，1897）。本世纪末之前，先期的结肠造口术是不常做的。为达到高位畸形的病变部位而进行会阴部广泛的解剖，使盆底肌肉和神经受到很大程度的损伤。然而，其中有些患者于青春期后获得了肛门节制功能，令人惊奇（Bacon 和 Sherman，1952；Moore 和 Lawrence，1952a）。

腹会阴拖出术

最初尝试腹会阴拖出术是在19世纪末期，开腹松解直肠，分离瘘，自下方的会阴部切开后拖出直肠，不实施保护性结肠造口。麻醉技术的改进使经腹入路得以实施（Rhoads 等，1948；Norris 等，1949；Rhoads 和 Koop，1955），使死亡率由1934年（Ladd 和 Gross，1934）报道的75%降至1952的5%（Santulli，1952）。

腹会阴术涉及盆腔的盲目解剖，因此会导致盆底肌肉和神经的损伤。技术的改进要自腹部仔细地解剖直肠直至骶骨的弯曲处，与会阴部切口汇合前，尽可能辨认和保护盆底肌环（Scott 和 Swenson，1959）。为了减少盆底神经的损伤，Rehbein（1959）尝试于盆底上方解剖直肠，先去除直肠盲端的黏膜核心部分，然后自内部分离瘘的黏膜。解剖继续向下方进行，使近端肠管能够被拖出至会阴部切口。这一入路后来被改良用于解剖和保护盆底肌环（Rehbein，1967）。

骶会阴肛门成形术

Stephens（1953c，1963）描述了“骶会阴直肠成形术”治疗高位直肠肛门畸形的方法，强调判断和保留耻骨直肠肌环的重要性。通过骶尾部纵形切口能够进入肛提肌上方的腔隙，通过盆底肌环向前方进行解剖变得容易，达到直肠盲端与既定的肛门切口汇合。这种入路使外科医生能够评价直肠盲端的水平，通过骶会阴入路或是骶会阴联合腹腔入路来完成直肠盲端的松解。Kiesewetter（1967）联合一个类似的骶会阴入路和腹腔入路，使用Rehbein方式去除游离的直肠盲端的黏膜核心，将近端肠管拖出至骶会阴切口。

其他会阴入路

Sauvage 和 Bill（1965）设计了“臀部反射”切口，围绕既定肛门位置的侧方行曲线切开以显露和辨认外括约肌和肌环复合体。近端肠管可以通过盆底入路达到肛门位置的十字切口，利用皮瓣完成肛门成形术。

1975年，Mollard和他的同事们描述了会阴前入路，确定后方的肛门位置，于其前方做出一个广泛的皮瓣（Mollard 等，1975）。直肠尿道瘘的婴幼儿，可以通过会阴前部的解剖来辨认和横断瘘管，但是高位畸形者，则要经腹腔分离瘘管。将肠管盲端与会阴部皮管缝合，并使之内翻通过外括约肌复合体。

后矢状入路直肠肛门成形术

这一技术由deVries 和 Peña（1982）所描述，是目前阶段外科治疗直肠肛门畸形最重要的贡献。肛门成形术的过程如下：通过严格的骶会阴中线切口直视下实施解剖和重建，分离直肠与尿道、生殖道之间的连接并关闭瘘口，松解直肠盲端并整形，使之位于被辨认出的盆底肌肉内，并重建盆底肌使其环绕直肠盲端。

现阶段的外科实践

外科治疗的目的是重建一个有足够口径、外观位置正常的肛门，同时尽可能多地保存正常的、内在的直肠肛门的解剖和功能。近年来，由Alberto Peña倡导和发展的后矢状入路直肠肛门成形术已经成为直肠肛门畸形重建术中最常用的方法。后矢状入路直肠肛门成形术为所有常见的直肠肛门畸形类型提供了一种相对标准的手术方法，能够直视下进行解剖分离，避免了盲目性和潜在的危险性，为精细的解剖学重建提供了基础。已经明确，其功能性效果不次于传统的外科技术，不断增加的证据显示，患儿术后获得了更良好的远期肠道功能（Rintala 和 Lindahl，2001b）。手术时机的选择无统一标准，现阶段一旦患儿平稳渡过新生期的手术处理，许多外科医生尝试进行修复手术。有证据表明，尽可能早的实施修复手术，功能性结果会更好。

最近，一些外科医生倡导腹腔镜辅助下修复高位直肠肛门畸形，腹腔镜下松解直肠盲端，关闭直肠尿道瘘，经肌肉刺激器证实（Georgeson 等，2000）括约肌漏斗的中心部位，直肠盲端自此中心拖出。现阶段，虽然腹腔镜外科治疗直肠肛门畸形仍处于试验阶段，尽管长期的随访结果尚有欠缺，但此方法存在成功的可能性，属于一种微创技术。

后矢状入路直肠肛门成形术

下面以直肠前列腺尿道瘘的修复为例来描述和阐明手术的原理（图 59.26 和图 59.27）。

麻醉成功后置尿管，患儿俯卧位，骨盆下垫软垫使其抬高（图 59.28）。严格沿中线切口，从骶尾部区域延伸至会阴前（图 59.26a）。确保基于中线分开肛门外括约肌矢状旁肌纤维，肌肉电刺激器的使用（图 59.29）有助于确保中线两侧肌肉的对称性分布。垂直的肌纤维代表肛提肌向远端的延伸，沿矢状旁纤维内侧垂直走形而得以辨认。继续向深部解剖，达到肛提肌纤维的水平部，于中线处一分为二。直肠盲端的造影可以使外科医生能够客观地了解直肠盲端与肛提肌之间的位置关系。直肠前列腺尿道瘘的患儿，需要打开肛提肌。

一旦显露直肠，沿中线打开直肠，辨认尿道瘘（图 59.30），通过黏膜下的解剖使直肠前壁及瘘管与前列腺尿道分离（图 59.26b）。Rintala 认为：之所以沿此层面进行解剖，其目的是尽可能保留直肠前壁的全层组织，从而保留内括约肌的功能（Rintala 和 Lindahl，1995b）。用可吸收线缝合关闭尿道瘘（图 59.26c，d），沿直肠壁环形松解，以获得足够长度拖出至会阴部。直肠的直径相对于括约肌的直径，决定了是否需要对直肠后部行尾状整形。

手术修复包括修复括约肌和肛提肌漏斗的前壁和后壁（图 59.27a），缝合拉近矢状旁纤维，使用可吸收线、中度张力、环形缝合成形肛门，最终形

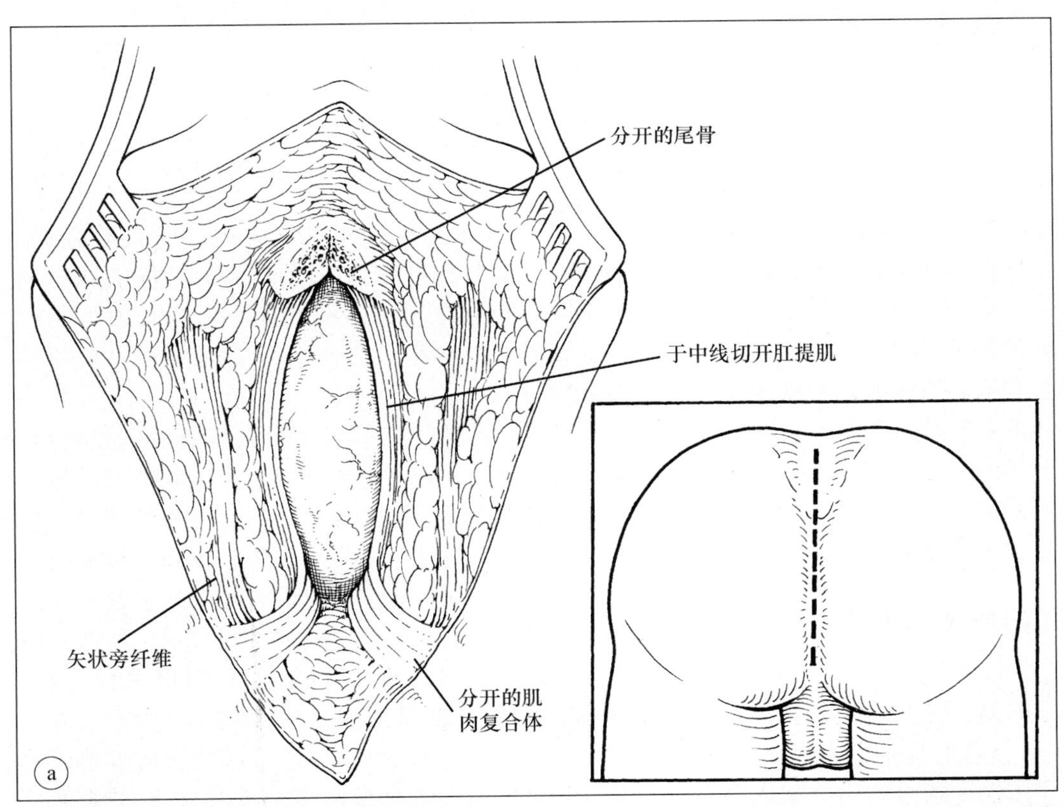

图 59.26　后矢状入路直肠肛门成形术。(**a**) 通过后矢状入路显露矢状旁纤维、肌肉复合体以及肛提肌（续）。

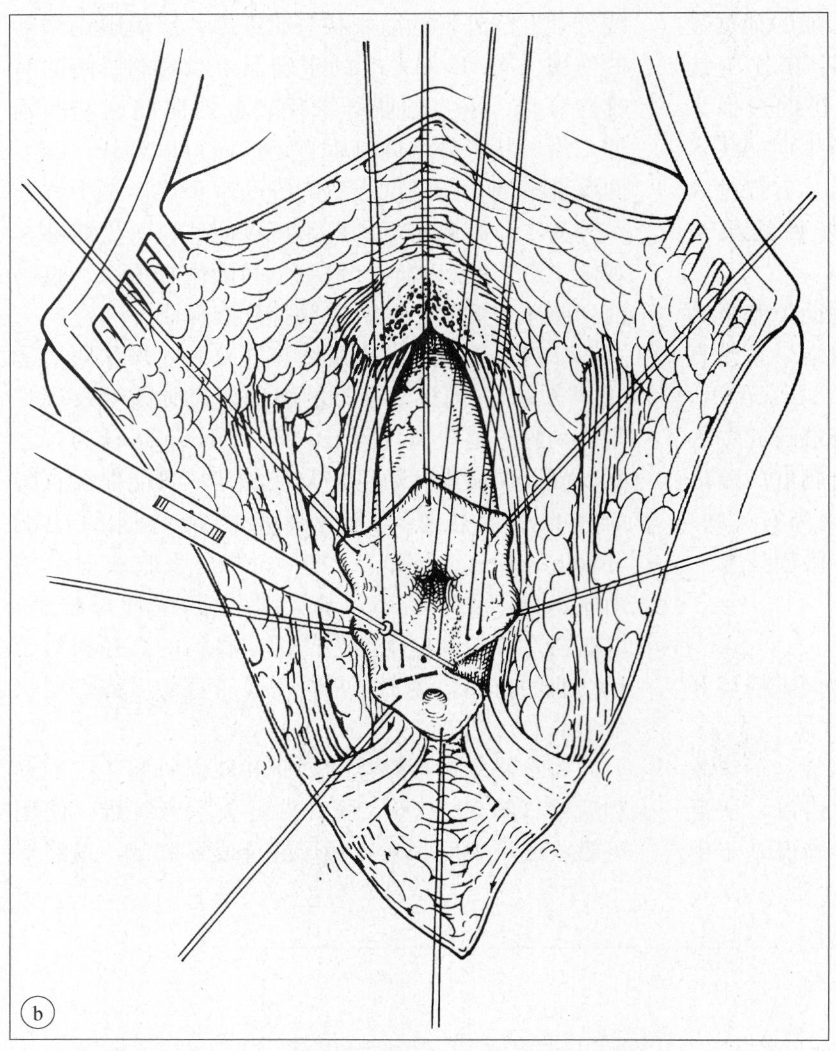

图 59.26（续） （b）直肠周边缝合支持完成瘘的定位（续）。

成一个上提状的新肛门（图 59.31）。尤其重要的是要保留特殊的肛周皮肤以备成形肛门时使用，直肠在此水平的缝合要有一定的张力，以防止直肠黏膜外翻，导致肛周黏液的污染（图 59.27b）。

作者对标准的后矢状入路直肠肛门成形术进行了改良，对括约肌漏斗的远端部分不进行分离，于中线分开肛提肌直到远端增厚的外括约肌复合体。括约肌复合体的最内部总有一个疏松的结缔组织层面，能够很容易地被扩张来容纳拖出的肠管。

后矢状入路直肠肛门成形术和其他直肠肛门畸形

直肠前庭瘘的手术修复方法与之类似，只是后矢状切口更短，不需要分离肛提肌。有些外科医生，如文章作者，使用限制于前方的后矢状入路直肠肛门成形术来修复直肠前庭瘘。于瘘和肛门位置之间解剖直肠和括约肌复合体。患儿俯卧位，细致地解剖分离出瘘管（图 59.32），仔细地解剖出直肠和阴道之间菲薄的层面。直肠必须与阴道充分分离，存在张力会使新肛门回移到原来的阴道部位。

男孩的直肠膀胱颈部瘘和女孩的泄殖腔畸形，除会阴部解剖外，常需要开腹。泄殖腔畸形虽然在技术上要求很高，但是对于共同管很短的病例，仅通过后矢状入路就可以完成修复。直肠必须与阴道分离，阴道必须与尿道分离，后两者的解剖尤其困难，原因是阴道和尿道之间的共同壁宽广。如果患儿共同管很短（长度小于 3cm）、阴道发育良好，则可以实施尿生殖道整体松解来重建尿生殖道（Peña，1995），共同管、尿道、远端阴道被整体松解。共同管很长或雏形阴道的女孩需要实施更复杂的手术，包括利用部分结肠或小肠节段来进行

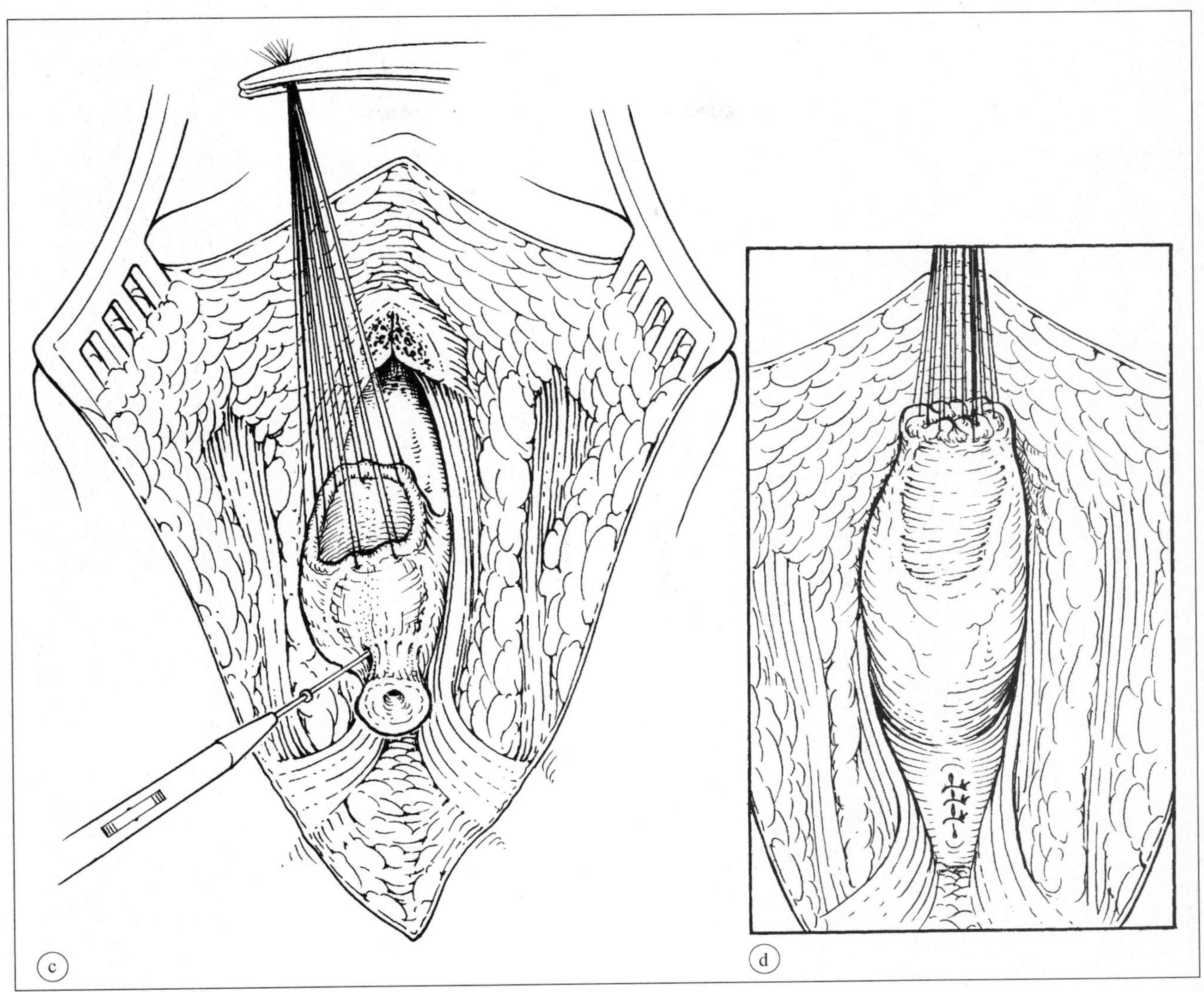

图 59. 26（续）　（c）牵拉缝线，开始实施黏膜下的解剖。（d）解剖直至直肠与尿道分离。来源自：Paidas 和 Peña（1997）。

阴道扩大或替代（Peña，1989；Hendren，1992，1997）。

术后处理

后矢状切口相对来说无痛，如果无需开腹，则麻醉恢复后即可给患儿经口进食。留置尿管 3～5 天。泄殖腔畸形的患儿留置尿管的时间需延长，通常达 2 周，原因是膀胱颈后的广泛解剖常会影响膀胱的排空功能。尿管置入期间要继续预防性应用抗生素。扩肛要在外科医生的指导下、术后 2 周开始。一旦达到了理想的肛门口径，通常是 2～3 个月内，就可以关闭结肠造口。

远期处理

要求实施直肠肛门畸形修复手术的外科医生对患儿进行远期随访，对患儿的家庭成员提供支持。毫无疑问，虽然后矢状入路直肠肛门成形术总体上改善了高中位直肠肛门畸形患儿的肛门功能，但是许多患者仍承受着儿童期或成人期肛门节制不良的痛苦。低位畸形中也有一部分非偶然出现的病例，其肛门功能不良，需要辅助治疗以控制粪便。排便控制的轻微缺陷，如污粪或粪便沾染，虽然在学龄前儿童罕见引起不良反应，但是对于学龄儿童来说，即使是轻微的污粪也会使他们非常窘迫；以作者的经验，在校期间，如果儿童不需要更换内裤或保护垫而能保持清洁，则轻微的污粪或粪便沾染不会引发社会问题。那些肛门失禁的儿童，任何超过此程度的污粪均需要进行特殊的治疗，通过饮食和药物来调整粪便的黏稠度，少渣饮食减少了粪便的体积并使之更趋于固态，抗蠕动药物，如洛哌丁胺

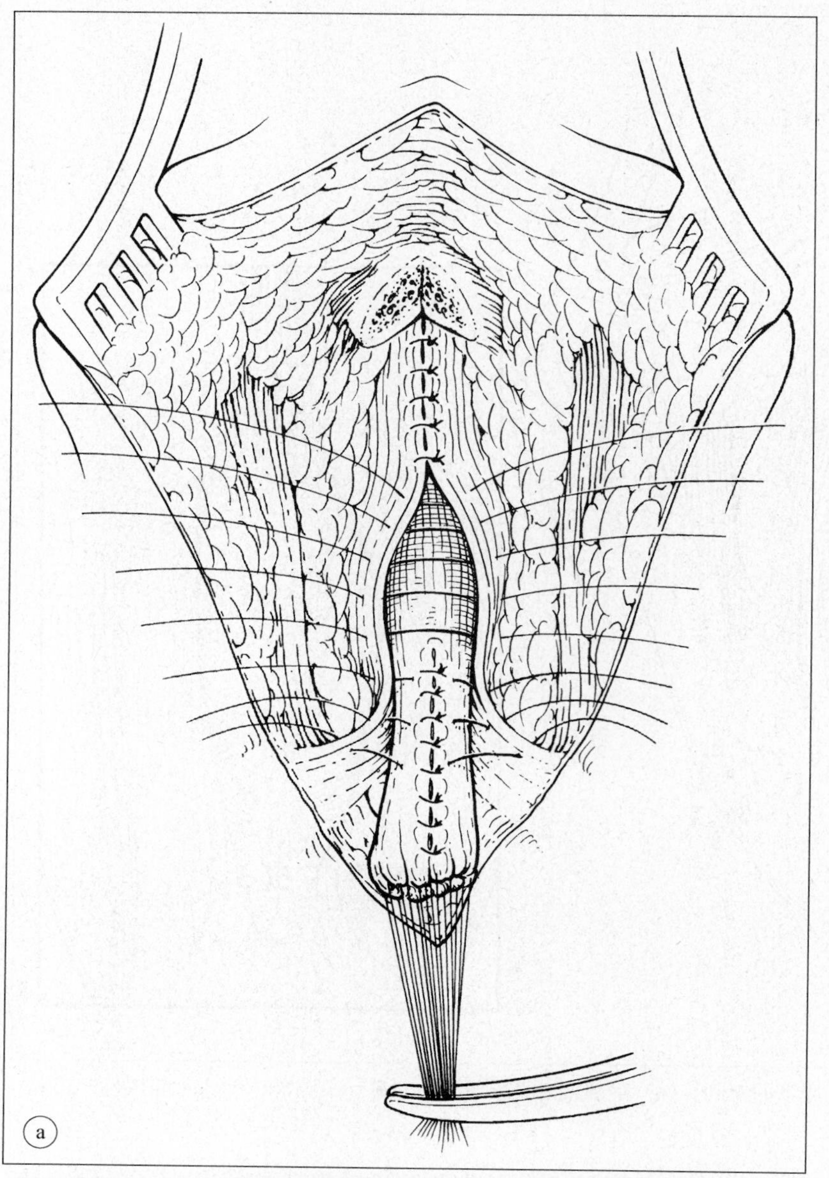

图 59.27 后矢状入路直肠肛门成形术：缝合修复自主的横纹肌机制。**(a)** 从尾骨至肌肉复合体的后部边界，重新缝合肛提肌。肌肉复合体的后部缝合限制于直肠的后壁上（续）。

增加了肠传输时间，从而促进了粪便内水分的吸收，结果是粪便更趋于固态，进一步降低了污粪和失禁的风险。

长期大便失禁的患儿，顺行结肠灌洗（ACE）技术是一个主要的治疗进展。这一技术主要为了解决患儿的社交心理问题，学龄儿童不能忍受每天或间断地自肛门灌肠或置入栓剂来实现清除粪便的目的，本技术的设计是利用阑尾这一可被管道化的管状结构来实现进入结肠的通道，从而完成顺行灌肠操作（Malone 等，1990；Malone，1995）（图 59.33）。通过节制的阑尾造口、每 24～48 小时给予一次顺行灌肠治疗，结肠内容物被排空，使患儿肛门部保持清洁。不能利用阑尾的情况下，可以选用回盲瓣（Malone，1995）。另外一个可供选择的办法是将一个胃造口用钮扣置入盲肠，利用后者实施灌肠。

顺行结肠灌洗（ACE）技术的应用，已经使许多严重失禁的直肠肛门畸形患儿获得粪便的节制，改善了生活质量。对继发于直肠肛门畸形、顽固性大便失禁的患儿推荐永久性结肠造口，已经非常罕见。

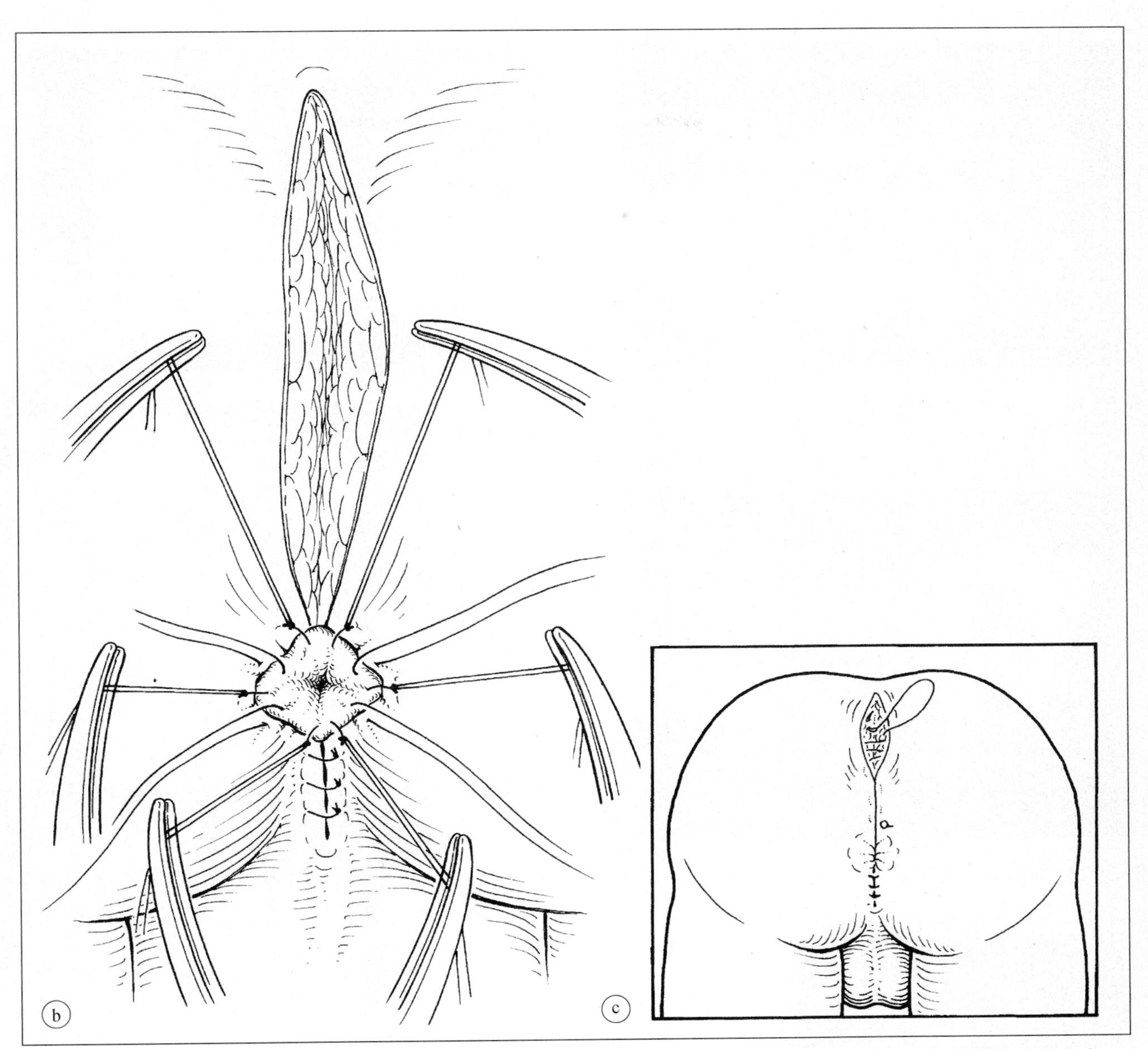

图 59.27（续）　（**b**）肛门成形术：将肠管的全层与皮肤缝合，并使肛门限于肌肉复合体和外括约肌纤维的边界之内（**c**）。来源自：Paidas 和 Peña（1997）。

并发症

虽然直肠肛门畸形本身罕见导致患儿死亡，但是相关的心脏和其他一些重要的畸形可能导致死亡（Rintala 等，1991）。与以往报道的修复手术相比，后矢状入路直肠肛门成形术，其术后并发症的发生率是相当低的（Rintala，1998）。Peña 报道的大宗病例研究提到，需要较大的、二次手术等严重并发症的发生率仅为 2%，大多数发生于泄殖腔畸形修复术后（Peña，1995）。然而，该术式仍可能出现一些早期的并发症，如会阴部感染、切口裂开、尿道、输精管或阴道的损伤，以及盆神经的损伤导致神经源性膀胱。术前未充分评估畸形的病理解剖、未置入尿管的情况下实施手术操作，都会增加尿道损伤的危险性。对可能存在的直肠尿道瘘近端解剖得不仔细，或没有意识到直肠-膀胱颈部瘘这一解剖异常的存在等，都会导致前列腺、精囊和膀胱基底部的损伤。

远期并发症包括缺血或术后扩肛不充分形成的肛门狭窄，以及直肠黏膜脱垂，这些并发症的发生率低于传统术式。阴道狭窄和尿道阴道瘘是泄殖腔修复术后可能出现的并发症。

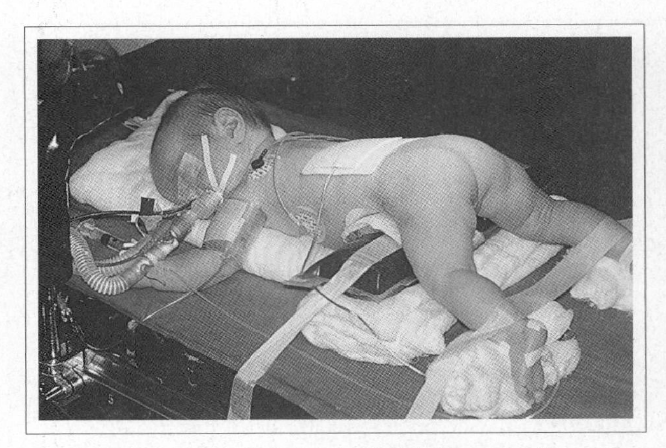

图 59.28 后矢状入路直肠肛门成形术的患儿体位。

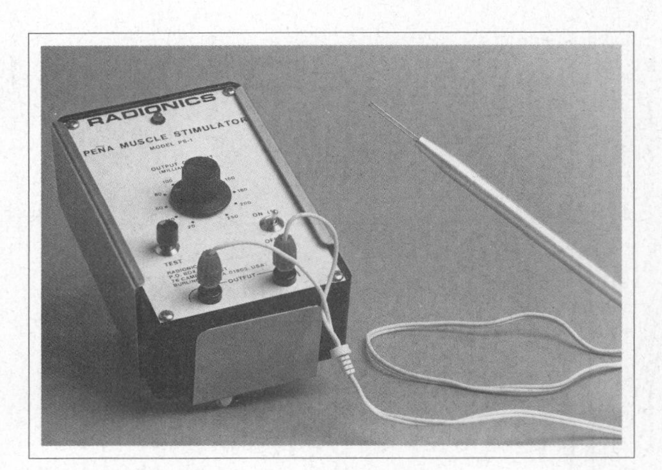

图 59.29 肌肉电刺激器。

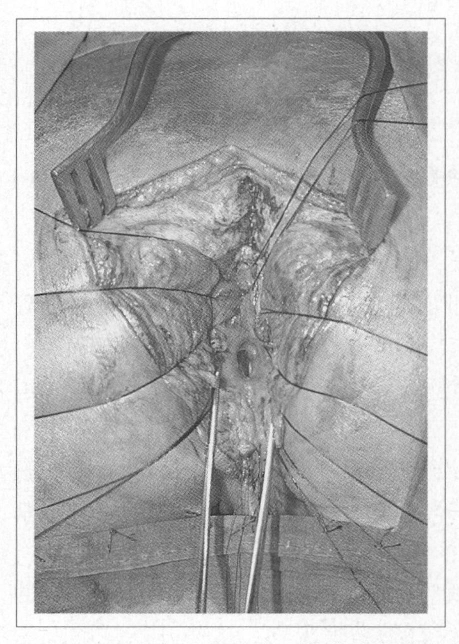

图 59.30 一个3岁男孩，带有结肠造口接受直肠肛门重建手术。术中所见：通过后矢状入路显露直肠尿道瘘，于支持线之间打开直肠，通过瘘可见尿管。

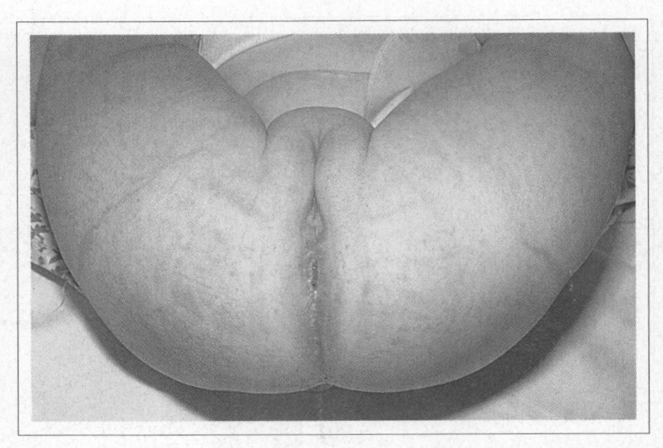

图 59.31 一个女孩，后矢状入路直肠肛门成形术后早期的外观表现。

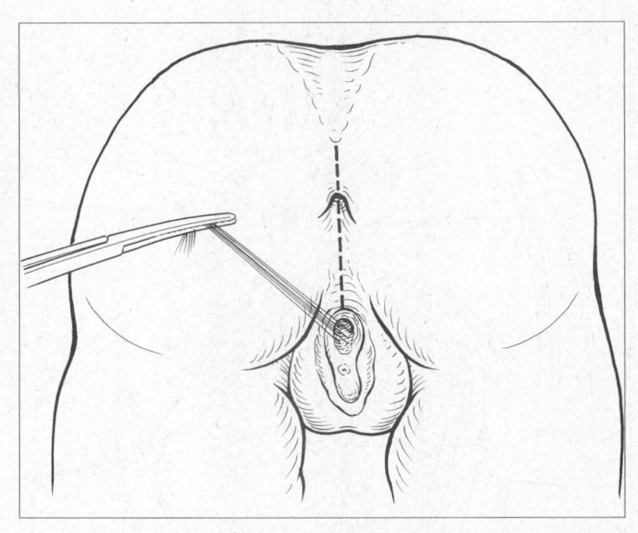

图 59.32 后矢状入路直肠肛门成形术修复直肠前庭瘘。手术之初首先应该做的步骤是利用牵引线控制瘘。来源自：Paidas 和 Peña（1997）。

功能效果和预后因素

关于直肠肛门畸形修复术后功能恢复情况，文献报道差异很大。有关直肠肛门畸形患者肠道功能的评价标准，目前还未达成共识，不同研究报道中存在的一个主要问题是对大便失禁标准的评价差异极大。儿童时期肠道功能的评价可能会出现偏差，原因是这些功能结果的信息主要来自于父母，他们可能不想将不满意的结果报告给孩子的主治外科医生；父母亲也可能会忽略轻度和中度的节制功能缺陷，因为孩子的肠道功能自出生开始就不正常；或是对年龄更小的小孩，父母亲可能认为他们的肠道控制缺陷是一个向正常过渡的生理过程。任何病

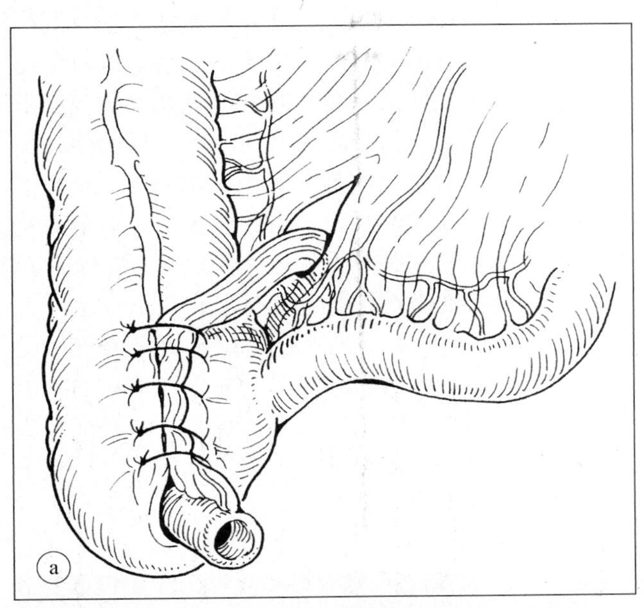

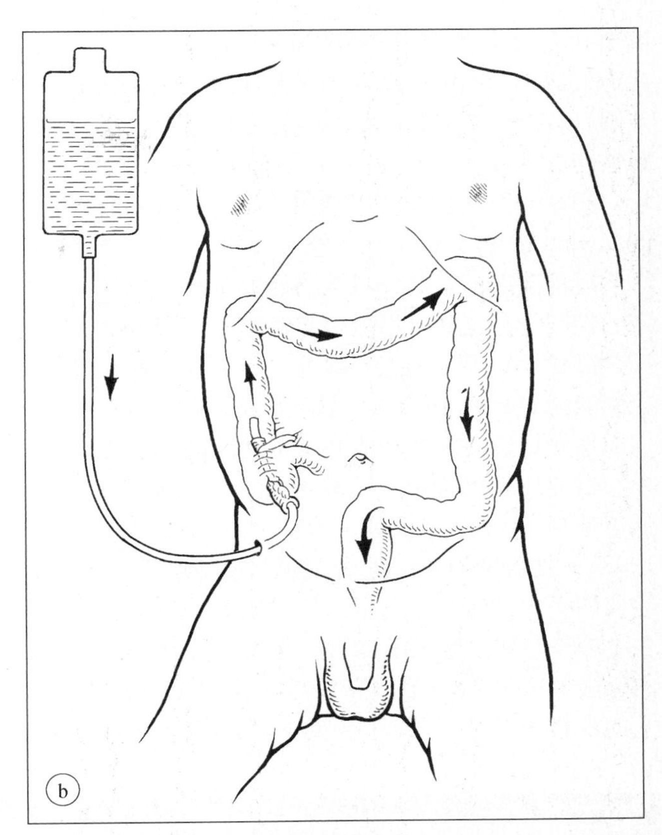

图 59.33 Malone ACE 方法。来源自：Malone（1995）。

例，只有达到成年阶段，成为一个独立的个体，才能够评价可能的肠道控制缺陷所造成的社会后果，否则不能评价他们的最终结果。

非常明确的是，直肠肛门畸形的类型对于功能结果来说是一个至关重要的决定因素。低位畸形的患儿更可能获得节制，但也可能经常发生便秘。一些长期随访研究发现低位畸形术后污粪的发生率是10%～17%（Ong 和 Beasley，1990；Rintala 等，1997）。许多高位畸形的患儿在其整个童年期均要遭受大便失禁的痛苦，大约 1/3 的儿童在其童年早期和学龄期可能会获得自主的肠道控制，没有或仅有轻微污粪（Peña，1995；Rintala，1998）。患儿步入青春期后，粪便控制能力会明显改善（Rintala 和 Lindahl，2001b），其中一半甚至更多的患者可以获得完全的、社会接受的节制能力；这些患者具有可控的肠道运动，正常情况下不会出现污粪；这些改善似乎与便秘的消失有关。没有获得排便自主控制能力的患者，利用肠道粪便清理技术，绝大多数都能保持洁净。

另外一个功能性结果的决定因素是，是否存在骶骨缺陷（Peña，1995；Rintala 和 Lindahl，1995a）。如果两个以上的骶椎缺失，则常常合并盆底肌和会阴肌的发育缺陷，会阴呈现相对扁平的外观。与具有更正常骶骨的患者相比，这些病例通常存在一个更高位的直肠尿道或生殖道的瘘。其他各种潜在因素对于远期肠道功能的影响还不清楚，倾向于与高位畸形相关的（Levitt 等，1997）、隐伏的脊髓发育不良的重要性，保留内括约肌的作用，原发和继发的结肠动力异常的相对重要性等，目前还不清楚。

虽然直肠肛门畸形重建的手术方法可能对其预后具有重要的影响，但是这一观点还没有被明确提出。已有的观点认为，后矢状入路直肠肛门成形术的功能性结果优于其他传统术式，但这一观点有待证实，还没有后矢状入路直肠肛门成形术组与传统术式对照组进行比较研究的文献报道。现有的对比研究基于历史的病例记录资料。相对来说，这样做出的评价不太可靠。尚有一些关于后矢状入路直肠肛门成形术后远期功能结果的报道，对其效果存在争议（Langemeijer 和 Molenaar，1992；Mulder 等，1995；Bliss 等，1996）。一些外科医生报道了令人沮丧的结果，即大多数患儿需要辅助措施以维持可被社会接受的节制功能。Peña 的研究系列中，认为大约 1/3 高中位畸形的患儿获得了完全的肛门节制（Peña，1995）。作者的研究系列中，患儿的肠道功能与年龄和性别分布相似的正常儿童相比较，35%的患儿具有与年龄相适应的正常的肠道功能（Rintala 和 Lindahl，1995a）。

通常情况下，后矢状入路修复术后，患儿对尿液的控制能力良好，但泄殖腔畸形患儿以及严重或完全骶骨发育不全的患儿除外，因为他们存在排尿控制能力异常的必然因素。有关后矢状入路直肠肛门成形术后患者的性功能和生殖功能的远期随访结果，目前还未见报道。分娩可能对会阴造成损伤，低位畸形者可以完成正常的生育过程（Rintala，1998）。更高位的畸形患者常见性功能障碍，通过经典的手术方法对此进行治疗（Rintala 等，1991），生育减少。泄殖腔畸形的青少年女性存在月经失调的风险，Peña 的一个研究系列显示，22 例 14 岁以上的女性，其中 7 例月经正常，6 例为原发性闭经，9 例因特异性的妇科问题而需要手术干预（Peña，1998）。

需要对直肠肛门畸形的患儿进行仔细的随访，最好是在一个专业中心进行，贯穿患儿的整个童年时期。尤其是可以治疗的功能性并发症，如便秘，应该及时发现并早期治疗，以获得最佳效果。肛门节制功能不全者的治疗应该始于学龄前，以避免污粪所造成的灾难性的社会问题，使患儿参与到同龄儿的社交活动中。由于直肠肛门畸形术后的随访需要长期坚持、需要随访者掌握这一先天性复杂畸形的解剖和生理学专业知识，因此此项工作应该由特殊专业中心的专业医务工作者来完成。近年来，对直肠肛门畸形的潜在社会心理状态及其治疗也有关注（Ludman，1998）。虽然这些患儿更常表现出行为问题，但是社会行为适应不良并非与不良的功能性结果直接相关，而家长对于伤残儿童的态度是决定心理预后的主要因素。

第二部分：Hirschsprung 病

Hirschsprung 病（HD）的特点是直肠壁内神经节细胞的先天性缺失，这导致了功能性肠梗阻。神经分布的异常连续向近端肠管延伸，可累及不同的长度。

组织学特点

Harald Hirschsprung，这位丹麦的儿科学家，于 1887 年（图 59.34）首次对 Hirschsprung 病进行了全面的描述。他的报道发表于柏林的 *Society of Paediatrics*。他通过所治疗的两例婴儿，从出生直到死于顽固性便秘的过程，论证了这种疾病的临床和病理学特点。他记载了结肠和直肠的病理变化，并且提出：由于症状从出生就存在，因此疾病的起源应该是先天性的。他采用了“先天性巨结肠”的术语来描述近端肠管的扩张，并认为这种疾病的病因就在于此。

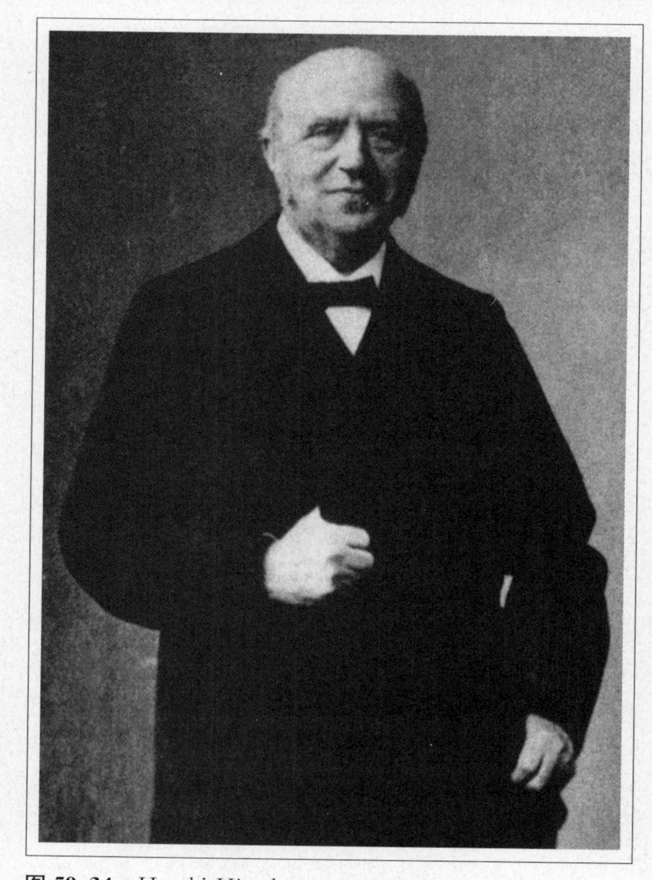

图 59.34 Harald Hirschsprung（1830—1916）。

Hirschsprung 有关巨结肠的理念一直流行，直到 20 世纪 40 年代末期，随着组织学（Zuelzer 和 Wilson，1948）、放射学（Ehrenpreis，1946）和临床循证的出现，才使人们接受了直肠是该疾患的病原所在。Zuelzer 和 Wilson（1948）被认为首先描述了全结肠无神经节细胞症的临床病理。

组织学诊断

虽然 Tittel（1901）首次报道了大肠远端神经节细胞缺失，但是直到 20 世纪 40 年代末期，其作为原发性病理改变的关键作用才被人们所认知。随后，Zuelzer 和 Wilson（1948），Alvarez（1949）和 Bodian 等（1949）明确阐述了狭窄段肠管神经节细胞缺失的事实。Whitehouse 和 Kernohan（1948）还报道了肌间神经丛异常神经干的出现，这样 Hirschsprung 病的组织学诊断标准就得到确立。后来，Kamijo 等（1953）描述了在肥厚的神经束内乙酰胆碱酯酶的活性明显增强。近端正常神经分布的肠管与无神经节细胞肠段之间是移行带，其特点是神经节细胞的消失以及异常神经干的出现（Gherardi，1960）（图 59.35）。

生理学研究

Swenson 等（1949a，b）论证了正常个体的结肠推进波可向远端传播，直达肛门，但是在 Hirschsprung 病的狭窄肠段却不能观察到这一现象。Hiatt（1951）虽然进一步证实了狭窄近端肠管存在正常的蠕动，但是整个远端肠管呈现“节律的总体收缩”状态，在给予新斯的明后这种病理生理状态得以放大。基于这种远端肠管功能性梗阻的理念，Swenson 和 Bill（1948）设计了一种切除狭窄的肠段，保留肛门和括约肌的术式。

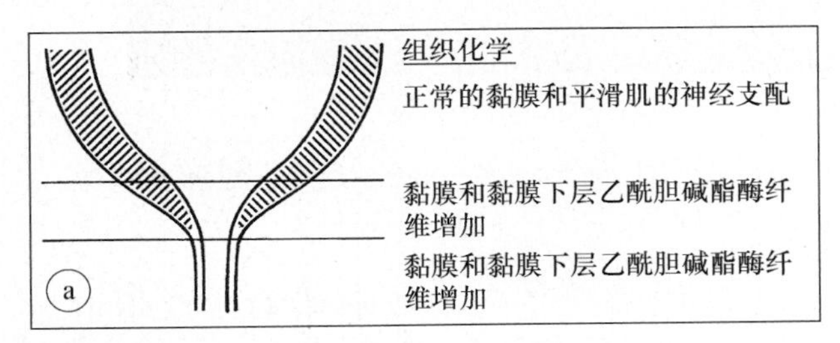

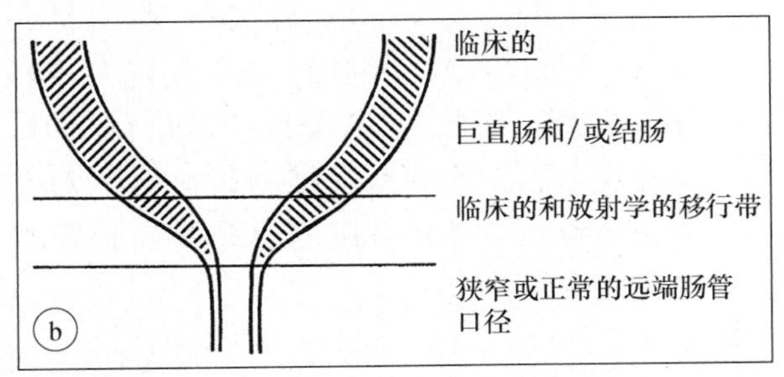

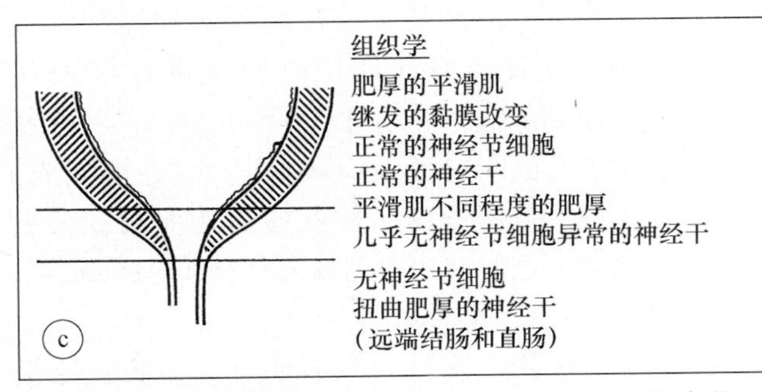

图 59.35　模式图代表了 Hirschsprung 病。（**a**）临床的；（**b**）组织病理学的；（**c**）组织化学的发现。

病理生理学

疾病的分布

无神经节细胞症中 70%～80%的患儿，其病变限于直肠和乙状结肠（典型的或短段型 HD）（图 59.36 和图 59.37）。然而，在 10%～15%的患儿，病变可能延伸至包括降结肠，脾曲或横结肠（长段型 HD）。8%～12%的患儿病变累及整个结肠和回肠末端不同长度（全结肠无神经节细胞症）（Swenson 等，1973；Ikeda 和 Goto，1984；Suita 等，1997；Engum 和 Grosfeld，1998）。大约 1%的病例，神经节细胞的缺失自直肠向近端延伸直到空肠或十二指肠（分别称为广泛或全肠无神经节细胞症）（Talwalker，1976；Senyuz 等，1988）。肛门内括约肌失弛缓（ISA）是一种罕见的临床病理状态，表现与 Hirschsprung 病相似。ISA 的诊断标准是直肠肛门测压时，球囊的扩张不会出现肛门内括约肌的松弛，而直肠活检结果正常。据估计，在所有无神经节细胞症的患儿中，ISA 的发生率为 10%～15%（Holschneider 和 Puri，2000）。

正常神经支配的近端肠管通常呈扩张状态，年龄较大的患儿表现为平滑肌的明显肥厚。虽然节段性或区域性的无神经节细胞症很罕见，但是已经有几位学者对此进行了描述（MacIver 和 Whitehead，1972；Martin 等，1979；Chadarevian 等，1982）。

神经支配的异常

肠的神经支配既有外源性的也有内源性的；后者又被分成肌间神经丛，主要负责运动，以及黏膜下神经丛，主要与感觉和分泌运动功能相关。HD 病例，大肠远端的两个神经丛内均缺乏神经节细胞，而肥大的神经干的出现导致了肠管呈现出张力性收缩状态，从而导致了功能性肠梗阻（图 59.38），这也可能是外源性神经延伸终止的表现（Tam 和 Boyd，1991；Kobayashi 等，1994a）。

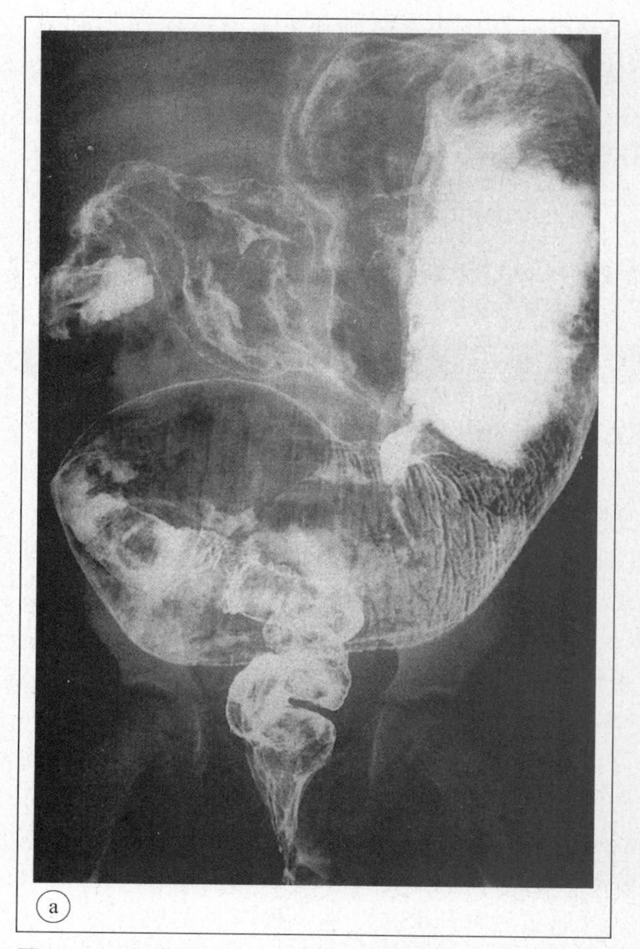

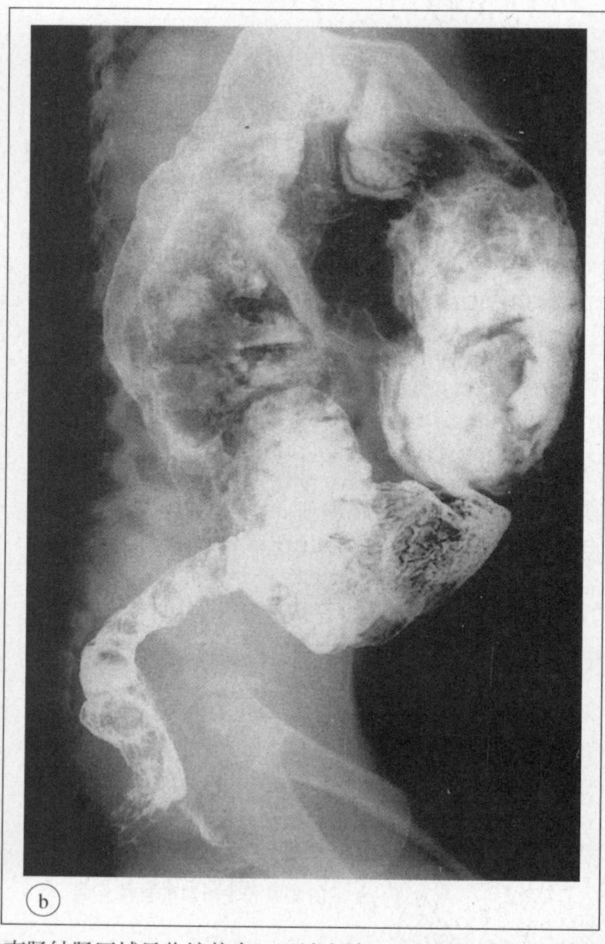

图 59.36 钡灌肠显示 Hirschsprung 病的典型表现。无神经节的直肠结肠区域呈收缩状态，近端有神经支配的肠管呈扩张状态。

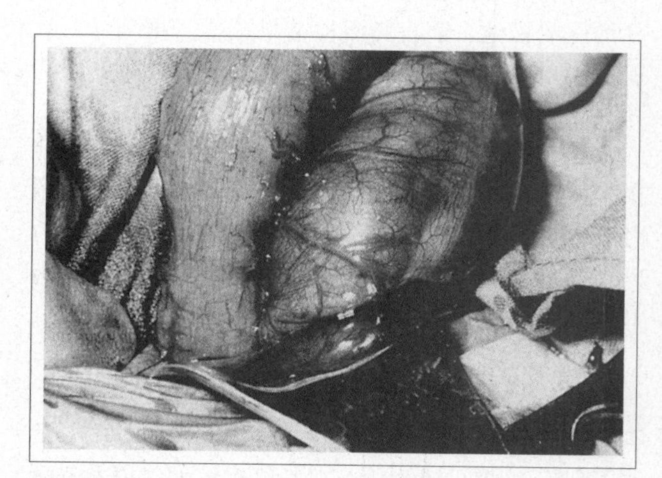

图 59.37 典型的 Hirschsprung 病的术中表现。有神经节细胞的肠管呈扩张改变，接近无神经节细胞肠管逐渐变细。

已经明确了 Hirschsprung 病中几种神经支配的异常：

- 肾上腺素能神经：与正常肠管相比，无神经节肠管的外源性肾上腺素能神经支配和神经递质去甲肾上腺素的浓度均增加（Garrett 等，1969；Touloukian 等，1973；Bennett 等，1986）。然而，正常情况下肾上腺素能神经纤维的活性与肠管的松弛相关，因此肾上腺素能神经纤维的高活性不太可能用来解释无神经节细胞巨结肠症肠管的张力性收缩。
- 胆碱能神经：与近段有神经节的肠段相比，无神经节的结肠呈现出胆碱能神经纤维的增生以及神经递质乙酰胆碱的过度表达（Kamijo 等，1953；Vizi 等，1990）。后者刺激了乙酰胆碱酯酶（AChE）的过度生成，无神经节肠段酶活性的增加能够通过组织化学染色的方法得到检测（Meier-Ruge 等，1972）。
- 非胆碱能，非肾上腺素能神经：肠管也受一组被称为非胆碱能非肾上腺素能的内源性自律神经的影响，内含各种肽类（所谓

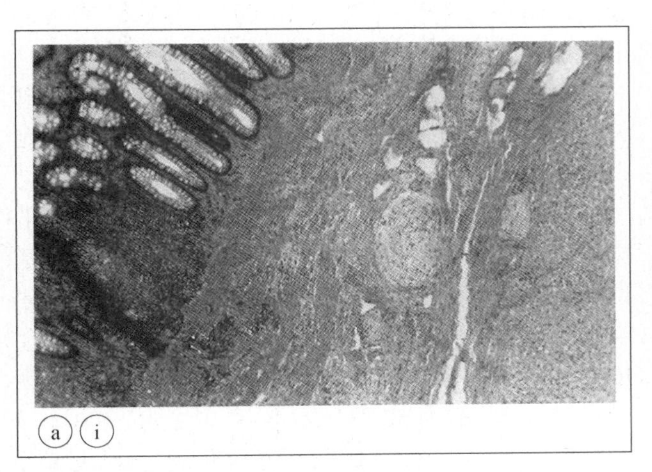

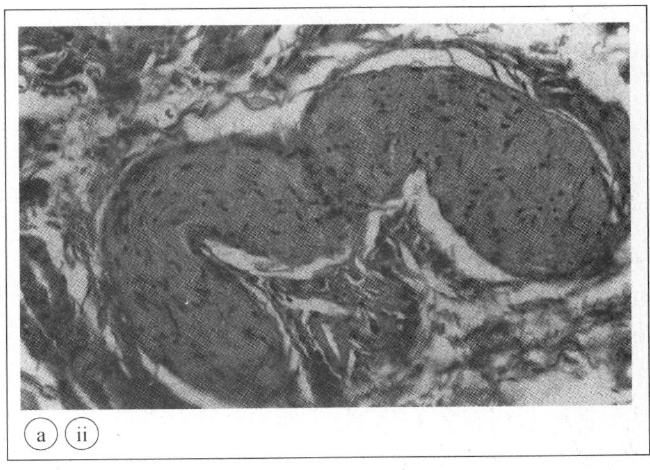

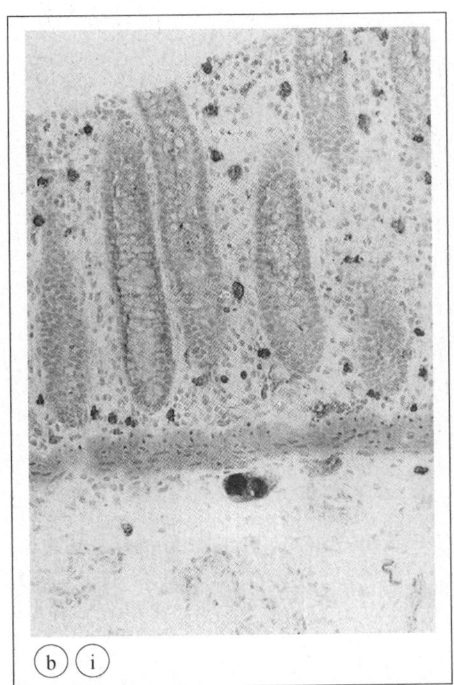

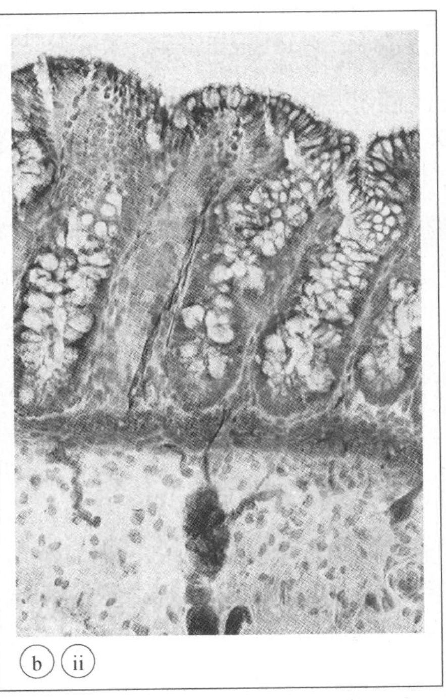

图 59.38　（a）（i）和（ii）Hirschsprung 病的组织学表现，这些切片呈现出神经节细胞的缺失以及神经的增粗。（b）（i）正常直肠活检标本的乙酰胆碱酯酶染色；（ii）Hirschsprung 病者标本的乙酰胆碱酯酶染色。

的 NANC 或肽能神经）。这些纤维异常的神经支配方式可能对无神经节细胞巨结肠症的病理生理产生重要的影响。

1990 年发现，一氧化氮作为肠的 NANC 神经递质（Bult 等，1990）会影响平滑肌的松弛，由此产生了受累肠管张力性收缩机制的假说。即无神经节细胞巨结肠症患者，其无神经节结肠的平滑肌缺乏含有一氧化氮合成酶的神经支配（Bealer 等，1994）。内括约肌失弛缓的患者，其内括约肌的肌间神经丛内也缺乏含有一氧化氮合成酶的神经支配（De Caluwe 等，2001）。

生理学特点

无神经节细胞巨结肠症的患者，存在不同程度的远端流出道阻力，流出道梗阻的程度与无神经节肠段长短有关。无神经节细胞巨结肠症的直肠测压检查发现几种异常表现，无神经节肠段以上，基础的节律性收缩以及自发的和刺激性的推进波的振幅可能会增加（Lawson 和 Nixon，1967；Aaronson 和 Nixon，1972）；无神经节的直肠可能存在自发性收缩但缺乏蠕动波；唯一一贯不变的测压表现就是直肠肛门抑制反射的缺失。

发病率和流行病学

Hirschsprung 病的发病率大约是 5 000 个活婴中发生 1 例（Goldberg，1984）。Spouge 和 Baird（1985）通过英国哥伦比亚的一个大群组的研究揭示其发病率为 4 417 例活婴中有 1 例。Hirschsprung 病中男孩比女孩更容易受累及，其总体的比例为 4∶1（Goldberg，1984；Sherman 等，1989；Russell 等，1994；Sarioglu 等，1997a）。对于全结肠无神经节细胞症（TCA），性别的比例是 1.5∶1（Passarge 1967；Spouge 和 Baird，1985；Cass 和 Myers，1987；Russell 等，1994）。虽然 Hirschsprung 病在儿童的发病率，黑人和白人相似（Kleinhaus 等，1979），但是长段型者更常见于白人（Engum 和 Grosfeld，1998）。

病因学

虽然目前并不清楚 Hirschsprung 病的病因学，但涉及一些因素，它们通过一个共同的通路起作用，导致来自迷走神经嵴的前体细胞移行和分化异常。

神经嵴细胞的移行

肠神经节细胞被认为是来自迷走神经的神经嵴细胞（Fujimoto 等，1989），大约在 4 周胎龄的人胚食管中，这种起源的成神经细胞可见。妊娠的第 5 周到第 12 周，它们沿肠移行直到肛管，在环肌层外形成肌间神经丛；间充质的纵肌形成后，形成了对肌间神经丛的夹心状包裹，随后形成黏膜下神经丛，它们是肌间神经丛的成神经细胞移行的结果。鸟类的研究强有力地表明：骶神经嵴对后肠的肠神经系统起作用（Burns 和 Le Dourain，2001），这是否为哺乳纲的一个特点，目前并不清楚。

神经嵴起源的细胞沿限定的路线移行。路线的选择主要通过促进和减弱黏附的分子的组合平衡来决定，包括细胞外的基质蛋白。除了肠神经节细胞，神经嵴细胞还形成内分泌、颅面、圆锥干和色素组织。

Hirschsprung 病涉及的基因

Hirschsprung 病的病因学与遗传因素有关，可呈现家族发病。有报道，典型的 Hirschsprung 病家族发病率为 4%～8%（Puri 和 Shinkai，2004）。全结肠无神经节细胞症的家族发病率在 15%～20%之间。同胞之间的发病风险与先证者的性别相关；无神经节细胞症累及的范围更广泛，其在同胞中的发病风险越高（Badner 等，1990）。

近年来有关分子遗传学的进展，尤其是诸如花斑致死小鼠、致死斑点小鼠和斑点致死鼠的动物模型已经证实：Hirschsprung 病是一种可以表现为常染色体显性遗传、常染色体隐性遗传以及多基因遗传方式的遗传性疾患。导致 Hirschsprung 病的常染色体显性基因被认为定位于染色体 10q11.2（Lyonnet 等，1993），10 号染色体的这一区域编码 *RET* 原癌基因。目前已经认知，*RET* 原癌基因为 Hirschsprung 病的主要易感基因（Romeo 等，1994）。*RET* 相应的配体是神经胶质起源的神经营养因子（GDNF）。在人类的 Hirschsprung 病，长段型 RET 的突变频率为 70%～80%，家族性病例中其突变频率为 50%，散发病例为 15%～20%。某些不常见的 Hirschsprung 病例与配体基因（GDNF）有关（Puri 和 Shinkai，2004）。

内皮素信号通路研究中还发现引起家族性 Hirschsprung 病的其他遗传异常，内皮素 B 受体基因（EDNRB）位于染色体 13q22（Puffenberger 等，1994；Tanaka 等，1998），而其相应配体内皮素-3 则位于染色体 20q13。基因和相应的配体对于肠神经元的发育均至关重要（Baynash 等，1994）。不到 10%的 Hirschsprung 病例会发生内皮素信号的突变。

与 HD 相关的其他基因突变包括 ECE-1，SOX10，Phox2b，neurturin，Pax3 和 SIP1，平均不足 1%的 HD 病例与这些基因的突变有关。

与 HD 相关的唐氏综合征以及其他染色体异常，以及各种遗传决定的综合征，进一步强调了遗传因素对这些疾病状态的影响。

临床表现

Hirschsprung 病在新生儿期出现典型表现，实际上所有患儿在生后头几天就会出现症状，症状的严重程度变化广泛。新生儿期的症状可能消退，直到更晚些时候再次表现出来。

新生儿阶段

胎粪排泄延迟是主要症状，并且经常伴随进行性腹胀、喂养困难、呕吐（图59.39）。95%以上的健康足月婴儿在生后24小时内第一次排便（Sherry和Kramer，1955）。大约60%的Hirschsprung病婴儿在这一阶段无粪便排出（Lewis等，2003；Singh等，2003）。尽管胎粪排泄延迟超过48小时的足月新生儿被提示可能患有Hirschsprung病，但这却亦是早产儿的一个正常表现（Weaver和Lucas，1993）。

婴儿和儿童的早期阶段

那些新生儿期症状不太严重的婴儿可能在几周甚至几个月内处于一个相对正常的排便状态，但是所有病例均会复发便秘，可能伴随或不伴随腹胀，缓泻剂或灌肠可缓解上述症状。症状通常表现为亚急性或持续性，常常使患儿的正常生长发育受到限制。保守治疗的效果不如慢性便秘患儿效果好，持续性排便困难。西方国家，慢性便秘在儿童非常常见；因严重便秘求助于儿外科医生的儿童中罕见Hirschsprung病，大多数症状可追溯到婴儿早期。

成年阶段

虽然，成年阶段才表现出Hirschsprung病非常罕见，但是此种情况已经得到了很好的认知（图59.40）。大多数患者属于短段型，要与那些特发性巨直肠或巨结肠的患者进行鉴别（参见第19章）。长期便秘的任何患者均应排除Hirschsprung病，尤其是那些症状开始于婴儿早期或主要依靠栓剂或灌肠的患者。

非典型表现方式

Hirschsprung病小肠结肠炎

Hirschsprung病小肠结肠炎是Hirschsprung病一种严重的并具有潜在致命风险的并发症。该状态的特点是腹胀、暴发性腹泻、呕吐以及发热，但是症状表现的严重程度有所不同（Bill和Chapman，1962）。5%～15%的Hirschsprung病患儿术前会发生小肠结肠炎（Rescorla等，1992；Reding等，1997；Teitelbaum和Coran，1998）。典型者在新生儿期或婴儿早期起病，可能同时表现出Hirschsprung病的特点。经历不太复杂的根治性拖出手术的患儿，术后小肠结肠炎的发生率平均为15%～20%（Mishalany和Woolley，1987；Sherman等，1989；Yanchar和Soucy，1999）。典型的拖出术后的小肠结肠炎发生于术后2年之内（Swenson等，1975），是造成该病晚期死亡的一个原因（Marty，1995）。小肠结肠炎更常见于长段型患者，尤其是那些全结肠无神经节细胞巨结肠症者（Hoehner等，1998；Tsuji等，1999）。

腹部放射性平片通常表现为结肠的显著扩张。急性期应该避免行对比灌肠检查，以防结肠穿孔。虽然典型病例的小肠结肠炎主要累及扩张的神经节细胞肠段（Swenson等，1975），但是也可能累及无神经节细胞肠段。早期的组织学改变包括腺管扩张以及黏蛋白的潴留，病情进展者表现为腺管炎和脓肿的形成。严重病例会出现显著的黏膜溃疡，进

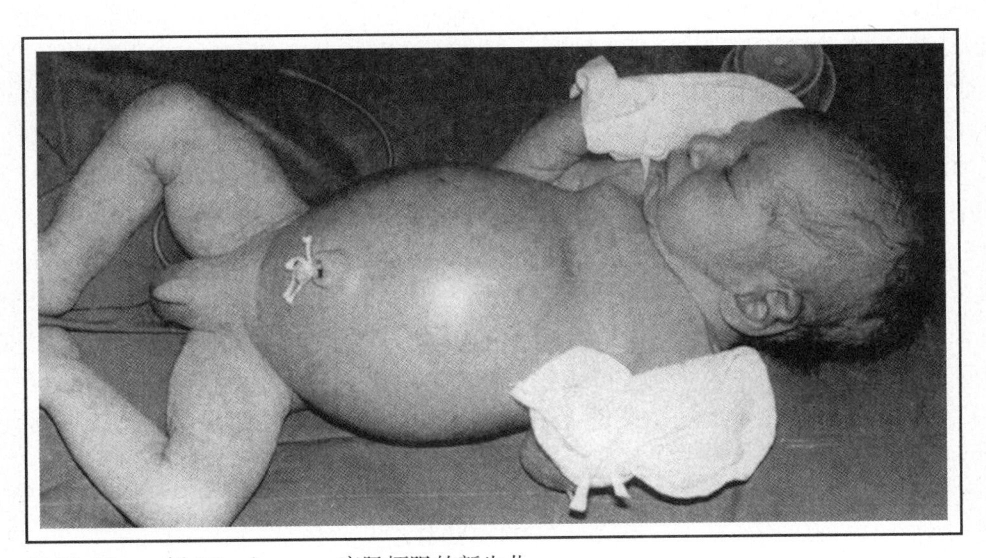

图59.39 一例Hirschsprung病肠梗阻的新生儿。

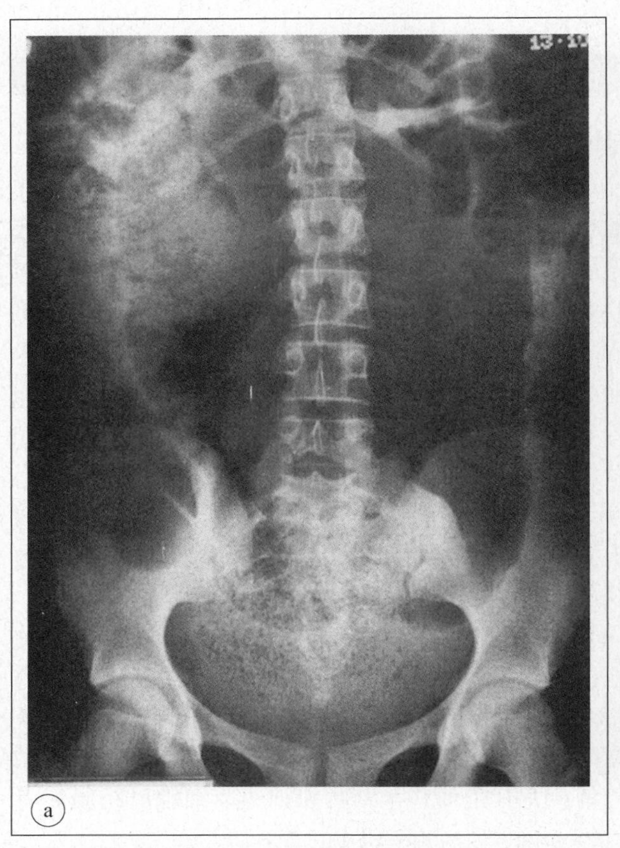

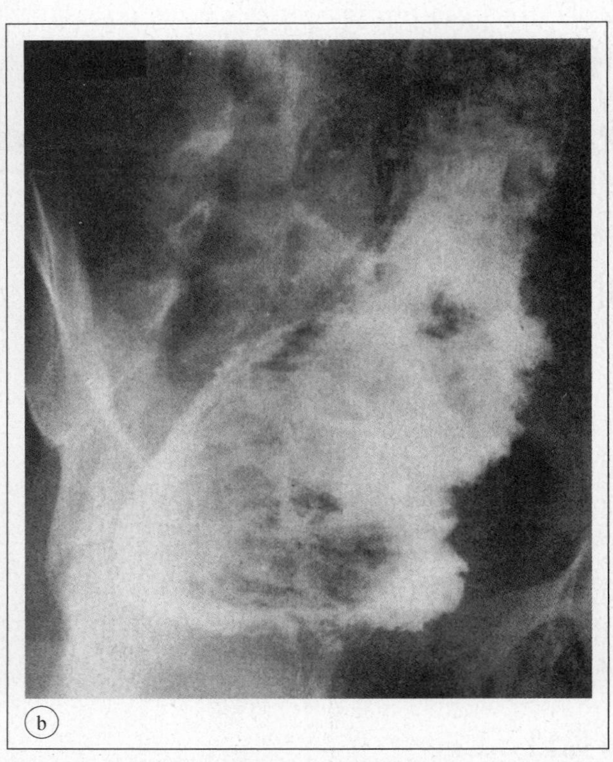

图 59.40 成人早期阶段的 Hirschsprung 病。这个 16 岁的女孩因腹胀而出现呼吸窘迫。(**a**) 腹部平片显示巨直肠外观，内充满浓缩的粪便，一直延续至膈肌水平。(**b**) 同一个病人的钡灌肠检查显示，病变呈短段型。

一步进展将导致结肠穿孔。年龄较大的儿童以及有症状的 Hirschsprung 病患儿，可能进展成为组织学上类似于炎性肠病的慢性小肠结肠炎（Sherman 等，1989；Rintala 和 Lindahl，2001a）。

Hirschsprung 病小肠结肠炎的病因多元化，远端肠梗阻看起来是一个重要的因素。虽然有几种细菌和病毒已经被认为与小肠结肠炎的发病机制有关，但是在急性期细菌培养通常不会有任何致病性细菌的阳性发现。有几项研究集中于黏膜防御机制改变在小肠结肠炎发病机制中的作用（Akkary 等，1981；Fujimoto 和 Puri，1988）。结肠黏膜含有几种黏附及灭活病原微生物的机制，包括特异性糖蛋白和分泌型 IgA，黏蛋白成分的改变（Aslam 等，1998）或黏膜免疫力的改变（Imamura 等，1992），可能在小肠结肠炎的发展中起重要作用。

通常直肠内反复插入大口径软管可达到充分的肠管减压，是治疗 Hirschsprung 小肠结肠炎的基本措施。如果单纯的直肠内置管不能实现减压，则加用温生理盐水仔细地灌洗。严重的病例应该静脉给予广谱抗生素。如果肠灌洗治疗不能使症状得到缓解，则要行无功能肠管近端的造口术。

肠穿孔

肠穿孔在 Hirschsprung 病罕有出现，如果出现，大多数发生在新生儿期（Newman 等，1987；Stringer 和 Drake，1991；Sarioglu 等，1997b）（图 59.41）。

大多数的穿孔发生于近端结肠、阑尾或回肠末端。短段型和长段型 HD 都可能因神经节细胞肠段的穿孔而使病情变得复杂，而在全结肠无神经节细胞症，穿孔倾向于发生在无神经节细胞肠段（Stringer 和 Drake，1991；Surana 等，1994）。穿孔似乎是与肠腔内压力增加相关，而非小肠结肠炎（Stringer 和 Drake，1991）。如果急诊手术过程中不能进行冰冻切片组织学检查，则造口的近端一定要位于扩张段肠管，应该自造口远端肠管多处取活检以便获得术后的组织学检查。

胎粪栓和肠梗阻

新生儿期表现出胎粪梗阻的病例应该进行有关

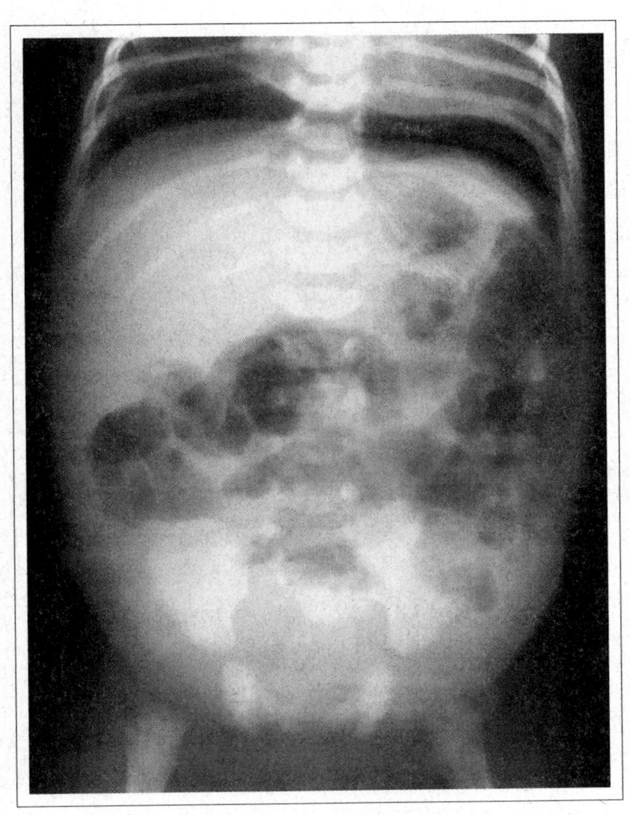

图 59.41　与全结肠无神经节细胞症相关的新生儿肠穿孔。

HD 的全面检查。新生儿 HD 伴随胎粪栓梗阻的发生率可能高达 40%（Burge 和 Drewett，2004）。偶尔全结肠无神经节细胞巨结肠症的临床和放射学检查特点与囊性纤维化导致的胎粪肠梗阻的情况相似（Stringer 等，1994），因此应该对非囊性纤维化的胎粪肠梗阻患者实施直肠活检，以除外 HD。

鉴别诊断

新生儿期，一定要考虑到是否还有其他功能性和机械性肠梗阻的疾病，包括早产儿肠功能不良、左结肠细小综合征（图 59.42）、胎粪栓综合征、胎粪性肠梗阻、远端肠闭锁、肛门异常以及坏死性小肠结肠炎。对于年龄较大的婴幼儿和儿童，Hirschsprung 病与严重的慢性特发性便秘的鉴别诊断是一个典型的临床问题。所有的儿童均需要进行 HD 与肠神经元发育不良，神经节细胞减少症和慢性肠假性梗阻的鉴别诊断（Puri，1997）。

相关异常

5%～15%的 HD 患儿发生相关的先天性异常

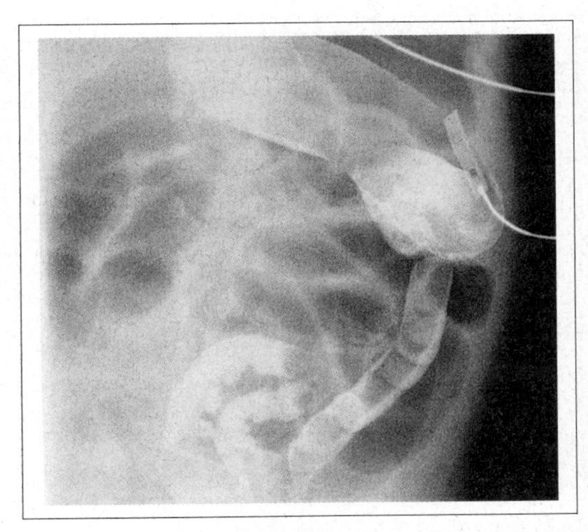

图 59.42　一例小左结肠综合征新生儿的对比灌肠造影。通常需要行直肠活检以除外 Hirschsprung 病。

（Cass，1990；van Dommelen 等，1994；Sarioglu 等，1997a），最常见的相关异常是唐氏综合征，与 HD 相关的发生率报道为 3%～14%（Caniano 等，1990；Sarioglu 等，1997a；Engum 和 Grosfeld，1998）。现在已知，还有一些与 HD 相关的其他染色体异常和综合征（Reynolds 等，1983；Stannard 等，1991；van Dommelen 等，1994；Sarioglu 等，1997a；Croaker 等，1998）（表 59.5）。据报道与 HD 相关的心脏、泌尿生殖系统、中枢神经系统和其他胃肠道畸形等的每一种畸形的发生率为 5%～7%（Engum 和 Grosfeld，1998）。

HD 患者会表现出神经嵴起源器官的异常，先天性中枢性肺换气不足综合征（Ondine 灾难）（与 HD 并存时称为 Haddad 综合征）和 Waardenburg 综合征常与 HD 相关（Badner 等，1990；Moore 和 Johnson，1998；Amiel 和 Lyonnet，2001）。其他相关异常包括多发性内分泌瘤（MEN2a 和 MEN2b），后者也与 RET 原癌基因的突变相关（Decker 和 Peacock，1998）。

肠神经元发育不良

肠神经元发育不良包括一组肠神经支配的组织学异常，与 Hirschsprung 病不同，由 Meier-Ruge 于 1971 年首次描述。肠神经元发育异常可能单独存在（Scharli 和 Meier-Ruge，1981），更常见于与 Hirschsprung 病伴发、累及无神经节细胞肠段近端不同长度的肠管。虽然现阶段对肠神经元发育不良与 Hirschsprung 病的相关性的认识已经明确，但

表 59.5 与 Hirschsprung 病相关的染色体畸形和综合征

染色体畸形
21 三体综合征（Down 综合征）
10 号染色体缺失（q11.2-q21.2）
13q 的间隙缺失
2p22 的间隙缺失和交互异位（p21；q22）
18 三体嵌合体
综合征
Waardenburg 综合征（常染色体显性）
Von Recklinghausen 综合征（常染色体显性）
多内分泌瘤 2 型（常染色体显性）
G6PD 缺陷（X 连锁隐性）
D 型指（趾）过短（X 连锁隐性）
小头畸形和虹膜缺损（常染色体隐性）
Smith-Lemli-Optiz 综合征
中心性低换气综合征（Ondine 灾祸）
Müllerian 管持久存在综合征
Goldberg-Shprintzen 综合征
Rubinstein-Taybi 综合征
Rubinstein-Taybi 综合征
Kaufman-McKusick 综合征
Pierre-Robin 综合征
Dandy-Walker 综合征
与唇裂、腭裂、手畸形、先天性耳聋等相关的各种其他畸形

不能确定其发病率。有作者报道，25%～35%的 Hirschsprung 病伴发肠神经元发育不良（Fadda 等，1987；Scharli，1992；Kobayashi 等，1995），但是另有些作者认为这种情况罕见发生（Smith，1992；Teitelbaum 和 Coran，1998）。

IND 的典型特点是黏膜下神经丛的增生，黏膜下血管周围乙酰胆碱酯酶染色阳性的神经纤维的增加（专性标准），伴发异位神经节以及固有膜乙酰胆碱酯酶活性增加。Meier-Ruge 和他的同事报道（1994 年）包含 7 个以上神经节细胞的巨大神经节是该病诊断标准中最重要的。在诊断神经元发育不良时存在几个问题。神经元发育不良的主要标准是神经节细胞增多症的出现，例如在一个神经节中出现过多数目的神经节细胞，以及黏膜下丛出现巨大神经节。然而，每一神经节内神经节细胞的数量呈现一种年龄依赖性现象；即患儿年龄越大，神经节内神经节细胞的数量会越少（Wester 等，1999）。这样就使对活检标本的病理解释存在困难。即使诊断神经元发育不良已经规定了既定的标准，不同检测者做出的诊断也存在明显的差别（Koletzko 等，1999）。

肠神经元发育不良被认为是 Hirschsprung 病根治性手术后出现梗阻症状的原因（Kobayashi 等，1995）。然而，组织学的异常和临床体征、症状以及预后的关联性很差（Koletzko 等，1993；Cord-Udy 等，1997）。有报道，某些肠神经元发育不良的新生儿病例会出现自发性临床康复（Munakata 等，1985；Rintala 等，1989），并伴随组织学正常化（Rintala 等，1989）。

Hirschsprung 病的诊断

尽管没有一种检查是明确可靠的，但是有经验的病理专家对一个取材充分的直肠活检标本所进行的组织学诊断是金标准。

放射学

新生儿的腹部平片上呈现出远端肠梗阻的表现（图 59.43），特征表现是多个扩张的肠袢以及直肠缺乏气体阴影。

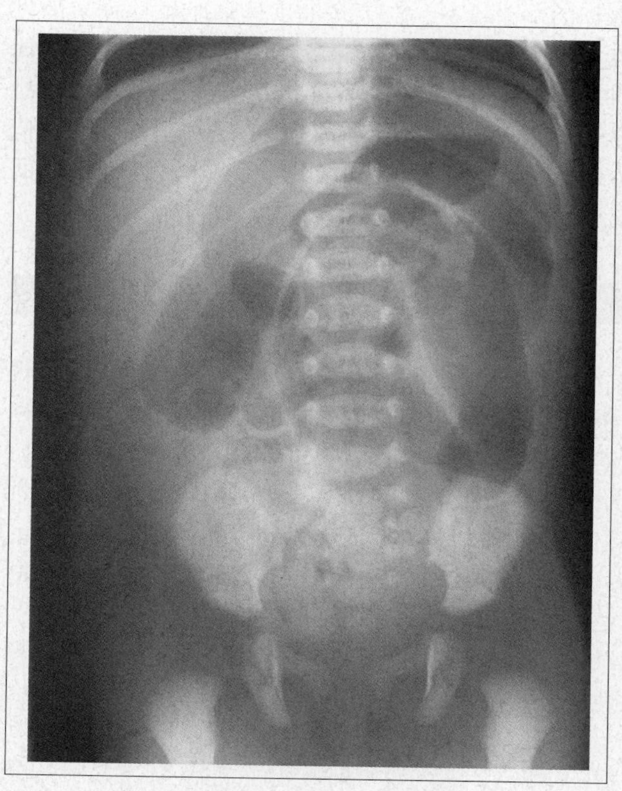

图 59.43 一例新生儿 Hirschsprung 病的腹部 X 线平片，肉眼可见结肠扩张。

使用稀释的钡剂或等张的水溶性介质进行对比灌肠检查，有助于HD的诊断，尤其是判断病变的范围。然而，假阳性和假阴性的结果都可能出现。典型表现是：造影剂勾勒出未扩张的远端肠管、锥形的移行带和近端扩张肠管的轮廓（图59.44）。在Hirschsprung病例，锥形并不一定总是出现（图59.45）。Rosenfield等（1984）指出即使直肠乙状结肠区域出现锥形结构，诊断的准确率也仅有73%。婴儿不应该在检查前行直肠灌洗治疗，这可能导致移行带的表现失真。

全结肠无神经节细胞症，放射性平片提示远端肠梗阻。对比灌肠可能显示正常直径和长度的结肠，或是一个小结肠伴有小的肠曲（Careskey等，1982），明显的移行带可能是假象（图59.46）。长段型病例，锥形结构的出现也同样不可信。

肛门直肠测压

测压诊断HD时，直肠受到扩张刺激后，肛管及直肠下部压力的全貌被记录下来。正常个体，直肠球囊的扩张会使肛门内括约肌的节律性压力活动受到抑制，即出现直肠肛门抑制反射。HD患儿的肛管内缺乏直肠肛门抑制反应，表现为当直肠被扩张时，肛管内的基线压力保持不变或某种程度的升高。

据报道，直肠肛管测压的诊断准确率达85%（Lawson和Nixon，1967；Schnaufer等，1967）。

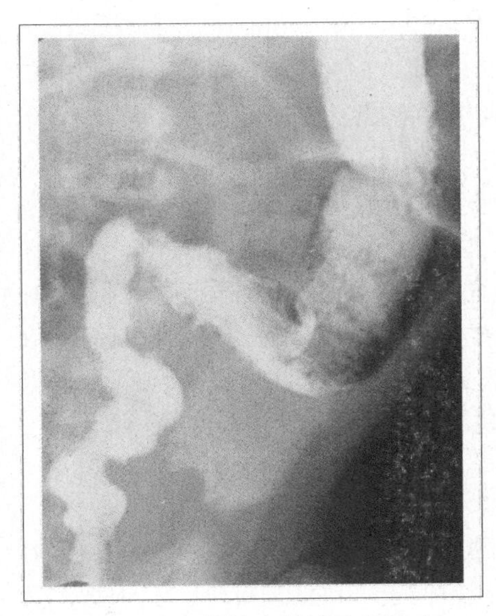

图59.44 对比灌肠造影显示Hirschsprung病乙状结肠近端的移行带。

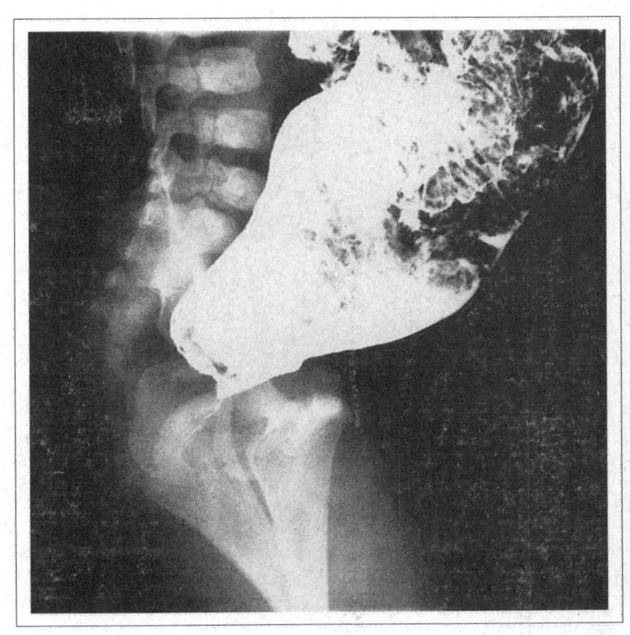

图59.45 一例病程较长的短段型Hirschsprung病的钡灌肠检查所见，近端肠管扩张，无锥形结构。

新生儿期的直肠肛门测压检查可能存在困难，原因是肛管高压带非常短，因此很难将测压导管保持于肛管内合适的位置。对于全结肠无神经节细胞症测压检查结果的解释尤其困难（Davies等，1981）。氯胺酮麻醉有助于小婴儿和不配合的儿童的检查，氯胺酮不会干扰内括约肌的张力和反射（Paskin等，1984）。

直肠活检

通过直肠活检组织病理学检查而使Hirschsprung病得以确定诊断。直肠活检标本必需取材于移行带以上、含有充足数量的黏膜下层，并进行合适的定位和切片，并由有经验的组织病理学家进行检查。使用下述方法之一可以实现充分的直肠活检。

- 直肠吸引活检（能够在无麻醉下实施）；
- 用钳子或剪刀实施活检（需要麻醉）；
- 直肠全层活检（需要麻醉）；

于齿状线上1～3cm、正常少神经节细胞的肠段以上，行直肠后壁活检。活检标本包含充足的黏膜下层非常重要，目的是对神经节细胞进行充分的评价并且除外肠神经元发育不良的诊断（Athow等，1990；Schmittenbecher等，1995）。代表性的标本取材是能够被足够分成两部分，一部分标本由

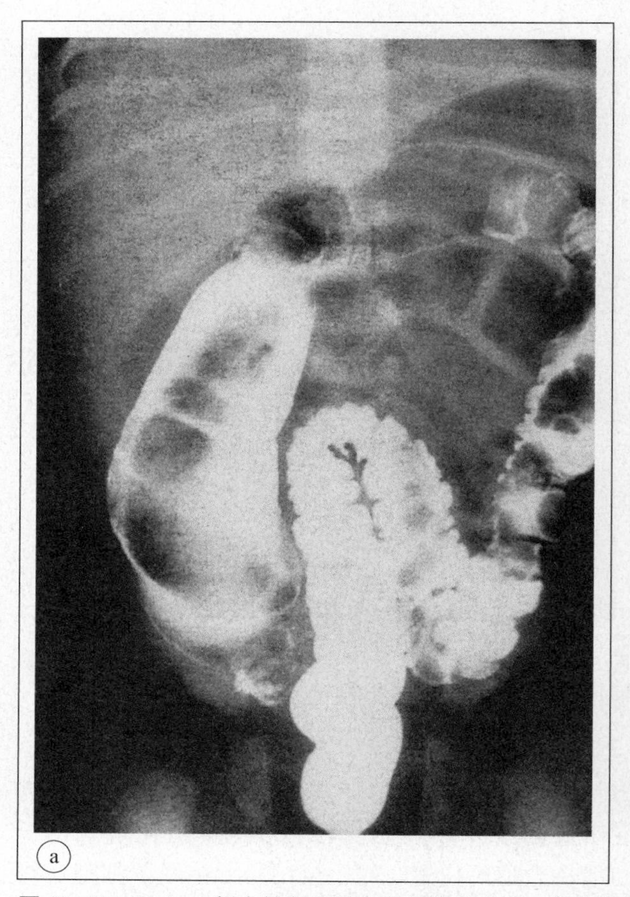

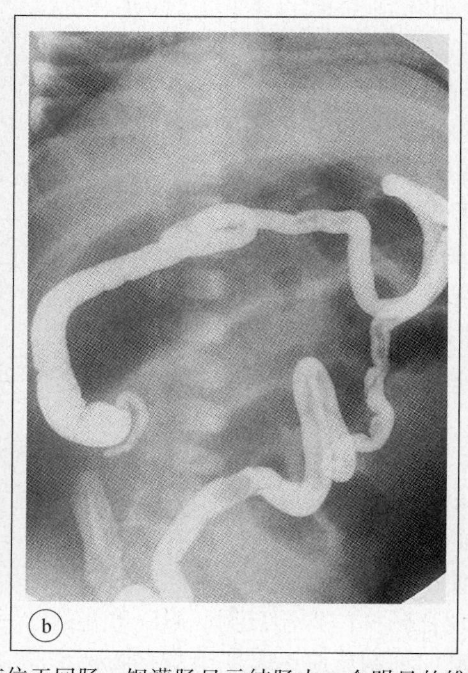

图 59.46 (**a**) 一例全结肠无神经节细胞症患儿，其移行带位于回肠，钡灌肠显示结肠内一个明显的锥形结构。(**b**) 一例全结肠无神经节细胞症的新生儿，其典型的小结肠表现。

福尔马林固定，石蜡包埋，切片，苏木和伊红染色（H&E），用于神经节细胞缺乏的诊断（Zuelzer 和 Wilson，1948）以及正常的神经干的分布（Dalla Valla，1920；Whitehouse 和 Kernohan，1948；Bodian 等，1949）。标本的另一部分进行深冷冻，AChE 的组织学染色（Lake 等，1978）（见图 59.38b）。HD 病例，无神经节肠段的黏膜固有层和黏膜肌层表现出明显增加的 AChE 活性，出现粗大的、稀疏的棕色/黑色胆碱能神经纤维。在全结肠无神经节细胞症，通常看不到这些纤维。大量的研究证实了 AChE 染色在 HD（Lake 等，1978；Barr 等，1985；Kurer 等，1986）和 IND（Scharli 和 Meier-Ruge，1981）可疑病例研究中的可靠性。已经研制出快速 AChE 技术，用于术中冰冻切片，对无神经节肠段范围进行评价（Kobayashi 等，1994b）。由于新生儿和全结肠无神经节细胞症的患儿 AChE 染色有假阴性的报道（Athow 等，1990），因此 H&E 和 AChE 染色两项检查都应该实施。

直肠活检的并发症

据报道，吸引活检组织取材不充足的发生率为 11%～35%（Campbell 和 Noblett，1969；Athow 等，1990；Alizai 等，1998；Ghosh 和 Griffiths，1998）。直肠吸引活检并发症的发生率也有不同。Rees 等（1983）总结了伦敦 Hospital for Sick Children 接受直肠吸引活检的 460 名患儿的资料，其中 3 名婴幼儿发生了直肠穿孔，他们对此进行了描述，其中之一死于盆腔脓毒症；另有三名患儿因为出血而需要输血治疗。其他已经被描述过的、具有潜在灾难性的并发症包括髂总动脉穿孔（Cusick 和 Buick，1995）以及周围肢体坏疽（Jani 等，1989）。

其他组织学技术

除了常规的 H&E 和 AChE 染色方法，许多其他染色技术已经被用于 HD 活检标本。其中大多数出现于研究报道中，还没有成为常规临床实践的一部分。包括如下技术：

- 乳酸脱氢酶（Hess 等，1958）和琥珀酸脱氢酶（Nachlas 等，1957），用于检测与神经节细胞毗连的神经丝。
- 儿茶酚胺染色（Garrett 等，1969；Furness 和 Costa，1980），其在无神经节细胞肠段呈现增生表现。
- 免疫细胞化学技术，用于检测神经元内的介质和酶（神经元特异性烯醇化酶，VIP，P 物质）（Kluck 等，1984）。
- NADPH—硫辛酰胺脱氢酶组织化学（Miyazaki 等，1998），无神经节细胞肠段和内括约肌失迟缓的肌间神经丛内，其神经元成分呈现无或弱染色。

Hirschsprung 病的治疗

HD 婴幼儿诊断性的检查和根治性的治疗应该集中于具备如下条件的咨询中心，该中心拥有治疗儿童直肠肛门疾患的外科专家，组织病理学专家以及有技能的儿科护理和麻醉专家。

外科手术

诊断为 HD 的新生儿，最初要对患儿做出决定，是实施根治性的拖出手术还是双腔造口术。目前，许多有经验的外科治疗中心均争取在新生儿期或婴儿的早期阶段对大多数的 HD 患儿实施根治性拖出手术（Teitelbaum 等，2000；Wester 和 Rintala，2004）。典型的 HD 病例在根治性手术之前，可以通过盐水直肠灌洗而达到减压的目的。暂时性的造口术适用于那些准备行根治性的拖出手术、但是直肠灌洗不能获得肠管充分减压的幼儿。对于有复杂 HD 表现（小肠结肠炎或肠穿孔）的严重病例的急诊治疗，一些外科医生仍旧选择阶段性手术，最初先实施双腔造口术。

造口的类型

如果需要造口，则要行肠管远近端的双腔造口术。造口的水平要根据无神经节肠段的长度和缺血或穿孔肠管的位置而定。判断无神经节细胞肠管的长度范围，肠管的外观表现并非完全可靠，尤其是对于长段型或全结肠无神经节细胞巨结肠症，外观表现可能导致错误；因此，除非紧急状态，必须进行术中的组织学检查。

现阶段，大多数外科医生喜欢实施所谓的“水平造口”，造口的位置恰好位于移行带以上、具有正常神经元结构的肠管。典型的 HD 病例造口位置通常在乙状结肠中部，肠管远近端和两个完全分离的造口均呈现出良好的功能状态。

根治性拖出术

现阶段，HD 的大多数手术都是基于四种切除吻合方式（图 59.47）：

- 结肠直肠乙状结肠切除，拖出以及结肠肛门吻合术（Swenson 术；Swenson 等，1949b）；
- 结肠直肠乙状结肠切除，直肠后拖出、侧侧吻合、结肠肛门吻合术或回肠肛门吻合术（Duhamel 术；Dunhamel，1956）；
- 结肠直肠乙状结肠切除，直肠内拖出术（Soave 术；Soave，1963）；
- 低位前切术（Rehbein 和 Zimmerman，1960）。

这些术式的原则是切除无神经节细胞肠段以及移行带以上的扩张段，并将神经节细胞肠段下拖至肛门。常规行开腹手术，但在过去的 10 年期间、更小的侵入性手术已经获得流行，如上面提到的所有拖出术式均可在腹腔镜辅助下实施（Georgeson 等，1995）。HD 外科治疗的最新进展是完全经肛门实施直肠乙状结肠切除以及拖出（De la Torre-Mondragon 等，1998），完全经肛门操作所依赖的基础术式是 Swenson 术和直肠内拖出术。

最常使用的术式是改良的 Duhamel 和 Soave 法（Fortuna 等，1996；Huddart，1998；Singh 等，2003），目前阶段，外科实践中所有四种术式均有采用，Rehbein 前切术主要流行于中欧地区。

术前准备

术前行结肠灌洗以清除粪便。麻醉诱导之后，置入鼻胃管以及 Foley 尿管，并给予轻柔的扩肛。诱导时开始预防性应用广谱抗生素，持续到术后 2～5 天。

Swenson 术

治疗 HD，Swenson 术是首个持续获得成功的术式。其最初的理念，即将神经节细胞肠段拖出到

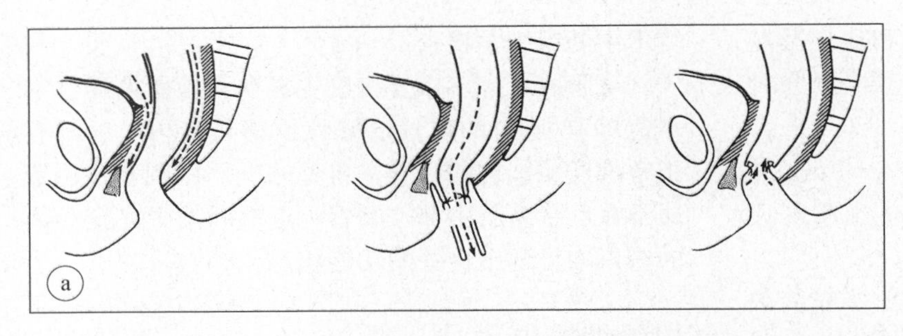

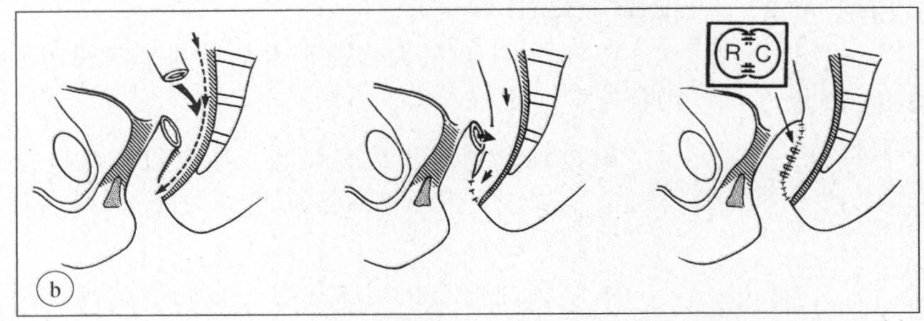

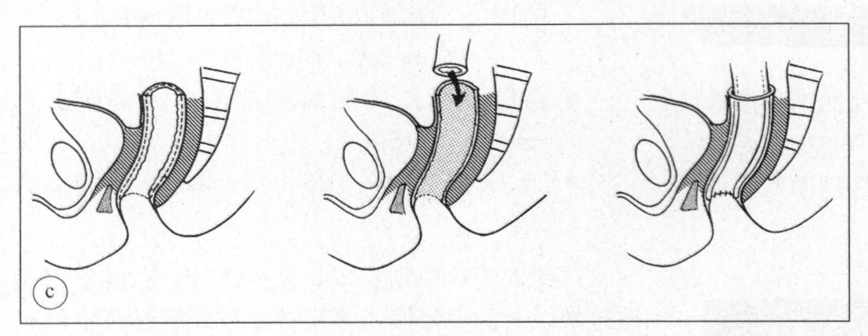

图 59.47 （**a**）模式图显示 Swenson 术式的三个步骤。左图显示直肠肛门的完全松解。中间图显示近端结肠已经经过肛门括约肌被外翻出来，通过牵引线使之固定于直肠肛门区域。右图显示切除拖出的肠管，在盆底完成结肠肛门的吻合。（**b**）Martin 改良 Duhamel 术式的模式图，后中线切开直肠下段，松解并切除直肠上段和乙状结肠。左图显示于下段直肠后形成后方的层面。中图显示通过齿状线上方肛管后部的切口，将近端结肠拖出，与直肠肛门缝合。右图显示开放的直肠末端已经与降结肠吻合，已经由直线切割吻合器消除了两者之间的间隔。（**c**）Boley 改良 Soave 术式模式图，此术式直肠原位保留，切除近端无神经节细胞的结肠。左图显示直肠上端被切开。中图显示全直肠黏膜切除，近端结肠经直肠残余部分内拖出。右图显示结肠肛门套袖状吻合已经完成。

肛门或接近肛门位置、消除功能性梗阻，是后来所有改良术式的基础。经腹松解并切除乙状结肠和直肠直达肛管，外翻肛管，并于肛门外实施拖出的神经节细胞结肠和肛管之间的斜形吻合。前方吻合口位于齿状线以上 2cm 层面、后方位于齿状线上方 1cm 处层面，斜形吻合切断了内括约肌的后上部。

Duhamel 术

Duhamel 术是 1956 年由 Bernard Duhamel 所描述的。后来 Grob 等（1959）以及 Martin 和 Caudill（1967）对这一术式进行了改良。与 Swenson 术式相比，Duhemal 术式对盆腔的解剖操作要少很多。于直肠后进行解剖，保留了盆腔器官外源性的神经支配。于无神经节的直肠后，下拖神经节细胞肠段至肛管水平，并与直肠残段行侧侧吻合。使用直线切割吻合器完成此侧侧吻合。吻合的下端位于齿状线上 1cm 水平。

Soave 术

Soave 直肠内拖出术于 1963 年被描述。该操作方法已经被 Boley（1964）和 Denda（1966）所改良。Soave 术式的原理是保持直肠壁内、黏膜下层面的解剖，以保护盆腔的神经支配和盆腔器官。黏膜下的解剖直达肛管，神经节细胞肠段于直肠肌鞘内拖出，并约于齿状线上 1cm 层面与肛管黏膜进行吻合。原始的 Soave 术式保留 5～10cm 长度的肠管悬垂于肛门远端，修剪肠管后再行吻合。后来的改良术式提倡劈开或不劈开无神经节细胞直肠肌鞘，行一期吻合术。最近，Soave 术式被改良，即完全经肛门行直肠内解剖分离，保留一个短的或长的肌鞘（Rintala 和 Lindahl，1993，Saltzmann 等，1996）。

Rehbein 前切术

1960 年，Fritz Rehbein 首次描述 Rehbein 前切术式治疗 HD，包括前方的直肠乙状结肠低位切除，并约于齿状线上 5～7cm 实施直肠和近端神经节细胞肠段的端端吻合。不进行盆腔下部的解剖，因此保留了外源性神经支配的完整性。由于保留的无神经节细胞直肠有发生潜在梗阻的危险，因此，许多经 Rehbein 手术的 HD 患儿需要进行长期的直肠肛门扩张治疗。

一期拖出术

大多数的 Hirschsprung 病在新生期得以诊断。新生儿外科和麻醉的进展、肠外营养的可能性、效果肯定的抗生素，使新生儿期的手术成功率迅速得以改善。尽可能早地建立“正常的”肠功能有助于激发脑皮质发育相中适宜的皮质突触连接的发育（Freeman 和 Bulut，1986）。诊断明确的 HD 患儿，不进行前驱的、保护性的粪便转流，直接实施一期拖出术，在过去的 10 年中已经获得了流行。许多中心选择一期拖出术作为最终的治疗方式（Santos 等，1999；Shankar 等，2000；Teitelbaum 等，2000；van der Zee 和 Bax，2000），一期拖出术安全性良好（Pierro 等，1997；Teitelbaum 等，2000，van der Zee 和 Bax，2000），所有标准术式均适合于一期完成。

目前倾向尽可能早地实施一期拖出术。新生儿期拖出术，与多期修复术或婴儿晚期拖出术相比，并发症的发生率、短期或中期肠功能恢复情况等，前者并不比后者差（Santos 等，1999；Teitelbaum 等，2000）。虽然已有报道，新生儿一期拖出术后小肠结肠炎的发生率较高（Teitelbaum 等，2000；Minford 等，2004），但是这一发现还未得到进一步的证实（Wulkan 和 Georgeson，1998）。

新生儿期实施一期拖出术的潜在优点明显：避免了多期操作所出现的结肠造口的并发症，降低了患儿进行多次麻醉和手术的压力，降低了累积的住院时间和费用。

HD 手术方式的最新进展是微创，微创一期术式是腹腔镜辅助下的操作过程（Georgeson 等，1995）。虽然还没有对其进行随机、对照的试验研究，但是腹腔镜下一期拖出术确实具有美观、疼痛更轻微、更快地回复到正常的活动和进食、更短的住院时间等优势。所有治疗 HD 的标准术式均能够于腹腔镜辅助下实施手术。

1998 年，de la Torre-Mondragon 和 Ortega-Salgado 发布了一种用于治疗典型的直肠乙状结肠无神经节细胞症的新的手术入路，即完全通过肛门行直肠内拖出。自此之后，有关的报道不断增加（Hadidi，2003；Langer 等，2003；Wester 和 Lindahl，2004）。完全经肛门直肠内拖出术适用于典型的直肠乙状结肠无神经节细胞症。手术中需要头灯的良好照明以及放大套圈。完全经肛门直肠内拖出开始于经肛门直肠内黏膜切除，范围是 3～7cm。于去除黏膜的直肠近端最顶部，环形切开直肠壁全层进入盆腔。解剖继续向头侧进行，保持肠壁的血运直到活检证实已达神经节细胞肠段。可以通过电凝的方法控制供应直肠的血管。新生儿需切除的肠管的典型长度是 15～30cm。年龄较大的儿童经肛门切除的直肠乙状结肠的长度可以达 50～60cm。早期的经验表明，与开放或腹腔镜手术相比，前者出血量更小、疼痛更轻、更快地恢复正常进食、住院时间明显缩短。完全经肛门手术不留任何瘢痕。除了经肛门直肠内修复术，经肛门 Swenson 术式也已有报道（Weidner 和 Waldhausen，2003）。

治疗全结肠无神经节细胞症（TCA）的手术

为治疗 TCA 设计了许多独创性手术，包括拖出的神经节细胞肠管与无神经节细胞肠管行长的、纵形吻合（Martin，1968；Kimura 等，1988）。很显然，与这些长的无神经节细胞补片肠段相关的并发症发生率高，这超过了它们有助于增加水分吸收的潜在价值。现阶段，大多数外科医生采用标准的 HD 修复术式，主要是 Duhemal 术和直肠内拖出术，来治疗 TCA（Tsuji 等，1999；Coran 和 Teitelbaum，2000）。作者在过去的 8 年中对 9 例 TCA 患儿连续实施直肠内拖出及 J 型储袋回肠肛门吻合术（Rintala 和 Lindahl，2002），中短期功能效果良好，排便频率是每 24 小时 2～5 次，5 名患儿能够保持肛门节制，4 名患儿偶尔污粪，主要发生于夜间。仅 3 例患儿曾有小肠结肠炎的发作。

肛门直肠肌切除术

拖出术后持续梗阻，病因在于肛门内括约肌者，可以给予肛门内括约肌切开术或切除术。其他的适应证包括典型的短段型 HD（< 10cm）以及内括约肌失弛缓。有些外科医生使用内括约肌切除结合低位前切治疗 HD（Orr 和 Scobie，1979）。对于肌切开术，标准的皮下侧方内括约肌切开术是最简单和最安全。大多数儿外科医生喜欢行内括约肌切除术，切除直肠后方黏膜下 0.5～1cm 宽，3～10cm 长的肌条（Bentley，1966；Lynn 和 Van Heerden，1975）。

直肠肛门肌切开术/切除术治疗 HD，报道的疗效结果差异很大。毫无疑问，有些 HD 病例可以通过这种方式得到成功治疗（Lynn 和 Van Heerden，1975），然而许多外科医生对于这种技术在HD患儿的应用持高度选择性态度，原因是其效果的不确定性。作者所在的医疗机构，已经放弃内括约肌切除术治疗典型的短段型 HD，原因是最初应用肌切除术治疗的所有患儿（1975—1985 年间的 4 例）后来均需要进行常规的拖出术。

内括约肌失迟缓的患儿，其中一半可以通过括约肌切除术得到治愈，最终大部分患儿症状会得以减轻（De Caluwe 等，2001）。内括约肌失迟缓治疗的另外一种选择是局部注射肉毒毒素，至少短期效果良好（Ciamarra 等，2003）；然而大多数患儿需要重复注射以获得正常的肠道功能（Messineo 等，2001）。

拖出术后持续出口梗阻、便秘复发或小肠结肠炎反复发作的患儿，建议行内括约肌切除术；然而长期的随访结果仅显示中等程度的成功率，2/3 的患者可以获得长期的症状缓解（Wildhaber 等，2004）。

早期的肠功能

HD 拖出术后早期的肠功能难以预测，其特点是频繁的排便，这表明直肠存储功能的缺失。直肠内拖出或 Swenson 术后早期，每天 5～15 次的排便属于正常现象。拖出的神经节细胞肠段和无神经节细胞肠段之间的侧侧吻合，加强了直肠的存储功能，因此 Duhamel 术后患儿的排便频率会减少。

与频繁的排便有关，特别是新生儿或婴儿阶段实施一期手术者，术后早期的典型问题是会阴疹。实际上，所有的新生儿和小婴儿术后早期都有会阴疹的发生，如果不存在吻合口狭窄，疹子通常在数周内消退（Yanchar 和 Soucy，1999；Teitelbaum 等，2000；Hadidi，2003，Wester 和 Rintala，2004）。吻合口狭窄的一个典型表现是暴发性排便，粪便松软，会阴部表皮脱落，对标准的皮肤护理措施无反应；通常需要进行一段时间的扩肛治疗。

频繁的排便于术后 6～12 个月逐渐消退。拖出术 2～3 年后，80%的患儿每天的排便频率会少于 3～4 次（Shankar 等，2000；Teitelbaum 等，2000）。持续频繁的排便与括约肌功能不全相关，通常是手术操作技术失败或吻合的并发症，也可能与反复发作的小肠结肠炎、慢性小肠结肠炎、细菌在保留的结肠中过度生长有关。有症状的 HD 患儿，复发性或慢性小肠结肠炎是其典型表现，尤其是那些唐氏综合征的患儿。

治疗的并发症

HD 患儿主要的死亡原因包括术前和术后的小肠结肠炎，相关的畸形，有症状的 HD 患儿所涉及的疾病状况。唐氏综合征的患儿并发 Hirschsprung 病的风险性增大，这类患儿典型的心脏异常表现是心房心室隔的缺损，需要开放的心脏手术进行修复。唐氏综合征的患儿免疫防御系统功能减弱，HD 修复术后易于发生感染性并发症；比没有唐氏综合征的 HD 患儿更容易发生小肠结肠炎（Caniano 等，1990；Quinn 等，1994）。大多数而非全部的报道指出，小肠结肠炎以及小肠结肠炎相关疾病的发病率和死亡率更常见于 TCA 患儿（Suita 等，1997；Tsuji 等，1999）。虽然早期的系列报道中涉及手术的死亡问题，但是随着整体治疗、麻醉水平的提高，抗生素的改善，现阶段因手术死亡者已经非常罕见（Teitelbaum 等，2000；Langer 等，2003）。

大多数报道提到，HD 术后早期小肠结肠炎的高发生率（Tariq 等，1991；Marty 等，1995；Engum 和 Grosfeld，1998；Yanchar 和 Soucy，1999；Teitelbaum 等，2000）。尽管尚未见文献的支持，但是上述研究提示术前有小肠结肠炎发作的患儿，术后其发作更为常见。如果存在吻合口狭窄或内括约肌痉挛，则更容易发生（Polley 等，1985；Fortuna 等，1996）。有些作者（Polley 等，1985；Caneiro 等，1992；Marty 等，1995；Fortuna 等，1996）强调术后小肠结肠炎与远端梗阻相关，通过扩张肛门、内括约肌切开、直肠肛门肌切除术等使梗阻缓解，能够不同程度地防止小肠结肠炎的进一步的发作。随时间延长，小肠结肠炎的发生频率倾向于减少（Fortuna 等，1996）。作者已经应用保守疗法来治疗复发性小肠结肠炎 20 余年，出现小肠结肠炎症状的患儿一般在门诊进行治疗，短疗程口服甲硝唑；仅仅当患儿总体表现严重情况下才收入院，并给予静脉应用抗生素治疗。2～3 岁之后无症状的 HD 患儿复发小肠结肠炎者非常罕见。1981—2003 年期间，作者的 168 例 HD 患儿中仅有 2 例因复发性小肠结肠炎而行内括约肌切除术，其中一例症状得到一定程度的缓解，另一例无效，后来进行了直肠结肠切除术。

其他严重的术后并发症包括吻合口漏，吻合口狭窄和盆腔脓毒症。早期并发症的发生率依赖于文献对于微小并发症进行观察报道的细致程度，如创口感染或术后肛周疹等。目前较大研究系列术后早期并发症的发生率见表 59.6。

所有主要的外科操作都有其固有的并发症。Swenson 术式更常倾向于发生吻合口漏。经典的直肠内拖出术更常倾向于发生小肠结肠炎和持久的腹泻。Duhemal 术后的患儿更常见便秘和直肠结肠间隔。Rehbein 前切术式因保留了无神经节细胞的远端直肠而经常需要长期的直肠肛门扩张来治疗与之相关的便秘。

无论应用何种术式，远期出口梗阻均是 HD 修复术后最典型的并发症之一。出口梗阻的症状包括复发性便秘，腹胀，腹泻以及术后小肠结肠炎。出口梗阻有几个已知的、特异性的，与手术方式相关的器质性原因。Swenson 术后器质性出口梗阻的原因通常是吻合口狭窄，文献报道，Swenson 术后晚期狭窄需要扩张治疗的比例介于 7.6% 和 13%（Sherman 等，1989；Moore 等，1996）。直肠后拖出 Duhamel 术后，出口梗阻可能原因是直肠结肠闸门。据报道，需要手术治疗的有症状的闸门的发生率介于 9%～35%（Rescorla 等，1992；Baillie 等，1999；Yanchar 和 Soucy，1999）。Duhamel 术后出口梗阻的另一个原因是肛门直肠失弛缓，这可能与无神经节细胞直肠和拖出的结肠侧侧吻合术后，肠动力差有关。Duhamel 术后出口梗阻的典型症状是前方的直肠盲袋内粪石形成。直肠内拖出术后器质性出口梗阻的原因可能是吻合口的狭窄或缩窄，无神经节细胞直肠鞘的狭窄，结肠的回缩和无神经节细胞直肠鞘的功能不全，特别是当其长度过长时。直肠内拖出术后需要手术解决器质性出口梗阻的发生率为 6%～22%（Fortuna 等，1996；Yanchar 和 Soucy，1999；Shankar 等，2000；Teitelbaum 等，2000）。

Rehbein 术后出现的器质性出口梗阻，几乎无一例外是由于吻合口和肛门之间保留了相对长的无神经节细胞肠段。任何不同的术式术后都有可能出现功能性出口梗阻，而不存在任何已知的致病因素（狭窄、直肠闸门等）。功能性出口梗阻的病理生理机制不清楚，虽然通常将这种情况归于内括约肌高张力和不能松弛，但是梗阻和非梗阻的 HD 患儿有关的测压检查并未发现差异（Moore 等，1994）。

出口梗阻的诊断主要根据临床症状和检查所见，放射学检查包括钡灌肠和传输时间的测定。钡灌肠的典型表现是直肠乙状结肠扩张。正如前述，直肠测压并非诊断功能性出口梗阻的一个好方法。

有一部分病例，其出口梗阻显然是由于拖出结肠的神经支配异常引起的。神经支配异常包括获得性/保留的无神经节细胞症，少神经节细胞症以及

表 59.6　早期并发症

作者	手术技术	患者	患者的就诊时间	切口感染	切口裂开	会阴部表皮脱落	黏膜脱垂	吻合口漏
Sherman 等（1989）	Swenson	880	1947—85	7	2			9
Tariq 等（1991）	ERPT	60	1978—88	7		49	11	7
Rescorla 等（1992）	Duhamel	260	1972—91	1				
Marty 等（1995）	Multiple	135	1971—93	1				3
Reding 等（1997）	Multiple	59	1972—92					4
Baillie 等（1999）	Duhamel	91	1980—91					
Yanchar 和 Soucy（1999）	Multiple	107	1974—97			43	8	2
Shankar 等（2000）	ERPT	136	1988—98	7				
Teitelbaum 等（2000）	ERPT	181	1989—99	4	1	42	1	8
总计/平均		1909		4	3	45	7	5

并发症以百分数来表示（%）。

肠神经元发育不良（Moore 等，1994；Schulten 等，2000）。如果将移行段与肛管吻合，则常见发生少神经节细胞症和无神经节细胞症，不良的结果与移行段的拖出相关（Ghose 等，2000）。然而，有关神经元异常对 HD 患儿功能性结果的重要性，并未达成一致意见；也无证据显示与肠神经元发育不良直接相关的、明确的肠动力不良方式（Cord-Udy 等，1997）。一些外科医生提出，如果期待获得良好的功能结果，拖出术前有必要进行结肠的多处活检（Carvalho 等，2001；Martucciello 等，2001）。一些外科医生提出，如果神经节细胞存在的结肠内含有神经元发育不良的肠段，则应将后者与无神经节细胞肠段一并切除。这些外科策略是否合理还没有有关的对照试验研究来加以验证。

有关症状性出口梗阻的发生以及 HD 修复术后再手术吻合的主要文献报道，已经总结在表 59.7，按照手术方式来对结果进行分析，此表表明，总体来说，不同手术方法之间出口梗阻的发生率几乎没有区别。此表排除了 Rehbein 前切术后功能性出口梗阻的病例，仅有少许几个报道涉及了 Rehbein 术后远期效果。这些报道中，40%以上的患儿直肠肛门失弛缓反复发作，需要反复于全麻下行肛门扩张治疗（Fuchs 和 Booss，1999；Rassouli 等，2003）。

扩肛可能对单纯的吻合口狭窄治疗有效。Duhamel 术后出现直肠闸门的患儿，通常需要手术切断闸门（Rescorla 等，1992；Yanchar 和 Soucy，1999）。通常线性切割吻合器就可达此目的，但是成功的切割吻合后闸门还可能复发。遗留或获得性的无神经节细胞肠段的患儿，肛门直肠肌切除术可能有效。但是无神经节细胞肠段过长者，通常需要再次手术。

对于顽固的功能性出口梗阻的治疗存在更多的问题。扩张治疗通常对功能性出口梗阻者无效。虽然对功能性出口梗阻进行肛门扩张治疗，但是支持其有效的证据却很稀少。许多外科医生倡导更为积极的治疗方法，尤其是对于那些复发性小肠结肠炎

表 59.7 与各种手术方式的有关的出口梗阻和针对局部吻合的再手术

手术	研究	患者数量	出口梗阻*	针对局部吻合的再手术†
Duhamel	Mishalany 和 Woolley（1987）	14		21
	Moore 等（1996）	21	5	
	Fortuna 等（1996）	27	22	33
	Yanchar 和 Soucy（1999）	28	46	43
	Minford 等（2004）	34	18	18
	总计/平均	124	23	29
ERPT	Mishalany 和 Woolley（1987）	33		24
	Moore 等（1996）	75	21	
	Fortuna 等（1996）	55	22	20
	Yanchar 和 Soucy（1999）	40	33	35
	Minford 等（2004）	37	19	19
	总计/平均	240	24	25
Swenson	Mishalany 和 Woolley（1987）	15		47
	Moore 等（1996）	13	62	
	Yanchar 和 Soucy（1999）	8	0	0
	总计/平均	36	31	24

并发症、手术操作以百分比表示。

*包括吻合口狭窄，直肠隔，术后失弛缓。

†包括扩张，肌肉切开术，肌肉切除术，直肠隔的切除。

的患儿。典型的方法是直肠肛门肌切开术或切除术，然而长期的随访结果显示，仅有2/3的患儿获得治愈（Wildhaber等，2004）。曾倡导肉毒毒素治疗HD术后的出口梗阻，括约肌内注射肉毒毒素的最初效果是充满希望的，相当一部分患儿至少在症状上得到暂时改善、未见副作用（Minkes和Langer，2000）。这种疗法的缺点是需要重复注射。

首次拖出术失败的病例要进行再次拖出术，作为一种补救治疗措施。典型的再次拖出术的适应证包括遗留的或获得性的无神经节细胞症，不能通过局部治疗措施得到改善，以及顽固性狭窄。再次拖出术最常使用的方法是Duhamel术式，虽然术后并发症的发生率较首次拖出术后要高，但是至少2/3的病例远期功能性结果令人满意（Wilcox和Kiely，1998；Langer，1999）。据报道，长段巨结肠术后结肠功能严重不良者，或由于技术或血管问题损失肠管过长者，促进恢复的直肠结肠切除、回肠肛门J型储袋吻合术是一种有效的补救手术方式。其功能性结果至少与治疗溃疡性结肠炎所采用的直肠结肠切除术的效果一样好（Fonkalsrud等，2001；Rintala和Lindahl，2002）。

远期肠功能

仅仅是在近些年来，儿外科医生才开始密切关注儿童期手术后的远期效果（Stringer等，1998）。HD术后疗效报道的结果有矛盾之处。早期的随访结果显示，经过HD修复手术后，绝大多数患儿不同程度地恢复远期正常的肠道功能（Sherman等，1989；Rescorla等，1992；Moore等，1996）。这些长期随访报道实际上通常是中期随访结果，平均随访时间为5～10年。这些报道中，令人满意的结果显示：65%～100%的患儿获得“良好”或“正常”的肠道功能。最近有几个报道对目前广泛认同的观点“远期结果通常良好”，提出强烈的质疑，这些报道的随访时间与以往研究类似（Reding等，1997；Baillie等，1999；Yanchar和Soucy，1999；Bai等，2002；Catto-Smith等，2006），对于观察到的不同结果没有进行简单的解释。一些早期的报道，有关患儿肠道功能的资料来自于回顾性的病例资料复习，医院的资料可能会明显低估患儿的肠道功能问题（Catto-Smith等，2006）。缺乏电话和信件调查的结性调查表，可能就不会获取有关患儿肠道问题的全面的、令人信赖的资料。早期的许多报道将功能性结果判定为好、一般或差，却没有给出明确的定义。目前报道以评分系统为基础的调查表对功能性结果进行评价，有些研究还包括健康对照，他们和患儿一样填写相似的调查表（Heikkinen等，1995；Reding等，1997；Baillie等，1999；Bai等，2002）。最近期的对照研究表明，仅有27%～50%的患儿在儿童早期和学龄期（5～10岁）获得了正常的排便控制（Reding等，1997；Baillie等，1999；Yanchar和Soucy，1999；Bai等，2002；Catto-Smith等，2006）。所有研究中常见的发现是，使用健康对照以及评分系统对HD患儿评价所得出的评分总是明显低于那些对照组患儿的评分。

一个经常被接受的观点是：随着年龄的增长，HD患儿的肠道功能会得到改善。在长期的随访研究中，这几乎是一个一成不变的发现。最终改善的极期年龄是青春期（Heikkinen等，1995）。大多数报道提示，患者成年或青少年后，其肠功能对职业、社会交往、体育活动等不构成限制（Heikkinen等，1995；Diseth等，1997）。然而，对成人和青少年进行的测压的对照研究却清晰的揭示出肛门括约肌运动能力的减低（Heikkinen等，1997）。肛管静息压和最大收缩压均明显低于健康对照组。低静息压力主要反映出内括约肌的功能不良。很明显，这种功能不良是持久的。整体的节制功能可能通过自主的外括约肌得到补救，后者在不复杂的HD术中不会被干扰，因此能弥补内括约肌功能不良造成的低静息压力。

很显然，全结肠无神经节细胞症术后的远期疗效要差于典型的HD患儿。许多TCA患儿需要多次手术和长期的住院治疗，包括因为手术和代谢并发症而需要进行的阶段性全胃肠外营养治疗（Suita等，1997；Tsuji等，1999）。TCA患儿，儿童期的大便失禁非常常见，绝大多数患儿需要特殊的饮食以及抗推进性药物来减少污粪（Tsuji等，1999）。有神经节和无神经节肠管形成的共同管不长的患儿，其功能性结果要更好些。1/5的TCA患儿最终以永久性回肠造口而告终。TCA患儿的后续治疗中代谢并发症常见，生长弛缓并不常见，主要影响体重的增加。构成症状的贫血的发生率为12%～55%，这可能是因为铁的吸收差，某些病例存在维生素B_{12}缺乏。

HD修复术后便秘复发是一个令人沮丧的并发症。晚期便秘的发生与重建手术的类型相关，尤其会影响到 Duhamel 和 Rehbein 术后患儿的生活质量。Duhamel 术后中期随访出现便秘、需要采用某些方法来治疗的患儿的比例为 20%～57%（Moore 等，1996；Yanchar 和 Soucy，1999）。40%～50% Rehbein 术后的患儿，术后早期需要在全麻下行括约肌的扩张治疗，但是中期随访仅有 16%～23% 的患儿经历便秘之苦（Fuchs 和 Booss，1999；Rassouli 等，2003）。直肠内拖出术后长期便秘者比例最少，据报道 2%～15%的 这类患儿表现为复发性便秘（Tariq 等，1991；Moore 等，1996；Yanchar 和 Soucy，1999）。

大多数的研究系列认为，随着时间的推移，HD 患儿的便秘会变得轻微或完全消退。青少年和成人的随访研究报道显示便秘的发生率低（Sherman 等，1989；Heikkinen 等，1995；Diseth 等，1997）。便秘消失的原因不清楚。保守治疗包括粪便软化剂、缓泻剂，有时通过灌肠治疗，通常能控制 HD 修复术后复发的便秘。一些选择性患者，通过有节制功能的阑尾造口（ACE 术式）进行肠灌洗，已经被用于 HD 修复术后顽固便秘的治疗（Dey 等，2003）。

儿童时期任何直肠肛门手术后，给心理造成最大困扰的后遗症就是大便失禁。污粪使患儿的正常社交生活受到影响，并且明显影响患儿的家庭生活。儿童的早期阶段，穿纸尿裤时，这一问题还显示不出太大的严重性，但是与健康儿童相比，患儿需要更多的照顾，包括经常地换尿布，皮肤护理以防表皮剥脱和皮疹。学龄前，粪便控制的微小的缺陷，例如偶尔的污粪或内裤污染，罕见引起任何问题。但是，对于学龄儿童来说，即使是非常微小的污粪也可能导致儿童的极度窘迫。根据作者的经验，在学校期间，如果不需要更换内裤或保护性护垫就能保持清洁，则微小的污粪和污染不会造成社会问题。超出这一程度的任何污粪都需要特殊的治疗，特别是大便失禁。

并非未考虑到 HD 患儿修复术后可能会发生污粪，完全或部分直肠存储功能缺失是所有 HD 术后至关重要的后遗症，由于部分切除或旷置而使内括约肌的功能受到一定程度的影响。早期研究系列报道的大便失禁的发生率相对较低（Sherman 等，1989；Rescorla 等，1992；Moore 等，1996），最近期的对照研究报道提示儿童期大便失禁有明显的发生率。如果通过特异的、细致的检查方法针对污粪进行研究，那么儿童期大便失禁的发生率会超过 50%（Reding 等，1997；Baillie 等，1999；Yanchar 和 Soucy，1999；Bai 等，2002；Minford 等，2004），这包括了所有失禁类型的患儿，除了明显的大便失禁者，具有轻微失禁问题的患儿，如偶尔污粪或污染者也被包括在内。儿童期，不太严重的污粪也可能带来社会问题（Yanchar 和 Soucy，1999）。长期随访结果并未发现不同手术方式之间失禁的发生率存在明显的差异。然而，青春期后大便失禁的发生率明显减少。成年阶段，污粪造成的困扰要少见得多，几乎不会对患者的社会心理造成任何影响（Heikkinen 等，1995；Diseth 等，1997）。从心理和社会角度看，HD 青少年和成人比直肠肛门畸形者明显表现更好。与直肠肛门肛门畸形患者不同，HD 青少年和成人，其智力和心理都与正常人群差不多（Diseth 等，1997）。

通常采用保守方法来治疗 HD 患儿的污粪。污粪量通常不会太多，因为自主括约肌系统并未受损。如果污粪内容物为松软或液态粪便，那么少渣和抗推进药物对污粪的控制有帮助。充溢性污粪是 Duhemal 术后出现的一个非常典型的症状，当遗留或再形成闸门后，前方的直肠内会积存粪便，处理方法包括钳夹掉直肠闸门。具有明显出口梗阻的患儿也可能发展成为粪便的积聚以及充盈性污粪，尤其是当存在器质性狭窄时。通过肛门直肠肌切除术以及消除狭窄的手术来治疗出口梗阻，可以减轻污粪的严重性。较为保守的治疗方法不起作用的一些病例，可以选择性地推荐再次拖出手术（Wilcox 和 Kiely，1998；Langer，1999）。顽固污粪可能与手术并发症相关，括约肌功能受损可能继发于吻合口漏或肠管拖出时的牵拉，局部手术操作的损伤。直肠失去顺应性可能继发于吻合口漏和术后的盆腔脓毒症。如果直肠肛门功能非常差，那么对患儿来讲，最好的选择就是永久性的粪便改道或是肠处理程序，通过节制的阑尾造口或 Monti-Yang 管行顺行性肠灌洗治疗。每一大宗报道的 HD 患儿系列均包括一些通过永久性的粪便转流这种几乎无害的方法或灌洗疗法进行处理的病例。

远期的泌尿和性功能

一小部分成人和青少年 HD 患者会出现尿失禁和性功能障碍。有些研究系列报道不存在成人和青少年患者的尿失禁或性功能障碍（Sherman 等，1989；Marty 等，1995；Heikkinen 等，1995）。Moore 等（1996）发现一小部分患者忍受着排尿及性功能障碍。性功能障碍更常见于女性，主要表现形式为性交疼痛。与直肠内拖出术式相比，性和排尿功能障碍更常发生于 Swenson 和 Duhamel 术式后的患者。然而儿童期白天或夜间溢尿的发生、尿动力学的异常已有报道（Tariq 等，1991；Catto-Smith 等，1995；Boemers 等，2001）。

表 59.8　HD 在同胞中复发的风险

关系	复发风险（%）
典型 HD 患者的兄弟	4
典型 HD 患者的姐妹	1
长段型 HD 女性患者的兄弟	24
长段型 HD 女性患者的儿子	29

HD 的遗传和风险

HD 在先证者同胞中的整体复发率大约是 4%，而对于全结肠无神经节细胞症来说则接近 20%（Schiller 等，1990；Boix-Ochoa 等，1991；Stannard 等，1991）。而全肠型无神经节细胞症，此风险可能达 50%（Caniano 等，1985）。已有如下相容的遗传方式的描述，包括常染色体显性遗传、常染色体隐性遗传、X 连锁隐性遗传以及多基因遗传（Badner 等，1990；Stannard 等，1991）。散发的 HD 患者，同胞发病的风险依赖于先证者的性别和无神经节细胞肠段的长度，以及同胞的性别。长段 HD 女性先证者的男性同胞具有最高风险（33%）。典型的 HD 散发病例的先证者是短段型男性患儿。在这些病例中，男性同胞的发病风险是 5%，女性同胞的发病风险是 1%（Badner 等，1990）（表 59.8）。

HD 的复发风险依赖于受累个体的家属关系和性别，以及无神经节细胞症的范围。如果指向病例是个女孩长段型，则实质上就有更高的风险。任何家族，如果有多个亲属受累，或是有一级表亲或堂亲婚配的习俗，则患病的风险会增加。当 HD 的研究步伐进入基因学领域，在不久的将来，遗传方式可能变得更加清晰（Kusafuka 和 Puri，1998）。

某些家族，家族性甲状腺髓样癌和 MEN 2A 综合征两者均与 HD 相关（Amiel 等，2001）。这些家族成员表现为 10 号染色体区域的基因突变，而在相同的染色体区域也发现了 50%的家族性 HD 患者以及 15%～20%的散发病例的基因突变。已有成年期甲状腺髓样癌在这些家族以及没有任何 MEN 2A 综合征的 HD 成年人中发生的报道（Amiel 等，2001），这就提出了如下的问题：是否所有 HD 个体，不管是否有家族史，均应该进行典型的 RET 基因突变的筛查以除外癌素质。另一个问题是是否所有的成年 HD 患者均应该进行甲状腺髓样癌和嗜铬细胞瘤的筛查，它们在 MEN 2A 综合征的发病率分别是 70%～100%以及 50%。

第三部分：其他儿童疾患

其他先天性畸形

Currarino 三联征

Currarino 三联征是一种常染色体显性遗传，非性连锁状态的各种不同表达（Currarino 等，1981）。引起 Currarino 三联征的基因缺陷被定位在染色体 7q32 上，此区域没有缺陷者也可能发生此三联征。三联征包括直肠肛门畸形，通常是直肠肛门狭窄、骶骨畸形，以及骶前肿物，属于分离脊索综合征范围。骶前肿物可能是脊膜膨出、畸胎瘤、皮样囊肿、脂肪瘤、肠源性或重复囊肿、血管瘤或是上述肿物的混合体。骶骨缺陷是此三联征的主要特征，典型表现是短镰刀形或新月形（图 59.48）。

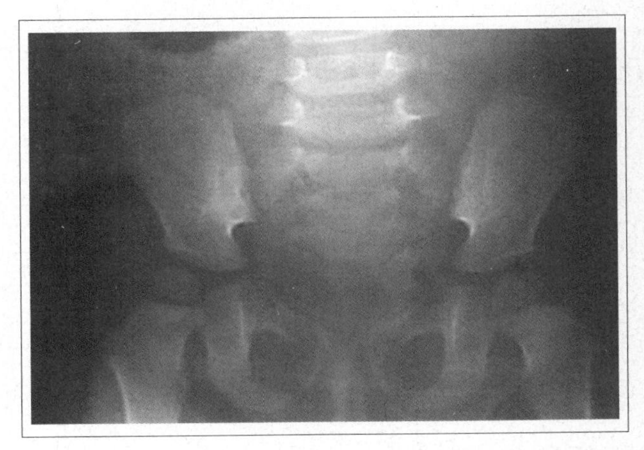

图 59.48　一例 Currarino 综合征病人的盆腔 X 线表现，显示短弯刀形的骶骨缺陷。

骶前肿物恶性罕见。由于肛门看起来明显正常，因此诊断常常被延误。仔细的触诊常常触及一个深的、漏斗形的、覆盖皮肤的肛管凹陷，它终止于直肠和肛管漏斗连接部的狭窄区域（Rintala 和 Jarvinen，1996）（图 59.49）。此征常常导致顽固性便秘，尽管也常表现为部分畸形，但是如果命名为 Currarino 综合征的话，则一定要有一个典型的骶骨缺陷。

虽然该畸形罕见，但是它的存在强调了对于便秘患儿进行直肠指诊检查的重要性。

肛门周围的先天性肿瘤样疾患

肛周会发生各种各样单纯性的肿瘤。这些肿瘤可能与异位的组织（血管瘤）、神经组织（神经纤维瘤）、纤维组织（纤维瘤——坚硬的，柔软的或钙化的）、血管组织（血管瘤或淋巴管瘤）或脂肪组织（脂肪瘤）等相关。肛周皮赘虽然常与肛裂和便秘并发，但是也可以是先天性的。前部的先天性皮赘常发生于女性，如果感染则可能出现症状。类似于颈部和面部所见的、发生于胚胎融合线部位的皮样囊肿或表皮样囊肿，也可能在肛门的中线区域出现（图 59.50）。典型的皮样囊肿表现为一个厚壁的纤维囊，被覆鳞状上皮，内可见各种各样的皮肤附属物。囊内充满干酪样碎屑、偶尔可见牙齿和毛发。囊肿可能继发感染，因此应该切除。皮样囊肿可能发生于中线部位的括约肌或骶前区域。更深部皮样囊肿的诊断常常被延误至儿童或成人期，此时会出现局部肿块压迫症状。为避免并发症，主要是感染或出血，应该行深部肿块的完整切除。

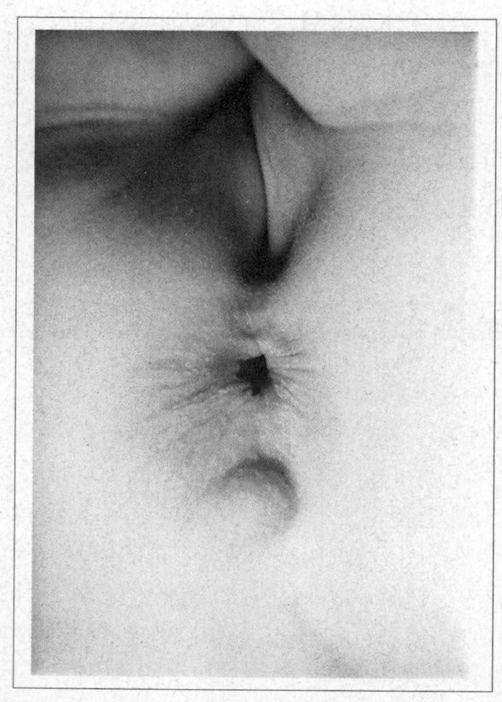

图 59.50 一例肛门后的皮样囊肿。

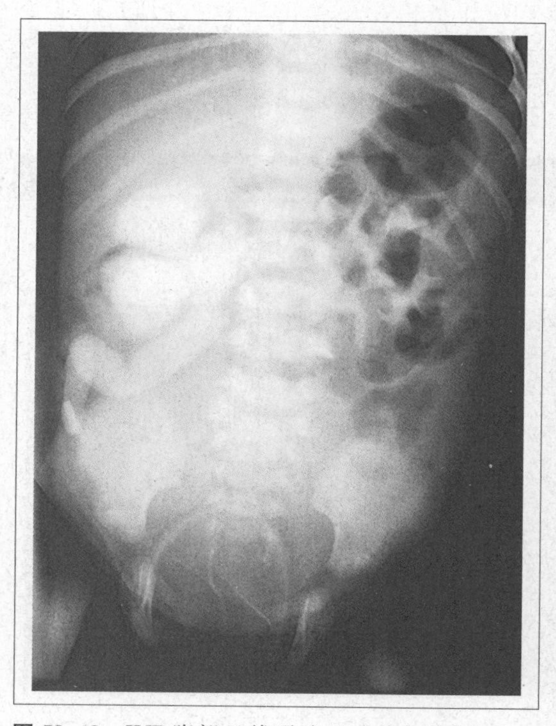

图 59.49 IVP 腹部 X 线平片显示前方的骶尾部畸胎瘤造成肠管的移位以及泌尿道的梗阻。

肛门后小凹

肛门后小凹是一个位于臀缝、与尾骨尖相连的窦道。这种病变常见并没有什么重要意义，通常不需要任何治疗（图 59.51）。这类小凹必须与皮样囊肿的窦道相鉴别。

皮样囊肿窦道

先天性皮样囊肿的窦道要重要得多。这些窦道属于融合缺陷，被覆复层鳞状上皮，与硬膜或硬膜下相通。这些小凹可能出现于鼻梁至骶骨的中线的任何部位。有些窦道非常微小从而不容易引起注意，偶尔有毛发从窦道内突出者则非常明显。与硬膜有瘘样交通的患儿表现为反复发作的、不能被解释的脑脊膜炎。这些皮样囊肿与肛尾小凹的鉴别依赖于如下事实，即前者从来不会发生于第三骶椎以

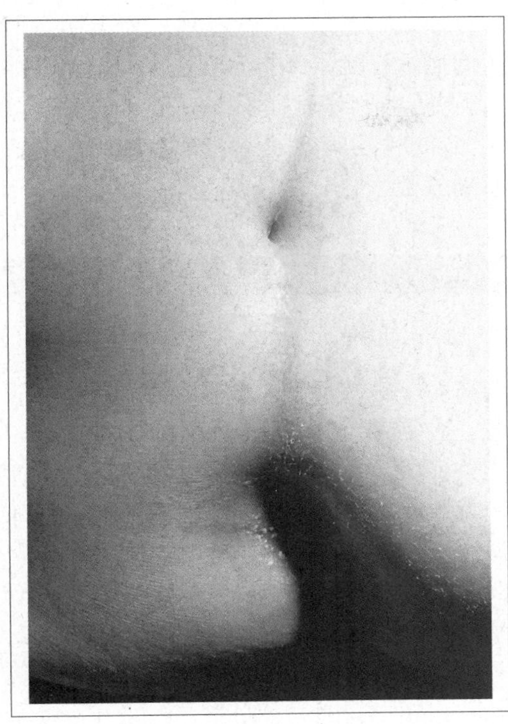

图 59.51 显示肛门后的小凹，位于低位的中线部位以及与尾骨的关系。

下水平，并且常常是偏离中线的。腰骶部 MRI 影像将除外任何脊髓异常。管道、任何的皮样囊肿或占位病变必需手术完整切除。

肛周脓肿和肛瘘

肛周脓毒病在小婴儿并非少见。绝大多数发生于男孩（Oh 等，2001）。典型的表现是年龄小于 12 个月的婴儿的肛周脓肿。最初的切开处理后，这种疾病状态可能继续进展或反复发作成为肛瘘。肛周脓肿的患儿形成肛瘘的发病率为 10%～20%（Nix 和 Stringer，1997；Macdonald 等，2003）。瘘可能单独存在而没有先期的肛周脓肿，典型的瘘位于皮下并且很直。瘘通常均匀地围绕肛门环形分布。15%～20% 的病例表现为多发的病变（Nix 和 Stringer，1997；Watanabe 等，1998）。已有关于婴儿先天性肛瘘的病因学分析（Shafer 等，1987；Fitzgerald 等，1985）。

肛周脓肿传统的处理方法是切开引流，这样处理后经常会有复发（Watanabe 等，1998；Murthi 等，2002）。仅仅通过预期的治疗，大多数脓肿最终能够被治愈（Watanabe 等，1998；Rosen 等，2000）。肛门瘘有手术适应证，传统的治疗方法是辨认出感染的肛隐窝，通过瘘管去顶的方法实现瘘管切除术。婴儿的瘘不会经过括约肌。10%～20% 的病例会出现瘘的复发，目前倡导对无症状的肛门瘘进行预期治疗。大多数瘘会在 12～24 个月内痊愈而不会出现任何后遗症（Watanabe 等，1998；Rosen 等，2000）。

除非是患有克罗恩病，婴儿之后青少年之前的儿童期，肛门瘘非常罕见。克罗恩病患儿的肛门瘘的最常表现是对称性分布，能够通过包括 TNF 抗体的药物治疗得到控制。罕见需要广泛的手术或使用泄液线来治疗者。青少年肛瘘，与炎性肠病无关者，其治疗沿用成人方法（见第 11 和第 46 章）。

结直肠重复畸形

整个胃肠道均可能发生重复畸形。结肠和直肠的重复畸形可以是囊状的或管状的。最常见大肠囊状重复畸形发生于直肠后方。直肠重复畸形占肠重复畸形的 3%。重复的囊肿因肿块效应而引起症状。小婴儿典型的症状是便秘。有时可见重复肠管自肛门突出。尽管囊肿与直肠后壁紧密相连，但可以通过后矢状入路将其切除。也可能发生结肠、外生殖道和尿道的完全重复。两个结肠与肠管在近端均有交通。脊椎病变和脊柱裂通常与完全重复相关（Alrabreeah 等，1988）（图 59.52）。肛管重复是女性的一个罕见畸形，表现为肛门后方的一个瘘样开口（图 59.53）。重复的开口有其固有的括约肌围绕，重复通常在直肠肛管后方向头侧延伸达 3～5cm，与直肠不交通，但是其上部与直肠后壁共壁肌层。可以应用后矢状切口行重复肛管的切除。

应该对每种重复畸形进行详细的解剖学评价。

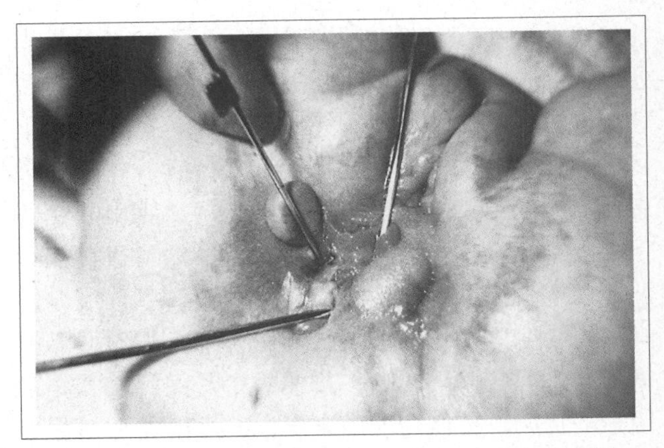

图 59.52 肛门和直肠重复畸形，也显示了异常的骶骨，探针指示出不同位置的肛门孔。

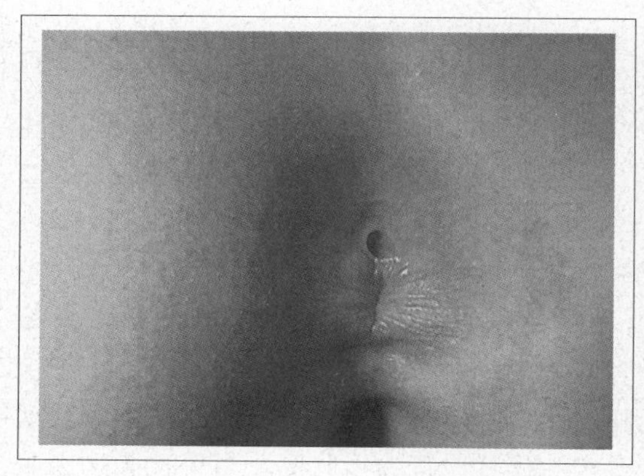

图 59.53 一个 6 个月女婴的肛管重复畸形，重复的肛管开口有其固有的外括约肌环绕。

治疗针对于梗阻的结肠，因其在肛门附近形成盲端。可以行两结肠腔之间间隔的解剖分离，同时行结肠造口，但是最好行病变的切除（Stringer 等，1995）。当然也要同时关注任何其他相关的重复畸形或同时存在的先天性的泌尿生殖道畸形。

儿童的正常排便

排便的生理在第 1 章，17 章，18 章中已讨论。

儿童的排便包括直肠的充盈和扩张，以及随后出现的内括约肌和自主肛提肌漏斗的松弛。直肠的充盈由结肠的动力来控制。相对于年龄大些的儿童，年龄小的儿童肠的传输性收缩更多，肠传输时间更短，因此婴儿的排便更为频繁（Di Lorenzo 等，1995）。母乳或基于牛乳的配方奶喂养的婴儿，其每天的排便达1～7 次（Weaver 等，1988）。85％的 1～4 岁的儿童，每天排便 1～2 次（Weaver 和 Steiner，1984）。

直肠的扩张、横纹肌复合体反射性的松弛使粪便下降，这也激发了内括约肌的自律性抑制，粪便移向肛管，该部位具有敏感的感受器，是样本采集区域，能够分析粪便的黏稠度并且辨别气体。如果患儿粪便的节制功能已经发育，则可以克服粪便的下降运动以及来自肛管的皮质感觉冲动、通过收缩漏斗状的自主括约肌而将粪便推回至直肠，最终通常需要“绷紧动作”增加腹内压力来排出粪便。根据患儿不同的年龄，这一排便程序受到社会和心理因素的控制。节制功能尚未发育的小婴儿和初学走路的婴儿，其排便不受社会场所的控制，而是随需要排便或因疼痛而拒绝排便。儿童被某些活动吸引（户外活动，计算机游戏，观看电视）而不愿意因为要进卫生间而被打断，可能会出现排便抑制。如果时间合适，并且处于合适的环境，儿童通常能够进行排便。当粪便排出后，儿童常因脱离强烈的排便渴望而感到放松。

便秘

定义

儿童的功能性便秘被定义为与异常或药物疗法无关的便秘。便秘被定义为排便频率 1 周少于 3 次，伴有相关症状，如疼痛或溢出性污粪；或是即使排便频率每周 3 次或以上，但仍旧有污粪，伴随或不伴随粪便潴留（van Ginkel 等，2001；Loening-Baucke，2002）。便秘和污粪大多数见于 7 岁以下的儿童（图 59.54）（Doig，1992）。男孩比女孩更多见，报道的比率为（1.5～3）：1（Levine，1975；Abrahamian 和 Lloyd-Still，1984）。

下面是 Clayden（1976）提出的功能性排便疾患的协议：

- 便秘：粪便通过困难或延迟；
- 污粪：经常有松软的或半固体的粪便污染衣物；
- 大便失禁（并非由于器官缺损或疾病所致）：在不合适的地点正常的排便；
- 失禁。

儿童便秘的病因学与成人相似。特别是有 A 组链球菌感染者，肛周皮炎引发患儿的排便疼痛，会逐渐发展成为抑制排便的恶性循环以及疼痛性排便。牛奶不耐受是可供选择的一个病因（Iacono 等，1998），除非是年长的儿童，膳食纤维与便秘关系不大（Roma 等，1999）。家长便秘，其后代也更容易发生便秘（Keuzenkamp-Jansen 等，1996）。慢传输型便秘在成人是一个主要的问题，在儿童的一个便秘亚组也可能很重要（Benninga 等，1996）。虽然便秘患儿的心理问题常见，但是对于大多数病例来讲，它们是继发于便秘的（Abrahamian 等，1984；Loening-Baucke，1996）。

急性便秘

急性便秘可能继发于不愿意活动、环境或饮食的改变、肛裂。急性腹痛的表现常见，通过治疗能够缓解。急性便秘的处理通常很简单，尤其对于小

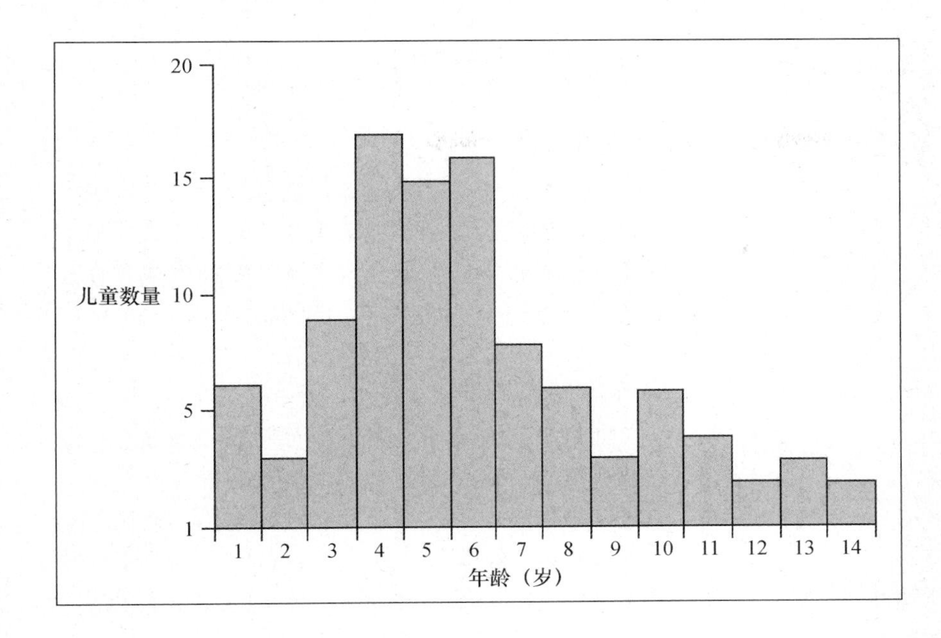

图 59.54　便秘儿童的年龄分布。Reproduced with permission from Doig（1992），BMJ Publishing Group.

婴儿或初学走路的婴儿，多喝水或限制牛奶的摄入通常能缓解症状。年龄较大的儿童或那些患有急性肛裂的患儿通常需要短期服用容积性泻药。

慢性便秘

对通常的饮食调整或简单的缓泻治疗不敏感的持续性便秘，可以被定义为慢性。慢性便秘的儿童可能表现出污粪。在不适宜的地点和时间正常地排出粪便的失禁，更可能与心理异常相关。

儿童期便秘的器质性原因

便秘可能是由于系统性紊乱：

- 甲状腺功能低下，甲状旁腺功能亢进，高钙血症；
- 囊性纤维化；
- 铅中毒；
- 药物的摄入（阿片制剂，抗胆碱能药，酚噻嗪）；
- 寄生虫感染（例如 Chagas 病）。

便秘也可能由肛管和直肠的任何器质性病变而引发，如：

- 直肠肛门畸形，如前位肛门（图 59.55）；
- 肛管狭窄，可能是先天性的或继发于手术后的（图 59.56）；
- 直肠的神经源性异常（在这一章的第二部分讨论）。

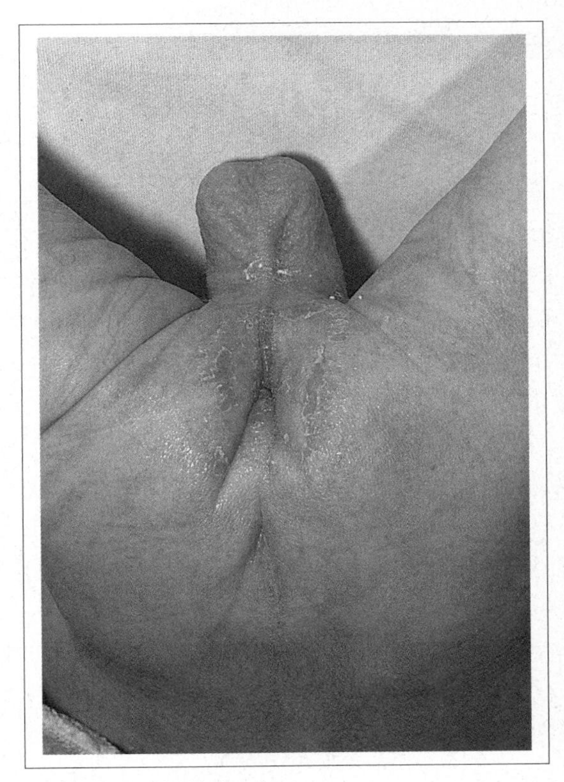

图 59.55　一例前位肛门。

肛门口径和位置的评价

在没有任何生理学知识的情况下，患者经常主观诊断自己肛门狭窄或肛门的位置异常。El Haddad 和 Corkery（1985）描述了一个有用的公式来测量新生儿适宜的肛门口径。

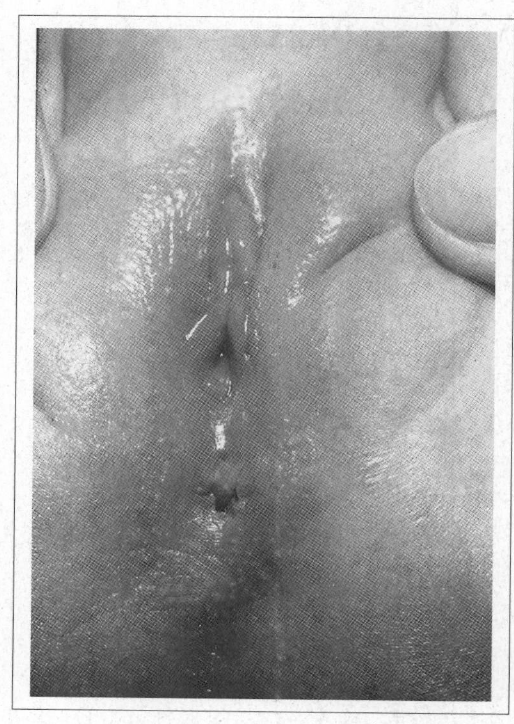

图 59.56 肛管狭窄。

一定要确定肛门的正常位置，因为位置异常是造成便秘的一个公认的原因。Reisner 等（1984）利用女性的肛门中部到阴唇系带的距离和阴唇系带到尾骨的距离的比值，以及男性的阴囊后部到肛门中部的距离和阴囊后部到尾骨的距离的比值，来定义正常值。应该仔细研究比值小于 0.34 的女性（通常，新生儿为 0.44，4～18 个月者为 0.40）以及比值小于 0.46 的男性儿童（通常，新生儿为 0.58，4～18 个月者为 0.56），尤其是便秘的患儿。

足月新生儿（妊娠 40 周）在出生后的 24 小时内应该有胎粪排出。胎粪排泄延迟到 48 小时后者，应该行直肠活检以除外 Hirschsprung 病（Doig，1992），应该行钡灌肠和直肠肛门测压检查，并行甲状腺功能低下、囊性纤维化以及感染性疾病的检测。母乳喂养的新生儿，7～10 天内其正常的排便频率变化范围很大，从每天 5～6 次到每天一次。

慢性特发性便秘的处理

慢性特发性便秘的一般处理方法包括下述几个步骤（Clayden，1992；Loening-Baucke，1996）：

- 为家长提供咨询和教育；
- 确定是否存在粪便的嵌塞；
- 清除嵌塞的粪石；
- 开始口服药物。

咨询和教育

治疗的第一步是家庭的咨询和教育，要向家长解释便秘的发病机制，如果患儿污粪，那么还要解释溢出性失禁本质上是非自主的。要鼓励家长在长期的治疗过程中一贯保持支持的态度。

清除嵌塞的粪便

如果患儿有粪便嵌塞、粪石形成，那么在启动口服药物维持治疗之前，必须清除嵌塞。粪石可以通过体格检查于下腹部触及坚硬的包块、通过直肠指诊或放射学检查得以确认。粪石嵌塞的典型症状是充溢性失禁。尽管可以通过传统的肠灌洗来清除粪石嵌塞，但是口服药物也能奏效（Tolia 等，1993；Felt 等，1999）。

口服大剂量的刺激性缓泻剂，如多库酯、矿物油和聚乙二醇电解质溶液（PEG）（Ingebo 等，1988；Tolia 等，1993）能够起到清除嵌塞的效果。诸如乳果糖或山梨糖醇等渗透性缓泻剂可以与其他药物联合使用。口服药物清除嵌塞常常伴发腹痛或绞痛，也可能出现治疗初期污粪的增加。

清除嵌塞治疗中，直肠灌洗通常较口服药物起效快，然而尤其是对于肛门部存在相关病理改变的患儿，此方法是侵入性的并会造成疼痛。因此，直肠内嵌塞粪便的清除对于肛裂的患儿属于禁忌。不同的研究者推荐盐水、多库酯、矿物油或磷酸酯来灌肠（Sarahan 等，1982；Clayden，1992；Nurko 等，1996）。当进行直肠内嵌塞清除时，保持最少次数的灌洗非常重要，通常 1～3 次的灌洗已经足以完全清除嵌塞。对于顽固性病例，可以考虑全麻状态下清除嵌塞。

维持治疗

维持治疗的目标是每天排松软的粪便 1～2 次，防止粪便嵌塞的复发。这确保消除了坚硬粪便的恶性循环以及疼痛性排便。

治疗包括饮食干预、缓泻剂以及行为纠正。

治疗上普遍要求饮食的改变，尤其是增加液体和纤维的摄入。纤维的作用在儿童可能并不重要（Roma 等，1999），不鼓励喝过多的牛奶（Olness 和 Tobin，1982）。

并无证据表明某种药物治疗更为优越，患儿对所选择的疗法具有良好的顺应性是更为重要的。嵌塞清除后的早期治疗阶段，常需要更为有效的药物治疗，应该使用刺激性缓泻剂（番泻叶，半乳糖醇钠），但是尽可能缩短用药时间，以有害性更小的疗法来加以替代。渗透性缓泻剂（乳果糖，多库酯，PEG）可以安全使用数月或数年。药物治疗需要尽可能长的延续性应用，直到获得规律的排便频率，这通常意味着数月，有时达数年之久。应该遵循的原则是：只要症状出现于治疗前，治疗就应该持续下去，直到症状不再复发。要逐渐减少药物的剂量，目标是使用最小的有效剂量。

行为疗法

行为疗法随患儿的年龄而不同。行为疗法对小婴儿和初学走路的婴儿没有作用，不鼓励过早地对患儿实行激进性的卫生间排便训练，这一点非常重要，要避免对年龄小于 2～3 岁的儿童进行卫生间排便训练，要尽可能长时间地使用尿布，直到患儿已经为使用尿壶或卫生间做好了准备（Clayden，1992）。每天正餐结束后的规律卫生间排便训练，可能使年龄较大的儿童从中获益，通过赞扬、奖励和日记形式可以提高疗效（Felt 等，1999）。

远期疗效

有一些关于慢性特发性便秘治疗后远期疗效的研究（Loening-Baucke，1993；Keuzenkamp-Jansen 等，1996；Staiano 等，1994）。据报道 5 年随访的最终治愈率为 50%，阳性家族史是预后不良的预知因素，确定的事实是处于青春期的儿童其便秘以及充溢性大便失禁均不常见（Bellman，1966；Abrahamian 等，1984）。早期即有便秘表现以及有阳性家族史的患儿，即使过了儿童期，仍旧会有便秘的习惯（Staiano 等，1994）。

慢性便秘的外科适应证

绝大多数患儿的慢性便秘通过合适的药物治疗，或随时间的推移而得到改善。大多数患儿甚至愿意接受激进性的药物治疗，然而仍有一些患儿尽管给予了最合适的、最大限度的药物治疗，在他们的整个童年期及其后阶段仍表现为持续便秘、腹部症状、污粪。还没有关于儿童特发性便秘接受手术治疗的对照研究结果。

对所有药物治疗无效的顽固性便秘的儿童，可以选择手术治疗，必须首先排除便秘的器质性因素。用于治疗神经病理性失禁或直肠肛门畸形术后失禁的 MACE 操作，也可用于治疗特发性便秘（Kokoska 等，2001；Youssef 等，2002）。MACE 操作很容易被逆转，这使得它成为一种可替代灌肠和缓解剂的、吸引人的选择，尤其是对于青春期和青少年患者。对某些患儿实施选择的结肠造口，获得患儿和家长的满意（Woodward 等，2004）。虽然近期出现了结肠测压指导手术的研究报道，但是这些研究仍是非常初步的（Hutson 等，2004；Youssef 等，2004）。

儿童直肠脱垂

儿童直肠脱垂是一种相对常见，通常能够自限的疾病状态。1～3 岁为其发病高峰，可以是部分或完全脱垂。部分脱垂者直肠黏膜仅自肛门缘突出 1～3cm，并表现为肛门口中央放射状皱褶的特点。完全脱垂者累及直肠全层，脱出长度达 5cm 或以上，脱垂的特点是环形的黏膜皱褶（图 59.57）。有关儿童直肠脱垂是部分还是完全，存在明显的争论。

发病机制

下述解剖学特点对儿童直肠脱垂的病因学有重要意义：

- 直肠的垂直走行；
- 直肠不太明显的侧方以及前/后的弯曲；
- 于骶骨和尾骨前后的扁平的表面；
- 直肠和其他盆腔器官相对低的位置；
- 缺乏肛提肌的支持。

相关性病因

直肠脱垂的相关性病因分成五个范畴：

- 纤维囊性疾病
- 神经病理性原因（例如脊髓脊膜膨出）
- 骨盆发育不良（例如异位膀胱）
- 医源性，直肠肛门畸形拖出术后
- 营养不良

绝大多数直肠脱垂的患儿不存在任何相关性病因，特发性直肠脱垂患儿通常在其他方面是正常的。便秘的作用在病因学方面存在争论，严重慢性便秘患儿中仅有 3% 患有直肠脱垂（Abrahamian

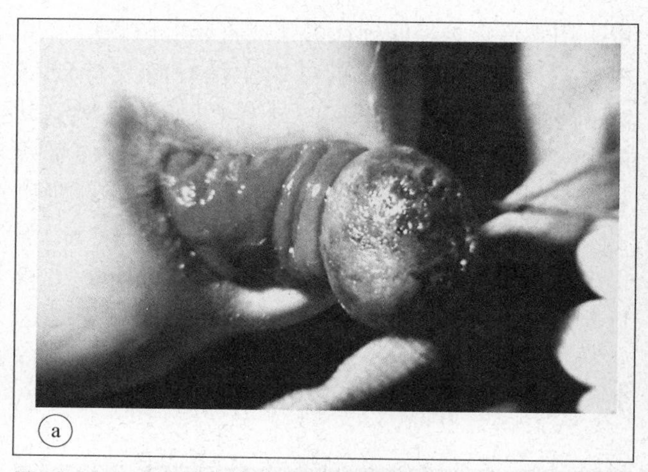

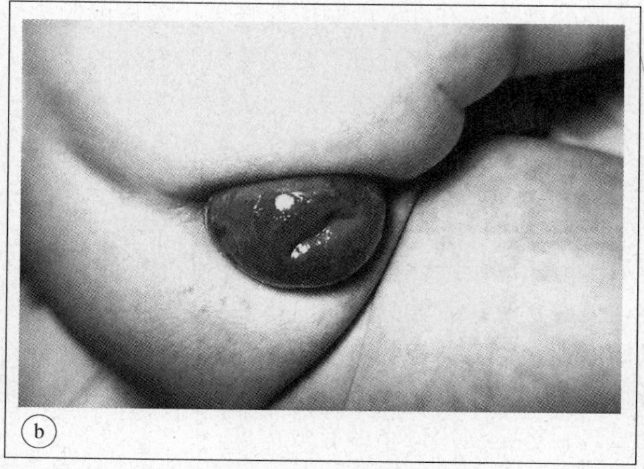

图 59.57 （**a**）以息肉为导点的直肠完全脱垂，显示出环形的皱褶，这与部分脱垂的表现不同。（**b**）直肠部分脱垂，可见组织水肿以及自肛门口发出的放射状的皱褶。

等，1984）。

尽管囊性纤维化与直肠脱垂相关（Zempsky 和 Rosenstein，1988），但是仅占直肠脱垂患儿的 10%。脊髓脊膜膨出这种神经病理性原因会导致完全直肠脱垂者罕见。然而，肛提肌瘫痪合并腹内压升高会导致直肠脱垂。异位膀胱情况下，耻骨联合以及耻骨直肠肌广泛分离，这一宽阔的裂孔使包括直肠在内的盆腔脏器倾向于脱出。医源性直肠全层脱出可能发生于高位肛门直肠肛门畸形拖出术后，更为常见的是非环形的黏膜脱垂。在 PSARP 时代之前，直肠脱垂和黏膜异位是非常常见的。

治疗

急性脱垂

站立起来后急性脱垂可能自发复位，如果不能自行复位则必须尽可能快地给予手法复位。当父母第一次看到脱垂时，通常非常惊恐和痛苦，常常是带患儿火速赶往医院。实际上，父母可以用一次性手套于脱垂肠管顶部持续轻柔地加压而使脱垂复位。

复发性脱垂

大多数复发性脱垂的病例能自愈（Adeyemi，1991）。许多脱垂病例能自发复位，对于不能自发复位者可以教会患儿家长轻柔的复位方法。并无证据显示保守治疗方法，如臀部绑扎法对直肠脱垂有帮助。使用便器时改变排便体位，试着让患儿侧卧位排便。脱垂部位注射、多处条形黏膜电烙、冗余黏膜切除以及围绕肛门的皮下缝合等局部经肛门疗法，都还没有对比试验研究来确定其疗效。作者的经验是对于那些可以自愈的患儿，实施这些方法可以获得成功。

顽固性脱垂的罕见病例以及随访 12～18 个月后没有自愈可能的病例，有外科手术适应证。需要手术的患儿，4 岁以上者远多于年龄更小的儿童。已经有几种手术方法成功用于复发性脱垂的治疗。据报道下述方法具有较高的治愈率，包括后矢状入路肌肉修补、直肠骶骨悬吊（Ashcraft 等，1990）、直肠后折叠（Tsugawa 等，1995）、Ekehorns 直肠骶骨悬吊术（Sander 等，1999）。作者目前倾向于腹腔镜下将直肠悬吊于骶骨前，已经对需要手术治疗的几例患儿实施此种手术方法获得成功。这种方法术后疼痛最轻微、住院时间缩短。

医源性脱垂

对于拖出术后有症状的医源性脱垂患儿，有二次手术的适应证（图 59.58）。典型的症状包括出血和黏液污染。黏膜脱垂的治疗包括异位黏膜的切除以及利用局部皮瓣重建皮肤肛管。完全性直肠脱垂的患儿需要重新实施后矢状入路肛提肌漏斗、外括约肌复合体的重建以及直肠的悬吊。

直肠出血

直肠出血的常见原因总结如表 59.9 中。

肛裂

到目前为止，肛裂是造成儿童急性直肠出血最

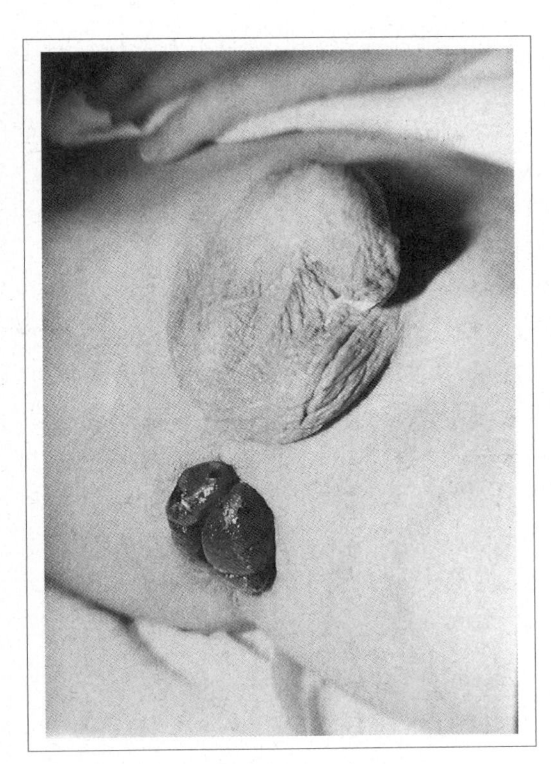

图 59.58　拖出术后的医源性脱垂。

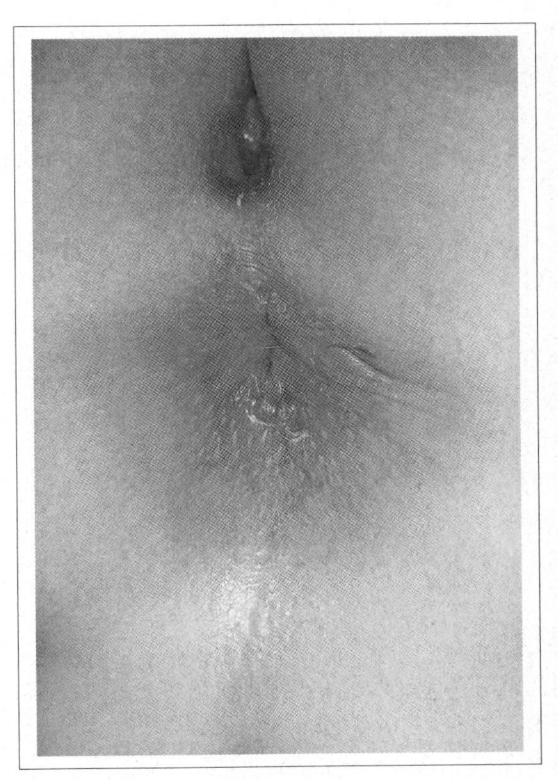

图 59.59　一例肛裂女孩的哨兵痔。

表 59.9　儿童低位肠出血的常见病因

年龄	病因
新生儿	肛裂，坏死性小肠结肠炎，旋转不良，肠扭转，新生儿结直肠炎
1～12 个月	肛裂，肠套叠，婴儿结直肠炎，感染性结肠炎
1～2 岁	肛裂，息肉，梅克尔憩室，感染性结肠炎
>2 岁	肛裂，炎性肠病，创伤，感染性结肠炎，孤立性溃疡，AV 畸形

常见的病因。尽管肛裂可能发生于任何年龄的儿童，但是最常见于年龄小于 3 岁者。肛裂病因不清，但有时与大和坚硬的粪便通过相关。然而，许多患儿并没有任何便秘病史。根据疼痛性排便、患儿试图阻止粪便通过、便表面带有血条等病史做出诊断，通过视诊确定诊断。不要进行直肠指诊（这样会使患儿非常疼痛）。尽管肛裂最常位于后中线齿状线以下，但尤其是对于婴儿来说，肛裂也可以发生在肛门一圈的任何部位。女婴肛裂的常见部位是前中线。肛裂部位的前哨痔或皮赘与慢性或亚慢性的肛裂有关（图 59.59）。急性期，使用粪便软化剂以及凡士林等保护性软膏通常能在几周内治愈肛裂。目前的一些对比研究显示，与局麻药和安慰剂相比，局部使用硝酸甘油治疗肛裂疗效更好，治愈速度更快（Tander 等，1999；Sonmez 等，2002）。另外一些研究发现硝酸甘油无效（Kenny 等，2001；Nelson，2004）。

与非复杂肛裂相比，慢性肛裂需要更长时间的治疗。患儿常发展成为排便、疼痛明显的恶性循环。为打破这种恶性循环，需要通过数月的缓泻剂治疗来软化粪便。有些医生为几例顽固性慢性肛裂的患儿实施了侧方皮下内括约肌切断术，效果均良好并且没有严重的并发症。对于儿童慢性肛裂，硝酸甘油或肉毒毒素的化学性括约肌切断的系统回顾研究（Nelson，2003）表明，上述方法无效或仅达到好于安慰剂的边缘效果。

坏死性小肠结肠炎

坏死性小肠结肠炎是早产儿直肠出血的主要原因。坏死性小肠结肠炎的发生率与婴儿的出生体重呈负相关，主要表现为因血液自黏膜下血管的分流而造成黏膜的缺血性病变。尽管早期阶段肠壁的深层和黏膜血运良好，但是随着继发的细菌侵入、败血症和内毒素休克，出现血液自内脏循环中的分流，造成黏膜的缺血。也会发生以血小板减少和血小板聚集为特点的弥漫性血管内凝血，导致肠缺血，内脏循环的低血容量和低流量状态是主要的致病因素。

婴儿的主要临床表现是功能性肠梗阻，伴有腹胀、呕吐，通常排出含有血和黏液的软便。放射性平片显示弥漫性的肠管扩张和液平，并且有黏膜水肿的证据。晚期阶段有黏膜下积气以及特征性的双壁阴影（图 59.60）。如果发生穿孔，气腹非常明显。

只要症状减退，以保守治疗为主，包括抗生素、鼻胃管吸引、肠外营养。腹膜炎和肠穿孔的患儿有手术适应证。

血管畸形

对于肠血管畸形，由于对其缺乏临床和生物学特质认知，使得本质上相似的病变冠以不同的名称，因此疾病的分类令人感到迷惑。Mulliken 和 Glowacki（1982）的分类是基于病变的生物学特点的。这一分类区分了血管瘤和血管畸形，前者是真性肿瘤，通常自发消退；而后者是非增生性病变，不会自发消退。儿童血管畸形的肠出血罕见。最常见的部位是结肠远端和直肠（de la Torre 等，2002）。少数患儿其血管病变是系统性疾病的一部分，如 Klippel-Trenaunay（先天性曲张的静脉，皮肤血管瘤和下肢膨胀性肥大）和 Osler-Rendu-Weber（多发性毛细血管扩张）综合征。

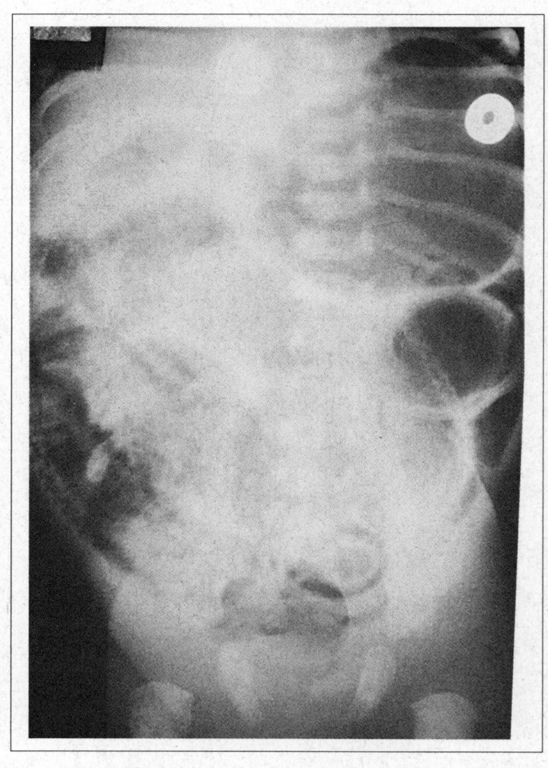

图 59.60　腹部X线平片显示黏膜下积气、双壁和“靶”征。

血管畸形的诊断困难。结肠镜检查可能发现局部的炎症性改变，而扩张的血管很难观察到。更近端以及小肠的病变可以通过无线胶囊内镜得以观测。MRI 和血管造影仍旧是此类疾病诊断和定位的最好的方法。尽管非手术疗法可以用来控制出血，但是永久性的治愈最好是通过完全的切除病变来实现。分布于直肠下端和肛管的病变最好的治疗方法是直肠内拖出、结肠肛门吻合术（Luukkonen 等，1989；Fishman 等，2000）。即使不能永久，这种保存括约肌的手术方式也能起到一个长期根除出血的效果。

痔

除非患有门脉高压，否则痔在儿童不常见，门脉高压的患儿中 1/3 患有痔。与肝内型门脉高压比较，痔更常见于肝外型门脉高压的患儿（Heaton 等，1993）。然而有症状的痔并不常见。

痔尽管也发生于正常的儿童，但是相当罕见（图 59.61）。在过去的 15 年，作者大概每年能见到一例患有痔的健康儿童。通常无症状，但是儿童或父母注意到有东西自肛门口突出。尤其是对于便秘的患儿，一个更常见的发现是肛门口周围明显的静脉丛，这是便秘患儿直肠出血的常见来源。成人

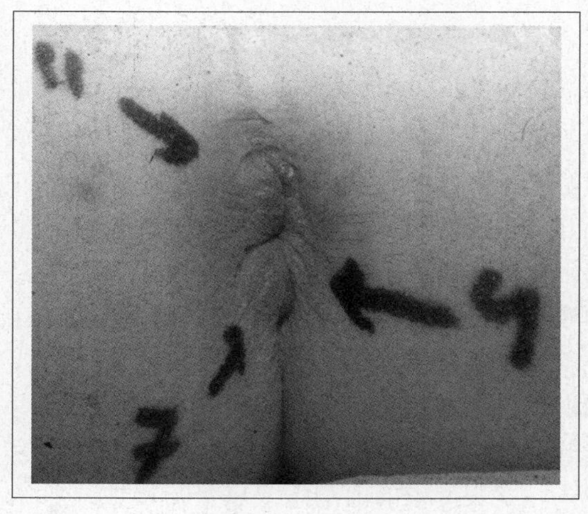

图 59.61　一个 5 岁男孩的痔，显示了典型部位的痔结构。

型的痔开始于青少年期，可能因外部的血栓形成而使病情复杂化。

正常儿童的痔不需要外科治疗，不会出现大量的出血。门脉高压有症状的痔可能需要治疗。大多数患儿能通过绑扎和硬化治疗使症状得以控制（Heaton 等，1993）。

孤立性溃疡

孤立性直肠溃疡综合征（SRUS）是一种慢性良性疾病，特点是便血 、排出黏液、里急后重以及局部的肛周疼痛。虽然儿童少见，但是对于有局部肛门症状的患儿要想到此疾病的可能（Ertem 等，2002）。作者在过去的 10 年中遇到了 6 例。一些患儿有排便不完全的感觉而经常去卫生间，排便时伴有里急后重感。已有报道，这类患儿发生直肠脱垂的比例显著增加（Godbole 等，2000）。按照作者的经验，粪便软化剂以及局部使用类固醇栓剂的保守疗法，对大多数患儿有效。

婴儿型直肠结肠炎

年龄小于 3 个月的婴儿，便血的最常见的可能原因就是直肠结肠炎。婴儿的便血表现是与粪便混合的新鲜的血条。粪便经常是黏液状的，通常无其他症状，婴儿的生长发育正常。结肠镜检查显示片状的病损，很少延伸至左半结肠以外的肠管。组织学检查揭示明显的嗜酸性细胞的浸润，一些患儿还可能表现出外周血嗜酸性细胞数量的增加。由于这些发现，过敏性的病因学已被提出（Machida 等，1994）。这种疾病呈自限性，症状通常在几周内消退。

炎性肠病

炎性肠病在儿童并非罕见，大约 10%的患者在童年期出现症状。直肠出血的原因中必须除外炎性肠病。溃疡性结肠炎和克罗恩病的患儿通常具有炎性肠病的其他症状（表 59.10）。感染性结肠炎是最明显的需要进行鉴别诊断的疾病，应该与炎性肠病和直肠出血相鉴别（参见第 37 和第 43 章）。

梅克尔憩室

梅克尔憩室特征性表现是反复大量的便血，典型的表现出现于学龄前，除非排出大量黑便，患儿通常无症状。大多数患儿通过锝显像得以诊断，锝

表 59.10　溃疡性结肠炎和 Crohn 病的症状

	溃疡性结肠炎	克罗恩病
血便	97	22
腹泻	90	88
腹痛	33	82
体重下降	15	60
发热	15	77
发育落后	3	30

显示了憩室内的胃黏膜。通过腹腔镜或开放手术早期切除憩室而使该病得以治愈。

息肉和息肉病综合征

参见第 25 和第 26 章。

幼年息肉

儿童直肠出血最常见的病变之一就是幼年息肉。它们常见于左半结肠和直肠，35%～50%的病例多发（Pillai 和 Tolia，1998；Gupta 等，2001）。1/3 的病例息肉分布于乙状结肠近端，男孩更常见，多于女孩两倍。发病的高峰年龄是 3～7 岁。息肉表面平滑、光亮、红色。组织学具有特异性，息肉属于错构瘤，非恶性，可能通过自行断离而自限。然而，已有发育不良息肉的报道（Coffin 和 Dehner，1996）。持续的直肠出血和怀疑息肉病的诊断是全结肠镜检查的适应证。有时候息肉可能形成肠套叠的顶，表现为便血。

幼年息肉病综合征

错构息肉综合征中最常见者就是幼年息肉病综合征。15%的病例会出现先天性出生缺陷，通过常染色体显性方式遗传，20%～50%的病例具有阳性家族史（Wirtzfeld 等，2001）。尽管息肉最常发生于远端结肠，但是有时也见于小肠。特征性的症状包括：急性或慢性失血、排出黏液、腹泻、肠套叠或直肠脱垂、蛋白质丢失性肠病。幼年息肉病综合征不仅增加了结肠直肠腺癌的风险，而且与上胃肠道的腺癌相关。有必要对所有患儿进行上胃肠和下胃肠的内镜检查，包括息肉切除。对于那些具有整块的弥漫性息肉病以及具有明显症状的患儿，最好的治疗方法是直肠结肠切除、回肠盲端吻合术。

Peutz-Jeghers 综合征

Peutz-Jeghers 综合征包括多发的错构息肉，通常位于近端小肠，以及皮肤的黑色素沉着，最常见于口周和颊黏膜区域（图 59.62）。这种疾病是家族性的，表现为不同外显率的常染色体显性遗传方式，50%的病例发现有突变型基因（LKB1/STK）（Wirtzfeld 等，2001）。Peutz-Jeghers 综合征与结直肠癌以及肠外恶性肿瘤的风险增加相关（22%～48%）。肠外恶性肿瘤在儿童包括胰腺、乳腺、卵巢和睾丸的腺癌以及子宫阴道腺癌。

腹痛、慢性失血和肠套叠是最常见的并发症。尽管小肠灌肠检查可能显示出息肉，但是无线球囊内镜检查更为可靠（Costamagna 等，2002）。对于症状严重或肠套叠的病例要实施开腹手术，通过肠切除来去除息肉，内镜摘除息肉也是一个可供选择的治疗方法。对于先证者要进行适宜的结直肠和肠外恶性肿瘤的监查，其一级亲属也要给予这样的处理（Spigelman 等，1995）。

家族性腺瘤息肉病（FAP），Gardner 和 Turcot 综合征（参见第 26 章）

FAP 是由于 5 号染色体上 APC 基因突变而导致的一种常染色体显性遗传疾病。无数的腺瘤样息肉遍布整个结肠（图 59.63），发病年龄是 15 岁左右，某些表型严重者发病更早。虽然儿童发展成结直肠癌者非常罕见，但是 40 岁时这种风险已升高至 80%，50 岁时升高至 100%。年龄偏小的儿童，肝母细胞瘤有时是 FAP 综合征的最初表现。目前选择的治疗方式是促进康复的直肠结肠切除、回肠储袋术。整个家族成员都要进行筛选检查，如果检测到家族成员中有决定性基因 APC 的突变，则可以对那些没有携带此基因的成员免除筛查性结肠镜检查。

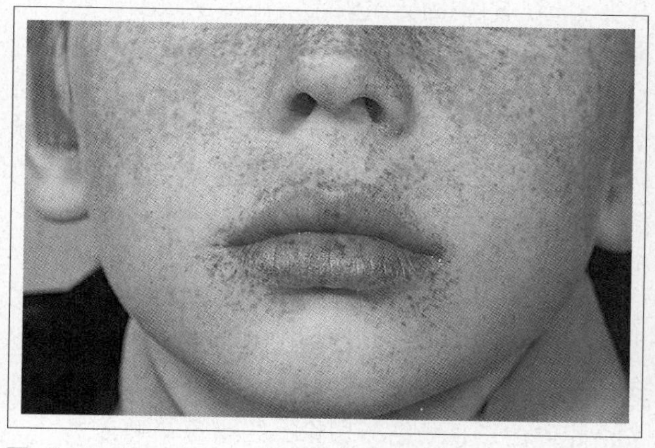

图 59.62 Peutz-Jehger 综合征儿童口唇特异性的色素斑点。

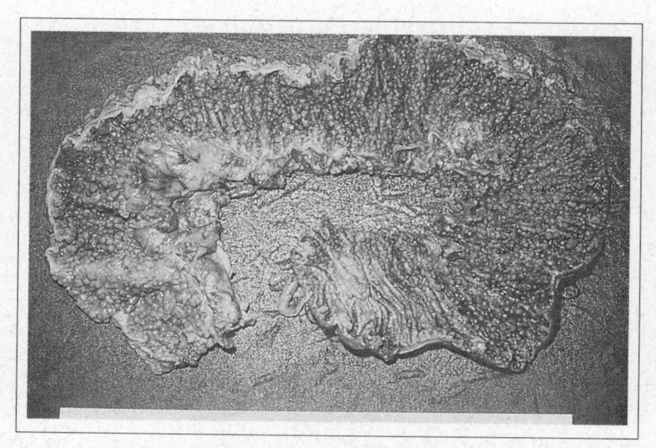

图 59.63 一例弥漫的结肠息肉病患儿的手术标本所见。

Gardner 综合征是 FAP 中的一种改变型，表现为肠腺瘤样息肉和骨瘤（尤其是下颌骨），硬纤维瘤，软组织肿瘤。

Turcot 综合征罕见，是 FAP 中的另一种改变型，该综合征与中枢神经系统的恶性肿瘤相关，其中大部分是成神经管细胞瘤和成胶质细胞瘤。

腺癌

直肠出血可能是由大肠的恶性肿瘤引起的。原发性直肠癌在儿童极端罕见，并且预后非常差（Bulut 等，1987；Radhakrishnan 和 Bruce，2003），尤其当诊断延迟时预后更差（La Quaglia 等，1992）。

成人中黏蛋白腺癌是一种罕见的结肠腺癌组织学类型，发病率大约为 5%。而在儿童却是最常见的组织学类型，发生率为 50%～100%。大多数肿瘤分化差，并呈进展性。报道的大多数病例的年龄在 10 岁之后。

治疗原则与成人者相似，将肿瘤连同血管和引流的淋巴管一并切除，并行原位吻合的根治性手术是可选择的治疗方式。长期生存率非常差：5 年后生存率不到 10%。大多数病例在诊断时已经处于疾病的进展期（Brown 等，1992）。

性虐待

儿童性虐待是一个常见的世界范围内的问题。在欧洲，年龄小于 16 岁的儿童中，女孩的发生率是6%～36%，男孩的发生率是1%～15%（Johnson，2004）。虽然性虐待罕见引起死亡，但是它的后果严重，持续整个成年阶段。儿童性虐待中阴道和处女膜表现的重要性已经得到很好的认知，但是有关肛门虐待的问题颇有争议并很难证明。

Hobbs 和 Wynne（1986）认为："扩张和反射性肛门扩张"在正常儿童中是看不到的，是鸡奸的体征。但在对社区健康门诊、儿科门诊、地区医院、直肠门诊就诊的200个患儿进行连贯性的常规查体发现，反射性肛门扩张（甚至是肉眼可见的）者达28例（14%）(Stanton 和 Sutherland，1989)。而便秘或直肠中的积粪在没有被性虐待者，通常在分开臀部可能见到肛裂（Clayden，1988）。Hobbs 和 Wynne（1987）也指出：143例引证的患儿中，53%出现肛裂这种被虐待的体征。Pierce（2004）发现具有强烈的、明确肛门虐待病史的大多数患儿都会出现肛裂或瘢痕。然而，肛裂在常规的临床查体中如此常见，以至于不能作为性虐待的一个可被怀疑的体征（Freeman，1989）。

肛门周围或大腿内侧明显的撕裂、青肿和抓痕，特别是具有可疑的或确定性的虐待病史，对性虐待的诊断更具有结论性意义。因为儿童的性虐待和医学检查之间总是存在一个明显的时间间隔，所以这种法医学上的证据很罕见于儿童。

如果儿童对体格检查表现消极并且漠不关心，或是触摸和检查肛门时没有试图退缩，或是当试图做直肠指诊检查时没有夹紧横纹肌复合体的动作，临床医生应该警惕性虐待的可能性。

如果肛周见到由人类乳头瘤病毒导致的疣（图59.64）则总是应该考虑到性干扰的可能性，原因是性干扰是此病毒最常见的传播方式（McCoy 等，1982；de Jesus 等，2001）。然而，尽管疱疹感染可能提示性虐待，但是也可能提示来自口唇周围疱疹的自我感染。青春期前的男孩和女孩身上检出精液，直肠内培养出淋球菌，尿液内检出毛滴虫，具有疱疹和衣原体的感染等是更为确定性的性虐待的证据。

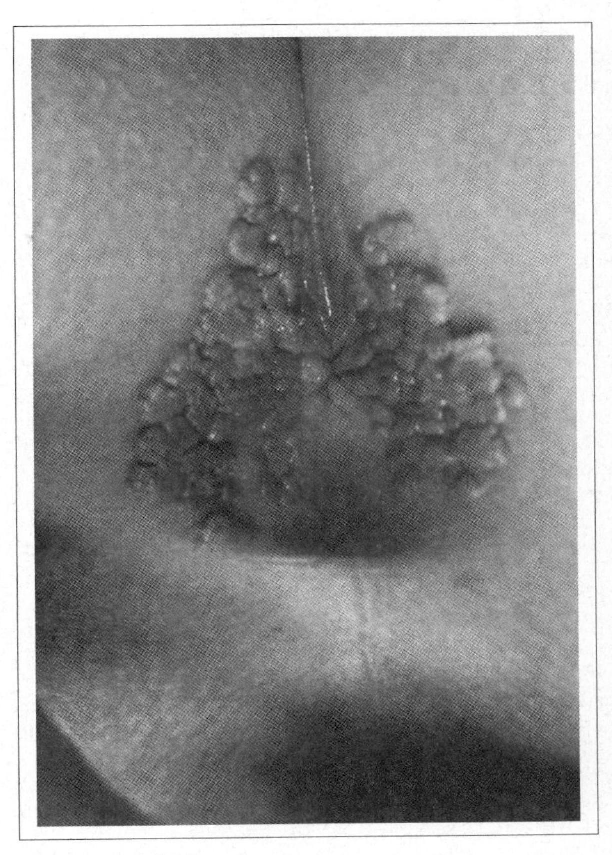

图 59.64 肛门疣。

（肖元宏 译 肖元宏 校）

参考文献

Aaronson I & Nixon HH (1972) A clinical evaluation of anorectal pressure studies in the diagnosis of Hirschsprung's disease. *Gut* 13: 138.

Abrahamian FP & Lloyd-Still JD (1984) Chronic constipation in child-hood: a longitudinal study of 186 patients. *J Pediatr Gastroenterol Nutr* 3: 460-467.

Adeyemi SD (1991) Childhood rectal prolapse: a prospective clinical study including trial of a rationalized conservative treatment modality. *Int J Pediatr Surg* 5: 21-24.

Akkary S, Sahwy E, Kandil W et al (1981) A histochemical study of the mucosubstances of the colon in cases of Hirschsprung's disease with and without enterocolitis. *J Pediatr Surg* 16: 664-668.

Alizai NK, Batcup G, Dixon MF & Stringer MD (1998) Rectal biopsy for Hirschsprung's disease: what is the optimum method? *Pediatr Surg Int* 13: 121-124.

Allingham HW (1873) *Diseases of the Rectum*. London. Alrabeeah A, Gillis DA, Giacomantonio M et al (1988) Neurenteric cysts: a spectrum. *J Pediatr Surg* 23: 752-754.

Alvarez WC (1949) A simple explanation for cardiospasm and Hirschsprung's disease. *Gastroenterology* 13: 422-429.

Amiel J & Lyonnet S (2001) Hirschsprung disease, associated syndromes, and genetics: a review. *J Med Genet* 38: 729-739.

Amussat J (1834) L'histoire d'une opération d'anus artificiale practique avec succès par un nouveau procédé. *Gazette Med (Paris)* 3: 753-758.

Amussat JZ (1839) Memoire sur la possibilité d'établir un anus artifi-ciel dans la région lombair sans pénétrer dans le péritoine. In *Lu a L'Academie Royal de Paris*. Paris:

Baillière.
Amussat JZ (1843) Troisieme memoire sur la possibilité d'éstablir un anus artificiel dans la région lombair sans pénétrer dans le péri-toine, cez les enfants imperforés. In *Lu a l'Academie Royal de Paris*. Paris: Baillière.
Aschcraft KW, Garred JL, Holder TM, Amoury RA, Sharp RJ & Murphy JP (1990) Rectal prolapse: 17-year experience with the posterior repair and suspension. *J Pediatr Surg* 25: 992-994; discussion 994-995.
Aslam A, Spicer RD & Corfield AP (1998) Turnover of radioactive mucin precursors in the colon of patients with Hirschsprung's disease correlates with the development of enterocolitis. *J Pediatr Surg* 33: 103-105.
Athow AC, Filipe MI & Drake DP (1990) Problems and advantages of acetylcholinesterase histochemistry of rectal suction biopsies in the diagnosis of Hirschsprung's disease. *J Pediatr Surg* 25: 520-526.
Bacon HE & Sherman LF (1952) Surgical management of congenital malformations of the anus and rectum: report of 11 cases. *Arch Surg* 64: 331-334.
Badner JA, Sieber WK, Garver KL & Chakravarti A (1990) A genetic study of Hirschsprung's disease. *Am J Hum Genet* 46: 568-580.
Bai Y, Chen H, Hao J et al (2002) Long-term outcome and quality of life after the Swenson procedure for Hirschsprung's disease. *J Pediatr Surg* 37: 639-642.
Bai Y, Chen H, Yuan ZW & Wang W (2004) Normal and abnormal embryonic development of the anorectum in rats. *J Pediatr Surg* 39: 587-590.
Baillie CT, Kenny SE, Rintala RJ et al (1999) Long-term outcome and colonic motility after the Duhamel procedure for Hirschsprung's disease. *J Pediatr Surg* 34: 325-329.
Ball C (1887) *The Rectum and Anus: Their Diseases and Treatment*. London: Cassell.
Barr LC, Booth J, Filipe MI & Lawson JON (1985) A clinical evaluation of histochemical diagnosis of Hirschsprung's disease. *Gut* 26: 393-399.
Baynash A, Hosoda K, Giaid A et al (1994) Interaction of endothelin-3 with endothelin-B receptor is essential for development of epider-mal melanocytes and enteric neurons. *Cell* 79: 1277-1285.
Bealer JF, Natuzzi ES, Flake AW et al (1994) Effect of nitric oxide on the colonic smooth muscle of patients with Hirschsprung's disease. *J Pediatr Surg* 29: 1025-1029.
Beek FJA, Boemers TML, Witkamp TD et al (1995) Spine evaluation in children with anorectal malformations. *Pediat Radiol* 25 (Suppl 1): S28-S32.
Bellman M (1966) Studies on encopresis. *Acta Paediatr Scand* Suppl
170: 1. Belman AB & King LR (1972) Urinary tract abnormalities associated with imperforate anus. *J Urol* 108: 823-829.
Bennett A, Garrett JR & Howard ER (1986) Adrenergic myenteric nerves in Hirschsprung's disease. *BMJ* i: 487-489.
Benninga MA, Buller HA, Tytgat GN et al (1996) Colonic transit time in constipated children: does pediatric slow-transit constipation exist? *J Pediatr Gastroenterol Nutr* 23: 241-251.
Bentley JFR (1966) Posterior excisional anorectal myotomy in management of chronic faecal accumulation. *Arch Dis Child* 41: 148-153.
Berdon WE, Hochberg B, Baker DH, Grossman H & Santulli TV (1966) The association of lumbo-sacral spine and genitourinary anomalies with imperforate anus. *AJR Am J Roentgenol* 98: 181-191.
Bill JAH & Chapman ND (1962) The enterocolitis of Hirschsprung's disease: its natural history and treatment. *Am J Surg* 103: 70-74.
Bliss DP, Tapper D, Anderson JM et al (1996) Does posterior sagittal anorectoplasty in patients with high imperforate anus provide superior fecal incontinence? *J Pediatr Surg* 31: 26-32.
Bodenhamer W (1860) *A Practical Treatise on the Etiology, Pathology and Treatment of the Congenital Malformations of the Rectum and Anus*. New York: S & W Wood.
Bodenhamer W (1889) Some facts and observations relative to con-genital malformation of the rectum and anus and the operation of colotomy in such cases. *NY Med J* 49: 562.
Bodian M, Stephens FD & Ward BCH (1949) Hirschsprung's disease and idiopathic megacolon. *Lancet* i: 6-11.
Boemers TM, Bax NM & van Gool JD (2001) The effect of rectosig-moidectomy and Duhamel-type pull-through procedure on lower urinary tract function in children with Hirschsprung's disease. *J Pediatr Surg* 36: 453-456.
Boix-Ochoa J, Casasa JM, Marhuenda C et al (1991) Total colonic aganglionosis: surgical treatment and long term follow-up. *Pediatr Surg Int* 6: 198.
Boley SJ (1964) New modification of the surgical treatment of Hirschsprung's disease. *Surgery* 56: 1015-1017.
Brown RA, Rode H, Millar AJW et al (1992) Colorectal carcinoma in children. *J Pediatr Surg* 27: 919-921.
Browne D (1955) Congenital deformities of the anus and rectum. *Arch Dis Child* 30: 42-47.
Bulut M, Buyupamulc N, Aicsonmez A & Caglar M (1987) Mucinous adenocarcinoma of the colon and rectum in children. *Hacteppe Med J* 20: 25-31.
Bult H, Boeckxstaens G, Pelckmans PA et al (1990) Nitric oxide as an inhibitory non-adrenergic non-cholinergic neurotrasmitter. *Nature* 345: 346-347.
Burge D & Drewett M (2004) Meconium plug obstruction. *Pediatr Surg Int* 20: 108-110.
Burns AJ & Le Douarin NM (2001) Enteric nervous system develop-ment: analysis of the selective developmental potentialities of vagal and sacral neural crest cells using quail-chick chimeras. *Anat Rec* 262: 16-28.
Campbell PE & Noblett HR (1969) Experience with rectal suction biopsy in the diagnosis of Hirschsprung's disease. *J Pediatr Surg* 4: 410-415.
Caneiro P, Brereton RJ, Drake DP et al (1992) Enterocolitis in Hirschsprung's disease. *Pediatr Surg Int* 7: 356-360.
Caniano DA, Ormsbee HS, Polito W et al (1985) Total intestinal aganglionosis. *J Pediatr Surg* 20: 456-460.
Caniano DA, Teitelbaum DH & Qualman SJ (1990) Management of Hirschsprung's disease in children with trisomy 21. *Am J Surg* 159: 402-404.
Careskey JM, Weber TM & Grosfeld JT (1982) Total colonic aganglionosis: analysis of 16 cases. *Am J Surg* 143: 160-165.
Carson JA, Barnes PD, Tunell WP et al (1984) Imperforate anus: the neurological implication of sacral abnormalities. *J Pediatr Surg* 19: 838-842.
Carvalho JL, Campos M, Soares-Oliveira M & Estevao-Costa J (2001) Laparoscopic colonic mapping of dysganglionosis. *Pediatr Surg Int* 17: 493-495.
Cass D (1990) Aganglionosis: associated anomalies. *J Paediatr Child Health* 26: 351-354.
Cass DT & Myers N (1987) Total colonic aganglionosis: thirty years of experience. *Pediatr Surg Int* 2: 68-75.
Catto-Smith AG, Coffey CM, Nolan TM & Hutson JM (1995) Fecal incontinence after the surgical treatment of Hirschsprung disease. *J Pediatr* 127: 954-957.
Catto-Smith AG, Trajanovska M & Taylor RG (2006) Long-term conti-nence in patients with Hirschsprung's disease and Down syndrome. *J Gastroenterol Hepatol* 21:

748-753.

Chadarevian JP, Slim M & Akel S (1982) Double zonal aganglionosis in long segment Hirschsprung's disease with a 'skip area' in trans-verse colon. *J Pediatr Surg* 17: 195-197.

Christensen K, Madsen CM, Hauge M et al (1990) An epidemiological study of congenital anorectal malformations: 15 Danish birth cohorts followed for 7 years. *Pediatr Perinat Epidemiol* 4: 269-275.

Ciamarra P, Nurko S, Barksdale E et al (2003) Internal anal sphincter achalasia in children: clinical characteristics and treatment with *Clostridium botulinum* toxin. *J Pediatr Gastroenterol Nutr* 37: 315-319.

Clayden GS (1976) Constipation and soiling in childhood. *BMJ* i: 515-517.

Clayden GS (1988) Reflex anal dilatation associated with severe chronic constipation in children. *Arch Dis Child* 63: 832-836.

Clayden GS (1992) Management of chronic constipation. *Arch Dis Child* 67: 340-344.

Coffin CM & Dehner LP (1996) What is a juvenile polyp? An analysis based on 21 patients with solitary and multiple polyps. *Arch Pathol Lab Med* 120: 1032-1038.

Coran AG & Teitelbaum DH (2000) Recent advances in the manage-ment of Hirschsprung's disease. *Am J Surg* 180: 382-387.

Cord-Udy CL, Smith VV, Ahmed S, Risdon RA & Milla PJ (1997) An evaluation of the role of suction rectal biopsy in the diagnosis of intestinal neuronal dysplasia. *J Pediatr Gastroenterol Nutr* 24: 1-6.

Corsello G, Maresi E, Corrao AM et al (1992) VATER/VACTERL associ-ation: clinical variability and expanding phenotype including laryn-geal stenosis. *Am J Med Genet* 44: 813-815.

Costamagna G, Shah SK, Riccioni ME et al (2002) A prospective trial comparing small bowel radiographs and video capsule endoscopy for suspected small bowel disease. *Gastroenterology* 123: 999-1005.

Crameri JA, Ford WDA & Morris LL (1995) Familial triad of anorectal, sacrococcygeal, and presacral anomalies that includes sacro-coccygeal teratomas. *Pediatr Surg Int* 10: 350-353.

Cripps H (1892) The treatment of imperforate anus. *BMJ* i: 1197.

Croaker GDH, Shi E, Simpson E, Cartmill T & Cass DT (1998) Congenital central hypoventilation syndrome and Hirschsprung's disease. *Arch Dis Child* 78: 316-322.

Cruveilhier J (1833) *Review Médicale de Paris*, Vol II, p 422.

Currarino G (1981) Triad of anorectal, sacral and presacral anomalies. *Am J Radiol* 137: 395-398.

Currarino G, Coln D & Votteler T (1981) Triad of anorectal, sacral and presacral anomalies. *AJR Am J Roentgenol* 137: 395-398.

Cusick EL & Buick RG (1995) Injury to the common iliac artery dur-ing suction rectal biopsy. *J Pediatr Surg* 30: 111-112.

Dalla Valla A (1920) Ricerche istologiche su di un caso di megacolon congenito. *Paediatria* 28: 740-752.

Davidoff AM, Thompson CV, Grimm JK et al (1991) Occult spinal dysraphism in patients with anal agenesis. *J Pediatr Surg* 26: 1001-1005.

Davies MRQ, Cywes S & Rode H (1981) The manometric evaluation of the rectosphincteric reflex in total colonic aganglionosis. *J Pediatr Surg* 16: 660-663.

DeCaluwe D, Yoneda A, Aki U & Puri P (2001) Internal sphincter achalasia: outcome after internal sphincter myectomy. *J Pediatr Surg* 36: 736-738.

Decker RA & Peacock ML (1998) Occurrence of MEN2a in familial Hirschsprung's disease: a new indication for genetic testing of the RET proto-oncogene. *J Pediatr Surg* 33: 207-214.

de Jesus LE, Cirne Neto OL, Monteiro do Nascimento LM et al (2001) Anogenital warts in children: sexual abuse or unintentional contamination? *Cad Saude Publica* 17: 1383-1391.

de la Torre L, Carrasco D, Mora MA et al (2002) Vascular malformations of the colon in children. *J Pediatr Surg* 37: 1754-1757.

De la Torre-Mondragon L & Ortega-Salgado JA (1998) Transanal endorectal pull-through for Hirschsprung's disease. *J Pediatr Surg* 33: 1283-1286.

De Lens M (1875) Observation: Imperforation anale-enterotomie perineale avec resection du coccyx-guerison avec prolapsus rectal. *Bull Mem Soc Chir* 1: 217.

Denda T (1966) Surgical treatment of Hirschsprung's disease. *Geka Shinryo* 8: 295-301.

Denton JR (1982) Association of congenital spinal anomalies with imperforate anus. *Clin Orthopaed Rel Res* 162: 91-98.

de Vries PA & Cox KL (1985) Surgery of anorectal anomalies. *Surg Clin North Am* 65: 1139-1167.

de Vries PA & Peña A (1982) Posterior sagittal anorectoplasty. *J Pediatr Surg* 17: 638-643.

Dey R, Ferguson C, Kenny SE et al (2003) After the honeymoon— medium-term outcome of antegrade continence enema procedure. *J Pediatr Surg* 38: 65-68.

Di Lorenzo C, Flores AF & Hyman PE (1995) Age-related changes in colon motility. *J Pediatr* 127: 593-596.

Diseth TH, Bjornland K, Novik TS & Emblem R (1997) Bowel function, mental health, and psychosocial function in adolescents with Hirschsprung's disease. *Arch Dis Child* 76: 100-106.

Doig CM (1992) Paediatric problems I. *BMJ* 305: 462-464.

Duhamel B (1956) Une nouvelle opération pour le megacolon congen-ital. *Presse Med* 64: 2249-2250.

Duhamel B (1961) From the mermaid to anal imperforation: the syndrome of caudal regression. *Arch Dis Child* 36: 152-157.

Duret C (1798) Observation sur un enfant né sans anus, et auquel il a été fait un ouverture pour y suppléer. *Receuil Periodique de le Société de Médicine de Paris* 4: 45.

Dürr of Augsberg (1668) George Tobie Dürr: Miscellanea curiosa. sive ephem. acad. natur curiosor decur. II. ann. IV. obser. 62. p 3.

Ehrenpreis T (1946) Megacolon in newborn: a clinical and roentgeno-logical study with special regard to the pathogenesis. *Acta Chir Scand* 94 (Suppl): 112.

El-Haddadd M & Corkery JJ (1985) The anus in the newborn. *Paediatrics* 76: 927-928.

Engum SA & Grosfeld JL (1998) Hirschsprung's disease: Duhamel pull-through. In Stringer MD, Oldham KT, Mouriquand PDE & Howard ER, editors, *Pediatric Surgery and Urology: Long Term Outcomes*, pp 329-339. London: WB Saunders.

Ertem D, Acar Y, Karaa EK & Pehlivanoglu E (2002) A rare and often unrecognized cause of hematochezia and tenesmus in childhood: solitary rectal ulcer syndrome. *Pediatrics* 110: e79.

Fadda B, Pistor G, Meier Ruge W et al (1987) Symptoms, diagnosis and therapy of neuronal intestinal dysplasia masked by Hirschsprung's disease. *Pediatr Surg Int* 2: 76-80.

Felt B, Wise CG, Olson A et al (1999) Guideline for the management of pediatric idiopathic constipation and soiling. Multidisciplinary team from the University of Michigan Medical Center in Ann Arbor. *Arch Pediatr Adolesc Med* 153: 380-385.

Fishman SJ, Shamberger RC, Fox VL & Burrows PE. (2000) Endorectal pull-through abates gastrointestinal hemorrhage from colorectal venous malformations. *J Pediatr Surg* 35: 982-984.

Fitzgerald RJ, Harding B & Ryan W (1985) Fistula-in-ano in child-hood: a congenital etiology. *J Pediatr Surg* 20: 80-81.

Fonkalsrud EW, Thakur A & Beanes S (2001) Ileoanal pouch proce-dures in children. *J Pediatr Surg* 36: 1689-1692.

Fortuna RS, Weber TR, Tracy TF, Silen ML & Craddock TV (1996) Critical analysis of the operative treatment of Hirschsprung's disease. *Arch Surg* 131: 520-525.

Freeman NV (1989) Anorectal problems in childhood. In Taylor I, editor, *Progress in Surgery*, p 92. Edinburgh: Churchill Livingstone. Freeman NV & Bulut M (1986) 'High' anorectal anomalies treated by early (neonatal) operation. *J Pediatr Surg* 21: 218-220.

Fuchs O & Booss D (1999) Rehbein's procedure for Hirschsprung's disease. An appraisal of 45 years. *Eur J Pediatr Surg* 9: 389-391.

Fujimoto T & Puri P (1988) Persistence of enterocolitis following diversion of faecal stream in Hirschsprung's disease: a study of mucosal defense mechanism. *Pediatr Surg Int* 3: 141-143.

Fujimoto T, Hata J, Yokoyama S et al (1989) A study of the extracellu-lar matrix protein as the migration pathway of neural crest cells in the gut: analysis in human embryos with special reference to the pathogenesis of Hirschsprung's disease. *J Pediatr Surg* 24: 550-556.

Furness JB & Costa M (1980) Types of nerves in the enteric nervous system. *Neuroscience* 5: 1-20.

Garrett JR, Howard ER & Nixon HH (1969) Autonomic nerves in rectum and colon in Hirschsprung's disease. *Arch Dis Child* 44: 406-417.

Georgeson KE, Fuenfer MM & Hardin WD (1995) Primary laparo-scopic pull-through for Hirschsprung's disease in infants and children. *J Pediatr Surg* 30: 1017-1021.

Georgeson KE, Inge TH & Albanese CT (2000) Laparoscopically assisted anorectal pull-through for high imperforate anus—a new technique. *J Pediatr Surg* 35: 927-930.

Gherardi GJ (1960) Pathology of the ganglionic-aganglionic junction in congenital megacolon. *Arch Pathol* 69: 520-523.

Ghose SI, Squire BR, Stringer MD et al (2000) Hirschsprung's disease: problems with transition-zone pull-through. *J Pediatr Surg* 35: 1805-1809.

Ghosh A & Griffiths DM (1998) Rectal biopsy in the investigation of constipation. *Arch Dis Child* 79: 266-268.

Godbole P, Botterill I, Newell S et al (2000) Solitary rectal ulcer syndrome in children. *J R Coll Surg Edinb* 45: 411-414.

Goldberg EL (1984) An epidemiological study of Hirschsprung's disease. *Int J Epidemiol* 13: 479-485.

Goon HK (1990) Repair of anorectal anomalies in the neonatal period. *Pediatr Surg Int* 5: 246-249.

Greenfield SP & Fera M (1991) Urodynamic evaluation of the patient with an imperforate anus: a prospective study. *J Urol* 146: 539-541.

Greenwood RD, Rosenthal A & Nadas AS (1975) Cardiovascular malformations associated with imperforate anus. *J Pediat* 86: 576-579.

Grob M, Genton N & Vontobel V (1959) Erfahrungen in der Operativen Behandlung des Megacolon congenitum und Vorsehlag einer neuen Operations-technik. *Zentralbl Chirurg* 84: 1781-1784.

Gross GW, Wolfson PJ & Peña A (1991) Augmented pressure colostogram in imperforate anus with fistula. *Pediatr Radiol* 21: 56-58.

Guersant (1857) *Gazette Hopitaux de Paris*, 16 June, no. 70, p 277.

Gupta SK, Fitzgerald JF, Croffie JM et al (2001) Experience with juvenile polyps in North American children: the need for pan-colonoscopy. *Am J Gastroenterol* 96: 1695 - 1697.

Hadidi A (2003) Transanal endorectal pull-through for Hirschsprung's disease: experience with 68 patients. *J Pediatr Surg*

38: 1337-1340. Haliabbas (10th century) or Ali Ben Abbas in Bodenhamer (1860), Pract., ix, 63.

Hall R, Fleming S, Gysler M & McLorie G (1985) The genital tract in female children with imperforate anus. *Am J Obstet Gynecol* 151: 169-171.

Hasse W (1976) Associated malformations with anal and anorectal atresia. *Progr Ped Surg* 9: 99-103.

Heaton ND, Davenport M & Howard ER (1993) Incidence of haemor-rhoids and anorectal varices in children with portal hypertension. *Br J Surg* 80: 616-618.

Heij HA, Nievelstein RAJ, de Zwart I et al (1996) Abnormal anatomy of the lumbosacral region imaged by magnetic resonance in children with anorectal malformations. *Arch Dis Child* 74: 441-444.

Heikkinen M, Rintala RJ & Louhimo I (1995) Bowel function and quality of life in adult patients with operated Hirschsprung's disease. *Pediatr Surg Int* 10: 342-344.

Heikkinen M, Rintala R & Luukkonen P (1997) Long-term anal sphincter performance after surgery for Hirschsprung's disease. *J Pediatr Surg* 32: 1443-1446.

Heister L (1718) *Institutiones Chirurgie*, Part II, sec. V. Chapter CLXIII. Amsteloedami.

Hendren WH (1992) Cloacal malformations: experience with 105 cases. *J Pediatr Surg* 27: 890 - 901.

Hendren WH (1997) Management of cloacal malformations. *Semin Pediatr Surg* 6: 217-227.

Hess R, Scaprelli DG & Pearse AGE (1958) The cytochemical localisa-tion of oxidative enzymes. *J Biophys Biochem Cytol* 4: 753.

Hiatt RB (1951) Pathology and physiology of congenital megacolon. *Ann Surg* 133: 313-320.

Hirschsprung H (1887) Stuhltragheit Neuegeborener in Folge von Dilatation und Hypertrophie des Colons. *Jahrb Kinderheilk* 27: 1-7.

Hobbs CJ & Wynne JM (1986) Buggery in childhood: a common syndrome of child abuse. *Lancet* ii: 792-796.

Hobbs CJ & Wynne JM (1987) Child sexual abuse: an increasing rate of diagnosis. *Lancet* ii: 837-841.

Hoehner JC, Ein SH, Shandling B & Kim PC (1998) Long-term morbid-ity in total colonic aganglionosis. *J Pediatr Surg* 33: 961-965.

Holschneider AM & Puri P (2000) Anal sphincter achalasia and ultra-short Hirschsprung's disease. In *Hirschsprung's Disease and Allied Disorders*, 2nd edn, pp 399 - 403. Harwood Academic.

Holschneider AM, Pfrommer W & Gerresheim B (1994) Results in the treatment of anorectal malformations with special regard to the histology of the rectal pouch. *Eur J Paediatr Surg* 4: 303-309.

Huddart SN (1998) Hirschsprung's disease: present UK practice. *Ann R Coll Surg Engl* 80: 46-48.

Hutson JM, Catto-Smith T, Gibb S et al (2004) Chronic constipation: no longer stuck! Characterization of colonic dysmotility as a new disorder in children. *J Pediatr Surg* 39: 795-799.

Iacono G, Cavataio F, Montalto G et al (1998) Intolerance of cow's milk and chronic constipation in children. *N Engl J Med* 339: 1100 - 1104.

Ikeda K & Goto S (1984) Diagnosis and treatment of Hirschsprung's disease in Japan: an analysis of 1628 patients. *Ann Surg* 199: 400-405.

Imamura A, Puri P, O'Brian DS et al (1992) Mucosal immune defense mechanisms in enterocolitis complicating Hirschsprung's disease. *Gut* 33：801-806.

Ingebo KB & Heyman MB (1988) Polyethylene glycol-electrolyte solution for intestinal clearance in children with refractory encopresis. A safe and effective therapeutic program. *Am J Dis Child* 142：340-342.

Jani BR, Brereton RJ & Dillon MJ (1989) Peripheral limb gangrene following rectal biopsy. *Clin Pediatr* 28：585-588.

Johnson CF (2004) Child sexual abuse. *Lancet* 364：462-470.

Kaijser J & Malmstrom-Groth A (1957) Ano-rectal anomalies as a congenital familial incident. *Acta Paediatr* 46：199-204.

Kamijo K, Hiatt RB & Koelle GB (1953) Congenital megacolon：a comparison of the spastic and hypertrophied segments with respect to cholinesterase activities and sensitivities to acetylcholine DFP and the barium ion. *Gastroenterology* 24：173.

Karrer FM, Flannery AM, Nelson MD Jr, McLone DG & Raffensperger JG (1988) Anorectal malformations：evaluation of associated spinal dysraphic syndromes. *J Pediatr Surg* 23：45-48.

Keith A (1908) Malformations of the hind end of the body. 1：Specimens illustrating malformations of the rectum and anus. *BMJ* ii：1736-1749.

Kenny SE, Irvine T, Driver CP et al (2001) Double blind randomised controlled trial of topical glyceryl trinitrate in anal fissure. *Arch Dis Child* 85：404-407.

Keuzenkamp-Jansen CW, Fijnvandraat CJ, Kneepkens CM & Douwes AC (1996) Diagnostic dilemmas and results of treatment for chronic constipation. *Arch Dis Child* 75：36-41.

Kiesewetter WB & Chang JHT (1977) Imperforate anus：a five to thirty year follow-up perspective. *Prog Pediatr Surg* 10：111-120.

Kiesewetter WB (1967) Imperforate anus. II：The rationale and technique of the sacro-abdomino-perineal operation. *J Pediatr Surg* 2：106-109.

Kiesewetter WB, Turner CR & Sieber WK (1964) Imperforate anus：a review of 16 years' experience with 146 patients with imperforate anus. *Am J Surg* 107：412-417.

Kiesewetter WB, Sukarochana K & Sieber WK (1965) The frequency of aganglionosis associated with imperforate anus. *Surgery* 58：877-880.

Kimura K, Nishijima E, Muraji T et al (1988) Extensive aganglionosis：further experience with the colonic patch graft procedure and long-term results. *J Pediatr Surg* 23：52-56.

Kleinhaus S, Boley SJ, Sheran M & Sieber WK (1979) Hirschsprung's disease：a survey of the members of the surgical section of the American Academy of Paediatrics. *J Pediatr Surg* 14：588-597.

Kluck P, van Muijen GNP, van Der Kamp AWM et al (1984) Hirschsprung's disease studied with monoclonal anti-neuro fila-ment antibodies on tissue sections. *Lancet* i：652-653.

Kluth D & Lambrecht W (1997) Current concepts in the embryology of anorectal malformations. *Semin Pediatr Surg* 6：180-186.

Kobayashi H, O'Briain DS & Puri P (1994a) Nerve growth factor recep-tor immunostaining suggests an extrinsic origin for hypertrophic nerves in Hirschsprung's disease. *Gut* 35：1605-1607.

Kobayashi H, O'Briain DS, Hirakawa H et al (1994b) A rapid tech-nique of acetylcholinesterase staining. *Arch Pathol Lab Med* 118：1127-1129.

Kobayashi H, Hirakawa H, Surana R et al (1995) Intestinal neuronal dysplasia is a possible cause of persistent bowel symptoms after pull-through operation for Hirschsprung's disease. *J Pediatr Surg* 30：253-259.

Kokoska ER, Keller MS & Weber TR (2001) Outcome of the antegrade colonic enema procedure in children with chronic constipation. *Am J Surg* 182：625-629.

Koletzko S, Ballauff A, Hadziselimovic F et al (1993) Is histological diagnosis of neuronal intestinal dysplasia related to clinical and manometric findings in constipated children? Results of a pilot study. *J Pediatr Gastroenterol Nutr* 17：59-65.

Koletzko S, Jesch I, Faus-Kebetaler T, et al (1999) Rectal biopsy for diagnosis of intestinal neuronal dysplasia in children：a prospective multicentre study on interobserver variation and clinical outcome. *Gut* 44：853-861.

Kondo T, Dolle P, Zakany J, et al (1996) Function of posterior HoxD genes in the morphogenesis of the anal sphincter. *Development* 122：2651-2659.

Krumlauf R (1994) Hox genes in vertebrate development. *Cell* 78：191-201.

Kurer MH, Lawson JON & Pambakian H (1986) Suction biopsy in Hirschsprung's disease. *Arch Dis Child* 61：83-84.

Kusafuka T & Puri P (1998) Genetic aspects of Hirschsprung's disease. *Semin Pediatr Surg* 7：148-155.

Ladd WW & Gross RE (1934) Congenital malformations of the anus and rectum. *Am J Surg* 23：167-183.

Lake BD, Puri P, Nixon HH et al (1978) Hirschsprung's disease：an appraisal of histochemically demonstrated acetylcholinesterase activity in suction rectal biopsy specimens as an aid to diagnosis. *Arch Pathol Lab Med* 102：244 - 247. Lambrecht W & Lierse W (1987) The internal sphincter in anorectal malformations：morphologic investigations in neonatal pigs. *J Pediatr Surg* 22：1160-1168.

Lande IM & Hamilton EF (1986) The antenatal sonographic visualiza-tion of cloacal dysgenesis. *J Ultrasound Med* 5：275-278.

Langemeijer RATM & Molenaar JC (1992) Continence after posterior sagittal anorectoplasty. *Pediatr Surg* 26：587-590.

Langer JC (1999) Repeat pull-through surgery for complicated Hirschsprung's disease：indications, techniques, and results. *J Pediatr Surg* 34：1136-1141.

Langer JC, Durrant AC, de la Torre L et al (2003) One-stage transanal Soave pull-through for Hirschsprung disease：a multicenter experi-ence with 141 children. *Ann Surg* 238：569-583.

La Quaglia MP, Heller G, Filippa DA et al (1992) Prognostic factors and outcome in patients 21 years and under with colorectal carci-noma. *J Pediatr Surg* 27：1085 - 1090.

Lawson JON & Nixon HH (1967) Anal canal pressures in the diagnosis of Hirschsprung's disease. *J Paediatr Surg* 2：544-552.

Lawson JON (1970) Structure and function of the internal anal sphincter. *Proc R Soc Med* 63 (Suppl)：84-89.

Lawson JON (1974) Pelvic anatomy. *Ann R Coll Surg Engl* 54：244-252, 288-300.

Lerone M, Bolino A & Martucciello G (1997) The genetics of anorectal malformations：a complex matter. *Semin Pediatr Surg* 6：170-179.

Levine MD (1975) Children with encopresis：a descriptive analysis. *Paediatrics* 3：412-416.

Levitt MA, Patel M, Rodriguez G et al (1997) The tethered spinal cord in patients with anorectal malformations. *J Pediatr Surg* 32：462-468.

Lewis NA, Levitt MA, Zallen GS et al (2003) Diagnosing Hirschsprung's disease：increasing the odds of a positive rectal biopsy result. *J Pediatr Surg* 38：412-416.

Loening-Baucke V (1993) Constipation in early childhood：patient characteristics, treatment, and long-term follow up. *Gut* 34：1400-1404.

Loening-Baucke V (1996) Encopresis and soiling. *Pediatr*

Clin North Am 43：279-298.
Loening-Baucke V (2002) Encopresis. *Curr Opin Pediatr* 14：570-575.
Loewy JA, Richards DG & Toi A (1987) In-utero diagnosis of the caudal regression syndrome：report of three cases. *J Clin Ultrasound* 15：469-471.
Louw JM (1965) Congenital abnormalities of the rectum and anus. In *Current Problems in Surgery*. Chicago：Year-Book Medical.
Ludman L (1998) Anorectal malformations：psychological aspects. In Stringer MD, Oldham KT, Mouriquand PDE & Howard ER, editors, *Pediatric Surgery and Urology：Long Term Outcomes*, pp 386-392. London：WB Saunders.
Lund DP & Hendren WH (1993) Cloacal exstrophy：experience with 20 cases. *J Pediatr Surg* 28：1360-1369.
Luukkonen P, Jarvinen HJ & Rintala R (1989) Colo-anal sleeve resection for rectal hemangioma. Case report. *Acta Chir Scand* 155：613-616.
Lynch SA, Bond PM, Copp AJ et al (1995) A gene for autosomal domi-nant sacral agenesis maps to the holoprosencephaly region at 7q36. *Nature Genet* 11：93-95.
Lynn HB & Van Heerden JA (1975) Rectal myectomy in Hirschsprung's disease. *Arch Surg* 110：991-994.
Lyonnet S, Bolino A, Pelet A et al (1993) A gene for Hirschsprung's disease maps to the proximal long arm of chromosome 10. *Nat Genet* 4：346-350.
McCoy CR, Appelbaum H & Besser AS (1982) Condylomata acumi-nata：an unusual presentation of child abuse. *J Pediatr Surg* 17：505-508.
Macdonald A, Wilson-Storey D & Munro F (2003) Treatment of peri-anal abscess and fistula-in-ano in children. *Br J Surg* 90：220-221.
Machida HM, Catto Smith AG, Gall DG et al (1994) Allergic colitis in infancy：clinical and pathologic aspects. *J Pediatr Gastroenterol Nutr* 19：22-26.
MacIver AG & Whitehead R (1972) Zonal colonic aganglionosis, a variant of Hirschsprung's disease. *Arch Dis Child* 47：233-237.
Malone PSJ (1995) Malone procedure for antegrade continence enemas. In Spitz L & Coran AG, editors, *Pediatric Surgery*, 5th edn, pp 459-467. London：Chapman & Hall.
Malone PS, Keily EM & Spitz L (1990a) Diffuse cavernous haeman-gioma of the rectum in childhood. *Br J Surg* 77：338-339.
Malone PS, Ransley PG & Kiely EM (1990b) Preliminary report：the antegrade continence enema. *Lancet* 336：1217-1218.
Martin LW (1968) Surgical management of Hirschsprung's disease involving the small intestine. *Arch Surg* 97：183-189.
Martin LW & Caudill DR (1967) A method for elimination of the blind rectal pouch in the Duhamel operation for Hirschsprung's disease. *Surgery* 62：951-953.
Martin LW, Buchino JJ, LeCoultre C, Ballard ET & Neblett WW (1979) Hirschsprung's disease with skip area (segmental aganglionosis). *J Pediatr Surg* 14：686-687.
Martucciello G, Favre A, Torre M et al (2001) A new rapid acetyl-cholinesterase histochemical method for the intraoperative diagno-sis of Hirschsprung's disease and intestinal neuronal dysplasia. *Eur J Pediatr Surg* 11：300-304.
Marty TL, Seo T, Matlak ME et al (1995) Gastrointestinal function after surgical correction of Hirschsprung's disease：long-term follow-up in 135 patients. *J Pediatr Surg* 30：655-658.
Matas R (1897) The surgical treatment of congenital anorectal imperforation considered in the light of modern operative proce-dures (Stromyer's suggestion, Kraske's operation and its modifica-tions. The combined perineo-sacral-abdominal operations etc). *Trans Am Surg Assoc* 15：453-553.
Meier-Ruge W, Gambazzi F, Kaufeler RE et al (1994) The neuropatho-logical diagnosis of neuronal intestinal dysplasia (NID B). *Eur J Pediatr Surg* 4：267-273.
Meier-Ruge W, Lutterbeck P, Herzog B & Scharli A (1972) Acetylcholinesterase activity in suction biopsies of the rectum in the diagnosis of Hirschsprung's disease. *J Pediatr Surg* 7：11-17.
Messineo A, Codrich D, Monai M et al (2001) The treatment of inter-nal anal sphincter achalasia with botulinum toxin. *Pediatr Surg Int* 17：521-523.
Meunier P & Mollard P (1977) Control of the internal anal sphincter (manometric study with human subjects). *Pflugers Archiv* 370：233-239.
Minford JL, Ram A, Turnock RR et al (2004) Comparison of functional outcomes of Duhamel and transanal endorectal coloanal anastomo-sis for Hirschsprung's disease. *J Pediatr Surg* 39：161-165.
Minkes RK & Langer JC (2000) A prospective study of botulinum toxin for internal anal sphincter hypertonicity in children with Hirschsprung's disease. *J Pediatr Surg* 35：1733-1736.
Mishalany HG & Woolley MM (1987) Postoperative functional and manometric evaluation of patients with Hirschsprung's disease. *J Pediatr Surg* 22：443-446.
Miyazaki E, Ohshiro K & Puri P (1998) NADPH-diaphorase histochemical staining of suction rectal biopsies in the diagnosis of Hirschsprung's disease and allied disorders. *Pediatr Surg Int* 13：464-467.
Mo R, Kim JH, Zhang L et al (2001) Anorectal malformations caused by defects in sonic hedgehog signaling. *Am J Pathol* 159：765-774.
Mollard P, Marechal JM & de Beaujeu JM (1975) Le repérage de la sangle du releveur au cours du traitment des imperforations ano-rectales hautes. *Ann Chir Inf* 16：461-468.
Moore SW & Johnson AG (1998) Hirschsprung's disease：genetic and functional associations of Down's and Waardenburg syndromes. *Semin Pediatr Surg* 7：156-161.
Moore SW, Millar AJW & Cywes S (1994) Long-term clinical, mano-metric, and histological evaluation of obstructive symptoms in the postoperative Hirschsprung's patient. *J Pediatr Surg* 29：106-111.
Moore SW, Albertyn R & Cywes S (1996) Clinical outcome and long-term quality of life after surgical correction of Hirschsprung's disease. *J Pediatr Surg* 31：1496-1502.
Moore TC & Lawrence EA (1952a) Congenital malformations of the rectum and anus：clinical features and surgical management in 120 cases. *Surgery* 32：352-357.
Moore TC & Lawrence EA (1952b) Congenital malformations of the rectum and anus：associated anomalies in a series of 120 cases. *Surg Gynecol Obstet* 95：281-283.
Mulder W, de Jong E, Wauters I et al (1995) Posterior sagittal anorec-toplasty：functional results of primary and secondary operations in comparison to the pull-through method in anorectal malforma-tions. *Eur J Pediatr Surg* 5：170-173.
Mulliken JB & Glowacki J (1982) Classification of pediatric vascular lesions. *Plast Reconstr Surg* 70：120-121.
Munakata K, Moria K, Okabe I & Sueoka H (1985) Clinical and histo-logical studies of neuronal intestinal dysplasia. *J Pediatr Surg* 20：231-235.
Murthi GV, Okoye BO, Spicer RD et al (2002) Perianal abscess in child-hood. *Pediatr Surg Int* 18：689-691.
Nachlas MM, Tosdu K-C, Souza E, Cheng C-S & Seligman AM (1957) Cytochemical demonstration of succinic dehydrogenase by the use of new p-nitrophenyl substituted ditetrazole. *J Histochem Cytochem* 5：420. Naveh Y &

Friedman A (1976) Familial imperforate anus. *Am J Dis Child* 130: 441-442.

Nelson R (2003) Non surgical therapy for anal fissure. *Cochrane Database Syst Rev* (4): CD003431. Nelson R (2004) A systematic review of medical therapy for anal fissure. *Dis Colon Rectum* 47: 422-431.

Newman B, Nussbaum A & Kirkpatrick JA (1987) Bowel perforation in Hirschsprung's disease. *AJR Am J Roentgenol* 148: 1195-1197.

Nix P & Stringer MD (1997) Perianal sepsis in children. *Br J Surg* 84: 819-821.

Nixon HH (1959) Ano-rectal anomalies. *Postgrad Med J* 35: 80-85.

Norris EJ, Brophy TW & Bayton D (1949) Imperforate anus: a case series and preliminary report on the one-stage abdomino-perineal procedure. *Surg Gynecol Obstet* 88: 623-635.

Nurko S, Garcia-Aranda JA, Guerrero VY & Worona LB (1996) Treatment of intractable constipation in children: experience with cisapride. *J Pediatr Gastroenterol Nutr* 22: 38-44.

Nutman J, Nussenkorn I, Varsano I, Mimouni M & Goodman RM (1981) Anal atresia and the Klein-Waardenberg syndrome. *J Med Genet* 18: 239-241.

Oh JT, Han A, Han SJ et al (2001) Fistula-in-ano in infants: is non-operative management effective? *J Pediatr Surg* 36: 1367-1369.

Olness K & Tobin J (1982) Chronic constipation in children: can it be managed by diet alone? *Postgrad Med J* 72: 149-154.

Ong NT & Beasley SW (1990) Long-term functional results after perineal surgery for low anorectal anomalies. *Pediat Surg Int* 5: 238-240.

Opitz JM, Richieri-da Costa A, Aase JM et al (1988) FG syndrome update 1988: note of 5 new patients and bibliography. *Am J Med Genet* 30: 309-328.

Orr JD & Scobie WG (1979) Anterior resection combined with anorec-tal myectomy in the treatment of Hirschsprung's disease. *J Pediatr Surg* 14: 58-61.

Otte JB (1983) L'imperforation anale. *Acta Chir Belg* 83: 158-162.

Paidas CN & Peña A (1997) Rectum and anus. In Oldham KT, Colombani PM & Foglia RP, editors, *Surgery of Infants and Children: Scientific Principles and Practice*, pp 1323-1362. Philadelphia: Lippincott-Raven.

Papyrus Ebers (1600 BC) Zauberspruche fur Mutter und Kind. Altagyptischer Papyrus. Uebersetzt von A Erman (1909). In *Quellen zur Geschichte der kinderheilkunde*. Bern: Huber.

Parrott TS (1985) Urological implications of anorectal malformations. *Urol Clin North Am* 12: 13-21.

Paskin JR, Lawson JON & Clayden GS (1984) The effect of ketamine anaesthesia on anorectal manometry. *J Pediatr Surg* 19: 289-291.

Passarge E (1967) The genetics of Hirschsprung's disease: evidence for heterogeneous etiology and a study of sixty-three families. *N Engl J Med* 276: 138-143.

Peña A (1989) The surgical management of persistent cloaca: results in 54 patients treated with posterior sagittal approach. *J Pediatr Surg* 24: 590-598.

Peña A (1990) *Atlas of Surgical Management of Anorectal Malformations*. New York: Springer-Verlag.

Peña A (1993) Imperforate anus and cloacal malformations. In Aschcraft K & Holder T, editors, *Pediatric Surgery*, 2nd edn, pp 372 - 393. Philadelphia: WB Saunders.

Peña A (1995) Anorectal malformations. *Semin Pediatr Surg* 4: 35-47.

Peña A (1998) Anorectal malformations: experience with the poste-rior sagittal approach. In Stringer MD, Oldham KT, Mouriquand PDE & Howard ER, editors, *Pediatric Surgery and Urology: Long Term Outcomes*, pp 375 - 385. Philadelphia: WB Saunders.

Petit JL (1781) Remarques sur les differens vices de confirmations que les enfans apportent en naissant. *Memoires de l'Académie Royal de Chirurgie de Paris*, Vol 2.

Pierce AM (2004) Anal fissures and anal scars in anal abuse—are they significant? *Pediatr Surg Int* 20: 334-338.

Pierro A, Fasoli L, Kiely EM et al (1997) Staged pull-through for rec-tosigmoid Hirschsprung's disease is not safer than primary pull-through. *J Pediatr Surg* 32: 505-509.

Pillai RB & Tolia V (1998) Colonic polyps in children: frequently multi-ple and recurrent. *Clin Pediatr (Phila)* 37: 253-257.

Pohlman AG (1911) The development of the cloaca in human embryos. *Am J Anat* 12: 1-26.

Polley T, Coran AG & Wesley JR (1985) A ten-year experience with ninety-two cases of Hirschsprung's disease, including sixty-seven consecutive endorectal pull-through procedures. *Ann Surg* 202: 349-355.

Puffenberger EG, Hosoda K, Washington SS et al (1994) A missense mutation of the endothelin-B receptor gene in multigenic Hirschsprung's disease. *Cell* 79: 1257-1266.

Puri P (1997) Variant Hirschsprung's disease. *J Pediatr Surg* 32: 149-157. Puri P & Shinkai T (2004) Pathogenesis of Hirschsprung's disease and its variants: recent progress. *Semin Pediatr Surg* 13: 18-24.

Quan L & Smith DW (1973) The VATER association. *J Pediatr Surg* 82: 104-107.

Quinn FM, Surana R & Puri P (1994) The influence of trisomy 21 on outcome in children with Hirschsprung's disease. *J Pediatr Surg* 29: 781-783.

Radhakrishnan CN & Bruce J (2003) Colorectal cancers in children without any predisposing factors. A report of eight cases and review of the literature. *Eur J Pediatr Surg* 13: 66-68.

Rassouli R, Holschneider AM, Bolkenius M et al (2003) Long-term results of Rehbein's procedure: a retrospective study in German-speaking countries. *Eur J Pediatr Surg* 13: 187-194.

Reding R, de Ville de Goyet J, Gosseye S et al (1997) Hirschsprung's disease: a 20-year experience. *J Pediatr Surg* 32: 1221-1225.

Rees BI, Azmy A, Nigam M & Lake BD (1983) Complications of rectal suction biopsy. *J Pediatr Surg* 18: 273-275.

Reeves HA (1892) Sigmoidostomy simplified. *BMJ* i: 66-67, 359-360.

Rehbein F (1959) Der operation der anal-und rectumatresie mit recto-urethrafistel. *Der Chirurg* 30: 417-421.

Rehbein F (1967) Imperforate anus: experience with abdomino-sacro-perineal pull-through procedures. *J Pediatr Surg* 2: 99-106.

Rehbein F & Zimmerman H (1960) Results with abdominal resection in Hirschsprung's disease. *Arch Dis Child* 55: 29-37.

Reisner SH, Sivan Y, Natzan M & Merlob P (1984) Determination of anterior displacement of the anus in new born infants and chil-dren. *Paediatrics* 73: 216-217.

Rescorla FJ, Morrison AM, Engles D et al (1992) Hirschsprung's dis-ease. Evaluation of mortality and long-term function in 260 cases. *Arch Surg* 127: 934 - 941.

Reynolds JF, Barber JC, Alford BA, Chandler JG & Kelly TE (1983) Familial Hirschsprung's disease and type D brachydactyly: a report of four affected males in two generations. *Pediatrics* 71: 246-249.

Rhoads JE & Koop CE (1955) The surgical management of imperforate anus. *Surg Clin North Am* 35: 1251-1257.

Rhoads JE, Piper RL & Randall JP (1948) A simultaneous abdominal and perineal approach in operations for imperforate anus with atresia of the rectum and rectosigmoid. *Ann Surg* 127: 552-556.

Rich MA, Brock WA & Peña A (1988) Spectrum of genitourinary malformations in patients with imperforate anus. *Pediatr Surg Int* 3: 110-113.

Rintala RJ (1998) Anorectal malformations: an overview. In Stringer MD, Oldham KT, Mouriquand PDE & Howard ER, editors, *Pediatric Surgery and Urology: Long Term Outcomes*, pp 357-375. Philadelphia: WB Saunders.

Rintala RJ & Jarvinen HJ (1996) Congenital funnel anus. *J Pediatr Surg* 31: 1308-1310.

Rintala R & Lindahl H (1993) Transanal endorectal coloanal anasto-mosis for Hirschsprung's disease. *Pediatr Surg Int* 8: 128-131.

Rintala R & Lindahl H (1995a) Is normal bowel function possible after repair of intermediate and high anorectal malformations? *J Pediatr Surg* 30: 491-494.

Rintala R & Lindahl H (1995b) Internal sphincter-saving PSARP for high and intermediate anorectal malformations: technical consid-erations. *Pediat Surg Int* 10: 345-349.

Rintala RJ & Lindahl H (2001a) Sodium cromoglycate in the manage-ment of chronic or recurrent enterocolitis in patients with Hirschsprung's disease. *J Pediatr Surg* 36: 1032-1035.

Rintala RJ & Lindahl HG (2001b) Fecal continence in patients having undergone posterior sagittal anorectoplasty procedure for a high anorectal malformation improves at adolescence, as constipation disappears. *J Pediatr Surg* 36: 1218-1221.

Rintala RJ & Lindahl HG (2002) Proctocolectomy and J-pouch ileo-anal anastomosis in children. *J Pediatr Surg* 37: 66-70.

Rintala R, Rapola R & Louhimo I (1989) Neuronal intestinal dyspla-sia. *Prog Pediatr Surg* 24: 186-192.

Rintala R, Lindahl H & Louhimo I (1991) Anorectal malformations: results of treatment and long-term follow-up in 208 patients. *Pediatr Surg Int* 6: 36-41.

Rintala R, Lindahl H & Rasanen M (1997) Do children with repaired low anorectal malformations have normal bowel function? *J Pediatr Surg* 32: 823-826.

Rivosecchi M, Lucchetti MC, De Gennaro M et al (1995) Spinal dys-raphism detected by magnetic resonance imaging in patients with anorectal anomalies: incidence and clinical significance. *J Pediat Surg* 30: 488-490.

Roma E, Adamidis D, Nikolara R et al (1999) Diet and chronic consti-pation in children: the role of fiber. *J Pediatr Gastroenterol Nutr* 28: 169-174.

Romeo G, Ronchetto P, Luo Y et al (1994) Point mutations affecting the tyrosine kinase domain of the RET proto-oncogene in Hirschsprung's disease. *Nature* 367: 377-378.

Rosen NG, Gibbs DL, Soffer SZ et al (2000) The nonoperative manage-ment of fistula-in-ano. *J Pediatr Surg* 35: 938-939.

Rosenfield NS, Ablow RC, Marowitz RI et al (1984) Hirschsprung's disease: accuracy of barium enema examination. *Radiology* 150: 393-400.

Russell MB, Russell CA & Niebuhr E (1994) An epidemiological study of Hirschsprung's disease and additional anomalies. *Acta Paediatr*

83: 68-71. Ruysch AP (1700) Adversaria Anatomica, decad. II C. 10. p 43. Saltzman DA, Telander MJ, Brennom WS & Telander RL (1996)

Transanal mucosectomy: a modification of the Soave procedure for Hirschsprung's disease. *J Pediatr Surg* 31: 1272-1275.

Sander S, Vural O & Unal M (1999) Management of rectal prolapse in children: Ekehorn's rectosacropexy. *Pediatr Surg Int* 15: 111-114.

Santos MC, Giacomantonio JM & Lau HY (1999) Primary Swenson pull-through compared with multiple-stage pull-through in the neonate. *J Pediatr Surg* 34: 1079-1081.

Santulli TV (1952) Treatment of imperforate anus and associated fistulas. *Surg Gynecol Obstet* 95: 601-609.

Santulli TV, Kiesewetter WB & Bill AH (1970) Anorectal anomalies: a suggested international classification. *J Pediatr Surg* 5: 281-287.

Santulli TV, Schullinger JN, Kiesewetter WB & Bill AH (1971) Imperforate anus: a survey from members of the Surgical Section of the American Academy of Pediatrics. *J Pediatr Surg* 6: 484-487.

Sarahan T, Weintraub WH, Coran AG & Wesley JR (1982) The successful management of chronic constipation in infants and children. *J Pediatr Surg* 17: 171-174.

Sarioglu A, Tanyel FC, Buyukpamukcu N & Hicsonmez A (1997a) Hirschsprung-associated congenital anomalies. *Eur J Pediatr Surg* 7: 331-337.

Sarioglu A, Tanyel FC, Buyukpamukcu N & Hicsonmez A (1997b) Appendiceal perforation: a potentially lethal initial mode of presen-tation of Hirschsprung's disease. *J Pediatr Surg* 32: 123-124.

Sasaki Y, Iwai N, Tsuda T & Kimura O (2004) Sonic hedgehog and Bone morphogenetic protein 4 expressions in the hindgut region of murine embryo with anorectal malformations. *J Pediatr Surg* 39: 170-173.

Sauvage LR & Bill AH (1965) Imperforate anus repair through buttock reflecting incision. *Surgery* 57: 448-452.

Scharli AF (1978) Malformations of the anus and rectum and their treatment in medical history. *Prog Ped Surg* 11: 141-172.

Scharli AF (1992) Neuronal intestinal dysplasia. *Pediatr Surg Int* 7: 2-7.

Scharli AF & Meier-Ruge W (1981) Localised and disseminated forms of neuronal intestinal dysplasia mimicking Hirschsprung's disease. *J Pediatr Surg* 16: 164-170.

Schiller M, Levy P, Shawa RA et al (1990) Familial Hirschsprung's dis-ease: a report of 22 affected siblings in four families. *J Pediatr Surg* 25: 322.

Schmittenbecher PP, Schmidt A, Meier-Ruge W & Wiebecke B (1995) Rectal suction biopsy: can it be sufficient to diagnose neuronal intestinal dysplasia? *Eur J Pediatr Surg* 5: 277-279.

Schnaufer L, Talbert JL, Haller JA et al (1967) Differential sphincteric studies in the diagnosis of anorectal disorders of childhood. *J Pediatr Surg* 2: 538-543.

Schulten D, Holschneider AM & Meier-Ruge W (2000) Proximal seg-ment histology of resected bowel in Hirschsprung's disease predicts postoperative bowel function. *Eur J Pediatr Surg* 10: 378-381.

Scott JES & Swenson O (1959) Imperforate anus: results in 63 cases and some anatomical considerations. *Ann Surg* 150: 477-482.

Scultetus J (1666) Armamentarium Chiryrgicum, Observatio 77. Ulmae.

Senyuz OF, Danismend M, Erdogan E et al (1988) Total intestinal aganglionosis with involvement of the stomach. *Pediatr Surg Int* 3: 74-75.

Shafer AD, McGlone TP & Flanagan RA (1987) Abnormal crypts of Morgagni: the cause of perianal abscess and fistula-in-ano. *J Pediatr Surg* 22: 203-204.

Shankar KR, Losty PD, Lamont GL et al (2000) Transanal endorectal coloanal surgery for Hirschsprung's disease: experience in two centers. *J Pediatr Surg* 35: 1209-1213.

Sherman JO, Snyder ME, Weitzman JJ et al (1989) A 40-

year multi-national retrospective study of 880 Swenson's procedures. *J Pediatr Surg* 24: 833-838.

Sherry SN & Kramer I (1955) The time of passage of first stool and first urine by the newborn infant. *J Pediatr* 46: 158-159.

Singh SJ, Croaker GD, Manglick P et al (2003) Hirschsprung's disease: the Australian Paediatric Surveillance Unit's experience. *Pediatr Surg Int* 19: 247-250.

Smith ED (1988) Incidence, frequency of types, and etiology of anorectal malformations. In Stephens FD & Smith ED, editors, *Anorectal Malformations in Children: Update*, pp 231-247. New York: Alan R Liss.

Smith VV (1992) Isolated intestinal neuronal dysplasia: a descriptive histological pattern or a distinct clinicopathological entity. In Hadziselimovic F & Herzog B, editors, *Inflammatory Bowel Disease and Morbus Hirschsprung*, pp 203-214. London: Kluwer Academic.

Soave F (1963) Colon-ano-stomia senza secura dopo mobilizazione ed abbaissamento extra mucosa do retosigma: una nuova technica chirurgica per la therapia della malattia di Hirschsprung. *Osped Ital Chir* 8: 285.

Sonmez K, Demirogullari B, Ekingen G et al (2002) Randomized, placebo-controlled treatment of anal fissure by lidocaine, EMLA, and GTN in children. *J Pediatr Surg* 37: 1313-1316.

Soranus of Ephesus (early second century) Sorani Gynaeciorum libri IV etc. Edidit loannes Ilberg. Lipsiae et Beroli-ni, Teubner. (1927) and translation by Temkin O (1956) Book 2, VIII: 13. Baltimore: Johns Hopkins.

Spigelman AD, Arese P & Phillips RK (1995) Polyposis: the Peutz-Jeghers syndrome. *Br J Surg* 82: 1311-1314.

Spouge D & Baird PA (1985) Hirschsprung's disease in a large birth cohort. *Teratology* 32: 171-177.

Spouge D & Baird PA (1986) Imperforate anus in 100 000 consecutive liveborn infants. *Am J Med Genet* 2 (Suppl): 151-161.

Staiano A, Andreotti MR, Greco L et al (1994) Long-term follow-up of children with chronic idiopathic constipation. *Dig Dis Sci* 39: 561-564.

Stannard VA, Fowler C, Robinson L et al (1991) Familial Hirschsprung's disease: report of autosomal dominant and proba-ble recessive X-linked kindreds. *J Pediatr Surg* 26: 591-594.

Stanton A & Sutherland R (1989) Prevalence of reflex anal dilatation in 200 children. *BMJ* 298: 802-823.

Stephens FD (1953a) Congenital imperforate rectum: recto-urethral and recto-vaginal fistulae. *Aust NZ J Surg* 22: 161-172.

Stephens FD (1953b) Malformation of the anus. *Aust NZ J Surg* 23: 9-24.

Stephens FD (1953c) Imperforate rectum: a new surgical technique. *Med J Austr* 1: 202-209.

Stephens FD (1963) *Congenital Malformations of the Rectum, Anus and Genitourinary Tract*. Edinburgh and London: Livingstone.

Stephens FD & Smith ED (1971) *Anorectal Malformations in Children*. Chicago: YearBook Medical.

Stephens FD & Smith ED (1986) Classification, identification and assessment of surgical treatment of anorectal anomalies. *Paed Surg Int* 1: 200-216.

Stewart JM & Stoll S (1979) Familial caudal regression anomalies and maternal diabetes. *J Med Genet* 16: 17-19.

Stringer MD & Drake DP (1991) Hirschsprung's disease presenting as neonatal gastrointestinal perforation. *Br J Surg* 78: 188-189.

Stringer MD, Brereton RJ & Drake DP et al (1994) Meconium ileus due to extensive intestinal aganglionosis. *J Pediatr Surg* 29: 501-503.

Stringer MD, Spitz L, Abel R et al (1995) Management of alimentary tract duplication in children. *Br J Surg* 82: 74-78.

Stringer MD, Oldham KT, Mouriquand PDE & Howard ER, editors (1998) *Pediatric Surgery and Urology: Long Term Outcomes*. London: WB Saunders.

Suckling PV (1949) Familial incidence of congenital anomalies of anus and rectum. *Arch Dis Child* 24: 75-76.

Suita S, Taguchi T, Kamimura T & Yanai K (1997) Total colonic agan-glionosis with or without small bowel involvement: a changing profile. *J Pediatr Surg* 32: 1537-1541.

Surana R, Quinn FMJ & Puri P (1994) Neonatal intestinal perforation in Hirschsprung's disease. *Pediatr Surg Int* 9: 501-502.

Swenson O & Bill AH (1948) Resection of rectum and recto sig-moid with preservation of the sphincter for benign spastic lesions producing megacolon: an experimental study. *Surgery* 24: 212-220.

Swenson O, Neuhauset EBD & Pickett LK (1949a) New concept of aetiology, diagnosis and treatment of congenital megacolon (Hirschsprung's disease). *Pediatrics* 4: 201-206.

Swenson O, Rheinlander HF & Diamond I (1949b) Hirschsprung's disease: a new concept of the etiology. Operative results in 34 patients. *N Engl J Med* 241: 551-556.

Swenson O, Sherman JO & Fisher JH (1973) Diagnosis of congenital megacolon: an analysis of 501 patients. *J Pediatr Surg* 8: 587-594.

Swenson O, Sherman J, Fisher J et al (1975) The treatment and post-operative complications of congenital megacolon: a 25 year follow-up. *Ann Surg* 182: 266-273.

Talwalker VC (1976) Aganglionosis of the entire bowel. *J Pediatr Surg* 11: 213-216.

Tam PK & Boyd GP (1991) New insights into peptidergic abnormali-ties in Hirschsprung's disease by wholemount immunocytochem-istry. *J Pediatr Surg* 26: 595-597.

Tanaka H, Moroi K, Iwai J et al (1998) Novel mutations of the endothelin-B receptor gene in patients with Hirschsprung's disease and their characterization. *J Biol Chem* 273: 11, 378-11, 383.

Tander B, Guven A, Demirbag S et al (1999) A prospective, random-ized, double-blind, placebo-controlled trial of glyceryl-trinitrate ointment in the treatment of children with anal fissure. *J Pediatr Surg* 34: 1810-1812.

Tariq GM, Brereton RJ & Wright VM (1991) Complications of endorectal pull-through for Hirschsprung's disease. *J Pediatr Surg* 26: 1202-1206.

Teitelbaum DH & Coran AG (1998) Enterocolitis. *Semin Pediatr Surg* 7: 162-169.

Teitelbaum DH, Cilley RE, Sherman NJ et al (2000) A decade of expe-rience with the primary pull-through for Hirschsprung disease in the newborn period: a multicenter analysis of outcomes. *Ann Surg* 232: 372-380.

Teixeira OHP, Malhotra K, Sellers J & Mercer S (1983) Cardiovascular anomalies with imperforate anus. *Arch Dis Child* 58: 747-749.

Tench EM (1936) Development of the anus in the human embryo. *Am J Anat* 59: 333-343.

Tittel K (1901) Uber eine angerborene Missbildung des Dickdarmes. *Wien Klin Wschr* 14: 903.

Tolia V, Lin CH & Elitsur Y (1993) A prospective randomized study with mineral oil and oral lavage solution for treatment of faecal impaction in children. *Aliment Pharmacol Ther* 7: 523-529.

Touloukian RJ, Aghajanian G & Roth RH (1973) Adrenergic hyperactivity of the aganglionic colon. *J Pediatr Surg* 8: 191-195.

Townes PL & Brocks ER (1972) Hereditary syndromes of

imperforate anus with hand, foot and ear anomalies. *J Pediatrics* 81: 321-325.

Trusler GA & Wilkinson RH (1962) Imperforate anus: a review of 147 cases. *Can J Surg* 5: 269-277.

Tsugawa C, Matsumoto E, Muraji T et al (1995) Posterior plication of the rectum for rectal prolapse in children. *J Pediatr Surg* 30: 692-693.

Tsuji H, Spitz L, Kiely EM, Drake DP & Pierro A (1999) Management and long-term follow-up of infants with total colonic aganglionosis. *J Pediatr Surg* 34: 158-161.

Uhlenhuth E (1953) *Problems in the Anatomy of the Pelvis*. Philadelphia: Lippincott.

van der Putte SCJ (1986) Normal and abnormal development of the anorectum. *J Pediatr Surg* 21: 434 - 440.

van der Zee DC & Bax KN (2000) One-stage Duhamel-Martin proce-dure for Hirschsprung's disease: a 5-year follow-up study. *J Pediatr Surg* 35: 1434-1436.

van Dommelen MW, Peters-van der Sanden MJ, Molenaar JC et al (1994) Pattern of malformations associated with Hirschsprung's disease: an evaluation of 214 patients. In Peters-van der Sanden MJ, editor, *The Hindbrain Neural Crest and the Development of the Enteric Nervous System*, pp 121-137. Rotterdam.

van Ginkel R, Buller HA, Boeckxstaens GE et al (2001) The effect of anorectal manometry on the outcome of treatment in severe childhood constipation: a randomized, controlled trial. *Pediatrics*

108: E9. van Roonhuysen H (1676) Medico-Chirurgical Observations, &c (English version), Part II, Observation 2. London.

Verneuil (1873) De la resection du coccyx pour faciliter la formation d'un anus perineale dans l'imperforation du rectum. *Bull et Mem Soc Chir Paris*, third series 2: 288.

Vizi ES, Zseli J, Kontor E et al (1990) Characteristics of cholinergic neuroeffector transmission of ganglionic and aganglionic colon in Hirschsprung's disease. *Gut* 31: 1046-1050.

Watanabe Y, Todani T & Yamamoto S (1998) Conservative manage-ment of fistula in ano in infants. *Pediatr Surg Int* 13: 274 - 276.

Watanatittan S, Suwatanaviroj A, Limprutithum T & Rattanasuwan T (1991) Association of Hirschsprung's disease and anorectal malfor-mations. *J Pediatr Surg* 26: 192-195.

Weaver LT & Lucas A (1993) Development of bowel habit in preterm infants. *Arch Dis Child* 68: 317-320.

Weaver LT & Steiner H (1984) The bowel habit of young children. *Arch Dis Child* 59: 649-652. Weaver LT, Ewing G & Taylor LC (1988) The bowel habit of milk-fed infants. *J Pediatr Gastroenterol Nutr* 7: 568-571.

Weidner BC & Waldhausen JH (2003) Swenson revisited: a one-stage, transanal pull-through procedure for Hirschsprung's disease. *J Pediatr Surg* 38: 1208-1211.

Wendell-Smith CP (1967) *Studies on the Morphology of the Pelvic Floor*. PhD thesis, University of London.

Wester T & Rintala RJ (2004) Early outcome of transanal endorectal pull-through with a short muscle cuff during the neonatal period. *J Pediatr Surg* 39: 157-160.

Wester T, O'Briain DS & Puri P (1999) Notable postnatal alterations in the myenteric plexus of normal human bowel. *Gut* 44: 666-674.

Whitehouse FR & Kernohan JW (1948) Myenteric plexus in congeni-tal megacolon. *Arch Int Med* 82: 75 - 111.

Wilcox DT & Kiely EM (1998) Repeat pull-through for Hirschsprung's disease. *J Pediat Surg* 33: 1507-1509.

Wildhaber BE, Pakarinen M, Rintala RJ, Coran AG & Teitelbaum DH (2004) Posterior myotomy/myectomy for persistent stooling problems in Hirschsprung's disease. *J Pediatr Surg* 39: 920-926.

Williams DI & Nixon HH (1957) Agenesis of the sacrum. *Surg Gynecol Obstet* 105: 84-88.

Winkler JL & Weinstein ED (1970) Imperforate anus and heredity. J Pediatr Surg 5: 555-558.

Wirtzfeld DA, Petrelli NJ & Rodriguez-Bigas MA (2001) Hamartomatous polyposis syndromes: molecular genetics, neoplastic risk, and surveillance recommendations. *Ann Surg Oncol* 8: 319-327.

Wood BA & Kelly AJ (1992) Anatomy of the anal sphincters and pelvic floor. In Henry MM & Swash M, editors, *Coloproctology and the Pelvic Floor*, pp 3-19. Oxford: Butterworth-Heinemann.

Wood-Jones F (1915) The explanation of a recto-urethral anomaly and some points of normal anatomy. *Lancet* ii: 860-867.

Woodward MN, Foley P & Cusick EL (2004) Colostomy for treatment of functional constipation in children: a preliminary report. *J Pediatr Gastroenterol Nutr* 38: 75-78.

Wulkan ML & Georgeson KE (1998) Primary laparoscopic endorectal pull-through for Hirschsprung's disease in infants and children. *Semin Laparosc Surg* 5: 9-13.

Yanchar NL & Soucy P (1999) Long-term outcome after Hirschsprung's disease: patients' perspectives. *J Pediatr Surg* 34: 1152-1156.

Youssef NN, Barksdale Jr E, Griffiths JM et al (2002) Management of intractable constipation with antegrade enemas in neurologically intact children. *J Pediatr Gastroenterol Nutr* 34: 402-405.

Youssef NN, Pensabene L, Barksdale E Jr & Di Lorenzo C (2004) Is there a role for surgery beyond colonic aganglionosis and anorectal malformations in children with intractable constipation? *J Pediatr Surg* 39: 73-77.

Zempsky WT & Rosenstein BJ (1988) Cause of prolapse in children. *Am J Dis Child* 142: 338-339.

Zeulzer WW & Wilson JL (1948) Functional intestinal obstruction on a congenital neurogenic basis in infancy. *Am J Dis Child* 75: 40-64.